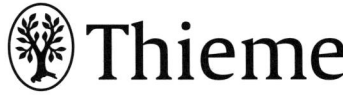

Intensivmedizin

Herausgegeben von
Hugo Van Aken
Konrad Reinhart
Tobias Welte
Markus Weigand

Mit Beiträgen von

D. Antolovic
V. Arolt
M. J. Bahr
M. Bauer
P. Baumgart
H. Becker
T. Bein
E. Berendes
E. Biermann
F. Bloos
A. Böning
M. Boschin
F. Bösebeck
B. W. Böttiger
M. Brauer
G. Breithardt
H.-R. Brodt
F. M. Brunkhorst
S. Buchholz
M. W. Büchler
F. Bühling
O. Burkhardt
K. Dalhoff
Y. Debaveye
J. Defosse
H. Derendorf
T. Dieck
L. Eckardt
C. Eckmann
K. M. Einhäupl
B. Ellger
G. Fätkenheuer
B. R. Fischer
A. Flemming
M. Flondor
F. Fobbe
A. W. Friedrich
S. Fritz
A. Ganser
P. Gastmeier

M. U. Gerbershagen
C. Goeters
B. Gohrbandt
A. Goldmann
J. Gottlieb
R. Gottschall
H.-J. Gramm
C.-A. Greim
C. Greiner
K.-E. Grund
M. Gruß
M. Gugel
C. Gutenbrunner
C. N. Gutt
T. Hachenberg
S. Hagel
H.-J. Hannich
S. J. Harbarth
R. Hartensuer
C. Hartog
M. Hausberg
A. Haverich
A. Hecker
K. M. Heinroth
M. Henrich
T. Henze
H. Herff
B. Hertenstein
F. Hinder
A. Hohn
W. H. Hörl †
D. Horstkotte
E. Hüttemann
T. Junghanss
G. Kähler
H. Karch
M. Karck
F. Kästner
C. Kellinghaus
R. Kelsch

I. Keuning
R. Kiefer
P. Kienle
F. Kipp
W. Klockenbusch
H.-P. Knaebel
G. Knichwitz
M. Koch
M. Kochanek
E. Kochs
T. Köhnlein
J. S. Köninger
R. Kopp
F. Kork
P. Krakowitzky
S. Krüger
W. A. Krüger
C. Kruse
P. Kujath
L. Lampl
M. Lange
A. Lichota
K. Lindner
H. Lode
I. Mäder
M. P. Manns
E. O. Martin
G. Marx
G. Maschmeyer
A. Meier-Hellmann
A. Meißner
D. Moskopp
A. Müller
D. G. Nabavi
K. G. Naber
P. Neumann
T. Neumann
P. Ohrmann
W. Padberg
G. Peters

A. Pilatz
C. Piper
D. Pittet
Th. Prien
M. Quintel
M. J. Raschke
K. Raymondos
H. Reinecke
K. Reinhart
H. Riess
E. B. Ringelstein
S. Rinke
N. Roeder
N. Roewer
R. Rossaint
A. Ruhparwar
S. G. Sakka
B. Sander
P. Sauer
W.-R. Schäbitz
A. Schaible V
B. Schalke
R. Scherer
T. Schilling
C. Schmid
C. A. Schmittinger
A. Schneider
G. Schneider
B. Schöne-Seifert
J. Scholz
D. Schranz
T. Schreiber
W. Schulte-Mattler
C. Schummer
W. Schummer
M. Schwab
W. Seeger
C. M. Seiler
U. Settmacher
W. Sibrowski

B. Sido
T. Simon
M. Specht
C. Spies
R. Stahlmann
A. Stallmach
T. Standl
M. Steinfath
M. Stojkovic
W. Stummer
J. Stypmann
G. Theilmeier
P. Tonner
C. Torgersen
C. Vahlhaus
H. Van Aken
G. Van den Berghe
C. F. Vogelmeier
Th. Volkert
F. M. E. Wagenlehner
T. O. F. Wagner
H.-D. Walmrath
F. Wappler
W. Weidner
M. Weigand
C. Weiller
T. Welte
C. Wempe
V. Wenzel
K. Werdan
J. Werner
T. Wichter
W. Windisch
O. W. Witte
J. Wölfer
M. Wolff
J. Wüllenweber
H. Wunderlich
B. Zwißler

3., vollständig überarbeitete Auflage
290 Abbildungen

Georg Thieme Verlag
Stuttgart · New York

Impressum

Bibliografische Information
der Deutschen Nationalbibliothek

Die Deutsche Nationalbibliothek verzeichnet diese Publikation in der Deutschen Nationalbibliografie; detaillierte bibliografische Daten sind im Internet über http://dnb.d-nb.de abrufbar.

1. Auflage 2001
2. Auflage 2007

Wichtiger Hinweis: Wie jede Wissenschaft ist die Medizin ständigen Entwicklungen unterworfen. Forschung und klinische Erfahrung erweitern unsere Erkenntnisse, insbesondere was Behandlung und medikamentöse Therapie anbelangt. Soweit in diesem Werk eine Dosierung oder eine Applikation erwähnt wird, darf der Leser zwar darauf vertrauen, dass Autoren, Herausgeber und Verlag große Sorgfalt darauf verwandt haben, dass diese Angabe **dem Wissensstand bei Fertigstellung des Werkes** entspricht.
Für Angaben über Dosierungsanweisungen und Applikationsformen kann vom Verlag jedoch keine Gewähr übernommen werden. **Jeder Benutzer ist angehalten**, durch sorgfältige Prüfung der Beipackzettel der verwendeten Präparate und gegebenenfalls nach Konsultation eines Spezialisten festzustellen, ob die dort gegebene Empfehlung für Dosierungen oder die Beachtung von Kontraindikationen gegenüber der Angabe in diesem Buch abweicht. Eine solche Prüfung ist besonders wichtig bei selten verwendeten Präparaten oder solchen, die neu auf den Markt gebracht worden sind. **Jede Dosierung oder Applikation erfolgt auf eigene Gefahr des Benutzers.** Autoren und Verlag appellieren an jeden Benutzer, ihm etwa auffallende Ungenauigkeiten dem Verlag mitzuteilen.

© 3. Aufl., 2014 Georg Thieme Verlag KG
Rüdigerstraße 14
70469 Stuttgart
Deutschland
Telefon: +49/(0)711/8931-0
Unsere Homepage: www.thieme.de

Printed in Germany

Zeichnungen: Malgorzata & Piotr Gusta, Paris;
  Andrea Schnitzler, Innsbruck
Umschlaggestaltung: Thieme Verlagsgruppe
Umschlagfotos: Hauptmotiv: Dr. René Hartensuer, Münster;
  Einklinkerbilder: Dr. Rainer Röhrig, Gießen
Redaktion: Susanne Schimmer, Aldingen
Satz: Druckhaus Götz GmbH, Ludwigsburg
  gesetzt aus Arbortext APP V9.1 Unicode
Druck: Firmengruppe APPL, aprinta druck, Wemding

ISBN 978-3-13-114873-5   1 2 3 4 5 6

Auch erhältlich als E-Book:
eISBN (PDF) 978-3-13-151143-0

Geschützte Warennamen (Marken) werden **nicht** besonders kenntlich gemacht. Aus dem Fehlen eines solchen Hinweises kann also nicht geschlossen werden, dass es sich um einen freien Warennamen handelt.
Das Werk, einschließlich aller seiner Teile, ist urheberrechtlich geschützt. Jede Verwertung außerhalb der engen Grenzen des Urheberrechtsgesetzes ist ohne Zustimmung des Verlages unzulässig und strafbar. Das gilt insbesondere für Vervielfältigungen, Übersetzungen, Mikroverfilmungen und die Einspeicherung und Verarbeitung in elektronischen Systemen.

Vorwort der Herausgeber zur 3. Auflage

Nach 8 Jahren wurde es dringend Zeit für eine neue Auflage des Bandes „Intensivmedizin" der AINS-Reihe. Wir freuen uns, dass jetzt Markus Weigand das Herausgeberteam ergänzt, und verabschieden Michael Zimpfer mit großem Dank für die sehr gute von ihm geleistete Arbeit.

Alle Kapitel wurden intensiv überarbeitet und neue Forschungsergebnisse sowie die aktuellen Leitlinien berücksichtigt. Der Entwicklung in der (Intensiv-)Medizin folgend haben wir neue Kapitel zum Thema Kommunikation und Burn-out aufgenommen.

Weitere neue Kapitel gibt es jetzt auch zur Transplantation. Dieses Thema wird derzeit überschattet von den im Jahr 2013 aus einigen Transplantationszentren bekannt gewordenen Unregelmäßigkeiten bei der Datenerhebung und -übermittlung zur Aufnahme von Patienten auf Wartelisten zur Lebertransplantation. Die Bundesärztekammer hat unverzüglich ihre Richtlinien geändert und die Zusammensetzung der interdisziplinären Transplantationskonferenzen erweitert. Der Gesetzgeber ergänzte zum 1. August 2013 das Transplantationsgesetz um Strafvorschriften, die unrichtige Angaben und die Manipulation von Patientendaten zur Verbesserung des Platzes auf der Warteliste ausdrücklich verbieten und unter Strafe stellen.

Ebenfalls in der Öffentlichkeit wahrgenommen wurden die Anwendungsbeschränkungen für Hydroxyethylstärke(HES)-haltige Arzneimittel, die im Herbst 2013 durch die Europäische Arzneimittel-Agentur (EMA) ausgesprochen und am 19. Dezember 2013 von der europäischen Kommission bestätigt und verabschiedet wurden. Demnach sind derzeit HES-haltige Infusionslösungen bei „kritisch kranken Patienten (in der Regel auf der Intensivstation)" kontraindiziert. Weiterhin werden ausdrücklich als Kontraindikationen aufgeführt: Sepsis, Verbrennungen, eingeschränkte Nierenfunktion oder Nierenersatztherapie, intrakranielle oder zerebrale Blutung, Hyper- und Dehydratation sowie schwere Gerinnungs- und Leberfunktionsstörungen. Die pharmazeutischen Unternehmen sind verpflichtet, weitere Studien durchzuführen, um die Wirksamkeit und Langzeitsicherheit von HES zu untersuchen.

Alle Arbeiten an dieser Neuauflage wurden von den Autoren, uns Herausgebern und den Mitarbeitern des Verlags mit größter Sorgfalt durchgeführt. Dennoch können wir vor diesem Hintergrund davon ausgehen, dass es so sein wird, wie es der Rektor der Katholischen Universität Leuven, Belgien, bei der Verabschiedung der Absolventen immer formulierte:

Wir haben Euch alles gelehrt, was wir können,
wir haben Euch alles beigebracht, was wir wissen,
aber bitte denkt immer daran,
dass zukünftige Ereignisse wahrscheinlich beweisen werden,
dass die Hälfte dessen,
was wir Euch gelehrt haben, falsch ist –
leider wissen wir nicht, welche Hälfte.
(R. Dillemanns 1987)

Im Frühjahr 2014

Hugo Van Aken
Konrad Reinhart
Tobias Welte
Markus Weigand

Vorwort zur 1. Auflage

Die Intensivmedizin hat in den vergangenen Jahren eine rasante Entwicklung erfahren und einen entscheidenden Beitrag zum medizinischen Fortschritt nahezu aller medizinischen Fachgebiete geleistet. Dieser gewachsene Stellenwert spiegelt sich nicht nur im steigenden Verhältnis von Intensivtherapiebetten zu Allgemeinbetten der Krankenhäuser in allen hochentwickelten Industriestaaten wider, sondern auch in der Tatsache, dass bis zu 0,5 % des Bruttosozialprodukts dieser Staaten für Intensivmedizin aufgewendet wird. Begleitet wird diese Entwicklungstendenz von zunehmend kritischen Fragen der Öffentlichkeit, inwieweit das mit Hilfe von Medizintechnik und hohem Personaleinsatz Machbare im Einklang mit dem medizinisch Sinnvollen und ökonomisch Vertretbaren geblieben ist.

Diejenigen, die Verantwortung für die Intensivmedizin haben bzw. sie unmittelbar betreiben, müssen sich in Zukunft nicht nur den rein medizinischen Herausforderungen stellen, sondern sich auch offensiv den gesundheitsökonomischen und ethischen Fragen widmen, die die Möglichkeiten und Fortschritte der Intensivmedizin aufwerfen. Herausgeber und Autoren des nun vorliegenden Werkes haben es deshalb zur entscheidenden Vorgabe bei der Auswahl der Autoren und Gestaltung der Beiträge gemacht, dass nach Möglichkeit allen oben genannten Aspekten Rechnung getragen wird.

Intensivmedizin kann nur dann mit maximalem Nutzen für den Patienten und kosteneffektiv betrieben werden, wenn sie nicht nebenbei betrieben wird, sondern unter der Verantwortung eines Intensivmediziners erfolgt, der sich dieser Aufgabe schwerpunktmäßig widmet und gleichzeitig einen multidisziplinären Ansatz verfolgt. Ohne Zweifel brauchen Intensivstationen, unabhängig von ihrer Größe, eine Leitung. Aus der historischen Entwicklung heraus wird diese Aufgabe in Europa im Bereich der operativen Medizin meist von Anästhesisten übernommen. Es gibt auch gute Gründe, die für die anästhesiologische Leitung operativer Intensivstationen sprechen, vor allem die anästhesiologische Kernkompetenz bei der Behandlung der Vitalfunktionen und die interdisziplinär-kooperative Ausrichtung des Anästhesisten. Für die Qualität des ärztlichen Leiters einer Intensivstation ist aber letztlich weniger entscheidend, aus welcher Fachdisziplin er kommt; entscheidend ist vielmehr, dass er eine umfassende intensivmedizinische Weiterbildung durchlaufen hat und dass er einen großen Teil seiner Arbeitszeit im intensivmedizinischen Bereich verbringt. Neben der intensivmedizinischen Fachkompetenz des ärztlichen Leiters ist der interdisziplinäre Behandlungsgedanke Grundlage einer optimalen intensivmedizinischen Versorgung. Dies bedeutet, dass der ärztliche Leiter die interdisziplinäre Kommunikation am Intensivbett fördert und organisiert, um so das Wissen und die Fähigkeit von Anästhesisten, Internisten, Chirurgen, Pädiatern und weiteren Fachdisziplinen sowie von Pflegekräften, Laborpersonal und Technikern in der Patientenversorgung zum Tragen zu bringen. Die Herausgeber dieses Lehrbuches unterstützen den interdisziplinären Ansatz und multidisziplinären Zugang zur Intensivmedizin, wie er seit Jahren von der DIVI (Deutsche interdisziplinäre Vereinigung für Intensiv- und Notfallmedizin) verfolgt wird und inzwischen auch von der UEMS (Union Européenne des Médecins Spécialistes – Vereinigung der Europäischen Medizinischen Fachgesellschaften) übernommen wurde. Der multidisziplinäre Ansatz war ein weiterer Eckpunkt für die Auswahl der Autoren und Schwerpunkte dieses Lehrbuchs.

Nach wie vor ist in der Medizin und auch in der Intensivmedizin vieles von dem, was wir diagnostisch und therapeutisch tun, durch die „Schule" bzw. Lehrer, von denen wir geprägt sind, ebenso beeinflusst wie durch persönliche Erfahrungen und subjektive Interpretation der Fachliteratur. Nur weniges ist ausreichend durch große klinische Studien belegt, erst langsam finden die Kriterien der evidenzbasierten Medizin Eingang in unsere täglichen Entscheidungen am Krankenbett. Obwohl die Fortschritte der Intensivmedizin nicht angezweifelt werden können, lassen sich oft einzelne therapeutische Maßnahmen nicht zweifelsfrei wissenschaftlich belegen, ja wir müssen immer wieder lernen, daß einige als effektiv betrachtete Therapieansätze dem harten Test großer Multizenterstudien nicht standhalten konnten. Die unmittelbare Ableitung eines direkten Nutzens für den einzelnen Patienten hängt von vielen Faktoren ab, wie dem Engagement von Pflege und Ärzten, der Organisationsstruktur, der apparativen Ausstattung der Intensivstation und der interdisziplinären Kooperation der Fächer, und ist daher nicht immer einfach nachvollziehbar und belegbar. Jedoch werden uns eine immer kritischer werdende Öffentlichkeit, zunehmende ökonomische Zwänge und nicht zuletzt unser ärztliches Ethos verpflichten, uns den Kriterien der evidenzbasierten Medizin zu stellen. Vorgabe für die Autoren dieses Bandes war es deshalb, die gemachten Aussagen bzw. getroffenen Empfehlungen mit dem Grad ihrer wissenschaftlichen Evidenz zu unterlegen. Wir sind überzeugt, daß die gemeinsamen Anstrengungen von Autoren, Herausgebern und Verlag zu einem hochaktuellen Lehrbuch geführt haben, das für die täglichen Entscheidungen am Krankenbett ebenso hilfreich ist wie für die ethischen, gesundheitsökonomischen und berufspolitischen Herausforderungen, denen sich die Intensivmedizin heute und in der Zukunft zu stellen hat. Wir bedanken uns bei den Autoren und dem Georg Thieme Verlag, die mit großem Engagement zur Erstellung dieses Buches beigetragen haben. Insbesondere bedanken wir uns bei Frau Dr. Wiebke Gogarten, Frau Dr. Seidlmayer-Grimm, Dr. Martin Brauer, Dr. René Waurick und Frau Marion Ueckert M. A.

Münster, Jena, Wien, November 2000

H. Van Aken
K. Reinhart
M. Zimpfer

Anschriften

Herausgeber

Reinhart, Konrad, Prof. Dr. med.
Universitätsklinikum Jena
Klinik für Anästhesiologie und Intensivmedizin
Erlanger Allee 101
07747 Jena

Van Aken, Hugo, Univ.-Prof. Dr. med. Dr. h. c.
Universitätsklinikum Münster
Klinik für Anästhesiologie, operative Intensivmedizin
und Schmerztherapie
Albert-Schweitzer-Campus 1, Gebäude A1
48149 Münster

Weigand, Markus, Univ.-Prof. Dr. med.
Universitätsklinikum Gießen und Marburg GmbH
Standort Gießen
Klinik für Anästhesiologie und Operative Intensivmedizin
Rudolf-Buchheim-Straße 7
35392 Gießen

Welte, Tobias, Prof. Dr. med.
Medizinische Hochschule Hannover
Klinik für Pneumologie
Carl-Neuberg-Straße 1
30625 Hannover

Mitarbeiter

Antolovic, Dalibor, Priv.-Doz. Dr. med.
Klinikum Oldenburg
Universitätsklinik für Allgemein- und Viszeralchirurgie
Rahel-Straus-Straße 10
26133 Oldenburg

Arolt, Volker, Prof. Dr. med.
Universitätsklinikum Münster
Klinik für Psychiatrie und Psychotherapie
Albert-Schweitzer-Campus 1
48149 Münster

Bahr, Matthias J., Priv.-Doz. Dr. med.
Sana Kliniken Lübeck GmbH
Medizinische Klinik I
Kronsforder Allee 71-73
23560 Lübeck

Bauer, Michael, Prof. Dr. med.
Universitätsklinikum Jena
Klinik für Anästhesiologie und Intensivmedizin
Erlanger Allee 101
07747 Jena

Baumgart, Peter, Prof. Dr. med.
Clemenshospital GmbH Münster
Klinik für Innere Medizin I
Düesbergweg 124
48153 Münster

Becker, Heinrich, Prof. Dr. med.
ASKLEPIOS Klinik Barmbek
Pneumologie und Internistische Intensivmedizin
Rübenkamp 220
22291 Hamburg

Bein, Thomas, Prof. Dr. med.
Universitätsklinikum Regensburg
Klinik für Anästhesiologie
Franz-Josef-Strauß-Allee 11
93053 Regensburg

Berendes, Elmar, Prof. Dr. med.
HELIOS Klinikum Krefeld
Klinik für Anästhesiologie, operative Intensivmedizin
und Schmerztherapie
Lutherplatz 40
47805 Krefeld

Biermann, Elmar, Dr. iur.
Berufsverband Deutscher Anästhesisten (BDA)
Roritzerstraße 27/IV
90419 Nürnberg

Bloos, Frank, Dr. med., PhD
Universitätsklinikum Jena
Klinik für Anästhesiologie und Intensivmedizin
Erlanger Allee 101
07747 Jena

Böning, Andreas, Prof. Dr. med.
Universitätsklinikum Gießen und Marburg
Standort Gießen
Klinik für Herz-, Kinderherz- und Gefäßchirurgie
Rudolf-Buchheim-Straße 7
35392 Gießen

Boschin, Matthias, Dr. med.
St. Josef-Stift Sendenhorst
Klinik für Anästhesie und Intensivmedizin
Westtor 7
48324 Sendenhorst

Bösebeck, Frank, Dr. med.
Agaplesion Diakonieklinikum Rotenburg
Neurologische Klinik - Epilepsiezentrum
Elise-Averdieck-Straße 17
27356 Rotenburg

Böttiger, Bernd W., Univ.-Prof. Dr. med., D.E.A.A., F.E.S.C., F.E.R.C.
Universitätsklinik Köln
Klinik für Anästhesiologie und Operative Intensivmedizin
Kerpener Straße 62
50937 Köln

Brauer, Martin, Dr. med.
Universitätsklinikum Jena
Klinik für Anästhesiologie und Intensivmedizin
Erlanger Allee 101
07747 Jena

Anschriften

Breithardt, Günter, Univ.-Prof. em., Dr. Dr. h. c.
Universitätsklinikum Münster
Department Kardiologie und Angiologie
Albert-Schweitzer-Campus 1
48129 Münster

Brodt, Hans-Reinhard, Prof. Dr. med.
Klinikum der Johann Wolfgang Goethe-Universität
Medizinische Klinik II, Schwerpunkt Infektiologie
Theodor-Stern-Kai 7
60596 Frankfurt

Brunkhorst, Frank Martin, Prof. Dr. med.
Universitätsklinikum Jena
Zentrum für klinische Studien
Erlanger Allee 101
07747 Jena

Buchholz, Stefanie, Dr. med.
Rundestraße 10
30161 Hannover

Büchler, Markus W., Prof. Dr. med., Dr. h. c. mult.
Universitätsklinikum Heidelberg
Abteilung Allgemeine, Viszeral- und Transplantationschirurgie
Im Neuenheimer Feld 110
69120 Heidelberg

Bühling, Frank, Prof. Dr. med.
Carl-Thiem-Klinikum Cottbus gGmbH
Laboratoriumsmedizin
Thiemstraße 111
03048 Cottbus

Burkhardt, Olaf, Prof. Dr. med.
Praxis für Innere Medizin und Pneumologie
Obere Mühlenstraße 10a
17268 Templin

Dalhoff, Klaus, Prof. Dr. med.
Universitätsklinikum Schleswig-Holstein
Medizinische Klinik III
Ratzeburger Allee 160
23538 Lübeck

Debaveye, Yves, Prof. Dr. med.
Universitaire Ziekenhuizen
Intensieve Geneeskunde
Herestraat 49
3000 Leuven
Belgien

Defosse, Jérôme, Dr. med.
Klinikum der Universität Witten/Herdecke – Köln
Kliniken der Stadt Köln gGmbH
Klinik für Anästhesiologie und Operative Intensivmedizin
Ostmerheimer Straße 200
51109 Köln

Derendorf, Hartmut, Prof. Dr.
Department of Pharmaceutics
College of Pharmacy
University of Florida
1345 Center Drive P3-27
Gainesville, FL 32 610-0494
USA

Dieck, Thorben, Dr. med.
Medizinische Hochschule Hannover
Klinik für Anästhesiologie und Intensivmedizin
Carl-Neuberg-Straße 1
30625 Hannover

Eckardt, Lars, Prof. Dr. med.
Universitätsklinikum Münster
Department für Kardiologie und Angiologie
Abteilung für Rhythmologie
Albert-Schweitzer-Campus 1, Gebäude A1
48149 Münster

Eckmann, Christian, Priv.-Doz. Dr. med.
Klinikum Peine gGmbH
Klinik für Allgemein-, Viszeral- und Thoraxchirurgie
Virchowstraße 8 h
31226 Peine

Einhäupl, Karl Max, Prof. Dr. med.
Charité - Universitätsmedizin Berlin
Campus Charité Mitte
Charitéplatz 1
10117 Berlin

Ellger, Björn, Prof. Dr. med.
Universitätsklinikum Münster
Klinik für Anästhesiologie, operative Intensivmedizin und Schmerztherapie
Albert-Schweitzer-Campus 1, Gebäude A1
48149 Münster

Fätkenheuer, Gerd, Prof. Dr. med.
Universitätsklinik Köln
Klinik I für Innere Medizin
Klinische Infektiologie
Kerpener Straße 62
50937 Köln

Fischer, Bernhard R., Priv.-Doz. Dr. med.
Berufsgenossenschaftliches Universitätsklinikum
Bergmannsheil GmbH, Chirurgische Klinik
Abteilung für Neurotraumatologie
Bürkle de la Camp-Platz 1
44789 Bochum

Flemming, Andreas, Dr. med.
Medizinische Hochschule Hannover
Stabsstelle Interdisziplinäre
Notfall- und Katastrophenmedizin
Carl-Neuberg-Straße 1
30625 Hannover

Flondor, Michael, Dr. med.
Klinikum der Universität München
Klinik für Anästhesiologie
Nußbaumstraße 20
80336 München

Fobbe, Franz, Prof. Dr. med.
Vivantes - Auguste-Viktoria-Klinikum
Institut für Radiologie und Interventionelle Therapie
Rubensstraße 125
12157 Berlin

Friedrich, Alex W., Prof. Dr. med.
Universitätsklinikum Groningen
Abteilung für Medizinische Mikrobiologie
und Krankenhaushygiene
Hanzeplein 1; EB 80
9713 GZ Groningen
Niederlande

Fritz, Stefan, Priv.-Doz. Dr. med.
Universitätsklinikum Heidelberg
Klinik für Allgemein-, Viszeral- und Transplantationschirurgie
Im Neuenheimer Feld 110
69120 Heidelberg

Ganser, Arnold, Prof. Dr. med.
Medizinische Hochschule Hannover
Klinik für Hämatologie, Hämostaseologie, Onkologie
und Stammzelltransplantation
Carl-Neuberg-Straße 1
30625 Hannover

Gastmeier, Petra, Prof. Dr. med.
Charité - Universitätsmedizin Berlin
Institut für Hygiene und Umweltmedizin
Hindenburgdamm 27
12203 Berlin

Gerbershagen, Mark Ulrich, Prof. Dr. med., MBA
Klinikum der Universität Witten-Herdecke – Köln
Krankenhaus Köln-Merheim
Klinik für Anästhesiologie
Ostmerheimer Straße 200
51109 Köln

Goeters, Christiane, Priv.-Doz. Dr. med., Dipl.-Chem.
Universitätsklinikum Münster
Klinik für Anästhesiologie, operative Intensivmedizin
und Schmerztherapie
Albert-Schweitzer-Campus 1, Gebäude A1
48149 Münster

Gohrbandt, Bernhard, Dr. med.
Universitätsmedizin Mainz
Klinik und Poliklinik für Herz-, Thorax- und Gefäßchirurgie
Langenbeckstraße 1
55131 Mainz

Goldmann, Anton, Dr. med.
Charité - Universitätsmedizin Berlin
Campus Charité Mitte und Campus Virchow-Klinikum
Klinik für Anästhesiologie mit Schwerpunkt
operative Intensivmedizin
Charitéplatz 1
10117 Berlin

Gottlieb, Jens, Priv.-Doz. Dr. med.
Medizinische Hochschule Hannover
Klinik für Pneumologie OE 6870
Carl-Neuberg-Straße 1
30625 Hannover

Gottschall, Reiner, Dr. med.
Universitätsklinikum Jena
Klinik für Anästhesiologie und Intensivmedizin
Erlanger Allee 101
07747 Jena

Gramm, Hans-Joachim, Dr. med.
Charité - Universitätsmedizin Berlin
Campus Benjamin Franklin
Klinik für Anästhesiologie mit Schwerpunkt
operative Intensivmedizin
Hindenburgdamm 30
12203 Berlin

Greim, Clemens-Alexander, Prof. Dr. med.
Klinikum Fulda
Klinik für Anästhesiologie, Intensiv- und Notfallmedizin
Pacelliallee 4
36043 Fulda

Greiner, Christoph, Prof. Dr. med.
Niels-Stensen-Kliniken
Marienhospital Osnabrück
Klinik für Neurochirurgie
Bischofsstraße 1
49074 Osnabrück

Grund, Karl-Ernst, Prof. Dr. med.
Universitätsklinikum Tübingen
Universitätsklinik für Allgemeine, Viszeral- und
Transplantationschirurgie
Abteilung Experimentelle Endoskopie
Waldhörnlestraße 22
72072 Tübingen

Gruß, Marco, Priv.-Doz. Dr. med.
Klinikum Hanau GmbH
Klinik für Anästhesiologie und operative Intensivmedizin
Leimenstraße 20
63450 Hanau/Main

Gugel, Michael, Dr. med.
Zentralklinik Bad-Berka GmbH
Klinik für Anästhesie und Intensivmedizin
Robert-Koch-Allee 9
99438 Bad Berka

Gutenbrunner, Christoph, Prof. Dr. med.
Medizinische Hochschule Hannover
Klinik für Rehabilitationsmedizin
Carl-Neuberg-Straße 1
30625 Hannover

Gutt, Carsten Nils, Prof. Dr. med.
Klinikum Memmingen
Klinik für Allgemein-, Viszeral-, Thorax- und Gefäßchirurgie
Bismarckstraße 23
87700 Memmingen

Hachenberg, Thomas, Prof. Dr. Dr. med.
Universitätsklinikum Magdeburg
Universitätsklinik für Anästhesiologie und Intensivtherapie
Otto-von-Guericke-Universität
Leipziger Straße 44, Haus 60
39120 Magdeburg

Hagel, Stefan, Dr. med.
Universitätsklinikum Jena
Klinik für Innere Medizin IV, GHI
Zentrum für Infektionsmedizin und Krankenhaushygiene
Erlanger Allee 101
07747 Jena

Anschriften

Hannich, Hans-Joachim, Prof. Dr. rer. medic.
Universitätsmedizin Greifswald
Institut für Medizinische Psychologie
Walther-Rathenau-Straße 48
17475 Greifswald

Harbarth, Stephan J., Prof. Dr. med.
University of Geneva Hospitals
Infection Control Program
Rue Gabrielle-Perret-Gentil 4
1211 Genève 14
Schweiz

Hartensuer, René, Dr. med.
Universitätsklinikum Münster
Klinik für Unfall-, Hand- und Wiederherstellungschirurgie
Albert-Schweitzer-Campus 1, Gebäude W1
48149 Münster

Hartog, Christiane, Priv.-Doz. Dr. med.
Universitätsklinik Jena
Klinik für Anästhesiologie und Intensivmedizin
Integriertes Forschungs- und Behandlungszentrum
Sepsis und Sepsisfolgen
Erlanger Allee 101
07747 Jena

Hausberg, Martin, Prof. Dr. med.
Städtisches Klinikum Karlsruhe
Medizinische Klinik I
Schwerpunkt Allgemeine Innere Medizin, Nephrologie,
Rheumatologie und Pneumologie
Moltkestraße 90
76133 Karlsruhe

Haverich, Axel, Prof. Dr. med., Dr. h. c.
Medizinische Hochschule Hannover
Klinik für Herz-, Thorax-, Transplantations- und
Gefäßchirurgie OE 6210
Carl-Neuberg-Straße 1
30625 Hannover

Hecker, Andreas, Dr. med.
Universitätsklinikum Gießen und Marburg GmbH
Standort Gießen
Klinik für Allgemein-, Viszeral-, Thorax-,
Transplantations- und Kinderchirurgie
Rudolf-Buchheim-Straße 7
35392 Gießen

Heinroth, Konstantin M., Priv.-Doz. Dr. med. habil.
Klinikum Kröllwitz
Martin-Luther-Universität Halle-Wittenberg
Klinik für Innere Medizin IV
Ernst-Grube-Straße 40
06120 Halle

Henrich, Michael, Prof. Dr. med., M.A. D. Phil.
Universitätsklinikum Gießen und Marburg GmbH
Standort Gießen
Klinik für Anästhesiologie, Operative Intensivmedizin
und Schmerztherapie
Rudolf-Buchheim-Straße 7
35392 Gießen

Henze, Thomas, Prof. Dr. med.
Reha Zentrum Nittenau GmbH
Neurologie - Onkologie - Geriatrie
Eichendorffstraße 21
93149 Nittenau

Herff, Holger, Priv.-Doz. Dr. med.
Universitätsklinikum Köln (AöR)
Klinik für Anästhesiologie und Operative Intensivmedizin
Kerpener Straße 62
50937 Köln

Hertenstein, Bernd, Prof. Dr. med.
Klinikum Bremen-Mitte gGmbH
Klinik für Innere Medizin I
St.-Jürgen-Straße 1
28205 Bremen

Hinder, Frank, Prof. Dr. med.
Hegau-Bodensee-Klinikum Singen
Institut für Anästhesiologie, Intensivmedizin, Notfallmedizin
und Schmerztherapie
Virchowstraße 10
78224 Singen

Hohn, Andreas, Dr. med., DESA, EDIC
Berufsgenossenschaftliches Universitätsklinikum
Bergmannsheil GmbH
Universitätsklinikum der Ruhr-Universität Bochum
Klinik für Anästhesiologie, Intensiv-, Palliativ- und
Schmerzmedizin
Bürkle-de-La-Camp-Platz 1
44789 Bochum

Hörl, Walter H., Prof. Dr. med., Dr. rer. nat., FRCP †
Klinik für Innere Medizin III
Abteilung für Nephrologie und Dialyse
Währinger Gürtel 18-20
1090 Wien
Österreich

Horstkotte, Dieter, Prof. Dr. med.
Herz- und Diabeteszentrum NRW
Universitätsklinik der Ruhr-Universität Bochum
Kardiologische Klinik
Georgstraße 11
32545 Bad Oeynhausen

Hüttemann, Egbert, Priv.-Doz. Dr. med. habil., D.E.A.A.
Klinikum Worms gGmbH
Klinik für Anästhesie und Intensivmedizin
Gabriel-von-Seidl-Straße 81
67550 Worms

Junghanss, Thomas, Prof. Dr. med.
Universitätsklinikum Heidelberg
Department Infektiologie
Sektion Klinische Tropenmedizin
Im Neuenheimer Feld 324
69120 Heidelberg

Kähler, Georg, Prof. Dr. med.
Klinikum Mannheim GmbH
Zentrale Interdisziplinäre Endoskopie
Medizinische Fakultät der Universität Heidelberg
Theodor-Kutzer-Ufer 1-3
68167 Mannheim

Karch, Helge, Univ.-Prof. Dr. rer. nat., Dr. h. c.
Universitätsklinikum Münster
Institut für Hygiene
Robert-Koch-Straße 41
48149 Münster

Karck, Matthias, Prof. Dr. med.
Universitätsklinikum Heidelberg
Klinik für Herzchirurgie
Im Neuenheimer Feld 110
69120 Heidelberg

Kästner, Florian, Dr. med.
Universitätsklinikum Münster
Klinik und Poliklinik für Psychiatrie und Psychotherapie
Albert-Schweitzer-Campus 1, Gebäude A9
48149 Münster

Kellinghaus, Christoph, Priv.-Doz. Dr. med.
Klinikum Osnabrück
Klinik für Neurologie
Am Finkenhügel 1
49076 Osnabrück

Kelsch, Reinhard, Dr. med.
Universitätsklinikum Münster
Institut für Transfusionsmedizin
Domagkstraße 11
48149 Münster

Keuning, Iris, Dr. med.
Hoge Larenseweg 332
1222 RN Hilversum
Niederlande

Kiefer, Reinhard, Prof. Dr. med.
Agaplesion Diakonieklinikum Rotenburg gGmbH
Neurologische Klinik
Elise-Averdieck-Straße 17
27356 Rotenburg

Kienle, Peter, Prof. Dr. med.
Universitätsklinikum Mannheim
Chirurgische Klinik
Theodor-Kutzer-Ufer 1 – 3
68167 Mannheim

Kipp, Frank, Priv.-Doz. Dr. med. Dr. PH
Universitätsklinikum Münster
Institut für Hygiene
Robert-Koch-Straße 41
48149 Münster

Klockenbusch, Walter, Prof. Dr. med.
Universitätsklinikum Münster
Leiter der Geburtshilfe
Albert-Schweitzer-Campus 1, Gebäude A1
48149 Münster

Knaebel, Hanns-Peter, Prof. Dr. med.
Aesculap AG
Am Aesculap-Platz 1
78532 Tuttlingen

Knichwitz, Gisbert, Prof. Dr. med.
Dreifaltigkeits-Krankenhaus Köln-Braunsfeld
Klinik für Anästhesiologie, Intensivmedizin und
Schmerztherapie
Aachener Straße 445-449
50933 Köln

Koch, Moritz, Prof. Dr. med.
Universitätsklinikum Carl Gustav Carus an der
Technischen Universität Dresden
Klinik und Poliklinik für Viszeral,- Thorax- und Gefäßchirurgie
Fetscherstraße 74
01307 Dresden

Kochanek, Matthias, Dr. med.
Klinikum der Universität Köln
Klinik I für Innere Medizin
Kerpener Straße 62, Haus 9
50937 Köln

Kochs, Eberhard, Univ.-Prof. Dr. med., Dipl.-Phys.
Klinikum rechts der Isar
Klinik für Anästhesiologie
Ismaninger Straße 22
81675 München

Köhnlein, Thomas, Priv.-Doz. Dr. med.
Medizinische Hochschule Hannover
Abteilung Pneumologie
Carl-Neuberg-Straße 1
30625 Hannover

Köninger, Jörg S., Prof. Dr. med.
Klinikum Stuttgart - Katharinenhospital
Klinik für Allgemein- und Viszeralchirurgie
Kriegsbergstraße 60
70174 Stuttgart

Kopp, Rüdiger, Dr. med.
Uniklinik RWTH Aachen
Klinik für Operative Intensivmedizin und Intermediate Care
Pauwelsstraße 30
52074 Aachen

Kork, Felix, Dr. med.
Charité – Universitätsmedizin
Campus Virchow-Klinikum und Campus Charité Mitte
Klinik für Anästhesiologie mit Schwerpunkt
operative Intensivmedizin
Augustenburger Platz 1
13353 Berlin

Krakowitzky, Petra, Dr. med.
DRK-Blutspendedienst West gGmbH
Zentrum für Transfusionsmedizin Münster
Sperlichstraße 15
48151 Münster

Krüger, Sebastian, Dr. med.
Gemeinschaftspraxis für Neurologie und Psychiatrie
Dr. Kaupp/Dr. Krüger
HELIOS-Klinik Titisee-Neustadt
Jostalstraße 12
79822 Titisee-Neustadt

Krüger, Wolfgang A., Prof. Dr. med.
Klinikum Konstanz
Klinik für Anästhesiologie und Operative Intensivmedizin
Luisenstraße 7
78464 Konstanz

Anschriften

Kruse, Claudius, Dr. med.
Franziskus Hospital Bielefeld
Klinik für Anästhesiologie und operative Intensivmedizin
Kiskerstraße 26
33615 Bielefeld

Kujath, Peter, Prof. Dr. med.
Gustav-Falke-Straße 11a
23562 Lübeck

Lampl, Lorenz, Prof. Dr. med.
Bundeswehrkrankenhaus
Anästhesiologie und Intensivmedizin
Luftrettungsstation - Christoph 22
Oberer Eselsberg 40
89081 Ulm

Lange, Matthias, Prof. Dr. med.
Universitätsklinikum Münster
Klinik für Anästhesiologie, operative Intensivmedizin
und Schmerztherapie
Albert-Schweitzer-Campus 1, Gebäude A1
48149 Münster

Lichota, Adam, Dr. med.
Gemeinschaftskrankenhaus Herdecke
Gerhard-Kienle-Weg 4
58313 Herdecke

Lindner, Karl, O. Univ.-Prof.
Medizinische Universität Innsbruck
Tiroler Landeskrankenanstalten GmbH
Universitätsklinik für Anästhesie und Intensivmedizin
Anichstraße 35
6020 Innsbruck
Österreich

Lode, Hartmut, Prof. Dr. med.
Praxis für Innere Medizin, Pneumologie, Allergologie,
Infektiologie
Reichsstraße 2
14052 Berlin

Mäder, Irmhild, Dr. med.
Zentralklinik Bad Berka GmbH
Klinik für Pneumologie
Interventionelle Pneumologie, Schlaf- und Beatmungsmedizin
Robert-Koch-Allee 9
99438 Bad Berka

Manns, Michael P., Prof. Dr. med.
Medizinische Hochschule Hannover
Klinik für Gastroenterologie, Hepatologie und Endokrinologie
Carl-Neuberg-Straße 1
30625 Hannover

Martin, Eike O., Prof. Dr. med.
Universitätsklinikum Heidelberg
Klinik für Anästhesiologie
Im Neuenheimer Feld 110
69120 Heidelberg

Marx, Gernot, Univ.-Prof. Dr. med., FRCA
Universitätsklinikum Aachen
Klinik für Operative Intensivmedizin und Intermediate Care
Pauwelsstraße 30
52074 Aachen

Maschmeyer, Georg, Prof. Dr. med.
Klinikum Ernst von Bergmann
Klinik für Hämatologie, Onkologie und Palliativmedizin
Charlottenstraße 72
14467 Potsdam

Meier-Hellmann, Andreas, Prof. Dr. med.
HELIOS Klinikum Erfurt GmbH
Klinik für Anästhesie und Intensivmedizin
Nordhäuser Straße 74
99089 Erfurt

Meißner, Andreas, Prof. Dr. med., MBA
Klinikum Stadt Soest
Klinik für Anästhesie, Intensiv- und Notfallmedizin,
Schmerztherapie und Palliativmedizin
Senator-Schwartz-Ring 8
59494 Soest

Moskopp, Dag, Prof. Dr. med.
Vivantes Klinikum im Friedrichshain
Klinik für Neurochirurgie
Landsberger Allee 49
10249 Berlin

Müller, Andreas, Prof. Dr. med.
SRH Waldklinikum Gera GmbH
Klinik für HNO-Heilkunde/Plastische Operationen
Straße des Friedens 122
07548 Gera

Nabavi, Darius G., Prof. Dr. med.
Vivantes Klinikum Neukölln
Klinik für Neurologie mit Stroke Unit
Neurozentrum
Rudower Straße 48
12351 Berlin

Naber, Kurt G., Prof. Dr. med.
Karl-Bickleder-Straße 44c
94315 Straubing

Neumann, Peter, Prof. Dr. med.
Ev. Krankenhaus Göttingen-Weende gGmbH
Abteilung für Klinische Anästhesiologie und
Operative Intensivmedizin
An der Lutter 24
37075 Göttingen

Neumann, Tim, Dr. med.
Charité - Universitätsmedizin Berlin
Campus Charité Mitte und Campus Virchow-Klinikum
Klinik für Anästhesiologie mit Schwerpunkt
operative Intensivmedizin
Charitéplatz 1
10117 Berlin

Ohrmann, Patricia, Prof. Dr. med.
Universitätsklinikum Münster
Klinik für Psychiatrie und Psychotherapie
Albert-Schweitzer-Campus 1, Gebäude A9
48149 Münster

Padberg, Winfried, Prof. Dr. med.
Universitätsklinikum Gießen und Marburg GmbH
Standort Gießen
Klinik für Allgemein-, Viszeral-, Thorax-,
Transplantations- und Kinderchirurgie
Rudolf-Buchheim-Straße 7
35392 Gießen

Peters, Georg, Prof. Dr. med.
Universitätsklinikum Münster
Institut für Medizinische Mikrobiologie
Domagkstraße 10
48149 Münster

Pilatz, Adrian, Dr. med.
Universitätsklinikum Gießen und Marburg GmbH
Standort Gießen
Klinik und Poliklinik für Urologie, Kinderurologie und Andrologie
Rudolf-Buchheim-Straße 7
35392 Gießen

Piper, Cornelia, Prof. Dr. med., FESC
Universitätsklinikum der Ruhr-Universität Bochum
Herz-und Diabeteszentrum NRW
Kardiologische Klinik
Georgstraße 11
32545 Bad Oeynhausen

Pittet, Dedier, Prof. Dr. med.
Service Prévention et Contrôle de l'infection des HUG
Hôpital Cantonal
1211 Genève 14
Schweiz

Prien, Thomas, Prof. Dr. med., M.Sc.
Universitätsklinikum Münster
Klinik für Anästhesiologie, operative Intensivmedizin und Schmerztherapie
Albert-Schweitzer-Campus 1, Gebäude A1
48149 Münster

Quintel, Michael, Prof. Dr. med.
Universitätsklinikum Göttingen
Klinik für Anästhesiologie, Rettungs- und Intensivmedizin
Robert-Koch-Straße 40
37075 Göttingen

Raschke, Michael J., Univ.-Prof. Dr. med.
Universitätsklinikum Münster
Klinik für Unfall-, Hand- und Wiederherstellungschirurgie
Albert-Schweitzer-Campus 1, Gebäude W1
48149 Münster

Raymondos, Konstantinos, Priv.-Doz. Dr. med.
Medizinische Hochschule Hannover
Klinik für Anästhesiologie und Intensivmedizin
Carl-Neuberg-Straße 1
30625 Hannover

Reinecke, Holger, Prof. Dr. med.
Universitätsklinikum Münster
Department für Kardiologie und Angiologie
Abteilung für Angiologie
Albert-Schweitzer-Campus 1, Gebäude A1
48149 Münster

Riess, Hanno, Prof. Dr. med.
Charité - Universitätsmedizin Berlin
Campus Virchow-Klinikum und Campus Charité Mitte
Medizinische Klinik mit Schwerpunkt Hämatologie, Onkologie und Tumorimmunologie
Augustenburger Platz 1
13353 Berlin

Ringelstein, E. Bernd, Prof. Dr. med., Dr. h. c.
Ehem. Direktor der Klinik und Poliklinik der Universitätsklinik Münster
Privatärztliche Praxis Münster
Wichernstraße 22
48147 Münster

Rinke, Sindy, Dr. med.
Universitätsklinikum Jena
Klinik für Urologie
Lessingstraße 1
07743 Jena

Roeder, Norbert, Prof. Dr. med.
Universitätsklinikum Münster
Albert-Schweitzer-Campus 1, Gebäude D 5
48149 Münster

Roewer, Norbert, Univ.-Prof. Dr. med., Dr. h. c.
Universitätsklinikum Würzburg
Klinik und Poliklinik für Anästhesiologie
Oberdürrbacher Straße 6
97080 Würzburg

Rossaint, Rolf, Prof. Dr. med.
Universitätsklinikum Aachen
Klinik für Anästhesiologie
Pauwelsstraße 30
52074 Aachen

Ruhparwar, Arjang, Prof. Dr. med.
Universitätsklinikum Heidelberg
Klinik für Herzchirurgie
Im Neuenheimer Feld 110
69120 Heidelberg

Sakka, Samir G., Prof. Dr. med.
Universität Witten/Herdecke
Klinik für Anästhesiologie und Operative Intensivmedizin
Kliniken der Stadt Köln gGmbH
Ostmerheimer Straße 200
51109 Köln

Sander, Björn, Dr. med.
Medizinische Hochschule Hannover
Klinik für Anästhesiologie und Intensivmedizin
Carl-Neuberg-Straße 1
30625 Hannover

Sauer, Peter, Priv.-Doz. Dr. med.
Medizinische Universitätsklinik Heidelberg
Interdisziplinäres Endoskopie-Zentrum
Im Neuenheimer Feld 410
69120 Heidelberg

Schäbitz, Wolf-Rüdiger, Prof. Dr. med.
Evangelisches Krankenhaus Bielefeld gGmbH
Klinik für Neurologie in Bethel
Burgsteig 13
33617 Bielefeld

Anschriften

Schaible, Anja, Dr. med.
Universitätsklinikum Heidelberg
Klinik für Allgemein-, Viszeral- und Transplantationschirurgie
Im Neuenheimer Feld 110
69120 Heidelberg

Schalke, Berthold, Prof. Dr. med.
Neurologische Klinik und Poliklinik der Universität Regensburg
im Bezirksklinikum
Universitätsstraße 84
93053 Regensburg

Scherer, Ralf, Prof. Dr. med.
Clemenshospital GmbH
Akademisches Lehrkrankenhaus der
Westfälischen Wilhelms-Universität
Klinik für Anästhesiologie und operative Intensivmedizin
Düesbergweg 124
48153 Münster

Schilling, Thomas, Priv.-Doz. Dr. Dr. med., D.E.A.A.
Universitätsklinikum Magdeburg A.ö.R.
Klinik für Anästhesiologie und Intensivmedizin
Leipziger Straße 44
39120 Magdeburg

Scholz, Jens, Prof. Dr. med.
Universitätsklinikum Schleswig-Holstein
Hs 31, Vorstandsvorsitzender
Arnold-Heller-Str. 3
24105 Kiel

Schmid, Christof, Prof. Dr.
Universitätsklinikum Regensburg
Klinik und Poliklinik für Herz-, Thorax- und
herznahe Gefäßchirurgie
Franz-Josef-Strauß-Allee 11
93053 Regensburg

Schmittinger, Christian Andreas, Dr. med., Dr. med. vet.
Luzerner Kantonsspital
Institut für Anästhesie, Chirurgische Intensivmedizin,
Rettungsmedizin und Schmerztherapie
6000 Luzern 16
Schweiz

Schneider, Andrea, Dr. med.
Medizinische Hochschule Hannover
Klinik für Gastroenterologie, Hepatologie und Endokrinologie
Carl-Neuberg-Straße 1
30625 Hannover

Schneider, Gerhard, Prof. Dr. med.
HELIOS Klinikum Wuppertal
Universität Witten/Herdecke
Klinik für Anästhesiologie
Heusnerstraße 40
42283 Wuppertal

Schöne-Seifert, Bettina, Univ.-Prof. Dr.
Universität Münster
Institut für Ethik, Geschichte und Theorie der Medizin
Von-Esmarch-Straße 62
48149 Münster

Schranz, Dietmar, Prof. Dr. med.
Universitätsklinikum Gießen und Marburg GmbH
Abteilung Kinderkardiologie
Hessisches Kinderherzzentrum Gießen und Frankfurt
Feulgenstraße 10-12
35392 Gießen

Schreiber, Torsten, Priv.-Doz. Dr. med.
Zentralklinik Bad-Berka GmbH
Zentrum für Anästhesie, Intensivmedizin und Notfallmedizin
Robert-Koch-Allee 9
99438 Bad Berka

Schulte-Mattler, Wilhelm, Prof. Dr. med.
Klinik und Poliklinik für Neurologie der Universität Regensburg
Am Bezirksklinikum
Universitätsstraße 84
93053 Regensburg

Schummer, Claudia, Dr. med.
Reichardtstieg 1
07743 Jena

Schummer, Wolfram, Priv.-Doz. Dr. med., D.E.A.A, EDIC
Universitätsklinikum Jena
Erlanger Allee 101
07747 Jena

Schwab, Matthias, Prof. Dr. med.
Universitätsklinikum Jena
Hans-Berger-Klinik für Neurologie
Erlanger Allee 101
07747 Jena

Seeger, Werner, Prof. Dr. med.
Universitätsklinikum Gießen und Marburg
Medizinische Klinik und Poliklinik II
Klinikstraße 33
35392 Gießen

Seiler, Christoph Michael, Prof. Dr. med., M.Sc.
Josephs-Hospital Warendorf
Abteilung für Allgemein-, Viszeral- und Gefäßchirurgie
Am Krankenhaus 2
48231 Warendorf

Settmacher, Utz, Prof. Dr. med.
Universitätsklinikum Jena
Klinik für Allgemein-, Viszeral- und Gefäßchirurgie
Erlanger Allee 101
07747 Jena

Sibrowski, Walter, Univ.-Prof. Dr. med., Dr. rer. nat.
Universitätsklinikum Münster
Institut für Transfusionsmedizin und
Transplantationsimmunologie
Domagkstraße 11
48149 Münster

Sido, Bernd, Priv.-Doz. Dr. med.
Gemeinschaftskrankenhaus Bonn, St. Elisabeth
Abteilung für Allgemein- und Viszeralchirurgie
Prinz-Albert-Straße 40
53113 Bonn

Anschriften

Simon, Thomas, Dr. med.
GRN-Klinik Sinsheim
Allgemein- und Viszeralchirurgie
Alte Waibstadter Straße 2
74889 Sinsheim

Specht, Martin, Dr. med.
Universitätsklinikum Jena
Klinik für Anästhesiologie und Intensivmedizin
Erlanger Allee 101
07747 Jena

Spies, Claudia, Univ.-Prof. Dr. med.
Charité - Universitätsmedizin Berlin
Campus Charité Mitte und Campus Virchow-Klinikum
Klinik für Anästhesiologie mit Schwerpunkt
operative Intensivmedizin
Charitéplatz 1
10117 Berlin

Stahlmann, Ralf, Prof. Dr. med.
Institut für Klinische Pharmakologie und Toxikologie der Charité
Luisenstraße 7
10117 Berlin

Stallmach, Andreas, Prof. Dr. med.
Universitätsklinikum Jena
Klinik für Innere Medizin IV
Erlanger Allee 101
07747 Jena

Standl, Thomas, Prof. Dr. med.
Städtisches Klinikum Solingen gGmbH
Klinik für Anästhesie, Operative Intensiv- und Palliativmedizin
Gotenstraße 1
42653 Solingen

Steinfath, Markus, Prof. Dr. med.
Universitätsklinikum Schleswig-Holstein
Campus Kiel
Klinik für Anästhesiologie und Operative Intensivmedizin
Schwanenweg 21
24105 Kiel

Stojkovic, Marija, Dr. med.
Universitätsklinikum Heidelberg
Sektion Klinische Tropenmedizin
Im Neuenheimer Feld 324
69120 Heidelberg

Stummer, Walter, Univ.-Prof. Dr. med.
Universitätsklinikum Münster
Klinik für Neurochirurgie
Albert-Schweitzer-Campus 1, Gebäude A1
48149 Münster

Stypmann, Jörg, Priv.-Doz. Dr. med.
Universitätsklinikum Münster
Department für Kardiologie und Angiologie
Albert-Schweitzer-Campus 1, Gebäude A1
48149 Münster

Theilmeier, Gregor, Univ.-Prof. Dr. med.
Medizinische Hochschule Hannover
Klinik für Anästhesiologie und Intensivmedizin
Carl-Neuberg-Straße 1
30625 Hannover

Tonner, Peter, Prof. Dr. med.
Klinikum Links der Weser
Klinik für Anästhesie, Operative und Allgemeine Intensivmedizin, Notfallmedizin
Senator-Weßling-Straße 1
28277 Bremen

Torgersen, Christian, Priv.-Doz. Dr. med., EDIC, DESA
Landeskrankenhaus Salzburg
Universitätsklinik für Anästhesiologie, perioperative Medizin
und allgemeine Intensivmedizin
Müllner Hauptstraße 48
5020 Salzburg
Österreich

Vahlhaus, Christian, Priv.-Doz. Dr. med.
Klinikum Leer
Klinik für Kardiologie und Angiologie
Augustenstraße 35-37
26789 Leer

Van den Berghe, Greet, Prof. Dr. med., MD, PhD
Universitair Ziekenhuisen Gasthuisberg
Intensieve Geneeskunde
Herestraat 49
3000 Leuven
Belgien

Vogelmeier, Claus Franz, Prof. Dr. med.
Universitätsklinikum Gießen und Marburg GmbH
Standort Marburg
Klinik für Innere Medizin mit Schwerpunkt Pneumologie
Baldingerstraße
35033 Marburg

Volkert, Thomas, Dr. med.
Universitätsklinikum Münster
Klinik für Anästhesiologie, operative Intensivmedizin
und Schmerztherapie
Albert-Schweitzer-Campus 1, Gebäude A1
48149 Münster

Wagenlehner, Florian Martin Erich, Prof. Dr. med.
Universitätsklinikum Gießen und Marburg GmbH
Standort Gießen
Klinik und Poliklinik für Urologie, Kinderurologie und Andrologie
Rudolf-Buchheim-Straße 7
35392 Gießen

Wagner, Thomas O. F., Prof. Dr. med.
Universitätsklinikum Frankfurt, Goethe Universität
Medizinische Klinik 1
Schwerpunkt Pneumologie und Allergologie
Theodor-Stern-Kai 7
60596 Frankfurt

Walmrath, Hans-Dieter, Prof. Dr. med.
Universitätsklinikum Gießen und Marburg GmbH
Standort Gießen
Klinik und Poliklinik für Innere Medizin
Klinikstraße 33
35392 Gießen

Anschriften

Wappler, Frank, Prof. Dr. med.
Klinikum der Universität Witten/Herdecke - Köln
Kliniken der Stadt Köln gGmbH
Klinik für Anästhesiologie und Operative Intensivmedizin
Abteilung für Kinderanästhesie
Ostmerheimer Straße 200
51109 Köln

Weidner, Wolfgang, Prof. Dr. med.
Universitätsklinikum Gießen und Marburg GmbH
Standort Gießen
Klinik und Poliklinik für Urologie, Kinderurologie und Andrologie
Rudolf-Buchheim-Straße 7
35392 Gießen

Weiller, Cornelius, Prof. Dr. med.
Universitätsklinikum Freiburg
Klinik für Neurologie und Neurophysiologie
Neurozentrum
Breisacher Straße 64
79106 Freiburg

Wempe, Carola, Dr. oecotroph.
Universitätsklinikum Münster
Klinik für Anästhesiologie, operative Intensivmedizin und Schmerztherapie
Albert-Schweitzer-Campus 1, Gebäude A1
48149 Münster

Wenzel, Volker, Prof. Dr. med., M.Sc., FERC
Medizinische Universität Innsbruck
Universitätsklinik für Anästhesie und Intensivmedizin
Anichstraße 35
6020 Innsbruck
Österreich

Werdan, Karl, Prof. Dr. med.
Universitätsklinikum Halle (Saale)
Universitätsklinik und Poliklinik für Innere Medizin III
Ernst-Grube-Straße 40
06120 Halle

Werner, Jens, Prof. Dr. med.
Universitätsklinikum Heidelberg
Chirurgische Universitätsklinik
Sektion Pankreaschirurgie
Abteilung Allgemein-, Viszeral- und Transplantationschirurgie
Im Neuenheimer Feld 110
69120 Heidelberg

Wichter, Thomas, Prof. Dr. med.
Herzzentrum Osnabrück-Bad Rothenfelde
Niels-Stensen-Kliniken, Marienhospital Osnabrück
Klinik für Innere Medizin/Kardiologie
Bischofsstraße 1
49074 Osnabrück

Windisch, Wolfram, Prof. Dr. med.
Kliniken der Stadt Köln gGmbH
Klinik für Pneumologie
Ostmerheimer Straße 200
51109 Köln

Witte, Otto W., Prof. Dr. med.
Universitätsklinikum Jena
Klinik für Neurologie
Erlanger Allee 101
07747 Jena

Wölfer, Johannes, Dr. med.
Universitätsklinikum Münster
Klinik für Neurochirurgie
Albert-Schweitzer-Campus 1, Gebäude A1
48149 Münster

Wolff, Matthias, Priv.-Doz. Dr. med.
Universitätsklinikum Gießen und Marburg GmbH
Standort Gießen
Klinik für Anästhesiologie und Intensivmedizin
Rudolf-Buchheim-Straße 7
35392 Gießen

Wüllenweber, Jörg, Dr. med.
Universitätsklinikum Münster
Institut für Medizinische Mikrobiologie
Domagkstraße 10
48149 Münster

Wunderlich, Heiko, Prof. Dr. med. habil., MHBA
St. Georg Klinikum
Klinik für Urologie und Kinderurologie
Mühlhäuser Straße 94/95
99817 Eisenach

Zwißler, Bernhard, Prof. Dr. med.
Klinikum der Ludwig-Maximilians-Universität München
Klinik für Anästhesiologie
Marchioninistraße 15
81377 München

Inhaltsverzeichnis

1 Grundlegende Aspekte der Intensivmedizin 29

1.1 Entwicklung, Standortbestimmung und Ausblick der Intensivmedizin 30
R. Scherer, Th. Prien, H. Van Aken

1.1.1 Geschichtliche Entwicklung 30
1.1.2 Standortbestimmung und Ausblick 30
1.1.3 Perioperative Intensivmedizin 33
1.1.4 Ökonomische Aspekte 34

1.2 Organisatorische Grundlagen 38
Th. Prien, H. Van Aken

1.2.1 Intensivmedizin als interdisziplinäre Aufgabe ... 38
1.2.2 Organisatorische Gliederung der Intensivmedizin 40
1.2.3 Architektonische Konzepte und Ausstattung 42
1.2.4 Personalbedarf 44
1.2.5 Qualifikation des medizinischen Personals 44

1.3 Kommunikation und Burn-out 47
H.-J. Hannich

1.3.1 Kommunikation mit kritisch Kranken 47
1.3.2 Kommunikation mit den Angehörigen 47
1.3.3 Kommunikation im Team 48

1.4 Rechtliche Grundlagen der Intensivmedizin . 50
E. Biermann

1.4.1 Behandlungsfehler 50
1.4.2 Einwilligungs-/Aufklärungsmangel 50
1.4.3 Einwilligung und Aufklärung 51
1.4.4 Ende der ärztlichen Behandlungspflicht 56

1.5 Wirtschaftliche Aspekte des deutschen DRG-Systems und deren Auswirkungen auf die Organisationsentwicklung 59
N. Roeder, Th. Volkert

1.5.1 Wirtschaftliche Aspekte 59
1.5.2 Organisationsentwicklung 62
1.5.3 Download-Adressen im Internet 64

1.6 Aufgaben der Krankenhaushygiene 65
F. Kipp, A. W. Friedrich, H. Karch

1.6.1 Bedeutung der Krankenhaushygiene 65
1.6.2 Rechtliche Grundlagen 65
1.6.3 Organisation der Krankenhaushygiene 66
1.6.4 Nosokomiale Infektionen in der Intensivmedizin 67
1.6.5 Multiresistente Erreger 68
1.6.6 Krankenhaushygiene im Zeitalter der DRG 69
1.6.7 Regionale Netzwerkbildung als Strategie für die Prävention von multiresistenten Erregern 69

1.7 Ethische Aspekte 71
Th. Prien, H. Van Aken, B. Schöne-Seifert

1.7.1 Moral, Ethik, Prinzipien 71
1.7.2 Typische ethische Konfliktkonstellation in der Intensivmedizin 72
1.7.3 Forschung an nicht einwilligungsfähigen Patienten 73
1.7.4 Organspende, Hirntod 73
1.7.5 Sterbehilfe und Therapiebegrenzung 74
1.7.6 Medizinische Entscheidungsfindung – ein Stufenplan 76

2 Invasive Maßnahmen 81

2.1 Gefäßzugänge 82
W. Schummer, C. Schummer

2.1.1 Grundlagen 82
2.1.2 Zentrale Venen 82
2.1.3 Intraossäre Nadel 85
2.1.4 Arterien 86

2.2 Sicherung der Atemwege – Laryngoskopie und Intubation 88
K. Raymondos, B. Sander, T. Dieck

2.2.1 Konventionelle Laryngoskopie mit dem Macintosh-Laryngoskop 88
2.2.2 Neue Verfahren zur endotrachealen Intubation: die Videolaryngoskopie 96

2.3 Sicherung des schwierigen Atemwegs 105
A. Meißner

2.3.1 Einleitung 105
2.3.2 Klinische Relevanz des schwierigen Atemwegs und Algorithmen 105
2.3.3 Grundlagen: Definition und Vorhersage des schwierigen Atemwegs 105
2.3.4 Schwierige Maskenbeatmung 106
2.3.5 Wann sollte eine Wachintubation vorgenommen werden? 107
2.3.6 Fiberoptische Intubation 107
2.3.7 Unerwartet schwieriger Atemweg: Algorithmen der ASA, DAS und DGAI 107
2.3.8 Einfache Maßnahmen und Hilfsmittel 109
2.3.9 Schwieriger Atemweg und Probleme mit der Maskenbeatmung – Algorithmen 111
2.3.10 Extubation nach schwieriger Intubation 112
2.3.11 Dekanülierung nach Tracheotomie 114
2.3.12 Trainingsprogramme 115

2.4 Tracheotomie 117
M. Brauer, R. Gottschall, A. Müller

2.4.1 Definitionen und historischer Überblick 117
2.4.2 Indikation zur Tracheotomie bei Langzeitbeatmung 117
2.4.3 Punktionstechniken und chirurgische Techniken 118
2.4.4 Wahl des geeigneten Tracheotomieverfahrens ... 121

2.5 Pleurapunktion, Thoraxdrainagen und Perikardpunktion 126
M. Brauer

2.5.1 Pleurapunktion 126
2.5.2 Thoraxdrainagen 127
2.5.3 Perikardpunktion 129

2.6	**Mechanische und elektrische Therapie kardialer Arrhythmien**	132		**2.9**	**Harnableitungen des unteren Harntrakts** ...	156
	K. M. Heinroth, K. Werdan				*S. Rinke, H. Wunderlich*	
2.6.1	Präkordialer Faustschlag	132		2.9.1	Einteilung der Harnableitungen des unteren Harntrakts	156
2.6.2	Defibrillation	132		2.9.2	Transurethrale Verweilkatheter	156
2.6.3	Kardioversion	135		2.9.3	Intermittierender Einmalkatheterismus ...	157
2.6.4	Defibrillation/Kardioversion bei speziellen Patientengruppen	138		2.9.4	Suprapubische perkutane Harnableitung	158
				2.9.5	Kondomurinal	158
2.7	**Temporäre Schrittmacher**	141		**2.10**	**Enterale Sonden**	159
	K. M. Heinroth, K. Werdan				*M. Brauer, G. Kähler*	
2.7.1	Einleitung	141		2.10.1	Magensonde	159
2.7.2	Transkutane temporäre Schrittmacher	142		2.10.2	Nasogastrale und nasoduodenale Ernährungssonden	160
2.7.3	Gastroösophageale Elektrostimulation	144		2.10.3	Perkutane Gastrostomie	161
2.7.4	Transvenöse temporäre Schrittmacher	144		2.10.4	Operative Gastrostomie und Jejunostomie	161
2.7.5	Temporäre Elektrostimulation im Vergleich	147		2.10.5	Sondenpflege	161
				2.10.6	Sengstaken-Blakemore-, Minnesota- und Linton-Nachlas-Sonden	162
2.8	**Mechanische myokardiale Unterstützungssysteme**	149		2.10.7	Darmrohre und Kolondekompressionssonden ...	163
	A. Ruhparwar, M. Karck					
2.8.1	Einleitung	149				
2.8.2	Klassifizierung von Herzerkrankungen	149				
2.8.3	Indikation für eine mechanische Kreislaufunterstützung	150				
2.8.4	Perkutan implantierbare Systeme	150				
2.8.5	Langfristig implantierbare Herzunterstützungssysteme	153				

3 Intensivmedizinische Untersuchung, Diagnostik und Monitoring 165

3.1	**Allgemeine klinische Untersuchung des kritisch Kranken**	166		3.3.8	Lebervenenkatheterisierung und Leberfunktionstests	206
	M. Brauer				*M. Bauer, A. Meier-Hellmann*	
3.1.1	Anamnese	166				
3.1.2	Körperliche Untersuchung	167		**3.4**	**Elektrokardiografie**	210
					K. M. Heinroth, K. Werdan	
3.2	**Neurologische Untersuchung des kritisch Kranken**	168		3.4.1	Grundlagen	210
	S. Krüger, C. Weiller			3.4.2	EKG-Veränderungen durch Myokardischämie ...	213
3.2.1	Einleitung	168		3.4.3	EKG-Veränderungen nicht myokardischämischer Ursache	216
3.2.2	Untersuchung des kritisch Kranken	169				
3.2.3	Glasgow Coma Scale (Glasgow-Koma-Skala)	173		**3.5**	**Echokardiografie beim kritisch Kranken**	219
3.2.4	Spezielle Syndrome	174			*C.-A. Greim, N. Roewer*	
				3.5.1	Einführung	219
3.3	**Kardiorespiratorisches Monitoring**	176		3.5.2	Transthorakale Echokardiografie	220
3.3.1	Grundlagen	176		3.5.3	Transösophageale Echokardiografie	222
	K. Reinhart, F. Bloos			3.5.4	Spezielle Diagnostik	224
3.3.2	Pulmonalarterienkatheter (PAK)	181		3.5.5	Ausblick	228
	E. Hüttemann					
3.3.3	Transkardiopulmonale Indikatordilutionsverfahren	192		**3.6**	**Atemfunktionsanalyse**	230
	S. G. Sakka, A. Meier-Hellmann				*W. Windisch*	
3.3.4	Indirekte Kalorimetrie	197		3.6.1	Physiologische Grundlagen	230
	S. G. Sakka, A. Meier-Hellmann			3.6.2	Klinische Zeichen der respiratorischen Insuffizienz	231
3.3.5	Pulskonturanalyse	198		3.6.3	Blutgasanalyse	232
	S. G. Sakka, A. Meier-Hellmann			3.6.4	Maschinenmonitoring	234
3.3.6	Bioimpedanz	200				
	S. G. Sakka, A. Meier-Hellmann			**3.7**	**Zerebrales Monitoring in der Intensivmedizin**	238
3.3.7	Regionale CO_2-Messung	202			*G. Schneider, E. Kochs*	
	G. Knichwitz			3.7.1	Einführung	238
				3.7.2	Intrakranieller Druck (ICP)	238

3.7.3	Zerebrale Hämodynamik – kontinuierliche Methoden	240		3.11.3	Computertomografie (CT)	268
3.7.4	Zerebraler Blutfluss – diskontinuierliche Methoden	241		3.11.4	Kernspintomografie, Magnetresonanztomografie (MRT)	269
3.7.5	Zerebrale Oxygenierung	242		3.11.5	Radiologisch-interventionelle Methoden	269
3.7.6	Hirntemperatur	244		3.11.6	Nuklearmedizin	270

3.7 (continued)

- 3.7.3 Zerebrale Hämodynamik – kontinuierliche Methoden ... 240
- 3.7.4 Zerebraler Blutfluss – diskontinuierliche Methoden ... 241
- 3.7.5 Zerebrale Oxygenierung ... 242
- 3.7.6 Hirntemperatur ... 244
- 3.7.7 Zerebraler Metabolismus ... 244
- 3.7.8 Hirnfunktion ... 245
- 3.7.9 Multimodales elektrophysiologisches Monitoring ... 250

3.8 Stellenwert der gastrointestinalen Endoskopie ... 251
K.-E. Grund

- 3.8.1 Einleitung ... 251
- 3.8.2 Diagnostische Endoskopie ... 252
- 3.8.3 Therapeutische Endoskopie ... 253
- 3.8.4 Ausblick ... 255

3.9 Indikation und Technik der Bronchoskopie ... 256
M. Gugel, T. Schreiber, I. Mäder, R. Gottschall

- 3.9.1 Stellenwert ... 256
- 3.9.2 Indikationsstellung und Dringlichkeit ... 256
- 3.9.3 Voraussetzungen und Durchführung ... 258
- 3.9.4 Begleiteffekte und Komplikationen ... 261
- 3.9.5 Methodische Grenzen ... 262
- 3.9.6 Hygienische Aspekte und Instrumentenaufbereitung ... 262
- 3.9.7 Dokumentation ... 263
- 3.9.8 Aus- und Weiterbildung ... 263
- 3.9.9 Zusammenfassung ... 263

3.10 Stellenwert und Grenzen der Sonografie ... 265
F. Fobbe

- 3.10.1 Grauwertsonografie ... 265
- 3.10.2 Doppler-Sonografie ... 265
- 3.10.3 Duplexsonografie ... 266

3.11 Diagnostische und interventionelle Radiologie ... 267
F. Fobbe

- 3.11.1 Thoraxübersichtsaufnahme ... 267
- 3.11.2 Abdomenübersichtsaufnahme ... 268
- 3.11.3 Computertomografie (CT) ... 268
- 3.11.4 Kernspintomografie, Magnetresonanztomografie (MRT) ... 269
- 3.11.5 Radiologisch-interventionelle Methoden ... 269
- 3.11.6 Nuklearmedizin ... 270

3.12 Laborchemisches Basismonitoring ... 271
F. Bühling

- 3.12.1 Einführung ... 271
- 3.12.2 Organisation der Laboratoriumsdiagnostik ... 272
- 3.12.3 Klinisch-chemische Basisuntersuchungen ... 273
- 3.12.4 Säure-Basen-Status (SBS) und Blutgase ... 273
- 3.12.5 Elektrolyte ... 276
- 3.12.6 Kohlenhydratstoffwechsel ... 276
- 3.12.7 Entzündung/Infektion ... 277
- 3.12.8 Herz ... 277
- 3.12.9 Pankreas ... 278
- 3.12.10 Leber ... 278
- 3.12.11 Niere ... 279
- 3.12.12 Endokrinologie ... 280
- 3.12.13 Zentrales Nervensystem (ZNS) ... 280
- 3.12.14 Vergiftung ... 281

3.13 Mikrobiologisches Monitoring ... 283
G. Peters, J. Wüllenweber

- 3.13.1 Einleitung ... 283
- 3.13.2 Materialgewinnung ... 284
- 3.13.3 Materialaufbereitung ... 286
- 3.13.4 Materialtransport ... 287
- 3.13.5 Point-of-Care-Diagnostik (POC) ... 288

3.14 Patiententransport ... 288
A. Flemming

- 3.14.1 Einführung ... 288
- 3.14.2 Rechtliche Grundlagen ... 289
- 3.14.3 Qualifikation des Personals ... 289
- 3.14.4 Transportmittelausstattung ... 290
- 3.14.5 Transportmittelauswahl ... 291
- 3.14.6 Transportablauf ... 291
- 3.14.7 Transporttrauma ... 291
- 3.14.8 Dokumentation ... 292

4 Therapeutische Grundprinzipien der Intensivtherapie und Grundlagen der Beatmungstherapie ... 295

4.1 Kardiopulmonale Reanimation ... 296
C. A. Schmittinger, C. Torgersen, H. Herff, V. Wenzel, K. Lindner

- 4.1.1 Einleitung ... 296
- 4.1.2 Pathophysiologie des Kreislaufstillstandes ... 296
- 4.1.3 Basisreanimationsmaßnahmen (BLS) ... 296
- 4.1.4 Erweiterte Reanimationsmaßnahmen (ACLS) ... 298
- 4.1.5 Postreanimationsphase ... 302
- 4.1.6 CPR bei Kindern ... 303

4.2 Einführung in die maschinelle Beatmung ... 306
P. Neumann, M. Quintel

- 4.2.1 Einleitung ... 306
- 4.2.2 Beatmungsmodi ... 306
- 4.2.3 Indikationen zur Beatmung ... 311
- 4.2.4 Ziele der Beatmungstherapie ... 313
- 4.2.5 Umsetzung der Beatmungsziele in der Beatmungseinstellung ... 315
- 4.2.6 Beatmungstherapie bei speziellen Patientengruppen ... 316
- 4.2.7 Adjuvante Maßnahmen ... 317

4.3 Nicht invasive Beatmung ... 319
T. Köhnlein, T. Welte

- 4.3.1 Einführung ... 319
- 4.3.2 Technik ... 321
- 4.3.3 Klinische Anwendung ... 323

4.4 Volumentherapie ... 326
C. Hartog, M. Bauer, K. Reinhart

- 4.4.1 Einführung ... 326
- 4.4.2 Verschiedene Plasmaersatzlösungen ... 326
- 4.4.3 Zusammenfassung ... 331

Inhaltsverzeichnis

4.5	**Grundlagen der Transfusionsmedizin**	333
	W. Sibrowski, P. Krakowitzky, R. Kelsch	
4.5.1	Erythrozytentransfusion	333
4.5.2	Transfusion von therapeutischem Plasma	335
4.5.3	Transfusion von Thrombozyten	335
4.5.4	Transfusionsreaktionen und Risiken	336
4.5.5	Waschen und/oder Bestrahlen von Blutpräparaten	338
4.5.6	Praktische Aspekte bei der Transfusion von Blut und Blutprodukten	338
4.5.7	Hämotherapie bei akutem Blutverlust	340
4.5.8	Fremdblutsparende Maßnahmen	341
4.5.9	Blutersatzprodukte	342
4.6	**Grundsätze der Ernährungstherapie**	343
	C. Goeters, C. Wempe	
4.6.1	Neuroendokrine und metabolische Stressreaktion	343
4.6.2	Indikation zur Ernährungstherapie	344
4.6.3	Durchführung der Ernährungstherapie	345
4.7	**Grundlagen der Pharmakotherapie beim kritisch Kranken**	353
	O. Burkhardt, H. Derendorf	
4.7.1	Einleitung	353
4.7.2	Pharmakologie beim kritisch Kranken	353
4.7.3	Sonstige die Pharmakotherapie beeinflussende Faktoren	357
4.7.4	Therapeutisches „Drug Level Monitoring"	360
4.8	**Katecholamine und vasoaktive Substanzen**	362
	A. Meier-Hellmann, K. Reinhart	
4.8.1	Katecholamine	362
4.8.2	Vasopressin	364
4.8.3	Phosphodiesterasehemmer	364
4.8.4	Levosimendan	364
4.8.5	Vasodilatatoren	365
4.9	**Analgesie und Sedierung beim kritisch Kranken**	367
	P. Tonner, M. Steinfath, J. Scholz	
4.9.1	Einleitung	367
4.9.2	Analgosedierungskonzepte	367
4.9.3	Monitoring von Sedierung und Analgesie	368
4.9.4	Agitation und Delir	370
4.9.5	Leitlinien zur Analgosedierung	371
4.9.6	Systemische Analgesie und Sedierung	371
4.9.7	Muskelrelaxierung	375
4.9.8	Schlussfolgerungen	375
4.10	**Besonderheiten der intensivmedizinischen Betreuung von Neugeborenen und Kindern**	378
	D. Schranz	
4.10.1	Besonderheiten des Monitorings	378
4.10.2	Besonderheiten der Intensivtherapie	382
4.10.3	Grundsätze der Beatmungstherapie	384
4.10.4	Grundsätze der Volumentherapie	386
4.10.5	Grundsätze der Transfusionsmedizin	388
4.10.6	Grundsätze der Ernährungstherapie	390
4.10.7	Grundsätze der Sedierung/Analgesie	391
4.10.8	Grundsätze der akuten Inotropikatherapie	394
4.10.9	Grundsätze der Diagnose und Therapie von Infektionskrankheiten	396

5 Physikalische Medizin und Rehabilitation in der Intensivmedizin 401

5.1	**Aufgaben, Ziele und Therapiemöglichkeiten**	402
	C. Gutenbrunner	
5.1.1	Einleitung	402
5.1.2	Aufgaben und Ziele der physikalischen Medizin in der Intensivmedizin	402
5.1.3	Diagnostik und Assessment	403
5.1.4	Therapieformen	407
5.1.5	Therapiestrategien und Versorgungsformen	411
5.2	**Lagerungstherapie in der Intensivmedizin**	415
	T. Bein	
5.2.1	Bauchlagerung	415
5.2.2	Oberkörperhochlagerung	416
5.2.3	Kontinuierliche laterale Rotationstherapie	417

6 Renale Erkrankungen, Störungen des Wasser-, Elektrolyt- und Säure-Basen-Haushalts . 419

6.1	**Renale Erkrankungen**	420
	W. Hörl	
6.1.1	Akutes Nierenversagen	420
6.1.2	Kontrastmittelinduzierte Nephropathie (CIN)	425
6.1.3	Hantavirus-Infektion	426
6.1.4	Potenzielle renale Funktionsverschlechterung durch nicht steroidale Antiphlogistika	427
6.1.5	Nierenschäden durch Antibiotika und Antimykotika	428
6.1.6	Myoglobinurisches akutes Nierenversagen (Rhabdomyolyse, Crush-Niere)	428
6.1.7	Hämolytisch-urämisches Syndrom und thrombotisch-thrombozytopenische Purpura	429
6.1.8	Tumorlysesyndrom und akute Uratnephropathie	430
6.1.9	Postrenales akutes Nierenversagen	430
6.1.10	Akutes Nierenversagen durch akuten Gefäßverschluss der Nierenarterien	431
6.1.11	Postpartales akutes Nierenversagen	431
6.1.12	Rasch progrediente Glomerulonephritis	432
6.1.13	Ernährung des Patienten mit akutem Nierenversagen	433
6.2	**Wasser- und Elektrolythaushalt**	435
	M. Lange, E. Berendes, H. Van Aken	
6.2.1	Einleitung und physiologische Grundlagen	435
6.2.2	Regulation des Wasser- und Volumenhaushalts	436
6.2.3	Wasserhaushalt	437
6.2.4	Natriumhaushalt	437
6.2.5	Kaliumhaushalt	439
6.2.6	Kalziumhaushalt	441
6.2.7	Magnesiumhaushalt	442
6.2.8	Phosphathaushalt	444

6.3	**Säure-Basen-Haushalt**	446	6.3.4	Nicht respiratorische Azidosen	449
	M. Lange, E. Berendes, H. Van Aken		6.3.5	Respiratorische Azidosen	451
			6.3.6	Nicht respiratorische Alkalosen	452
6.3.1	Einleitung und physiologische Grundlagen	446	6.3.7	Respiratorische Alkalosen	453
6.3.2	Regulation der Wasserstoffionenkonzentration . .	446			
6.3.3	Störungen der Isohydrie	448			

7 Störungen der Blutgerinnung 455

7.1	**Physiologische Grundlagen der Blutgerinnung**	456	7.4	**Hyperkoagulabilität, venöse Thromboembolie und Antikoagulation**	473
	H. Riess			H. Riess	
7.1.1	Normale Hämostase	456	7.4.1	Prothrombotische Störungen – Hyper-koagulabilität	474
7.1.2	Alterierte Hämostase	461			
7.2	**Plasmatische Gerinnungsstörungen mit Blutungsneigung**	462	7.4.2	Primäre Thromboembolieprophylaxe	474
			7.4.3	Venöse Thromboembolie (VTE)	477
	H. Riess		7.5	**Komplexe Hämostasestörungen**	480
7.2.1	Diagnostische Strategie	462		H. Riess	
7.2.2	Generelle Therapieoptionen	462	7.5.1	Hämostasestörungen bei Lebererkrankungen . . .	480
7.2.3	Angeborene Gerinnungsstörungen	465	7.5.2	Verbrauchskoagulopathie – disseminierte intravasale Gerinnung	481
7.2.4	Erworbene plasmatische Gerinnungsstörungen . .	467			
7.3	**Thrombozytäre Gerinnungsstörungen**	469	7.5.3	Sepsis – schwere Sepsis – septischer Schock	482
	H. Riess		7.5.4	Perioperative Blutungen	483
7.3.1	Hereditäre Thrombozytopenien	469	7.5.5	Hämostasedefekte bei hämatologischen Neoplasien	483
7.3.2	Erworbene Thrombozytopenien	469			
7.3.3	Hereditäre Thrombozytopathien	471			
7.3.4	Erworbene Thrombozytopathien	471			
7.3.5	Erworbene Thrombozytosen	472			

8 Infektionskrankheiten und Sepsis 485

8.1	**Epidemiologie und Ätiologie schwerer nosokomialer Infektionen**	486	8.3.4	Inadäquate Initialtherapie – Einfluss auf Morbidität und Letalität	497
	S. J. Harbarth, D. Pittet		8.3.5	Das Dilemma der antibiotischen Therapie auf der Intensivstation	498
8.1.1	Grundbegriffe und Definitionen	486			
8.1.2	Risikofaktoren für Nosokomialinfektionen bei Intensivpatienten	486	8.3.6	Antibiotikanebenwirkungen	499
			8.3.7	Bewertung ausgewählter antibiotischer Substanzen	499
8.1.3	Frequenz und häufigste Lokalisationen nosokomialer Infektionen sowie Mikrobiologie des Erregerspektrums	487	8.3.8	Kostenaspekt	502
			8.4	**Atemwegsinfektionen**	503
8.1.4	Grundlagen der Epidemiologie der Mehrfachresistenz	488		K. Dalhoff, H. Lode, R. Stahlmann	
			8.4.1	Ambulant erworbene Pneumonie	503
8.1.5	Kriterien für infektionsepidemiologische Erhebungen auf Intensivstationen	488	8.4.2	Nosokomiale Atemwegsinfektionen	507
8.2	**Prävention durch selektive Darmdekontamination**	490	8.5	**Peritonitis, intraabdominelle Infektion und postoperative Sepsis**	511
	W. A. Krüger			A. Hecker, C. M. Seiler, H.-P. Knaebel, B. W. Böttiger, E. O. Martin, M. Weigand, W. Padberg, M. W. Büchler	
8.2.1	Hintergrund	490			
8.2.2	Pneumonie- und Bakteriämieprävention durch SDD und SOD	491	8.5.1	Einleitung	511
			8.5.2	Klassifikation und Epidemiologie	511
8.2.3	Verbesserung der Überlebensraten durch SDD und SOD	491	8.5.3	Diagnostik der Peritonitis	512
			8.5.4	Therapie	514
8.2.4	Vergleich von SDD/SOD mit oralen Antiseptika . .	493	8.6	**Schwere Haut- und Weichgewebeinfektionen**	519
8.2.5	Resistenzproblematik	493		C. Eckmann, P. Kujath	
8.3	**Grundlagen der Antibiotikatherapie**	495	8.6.1	Epidemiologie und Definition	519
	T. Welte		8.6.2	Erregerspektrum und Pathogenese	520
8.3.1	Einleitung	495	8.6.3	Diagnose und Differenzialdiagnose	520
8.3.2	Epidemiologie intensivmedizinischer Infektionen	496	8.6.4	Therapie und Differenzialtherapie	521
8.3.3	Resistenzentwicklung	496	8.6.5	Prognose	522

8.7 Infektionen des ZNS ... 522
M. Schwab, K. M. Einhäupl, O. W. Witte

- 8.7.1 Einteilung und Differenzialdiagnose ... 522
- 8.7.2 Meningitiden ... 522
- 8.7.3 Enzephalitiden ... 536
- 8.7.4 Pilzinfektionen ... 538
- 8.7.5 Parasitäre Infektionen ... 539

8.8 Infektionen des Urogenitaltrakts ... 542
F. M. E. Wagenlehner, A. Pilatz, W. Weidner, K. G. Naber

- 8.8.1 Einleitung und Definition ... 542
- 8.8.2 Ätiologie und Pathogenese von Harnwegsinfektionen ... 542
- 8.8.3 Epidemiologie ... 543
- 8.8.4 Diagnostik ... 543
- 8.8.5 Prävention von katheterassoziierten HWI ... 543
- 8.8.6 Systemische antiinfektive Therapie ... 544
- 8.8.7 Spezielle Krankheitsbilder ... 544

8.9 Infektionen durch intravasale Katheter ... 550
P. Gastmeier

- 8.9.1 Definitionen ... 550
- 8.9.2 Pathogenese und Erreger ... 550
- 8.9.3 Epidemiologie ... 551
- 8.9.4 Diagnostik ... 552
- 8.9.5 Prävention ... 552
- 8.9.6 Therapie ... 554
- 8.9.7 Zusammenfassung ... 554

8.10 Mikrobielle Endokarditis und Infektionen von prothetischem Material ... 555
D. Horstkotte, C. Piper

- 8.10.1 Einleitung ... 555
- 8.10.2 Pathogenese ... 556
- 8.10.3 Epidemiologie und Mikrobiologie ... 556
- 8.10.4 Diagnostik ... 557
- 8.10.5 Therapie ... 558
- 8.10.6 Management typischer Komplikationen ... 560
- 8.10.7 Prävention von Reinfektionen ... 563
- 8.10.8 Infektionen von prothetischem Material ... 563

8.11 Infektiöse Diarrhö ... 565
S. Hagel, A. Stallmach

- 8.11.1 Einführung ... 565
- 8.11.2 Pathogenese ... 565
- 8.11.3 Gastroenteritiden hervorgerufen durch Viren ... 565
- 8.11.4 Gastroenteritiden hervorgerufen durch Bakterien ... 567
- 8.11.5 Toxisches Megakolon ... 571
- 8.11.6 Hämolytisch-urämisches Syndrom (HUS) ... 572

8.12 Invasive Pilzinfektionen ... 573
G. Maschmeyer

- 8.12.1 Einleitung ... 573
- 8.12.2 Invasive Candida-Infektionen ... 574
- 8.12.3 Invasive Aspergillosen (IA) ... 576

8.13 Infektionen bei immunkompromittierten Patienten ... 579
G. Maschmeyer

- 8.13.1 Hauptformen der Immunsuppression ... 579
- 8.13.2 Besonderheiten im diagnostischen und therapeutischen Vorgehen ... 581
- 8.13.3 Empirische antimikrobielle Initialtherapie bei infektionsbedingten Komplikationen ... 582
- 8.13.4 Antimikrobielle Therapie bei vorliegendem Keimnachweis ... 584
- 8.13.5 Therapie mit Immunglobulinen, Wachstumsfaktoren und Granulozyten ... 585

8.14 HIV-infizierte Intensivpatienten ... 587
G. Fätkenheuer, M. Kochanek

- 8.14.1 Einleitung ... 587
- 8.14.2 Prognose ... 588
- 8.14.3 Pulmonale Erkrankungen ... 588
- 8.14.4 Neurologische Erkrankungen ... 591
- 8.14.5 Systemische Infektionen ... 591
- 8.14.6 Einleitung einer antiretroviralen Therapie ... 592
- 8.14.7 Abbruch einer antiretroviralen Therapie ... 592

8.15 Diagnostik und Therapie der schweren Malaria ... 593
M. Stojkovic, T. Junghanss

- 8.15.1 Einleitung ... 593
- 8.15.2 Therapeutisches Vorgehen ... 595

8.16 Virale Infektionen ... 600
H.-R. Brodt

- 8.16.1 Einleitung ... 600
- 8.16.2 Alphaherpesviren (Herpes-simplex- und Varizella-Zoster-Viren) ... 602
- 8.16.3 Zytomegalieviren ... 604
- 8.16.4 Grippeviren ... 606
- 8.16.5 Humanes SARS-Coronavirus (SARS-hCoV) ... 607

8.17 Sepsis und septischer Schock ... 610
K. Reinhart, F. Bloos, A. Meier-Hellmann, F. M. Brunkhorst, G. Marx, M. Bauer, U. Settmacher, H.-J. Gramm

- 8.17.1 Definition, Diagnose und Epidemiologie ... 610
  K. Reinhart, H.-J. Gramm, F. M. Brunkhorst
- 8.17.2 Pathophysiologie der Sepsis und des Multiorganversagens ... 616
  F. Bloos, M. Bauer, K. Reinhart
- 8.17.3 Fokussanierung beim kritisch kranken Patienten ... 626
  U. Settmacher
- 8.17.4 Supportive Behandlungsstrategien ... 628
  A. Meier-Hellmann, K. Reinhart
- 8.17.5 Adjunktive Therapieansätze bei Sepsis ... 632
  G. Marx, K. Reinhart

9 Schock und Intoxikationen ... 637

9.1 Schock ... 638
F. Bloos, M. Bauer, K. Reinhart

- 9.1.1 Klassifikation und klinische Zeichen ... 638
- 9.1.2 Allgemeine Pathophysiologie ... 638
- 9.1.3 Allgemeine Therapierichtlinien ... 640
- 9.1.4 Volumenmangelschock ... 641
- 9.1.5 Kardiogener Schock ... 642
- 9.1.6 Anaphylaktischer und anaphylaktoider Schock ... 644
- 9.1.7 Neurogener Schock ... 646
- 9.1.8 Prognose bei Schock ... 647

9.2	**Management akuter Intoxikationen in der Intensivmedizin** .... 648 *M. Hausberg, H. Reinecke*		9.2.2	Primärmaßnahmen	648
			9.2.3	Giftelimination	650
			9.2.4	Spezifisches Management von ausgewählten Vergiftungen	652
9.2.1	Einleitung	648			

10 Respiratorische Erkrankungen 659

10.1	**Akutes Atemnotsyndrom (ARDS)** .... 660 *H.-D. Walmrath, W. Seeger*		**10.4**	**Ventilatortherapie bei diffus parenchymatösen Lungenerkrankungen und Mukoviszidose** .... 686 *T. O. F. Wagner*	
10.1.1	Definition, Pathophysiologie, Inzidenz, Prognose	660			
10.1.2	Diagnostik	660			
10.1.3	Therapie	662	10.4.1	Ziele einer Atemhilfstherapie bei diffus parenchymatösen Lungenerkrankungen	686
10.2	**Exazerbation bei chronisch obstruktiver Lungenerkrankung** .... 667 *H. Becker, C. F. Vogelmeier*		10.4.2	Indikation zur Beatmungstherapie	686
			10.4.3	Indikation zur Respiratortherapie	687
			10.4.4	Strategien der Beatmungstherapie	687
10.2.1	Hintergrund	667	10.4.5	Formen der Beatmungstherapie	688
10.2.2	Definition	667	10.4.6	Kontraindikationen für eine Respiratortherapie .	691
10.2.3	Pathogenese	667	10.4.7	Respiratortherapie bei Mukoviszidose	691
10.2.4	Diagnostik	668			
10.2.5	Medikamentöse Therapie	669	**10.5**	**Langzeitbeatmung und Weaning** .... 694 *R. Kopp, R. Rossaint*	
10.2.6	Therapie der respiratorischen Insuffizienz	670			
10.3	**Rechtsherzversagen** .... 674 *M. Flondor, B. Zwißler*		10.5.1	Einleitung	694
			10.5.2	Langzeitbeatmung	694
			10.5.3	Weaning	698
10.3.1	Einführung	674	**10.6**	**Intensivmedizinische Therapie nach thoraxchirurgischen Eingriffen** .... 702 *Th. Schilling, Th. Hachenberg*	
10.3.2	Definitionen	674			
10.3.3	Klinische Symptome	675			
10.3.4	Diagnostik	675			
10.3.5	Therapie	678	10.6.1	Einleitung	702
10.3.6	Praktisches Vorgehen	682	10.6.2	Perioperatives Risiko des thoraxchirurgischen Patienten	702
			10.6.3	Intensivmedizinisch relevante Charakteristika thoraxchirurgischer Eingriffe	703
			10.6.4	Spezielle Komplikationen nach thoraxchirurgischen Eingriffen	703
			10.6.5	Postoperative Therapie	707

11 Kardiovaskuläre Erkrankungen 711

11.1	**Physiologie des menschlichen Herzens** ..... 712 *J. Stypmann, C. Schmid, G. Theilmeier*		**11.3**	**Herzinsuffizienz** .... 730 *T. Wichter*	
11.1.1	Die kontraktile Funktion des intakten Herzens ..	712	11.3.1	Grundlagen	730
11.1.2	Molekulare Physiologie der Kontraktion	715	11.3.2	Akute Herzinsuffizienz	733
11.1.3	Rezeptoren und Signalsysteme	716	11.3.3	Chronische Herzinsuffizienz	739
11.2	**Koronare Herzkrankheit** .... 718 *H. Reinecke, G. Breithardt, C. Vahlhaus*		11.3.4	Interventionelle, operative und apparative Therapie	743
11.2.1	Epidemiologie	718	**11.4**	**Herzrhythmusstörungen** .... 746 *L. Eckardt*	
	H. Reinecke, G. Breithardt				
11.2.2	Pathophysiologie der KHK	718	11.4.1	Einteilung der Herzrhythmusstörungen	746
11.2.3	Diagnostik	719	11.4.2	Ätiologie und Pathophysiologie	746
11.2.4	Akutes Koronarsyndrom	721	11.4.3	Symptomatik und diagnostisches Vorgehen	746
11.2.5	Langzeittherapie von KHK-Patienten	725	11.4.4	Therapie	747
11.2.6	Kardiovaskuläre Risikostratifizierung vor nicht kardialen Operationen	726	11.4.5	Rhythmusstörungen im Einzelnen	754
11.2.7	Kardioprotektive Phänomene der akuten und chronischen koronaren Herzerkrankung .... *C. Vahlhaus*	726	**11.5**	**Entzündliche Herzerkrankungen** .... 760 *T. Wichter*	
			11.5.1	Einleitung	760
			11.5.2	Rheumatische Karditis	761
			11.5.3	Mikrobielle Endokarditis	761

11.5.4	Myokarditis	761	
11.5.5	Perikarditis	763	

11.6 Angeborene Herzfehler im Erwachsenenalter — 766
T. Wichter

11.6.1	Grundlagen	766
11.6.2	Allgemeine Aspekte	766
11.6.3	Spezielle Aspekte	770

11.7 Erworbene Herzklappenfehler — 774
T. Wichter

11.7.1	Allgemeine Aspekte	774
11.7.2	Krankheitsbilder im Einzelnen	778

11.8 Erkrankungen der Aorta — 785
C. Schmid

11.8.1	Thorakales Aortenaneurysma	785
11.8.2	Aortendissektion	786
11.8.3	Traumatische Aortenruptur	787
11.8.4	Atheromatose der Aorta	787
11.8.5	Entzündliche Aortenveränderungen	787

11.9 Arterielle Hypertonie — 788
P. Baumgart

11.9.1	Einleitung	788
11.9.2	Diagnostik	788
11.9.3	Hypertensive Notfälle	790
11.9.4	Therapie	790

11.10 Intensivtherapie nach herzchirurgischen Eingriffen — 794
M. Wolff, M. Weigand, A. Böning

11.10.1	Inflammation nach kardiopulmonalem Bypass	794
11.10.2	Monitoring und Zielwerte	795
11.10.3	Postoperative Behandlung des herzchirurgischen Standardpatienten	795
11.10.4	Komplikationen nach einer Herzoperation	796
11.10.5	Kardiovaskuläre Therapie	800
11.10.6	Besonderheiten nach Herzklappenoperationen	800
11.10.7	Reanimation nach herzchirurgischen Eingriffen	801
11.10.8	Intraaortale Ballonpumpe (IABP)	801

12 Erkrankungen des Nervensystems — 805

12.1 Koma — 806
F. Hinder, R. Kiefer

12.1.1	Definition und Einteilung	806
12.1.2	Diagnostik	806
12.1.3	Therapie und Prognose	810

12.2 Hirnschwellung und erhöhter intrakranieller Druck — 811
J. Wölfer, W. Stummer, H. Van Aken

12.2.1	Definitionen	811
12.2.2	Pathophysiologie	812
12.2.3	Diagnostik	813
12.2.4	Monitoring	814
12.2.5	Therapie	818

12.3 Schädel-Hirn-Trauma – Diagnostik und operative Versorgung — 823
C. Greiner, B. Ellger, F. Hinder, W. Stummer

12.3.1	Definition und Klassifikationen	823
12.3.2	Epidemiologie und Diagnostik	824
12.3.3	Therapie	825

12.4 Akute Rückenmarkläsion — 827
A. Lichota, W. Stummer

12.4.1	Definition und Klassifikation	827
12.4.2	Ätiologie und Epidemiologie akuter Rückenmarkläsionen	827
12.4.3	Spinaler Schock	828
12.4.4	Sofortmaßnahmen am Auffindeort	828
12.4.5	Diagnostik	828
12.4.6	Medikamentöse Therapie	829
12.4.7	Operative Therapie	829
12.4.8	Weiterführende Maßnahmen	829

12.5 Der ischämische Schlaganfall — 831
D. G. Nabavi, E. B. Ringelstein

12.5.1	Begriffsdefinition und Differenzialdiagnose	831
12.5.2	Klinik	831
12.5.3	Diagnostik	832
12.5.4	Akuttherapie	836
12.5.5	Prävention und Therapie von Komplikationen	838
12.5.6	Sekundärprävention	838
12.5.7	Rehabilitation	840

12.6 Blutungen aus hirnarteriellen Aneurysmen — 841
B. R. Fischer, B. Ellger, W. Stummer

12.6.1	Definition	841
12.6.2	Epidemiologische Daten	841
12.6.3	Pathogenese	841
12.6.4	Klinik	842
12.6.5	Diagnostik	842
12.6.6	Therapie	843
12.6.7	Prognose	844

12.7 Sinus- und Hirnvenenthrombose — 846
D. G. Nabavi, E. B. Ringelstein

12.7.1	Bedeutung der Sinus- und Hirnvenenthrombose	846
12.7.2	Epidemiologie	846
12.7.3	Risikofaktoren	846
12.7.4	Anatomie	846
12.7.5	Pathophysiologie und klinische Präsentation	847
12.7.6	Diagnostik	848
12.7.7	Therapie	849

12.8 Epileptische Anfälle und Status epilepticus — 851
F. Bösebeck, C. Kellinghaus

12.8.1	Definitionen und Epidemiologie	851
12.8.2	Anamnese und Diagnostik im SE	852
12.8.3	Akuttherapie des SE	853
12.8.4	Therapie des refraktären SE (RSE)	853

12.9 Akute Polyneuroradikulitis (Guillain-Barré-Syndrom) — 856
W. Schulte-Mattler, B. Schalke, T. Henze

12.9.1	Einleitung und Definition	856
12.9.2	Ätiologie und Pathophysiologie	856
12.9.3	Epidemiologie	856

12.9.4	Klinische Manifestation	856
12.9.5	Diagnose	857
12.9.6	Therapie	858

12.10 Polyneuropathien 861
B. Schalke, W. Schulte-Mattler, T. Henze

12.10.1	Einleitung und Definition	861
12.10.2	Ätiologie und Pathophysiologie	861
12.10.3	Epidemiologie	862
12.10.4	Klinische Manifestation	862
12.10.5	Diagnose	862
12.10.6	Therapie und Prognose	862

12.11 Myasthenia gravis 864
B. Schalke, T. Henze

12.11.1	Definition, Einteilung und Epidemiologie	864
12.11.2	Ätiologie und Pathophysiologie	864
12.11.3	Klinische Symptome	864
12.11.4	Diagnose	865
12.11.5	Therapie	865

12.12 Botulismus 868
B. Schalke, T. Henze

12.12.1	Einleitung und Definition	868
12.12.2	Ätiologie, Pathophysiologie und Epidemiologie	868
12.12.3	Klinische Manifestation	869
12.12.4	Diagnose	869
12.12.5	Therapie	869

12.13 Tetanus 871
B. Schalke, T. Henze

12.13.1	Einleitung und Definition	871
12.13.2	Ätiologie und Pathophysiologie	871
12.13.3	Epidemiologie	871
12.13.4	Klinische Manifestation	871
12.13.5	Diagnose	872
12.13.6	Therapie	872

12.14 Diffuse Enzephalopathien infolge von Stoffwechsel- und Kreislaufstörungen 874
W.-R. Schäbitz, D. G. Nabavi

12.14.1	Überblick	874
12.14.2	Hepatische Enzephalopathie	875
12.14.3	Urämische Enzephalopathie	875
12.14.4	Hypoxische Enzephalopathie	876
12.14.5	Hypertensive Enzephalopathie und posteriores reversibles Enzephalopathiesyndrom (PRES)	877
12.14.6	Wernicke-Enzephalopathie	877
12.14.7	Enzephalopathien bei endokrinen Störungen	878
12.14.8	Enzephalopathien bei Störungen des Elektrolyt- und Säure-Basen-Haushalts	879

12.15 Drogenkonsum und Entzug 880
C. Spies, F. Kork, A. Goldmann, T. Neumann

12.15.1	Einleitung	880
12.15.2	Alkohol	880
12.15.3	Opioide	882
12.15.4	Kokain	883
12.15.5	Synthetische Drogen (Designer Drugs)	883

12.16 Psychische Reaktionen kritisch Kranker während der Intensivtherapie 885
I. Keuning, V. Arolt

12.16.1	Einleitung	885
12.16.2	Klinische Manifestation und Diagnostik	885
12.16.3	Therapie	886

12.17 Akute psychiatrische Erkrankungen (mit juristischen Hinweisen) 887
P. Ohrmann, V. Arolt

12.17.1	Einleitung	887
12.17.2	Psychopathologische Befunderhebung und die diagnostische Einordnung psychiatrischer Befunde nach ICD-10	887
12.17.3	Therapie	890
12.17.4	Einwilligungsfähigkeit, Betreuung und Unterbringung	890

12.18 Akinetische Krise, malignes Dopa-Entzugssyndrom, malignes neuroleptisches Syndrom und akute lebensbedrohliche Katatonie 893
F. Kästner, V. Arolt

12.18.1	Einleitung	893
12.18.2	Ätiologie und klinische Manifestation	893
12.18.3	Komplikationen	894
12.18.4	Diagnostik und Differenzialdiagnostik	894
12.18.5	Therapie	895

13 Gastrointestinale Erkrankungen 897

13.1 Akutes Abdomen 898
B. Sido, M. W. Büchler

13.1.1	Definition	898
13.1.2	Leitsymptome	898
13.1.3	Reaktion des Peritoneums im Rahmen der Peritonitis	899
13.1.4	Diagnostik	899
13.1.5	Akutes Abdomen aus intensivmedizinischer Sicht	902
13.1.6	Differenzialdiagnose des akuten Abdomens	903

13.2 Gastrointestinale Blutungen 904
T. Simon, P. Kienle, A. Schaible, H.-P. Knaebel, M. W. Büchler

13.2.1	Definition, Einteilung	904
13.2.2	Ätiologie, Epidemiologie	904
13.2.3	Klinik	905
13.2.4	Diagnostik	905
13.2.5	Therapie	906
13.2.6	GI-Blutung bei Intensivpatienten	908

13.3 Perforationen des Gastrointestinaltrakts 910
D. Antolovic, M. Koch, H.-P. Knaebel, M. W. Büchler

13.3.1	Definition und Einteilung	910
13.3.2	Perforation des Ösophagus	911
13.3.3	Zwerchfellruptur	912
13.3.4	Magen- und Duodenalperforation	913
13.3.5	Dünndarmperforation	913
13.3.6	Kolon- und Rektumperforation	914

13.4 Akute Pankreatitis ... 915
S. Fritz, M. W. Büchler, J. Werner

- 13.4.1 Einleitung und Definition ... 915
- 13.4.2 Ätiologie und Pathophysiologie ... 915
- 13.4.3 Diagnostik und Staging ... 915
- 13.4.4 Therapie der schweren akuten Pankreatitis ... 916

13.5 Akutes Leberversagen ... 919
D. Antolovic, P. Sauer, H.-P. Knaebel, M. W. Büchler

- 13.5.1 Einleitung und Definition ... 919
- 13.5.2 Ätiologie ... 919
- 13.5.3 Klinische Symptomatik ... 920
- 13.5.4 Diagnostik, Therapie und Prognose ... 921

13.6 Postoperativer Ileus ... 924
T. Simon, C. N. Gutt, J. S. Köninger, M. W. Büchler

- 13.6.1 Definition und Einleitung ... 924
- 13.6.2 Klinische Bedeutung und Symptomatik ... 925
- 13.6.3 Diagnostik ... 925
- 13.6.4 Behandlungsstrategien ... 925

13.7 Ischämische Erkrankungen des Gastrointestinaltrakts ... 928
G. Knichwitz, C. Kruse

- 13.7.1 Einleitung ... 928
- 13.7.2 Grundlagen der Darmperfusion ... 928
- 13.7.3 Pathophysiologie ... 928
- 13.7.4 Terminologie ... 928
- 13.7.5 Diagnostik ... 929
- 13.7.6 Therapie ... 929

13.8 Abdominelles Kompartmentsyndrom ... 932
T. Standl

- 13.8.1 Einleitung ... 932
- 13.8.2 Definition und Ätiologie ... 932
- 13.8.3 Pathophysiologie ... 933
- 13.8.4 Leitsymptome ... 934
- 13.8.5 Diagnostik ... 934
- 13.8.6 Therapie ... 935

14 Endokrinologische Störungen und hämatologisch-onkologische Erkrankungen ... 939

14.1 Endokrine Störungen in der Intensivmedizin ... 940
B. Ellger, Y. Debaveye, G. Van den Berghe

- 14.1.1 Einführung ... 940
- 14.1.2 Glukosestoffwechsel ... 941
- 14.1.3 Hypophyse ... 946
- 14.1.4 Somatotroper Regelkreis ... 946
- 14.1.5 Schilddrüse ... 948
- 14.1.6 Nebenniere ... 953
- 14.1.7 Dysfunktion des Hypophysenhinterlappens ... 959

14.2 Hämatologisch-onkologische Probleme ... 962
B. Hertenstein, S. Buchholz, A. Ganser

- 14.2.1 Verlegung von hämatologisch-onkologischen Patienten auf die Intensivstation ... 962
- 14.2.2 Spezielle Aspekte der Intensivtherapie bei hämatologisch-onkologischen Patienten ... 963
- 14.2.3 Spezifische Probleme und Krankheitsbilder ... 964

15 Polytrauma ... 975

15.1 Polytrauma des Erwachsenen ... 976
M. J. Raschke, R. Hartensuer, M. Boschin, B. Ellger

- 15.1.1 Definition ... 976
- 15.1.2 Epidemiologie ... 976
- 15.1.3 Scoring-Systeme in der Polytraumaversorgung ... 976
- 15.1.4 Pathophysiologie ... 976
- 15.1.5 Versorgungsstrukturen in Deutschland ... 978
- 15.1.6 Schockraummanagement ... 979
- 15.1.7 Atemwegsmanagement ... 979
- 15.1.8 Hämodynamisches Monitoring und Management ... 981
- 15.1.9 Volumen- und Gerinnungsmanagement ... 982
- 15.1.10 Reanimation beim Polytrauma – Besonderheiten ... 984
- 15.1.11 Notfallmaßnahmen im Schockraum ... 984
- 15.1.12 Fixateur externe ... 984
- 15.1.13 Apparative Diagnostik ... 985
- 15.1.14 Primäre operative Versorgung ... 986
- 15.1.15 Intensivmedizinische Weiterbehandlung ... 986
- 15.1.16 Gesundheitsökonomische Aspekte der Versorgung des Polytraumas ... 986

15.2 Verletzungen der Organsysteme und ihre intensivmedizinische Relevanz ... 989
R. Hartensuer, M. J. Raschke, M. Boschin, B. Ellger

- 15.2.1 Maxillofaziale Verletzungen ... 989
- 15.2.2 Hämodynamische Insuffizienz ... 989
- 15.2.3 Thorakale Verletzungen ... 989
- 15.2.4 Abdominelle Verletzungen ... 991
- 15.2.5 Beckenverletzungen ... 993
- 15.2.6 Wirbelsäulentrauma ... 993
- 15.2.7 Extremitätenverletzungen ... 994

15.3 Polytrauma des Kindes ... 998
M. J. Raschke, R. Hartensuer, M. Boschin, B. Ellger

- 15.3.1 Epidemiologie ... 998
- 15.3.2 Anatomie und Pathophysiologie ... 998
- 15.3.3 Gefäßzugänge ... 998
- 15.3.4 Schockraummanagement ... 999
- 15.3.5 Schädel-Hirn-Trauma und Wirbelsäulentrauma ... 999
- 15.3.6 Thoraxtrauma ... 999
- 15.3.7 Abdominaltrauma ... 1000
- 15.3.8 Extremitäten- und Weichteiltrauma ... 1000

16 Thermische und physikalische Schädigungen ... 1001

16.1 Verbrennung ... 1002
A. Hohn, F. Wappler

16.1.1 Grundlagen ... 1002
16.1.2 Klinische Erstversorgung ... 1006
16.1.3 Intensivmedizinische Therapie ... 1007
16.1.4 Spezielle intensivmedizinische Situationen ... 1010

16.2 Verletzungen durch Strom ... 1014
A. Hohn, F. Wappler

16.2.1 Definitionen und Epidemiologie ... 1014
16.2.2 Pathophysiologie ... 1014
16.2.3 Diagnostische Maßnahmen ... 1016
16.2.4 Intensivtherapie ... 1016

16.3 Thermische Schäden durch Kälte ... 1017
S. G. Sakka, F. Wappler

16.3.1 Einleitung ... 1017
16.3.2 Inzidenz ... 1017
16.3.3 Physiologie und Pathophysiologie ... 1017
16.3.4 Klinisches Bild ... 1018
16.3.5 Diagnostik und Gradeinteilung ... 1019
16.3.6 Therapie ... 1020
16.3.7 Bewertung der Verfahren ... 1022
16.3.8 Komplikationen bei Wiedererwärmung ... 1022
16.3.9 Medikolegale Aspekte ... 1022
16.3.10 Prognose ... 1023

16.4 Verletzungen durch chemische Substanzen ... 1024
A. Hohn, F. Wappler

16.4.1 Einleitung ... 1024
16.4.2 Pathophysiologie ... 1025
16.4.3 Therapie ... 1025

16.5 Hitzeschaden ... 1026
M. U. Gerbershagen, F. Wappler

16.5.1 Epidemiologie und Pathophysiologie ... 1026
16.5.2 Pathophysiologie ... 1026
16.5.3 Klinik ... 1027
16.5.4 Prophylaxe/Therapie ... 1027

16.6 Tauchunfall ... 1028
J. Defosse, F. Wappler

16.6.1 Inzidenz ... 1028
16.6.2 Physikalische Grundlagen ... 1028
16.6.3 Dekompressionserkrankung ... 1029
16.6.4 Therapie ... 1030

16.7 Hyperbare Oxygenierung ... 1031
J. Defosse, L. Lampl, F. Wappler

16.7.1 Allgemeine Grundlagen ... 1031
16.7.2 Praxis der hyperbaren Oxygenierung (HBO) ... 1031
16.7.3 Indikationen ... 1032
16.7.4 Risiken der Therapie in einer Überdruckkammer ... 1035

17 Intensivmedizin in der Schwangerschaft ... 1037

17.1 Intensivmedizin in der Schwangerschaft ... 1038
G. Knichwitz, W. Klockenbusch

17.1.1 Terminologie ... 1038
17.1.2 Epidemiologie ... 1038
17.1.3 Ätiologie ... 1039
17.1.4 Pathophysiologie ... 1039
17.1.5 Klinik ... 1039
17.1.6 Überwachung ... 1044
17.1.7 Therapie ... 1045

18 Besondere Aspekte bei Organtransplantationen ... 1053

18.1 Hirntodkonzept ... 1054
D. Moskopp

18.1.1 Fragestellung ... 1054
18.1.2 Zum historischen Verständnis ... 1054
18.1.3 Interessenfeld ... 1055
18.1.4 Kommunikation über das Hirntodkonzept ... 1056
18.1.5 Feststellung des Hirntodes in Deutschland ... 1057
18.1.6 Schlussbemerkung ... 1059

18.2 Spenderkonditionierung ... 1062
M. Gruß, M. Weigand

18.2.1 Gesetzliche Grundlagen ... 1062
18.2.2 Epidemiologie und Pathophysiologie des Hirntodes ... 1062
18.2.3 Überwachung des potenziellen Organspenders ... 1062
18.2.4 Intensivmedizinische Behandlung ... 1063

18.3 Herztransplantation ... 1067
B. Gohrbandt, A. Haverich

18.3.1 Grundlagen ... 1067
18.3.2 Durchführung der Transplantation ... 1067
18.3.3 Monitoring nach Herztransplantation ... 1068
18.3.4 Hämodynamische Instabilität ... 1069
18.3.5 Hämodynamisch wirksame Therapie ... 1070
18.3.6 Immunsuppressive Therapie ... 1072
18.3.7 Weitere intensivmedizinische Aspekte ... 1072
18.3.8 Nachsorge ... 1073

18.4 Lungentransplantation und Lungenersatzverfahren ... 1074
J. Gottlieb

18.4.1 Einleitung ... 1074
18.4.2 Kandidatenauswahl und Ergebnisse ... 1074
18.4.3 Konditionierung des Lungenspenders ... 1075
18.4.4 Intensivstation als Überbrückung vor der Lungentransplantation ... 1076
18.4.5 Extrakorporale Lungenersatzverfahren ... 1077
18.4.6 Postoperative Betreuung nach Lungentransplantation ... 1078
18.4.7 Intensivmedizinische Probleme in der Nachsorge nach Lungentransplantation ... 1079

18.5 Lebertransplantation ... 1081
M. J. Bahr, A. Schneider, M. P. Manns

18.5.1 Indikationen und Kontraindikationen zur Lebertransplantation ... 1082
18.5.2 Präoperative Maßnahmen bei geplanter Lebertransplantation ... 1083

18.5.3	Postoperative Versorgung lebertransplantierter Patienten auf der Intensivstation 1083	18.6.2	Pulmonale Komplikationen	1085
		18.6.3	Kardiale Komplikationen	1089
		18.6.4	Gastrointestinale Komplikationen..........	1090
18.6	**Intensivmedizinische Betreuung von Patienten nach Stammzelltransplantation** 1085	18.6.5	Hepatische Komplikationen	1090
		18.6.6	Renale Komplikationen	1091
	S. Buchholz, B. Hertenstein, A. Ganser	18.6.7	Neurologische Komplikationen	1091
18.6.1	Einleitung 1085			

Abkürzungsverzeichnis 1094

Quellenverzeichnis 1106

Sachverzeichnis 1108

Kapitel 1

Grundlegende Aspekte der Intensivmedizin

1.1	Entwicklung, Standortbestimmung und Ausblick der Intensivmedizin	*30*
1.2	Organisatorische Grundlagen	*38*
1.3	Kommunikation und Burn-out	*47*
1.4	Rechtliche Grundlagen der Intensivmedizin	*50*
1.5	Wirtschaftliche Aspekte des deutschen DRG-Systems und deren Auswirkungen auf die Organisationsentwicklung	*59*
1.6	Aufgaben der Krankenhaushygiene	*65*
1.7	Ethische Aspekte	*71*

Grundlegende Aspekte der Intensivmedizin

1.1 Entwicklung, Standortbestimmung und Ausblick der Intensivmedizin

R. Scherer, Th. Prien, H. Van Aken

1.1.1 Geschichtliche Entwicklung

▶ **Überwachung Frischoperierter.** Schon Florence Nightingale schrieb 1863, dass in jedem Krankenhaus in der Nachbarschaft der Operationssäle Räume bereitgestellt werden sollten, in denen sich Patienten von den unmittelbaren Auswirkungen der Operation erholen könnten [47]. In Deutschland wurden in den 1930er-Jahren von F. Sauerbruch und M. Kirschner Räume zur Behandlung der Frischoperierten etabliert [34]. Im John Hopkins Hospital in Baltimore ist bereits 1923 eine Station eingerichtet worden, die nur zur Behandlung von Patienten nach neurochirurgischen Eingriffen bestimmt war. Häufig werden diese nach heutigen Begriffen als Aufwachräume bezeichneten Einrichtungen als der Ursprung der Intensivmedizin angesehen.

▶ **Eiserne Lunge.** Eine wichtige Entwicklung war auch die Konstruktion der eisernen Lunge. Durch sie war es möglich, Patienten mit einer respiratorischen Insuffizienz über eine längere Zeit zu unterstützen. Drinker und McKhan hatten bereits 1929 die eiserne Lunge als Beatmungsgerät für die Behandlung der schweren bulbären Form der Poliomyelitis empfohlen [24]. Der Automobilproduzent Lord Nuffield ließ in Oxford unter der Leitung von Professor Macintosh „tank ventilators" bauen, von denen bis zum Beginn des 2. Weltkriegs ca. 930 im gesamten British Empire aufgestellt wurden [1]. In Deutschland ließ Dönhardt 1947 eine eiserne Lunge auf der Grundlage einer Fotografie und der Besichtigung eines englischen Beatmungsgeräts von der Deutschen Werft Hamburg-Finkenwerder bauen. Später übernahmen die Dräger-Werke den Bau eiserner Lungen, von denen einige bis 1968 in Betrieb waren.

▶ **Beatmung bei Poliomyelitis.** Ein entscheidender Entwicklungsschritt für die Intensivmedizin war die schwere Polioepidemie 1952 in Dänemark. Diese hatte Ibsen als Anästhesist [31] und Lassen als Epidemiologe [37] nach neuen Methoden suchen lassen, um Patienten mit spinobulbärer Poliomyelitis zu retten, da nicht genügend eiserne Lungen zur Verfügung standen. Im Kopenhagener Rigshospitalet wurden alle Patienten mit Schluck- und Atemstörungen in einer speziellen Abteilung von 105 Betten zusammengefasst und dort von einem interdisziplinären Team aus Anästhesisten, Hals-Nasen-Ohren-Ärzten und Epidemiologen nach einem neuen Behandlungskonzept versorgt [31]. Die Patienten wurden tracheotomiert, intubiert und von Hand mit positivem Druck beatmet. Die Beatmung von bis zu 75 Patienten täglich wurde durch die Mithilfe von 250 Medizinstudenten ermöglicht. Hierdurch sank die Letalität der schweren Poliomyelitis von 80 auf 25 % [31, 37].

Während der Kopenhagener Polioepidemie wurde auch erstmals ein von Engström entwickeltes Gerät zur maschinellen Beatmung mit *intermittierend positivem Druck (IPPV)* klinisch eingesetzt [25]. Gleichzeitig konnte die Blutgasanalyse zur Überwachung der Beatmungstherapie etabliert werden. Trotz der Krisensituation wurde in Kopenhagen ein wissenschaftlich fundiertes Konzept der Beatmung vorangetrieben.

▶ **Erste Beatmungsstationen.** Die positiven Erfahrungen in Kopenhagen führten sehr rasch dazu, dass die endotracheale Intubation und IPPV zum Behandlungsverfahren der Wahl bei respiratorischer Insuffizienz in Europa wurden. Dank der Initiative dänischer Anästhesisten kam es über die Behandlung des Tetanus und der Schlafmittelvergiftung zu einem Brückenschlag zur Inneren Medizin [38]. Später kamen weitere Erkrankungen mit respiratorischer Insuffizienz hinzu. Ausgehend von Dänemark entstanden überall in Europa Beatmungsstationen. Die Anästhesisten hatten einen bedeutenden Anteil an dieser Entwicklung. In England und Skandinavien wurde die Technik der Intubationsnarkose schon lange gepflegt, zunächst v. a. im Bereich der Thoraxanästhesie, später auch in den anderen operativen Fachgebieten. Es war nur natürlich, dass die Anästhesisten ihr Wissen in die neuen Behandlungsmethoden der Ateminsuffizienz einbrachten und somit auch außerhalb des Operationssaals tätig wurden.

▶ **Beatmungstherapie und Wiederbelebung.** In Deutschland, Österreich und der Schweiz wurde in der Nachkriegszeit mit der Verselbstständigung des Fachgebiets Anästhesiologie die in England und den USA verbreitete Methode der Intubationsnarkose eingeführt. In den USA war noch zu Beginn der 1950er-Jahre eine Tätigkeit von Anästhesisten außerhalb des Operationssaals kaum denkbar. Ein Beginn der Beatmungstherapie ließ jedoch nicht lange auf sich warten. Im Jahre 1955 entwickelte der nach Amerika ausgewanderte Däne E. Mörch einen Kolbenventilator und setzte ihn zur Behandlung von Thoraxtraumen ein [2]. Über die Verbindung zu Ibsen, der in Boston seine Anästhesieausbildung erhalten hatte, gelangten weitere Dänen wie H. Bendixen und H. Pontoppidan nach Amerika, wo sie die Entwicklung der Intensivmedizin mitgeprägt haben. Etwa zur gleichen Zeit hat ein weiterer Europäer, der aus Wien emigrierte Anästhesiologe Peter Safar, durch seine experimentellen und klinischen Untersuchungen die Mund-zu-Mund-Beatmung in der Wiederbelebung und Notfallmedizin etablieren können [59, 60]. Im Jahre 1960 veröffentlichten Kowenhoven u. Matarb. [35] von John Hopkins Hospital ihre bahnbrechende Arbeit über die extrathorakale Herzmassage. In Baltimore und später in Pittsburgh führte Safar die Wiederbelebung und die Beatmung kritisch kranker Patienten innerhalb eines Krankenhauses in einer „intensive care unit" zusammen [61].

▶ **„Intensivmedizin".** Die Tätigkeiten auf Wachstationen, Beatmungsstationen und in Vergiftungszentralen, die nun in allen größeren Krankenhäusern entstanden waren, haben schließlich den Begriff der „Intensivmedizin" geprägt. Die Anästhesisten haben an dieser Entwicklung einen wesentlichen Anteil gehabt und die Entwicklung der Intensivmedizin in Deutschland wie auch in anderen Ländern Europas mitgeprägt. Sehr eindrucksvoll wird dies auch durch die Tatsache belegt, dass der Anästhesiologe P. Lawin als Erster bereits 1968 ein deutschsprachiges Buch herausgegeben hat, in dem alle praktischen Aspekte der Intensivbehandlung abgehandelt wurden [39]. Das von Frey, Hügin und Mayrhofer herausgegebene Lehrbuch hieß ab der 3. Auflage 1972 „Lehrbuch der Anästhesiologie, Wiederbelebung und Intensivmedizin". Wenige Jahre später nahmen auch die deutschsprachigen wissenschaftlichen Gesellschaften den Begriff Intensivmedizin als Bestandteil ihrer offiziellen Bezeichnung auf.

1.1.2 Standortbestimmung und Ausblick

▶ **Intensivüberwachung und -therapie.** Im Zuge der weiteren Entwicklung wurden Begriffsbestimmungen gewählt, Verantwortungsbereiche definiert und Weiterbildungsinhalte sowohl auf ärztlicher als auch auf pflegerischer Seite formuliert. Der Oberbegriff Intensivmedizin subsumiert dabei die *Intensivpflege*, die *Intensivüberwachung* und die *Intensivtherapie*. Dem unterschiedlichen Aufwand sowie den unterschiedlichen Anforderungen Rechnung tragend, entstanden in größeren Kliniken in der Regel getrennte Intensivüberwachungs- und Intensivtherapieeinheiten (Kap. 1.2).

▶ **Aufgaben.** Die Aufgabe des Arztes in der Intensivmedizin definiert sich im Spannungsfeld zwischen dem intensivmedizinisch Möglichen und der bestmöglichen Behandlung für den Patienten. Diese Arbeit setzt eine hohe Fähigkeit zur Zusammenarbeit und Kommunikation voraus.

Merke

Der interdisziplinäre Charakter der Intensivmedizin verlangt ein hohes Maß an Kollegialität und gegenseitigem Respekt von allen mitbehandelnden Ärzten und Mitgliedern des Pflegeteams. Gerade Ärzte am Beginn ihrer Weiterbildung sollten dabei das Wissen erfahrener Pflegekräfte anerkennen und nutzen.

Während der Intensivmediziner für die Aufrechterhaltung und Stabilisierung der Vitalfunktionen verantwortlich ist, bleibt der primär behandelnde Kollege für die Behandlung des Grundleidens verantwortlich [77] (Kap. 1.2). Die Beziehungen zu den mitbehandelnden Kollegen sind daher geprägt vom Vertrauensgrundsatz [78] und von gegenseitigem Respekt. Diese Grundsätze der interdisziplinären Zusammenarbeit sind in jüngster Zeit noch einmal in gemeinsamen Empfehlungen von den Fachgesellschaften der Anästhesiologie (DGAI) und der Chirurgie (DGC) sowie den Fachgesellschaften der Inneren Medizin und der internistischen Intensivmedizin und Notfallmedizin (DGIM und DGIIN) vereinbart worden [31, 32]. Diese Absprachen werden auch in Zukunft eine fruchtbare, sachgerechte und partnerschaftliche interdisziplinäre Zusammenarbeit in der Intensivmedizin gewährleisten.

▶ **Intensivmedizinisches Personal.** Von großer Bedeutung ist die aktive Miteinbeziehung der *Pflegekräfte* in die Visite. Ihre Beobachtungen und Anmerkungen können gerade bei schwierigen therapeutischen Entscheidungen sehr hilfreich sein. Die Visite dient dabei nicht nur der gegenseitigen Information über den Stand der Therapie, sondern auch der Formulierung von Etappenzielen sowie der kontinuierlichen Fort- und Weiterbildung aller Mitglieder des Behandlungsteams. Auf diese Weise wird gleichzeitig sichergestellt, dass die Therapieziele von allen Mitgliedern des Teams verstanden und mitgetragen werden. Im Rahmen der Intensivmedizin wird dabei von den Pflegekräften ein hohes Maß an technischem und medizinischem Wissen verlangt. Sie tragen einen wesentlichen Anteil an der Überwachung, Behandlung und umfangreichen Dokumentationspflicht.

Bei allen Fragen der Delegation ärztlicher Leistungen an qualifiziertes nicht ärztliches Personal muss jedoch beachtet werden, dass es dadurch zu keiner Gefährdung für den Patienten kommen darf. Dies setzt voraus, dass die Art der delegierten Tätigkeit und die Modalitäten der Delegation genau festgelegt sind. Ferner müssen der aktuelle Zustand des Patienten und die Qualifikation des Mitarbeiters berücksichtigt werden. Dabei ist es die Qualifikation des nicht ärztlichen Personals, die im Wesentlichen den Umfang der zulässigen Delegation bestimmt. Auch bei den so erweiterten Delegationsmöglichkeiten bleibt die sofortige Verfügbarkeit eines Arztes mit speziellen medizinischen Kenntnissen unabdingbare Voraussetzung der Delegation ärztlicher Leistungen auf einer Intensivstation [26].

Das Team einer operativen oder interdisziplinären Intensivstation sollte von einem Intensivmediziner geführt werden, der keine anderen Funktionen in einem Krankenhaus gleichzeitig wahrnehmen muss [11].

▶ **Arzt-Patient-Beziehung.** Trotz der vielfältigen Aufgaben des Arztes innerhalb des Behandlungsteams einer Intensivstation hat die Beziehung zu seinem Patienten eine zentrale Bedeutung. Angesichts der hoch technisierten Atmosphäre auf einer Intensivstation und der Vielzahl der Interventionsmöglichkeiten droht die therapeutische Qualität des Arztes als Mensch in den Hintergrund gedrängt zu werden.

Merke

Insgesamt fordert die Arbeit auf der Intensivstation ein hohes Maß an Einsatzbereitschaft, Ausdauer und Engagement, um eine erfolgreiche Versorgung der vital bedrohten Patienten zu gewährleisten. Die besondere psychische Belastung ergibt sich nicht nur durch die hohe Mortalität auf einer Intensivstation, sondern auch durch die Tatsache, dass erfolgreich behandelte Patienten die Station schnell wieder verlassen und ihr weiterer Genesungsverlauf nicht verfolgt werden kann. Dies verringert in einem nicht unerheblichen Maße das Erfolgserlebnis der eigenen Arbeit.

Aus- und Weiterbildung

Intensivmedizinische Konzepte sind heute ein integraler Bestandteil der perioperativen Versorgung schwerkranker Patienten [50]. Für die vielfältigen Tätigkeiten auf einer Intensivstation bedarf es eines speziell hierfür ausgebildeten und erfahrenen Arztes. Die Behandlung der Patienten durch einen spezialisierten Intensivmediziner verbessert nicht nur die Behandlungsergebnisse z. B. im septischen Schock [57], der Spezialist trägt auch dazu bei, Risiken, Verweildauer und Komplikationen zu reduzieren [56, 22].

▶ **DIVI.** In Deutschland wurde die Entwicklung der Intensivmedizin wesentlich durch die Deutsche Interdisziplinäre Vereinigung für Intensivmedizin (DIVI) beeinflusst. Nachdem die DIVI viele Jahre einen rein kooperativen Zusammenschluss von Vertretern der Fachgebiete Anästhesiologie, Chirurgie, Gynäkologie und Geburtshilfe, Herz-Thorax- und Gefäßchirurgie, Innere Medizin, Neurochirurgie, Neurologie, Pädiatrie und Neonatologie sowie der Traumatologie darstellte, wurde sie im Spätsommer 2008 in eine Mitgliedergesellschaft umgewandelt. Ende 2009 stellten von den ca. 1000 Mitgliedern die Anästhesisten mit 530 die größte Gruppe dar, gefolgt von den Internisten mit 209, den Chirurgen mit 73, den Neuromedizinern mit 62 und den Kinder- und Jugendmedizinern mit 32 [23]. Neben der Förderung der Forschung in der Intensivmedizin hat sich die neue DIVI das Ziel gesetzt, ein Fortbildungscurriculum zu erarbeiten und DIVI-Kongresse im jährlichen Abstand durchzuführen.

▶ **Bedarf an Intensivmedizinern.** Der Bedarf an intensivmedizinisch weitergebildeten Ärzten ist auch in Deutschland groß. Nach einer prospektiven Querschnittsstudie der DIVI aus dem Jahr 2000 waren in 80% der Krankenhäuser nachts kein Facharzt und in 44% der Krankenhäuser nachts nicht einmal ein Assistenzarzt nachts auf der Intensivstation tätig [67]. An diesen Zahlen hat sich im letzten Jahrzehnt kaum etwas geändert. In den an der interdisziplinären Arbeitsgemeinschaft Qualitätssicherung in der Intensivmedizin der DIVI teilnehmenden Krankenhäusern ist zwar tagsüber ein Facharzt auf der Intensivstation in 80% der Krankenhäuser präsent, die Facharztpräsenz in der Nacht beträgt jedoch nur 45% [76]. Diesen gravierenden Mangel hat die DIVI erkannt und mit Blick auf die Vergütung intensivmedizinischer Leistungen im DRG-System Strukturvoraussetzungen für die Zusatzvergütung einer „intensivmedizinischen Komplexbehandlung" initiiert, die inzwischen in die G-DRG-Systematik aufgenommen wurden.

„Die Betreuung der Patienten muss kontinuierlich über 24 Stunden durch Ärzte erfolgen, die in der Intensivmedizin erfah-

▶ **Zusatzbezeichnung.** Entsprechend dem Weiterbildungsnachweis für die Facharztweiterbildung hat die DGAI einen „Weiterbildungsnachweis zur Erlangung der Zusatzbezeichnung Intensivmedizin für Fachärztinnen und Fachärzte für Anästhesiologie" aufgelegt. Dies soll es den weiterbildungsbefugten Kollegen erleichtern, dem Weiterzubildenden einen nach § 5 WBO geforderten strukturierten Weiterbildungsplan vorzulegen. So können auch die mindestens einmal jährlich zu führenden Gespräche über den Weiterbildungsstand und -verlauf dokumentiert werden [54]. Die Weiterbildungsbefugten in der Intensivmedizin werden von der DGAI ausdrücklich aufgefordert, gemeinsame Zusatzweiterbildungsbefugnisse mit den Weiterbildungsbefugten der anderen beteiligten Fachgebiete anzustreben. Dies schaffe günstige Voraussetzungen für eine gute kollegiale Zusammenarbeit und ermögliche den Vertretern anderer Disziplinen, ebenfalls die Zusatzweiterbildung Intensivmedizin zu erlangen [54].

Derzeit stellen Anästhesiologen und Internisten in Deutschland den größten Teil der Weiterbildungsbefugten in der Intensivmedizin. Entsprechend der ständig wachsenden Bedeutung der operativen Intensivmedizin stellt die Anästhesiologie die weitaus größte Zahl von Kolleginnen und Kollegen dar, die die Anerkennung der fakultativen Weiterbildung Intensivmedizin erlangt haben (▶ Tab. 1.1).

▶ **Weiterbildungskonzept der UEMS.** Die Deutsche Musterweiterbildungsordnung fügt sich nahtlos in das Weiterbildungskonzept der European Union of Medical Specialists (UEMS) ein, die im April 2008 übereingekommen ist, die Intensivmedizin in Europa nicht als eigenständiges Fachgebiet anzuerkennen, sondern sie vielmehr entsprechend ihrer weit gefassten Inhalte auch weiterhin als eine interdisziplinäre Aufgabe zu betrachten, die prinzipiell allen beteiligten Fachrichtungen offen steht. Somit ist die Intensivmedizin in ganz Europa, außer in Spanien und der Schweiz, multidisziplinär organisiert.

Mit dem Ziel einer Harmonisierung der intensivmedizinischen Ausbildung in Europa hat die UEMS 2006 das European Board of Intensive Care Medicine (EBICM) gegründet, deren Repräsentanten sich zu gleichen Teilen aus dem Multidisciplinary Joint Commitee of Intensive Care Medicine (MJCICM) und der European Society of Intensive Care Medicine (ESICM) rekrutieren. Dieses Gremium soll auf der Basis der CoBaTriCE Collaboration (Competency-Based Training in Intensive Care in Europe) der ESICM ein europaweites Ausbildungsprogramm für Intensivmedizin erarbeiten sowie dessen Akkreditierung und Auditierung regeln [19, 69].

Das EBICM hat 2007 einstimmig eine Road Map beschlossen, nach der die Intensivmedizin in die Direktive 2005/36/EV des Europaparlaments und des Rates für die Anerkennung beruflicher Qualifikationen eingeschlossen werden soll.

▶ **Eigenständige Fachdisziplin/Particular Competence.** In Europa ist die Intensivmedizin zurzeit nur in Spanien und der Schweiz eine eigenständige medizinische Fachdisziplin. Eine Anerkennung als Fachgebiet innerhalb der EU wäre nur möglich, wenn ⅔ der Mitgliedsstaaten dem mit einer qualifizierten Mehrheit zustimmen würden, in der auch die Bevölkerungszahlen der Mitgliedsländer berücksichtigt würden [73].

Auch für die Berücksichtigung der Intensivmedizin als selbstständiges Fachgebiet innerhalb der UEMS müsste die Intensivmedizin in mehr als ⅓ der EU-Staaten eigenständig sein und in den Medical Directives der Europäischen Kommission geführt werden.

Da all diese Voraussetzungen für ein eigenständiges Fachgebiet Intensivmedizin nicht gegeben sind, soll die Intensivmedizin als „Particular Competence" in die Direktive 2005/36/EV des Europäischen Parlaments und des Rates für die Anerkennung beruflicher Qualifikationen eingefügt werden. Diese Terminologie befindet sich im Einklang mit allen Ausbildungsprogrammen der EU-Staaten zur Erlangung der „Particular Competence" in der Intensivmedizin und schließt auch den spanischen Weg ein. Dies hat die UEMS im April 2008 beschlossen.

Es steht demnach in allen Mitgliedsländern der EU den Anästhesisten, Chirurgen, Neurochirurgen, Kardiochirurgen, Internisten, Kardiologen, Neurologen, Pneumonologen und Pädiatern ein Weg offen, innerhalb ihrer „Mutterdisziplin" besondere Kompetenzen in der Intensivmedizin zu erwerben. Dies wird auch in Zukunft sicherstellen, dass interessierte und kompetente Kollegen für die Versorgung der Patienten zur Verfügung stehen [72].

> **Merke**
> Während einer insgesamt 2-jährigen Weiterbildung sollen anhand eines für alle Disziplinen gleichermaßen geltenden Katalogs spezielle Kenntnisse und Fertigkeiten in der Intensivmedizin erworben werden. Von dieser Zeit können maximal 6 – 12 Monate bereits während der Weiterbildung zum Facharzt absolviert werden (http://www.uems.net). Die Zusatzbezeichnung „spezielle Intensivmedizin" bleibt somit ein integraler Bestandteil der Mutterdisziplinen und eine Verselbstständigung der Intensivmedizin konnte vermieden werden.

Tab. 1.1 Fakultative Weiterbildung spezielle Intensivmedizin – Befugnisse und Anerkennungen.
Quelle: Landes- und Ärztekammern (Anerkennungen), Homepages der 17 Landesärztekammern (Befugnisse), Stand: 2009.

Fakultative Weiterbildung spezielle Intensivmedizin	Weiterbildungsbefugnisse Stand 31.12.2009	Anerkennungen (bis 12/2009)
Anästhesiologie	508	5275
Innere Medizin	362	2053
Chirurgie	32	368
Neurochirurgie	27	204
Herzchirurgie	16	125
Gesamt	945	8025

1.1 Entwicklung, Standortbestimmung und Ausblick der Intensivmedizin

Die hohen Anforderungen werden jedoch bewirken, dass die Ausbildung in spezieller anästhesiologischer Intensivmedizin nur noch an entsprechend großen und qualifizierten Zentren stattfinden wird. Dies wird gleichzeitig die zur Verfügung stehende Zahl der Ausbildungsplätze begrenzen. Auch der *Anästhesist ohne Zusatzweiterbildung* ist grundsätzlich berechtigt, sich intensivmedizinisch zu betätigen, soweit es sich nicht um Verfahren handelt, die ausdrücklich der Zusatzweiterbildung vorbehalten sind [54, 8].

Patientenauswahl

Die technischen Fortschritte haben zu einer erheblich verbesserten Prognose insbesondere von Patienten mit sehr ausgedehnten Operationen, schwersten Verletzungen sowie hohem Lebensalter geführt. In einer Zeit knapper werdender Ressourcen und gleichzeitig sich ständig erweiternder medizinischer Behandlungsmöglichkeiten bekommt die Auswahl geeigneter Patienten eine immer größere Bedeutung. Es ist daher ein lange gehegter, unerfüllter Wunsch aller an der Intensivmedizin beteiligten Ärzte, allgemeingültige Kriterien für die Aufnahme und Entlassung von Intensivpatienten zu definieren, die eine realistische Überlebenschance haben [65]. Die Rationierung in der Intensivmedizin ist alltäglich [68, 70]. Die Schwierigkeit einer exakten Prognosestellung für den Einzelnen führt dazu, dass auch Patienten ohne Überlebenschance oder im persistierenden Vegetativstadium auf Intensivstationen aufgenommen und sterbende Patienten nicht auf eine periphere Station verlegt werden [65, 66, 74]. Schließlich können Intensivmediziner in Interessenskonflikte als behandelnde Ärzte und gleichzeitig budgetverantwortliche Leiter einer Intensivstation geraten [74].

Merke

Das Risiko einer Komplikation und die Wahrscheinlichkeit einer erfolgreichen Therapie sind die entscheidenden, wenn auch weichen Kriterien, nach denen über eine Aufnahme auf einer Intensivstation entschieden werden sollte [18].

Alle derzeitig verfügbaren Scoring-Systeme wurden letztlich nicht zur Auswahl der für die Aufnahme auf eine Intensivstation am besten geeigneten Patienten konzipiert [28]. Auch die 2. Europäische Konsensuskonferenz für Intensivmedizin kam 1993 zu dem Schluss, dass die verschiedenen Scoring-Systeme nur zur Abschätzung der Krankenhausletalität großer Populationen angewendet werden können. Sie sind wegen ihrer geringen Sensitivität ungeeignet zur Vorhersage des individuellen Krankheitsverlaufs [10].

Angesichts dieser fortbestehenden Unsicherheiten bleibt der klinische Eindruck ein wesentliches Merkmal ärztlicher Kunst.

1.1.3 Perioperative Intensivmedizin

Eine Optimierung der perioperativen Behandlungsabläufe und -organisation kann intensivmedizinische Kapazitäten mobilisieren.

Präoperative Optimierung

Während die Krisenbewältigung mit Therapie akuter Ateminsuffizienz, verschiedener Schockformen sowie der Niereninsuffizienz zu Beginn der Entwicklung der Intensivmedizin im Vordergrund stand, wuchs bald die Erkenntnis, dass deren Prävention eine ebenso wichtige Aufgabe darstellt. Das Konzept, durch präoperative Normalisierung gestörter physiologischer Funktionen die perioperative Mortalität zu senken, wurde 1985 von Schultz et al. für die Schenkelhalsfrakturchirurgie vorgestellt [62]. Mehr Beachtung fanden Untersuchungen bei operativen Hochrisikopatienten, bei denen supranormale Zielwerte für Herzminutenvolumen, Sauerstoffangebot und -verbrauch angestrebt wurden [63]. Mehrere Arbeitsgruppen [4, 5, 6] bestätigten das Konzept der präoperativen Kreislaufoptimierung. Umstritten ist aber, ob als Ziel der Therapie normale oder supranormale Kreislaufparameter anzustreben sind und mit welchen Interventionen dieses Ziel erreicht werden soll.

Die präoperative Optimierung kann im Rahmen einer kurzfristigen präoperativen Aufnahme auf der Intensivstation durchgeführt werden. Primäres Ziel ist die Verbesserung der Behandlungsergebnisse (Effektivitätssteigerung). Werden dadurch aber auch die durchschnittlichen postoperativen Intensivbehandlungsdauern verkürzt, dann ist es zugleich ein Instrument zur Effizienzsteigerung.

Merke

Die Investition der präoperativen Intensivbehandlung rentiert sich durch den postoperativen Gewinn in Form kürzerer Intensivbehandlungszeiten.

Minimierung der Intensivbehandlungszeiten

Verbesserte Temperatur- und Volumenhomöostase während großer operativer Eingriffe sowie die postoperative Schmerztherapie haben in den letzten Jahren dazu beigetragen, dass Nachbeatmungs- und damit postoperative Intensivbehandlungszeiten vielerorts immer kürzer wurden. Patienten, die vor einigen Jahren noch ausgekühlt, peripher vasokonstringiert, analgosediert und beatmet aus dem Operationsbereich auf die Intensivtherapiestation übernommen wurden, befinden sich dank verbesserter anästhesiologischer Vorgehensweisen häufig in einem observationsfähigen Zustand. Das Konzept der prophylaktischen Nachbeatmung wurde verlassen und durch das Konzept einer möglichst frühen postoperativen Mobilisation ersetzt.

▶ **Fast-Track-Konzepte.** In den USA wurde für diese Vorgehensweise der Begriff „Fast Track" geprägt. So werden zum Teil koronar- und klappenchirurgische Eingriffe mit nur 4–5-tägigen stationären Aufenthalten durchgeführt. Dies gilt auch für Wiederholungseingriffe sowie für Patienten mit einer präoperativen Ejektionsfraktion bis zu 40 %. In einer systematischen Übersichtsarbeit konnte gezeigt werden, dass diese Vorgehensweise sogar zu weniger Komplikationen und verminderter Sterblichkeit führte. Darüber hinaus konnten Behandlungskosten reduziert und der Patientenumsatz auf der Intensivstation gesteigert werden [15].

Merke

Das Fast-Track-Konzept impliziert, dass Patienten extubiert werden, wenn sie extubierbar sind [20], und von der Intensivtherapiestation verlegt werden, sobald dies möglich ist. Das setzt eine möglichst rationale Organisation des gesamten postoperativen Behandlungsablaufs voraus: Wer verlegbar ist, muss auch verlegt werden! Dies gilt insbesondere für die Verlegung von den Intensivbehandlungseinheiten auf Stationen mit geringerer Kostenintensität.

Es ist jedoch zu berücksichtigen, dass ein hoher Patientenwechsel eine deutliche Erhöhung der Arbeitsintensität für das medizinische Personal darstellt, da Aufnahme- und Verlegungsprozeduren aufwendig sind und Behandlungsmaßnahmen zeitlich komprimiert erfolgen.

Tab. 1.2 Beispiele für die Verzahnung von Anästhesie und Intensivmedizin in der unmittelbar postoperativen Phase.

Zeitpunkt im Ablauf bzw. beteiligte Station	Maßnahmen
Verwendung kurz wirkender Anästhetika; Weiterverwendung dieser Substanzen in der Übergabe- und Beurteilungsphase auf der Intensivtherapiestation	
• intraoperativ	• Beginn effektiver Analgesieverfahren bereits intraoperativ (z. B. patientenkontrollierte Periduralanalgesie)
• Intensivstation	• Übergabe eines normothermen Patienten auf die Intensivtherapiestation
• Schnittstelle OP/Intensivbereich	• kompatible und transportfreundliche Überwachungs- und Therapiemodule für eine erleichterte Übernahme des Patienten aus dem Operationsbereich auf die Intensivstation (z. B. „Pick-and-go"-Konzepte)

Die Optimierungs- und Fast-Track-Konzepte erfordern eine enge Kooperation von Anästhesie und Intensivmedizin (▶ Tab. 1.2), wie es am besten bei funktionell-organisatorischer Einheit von Anästhesie und perioperativer Intensivmedizin möglich ist.

1.1.4 Ökonomische Aspekte

Ökonomische Grenzen

Die Kostenentwicklung wird aufgrund einer Zunahme der medizinischen Möglichkeiten und Leistungen auch in Zukunft das allgemeine wirtschaftliche Wachstum überschreiten.

> **Merke**
> Zu den steigenden Kosten wird neben medizinischem Fortschritt v. a. auch der steigende Anteil chronisch kranker und älterer Patienten beitragen. Eine zunehmende Diskrepanz zwischen intensivmedizinischen Möglichkeiten und ökonomischen Grenzen ist absehbar.

Während ärztliches Denken und Handeln in den letzten Jahrzehnten v. a. vom Nutzen für den einzelnen Patienten bestimmt war, werden ökonomische Aspekte zukünftig an Bedeutung gewinnen. In dreierlei Hinsicht wird der Intensivmediziner gefordert:
- Es wird der intensivmedizinische Prozess möglichst effizient gemacht, also rationalisiert werden müssen.
- Es werden medizinisch vernünftige Rationierungskriterien auf übergeordneter Ebene erarbeitet werden müssen.
- Es werden bei fehlenden Vorgaben von übergeordneter Ebene auch Rationierungsentscheidungen auf Ebene der Mikroallokation (Krankenhaus, Intensivstation) erforderlich sein.

Die Kernfrage ist nicht „Wie viel geben wir aus?", sondern „Was bekommen wir dafür und ist es uns das wert?"

Rationalisierung der Intensivmedizin

Trotz wachsender Zahl von Intensivstationen und -behandlungsplätzen ist die Effektivität vieler intensivmedizinisch verwendeter Technologien und Behandlungsverfahren nicht in prospektiven, randomisierten Studien nachgewiesen worden. Die gleichen Ziele werden von den verschiedenen Intensivstationen mit höchst unterschiedlichen organisatorischen und therapeutischen Konzepten angesteuert [39]. Offensichtlich besteht hier ein erheblicher Bedarf für eine sorgfältige Analyse und Rationalisierung. Angesichts eines weiter steigenden Bedarfs an Intensivbehandlungsplätzen und limitierten Ressourcen muss dringend die Frage nach einem sinnvollen Einsatz der intensivmedizinischen Kapazitäten beantwortet werden.

Effizienzanalysen

Eine Rationalisierung (Effizienzsteigerung) der Intensivmedizin setzt voraus, dass der Grund für die Intensivbehandlung, Alter der Patienten, Komorbidität, Severity of Disease Scores und Ergebnisse (1-, 2-, 5-Jahres-Überlebensraten, Lebensqualität etc.) des intensivmedizinischen Behandlungsprozesses möglichst exakt definiert werden. Instrumente zur Beschreibung der Einflussgrößen, die einen Vergleich der Patientenkollektive ermöglichen (z. B. APACHE, SAPS, HTI/ISS) sind ebenso entwickelt worden wie Instrumente zum Vergleich der Behandlungsergebnisse (z. B. QUALY, SF36) [63], ohne dass sie bisher weite Verbreitung gefunden hätten, weil keines dieser Systeme völlig überzeugen konnte. Entsprechende Effizienzanalysen liegen daher im Bereich der Intensivmedizin nicht vor und sind auch für die nächste Zeit nicht absehbar. Bei der Suche nach Rationalisierungsreserven wird daher im Wesentlichen pragmatisch vorgegangen werden müssen (Verschwendungsmanagement).

Personal

Intensivmedizin ist eine personalintensive Medizin [13]. Der Personalkostenanteil beträgt 50–85% der Gesamtkosten einer Intensivstation [43, 48]. Es ist naheliegend, zunächst in diesem Bereich nach Rationalisierungsreserven (▶ Tab. 1.3) zu suchen.

Tab. 1.3 Rationalisierungsmöglichkeiten im Personalbereich.

Ziel	Rationalisierungmaßnahme
Reduktion von Ausbildungskosten durch Reduktion von Personalfluktuation (z. B. durch attraktive Arbeitsplatzgestaltung)	• viele Tätigkeiten, die heute von Ärzten und Pflegekräften durchgeführt werden, können günstiger durch weniger qualifiziertes Personal durchgeführt werden (z. B. Stationssekretärin, Versorgungsassistenten)
	• auch durch geeignete architektonische Konzeptionen lassen sich Personalkosten senken; zu fordern ist in diesem Zusammenhang, dass eine Einzelisolierung ebenso möglich sein muss wie die Betreuung von 3–4 Observationspatienten durch eine Pflegekraft
	• Standardisierung der Arbeitsabläufe

> **Merke**
> An der Qualität des intensivmedizinischen Personals (Aus- und Weiterbildung) zu sparen, heißt jedoch, am falschen Ende sparen, denn intensivmedizinische Spezialisten haben nicht nur bessere Ergebnisse, sondern arbeiten auch effizienter und damit ökonomischer [7, 11, 57].

Erfahrene Ärzte brauchen weniger diagnostische Maßnahmen, stellen bessere Diagnosen, setzen adäquatere Therapieverfahren ein. Trotzdem werden Intensivstationen mit Abteilungspflegesätzen zwischen 750 und 1500 € (was Tagesumsätzen von 6000–12 000 € entspricht) vielerorts noch unter Einsatz von Ärzten im frühen Weiterbildungsstadium und ohne kontinuierliche ärztliche Präsenz im Bereitschaftsdienst betrieben.

Kostentransparenz

Ärzte und Pflegekräfte definieren Art und Umfang der diagnostischen, therapeutischen und pflegerischen Maßnahmen und damit einen großen Teil der Behandlungskosten. Um Kosten senken zu können, ist es erforderlich, bei diesen Berufsgruppen zunächst einmal ein Kostenbewusstsein zu schaffen, z.B. durch:
- Preisauszeichnung von Medikamenten, Verbrauchsmaterialien etc.,
- Einbeziehung von kostenbezogenen Themen in die Aus- und Fortbildung.

Einen bewährten Anreiz stellt die finanzielle Prämie im Rahmen des betrieblichen Vorschlagswesens dar, auch muss sparsames Wirtschaften der entsprechenden Abteilung zugute kommen und nicht durch Reduktion des Budgets für das kommende Jahr „bestraft" werden.

Individuelle statt schematisierte Anforderungen

Intensivstationen sind häufig auch Ausbildungszentren für Ärzte und Pflegepersonal. Aus dieser Ausbildungssituation resultiert eine erhöhte Inanspruchnahme diagnostischer Möglichkeiten. Beispielhaft seien schematisierte Anforderungen von laborchemischen und radiologischen Untersuchungen und nicht indizierte Verordnungen teurer Arzneimittel genannt. Einsparungen in diesem Bereich sind nur bei konsequentem Einsatz erfahrener Mitarbeiter möglich.

Regionale Konzentration

Intensivmedizin heißt Konzentration der Patienten mit hohem Überwachungs- bzw. Therapieaufwand in bestimmten Arealen des Krankenhauses. Diesem Konzentrationsgedanken liegt das Bestreben zugrunde, personelle und apparative Ressourcen möglichst effizient zu nutzen. Unumstritten ist daher auch die räumliche Konzentration der intensivmedizinischen Einrichtungen innerhalb eines Krankenhauses (Intensivschiene). Völlig offen ist dagegen, ob eine Konzentration der Intensivmedizin auf regionaler Ebene – wie es sie für bestimmte Patientengruppen (z.B. Frühgeborene, schwere Verbrennungen, schwerstes Lungenversagen) bereits gibt – allgemein sinnvoll ist. Einer Reihe von kostensenkenden Aspekten stehen kostensteigernde Faktoren wie Transportsystem, Verlust des Wettbewerbs, rigide Vorgaben und Arbeitsunzufriedenheit gegenüber.

Rationierungsentscheidungen

Wenn nach Ausschöpfung der Rationalisierungsreserven die intensivmedizinischen Kapazitäten immer noch kleiner als der Bedarf sind, sind Rationierungsentscheidungen unumgänglich. Möchte man das Ideal einer immer aufnahmefähigen Intensivstation realisieren, müsste man die meiste Zeit ungenutzte Kapazitäten vorhalten [52]. In der Regel ist daher schon in der Vergangenheit die intensivmedizinische Behandlungskapazität vielerorts geringer gewesen als der Bedarf [68]. Insofern waren Intensivmediziner schon immer mehr oder weniger gezwungen, ihre begrenzten Behandlungskapazitäten zu rationieren. Typische Rationierungsmaßnahmen sind die Nichtaufnahme [30, 42] und die vorzeitige Verlegung von der Intensivstation [68]. Bei Patienten, die trotz gegebener Indikation aus Kapazitätsgründen nicht auf eine Intensivstation aufgenommen werden konnten, wurde jedoch eine erhöhte Mortalität registriert.

▶ **Entscheidungskriterien.** Idealerweise sollen Rationierungsentscheidungen bei knappen Ressourcen auf übergeordneter Ebene getroffen werden, also z.B. auf der Ebene der Krankenkassen und der Gesundheitsgesetzgebung. Sie gehören dagegen nicht in die individuelle Arzt-Patient-Beziehung.

Unabhängig von der Rationierungsebene sind Intensivmediziner aufgefordert, medizinisch vernünftige Rationierungsprinzipien und Zielsetzungen zu formulieren. Diese Ziele können z.B. für ein ganzes Land oder nur für ein Krankenhaus festgelegt werden.

Soll es das Ziel der Intensivmedizin sein, Leben um jeden Preis oder nur „Arbeitskraft" zu erhalten? Sollte es eine Altersgrenze für Intensivmedizin geben, da mit zunehmendem Alter jede Nutzen-Kosten-Relation unabhängig von der Definition des Nutzens gegen Null tangiert?

> **Merke**
> Eine medizinisch vernünftige Rationierung läuft prinzipiell auf einen Prognosevergleich hinaus. Vorstellbar ist die Berücksichtigung statistischer Prognoseindizes im Rahmen der Festlegung von Kriterien für die Aufnahme auf eine Intensivstation oder bei der Indikationsstellung zur Operation. Auf diese Weise wird dem Arzt an der Tür zur Intensivstation bzw. dem Operateur keine Entscheidung abverlangt, sie ist im Vorfeld getroffen worden.

Mit dieser Feststellung verbunden ist die Forderung nach einer genauen Darstellung der intensivmedizinischen Behandlungsergebnisse und der Patientenkollektive. Die Vorstellung aber, dass prognostische Indizes, wie genau sie auch immer sein mögen, über „Leben und Tod" (mit-)entscheiden, wird zurzeit weder von der Ärzteschaft noch von der Gesellschaft akzeptiert. Auf diesem Gebiet besteht ein erheblicher Aufklärungs- und Diskussionsbedarf, damit die intensivmedizinische Praxis nicht die gesellschaftliche Akzeptanz verliert.

Evidence based Medicine (EBM), Leistungsvergleich

Der Evidence based Medicine werden prospektive, randomisierte Studien mit geringem Risiko eines Alpha- oder Betafehlers (Stufe I) zugrunde gelegt. Den niedrigsten Evidenzgrad (Stufe V) repräsentieren Fallstudien, unkontrollierte Studien und Expertenmeinungen [17].

Das eigentliche Ziel von EBM ist also, den therapeutischen Nutzen für den Patienten zu maximieren. Das ausschließliche Zurückgreifen auf prospektive randomisierte Daten kann aber auch dazu verwendet werden, diejenigen intensivmedizinischen Vorgehensweisen infrage zu stellen, deren Nutzen nicht durch Stufe-I- oder Stufe-II-Untersuchungen belegt ist.

Merke

Da jedoch nicht alle intensivmedizinischen Maßnahmen durch prospektive, randomisierte Studien belegt sind, beruhen intensivmedizinische Entscheidungen zunächst auch weiterhin auf Verschmelzung einer kritischen Literatursichtung, Erfahrung und Urteilsvermögen [46].

▶ **Leistungsanalysen.** Der Leistungsvergleich (Benchmark) zielt darauf ab, die beste Praxis zu identifizieren. Auf die Intensivmedizin bezogen bedeutet dies: „Welche Intensiveinheit hat bei vergleichbaren Patienten die besten Ergebnisse?" oder „Welche Intensiveinheit hat bei vergleichbaren Patienten und Ergebnissen die geringsten Kosten?" Sind diese Eckdaten identifiziert, können die den Unterschieden möglicherweise zugrundeliegenden Faktoren analysiert werden (z. B. Behandlungskonzept und -dauer, apparative und personelle Ausstattung). Bei gleichen Behandlungsergebnissen stellt sich die Frage: „Wie können die gleichen Resultate mit geringerem Aufwand erzielt werden?" Der Leistungsvergleich erscheint sinnvoller, um den komplexen Prozess Intensivmedizin zu verbessern, als ihn in seine Einzelkomponenten zu zerlegen und nach dem Nutzen jeder einzelnen Komponente zu fragen.

Praxistipp

Geschichtliche Entwicklung
Die Entwicklung der Intensivmedizin ist eng verbunden mit der Polioepidemie in den 1950er-Jahren in Europa. Durch die endotracheale Intubation und Beatmung wurden auch andere Erkrankungen mit vitaler Bedrohung von Atmung und Kreislauf beherrschbar und erweiterten das Behandlungsspektrum der Intensivmedizin in den operativen und konservativen Fachgebieten rasch.

Standortbestimmung
Die Aufgaben für Ärzte und Pflegekräfte in der Behandlung der Intensivpatienten sind nur zu bewältigen, wenn alle Mitglieder des Intensivteams den interdisziplinären Charakter der Intensivmedizin anerkennen und ein hohes Maß an Kollegialität und gegenseitigem Respekt aufbringen.
In der Weiterbildungsordnung ist eine Zusatzweiterbildung „Intensivmedizin" vorgesehen, die für die Fachärzte der verschiedenen Gebiete sowohl gemeinsame („common trunk") als auch gebietsbezogene Weiterbildungsinhalte vorsieht.

Perioperative Intensivmedizin
Eine Optimierung der perioperativen Behandlungsabläufe und -organisation kann intensivmedizinische Kapazitäten mobilisieren.
Diesbezügliche Konzepte sind die präoperative Optimierung von Hochrisikopatienten, die Minimierung der Intensivbehandlungszeiten bei Patienten mit niedrigem Risiko, die organisatorische Teilung von Intensivbehandlung und -beobachtung sowie Langzeit- und Kurzzeitintensivbehandlung und die organisatorische Einheit von Anästhesie und operativer Intensivtherapie.

Ökonomische Aspekte
Mit weiterer medizinischer Fortentwicklung und steigendem Anteil chronisch kranker und älterer Patienten ist eine zunehmende Diskrepanz zwischen intensivmedizinischen Möglichkeiten und ökonomischen Grenzen absehbar.
Hieraus folgt, dass die Effizienz der Intensivmedizin gesteigert und die Evidence based Medicine zunehmend berücksichtigt werden sollte. Darüber hinaus ist es unvermeidbar, vernünftige Rationierungskriterien auf übergeordneter Ebene zu erarbeiten und Rationierungsentscheidungen auf Ebene der Mikroallokation (Krankenhaus, Intensivstation) durchzuführen.

Literatur

[1] Aschenbrenner R, Dönhardt A, Foth K. Künstliche Dauerbeatmung mit der Eisernen Lunge – Erfahrungsbericht über 105 atemgelähmte Poliomyelitis-Patienten der Jahre 1947 – 1952. Med Wochenschr 1953; 95: 748 – 751, 777 – 780
[2] Avery EE, Mörch ET, Benson D. Critically crushed chest. A new method of treatment with continous mechanical hyperventilation to produce alkalotic apnea and internal pneumatic stabilisation. J Thorac Surg 1956; 32: 291 – 298
[3] Benzer H. Die Aufgabenverteilung zwischen Ärzten und Pflegekräften in der Intensivmedizin. Anästh Intensivmed 1983; 24:182 – 185
[4] Berlauk JF, Abrams JH, Gilmour IJ et al. Preoperative optimization of cardiovascular hemodynamics improves outcome in peripheral vascular surgery. Ann Surg 1991; 214: 289 – 297
[5] Bishop MH, Shoemaker WC, Appel PL et al. Prospective, randomized trial of survivor values of cardiac index, oxygen delivery, and oxygen consumption as resuscitation endpoints in severe trauma. J Trauma 1995; 38: 780 – 787
[6] Boyd O, Grounds RN, Bennett ED. A randomized clinical trial of the effect of deliberate perioperative increase of oxygen delivery on mortality in high-risk surgical patients. JAMA 1993; 270: 2699 – 2707
[7] Brown JJ, Sullivan G. Effect on ICU mortality of a full-time critical care specialist. Chest 1989; 96: 127 – 129
[8] Bundesärztekammer. Im Internet: http://www.bundesaerztekammer.de/downloads/_ZWB_Intensivmedizin.pdf; Stand: 04.11.2013
[9] Burchardi H. Die neue Weiterbildungsordnung stimuliert die interdisziplinäre Kooperation. Anästh Intensivmed 1994; 35: 357 – 358
[10] Burchardi H. Outcome-Vorhersage in der Intensivmedizin, Zweite Europäische Konsensus-Konferenz für Intensivmedizin. Anästh Intensivmed 1995; 36: 153 – 160
[11] Burchardi H, Moerer O. Die ärztliche Versorgungsstruktur auf der Intensivstation: Internationale Erfahrungen. Intensivmed 2003; 40: 4 – 12
[12] Carson SS, Stocking C, Podsadecki T et al. Effects of organizational change in the medical intensive care unit of a teaching hospital. JAMA 1996; 276: 322 – 328
[13] Chalfin DB, Cohen IL, Lambrinos J. The economics and cost-effectiveness of critical care medicine. Int Care Med 1995; 21:952 – 961
[14] Chelluri L, Grenvik A, Silverman M. Intensive care for the critically ill elderly. Mortality, costs and quality of life. Arch Intern Med 1995; 155: 1013 – 1022
[15] Civetta JM, Varon AJ, Yu M, Hudson-Civetta JA. Accuracy of structured ICU consultations. Crit Care Med 1989;17: 87
[16] Civetta JM, Hudson-Civetta JA, Nelson LD. Evaluation of APACHE II for cost containment and quality assurance. Ann Surg 1990; 212: 266 – 269
[17] Cook DJ, Sibbald WJ, Vincent JL, Cerra FB. Evidence based medicine: What it is and what it can do for us? Crit Care Med 1996; 24: 334 – 337
[18] Critical Care Consensus Developement Conference Summary. National Institutes of Health Crit Care Med 1983; 4: 6
[19] De Lange S, Van Aken H, Burchardi H. European Society of Intensive Care Medicine statement: Intensive care medicine in Europe – structure, organisation and training guidelines of the Multidisciplinary Joint Committee of Intensive Care

Medicine (MJCICM) of the European Union of Medical Specialists (UEMS). Intensive Care Med 2002; 28: 1505–1511
[20] Deutsche Interdisziplinäre Vereinigung für Intensiv- und Notfallmedizin. Stellungnahmen, Empfehlungen zu Problemen der Intensiv- und Notfallmedizin (Kontakt: Prof. Dr. med. A. Karimi, Neurochirurgische Universitätsklinik, Joseph-Stelzmann-Str. 9, 50 931 Köln); 1995
[21] Deutsche Krankenhausgesellschaft. Richtlinien für die Organisation der Intensivmedizin an den Krankenhäusern. Krankenhaus 1974; 66: 457–460
[22] Dimick JB, Pronovost PJ, Heitmiller RF, Lipsett PA. Pharmacokinetics and pharmacodynamics of ranitidine in critically ill children. Crit Care Med 2001; 29: 753–758
[23] DIVI. Im Internet: www.divi.de oder www.online-divi.de; Stand: 04.11.2013
[24] Drinker Ph, McKhan Ch. The use of a new apparatus for the prolonged administration of artificial respiration. JAMA 1929; 92: 1658–1660
[25] Engström CG. Treatment of severe cases of respiratory paralysis by the Engström Universal Respirator. Brit Med J 1954; 2: 666–669
[26] Entschließung der Deutschen Gesellschaft für Anästhesiologie und Intensivmedizin (DGAI) und des Berufsverbandes Deutscher Anästhesisten (BDA) vom 11.12.2007. Anaesth Intensivmed 2008; 49: 52–53
[27] European Society of Intensive Care Medicine, European Society of Paediatric Intensive Care. Guidelines for training programme in intensive care medicine. Intensive Care Med 1996; 22: 166–172
[28] Franklin C, Rackow EC, Mamdani B et al. Triage considerations in medical intensive care. Arch Intern Med 1990; 150: 1455–1459
[29] Frey R, Jude J, Safar P. Die äußere Herzwiederbelebung, Indikation, Technik und Ergebnisse. Dtsch med Wschr 1962; 87: 857–863
[30] Frisho-Lima P, Gurman G, Schapira A, Porath A. Rationing critical care – what happens to patients who are not admitted? Theor Surg 1994; 9: 208–211
[31] Gemeinsame Empfehlungen zur Ausstattung und Organisation interdisziplinärer operativer Intensiveinheiten (IOI) der DGAI und des BDA sowie der DGCH und des BDC. Anaesth Intensivmed 2007; 48: 230–232
[32] Gemeinsame Empfehlung zur Organisation der Intensivmedizin der DGAI und des BDA sowie der DGIM und der DGIIN. Anaesth Intensivmed 2007; 48: 431
[33] Ibsen B. The anaesthetist's viewpoint in the treatment of respiratory complications in poliomyelitis during the epidemic in Copenhagen. Proc Soc Med 1954; 47: 72–78
[34] Kirschner M. Zum Neubau der Chirurgischen Universitätsklinik Tübingen, II. Der Krankenhausbau. Chirurg 1930; 2: 30–36
[35] Kowenhoven WB, Jude JR, Knickbocker GG. Closed chest cardiac massage. JAMA 1960; 173: 1064–1067
[36] Landauer B, Burchardi H. Vergütung intensivmedizinischer Behandlung im DRG-System. Anästh Intensivmed 2004; 45: 2301
[37] Lassen HCA. A preliminary report on the 1952 epidemic of poliomyelitis in Copenhagen. Lancet 1953; I: 37–40
[38] Lassen HCA, Björneboe M, Ibsen B, Neukirch F. Treatment of tetanus with curarisation, general anaesthesia, and intratracheal positive pressure ventilation. Lancet 1954; II: 1040–1044
[39] Lawin P, Opderbecke HW. Organisation der Intensivmedizin. In: Lawin P, Hrsg. Praxis der Intensivbehandlung. 6. Aufl. Stuttgart: Thieme; 1994
[40] Lawin P, Opderbecke, HW. Die geschichtliche Entwicklung der Intensivmedizin in Deutschland. Anaesthesist 1999; 48: 97–107, 173–182
[41] Marshall MF, Schwenzer KJ, Orsina M et al. Influence of political power, medical provincialism and economic incentives on the rationing of surgical intensive care unit beds. Crit Care Med 1992; 20: 387–394
[42] Metcalfe MA, Sloggett A, McPherson K. Mortality among appropriately referred patients refused admission to intensive-care units. Lancet 1997; 350: 7–12
[43] Miranda DR, Ryan DW, Schaufeli WB, Fidler V. Organisation and management of intensive care. A prospective study in 12 European countries. Berlin: Springer; 1998
[44] Mollaret P. Zur heroischen Therapie schwerster Tetanusfälle 21. Dtsch med Wschr 1956; 81: 365–370
[45] Myles PS, Daly DJ, Djalani G et al. A Systematic Review of the Safety and Effectiveness of Fast-track Cardiac Anesthesia. Anesthesiology 2003; V99: 982–987
[46] Niederman MS. Evidence based medicine in critical care: Will it take us over the cutting edge? (Editorial) Crit Care Med 1997; 25: 1448–1449
[47] Nightingale F. Notes on Hospitals. 3. Aufl. London: Longman, Roberts, Green; 1863: 89
[48] Noseworthy TW, Konopad E, Shustack A et al. Cost accounting of adult intensive care: methods and human and capital inputs. Crit Care Med 1996; 24: 1168–1172
[49] Nunn JF. The medical Papyri. In: Ancient Egyptian Medicine. London: British Museum Press; 1996: 28
[50] Opderbecke HW. Die Rolle des Anästhesisten in der Intensivmedizin. Anästh Intensivmed 1988; 29: III
[51] Opderbecke W. Die neue Weiterbildungsordnung. Anästhesiol Intensivmed 1992; 33: 364–367
[52] Parker A, Wyatt R, Ridley S. Intensive care services; a crisis of increasing expressed demand. Anaesthesia 1998; 53: 113–120
[53] Prien T, Van Aken H. Die unmittelbar perioperative Phase als Bestandteil der Anästhesie. Aufgaben einer perioperativen Anästhesiestation (PAS). Anaesthesist; 1997(Suppl. 2); 46: 109–113
[54] Prien Th, Van Aken H, Radke J. Die neue Weiterbildungsordnung. Anästh Intensivmed 2005; 46: 279–283
[55] Pronovost PJ, Jenckes MW, Dorman T et al. Organizational characteristics of intensive care units related to outcomes of abdominal aortic surgery. JAMA 1999; 281(14): 1310–1317
[56] Pronovost PJ, Angus DC, Dorman T et al. Physician staffing patterns and clinical outcomes in critically ill patients: a systematic review. JAMA 2002; 288(17): 2151–2162 [Review]
[57] Reynolds HN, Haupt MT, Thill-Baharozian MC, Carlson RW. Impact of critical care physician staffing on patients with septic shock in an university hospital medical intensive care unit. JAMA 1988; 260: 3446–3450
[58] Sackett DL. Rules of evidence and clinical recommendations on the use of antithrombotic agents. Chest 1989; 95: 2S–4S
[59] Safar P. Ventilatory efficacy of mouth-to-mouth artificial respiration. JAMA 1958; 166: 535–541
[60] Safar P. Wiederbelebung: I. Mitteilung: Unwirksamkeit der manuellen Beatmung wegen Obstruktion der oberen Luftwege. Anästhesist 1959; 8: 228–231
[61] Safar P, Dekornfeld TJ, Person JM. The intensive care unit. Anaesthesia 1961; 16: 275–279
[62] Schultz RJ, Whitfield GF, LaMura JL et al. The role of physiologic monitoring in patients with fractures of the hip. J Trauma 1985; 25: 309–316
[63] Shoemaker WC, Appel PL, Kram HB et al. Prospective trial of supranormal values of survivors as therapeutic goals in high-risk surgical patients. Chest 1988; 94: 1176–1186

[64] Society of Critical Care Medicine Ethics Committee. Attitudes of critical care professionals concerning distribution of intensive care resources. Crit Care Med 1994; 22: 358 – 362
[65] Society of Critical Care Medicine Ethics Committee. Consensus statement on the triage of critically ill patients. JAMA 1994; 271: 1200 – 1203
[66] Sprung CL, Eidelman LA. Worldwide similarities and differences in the forgoing of life-substaining treatments. Int Care Med 1996; 22: 1003 – 1005
[67] Stiletto RJ, Schäfer E, Waydhas C. Qualitätssicherung in deutschen Intensivstationen: Erste Ergebnisse einer prospektiven Querschnittsstudie der Interdisziplinären Arbeitsgemeinschaft Qualitätssicherung in der Intensivmedizin DIVI. Intensivmed 2000; 37: 608 – 616
[68] Strauss MJ, LoGerfo JP, Yeltatzie JA et al. Rationing of intensive care unit services. JAMA 1986; 255: 1143 – 1146
[69] The CoBaTrICE collaboration. Development of core competencies for an international training programme in intensive care medicine. Intensive Care Med 2006; 32: 1371 – 1383
[70] The Ethics Committee of the Society of Critical Care Medicine. Consensus statement of the Society of Critical Care Medicine's Ethics Committee regarding futile and other possibly inadvisable treatments. Crit Care Med 1997; 25: 887 – 891
[71] Thompson DR, Clemmer TP, Applefeld JJ et al. Regionalization of critical care medicine. Task force report of the American College of Critical Care Medicine. Crit Care Med 1994; 22: 1306 – 1313
[72] Van Aken H. Report of the UEMS Multidisciplinary Joint Committee of Intensive Care Medicine. UEMS Yearbook 2008: 65
[73] Van Aken H, Mellin-Olsen J, Pelosi P. Intensive care medicine: a multidisciplinary approach! Eur J Anaesth 2011; 28: 313 – 315
[74] Vincent JL. European attitudes toward ethical problems in intensive care medicine: results of an ethical questionaire. Int Care Med 1986; 16: 256 – 264
[75] Ware JE, Sherbourne D. The MOS-36-item health survey (SF-36). Med Care 1992; 30: 473 – 483
[76] Waydhas C. Qualitätsbericht der Interdisziplinären Arbeitsgemeinschaft „Qualitätssicherung in der Intensivmedizin" der DIVI; 2008
[77] Weissauer W. Zu den Vereinbarungen zwischen den Fachgebieten Chirurgie und Anästhesie über die Aufgabenabgrenzung und die Zusammenarbeit in der Intensivmedizin. Anästh Inform 1970; 11: 168 – 174
[78] Weissauer W. Die interdisziplinäre Arbeitsteilung und der Vertrauensgrundsatz in der Rechtsprechung des Bundesgerichtshofs. Anästh Intensivmed 1980; 21: 97 – 103

1.2 Organisatorische Grundlagen

Th. Prien, H. Van Aken

1.2.1 Intensivmedizin als interdisziplinäre Aufgabe

Intensivmedizin – kein eigenständiges Fachgebiet

> **Merke**
>
> Intensivmedizin ist in Deutschland kein eigenständiges medizinisches Fachgebiet.

Nach der deutschen ärztlichen Weiterbildungsordnung können Ärzte folgender 6 Gebiete Intensivmedizin betreiben: Anästhesiologie, Chirurgie, Innere Medizin, Pädiatrie, Neurochirurgie und Neurologie. In Europa ist die Intensivmedizin nur in der Schweiz und in Spanien eine eigenständige Disziplin. Auch in Deutschland gab es diesbezügliche Bestrebungen. Bislang haben sich die Vertreter der verschiedenen Fachgebiete allerdings ausdrücklich gegen eine Verselbstständigung der Intensivmedizin entschieden und sich vielmehr auf eine Organisationsform geeinigt, die die enge Bindung der Intensivmedizin an bereits bestehende Fachgebiete festschreibt.

▶ **Deutsche (Muster-)Weiterbildungsordnung.** Dem trägt in Deutschland die Ärztliche (Muster-)Weiterbildungsordnung Rechnung ([M]WBO). In der Definition des Fachgebiets Anästhesiologie heißt es u. a.: „Das Gebiet Anästhesiologie umfasst ... intensivmedizinische ... Maßnahmen". Wenn auch die anderen 5 oben angeführten Gebiete die Intensivmedizin nicht in der Gebietsdefinition erwähnen, sehen sie doch immerhin eine mindestens 6-monatige intensivmedizinische Weiterbildung vor. Fachärzte der genannten 6 Gebiete können darüber hinaus eine Zusatzweiterbildung in Intensivmedizin absolvieren. Ferner wurde mit der (M)WBO ein Zusatzweiterbildungskonzept realisiert, das für die Fachärzte der verschiedenen Gebiete sowohl gemeinsame („common trunk") als auch gebietsbezogene Weiterbildungsinhalte vorsieht. Damit bleibt auch die intensivmedizinische Zusatzweiterbildung faktisch gebietsbezogen.

Dagegen würde die Einrichtung eines eigenständigen Gebiets „Intensivmedizin" eine Ausgliederung der Intensivmedizin aus den ursprünglichen „Mutterdisziplinen" bedeuten. Denn § 2 der (M)WBO begrenzt die Ausübung der fachärztlichen Tätigkeit auf die Gebietsdefinition. Mit einer Verselbstständigung der Intensivmedizin würden alle anderen Gebietsärzte ihre Fachgebietsgrenzen unzulässig überschreiten, wenn sie weiterhin intensivmedizinisch tätig blieben.

Deutsche Interdisziplinäre Vereinigung für Intensiv- und Notfallmedizin (DIVI)

Eine Bündelung gemeinsamer Interessen und Aktivitäten aller in der Intensiv- und Notfallmedizin Tätigen wird in Deutschland in Form der DIVI realisiert. Sie wurde 1977 zunächst als korporativer Zusammenschluss von wissenschaftlichen Fachgesellschaften und Berufsverbänden derjenigen medizinischen Fachgebiete gegründet, die besonders stark mit der Intensivmedizin verbunden sind.

Eine grundlegende Reorganisation im Jahre 2008 ermöglicht nun auch die persönliche Mitgliedschaft von Ärzten und Nichtärzten. Diese Dreigliedrigkeit wird auch im Präsidium reflektiert, in dem alle 3 Gruppen (Fachgesellschaften, ärztliche und nicht ärztliche Mitglieder) vertreten sind.

Zweck der DIVI ist laut Satzung die Förderung von Wissenschaft, Praxis und Forschung in Bezug auf die Intensiv- und Notfallmedizin.

Verpflichtung zur Kooperation

> **Merke**
>
> Der Standpunkt, dass das Gebiet der Intensivmedizin zu umfassend ist, um von einem einzigen Fachgebietsvertreter kompetent abgedeckt zu werden, stellt im Umkehrschluss eine Verpflichtung zur interdisziplinären Kooperation dar.

1.2 Organisatorische Grundlagen

Dies gilt insbesondere für die operative Intensivmedizin, wo Anästhesist und Operateur eng zusammenarbeiten und im Bedarfsfall Spezialisten anderer Disziplinen wie Innerer Medizin, Neurologie etc. konsiliarisch hinzuziehen. Die Verpflichtung zur Kooperation gilt aber nicht nur für Ärzte; alle involvierten Fachkräfte aus den ärztlichen, pflegerischen, physiotherapeutischen und medizintechnischen Bereichen müssen bereit sein, sich miteinander abzustimmen, um eine kompetente Patientenversorgung zu gewährleisten.

> **Praxistipp**
>
> Wichtiges Instrument der Kooperation ist die gemeinsame Visite der behandelnden und mitbehandelnden Ärzte und Pflegekräfte, die täglich mindestens 1-mal, besser 2-mal, stattfinden sollte. Darüber hinaus sind Spezialvisiten wie Röntgenbesprechungen, klinisch-mikrobiologische Visiten oder klinisch-pharmakologische Visiten – dort, wo sie mit den entsprechenden Fachvertretern durchgeführt werden können – für alle Beteiligten wertvoll.

Rechtliche Rahmenbedingungen interdisziplinärer Intensiveinheiten

Ökonomische Rahmenbedingungen und Effizienzaspekte können die Einrichtung interdisziplinärer Intensivstationen veranlassen, in denen Patienten mit Grunderkrankungen, die unterschiedlichen Fachgebieten zuzuordnen sind, behandelt werden. Das Konzept der interdisziplinären Intensiveinheit ist insbesondere in der operativen Medizin etabliert.

▶ **Aufgabenteilung.** Der rechtliche Rahmen für die damit einhergehende ärztliche Aufgabenteilung ist durch die deutsche Rechtsprechung der letzten 3 Jahrzehnte gesichert und wurde von Ulsenheimer mit dem Begriff des „juristischen Fünfecks" bezeichnet. Dessen 1. Koordinate ist die „überholte Lehre von der Unteilbarkeit ärztlicher Verantwortung", die 2. Koordinate die „grundsätzliche Teilbarkeit der Verantwortung"; damit einher geht als 3. Komponente der sog. „Vertrauensgrundsatz", nach dem sich jeder bei der Krankenbehandlung Mitwirkende darauf verlassen kann, dass der oder die anderen ihre Aufgaben kompetent erfüllen. Der Vertrauensgrundsatz ist 4. dann aufgehoben, wenn ernsthafte Zweifel an der sachgerechten Vorgehensweise des Kollegen bestehen. Als 5. Prinzip schließlich gilt der Zwang zur „Abstimmung", z. B. um Zuständigkeitslücken zu vermeiden und eine Kompatibilität der Behandlungen sicherzustellen [37].

Ärztliche Leitung

In den letzten 30 Jahren ist man in Deutschland weitgehend den „Richtlinien für die Organisation der Intensivmedizin in den Krankenhäusern" der Deutschen Krankenhausgesellschaft (DKG) aus dem Jahre 1974 [14] gefolgt, die nach dem aktuellen Sprachgebrauch allerdings eher als „Empfehlungen" aufzufassen sind:

1. „In jeder Intensiveinheit ist einem in der Intensivmedizin erfahrenen Facharzt die Leitung zu übertragen (ärztlicher Leiter). Der ärztliche Leiter der Intensiveinheit trägt die Verantwortung für die ärztliche und pflegerische Betreuung der Patienten, die sachgemäße Instandhaltung der medizinisch-technischen Einrichtung und die Sicherstellung hygienischer Belange. Er kann insoweit den in der Intensiveinheit tätigen ärztlichen, pflegerischen, medizinisch-technischen und sonstigen Mitarbeitern Weisungen erteilen.
In interdisziplinären Intensiveinheiten hat der ärztliche Leiter eine enge Zusammenarbeit mit den Ärzten der beteiligten Fachabteilungen/Kliniken sicherzustellen und die ärztliche Behandlung zu koordinieren. Im Übrigen trägt er die Verantwortung für die Überwachung und Aufrechterhaltung der vitalen Funktionen.
2. Für die ärztliche Leitung der Intensiveinheit gilt im Einzelnen Folgendes:
2.1 Fachgebundene Intensiveinheiten sind Bestandteile der jeweiligen Fachabteilung/Klinik; sie unterstehen damit auch der ärztlichen Leitung dieser Abteilung/Klinik. Ärzte anderer Fachgebiete sind an der ärztlichen Behandlung im notwendigen Umfange zu beteiligen.
2.2 Interdisziplinäre Intensiveinheiten unterstehen
   ○ als fachbereichsgebundene Einheiten der konservativen Fächer der ärztlichen Leitung des Internisten,
   ○ als fachbereichsgebundene Einheit der operativen Fächer der ärztlichen Leitung des Anästhesisten,
   ○ als Zentraleinheiten in der Regel der ärztlichen Leitung des Anästhesisten, sonst eines anderen in der Intensivmedizin erfahrenen leitenden Arztes.
   ○ Die Fachärzte der einzelnen Abteilungen/Kliniken bleiben als behandelnde oder mitbehandelnde Ärzte für die Diagnostik und Therapie des Grundleidens zuständig. Sie werden im Rahmen ihres Fachgebietes an der ärztlichen Behandlung in der Intensiveinheit beteiligt."

Auf der Grundlage dieser Konzeption hat die DGAI mit der Deutschen Gesellschaft für Chirurgie [10] und mit der Deutschen Gesellschaft für Innere Medizin [11] aktuelle Vereinbarungen getroffen.

▶ **Rolle des Anästhesisten.** Rein berufsrechtlich formal ist dabei laut (M)WBO der Anästhesist der einzige Facharzt, der interdisziplinär intensivmedizinisch tätig werden darf, allerdings mit der Einschränkung: „in Zusammenarbeit mit den das Grundleiden behandelnden Ärzten." Denn nach § 2 Abs. 2 (M)WBO ist die Ausübung fachärztlicher Tätigkeit grundsätzlich auf das Gebiet beschränkt. Die Gebietsgrenzen fachärztlicher Tätigkeiten werden auch durch Zusatzweiterbildungen (hier eine intensivmedizinische Zusatzweiterbildung) nicht erweitert (§ 2 Abs. 4). Insofern ist die Weiterbildungsordnung auch eine Beschränkungsordnung für die Ausübung fachärztlicher Tätigkeit. Während alle anderen Fachgebietsärzte – auch über die Beschreibung der fachgebietsspezifischen Inhalte der Zusatzweiterbildung Intensivmedizin – in der Intensivmedizin auf ihr Fachgebiet beschränkt sind, sehen die Inhalte der (M)WBO für die Zusatzweiterbildung anästhesiologische Intensivmedizin die „Behandlung intensivmedizinischer Krankheitsbilder in Zusammenarbeit mit den das Grundleiden behandelnden Ärzten" vor.

> **Merke**
>
> Bei interdisziplinären Intensiveinheiten mit festgelegter Arbeitsteilung tragen die beteiligten Ärzte die volle medizinische und rechtliche Verantwortung für den Teil der Behandlung, für den sie fachlich zuständig sind, z. B. beim Schwerverletzten der Anästhesist (als Leiter) für die Aufrechterhaltung der Vitalfunktionen, der Chirurg für die Versorgung der Verletzungen. Diese fachgebietsbezogene Verantwortung umfasst auch – wenn nötig – die Hinzuziehung weiterer Ärzte (z. B. eines Gastroenterologen bei gastrointestinaler Blutung).

▶ **Abgrenzung der fachlichen Zuständigkeiten.** Diese kann im Einzelfall schwierig sein (z. B. Behandlung einer Lungenfistel oder eines Hämatothorax bei Thoraxtrauma). Derartige Überlappungen bieten das Potenzial für produktive ebenso wie für unproduktive Diskussionen. Wichtiger ist es, Zuständigkeitslücken zu vermeiden. Dies fällt in den Aufgabenbereich der ärztlichen Leitung.

Grundlegende Aspekte der Intensivmedizin

Fächerübergreifende Weiterbildung

▶ **Zusatzweiterbildungskonzept.** Bei der Novellierung der (M)WBO 2003 konnten sich Bestrebungen, die Intensivmedizin als Schwerpunkt innerhalb der „Mutterfächer" zu etablieren, nicht durchsetzen; stattdessen wurde ein Zusatzweiterbildungskonzept realisiert, das für die Fachärzte der verschiedenen Gebiete sowohl gemeinsame („common trunk") als auch gebietsbezogene Weiterbildungsinhalte vorsieht.

Obwohl Zusatzweiterbildungen entsprechend dem Konzept der (M)WBO grundsätzlich gebietsunabhängig sind, ist die intensivmedizinische Zusatzweiterbildung faktisch gebietsbezogen. Dafür spricht neben den gebietsbezogenen Inhalten auch die Formulierung, dass von den insgesamt weiterhin 24 erforderlichen Monaten 6 Monate „in einem anderen Gebiet" abgeleistet werden können.

▶ **Weiterbildungsbefugnis.** Der Systematik der Weiterbildungsordnung entsprechend werden von den Ärztekammern nur Weiterbildungszeiten für die Zusatzweiterbildung Intensivmedizin anerkannt, die an anerkannten Weiterbildungsstätten und bei dafür Weiterbildungsbefugten absolviert wurden. Dies gilt auch für die in die Facharztweiterbildung investierten 6 bzw. 12 Monate Weiterbildungszeit.

Offen lässt die (M)WBO, ob die Zusatzweiterbildung Intensivmedizin bei einem Arzt mit einer anderen Gebietsbezeichnung erworben werden kann, ob also z. B. ein Facharzt für Chirurgie die Zusatzweiterbildung Intensivmedizin auf einer von einem Anästhesisten geleiteten interdisziplinären Intensivstation erwerben kann. Die Entscheidung liegt bei den Landesärztekammern, die über die Weiterbildungsbefugnisse und die Anerkennung der Weiterbildung befinden. Eine dem interdisziplinären Charakter der Intensivmedizin entsprechende Lösung besteht in der Erteilung einer gemeinsamen Weiterbildungsbefugnis, mit der der Anästhesist als Leiter der interdisziplinären Intensivstation) und z. B. der Chirurg (als Leiter der Fachabteilung Chirurgie) gemeinsam befugt werden, Chirurgiefachärzte intensivmedizinisch weiterzubilden.

1.2.2 Organisatorische Gliederung der Intensivmedizin

Konzentrationsprinzip

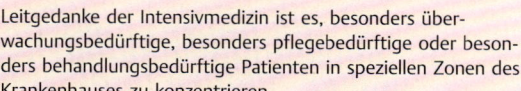

> **Merke**
>
> Leitgedanke der Intensivmedizin ist es, besonders überwachungsbedürftige, besonders pflegebedürftige oder besonders behandlungsbedürftige Patienten in speziellen Zonen des Krankenhauses zu konzentrieren.

Auf diese Weise sollen Patienten von speziell für diese Aufgaben geschultem Personal behandelt werden bei gleichzeitig möglichst ökonomischer Nutzung der personellen und technisch-apparativen Ressourcen. Da Intensivmedizin kein eigenes medizinisches Fachgebiet ist, werden die intensivmedizinischen Betteneinheiten je nach Leistungsspektrum und Größe eines Krankenhauses organisatorisch unterschiedlich zu gliedern sein.

Begriffsbestimmungen

Die Unterscheidung zwischen Intensivbehandlung bzw. -therapie und Intensivüberwachung bzw. -observation ist bisher Grundlage der einschlägigen Stellungnahmen, Richtlinien und Vereinbarungen gewesen.

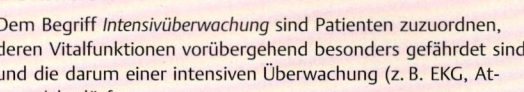

> **Definition**
>
> Dem Begriff *Intensivüberwachung* sind Patienten zuzuordnen, deren Vitalfunktionen vorübergehend besonders gefährdet sind und die darum einer intensiven Überwachung (z. B. EKG, Atmung) bedürfen.
>
> Dem Begriff *Intensivbehandlung* werden Patienten zugeordnet, bei denen Vitalfunktionen vorübergehend lebensbedrohlich gestört sind und – in der Regel apparativ – unterstützt bzw. ersetzt werden müssen (z. B. Beatmung, den Kreislauf unterstützende Therapie).
>
> Unter dem übergeordneten Begriff *Intensivmedizin* werden Intensivüberwachung und Intensivbehandlung zusammengefasst. Von *Intensivpflege* sollte nur gesprochen werden, wenn vorwiegend pflegerische Aspekte berührt sind.

Intensiver Pflege bedürfen Patienten, die ihre Grundaktivitäten (z. B. Nahrungsaufnahme, Körperpflege, Ausscheidungsfunktionen, Bewegung, Kommunikation) nicht oder nur sehr eingeschränkt wahrnehmen können. Dies trifft ausnahmslos für Intensivbehandlungspatienten zu, zum Teil auch für Intensivüberwachungspatienten.

▶ **Intensivstation.** Entsprechend dieser Unterscheidung sollte der Begriff Intensivstation entweder im übergeordneten Sinne verwendet werden oder zur kurzen Kennzeichnung von Einheiten, wo sowohl Intensivüberwachungs- als auch Intensivbehandlungspatienten versorgt werden:

- *Intensivüberwachungsstationen* dienen der Überwachung von Patienten mit gefährdeten Vitalfunktionen. Angloamerikanische Synonyme sind: „intermediate care unit", „high dependency unit" und „step down unit".
- Einheiten, wo nur oder überwiegend Intensivbehandlungspatienten versorgt werden, werden als *Intensivbehandlungseinheiten* („intensive care unit", „intensive therapy unit") bezeichnet.

Ferner ist zwischen fachgebundenen und interdisziplinären Intensivstationen zu unterscheiden:

- Auf *fachgebundenen Intensivstationen* (z. B. pädiatrisch-neonatologischen oder neurochirurgischen Einheiten) können infolge der Fachgebietsbeschränkung nur Patienten des jeweiligen Fachgebiets behandelt werden.
- Auf *interdisziplinären Intensivstationen* werden Patienten verschiedener Fachgebiete behandelt (vgl. „Ärztliche Leitung", S. 39).

Stationstypen

Intensivüberwachungseinheit (Intermediate Care Station)

> **Definition**
>
> „Bettenstation zur Überwachung und Behandlung von Frischoperierten nach ausgedehnten Eingriffen oder auch für präoperative und nicht operative Schwerkranke. Der Patient verbleibt auf der Wachstation im Allgemeinen *einige Tage* bis zur Überwindung der kritischsten Phase seiner Krankheit." [12]

Der Begriff „Wachstation" stammt aus dem operativen Bereich, Überwachungseinheiten gibt es mittlerweile aber auch in konservativen Bereichen (z. B. „coronary care units, stroke units").

1.2 Organisatorische Grundlagen

Tab. 1.4 Unterschiede zwischen Regelpflegestationen, Intermediate-Care- und Intensivbehandlungseinheiten.

	Pflegekraft/Patient	Nicht invasives Monitoring	Invasives Monitoring	Behandlung von Organversagen
Regelpflege	< 1 : 8	–	–	–
Intermediate Care	1 : 3 – 1 : 6	+	–/+*	(–)**
Intensivbehandlung	2 : 1 – 1 : 2	+	+	+

* z. B. ZVD, arterielle Blutdruckmessung, intrakranieller Druck
** z. B. Dialyse, intraaortale Gegenpulsation, kontinuierliche i. v. Infusion kreislaufwirksamer Pharmaka

Merke
Intensivüberwachungseinheiten stehen zwischen Intensivbehandlungs- und Regelpflegestationen. Dies gilt für die bauliche Gestaltung, die apparativ-technische Ausstattung und den Pflegeschlüssel. Sie können sowohl im Sinne einer „Step-down"-Funktion zur Entlastung der Behandlungseinheiten als auch im Sinne einer „Step-up"-Funktion zur Entlastung der Regelpflegestationen genutzt werden.

▶ **Aufgaben.** Eine klare Trennung zwischen reinen Intensivüberwachungs- und reinen Intensivbehandlungseinheiten lässt sich definitorisch nicht ziehen [3]. In ▶ Tab. 1.4 sind Unterscheidungskriterien angegeben. Die Überwachungsstation hat eine höhere Zahl von Pflegekräften pro Patient als die Regelpflegestation, aber eine niedrigere als die Intensivbehandlungseinheit. Nicht invasive Überwachungstechniken (z. B. EKG, Ventilationsüberwachung) sind hier verfügbar. Der Grad invasiver Überwachungsverfahren variiert: Auf einigen Überwachungseinheiten ist die kontinuierliche Druckmessung (z. B. ZVD, MAP, PAP, ICP) möglich, auf anderen nicht. Die Behandlung von Organinsuffizienzen ist die Domäne der Intensivtherapiestation, jedoch werden derartige Techniken auch auf einigen Überwachungseinheiten eingesetzt. Als Beispiele seien Dialyse, kontinuierliche i. v. Infusion kreislaufwirksamer Pharmaka und intraaortale Gegenpulsation angeführt. Infolgedessen können Überwachungseinheiten an Universitätskliniken eine höhere durchschnittliche Behandlungsintensität aufweisen als Behandlungseinheiten an kleinen Krankenhäusern. Daher ist der Begriff „Intermediate Care" (IMC) für diese Versorgungsstufe zwischen Intensivbehandlung und Regelpflege zutreffender als der in Deutschland traditionell verwendete Begriff „Intensivüberwachung" bzw. „Intensivobservation".

▶ **Aufnahmekriterien.** Vom American College of Critical Care Medicine wurden 1998 Aufnahme- und Verlegungskriterien für diese IMC-Einheiten angegeben, um so deren Zuständigkeit bzw. Aufgabenbereich genauer zu definieren. Eine andere Möglichkeit zur Unterscheidung von Intensivüberwachungs- und Intensivbehandlungspatienten ist die Verwendung von Scores. So sind in einer Bedarfsanalyse der hessischen Krankenkassenpatienten mit einem TISS-76-Score zwischen 10 und 19 der Intensivüberwachung zugeordnet worden, ab einem Wert von 20 der Intensivbehandlung [39]. Feldmann et al. [17] belegten ein gutes Trennvermögen zwischen Intensivbehandlung und -überwachung für den TISS-28; die Trennpunkte waren jedoch u. a. abhängig von der Versorgungsstufe des Krankenhauses und der Indikations(-gruppe).

Merke
Diese Daten unterstreichen, dass die Definition der „Überwachungspflichtigkeit", d. h. für die Versorgung auf einer IMC-Einheit, natürlich auch von der Leistungsfähigkeit der Regelpflegestation, also von der Gesamtstruktur des Krankenhauses, abhängig ist.

Intensivbehandlungseinheit

Definition
„Betteneinheit für Schwerstkranke, deren vitale Funktionen in lebensbedrohlicher Weise gestört sind und wiederhergestellt bzw. durch besondere Maßnahmen aufrechterhalten werden müssen. Die Behandlungsdauer ist unterschiedlich und kann in einzelnen Fällen Wochen bis Monate betragen." [12].

Von einer Intensivbehandlungseinheit muss immer dann gesprochen werden, wenn die Zahl der intensivbehandlungsbedürftigen Patienten die Zahl der reinen Überwachungspatienten überschreitet. Dies hat Konsequenzen für die bauliche Gestaltung sowie personelle und apparative Ausstattung. Diesbezüglich gehen die Anforderungen an Behandlungseinheiten über die an Überwachungs- bzw. IMC-Einheiten weit hinaus.

Innerbetriebliche Gliederung der Intensivmedizin

Die organisatorische Gliederung der Intensivmedizin in einem Krankenhaus hängt u. a. von folgenden Faktoren ab:
- Art und Größe der Fachabteilungen und deren Versorgungsspektrum,
- regionaler Versorgungsauftrag,
- Optimalgröße einer Einheit (vgl. S. 43).

▶ **Fachgebundene Intensivbehandlungseinheiten.** Deren Einrichtung wird in der Regel nur an Großkrankenhäusern mit entsprechendem Patientenaufkommen möglich sein; typische Beispiele für fachgebundene Intensiveinheiten sind die internistische Intensiveinheit, die pädiatrisch/neonatologische, die kardiochirurgische usw. In kleineren und mittleren Häusern werden dagegen meist interdisziplinäre Intensiveinheiten eingerichtet. Auch Intensiveinheiten für Sonderaufgaben (z. B. Einheiten für Schwerbrandverletzte, für Rückenmarkverletzte, für Knochenmarktransplantationen) sind meist fachgebunden.

Ob eine darüber hinausgehende Konzentrierung häufiger intensivmedizinischer Krankheitsbilder (z. B. akutes Koronarsyndrom, Schlaganfall, Pneumonie, Z. n. Abdominalchirurgie, Z. n. Koronarchirurgie) auf Spezialeinheiten die Behandlungsergebnisse im Vergleich zu interdisziplinären Intensivstationen zu verbessern vermag, kann bisher nicht durch Daten belegt werden [26]. Belegbar sind dagegen die mit dem Betrieb von Spezialeinheiten verbundenen höheren Kosten [41].

▶ **Aktuelle Entwicklungen.** In Großkrankenhäusern können angesichts des zunehmenden Bedarfs an intensivmedizinischen Behandlungskapazitäten zusätzliche Gliederungsprinzipien erforderlich werden. Heute schon teilweise realisiert, ist beispielsweise die Separation der operativen Intensivmedizin in Kurzzeit- und Langzeittherapiebereiche. Dabei sind die Kurzzeiteinheiten unmittelbar dem OP angegliedert, nach dem offenen Plan angelegt und die Behandlungsdauer beträgt maximal 24 h [30]. In Cleveland wurde eine Sondereinheit für „chronische", v. a. intensiv*pflege*bedürftige Patienten geschaffen [32]. Schließlich kann auch die Einrichtung von Palliativstationen zur Entlastung der bestehenden konventionellen Einheiten beitragen [7].

Separate Intermediate-Care-Einheiten?

Für die Organisation der Behandlungsstufe „Intermediate Care" (IMC) bieten sich nach Bause et al. [3] 4 Modelle an:
- *Integrationsmodell:* IMC-Betten zusammen mit Intensivtherapiebetten in einer Einheit,
- *Parallelmodell:* benachbarte Stationen, Konzept der „Intensivschiene",
- *Nutzung der Aufwacheinheit* als „Überwachungsstation" 24 h am Tag,
- selbstständige und unabhängige IMC-Stationen.

▶ **Vor- und Nachteile der Modelle.** Abgesehen von architektonischen Erfordernissen wird die Einrichtung separater IMC-Stationen häufig mit einer Entlastung von Intensivbehandlungseinheiten und geringeren Kosten begründet. Ohne Frage sind die Investitions- und fixen Betriebskosten (z. B. bauliche Infrastruktur, apparative Ausstattung) im Vergleich zu Behandlungseinheiten niedriger. Der Großteil der intensivmedizinischen Kosten entfällt aber auf Personal sowie diagnostische und therapeutische Maßnahmen; dieser medizinische Aufwand sollte sich bei guter Organisation nur am Zustand des Patienten, nicht am Ort seiner Behandlung orientieren.

Merke
Nicht die Intensivstation an sich ist teuer, sondern die Medizin, die dort betrieben wird.

Ein Nachteil der Trennung von Intensivbehandlung und IMC liegt in der geringeren Arbeitszufriedenheit des Personals, das ausschließlich mit der Versorgung von Intensivbehandlungspatienten betraut ist. Die verbale Kommunikation mit diesen Patienten ist häufig nicht möglich, auf die Extubation folgt in der Regel bald die Verlegung zur „step down unit". Gerade für das Pflegepersonal ist die Weiterbetreuung des Patienten auch in der Intermediate-Care-Phase erfüllender.

Zu berücksichtigen sind auch Daten von Iapichino et al. [19], nach denen die intensivmedizinischen Behandlungsergebnisse insgesamt umso besser sind, je mehr Erfahrung das Intensivteam mit der Behandlung intensivmedizinischer Hochrisikopatienten hat. Wenn man die größere Erfahrung des Teams im Umgang mit schwierigen Fällen als Ursache für die besseren Behandlungsergebnisse bei allen ansieht – eine attraktive Annahme –, würde dies gegen eine organisatorische Trennung von Intensivtherapie und IMC sprechen.

Das Integrationsmodell – mit situationsabhängig flexiblen Gestaltungsmöglichkeiten der Patientenzone und an die Erfordernisse angepasster personeller Besetzung – kann daher die bessere Lösung sein [40], zumal anhand der publizierten Daten nicht belegbar ist, dass „Überwachungspatienten" auf separaten IMC-Einheiten bei gleichen Ergebnissen kostengünstiger behandelt werden können als auf Behandlungseinheiten [23].

1.2.3 Architektonische Konzepte und Ausstattung

▶ **Empfehlungen.** Die DIVI hat 1989 Empfehlungen zur baulichen Gestaltung und Einrichtung von Intensivbehandlungseinheiten publiziert [22]. Diese Empfehlungen werden im Folgenden kommentiert und ergänzt.

Design- und Ausstattungsempfehlungen für Intensiveinheiten wurden 1997 und 1998 auch von der European Society of Intensive Care Medicine (ESICM) gegeben, u. a. auch für IMC-Einheiten, für die es im deutschsprachigen Raum keine offiziellen Empfehlungen gibt, ferner 1995 von der amerikanischen Society of Critical Care Medicine (SCCM).

Lage innerhalb des Krankenhauses

Intensivstationen sind v. a. aus hygienischer Sicht von den übrigen Bereichen abzutrennen; insbesondere dürfen sie keine Durchgangsfunktion haben.

▶ **Kleine und mittlere Krankenhäuser.** In kleinen und mittleren Häusern ist eine möglichst zentrale Lage mit unmittelbarer Nähe zu Notaufnahme, OP, diagnostischen Einrichtungen und Aufzugskern anzustreben. Weitere wichtige Anbindungen sind Ver- und Entsorgungseinrichtungen, Labor und Mikrobiologie (eventuell auch Rohrpost oder Transportdienste). Bei funktionell-organisatorischer Trennung von Intensivbehandlung, IMC- und Aufwacheinheiten ist deren räumliche Nachbarschaft im Sinne einer konsequenten Fortsetzung des Konzentrationsgedankens wünschenswert („Intensivschiene").

▶ **Größere Krankenhäuser.** In größeren Häusern mit mehreren Intensiveinheiten und/oder Spezialeinheiten wird abgewogen werden müssen, ob dem Prinzip des „Intensivzentrums" gefolgt wird oder ob eine räumlich getrennte Zuordnung zu den einzelnen Funktionsbereichen sinnvoller ist. In jedem Fall sollten Therapie- und zugeordnete IMC-Einheiten benachbart sein, um rasche Patientenverlegungen zu erleichtern. Für das „Intensivzentrum" wurden von Rückert [33] verschiedene Modelle vorgestellt. Dabei nehmen mit zunehmender Autarkie der Einzeleinheit die krankenhaushygienischen Vorteile, allerdings auch der Flächenbedarf sowie die Bau- und Betriebskosten, zu.

Bettenbedarf

Weder auf regionaler noch auf Krankenhausebene gibt es akzeptierte Instrumente der Bedarfsplanung.

▶ **Ausschlaggebende Faktoren.** Der Intensivbettenbedarf eines einzelnen Krankenhauses hängt von folgenden Faktoren ab:
- *Zahl der Akutbetten, Fachabteilungsmix, Casemix:* Für das einzelne Krankenhaus orientiert sich der Bedarf an Intensivbetten an den Bedürfnissen der Fachabteilungen und am regionalen Versorgungsauftrag.
- *Leistungsfähigkeit der Regelpflegestationen:* Je höher die Leistungsfähigkeit der Regelpflegestationen ist, desto weniger Intensivbetten – v. a. IMC-Betten – werden benötigt [45].
- *Zentralisierungsgrad:* Wie bei dem regionalen Bedarf gilt für das einzelne Krankenhaus: Konzentration der Intensiveinheiten – zumindest zentrale Organisation der Belegung – bewirkt einen niedrigeren Bedarf an Gesamtbetten. Ursächlich ist das Bestreben jeder separaten Einheit, stets aufnahmefähig zu sein [27].
- *Durchschnittliche Aufnahmefähigkeit, Sollnutzungsgrad:* Je höher die geforderte durchschnittliche Aufnahmefähigkeit einer Einheit bzw. je niedriger der Sollnutzungsgrad, desto mehr Betten sind erforderlich [27]. In Deutschland wird für Intensivstationen üblicherweise ein Sollnutzungsgrad von 85 % angesetzt [39].
- *Organisationsstruktur:* Durch „Professionalisierung" (intensivmedizinische Spezialisierung des ärztlichen und Pflegedienstes) der Intensivmedizin lässt sich die mittlere Verweildauer reduzieren [31].

1.2 Organisatorische Grundlagen

- *Angebot:* Es ist eine allgemeine Erfahrung, dass eine Erhöhung der Intensivbettenzahl bei Kapazitätsengpässen allenfalls kurzfristig zu einer spürbaren Entlastung führt, dass vorhandene Intensivbetten immer auch genutzt werden (angebotsabhängige Nachfrage). Die Ursachen dieses Phänomens sind nicht untersucht. Eine angebotsabhängige Indikationsstellung dürfte der wesentliche Faktor sein (z. B. Operationsindikation bei Risikopatienten).

▶ **Bedarfsplanung.** Bei der Bedarfsplanung im konkreten Falle wird man zunächst die Ist-Situation analysieren.

Praxistipp
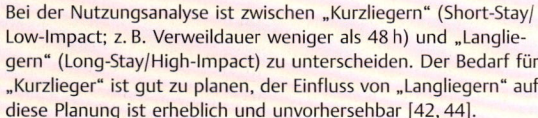
Bei der Nutzungsanalyse ist zwischen „Kurzliegern" (Short-Stay/Low-Impact; z. B. Verweildauer weniger als 48 h) und „Langliegern" (Long-Stay/High-Impact) zu unterscheiden. Der Bedarf für „Kurzlieger" ist gut zu planen, der Einfluss von „Langliegern" auf diese Planung ist erheblich und unvorhersehbar [42, 44].

Fehlnutzungs- (Patienten mit niedrigen TISS-Scores, Palliativpatienten) und Unterversorgungsindikatoren (hohe Raten von Abweisungen bzw. abgesagten Operationen, nächtlichen Verlegungen, Patiententransfers von Intensivstation zu Intensivstation, Wiederaufnahmen nach Entlassung) sind zu erfassen. Die relevanten Fachabteilungen werden nach einer Prognose ihrer Bedarfsentwicklung befragt, offensichtliche Bedarfsänderungen (z. B. neue Fachabteilung, Ausweitung operativer Leistungen) sind zu berücksichtigen. Dabei sind Prognosen schwer, selbst wenn sie auf Ist-Analysen beruhen, da Nutzungsänderungen, die klinischer, struktureller oder funktionaler Natur sein können, kaum vorhersehbar sind.

Belegt ist, dass überdurchschnittlich hohe Verlegungsraten und nächtliche Verlegungen als Unterversorgungsindikatoren mit schlechteren Behandlungsergebnissen assoziiert sind [2, 18].

▶ **Größe der Einheit.** Die Größe einer einzelnen Einheit wird sich v. a. an lokalen Gegebenheiten orientieren. Eine Untergrenze von 4 (besser 6 Betten) ergibt sich im Wesentlichen aus wirtschaftlichen Gründen. Die Obergrenze wird eigentlich nur durch die Patientenzahl determiniert, die ein einzelner Stationsarzt noch sinnvoll versorgen kann. Sie hängt damit ausschlaggebend von den Krankheitsbildern und der Behandlungsintensität ab. Generell wird die Obergrenze mit 12–16 Betten angegeben. Ist die Präsenz von 2 oder mehr Ärzten erforderlich, folgt die Untergliederung den von Rückert vorgestellten Modellen [33]. Nach den Mortalitätsdaten der EURICUS-I-Studie liegt die optimale Bettengröße einer (Unter-)Einheit bei 9; kleinere oder größere Einheiten hatten tendenziell höhere Mortalitätsraten [3]. Aus ökonomischer Sicht nehmen die Kosten pro Behandlungstag mit steigender Bettenzahl der Gesamteinheit ab, denn die pro Bettplatz entstehenden Fixkosten sind geringer; möglicherweise spielen aber auch effizientere Abläufe eine Rolle [21].

Patientenzone

Die Gestaltung der Patientenzone ist entscheidend für die Stationslösung. Bauliche Strukturen, Bettenzahl sowie Festlegung der Zimmergröße sind die entscheidenden Gestaltungsfaktoren.

Grundsätzlich ist zwischen offenem und geschlossenem System zu unterscheiden:
- *offener Plan:* großer Raum ohne wesentliche Abtrennung zwischen den Betten,
- *geschlossener Plan:* autarke Ein- oder Zweibettzimmer.

Vor- und Nachteile gibt ▶ Tab. 1.5 wieder.

Merke

Die offene Bauweise (▶ Tab. 1.5) ist u. a. aus hygienischen Gründen für Intensivbehandlungseinheiten nicht geeignet; sie kommt aber unter Umständen für IMC-Einheiten und Kurzzeitintensivtherapiebereiche (Verweildauer < 24 h) infrage, solange die Patienten nicht besonders infektionsgefährdet sind oder eine Infektionsquelle für andere Patienten darstellen.

Funktions- und Nebenräume

Auf ausreichende Dimensionierung insbesondere der Stellflächen für Geräte und Spezialbetten, der Bettenwege inklusive Türbreiten sowie der Vorratslager ist zu achten. In Ergänzung der Empfehlungen der DIVI erscheint die Einrichtung eines Besucherwarteraums mit WC sowie eines Trauerraums (ggf. mit der Möglichkeit für rituelle Waschungen bei einem entsprechend hohen Anteil von islamischen Patienten) sinnvoll. Ferner sollte ein geeigneter Platz für Kleidung und andere Gegenstände, auch Wertgegenstände, der Patienten (Unterbringung nicht in den Krankenräumen) vorhanden sein.

Tab. 1.5 Patientenzone: offenes vs. geschlossenes System.

	Offenes System	Geschlossenes System
Überschaubarkeit	besser	schlechter*
Wege	kurz	lang
Lärm/Unruhe	mehr	weniger
Besuchsmöglichkeiten	eingeschränkt	besser
Kreuzinfektionsrisiko**	erhöht	reduziert
Schutzisolation	nicht möglich	möglich
Personalbedarf***	niedriger	höher
Grundflächenbedarf	niedriger	größer

* kann durch Glasabtrennungen verbessert werden (Glasflächen sollten effektiv abgedeckt werden können, um im Bedarfsfall Lichtschutz und Privatsphäre herstellen zu können)
** das Risiko von Kreuzinfektionen hängt für nicht aerogen übertragene Erreger in erster Linie von einer zahlenmäßig ausreichenden Besetzung mit qualifiziertem, speziell weitergebildetem Pflegepersonal ab
*** gilt nur für reine Überwachungspatienten, da der Pflegebedarf nicht davon abhängig ist, wo oder wie ein Patient untergebracht ist

Beispiele für Intensivstationslösungen werden von Rückert [33], Lawin und Opderbecke [24] sowie ausführlich von Schmieg [34] angegeben.

Ausstattung

Eine Übersicht über wesentliche Ausstattungsmerkmale und Einrichtungsgegenstände von Intensivbehandlungseinheiten geben die o.g. Empfehlungen der DIVI. Zwischen Intensivüberwachungs- und Intensivbehandlungseinheiten unterscheiden die Empfehlungen zu „Minimalanforderungen an die apparative Ausstattung von Intensivstationen" von DGAI und BDA aus dem Jahre 1997. Nach „Levels of Care" differenzieren ebenfalls die ausführlichen Empfehlungen zu Minimalanforderungen der European Society of Intensive Care Medicine von 1997 und 1998. Bei Einheiten, in denen Intensivbehandlungs- und Intensivüberwachungsfunktionen räumlich zusammengefasst sind (vgl. „Stationstypen"), hat sich die apparative Ausstattung an der jeweils höheren Behandlungsintensität zu orientieren [8].

1.2.4 Personalbedarf

Prinzipien der Personalbedarfsermittlung

> **Merke**
> Unabdingbare Voraussetzung für die umfassende Verwirklichung der Zielsetzungen der Intensivmedizin und für die Hygiene auf Intensivstationen ist ausreichend qualifiziertes Personal.

Bei der Personalbedarfsermittlung unterscheidet man grundsätzlich zwischen Anhalts- bzw. Richtzahlen und einem analytischen, leistungsbezogenen Konzept.

Ärztliches Personal

Die in Deutschland vorliegenden Richtzahlen [13] zur ärztlichen Besetzung von Intensivstationen sind veraltet; zu heterogen ist das Anforderungsprofil verschiedener Stationen [36], zu rasch haben sich Patientengut und medizinischer Aufwand fortentwickelt. Richtungweisend ist ein analytisches Konzept, das im Jahre 2008 von BDA und DGAI vorgestellt wurde. Darin werden die durchschnittlich auf einer Intensivstation anfallenden ärztlichen Prozeduren und Tätigkeiten nach Frequenz und hausinternem Zeitaufwand aufsummiert. Daraus wird unter Berücksichtigung von Zuschlägen für Leitungsfunktionen und Weiterbildung – nicht aber von wissenschaftlichen Aktivitäten – der Personalbedarf ermittelt [43].

Für die Forderung nach *kontinuierlicher ärztlicher Präsenz* zumindest auf Intensivbehandlungseinheiten gibt es viele gute Argumente [6]. Sie ist bisher durch Daten nicht begründbar, trotzdem von ökonomischer Bedeutung, da die Abrechnung der G-DRG-Codes 8-980 für intensivmedizinische Komplexbehandlung sie erfordert.

> **Praxistipp**
> Für einen Schichtdienst (jeden Tag und „rund um die Uhr") werden bei den augenblicklichen Arbeitszeiten in etwa 6 Vollkraftstellen benötigt.

Pflegepersonal

> **Merke**
> Eine exzessive Arbeitsbelastung des Pflegepersonals resultiert in einer höheren Morbidität und Mortalität bei Intensivpatienten [5, 29].

Das kritische Minimum für den erforderlichen „Pflegeschlüssel" ist schwer festzulegen [4]. Die bisher für Deutschland geltenden Anhaltszahlen der DKG aus dem Jahre 1974 [14] und der DIVI aus dem Jahre 1984 [13] sind überholt, nicht nur infolge kürzerer Wochenarbeitszeiten. Richtungweisend wäre ein konsentiertes analytisches Verfahren, das in Deutschland mehrfach vorbereitet, aber letztlich von den Entscheidungsträgern nicht umgesetzt wurde.

Zu den Aspekten der Delegation ärztlicher Leistungen an das Pflegepersonal haben BDA und DGAI Stellung genommen [9].

Sonstiges Personal

> **Merke**
> Ärzte und Pflegepersonal sind von berufsfremden Tätigkeiten möglichst weitgehend zu entlasten.

Insbesondere Reinigungsarbeiten, Wirtschaftsdienste sowie die Wartung der technischen Ausrüstung sollte von speziellem Hilfspersonal übernommen werden.

Zur Ausstattung mit Hilfspersonal gibt es seit den mittlerweile überholten Empfehlungen der DKG aus dem Jahre 1974 [14] und der DIVI aus dem Jahre 1984 [13] keine neuen Stellungnahmen.

1.2.5 Qualifikation des medizinischen Personals

> **Merke**
> Ein wesentlicher Faktor für die Leistungsfähigkeit einer Intensiveinheit ist die Qualität, mit anderen Worten die intensivmedizinische Ausbildung und Kompetenz des medizinischen Personals.

Qualifikation des ärztlichen Personals

Hinreichend gut ist belegt – wenn auch nicht unumstritten [25] –, dass der „intensive" Einsatz intensivmedizinisch qualifizierter Ärzte zu einer besseren Ergebnisqualität und effizienteren Ausnutzung vorhandener Ressourcen führt [31]. Ob es erforderlich ist, dass diese intensivmedizinischen Spezialisten für 8–12 oder gar 24 h täglich auf der Station präsent sind, oder ob es ausreichend ist, dass diese jederzeit erreichbar und bei Bedarf vor Ort verfügbar sind, muss zur Zeit offen bleiben [5].

▶ **Erwerb der Zusatzqualifikation.** In Deutschland haben Fachärzte folgender Gebiete die Möglichkeit, eine intensivmedizinische Zusatzqualifikation zu erwerben (S. 38): Anästhesiologie, Chirurgie, Innere Medizin, Pädiatrie, Neurochirurgie und Neurologie. Die Zusatzweiterbildung dauert 24 Monate, wobei 6 (bei der Anästhesiologie 12) Monate während der Facharztausbildung angerechnet werden. Die Zusatzweiterbildung ist faktisch gebietsbezogen. Ihr Inhalt ist durch die (Muster-)Weiterbildungsordnung sowie die (Muster-)Richtlinien über den Inhalt der Weiterbildung bzw. deren Umsetzungen durch die Landesärztekammern festgelegt.

> **Merke**
>
> Die Zusatzweiterbildung Intensivmedizin soll den Arzt zur verantwortlichen Leitung einer Intensivtherapiestation befähigen und wird mittlerweile als Voraussetzung für die ärztliche Leitung einer Intensiveinheit angesehen. Die DIVI hält sie auch dann für erforderlich, wenn im Rahmen der Intensivmedizin Oberarztfunktionen ausgeübt werden sollen.

Qualifikation des Pflegepersonals

In Deutschland wurde von 1976 bis in die Mitte der 1990er-Jahre einheitlich nach einer DKG-Empfehlung vorgegangen, die eine Fachweiterbildung für Krankenschwestern/-pfleger und Kinderkrankenschwestern/-pfleger in den 3 Schwerpunktbereichen „Anästhesie und Intensivmedizin", „Innere Medizin und Intensivmedizin" sowie „Pädiatrie und Intensivmedizin" vorsah.

Mittlerweile wurde die Weiterbildung in Krankenpflege – der Gesetzgebungskompetenz der Länder in dieser Angelegenheit entsprechend – mit Ausnahme weniger Bundesländer auf eine gesetzliche Grundlage gestellt. Mit den Durchführungsverordnungen zu diesen Weiterbildungsgesetzen ging die Einheitlichkeit zunächst verloren und wurde die ursprüngliche Dreizweigigkeit (Anästhesie, Innere Medizin, Pädiatrie) zugunsten einer Gesamtqualifikation aufgegeben. Die aktuellen Empfehlungen der DKG [14] sehen dagegen nur eine Aufhebung der Trennung zwischen anästhesiologisch-operativer und internistischer Intensivpflege bei erhaltener Subspezialisierung der pädiatrischen Intensivpflege vor. Diese Empfehlung wird in Bayern umgesetzt. Bundeseinheitlich ist das Konzept einer 2-jährigen Weiterbildung sowie eine Mindestzahl von 720 theoretischen Unterrichtsstunden. Dabei lassen die aktuellen Verordnungen (z.B. für Nordrhein-Westfalen; Innenministerium NRW) mit modularer Struktur Raum für eine gebietsspezifische Schwerpunktsetzung.

> **Kernaussagen**
>
> **Intensivmedizin als interdisziplinäre Aufgabe**
> Intensivmedizin ist in Deutschland kein eigenständiges medizinisches Fachgebiet, sondern integraler Bestandteil verschiedener „Mutterfächer". Es wird der Standpunkt vertreten, dass eine Verselbstständigung dem interdisziplinären Charakter widersprechen würde.
> Die Auffassung, dass das Gebiet der Intensivmedizin zu umfassend ist, um von einem einzigen Fachgebietsvertreter kompetent abgedeckt zu werden, stellt im Umkehrschluss eine Verpflichtung zur Kooperation dar, insbesondere auf interdisziplinären Einheiten.
> Spezialisierung, Arbeitsteilung und Teilung der Verantwortung haben sich in der modernen Medizin etabliert: Die rechtlichen Rahmenbedingungen sind durch ständige Rechtsprechung abgesichert.
>
> **Organisatorische Gliederung der Intensivmedizin**
> Leitgedanke der Intensivmedizin ist es, besonders überwachungsbedürftige, besonders pflegebedürftige oder besonders behandlungsbedürftige Patienten in speziellen Zonen (des Krankenhauses) zu konzentrieren.
> Abhängig von der Anzahl dieser Patienten kann eine innerbetriebliche Untergliederung, z.B. in IMC- und Intensivtherapieeinheiten oder in fachgebundene Einheiten sinnvoll sein.

Die Zahl der erforderlichen Intensivbetten hängt erheblich von der durchschnittlichen Aufnahmebereitschaft und der Zahl separat geführter Einheiten ab.

Architektonische Konzepte und Ausstattung
Die optimale Größe einer Intensivbehandlungseinheit bzw. -untereinheit liegt zwischen 6 und 10 Betten.
Die Anlage der Patientenzone nach dem sog. geschlossenen Plan mit Isolierzimmern ist für Intensivtherapieeinrichtungen aus hygienischer Sicht erforderlich.
Besondere Aufmerksamkeit ist dem Intensivbett und der Gestaltung des Bettplatzes zu schenken.

Personalbedarf
Eine unabdingbare Voraussetzung für die umfassende Verwirklichung der Zielsetzungen der Intensivmedizin und für die Hygiene auf Intensivstationen ist ausreichend qualifiziertes Personal.
Abweichend vom Richtzahlenkonzept, das auf veralteten Prämissen beruht, sollte möglichst eine bedarfsgerechte, leistungsbezogene Personalbedarfsermittlung angestrebt werden.
Die kontinuierliche ärztliche Präsenz auf der Intensivstation ist ein wichtiges Strukturqualitätsmerkmal, das u. a. erlösrelevant ist.
Für einen Schichtdienst (jeden Tag und „rund um die Uhr") werden bei den augenblicklichen Arbeitszeiten in etwa 6 Vollkraftstellen benötigt.
Ärzte und Pflegekräfte sind durch ausreichendes Hilfspersonal von berufsfremden Tätigkeiten möglichst weitgehend zu entlasten.

Qualifikation des medizinischen Personals
Ein wesentlicher Faktor für die Leistungsfähigkeit einer Intensiveinheit ist die Qualität, mit anderen Worten die intensivmedizinische Ausbildung und die Kompetenz des medizinischen Personals.
Mit den Regelungen der Ärztlichen Weiterbildungsordnung entspricht die intensivmedizinische Aus- bzw. Weiterbildungssituation in Deutschland im Wesentlichen den Empfehlungen der ESICM.
Für Fach(kinder)krankenpflegekräfte besteht die Möglichkeit zu einer 2-jährigen berufsbegleitenden Weiterbildung in Intensivpflege; in einigen Bundesländern ist diese gesetzlich geregelt.

Literatur
Referenzen

[1] American College of Critical Care Medicine of the SCCM. Guidelines on admission and discharge for adult intermediate care units. Crit Care Med 1998; 26: 607 – 610
[2] Baker DR, Pronovost PJ, Morlock L et al. Patient flow variability and unplanned readmissions to an intensive care unit. Crit Care Med 2009; 37: 2882 – 2887
[3] Bause H, Burchardi H, Falke K et al. Intermediate care. Anästh Intensivmed 2002; 43: 53 – 41
[4] Becker A, Beck U. Personalausstattung und Ergebnisqualität. Die Schwester Der Pfleger. 2010; 49: 74 – 79
[5] Brilli RJ, Spevetz A, Branson RD et al. Critical delivery in the intensive care unit: Defining clinical roles and best practice model. Crit Care Med 2001; 29: 2007 – 2019
[6] Burchardi H, Moerer O. Die ärztliche Versorgungsstruktur auf der Intensivstation: Internationale Erfahrungen. Intensivmed 2003; 40: 4 – 12
[7] Campbell ML, Frank RR. Experience with an end-of-life practice at a university hospital. Crit Care Med 1997; 25: 197 – 202

[8] DGAI und BDA. Qualitätssicherung in der Anästhesiologie und Intensivmedizin. Apparative Ausstattung für Aufwachraum, Intensivüberwachung und Intensivtherapie. Anästh Intensivmed 1997; 38: 470–474. Im Internet: www.dgai.de; Stand: 09.05.2011

[9] DGAI und BDA. Ärztliche Kernkompetenz und Delegation in der Intensivmedizin. Anästh Intensivmed 2007; 48: 712–714

[10] DGAI. Gemeinsame Empfehlungen zur Ausstattung und Organisation interdisziplinärer operativer Intensiveinheiten (IOI) der deutschen Gesellschaft für Anästhesiologie und Intensivmedizin und des Berufsverbandes Deutscher Anästhesisten sowie der Deutschen Gesellschaft für Chirurgie und des Berufsverbandes der Deutschen Chirurgen. Anästh Intensivmed 2007; 48: 230–232

[11] DGAI. Gemeinsame Empfehlung der Deutschen Gesellschaft für Anästhesiologie und Intensivmedizin und des Berufsverbandes Deutscher Anästhesisten sowie der Deutschen Gesellschaft für Innere Medizin und der Deutschen Gesellschaft für Internistische Intensivmedizin und Notfallmedizin zur Organisation der Intensivmedizin. Anästh Intensivmed 2007; 48: 431–432

[12] DGAW. Stellungnahme zur Organisation von Aufwachraum, Wachstation und der Intensivbehandlung am Krankenhaus. Anaesthesist 1967; 16: 282–284

[13] DIVI. Empfehlung zu Richtzahlen für den Bettenbedarf und die Personalbesetzung von Intensiveinheiten in Akut-Krankenhäusern (20.11.1984). Anästh Intensivmed 1985; 26: 328–330

[14] DKG. Richtlinien für die Organisation der Intensivmedizin in den Krankenhäusern. Krankenhaus. Anästh Inform 1975; 16: 290–293

[15] ESICM. Guidelines for the utilisation of intensive care units. Intensive Care Med 1994; 20: 163–164

[16] ESICM. Recommendations on minimal requirements for Intensive Care Departments. Intensive Care Med 1997; 23: 226–232

[17] Feldmann U, Larsen R, Georg T et al. Eine bevölkerungsbezogene Erhebung zur intensivmedizinischen Versorgung. Anaesthesist 2003; 52: 393–408

[18] Goldfrad C, Rowan G. Consequences of discharges from intensive care at night. Lancet 2000; 355: 1138–1142

[19] Iapichino G, Gattinoni L, Radrizzani D. Volume of activity and occupancy rate in intensive care units. Association with mortality. Intensive Care Med 2004; 30: 290–297

[20] Innenministerium des Landes Nordrhein-Westfalen: Verordnung zur Umsetzung der Richtlinie 2006/123/EG und zur Zusammenführung der Weiterbildungsverordnungen nach dem Weiterbildungsgesetz Alten- Gesundheits- und Krankenpflege sowie zur Evaluierung weiterer Verordnungen vom 15. Dezember 2009. Im Internet: http://www.lv.recht.nrw.de; Stand: 09.05.2011

[21] Jacobs P, Rapoport J, Edbrooke D. Economics of scale in British intensive care units. Intensive Care Med 2004; 30: 660–664

[22] Jorch G, Kluge S, König F et al. Empfehlungen zur Struktur und Ausstattung von Intensivstationen – Kurzversion. DIVI 2011; 2: 78–86

[23] Keenan SP, Massel D, Inman KJ et al. A systematic review of the cost-effectiveness of noncardiac transitional care units. Chest 1998; 113: 172–177

[24] Lawin P, Opderbecke HW. Organisation der Intensivmedizin. In: Lawin P, Hrsg. Praxis der Intensivbehandlung. 6. Aufl. Stuttgart: Thieme; 1994: 15–63

[25] Levy MM, Rapoport J, Lemeshow S et al. Association between critical care physician management and patient mortality in the intensive care unit. Ann Intern Med 2008; 148: 801–809

[26] Lott JP, Iwashyna TJ, Christie JD et al. Critical Illness Oucomes in Specialty versus General ICUs. Am J Resp Crit Care Med 2009; 179: 676–683

[27] Lyons RA, Wareham K, Hutchings et al. Population requirement for adult critical-care beds. Lancet 2000; 355: 595–598

[28] (Muster-)Weiterbildungsordnung gemäß Beschluss des 106. Deutschen Ärztetages 2003 in Köln. Im Internet: http://www.bundesaerztekammer.de; Stand: 09.05.2011

[29] Penoyer DA. Nurse staffing and patient outcomes in critical care: A concise review. Crit Care Med 2010: 38: 1521–1528

[30] Prien T, Van Aken H. Die unmittelbar perioperative Phase als Bestandteil der Anästhesie: Aufgaben der Aufwacheinheit. Anaesthesist 1997; 46 (Suppl. 2): S 103–S 107

[31] Pronovost PJ, Angus DC, Dorman T et al. Physician staffing patterns and clinical outcomes in critically ill patients. JAMA 2002; 288: 2151–2162

[32] Rudy EB, Daly BJ, Douglas S et al. Patient outcomes for the chronically critically ill: special care unit versus intensive care unit. Nurs Res 1995; 44: 324–333

[33] Rückert K. Bauliche Planung und Gestaltung. In: Steinbereithner K, Bergmann H, Hrsg. Intensivstation, -pflege, -therapie. 2. Aufl. Stuttgart: Thieme; 1984: 68–82

[34] Schmieg H. Intensivpflege im Krankenhaus: Überlegungen und Vorschläge zu neuen Formen baulicher Ausprägung [Dissertation]. Stuttgart, Institut für Grundlagen der modernen Architektur und Entwerfen (IGMA) der Universität Stuttgart. Stuttgart: Karl Krämer; 1984

[35] Society of Critical Care Medicine. Guidelines for intensive care unit design. Crit Care Med 1995; 23: 582–588

[36] Stiletto RJ Schäfer E, Waydhas C. Qualitätssicherung in deutschen Intensivstationen: Erste Ergebnisse einer prospektiven Querschnittsstudie der interdisziplinären Arbeitsgemeinschaft Qualitätssicherung in der Intensivmedizin der DIVI. Intensivmed 2000; 37: 608–616

[37] Ulsenheimer K. Rechtliche Rahmenbedingungen für die Schaffung interdisziplinärer operativer Intensiveinheiten. Anästh Intensivmed 2005: 46: 91–95

[38] Van Aken H. Zur Frage der ärztlichen Leitung von Intensivstationen. Intensivmedizin up2date 2006; 2: 273–274

[39] Van Essen J, Hübner M, von Mittelstaedt G. Wie viele Intensivbetten sind erforderlich? Das Gesundheitswesen 2000; 62: 496–498

[40] Vincent L, Burchardi H. Do we need intermediate care units? Intensive Care Med 1999; 25: 1345: 100–109

[41] Volkert T, Hinder F, Ellger B et al. Changing from a specialized surgical observation unit to an interdisciplinary SICU can reduce costs and increase quality of treatment. Europ J Anaesth 2008; 25: 382–387

[42] Weiler Th, Schmitz JE, Baldering HJ et al. Entwicklung des Kerndatensatzes: Qualitätssicherung in der Intensivmedizin. Anästh Intensivmed 1998; 39: 316–326

[43] Weiss M, Marx G, Vagts DA et al. Personalbedarfsplanung in der Intensivmedizin im DRG-Zeitalter – ein neues leistungsorientiertes Kalkulationsmodell. Anästh Intensivmed 2008; 49: S 41–S 51

[44] Weissman C. Factors influencing changes in surgical ICU utilization. Crit Care Med 2000; 28: 1766–1771

[45] Wild C, Narath M. Evidenzbasierte Intensivbettenplanung. Intensivmed 2003; 40: 412–419. Im Internet: http://www.oeaw.ac.at/ita/ebene5/d2–2b23.pdf; Stand: 09.05.2011

Weiterführende Literatur

[46] Lawin P, Opderbecke HW. Organisation der Intensivmedizin. In: Lawin P (Hrsg.). Praxis der Intensivbehandlung. 6. Aufl. Stuttgart: Thieme 1994; 15–63

[47] Reis Miranda D, Williams A, Loirat P. Management of Intensive Care. Dordrecht: Kluwer Academic Publishers; 1990

[48] Reis Miranda D, Ryan DW, Schaufeli WB et al. Organisation and management of intensive care: A prospective study in 12 European countries. Berlin: Springer; 1998

Weiterführende Websites

[49] www.bundesaerztekammer.de (zur ärztlichen Weiterbildung)
[50] www.dgai.de
[51] www.divi-org.de
[52] www.esicm.org
[53] www.sccm.org

1.3 Kommunikation und Burn-out

H.-J. Hannich

1.3.1 Kommunikation mit kritisch Kranken

Zur Sicherung der Betreuungsqualität ist nicht nur eine hohe fachliche medizinisch-pflegerische Kompetenz erforderlich, sondern auch die Fähigkeit zur angemessenen Kommunikation mit dem Patienten. Angesichts seiner Belastungen müssen Form und Inhalt der Ansprache darauf abzielen,
- Halt und Sicherung sowie
- Orientierung und Struktur

zu vermitteln. Ein in dieser Hinsicht „passendes" Kommunikationsangebot wirkt emotional stabilisierend und fördert eine konstruktive Krankheitsverarbeitung [11].

Emotionale Präsenz des Behandelnden mit Übernahme von Hilfs-Ich-Funktionen

Der Helfer begegnet dem Kranken nicht nur aus der „objektivierenden" Perspektive seines medizinisch-pflegerischen Handelns. Eine einfühlende, emotional präsente Haltung ermöglicht ihm, das subjektive (Bedrohlichkeits-)Erleben des Patienten und mögliche Ursachen dafür nachzuvollziehen.

▶ **Hilfs-Ich.** Mit der partiellen Übernahme der Sichtweise seines Gegenübers wird der Behandelnde zu dessen Hilfs-Ich. Er übernimmt auf der Beziehungsebene eine „psychoprothetische" Funktion, analog zur Aufgabe der intensivmedizinischen Apparate im körperlichen Bereich, ausgefallene bzw. eingeschränkte Organfunktionen zu ersetzen bzw. zu kompensieren.

In der Hilfs-Ich-Funktion werden bei erkennbaren Ängsten und Sorgen die Nöte des Patienten in Worte gefasst und rückgemeldet. Durch die Verbalisierung wird ein Ventil zum Spannungsabbau geöffnet und die Situationsbewältigung unterstützt.

Zur Wahrung der Hilfs-Ich-Funktion gehört, dass der Schwerkranke – zumindest vorübergehend – durch Schaffung einer Privatsphäre die Möglichkeit zum Rückzug bekommt. Im Wechsel mit Anforderungsphasen dienen solche Abschnitte der Förderung von Ruhe und Erholung [1].

▶ **Kommunikative Grundregeln.** Die Durchführung der gewohnten Behandlungsmaßnahmen wird ergänzt von einfach zu befolgenden kommunikativen Grundregeln, mit denen der Patient das für ihn fremde Geschehen auf der Intensivstation einordnen kann. Das subjektive Gefühl der Kontrolle über die Situation wird verstärkt, Stresserleben gemindert.

Folgende Kommunikationsregeln sind zu beachten:
- Orientierende verständliche Ansprache:
  - Nach Einlieferung auf die Intensivstation wird mit dem Patienten in einfachen Sätzen wie: „Die Operation ist gut verlaufen. Sie sind jetzt auf der Intensivstation. Wir sind ständig bei Ihnen." Kontakt aufgenommen.
  - Die Behandelnden stellen sich mit Funktion und Namen vor – nicht nur, wenn ein Patient zum ersten Mal übernommen wird, sondern nötigenfalls zu Beginn einer jeden Schicht.
  - Der Patient wird mit seinem Namen angesprochen, ggf. verbunden mit einer körperlichen Kontaktaufnahme durch eine Initialberührung. Anhand der Berührungsgeste soll er die Anwesenheit eines anderen Menschen an seinem Krankenbett auch sinnlich erfahren.
  - Es erfolgt eine regelmäßige Information über Ort, Datum und Tageszeit sowie über das Geschehen um ihn herum. Die Patientenansprache erfolgt, auch wenn keine oder nur wenig Reaktionen vom Patienten ihm kommen. Im Zweifelsfall ist er eher als wahrnehmungs- und aufnahmefähig zu betrachten.
  - Benötigt der Kranke Brille, Kontaktlinsen oder Hörgerät, sind ihm diese Hilfsmittel zu beschaffen. Sie sind Voraussetzung für seine Orientierung und die Kommunikation mit ihm.
  - Dem beatmeten Patienten wird erklärt, dass er wieder sprechen kann, sobald die Trachealkanüle oder der Beatmungsschlauch entfernt sind.
  - Jede Verrichtung am Patienten muss angekündigt und ggf. erklärt werden. Er muss auf das vorbereitet werden, was bei der Durchführung der Maßnahmen mit ihm geschehen wird. Die einzelnen Behandlungsschritte werden handlungsbegleitend in Worte gefasst. Für seine Mitarbeit wird der Patient lobend bestätigt.
  - Gesprochen wird langsam und deutlich, in kurzen und einfachen Sätzen, in ruhiger, bestimmter Tonlage. Medizinische Fachbegriffe werden nach Möglichkeit in die Umgangssprache übersetzt.
- Zeichen verabreden:
  - Fragen werden so gestellt, dass der Patient – sofern er wach und ansprechbar ist – mit Kopfnicken oder Kopfschütteln antworten kann.
  - Durch das Angebot von Kommunikationshilfen (ABC-Reihen, Tafeln, elektronische Kommunikationsmittel) können dem Kranken eigene Äußerungen ermöglicht werden.

1.3.2 Kommunikation mit den Angehörigen

Die Gegenwart von Angehörigen auf der Intensivstation ist oft wünschenswert, da ihre Anwesenheit eine psychische Stabilisierung des Patienten erst ermöglicht. Zudem können sie für eine individuelle Therapie und Pflege wichtige Informationen zur Person des Kranken liefern. Dennoch bleiben sie selbst Betroffene der Situation. Sie befinden sich aufgrund der lebensbedrohlichen Erkrankung ihres Familienmitglieds in einer Ausnahmesituation, in der sie sich hilflos und für Außenstehende möglicherweise unangemessen verhalten.

▶ **Strukturierte Besprechungen.** Besonders belastet sind Angehörige, deren Patient auf der Intensivstation verstirbt. Für sie ist es wichtig, in dem Prozess der Auseinandersetzung mit dieser Situation begleitet zu werden. Hierzu dienen „*strukturierte Besprechungen*" gemäß den VALUE-Regeln [11, 1]:
- *Value*: Fragen und Einlassungen von Angehörigen werden ernst genommen.
- *Acknowledge*: Emotionen werden anerkannt.
- *Listen*: Es wird offen zugehört.
- *Understand*: Fragen zur Person des Patienten schaffen ein besseres Bild von ihm.
- *Elicit*: Angehörige werden zu Fragen ermuntert.

Trauer zulassen

Nach dem Eintritt des Todes sollte den Hinterbliebenen Gelegenheit gegeben werden, in einem geschützten Raum den Gefühlen freien Lauf zu lassen.

Rückkehr in die Normalität ebnen

Nach der ersten Trauerreaktion sollte die Rückkehr in die normale Situation geebnet werden. Wenn Angehörige es wünschen, können sie den Verstorbenen nochmals sehen. Sonst ist zu klären, welche anderen Familienmitglieder herbeizurufen sind. Falls gewünscht, sollte am gleichen oder nächsten Tag nochmals mit dem Arzt gesprochen werden können.

In einer kontrollierten Studie [1] zeigte sich, dass ein solches Vorgehen den Angehörigen versterbender Patienten die Bewältigung des drohenden Verlusts deutlich erleichterte.

1.3.3 Kommunikation im Team

Die Arbeitsbedingungen für das Personal auf der Intensivstation sind durch eine Vielzahl von Belastungsfaktoren geprägt. Sie resultieren einmal aus arbeitstechnisch-organisatorischen Faktoren wie Schichtarbeit, Zeitdruck und Personalmangel. Hinzu treten für die Intensivstation spezifische Belastungsmomente wie [2]:
- Forderung an das Personal nach ständiger Aufmerksamkeit und Notfallbereitschaft,
- Übernahme hoher Verantwortung,
- mangelnde Erfolgserlebnisse bedingt durch entweder baldige Verlegung des Patienten von der Station oder seinem Versterben, sodass das kontinuierliche Miterleben des Heilungsverlaufs verloren geht,
- interprofessionelle Spannungen aufgrund von Zielkonflikten zwischen Medizin und Pflege,
- ethische Konflikte bei der Entscheidungsfindung,
- Gespräche mit belasteten Angehörigen.

▶ **Burn-out.** Das Bündel an Belastungsfaktoren bewältigt das Personal in der Regel durch Formen der inneren Distanzierung (z. B. durch Verleugnung, Flucht in die Aktivität, Versachlichung, Kontaktverminderung). Kurzfristig erhält es damit seine Handlungsfähigkeit. Langfristig jedoch fördern diese Strategien das Risiko für eine Burn-out-Symptomatik. Warnzeichen für eine solche Entwicklung sind [2, 8, 5]:
- Insuffizienzgefühle und eine kritisch-resignative bzw. zynische Einstellung zur Tätigkeit,
- Vereinzelung von Mitarbeitern,
- emotionale Erschöpfung, chronische Müdigkeit und Arbeitsunlust mit „innerer Kündigung",
- erhöhte Rate an Krankmeldungen und Personalfluktuation,
- „Schwelbrände" im Team mit latenter Opposition und Machtkämpfen.

▶ **Wir-Gefühl.** Der beste Schutz gegen Burn-out besteht in einem guten affektiven Klima des Teams („Wir-Gefühl"), das dem Einzelnen Rückhalt bei der Bewältigung der Arbeitsanforderungen bietet.

Für die Entstehung eines Wir-Gefühls kommt den Leitungsfunktionen eine besondere Verantwortung zu. Neben Fachkompetenz müssen sie über Fähigkeiten zur Personalführung und Teamentwicklung verfügen.

> **Merke**
> An die Stelle einer aus motivationspsychologischer Sicht kontraproduktiven Kommandostruktur von oben nach unten muss ein Leitungsstil treten, der die Aufgabe und die Person, die sie durchführen soll, im Auge hat [3].

Führungskompetenzen

Die im Folgenden aufgeführten Führungskompetenzen des Vorgesetzten sind gefragt [6].

▶ **Führen über Zielvereinbarungen.** Bei der Festlegung *persönlicher Entwicklungsziele* geht es um die Förderung spezieller Qualifikationen für Mitarbeiter durch Fortbildungsangebote. Der Entwicklung von *Innovationszielen* dient der Austausch mit den Teammitgliedern über gemeinsam umzusetzende Projekte zu Verbesserung der Behandlungsqualität (Beispiel: Umsetzung eines pflegerischen Schmerzstandards auf der Station).

▶ **Motivierung durch Anreize.** Sie kann auf vielfache Weise geschehen (z. B. durch Zulagen für besondere Leistungen oder Aufgabenanreize wie Möglichkeiten der Fort- und Weiterbildung). Bedeutsam ist eine „Kommunikation auf Augenhöhe". Sie vermittelt die Wertschätzung, dass der andere mit seinen Möglichkeiten und Kompetenzen einen wichtigen Beitrag zum Gelingen des Ganzen leistet. Der Vorgesetzte schafft auf diese Weise eine durch „Hoffnung auf Erfolg" geprägte intrinsische und damit positive Leistungsmotivation.

▶ **Sachgerechtes Anweisen.** Es gehört zu den Pflichten und zu den Rechten des Vorgesetzten, Anweisungen zu geben. Bei deren Vermittlung sollte auf folgende Merkmale geachtet werden:
- unmissverständliche Anweisung, wer der Adressat ist, der bis wann was zu tun hat,
- bei ungewöhnlichen Anweisungen sollte eine kurze Begründung mitgegeben werden,
- klare und deutliche Formulierung der Anweisung, wobei der Gesprächston freundlich und verbindlich bleibt,
- durch Nachfragen wird das Verständnis des anderen gesichert,
- Berücksichtigung des „Primacy"- bzw. „Recency"-Effekts bei der Informationsvermittlung: Da zuerst angesprochene (Primacy-Effekt) bzw. zuletzt genannte (Recency-Effekt) Inhalte besonders gut behalten werden, wird Wichtiges an den Anfang oder an das Ende der Anweisung gesetzt.

Aus anderen hoch technischen Sparten wie z. B. der Luftfahrt ist bekannt, dass solche eingeübten Rituale der Informationsweitergabe zur Reduktion der Fehlerquote durch menschliches Versagen unverzichtbar sind [9]. Sie gehören demnach auch in die Intensivbehandlung.

▶ **Angemessene Rückmeldung geben.** Die Beachtung von Kritikregeln aus der Kommunikationspsychologie fördert ein Feedback, das nicht verurteilt, sondern zur Verhaltensänderung ermutigt. Zu diesem Zwecke muss es:
- Konkret beschreiben: Fehlverhalten wird ohne Bewertungen oder pauschale Eigenschaftszuschreibungen wie Faulheit, Unpünktlichkeit dargestellt. Die Wirkungen des Fehlverhaltens, z. B. Mehrbelastung anderer Kollegen, Imageverlust der Abteilung etc. werden angesprochen.
- Konstruktiv anregen: Kritik ist nur sinnvoll, wenn es Alternativen zum Fehlverhalten gibt. Diese müssen ggf. mit dem Mitarbeiter erarbeitet werden.
- Möglichkeit zur Stellungnahme des anderen einräumen.

- Gesprächsdisziplin (wie den anderen ausreden lassen, sich nicht rechtfertigen oder verteidigen) einhalten.

Diese Regeln gelten für alle am Kritikgespräch Beteiligten.

▶ **Delegation von Aufgaben.** Auf der Intensivstation ist die Delegation von Aufgaben eine heikle Angelegenheit, insbesondere, wenn es um die Übernahme medizinischer Aufgaben durch die Pflege geht. Pflegende können in dieser Hinsicht sehr empfindlich reagieren, v. a. wenn sie auf die Eigenständigkeit ihres Berufs pochen. Delegiert der Arzt nun medizinische Aufgaben, kann sich der andere im schlimmsten Falle zum Handlanger degradiert und von den eigenen Aufgaben abgehalten fühlen. Die Frustration wird dann an den Delegierenden zurückgegeben. Delegation will also gelernt sein. Hierzu einige Regeln:
- Beschreibung der Hintergründe für die Delegation und Erfragen der Bereitschaft, die Aufgabe zu übernehmen,
- Eingrenzung der Aufgabe und des Zeitraums, für den sie erledigt wird,
- Nennung von Ansprechpartnern bei Problemen,
- nicht in das Arbeitsverhalten „hineinregieren" bzw. nur in Notfällen eingreifen,
- Bilanzierung mit dem Mitarbeiter, wie die delegierte Aufgabe bewältigt wurde,
- auch bei Fehlern des Mitarbeiters die Verantwortung übernehmen.

▶ **Schaffen eines Gesprächsraums zum wechselseitigen Austausch.** Hierzu eignen sich Gruppenbesprechungen in Form von Team- und Fallbesprechungen. Sie können bei richtiger Planung den Informationsfluss zwischen den Mitarbeitern verbessern. Auch können anstehende Entscheidungen auf eine breite Basis gestellt werden. Ihre Umsetzung in die Praxis ist umso deutlicher gesichert, je mehr sich jeder am Entscheidungsprozess beteiligt sieht und sich mit dem Ergebnis identifiziert.

Zudem bieten Gruppengespräche Gelegenheit, sich über Belastungen der Arbeit auszutauschen, sich gegenseitigen Schutz vor Überbeanspruchung zu geben und auf diese Weise der Gefährdung durch Burn-out vorzubeugen.

▶ **Geeignete Personalauswahl treffen.** In Anbetracht des Anforderungsprofils an das Intensivbehandlungspersonal ist bei der Personalauswahl die persönliche Eignung von Bewerbern für diese Tätigkeit zu prüfen. Wenn möglich, sollte nicht nur fachliche Kompetenz, sondern auch das Ausmaß an Kontakt-, Entscheidungs- und Lernfähigkeit, an Frustrationstoleranz sowie an positiv-bejahender Grundeinstellung zum Beruf zum Auswahlkriterium werden.

Die beschriebenen Führungskompetenzen sind für die Qualität der Organisationskultur auf der Intensivstation hoch bedeutsam. Sie haben das Ziel einer befriedigenden und zielgerichteten Kommunikation zwischen der Leitung und den Mitarbeitern bzw. innerhalb der Arbeitsgruppe. Sie wirken sich positiv auf die Teamentwicklung aus, dienen der Burn-out-Prophylaxe und tragen über die Steigerung der Arbeits- und Betreuungseffektivität zur Behandlungsqualität auf der Intensivstation bei.

Kernaussagen

Kommunikation mit kritisch Kranken
Zur Situationsbewältigung benötigt der kritisch Kranke Kommunikationsangebote, die auf seine Bedürfnislage zugeschnitten sind. Das Behandlungsteam kann durch die Befolgung einfacher kommunikativer Grundregeln den Patienten unterstützen, das Geschehen auf der Intensivstation besser einzuordnen, das Gefühl von Vertrauen und Sicherheit (rück-)zugewinnen sowie innere Spannungen abzubauen.

Kommunikation mit Angehörigen
Angehörige können für schwerkranke Patienten eine wichtige psychologische Hilfe sein. Dazu bedürfen sie einer psychologischen angemessenen Führung durch das Team auf der Intensivstation. Hinterbliebene Angehörige als besonders stark belastete Gruppe müssen in ihren Trauerreaktionen begleitet werden.

Kommunikation im Team
Das Personal auf der Intensivstation ist durch die vielfältigen Anforderungen seiner Tätigkeit gefordert. Zur Vermeidung von Überforderung mit Burn-out als Endzustand sind Maßnahmen zur Teamförderung notwendig. Die Leitungsebene der Intensivstation hat die Aufgabe, durch mitarbeiterorientierte Führungskompetenzen diese Entwicklung zu unterstützen.

Literatur

[1] Azoulay E, Pochard F, Chevret S et al. Meeting the needs of intensive care unit patient families: a multicenter study. Am J Respir Crit Care 2001; 163: 135
[2] Bell RB, Davison M, Sefcik D. A first survey. Measuring burnout in emergency medicine physician assistants. JAAPA 2002; 15: 40–52
[3] Boumans N, Landeweerd J. Leadership in the nursing unit: relationships with nurses' well-being. J of Adv Nurs 1993; 18: 767–775
[4] Fenner E. Psychosomatische Forschungen in Intensivstationen – Ein Überblick. Psychother Psychosom Med Psych 2001; 51: 27–45
[5] Herrschbach P. Stress im Krankenhaus – Die Belastungen von Krankenpflegekräften und Ärzten/Ärztinnen. Psychother Psychosom Med Psych 1991; 41: 176–186
[6] Hoefert HW. Kommunikation mit Mitarbeitern. In: Hoefert HW, Hellmann W, Hrsg. Kommunikation als Erfolgsfaktor im Krankenhaus. Heidelberg: Economica; 2008: 233–270
[7] Janssen U, Graf J. Das Unfassbare verstehen: Kommunikation mit Angehörigen von sterbenden Patienten auf der Intensivstation. Intensivmed 2007; 44: 325
[8] Kinzl JF, Trawger C, Biebl W et al. Burnout und Belastungsstörungen bei Intensivmedizinern. Dtsch med Wochenschr 2006; 131 (44): 2461–2464
[9] Nadler DA, Gerstein MS. Das Design von Hochleistungs-Arbeitssystemen – die Organisation von Menschen, Arbeit, Technik und Information. In: Nadler DA, Gerstein MS, Shaw, RS, Hrsg. Organisationsarchitektur. Frankfurt; 1994: 115–136
[10] Nydahl P, Bartoszek G. Basale Stimulation. Neue Wege in der Pflege Schwerkranker. München: Urban & Fischer; 2003: 4
[11] Shilling V, Jenkins V, Fallowfield L. Factors affecting patient and clinician satisfaction with the clinical consultation: can communication skills training for clinicians improve satisfaction? Psychooncology 2003; 12: 599–611
[12] Wasser T, Matchett S, Ray D et al. Establishing reliability and validity of the critical care family satisfaction survey. Crit Care Med 2001; 29: 192–196

1.4 Rechtliche Grundlagen der Intensivmedizin

E. Biermann

1.4.1 Behandlungsfehler

Auch in der Intensivmedizin (Intensivtherapie/Intensivüberwachung) gelten die allgemeinen arzthaftungsrechtlichen Grundsätze, die an anderer Stelle bereits ausführlich dargestellt wurden [6, 8]: Der Arzt haftet für Behandlungsfehler sowie für sog. verbotene ärztliche Eigenmacht, d. h. für ärztliche Maßnahmen, in die der Patient oder sein Vertreter nicht wirksam eingewilligt hat.

Zur zivilrechtlichen Haftung und/oder strafrechtlichen Verantwortung führt ein schuldhafter (vorsätzlicher oder fahrlässiger, auch leicht fahrlässiger) Verstoß gegen die zum Zeitpunkt der Behandlung geltenden Leistungs- und Sorgfaltsstandards des Fachgebiets, der für einen Schaden des Patienten ursächlich wurde.

Zu den Behandlungsfehlern gehören auch Mängel in der interdisziplinären Kooperation und Kommunikation.

1.4.2 Einwilligungs-/Aufklärungsmangel

Zur zivilrechtlichen Haftung und/oder strafrechtlichen Verantwortlichkeit kann aber auch eine erfolgreiche Behandlung führen, wenn sie nicht von einer wirksamen Einwilligung des Patienten oder seines gesetzlichen Vertreters gedeckt ist. An der Wirksamkeit der Einwilligung fehlt es meist infolge von Aufklärungsfehlern, wobei jedoch die Dringlichkeit der Maßnahme den Umfang insbesondere der Risikoaufklärung reduziert. In der Intensivmedizin ergeben sich v. a. Probleme mit der Einwilligung bei der Behandlung von nicht einwilligungsfähigen, z. B. bewusstlosen Patienten.

Strukturqualität

Nach § 39 Abs. 1 Satz 3 SGB V umfasst die Krankenhausbehandlung „im Rahmen des Versorgungsauftrags des Krankenhauses alle Leistungen, die im Einzelfall nach Art und Schwere der Krankheit für die medizinische Versorgung der Versicherten im Krankenhaus notwendig sind, insbesondere ärztliche Behandlung (§ 28 Abs. 1), Krankenpflege, Versorgung mit Arznei-, Heil- und Hilfsmitteln, Unterkunft und Verpflegung".

Das heißt zugleich, dass der Krankenhausträger im Rahmen des Versorgungsauftrags verpflichtet ist, die notwendige Infrastruktur in sachlich-apparativer wie personeller Hinsicht zur Verfügung zu stellen.

Rechtlich ist festzuhalten: Auch unter dem Aspekt des Wirtschaftlichkeitsgebots hat der Krankenhausträger eine ausreichende Strukturqualität sicherzustellen. Dies hat der BGH im sogenannten zweiten Parallelnarkoseurteil (BGH, NJW 1985, 2189 ff.; [24]) deutlich herausgestellt:

„Er (*gemeint: der Krankenhausträger, Anm. d. Verf.*) versprach dem einzelnen Patienten ... bei der Aufnahme in die Klinik eine dem damaligen Standard ... entsprechende ärztliche Behandlung, obwohl er in der Anästhesieabteilung nicht die erforderliche personelle Ausstattung zur Verfügung hatte. Er war unter solchen Umständen verpflichtet, organisatorisch Sorge dafür zu tragen, dass in jedem Fall eine ordnungsgemäße Narkose und deren Überwachung gewährleistet war ... Zum Schutz der Patienten ... hätte der Krankenhausträger dafür Sorge tragen müssen, dass in seiner Klinik nur Operationen ausgeführt wurden, die anästhesiologisch ordnungsgemäß betreut werden konnten. ... (*Er hätte*) ... notfalls auf eine Ausweitung der chirurgischen Abteilung verzichten und weiter anordnen müssen, dass nach Erschöpfung der jeweils vorhandenen Kapazität die Patienten an andere Krankenhäuser zu verweisen seien ..."

Über den unmittelbar angesprochenen personellen Bereich hinaus gelten die Aussagen des Bundesgerichtshofs für alle anderen Mängel in der Infrastruktur gleichermaßen. Es ist Aufgabe der leitenden Ärzte, den Krankenhausträger auf erkannte Mängel, vorsorglich aus Beweissicherungsgründen in schriftlicher Form und ggf. wiederholt, hinzuweisen, selbst wenn dies bei einem Zwischenfall, der auf Mängeln in der Infrastruktur beruht, zivilrechtlich keine Entlastung bedeutet und auch vor einem strafrechtlichen Ermittlungsverfahren nicht schützt, bezüglich eines möglichen arbeitsrechtlichen Regresses des Krankenhausträgers aber eine Rolle spielt (zum arbeitsrechtlichen Regress siehe [4]).

Interdisziplinäre Kooperation und Kommunikation

In der interdisziplinären Intensivmedizin gelten die von Weißauer auf das Gebiet der Medizin übertragenen Grundsätze der strikten Arbeitsteilung und der Vertrauensgrundsatz, ergänzt durch die Verpflichtung, die gegenseitigen Maßnahmen aufeinander abzustimmen.

Nach dem Grundsatz strikter Arbeitsteilung ist jeder Fachvertreter für sein Aufgabengebiet rechtlich und fachlich selbstständig und eigenverantwortlich, ohne Überwachungs- und Weisungsrechte eines fremden Fachvertreters, zuständig. Der Vertrauensgrundsatz ergänzt, dass der jeweilige Fachvertreter auch darauf vertrauen darf, dass sein Partner aus dem anderen Fachgebiet seine Aufgaben mit der gebotenen Sorgfalt wahrnimmt. Dies setzt allerdings voraus, dass jeder die ihm zukommenden Aufgaben kennt. Die Aufgaben des jeweiligen Fachgebiets ergeben sich einmal aus dem Inhalt der Weiterbildung, sodann aus interdisziplinären Vereinbarungen und/oder konkreten Absprachen vor Ort. Interdisziplinäre Vereinbarungen zwischen den Fachgebieten sind zwar nicht wie ein Gesetz allgemein verbindlich, werden von der Rechtsprechung bei der Beurteilung eines Zwischenfalls aber als die Leistungs- und Sorgfaltsstandards der Fachgebiete herangezogen. Die interdisziplinären Vereinbarungen gelten jedoch nur subsidiär, d. h., sie sind abweichenden Vereinbarungen vor Ort nachrangig.

> **Merke**
>
> Es ist wichtig, die Verantwortlichkeit in Überschneidungszonen eindeutig zu regeln. Der sog. negative Kompetenzkonflikt, in dem jeder Fachvertreter den jeweils anderen für zuständig hält, aber keiner handelt und der Patient dadurch zu Schaden kommt, kann zur Haftung aller beteiligten Fachvertreter führen. Schnittstellen sind durch klare und dokumentierte Absprachen über die Verantwortlichkeiten unter Beachtung der Fachgebietsgrenzen zu regeln.

Vorgehen bei Meinungsverschiedenheiten

Interdisziplinäre Vereinbarungen regeln, wie bei Meinungsverschiedenheiten zwischen Anästhesist und Operateur zu verfahren ist. Danach entscheidet anlässlich eines operativen Eingriffs der Operateur verbindlich über Zeitpunkt, Art und Umfang des operativen Eingriffs. Hat der Anästhesist aus der Sicht seines Fachgebiets hiergegen Bedenken, trägt er diese Kontraindikation dem Operateur vor, der sie abzuwägen hat. Bleibt der Operateur trotz der vom Anästhesisten mitgeteilten – und stichwortartig dokumentierten – Bedenken bei seiner Entscheidung, ist der Anästhesist hieran in den Grenzen des Vertrauensgrundsatzes gebunden. Die fachliche und rechtliche Verantwortung für die sach-

1.4 Rechtliche Grundlagen der Intensivmedizin

gerechte Abwägung der ihm mitgeteilten Umstände trägt indes der Operateur [3, 12].

Zu diesen Kontraindikationen aus anästhesiologischer Sicht kann die fehlende Möglichkeit gehören, den Patienten auf der Intensiveinheit entweder überhaupt – etwa wegen Überbelegung – oder mangels ausreichender apparativer bzw. personeller Ausstattung ausreichend zu betreuen.

Gemeinsame Empfehlungen zur Ausstattung und Organisation interdisziplinärer operativer Intensiveinheiten

Auch auf interdisziplinär-operativen Intensiveinheiten (IOI), die unter der ärztlich-organisatorischen Leitung des Anästhesisten stehen, bleiben die Fachgebietsgrenzen unberührt. Jeder beteiligte Arzt ist nur im Rahmen seines Fachgebiets für die Behandlung zuständig. Mehrere an der Behandlung beteiligte Fachvertreter müssen sich abstimmen, insbesondere dann, wenn die Maßnahmen sich wechselseitig beeinflussen oder gar unverträglich sind (BGH, MedR 1999, 321). Werden Maßnahmen jenseits der Grenzen seines Fachgebiets notwendig, muss der fachlich zuständige Arzt – von Eil- und Notmaßnahmen abgesehen – hinzugezogen werden. Der Anästhesist ist zuständig für die Aufrechterhaltung, Überwachung und ggf. Wiederherstellung vitaler Funktionen, der Operateur für die Versorgung des Grundleidens. Dies gilt für die Kooperation mit den Internisten auf gemeinsamen Intensiveinheiten entsprechend.

In gemeinsamen Empfehlungen nehmen die Deutsche Gesellschaft für Anästhesiologie und Intensivmedizin und der Berufsverband Deutscher Anästhesisten mit der Deutschen Gesellschaft für Chirurgie und dem Berufsverband der Deutschen Chirurgen zu Fragen der Leitung und der Organisation einer IOI Stellung. Vor dem rechtlichen Hintergrund der oben beschriebenen Teilbarkeit der Verantwortung wird deutlich hervorgehoben, dass die intensivmedizinische Behandlung und die Behandlung des Grundleidens eine gemeinsame Aufgabe der beteiligten Fachgebiete darstellt, die damit betrauten Ärzte sind mitbehandelnde Ärzte, nicht bloß „Konsiliarärzte".

Es finden sich auch Hinweise zur Konfliktlösung, da auch bei optimaler Kooperation Interessenskonflikte nicht auszuschließen sind.

> **Merke**
>
> Es gilt der Grundsatz, dass über die im konkreten Fall zu treffenden medizinischen Maßnahmen im Bereich des Grundleidens der Vertreter des operativen Faches und im Bereich der Intensivtherapie der Leiter der IOI zu entscheiden hat. Kann kein Konsens erreicht werden, ist hausintern festzulegen, wer den Stichentscheid trifft. Deutlich unterstrichen wird, dass derjenige, der die Entscheidung trifft, dafür auch die volle ärztliche und rechtliche Verantwortung trägt.

Die Empfehlungen nehmen auch Stellung zur Verantwortung für die Aufnahme der Patienten auf die IOI und die Rückverlegung auf die Normalstation: Über die Aufnahme der Patienten von der Normaleinheit auf die IOI entscheiden die operativen Fächer, allerdings im Einvernehmen mit dem Leiter der IOI. Über die Rückverlegung der Patienten von der IOI entscheidet der Leiter der IOI im Einvernehmen mit dem Behandler des Grundleidens (Anästh Intensivmed 2007; 48: 230 – 232).

Eine gemeinsame Empfehlung der Deutschen Gesellschaft für Anästhesiologie und Intensivmedizin und des Berufsverbands Deutscher Anästhesisten sowie der Deutschen Gesellschaft für Innere Medizin und der Deutschen Gesellschaft für internistische Intensivmedizin und Notfallmedizin zur Organisation der Intensivmedizin folgte (Anästh Intensivmed 2007; 48: 431 – 432).

Delegation ärztlicher Leistungen in der Intensivmedizin

Auch in der Intensivmedizin gilt der Grundsatz, dass es weder fachlich noch rechtlich erforderlich ist, dass der behandelnde Arzt alles, was zur Durchführung intensivmedizinischer Maßnahmen notwendig ist, eigenhändig vornimmt. Wie der Bundesgerichtshof (BGH; NJW 1975, 2245) festgestellt hat, dürfen Maßnahmen, die nicht „gerade dem (Fach-)Arzt eigene Kenntnisse und Kunstfertigkeiten" voraussetzen, an qualifiziertes nichtärztliches Personal delegiert werden. Doch darf mit der Delegation keine Risikoerhöhung für den Patienten verbunden sein. Deshalb hat der Arzt die Modalitäten der Delegation – Handeln unter direkter ärztlicher Aufsicht oder nicht, konkrete oder allgemeine ärztliche Anordnung (Standardprozeduren), Art der delegierten Tätigkeiten (technische Schwierigkeit, Potenz der Medikamente), Zustand des Patienten sowie Art und Schwere der Grund- und Begleiterkrankungen, Qualifikation des Delegaten (individuelle Kenntnisse und Fertigkeiten) – zu überprüfen.

In einer Entschließung „Ärztliche Kernkompetenz und Delegation in der Intensivmedizin" haben die Deutsche Gesellschaft für Anästhesiologie und Intensivmedizin und der Berufsverband Deutscher Anästhesisten im Jahr 2007 Details festgelegt (Anästh Intensivmed 2008; 49: 52 – 53).

1.4.3 Einwilligung und Aufklärung

Die medizinische Indikation allein reicht zur Rechtfertigung medizinischer Eingriffe in die Körperintegrität des Patienten nicht aus. Es gibt kein selbstständiges, vom Willen des Patienten unabhängiges Behandlungsrecht des Arztes.

Das Erfordernis, dass die ärztliche Behandlung neben der medizinischen Indikation zu ihrer Rechtfertigung der Einwilligung des Patienten bedarf, soll das im Grundgesetz garantierte Selbstbestimmungsrecht des Patienten wahren.

Verweigert der einsichtsfähige, um die Konsequenzen seiner Entscheidung wissende Patient die Einwilligung (Informed Refusal), muss auch eine vital indizierte Behandlung unterbleiben. Eine Ausnahme macht die Rechtsprechung bei Suizidanten. Bei diesen bleibt der Arzt zur Behandlung verpflichtet (BGH, MedR 1985, 40: Grenzfall „Dr. Wittig"; dazu [22], einschränkend Staatsanwaltschaft München, Verfügung vom 30.07.2010 – Az. 125 Js 11 736/09, MedR 2011, 29: 291 – 293).

Dies gilt im Grundsatz auch in der Intensivmedizin. Auch der vital indizierte, notwendige/dringende Eingriff bedarf der Einwilligung des Patienten, die rechtswirksam nicht notwendigerweise schriftlich, sondern auch mündlich und unter Umständen stillschweigend durch konkludentes Handeln erteilt werden kann (zur mutmaßlichen Einwilligung später). Aus Gründen der Beweissicherung ist aber dringend zur Dokumentation der Einwilligung zu raten.

Selbstbestimmungsaufklärung

Eine selbstbestimmte, wirksame Entscheidung über die Erteilung oder Versagung der Einwilligung in eine ärztliche Maßnahme setzt voraus, dass der Patient die für seine Entscheidung wesentlichen Umstände kennt. Es ist Aufgabe des bzw. der behandelnden Ärzte jeweils aus der Sicht seines/ihres Fachgebietes, dem Patienten die maßgeblichen Umstände im Rahmen der Selbstbestimmungsaufklärung zu vermitteln.

Eine Einwilligung ohne ausreichende und rechtzeitige Aufklärung des Patienten ist unwirksam. Dies hat zur Folge – soweit auch eine mutmaßliche Einwilligung ausscheidet –, dass selbst die erfolgreiche Behandlung, in die der Patient aber nicht oder nicht wirksam eingewilligt hat, im juristischen Sinn eine Körperverletzung ist, die zivil- und strafrechtliche Konsequenzen haben kann.

Wusste der Arzt, dass die Einwilligung fehlte oder unwirksam war, kann es sich zudem um eine vorsätzliche Tat handeln. Damit ist dann auch ein eventueller Haftpflichtversicherungsschutz gefährdet.

Die sog. Sicherungsaufklärung hat folgendes Ziel: Der Patient soll nach der Aufklärung in der Lage sein, abzuwägen, ob er das Risiko der Behandlung gegen das Risiko der Erkrankung austauschen will. Im Rahmen der Risikoaufklärung ist der Patient auf die schicksalhaften, durch Wahrung der ärztlichen Sorgfalt nicht sicher beherrschbaren Risiken hinzuweisen – eine Aufklärung über (mögliche) Behandlungsfehler, also nach Auffassung der Rechtsprechung beherrschbare Umstände, entlastet indes nicht.

Zu unterscheiden sind die allgemeinen und die eingriffsspezifischen, typischen Risiken.

Bei allgemeinen Risiken, die bei jedem oder einer Vielzahl von Eingriffen auftreten, geht die Rechtsprechung davon aus, dass darüber nicht aufgeklärt werden muss, weil vorausgesetzt werden kann, dass diese dem Patienten bekannt sind. Umso strenger sind aber die Anforderungen der Rechtsprechung, insbesondere an Intensität und Umfang der Aufklärung über die eingriffsspezifischen, typischen Risiken, die dem Patienten unbekannt sind und die, wenn sie sich verwirklichen, den Patienten in seiner Lebensführung nachhaltig beeinträchtigen. Auf die Details der Aufklärung kann hier nicht näher eingegangen werden, sie sind an anderer Stelle ausführlicher dargestellt [7,21].

Insbesondere für die Intensivbehandlung ist aber wichtig: Die Rechtsprechung macht die Intensität der Aufklärung auch von der (zeitlichen) Dringlichkeit der Behandlung abhängig. Ist ein sofortiger Eingriff zur Rettung des Patienten geboten, tendiert die Risikoaufklärung gegen Null. Ist das Leben des Patienten bedroht, wenn er nicht sofort behandelt wird, so der BGH, „braucht der Arzt mit der Einwilligung nicht viel Umstände" zu machen (BGHSt 12, 379; siehe auch BGH, NJW 1984, 1397 ff.).

Einsichts- und Willensfähigkeit des Patienten

Voraussetzung für die Wirksamkeit der Einwilligung ist zudem, dass der Patient einsichts- und willensfähig ist, also in der Lage, eine selbstbestimmte Entscheidung zu treffen. Dazu muss er Art und Bedeutung der ihm vom Arzt erläuterten Behandlungsmaßnahme erfassen und in der Lage sein, das Für und Wider und die Bedeutung des Eingriffs für sein weiteres Leben abzuwägen. Sofern keine anderen Anhaltspunkte vorliegen, kann der Arzt grundsätzlich davon ausgehen, dass ein volljähriger (geschäftsfähiger) Patient auch einsichts- und willensfähig ist.

Die Einwilligungsfähigkeit ist nach herrschender Auffassung (OLG Hamm, NJW 1998, 3424, sieht dies allerdings anders) aber nicht identisch mit der bürgerlich-rechtlichen Geschäftsfähigkeit, die unbeschränkt mit Vollendung des 18. Lebensjahrs einsetzt. Während Kinder bis zur Vollendung des 14. Lebensjahrs im Allgemeinen als nicht willensfähig angesehen werden, muss der Arzt bei Jugendlichen zwischen dem 14. und 18. Lebensjahr die Einwilligungsfähigkeit, d. h. die individuelle, psychosoziale Reife des Minderjährigen, beurteilen. Bleiben Zweifel an der Einwilligungsfähigkeit des Minderjährigen, sollte der Arzt versuchen, die Entscheidung der Sorgeberechtigten, in der Regel der Eltern, herbeizuführen. Näher soll auf die Problematik der Einwilligung bei Kindern und Jugendlichen hier nicht eingegangen werden (genauer in [21]).

Nicht einsichts- und willensfähige Erwachsene

Nicht einsichts- und willensfähig ist z. B. der volljährige Patient, der aufgrund psychischer oder physischer Erkrankung nicht in der Lage ist, sich selbstbestimmt für oder gegen Therapiemaßnahmen auszusprechen, etwa das bewusstlose Unfallopfer, der bewusstlose bzw. sedierte Patient oder ein demenzieller Patient mit entsprechenden hirnorganischen Veränderungen.

Die Feststellung der Einwilligungsfähigkeit ist ärztliche Aufgabe: Ob der Patient einsichts- und einwilligungsfähig ist, muss der aufklärende Arzt überprüfen und, falls sich Zweifel ergeben, hierzu einen sachverständigen Fachvertreter (Psychiater/Psychologen) als Konsiliarius hinzuziehen [10, 26].

Betreuung und Betreuungsgericht

Können Volljährige ihre eigenen Angelegenheiten, hier also Entscheidungen über Heilmaßnahmen, nicht selbst wirksam treffen – und haben sie nicht durch eine Vorsorgevollmacht (dazu später) vorgesorgt – bedarf es der Bestellung eines *Betreuers* durch das Betreuungsgericht mit dem Wirkungskreis, über Behandlungsmaßnahmen zu entscheiden. Der Betreuer eines nicht einwilligungsfähigen Volljährigen wird vom Betreuungsgericht auf Antrag oder von Amts wegen bestellt, die behandelnden Ärzte können die Einrichtung eines Betreuungsverhältnisses beim Betreuungsgericht anregen.

Generell gilt: Da der Betreuer die Rechte des Patienten zu wahren hat, ist seine Entscheidung bei allen ärztlichen Maßnahmen einzuholen, über die an sich der Patient, Willensfähigkeit vorausgesetzt, zu entscheiden hätte. Dies setzt voraus, dass die Maßnahmen ohne Gefährdung für den Patienten bis zur Einholung der Entscheidung des Betreuers aufschiebbar sind. Der Betreuer ist dann auch Adressat der Aufklärung. Bestehen Zweifel, ob die Entscheidung des Betreuers dem Willen und den Interessen des Patienten entspricht, ist wegen des Verdachts des Fehlgebrauchs der eingeräumten Befugnisse das Betreuungsgericht einzuschalten, etwa dann, wenn der Betreuer die Einwilligung in eine notwendige Maßnahme ohne plausiblen Grund verweigert.

> **Merke**
>
> Kann der Patient seine Angelegenheiten selbst regeln, ist er in der konkreten Situation einwilligungsfähig, so kommt es auf seine, nicht auf die Entscheidung des Betreuers an. Die Betreuung ist dann eventuell aufzuheben.

BGB § 1904, Genehmigung des Betreuungsgerichts bei ärztlichen Maßnahmen

- (1) Die Einwilligung des Betreuers in eine Untersuchung des Gesundheitszustands, eine Heilbehandlung oder einen ärztlichen Eingriff bedarf der Genehmigung des Betreuungsgerichts, wenn die begründete Gefahr besteht, dass der Betreute aufgrund der Maßnahme stirbt oder einen schweren und länger dauernden gesundheitlichen Schaden erleidet. Ohne die Genehmigung darf die Maßnahme nur durchgeführt werden, wenn mit dem Aufschub Gefahr verbunden ist.
- (2) Die Nichteinwilligung oder der Widerruf der Einwilligung des Betreuers in eine Untersuchung des Gesundheitszustands, eine Heilbehandlung oder einen ärztlichen Eingriff bedarf der Genehmigung des Betreuungsgerichts, wenn die Maßnahme medizinisch angezeigt ist und die begründete Gefahr besteht, dass der Betreute aufgrund des Unterbleibens oder des Abbruchs der Maßnahme stirbt oder einen schweren und länger dauernden gesundheitlichen Schaden erleidet.

1.4 Rechtliche Grundlagen der Intensivmedizin

- (3) Die Genehmigung nach den Absätzen 1 und 2 ist zu erteilen, wenn die Einwilligung, die Nichteinwilligung oder der Widerruf der Einwilligung dem Willen des Betreuten entspricht.
- (4) Eine Genehmigung nach den Absätzen 1 und 2 ist nicht erforderlich, wenn zwischen Betreuer und behandelndem Arzt Einvernehmen darüber besteht, dass die Erteilung, die Nichterteilung oder der Widerruf der Einwilligung dem nach § 1901 a festgestellten Willen des Betreuten entspricht.
- (5) Die Absätze 1 bis 4 gelten auch für einen Bevollmächtigten. Er kann in eine der in Absatz 1 Satz 1 oder Absatz 2 genannten Maßnahmen nur einwilligen, nicht einwilligen oder die Einwilligung widerrufen, wenn die Vollmacht diese Maßnahmen ausdrücklich umfasst und schriftlich erteilt ist.

Die Einwilligung des Betreuers in therapeutische Maßnahmen bedarf nach § 1904 Abs. 2 BGB dann noch der Genehmigung des Betreuungsgerichts, wenn die begründete Gefahr besteht, dass der Betreute aufgrund der Maßnahme stirbt oder einen schweren oder länger dauernden gesundheitlichen Schaden erleidet, also v. a. bei Maßnahmen mit einem besonderen Risiko. Dasselbe gilt für das Unterlassen bzw. den Abbruch einer Maßnahme (§ 1904 Abs. 2 BGB).

Ist mit dem Aufschub der Maßnahme bis zur Einschaltung des Betreuungsgerichts jedoch Gefahr für den Patienten verbunden, bedarf die Einwilligung des Betreuers der Genehmigung durch das Betreuungsgericht nicht. Dies gilt jedoch nur im Fall eines Dissenses zwischen Betreuer bzw. Bevollmächtigtem und dem behandelnden Arzt. Sind sich die Beteiligten einig, dass das geplante Vorgehen dem in einer Patientenverfügung festgelegten oder sonst ermittelten Willen des Patienten entspricht, muss das Betreuungsgericht nicht eingeschaltet werden (§ 1904 Abs. 4, 5 BGB). Wird das Betreuungsgericht gleichwohl angerufen, so wird es im Wege eines „Negativattests" feststellen, dass eine Genehmigungsbedürftigkeit gemäß § 1904 Abs. 4 BGB nicht besteht (Landgericht [LG] Kleve, NJW 2010, 2666).

Fixierung des Patienten

Aber auch die Unterbringung des Betreuten durch den Betreuer, die mit einer Freiheitsentziehung verbunden ist, steht unter dem Vorbehalt der Genehmigung des Betreuungsgerichts (§ 1906 Abs. 2 BGB).

BGB § 1906, Genehmigung des Betreuungsgerichts bei der Unterbringung

- (1) Eine Unterbringung des Betreuten durch den Betreuer, die mit Freiheitsentziehung verbunden ist, ist nur zulässig, solange sie zum Wohl des Betreuten erforderlich ist, weil
  - aufgrund einer psychischen Krankheit oder geistigen oder seelischen Behinderung des Betreuten die Gefahr besteht, dass er sich selbst tötet oder erheblichen gesundheitlichen Schaden zufügt, oder
  - eine Untersuchung des Gesundheitszustands, eine Heilbehandlung oder ein ärztlicher Eingriff notwendig ist, ohne die die Unterbringung des Betreuten nicht durchgeführt werden kann und der Betreute aufgrund einer psychischen Krankheit oder geistigen oder seelischen Behinderung die Notwendigkeit der Unterbringung nicht erkennen oder nicht nach dieser Einsicht handeln kann.
- (2) Die Unterbringung ist nur mit Genehmigung des Betreuungsgerichts zulässig. Ohne die Genehmigung ist die Unterbringung nur zulässig, wenn mit dem Aufschub Gefahr verbunden ist; die Genehmigung ist unverzüglich nachzuholen.
- (3) Der Betreuer hat die Unterbringung zu beenden, wenn ihre Voraussetzungen wegfallen. Er hat die Beendigung der Unterbringung dem Betreuungsgericht anzuzeigen.
- (4) Die Absätze 1 – 3 gelten entsprechend, wenn dem Betreuten, der sich in einer Anstalt, einem Heim oder einer sonstigen Einrichtung aufhält, ohne untergebracht zu sein, durch mechanische Vorrichtungen, Medikamente oder auf andere Weise über einen längeren Zeitraum oder regelmäßig die Freiheit entzogen werden soll.
- (5) Die Unterbringung durch einen Bevollmächtigten und die Einwilligung eines Bevollmächtigten in Maßnahmen nach Absatz 4 setzt voraus, dass die Vollmacht schriftlich erteilt ist und die in den Absätzen 1 und 4 genannten Maßnahmen ausdrücklich umfasst. Im Übrigen gelten die Absätze 1 – 4 entsprechend.

Unterbringungsähnliche Maßnahmen bedürfen neben der Einwilligung des Betreuers der Genehmigung des Betreuungsgerichts dann, wenn dem Patienten „durch mechanische Vorrichtungen, Medikamente oder auf andere Weise über einen längeren Zeitraum oder regelmäßig die Freiheit entzogen werden soll" (§ 1906 Abs. 4 BGB).

Allerdings sind damit nur solche Maßnahmen gemeint, die konkret darauf abzielen, den Patienten an einer bewussten Fortbewegung im Sinne eines Freiheitsentzugs zu hindern. Nicht gedacht ist an Fixierungsmaßnahmen im Zusammenhang mit diagnostischen oder therapeutischen Eingriffen bei Patienten, die keinen aktuellen Fortbewegungswillen haben oder diesen aufgrund ihres Krankheitszustands ohnehin nicht realisieren können. Im Ergebnis dürfte deshalb die Notwendigkeit einer betreuungsgerichtlichen Genehmigung von Fixierungsmaßnahmen eher die Ausnahme sein.

Geht es aber bei der Fixierung um eine „ärztlich indizierte Freiheitsberaubung", sei es technisch, sei es medikamentös, dann gilt das Genehmigungserfordernis nur, wenn dem betreuten Patienten „über einen längeren Zeitraum oder regelmäßig" die Freiheit entzogen werden soll. Wie dieses Merkmal „über einen längeren Zeitraum" auszulegen ist, dazu gehen die Meinungen der Betreuungsgerichte auseinander. Die Bandbreite der Ansichten reicht von dem Hinweis, „längerfristig" sei schon dann gegeben, wenn die Maßnahme über einen Schichtwechsel hinaus andauert, bis zu der Auffassung, es müsse sich um „mehrere Tage" handeln. Auf Anfrage des Berufsverbands Deutscher Anästhesisten (BDA) teilte ein Gericht im Jahr 1994 mit [25]:

„Bei Fixierung des Patienten über eine längere Dauer (d. h. durchgehend) oder regelmäßig wiederkehrend (z. B. Fesselung immer, wenn der Betroffene die Nachtruhe stört, was sich aufgrund des bisherigen Verhaltens als Normalfall herauskristallisiert hat) ist eine Betreuung (Wirkungskreis: Anordnung von freiheitsentziehenden Maßnahmen) erforderlich. Der Betreuer benötigt die vormundschaftliche Genehmigung der Fixierung (u. a. § 1906 IV, II BGB). Als längerer Zeitraum wird die Dauer von mehr als 3 Tagen anzusehen sein.

Ich möchte noch darauf hinweisen, dass nach meiner Ansicht eine freiheitsentziehende Maßnahme (z. B. Anbringen eines Bettgitters) dann nicht vorliegt, wenn der Betroffene aufgrund seiner körperlichen Gebrechen nicht in der Lage ist, das Bett aus eigener Kraft zu verlassen, sondern auf fremde Hilfe angewiesen ist …"

Angesichts der nicht einheitlichen Praxis der Gerichte wird empfohlen, diesen Problemkreis in persönlichem Kontakt zwischen Ärzten und Betreuungsgericht bereits im Vorfeld zu besprechen. Wie der Verfasser aus eigener Erfahrung bestätigen kann, hat es sich für alle Beteiligten als vorteilhaft erwiesen, offene Fragen des Betreuungsrechts im Rahmen der Intensivmedizin im Vorfeld akuter Maßnahmen mit den zuständigen Betreuungsrichtern zu diskutieren, z. B. im Rahmen einer gemeinsamen Fortbildungsveranstaltung.

Verfahren in eiligen Fällen

Durch eine einstweilige Anordnung kann das Betreuungsgericht in eiligen Fällen einen vorläufigen Betreuer bestellen, vorausgesetzt, mit dem Aufschub der Behandlung für die Dauer des regulären Verfahrens ist eine Gefährdung des Patienten verbunden. Gilt es eine unmittelbar drohende Gefährdung für den Patienten abzuwehren und reicht die Zeit auch nicht für eine einstweilige Anordnung zur Bestellung eines vorläufigen Betreuers, kann das Betreuungsgericht nach § 1846 BGB über die Einwilligung in den operativen Eingriff einschließlich des dazu notwendigen Anästhesieverfahrens selbst entscheiden.

Mutmaßliche Einwilligung

Ist der Fall so dringlich, dass keine Zeit für die Bestellung eines Betreuers bleibt oder kann dessen Entscheidung nicht zeitgerecht herbeigeführt werden und kann auch eine unmittelbare Entscheidung durch das Betreuungsgericht nicht abgewartet werden, so hat der Arzt über die dringlichen, unaufschiebbaren Maßnahmen in sog. Geschäftsführung ohne Auftrag nach dem mutmaßlichen Willen des Patienten zu entscheiden.

Es ist Aufgabe des Arztes, im Rahmen der verbliebenen Zeit die auf den mutmaßlichen Willen des Patienten deutenden Umstände zu ermitteln. Dabei hat er, soweit zeitlich und tatsächlich möglich, die Angehörigen des Patienten – aber nur als sog. Auskunftspersonen – in die Ermittlungen einzubeziehen, um Hinweise auf die Persönlichkeit des Patienten, seine Einstellung und seine früheren Meinungsäußerungen zu erhalten (s. § 1901 b Abs. 2 BGB).

Auskünfte der Angehörigen bedürfen kritischer Interpretation, nicht nur deshalb, weil es sich um eine subjektive Darstellung handelt, sondern, wie die Praxis häufig zeigt, der Überlebenswille der Patienten bei lebensgefährlichen Erkrankungen oft viel stärker ist, als die Angehörigen, aber auch die Patienten selbst, angenommen haben. Oft bleibt auch zweifelhaft, ob und inwieweit sich die Patienten bei ihren früheren Meinungsäußerungen überhaupt zutreffende Vorstellungen von den Möglichkeiten der Intensivmedizin und ihrer eigenen Situation machen konnten. Im Zweifelfall gilt „in dubio pro vita", d. h. der Vorrang des Lebensschutzes, sodass die medizinisch indizierte Behandlung durchgeführt wird.

Vorausverfügungen des Patienten

Ist ein Patient vor einer Behandlung einwilligungsfähig und muss damit gerechnet werden, dass Folgeeingriffe notwendig werden, in die der Patient dann aber nicht mehr wirksam einwilligen kann, so sollte schon bei der Aufklärung zur Erlangung der präoperativen Eingriffseinwilligung auf diese (möglichen) Folgeeingriffe eingegangen und vorsorglich die Entscheidung respektive Einwilligung des Patienten eingeholt werden. So kann schon im Gespräch mit dem einwilligungsfähigen Patienten antizipativ Vorsorge für weitere Eingriffe getroffen werden.

Unabhängig davon kann der Patient aber selbst, ohne dass dafür zwingend vorherige ärztliche Aufklärung und Beratung notwendig sind, Vorsorge für den Fall treffen, dass er selbst zu einer Entscheidung über die ärztlichen Maßnahmen nicht mehr in der Lage sein sollte. In Betracht kommen die Vorsorgevollmacht, die Betreuungsverfügung und die inzwischen gesetzlich geregelte Patientenverfügung.

Vorsorgevollmacht

Mit einer Vorsorgevollmacht kann der Patient im Voraus für den Fall, dass er sich nicht mehr selbst verbindlich äußern kann, eine oder mehrere Personen seines Vertrauens bevollmächtigen, Entscheidungen an seiner statt mit bindender Wirkung zu treffen (§ 1904 Abs. 2 BGB).

Soweit der Patient durch die Vorsorgevollmacht Vorsorge getroffen hat, ist ein gerichtlich bestellter Betreuer für diesen Bereich nicht mehr erforderlich (§ 1896 BGB). Der Bevollmächtigte ist eigenverantwortlich tätig.

Eine nur mündlich erteilte Vollmacht ist wirksam, berechtigt den Bevollmächtigten aber nicht zu „gefährlichen Entscheidungen" bzw. zum Abbruch der Behandlung. Dazu bedarf es der Schriftform, die Vollmacht muss diese Maßnahmen ausdrücklich umfassen (§ 1904 Abs. 5 BGB). Ohne Vorlage einer schriftlichen Vollmacht wird sich der Bevollmächtigte zudem dem Arzt gegenüber nicht legitimieren können. Bestehen Zweifel an der Wirksamkeit der Vorsorgevollmacht, ist das Betreuungsgericht einzuschalten, das dann prüft, ob ergänzend eine Betreuung eingerichtet werden muss.

Seit März 2005 gilt die Verordnung über das zentrale Vorsorgeregister. Danach führt die Bundesnotarkammer ein zentrales Vorsorgeregister in gesetzlichem Auftrag und unter Rechtsaufsicht des Bundesministers der Justiz. Nunmehr können neben Notaren auch Privatpersonen auf unbürokratischem Wege ihre Vorsorgevollmacht über das Internet (www.vorsorgeregister.de) oder per Post an das Zentrale Vorsorgeregister bei der Bundesnotarkammer leiten. Damit soll dem individuellen Willen des Bevollmächtigenden mehr Geltung verschafft werden. Eine Abfrage ist allerdings nur den Betreuungsgerichten möglich. Eine Anfrage, ob überhaupt eine Vorsorgevollmacht von dem Betroffenen errichtet bzw. hinterlegt wurde, wird aber möglich sein. Die Abfrage von sonstigen, von privater Stelle errichteten Verzeichnissen, von denen es mittlerweile einige gibt, wird weder den Betreuungsgerichten noch den behandelnden Ärzten zumutbar noch generell praktikabel sein. Die datenschutzrechtlichen Aspekte derartiger Register sollen hier nicht weiter erörtert werden.

Betreuungsverfügung

Mit einer solchen Betreuungsverfügung richtet sich der Verfügende an das Betreuungsgericht und schlägt für den Fall der Notwendigkeit einer Betreuungsanordnung dem Gericht bereits jetzt die Person eines zu bestellenden Betreuers vor.

Anders als bei der Vorsorgevollmacht wird durch eine Betreuungsverfügung die Einschaltung des Betreuungsgerichts nicht vermieden. Der Verfügende will aber Einfluss auf die durch das Gericht auszuwählende Person des Betreuers nehmen. Den Umfang der Befugnisse des Betreuers bestimmt das Gericht, das den Betreuer auch überwacht. Als gesetzlicher Vertreter hat der Betreuer die Aufgabe, dem Willen des Betreuten in eigener rechtlicher Verantwortung Ausdruck und Geltung zu verschaffen; insbesondere etwa den in einer Patientenverfügung zum Ausdruck gebrachten Willen gegenüber den behandelnden Ärzten durchzusetzen. Dies unabhängig davon, ob der Wille des Betreuten seinen eigenen Vorstellungen und Werten entspricht.

Nach § 1901 Abs. 3 BGB hat der Betreuer den Wünschen des Betreuten zu entsprechen, aber nur insoweit, wie dies dem Wohl des Betreuten nicht zuwider läuft und dem Betreuer zuzumuten ist. Daraus leitet das Bundesverfassungsgericht (Beschluss v. 02.08.2001 – Az. 1 BvR 618/93, NJW 2001, 206) folgende Feststellung ab: „Auch in höchstpersönlichen Angelegenheiten kann es deshalb zu Entscheidungen gegen den ausdrücklichen Willen des Betreuten kommen." Diese Regelung und das im Strafrecht enthaltene Verbot der Tötung auf Verlangen (§ 216 StGB) zeigen, dass „die Entscheidungsmacht des Betreuers mit der aus dem Selbstbestimmungsrecht folgenden Entscheidungsmacht des Patienten, aus beliebigen Gründen jegliche Behandlung ablehnen zu können", nicht deckungsgleich ist [15].

1.4 Rechtliche Grundlagen der Intensivmedizin

Was bedeutet dies für Betreuer und Arzt, „wenn sie bei heilbaren Krankheiten oder vor dem Verlust lebenswichtiger Organfunktionen auf medizinisch indizierte, lebenserhaltende Maßnahmen verzichten", wenn diese angesichts des „Krankheitsbildes mit hoher Wahrscheinlichkeit zur Genesung führen" würden (zit. nach [15])?

Nach den Ausführungen des Bundesverfassungsgerichts und vor dem Hintergrund des strafrechtlichen Verbots der Tötung auf Verlangen bleibt zu diskutieren, ob der Gesetzgeber mit den geänderten Rechtsvorschriften im Bürgerlichen Gesetzbuch zum Betreuungsrecht, die in der Patientenverfügung (§ 1901a BGB) den Willen des Patienten betonen und eine Reichweitenbegrenzung ausdrücklich ablehnen (§ 1901a Abs. 3 BGB), damit die Bindung des Betreuers an das Wohl des Betreuten nach § 1901 Abs. 3 BGB außer Kraft setzen wollte. Dies ist fraglich und bislang unter Geltung des Patientenverfügungsgesetzes höchstrichterlich noch nicht geklärt worden.

Patientenverfügung

Verbindliche Wirkung erzielt ein Volljähriger, wenn er für den Fall seiner Einwilligungsunfähigkeit in schriftlicher Form Festlegungen getroffen hat, in welche bestimmte, zum Zeitpunkt der Festlegung noch nicht unmittelbar bevorstehende Untersuchungen, Heilbehandlungen oder ärztliche Eingriffe er einwilligt oder welche er untersagt (Patientenverfügung § 1901a BGB) [5, 9, 11, 23].

BGB § 1901 a, Patientenverfügung

- (1) Hat ein einwilligungsfähiger Volljähriger für den Fall seiner Einwilligungsunfähigkeit schriftlich festgelegt, ob er in bestimmte, zum Zeitpunkt der Festlegung noch nicht unmittelbar bevorstehende Untersuchungen seines Gesundheitszustands, Heilbehandlungen oder ärztliche Eingriffe einwilligt oder sie untersagt (Patientenverfügung), prüft der Betreuer, ob diese Festlegungen auf die aktuelle Lebens- und Behandlungssituation zutreffen. Ist dies der Fall, hat der Betreuer dem Willen des Betreuten Ausdruck und Geltung zu verschaffen. Eine Patientenverfügung kann jederzeit formlos widerrufen werden.
- (2) Liegt keine Patientenverfügung vor oder treffen die Festlegungen einer Patientenverfügung nicht auf die aktuelle Lebens- und Behandlungssituation zu, hat der Betreuer die Behandlungswünsche oder den mutmaßlichen Willen des Betreuten festzustellen und auf dieser Grundlage zu entscheiden, ob er in eine ärztliche Maßnahme nach Absatz 1 einwilligt oder sie untersagt. Der mutmaßliche Wille ist aufgrund konkreter Anhaltspunkte zu ermitteln. Zu berücksichtigen sind insbesondere frühere mündliche oder schriftliche Äußerungen, ethische oder religiöse Überzeugungen und sonstige persönliche Wertvorstellungen des Betreuten.
- (3) Die Absätze 1 und 2 gelten unabhängig von Art und Stadium einer Erkrankung des Betreuten.
- (4) Niemand kann zur Errichtung einer Patientenverfügung verpflichtet werden. Die Errichtung oder Vorlage einer Patientenverfügung darf nicht zur Bedingung eines Vertragsschlusses gemacht werden.
- (5) Die Absätze 1 bis 3 gelten für Bevollmächtigte entsprechend.

Treffen die Festlegungen dieser Patientenverfügung auf die aktuelle Lebens- und Behandlungssituation zu, so hat sie unmittelbare „verbindliche Wirkung" – auch ohne vorherige ärztliche Beratung und ohne Begrenzung der Reichweite. Nach dem Gesetzeswortlaut hat jedoch der Betreuer oder, ihm gleichgestellt, der (Vorsorge-)Bevollmächtigte zu prüfen, ob die Festlegungen in der Patientenverfügung auf die aktuelle Lebens- und Behandlungssituation zutreffen und wenn dies der Fall ist, dem Willen des Patienten Ausdruck und Geltung zu verschaffen. Im Rahmen der Feststellung des Patientenwillens sollen nahe Angehörige oder sonstige Vertrauenspersonen des Patienten gehört werden. Unter Umständen ergeben sich aus dieser Anhörung auch Hinweise auf einen Widerruf der Patientenverfügung. Ein solcher Widerruf ist formlos möglich (§ 1901 a Abs. 1 Satz 3 BGB).

Erfüllt die Vorausverfügung nicht die Anforderungen einer „verbindlichen" Patientenverfügung, sind die Festlegungen gleichwohl als „Behandlungswünsche" im Rahmen des „mutmaßlichen Willens" bindend, vom Betreuer/Bevollmächtigten festzustellen und umzusetzen.

Nach dem Gesetzeswortlaut ist es unklar, wie zu verfahren ist, wenn es keinen Vertreter des Patienten (keinen Betreuer bzw. keinen Bevollmächtigten) gibt, die Patientenverfügung auf die aktuelle Situation aber 1:1 zutrifft. Während die eine Auffassung mit Rücksicht auf den Gesetzeswortlaut in den Fällen, in denen Zeit bleibt, die Einrichtung einer Betreuung fordern (z.B. BGH, Beschluss v. 10.11.2010, NJW 3 2011, 161 (162); [23]), lehnen andere dies als „praxisfernen Formalismus" ab (z.B. [1, 2, 19]) und meinen, in diesen Fällen könne der Arzt aufgrund der von ihm als eindeutig beurteilten Patientenverfügung handeln. Höchstrichterlich entschieden ist diese offene Frage bis jetzt nicht. Wer vorsorglich verfahren will, wird als Arzt, wenn kein Betreuer ernannt bzw. Bevollmächtigter ermächtigt ist, das Betreuungsgericht einschalten.

Kontrolle durch das Betreuungsgericht

Das Betreuungsgericht muss nur noch dann eingeschaltet werden, wenn der Arzt eine medizinisch indizierte Behandlung anbietet und er die ihm als Willen des Patienten dargelegte Entscheidung des Betreuers bzw. Bevollmächtigten als nicht zutreffend ansieht. Das Betreuungsgericht ist mit anderen Worten nur dann hinzuzuziehen, wenn zwischen behandelndem Arzt und dem Vertreter des Patienten (Betreuer/Bevollmächtigter) ein Dissens besteht. Besteht zwischen den Beteiligten über die Auslegung des Willens des Patienten Konsens, ist das Betreuungsgericht nicht berufen, die Entscheidung zu überprüfen, kann aber das oben beschriebene „Negativattest" erteilen.

Die Genehmigung der Nichteinwilligung oder des Widerrufs der Einwilligung des Betreuers/Bevollmächtigten durch das Betreuungsgericht wird allerdings erst 2 Wochen nach Bekanntgabe der Entscheidung an den Betreuer/Bevollmächtigten wirksam (§ 287 Abs. 3 FamFG). Aus Gründen eines effektiven Rechtsschutzes nimmt es die Rechtsordnung hin, dass während dieser Zeit unter Umständen Maßnahmen durchgeführt werden, dem Willen des betroffenen Patienten widersprechen. Auch hier wird deutlich, dass der Gesetzgeber sich, zumindest zunächst, für den Vorrang des Lebensschutzes eingesetzt hat.

Indikationsstellung durch den Arzt

In der Diskussion um die Rechte des Patienten wird gelegentlich übersehen, dass die Einwilligung des (aufgeklärten) Patienten bzw. seines Vertreters zwar ein wichtiges Element ist, das den Arzt zur Behandlung legitimiert. Die Einwilligung steht jedoch nicht für sich allein. Ein weiteres Element der Legitimation ärztlichen Handelns ist die Indikation für die jeweilige Behandlungsmaßnahme. Erst wenn die Indikation feststeht, kommt es in einem zweiten Schritt auf den Willen des Patienten an. Das Selbstbestimmungsrecht des Patienten, darüber zu entscheiden, ob er mit der Durchführung ärztlich indizierter Maßnahmen einverstanden ist oder nicht, ist (nur) ein Abwehrrecht, das sich gegen „ärztliche Bevormundung" richtet. Das Selbstbestimmungsrecht gibt dem Patienten keinen Anspruch auf Vornahme einer nicht indizierten Maßnahme.

Deshalb entspricht es allgemeinen arztrechtlichen Grundsätzen und wird im Betreuungsrecht auch ausdrücklich festgehalten, dass zunächst der behandelnde Arzt zu prüfen hat, welche ärztliche Maßnahme im Hinblick auf den Gesamtzustand und die Prognose des Patienten indiziert ist (§ 1901 b Abs. 1 Satz BGB), erst dann wird nach dem Willen des Patienten gefragt (§ 1901 b Abs. 1 Satz 2 BGB).

BGB § 1901 b, Gespräch zur Feststellung des Patientenwillens

- (1) Der behandelnde Arzt prüft, welche ärztliche Maßnahme im Hinblick auf den Gesamtzustand und die Prognose des Patienten indiziert ist. Er und der Betreuer erörtern diese Maßnahme unter Berücksichtigung des Patientenwillens als Grundlage für die nach § 1901 a zu treffende Entscheidung.
- (2) Bei der Feststellung des Patientenwillens nach § 1901 a Abs. 1 oder der Behandlungswünsche oder des mutmaßlichen Willens nach § 1901 a Abs. 2 soll nahen Angehörigen und sonstigen Vertrauenspersonen des Betreuten Gelegenheit zur Äußerung gegeben werden, sofern dies ohne erhebliche Verzögerung möglich ist.
- (3) Die Absätze 1 und 2 gelten für Bevollmächtigte entsprechend.

Kommt der Arzt zu dem Ergebnis, dass bestimmte Behandlungsmaßnahmen nicht oder nicht mehr indiziert sind, dann kommt es insoweit auf den Willen bzw. die Wünsche des Patienten nicht an. Zuerst und in erster Linie hat also der Arzt bzw. haben die behandelnden Ärzte zu prüfen und zu entscheiden, ob und welche Maßnahmen für den Patienten (noch) angezeigt sind oder nicht. Andererseits können Wunsch und Wille des Patienten, etwa der Wunsch des Patienten, ein bestimmtes Ereignis noch zu erleben, für die Indikationsstellung des Arztes durchaus von Bedeutung sein.

1.4.4 Ende der ärztlichen Behandlungspflicht

Unstreitig endet die Behandlungspflicht mit der Feststellung des Hirntodes. Wo aber sind die Grenzen der Behandlungspflicht zu ziehen bei Patienten mit irreversiblem Versagen einer oder mehrerer vitaler Funktionen, bei denen der Sterbeprozess eingesetzt hat und der Eintritt des Todes zu erwarten ist einerseits und andererseits bei Patienten mit lebensbedrohlicher Erkrankung, an der sie trotz generell schlechter Prognose nicht zwangsläufig in absehbarer Zeit sterben, wie z. B. irreversibel bewusstlose Patienten mit schwersten zerebralen Schädigungen?

Eine aktive Tötung ist rechtlich verboten. Der Lebensverkürzung durch aktives Tun steht das schuldhafte Unterlassen einer lebensverlängernden Maßnahme rechtlich dann gleich, wenn eine Rechtspflicht des Arztes zu lebensverlängernden Maßnahmen besteht. Eine solche kann sich aus der Garantenstellung, d. h. in der Regel aus der Übernahme der Behandlung des Patienten ergeben. Unterlässt der Arzt gebotene Maßnahmen, kann dies zivil- und strafrechtliche Konsequenzen wegen fahrlässiger/vorsätzlicher Körperverletzung oder Tötung haben. Allerdings setzt die Garantenstellung, d. h. die Behandlungspflicht eines ärztlichen Garanten voraus, dass die Maßnahmen indiziert, tatsächlich möglich und dem Arzt zumutbar sind. Wird eine solche Pflicht bejaht, kommt es, wie gerade ausgeführt, im zweiten Schritt aber noch auf den ausdrücklichen oder stillschweigenden/mutmaßlichen Willen des Patienten, eventuell vermittelt durch den Betreuer/Bevollmächtigten, an.

Grenzen der Intensivmedizin

Erweist sich im Laufe der Intensivbehandlung die Prognose als infaust, sodass mit der technisch möglichen Aufrechterhaltung vitaler Funktionen nur noch der Sterbeprozess „manipuliert" wird, so wird die Frage akut, ob medikamentöse oder technisch-apparative Maßnahmen abgebrochen bzw. gar nicht eingeleitet werden dürfen, sodass Arzt und Pflegepersonal zum Begleiter im Sterben werden mit der Pflicht zu in ihren Grenzen allerdings umstrittener Basisversorgung.

Mit Opderbecke und Weißauer [16, 17] ist daran zu erinnern, dass intensivmedizinische Verfahren entwickelt wurden, um lebensbedrohliche Phasen zu überbrücken, damit Zeit für eine kausale Behandlung des Grundleidens gewonnen werden konnte.

Gibt es keine kausale Behandlung des Grundleidens mehr, handelt es sich nur noch um „Manipulierbarkeit" des Todes durch die moderne Medizin [13], so haben sich die Maßnahmen von ihrer ursprünglichen Zweckbestimmung losgelöst.

Opderbecke und Weißauer [16, 17] haben immer wieder herausgestellt, dass es solche objektiven und objektivierbaren medizinischen Kriterien für die Grenzen der Therapie gibt: „Kann eine Heilmaßnahme dem Patienten keine Hilfe mehr bringen, so wird sie sinnlos; sie ist medizinisch nicht mehr indiziert. Die immanenten Grenzen der ärztlichen Behandlungspflicht sind damit erreicht. Dies gilt unabhängig davon, ob die Maßnahme ggf. vom Willen oder vom mutmaßlichen Willen des Patienten gedeckt wäre."

Das heißt, hier endet die Pflicht des Arztes, soweit der Wille oder der mutmaßliche Wille des Patienten entgegensteht, endet auch das Recht des Arztes zu weiteren Maßnahmen.

Der dritte Strafsenat des Bundesgerichtshofes (BGH, MedR 1985, 40 [„Dr. Wittig"]) führt in seinem Urteil zu den Grenzen der Behandlungspflicht Folgendes aus:

„Andererseits darf der Arzt berücksichtigen, dass es keine Rechtsverpflichtung zur Erhaltung eines erlöschenden Lebens um jeden Preis gibt. Die Maßnahmen zur Lebensverlängerung sind nicht schon deshalb unerlässlich, weil sie technisch möglich sind. Angesichts des bisherige Grenzen überschreitenden Fortschritts medizinischer Technologie bestimmt nicht die Effizienz der Apparatur, sondern die an der Achtung des Lebens und der Menschenwürde ausgerichtete Einzelfallentscheidung die Grenze ärztlicher Behandlungspflicht".

Opderbecke und Weißauer ergänzen [16, 17]:

„Intensivmedizinische Maßnahmen, die dem Patienten keine Chance bieten, in ein bewusstes Leben zurückzukehren, machen ihn auf Dauer zum Objekt einer Behandlung, die nur deshalb durchgeführt wird, weil sie technisch möglich ist … Ist eine Fortsetzung der Behandlung medizinisch nicht indiziert, so ist sie dem Patienten im Sinne der allgemeinen Hilfeleistungspflicht auch nicht mehr zumutbar."

Zwar haben wirtschaftliche Erwägungen zurückzustehen, wo es um den Schutz des Lebens geht. Ist jedoch die Grenze der ärztlichen Behandlungspflicht erreicht, ist es auch eine ärztliche Verpflichtung unter dem Aspekt der Verteilungsgerechtigkeit, die ökonomischen Aspekte zu würdigen: Was bei knappen wirtschaftlichen Ressourcen einem Patienten ohne Nutzen für ihn gewährt wird, kann bei der dringend notwendigen Behandlung eines anderen Patienten fehlen.

Sind diese objektiven Grenzen erreicht, ist die Indikation zu Maßnahmen zu verneinen, kommt es weder auf die mutmaßliche Einwilligung/Weigerung des Patienten an noch auf die eines Betreuers oder des Betreuungsgerichts. Zur Klarstellung: Keinesfalls darf aber gegen den erklärten oder mutmaßlichen Willen eines bewusstseinsklaren Patienten die Beatmung bzw. die Ernährung abgebrochen werden.

Aus medizinisch-fachlicher Sicht stellt sich in erster Linie das Problem, wie zuverlässig über Wert und Unwert weiterer intensivmedizinischer Maßnahmen zu entscheiden ist, wie sicher die Prognose beurteilt werden kann. Dabei mögen „scores" einen Hinweis u. a. bieten, sie können aber die Ermittlung aller weiteren Fakten und die Wertung des Einzelfalls keineswegs ersetzen [20]. Prien und Lawin [18] weisen im Übrigen zu Recht darauf hin, dass nur ausnahmsweise der Therapieabbruch am Anfang des „Sterbenzulassens" steht, häufiger handelt es sich um eine stufenweise Therapiereduktion, z. B. durch die Entscheidung, bei Eintritt gewisser Umstände, etwa dem Versagen weiterer Organe oder Organsysteme, intensivmedizinische Maßnahmen abzubrechen bzw. nicht weiter fortzuführen (z. B. DNR[„do not resuscitate"]-Order bei [erneutem] Herzstillstand nicht oder nicht noch einmal zu reanimieren).

Bestehen aber begründete Unsicherheiten an der infausten Prognose/am Unwert weiterer intensivmedizinischer Maßnahmen, dann bleibt die Pflicht zur Behandlung zwar bestehen, doch fragt sich, in welchen Grenzen. Dies berührt zugleich wieder die Frage nach dem mutmaßlichen Willen des entscheidungsunfähigen Patienten. Dies gilt insbesondere bei den irreversibel bewusstlosen Patienten mit schwersten zerebralen Schädigungen, die sich nicht oder noch nicht in der unmittelbaren Sterbephase befinden. Kann der Arzt noch Behandlungsmaßnahmen anbieten, muss gefragt werden, ob der Patient diese Maßnahmen wünscht. Lehnt der Patient die Maßnahmen ab – sei es ausdrücklich, vorausverfügt in einer Patientenverfügung oder „mutmaßlich" –, enden die Pflicht und das Recht des Arztes, diese Maßnahmen durchzuführen. Er wird zum Begleiter des Patienten im Sterben.

Behandlungsabbruch

Nicht psychologisch für die Beteiligten, aber rechtlich ist es ohne Bedeutung, ob das „Sterbenlassen" durch Nichtaufnahme oder durch Abbruch/Reduzierung einer bereits begonnenen Behandlung erfolgt. Unerheblich ist auch, ob es sich um einen medikamentös/therapeutischen oder um einen technischen Abbruch der Behandlung handelt.

Dies hat der Bundesgerichtshof im Strafurteil vom 25. 06. 2010 (NJW 40/2010, 2963 ff.; dazu [14]) unter Aufgabe der Differenzierung der Begriffe passive und indirekte Sterbehilfe durch Definition des Behandlungsabbruchs und in Abgrenzung zur strafbaren Tötung auf Verlangen (§ 216 StGB) wie folgt – in den Leitsätzen zitiert – festgestellt:

„Sterbehilfe durch Unterlassen, Begrenzen oder Beenden einer begonnenen medizinischen Behandlung (Behandlungsabbruch) ist gerechtfertigt, wenn dies dem tatsächlichen oder mutmaßlichen Patientenwillen entspricht (§ 1901 a BGB) und dazu dient, einem ohne Behandlung zum Tode führenden Krankheitsprozess seinen Lauf zu lassen.

Ein Behandlungsabbruch kann sowohl durch Unterlassen als auch durch aktives Tun vorgenommen werden. Gezielte Eingriffe in das Leben eines Menschen, die nicht in einem Zusammenhang mit dem Abbruch einer medizinischen Behandlung stehen, sind einer Rechtfertigung durch Einwilligung nicht zugänglich."

Der BGH führt aus:

„Es ist deshalb sinnvoll und erforderlich, alle Handlungen, die mit einer solchen Beendigung einer ärztlichen Behandlung im Zusammenhang stehen, in einem normativ wertenden Oberbegriff des Behandlungsabbruchs zusammenzufassen, der neben objektiven Handlungselementen auch die subjektive Zielsetzung des Handelnden umfasst, eine bereits begonnene medizinische Behandlungsmaßnahme gemäß dem Willen des Patienten insgesamt zu beenden oder ihren Umfang entsprechend dem Willen des Betroffenen oder seines Betreuers nach Maßgabe jeweils indizierter Pflege- und Versorgungserfordernisse zu reduzieren ... Denn wenn ein Patient das Unterlassen einer Behandlung verlangen kann, muss dies gleichermaßen auch für die Beendigung einer nicht (mehr) gewollten Behandlung gelten, gleich ob dies durch Unterlassen weiterer Behandlungsmaßnahmen oder durch aktives Tun umzusetzen ist, wie es etwa das Abschalten eines Respirators oder die Entfernung einer Ernährungssonde darstellen. Dasselbe gilt, wenn die Wiederaufnahme einer dem Patientenwillen nicht (mehr) entsprechenden medizinischen Maßnahme in Rede steht ..."

In allen nicht sicher zu beurteilenden Fällen empfiehlt sich aus Rechtsgründen vorsorglich die Einschaltung des Betreuungsgerichts, soweit keine eindeutigen Erklärungen des Patienten vorliegen.

Kernaussagen

Behandlungsfehler, Einwilligungs- und Aufklärungsmängel
Auch in der Intensivmedizin gelten die allgemeinen arzthaftungsrechtlichen Grundlagen, wonach ein Verstoß gegen die zum Zeitpunkt der Behandlung geltenden Leistungs- und Sorgfaltsstandards, der ursächlich für den Schaden des Patienten wurde, zu zivil- und strafrechtlichen Konsequenzen wegen eines Behandlungsfehlers führen kann; ebenso gilt in der Intensivmedizin das Prinzip, dass ärztliche Maßnahmen der Einwilligung des wissenden, aufgeklärten Patienten bedürfen (Informed Consent). Zu den Behandlungsfehlern im weiteren Sinn gehören Organisations- und Kommunikationsfehler, durch die ein Patient zu Schaden kommt. In der interdisziplinären Intensivmedizin gelten wie im übrigen Bereich der Medizin auch die Grundsätze der Arbeitsteilung/Vertrauensgrundsatz, wonach jeder beteiligte Arzt im Rahmen seines Fachgebiets für die Behandlung zuständig ist. In Überschneidungszonen müssen klare Absprachen der verschiedenen Fachvertreter die fachlichen und damit rechtlichen Verantwortlichkeiten regeln. Dies gilt unabhängig davon, welcher Fachvertreter die ärztlich-organisatorische Leitung einer interdisziplinären (operativen) Intensiveinheit innehat.

Einwilligung und Aufklärung
Für Einwilligung und Aufklärung gelten die allgemeinen arzthaftungsrechtlichen Grundsätze. Verweigert der einsichtsfähige, um die Konsequenzen seiner Entscheidung wissende Patient die Einwilligung, muss auch eine vital indizierte, notwendige Behandlung unterbleiben (Informed Refusal). Eine Ausnahme macht die Rechtsprechung bei Suizidpatienten. Eine selbstbestimmte Entscheidung kann in der Regel nur der aufgeklärte Patient treffen. Doch macht die Rechtsprechung die Intensität vor allen Dingen der Risikoaufklärung auch von der zeitlichen Dringlichkeit der Behandlung abhängig. Kann nur ein sofortiger Eingriff den Patienten retten, so tendiert die Risikoaufklärung gegen Null.
Bei nicht einsichts- und willensfähigen volljährigen Patienten können Angehörige nicht an deren Stelle über die intensivmedizinischen Maßnahmen entscheiden, es sei denn, ein Angehöriger wäre zum Betreuer oder Vorsorgebevollmächtigter bestellt. Ist noch kein Betreuer oder Vorsorgebevollmächtigter bestellt, so ist bei allen aufschiebbaren Maßnahmen die Bestellung eines Betreuers beim Betreuungsgericht anzuregen, der dann auch Adressat der Aufklärung ist. In eiligen Fällen kann das Betreuungsgericht selbst entscheiden. Bei Maßnahmen mit einem besonderen Risiko, nach umstrittener Auffassung auch bei der Entscheidung über den Abbruch einer Behandlung, bedarf die Entscheidung des Betreuers/Vorsorgebevollmächtigten zusätzlich der Genehmigung des Betreuungsgerichts. Dasselbe gilt für die Fixierung eines Patienten über einen längeren Zeitraum. Ist die Maßnahme so eilig, dass die Entscheidung des Betreuers/Betreuungsgerichts ohne Gefährdung des Patienten nicht abgewartet werden kann, haben die beteiligten Ärzte nach den Grundsätzen der mutmaßlichen Einwilligung/Geschäftsführung ohne Auftrag im Interesse des Patienten zu entscheiden. Im

Rahmen der verbleibenden Zeit haben sie die auf den mutmaßlichen Willen des Patienten deutenden Umstände zu ermitteln und dabei die Angehörigen – aber nur als sog. Auskunftspersonen – einzubeziehen. In allen Zweifelsfällen gilt „in dubio pro vita".

Grenzen der ärztlichen Behandlungspflicht
Die Pflicht zur ärztlichen Behandlung endet spätestens mit dem Hirntod des Patienten. Im Übrigen sind die Grenzen strittig. Die Behandlung von Patienten mit infauster Prognose, mit irreversiblem Versagen einer oder mehrerer vitaler Funktionen, bei denen der Sterbeprozess eingesetzt hat und der Tod des Patienten zu erwarten ist, ist zu unterscheiden von der Situation der Patienten mit lebensbedrohender Krankheit, an der sie trotz generell schlechter Prognose nicht zwangsläufig in absehbarer Zeit sterben. Es gibt keine Rechtspflicht zur künstlichen Erhaltung eines erlöschenden Lebens nur deshalb, weil intensivmedizinische Maßnahmen technisch möglich sind. Die ärztliche Pflicht zur Behandlung findet eine objektive Grenze, wenn die Maßnahmen dem Patienten keine Hilfe mehr bringen, sie medizinisch nicht mehr indiziert sind, ohne dass es auf die mutmaßliche Einwilligung bzw. Weigerung des Patienten oder auf die Entscheidung eines Betreuers oder des Betreuungsgerichtes ankommt. Begründete Zweifel an der infausten Prognose/am Unwert weiterer intensivmedizinischer Maßnahmen lassen die Pflicht zur Behandlung unberührt. Davon zu unterscheiden sind die Fragen eines Behandlungsabbruchs bei langzeitpflegebedürftigen, irreversibel bewusstlosen Patienten, bei denen der Sterbeprozess nicht eingesetzt hat. Hier ist es nach der Rechtsprechung Aufgabe des Betreuers/Bevollmächtigten, den mutmaßlichen Willen des Patienten zu ermitteln und ihm Ausdruck und Geltung zu verschaffen. Bei Kontroversen zwischen Arzt und Betreuer/Bevollmächtigten ist das Betreuungsgericht einzuschalten.

Eine wesentliche Hilfestellung für behandelnde Ärzte würde eine sog. Vorsorgevollmacht bieten, durch die der Patient eine Person seines Vertrauens (Angehörige, Freunde) mit der Durchsetzung seines Willens für den Fall beauftragt, dass er, der Patient, entscheidungsunfähig werden sollte. Sinnvoll lässt sich eine solche Vorsorgevollmacht mit einer Patientenverfügung kombinieren. Die Vollmacht sollte schriftlich abgefasst und Maßnahmen der Heilbehandlung einschließlich der Entscheidung über Risikoeingriffe und ggf. einen Behandlungsabbruch umfassen. Bei wirksamer Vorsorgevollmacht wird die Bestellung eines Betreuers entbehrlich, allenfalls bei einem Verdacht missbräuchlicher Entscheidung des Bevollmächtigten ist das Betreuungsgericht einzuschalten.

In jedem Fall hat der sterbende Patient Anspruch auf ärztliche und pflegerische Grundversorgung, Maßnahmen der Palliativmedizin, der Schmerzbekämpfung.

Literatur

[1] BÄK, Bundesärztekammer. Empfehlungen der Bundesärztekammer und der zentralen Ethikkommission bei der Bundesärztekammer zum Umgang mit Vorsorgevollmacht und Patientenverfügung in der ärztlichen Praxis. Deutsches Ärzteblatt 2013; 110: A1585
[2] BÄK, Bundesärztekammer. Grundsätze der Bundesärztekammer zur ärztlichen Sterbebegleitung. Deutsches Ärzteblatt 2011; 108: A346
[3] BDA, BDC. Vereinbarung über die Zusammenarbeit bei der operativen Patientenversorgung des Berufsverbandes Deutscher Anästhesisten und des Berufsverbandes Deutscher Chirurgen. Anästh Intensivmed 1982; 23: 403–405
[4] BDA, Berufsverband Deutscher Anästhesisten. Versicherungsservice und Rechtsschutz für BDA-Mitglieder. Im Internet: www.bda.de/118_1_2versicherungsbroschuere.htm; Stand: 12.12.2012
[5] Beckmann R. Patientenverfügung: Entscheidungswege nach der gesetzlichen Regelung. MedR 2009; 582 ff.
[6] Behrendt K. Rechtsfragen der Intensivmedizin, Leipzig 2011
[7] Biermann E. Einwilligung und Aufklärung in der Anästhesie – Rechtsgrundlagen und forensische Konsequenzen. Anästhesiol Intensivmed Notfallmed Schmerzther 1997, 32: 427–452
[8] Biermann E. Medico-legale Aspekte in Anästhesie und Intensivmedizin. Teil 1: Der Behandlungsfehler. Anästhesiol Intensivmed Notfallmed Schmerzther 1997; 32: 175–192
[9] Borasio GD, Heßler HJ, Wiesing U. Patientenverfügungsgesetz – Umsetzung in der klinischen Praxis, Deutsches Ärzteblatt 2009; 106(4): A1952
[10] Coeppicus R. Der nicht einwilligungsfähige Patient – Einwilligung, Betreuerbestellung und Betreuungsgericht. Anästh Intensivmed 1999; 583
[11] Coeppicus R. Das „Gesetz über Patientenverfügungen" und Sterbehilfe – wann sind die Umsetzungen von Patientenverfügungen und eine Sterbehilfe rechtmäßig? Heidelberg: Ecomed; 2010
[12] DGAI, BDA, Hrsg. Entschließungen Empfehlungen Vereinbarungen – Ein Beitrag zur Qualitätssicherung in der Anästhesiologie, 5. Aufl. 2011, 9 ff. Im Internet: www.bda.de/06_1_00tabelle.htm; Stand: 12.12.2012
[13] Eser A. Grenzen der Behandlungspflicht aus juristischer Sicht. In: Lawin P, Huth H, Hrsg. Grenzen der ärztlichen Aufklärungs- und Behandlungspflicht. Stuttgart: Thieme; 1982: 77–94
[14] Gaede K. Durchbruch ohne Dammbruch – Rechtssichere Neuvermessung der Grenzen strafloser Sterbehilfe. NJW 2010; 40: 2925 ff.
[15] Kutzer K. Das Patientenverfügungsgesetz: Ein Vergleich mit den Vorschlägen der interdisziplinären Arbeitsgruppe „Patientenautonomie am Lebensende" des Bundesjustizministeriums. In: Jahrbuch für Wissenschaft und Ethik, Band 15. Berlin: de Gruyter; 2010: 142 ff.
[16] Opderbecke HW, Weißauer W. Ein Vorschlag für Leitlinien – Grenzen der intensivmedizinischen Behandlungspflicht. MedR 1998; 395
[17] Opderbecke HW, Weißauer W. Grenzen der intensivmedizinischen Behandlungspflicht. Leitlinien der Deutschen Gesellschaft für Anästhesiologie und Intensivmedizin. Anästh Intensivmed 1999; 94
[18] Prien Th, Lawin P. Therapiereduktion in der Intensivmedizin – „Sterben zulassen" durch bewußte Begrenzung medizinischer Möglichkeiten. Der Anästhesist 1996; 45: 176–182
[19] Putz W. Sterbehilfe: Bundestag, BGH und Bundesärztekammer (BÄK) schaffen Rechtsklarheit. Chefarzt aktuell 2011; 2: 33
[20] Schuster HP. Prognose in der Intensivmedizin – Fortschritte seit Hippokrates. Intensivmed 1996; 33(Suppl. I): 27
[21] Schüttler J, Biermann E, Hrsg. Der Narkosezwischenfall. 2. Aufl. Stuttgart: Thieme; 2010
[22] Ulsenheimer K. Ärztliches Unterlassen als Körperverletzung – fahrlässige Tötung und Behandlungsabbruch. ZaeFQ 1998; 551
[23] Ulsenheimer K. Neue Regelungen der Patientenverfügung – welche Konsequenzen ergeben sich für die Praxis? Anaesthesist 2010; 59: 111 ff.
[24] Weißauer W. Haftung des Krankenhausträgers bei personeller Unterbesetzung der Anästhesieabteilung – Urteil des BGH vom 18.06.1985. Anästh Intensivmed 1986; 24

[25] Weißauer W. Fixierung unruhiger Patienten – aus rechtlicher Sicht. Anästh Intensivmed 1995; 180
[26] Weißauer W. Chancen und Grenzen der Intensivmedizin – der Wille des Patienten und seiner Angehörigen. Intensivmed 1999; 33(Suppl I): 19–26

1.5 Wirtschaftliche Aspekte des deutschen DRG-Systems und deren Auswirkungen auf die Organisationsentwicklung

N. Roeder, Th. Volkert

1.5.1 Wirtschaftliche Aspekte

Die Intensivstation gehört neben dem Operationssaal zu den Hochpreisbereichen eines Krankenhauses. Diese Tatsache erfordert die besonders sorgfältige Überwachung der Kosten und Erlöse der Intensivstationen, damit die wirtschaftliche Situation des gesamten Krankenhauses nicht durch die Unwirtschaftlichkeit eines einzelnen Bereichs nachhaltig beeinträchtigt wird. Es muss sichergestellt werden, dass die Erlöse (Einnahmen) für die intensivmedizinischen Behandlungen die dafür entstandenen Kosten decken. Nachfolgend möchten wir einige Grundlagen zu Kosten und Erlösen der Intensivmedizin in Deutschland erläutern und die Auswirkungen des 2004 für alle Krankenhäuser in Deutschland verbindlich eingeführten G-DRG-Systems auf die Organisationsentwicklung eines Krankenhauses darstellen.

Krankenhauskosten

Die Kostenarten eines Krankenhauses unterscheiden sich nicht von denen anderer Wirtschaftsunternehmen. Sie lassen sich grob in 4 Bereiche unterteilen:
- Personalkosten,
- Sachkosten,
- Infrastrukturkosten,
- Investitionskosten.

Während die Personal- und Sachkosten in der Regel gut abgrenzbar sind und einzelnen Bereichen innerhalb des Krankenhauses zugeordnet werden können, ist die Aufteilung der Infrastrukturkosten auf Teilbereiche eines Krankenhauses (z. B. die Intensivstation) nur näherungsweise in Form von Umlagen möglich. Man bedient sich hierzu unterschiedlicher Verteilungsalgorithmen. So können beispielsweise die Kosten der Personalabteilung anhand der Mitarbeiterzahl einer Abteilung zugeteilt werden, die Energiekosten nach der Raumnutzung usw.

Kosten der Intensivmedizin

In den meisten Krankenhäusern wird die Geschäftsführung bemüht sein, einzelnen Funktionsbereichen wie der Intensivstation die von ihr verursachten bzw. zu tragenden Kosten auch zuzuordnen, um die Wirtschaftlichkeit des jeweiligen Bereichs beurteilen zu können. Wie bereits ausgeführt, sind die Kosten für den medizinischen Sachbedarf in der Regel leicht den anfordernden Kostenstellen zuzuordnen und stehen den Verantwortlichen in Form von monatlichen oder quartalsweisen Berichten zur Verfügung.

▶ **Personalkosten.** Die Personalkosten setzen sich für die Intensivstation aus den Pflegedienstkosten, den Arztkosten, den Kosten für medizinisch-technisches Personal (MTA, Physiotherapeuten, Medizintechniker, medizinische Fachangestellte [MFA] etc.) und sonstigen Personalkosten zusammen. Solange die einzelnen Mitarbeiter ausschließlich der Intensivstation zugewiesen sind, lassen sich die Personalkosten für die Intensivstation leicht ermitteln. Schwierig wird dies dann, wenn insbesondere im ärztlichen Dienst auch Aufgaben außerhalb der Intensivstation wahrgenommen werden, beispielsweise durch die Oberärzte oder im Rahmen der Bereitschaftsdienste. Hier muss die Kostenaufteilung gemäß den örtlichen Gegebenheiten erfolgen.

▶ **Infrastrukturkosten.** Komplexer gestaltet sich die Kostenzuteilung für die Infrastrukturkosten. Häufig werden hier nur relativ grobe Verteilerschlüssel für die Zuordnung der Kosten zu den einzelnen Funktionsbereichen des Krankenhauses verwendet. Da eine Intensivstation über eine umfangreiche apparative Ausstattung verfügt und viele Geräte Tag und Nacht in Betrieb sind, entfallen auch hohe Anteile der Energie- und Wartungskosten auf die Intensivstation. Es liegt in der Entscheidung der Betriebsleitung, wie differenziert diese Kosten verteilt werden oder ob sie aus den Wirtschaftlichkeitsanalysen gar ganz ausgeschlossen werden.

▶ **Kosten für angeforderte Leistungen.** Neben den schon genannten Kosten sind weiterhin die Kosten zu berücksichtigen, die durch von der Intensivstation angeforderte Leistungen entstehen, wie beispielsweise Labor- und Radiologiekosten oder Kosten der Blutbank. Diese Leistungen werden häufig im Rahmen einer innerbetrieblichen Leistungsverrechnung mit Preisen versehen und den anfordernden Stellen in Rechnung gestellt.

▶ **Beispielhafte Kostenzusammensetzung.** Für den Bereich der operativen Intensivmedizin ist nachfolgend beispielhaft die Kostenzusammensetzung am Universitätsklinikum Münster dargestellt (▶ Abb. 1.1).

Finanzierung

Die Finanzierung der stationären Krankenversorgung in Deutschland ist im Krankenhausfinanzierungsgesetz (KHG) aus dem Jahr 1972 grundsätzlich geregelt. Hier ist das Prinzip der dualen Finanzierung festgeschrieben, was bedeutet, dass die Krankenhauskosten in durch die Bundesländer zu tragende Investitionskosten und in durch die Kostenträger zu tragende Betriebskosten unterteilt werden. Für die somatischen Krankenhäuser wurde mit dem Krankenhausentgeltgesetz (KHEntgG) im Jahr 2002 die Einführung eines Fallpauschalensystems initiiert, nach dem nun die wesentlichen Teile der stationären somatischen Krankenhausbehandlungen refinanziert werden. Basis der Abrechnung sind die sog. Diagnosis related Groups (DRGs).

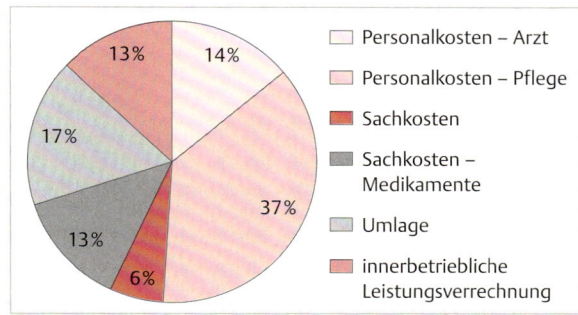

Abb. 1.1 Kostenzusammensetzung im Bereich der operativen Intensivmedizin am Beispiel des Universitätsklinikums Münster.

Dieses System besteht aus ca. 1200 verschiedenen Fallgruppen. Der einzelne Patient wird nach einem komplexen Gruppierungsalgorithmus auf der Basis der gestellten Hauptdiagnose (kodiert nach dem ICD-10-Katalog) und der durchgeführten Prozeduren (kodiert nach dem OPS-Katalog) sowie weiterer Parameter einer sog. Basis-DRG zugeordnet. Innerhalb einer solchen Basis-DRG existieren häufig mehrere abrechenbare DRGs, die in Abhängigkeit von den ebenfalls nach dem ICD-10-Katalog verschlüsselten Nebendiagnosen oder sog. „komplizierenden Prozeduren" zu einem höheren Erlös führen können.

Das deutsche DRG-System (G-DRG-System)

Seit der Einführung des ursprünglich aus Australien übernommenen DRG-Systems in Deutschland wird es jährlich überarbeitet und immer deutlicher an die deutschen Gegebenheiten adaptiert. Neben der Verfeinerung des Gruppierungsalgorithmus werden auch die Bewertungen der einzelnen DRGs jährlich neu kalkuliert. Für die Pflege des DRG-Systems ist das Institut für das Entgeltsystem im Krankenhaus (InEK) verantwortlich. Es entwickelt jährlich eine neue G-DRG-Version sowie den dafür notwendigen Gruppierungsalgorithmus, der als sog. DRG-Groupersoftware aus den Diagnosen- und Prozedurendaten eines Behandlungsfalls die zugehörige G-DRG ermittelt. Für fast jede der ca. 1200 DRGs ist im Fallpauschalenkatalog eine relative Aufwandsbewertung, die sog. Bewertungsrelation hinterlegt. Mit diesem dimensionslosen Faktor wird der jährlich von den Selbstverwaltungspartnern im Gesundheitswesen für das jeweilige Bundesland vereinbarte Landesbasisfallwert (in Euro) multipliziert, um den abzurechnenden Betrag zu ermitteln. Dieser Betrag wird als DRG-Erlös des Krankenhausfalls bezeichnet.

Zusatzentgelte

Für bestimmte Leistungen kann das Krankenhaus zusätzlich zur DRG noch sog. Zusatzentgelte abrechnen. Beispiele für derartige zusatzentgeltfähige Leistungen sind:
- Nierenersatzverfahren (Dialyse, kontinuierliche Hämo(dia)filtration),
- Transfusion von Erythrozyten- oder Thrombozytenkonzentraten (nicht aber gefrorenem Frischplasma!),
- Gabe besonders teurer Medikamente (z. B. einige Antimykotika, Chemotherapeutika),
- Implantation von Stents, Defibrillatoren oder Kochleaimplantaten.

Die Liste aller zusätzlich abrechenbaren Leistungen befindet sich in den Anlagen des Fallpauschalenkatalogs. Hier ist für einige dieser Leistungen (Anlagen 2 und 5) auch der bundesweit einheitliche Abrechnungsbetrag festgeschrieben. Die Höhe der Vergütung der nicht bewerteten Zusatzentgelte (Anlagen 4 und 6) wird durch Verhandlungen des Krankenhauses mit den Kostenträgern festgelegt.

Abrechnung

Die Abrechnung einer Krankenhausbehandlung mit der Krankenkasse erfolgt unter Angabe der ICD-10- und OPS-Codes, aus denen die DRG berechnet werden kann und aus denen die als Zusatzentgelte abrechenbaren Leistungen hervorgehen.

Während insbesondere bei den operativen Intensivpatienten die zur Operation führende Erkrankung als Hauptdiagnose und durchgeführte Operationen die Basis-DRG bestimmen, können als Nebendiagnosen kodierte intensivmedizinische Diagnosen zu einer Höhergruppierung innerhalb der Basis-DRG führen. Die Nebendiagnosen sind sozusagen das „Salz in der Suppe". Somit kommt ihrer vollständigen Erfassung eine wesentliche Bedeutung für die Höhe des Erlösbetrags zu.

Erlösanteile für die Intensivtherapie

Wie bereits oben beschrieben wird die Bewertung jeder einzelnen DRG jährlich durch das InEK neu festgelegt. Dazu wird für jede einzelne DRG eine Tabelle erstellt, in der die durchschnittlichen Kosten der Kalkulationshäuser, unterteilt nach Kostenarten und Kostenbereichen (▶ Tab. 1.6), enthalten sind.

Die kalkulierten Kosten der Intensivbehandlung sind also für jede DRG gesondert ausgewiesen und nach Kostenarten differenziert dargestellt. Diese Daten werden vom InEK in Form einer Datenbank jährlich publiziert und können über das Internet heruntergeladen werden.

▶ **Einteilung der Patienten.** Intensivpatienten können aus Sicht der Abrechnung grob in 3 Gruppen unterteilt werden:
- Patienten, die z. B. nach einer Operation oder Intervention *regelhaft auf eine Intensivstation* aufgenommen werden. Beispielsweise werden alle Patienten nach einer Herzoperation unter Einsatz der Herz-Lungen-Maschine postoperativ auf einer Intensivstation behandelt. Bei jedem dieser Patienten fallen regelhaft Kosten für die intensivmedizinische Behandlung an. Diese regelhaft anfallenden Intensivtherapiekosten sind natürlich auch in den Kostendaten der Kalkulationshäuser enthalten und werden so bei der Berechnung der Bewertungsrelationen berücksichtigt. Durch die Abrechnung einer solchen DRG erhält das abrechnende Krankenhaus also „automatisch" Erlöse für die regelhafte intensivmedizinische Behandlung.
- Patienten, die *aufgrund unvorhergesehener Ereignisse oder Komplikationen* einer *kurzzeitigen intensivmedizinischen Behandlung* bedürfen. Als Beispiel sei hier die unkomplizierte, laparo-

Tab. 1.6 Durchschnittliche Kosten nach Kostenart und Kostenbereich.

Kostenart/Kostenbereich	Aufschlüsselung
Kostenarten	
Personalkosten	• ärztlicher Dienst • Pflegedienst • medizinisch-technischer Dienst

Sachkosten	• Arzneimittel
	  ○ direkt zuzuordnen
	  ○ indirekt zuzuordnen
	• Implantate/Transplantate
	• übriger medizinischer Bedarf
	  ○ direkt zuzuordnen
	  ○ indirekt zuzuordnen

Personal- und Sachkosten der Infrastruktur	• medizinische Infrastruktur • nichtmedizinische Infrastruktur
Kostenbereich	
Kostenbereich	• Normalstation • Intensivstation • Operationsbereich • Anästhesie • kardiologische Diagnostik/Therapie • endoskopische Diagnostik/Therapie • Radiologie • Laboratorien • übrige diagnostische und therapeutische Bereiche

skopische Cholezystektomie (DRG H08B) genannt. Die durchschnittlichen Behandlungskosten für den gesamten Krankenhausaufenthalt belaufen sich auf 2393 € (Daten aus 2011 für das Jahr 2013). Darin sind 12,70 € für intensivmedizinische Behandlung enthalten, obwohl die überwiegende Zahl der Patienten mit unkomplizierter Cholezystektomie gar nicht auf einer Intensivstation behandelt werden muss. Dieser für jede durchgeführte Cholezystektomie vergütete Erlösanteil dient vielmehr dazu, die Intensivtherapie für diejenigen Patienten in dieser Gruppe zu finanzieren, die nach einer laparoskopischen Cholezystektomie intensivmedizinische Behandlungsmaßnahmen in Anspruch nehmen mussten. Man spricht hier vom „Risikoschutz", der in unterschiedlicher Höhe (gemäß den Daten der Kalkulationshäuser) in jeder DRG enthalten ist. Wenn sich zusätzlich während der Behandlung noch relevante Nebendiagnosen ergeben, so wird der DRG-Gruppierungsalgorithmus diese berücksichtigen und der Fall wird in eine andere DRG eingruppiert, z. B. DRG H08A „Laparoskopische Cholezystektomie mit sehr komplexer oder komplizierender Diagnose". Hier sind für die Intensivtherapie pro Fall bereits 328,20 € vorgesehen, der „Risikoschutz" ist also finanziell besser abgesichert. Sollte die erforderliche intensivmedizinische Behandlung noch aufwendiger werden, so kann der Abrechnungsfall sogar der folgenden Gruppe zugeordnet werden.

- Patienten, deren Erkrankung oder Verletzung eine *längerfristige Intensivtherapie* erforderlich machen, können entweder schon bei Krankenhausaufnahme in diesem Zustand sein (beispielsweise schwere Polytraumata oder Verlegungen aus einem Krankenhaus niedrigerer Versorgungsstufe in ein medizinisches Zentrum) oder aber aufgrund von unvorhergesehenen Komplikationen (beispielsweise postoperative Sepsis oder neurologische Komplikationen nach Aortenklappenchirurgie) in diese Gruppe gelangen. Die ursprünglich zur Krankenhausaufnahme führende Grunderkrankung bzw. deren Therapie kann dabei aus finanzieller Sicht schnell unbedeutend werden, da eine wochen- oder gar monatelange Intensivtherapie um ein Vielfaches teurer ist. Diese immens hohen Kosten der Langzeitintensivbehandlung können nicht mehr über den oben geschilderten „Risikoschutz" aufgefangen werden. Hier muss der Gruppierungsalgorithmus des DRG-Systems vielmehr „erkennen", dass es sich um einen Ausnahmefall handelt, der auch einer besonderen Finanzierung bedarf. Diese „Erkennung" kann jedoch nur funktionieren, wenn es einen Aufwandsparameter gibt, der den (Kosten-)Aufwand der erforderlichen Intensivtherapie auch abbildet und dies idealerweise in Form eines numerischen Parameters. In den ersten Jahren des deutschen DRG-Systems war die Beatmungsdauer der einzige Aufwandsparameter, anhand dessen eine extrem aufwendige Intensivbehandlung detektiert und vergütet wurde. Fälle, bei denen zwar eine lange und aufwendige Intensivtherapie durchgeführt wurde, dabei aber nur kurzzeitig beatmet werden musste, konnten durch den Gruppierungsalgorithmus also nicht als „Sonderfälle" entdeckt werden und waren somit nicht kostendeckend finanziert. Dieses Problem wurde schnell erkannt; es wurde nach einem alternativen Aufwandsparameter gesucht. Durch die Einführung von OPS-Codes für sog. „Komplexbehandlungen" ab dem Jahr 2005 wurden gleich mehrere alternative Aufwandsparameter zur Detektion dieser außergewöhnlich aufwendigen Behandlungsfälle in das deutsche G-DRG-System eingeführt. In der Folge wird die „intensivmedizinische Komplexbehandlung" (OPS-Code 8-853.-) stellvertretend für die anderen Komplexbehandlungen näher erläutert.

▶ **Beispiele.** Beispiele für intensivmedizinisch relevante Komplexbehandlungen im G-DRG-System 2013:
- intensivmedizinische Komplexbehandlung bei Erwachsenen (OPS 8-980.-),
- neurologische Komplexbehandlung des akuten Schlaganfalls (OPS 8-981.-),
- Komplexbehandlung bei Besiedelung mit multiresistenten Erregern (OPS 8-987.-),
- andere neurologische Komplexbehandlung des akuten Schlaganfalls (OPS 8-98b.-),
- intensivmedizinische Komplexbehandlung im Kindesalter (OPS 8-98 d.-),
- aufwendige intensivmedizinische Komplexbehandlung (OPS 8-98f.-)

Intensivmedizinische Komplexbehandlung (OPS 8-980.-)

Wie bereits erläutert, wurde 2004 mit der Suche nach einem Aufwandsparameter begonnen, der unabhängig von der Beatmungsdauer den finanziellen Aufwand einer intensivmedizinischen Behandlung abbilden kann. Dabei sollte dieser Aufwandsparameter numerischen Charakter haben und mit vertretbarem Aufwand auf der Intensivstation erhebbar sein.

▶ **Neuer Score.** Im Rahmen einer aufwendigen Analyse (DIVI-Cost and Outcome Study, COSt) wurde ein neuer „Score" entwickelt, der sich aus den Parametern des Simplified Acute Physiology Score (SAPS-II) ohne den Glasgow-Coma-Score und 10 ausgesuchten Parametern des TISS-28 (auch als TISS-10 oder coreTISS bezeichnet) zusammensetzt (▶ Tab. 1.7).

Dieser neue Score wurde in der Folge als „intensivmedizinische Komplexbehandlungspunkte" (IKB) in den OPS-Katalog aufgenommen und ist mittlerweile auch im G-DRG-System als gruppierungsrelevanter Aufwandsparameter fest verankert. Er soll helfen, die Sonderfälle mit einer extrem teuren Intensivbehandlung zu identifizieren. Er ist an bestimmte, im OPS-Katalog genannte Strukturvoraussetzungen gekoppelt, die eine Intensivstation erfüllen muss, damit das Krankenhaus diesen OPS-Code in die DRG-Berechnung einfließen lassen darf.

▶ **Berechnung.** Die Aufwandspunkte der intensivmedizinischen Komplexbehandlung (IKB) werden während der Intensivbehandlung alle 24 h erhoben und am Ende des Krankenhausaufenthalts summiert (▶ Tab. 1.7). Diese Gesamtpunktzahl wird dann mit einem OPS-Code verschlüsselt und fließt so in die Berechnung der abzurechnenden G-DRG ein. Dabei kann es vorkommen, dass der IKB-Code zu einer Höhergruppierung innerhalb einer Basis-DRG führt oder aber (ab einer Punktzahl von 553 Punkten) eine völlig andere Basis-DRG ansteuert, die dann Art und Ausprägung der Grunderkrankung nur noch rudimentär berücksichtigt (z. B. DRG F36B: „Intensivmedizinische Komplexbehandlung > 552 Punkten … bei Krankheiten des Kreislaufsystems" oder DRG E36Z: „Intensivmedizinische Komplexbehandlung > 552 Punkten … bei Krankheiten der Atmungsorgane".

Diese „Intensiv-DRGs" sind deutlich höher bewertet und der Kostenanteil der Intensivstation naturgemäß dominierend. Für die DRG F36B sind beispielsweise Gesamtkosten von 28 171 € berechnet worden, wovon 16 263 € auf die Intensivstation entfallen (Daten aus 2011 für das Jahr 2013).

Beatmungsdauer als Gruppierungsmerkmal

Die Beatmungsdauer eines Intensivpatienten war in der ursprünglichen Version des G-DRG-Systems der einzige Parameter, nach dem die Vergütung von Intensivmedizin differenziert wurde. Obwohl in den vergangenen Jahren die IKB als zusätzlicher Aufwandsparameter für außerordentlich aufwendige Intensivbehandlungsfälle eingeführt wurde, ist die Beatmungsdauer weiterhin der führende Aufwandsparameter. Ab einer Beatmungsdauer von 96 h kann der Abrechnungsfall durch den Gruppie-

Tab. 1.7 Parameter des IKB-„Scores".

Aus dem SAPS-II	Aus dem TISS-28
• Herzfrequenz	• Infusion multipler Katecholamine
• systolischer Blutdruck	• apparative Beatmung
• Körpertemperatur	• Hämofiltration/Dialyse
• nur bei maschineller Beatmung: paO$_2$/FiO$_2$	• Flüssigkeitsersatz in hohen Mengen (> 5 l/24 h)
• Urinausscheidung	• Linksvorhofkatheter/Pulmonaliskatheter
• Harnstoff im Serum	• intrakranielle Druckmessung
• Leukozyten	• spezielle Interventionen auf der Intensivstation (z. B. Tracheotomie, Kardioversion)
• Kalium im Serum	• Behandlung einer metabolischen Azidose/Alkalose
• Natrium im Serum	• peripherer arterieller Katheter
• Bikarbonat im Serum	• Aktionen außerhalb der Intensivstation (Diagnostik/Operation)
• Bilirubin im Serum	
• chronische Leiden	
• Art der Aufnahme (elektiv vs. Notfall)	
• Alter des Patienten	

rungsalgorithmus in eine Beatmungs-DRG eingruppiert werden, die analog zu den im vorigen Abschnitt erläuterten „Intensiv-DRGs" keinen oder nur noch rudimentären Bezug zur Grunderkrankung hat. Das heißt, die Eingruppierung in eine Basis-DRG erfolgt allein durch die Anzahl der Beatmungsstunden. Innerhalb der erreichten Basis-DRG können dann auch weitere Faktoren, wie die IKB oder andere OPS-Codes, zu einer Höhergruppierung führen. Der Erfassung der Beatmungsstunden kommt also weiterhin größte Bedeutung zu.

1.5.2 Organisationsentwicklung

Aus einer veränderten Krankenhausvergütung mit dem Wechsel von einer erkrankungsunabhängigen Tagespauschalierung zu einer krankheits- und behandlungsfokussierten fallpauschalierten Vergütung resultiert ein starker Veränderungsdruck.

▶ **Vergütungsgrundlage.** Nicht mehr das belegte Bett, sondern der Fall und seine Komplexität stellen die wesentliche Vergütungsgrundlage dar. Krankenhäuser konkurrieren damit um Patienten und müssen sich Gedanken machen, wie sie sich bezüglich ihres Leistungs-, aber auch ihres Serviceangebots ausrichten wollen. Die Qualität der medizinischen Leistung, aber auch die Qualität des Service spielen dabei eine ganz erhebliche Rolle. Die Krankenkassenbeiträge in der gesetzlichen Krankenversicherung sind über alle verschiedenen Anbieter hinweg einheitlich, die Preise der Krankenhausleistungen ebenso (zumindest innerhalb eines Bundeslands). Somit kommt der Qualität eine ganz erhebliche Bedeutung zu.

▶ **Patienten- und ablauforientierte Leistungserbringung.** Die Fallpauschalierung fordert die Abkehr von der Struktur- und der professionsorientierten Krankenversorgung hin zu einer patienten- und ablauforientierten Leistungserbringung. Neue Strukturen sollen eine stärker am Patienten orientierte interdisziplinäre Diagnostik und Therapie unterstützen. Das Behandlungsziel muss in kürzester Zeit so effizient wie möglich bei hoher Qualität erreicht werden.

▶ **Strukturveränderungen.** Die dafür notwendigen Veränderungen stellen für die unter anderen Rahmenbedingungen entwickelten Krankenhausstrukturen und die darin arbeitenden Menschen eine enorme Herausforderung dar. Um das Ausmaß nachvollziehen zu können, hilft ein Blick in die Vergangenheit. Der Arztberuf ist ein freier Beruf und wurde so, bezogen auf das diagnostische und therapeutische Vorgehen und die dazu notwendigen Maßnahmen, auch gelebt. In Zeiten des Kostendeckungsprinzips haben sich medizinische Abläufe entwickelt und manifestiert, die kaum strukturierten Standards folgten und stark auf Fachabteilungen und deren Leitungen fokussiert waren. Dominierend war die „Schule" einer Fachabteilung, also das Erfahrungswissen der Abteilung bzw. deren Leitung, das hauptsächlich die Diagnostik und die Therapie prägte. Die ganzheitliche interdisziplinäre Behandlung von Patienten erfuhr Behinderungen an den Schnittstellen zwischen den Abteilungen und den Berufsgruppen, die tagespauschalierte Vergütung förderte lange Verweildauern. Erst mit der stärkeren Ökonomisierung und der Fokussierung auf die Wirtschaftlichkeit bei der medizinischen Leistungserbringung als Folge der Mittelknappheit veränderte sich die Perspektive; der Nutzen medizinischer Maßnahmen wurde auch in Bezug auf die Kosten immer kritischer hinterfragt.

> **Merke**
>
> Evidenzbasierte Medizin, Leitlinien und Richtlinien sowie die Finanzierungsrahmenbedingungen bilden heute den Handlungskorridor für die Medizin in Deutschland. Der Gemeinsame Bundesausschuss (GBA) als oberstes Gremium der Selbstverwaltung im deutschen Gesundheitswesen legt heute fest, welche Leistungen zu Lasten der gesetzlichen Krankenversicherung im Krankenhaus und im ambulanten Bereich erbracht werden dürfen. Diese Leistungsvorgaben beeinflussen indirekt auch den Kostenrahmen, der im Krankenhaus seit 2003 durch pauschalierte Einheitsvergütungen (DRG-Fallpauschalen, Zusatzentgelte) vorgegeben ist.

▶ **Auswirkungen auf die Personalzahlen.** Die Kostensteigerung, insbesondere bei den Personalkosten, verbunden mit einer unzureichenden Refinanzierung durch die Erlöse des Krankenhauses hat in nahezu allen Kliniken einen Personalabbau nach sich gezogen. Parallel dazu waren insbesondere die Krankenhäuser der Maximalversorgung gezwungen, ihre abrechenbaren Leistungen erheblich zu steigern, um nicht im Rahmen der DRG-Einführung (Konvergenzphase) Budgeteinbußen hinnehmen zu müssen. Darüber hinaus ist durch die seit Ende 2006 verbindlich gewordene Umsetzung des Arbeitszeitgesetzes ein Mehrbedarf an Personal entstanden. Allein im ärztlichen Dienst waren im Jahr 2009 bis zu 5000 Stellen unbesetzt und auch 2013 sind noch 2000 Stellen offen.

Das Gesundheitsministerium NRW hat im Jahr 2013 für den neuen Krankenhausplan 2015 erstmalig Mindespersonalausstattungen für alle Berufsgruppen auf der Intensivstation vorgegeben. Wie weit sich diese Mindestpersonalausstattungen umsetzen lassen, wird die weitere Diskussion zeigen. Letztlich müssen eine höhere Personalausstattung auch aus den Fallpauschalenerlösen finanzierbar sein. Es wird darüber zu diskutieren sein, ob in NRW bei bundesweit weitgehend einheitlicher G-DRG-Finanzierung eine andere Personalausstattung gelten soll als in den restlichen 15 Bundesländern.

1.5 Wirtschaftliche Aspekte des deutschen DRG-Systems

▶ **Ressourcenschonende Prozesse.** Durch die Einführung der fallpauschalierten Vergütung werden defizitär arbeitende Kliniken zunehmend unter wirtschaftlichen Druck geraten. Daher liegt es jetzt im elementaren Interesse jeder Klinik und Abteilung, medizinische Leistungen unter Beibehaltung hoher Qualitätsstandards zu marktfähigen Preisen zu erbringen. Durch den hohen Personalkostenanteil in der Krankenhausmedizin kann hier auch nur durch einen Personalabbau unter Beibehaltung der Leistungsmenge eine wirksame Kostenreduktion erreicht werden. Dies funktioniert dann reibungslos, wenn das vorhandene Personal zuvor nicht ausgelastet war, was zumeist nicht der Fall war. Wird bei ausgelastetem Personal ein Personalabbau vorgenommen, so führt dies zu einer Arbeitsüberlastung des verbliebenen Personals. Deshalb sind umfassende Prozessanalysen vor Beginn der Umstrukturierung erforderlich. Diese müssen insbesondere klären, wie die einzelnen Prozesse der Patientenversorgung ablaufen, welche strukturellen und personellen Ausstattungen hierfür erforderlich sind. Auch die Überprüfung der Tätigkeiten an sich und deren Zuordnung zu den beteiligten Berufsgruppen sind zwingend erforderlich, um die Prozesse möglichst ressourcenschonend unter Beibehaltung oder sogar Verbesserung der Ergebnisqualität zu gestalten. Möglichkeiten hierzu bieten sich beispielsweise durch die Zentralisierung von Laborleistungen, Funktionsbereichen und administrativen Dienstleistungen.

▶ **Serviceangebote.** Da alle Krankenhäuser für eine bestimmte Leistung die gleiche Vergütung (DRG-Fallpauschale) erhalten, erfolgt die Abgrenzung im Wettbewerb über die Qualität der erbrachten Leistungen. Dabei geht es nicht nur um die eigentliche medizinische Leistungserbringung, sondern auch das „Drumherum" spielt eine ganz wesentliche Rolle. Eine qualitativ hochwertige medizinische Versorgung wird ohnehin allerorts vorausgesetzt. Neben den Soft Skills der Mitarbeiter zählen also Dinge wie Information der Patienten, Angehörigen und einweisenden Ärzte, Serviceangebote im Krankenhaus usw. Diese „Nebenleistungen" sind häufig ausschlaggebend für die Beurteilung eines Krankenhauses oder einer Abteilung durch die Patienten und Zuweiser. Sind sie defizitär, so stimmen die Patienten „mit den Füßen ab" [10, 2], d. h., sie wenden sich anderen Krankenhäusern zu.

Dieser Sinneswandel bei den Patienten und Zuweisern bedeutet also für die Organisationsentwicklung im Krankenhaus, dass der Grundgedanke des Dienstleisters mehr in den Vordergrund zu stellen ist. Es geht nicht mehr nur darum, die Patienten, die „automatisch" kommen, auch zu versorgen, vielmehr muss jede Abteilung durch einen Ausbau von Serviceangeboten und deren aktive „Vermarktung" weitere Patienten dazu bringen, die Leistungen des eigenen Krankenhauses in Anspruch zu nehmen. Für den Bereich der Intensivstation erstreckt sich die Leistungserbringung naturgemäß auch auf die Angehörigen der Patienten. Hierzu gehören beispielsweise die Abschaffung von festen Besuchszeiten, ausführliche Informationsweitergabe an die Angehörigen, angenehm gestaltete Aufenthalts- und Gesprächszimmer, Möglichkeit von „Ausflügen an die frische Luft" usw.

Merke
Der zuvor bereits erläuterte Zwang, Prozesse zu verschlanken und Personal effizient einzusetzen steht scheinbar im Widerspruch zu einem Ausbau der Serviceleistungen. Gerade im Umfeld einer Intensivstation spielen Freundlichkeit, Hilfsbereitschaft und Empathie gegenüber Patienten und deren Angehörigen jedoch eine große Rolle. Informationsgespräche der Angehörigen mit Pflegekräften oder Ärzten können durch Broschüren oder audiovisuelle Medien vorbereitet und so in ihrer Effektivität gesteigert werden.

Insbesondere in Ballungszentren mit dem Angebot mehrerer konkurrierender Leistungserbringer wird sich in der Bevölkerung schnell herumsprechen, in welchem Krankenhaus die Mitarbeiter besonders freundlich und engagiert sind. Diese Krankenhäuser werden dann bevorzugt in Anspruch genommen, was ihre wirtschaftliche Position stärkt. Durch diesen Erfolg werden wiederum die Mitarbeiter motiviert, sodass es zu einer positiven Verstärkung kommt. Die anderen Krankenhäuser, die die Zeichen der Zeit nicht erkannt haben, werden hingegen eine Abwanderung von Patienten hinnehmen müssen, was zu einer Verstärkung des wirtschaftlichen Druckes und zum Personalabbau führt. Dies steigert die Unzufriedenheit der Mitarbeiter und es kommt zu einem nur schwer zu durchbrechenden Abwärtsstrudel.

▶ **Erfolgreiche Organisationsentwicklung.** Die erforderlich gewordene Neuausrichtung der Krankenhäuser stellt eine komplexe Aufgabe dar und kann nur durch umfassende Strukturänderungen in vielen Bereichen erfolgreich gelöst werden. Alle Maßnahmen lassen sich unter dem Oberbegriff der „Organisationsentwicklung" zusammenfassen.

Der erste Schritt einer erfolgreichen Organisationsentwicklung besteht nach einer Bestandsaufnahme in der Festlegung einer Gesamtperspektive des Krankenhauses [2]. Die strategische Ausrichtung erfolgt dabei unter Berücksichtigung vieler Aspekte:
- vorhandenes/zukünftiges Leistungsangebot,
- mögliche Kooperationspartner,
- bauliche Struktur,
- erforderliche/vorhandene Mitarbeiter,
- wirtschaftliche Ausgangslage,
- regionale Krankenhauslandschaft,
- Bevölkerungsdichte.

Im Anschluss daran werden detailliertere Prozessanalysen und -optimierungen durchgeführt. Die erforderlichen strategischen Maßnahmen sind dabei unter dem Gesichtspunkt der Nützlichkeit für die Umsetzung der Gesamtstrategie zu prüfen. Insbesondere die Personal- und Leistungsentwicklung haben dabei eine hohe Priorität.

Strukturen und Zentrenbildung

▶ **Zentren.** In großen Krankenhäusern mit einer Vielfalt von Fachabteilungen ist die Bildung von Zentren ein neuer Ansatz zur strukturellen Neuordnung. Dabei werden Fachabteilungen, die inhaltlich eng miteinander verwoben sind, räumlich und organisatorisch zusammengefasst. Dies können beispielsweise Neurologie und Neurochirurgie, Gastroenterologie und Viszeralchirurgie oder Kardiologie und Herzchirurgie sein. Durch Zusammenfassung von bis dahin doppelt vorgehaltenen Strukturen (z. B. Funktionsdiagnostik, Endoskopie) lässt sich eine Effizienzsteigerung erzielen, ohne dass es dabei zu Qualitätseinbußen kommt. Durch die räumliche Zusammenführung solcher Bereiche werden die Wege zum gemeinsamen Patienten verkürzt und die Arbeitsabläufe optimiert. Unter Umständen bedarf es auch baulicher Maßnahmen, um dieses moderne Konzept umsetzen zu können. Auch die Versorgung während des Bereitschaftsdienstes kann in solchen Zentren fachübergreifend organisiert und somit kostengünstiger realisiert werden. Dabei muss aber ein fachspezifischer Rufdienst verfügbar sein. Obwohl die Strukturierung in einzelne Fachgebiete erhalten bleibt, kommt es durch die Reduktion von Schnittstellen und die Nutzung von Synergieeffekten (gemeinsame Nutzung von Bettenstationen, Funktionsbereichen etc.) zu einer deutlichen Effizienzsteigerung.

▶ **Leitungsstruktur.** Damit ein derartig geschaffenes Zentrum handlungsfähig wird, muss es durch eine Leitungsstruktur gestützt werden. Die Zentrumsleitung besteht aus den leitenden

Ärzten der beteiligten Einrichtungen, ergänzt durch einen Zentrumsgeschäftsführer. Dieses Gremium legt mit der Geschäftsführung des Krankenhauses globale Ziele und Budgets fest, die es dann aber eigenverantwortlich auf die Teilbereiche aufteilt. So können auf dieser Ebene effizientere Entscheidungen zur Personalentwicklung und -qualifikation oder zur Priorisierung von Investitionen getroffen werden. Die Mitglieder der Zentrumsleitung tragen daher auch einen Teil des unternehmerischen Risikos. Neben einer erfolgsabhängigen Leistungsvergütung müssen sie für diese neuen Aufgaben auch qualifiziert sein oder werden. Diese Qualifizierung beginnt idealerweise schon im Rahmen einer strukturierten Personalentwicklung auf der Ebene der Weiterbildungsassistenten, spätestens aber bei den Fach- und Oberärzten. Themen wie Gesundheitsökonomie, Mitarbeiterführung, Management und Organisationsentwicklung müssen feste Bestandteile der Mitarbeiterqualifikation im Krankenhaus sein.

Es ist unter den veränderten Rahmenbedingungen des deutschen Gesundheitswesens für Ärzte, die eine Leitungsposition anstreben, nicht mehr ausreichend, nur über eine medizinische Qualifikation zu verfügen. Vielmehr wird von ihnen erwartet, den von ihnen geleiteten Bereich strategisch weiterzuentwickeln, Visionen umzusetzen und qualifizierte Mitarbeiterteams aufzubauen und diese Leistungsträger langfristig an sich und ihren Bereich zu binden.

1.5.3 Download-Adressen im Internet

In ▶ Tab. 1.8 sind die wichtigsten Adressen zum Download der Informationen gelistet.

Kernaussagen

Wirtschaftliche Aspekte
Durch die Einführung des G-DRG-Systems und die dadurch entstandene Transparenz ist es zu einem deutlich wahrnehmbaren Schub in Richtung Kostenbewusstsein und Kostentransparenz innerhalb der Krankenhäuser gekommen. Dies hat insbesondere Auswirkungen auf die kostenintensiven Bereiche wie OP und Intensivstation. Durch Prozess- und Kostenanalysen wird versucht, die Behandlungsabläufe medizinisch und wirtschaftlich zu optimieren. Auch auf der Erlösseite wird versucht, durch sorgfältige und vollständige Dokumentation der durchgeführten Prozeduren und der gestellten Diagnosen eine aufwandsgerechte Vergütung zu erreichen.

Organisationsentwicklung
Die umfassende Organisationsentwicklung einschließlich der Verbesserung unterschiedlicher Facetten der Unternehmenskultur und der Reduktion von Schnittstellenproblemen ist ein weites Feld und für das Krankenhaus eine Mammutaufgabe. Dieses Feld kann nicht auf einmal und erst recht nicht allumfassend beackert werden. Allerdings können häufig schon kleine Veränderungen zu spürbaren Verbesserungen führen. Dennoch sollte die Organisationsentwicklung immer als ganzheitlicher Ansatz verstanden werden, der nach einer Phase der Analyse und Bewertung der aktuellen Unternehmenssituation die erforderlichen Änderungen in Struktur und Prozessen herausarbeitet. Natürlich ist dies und erst recht die Umsetzung der Projekte nicht trivial.

Tab. 1.8 Internetadressen.

Was?	Bei wem?	Wo?	Wie?
ICD-10-Katalog	Deutsches Institut für Medizinische Dokumentation und Information (DIMDI)	www.dimdi.de	„Klassifikationen – Diagnosen – ICD 10"
OPS-Katalog	Deutsches Institut für Medizinische Dokumentation und Information (DIMDI)	www.dimdi.de	„Klassifikationen – Prozeduren – OPS"
DRG-Gruppierungsalgorithmus	Institut für das Entgeltsystem im Krankenhaus (InEK)	www.g-drg.de	„G-DRG-System 201 x – Definitionshandbuch"
Online DRG-Grouper	DRG-Research-Group des Universitätsklinikums Münster	drg.uni-muenster.de	„WebGrouper"
Fallpauschalenkatalog	Institut für das Entgeltsystem im Krankenhaus (InEK)	www.g-drg.de	„G-DRG-System 201 x – Fallpauschalen-Katalog"
Liste der NUB	Institut für das Entgeltsystem im Krankenhaus (InEK)	www.g-drg.de	„G-DRG-System 201 x – NUB"
Kostendaten der einzelnen DRGs	Institut für das Entgeltsystem im Krankenhaus (InEK)	www.g-drg.de	„G-DRG-System 201 x – Report-Browser"
Liste der Landesbasisfallwerte	AOK-Bundesverband	www.aok-gesundheitspartner.de	„Krankenhaus – Budgetverhandlungen – Landesbasisfallwerte"
Gesetzestexte, z. B. KHG, KHEntG	Bundesministerium der Justiz (BMJ)	www.gesetze-im-internet.de	„Gesetze/Verordnungen"

Aufgrund der Personalintensität in der stationären Patientenversorgung kommt der Personalentwicklung eine herausragende Bedeutung zu. Für viele neue Aufgaben fehlt den Mitarbeitern derzeit noch die erforderliche Qualifikation, ihre Qualifizierung ist als ein kontinuierlicher Prozess aufzufassen.

Als Träger von Umstrukturierungsmaßnahmen fungieren die Führungskräfte der die medizinische Leistung erbringenden großen Berufsgruppen (Chef- und Oberärzte, Pflegedienst- und Bereichsleitungen). Von ihrer Identifikation mit den geplanten Veränderungen hängen die Geschwindigkeit der Umsetzung und die Nachhaltigkeit der erzielten Verbesserungen ab. Nur wenn sie den Veränderungsprozess aktiv betreiben, werden die Veränderungen auch von den nachgeordneten Mitarbeitern akzeptiert und umgesetzt. Alle am Behandlungsprozess Beteiligten müssen sich darüber im Klaren sein, dass sie etwas verändern müssen, um ihr Krankenhaus zukunftsfähig zu gestalten.

Die Gesamtziele des Krankenhauses sind in Etappenziele zu untergliedern. Zielvereinbarungen mit den leitenden Ärzten sowie das Herunterbrechen der Ziele auf die einzelnen Mitarbeiter helfen bei der Erreichung des Gesamtziels.

Für die Umsetzung ist ein langer Atem erforderlich. Auch wenn sich die Analyse und Planung der notwendigen Maßnahmen manchmal nur über einige Tage erstreckt, kann die tatsächliche Umsetzung jedoch mehrere Jahre dauern!

Literatur

[1] Blum K, Löffert S, Offermanns M, Steffen P. Krankenhaus Barometer Umfrage 2013. Düsseldorf: DKI; 2013. Im Internet: https://www.dki.de/sites/default/files/downloads/krankenhaus_barometer_2013.pdf; Stand: 25.11.2013
[2] Hensen P, Wollert S, Schwarz T et al. Stärken und Schwächen-Analyse: Grundlage der Leistungsausrichtung im wettbewerbsorientierten Umfeld. JDDG 2003; 5: 346–351
[3] Hensen P, Schwarz Th, Luger TA, Roeder N. Veränderungsmanagement im DRG-Zeitalter: Anpassungsprozesse müssen integrativ bewältigt werden. Das Krankenhaus 2004; 2: 88–92
[4] Hensen P, Wollert S, Juhra C et al. Nutzerorientierung im Krankenhaus. Integrativer Ansatz zur Erfassung der Patientenperspektive für Qualitätsverbesserungen. Akt Dermatol 2006; 3: 99–107
[5] Lakomek HJ, Hülsemann JL, Küttner T et al. Klinische Behandlungspfade in der akut-stationären Rheumatologie – ein strukturiertes Prozessmanagement. Z Rheumatol 2007; 3: 247–254
[6] Roeder N, Hensen P. Externe und krankenhausindividuelle Standards. Konstruktiver Umgang mit der Fallpauschalierung. Das Krankenhaus 2005; 9: 748–756
[7] Roeder N, Küttner T. Behandlungspfade im Licht von Kosteneffekten im Rahmen des DRG-Systems. Der Internist 2006; 7: 684–689
[8] Roeder N, Küttner T, Hrsg. Klinische Behandlungspfade: Mit Standards erfolgreicher arbeiten. Köln: Deutscher Ärzte-Verlag; 2007
[9] Roeder N, Waurick R, Bunzemeier H. Zukunftssicherung im Krankenhaus durch verbesserte Prozesse. arthritis + rheuma 2009; 6: 327–333
[10] ter Haseborg F. Qualität, Markenbildung und Krankenhauswahlentscheidung. Implikationen der neuen Qualitätstransparenz für das Krankenhaus-Marketing. Krankenhaus-Report 2004. Stuttgart: Schattauer; 2005: 151 ff.

1.6 Aufgaben der Krankenhaushygiene

F. Kipp, A. W. Friedrich, H. Karch

1.6.1 Bedeutung der Krankenhaushygiene

Intensivstationen gelten weitläufig als Drehscheiben von Infektionen im Krankenhaus. Aufgrund des Schweregrads der Grunderkrankung und der zahlreichen invasiven medizinischen Maßnahmen sind Infektionen, die während des stationären Aufenthalts in der Intensivstation auftreten, keine Seltenheit. Daher erfährt frühzeitig jeder intensivmedizinisch tätige Kollege empirisch die Bedeutung eines strukturierten und rationalen Infektionsmanagements. Hierzu gehören neben einer rationalen antiinfektiven Therapie eine standardisierte Infektions-Surveillance und das Hygienemanagement. Neben den genannten Punkten gibt es Grundbedingungen, die maßgeblich zum Auftreten von Infektionen beitragen. Hierzu gehören betrieblich-organisatorische Bedingungen, wie Personalpolitik, Raum- und Bettenlogistik, Strukturschwächen, Qualifikation und Fortbildung. Alle diese Aspekte umfasst das Fach der Krankenhaushygiene.

1.6.2 Rechtliche Grundlagen

> **Merke**
> Die gesetzlich verbindlichen Maßnahmen betreffen v. a. den Schutz vor Infektionskrankheiten, die Lebensmittelhygiene und die Aufbereitung von Medizinprodukten.

Infektionsschutzgesetz

Die gesetzlich verbindlichen Maßnahmen zum Schutz vor meldepflichtigen Infektionskrankheiten sind seit 01.01.2001 im Infektionsschutzgesetz (IfSG) verankert [2].

Die Novellierung des IfSG im Jahre 2011 und die darin geforderte Umsetzung in flächendeckende Länderhygieneverordnungen haben nicht nur zu einer größeren Rechtssicherheit geführt, sondern die Infektionsprävention als festen Bestandteil der Patientensicherheit gesetzlich verankert.

Richtlinien und Empfehlungen

Seit den 1970er-Jahren werden Hygieneregeln systematisch erstellt und veröffentlicht. Zunächst vom Bundesgesundheitsamt, seit 1997 von einer Hygienekommission am Robert Koch-Institut. Diese Hygieneregeln werden seither in der sog. RKI-Richtlinie zusammengefasst. Mit der Neuregelung der Rechtsprechung durch das Infektionsschutzgesetz wurde auch die Erstellung der Hygieneregeln neu strukturiert und an die Forderungen nach mehr Transparenz und evidenzbasiertem Vorgehen angepasst. Gemäß der Richtlinie werden die Hygieneregeln in 4 Kategorien (nachdrückliche Empfehlung, eingeschränkte Empfehlung, keine Empfehlung/ungelöste Frage und rechtliche Vorgaben) eingeteilt und unter der Bezeichnung „Richtlinie für Krankenhaushygiene und Infektionsprävention" herausgegeben.

Durch die Änderung des IfSG wurde festgeschrieben, dass der Stand der medizinischen Wissenschaft auf diesem Gebiet einzuhalten ist. Dieses wird vermutet, wenn die Vorgaben der „Richtlinie für Krankenhaushygiene und Infektionsprävention" umgesetzt werden. Die „Vermutungswirkung" führt dazu, dass die Inhalte der Richtlinie eine gesetzliche Verankerung erlangen und nunmehr nicht nur Empfehlungscharakter haben.

> **Merke**
> Die Richtlinie für Krankenhaushygiene und Infektionsprävention regelt Maßnahmen zur Surveillance und Reduktion nosokomialer Infektionen und gibt betrieblich-organisatorische und baulich-strukturelle Empfehlungen. Sie legt die Analyse und Untersuchung möglicher Gefahrenquellen und Risiken fest. Zudem legt sie Qualifikation und Mindestanzahl von Hygienefachpersonal für Krankenhäuser fest. Sie stellt gemäß IfSG den Stand der medizinischen Wissenschaft dar.

Hauptsächlich bezieht sich dies auf chemische und biologische Schadstoffe (v. a. Infektionserreger), die für Patienten, Mitarbeiter und Besucher/Angehörige zu einer Gefahr werden können.

▶ **Mögliche Gefahrenquellen auf Intensivstation.** Dies sind v. a.:
- Kontakt zu infektiösen Patienten und infektiösem Personal/Angehörigen (Ausscheider),
- Instrumente/Materialien/Gerätschaften (z. B. Endoskope),
- Luft, z. B. OP, Reinraumbereiche, Rückkühlwerke,
- Lebensmittel aus Groß- und Stationsküchen,
- Oberflächen.

▶ **Krankenhaushygienische Untersuchungen.** Diese dienen der Qualitätssicherung und beziehen sich im Einzelnen auf:
- Erkennung von Infektionsrisiken,
- frühzeitige Erkennung von Infektionen/Infektionskrankheiten (Surveillance),
- Erfassung strukturbedingter Risiken (Strukturqualität),
- Kontrolle von Desinfektions-, Sterilisations- und anderen hygienischen Maßnahmen (Prozessqualität),
- Motivierung der Mitarbeiter,
- Evaluierung hygienisch-medizinischer Maßnahmen (Ergebnisqualität).

1.6.3 Organisation der Krankenhaushygiene

Krankenhaushygieniker, Hygienefachpflegende und hygienebeauftragter Arzt

Verantwortlich für die Krankenhaushygiene im Sinne der Organisationsverantwortung ist meist der ärztliche Direktor eines Krankenhauses. Er delegiert die notwendigen Aufgaben zur Einhaltung der Hygiene an speziell qualifiziertes Personal, das eine Anpassung der in der Richtlinie genannten Hygieneempfehlungen an den klinischen Alltag vornimmt.

Darüber hinaus ist er dafür verantwortlich, die notwendige Infrastruktur sicherzustellen. Das Gremium, das die Angelegenheiten der Hygiene und Infektionsprävention regelt, ist die Hygienekommission, die zwingend in jedem Krankenhaus einzurichten ist. In ihr werden hauseigene Arbeitsanleitungen und Empfehlungen erarbeitet. In der Durchführungsverantwortung steht dann der jeweilige Klinikdirektor oder Abteilungsleiter. Er hat sicherzustellen, dass die Vorgaben der Hygienekommission umgesetzt und eingehalten werden.

Hierbei ist ein hauptamtlicher Arzt für Krankenhaushygiene (Krankenhaushygieniker) ab 400 Patientenbetten vorzuhalten. Die Anzahl der Vollzeitstellen an Hygienefachkräften wird auch pro Patientenbetten berechnet, hängt jedoch von der Anzahl der stationären Betten in Risikobereichen (z. B. Intensivstation), der Anzahl von operativen Betten, ambulanten Patienten und diagnostischen sowie Versorgungseinrichtungen ab.

> **Merke**
> Beide – Krankenhaushygieniker und Hygienefachkraft – agieren fachlich unabhängig. Ihnen obliegt in der Regel weder die Organisations- noch die Durchführungsverantwortung, sie sind primär beratend tätig.

Zusätzlich sind noch hygienebeauftragte Ärzte und hygienebeauftragte Pflegende vorgeschrieben. Diese Berufsgruppen besetzen die Schnittstelle zwischen Hygieneabteilung und Klinik. Sie arbeiten primär in ihren Fachabteilungen und stellen die Verbindung zum Krankenhaushygieniker bzw. zur Hygienefachkraft dar. Dabei sollte pro Fachabteilung bzw. Organisationseinheit ein Arzt bzw. eine Pflegekraft ausgebildet werden. Anzumerken ist, dass die Hygienebeauftragten in ihrer Beauftragtenfunktion ihrem Fachvorgesetzten gegenüber nicht weisungsgebunden sind.

Alle diese Berufsgruppen sind in der RKI-Richtlinie und in den Krankenhaushygieneverordnungen der Länder festgeschrieben, wobei die Forderungen länderspezifische Abweichung hinsichtlich der Qualifikation zulassen.

▶ **Qualifikationen.** Der Krankenhaushygieniker ist gemäß KRINKO-Empfehlung ein Facharzt jeder Gebietsbezeichnung, der zusätzlich spezielle in der KRINKO-Empfehlung festgelegte Qualifikationen besitzt. Diese werden im Rahmen einer strukturierten curricularen Fortbildung gemäß den Vorgaben der Landesärztekammern erworben. Die Empfehlung geht davon aus, dass Fachärzte für Hygiene und Umweltmedizin und Fachärzte für Mikrobiologie, Virologie und Infektionsepidemiologie diese speziellen Qualifikationen genuinerweise erfüllen. Dennoch können Zusatzqualifikationen erforderlich sein, da der Krankenhaushygieniker nicht nur spezielle Kenntnisse und Erfahrungen zur Infektionsprävention, sondern auch zum Antibiotic Stewardship besitzen muss.

▶ **Aufgaben.** Dies sind v. a.:
- hygienische Beratung in allen Fragen der Krankenhaushygiene, Infektionsprävention, Bau- und Lebensmittelhygiene,
- Festlegung von Risikobereichen,
- Empfehlung und Überwachung krankenhaushygienischer Maßnahmen,
- Beratung zur rationalen Antibiotikatherapie (Antibiotic Stewardship),
- Fortbildung des gesamten Krankenhauspersonals,
- Ausbildung der Studenten der Humanmedizin im Bereich Krankenhaushygiene,
- Erfassung und Aufklärung von Infektionskrankheiten und -ausbrüchen (Surveillance),
- Durchführung hygienisch-mikrobiologischer Untersuchungen,
- Koordination der Erstellung von Hygieneplänen und Richtlinien für das Krankenhaus,
- Beratung bei der Beschaffung von krankenhaushygienisch relevanten Medizinprodukten.

Hygienekommission

Zentrales Gremium für die Diskussion der Risikoanalyse und für die Umsetzung von notwendigen Verbesserungsvorschlägen – die nicht selten mit Kosten verbunden sind – ist in jedem Krankenhaus die Hygienekommission. Sie besteht aus der Klinikleitung, dem Krankenhaushygieniker/Infektiologen/Mikrobiologen, dem hygienebeauftragten Arzt, den Hygienefachpflegenden und – abhängig von der Größe des Krankenhauses – weiteren Sachverständigen (Apotheker, Ingenieur, Leiter der Zentralsterilisation u. a.). Sie setzt zudem die Empfehlungen der KRINKO durch Verabschiedung von Hygieneplänen um.

1.6.4 Nosokomiale Infektionen in der Intensivmedizin

Definition

Gemäß § 2 IfSG ist eine nosokomiale Infektion eine Infektion mit lokalen oder systemischen Infektionszeichen als Reaktion auf das Vorhandensein von Erregern oder ihrer Toxine, die im zeitlichen Zusammenhang mit einer stationären oder einer ambulanten medizinischen Maßnahme steht, soweit die Infektion nicht bereits vorher bestand.

Vorkommen nosokomialer Infektionen

Das Vorkommen von nosokomialen Infektionen beim Menschen wurde in Deutschland mittels verschiedener multizentrischer Studien erfasst. Hierbei zeigten sich nosokomiale Infektionsraten zwischen 3,5 und 6,3 % [17]. Die Studien zeigten außerdem, dass die höchste Rate an nosokomialen Infektionen auf Intensivstationen beobachtet wird.

Von Bedeutung für die erhöhte Infektionsneigung bei Intensivpatienten sind patientenbezogene Faktoren (z. B. Alter, Grunderkrankung, Immunsuppression). Mittels der bekannten Risikoscores (APACHE II, APACHE III, SAPS, TISS, ASA bei operativen Patienten) wird bei Intensivpatienten die Erkrankungsschwere und damit die mögliche Gefahr der Entwicklung einer nosokomialen Infektion beurteilt.

Die in Europa durchgeführten Studien zeigen große Unterschiede in der Prävalenz von nosokomialen Infektionen. Die aktuellen Daten beruhen weitgehend noch auf der 1992 in 1417 europäischen Intensivstationen von 17 teilnehmenden Ländern durchgeführten EPIC-Studie [20]. Sie zeigte bei 21 % der Patienten eine auf der Intensivstation erworbene Infektion, weitere 9,7 % hatten eine Infektion, die sie während ihrer vorausgehenden stationären Behandlung erworben hatten. Da europaweit keine repräsentativen Daten vorliegen, werden in Zukunft unter der Leitung des European Centre for Disease Prevention and Control (ECDC) in Stockholm Punkt-Prävalenz-Studien europaweit durchgeführt. Die Schätzungen zur Inzidenz von behandlungsassoziierten Infektionen in Deutschland liegen bei 400 000 bis 600 000 Infektionen pro Jahr [8].

▶ **KISS** (Krankenhaus Infektions-Surveillance-System). Eines der weltweit am besten durchgeführten Surveillance-Systemen ist das KISS. Dieses in mittlerweile mehr als 800 Krankenhäusern Deutschlands durchgeführte Erfassungssystem für nosokomiale Infektionen liefert europaweit vergleichbare Referenzzahlen für Indikatorinfektionen, mit denen sich andere Krankenhäuser, auch diejenigen, die nicht am KISS teilnehmen, vergleichen können. Gastmeier et al. veröffentlichen regelmäßig die Referenzzahlen zu Krankenhaushygiene (http://www.nrz-hygiene.de/), die für die diversen Indikatorinfektionen sehr unterschiedlich sind.

▶ **Fremdkörperassoziierte Infektionen.** Neben der Grunderkrankung des Patienten ist die Anwendung von Fremdkörpern (Devices) in der Intensivtherapie klassische Ursache für die nosokomialen Infektionen der beatmungsassoziierten Pneumonie, der katheterassoziierten Harnwegsinfektion sowie der katheterassoziierten Bakteriämie bzw. Sepsis. Zusätzlich treten häufig postoperative Wundinfektionen auf.

Merke

Durch Interventionsstudien konnte gezeigt werden, dass durch Anwendung von Hygienemaßnahmen die genannten Faktoren beeinflussbar sind und 80 000 – 180 000 nosokomiale Infektionen pro Jahr verhindert werden können [9].

▶ **Virale Infektionen.** Von zusätzlicher Bedeutung sind virale nosokomiale Infektionen. Diese sind aber meist klinisch unauffällig (z. B. CMV-Infektionen) und für den Klinikalltag von untergeordneter Bedeutung. Eine wichtige Ausnahme stellen nosokomiale Norovirus-Infektionen dar, die die häufigste Ursache für Krankheitshäufungen von Diarrhö und Erbrechen in Krankenhäusern darstellen. Weiter kommen Adenokeratokonjuktividen, nosokomiale Masern und Influenzainfektionen vor. Norovirus-Infektionen sind v. a. durch ihre rasche epidemieartige Ausbreitung bei Patienten und Personal von Bedeutung und können schnell zu einer Versorgungslücke auf der Intensivstation führen. Nur durch ein frühzeitig einsetzendes und konsequentes Hygienemanagement können solche Ausbrüche rasch kontrolliert werden.

Surveillance nosokomialer Infektionen

Definition

Als Surveillance nosokomialer Infektionen wird die fortlaufende, systematische Erfassung, Analyse und Interpretation von infektionsrelevanten Gesundheitsdaten verstanden.

Wichtigstes Ziel der Surveillance ist die Reduktion der Infektionsraten im eigenen Krankenhaus. Sie ist eine Maßnahme im Rahmen der internen Qualitätssicherung. Verpflichtet zur Surveillance ist der Leiter von Krankenhäusern und von Einrichtungen für ambulantes Operieren. Gemäß § 23 IfSG ist er zur Surveillance bestimmter nosokomialer Infektionen sowie zur Erfassung von Krankheitserregern mit speziellen Resistenzen und Multiresistenzen verpflichtet.

▶ **Art der Infektionen.** Das Robert Koch-Institut hat die Art der aufzuzeichnenden nosokomialen Infektionen festgelegt [10, 19]. Diese sind im Einzelnen:
- postoperative Wundinfektionen (der häufigsten, mit einem nosokomialen Infektionsrisiko belasteten Operationen),
- katheterassoziierte Septikämien,
- beatmungsassoziierte Pneumonien,
- katheterassoziierte Harnwegsinfektionen.

▶ **Surveillance-Systeme.** Welche Form der Surveillance angewendet werden soll, ist nicht vorgeschrieben, dennoch versteht sich von selbst, dass eine systematische und möglichst vergleichbare Methode zu wählen ist. Aus diesem Grund hat sich ein Surveillance-System ähnlich dem KISS in Deutschland bewährt [21].

Praxistipp

Alle gewonnenen Aufzeichnungen sind regelmäßig zu interpretieren, 10 Jahre aufzubewahren und dem Gesundheitsamt auf Verlangen vorzulegen. Zudem besteht die Verpflichtung, einen Ausbruch nosokomialer Infektionen unverzüglich und nicht namentlich an das zuständige Gesundheitsamt zu melden.

Grundlegende Aspekte der Intensivmedizin

▶ **Beitrag zum Qualitätsmanagement.** Diese Verpflichtungen sollen die Krankenhäuser in die Lage versetzen, eigene Schwächen im Hygienemanagement zu erkennen und ggf. die notwendigen Hygienemaßnahmen, einschließlich der Schulung des Personals bzw. der kritischen Bewertung des Antibiotikaeinsatzes, zu verstärken und die Verbreitung der betreffenden Erreger möglichst schnell zu verhindern. Maßnahmen der Surveillance sind somit durch erhöhte Aufmerksamkeit auf bestehende Hygieneleitlinien geeignet, die Rate der nosokomialen Infektionen zu senken und stellen damit durch Erfassung und Bewertung nosokomialer Infektionen einen Beitrag zum Qualitätsmanagement im Sinne des § 137 SGB V dar.

1.6.5 Multiresistente Erreger

Zu den bedeutendsten multiresistenten Erregern gehören methicillinresistente *Staphylococcus aureus* (MRSA). Weltweit breiten sich jedoch seit einigen Jahren gramnegative Erreger, allen voran Extended-Spectrum Betalaktamase-bildende (ESBL) *Escherichia coli* und *Klebsiella* spp. aus. Zusätzlich verbreiten sich weltweit sog. carbapenemasebildende *Klebsiella* spp., die eine deutlich höhere Krankheitslast als Hospital-acquired (HA)-MRSA zu besitzen scheinen.

Aufgrund der sehr heterogenen Resistenzmechanismen setzt sich zunehmend der Begriff des „mehrfachresistenten gramnegativen Erregers (MRGN)" durch. Diese v.a. klinisch-mikrobiologisch abgeleitete Definition bezieht eine Resistenz gegenüber Carbapenemen (Imipenem und/oder Meopenem), Fluorchinolonen (Ciprofloxacin), Acylureidopenicilline (Piperacillin) und 3.-/4.-Generations-Cephalosporinen (Cefotaxim und/oder Ceftazidim) der häufigen Erreger wie *Pseudomonas aeruginosa*; *Acinetobacter baumannii* und der Enterobakterien mit ein. Krankenhaushygienisch relevant sind v.a. 3-fach (3-MRGN) und 4-fach (4-MRGN) resistente Erreger.

Da MRSA weiterhin den Großteil der Infektionen in- und außerhalb des Krankenhauses verursacht, soll im Folgenden auf diesen bedeutsamen Erreger eingegangen werden [19].

Die Entstehung multiresistenter Erreger ist u. a. auf den unkritischen Einsatz von antimikrobiellen Substanzen und die Weiterverbreitung über die Hände des Personals zurückzuführen. Die Entscheidung über eine Antibiotikatherapie stellt sich meist sehr früh in der Behandlung eines Intensivpatienten. Wenn mikrobiologische Befunde zu diesem Zeitpunkt nicht vorliegen, bleibt ohne Kenntnis über den spezifischen Erreger jede initiale antibiotische Therapie lediglich eine kalkulierte Therapie. Ein rationales, standardisiertes Screening, das Auskunft über das zu erwartende Erregerspektrum und die dazugehörigen Resistenzen gibt, hilft bei der Entscheidung über den Einsatz des richtigen Antibiotikums und über etwaige Hygienemaßnahmen. In den vergangenen Jahren ist in manchen Krankenhäusern und auch Arztpraxen die Prävalenz von ESBL fast genauso hoch wie die von MRSA. Hierbei muss beachtet werden, dass die Gruppe der ESBL sehr heterogen ist und präventive Sanierungsmaßahmen, wie von MRSA bekannt, bisher noch unzureichend evaluiert sind. Bei ESBL scheinen allein die rationale Antibiotikatherapie und die Umsetzung von Hygienemaßnahmen entscheidend für die Eindämmung zu sein.

> **Merke**
>
> Das Resistenzspektrum der Erreger, die sich bei Patienten eines Krankenhauses zeigen, spiegelt zum Großteil die jahrelang praktizierte Antibiotikastrategie wider. Multiresistente Erreger, die mittels Standardantibiotika nicht eliminiert werden können, sind ständig vorhanden und können nun von Mensch zu Mensch übertragen werden. Einziges Mittel zur Bekämpfung ist der rationale Einsatz von Antibiotika und die Vermeidung ihrer Ausbreitung mittels konsequenter krankenhaushygienischer Maßnahmen (u. a. Screening, Händedesinfektion, Schutzkleidung, ggf. isolierte Pflege).

Methicillinresistente Staphylococcus aureus

▶ **Bedeutung.** In Deutschland zeigte sich seit Ende der 1990er-Jahre eine massive Zunahme der MRSA-Prävalenz von 3,7 % bzw. 1,7 % auf 25 % (2003). Sie hat sich in den letzten Jahren auf ein Niveau um 20 % eingependelt. Mittlerweile breiten sich neben den krankenhausassoziierten HA-MRSA sog. Community-acquired (CA-)MRSA, die bei Patienten auftreten, die keine klassischen Risikofaktoren (z. B. vorheriger Krankenhausaufenthalt) haben und die eine erhöhte Virulenz besitzen, aus. MRSA-Stämme nehmen innerhalb der nosokomialen Infektionen eine herausragende Stellung ein [16, 22, 24]. Aus der Literatur ist bekannt, dass das Auftreten von MRSA direkt mit einer erhöhten Morbidität und Mortalität assoziiert ist [13]. Zudem besteht durch im Krankenhaus erworbene MRSA-Infektionen und MRSA-Bakteriämien/-Septitiden im Vergleich zu methicillinsensiblen *S. aureus* eine signifikant erhöhte Mortalität. Neben verlängerten und schwereren Krankheitsverläufen bedeutet das Auftreten von MRSA äußerst arbeitsaufwendige und für die Krankenhäuser sehr teure Konsequenzen, im Extremfall die Schließung ganzer Stationen [23]. Die europäische Vergleichsstudie (EARSS) zeigt, dass in Deutschland bis zu zehnmal mehr MRSA in Blutkulturen nachgewiesen werden als in den Niederlanden und Skandinavien. Dort hält sich der Anteil von MRSA in Krankenhäusern seit Jahren stabil unter 1 %.

Die für MRSA geschilderten Maßnahmen gelten in ähnlicher Weise für vancomycinresistente Enterokokken (VRE), ESBL-bildende Enterobacteriaceae und multiresistente Pseudomonaden.

▶ **Ursachen.** Das Auftreten von MRSA ist nicht schicksalhaft. Die wichtigsten Gründe für den Anstieg von MRSA sind:
- keine Durchführung von aktivem Screening kolonisierter Patienten,
- unkritischer Einsatz von Antibiotika,
- insuffiziente isolierte Pflegemaßnahmen,
- insuffiziente Händedesinfektion,
- die steigende Inzidenz an MRSA-Patienten aus anderen Krankenhäusern.

▶ **MRSA ist nicht gleich MRSA.** Insgesamt beobachten wir weltweit 3 große MRSA-Geschehnisse. Die häufigsten MRSA in Deutschland sind weiterhin die im Krankenhaus erworbenen HA-MRSA. Sie betreffen v.a. Menschen in höherem Alter und mit assoziierten Risikofaktoren. Daneben treten v.a. bei gesunden Menschen, besonders bei Kindern und Jugendlichen die ambulant erworbenen CA-MRSA auf. Diese sind dadurch charakterisiert, dass sie häufiger als HA-MRSA eine Erkrankung verursachen. Die dritte große Gruppe sind MRSA, die auch bei Tieren der landwirtschaftlichen Tierzucht/-mast nachgewiesen wurden. Hier sind weltweit MRSA v. a. bei Tieren von Schweinemastbetrieben nachgewiesen worden. Diese als Livestock-associated (LA-) MRSA machen in Gebieten mit vermehrter Landwirtschaft mittlerweile bis zu 30 % aller MRSA bei aufgenommenen MRSA-Patienten in Krankenhäuser aus. Die klinische Bedeutung dieser LA-MRSA ist bisher noch unklar.

▶ **Übertragung und Bekämpfung.** Wichtig ist, dass MRSA nicht immer von neuem aus „normalen" sensiblen *S. aureus* entstehen, sondern eine geringe Anzahl von resistenten Klonen durch Selektion entsteht und sich dann von Person zu Person in einem Krankenhaus, einer Region, einem Land etc. ausbreitet. Da die Übertragungen besonders leicht in Krankenhäusern erfolgen, kommt der Krankenhaushygiene bei der Bekämpfung von MRSA eine besondere Bedeutung zu.

> **Merke**
>
> Die Kontrolle von MRSA auf der Intensivstation durch Standardhygienemaßnahmen (lediglich Händedesinfektion) ist nicht ausreichend möglich. Die Übertragung kann erst dann sicher verhindert werden, wenn zusätzlich erweiterte Hygienemaßnahmen (z. B. Isolierung, Schutzkleidung) angewendet werden.

Sucht man nicht aktiv durch Screening von Risikopatienten bei Aufnahme und nach Gabe von Antibiotika nach MRSA, um bei Nachweis sofort Hygienemaßnahmen einzuleiten, verhält sich MRSA wie eine sich unbemerkt, jedoch epidemieartig ausbreitende Infektionskrankheit.

> **Praxistipp**
>
> Ein effektives *MRSA-Management* setzt sich aus folgenden Komponenten zusammen und ist in den Empfehlungen der Kommission für Krankenhaushygiene und Infektionsprävention detailliert beschrieben [14]:
> - Aufklärung der Patienten,
> - umfangreiche Fortbildung von Personal,
> - die rationale und ausreichend qualifizierte Anwendung von Antibiotika (Nutzung eines klinisch-mikrobiologischen Konsiliardienstes),
> - eine frühzeitige Identifizierung von MRSA-Stämmen durch ein Eingangsscreening,
> - die Typisierung von Stämmen zur Identifizierung von Infektionsketten (z. B. spa-Typisierung, Pulsfeld-Gelelektrophorese),
> - Umsetzung der empfohlenen Hygienemaßnahmen (Händehygiene, Isolierung MRSA-kolonisierter/-infizierter Patienten),
> - Therapie, Sanierung und mikrobiologische Erfolgskontrolle,
> - integrierte Zusammenarbeit innerhalb und außerhalb des Krankenhauses (regionale Netzwerkbildung).

▶ **Desinfektion und Typisierung.** Desinfektionsmaßnahmen müssen mit Desinfektionsmitteln erfolgen, die den Anforderungskriterien der Deutschen Gesellschaft für Hygiene und Mikrobiologie und des Verbunds für Angewandte Hygiene (DGHM/VAH-Richtlinie) für die Prüfung und Bewertung chemischer Desinfektionsverfahren entsprechen. Sie sind in der Regel gegen alle multiresistenten Erreger (MRE) wirksam. Besondere Beachtung verdienen heute die Möglichkeiten der Typisierung von MRSA. Moderne Sequenziermethoden (z. B. spa-Typisierung) machen gemeinsam mit neuartigen bioinformatischen Anwendungen eine zeitlich kontinuierliche, flächendeckende, vernetzbare und auch finanzierbare molekulare Erreger-Surveillance möglich. Nur durch die Typisierung können zufällige Häufungen von MRSA auf einer Intensivstation, die von Patienten mitgebracht wurden, identifiziert werden und ein krankenhaushygienisches Problem für die betroffene Abteilung ausgeschlossen werden [15]. Echte MRSA-Ausbrüche, die die Ressourcen einer Abteilung stark in Anspruch nehmen, können damit schneller und sicherer identifiziert werden.

1.6.6 Krankenhaushygiene im Zeitalter der DRG

▶ **Mehrkosten durch nosokomiale Infektionen.** Nosokomiale Infektionen führen zu einer verlängerten Liegedauer der Patienten sowie zu Mehrkosten aufgrund notwendiger Hygienemaßnahmen im Falle von Infektionen mit MRE (z. B. Isolierung im Einzelzimmer). Auf Intensivstationen werden die Mehrkosten pro MRSA-Patient und Tag mit ca. 1600 € angegeben [7, 11, 21]. Auf Normalstationen liegt der Mehrkostensatz pro Patient und Tag immerhin noch bei ca. 400 €, woraus im Durchschnitt pro Krankenhausaufenthalt eines MRSA-Patienten Mehrkosten in Höhe von ca. 9300 € resultieren [7, 11, 21]. Andere Autoren konnten zeigen, dass die Mehrkosten bei einer MRSA-Infektion im Vergleich zu normal sensiblen *S. aureus* bei einer Sepsis plus 8067,54 €, bei Vorliegen einer Wundinfektion plus 11 450 € ausmachen [7, 11, 21]. Nicht einberechnet sind hierbei die Kosten der nicht belegbaren Betten durch Isoliermaßnahmen. Zudem fallen Kosten durch Arbeitsausfall aufgrund notwendiger Freistellung von mit MRSA besiedeltem Personal an. Studien konnten zeigen, dass ein generelles prästationäres Screening von Patienten vor Aufnahme die nosokomialen MRSA-Raten und die Kosten deutlich senken konnten [6]. Hier zeigt sich besonders, dass ambulante und stationär verzahnte Präventionsmaßnahmen nicht nur Patienten vor Infektionen schützen können, sondern auch zu deutlichen Kostenreduktionen führen können.

▶ **Liegedauer.** Demgegenüber sind die Liegezeiten für die Haupt- und Nebendiagnosen des G-DRG-Systems auch für den Fall einer Infektionskomplikation zu kurz bemessen, als dass damit die für die Sanierung eines Patienten mit einer MRSA-Infektion notwendige Liegedauer abgebildet wäre. Wichtig ist, dass bei Vorliegen einer nosokomialen Infektion diese auch entsprechen kodiert wird.

Bisher nicht evaluiert sind Konzepte wie MRE-Infektionsstationen, die Patienten auf einer Station versorgen und von den übrigen Abteilungen abtrennen.

> **Merke**
>
> Damit trägt die Krankenhaushygiene entscheidend zur Vermeidung von Infektionen, zur Verkürzung der Liegedauer und damit zur Qualität der Versorgung bei. Gute Krankenhaushygiene zahlt sich deshalb aus.

1.6.7 Regionale Netzwerkbildung als Strategie für die Prävention von multiresistenten Erregern

▶ **MRSA-Kreislauf.** Die Erfahrungen der letzten Jahre haben gezeigt, dass eine Fokussierung der Maßnahmen auf das Krankenhaus alleine nicht ausreichend ist: Ein MRSA-Patient muss beginnend im Krankenhaus, jedoch auch nach Entlassung, ggf. in der Arztpraxis oder dem Pflegeheim, bis hin zum nächsten Krankenhausaufenthalt betreut werden (MRSA-Kreislauf). Hier zeigte sich als entscheidend, dass die Behandlung von sanierungshemmenden Faktoren (z. B. chronische Wunden) nach der Entlassung konsequent fortgeführt werden muss. Dabei muss der MRSA-Status jederzeit weiter berücksichtigt werden, damit bei einem erneuten Krankenhausaufenthalt nicht erneut die Gefahr einer Übertragung entstehen kann. Grundvoraussetzung für eine erfolgreiche Strategie, die über die Grenzen der einzelnen Institutionen und eines Landes hinausreicht, ist ein konsequentes und alle Teilnehmer an der Patientenversorgung einbeziehendes Konzept (euregionales MRSA-Netzwerk).

Die gezielte Suche nach Trägern im Krankenhaus und die angepasste Weiterbetreuung der Patienten entlang der Versorgungskette kann als die deutsche Version der niederländischen Strategie gelten und lässt sich mit „search and follow" zusammenfassen [5].

▶ Euregionale Netzwerkbildung. Bei der euregionalen Netzwerkbildung des deutsch-niederländischen EUREGIO MRSA-net wurden möglichst viele Akteure des Gesundheitswesens, die tagtäglich mit MRSA zu tun haben (Krankenhäuser, Rehabilitationseinrichtungen, Arztpraxen und Laboratorien, Gesundheitsämter, Alten- und Pflegeheime, Versicherungen), binational eingebunden. In der Folge wurde durch die Universität Twente ein Vergleich der in Deutschland und den Niederlanden geltenden MRSA-Hygienerichtlinien durchgeführt. Um sicherzustellen, dass die Richtlinien vom Personal im Gesundheitswesen auch umgesetzt werden können, wurde darauf geachtet, dass diese frei verfügbar, verständlich und praktikabel sind (Frage-und-Antwort-Datenbank: www.mrsa-net.nl/de). Grundvoraussetzung für die flächendeckende Umsetzung von Präventionsstrategien gegen MRSA ist die intensive Fort- und Weiterbildung des Personals sowie die Aufklärung der Öffentlichkeit. Insbesondere die grenzüberschreitende Sicht und die Chance, die MRSA-Prävalenz in der Region zu vermindern, hat die Akzeptanz zur Durchführung notwendiger Hygienemaßnahmen gefördert. Hierbei stand im Vordergrund, dass die aktive Aufklärungsarbeit die Aufmerksamkeit auf Prävention von Infektionserkrankungen im Allgemeinen erhöhen kann.

Praxistipp
Die Hygienepläne selbst müssen jedoch vom Personal vor Ort, das damit arbeiten muss, an die vorhandenen Bedingungen angepasst werden. Zusätzlich haben sich interdisziplinäre infektiologische Konsile, gemeinsame Visiten und Qualitätszirkel von Intensivmedizinern, klinischen Mikrobiologen und Hygienikern bewährt. Unnötige Untersuchungen und damit auch unnötige Kosten lassen sich durch einen „direkten Draht" vermeiden. Die Notwendigkeit hygienischer Maßnahmen lässt sich auf diese Weise gemeinsam besprechen.

Ziel der Krankenhaushygiene ist demnach der Erhalt der hohen Qualität der medizinischen Versorgung, ganz im Sinne des präventiven Charakters des Faches Hygiene.

Kernaussagen

Bedeutung der Krankenhaushygiene
Aufgrund des Schweregrads der Grunderkrankung und der zahlreichen invasiven medizinischen Maßnahmen sind Infektionen bei Patienten der Intensivstation keine Seltenheit. Zu einem strukturierten Infektionsmanagement gehören neben einer rationalen antiinfektiven Therapie eine standardisierte Infektions-Surveillance und das Hygienemanagement.

Rechtliche Grundlagen
Die gesetzlich verbindlichen Maßnahmen zum Schutz vor meldepflichtigen Infektionskrankheiten sind seit dem 01.01.2001 im Infektionsschutzgesetz (IfSG) und der Novellierung aus dem Jahre 2011 bzw. der im Gesetz festgeschriebenen Ausgestaltung in jeweiligen Länderhygieneverordnungen verankert. Darüber hinaus wurde beim Robert Koch-Institut eine Kommission für Krankenhaushygiene und Infektionsprävention (KRINKO) eingerichtet, die Empfehlungen zur Prävention nosokomialer Infektionen sowie zu betrieblich-organisatorischen und baulich-funktionellen Maßnahmen der Hygiene in Krankenhäusern erstellt und diese in der sog. RKI-Richtlinie zusammenfasst Diese stellt juristisch den Stand der medizinischen Wissenschaft dar.

Organisation der Krankenhaushygiene
Die Aufgaben zur Einhaltung der Hygiene werden vom ärztlichen Direktor an den Krankenhaushygieniker (s. Anforderungen an die Qualifikation gemäß KRINKO-Empfehlung), die Hygienefachkraft und den hygienebeauftragten Arzt delegiert.
Zentrales Gremium für die Diskussion und Umsetzung notwendiger Verbesserungsvorschläge ist die Hygienekommission, die aus der Klinikleitung, dem Krankenhaushygieniker/Infektiologen/Mikrobiologen, dem hygienebeauftragten Arzt, den Hygienefachpflegenden und weiteren Sachverständigen besteht.

Nosokomiale Infektionen in der Intensivmedizin
Wichtig für die erhöhte Infektionsneigung bei Intensivpatienten sind patientenbezogene Faktoren. Neben der Grunderkrankung des Patienten ist die therapeutische Anwendung von Fremdkörpern die klassische Ursache für nosokomiale Infektionen. Zusätzlich treten häufig postoperative Wundinfektionen und einige virale Infektionen auf.
Interventionsstudien konnten belegen, dass durch Anwendung von Hygienemaßnahmen in 20% (selten sogar in bis zu 70%) nosokomiale Infektionen verhindert werden können.
Ziel der Surveillance nosokomialer Infektionen ist die Reduktion der Infektionsraten. Die Surveillance gehört somit zu den Maßnahmen des internen Qualitätsmanagements.

Multiresistente Erreger
Das zunehmende Auftreten multiresistenter Erreger, insbesondere von MRSA und MRGN, ist direkt mit einer erhöhten Morbidität und Mortalität der Patienten assoziiert.
Ein effektives MRSA-Management setzt sich zusammen aus den Komponenten Aufklärung der Patienten, Fortbildung des Personals, rationalem und qualifiziertem Einsatz von Antibiotika, frühzeitiger Identifizierung und Typisierung von MRSA-Stämmen durch Eingangsscreening, Umsetzung der empfohlenen Hygienemaßnahmen, Therapie, Sanierung und mikrobiologische Erfolgskontrolle sowie integrierte Zusammenarbeit innerhalb und außerhalb des Krankenhauses.

Krankenhaushygiene im Zeitalter der DRG
Nosokomiale Infektionen, insbesondere mit multiresistenten Erregern, führen zu erheblichen Mehrkosten aufgrund einer verlängerten Liegedauer der Patienten und der notwendigen Hygienemaßnahmen. Eine nosokomiale Infektion muss dementsprechend auch als solche kodiert und dokumentiert werden, um eine Grundlage für etwaige Mehrvergütungsansprüche zu schaffen.

Regionale Netzwerkbildung als Strategie für die Prävention von multiresistenten Erregern
Das Problem der Zunahme von multiresistenten Erregern betrifft aufgrund der zunehmenden Verzahnung der unterschiedlichen Versorgungsbereiche nicht mehr nur den stationären Sektor. Eine effektive Prävention lässt sich zukünftig nur durch die aktive Mitarbeit aller Beteiligten im Rahmen von Netzwerkstrukturen erreichen.

Literatur

[1] Afif W, Huor P, Brassard P, Loo VG. Compliance with methicillin-resistant Staphylococcus aureus precautions in a teaching hospital. Am J Infect Control 2002; 30: 430–433

[2] Bales S, Baumann HG. Infektionsschutzgesetz: Kommentar und Vorschriftensammlung. Stuttgart: Kohlhammer; 2000

[3] Beaujean DJ, Weersink AJ, Blok HE et al. Determining risk factors for methicillin-resistant Staphylococcus aureus carriage after discharge from hospital. J Hosp Infect 1999; 42: 213–218

[4] Boyce JM, Pittet D. Healthcare Infection Control Practices Advisory Committee. Society for Healthcare Epidemiology of America. Association for Professionals in Infection Control. Infectious Diseases Society of America. Hand Hygiene Task Force. Guideline for Hand Hygiene in Health-Care Settings: recommendations of the Healthcare Infection Control Practices Advisory Committee and the HICPAC/SHEA/APIC/IDSA Hand Hygiene Task Force. Infect Control Hosp Epidemiol 2002; 23: S3–40

[5] Daniels-Haardt I, Verhoeven F, Mellmann A et al. EUREGIO-projekt MRSA-net Twente/Münsterland. Creation of a regional network to combat MRSA. Gesundheitswesen 2006; 68 (11): 674–678

[6] Diller R, Sonntag AK, Mellmann A et al. Evidence for cost reduction based on pre-admission MRSA screening in general surgery. Int J Hyg Environ Health 2008; 211(1-2): 205–212

[7] Engemann JJ, Carmeli Y, Cosgrove SE et al. Adverse clinical and economic outcomes attributable to methicillin resistance among patients with Staphylococcus aureus surgical site infection. Clin Infect Dis 2003; 36: 592–598

[8] Gastmeier P, Geffers C. Nosocomial infection sin Germany? Dtsch med Wochenschr 2008; 133(21): 1111–1115

[9] Gastmeier P, Brunkhorst F, Schrappe M et al. How many nosocomial infections are avoidable? Dtsch Med Wochenschr 2010; 135(3): 91–93

[10] Geffers C, Rüden H, Gastmeier P. Gesundheitsberichterstattung des Bundes. Heft 8: Nosokomiale Infektionen. Im Internet: http://www.gbe-bund.de/gbe10/abrechnung.prc_abr_test_logon?p_uid=gastg&p_aid=&p_knoten=FID&p_sprache=D&p_suchstring=7845; Stand: 16.04.2013

[11] Geldner A, Ruoff GM, Hoffmann H-J et al. Eine Kostenanalyse von MRSA-Infektionen auf einer operativen Intensivstation. Anästhesiol Intensivmed Notfallmed Schmerzther 1999; 34: 409–413

[12] Herr CE, Heckrodt TH, Hofmann FA et al. Additional costs for preventing the spread of Methicillin resistant S. aureus and a strategy for reducing these costs on a surgical ward. Infect Control Hosp Epidemiol 2003; 24: 673–678

[13] Köck R, Becker K, Cookson B et al. Methicillin-resistant Staphylococcus aureus (MRSA): burden of disease and control challenges in Europe. Euro Surveill 2010; 15(41): pii=19688. Im Internet: http://www.eurosurveillance.org/ViewArticle.aspx?ArticleId=19688; Stand: 16.04.2013

[14] Kommission für Krankenhaushygiene und Infektionsprävention am RKI. Empfehlungen zur Prävention und Kontrolle von Methicillin-resistenten Staphylococcus aureus-Stämmen (MRSA) in Krankenhäusern und anderen medizinischen Einrichtungen. Bundesgesundheitsblatt – Gesundheitsforschung – Gesundheitsschutz 1999; 42: 954–958

[15] Mellmann A, Friedrich AW, Kipp F et al. Evidence-based infection control methods using spa genotyping for MRSA spread in hospitals. Dtsch Med Wochenschr 2005; 130: 1364–1368

[16] Peters G, Becker K. Epidemiology, control and treatment of methicillinresistant Staphylococcus aureus. Drugs 1996; 52: 50–54

[17] Rüden H. Nosokomiale Infektionen in Deutschland: Erfassung und Prävention (NIDEP-Studie). Teil 1: Prävalenz nosokomialer Infektionen; Qualitätssicherung in der Krankenhaushygiene. Schriftenreihe des Bundesministeriums für Gesundheit, Band 56. Baden-Baden: Nomos; 1995

[18] Sanford MD, Widmer AF, Bale MJ et al. Efficient detection and long-term persistence of the carriage of methicillin-resistant Staphylococcus aureus. Clin Infect Dis 1994; 19: 1123–1128

[19] Surveillance nosokomialer Infektionen sowie die Erfassung von Erregern mit speziellen Resistenzen und Multiresistenzen: Rechtliche Voraussetzungen und Umsetzungsempfehlungen. Leitthema: Infektionsschutzgesetz. Bundesgesundheitsbl 2000; 43: 887–890

[20] Vincent JL, Bihari DJ, Suter PM et al. The prevalence of nosocomial infection in intensive care units in Europe. Results of the European Prevalence of Infection in Intensive Care (EPIC) Study. EPIC International Advisory Committee. JAMA 1995; 274: 639–644

[21] Vonberg RP, Groneberg K, Geffers C et al. Infection control measures in intensive care units results of the German Nosocomial Infection Surveillance System (KISS). Anaesthesist 2005; 6

[22] von Eiff C, Becker K, Machka K, Stammer H, Peters G. Nasal carriage as a source of Staphylococcus aureus bacteremia. Study Group. N Engl J Med 2001; 344: 11–16

[23] Wagenvoort JHT, Slinjsmans W, Penders RJR. Better environmental survival of outbreak vs. sporadic MRSA isolates. J Hosp Infect 2000; 45: 231–234

[24] Witte W. Staphylokokken-Infektionen in Deutschland im Jahr 2001. Epidemiologisches Bulletin 2002; 8: 1–3

1.7 Ethische Aspekte

Th. Prien, H. Van Aken, B. Schöne-Seifert

1.7.1 Moral, Ethik, Prinzipien

Definition

Fachsprachlich wird unter „Moral" überwiegend die Menge der Anleitungen und Bewertungen für richtiges Verhalten verstanden, unter „Ethik" hingegen die begründende Theorie der Moral.

Alltagssprachlich geht diese Unterscheidung oft verloren – z.B. wenn von „unethischem" Verhalten oder „Ethikkommissionen" die Rede ist. Ethische Überlegungen für bestimmte Handlungsbereiche, wie die Medizin, werden oft als „angewandte Ethik" bezeichnet.

Welcher theoretische Zugang zur Handhabung moralischer Probleme der plausibelste ist, ist ebenso umstritten wie bestimmte moralische Positionen selbst. In diesem Kapitel wird der methodische Ansatz der „Prinzipienethik" [2] gewählt, der in der westlichen medizinethischen Literatur sehr verbreitet, aber nicht unumstritten ist [24]. Diese Prinzipienethik geht von einigen Grundzielsetzungen aus (▶ Tab. 1.9), die von den meisten Menschen unserer Industriegesellschaften, unabhängig von ihren zunehmend pluralistischen Wert- oder Glaubensvorstellungen, akzeptiert werden.

Grundlegende Aspekte der Intensivmedizin

Tab. 1.9 Relevante ethische Prinzipien in der Intensivmedizin.

Prinzip	Beschreibung
Autonomie	Das Selbstbestimmungsrecht des Patienten wird dadurch respektiert, dass dieser (oder ggf. ein Vertreter, der dem Patientenwillen Ausdruck verleiht) einer Behandlung zustimmen muss, bevor sie durchgeführt werden darf. Der Arzt soll dem Patienten helfen, auf relevanten Informationen beruhende medizinische Entscheidungen nach eigenen Wertvorstellungen zu fällen (Informed Consent). Dabei kann der Patient aber nicht die Durchführung medizinisch sinnloser Maßnahmen verlangen (was selten vorkommt). Diese wichtige Feststellung folgt u. a. aus einer Urteilsbegründung des Bundesgerichtshofs [7], in der es heißt: „Der Arzt kann Maßnahmen verweigern, für die es keine medizinische Indikation gibt" und „Die medizinische Indikation begrenzt insofern den ärztlichen Heilauftrag". Das Autonomieprinzip impliziert also ein unbegrenztes Abwehrrecht gegen, aber keineswegs ein unbegrenztes Anspruchsrecht auf bestimmte medizinische Maßnahmen.
Wohltun (Benefizienz)	Die Verpflichtung zur aktiven Intervention, um Krankheiten und gesundheitliche Funktionseinbußen zu verhindern oder zu beseitigen sowie im besten Interesse des Kranken zu handeln, ist Kern der medizinischen Zielsetzung. Heilen: Von Krankheiten geheilt zu werden, liegt in aller Regel im subjektiven Interesse des Patienten. Heilen ist ärztlicher Grundauftrag. Der Einsatz der aufwendigen Intensivmedizin setzt in der Regel die Heilbarkeit der Grunderkrankung voraus – bzw. zumindest die Erreichbarkeit eines Zustands, der vom Patienten – ggf. mutmaßlich – als lebenswert empfunden wird (Defektheilung). Lebenserhalt: Leben zu retten gehört ebenfalls zu den traditionellen Zielen der Medizin, wird in der Regel vom Patienten gewünscht, auch unter Inkaufnahme einer „Defektheilung". Comfort Care: medizinische Basistherapie (Palliativmedizin bei Fehlen kurativer Ziele).
Nichtschaden (Nonmalefizienz)	Ärzte haben die Verpflichtung, dem Patienten durch medizinische Maßnahmen nicht zu schaden, soweit sie dies absehen können (Hippokrates: „primum non nocere").
Gerechtigkeit	Krankenversorgung soll gerecht verteilt sein. Durch kostenträchtigen medizinischen Fortschritt und demografische Veränderungen entstehen Ressourcenknappheit und künftig zunehmender Rationierungsbedarf. Für dessen Umsetzung konkurrieren unterschiedliche Gerechtigkeitskriterien miteinander [19, 26], über deren Auslegung und relative Bedeutung noch wenig Einigkeit besteht. Dies sind insbesondere: • Medizinische Notwendigkeit: Dass Patienten jede Behandlung erhalten sollen, die dieses Kriterium erfüllt, gehört in Deutschland zu den rechtlichen Rahmenbedingungen (Sozialgesetzbuch V) und wird von allen Gesundheitspolitikern unterstrichen. Allerdings gibt es keine einheitliche oder objektive Antwort auf die (Wert-)Frage, wo im konkreten Fall die Grenze zwischen Notwendigem und lediglich Nützlichem verläuft. • Medizinischer Nutzen: Hierunter fällt alles, was die gesundheitsbezogene Lebensqualität mit ihren verschiedenen Dimensionen verbessert oder die Überlebenszeit eines Patienten bei erträglichem Befinden verlängert. Allerdings lässt sich der Nutzen einer medizinischen Maßnahme zumeist im Voraus nur probabilistisch angeben und kann selbst dann von einem individuellen Patienten subjektiv als nicht nützlich angesehen werden. Vor dem Hintergrund knapper Ressourcen ist zu diskutieren, ob Maßnahmen, deren Nutzen sehr geringfügig oder vielleicht auch extrem teuer ist, in der solidarischen Krankenversorgung überhaupt vorgehalten werden sollen. • Dringlichkeit: Dass dem Kränksten, dem sonst Sterbenden, dem am meisten Leidenden vorrangig geholfen werden muss, ist ein Prinzip der Triage-Medizin, dessen Befolgung problematisch wird, wenn diese Versorgung im konkreten Fall wenig nützlich oder extrem teuer wird. • Chancengleichheit: Die Zugangsmöglichkeit zu (intensiv)medizinischer Versorgung soll für alle möglichst gleich sein. Solidarische Finanzierung soll diesen Zugang unabhängig von jemandes Zahlungsfähigkeit machen, zugleich aber wird eine maximale Versorgung für alle unbezahlbar werden. Chancengleichheit wird zudem auch als ein Rationierungskriterium bei bereits bestehender Knappheit verwendet bzw. diskutiert – etwa in Gestalt von Wartezeiten bei Organtransplantationen. • Effizienz: Ein möglichst günstiges Verhältnis von Ressourcen und daraus resultierendem medizinischen Nutzen zu erstreben, ist dann ethisch geboten, wenn dadurch der Nutzen für niemanden abgesenkt wird (Rationierung). Problematisch wird dieses Ziel, sobald der „höchstmögliche medizinische Nutzen für die Gemeinschaft" zuungunsten bestimmter Patientengruppen erzielt wird.

Praxistipp

Ethische Probleme treten immer dann auf, wenn ethische Prinzipien, die für sich genommen zu befolgen wären, miteinander in Konflikt geraten. Lösungen für solche ethischen Konfliktkonstellationen lassen sich mehr oder weniger generalisieren, immer aber muss der konkrete Einzelfall mit seinen individuellen Umständen beurteilt werden.

1.7.2 Typische ethische Konfliktkonstellation in der Intensivmedizin

Lebenserhalt vs. Nichtschaden

Durch intensivmedizinische Maßnahmen können vermeidbare Todesfälle verhindert und Krankheiten geheilt werden. Andererseits können intensivmedizinische Maßnahmen aber auch einen unvermeidbaren Tod hinauszögern, das Sterben unnötigerweise verlängern. Dieser Übergang vom Behandlungsversuch zur Sterbeverlängerung ist fließend. Es entsteht ein Spannungsfeld zwischen dem Auftrag zum Lebenserhalt und dem zur Leidenslinderung (bzw. dem Recht des Patienten auf ein menschenwürdiges Sterben).

> **Merke**
> Der Konflikt zwischen den Prinzipien der Lebenserhaltung und des Nichtschadens stellt die wohl häufigste ethische Problemkonstellation in der Intensivmedizin dar.

Autonomie vs. Lebenserhalt oder Heilung

Nicht selten steht der Intensivmediziner vor einer Situation, in der Patientenwunsch (Autonomieprinzip) und ärztlicher Rat insofern divergieren, als der Patient eine medizinisch indizierte Therapie (Lebenserhalt) ablehnt. Rechtlich wie ethisch wird dem urteilsfähigen Patienten ein uneingeschränktes Vetorecht gegen ungewollte Behandlungen eingeräumt, auch wenn diese medizinisch sinnvoll bzw. notwendig sind. Schwieriger ist die Festlegung des Therapieausmaßes beim nicht (mehr) einwilligungsfähigen Patienten.

Ein Stufenplan zur therapeutischen Entscheidungsfindung in diesen ethischen Konfliktsituationen – unter Berücksichtigung juristischer Rahmenbedingungen – ist im letzten Abschnitt dieses Kapitels dargestellt.

Wohltun/Chancengleichheit vs. Effizienz

Diese Konfliktkonstellation ergibt sich immer dann, wenn mehrere Patienten um eine knappe medizinische Ressource (z. B. um einen Intensivbehandlungsplatz) konkurrieren. Häufig werden, unter sorgfältiger Abwägung der individuellen Prognosen, die Patienten dann so auf die gegebenen Behandlungsmöglichkeiten verteilt, dass voraussichtlich der größtmögliche Nutzen resultiert. Dabei nimmt man in Kauf, dass ein Patient, der nicht (mehr) intensivmedizinisch behandelt wird, einem höheren Risiko ausgesetzt wird (Verletzung des Benefizienzprinzips). Diese Rationierungspraxis ist jedoch nicht unumstritten. So empfiehlt die American Thoracic Society (ATS) ein „First come, first served"-Vorgehen (Chancengleichheit) für die Zuteilung knapper intensivmedizinischer Ressourcen und begründet dies damit, dass es keine konsentierten Kriterien zur Ermittlung des relativen Nutzens einer intensivmedizinischen Behandlung gebe [1].

Nonmalefizienz vs. Benefizienz

Führt man bei einem Patienten mit akuter schwerer Hirnschädigung, der ohne Therapie mit Sicherheit binnen weniger Stunden versterben würde, die Therapie fort, um eine Hirntoddiagnostik einleiten und mit Feststellung des Hirntods eventuell eine Organentnahme ermöglichen zu können, dann kollidiert möglicherweise das Benefizienzprinzip (man möchte potenziellen Organempfängern helfen) mit dem Nonmalefizienzprinzip (rein fremdnützige Interventionen beim Sterbenden). Das gilt jedenfalls dann, wenn die in Rede stehende Therapie für den Sterbenden irgendein Risiko oder eine Belastung darstellt, während es strittig ist, ob und wann das Aufhalten des Sterbeprozesses als solches unter diesen speziellen Bedingungen als „Schädigung" zu betrachten ist. Selbst bei Vorliegen eines Organspendeausweises ist es fraglich, ob die „organerhaltende Therapie" dem mutmaßlichen Willen des Sterbenden entspricht, denn dessen Erklärung bezieht sich – jedenfalls in deutschen Organspendeausweisen – nur auf die Organentnahme nach Feststellung des Todes. In Abwägung der konfligierenden Werte meinen die Autoren, dass eine moderate Fortführung intensivmedizinischer Maßnahmen (unter Ausschluss z. B. einer Kardiokompression) vertretbar sein kann. Institutionelle Regelungen sind für diese Fälle anzustreben.

1.7.3 Forschung an nicht einwilligungsfähigen Patienten

Grundsätzlich darf Forschung an Menschen nur dann durchgeführt werden, wenn diese ihre Einwilligung (Informed Consent) geben. Darüber hinaus muss sie für den Probanden ein akzeptables Nutzen-Risiko-Verhältnis aufweisen bzw. darf (im Falle sog. fremdnütziger Forschung) nur minimal riskant oder belastend sein [28]. Beide Forderungen sind Kern internationaler (rechts)ethischer Übereinstimmung (Deklaration von Helsinki des Weltärztebundes 2008 [34]) und werden u. a. dadurch „kontrolliert", dass medizinische Forschungsvorhaben an die Zustimmung einer Ethikkommission gebunden sind. Auf diese Weise soll eine vertretbare Balance zwischen dem individuellen und dem gesellschaftlichen Interesse an einer Weiterentwicklung der Medizin (Benefizienzprinzip) und dem Respekt vor der Person (Autonomieprinzip) bzw. dem Prinzip des Nichtschadens hergestellt werden.

▶ **Eigennutzen.** Patienten, welche die Forderung der informierten Zustimmung nicht geben können (z. B. Kinder, demente oder bewusstlose Patienten), dürfen grundsätzlich nur dann zu Teilnehmern an medizinischen Forschungsvorhaben gemacht werden, wenn eine angemessene Chance auf *eigenen* Nutzen besteht und neben der generellen Zustimmung der Ethikkommission die konkrete Zustimmung eines individuellen Stellvertreters – bei Kindern in aller Regel der Eltern – vorliegt.

▶ **Ausnahmen.** Ausnahmen von der strikten Eigennutzenbedingung sind Gegenstand anhaltender rechtsethischer Kontroversen. Insbesondere geht es dabei um „gruppennützige" Forschung, die spezifisch den verschiedenen Gruppen einwilligungsunfähiger Patienten zugute kommen soll und nur an diesen durchgeführt werden kann. In engen Grenzen wird sie von vielen befürwortet, um auch die betroffenen Patientengruppen am medizinischen Fortschritt partizipieren zu lassen. Diese Position vertreten etwa das 1996 vorgelegte, von Deutschland aber bisher nicht ratifizierte, europäische Menschenrechtsübereinkommen zur Biomedizin [29] und inzwischen auch der Weltärztebund [34]. Hingegen ist das Deutsche Arzneimittelgesetz (AMG) hier deutlich restriktiver. Nach der AMG-Novelle von 2004 darf gruppennützige Forschung ohne Informed Consent der Probanden in engen Grenzen lediglich an Kindern und mit Zustimmung ihres gesetzlichen Vertreters durchgeführt werden. Damit ist gruppennützige Forschung – selbst wenn sie risikofrei und nur minimal belastend wäre – bei nicht nichteinwilligungsfähigen Erwachsenen ebenso wie bei allen akut Entscheidungsunfähigen (z. B. im Rahmen der Notfallmedizin) rechtswidrig. Ethisch ist diese Sachlage strittig.

1.7.4 Organspende, Hirntod

Nach dem seit 1997 geltenden Transplantationsgesetz dürfen Organe dann entnommen werden, wenn der Betroffene zu Lebzeiten seinen Spendewillen bekundet hat (in der Regel in einem Organspendeausweis) oder wenn – bei fehlender Ablehnungsbekundung des Betroffenen – dessen Angehörige eine Organentnahme legitimieren. Dabei sind sie gehalten, soweit möglich als Sprachrohr des Verstorbenen zu dienen, sich also an dessen mutmaßlichem Willen zu orientieren. Nur wenn kein Anhalt über die eigenen Wünsche des potenziellen Spenders besteht, kommt ihnen – in einer bestimmten Reihenfolge gefragt – ein subsidiäres Entscheidungsrecht zu. In Deutschland, wie in anderen westlichen Ländern auch, klaffen Bedarf und Angebot an Spenderorganen dramatisch weit auseinander. Tausende von Patienten sterben „auf der Warteliste" für ein Herz oder eine Leber. Angesichts der Tatsache, dass die Transplantationsmedizin von betroffenen Patienten, der großen Mehrheit der Gesellschaft sowie den Vertretern der christlichen Kirchen als segensreich und ethisch zulässig beurteilt wird, ist das ein erschreckender Befund.

In Österreich dürfen Organe entnommen werden, wenn der Betreffende zu Lebzeiten keine gegenteilige Verfügung verfasst oder sich glaubhaft vor Zeugen dagegen ausgesprochen hat. Der Spender wird in der „Schwebezeit" rechtlich vom Staat vertreten, wobei Angehörigen dabei keine Parteieinstellung zukommt.

▶ **Realisierung der Organspende.** Da eine große Mehrheit der Bevölkerung trotz genereller Bereitschaft zur postmortalen Organspende keinen Spendeausweis ausfüllt, liegt die Entscheidungslast zumeist bei den Angehörigen. Bei genauerem Hinsehen spielen in dieser Frage aber auch die Ärzte und Pflegekräfte, die den Sterbenden versorgen, eine elementare Rolle. Sie sind es, die nach einem Organspendeausweis forschen oder die ohnehin schon belasteten Angehörigen in Bezug auf eine Organspende ansprechen, fragen und unter Umständen beraten müssen. Diese Aufgabe kostet Zeit und emotionale Kraft und zieht im Fall einer positiven Entscheidung die weiteren Belastungen einer zu organisierenden Explantation nach sich. Dennoch sollten Ärzte sich ihr unbedingt stellen – mit Blick auf das Wohl der potenziellen Organempfänger, die Autonomie des Patienten und vielleicht auch den Trost, den eine Organspende für die trauernden Angehörigen bedeuten kann.

▶ **Hirntod (Kap. 18.1).** Organspenden werden auf Intensivstationen zumeist nach Feststellung des Hirntods des Spenders realisiert. Obgleich der Ausfall sämtlicher Hirnfunktionen seit den späten 1960er-Jahren in der Praxis als Tod des Menschen anerkannt wurde, ist dies in Deutschland erst mit dem Transplantationsgesetz von 1997 auf eine gesetzliche Basis gestellt worden. Die Bundesärztekammer ist autorisiert, die Kriterien zur Diagnostik des Hirntods festzulegen [3]. Ethisch ist die Plausibilität des Hirntodkonzepts nicht ganz unumstritten [16]: Ein kleiner Teil derjenigen Bürger, die eine Organspende ablehnen, tun dies, weil sie erst den irreversiblen Herz-Kreislauf-Stillstand als Tod des Menschen anerkennen oder weil sie in dieser Frage verunsichert sind. Solche Verunsicherung resultiert auch daher, dass die Todesakzeptanz bei Hirntoten, die unter Respiration als bewusstlos-lebend imponieren, psychologisch ausgesprochen schwierig sein kann. Hierüber mit jüngeren Kollegen, Pflegekräften und Angehörigen zu kommunizieren, ist eine wichtige Aufgabe.

1.7.5 Sterbehilfe und Therapiebegrenzung

Rechtsethische Aspekte

(Siehe hierzu auch „Rechtliche Grundlagen der Intensivmedizin" in Kap. 1.4.)

▶ **Aktive Sterbehilfe.** Aktive Sterbehilfe auf Verlangen (Töten auf Verlangen) des Patienten, die in Belgien und Holland unter bestimmten Voraussetzungen straffrei bleibt [21], fällt in Deutschland eindeutig und strikt unter das strafrechtliche Verbot des § 216 StGB. Ethisch ist diese Unzulässigkeit allerdings umstritten [17]. In aller Regel ist die Tötung auf Verlangen aber kein intensivmedizinisch relevantes Problem, ebenso wenig wie der – standesrechtlich untersagte [4] – ärztlich assistierte Suizid. Intensivpatienten sind nämlich entweder nicht in der Lage, diesen Wunsch zu äußern bzw. durchzuführen, oder die Ernsthaftigkeit des geäußerten Sterbewunsches ist aufgrund der Umstände zweifelhaft.

Tab. 1.10 Übliche Differenzierung der Sterbehilfe aus (rechts) ethischer Sicht.

Nomenklatur	Erläuterung
Sterbebegleitung	ohne Lebensverkürzung, Hilfe *im* Sterben, Ermöglichen eines „sanften" Sterbens, ggf. mit seelischem Beistand, Schmerzbeseitigung u. Ä. („comfort care")
indirekte Sterbehilfe	durch eine wirksame Therapie unter Inkaufnahme einer Lebensverkürzung (z. B. opiatbedingte Atemdepression)
aktive Sterbehilfe	durch gezielte Therapie zur Tötung (Hilfe *zum* Sterben, Töten auf Verlangen, aktive Lebensverkürzung, aktive Euthanasie, „Gnadentod")
passive Sterbehilfe	durch Therapieverzicht/-abbruch mit der daraus folgenden Lebensverkürzung (Sterbenlassen, passive Euthanasie)

▶ **Terminale Sedierung.** Einen kontrovers diskutierten Sonderfall stellt die sog. „terminale Sedierung" dar. Versteht man darunter die therapeutisch indizierte Sedierung eines agitierten oder schmerzgeplagten Kranken, ist sie rechtsethisch unproblematisch – auch dann, wenn dabei eine Lebensverkürzung in Kauf genommen wird (indirekte Sterbehilfe). Wird „terminale Sedierung" hingegen auf Wunsch eines sterbewilligen Patienten ohne eigentliche medizinische Indikation durchgeführt, um ihn dann analgosediert durch Verzicht auf Kalorien- und Flüssigkeitszufuhr sterben zu lassen, rückt diese Variante der Sterbehilfe zumindest sehr dicht an aktive Sterbehilfe heran.

▶ **Passive Sterbehilfe.** Von der aktiven Sterbehilfe unterschieden wird die passive Sterbehilfe (Sterbenlassen). Hier wird der Tod durch Unterlassen bewirkt – sei es durch *Verzicht* auf lebensverlängernde Maßnahmen oder durch *Abbruch* lebensverlängernder Maßnahmen. Rechtlich wie ethisch unproblematisch ist die passive Sterbehilfe sicher dann, wenn sie dem tatsächlichen, vorausverfügten oder mutmaßlichen Willen des Patienten entspricht. In der intensivmedizinischen Praxis wird man allerdings häufiger mit der Fragestellung des *einseitigen Behandlungsabbruchs*, der weder von einer tatsächlichen noch einer gesicherten mutmaßlichen Einwilligung des Betroffenen gedeckten Therapieeinschränkung, konfrontiert.

> **Praxistipp**
>
> Eine Sterbebegleitung mit seelischem Beistand und Linderung der körperlichen Leiden ist unumstrittene Pflicht des Arztes. Dabei sind palliativmedizinische Maßnahmen auch dann (rechts) ethisch unproblematisch, wenn eine Lebensverkürzung als Nebenwirkung der Leidenslinderung in Kauf genommen wird (sog. indirekte Sterbehilfe, ▶ Tab. 1.10).

Therapieverzicht und Therapieabbruch (passive Sterbehilfe)

> **Merke**
>
> Die grundsätzliche Zulässigkeit, unter Umständen auch Gebotenheit von Therapiebegrenzungen ist rechtlich wie ethisch unstrittig. Kontroversen gibt es aber hinsichtlich mancher Details.

In den „Grundsätzen der Bundesärztekammer zur Sterbebegleitung" heißt es entsprechend: „Die ärztliche Verpflichtung zur Lebenserhaltung besteht daher nicht unter allen Umständen. So gibt es Situationen, in denen sonst angemessene Diagnostik und Therapieverfahren nicht mehr angezeigt und Begrenzung geboten sein können" [4]. Dies entspricht, jedenfalls in dieser Allgemeinheit, eindeutig aktueller Rechtsprechung, einem Konsens der Ethiker und der Position der beiden großen Kirchen.

▶ **Primärer und sekundärer Therapieverzicht.** Dabei besteht aus rein medizinischer Sicht kein prinzipieller Unterschied zwischen dem primären Verzicht auf eine bestimmte Therapie und ihrem Abbruch (sekundärer Verzicht), weil es immer Zweck einer Behandlung ist, den Zustand des Patienten zu verbessern. Ist dieser Zweck mit einer medizinischen Maßnahme nicht zu erreichen, ist es unerheblich, in welcher Form sie unterlassen wird. Eigentlich sollte es bei gegebener Prognose unerheblich sein, welche Therapie auf welche Weise eingeschränkt wird. Es ist aber psychologisch einfacher, einen Patienten ohne therapeutische Intervention am natürlichen Krankheitsverlauf sterben zu sehen, als sein Sterben durch aktive Beendigung einer medizinischen Maßnahme zuzulassen.

> **Merke**
> Psychologisch wird ein Therapieabbruch häufig als belastender empfunden als ein Behandlungsverzicht von Anfang an. Dies darf aber keinesfalls dazu führen, von potenziell aussichtsreichen Maßnahmen Abstand zu nehmen. Eigentlich sollte, umgekehrt, ein Abbruch der Therapie leichter fallen, da häufig erst nach Beginn einer Maßnahme begründet entschieden werden kann, ob sie geeignet ist, den Zustand des Patienten zu verbessern.

Auch nach aktueller Rechtssprechung und aus ganz überwiegender ethischer Sicht wird hier kein normativer Unterschied gesehen. Dies gilt auch für den technischen Behandlungsabbruch, z. B. das Abschalten von Respiratoren.

Die Frage nach den Umständen einer Therapiebegrenzung berührt nicht nur die ärztlichen Handlungen und Unterlassungen, sondern auch die ärztliche Haltung. Angesichts einer regelhaft vorhandenen prognostischen Unsicherheit müssen Entscheidungen im ethischen Dilemma zwischen Lebenserhalt und Nichtschaden mit der größtmöglichen Sorgfalt und Gewissenhaftigkeit getroffen werden. In der Medizin ist der Handelnde nicht automatisch für den Erfolg oder Misserfolg verantwortlich, wohl aber für die Art, für die Haltung, mit der diese Entscheidungen gefällt werden [33].

Therapiebegrenzung in der Praxis

> **Merke**
> Die Einschränkung medizinischer Maßnahmen in aussichtslosen Fällen gehört heute zum intensivmedizinischen Alltag. Der Tod nach einer – wie auch immer gearteten – bewussten Therapiebegrenzung ist mittlerweile die Regel, der Tod trotz Ausschöpfung aller intensivmedizinischen Möglichkeiten mit ca. 25 % der Fälle die Ausnahme [27].

Demnach tritt auf Intensivstationen der Tod trotz Ausschöpfung aller medizinischen Möglichkeiten erheblich seltener ein als der Tod nach einer Entscheidung, bei dem betreffenden Patienten nicht mehr alles medizinisch Mögliche durchzuführen.

▶ **Stufenweises Vorgehen.** Bei der Therapiebegrenzung wird meist stufenweise vorgegangen. Die erste Entscheidung beinhaltet in der Regel, auf eine kardiopulmonale Wiederbelebung zu verzichten. Eine zweite Stufe der Therapieeinschränkung umfasst dann den Verzicht auf zusätzliche Interventionen, z. B. auf eine Steigerung der Beatmungsaggressivität, der Vasopressorendosierung oder auf den Einsatz einer Hämodialyse. Erst zuletzt werden in der Regel bereits begonnene Therapieverfahren abgebrochen. Nur ausnahmsweise steht ein Therapieabbruch am Anfang der Therapiebegrenzung. Ein typisches Beispiel dafür ist die nicht beherrschbare Blutung, bei der auf weitere Substitution mit Blutprodukten verzichtet wird.

> **Merke**
> Unterschiedliche Auffassungen zum „Ob" und „Wie" der einseitigen Therapiebegrenzung haben ihre Ursache v. a. in der prognostischen Unsicherheit.

▶ **Variabilität.** So ist die prognostische Unsicherheit wohl auch der Hauptgrund für erhebliche „kulturelle" Unterschiede bei der Therapiebegrenzung. Gut belegt sind regionale Unterschiede [27]; Unterschiede können innerhalb einer Region aber auch zwischen Krankenhäusern unterschiedlicher Versorgungsstufe oder innerhalb eines Krankenhauses zwischen verschiedenen Ärzten bestehen. Dies findet seinen Ausdruck in der beunruhigenden Feststellung, dass es unter Ärzten eine hohe Variabilität bei der Festlegung des Therapieausmaßes gibt, wenn sie hypothetische Fälle zu beurteilen haben [31].

Vorplanung des Therapieausmaßes mit dem Patienten

Die große Bedeutung des Autonomieprinzips impliziert eine Verpflichtung, Patienten schon im Vorfeld möglicher kritischer Situationen, in denen sie nicht entscheidungsfähig sind, nach ihren Wünschen zu befragen (z. B. vor Operationen mit geplanter anschließender Intensivtherapie, bei älteren internistischen Patienten). Derartige Erörterungen werden mit dem Hinweis auf eine Verunsicherung der Patienten häufig abgelehnt, insbesondere, wenn sie institutionalisiert werden sollen. Dabei kann durch die antizipierte Auseinandersetzung mit möglichen Behandlungsalternativen nicht nur die Zufriedenheit der Patienten, sondern auch die der Angehörigen gesteigert werden [12].

> **Praxistipp**
> Advance Care Planning sollte v. a. auf Ziele der Behandlung, weniger auf konkrete Behandlungsmaßnahmen fokussieren. Die Benennung einer Vertrauensperson (Vorsorgevollmacht) und deren frühzeitige Einbeziehung in die Therapieplanung ist eine große Hilfe für alle Beteiligten.

Basisbetreuung

> **Praxistipp**
> Unabhängig davon, ob bei einem Patienten alles medizinisch Mögliche getan wird oder ob man sich für irgendeine Form der Therapiebegrenzung entschieden hat, hat der Arzt in jedem Fall für eine Basisbetreuung zu sorgen (palliativ-medizinische Versorgung). Dazu gehören u. a.: menschenwürdige Unterbringung, Zuwendung, Körperpflege, das Lindern von Schmerzen, Atemnot und Übelkeit sowie das Stillen von Hunger und Durst als subjektive Empfindungen (so auch [4]).

Ethisch umstritten ist, ob die Nahrungs- und Flüssigkeitszufuhr, auch ohne dass Hunger oder Durst vorliegen, zur medizinischen Basisbetreuung gehört. Nahrungs- und Flüssigkeitszufuhr sind aber auf jeden Fall einzustellen, wenn der Patient sie im Zustand der Urteilsfähigkeit ablehnt, sie durch eine Patientenverfügung im Voraus untersagt hat oder sich ein entsprechender mutmaßlicher Wille feststellen lässt. Sie sind darüber hinaus auch dann zu unterlassen, wenn sie den sterbenden Patienten erkennbar belasten.

1.7.6 Medizinische Entscheidungsfindung – ein Stufenplan

Mehrdimensionalität medizinischer Entscheidungsfindung

Gute medizinische Entscheidungsfindung ist mehrdimensional und muss zumindest 3 „Parteien" berücksichtigen: den Patienten, den Arzt und die Gesellschaft.

Aufgabe des *Arztes* ist es, die Diagnose zu stellen, die Prognose zu beurteilen, vor ihrem Hintergrund die therapeutischen Optionen abzuwägen und darauf basierend schließlich eine professionelle Empfehlung zu geben.

Der *Patient* (oder ggf. sein Vertreter) muss dann abwägen, wofür er sich angesichts seiner eigenen Wertvorstellungen entscheidet. Dabei kommen eine ganze Reihe von Aspekten zum Tragen, wie körperliche und physische Belastungen, voraussichtliche Lebensqualität, Familienstruktur und persönliche Pläne. Der entscheidungsfähige Patient hat ein uneingeschränktes Vetorecht gegen ärztliche Maßnahmen und er hat die Entscheidungshoheit angesichts therapeutischer Alternativen (Autonomieprinzip). Doch darf nicht vergessen werden, dass diese Alternativen ihrerseits medizinisch und gesellschaftlich begrenzt werden dürfen.

Die Medizin ist in einen gesellschaftlichen Kontext eingebettet und hat damit Auswirkungen auf andere. Es ist daher das Recht der *Gesellschaft,* den Wünschen des Einzelnen Grenzen zu setzen (Gerechtigkeitsprinzip). Auf der Ebene des Krankenhauses können beispielsweise klar definierte Aufnahme- und Entlassungskriterien für die Intensivstation vor medizinisch nicht gerechtfertigten Forderungen von Patienten oder Angehörigen schützen.

In jedem Falle gehört es zum Kernbereich ärztlicher Tätigkeit, bei Konflikten zwischen den 3 Hauptdimensionen ärztlicher Entscheidungsfindung (medizinische Erfordernisse, Wünsche und Werte des Patienten, gesellschaftliche Rahmenbedingungen) zu vermitteln und akzeptable Lösungen aufzuzeigen. Eine spezielle Herausforderung der intensivmedizinischen Entscheidungsfindung liegt darin, dass die Patienten aktuell meist nicht entscheidungsfähig sind.

Stufe 1: Ist eine Maßnahme medizinisch indiziert?

> **Merke**
> Der Arzt soll und muss dem Patienten nur Maßnahmen anbieten, die medizinisch indiziert sind.

Die erste Frage, die es bei der medizinischen Entscheidungsfindung zu beantworten gilt, ist daher die nach der Indikation. Diese Indikationsstellung ist ausschließlich (einseitige) Aufgabe des Arztes. In der Indikationsstellung liegt damit für den Intensivmediziner eine immense Verantwortung. Nur ausnahmsweise ist etwas, das medizinisch möglich ist, dennoch im engeren medizinischen, (patho)physiologischen Sinne nicht indiziert. Eine dieser seltenen Ausnahmen stellt z. B. die extrathorakale Herzmassage bei Ventrikelruptur dar, die im physiologischen Sinne unsinnig – und damit nicht indiziert – ist. In der Regel wird das medizinisch Mögliche wohl im engeren physiologischen Sinne indiziert sein, nicht immer aber auch im erweiterten medizinischen Sinne, etwa wenn es bestenfalls das Sterben hinauszögern könnte. Dies trifft z. B. für die extrakorporalen Gasaustauschverfahren bei terminalem Lungenversagen zu. Wenn der Patient sich unabwendbar im unmittelbaren Sterbeprozess befindet, können also auch im engeren medizinischen Sinne indizierte Maßnahmen im weiteren medizinischen Sinne nicht mehr indiziert sein. Wird die Indikation verneint, muss das medizinisch Mögliche nicht durchgeführt werden. Es kann z. B. auf die mechanische Kreislaufunterstützung oder die Nierenersatztherapie verzichtet werden. Dabei können gegenläufige Wünsche und Werte des Patienten bzw. dessen Vertreters und ggf. der Angehörige unberücksichtigt bleiben. Nicht indizierte Maßnahmen müssen nicht angeboten oder besprochen werden. Das Selbstbestimmungsrecht des Patienten ist grundsätzlich und so auch in diesem Zusammenhang auf das medizinisch Indizierte beschränkt (s. o.).

Prognosesicherheit und Ermessensspielraum

Die Indikationsstellung umfasst prognostische Überlegungen. Gerade aber die Prognosestellung gehört zu den schwierigsten ärztlichen Aufgaben [30]. So kann die Prognose „quoad vitam" mehr oder weniger schlecht sein, aber nur selten wird man die Unabwendbarkeit des nahen Todes ohne jeglichen prognostischen Restzweifel konstatieren können [22]. Der Auffassung, dass bei auch nur geringstem Zweifel an einer „infausten" Prognose alles getan werden muss (Prinzip des Lebenserhalts), ist entgegenzuhalten, dass „menschenwürdiges" Sterben bei strenger Auslegung dieses Prinzips zur Ausnahme würde bzw. der unnötig verzögerte Tod auf der Intensivstation die Regel würde (Missachtung des Nichtschadensprinzips).

> **Merke**
> Beim nicht entscheidungsfähigen Patienten ist man vor die schwierige Aufgabe gestellt, unter ständiger Neubewertung der Situation zwischen dessen „Recht auf Leben" und dessen „Recht auf würdevolles Sterben" abzuwägen. Will man das Recht auf würdevolles Sterben nicht völlig aufgeben, wird man bei schlechter werdender Prognose irgendwann die Therapie einschränken müssen. Daher ist dem Arzt in diesem Grenzbereich zwischen Leben und Tod sicherlich ein gewisser Ermessensspielraum bei der Entscheidung über die medizinische Indikation zuzubilligen.

Innerhalb dieses Ermessensspielraums sind auch Aspekte zu berücksichtigen, die den medizinischen Bereich im engeren Sinne überschreiten, etwa nichtphysiologische Therapieziele oder die Zumutbarkeit für den Patienten. Es kann beispielsweise ein physiologisches Ziel sein, eine respiratorische Insuffizienz bis zur Erholung einer ausreichenden Spontanatmung zu überbrücken. Kann dieses Ziel zweifelsfrei nicht erreicht werden (z. B. bei terminalem Lungenversagen), ist die entsprechende Behandlung „physiologisch sinnlos". Eine Unterstützung der Atmung kann aber trotzdem angebracht sein, z. B. wenn sie es dem Patienten ermöglicht, mit seinem Leben abzuschließen, von seinen Angehörigen Abschied zu nehmen oder ein Testament zu machen (Wohltun). Andererseits können auch „physiologisch sinnvolle" Maßnahmen unangebracht sein, wenn sie einen außerordentlichen Einsatz erfordern (z. B. an Leiden des Patienten bzw. der Nichtüberlebenden, an Ressourcen).

Selbstverständlich muss jede ärztliche Entscheidung über eine fehlende Indikation vor einer eventuellen gutachterlichen Über-

1.7 Ethische Aspekte

prüfung bestehen können, so wie dies für das gesamte ärztliche Vorgehen gilt.

Stufe 2: Ist eine medizinisch indizierte Maßnahme durchzuführen?

Wird die medizinische Indikation für eine Intervention bejaht, stellt sich als Nächstes die Frage, ob sie auch durchgeführt werden kann bzw. muss. Hier endet die einseitige Entscheidungsfindung seitens des Arztes. Die Wünsche und Werte des informierten Patienten – unter Abwägung aller Aspekte – werden ausschlaggebend (tatsächlicher Wille). Der Patientenwille (Autonomieprinzip) dominiert dann über andere Prinzipien wie die Behandlungspflicht des Arztes oder die Gewissensfreiheit des Pflegepersonals [8, 9]. Nach entsprechender Aufklärung soll und muss der Patient entscheiden, welche der ärztlicherseits vorgeschlagenen Optionen für ihn am besten ist. Dies ist die übliche Vorgehensweise beim entscheidungsfähigen Patienten.

Stufe 2a: Ist der Patient entscheidungsfähig?

Ob der im Allgemeinen schwer kranke Intensivpatient aktuell in der Lage ist, seine Situation und Aussichten vor dem Hintergrund seiner Wünsche und Werte zu beurteilen und damit seinen tatsächlichen Willen zu formulieren, darüber hat der Arzt zu befinden – nach der Prognosestellung ist dies manchmal die nächste schwierige Aufgabe. Wie ernsthaft der Sterbewunsch (Wunsch, eine medizinisch indizierte Maßnahme nicht durchzuführen) bei einem durch Krankheit geschwächten Patienten ist, ist eine Einzelfalleinschätzung. Bevor man einem ernsthaft vorgetragenen Sterbewunsch entspricht, sollte man den Konsens über dieses Vorgehen mit Angehörigen und dem Behandlungsteam suchen. Patientenverfügungen können in solchen Situationen wegweisend sein.

Stufe 2b: Liegt eine verbindliche Patientenverfügung vor?

Nachdem zuvor jahrelang und sehr kontrovers über Bedeutung, Verbindlichkeit und Rechtssicherheit von Patientenverfügungen sowie über Fragen der Reichweite und der Formalitäten debattiert worden war [18, 20], trat in Deutschland am 1. September 2009 in den §§ 1901a ff. BGB eine gesetzliche Regelung zu Patientenverfügungen in Kraft. Nach diesem „Patientenverfügungsgesetz" sind solche Verfügungen dann, wenn sie konkret und eindeutig sind, grundsätzlich für jede Krankheit und jede Krankheitsphase verbindlich (und nicht nur für irreversible Grunderkrankungen oder gar für die unmittelbare Todesnähe, wie verschiedentlich gefordert worden war).

Merke

Wird die aktuelle Entscheidungsfähigkeit des Patienten verneint, dann ist eine vorliegende Patientenverfügung aus juristischer Sicht verbindlich (Kap. 1.4), wenn
- sie vom einwilligungsfähigen Patienten freiwillig im Vorfeld selbst getroffen wurde,
- schriftlich verfasst wurde,
- kein Anhalt für einen Meinungswechsel vorliegt,
- sie sich auf die aktuelle Behandlungssituation bezieht und
- eindeutige Weisungen gibt.

Eine Patientenverfügung, die den oben aufgelisteten Kriterien entspricht, ist für den Arzt bindend. Dies gilt auch, wenn kein Bevollmächtigter oder Betreuer vorhanden ist. Dies haben das Bundesministerium für Justiz, die BÄK und die Zentrale Ethikkommission bei der BÄK klargestellt (BÄK 2010 [5]). Angesichts hier fehlender Eindeutigkeit im Patientenverfügungsgesetz gibt es allerdings anders lautende Kommentare, die darauf hinauslaufen, dass in einer solchen Situation („Verfügung vorhanden, aber kein Stellvertreter") ein Betreuer bestellt werden muss, bevor die Verfügung befolgt werden kann.

Praxistipp

Eine Patientenverfügung ohne gleichzeitige Vorsorgevollmacht kann ein stumpfes Schwert sein. Das gilt immer dann, wenn die Verfügung Interpretationsspielräume aufweist. Auch ist die Vorsorgevollmacht für einen Menschen, der dem Patienten nahesteht und seine Wertvorstellungen und Wünsche kennt, für intensivmedizinische Belange ein der gesetzlichen Betreuung überlegenes Instrument. Man sollte sich daher bemühen, potenzielle Intensivpatienten auf die Möglichkeit, eine Vertrauensperson mittels Vorsorgevollmacht zu benennen, hinzuweisen. Dies gilt auch dann, wenn diese Patienten keine Patientenverfügung abfassen wollen.

Stufe 2c: Gibt es eine Vorsorgevollmacht? Ist eine Betreuung eingerichtet?

Wenn keine Patientenverfügung vorliegt, sie nicht eindeutig ist oder nicht auf die aktuelle Situation zutrifft, dann ist ein Vorsorgebevollmächtigter bzw. Betreuer Adressat der ärztlichen Aufklärung und hat die Entscheidungen stellvertretend für den Patienten zu treffen. Dabei hat er auf der Grundlage des mutmaßlichen Patientenwillens über die in Rede stehende Behandlungsweise zu entscheiden, so weit sich dieser ermitteln lässt.

Bei einer Therapieeinschränkung bedarf die Einwilligung eines Bevollmächtigten/Betreuers nun ebenso der vormundschaftsgerichtlichen Genehmigung (§ 1904 II BGB), wie zuvor schon die Einwilligung in „gefährliche" medizinische Maßnahmen (§ 1904 I 2 BGB). Allerdings hat der Gesetzgeber entschieden, dass eine gerichtliche Kontrolle entbehrlich ist, wenn Bevollmächtigte/Betreuer und Arzt einvernehmlich feststellen, dass die Maßnahme bzw. die Therapieeinschränkung im Sinne des Patienten ist.

Praxistipp

Eine vormundschaftsgerichtliche Entscheidung ist im Rahmen der Therapieeinschränkung nur dann erforderlich, wenn der Bevollmächtigte/Betreuer und der Arzt nicht darüber einig sind, wie im Sinne des mutmaßlichen Patientenwillens zu entscheiden ist. Bis zur gerichtlichen Klärung ist die strittige Behandlung durchzuführen.

Stufe 2d: Ermittlung des mutmaßlichen Willens

Merke

Liegt beim nicht entscheidungsfähigen Patienten keine Verfügung oder Bevollmächtigung vor und wurde kein Betreuer bestellt, so kann eine nicht aufschiebbare Behandlung mit dem *mutmaßlichen Willen* des Patienten gerechtfertigt werden. Diesen hat der Arzt, soweit möglich, zu ermitteln. Zu berücksichtigen sind z. B. frühere mündliche oder schriftliche Äußerungen, ethische oder religiöse Überzeugungen und sonstige persönliche Wertvorstellungen des Betreuten (§ 1901a BGB).

Um solche Indizien zu erhalten, sollten Ärzte sich mit Angehörigen oder anderen mit dem Patienten vertrauten Personen beraten. Allerdings sind deren Aussagen nicht unbedingt verbindlich, wohl aber in der Regel ein wesentlicher Mosaikstein in dem – immer etwas unsicheren – Bild, das sich der Arzt vom mutmaßlichen Willen des Patienten machen muss.

Stufe 2e: Allgemeine Wertvorstellungen

Ist auch der mutmaßliche Wille nicht zu ermitteln, kann und muss bei der Festlegung des Therapieausmaßes auf allgemeine Wertvorstellungen über das, was dem Patientenwohl gerecht wird, zurückgegriffen werden. Dabei soll im Zweifel das Prinzip des Lebenserhalts – in dubio pro vita – Priorität haben, um vor Willkür und Missbrauch zu schützen [32]. Dieser Grundtenor kommt auch in einem Urteil des Bundesgerichtshofs [6] zum Ausdruck: „Lassen sich auch bei der gebotenen sorgfältigen Prüfung konkrete Umstände für die Feststellung des individuellen mutmaßlichen Willens des Kranken nicht finden, so kann und muss auf Kriterien zurückgegriffen werden, die allgemeinen Wertvorstellungen entsprechen. Dabei ist jedoch Zurückhaltung geboten; im Zweifel hat der Schutz menschlichen Lebens Vorrang vor persönlichen Überlegungen des Arztes, eines Angehörigen oder einer anderen beteiligten Person. Im Einzelfall wird die Entscheidung naturgemäß auch davon abhängen, wie aussichtslos die ärztliche Prognose und wie nahe der Patient dem Tode ist: je weniger die Wiederherstellung eines nach allgemeinen Vorstellungen menschenwürdigen Lebens zu erwarten ist und je kürzer der Tod bevorsteht, umso eher wird ein Behandlungsabbruch vertretbar erscheinen."

Einigkeit bei der Festlegung des Therapieausmaßes

Wenn der Patient nicht entscheidungsfähig und kein Bevollmächtigter/Betreuer vorhanden ist, sind die dann „einseitig" erforderlichen Entscheidungen über das Therapieausmaß immer mit größtmöglicher Sorgfalt und Gewissenhaftigkeit zu treffen. Dazu gehört, das Urteil mitbehandelnder Ärzte zu berücksichtigen. Wiederum sollte der Grundsatz „in dubio pro vita" gelten. Solange jemand für Weiterbehandlung votiert, sollte in aller Regel weiterbehandelt werden. In jedem Fall sollte versucht werden, einen Konsens aller Beteiligten über das Therapieausmaß bzw. die Therapieeinschränkung herbeizuführen. Dies beugt nicht nur möglichen juristischen Auseinandersetzungen vor, sondern stellt auch eine gewisse Kontrolle der entscheidend verantwortlichen Ärzte dar.

Für häufig auftretende Entscheidungskonstellationen kann die Formulierung krankenhausspezifischer Grundsätze sinnvoll sein [14]. In besonders schwierigen Entscheidungskonstellationen (z. B. bei neuen Therapieformen) hat sich der Einsatz klinischer Ethikkomitees [13] bewährt.

> **Praxistipp**
>
> Praxisregeln für die Festlegung des Therapieausmaßes beim nicht entscheidungsfähigen Patienten:
> - Entscheidungen nicht übereilt und plötzlich treffen, sondern heranreifen lassen.
> - Entscheidungsgründe in der Krankenakte dokumentieren.
> - Therapieeinschränkung bedeutet nicht Vernachlässigung; menschliche Zuwendung und Linderung von Schmerz und Qualen sind ärztliche Pflichten bis zum Tod eines Patienten.

Therapiebegrenzung und Qualitätssicherung

In jüngster Zeit ist im Zusammenhang mit der Erfassung des Ergebnisindikators „Letalität" im Rahmen der Qualitätssicherung ein neuer medizinethischer Aspekt offenbar geworden, der eigentlich ein Problem der Qualitätssicherung ist, aber medizinethische Implikationen hat. Liegt beispielsweise bei der ambulant erworbenen Pneumonie die Letalität in einem Krankenhaus deutlich über dem Durchschnitt, könnte dies einerseits an einer mangelhaften Behandlungsqualität liegen, andererseits an einem relativ hohen Anteil von Patienten, bei denen die Pneumonie als terminales Ereignis einer schweren Grunderkrankung anzusehen ist und in Übereinstimmung mit dem tatsächlichen oder mutmaßlichen Patientenwillen nicht therapiert wird [15]. Andererseits muss eine durchschnittliche oder eine überdurchschnittlich niedrige Letalität vor diesem Hintergrund nicht unbedingt für eine hohe Behandlungsqualität sprechen – nämlich dann nicht, wenn dem Patientenwillen nur deswegen nicht Rechnung getragen wird, um eine „gute Ergebnisqualität" dokumentieren zu können. Auch das Sterben und den Tod zuzulassen, kann Zeichen einer guten Behandlung sein. Aus medizinethischer Sicht ist daher zu fordern, dass eine Veröffentlichung des Qualitätsindikators „Letalität" bei solchen Erkrankungen, die wie die ambulant erworbene Pneumonie als terminale Komplikation einer schweren Grunderkrankung auftreten können, so lange nicht erfolgt, bis Therapiebegrenzungen bei der Auswertung mit erfasst werden. Dabei muss natürlich auch dem Aspekt Rechnung getragen werden, dass Therapiebegrenzungen nicht im Nachhinein als Vorwand für eine mangelhafte Behandlung angeführt werden dürfen.

> **Kernaussagen**
>
> **Moral, Ethik, Prinzipien**
> Trotz einer zunehmenden Wertepluralität in den Industriegesellschaften gibt es einige ethische Prinzipien, die von den allermeisten Bürgern akzeptiert werden: Für die Medizinethik sind dies Respekt vor der Autonomie des Patienten; Wohltun im Sinne von Lebenserhalt, Heilung und Linderung, Nichtschaden und Gerechtigkeit bei der Verteilung knapper medizinischer Ressourcen.
>
> **Typische ethische Konfliktkonstellationen**
> Ethische Probleme treten immer dann auf, wenn 2 oder mehrere dieser Prinzipien miteinander in Konflikt geraten. Die häufigste Konfliktkonstellation in der Intensivmedizin ist diejenige zwischen der Verpflichtung zum Lebenserhalt und zum Nichtschaden (Verlängerung des Sterbevorgangs). Bei der gebotenen Abwägung der konkurrierenden Prinzipien muss man den konkreten Einzelfall mit seinen individuellen Umständen beurteilen.
>
> **Forschung an nicht einwilligungsfähigen Patienten**
> Grundsätzlich darf Forschung an Menschen nur dann durchgeführt werden, wenn diese ihre Einwilligung (Informed Consent) geben. Rechtsethisch kontrovers sind Ausnahmeregelungen für die Forschung an einwilligungsunfähigen Patienten (z. B. Kindern, dementen oder schwer verletzten Patienten), soweit sie speziell diesen Patientengruppen nützt (Prinzip der „Gruppennützigkeit") und nur an diesen durchgeführt werden kann.
>
> **Organspende, Hirntod**
> Nach dem Transplantationsgesetz dürfen in Deutschland Organe dann entnommen werden, wenn der Betroffene zu Lebzeiten seinen Spendewillen bekundet hat (in der Regel in einem Organspendeausweis) oder wenn – bei fehlender Ablehnungsbekundung des Betroffenen – dessen Angehörige eine Organ-

entnahme legitimieren. Da in Deutschland und anderen westlichen Ländern der Bedarf an Spenderorganen das Angebot noch immer dramatisch übersteigt, sollten sich Ärzte der schwierigen Aufgabe stellen, bei Angehörigen Verstorbener eine Organspende anzusprechen und diese ggf. in die Wege zu leiten. Organspenden werden auf Intensivstationen nach Feststellung des Hirntods des Spenders realisiert, wozu in Deutschland das Transplantationsgesetz von 1997 die gesetzliche Basis lieferte.

Sterbehilfe und Therapiebegrenzung
Seelischer Beistand, Basisversorgung und Linderung der körperlichen Leiden durch Schmerzstillung oder therapeutisch indizierte Sedierung (auch bei damit einhergehender Lebensverkürzung) sind unumstrittene Aufgaben des Arztes. Nach wie vor strafrechtlich verboten ist in Deutschland jede gezielte aktive Lebensverkürzung (aktive Sterbehilfe), auch wenn sie auf ausdrückliches und ernstliches Verlangen des Patienten geschähe. Erlaubt bzw. geboten ist schließlich eine Begrenzung der Therapie, wenn diese gegen den Willen bzw. das Wohl des Patienten verstößt – auch wenn der Patient dadurch stirbt (passive Sterbehilfe). Es ist dann unerheblich, ob auf neue Maßnahmen verzichtet wird oder bereits eingeleitete Maßnahmen beendet werden. In der Praxis orientiert sich die Art und Weise der Therapiebegrenzung im Wesentlichen an der Prognose(-sicherheit).

Medizinische Entscheidungsfindung
Ein besonderes Problem der Intensivbehandlung stellt der Übergang von potenziell sinnvoller Behandlung zur bloßen Sterbeverlängerung dar. Ist der Patient nicht entscheidungsfähig, liegt keine Patientenverfügung vor und lässt sich auch der mutmaßliche Wille des Patienten nicht ermitteln, muss unter Berücksichtigung von Prognose und Prognosesicherheit eine einseitige Entscheidung über das Ausmaß der Therapie getroffen und dabei zwischen „Recht auf Leben" und „Recht zum Sterben" abgewogen werden. Diese Entscheidungsfindung gehört zur ärztlichen Tätigkeit. Dies gilt in der Regel auch bei Entscheidungsbefugnis Dritter (z. B. Betreuer), da die Beurteilung der Situation durch den behandelnden Arzt für den medizinischen Laien meist richtungweisend sein wird. Zum Schutz vor Irrtum und Missbrauch dient die Konsultation anderer an der Behandlung beteiligter Ärzte, die Beratung mit Pflegekräften, Angehörigen und anderen Nahestehenden – unter Umständen auch eines klinischen Ethikkomitees. Bei Konsens über Aussichtslosigkeit, Sinnlosigkeit und Unzumutbarkeit weiterer medizinischer Interventionen ist ein Sterbenlassen durch Therapiebegrenzung nicht nur erlaubt, sondern geboten.

Literatur
Referenzen

[1] American Thoracic Society. Fair allocation of intensive care unit resources. Am J Respir Crit Care Med 1997; 156: 1282–1301

[2] Beauchamp TL, Childress JF. Principles of Biomedical Ethics. 6th. ed. New York: Oxford University Press; 2009

[3] Bundesärztekammer. Kriterien des Hirntods – Stellungnahme des Wissenschaftlichen Beirats der Bundesärztekammer. Deutsches Ärzteblatt 1997; 94: B-1032–1038; im Internet: www.bundesaerztekammer.de; Stand: 15.07.2011

[4] Bundesärztekammer. Grundsätze der Bundesärztekammer zur ärztlichen Sterbebegleitung. Deutsches Ärzteblatt 2004; 101: 1298–1299; im Internet: www.bundesaerztekammer.de; Stand: 15.07.2011

[5] Bundesärztekammer. Empfehlungen der Bundesärztekammer und der Zentralen Ethikkommission bei der Bundesärztekammer zum Umgang mit Vorsorgevollmacht und Patientenverfügung in der ärztlichen Praxis. Deutsches Ärzteblatt 2010; A877–A882

[6] Bundesgerichtshof. 1 StR 357/94 – LG Kempen; NStZ 1995, 80 vom 13.09.1994

[7] Bundesgerichtshof. XII Senat BGH, 17. März 2003 AZ: XII ZB 2/03; im Internet: www.bundesgerichtshof.de; Stand: 15.07.2011

[8] Bundesgerichtshof. XII Senat BGH, 8. Juni 2005, AZ: XII ZR 177/03; im Internet: www.bundesgerichtshof.de; Stand: 15.07.2011

[9] Bundesgerichtshof. 2 StR 454/09, 25. Juni 2010

[10] Bundesministerium der Justiz. Broschüre Patientenverfügung; Januar 2010

[11] Christakis NA, Asch DA. Biases in how physicians choose to withdraw life support. Lancet 1993; 342: 642–646

[12] Detering KM, Hancock AD, REade MC et al. The impact of advance care planning on end of life care in elderly patients. BMJ 2010; 340: c1345

[13] Eibach U. Klinisches Ethik-Komitee und ethisches Konsil im Krankenhaus. Z für medizinische Ethik 2004: 21–34

[14] Ethics Committee of the Society of Critical Care Medicine. Consensus statement of the Society of Critical Care Medicine's Ethics Committee regarding futile and other possibly inadvisable treatments. Crit Care Med 1997; 25: 887–891

[15] Ewig S. Therapiebegrenzung. Herausforderung für die ärztliche Urteilskraft. Deutsches Ärzteblatt 2008; 105: B762

[16] Hoff J, In der Schmitten J. Wann ist der Mensch tot? Organverpflanzung und Hirntodkriterium. 2. Aufl. Reinbek: Rowohlt; 1995

[17] Jens W, Küng H. Menschenwürdig sterben. München: Piper; 1995

[18] Lipp V. Patientenautonomie und Lebensschutz: zur Diskussion um eine gesetzliche Regelung der Sterbehilfe. Göttingen: Universitäts-Verlag; 2005

[19] Marckmann G, Liening P, Wiesing U. Gerechte Gesundheitsversorgung. Ethische Grundpositionen zur Mittelverteilung im Gesundheitswesen. Stuttgart: Schattauer; 2003

[20] Nationaler Ethikrat: Patientenverfügung – Ein Instrument der Selbstbestimmung. Berlin; 2005

[21] Onwuteaka-Philipsen BD, van der Heide A, Koper D et al. Euthanasia and other end-of-life decisions in the Netherlands in 1990, 1995, and 2001. Lancet 2003; 362: 395–399

[22] Prien Th, Hönemann Ch. Pathophysiologie der Agonie. In: Brinkmann B, Madea B, Hrsg. Handbuch gerichtliche Medizin. Bd. 1. Berlin: Springer; 2004: 3–12

[23] Prien Th. Bestimmung des Therapieausmaßes – ethische und rechtliche Grundlagen. Intensivmed up2date 2013; 9: 129–140

[24] Rauprich O, Beauchamp TL, Richardson HS, Hrsg. Prinzipienethik in der Biomedizin. Campus; 2005

[25] Schöne-Seifert B, Buyx AM, Ach JS, Hrsg. Gerecht behandelt? Rationierung und Priorisierung im Gesundheitswesen. Paderborn: mentis; 2006

[26] Sommer JH. Muddling through elegantly: Rationierung im Gesundheitswesen. Basel: Schweizerischer Ärzteverlag; 2001

[27] Sprung C, Woodcock T, Sjokvist P et al. Reasons, considerations, difficulties and documentation of end-of-life-decisions in European intensive care units: the ETHICUS study. Int Care Med 2008; 34: 271–277

[28] Silverman HJ, Druml Ch, Lemaire F, Nelson R. The European Union Directive and the protection of incapacitated subjects in research: an ethical analysis. Intensive Care Med 2004; 30: 1723–1729

[29] Taupitz J. Biomedizinische Forschung zwischen Freiheit und Verantwortung. Der Entwurf eines Zusatzprotokolls über biomedizinische Forschung zum Menschenrechtsüberein-

kommen zur Biomedizin des Europarates. Berlin: Springer; 2002
[30] Truog RD, Brett AS, Frader J. The problem with futility. N Engl J Med 1992; 326: 1560–1564
[31] Walter S, Cook DJ, Guyatt JH et al. Confidence in life-support decisions in the intensive care unit: a survey of healthcare workers. Crit Care Med 1998; 26: 44–49
[32] Weissauer W, Opderbecke HW. Behandlungsabbruch bei unheilbarer Krankheit aus medikolegaler Sicht. MedR 1995; 456–462
[33] Wiesing U. Intensivmedizin als ethisches Problem. Z Geburtshilfe Neonatol 1996; 200: 232–235
[34] World medical Association. WMA Declaration of Helsinki. Im Internet: http://www.wma.net/en/30publications/10policies/b3/index.html; Stand: 10.03.2013
[35] Zentrale Ethikkommission bei der Bundesärztekammer und Bundesärztekammer. Empfehlungen zum Umgang mit Vorsorgevollmacht und Patientenverfügung in der ärztlichen Praxis. Dtsch Ärztebl 2010; 18: A877–A884

Weiterführende Literatur

[36] Holderegger A, Hrsg. Das medizinisch assistierte Sterben. Zur Sterbehilfe aus medizinischer, ethischer, juristischer und theologischer Sicht. Freiburg: Universitätsverlag Freiburg; 1999
[37] Jens W, Küng H. Menschenwürdig sterben. München: Piper; 1995
[38] Schmucker P, Strätling-Tölle H, Strätling M. Entscheidungen am Lebensende in der Intensivmedizin. Anästhesiol Intensivmed Notfallmed Schmerzther 2005; 40: 302–318, 331–378, 423–442
[39] Schöne-Seifert B. Grundlagen der Medizinethik. Stuttgart: Kröner; 2007
[40] Wiesing U, Hrsg. Ethik in der Medizin. Ein Studienbuch. Stuttgart: Reclam; 2004

Kapitel 2
Invasive Maßnahmen

2.1	Gefäßzugänge	82
2.2	Sicherung der Atemwege – Laryngoskopie und Intubation	88
2.3	Sicherung des schwierigen Atemwegs	105
2.4	Tracheotomie	117
2.5	Pleurapunktion, Thoraxdrainagen und Perikardpunktion	126
2.6	Mechanische und elektrische Therapie kardialer Arrhythmien	132
2.7	Temporäre Schrittmacher	141
2.8	Mechanische myokardiale Unterstützungssysteme	149
2.9	Harnableitungen des unteren Harntrakts	156
2.10	Enterale Sonden	159

2.1 Gefäßzugänge

W. Schummer, C. Schummer

2.1.1 Grundlagen

Gefäßpunktionen und -katheterisierungen sind invasive Arbeitstechniken und eine Voraussetzung für zahlreiche diagnostische und therapeutische Maßnahmen. Da Punktionen und Katheterisierungen vielfältige Komplikationen verursachen können, erfordern sie eine sorgfältige Indikationsstellung, die auch den Punktionsort und die Punktionstechnik berücksichtigen soll. Neben der Überprüfung der Katheterfunktion und der Katheterpflege kommt es hier v. a. auf die Überwachung des Patienten an. Dazu muss der Arzt die Früh- und Spätkomplikationen kennen und gezielt danach suchen.

2.1.2 Zentrale Venen

Indikationen und relative Kontraindikationen

▶ **Indikationen.** Indikationen für die Punktion einer zentralen Vene bzw. das Einbringen eines zentralen Venenkatheters (ZVK) sind:
- Überwachung des zentralen Venendrucks (ZVD),
- differenzierte Katecholamintherapie,
- massiver Volumenersatz bei Schockzuständen über weitlumige zentrale Katheter,
- Unmöglichkeit der peripheren Venenpunktion, z. B. im Schockzustand,
- Hämodialyse, Hämofiltration und Plasmapherese,
- Operationen mit Gefahr einer intraoperativen Luftembolie,
- parenterale Ernährung und sonstige Zufuhr hyperosmolarer Lösungen,
- absehbar längere Infusions- bzw. intravenöse Therapie,
- Abnahme von zentralvenösen Blutgasanalysen.

▶ **Relative Kontraindikationen.** Zu den relativen Kontraindikationen zählen:
- Emphysemthorax; bei diesen Patienten besteht ein deutliches Pneumothoraxrisiko, selbst bei Punktion der V. jugularis interna,
- Stenosen hirnversorgender Arterien bei ipsilateralem Zugang über die V. jugularis interna,
- unbehandelte, massive arterielle Hypertonie mit der Gefahr stärkerer Blutung bei arterieller Fehlpunktion,
- unkooperativer Patient,
- Gerinnungsstörungen, einschließlich einer Therapie mit Antikoagulanzien und/oder einer dualen Plättchenhemmung (insbesondere unter Prasugrel).

Wahl des Zugangswegs

> **Merke**
> Ein ZVK über die V. basilica oder V. cephalica sollte nicht länger als 72 h belassen werden.

Die gebräuchlichsten zentralvenösen Zugangswege sind die V. jugularis interna, die V. subclavia und die V. jugularis externa.

Vena subclavia

In folgenden Situationen wird bevorzugt die V. subclavia katheterisiert:
- auf evidence-basierter Grundlage im Bereich der Intensivtherapie,
- aus hygienischen Gründen, wenn der Patient tracheotomiert ist,
- bei Operationen am Hals,
- bei stenosierten Halsarterien bzw. schlecht tastbarer/darstellbarer A. carotis,
- bei Pneumothorax; hier sollte dann immer die betroffene Seite punktiert werden.

Vena jugularis interna

Die V. jugularis interna wird in folgenden Situationen bevorzugt:
- heutzutage der im Operationssaal favorisierte Zugangsweg,
- bei Anlage starrer, großlumiger Katheter, hier bevorzugt auf der rechten Seite, die aufgrund des geraden Verlaufs von V. brachiocephalica und V. cava superior zum rechten Vorhof ein leichteres Vorbringen ermöglicht,
- bei Lungenemphysem; dabei zur Vermeidung der Punktion einer Emphysemblase den Einstichpunkt möglichst kranial wählen.

Vena femoralis

Die V. femoralis ist ein ausgezeichneter Notfallzugang. Wegen des hohen Thrombose- und Infektionsrisikos erfolgt die Katheterisierung über einen längeren Zeitraum nur in Ausnahmefällen.

> **Merke**
> Die V. femoralis ist nur als Notfallzugang zu wählen!

Punktionstechniken

Grundlagen

Bei der Punktion zentraler Venen sind einige allgemeingültige Regeln zu beachten:
- Zur Punktion der V. subclavia, V. jugularis interna und V. jugularis externa kann, außer bei manifester Orthopnoe, zur besseren Füllung der Gefäße leicht kopftief gelagert werden; damit ist gleichzeitig ein gewisser Schutz vor der Aspiration von Luft in das Gefäßsystem verbunden.
- Als anatomische Leitstrukturen werden die Klavikula, das Sternoklavikulargelenk, das Jugulum, der Schildknorpel und der M. sternocleidomastoideus identifiziert.
- Es ist eine sorgfältige Wischdesinfektion der Haut mit Beachtung einer Einwirkzeit von mindestens 90 s erforderlich.
- Am geplanten Punktionsort wird bei wachen Patienten mit einer feinen Kanüle eine Lokalanästhesie (z. B. mit Lidocain 1 %) gesetzt.
- Die Punktion der V. subclavia und der V. jugularis interna sollte in Exspiration erfolgen, um die Gefahr eines Pneumothorax zu minimieren.
- Beidseitige Punktionsversuche schlüsselbeinnaher Gefäße sollten unterbleiben.
- Eine versehentliche arterielle Punktion ist an der Farbe des Blutes und am spontanen Rückfluss aus der Punktionskanüle zu erkennen. Eine vergleichende Blutgasanalyse kann hilfreich sein. Am zuverlässigsten ist jedoch die Bestimmung des Druckes im punktierten Gefäß, um eine akzidentelle arterielle Punktion auszuschließen. Dies kann – ggf. bereits mit der dünnlumigen Vorpunktionsnadel – über einen Druckwandler elektronisch oder über ein graduiertes, steriles Einwegmanometer (PressureCheck) erfolgen. Es gilt, aufgrund der zum Teil verheerenden Folgen, unter allen Umständen, ein sog. Dilatati-

onstrauma der Arterie (durch das Einbringen eines Dilatators) zu vermeiden.
- Sollte ein Katheter > 7 F versehentlich arteriell gelegt worden sein, muss dringend davon abgeraten werden, den Katheter einfach zu entfernen, da dieses Vorgehen sehr komplikationsbehaftet ist. Stattdessen ist eine operative Entfernung – bzw. wo das nicht möglich ist, ein endovaskuläres Vorgehen –, gefolgt von einer neurologischen Kontrolle sowie einer Schnittbildgebung dringend anzuraten.
- Der Seldinger-Draht sollte als empfindliches Instrument angesehen werden, das weder gegen Widerstand vorgeschoben, noch mit „Gewalt" entfernt werden darf. Im Zweifelsfall muss der Punktionsvorgang wiederholt bzw. müssen beide – Draht und Katheter – entfernt werden. Bitte frühzeitig die Hilfe eines kompetenten Chirurgen oder interventionellen Radiologen in Anspruch nehmen.
- Die Einführtiefe der Katheter für eine Lage in der V. cava superior ist abhängig von Punktionsort und Körpergröße. Allerdings bestehen große individuelle Unterschiede, daher ist die Lagebestimmung anhand von Formeln unzuverlässig.
- Das Auslösen von Extrasystolen zur Lagekontrolle ist obsolet.
- Nach Katheterisierung des Gefäßes wird eine Funktionskontrolle durch Blutaspiration und Injektion von Flüssigkeit durchgeführt; auch kann ein atem- und pulssynchrones „Spiel" des Flüssigkeitsspiegels im zur Atmosphäre offenen System beobachtet werden.
- Als unmittelbare Lagekontrolle eignet sich bei Patienten im Sinusrhythmus die EKG-Methode:
  - Zwischen der Katheterspitze und einer Oberflächenelektrode wird ein EKG (Ableitung II nach Einthoven) abgeleitet (▶ Abb. 2.1), das sich beim Vorschieben des ZVKs in die Nähe des Herzens in charakteristischer Weise ändert.
  - Als leitendes Medium kann der Seldinger-Draht oder alternativ eine elektrolythaltige Flüssigkeitssäule (z. B. Natriumchlorid 10 %) dienen.
  - Von entscheidender Bedeutung ist die Identifizierung der maximalen P-Wellen-Amplitude. Sie wird an der Grenze zwischen V. cava superior und rechtem Vorhof abgeleitet. Wird die typische Sequenz an P-Wellen-Veränderung beim Kathetervorschub nicht beobachtet, ist von einer Fehllage auszugehen (▶ Abb. 2.2 a–c).
- Wie auch bei Patienten ohne Sinusrhythmus und/oder bei Punktionen der V. subclavia oder komplizierten Punktionen anderer Gefäße ist eine Röntgenaufnahme des Thorax (anterior-posterior) obligat. Zum Ausschluss eines Pneumothorax oder anderer Komplikationen ist eventuell eine weitere, zeitlich versetzte Aufnahme notwendig. Zum bettseitigen Ausschluss eignet sich – nach etwas Übung – auch die Sonografie. Das Fehlen von „Seashore Signs" und „Lung Sliding" gilt als beweisend für einen Pneumothorax.

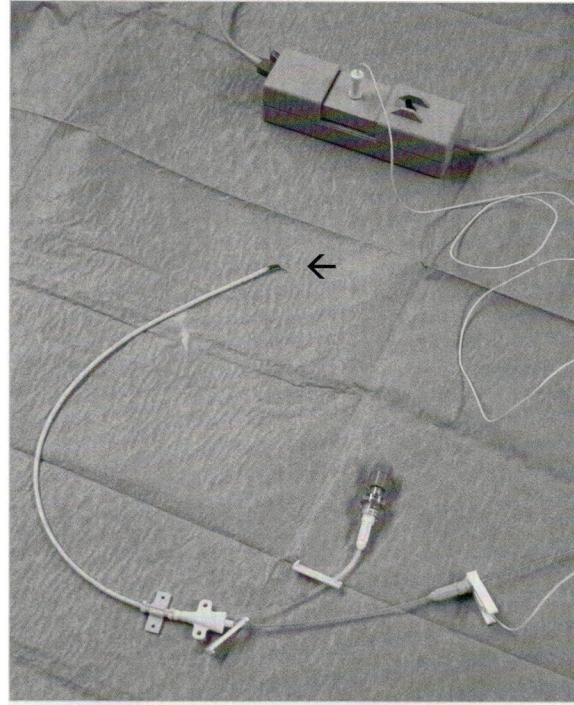

Abb. 2.1 Lagekontrolle eines zentralen Venenkatheters mittels der EKG-Methode. Der Seldinger-Draht dient hier als intravasale Elektrode. Über die EKG-Weiche wird sie mit dem Monitor verbunden. Dabei wird die Ableitung II nach Einthoven benutzt (Austausch der rechten Armelektrode).

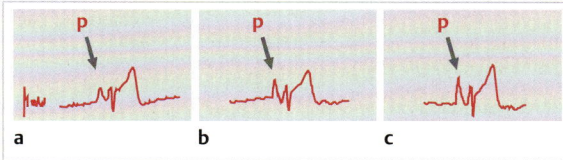

Abb. 2.2 a–c Lagekontrolle eines ZVK mittels EKG-Methode.
a Normale P-Welle in der V. cava superior oberhalb der perikardialen Umschlagfalte.
b Erster P-Wellen-Anstieg an der perikardialen Umschlagfalte.
c Maximale P-Wellen-Amplitude an der Grenze zwischen V. cava superior und rechtem Vorhof.

Ultraschall

Schwierigkeiten bei der zentralvenösen Punktion resultieren u. a. aus den zahlreichen anatomischen Variationen, die unabhängig vom *Äußeren/Aussehen* des Patienten, in der Größenordnung von etwa 10 % anzusiedeln sind (▶ Tab. 2.1; [3]). Bei onkologischen Patienten kann diese Rate bei über 30 % liegen. Die Punktion anhand von äußeren anatomischen Leitstrukturen ist dann entweder erschwert, unmöglich, in jedem Fall aber gefährlich.

Zur besseren Gefäßlokalisation werden Ultraschall-Doppler-Geräte und bildgebende Ultraschallverfahren eingesetzt. Durch das bildgebende Verfahren können anatomische Variationen, thrombotisch bedingte Wandveränderungen und/oder eine unzureichende Venenfüllung (Hypovolämie, schlechte Lagerung) erkannt werden. Insbesondere bei der Punktion der V. jugularis interna können diese Verfahren die Rate der Fehlpunktionen und Komplikationen deutlich senken.

Die ultraschallgestützte Punktion sei daher zumindest angeraten bei:
- erfolgloser Probepunktion,
- konventioneller Punktion, die länger als 3 min dauert,
- Schwierigkeiten oder Komplikationen bei vorhergehenden Punktionen,
- Patienten, die eine Kopftieflage nicht tolerieren,
- Säuglingen und Kindern,
- dehydrierten Patienten,
- Patienten mit Gerinnungsstörungen,
- anatomischen Abweichungen und Fehlen von Leitstrukturen, z. B. bei erheblicher Adipositas, Morbus Bechterew, kurzem Hals, Struma und Zustand nach Karotisoperation.

Invasive Maßnahmen

Tab. 2.1 Anatomische Variationen der V. jugularis interna.

Häufigkeit	V. jugularis interna
92 %	V. jugularis interna lateral und anterior zur A. carotis
2,5 %	V. jugularis interna nicht darstellbar, wahrscheinlich thrombosiert
3 %	V. jugularis interna ungewöhnlich klein, auf Valsalva-Manöver keine Zunahme des Durchmessers
1 %	V. jugularis interna > 1 cm lateral zur A. carotis
2 %	V. jugularis interna medial vor der A. carotis positioniert
5,5 %	V. jugularis interna außerhalb externer Landmarken, Mehrfachnennungen waren möglich

Ultraschallgestützte Punktionen sind insbesondere bei wachen Patienten von Vorteil. Unerfahrene Ärzte können mit Ultraschall frühzeitig die Erfolgsraten erfahrener Punkteure erreichen.

Jeder Anästhesist und Intensivmediziner sollte zentrale Venenkatheter auch ohne Ultraschall legen können, allerdings ist das Beharren auf dem blinden Vorgehen nicht zeitgemäß – insbesondere beim Vorhandensein eindeutiger internationaler Leitlinien.

> **Merke**
>
> Ultraschallverfahren helfen bei der Erkennung anatomischer Variationen, thrombotisch bedingten Wandveränderungen und/oder einer unzureichenden Venenfüllung und können, insbesondere bei der Punktion der V. jugularis interna, die Rate der Fehlpunktionen und Komplikationen deutlich senken.

Komplikationen

Die Punktion zentraler Venen kann zu früh oder spät auftretenden Komplikationen führen.

▶ **Frühkomplikationen.** Unter Frühkomplikationen versteht man Komplikationen, die unmittelbar im Rahmen der ZVK-Anlage bis spätestens 24 h nach der Punktion auftreten:
- *Gefäßverletzungen* wie arterielle Fehlpunktion mit Hämatom, ischämischem Insult und Hämatothorax; sekundäre Katheterperforation mit Infusionsthorax oder -mediastinum; Ausbildung einer arteriovenösen Fistel oder eines Pseudoaneurysmas, Läsion des Ductus thoracicus mit Chylothorax;
- *Verletzungen von Pleura, Lunge und Trachea* mit Pneumothorax, Hydro- oder Hämatothorax; mediastinale Kompression von Trachea, Hauptbronchien oder Lunge durch ein Hämato- oder Hydromediastinum; zervikale Einengung der Trachea durch ein Hämatom; Zerstörung des Tubus-Cuffs nach Punktion der Trachea;
- *kardiale Komplikationen* mit Läsion von Endokard und Herzklappen; Auslösung von lebensbedrohlichen Rhythmusstörungen, z. B. bei Patienten mit frischer myokardialer Ischämie, hochgradiger Aortenstenose, oder bei weiterbestehendem Linksschenkelblock, das zusätzliche Auslösen eines Rechtsschenkelblocks; Myokardperforation mit Perikardtamponade;
- *neurologische Komplikationen* durch Verletzung des N. vagus, N. laryngeus recurrens, N. phrenicus oder Plexus brachialis; darüber hinaus kann durch Läsion der A. carotis auch ein Schlaganfall verursacht werden;
- *Phrenikusparese:* kann bei nicht beatmeten Patienten mit beidseitiger Punktion der V. jugularis interna in Lokalanästhesie zur *respiratorischen Insuffizienz* führen;
- Extravasation.

▶ **Spätkomplikationen.** Zu den spät auftretenden Komplikationen gehören die folgenden:
- *Thrombosierung* (meist eine Spätkomplikation, gleichwohl können Thromben auch innerhalb von 24 h entstehen): Thrombenbildung begünstigt durch multiple Punktionsversuche, Strömungsturbulenzen an der Katheterspitze bei Druckinfusion oder Dialyse, geringe Differenz zwischen Katheter- und Gefäßdurchmesser sowie durch hyperosmolare Infusionen;
- *Embolie:* Luftembolie bei Diskonnektion und Druckinfusion, Thrombembolie sowie Katheterembolie bei Abscherung des Katheters oder des Führungsdrahts an der Spitze der Punktionsnadel oder nach Durchtrennung des Katheters durch Fixierungsnähte;
- *ZVK-Malpositionen* und ihre Folgen;
- *katheterassoziierte Infektionen*: in aller Regel über die Haut, entlang des Hauttunnels, intraluminal durch Kontamination des Infusionssystems oder endogen über den Blutweg.

Management bei schwierigen Venenverhältnissen beim Säugling und Kind und bei dringlicher Indikation

Die Erfahrung vieler Kollegen mit Kindern ist beschränkt, da Kinder seltene Patienten sind: Nur 12 % der Narkosen werden bei Kindern und nur 1 % bei Säuglingen gemacht. Geringe Übung und mangelnde Erfahrung sind aber die wichtigsten Prädiktoren für Komplikationen. Optimale Punktionsbedingungen dank Sedierung und rechtzeitige Einschaltung eines Erfahrenen können auch hier oft die Eskalation der Situation verhindern. Neben den ohnehin schon kleineren anatomischen Verhältnissen und der größeren Anreicherung subkutanen Fettgewebes wird die Punktion zusätzlich durch die verminderte Kooperation des Kindes und den Erfolgsdruck, einen intravenösen Zugang zu legen, erschwert. Als Arbeitsgrundlage sollte das in ▶ Abb. 2.3 gezeigte Schema dienen.

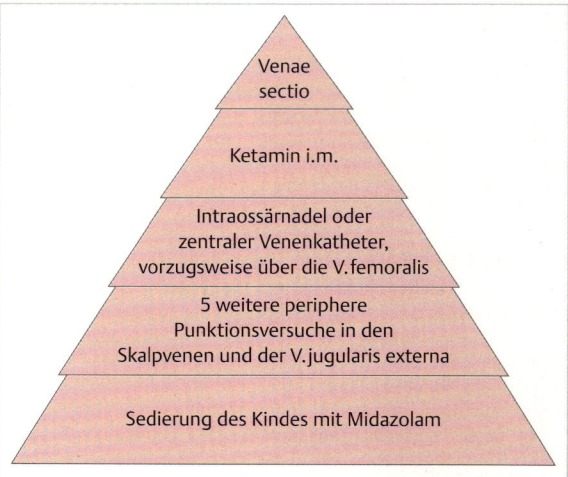

Abb. 2.3 Management bei schwierigen Venenverhältnissen beim Säugling und Kind und dringlicher Indikation nach 2 frustranen peripheren Punktionsversuchen.

2.1.3 Intraossäre Nadel

Der prägnanteste Vorteil liegt in der einfachen Handhabung und der hohen Erfolgsrate von 94–97%. Die durchschnittlich benötigte Zeit für das Anlegen des intraossären Zugangs beträgt selbst beim Ungeübten weniger als 1 min.

> **Merke**
> Die intraossäre Nadel ist einfach zu handhaben, bei einer hohen Erfolgsrate von 94–97%.

Seit der letzten Auflage dieses Buches hat diese Methode einen richtigen Aufschwung erfahren.

Invasivität, fehlende flächendeckende Verbreitung sowie fehlende Daten zur Evidence gelten als Nachteile der intraossären Punktion.

Indikationen

Eine intraossäre Katheterisierung ist immer dann indiziert, wenn bei dringlicher Notwendigkeit eines Venenzugangs weder eine periphervenöse, noch eine zentralvenöse Katheterisierung innerhalb einer angemessenen Zeit möglich ist.

Die Liegezeit einer intraossären Nadel sollte 24 h nicht überschreiten! Besonders geeignet – aber nicht auf diese Gruppe beschränkt – ist die intraossäre Punktion bei Kindern bis zum 6. Lebensjahr, da die Kortikalis des Knochens noch weicher und das Mark stärker vaskularisiert ist. Der Eintritt der Medikamentenwirkung erfolgt schneller als über einen peripheren Venenzugang.

Die Indikation zur intraossären Punktion könnte v. a. bei klinischen Situationen gegeben sein (nicht nur bei Säuglingen und Kindern), die obligat eines intravenösen Zugangs bedürfen, wobei dieser nicht innerhalb von 90 s zu realisieren ist, wie z. B.:
- kardiopulmonale Reanimation,
- Arrhythmien,
- schwere Verbrennungen,
- Schockzustände,
- Krampfanfälle,
- schwere Traumata.

Kontraindikationen

Ein Knochen darf nur dann zur intraossären Injektion bzw. Infusion verwendet werden, wenn er unversehrt ist (*cave:* Paravasat). Typische Kontraindikationen sind:
- frakturierter Knochen,
- Z. n. Fehlpunktion des Knochens,
- Infektionsherd oder Hautverbrennung in der Nähe des Einstichorts,
- Sepsis,
- Osteogenesis imperfecta und Osteoporose.

Wahl des Zugangswegs

Wegen der Zugänglichkeit und der herzfernen Lage (parallel Herzdruckmassage möglich) wird die Tibia bevorzugt. Die Einstichstelle bei den 0- bis 6-Jährigen befindet sich 1–3 cm distal der Tuberositas tibiae auf der Tibiainnenseite. Der Knochen ist dort oberflächlich tastbar. Liegt die Nadel richtig, bleibt sie aufrecht stecken.

Alternative Punktionsorte für die intraossäre Punktion sind der distale Femur (ventral und oberhalb des Kniegelenks), der mediale Malleolus, der Humerus und die Spina iliaca anterior superior.

Material

Speziell für die intraossäre Punktion konzipierte Kanülen werden in 2 Versionen angeboten, wobei zwischen manuellen und automatischen Punktionssystemen unterschieden wird. Erstere konnten sich in der Praxis allerdings nicht auf breiter Front durchsetzen:

Ein Vertreter der manuellen Punktionssysteme ist die COOK-Intraossärkanüle. Die Stahlkanüle dient als Gewindeschneider und Trokar zugleich und wird in den Knochen eingeschraubt. Oberhalb der trokarförmigen Spitze der Stahlkanüle befinden sich 2 Öffnungen für den Austritt der injizierten bzw. infundierten Substanzen. Das Einbohren der Kanüle erfordert Kraft und Übung, dauert 20–30 s und verursacht Schmerzen.

Des Weiteren werden im deutschen Sprachraum im Wesentlichen 2 automatische Punktionssysteme vertrieben, die auch von in der Methode Unerfahrenen leicht einsetzbar sind:
- Die sog. „Bone Injection Gun" (B.I.G.) für den schnellen intraossären Zugang. Sie ist eine automatisch zu setzende Kanüle mit definierter Eindringtiefe und Penetrationskraft. Literaturangaben weisen darauf hin, dass nach vorheriger Einstellung der Insertionstiefe die Punktion schneller und ebenso erfolgreich gelingt wie mit den „konventionellen" intraossären Kanülen.
- Das EZ-IO-Infusionssystem besteht aus einem kleinen batteriebetriebenen Gerät und einem Satz abgeschrägter, hohler Nadeln mit Bohrspitze. Dieses System wurde entwickelt für Patienten eines jeden Alters und Gewichts und verfügt über 3 Nadelgrößen (für Patienten von 3–39 kg, ab 40 kg und übergewichtige Patienten). Bei diesem System dauert das Einführen der Nadel < 5 s, ist technisch einfach und wenig schmerzhaft.

Punktionstechnik

- Um ein Federn und damit eine Fraktur der Tibia zu verhindern, wird die Tibia z. B. mit einer Textilrolle unterlagert und so rotiert, dass die mediale Tibiafläche vorne liegt.
- Bei Kindern wird, je nach Alter, eine 15–18-G-Nadel mit einer Länge von ca. 3 cm verwendet.
- Der Einstichort liegt auf der Tibiainnenseite je nach Größe des Kindes 1–3 cm, beim Erwachsenen 4–6 cm distal des Kniegelenkspalts.
- Vor der Punktion erfolgt eine Sprühdesinfektion des Einstichorts, auf ein streng aseptisches Vorgehen ist zu achten.
- Die Stichrichtung ist senkrecht auf die mediale Tibiafläche.
- Es darf auf keinen Fall auf die Wachstumsfuge gezielt werden.
- Während die eine Hand die Tibia mit dem Daumen und Zeigefinger fixiert, wird die intraossäre Nadel (Kanüle und Trokar) in die Faust der anderen Hand genommen und unter Rechts-links-Drehung in die Knochenwand gebohrt. Es sind sterile Handschuhe zu tragen.
- Bei Perforation der vorderen Knochenwand spürt man einen Widerstandsverlust, gefolgt von einem Widerstand durch die gegenüberliegende Knochenwand.
- Die empfohlenen Eindringtiefen der intraossären Kanüle sind in ▶ Tab. 2.2 abgebildet.
- Anschließend wird der Trokar entfernt.
- Besonderheiten bei der Punktion mit der „Bone Injection Gun" (B.I.G.):
  - Die gewünschte Eindringtiefe der Nadel wird durch Drehen des äußeren Gehäuses eingestellt.
  - Nach Entfernung der Sicherheitslasche wird die B.I.G. auf die Insertionsstelle aufgesetzt und der Injektionsmechanismus wird ausgelöst.
- Das EZ-IO-Infusionssystem besitzt eine tiefenlimitierte Eindrehbegrenzung, verhindert dadurch eine Penetration der ge-

Invasive Maßnahmen

Tab. 2.2 Empfohlene Eindringtiefe der intraossären Trokarnadel.

	Erwachsener	Kind 6–12 Jahre	Kleinkind 0–6 Jahre
Tuberositas tibialis	2,5 cm	1,5 cm	1,0–1,5 cm
Malleolus medialis	2,0 cm	1,0 cm	0,75–1,0 cm
distaler Radius	1,5 cm	–	–
Humeruskopf	2,5 cm	1,5 cm	–

genseitigen Kortikalis und stabilisiert die Kanüle auf der Hautoberfläche.

Die korrekte Kanülenlage wird durch festen Sitz, Knochenmarkaspiration und Injektion von physiologischer Kochsalzlösung überprüft. Der Unterschenkel wird während der Therapie auf Schwellung kontrolliert.

Komplikationen (weniger als 1%)
- Infektion (Osteomyelitis, Abszess),
- Verletzung der Wachstumsfuge,
- Paravasat,
- Hautnekrose,
- Fraktur,
- Kompartmentsyndrom,
- Fettembolie.

Besonderheiten
- Das Punktionsaspirat kann zur Durchführung von Blutgasanalysen, Blutgruppenbestimmung, Blutkulturen, Elektrolyt- und Hämoglobinbestimmung verwendet werden.
- Thrombo- und Leukozytenzahl sind dagegen nicht zu verwerten.
- Auf ein initiales Durchspritzen des Systems mit 10 ml NaCl 0,9% ist zu achten.
- Da die spontane Tropfgeschwindigkeit intraossär nur ca. 100 ml/h beträgt, sollte die Flüssigkeit von Hand oder mittels Druckinfusion verabreicht werden.
- Der Wirkeintritt von Medikamenten ist vergleichbar mit einer zentralvenösen Applikation, also deutlich schneller als periphervenös.
- Die Punktion kann ohne Unterbrechung einer kardiopulmonalen Reanimation schnell und sicher durchgeführt werden.
- Auch beim wachen Patienten ist der intraossäre Zugang praktikabel.
- Die Schmerzhaftigkeit dieses Zugangswegs scheint sich mit den neuen Systemen in einem akzeptablen Bereich zu bewegen.
- Hypertone und stark alkalische Substanzen sollten sehr zurückhaltend und, wenn überhaupt, erst nach Verdünnung mit physiologischer Kochsalzlösung verabreicht werden.

2.1.4 Arterien

Indikationen und relative Kontraindikationen

Arterielle Katheter sind die am häufigsten platzierten invasiven Monitoring-Devices. Schwerwiegende Komplikationen sind glücklicherweise recht selten.

Grundsätzlich sollte stets eine gründliche Nutzen-Risiko-Abwägung vorgenommen werden.

Die arterielle Druckkurve repräsentiert die Funktion des linken Ventrikels.

> **Merke**
> Absolute Indikationen für die Katheterisierung von Arterien sind: kontinuierliches Monitoring des arteriellen Druckes, insbesondere bei
> - raschen Blutdruckschwankungen,
> - extremen Blutdrücken,
> - nicht pulsatilem Blutfluss (Herz-Lungen-Maschine) und bei
> - Arrhythmien.

▶ Indikationen:
- Intensivpatienten unter Therapie mit vasoaktiven Substanzen,
- große operative Eingriffe, insbesondere im Bereich der Herz-, Thorax- und Gefäßchirurgie, Neurochirurgie, Viszeral- und Unfallchirurgie,
- Eingriffe bei Patienten mit einer ASA-Risikoeinstufung ≥ III und der Notwendigkeit wiederholter Blutgasanalysen,
- kontrollierte Blutdrucksenkung.

▶ Kontraindikationen:
- sind relativ,
- Vorsicht bei Patienten mit AVK, insbesondere bei Durchblutungsstörung im Versorgungsbereich der zu punktierenden Arterie,
- keine Rekanülierung von Gefäßen, die durch die Erstkanülierung kompromittiert wurden,
- nach Möglichkeit keine Kanülierung infizierter Areale, traumatisierter Stellen sowie von Shuntextremitäten mit Gefäßprothesen im Punktionsbereich,
- Kanülierung von Endarterien, wie z. B. die A. brachialis, nur im Notfall und nur kurzfristig (< 6 h).

Wahl des Zugangswegs

Meist wird die A. radialis kanüliert, des Weiteren stehen für die arterielle Kanülierung folgende Arterien zur Verfügung: A. brachialis (mit Einschränkung), A. dorsalis pedis, A. femoralis, A. axillaris und in besonderen Fällen die A. temporalis (bei der Chirurgie des Aortenbogens mit maschineller Perfusion der Hirngefäße).

Selbstverständlich kann auch die A. ulnaris kanüliert werden – Abstand davon sollte man jedoch nehmen, wenn zuvor die gleichseitige Radialarterie kanüliert war!

Zur Begrenzung etwaiger Komplikationen soll grundsätzlich möglichst distal punktiert werden. Mit zunehmender Entfernung der Arterie vom Herzen werden aufgrund von Schwingungsphänomenen höhere systolische und niedrigere diastolische Blutdruckwerte bei gleichbleibendem Mitteldruck gemessen.

Komplikationen

Hämatome

Diese entstehen in der Regel nach Fehlpunktion und sind meist durch manuelles Abdrücken und nachfolgendes Anbringen eines Druckverbands zu vermeiden. In seltenen Fällen ist neben dem Druck eine chirurgische Versorgung unumgänglich.

Gefäßkomplikationen

Hierzu zählen:
- *Hautnekrose (0,1%), Handischämie:* Ursache ist ein Verschluss durch die Kanüle oder kanüleninduzierte Thrombusformation in den vielen kleinen, aus der A. radialis abgehenden und die

Haut versorgenden Endarterien. Ruheschmerz und kalte Finger sowie das Fehlen einer plethysmografischen Pulsoxymeterkurve sind für eine Ischämie hochgradig verdächtig. Eine Ischämie der Unterarmhaut kann sich als Hautverfärbung äußern, die in ein Ödem, Blasenbildung und Ulzeration übergehen kann. Wichtig zu wissen ist, dass Ischämien auch mehrere Tage nach Entfernung der Kanüle auftreten können. Eine Nekrose, die eine Amputation erfordert, ist sehr selten. Daher taucht sie in großen prospektiven Studien nicht auf, sondern ist Gegenstand von einzelnen Fallberichten.
- *Versehentliche Medikamentenapplikation* bergen die Gefahr von Gewebenekrosen bis hin zum Extremitätenverlust.
- *Infektion, Arteriitis, und Kathetersepsis:* Zur Vermeidung dieser Komplikationen werden üblicherweise die Kanülen etwa alle 7 Tage (abhängig von den lokalen Gegebenheiten) gewechselt.
- *Thrombose (10 – 60 %):* Ein teilweiser oder vollständiger Verschluss der Radialarterie nach Kanülierung kommt bei 25 – 40 % der Patienten vor. Es ist besonders zu erwähnen, dass 50 % dieser Verschlüsse zum Dekanülierungszeitpunkt nicht bestehen, sondern erst 1 – 6 Tage später. Die meisten Verschlüsse lösen sich klinisch folgenlos innerhalb von 2 – 4 Wochen auf.

Ischämie

Ischämierisikosteigernde Umstände sind:
- fortgeschrittene Arteriosklerose, Sklerodermie, Morbus Raynaud, Thrombangiitis obliterans,
- Schockzustände oder schlechte Perfusionszustände aus anderen Gründen,
- anatomische Varianten der Blutversorgung der Hand,
- Vasokonstriktoreneinsatz,
- Ulnararterienkanülierung nach stattgehabter gleichseitiger Radialiskanülierung,
- niedrigkalibrige A. radialis wie sie bei Kindern und häufig bei kleinen Frauen vorkommt,
- Kathetermaterial: inadäquate Größe und Länge.

Akzidentelle intraarterielle Applikation von Medikamenten

Eine versehentliche intraarterielle Medikamenteninjektion kann verheerende Folgen haben. Daher sind folgende Sofortmaßnahmen erforderlich:
- Kanüle in situ belassen,
- 0,9 % Natriumchloridinfusion (1 ml/kg/h) über den liegenden arteriellen Katheter zum Offenhalten,
- intraarterielle Bolusinjektion von Lidocain (2 mg/kg) *ohne Adrenalinzusatz* zur Anästhesie und Vasodilatation (Gesamtdosis: max. 4 mg/kg),
- systemische intravenöse Heparinisierung *(cave: Kontraindikationen)* zur Thromboseprophylaxe: Bolus 60 I.E./kg; Heparinperfusor nach aPTT, aPTT-Verdopplung wird angestrebt,
- die intraarterielle Injektion von Prednisolon zur Verminderung entzündlich-exsudativer Reaktionen wird kontrovers diskutiert, die intravenöse Prednisolongabe kann vorbehaltlos versucht werden,
- Angiografie über die liegende Kanüle.

In Abhängigkeit vom Angiografieergebnis können weitere Maßnahmen erforderlich werden:
- bei manifester Thrombosierung eine lokale Lyse,
- chirurgische Thrombektomie,
- Blockade des Plexus brachialis oder des Ganglion stellatum zur Vasodilatation.

Der Schlüssel in der Behandlung der Handischämie liegt in deren frühzeitiger Entdeckung. Muskeln können einen No-Flow-Zustand bis zu 12 h folgenlos überstehen. Im Gegensatz zur Ischämie ist die Nekrose jedoch irreversibel. Sollten Symptome einer Ischämie auftreten, ist der Katheter zu entfernen. Zuvor sollte erwogen werden, ob der arterielle Zugang noch zur therapeutischen Applikation einer der folgenden Substanzen genutzt werden kann:

Zahlreiche Therapiemöglichkeiten wurden schon gegen den Vasospasmus empfohlen, wie 10 ml intraarterielles Lidocain 0,5 % oder Verapamil; bei einem Verschluss sind eine Plexusblockade und das Warmhalten der Hand wichtig. Unter allen Umständen ist sofort ein erfahrener (Gefäß-)Chirurg zu konsultieren, da operativ oftmals erfolgreich interveniert werden kann.

> **Merke**
> Eine versehentliche intraarterielle Medikamenteninjektion kann verheerende Folgen haben. Daher sind arterielle Kanülen mit roten Dreiwegehähnen zu versehen und die Leitungen mit roten Streifen deutlich zu kennzeichnen.

Pseudoaneurysmen (< 1 %)

Sie können trotz normaler Durchblutungsverhältnisse entstehen – sowohl vor der Kanülierung, wie auch bei einer nicht traumatisierenden Kanülierung sowie nach Entfernung der Kanüle. Pseudoaneurysmen sind sehr selten und treten typischerweise 2 – 3 Wochen nach Dekanülierung auf. Dabei führt die Verletzung der Gefäßwand über eine Blutleckage in die umgebenden Gewebe über die Zeit zu einem sackförmigen Hohlraum. Dieser wird von fibrösem Gewebe umgeben und zum Teil von Intimaendothel des betroffenen Gefäßes ausgekleidet.

Dafür prädisponierende Faktoren sind:
- eine lange Kanülierungszeit (hier im Mittel 12 Tage),
- Staphylococcus-aureus-Infektion.

Diese Aneurysmen erfordern höchste Aufmerksamkeit, da sie rupturieren, dissezieren, verstopfen oder aus ihnen eine Embolisation hervorgehen kann.

Embolisation

Das Spülen einer arteriellen Kanüle mittels einer Spritze birgt die Gefahr einer zerebralen Luft- oder Thrombusembolisation. Dies gilt für die Radialarterie und natürlich noch viel mehr für die Axillararterie. Abhängig von der Kraft, mit der die Spüllösung appliziert wird, können bereits 3 ml ausreichen, um einen retrograden Fluss zu erzeugen und den Patienten zu gefährden. Demzufolge sollte man äußerste Vorsicht walten lassen, wenn man Kanülen in der A. radialis oder A. axillaris „von Hand" spült. Gleichzeitig ist das Spülvolumen zu reduzieren.

> **Merke**
> Bereits 3 ml Spüllösung können ausreichen, um einen retrograden Fluss zu erzeugen und den Patienten zu gefährden. Äußerste Vorsicht beim Spülen von Kanülen in der A. radialis oder A. axillaris „von Hand"!

Andere Komplikationen

Andere Komplikationen sind sehr selten:
- Nervenläsion, z. B. durch lang anhaltende Überstreckung des Handgelenks (Kompression des Nervus medianus),
- Kompartmentsyndrom des Unterarms.

Kernaussagen

Grundlagen
Gefäßpunktionen und -katheterisierungen erfordern eine sorgfältige Indikationsstellung und Überwachung des Patienten.

Zentrale Venen
Wesentliche Indikationen für die Punktion einer zentralen Vene bzw. das Einbringen eines ZVK sind die Überwachung des ZVD, der massive Volumenersatz über weitlumige Katheter, die Unmöglichkeit der peripheren Venenpunktion, die parenterale Ernährung (Osmolarität > 800 mosmol/l), die Applikation von Elektrolytkonzentraten sowie Operationen mit Gefahr einer intraoperativen Luftembolie.
Wird der Katheter länger als 3 Tage gebraucht, sollen die V. jugularis externa, die V. subclavia oder die V. jugularis interna bevorzugt werden.
Wird der Katheter länger als 1 Monat gebraucht, sollte über die Anwendung eines „getunnelten" Katheters nachgedacht werden.
Typische Komplikationen zentraler Venenkatheter sind Gefäßverletzungen, Verletzungen von Pleura, Lunge und Trachea, kardiale Komplikationen, Nervenverletzungen, Thrombosen, Embolien und Infektionen.

Intraossäre Nadeln
Die intraossäre Katheterisierung ist eine zunehmend angewandte und nicht nur bei pädiatrischen Notfallpatienten etablierte Technik. Sie ist – auch beim Erwachsenen – immer dann indiziert, wenn in einer Notfallsituation ein intravenöser Zugang nicht sofort gelingt.
Die Medikamentenwirkung tritt genauso schnell ein wie bei zentralvenöser Applikation.
Bevorzugter Zugangsweg ist die mediale Tibiafläche.
Typische Komplikationen intraossärer Katheter sind Knochen- und Weichteilinfektionen, Verletzung der Wachstumsfuge, Paravasate, Nekrosen, Fraktur, Kompartmentsyndrom und Fettembolie.

Arterien
Indikationen für die Katheterisierung von Arterien sind insbesondere große operative Eingriffe, Eingriffe bei Patienten mit einer ASA-Risikoeinstufung ≥ III und wiederholten arteriellen Blutgasanalysen sowie Intensivpatienten unter Therapie mit vasoaktiven Substanzen.
Wesentliche Komplikationen sind Hämatome, Diskonnektionen mit der Gefahr des Verblutens und eine versehentliche intraarterielle Injektion mit der Gefahr der Nekrosebildung.

Literatur

[1] Benter T, Teichgraber UK et al. Anatomical variations in the internal jugular veins of cancer patients affecting central venous access. Anatomical variation of the internal jugular vein. Ultraschall Med 2001; 22: 23 – 26
[2] European Resuscitation Council. Part 10: pediatric advanced life support. Resuscitation 2000; 46: 343 – 399
[3] Denys BG, Uretsky BF. Anatomical variations of internal jugular vein location: Impact on central venous access. Crit Care Med 1991; 19: 1516 – 1519
[4] Guilbert MC, Elkouri S, Bracco D et al. Arterial trauma during central venous catheter insertion: Case series, review and proposed algorithm. J Vasc Surg 2008; 48: 918 – 925
[5] Jeske C, Raedler C, von Goedecke A et al. Early identification of bacteria leading to central venous catheter contamination. Anesth Analg 2003; 97: 940 – 943
[6] Jöhr M. Das Kind ohne Venen. Anaesthesist 2005; 54: 7
[7] Jordi Ritz EM, Erb TO et al. Vascular access in emergency paediatric anaesthesia. Anaesthesist 2005; 54: 8 – 16
[8] Kremser J, Kleemann F, Reinhart K et al. Optimized method for correct left-sided central venous catheter placement under electrocardiographic guidance. Br J Anaesth 2011; 107: 567 – 572
[9] Lamperti M, Bodenham AR, Pittiruti M et al. International evidence-based recommendations on ultrasound-guided vascular access. Intensive Care Med 2012; 38: 1105 – 1117
[10] Lucet JC, Bouadma L et al. Infectious risk associated with arterial catheters compared with central venous catheters. Crit Care Med 2010; 38: 1030 – 1035
[11] McGee DC, Gould MK. Preventing complications of central venous catheterization. N Engl J Med 2003; 348: 1123 – 1133
[12] Polderman KH, Girbes AJ. Central venous catheter use. Part 1: mechanical complications. Intensive Care Med 2002; 28: 1 – 17
[13] Polderman KH, Girbes AJ. Central venous catheter use. Part 2: infectious complications. Intensive Care Med 2002; 28: 18 – 28
[14] Rijnders BJ. Catheter-related infection can be prevented ... if we take the arterial line seriously too! Crit Care Med 2005; 33: 1437 – 1439
[15] Rodrigues MG, Salgado DR et al. Complications of arterial lines in an intensive care unit. Critical Care 2003; 7 (Suppl3): 112
[16] Schummer W, Schummer C, Bayer O et al. Extravasation injury in the perioperative setting. Anesth Analg 2005; 100: 722 – 727
[17] Schummer C, Sakr Y, Steenbeck J et al. Risk of extravasation after power injection of contrast media via the proximal port of multilumen central venous catheters: case report and review of the literature. Rofo 2010; 182: 14 – 19
[18] Sen S, Chini EN et al. Complications after unintentional intra-arterial injection of drugs: risks, outcomes, and management strategies. Mayo Clin Proc 2005; 80: 783 – 795
[19] Weiss M, Gächter-Angehrn J et al. Intraossäre Infusionstechnik. Notfall Rettungsmed 2007; 10: 99 – 116
[20] Weiss M, Henze G et al. Intraossäre Infusion: Eine wichtige Technik auch für die Kinderanästhesie. Anaesthesist 2009; 58: 863 – 866, 868 – 872, 874 – 875

2.2 Sicherung der Atemwege – Laryngoskopie und Intubation

K. Raymondos, B. Sander, T. Dieck

2.2.1 Konventionelle Laryngoskopie mit dem Macintosh-Laryngoskop

Die endotracheale Intubation mithilfe eines Macintosh-Laryngoskops stellt seit Jahrzehnten den Goldstandard der Atemwegssicherung dar [15]. Wenn allerdings nicht bereits ausreichende Erfahrungen in der Laryngoskopie vorliegen, besteht bei vielen große Unsicherheit in der Durchführung einer Intubation mit dem Macintosh-Laryngoskop. Selbst für Geübte ist die Intubation auf der Intensivstation eine große Herausforderung, da hier häufig schwierige Bedingungen vorliegen.

Intubationstraining für Intensivmediziner

Die meisten Ärzte, die nicht regelmäßig intubieren, versuchen, vor ihrem ersten Einsatz auf der Intensivstation im OP unter

2.2 Sicherung der Atemwege – Laryngoskopie und Intubation

kontrollierten Bedingungen erste Erfahrungen in der Laryngoskopie zu sammeln oder ihre Kenntnisse aufzufrischen.

Vor der ersten Laryngoskopie an Patienten sollten jedoch mindestens 30 Intubationen an geeigneten Atemwegstrainern erfolgen. Hierbei sind unbedingt auch schwierige Atemwege zu simulieren. Bei einigen Atemwegstrainern kann dies beispielsweise durch Aufpumpen des Zungenbodens erreicht werden. Um die Grundfertigkeiten der konventionellen Laryngoskopie zu erlernen, sind dann mindestens 30 erfolgreiche Intubationen an Patienten erforderlich. Am effektivsten gelingt dies mithilfe eines Videolaryngoskopiesystems mit Macintosh-Spatel, wie z. B. dem C-MAC, dem McGRATH-MAC oder dem DL-Trainer von Verathon (s. u.), unter direkter optischer Kontrolle und Anleitung eines erfahrenen Intubateurs.

Für eine sichere Laryngoskopie bei Intensivpatienten, insbesondere unter Notfallbedingungen, sind diese Anforderungen jedoch noch nicht ausreichend. Daher besteht bei vielen Intensivmedizinern vor dem Hintergrund drohender akzidenteller Extubationen oder Intubationen bei Hypoxämie eine große Unsicherheit im Airway-Management.

Im Notfall sollte daher grundsätzlich der Erfahrenste die Intubation durchführen. Weiterhin sollte das Verfahren gewählt werden, das die Intubation am schnellsten und sichersten ermöglicht und vom Intubateur auch in schwierigen Atemwegen schon sehr häufig angewendet wurde. Wenn möglich sollte bei schwierigen Atemwegsverhältnissen eine Wachintubation in Lokalanästhesie unter Spontanatmung durchgeführt werden.

Patientenbedingtes Risiko für erfolgreiche Macintosh-Laryngoskopie

Einsehbarkeit der Glottis

Zur Klassifizierung der Sichtbarkeit der Glottis hat sich die von Cormack und Lehane vorgeschlagene Einteilung durchgesetzt (▶ Abb. 2.4; [3]).

> **Merke**
>
> Wenn die Glottis nicht eingesehen werden kann (C/L-Grad 3 – 4, ▶ Abb. 2.4), ist die konventionelle Laryngoskopie mit dem Macintosh-Laryngoskop erschwert (S. 92). Ohne Sicht auf die Glottis ist sowohl mit einer schwierigen Intubation als auch mit einem höheren Risiko für Fehlintubationen und Verletzungen zu rechnen.

Behinderte Annäherung der oralen, pharyngealen und trachealen Achsen

Das Risiko für eine patientenbedingt erschwerte Macintosh-Laryngoskopie (S. 92) lässt sich anhand der klassischen Komponenten des schwierigen Atemweges abschätzen. Diese Komponenten behindern die Annäherung der oralen, pharyngealen und trachealen Achsen (S. 90 und ▶ Abb. 2.5). Die Annäherung dieser Achsen ist bei der direkten Laryngoskopie zwingend erforderlich, um eine ausreichende Sicht auf die Glottis zu gewährleisten.

▶ **Komponenten des schwierigen Atemwegs.** Als prädiktive Faktoren haben sich 7 Komponenten herauskristallisiert, die je nach Ausprägungsgrad und Kombination eine direkte Sicht auf die Glottis erschweren oder verhindern können [1, 4]:

- kleine Mundöffnung (≤ 4 cm),
- unmögliche Prognation (Unterkieferbiss),
- geringer thyreomentaler Abstand (≤ 6,5 cm),
- Mallampati-Klassifikation ≥ II,
- eingeschränkte Beweglichkeit der Halswirbelsäule (HWS; ≤ 90 – 100°),
- Körpergewicht ab 90 kg,
- anamnestisch schwierige Intubation.

Darüber hinaus können pathologische Veränderungen der Atemwege, allein oder in Kombination mit den oben genannten Fak-

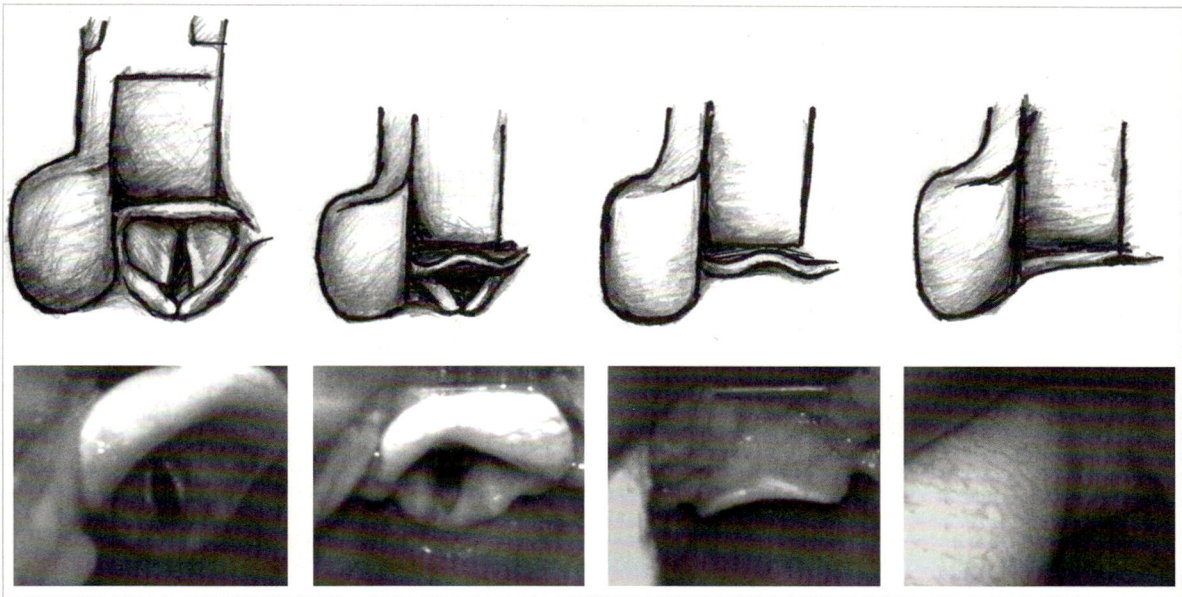

Abb. 2.4 Klassifizierung der Sichtbarkeit der Glottis nach Cormack und Lehane (C/L) [3]. Bei einer Sicht nach C/L-Grad I ist mindestens die Hälfte der Glottis zu sehen, während bei C/L-II nur die untersten Anteile der Glottis sichtbar sind. Bei C/L-III ist trotz Zusatzmaßnahmen nur die Epiglottis und bei C/L-IV auch diese nicht mehr zu erkennen (detaillierte Beschreibung, S. 92).

Invasive Maßnahmen

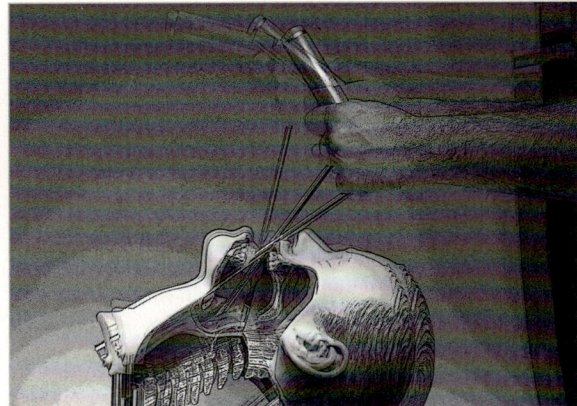

Abb. 2.5 Orale, pharyngeale und tracheale Achse bei der Intubation mit einem starren Rohr. Bei der direkten Laryngoskopie mit dem Macintosh-Laryngoskop müssen diese 3 Achsen angenähert werden, um eine ausreichende Sicht auf die Glottis zu gewährleisten.

toren, das Risiko für eine erschwerte direkte Laryngoskopie erheblich erhöhen.

▶ **Risikoindizes.** Die Risikoindizes nach El-Ganzouri und Arné ermöglichen bei unterschiedlichen Kombinationen eine Gewichtung dieser einzelnen Komponenten des schwierigen Atemweges [1, 4]. Dadurch kann das Risiko für eine erschwerte direkte Laryngoskopie recht zuverlässig abgeschätzt werden. Die hierfür nötige Untersuchung dauert unter Verwendung des in ▶ Tab. 2.3 gezeigten Untersuchungsbogens weniger als 1 min. Sie sollte bei allen nicht intubierten Patienten durchgeführt werden, bei denen kein aktueller unauffälliger Laryngoskopiebefund vorliegt und eine Intubation im weiteren Verlauf der Therapie notwendig werden könnte. Ist einer der beiden Indizes positiv, so müssen entsprechende Vorbereitungen für eine erschwerte Laryngoskopie getroffen und wenn möglich immer eine Wachintubation mit einer Fiberoptik oder einem Videolaryngoskop unter Lokalanästhesie durchgeführt werden.

Erschwerte Laryngoskopie bei intensivstationären Patienten

Merke
Die Laryngoskopie erfordert die volle Aufmerksamkeit des Arztes. Daher können kritische Situationen, wie z. B. eine akute Hypoxämie und/oder Kreislaufinsuffizienz, die eine gleichzeitige Behandlung erfordern, zu erheblichen Intubationsproblemen führen.

▶ **Akzidentelle Extubation und Reintubation.** Weiterhin ist die Vorbereitungszeit für die Intubationssituation häufig nur sehr kurz. Beispielsweise treten auf Intensivstationen bei 3,4 % der beatmeten Patienten akzidentelle Extubationen auf [5]. Die notwendige schnelle und sichere Reintubation erfolgt dabei immer unter Notfallbedingungen. Schwellungen, die vorher durch den Tubus überbrückt waren, und Sekretansammlungen im Bereich der oberen Atemwege können die Laryngoskopie extrem erschweren.

▶ **Verhinderung einer Hypoxämie.** Besonders gefürchtet sind diese Situationen bei Patienten mit hohem Bedarf an inspiratorischer Sauerstoffkonzentration (FiO_2), da bei diesen bereits nach wenigen Sekunden eine Hypoxämie auftreten kann. Ebenso kritisch zu beurteilen ist die geplante Intubation von Patienten mit respiratorischer Insuffizienz. Um eine Hypoxämie zu verhindern, muss bei Patienten, die mit einer FiO_2 von über 0,5 bereits nicht invasiv beatmet werden, die Intubation besonders rasch erfolgen. Dabei ist zu beachten, dass auch Sauerstoffinsufflation von > 8 l/min über eine Atemmaske mit Reservoirbeutel den Wert der FiO_2 schon über 0,5 ansteigen lassen kann. Selbst durch eine Präoxygenierung mit einer FiO_2 von 1,0 ist unter diesen Bedingungen nur sehr wenig zusätzliche Zeit für die Intubation zu gewinnen.

▶ **Vermeidung einer Kreislaufdepression.** Zusätzlich stehen respiratorisch insuffiziente Patienten zumeist unter hohem endogenen Katecholamineinfluss und sind oft hypovoläm. Daher ist bei einer bei Macintosh-Laryngoskopie notwendigen Narkoseeinleitung immer mit erheblicher Kreislaufdepression zu rechnen. Durch eine Wachintubation mit einer Fiberoptik oder einem Videolaryngoskop unter Lokalanästhesie kann eine Kreislaufdepression vermieden werden. Darum sollte bei diesen Patienten stets eine solche Intubation erwogen werden.

▶ **Ungünstige Arbeitsbedingungen.** Zu den schwierigen Bedingungen gehören auch die häufig ungünstigen räumlichen Verhältnisse und die Lagerung der Patienten. Allein eine ungünstige Arbeitshöhe sowie ein zu großer oder kleiner Abstand des Intubierenden zum Kopf des Patienten können eine effektive Laryngoskopie und eine erfolgreiche Intubation unnötigerweise erheblich erschweren. Diese Bedingungen lassen sich jedoch im Vergleich zu den oben genannten Kriterien relativ einfach und auch in Notfallsituationen schnell verbessern.

Vorbereitung der Intubation mit dem Macintosh-Laryngoskop

Trotz der meist gebotenen Eile sollte die Intubation sehr gründlich vorbereitet werden. Besonders im Hinblick auf die oben erwähnten häufig erschwerten Bedingungen ist zur Vermeidung von Komplikationen die dafür benötigte Zeit einzuräumen. Vor allem die Anwesenheit des in konventioneller Laryngoskopie am meisten Erfahrenen sollte, wenn möglich, abgewartet werden. Bei erhöhtem Risiko für eine erschwerte Intubation sollte dieser selbst die Laryngoskopie durchführen.

▶ **Patientenlagerung und Materialbereithaltung.** Vor Beginn der Maßnahme ist der Patient besonders sorgfältig zu lagern. Häufig wird der Kopf des Patienten nur auf einem Kissen und damit zu tief gelagert. Idealerweise verwendet man Intubationskissen, die auch im OP standardmäßig bei der Intubation verwendet werden. Die dadurch erreichte „verbesserte Jackson-Position" optimiert die Bedingungen für die Maskenbeatmung, da Zungenboden und Epiglottis angehoben werden und erleichtert bei leichter Überstreckung der Halswirbelsäule die Annäherung der oralen, pharyngealen und trachealen Achsen erheblich.

Neben der Möglichkeit, mit einem FiO_2-Wert von 1,0 beatmen zu können, müssen vor einer Narkoseeinleitung Güdel- und Wendeltuben, supraglottische Atemwegsalternativen (wie Larynxmaske oder Larynxtubus) sowie ein Koniotomieset griffbereit sein. Zusätzlich sollte ein videolaryngoskopisches Alternativverfahren zur Intubation vorhanden und einsatzbereit sein.

2.2 Sicherung der Atemwege – Laryngoskopie und Intubation

Tab. 2.3 Erhebungsbogen für eine rasche Erhebung und Dokumentation der beiden Risikoindizes nach El-Ganzouri und Arné. Hiermit lässt sich das Risiko für eine patientenbedingt erschwerte Macintosh-Laryngoskopie relativ sicher abschätzen.

Untersuchende/r Ärztin/Arzt			El-Ganzouri-Index [4]	Arné-Index [1]	Datum
1.	Mundöffnung	≤ 4 cm	1		gemessen zwischen der Unterkante der oberen und der Oberkante der unteren Schneidezähne; bei fehlenden Zähnen: Abstand zum Zahnfleisch messen
		3,5 – 5 cm und Prognationsfähigkeit = 0		3	Können die unteren Schneidezähne vor (> 0), auf (= 0) oder nur hinter (< 0) das Niveau der oberen Schneidezähne geschoben werden?
		< 3,5 cm und Prognationsfähigkeit < 0		13	
2.	Prognation nicht möglich	(≤ 0)	1		
3.	thyromentaler Abstand	6 – 6,5 cm	1	4	Bei maximal rekliniertem Kopf wird der Abstand zwischen dem oberen tastbaren Rand (Incisura thyreoidea superior) des Schildknorpels und der Kinnspitze ermittelt.
		< 6 cm	2	4	
4.	Mallampti-Klassifikation				ohne Phonation:
		I	0	0	I – Seitliche Gaumenbögen und Spitze der Uvula sind sichtbar.
		II	1	2	II – Seitliche Gaumenbögen und Spitze der Uvula sind nicht mehr sichtbar.
		III	2	6	III – Nur weicher Gaumen ist sichtbar.
		IV	2	8	IV – Nur harter Gaumen ist sichtbar
5.	HWS-Beweglichkeit	80 – 90°	1	*2 (*80 – 100°)	Arné et al. [1]: Ein Stift wird bei rekliniertem Kopf auf der Stirn vertikal positioniert, sodass er parallel zu einem Fensterrahmen verläuft. Bei maximaler Flexion von Kopf und Hals kann nun am horizontalen Fensterrahmen gesehen werden, ob der Stift das 90°-Niveau erreicht oder überschreitet. Falls 90° unterschritten werden, dann bitte die HWS-Beweglichkeit genau messen und die Position der HWS-Fixierung angeben: z. B. 0°, 45°, 90°.
		< 80°	2	5	
6.	Körpergewicht	90 – 110 kg	1		
		> 110 kg	2		
7.	schwierige Intubation in der Anamnese	fraglich	1		entweder Anästhesieausweis – im alten Narkoseprotokoll dokumentiert – oder mündlicher Bericht des Patienten
		definitiv	2	10	
8.	pathologische Veränderungen der Atemwege			5	nach Arné et al. [1]: maligne Prozesse im Bereich der Atemwege, Missbildungen des Gesichts, Akromegalie, HWS-Versteifungen mit Bewegungseinschränkungen, Erkrankungen des Atlantookzipitalgelenks, chronischer Diabetes mit sog. „Stiff Joint Syndrome"
9.	klinische Symptome bei pathologischem Atemweg			3	nach Arné et al. [1]: Dyspnoe aufgrund von Atemwegskompressionen, Dysphonie, Dysphagie, Schlafapnoesyndrom mit gesichertem Schlaflaborbefund oder bei Schnarchen mit 2 weiteren Hauptsymptomen: plötzliches Erwachen und Erstickungsanfall, übermäßige Tagesschläfrigkeit, nicht erholsamer Schlaf
SUMME					
mögliche Gesamtpunktzahl			12	48	
schwierige Intubation erwartet ab:			≥ 4	≥ 11	

Invasive Maßnahmen

Narkose für die Laryngoskopie und die endotracheale Intubation

Wie oben bereits erwähnt, sollte spätestens bei zu erwartenden Intubationsschwierigkeiten oder kritischen Kreislauf- und Oxygenierungsverhältnissen die Möglichkeit einer Intubation unter Lokalanästhesie bei erhaltener Spontanatmung mit der Fiberoptik oder einem Videolaryngoskop geprüft werden.

> **Merke**
> Wenn eine Narkoseeinleitung jedoch erforderlich erscheint, muss diese unbedingt unter Erhalt stabiler Kreislaufverhältnisse vorgenommen werden.

Ggf. ist bereits vor Narkoseeinleitung mit einer prophylaktischen Katecholamingabe zu beginnen. Wenn der Patient nicht wach intubiert werden kann, stellen die adäquate Narkosetiefe mit ausreichender kortikaler Dämpfung durch Hypnotika, die angemessene subkortikale Reflexdämpfung durch Opiate und die vollständige Relaxierung die wichtigsten Voraussetzungen für eine erfolgreiche direkte Laryngoskopie und eine sichere endotracheale Intubation dar.

▶ **Relaxierung.** Die Relaxierung erleichtert das Öffnen des Mundes und das Einführen des Spatels. Vor allem öffnet die Relaxierung durch Lähmung der Larynxmuskulatur die Glottis. Bei unzureichender Relaxierung kann die Intubation sogar unmöglich sein: Insbesondere bei geringer Opiatdosis und dadurch inadäquater subkortikaler Reflexdämpfung kann sich die Glottis rasch verschließen, wenn der Larynxeingang mechanischen Irritationen durch den Tubus ausgesetzt wird.

> **Praxistipp**
> Um zu erkennen, ob die Glottis nur teilweise eröffnet oder sogar ganz verschlossen ist, ist bei der Laryngoskopie eine gute Sicht auf die Glottis von höchster Bedeutung.

Technik der Macintosh-Laryngoskopie

▶ **Halten des Laryngoskops.** Das Macintosh-Laryngoskop wird mit der linken Hand am unteren Teil des Griffes gehalten (▶ Abb. 2.6). So lässt sich die Kraft am besten auf den Spatel übertragen.

▶ **Mundöffnung und Einführen des Spatels.** Der Mund wird mittels Kreuzgriff geöffnet und der Spatel in einem Winkel von 30–45° in den rechten Mundwinkel eingeführt.

▶ **Weiteres Einführen des Spatels.** Der Spatel wird entlang des Zungengrundes rechts eingeführt. Hierbei wird der Spatel beim Einführen gedreht und dann – dem Profil des Macintosh-Spatels entsprechend – wird die Zunge so auf den Spatel geladen, dass sie nicht über den rechten Spatelrand rutscht. Beim weiteren Hineinführen des Spatels wird gleichzeitig der Druck auf die Zunge zunehmend erhöht, in dem das Laryngoskop in Richtung der Längsachse des Griffes nach vorne, oben und etwas nach links gezogen wird.

▶ **Optimierung der Mundöffnung und der Kopfposition.** Jetzt ist der Kreuzgriff nicht mehr nötig. Der Unterkiefer wird nun über den Spateldruck nach oben gezogen, wodurch der Mund geöffnet bleibt. Beim Lösen des Kreuzgriffes wird nun der Daumen von der unteren Zahnreihe genommen und die Hand in der Rechtsachse gedreht, um den Blick in die Mundhöhle freizugeben. Hierbei wird der Zeigefinger auf der oberen Zahnreihe entlang möglichst weit nach hinten geführt (▶ Abb. 2.6). Dadurch wird einerseits der Mundwinkel zur Seite gedrängt und die Mundöffnung weiter vergrößert, andererseits lässt sich über den Druck des Zeigefingers auf den Oberkiefer der Kopf über das Intubationskissen hinweg nach hinten überstrecken. Dies erleichtert die erforderliche Annäherung der oralen, pharyngealen und trachealen Achsen zur Herstellung einer geraden Blickachse auf die Glottis (▶ Abb. 2.5).

▶ **Anheben der Epiglottis und Laryngoskopie.** Der Spatel wird nun weiter den Zungengrund entlang in die Tiefe geführt und gleichzeitig das Laryngoskop weiter in Griffrichtung gezogen. Die Spatelspitze wird oberhalb der Epiglottis so tief wie möglich in die Vallecula platziert. Dies gewährleistet, dass durch Betonung der Spatelspitze auch die Epiglottis effektiv angehoben werden kann (▶ Abb. 2.6).

Zusatzmaßnahmen bei eingeschränkter Sicht auf die Glottis

Wie bereits erwähnt, ist die Sicht auf die Glottis (Einteilung nach Cormack und Lehane [3]; S. 89 und ▶ Abb. 2.4) für den Intubationserfolg entscheidend. Je mehr von ihr zu sehen ist, desto wahrscheinlicher der Intubationserfolg. Ist die Glottis nicht voll einsehbar, sind Zusatzmaßnahmen erforderlich.

▶ **C/L-Grad I.** Bei einer Sicht nach Cormack und Lehane Grad I (C/L-I; ▶ Abb. 2.4) ist der größte Teil der Glottis zu sehen. Hier sind keine Intubationsschwierigkeiten zu erwarten, solange keine subglottische Stenose oder andere Anomalien vorliegen.

▶ **C/L-Grad II.** Wenn nur die untersten Anteile der Glottis oder nur die hintere Kommissur zu sehen sind (C/L-II; ▶ Abb. 2.4), kann die Intubation bereits erschwert sein und eine unzureichende Öffnung der Glottis übersehen werden. Dadurch werden Fehlintubationen und Verletzungen wahrscheinlicher. Hier kann schon durch leichten Druck auf den Larynx die Sicht erheblich verbessert werden.

Dabei können unterschiedliche Druckrichtungen erforderlich sein: Am bekanntesten ist das „BURP-Manöver" („backward, upward and rightward pressure" [13]), bei dem der Druck nach hinten, oben und rechts auf den Schildknorpel ausgeübt wird. Es können jedoch auch ganz andere Kombinationen und Richtungen erforderlich werden, sodass der Begriff „OELM-Manöver" („optimal external laryngeal manipulation" [2]) verwendet werden sollte.

▶ **C/L-Grad III.** Bei einer Sicht nach Cormack und Lehane Grad III sind weder die Glottis noch die hintere Kommissur, sondern nur noch die Epiglottis zu sehen (▶ Abb. 2.4). Häufig lässt sich durch das „*OELM-Manöver*" die Sicht zumindest auf C/L-Grad II verbessern. Wenn dies trotz optimaler Lagerung und Narkosetiefe nicht gelingt, liegt ein „schwieriger Atemweg" vor.

Spätestens zu diesem Zeitpunkt sollte ein *videolaryngoskopisches Verfahren* in Betracht gezogen werden. Mit diesen Verfahren lässt sich in den meisten Fällen die Sicht erheblich verbessern und somit auch die Intubation einfacher und sicherer durchführen.

Muss aufgrund fehlender Alternativen die Intubation ohne ausreichende Sicht (Cormack und Lehane Grad III, ▶ Abb. 2.4) mit dem Macintosh-Spatel durchgeführt werden, spricht man von einer „*blinden Intubation*". Die Tubusspitze muss unter die Epiglottis geführt werden. Der Kontakt mit der Unterseite der Epiglottis sollte dabei erhalten bleiben. Anschließend ist die Glottispassage zu „erfühlen", was sehr viel Erfahrung voraussetzt.

2.2 Sicherung der Atemwege – Laryngoskopie und Intubation

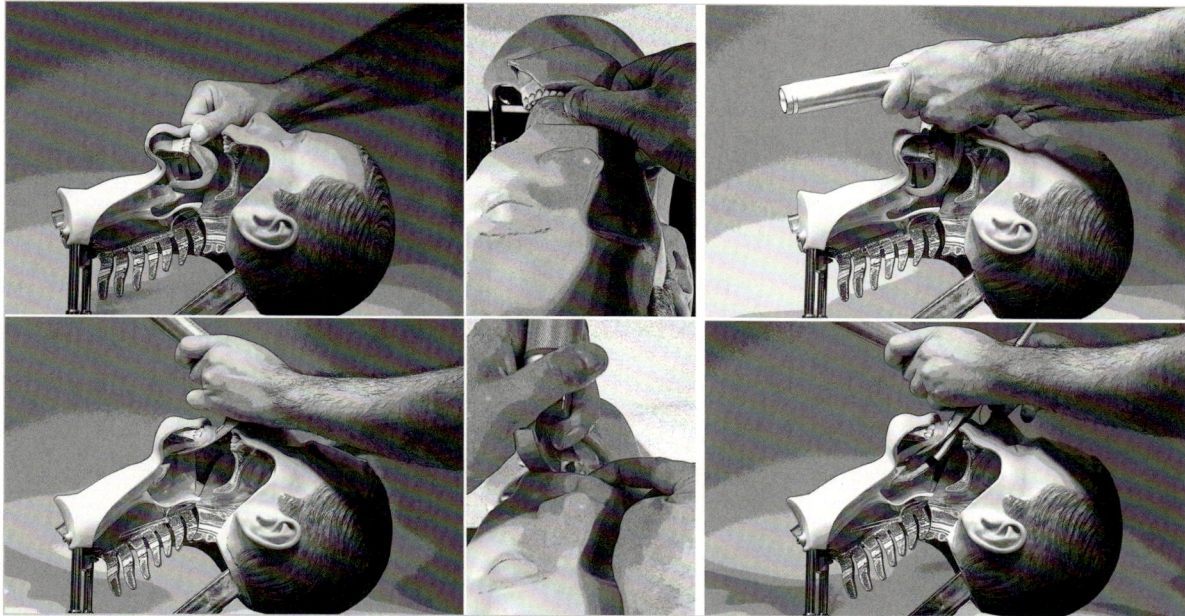

Abb. 2.6 Technik der konventionellen Intubation mit einem Macintosh-Laryngoskop. Öffnen des Mundes mittels Kreuzgriff, Einführen des Laryngoskopspatels und Optimierung der Mundöffnung, Anheben der Epiglottis, Laryngoskopie und Intubation (detaillierte Beschreibung der Intubationstechnik (s. u.).

Jedoch auch bei entsprechender Erfahrung ist die Wahrscheinlichkeit für ösophageale Fehllagen und Verletzungen des Larynx stark erhöht.

▶ **C/L-Grad IV.** Bei einer Sicht nach Cormack und Lehane Grad IV ist auch die Epiglottis nicht mehr zu sehen und eine Intubation sollte nicht versucht werden. Um eine verbesserte Sicht auf den Kehlkopfeingang zu erhalten, sollte jetzt *obligat ein videolaryngoskopisches Verfahren* eingesetzt werden. Hierdurch wird in den meisten Fällen die Glottis sichtbar und ein Intubationserfolg sehr viel wahrscheinlicher.

Unter Umständen kann aber auch mit einem Videolaryngoskop keine ausreichende Sicht erreicht werden oder es steht gar kein Videolaryngoskopiesystem zur Verfügung. Falls es noch nicht zu einer Hypoxämie gekommen und eine Maskenbeatmung noch möglich ist, kann eine *fiberoptische Intubation* versucht werden, wobei das Anheben des Zungengrundes durch ein Laryngoskop sehr hilfreich sein kann.

▶ **Hypoxämie.** Falls aber bereits eine Hypoxämie eingetreten ist und die Maskenbeatmung nicht adäquat erfolgen kann, sollte eine *supraglottische Atemwegsalternative* Anwendung finden. Falls dies ebenfalls erfolglos bleibt, muss der Atemweg durch eine *Punktion* des Lig. cricothyroideum, eine *Koniotomie* oder eine *Tracheotomie* gesichert werden.

Zur Entwicklung der Laryngoskopie

Anhand der geschichtlichen Entwicklung lässt sich nachvollziehen, warum standardmäßig die endotracheale Intubation mittels direkter Laryngoskopie durchgeführt wird. Die Wurzeln liegen in der starren Ösophagoskopie, aus der sich die direkte Laryngoskopie entwickelte.

▶ **Starre Ösophagoskopie.** Der erste Bericht über den Versuch einer starren Ösophagoskopie stammt von Adolf Kussmaul (1822 – 1902). Dieser schreibt in einem Brief an seinen ehemaligen Assistenten Julius Müller über einen Schwertschlucker [12], dem er ein Endoskop einführte. Er konnte aber wegen mangelhafter Beleuchtung nichts sehen [12].

▶ **Autoskop.** Über 20 Jahre später erfuhr Alfred Kirstein (1863 – 1922) von seinem Kollegen Theodor Rosenheim (1868 – 1939), dass bei starren Ösophagoskopien das Endoskop ab und zu zufällig in die Trachea gelange [7]. Er kombinierte daraufhin das Ösophagoskop mit dem Casper-Elektroskop und führte dann das Endoskop absichtlich durch die Glottis hindurch bis zur Bifurkation der „cocainisierten" Trachea. Daraufhin stellte er 1895 sein „Autoskop" vor [11]. Das heute noch von HNO-Ärzten verwendete Notfallrohr zur Atemwegssicherung (▶ Abb. 2.5) hat sich gegenüber dem ursprünglichen Autoskoprohr (▶ Abb. 2.7 unten) kaum verändert. Neben dem Autoskoprohr benutzte Kirstein auch einen L-förmigen Autoskopspatel, der dem geraden Miller-Spatel bereits sehr ähnlich war (▶ Abb. 2.7 unten). Die Spitze des Autoskopspatels war leicht gebogen, sodass sich nach Einführen in die Vallecula die Epiglottis besser indirekt anheben ließ.

Über 100 Laryngoskope und Laryngoskopiespatel wurden nach Kirsteins Autoskop entwickelt. Chevalier Jackson (1865 – 1958) stellte ein U-förmiges Laryngoskop her, das im Gegensatz zu der proximalen Lichtquelle beim Autoskop eine Lichtquelle am distalen Spatelende aufwies. Er war der Erste, der mithilfe der direkten Laryngoskopie einen Tubus endotracheal einführte und über eine hohe Erfolgsrate berichten konnte [8].

▶ **L-fömiges Laryngoskop von Henry H. Janeway.** Henry H. Janeway (1873–1921) stellte 1913 ein L-fömiges Laryngoskop vor, mit dessen Hilfe über eine endotracheale Intubation und die direkte Insufflation volatiler Anästhetika die Bedingungen bei Eingriffen an Nase, Mund und Hals verbessert werden sollten [9]. Bei diesem Laryngoskop befand sich ebenfalls eine Lichtquelle am distalen Ende des Spatels. Darüber hinaus enthielt es Batterien im Handgriff (▶ Abb. 2.7 Mitte; [9]). Der Laryngoskopiespatel war am distalen Ende leicht gekrümmt und wies eine seitliche Führung auf, mit der wie bei den heutigen Videolaryngoskopen mit Führungsschacht (s. u.) der Tubus direkt zur Glottis geführt werden konnte. Die Lage des Führungsschachtes auf der linken Seite lässt vermuten, dass das Laryngoskop von Janeway für eine Intubation beim sitzenden Patienten konzipiert war (▶ Abb. 2.7 Mitte).

▶ **Miller-Spatel.** Einen Schacht zur Tubusführung weist auch der von Robert Arden Miller (1906–1976) entwickelte Spatel auf (▶ Abb. 2.7 oben; [16]). Er gehört zu den populärsten unter den geraden Spateln. In Deutschland ist er zwar bekannt, wird aber nur sehr selten verwendet. Im Gegensatz zum Macintosh-Spatel wird der gerade Miller-Spatel unter die Epiglottis positioniert. Die geringe Höhe des Spatels wurde als wesentlicher Vorteil angesehen, um bei geringer Mundöffnung vor der Einführung der Relaxanzien den Spatel einführen zu können.

▶ **Macintosh-Spatel.** Robert Reynold Macintosh (1897–1986) entwickelte den heute als Standard der konventionellen Laryngoskopiespatel geltenden und nach ihm benannten Spatel [15]. Für die Entwicklung war eine zufällige Beobachtung bei einer Tonsillektomie von entscheidender Bedeutung [10]: Ein HNO-Arzt stellte zufällig die Glottis gut sichtbar dar. Er benutzte hierbei einen Mundspreizer, bei dem auch ein Spatel integriert war (sog. Boyle-Davis Gag [10]).

Der sog. Davis-Spatel wurde mit einem Laryngoskopgriff kombiniert. Mit einem Haken an der Spitze versehen, konnte die aufgeladene Epiglottis mit dem *geraden* Spatel nach oben gezogen werden [14]. Zwei Jahre später wurde schließlich der modifizierte, *gekrümmte* Macintosh-Spatel 1943 im Lancet vorgestellt (▶ Abb. 2.7 oben [15]). Die Form der Spatelspitze wurde hierbei als entscheidend angesehen, da diese besser oberhalb der Epiglottis in die Vallecula eingeführt werden konnte. So ließ sich über indirekten Zug in der Vallecula auch die Epiglottis anheben und die Glottis einsehen. Die Krümmung des Spatels sei hierfür „nicht primär wichtig" gewesen ([10]). Sie wurde allerdings als sinnvoll angesehen, um die Wahrscheinlichkeit von Zahnschäden bei der Laryngoskopie zu verringern [15]. Der original Macintosh-Spatel ist um ca. 10° mehr gekrümmt (▶ Abb. 2.7 oben) als der zurzeit verwendete Standardspatel (▶ Abb. 2.6 und ▶ Abb. 2.8 oben) und entspricht somit der Krümmung des C-MAC-Spatels von Storz (▶ Abb. 2.8 oben und ▶ Abb. 2.9).

Mit der Spatelspitze in der Vallecula ließ sich die Glottis mithilfe des Macintosh-Spatels einsehen, ohne die zur Glottis gewandte Unterseite der Epiglottis zu berühren. Bei den 1943 üblichen Narkosetechniken war das ein wichtiger Vorteil: Die Unterseite der Epiglottis wird vom N. laryngeus cranialis, einem Vagusast, innerviert. Unter der flachen Inhalationsanästhesie der 40er-Jahre konnten mechanische Irritationen der Epiglottisunterseite unter anderem sehr ausgeprägte Laryngospasmen hervorrufen.

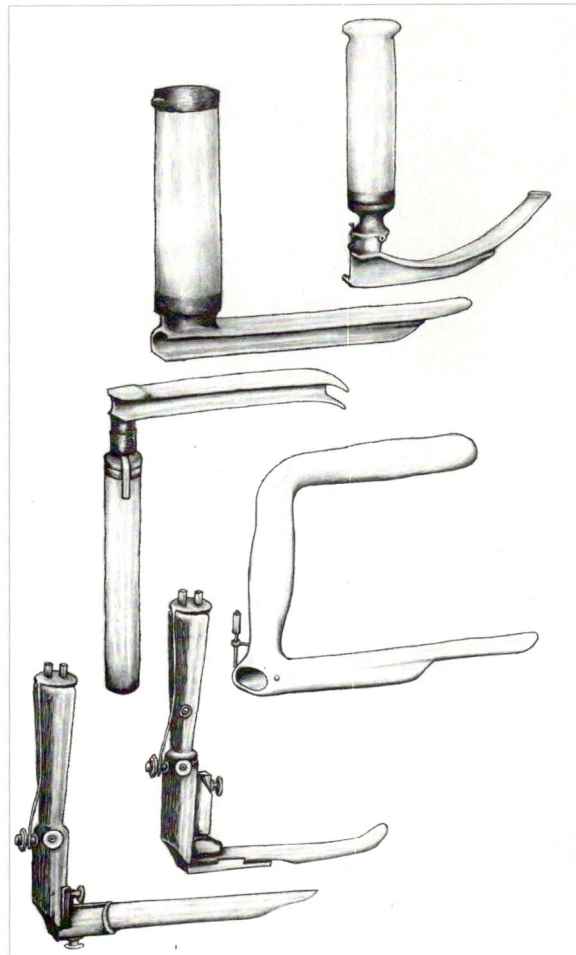

Abb. 2.7 Geschichtliche Entwicklung der Laryngoskopie. Autoskoprohr und Autoskopspatel (1895) von Alfred Kirstein (unten), L-förmiges Laryngoskop (1913) von Henry H. Janeway und U-förmiges Laryngoskop (1913) von Chevalier Jackson (Mitte), Laryngoskop mit geradem Spatel und Führungsschacht (1941) von Robert Arden Miller und Laryngoskop mit gekrümmtem Spatel (1943) von Robert Reynold Macintosh (oben; detaillierte Beschreibung s. Text); (Zeichnungen: K. Raymondos).

▶ **Heutige direkte Laryngoskopie.** Dieser Vorteil der Positionierung der Macintosh-Spatelspitze in die Vallecula oberhalb der Epiglottis verlor nach Einführung der Relaxierung 1942 durch Harold Randall Griffith (1894–1985 [6]) und der modernen intravenösen Anästhetika an Bedeutung.

Seitdem erfolgt die direkte Laryngoskopie in tiefer Allgemeinanästhesie. Letztere ist nach heutigen Gesichtspunkten aufgrund der Invasivität der direkten Laryngoskopie geboten, auch wenn in der Anfangszeit die direkte Laryngoskopie bei wachen Patienten unter Lokalanästhesie durchgeführt wurde.

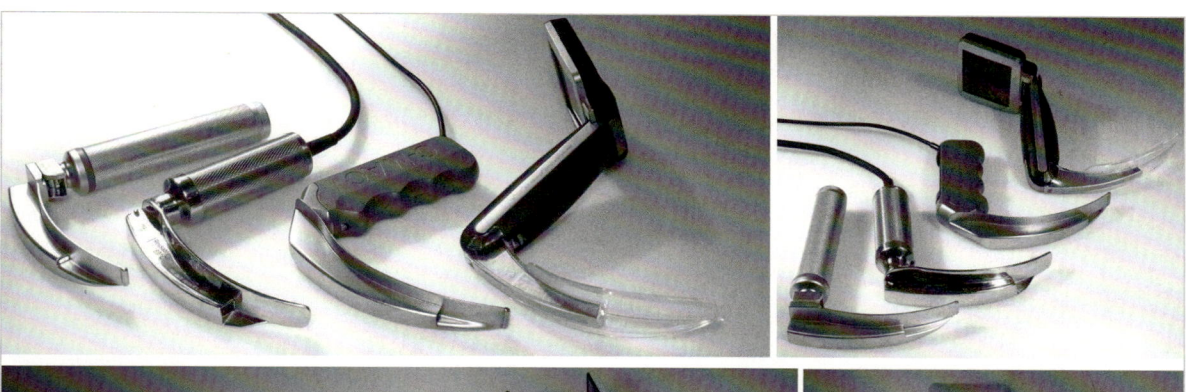
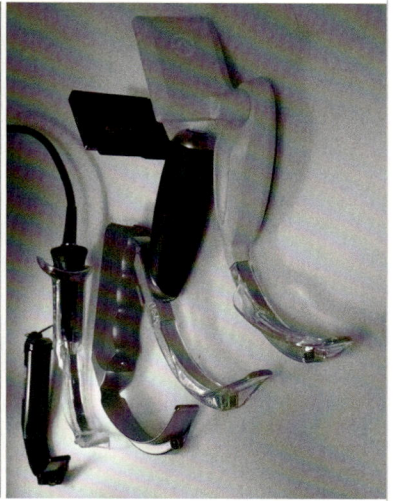
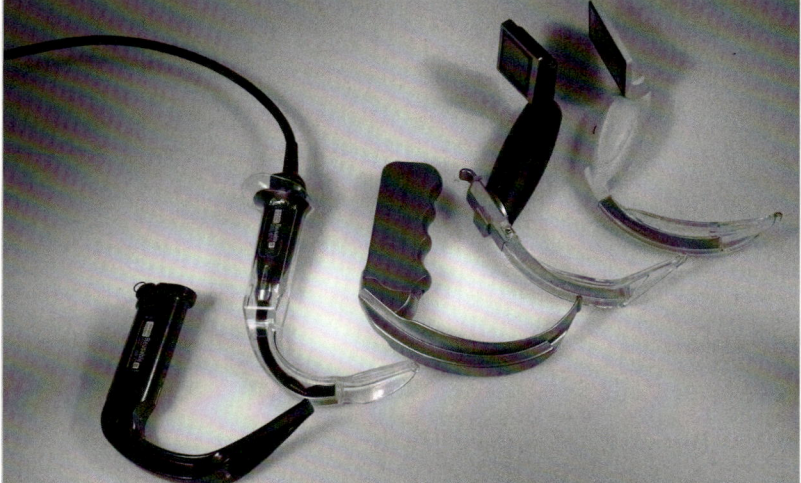
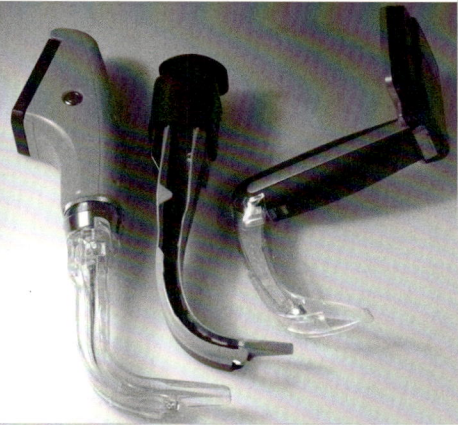
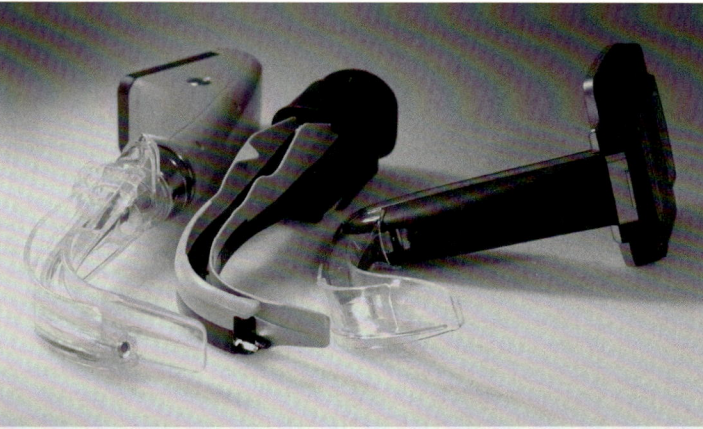

Abb. 2.8 *Macintosh-Laryngoskop und Videolaryngoskope mit Macintosh-Spatel* (oben, von links nach rechts): klassischer Macintosh-Spatel (Heine), Direkt-Laryngoskopie(DL)-Trainer (Verathon), C-MAC (Storz) und A. P. Advance (LMA Deutschland).
Videolaryngoskope mit freier Tubusführung (Mitte, von links nach rechts): GlideScope GVL und GlideScope Cobalt AVL (Verathon), C-MAC mit D-Blade (Storz), McGRATH Series 5 und McGRATH MAC (Aircraft Medical).
Videolaryngoskope mit Tubusführungsschiene (unten, von links nach rechts): AirwayScope (Pentax), Airtraq (Prodol), A.P. Advance mit sog. „Difficult Airway Blade" (DAB).

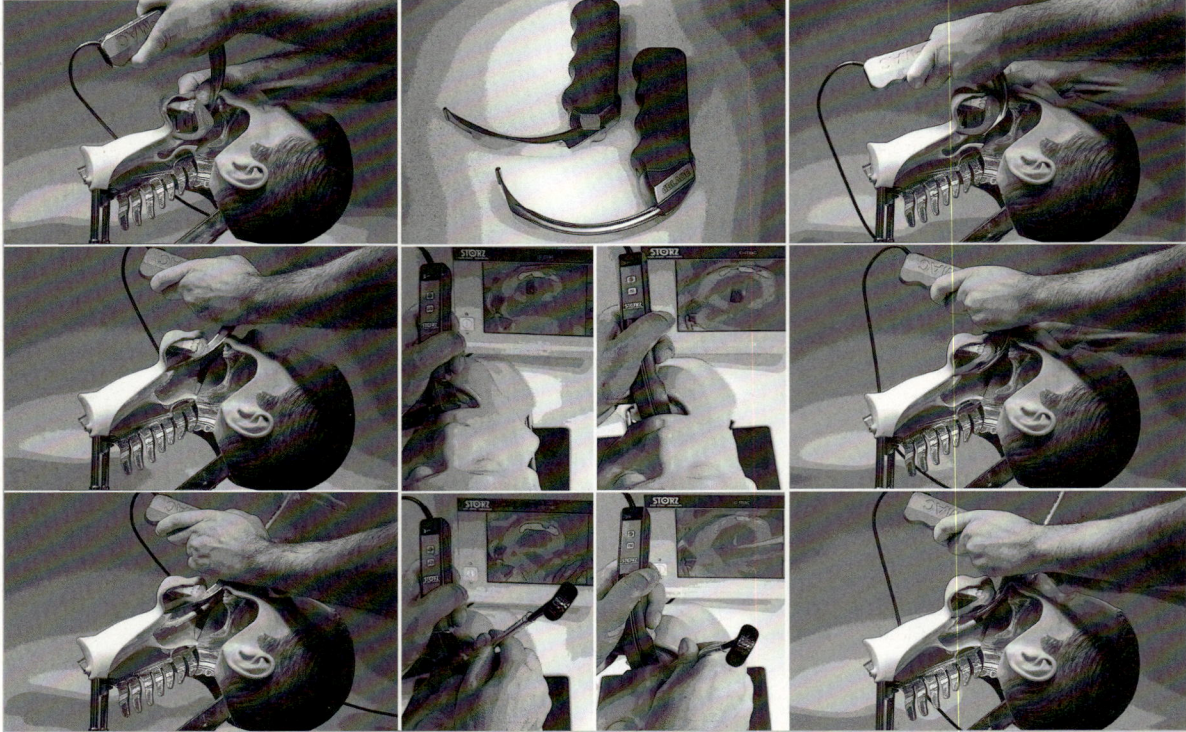

Abb. 2.9 Videolaryngoskope mit freier Tubusführung. C-MAC mit Macintosh-Spatel (links) und C-MAC mit stärker gekrümmtem D-Blade (rechts) von Storz. Es wird das Einführen des Spatels, das Anheben des Zungengrundes und die Intubation gezeigt. In der Mitte ist die unterschiedliche Krümmung der Spatel zu erkennen und es wird die jeweilige Monitorsicht auf die Glottis vor und nach Intubation gezeigt.

2.2.2 Neue Verfahren zur endotrachealen Intubation: die Videolaryngoskopie

Seit einigen Jahren wird die konventionelle Laryngoskopie durch das neue Verfahren der Videolaryngoskopie ergänzt.

Definition

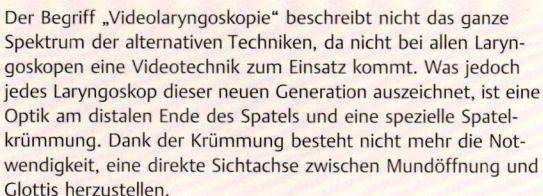

Der Begriff „Videolaryngoskopie" beschreibt nicht das ganze Spektrum der alternativen Techniken, da nicht bei allen Laryngoskopen eine Videotechnik zum Einsatz kommt. Was jedoch jedes Laryngoskop dieser neuen Generation auszeichnet, ist eine Optik am distalen Ende des Spatels und eine spezielle Spatelkrümmung. Dank der Krümmung besteht nicht mehr die Notwendigkeit, eine direkte Sichtachse zwischen Mundöffnung und Glottis herzustellen.

Diese spezielle Eigenschaft der Videolaryngoskope bringt Vor- aber auch Nachteile, die im Vergleich der Geräte sehr unterschiedlich sein können. Ganz generell konnte bereits nachgewiesen werden, dass die Videolaryngoskopie neben Vorteilen beim anatomisch schwierigen Atemweg auch Vorteile bei eingeschränkter Lagerungsmöglichkeit des Patienten, bei schwierigen räumlichen Verhältnissen, unvollständiger vegetativer Dämpfung bzw. Relaxierung des Patienten und bei Unerfahrenheit des Intubierenden bietet. Insbesondere die nicht mehr notwendige Annäherung der oralen, pharyngealen und trachealen Achsen bietet neue Möglichkeiten für die Intubation des wachen und spontanatmenden Patienten unter Lokalanästhesie.

Einsatz der Videolaryngoskopie

In vielen Kliniken werden Videolaryngoskope bereits bei der anästhesiologischen Versorgung verwendet. Aufgrund der genannten schwierigen Intubationsbedingungen in der intensivmedizinischen Patientenversorgung sollten gerade auf Intensivstationen Videolaryngoskope zur Verfügung stehen.

▶ **Einsatz beim unkomplizierten, normalen Atemweg.** Der Einsatz dieser Laryngoskope ist auch bei der „Routineintubation" des unkomplizierten, normalen Atemweges zu empfehlen, da hierdurch in den meisten Fällen von vornherein ein unerwartet schwieriger Atemweg vermieden und die Patientensicherheit dadurch erheblich verbessert werden kann. Es ist jedoch zu beachten, dass mit diesen Geräten eine erfolgreiche und atraumatische Intubation nur dann möglich ist, wenn der Anwender mit der Funktionsweise und den speziellen Vor- und Nachteilen des verwendeten Systems vertraut ist und die Anwendung an Intubationspuppen sowie an Patienten erlernt hat.

▶ **Einsatz bei Intensivpatienten.** Die Frage, welches der verschiedenen Videolaryngoskope am besten für den Einsatz bei Intensivpatienten geeignet ist, lässt sich noch nicht ohne Weiteres beantworten. Entscheidend sind die speziellen Anforderungen durch das zu behandelnde Patientengut, die geplante Nutzung des Videolaryngoskopes als Routine- oder als Notfallverfahren, die räumlichen und logistischen Gegebenheiten der Station und die Erfahrung des Anwenders in der Laryngoskopie und Videolaryngoskopie.

2.2 Sicherung der Atemwege – Laryngoskopie und Intubation

Einteilung der Videolaryngoskope: ATV und FTV

Aufgrund der mittlerweile sehr breiten Palette an angebotenen Videolaryngoskopen empfiehlt sich eine systematische Einteilung. Zum einen unterscheiden wir 2 Klassen von Videolaryngoskopen anhand der Art der Tubusplatzierung: Videolaryngoskope mit angebrachter Tubusführungsschiene, die „ATV-Klasse" (Attached Tube-channel Videolaryngoscopes), und Videolaryngoskope mit freier Tubusführung, die „FTV-Klasse" (Free-guided Tube-placement Videolaryngoscopes).

Weiterhin kann zwischen „Kompaktgeräten" (Bildschirm bzw. Sucher direkt am Laryngoskop) und Geräten mit externen Monitoren unterschieden werden. Zudem gibt es komplette Einmalgeräte, Mehrweggeräte mit Einmalspatel und komplette Mehrweggeräte.

Videolaryngoskope der ATV-Klasse

Zu dieser Klasse von Videolaryngoskopen gehören das Pentax AirwayScope, das Airtraq und das A.P. Advance, wenn das sog. „Difficult Airway Blade" (DAB) verwendet wird (▶ Abb. 2.8 unten). Die Geräte verfügen über einen Spatel mit einem Winkel von annähernd 90° und über einen integrierten Schacht zur Tubusführung. Nach Einstellung der Glottis über die Optik kann der Tubus über die Führung direkt in die Trachea vorgeschoben werden. Die benötigte Zeit bis zur Glottissicht kann im Vergleich zur konventionellen Laryngoskopie und zu den FTVs verlängert sein. Ist die Sicht jedoch erst einmal hergestellt, gelingt die Tubusplatzierung in der Regel sehr schnell und problemlos. Die Mundöffnung muss bei diesen Geräten ausreichend groß sein, nicht nur, um das Laryngoskop einführen, sondern auch um den Spatel mit der Optik und dem Ausführungsschacht für die Intubation mit einem gewissen Spielraum optimal ausrichten zu können. Hierfür ist eine Mundöffnung von 3 cm erforderlich, auch wenn eine kleinere Mundöffnung von 2–2,5 cm schon ausreichen kann, um eine erfolgreiche Intubation durchzuführen.

▶ **Allgemeine Vorteile.** Die Vorteile der Videolaryngoskope der ATV-Klasse sind:
- Die Wachintubation unter Lokalanästhesie ist einfacher als mit konventioneller Laryngoskopie.
- Eine schnelle und erfolgreiche Intubation ist auch durch in konventioneller Laryngoskopie unerfahrene Anwender möglich.
- Eine Reklination der HWS oder Jackson Position sind nicht notwendig.
- Die Intubation aus ungewöhnlichen Positionen (z. B. „von vorne") ist möglich.
- Im Vergleich zur konventionellen Laryngoskopie bestehen ein geringerer vegetativer Reiz und eine geringere Gefahr von Zahnschäden.

▶ **Allgemeine Nachteile.** Nachteile der Videolaryngoskope der ATV-Klasse sind:
- Die Verlegung der glottisnahen Optik ist bei Regurgitation oder Blutung möglich.
- Ein Umtrainieren der linken Hand ist notwendig. Besonders bei erfahrenen Intubateuren gibt es häufig einen von uns als „Macintosh-Blockade" bezeichneten Bewegungsablauf, der unterbewusst auftritt: Die ATV-Geräte werden dann mit der linken Hand wie ein konventionelles Laryngoskop geführt, wobei ein starker Zug nach oben ausgeübt wird. Dieser ist nicht notwendig und sogar von Nachteil, da hierdurch die Ausrichtung der ATVs mit sehr feinen Dreh- und Kippbewegungen erschwert wird.

Videolaryngoskope der FTV-Klasse

Hierzu gehören das GlideScope, das C-MAC, das McGRATH und das A.P. Advance, wenn der normale Spatel verwendet wird (▶ Abb. 2.8). Die Geräte verfügen über Spatel unterschiedlicher Ausmaße und Krümmung. Gemeinsam ist diesen Systemen, dass, um der Krümmung des Laryngoskopspatels zu folgen, nach Einstellung der Glottis der Tubus mithilfe eines speziell geformten, starren Führungsstabes in die Trachea vorgeschoben werden muss. Die Form und Festigkeit des für das GlideScope empfohlenen Stiletts von Verathon bzw. entsprechend gebogene Führungsstäbe haben sich für diese FTVs bewährt.

Falls man versucht, einen Standardführungsstab wie das Verathon-Stilett zu biegen, bestehen allerdings viele Fehlermöglichkeiten: Der Stab sollte erst dann gebogen werden, nachdem er bereits im Tubus platziert wurde, weil sonst durch das Einführen des Stabes die Krümmung verändert wird. Neben einer Krümmung entsprechend dem Verathon-Stilett kann auch eine 90°-Krümmung gebogen werden („hockey stick"), wobei der Umschlagpunkt bei ca. 8 cm von der distalen Spitze gewählt werden sollte. Bei einer anderen Form des Führungsstabes kann das Platzieren der Tubusspitze in die Glottisebene sehr schwierig werden.

Weiterhin gehört zu der Gruppe der FTVs das A.P. Advance (▶ Abb. 2.8), welches aufgrund des sog. „Difficult Airway Blade" (DAB) für den schwierigen Atemweg eine Sonderstellung in dieser Gruppe einnimmt. Bei Verwendung dieses Spatels ist kein Führungsstab notwendig, da der Tubus wie bei den anderen ATV-Geräten über einen Schacht geführt wird (s. u.).

Die Herstellung einer guten Glottissicht gelingt meist sehr schnell und häufig schneller als mit einem konventionellen Laryngoskop. Das Vorschieben des Tubus in die Trachea nach Herstellung der Glottissicht benötigt aber meist mehr Zeit als bei der direkten Laryngoskopie oder bei Verwendung eines ATVs, da keine direkte Sicht zur Glottis besteht und der Tubus indirekt über den Monitor um die Spatelkrümmung herum in die Glottisebene gesteuert und dann nach Zurückziehen des Führungsstabes in die Trachea vorgeschoben werden muss.

▶ **Allgemeine Vorteile.** Die Vorteile der Videolaryngoskope der FTV-Klasse sind:
- Sie sind gut geeignet zur schonenden, diagnostischen Laryngoskopie ohne Sedierung.
- Eine „Wachintubation" unter Lokalanästhesie ist einfacher möglich als mit konventioneller Laryngoskopie.
- Es bestehen nur geringe vegetative Reize und eine geringe Gefahr von Zahnschäden.
- Eine Reklination sowie Jackson-Position sind nicht erforderlich.
- Durch größere Distanz zwischen Glottis und Optik und durch höhere Position der Optik im Rachen besteht eine geringere Gefahr der Verlegung mit Erbrochenem oder Blut im Vergleich zu ATVs.
- Sie sind gut mit der Fiberoptik kombinierbar zur Schienung der oberen Luftwege und zum Einführen der Fiberoptik unter zusätzlicher Sichtkontrolle.
- Aufgrund des der konventionellen Intubation ähnlichen Intubationsvorgangs erlernen erfahrene Intubateure die Handhabung schneller als mit ATVs.
- Sie eignen sich für die Ausbildung in konventioneller Laryngoskopie durch die Systeme, die dem Macintosh-Laryngoskop sehr ähnlich sind (C-MAC, McGRATH-MAC, A.P. Advance, Macintosh-Laryngoskop für GlideScope-Monitor).

▶ **Allgemeine Nachteile.** Nachteile der Videolaryngoskope der FTV-Klasse sind:
- Es besteht potenziell hohe Verletzungsgefahr, falls ein Metallstilett verwendet wird, auch wenn hierbei die Stilettspitze im

Invasive Maßnahmen

Tubus verbleibt (mögliche Schleimhautperforationen insbesondere am weichen Gaumen und Trachealverletzungen).
- Im Vergleich zu ATVs sind sie weniger gut für unerfahrene Intubateure geeignet.

Besonderheiten der einzelnen Videolaryngoskope der ATV-Klasse

AirwayScope (Pentax)

Das AirwayScope ist ein Laryngoskop mit einem austauschbaren Einwegspatel (▶ Abb. 2.8 unten und ▶ Abb. 2.10 oben). Es ist zurzeit in Europa nur eine Spatelgröße für dieses Laryngoskop erhältlich, daher kann es grundsätzlich nur bei Erwachsenen angewendet werden. Die Führungsschiene ist für Tuben der Größe 6,5 bis 8,0 mm Innendurchmesser geeignet. Zusätzlich ist in dem Spatel ein Kanal für einen 12F-Absaugkatheter integriert. Dieser ermöglicht ein Absaugen von Sekret im Sichtbereich des Laryngoskops. Es können aber auch Absaugkatheter mit größerem Durchmesser direkt über den Tubus vorgeschoben werden, auch kann der Tubus selbst als Sauger verwendet werden.

▶ **Anwendung.** Zunächst wird der mit Gleitmittel versehene Tubus in die Führungsschiene eingeführt. Die Anwendung eines Antibeschlagmittels ist bei diesem Laryngoskop zwingend erforderlich. Beim Einführen des Spatels ist darauf zu achten, dass er mittig am harten Gaumen entlang in den Pharynx gleitet. Eine frühzeitige Sichtkontrolle über den Monitor verhindert dabei ein „Aufrollen der Zunge" oder ein zu tiefes Einführen in den Ösophagus. Die Epiglottis muss mit der Spatelspitze aufgeladen werden, da der Tubus sonst beim Vorschieben sehr häufig an dieser anstoßen würde. Anschließend wird der Tubus mithilfe des Zeigefingers aus der Schiene gelöst und seitlich nach rechts aus der Schiene entfernt. Hierbei wird gleichzeitig das Laryngoskop nach links und vorne um etwa 45° von Zeigefinger und Tubus weggedreht, zurückgezogen und schließlich aus dem Mund entfernt.

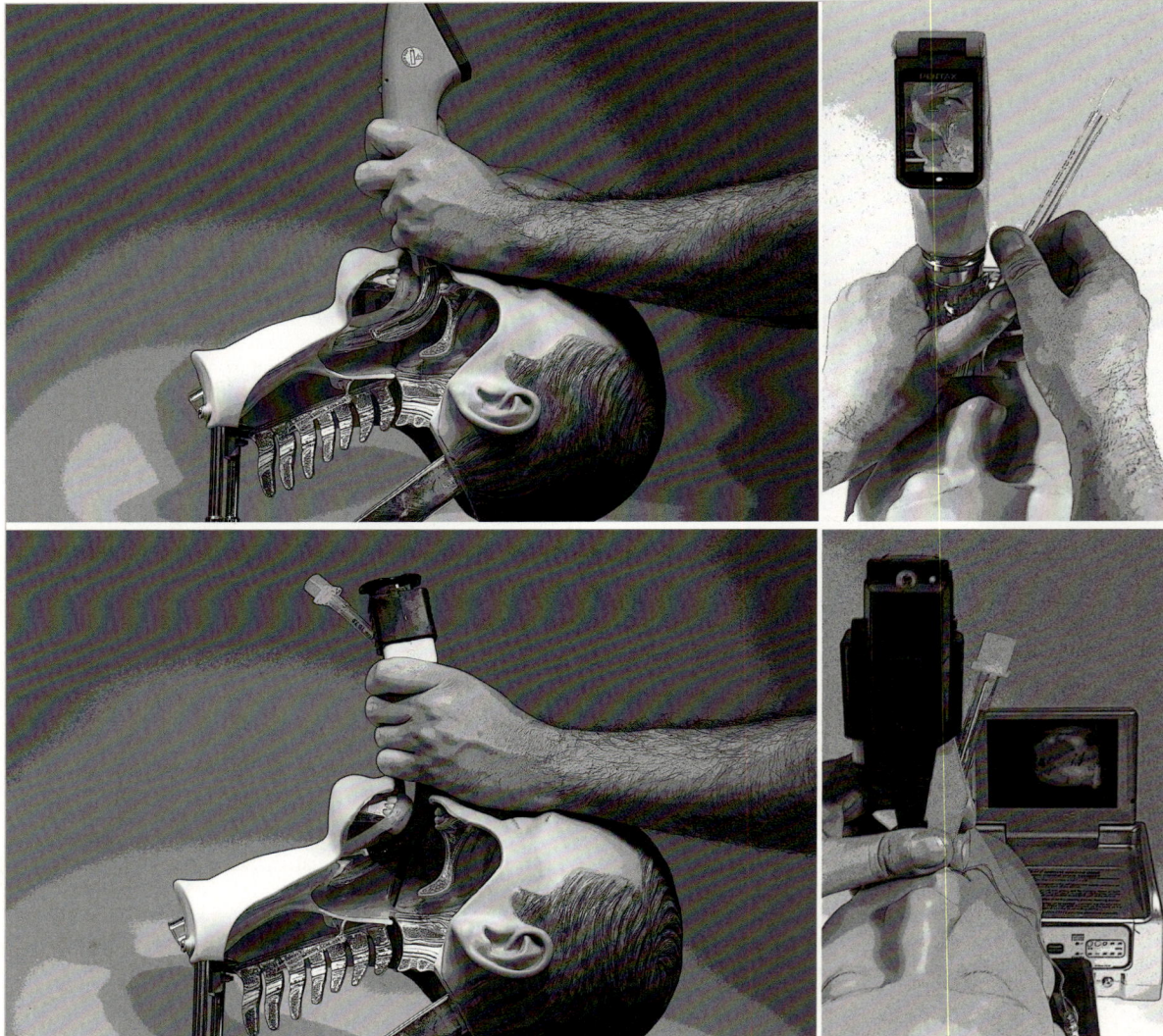

Abb. 2.10 Videolaryngoskope mit Tubusführungsschiene. AirwayScope von Pentax (oben) und Airtraq von Prodol (unten) nach erfolgter endotrachealer Intubation. Rechts oben ist der Monitor des AirwayScope zu sehen und unten rechts werden der Kameraaufsatz und der Monitor für das Airtraq gezeigt.

2.2 Sicherung der Atemwege – Laryngoskopie und Intubation

Dank des Batteriebetriebs und der kompakten sowie robusten Bauweise ist das Laryngoskop auch für präklinische Einsätze gut geeignet.

▶ **Spezielle Vor- und Nachteile.** Durch die Tubusführung und den beweglichen Monitor sind Intubationen in außergewöhnlichen Positionen, wie z. B. bei eingeklemmten oder sitzenden Patienten, möglich. Weiterhin ist das AirwayScope sehr gut bei Patienten mit fixierter Halswirbelsäule geeignet, wenn die Mundöffnung mit mindestens 3 cm nach dem Einführen auch noch ausreichend groß für Ausrichtmanöver des Spatels ist. Das Einführen des Spatels in den Mund kann jedoch gelegentlich, besonders bei Übergewichtigen, durch den großen Griff sehr schwierig sein. Auch kann das Aufladen der Epiglottis besonders für Ungeübte erschwert sein, v. a. wenn die Patienten groß und gleichzeitig übergewichtig sind. Weiterhin ist bei Verwendung von kleineren Tuben eine korrekte Führung des Tubus durch die Schiene nicht mehr gewährleistet.

> **Praxistipp**
> Bei Einführproblemen durch den großen Griff kann der Spatel getrennt von der Videoeinheit eingeführt und dann wieder angeschlossen werden.

Kann die Epiglottis nicht aufgeladen werden und stößt der Tubus beim Vorschieben an dieser an, so lässt sich der Tubus mit der Eigenkrümmung antiparallel zur Krümmung der Führungsschiene einführen. Damit weicht der Tubus beim Vorschieben nach unten ab und kann die nicht aufgeladene Epiglottis passieren.

Airtraq (Prodol)

Das Airtraq ist ein optisches Laryngoskop (▶ Abb. 2.8 unten und ▶ Abb. 2.10 unten). Es ist in 7 verschiedenen Ausführungen erhältlich. Damit ist es für Neugeborene, Säuglinge, Kinder und Erwachsene sowie für eine nasale Intubation als auch für Doppellumentuben geeignet. Das Laryngoskop ist ein Einwegprodukt mit einer Betriebszeit von mindestens 1 h. Die Sicht wird über eine im Spatel integrierte Prismenoptik hergestellt. Dabei blickt der Anwender in einen 3,5 cm großen Sucher. Der Sichtwinkel der Optik beträgt 40°. Ein Heizdraht verhindert das Beschlagen der Optik, sodass ein Antibeschlagmittel nicht erforderlich ist.

▶ **Anwendung.** Vor Intubationsbeginn wird der Tubus in den integrierten Schacht eingeführt. Der Spatel wird mit Gleitmittel versehen, um bei Patienten mit ausgetrockneten Schleimhäuten der oberen Atemwege ein Aufrollen der Zunge zu vermeiden. Das Laryngoskop wird unter Sichtkontrolle über die Zunge direkt in die Vallecula eingeführt. Ein zu tiefes Einführen in den Ösophagus ist zu vermeiden. Wenn man die Glottis in der Mitte des Sucherbildes ausrichtet, kann der Tubus in die Trachea geschoben werden. Man kann den Tubus mit leichten Drehbewegungen durch die Stimmritze steuern. Nach Blockung und Probeventilation unter Sicht wird der Tubus mit dem Zeigefinger seitlich nach rechts aus der Schiene entfernt, gleichzeitig das Laryngoskop nach links und vorne um etwa 45° von Zeigefinger und Tubus weggedreht und schließlich zurückgezogen.

▶ **Spezielle Vor- und Nachteile.** Das Airtraq hat ein sehr breites Anwendungsspektrum für Tuben der Größen 2,5 bis 8,5 mm Innendurchmesser. Zusätzlich gibt es noch Ausführungen für Doppellumentuben sowie für die nasale Intubation. Weiterhin kann ein Airtraq als relativ günstiges Einwegprodukt in allen erforderlichen Bereichen vorgehalten werden. Nachteilig ist, dass ohne das optionale Videosystem die Intubation nicht von anderen Beobachtern (beispielsweise für Ausbildungszwecke) kontrolliert werden kann und dass man mit seinem Gesicht sehr dicht am Patienten arbeiten muss. Optional kann eine Kameraeinheit auf den Sucher des Airtraq befestigt werden, die das Bild drahtlos auf einen Monitor überträgt. Aufgrund der Prismenoptik ist das Bild im Randbereich leicht unscharf und verzerrt, was bei pathologischen Atemwegen zu Orientierungsproblemen führen kann.

> **Praxistipp**
> Durch den relativ kleinen Blickwinkel verlieren Ungeübte bei schwierigen Atemwegsverhältnissen häufig den Überblick über die anatomischen Gegebenheiten. Dann empfiehlt es sich, das Airtraq unter Sicht zurückzuziehen und leicht anzuheben, bis bekannte Strukturen erkennbar werden. In Notfällen kann bei Patienten mit besonders schwierigen Atemwegen häufig eine Kindergröße des Airtraq die Intubation ermöglichen, wenn andere Laryngoskope bereits versagen.

Das Airtraq ist primär für das Einführen der Spatelspitze in die Vallecula konzipiert, obwohl wahlweise auch die Spitze unter die Epiglottis platziert werden kann. In diesem Fall tritt der Tubus ggf. zu tief aus dem Führungsschacht heraus, stößt gegen die hintere Kommissur und kann die Glottis nicht passieren. Dann muss das Airtraq gekippt, zunächst eventuell etwas nach links gedreht und etwas nach oben gezogen werden, um den Tubus nach oben in die Trachea zu lenken.

Besonderheiten der einzelnen Videolaryngoskope der FTV-Klasse

GlideScope-Videolaryngoskope (Verathon Medical)

Das GlideScope GVL war das erste Videolaryngoskop mit speziell gekrümmtem Spatel auf dem Markt (▶ Abb. 2.8 Mitte und ▶ Abb. 2.11 links). Mittlerweile gibt es von Verathon weitere Videolaryngoskopiesysteme: das GlideScope Cobalt, das weiterentwickelte GlideScope Cobalt AVL (▶ Abb. 2.8 Mitte und ▶ Abb. 2.11 Mitte), das mobile GlideScope Ranger und auch ein klassisches Macintosh-Laryngoskop mit Kameraeinheit für das Training der direkten Laryngoskopie, der sog. DL-Trainer (▶ Abb. 2.8 oben und ▶ Abb. 2.11 rechts).

▶ **GlideScope GVL und GlideScope Cobalt.** Das GlideScope GVL beinhaltet einen Farbmonitor, an dem 4 verschieden große resterilisierbare Mehrwegspatel (Kleinkind bis adipöser Erwachsener) angeschlossen werden können. Das GlideScope Cobalt benutzt Einmalspatel, in welche ein wiederverwendbares „Videosystem" eingeführt wird. Diese Einmalspatel haben im Vergleich zu den Mehrwegspatel eine leicht veränderte Form (s. ▶ Abb. 2.8 Mitte und ▶ Abb. 2.11). Es gibt 2 Größen des Videosystems beim GlideScope Cobalt: Für die Einmalspatel für Früh- und Neugeborene sowie für die Einmalspatel für Kinder und Erwachsene. Die 3 Geräte können auf einen mobilen Ständer montiert werden und sind über Batterie oder Netzstrom zu betreiben.

▶ **GlideScope Ranger.** Das mobile, kompakte und wasserdichte GlideScope Ranger mit Einmal- oder Mehrwegspatel ist speziell für den Rettungsdienst konzipiert worden. Die Einmalspatel entsprechen den oben erwähnten Cobalt-Spatel, der Mehrwegspatel hat im Vergleich zu den Mehrwegspatel für stationäre Systeme einen kleineren Griff.

▶ **Anwendung.** Der Spatel wird in der Mitte des Mundes eingeführt. Monitorkontrolliert gleitet der Spatel über die Mitte der

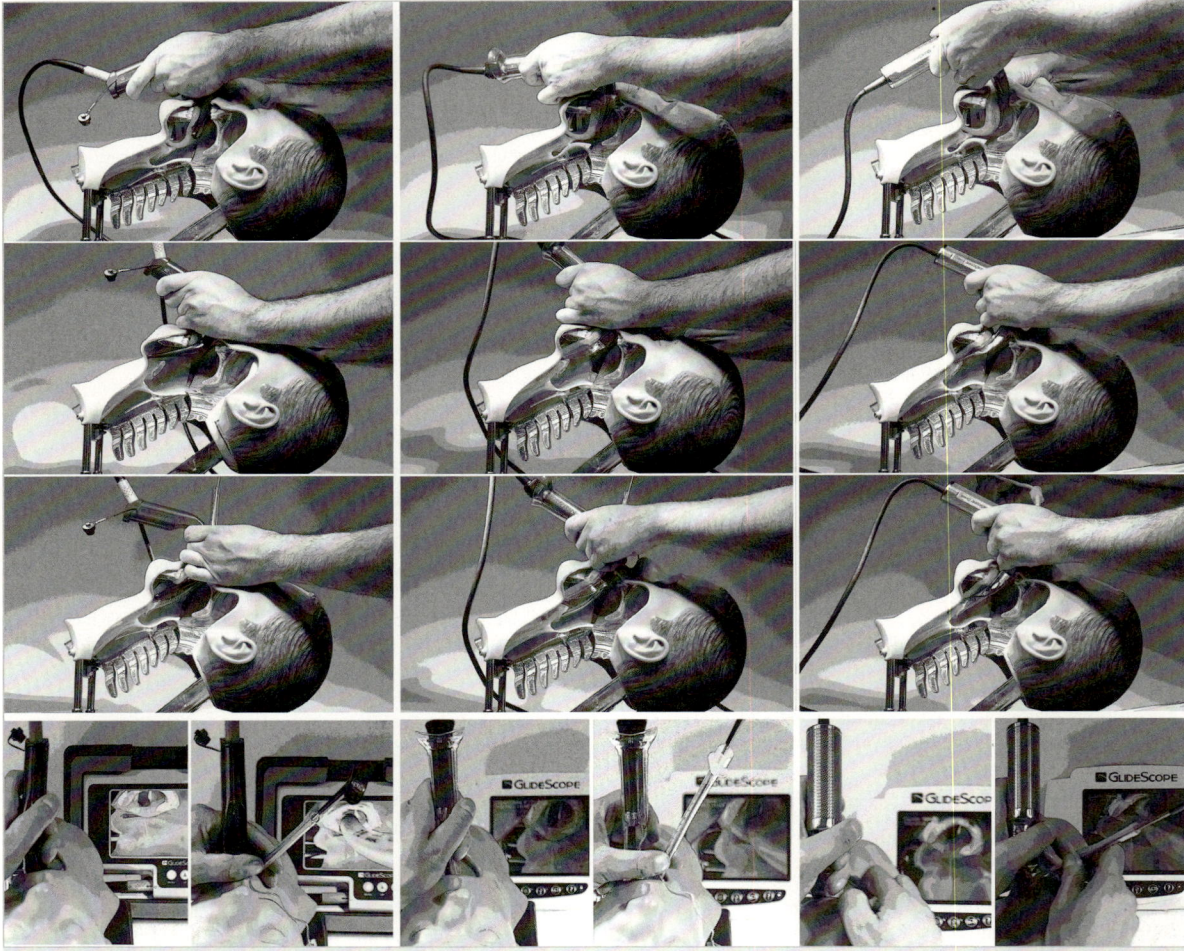

Abb. 2.11 Videolaryngoskope mit freier Tubusführung. GlideScope GVL (links), GlideScope Cobalt AVL (Mitte) und Direkt-Laryngoskopie(DL)-Trainer (rechts; Verathon). Es wird für jedes System das Einführen des Spatels entlang des Zungengrundes, das Anheben des Zungenbodens und das Einführen des Tubus in die Trachea gezeigt. Unten ist für das jeweilige System die Sicht auf die Glottis vor und nach Intubation zu sehen.

Zunge in die Vallecula, bis die Stimmbänder auf dem Monitor einzusehen sind. Bei den GlideScope-Systemen wird ein speziell geformtes starres Führungsstilett (GlideRite Rigid Stylet) zur Platzierung des Tubus empfohlen. Um Weichteilschäden zu verhindern, darf dieses Stilett nur unter direkter Sicht in den Mund eingeführt werden, bis es auf dem Monitor erscheint. Erst dann wird der Blick auf den Monitor gerichtet. Bei der Passage der Stimmbänder muss zeitgleich das Stilett bzw. ein entsprechend gebogener Führungsstab schrittweise zurückgezogen werden, um tracheale Verletzungen zu vermeiden.

▶ **Spezielle Vor- und Nachteile.** Der relativ große, gut auflösende Monitor erleichtert auch Umstehenden, das Intubationsgeschehen zu verfolgen. In Kombination mit dem Intubationsstilett können erfahrene Anwender mit den Videolaryngoskopen auch besonders schwere Atemwege beherrschen.

Praxistipp

Falls das Erreichen der Stimmbandebene trotz ausreichender Sicht nicht gelingt, wird das Stilett in den rechten Mundwinkel geführt, um den Einführwinkel zu verkleinern. Zusätzlich wird das Stilett dabei etwas nach außen rotiert, um die Tubusspitze anzuheben. Häufig reicht es auch, mit dem Spatel den Abstand zur Stimmbandebene zu vergrößern. Dadurch wird die Übersicht verbessert und der in den Rachen eingebrachte Tubus wird sichtbar. Zusätzlich ist darauf zu achten, dass der Spatel mittig oder etwas links lateral platziert wird. Dies gewährleistet rechts neben dem Spatel optimalen Spielraum für das Stilett bzw. den Führungsstab.

McGRATH-Videolaryngoskope (Aircraft Medical)

▶ **McGRATH Series 5** Das McGRATH Series 5 besteht aus einer Videooptik und einem Laryngoskopgriff mit einem schwenkbaren 1,7"-LCD-Bildschirm (▶ Abb. 2.8 Mitte und ▶ Abb. 2.12 links).

▶ **Anwendung.** Nachdem beim McGRATH Series 5 die Länge der Videooptik dem Patienten angepasst wurde, wird der Spatel über die Mitte der Zunge eingeführt. Der Spatel gleitet monitorkontrolliert in die Vallecula und die Glottis wird auf dem Monitor sichtbar. Der Tubus wird mithilfe eines steifen Führungsstabes unter Monitorsicht platziert.

▶ **Spezielle Vor- und Nachteile.** Das McGRATH Series 5 benötigt nur einen universellen Einmalspatel, welcher mithilfe der variablen Videooptik für Patienten ab 5 Jahren (16 kg) geeignet ist.

Durch die kompakte Bauweise ist das McGRATH Series 5 besonders robust und stoßfest, wodurch es ideal für den mobilen Einsatz in Notfallsituationen geeignet ist.

> **Praxistipp**
>
> Der glatte Spatel beim McGRATH Series 5 ohne Stufe zum Abhalten der Zunge fördert das Gleiten der Zunge über den Spatel hinweg nach rechts. Dadurch wird der Raum zur Tubusplatzierung eingeschränkt. In diesem Fall sollte der Tubus dicht am Spatel entlang in den Mund eingeführt werden, bis die Tubusspitze auf dem Monitor erscheint. Aufgrund der Spatellänge neigen mit diesem Gerät unerfahrene Anwender dazu, das Gerät zu tief einzuführen. Hierbei kann die Spitze unbemerkt ösophageal positioniert werden und eine Orientierung ist erschwert. Dann ist das Laryngoskop unter Sicht langsam zurückzuziehen, bis identifizierbare Strukturen erkennbar werden.

▶ **McGRATH MAC.** Das McGRATH MAC entspricht von der Krümmung des Spatels her einem konventionellen Macintosh-Spatel mit den Vorzügen eines Videolaryngoskops (▶ Abb. 2.8 Mitte und ▶ Abb. 2.11 rechts). So lässt sich mit diesem Gerät wie mit einem klassischen Macintosh-Laryngoskop sowohl eine direkte Glottissicht einstellen als auch über die Kameraoptik eine indirekte videolaryngoskopische Sicht auf die Glottis erreichen.

▶ **Anwendung.** So wie der DL-Trainer von Verathon (s. o.) und das C-MAC von Storz (s. u.) kann der McGRATH MAC wie ein klassischer Macintosh-Spatel verwendet werden, sodass über die Monitorkontrolle die konventionelle Laryngoskopie besser ausgebildet und hierbei auch besser assistiert werden kann. Wie bei den anderen beiden Systemen kann bei unzureichender Sicht bei einer Positionierung der Spatelspitze in der Vallecula dann durch Aufladen der Epiglottis über die Videooptik meistens die Glottis eingesehen werden. Dann kann je nach den Komponenten des schwierigen Atemweges auch ein speziell gekrümmter Führungsstab notwendig werden, insbesondere dann, wenn bei der Intubation ein engerer Krümmungswinkel überwunden werden muss.

▶ **Spezielle Vor- und Nachteile.** Das McGRATH MAC ist auf 1000 Anwendungen gerechnet das zurzeit günstigste System. So wie der DL-Trainer von Verathon (s. o.) und der C-MAC von Storz (s. u.) eignet sich der McGRATH MAC gut für die Ausbildung in konventioneller Laryngoskopie, aber auch für Rapid-Sequence-Induction (RSI)-Einleitungen oder bei aktiven Blutungen im Bereich der Atemwege: Eine zweite Person kann monitorkontrolliert beispielsweise einen Tonsillen- oder Yankauer-Sauger einführen, so-

dass der Intubateur mit der freien rechten Hand intubieren kann. Dadurch kann die Intubation schneller und sicherer erfolgen. Falls die Optik verlegt wird, bleibt die klassische direkte Sicht, die bei allen Systemen mit ausgeprägter Spatelkrümmung dann nicht mehr möglich ist.

C-MAC-Videolaryngoskop (Karl Storz)

Für das C-MAC kann ein klassischer Macintosh-Spatel oder ein stärker gekrümmter Spatel (D-Blade) in verschiedenen Größen verwendet werden (▶ Abb. 2.8 oben und Mitte und ▶ Abb. 2.9). Die Macintosh-Spatel sind im Vergleich zum Standard-Macintosh-Spatel von Heine um circa 10° stärker gekrümmt. Das speziell geformte D-Blade ist noch stärker gekrümmt und weist eine seitliche Führung für Absaugkatheter (Ch. 16–18) auf.

▶ **Anwendung.** Grundsätzlich lässt sich das Laryngoskop mit dem C-MAC-Spatel (ähnlich wie das McGRATH MAC oder der DL-Trainer von Verathon [s. o.]) als konventionelles Macintosh-Laryngoskop für die direkte Laryngoskopie mit oder ohne Monitorkontrolle verwenden. Es kann aber auch wie die oben genannten Systeme als Videolaryngoskop mit indirekter Laryngoskopie über Monitorsicht eingesetzt werden. Kommt das stärker gekrümmte D-Blade zum Einsatz, so kann ausschließlich mithilfe der indirekten Monitorsicht intubiert werden. Auch beim C-MAC empfiehlt sich besonders mit dem D-Blade der Einsatz eines speziell geformten Führungsstabes, der mit dem Tubus unter direkter Sicht in den Mund eingeführt wird, bis er auf dem Monitor erscheint.

▶ **Spezielle Vor- und Nachteile.** Wegen der zusätzlichen Monitorkontrolle bei der direkten Laryngoskopie mit dem C-MAC-Macintosh-Spatel kann dieses Laryngoskop sehr gut zur Ausbildung für die konventionelle Laryngoskopie eingesetzt werden. Es ist auch besonders gut bei RSI-Einleitungen und/oder bei aktiven Blutungen im Nasenrachenraum geeignet. Man kann direkt oder indirekt laryngoskopieren, während eine zweite Person monitorkontrolliert einen großen Tonsillensauger (bzw. einen Yankauer-Sauger) führt. Sollte die Optik verlegt werden, kann man immer noch, wie beim konventionellen Macintosh-Laryngoskop, bei normalem Atemweg unter direkter Sicht intubieren.

> **Praxistipp**
>
> Die indirekte Monitorsicht kann bei Verwendung des C-MAC-Macintosh-Spatels um bis zu ein C/L-Grad schlechter sein als die direkte Sicht, wenn die Epiglottis nicht aufgeladen wird. Das liegt an der weit vorn an der Spatelspitze angebrachten Kamera, die in diesem Fall direkt auf die Epiglottis gerichtet sein kann. Sollte weder direkt noch indirekt eine gute Sicht erzielt werden, wird die Epiglottis aufgeladen und der Spatel tief eingeführt. Die dadurch verbesserte Kameraposition ermöglicht in den meisten Fällen eine gute Sicht über den Monitor. Je nach Komponenten des schwierigen Atemweges kann ein sehr enger Krümmungsradius vorliegen, der bei der Platzierung des Tubus überwunden werden muss. Dann kann auch mit diesem System ein gekrümmter, speziell vorgeformter Führungsstab zur Tubusplatzierung erforderlich werden. Wird das D-Blade verwendet, sollte wegen der stärkeren Spatelkrümmung ähnlich wie beim Glide-Scope und McGRATH Series 5 von vornherein ein gekrümmter, speziell vorgeformter Führungsstab (bzw. das Verathon-Stilett) verwendet werden. Alternativ kann die speziell gekrümmte Magill-Zange von Storz eingesetzt werden.

Invasive Maßnahmen

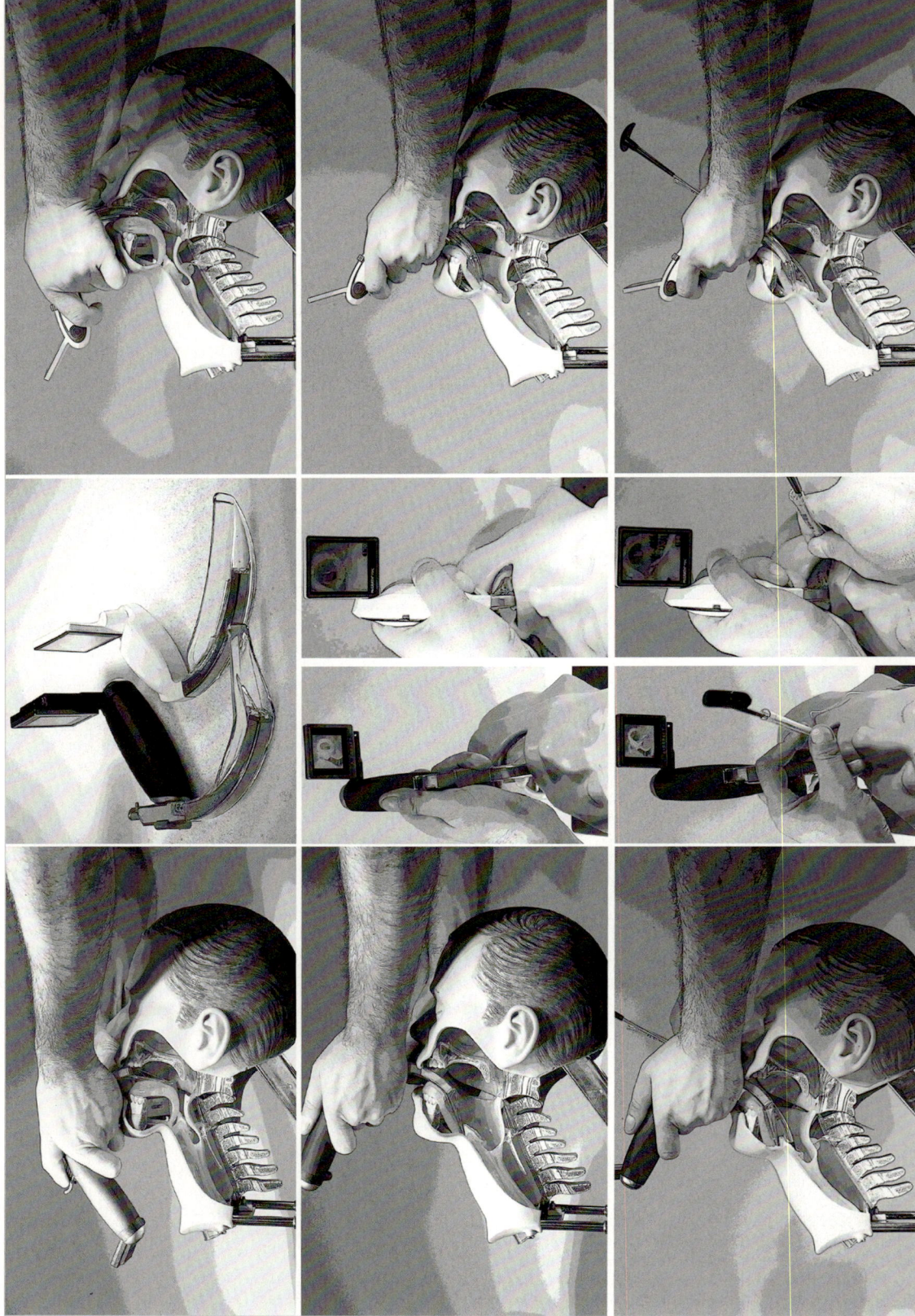

Abb. 2.12 Videolaryngoskope mit freier Tubusführung. McGRATH Series 5 (links) und McGRATH MAC (rechts) von Aircraft Medical. Gezeigt werden das Einführen des Spatels entlang der oralen Achse, das Anheben des Zungengrundes und die Intubation. In der Mitte sind beide Geräte und die jeweilige Monitorsicht der beiden Systeme auf die Glottis vor und nach Intubation zu sehen.

2.2 Sicherung der Atemwege – Laryngoskopie und Intubation

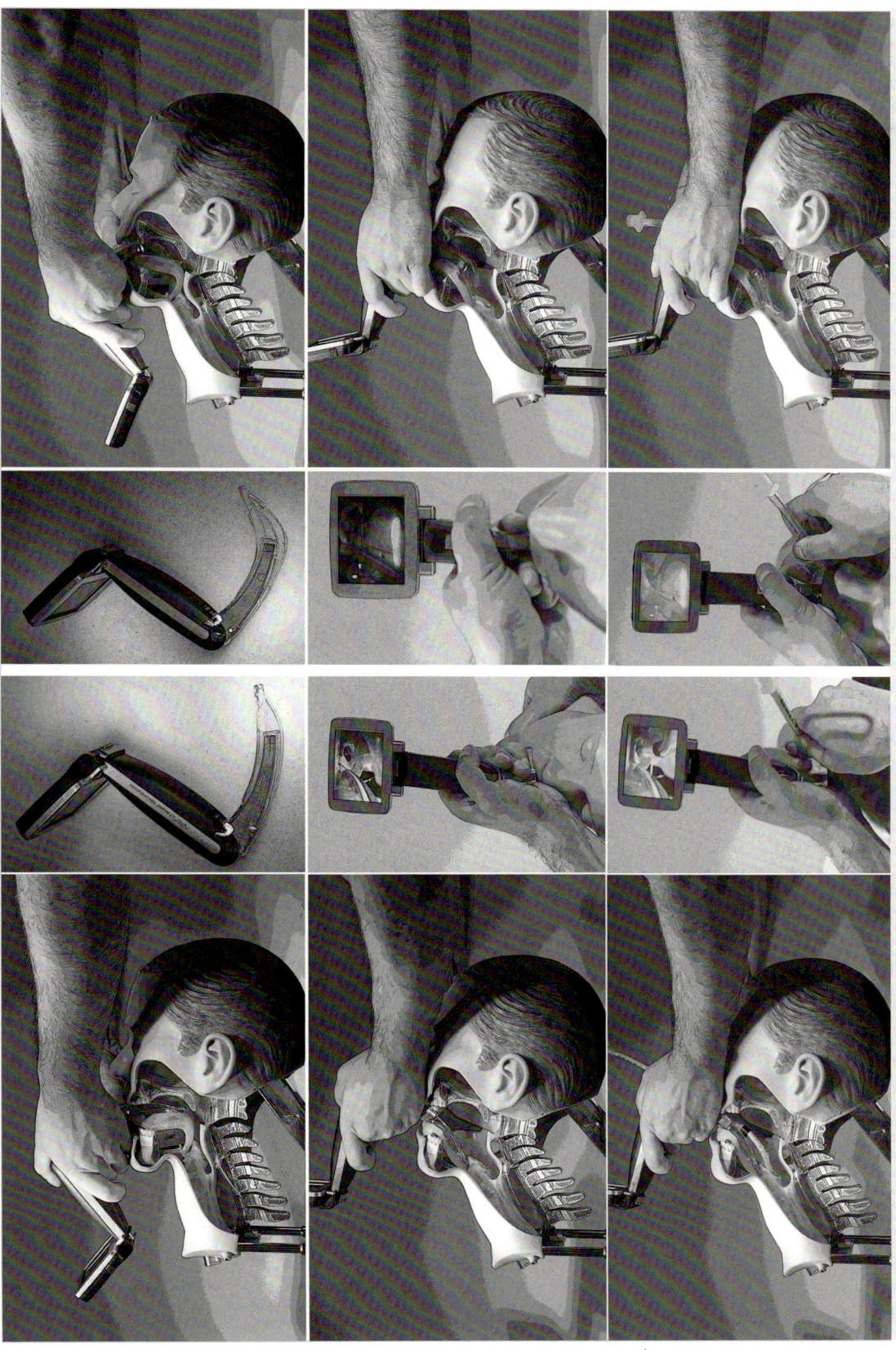

Abb. 2.13 A. P. Advance™ mit Macintosh-Spatel (links) und A. P. Advance™ mit stärker gekrümmtem „Difficult Airway Blade" (DAB), das eine Führungsschiene enthält (rechts). Es wird das Einführen des Spatels entlang des Zungengrundes, das Anheben des Zungenbodens und die Intubation gezeigt. In der Mitte ist die entsprechende Monitorsicht auf die Glottis vor und nach Intubation zu sehen.

Besonderheiten des Videolaryngoskops A. P. Advance (LMA Deutschland)

Beim Videolaryngoskop A. P. Advance kann wie beim McGRATH ein Monitor am Laryngoskopgriff integriert werden (▶ Abb. 2.8 oben und Mitte und ▶ Abb. 2.13). Zu dem System gehören verschiedene Einwegspatel: für den normalen Atemweg die Macintosh-Spatel (▶ Abb. 2.13 links) Größe 3 und 4 sowie für den schwierigen Atemweg ein speziell gekrümmter Spatel (Difficult Airway Blade, DAB) mit Führungsschiene (▶ Abb. 2.13 rechts).

▶ **Anwendung.** Grundsätzlich kann man das A. P. Advance zur herkömmlichen Intubation mit Macintosh-Spatel einsetzen. Der Intubationsvorgang kann dabei am Monitor beobachtet werden. Dadurch eignet sich das Gerät auch sehr gut zur Ausbildung für die konventionelle Intubation.

Wird das Gerät als Videolaryngoskop mit dem DAB-Spatel benutzt, so führt man den Spatel monitorkontrolliert am Gaumen entlang. Ziel ist es dabei, die Epiglottis aufzuladen. Dabei platziert man die Unterkante der Austrittsöffnung des Führungsschachtes auf Höhe der Aryknorpel oder der hinteren Kommissur (▶ Abb. 2.13). Der Tubus wird nun entlang des Spatels in den Mund geführt und dann unter direkter Sicht in den Führungsschacht eingeführt.

Der Tubus wird also nicht wie bei den anderen ATV vorher eingespannt, da die kurze Führungsschiene am A. P. Advance nicht genügend Halt für den Tubus bietet. Es wird aber auch kein Führungsstab zum Einführen benötigt. Damit nimmt das A. P. Advance eine Sonderstellung zwischen den ATVs und FTVs ein.

▶ **Spezielle Vor- und Nachteile.** Durch den Einsatz sowohl von Macintosh-Spateln als auch DAB-Spateln ist mit dem A. P. Advance bei einem unerwartet schwierigen Atemweg ein schneller Wechsel auf die Videolaryngoskopie gewährleistet. Zudem ist mit diesem Laryngoskop eine Ausbildung in konventioneller Laryngoskopie möglich.

Die konzentrische und elastische Führungsschiene führt den Tubus gezielt in Richtung Glottis. Allerdings kann man den Anfang der Führungsschiene beim Blick in den Mund nicht immer sehen. Der Tubus muss dann blind entlang des Spatels bis zur Schiene geführt werden.

Das Sichtfeld ist stark eingeschränkt, da der Führungsschacht des DAB-Spatels einen großen Teil des Sichtfeldes verdeckt. Obwohl der Spatel transparent ist, ist die Übersicht, insbesondere bei pathologischen Atemwegen, dadurch sehr eingeschränkt.

Praxistipp

Das initiale Einführen des Spatels in den Mund kann erschwert sein, wenn beispielsweise bei adipösen Patienten der Laryngoskopgriff und der Monitor gegen die Brust stoßen. Dann kann der Spatel mit dem Spatelaufnehmer separat in den Mund eingeführt und danach der Laryngoskopgriff mit dem Spatelaufnehmer verbunden werden. Auch kann das A. P. Advance (wie das AirwayScope, s. o.) bei adipösen Patienten um 45° nach rechts versetzt in den Mund eingeführt und dann beim Vorschieben des Spatels nach links gedreht werden.

Falls der Tubus beim Vorschieben an der hinteren Kommissur oder an den Aryknorpeln hängen bleibt, muss der DAB-Spatel zunächst nach links oben und dann nach Passage der Aryknorpel wieder zurück in die tracheale Achse geschwenkt werden.

Kernaussagen

Konventionelle Laryngoskopie mit dem Macintosh-Laryngoskop
Die endotracheale Intubation bei intensivstationären Patienten ist selbst für den erfahrenen Arzt eine große Herausforderung. Es ist daher stets zu prüfen, ob die Intubation beim spontan atmenden Patienten unter erhaltenen Schutzreflexen durchgeführt werden kann. Bei jedem Patienten sollte vorzeitig eine gründliche Evaluation der Atemwegssituation erfolgen, um Schwierigkeiten bei der konventionellen Laryngoskopie vorherzusehen. Ist die Intubation mit dem Macintosh-Laryngoskop unvermeidbar, so sind in jedem Falle eine sehr sorgfältige Vorbereitung und Optimierung der Bedingungen zwingend erforderlich. Ferner ist es nötig, alternative Verfahren zur Atemwegssicherung bereitzustellen.

Neue Verfahren zur endotrachealen Intubation: die Videolaryngoskopie
Die Videolaryngoskopie ist im Vergleich zur konventionellen Laryngoskopie leichter zu erlernen und schwierige Atemwegssituationen lassen sich häufig mit Videolaryngoskopie beherrschen. Allerdings müssen für das jeweilige videolaryngoskopische Verfahren ausreichende klinische Erfahrungen vorliegen, um Risiken abschätzen und Komplikationen mit diesen Laryngoskopen meistern zu können. Es ist stets auch eine videolaryngoskopische Wachintubation unter Spontanatmung zu erwägen.

Literatur

[1] Arné J, Descoins P, Fusciardi J et al. Preoperative assessment for difficult intubation in general and ENT surgery: predictive value of a clinical multivariate risk index. Br J Anaesth 1998; 80(2): 140 – 146

[2] Benumof JL, Cooper SD. Quantitative improvement in laryngoscopic view by optimal external laryngeal manipulation. J Clin Anesth 1996; 8(2): 136 – 140

[3] Cormack RS, Lehane J. Difficult tracheal intubation in obstetrics. Anaesthesia 1984; 39(11): 1105 – 1111

[4] El-Ganzouri AR, McCarthy RJ, Tuman KJ et al. Preoperative airway assessment: predictive value of a multivariate risk index. Anesth Analg 1996; 82(6): 1197 – 1204

[5] Esteban A, Anzueto A, Frutos F et al. Mechanical Ventilation International Study Group. Characteristics and outcomes in adult patients receiving mechanical ventilation: a 28-day international study. JAMA 2002 16; 287(3): 345 – 355

[6] Griffith HR, Johnson E. The use of curare in general anesthesia. Anesthesiology 1942; 3: 418 – 420

[7] Hirsch NP, Smith GB, Hirsch PO. Alfred Kirstein. Pioneer of direct laryngoscopy. Anaesthesia 1986; 41(1): 42 – 45

[8] Jackson C. The technique of insertion of intratracheal insufflation tubes. Surg Gynecol Obstet 1913; 17: 507 – 509

[9] Janeway HH. Intra-tracheal anesthesia from the standpoint of the nose, throat and oral surgeon with a description of a new instrument for catheterizing the trachea. The Laryngoscope 1913; 23(11): 1082 – 1090

[10] Jephcott A. The Macintosh laryngoscope. A historical note on its clinical and commercial development. Anaesthesia 1984; 39: 474 – 479

[11] Kirstein A. Autoskopie des Larynx und der Trachea (Besichtigung ohne Spiegel). Berl Un Wschr 1895; 22: 476 – 478

[12] Kluge F, Seidler E. Zur Erstanwendung der Ösophago- und Gastroskopie. Briefe von Adolf Kussmaul und seinen Mitarbeitern. Medizinhistorisches Journal 1986; 21: 288 – 307

[13] Knill RL. Difficult laryngoscopy made easy with a "BURP". Can J Anaesth 1993; 40(3): 279 – 282

[14] Macintosh RR. An improved laryngoscope. Brit Med J 1941; 2: 914
[15] Macintosh RR. A new laryngoscope. Lancet 1943, 1: 205
[16] Miller RA. A new laryngoscope. Anesthesiology 1941; 2 (3): 317–320

2.3 Sicherung des schwierigen Atemwegs

A. Meißner

2.3.1 Einleitung

Die Aufrechterhaltung einer adäquaten Oxygenierung gehört zu den grundlegenden Aufgaben des Intensivmediziners. Die Sicherung des Atemwegs gilt dabei als essenzielle Basismaßnahme.

Schwierigkeiten oder gar ein Versagen bei der Atemwegssicherung sind auch heute noch der häufigste Faktor für Morbidität und Mortalität in Verbindung mit Anästhesie und Intensivmedizin [42]. Durch konsequentes Training, verbesserte Technologien und Verfahren wie der fiberoptischen Intubation insbesondere bei elektiven Eingriffen konnte eine erhebliche Senkung der Häufigkeit von Komplikationen erreicht werden [10]. Dabei sind als wesentlicher Beitrag die Einführung der Pulsoxymetrie und der Kapnometrie zu nennen, die heute zur Standardausrüstung gehören.

Merke
Allen Bemühungen zur Atemwegssicherung voran steht eine ausreichende Oxygenierung.

▶ **Intensivstation.** Auf der Intensivstation sind die Komplikationsraten und Probleme dagegen weit häufiger als in der Anästhesie. Die Ursachen sind in den verminderten physiologischen Reserven und den Komorbiditäten des Patienten zu suchen, Zeit für eine Optimierung des Patienten ist nicht gegeben. Die notfallmäßige Intubation ist immer noch mit einer erhöhten Gefahr schwerwiegender Komplikationen wie ösophagealer Intubation, endobronchialer Intubation und Aspiration verbunden. Trotz der Anwesenheit gut ausgebildeten Personals wird die Quote schwerer, lebensbedrohlicher Komplikationen mit 28 % angegeben [26]. Zusätzlich wird eine erhöhte Rate von Hypotensionen und Herz-Kreislauf-Stillständen während der Intubationsbemühungen beschrieben.

▶ **Ausbildung.** Dabei kommt auch dem Ausbildungsstand des Personals eine entscheidende Bedeutung zu. So hat die Anwesenheit von erfahrenem Personal einen „protektiven Effekt". Eine erfolgreiche Anwendung der Intubation ist nur nach regelmäßigem Training möglich.

Merke
Bei allen Betrachtungen darf nicht außer Acht gelassen werden, dass die Patienten grundsätzlich nicht daran sterben, weil sie nicht intubiert werden können, sondern weil man nicht aufhört, sie intubieren zu wollen. Es kommt schließlich zu einer vollständigen Atemwegsverlegung aufgrund von Schwellungen. Diese führen dazu, dass der wesentliche Aspekt der ausreichenden Oxygenierung unmöglich wird.

2.3.2 Klinische Relevanz des schwierigen Atemwegs und Algorithmen

Die Auswirkungen einer nicht gegebenen Beherrschung des schwierigen Atemwegs sind fatal. Vom unbeschadeten Überstehen bis zum Tod sind alle Ausgänge dieser klinischen Situation denkbar.

▶ **Wissensstand.** Trotzdem wird dem Problem weder von Intensivmedizinern noch von Anästhesisten mit der entsprechenden Aufmerksamkeit begegnet. Eine Befragung von Ärzten in der Ausbildung zum Anästhesisten ergab, dass nur etwa 17 % über ausreichendes Wissen im Umgang mit dieser klinischen Situation verfügte [43]. Insbesondere ältere Fachärzte neigen dazu, Patienten mit einem zu erwartenden schwierigen Atemweg zunächst zu narkotisieren und dann die Etablierung des Atemwegs einzuleiten. Das entspricht nicht mehr dem heute gültigen Sicherheitsdenken und hat neben den fatalen Auswirkungen für den Patienten möglicherweise auch juristische Konsequenzen.

Cave
Grundsätzlich sollte bei erwartetem schwierigem Atemweg erst *nach* der sicheren Etablierung des Atemwegs die Narkoseeinleitung erfolgen.

▶ **Richtlinien.** Für den Umgang mit dem schwierigen Atemweg existiert keine internationale Leitlinie einer Expertenkommission wie z. B. für die Reanimation oder die Diagnose eines Herzinfarkts. Es gibt mehrere nationale Algorithmen. Vorreiter war die American Society of Anesthesiologists (ASA), die ihre erste Leitlinie 1993 [2] veröffentlichte. 2003 kam es zu einer Überarbeitung [3]. Weitere Leitlinien gibt es in Kanada [15], England [23], Frankreich [7, 31] und Italien. Für Deutschland wurde die erste Leitlinie im Jahre 2004 veröffentlicht.

Merke
Algorithmen bieten wertvolle Handlungshinweise – sie sollten aber auf regionale Gegebenheiten und Besonderheiten zugeschnitten werden.

2.3.3 Grundlagen: Definition und Vorhersage des schwierigen Atemwegs

Die Erkennung eines schwierigen Atemwegs ist von elementarer Bedeutung, um bei einer erforderlichen Sicherung des Atemwegs auf mögliche Probleme vorbereitet zu sein. Etwa 90 % aller schwierigen Atemwege können bei einer klinischen Beurteilung entdeckt werden. Nach Beschreibung der American Society of Anesthesiologists (ASA) bezeichnet der schwierige Atemweg die klinische Situation, in der ein durchschnittlich ausgebildeter Anästhesist Probleme mit einer ausreichenden Beatmung über die Maske oder die tracheale Intubation oder über beide Wege hat [3]. Die einzelnen Problemsituationen werden von verschiedenen Fachgesellschaften ähnlich gesehen und folgendermaßen definiert:

Definition
- *Schwierige Maskenbeatmung:* Dem Arzt ist es nicht möglich, eine adäquate (Gesichts-)Maskenventilation durchzuführen. Die Gründe dafür sind ein undichter Maskensitz, ein exzessives Gasleck oder ein massiver Widerstand bei der Ein- oder Ausatmung.

- *Schwierige Laryngoskopie:* Die Stimmbänder können mit der konventionellen Laryngoskopie auch nach mehreren Versuchen nicht eingesehen werden.
- *Schwierige tracheale Intubation:* Die tracheale Intubation erfordert mehrere Versuche, es kann eine tracheale Pathologie vorhanden sein.
- *Misslungene Intubation:* Die tracheale Intubation misslingt nach mehreren Versuchen.

Die Inzidenz des schwierigen Atemwegs wird im allgemeinen Krankengut mit 1 : 1000 bis 1 : 2000 angegeben, die „Cannot intubate, cannot ventilate"-Situation (CICV-Situation) mit etwa 1 : 10 000. Häufiger und aufgrund der Situation dramatischer ist die erhöhte Inzidenz des schwierigen Atemwegs bei Schwangeren. Hier ist bereits in 1 : 250 Fällen mit einem schwierigen Atemweg zu rechnen.

Merke
Die allgemeine Häufigkeit des schwierigen Atemwegs wird mit 1 : 1000 – 2000 angegeben, bei Schwangeren mit 1 : 250. Eine CICV-Situation tritt bei etwa jeder 10 000. Intubation auf.

Vorhersage einer schwierigen Intubation

Auf einer Intensivstation spielt die Möglichkeit, eine Intubation zu umgehen, indem ein Patient mit regionalen oder infiltrativen Verfahren zur Analgesie operiert wird, praktisch keine Rolle. Um bereits frühzeitig Vorkehrungen für die Beherrschung eines schwierigen Atemwegs treffen zu können, sollte man möglichen Hinweisen für eine schwierige Intubation frühzeitig nachgehen. Dies sollte Bestandteil der Aufnahmeuntersuchung auf der Station sein. Keine Untersuchung bzw. kein Test erreicht jedoch eine 100 %ige Vorhersagegenauigkeit.

▶ **Mallampati-Klassifikation und Patil-Test.** Am häufigsten angewendet und weit verbreitet ist die Mallampati-Klassifikation [19, 34]. Bei den Patienten wird beurteilt, ob das Zäpfchen bei ausgestreckter Zunge frei sichtbar ist oder hinter dieser verschwindet (Mallampati I und II). Bei Mallampati III ist nur der weiche Gaumen sichtbar, bei Mallampati IV nur der harte Gaumen. Die Inzidenz von Intubationsproblemen steigt mit zunehmender Mallampati-Klassifikation (▶ Abb. 2.14). Einen weiteren Test stellt die thyromentale Distanz (Patil-Test) dar, die mindestens 6,5 cm betragen sollte (▶ Abb. 2.14). Eine Kombination dieser beiden Tests erreicht eine verbesserte Vorhersage.

▶ **Weitere Tests.** Die weiteren Tests umfassen eine Prüfung der Beweglichkeit der Halswirbelsäule und eine Beurteilung der Halsform. Insbesondere kurze und umfangreiche Hälse können auf Intubationsprobleme hindeuten. Im Mund soll auf überlange Schneidezähne oder einen starken maxillären Überbiss geachtet werden. Eine Mundöffnung unter 2 cm lässt Intubationsprobleme erwarten. Ebenso sollte auf Tumoren oder voluminöse, wenig dehnbare oder unbewegliche Gewebe im Mund-/Rachenraum und Kehlkopfbereich geachtet werden. Es empfiehlt sich, die Verschiebbarkeit des Kehlkopfs zu überprüfen. Spitzbogenartige, sehr enge Gaumendächer weisen auf schwierige Intubationen hin.

▶ **Laryngoskopie.** Die Laryngoskopie wird eingeteilt nach Cormack/Lehane [14]. Die Skala (▶ Abb. 2.15) reicht von komplett einsehbaren Stimmbändern bis zu einer ausschließlichen Sicht bis auf den weichen Gaumen.

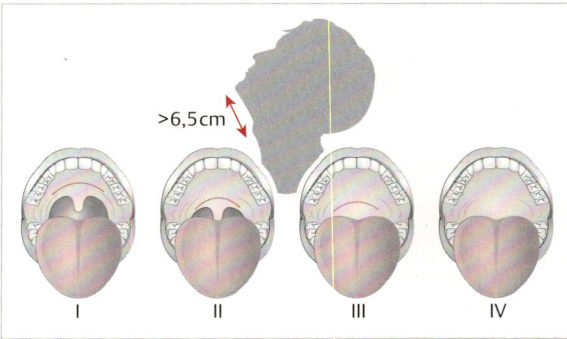

Abb. 2.14 Mallampti-Klassifikation und Test nach Patil.

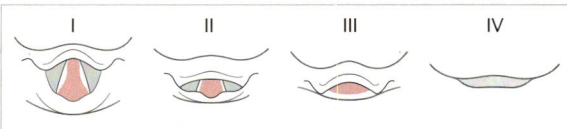

Abb. 2.15 Einteilung der Laryngoskopie nach Cormack/Lehane.

▶ **Maskenbeatmung.** Ein Risiko ist ab dem Zeitpunkt gegeben, an dem eine tracheale Intubation schwierig ist. Die Maskenbeatmung kann dann ebenfalls schwieriger, schließlich inadäquat werden, bis sie im ungünstigsten Fall in eine CICV-Situation mündet. In der Tat ist das Risiko für eine schwierige oder unmögliche Maskenventilation erhöht, wenn 3 erfolglose Intubationsversuche vorgenommen wurden.

Merke
Kein Test kann sicher den schwierigen Atemweg vorhersagen. Die Kombination verschiedener Tests und eine gründliche Untersuchung auf Hinweise erhöhen die Treffsicherheit.

2.3.4 Schwierige Maskenbeatmung

Liegen keinerlei Hinweise auf eine schwierige Maskenbeatmung vor, kann mit der Narkose zur Intubation begonnen werden. Ist dagegen mit schwierigen Intubationsverhältnissen zu rechnen, muss man möglichen Hinweisen auf eine schwierige Maskenbeatmung nachgehen. Dazu zählen:
- Mundöffnung unter 2 cm,
- Traumen (Hämaton, Fraktur) oder Narben,
- Alter über 55 Jahre,
- Tumoren oder lokale Entzündungen im Pharynx oder Larynx,
- große Zunge,
- Bartträger,
- Schnarchen in der Anamnese.

Weitere Hinweise und Zeichen sind Veränderungen des Kiefers und des Kiefergelenks, Zahnverlust und andere pathologische Veränderungen.

▶ **Adipositas.** Bei Übergewicht kann es ebenfalls zu Problemen mit der Maskenbeatmung kommen. Bei Patienten mit Adipositas besteht grundsätzlich die Gefahr einer raschen Desaturierung. Durch die Fetteinlagerungen kann es zu einer Verkleinerung des Luftwegs hinter dem Zungengrund kommen, was mit einer erhöhten Kollapsgefahr während des Schlafes assoziiert ist. Nach Einleitung einer Anästhesie kann ein Zurückfallen der Zunge und des weichen Gaumen vermieden werden. Für die schwierige Intubation scheint eher der Halsumfang als der Body-Mass-Index eine Rolle zu spielen [9].

2.3.5 Wann sollte eine Wachintubation vorgenommen werden?

Diese Frage ist vor Einleitung einer Narkose immer zu stellen. Sichere Indikation für eine Wachintubation ist ein (noch) spontan atmender Patient, bei dem voraussichtlich sowohl die Maskenbeatmung als auch die Intubation schwierig oder unmöglich sein werden.

Bei schwieriger Maskenbeatmung und bei Aspirationsrisiko sollte bevorzugt eine Wachintubation vorgenommen werden. Ein nüchterner Patient ohne Gefährdung durch eine Aspiration sollte dahingehend untersucht werden, inwieweit er eine apnoeische Phase toleriert.

▶ **Zeitrahmen.** Die zur Verfügung stehende Zeit ist je nach Patient sehr variabel. So stehen bei gesunden, jungen Patienten etwa 9 min zur Verfügung, bei leicht erkrankten sinkt die Zeitspanne bereits auf 5–6 min. Bei adipösen Patienten ist je nach Ausprägung mit Zeitspannen von 1–4 min zu rechnen. Schwangere sind ebenfalls in diesem Bereich einzuordnen, bei Säuglingen muss mit Zeiten unter 2 min gerechnet werden.

▶ **Anästhetika.** Bezüglich des Zeitrahmens sind auch die zur Einleitung verwendeten Anästhetika zu berücksichtigen. Die Apnoephase beträgt:
- nach Thiopental bei adäquater Dosierung etwa 1–2 min,
- nach Propofol etwa 2 min,
- nach Succinylcholingabe etwa 5–9 min.

Für Esmeron besteht seit einiger Zeit die Möglichkeit der Antagonisierung mit Sugammadex (Bridion). Die Antagonisierung von Opiaten erfolgt in der Regel mit Naloxon.

> **Merke**
> Die Wahl des Vorgehens hängt wesentlich von der Toleranz gegenüber einer Apnoephase ab. Dabei sind neben den anatomischen Besonderheiten die Vorerkrankungen und die Wirkdauer des Anästhetikums zu berücksichtigen.

2.3.6 Fiberoptische Intubation

Sind nach der Erstuntersuchung bei der Aufnahme auf die Intensivstation, bei der präoperativen Untersuchung oder aufgrund des Vorliegens eines Ausweises des Patienten Hinweise für eine schwierige Intubation vorhanden, gilt die fiberoptische Wachintubation als das Verfahren der Wahl [3, 22]. Die Trachea wird mit dem Fiberbronchoskop aufgesucht und der Tubus über die Leitschiene platziert.

▶ **Zugang.** Am häufigsten wird der nasotracheale Zugang gewählt. Das hat 2 Gründe:
- zum einen ist das Bronchoskop so vor Bissbeschädigungen geschützt,
- zum anderen ist das Vorschieben aufgrund des günstigeren Winkels zu den Stimmbändern wesentlich einfacher.

▶ **Sedierung.** Als unterstützende Maßnahme ist eine ausreichende Sedierung und topische Analgesie erforderlich. Für die Sedierung bietet sich bei fraktionierter Gabe eine Kombination von Propofol oder Midazolam mit Opiaten an.

▶ **Vorbereitung des Patienten.** Die Vorbereitung des Patienten für die fiberoptische Intubation umfasst eine sorgfältige Dehnung und Vasokonstriktion im Nasenbereich. So sollte z. B. Oxymetazolin zur Vasokonstriktion und Vermeidung von Blutungen appliziert werden. Vor der Einführung des Bronchoskops empfiehlt sich die Einlage eines mit Xylocain beschichteten Wendl-Tubus, um die Nasenpassage zu dehnen und mögliche Hindernisse, die gleichzeitig auch eine Blutungsquelle darstellen, zu identifizieren.

▶ **Analgesie.** Zur Analgesie empfiehlt sich eine Verneblung des Lokalanästhetikums direkt auf die Schleimhaut als „Spray as you go". Dabei wird das Bronchoskop langsam vorgeschoben und die Schleimhaut über einen Vernebler durch kurze Sprühstöße betäubt. Insbesondere vor dem Vorschieben in die Trachea sollten 2 Sprühstöße in die Trachea gegeben werden, um den durch das Vorschieben des Tubus bedingten Hustenreiz zu mindern.

> **Cave**
> Auf keinen Fall sollten nach Passage der Stimmritze Sprühstöße verabreicht werden, um keine Barotraumen zu setzen.

Bei anästhesierten Patienten ist das Vorgehen aufgrund des fehlenden Muskeltonus erschwert. Zur besseren Sicht kann der Unterkiefer angehoben werden, um die Stimmbänder sehen zu können oder als Schienung eine Larynxmaske zu benutzen. Dazu eignet sich auch ein geschlitzter Guedel-Tubus. Ein Bronchoskopieadapter (z. B. Mainzer Adapter) ermöglicht es, den Patienten während einer fiberoptischen Intubation über eine Gesichtsmaske oder liegende Larynxmaske zu beatmen.

> **Merke**
> Die fiberoptische Wachintubation ist der „Goldstandard" der erwarteten schwierigen Situation und sollte von jedem eigenverantwortlichen Anästhesisten und Intensivmediziner beherrscht werden.

2.3.7 Unerwartet schwieriger Atemweg: Algorithmen der ASA, DAS und DGAI

Kein Test ist zu 100 % sicher. Daher kann man auch nach gründlicher Anamnese unerwartet mit einem schwierigen Atemweg konfrontiert werden.

> **Merke**
> Wichtigster Grundsatz und Basis für alle Maßnahmen bei unerwartet schwierigem Atemweg ist es, Ruhe zu bewahren und Hilfe zu holen.

Ist noch eine Beatmung mit der Maske möglich, kann die Situation wesentlich ruhiger bewältigt werden, als wenn auch diese Oxygenierungstechnik fehlschlägt. Jetzt kommen die verschiedenen Varianten und Hilfsmittel zum Einsatz. Dazu zählen:
- verschiedene Laryngoskopspatel,
- die Larynxmaske als Atemwegs- oder Intubationshilfe,
- Intubations-Stylets oder Tubuswechselkatheter,
- die Transilluminationstechnik,
- Sets zur retrograden Intubation,
- die blinde orale oder nasale Intubation.

Invasive Maßnahmen

Cave

Gefährlich sind wiederholte Versuche einer Intubation, da mehrere Fehlversuche aufgrund auftretender Schwellung zu einer CICV-Situation führen können. Die Difficult-Airway-Society (DAS) begrenzt diese Versuche auf maximal 4, die Insertionsversuche noch strenger auf maximal 2.

▶ **Patient wach werden lassen.** Alle Algorithmen vertreten als weitere Variante, den Patienten wieder wach werden zu lassen. Das dürfte jedoch vorwiegend in der Anästhesie gelten, nicht aber auf der Intensivstation, wo die Patienten am häufigsten aufgrund einer respiratorischen Insuffizienz intubiert werden. In diesem Fall kommen die Alternativen zum Einsatz. Die ASA führt hier als Varianten die Tracheotomie auf chirurgischem Wege oder die Punktionstracheotomie an.

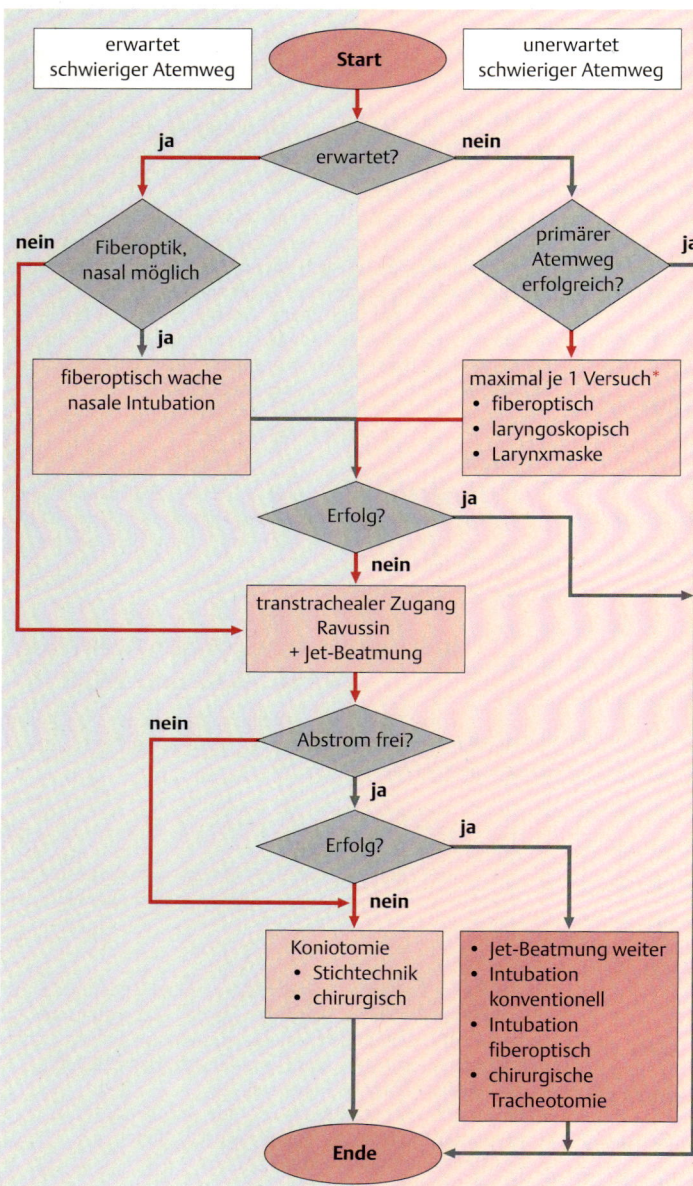

Abb. 2.16 St. Gallener Algorithmus zur schwierigen Intubation [28] (Quelle: Institut für Anästhesiologie, Kantonsspital St. Gallen, mit freundlicher Genehmigung).

▶ **Algorithmus des St. Gallener Spitals.** Gut, weil relativ leicht zu merken und stringent in der Durchführung ist der Algorithmus des St. Gallener Spitals [28] (▶ Abb. 2.16). An erster Stelle steht das Beachten der Sättigung und der Sauerstoffzufuhr. Nach einem Stufenschema ist ein Intubationsversuch mit einem Laryngoskop oder einer Larynxmaske erlaubt. Bei suffizienter Maskenbeatmung bleibt auch Zeit, eine fiberoptische Intubation durchzuführen.

> **Merke**
> Die Sauerstoffzufuhr ist der wichtigste Teil bei der Beherrschung des unerwartet schwierigen Atemwegs.

2.3.8 Einfache Maßnahmen und Hilfsmittel

Als unabdingbare Voraussetzung für ein gutes Gelingen gilt bei allen manuellen Verrichtungen eine Lagerung des Patienten, mit der auch schwierige Situationen überwunden werden können. In Bezug auf den Bereich der Intubation ist daher zu überprüfen, ob durch eine verbesserte Kopfposition die Bedingungen für eine Intubation optimiert werden können. Von außen kann der Kehlkopf durch das OELM-Manöver (OELM = Optimal external laryngeal Manipulation) bewegt werden. Häufig wird dadurch eine Steigerung der Sicht um 1 Grad erreicht. Als Alternative bietet sich die strukturierte Bewegung im Sinne eines „Backward upward rightward Pressure" (BURP-Manöver) an.

Laryngoskopspatel

Für verschiedene Situationen und wohl auch aus Interesse an marginalen Verbesserungen bieten die Kataloge für den medizinischen Bedarf eine vielfältige Auswahl von Laryngoskopspateln an. Durchgesetzt haben sich im Wesentlichen nur der am häufigsten verwendete Spatel nach Macintosh und der Miller-Spatel (▶ Abb. 2.17). Ein Wechsel der Spatelgröße ist bei erschwerter Sicht oder nicht erfolgreicher intraoraler Manipulation sinnvoll. Erfahrene Anästhesisten mögen die Verwendung unterschiedlicher Spatel für wichtig erachten, während andere die Vorteile davon eher in Zweifel ziehen.

▶ **McCoy-Laryngoskop.** Das McCoy-Laryngoskop ist mit einem Hebelmechanismus ausgestattet, mit dem seine Spitze nach ventral manipuliert werden kann. Egal welcher Spatel auch immer Anwendung findet: Der Umgang muss regelmäßig geübt werden, damit er in Problemsituationen eine wirklich Hilfe sein kann. Während die meisten Spatel von einem in der Intubation Erfahrenen mit einer gewissen Grundintuition benutzt werden können, ist dies bei speziellen Ausführungen nicht der Fall.

Videolaryngoskop

Seit einigen Jahren nicht mehr wegzudenken in der Beherrschung des schwierigen Atemwegs sind Videolaryngoskope (Kap. 2.2). Sie basieren alle auf dem Prinzip, dass über eine fiberoptische Bildleitung das Laryngoskopiebild ohne die Notwendigkeit einer optischen und somit geraden Achse außen sichtbar wird. Damit kann – etwas salopp ausgedrückt – „um die Ecke" intubiert werden. Durch die Miniaturisierung der Kamerachiptechnik, verbesserte Akku- und Lichtleistung sowie die Verkleinerung der Bildschirme bei erschwinglichen Preisen erlebte die Videolaryngoskopie ihren Aufschwung [10]. Dabei werden heute verschiedene Systeme nach Macintosh-Bauart mit externem oder aufgesetztem Monitor, stärker gewinkelte Spatelsysteme mit oder ohne Tubusführung unterschieden. Auch sollte differenziert werden, ob diese stationär oder mobil zum Einsatz kommen. Entscheidend ist die Umgebung. So dürfte ein externer Monitor im Rahmen eines Herzalarms auf einer entfernten Station ungünstig sein. Für die Intensivstation kommt die Verwendung prinzipiell infrage.

Airtraq

Mit dem Airtraq steht ein neues Laryngoskop zur Verfügung, das mithilfe einer Optik das Einführen des Endotrachealtubus erleichtert. Es handelt sich dabei um ein indirektes Laryngoskop, das über den Zungenrücken eingeführt und in der Vallecula positioniert wird.

Das Airtraq scheint für Ungeübte ein Instrument zu sein, mit dem sie besonders schnell die Intubation erlernen. Dem universellen Einsatz stehen allerdings noch Berichte über Verletzungen durch die Spitze des Instruments entgegen. Hier sind Modifikationen geplant. Ob diese weniger traumatisierend sein werden, bleibt ungewiss.

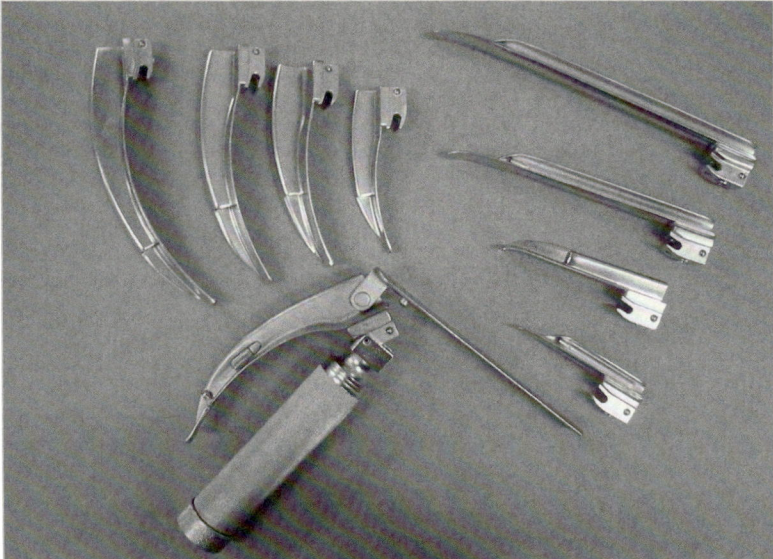

Abb. 2.17 Verschiedene Spatel. Links die gebräuchlichen Macintosh-Spatel in unterschiedlicher Größe, rechts gerade Spatel nach Miller, unten ein McCoy-Spatel mit abwinkelbarer Spitze.

Invasive Maßnahmen

Larynxmaske

Die Larynxmaske ist als jüngere Revolution in der Anästhesie zu bezeichnen. Sie hat sich zu einem zentralen Hilfsmittel in der Beherrschung des schwierigen Atemwegs entwickelt. Die Weiterentwicklungen, Variationen und Spezialanwendungen können in Übersichtsartikeln [12, 24] nachverfolgt werden.

Die ursprüngliche Form besteht aus einer Maske mit einem umlaufenden Cuff, der sich wie ein Abdruck des Larynx an diesen schmiegt und eine Konnektion mit dem Luftweg erlaubt. An diese Maske ist ein Schlauch angebracht, der die Leitung aus dem Mund und eine Konnektion mit dem Beatmungsgerät ermöglicht. Die Ventilfunktion der Glottis wird durch 2 Stege erreicht, die verhindern, dass es zu einer Obstruktion des Atemwegs kommt.

Intubationslarynxmaske

Die Intubationslarynxmaske ist eine Weiterentwicklung der klassischen Larynxmaske. Sie ermöglicht eine Oxygenierung in Notfällen und – neben der Beatmung – die blinde tracheale Platzierung eines Endotrachealtubus. Die Platzierung durch Ungeübte wird im Vergleich zur klassischen Larynxmaske als einfacher beschrieben. Leider ist auch dieses Hilfsmittel keine „Magic Bullet", da ihr Einsatz auf Patienten über 30 kg Körpergewicht beschränkt ist. Die Maske ist erst ab der Größe 3 verfügbar. Nach Angaben des Herstellers ist die Produktion kleinerer Masken aus Dimensionsgründen nicht möglich. Daher sind kleinere Patienten nicht mit dem Instrument zu versorgen.

▶ **Korrekten Sitz verifizieren.** Die praktische Anwendung ist einfach: Nach Platzierung der Larynxmaske wird der korrekte Sitz durch eine gute Ventilation und Kapnografie oder Kapnometrie verifiziert. Über die platzierte Maske wird der Tubus in die Trachea vorgeschoben. Die korrekte Lage wird wiederum mit dem Nachweis von CO_2 verifiziert (▶ Abb. 2.18).

C-Trach

Eine Weiterentwicklung der Intubationslarynxmaske stellt die C-Trach (LMA Deutschland GmbH, Bonn) dar. Es handelt sich dabei um eine „aufgerüstete Larynxmaske", bei der über eine an der larynxseitigen Öffnung angebrachte Fiberoptik eine Lagekontrolle und Optimierung der Position möglich ist. Der Situs wird über einen Bildschirm dargestellt. Mit dieser Vorrichtung konnte ein Großteil der untersuchten Patienten erfolgreich intubiert werden.

Das Instrument kann unter topischer Anästhesie auch bei wachen Patienten eingesetzt werden und könnte eine Alternative zur fiberoptischen Intubation darstellen. Hinsichtlich der Größe gelten die Einschränkungen wie für die Intubationslarynxmaske, für Kinder unter 30 kg steht dieses Instrument nicht zur Verfügung.

Kombitubus

Bei dem Kombitubus handelt es sich um ein Instrument mit einer distalen und einer proximalen Öffnung. Dieses wird vorsichtig in den Mund eingeführt. Zum überwiegenden Teil (rund 90%) liegt das Ende im Ösophagus. Das Instrument verfügt über 2 Öffnungen: eine am distalen Ende und eine zweite weiter proximal.

Zusätzlich sind 2 Cuffs an diesem Tubus vorhanden, um den Patienten suffizient beatmen zu können. Bei ösophagealer Lage kann nach Blocken der Cuffs über das proximale Ende beatmet werden [18]. Liegt die Öffnung endotracheal, wird über den Schenkel zur distalen Öffnung beatmet, der Cuff wird wie bei einem konventionellen Endotrachealtubus geblockt. Bei bekannten Ösophagusverletzungen oder nach Ingestion ätzender Mittel ist die Anwendung kontraindiziert. Es liegen bei diesem Instrument Berichte über schwere Komplikationen vor. Daher muss ein vorsichtiges Einführen angemahnt werden.

Larynxtubus

Ohne Alters- und Größenbeschränkung kann der Larynxtubus eingesetzt werden. Er wird supraglottisch platziert. Es handelt sich um einen Doppellumentubus aus Silikon, der blind eingeführt wird. Der Kopf sollte dabei in Neutralposition liegen. Tritt ein leichter Widerstand auf, liegt die Spitze im Ösophagus. Durch Blocken des im Ösophagus liegenden distalen Cuffs und des im Pharynx liegenden Cuffs kann durch die zwischen den beiden Cuffs liegende Öffnung indirekt beatmet werden. Neben dem klinischen Einsatz ist dieses Instrument auch erfolgreich präklinisch eingesetzt worden. Eine neue Generation des Larynxtubus verfügt über einen weiteren Kanal, über den der Magen abgesaugt werden kann.

Transilluminationstechnik

Die Transilluminationstechnik geht auf Yamamura et al. [45] zurück. Mit ihr wird das die Trachea umgebende Gewebe durchleuchtet und somit die endotracheale Lage des Tubus nachgewiesen [25]. Dabei wird eine Lichtquelle in der Spitze des Endotrachealtubus platziert. Wenn der Tubus die Glottis passiert hat, erkennt man ein Leuchten im vorderen Halsbereich unterhalb des Schildknorpels. Mehrere Berichte weisen auf eine erfolgreiche Verwendung bei einem schwierigen Atemweg hin, insbesondere durch die Entwicklung leuchtstarker Lichtquellen.

> **Merke**
>
> Es gibt unzählige Hilfsmittel zur Beherrschung des Atemwegs. Im „Ernstfall" sollte nur zum Einsatz kommen, was vorher geübt und sicher beherrscht wird.

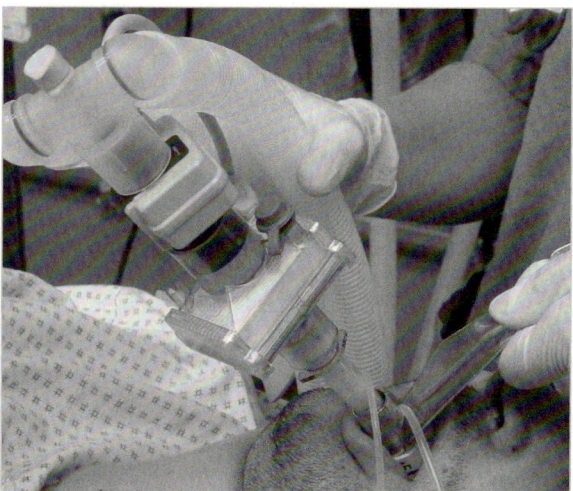

Abb. 2.18 Der Tubus wird vorgeschoben und erneut die korrekte Lage über den CO_2-Rückstrom gesichert. Im Anschluss wird die Larynxmaske durch Stopfen entfernt.

Sauerstoff

Die Gabe von Sauerstoff zur Präoxygenierung kann als wichtiges Mittel dazu dienen, die mögliche Apnoephase zu verlängern. Der Zeitaufwand für die Maßnahme selbst ist zu vernachlässigen, der Effekt ist beachtlich. Lange Zeit hat man den Patienten 5 min lang reinen Sauerstoff atmen lassen, dabei ist eine ausreichende Präoxygenierung bei dicht aufsitzender Sauerstoffmaske bereits mit 4 maximal tiefen Atemzügen – andere Autoren empfehlen 8 – zu erreichen. Die Zeit, die bis zur Desaturierung verstreicht, hängt nicht von der durch die Präoxygenierung erreichten Sauerstoffspannung ab, sondern viel mehr von den vorhandenen Sauerstoffspeichern in der Lunge [5].

▶ **Nicht invasive BIPAP-Beatmung.** Bei kritisch kranken Patienten ist eine besonders effiziente Präoxygenierung wünschenswert. Allerdings muss beachtet werden, dass der Effekt der Präoxygenierung in dieser Gruppe marginal bis vernachlässigbar ist. Eine nicht invasive BIPAP-Beatmung (BIPAP = biphasischer positiver Atemwegsdruck) scheint sich hier günstig auszuwirken. Eine Oberkörperhochlagerung verstärkt deutlich die Effektivität der Präoxygenierung. Bei adipösen Patienten verlängert bereits eine Anhebung des Oberkörpers um nur 25° die Zeit bis zur Desaturierung deutlich.

2.3.9 Schwieriger Atemweg und Probleme mit der Maskenbeatmung – Algorithmen

Was sollte getan werden, wenn tatsächlich die Maskenbeatmung fehlschlägt, unmöglich wird und nicht intubiert werden kann?

▶ **Algorithmus der ASA.** Die ASA (American Society of Anesthesiologists) betrachtet das Absetzen eines Hilferufs als wichtigste Maßnahme. Dann sollte ein starres Bronchoskop zum Einsatz kommen, der Kombitubus oder die transtracheale Jet-Ventilation. Bei Versagen werden die chirurgische Tracheotomie oder die Koniotomie empfohlen.

▶ **Algorithmus der DAS.** Die DAS (Difficult-Airway-Society) empfiehlt, die Kopfexposition mit maximaler Kopfextension und maximalem Kieferzug zu optimieren. Als wichtige Maßnahme gilt auch hier, Hilfe zu holen, um die Maskenbeatmung zu verbessern. Eine weitere Optimierung kann durch die Einlage eines oralen oder nasalen Atemwegs erreicht werden. Es wird eine Begrenzung der Insertionsversuche für die Larynxmaske empfohlen. Sollte eine Ventilation nicht möglich sein, muss man die Techniken für die CICV-Situation einsetzen: Punktionskoniotomie (oder Punktionskrikothyreotomie) mit nachfolgender Beatmung oder bei fehlgeschlagener Punktion ein chirurgisches Vorgehen.

Die Société Française d'Anesthésie et de Réanimation stellt die Frage, ob es sinnvoll sei, den Patienten noch wach werden zu lassen [31]. Auf der Intensivstation dürfte die Frage mit Nein zu beantworten sein. Der Einsatz der Intubationslarynxmaske wird empfohlen – mit dem Hinweis, dass dieser erst ab 30 kg Körpergewicht möglich ist.

Notrohr

Das Notrohr gehört zum Standardinstrumentarium des HNO-Arztes, dennoch sollten sich auch Intensivmediziner mit dem Notrohr vertraut machen. Für Geübte ist die Einlage eines Notrohrs ein Instrument des CICV-Szenarios (▶ Abb. 2.19). Mit einem geraden Rohr wird die Trachea aufgesucht und der Patient kann darüber beatmet werden. Atemwegshindernisse werden so überwunden und es wird eine zeitliche Überbrückung für eine alternative Beatmung geschaffen. Über den Einsatz von Tubuswechslern ist die Einlage eines Endotrachealtubus möglich. Da das In-

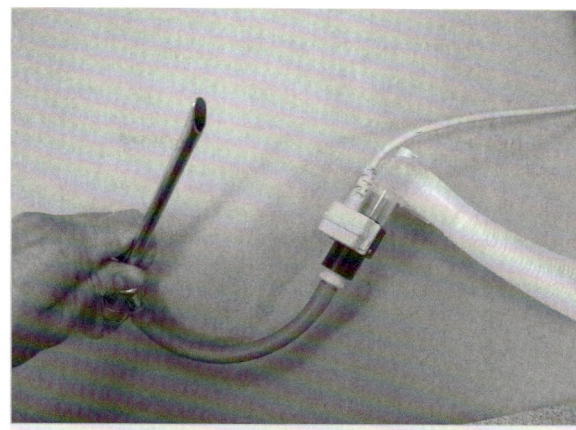

Abb. 2.19 Das Notrohr. Der Einsatz ist nur für Erfahrene geeignet, da durch das starre Instrument neben einer lebensrettenden Beatmung auch gefährliche Verletzungen verursacht werden können.

strument starr und mit Kanten versetzt ist, gilt erneut der Appell, dieses Instrument bitte nur bei ausreichender Erfahrung einzusetzen.

Cave
Das Notrohr nur bei ausreichender Erfahrung einsetzen!

Koniotomie

Eine weitere Möglichkeit ist die Koniotomie, die gemäß der Definition den Zugang unterhalb des Schildknorpels wählt. Der Zugang zum Luftweg wird auf dem anatomisch kürzesten Weg zwischen Schild- und Ringknorpel durch das Lig. conicum (cricothyreoideum) hindurch geschaffen. Die dorsal liegende breite Ringknorpelplatte bietet einen gewissen Perforationsschutz. Gemäß der DGAI-Leitlinie [8] (DGAI = Deutsche Gesellschaft für Anästhesiologie und Intensivmedizin) stehen 3 Alternativen zur Verfügung: Die Punktionskoniotomie mit einer 2-mm-Kanüle, das Einbringen einer 4-mm-Kanüle und bei chirurgischem Vorgehen einer 6-mm-Kanüle. Durch eine 6-mm-Kanüle kann bei erhöhter Atemarbeit noch selbst geatmet werden, darunter ist eine Atemunterstützung notwendig.

Trotz nicht zu unterschätzender Risiken, zu denen neben einem subkutanen Emphysem auch Hämatome, ösophagotracheale Fisteln, Pneumomediastinum, Aspiration und Barotrauma zählen, wird die Punktionskoniotomie von der DAS einer chirurgischen Intervention vorgezogen. Voraussetzung ist das Vorhandensein eines geeigneten Jet-Ventilators. Bei einem komplett verlegten oberen Atemweg bleibt nur noch die chirurgische Koniotomie mit Einbringen eines 6-mm-Tubus.

Eine Punktionskoniotomie mit einer 2-mm-Kanüle und Beatmung mit nachfolgender Jet-Ventilation ist eine weniger invasive Alternative, um eine ausreichende Sauerstoffversorgung zu sichern bzw. herzustellen und so Zeit zu gewinnen. Zudem dürfte die Hemmschwelle geringer sein, da diese Techniken kaum realitätsnah geübt werden können. Großlumige Infusionskanülen sind trotz ihrer vermeintlichen Attraktivität gänzlich ungeeignet, da sie nach Entfernung des Stahlmandrins sehr leicht knicken.

▶ **Voraussetzung ausreichende Druckwerte.** Die transtracheale Jet-Ventilation setzt ein geeignetes Equipment voraus. Um aus-

Invasive Maßnahmen

reichend Luft durch eine kleinlumige Kanüle zu pressen, ist ein ausreichender Druck notwendig. Das gelingt auf keinen Fall mit einem drucklimitierten Sauerstoff-Flush-Ventil von Narkosegeräten (maximal 80 mbar) und schon gar nicht mit einem Handbeatmungsbeutel. Diese hohen Druckwerte implizieren, dass ein adäquater Gasaustausch nur bei einem ausreichend offenen oberen Atemweg zu erzielen ist.

Diese Voraussetzung kann aber in einer CICV-Situation nicht als gegeben angesehen werden. Die Einlage eines Wendl- oder Guedel-Tubus ist daher obligatorisch! Der Einsatz des herkömmlichen Equipments zur transtrachealen Jet-Ventilation (z. B. Manujet III [VBM]) ist insbesondere bei vollständiger Verlegung der oberen Atemwege mit einem hohen Barotraumarisiko verbunden. Die ökonomisch vermeintlich günstige Alternative der 3-Wege-Hähne ist medizinisch ungeeignet und gefährlich, da der Patient mit hohen Drücken gebläht wird.

Oxygen-Flow-Modulator

Effektiver und wartungsfrei ist der Oxygen-Flow-Modulator nach Enk, der einfach zu bedienen ist (▶ Abb. 2.20). Auch bei kompletter Verlegung der oberen Atemwege kann sich der intrathorakale Druck langsam abbauen, ohne dass dafür die Sauerstoffleitung unterbrochen werden muss.

Der Vorteil ist, dass es sich dabei um einen bidirektionalen Luftweg handelt. Die Kanüle eignet sich zur Herstellung einer ausreichenden Oxygenierung, allerdings nicht zu einer ausreichenden Ventilation.

Bestätigung der endotrachealen Tubuslage

Der wichtigste Teil nach einer schwierigen Intubation ist die Verifikation der korrekten Tubuslage. Eine ösphageale Fehllage kommt vor und ist unproblematisch, sofern sie unverzüglich erkannt und therapiert wird [6].

Die Pulsoxymetrie ist ungeeignet, da eine Fehllage nur mit erheblicher Verzögerung erkannt werden kann [6]. Thoraxexkursionen sind zwar gewöhnlich sichtbar, bei pulmonalen Erkrankungen oder bei Adipositas können sie hingegen fehlen. Auch das Beschlagen des Endotrachealtubus und die Auskultation gelten als unsichere Intubationszeichen.

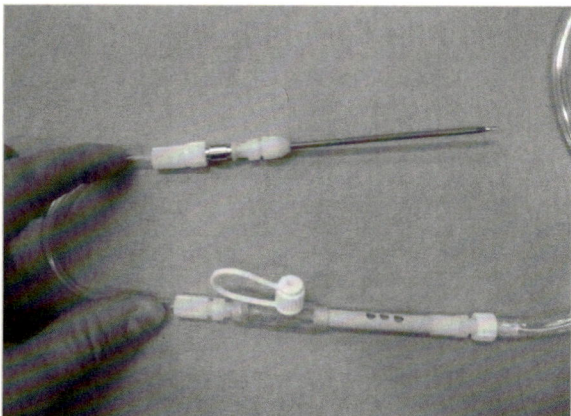

Abb. 2.20 Der Oxygen-Flow-Modulator nach Enk. Über einen herkömmlichen Sauerstoffwandanschluss wird das System gespeist. Durch Verschließen der Öffnungen erfolgt die Induktion eines Überdrucks, was zur Beatmung führt. Der Spritzen-Port erlaubt die Gabe von Medikamenten im Rahmen einer Reanimation.

▶ **Korrekte Tubuslage verifizieren.** Eine verlässliche und sichere Methode, die endotracheale Tubuslage zu beweisen, ist die Kapnografie [32]. Bei einem Herz-Kreislauf-Stillstand kann die Messung negativ ausfallen, obwohl der Tubus korrekt platziert ist. In die Lunge wird also kein CO_2 geliefert. Ein kontinuierlich fehlender CO_2-Nachweis zeigt die Ineffektivität von Reanimationsmaßnahmen an. Eher kurios ist der Fall, dass ein Patient zuvor ein kohlensäurehaltiges Getränk zu sich genommen hat. Dann würde auch CO_2 aus dem Magen strömen. Dieses würde aufgrund fehlender Nachproduktion treppenförmig abfallen [20]. Die fiberoptische Kontrolle mit dem Nachweis von Trachealspangen oder der Karina beweist zweifelsfrei eine korrekte tracheale Lage [32].

2.3.10 Extubation nach schwieriger Intubation

Nach einer schwierigen Intubation ist auch die Extubation eine für den Patienten besonders gefährliche Situation. Eine möglicherweise auch nur teilweise Verlegung des oberen Atemwegs mit einer folgenden Einschränkung der Oxygenierung ist eine sehr ernste Komplikation. Ursachen können Ödeme im Larynx oder Pharynx, ein Laryngospasmus, Stimmbandparesen oder eine Tracheomalazie sein.

▶ **Gefahr bei Extubation nicht vernachlässigen.** Bisher befasst sich kein Algorithmus mit den Vorsichtsmaßnahmen bei der Extubation. Das ist umso verwunderlicher, als die atemwegsbedingten Notfälle in der „Closed Claims Analysis" der ASA in 18 der 156 Fälle die Phase der Extubation betrafen [42]. Vor einer Vernachlässigung des Problems muss gewarnt werden, da je nach Intubationsgrund und operativem Vorgehen mit einer Reintubationsrate zwischen 5 und 25 % ausgegangen werden muss [38].

> **Merke**
>
> Die Extubation nach schwieriger Intubation muss strategisch geplant werden, da hier besondere Risiken bestehen. Leider befasst sich kein Algorithmus mit diesem Problem.

Welche Maßnahmen oder Warnhinweise sind zu beachten?

Tritt nach dem Entblocken des Cuffs keine Leckage auf oder ist bei bronchoskopischer Inspektion durch den Tubus dichte, weiße, nicht durchblutete (infolge des Gewebsdrucks nicht durchblutete) Schleimhaut zu sehen, ist Achtsamkeit geboten. Nach einer Extubation ist dann der Atemweg schnell verschlossen.

▶ **Cuff-Leak-Test.** Als Test für diesen Fall kann der sogenannte Cuff-Leak-Test angewendet werden. Er beruht auf dem einfachen Umstand, dass die Luftleckage um einen Trachealtubus mit einem entblähten Cuff umso kleiner ist, je größer die Schwellung ist. Dabei kann zwischen einer „qualitativen" und „quantitativen" Vorgehensweise unterschieden werden. Bei dem qualitativen Vorgehen wird lediglich registriert, ob ein Luftleck vorhanden ist. Bei dem quantitativen Vorgehen wird die Größe des Luftlecks bestimmt. Miller und Cole [36] waren die ersten, die hierfür Schwellenwerte zu definieren versuchten. Nahezu kein Patient entwickelte einen Postextubationsstridor, wenn das Leckvolumen 110 ml pro Atemzug überstieg. Bei einem Leckagevolumen unter 110 ml entwickelten ⅔ der Patienten einen Postextubationsstridor.

Eine Metaanalyse zur Frage der Relevanz war allerdings enttäuschend, was die Genauigkeit des Tests für die Wahrscheinlichkeit einer notwendigen Reintubation angeht [41]. Als Schlussfolgerung kann nur gelten, besonders wachsam zu sein, wenn kein Cuff-Leck nachweisbar ist. Auf jeden Fall muss vor der Extubation die Ausstattung für eine Reintubation verfügbar sein. Die Extubation darf nicht alleine vorgenommen werden. Es sollten immer genügend Kollegen mit ausreichender Erfahrung anwesend sein. Bei hoher Wahrscheinlichkeit einer Atemwegsobstruktion sollte eine Tracheotomiebereitschaft gegeben sein.

Merke
Der Cuff-Leak-Test kann mit gewissen Unsicherheiten das Risiko für einen Postextubationsstridor differenzieren helfen.

Tubuswechsler

Nicht wegzudenkender Bestandteil bei Extubation nach schwieriger Intubation sind die Tubuswechsler. Über diese kann im Notfall eine Jet-Ventilation durchgeführt [4] oder ein neuer Tubus blind platziert werden. Selbst bei einer geringen Wahrscheinlichkeit ist diese Maßnahme ein „Airbag", um größere Probleme zu verhindern. Ist der Tubuswechsler dünn, verringert er den Atemwegsquerschnitt nur wenig. Ein dicker Tubuswechsler verspricht eine bessere Führung für den Tubus. Auf keinen Fall kann der Patient durch einen großlumigen Tubuswechsler ausreichend atmen.

▶ **Standardwandanschluss zur endotrachealen Sauerstoffzufuhr.** Über einen Standardwandanschluss kann man dem Patienten endotracheal Sauerstoff insufflieren. Dabei sind Vorsichtsmaßnahmen einzuleiten, um keine Barotraumen zu verursachen. Ein Ayre-T-Stück wird nach dem Druckbegrenzer der Sauerstoffzuleitung angeschlossen, die andere Seite über ein PEEP-Ventil als Druckbegrenzer. Im Notfall kann der Standardkonnektor gegen einen Luer-Lock-Konnektionsanschluss ausgetauscht werden [13].

Ist nach einer Extubation eine Reintubation erforderlich, kommt es gelegentlich zu Problemen beim Vorschieben des Tubus über den Tubuswechsler. Bei Widerstand muss der Tubus zurückgezogen werden und dann unter Drehen erneut vorsichtig vorgeschoben werden. Durch die Verformung des Tubus und des Tubuswechslers stellt sich die Spitze jeweils anders ein, bis sie in die Trachea gleitet.

Lagekontrolle nach Reintubation

Die Kontrolle der endotrachealen Lage des Tubus nach blinder Reintubation sollte unbedingt bei noch liegendem Tubuswechsler erfolgen. Hierzu kann ein Bronchoskopieadapter über den Wechsler aufgefädelt und dann auf den Tubus gesteckt werden. Darüber kann die Beatmung und Kapnografie vorgenommen werden. Der Wechsler darf erst dann entfernt werden, wenn sicher eine Kapnografiekurve zu sehen ist.

Wann soll der Tubuswechsler entfernt werden?

Eine sichere Aussage, wann der Tubuswechsler entfernt werden kann, ist nicht möglich. Allgemein werden 30–60 min empfohlen [35]. Die Zeit ist aber nicht so entscheidend. Wichtiger ist, dass keine weitere Schwellung mehr auftreten kann. Die Einlage eines Tubuswechslers bietet keine hundertprozentige Sicherheit [37]. Auf keinen Fall vermindert er die Reintubationsrate. Sicher führt jedoch die zu frühzeitige Entfernung zu einer lebensbedrohlichen Situation und erschwert die Reaktion auf diesen Notfall.

Alternativ zum Tubuswechsler kann ein Seldinger-Draht mit einer J-Spitze verwendet werden. Im Notfall wird über den Draht zunächst ein Tubuswechsler vorgeschoben.

Kortikosteroide – sinnvoll zur Therapie von Schwellungen?

Kortikosteroide werden von einigen Klinikern zur Vermeidung oder zur Therapie von Schwellungen angewandt [29]. Unter der Annahme eines reaktiven Ödems kann in der Glottis oder der subglottischen Mukosa durch den endotrachealen Tubus eine Druckirritation entstehen, welche durch die antiödematösen und -inflammatorischen Wirkungen der Kortikoide verhindert werden könnte.

▶ **Steroide effektiv bei Patienten mit besonders hohem Risiko.** Jüngere Metaanalysen konnten diesen Effekt nicht in jeder risikobehafteten Patientenpopulation bestätigen. Effektiv waren die Steroide nur bei Patienten mit besonders hohem Risiko. Diese Patienten wurden durch den Cuff-Leak-Test mit einem Leckagevolumen unter 110 ml identifiziert [27].

Andere, ebenfalls zu berücksichtigende Aspekte sind die Dauer der Beatmung, Dosierung und das Timing der Gabe sowie die Risiken für die Entwicklung des Stridors. Bei dem Zeitpunkt spielt der Umstand eine Rolle, dass die antiinflammatorische Wirkung erst 1–2 h nach der Gabe eintritt und das Maximum 2–24 h nach der Gabe erwartet werden kann. So hatte im Tiermodell die einmalige Gabe bei einem subglottischen Ödem keinen Effekt. François und Mitarbeiter benutzten ein Regime von 20 mg Methylprednisolon 12 h vor der geplanten Extubation mit einer Wiederholung alle 4 h vor der Extubation [17]. Bei Kindern war kein Effekt beim Auftreten eines laryngealen Ödems nach Kortikoiden nachzuweisen [1].

Adrenalinvernebelung

Nach pharmakologischen Gesichtspunkten könnte die Vernebelung von Adrenalin ebenfalls günstige Effekte haben. Adrenalin wirkt durch die Konstriktion von vaskulären Muskelzellen, die Verminderung der Durchblutung führt zu einer Verringerung des Ödems. Es gibt mehrere positive Studien über die Anwendung bei Neugeborenen, obwohl eine Cochrane-Analyse zu dem Ergebnis kommt, es gäbe weder eine positive noch eine negative Empfehlung [16], was ein Update in 2009 noch einmal unterstreicht.

▶ **Positive Effekte bei Erwachsenen.** Bei Erwachsenen scheint die Vernebelung von Adrenalin hingegen positive Effekte zu haben, sowohl mit razemischem als auch mit l-Adrenalin [39]. Randomisierte Studien fehlen sowohl für Kinder als auch für Erwachsene. Die herkömmliche Dosis beträgt 1 mg in 5 ml isotonischer Kochsalzlösung über einen Vernebler [33]. Allerdings sollten insbesondere Erwachsene mit koronarer Herzerkrankung engmaschig überwacht und Risiken und Nebenwirkungen abgewogen werden.

Merke
Vor jeder Extubation sollte eine Risikoabwägung in Bezug auf einen Postextubationsstridor erfolgen [44]; ein Ablaufschema findet sich in ▶ Abb. 2.21.

Invasive Maßnahmen

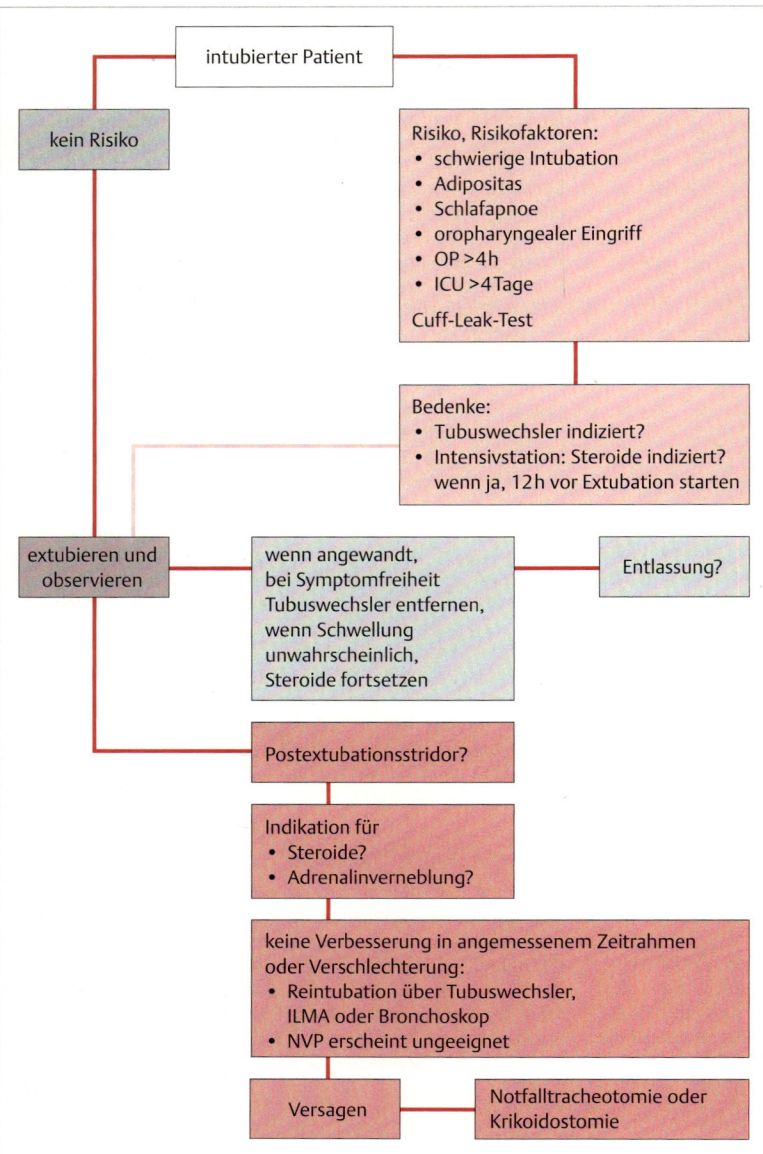

Abb. 2.21 Vorgehen bei Extubation. ICU = Intensive Care Unit; ILMA = Intubationslarynxmaske; NPV = negative Druckbeatmung.

2.3.11 Dekanülierung nach Tracheotomie

Indikationen für eine Tracheotomie sind Weaning-Versagen, ein eingeschränkter neurologischer Status, exzessive pulmonale Sekretion und obere Atemwegsobstruktion. Bei dieser Patientengruppe kann die Extubation ebenfalls schwierig werden. Einige Punkte sollten sowohl in der Phase des Weanings als auch der akzidentellen Extubation Beachtung finden.

Jeder Patient mit einem schwierigen Atemweg sollte eine chirurgische Tracheotomie erhalten. Ein Verlust des Atemwegs während einer Dilatationstracheotomie kann zu schwerwiegenden Komplikationen führen. Bei der chirurgischen Tracheotomie ist in der Regel durch die chirurgische Fixierung der Trachealöffnung eine Öffnung des Luftwegs gegeben.

▶ **Akzidentelle Dekanülierung.** Es gibt jedoch auch „Unfälle", bei denen es zu einer akzidentellen Dekanülierung kommt. Das Risiko ist dabei eindeutig erhöht, wenn eine dilatative Tracheotomie durchgeführt wurde. Insbesondere in den ersten 7 Tagen nach Durchführung der Tracheotomie ist noch kein subkutaner Weg geformt. In dieser Situation darf nach 1, maximal 2 Reinsertionsversuchen nicht mit einer translaryngealen Intubation gezögert werden. Nach etwa 7 Tagen kann die Reinsertion in der Regel problemlos erfolgen. Der Erfolg sollte durch den Nachweis von CO_2 oder fiberoptisch geprüft werden.

Es sind jedoch auch Situationen denkbar, in denen ein Austausch unvermeidbar ist. Dazu gehört eine Sekretverlegung, eine Cuff-Ruptur oder zu kurze Kanülen aus Tracheotomiesets, die für adipöse Patienten zu klein sind. Dieser Austausch sollte auf jeden Fall mit einem Tubuswechsler oder einem Tubus mit kleinerem Durchmesser als Leitschiene durchgeführt werden. Ebenso eignen sich bei älteren Tracheotomien auch Absaugkatheter.

▶ **Alternativen zur Dekanülierung.** Vor der Extubation sollten alle Umstände, die zu der Tracheotomie geführt haben, überstanden sein. Wenn der Patient nicht für eine Dekanülierung geeignet erscheint, gibt es mehrere Alternativen. Dazu zählen die Langzeittracheotomie mit einer internen Kanüle, der Schlafapnoetubus, die chirurgische Therapie einer Obstruktion, die Stimmbandchirurgie, die nicht invasive Beatmung mit einem Tracheotomietubus oder der Luftwegstent bei Tracheomalazie [40].

2.3.12 Trainingsprogramme

Atemwegsprobleme treten selten auf. Wenn sie sich ereignen, sind die Folgen oft katastrophal. Fast ausschließlich ist ein unverzügliches Handeln notwendig. Teilnehmer eines Trainingsprogramms geben zu 81 % an, noch nie in eine CICV-Situation verwickelt gewesen zu sein [30]. Damit war jedoch jeder Fünfte bereits mit einer derartigen Situation konfrontiert worden und dürfte von einer guten Vorbereitung profitiert haben. Der Erfolg von Trainingsmaßnahmen bleibt nicht aus. So griffen nach einer Schulung die Teilnehmer schneller zu einer Larynxmaske oder einer Intubationslarynxmaske. Auch in der CICV-Situation gingen die Absolventen entschiedener zu Werke: Nach dem Training wurde früher koniotomiert oder ein Manujet-Ventilator eingesetzt.

▶ **Korrekte Anwendung noch nicht von allen beherrscht.** Die Anwendung dieser Techniken ist aber nicht nur positiv zu sehen, denn sie beinhalten auch ein erhebliches Komplikationsrisiko. Obwohl bei der Fortbildung mehr als jeder Dritte über den Facharztstatus verfügt, war nur jeder Fünfte zu einer korrekten Anwendung der Methode in der Lage.

Ein anderer Nebeneffekt ergab sich für die Einrichtung, aus der die Teilnehmer stammten. Diese überprüfte ihre Instrumente zur Beherrschung des schwierigen Atemwegs und ein Drittel der Einrichtungen schaffte neue Instrumente für den Umgang mit dieser Situation an. Derzeit besitzen noch ein Drittel der deutschen Universitätskliniken keinen Instrumentenwagen für den schwierigen Atemweg [21]. Dabei ist nicht wichtig, möglichst viel und alles zu haben, sondern eine sinnvolle Auswahl zu treffen. Nur ausgewählte Instrumente werden sicher beherrscht. Für das Erlernen bleibt in der Notfallsituation keine Zeit.

Individuelle Algorithmen

Viele der nationalen Fachgesellschaften haben einen Algorithmus zur Beherrschung des schwierigen Atemwegs verfasst (Kap. 2.3.2 und 2.3.7). Sie sind aber weder als „Kochrezept" noch als allgemeingültige Handlungsanweisung zu verstehen. Letzteres kann auch nicht erwartet werden, da ein allgemeingültiger, verständlicher und dazu noch übersichtlich verfasster Algorithmus nicht die Besonderheiten jeder Einrichtung berücksichtigen kann.

▶ **Regelmäßige Unterweisung.** Die Auswahl der Hilfsmittel obliegt daher der Klinikleitung, die sich an dem Patientengut orientieren und eine entsprechende Schulung mit den vorhandenen Instrumenten organisieren muss. Diese sollten unter entsprechenden Vorsichtsmaßnahmen und nach einer gebotenen Nutzen-Risiko-Abwägung auch in der klinischen Routine eingesetzt werden. Der individuelle Algorithmus sollte allen bekannt sein und das Personal ist regelmäßig zu unterweisen.

Sollte eine Intubation schwierig sein oder nicht gelingen, ist der Ausweis der DGAI auszustellen. Dieses ist ein fürsorglicher Akt gegenüber dem Patienten und ein kollegiales Verhalten gegenüber dem Intensivmediziner, der mit den Schwierigkeiten zu einem späteren Zeitpunkt erfolgreich umgehen muss.

Kernaussagen

Klinische Relevanz des schwierigen Atemwegs
Grundsätzlich sollte bei einem zu erwartenden schwierigen Atemweg erst *nach* der sicheren Etablierung des Atemwegs die Narkoseeinleitung erfolgen.

Definition und Vorhersage des schwierigen Atemwegs
Kein Test kann sicher den schwierigen Atemweg vorhersagen. Die Kombination verschiedener Tests und eine gründliche Untersuchung auf Hinweise erhöhen die Treffsicherheit.

Schwierige Maskenbeatmung
Der schwierige Atemweg auf der Intensivstation ist häufig ein Notfall, da die Intubation nur selten Aufschub duldet. Eine Vermeidung der Intubation oder eine präinterventionelle Optimierung ist nur selten möglich. Daher sollte bereits bei der Aufnahme das individuelle Risiko für den schwierigen Atemweg und für eine eventuell schwierige Maskenbeatmung eingeschätzt werden.

Wann sollte eine Wachintubation vorgenommen werden?
Die Wahl des Vorgehens hängt wesentlich von der Toleranz gegenüber einer Apnoephase ab. Dabei sind neben den anatomischen Besonderheiten die Vorerkrankungen und die Wirkungsdauer des Anästhetikums zu berücksichtigen.

Fiberoptische Intubation
Die Anwendung der zur Verfügung stehenden Hilfsmittel sollte regelmäßig von allen Mitarbeitern trainiert werden. Dabei ist eine Auswahl der eingesetzten Hilfsmittel zu treffen. Unverzichtbare Bestandteile sind neben dem Macintosh-Laryngoskop das Videolaryngoskop und das Fiberbronchoskop.

Unerwartet schwieriger Atemweg: Algorithmen
In Anlehnung an die Algorithmen der Fachgesellschaften sollte ein hauseigener Algorithmus erstellt werden, der die lokalen Gegebenheiten berücksichtigt. Dabei ist eine Auswahl an Hilfsmitteln und Maßnahmen zu treffen.

Einfache Maßnahmen und Hilfsmittel
Als unabdingbare Voraussetzung für ein gutes Gelingen gilt bei allen manuellen Verrichtungen eine Lagerung des Patienten, mit der auch schwierige Situationen überwunden werden können. In Bezug auf den Bereich der Intubation ist daher zu überprüfen, ob durch eine verbesserte Kopfposition die Bedingungen für eine Intubation optimiert werden können.

Probleme mit der Maskenbeatmung
Die ASA betrachtet das Absetzen eines Hilferufs als wichtigste Maßnahme. Dann sollte ein starres Bronchoskop zum Einsatz kommen, der Combitubus oder die transtracheale Jet-Ventilation. Bei Versagen werden die chirurgische Tracheotomie oder die Koniotomie empfohlen.

Extubation nach schwieriger Intubation
Neben der schwierigen Intubation gilt es, für die Extubation nach schwieriger Intubation verschiedene Vorgehensweisen zu beachten. Das gilt für die akzidentielle Extubation wie für das geplante Weaning nach Intubation oder nach Tracheotomie.

Dekanülierung nach Tracheotomie
Vor der Extubation sollten alle Umstände, die zu der Tracheotomie geführt haben, überstanden sein. Wenn der Patient nicht für eine Dekanülierung geeignet erscheint, gibt es mehrere Alternativen. Dazu zählen die Langzeittracheotomie mit einer internen Kanüle, der Schlafapnoetubus, die chirurgische Therapie

einer Obstruktion, die Stimmbandchirurgie, die nicht invasive Beatmung mit einem Tracheotomietubus oder der Luftwegstent bei Tracheomalazie.

Trainingsprogramme
Nur das regelmäßige Training und die regelmäßige Anwendung verhelfen dazu, in der Akutsituation mit besonnenem und sicherem Vorgehen eine stets potenziell lebensbedrohliche Komplikation vermeiden zu können.

Literatur

[1] Ahne DS, Kim YB, Lee YH et al. Fatty acis directly increase the activity of Ca(2+)-activated activated K+-channels in rabbit coronary smooth muscle cells. Yonsei Med J 1994; 35: 10–24

[2] Airway ASoATFoMotD. Practice guidelines for management of the difficult airway. A report by the American Society of Anesthesiologists Task Force on Management of the Difficult Airway. Anesthesiology 1993; 78: 597–602

[3] American Society of Anesthesiologists Task Force on Management of the Difficult Airway. Practice guidelines for management of the difficult airway: an updated report by the American Society of Anesthesiologists Task Force on Management of the Difficult Airway. Anesthesiology 2003; 98: 1269–1277

[4] Benumof JL. Management of the difficult adult airway. With special emphasis on awake tracheal intubation. Anesthesiology 1991; 75: 1087–1110

[5] Benumof JL. Preoxygenation: Best method for both efficacy and efficiency. Anesthesiology 1999; 91: 603–605

[6] Birmingham PK, Cheney FW, Ward RJ. Esophageal intubation: a review of detection techniques. Anesth Analg 1986; 65: 886–891

[7] Boisson-Bertrand D, Bourgain JL, Camboulives J et al. Intubation difficile. Société Française d'Anesthésie et de Réanimation. Expertise collective. Annales Françaises d'Anesthésie et de Réanimation 1996; 15: 207–214

[8] Braun U, Goldmann K, Hempel V et al. Airway Management – Leitlinie der Deutschen Gesellschaft für Anästhesiologie und Intensivmedizin. Anästh Intensivmed 2004; 45: 302–306

[9] Brodsky JB, Lemmens HJ, Brock-Utne JG et al. Morbid obesity and tracheal intubation. Anesth Analg 2002; 94: 732–736

[10] Cavus E, Bein B, Dorges V. Atemwegsmanagement – Videoassistierte Verfahren. Anasthesiol Intensivmed Notfallmed Schmerzther 2011; 46: 588–596

[11] Cheney FW, Posner KL, Lee LA et al. Trends in anesthesia-related death and brain damage: a closed claims analysis. Anesthesiology 2006; 105: 1081–1086

[12] Cook TM, Hommers C. New airways for resuscitation? Resuscitation 2006; 69: 371–387

[13] Cooper RM. The use of an endotracheal ventilation catheter in the management of difficult extubations. Can J Anaesth 1996; 43: 90–93

[14] Cormack RS, Lehane J. Difficult tracheal intubation in obstetrics. Anaesthesia 1984; 39: 1105–1111

[15] Crosby ET, Cooper RM, Douglas MJ et al. The unanticipated difficult airway with recommendations for management. Can J Anaesth 1998; 45: 757–776

[16] Davies MW, Davis PG. Nebulized racemic epinephrine for extubation of newborn infants. Cochrane Database Syst Rev 2002; CD 000 506

[17] Francois B, Bellissant E, Gissot V et al. 12-h pretreatment with methylprednisolone versus placebo for prevention of postextubation laryngeal oedema: a randomised double-blind trial. Lancet 2007; 369: 1083–1089

[18] Frass M, Frenzer R, Zdrahal F et al. The esophageal tracheal combitube: preliminary results with a new airway for CPR. Ann Emerg Med 1987; 16: 768–772

[19] Frerk CM. Predicting difficult intubation. Anaesthesia 1991; 46: 1005–1008

[20] Garnett AR, Gervin CA, Gervin AS. Capnographic waveforms in esophageal intubation: effect of carbonated beverages. Ann Emerg Med 1989; 18: 387–390

[21] Goldmann K, Braun U. Airway management practices at German university and university-affiliated teaching hospitals – equipment, techniques and training: results of a nationwide survey. Acta Anaesthesiol Scand 2006; 50: 298–305

[22] Heidegger T, Gerig HJ, Henderson JJ. Strategies and algorithms for management of the difficult airway. Best Pract Res Clin Anaesthesiol 2005; 19: 661–674

[23] Henderson JJ, Popat MT, Latto IP et al. Difficult Airway Society guidelines for management of the unanticipated difficult intubation. Anaesthesia 2004; 59: 675–694

[24] Hillebrand H, Motsch J. Larynxmaske – Möglichkeiten und Grenzen. Anaesthesist 2007; 56: 617–630

[25] Hung OR, Pytka S, Morris I et al. Clinical trial of a new light-wand device (Trachlight) to intubate the trachea. Anesthesiology 1995; 83: 509–514

[26] Jaber S, Amraoui J, Lefrant JY et al. Clinical practice and risk factors for immediate complications of endotracheal intubation in the intensive care unit: a prospective, multiple-center study. Crit Care Med 2006; 34: 2355–2361

[27] Jaber S, Jung B, Chanques G et al. Effects of steroids on reintubation and post-extubation stridor in adults: meta-analysis of randomised controlled trials. Crit Care 2009; 13: R49

[28] Kantonsspital St. Gallen IfA. Algorithmus schwieriger Atemweg. St. Gallen; 2008

[29] Khemani RG, Randolph A, Markovitz B. Corticosteroids for the prevention and treatment of post-extubation stridor in neonates, children and adults. Cochrane Database Syst Rev 2009; CD 001 000

[30] Kuduvalli PM, Jervis A, Tighe SQ et al. Unanticipated difficult airway management in anaesthetised patients: a prospective study of the effect of mannequin training on management strategies and skill retention. Anaesthesia 2008; 63: 364–369

[31] Langeron O, Bourgain JL, Laccoureye O et al. Stratégies et algorithmes de prise en charge d'une difficulté de contrôle des voies aériennes: question 5. Société Francaise d'Anesthésie et de Réanimation. Ann Fr Anesth Reanim 2008; 27: 41–45

[32] Lavery GG, McCloskey BV. The difficult airway in adult critical care. Crit Care Med 2008; 36: 2163–2173

[33] MacDonnell SP, Timmins AC, Watson JD. Adrenaline administered via a nebulizer in adult patients with upper airway obstruction. Anaesthesia 1995; 50: 35–36

[34] Mallampati SR, Gatt SP, Gugino LD et al. A clinical sign to predict difficult tracheal intubation: a prospective study. Can Anaesth Soc J 1985; 32: 429–434

[35] Miller KA, Harkin CP, Bailey PL. Postoperative tracheal extubation. Anesth Analg 1995; 80: 149–172

[36] Miller RL, Cole RP. Association between reduced cuff leak volume and postextubation stridor. Chest 1996; 110: 1035–1040

[37] Mort TC. Continuous airway access for the difficult extubation: the efficacy of the airway exchange catheter. Anesth Analg 2007; 105: 1357–1362

[38] Navalesi P, Frigerio P, Moretti MP et al. Rate of reintubation in mechanically ventilated neurosurgical and neurologic pa-

tients: evaluation of a systematic approach to weaning and extubation. Crit Care Med 2008; 36: 2986–2992
[39] Nutman J, Brooks LJ, Deakins KM et al. Racemic versus l-epinephrine aerosol in the treatment of postextubation laryngeal edema: results from a prospective, randomized, double-blind study. Crit Care Med 1994; 22: 1591–1594
[40] O'Connor HH, White AC. Tracheostomy decannulation. Respir Care 2010; 55: 1076–1081
[41] Ochoa ME, Marin Mdel C, Frutos-Vivar F et al. Cuff-leak test for the diagnosis of upper airway obstruction in adults: a systematic review and meta-analysis. Intensive Care Med 2009; 35: 1171–1179
[42] Peterson G, Domino KB, Caplan RA et al. Management of the difficult airway – a closed claims analysis. Anesthesiology 2005; 103: 33–39
[43] Rosenstock C, Ostergaard D, Kristensen MS et al. Residents lack knowledge and practical skills in handling the difficult airway. Acta Anaesthesiol Scand 2004; 48: 1014–1018
[44] Wittekamp BH, van Mook WN, Tjan DH et al. Clinical review: postextubation laryngeal edema and extubation failure in critically ill adult patients. Crit Care 2009; 13: 233
[45] Yamamura H, Yamamoto T, Kamiyama M. Device for blind nasal intubation. Anesthesiology 1959; 20: 221

2.4 Tracheotomie

M. Brauer, R. Gottschall, A. Müller

2.4.1 Definitionen und historischer Überblick

> **Definition**
> - Eine Tracheotomie ist eine Eröffnung der Luftröhre. Unterschieden wird eine *chirurgische Tracheotomie* von einer *Punktionstracheotomie*. Ein chirurgisches Tracheostoma kann vollepithelisiert, teilepithelisiert oder nicht epithelisiert sein. Eine Punktionstracheotomie wird derzeit üblicherweise entweder nach Ciaglia, nach Griggs, nach Fantoni, nach Frova oder nach Zgoda angelegt (s. unten).
> - Weiterhin wird eine *primäre Tracheotomie* zur Etablierung eines Luftwegs bei einem Atemwegsnotfall von einer *sekundären Tracheotomie*, die ein Elektiveingriff bei gesichertem Atemweg ist, unterschieden. Einer primären Tracheotomie (in Lokalanästhesie) kann beim bereits eingetretenen Atemwegsnotfall (je nach Dringlichkeit) zunächst eine (chirurgische bzw. methodisch andere) *Koniotomie* vorausgehen.
> - Als *Minitracheotomie* wird das Einbringen einer ca. 3 mm durchmessenden Kanüle zwischen Schild- und Ringknorpel bezeichnet. Diese Kanüle dient nicht der Beatmung, sondern lediglich der Entfernung von Trachealsekret, wenn der Patient nicht in der Lage ist, sein Sekret selbst zu mobilisieren [35].

▶ **Geschichte der Tracheotomie.** Die Tracheotomie ist eine der ältesten Operationen überhaupt. Es gibt Hinweise, dass derartige Eingriffe bereits von den Ägyptern und Indern vor 3500 Jahren durchgeführt wurden [9]. Trendelenburg beschrieb 1870 als erster die Verwendung eines Tracheotomietubus mit Cuff [55]. Die modernen chirurgischen Techniken wurden Anfang des 20. Jahrhunderts beschrieben [39] und haben sich seitdem nur wenig geändert.

2.4.2 Indikation zur Tracheotomie bei Langzeitbeatmung

▶ **Zeitpunkt.** Die Indikation und der beste Zeitpunkt für eine Tracheotomie bei Langzeitbeatmung sind weiterhin nicht endgültig geklärt. Wurden in den Jahren 1974–1975 55% der Patienten, die länger als 7 Tage beatmet wurden, tracheotomiert, so wurden 1980–1981 nur noch 8,5% der Patienten einer vergleichbaren Gruppe diesem Eingriff unterzogen. Man war der Meinung, dass bei besonders sorgfältigen Pflegemaßnahmen und Verwendung von Trachealtuben mit verbesserten Materialeigenschaften die translaryngeale Intubation langzeitbeatmeter Intensivpatienten allgemein empfohlen werden kann [58].

1989 wurde im Rahmen einer Konsensuskonferenz empfohlen, bei einer geplanten Beatmungszeit von bis zu 10 Tagen nicht zu tracheotomieren, eine Tracheotomie durchzuführen, wenn eine Beatmungsdauer von mehr als 21 Tagen angenommen wurde und Patienten, bei denen dieses nicht sicher absehbar wäre, täglich neu zu evaluieren und ggf. dann zügig zu tracheotomieren [46]. Die Hoffnung, den klinischen Verlauf gemessen an der Rate ventilatorassoziierter Pneumonien, der Beatmungstage, des ICU-Aufenthalts oder auch der Mortalität durch eine frühzeitige Tracheotomie (z. B. Tag 3–5) günstig zu beeinflussen, hat sich in neuen Studien mit zum Teil sehr hohen Patientenzahlen bislang nicht bestätigen lassen [8, 19, 52], sodass es bislang keine zwingenden Gründe gibt, den Empfehlungen von 1989 nicht mehr zu folgen.

▶ **Tracheale Veränderungen.** Pathologische Veränderungen der Trachea sind seit der Verwendung von Tuben mit Hochvolumen-Niederdruck-Cuffs, der Kontrolle des Cuff-Drucks sowie der Einstellung dieses Drucks entsprechend den momentanen Erfordernissen des Patienten seltener und weniger schwerwiegend geworden [7]. Ihre Rate ließ sich durch eine frühzeitige Tracheotomie wohl auch nicht wesentlich vermindern. Hier sind eventuelle Fortschritte durch den Einsatz automatischer Cuff-Druckregler zu erhoffen.

▶ **Laryngeale Veränderungen.** Diese Veränderungen werden hervorgerufen durch einen translaryngeal eingeführten Trachealtubus und sind weiterhin regelmäßig zu beobachten. Besonders gefährdet sind Frauen und hiervon wiederum insbesondere Diabetikerinnen [33, 51]. Neben morphologisch fassbaren Schädigungen treten auch funktionelle Schäden im Sinne von Störungen der Schluck- oder Sprechfunktion auf [18, 33, 56]. Intensivmediziner realisieren die morphologisch fassbaren oder funktionellen Veränderungen häufig nicht, da sie oft erst 12–42 Tage (zum Teil noch später) nach Extubation symptomatisch werden [6].

Mechanismen der Schädigung sind zum einen Scheuern des Tubus an der Schleimhaut und – wahrscheinlich wichtiger – Drucknekrosen, die durch den Tubus selbst verursacht werden. Prädilektionsstellen sind die Aryknorpel und Stimmbänder, die hintere Glottisregion sowie die Subglottis mit der Innenseite des Ringknorpels. Im Tierversuch war das Ausmaß der laryngealen Schäden von der Größe des verwendeten Tubus abhängig [6]. Wahrscheinlich vermindert die Verwendung kleinerer Tuben (ca. 8 mm Innendurchmesser für den normal großen männlichen Erwachsenen) auch beim Menschen die Rate der laryngealen Schäden [7].

▶ **Dauer der translaryngealen Intubation.** Welchen Einfluss die Dauer der translaryngealen Intubation auf das Ausmaß des laryngealen Schadens wirklich hat, ist bis jetzt nicht abschließend geklärt. In einer Studie am Tiermodell sah man das Maximum der laryngealen Schäden am 7. Intubationstag, eine weitere Verlängerung der Intubation bewirkte keine Zunahme dieser Schäden [7]. In einer prospektiven Studie an Patienten wurde bei zunehmender Intubationsdauer eine zunehmende Häufigkeit einer Stenose der hinteren Kommissur gefunden [57]. In einer Untersuchung, die die Auswirkungen einer Tracheotomie am 14. Beatmungstag mit einer Tracheotomie am 3.–4. Beatmungstag vergleicht, waren in beiden Gruppen laryngotracheale Veränderungen nicht statistisch signifikant unterschiedlich häufig [21]. Auch wenn es zu erwarten ist, so ist doch bis heute nicht abschließend geklärt, ob sich durch eine frühzeitige Tracheotomie die Rate an laryngotrachealen Schäden wirklich vermindern lässt und zu welchem exakten Zeitpunkt bei welcher Patientengruppe unter diesem Aspekt eine „frühzeitige" Tracheotomie zu erfolgen hat.

Merke

Wegen einer deutlich höheren Komplikationsrate (insbesondere Trachealstenosen) bei Kindern und einer geringeren Komplikationsrate der translaryngealen Intubation wird die Indikation zur Tracheotomie in dieser Altersgruppe sehr zurückhaltend gestellt [51].

▶ **Einfluss auf den Behandlungsverlauf.** Entscheidender als die Auswirkungen des Zeitpunkts der Tracheotomie auf lokale Veränderungen ist jedoch ihr Einfluss auf den gesamten Behandlungsverlauf des Intensivpatienten. So konnte in einer retrospektiven Analyse von 2005 an über 2000 Patienten mit unterschiedlichen Krankheitsbildern herausgearbeitet werden, dass der Zeitpunkt der Tracheotomie signifikant mit der Dauer der Beatmung, dem ITS-Aufenthalt sowie dem Krankenhausaufenthalt korrelierte [28]. In einer Metaanalyse, ebenfalls von 2005, konnte Griffith zeigen, dass durch eine frühzeitige Tracheotomie (5–7 Tage) die Beatmungszeit sowie die Aufenthaltsdauer auf der ITS kürzer wurden [31]. In einer Untersuchung von Rumbak an 120 internistischen Patienten wurde auch die Mortalität und die Pneumonierate durch eine frühe (≤ 48 h) Tracheotomie gegenüber einer späten Tracheotomie (≥ 14–16 Tage) statistisch signifikant günstig beeinflusst [48]. Neue Untersuchungen konnten diese positiven Ergebnisse jedoch nicht bestätigen. Weder in der Untersuchung von Blot, die allerdings eine zu geringe Fallzahl aufweist noch in der Untersuchung von Terrangi oder in dem Tracman-Trial aus England wurden die Mortalität, die Rate an ventilatorassoziierten Pneumonien und die Intensiv- oder Krankenhausaufenthaltsdauer durch eine frühzeitige Tracheotomie positiv beeinflusst [8, 19, 52].

▶ **Vorteile der Tracheotomie.** Viele weitere Vorteile einer Tracheotomie beziehen sich insbesondere auf den Patienten- und Pflegekomfort. Die Vorteile einer Tracheotomie sind:
- verminderte Resistance, damit geringere Atemarbeit;
- reduzierter Sedierungsbedarf;
- Erleichterung der Mundpflege und Tracheobronchialtoilette;
- Erleichterung der Kommunikation (insbesondere durch Einsatz spezieller Sprechkanülen, Sprechaufsätze und Tracheostomastents);
- Erleichterung der Mobilisierung, Physiotherapie und Rehabilitation;
- Fixierung der Kanüle sicherer möglich;
- Replatzierung der Trachealkanüle leichter möglich (gilt nicht für eine Punktionstracheotomie vor Ablauf des 7. postoperativen Tages!);
- oraler Nahrungsaufbau leichter möglich;
- schnellere Entwöhnung vom Respirator (?);
- Verkürzung des Intensivaufenthalts (?);
- Verminderung des Ausmaßes laryngealer Schäden;
- geringere Inzidenz paranasaler Sinusitiden.

Praxistipp

Um die Vorteile einer Tracheotomie optimal zu nutzen, ist die Etablierung von Pflegestandards erforderlich, die sich u. a. auf die Cuff-Druckproblematik, die Hygiene des extubierten Larynx und der Mundhöhle, die Tracheostomapflege, die Tracheobronchialtoilette, die Fixierung, die Lagerung, den Wechsel und die Physiotherapie beziehen müssen.

2.4.3 Punktionstechniken und chirurgische Techniken

Punktionstracheotomie mittels Dilatatoren

Die Beschreibung der Punktionstracheotomie mittels Dilatatoren erfolgte durch Ciaglia 1985 [14].

▶ **Vorbereitungen.** Zur Tracheotomie wird bei intubierten Patienten die Sauerstoffkonzentration auf 100 % erhöht, der Patient ausreichend analgosediert und relaxiert und die Beatmung auf ein kontrolliertes Beatmungsverfahren so umgestellt, dass Ventilation und Oxygenation gewährleistet sind.

Nach sorgfältiger Reinigung und Absaugung der Mundhöhle wird der Patient so gelagert, dass die notwendigen anatomischen Landmarken identifizierbar sind, die Haut im Bereich der geplanten Tracheotomie desinfiziert und um das Operationsfeld steril abgedeckt ist. Anschließend werden die Cartilago thyreoidea, die Cartilago cricoidea sowie die Incisura juguli identifiziert und markiert.

▶ **Inzision, Präparation.** Die Injektion von ca. 4 ml eines Lokalanästhetikums mit Vasokonstriktorzusatz im Bereich des Operationsgebietes ist sinnvoll, um die Blutungsneigung zu verringern. Die Haut wird auf 1,5–2 cm Länge horizontal auf der Höhe zwischen dem zweiten und dritten Trachealknorpel inzidiert und anschließend (abweichend von der Originalbeschreibung) stumpf bis auf die prätracheale Faszie präpariert. Eine gute Blutstillung ist mit Ligaturen zu erzielen, ein Elektrokauter wird auf der Intensivstation in der Regel nicht verfügbar sein.

Anschließend wird ein geeignetes Fiberbronchoskop in den Tubus eingeführt, der Unterrand des Tubus mit dem Bronchoskop dargestellt [42] und Tubus sowie Bronchoskop werden bis zum Punkt der maximalen Diaphanoskopie in Höhe der Hautinzision zurückgezogen. In dieser Phase besteht immer die Gefahr der akzidentellen Extubation, sodass eine Tubusführung durch eine weitere Hilfsperson notwendig ist.

▶ **Punktion.** Die Punktion der Trachea erfolgt unter fiberendoskopischer Kontrolle exakt in der Mittellinie optimal zwischen der zweiten und dritten Knorpelspange, eventuell auch tiefer. Bei einer zu hohen Punktion besteht die Gefahr, dass die Trachealkanüle auf dem Ringknorpel reitet und diesen schädigt. Bei einer zu tiefen Punktion besteht die Gefahr, dass die Trachealkanüle in die Nähe einer großen, eventuell elongierten Halsarterie gelangt und es zu Arrosionsblutungen kommt. Alternativ kann die Punktion der Trachea, wie von Ciaglia beschrieben, unter fiberendoskopischer Kontrolle direkt nach dem Hautschnitt ohne vorherige stumpfe Präparation des prätrachealen Gewebes erfolgen [14].

▶ **Dilatation.** Durch die Kanüle wird ein Seldinger-Draht eingeführt. Über den Seldinger-Draht wird ein erster Dilatator geschoben und anschließend der Seldinger-Draht mit einem dünnen Kunststoffkatheter armiert. Dadurch soll verhindert werden,

2.4 Tracheotomie

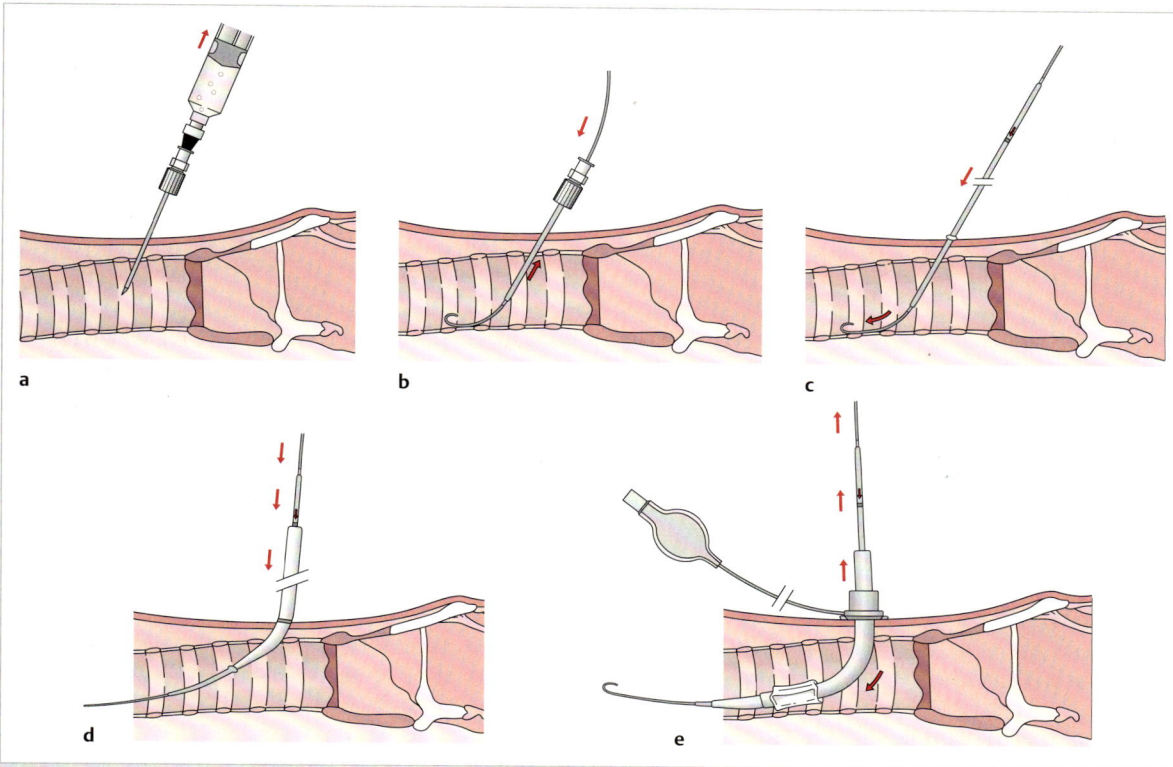

Abb. 2.22 a–e Tracheotomie nach Ciaglia.
a Punktion der Trachea unter bronchoskopischer Kontrolle nach Hautschnitt und Präparation des prätrachealen Gewebes.
b Einführen des Seldinger-Drahtes.
c Armierung des Seldinger-Drahtes mit dem Kunststoffkatheter.
d Dilatation.
e Einführen der Trachealkanüle.

dass der Seldinger-Draht bei den folgenden Dilatationsmanövern abknickt und die Pars membranacea der Trachea verletzt wird.

Anschließend wird die Trachea mit Dilatatoren zunehmenden Durchmessers auf die zur Aufnahme der Trachealkanüle erforderliche Größe dilatiert. Hierbei ist darauf zu achten, dass der Seldinger-Draht in seiner korrekten Position verbleibt und dass die Dilatatoren nicht weiter als bis zur Markierung eingeführt werden, um das Risiko einer Trachealhinterwandverletzung zu minimieren.

Alternativ kann die Dilatation auch in einem einzigen Schritt mit dem Blue-Rhino-Dilatator erfolgen. Da nur einmalig dilatiert werden muss, ist bei diesem Vorgehen die Gefahr der Tracheahinterwandverletzung, der perioperativen Blutungsepisoden und der Atemwegsobstruktion reduziert.

▶ **Einführen der Trachealkanüle.** Nach Abschluss der Dilatation wird in die Trachealkanüle ein passender Dilatator als Obturator eingeführt, die Trachealkanüle wird über den Seldinger-Draht in die Trachea eingeführt, geblockt, die endotracheale Lage durch Kapnografie und Bronchoskopie verifiziert, die Trachealkanüle ausreichend fixiert und der Endotrachealtubus mit dem Bronchoskop entfernt.

Die Technik der Tracheotomie mittels Dilatatoren nach Ciaglia ist in ▶ Abb. 2.22 a–e dargestellt.

Punktionstracheotomie mittels einer Dilatationspinzette

Die Beschreibung der Punktionstracheotomie mittels einer stumpfen Dilatationspinzette erfolgte 1991 durch Griggs u. Mitarbeiter [32].

Das Vorgehen entspricht bis auf die Technik der Dilatation der Tracheotomie mittels Dilatatoren.

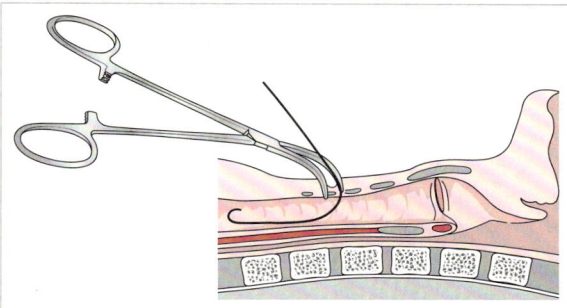

Abb. 2.23 Tracheotomie nach Griggs.
Einführen der Dilatationspinzette. Eröffnung der Trachea durch Spreizen der Dilatationspinzette.

Invasive Maßnahmen

▶ **Dilatation.** Die geschlossene Dilatationspinzette wird über den Seldinger-Draht mit ihrer Spitze in die Trachea eingeführt. Es ist darauf zu achten, dass sich der Seldinger-Draht jederzeit frei in der Trachea bewegen lässt als Zeichen dafür, dass der Draht nicht abgeknickt ist. Durch Öffnen der Dilatationspinzette wird die Trachea so weit eröffnet, dass die gewählte Trachealkanüle eingeführt werden kann.

Die Technik der Tracheotomie mittels einer Dilatationspinzette nach Griggs ist in ▶ Abb. 2.23 dargestellt.

Punktionstracheotomie mittels eines schraubenartigen Dilatators

Die Technik der Punktionstracheotomie mittels eines schraubenartigen Dilatators wurde 2002 von Frova vorgestellt [30].

Das Vorgehen entspricht bis auf die Technik der Dilatation der Tracheotomie mittels Dilatatoren.

▶ **Dilatation.** Der mit einem Gewinde versehene Dilatator wird auf den Seldinger-Draht gefädelt und unter bronchoskopischer Sicht im Uhrzeigersinn in die Trachea eingedreht. Sobald das Gewinde gefasst hat, kann die Trachea durch leichten Zug am Dilatator offengehalten werden. Ist der zylindrische Teil des Dilatators in der Trachea sichtbar, ist die maximale Dilatation erreicht und der Dilatator wird durch Drehen in der entgegengesetzten Richtung entfernt.

Die Technik der Tracheotomie mittels eines schraubenartigen Dilatators ist in ▶ Abb. 2.24 dargestellt.

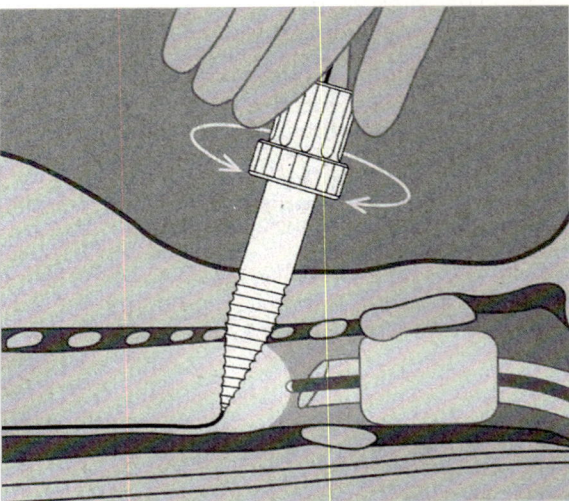

Abb. 2.24 Tracheotomie nach Frova. Eröffnung der Trachea mittels des schraubenartigen Dilatators, der über den Seldingerdraht geführt wird.

Punktionstracheotomie mittels eines Ballons

Die Punktionstracheotomie mittels eines Ballons wurde von Zgoda 2005 vorgestellt [59].

Einschließlich der ersten Dilatation entspricht das Vorgehen der Tracheotomie mittels Dilatatoren.

▶ **Dilatation.** Über den liegenden Seldinger-Draht wird der Ballonkatheter in die Trachea geschoben. Die Dilatation der Trachea erfolgt durch Füllung des Ballons mit physiologischer Kochsalzlösung mit 11 bar mittels eines speziellen Inflationsgerätes. Nach Entleerung des Ballons kann die hinter dem Ballon platzierte Trachealkanüle ohne weitere Wechsel am Seldinger-Draht in die Trachea geschoben werden, anschließend werden Ballon und Seldinger-Draht entfernt.

Die Technik der Tracheotomie mittels eines Ballons ist in ▶ Abb. 2.25 dargestellt.

Translaryngeale Punktionstracheotomie

Die translaryngeale Punktionstracheotomie wurde von Fantoni 1993 vorgestellt [24].

▶ **Punktion und Einführen des Seldinger-Drahts.** Nach üblicher Vorbereitung des Patienten erfolgt ohne Hautinzision die Punktion der Trachea zwischen der 2. und 3. Trachealspange unter Kontrolle eines starren oder flexiblen Bronchoskops.

Der Seldinger-Draht wird entweder durch das starre Bronchoskop oder am liegenden Tubus vorbei oralwärts geschoben und ggf. unter Zuhilfenahme von Laryngoskop und Magill-Zange aus dem Mund herausgeführt und am anderen Ende mit einer Klemme gesichert. Nach Abschneiden des Führungsdrahtanteils des Seldinger-Drahts wird der Draht in die Spitze der Trachealkanüle geführt und geknotet.

Der Patient wird jetzt auf den beiliegenden speziellen Tubus mit einem Innendurchmesser von 4 mm und einem extragroßen Cuff umintubiert, der kurz vor der Carina platziert wird.

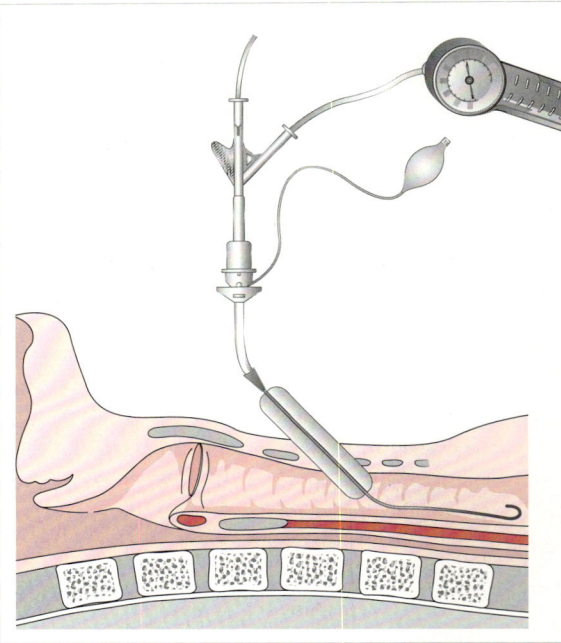

Abb. 2.25 Tracheotomie nach Zgoda.
Einführen der Insertionseinheit, bestehend aus dem leeren Ballon und der Trachealkanüle über den Seldinger-Draht, Dilatation durch Füllung des Ballons mit physiologischer Kochsalzlösung (11 bar) unter Verwendung eines speziellen Inflationsgerätes, Entlastung des Ballons und Einführen der Trachealkanüle sowie Entfernung des Ballons in einem Schritt.

▶ **Einführen der Trachealkanüle.** Die Trachealkanüle wird nun mittels des über einen Handgriff aufgewickelten Drahtes durch den Pharynx in die Trachea und weiter zwischen den Tracheaknorpeln bis in das Hautniveau gezogen. Nach Hautinzision, um den Durchtritt durch die Haut zu erleichtern, und weiterem Durchzug der Kanüle durch die Haut wird der Konus der Kanüle an der vorgesehenen Stelle abgetrennt, die Cuff-Leitung komplettiert und die Kanüle über dem beiliegenden Obturator in der Trachea senkrecht aufgerichtet. Durch Drehung der Kanüle um 180° und anschließendes Herunterschieben in Richtung auf die Trachealbifurkation gelangt der Cuff an die vorgesehene Endposition. Die Trachealkanüle wird mit dem Trachealkanülenflansch sowie einem Konnektor komplettiert, der intermediäre dünne Tubus wird entfernt, die Trachealkanüle geblockt und mit dem Beatmungsgerät konnektiert.

Die Technik der retrograden Tracheotomie nach Fantoni ist in ▶ Abb. 2.26 a–g dargestellt.

Chirurgische Tracheotomie

Es gibt eine Vielzahl von Varianten der chirurgischen Tracheotomie. Im Folgenden wird die seit vielen Jahren erfolgreich von der Klinik für HNO-Heilkunde des Universitätsklinikums Jena durchgeführte Technik dargestellt. Eine chirurgische Tracheotomie kann nicht nur primär indiziert sein, sondern auch zur Umwandlung eines dilatativ angelegten Stomas in ein permanentes Stoma bei länger dauernder Tracheostomaabhängigkeit.

Nach querem Hautschnitt wird durch das subkutane Fettgewebe unter Unterbindung etwaiger Venen auf die gerade Halsmuskulatur präpariert. Die Halsfaszie wird in der Linea alba zwischen den Muskelbäuchen der geraden Halsmuskulatur gespalten, die Muskelbäuche werden beiseite gedrängt, der Schilddrüsenisthmus von der Trachea abpräpariert, mit Klemmen unterfahren und ausgeklemmt, scharf durchtrennt und die Stümpfe mit einer Naht versorgt. Die Trachea wird zwischen dem 2. und 3. Trachealknorpel inzidiert und ein U-förmiger, nach kaudal gestielter Knorpellappen gebildet. Dieser wird mit der korrespondierenden äußeren Haut spannungsfrei vernäht. Auf diese Weise wird ein vollständig epithelialisiertes Tracheostoma durch mukokutane Anastomose von Halshaut und Trachealschleimhaut erzielt.

Wesentliche Schritte einer chirurgischen Tracheotomie sind in ▶ Abb. 2.27 a–f dargestellt.

2.4.4 Wahl des geeigneten Tracheotomieverfahrens

Vergleich von Punktionstracheotomie und chirurgischer Tracheotomie

▶ **Morbidität und Mortalität.** Auch wenn in älterer Literatur im Rahmen einer chirurgischen Tracheotomie eine Morbidität von bis zu 66 % und eine Mortalität von bis zu 5 % beschrieben wurden und diese Zahlen immer noch zitiert werden [13], so ist eine chirurgische Tracheotomie – einen erfahrenen Chirurgen und eine entsprechende Operationstechnik vorausgesetzt – ohne wesentliche perioperative Morbidität und Mortalität durchführbar [50]. Umgekehrt decken sich die von Dulguerov et al. in ihrer Metaanalyse angegebene hohe Mortalität (0,44 %) sowie die Rate an schwerwiegenden kardiorespiratorischen Zwischenfällen (0,33 %) bei Punktionstracheotomien [20] nicht mit den eigenen (unveröffentlichten) Zahlen; alle 4 Verfahren der Punktionstracheotomie lassen sich genauso wie die chirurgische Tracheotomie mit einer vertretbar geringen Morbidität und Mortalität durchführen [15, 17, 24, 30, 32].

▶ **Infektion.** Die Stomainfektionsrate ist bei einer Punktionstracheotomie mit ca. 2 % [37] deutlich niedriger als bei einer chirurgischen Tracheotomie mit ca. 30 % [17, 34]. Ursache hierfür ist vermutlich die Tatsache, dass das umgebende Gewebe der Trachealkanüle nach Punktionstracheotomie eng anliegt.

▶ **Verschluss und Spätkomplikationen.** Nach Dekanülierung muss ein chirurgisch angelegtes Tracheostoma je nach Operationstechnik entweder chirurgisch wieder verschlossen werden oder aber es braucht bis zum spontanen Verschluss deutlich länger als ein Punktionstracheostoma [29]. Das kosmetische Ergebnis ist nach Punktionstracheotomie wegen des kleineren Schnittes und der geringeren Infektionsrate in der Regel besser als nach chirurgischer Tracheostomie [26].

Bislang ist ungeklärt, ob die Rate an Spätkomplikationen, insbesondere an Trachealstenosen, Ringknorpelschäden und Larynxschäden nach einer Punktionstracheotomie höher ist [23, 43]. Stenosen können bei 5–11 % der tracheotomierten Patienten auftreten, die Latenz bis zum Auftreten klinischer Symptome kann bis zu einem Jahr betragen [22].

▶ **Aufwand und Kosten.** Ein weiterer Vorteil einer Punktionstracheotomie besteht darin, dass dieses Verfahren routinemäßig bettseitig durchgeführt werden kann, eine chirurgische Tracheotomie dagegen meist im Operationssaal stattfindet. Damit entfallen bei der Punktionstracheotomie neben der Benutzung des Operationssaales auch die zeitintensiven und potenziell risikoträchtigen Transporte und Umlagerungen des Patienten. Da außerdem die Operationszeiten und der Personalbedarf bei allen 4 Verfahren der Punktionstracheotomie deutlich unter denen für eine chirurgische Tracheotomie liegen, betragen die Kosten für ein Punktionstracheostoma nur ungefähr die Hälfte bis ein Drittel der Kosten für ein chirurgisch angelegtes Tracheostoma [4].

▶ **Replatzierung und Revisionen.** Ein unbestrittener Vorteil eines adäquat angelegten chirurgischen Tracheostomas besteht darin, dass die Replatzierung der Kanüle nach akzidentellem Verlust unmittelbar nach Anlage des Tracheostomas auch ohne Hilfsmittel und spezielle Ausbildung jederzeit möglich ist. Eine chirurgische Tracheotomie ist auch bei schwierigen anatomischen Verhältnissen, z. B. nach Voroperationen im Tracheostomabereich, bei ausgeprägter Blutungsneigung oder als Revisionseingriff bei nicht erfolgreicher Punktionstracheotomie möglich.

▶ Tab. 2.4 fasst die Vorteile einer Punktionstracheotomie und einer chirurgischen Tracheotomie zusammen.

Vergleich der verschiedenen Verfahren der Punktionstracheotomie

Zur Frage, welches Verfahren der Punktionstracheotomie den optimalen Zugangsweg zur Trachea gewährleistet, liegen bislang keine abschließenden Erkenntnisse vor. Zwar wurden in einzelnen Untersuchungen deutliche Unterschiede in der Komplikationsrate bei Verwendung verschiedener Techniken gefunden [44], in anderen Studien konnten diese Unterschiede jedoch nicht bestätigt werden [2, 10, 11, 12, 25, 35]. Alle 4 Verfahren sind an Patientengruppen mit ca. 100 Patienten mit einer geringen Komplikationsrate durchgeführt worden [15, 24, 32]. Bei allen 4 Verfahren sind schwerwiegende und tödliche Komplikationen beschrieben, aber zum Teil nicht publiziert worden [27, 45].

- Die Tracheotomie nach *Ciaglia* (▶ Abb. 2.22 a–d) ist das bis heute am besten untersuchte Verfahren, sodass potenzielle Risiken und Komplikationen des Verfahrens weitgehend bekannt sind.
- Das Verfahren nach *Griggs* (▶ Abb. 2.23) in der beschriebenen Modifikation ist wie das Verfahren nach Ciaglia technisch einfach durchführbar.
- Die Tracheotomie nach *Frova* (▶ Abb. 2.24) erlaubt bei Verwendung eines Bronchoskops eine gute Kontrolle der Dilatation, trotzdem sind auch bei dieser Technik Tracheahinterwandverletzungen beschrieben worden [11].
- Die Tracheotomie nach *Zgoda* (▶ Abb. 2.25) erlaubt das sofortige Einführen der Trachealkanüle nach der Dilatation ohne

Invasive Maßnahmen

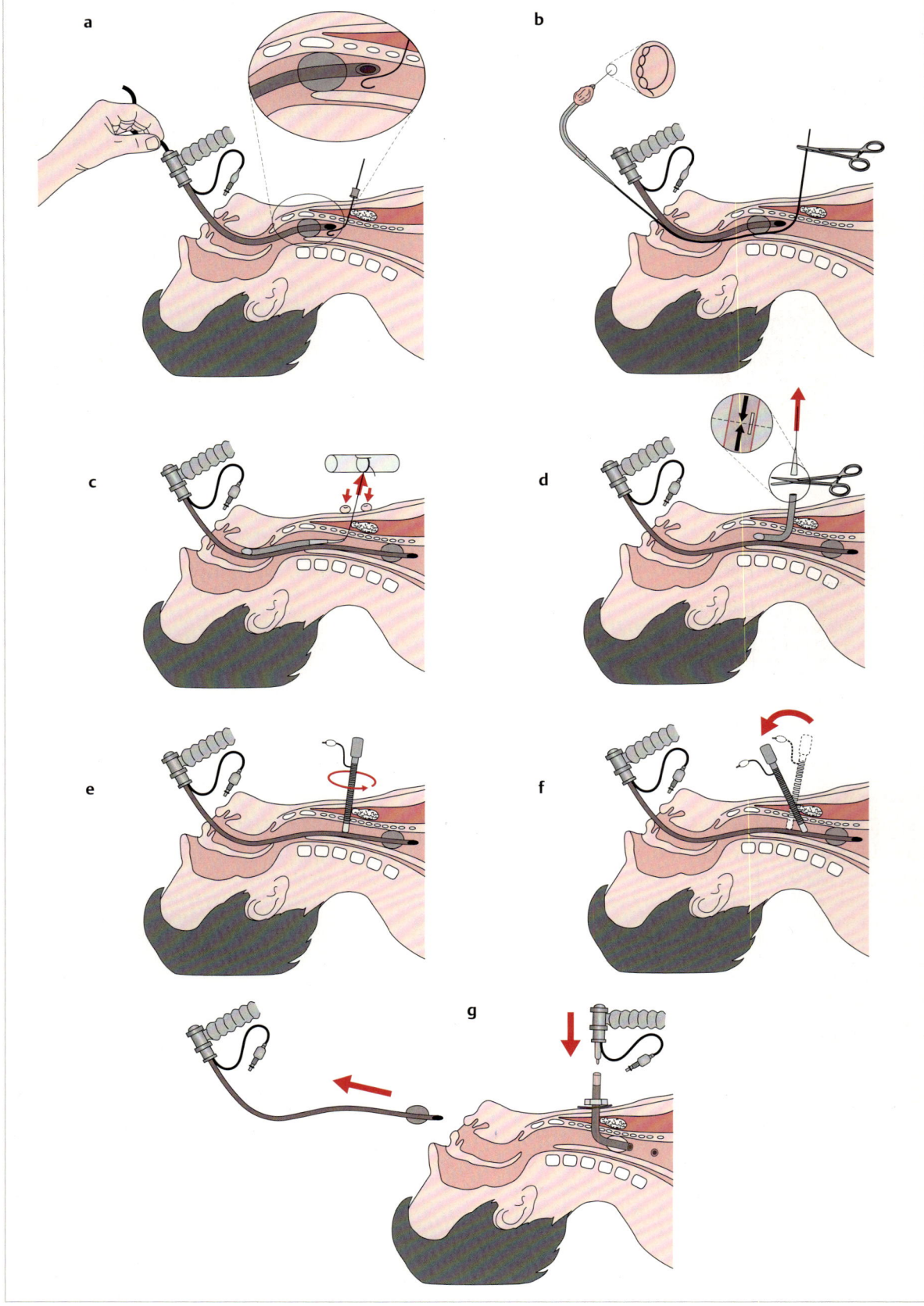

122

2.4 Tracheotomie

◀ **Abb. 2.26 a–g** Tracheotomie nach Fantoni.
a Punktion der Trachea unter bronchoskopischer Kontrolle und Einführen des Drahtes.
b Fixierung der Kanüle an den oral ausgeführten Draht.
c Durchzug der Kanüle.
d Abtrennen des spitzen Kanülenteils.
e Aufrichten und Drehen der Kanüle.
f Positionierung der Kanüle 2 cm vor der Carina.
g Komplettierung der Kanüle mit Konnektor.

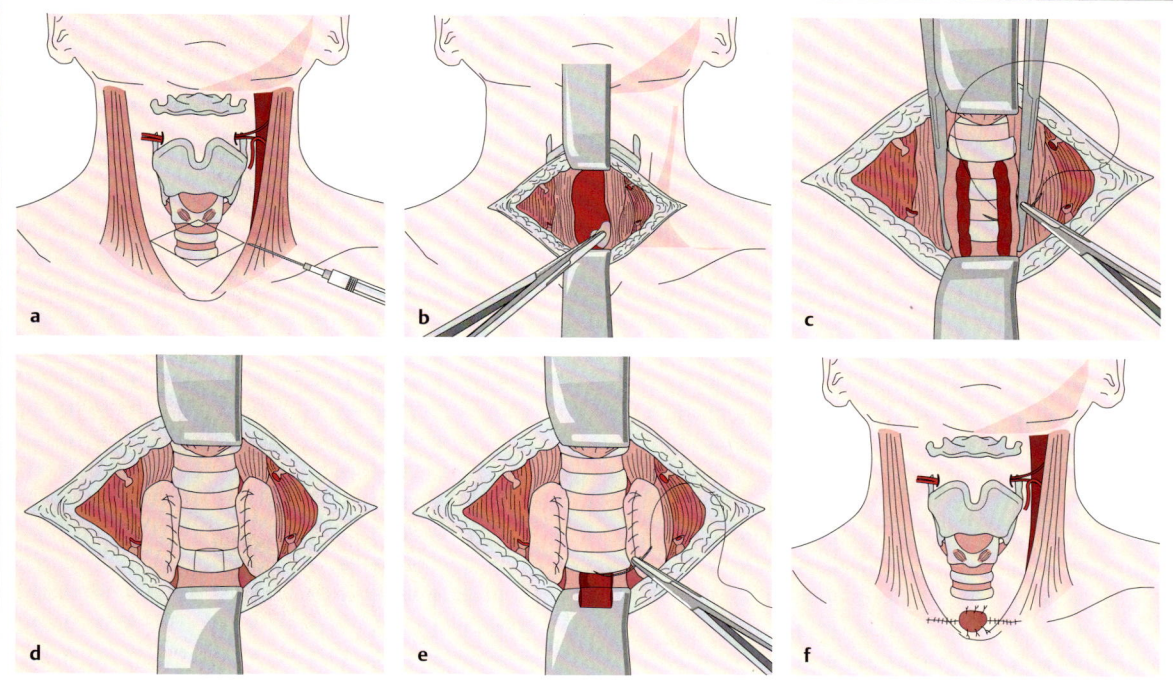

Abb. 2.27 a–f Chirurgische Tracheostomie.
a Unterspritzung des Operationsgebietes mit Lokalanästhetikum und Vasokonstriktorzusatz, horizontaler Hautschnitt ca. 3 cm unterhalb des Ringknorpels.
b Unterbindung oberflächlicher Hautvenen, Präparation der geraden Halsmuskulatur und der Schilddrüse.
c Lösung des Schilddrüsenisthmus von der Trachea, Abklemmung, Durchtrennung und Schilddrüsennaht.
d Fensterung der Trachea in Höhe der 3. und 4. Knorpelspange mit Bildung eines kaudal gestielten Lappens (Björk-Lappen).
e Epithelisierung des Tracheostomas mit Björk-Lappen und der korrespondierenden äußeren Haut, Legen der Tracheostomafäden.
f Knüpfung der Fäden und abschließende Hautnaht.

Tab. 2.4 Vorteile der Punktionstracheotomie und der chirurgischen Tracheotomie.

Punktionstracheotomie	Chirurgische Tracheotomie
• geringere Stomainfektionsrate • schnellerer Spontanverschluss nach Dekanülierung • bettseitig leichter durchführbar, damit entfällt Transportaufwand und -risiko • Kostenersparnis • besseres kosmetisches Ergebnis	• Replatzierung der Kanüle nach akzidentellem Verlust auch sofort nach Anlage des Stomas ohne Hilfsmittel und ohne spezielle Kenntnisse möglich • bei längerfristiger Notwendigkeit einer Tracheostomie Beschleunigung der Rehabilitation durch leichteren, eventuell selbstständigen Kanülenwechsel

Invasive Maßnahmen

Wechsel am Seldinger-Draht, allerdings ist das Einmal-Set deutlich teurer als alle anderen Sets.
- Die Tracheotomie nach *Fantoni* (▶ Abb. 2.26 **a–g**) gefährdet die Tracheahinterwand noch weniger, hat wahrscheinlich ein geringeres Blutungs- und Nachblutungsrisiko und ist auch erfolgreich bei Kindern durchgeführt worden. Das Verfahren ist jedoch in der Handhabung anspruchsvoller als die anderen Verfahren, insbesondere durch die Umintubation.

> **Merke**
>
> Bei allen Verfahren der perkutanen Dilatationstracheotomie ist die Bronchoskopie während der Stomaanlage obligat. Die Rate an Früh- und auch Spätkomplikationen scheint zu sinken, wenn der Operateur über ausreichende Erfahrung in der Anwendung der Methode verfügt [38, 45, 54]. Eine besonders gute bronchoskopische Übersicht über das Operationsfeld erhält man, wenn man vor der Tracheotomie den Tubus gegen eine Larynxmaske austauschen kann [41]. Eine Alternative ist auch die Tracheotomie unter Jet-Ventilation und starrer bronchoskopischer Kontrolle mit dem Tracheotomieendoskop nach Prof. Klemm. Eine präoperativ durchgeführte Sonografie der Halsweichteile mit Gefäßdarstellung erhöht die operative Sicherheit weiter [1].

▶ **Komplikationen.** *Frühkomplikationen* sind, wenn sie auftreten, unter Umständen ausgesprochen schwerwiegend. Es muss gewährleistet sein, dass jederzeit eine Konversion zur chirurgischen Tracheotomie möglich ist.

Die Frage, ob es verfahrensabhängig eine unterschiedliche Rate von *Langzeitschäden* an der Trachea oder am Larynx gibt, muss derzeit noch offen bleiben. Insgesamt ist die Rate an Trachealstenosen nach Punktionstracheotomie nach bisherigen Erkenntnissen nicht unangemessen hoch [17, 23, 26, 49]. Sollte sich in Langzeituntersuchungen zeigen, dass eines der Verfahren im Hinblick auf die Rate an Spätkomplikationen (Trachealstenosen) den anderen überlegen ist, wird dieses Verfahren für die Punktionstracheotomie das Verfahren der Wahl sein.

Kontraindikationen und relative Kontraindikationen für eine Punktionstracheotomie

▶ **Absolute Kontraindikationen.** Auch wenn eine Punktionstracheotomie nach Griggs durch Geübte als *Notfalleingriff* erfolgreich durchgeführt wurde [32], ist eine Punktionstracheotomie nicht zur notfallmäßigen Etablierung oder Wiederherstellung eines Luftweges bei Unmöglichkeit oder Misslingen einer orotrachealen Intubation indiziert. Die Gründe sind, dass das Verfahren zu viel Zeit beansprucht, ohne tracheale Schienung durch den Tubus und fiberbronchoskopische Kontrolle Komplikationen vorprogrammiert sind und im Falle eines frühen akzidentellen Verlustes der Trachealkanüle die Replatzierung unmöglich sein kann. In solchen Fällen ist eine Koniotomie erforderlich.

Sollte eine *konventionelle Intubation erheblich erschwert* oder unmöglich sein, ist von einer Punktionstracheotomie abzuraten, da bei einem akzidentellen Kanülenverlust innerhalb der ersten 7–10 Tage nach Tracheotomie das Wiedereinführen der Kanüle durch ein Verschieben der darüberliegenden anatomischen Schichten erheblich erschwert oder unmöglich sein kann.

Bei zuvor bestehenden *Infektionen oder Malignitäten* im Bereich oder der Nachbarschaft der vorgesehenen Tracheotomie ist ein Punktionsverfahren ebenfalls nicht indiziert, Impfmetastasen sind beschrieben [3].

Sind aufgrund *anatomischer Besonderheiten* die für eine Tracheotomie erforderlichen Orientierungspunkte nicht eindeutig zu identifizieren, ist der Patient für diesen Eingriff nicht adäquat zu *lagern* (z. B. bei einem Morbus Bechterew oder einer HWS-Fraktur) oder weist die Trachea eine erhebliche Verlagerung, Malazie oder Stenose auf, so ist von einem solchen Verfahren abzusehen.

▶ **Relative Kontraindikationen.** Relative Kontraindikationen für eine Punktionstracheotomie sind insbesondere eine *vergrößerte Schilddrüse* oder ein vorangegangener *Eingriff im Tracheotomiegebiet*. Auch wenn die Blutungsgefahr bei der Punktionstracheotomie durch Kompression des umliegenden Gewebes durch die Kanüle als nicht besonders hoch eingeschätzt wird, stellt eine erhebliche *Blutungsneigung* ebenfalls eine relative Kontraindikation dar.

Bei *Kindern* ist bislang lediglich das Verfahren nach Fantoni angewendet worden, wobei in einem solchen Fall wegen der engen Trachea eine Kontrolle der Tracheotomie durch eine starre Bronchoskopie erfolgte [24]. Entsprechende Sets sind in Deutschland kommerziell nicht erhältlich, bislang reichen die Erfahrungen auch nicht aus, um das Verfahren für diese Altersgruppe zu empfehlen.

▶ Tab. 2.5 fasst die absoluten und relativen Kontraindikationen für eine Punktionstracheotomie zusammen.

> **Kernaussagen**
>
> **Definitionen und historischer Überblick**
> Prinzipiell unterschieden wird eine chirurgische Tracheotomie von einer Punktionstracheotomie und eine primäre Tracheotomie zur Etablierung eines Luftweges bei einem Atemwegsnotfall von einer sekundären Tracheotomie, die ein Elektiveingriff bei gesichertem Atemweg ist.

Tab. 2.5 Absolute und relative Kontraindikationen für eine Punktionstracheotomie.

Absolute Kontraindikationen	Relative Kontraindikationen
• notfallmäßige Etablierung oder Wiederherstellung eines Luftwegs • Unmöglichkeit, die anatomischen Orientierungspunkte für eine Punktionstracheotomie zu identifizieren • Trachealstenosen, Tracheomalazie oder erhebliche Verlagerungen der Trachea • Unmöglichkeit, den Patienten für den Eingriff adäquat zu lagern • schwierige oder unmögliche orotracheale Intubation • Malignität oder Entzündung im oder in der Nachbarschaft des geplanten Tracheotomiegebiets • seitengetrennte Beatmung • nicht entfernbarer Trachealgitterstent	• Struma • Voroperation in der potenziellen Tracheotomieregion • stark erhöhte Blutungsneigung • Kinder • geplante Verlegung des Patienten in den ersten 7 Tagen in einen Bereich, in dem eine konventionelle Reintubation bei akzidentellem Kanülenverlust nicht gewährleistet ist • schwere Gasaustauschstörungen (Acute respiratory Distress Syndrome, ARDS)

Indikation zur Tracheotomie bei Langzeitbeatmung

Eine Tracheotomie sollte erfolgen, wenn nach 10 Tagen am Respirator eine weitere Beatmungszeit von mindestens 10 Tagen erwartet wird.

Punktionstechniken und chirurgische Techniken

Bei den Punktionstracheotomien werden folgende Verfahren unterschieden:
- mittels Dilatatoren (nach Ciaglia),
- mittels einer Dilatationspinzette (nach Griggs),
- mittels eines schraubenartigen Dilatators (nach Frova),
- mittels eines Ballons (nach Zgoda) und
- die translaryngeale Punktionstracheotomie nach Fantoni.

Bei der chirurgischen Tracheotomie gibt es eine Vielzahl von Varianten, aus denen ein vollepithelisiertes, teilepithelisiertes oder nicht epithelisiertes Tracheostoma resultiert.

Wahl des geeigneten Tracheotomieverfahrens

Wurde die Indikation für eine Tracheotomie bei Langzeitbeatmung gestellt, so kann derzeit eine Punktionstracheotomie als Methode der Wahl angesehen werden, solange die absoluten und relativen Kontraindikationen für das jeweilige Verfahren Beachtung finden.

In den vorliegenden Untersuchungen war bislang keine Methode der Punktionstracheotomie den anderen eindeutig überlegen. Die chirurgische Tracheotomie behält ihren Stellenwert als am längsten bekanntes und sicheres Verfahren, das bei Langzeitabhängigkeit von einem Tracheostoma oder bei Vorliegen von Kontraindikationen für eine Punktionstracheotomie gewählt werden sollte und auf das beim Eintreten von Frühkomplikationen bei Durchführung einer Punktionstracheotomie übergewechselt werden muss.

Literatur

[1] Al-Ansari MA, Hijazi MH. Clinical review: Percutaneous dilatational tracheostomy Crit Care 2006; 10: 202

[2] Ambesh SP, Pandey CK, Srivastava S et al. Percutaneous tracheostomy with single dilation technique: a prospective, randomised comparison of Ciaglia blue rhino versus Griggs' guidewire dilating forceps. Anesth Analg 2002; 95: 1739 – 1745

[3] Aust W, Sandner A, Neumann K et al. Impfmetastasen nach translaryngealer Tracheotomie nach Fantoni. HNO 2007; 55: 114 – 117

[4] Barba CA, Angood PB, Kauder DR et al. Bronchoscopic guidance makes percutaneous tracheostomy a safe, cost-effective, and easy-to-teach procedure. Surgery 1995; 118: 879 – 883

[5] Benjamin B. Prolonged intubation injuries of the larynx: Endoscopic diagnosis, classification and treatment. Ann Otol Rhinol Laryngol 1993; 102 (Suppl.); 160: 1 – 15

[6] Bishop MJ, Hibbarb AJ, Fink BR et al. Laryngeal injury in a dog model of prolonged endotracheal intubation. Anesthesiology 1985; 62: 770 – 773

[7] Bishop MJ. Mechanisms of laryngotracheal injury following prolonged tracheal intubation. Chest 1989; 96: 185 – 193

[8] Blot F, Similowski F, Trouillet JL et al. Early tracheotomy versus prolonged endotracheal intubation in unselected severely ill ICU patients. Intensive Care Med 2008; 34: 1779 – 1787

[9] Brandt L, Goerig M. Die Geschichte der Tracheotomie. Anaesthesist 1986; 35: 279 – 283

[10] Byhahn C, Wilke HJ, Lischke V et al. Bedside percutaneous tracheostomy: clinical comparison of Griggs and Fantoni techniques. World J Surg 2001; 25: 296 – 301

[11] Byhahn C, Westphal K, Meininger D et al. Single dilator percutaneous tracheostomy: a comparison of PercuTwist and Ciaglia Blue Rhino techniques. Intensive Care Med 2002; 28: 1262 – 1266

[12] Cantais E, Kaiser E, Le-Goff Y et al. Percutaneous tracheostomy: prospective comparison of the translaryngeal technique versus the forceps-dilational technique in 100 critically ill adults. Crit Care Med 2002; 30: 815 – 819

[13] Chew JY, Cantrell RW. Tracheostomy: complications and their management. Arch Otolaryngol 1972; 96: 538 – 545

[14] Ciaglia P, Firsching R, Syniec C. Elective percutaneous dilatational tracheostomy. Chest 1985; 87: 715 – 719

[15] Ciaglia P, Graniero KD. Percutaneous dilational tracheostomy. Results and long-term follow-up. Chest 1992; 101: 464 – 467

[16] D'Amelio LF, Hammond JS, Spain DA et al. Tracheostomy and percutaneous endoscopic gastrostomy in the management of the headinjured trauma patient. Am Surg 1994; 60: 180 – 185

[17] Delaney A, Bagshaw SM, Nalos M. Percutaneous dilatational tracheostomy versus surgical tracheostomy in critically ill patients: a systematic review and meta-analysis. Crit Care 2006; 10: R55

[18] DeVita MA, Spierer-Rundback L. Swallowing disorders in patients with prolonged orotracheal intubation or tracheostomy tubes. Crit Care Med 1990; 18: 1328 – 1332

[19] Down J, Williamson W. Early vs late tracheostomy in critical care. British Journal of Hospital Medicine 2009; 70: 510 – 513

[20] Dulguerov P, Gysin C, Perneger TV et al. Percutaneous or surgical tracheostomy: a meta-analysis. Crit Care Med 1999; 27: 1617 – 1625

[21] Dunham CM, LaMonica C. Prolonged tracheal intubation in the trauma patient. J Trauma 1984; 24: 120 – 124

[22] Engels PT, Bagshaw SM, Meier M et al. Tracheostomy: from insertion to decannulation Can J Surg 2009; 52: 427 – 433

[23] Epstein SK. Late Complications of Tracheostomy. Respiratory Care 2005; 50: 542 – 549

[24] Fantoni A, Ripamonti D. A non derivative, non-surgical tracheostomy: the translaryngeal method. Int Care Med 1997; 23: 386 – 392

[25] Fikkers BG, Staatsen M, Lardenoijc SG et al. Comparison of two percutaneous tracheostomy techniques, guide wire dilating forceps and Ciaglia Blue Rhina: a sequential cohort study. Crit Care 2004; 8: 299 – 305

[26] Fischler MP. Late outcome of percutaneous dilatational tracheostomy in intensive care patients. Int Care Med 1995; 21: 475 – 481

[27] Fish WH, Boheimer NO, Cadle DR et al. A life threatening complication following percutaneous tracheostomy. Clin Int Care 1996; 7: 206 – 208

[28] Freeman BD, Borecki IB, Coppersmith CM et al. Relationship between tracheostomy timing and duration of mechanical ventilation in critically ill patients. Crit Care Med 2005; 33: 2513 – 2520

[29] Friedman Y, Filden J, Mtzock B et al. Comparison of Percutaneous and Surgical Tracheostomies. Chest 1996; 110: 480 – 485

[30] Frova G, Quintel M. A new simple method for percutaneous tracheostomy: controlled rotatine dilation. A preliminary report. Intensive Care Med 2002; 28: 299 – 303

[31] Griffiths J, Barber VS, Morgan L et al. Systematic review and meta-analysis of studies of the timing of tracheostomy in adult patients undergoing artificial ventilation. BMJ 2005; 330: 1243

[32] Griggs WM, Myburgh JA, Worthly LIG. A prospective comparison of a percutaneous tracheostomy technique with standard surgical tracheostomy. Int Care Med 1991; 17: 261–263

[33] Gronzka MA, Kleinsasser O. Intubationsschäden am Kehlkopf. LaryngoRhino-Otol 1996; 75: 70–76

[34] Hazard P, Jones C, Benitone J. Comparative clinical trial of standard operative tracheostomy with percutaneous tracheostomy. Crit Care Med 1991; 19: 1018–1024

[35] Van Heerden PV, Webb SAR, Power BM et al. Percutaneous dilational tracheostomy – a clinical study evaluating two systems. Anaesth Intens Care 1996; 24: 56–59

[36] Van Heurn LWE, van Geffen GJ, Brink PRG. Percutaneous subcricoid minitracheostomy: report of 50 procedures. Ann Thorac Surg 1995; 59: 707–709

[37] Van Heurn LWE, van Geffen GJ, Brink PRG. Clinical experience with percutaneous dilatational tracheostomy: report of 150 cases. Eur J Surg 1996; 162: 531–535

[38] Van Heurn LWE, Goei R, de Ploeg I et al. Late complications of percutaneous dilatation tracheostomy. Chest 1996; 110: 1572–1576

[39] Jackson C. Tracheostomy. Laryngoscope 1909; 19: 285–290

[40] Lesnik I, Rappaport W, Fulginiti J et al. The role of early tracheostomy in blunt multiple organ trauma. Am Surg 1992; 58: 346–349

[41] Linstedt U, Zenz M, Krull K et al. A laryngeal mask airway or endotracheal tube for percutaneous dilatational tracheostomy: a comparison of visibility of intratracheal structures. Anesthesia & Analgesia 2010; 110: 1076–1082

[42] Marelli D, Paul A, Manolidis S et al. Endoscopic guided percutaneous tracheostomy: early results of a consecutive trial. J Trauma 1990; 30: 433–435

[43] Melloni G, Muttini S, Gallioli G et al. Surgical tracheostomy versus percutaneous dilatational tracheostomy. A prospective-randomized study with long-term follow-up. Cardiovasc Surg (Torino) 2002; 43: 113–121

[44] Nates NL, Cooper DJ, Myles PS et al. Percutaneous tracheostomy in critically ill patients: a prospective randomized comparison of two techniques. Crit Care Med 2000; 28: 3734–3739

[45] Petros S, Engelmann L. Percutaneous dilatational tracheostomy in a medical ICU. Intensive Care Med 1997; 23: 630–634

[46] Plummer AL, Gracey DR. Consensus conference on artificial airways in patients receiving mechanical ventilation. Chest 1989; 96: 178–180

[47] Ross BJ, Barker DE, Russell WL et al. Prediction of long term ventilatory support in trauma patients. Am Surg 1996; 62: 19–25

[48] Rumbak MJ, Newton M, Truncale T et al. A prospective, randomised, study comparing early percutaneous dilatational tracheotomy to prolonged translaryngeal intubation (delayed tracheotomy) in critically ill medical patients. Crit Care Med 2004; 32: 1689–1694

[49] Silvester W, Goldsmith D, Uchino S et al. Percutaneous versus surgical tracheostomy: a randomized controlled study with long-term follow-up. Crit Care Med 2006; 34: 2145–2152

[50] Stock MC, Woodward CG, Shapiro BA et al. Perioperative complication of elective tracheostomy in critically ill patients. Crit Care Med 1986; 14: 861–863

[51] Stone DJ, Bogdonoff DL. Airway considerations in the management of patients requiring long-term endotracheal intubation. Anaesth Analg 1992; 74: 276–287

[52] Terragni PP, Antonelli M, Fumagalli R et al. Early vs. late tracheotomy for prevention of pneumonia in mechanically ventilated adult ICU patients. JAMA 2010; 303: 1483–1489

[53] Theissing J. Mund-, Hals- und Nasenoperationen. 2. Aufl. Stuttgart: Thieme; 1992: 215–219

[54] Toursarkissian B, Zweng TN, Kearney PA et al. Percutaneous dilational tracheostomy: a report of 141 cases. Ann Thorac Surg 1994; 57: 862–867

[55] Trendelenburg F. Beiträge zu den Operationen an den Luftwegen. Arch Klin Chir 1870; 12: 112–133

[56] Tolep K, Getch CL, Criner GJ. Swallowing dysfunction in patients receiving prolonged mechanical ventilation. Chest 1996; 109: 167–172

[57] Whited RE. A prospective study of laryngotracheal sequelae in long term intubation. Laryngoscope 1984; 94: 367–377

[58] Zadrobilek E, Mauritz W, Spiss Ch et al. Die Indikationsstellung zur Tracheotomie beim langzeitbeatmeten Intensivpatienten. Anästhesiol Intensivmed Notfallmed Schmerzther 1984; 19: 19–23

[59] Zgoda M, Berger R. Ballon facilitated percutaneous tracheostomy: a novel technique. Chest 2005;128: 3688–3690

2.5 Pleurapunktion, Thoraxdrainagen und Perikardpunktion

M. Brauer

2.5.1 Pleurapunktion

Das Vorliegen eines Pleuraergusses kann anhand klinischer Untersuchungsergebnisse (Klopfschalldämpfung, abgeschwächtes oder aufgehobenes Atemgeräusch auf der betroffenen Seite) vermutet werden und wird durch sonografische, radiologische und computertomografische Untersuchungen bestätigt. Eine computertomografische Untersuchung des Thorax kann bei Verdacht auf oder Vorliegen eines gekammerten Ergusses oder Pneumothorax unerlässlich für eine gezielte Punktion sein. In einem solchen Fall ist eventuell auch ein von der Norm abweichender Zugangsweg erforderlich.

Die kaudale Begrenzung des Pleuraraums ist ventral in etwa auf Höhe der 8. Rippe, lateral in etwa auf Höhe der 10. Rippe und dorsal in etwa auf Höhe der 12. Rippe. Die Punktion sollte 1–2 Interkostalräume (ICR) unterhalb des oberen Flüssigkeitsspiegels erfolgen, nicht tiefer jedoch als im 8. ICR.

Zugangswege und Durchführung

▶ **Zugangswege.** Zwei Möglichkeiten sind für die Pleurapunktion gebräuchlich:
- *Dorsaler Zugangsweg:* Der Patient sitzt seitlich am Bett und wird von einer Hilfsperson gestützt. Die Punktion erfolgt in der Mitte des Hemithorax von dorsal nicht tiefer als in Höhe des 8. ICR.
- *Dorsolateraler Zugangsweg:* Wenn es dem Patienten auch mit Unterstützung nicht möglich ist zu sitzen, so wird er im Bett mit so weit wie möglich aufgerichtetem Oberkörper gelagert und in der hinteren Axillarlinie nicht tiefer als im 8. ICR punktiert.

Grundsätzlich sollte vor der Punktion eines Ergusses sonografisch kontrolliert werden, ob sich unterhalb der gewählten Punktionsstelle in der gewählten Lagerung auch tatsächlich Flüssigkeit befindet [5].

▶ **Durchführung.** Schon bei der Lokalanästhesie kann der Pleuraerguss punktiert werden. Die Tiefe, in der dieses möglich ist, sollte vermerkt werden. Die eigentliche Punktion erfolgt dann z. B. mit einem kommerziell erhältlichen Set, bei dem durch eine kräftige Nadel nach Punktion der Pleurahöhle ein Katheter eingeführt wird. Der Katheter darf, solange sich die Nadel noch im Pleuraraum befindet, nach einmaligem Vorschieben nicht wieder zurückgezogen werden, da er sonst an der scharfen Nadelspitze abscheren und im Thorax verbleiben könnte. Nach Rückzug der Nadel wird der Katheter mit beiliegendem Dreiwegehahn sowie Spritze zum Abziehen der Flüssigkeit und Ablaufbeutel verbunden und der Erguss entlastet. Die Aspiration sollte sehr vorsichtig erfolgen, damit der Katheter sich nicht festsaugt. Sobald sich keine Flüssigkeit mehr aspirieren lässt, wird der Katheter vorsichtig ein wenig zurückgezogen, bis wieder Flüssigkeit kommt bzw. der Katheter aus der Punktionsstelle herausrutscht.

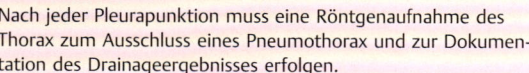

Praxistipp
Nach jeder Pleurapunktion muss eine Röntgenaufnahme des Thorax zum Ausschluss eines Pneumothorax und zur Dokumentation des Drainageergebnisses erfolgen.

Untersuchungsrichtlinien für das gewonnene Material

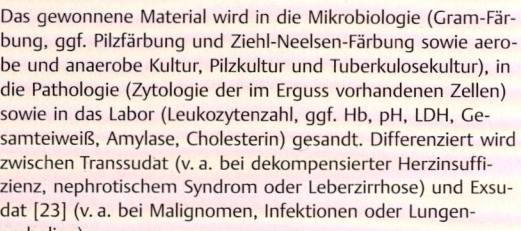

Merke
Das gewonnene Material wird in die Mikrobiologie (Gram-Färbung, ggf. Pilzfärbung und Ziehl-Neelsen-Färbung sowie aerobe und anaerobe Kultur, Pilzkultur und Tuberkulosekultur), in die Pathologie (Zytologie der im Erguss vorhandenen Zellen) sowie in das Labor (Leukozytenzahl, ggf. Hb, pH, LDH, Gesamteiweiß, Amylase, Cholesterin) gesandt. Differenziert wird zwischen Transsudat (v. a. bei dekompensierter Herzinsuffizienz, nephrotischem Syndrom oder Leberzirrhose) und Exsudat [23] (v. a. bei Malignomen, Infektionen oder Lungenembolien).

Ein Verhältnis von Pleura-LDH/Serum-LDH >0,6 spricht für ein *Exsudat* ebenso wie ein Verhältnis von Pleuragesamteiweiß/Serumgesamteiweiß von >0,5 [23]. Ein Cholesterinwert <1,6 mmol/l (60 mg/dl) spricht für ein Transsudat, >1,6 mmol/l für ein Exsudat ([23]; diagnostische Sensitivität 100%, Spezifität 95%). Neben dem Nachweis von Eiter in der Pleurahöhle und Bakterien in der Gram-Färbung spricht eine Pleuraerguss-Glukosekonzentration <40 mg/dl und/oder ein pH-Wert <7,2 für das Vorhandensein eines *Pleuraempyems* [23]. Allerdings kann der pH-Wert auch bei Patienten mit rheumatoider oder maligner Grunderkrankung oder Tuberkulose niedrig sein, sodass ein niedriger pH-Wert allein nicht beweisend für ein Pleuraempyem ist [17].

Um einen Choletothorax, Chylothorax oder Urinthorax zu beweisen bzw. auszuschließen, kann die Untersuchung des Punktats auf Bilirubin, Kreatinin und Triglyzeride hilfreich sein [25].

Komplikationen und Kontraindikationen
Komplikationen der Pleurapunktion beinhalten Pneumothorax, Hämatothorax sowie die versehentliche Punktion intraabdomineller Organe wie Leber und Milz. Die Häufigkeit eines Pneumothorax wird mit 3–20% angegeben und steigt, wenn der Erguss vollständig abpunktiert wurde [9].

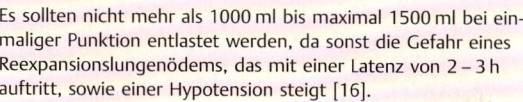

Praxistipp
Es sollten nicht mehr als 1000 ml bis maximal 1500 ml bei einmaliger Punktion entlastet werden, da sonst die Gefahr eines Reexpansionslungenödems, das mit einer Latenz von 2–3 h auftritt, sowie einer Hypotension steigt [16].

Eine Pleurapunktion ist relativ kontraindiziert bei schweren Gerinnungsstörungen sowie bei wenig kooperativen Patienten.

2.5.2 Thoraxdrainagen

Indikationen und Kontraindikationen
Thoraxdrainagen wurden erstmalig 1876 von Hewett beschrieben [12], breite Anwendung fanden sie jedoch erst seit dem 2. Weltkrieg [19].

▶ **Indikationen.** Thoraxdrainagen sind indiziert, um Flüssigkeiten oder Luft aus dem Pleuraraum zu entfernen, oder zur Instillation von Chemotherapeutika nach Entfernung von malignen Ergüssen oder zur Spülung bei Pleuraempyem. Die Anlage einer prophylaktischen Thoraxdrainage ist nach penetrierenden Thoraxverletzungen oder Rippenserienfrakturen auch ohne Nachweis eines Pneumothorax indiziert, wenn eine Beatmung oder eine nicht thoraxchirurgische Versorgung in Allgemeinanästhesie erfolgen soll.

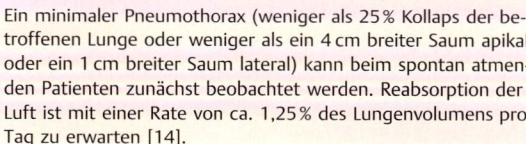

Praxistipp
Ein minimaler Pneumothorax (weniger als 25% Kollaps der betroffenen Lunge oder weniger als ein 4 cm breiter Saum apikal oder ein 1 cm breiter Saum lateral) kann beim spontan atmenden Patienten zunächst beobachtet werden. Reabsorption der Luft ist mit einer Rate von ca. 1,25% des Lungenvolumens pro Tag zu erwarten [14].

▶ **Kontraindikationen.** Die wichtigste Kontraindikation einer Thoraxdrainage ist die dringliche Thorakotomie. Relative Kontraindikationen sind rezidivierende Mantelpneumothoraces (wenn nicht zunehmend), multiple Adhäsionen und Verschwielungen bzw. Zustand nach Thorakotomie (hier eventuell Einlage einer Thoraxdrainage nach genauer Klärung des Befundes mittels CT) sowie Gerinnungsstörungen.

▶ **Thorakotomieindikationen.** Beträgt der Blutverlust bei einem Hämatothorax mehr als 1000–1500 ml initial oder mehr als 200 ml/h in den ersten 4 h, so ist eine Thorakotomie indiziert [6]. Gelingt es über mehrere Thoraxdrainagen nicht, Blutkoagel zu entfernen, so ist eine videoassistierte Thorakoskopie (VATS) oder Minithorakotomie zur Koagelausräumung indiziert, um das Risiko eines Fibrothorax mit nachfolgender restriktiver Ventilationsstörung zu senken. Gelingt es beim Pneumothorax durch 2 großlumige, korrekt liegende Thoraxdrainagen nicht, eine Reexpansion der Lunge zu erzielen oder persistiert ein deutliches Luftleck nach einer mindestens einwöchigen Saugdrainage, so kann eine Thorakotomie zum Verschluss des Luftlecks indiziert sein [7].

Zugangswege und Technik der Anlage
▶ **Zugangswege.** Für die Einlage einer Thoraxdrainage sind ebenfalls 2 Zugangswege üblich:
- *lateraler Zugang (Bülau-Position):* im 4. oder 5. ICR in der vorderen Axillarlinie,

- *anteriorer Zugang (Monaldi-Position):* im 2. oder 3. ICR in der mittleren Klavikularlinie. Dieser Zugang ist der von einigen Ärzten bevorzugte Weg am Unfallort, da nicht ausgeschlossen werden kann, dass eine von lateral tiefer gelegte Drainage bei Zwerchfellruptur unbemerkt nach intraperitoneal gelangt. Bei stumpfer digitaler Präparationstechnik ist diese Gefahr jedoch gering. Bei perforierenden Thoraxverletzungen sollte die Drainage möglichst weit entfernt von der Verletzungsstelle eingeführt werden.

▶ **Durchführung.** Der Patient wird mit erhöhtem Oberkörper auf dem Rücken gelagert, der Arm um 90° abduziert und die Hand unter dem Kopf des Patienten fixiert. Nach sterilem Abwaschen und Abdecken erfolgt beim nicht narkotisierten Patienten eine großzügige Lokalanästhesie.

Nach Hautinzision auf ca. 2 – 3 cm Länge wird ein subkutaner Tunnel in Richtung auf den Oberrand (um die am Unterrand der Rippe verlaufenden Nerv-Gefäß-Bündel zu schonen) der nächsten Rippe gebildet. Dies kann mit einer gebogenen Präparierschere oder auch, sehr sicher und einfach, mit dem Finger erfolgen. Die Eröffnung der Pleura geschieht ebenfalls am sichersten stumpf digital, sonst mit dem Präparierinstrument.

Vor Einführen der Drainage muss man sich durch Palpation vergewissert haben, dass die Pleura auch tatsächlich eröffnet und nicht lediglich von der Thoraxwand abgehoben wurde. Bei Vorliegen visköser oder blutiger Flüssigkeiten ist eine großlumige Thoraxdrainge (28 – 36 Charrière [Ch] beim Erwachsenen, bei Jugendlichen und Kindern das größte mögliche Lumen) zu legen, bei Vorliegen eines Pneumothorax ohne wesentliches Luftleck können auch kleinlumigere Drainagen gelegt werden. Das Einführen der Thoraxdrainage kann mittels einer gebogenen Kornzange oder über den dirigierenden Finger erfolgen.

Soll ein Pneumothorax drainiert werden, so ist die Drainagenspitze ventral-apikal zu platzieren, soll Flüssigkeit drainiert werden, so muss die Drainagenspitze dorsal-kaudal platziert werden. Es ist darauf zu achten, dass sich alle Löcher der Drainage innerhalb der Pleurahöhle befinden. Ideal sind Drainagen, die eine diesbezügliche Markierung aufweisen. Wird die Drainage bei einem spontan atmenden Patienten gelegt, so ist sie vor Einlage steril zu verschließen, um ein Eindringen von Luft in die Pleurahöhle durch die Drainage nach deren Einlage zu verhindern. Die Drainage wird sicher an der Thoraxwand angenäht, eine Tabaksbeutelnaht um die Drainagestelle gelegt, um diese jederzeit bei geplantem oder akzidentellem Verlust der Drainage verschließen zu können, und die Drainage steril verbunden.

▶ **Saugsystem.** Die Drainage wird jetzt entweder an eine klassische Saugflasche mit Wasserschloss oder ein Einweg-Dreikammer-Saugsystem angeschlossen. Alternativ stehen akkugepufferte elektrische Pumpen zur Verfügung.

Bei einem Pneumothorax wird zunächst ein Sog zwischen 20 und 25 cmH$_2$O gewählt. Bei fehlender Ausdehnung der Lunge muss eventuell eine zweite oder dritte Drainage gelegt werden. Nach Pneumektomie wird vorzugsweise ohne Sog, maximal mit einem Sog von 5 cmH$_2$O gesaugt, bei einem höheren Sog besteht die Gefahr einer Mediastinalverziehung mit nachfolgender Kreislaufinsuffizienz. Liegt eine erhebliche Fistelung vor, so ist der Sog eher niedrig zu wählen, um die Fistelung durch einen zu starken Sog durch die Fistel nicht künstlich zu erhalten.

Ist unter Notfallbedingungen kein Saugsystem verfügbar, so kann ein Handschuh als provisorisches Heimlich-Ventil an das Ende der Thoraxdrainage gebunden werden. Ein kleines Loch an einem der Finger des Handschuhs erlaubt es unter Druck stehender Luft zu entweichen. Andererseits verhindert der Handschuh das unkontrollierte Eindringen von Luft in den Pleuraspalt.

▶ **Seldinger-Technik.** Bei sehr engen Interkostalräumen bei Kindern und Säuglingen kann das Einbringen einer Thoraxdrainage mittels einer Minithorakotomie erschwert oder unmöglich sein. In einem solchen Fall bietet sich als Alternative das Einbringen einer Drainage mittels Seldinger-Technik an: Nach Punktion des Thoraxraumes wird über die Nadel ein Seldinger-Draht in die Pleurahöhle eingeführt, über den die Thoraxdrainage eingebracht wird [15].

Praxistipp
- Trokarbewehrte Drainagen werden wegen des hohen Verletzungsrisikos im Falle eines unkontrollierten Durchstoßens der Pleura abgelehnt.
- Eine Thoraxröntgenaufnahme zur Kontrolle der Drainagenlage und des Drainageergebnisses muss erfolgen.

Pflege der Thoraxdrainage

- Nachdem eine Thoraxdrainage einmal gelegt und radiologisch kontrolliert wurde, darf sie aus hygienischen Gründen nicht weiter in den Thorax vorgeschoben werden. Dagegen ist ein etappenweises Ziehen einer Thoraxdrainage möglich. Hierbei ist darauf zu achten, dass alle Löcher der Thoraxdrainage in der Thoraxhöhle bleiben.
- Eine Thoraxdrainage wird nie, auch nicht zum Transport, abgeklemmt; es sei denn, es ist beim spontan atmenden Patienten zu einer Diskonnektion zwischen Drainage und Saugflasche gekommen oder es ist die Entfernung einer nicht mehr fistelnden Thoraxdrainage geplant (s. u.). Es besteht immer die Gefahr, dass sich Luft in der Pleurahöhle sammelt und es zur Ausbildung eines Spannungspneumothorax kommt. Zum Transport werden die Absaugflaschen nicht diskonnektiert, sondern unter Aufrechterhaltung des Sogs mitgenommen.
- Wenn eine neue Thoraxdrainage gelegt werden muss, ist immer auch ein neuer Zugangsweg zu schaffen.
- Das Drainagensaugsystem sollte immer unterhalb des Thorax stehen, damit im Schlauch stehende Flüssigkeit nicht in den Thorax zurücklaufen kann. Der Schlauch soll mit leichtem, kontinuierlichem Gefälle zu der Saugflasche verlaufen, damit der Ablaufschlauch selbst keine Wasserfalle bildet.
- Durch das Ausstreifen des Drainageschlauches können intrathorakal sehr niedrige Drücke entstehen, die potenziell gewebeschädigend sind, sodass dieses Vorgehen nicht mehr generell empfohlen werden kann [4].
- Sollte die Flüssigkeit im Schlauch nicht mehr atemabhängig undulieren, so ist dies als Hinweis auf eine Fehlfunktion der Drainage oder auch auf eine vollständige Lungenexpansion zu werten.

Entfernung der Thoraxdrainage

▶ **Indikationen.** Eine Thoraxdrainage wird üblicherweise entfernt, wenn
- sich die Lunge vollständig entfaltet hat,
- weniger als 200 ml Sekret pro Tag (im Einzelfall weniger als 300 ml) abgeleitet werden,
- kein Luftleck mehr erkennbar ist und
- kleine Sekretmengen im Ableiteschlauch nicht mehr atemabhängig undulieren.

▶ **Durchführung.** Vor Ziehen der Drainage kann diese für 12 – 24 h abgeklemmt werden. Anschließend wird erneut radiologisch kontrolliert, ob sich kein erneuter Pneumothorax oder keine erneute Flüssigkeitsansammlung im Thorax gebildet hat. Das Ziehen der Drainage erfolgt nach Lösen der Haltefäden, während der Patient einen Valsalva-Pressversuch durchführt. Von einer zweiten Person wird zeitgleich die Tabaksbeutelnaht festgezogen, um ein erneutes Eindringen von Luft in den Thorax zu verhindern.

Bei Verdacht auf eine Infektion wird die Drainagenspitze in die Mikrobiologie eingesandt, die Eintrittsstelle der Drainage steril verbunden. Blutig-seröse Flüssigkeit tritt oft nach Entfernen der Drainage für 2–3 Tage durch den Verband. Das Ziehen der Thoraxdrainage kann sehr schmerzhaft sein. Eine Kontroll-Röntgenaufnahme des Thorax nach Entfernung einer Thoraxdrainage sollte nach 1–3 h erfolgen [20], bei ausgewählten Patienten kann darauf verzichtet werden [8].

Komplikationen

> **Merke**
>
> Die Komplikationsrate bei Einbringen einer Thoraxdrainage liegt – entsprechende Technik und Erfahrung vorausgesetzt – bei 1% [21].

▶ **Blutungen und Verletzungen.** Blutungen können vermieden werden, indem man den Tunnel streng oberhalb des Randes der nächsthöheren Rippe präpariert und eine Drainage in Monaldi-Position keinesfalls medialer als in der mittleren Klavikularlinie einbringt.

Verletzungen der Interkostalnerven und des N. thoracicus longus werden durch stumpfe Präpariertechniken vermieden. Verletzungen der Lunge vermeidet man am besten durch Eröffnung der Pleura mit dem Finger. Sollte dies nicht möglich sein, muss das Präparierinstrument sehr exakt geführt werden, um ein unkontrolliertes Hineinfallen in den Thorax zu verhindern. Trokarbewehrte Thoraxdrainagen sind wegen der Gefahr einer Lungen- oder Herzverletzung und auch der erhöhten Gefahr einer Drainagenfehllage abzulehnen [11].

▶ **Infektionen.** Nach Anlage einer Thoraxdrainage werden in unter 3% der Fälle Infektionen gesehen [7]. Eine Infektion wird am besten durch eine effektive Expansion der Lunge mit Obliteration des Pleuraspaltes verhindert [14], eine prophylaktische Antibiotikagabe ist nicht indiziert [3].

▶ **Pulmonale Komplikationen.** Ein rezidivierender Pneumothorax nach Entfernung der Drainage tritt in 2,4% der Fälle auf [3]. Atelektasen durch eine schmerzbedingte Schonatmung während der Liegezeit der Thoraxdrainage lassen sich am besten durch eine adäquate Schmerztherapie sowie eine frühestmögliche Entfernung der Drainage vermeiden. Die häufigsten radiologischen Veränderungen nach Entfernung der Thoraxdrainage sind Pleuraverdickungen oder kleine Pleuraergüsse, seltener Atelektasen.

Der unspezifische pleurale Schmerz nach Pleurapunktion (sog. *Pleurodynie*) ist insgesamt die häufigste Spätkomplikation. Pleurodynie tritt abhängig von der Größe der gewählten Drainage auf, ist funktionell harmlos, kann aber lange anhalten und den Patienten subjektiv schwer beeinträchtigen.

2.5.3 Perikardpunktion

> **Definition**
>
> Eine Perikardpunktion oder Perikard(io)zentese ist eine Punktion des Herzbeutels zur Entlastung eines Perikardergusses oder zur Gewinnung von Perikardflüssigkeit für die diagnostische Aufarbeitung. Ist ein Perikarderguss hämodynamisch wirksam, so spricht man von einer Perikardtamponade.

Perikarderguss

Ursachen für einen Perikarderguss sind in der ▶ Tab. 2.6 aufgeführt [1, 26]. In Abhängigkeit von der Ursache sowie der Geschwindigkeit, in der sich der Erguss entwickelt hat, führt die Flüssigkeitsansammlung im Perikard zu einer Angleichung des intraperikardialen Druckes an den rechts- bzw. linksventrikulären enddiastolischen Druck und damit zu einer unzureichenden diastolischen Ventrikelfüllung. Der daraus resultierende Abfall des Herzzeitvolumens sowie die nachfolgende Sympathikusaktivierung sind für eine Reihe klinischer Symptome verantwortlich, wie kompensatorische Tachykardie, Unwohlsein und Kaltschweißigkeit, fehlende Belastbarkeit, Schwindel, Hypotonie, steigender Vasopressorbedarf, Kollaps und rückläufige Urinproduktion. Weitere klinische Zeichen sind ein Pulsus paradoxus (inspiratorischer Abfall des systolischen Druckes > 10–15 mm Hg oder > 10% des systolischen Blutdrucks), ein deutlicher Anstieg des ZVDs mit entsprechender Halsvenenstauung sowie sehr leise Herztöne [1, 1, 10, 13].

▶ **Diagnose.** Wichtigstes diagnostisches Hilfsmittel bei klinischem Verdacht auf einen Perikarderguss ist die Echokardiografie. Transthorakal, ggf. auch transösophageal bei unzureichender Sicht, lässt sich der Erguss im Idealfall als echofreie Zone zwischen Perikard und Epikard darstellen. Beschreiben lässt sich Dicke und Umfang (zirkulär oder nicht zirkulär) des Ergusses sowie seine Auswirkungen auf die Herzfunktion (z. B. „swinging heart" oder Kompression von Vorhof oder Ventrikel). Unter Um-

Tab. 2.6 Ursachen der Perikardtamponade.

Häufige Ursachen	Seltene Ursachen
maligne Erkrankungen	hochgradige Herzinsuffizienz
urämische Perikarditis (Dialyse unter Heparin)	idiopathischer Perikarderguss
nach Herzchirurgie (Antikoagulation, Postkardiotomiesyndrom)	iatrogen nach Myokardbiopsie, Schrittmachersondenplatzierung, transseptaler Punktion, PCI-Stentimplantation, Katheterablation
nach Thoraxtrauma	nach Herzinfarkt (Dressler-Syndrom unter Antikoagulation)
Perikarditis (viral, tuberkulös, bakteriell)	thorakale Aortendissektion
	chronische Polyarthritis, systemischer Lupus erythematodes
	Antikoagulanzientherapie
	Mediastinalbestrahlung

ständen können ein Pleuraerguss vor dem linken Vorhof, die Aorta descendens oder subepikardiales Fett als Erguss fehlinterpretiert werden. Enthält der Erguss Fibrin oder Koagel, so kann die Abgrenzung vom umgebenden Gewebe sehr schwierig sein. Mithilfe der Echokardiografie lässt sich feststellen, ob die Punktion eines Ergusses mit einem für den Patienten vertretbaren Risiko möglich ist [13, 22].

Bei unklarem echokardiografischem Bild lässt sich ein Perikarderguss auch computertomografisch darstellen [6]. Die hämodynamischen Auswirkungen auf das Herzzeitvolumen lassen sich mittels Rechtsherzkatheter evaluieren, im EKG findet man typischerweise eine periphere und zentrale Niedervoltage, eventuell einen elektrischen Alternans.

Indikationen und Kontraindikationen der Punktion

Eine Punktion ist indiziert zur Entlastung eines hämodynamisch wirksamen Perikardergusses oder zur Gewinnung von Perikardflüssigkeit zu diagnostischen Zwecken. Bei malignen Perikardergüssen können über den liegenden Katheter Zytostatika instilliert werden.

> **Merke**
> Die Diagnose einer Perikardtamponade wird klinisch gestellt. Die Echokardiografie (oder Computertomografie) zeigt, ob eine Punktion technisch möglich, aber nicht, ob sie notwendig ist [13].

▶ **Absolute und relative Kontraindikation.** Eine Perikardpunktion ist absolut kontraindiziert bei Vorliegen einer Aortendissektion. Außer bei vitaler Indikation ist die fehlende Möglichkeit einer Echokardiografie eine weitere Kontraindikation für eine Punktion, da ohne echokardiografische Kontrolle die Komplikationsrate drastisch ansteigt. In Abhängigkeit von der Dringlichkeit der Punktion stellt eine Koagulo- oder Thrombopathie eine relative Kontraindikation für eine Punktion dar.

Eine chirurgische Drainage ist bei gekammerten Ergüssen oft die bessere Alternative, da durch Punktion eine Komplettentlastung nicht möglich ist. Postoperative Ergüsse mit größeren Anteilen an Koageln oder Fibrin (echodichter Aspekt in der Echokardiografie) lassen sich oft nur operativ behandeln. Bei rezidivierenden Ergüssen ist eine dauerhafte Sanierung oft nur mit einer Perikardektomie oder Perikardfensterung möglich. Traumatische Ergüsse müssen operativ angegangen werden, da nur so die Blutungsquelle verschlossen werden kann [10, 13].

Durchführung der Perikardpunktion

Vor der Perikardpunktion muss eine hämodynamische Basisüberwachung (EKG, Pulsoxymetrie, Blutdruck, ggf. auch invasiv) des Patienten sichergestellt sein, ein sicherer intravenöser Zugang muss liegen. Ein Defibrillator sowie die notwendigen Notfallmedikamente müssen bereitstehen, ebenso alles für eine etwaige Intubation. Der Oberkörper des Patienten wird 30–45° hoch gelagert.

Ohne sonografische Kontrolle wurde subxiphoidal knapp unterhalb der Dorsalfläche des Rippenbogens Richtung linke Schulter punktiert. Alternative Zugangswege waren der apikale Zugang (4. oder 5. ICR zwischen der vorderen und mittleren Axillarlinie über dem Herzspitzenstoß) oder (als Ultima Ratio, da die Verletzungsgefahr für die Lunge, ein Koronargefäß oder die linke A. mammaria interna relativ hoch ist) parasternal im 4. ICR, in beiden Fällen am oberen Rippenrand, um die Interkostalgefäße zu schonen.

▶ **Echokardiografische Bestimmung der Punktionsstelle.** Wenn irgend möglich, muss heute die Punktionsstelle echokardiografisch bestimmt werden. Anschließend wird, z. B. mit der Nadel eines handelsüblichen Perikardpunktionssets, sehr vorsichtig millimeterweise vorschiebend unter Aspiration in Richtung auf den Erguss punktiert und nach Aspiration in üblicher Seldinger-Technik eine Drainage eingelegt. Falls verfügbar, kann die Nadelspitze während der Punktion durch einen zweiten Untersucher sonografisch dargestellt oder ein Punktionsschallkopf verwendet werden, dieses Vorgehen ist jedoch nicht obligat [26].

> **Praxistipp**
> Lässt sich in der echokardiografisch vorbestimmten Tiefe kein Erguss punktieren, so ist die Nadelspitze auf Hautniveau zurückzuziehen, danach kann nach Winkelkorrektur um 5–10° erneut punktiert werden. Richtungsänderungen in der Tiefe sind wegen der hohen Verletzungsgefahr gefährlich und, da sich die Nadel biegen kann, in ihren Auswirkungen nicht absehbar. Das Durchstoßen des Perikards ist oft als Widerstandsverlust spürbar. Berührt die Nadel das Myokard, so nimmt man oft die Pulsationen des Herzens wahr. Vom Anschluss der Punktionsnadel an das EKG wird heute abgeraten, da bereits Mikroströme Kammerflimmern auslösen können [26].

Wenn die Diagnose einer Perikardtamponade korrekt war und der Erguss entlastet werden konnte, tritt eine hämodynamische Stabilisierung innerhalb weniger Minuten ein.

▶ **Blutiges Aspirat aus dem Perikard.** Blutiges oder blutig tingiertes Aspirat stammt aus dem Perikard, wenn 2 oder mehr der folgenden Kriterien erfüllt sind [26] (Test 1 und 2 reichen einzeln aus):
- positiver echokardiografischer Kontrastmitteltest [24],
- positiver Kontrastmitteltest unter Durchleuchtung,
- positiver Hoftest (auf Filterpapier getropft bildet Erguss einen deutlichen hellen Hof; venöses oder arterielles Blut bilden keinen Hof),
- Wert des Kohlendioxidpartialdrucks (pCO_2) höher und Hämoglobin(Hb)-Wert niedriger als im venös entnommenen Blut,
- nach Entlastung von 100–200 ml Ansteigen des systolischen Blutdrucks und symptomatische Besserung.

Aspiratdiagnostik

Zur Diagnostik des Aspirats wird auf S. 127 verwiesen. Weiteres Nativmaterial wird in die Mikrobiologie gesandt (Gramfärbung, Ziehl-Neelsen-Färbung, ggf. Virus- und Pilzdiagnostik, Anzucht von Bakterien und Mykobakterien), heparinisiertes und nicht heparinisiertes Material gelangt in die Zytologie [25].

Punktionsnachsorge

Eine Überwachung des Patienten nach Punktion, die zeitgerecht etwaige Komplikationen erkennt, ist sicherzustellen. Wird ein Katheter liegen gelassen, so erfolgt lediglich eine Drainage per Schwerkraft ohne Sog. Droht ein Katheter zu verlegen, so kann er 6-stündlich mit 10 ml Kochsalz, dem bis zu 5000 IE Heparin zugesetzt sind, gespült werden [26]. Die Liegedauer des Katheters sollte nach Möglichkeit nicht mehr als 24 h betragen, eine Liegedauer > 3 Tage ist wegen der Infektionsgefahr nicht zu empfehlen. Bei einer Fördermenge > 100–200 ml/Tag müssen chirurgische Optionen erwogen werden. Bei präterminalen Patienten ist die perkutane Ballonperikardiotomie eine Alternative [10].

2.5 Pleurapunktion, Thoraxdrainagen und Perikardpunktion

Komplikationen

Bei einer Erfolgsrate (Gewinnung von Perikardflüssigkeit) von 69–98% wurden folgende Komplikationsraten genannt [1]:
- Herzstillstand und Tod 0–3,2%,
- Ventrikelperforation 1,2–9%,
- chirurgische Notfallintervention 12–39%,
- Hämoperikard 0–10,5%,
- relevante Arrhythmien 0–0,08%,
- vasovagale Reaktion mit Hypotonie 0,8–2%,
- Pneumothorax und Pneumoperitoneum je 0,8–3%.

Eine weitere mögliche Komplikation ist die Verschleppung keimhaltigen Materials aus dem Perikardraum nach pleural oder intraperitoneal bei Rückzug der Nadel oder des Katheters.

Bei einer Fehlpunktion des rechten Ventrikels kann der Drainageversuch nach Zurückziehen der Nadel fortgeführt werden. Die Myokardkontraktionen und der hohe intraperikardiale Druck verhindern häufig, aber nicht eindeutig vorhersagbar, eine Zunahme der Tamponade. Diese Patienten sind sehr engmaschig nach der Intervention klinisch und echokardiografisch zu kontrollieren.

Kommt es zu einer hämodynamischen Verschlechterung, so ist bei nicht mehr liegender Drainage eine neuerliche Punktion möglich, oft ist nur eine sofortige operative Sanierung lebensrettend. Eine verletzte A. mammaria interna muss meist ebenso wie eine verletzte Koronararterie oder ein verletzter Bypass herzchirurgisch versorgt werden, letztere Komplikation hat eine hohe Letalität.

welchen Zugangsweg eine Punktion möglich ist. Kontraindiziert ist eine Perikardpunktion bei einer Typ-A-Dissektion. Bei gekammerten Ergüssen, Koageln im Herzbeutel oder traumatischen Ergüssen ist eine operative Entlastung oft die bessere Alternative. Die Rate schwerwiegender Komplikationen sollte – eine entsprechende Vorgehensweise vorausgesetzt – unter 5% liegen.

Kernaussagen

Pleurapunktion
Eine Pleurapunktion ist indiziert, um Flüssigkeiten oder Luft, die sich bei verschiedenen Krankheitsprozessen im Pleuraraum angesammelt haben können, zu entfernen. Punktiert wird üblicherweise über einen dorsalen oder einen dorsolateralen Zugangsweg, möglichst unter sonografischer Kontrolle. Entnommene Flüssigkeit ist laborchemisch, mikrobiologisch und zytologisch zu untersuchen.
Bei einer Punktion sollten wegen der Gefahr des Reexpansionslungenödems nicht mehr als 1000 ml bis maximal 1500 ml entnommen werden. Weitere mögliche Komplikationen einer Pleurapunktion sind ein Pneumothorax, Blutungen, Infektionen sowie Verletzungen von Leber, Milz, Herz oder Lunge.

Thoraxdrainagen
Thoraxdrainagen sind indiziert, um Luft aus dem Pleuraraum zu entfernen, Chemotherapeutika zu instillieren oder bei entzündlichen Prozessen zu spülen. Übliche Zugangswege sind der laterale Zugang (Bülau-Position) oder der anteriore Zugang (Monaldi-Position).
Das Einbringen der Drainage erfolgt nach stumpfer Präparation mit dem Finger oder einem geeigneten Instrument, die Verwendung von trokarbewehrten Drainagen wird abgelehnt. Die Komplikationen entsprechen denen der Pleurapunktion, die Komplikationsrate bei Einbringen einer Thoraxdrainage liegt – entsprechende Technik und Erfahrung vorausgesetzt – unter 1%.

Perikardpunktion
Ein Perikarderguss wird entweder punktiert, wenn er hämodynamisch wirksam wird oder aus diagnostischen Gründen. Um die Komplikationsrate zu minimieren, muss die Punktion – wenn immer möglich – unter echokardiografischer oder radiologischer (CT) – Kontrolle erfolgen. Die Bildgebung legt fest, ob und über

Literatur

[1] Callaham ML. Pericardiocentesis. In: Roberts JR, Hedges JR, eds. Clinical procedures in Emergency Medicine. Philadelphia: WB Saunders; 1998: 231–253
[2] Civetta JM, Taylor RW, Kirby RR, eds. Critical Care. 3rd ed. Philadelphia: Lippincott Raven; 1996
[3] Collins TR, Sahn SA. Thoracentesis: Clinical value, complications, technical problems, and patients experience. Chest 1987; 91: 817–822
[4] Day TG, Perring RR, Gofton K. Is manipulation of mediastinal chest drains useful or harmful after cardiac surgery? Interactive cardiovascular and thoracic surgery 2008; 7: 888–890
[5] Diacon AH, Brutsche MH, Soler M. Accuracy of pleural puncture sites: a prospective comparison of clinical examination with ultrasound. Chest 2003; 123: 436–441
[6] Eichler K, Zangos S, Thalhammer A et al. CT guided pericardiocentese: clinical profile, practice patterns and clinical outcome. Eur J Radiol 2010; 75: 28–31
[7] Glinz W. Thoraxverletzungen. Diagnose, Beurteilung und Behandlung. 2. Aufl. Berlin: Springer; 1979
[8] Goodman MD, Huber NL, Johannigman JA et al. Omission of routine chest x-ray after chest tube removal is safe in selected trauma patients. American journal of surgery 2010; 199: 199–203
[9] Gordon CE, Feller-Kopman D, Balk EM et al. Pneumothorax following thoracentesis: a systematic review and meta analysis. Archives of internal medicine 2010; 170: 332–339
[10] Heinroth K, Werdan K. Perikardpunktion. In: Van Aken H, Reinhart K, Zimpfer M, Welte T, Hrsg. Intensivmedizin. Stuttgart: Thieme; 2006: 190–195
[11] Helling TS, Gyles NR, Eisenstein CL. Complications following blunt and penetrating injuries in 216 victims of chest trauma requiring thoracostomy. J Trauma 1989; 29: 1367–1370
[12] Hewett FC. Thoracentesis: the plan of continuous aspiration. Br Med J 1876; 1: 317
[13] Imazio M, Mayosi BM, Brucato A et al. Triage and management of pericardial effusion. J Cardiovas Med 2010; [in press]
[14] Kircher LT Jr, Swartzel RL. Spontaneous pneumothorax and its treatment. JAMA 1954; 155: 164
[15] Lawless S, Orr R, Killian A et al. New pigtail catheter for pleural drainage in pediatric patients. Crit Care Med 1989; 17: 173–175
[16] Light RW, Mac Gregor MI, Luchsinger PC. Pleural effusions: the diagnostic separation of transudates and exsudates. Ann Intern Med 1972; 77: 507–513
[17] Light RW, Ball WC Jr. Glucose and amylase in pleural effusions. JAMA 1973; 225: 257–259
[18] Maisch B, Seferovic PM, Ristic AD et al. Guidelines on the diagnosis and management of pericardial diseases. Executive summary. Eur Heart J 2004; 25: 587–610
[19] Millikan JS, Moore EE, Steiner E. Complications of tube thoracostomy for acute trauma. Am J Surg 1980; 140: 738–741
[20] Niemer M, Nemes C, Lundsgaard-Hansen P, Blauhut B. Datenbuch Intensivmedizin. 3. Aufl. Stuttgart: Gustav Fischer; 1992

[21] Oparah SS, Mandal AK. Penetrating gunshot wounds of the chest in civilian practice: experience with 250 consecutive cases. Br J Surg 1978; 65: 645–648
[22] Pepi M, Muratori M. Echocardiography in the diagnosis and management of pericardial disease. J Cardiovasc Med 2006; 7: 533–544
[23] Pizano LR, Houghton DE, Cohn SM et al. When should a chest radiograph be obtained after chest tube removal in mechanically ventilated patients? A prospective study. The Journal of trauma 2002; 53: 1073–1077
[24] Schussler JM, Grayburn PA. Contrast guided two dimensional echocardiography for needle localization during pericardiocentesis: a case report. J Am Soc Echocardiogr 2010; 23: 683
[25] Thomas L. Labor und Diagnose. 5. Aufl. Frankfurt/Main: TH Books Verlagsgesellschaft mbH; 2000: 1381–1388
[26] Zimmerli M, Rouvinez C, Wagdi P. Perikarddrainage: Praktische Aspekte. Dtsch med Wschr 1998; 123: 982–987

2.6 Mechanische und elektrische Therapie kardialer Arrhythmien

K. M. Heinroth, K. Werdan

2.6.1 Präkordialer Faustschlag

Der Faustschlag ist ein Versuch, Kammertachykardien, Kammerflimmern und Asystolien durch eine mechanische Erschütterung des Herzens zu beseitigen. Mit dem Faustschlag wird eine Energie von etwa 5 J übertragen.

Durchführung

Aus einer Höhe von 15–20 cm sollte der Faustschlag – so fest wie möglich – auf die untere Sternumpartie (Übergang zweites auf drittes Drittel) erfolgen.

Indikationen

Die Leitlinien des European Resuscitation Council von 2010 [28, 39] empfehlen den präkordialen Faustschlag in bestimmten Situationen, wie z. B. beim beobachteten Herz-Kreislauf-Stillstand vor Anwendung eines Defibrillators.

> **Merke**
>
> Der Zeitverlust durch einen präkordialen Faustschlag ist zu vernachlässigen, sodass bei entsprechender Indikation dessen Anwendung während der Einleitung apparativer Reanimationsmaßnahmen regelhaft erfolgen sollte.

Bei nicht bewusstlosen Patienten mit schneller Tachykardie sollte der präkordiale Faustschlag selbstverständlich nicht angewandt werden.

2.6.2 Defibrillation

> **Definition**
>
> Als Defibrillation wird die Abgabe eines zeitlich unsynchronisierten Stromimpulses über 2 epikutan platzierte Elektroden – meist zur Terminierung von Kammerflimmern – bezeichnet [55].

Indikationen

> **Merke**
>
> Die Indikation zur Defibrillation betrifft primär den Herz-Kreislauf-Stillstand als Folge von Kammerflimmern und -flattern.

Die Mehrzahl der Tachyarrhythmien, die einer Defibrillation bzw. Kardioversion zugänglich sind, werden einem Reentry-Mechanismus zugerechnet: Eine simultane Depolarisation großer Myokardanteile durch einen hochenergetischen Impuls beseitigt die erregbare Lücke im Reentry-Kreis und beendet hierdurch die Rhythmusstörung.

Grundlagen

▶ **Wirkmechanismus der Defibrillation.** Theoretisch sollte die Energieabgabe bei einer Defibrillation zwischen der Spitze des rechten Ventrikels und der posterioren Basis des linken Ventrikels erfolgen, um ein Maximum an Kardiomyozyten zu depolarisieren. Idealerweise werden durch die Defibrillation alle Myokardzellen simultan depolarisiert und dadurch gleichförmig refraktär, ohne dass die Funktion der Zellen nachhaltig geschädigt wird (s. u.). Damit sind die Voraussetzungen für das Weiterbestehen kreisender Erregungen nicht mehr erfüllt. Relativ hohe Energien können notwendig werden, wenn sich zum Zeitpunkt der Defibrillation viele Zellen in der relativen Refraktärphase befinden (z. B. bei Kammerflimmern).

Arrhythmogene Wirkungen sind bei Gleichstromdefibrillatoren nur beim Einfall des kurz dauernden Elektroschocks in die relative Refraktärperiode des Herzens (T-Welle) zu erwarten.

▶ **Kurvenform bei der Defibrillation.** Moderne Defibrillatoren mit ihrer üblicherweise biphasischen Kurvenform konnten im Vergleich zu den früheren monophasischen Defibrillatoren die Energieerfordernisse für eine erfolgreiche Defibrillation deutlich verringern bzw. die Effizienz bei gleicher Energie erhöhen [2]. Die verschiedenen verfügbaren biphasischen Schockformen scheinen untereinander gleichwertig zu sein.

▶ **Impedanz des Thorax.** Entscheidend für den Defibrillationserfolg ist der Stromfluss durch das Myokard – in Abhängigkeit von der am Gerät vorgewählten Energie und der Impedanz des Thorax [48]. Die Impedanzwerte liegen beim Erwachsenen bei 70–80 Ohm, wobei konstitutionsabhängig Werte zwischen 15 und 150 Ohm möglich sind. Moderne biphasische Defibrillatoren kompensieren diesen relativ großen Impedanzbereich durch Anpassung von Amplitude, Dauer und Stromstärke des Schocks. Diese automatische Impedanzmessung bedeutet einen Gewinn an Effektivität bei verminderten unerwünschten Nebenwirkungen (Hitzeentwicklung).

Die transthorakale Impedanz – je niedriger, desto wahrscheinlicher ist eine erfolgreiche Defibrillation/Kardioversion – nimmt mit der Zahl der gegebenen Elektroschocks ab. Sie ist in der Endexspiration bei Verwendung salzhaltigen Kontaktgels und mit stärkerem Andrücken der Elektrodenpaddel gegenüber der Inspiration erniedrigt. Ohne Kontaktgel ist sie 3-mal so hoch wie mit Kontaktgel.

> **Merke**
>
> Da die Konstitution des Patienten nicht beeinflusst werden kann, gilt es, durch adäquate Verwendung von Elektrodenkontaktgel und kräftiges Anpressen der Paddel den Übergangswiderstand des Thorax als wesentliche beeinflussbare Komponente des Stromkreises so niedrig wie möglich zu halten.

▶ **Metallelektroden.** Die Applikation des Stromstoßes erfolgt am häufigsten über ovale oder rechteckige Metallelektroden (Paddel). Der Durchmesser der Paddel liegt für Erwachsene bei etwa 8–9 cm, ihre Gesamtoberfläche sollte mindestens 150 cm² [33] betragen. Zu große Paddeldurchmesser in Relation zum Herzen (z. B. 12 cm) können die Stromdichte vermindern und damit den Erfolgsgrad reduzieren. In Relation zum Herzen zu kleine Paddeldurchmesser (z. B. 4,5 cm) können infolge der höheren Stromdichte eine größere Myokardschädigung sowie lokale Verbrennungen hervorrufen.

▶ **Klebeelektroden.** Seit Einführung der automatisierten Defibrillatoren (s. unten) stehen auch Defibrillationsklebeelektroden zur Verfügung. Sie bestehen aus Aluminium und einer Acrylharzhaftschicht; die Rückseite ist nicht leitend. Die Vorteile solcher Elektroden sind ein größerer Sicherheitsabstand des Anwenders zum Patienten während der Stromabgabe, der Kontakt über eine gleichmäßige Fläche und die gleich bleibende Positionierung der Elektroden für die Dauer der Reanimation. Weiterhin können derartige Klebeelektroden bereits prophylaktisch bei Eingriffen mit erhöhtem Arrhythmierisiko eingesetzt werden, sodass im Bedarfsfall keine Zeit mit der Schaffung eines freien Zugangs zum Thorax verloren geht (z. B. bei Herzkatheteruntersuchungen). Nachteilig ist insbesondere bei sehr adipösen Patienten der fehlende Anpressdruck mit konsekutiv höherer Thoraximpedanz. Die Impedanzwerte von Metallelektroden (größerer Anpressdruck) und Klebeelektroden (bessere Kontaktfläche) sind jedoch bei Normalpersonen vergleichbar [18].

▶ **Automatisierte externe Defibrillatoren (AED).** Diese Geräte analysieren geräteintern das EKG-Signal und geben nachfolgend dem Anwender eine „Schock"- oder „Kein-Schock"-Entscheidung. Die Verwendung von AED stellt die Grundlage für die Defibrillation durch nicht ärztliches Personal dar [20]. Aufgrund der biphasischen Schockform dieser Geräte kann mit 150 J eine hohe Effizienz erzielt werden.

Durchführung

Die Defibrillation erfolgt in der Regel als Notfallmaßnahme als Bestandteil der kardiopulmonalen Reanimation. Die vorliegenden Ausführungen beschränken sich bewusst auf die Durchführung der Defibrillation. (Hinsichtlich des Gesamtkonzepts „kardiopulmonale Reanimation" s. Kap. 4.1).

> **Merke**
> Patienten mit Kammerflimmern sollten schnellstmöglich defibrilliert werden (Konzept der Frühdefibrillation; [5, 33]). Bis zur Bereitstellung des Defibrillators sind kardiopulmonale Wiederbelebungsmaßnahmen durchzuführen.

▶ **Asynchroner Modus.** Der Defibrillator muss zur Stromabgabe bei gewünschter Defibrillation auf den *asynchronen* Modus eingestellt sein, die Aufladezeit der Geräte beträgt etwa 2–5 s, begleitet von einem akustischen Signal während der Aufladung sowie nach Erreichen des vollen Ladezustands.

Elektroden

▶ **Paddelauflage.** Die mit Elektrodengel bestrichenen Paddel werden an isolierten Griffen vom Anwender mit beiden Händen auf den Thorax des Patienten kräftig aufgedrückt (Impedanz s. oben). Unvollständig aufgesetzte Paddel können durch die verminderte Kontaktfläche zu erheblichen lokalen Verbrennungen führen.

▶ **Elektrodenpositionierung.** Praktische Untersuchungen haben gezeigt, dass ein guter Defibrillationserfolg bei Positionierung einer Elektrode über dem 2. ICR rechts parasternal (unterhalb der rechten Klavikula in der Medioklavikularlinie) und der zweiten Elektrode über dem 4.–5. ICR links in der Medioklavikularlinie (über dem unteren linken Rippenbogen in der medioanterioren Axillarlinie, gerade eben außerhalb der Position der normalen Herzspitze) erzielt werden kann [5]. Üblicherweise sind die Paddel entsprechend gekennzeichnet. Bei weiblichen Patienten sollte das dem Apex cordis zugeordnete Paddel fest auf die Brustkorbwand gedrückt werden, gerade außerhalb der Position der Herzspitze und das Brustgewebe nicht tangierend [41].

Andere Elektrodenpositionen – z. B. die bei einer Kardioversion von supraventrikulären Tachykardien bevorzugte anterior-posteriore Position [52] – bieten klinisch bei der Defibrillation keinen wesentlichen Vorteil [22].

Energieabgabe

Empfohlen wird die Anwendung von biphasisch 200 J und monophasisch 360 J [5], bei Erfolglosigkeit von 360 J (s. oben). Für Kinder gelten entsprechend 2 bzw. 4 J/kg KG [14]. Bei Erfolglosigkeit des ersten Schocks wird ohne Verzögerung 2 Minuten eine kardiopulmonale Reanimation fortgeführt, bevor weitere Schocks – falls erforderlich – mit Energien von 360 J (bzw. max. verfügbarer Energie) appliziert werden. Lediglich bei am Monitor beobachtetem Kammerflimmern und sofort verfügbarem Defibrillator soll sofort erforderlichenfalls dreimalig hintereinander defibrilliert werden. Eine längere Unterbrechung der kardiopulmonalen Reanimation ist unbedingt zu vermeiden (maximal 5 s/Defibrillation; [5])!

Bei Verwendung eines AED (automatisierter externer Defibrillator) – der ausschließlich biphasische Schocks abgibt, gilt als Empfehlung die Abgabe von Schockenergien mit mindestens 120 J bei RLB-Kurvenform (Rectilinear biphasic Waveform) und 150 J bei BTE-Kurvenform (Biphasic truncated exponential Waveform; [5, 28]). Bei Ineffizienz erscheint die Einstellung der max. verfügbaren Energie sinnvoll.

> **Praxistipp**
> Bei sehr adipösen Patienten mit hoher Thoraximpedanz (hier sind konventionelle Paddel zu empfehlen) kann bei Erfolglosigkeit des Standardvorgehens der Patient auf die Seite gelegt und eine anterior-posteriore Defibrillation mit der Maximalenergie versucht werden. Bei Erfolglosigkeit auch dieses Vorgehens und der Verfügbarkeit zweier Defibrillatoren können als Ultima Ratio sofort hintereinanderfolgende Defibrillationen versucht werden.

▶ **Fehlerquellen bei der Energieabgabe.** Die verbreitetsten Fehlerquellen sind nicht ausreichender Kontakt der Elektroden mit dem Brustkorb sowie fehlerhafte Paddelpositionierung oder fehlerhafte Paddelgröße (s. oben; [23]).

▶ **Sicherheit des Reanimationsteams.** Auch wenn das Risiko für eine Gefährdung des Reanimationsteams eher überschätzt wird [19], hat dessen Sicherheit oberste Priorität! Während der Defibrillation darf niemand in Kontakt mit dem Patienten bleiben. Flüssigkeiten, nasse Kleider oder exzessive Anwendung von Elektrodengel können Probleme verursachen.

Während der manuellen Defibrillation muss der Anwender ein entsprechendes Kommando geben – z. B. „Wegtreten" – und dessen Beachtung kontrollieren, ehe die Defibrillation ausgelöst wird. Von automatischen Systemen wird ein akustisches Kommando gegeben.

Invasive Maßnahmen

> **Merke**
> Transdermale Nitrat- oder Opiatpflaster müssen unbedingt entfernt werden, um die Möglichkeit der Ausbildung eines elektrischen Kurzschlusses und damit eine Explosion zu verhindern [42].

Medikamentöse Behandlung

Für die Anwendung von Antiarrhythmika nach erfolgreicher Defibrillation liegen wenig gesicherte Fakten vor [38]. Der Empfehlung einer Lidocaingabe nach erfolgloser Defibrillation [18] stehen die Daten der ALIVE-Studie gegenüber, in der sich Amiodaron im Vergleich zu Lidocain deutlich effektiver zeigte [30].

Refraktäres Kammerflimmern

Zur kardiopulmonalen Reanimation nach initial erfolgloser Defibrillation siehe unter „Defibrillation/Kardioversion und Medikamenteninteraktionen", „Defibrillation/Kardioversion bei verschiedenen Patientengruppen", S. 134, S. 138 und [5, 39].

Therapierefraktäres Kammerflimmern findet sich häufiger bei
- Hypothermie (Therapie: rasche Kernerwärmung),
- ausgeprägter vorausgehender Bradykardie (Therapie: passagere Schrittmachersonde),
- schweren Elektrolytstörungen wie Hypokaliämie, Hypomagnesiämie, Hypokalzämie (Therapie: rascher intravenöser Ausgleich),
- Azidose oder Hypoxie (z. B. bei Beinaheertrinken),
- exzessiver adrenerger Stimulation wie bei Kokain- und Amphetaminüberdosierung (Therapie: Gabe von Betablockern).

Nulllinien-EKG

▶ **Vor Defibrillation.** Feines Kammerflimmern (s. unten) dokumentiert sich auf dem Monitor in 2,5 % der Fälle als scheinbare Asystolie [18]. Ehe auf eine Defibrillation bei unklarem Herz-Kreislauf-Stillstand und scheinbarer Asystolie verzichtet wird, sollten deshalb die Elektrodenpaddel aus ihrer ursprünglich angelegten Position auch noch um 90° gedreht, mindestens 2 EKG-Ableitungen registriert und/oder die EKG-Ableitungspunkte gewechselt werden. Ebenso muss die Funktionalität der Diagnosekette kontrolliert werden (Gerät angeschlossen? etc.).

Falls Kammerflimmern oder eine Kammertachykardie definitiv ausgeschlossen werden können, ist die Defibrillation als primäre Intervention nicht indiziert.

▶ **Nach Defibrillation.** Nach dem Schock kann der EKG-Monitor oft für einige Sekunden eine isoelektrische Linie anzeigen. Dies ist üblicherweise zurückzuführen auf eine vorübergehende Periode elektrischen oder myokardialen „Stunnings" und bedeutet nicht notwendigerweise, dass der Rhythmus im Sinne einer Asystolie erloschen ist. Rasch folgt in der Regel ein koordinierter Rhythmus oder ein erneutes Auftreten von Kammerflimmern/Kammertachykardien. Persistiert die isoelektrische Linie unmittelbar nach Defibrillation, sollte für 2 Minuten ohne eine erneute Adrenalingabe mechanisch reanimiert werden.

EKG- und Laborveränderungen

Nach Defibrillation können im EKG ST-Hebungen in den Brustwandableitungen in der Nähe der Defibrillatorelektroden auftreten, besonders bei hohen Energieabgaben. Dabei werden atrioventrikuläre (AV)-Blockierungen II. Grades sowie erneut Kammertachykardien und -flimmern beobachtet.

Das Ausmaß einer eventuellen myokardialen Schädigung (messbarer Anstieg kardialer Enzyme nach mehrfacher Defibrillation, s. u.) hängt stärker vom maximalen Stromfluss ab (optimal: monophasisch 30–40 A; biphasisch 15–20 A [5]) als von der Gesamtenergie.

Bei Patienten mit Kardioversion wegen Vorhofflimmerns trat bis zu einer kumulativen Energiedosis von bis zu 1370 J kein Anstieg der Troponin-T-Spiegel auf [17], demzufolge wird eine Myokardzellschädigung durch Kardioversion als unwahrscheinlich angesehen [1, 44]. Die gefundenen Anstiege der Kreatinkinasegesamtaktivität – mit und ohne geringe Erhöhung der absoluten, nicht aber der relativen CK-MB-Aktivität (*CK-MB* = Unterart der Kreatinkinase) – dürften damit am ehesten auf eine Läsion der Skelettmuskulatur zurückzuführen sein [17, 44].

Defibrillation/Kardioversion und Medikamenteninteraktionen

Die Interaktionen von Pharmaka und Defibrillation/Kardioversion sind komplex [4]:

- *β-Rezeptoren:* Eine β-adrenerge *Stimulation* kann zu einer Erhöhung der Defibrillationsschwelle (DFT) führen, während *Betablocker* und *Hypoxie* sie erniedrigen.
- *Alkalose und Azidose:* Alkalose senkt die DFT oder lässt sie unverändert, Azidose hat auf die DFT keinen Einfluss.
- *Digitalis:* Bei digitalisierten Patienten können hohe Defibrillationsenergien irreversibles Kammerflimmern auslösen, v. a. bei Personen mit Digitalisintoxikation.
- *Antiarrhythmika:*
  - *Antiarrhythmika der Klasse I* (z. B. Lidocain, Chinidin; Blockade des schnellen Na$^+$-Einwärtsstroms) und der Klasse IV (z. B. Verapamil; Blockade des Ca^{2+}-Einwärtsstroms) haben das – ungünstige – Potenzial zur Anhebung der DFT.
  - *Klasse-III-Antiarrhythmika* (z. B. Sotalol, Ibutilide) vermindern dagegen mit Blockade des repolarisierenden K$^+$-Stroms häufig die DFT, was erwünscht ist und im Falle des Ibutilides sogar zur Verbesserung des Kardioversionserfolgs bei Vorhofflimmern [40] eingesetzt wird (s. u.).
  - Akut appliziertes *Amiodaron* lässt die DFT unbeeinflusst oder erhöht sie; Amiodaronlangzeitgabe kann die DFT anheben [4, 8].
- *Anästhetika:* Diese können die genannten Medikamenten-Defibrillator-Interaktionen nochmals in komplexer Weise – teils über Alterationen des autonomen Nervensystems – modifizieren [4, 21].

Erfolgsrate

Über 80 % der Patienten, die erfolgreich defibrilliert werden, verdanken diesen Erfolg einem der ersten 3 Schocks [50]. In der Folge bestehen die besten Aussichten für die Herstellung eines hämodynamisch effizienten Rhythmus dann, wenn der Rhythmus nach der Defibrillation stabil bleibt. In dieser Phase ist jedoch die Suche und ggf. Behebung potenziell reversibler Ursachen oder verschlechternder Faktoren unerlässlich.

>
> **Merke**
> Die wesentlichen Erfolgsdeterminanten sind der frühzeitige Einsatz der Defibrillation [33], eine adäquate Oxygenierung, das Fehlen von metabolischen und Elektrolytdysregulationen sowie der generelle Gesundheitszustand des Patienten.

Primäres Kammerflimmern hat eine bessere Prognose als sekundäres Kammerflimmern infolge von Herzinsuffizienz, Blutdruckabfall oder kardiogenem Schock. Körper- und Herzgewicht scheinen dagegen nur eine untergeordnete Rolle zu spielen. Eine Steigerung der maximalen Energiedosis über 400 J scheint die Erfolgsaussichten der Defibrillation nicht zu verbessern.

Defibrillation in der präklinischen Notfallmedizin

Die Defibrillation ist die einzig wirksame Behandlung des Kammerflimmerns. Das Zeitintervall von Beginn des Kammerflimmerns bis zur Applikation des ersten Defibrillatorschocks ist die Hauptdeterminante des Überlebens. Nach Kollaps infolge Kammerflimmerns fällt die Überlebensrate in jeder Minute um 7–10% [33]. Das Überleben nach Herz-Kreislauf-Stillstand infolge Kammerflimmerns sinkt von 30% auf 2–8%, wenn die Defibrillation nicht bereits 4 min, sondern erst 10 min nach Herz-Kreislauf-Stillstand erfolgt [11].

Automatische externe Defibrillatoren (AED, s. oben) ermöglichen es auch dem Rettungspersonal und anderweitigen Ersthelfern, die Frühdefibrillation durchzuführen. Entsprechende Richtlinien liegen vor [5].

Der Einsatz automatischer Defibrillatoren scheint – wohl aufgrund des frühzeitigeren Einsatzes – bessere Ergebnisse zu erzielen als das Vorgehen mit konventionellen Defibrillatoren [16].

Defibrillation an Bord fliegender Rettungshubschrauber

Die Defibrillation – auch mit der höchsten Energiestufe – im fliegenden Rettungshubschrauber (Typ BO 105 CB und BK 117; [32]) ist eine effektive und sichere Therapiemaßnahme. Auch wird die R-Zacken-getriggerte Funktion des Defibrillators durch die Hubschrauberelektronik nicht ungewollt ausgelöst. Umgekehrt beeinflusst die Abgabe solcher Stromstöße auch nicht die Elektronik und das Flugverhalten der geprüften Rettungshubschrauber, zumindest nicht bis Energiestufen von 360 J und den derzeit verwendeten Impulsmodi. Eine sofortige Landung hingegen würde in jedem Fall ein schwer kalkulierbares Risiko für Patienten und Crew darstellen. Die Defibrillation in der Luft erhöht somit die Sicherheit dieses Rettungstransportsystems.

Eine vorherige Absprache mit dem Piloten ist bei Einsatz des Defibrillators unabdingbar.

2.6.3 Kardioversion

> **Definition**
> Als Kardioversion wird die Abgabe eines synchronisierten Stromimpulses über 2 epikutan platzierte Elektroden bezeichnet. Die Synchronisation erfolgt durch zeitliche Zuordnung der elektrischen Entladung zum Herzzyklus über das Elektrokardiogramm (R- oder S-Zacke; [36]).

Eine Kardioversion kann bei entsprechender Indikation immer dann angewendet werden, wenn bei einer Rhythmusstörung noch abgrenzbare QRS-Komplexe nachweisbar sind. Eine Neuentwicklung für den Einsatz in der Therapie bedrohlicher Tachyarrhythmien stellt die niederenergetische Kardioversion mittels transvenös und transösophageal applizierbarer Elektrodenkatheter dar (s. unten).

Indikationen und Kontraindikationen

▶ **Indikationen.** Welche Rhythmusstörungen können kardiovertiert werden? Alle supraventrikulären und ventrikulären Arrhythmien außer Kammerflimmern/-flattern können durch eine R-Zacken-getriggerte Defibrillatorentladung behandelt werden, um so das bei Defibrillation höhere Risiko einer Auslösung von Kammerflimmern zu vermindern. Kammerflimmern tritt insbesondere dann auf, wenn der Stromimpuls in die vulnerable Phase der T-Welle einfällt (s. o.).

> **Merke**
> - Besonders gutes Ansprechen zeigen Reentry-Tachykardien wie Vorhofflattern, Vorhofflimmern, AV-Knoten-Reentry-Tachykardien, AV-Reentry-Tachykardien bei Präexzitationssyndrom (WPW-Syndrom) und Kammertachykardien.
> - Die Wirksamkeit ist unsicherer bei Tachykardien infolge einer gesteigerten oder getriggerten Automatie.
> - Nicht angezeigt ist die Kardioversion in der Regel bei Tachykardien infolge einer gestörten Impulsbildung, wie bei Parasystolien, permanenten AV-junktionalen Tachykardien sowie akzelerierten idioventrikulären Tachykardien.

Bei Erfolglosigkeit der externen Kardioversion kann eine intrakardiale Kardioversion versucht werden (s. unten).

▶ **Kontraindikationen.** Der anamnestische Verdacht auf das Vorliegen einer *Digitalisintoxikation* ist eine relative Kontraindikation für eine Notfallkardioversion. Alternativen einschließlich des Einsatzes von monoklonalen Digitalisantikörpern sind in diesem Fall vorzuziehen. Ein *therapeutischer Digitalisspiegel* spricht dagegen nicht gegen eine Kardioversion, falls keine Elektrolytstörungen oder eine akute Myokardischämie vorliegen [7].

Nicht digitalisinduziertes langsames Vorhofflimmern – meist als Folge einer koronaren Herzkrankheit – stellt eine weitere relative Kontraindikation zur Kardioversion dar: Hier kann nach Kardioversion ein noch langsamerer Sinusrhythmus resultieren. Kontraindiziert ist die Kardioversion bei Patienten in der tachykarden Phase eines *Sinusknotensyndroms*, da hier eine Asystolie resultieren kann.

> **Merke**
> Ein akuter Myokardinfarkt stellt *keine* Kontraindikation für eine Kardioversion dar [18].

Durchführung der elektiven Kardioversion

Vorbereitung und Monitoring

Entscheidend ist die optimale Vorbereitung. Die Information des Patienten über den Kardioversionsablauf, seine Anamnese und körperliche Untersuchung einschließlich des Pulsstatus sowie die Ableitung eines 12-Kanal-EKG gehören ebenso zur Vorbereitung wie der Ausgleich von Elektrolyt- und Säure-Basen-Störungen und eine adäquate Oxygenierung!

> **Merke**
> Eine Hypokaliämie ist vor einer Kardioversion unbedingt auszugleichen. Der Patient muss nüchtern sein. Reanimationsausstattung und -erfahrung des Teams sind obligat!

▶ **Medikation.** Außer am Tag der Kardioversion ist das Absetzen einer Digitalismedikation, wenn keine Zeichen einer Digitalisintoxikation vorliegen, nicht erforderlich. Bei zu beseitigendem Vorhofflimmern kann mit der im Anschluss an die Kardioversion geplanten Antiarrhythmikadauermedikation bereits 1–2 Tage vor Kardioversion begonnen werden.

Invasive Maßnahmen

▶ **Intravenöser Zugang und Sauerstoffzufuhr.** Der liegende Patient ist mit einem intravenösen Zugang zu versorgen und muss eine genügende Sauerstoffzufuhr erhalten (reiner Sauerstoff via Maske oder Nasensonde für 5–15 min vor und während der Kardioversion). Während und nach der Kardioversion kann beim analgosedierten Patienten vorübergehend eine manuelle Beutelbeatmung notwendig werden.

▶ **Analgosedierung.** Bei Kardioversionen stabiler, wacher Patienten ist eine adäquate Analgosedierung mit Amnesie eine absolute Voraussetzung. Würde darauf verzichtet, so könnten durch die Kardioversion beim wachen Patienten Schlaflosigkeit, Depression, Alpträume, Panikattacken und unterschiedliche somatische Beschwerden ausgelöst werden [29].

Zur Analgesie kann *Fentanyl* (50–150 µg) eingesetzt werden, zur Sedierung kurz wirksame *Benzodiazepine* wie Midazolam. Die Dosierung beträgt initial 2–5 mg i. v. über 1–2 min, gefolgt von weiteren je 1 mg/min bis zur Erreichung einer adäquaten Sedierung. In der Regel werden hierfür 5–15 mg Midazolam benötigt, die Variabilität ist allerdings beträchtlich. Alternativ können *Diazepam* (10 bis maximal 20 mg i. v.), Lorazepam oder eine Kurznarkose mit Propofol (1,5–2,5 mg/kg KG i. v.) oder Etomidat (10–20 mg i. v.) eingesetzt werden.

▶ **Elektrodenpaddel- bzw. Klebeelektrodenposition.** Sowohl die anterior-laterale (rechts vom Sternalrand, 2.–3. ICR–Midaxillarlinie, 4.–5. ICR links) als auch die anterior-posteriore (rechts vom Sternalrand, 2.–3. ICR – auf dem Rücken zwischen den Schulterblättern) Elektrodenpaddel- bzw. Klebeelektrodenposition sind für die Kardioversion geeignet [18], wobei die anterior-posteriore Elektrodenpostitionierung bei supraventrikulären Tachykardien effektiver sein kann [24].

▶ **Monitoring.** Der Rhythmus ist auf dem Monitor kontinuierlich zu registrieren. Für die EKG-Triggerung der Kardioversion sollte die Ableitung mit der höchsten R-Zacke ausgewählt werden; die Registrierung sollte besser über Standardableitungen als über die Paddel erfolgen. Eine Pulsoxymetrie ist für die Kurznarkose obligat.

Energiedosis und -abgabe

▶ **Kontrolle der synchronisierten Energieabgabe.** Nach Einstellung des synchronisierten Modus wird die gewünschte Energieabgabe eingestellt und der Defibrillator geladen.

Für die Synchronisation ist eine ausreichend hohe R-Zacke erforderlich; hohe T-Wellen oder ein Rechtsschenkelblock können die Erkennung erschweren. Demzufolge muss große Sorgfalt auf die Wahl der geeigneten EKG-Ableitung für die Monitorregistrierung aufgewendet werden, da nur die auf dem Bildschirm des Defibrillators erscheinende Ableitung zur Erkennung der R-Zacke herangezogen wird.

▶ **Nicht digitalisierte Patienten.** Begonnen werden sollte mit der niedrigsten Energiedosis, die erfahrungsgemäß bei der zu behandelnden Rhythmusstörung wirksam ist; bei *elektiven* Kardioversionen wird in der Regel bei Erwachsenen mit 50–100 J (biphasisch) bzw. 100 J (monophasisch) begonnen und bei Erfolglosigkeit die Energiedosis stufenweise bis 200 J (biphasisch) bzw. 360 J (monophasisch) gesteigert. Nach Auslösung vergehen noch einige Momente bis zur Entladung, für diese Zeit muss der Paddelkontakt mit der Brustkorboberfläche konstant aufrechterhalten werden. Ein Zucken der Thoraxmuskulatur, eine ruckartige Bewegung der Arme oder ein hörbares Seufzen zeigen die Reaktion des analgosedierten Patienten auf die Impulsabgabe an.

▶ **Vorsichtsmaßnahmen bei digitalisierten Patienten.** Bei therapeutisch digitalisierten Patienten wird vor Kardioversion eine 24-h-Digitalispause empfohlen.

Praxistipp

Ist bei einem Patienten mit Digitalisintoxikation eine Notfallkardioversion erforderlich, so muss wegen der Erniedrigung der DFT durch Digitalis mit dem Auftreten von Kammertachykardien und Kammerflimmern gerechnet werden.

Aus diesem Grund werden die prophylaktische Gabe von Lidocain (75–100 mg i. v.), die Anhebung des Kaliumspiegels auf hochnormale Werte, die Gabe von Magnesiumsulfat (1–2 g über 2 min i. v.) oder auch die Gabe eines Betablockers bei gleichzeitiger Applikation von Atropin empfohlen [18].

▶ **Wechsel von Kardioversion zu Defibrillation.** Bei Verzögerung der synchronisierten Schockabgabe (Kardioversion) durch mangelnde R-Zacken-Synchronisation (Niedervoltage, variable Blockbilder, hohe T-Wellen) oder bei kritischer hämodynamischer Verschlechterung ist eine unsynchronisierte Elektroschockapplikation (Defibrillation) indiziert. Bei einer Defibrillation liegt die Gefahr der Entwicklung von Kammerflimmern bei 2 %. Um dieses Risiko zu minimieren, müssen bei der Defibrillation höhere Energien als bei der Kardioversion abgegeben werden.

Rhythmusstörungen nach Kardioversion

Bei erfolgreicher Kardioversion zeigt der Monitor zunächst eine *Sinusbradykardie* mit allmählicher Beschleunigung der Frequenz, gelegentlich auch einen *transienten junktionalen Rhythmus* vor Einsetzen des Sinusrhythmus. Bei Persistenz der Rhythmusstörung sollte bis zum nächsten Kardioversionsversuch mindestens 3 min gewartet werden.

▶ **Extrasystolen.** Seltene und transient auftretende supraventrikuläre oder auch *ventrikuläre Extrasystolen* bedürfen nach Konversion einer supraventrikulären Arrhythmie keiner Behandlung. Häufige und polymorphe ventrikuläre Extrasystolen können hingegen eine drohende anhaltende ventrikuläre Rhythmusstörung ankündigen. Eine persistierende ventrikuläre Extrasystolie nach erfolgreicher Kardioversion kann auch verdächtig sein auf eine Digitalisüberdosierung oder eine Elektrolytstörung und sollte dann ggf. entsprechend behandelt werden.

▶ **Bradykardie.** Bei *persistierender Bradykardie* nach Kardioversion ist Atropin (1–2 mg i. v.) indiziert.

▶ **Kammerflimmern.** Bei Auftreten von *Kammerflimmern* ist das Defibrillatorgerät sofort auf den unsynchronisierten Modus umzuschalten und es muss unverzüglich defibrilliert werden. Die Häufigkeit von Kammerarrhythmien korreliert mit der applizierten Energiedosis und ist auch bei Patienten mit vergrößertem Herzen erhöht. Dabei liegt die Inzidenz von Kammerflimmern nach Kardioversion bei 0,8 %. Das unmittelbar nach Kardioversion auftretende Kammerflimmern lässt sich durch sofortige Defibrillation rasch beseitigen.

Dagegen ist dies bei der Form des Kammerflimmerns, die 30 Sekunden bis wenige Minuten nach Kardioversion zu beobachten ist, wesentlich schwieriger. Diese Form tritt bei digitalisierten Patienten auf und wird als Ausdruck einer Digitalisintoxikation angesehen. Meist gehen eine paroxysmale atriale Tachykardie mit Block oder ein junktionaler Rhythmus voraus [15].

2.6 Mechanische und elektrische Therapie kardialer Arrhythmien

> **Merke**
> Bei jeder Kardioversion sollte man auf das Auftreten von Kammerflimmern oder Asystolie nach Regularisierung vorbereitet sein.

> **Merke**
> In diesen Fällen ist die Indikation zur Kardioversion besonders streng zu stellen. Stets ist die Kardioversion von Vorhofflimmern in ein Gesamtkonzept zur Rhythmuskontrolle einschließlich antiarrhythmischer Medikation zu integrieren, um einen längerfristigen Erfolg erzielen zu können [13].

Patientenbetreuung nach Kardioversion

Nach erfolgreicher Kardioversion sollte der Patient zumindest bis zum Abklingen der Narkosewirkung überwacht werden.

Soweit möglich, dienen die Behandlung der zugrunde liegenden Herzerkrankung und die Einleitung einer antiarrhythmischen Therapie der Rezidivprophylaxe: 12 Monate nach erfolgreicher Kardioversion von Vorhofflimmern hat nur noch ein Drittel der Patienten einen Sinusrhythmus.

Kardioversion einzelner Rhythmusstörungen

Kardioversion von Vorhofflimmern

Bei der Kardioversion von Vorhofflimmern sind einige Besonderheiten zu beachten.

▶ **Thromboembolieprophylaxe.** Die Häufigkeit arterieller und pulmonaler Embolien nach Kardioversion (1,2–1,5%) [35] sowie speziell nach Kardioversion von Vorhofflimmern (1–3%) kann durch eine vorausgehende Antikoagulation wesentlich reduziert werden.

> **Praxistipp**
> Eine therapeutische Antikoagulation – z. B. mit Vit.-K-Antagonisten (INR 2,0–3,0) – ist bei Patienten mit mehr als 48 h anhaltendem Vorhofflimmern angezeigt und sollte mindestens 3 Wochen vor und 1–2 Monate nach Kardioversion bestehen [13].

Selbst wenn im transösophagealen Echokardiogramm kein linksatrialer Vorhofthrombus gesehen wird, schließt dies das Auftreten von Embolien nach Kardioversion nicht aus. Dennoch ist die Durchführung einer TEE bei elektiver Kardioversion von Vorhofflimmern > 48 h oder unbekannter Dauer zum Ausschluss von Vorhofthromben indiziert [25].

▶ **Prognoseparameter.** Vorhofflimmern kann in 75–93% der Fälle erfolgreich kardiovertiert werden, die Kardioversion ist damit der medikamentösen antiarrhythmischen Therapie überlegen.

Als *besonders geeignete Kandidaten* [54] gelten Patienten
- mit symptomatischem Vorhofflimmern von weniger als 12 Monaten Dauer, die hämodynamisch entscheidend vom Vorliegen eines Sinusrhythmus profitieren,
- mit stattgehabten Embolien,
- mit fortbestehendem Vorhofflimmern trotz Beseitigung der auslösenden Ursache (z. B. Hyperthyreose),
- mit schnellem, medikamentös nur schwer zu verlangsamendem Kammerrhythmus.

Mit einem Vorhofflimmerrezidiv nach Kardioversion muss gerechnet werden bei:
- ausgeprägter chronisch obstruktiver Lungenerkrankung,
- Herzinsuffizienz, Mitralvitium (insbesondere Mitralinsuffizienz),
- einem länger als 1 Jahr bestehenden Vorhofflimmern,
- vergrößertem linken Vorhof,
- älteren Patienten mit Kammerfrequenzen unter 70/min.

▶ **Energiedosis.** Die Mehrzahl der Patienten benötigt nur Energien von 50–100 (200) J, sodass immer zunächst ein Versuch auf dieser Stufe angezeigt ist. Besteht das Vorhofflimmern weniger als 3 Monate, so reichen in der Regel 50–100 J, bei mehr als 6-monatiger Dauer sind dagegen im Mittel 150 J erforderlich [6].

Die *biphasische Schockform* hat sich auch bei der Kardioversion von Vorhofflimmern aufgrund der niedrigeren erforderlichen Schockenergien gegenüber der monophasischen Schockform durchgesetzt. Das in Deutschland noch nicht zugelassene Klasse-III-Antiarrhythmikum Ibutilide (1 mg i.v.) erhöht die Erfolgsrate der Konversion von 72 auf 100% und reduziert die notwendige Energie zur erfolgreichen Kardioversion von 228 ± 93 auf 166 ± 80 J, ohne allerdings die 6-Monate-Rezidivrate zu senken. Bei Auswurffraktionen < 20% muss jedoch mit anhaltenden polymorphen Kammertachykardien gerechnet werden [40].

▶ **Medikamentöse Prophylaxe nach Kardioversion.** Nach Kardioversion wegen chronischen Vorhofflimmerns ist eine Langzeitprophylaxe mit Antiarrhythmika angezeigt. Dabei dürften Klasse-III-Antiarrhythmika wegen der geringeren Inzidenz proarrhythmogener Nebenwirkungen den Klasse-I-Antiarrhythmika überlegen sein [9]. Bei Patienten mit eingeschränkter linksventrikulärer Pumpfunktion steigern Letztere möglicherweise sogar die Letalität [12]. Über Fortsetzung und Art der Antikoagulation über die empfohlenen 4 Wochen nach Kardioversion hinaus ist entsprechend dem CHADS$_2$-Score (Score zur Beurteilung des Schlaganfallrisikos bei Vorhofflimmern) zu entscheiden.

Kardioversion von Vorhofflattern

Die Erfolgsrate der Kardioversion von Vorhofflattern ist mit über 90% sehr hoch. In der Regel reicht eine Energieabgabe von 50 J [6]. Falls das Vorhofflattern durch die Kardioversion mit niedrigen Schockenergien in Vorhofflimmern degeneriert, lässt sich meist durch Anwendung höherer Energiedosen ein Sinusrhythmus erreichen. Alternativ kann – insbesondere bei typischem Vorhofflattern – eine hochfrequente Überstimulation über eine transvenöse passagere Schrittmachersonde durchgeführt werden. Entsprechend den aktuellen Empfehlungen des „American College of Cardiology" (ACC), der „American Heart Association" (AHA) und der „European Society of Cardiology" (ESC) [3] sollte bei typischem Vorhofflattern eine Katheterablation als kurative Therapie erwogen werden.

▶ **Embolieprophylaxe.** Bei länger als 48 h bestehendem Vorhofflattern ist analog dem Vorgehen bei Vorhofflimmern eine Antikoagulation sowie ein echokardiografischer Ausschluss intrakardialer Thromben (TEE) wegen des Emboliesikos erforderlich (s. o.).

Bei akuter hämodynamischer Verschlechterung muss jedoch mit einer notfallmäßigen Soforttherapie begonnen werden, die entweder in der Beseitigung des Vorhofflatterns oder in einer medikamentösen Blockierung der schnellen Überleitung des AV-Knotens besteht.

▶ **Überstimulation.** Bei Verdacht auf eine Digitalisintoxikation ist die Kardioversion zu vermeiden und die Überstimulation einzusetzen.

Kardioversion supraventrikulärer Tachykardien

Auch wenn supraventrikuläre Tachykardien mit Reentry-Mechanismus (AV-Knoten-Reentry-Tachykardien mit dualer AV-Knotenleitung oder AV-Reentry-Tachykardien bei akzessorischer Bahn) mittels Kardioversion beseitigt werden können [51], ist hier eindeutig einer medikamentösen Therapie (Adenosin 12 – 18 mg i. v.) oder einer Überstimulation über eine passagere Schrittmachersonde der Vorzug zu geben. Elektiv sollte bei diesen Rhythmusstörungen eine kurative Therapie durch Katheterablation angestrebt werden [3]. Die Kardioversion dieser supraventrikulären Tachykardien ist nur bei hämodynamischer Instabilität und Versagen o. g. Maßnahmen indiziert.

Kardioversion ventrikulärer Tachykardien

▶ **Monomorphe, stabile ventrikuläre Tachykardien.** Diese können in mehr als 95 % erfolgreich kardiovertiert werden, wobei die medikamentöse antiarrhythmische Therapie das Vorgehen der ersten Wahl darstellt. Alternativ kann bei kreislaufstabilen Patienten auch eine Überstimulation mittels einer temporären Schrittmachersonde versucht werden.

Begonnen werden sollte mit 50 J; in der Regel sind weniger als 100 J erforderlich.

▶ **Polymorphe Kammertachykardien und Kammerflattern.** Diese Gruppe wird dagegen mit einer Defibrillation von wenigstens 100 J therapiert, nicht zuletzt auch deswegen, weil die EKG-Triggerung der synchronisierten Energieabgabe durch die oft schwankende R-Zackenhöhe oder hohe T-Wellen schwierig sein kann und damit die Schockabgabe durch den Defibrillator stark verzögert werden kann [6].

Komplikationen

Die potenziellen Komplikationen der Kardioversion – im Mittel 14,5 % [45] – dürfen nicht unterschätzt werden. Sie sind abhängig von der applizierten Energie (6 % bei 150 J und > 30 % bei 400 J).

Harmlos sind in der Regel *oberflächliche Hautverbrennungen* geringen Schweregrades und leichte *Muskelbeschwerden*. Transitorische Erhöhungen von Kreatinkinase (CK), Glutamat-Oxalazetat-Transaminase (GOT) und Laktatdehydrogenase (LDH) sind auf eine Schädigung der Interkostalmuskulatur zurückzuführen. Bei Patienten mit Herzinsuffizienz ist das seltene Auftreten eines *Lungenödems* 1 – 3 h nach Kardioversion zu beachten; es wird vermutet, dass dafür eine kontraktile Dysfunktion des linken Vorhofs im Vergleich zum rechten verantwortlich zu machen ist. Eine vorübergehende Hypotonie kann durch Flüssigkeitszufuhr behandelt werden.

Weitere, nicht immer verstandene Komplikationen sind Perikarditis, Pneumonitis, Augenschäden, transiente linksseitige Rekurrensparese und Wirbelsäulenkompressionsfrakturen [15].

Transvenöse synchronisierte Kardioversion

Ein weiteres Verfahren zur Therapie von Vorhofflimmern stellt die synchronisierte Kardioversion über spezielle transvenöse Katheter dar. Dabei wird eine niederenergetische Kardioversion (1 – 6 J; [34]) zwischen den beiden Schockwendeln des Katheters durchgeführt. Da hiermit ein erhöhter logistischer Aufwand (Durchleuchtung) sowie ein entsprechender zentraler Venenzugang erforderlich sind und zusätzliche Komplikationen durch die intrakardiale Elektrodenmanipulation auftreten können, ist die transvenöse Kardioversion von Vorhofflimmern nur wenigen, transthorakal nicht erfolgreich kardiovertierbaren symptomatischen Patienten vorbehalten [46].

Transösophageale Kardioversion

Eine quadripolare Ösophaguselektrode erlaubt die Kardioversion von Vorhofflimmern (Erfolgsrate 80 %), Vorhofflattern und supraventrikulären Tachykardien mit hohem Effizienzgrad, bei Energieabgaben von in der Regel 100 J und ohne gravierende Nebenwirkungen (1 %: reversible Ösophagusmukositis; [37]).

2.6.4 Defibrillation/Kardioversion bei speziellen Patientengruppen

Das standardisierte Vorgehen bei Defibrillation/Kardioversion erfordert bei speziellen Patientengruppen Ergänzungen und Modifikationen [26, 43].

Schwangere

Bei fortgeschrittener Schwangerschaft verlagert sich die Herzachse: Das Herz liegt dem Zwerchfell breit auf. Aufgrund anatomisch-physiologischer Überlegungen ist es angeraten, die Defibrillationselektroden in anterior-posteriorer Position einzusetzen.

Die paroxysmale atriale Tachykardie ist die häufigste Rhythmusstörung in der Schwangerschaft, besonders im 3. Trimester. Die Kardioversion lässt sich während der gesamten Schwangerschaft ohne ernste Komplikationen für Mutter und Kind anwenden [49]. Der Rhythmus des Fetus sollte dabei kontrolliert werden, wobei allerdings das Risiko der Auslösung fetaler Arrhythmien gering ist [6].

Kinder

Die Elektrodenpaddel bzw. Defibrillatorelektroden werden zum einen unter der rechten Klavikula und zum anderen in der linken vorderen Axillarlinie positioniert. Bei Säuglingen kann es sinnvoll sein, die Paddel vorne und hinten am Brustkorb zu platzieren. Der empfohlene Minimalpaddeldurchmesser für Säuglinge und Kleinkinder liegt bei 2,2 cm. Wann immer möglich, sollten die größeren Erwachsenenelektrodenpaddel zum Einsatz gelangen, deren Routineeinsatz bei Kindern mit einem Körpergewicht ab 10 kg empfohlen wird [18] – der Thorax des Kindes ist groß genug, um über die ganze Elektrodenfläche einen vollständigen Kontakt gewährleisten zu können.

Als Energiedosis werden initial 2 J/kg KG empfohlen, für weitere Schocks 4 J/kg KG.

Patienten mit Schrittmachern bzw. Kardioverter/Defibrillator

▶ **Mögliche Schädigung von Schrittmachern.** Herzschrittmacher und implantierte Defibrillatorsysteme können durch eine notwendig werdende Kardioversion/Defibrillation im ungünstigsten Fall derart geschädigt werden, dass ein Gerätewechsel, nicht selten mit zusätzlicher Neuimplantation der Elektroden, erforderlich werden kann [53]. Sind Defibrillatoren systembedingt relativ gut vor hohen Spannungen geschützt, können die Schaltkreise von Herzschrittmachern durch hohe Energien zerstört werden.

Weiterhin kann es zu einer Erhöhung der Stimulationsreizschwellen (lokale „Ablation") bis hin zum Exit-Block kommen mit der Erfordernis einer Umprogrammierung auf höhere Stimulationsenergien, wodurch die Lebensdauer der Schrittmacherbatterie verkürzt wird. Das Risiko einer Schädigung des Schrittmachersystems resultiert daraus, dass die Elektroden des Aggregates wie eine Antenne fungieren und die hohe Energie des Elektroschocks sowohl in das Aggregat als auch mit hoher Energiedichte an die Elektrodenspitze geleitet wird. Dabei ist die eingekoppelte Spannung maximal, wenn sich das elektrische Feld parallel zur Achse Schrittmacheraggregat/Elektrodenspitze befindet und deutlich geringer bei rechtwinkliger elektrischer Achse [53].

> **Praxistipp**
> Deshalb sollten die Paddel bei meist rechts subpektoral implantiertem Herzschrittmacher spiegelbildlich zur üblichen Positionierung (also links subklavikulär und rechts spiegelbildlich zu V_6) oder besser anterior-posterior mit einem Mindestabstand zum Aggregat von 15 cm aufgesetzt werden, wobei auch hier keine Gewährleistung für eine „Verschonung" des Herzschrittmachers besteht [53].

Im Fall einer elektiven Kardioversion sollte ein Kardiologe hinzugezogen werden, um in Abhängigkeit von der zugrunde liegenden bradykarden Rhythmusstörung ggf. eine passagere Umprogrammierung in einen asynchronen Modus vornehmen zu können.

▶ **Vorgehen bei Kardioverter/Defibrillator.** Bei Patienten mit einem implantierten automatischen Kardioverter/Defibrillator sind hingegen nur selten Probleme nach einer externen Kardioversion berichtet worden (s. o.). Bei üblicherweise linkspektoral implantierten Defibrillatoren kann meist die Standardpaddelposition beibehalten werden. Ein Sicherheitsabstand von 15–20 cm zum implantierten Gerät sollte eingehalten und zunächst eine möglichst niedrige Energiestufe gewählt werden. Alternativ kann die elektive Kardioversion unter Verwendung eines entsprechenden Programmiergerätes auch direkt über den implantierten Defibrillator erfolgen.

> **Merke**
> Bei einer Kardioversion/Defibrillation ist es dringlich zu empfehlen, den Herzschrittmacher bzw. den Kardioverter/Defibrillator vor, unmittelbar im Anschluss und 4–6 Wochen nach Kardioversion mittels Programmiergerät zu kontrollieren.

Patienten mit tiefer Hypothermie bzw. Hitzschlag [26]

▶ **Hypothermie.** Das hypotherme Herz reagiert häufig weder auf Katecholamine noch auf elektrische Stimulation oder Defibrillation [10, 43]. Auch bei einer Körperkerntemperatur unterhalb von 30 °C ist eine initiale Defibrillation mit 200 J bzw. sind weitere Schocks mit Maximalenergie statthaft. Bei Erfolglosigkeit mehrerer Schocks sollte jedoch eine Herzdruckmassage ohne weitere Defibrillationsversuche durchgeführt werden, bis der Patient eine Körperkerntemperatur von über 30 °C erreicht hat.

> **Cave**
> Jede Manipulation – Intubation, Punktion zentraler Venen, Legen eines passageren Schrittmachers – birgt das Risiko, therapierefraktäres Kammerflimmern auszulösen! Bei therapierefraktärem Kammerflimmern kann der Einsatz der Herz-Lungen-Maschine lebensrettend wirken [10].

▶ **Hitzschlag.** Hier bleibt bei Vorliegen von defibrillations-/kardioversionspflichtigen Rhythmusstörungen als Folge des gesteigerten Stoffwechsels und hypoxiebedingter Organschädigung weniger Zeit für eine erfolgreiche Therapie als bei Normothermie.

Patienten mit Intoxikationen

Intoxikationen sind bei 18- bis 35-Jährigen die zweithäufigste Ursache eines Herz-Kreislauf-Stillstandes. Für folgende Substanzklassen sind im Vergiftungsfall ausgeprägte kardio- und vasotoxische Effekte beschrieben worden: Antiarrhythmika, Antidepressiva, Neuroleptika, Antihistaminika, Antihypertensiva, Antiobstruktiva, Kardiaka, Lokalanästhetika, Lithium, Antimalariamittel und Drogen. Mit defibrillations-/kardioversionspflichtigen Rhythmusstörungen muss bei vielen dieser Intoxikationen gerechnet werden, häufig unerwartet, rezidivierend und schwer therapierbar [47].

Patienten mit Stromunfall und nach Blitzschlag

Bei Strom- und Blitzschlagunfällen muss neben dem Herz-Kreislauf-Stillstand auch mit einem Atemstillstand gerechnet werden, hervorgerufen durch Stromschädigung des medullären Atemzentrums, tetanische Zwerchfellkontraktionen und prolongierte Lähmung der Atemmuskulatur für Minuten. Kammerflimmern und maligne Rhythmusstörungen werden mit standardmäßiger Defibrillation/Kardioversion behandelt [26].

Blitzschlagunfälle führen in 30% zum Tod, v. a. durch den hervorgerufenen Herzstillstand infolge Kammerflimmerns oder Asystolie.

Patienten mit Myokardinfarkt

▶ **Defibrillation.** Bei *Kammerflimmern* und *anhaltenden polymorphen Kammertachykardien* (> 30 s oder zu hämodynamischem Kollaps führend) ist eine umgehende Defibrillation erforderlich (Energie: siehe Defibrillation).

▶ **Kardioversion.** *Anhaltende, symptomatische monomorphe Kammertachykardien,* verbunden mit Angina, Lungenödem oder Hypotonie (RR systolisch < 90 mmHg), sollten mit einer Kardioversion (100 J initial) behandelt werden. Zur Behandlung einer *anhaltenden, asymptomatischen monomorphen Kammertachykardie* ohne Angina, Lungenödem oder Hypotonie (RR systolisch < 90 mmHg) stehen alternativ die Gabe von Lidocain (1,0–1,5 mg/kg KG als i. v. Bolus), Amiodaron (150 mg als Infusion über 10 min, danach 1 mg/min über 6 h, dann 0,5 mg/min) oder eine Kardioversion (beginnend mit 50 J, Kurznarkose) zur Verfügung. Gesenkt wird die Gefahr frühen Kammerflimmerns bei Herzinfarkt durch intravenöse Betablockergabe [31].

> **Praxistipp**
> Wesentlich ist es v. a. auch, bei Punktionsversuchen an zentralvenösen Zugängen die nachfolgende Thrombolyseoption bzw. Therapie mit GP-IIb/IIIa-Rezeptorantagonisten (GP = Glykoprotein) im Rahmen einer geplanten Koronarintervention nicht außer Acht zu lassen.

Bei tachykarden Rhythmusstörungen mit Schocksymptomatik sollte der Patient in ein Zentrum mit der Möglichkeit zur Koronarangioplastie transportiert werden.

Patienten mit Trauma

Herz-Kreislauf-Stillstände bei Traumapatienten sind meistens Folge einer pulslosen elektrischen Aktivität oder einer Asystolie. Kammerflimmern kann jedoch Ursache des Unfalls gewesen sein. Blutungsschock und Herzverletzungen mit Perikardtamponade können die elektrische Behandlung tachykarder Herzrhythmusstörungen schwieriger als üblich gestalten [26].

Patienten unter Narkose und mechanischer Beatmung

Herz-Kreislauf-Stillstände unter Narkose treten selten auf (1/10 000 bis 1/40 000) und die Rate erfolgreicher Reanimationen ist erfreulicherweise hoch [26].

Kernaussagen

Die mechanische und elektrische Therapie kardialer Arrhythmien besteht in präkordialem Faustschlag, Defibrillation und Kardioversion.

Präkordialer Faustschlag
Der präkordiale Faustschlag ist der Versuch, Kammertachykardien, Kammerflimmern und Asystolien durch eine mechanische Erschütterung des Herzens zu beseitigen.

Defibrillation
Als Defibrillation wird die Abgabe eines zeitlich *unsynchronisierten* Stromimpulses über 2 epikutan platzierte Elektroden – meist zur Terminierung von Kammerflimmern – bezeichnet.
Verbesserungen der Defibrillationstechnik betreffen die Anwendung einer biphasischen Stromkurvenform, die automatische Anpassung der Schockenergie an die Thoraximpedanz sowie die Anwendung halbautomatischer externer Defibrillatoren.
Medikamente können zu Veränderungen der Defibrillationsschwelle des Herzens führen und damit eine Modifikation der anzuwendenden Energiedosis erforderlich machen.

Kardioversion
Als Kardioversion wird die Abgabe eines *synchronisierten* Stromimpulses über 2 epikutan platzierte Elektroden bezeichnet. Sie kann bei entsprechender Indikation – supraventrikuläre und ventrikuläre Tachykardien, Vorhofflimmern, Vorhofflattern – immer dann angewendet werden, wenn bei einer Rhythmusstörung noch abgrenzbare QRS-Komplexe nachweisbar sind.
Die Erfolgsrate der Kardioversion liegt bei 70 – 95 %, bei Vorhofflattern meist über 90 %. Eine adäquate Patientenvorbehandlung und Patientenauswahl – insbesondere bei Vorhofflimmern – trägt entscheidend zum Therapieerfolg bei.
Bei therapeutischer Digitalisierung kann mit niedrigen Energiedosen elektrotherapiert werden, bei Digitalisintoxikationen muss wegen der Gefahr des Auslösens von Kammerflimmern darauf verzichtet werden.

Defibrillation/Kardioversion bei spezifischen Patientengruppen
Bei der Anwendung von Defibrillation/Kardioversion sind Besonderheiten bei spezifischen Patientengruppen (wie Schwangeren, Kindern, Herzinfarktpatienten etc.) sowie das Vorhandensein implantierter Herzschrittmacher/Defibrillatoren zu beachten.

Literatur

[1] Alaiti MA, Maroo A, Edel TB. Troponin levels after cardiac electrophysiology procedures: review of the literature. Pacing Clin Electrophysiol 2009; 32(6): 800 – 810
[2] Bardy GH, Marchlinski FE, Sharma AD et al. Multicenter comparison of truncated biphasic shocks and standard damped sine wave monophasic shocks for transthoracic ventricular defibrillation. Transthoracic Investigators. Circulation 1996; 94(10): 2507 – 2514
[3] Blomstrom-Lundquist C, Scheinemann MM, Aliot EM et al. ACC/AHA/ESC guidelines for the management of patients with supraventricular arrhythmias – executive summary: a report of the American College of Cardiology/American Heart Association Task Force on Practice Guidelines and the European Society of Cardiology Committee for Practice Guidelines (Writing Committee to Develop Guidelines for the Management of Patients with Supraventricular Arrhythmias). Circulation 2003; 14: 1871 – 1909
[4] Carnes CA, Mehdirad AA, Nelson SD. Drug and defibrillator interactions. Pharmacotherapy 1998; 18: 516 – 525
[5] Deakin CD, Nolan JP, Sunde K et al. European Resuscitation Council Guidelines for Resuscitation 2010, Section 3. Electrical therapies: automated external defibrillators, defibrillation, cardioversion and pacing. Resuscitation 2010; 81(10): 1293 – 1304
[6] DeSilva RA, Graboys TB, Podrid PJ et al. Cardioversion and defibrillation. Am Heart J 1980; 100: 881 – 895
[7] Ditchey RV, Karlinger JS. Safety of electrical cardioversion without digitalis toxicity. Ann Int Med 1981; 95: 676
[8] Dopp AL, Miller JM, Tisdale JE. Effect of drugs on defibrillation capacity. Drugs 2008; 68(5): 607 – 630
[9] Ehrlich JR, Hohnloser SH. Medikamentöse Kardioversion von Vorhofflimmern. Z Kardiol 2005; 94: 14 – 22
[10] Elsässer A, Binninger U, Saurbier vdLA. Akzidentelle Hypothermie. Intensivmedizin 1999; 36: 393 – 398
[11] Fiedermutz M. Frühdefibrillation. In: Madler C, Jauch K-W, Werdan K, Hrsg. Das NAW-Buch – Praktische Notfallmedizin. 2. Aufl. München: Urban & Schwarzenberg; 1998: 341 – 348
[12] Flaker GC, Blackshear JL, McBride R et al. Antiarrhythmic drug therapy and cardiac mortality in atrial fibrillation. The stroke prevention in atrial fibrillation investigators. J Am Coll Cardiol 1992; 20: 527 – 532
[13] Fumenaux T, Cornuz J, Polikar R et al. Guidelines for the clinical management of atrial fibrillation: a practical perspective. Swiss medical Weekly 2004; 134: 235 – 247
[14] Galletty D, Larsen P, Lever N et al. Energy seettings for mono- and biphasic defibrillation: guideline on the New Zealand Resuscitation Council. NZMJ 2004; 117
[15] Gazak S. Direct current electrical cardioversion. In: Roberts JR, Hedges JR, eds. Clinical procedures in emergency medicine. 3rd ed. Philadelphia: WB Saunders; 1998: 173 – 185
[16] Gliner BE, Jorgenson DB, Poole JE et al. Treatment of out-of-hospital cardiac arrest with a low-energy impedance-compensating biphasic waveform automatic external defibrillator. The LIFE Investigators. Biomed Instrum Technol 1998; 32: 631 – 644
[17] Greaves K, Crake T. Cardiac troponin T does not increase after electrical cardioversion for atrial fibrillation or atrial flutter. Heart 1998; 80(3): 226 – 228
[18] Hedges JR, Greenberg MI. Defibrillation. In: Roberts JR, Hedges JR, eds. Clinical Procedures in Emergency Medicine. 3rd ed. Philadelphia: WB Saunders; 1998: 186 – 196
[19] Hoke RS, Heinroth K, Trappe HJ et al. Is external defibrillation an electric threat for bystanders? Resuscitation 2009; 80(4): 395 – 401
[20] Israel CW, Grönefeld G. Technische Voraussetzungen der Frühdefibrillation: Was können automatisierte externe Defibrillatoren? Herzschr Electrophys 2005; 16: 84 – 93
[21] Jacob S, Abraham AE, McKelvey G. Anaesthetic drugs and defibrillation threshold testing. Drugs 2008; 68(13): 1921 – 1922
[22] Kerber RE, Jensen SR, Grayzel J et al. Elective cardioversion: influence of paddle-electrode location and size on success rates and energy requirements. N Engl J Med 1981; 17: 658 – 662
[23] Kerber RE. Electrical treatment of cardiac arrhythmias: defibrillation and cardioversion. Ann Emerg Med 1993; 27: 296 – 301
[24] Kirchhof P, Eckardt L, Loh P et al. Anterior-posterior versus anterior-lateral electrode positions for external cardioversion of atrial fibrillation. Lancet 2002; 360: 1275-1279

[25] Klein AL, Grimm RA, Murray RD et al. Use of transesophageal echocardiography to guide cardioversion in patients with atrial fibrillation. N Engl J Med 2001; 344: 1411–1420

[26] Kloeck W, Cummins RO, Chamberlain D et al. Special resuscitation situations: an advisory statement from the International Liaison Committee on Resuscitation. Circulation 1997; 95: 2196–2210

[27] Kloeck WF, Cummins RO, Chamberlain DF et al. The Universal ALS algorithm. An advisory statement by the Advanced Life Support Working Group of the International Liaison Committee on Resuscitation. Resuscitation 1997; 34(2): 109–111

[28] Koster RW, Baubin MA, Bossaert LL et al. European Resuscitation Council Guidelines for Resuscitation 2010, Section 2. Adult basic life support and use of automated external defibrillators. Resuscitation 2010; 81(10): 1277–1292

[29] Kowey PR. The calamity of cardioversion of conscious patients. Am J Cardiol 1988; 61: 1106–1107

[30] Kudenchuck PJ, Cobb LA, Copass MK et al. Amiodarone for resuscitation after out-of-hospital cardiac arrest due to ventricular fibrillation. N Engl J Med 1999; 341: 871–887

[31] Kushner FG, Hand M, Smith SC jr. et al. 2009 focused updates: ACC/AHA guidelines for the management of patients with ST-elevation myocardial infarction (updating the 2004 guideline and 2007 focused update) and ACC/AHA/SCAI guidelines on percutaneous coronary intervention (updating the 2005 guideline and 2007 focused update): a report of the American College of Cardiology Foundation/American Heart Association Task Force on Practice Guidelines. J Am Coll Cardiol 2009; 54(23): 2205–2241

[32] Lackner CK, Stolpe E, Kerkmann R et al. Defibrillation an Bord fliegender Rettungshubschrauber. Notfall & Rettungsmedizin 1998; 1: 75–85

[33] Larsen MP, Eisenberg MS, Cummins RO et al. Predicting survival from out of hospital cardiac arrest: a graphical model. Ann Emerg Med 1993; 22: 1652–1658

[34] Levy S. Internal Defibrillation: Where we have been and where we should be going? J Interv Card Electrophysiol 2005; 13: 61

[35] Lown B, Perlroth MG, Kaidbey S et al. „Cardioversion" of atrial fibrillation. A report on the treatment of 65 episodes in 50 patients. N Engl J Med 1963; 269: 325–331

[36] Lown BF, Amarasingham RF, Neuman J. Landmark article Nov 3, 1962: New method for terminating cardiac arrhythmias. Use of synchronized capacitor discharge. By Bernard Lown, Raghavan Amarasingham, and Jose Neuman. Jama 1986; 256(5): 621–627

[37] Mckeown PP, Croal S, Allen JD et al. Transesophageal cardioversion. Am Heart J 1993; 125: 396–404

[38] Nolan JP, Deakin CD, Soar J et al. European Resuscitation Council guidelines for resuscitation 2005. Section 4. Adult advanced life support. Resuscitation 2005; 67 (Suppl. 1): S39–S86

[39] Nolan JP, Soar J, Zideman DA et al. European Resuscitation Council Guidelines for Resuscitation 2010, Section 1. Executive summary. Resuscitation 2010; 81(10): 1219–1276

[40] Oral H, Souza JJ, Michaud GF et al. Facilitating transthoracic cardioversion of atrial fibrillation with ibutilide pretreatment. N Engl J Med 1999; 340: 1849–1854

[41] Pagan-Carlo LA, Spencer KT, Robertson CE et al. Transthoracic defibrillation: importance of avoiding electrode placement directly on the female breast. J Am Coll Cardiol 1996; 27: 449–452

[42] Paracek EA, Munger MA, Rutherford WF et al. Report of nitropatch explosion complicating defibrillation. Am J Emerg Med 1992; 10: 128–132

[43] Paschen HR, Lipp MDW. Reanimation in besonderen Situationen. Notfall & Rettungsmedizin 1998; 1: 384–396

[44] Rao AC, Naeem N, John C et al. Direct current cardioversion does not cause cardiac damage: evidence from cardiac troponin T estimation. Heart 1998; 80(3): 229–230

[45] Resnekov LF, McDonald L. Complications in 220 patients with cardiac dysrhythmias treated by phased direct current shock, and indications for electroconversion. Br Heart J 1967; 29(6): 926–36

[46] Santini L, Forleo GB, Topa A et al. Electrical cardioversion of atrial fibrillation: different methods for a safe and effective technique. Expert Review of Cardiovascular Therapy 2005; 3 (4): 601–610

[47] Schmidt W, Nottrott M, Desel H. Lebensbedrohliche akute Intoxikationen durch kardio- und vasotoxisch wirkende Medikamente und Drogen. Intensiv- und Notfallbehandlung 1998; 23: 27–49

[48] Schneider T, Wolcke B, Liebrich A et al. New aspects of electric defibrillation. Anaesthesist 1998; 47: 320–329

[49] Schroeder JS, Harrison DC. Repeated cardioversion during pregnancy. Treatment of refractory paroxysmal atrial tachycardia during 3 successive pregnancies. Am J Cardiol 1971; 27: 445–446

[50] Trappe H-J, Andresen D, Arntz HR et al. Positionspapier zur „automatisierten externen Defibrillation". Z Kardiol 2005; 94: 287–295

[51] Tunstall-Pedoe H, Bailey L, Chamberlain DA et al. Survey of 3765 cardiopulmonary resuscitations in British hospitals (the BRESUS Study): methods and overall results. BMJ 1992; 304: 1347–1351

[52] Vogiatzis IA, Sachpekidis V, Vogiatzis IM et al. External cardioversion of atrial fibrillation: the role of electrode position on cardioversion success. Int J Cardiol 2009; 137(1): 8–10

[53] Volkmann H. Störbeeinflussung von implantierten Herzschrittmachern im medizinischen Bereich. Herzschr Electrophys 2004; 15: 65–72

[54] Waller C, Callies F, Hadeler D et al. Kardioversion bei Herzschrittmacherträgern: Eine relative Kontraindikation? Herzschr Electrophys 2004; 15: 218–222

[55] Zipes DP, Camm AJ, Borggrefe M et al. Guidelines for management of patients with ventricular arrhythmias and the prevention of sudden cardiac death. Executive summary. Rev Esp Cardiol 2006; 59(12): 1328

2.7 Temporäre Schrittmacher

K. M. Heinroth, K. Werdan

2.7.1 Einleitung

Die temporäre Schrittmacherstimulation kann bei bedrohlichen Bradykardien die Lücke zwischen ineffektiver Pharmakotherapie und der Implantation eines permanenten Schrittmachers schließen [1, 4, 11, 30, 40].

> **Merke**
>
> Temporäre Schrittmacher – Indikationen in der Notfall- und Intensivmedizin [19, 20, 41]:
> - Asystolie bei Herz-Kreislauf-Stillstand,
> - symptomatische Bradykardie (Hypotonie, Angina pectoris, Lungenödem, Schock) ohne ausreichendes Ansprechen auf Atropin (bzw. β$_2$-Sympathomimetika),
> - AV-Block III. Grades, neu aufgetreten oder unbekannten Alters (▶ Abb. 2.28),
> - AV-Block II. Grades Typ Mobitz, neu aufgetreten oder unbekannten Alters.

Invasive Maßnahmen

Tab. 2.7 Temporäre Schrittmacherstimulation im Vergleich.

	Schrittmacherstimulation		
	transvenös	transkutan[1]	gastroösophageal[1]
Demand-Funktion möglich	+	+	Fixmodus
Punktionskomplikationen	+	–	–
Stimulation schmerzhaft	–	+	(+)
Lernkurve	++	+	+
erfolgreiche Anwendung	80–90%[3]	43[1]–100%[2]	>90%[1]
Schwellenstromstärke (mA)	<1 bei 10 ms	55 bei 40 ms[1] 75 bei 10 ms[1]	15 bei 40 ms[1] 25 bei 10 ms[1]
Patientenkooperation notwendig	–	+	+
Durchleuchtung	+/(+)	–	–
Analgosedierung	–	++	+/(+)

[1] die Angaben stammen aus einer kontrollierten Studie an wachen Intensivpatienten [33]
[2] die Angaben stammen aus kontrollierten Studien an narkotisierten Patienten [8, 23]
[3] die Angaben stammen aus einer Studie mit Intensivpatienten [35]

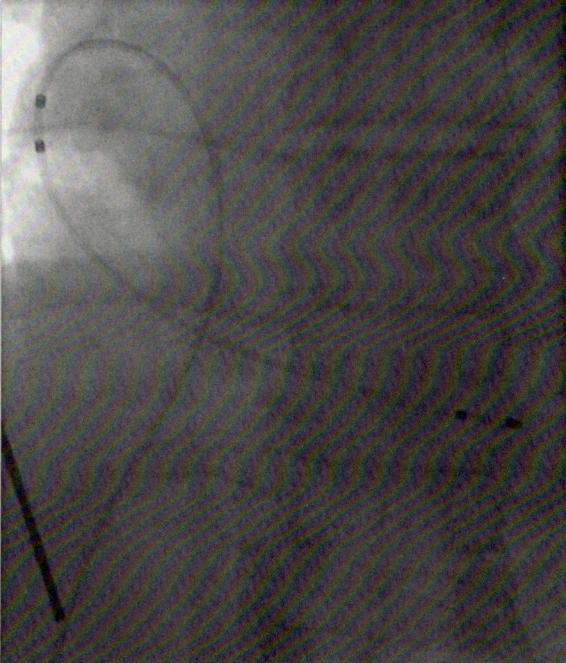

Abb. 2.28 Temporäre VDD-Sonde in Loco typico: Sondenspitze im rechtsventrikulären Apex, atriales Elektrodenpaar mit gutem Kontakt an der lateralen rechtsatrialen Wand.

▶ **Verfahren.** Alle zur Verfügung stehenden temporären Stimulationsverfahren (▶ Tab. 2.7), wie die
- transvenöse Stimulation mit halbsteifem und mit Balloneinschwemmelektrodenkatheter,
- transkutane Stimulation mit Klebepatches,
- gastroösophageale Elektrostimulation

erfordern eine intensive Einweisung, Ausbildung und Erfahrung des Anwenders, um die Effizienz so hoch wie möglich und die Komplikations- und Nebenwirkungsrate [35, 34, 42] so gering wie möglich zu halten.

▶ **Präklinischer Einsatz.** Im Notarzteinsatz wird aus Praktikabilitätsgründen häufig der transkutanen Elektrostimulation der Vorzug gegenüber der transvenösen gegeben [6, 10, 28]. Erstere kann weiterhin die Zeit bis zur definitiven Versorgung mit einem transvenösen Schrittmacher überbrücken. Bei Infarktpatienten nach Thrombolyse oder dem Einsatz von Glykoprotein-IIb/IIIa-Rezeptorantagonisten mit „relativen" Schrittmacherindikationen hilft die transkutane Stimulation, Punktionskomplikationen der transvenösen Stimulation zu vermeiden.

> **Praxistipp**
> Bei jeder kardialen Elektrostimulation sind obligat:
> - intravenöser Zugang,
> - EKG-Monitoring, optional Pulsoxymetrie,
> - Bereitstellung eines Defibrillators, Reanimationsbereitschaft inkl. Medikamentenvorbereitung.

2.7.2 Transkutane temporäre Schrittmacher

Transkutane Elektrostimulation

▶ **Geräteaufbau.** Bei der transthorakalen Elektrostimulation werden die Impulse über 2 großflächige Klebeelektroden auf den Thorax übertragen. Die im Rettungsdienst eingesetzten Gerätekombinationen [14, 39] aus EKG-Modul, Monitor, Defibrillator und Schrittmachermodul können sowohl im asynchronen Modus (ohne EKG-Kennung; V00) als auch im Demand-Modus (mit EKG-Kennung; VVI) zur transthorakalen Schrittmacherstimulation zum Einsatz gelangen. Damit ist die Möglichkeit gegeben, die Elektrostimulation auch prophylaktisch mit geklebten Elektroden einsatzbereit zu halten, was sich v. a. bei Patienten mit Herzinfarkt bewährt.

> **Merke**
> Stimulationsmethode der Wahl ist der Demand-Modus, da hierbei eine Auslösung ventrikulärer Arrhythmien sehr unwahrscheinlich ist [43].

Die technische Umschaltmöglichkeit auf festfrequenten Betrieb kann bei artefaktbedingten Detektionsstörungen des Schrittmachers (z. B. ineffiziente Stimulationsimpulse eines implantierten Schrittmachers) von Nutzen sein [21].

▶ **Energie.** Die abgegebene elektrische Energie liegt bei etwa 0,01 J (50 mA über 20 ms; mittlerer Thoraxwiderstand 50 Ohm; Impulsdauer der meisten Geräte 20 oder 40 ms). Bei dieser geringen Energie ist selbst bei längerer transkutaner Schrittmacherstimulation keine Schädigung der Herz- oder Skelettmuskulatur zu erwarten [32, 37]. Die von vielen Faktoren abhängige Reizschwelle für eine effektive kardiale Stimulation liegt zwischen 40 und 80 mA [10].

▶ **Elektroden.** Die großflächigen Klebeelektroden werden anterior-posterior angebracht [13] (anterior: negative Elektrode über V_4; posterior: entsprechend dorsal am Rücken gegenüberliegend, unter der linken Skapula neben der Wirbelsäule). Bei Unmöglichkeit dieser Platzierung ist auch die – weniger effektive – anterior-anteriore Positionierung möglich (positive Elektrode rechts unter der Klavikula, negative Elektrode links 5. ICR, mittlere Axillarlinie). Letztere Elektrodenpositionierung ermöglicht bei Verwendung üblicher kombinierter Stimulations- und Defibrillationsgeräte gleichzeitig die bedarfsweise Schockabgabe und ist bei erhöhtem Risiko für das Auftreten von defibrillationspflichtigen ventrikulären Rhythmusstörungen von Vorteil. Für den Demand-Modus sind meist 3 zusätzliche EKG-Elektroden zur Registrierung des intrinsischen Rhythmus des Patienten erforderlich.

Durchführung der transkutanen Schrittmacherstimulation

Bei der Durchführung der transkutanen Schrittmacherstimulation sind folgende Punkte zu beachten:
- falls Patient ansprechbar: Aufklärung über Methode und dabei auftretende Missempfindungen;
- falls Zeit dazu bleibt: Defibrillator bereitstellen, intravenösen Zugang legen, Reanimationsmedikamente vorbereiten;
- ggf. Brusthaare entfernen, Haut abwischen;
- Elektrodenposition: anterior – negativ; posterior – positiv oder anterior-anterior (s. o.);
- EKG-Ableitung (für Demand-Modus); Sensing und Stimulationsamplitude/-stromstärke einstellen;
- Schrittmacherfrequenz vorwählen, in der Regel mit 60–80/min (oder 20/min über Eigenfrequenz des Patienten) beginnen;
- Stimulation:
  - Stimulationsbeginn mit geringer Stromstärke: Sichtbarwerden von Schrittmacherspikes in der vorgewählten Frequenz auf dem EKG-Monitor, denen aber nicht regelmäßig ein QRS-Komplex folgt;
  - Steigerung der Energie, bis regelmäßig schrittmacherinduzierte QRS-Komplexe auftreten;
  - Einstellung der Stimulationsamplitude/-stromstärke: aufgrund der Schmerzhaftigkeit der transkutanen Stimulation mit hohen Amplituden nur etwa 5–10 % oberhalb der Reizschwelle (im Gegensatz zur transvenösen Stimulation; hier wird – da diese Stimulationsform schmerzfrei ist – aus Sicherheitsgründen das 2- bis 3-Fache der diastolischen Reizschwelle eingestellt);
- kontinuierliche hämodynamische Kontrolle;
- bei Pulslosigkeit des Patienten sofortiger Beginn von Basisreanimationsmaßnahmen für einige Minuten unter gleichzeitiger Schrittmacherstimulation mit maximaler Leistung (keine Gefahr für den Anwender wegen der geringen Stromstärke);
- Analgesie/Sedierung/Narkose bei besonders schmerzhaften Muskelzuckungen;
- bei längerem Stimulationsbedarf: transvenöse Schrittmacherversorgung.

▶ **Implantierter Herzschrittmacher.** Bei Patienten mit implantierten Herzschrittmachern kann es bei zusätzlicher transkutaner Stimulation in Einzelfällen zu erheblichen Interaktionen kommen: Interferenzen der Sensing-Funktionen beider Schrittmacher bis hin zu schweren Arrhythmien durch Stimulation in die vulnerable Phase einerseits und Asystolie durch gegenseitige Inhibition der Schrittmacher andererseits [25, 26].

▶ **Implantierbarer Defibrillator.** Bei Patienten mit implantierten Defibrillatoren (ICD) – selbst bei älteren Modellen mit heute praktisch kaum noch anzutreffenden epikardialen Flächenelektroden – kann mit der üblichen anterior-posterioren Position der Elektroden bei normaler Reizschwellenstromstärke eine effektive Stimulation durchgeführt werden [24].

> **Praxistipp**
> Bei implantierten Defibrillatoren ist eine Inhibierung der Schockabgabe durch Auflage eines Permanentmagneten – oder, sofern schnell verfügbar, durch entsprechende Umprogrammierung – erforderlich, da durch die hochamplitudigen Stimulationsimpulse, gefolgt von einem deformierten QRS-Komplex durch den ICD ggf. eine vermeintliche VT festgestellt werden und konsekutiv eine inadäquate Impulsabgabe erfolgen kann.

Weiterhin muss die Stimulation bei auftretendem Kammerflimmern unbedingt beendet werden, da die hochamplitudigen Stimulationsimpulse das sich automatisch kalibrierende Sensing der ICD-Geräte derart stören können, dass das Kammerflimmern durch den ICD möglicherweise nicht festgestellt werden kann.

▶ **Tolerierung durch Patienten.** Die Stimulation über großflächige Elektroden wird von den meisten wachen Patienten als schmerzhaft empfunden, sie erfordert demzufolge eine situationsangepasste Analgosedierung [21, 27]. Die Skelettmuskelkontraktionen nehmen mit der Impulsstärke zu.

▶ **Monitoring.** Ein lückenloses Monitoring der Kreislaufparameter mittels sorgfältiger Pulstastung, Blutdruckmessung und Pulsoxymetrie ist unverzichtbar. Die stimulationssynchronen Muskelkontraktionen können allerdings leicht einen Karotispuls vortäuschen [23]. Eine Pulstastung sollte unter transkutaner Schrittmacherstimulation deshalb besser an der A. femoralis erfolgen [10].

▶ **Hämodynamische Effektivität.** Die hämodynamische Effektivität einer transkutanen Schrittmacherstimulation ist mit der einer transvenösen endokardialen Stimulation vergleichbar [10]. Wahrscheinlich werden wegen unterschiedlicher Stimulationsreizschwellen der Vorhöfe und Ventrikel primär nur die Herzkammern elektrisch stimuliert, die Vorhoferregung erfolgt retrograd [14]. Dies kann v. a. bei kritisch Herzkranken die Pumpleistung beträchtlich erniedrigen [9]; dennoch ist die hämodynamische Effektivität einer suffizienten Stimulation der einer externen Herzdruckmassage weit überlegen [10].

> **Merke**
> Die erfolgreiche Stimulation lässt sich als ein nach oben oder unten gerichteter Spike mit nachfolgendem QRS-Komplex erkennen. Der Spike ist mit 40 ms wesentlich breiter als der von einer transvenösen Schrittmachersonde induzierte Spike (0,5 ms).

2.7.3 Gastroösophageale Elektrostimulation

Dieses Verfahren wird bereits seit mehreren Jahrzehnten praktiziert. Die üblichen bipolaren Sonden erlauben je nach Positionierung im Ösophagus entweder eine Vorhofstimulation oder bei tieferer Platzierung und höherer Stimulationsamplitude eine Ventrikelstimulation. Die Ösophagussonden sind in verschiedenen Stärken verfügbar (7–10,5 F) und können 4- bis 8-polar ausgelegt sein.

▶ Durchführung. Die mit Gel gleitfähig gemachte Sonde wird in Kooperation mit dem Patienten (um 30° erhöhter Oberkörper, Zahnprothesen vorher entfernen; bei „elektiver" Stimulation: nüchtern) langsam – analog einer TEE-Sonde – in den Magen vorgeschoben. Bei intubierten Patienten kann das Vorschieben in den Ösophagus unter laryngoskopischer Sicht erfolgen. An der Sondenspitze befinden sich eine distale Elektrode als Kathode sowie eine Ringelektrode als Anode. Nach 40–45 cm ab Zahnreihe sollte eine effektive Stimulation möglich sein. Die Stimulationsfrequenz lässt sich auf 40–160/min einstellen, die initiale Impulsdauer (10–70 ms) kann z.B. 40 ms betragen. Zur Schwellenstromstärke (0–50 mA) s. ▶ Tab. 2.7. Bei ineffizienter Stimulation wird die Sonde unter maximaler Stimulation langsam zurückgezogen, bis den Stimulationsimpulsen ein QRS-Komplex folgt. Der Einsatz einer unipolaren Elektrode erfordert zusätzlich die Verwendung einer externen, anterior auf dem Thorax positionierten Klebeelektrode.

Eine Studie belegt einen hohen Effizienzgrad von mehr als 90% [33].

2.7.4 Transvenöse temporäre Schrittmacher

> **Merke**
> Das Standardverfahren auf der Intensivstation zur Elektrostimulation akut bedrohlicher bradykarder Rhythmusstörungen ist das Legen einer temporären transvenösen endokardialen Schrittmachersonde. Neben den üblichen halbsteifen Stimulationselektroden stehen Elektroden mit Mandrin sowie Balloneinschwemmelektroden zur Auswahl (s. u.).

▶ Wahl der Elektroden. Die Auswahl der Elektroden hängt von der Erfahrung des Durchführenden ab: Die *halbsteifen* Elektroden zeichnen sich durch eine exzellente Steuerbarkeit aus, erkauft durch ein etwas höheres Perforationsrisiko bei längerer intrakardialer Lage. Bei *Ballonelektroden* wird bei erhaltenem Restkreislauf die Positionierung intrakardial durch das passive „Mitschwimmen" im Blut erleichtert, bei jedoch spürbar schlechterer Steuerbarkeit. In geübten Händen kann der Balloneinschwemmkatheter unter Röntgenkontrolle bei 80% der Patienten adäquat platziert werden; die Technik lässt sich innerhalb von 20 min bei 72% aller Patienten und innerhalb von 5 min bei 30% aller Patienten durchführen [3]. Elektroden mit *entfernbarem Mandrin* (welcher sich bedarfsweise separat vorbiegen lässt) sind ähnlich gut steuerbar wie halbsteife Elektroden bei geringerem Perforationsrisiko, da die Elektrode nach Entfernen des Mandrins sehr flexibel wird.

Als weitere Option bei Intensivpatienten mit erhöhtem Risiko bradykarder Rhythmusstörungen können sog. „Paceport"-Pulmonaliskatheter (z. B. Edwards-Lifescience, Tokyo, Japan) verwendet werden. Diese Katheter besitzen bei korrekter Lage ein auf Höhe des rechten Ventrikels endendes zusätzliches Lumen, durch welches zu Stimulationszwecken eine spezielle, sehr schmalkalibrige flexible Elektrode intrakardial positioniert werden kann.

Vorgehensweise

Schrittmacherset

Zum Schrittmacherset gehören: externer Schrittmacher, Schrittmachersonde (3–5 F), Punktionsbesteck einschließlich Schleuse für die Schrittmachersonde mit steriler Hülle für den extrakorporalen Anteil der Elektrode sowie ein EKG mit den 12 Standardableitungen. In der Regel kommt eine bipolare Schrittmachersonde zum Einsatz. Die Kathode (stimulierende Elektrode) befindet sich auf der Spitze des Katheters, die Anode 1–2 cm distal davon. Optional können entsprechende Verlängerungskabel verwendet werden; die Kompatibilität der Steckverbindungen ist vorher zu prüfen.

Für den Notfall eignet sich v. a. der 4-F- oder 5-F-Balloneinschwemmelektrodenkatheter. Der Ballon fasst etwa 1 ml Luft; die Dichtigkeit sollte vor der Insertion kontrolliert werden. Der Balloneinschwemmelektrodenkatheter scheint sich v. a. bei Notfällen mit noch geringer Herzleistung zu bewähren, während er bei Herzstillstand nicht von Vorteil ist [3].

Patientenaufklärung

Es ist wichtig, dem Patienten zu versichern, dass die Positionierung der Schrittmachersonde nach Punktion in Lokalanästhesie nicht schmerzhaft ist, dass die Stimulationsimpulse nicht als unangenehm empfunden werden und dass die Anhebung der niedrigen Eigenfrequenz durch die Schrittmacherstimulationen das Befinden bessern wird.

Da bei der Prozedur in der Regel das Gesicht des Patienten vom Arzt abgewandt und abgedeckt ist, sollten die einzelnen Interventionsschritte dem wachen Patienten jeweils unmittelbar vor Durchführung erklärt werden.

Venöser Zugang

▶ Zugangswege. Als Zugangswege zum rechten Herzen stehen zur Verfügung: V. jugularis interna, V. subclavia, Femoralvene und Armvenen. In die Wahl sollte die persönliche Erfahrung des Untersuchers mit dem betreffenden Zugangsweg eingehen.

> **Praxistipp**
> Als Zugangsweg – v. a. in der Notfallsituation ohne Möglichkeit zur Röntgenkontrolle – empfehlen sich die rechte V. jugularis interna oder die linke V. subclavia.

In 18% der Fälle muss bei diesem Vorgehen mit Elektrodendislokationen und in 14% mit sonstigen Komplikationen gerechnet werden. Elektrodendislokationen und -komplikationen scheinen bei der Wahl anderer Zugangswege noch höher zu sein und bei einer Armvene als transvenösem Zugang am häufigsten vorzukommen [11].

▶ **Vor- und Nachteile der einzelnen Zugangswege.** Diese können folgendermaßen skizziert werden:
- *V. subclavia:* Der Zugang über die V. subclavia ist der am häufigsten gewählte. Die *Vorteile* bestehen in einer kurzen Prozedurdauer, der geringen Entfernung zum rechten Herzen, der stabilen Sondenpositionierung im rechten Ventrikel und in einer ausreichenden Mobilität des Patienten. Die linke V. subclavia wird als Zugangsweg bevorzugt, da beim Vorschieben der Sonde der zu überwindende Winkel zum rechten Herzen nicht so ausgeprägt ist wie bei der rechten V. subclavia. Als *Nachteile* sind die Gefahr eines Pneumothorax (cave: Patienten mit COPD/Emphysem) und andere intrathorakale Verletzungen anzuführen (cave: arterielle Fehlpunktionen bei geplanter Thrombolysetherapie).
- *V. jugularis interna:* Dieser Zugangsweg wird als genauso einfach, rasch und sicher angesehen wie der über die V. subclavia. Die rechte V. jugularis wird wegen der geraden Fortsetzung in die obere Hohlvene bevorzugt. Die *Nachteile* bestehen in Schrittmachersondendislokationen bei Kopfbewegungen, Gefahr der Fehlpunktion der A. carotis (kontralaterale Karotisstenose als Kontraindikation) und Thrombophlebitis.
- *V. femoralis:* Sie bietet einen einfachen und raschen Zugangsweg insbesondere im Herzkatheterlabor. Als *Nachteile* gelten die hohe Sondendislokationsrate, Infektionen, Thrombophlebitis und Patientenimmobilisierung.
- *Armvenen:* Diese sind einfach zu punktieren. *Nachteile* sind jedoch das erschwerte Vorschieben der Sonde, das häufige Auftreten von Gefäßspasmen (dann eventuell Nitroapplikation in die Armvene), eine hohe Sondendislokationsrate bei Armbewegungen, Auftreten von Infektionen und Thrombophlebitiden und eine erhebliche Einschränkung der Patientenmobilität.

▶ **Venöser Zugangsweg bei kardiopulmonaler Reanimation.** Während der Herz-Kreislauf-Wiederbelebung gelingt die Platzierung der Schrittmachersonde im rechten Ventrikel am besten über die rechte V. jugularis interna (Methode der Wahl) und die linke V. subclavia [2, 38]. Wegen des sehr niedrigen Blutflusses scheint eine 5-French-Schrittmachersonde geeigneter als eine 3-French- oder 4-French-Sonde [38].

Gefäßpunktion und Positionieren der Schrittmachersonde

Die Gefäßpunktion geschieht unter sterilen Kautelen in Schleusentechnik [3, 31] mit großzügiger steriler Abdeckung der Punktionsstelle. Es erfolgt dabei ein kontinuierliches EKG- und Pulsoxymetrie-Monitoring (Auftreten von Rhythmusstörungen beim Passieren des rechten Vorhofs und beim Platzieren im rechten Ventrikel).

> **Merke**
> Die Röntgendurchleuchtung [16] erleichtert das Positionieren der Sonde, ersetzt jedoch nicht das EKG-Monitoring!

▶ **Positionierung mit schrittmachergekoppelter EKG-Registrierung.** Die halbsteife Schrittmachersonde wird zunächst 10–12 cm im Gefäßlumen vorgeschoben. Dann erfolgt die Kopplung der Schrittmachersonde mit einer Klemme an eine Brustwandableitung des EKG-Gerätes und der Katheter wird nun zügig, aber nicht gegen Widerstand vorgeschoben. Wird eine Balloneinschwemmelektrodensonde verwendet, so wird nach Erreichen der V. cava superior der Ballon mit Luft gefüllt.

Das *sondengekoppelte EKG* dient dazu, die Lage der Sondenspitze anzuzeigen: Außerhalb des Herzens (extrakardiale Venen, Pulmonalarterie) finden sich lediglich geringe Ausschläge (oberhalb der Vorhofhöhe: Ausschläge nach unten; ▶ Abb. 2.29 a), im Vorhof zeigt sich eine hohe Vorhofwelle (▶ Abb. 2.29 b) und im rechten Ventrikel ein hoher QRS-Komplex (▶ Abb. 2.29 c), im Falle des endokardialen Kontakts mit einer ST-Streckenhebung [3, 17].

Nach erfolgreichem Vorschieben der Elektrodensonde in den rechten Ventrikel wird im Falle der Verwendung einer Balloneinschwemmsonde der Ballon entblockt bzw. bei Elektroden mit Mandrin dieser entfernt. Die Spitze des Katheters wird idealerweise im Trabekelwerk des *Apex des rechten Ventrikels platziert,* aber auch andere Positionen im rechten Ventrikel bzw. im rechtsventrikulären Ausflusstrakt mit stabiler Sensing- und Stimulationsfunktion des Schrittmachers sind akzeptabel.

> **Praxistipp**
> Kommt die Sondenspitze in der Pulmonalarterie zu liegen, so ist sie in den rechten Ventrikel zurückzuziehen; häufig hilft ein Drehen während des Zurückziehens in Uhrzeiger- oder gegen Uhrzeigerrichtung bei der stabilen Verankerung. Im Falle des Auftretens von Rhythmusstörungen sollte der Katheter etwas zurückgezogen und dann vorsichtig erneut vorgeschoben werden.

Nach adäquater Positionierung der Sonde im rechten Ventrikel wird das EKG-Kabel von der Elektrodensonde getrennt und die beiden Polableitungen der Sonde werden an die entsprechenden Stecker des Schrittmacheraggregates angeschlossen. Die Stimulationsfrequenz wird auf 80/min oder ca. 20/min über der Eigenfrequenz eingestellt, als Stimulationsmodus werden die Bedarfs-(Demand-)Funktion mit ca. 5 mA/5 V gewählt und ein Reizschwellentest (s. dort) durchgeführt. Kommt es nach Einschalten der Pacing-Funktion mit einer über der Eigenfrequenz des Patienten eingestellten Stimulationsfrequenz zu keinen oder nur zu inkonstanten Schrittmacheraktionen, so muss die Sonde neu platziert werden.

> **Merke**
> Die Überprüfung der regelrechten Sondenlage im rechten Ventrikel (Apex) erfolgt röntgenologisch und mittels EKG. Bei adäquater Platzierung der Sonde im rechten Ventrikel findet sich nach dem schmalen Schrittmacherspike (0,5 ms) ein linksschenkelblockartig deformierter QRS-Komplex von > 0,11 s Breite.

Eine inferiore Achse der QRS-Komplexe (üRT = überdrehter Rechtstyp) ist bei Lage der Schrittmachersonde am Septum oder im rechtsventrikulären Ausflusstrakt zu beobachten. Ein rechtsschenkelblockartig konfigurierter QRS-Komplex kann auf eine Sondenlage im Koronarsinus oder im linken Ventrikel infolge eines persistierenden Foramen ovale/Vorhofseptumdefektes, eines Ventrikelseptumdefektes oder einer Septumperforation hinweisen.

Elektrodendislokationen lassen sich mittels EKG- und Pulsoxymetrie-Monitoring erfassen.

Nach adäquater Positionierung der Schrittmachersonde wird der Katheter ausreichend *steril fixiert.* Der extrakorporale Anteil der Sonde wird mit einer sterilen Hülle überzogen, um eventuell erforderliche Repositionen unter sterilen Kautelen durchführen zu können.

Von den *klinischen Untersuchungsbefunden* nach Schrittmacherimplantation sind (bei erhaltener Vorhofaktivität) die Pfropfwellen der Halsvenen und die linksschenkelblockbedingt inverse Spaltung des II. Herztones erwähnenswert.

Invasive Maßnahmen

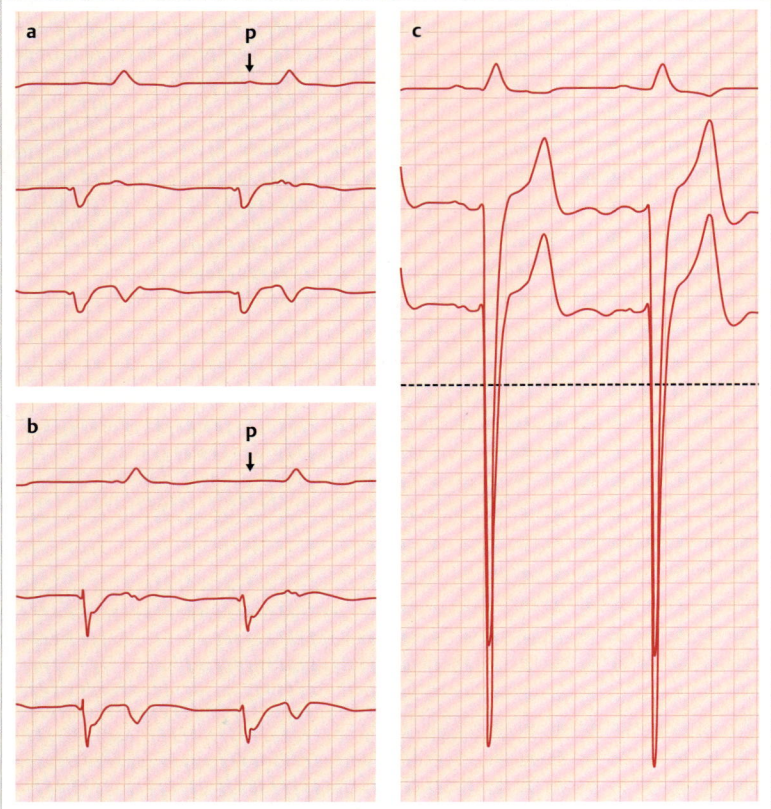

Abb. 2.29 a – c Intrakardiale Ableitungen über eine mit dem Oberflächen-EKG gekoppelte transvenöse Sonde.
a Elektrodenposition oberhalb des Herzens, negative P-Welle.
b Elektrodenposition im rechten Vorhof mit großer, spikeartiger P-Welle.
c Elektrodenposition im rechten Ventrikel mit großem ventrikulären Signal.

Bei vorbestehender symptomatischer Bradykardie manifestiert sich eine regelrechte Schrittmacherfunktion als deutliche klinische Besserung.

▶ **Positionierung ohne schrittmachergekoppelte EKG-Registrierung bei noch stabilem Eigenrhythmus.** Das Positionieren der Schrittmachersonde ist auch ohne schrittmachergekoppelte EKG-Registrierung möglich: Hierzu wird die Schrittmachersonde nach Vorschieben um 10 – 12 cm an das Schrittmacheraggregat angeschlossen, die Frequenz wird unter die Eigenfrequenz des Patienten, die Empfindlichkeit hoch (niedriger Wert) und die Stromstärke/Amplitude auf den kleinsten Wert eingestellt. Nun wird das Aggregat eingeschaltet: Solange keine adäquaten Signale detektiert werden, erfolgt eine Stimulation mit der eingestellten Frequenz. Nach Passieren der Trikuspidalklappe erfolgt das Sensing jeder Eigenaktion – der Schrittmacher wird inhibiert. Nun kann – im Falle der Balloneinschwemmelektrodensonde – der Ballon deflatiert, die Stromstärke auf 4 – 5 mA hochgestellt und die Schrittmachersonde für eine konstante Stimulationsfunktion platziert werden. Ist dies nach geringem Vorschieben der Sonde nicht möglich, so muss die Sonde zurückgezogen und ein neuer Platzierungsversuch durchgeführt werden.

▶ **Positionierung unter Reanimationsbedingungen ohne ausreichenden Eigenrhythmus.** Hierbei ist – falls verfügbar – die Röntgendurchleuchtungskontrolle von großem Nutzen. Die Schrittmachersonde wird an das Aggregat angeschlossen, die Stromstärke auf die maximalen Ausgangswerte und der Schrittmacher auf starrfrequenten Modus mit der gewünschten Frequenz eingestellt.

Die Schrittmachersonde wird dann zügig vorgeschoben und positionsadaptiert, bis eine adäquate Schrittmacherstimulation erreicht ist. Wie bereits aufgeführt, ist die rechte V. jugularis interna der bevorzugte Gefäßzugang. Der Einsatz einer Balloneinschwemmelektrodensonde bringt unter diesen Umständen keine Vorteile.

Testen von Reizschwelle und Sensing-Funktion

▶ **Reizschwelle.** Sie ist definiert als die minimal notwendige Stromstärke oder Spannung, um eine Ventrikelstimulation auszulösen; sie beträgt idealerweise weniger als 1 mA/1 V bei 0,5 ms Impulsbreite und liegt gewöhnlich zwischen 0,3 und 0,7 mA bzw. 0,5 – 1,0 V.

Zur *Bestimmung der Reizschwelle* wird das Schrittmacheraggregat auf Demand-Funktion bei 5 mA und einer Frequenz von etwa 80/min (oder mindestens 20/min über der Eigenfrequenz des Patienten) eingestellt [42]. Die Stromstärke/Spannung wird dann langsam reduziert, bis keine Ventrikelstimulation (schmaler Schrittmacherspike von 0,5 ms, gefolgt von einem schenkelblockartig deformierten, auf über 0,11 s verbreiterten QRS-Komplex) mehr erfolgt (entspricht der Reizschwelle). Das Manöver sollte zur Absicherung der Aussage 1- bis 2-mal wiederholt werden. Die Stromstärke/Spannung sollte dann auf das Zweieinhalb- bis Dreifache der Reizschwelle (in der Regel 2 – 3 mA /3 – 5 V) eingestellt werden.

Ausgehend von Stromstärken/Spannungen unterhalb der Reizschwelle ergibt die Bestimmung der Reizschwelle etwas andere Werte als bei dem gerade beschriebenen Verfahren. Beträgt diese Differenz mehr als 20 %, so sollte die Schrittmachersonde anders positioniert werden, da ansonsten bedrohliche Rhythmusstörungen auftreten können [3].

▶ **Sensing-Funktion.** Die Überprüfung der Sensing-Funktion erfolgt im Demand-Modus und ist nur bei vorhandener Eigenaktivität möglich. Die Schrittmacherfrequenz wird unter der Eigenfrequenz des Patienten eingestellt – bei adäquatem Sensing sistiert die Stimulation. Nunmehr wird die Sensing-Schwelle erhöht, bis der Schrittmacher die Eigenaktionen nicht mehr wahrnimmt und zu stimulieren beginnt. Der am Schrittmacher eingestellte Wert für die Empfindlichkeit entspricht ungefähr der intrakardialen R-Welle, diese sollte bei > 5 mV liegen. Die Empfindlichkeit wird dann auf ca. ein Drittel des gemessenen Wertes eingestellt.

> **Merke**
>
> Die Testung von Reizschwelle und Sensing-Funktion sollte täglich durchgeführt werden [18].

Halbsteife versus Balloneinschwemmelektrodenkatheter

Beim Vergleich von Effektivität und Komplikationen scheint der Ballon-Einschwemmelektroden-Katheter dem halbsteifen Katheter überlegen zu sein [15, 29].

> **Merke**
>
> Eine kürzere Insertions- und Durchleuchtungsdauer sowie eine häufiger zufriedenstellende und akzeptable Sondenpositionierung zeichnen das Vorgehen mit dem Ballon-Einschwemmelektroden-Katheter gegenüber dem halbsteifen Katheter aus.

Eine sinnvolle Ergänzung des Elektrodenangebots stellen Elektroden mit entfernbarem Mandrin dar (s. o.) – allerdings steht der Nachweis einer geringeren Perforationsrate noch aus.

Spezielle Stimulationsformen

Bei Patienten mit *AV-Block III. Grades* bei erhaltenem Sinusrhythmus und schlechter Hämodynamik kann durch eine temporäre AV-sequenzielle Stimulation mit einer VDD-Sonde eine physiologische Stimulation mit höherem Herzzeitvolumen als unter VVI-Stimulation erzielt werden [36]. Die adäquate Positionierung einer derartigen Sonde erfordert ausreichende Erfahrung sowie eine Röntgendurchleuchtung (▶ Abb. 2.28).

Bei *Sinusbradykardie/Sinusarrest* mit sicherer eigener Überleitung kann, wenn die rechtsventrikuläre Stimulation hämodynamisch schlecht toleriert wird, für eine kurzzeitige Stimulation die Sonde auch *atrial* platziert werden [22].

Praktikabilität und Komplikationen

Im Gegensatz zur elektiven Schrittmacherimplantation ist die temporäre Elektrostimulation aufgrund vitaler Indikation von größerer Hektik und größerem Zeitdruck geprägt. Dennoch darf dieser Zeitdruck nicht zu einer weiteren Zunahme der häufig unterschätzten, nicht unerheblichen Komplikationsrate der transvenösen Stimulation führen.

▶ **Komplikationen.** Komplikationen können sich ergeben aus der venösen Punktion, der Rechtsherzkatheterisierung und der Schrittmachersonde selbst nebst Kabelverbindungen [3, 5, 42]. Hierzu zählen:

- Perforation in das Perikard [12] oder in den linken Ventrikel,
- Pneumothorax, Hämatothorax,
- Arrhythmien (supraventrikuläre Tachykardien, Vorhofflimmern, Vorhofflattern, Kammertachykardien, Kammerflimmern),
- Sondendislokation, Sondendiskonnektion,
- Infektionen (lokal, intravaskulär),
- Venenthrombose.

2.7.5 Temporäre Elektrostimulation im Vergleich

Die vorgestellten Stimulationsverfahren bieten Vor- und Nachteile (▶ Tab. 2.7). Punktionskomplikationen finden sich erwartungsgemäß nur beim transvenösen Vorgehen, ebenso wie das Auftreten von Infektionen. Der wache Patient empfindet v. a. die transkutane und in geringerem Maße auch die gastroösophageale Stimulation als schmerzhaft; eine situationsangepasste Analgosedierung ist erforderlich. Die Schmerzhaftigkeit der transkutanen Elektrostimulation ist beim wachen Patienten auch für die geringere Erfolgsrate (50%) im Vergleich zur Erfolgsrate der gastroösophagealen Elektrostimulation (> 90%) verantwortlich. Ursache dieser stärkeren Schmerzen ist die erforderliche höhere Stimulationsstromstärke (▶ Tab. 2.7), die bei der transkutanen Stimulation im Mittel bei etwa 65 mA und höher, bei der gastroösophagealen bei etwa 20 mA und bei der transvenösen erwartungsgemäß unter 1 mA liegt. Das Legen einer gastroösophagealen Sonde erfordert beim wachen Patienten Kooperationsbereitschaft. Die Notwendigkeit zur Durchleuchtung – zumindest als Lagekontrolle – ist nur beim transvenösen Vorgehen gegeben. Der Balloneinschwemmelektrodenkatheter kann in Abhängigkeit von der Erfahrung des Anwenders gegenüber der halbsteifen Elektrodensonde Vorteile bieten.

> **Merke**
>
> Die transkutane Elektrostimulation ist aufgrund der einfacheren Handhabung in der Notfallmedizin der transvenösen Vorgehensweise vorzuziehen.

Sicherlich hat dieses Verfahren die Einsatzhäufigkeit der Schrittmachertherapie in der Prähospitalphase beträchtlich erhöht.

> **Kernaussagen**
>
> **Einleitung**
> Transvenöse, transkutane oder gastroösophageale Stimulationen erlauben die effektive, überbrückende Behandlung bradykarder Rhythmusstörungen. Voraussetzung ist eine entsprechende Ausbildung in und eine ausreichende Erfahrung mit diesen Methoden.
>
> **Transkutane temporäre Elektrostimulation**
> Die transkutane Elektrostimulation im Notfalleinsatz konnte trotz der unbestrittenen Effizienz die Letalität von Patienten mit Herz-Kreislauf-Stillstand infolge Asystolie nicht senken [7]. Aufgrund ihrer Nichtinvasivität kann sie problemlos als prophylaktische Stimulation vorgehalten werden und so manchem Patienten die komplikationsreichere transvenöse Elektrostimulation ersparen.
>
> **Gastroösophageale Elektrostimulation**
> Die Stimulation mit gastroösophagealen Elektrodenkathetern ist ebenfalls mit hoher Erfolgsrate möglich.

Transvenöse temporäre Elektrostimulation
Bei der transvenösen Elektrostimulation kann bei vorhandenem Kreislauf der Balloneinschwemmelektrodenkatheter gegenüber dem halbsteifen Katheter hinsichtlich Insertions- und Durchleuchtungsdauer sowie zufriedenstellender Katheterpositionierung günstiger sein.

Temporäre Elektrostimulation im Vergleich
Alle vorgestellten Stimulationsverfahren bieten Vor- und Nachteile. In der Notfallmedizin ist die transkutane Elektrostimulation aufgrund der einfacheren Handhabung der transvenösen Vorgehensweise vorzuziehen, wohingegen auf der Intensivstation die transvenöse Stimulation dominiert.

Literatur

[1] Barold SS, Zipes DP. Cardiac Pacemakers and antiarrhythmic Devices. In: Braunwald E, ed. Heart Disease – a Textbook of cardiovascular Medicine. 5th ed. Philadelphia: WB Saunders; 1997: 705 – 741

[2] Bartecchi LE. Emergency transvenous (subclavian) cardiac pacing in elderly patients. J Am Geriatrics Soc 1979; 27: 208 – 209

[3] Benjamin GC. Emergency transvenous cardiac Pacing. In: Roberts JR, Hedges JR, eds. Clinical Procedures in Emergency Medicine. 3rd ed. Philadelphia: WB Saunders; 1991: 210 – 225

[4] Brady-WJ J, Harrigan RA. Evaluation and management of bradyarrhythmias in the emergency department. Emerg Med Clin North Am 1998; 16(2): 361 – 388

[5] Buckingham TA. Temporary cardiac pacing. In: Parrillo JE, Bone RC, eds. Critical Care Medicine – Principles of Diagnosis and Management. St. Louis: Mosby; 1995: 51 – 57

[6] Campbell-Scherer DL, Green LA. ACC/AHA guideline update for the management of ST-segment elevation myocardial infarction. Am Fam Physician 2009 Jun 15; 79(12): 1080 – 1086

[7] Cummins RO, Graves JR, Larsen MP et al. Out-of hospital transcutaneous pacing by emergency medical technicians in patients with asystolic cardiac arrest. N Engl J Med 1993; 328: 1377 – 1382

[8] Delhumeau A, Granry JC, Moreau X et al. External cardiac pacing during anaesthesia. Ann Fr Anesth Reanim 1987; 6: 429 – 433

[9] Donovan KD, Dobb GJ, Lee KY. Hemodynamic benefit of maintaining atrioventricular synchrony during cardiac pacing in critically ill patients. Crit Care Med 1991; 19: 320 – 326

[10] Dorsch A. Kardiale Notfallsituationen (Manual Notfallmedizin). München: MMV Medizin-Verl.; 1994

[11] Epstein AE, DiMarco JP, Ellenbogen KA et al. ACC/AHA/HRS 2008 Guidelines for Device-based Therapy of cardiac Rhythm Abnormalities: a report of the American College of Cardiology/American Heart Association Task Force on Practice Guidelines (Writing Committee to revise the ACC/AHA/NASPE 2002 Guideline Update for Implantation of cardiac Pacemakers and Antiarrhythmia Devices): developed in collaboration with the American Association for Thoracic Surgery and Society of Thoracic Surgeons. Circulation 2008 May 27; 117(21): e350 –e408

[12] Erol MK, Sevimli S, Ates A. Pericardial tamponade caused by transvenous temporary endocardial pacing. Heart 2005; 91: 459

[13] Falk RH. External cardiac pacing: influence of electrode placement on pacing threshold. Crit Care Med 1986; 14: 931 – 932

[14] Falk RH, Battinelli NJ. External cardiac pacing using low impedance electrodes suitable for defibrillation: a comparative blinded study. J Am Coll Cardiol 1993; 22: 1354 – 1358

[15] Ferguson JD, Banning AP, Bashir Y. Randomised trial of temporary cardiac pacing with semirigid and balloon-flotation electrode catheters. Lancet 1997; 349: 1883

[16] Fitzpatrick A, Sutton R. A guide to temporary pacing. BMJ 1992; 304(6823): 365 – 369

[17] Goldberger J, Kruse J, Ehlert FA et al. Temporary transvenous pacemaker placement: What criteria constitute an adequate pacing site? Am Heart J 1993; 126: 488

[18] Hayes DL. Pacemakers. In: Topol EJ, ed. Textbook of cardiovascular Medicine. Philadelphia: Lippincott-Raven; 1997: 1879 – 1911

[19] Hedges JR. Developments in transcutaneous and transthoracic pacing during bradyasystolic arrest. Ann Emerg Med 1984; 13: 827 – 833

[20] Hedges JR, Feero S, Shultz B et al. Prehospital transcutaneous cardiac pacing for symptomatic bradycardia. Pace 1991; 14: 1473 – 1478

[21] Hoffmann E, Steinbeck G. Transkutane Stimulation zur Notfalltherapie von Herzrhythmusstörungen. Internist 1989; 30: 73 – 76

[22] Iida Y, Akita M, Nukariya M. Temporary atrial pacing via a triple lumen central venous catheter. Can J Anaesth 2004; 51: 242

[23] Jansen W et al. Was bringt der transkutane temporäre Schrittmacher im Notfall? Notfallmed 1988; 14: 588 – 603

[24] Kemnitz J, Winter J, Vester EG et al. Transcutaneous cardiac pacing in patients with automatic implantable cardioverter defibrillators and epicardial patch electrodes. Anesthesiology 1992; 77: 258 – 262

[25] Kemnitz J, Peters J. Pacemaker interactions with transcutaneous cardiac pacing. Anesthesiology 1993; 79: 390 – 393

[26] Kissoon N, Rosenberg HC, Kronick JB. Role of transcutaneous pacing in the setting of a failing permanent pacemaker. Pediatr Emerg Care 1989; 5: 78 – 80

[27] Klein LS, Miles WM, Heger JJ et al. Transcutaneous pacing: Patient tolerance, strength-interval relations and feasability for programmed electrical stimulation. Am J Cardiol 1988; 62: 1126 – 1129

[28] Kushner FG, Hand M, Smith SC, Jr. et al. 2009 focused updates: ACC/AHA guidelines for the management of patients with ST-elevation myocardial infarction (updating the 2004 guideline and 2007 focused update) and ACC/AHA/SCAI guidelines on percutaneous coronary intervention (updating the 2005 guideline and 2007 focused update) a report of the American College of Cardiology Foundation/American Heart Association Task Force on Practice Guidelines. J Am Coll Cardiol 2009 Dec 1; 54(23): 2205 – 2241

[29] Lang R, David D, Klein HO et al. The use of the balloon-tipped floating catheter in temporary transvenous cardiac pacing. Pace 1981; 4: 491 – 496

[30] Lemke B, Nowak B, Pfeiffer D. Guidelines for heart pacemaker therapy. Z Kardiol 2005; 94(10): 704 – 720

[31] Madler C, Fink RO. Gefäßzugänge. In: Madler C, Jauch KW, Werdan K, eds. Das NAW Buch – Praktische Notfallmedizin. 2. Aufl. München: Urban & Schwarzenberg; 1998: 206 – 217

[32] Madsen JK, Pederson F, Grande P et al. Normal myocardial enzymes and normal echocardiographic findings during noninvasive transcutaneous pacing. Pace 1988; 11: 1188 – 1193

[33] McEneaney DJ, Cochrane DJ, Enderson JA et al. Ventricular pacing with a novel gastroesophageal electrode: a comparison with external pacing. Am Heart J 1997; 133: 674 – 680

[34] Murphy JJ, Frain JP, Stephenson CJ. Training and supervision of temporary transvenous pacemaker insertion. Br J Clin Pract 1995; 49(3): 126–128
[35] Murphy JJ. Current practice and complications of temporary transvenous cardiac pacing. Brit Med J 1996; 312: 1134
[36] Raichlen JS, Campbell FW, Edie RN et al. The effect of site of placement of temporary epicardial pacemakers on ventricular function in patients undergoing cardiac surgery. Circulation 1984; 70 (suppl.): 18–23
[37] Syverud SA, Dalsey WC, Hedges JR et al. Transcutaneous cardiac pacing: Determination of myocardial injury in a canine model. Ann Emerg Med 1983; 12: 745–748
[38] Syverud SA, Dalsey WC, Hedges JR. Radiographic assessment of transvenous pacemaker placement during CPR. Ann Emerg Med 1986; 15: 131
[39] Trigano JA. Noninvasive transcutaneous cardiac pacing: modern instrumentation and new perspectives. Pace 1992; 15: II1937–II1943
[40] Vukmir RB. Emergency cardiac pacing. Am J Emerg Med 1993; 11: 166–176
[41] Vukov LF, Johnson DQ. External transcutaneous pacemakers in interhospital transport of cardiac patients. Ann Emerg Med 1989; 18: 738–740
[42] Winner S, Boon N. Clinical problems with temporary pacemaker prior to permanent pacing. J Royal Coll Physicians 1989; 23: 161–163
[43] Zoll PM. External noninvasive temporary cardiac pacing: clinical trials. Circulation 1995; 71: 937–944

2.8 Mechanische myokardiale Unterstützungssysteme

A. Ruhparwar, M. Karck

2.8.1 Einleitung

Die ersten mechanischen Herzunterstützungssysteme wurden mit begrenztem Erfolg bereits Ende der 60er-Jahre des vergangenen Jahrhunderts eingesetzt. Die intraaortale Ballonpumpe (IABP) zur diastolischen Augmentation der koronaren Perfusion wird seit den 70er-Jahren eingesetzt und zeichnet sich durch eine einfache Implantationstechnik und Handhabung aus [4].

Einen Meilenstein bedeutete die Studie der REMATCH-Untersuchungsgruppe (REMATCH = Randomized Evaluation of mechanical Assistance for the Treatment of congestive Heart Failure). In dieser Untersuchung wurde bei Patienten mit terminaler Herzinsuffizienz ein implantierbares pulsatiles Linksherzunterstützungssystem (LVAD, Left Ventricle Assistent Device) als Dauertherapie (Destination Therapy) mit der optimalen konservativen medikamentösen Therapie bezüglich der Überlebensrate verglichen. In der Nachbeobachtung konnte ein eindeutiger positiver Nutzen des LVAD nachgewiesen werden [8].

▶ **Terminale Herzinsuffizienz/kardiogener Schock.** Die terminale Herzinsuffizienz und der kardiogene Schock stellen Endstadien unterschiedlicher Herzerkrankungen dar, wobei die koronare Herzerkrankung ursächlich führend ist [4].

Definition

Die terminale Herzinsuffizienz ist nach den aktuellen Leitlinien der „European Society of Cardiology" (ESC) definiert als schwere Herzinsuffizienz, die der leitliniengerechten Standardherzinsuffizienztherapie mit ihren pharmakologischen, interventionellen und elektrophysiologischen Interventionen nicht mehr zugänglich ist, eine intravenöse Gabe von Inotropika erfordert und letztlich die Indikationsstellung für eine mechanische Kreislaufunterstützung oder eine Herztransplantation rechtfertigt.

2.8.2 Klassifizierung von Herzerkrankungen

NYHA-Klassifizierung und ACC-/AHA-Klassifizierung

Die „New York Heart Association" (NYHA) ordnet Patienten mit terminaler Herzinsuffizienz der NYHA-Klasse IV zu (Dyspnoe in Ruhe), während das „American College of Cardiology" und die „American Heart Association" (ACC bzw. AHA) für die Klassifikation der Herzinsuffizienz das Stadium D vorsehen.

INTERMACS-Score

Die Erfahrungen der vergangenen Jahre zeigen, dass die Einteilungen der Herzinsuffizienzstadien sowohl der „New York Heart Association" (NYHA) der „American Heart Association" (AHA) als auch des „American College of Cardiology" (ACC) keine geeigneten Instrumente zur Einschätzung und zum Management von Patienten mit einer terminalen, medikamentös refraktären Herzinsuffizienz darstellen. Daher wurde zur Objektivierung der Ergebnisse für die Therapie mit Herzunterstützungssystemen ein

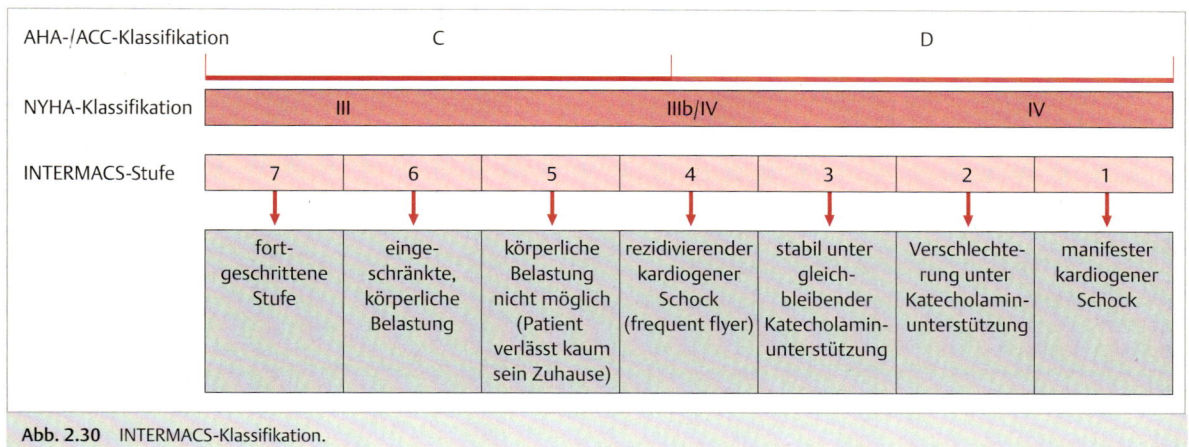

Abb. 2.30 INTERMACS-Klassifikation.

neues Register eingerichtet (Interagency Registry for Mechanically Assisted Circulatory Support, INTERMACS). Hieraus wurde mittlerweile der sog. INTERMACS-Score abgeleitet. Dieser Score stützt sich auf das US-amerikanische Register für chirurgische ventrikuläre Assist-Systeme [14], erlaubt eine bessere Stratifizierung der Patienten und ist verknüpft mit einer Handlungsempfehlung darüber, wie rasch eine Kreislaufunterstützung herbeigeführt werden sollte. In ▶ Abb. 2.30 ist dieser Score zur NYHA- und zur ACC-/AHA-Klassifikation in Relation gesetzt.

Merke

Der INTERMACS-Score wird mittlerweile weltweit an Zentren mit einem Behandlungsschwerpunkt für fortgeschrittene oder terminale Herzinsuffizienz angewandt und dient in aktuellen Studien als Grundlage zur Klassifikation der Patienten [3].

2.8.3 Indikation für eine mechanische Kreislaufunterstützung

Für eine Behandlung der medikamentös austherapierten terminalen Herzinsuffizienz auf der Intensivstation gelten die in ▶ Tab. 2.8 genannten Indikationen und Ausschlusskriterien.

2.8.4 Perkutan implantierbare Systeme

Aufgrund relativ einfacher Handhabung werden intravaskuläre Systeme häufig auf Intensivstationen eingesetzt. Es handelt sich hierbei um:
- *intravaskulär gelegene Pumpen*, die perkutan in Seldinger-Technik eingeführt werden (intraaortale Ballonpumpe [IABP]; Impella);
- *parakorporale Pumpen* mit perkutan applizierbaren Kanülen in die A. und V. femoralis (extrakorporale Membranoxygenierung [ECMO] als Zentrifugalpumpe mit Oxygenator; Mini-Herz-Lungen-Maschinen; Zentrifugalpumpen ohne Oxygenator).

▶ **Indikation.** Häufigste Krankheitsbilder, bei denen perkutan implantierbare Systeme zur Anwendung kommen, sind:
- kardiogener Schock vor und nach Eingriffen mit Herz-Lungen-Maschinen,
- akute Myokarditis,
- akuter kardiogener Schock bei koronarer Herzerkrankung,
- Exazerbation einer chronischen Herzinsuffizienz.

Praxistipp

Perkutan implantierbare Pumpen werden in der Regel bei Patienten mit der Klassifikation INTERMACS 1 – 2 eingesetzt, wodurch die Patienten formal zu INTERMACS-3-Patienten werden.

▶ **Einsatzziele.** Einsatzziele der perkutan implantierbaren Pumpen sind:
- *„Bridge to Recovery"*: Die Geräte dienen der Entlastung und Erholung des Herzens.
- *„Bridge to Transplantation"*: Sollte eine Erholung des Herzens ausbleiben, kann in seltenen Fällen unmittelbar auf den Einsatz der Geräte eine frühe Herztransplantation folgen.
- *„Bridge to Bridge"*: Patienten werden mit langfristig einsetzbaren Unterstützungssystemen versorgt, die potenziell eine Entlassung aus dem Krankenhaus bis zur Transplantation ermöglichen. Diese können uni- oder biventrikulär verankert sein.
- *„Destination Therapy"*: Für Patienten, die für eine Transplantation nicht in Betracht kommen, stellen die langfristig implantierbaren Unterstützungssysteme das endgültige Behandlungsziel dar.
- *„Bridge to Decision"*: Bei unklarer neurologischer Situation oder unklarer Prognose nach Reanimation ist der Einsatz der Geräte bis zur Beurteilung des endgültigen neurologischen Status oder zur Entscheidungsfindung für eine andere Behandlungsform gerechtfertigt.

Tab. 2.8 Indikationen und Ausschlusskriterien für den Einsatz der mechanischen Kreislaufunterstützung.

Indikationen	Ausschlusskriterien
klinisch • klinische Verschlechterung der Patienten • Herzinsuffizienz NYHA IV, INTERMACS 1 – 4, kardiale Dekompensation • marmorierte Extremitäten, beginnende Niereninsuffizienz/Anurie • Abnahme des Herzzeitvolumens • Verschlechterung der Vigilanz/Somnolenz • veränderte Vitalparameter: RR ↓, HZV < 3 l/min, ZVD ↑, LA ↑ • hämodynamische Grenzwerte: Herzindex < 2 l/min/m², MAP < 60 mmHg, MPAP > 20 mmHg, Diurese < 20 ml/h • steigender Katecholaminbedarf (Bedarf an Suprarenin) • maligne therapierefraktäre Arrhythmien	allgemein akzeptierte relative Ausschlusskriterien: • kein Transplantationskandidat • therapierefraktärer Schock (> 12 h) • Sepsis • Leberversagen • schwere Kachexie
laborchemisch* • Anstieg von Laktat, Transaminasen, Bilirubin und Retentionswerten • Abfall der zentralvenösen Sauerstoffsättigung (ScVO₂)	
radiologisch • Zeichen der pulmonalen Stauung, kardiale Dekompensation	

Unter den laborchemischen Parametern hat sich die Gesamtbilirubinkonzentration im Serum als der wichtigste prognostische Laborparameter bei Patienten mit mechanischer Kreislaufunterstützung herausgestellt, wobei als kritische Grenze eine Gesamtbilirubinkonzentration von 5 mg/dl angesehen wird [2].
HZV = Herzzeitvolumen; LA = linker Vorhof; MAP = mittlerer arterieller Druck; RR = Blutdruck; ScVO₂ = zentralvenöse Sauerstoffsättigung; ZVD = zentralvenöser Druck

2.8 Mechanische myokardiale Unterstützungssysteme

Intravaskulär gelegene Pumpen

Intraaortale Ballongegenpulsation (IABP)

Die intraaortale Ballonpumpe ▶ Abb. 2.31 ist das wohl am weitesten verbreitete mechanische Unterstützungssystem. Es ist einfach in der Handhabung und im postinterventionellen Management.

Allerdings sind die hämodynamischen Effekte gering. Eine Nachlastsenkung und eine verbesserte diastolische Koronarperfusion haben zu Zeiten der Lysetherapie signifikante Verbesserungen in der Behandlung des infarktbedingten kardiogenen Schocks erbracht. Im Rahmen der perkutanen Koronarinterventionen gibt es allerdings keine signifikante Verbesserung durch den Einsatz der intraaortalen Gegenpulsationspumpe.

Die Datenlage beim nicht infarktbedingten kardiogenen Schock ist nicht ausreichend, um eine abschließende Beurteilung zu erlauben; dennoch ist auch hier von keinem signifikanten therapeutischen Vorteil durch die intraaortale Gegenpulsationspumpe auszugehen. Im Rahmen von Metaanalysen sowie im SHOCK-II-Trial konnte keine signifikante Verbesserung der Überlebensrate beim kardiogenen Schock durch die IABP nachgewiesen werden [3, 13].

Impella

Dieses ebenfalls intravaskulär gelegene System wird über die A. femoralis im linken Ventrikel platziert (▶ Abb. 2.32). Dort wird Blut angesaugt und in der Aorta ascendens wieder abgegeben. Drei verschiedene Pumpengrößen stehen zur Verfügung, die je einen maximalen Pumpenfluss von 2,5 l/min, 3,5 l/min oder 5 l/min erlauben. Aktuell konnte in der Protect-II-Studie bei Hochrisiko-PTCA (PTCA = perkutane transluminale koronare Angioplastie) bei Patienten mit hochgradig eingeschränkter linksventrikulärer Pumpfunktion mit der Impella-Mikroaxialpumpe ein signifikanter Überlebensvorteil gegenüber der intraaortalen Ballonpumpe nachgewiesen werden [7].

> **Merke**
>
> Beim manifesten kardiogenen Schock, bei dem das gesamte Herzzeitvolumen benötigt wird, sollten jedoch andere Geräte als die Impella-Pumpe zum Einsatz kommen, da aufgrund der gestörten Endorganfunktion ein deutlich höheres Herzzeitvolumen erforderlich ist. Eine Weiterentwicklung unter den perkutan implantierbaren Geräten sind die parakorporalen Zentrifugalpumpen mit perkutan implantierbaren Kanülen.

Parakorporale Pumpen

Extrakorporale Membranoxygenierung (ECMO)/ miniaturisierte Herz-Lungen-Maschinen

Auf dem Markt sind derzeit 2 Hersteller vertreten, die Firma „Maquet" mit dem Cardiohelp-System und die Firma „Lifebridge" mit der Lifebridge. Diese Systeme erlauben, vergleichbar einer Herz-Lungen-Maschine, eine vollständige kardiopulmonale Unterstützung. Der Zugang zum Gefäßsystem erfolgt venoarteriell. Venöses Blut wird über die V. jugularis interna und/oder die V. femoralis ausgeleitet, über eine Rollerpumpe angesaugt, durch einen Oxygenator gepumpt und anschließend in die A. femoralis communis zurückgeführt (▶ Abb. 2.33). Das Cardiohelp-System besitzt eine CE-Zulassung bis zu 30 Tagen am Patienten, das Lifebridge-System ist zugelassen bis zu einer Einsatzzeit von 6 h. Beide Systeme haben eine Transportzulassung. Erste monozentrische Studien konnten die Effizienz von perkutanen venoarteriellen Systemen v. a. im infarktbedingten kardiogenen Schock auf-

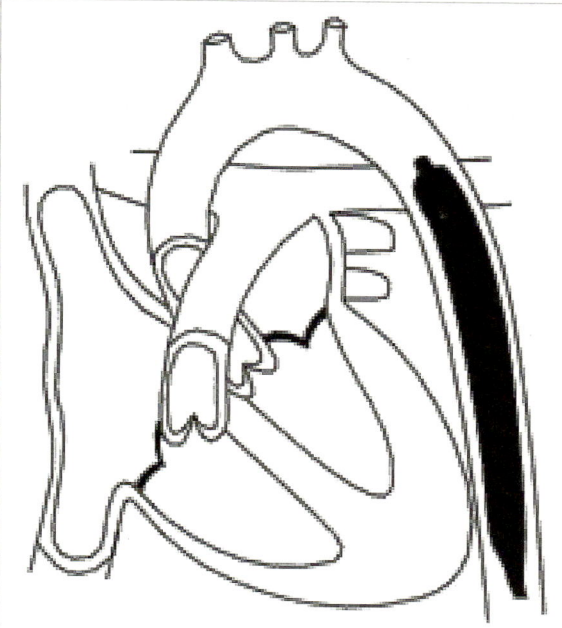

Abb. 2.31 Intraaortale Ballonpumpe zum Zeitpunkt der Diastole. Das obere Ende des Ballons liegt unmittelbar distal des Abgangs der linken A. subclavia. Eine zu tiefe Lage birgt die Gefahr der Malperfusion abdomineller Organe.

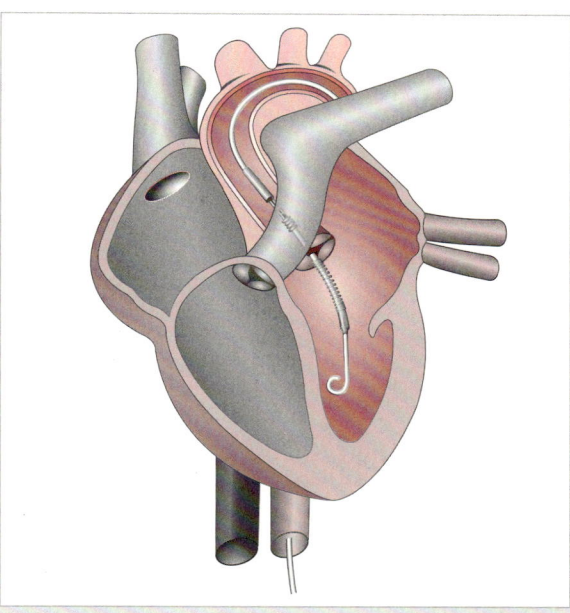

Abb. 2.32 Die Pumpe wird über die A. femoralis im linken Ventrikel platziert.

zeigen [10]. Größere multizentrische prospektive randomisierte Studien stehen noch aus.

Invasive Maßnahmen

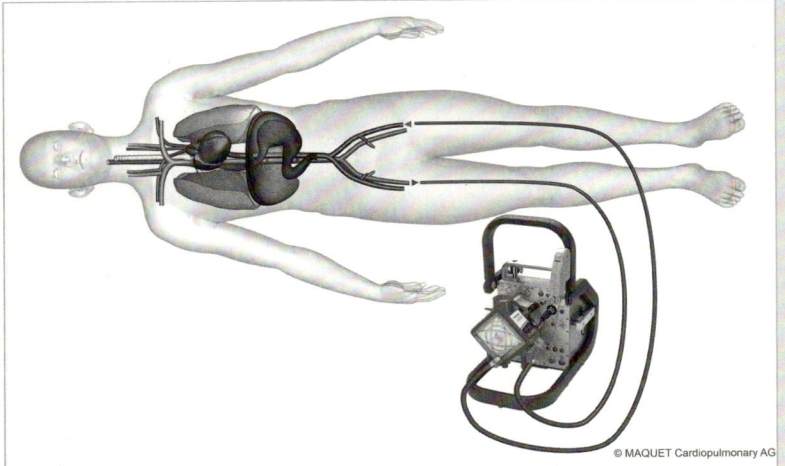

Abb. 2.33 Cardiohelp-System (Quelle: MAQUET Cardiopulmonary AG, mit freundlicher Genehmigung).

Nachteile peripherer ECMO-Systeme

Die peripheren ECMO-Systeme weisen folgende Nachteile auf:
- kein ausreichendes Herzzeitvolumen bei Dysfunktion/Versagen der Endorgane (kardiogener Schock/Sepsis);
- fehlende Entlastung der Lungen (Vor- und Nachlast);
- keine ausreichende Oxygenierung bzw. Konkurrenz mit der verbliebenen Auswurfleistung des Herzens;
- Malperfusion der distal der arteriellen Implantation gelegenen Extremitäten (Bein bei Kanülierung der A. femoralis, Arm bei Kanülierung der Aa. subclavia und axillaris);
- fehlende Entlastung des linken Ventrikels, weshalb es möglicherweise trotz hoher Flussvolumina der peripheren ECMO infolge eines fehlenden Blutabflusses aus den Lungen nicht zur Rückbildung eines entstandenen Lungenödems kommt (▶ Abb. 2.34 a, b).

Merke

Bei zusätzlichem Versagen der Lunge (Lungenödem im Rahmen des kardiogenen Schocks) ist die Überwachung der Sauerstoffversorgung des Myokards und des Zerebrums von besonderer Bedeutung, da es durch Konkurrenz zwischen verbleibender Auswurfleistung des Herzens mit sauerstoffarmem Blut bei bestehendem Lungenödem und dem von distal kommenden sauerstoffreichen Blut der ECMO zu einer kardialen und zerebralen Minderversorgung mit Sauerstoff kommen kann. Studien haben gezeigt, dass die Sauerstoffkonzentration im arteriellen Blut des rechten Armes etwa dem Sauerstoffgehalt der Koronararterien und der zerebralen Gefäße entspricht, weshalb eine arterielle Kanüle zur invasiven Messung von Blutdruck und Sauerstoffsättigung in der rechtsseitigen A. radialis zum Monitoring unerlässlich ist, um diese Komplikation rechtzeitig zu erkennen [9].

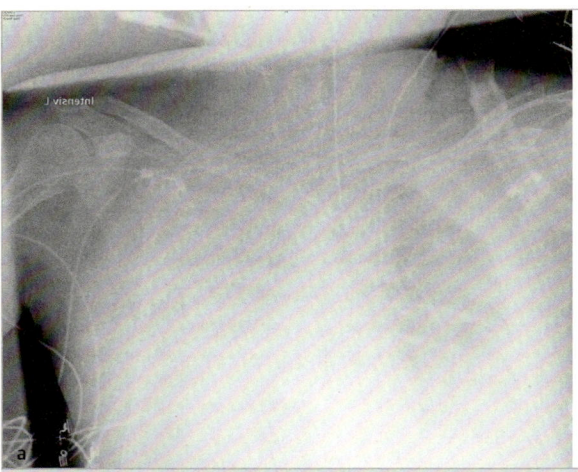 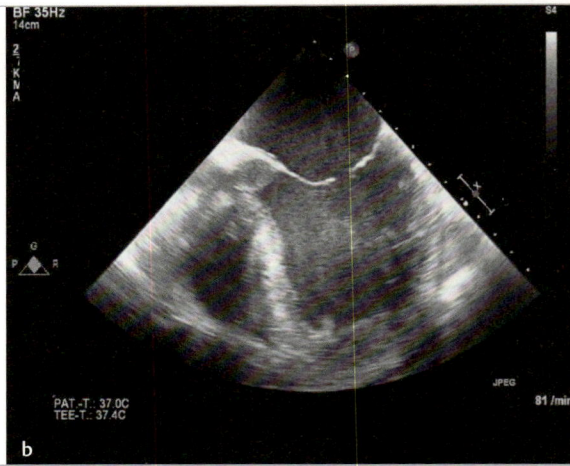

Abb. 2.34 a, b Lungenödem.
a Röntgenthoraxaufnahme bei einem 62-jährigen Patienten im kardiogenen Schock und mit Lungenödem nach Reanimation und Implantation einer peripheren ECMO über die Femoralgefäße mit einem Fluss von 7 l/min.
b Transösophageal echokardiografische (TEE-)Darstellung des linken Ventrikels und der Mitralklappe. Trotz formal suffizienter Flusswerte an einer peripher angeschlossenen ECMO sind eine Distension und eine fehlende Volumenentlastung des linken Ventrikels zu erkennen. Unter diesen Bedingungen ist weder eine Erholung des linken Ventrikels möglich noch ein Abklingen eines entstandenen Lungenödems infolge der weiterbestehenden pulmonalen Nachlasterhöhung. Auch der rechte Ventrikel wird bei dieser Konstellation nicht entlastet.

Sollte es zu keiner Volumenentlastung des linken Ventrikels kommen, ist der Wechsel auf eine sog. thorakale ECMO per Sternotomie mit Kanülierung des rechten Vorhofs und ggf. auch des linken Vorhofs/Ventrikels zur Drainage und Rückführung des Blutes über die Aorta ascendens zu erwägen.

2.8.5 Langfristig implantierbare Herzunterstützungssysteme

Wenn eine kurz- oder mittelfristige Erholung des Herzens nicht zu erwarten ist, so kann die Indikation zur chirurgischen Implantation eines langfristig implantierbaren Gerätes gegeben sein. Chirurgisch implantierbare ventrikuläre Herzunterstützungssysteme haben einerseits einen vorteilhaften Einfluss auf die kardiale Leistung, andererseits führen sie per se zu einem Anstieg des Herzzeitvolumens. So kann es zur Erholung der Endorgane kommen, die Betarezeptordichte kann sich normalisieren, die neurohumorale Dysbalance kann sich ausgleichen und die kardiale Fibrose und Hypertrophie können sich zurückbilden. Die hämodynamische Entlastung des Herzens erlaubt somit eine Umbildung im positiven Sinne mit Besserung der kontraktilen Eigenschaften des einzelnen Kardiomyozyten. Diese strukturelle Umgestaltung und die hämodynamische Entlastung führen zu einer nachhaltigen klinischen Verbesserung, vergleichbar der nach einer Herztransplantation.

Die Einteilung erfolgt in der Regel nach Lokalisation des Implantationsortes:
- *biventrikuläre Systeme (BIVAD):* biventrikuläre Unterstützung mit pneumatisch pulsatilen Systemen, d. h. mit Druckluft (z. B. BerlinHeart EXCOR, Thoratec BiVAD);
- *linksventrikuläre Systeme (LVAD)* mit kontinuierlichem Fluss ohne Pulsation (kein Puls tastbar; z. B. HeartWare HVAD, HeartWare MVAD, HeartMate II, BerlinHeart INCOR, Jarvik 2000 FlowMaker);
- *Kunstherz (Total artificial Heart, TAH):* Implantation eines pneumatisch pulsatilen biventrikulären Systems nach Explantation des erkrankten Herzens.

Praxistipp

In der Vergangenheit wurden die Geräte nach ihrer Betriebsart in „pulsatil" und „nicht pulsatil" unterteilt. Die pulsatilen Systeme, die pneumatisch angetrieben werden und daher relativ große Antriebseinheiten benötigen, spielen heute eine zunehmend geringere Rolle und werden allmählich durch Geräte mit nicht pulsatiler Betriebsart ersetzt. Lediglich in der pädiatrischen Herzchirurgie haben die pulsatilen Geräte noch ihren festen Platz.

Biventrikuläre Herzunterstützungssysteme
Indikationen

Indikationen für eine BIVAD-Therapie sind:
- Rechtsherzversagen,
- therapierefraktäre Arrhythmien,
- rechtsventrikulärer/septaler Infarkt,
- erhöhter pulmonalvaskulärer Widerstand (PVR),
- ausgeprägte Dysfunktion der Endorgane,
- hoher Bedarf an Herzzeitvolumen (HZV) bei septiformem Kreislauf,
- prolongierter kardiogener Schock.

Die parakorporalen pneumatisch angetriebenen Systeme werden in der Regel wie das „Total artificial Heart" als „Bridge to Transplantation" eingesetzt. Die künstlichen Herzkammern befinden sich außerhalb des Körpers und sind über großlumige Kanülen durch die Bauchdecke mit der jeweiligen Herzkammer verbunden. Wegen der Größe ihrer Antriebseinheiten und der damit verbundenen Geräuschentwicklung sind sie nur bedingt alltagstauglich (▶ Abb. 2.35 **a, b**). Die Transparenz der Kammern erlaubt die visuelle Detektion von Thromben.

Linksventrikuläre Unterstützungssysteme

Pulsatile LVAD-Systeme wurden in den letzten Jahren von deutlich kleineren Geräten mit kontinuierlichem Flussprofil abgelöst. Während in der REMATCH-Studie noch das pulsatile intrakorporale LVAD „HeartMate I" zum Einsatz kam und eine deutliche Überlegenheit gegenüber der medikamentösen Therapie gezeigt werden konnte, so traten im Laufe des 2. Jahres nach Implantation erste strukturelle Schäden an den Systemen auf, die durch die hohe Materialbelastung bei pneumatischen Systemen verursacht waren.

In der REMATCH-II-Studie wurde das pulsatile HeartMate I mit dem HeartMate II verglichen, welches über eine Axialpumpe (Prinzip der Archimedesschraube) einen kontinuierlichen Fluss erzeugt. Bei vergleichbaren Studienkollektiven mit terminaler Herzinsuffizienz wurden die Systeme als Bridge-to-Destination-Maßnahme eingesetzt und die Patienten über 24 Monate beobachtet. Hauptergebnis der HeartMate-II-Studie war ein eindeutiger Vorteil des Systems mit dem kontiniuierlichen Fluss, sodass aus diesem Grunde heute überwiegend Systeme mit Axialpumpen (z. B. HeartMate II, Thoratec) oder Zentrifugalpumpen (z. B. HeartWare HVAD) zum Einsatz kommen (▶ Abb. 2.36 **a, b**). Diese intrakorporalen Systeme mit kontinuierlichen Flussprofilen haben in Vergleichsstudien (z. B. ADVANCE-Studie) mit einer 1-Jahresüberlebensrate von 90% zu sehr guten Ergebnissen geführt und stellen auch angesichts des Spenderorganmangels eine Alternative zur Herztransplantation dar [1, 12].

Es ist zu erwarten, dass auch auf diesem Gebiet eine weitere Miniaturisierung der Systeme den Schwerpunkt bei zukünftigen Entwicklungen bilden wird, verbunden mit der Vermeidung des Einsatzes der Herz-Lungen-Maschine.

Komplikationen der LVAD-Therapie

Hauptkomplikationen der LVAD-Therapie sind *Rechtsherzversagen*, *thrombembolische Komplikationen*, *Blutungen* sowie *Infektionen*.

▶ **Rechtsherzversagen nach LVAD-Therapie.** Aufgrund lange bestehender Linksherzinsuffizienz und daraus resultierender pulmonaler Hypertonie kommt es zur Ausbildung einer Rechtsherzinsuffizienz (Abfall des Herzzeitvolumens, Anstieg des pulmonalvaskulären Widerstands und des zentralvenösen Drucks). Ursachen des Rechtsherzversagens nach LVAD-Implantation sind der gesteigerte venöse Rückfluss zum rechten Herzen, die intraoperative Volumenbelastung sowie die direkte Rechtsherzschädigung im Rahmen der Operation durch die Herz-Lungen-Maschine. Das Monitoring der Rechtsherzfunktion erfolgt durch kontinuierliche Messung des pulmonalarteriellen Widerstands über einen Pulmonaliskatheter und durch tägliche echokardiografische Kontrollen.

Die *Therapie* der Rechtsherzinsuffizienz erfolgt durch Steigerung der rechtsventrikulären Inotropie (Dobutamin, Suprarenin, Milrinon und Levosimendan), durch Nachlastsenkung (NO-Beatmung, Prostaglandinderivate wie Epoprostenol und Alprostadil), Schrittmacherstimulation und ggf. Implantation eines parakorporalen rechtsventrikulären *Unterstützungssystems für die Dauer von Tagen bis Wochen*.

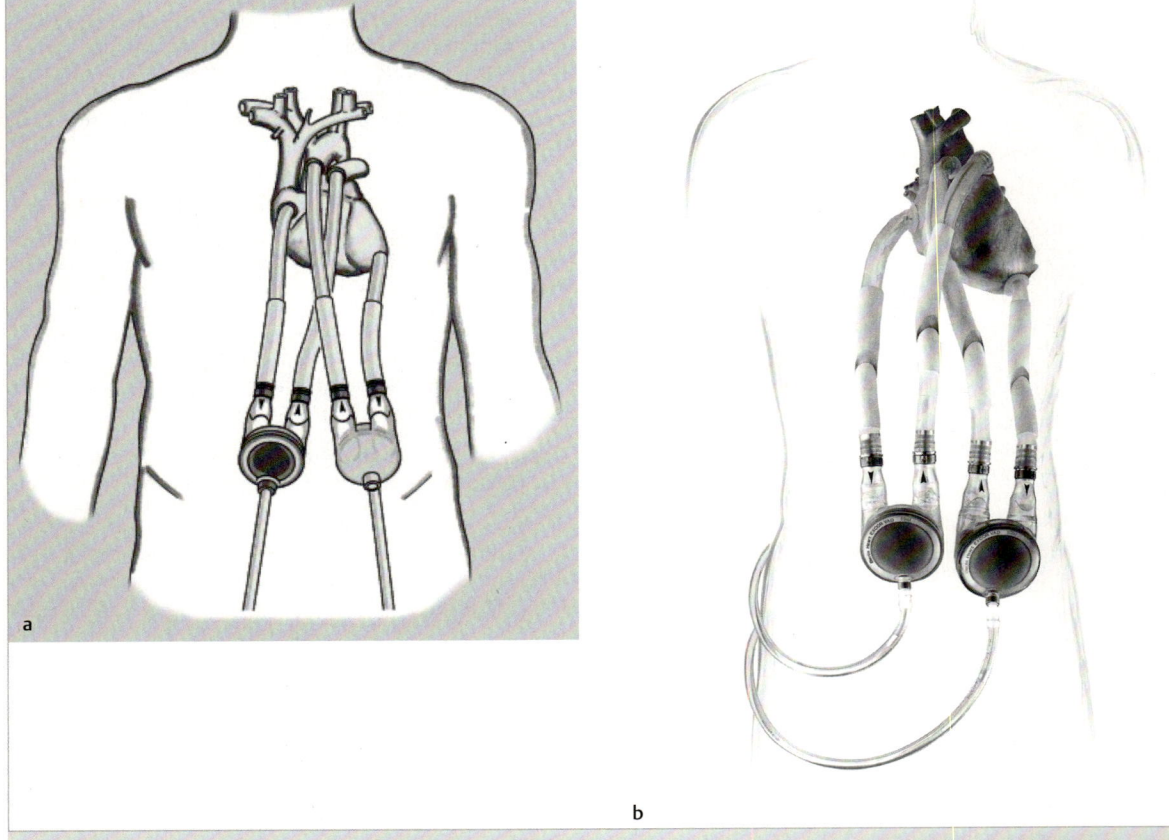

Abb. 2.35 a, b Für die rechte Kammer des hier dargestellten EXCOR-Systems erfolgt die Abnahme des Blutes aus dem rechten Vorhof mit Rezirkulation in die A. pulmonalis. Für die linke EXCOR-Kammer erfolgt die Abnahme des Blutes aus dem linksventrikulären Apex mit Rezirkulation in die Aorta ascendens. Beide Kammern kommen auf die Bauchdecke zu liegen. (Quelle: Berlin Heart GmbH, mit freundlicher Genehmigung.)
a Schematische Darstellung.
b EXCOR-Torso.

▶ **Thrombembolische Komplikationen, Blutungen und Antikoagulation nach VAD-Therapie.** *Thrombembolische Ereignisse* und Blutungen stellen gefährliche Komplikationen nach Implantation ventrikulärer Unterstützungssysteme (VAD) dar. Zum jetzigen Zeitpunkt existieren keine evidenzbasierten Leitlinien oder einheitlichen Empfehlungen zur Antikoagulation. Da ECMO-Kanülen und Perfusionsschläuche mit Heparin beschichtet sind, ist bei einem ohnehin nicht langen Einsatz der Geräte selten mit einem thrombembolischen Ereignis zu rechnen. Hier wird über eine intravenöse Gabe von Heparin eine „Activated Clotting Time" (ACT; Gerinnungszeit des Blutes) von ca. 150–180 s angestrebt. Bei linksventrikulären Unterstützungssystemen sind ca. 4% der Patienten von einem thrombembolischen Ereignis im ersten Jahr betroffen.

Blutungen (vorwiegend nasotracheal, gastrointestinal) kommen im ersten Jahr nach Implantation ebenfalls mit einer Häufigkeit von 4% vor.

Antikoagulation für langfristig implantierbare Unterstützungssysteme (LVAD, BIVAD, TAH):
- in den ersten 24 h nach Implantation: keine;
- bis zur therapeutischen Marcumarisierung: Heparin i. v.; Ziel: partielle Thromboplastinzeit 60–80 s;
- Marcumar: INR (International normalized Ratio): 2,5–3,5 je nach Hersteller und individueller Erfahrung;
- Azetylsalizylsäure: je nach Thrombozytenfunktionstest;
- ggf. Dipyridamol.

▶ **Infektionen.** Intrakorporale LVAD-Systeme der neuesten Generation sind über ein elektrisches Kabel mit einem Controller und den Akkubatterien verbunden. Die Austrittsstelle des Kabels stellt eine potenzielle Eintrittspforte für Keime dar und muss daher sorgfältig gepflegt werden. Die wichtigsten Maßnahmen hierfür sind:
- Immobilisation des Kabels an der Austrittsstelle mithilfe von Fixationspflaster,
- Beachtung hygienischer Maßnahmen beim Verbandswechsel,
- frühzeitige Wundbehandlung bei lokalen Infekten bis zum Einsatz von Vakuumschwämmen,
- Antibiotikagabe bei Entzündungszeichen.

„Total artificial Heart" (TAH)

Hierbei handelt es sich um intrakorporale Systeme, die über einen Luftschlauch mit einer mobilen Antriebseinheit verbunden sind (▶ Abb. 2.37). Kirsch et al. konnten zeigen, dass diese Therapie der BIVAD-Therapie mit parakorporalen Herzunterstützungssystemen gleichwertig ist [6]. Dennoch wird dieses System bevorzugt in jenen Fällen als „Bridge to Transplantation" eingesetzt,

2.8 Mechanische myokardiale Unterstützungssysteme

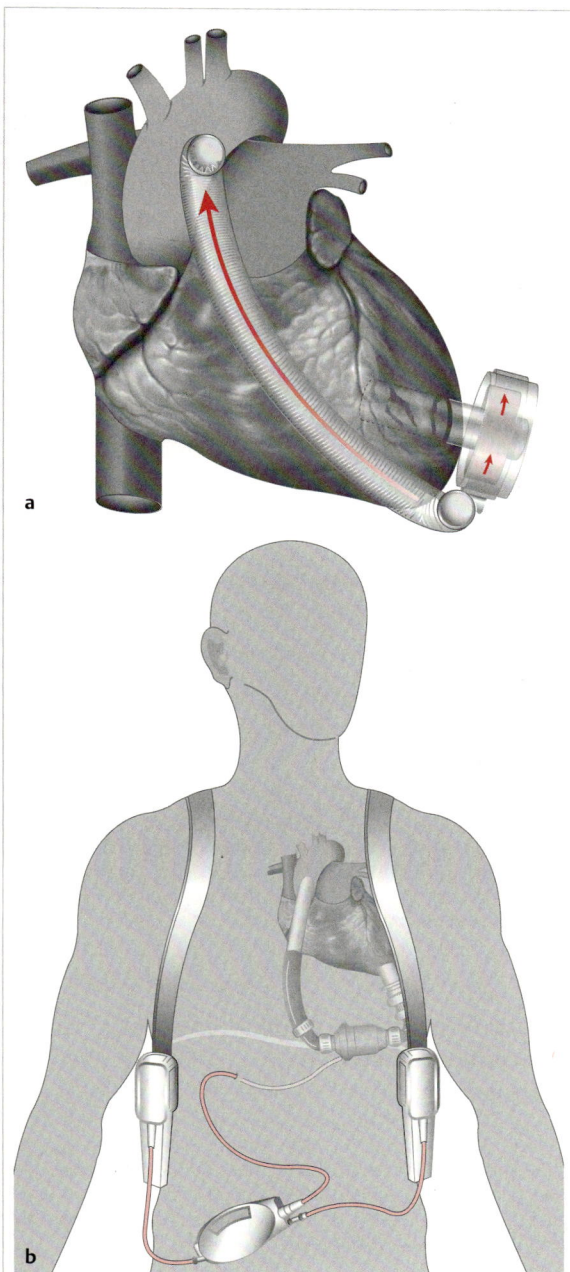

Abb. 2.36 a, b Zentrifugalpumpe und Axialpumpe. Bei beiden Systemen wird das Blut aus dem linken Ventrikel abgesaugt und über eine Gefäßprothese in die Aorta ascendens rezirkuliert.
a Zentrifugalpumpe.
b Axialpumpe.

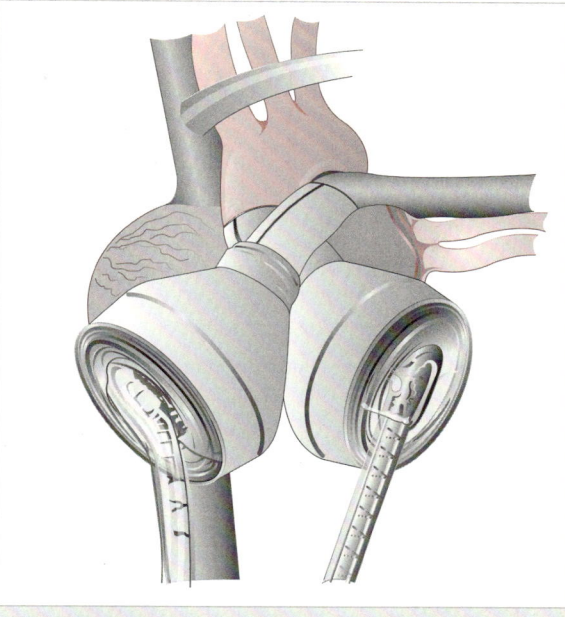

Abb. 2.37 „Total artificial Heart" (TAH).

Kernaussagen

Einleitung
Die ersten mechanischen Herzunterstützungssysteme wurden bereits Ende der 60er-Jahre des vergangenen Jahrhunderts eingesetzt, die intraaortale Ballonpumpe (IABP) seit den 70er-Jahren. Letztere zeichnet sich durch eine einfache Implantationstechnik und Handhabung aus. Einen Meilenstein in der Entwicklung der myokardialen Unterstützungssysteme bedeutete der Einsatz eines implantierbaren pulsatilen Linksherzunterstützungssystems (LVAD) als Dauertherapie bei Patienten mit terminaler Herzinsuffizienz.

▶ **Terminale Herzinsuffizienz/kardiogener Schock.** Die terminale Herzinsuffizienz ist nach den aktuellen Leitlinien der „European Society of Cardiology" (ESC) definiert als schwere Herzinsuffizienz, die der leitliniengerechten Standardherzinsuffizienztherapie mit pharmakologischen, interventionellen und elektrophysiologischen Interventionen nicht mehr zugänglich ist, die intravenöse Gabe von Inotropika erfordert und letztlich die Indikationsstellung für eine mechanische Kreislaufunterstützung oder eine Herztransplantation rechtfertigt. Die Erholung der Endorgane hat dabei die höchste Priorität.

Klassifizierung von Herzerkrankungen
▶ **INTERMACS-Klassifikation.** Die klassischen Einteilungen der Herzinsuffizienzstadien nach ACC/AHA und NYHA sind zur Identifizierung von Patienten, die von einer mechanischen Kreislaufunterstützung profitieren, sowie zur Beurteilung des Erfolges mechanischer Kreislaufunterstützung nicht geeignet. Hier wurde eine weitere Stratifizierung der fortgeschrittenen Herzinsuffizienz mithilfe der INTERMACS-Einteilung notwendig [14].

Indikation für eine mechanische Kreislaufunterstützung
Unter den laborchemischen Parametern hat sich die Gesamtbilirubinkonzentration im Serum als der wichtigste prognostische

in denen ein irreversibler struktureller Herzschaden vorliegt, der den Einsatz eines parakorporalen BIVAD ausschließt.
  Zu diesen Fällen gehören:
- ein Infarktventrikelseptumdefekt,
- die Perforation des linken Ventrikels nach Myokardinfarkt,
- destruierende Herztumoren,
- eine chirurgisch nicht zu behandelnde Endokarditis.

Laborparameter bei Patienten mit mechanischer Kreislaufunterstützung herausgestellt. Zu den Ausschlusskriterien zählen u. a. der therapierefraktäre Schock, Sepsis, Leberversagen und schwere Kachexie.

Perkutan implantierbare Systeme
Für die Behandlung der medikamentös austherapierten terminalen Herzinsuffizienz auf der Intensivstation stellen perkutan implantierbare Systeme die erste Stufe der mechanischen Kreislaufunterstützung dar. Diese sind v. a. für solche Fälle geeignet, bei denen eine Restherzfunktion noch erhalten ist, da diese Systeme oft nicht das erforderliche gesamte Herzzeitvolumen bereitstellen können.

Langfristig implantierbare Herzunterstützungssysteme
Wenn eine kurz- oder mittelfristige Erholung des Herzens nicht zu erwarten ist, kann die Indikation zur chirurgischen Implantation eines langfristig implantierbaren Gerätes gegeben sein. Diese Geräte können bis zur Erholung des Herzens (Bridge to Recovery), bis zur Transplantation (Bridge to Transplantation) oder als endgültige Therapie (Destination Therapy) eingesetzt werden. Letzteres wird bei rückläufigen Organspenderzahlen eine zunehmend wichtige Rolle spielen.

Literatur

[1] Aaronson KD et al. Use of an intrapericardial, continuous-flow, centrifugal pump in patients awaiting heart transplantation. Circulation 2012; 125: 191 – 200
[2] Farrar DJ. Preoperative predictors of survival in patients with Thoratec ventricular assist devices as a bridge to heart transplantation. Thoratec Ventricular Assist Device Principal Investigators. J Heart Lung Transplant 1994; 13: 93 – 101
[3] Harrington RA. Intraaortic balloon counterpulsation did not reduce mortality in acute MI with cardiogenic shock. Ann Intern Med 2012; 157: JC 6 – 11
[4] Hochman JS, Boland J, Sleeper LA et al. Current spectrum of cardiogenic shock and effect of early revascularization. Circulation 1995; 91: 873 – 881
[5] Kirklin JK, Naftel DC, Stevenson LW et al. INTERMACS database for durable devices for circulatory support: first annual report. J Heart Lung Transplant 2008; 10: 1065 – 1072
[6] Kirsch M, *Mazzucotelli JP, Roussel JC* et al. Survival after biventricular mechanical circulatory support: Does the type of device matter? J Heart Lung Transplant 2012; 31: 501 – 508
[7] O'Neill WW, Kleiman NS, Moses J et al. A prospective, randomized clinical trial of hemodynamic support with Impella 2.5 versus intra-aortic balloon pump in patients undergoing high-risk percutaneous coronary intervention: the PROTECT II study. Circulation 2012; 126(14): 1717 – 1727; DOI: 10 1161/CIRCULATIONAHA.112 098 194. Epub 2012 Aug 30
[8] Rose EA, Gelijns AC, Moskowitz AJ et al. Randomized Evaluation of Mechanical Assistance for the Treatment of Congestive Heart Failure (REMATCH) Study Group. Long-term mechanical left ventricular assistance for end-stage heart failure. N Engl J Med 2001; 345: 1435 – 1443
[9] Secker-Walker JS, Edmonds JF, Spratt EH et al. The source of coronary perfusion during partial bypass for extracorporeal membrane oxygenation/ECMO. Ann Thorac Surg 1976; 21: 138 – 143
[10] Sheu JJ, Tsai TH, Lee FY et al. Early extracorporeal membrane oxygenator-assisted primary percutaneous coronary intervention improved 30-day clinical outcomes in patients with ST-segment elevation myocardial infarction complicated with profound cardiogenic shock. Crit Care Med 2010; 38: 1810 – 1817
[11] Sjauw KG, Engström AE, Vis MM et al. A systematic review and meta-analysis in ST-elevation myocardial infarction: should we change the guidelines? Eur Heart J 2009; 30: 459 – 458
[12] Slaughter MS et al. Advanced heart failure treated with continuous-flow left ventricular assist device. N Engl J Med 2009; 361: 2241 – 2251
[13] Thiele H, Zeymer U, Neumann FJ et al. IABP-SHOCK II Trial Investigators. Intraaortic balloon support for myocardial infarction with cardiogenic shock. N Engl J Med 2012; 367: 1287 – 1296
[14] US-amerikanisches Register für chirurgische ventrikuläre Assist-Systeme. Im Internet: http://www.uab.edu/intermacs/; Stand: 07. 03. 2013

2.9 Harnableitungen des unteren Harntrakts

S. Rinke, H. Wunderlich

2.9.1 Einteilung der Harnableitungen des unteren Harntrakts

Zur künstlichen Drainage des unteren Harntrakts werden angewandt:
- transurethrale Verweilkatheter,
- der intermittierende Einmalkatheterismus der Harnblase,
- die perkutane suprapubische Zystostomie sowie
- das Kondomurinal.

Grundsätzlich bietet eine stabile Harnableitung der Blase die Möglichkeit einer kontinuierlichen Bilanzierung des Wasserhaushalts. In der Intensivtherapie besitzen in der Hauptsache der transurethrale Verweilkatheter und die suprapubische perkutane Zystostomie einen hohen Stellenwert.

2.9.2 Transurethrale Verweilkatheter

Indikation und Kontraindikationen zum Harnröhrenkatheterismus

▶ **Indikationen.** Neben der Notwendigkeit der Bilanzierung der Ausscheidung und der adäquaten Blasenentleerung bei schwerstkranken Patienten gibt es noch weitere Indikationen für den transurethralen Katheter: Urinretention, Blasenauslassenge oder Prostatahyperplasie sowie die Notwendigkeit einer operationsbedingten Harnableitung. Inkontinenz ist keine Indikation für die Einlage eines Blasenkatheters!

▶ **Kontraindikationen.** Zu den Kontraindikationen gehören traumatische partielle oder komplette Harnröhrenrupturen, Urethritis und Infektionen der Genitalorgane wie Epididymitis und Prostatitis [3].

Anlagetechnik

Technik des Katheterismus beim Mann

Die Einlage eines transurethralen Katheters sollte steril erfolgen [4]. Alle notwendigen Hilfsmittel sowie der ausgewählte Katheter werden griffbereit gelagert.

2.9 Harnableitungen des unteren Harntrakts

> **Praxistipp**
>
> Aufgrund der Harnröhrenkrümmung ist es bei Männern einfacher, einen Katheter mit abgewinkelter Spitze (Tiemann-Katheter) zu verwenden.

Nach Desinfektion mit einem schleimhautschonenden Antiseptikum (z. B. Octenisept, Schülke oder Betaisodona, Mundipharma) wird ein Gleitmittel mit Lokalanästhetikum (z. B. Instillagel, Farco-Pharma) in die Harnröhre instilliert. Zur Vermeidung von Mikrotraumen und folgender Strikturbildung sollte dies langsam erfolgen.

Das Vorschieben des Katheters in die Harnröhre erfolgt unter Wahrung der Sterilität. Der Penis wird gestreckt gehalten, nach ca. 15 cm lässt sich der Widerstand des Schließmuskels durch leichten Druck und Absenkung des Penis überwinden. Der Katheter sollte immer bis zum Verbindungsstück eingelegt werden, um schmerzhafte und Blutung verursachende Blockungen im Bereich der prostatischen Harnröhre zu vermeiden [1].

Technik des Katheterismus bei der Frau

Die Einlage eines transurethralen Katheters bei der Frau sollte ebenfalls unter sterilen Bedingungen erfolgen [4]. Es wird die Anwendung eines Katheters mit gerader Spitze (Nelaton-Katheter) empfohlen.

In Rückenlage erfolgen bei leicht angezogenen und gespreizten Beinen die Desinfektion und nachfolgend die Instillation von Gleitmittel. Das Vorschieben des Katheters erfolgt bei der Frau aufgrund der kurzen, geraden Harnröhre einfacher als beim Mann.

Komplikationen

▶ **Anomalien.** Komplikationen bei der Anlage des Blasenkatheters könnten durch Anomalien des unteren Harntrakts entstehen, z. B. bei Phimosen, Meatusstenosen, bei Harnröhrenstrikturen oder bei Vorhandensein einer Via falsa. Ebenso können Blasenauslassengen bei Zustand nach urologischen Operationen sowie die benigne Vergrößerung der Prostata ein Hindernis für die glatte Einlage eines Katheters sein.

Aufgrund einer möglichen Makro- oder auch Mikrotraumatisierung der Harnröhre (v. a. im Bereich der bulbären Harnröhre oder in der Pars prostatica urethrae) mit der Folge einer örtlichen Infektion kann die Ausbildung von Harnröhrenstrikturen gefördert werden. Bei frustranem Versuch der Katheteranlage sollte ein Urologe hinzugezogen werden.

▶ **Harnwegsinfektionen.** Die wichtigste Komplikation ist jedoch die Ausbildung von Harnwegsinfektionen, die mit einem Anteil von 30–40% die am häufigsten auftretenden nosokomialen Infektionen und bei rund 20% der Patienten auf Intensivstationen die Ursache für die Ausbildung eines septischen Krankheitsbildes sind [6, 9]. Das Vorhandensein eines Urindauerkatheters gilt als wichtigster prädisponierender Faktor unter intensivmedizinischen Bedingungen. Unter Normalbedingungen ist Urin eine sterile Flüssigkeit. Durch den transurethralen Katheter kommt es zu einer bakteriellen Besiedlung des Harntrakts. Das Keimreservoir sind vorwiegend Perianal- und Periurethralbereich. Die Erreger können durch die Nähe des Urethraleingangs leicht in den Harntrakt aszendieren.

Geschlossene Harnableitungssysteme, wie sie auf den meisten Intensivstationen verwandt werden, verhindern eine Aszension von Keimen aus dem Sammelbehälter. Hier wandern die Bakterien jedoch entlang der Katheteraußenseite [5].

Die Prävalenz der Keimaszension steigt täglich um etwa 5–10% an, die Verwendung von geschlossenen Harnsammelsystemen verzögert die Besiedlung [5]. Eine Kolonisierung mit Nachweis von 100–1000 Keimen/ml schreitet innerhalb von 3 Tagen zu einer High-Level-Bakteriurie fort. Das Bild einer fulminanten Urosepsis ist bei den polymorbiden Patienten einer Intensivstation oft schwer zu erkennen und klassische klinische Zeichen sind nicht zu verwerten. Neben der Anfertigung einer Urinkultur und bestimmten Veränderungen von Blutparametern bietet die Quantifizierung der Leukozyten im Urin eine Möglichkeit, das Infektionspotenzial zu bestimmen. Jedoch ist auch bei Nachweis einer signifikanten Keimzahl und großer Mengen an Leukozyten im Urin ein relevanter Harnwegsinfekt nicht obligat [9].

Der Einsatz einer prophylaktischen antimikrobiellen Therapie unter Katheterableitung wird nicht empfohlen. Auch im Falle einer asymptomatischen Bakteriurie oder Kandidurie ist eine systemische antibiotische bzw. antimykotische Therapie nicht generell indiziert und sollte individuell entschieden werden. Vor traumatischen urethralen Eingriffen ist sie jedoch dringend anzuraten. Der Katheter sollte mit Beginn der systemischen Therapie oder nach einer Liegedauer von mehr als 7 Tagen gewechselt werden [4].

Weitere Komplikationen sind:
- eine hohe Rate nosokomialer Harnwegsinfektionen,
- eine deszendierende Prostatitis und Epididymitis oder aszendierende Pyelonephritis, „Katheterfieber", Urosepsis,
- Katheterinkrustation und -obstruktion,
- eine postinstrumentelle Urethritis,
- die Induktion von Harnröhrenstrikturen durch Harnröhrenläsionen (Via falsa).

Pflege

Die Anwendung eines Kathetersystems bedarf gewisser Richtlinien. Die Wechselintervalle sollten im Allgemeinen 4 Wochen nicht überschreiten, unter intensivmedizinischen Bedingungen erscheint der wöchentliche Wechsel des transurethralen Verweilkatheters sinnvoll. Silikonkatheter sind bei längerer Harnableitung zu bevorzugen [3].

Um eine Inkrustation des Katheters zu vermeiden, muss eine Steigerung der natürlichen Diurese erfolgen.

Eine regelmäßige antiseptische Reinigung des Katheters und des Harnröhreneingangs ist nicht notwendig. Allgemeine hygienische Maßnahmen sind ausreichend. Auch sollten Blasenspülungen und das Abklemmen des Katheters vermieden werden. Eine systemische, resistenzgerechte Antibiose ist nur bei symptomatischer Harnwegsinfektion indiziert [3, 4].

Auf einen kontinuierlichen Harnfluss ist zu achten, eine Obstruktion oder das Abknicken des Katheters sollten ausgeschlossen werden. Zum anderen sollte sich der Urinbeutel unterhalb des Blasenniveaus befinden. Die Anwendung von geschlossenen Abflusssystemen ist von Vorteil, zumindest ist auf eine regelmäßige Entleerung des Urinbeutels zu achten [4].

2.9.3 Intermittierender Einmalkatheterismus

Der intermittierende Katheterismus ermöglicht eine drucklose, restharnfreie und saubere Entleerung der Harnblase und soll eine Überdehnung der Blase (beim Erwachsenen > 400 ml, beim Kind mehr als [Alter +1] × 30 ml) und eine bakterielle Kolonisation vermeiden, die ein Dauerkatheter zwangsläufig verursacht. Unter intensivtherapeutischen Bedingungen ist seine Anwendung begrenzt, da eine stündliche Flüssigkeitsbilanzierung nicht möglich ist und zudem der Fremdkatheterismus durch das Pflegepersonal 4- bis 6-mal pro Tag notwendig ist.

Bei chronischen Blasenentleerungsstörungen sollte nach der akuten Phase die permanente Harnableitung durch den intermittierenden Selbstkatheterismus ersetzt werden [8].

2.9.4 Suprapubische perkutane Harnableitung

Indikationen und Kontraindiktionen zur Anlage einer suprapubischen perkutanen Zystostomie

Die Anlage eines suprapubischen Katheters stellt eine gute Alternative zur transurethralen Ableitung dar mit deutlichem Vorteil gegenüber einem transurethralen Katheter bezüglich des Infektionsrisikos.

▶ **Indikation.** Eine Indikation besteht generell bei geplanter längerfristiger Urinableitung aus der Harnblase oder rezidivierenden Entzündungen durch die Katheterableitung. Die Anlage wird obligat, sobald im subvesikalen Bereich entzündliche Veränderungen entstehen, die durch die Anlage eines transurethralen Katheters nicht zu therapieren sind. Hier sind zum Beispiel eine eitrige Urethritis sowie eine Prostatitis oder Epididymitis zu nennen. Weiterhin muss eine suprapubische Harnableitung erfolgen, wenn aufgrund von subvesikalen Obstruktionen, z. B. Harnröhrenstrikturen, die Einlage eines transurethralen Kathers nicht möglich ist [5, 7].

▶ **Kontraindikationen.** Kontraindikationen bezüglich der perkutanen Anlage einer Zystostomie sind eine ungewisse oder fehlende Blasenfüllung, eine Schrumpfblase, Makrohämaturie, eine gesicherte Gerinnungsstörung sowie Unterbauch- oder Blasentumoren. Ebenfalls auf die Zystostomie verzichtet werden muss bei Schwangerschaft oder entzündlichen Hautveränderungen im Bereich der Punktionsstelle.

Purulente Harnwegsinfektionen, Zustand nach Operationen im kleinen Becken oder im Unterbauch sowie der Inguinalregion und extreme Adipositas stellen eine relative Kontraindikation dar. In solchen Fällen ist das Hinzuziehen eines urologischen Kollegen und die offene Anlage einer Zystostomie ratsam [5, 2, 1].

Anlagetechnik

Die Anlage sollte in flacher Rückenlagerung des Patienten in der Medianlinie ca. 2 Querfinger oberhalb der Symphyse erfolgen. Zuvor wird der Unterbauch rasiert, desinfiziert und steril abgedeckt. Die Blase wird entweder via naturalis oder über einen transurethralen Blasenkatheter mit 300–600 ml Wasser oder isotonischer Kochsalzlösung gefüllt. Die Volumenmessung erfolgt palpatorisch, perkutorisch oder (am sichersten) sonografisch.

Es erfolgt die Lokalanästhesie der Haut sowie die Punktion der Harnblase mit Applikation eines Lokalanästhetikums, hierbei kann bereits eine Orientierung der Stichrichtung sowie Stichtiefe erfolgen. Um eine Punktion der Prostata (Blutung) oder des Peritonealraumes (Urinübertritt und mögliche konsekutive Peritonitis) zu vermeiden, muss die Stichrichtung senkrecht zur Patientenunterlage verlaufen. Danach wird der Fistelkatheter unter Zuhilfenahme eines Trokars in die Blase vorgeschoben. Eine Stichinzision der Haut im Gebiet der Punktionsstelle erleichtert das Vorschieben eines Trokars, durch den ein Silikonblasenkatheter eingeführt wird (als Fertigset erhältlich). Wenn Urin austritt, sollte der Katheter trotzdem weiter in die Blase vorgeschoben werden, sodass nach Blockung der Katheter sicher in der Blase verweilt. Differente Trokargrößen ermöglichen die Zystostomie-Anlage auch beim adipösen Patienten und bei Kindern. Die Fixation des suprapubischen Blasenkatheters erfolgt durch Annaht und Pflasterverband an der Bauchwand [1].

Komplikationen

Komplikationen durch einen suprapubischen Katheter können durch das enge Lumen entstehen. Verstopfungen des Katheters sind wahrscheinlich, besonders bei Infektionen des Harntrakts mit Sedimentation oder bei Makrohämaturie und Koagelbildung. Auch ist durch das weiche Material und das enge Lumen eine Abknickung mit folgender Harnabflussstörung möglich. Weiterhin kann durch die fehlende Fixation der Katheter leicht dislozieren. Zusätzlich kann es im Bereich der Punktionsstelle durch Urinaustritt, Pflasterunverträglichkeit oder pflegende Salben zur Dermatitis kommen, welche wiederum nur schwer behandelbar ist.

Zu den häufigsten Komplikationen zählt das Auftreten von Makrohämaturie, die aber nur in seltenen Fällen transfusionspflichtig ist oder einer operativen Therapie bedarf.

Eine seltene Komplikation, die jedoch sehr schwer wiegt und immer mitbedacht werden muss, ist die Fehlpunktion mit Verletzung des Peritoneums oder des Darms [5]. Dies ist gerade bei Voroperationen im Unterbauch durch Verzug des Peritoneums wahrscheinlich.

Vorteile

Aufgrund der Anlage über die Bauchhaut und somit trockener Verhältnisse und eines geringeren Erregervorkommens ist das Auftreten von signifikanten Bakteriurien deutlich reduziert [5]. Ebenfalls von Vorteil ist die fehlende Traumatisierung der Harnröhre durch die Anlage des Katheters und das Vermeiden einer postinstrumentellen Urethritis, Prostatitis oder Epididymitis. Auch die Möglichkeit der Spontanmiktion und die Durchführung ggf. notwendiger Restharnmessungen und letztlich auch der geringere pflegerische Aufwand sprechen für die suprapubische perkutane Zystostomie.

Pflege

Der regelmäßige Wechsel der Zystostomie erfolgt über einen Führungsdraht in der Regel 4-wöchentlich. Abweichungen von diesem Rhythmus im Einzelfall sollten besonders von der Inkrustationsneigung des Zystostomiekatheters abhängig gemacht werden.

Eine ausreichende Pflege im Bereich der Punktionsstelle ist notwendig.

Zusätzlich ist auf adäquate Urinableitung zu achten, durch das enge Lumen und das weiche Material kann der Katheter leicht abknicken oder verstopfen.

2.9.5 Kondomurinal

Das Kondomurinal ist die am wenigsten invasive Methode der Ableitung des Harns in ein Beutelsystem. Ähnlich wie ein Kondom wird es über den Penis gestreift und dort fixiert. Der entweder willkürlich oder unwillkürlich abgehende Urin wird in einem Beutel aufgefangen. Voraussetzung ist die restharnarme Entleerung der Harnblase. Gerade bei Inkontinenz oder aus hygienischen Gründen bietet das Kondomurinal eine gute Alternative zu invasiven Harnableitungen. Eine Aszension von Keimen ist weniger wahrscheinlich, jedoch sollte ein Wechsel mindestens jeden zweiten Tag erfolgen.

Kernaussagen

Eine stabile Harnableitung der Blase bietet die Möglichkeit einer kontinuierlichen Bilanzierung des Wasserhaushalts.
Unter intensivtherapeutischen Bedingungen ist diese Forderung durch Einlage eines transurethralen Verweilkatheters oder durch die Anlage einer suprapubischen perkutanen Zystostomie erfüllt.

Transurethrale Harnblasenverweilkatheter
Die Einlage eines transurethralen Verweilkatheters ist eine einfache, nahezu kontraindikationsfreie Drainageform der Harnblase.
Bei adäquater Technik des Katheterismus und fachgerechter Katheterpflege können auch die damit verbundenen Komplikationen (katheterinduzierte Infektionen, Harnröhrenstrikturen, Katheterinkrustation bzw. -obstruktion) minimiert werden.

Intermittierender Einmalkatheterismus
Der intermittierende Einmalkatheterismus (IK), unter klinischen Bedingungen als steriler IK, ist in der Intensivtherapie nur von untergeordneter Bedeutung.

Suprapubische perkutane Harnableitung
Die Indikation zur Anlage einer suprapubischen perkutanen Zystostomie besteht sowohl bei einer notwendigen kontinuierlichen Flüssigkeitsbilanzierung in der Intensivtherapie als auch beim Vorliegen von anatomischen und funktionellen obstruktiven Blasenentleerungsstörungen. Aber auch die Notwendigkeit einer Harndrainage nach Verletzungen des unteren Harntrakts oder nach operativer Rekonstruktion in diesem Bereich indiziert die perkutane Zystostomie.
Die Anlage einer suprapubischen perkutanen Zystostomie ist technisch anspruchsvoll und erfordert im Vorfeld den Ausschluss der absoluten und die kritische Bewertung der relativen Kontraindikationen. Nach Ausschluss der Kontraindikationen sollte die suprapubische Harnableitung dem transurethralen Verweilkatheter vorgezogen werden. Dies gilt umso mehr unter den Bedingungen der intensivtherapeutischen Betreuung von Patienten.

Kondomurinal
Günstig ist diese Form der Urinableitung bezüglich pflegerischer Aspekte, da gerade bei inkontinenten Patienten saubere Verhältnisse geschaffen werden.

Literatur

[1] Benumof J. Arbeitstechniken in der Intensivmedizin. Stuttgart: Urban & Fischer; 1999: 245–257
[2] Brühl P, Piechota H, Meessen S. Die suprapubische Harnblasendrainage. In: Bach D, Brühl P, Hrsg. Nosokomiale Harnwegsinfektionen. Jungjohann; 1995: 56–62
[3] Gould C, Umscheid C, Agarwal R et al. HICPAC. Guideline for prevention of catheter-associated urinary tract infections 2009. Healthcare infection control practices advisory committee 2009: 1–67
[4] Grabe M, Bjerklung-Johansen T, Botto H et al. Guidelines on Urological Infections. EAU 2012; 39–41
[5] Kurz R, Bachlechner A, Gremmel F, Graninger W. Blasenkatheter – Gefahr für den Intensivpatienten. In: Lenz K, Laggner A, Hrsg. Intensivmedizinisches Seminar. Band 3. Berlin: Springer; 1991: 17–25
[6] Levy M, Dellinger R, Townsend S et al. The Surviving Sepsis Campaign: results of an international guideline-based performance improvement program targeting severe sepsis. Intensiv Care Med 2010; 36: 222–231
[7] Moll F. Aktuelle Strategien bei Patienten mit Harnableitung. Teil 1: Unterer Harntrakt. Z ärztl Fortbild 1996; 90: 233–239
[8] Moore K, Fader M, Getliffe K. Long-term bladder management by intermittent catheterisation in adults and children. The Cochrane Library 2009; 1: 1–46
[9] Quintel M. Infektionskrankheiten in der Intensivmedizin. Bremen: UNI-MED; 2003: 65–71

2.10 Enterale Sonden

M. Brauer, G. Kähler

2.10.1 Magensonde

Jeder länger intubierte Patient und jeder Patient mit einer Atonie des oberen Gastrointestinaltrakts benötigt zunächst zur Magendekompression eine Magensonde. Durch kontinuierliche Ableitung des Mageninhalts kann die Gefahr der Regurgitation oder des Erbrechens mit nachfolgender Aspiration vermindert werden. Außerdem ist es möglich, über die Sonde Art und Menge der gastrointestinalen Sekrete zu überwachen sowie Medikamente und Nährlösungen zuzuführen.

▶ **Sondentypen und -material.** Verfügbar sind sowohl einlumige als auch zweilumige (Salem-)Sonden. Die Verwendung einer Salem-Sonde scheint den Magen effektiver zu dekomprimieren. Daher ist dieser Sondentyp für diesen Zweck zu bevorzugen [1].
Es werden Sonden aus PVC, Polyurethan sowie Silikon angeboten. Durch Verlust der Weichmacher können Sonden aus PVC schon nach 24 h Liegedauer sehr hart werden und damit die Ausbildung von Druckulzera oder Verletzungen begünstigen. Derzeit scheint Polyurethan der günstigste Kompromiss bezüglich Materialeigenschaft und Preis zu sein. Zur Dekompression werden beim Erwachsenen Sonden von 14–16 Charrière verwendet.

Legen der Magensonde

▶ **Technik.** Das Legen der Magensonde kann transoral oder transnasal erfolgen. Bei Mittelgesichtsfrakturen ist die transnasale Lage kontraindiziert, da es zu Fehllagen bis in das Neurokranium kommen kann und eine nasal gelegte Sonde die Gefahr einer Sinusitis weiter erhöht. Üblicherweise erfolgt das Einführen der mit einem geeigneten Gleitmittel gleitfähig gemachten Sonde blind in Linksseitenlage des Patienten. Eine Vorwärtsneigung des Kopfes (falls eine HWS-Verletzung ausgeschlossen wurde!) sowie der Schluckakt des Patienten, wenn vorhanden (Schluckakt eventuell durch Instillation weniger Milliliter 0,9%iger NaCl-Lösung in den Mund des Patienten hervorrufen) und das Vorziehen des Unterkiefers erleichtern die korrekte Platzierung der Sonde. Sollte eine Platzierung der Sonde im Einzelfall so nicht möglich sein, muss sie unter laryngoskopischer Sicht mithilfe einer Magill-Zange gelegt werden.
Zur Abschätzung der erforderlichen Sondenlänge werden die Entfernungen von Nasenspitze zu Ohrläppchen sowie von Kinn zu Xiphoid addiert und ca. 10 cm für die intragastrale Lage hinzugefügt (beim normal großen Erwachsenen insgesamt ca. 50 cm). Die Sonde wird entsprechend tief eingeführt und fixiert [19].

▶ **Lagekontrolle.** Eine Lagekontrolle erfolgt durch Gabe von 100 ml Luft über eine Blasenspritze in die Magensonde; über der Magenblase muss dann das typische Plätschergeräusch auskultierbar sein. Anschließend muss sich die gleiche Menge Luft und meistens auch etwas Mageninhalt aspirieren lassen. Bleiben Zweifel an der korrekten Lage der Magensonde, ist diese radiologisch zu kontrollieren. Auf einer tief eingestellten Thoraxaufnahme ist die Magensonde meistens ausreichend gut dargestellt.

Invasive Maßnahmen

> **Praxistipp**
>
> Der sicherste Weg zur Kontrolle der korrekten Sondenlage besteht in der Auskultation, kombiniert mit einer direkten Laryngoskopie, die bestätigt, dass die Sonde tatsächlich ösophageal liegt, sowie einer tief eingestellten Thoraxaufnahme. Im Einzelfall kann vor Beschickung der Sonde auch bronchoskopisch eine intrapulmonale Lage beim intubierten Patienten ausgeschlossen werden.

▶ **Komplikationen.** Komplikationen beim Legen einer Magensonde bestehen in Epistaxis, Rhinitis, Sinusitis und Ösophagitis (insbesondere bei dickeren Sonden, wie sie zur Ableitung benötigt werden), Verletzungen des Ösophagus, Fehllagen in der Trachea, im Bronchus oder in der Schädelbasis oder auch einem Pneumothorax [2].

2.10.2 Nasogastrale und nasoduodenale Ernährungssonden

> **Merke**
>
> Die enterale Ernährung des Intensivpatienten ist zu bevorzugen, da sie besser in der Lage ist, die Integrität der Mukosabarriere zu wahren, zu weniger Beeinträchtigungen immunologischer und metabolischer Funktionen führt, komplikationsärmer und preiswerter ist [2]. Eine Unterbrechung der enteralen Nahrungszufuhr für mehr als 72 h führt zur Atrophie der Dünndarmzotten, die nur schwer wieder umzukehren ist.

Es soll aber auch betont werden, dass eine enterale Ernährung des Patienten mit Schwierigkeiten verbunden sein kann. Sie wird erschwert durch Magenentleerungsstörungen, Aspiration oder Regurgitation sowie Dünn- und Dickdarmmotilitätsstörungen und Diarrhöen [14].

▶ **Dauer der Sondenernährung und Sondentypen.** Beträgt die voraussichtliche Dauer der Sondenernährung weniger als 2 Wochen, so ist eine nasoenterale Sonde indiziert. Schätzt man die Ernährungsdauer auf mindestens 4 Wochen, ist eine perkutane oder operative Sondenanlage sinnvoll, wobei es notwendig sein kann, zunächst eine nasoenterale Sonde zu legen, bis der Gesundheitszustand des Patienten die Anlage einer perkutan oder operativ eingebrachten Sonde erlaubt.

▶ **Ernährung über Magensonde.** Im einfachsten Fall kann die Ernährung des Patienten über die liegende Magensonde erfolgen. Voraussetzung hierfür ist, dass der Reflux über die Magensonde unter 300 ml/d liegt und dass sich bei Bolusgabe vor der nächsten Bolusapplikation nicht mehr als 50% der vorher gegebenen Menge aspirieren lassen. Bei kontinuierlicher gastraler Applikation sollten sich nicht über 50% der in den vergangenen 4 h applizierten Menge aspirieren lassen, anderenfalls wäre die Nahrungszufuhr zu reduzieren oder zu stoppen [4].

▶ **Ernährungssonden.** Wenn eine gastrale Ernährung ohne wesentliche Probleme möglich ist und eine Ableitungssonde nicht erforderlich ist, kann anstelle einer normalen Magensonde auch eine dünnere Ernährungssonde gelegt werden. Bis zu 70% der Intensivpatienten haben Magenentleerungsstörungen durch stressbedingte Erhöhungen des IL-1-Spiegels, Diabetes mellitus, Begleitmedikation, Gastritis, Sepsis oder Elektrolytveränderungen [15, 17]. Diese Patienten können von einer Ernährungssonde profitieren, die mit ihrer Spitze jenseits des Treitz-Bandes platziert ist, um eine höhere Kalorienmenge enteral applizieren zu können [15].

Legen der Ernährungssonde

▶ **Ohne Hilfsmittel.** Nur ca. 5% der an ihrer Spitze mit einem Gewicht versehenen Ernährungssonden finden spontan den Weg in das Duodenum [22]. Durch einfache bettseitige Maßnahmen wie Rechtsseitenlagerung des Patienten, Vorbiegen der Spitze, Drehen der Sonde im Uhrzeigersinn beim Einführen, Auskultation, Vorgabe von 10 mg Metoclopramid sowie Kontrolle der pH-Veränderungen beim Vorschieben der Sonde soll sich, entsprechende Erfahrung vorausgesetzt, bei bis zu 92% der Patienten eine korrekte jejunale Lage erzielen lassen [22].

▶ **Mit Durchleuchtung oder Endoskopie.** Durch Einbringen der Ernährungssonde unter Durchleuchtung oder mit endoskopischer Hilfe sollte in nahezu allen Fällen die Platzierung einer jejunalen Ernährungssonde möglich sein. Da ein Einbringen unter Durchleuchtung meistens den Transport des Patienten erforderlich macht, ist die bettseitig mögliche Endoskopie als Verfahren zu bevorzugen. Die technisch einfachste Lösung ist die transendoskopische Einbringung dünnlumiger Sonden (Charrière 8) durch den Instrumentierkanal des Gastroskopes. Nach Entfernung des Endoskopes wird die Sonde (analog der nasobiliären Drainage) nasooral umgeleitet. Alternativ ist auch die sonografisch geführte Platzierung einer jejunalen Ernährungssonde möglich [9].

Eine weitere Möglichkeit ist die elektromagnetisch geführte Anlage einer duodenalen Ernährungssonde (CORTRAK), allerdings sind für dieses System bislang keine Sonden mit einem zusätzlichen gastralen Lumen zur Dekompression des Magens verfügbar [18]. Die ebenfalls nur einlumigen Tiger-Tube-Sonden sollen aufgrund ihres speziellen Designs (seitliche „Widerhaken" aus Silikon) mit der auch bei Oberbauchatonie noch vorhandenen Restperistaltik transpylorisch in jejunale Darmabschnitte wandern. In einer kleineren Studie an 16 Patienten konnte die Sonde in 14 Fällen erfolgreich platziert werden, dieses dauerte zwischen 2 und 68 h, im Durchschnitt 18,5 h [21].

▶ **Intraoperatives Legen.** Muss der Patient sich ohnehin einer Laparotomie unterziehen und soll aus irgendwelchen Gründen keine operative Gastro- oder Jejunostomie oder Feinnadelkatheterjejunostomie (FKJ) angelegt werden, so kann während der Laparotomie auch durch den Chirurgen eine nasoduodenale oder nasojejunale Ernährungssonde platziert werden [10].

▶ **Mehrlumige Sonden.** Da beim beatmeten, jejunal ernährten Patienten weiterhin eine Entlastung des Magens erforderlich ist, muss entweder weiterhin eine Magensonde liegen oder ein Sondentyp gewählt werden, über den gleichzeitig eine jejunale Ernährung und eine Magenentlastung möglich ist. Erhältlich sind sowohl Salem-Sonden mit einem dritten Lumen zur jejunalen Ernährung als auch zweilumige Sonden mit einem jejunalen und einem gastralen Schenkel, wobei die Distanz zwischen beiden Schenkeln variiert werden kann. Sollte die Indikation für eine jejunale Ernährung bestehen bleiben, aber kein wesentlicher gastraler Reflux mehr vorliegen, kann eine solche Sonde gegen eine einlumige dünne jejunale Ernährungssonde getauscht werden.

> **Praxistipp**
>
> Es ist zu beachten, dass auch eine korrekt im Jejunum platzierte Sonde spontan in den Magen zurückrutschen kann, ohne dass am äußeren Sondenteil manipuliert wurde.

2.10.3 Perkutane Gastrostomie

Die Anlage einer perkutanen Gastrostomie (PEG) kann mit endoskopischer, sonografischer, laparoskopischer oder radiologischer Unterstützung erfolgen, wobei die endoskopische Anlage bevorzugt wird.

Anlage einer PEG

▶ **Technik.** Vor Anlage einer PEG sollte der Patient mindestens 4 h lang nüchtern sein, bei gastralen Motilitätsstörungen auch länger [12]. Zur endoskopischen perkutanen Gastrostomie wird nach Gastroskopie der Magen bei positiver Diaphanoskopie im linken Oberbauch mit einer dünnen Nadel punktiert, über die Nadel wird ein dünner Faden eingebracht, mit der Fasszange gefasst und über den Mund herausgeführt. Über den Faden wird dann die Sonde in den Magen und weiter nach außen gezogen und fixiert (Fadendurchzugsmethode). Bei sehr engen Stenosen kann auch eine gastroskopisch kontrollierte Punktion des Magens mit Anlage von Haltenähten und perkutaner Direkteinbringung der ballonfixierten Sonde über einen Trokar vorgenommen werden.

Ob eine generelle prophylaktische einmalige Antibiotikagabe vor PEG-Anlage einen effektiven Schutz vor einer entzündlichen Komplikation darstellt, wird gegenwärtig kontrovers diskutiert [23]. Die Mehrheit der diesbezüglichen Studien zeigt Vorteile für eine Single-Shot-Gabe.

▶ **Versorgung der PEG.** 1–2 h nach unkomplizierter Anlage kann über die Sonde Nahrung gegeben werden. Die Andruckplatte soll – entgegen dem früher vorgeschlagenen Vorgehen, sie für 48 h unter Zugspannung zu setzen – für maximal 12 h unter allenfalls ganz leichtem Zug spannungsfrei an die Bauchwand adaptiert werden.

Komplikationen, Kontraindikationen und Entfernung

▶ **Komplikationen.** Die Rate schwerwiegender Komplikationen bei Anwendung dieses Verfahrens liegt zwischen 1 und 3%, die Mortalität unter 0,5% [7, 8]. Wesentliche Komplikationen sind Verletzungen des Kolons, des Dünndarms oder des Magens, Blutungen, Lecks mit nachfolgender Peritonitis, nekrotisierende Fasziitis oder Hautinfektionen. Insgesamt liegen sowohl die Komplikationsraten als auch die Zeitdauer und die Kosten niedriger als bei Anwendung einer offenen operativen Technik [7].

Bei leichtem bis mäßigem Aszites, dem Vorhandensein eines ventrikuloperitonealen Shuntsystems oder bei Durchführung einer Peritonealdialyse konnte bei Anlage einer PEG keine erhöhte Komplikationsrate nachgewiesen werden [12]. Bei vorbestehenden gastrointestinalen Operationen wie B I, BII oder totaler Gastrektomie ist die primäre Erfolgsquote der PEG reduziert, das Risiko der Anlage ist jedoch nicht wesentlich erhöht [12].

Es ist möglich, über den perkutanen gastralen Zugang endoskopisch eine Sonde bis in das Jejunum vorzubringen, um bei gastralen Motilitätsstörungen jejunal zu ernähren.

> **Merke**
> Da die gegenwärtige Rechtsprechung eine PEG-Anlage in keinem Fall als Notfalleingriff akzeptiert, ist in Deutschland eine wirksame Einwilligung des Patienten bzw. seines gesetzlichen Vertreters unbedingt erforderlich.

▶ **Kontraindikationen.** Kontraindikationen für die Anlage einer PEG sind schwerwiegende Gerinnungsstörungen (Quick <50%, partielle Thromboplastinzeit [PTT] >50 s, Thrombozyten <50 000/mm³), ausgeprägte Peritonealkarzinose, massiver Aszites, Peritonitis, Anorexia nervosa, eine schwere Psychose oder eine deutlich eingeschränkte Lebenserwartung.

▶ **Entfernung.** Besteht die Indikation zur enteralen Ernährung nicht mehr, treten lokale Komplikationen auf oder kommt es zu irreparablen Defekten der Sonde, so kann bzw. muss die Sonde entfernt werden. Hierbei sollte der endoluminale Anteil endoskopisch geborgen werden, da er anderenfalls zu einem Ileus führen kann.

2.10.4 Operative Gastrostomie und Jejunostomie

Eine operativ angelegte Gastrostomie oder Jejunostomie ist eine Alternative zum perkutan eingebrachten Zugang, wenn der Patient sich ohnehin einem offenen abdominalchirurgischen oder laparoskopischen Eingriff unterziehen muss. Die Rate schwerwiegender Komplikationen liegt zwischen 2,5 und 24%, wobei die Komplikationsrate ganz wesentlich von den Begleiterkrankungen abhängt [7]. Obwohl die 1973 beschriebene Feinnadelkatheterjejunostomie eine niedrige Komplikationsrate hat, wird dieses Verfahren wegen häufiger Verstopfung des dünnen Katheters zunehmend seltener eingesetzt [2].

2.10.5 Sondenpflege

▶ **Spülen.** Insbesondere die dünnlumigen duodenalen Ernährungssonden neigen bei Applikation von dickflüssiger Ernährungslösung oder zermörserten Tabletten zum Verstopfen. Sofort nach Unterbrechung der Ernährung sind diese Sonden zu spülen. Bei kontinuierlicher Ernährung muss eine Ernährungssonde mindestens 8-stündlich gespült werden. Besonders geeignet ist Cola. Cola ist leicht verfügbar, billig und durch den leicht sauren pH-Wert in der Lage, etwaige Ablagerungen an der Sonde zu lösen [4].

> **Merke**
> Werden Tabletten über eine Sonde gegeben, so muss geprüft werden, ob durch das notwendige Zermörsern die Wirkstofffreisetzung in unbeabsichtigter Weise verändert wird.

▶ **Fixierung.** Bereitet die sichere Fixierung einer aufwendig platzierten nasoduodenalen Sonde Schwierigkeiten, so kann unter Umständen die Fixierung mithilfe eines um das Nasenseptum aus 2 Blasenkathetern gebildeten Zügels hilfreich sein (▶ Abb. 2.38 a–e; [23]).

▶ **Liegedauer und Material.** Die Liegedauer einer transnasalen Sonde kann bis zu 6 Wochen betragen, perkutane Sonden können in Abhängigkeit vom Materialzustand mehrere Jahre belassen werden. Nach mehrmonatiger Liegedauer von perkutanen Ernährungssonden können diese durch Besiedelung mit Candida, insbesondere bei Verwendung von Silikonsonden, okkludieren [13] oder auch brechen, wobei der Verlust der mechanischen Eigenschaften wahrscheinlich durch eine mikrobielle Besiedlung hervorgerufen wird [20].

Invasive Maßnahmen

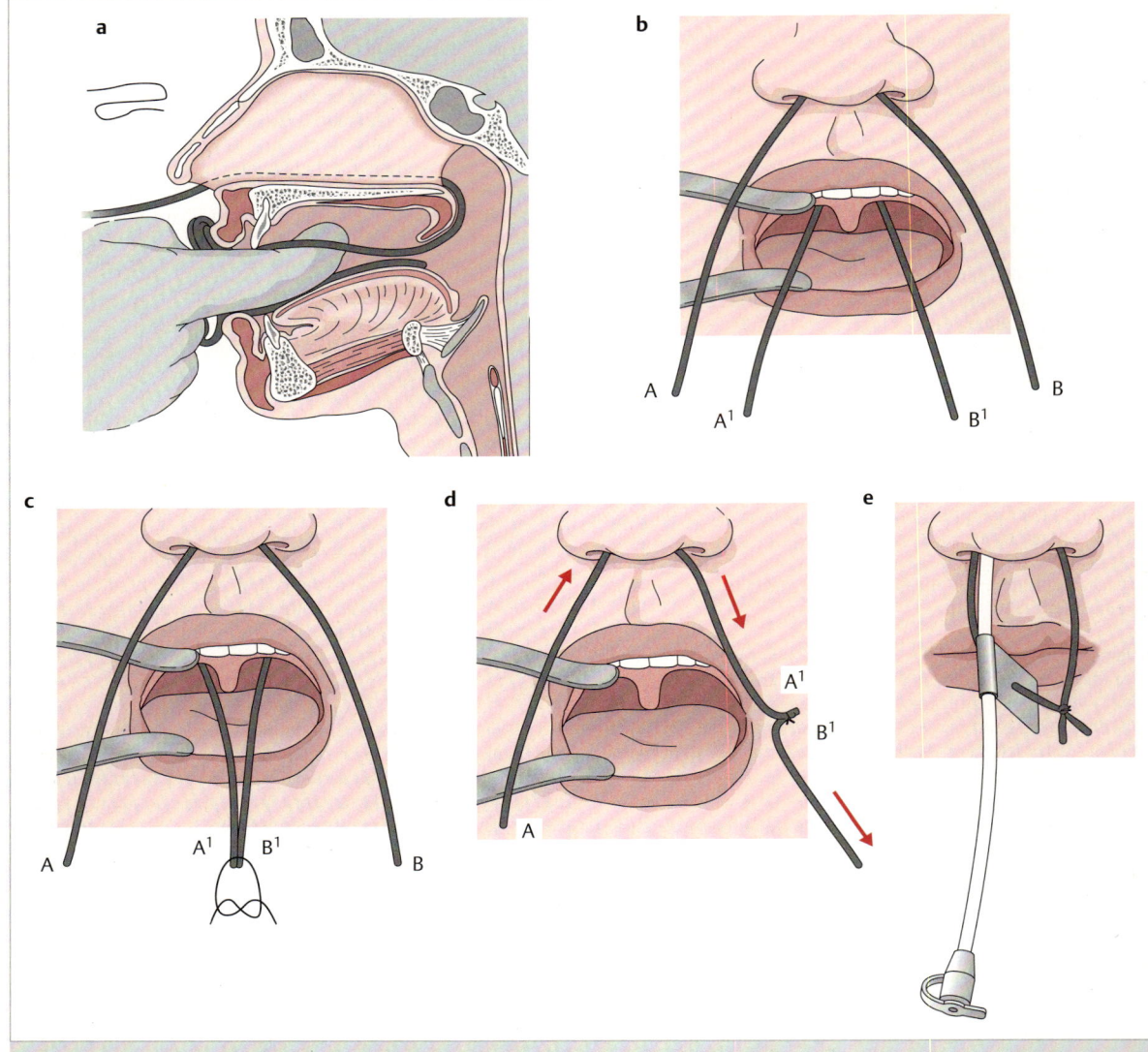

Abb. 2.38 a – e Fixierung der Magensonde mittels eines Nasenseptumzügels aus Latexkathetern.
a Einführen des Katheters durch ein Nasenloch.
b Katheter beidseits über die Nase eingeführt und oral ausgeführt.
c Verbinden der beiden oralen Enden der Katheter.
d Bildung des Zügels um das Nasenseptum durch Herausziehen des einen Katheters.
e Fixierung der Sonde mittels Pflaster am Zügel.

2.10.6 Sengstaken-Blakemore-, Minnesota- und Linton-Nachlas-Sonden

▶ **Bauprinzip.** Zur Tamponade blutender Ösophagusvarizen können Sengstaken-Blakemore-, Minnesota- und Linton-Nachlas-Sonden eingesetzt werden (▶ Abb. 2.39 **a, b**). Die Sengstaken-Blakemore-Sonde enthält einen runden Magenballon sowie einen länglichen Ösophagusballon, über ein drittes Lumen kann der Magen drainiert werden. Die Minnesota-Sonde ist im Prinzip wie eine Sengstaken-Blakemore-Sonde aufgebaut, enthält aber ein zusätzliches viertes Lumen zur Ableitung des Ösophagus. Die Linton-Nachlas-Sonde hat nur einen birnenförmig gebauten Kompressionsballon. Sie eignet sich insbesondere zur Kompressionstherapie bei blutenden Kardiavarizen.

▶ **Einführen.** Das Einführen einer Kompressionssonde bei akuter Ösophagusvarizenblutung ist mit der hohen Gefahr von Erbrechen und Aspiration verknüpft. Daher muss das Einführen in seitlicher Patientenlagerung erfolgen. Bei unzureichenden Schutzreflexen ist eine vorherige Intubation erforderlich. Die Sonde wird wie eine Magensonde nasal oder oral vorsichtig eingeführt. Die Sonde wird bis ca. 50 cm Tiefe vorgeschoben und die intragastrale Lage durch Aspiration von Mageninhalt sowie Auskultation unter Luftinjektion in die Sonde verifiziert. Anschließend erfolgt 50-ml-weise eine Luftinjektion in den Magenballon unter Druckkontrolle. Der Magenballon der Sengstaken-Blakemore-Sonde fasst ca. 250 ml, der der Minnesota-Sonde 400 – 500 ml. Nach Füllung des Magenballons wird dieser bis zum Mageneingang zurückgezogen und die Sonde so fixiert.

2.10 Enterale Sonden

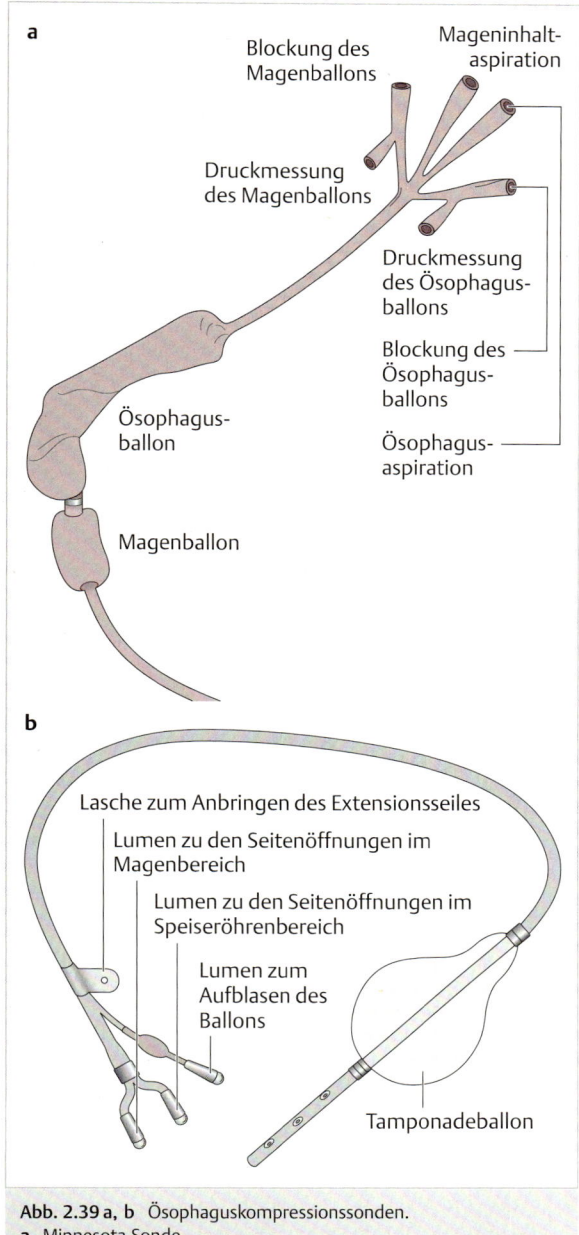

Abb. 2.39 a, b Ösophaguskompressionssonden.
a Minnesota-Sonde.
b Linton-Nachlas-Sonde.

Der Ösophagusballon wird mit einem Druck von 25–35 mmHg unter Manometerkontrolle geblockt. Während des Blockens kommt es gelegentlich zu Klagen über Brustschmerzen.
Eine Linton-Nachlas-Sonde, die sich insbesondere zur Tamponade bei Kardiavarizen eignet, wird entsprechend gelegt. Sie wird unter mildem Zug (250–500 g) in ihrer Position fixiert.

▶ **Ösophagusballon.** Der Druck des Ösophagusballons der Sengstaken-Blakemore- oder der Minnesota-Sonde muss mindestens 3-stündlich kontrolliert werden. Wegen der hohen Gefahr von Drucknekrosen darf ösophageal nur der niedrigstmögliche Druck, der die Blutung kontrolliert, verwendet werden. Eine 6-stündliche Entblockung des Ösophagusballons für 5 min wird empfohlen. Nach 24 h sollte der Ösophagusballon entblockt werden. Besteht keine weitere Blutung, so bleibt die Sonde weitere 24 h mit ungeblocktem Ösophagusballon in situ, bevor sie entfernt wird. Besteht die Blutung weiter, so kann erneut für 12–24 h geblockt werden.

> **Merke**
> Durch Ballontamponade ist es in über 90 % der Fälle möglich, die Blutung zu kontrollieren. Schließt sich eine systemische oder interventionelle Therapie unmittelbar nach Entfernung der Ballonsonde an, so lässt sich die Varizenblutung in über 90 % der Fälle für mehr als 30 Tage beherrschen [11, 19].

2.10.7 Darmrohre und Kolondekompressionssonden

▶ **Einführen eines Darmrohrs.** Darmrohre werden zur Stuhlableitung sowie für Einläufe verwendet. Zunächst muss das Darmrohr mit einem Gleitmittel gut gleitfähig gemacht worden sein. Das Einführen erfolgt bevorzugt in Linksseitenlage. Bei spürbarem Widerstand darf das Darmrohr wegen der Gefahr der Perforation nicht tiefer eingeführt werden. Da bei längerer Liegedauer die Gefahr der Ausbildung von Schleimhautläsionen oder Ulzerationen besteht, ist die Liegedauer auf maximal 3 h zu begrenzen. Wird ein geblocktes Darmrohr verwendet, so darf die Blockung für maximal 30 min belassen werden, weil sonst Sphinkterschäden oder Schleimhautläsionen drohen.

▶ **Kolondekompression.** Eine Dekompression des Kolons kann z. B. bei einer akuten Pseudoobstruktion im Sinne des Ogilvie-Syndroms erforderlich sein. Primär erfolgt diese endoskopisch. In gleicher Sitzung kann über das Endoskop eine großlumige Sonde platziert werden, über die nach Rückzug des Endoskops weiter abgesaugt wird sowie Peristaltik anregende Einläufe verabreicht werden können [3]. Es gibt sowohl Sonden, die Seitenlöcher auf der gesamten Länge des eingeführten Sondenanteils aufweisen [6], als auch Sonden, die diese Öffnungen nur im distalen Sondenteil haben. Letztere Sonden sind in ihrer Form der Kolonform angepasst und in verschiedenen Längen lieferbar. Hierdurch soll sich die Dislokationsgefahr verringern [5].

> **Praxistipp**
> Kolondekompressionssonden sollten so kurz wie möglich und nur ausnahmsweise länger als 3 Tage in situ belassen werden, da sonst mit entsprechenden Drucknekrosen zu rechnen ist [5].

> **Kernaussagen**
>
> **Magensonden**
> Jeder länger intubierte Patient und jeder Patient mit einer Atonie des oberen Gastrointestinaltrakts benötigt zur Magendekompression eine Magensonde. Auch bei der Anlage einer Magensonde kann es insbesondere durch Fehllagen zu unter Umständen lebensbedrohlichen Verletzungen oder Komplikationen kommen.
>
> **Nasogastrale und nasoduodenale Ernährungssonden**
> Ernährungssonden werden zur enteralen Ernährung von Patienten benötigt. Beträgt die voraussichtliche Dauer der Sondenernährung weniger als 2 Wochen, so ist eine nasoenterale Sonde indiziert.

Invasive Maßnahmen

Perkutane Gastrostomie
Bei einer geschätzten Ernährungsdauer von deutlich mehr als 4 Wochen ist eine perkutane Sondenanlage sinnvoll. Eine perkutane Sondenanlage erfolgt heute üblicherweise endoskopisch, sie kann aber auch offen oder laparoskopisch erfolgen.

Operative Gastrostomie und Jejunostomie
Die operative Gastrostomie oder Jejunostomie ist eine Option, wenn ein Patient nach Laparotomie oder Laparoskopie geplant über einen längeren Zeitraum eine Sondenernährung erhalten soll oder wenn die Anlage einer nasogastralen oder perkutanen Ernährungssonde aus anatomischen Gründen unmöglich ist.

Sondenpflege
Um eine Ernährungssonde dauerhaft nutzen zu können, ist insbesondere das Verstopfen der Sonde durch eine intensive Sondenpflege zu vermeiden.

Sengstaken-Blakemore-, Minnesota- und Linton-Nachlas-Sonden
Sengstaken-Blakemore-, Minnesota- bzw. Linton-Nachlas-Sonden sind zur notfallmäßigen Kompressionstherapie blutender Ösophagus- bzw. Kardiavarizen geeignet. Liegedauer und Kompressionsdruck sind strikt zu begrenzen.

Darmrohre und Kolondekompressionssonden
Darmrohre werden für Einläufe und zur Stuhl- und Darmgasableitung verwendet. Ungeblockte Darmrohre sollten für maximal 3 h, geblockte Darmrohre für maximal 30 min in situ belassen werden. Kolondekompressionssonden, die z. B. bei einer akuten Pseudoobstruktion des Kolons eingesetzt werden können, dürfen niemals länger als 3 Tage in situ belassen werden.

Literatur

[1] Adelhoj B, Petring OU, Hagelsten JO. Inaccuracy of peranesthetic gastric intubation for emptying liquid stomach contents. Acta Anaesthesiol Scand 1986; 30: 41–43
[2] Civetta JM, Taylor RW, Kirby RR. Critical Care. 3rd ed. Philadelphia: Lippincott-Raven 1996; 599–608
[3] Despang FJ. Endoskopische Dickdarmdekompressionstherapie. In: Fuchs KH, Hamelmann H, Manegold BC (Hrsg.). Chirurgische Endoskopie im Abdomen. Berlin: Blackwell 1992; 145–151
[4] Eisenberg PG. Nasoenteral tubes. RN 1994; 62–69
[5] Ell C. Colon decompression using an anatomically adapted large caliber decompression probe. Endoscopy 1996; 28: 456–458
[6] Gottstein T, Pescatore P, Manegold BC. Endoskopische Dekompression des Kolons. Endoskopie heute 1996; 4: 313–319
[7] Grant JP. Comparison of percutaneous endoscopic gastrostomy with Stamm gastrostomy. Ann Surg 1988; 270: 598–603
[8] Grant JP. Percutaneous endoscopic gastrostomy. Initial placement by single endoscopic technique and long term follow-up. Ann Surg 1993; 217: 168–174
[9] Hernández-Socorro CM, Marin J, Ruiz-Santana S et al. Bedside sonographic-guided versus blind nasoenteric feeding tube placement in critically ill patients. Crit Care Med 1996; 24: 1690–1694
[10] Jensen GL, Sporay G, Whitmire S et al. Intraoperative placement of the nasoenteric feeding tube: a practical alternative? J Parenter Enter Nutr 1994; 10: 244–247
[11] Larson AW, Cohen H, Zweiban B et al. Acute esophageal variceal sclerotherapy. Results of a prospective randomized controlled trial. JAMA 1986; 255: 497–500
[12] Löser C. Perkutane endoskopische Gastrostomie (PEG). „Leitlinien der dgvs". Im Internet: www.dgvs.de/media/5.2.PEG.pdf; Stand: 21.02.2013
[13] Marcuard SP, Pinley JL, MacDonald KG. Large-bore feeding tube occlusion by yeast colonies. J Parenter Enter Nutr 1993; 17: 187–190
[14] Marshall JC, Christou NV, Meakins JL. The gastrointestinal tract: the "undrained abscess" of multiple organ failure. Ann Surg 1993; 218: 111–119
[15] McClave SA, Snider HL, Lowen CC. Use of residual volume as a marker for enteral feeding intolerance: prospective blinded comparison with physical examination and radiographic findings. J Parenter Enter Nutr 1992; 16: 99–105
[16] Montecalvo MA, Steger KA, Farber HW. Nutritional outcome and pneumonia in critical care patients randomized to gastric versus jejunal tube feedings. Crit Care Med 1992; 20: 1377–1387
[17] Nompleggi D, Teo TC, Blackburn GL. Human recombinant interleukin-1 decreases gastric emptying in the rat. Gastroenterology 1988; 94: 326
[18] October TW, Hardart GE. Succesful placement of postpyloric enteral tubes using electromagnetic guidance in critically ill children. Pediatr Crit Care Med 2009;10:196–200
[19] Panes J. Efficacy of balloon tamponade in treatment of bleeding gastric and esophageal varices. Results in 151 consecutive periods. Dig Dis Sci 1988; 33: 454–459
[20] Patel MD, Willis M, Eapen T. Percutaneous endoscopic gastrostomy tube deterioration: How common is the problem? Am J Gastroenterol 1987; 82: 806
[21] Wolny AL. Untersuchung zur Platzierung selbstwandernder Ernährungssonden zur frühen enteralen Ernährung von operativen Intensivpatienten [Dissertation]. Bonn: Medizinische Fakultät der Universität Bonn; 2009
[22] Zaloga GP. Bedside method for placing small bowel feeding tubes in critically ill patients: a prospective study. Chest 1991; 100: 1643–1646
[23] Zweng TN, Bradle BH, Strodel WE. An improved technique for securing nasoenteral feeding tubes. J Am Coll Surg 1996; 183: 268–270

Kapitel 3

Intensivmedizinische Untersuchung, Diagnostik und Monitoring

3.1	Allgemeine klinische Untersuchung des kritisch Kranken	166
3.2	Neurologische Untersuchung des kritisch Kranken	168
3.3	Kardiorespiratorisches Monitoring	176
3.4	Elektrokardiografie	210
3.5	Echokardiografie beim kritisch Kranken	219
3.6	Atemfunktionsanalyse	230
3.7	Zerebrales Monitoring in der Intensivmedizin	238
3.8	Stellenwert der gastrointestinalen Endoskopie	251
3.9	Indikation und Technik der Bronchoskopie	256
3.10	Stellenwert und Grenzen der Sonografie	265
3.11	Diagnostische und interventionelle Radiologie	267
3.12	Laborchemisches Basismonitoring	271
3.13	Mikrobiologisches Monitoring	283
3.14	Patiententransport	288

3.1 Allgemeine klinische Untersuchung des kritisch Kranken

M. Brauer

Die Erhebung einer lückenlosen Anamnese sowie eine vollständige klinische Untersuchung sind, ebenso wie in anderen medizinischen Disziplinen, Basis für die Diagnostik und Therapie beim kritisch Kranken. Auf diesem Wege lassen sich viele Informationen gewinnen, die für eine rasche und zielgerichtete weitere Diagnostik und Therapie erforderlich sind.

Die Notwendigkeit, insbesondere in der Intensivmedizin schnell zu der richtigen Diagnose und daraus folgend zu einer entsprechenden Therapie zu gelangen, zeigt eine Studie, in der das Überleben eines abdominellen Notfalleingriffes mit der Zeitdauer vom erstmaligen Auftreten des Symptoms „Schmerz" bis zur definitiven operativen Versorgung korreliert wurde. Wurde eine definitive operative Versorgung erst später als 24 h nach dem erstmaligen Auftreten des Symptoms erreicht, so stieg die Mortalität steil an. Bei den Überlebenden verlängerte sich die Dauer der Hospitalisation. Die Unterbringung auf einer Intensivstation bis zur operativen Versorgung konnte die Nachteile eines verzögerten Eingriffs nicht ausgleichen. Besonders bedroht durch eine verzögerte operative Versorgung waren Patienten im Alter von über 60 Jahren [7].

Nur eine regelmäßige körperliche Untersuchung ermöglicht die frühzeitige Erkennung eines septischen Schocks und die nachfolgend zeitgerechte Gabe eines Antibiotikums oder die rechtzeitige Feststellung einer chirurgischen Komplikation als Voraussetzung für eine effiziente Behandlung. Konsequent durchgeführt, wird durch diese einfachen Maßnahmen die Mortalität entscheidend gesenkt [3, 5].

Merke
Mit klinischen Untersuchungstechniken lassen sich auch beim intensivmedizinischen Patienten viele das weitere Prozedere beeinflussende Befunde ohne erheblichen Kosten- und Zeitaufwand bettseitig erheben.

So wurden nach einer Studie bereits bei der klinischen Untersuchung signifikante Veränderungen des Lungenröntgenbefunds mit einer Sensitivität zwischen 93 und 97% vorhergesagt. Klinisch nicht signifikante Veränderungen des Lungenröntgenbilds wurden allerdings bei der klinischen Untersuchung mit einer weit geringeren Sensitivität prognostiziert [1].

3.1.1 Anamnese

Allgemeine Anamnese

Bei Übernahme eines Patienten auf die Intensivstation muss sofort auch eine möglichst lückenlose (am besten schriftliche) Übergabe der bisherigen Krankheitsentwicklung an die weiterbehandelnden Kollegen der Intensivstation erfolgen. Da die Patienten aufgrund ihrer Erkrankung oft nur wenig oder gar nichts zu dieser Anamneseerhebung beitragen können, ist es notwendig, dass der oder die bislang behandelnden Kollegen alle notwendigen Informationen weitergeben.

Praxistipp
Zur allgemeinen Anamnese gehören alle Informationen über die Entwicklung des akuten Krankheitsbildes. Die Mitteilung von zum Zeitpunkt der Übernahme oft lediglich vermuteten Diagnosen ist nicht so hilfreich, da diese die weitere Diagnostik in die falsche Richtung lenken können. Es sollte die Beschreibung von Symptomen und ihre genaue zeitliche Entwicklung erfolgen.

▶ **Krankenunterlagen.** Alle Akten, Röntgenbilder sowie sonstige Untersuchungsergebnisse, soweit sie nicht elektronisch im Krankenhausinformationssystem (KIS) verfügbar sind, sind dem Patienten auf die Intensivstation mitzugeben. Bei postoperativen Patienten muss auch ein Operationsbericht vorliegen, damit der genaue operative Ablauf und Befund, eventuelle intraoperative Schwierigkeiten sowie die exakte Lage eventueller Drainagen nachvollziehbar werden. Auch sollte bekannt sein, ob Ergebnisse intraoperativer Abstriche, Zytologien, Laboruntersuchungen oder Histologien nachzufragen sind. Bei Patienten, die durch den Notarzt eingewiesen wurden, muss das Notarztprotokoll vorliegen, damit das initiale Ereignis bzw. der Unfallmechanismus, der zur Einweisung führte, die näheren Umstände am Erkrankungsort sowie der Zustand des Patienten bei seinem ersten Arztkontakt bekannt sind.

Merke
Sobald wie möglich sollte die Anamnese um die weitere medizinische Vorgeschichte ergänzt werden. Sie gibt Informationen über wesentliche Begleiterkrankungen, die einen Krankheitsverlauf oder die therapeutische Entscheidung beeinflussen können.

Medikamentenanamnese

Aus der Medikamentenanamnese lassen sich gelegentlich bislang nicht erwähnte Begleiterkrankungen oder auch deren Schwere ableiten.

Merke
Unbedingt weiter fortzuführende Medikationen, wie z. B. eine antidiabetische Therapie oder auch eine Immunsuppression bei Z. n. Organtransplantation, sind bekannt zu geben. Nach einer Kortikoidmedikation in den vorausgegangenen 2 Jahren ist gezielt zu fragen, da im Falle einer schweren Erkrankung auch bei länger zurückliegender Kortikoidmedikation eine relative Nebennierenrindeninsuffizienz auftreten kann.

Sozialanamnese

Die Sozialanamnese gibt nicht nur weitere Auskünfte über eventuelle Entstehungsursachen von Erkrankungen, sondern informiert auch über körperliche und geistige Leistungsfähigkeit des Patienten vor seiner Erkrankung und gibt damit unter Umständen Hinweise für erreichbare Therapieziele. In Kenntnis des sozialen Umfeldes eines Patienten lässt sich auch abschätzen, wie seine weitere Versorgung nach dem Aufenthalt auf der Intensivstation gestaltet werden kann.

Merke
Nach einer Patientenverfügung und einer Vorsorgevollmacht ist gezielt zu fragen.

Dokumentation

Es ist außerdem erforderlich, Adressen und Telefonnummern der nächsten Angehörigen aufzunehmen, um diese im Falle einer plötzlichen Verschlechterung informieren sowie diagnostische und therapeutische Schritte mit ihnen besprechen zu können.

Die Adressen der zuletzt ambulant behandelnden Ärzte sollten ebenfalls bekannt sein. Von ihnen lassen sich unter Umständen weitere wichtige Informationen zu Vorerkrankungen erfahren, sie sind aber auch wichtiger Adressat für den Abschlussbericht über den Intensivaufenthalt des Patienten.

3.1 Allgemeine klinische Untersuchung des kritisch Kranken

Alle diese Informationen sind zu dokumentieren, da bedingt durch den Schichtdienst eine Vielzahl von Kollegen, die an der Datenaufnahme nicht unmittelbar beteiligt waren, mit ihnen arbeiten muss.

3.1.2 Körperliche Untersuchung
Primär
Bei Aufnahme des Patienten auf eine Intensivstation erfolgt zunächst eine *orientierende Untersuchung*, die streng standardisiert ablaufen und unmittelbare vitale Bedrohungen des Patienten erkennen lassen sollte. Zunächst wird man sich einen groben subjektiven Eindruck des Patienten verschaffen, der dann durch alle nachfolgenden klinischen, laborchemischen und technischen Untersuchungen zu objektivieren ist. Durch Ansprechen des Patienten erhält man einen Eindruck von dessen Orientierungsgrad. Der genaue Untersuchungsgang wird weiter unten beschrieben.

▶ **Dokumentation und Folgeuntersuchungen.** Sobald wie möglich muss das Ergebnis der ersten Untersuchung schriftlich dokumentiert werden. Bei Verschlechterung ist der Untersuchungsgang zu wiederholen und ggf. hinsichtlich des für die Verschlechterung verantwortlich gemachten Organsystems zu erweitern. Die sich anschließende neurologische Untersuchung wird im nächsten Unterkapitel (Kap. 3.2) beschrieben.

Sobald der Zustand des Patienten stabilisiert worden ist, muss eine erneute körperliche Untersuchung erfolgen. Sie ist dadurch erschwert, dass der Patient in der Regel nicht kooperieren kann und nicht in der Lage ist, Aufforderungen zu befolgen. Der Untersuchungsgang folgt den allgemeinen Regeln einer umfassenden internistischen und chirurgischen körperlichen Untersuchung und soll an dieser Stelle nicht im Einzelnen erläutert werden. Wichtig ist insbesondere bei traumatologischen Patienten die Suche nach bislang nicht entdeckten Verletzungen. Durch die Etablierung einer routinemäßigen nochmaligen traumatologischen Untersuchung mit der gezielten Frage nach bislang unbekannten Verletzungen kann eine relevante Anzahl übersehener Verletzungen diagnostiziert werden [2].

Der *Rücken* des Patienten ist auf jeden Fall zu inspizieren, falls nicht schwerwiegende Gründe, wie z. B. ein radiologisch noch nicht abgeklärter Verdacht auf eine Wirbelsäulenfraktur, gegen das Drehen des Patienten auf die Seite sprechen. Gerade bei intensivmedizinischen Patienten sind klinische Zeichen durch die gleichzeitig gegebenen Medikamente, insbesondere durch die Analgosedierung, überlagert. Fehlender Peritonismus schließt keinesfalls einen intraabdominellen Abszess, eine diffuse Peritonitis oder ein gedeckt rupturiertes Aortenaneurysma aus.

Im Verlauf

> **Praxistipp**
> Während seines Aufenthaltes auf der Intensivstation muss jeder Patient mindestens einmal pro Schicht körperlich untersucht werden.

Diese Untersuchung kann damit beginnen, dass man den Patienten anspricht und sich dann zunächst einen rein subjektiven Eindruck von der Entwicklung des Patienten macht. Verschiedene Studien konnten zeigen, dass ein derartiger subjektiver Eindruck die Vorhersagegenauigkeit gebräuchlicher Scoringsysteme bezüglich der Mortalität übertrifft [6]. Anschließend gilt es, diesen subjektiven Eindruck anhand der bei der körperlichen Untersuchung und sonstigen Untersuchungen gewonnenen Ergebnisse zu objektivieren.

▶ **Inspektion.** Bei der sich anschließenden Inspektion des Patienten ist u. a. zu achten auf:
- die Haut (Hautfarbe, Hautveränderungen im Sinne von Druckstellen, allergischen, infektiösen oder toxischen Reaktionen),
- Ödeme (Ausmaß und Verteilungsmuster),
- Asymmetrien, ungewöhnliche Schwellungen oder Einziehungen,
- die Venenfüllung,
- die Form von Thorax und Abdomen,
- die Thoraxexkursionen (Symmetrie, Atemmuster, z. B. flache Atmung oder forcierte exspiratorische Bemühungen beim spontan oder spontan unterstützt atmenden Patienten, Atemfrequenz),
- eventuelle Spontanbewegungen,
- alle weitere Auffälligkeiten.

▶ **Palpation.** Diese beinhaltet eine *Untersuchung der Extremitäten* (Temperatur der Extremitäten, Höhe eines eventuellen Temperatursprungs bei Zentralisation, Palpation des Pulses peripher und ggf. zentral, Qualität des Kapillarpulses an den Fingern und Zehen) und die Palpation des *Abdomens* (Spannung des Abdomens, Abwehrspannung, Resistenzen).

▶ **Perkussion.** Die Perkussion des *Abdomens* erlaubt eine Unterscheidung zwischen geblähten bzw. flüssigkeitsgefüllten Darmschlingen und Aszites als Ursache für ein aufgetriebenes Abdomen. Eine differenzierte Perkussion des *Thorax* erscheint zumindest beim beatmeten Patienten in der täglichen Routine schwer durchführbar zu sein; eine Aussage über das Vorhandensein eines Pleuraergusses sowie dessen Größe lässt sich sonografisch leichter erhalten.

▶ **Auskultation.** Das *Herz* wird an den üblichen Punkten auskultiert. Zu achten ist auf
- den Rhythmus (zeitgleiche Palpation des Pulses erlaubt eine Aussage über ein eventuelles peripheres Pulsdefizit),
- die Lautstärke der Herztöne (abnehmende Lautstärke der Herztöne als möglicher Hinweis für einen sich entwickelnden Perikarderguss),
- neu auftretende Herzgeräusche (diese als mögliche Zeichen einer Endokarditis, häufiger jedoch als akzidentelles Geräusch als Ausdruck einer sich ändernden Kreislaufsituation),
- eventuelles perikarditisches Reiben.

Bei Auskultation des *Thorax* ist seitenvergleichend und auch dorsal zu auskultieren. Ein reines Vesikuläratmen ist auch beim radiologisch lungengesunden, beatmeten Intensivpatienten selten zu auskultieren. Das Atemgeräusch ist häufig im Sinne des Bronchovesikuläratmens verschärft. Grobblasige Rasselgeräusche sind beim beatmeten Intensivpatienten häufig und deuten auf die Notwendigkeit einer erneuten Sekretbeseitigung hin. Ein inspiratorisches, tubusnah auskultierbares Stenosegeräusch weist auf die Möglichkeit einer Tubusverlegung hin, Giemen oder auch ein nur sehr leises Atemgeräusch können Hinweise für einen Bronchospasmus sein. Neu aufgetretene feinblasige Rasselgeräusche sind zunächst als Hinweis auf eine pulmonale Infiltration zu werten. Eine Seitendifferenz kann auf einen Erguss, eine Tubusfehllage oder auch auf einen Pneumothorax hindeuten.

Bei der Auskultation des *Abdomens* ist auf Vorhandensein und Qualität von Darmgeräuschen zu achten.

▶ **Zugänge, Drainagen etc.** Bei der Inspektion des Patienten ist auch auf alle mit den intensivmedizinischen Maßnahmen im Zusammenhang stehenden Zugänge etc. zu achten:
- Tubus (Lage, eventuelle Undichtigkeiten, Qualität der Fixierung),

- zentraler Venenkatheter (ZVK; Lage, eventuelle partielle Dislokation seit letzter Inspektion),
- Magensonde (Lage, eventuelle Dislokation seit letzter Inspektion, Sekretmenge im Ablaufbeutel, Sekretqualität),
- Blasenkatheter (Urin klar oder mit Beimengungen),
- Thoraxdrainagen (Fistelung, Sekretmenge, Sekretqualität, Hinweis auf Dislokation, Schlauchverlauf ohne Syphon gradlinig zum Ablaufbehälter?),
- Liquordrainagen (Höhe des Ablaufes, Liquormenge, Liquorqualität, Stellung des Dreiwegehahns am Druckwandler),
- sonstige Drainagen (Sekretmenge, Sekretqualität), Zustand der Verbände, Fixateure und Extensionen.

Je nach vorliegendem Krankheitsbild ist dieser Untersuchungsgang gezielt zu erweitern oder es sind bestimmte Aspekte der Untersuchung (z. B. Drainagemengen) häufiger zu kontrollieren. Patienten profitieren davon, wenn Komplikationen frühzeitig erkannt und dann auch beherrscht werden [4].

▶ **Geräte.** Der Platz des Patienten muss ebenfalls inspiziert werden. Hierzu gehört die Kontrolle
- der laufende Perfusoren (Laufgeschwindigkeit und Konzentration der einzelnen Medikamente),
- des Patientenmonitors (alle vorgegebenen Alarme korrekt eingestellt, kein vorgegebener Alarm unterdrückt),
- der Beatmung (alle Alarme am Gerät korrekt eingestellt, Dokumentation der aktuellen Beatmungsparameter, Anfeuchter angestellt und Temperatur korrekt bzw. HME-Filter (HME = Heat and Moisture Exchanger) in richtiger Position, alle Wasserfallen leer, kein Kondenswasser in den Schläuchen).

Praxistipp
Die Dauer des gesamten Untersuchungsgangs (allgemeine und neurologische Untersuchung) sollte 10 min nicht überschreiten. Der Untersuchungsgang muss so standardisiert sein, dass die Ergebnisse verschiedener Mitarbeiter einer Station, die sich in der Schichtroutine ablösen, untereinander vergleichbar sind. Dies bedeutet auch eine tägliche standardisierte Dokumentation der erhobenen Befunde.

Neben den bei der täglichen körperlichen Untersuchung erhobenen Befunden sind auch alle weiteren Informationen, insbesondere solche, die von Pflegekräften und Krankengymnastinnen während ihrer Tätigkeit gewonnen wurden, in die Beurteilung des Patienten miteinzubeziehen.

Anamnese
Eine rasche und trotzdem lückenlose Anamnese- und Befunderhebung ist gerade beim kritisch Kranken von höchster Dringlichkeit. Je schneller eine korrekte Diagnose und Therapieeinleitung erfolgen, desto geringer sind Sterblichkeit bzw. Gesamtdauer des Krankenhausaufenthalts.
Im Allgemeinen erfolgt die Anamneseerhebung bei kritisch Kranken in Form einer Fremdanamnese durch den vorbehandelnden Arzt der Allgemeinstation, bei traumatologischen Patienten eventuell durch den einliefernden Notarzt, bei postoperativen Patienten durch den zuständigen Anästhesisten und Operateur. Zumindest sollte dies so sein. „Transportdienste", bei denen ein Arzt den Patienten lediglich zur Intensivstation begleitet, ohne über seine Erkrankung ausreichend informiert zu sein, sind potenziell lebensgefährlich durch Nichtbeachten z. B. wichtiger Primärbefunde vom Unfallort, wesentlicher intraoperativer Befunde oder von Symptomen aus der Vorgeschichte.

Wichtig sind zusätzlich zum aktuellen Befund Informationen über regelmäßige Medikamenteneinnahme, das soziale Umfeld und den vorbestehenden Allgemeinzustand des Patienten sowie die Anschrift der nächsten Angehörigen und die korrekte Dokumentation der gesamten Informationen.

Körperliche Untersuchung
Bei der Aufnahme sind primär die Vitalfunktionen zu prüfen (Kreislauf, Atmung, Pupillenreaktionen) und ggf. zu stabilisieren. Im Anschluss daran werden abhängig vom Krankheitsbild und der Vorgeschichte die weiteren wesentlichen Befunde erhoben. Im Verlauf sollte mindestens 1-mal pro Schicht eine körperliche Untersuchung des Patienten stattfinden mit Erhebung des neurologischen Status, der Auskultation von Herz, Lunge und Abdomen sowie – in Abhängigkeit von der Diagnose – weiteren Überprüfungen.
Monitore, Infusionspumpen, Beatmungsgeräte, Endotrachealtubus, Drainagen, venöse und arterielle Zugänge, Blasenkatheter und Verbände müssen inspiziert und ggf. korrigiert werden.

Literatur
[1] Bhagwanjee S, Muckart DJ. Routine daily chest radiography is not indicated for ventilated patients in a surgical ICU. Intensive Care Med 1996; 22(12): 1335–1338
[2] Biffl WL, Harrington DT, Cioffi WG. Implementation of a tertiary trauma survey decreases missed injuries. J Trauma 2003; 54: 38–43
[3] Ghaferi A, Birkmeyer JD, Dimick JB. Variation in hospital mortality asociated with inpatient surgery. NEJM 361: 1368–1400
[4] Karthik S, Grayson AD, McCarron EE et al. Reexploration for bleeding after coronary artery bypass surgery: risk factors, outcomes, and the effect of time delay. An Thorac Surg 2004; 78: 527–534
[5] Kumar A, Roberts D, Wood KE et al. Duration of hypotension before initiation of effective antimicrobial therapy is the critical determinant of survival in human septic shock. Crit Care Med 2006; 34: 1589–1596
[6] Marks RJ, Simons RS, Blizzard RA et al. Predicting outcome in intensive therapy units – a comparison of Apache II with subjective assessments. Int Care Med 1991; 17: 159–163
[7] Monod-Broca P. Mortality in emergency abdominal surgery. 304 cases. A plea for better clinical practice. Ann Gastroenterol Hepatol Paris 1990; 26(4): 184–186

3.2 Neurologische Untersuchung des kritisch Kranken

S. Krüger, C. Weiller

3.2.1 Einleitung

Vielfältige Erkrankungen können zu neurologischen Symptomen und Syndromen führen, die eine Behandlung auf einer Intensivstation nötig machen. Häufig sind bei körperlichen und psychischen Krankheitsbildern im Verlauf neurologische Komplikationen zu erwarten. Ein zentrales Thema ist dabei die Bewusstseinsstörung. Sollte bei einem Notfallpatienten nach einer akutmedizinischen Basisdiagnostik der Vitalfunktionen der Grund eines eingeschränkten Bewusstseins nicht offensichtlich sein, sind die Durchführung einer klinisch-neurologischen Untersuchung und das entsprechende Ableiten diagnostischer und therapeutischer Konsequenzen essenziell für die Prognose des Patienten. Auch bei einer nötigen Intubation besteht die Möglichkeit zumindest eine orientierende neurologische Untersuchung durchzuführen, bevor der Patient analgosediert wird und sich dadurch das diagnostische Fenster für die klinisch-neurologische Untersuchung zunächst schließt.

3.2.2 Untersuchung des kritisch Kranken

Es macht keinen Sinn, bei jedem kritisch Kranken eine dezidierte neurologische Untersuchung durchzuführen (z. B. ist die grundsätzliche Prüfung der Pallästhesie bei einem Großteil der Patienten nicht zielführend). Entscheidend ist die neurologische Untersuchung bei Patienten mit unklarer Vigilanzminderung oder offensichtlich schweren neurologischen Akuterkrankungen. Die Basisuntersuchung wird sich in der Regel auf wenige wesentliche Punkte beschränken. Diese sind häufig lediglich die Beurteilung der Bewusstseinslage und der Motorik, die Überprüfung verschiedener Hirnnerven- und Hirnstammfunktionen sowie der Reflexstatus (▶ Tab. 3.1).

Beurteilung der Bewusstseinslage

In einem vereinfachten Schema sind 2 Modalitäten des Bewusstseins zu unterscheiden:
- Das *quantitative Bewusstsein* (Bewusstseinstiefe, Vigilanz) beschreibt den Grad der Wachheit mit Übergang vom vollen Bewusstsein bis zur Bewusstlosigkeit. Anhand einer Skala von 0–4 werden hierbei vollständige Wachheit, Benommenheit, Somnolenz, Sopor und Koma unterschieden.
- Das *qualitative Bewusstsein (Bewusstseinsklarheit)* beschreibt die Intaktheit perzeptiver und kognitiver Funktionen des Patienten sowie die adäquate oder inadäquate Interaktion mit seiner Umwelt.

Störungen des quantitativen Bewusstseins

Das anatomische Substrat des quantitativen Bewusstseins ist das aufsteigende retikuläre aktivierende System (= ARAS; Hauptbestandteil ist die Formatio reticularis, periaquäduktal zwischen Medulla oblongata und rostralem Mesenzephalon) und dessen Projektionen über den Thalamus bis in die Großhirnrinde. Bei beidseitigen Funktionsstörungen vermindert sich das quantitative Bewusstsein.

Man unterscheidet verschiedene Stadien der Minderung des Bewusstseinsniveaus.

Definition

- Die *Benommenheit* ist die leichteste Störung des Bewusstseins und ist durch eine verminderte Aufmerksamkeit und Verlangsamung bei erhaltenen spontanen Handlungen gekennzeichnet.
- Hiervon abzugrenzen ist die *Somnolenz*, bei der die Patienten sich in einem schlafähnlichen Zustand befinden, mit geschlossenen Augen daliegen, hieraus aber jederzeit erweckbar sind, verbale Anforderungen erfüllen und gezielte Abwehrbewegungen ausführen. Spontane Handlungen werden nicht durchgeführt.
- Aus der nächsten Stufe der Bewusstseinstrübung, dem *Sopor*, kann der Patient nur durch starke Reize (Schmerzreize) erweckt werden. Verbale Aufforderungen werden nicht konstant befolgt.
- Im Stadium des *Komas* erfolgen je nach Schweregrad entweder nur ungezielte Bewegungen auf stärkste Schmerzreize, d. h., es erfolgen keine gerichteten und willensbestimmten motorischen Handlungen (leichtes bis mittleres Koma) oder es besteht sogar eine vollkommene Reaktionslosigkeit auf externe Stimuli (tiefes Koma), wobei eine Dekortikations- oder Dezerebrationsstellung beobachtet werden kann.

Störungen des qualitativen Bewusstseins

Diese Störungen zeigen sich in der Regel durch inadäquate Verhaltensweisen des Patienten. Qualitative Bewusstseinsstörungen können sich in Störungen der Orientierung (zeitlich, örtlich, personell und situativ), der Psychomotorik (Unruhe, Verlangsamung), der Auffassung und Konzentration äußern, außerdem können inhaltliche Denkstörungen (Wahnvorstellungen) oder Wahrnehmungsstörungen (illusionäre Verkennungen, Halluzinationen) imponieren. Organisch bedingte Störungen des qualitativen Bewusstseins sind das Korsakow-Syndrom, der akinetische Mutismus, ein Status psychomotorischer Anfälle. Davon abzugrenzen sind psychische Störungen, beispielsweise (katatoner oder depressiver) Stupor.

Die häufigste Ursache für eine qualitative Bewusstseinsstörung auf einer Intensivstation ist jedoch das Delir.

▶ **Delir.** Akute, organisch bedingte psychische Störungen treten bei bis zu 80% der kritisch kranken Intensivpatienten auf. Entsprechend einer großen Unsicherheit in der Bewertung und Beschreibung der psychischen Auffälligkeiten von Intensivpatienten

Tab. 3.1 Neurologische Untersuchung des kritisch Kranken.

Primär	Im Verlauf abhängig vom

• Beurteilung des quantitativen Bewusstseins, ggf. anhand eines Scores, z. B. „Glasgow Coma Scale" (GCS)
• Beurteilung des qualitativen Bewusstseins
• Beurteilung der Spontanatmung
• Pupillen (Weite, Lichtreaktion direkt und konsensuell, Form)
• Okulomotorik (normal oder pathologisch: eventuell Blickdeviationen)
• orientierende Hirnnervenuntersuchung
• Prüfung von Hirnstammreflexen (okulozephaler und vestibulookulärer Reflex, Blink-, Korneal- sowie Trachealreflex, ziliospinaler Reflex)
• Reflexstatus (Muskeleigenreflexe, pathologische Reflexe)
• Prüfung auf Meningismus
• Prüfung von Motorik und Sensibilität (orientierend)
• ggf. Kontrolle von Liquordrainagen bzw. Hirndruckmesssonden
	• Primärbefund:
	Pathologische Befunde oder zu erwartende Befunde sind regelmäßig zu kontrollieren, z. B. Pupillen stündlich bei Hirndruck
	• Krankheitsbild:
	  ○ Patient nach Abdominaloperation, primär neurologisch unauffällig, Vigilanzprüfung 1-mal/Schicht, Sonstiges nur bei entsprechender Symptomatik
	  ○ Patient nach Schädel-Hirn-Trauma oder neurochirurgischer Operation in Abhängigkeit vom Primärbefund stündlich bis 1-mal/Schicht
	• Neuauftreten neurologischer Symptomatik:
	jeweils Gesamtstatus wie links
	• Hirntoddiagnostik:
	Gesamtstatus wie links (plus zusätzliche Untersuchungen, Kap. 18.1)

Tab. 3.2 Symptome des Delirs.

Symptomatik	
plötzlicher Beginn	
gestörter Schlaf-Wach-Rhythmus, nächtliche Verschlimmerung der Symptomatik	
Wahrnehmungsstörungen	• illusionäre Verkennungen • Halluzinationen
inhaltliche Denkstörungen	• Wahnvorstellungen, Wahnideen
psychomotorische Störungen	• rascher, nicht vorhersagbarer Wechsel zwischen Hypo- und Hyperaktivität • verlängerte Reaktionszeit • vermehrter oder verminderter Redefluss
affektive Symptome	• Angst • Reizbarkeit • Ratlosigkeit • Depression
kognitive Symptome	• verminderte Aufmerksamkeit • Konzentrationsstörungen • Störung des Gedächtnisses • Orientierungsstörungen

werden diese mit den unterschiedlichsten Begriffen (z. B. Durchgangssyndrom, akutes hirnorganisches Syndrom, akuter Verwirrtheitszustand, akuter exogener Reaktionstyp, hirnorganisches Psychosyndrom [HOPS] usw.) bezeichnet. Im Sinne einer Vereinheitlichung der Nomenklatur sollte der Begriff *Delir* verwendet werden (ICD 10 F05).

Dabei handelt es sich unter Umständen um ein *hyperaktives Delir* (Symptome wie Agitation, psychomotorische Unruhe, Angst, ausgeprägte vegetative Symptome, Wahnvorstellungen, Verkennung der Situation und von Personen, Wahrnehmungsstörungen wie Halluzinationen oder illusionäre Verkennung). Dementsprechend gibt es auch das häufigere *hypoaktive Delir* (Symptome wie Desorientierung, Zurückgezogenheit, quantitative Bewusstseinsstörung, weniger vegetative Symptome, z. B. bei Intoxikationen). Bei einem Delir können ausgeprägte Fluktuationen der Symptomatik, ein rascher Wechsel zwischen hypoaktiver und hyperaktiver Ausprägung sowie quantitative Bewusstseinsstörungen auftreten.

Das Erkennen eines Delirs und die adäquate Behandlung sind für jeden Intensivmediziner von Bedeutung, denn das Delir ist ein unabhängiger negativer prognostischer Faktor für das Outcome des Patienten (▶ Tab. 3.2).

Motorische Reaktionen und Phänomene

▶ **Reaktion auf Aufforderung oder auf Schmerzreize.** Bei adäquaten Schmerzreizen ist die Richtung der motorischen Reaktion zu bewerten. Zu unterscheiden sind gezieltes Wegziehen mit Lokalisierung des Schmerzortes oder ungezieltes Wegziehen. Zudem können Beuge- bzw. Streckbewegungen imponieren (▶ Abb. 3.1).

▶ **Dekortikationshaltungen** (Beuge-/Strecksynergismen). Ursache sind Läsionen oberhalb des im Mesenzephalon gelegenen Nucleus ruber.

▶ **Dezerebrationshaltungen** (Strecksynergismen). Ursachen sind ein Mittelhirnsyndrom, eine Läsion unterhalb des Nucleus ruber.

Merke
Die Beurteilung der motorischen Funktionen ist Hauptbestandteil der am weitesten verbreiteten Komaskala, der „Glasgow Coma Scale".

Pupillenfunktionen

Weite und Reaktionsfähigkeit der Pupillen können Rückschlüsse auf den Schweregrad und die Lokalisation der Hirnschädigung zulassen. Jedoch sind bereits beim Gesunden Pupillendifferenzen sowie eine zeitlich differierende Reaktionsfähigkeit der Pupillen ein häufiges Phänomen. Manche Autoren vertreten die Auffassung, dass die Fasern, die die Pupillengröße kontrollieren, relativ stabil gegenüber metabolischen Einflüssen seien, sodass die Reaktionsfähigkeit der Pupillen eine gute Möglichkeit zur klinischen Unterscheidung zwischen metabolisch und strukturell ausgelöstem Koma darstellen könne.

Bei der Untersuchung der Pupillen ist auf die Größe im Seitenvergleich und eventuelle Entrundungen zu achten. Weiterhin sollte die direkte und indirekte (konsensuelle) Lichtreaktion mit einer hellen Lichtquelle geprüft werden. Während eine sympathische Aktivierung zu einer Dilatation der Pupillen führt, ist über eine parasympathische Stimulation eine Miosis zu erreichen.

Pupillenweite

▶ **Reflexbogen.** Afferenz über den N. und Tractus opticus, Verschaltung in der Area praetectalis, Nucleus Edinger-Westphal beidseits, Efferenz über den N. oculomotorius, Ganglion ciliare, M. sphincter pupillae. Verschiedene Strukturen des Gehirns haben Einfluss auf die Pupillenweite.

▶ **Hypothalamische Schäden.** Hypothalamische Schäden führen zu ipsilateralen Pupillenverengungen, häufig mit Ptosis und Anhidrosis assoziiert (zentrales Horner-Syndrom).

▶ **Mittelhirnschäden.** Mittelhirnschäden zeigen klar definierte Pupillenstörungen. Dorsal tektale Läsionen (Ncl. praetectalis) führen zu einer Unterbrechung des Lichtreflexes bei vorhandener Akkommodationsmöglichkeit (sog. Licht-Nah-Dissoziation). Resultat sind 5–6 mm große und lichtstarre Pupillen, die spontan ihre Größe ändern und im Rahmen des ziliospinalen Reflexes reagieren. Schädigungen der Mittelhirnkerne (Ncl. Edinger-Westphal) führen ebenfalls zu mittelgroßen lichtstarren Pupillen unterschiedlicher Größe. Pontine Schädigungen (z. B. Blutungen) führen zu einer Unterbrechung der absteigenden sympathischen Bahnen und damit zu miotischen lichtreagiblen Pupillen (Lichtreaktion meist nur mit Vergrößerungsglas zu erkennen).

Praxistipp
Zu bedenken sind medikamentöse Einflüsse bei sehr kleinen Pupillen (Cholinergika, Sympatikolytika, Opiate) und sehr großen Pupillen (Anticholinergika, Halluzinogene, Amphetamine, Kokain).

▶ **Periphere Schäden und „laterales Syndrom".** Periphere Schäden des N. oculomotorius können bei komatösen Patienten auftreten. Besonders empfindlich bei einer Kompression des III. Hirnnervs gegen die A. cerebri posterior bzw. gegen den Tentoriumschlitz sind offensichtlich die parasympathischen Fasern, welche außen dem N. oculomotorius angelagert sind und den M. sphincter pupillae innervieren. In diesen Fällen kann die einseitige Entrundung (durch eine ipsilaterale Druckeinwirkung z. B. durch eine große hemisphärale Blutung) und Erweiterung der Pupille vor allen anderen Symptomen der beginnenden Einklemmung auftreten *("laterales Syndrom")*.

▶ **Ziliospinaler Reflex.** Der ziliospinale Reflex, bei dem nach der Applikation eines Schmerzreizes im Hals-Nacken-Bereich eine leichte Erweiterung der gleichseitigen Pupille auftritt, ist bei Läsionen des Halsmarks, nicht aber bei Mittelhirn- oder Hirnstammläsionen gestört.

Okulomotorik

Die Augenstellung in Ruhe und spontane oder ausgelöste konjugierte oder nicht konjugierte Augenbewegungen geben wesentliche Hinweise auf Ort und Schwere der Schädigungen. Die wesentlichen Schaltstellen für die Augenmotilität liegen zwischen oberem Mittelhirnbereich und den Vestibulariskernen und beinhalten die paramediane Formatio reticularis (PPRF) und den Fasciculus longitudinalis medialis (MLF). Als besondere okulomotorische Zentren sind zu nennen:
- die mesodienzephale Haubenregion für vertikale und rotatorische Blickbewegungen,
- paramediane pontine Regionen für horizontale Blickbewegungen.

Auf diese zentralen Strukturen wirken kortikale (frontales und okzipitales Augenfeld), zerebelläre, vestibuläre sowie zervikal vertebrogene Einflüsse ein.

Okulozephaler und vestibulookulärer Reflex

▶ **Okulozephaler Reflex (OCR).** Reflexbogen: Afferenz über N. vestibulocochlearis (N. VIII) und über Propriozeptoren der Halsmuskulatur, Verschaltung pontin über Nucleus N. VI bis nach mesenzephal (Nucleus N. III). Efferenz über N. VI und N. III.

Der okulozephale Reflex (OCR, auch Puppenkopfphänomen) prüft die Auslösbarkeit des vestibulookulären Reflexes (VOR).

Er kann durch eine rasche Kopfdrehung bei offen gehaltenen Augen zunächst in horizontaler Richtung (rechts und links) und ebenfalls in vertikaler Richtung ausgelöst werden. Normalerweise ist der VOR durch Fixation supprimiert, d. h. die Blickrichtung bleibt trotz Änderung der Kopfhaltung aufrechterhalten und das Sehziel bleibt dadurch fixiert. Im oberflächlichen Koma ist der Reflex positiv (d. h. die Fixation ist nicht mehr gegeben), sodass es durch den Reflex zu einer aktiven Augenbewegung in Gegenrichtung zur Kopfdrehung kommt. Wenn die Augen sich wie bei einer Puppe mit dem Kopf mitbewegen, ist der vestibulookuläre Reflex ausgefallen und das Puppenkopfphänomen positiv (Zeichen des tiefen Komas).

> **Praxistipp**
> Eine HWS-Verletzung muss bei der Testung des okulozephalen Reflexes ausgeschlossen sein.

Die Prüfung des VOR mittels des okulozephalen Reflexes ist beim wachen Patienten unsicher, da eine Beeinflussung über die Willkürmotorik und die Fixation erfolgt. Ein normaler VOR (negatives Puppenkopfphänomen) beim komatösen Patienten spricht für die Intaktheit des Hirnstammes, während ein positives Puppenkopfphänomen auf eine Hirnstammschädigung hinweist. Da die Steuerung der Wachheit und der Augenbewegungen im Hirnstamm eng benachbart liegen, ist die Beurteilung der Okulomotorik bei Bewusstseinsgetrübten besonders hilfreich. Bei einer mesenzephalen Läsion kann bei der vertikalen Prüfung eine Auffälligkeit vorliegen, während die horizontale Prüfung normal sein kann. Bei Vorliegen einer pontinen Läsion ist der OCR in beiden Ebenen pathologisch. Diskonjugierte Bewegungen können auf eine supra- oder infranukleäre Störung hinweisen.

▶ **Vestibulookulärer Reflex (VOR), kalorische Prüfung.** Reflexbogen: Afferenz über N. vestibulocochlearis (N. VIII), Verschaltung pontin über Nucleus N. VIII, Nucleus N. VI bis nach mesenzephal (Nucleus N. III).

Bei der kalorischen Prüfung des vestibulookulären Reflexes (VOR) kommt es beim Einfüllen von kaltem Wasser (Eiswasser) in den äußeren Gehörgang (Patient mit Kopfhochlagerung von 30°) beim Wachen zu einem Nystagmus, der zum entgegengesetzten Ohr schlägt sowie zu einer Blickdeviation zur stimulierten Seite. Mit zunehmender Bewusstseinstrübung geht die rasche Nystagmuskomponente verloren und es kommt zu einer Deviation zum gespülten Ohr. Bei der synchronen Kaltspülung beider Ohren zeigt sich beim leicht komatösen Patienten eine vertikale nach unten gerichtete Bulbusdeviation.

>
> **Praxistipp**
> Dieser Test kann beim Ausfall des OCR auch im Koma durchgeführt werden und ist eine gute Möglichkeit, noch vorhandene Hirnstammfunktionen zu testen, wenn das vestibulokochleäre System betreffende Erkrankungen oder Noxen (z. B. Aminoglykosidwirkung) ausgeschlossen worden sind.

Im Koma fehlt häufig die rasche Komponente des Nystagmus, da sie durch eine Interaktion des vestibulokochleären Systems mit dem Kortex entsteht und der Einfluss des Kortex deutlich vermindert ist; Nystagmusschläge bei der Prüfung des VOR beim komatösen Patienten sollten an eine psychogene Genese des Komas denken lassen.

Besondere Augenbewegungsstörungen

Einige besondere Augenbewegungsstörungen sind bezüglich der Lokalisation der Hirnschädigung bedeutsam.

▶ **Störungen des Blicks: konjugierte Augenbewegungstörungen.** Hierzu gehören folgende Störungen:
- *Ipsilaterale konjugierte Deviationen* kommen häufig bei Läsionen kortikaler Strukturen (z. B. des ipsilateralen frontalen Augenfeldes) vor. Mithilfe des okulozephalen Reflexes kann diese Deviation überwunden werden, da es sich hierbei um eine supranukleäre Läsion handelt.
- *Kontralaterale konjugierte Augendeviationen* bestehen zum Beispiel bei pontinen Läsionen. Mit Hilfe des okulozephalen Reflexes kann diese Deviation nicht überwunden werden, da hierbei eine direkte Läsion des horizontalen Blickzentrums besteht. Bei fokalen epileptischen Anfällen kann es ebenfalls zur konjugierten Deviation zur Gegenseite kommen, diese ist aber häufig mit dem OCR überwindbar.
- *Vertikale Blickparesen* sind durch meist bilaterale Schädigungen der Mittelhirnhaube verursacht.

▶ **Störungen des Blicks: diskonjugierte Augenbewegungstörungen.** Zu diesen Störungen gehören die *„Skew Deviation"* sowie *nukleäre* oder *infranukleäre Läsionen* bestimmter Hirnnerven.
- Bei der sog. *„Skew Deviation"* ist eine vertikale Augendivergenzstellung zu beobachten, die durch die Affektion des Hirnstamms (dienzephal bis medullär) verursacht ist. Eine Otoli-

Intensivmedizinische Untersuchung, Diagnostik und Monitoring

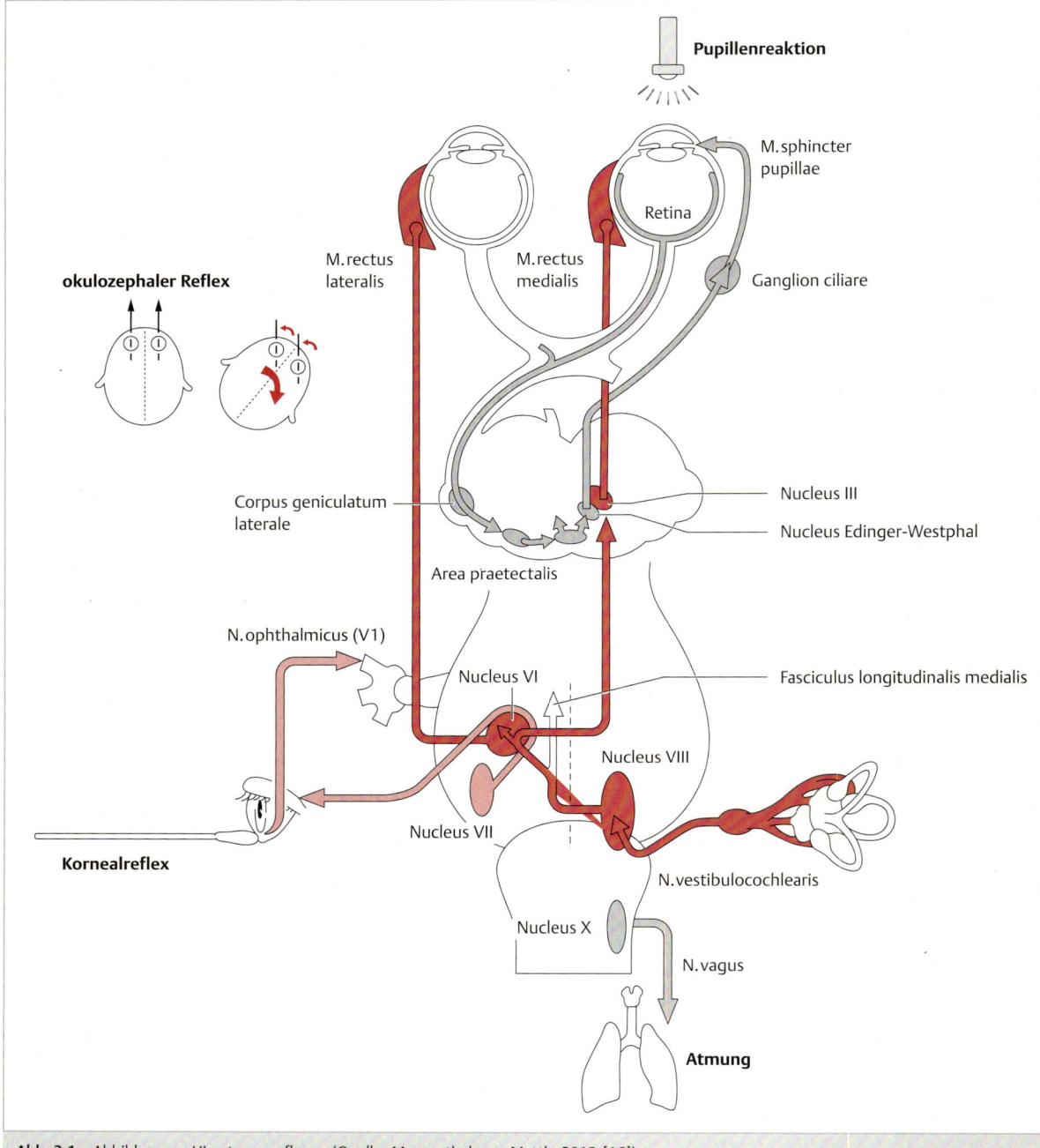

Abb. 3.1 Abbildung zu Hirnstammreflexen (Quelle: Mumenthaler u. Mattle 2013 [16]).

thenfunktionsstörung kann ebenfalls zu einer schrägen Abweichung der Augenstellung führen. Während bei peripher-labyrinthären und pontomedullären Schäden das ipsilaterale Auge tiefer steht, ist bei pontomesenzephalen Schädigungen das kontralaterale Auge nach unten verschoben.

- *Nukleäre oder infranukleäre Läsionen der Hirnnerven III, IV und VI:* Diskonjugierte Augenabweichungen sind meist durch Augenmuskellähmungen oder Hirnstammläsionen bedingt. Es zeigen sich häufig typische spontane Fehlstellungen des ipsilateralen Bulbus bei Läsionen des N. oculomotorius (Bulbus steht außen unten, bei infranukleären Läsionen häufig kombiniert mit Mydriasis), des N. abducens (Bulbus steht innen) oder des N. trochlearis (Bulbus steht innen oben). In diesen Fällen zeigt der OCR jeweils pathologische diskonjugierte Bulbusbewegungen entsprechend den paretischen Augenmuskeln. Eine leichte Bulbusdivergenz ist oft lediglich eine Begleitsymptomatik verminderter Wachheit.

▶ **Spontane Augenbewegungen.** Bei den „Schwimmenden Bulbi" („roving eye movements" oder *horizontale Pendeldeviation*) handelt es sich um unwillkürliche, vorwiegend horizontale, periodische Deviationen wegen des ungenügenden Fixationsimpulses bei leichtgradigen Komastadien. Ihr Auftreten ermöglicht die eindeutige Differenzierung zu psychogenen Zuständen, da langsame Augenbewegungen nicht willkürlich erzeugt werden können.

Das „Ocular Bobbing" ist eine konjugiert auftretende, rasche Abwärtsbewegung beider Augen, auf die eine sehr langsame Rückstellbewegung folgt. Es zeigt sich üblicherweise bei schweren pontinen Schädigungen und gilt als ein prognostisch sehr ungünstiges Zeichen.

Kleinamplitudige rasche Bewegungen eines einzelnen Auges sprechen für eine schwere Schädigung im Mittelhirn oder in der unteren Brücke.

Übrige Hirnstammreflexe

Verschiedene Schutzreflexe sind zur Beurteilung der Hirnstammfunktion heranzuziehen:
- Der *Kornealreflex*, bei dem mit einem Wattetupfer über die Kornea gefahren wird, prüft die Afferenz über den N. trigeminus (V_1), die Umschaltung in der Brücke und der Medulla oblongata sowie die Efferenz über den N. facialis beidseits. Ein Ausfall des Reflexes spricht für eine Schädigung auf Höhe des Pons.
- Der *Blinkreflex* hat den gleichen Reflexbogen wie der Kornealreflex, er wird häufig elektrophysiologisch abgeleitet. Der Vorteil hierbei ist, dass durch die Messung der Antwortlatenzen mit einer hohen zeitlichen Auflösung eine bessere Lokalisation der Schädigung möglich ist (N. trigeminus, N. facialis, Pons, Medulla oblongata).
- *Pharyngeal-* und *Trachealreflex* werden durch Reizung der Rachenhinterwand bzw. der Trachealschleimhaut beim endotrachealen Absaugen ausgelöst und über den N. glossopharyngeus und den N. vagus vermittelt. Beide polysynaptischen Reflexe sind an eine Intaktheit des kaudalen Hirnstammes bzw. der Medulla oblongata gekoppelt.

Atmung

Das eigentliche Atemzentrum ist in der Formatio reticularis des unteren Hirnstammes lokalisiert.

▶ **Atemmuster.** Das Atemmuster kann auf verschiedenen Stufen gestört werden (aufgeführt in kraniokaudaler Richtung):
- Die *Cheyne-Stokes-Atmung* ist gekennzeichnet durch eine Periodik von Atemzügen mit oszillatorisch steigenden und später wieder fallenden Tidalvolumina und Apnoephasen. Ursache ist eine Hypersensibilität des Gehirns auf wechselnde CO_2-Konzentrationen. Die Schädigung kann zwischen Frontalhirn und oberer Brücke gelegen sein.
- Die *Maschinenatmung* ist durch ständige sehr tiefe Atemzüge gekennzeichnet, die zu einer ausgeprägten respiratorischen Alkalose führen und nicht durch solche Ursachen wie z. B. Intoxikationen oder Azidose erklärt werden können. Sie wird durch eine Schädigung im Tegmentum des rostralen Hirnstamms hervorgerufen.
- Die *apneustische Atmung* oder ihre Varianten mit langen Pausen (2–3 s) im Anschluss an die Inspiration bzw. Exspiration sind auf eine Schädigung des Atemzentrums zurückzuführen und werden klinisch insbesondere bei ausgedehnten Ponsinfarkten bei Basilaristhrombosen beobachtet.
- Die *ataktische (Biot-)Atmung* ist durch sehr unregelmäßige und nicht effektive Atemzüge gekennzeichnet. Sie ist Ausdruck der funktionellen Entkopplung des Atemzentrums vom Erfolgsorgan. Der Schädigungsort liegt in der Formatio reticularis der Medulla oblongata. Dieser Atemtyp ist ein prognostisch sehr ungünstiges Symptom.

Meningismus

Bei Entzündungen des zentralen Nervensystems und bei Blutungen in den Subarachnoidalraum ist beim wachen und mäßig bewusstseinsgetrübten Patienten ein Meningismus nachweisbar. Bei tief komatösen Patienten kann er auch fehlen. Der Meningismus muss von Bewegungseinschränkungen durch ausgeprägte degenerative Veränderungen der Halswirbelsäule (HWS), die sowohl die In- und Reklination als auch die Rotation einschränken, differenziert werden.

Muskeltonus, Muskeleigenreflexe und pathologische Reflexe

Zur Feststellung, ob eventuell eine zentrale oder eine periphere Parese vorliegt, sind auch beim sedierten Patienten verschiedene Untersuchungen möglich.

▶ **Tonus.** Der Muskeltonus, der unter Sedierung deutlich abnimmt, kann durch langsame und abrupte Bewegungen der Gelenke geprüft werden. *Spastische Tonuserhöhungen,* die bei zentralen Paresen auftreten, zeigen sich bei raschen Bewegungen im Sinne eines plötzlichen Widerstandes. Eine Tonuserhöhung bei extrapyramidalen Erkrankungen *(Rigor)* zeigt sich hingegen als gleichmäßiger wächserner Widerstand. *Tonuserniedrigungen* findet man bei peripheren Nervenläsionen und in der Akutphase zentraler Paresen.

▶ **Muskeleigenreflexe.** Diese geben zunächst nur die Intaktheit des spinalen monosynaptischen Reflexbogens wieder. Die Reflexstärke wird jedoch durch hemmende kortikospinale Bahnen beeinflusst. *Ausgefallene* bzw. *reduzierte* Muskeleigenreflexe sind Ausdruck der Störung des spinalen Reflexbogens (afferenter Nerv, spinale Umschaltung, efferenter Nerv), treten jedoch auch in der Akutphase zentraler Paresen auf. *Gesteigerte* Muskeleigenreflexe in Kombination mit einer spastischen Muskeltonuserhöhung und erschöpflichen bzw. unerschöpflichen Kloni sind Ausdruck von länger bestehenden zentralen Paresen. Ferner ist durch die Störung der kortikospinalen Bahnen das Auftreten pathologischer Fremdreflexe der Babinski-Gruppe zu erklären.

▶ **Babinski-Zeichen.** Durch mehrfaches Bestreichen des äußeren Fußrandes kommt es nicht zum sog. Fußsohlenreflex, der Plantarflexion des Fußes, sondern zur tonischen Extension der Großzehe und fakultativ zur Spreizung der übrigen Zehen. Dies kann im Gegensatz zur verzögert einsetzenden Tonuserhöhung sofort auftreten. Das Babinski-Zeichen ist beim Erwachsenen immer ein pathologischer Reflex.

3.2.3 Glasgow Coma Scale (Glasgow-Koma-Skala)

Die international am meisten verbreitete Skala zur Beurteilung der Schwere der Bewusstseinstrübung ist die „Glasgow Coma Scale" (GCS). Dies ist eine sehr einfache, gut reproduzierbare Skala, die es erlaubt, Verlaufsbeobachtungen durchzuführen. Es sind keine speziellen Vorkenntnisse erforderlich, um dieses diagnostische Instrument anzuwenden, welches eine hohe Validität und Reliabilität besitzt. Initial wurde die GCS für die Verlaufbeobachtung bei Schädel-Hirn-Traumata entwickelt und hat deshalb Nachteile hinsichtlich der nur indirekten Messung von Hirnstammfunktionen und der Überbewertung bei Läsionen der dominanten Hemisphäre. Die GCS ist in 3 Kategorien unterteilt:
- das Augenöffnen (1–4 Punkte),
- die beste motorische Antwort (1–6 Punkte),
- die beste verbale Antwort (1–5 Punkte).

3.2.4 Spezielle Syndrome

Im Rahmen von verschiedenen direkten und indirekten Hirnschädigungen (z. B. Schädel-Hirn-Trauma, Enzephalitis, Intoxikation, Ischämie oder Hypoxie) kann es infolge der funktionellen Abkopplung des Hirnmantels vom Hirnstamm zu Dezerebrationssyndromen kommen. Diese Syndrome setzen sich aus verschiedenen Hirnstammsymptomen zusammen, wobei neben motorischen Phänomenen okulomotorische, vegetative sowie die Wachheit betreffende Symptome dominieren.

> **Merke**
> Die Bedeutung dieser Syndrome liegt einerseits im Erkennen einer beginnenden Einklemmung und andererseits in der Verlaufs- und Prognoseabschätzung.

Mittelhirnsyndrom und Bulbärhirnsyndrom

Bei einer Hirndrucksteigerung (z. B. globale Hypoxie nach Reanimation, Enzephalitis) kann es im Rahmen einer zentralen, transtentoriellen Herniation zu Hirnstammsyndromen kommen, die jeweils durch den Verlust aller Hirnfunktionen bis zu einer bestimmten Hirnstammebene gekennzeichnet sind. Diese Syndrome folgen in kraniokaudaler Richtung aufeinander. Eine Zusammenfassung der Stufen des Mittelhirn- und des Bulbärhirnsyndroms ist in ▶ Abb. 3.2 dargestellt.

Die klinisch größte Bedeutung hat dabei die Erfassung des Beginns eines Hirnstammsyndroms (*frühes dienzephales Syndrom, Mittelhirnsyndrom I [MHS I]*). Dieses ist, genauso wie das laterale Syndrom, ein frühes Anzeichen einer beginnenden Einklemmung und ist einer sofortigen therapeutischen Intervention zugänglich. Klinische Relevanz hat zudem das Erkennen eines vorliegenden Hirnstammsyndroms und das Ableiten einer Besserungs- bzw. Verschlechterungstendenz des klinischen Zustands eines Patienten.

Phasen der Hirnstammschädigung	frühes dienzephales Syndrom	spätes dienzephales Syndrom	frühes mensenzephales Syndrom	spätes mensenzephales Syndrom	frühes Bulbärsyndrom	spätes Bulbärsyndrom
	MHS 1	MHS 2	MHS 3	MHS 4	BHS 1	BHS 2
Vigilanz	Somnolenz	Sopor	Koma	Koma	Koma	Koma
Reaktivität auf sensorische Reize	verzögert	vermindert	fehlt	fehlt	fehlt	fehlt
spontane Motorik 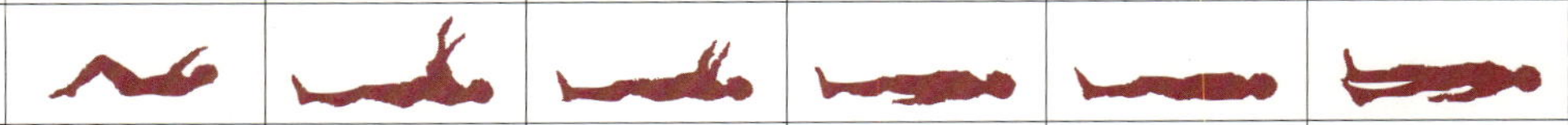						
motorische Reaktion auf Schmerzreize 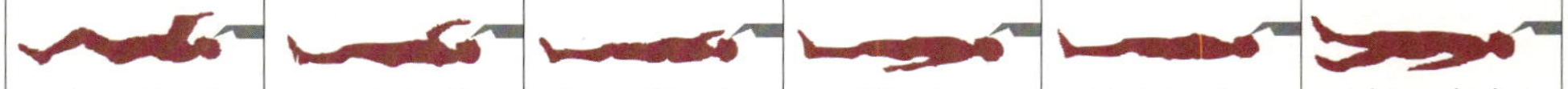	gezielte Abwehr	ungezielte Abwehr/Massenbewegungen	Beuge-Streck-Synergismen	Streck-synergismen	Reststreck-synergismen	nicht auslösbar
Muskeltonus	normal	an den Beinen erhöht	erhöht	stark erhöht	normal – schlaff	schlaff
Pupillenweite						
Pupillenreaktion auf Licht						
Bulbusbewegung	pendelnd	diskonjugiert	fehlen	fehlen	fehlen	fehlen
okulozephaler Reflex 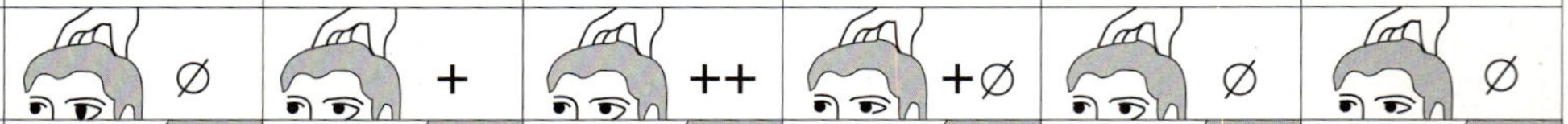	∅	+	++	+∅	∅	∅
vestibulookulärer Reflex 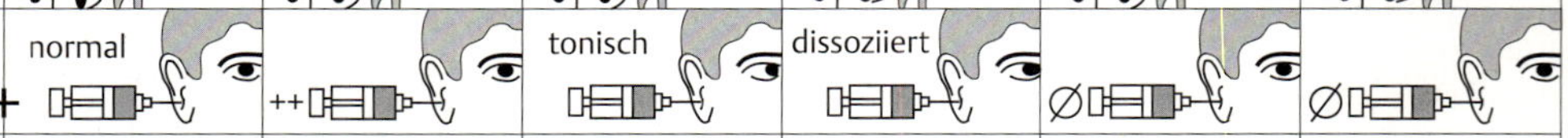	normal	++	tonisch	dissoziiert	∅	∅
Atmung	normal	evtl. Cheyne-Stokes-Atmung	Maschinen-atmung		ataktische Atmung bis Schnappatmung	
Temperatur						
Pulsfrequenz						
Blutdruck	normal	normal	leicht erhöht	deutlich erhöht	vermindert	stark vermindert

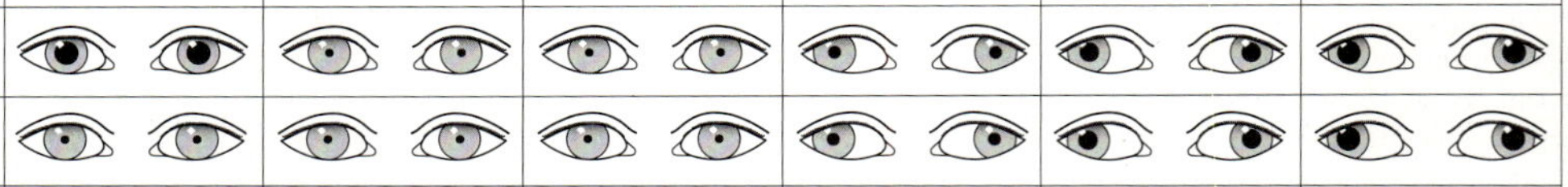

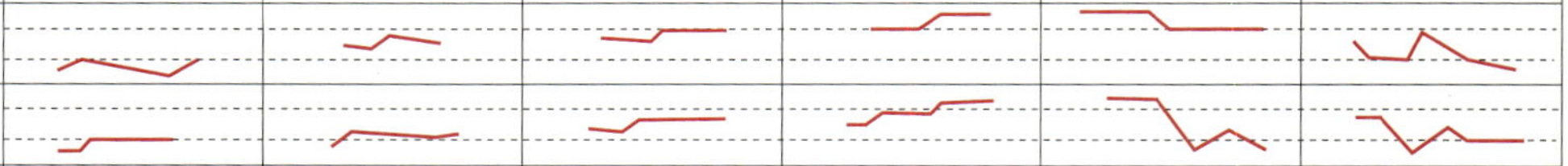

Abb. 3.2 Stadieneinteilung des Mittelhirn- und Bulbärhirnsyndroms. MHS = Mittelhirnsyndrom, BHS = Bulbärhirnsyndrom.

3.2 Neurologische Untersuchung des kritisch Kranken

Die verschiedenen Stadien des Mittelhirn- bzw. Bulbärhirnsyndroms zeigen fließende Übergänge. Ebenfalls können in verschiedenen Bereichen etwas abweichende Schweregrade vorliegen. Sie sind zunächst nur Ausdruck von Funktionsstörungen des Hirnstammes und somit prinzipiell auch reversibel. Jedoch trifft dies für Bulbärhirnsyndrome nur in beschränktem Umfang zu, so bei Intoxikationen und Enzephalitiden. Bei verschiedenen neurologischen Erkrankungen können diese Syndrome auch isoliert auftreten (strukturelle Läsionen wie z. B. bei pontiner Blutung).

Apallisches Syndrom

Definition
Das apallische Syndrom kann als Sonderfall des chronischen Mittelhirnsyndroms bezeichnet werden. Bei erhaltener Wachheit ist die Wahrnehmungsfähigkeit aufgehoben, d. h., Wachheit und Bewusstsein sind dissoziiert.

Das apallische Syndrom ist meist eine Folge von schweren Akutschädigungen des Gehirns (z. B. Schädel-Hirn-Trauma, Hypoxie, Enzephalitis, Hirnödem). Pathologisch-anatomisch liegt eine Schädigung der subkortikalen weißen Substanz bzw. der Hirnrinde oder aber beider Thalami zugrunde.

Klinische Kennzeichen sind bei stabilen vegetativen Funktionen ein erhaltener Schlaf-Wach-Rhythmus mit Öffnen der Augen und Fehlen jeglicher Kommunikation. Die Patienten haben kein Bewusstsein, sie befolgen verbale Aufforderungen nicht. Es ist wichtig, bei der Untersuchung darauf zu achten, dass die verbalen Aufforderungen nicht durch suggestible Handbewegungen Reflexe triggern. Automatische Bewegungsmuster, wie hyperkinetische Pseudospontanbewegungen, Zwangsgreifen, Haltungsverharren und orale Reflexe, können auftreten. Die Diagnose darf nur nach mehrwöchiger Überwachung und nach wiederholten neurologischen Untersuchungen gestellt werden.

▶ **Prognose.** Die Prognose des apallischen Syndroms ist schlecht. Besonders nach Akutschädigungen des Gehirns kann es in einem Übergangsstadium jedoch zu Erscheinungsbildern kommen, die formal dem echten („chronischen") apallischen Syndrom in ihrer Ausprägung entsprechen, sich aber zurückbilden. Aus diesem Grund wird besonders in der angloamerikanischen Literatur, welche äquivalent den Begriff des *„Vegetative State"* verwendet, bei Verläufen über 4 Wochen von einem *„Persistent vegetative State"* und bei dauerhaftem Vorhandensein von einem *„Permanent vegetative State"* gesprochen.

Definition

Der Dauerzustand im Sinne eines („chronischen") apallischen Syndroms bzw. eines „Permanent vegetative State" ist definitionsgemäß bei traumatischen Hirnschädigungen nach einem Jahr erreicht, bei nicht traumatischen Schädigungen bereits nach 3 Monaten.

„Minimally conscious State"

Dieser Zustand kann von einem apallischen Syndrom abgegrenzt werden, da die betroffenen Patienten Anzeichen eines Bewusstseins zeigen und in der Lage sind – wenn auch nur wenig – mit ihrer Umwelt zu interagieren. Häufig bemerken die Angehörigen noch vor dem behandelnden Personal die ersten Anzeichen (wie z. B. Blickwendung zu einer bekannten Stimme). Zur Diagnose muss eines der klinischen Kriterien vorhanden sein:

- Befolgen einfachster Aufforderungen,
- gestische oder verbale Ja-/Nein-Antworten (diese können auch inadäquat sein),
- verständliche verbale Äußerungen,
- gezielte Handlungen (z. B. Greifen nach einem Gegenstand/Körperteil),
- Blickverfolgung von Objekten oder Personen,
- emotionale Äußerungen (z. B. Lachen bei bekannten Gesichtern).

Ein „Minimally conscious State" ist etwas grundsätzlich anderes als ein apallisches Syndrom, da (Rest-)Bewusstsein erhalten ist.

Locked-in-Syndrom

Wichtig ist die Differenzierung des apallischen Syndroms vom Locked-in-Syndrom, welches durch eine ausgedehnte Schädigung des Brückenfußes, z. B. bei Basilaristhrombose, zustande kommt. Die Patienten sind wach und verstehen alles, können sich aber infolge einer fast vollständigen Paralyse der Muskulatur nur über vertikale Augenbewegungen und Lidschläge verständlich machen. Daher wird bei diesem Syndrom das vorhandene Bewusstsein des Patienten häufig übersehen, was katastrophale Folgen für den Patienten haben kann.

Einleitung
Verschiedene zentrale und periphere Nervenerkrankungen bedürfen in ihrem Verlauf einer intensivmedizinischen Behandlung. Auch bei primär nicht neurologischen oder nicht neurochirurgischen Krankheitsbildern kann es zu neurologischen Symptomen kommen. Daher gehört beim kritisch Kranken sowohl primär bei Aufnahme als auch weiter im täglichen Verlauf eine neurologische Statuserhebung zu den notwendigen klinischen Untersuchungen.

Untersuchung des kritisch Kranken
Bei der Beurteilung von Bewusstseinsstörungen muss die Einschätzung des Bewusstseinsniveaus und der Bewusstseinsinhalte erfolgen.
Bezüglich motorischer Funktionen sind Körperhaltungen, spontane Bewegungen und Bewegungen auf Schmerzreize wichtig. Verschieden lokalisierte Hirnstammläsionen führen zu abgrenzbaren Pupillenstörungen, wobei neben der Pupillengröße auch die Lichtreaktion zu bewerten ist.
Zu unterscheiden sind vertikale und horizontale Blickparesen, deren Nachweis bei Bewusstseinsgetrübten mittels des okulozephalen Reflexes gelingt.
Es können unterschiedlich gestörte Atemmuster abgegrenzt werden, deren neurologische Bewertung jedoch nur nach Ausschluss anderer Ursachen erfolgen darf. Erbrechen und Schluckauf können auf eine Alteration der Medulla oblongata hinweisen. Der Meningismus weist auf eine Reizung der Meningen durch eine Entzündung oder Blutung hin. Er kann beim tief komatösen Patienten fehlen.
Bei zentralen Paresen werden spastische Tonuserhöhungen beobachtet, die in der Akutphase jedoch noch fehlen können. Das Babinski-Zeichen als Ausdruck einer zentralen Schädigung ist immer pathologisch.

„Glasgow Coma Scale"
Die „Glasgow Coma Scale" ist eine weit verbreitete Skala zur Einschätzung der Schwere der Bewusstseinstrübung, mit der jedoch keine Pupillen- und okulomotorischen Funktionen geprüft werden.

Spezielle Syndrome

Es werden verschiedene Stufen eines Mittelhirn- und Bulbärhirnsyndroms bei akuten Hirnschädigungen unterschieden, die zunächst nur den Schweregrad der aktuellen Hirnfunktionsstörung anzeigen. Differenzialdiagnostisch abzugrenzen sind das apallische Syndrom, der „Minimally conscious State" und das Locked-in-Syndrom.

Literatur

[1] Bähr M, Frotscher M. Duus' Neurologisch-topische Diagnostik. 8. Aufl. Stuttgart: Thieme; 2003: 207–238
[2] Benzer H, Burchardi H, Larsen R, Schuster HP, Suter PM, Hrsg. Intensivmedizin. 9. Aufl. Berlin: Springer; 2004: 690–696
[3] Berlit P, Hrsg. Klinische Neurologie. 3. Aufl. Weinheim: Chapman and Hall; 1994: 201–204
[4] Citow JS, Macdonald RL. Neuroanatomy and Neurophysiology. New York: Thieme; 2001: 63–71
[5] Civetta JM, Taylor RW, Kirby RR, eds. Critical Care. 3rd ed. Philadelphia: Lippincott-Raven; 1997: 1971–1979
[6] Dietel M, Dudenhausen J, Suttorp N, Hrsg. Harrisons Innere Medizin 2. 15. Aufl. Deutsche Ausgabe Berlin: ABW Wissenschaftsverlag; 2003: 2531–2536
[7] Ely EW, Shintani A, Truman B et al. Delirium as a predictor of mortality in mechanically ventilated patients in the intensive care unit. JAMA 2004; 291: 1753–1762
[8] Giacino JT et al. The minimally conscious State. Definition and diagnostic criteria. Neurology 2002; 58: 349–353
[9] Hacke W, ed. Neurocritical Care. New York: Springer; 1994: 23–35, 46–59
[10] Huber A, Kömpf D, Hrsg. Klinische Neuroophthalmologie. Stuttgart: Thieme; 1998: 515–546
[11] Jennett B, Adams HJ, Murray S et al. Neuropathology in vegetative and severe disabled patients after head injury. Neurology 2001; 56: 486–490
[12] Jennett B. The vegetative state. JNNP 2002; 73: 355–357
[13] Lawin P, Hrsg. Praxis der Intensivbehandlung. 6. Aufl. Stuttgart: Thieme; 1994: 1023–1032
[14] Lieb K, Frauenknecht S, Brunnhuber S. Intensivkurs Psychiatrie und Psychotherapie. 6. Aufl. München: Urban und Fischer; 2008: 12–14
[15] Masur H, Hrsg. Skalen und Scores in der Neurologie. Stuttgart: Thieme; 1995: 103–117
[16] Mumenthaler M, Mattle H. Neurologie. 13. Aufl. Stuttgart: Thieme; 2013
[17] Plum F, Posner JB. The Diagnosis of Stupor and Coma. 3rd ed. Philadelphia: FA Davis; 1982: 1–70
[18] Poeck K, Hacke W. Neurologie. 10. Aufl. Berlin: Springer; 1998: 146–152, 591–592
[19] Royal College of Physicians. The vegetative state – Guidance on diagnosis and management. London: RCP; 2003
[20] Schwab S, Krieger D, Müllges W, Hamann G, Hacke W, Hrsg. Neurologische Intensivmedizin. Berlin: Springer; 1999: 44–58
[21] Stöhr M, Brandt T, Einhäupl KM, Hrsg. Neurologische Syndrome in der Intensivmedizin. 2. Aufl. Stuttgart: Kohlhammer; 1998: 63–66, 79–81, 111–118

3.3 Kardiorespiratorisches Monitoring

3.3.1 Grundlagen

K. Reinhart, F. Bloos

Definition und Zielkriterien

Definition

Unter einem erweiterten kardiorespiratorischen Monitoring sind die Messtechniken und -verfahren zu verstehen, die über ein Basismonitoring hinaus darüber informieren, inwieweit die einzelnen Komponenten des kardiorespiratorischen Systems ihrer physiologischen Aufgabe nachkommen.

Klinische Verfahren zur indirekten Abschätzung der zellulären Sauerstoffversorgung

Klinische Zeichen wie Bewusstseinsveränderungen, Rückgang der Diurese und Zeichen der peripheren Minderperfusion, die allerdings nicht spezifisch bzw. sensitiv für eine unzureichende Gewebeoxygenierung sind, sollten bei Verdacht auf eine Störung der peripheren Sauerstoffversorgung immer als Erstes zur Beurteilung herangezogen werden. Für den klinischen Einsatz existieren bisher kaum Verfahren, die eine direkte Beurteilung des zellulären Energiestatus ermöglichen.

Die derzeit klinisch zur Verfügung stehenden Verfahren sind in ▶ Abb. 3.3 aufgeführt.

Kritische Wertung einzelner Verfahren und Parameter

Keine Parameter des kardiorespiratorischen Systems sind ausreichend unter dem Gesichtspunkt evaluiert, ob ihre Erfassung bzw. Verwendung zur Therapiekontrolle Einfluss auf Morbidität und Letalität der Patienten hat. In der Tat bleiben die zurzeit eingesetzten Verfahren in ihrer Beurteilung indirekt und erlauben im Einzelnen keine schlüssige Beurteilung der Gewebeoxygenierung ([1]; ▶ Tab. 3.3).

Merke

Es sollten solche Parameter erfasst werden, die möglichst direkt die pathophysiologischen Veränderungen widerspiegeln, deren Korrektur unsere therapeutischen Maßnahmen gelten. Dabei sollten die erfassten pathophysiologischen Veränderungen für die Prognose des Patienten relevant sein. Nur dann kann erwartet werden, dass deren Normalisierung Einfluss auf Morbidität und Letalität des Patienten hat.

Speziell intensivmedizinisch ausgebildete Ärzte erreichen im Vergleich zu nicht in der Intensivmedizin spezialisierten Ärzten bessere Behandlungsergebnisse von Intensivpatienten bei einem häufigeren Einsatz erweiterter kardiorespiratorischer Monitoringverfahren [11]. Die Forderung ist jedoch berechtigt, dass diese Verfahren einer Kosten-Nutzen-Analyse bzw. Risiko-Nutzen-Analyse unterzogen werden sollten.

Messung von Sauerstoffangebot (DO_2) und Sauerstoffverbrauch (VO_2)

Mithilfe eines erweiterten hämodynamischen Monitorings mittels Pulmonalarterienkatheters können das O_2-Angebot (DO_2), der O_2-Verbrauch (VO_2) und die globale O_2-Extraktionsrate

3.3 Kardiorespiratorisches Monitoring

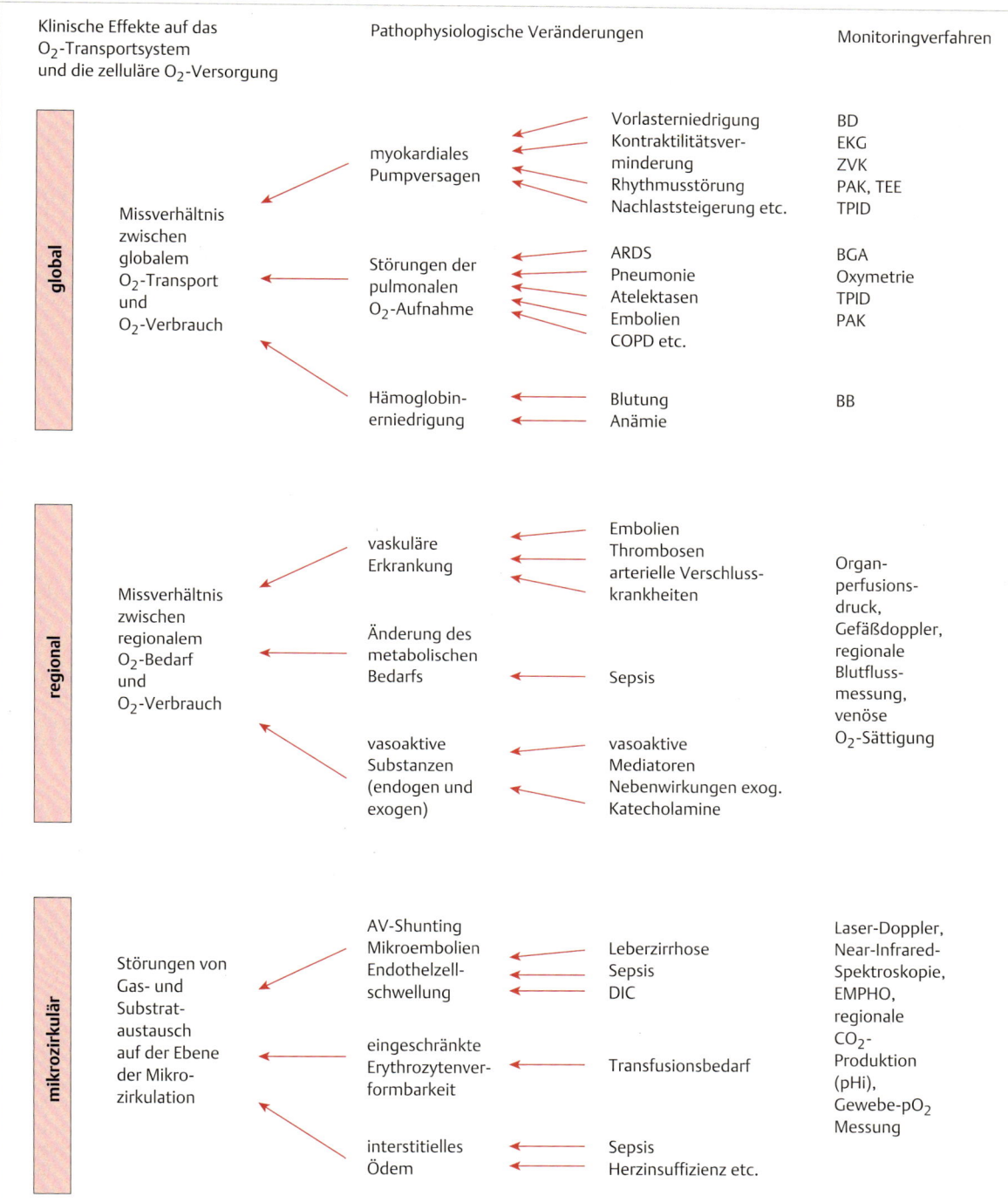

Abb. 3.3 Wesentliche pathophysiologische Veränderungen, die zu einem Missverhältnis zwischen zellulärer O₂-Versorgung und zellulärem O₂-Verbrauch führen können, sowie die Parameter bzw. Messverfahren, die deren Erfassung ermöglichen.
ARDS = akutes Atemnotsyndrom; BB = Blutbild; BD = Blutdruck; BGA = Blutgasanalyse; COPD = chronisch obstruktive Lungenerkrankung; DIC = disseminierte intravasale Gerinnung; EMPHO = *Erlanger* Mikrolichtleiterspektrophotometer; PAK = Pulmonalarterienkatheter; pHi = errechneter intramukosaler pH-Wert; TEE = transösophageale Echokardiografie; TPID = transkardiopulmonale Indikatordilutionstechnik; ZVK = zentraler Venenkatheter.

Intensivmedizinische Untersuchung, Diagnostik und Monitoring

Tab. 3.3 Beobachtungen zum hämodynamischen Monitoring.

Messgröße bzw. Messwert	Beobachtung
zentraler Venendruck	• spiegelt das rechtsventrikuläre enddiastolische Volumen nicht zuverlässig wider
pulmonalarterieller Verschlussdruck	• spiegelt das links- bzw. rechtsventrikuläre enddiastolische Volumen nicht zuverlässig wider
zentraler Venendruck und pulmonalarterieller Verschlussdruck	• können nicht zuverlässig voraussagen, ob die Gabe eines Flüssigkeitsbolus das Herzzeitvolumen steigern wird
Herzzeitvolumen	• kann durch körperliche Untersuchung nicht abgeschätzt werden
zentraler Venendruck und pulmonalarterieller Verschlussdruck	• können die Entwicklung eines Lungenödems nicht zuverlässig vorhersagen
arterieller Mitteldruck im Normbereich	• bedeutet nicht unbedingt ein ausreichendes Herzzeitvolumen
ein normwertiges globales Sauerstoffangebot	• kann nicht unbedingt mit einer ausreichenden Organperfusion gleichgesetzt werden
eine normwertige gemischt- bzw. zentralvenöse Sauerstoffsättigung	• kann nicht in jedem Fall mit einer adäquaten zellulären Sauerstoffversorgung gleichgesetzt werden
eine Änderung des Sauerstoffverbrauchs nach einer Änderung des globalen Sauerstoffangebots	• bedeutet nicht unbedingt, dass eine Sauerstoffschuld vorliegt

(O_2ER) sowie die gemischtvenöse O_2-Sättigung (SvO_2) gemessen oder berechnet werden. Zweifelsohne reflektieren diese globalen O_2-transportbezogenen Parameter die Gewebeoxygenierung besser als beispielsweise der Blutdruck, jedoch können auch sie keine exakte Information über die Qualität des zellulären O_2-Angebots liefern.

O_2-Angebot

Der konvektive O_2-Transport zum Gewebe (O_2-Angebot; DO_2) ist eine der wesentlichen Determinanten des zellulären O_2-Angebots. Unter physiologischen Bedingungen passen sich das Herzminutenvolumen bzw. das O_2-Angebot dem O_2-Verbrauch an. Das O_2-Angebot (DO_2) entspricht dem Produkt von Herzminutenvolumen (Q_T) und arteriellem O_2-Gehalt (CaO_2).

$$DO_2 = Q_T \times CaO_2 \times 10 \ (ml/min)$$

Die wesentlichen Determinanten des arteriellen O_2-Gehaltes des Blutes sind der Sättigungsgrad des Hämoglobins und der Hämoglobingehalt. Der physikalisch gelöste Anteil ist bei normaler inspiratorischer O_2-Konzentration vernachlässigbar klein (Hb = Hämoglobingehalt, SaO_2 = O_2-Sättigung des arteriellen Blutes, PaO_2 = O_2-Partialdruck des arteriellen Blutes).

$$CaO_2 = Hb \times 1,36 \times SaO_2 + PaO_2 \times 0,0031$$

O_2-Verbrauch

▶ **O_2-Aufnahme, O_2-Bedarf.** Die Messung des O_2-Verbrauchs (VO_2) ermöglicht die Abschätzung der metabolischen Aktivität des Gesamtorganismus. Da der O_2-Verbrauch lediglich die aktuelle *O_2-Aufnahme* widerspiegelt, die nicht notwendigerweise mit dem aktuellen *O_2-Bedarf* identisch ist, kann von diesem Globalparameter nicht ohne Weiteres auf ein ausreichendes zelluläres O_2-Angebot geschlossen werden.

Der O_2-Verbrauch kann aus dem Produkt von Herzminutenvolumen (Q_T) und der Differenz von arteriellem (CaO_2) und gemischtvenösem O_2-Gehalt (CvO_2) oder der Differenz aus inspiratorischer Sauerstoffaufnahme und exspiratorischer Sauerstoffabgabe berechnet werden (respiratorisches Fick-Prinzip).

$$VO_2 = Q_T \times (CaO_2 - CvO_2) \times 10 \ (ml/min)$$

Dabei gilt für den gemischtvenösen O_2-Gehalt (CvO_2; SvO_2 = gemischtvenöse O_2-Sättigung, PvO_2 = O_2-Partialdruck des gemischtvenösen Blutes):

$$CvO_2 = Hb \times 1,36 \times SvO_2 + PvO_2 \times 0,0031$$

Unter physiologischen Bedingungen ist der O_2-Verbrauch über einen weiten Bereich vom O_2-Angebot unabhängig. In der Regel bestimmt der metabolische Bedarf bzw. der O_2-Verbrauch über einen weiten Bereich den O_2-Transport bzw. das Herzminutenvolumen.

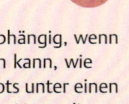

Merke

Der O_2-Verbrauch wird dann vom O_2-Angebot abhängig, wenn die O_2-Extraktion nicht weiter gesteigert werden kann, wie beispielsweise bei einer Abnahme des O_2-Angebots unter einen kritischen Wert (DO_{2krit}) bei Hypoxie oder Schock. Unter diesen extremen Bedingungen kann dem metabolischen Bedarf der Zellen nicht länger entsprochen werden und der Organismus geht eine O_2-Schuld ein.

Säure-Basen-Status und Laktat

Eines der häufigsten globalen Zeichen einer unzureichenden Gewebeoxygenierung bei kritisch kranken Patienten ist das Auftreten einer *metabolischen Azidose*, die meist durch eine Laktazidose bedingt ist, zu der es infolge des Auftretens eines anaeroben Stoffwechsels kommt. Es sind sowohl globale Ursachen für eine Laktazidose wie Schock oder Hypoxie als auch lokale wie z. B. Mesenterialinfarkt möglich. Dabei ist zu beachten, dass es neben einer Gewebehypoxie auch andere Ursachen für eine Erhöhung der Blutlaktatspiegel gibt, wie verminderter Abbau durch Leberfunktionsstörungen, verstärkte aerobe Glykolyse und Funktionsstörungen der Pyruvatdehydrogenase, zu der es z. B. bei Sepsis kommen kann. Blutlaktatspiegel korrelieren gut mit der Prognose bei Patienten mit einem Schock und scheinen Parametern wie dem globalen Sauerstofftransport und der globalen O_2-Aufnahme überlegen zu sein. Bei kreislaufinstabilen Patienten mit hohen Laktatwerten wirkt sich eine möglichst zügige therapieinduzierte Laktatelimination und damit rasche Wiederherstellung der Gewebeoxygenierung günstig auf die Prognose aus [6].

Praxistipp
Sequenzielle Laktatbestimmungen eignen sich zur Verlaufsbeobachtung bzw. Therapiekontrolle bei Patienten im Schock bzw. mit Hypoxie. Eine Normalisierung erhöhter Werte ist sicher ein positives Zeichen, schließt jedoch das Fortbestehen einer Minderperfusion auf lokaler Ebene nicht aus.

Gemischt- und zentralvenöse Oxymetrie

Gemischtvenöse Sauerstoffsättigung (SvO$_2$)

Die SvO$_2$ wird aus dem Blut der Pulmonalarterie bestimmt. Die Pulmonalarterie führt das venöse Blut des gesamten Körpers, das im rechten Herzen durch Mischung aus dem Blut der oberen und der unteren Hohlvene entsteht (daher der Begriff *gemischtvenös*; ▶ Abb. 3.4). Zur Bestimmung der SvO$_2$ ist daher die Einschwemmen eines Pulmonalarterienkatheters notwendig. Neben der diskontinuierlichen Messung mittels Blutgasanalyse kann die SvO$_2$ über einen mit einer Fiberoptik ausgestatteten Pulmonalarterienkatheter auch kontinuierlich bestimmt werden.

SvO$_2$, avDO$_2$ (= arteriovenöse Sauerstoffgehaltsdifferenz CaO$_2$ – CvO$_2$) und O$_2$ER informieren darüber, inwieweit das kardiorespiratorische System bzw. der Sauerstofftransport an den aktuellen metabolischen Bedarf angepasst ist, da es bei einer Zunahme des Sauerstoffbedarfs bzw. bei Abnahme des Sauerstoffangebots kompensatorisch zu einer Zunahme der Sauerstoffextraktion bzw. Abnahme der SvO$_2$ kommt [2]; ▶ Abb. 3.5.

Da die CvO$_2$ durch die SvO$_2$ entscheidend determiniert wird, verändert sich die SvO$_2$ proportional zu dem Verhältnis zwischen Sauerstoffbedarf (VO$_2$) und -verfügbarkeit (DO$_2$). Daher wird die SvO$_2$ als Parameter zur Abschätzung der Adäquatheit der Gewebeoxygenierung angesehen (▶ Abb. 3.6).

Merke
Der Grenzwert der SvO$_2$, der eine Gewebehypoxie anzeigt, ist nicht eindeutig definiert und hängt sowohl vom vorliegenden Krankheitsbild als auch vom Trainings- bzw. Adaptationszustand eines Patienten ab.

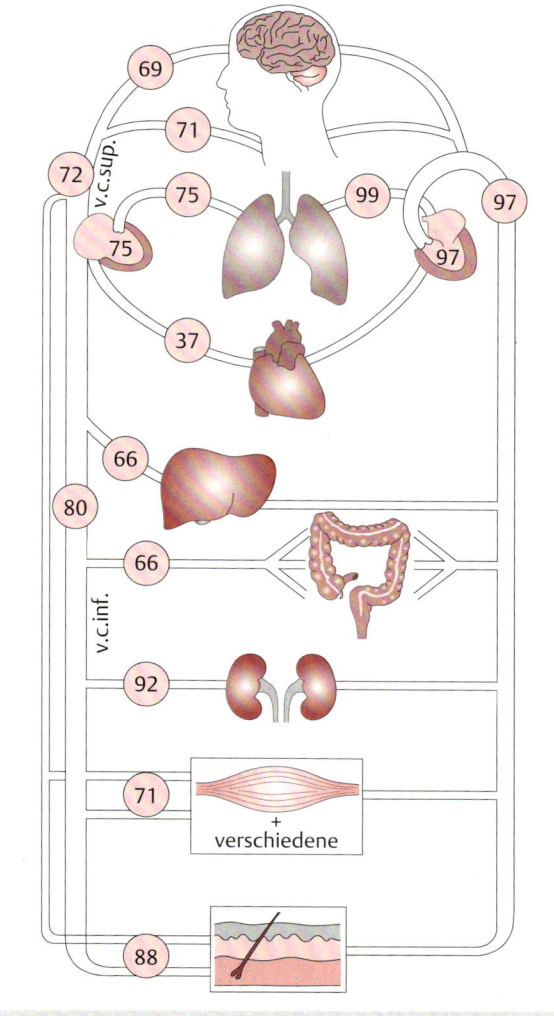

Abb. 3.4 Zentral-, gemischt- und organvenöse O$_2$-Sättigungen (angegeben in %) des Hämoglobins.
V. c. sup. = V. cava superior; V. c. inf. = V. cava inferior.

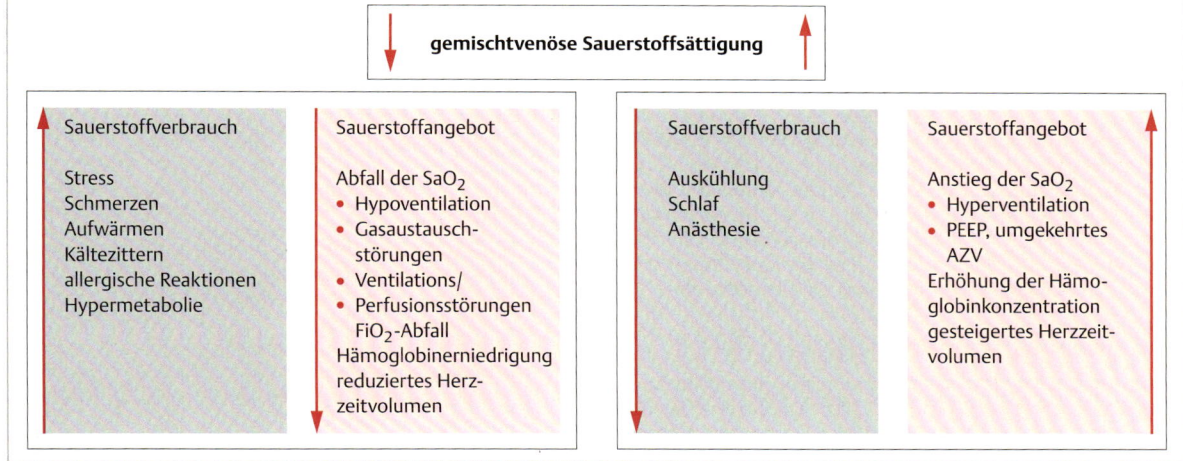

Abb. 3.5 Determinanten der gemischtvenösen O$_2$-Sättigung.
AZV: Atemzeitverhältnis, FiO$_2$: inspiratorische Sauerstoffkonzentration, PEEP: positiver endexspiratorischer Druck, SaO$_2$: arterielle Sauerstoffsättigung.

Intensivmedizinische Untersuchung, Diagnostik und Monitoring

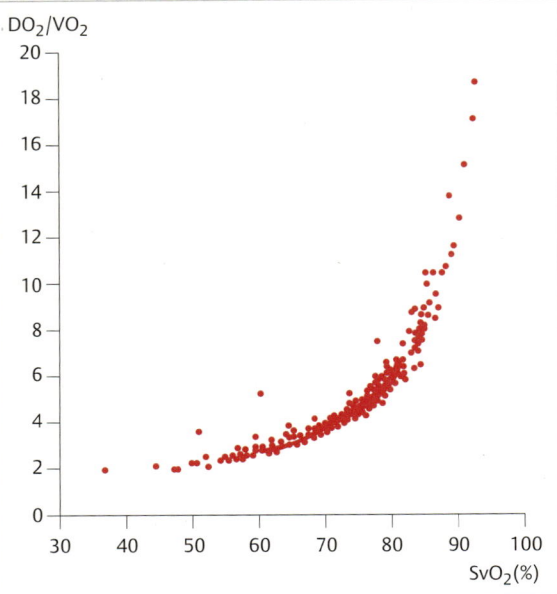

Abb. 3.6 Beziehung zwischen der gemischtvenösen O_2-Sättigung (SvO_2) und dem Verhältnis von O_2-Angebot (DO_2) zu O_2-Verbrauch (VO_2).

Tab. 3.4 Grenzwerte der gemischtvenösen Sauerstoffsättigung (SvO_2).

Grenzwerte	Auswirkung
$SvO_2 > 75\%$	normale Sauerstoffextraktion, O_2-Angebot > O_2-Bedarf
$75\% > SvO_2 > 50\%$	kompensatorische Erhöhung der Sauerstoffextraktion, Anstieg des O_2-Bedarfs oder Abfall des O_2-Angebots
$50\% > SvO_2 > 30\%$	Erschöpfung der Sauerstoffextraktion, beginnende Laktatidose, O_2-Angebot < O_2-Bedarf
$30\% > SvO_2 > 25\%$	schwere Laktatidose
$SvO_2 < 25\%$	Zelltod

Patienten mit schwerer chronischer Herzinsuffizienz können mit Sättigungswerten zwischen 40 und 50 % ohne Anzeichen eines anaeroben Stoffwechsels leben, sind jedoch in ihrer körperlichen Belastungsfähigkeit stark eingeschränkt. Als Orientierung können die Werte in ▶ Tab. 3.4 angesehen werden, ohne dass diese allerdings durch Studien validiert wurden. Ebenso ist ungeklärt, welche SvO_2 als therapeutisches Ziel angestrebt werden soll. In den vorliegenden Studien wurde in der Regel eine SvO_2 von über 70% als Ziel definiert [5, 8]. Allerdings war dieses Ziel in beiden Studien bei vielen Patienten nicht zu erreichen und führte auch nicht zu einer signifikanten Steigerung von Überlebensraten.

Zentralvenöse Sauerstoffsättigung ($ScvO_2$)

Da die Messung der SvO_2 die invasive Anlage eines Pulmonalarterienkatheters notwendig macht, kann auch die zentralvenöse Sauerstoffsättigung ($ScvO_2$) zur Beurteilung einer ausreichenden Gewebeoxygenierung herangezogen werden. Die $ScvO_2$ wird aus dem distalen Schenkel eines in die obere Hohlvene gelegten zentralen Venenkatheters (ZVK) gewonnen. Da sich die Sauerstoffsättigungen in der unteren und oberen Hohlvene unterscheiden (▶ Abb. 3.4), sind $ScvO_2$-Bestimmungen über einen in die V. femoralis gelegten ZVK schwierig zu bewerten. Die $ScvO_2$ kann sowohl diskontinuierlich über eine Blutgasanalyse als auch kontinuierlich mit einer Fiberoptik bestimmt werden.

Unter physiologischen Bedingungen kann man pulmonalarteriell höhere Sauerstoffsättigungen messen als zentralvenös (▶ Abb. 3.7). Diese physiologische Differenz kehrt sich jedoch in vielen klinisch relevanten Situationen um, sodass nun in der Pulmonalarterie niedrigere Werte gemessen werden [10]. Dies geschieht bereits durch Sedierung, da der verminderte zerebrale Sauerstoffverbrauch zu einer deutlichen Zunahme der Sauerstoffsättigung in den Jugularvenen und damit auch in der oberen Hohlvene führt. Bei einem kardiogenen oder hypovolämischen Schock führt die verminderte Durchblutung des Gastrointestinaltrakts dort zu einer erhöhten Sauerstoffextraktion. Dies geht dann mit einer erniedrigten Sauerstoffsättigung in der V. cava inferior einher. Auch dies führt zu einer Umkehr der physiologischen Differenz zwischen SvO_2 und $ScvO_2$.

Merke

SvO_2 und $ScvO_2$ können bei intensivmedizinischen Patienten nicht einfach gleichgesetzt werden. Wie ▶ Abb. 3.7 jedoch zeigt, verlaufen $ScvO_2$ und SvO_2 bei signifikanten Kreislaufveränderungen parallel zueinander, sodass der Verlauf der $ScvO_2$ die Veränderungen der aktuellen Kreislaufsituation adäquat wiedergibt.

Ähnlich wie bei der SvO_2 ist es schwierig, pathologische Grenzwerte bzw. eindeutige Therapieziele für die $ScvO_2$ zu definieren. Jedoch geht eine verminderte $ScvO_2$ perioperativer Patienten mit einer schlechten Prognose einher [3, 7, 3]. In der Tat konnte eine Studie an diesem Patientengut zeigen, dass eine intraoperative $ScvO_2$-gestützte Kreislaufstabilisierung die Häufigkeit von Organdysfunktionen und die Krankenhausliegedauer reduziert [4]. Bei Patienten im septischen Schock konnte gezeigt werden, dass ein Therapieschema, das u. a. eine $ScvO_2 > 70\%$ zum Ziel hatte, die Überlebensrate signifikant steigern konnte [12].

Limitierungen der SvO_2 bzw. $ScvO_2$ zur Abschätzung der Gewebeoxygenierung

Aus ▶ Abb. 3.4 wird deutlich, dass die in der Pulmonalarterie bestimmte O_2-Sättigung nach der Durchmischung des Blutes aus allen Stromgebieten keine konkreten Aussagen über die O_2-Extraktion in den einzelnen Organsystemen zulässt, welche sich bereits unter physiologischen Bedingungen in den einzelnen Organen stark unterscheidet mit einem Maximum der Extraktion im Herz. Eine normale SvO_2 schließt daher z. B. eine zerebrale, myokardiale oder mesenteriale Minderperfusion nicht aus. Dies trifft prinzipiell auch für die $ScvO_2$ zu.

Merke

Wenn trotz normaler Oxymetrie dennoch eine progrediente Organdysfunktion oder steigende Laktatwerte zu beobachten sind, so ist die Grenze dieses Verfahrens erreicht. Die venöse Oxymetrie kann die Adäquatheit der Gewebeoxygenierung nur dann beurteilen, wenn das Gewebe noch in der Lage ist, den angebotenen Sauerstoff zu extrahieren. Eine venöse Hyperoxie ist in diesem Kontext hinweisend auf eine schlechte Prognose [9].

3.3 Kardiorespiratorisches Monitoring

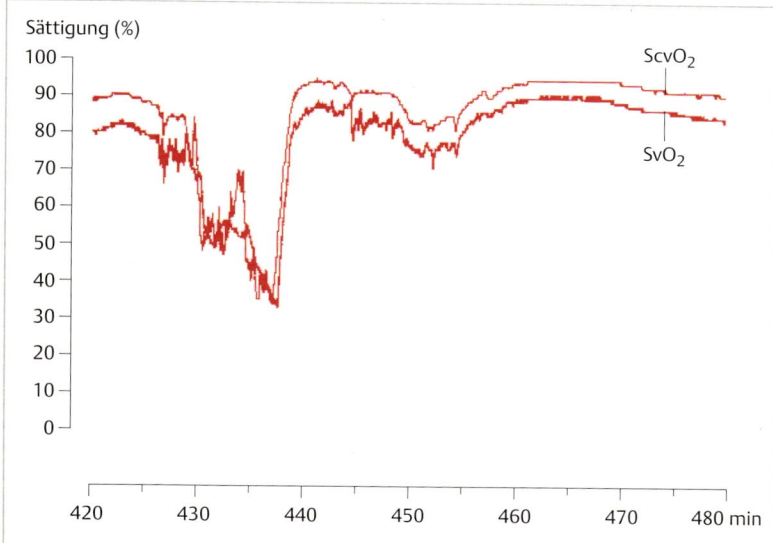

Abb. 3.7 Verlauf der gemischtvenösen O$_2$-Sättigung (SvO$_2$) und der zentralvenösen O$_2$-Sättigung (ScvO$_2$) – obere Kurve – während der Operation eines thorakalen Aortenaneurysmas. Abfall des Herzzeitvolumens von 4,5 l/min auf 1,5 l/min durch Kompression der V. cava inferior.

Praxistipp

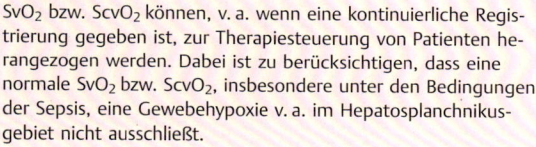

SvO$_2$ bzw. ScvO$_2$ können, v. a. wenn eine kontinuierliche Registrierung gegeben ist, zur Therapiesteuerung von Patienten herangezogen werden. Dabei ist zu berücksichtigen, dass eine normale SvO$_2$ bzw. ScvO$_2$, insbesondere unter den Bedingungen der Sepsis, eine Gewebehypoxie v. a. im Hepatosplanchnikusgebiet nicht ausschließt.

Literatur

[1] Bellomo R, Uchino S. Cardiovascular monitoring tools: use and misuse. Curr Opin Crit Care 2003; 9: 225 – 229
[2] Bloos F, Reinhart K. Venous oximetry. Intensive Care Med 2005; 31: 911 – 913
[3] Collaborative Study Group on Perioperative ScvO$_2$ Monitoring. Multicentre study on peri- and postoperative central venous oxygen saturation in high-risk surgical patients. Crit Care 2006; 10: R158
[4] Donati A, Loggi S, Preiser JC et al. Goal-directed intraoperative therapy reduces morbidity and length of hospital stay in high-risk surgical patients. Chest 2007; 132: 1817 – 1824
[5] Gattinoni L, Brazzi L, Pelosi P et al. A trial of goal-oriented hemodynamic therapy in critically ill patients. SvO$_2$ Collaborative Group. N Engl J Med 1995; 333: 1025 – 1032
[6] Nguyen HB, Rivers EP, Knoblich BP et al. Early lactate clearance is associated with improved outcome in severe sepsis and septic shock. Crit Care Med 2004; 32: 1637 – 1642
[7] Pearse R, Dawson D, Fawcett J et al: Changes in central venous saturation after major surgery, and association with outcome. Crit Care 2005; 9: R694 – 699
[8] Polonen P, Ruokonen E, Hippelainen M et al. A prospective, randomized study of goal-oriented hemodynamic therapy in cardiac surgical patients. Anesth Analg 2000; 90: 1052 – 1059
[9] Pope JV, Jones AE, Gaieski DF et al. Multicenter study of central venous oxygen saturation (ScvO$_2$) as a predictor of mortality in patients with sepsis. Ann Emerg Med 2009; 55: 40 – 46
[10] Reinhart K, Kuhn HJ, Hartog C et al. Continuous central venous and pulmonary artery oxygen saturation monitoring in the critically ill. Intensive Care Med 2004; 30: 1572 – 1578
[11] Reynolds HN, Haupt MT, Thill-Baharozian MC et al. Impact of critical care physician staffing on patients with septic shock in a university hospital medical intensive care unit. JAMA 1998; 260: 3446 – 3450
[12] Rivers E, Nguyen B, Havstad S et al. Early goal-directed therapy in the treatment of severe sepsis and septic shock. N Engl J Med 2001; 345: 1368 – 1377

3.3.2 Pulmonalarterienkatheter (PAK)

E. Hüttemann

Einführung und Bewertung

Die Entwicklung des Pulmonalarterienkatheters (PAK) als doppellumiger Balloneinschwemmkatheter geht auf Swan und Ganz (1967) zurück (Synonym: Rechtsherzkatheter, Pulmonaliskatheter, Swan-Ganz-Katheter). Er bildete bis zur Einführung der transpulmonalen Thermodilution (u. a. PiCCO) und anderer Techniken (z. B. Pulskonturanalyse) die Grundlage für ein bettseitiges erweitertes hämodynamisches Monitoring bei kritisch kranken Patienten [20].

Merke

Der PAK erlaubt die bettseitige valide Bestimmung wichtiger hämodynamischer und physiologischer Messgrößen:
- Herzzeitvolumen (HZV),
- zentralvenöser Druck (ZVD),
- pulmonalarterieller Verschlussdruck (PAOP),
- system- und pulmonalvaskulärer Widerstand (SVR, PVR),
- pulmonalarterieller Druck (PAP),
- gemischtvenöse Sauerstoffsättigung (SvO$_2$),
- Sauerstoffangebot und -verbrauch.

Die exakte Charakterisierung des hämodynamischen Profils hat wesentlich zum Verständnis der pathophysiologischen Veränderungen im Rahmen der verschiedensten Krankheitsbilder bei-

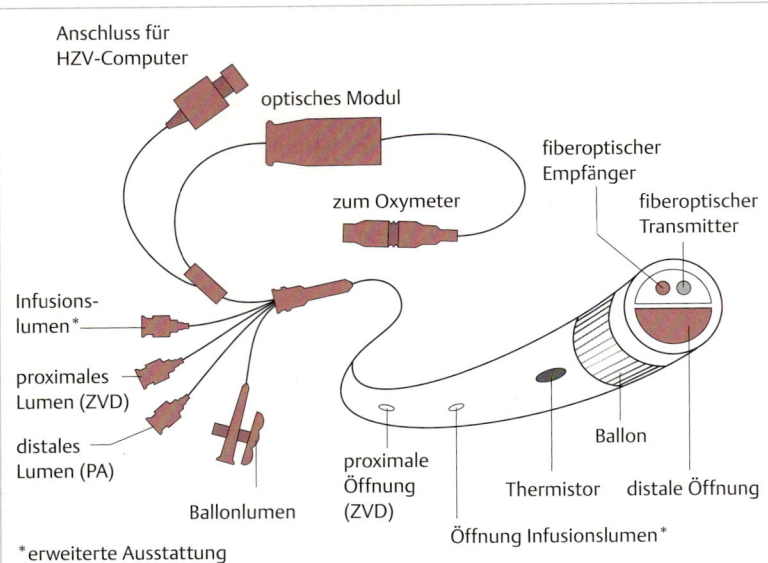

Abb. 3.8 Schematische Wiedergabe des Aufbaus eines fiberoptischen Pulmonalarterienkatheters.

Tab. 3.5 Bestandteile eines Pulmonalarterienkatheters.

Anschluss für	Korrespondierendes Bauteil	Bemerkung
Ballonlumen	Ballon	1,5-ml-Spritze zum Aufblasen liegt dem Set bei
HZV-Gerät	Thermistor	Temperaturfühler
distales Lumen	Katheterspitze	rot oder weiß kodiert
proximales Lumen	proximale Katheteröffnung	blau kodiert

getragen. Verschiedene Studien konnten zeigen, dass sich anhand einer üblichen klinischen Untersuchung HZV, PAOP und SVR nur in weniger als 50% korrekt abschätzen ließen und die mittels PAK erhaltenen Informationen zu einer Änderung der Therapie bei 45–58% der Patienten führten [4, 19].

Stellenwert des PAK – Studienergebnisse

Der Einsatz des PAK (▶ Abb. 3.8, ▶ Tab. 3.5) ist Gegenstand ausführlicher und kontroverser Diskussionen. Hintergrund sind verschiedene Beobachtungsstudien sowie 5 aktuelle randomisierte kontrollierte Studien bei verschiedenen Patientenkollektiven:

- Schock (80%; davon 87% septischer Schock) und/oder akutes Atemnotsyndrom (ARDS; 20%), internistisch-operatives Patientengut [16];
- chirurgische Hochrisikopatienten (Einschlusskriterium: ASA III oder IV, >60 Jahre und größere operative Eingriffen mit postoperativer intensivmedizinischer Betreuung) [18];
- kritisch Kranke, internistisch-operatives Patientengut („PAC-Man", [10]);
- dekompensierte Herzinsuffizienz (mittlere EF ca. 20%; ESCAPE TRIAL [6]);
- akutes Lungenversagen (FACTT = Fluid and Catheter Treatment Trial [21]).

Diese Studien haben keinen Vorteil des Einsatzes eines PAK in Bezug auf Morbidität und Letalität nachweisen können. Einschränkend ist allerdings zu ergänzen, dass bis dato auch für andere Verfahren des hämodynamischen Monitorings (wie die transpulmonale Thermodilution) und z. B. auch für die Pulsoxymetrie ein entsprechender Nachweis aussteht. Die Interpretation der Studienergebnisse ist auch dadurch limitiert, dass der Einsatz eines PAK nicht verblindet erfolgte und die Anlage des PAK mitunter relativ spät (> 25 h nach Diagnosestellung, FACTT) stattfand, Therapieprotokolle und/oder Therapieziele (PAC-Man) fehlten und keine Vorgaben bezüglich der Erfahrung der Anwender mit dem PAK gemacht wurden.

Merke

Grundsätzlich kann immer nur wieder darauf hingewiesen werden, dass es sich bei dem PAK lediglich um ein Instrument zum hämodynamischen Monitoring handelt, ein Nutzen kann daher nur bei einer kompetenten Handhabung und Umsetzung von auf den Messdaten basierenden gesicherten Therapiekonzepten erwartet werden.

Die Relevanz einer korrekten Pulmonalarterienkatheterisierung, der konsekutiven Datenerhebung, Interpretation und Implementation wird durch verschiedene Studien unterstrichen. So liegen recht ernüchternde Daten vor, dass letztlich ca. 50% der Intensivmediziner nicht in der Lage sind, grundlegende Parameter des PAK, wie beispielsweise den PAOP, richtig zu bestimmen [8].

▶ Höhere Invasivität des PAK. Zweifellos weist der PAK – nicht zuletzt auch durch die notwendige zentralvenöse Kanülierung – eine höhere Invasivität als alternative Techniken auf. In der Vergangenheit ist der PAK, insbesondere in den USA, sicherlich zu häufig (bis zu 43% in den ersten 24 h nach Aufnahme) eingesetzt worden. Insoweit überrascht es nicht, dass aufgrund der oben genannten Studienlage und der inzwischen verfügbaren nicht bzw. weniger invasiven Alternativen (Echokardiografie, PICCO) der Einsatz des PAK in den USA deutlich (1993–2004 um 65%) zurückgegangen ist [23].

3.3 Kardiorespiratorisches Monitoring

Aufgrund der aktuellen Datenlage sollte die Indikationsstellung für den PAK auf der Grundlage einer individuellen Risiko-Nutzen-Analyse erfolgen, bei der neben dem Krankheitsbild (Schwere, Reversibilität, Prognose, zeitgerechter Einsatz) und der Erfahrung des Anwenders insbesondere auch die weniger invasiven Alternativen Berücksichtigung finden. Die alleinige Überwachung des HZV oder des Volumenstatus stellen per se keine Indikation zur Verwendung eines PAK dar.

Merke

Zusammenfassend lässt sich feststellen, dass der PAK ein wichtiges Instrument für Diagnostik und Monitoring kritisch kranker Patienten darstellt. Aktuelle prospektiv randomisierte Studien konnten in Bezug auf die Letalität bei den mittels PAK überwachten und therapiegesteuerten Patienten keinen Vorteil aufzeigen [6, 16, 18, 19, 21].
Das Risiko-Nutzen-Verhältnis wird maßgeblich auch durch die Qualifikation des Personals bestimmt, nicht nur im Hinblick auf katheterbedingte Komplikationen, sondern insbesondere auch bei der therapeutischen Umsetzung der gewonnenen Informationen.

Katheteraufbau und Kathetervarianten

▶ **Standardmodell.** Der Pulmonalarterienkatheter (Standardtyp; Kaliber 7 – 7,5 French, 4-lumig, Länge 110 cm, Markierung in 10-cm-Abständen) verfügt über (▶ Tab. 3.5, ▶ Abb. 3.8):
- 2 Öffnungen („Lumina") für die Druckübertragung (distale Öffnung: Messung des pulmonalarteriellen Druckes [PAP]; Öffnung 30 cm proximal: Messung des zentralvenösen Druckes [ZVD]),
- 1 Lumen zur Luftzufuhr zum Ballon (1,5 cm³ Fassungsvermögen),
- 1 Lumen für die Thermistorsonde (der Thermistor befindet sich 4 cm distal der Katheterspitze),
- 4 Anschlüsse.

▶ **Erweiterte Ausstattung.** Neben dem beschriebenen Standardmodell werden Pulmonalarterienkatheter mit erweiterter Ausstattung angeboten:
- Fiberoptik (kontinuierliche Messung der gemischtvenösen Sauerstoffsättigung [SvO_2]),
- Schrittmacherelektroden/Extralumen für Schrittmachersonden („Paceport"),
- kontinuierliche Herzzeitvolumenmessung („CCO"),
- Messung der rechtsventrikulären Ejektionsfraktion (RVEF).

Indikationen

Sofern weniger invasive Techniken (transpulmonale Thermodilution, Echokardiografie) nicht anwendbar sind bzw. nicht die erforderlichen Informationen liefern können [1], gelten als Indikationen für den Einsatz eines PAK:
- das perioperative Monitoring bei kardialen Risikopatienten oder Eingriffen mit zu erwartenden großen Volumenumsätzen,
- der akute Myokardinfarkt mit kardiogenem Schock, mechanischen Komplikationen oder rechtsventrikulärem Infarkt,
- der traumatische und septische Schock,
- eine hämodynamische Instabilität,
- eine pulmonale Hypertonie sowie
- die kardiale Funktionsdiagnostik.

Eine besondere Rolle kommt dem Einsatz des PAK in der Diagnostik und Therapiekontrolle eines pulmonalen Hochdrucks zu, bei dem er sich nur bedingt durch andere Verfahren (Echokardiografie) ersetzen lässt. Allerdings ist auch hier ein Nutzen in Bezug auf die Morbidität und Letalität dieser Patienten nicht belegt.

Praxistipp

Eingedenk der Datenlage zum Stellenwert des PAK empfiehlt sich grundsätzlich eine individuelle Indikationsstellung unter Berücksichtigung weniger invasiver Alternativen (insbesondere der Echokardiografie). Ein PAK sollte stets auch nur so lange wie nötig (so lange die gewonnenen Informationen diagnostische oder therapeutische Relevanz besitzen) in situ belassen werden.

Anlage des PAK

▶ **Voraussetzungen.** Als Voraussetzungen gelten:
- kontinuierliches EKG-Monitoring (akustische Signale zur Erkennung von Rhythmusstörungen),
- intravenöser Zugang,
- Druckaufnehmer,
- Zuleitungen, Spülsystem,
- Messsystem (Herzzeitvolumen-Computer mit Darstellung der Thermodilutionskurve),
- Defibrillator, Schrittmacher,
- Notfallausrüstung (kardiopulmonale Reanimation, Antiarrhythmika).

▶ **Platzierung.** Grundsätzlich sind aseptische Bedingungen einzuhalten. Vor der eigentlichen Platzierung wird der Pulmonalarterienkatheter kontrolliert: Alle Lumina werden durchgespült und der Ballon wird überprüft (konzentrische Entfaltung?). Dann erfolgt zunächst in Seldinger-Technik die Platzierung eines großkalibrigen (8,5 F) Einführungssystems (sog. Schleuse) in einer großen Vene. Die V. jugularis interna rechts bietet durch den geradlinigen Verlauf zur V. cava superior die besten Bedingungen, des weiteren ist die Punktion – insbesondere bei blutungsgefährdeten Patienten – am risikoärmsten. Aufgrund anatomischer Gegebenheiten (relative Enge zwischen Klavikula und 1. Rippe) ist das Platzieren eines 8,5- bis 9,0-F-Einführungsbestecks über die V. subclavia nicht immer möglich.

Über die Schleuse wird dann der Pulmonalarterienkatheter eingeschwemmt, wobei der aufgeblasene Ballon den Katheter wie ein Segel unter Ausnutzung des Blutstroms durch das rechte Herz in die Pulmonalarterie führt. Vor dem Einschwemmvorgang wird eine Druckmessung an den Anschluss für das distale Lumen (Öffnung an der Katheterspitze) angeschlossen, um anhand der charakteristischen Druckkurven der verschiedenen Stromgebiete die jeweilige Position der Katheterspitze erkennen zu können (▶ Abb. 3.9).

Erscheint schließlich die typische pulmonalarterielle Druckkurve, so wird der Ballon entlüftet und der Katheter so weit zurückgezogen, dass nur bei vollständiger Füllung des Ballons ein Verschlussdruck gemessen werden kann. So ist sichergestellt, dass die Katheterspitze nicht zu peripher in einer Lungenarterie liegt (Gefahr des Lungeninfarkts bzw. der Gefäßruptur bei Aufblasen des Ballons). Meist wird an der Schleuse eine Schutzhülle angekoppelt, sodass ein längerer Abschnitt des Pulmonalarterienkatheters steril bleibt und auch nach der Platzierung Positionskorrekturen möglich sind. Darüber hinaus erlauben an den Schutzhüllen angebrachte Drehverschlüsse die Fixierung des Katheters in einer bestimmten Position. Die Distanzen verschiedener Punktionsorte bis zum rechten Vorhof, rechten Ventrikel, der Pulmonalarterie und der Wedge-Position zeigt ▶ Tab. 3.6.

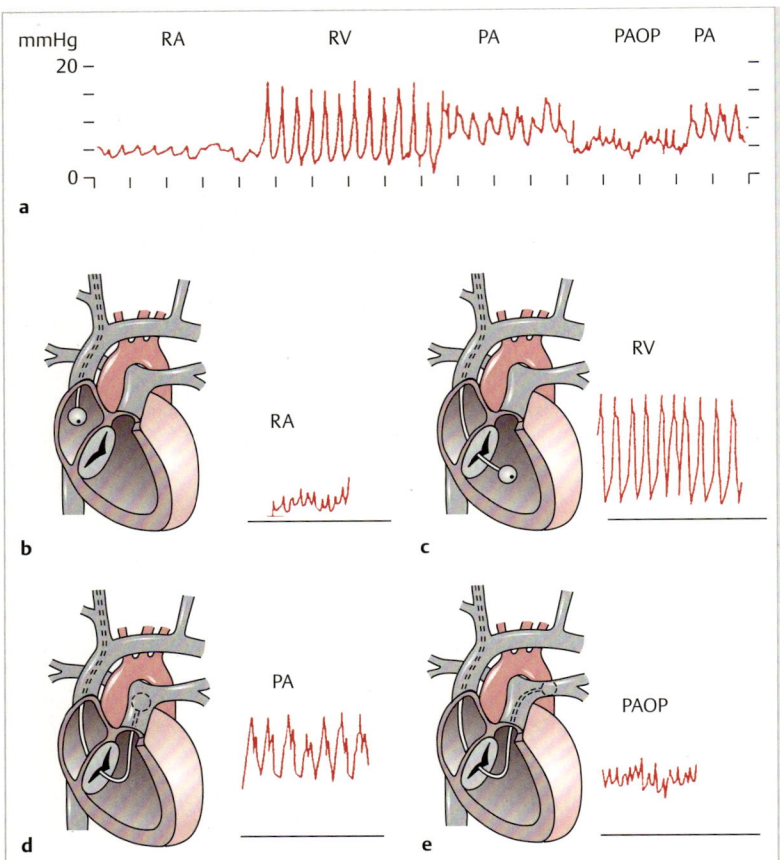

Abb. 3.9 Die Druckkurvenformen während der Passage von rechtem Vorhof (RA), rechtem Ventrikel (RV) und Pulmonalarterie (PA) sowie während des pulmonalarteriellen Verschlussdrucks (PAOP) im Rahmen der Platzierung eines Pulmonalarterienkatheters.

Tab. 3.6 Distanzen zwischen verschiedenen Punktionsorten und rechtem Vorhof, rechtem Ventrikel, Pulmonalarterie und Wedge-Position.

Vene	Rechter Vorhof (cm)	Rechter Ventrikel (cm)	Pulmonalarterie (cm)	Wedge-Position (cm)
V. jugularis				
R	15 – 20	30	40	45 – 50
L	20 – 25	35	45 – 50	50 – 55
V. subclavia				
R	10 – 20	25 – 35	40 – 50	45 – 55
L	15 – 25	30 – 40	45 – 50	50 – 55
V. cubitalis				
R	40 – 50	50 – 60	65 – 75	70 – 80
L	50 – 55	60 – 70	75 – 85	80 – 90
V. femoralis	40	50	65	70 – 75

Komplikationen

Eine Übersicht über potenzielle Komplikationen bzw. deren Inzidenz [1] geben ▶ Tab. 3.7 und ▶ Tab. 3.8.

Bei dem Einsatz eines PAK können Komplikationen sowohl bei der Anlage und Positionierung des Katheters auftreten als auch durch den liegenden Katheter selbst verursacht werden.

▶ **Arrhythmien.** Neben den punktionsbedingten Komplikationen mit einer Inzidenz von 0,3 bis 4,5% sind Arrhythmien während der Platzierung eines Pulmonalarterienkatheters mit einer Inzidenz von 13 – 78% am häufigsten, wenn diese auch nur bei weniger als 3% der Patienten eine therapeutische Intervention notwendig machen [11].

▶ **Pulmonalarterienruptur.** Als schwerwiegendste Komplikation gilt die Pulmonalarterienruptur (Inzidenz 0,03 – 0,7%), die mit einer hohen Letalität (45 – 65%; [3]) assoziiert ist.

▶ **Lungeninfarkt.** Bei zu weit in die Peripherie vorgeschobenen Kathetern kann bei Unterbrechung der Perfusion einzelner Lungenareale ein Lungeninfarkt auftreten. Thrombenbildungen wer-

3.3 Kardiorespiratorisches Monitoring

Tab. 3.7 Komplikationen der Pulmonalarterienkatheterisierung bei Anlage, liegendem Katheter und Entfernung (Kasuistiken).

Insertion	Liegender Katheter	Entfernung
• Pneumothorax • Hämatothorax • Hämatom • arterielle Punktion • Klappen-, Gefäßläsionen • inkorrekte Platzierungen • Arrhythmien • Rechtsschenkelblock (RSB) • Knotenbildung • Knotenbildung am Papillarmuskel • Horner-Syndrom • periphere Nervenläsion • Phrenikusläsion • Pneumoperitoneum • Luftembolie • Anaphylaxie (z. B. Latexallergie)	• Infektionen • Bakteriämie, Sepsis • Luftembolie • Ballonruptur • Katheterbruch, -fragmentierung • Venenthrombose • Endokarditis • Blutungen • Ruptur des rechten Ventrikels • Lungeninfarkt • Hämoptysen • Lungengefäßruptur • Aneurysma der Pulmonalarterie (PA) • heparininduzierte Thrombozytopenie • Fehlablesungen • Bradykardie durch Bolus-Thermodilutionsmessung • intraoperative Fixation (Naht) oder Durchtrennung des Katheters • unbeabsichtigte Passage des Katheters in das linke Herz	• Knoten • Arrhythmien • Schenkelblock • Katheterabscherung • Läsionen

den häufiger beobachtet, führen jedoch nur selten zu klinisch relevanten Lungenembolien.

▶ **Bakteriämie.** Die Inzidenz von katheterassoziierten Bakteriämien wird mit 1–6 %, die einer lokalen Infektion an der Insertionsstelle mit 17 % angegeben [12, 15]. Das Kontaminationsrisiko nimmt nach 72–96 h signifikant zu.

▶ **Läsionen.** Nicht infektiöse, endokardiale Läsionen wurden bei bis zu 90 % der obduzierten Patienten mit Pulmonalarterienkatheter gefunden, jedoch lag die Inzidenz einer infektiösen Endokarditis bei weniger als 2 % [12].

> **Praxistipp**
> Speziell bei Patienten, die sich einem Eingriff unter Anwendung der Herz-Lungen-Maschine unterziehen, wird empfohlen, den Katheter vor dem Anschluss an die Maschine um 2–4 cm zurückzuziehen.

▶ **Ballonruptur.** An eine Ballonruptur ist zu denken, falls der pulmonalarterielle Verschlussdruck (Pulmonal Artery Occlusion Pressure; PAOP) nicht mehr messbar ist und keine Luft aspiriert werden kann. Bei wiederholtem Aufblasen des defekten Ballons droht hier eine Luftembolie.

Druckmessung

Bei der Messung des zentralvenösen Drucks (ZVD) und des PAOP müssen verschiedene Punkte beachtet werden, damit die Messergebnisse genau und reproduzierbar sind.

Transmuraler Druck – Einfluss von Respiration und Ventilation

Zweck der Messung des ZVD und des PAOP ist es, ein Maß für die Vorlast („preload"), genauer die enddiastolische Faserdehnung, zu erhalten. Hinsichtlich der Erfassung der Vorlast sind die transmuralen Drücke entscheidend, d. h. die Differenz zwischen intravasalen und extravasalen Drücken. Bei den gemessenen Druckwerten handelt es sich um intravasale Drücke relativ zum atmosphärischen (Null-)Druck. Änderungen des intrathorakalen Druckes, z. B. im Rahmen eines Atemzyklus, führen jedoch zu einer Diskrepanz zwischen intravasalen und transmuralen Drücken, da sich die intrathorakalen Drücke auf das Gefäßlumen der jeweiligen Gefäße übertragen, und zwar umso mehr, je höher die pulmonale Compliance ist. Wie ▶ Abb. 3.10 verdeutlicht, führen Atembewegungen zu respiratorischen Schwankungen der Druckwerte, ohne dass sich der transmurale Druck ändert.

Tab. 3.8 Inzidenz katheterassoziierter Komplikationen.

Komplikationen	Inzidenz (in %)
Gefäßzugang:	
• arterielle Punktion	5,6
• Blutungen aus der Einstichstelle (Kinder)	5,3
• postoperative Neuropathie	0,3–1,1
• Pneumothorax	0,3–1,9
• Luftembolie	0,5
Platzierung:	
• Platzierung gelingt nicht	<2,6
• leichte Arrhythmien (supraventrikuläre und ventrikuläre Extrasystolen, passagere Rechtsschenkelblöcke)	4,7–68,9
• schwere Arrhythmien (ventrikuläre Tachykardie, Kammerflimmern)	0,3–3,8 0,1–4,3
• Rechtsschenkelblock	0–8,5
• totaler atrioventrikulärer Block (AV-Block)	
liegender Katheter:	
• Pulmonalarterienruptur	0,03–0,7
• positive Kultur (Katheterspitze)	1,4–34,8
• katheterassoziierte Sepsis	0,7–11,4
• Thrombophlebitis	6,5
• Lungeninfarkt	0,1–5,6
• Thrombus	28–61
• dokumentierte Endokarditis	<1,5
• Tod	0,02–1,5

Intensivmedizinische Untersuchung, Diagnostik und Monitoring

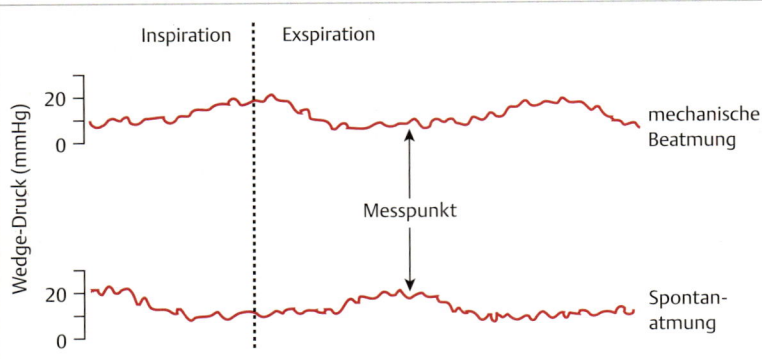

Abb. 3.10 Respiratorische Schwankungen des pulmonalkapillären Verschlussdrucks während Spontanatmung und positiver Druckbeatmung. Der wahre (transmurale) Druck muss endexspiratorisch gemessen werden.

Praxistipp

Um den Einfluss atmungsbedingter Änderungen des intravasalen Druckes auszuschalten, sollten Messungen dieser Drücke jeweils endexspiratorisch vorgenommen werden, da sich zu diesem Zeitpunkt der extravasale (gleich intrathorakale) Druck an den atmosphärischen Druck (gleich null) angleicht. Allerdings können bei Patienten mit einer Bronchialobstruktion oder unter Beatmung mit positiv endexspiratorischem Druck (PEEP) am Ende der Exspiration ein positiver intrathorakaler Druck und damit falsch hohe intravasale Drücke resultieren.

Druckkurvenprofile

▶ **Rechtsatriale Druckkurve.** Diese weist eine typische Form auf: Es lassen sich eine a-, c- und v-Welle sowie ein x- und y-Tal unterscheiden (▶ Abb. 3.11).

Die a-Welle entsteht durch die Vorhofkontraktion und folgt daher der P-Welle des EKG, bei normaler atrioventrikulärer Überleitung (AV)-Überleitung findet sich die a-Welle am Beginn des QRS-Komplexes. Die c-Welle, die durch den Schluss der AV-Klappen entsteht, erscheint unmittelbar nach der a-Welle, ist häufig jedoch nicht im Kurvenverlauf zu identifizieren. Das x-Tal beruht auf der Vorhofrelaxation und dem Tiefertreten der AV-Ebene während der Ventrikelsystole. Die v-Welle im Anschluss an das x-Tal entspricht der passiven Vorhoffüllung und erscheint synchron mit der T-Welle im EKG. Das y-Tal kommt schließlich durch die schnelle Vorhofentleerung nach Öffnung der AV-Klappen zustande.

▶ **Pulmonalarteriendruckkurve.** Die normale *PA-Wellenform* besteht aus einer systolischen PA-Welle und einer dikroten Welle. Letztere entsteht durch Verschluss der Pulmonalklappe und wird in der Regel am unteren Anteil der PA-Druckkurve gesehen. Die systolische pulmonalarterielle Welle findet sich in der Regel ungefähr zur Zeit der T-Welle des EKG. Der diastolische Pulmonalarteriendruck (PADP) entspricht dem Druck kurz vor dem systolischen Druckanstieg. Der PADP stimmt ungefähr (± 1 – 4 mmHg) mit dem mittleren linken Vorhofdruck (LAP) und dem linksventrikulären enddiastolischen Druck (LVEDP) überein, sofern der pulmonalvaskuläre Widerstand (s. u.) nicht erhöht ist.

Die Kurvenanalyse des *pulmonalarteriellen Verschlussdrucks (PAOP)* ist durch die Übertragung via pulmonalem Gefäßsystem gegenüber der rechtsatrialen Kurve erschwert. Außerdem führt die längere Laufzeit dazu, dass die a-Welle erst nach dem QRS-Komplex und die v-Welle erst nach der T-Welle erscheint.

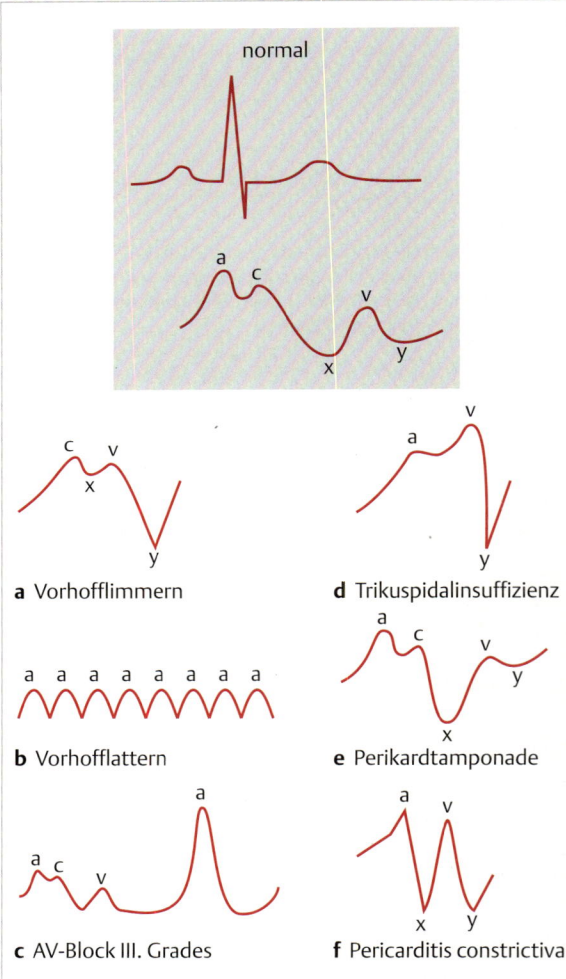

a Vorhofflimmern
b Vorhofflattern
c AV-Block III. Grades
d Trikuspidalinsuffizienz
e Perikardtamponade
f Pericarditis constrictiva

Abb. 3.11 Schematische Wiedergabe von normalen (in Relation zum EKG) und pathologischen rechtsatrialen Druckprofilen (zur Definition von a-, c- und v-Wellen sowie x- und y-Tälern s. Text).

▶ **Änderungen von Druckkurvenprofilen.** Verschiedene Krankheitszustände können zu charakteristischen Änderungen des Kurvenprofils führen, die zusätzliche diagnostische Informationen liefern. Im Einzelfall kann dies auch Probleme bei der Interpretation verursachen (z. B. Verwechslung einer großen v-Welle mit einer pulmonalarteriellen Kurve).

Bei einer *Tachykardie* wird die Analyse der Druckwellenform mit Differenzierung der verschiedenen Wellen und Täler schwierig bis unmöglich. Darüber hinaus wird die Erkennung von Artefakten, speziell Peitschenschlagartefakten, aufgrund von Schleuderzacken und gedrängten Signalen erschwert.

Im *hypovolämischen Schock* können sehr niedrige rechtsventrikuläre (RV-) und PA-Drücke auftreten, sodass die Unterschiede zwischen RV und PA sehr gering ausfallen und die Position der Katheterspitze nur erschwert zugeordnet werden kann.

Bei einer *schweren Rechtsherzinsuffizienz* (z. B. rechtsventrikulärer Infarkt) kann die RV-Druckkurve der der Pulmonalarterie ähneln. Eine Differenzierung ist anhand der Katheterlänge und der fehlenden Inzisur möglich. Kann ein Verschlussdruck nicht erhalten werden, so kann ersatzweise der diastolische pulmonalarterielle Druck verwendet werden, sofern der pulmonalvaskuläre Widerstand (PVR) nicht erhöht ist.

Eine *prominente v-Welle* kann bei einer Mitralinsuffizienz, einer Abnahme der linksatrialen Compliance, einer Myokardischämie und einer passageren Papillarmuskeldysfunktion auftreten (▶ Abb. 3.12). Allerdings sind diese Veränderungen weder besonders sensitiv noch spezifisch: So finden sich etwa bei einem Drittel der Patienten mit einer schweren Mitralinsuffizienz unauffällige v-Wellen (hohe Dehnbarkeit des linken Vorhofs).

Eine *prominente a-Welle* kann bei einer Dehnbarkeitsstörung des linken Ventrikels auftreten, z. B. im Rahmen einer Ischämie.

Pulmonalkapillärer Verschlussdruck (PAOP)

▶ **Messprinzip und Lungenzonen.** Aufgrund schwerkraftabhängiger Unterschiede von Ventilation und Perfusion kann nach West [22] die Lunge in 3 Zonen unterteilt werden (▶ Abb. 3.13), wobei sich jede Zone durch das relative Verhältnis von alveolärem, (mittlerem) pulmonalarteriellem und pulmonalvenösem Druck definiert [22].

> **Merke**
>
> Das Prinzip der Messung des pulmonalkapillären Verschlussdrucks beruht darauf, dass mit Aufblasen des Ballons an der Katheterspitze der Blutfluss im okkludierten Gefäß sistiert und damit eine Flüssigkeitssäule zwischen der Katheterspitze und dem linken Vorhof (entsprechend einem System der kommunizierenden Röhren) entsteht.

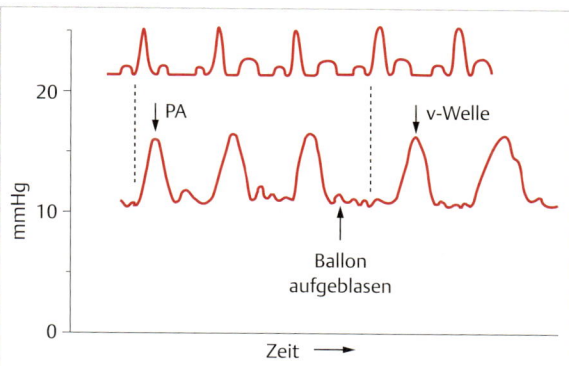

Abb. 3.12 Darstellung von prominenten v-Wellen bei Mitralinsuffizienz. Die parallele Aufzeichnung eines EKG erlaubt die korrekte Zuordnung.

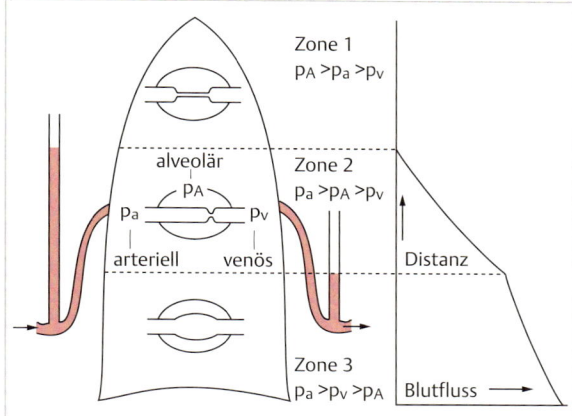

Abb. 3.13 Prinzip der Messung des pulmonalarteriellen Verschlussdrucks. In der Lunge lassen sich nach West 3 Zonen differenzieren, die sich über die Relation zwischen Alveolardruck (p_A), mittlerem Pulmonalarteriendruck (p_a) und pulmonalvenösem Druck (p_v) definieren. Der pulmonalarterielle Verschlussdruck (PAOP) gibt nur dann den linksatrialer Druck (LAP) akkurat wieder, wenn Zone-3-Bedingungen vorliegen, d. h. wenn p_v p_A übersteigt.

Dementsprechend sollte der Druck an der Katheterspitze dem im linken Vorhof (genauer: dem einer Pulmonalvene) entsprechen. Diese Annahmen gelten jedoch nur, wie aus ▶ Abb. 3.13 hervorgeht, wenn sich die Katheterspitze in einem Lungenabschnitt mit Zone-3-Bedingungen befindet. Denn nur in dieser Zone übersteigt der pulmonalvenöse Druck (und damit auch der pulmonalkapilläre Verschlussdruck) den Alveolardruck und garantiert eine ununterbrochene Flüssigkeitssäule zwischen der Katheterspitze und dem linken Vorhof. Der PAOP gibt also nur dann den linksatrialen Druck wieder, wenn sich die Spitze des Pulmonalarterienkatheters in Lungenabschnitten der Zone 3 befindet. Liegt die Katheterspitze dagegen in Lungenabschnitten der Zone 1 oder 2, so wird eher der Alveolardruck als der Gefäßdruck erfasst.

▶ **Niveau des linken Vorhofes.** In der Regel finden sich in Lungenregionen *unterhalb* des Niveaus des linken Vorhofs Zone-3-Bedingungen. Daher sollte die Spitze des Pulmonalarterienkatheters unterhalb des Niveaus des linken Vorhofes liegen. Aufgrund des höheren Blutflusses in den abhängigen Lungenpartien werden die meisten Pulmonalarterienkatheter in den Lungenabschnitten mit den oben genannten Voraussetzungen platziert. Bei bis zu 30 % der Pulmonalarterienkatheterplatzierungen positioniert sich allerdings die Spitze oberhalb des Niveaus des linken Vorhofes. Bestehen Zweifel bezüglich der korrekten Position der Katheterspitze, so ist ggf. eine seitlich angestellte Röntgenaufnahme vorzunehmen. Die übliche anterior-posteriore (a.-p.) Röntgenübersichtsaufnahme erlaubt keine Rückschlüsse über die Position der Katheterspitze relativ zum Niveau des linken Vorhofes.

▶ **PEEP-Einfluss.** Bei Anwendung eines positiv endexspiratorischen Druckes (PEEP) nimmt die Ausdehnung von Lungenabschnitten mit Zone-3-Bedingungen ab. Gerade unter den Bedingungen einer Hypovolämie, d. h. bei einem niedrigen Wedge-Druck, kann eine PEEP-Anwendung dazu führen, dass praktisch keine Zone-3-Bedingungen mehr gegeben sind, auch in abhängigen Lungenpartien. Auch bei ansonsten korrekter Katheterspit-

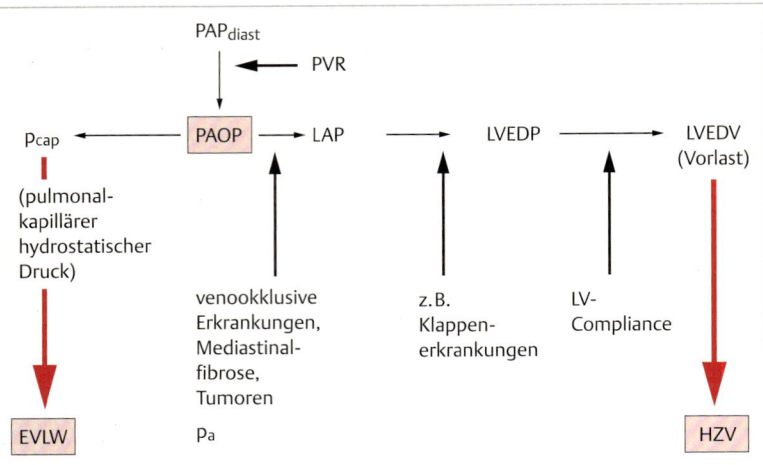

Abb. 3.14 Variablen der Drucktransmission. Dargestellt sind die Faktoren, die die Drucktransmission des LVEDP und LAP zum PAOP beeinflussen.
EVLW = extravaskuläres Lungenwasser, HZV = Herzzeitvolumen, LAP = linksatrialer Druck, LVEDP = linksventrikulärer enddiastolischer Druck, LVEDV = linksventrikuläres enddiastolisches Volumen, p_A = Alveolardruck, PAP_{diast} = diastolischer pulmonalarterieller Druck, PAOP = pulmonalkapillärer Verschlussdruck, p_{cap} = hydrostatischer Kapillardruck, PVR = pulmonalvaskulärer Widerstand.

zenposition, d. h. unterhalb des Niveaus des linken Vorhofs, gibt der gemessene PAOP nicht mehr den linksatrialen Druck korrekt wieder. Eine Option, dies zu überprüfen, ist die Diskonnektion des Patienten vom Ventilator. Dabei können jedoch Werte resultieren, die für die Beatmungsmodalität nicht repräsentativ sind.

Bei Patienten mit obstruktiven Lungenerkrankungen ergibt sich durch den sog. intrinsischen oder Auto-PEEP sowohl bei einer Tachypnoe in Spontanatmung als auch bei zu hohen Tidalvolumina respektive zu kurzen Exspirationszeiten unter kontrollierter Beatmung eine ähnliche Problematik. Im Einzelfall kann die Differenzierung zwischen einem gedämpften pulmonalarteriellen Druck und dem pulmonalkapillären Verschlussdruck bei aufgeblasenem Ballon schwierig sein. In diesem Falle kann die Aspiration von Blut über die Katheterspitze während der Ballonokklusion eine Entscheidungshilfe sein.

▶ **PAOP als Vorlastparameter** (▶ Abb. 3.14). Allgemein ist die Vorlast als die Faserspannung eines Muskels im Ruhezustand definiert. Beim Herz entspricht die Vorlast der enddiastolischen Faserspannung bzw. beim intakten Ventrikel dem enddiastolischen Volumen. In ▶ Abb. 3.14 ist die Drucktransmission nach Einschwemmen des Katheters in eine Wedge-Position dargestellt. Die korrekte Wiedergabe des LVEDP (als Grundlage für die Beurteilung des linksventrikulären enddiastolischen Volumens [LVEDV]) setzt eine ungestörte Drucktransmission voraus. Verschiedene Faktoren wie die Katheterposition, venookklusive Erkrankungen oder Mitralklappenfehler können zu Diskrepanzen zwischen linksatrialem Druck und linksventrikulärem enddiastolischen Druck führen. Eine diesbezügliche Übersicht gibt ▶ Tab. 3.9.

▶ **Complianceänderungen.** Schließlich kann auch die Beziehung zwischen linksventrikulärem enddiastolischen Druck und enddiastolischem Volumen, also die *linksventrikuläre Dehnbarkeit* (Compliance), bei einer Vielzahl von Konstellationen, wie z. B. bei einer Myokardhypertrophie, Überdruckbeatmung, Myokardischämie oder Myokardödem, verändert sein (▶ Abb. 3.15). Dies ist auch insofern problematisch, als sich die myokardiale Compliance (z. B. bei einer Ischämie) ebenso während der Überwachung mit einem PAK rasch ändern kann.

Tab. 3.9 Relation von PAOP und LVEDP bei verschiedenen Krankheitsbildern.

PAOP > LVEDP	PAOP < LVEDP
• chronisch obstruktive Lungenerkrankungen (COPD) • Mitralklappenstenose • schwere Mitralinsuffizienz • Tachykardie • Katheterspitze außerhalb von Lungenabschnitten mit Zone-3-Bedingungen • intrathorakale Drucksteigerungen (COPD, PEEP)	• Aorteninsuffizienz (vorzeitiger Klappenschluss) • Complianceänderungen (s. u.) • Lungenembolie • Pneumonektomie

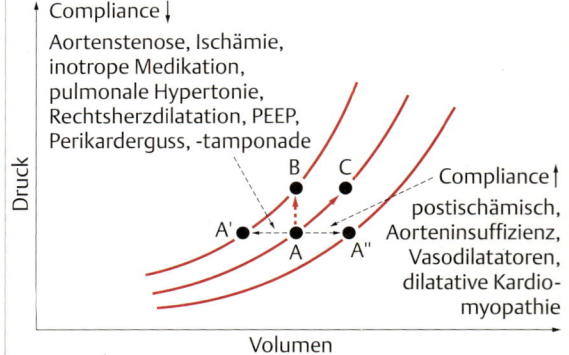

Abb. 3.15 Einflussfaktoren der linksventrikulären Compliance (Volumenänderung ΔV/Druckänderung ΔP). Eine Linksverschiebung der Compliancekurve (A') entspricht einer Abnahme der Ventrikelcompliance (z. B. bei einer Ischämie oder einer Perikardtamponade). Eine Zunahme der Ventrikelcompliance (z. B. postischämisch) führt zu einer Rechtsverschiebung der Compliancekurve (A''). Die Ventrikelfüllung hängt vom enddiastolischen Druck und von der Ventrikelcompliance ab. Ein Druckanstieg kann eine Zunahme der Vorlast (also des enddiastolischen Volumens) widerspiegeln (A → C), aber auch Ausdruck einer Änderung der Ventrikelcompliance sein (A → B).

3.3 Kardiorespiratorisches Monitoring

Merke

Aufgrund der geschilderten Problematik und der aus einer eingeschränkten Drucktransmission resultierenden Limitation findet sich – insbesondere bei intensivpflichtigen Patienten und perioperativ – keine oder nur eine schlechte Korrelation zwischen PAOP und LVEDV, d. h. der pulmonalarterielle Verschlussdruck (absolut) ist oft kein verlässlicher Parameter der linksventrikulären Vorlast.

Eine zusätzliche Information kann die Änderung des PAOP und des Schlagvolumens, v. a. des HZV, auf eine Volumengabe („volume challenge") liefern. Anhand wiederholter Messungen lässt sich dann die Position des PAOP auf der individuellen Frank-Starling-Kurve besser abschätzen. Allerdings sind statische volumetrische Vorlastparameter (LVEDV, intrathorakaler Blutvolumenindex [ITBVI]) bzw. dynamische Vorlastparameter (*systolische Druckvariation* [SPV], Pulsdruckvariation [PPV], Schlagvolumenvariation [SVV]) Füllungsdrücken eindeutig überlegen.

Pulmonale Hypertonie

Bei der Bewertung des pulmonalarteriellen Drucks (PAP) ist, insbesondere bei kritisch Kranken, stets auch die Höhe des HZV zu berücksichtigen. Denn im Unterschied zu Normalpersonen, bei denen ein Anstieg des HZV aufgrund der hohen Compliance des pulmonalen Gefäßbettes nicht zu einem wesentlichen Anstieg des PAP (ca. 1,6 mmHg/l/min/m²) führt, kann bei einer pulmonalen Hypertonie ein Anstieg des HZV auch mit einem erheblichen Anstieg des PAP einhergehen.

Bei der Interpretation des pulmonalvaskulären Widerstands (PVR) ist zu bedenken, dass dieser Wert auf der (vereinfachenden) Annahme eines nicht pulsatilen Flusses basiert: Der Strömungswiderstand wird durch den kritischen Eröffnungsdruck (Druck bei sistierendem Blutfluss, ca. 10 mmHg) in Verbindung mit der Steigung der Fluss-Druck-Kurve besser wiedergegeben als mit dem PVR. Die Druckverhältnisse bei verschiedenen Formen der pulmonalen Hypertonie erläutert (▶ Tab. 3.10).

Praxistipp

Bei der Bewertung der intravasalen Druckwerte gilt es, die physiologische Schwankungsbreite zu beachten. So beträgt die spontane Schwankungsbreite des PAOP bei 60 % der Patienten bis zu 4 mmHg, kann jedoch bei einzelnen Patienten bis zu 7 mmHg betragen [14]. Daher sollten als Faustregel Änderungen des ZVD oder PAOP von weniger als 4 mmHg nicht als klinisch eindeutig betrachtet werden.

Pulmonalkapillärer Verschlussdruck als hydrostatischer Druck

Der pulmonalkapilläre Verschlussdruck wird oft mit dem hydrostatischen Druck in den Lungenkapillaren gleichgesetzt. Dabei wird jedoch nicht berücksichtigt, dass der pulmonalkapilläre Verschlussdruck bei einem Perfusionsstillstand gemessen wird. Der unter diesen Bedingungen gemessene pulmonalkapilläre Verschlussdruck entspricht aber nur dann dem linksatrialen Druck, wenn der Widerstand in den Lungenvenen vernachlässigbar ist.

Im Unterschied zum systemischen Stromgebiet tragen die Lungenvenen einen erheblichen Anteil, nämlich etwa 40 %, zu dem totalen pulmonalvaskulären Widerstand bei. Während dies unter Normalbedingungen zu einem klinisch akzeptablen Unterschied zwischen pulmonalkapillärem Verschlussdruck und hydrostatischem kapillären Druck führt, kann dies unter den Bedingungen einer pulmonalen Venokonstriktion und pulmonalen Hypertonie, z. B. bei akutem Atemnotsyndrom (ARDS), aber auch bei Hypoxämie und Endotoxinämie zu einer beträchtlichen Differenz zwischen pulmonalkapillärem Verschlussdruck und kapillärem hydrostatischen Druck kommen. Zur Schätzung des kapillären hydrostatischen Druckes kann die Gaar-Formel [7] herangezogen werden:

$$p_{cap} = 0{,}4 \times PAP + 0{,}6 \times PAOP$$

Bei einem angenommenen mittleren pulmonalarteriellen Druck von 40 mmHg und einem pulmonalkapillären Verschlussdruck von 10 mmHg ergibt sich eine Differenz von 12 mmHg zwischen pulmonalkapillärem Verschlussdruck und hydrostatischem Kapillardruck (22 mmHg). Geht man von einem venösen Widerstandsanteil von 60 % an dem gesamten pulmonalvaskulären Widerstand aus, so errechnet sich sogar eine Differenz von 18 mmHg. In diesem Fall muss in die Gaar-Formel ein Koeffizient von 0,6 für PAP und 0,4 für PAOP eingesetzt werden: $0{,}6 \times 40 + 0{,}4 \times 10 = 28$; $p_{cap} - PAOP = 18$.

Praxistipp

- Leider lässt sich bei kritisch Kranken unter klinischen Bedingungen der pulmonalvenöse Widerstand nicht messen, sodass bei diesen Patienten der pulmonalkapilläre Verschlussdruck nur sehr beschränkt als Maß des pulmonalkapillären hydrostatischen Druckes verwertet werden kann.
- Im Einzelfall lässt sich aus der Druckaufzeichnung während der Ballonokklusion eine Phase des raschen Druckabfalls von der eines langsameren Druckabfalls unterscheiden (biexponentieller Abfall). In diesem Falle entspricht der Knick dem pulmonalkapillären hydrostatischen Druck.

Tab. 3.10 Druckverhältnisse bei verschiedenen Formen der pulmonalen Hypertonie.

Form der pulmonalen Hypertonie	PAPm	PAOP	Erkrankungen
präkapilläre Hypertonie (aktive Druckerhöhung)	↑↑	normal	Lungenerkrankungen, z. B. Emphysem, COPD; Lungengefäßerkrankungen, z. B. Embolie, Shuntverbindungen
alveoläre Hypertonie (passive Druckerhöhung)	↑	↑	Überdruckbeatmung, PEEP, intrinsischer PEEP bei obstruktiven Ventilationsstörungen (Asthmaanfall)
postkapilläre Hypertonie (passive Druckerhöhung)	↑	↑	Herzinsuffizienz, Vitien, Thrombose der Lungenvenen

PAPm – mittlerer Pulmonalarteriendruck
PAOP – pulmonalkapillärer Verschlussdruck

Intensivmedizinische Untersuchung, Diagnostik und Monitoring

Tab. 3.11 Bestimmung eines hämodynamischen Profils.

Gemessene Größen	Abgeleitete Größen	Optionen
ZVD	pulmonalvaskulärer Widerstand (PVR)	rechtsventrikuläre Ejektionsfraktion (RVEF)
PAP	systemvaskulärer Widerstand (SVR)	
PAOP	Schlagvolumen	
HZV	Schlagarbeitsindizes	
gemischtvenöse Sauerstoffsättigung (SvO$_2$)	O$_2$-Angebot, O$_2$-Verbrauch	
(Herzfrequenz)	Shuntfraktion	
(Blutdruck)		

HZV = Herzzeitvolumen; PAP = pulmonalarterieller Druck; PAOP = „pulmonary occlusion pressure", pulmonalkapillärer Verschlussdruck; SvO$_2$ = gemischtvenöse Sauerstoffsättigung; ZVD = zentralvenöser Druck

Tab. 3.12 Normalwerte.

Druckwerte	mmHg
systemischer arterieller Druck	
• systolischer Spitzendruck	100 – 140
• enddiastolischer Druck	60 – 90
• Mitteldruck	70 – 105
pulmonalarterieller Verschlussdruck (PAOP) (für linksatrialen Druck = LAP)	
• mittlerer diastolischer Druck	2 – 12
• a-Welle	3 – 15
pulmonalarterieller Druck:	
• systolischer Spitzendruck (PASP)	15 – 30
• enddiastolischer Druck (PADP)	4 – 12
• Mitteldruck (mPAP)	9 – 16
rechter Ventrikel (RV):	
• systolischer Spitzendruck	15 – 30
• enddiastolischer Druck	0 – 8
rechtsatrialer (RA) oder mittlerer zentralvenöser Druck (ZVD)	0 – 8
Widerstände	**dyn × s × cm^{-5}**
• systemischer Gefäßwiderstand (SVR)	900 – 1400
• pulmonaler Gefäßwiderstand (PVR)	150 – 250
Flüsse	**Wert**
• Herzzeitvolumen (HZV) (l/min)	variabel
• Herzindex (HI) (l/min/m^2)	2,8 – 4,2
• Schlagvolumenindex (SVI) (ml/min/m^2)	30 – 65
weitere Parameter	**Wert**
Herzfrequenz (HF) (Schläge/min)	60 – 100
linksventrikulärer Schlagarbeitsindex (LVSWI) (g × m/m^2)	43 – 61
rechtsventrikulärer Schlagarbeitsindex (RVSWI) (g × m/m^2)	7 – 12
Hämoglobinkonzentration (g/dl)	12 – 16
arterieller Sauerstoffpartialdruck (paO$_2$) (mmHg)	70 – 100
arterielle Sauerstoffsättigung (SaO$_2$) (%)	93 – 98
gemischtvenöser Sauerstoffpartialdruck (pvO$_2$) (mmHg)	36 – 42
gemischtvenöse Sauerstoffsättigung (SvO$_2$) (%)	75
arteriogemischtvenöse Sauerstoffgehaltsdifferenz (avDO$_2$) (ml/dl)	3 – 5
Sauerstoffangebot (DO$_2$) (ml O$_2$/min)	640 – 1400
Sauerstoffverbrauch (VO$_2$) (ml O$_2$/min)	180 – 280
Sauerstoffextraktionsrate (%)	22 – 30
pulmonalvenöse Beimischung, Rechts-links-Shunt (Q$_s$/Q$_t$) (%)	< 3 – 5

Hämodynamik

Der Pulmonaliskatheter erlaubt die Bestimmung eines sog. *hämodynamischen Profils* (▶ Tab. 3.11). Anhand dieser hämodynamischen Parameter lassen sich Herz-Kreislauf-Funktionsstörungen wesentlich besser beschreiben und differenzialdiagnostisch bewerten (Kap. 9; ▶ Tab. 3.12).

HZV-Messung

Prinzip

Das Herzzeitvolumen (HZV) stellt eine essenzielle kreislaufphysiologische Messgröße dar. Wichtige abgeleitete Größen (Widerstände, Schlagarbeitsindizes, Sauerstoffangebot etc.) basieren auf der Kenntnis des HZV.

> **Merke**
> Die HZV-Bestimmung mittels PAK beruht auf der Thermodilutionsmethode, welche sich aus dem Indikatorverdünnungsprinzip herleitet.

Dabei wird ein bestimmtes Volumen eines Indikators (meist 10 ml einer kalten Kochsalzlösung) über das proximale Lumen in die rechte V. cava superior bzw. den rechten Vorhof injiziert. Die kalte Flüssigkeit führt so zu einer Temperaturabnahme des das rechte Herz durchströmenden Blutes, die durch den am PAK angebrachten Thermistor erfasst wird. Der Thermistor besteht aus einem Sintermetall, dessen elektrischer Widerstand absinkt, wenn die Temperatur ansteigt. Über einen Temperaturbereich von 2 – 3 °C ist die Widerstandsänderung linear.

Trägt man den Temperaturverlauf in der Pulmonalarterie gegen die Zeit auf, so erhält man einen charakteristischen Kurvenverlauf. Die Fläche unter der Kurve ist dem HZV indirekt proportional (geringe Temperaturabnahme = hohes HZV, hohe Temperaturabnahme = geringes HZV). Die Flächenplanimetrie wird heute computerisiert durchgeführt, sodass der Wert bettseitig bestimmt werden kann.

$$HZV = \frac{V_I \, (T_B - T_I) \, K}{\int \Delta T_B \, dt}$$

V$_I$ = Injektatvolumen, T$_B$ = Bluttemperatur (PA), T$_I$ = Injektattemperatur, K = Computer- und Dichtekonstante, $\int \Delta T_B \, dt$ = Veränderung der Bluttemperatur als Funktion der Zeit.

Genauigkeit

Bei den gebräuchlichen Kathetern ist von einem Messfehler von ca. 10 % auszugehen. Dieser Messfehler ist vergleichsweise gering gegenüber den respiratorischen Schwankungen des Herzzeitvolumens von ± 25 %. Einzelmessungen und atemsynchrone repetitive Messungen können jedoch eine erhebliche Fehleinschätzung des HZV zur Folge haben. Zwar weisen endexspiratorische Messungen die geringste Streuung auf, jedoch führen sie beim beatmeten Patienten zur Überschätzung des Herzzeitvolumens.

Praxistipp
In der Praxis werden üblicherweise die Ergebnisse von 3 willkürlich im Atemzyklus vorgenommenen Messungen gemittelt.

Fehlerquellen

Technische Ursachen für Fehlerquellen sind:
- Injektatverlust,
- Undichtigkeiten im System,
- zu warmes Injektat (zu geringer Signal-Rausch-Abstand),
- zu langsame Injektionsgeschwindigkeit,
- inhomogene Injektion,
- falsche Katheterposition,
- zu geringe Zahl von Einzelmessungen.

Kardiale Ursachen umfassen:
- Klappeninsuffizienzen, insbesondere Trikuspidalinsuffizienz (Pendelfluss des Indikators),
- intrakardiale Shunts (Indikatorverlust),
- Tachyarrhythmia absoluta (inhomogene Indikatormischung),
- Sinustachykardie (Frequenz > 140/min) (unzureichende Indikatormischung).

▶ **Vorgehen.** Aufgrund der oben genannten Fehlerquellen empfiehlt sich:
- ein ausreichendes Injektatvolumen (10 ml),
- eine eiskalte Lösung (< 4 °C),
- eine Online-Messung der Injektattemperatur am Injektionsort,
- die Mittelung von 3 Einzelmessungen (bei Verdacht auf inhomogene Indikatormischung auch mehr),
- die Analyse der aufgezeichneten Thermodilutionskurve zur Überprüfung der Validität der Messung.

Kontinuierliches HZV

▶ **Prinzip.** 1990 wurde ein neues Verfahren zur automatischen und kontinuierlichen Messung des Herzzeitvolumens auf der Basis der Thermodilutionsmethode entwickelt [24]. Grundlage bildet die Fixierung eines etwa 10 cm langen Thermofilaments an den PAK, welches im rechten Ventrikel liegt und Wärmeimpulse direkt an das Blut abgibt. Die resultierenden Bluttemperaturänderungen werden distal in der Pulmonalarterie durch einen Thermistor erfasst. Schäden an Endokard oder korpuskulären Blutbestandteilen durch die Wärmeimpulse konnten bisher nicht nachgewiesen werden. Ein Einsatz des Systems ist bis ca. 41 °C Körpertemperatur möglich.

Die angezeigten Werte geben das mittlere HZV der vorausgegangenen 3–6 min wieder, die Anzeige wird etwa alle 30 s aktualisiert. Insofern handelt es sich im strengen Sinne nicht um eine kontinuierliche HZV-Messung, sondern um eine „kontinuale" Messung.

▶ **Genauigkeit.** Genauigkeit und Verlässlichkeit der kontinuierlichen HZV-Messung im Vergleich zur intermittierenden Bestimmung (Einzelbolusbestimmung) wurden in verschiedenen Studien bestätigt [2, 9, 13].

Merke
Zu berücksichtigen bleibt, dass die mittlere Zeitspanne für die 75%ige Erfassung einer HZV-Änderung 10,5 min beträgt (bei einem akuten HZV-Abfall von z. B. 10 l/min auf 6 l/min benötigt das System 10,5 min, bis der Wert 7 l/min erscheint; [9]). Insofern ist auch mit dieser Methode die sofortige Erkennung von akuten HZV-Änderungen nicht möglich.

Die Kosten eines CCO-PAK liegen etwa bei dem 1,5- bis 2-Fachen eines Standard-PAK. Durch die Reduktion des Personalkostenaufwands für die Durchführung von Einzelmessungen kann ein akzeptables Kosten-Nutzen-Verhältnis resultieren.

Kontinuierliche SvO_2-Messung

Neben der Registrierung der Drücke und des HZV erlaubt der PAK – außer bei Patienten mit einem Shuntvitium – eine Bestimmung der gemischtvenösen Sauerstoffsättigung (SvO_2). Die Wertigkeit liegt in der Abschätzung, ob das HZV in Relation zu dem aktuellen globalen Sauerstoffbedarf ausreichend ist.

Aus der Beziehung:

$$SvO_2 = SaO_2 - (VO_2/1{,}36 \times Hb \times HZV)$$

sind die 4 Determinanten (SaO_2, VO_2, Hb und HZV) der gemischtvenösen Sauerstoffsättigung abzulesen. Für die korrekte Interpretation einer Änderung der SvO_2 ist dementsprechend also die Kenntnis bzw. eine Messung der Parameter SaO_2, Hb und HZV notwendig. In der Praxis vereinfacht sich die Interpretation insofern, als bei den meisten Patienten eine pulsoxymetrisch gemessene SaO_2 vorliegt („duale Oxymetrie") und der Hb-Wert stabil ist, sodass Änderungen in erster Linie auf Änderungen des VO_2 oder des HZV beruhen.

Messprinzip

Seit 1980 werden PAK zur kontinuierlichen Messung der SvO_2 angeboten. Die Technologie der kontinuierlichen SvO_2-Messung basiert auf dem Prinzip der Reflexionsspektrofotometrie.

Dabei erlaubt die Inkorporation eines fiberoptischen Bündels die Aussendung von Licht 2 oder 2 bestimmter Wellenlängen in die A. pulmonalis. Die Wellenlängen entsprechen den maximalen Reflexionswerten von oxygeniertem und desoxygeniertem Hämoglobin. Bei der Passage an Erythrozyten im Lichtquelle wird ein Teil des Lichtes von diesen Zellen reflektiert und mittels der Fiberoptik einem Fotodetektor zugeleitet, der unmittelbar neben der Lichtquelle liegt. Die Relation der gemessenen Reflexionswerte für Hb und HbO_2 ergibt die SvO_2.

Da die Dyshämoglobine wie Methämoglobin (MetHb), Carboxyhämoglobin (HbCO) oder Sulfhämoglobin (HbS) nicht erfasst werden, resultieren Abweichungen der partiellen Sauerstoffsättigung ($SpvO_2$) von der wahren Sauerstoffsättigung (SvO_2), da bei Normalpersonen bereits 2–3% des Hämoglobins in Form dieser Varianten vorliegen. Technische Probleme können aus Fehlkalibrationen oder Malpositionen (wandständige Katheterspitze) sowie Thrombusformationen an der Spitze resultieren. Die Mehrkosten eines fiberoptischen PAK betragen etwa das 4-Fache eines Standard-PAK.

Literatur

[1] American Society of Anesthesiologists Task Force on Pulmonary Artery Catheterization. Practice guidelines for pulmonary artery catheterization: an updated report by the American Society of Anesthesiologists Task Force on Pulmonary Artery Catheterization. Anesthesiology 2003; 99: 988–1014

[2] Boldt J, Menges T, Wollbruck M et al. Is continuous cardiac output measurement using thermodilution reliable in the critically ill patient? Crit Care Med 1994; 22: 1913–1918

[3] DeLima LG, Wynands JE, Bourke ME et al. Catheter-induced pulmonary artery false aneurysm and rupture: case report and review. J Cardiothorac Vasc Anesth 1994; 8: 70–75

[4] Eisenberg PR, Jaffe AS, Schuster DP. Clinical evaluation compared to pulmonary artery catherization in the hemodynamic assessment of critically ill patients. Crit Care Med 1984; 12: 543–553

[5] Elliott CG, Zimmerman GA, Clemmer TP. Complications of pulmonary artery catheterization in the care of critically ill patients. A prospective study. Chest 1979; 76: 647–652

[6] Evaluation study of congestive heart failure and pulmonary artery catheterization effectiveness: the ESCAPE trial. Binanay C, Califf RM, Hasselblad V et al. ESCAPE Investigators and ESCAPE Study Coordinators. JAMA 2005; 294: 1625–1633

[7] Gaar KA Jr, Taylor AE, Owens LJ et al. Pulmonary capillary pressure and filtration coefficient in the isolated perfused lung. Am J Physiol 1967; 213: 910–914

[8] Gnaegi A, Feihl F, Perret C. Intensive care physicians' insufficient knowledge of right-heart catheterization at the bedside: time to act? Crit Care Med 1997; 25: 213–220

[9] Haller M, Zollner C, Briegel J et al. Evaluation of a new continuous cardiac output monitor in critically ill patients: a prospective criterion standard study. Crit Care Med 1995; 23: 860–866

[10] Harvey S, Harrison DA, Singer H et al. An evaluation of the clinical effectiveness of pulmonary artery catheters in patient management in intensive care: a randomised controlled trial (PAC-Man). Lancet 2005; 366: 472–477

[11] Matthay MA, Chatterjee K. Bedside catheterization of the pulmonary artery: risks compared with benefits. Ann Intern Med 1988; 109: 826–834

[12] Mermel LA, Maki DG. Infectious complications of Swan-Ganz pulmonary artery catheters. Pathogenesis, epidemiology, prevention, and management. Am J Respir Crit Care Med 1994; 149: 1020–1036

[13] Mihaljevic T, von Segesser L, Tonz et al. Continuous versus bolus thermodilution cardiac output measurements – a comparative study. Crit Care Med 1995; 23: 944–949

[14] Nemens EJ, Woods SL. Normal fluctuations in pulmonary artery and pulmonary capillary wedge pressures in acutely ill patients. Heart Lung 1982; 11: 393–398

[15] Raad I, Umphrey J, Khan A et al. The duration of placement as a predictor of peripheral and pulmonary arterial catheter infections. Hosp Infect 1993; 23: 17–26

[16] Richard C, Warszawski J, Anguel N et al. French Pulmonary Artery Catheter Study Group. Early use of the pulmonary artery catheter and outcomes in patients with shock and acute respiratory distress syndrome: a randomized controlled trial. JAMA 2003; 290: 2713–2720

[17] Roth JV. Temporary transmyocardial pacing using epicardial pacing wires and pacing pulmonary artery catheters. J Cardiothorac Vasc Anesth 1982; 6: 663

[18] Sandham JD, Hull RD, Brant RF et al. Canadian Critical Care Clinical Trials Group. A randomized, controlled trial of the use of pulmonary-artery catheters in high-risk surgical patients. N Engl J Med 2003; 348: 5–14

[19] Steingrub JS, Celoria G, Vicklers-Lahti M et al. Therapeutic impact of pulmonary artery catheterization in a medical/surgical ICU. Chest 1991; 99: 1451–1455

[20] Swan HJC, Ganz W, Forrester J et al. Catheterization of the heart in man with use of a flow-directed balloontipped catheter. New Engl J Med 1970; 283: 447

[21] The National Heart, Lung, and Blood Institute Acute Respiratory Distress Syndrome (ARDS) Clinical Trials Network. Pulmonary-artery versus central venous catheter to guide treatment of acute lung injury. N Engl J Med 2006; 354: 2213–2224

[22] West JB, Dollery CT, Naimark A. Distribution of pulmonary blood flow in isolated lung: Relation to vascular and alveolar pressures. J Appl Physiol 1964; 19: 713–724

[23] Wiener RS, Welch HG. Trends in the use of the pulmonary artery catheter in the United States, 1993–2004. J Am Med Assoc 2007; 298: 423–429

[24] Yelderman M, Quinn MD, McKown RC et al. Continuous thermodilution cardiac output measurement in sheep. J Thorac Cardiovasc Surg 1992; 104: 315–320

3.3.3 Transkardiopulmonale Indikatordilutionsverfahren

S. G. Sakka, A. Meier-Hellmann

Einleitung

In den letzten Jahren werden zunehmend die transkardiopulmonalen Indikatordilutionsverfahren für das erweiterte hämodynamische Monitoring bei kritisch kranken Patienten eingesetzt. Ähnlich wie bei der Messung des Herzzeitvolumens (HZV) mittels Pulmonalarterienkatheter (PAK) beruhen diese Verfahren auf der Injektion eines löslichen Indikators und der Erfassung des Konzentrationskurvenverlaufs flussabwärts (Indikatordilutionsprinzip). Der Unterschied besteht jedoch darin, dass der Indikatorkonzentrationsverlauf nicht pulmonalarteriell, sondern transkardiopulmonal (d. h. jenseits von Herz und Lunge) im arteriellen Gefäßsystem aufgezeichnet wird. Die transkardiopulmonalen Indikatorverfahren ermöglichen die Erfassung des Herzzeitvolumens und differenzierter kardiorespiratorischer Größen.

Indikatordilutionsprinzip

> **Merke**
>
> Indikatordilutionsverfahren stellen vom Prinzip her indirekte Verfahren zur Fluss- und Volumenmessung dar. Wie bei der Messung des Herzzeitvolumens (HZV) mittels PAK wird bei den transkardiopulmonalen Verfahren der Indikator als Bolus zentralvenös injiziert. Unter physiologischen Bedingungen passiert der Indikator sodann das rechte Herz und die pulmonale Strombahn, bevor er in das linke Herz gelangt. Von dort aus wird er entsprechend der jeweiligen Durchblutungsverteilung in den Organismus transportiert (▶ Abb. 3.16).

▶ **Herzzeitvolumen.** In gleicher Art und Weise wie auch für den PAK basiert die Messung des Herzzeitvolumens (HZV) auf dem Thermodilutionsverfahren und beruht auf dem Prinzip von Stewart-Henrique-Hamilton. Im Vergleich zur pulmonalarteriellen Thermodilutionskurve erscheint die transkardiopulmonale Thermodilutionskurve zeitlich später, sind die Temperaturänderungen weniger ausgeprägt und bestehen über einen längeren Zeitraum. Moderne Thermistoren haben eine gute Auflösung und ermöglichen eine zuverlässige Messung des Temperaturkurvenverlaufs.

3.3 Kardiorespiratorisches Monitoring

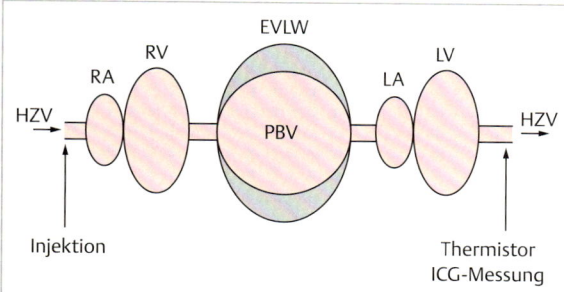

Abb. 3.16 Schematische Darstellung des transkardiopulmonalen Doppelindikatordilutionsverfahrens. Die rosa markierten Flächen entsprechen dem Intravasalvolumen, die grau markierte Fläche dem sog. extravaskulären Lungenwasser.
HZV = Herzzeitvolumen, RA = rechter Vorhof, RV = rechter Ventrikel, PBV = pulmonales Blutvolumen, EVLW = extravaskuläres Lungenwasser, LA = linker Vorhof, LV = linker Ventrikel, ICG = Indozyaningrün.

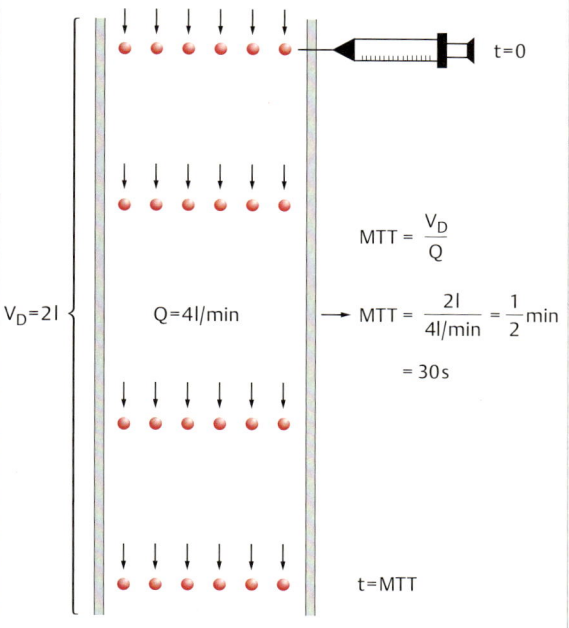

Abb. 3.17 Ein-Röhren-Modell. Nach Injektion des Indikators (Zeitpunkt t = 0) wird die mittlere Durchgangszeit am Messort (t = MTT) in Abhängigkeit vom Fluss im System (Q) und dem Verteilungsvolumen (V_D) bestimmt: MTT = V_D/Q. Bei Kenntnis von mittlerer Durchgangszeit und Fluss lässt sich das entsprechende Verteilungsvolumen berechnen.

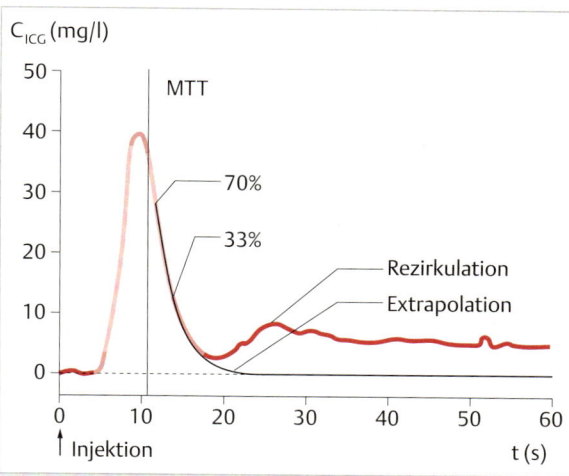

Abb. 3.18 Indikatordilutionskurve am Beispiel des Farbstoffs Indozyaningrün (ICG). Nach zentralvenöser Injektion des Indikators wird am transkardiopulmonalen Messort ein Anstieg der Indikatorkonzentration (C_{ICG}) aufgezeichnet, der typischerweise steiler verläuft als der abfallende Schenkel der Indikatordilutionskurve (linksschiefe Glockenform). Nach dem Gipfel treten, insbesondere bei intravasal verweilenden Indikatoren wie dem ICG, ein zweiter oder weitere kleine Gipfel auf (Indikatorrezirkulation). Um die sog. Primärkurve (engl. First Pass) von Rezirkulationsphänomenen abzugrenzen, wird üblicherweise eine Extrapolation des abfallenden Schenkels zwischen den Zeitpunkten 70% bzw. 33% der Spitzenkonzentration durchgeführt. Die mittlere Durchgangszeit (MTT) entspricht dem Schwerpunkt der Fläche unter der Primärkurve und beschreibt den Zeitpunkt, bei dem die Hälfte des injizierten Indikators den Messort passiert hat. C_{ICG} = Konzentration des Farbstoffs Indozyaningrün, t = Zeit.

Röhren-Modell soll dazu dienen, das Indikatordilutionsprinzip zu verdeutlichen (▶ Abb. 3.17).

Der Indikator wird zum Zeitpunkt „null" injiziert und markiert das Fließmedium. Wie bei Annahme eines nicht laminaren Strömungsprofils („Pfropfenfluss", engl. Plug Flow) gut erkennbar ist, wird die Zeit, nach der der Indikator am Ende der Röhre erscheint, von 2 Größen bestimmt: dem Verteilungsvolumen des Indikators (V_D) und dem Fluss (Q).

Die Analyse der Indikatordilutionskurve am transkardiopulmonalen Messort liefert die MTT als die eine charakteristische Größe: Die MTT beschreibt den Zeitpunkt, an dem die Hälfte des Indikators den Messort passiert hat. Zudem werden, wie erwähnt, in Analogie zur HZV-Messung mittels PAK über eine mathematische Kurvenextrapolation zur Eliminierung von Rezirkulationsanteilen aus der Indikatordilutionskurve die sog. Primärkurve ermittelt und der Fluss im System, der in dem gegebenen Falle dem HZV entspricht, abgeleitet (▶ Abb. 3.18).

Das Verteilungsvolumen des Indikators (V_D) kann mithilfe des Flusses im System (Q) und Kenntnis der MTT über folgenden Zusammenhang bestimmt werden:

$$Q = \frac{V_D}{MTT}$$

Je kleiner also das Verteilungsvolumen und je größer der Fluss sind, umso schneller wird der Indikator am Messort zu erfassen sein und umgekehrt.

▶ **MTT und Verteilungsvolumen.** Ein zusätzlicher und vollständig anderer Ansatz bei den transkardiopulmonalen Indikatordilutionsverfahren besteht darin, dass die sog. mittlere Durchgangszeit (engl. Mean Transit Time, MTT) des Indikators aus der Konzentration/Zeit-Kurve abgeleitet wird (Kety-Schmid-Prinzip). Auf dem Weg von der Injektionsstelle zum entsprechenden Messort verteilt sich der Indikator gleichmäßig in einem bestimmten Volumen (Verteilungsvolumen). Ein vereinfachtes Ein-

Doppelindikatorverfahren

Mithilfe des oben genannten Prinzips ist es möglich, das Verteilungsvolumen des jeweiligen Indikators zu bestimmen. Die verschiedenen Verteilungsvolumina unterschiedlicher Indikatoren können anhand der jeweiligen Indikatordilutionskurven berechnet werden. Das ursprüngliche Thermofarbstoffdilutionsverfahren, dessen Grundlagen Mitte des letzten Jahrhunderts gelegt wurden, beruht auf der simultanen Injektion eines diffusiblen („Kälte") und eines nicht diffusiblen Indikators, wie beispielsweise des Farbstoffs Indozyaningrün (ICG). In der Praxis werden, je nach Körpergewicht, ein 10- bis 20-ml-Bolus einer 4–6 °C kalten ICG-Lösung (2 mg/ml in 5 %iger Glukose) injiziert. Während sich der Farbstoff rasch und komplett an Plasmaproteine bindet und somit für einen längeren Zeitraum im Intravasalraum verweilt, gleicht sich die „Kälte" über Wärmediffusion und -konvektion mit dem Intra- und Extravasalraum aus. Über die Differenz der beiden Verteilungsvolumina, die aufgrund des identischen Flusses auf eine unterschiedliche MTT zurückzuführen ist, kann der „Mehrverteilungsraum" für den Thermodilutionsbolus bestimmt werden.

Der intrathorakale Verteilungsraum für die „Kälte", als intrathorakales Thermovolumen (ITTV) bezeichnet, wird mithilfe der nachfolgenden Gleichung berechnet (HZV$_{TD}$ ist das mittels Thermodilution gemessene Herzzeitvolumen):

$$ITTV = HZV_{TD} \times MTT_{\text{„Kälte"}}$$

▶ **Globales enddiastolisches Volumen (GEDV$_{TD}$).** Über die Differenz zwischen ITTV und pulmonalem Thermovolumen (PTV) kann das *globale enddiastolische Volumen* (GEDV$_{TD}$) bestimmt werden. Vom Prinzip her umfasst das GEDV die Summe aller Herzvolumina und wird ähnlich wie das intrathorakale Blutvolumen (ITBV) als kardialer Vorlastparameter betrachtet. Analog dem ITTV wird das ITBV aus dem Produkt von mittels Thermodilution gemessenem HZV$_{TD}$ und mittlerer Durchgangszeit des Farbstoffs (MTT$_{ICG}$) berechnet:

$$ITBV = HZV_{TD} \times MTT_{ICG}$$

▶ **Extravaskuläres Lungenwasser.** Das *extravaskuläre Lungenwasser* (EVLW) berechnet sich aus der Differenz zwischen den Verteilungsvolumina von „Kälte" und Farbstoff, also intrathorakalem Thermo- und Blutvolumen:

$$EVLW = ITTV - ITBV$$

Einsatz der alleinigen Thermodilution

Heutzutage wird jedoch in der klinischen Routine ausschließlich die alleinige Thermodilution benutzt, die im Vergleich zum klassischen Doppelindikatorverfahren weniger aufwendig, kostengünstiger und risikoärmer ist. Es konnte gezeigt werden, dass die alleinige Thermodilution die Bestimmung von Parametern ermöglicht, die eigentlich den Einsatz des Doppelindikatorverfahrens erfordern. Der zugrunde liegende Ansatz besteht darin, dass bei in Reihe geschalteten Kompartimenten mit identischem Fluss das größte Kompartiment maßgeblich die Kurvencharakteristik bestimmt (insbesondere den exponentiell abfallenden Schenkel der Indikatordilutionskurve).

Da ein linearer Zusammenhang zwischen dem GEDV (alleinige Thermodilution) und dem ITBV (Farbstoffdilution) nachgewiesen werden konnte, ist es möglich, die Größen ITBV und EVLW mittels alleiniger Thermodilution zu bestimmen. Der in einer großen Patientenpopulation ermittelte mathematische Zusammenhang beschreibt: ITBV = 1,25 × GEDV − 84 ml [23]. Experimentelle und klinische Untersuchungen ergaben, dass die auf diesem Algorithmus beruhende Berechnung von ITBV und EVLW anhand der alleinigen transkardiopulmonalen Thermodilution eine zuverlässige Abschätzung ermöglicht.

Tab. 3.13 Basisparameter des transkardiopulmonalen Doppelindikatordilutionsverfahrens.

Parameter	Abkürzung	Normalwert
Herzindex	HI	2,3 – 4,2 (l/min/m²)
intrathorakales Blutvolumen	ITBV	800 – 1000 (ml/m²)
globales enddiastolisches Volumen	GEDV	600 – 750 (ml/m²)
pulmonales Blutvolumen	PBV	150 – 250 (ml/m²)
extravaskuläres Lungenwasser	EVLW	<7 (ml/kg)
pulmonalvaskulärer Permeabilitätsindex	PVPI	<1

Messparameter und Normalwerte

Die transkardiopulmonalen Indikatordilutionsverfahren liefern verschiedene hämodynamische Parameter für das Monitoring und zur Therapiesteuerung in der Klinik (▶ Tab. 3.13). Die entsprechenden Werte werden zur Berücksichtigung individueller Körpermaße üblicherweise auf die Körperoberfläche bzw. das Körpergewicht bezogen und als Index bezeichnet.

Herzzeitvolumen (HZV)

Obwohl prinzipiell auch die Farbstoffdilution geeignet wäre, dient allgemein das mittels Thermodilution gemessene Herzzeitvolumen (HZV$_{TD}$) bzw. der korrespondierende Herzindex (HI$_{TD}$) als Ausgangsparameter zur Berechnung verschiedener Blutvolumina (z. B. des ITBV).

> **Merke**
>
> Die Zuverlässigkeit der arteriellen gegenüber der pulmonalarteriellen HZV-Messung anhand des Thermodilutionsverfahrens ist als gleichwertig anzusehen [22, 25].

Moderne PAK-Modelle bieten aufgrund der Einarbeitung eines Thermofilaments eine kontinuierliche Messung des Herzzeitvolumens [27]. Die transkardiopulmonalen Verfahren basieren auf einem Bolus-Indikatordilutionsverfahren; zur kontinuierlichen Anzeige des HZV ist in den kommerziell erhältlichen Systemen (z. B. PiCCO, LiDCO) die Pulskonturanalyse (Kap. 3.3.5) integriert. Eine Alternative zur Thermodilution für die HZV-Messung stellt die Verwendung von Lithiumchlorid als Indikator dar. Dieses Verfahren bedarf keines speziellen Thermistorkatheters und beruht auf der Aufzeichnung der arteriellen Indikatordilutionskurve mithilfe eines als Durchflusszelle konstruierten Sensors, d. h. einer für Lithiumionen sensitiven Elektrode [14].

Intrathorakales Blutvolumen (ITBV)/ globales enddiastolisches Volumen (GEDV)

> **Merke**
>
> Die transkardiopulmonalen Indikatordilutionsverfahren liefern das ITBV und das GEDV als wesentliche kardiale Vorlastparameter. Man betrachtet ITBV und GEDV als sensitive Indikatoren für die globale kardiale Vorlast, da im Gegensatz zum zentralvenösen Druck (ZVD) oder pulmonalarteriellen Verschlussdruck (PAOP) die Wertigkeit nicht durch den intrathorakalen Druck und die Compliance von Gefäßen oder des nachgeschalteten Ventrikels eingeschränkt wird.

Zwar korrelieren bei gesunden Probanden PAOP und linksventrikulärer enddiastolischer Druck recht gut, dies ist jedoch nicht mehr der Fall, wenn sich die myokardiale Compliance ändert [9]. Klinische Untersuchungen haben gezeigt, dass die direkte Messung der kardialen Volumina Vorteile gegenüber der indirekten Abschätzung anhand von Druckgrößen aufweist. Die Bestimmung des Volumenstatus mithilfe des ITBV unter dem Einfluss der Beatmung mit unterschiedlichen endexspiratorischen Drücken erwies sich im Vergleich zu ZVD und PCWP (pulmonalkapillärer Verschlussdruck) als überlegen [15]. Bei kardiochirurgischen Patienten stellte sich das ITBV in der unmittelbar postoperativen Phase, die u. a. durch Änderungen der myokardialen Compliance gekennzeichnet ist, als der zuverlässigere Vorlastparameter heraus [11].

Zwar ist das ITBV der „ältere" und besser untersuchte Parameter, doch entspricht vom Ansatz her das GEDV eher der eigentlichen kardialen Vorlast als das ITBV. Das GEDV wird aus der alleinigen transkardiopulmonalen Thermodilution abgeleitet und ermöglicht über einen mathematischen (linearen) Zusammenhang die Berechnung von ITBV und EVLW [23]. Experimentelle und klinische Studien belegen die Genauigkeit der Abschätzung von ITBV und EVLW mithilfe des GEDV.

Pulmonales Blutvolumen (PBV)

Das pulmonale Blutvolumen wird aus dem Herzzeitvolumen (HZV) und der Konstante des exponentiellen Abfalls der Farbstoffkonzentration (τ_{ICG}) berechnet. Das PBV erlangte keine große klinische Bedeutung, es konnte eine gute Korrelation zum atrialen natriuretischen Faktor (ANF) gezeigt werden.

Extravaskuläres Lungenwasser (EVLW)

Das klinische Referenzverfahren zur Bestimmung des extravaskulären Lungenwassers stellt das transkardiopulmonale Doppelindikatordilutionsverfahren dar. Tierexperimentell konnte durch postmortale Gravimetrie eine gute Korrelation zwischen tatsächlichem und mittels Doppelindikatorverfahren gemessenem EVLW nachgewiesen werden [21]. Das Verfahren beruht allerdings auf einigen Voraussetzungen:

In Analogie zum Massenerhaltungsprinzip darf im System kein Verlust an Indikator zwischen dem Injektions- und Messort vorhanden sein. Zudem sollten alle Lungenareale vom Indikator erreicht werden. Dies wird jedoch für Lungenareale, die nur eingeschränkt perfundiert sind, oder bei einem besonders großen extravaskulären Volumen nicht oder nur bedingt zutreffen [1, 5]. Basierend auf der Abschätzung des ITBV anhand der reinen Thermodilution ist es möglich, das EVLW ohne die Notwendigkeit der Farbstoffdilution zu bestimmen. Experimentelle und klinische Studien belegen die Genauigkeit dieses Ansatzes [13, 23].

Pulmonalvaskulärer Permeabilitätsindex (PVPI)

Das Verhältnis zwischen extravasalem (EVLW) und intravasalem Volumen (ITBV) ergibt den pulmonalvaskulären Permeabilitätsindex, der zur Beschreibung der Integrität der Kapillarschranke und somit des Ödemrisikos dient. Experimentelle und klinische Daten zeigen, dass der PVPI eine Unterscheidung zwischen kardialem und nicht kardialem („acute respiratory distress syndrome", ARDS) Lungenödem ermöglicht [13, 19]. Inwieweit die Berücksichtigung dieses Indexes Vorteile im klinischen Management bietet, bleibt Gegenstand zukünftiger Untersuchungen.

Stellenwert im Kreislaufmonitoring

Unabhängig von der Tatsache, dass die meisten klinischen Daten zum PAK vorliegen, bleibt festzuhalten, dass für keines der erweiterten Kreislaufüberwachungsverfahren bislang ein Vorteil in Bezug auf das Überleben kritisch kranker Patienten nachgewiesen werden konnte.

> **Merke**
>
> Im Vergleich zum Pulmonalarterienkatheter (PAK) liegt ein gewisser Vorteil der transkardiopulmonalen Indikatordilutionstechnik (TPID) in der geringen Invasivität des Verfahrens. Klappenläsionen und Arrhythmien wie beim PAK sind durch einen arteriellen Katheter ausgeschlossen. Während der PAK zur Einschätzung der myokardialen Vorlast die sog. Füllungsdrücke (ZVD, PCWP) benutzt, zielt die TPID auf volumetrische Parameter ab. Die Komplikationsrate an retroperitonealen Hämatomen, Verletzungen der Femoralarterie mit Gefäßverschluss oder arteriovenösen Fisteln kann insgesamt als gering bezeichnet werden [2].

▶ **Genauigkeit.** Da in der klinischen Routine mittlerweile ausschließlich die alleinige Thermodilution eingesetzt wird, entfällt auch das potenzielle Risiko einer allergischen Reaktion auf den Farbstoff [3]. Die weitere Entwicklung der transkardiopulmonalen Indikatordilutionsverfahren auch im Sinne einer Kostenreduktion und Risikominimierung für den Patienten führte dazu, dass die alleinige Thermodilution eine für klinische Belange ausreichende Genauigkeit in der Bestimmung von ITBV und EVLW bietet [23]. Die Abschätzung von ITBV bzw. EVLW bleibt auch bei schwerer Lungenschädigung im normalen und höheren Messbereich hinreichend zuverlässig [20], wobei allerdings eine systematische Überschätzung niedriger EVLW-Werte durch die Thermodilution besteht [12].

▶ **ITBV und GEDV.** Klinische Untersuchungen belegen den Stellenwert von ITBV und GEDV als kardiale Vorlastgrößen und zeigen eine Überlegenheit gegenüber dem ZVD auf [16]. Allerdings bleibt für das GEDV festzuhalten, dass die erhobenen Absolutwerte durchaus infrage gestellt werden [4] und eine Validierung aussteht.

▶ **EVLW.** Mit Hilfe der Überwachung des EVLW kann potenziell die Gefahr einer Volumenüberladung und „Überwässerung" kritisch kranker Patienten reduziert werden (▶ Abb. 3.19). Der prognostische Stellenwert des EVLW konnte in einem breiten Intensivkollektiv unterstrichen werden, das EVLW erwies sich als unabhängiger Prädiktor für das Überleben kritisch kranker Patienten [24]. In jüngster Zeit wurden die geltenden Kriterien für die Diagnose eines ARDS insofern kritisch hinterfragt, da ca. ein Drittel dieser Patienten kein erhöhtes EVLW aufweist [17]. Für die Implementierung des EVLW in die entsprechenden Kriterien und eventuell intensivmedizinischen Scoring-Systeme bedarf es allerdings noch geeigneter klinischer Studien.

▶ **Studienergebnisse.** Der Einfluss der Überwachung des EVLW auf das therapeutische Regime und die Prognose kritisch kranker Patienten ist derzeit nicht ausreichend belegt. Nachdem zunächst experimentell der Einfluss von u. a. verschiedenen Beatmungsmodi auf das EVLW untersucht worden war [7, 8], konnten Zeravik et al. [28] in einer klinischen Studie zeigen, dass sich das EVLW als wertvoll erweisen kann bei der *Wahl des geeigneten Beatmungsverfahrens* (assistiert vs. kontrolliert). So zeigte sich, dass bei einem EVLW < 11 ml/kg KG ein assistierender Beatmungsmodus einer intermittierenden Überdruckbeatmung (IPPV) im Hinblick auf die Oxygenierung als überlegen einzustufen ist und eine Entwöhnung vom Beatmungsgerät sinnvoll erscheint.

Bei Patienten mit *Lungenödem* zeigte sich, dass die Therapie anhand des EVLW im Vergleich zum PAOP zu einer eher restriktiveren Volumentherapie führte [18]. Tendenziell benötigten diese

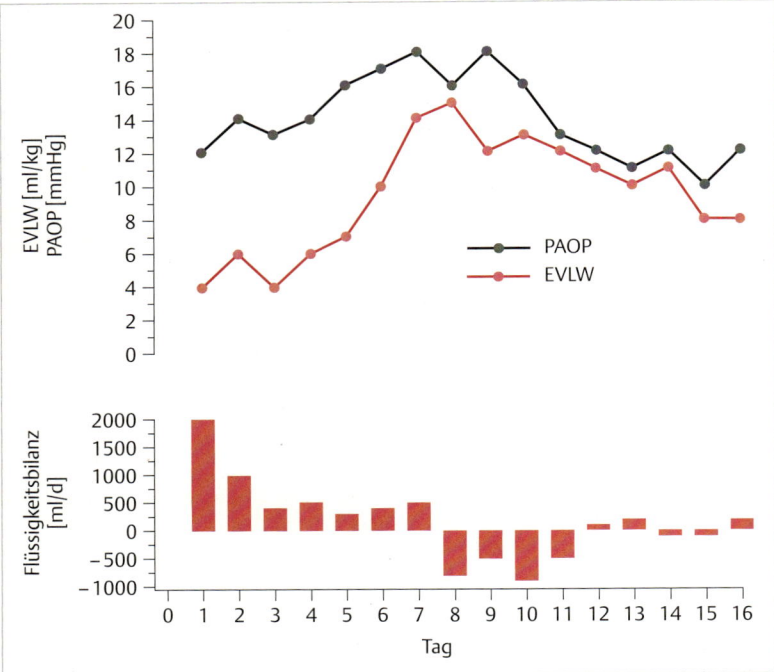

Abb. 3.19 Klinisches Fallbeispiel. Dieser Patient mit einem septischen Schock infolge eitriger Peritonitis, der mithilfe des transkardiopulmonalen Indikatordilutionsverfahrens überwacht wurde, bedurfte initial positiver Flüssigkeitsbilanzen und entwickelte einen deutlichen Anstieg des extravaskulären Lungenwassers (EVLW). Im Rahmen der suffizienten Therapiemaßnahmen nahm das Ausmaß der Plusbilanzen ab und nach Überwindung der Kapillarlecksituation konnte der Patient negativ flüssigkeitsbilanziert werden, worunter auch das EVLW wieder sank. Der pulmonalarterielle Verschlussdruck (PAOP) als Parameter der kardialen Vorlast und Indikator für den hydrostatischen Druck in der pulmonalen Mikrozirkulation scheint hier die kardiale Vorlast weitestgehend widerzuspiegeln.

Patienten häufiger und länger Vasopressoren oder Inotropika. Zwar konnte durch die Therapiesteuerung nach EVLW eine Verkürzung der Beatmungs- und Intensivtherapiedauer nachgewiesen werden, doch bestand zwischen den beiden Gruppen kein Unterschied in der Letalität. Die gleiche Arbeitsgruppe [26] hatte zuvor zeigen können, dass eine positive Flüssigkeitsbilanz in diesem Patientengut ein unabhängiger Prädiktor für die Prognose ist. Eisenberg et al. [6] fanden in einer prospektiven Studie eine Senkung der Mortalität lediglich in einer Subgruppe von Patienten, die einen normalen PAOP, aber ein erhöhtes EVLW aufwiesen. Eine anhand von GEDV und EVLW gesteuerte Therapie bei elektiven kardiochirurgischen Patienten zeigte, dass im Vergleich zu einer Kontrollgruppe Organfunktionen und Sauerstofftransportvariablen stabiler waren, die postoperative Komplikationsrate und die Intensivverweildauer geringer waren [9].

In Zukunft bedarf es weiterer geeigneter klinischer Studien, um den Stellenwert und die Indikationen für die transkardiopulmonalen Indikatordilutionsverfahren zu definieren.

Literatur

[1] Allison RC, Carlile PV Jr, Gray BA. Thermodilution measurement of lung water. Clin Chest Med 1985; 6: 439–457
[2] Belda FJ, Aguilar G, Teboul JL et al. Complications related to less-invasive haemodynamic monitoring. Br J Anesth 2011; 106: 482–486
[3] Benya R, Quintana J, Brundage B. Adverse reactions to indocyanine green: a case report and a review of the literature. Cath Cardiovasc Diag 1989; 17: 231–233
[4] Brivet FG, Jacobs F, Colin P. Calculated global end-diastolic volume does not correspond to the largest heart blood volume: a bias for cardiac function index? Intensive Care Med 2004; 30: 2133–2134
[5] Effros RM. Lung water measurements with the mean transit time approach. J Appl Physiol 1985; 59: 673–683
[6] Eisenberg PR, Hansbrough JR, Anderson D et al. A prospective study of lung water measurement during patient management in an intensive care unit. Am Rev Respir Dis 1987; 136: 662–668
[7] Frostell C, Blomqvist H, Wickerts CJ. Effects of PEEP on extravascular lung water and central blood volume in the dog. Acta Anaesthesiol Scand 1987; 31: 711–716
[8] Frostell C, Blomqvist H, Wickerts CJ et al. Lung fluid balance evaluated by the rate of change of extravascular lung water content. Acta Anaesthesiol Scand 1990; 34: 362–369
[9] Goepfert MS, Richter HP, Eulenburg CZ et al. Individually optimized hemodynamic therapy reduces complications and length of stay in the intensive care unit. Anesthesiology 2013; 119(4): 824–836
[10] Hansen RM, Viquerat CE, Matthay MA et al. Poor correlation between pulmonary arterial wedge pressure and left end-diastolic volume after coronary artery bypass graft surgery. Anesthesiology 1986; 64: 764–770
[11] Hoeft A, Schorn B, Weyland A et al. Bedside assessment of intravascular volume status in patients undergoing coronary bypass surgery. Anesthesiology 1994; 81: 76–86
[12] Hofmann D, Klein M, Wegscheider K et al. Erweitertes hämodynamisches Monitoring mithilfe der transpulmonalen Thermodilution. Einfluss verschiedener Faktoren auf die Genauigkeit der Abschätzung von intrathorakalem Blutvolumen und extravaskulärem Lungenwasser bei kritisch kranken Patienten. Anaesthesist 2005; 54: 319–326
[13] Katzenelson R, Perel A, Berkenstadt H et al. Accuracy of transpulmonary thermodilution versus gravimetric measurement of extravascular lung water. Crit Care Med 2004; 32: 1550–1554
[14] Kurita T, Morita K, Kato S et al. Comparison of the accuracy of the lithium dilution technique with the thermodilution technique for measurement of cardiac output. Br J Anaesth 1997; 79: 770–775
[15] Lichtwarck-Aschoff M, Zeravik J, Pfeiffer UJ. Intrathoracic blood volume accurately reflects circulatory volume status in critically ill patients with mechanical ventilation. Intensive Care Med 1992; 18: 142–147

[16] Michard F, Alaya S, Zarka V et al. Global end-diastolic volume as an indicator of cardiac preload in patients with septic shock. Chest 2003; 124: 1900–1908
[17] Michard F, Zarka V, Alaya S. Better characterization of acute lung injury/ARDS using lung water. Chest 2004; 125: 1166
[18] Mitchell JP, Schuller D, Calandrino FS et al. Improved outcome based on fluid management in critically ill patients requiring pulmonary artery catheterization. Am Rev Respir Dis 1992; 145: 990–998
[19] Monnet X, Anguel N, Osman D et al. Assessing pulmonary permeability by transpulmonary thermodilution allows differentiation of hydrostatic pulmonary edema from ALI/ARDS. Intensive Care Med 2007; 33: 448–453
[20] Nirmalan M, Niranjan M, Willard T et al. Estimation of errors in determining intrathoracic blood volume using thermal dilution in pigs with acute lung injury and haemorrhage. Br J Anaesth 2004; 93: 546–551
[21] Pfeiffer U, Birk M, Aschenbrenner G et al. Validity of the thermo-dye-technique for measurement of extravascular lung water. Eur Surg Res 1980; 12: 106–107
[22] Sakka SG, Reinhart K, Meier-Hellmann A. Comparison of pulmonary artery and arterial thermodilution cardiac output in critically ill patients. Intensive Care Med 1999; 25: 843–846
[23] Sakka SG, Rühl CC, Pfeiffer UJ et al. Assessment of cardiac preload and extravascular lung water by single transpulmonary thermodilution. Intensive Care Med 2000; 26: 180–187
[24] Sakka SG, Klein M, Reinhart K et al. Prognostic value of extravascular lung water in critically ill patients. Chest 2002; 122: 2080–2086
[25] Sakka SG, Reuter DA, Perel A. The transpulmonary thermodilution technique. J Clin Monit Comput 2012; 26: 347–353
[26] Schuller D, Mitchell JP, Calandrino FS et al. Fluid balance during pulmonary edema. Is fluid gain a marker or a cause of poor outcome? Chest 1991; 100: 1068–1075
[27] Yelderman ML, Ramsey MA, Quinn MD et al. Continuous thermodilution cardiac output measurements in intensive care unit patients. J Cardiothorac Vasc Anesth 1992; 6: 270–274
[28] Zeravik J, Borg U, Pfeiffer UJ. Efficacy of pressure support ventilation dependent on extravascular lung water. Chest 1990; 97: 1412–1419

3.3.4 Indirekte Kalorimetrie

S. G. Sakka, A. Meier-Hellmann

Zur Berechnung des systemischen Sauerstoffverbrauchs wird häufig der für das erweiterte Kreislaufmonitoring eingesetzte Pulmonalarterienkatheter benutzt, da er gleichzeitig die Messung des Herzzeitvolumens, der kardialen Füllungsdrücke und die Bestimmung gemischtvenöser Blutgasanalysen erlaubt [3].

> **Merke**
>
> In Verbindung mit einer arteriellen Blutgasanalyse können mithilfe des Pulmonalarterienkatheters sowohl das systemische Sauerstoffangebot (DO_2) als auch der Sauerstoffverbrauch (VO_2) errechnet werden (sog. *kardiovaskuläres Fick-Prinzip*). Eine etablierte Alternative zur Bestimmung der absoluten Menge an verbrauchtem Sauerstoff besteht in der Analyse von In- und Exspirationsluft (sog. *respiratorisches Fick-Prinzip*).

Vergleichende Studien zeigten unterschiedlich deutliche Differenzen zwischen beiden Bestimmungsmethoden des VO_2 [1, 5].

▶ **Verfügbare Geräte.** Heutzutage sind verschiedene Geräte, die ursprünglich zur Bestimmung des Kalorienbedarfs und damit die Ernährungsplanung entwickelt wurden, kommerziell erhältlich. Als eigenständiges Gerät stand für das metabolische Monitoring der Deltatrac II (GE Healthcare, USA) zur Verfügung [3], der eine valide und kontinuierliche Messung von VO_2 und Kohlendioxidproduktion (VCO_2) erlaubt [7, 8, 9]. Im Unterschied zu anderen Geräten werden hierbei die Differenz zwischen in- und exspiratorischer Sauerstoffkonzentration, die exspiratorische Kohlendioxidkonzentration und das Atemminutenvolumen bestimmt. Die Gasvolumina werden durch eine „Constant-Flow-Dilutionsmethode", die O_2-Konzentration mit dem paramagnetischen Differenzdruckverfahren und die CO_2-Konzentration mit der Infrarotspektrofotometrie gemessen. Im Zuge der Weiterentwicklung wurde ein kompaktes Einschubmodul-System (z. B. M-COVX, GE Healthcare, USA) entwickelt, das – wie bei maschinell beatmeten Intensivpatienten gezeigt werden konnte – eine ebenso zuverlässige Messung der einzelnen Größen ermöglicht [2, 6].

▶ **Respiratorischer Quotient.** Unter Berücksichtigung der *Haldane-Formel*, die eine Beziehung zwischen dem ein- und ausgeatmeten Volumen darstellt, kann der respiratorische Quotient (RQ) allein aus den Gaskonzentrationsanteilen berechnet werden [4]:

$$RQ = \frac{VCO_2}{VO_2} = \frac{1 - F_iO_2}{[(F_iO_2 - F_eO_2)/F_eCO_2] - F_iO_2}$$

F_iO_2 = inspiratorische Sauerstoffkonzentration
F_eO_2 = exspiratorische Sauerstoffkonzentration
F_eCO_2 = *exspiratorische Kohlendioxidkonzentration*

▶ **VCO_2 und VO_2.** Über die Bestimmung der VCO_2 im „Constant Flow" (Q, wobei F^*CO_2 der CO_2-Konzentration im Constant Flow entspricht) und des respiratorischen Quotienten wird die Berechnung des VO_2 ermöglicht [8]:

$$VCO_2 = Q \times F^*CO_2$$

$$VO_2 = \frac{VCO_2}{RQ}$$

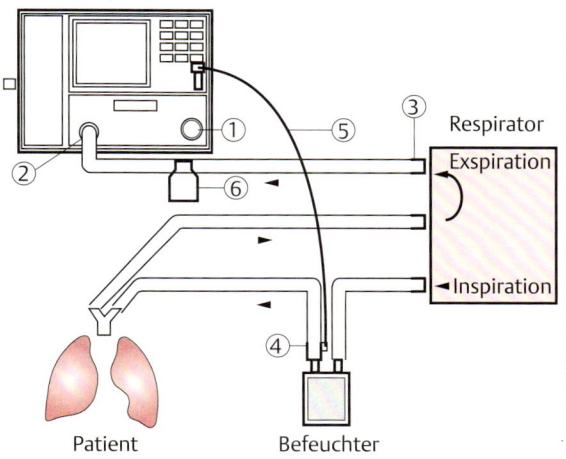

Abb. 3.20 Messung im Respiratormodus.
1 = Flow-Generator-Einlass, 2 = Mischkammereinlass, 3 = Exspirationsauslass des Respirators, 4 = Edelstahladapter im Inspirationsschenkel, 5 = inspiratorischer Gasprobenschlauch, 6 = Wasserfalle.

Die Genauigkeit dieses Messverfahrens ist auch bei zunehmender inspiratorischer O_2-Konzentration vergleichsweise hoch, doch sollten Messungen bei einer $FiO_2 < 60\%$ erfolgen. Obwohl die Messung (nicht bei dem Kompaktmodul) auch beim spontan atmenden Patienten möglich ist, soll das Messprinzip skizzenartig für den Respiratormodus dargestellt werden (▶ Abb. 3.20).

Literatur

[1] Bizouarn P, Soulard D, Blanloeil Y et al. Oxygen consumption after cardiac surgery – a comparison between calculation by Fick's principle and measurement by indirect calorimetry. Intensive Care Med 1992; 18: 206 – 209

[2] McLellan S, Walsh T, Burdess A et al. Comparison between the DatexOhmeda M-COVX metabolic monitor and the Deltatrac II in mechanically ventilated patients. Intensive Care Med 2002; 28: 870 – 876

[3] Merilainen PT. Metabolic monitor. Int J Clin Monit Comput 1987; 4: 167 – 177

[4] Moreno LF, Stratton HH, Newell JC et al. Mathematical coupling of data: correction for a common error for linear calculations. J Appl Physiol 1986; 60: 335 – 343

[5] Myburgh JA. Derived oxygen saturations are not clinically useful for the calculation of oxygen consumption. Anaesth Intens Care 1992; 20: 460 – 463

[6] Ronco JJ, Phang PT. Validation of an indirect calorimeter to measure oxygen consumption in critically ill patients. J Crit Care 1991; 6: 36 – 41

[7] Ronco JJ, Fenwick JC, Wiggs BR et al. Oxygen consumption is independent of increases in oxygen delivery by dobutamine in septic patients who have normal or increased plasma lactate. Am Rev Respir Dis 1993; 147: 25 – 31

[8] Takala J, Keinänen O, Väisänen P et al. Measurement of gas exchange in intensive care: laboratory and clinical validation of a new device. Crit Care Med 1989; 17: 1041 – 1047

[9] Tissot S, Delafosse B, Bertrand O et al. Clinical validation of the Deltatrac monitoring system in mechanically ventilated patients. Intensive Care Med 1995; 21: 149 – 153

3.3.5 Pulskonturanalyse

S. G. Sakka, A. Meier-Hellmann

Einleitung

Bei kritisch Kranken und Patienten mit größeren operativen Eingriffen ist die kontinuierliche Erfassung des Herzzeitvolumens (HZV) oftmals von klinischem Interesse, um möglichst rasch therapeutisch intervenieren zu können. Die kontinuierliche Bestimmung des Herzminutenvolumens über die Pulskonturanalyse ist eine indirekte Methode, da das HZV anhand eines Modells aus der arteriellen Druckkurve errechnet wird.

> **Merke**
>
> Die Pulskonturanalyse benutzt die Kontur der invasiv oder nicht invasiv gemessenen Blutdruckkurve zur Bestimmung des Herzzeitvolumens.

Nicht invasive Verfahren

Peñáz [15] entwickelte in den 1970er-Jahren die Messung des Blutdrucks mithilfe einer pneumatischen Fingermanschette (Finapres). Im Vergleich zu arteriellen Blutdruckwerten fanden sich bei gesunden Patienten mit kontrollierter Hypotonie [1, 4] zum Teil gute Ergebnisse in Bezug auf relative Änderungen. Für die exakte Erfassung der Absolutwerte wurde jedoch eine periodische Rekalibration empfohlen. Auch im Einsatz bei kritisch kranken Patienten erwies sich das Verfahren als zu ungenau [5]. Mit zunehmender Messdauer zeigte sich eine Zunahme des Messfehlers, für die geänderte lokale Verhältnisse am Finger verantwortlich gemacht wurden [17].

Unter Benutzung dieser nicht invasiven Technik entwarfen Gratz et al. [9] ein Modell, nach dem sich das HZV aus der Wellenform dieses peripheren Druckpulses bestimmen ließ. Bei diesem Verfahren wird mithilfe einer HZV-Referenzmessung das arterielle Gefäßsystem („black box") durch einen mathematischen Algorithmus beschrieben. Bei gesunden Probanden fand sich im Vergleich zur Inertgasmethode eine gute Übereinstimmung relativer Änderungen, zur zuverlässigen Ermittlung von Absolutwerten bedurfte es der wiederholten individuellen Kalibration [19]. Im Rahmen elektiver koronarchirurgischer Eingriffe zeigte sich eine Differenz im Herzzeitvolumen zur pulmonalarteriellen Thermodilution von maximal ±20% (r = 0,75) [9].

Invasive Verfahren

Der Versuch, mithilfe der arteriellen Druckkurve auf das vom Herzen ausgeworfene Schlagvolumen zu schließen, lässt sich bis in das vorletzte Jahrhundert zurückverfolgen.

▶ **Windkessel-Theorie.** Bereits 1899 stellte der deutsche Physiologe Otto Frank erste mathematische Modelle zur „Grundform des arteriellen Pulses" auf [6]. Nach Franks „Windkessel-Theorie" werden die zentrale Aorta und die proximalen großen Arterien als eine „Kammer" betrachtet. Diese Kammer (Windkessel) wird während der Systole durch das Schlagvolumen gefüllt und während Systole und Diastole entleert. Die meisten Verfahren zur Pulskonturanalyse basieren auf diesem Modell. In Analogie zum Ohm-Gesetz aus der Elektrizitätslehre beschreiben sie einen Zusammenhang zwischen dem arteriellen Druck oder einer Druckdifferenz und einem Fluss, der von der nachfolgenden Impedanz (Gesamtwiderstand) bestimmt wird. Das Schlagvolumen (SV) kann demnach aus dem Druck als treibender Kraft für den Fluss während der Ejektionszeit (A_{sys} = Fläche unter dem systolischen Teil der Druckkurve) und der charakteristischen Impedanz der Aorta (Z_{Ao}) bestimmt werden (▶ Abb. 3.21):

$$SV = \frac{A_{sys}}{Z_{Ao}}$$

Dieses Modell erwies sich jedoch für den menschlichen Kreislauf als zu einfach.

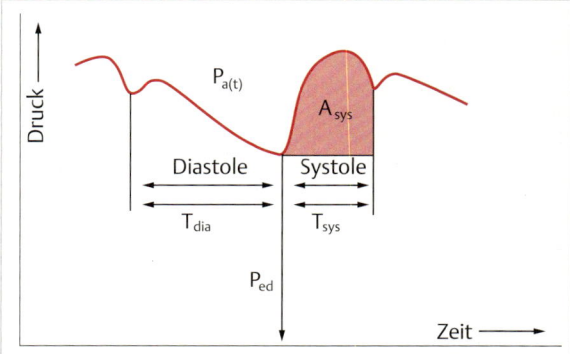

Abb. 3.21 Modell zur Bestimmung des Schlagvolumens. $P_{(a)t}$ = arterieller Druckverlauf über die Zeit, T_{dia} = Diastolendauer, T_{sys} = Systolendauer, A_{sys} = Fläche unter dem systolischen Anteil der Druckkurve (proportional zum Schlagvolumen), P_{ed} = enddiastolischer Druck.

▶ **Methode nach Wesseling.** In jüngster Zeit wurde eine Vielzahl von Versuchen unternommen, das Verfahren durch die Erweiterung der mathematischen Formeln zu verbessern. Die Methode nach Wesseling et al. [22] benutzt den mittleren arteriellen Druck zur Berücksichtigung von druckabhängigen Änderungen im Aortenquerschnitt und die Herzfrequenz, um Reflexionen aus der Peripherie auszugleichen. Beide Parameter werden darüber hinaus alterskorrigiert:

$$HZV_{PC} = \frac{HF \times A_{sys}}{Z_{Ao}}$$

$$Z_{Ao} = \frac{a}{[b + (c \times MAP) + (d \times HF)]}$$

(HZV_{PC} = Pulskontur-HZV, HF = Herzfrequenz, MAP = arterieller Mitteldruck; a, b, c, d = altersabhängige Faktoren).

Aufgrund der jeweiligen Korrekturfaktoren erlaubt diese Gleichung die Verwendung eines peripher-arteriellen Drucks anstatt des zentralen Aortendrucks. Die tatsächliche Impedanz als Maß für die individuellen Unterschiede von Größe und Elastizität von Aorta (Z_{Ao}) und großen Arterien ist nicht bekannt und muss zumindest einmal für jeden Patienten mit einer absoluten Bestimmung des Herzzeitvolumens durch eine Referenzmethode (HZV_{Ref}) ermittelt werden:

$$Z_{Ao} = \frac{HZV_{PC}}{HZV_{Ref} \times Z_{Ao, Ref}}$$

Dynamische Vorlastparameter (SPV, PPV, SVV)

Da die Pulskonturanalyse die arterielle Druckkurve beschreibt, können auf der Basis der Schlag-zu-Schlag-Analyse die sog. systolische Druckvariation (SPV), die Blutdruckamplitudenvariation (PPV) und die Schlagvolumenvariation (SVV) bestimmt werden. Diese Größen beruhen auf den bei maschinell beatmeten Patienten stattfindenden respiratorisch bedingten Schwankungen im systolischen arteriellen Druck (SPV, PPV) bzw. des Schlagvolumens (SVV).

> **Merke**
>
> Die SPV wird als die Differenz zwischen maximalem und minimalem systolischen Blutdruck bestimmt. Bei der PPV (engl. „pulse pressure variation") werden die Schwankungen der Blutdruckamplitude während eines maschinellen Beatmungszyklus ermittelt. Die SVV wird berechnet als die Differenz zwischen dem maximalen und dem minimalen Schlagvolumen, geteilt durch das mittlere Schlagvolumen.

▶ **„Fluid Responsiveness"** Die zugrunde liegende Idee besteht darin, dass die Schwankungen von systolischem Blutdruck und die Variation der einzelnen Schlagvolumina bei einem vorgegebenen Beatmungsmuster bei einem relativen Volumenmangel ausgeprägter sind. Alle 3 Parameter dienen klinisch also zur Abschätzung des Volumenzustandes, d. h. sind Instrumente zur Bewertung der sog. „Fluid Responsiveness", wobei derjenige Patient als „Fluid responsive" bezeichnet wird, der auf eine Volumengabe mit einer Zunahme des HZV reagiert.

Bei kardiochirurgischen Patienten zeigte sich eine sehr enge Korrelation zwischen SPV und SVV und eine große Übereinstimmung dieser beiden Parameter in Bezug auf die „Fluid Responsiveness". Im Vergleich erwiesen sich die kardialen Füllungsdrücke (ZVD, PAOP) als unzureichend in der Vorhersage einer Volumenabhängigkeit des Herzzeitvolumens [16]. Auch im Rahmen neurochirurgischer Eingriffe stellte sich die SVV als überlegen gegenüber Herzfrequenz, Blutdruck und ZVD zur Bewertung der „Fluid Responsiveness" heraus [2]. Bisherige Daten legen eine Überlegenheit der PPV gegenüber den beiden anderen Variablen vor. Eine Einschätzung der „Fluid Responsiveness" mithilfe dynamischer Variablen ist beim offenen Thorax unzureichend möglich [3].

> **Praxistipp**
>
> Für die Interpretation der Messwerte bleibt zu erwähnen, dass in den bisherigen Untersuchungen jeweils ein Tidalvolumen von ca. 8–10 ml/kg KG zugrunde gelegt wurde. Als Normrichtwert wird vielfach für SPV und SVV eine Schwankung von <10%, für die PPV <13% genannt, höhere Werte sind im Sinne eines (relativen) Volumenmangels zu interpretieren.

Stellenwert im Kreislaufmonitoring

Jansen et al. [11] zeigten eine gute Übereinstimmung zwischen pulmonalarterieller Thermodilution und der invasiven Pulskonturanalyse bei postoperativen koronarchirurgischen Patienten. Weissman et al. [21] belegten die Zuverlässigkeit der Pulskonturanalyse nach Wesseling im Rahmen neurochirurgischer Operationen. Selbst Änderungen des Herzzeitvolumens unter der Gabe vasoaktiver Substanzen, wie Esmolol und Phenylephrin, wurden zuverlässig erfasst. Irlbeck et al. [10] untersuchten das Verfahren bei Patienten auf der Intensivstation. Trotz einer hinreichenden Genauigkeit folgerten sie, dass nach extremen hämodynamischen Veränderungen im Rahmen einer Sepsis oder bei Temperaturänderungen (z. B. Auskühlung) eine Rekalibrierung notwendig werden könnte. Speziell bei Patienten nach chirurgischen Eingriffen an der Aorta mit sich ändernder Gefäßcompliance bestehen Limitierungen des Verfahrens [20].

Die Pulskonturanalyse mag unter stabilen Bedingungen mit einem Herzzeitvolumen im physiologischen Bereich eine zuverlässige Methode sein, doch wird das Ausmaß von Abweichungen durch Veränderungen des Gefäßtonus aufgrund der Gabe vasoaktiver Substanzen in klinischen Dosierungen bislang unterschiedlich beurteilt. Eine zielgerichtete Therapie mithilfe der PPV erbrachte bei chirurgischen Hochrisikopatienten einen positiven Einfluss auf Intensiv- und Krankenhausverweildauer [13].

▶ **Referenzverfahren.** Es werden zurzeit von der Industrie verschiedene Systeme angeboten, die auf unterschiedlichen Referenzverfahren beruhen. Ein System beruht auf der transkardiopulmonalen Thermodilution zur Kalibration (PiCCO, Pulsion Medical Systems AG). Eine Alternative, die statt eines speziellen Thermistorkatheters eine Durchflusszelle zur Quantifizierung der Lithiumionenkonzentration benötigt, stellt die transkardiopulmonale Lithiumdilution dar (LiDCO, LiDCO Ltd., UK) [12].

Seit wenigen Jahren ist ein Verfahren verfügbar, durch das eine kontinuierliche Messung des HZV anhand der Blutdruckkurve über einen beliebigen arteriellen Zugang ohne Kalibration mittels Referenzverfahren möglich sein soll (FloTrac, Edwards Lifesciences). Zweifelsohne würde ein derartiges System eine bahnbrechende Entwicklung darstellen. Der initiale Algorithmus wurde kurze Zeit nach der Markteinführung des Systems modifiziert. Eine abschließende Bewertung zum Einsatz beim kritisch Kranken kann derzeit nicht erfolgen.

Es liegen zwar klinische Daten vor, die eine ausreichende Genauigkeit der Pulskonturanalyse nach Kalibration mit einem Referenzverfahren bei kritisch kranken Patienten über einen Zeitraum von bis zu 24 h aufzeigen [7,8]. Dennoch wird von den Autoren an dieser Stelle die Empfehlung gegeben, bei akuten Kreislaufänderungen bzw. unklaren Situationen stets eine kurzfristige Rekalibration durchzuführen.

> **Merke**
> - Ein wesentlicher Vorteil der Pulskonturanalyse besteht in der „Beat-to-Beat"-Überwachung und der kontinuierlichen Erfassung sog. dynamischer Vorlastparameter (SPV, PPV und SVV), die sich im Vergleich zu statischen Parametern als sensitiver und spezifischer im Sinne der Abschätzung einer sog. „Fluid Responsiveness" (d. h. HZV-Zunahme infolge Volumengabe) erwiesen haben.
> - Wesentliche Limitationen der dynamischen Parameter stellen Arrhythmien, v. a. Vorhofflimmern, und die Notwendigkeit einer maschinellen Beatmung dar.
> - Da SPV, PPV und SVV aus der arteriellen Druckkurve abgeleitet werden, ist ihre Aussagekraft hinsichtlich des globalen kardialen Füllungszustands bei einer akuten Rechtsherzbelastung (z. B. Lungenarterienembolie) eingeschränkt.
> - Die Aussagekraft der dynamischen Parameter ist vom Tidalvolumen abhängig, doch bei Patienten mit maschineller Beatmung in hohem Maße prädiktiv für eine Volumenreagibilität und den traditionellen statischen Indices überlegen [14].

Es bedarf zukünftiger Untersuchungen zum Beleg dafür, dass eine Therapiesteuerung entlang dieses Verfahrens bzw. der implementierten Parameter mit einem Vorteil im Hinblick auf Organfunktionen, Verkürzung der Intensivbehandlungsdauer und Überlebensrate bei kritisch kranken Patienten verbunden ist. Ganz aktuelle Daten zeigen, dass eine SVV-gesteuerte intraoperative Volumentherapie mit einer Reduktion der postoperativen Komplikationen verbunden ist [18].

Literatur

[1] Aitken HA, Todd JG, Kenny GN. Comparison of the Finapres and direct arterial pressure monitoring during profound hypotensive anaesthesia. Br J Anaesth 1991; 67: 36 – 40
[2] Berkenstadt H, Margalit N, Hadani M et al. Stroke volume variation as a predictor of fluid responsiveness in patients undergoing brain surgery. Anesth Analg 2001; 92: 984 – 989
[3] de Waal EE, Rex S, Kruitwagen CL et al. Dynamic preload indicators fail to predict fluid responsiveness in open-chest conditions. Crit Care Med 2009; 37: 510 – 515
[4] Epstein RH, Bartkowski RR, Huffnagle S. Continuous noninvasive finger blood pressure during controlled hypotension. A comparison with intraarterial pressure. Anesthesiology 1991; 75: 796 – 803
[5] Farquhar IK. Continuous direct and indirect blood pressure measurement (Finapres) in the critically ill. Anaesthesia 1991; 46: 1050 – 1055
[6] Frank O. Die Grundform des arteriellen Pulses. Z Biol 1899; 37: 483 – 526
[7] Goedje O, Hoeke K, Lichtwarck-Aschoff M et al. Continuous cardiac output by femoral arterial thermodilution calibrated pulse contour analysis: comparison with pulmonary arterial thermodilution. Crit Care Med 1999; 27: 2407 – 2412
[8] Goedje O, Hoke K, Goetz AE et al. Reliability of a new algorithm for continuous cardiac output determination by pulse-contour analysis during hemodynamic instability. Crit Care Med 2002; 30: 52 – 58
[9] Gratz I, Kraidin J, Jacobi AG et al. Continuous noninvasive cardiac output as estimated from the pulse contour curve. J Clin Monit 1992; 8: 20 – 27
[10] Irlbeck M, Forst H, Briegel J et al. Die kontinuierliche Messung des Herzzeitvolumens mit der Pulskonturanalyse. Anaesthesist 1995; 44: 493 – 500
[11] Jansen JRC, Wesseling KH, Settels JJ et al. Continuous cardiac output monitoring by pulse contour during cardiac surgery. Eur Heart J 1990; 11 (Suppl. 1): 26 – 32
[12] Jonas MM, Tanser SJ. Lithium dilution measurement of cardiac output and arterial pulse waveform analysis: an indicator dilution calibrated beat-by-beat system for continuous estimation of cardiac output. Curr Opin Crit Care 2002; 8: 257 – 261
[13] Lopes MR, Oliveira MA, Pereira VO et al. Goal-directed fluid management based on pulse pressure variation monitoring during high-risk surgery: a pilot randomized controlled trial. Crit Care 2007; 11: R100
[14] Marik PE, Cavallazzi R, Vasu T et al. Dynamic changes in arterial waveform derived variables and fluid responsiveness in mechanically ventilated patients: a systematic review of the literature. Crit Care Med 2009; 37: 2642 – 2647
[15] Peñáz J. Photoelectric measurement of blood pressure, volume and flow in the finger. Dig Int Conf Committee Int Conf Med Biol Eng 10th ed. 1973; 104
[16] Reuter DA, Felbinger TW, Kilger E et al. Optimizing fluid therapy in mechanically ventilated patients after cardiac surgery by on-line monitoring of left ventricular stroke volume variations. Comparison with aortic systolic pressure variations. Br J Anaesth 2002; 88: 124 – 126
[17] Ristuccia HL, Grossman P, Watkins LL et al. Incremental bias in Finapres estimation of baseline blood pressure levels over time. Hypertension 1997; 29: 1039 – 1043
[18] Salzwedel C, Puig J, Carstens A et al. Perioperative goal-directed hemodynamic therapy based on radial arterial pulse pressure variation and continuous cardiac index trending reduces postoperative complications after major abdominal surgery: a multi-center, prospective, randomized study. Crit Care 2013; 8(17): R191
[19] Stok WJ, Baisch F, Hillebrecht A et al. Noninvasive cardiac output measurement by arterial pulse analysis compared with inert gas rebreathing. J Appl Physiol 1993; 74: 2687 – 2693
[20] Tannenbaum GA, Mathews D, Weissman C. Pulse contour cardiac output in surgical intensive care unit patients. J Clin Anesth 1993; 5: 471 – 478
[21] Weissman C, Ornstein EJ, Young WL. Arterial pulse contour analysis trending of cardiac output: hemodynamic manipulations during cerebral arteriovenous malformation resection. J Clin Monit 1993; 9: 347 – 353
[22] Wesseling KH, deWit B, Weber AP et al. A simple device for the continuous measurement of cardiac output. Adv Cardiovasc Phys 1983; 5: 16 – 52

3.3.6 Bioimpedanz

S. G. Sakka, A. Meier-Hellmann

Grundlagen

Mit der Bioimpedanz steht ein nicht invasives Verfahren zur Messung des Herzzeitvolumens zur Verfügung [8]. Die Technik, der das Ohm-Gesetz zugrunde liegt, beruht auf der Messung elektrischer Widerstandsänderungen (Impedanz = Z) des Thorax, wobei Blut den besten intrathorakalen elektrischen Leiter darstellt. Das Blut transportiert quasi eine elektrische Ladung wie in einem idealerweise zylinderförmigen Stromleiter. Je größer das Schlagvolumen ist, umso größer sind die thorakalen Impedanzänderungen, für die 2 wesentliche Phänomene diskutiert werden [17]. Zum einen bedingt die systolische Füllung des aortalen Windkessels eine Impedanzabnahme, die mit dem Schlagvolumen korreliert. Ein zweiter, wenn auch wohl weniger bedeutsamer Mechanismus ist die axiale Ausrichtung der Erythrozyten im systolisch beschleunigten aortalen Blutstrom und damit eine Zunahme der Leitfähigkeit des Blutes.

> **Merke**
> Bei dem Bioimpedanzverfahren werden Änderungen des elektrischen Widerstands (Impedanz = Z) über dem Thorax zur Erfassung von phasischen Flüssigkeitsverschiebungen benutzt.

3.3 Kardiorespiratorisches Monitoring

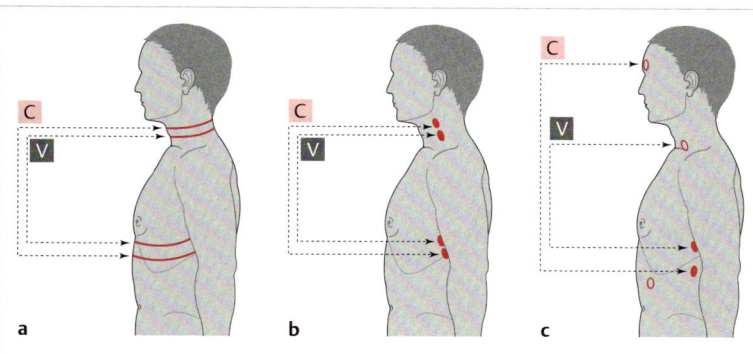

Abb. 3.22 Darstellung der meist verbreiteten Elektrodenplatzierung. C = Elektroden zur Stromapplikation, V = Elektroden zur Spannungsmessung. Die Punktelektroden auf einem horizontalen Niveau sind jeweils elektrisch miteinander verbunden. LS = seitliche Elektrodenanordnung, MSC = modifizierte semizirkuläre Elektrodenanordnung.
a Bandelektroden.
b LS-Elektrodenanordnung.
c MSC-Elektrodenanordnung.

Methodik

Jeweils im Halsbereich und am unteren Thorax in Höhe des Xiphoids werden Metallbänder oder 2 Elektrodenpaare auf jeder Körperseite angebracht. Während die äußeren Elektroden zur Stromapplikation dienen, wird mit den inneren die Bioimpedanz gemessen [15] (▶ Abb. 3.22).

Analog dem Elektrokardiogramm (EKG) bezeichnet man die aufgezeichnete Impedanzkurve als Impedanzkardiogramm (IKG) und benennt die einzelnen charakteristischen Wellen mit Großbuchstaben. Zur Analyse des Kurvenverlaufs werden diese jeweils den Änderungen im Herzzyklus zugeordnet [15] (▶ Abb. 3.23).

Bereits zu Anfang des letzten Jahrhunderts versuchte man, die zum Herzzyklus synchronen thorakalen Impedanzschwankungen zur Beurteilung der Herztätigkeit zu nutzen. Im Rahmen der Entwicklung der Plethysmografie versuchten Nyboer et al. [8] durch die Applikation von Strömen mit niedriger Intensität und hoher Frequenz (2,5 mA, 100 kHz) das Schlagvolumen anhand folgender Formel zu bestimmen:

$$SV = S \times \frac{L^2}{Z_O^2} \times \Delta Z$$

(SV [ml] = Schlagvolumen, S [Ω × cm] = spezifischer elektrischer Blutwiderstand, L [cm] = Abstand zwischen den Ableitelektroden, Z_O [Ω] = thorakale Grundimpedanz, ΔZ [Ω] = systolische Impedanzänderung)

Kubicek et al. [7] griffen diese Methode auf und nahmen eine entscheidende Modifikation vor: Anstelle der systolischen Impedanzänderung (ΔZ) wurde nun das Maximum der Steigung der Impedanzänderung bestimmt und mit der ventrikulären Austreibungszeit multipliziert. Die Arbeitsgruppe benutzte 4 Metallbänder, je 2 am Hals und seitlich am unteren Thorax. Die Formel, die auch heute noch weltweit vielfach Anwendung findet, wurde wie folgt verändert:

$$SV = S \times \frac{L^2}{Z_O^2} \times (dZ/dt)_{max} \times VET$$

(VET [s] = linksventrikuläre Auswurfzeit, $(dZ/dt)_{max}$ [W/s] = Maximum der systolischen Impedanzänderung)

Bernstein [2] entwickelte die Technik in den 1980er-Jahren weiter, wobei der Abstand zwischen den Elektroden und individuelle Körpermaße zunehmend Berücksichtigung fanden:

$$SV = \frac{G_{ist}}{G_{ideal}} \times \frac{(0{,}17 \times H)^3}{4{,}2} \times VET \times \frac{(dZ/dt)_{max}}{Z_O}$$

(G_{ist} bzw. G_{ideal} [kg] = tatsächliches bzw. ideales Körpergewicht, H [cm] = Körpergröße)

Zur Reduzierung des „Signal-Rausch-Verhältnisses" und Erfassung höherer Impedanzveränderungen wurde kürzlich vorgeschlagen, die elektrische Bioimpedanz mittels einer Magensonde mit 4 ösophagealen Elektroden zu messen (intrathorakale Bioimpedanz) [1].

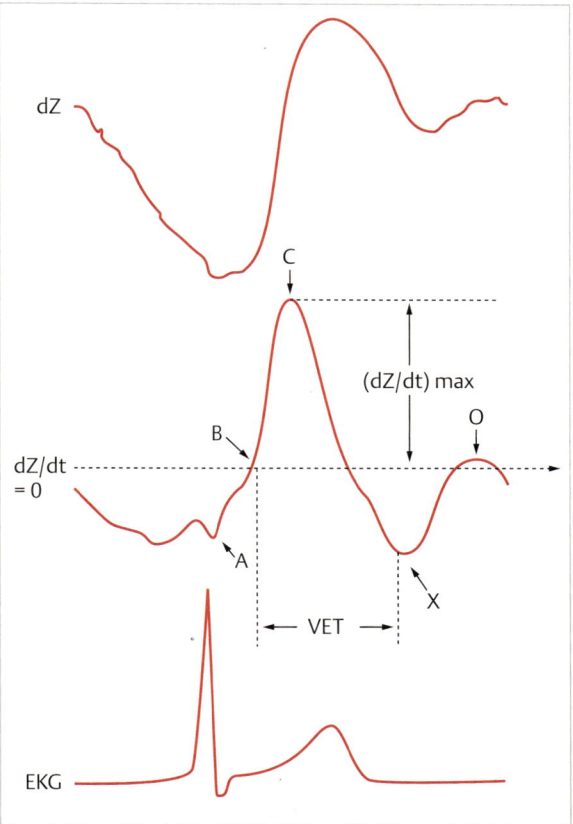

Abb. 3.23 Typischer Kurvenverlauf bei synchroner Aufzeichnung von dZ (Impedanzänderung), dZ/dt (Impedanzänderung über die Zeit) und EKG. A = Abwärtsbewegung durch die Kontraktion der Vorhöfe, B = Beginn der linksventrikulären Ejektion, C = maximaler positiver Ausschlag (Systole), X = Aortenklappenschluss, O = diastolische Aufwärtsbewegung, VET = linksventrikuläre Auswurfzeit [s], $(dZ/dt)_{max}$ = maximale systolische Impedanzänderung [Δ/s].

▶ **Vergleich mit Referenzmethoden.** In zahlreichen Studien wurde die Bioimpedanz mit Referenzmethoden wie der Thermodilution, der Echokardiografie und den Dopplerultraschalltechniken verglichen. Neben tierexperimentellen Studien erwies sich die Bestimmung des Herzzeitvolumens auch klinisch intraoperativ [4, 15], bei kritisch kranken Patienten [18] und während kardiochirurgischer Eingriffe [11] als hinreichend genau. Die Schwankungsbreite liegt im Vergleich zur Thermodilution bei ±20 %.

Bei Patienten mit Lungenerkrankungen konnte eine hohe Korrelation zum mittels invasiver Methode nach dem Fick-Prinzip (Pulmonalarterienkatheter) gemessenen Herzzeitvolumen nachgewiesen werden [13]. Während bei beatmeten Patienten eine geringere Korrelation gefunden wurde [9, 14], ließ sich die Übereinstimmung zur Thermodilution durch die Benutzung von Ösophaguselektroden verbessern [1]. Auch liegen Ergebnisse vor, die nahelegen, dass die Technik Möglichkeiten zur Abschätzung des pulmonalkapillären Verschlussdrucks [16] eröffnet und einen Stellenwert in der Optimierung der Schrittmachertherapie besitzt [6]. Einzelne Studien aus der Koronarchirurgie legen eine ausreichende Genauigkeit nahe, der Einsatz beim kritisch Kranken kann aktuell nicht befürwortet werden [10, 12].

Bewertung des Verfahrens

Besonders angesichts des zunehmenden Interesses an weniger invasiven kardiovaskulären Diagnose- und Monitoringverfahren ist das Bioimpedanzverfahren gegenwärtig Gegenstand klinischer Studien, die der weiteren Evaluierung dienen. Auch wenn jüngere Studien [3] durchaus bessere Ergebnisse als frühere Untersuchungen [5] liefern, bleiben bei einzelnen Patienten ausgeprägte Unterschiede zum Referenzverfahren (in der Regel Thermodilution) offensichtlich. Inwieweit sich das Verfahren in der Anästhesie und Intensivmedizin etablieren kann, d. h. insbesondere bei kritisch kranken und hämodynamisch instabilen Patienten, muss derzeit offen bleiben.

Literatur

[1] Balestra B, Malacrida R, Leonardi L et al. Esophageal electrodes allow precise assessment of cardiac output by bioimpedance. Crit Care Med 1992; 20: 62–67
[2] Bernstein DP. A new stroke volume equation for thoracic electrical bioimpedance: theory and rationale. Crit Care Med 1986; 14: 904–909
[3] Brown CV, Shoemaker WC, Wo CC et al. Is noninvasive hemodynamic monitoring appropriate for the elderly critically injured patient? J Trauma 2005; 58: 102–107
[4] Castor G, Klocke RK, Stoll M et al. Simultaneous measurement of cardiac output by thermodilution, thoracic electrical bioimpedance and Doppler ultrasound. Br J Anaesth 1994; 72: 133–138
[5] Hirschl MM, Kittler H, Woisetschlager C et al. Simultaneous comparison of thoracic bioimpedance and arterial pulse waveform-derived cardiac output with thermodilution measurement. Crit Care Med 2000; 28: 1798–1802
[6] Kolb HJ, Pluta U, Pfeiffer D. Der Beitrag der transthorakalen Impedanzkardiographie zur Ermittlung des optimalen AV-Intervalls bei Patienten mit Zweikammerstimulation. Eine Möglichkeit zur Verbesserung der kardialen Hämodynamik. Herzschr Elektrophys 1998; 9 (Suppl. 1): 8–10
[7] Kubicek WG, Karnegis JN, Patterson RP et al. Development and evaluation of an impedance cardiac output system. Aerospace Med 1966; 37: 1208–1212
[8] Nyboer J, Kreider MM, Hannapel L. Electrical impedance plethysmography. A physical and physiologic approach to peripheral vascular study. Circulation 1950; 2: 811–821
[9] Preiser JC, Daper A, Parquier B et al. Transthoracic electrical bioimpedance versus thermodilution technique for cardiac output measurement during mechanical ventilation. Intensive Care Med 1989; 15: 221–223
[10] Raue W, Swierzy M, Koplin G et al. Comparison of electrical velocimetry and transthoracic thermodilution technique for cardiac output assessment in critically ill patients. Eur J Anaesthesiol 2009; 26: 1067–1071
[11] Sageman WS, Amundson DE. Thoracic electrical bioimpedance measurement of cardiac output in postaortocoronary bypass patients. Crit Care Med 1993; 21: 1139–1142
[12] Schmidt C, Theilmeier G, Van Aken H et al. Comparison of electrical velocimetry and transoesophageal Doppler echocardiography for measuring stroke volume and cardiac output. Br J Anaesth 2005; 95: 603–610
[13] Stark HJ, Schultz K, Krieger E et al. Nichtinvasive Ermittlung des Herzzeitvolumens mit der Impedanzkardiographie. Atemwegs- und Lungenkrankheiten 1996; 1: 73–75
[14] Tremper K. Transthoracic electrical bioimpedance versus thermodilution technique for cardiac output measurement during mechanical ventilation. Intensive Care Med 1989; 15: 219–220
[15] Vohra A, Thomas AN, Harper NJN et al. Non-invasive measurement of cardiac output during induction of anesthesia and tracheal intubation: thiopentone and propofol compared. Br J Anaesth 1991; 67: 64–68
[16] Woltjer HH, Bogaard HJ, Bronzwaer JGF et al. Prediction of pulmonary capillary wedge pressure and assessment of stroke volume by noninvasive impedance cardiography. Am Heart J 1997; 134: 450–455
[17] Woltjer HH, Bogaard HJ, De Vries PMJM. The technique of impedance cardiography. Eur Heart J 1997; 18: 1396–403
[18] Wong DH, Tremper KK, Stemmer EA et al. Noninvasive cardiac output: simultaneous comparison of two different methods with thermodilution. Anesthesiology 1990; 72: 784–792

3.3.7 Regionale CO$_2$-Messung

G. Knichwitz

CO$_2$ als Parameter zur Überwachung der Perfusion des Gewebes

Neben den bekannten hämodynamischen Parametern eignen sich auch metabolische Parameter zur Überwachung der Perfusion des Gewebes. So können hypoxische oder ischämische Veränderungen in einem Perfusionsgebiet durch einen Abfall des pH-Wertes, eine Laktazidose, aber auch durch einen Anstieg des Kohlendioxidpartialdrucks (pCO$_2$) erfasst werden.

Pathophysiologische Grundlagen

CO$_2$-Akkumulation und CO$_2$-Produktion

Ein ischämischer oder hypoxischer pCO$_2$-Anstieg erklärt sich wie folgt:

▶ **Akkumulation von CO$_2$.** Die verminderte CO$_2$-Auswaschung durch einen gestörten Blutfluss (Ischämie) führt zur Akkumulation von CO$_2$ im Gewebe. Von dort wird es mit Reperfusion wieder ausgewaschen und über die Lunge exhaliert.

▶ **Zusätzliche Produktion von CO$_2$ bei anaerober Energiegewinnung.** Innerhalb der anaeroben Energiegewinnung (bei Ischämie oder Hypoxie) kommt es zum Anfall von Wasserstoff-Ionen (H$^+$) über die
- anaerobe Glykolyse mit Bildung von 2 H$^+$-Ionen durch den Abbau von Glukose zu Milchsäure,

$$D\text{-Glukose} \rightarrow 2\,ATP + 2\,\text{Laktat}^- + 2\,H^+$$

3.3 Kardiorespiratorisches Monitoring

- Adenylatkinase-Reaktion, bei der nach Umsetzung von ATP in Energie die anfallenden H$^+$-Ionen nicht mehr über die ATP-Resynthese verbraucht werden.

$$2\,ADP \rightarrow ATP + AMP$$

$$ATP \rightarrow ADP + P_i + H^+ + Energie$$

(P$_i$ = anorganischer Phosphatrest)

Der vermehrte Anfall von H$^+$-Ionen führt nach Abpufferung mit Bikarbonat (HCO$_3^-$) zur gesteigerten Produktion von CO$_2$.

$$H^+ + HCO_3^- \rightarrow H_2O + CO_2$$

Interpretation des regionalen pCO$_2$-Anstiegs

Zur weiteren Interpretation ist eine Differenzierung zwischen Ischämie und Hypoxie sowie „offenem" und „geschlossenen CO$_2$-System" von Bedeutung.

▶ **Ischämie – geschlossenes CO$_2$-System.** Die Blutflussreduktion (Ischämie) führt primär zu einer CO$_2$-Akkumulation, welche dem „geschlossenen CO$_2$-System" (▶ Abb. 3.24 **a, b**) entspricht. Erst sekundär kommt es zu einer zusätzlichen hypoxiebedingten CO$_2$-Produktion.

▶ **Hypoxie – offenes CO$_2$-System.** Bei reiner Hypoxie ohne Blutflussreduktion kommt es nicht zur Störung der CO$_2$-Auswaschung mit Anstieg des pCO$_2$-Wertes. Das unter anaeroben Bedingungen zusätzlich gebildet CO$_2$ wird bei normaler Perfusion ausgewaschen und abgeatmet („offenes CO$_2$-System"). Erst bei anhaltender hypoxischer Schädigung (Kapillardestruktion, Shunts, Ödeme) mit Perfusionsrückgang unter 40 % des Ruheblutflusses steigt der pCO$_2$-Wert im Gewebe überproportional an (▶ Abb. 3.25). Die regionale pCO$_2$-Messung kann somit frühzeitig Information über eine drohende Organschädigung geben.

Merke
Bei Reduktion des Blutflusses unterhalb des kritischen Schwellenwertes wird die drohende Organschädigung aufgrund der CO$_2$-Akkumulation frühzeitig über einen regional gemessen pCO$_2$-Anstieg angezeigt.

▶ **Art des organschädigenden Ereignisses.** Neben Ischämie („geschlossenes CO$_2$-System") und Hypoxie („offenes CO$_2$- System") ist auch der Ort der Schädigung von Bedeutung.

Eine lokale, d. h. auf einen Teil des Gastrointestinaltrakts beschränkte Ischämie ist nur vor Ort im betroffenen Organ selbst mit einer pCO$_2$-Messung zu erfassen. Ein systemisches Ereignis (Schock, Sepsis, Katecholamintherapie) mit drohender ischämischer Schädigung des gesamten Organismus ist auch in einem Referenzorgan (z. B. Magen, Ösophagus, sublingual) über eine regionale CO$_2$-Messung festzustellen (▶ Tab. 3.14). Es lassen sich genaue Anwendungsempfehlungen für eine regionale gastrointestinale CO$_2$-Messung ableiten.

Regionale pCO$_2$-Messung im Gastrointestinaltrakt

Welcher Parameter pHi oder piCO$_2$?

Fiddian-Green [6], der die gastrale Tonometrie 1987 in die Klinik einführte, betrachtete nicht den primär gemessenen intramukosalen pCO$_2$ (piCO$_2$), sondern den errechneten intramukosalen pH-Wert (pHi) als wesentliche Bezugsgröße der gastrointestinalen Perfusionsstörung. Unter der Annahme, der arterielle Bikarbonatgehalt würde dem lokalen Bikarbonatgehalt eines Darmabschnittes entsprechen, wurde aus der Verknüpfung des lokal gemessenen pCO$_2$-Wertes des Darmes mit dem arteriellen Bikarbonatgehalt des Körpers der pHi-Wert errechnet. Diese Annahme war falsch, da sich der lokale Bikarbonatgehalt unter den Bedingun-

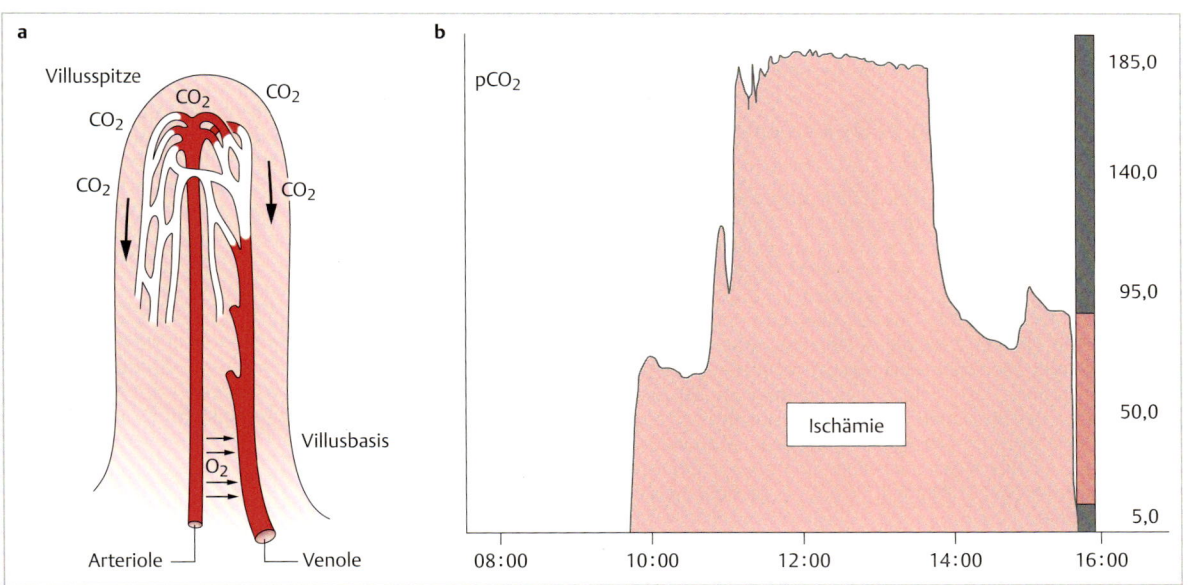

Abb. 3.24 a, b Akkumulation von CO$_2$ in der Darmzotte durch gestörte CO$_2$-Auswaschung bei Ischämie (**a**) mit entsprechendem Anstieg des regionalen pCO$_2$-Messwertes gemessen im Darmlumen (**b**).

Intensivmedizinische Untersuchung, Diagnostik und Monitoring

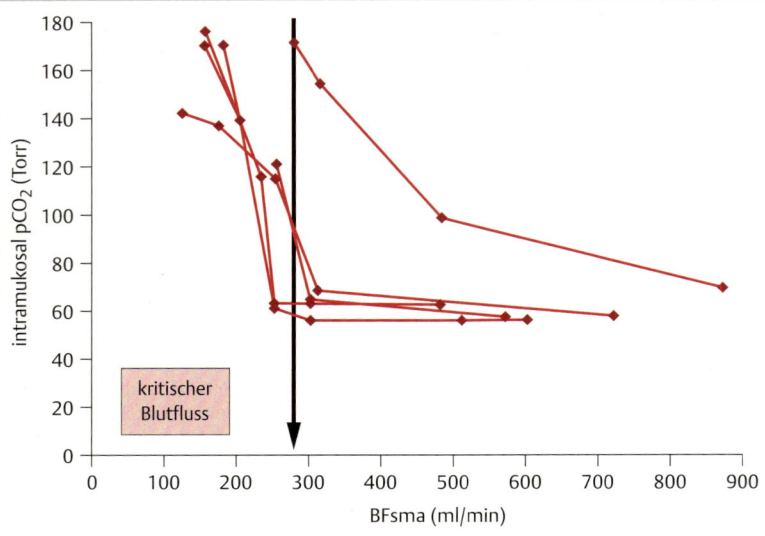

Abb. 3.25 Reduktion des mesenterialen Blutflusses (BFsma) unterhalb der kritischen Schwelle von 40% des Ruheblutflusses.

Tab. 3.14 Zusammenhang zwischen Messort und Art der Organschädigung.

Ereignis	Ischämie „geschlossenes CO_2-System"	Hypoxie „offenes CO_2-System"	Hypoxie/Ischämie „geschlossenes CO_2-System"
lokal	vor Ort	nicht messbar	vor Ort
systemisch	beliebiger Messort	nicht messbar	beliebiger Messort

gen einer Ischämie („geschlossenes CO_2-System") anders als der arterielle Bikarbonatgehalt des Körpers verändert.

Technik zur regionalen pCO_2-Messung im Gastrointestinaltrakt

Aus der diskontinuierlichen Technik der „gastralen Tonometrie" wurden aufgrund der bekannten technischen und methodischen Mängel seit 1993 andere Methoden zur kontinuierlichen pCO_2-Messung des Gastrointestinaltrakts entwickelt und das bisherige Konzept der pHi-Messung wurde verlassen.

Die pCO_2-Messung erfolgt aktuell über eine automatisierte Gastonometrie (Tonometriekatheter, Tonocap-System) im Gastrointestinaltrakt. Die Sonde wird nasogastral oder -jejunal platziert und alarmiert den Untersucher automatisch bei einem $piCO_2$-Anstieg. Der im Lumen des Gastrointestinaltrakts gemessene pCO_2 steht dabei im Gleichgewicht mit dem intramukosalen pCO_2 und gibt direkte Information über eine CO_2-Akkumulation in der Schleimhaut mit drohendem Verlust der gastrointestinalen Barrierefunktion.

Merke

Zielgröße der gastrointestinalen $piCO_2$-Messung ist die frühzeitige Erfassung einer CO_2-Akkumulation als Folge einer gestörten Darmperfusion.

Klinische Anwendung

Das einzige zurzeit noch kommerziell verfügbare System ist die automatisierte Gastonometrie (Tonocap-System, GE-Healthcare) mit dem in ▶ Tab. 3.15 dargestellten Anwendungsprofil.

▶ **Limitationen.** Entscheidend für die Bewertung ist nicht der Einzelwert, sondern der Verlauf nach Ausschluss möglicher Einflussfaktoren. Durch den Vergleich zwischen intramukosalem und arteriellem pCO_2 (i-aDCO$_2$) unterscheidet das Verfahren nur zwischen normaler und gestörter Perfusion in dem Darmabschnitt, wo es platziert wurde. Während globale Ischämien des Gastrointestinaltrakts mit der $piCO_2$-Messung auch repräsentativ im Magen und Duodenum erfasst werden können, entziehen sich lokale Ischämien dem diagnostischen Zugang.

Zu einem deutlichen $piCO_2$-Signalanstieg kommt es zudem nur bei einer Reduktion der Perfusion unter 40%, sodass im Schwellenbereich nur geringe $piCO_2$-Veränderungen resultieren. Weiterhin kommt es zu zusätzlichen Interferenzen mit der Nahrung sowie der durch Magensäure bedingten intragastralen CO_2-Produktion. Die $piCO_2$-Messung hat sich unter definierten Bedingungen in klinischen Studien zwar etabliert, im klinischen Alltag ist sie jedoch schwierig zu interpretieren.

Praxistipp

Für den Einsatz der $piCO_2$-Messung in der Intensivmedizin gibt es nur spezielle Empfehlungen, insbesondere bei kritisch kranken Patienten mit globalen Perfusionsstörungen (z. B. Herzinsuffizienz, Schock, hoch dosierte Vasokonstriktortherapie).

▶ **Präklinische Diagnostik.** Relativ erfolgreich wird die $piCO_2$-Messung bei Patienten unter Belastung (Fahrradergometer) als „Gastric Exercise Tonometry" (GET) in der präklinischen Diagnostik zur Identifikation von Risikopatienten mit einer chronischen gastrointestinalen Ischämie eingesetzt. Unter provozierter Ischämie steigt der pCO_2-Gradient (i-aDCO$_2$) deutlich über 60 mmHg mit einer Spezifität von 92% und Sensitivität von 78%. Ähnlich gute Ergebnisse der Tonometrie werden auch bei der Provokation mit einer Testmahlzeit bei chronisch gastrointestinaler Ischämie erzielt.

3.3 Kardiorespiratorisches Monitoring

Tab. 3.15 Anwendungsprofil der automatisierten Gastonometrie des Magens.

Messort	• gastral, über spezielle nasogastrale Magensonde
Messtechnik	• automatisierte Insufflation von Luft in den gastralen Katheterballon der Magensonde • 10-minütige CO_2-Äquilibrierung im Magen • anschließende Aspiration und CO_2-Messung über Infrarot-Kapnografen
Messintervall	• 10-minütlich
Einflussfaktoren	• Katheterposition: Röntgenkontrolle • enterale Ernährung: 60–120 min unterbrechen oder duodenale Applikation • gastrale Azidose mit duodenalem Reflux: Antazida bei pH < 4 oder Magenspülung • Absaugen von Magensekret: 30–60 min unterbrechen • Körpertemperatur: Korrektur • Hyper-/Hypoventilation • intravenöse Bikarbonatgabe
$piCO_2$	intramukosaler pCO_2 ($piCO_2$) des Magens = Messwert: • Ziel: Beurteilung einer gastralen Perfusionsstörung • Normwert: < 50 mmHg (< 6,66 kPa) • pathologisch: > 60 mmHg (> 8,0 kPa)
i-aDCO_2	arteriointramukosale-CO_2-Partialdruckdifferenz (i-aDCO_2): • i-aDCO_2 = $piCO_2$ – $paCO_2$ in mmHg • Normwert: < 10 mmHg (< 1,33 kPa) • pathologisch: > 20 mmHg (> 2,67 kPa) • Ausschluss ventilatorischer pCO_2-Veränderungen

Merke

Folgende Punkte lassen sich für die klinische Bewertung der intramukosalen pCO_2-Messung ($piCO_2$) zusammenfassen:
- Ein Anstieg des $piCO_2$ weist auf eine lokale Perfusionsstörung mit CO_2-Akkumulation nur in dem Darmabschnitt hin, in dem der Sensor auch platziert wurde.
- Die $piCO_2$-Messung lässt keine quantitativen Rückschlüsse auf die gastrointestinale Perfusion zu. Sie diskriminiert anhand der CO_2-Akkumulation nur *qualitativ* eine normale von einer gestörten Perfusion.
- Bei der Bewertung des $piCO_2$ müssen neben metabolischen Veränderungen (Azidose bei Nierenversagen, Alkalose bei Leberinsuffizienz) auch respiratorische pCO_2-Veränderungen berücksichtigt werden.
- Neben dem direkt gemessenen $piCO_2$-Wert ist die zusätzliche Angabe der Differenz zwischen dem intramukosalen und dem arteriellen pCO_2-Wert obligat (i-aDCO_2) als pCO_2-Gradient, um systemische Hyperkapnien auszuschließen.
- Der errechnete pHi-Wert lässt keine genauen Rückschlüsse auf eine lokale gastrointestinale Perfusionsstörung zu.

Literatur

[1] Brown SD, Guiterrez G. Tonometry revisited. Current Opinion in Anaesthesiology 1997; 10: 77–85
[2] Chang MC, Meredith JW. Cardiac preload, splanchnic perfusion and their relationship during resuscitation in trauma patients. J Trauma 1997; 42: 577–582
[3] Chapman MV, Mythen MG, Webb AR et al. Report from the meeting: Gastrointestinal Tonometry: State of the Art. Intensive Care Med 2000; 26: 613–622
[4] Creteur J, De Backer D, Vincent JL. Monitoring gastric mucosal carbon dioxide pressure using gas tonometry. Anaesthesiology 1997; 87: 504–510
[5] Doglio GR, Pusajo JF, Egurrola MF et al. Gastric mucosal pH as a prognostic index of mortality in critically ill patients. Crit Care Med 1991; 19: 1037–1040
[6] Fiddian-Green RG. Gastric intramucosal pH, tissue oxygenation and acidbase balance. Br J Anaesth 1995; 74: 591–606
[7] Fink MP. Gastrointestinal mucosal injury in experimental models of shock, trauma, and sepsis. Crit Care Med 1991; 19: 627–641
[8] Friedman G, Berlot G, Kahn RJ et al. Combined measurements of blood lactate concentrations and gastric intramucosal pH in patients with severe sepsis. Crit Care Med 1995; 23: 1184–1193
[9] Gutierrez G. Cellular energy metabolism during hypoxia. Crit Care Med 1991; 19: 619–626
[10] Gutierrez G, Palizas F, Doglio G et al. Gastric intramucosal pH as a therapeutic index of tissue oxygenation in critically ill patients. Lancet 1992; 339: 195–199
[11] Guzman JA, Kruse JA. Development and validation of a technique for continuous monitoring of gastric intramucosal pH. Am J Resp Crit Care Med 1996; 153: 694–700
[12] Knichwitz G, Rötker J, Brüssel T et al. A new method for continuous intramucosal pCO_2-measurement in the gastrointestinal tract. Anesth Analg 1996; 83: 6–11
[13] Knichwitz G, Brüssel T. Die intramukosale pCO_2-Messung als gastrointestinales Monitoring. Anästhesiol Intensivmed Notfallmed Schmerzther 1997; 32: 479–487
[14] Knichwitz G, Rötker J, Möllhoff T et al. Continuous intramucosal pCO_2 measurement allows the early detection of intestinal malperfusion. Crit Care Med 1998; 26: 1550–1557
[15] Knichwitz G, Brüssel T, Reinhold P et al. Early onset of regional intestinal ischemia can be detected with carbon dioxide measurement inside the peritoneal cavity. Anesth Analg 2000; 91: 1182–1187
[16] Knichwitz G, Kruse C, Van Aken H. Intestinal malperfusion in critical care patients. Anaesthesist 2005; 54: 41–48

[17] Kolkman JJ, Otte JA, Groeneveld ABJ. Gastrointestinal luminal pCO$_2$ tonometry: an update on physiology, methodology and clinical applications. Br J Anaesth 2000; 84: 74 – 86
[18] Kolkman JJ, Mensink PB. Non-occlusive mesenteric ischaemia: a common disorder in gastroenterology and intensive care. Best Pract Res Clin Gastroenterol 2003; 17: 457 – 473
[19] Kolkman JJ, Bergeman M, Huisman AB et al. Diagnosis and management of splanchnic ischemia. World J Gastroenterol 2008; 14: 7309 – 7320
[20] Lebuffe G, Vallet B, Takala J et al. A european, multicenter, observational study to assess the value of gastric-to-endtidal pCO$_2$ difference in predicting postoperative complications. Anesth Analg 2004; 99: 166 – 172
[21] Maynard N, Bihari D, Beale R et al. Assessment of splanchnic oxygenation by gastric tonometry in patients with acute circulatory failure. JAMA 1993; 270: 1203 – 1210
[22] Mythen MG, Webb AR. Intra-operative gut mucosal hypoperfusion is associated with increased post-operative complications and cost. Int Care Med 1994; 20: 99 – 104
[23] Mythen MG, Webb AR. Perioperative plasma volume expansion reduces the incidence of gut mucosal hypoperfusion during cardiac surgery. Arch Surg 1995; 130: 423 – 429
[24] Mythen MG, Woolf R, Noone R B. Gastric mucosal tonometry: towards new methods and application. Anästhesiol Intensivmed Notfallmed Schmerzther 1998; 33: S 85 –S 90
[25] Otte JA, Geelkerken RH, Oostveen E et al. Clinical impact of gastric exercise tonometry on diagnosis and management of chronic gastrointestinal ischemia. Clin Gastroenterol Hepatol 2005; 3: 660 – 666
[26] Russell JA. Gastric tonometry: does it work? Int Care Med 1997; 23: 3 – 6
[27] Schlichtig R, Bowles S. Distinguishing between aerobic and anaerobic appearance of dissolved CO$_2$ in intestine during low flow. J Appl Physiol 1994;76: 2443 – 2451
[28] Trinder TJ, Lavery GG, Fee JPH et al. Low gastric intramucosal pH: incidence and significance in intensive care patients. Anaesth Int Care 1995; 23: 315 – 321
[29] Trinder TJ, Lavery GG. The gastric tonometer. A valuable monitor of splanchnic perfusion? Anaesthesia 1996; 51: 161 – 170
[30] Zhang H, Vincent JL. Arteriovenous differences in pCO$_2$ and pH are good indicators of critical hypoperfusion. Am Rev Resp Dis 1993;148: 867 – 871

3.3.8 Lebervenenkatheterisierung und Leberfunktionstests

M. Bauer, A. Meier-Hellmann

Die Anlage eines Katheters in eine Lebervene wurde in einer Reihe von klinischen Untersuchungen zur Messung der lebervenösen O$_2$-Sättigung und des „Splanchnikusblutflusses" durchgeführt. Die Bezeichnungen „Leberblutfluss" oder „Splanchnikusblutfluss" sind irreführend, denn ein Monitoring lebervenösen Blutes kann immer nur eine globale Information über alle über die Lebervenen drainierten Organe liefern und ist somit weder für die Leber noch für den Gastrointestinaltrakt spezifisch.
▶ Abb. 3.26 zeigt schematisch die Organe, die mittels eines Monitorings der Lebervene erfasst werden können.

> **Merke**
> Ein Monitoring mittels Lebervenenkatheterisierung bietet daher immer nur eine globale Information über alle Organe, die über diese Vene drainiert werden. Weder Veränderungen

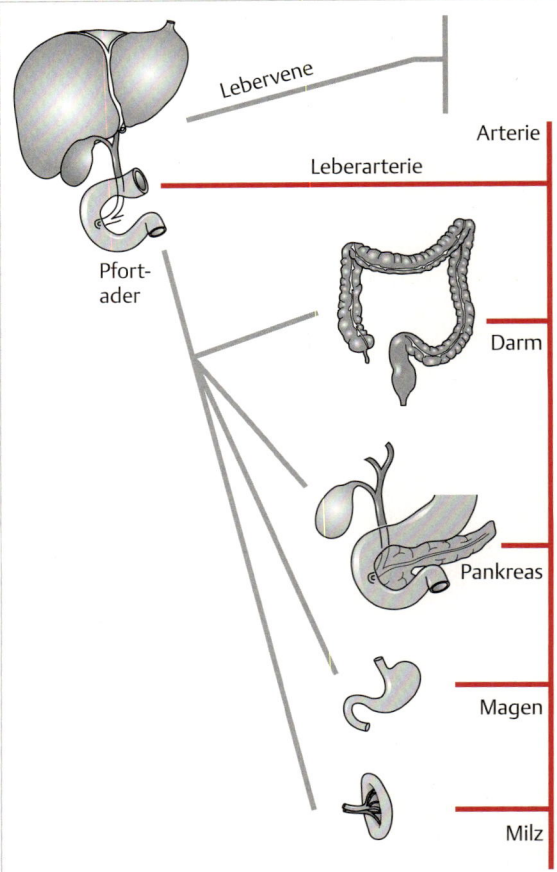

Abb. 3.26 Splanchnikusorgane, die mittels Monitoring der Lebervene erfasst werden können.

der Verteilung des Blutflusses zwischen verschiedenen Organen, des Verhältnisses von arteriellem und portalvenösem Zufluss zur Leber noch Änderungen auf Ebene der Mikrozirkulation können mit dieser Technik erkannt werden.

▶ **Punktionstechnik.** Die Anlage eines Lebervenenkatheters mittels Punktion einer zentralen Vene ist in aller Regel relativ unproblematisch möglich. Das eigentliche Vorschieben und Platzieren des Katheters sollte unter Bildwandlersicht geschehen; eine Orientierung anhand des O$_2$-Sättigungsverlaufs (bei Verwendung eines Katheters mit Fiberoptik) oder eine sonografische Kontrolle wurden zwar empfohlen, führen in der Praxis aber nur selten zum Erfolg.
Als Katheter können einfache Einlumenkatheter mit Führungsdraht oder – wie am häufigsten benutzt – Pulmonalarterienkatheter, die den Vorteil einer bogenförmigen Vorformung haben, verwendet werden.

Messung der O$_2$-Sättigung

Die Messung der lebervenösen O$_2$-Sättigung ist grundsätzlich punktuell mittels entsprechender Blutabnahme oder kontinuierlich bei Verwendung eines Fiberoptiksystems möglich.

Grundsätzlich hat die Messung der lebervenösen O_2-Sättigung dieselben Einschränkungen wie die Messung der gemischtvenösen O_2-Sättigung. Das bedeutet, dass die $ShvO_2$ (lebervenöse O_2-Sättigung) Ergebnis des Verhältnisses zwischen dem O_2-Angebot an die Leber und den Gastrointestinaltrakt und dem O_2-Verbrauch in diesen Organen ist; andererseits können unter pathophysiologischen Bedingungen (funktionelle) Shunts zu falsch hohen Sättigungen führen. Während bei nicht septischen Patienten die $ShvO_2$ in der Regel der SvO_2 (gemischtvenöse Sauerstoffsättigung) entspricht, ist die $ShvO_2$ bei septischen Patienten durchschnittlich 15 % niedriger als die SvO_2, was mit dem bei septischen Patienten erhöhten O_2-Bedarf des Gastrointestinaltraktes zu erklären ist.

Individuell können jedoch erhebliche Unterschiede bezüglich der Differenz von $ShvO_2$ zu SvO_2 bestehen (bis zu 40 %), sodass selbst bei Vorliegen einer SvO_2 im Normbereich mit einer massiv erniedrigten $ShvO_2$ gerechnet werden muss (▶ Abb. 3.27).

Darüber hinaus kann die $ShvO_2$ Änderungen des Verhältnisses von O_2-Angebot und -Verbrauch im Splanchnikusgebiet anzeigen, die durch ein Monitoring globaler Parameter, wie der SvO_2, nicht erkannt werden (▶ Abb. 3.28).

> ### Merke
> Ein klinischer Stellenwert der $ShvO_2$ im Sinne einer prognostischen Aussagekraft konnte im Rahmen leberchirurgischer Eingriffe demonstriert werden. Hierbei wiesen Patienten mit einem länger bestehenden (> 50 min) Abfall der $ShvO_2$ eine höhere Inzidenz eines postoperativen Leberversagens und eine höhere Letalität auf [3].

Messung des lebervenösen Blutflusses

Der Farbstoff Indozyaningrün (ICG) wird ausschließlich hepatisch eliminiert und kann deshalb zur Bestimmung des lebervenösen Blutflusses anhand folgender Formel genutzt werden:

$$\text{lebervenöser Blutfluss} = \frac{\text{ICG-Extraktion}}{\text{ICG-Clearance}}$$

Während die ICG-Clearance aus dem Verlauf der ICG-Konzentration im periphervenösen Blut berechnet werden kann, ist die ICG-Extraktion nur mit Kenntnis der lebervenösen ICG-Konzentration zu berechnen. Das heißt, dass die Anlage eines Lebervenenkatheters zwingend notwendig ist. Auf die Messung der ICG-Extraktion zu verzichten und einen von gesunden Probanden bekannten Normalwert für die ICG-Extraktion zu verwenden, ist bei kritisch Kranken nicht zulässig, da hier mit einer erheblich veränderten ICG-Extraktion gerechnet werden muss [11].

▶ **Durchführung.** Grundsätzlich sollte die Messung des lebervenösen Blutflusses nach kontinuierlicher Infusion von ICG etwa 20 min nach Beginn der Infusion erfolgen, wenn sich ein Gleichgewicht eingestellt hat. Unter diesen Bedingungen kann bei Kenntnis der zugeführten ICG-Menge aus den entsprechenden Blutproben die ICG-Clearance sowie die ICG-Extraktion ohne die von der Bolusmethode bekannten Einschränkungen bestimmt werden.

Bestimmung der Indozyaningrün(ICG)-Plasmaverschwinderate

> ### Merke
> ICG wird ausschließlich hepatisch eliminiert. Die Clearance bzw. die Plasmaverschwinderate (Plasma Disappearance Rate [PDR]) des Farbstoffs ist somit ein indirektes Maß für die Leberfunktion und Leberdurchblutung; d. h. durch Messung der PDR_{ICG} wird die Masse der intakten Hepatozyten, die am sinusoidalen Blutfluss teilnehmen, abgeschätzt.

Wie oben ausgeführt, ist ohne Kenntnis der ICG-Extraktion in der Leber, die die Anlage eines Lebervenenkatheters notwendig macht, eine Berechnung des Lebervenenblutflusses nicht möglich. Trotzdem ist die bettseitige, fotodensitometrische Bestimmung der PDR_{ICG} im Rahmen der Einschätzung der Leberfunktion ein wertvoller Parameter: Normalwerte (PDR_{ICG} > 18 %/min) zeigen eine ausreichende Perfusion bei normaler hepatozellulärer Funktion. Bei eingeschränkter PDR_{ICG} muss dagegen stets eine

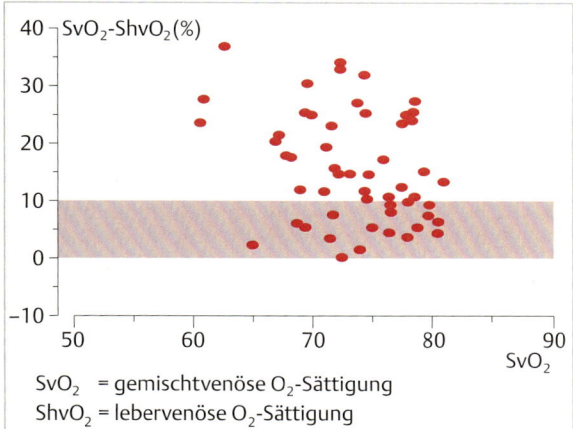

Abb. 3.27 Differenz zwischen leber- und gemischtvenöser O_2-Sättigung.

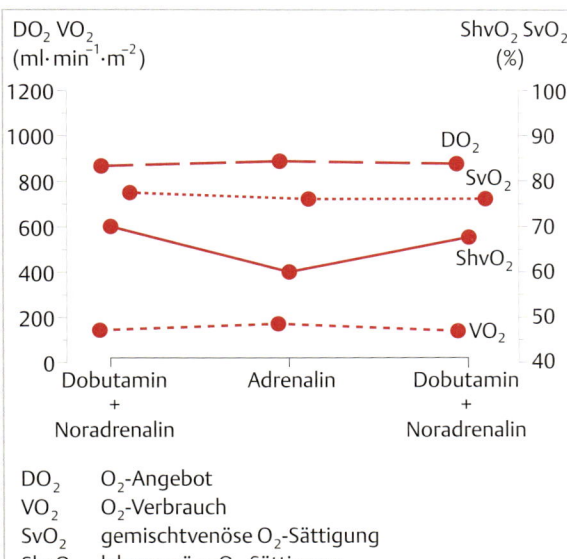

Abb. 3.28 Effekte einer Umstellung der Katecholamintherapie von einer Kombination von Dobutamin mit Noradrenalin auf eine Monotherapie mit Adrenalin auf globale und lebervenöse Parameter.

Minderperfusion der Splanchnikusorgane ausgeschlossen werden. Im Bereich der Leberresektions- und Transplantationschirurgie konnte gezeigt werden, dass die PDR$_{ICG}$ gut zur Funktionseinschätzung geeignet ist [10].

▶ **PDR$_{ICG}$ zur Erkennung eingeschränkter Leberfunktion.** Im Rahmen des Monitorings der Organfunktion bei kritisch kranken Patienten hat sich die PDR$_{ICG}$ als zuverlässiger Parameter zur frühen Erkennung einer eingeschränkten Leberfunktion erwiesen [1]. So wurde bei Patienten nach schwerem Trauma eine eingeschränkte Leberfunktion durch eine verringerte ICG-Clearance sicher erkannt, wobei bei diesen Patienten ursächlich eine Verringerung der ICG-Extraktion und nicht eine Minderperfusion der Leber vorlag [2].

Darüber hinaus ist bekannt, dass die PDR$_{ICG}$ mit der Überlebensrate kritisch kranker Patienten einer operativen Intensivstation korreliert. Bereits 2 Tage vor Verlegung bzw. Versterben von Patienten mit SIRS (Systemic Inflammatory Response Syndrome) war die PDR$_{ICG}$ bei überlebenden Patienten statistisch signifikant höher als bei Patienten, die im weiteren Verlauf verstarben, wobei sich hingegen die Serumbilirubinwerte zu keinem Zeitpunkt unterschieden [9]. Auch in einer prospektiven Studie an septischen Patienten sagte eine PDR$_{ICG}$ ≤ 8 %/min mit hoher Sensitivität und Spezifität das Versterben der Patienten voraus und war allen anderen gemessenen Leberparametern, wie Bilirubin, Transaminasen, cholestaseanzeigenden Enzymen und Syntheseparametern überlegen [4].

Monoethylglycinxylid (MEGX)

Monoethylglycinxylid entsteht beim oxidativen Abbau von Lidocain durch das hepatische Cytochrom-P450-System. Nach Injektion von Lidocainhydrochlorid in einer Dosis von 1 mg/kg KG werden zu genau definierten Zeitpunkten (in der Regel nach 15 und 30 min) Blutproben entnommen und die MEGX-Konzentrationen bestimmt. Damit gehört der MEGX-Test in die Gruppe der dynamischen Testverfahren zur Erfassung der Leberfunktion, die in ihrer Sensitivität der Bestimmung der traditionellen „Leberwerte" überlegen sind [5, 6, 7, 8].

Die Aussagefähigkeit dieses Tests entspricht im Wesentlichen der PDR$_{ICG}$, wobei diese im Gegensatz zum MEGX-Test leicht bettseitig bestimmbar ist.

Literatur

[1] Bauer M, Paxian M, Kortgen A. Akutes Leberversagen – aktuelle Aspekte zur Diagnostik und Therapie. Anaesthesist 2004; 53: 511–530
[2] Gottlieb ME, Stratton HH, Newell JC et al. Indocyanine green. Its use as an early indicator of hepatic dysfunction following injury in man. Arch Surg 1984; 119: 264–268
[3] Kainuma M, Nakashima K, Sakuma I et al. Hepatic venous hemoglobin oxygen saturation predicts liver dysfunction after hepatectomy. Anesthesiology 1992; 76: 379–386
[4] Kortgen A, Paxian M, Werth M et al. Prospective assessment of hepatic function and mechanisms of dysfunction in the critically ill. Shock 2009; 32: 358–365
[5] Lehmann U, Armstrong VW, Schutz E et al. Monoethylglycinexylide as an early predictor of posttraumatic multiple organ failure. Ther Drug Monit 1995; 17: 125–132
[6] Maynard ND, Bihari DJ, Dalton RN et al. Liver function and splanchnic ischemia in critically ill patients. Chest 1997; 111: 180–187
[7] Oellerich M, Burdelski M, Lautz HU et al. Predictors of one-year pretransplant survival in patients with cirrhosis. Hepatology 1991; 14: 1029–1034
[8] Oellerich M, Armstrong VW. The MEGX test: a tool for the real-time assessment of hepatic function. Ther Drug Monit 2001; 23, 81–92
[9] Sakka SG, Reinhart K, Meier-Hellmann A. Prognostic value of the indocyanine green plasma disappearance rate in critically ill patients. Chest 2002; 122: 1715–1720
[10] von Spiegel T, Scholz M, Wietasch G et al. Perioperative monitoring of indocyanine green clearance and plasma disappearance rate in patients undergoing liver transplantation. Anaesthesist. 2002; 51: 359–366
[11] Uusaro A, Ruokonen E, Takala J. Estimation of splanchnic blood flow by the Fick principle in man and problems in the use of indocyanine green. Cardiovasc Res 1995; 30: 106–112

Kernaussagen

Grundlagen
Hämodynamische Monitoringverfahren sollen letztendlich die Beurteilung der Adäquatheit der Gewebeoxygenierung ermöglichen, denn eine protrahierte Gewebehypoxie ist ein wichtiger pathophysiologischer Faktor in der Entstehung eines Multiorgandysfunktionssyndroms.
Klinisch anwendbare Verfahren zur indirekten Abschätzung der zellulären Sauerstoffversorgung beinhalten im Wesentlichen Veränderungen der Vigilanz und der Nierenfunktion. Die zurzeit verfügbaren hämodynamischen Monitoringverfahren lassen nur indirekte Aussagen über die Gewebeoxygenierung zu.
Das Sauerstoffangebot kann aus Herzzeitvolumen und arteriellem Sauerstoffgehalt und der Sauerstoffverbrauch aus Herzzeitvolumen und arteriovenöser Sauerstoffgehaltsdifferenz (Fick-Prinzip) berechnet werden. Der Sauerstoffverbrauch kann auch aus den Atemgasen bestimmt werden.
Die Bestimmung des Laktatwertes gilt als guter Parameter zum Nachweis einer inadäquaten Gewebeoxygenierung. Andere Ursachen pathologischer Laktatspiegel sind Leberfunktionsstörungen, verstärkte aerobe Glykolyse, Funktionsstörungen der Laktatdehydrogenase.
Gemischt- und zentralvenöse Sauerstoffsättigung gelten als gute Parameter zur Abschätzung der Adäquatheit der Gewebeoxygenierung und können bei der Kreislaufstabilisierung als Therapieziel eingesetzt werden.

Pulmonalarterienkatheter (PAK)
Der Pulmonalarterienkatheter dient der invasiven Messung der rechtsatrialen, rechtsventrikulären pulmonalarteriellen Drücke und des pulmonalkapillären Verschlussdrucks („Wedge") sowie des Herzzeitvolumens mittels Thermodilution.
Spezielle Katheter mit erweiterter Ausstattung erlauben darüber hinaus eine Elektrostimulation des Herzens bzw. die Platzierung von Schrittmachersonden über Extralumina („Paceport-PAK"), die kontinuierliche Messung der gemischtvenösen Sauerstoffsättigung („SvO$_2$-PAK"), die kontinuierliche Herzzeitvolumenmessung („CCO-PAK") und die Messung der rechtsventrikulären Ejektionsfraktion („RVEF-PAK").
Trotz der weit verbreiteten Anwendung steht bislang der schlüssige wissenschaftliche Nachweis einer Senkung der Morbidität oder der Mortalität aus.
Als Indikationen gelten das perioperative Monitoring bei kardialen Risikopatienten oder zu erwartenden großen Volumenumsätzen, der akute Myokardinfarkt mit kardiogenem Schock, mechanischen Komplikationen oder rechtsventrikulärem Infarkt, der traumatische und septische Schock, eine hämodynamische Instabilität, eine pulmonale Hypertonie sowie die kardiale Funktionsdiagnostik.

Das Spektrum der potenziellen Komplikationen reicht von Herzrhythmusstörungen bis zu gravierenden, potenziell letalen Ereignissen wie Gefäßrupturen oder Kammerflimmern.
Der Einsatz des Katheters erfordert eingehende Kenntnisse der technischen Grundlagen, der Fehlerquellen, der Physiologie des Herz-Kreislauf-Systems sowie der Pathophysiologie der jeweiligen Krankheitsbilder. Erhobene Messwerte sind stets kritisch zu hinterfragen.
Bei der Verwendung des pulmonalkapillären Verschlussdrucks („Wedge") müssen Besonderheiten der Drucktransmission (Druckübertragung aus dem linken Ventrikel in die Lungenstrombahn), der jeweiligen kardialen Erkrankung (z. B. bei einem Vitium cordis) und Änderungen des intrathorakalen Druckes (z. B. bei Beatmung mit PEEP) berücksichtigt werden, um zu einer korrekten, situationsgerechten Interpretation als Grundlage einer therapeutischen Intervention zu gelangen.

Transkardiopulmonale Indikatordilutionsverfahren
Die transkardiopulmonalen Indikatordilutionsverfahren beruhen auf der zentralvenösen Injektion und aortalen Messung von geeigneten Indikatoren.
Die transpulmonale Thermodilution erlaubt die Messung des Herzzeitvolumens, wobei dieses Verfahren der pulmonalarteriellen Thermodilution gleichwertig ist.
Beim Doppelindikatorverfahren (Thermofarbstoffdilutionsverfahren) können mittels der simultanen Injektion eines diffusiblen („Kälte") und eines nicht diffusiblen Indikators, z. B. Indozyaningrün (ICG), das globale enddiastolische Volumen (GEDV), das intrathorakale Blutvolumen (ITBV) und das extravaskuläre Lungenwasser (EVLW) ermittelt werden.
Heutzutage wird jedoch in der klinischen Routine ausschließlich die alleinige Thermodilution zur Bestimmung dieser Parameter benutzt, die im Vergleich zum klassischen Doppelindikatorverfahren weniger aufwendig, kostengünstiger und risikoärmer ist. Klinische Untersuchungen belegen den Stellenwert von ITBV und GEDV als kardiale Vorlastgrößen und zeigen eine Überlegenheit gegenüber dem ZVD auf.
Mit Hilfe der Überwachung des EVLW kann potenziell die Gefahr einer Volumenüberladung und „Überwässerung" kritisch kranker Patienten reduziert werden.

Indirekte Kalorimetrie
Durch die Analyse der In- und Exspirationsluft werden der absolute Sauerstoffverbrauch des Gesamtorganismus und die Kohlendioxidproduktion bestimmt.
Mithilfe des respiratorischen Quotienten kann der Energieverbrauch errechnet werden (indirekte Kalorimetrie).
Als eigenständiges Gerät für das metabolische Monitoring steht bislang der Deltatrac II (Fa. Datex, Helsinki) zur Verfügung. Er bietet die Möglichkeit, den VO_2 und die Kohlendioxidproduktion (VCO_2) valide kontinuierlich zu messen.

Pulskonturanalyse
Die Pulskonturanalyse beruht auf der Bestimmung des Schlagvolumens aus der arteriellen Blutdruckkurve und ermöglicht ein kontinuierliches Monitoring des Herzzeitvolumens.
Die sog. dynamischen Vorlastparameter (SPV und SVV) haben sich im Vergleich zu statischen Parametern als sensitiver und spezifischer im Sinne der Abschätzung einer sog. „Fluid Responsiveness" (d. h. HZV-Zunahme infolge Volumengabe) erwiesen. Wesentliche Limitationen der dynamischen Parameter stellen Arrhythmien (v. a. Vorhofflimmern) und die Notwendigkeit einer maschinellen Beatmung dar.

Es liegen zwar klinische Daten vor, die eine ausreichende Genauigkeit der Pulskonturanalyse nach Kalibration mit einem Referenzverfahren bei kritisch kranken Patienten über einen Zeitraum von bis zu 24 h aufzeigen, dennoch sollte bei akuten Kreislaufänderungen bzw. unklaren Situationen stets eine kurzfristige Rekalibration erfolgen.

Bioimpedanz
Die Bioimpedanztechnik beruht auf der Messung von Änderungen des elektrischen Widerstands im Thorax, die durch die phasischen Flüssigkeitsverschiebungen bedingt sind und Rückschlüsse auf das Schlagvolumen zulassen.
Das Verfahren ist nicht invasiv und erlaubt die kontinuierliche Messung des Herzzeitvolumens.
Weitere klinische Untersuchungen sind für eine abschließende Beurteilung notwendig, der routinemäßige Einsatz bei kritisch Kranken kann derzeit noch nicht empfohlen werden.

Regionale CO_2-Messung
Im Rahmen einer Ischämie kommt es primär zu einer CO_2-Akkumulation. Das regional entstehende CO_2 wird nicht ausgewaschen („geschlossenes CO_2-System") und es entwickelt sich sekundär eine zusätzliche hypoxiebedingte CO_2-Produktion. Im Gegensatz dazu entwickelt sich bei einer Hypoxie ohne gestörte Organperfusion primär eine verstärkte anaerobe CO_2-Produktion. Man spricht von einem „offenen CO_2-System", wenn dieses zusätzlich produzierte CO_2 ungehindert ausgewaschen und abgeatmet wird.
In einem „geschlossenen CO_2-System" kann die drohende Organschädigung aufgrund der CO_2-Akkumulation frühzeitig über einen regional gemessenen pCO_2-Anstieg erfasst werden. Zielgröße der gastrointestinalen $piCO_2$-Messung ist die frühzeitige Erfassung einer CO_2-Akkumulation als Folge einer gestörten Darmperfusion.
Die $piCO_2$-Messung hat sich unter definierten Bedingungen in klinischen Studien zwar etabliert, im klinischen Alltag ist sie jedoch schwierig zu interpretieren, sodass es für ihren Einsatz in der Intensivmedizin nur spezielle Empfehlungen gibt, insbesondere für kritisch kranke Patienten mit globalen Perfusionsstörungen (z. B. Herzinsuffizienz, Schock, hoch dosierte Vasokonstriktortherapie).

Lebervenenkatheterisierung und Leberfunktionstests
Das Monitoring lebervenösen Blutes ist weder für die Leber noch für den Gastrointestinaltrakt spezifisch und zur Erfassung von zirkulatorischen Veränderungen innerhalb des Splanchnikusgebiets nicht geeignet.
Die Bestimmung der lebervenösen O_2-Sättigung ($ShvO_2$) hat eine prognostische Aussagekraft im Rahmen leberchirurgischer Eingriffe.
Die dynamischen Testverfahren der Bestimmung der ICG-Clearance und der MEGX-Bildung sind herkömmlichen statischen Messgrößen, wie Bilirubin zur Einschätzung der Leberfunktion in der Intensivmedizin, überlegen.
Insbesondere die ICG-Clearance hat sich bei kritisch kranken Patienten als ein zuverlässiger Parameter zur Erkennung von Leberfunktionseinschränkungen erwiesen und ist einfach bettseitig durchzuführen. Der MEGX-Test ist ein einfach durchzuführender Test zur Abschätzung des hepatischen Cytochrom-P450-Systems.

3.4 Elektrokardiografie

K. M. Heinroth, K. Werdan

3.4.1 Grundlagen

Technik

Das Elektrokardiogramm (EKG) ermöglicht die Messung und Registrierung der elektrischen Potenzialveränderungen im Ablauf einer Herzaktion. Die elektrische Aktivität der Herzmuskulatur kann theoretisch an beliebiger Stelle im Körper und an der Körperoberfläche abgeleitet werden. Zur Dokumentation des Oberflächen-EKGs werden üblicherweise 12 Standardableitungen herangezogen: 3 bipolare Extremitätenableitungen nach Einthoven, 3 unipolare Extremitätenableitungen nach Goldberger und 6 unipolare Brustwandableitungen nach Wilson [15].

Bipolare Standardextremitätenableitungen nach Einthoven

Die Elektrodenstecker sind im Allgemeinen folgendermaßen gekennzeichnet: rechter Arm – rot; linker Arm – gelb; linkes Bein – grün; Erdung am rechten Bein – schwarz.

Die Verbindung der proximal der Handgelenke bzw. oberhalb des Knöchels angelegten Elektroden geschieht nach folgendem Schema:
- *Ableitung I:* rechter Arm (-) → linker Arm (+),
- *Ableitung II:* rechter Arm (-) → linkes Bein (+),
- *Ableitung III:* linker Arm (-) → linkes Bein (+).

Unipolare Extremitätenableitungen nach Goldberger

Die Goldberger-Ableitungen werden vergrößerte („augmented") unipolare Extremitätenableitungen genannt: aVR (rechter Arm), aVL (linker Arm) und aVF (linker Fuß).

Die Extremitätenableitungen nach Einthoven und Goldberger erfassen die Potenzialveränderungen während des Herzzyklus ausschließlich in der Frontalebene.

Unipolare Brustwandableitungen nach Wilson

Mithilfe der Brustwandableitungen gelingt die Darstellung elektrischer Potenzialänderungen in der Horizontalebene. Die differente (oder Tast-)Elektrode wird an definierten Ableitungspunkten der Brustwand angelegt.

▶ **Standard-Wilson-Ableitungen.** Die Elektrodenplatzierung geschieht nach folgendem Schema:
- V_1: 4. ICR rechts parasternal,
- V_2: 4. ICR links parasternal,
- V_3: zwischen V_2 und V_4 (5. Rippe),
- V_4: 5. ICR in der MCL links,
- V_5: ausgehend von V_4 horizontal nach links hinten in der vorderen Axillarlinie,
- V_6: weiter horizontal V_4, V_5 in der mittleren Axillarlinie.

(ICR = Interkostalraum; V_1–V_6 = Brustwandableitungen; MCL = Medioklavikularlinie.)

▶ **Erweiterte Wilson-Ableitungen.** Diese schließen folgende Elektrodenplatzierungen ein:
- V_7: weiter horizontal V_5, V_6 in der hinteren Axillarlinie,
- V_8: weiter horizontal V_6, V_7 in der Skapularlinie,
- V_9: weiter horizontal V_7, V_8 in der Paravertebrallinie,
- V_{3R} bis V_{9R}: rechts spiegelbildlich zu den linkspräkordialen Wilson-Ableitungen.

(V_7–V_9 = erweiterte Brustwandableitungen; V_{3R}–V_{9R} = rechtspräkordiale Ableitungen.)

Praxistipp

Für die Rechtsherzinfarktdiagnostik sind besonders V_{3R} und V_{4R} von Bedeutung.

Bipolare Brustwandableitungen nach Nehb

- *Rote Elektrode:* 2. Rippe parasternal rechts („rechter Arm"),
- *grüne Elektrode:* palpable Herzspitze („linkes Bein"),
- *gelbe Elektrode:* Höhe grüne Elektrode in hinterer Axillarlinie links („linker Arm").

Daraus ergeben sich folgende Ableitungen:
- Ableitung Nehb dorsal (D): Ableitung I,
- Ableitung Nehb anterior (A): Ableitung II,
- Ableitung Nehb inferior (J): Ableitung III.

Praxistipp

Nehb-Ableitungen liefern in der Regel nur einen geringen Informationszuwachs im Vergleich zum Standard-12-Kanal-EKG. Hilfreich sind sie in folgenden Situationen:
- Bei klinischem Infarktverdacht und unauffälligem 12-Kanal-EKG kann Nehb-D ST-Streckenhebungen zeigen, die auf einen Hinterwandinfarkt hinweisen.
- Bipolare präkordiale Ableitungen finden ihre Anwendung auch während kontinuierlicher Rhythmusüberwachung im Notarztwagen, perioperativ oder auf der Intensivstation und beim Langzeit-EKG.

Normales EKG

Das (Oberflächen-)EKG (▶ Abb. 3.29) setzt sich zusammen aus:
- einem Vorhofteil (Elektroatriogramm, Erregungsausbreitung und -rückbildung in den Vorhöfen),
- der atrioventrikulären Überleitung,
- einem Kammerteil (Elektroventrikulogramm, Erregungsausbreitung und -rückbildung in den Kammern).

P-Welle

Die P-Welle ist Ausdruck der Erregungsausbreitung in den Vorhöfen. Ihr erster Anteil wird vorwiegend vom rechten Vorhof, ihr zweiter vom linken Vorhof gebildet. Die P-Welle ist gewöhnlich in allen Ableitungen positiv (bis 0,2 mV), außer in III, V_1 und den rechtspräkordialen Ableitungen (V_{3R}–V_{5R}).

Die T_a-Welle (Vorhofrepolarisation) ist im Oberflächen-EKG nicht erkennbar, da sie vom QRS-Komplex überdeckt wird.

PQ-Intervall

Das PQ-Intervall entspricht dem Intervall vom Beginn der Vorhoferregung bis zum Beginn der Kammererregung.

QRS-Komplex

Der QRS-Komplex als Ausdruck der Kammerdepolarisation zeigt je nach Ableitungsachse vielfache physiologische Variationen.

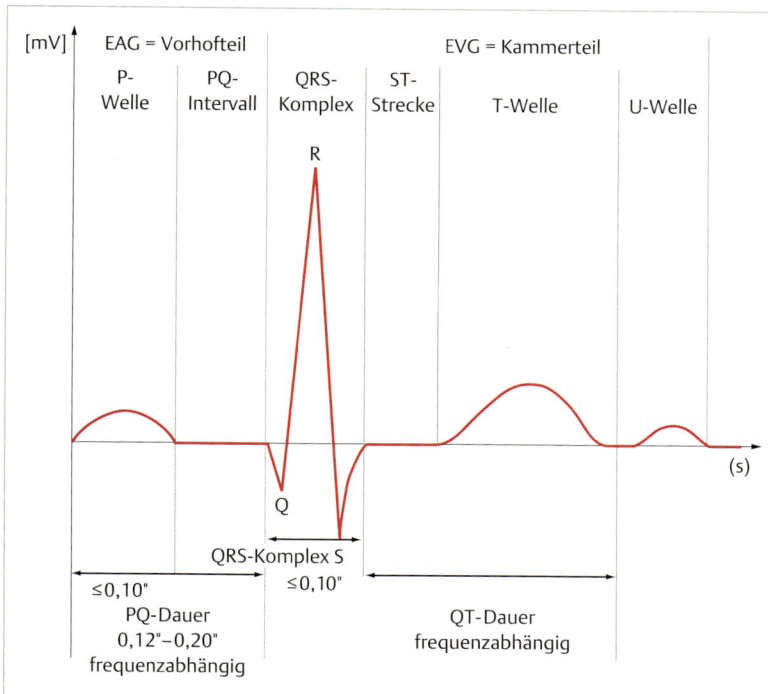

Abb. 3.29 Terminologie der normalen EKG-Kurve. EAG = Elektroatriogramm; EVG = Elektroventrikulogramm (weitere Erläuterungen s. Text).

▶ **Q-Zacke.** Dies ist die erste negative Ausrichtung des Kammerkomplexes. Die normale Q-Zacke in den Extremitätenableitungen dauert nicht länger als 0,03 s und hat nicht mehr als ¼ der Amplitude des nachfolgenden R. In V_1–V_3 sind normalerweise keine Q-Zacken nachweisbar; ein QS-Komplex in V_1 kann vorkommen.

▶ **R-Zacke.** Sie ist präkordial am kleinsten in V_1 (rS). Ihre Amplitude nimmt in der Regel bis V_5 zu, bei V_6 wieder ab (große interindividuelle Variabilität).

▶ **S-Zacke.** Sie gibt die terminale Depolarisation der Ventrikel wieder. Große S-Zacken (bis 2,0 mV) werden normalerweise in V_1–V_3, kleine S-Zacken in I, aVL und V_6 gefunden.

▶ **Dauer des QRS-Komplexes.** Die mittlere Dauer beträgt 0,08 s. Eine Verbreiterung auf mehr als 0,10 s ist pathologisch und zeigt eine verzögerte intraventrikuläre Erregungsausbreitung an. Bei verbreitertem QRS-Komplex ist der obere Umschlagspunkt (OUP) von Bedeutung. Er gibt den endgültigen Umschlag der Aufwärts- in eine Abwärtsbewegung an und wird gemessen als Zeit vom Beginn des QRS-Komplexes bis zur Spitze von R (bzw. R`, r`). Durch Bestimmung des Beginns dieser endgültigen Negativitätsbewegung in V_1 (Grenzwert: 0,03 s) bzw. in V_5 oder V_6 (Grenzwert 0,055 s) kann eine verlangsamte oder ungleichmäßige Erregungsausbreitung im rechten bzw. linken Ventrikel erkannt werden.

Knotungen (auch: Kerbungen, Splitterungen) des QRS-Komplexes sind bei normaler QRS-Dauer im Bereich der R/S-Übergangszone sowie in V_1 meist ohne Krankheitswert.

▶ **QRS-Amplitude.** Die QRS-Amplitude der einzelnen Extremitätenableitungen ist vom Lagetyp abhängig. Als QRS-Niedervoltage wird eine maximale QRS-Amplitude von < 0,5 mV im Extremitäten-EKG und < 1,0 mV im Brustwand-EKG bezeichnet (periphere Niedervoltage: Amplituden hauptsächlich in den Extremitätenableitungen und weniger in den Brustwandableitungen verkleinert).

Die Summe der S-Amplitude in V_1 und der R-Amplitude in V_5 oder V_6 (linksventrikulärer Sokolow-Lyon-Index) liegt normalerweise unter 3,5 mV; ein höherer Wert spricht für eine Linksherzhypertrophie. Wenn die Summe aus R in V_1 und S in V_5 den Wert 1,05 mV übersteigt (rechtsventrikulärer Sokolow-Lyon-Index), weist dies auf eine Rechtsherzhypertrophie hin.

Hiervon unabhängig findet sich eine präkordiale Hochspannung bei Kindern, Jugendlichen, asthenischen und kachektischen Personen.

ST-Strecke

Die ST-Strecke gibt physiologischerweise eine Persistenz der vollständigen Kammerdepolarisation wieder. Die ST-Strecke verläuft in den Extremitäten- und linkspräkordialen Ableitungen isoelektrisch. In den rechtspräkordialen Ableitungen ist sie leicht konvexbogig angehoben. Aszendierende ST-Streckensenkungen, häufig zusammen mit flachen T-Wellen, werden bei Sinustachykardie und Sympathikotonus gefunden. Die ST-Streckenhebungen bei „Vagotonie-EKG" gehen aus der S-Zacke ab.

T-Welle

Die T-Welle spiegelt die Repolarisation der beiden Ventrikel wider, ihre Dauer wird im Rahmen der QT-Dauer bewertet. Die T-Welle läuft normalerweise konkordant zum QRS-Komplex (außer in III), in V_1 kann sie isoelektrisch oder negativ sein, in aVR findet sich keine T-Wellenpositivität. Bis zum 25. Lebensjahr (bei Frauen eventuell bis zum 35. Lebensjahr) kann die T-Welle in V_1 und V_2 negativ bleiben.

QT-Dauer

Die QT-Dauer umfasst die Phase vom Anfang der Kammerdepolarisation (Beginn der Q-Zacke) bis zu ihrem Ende (Ende der T-Welle), sie entspricht der elektrischen Kammersystole. Die QT-Dauer kann entsprechend einem Nomogramm in Prozent als relative QT-Zeit (Normwert: 80–120%) oder als korrigierte QT-Dauer (QTc) nach der *Bazett-Formel* [2] angegeben werden:

korrigierte QT-Dauer:

$$QTc = \frac{QT\,[s]}{\sqrt{RR\text{-Intervall}\,[s]}}$$

obere Norm: Frauen: 0,44 s, Männer: 0,39 s.

U-Welle

Die U-Welle ist eine der T-Welle folgende, flach abgerundete Erhebung, deren Abgrenzung zur T-Welle schwierig sein kann. Positive U-Wellen oder TU-Verschmelzungswellen (biphasische Wellen mit T-Abflachung) sind häufig bei Hypokaliämie nachweisbar.

Lagetypen

Der durch die Depolarisation der Kammer entstehende Maximalvektor in der Frontalebene bestimmt im Wesentlichen den Lagetyp, der sich in vereinfachter Form anhand der relativen Höhe der R-Zacken in den Ableitungen I, II und III gemäß den Angaben in ▶ Tab. 3.16 bestimmen lässt.

> **Praxistipp**
>
> Sicher pathologisch sind überdrehter Rechtstyp (Verdacht auf linksposterioren Hemiblock) und überdrehter Linkstyp (Verdacht auf linksanterioren Hemiblock).

Zusätzlich zu den genannten Lagetypen wird auch der *Sagittaltyp* beschrieben, mit nur minimalen Ausschlägen in den Extremitätenableitungen als $S_I S_{II} S_{III}$- oder $S_I Q_{III}$-Typ. Der Sagittaltyp ist oft bei Patienten mit Emphysem, chronischem Cor pulmonale oder bei Lungenembolie festzustellen.

▶ **Einfluss von Alter und Habitus.** Aufgrund der Massenverhältnisse der beiden Ventrikel zueinander besteht im Neugeborenenalter zunächst ein Rechtstyp, der sich im Säuglingsalter zu einem Steil- oder Indifferenztyp, in der Kindheit und schließlich im Erwachsenenalter bis zum Linkstyp wandelt. Letzterer ist bei 40-Jährigen die Regel. Bei asthenischem Habitus, Magerkeit und Emphysem liegt wegen des Zwerchfelltiefstands häufig ein Rechts- oder Steiltyp vor. Dagegen ist bei pyknischem Habitus, Adipositas, Aszites und auch bei Gravidität häufiger ein Linkstyp anzutreffen.

Besonderheiten des EKGs: Kinder, Hochleistungssportler, Herztransplantierte, Situs inversus

▶ **Kinder.** Beim kindlichen EKG, das oft starken neurovegetativen Auswirkungen unterliegt, können T-Abflachungen, ST-Streckensenkungen, gekerbte rSR-Komplexe (rSR = kleine R-Zacke, tiefe S-Zacke, hohe R-Zacke) in V_1 und Erregungsrückbildungsstörungen (z. B. junktionaler Rhythmus) beobachtet werden. Ein kindliches EKG sollte nur mit großer Vorsicht als pathologisch eingestuft werden [5].

▶ **Hochleistungssportler.** Im EKG von Hochleistungssportlern [1] wird häufig eine ausgeprägte Sinusbradykardie gefunden. Ausdauersportler zeigen häufiger einen inkompletten Rechtsschenkelblock, der sich nach Beendigung des Leistungssports zurückbilden kann; gelegentlich findet sich ein AV-Block I. Grades (AV = atrioventrikulär) und selten – meist nachts – auch ein AV-Block II. Grades Typ Wenckebach.

▶ **Nach Herztransplantation.** Da bei der Transplantation meist die posterioren Anteile der Vorhöfe einschließlich der Einflussbahn der oberen und unteren Hohlvene sowie der Pulmonalvenen des Empfängerherzens nicht entfernt werden, bleibt auch der Sinusknoten des Empfängerherzens erhalten. Aus diesem Grunde können zwei P-Wellen mit voneinander unabhängiger Aktivität erkannt werden, wobei der Sinusknoten des Spenderherzens als Schrittmacherzentrum fungiert.

▶ **Situs inversus cordis.** Hier zeigt das EKG negative Ausschläge in I und aVL. In den üblichen Brustwandableitungen wird QRS nach links hin abnehmend sehr klein; die Kurvenbilder in V_{3R}–V_{6R} sehen aus wie sonst in V_3–V_6.

EKG-Auswertung

Die Auswertung erfolgt im Wesentlichen nach folgenden Gesichtspunkten:
- Lagetyp,
- Rhythmus (Sinusrhythmus, Nichtsinusrhythmus [z. B. Vorhofflimmern], Schrittmacher-EKG),
- Frequenz (normofrequent: 60–100/min, Tachykardie, Bradykardie, unter Betablocker- oder Ivabradinmedikation: Bradykardie bis 50/min in der Regel therapeutisch erwünscht),
- Dauer von P, PQ, QRS, QT,
- Anomalien des QRS-Komplexes und der QRS-Amplitude,
- Rhythmusstörungen,
- Störungen der Vorhofleitung (P > 0,1 s, Formveränderungen der P-Welle),
- Störungen der atrioventrikulären Überleitung (PQ > 0,20 oder < 0,12 s),
- Störungen der intraventrikulären Erregungsausbreitung (QRS > 0,10 s),
- Störungen der intraventrikulären Erregungspersistenz (ST-T-Veränderungen),
- Störungen der Erregungsrückbildung (Abweichungen der relativen QT-Zeit oder der QTc-Dauer).

Tab. 3.16 Lagetypen.

R-Zacke in Ableitung	Lagetyp
III > II > I und S_{II} > R_{II}	überdrehter Rechtstyp (immer pathologisch)
III > II > I und S_{II} < R_{II}	Rechtstyp (im Erwachsenenalter meistens pathologisch)
II > III > I	Steiltyp
II > I > III	Indifferenztyp
I > II > III und S_{II} < R_{II}	Linkstyp
I > II > III und S_{II} > R_{II}	überdrehter Linkstyp (immer pathologisch)

3.4 Elektrokardiografie

Spezielle EKG-Techniken

Automatische EKG-Auswertung

Die in die aktuellen EKG-Geräte integrierten Datenerfassungs- und Analyseprogramme sind in der Lage, zahlreiche EKG-Pathologien (Reizleitungsstörungen, Ventrikelhypertrophie, Herzinfarkt) zu erkennen und Verdachtsdiagnosen (insbesondere Myokardischämie) zu stellen [19].

> **Praxistipp**
>
> Aufgrund der hohen Sensitivität der Programme für normorhythmische EKGs stellt die Computer-EKG-Diagnostik ein sinnvolles und brauchbares Ausleseverfahren für Normal-EKGs dar, mit einer deutlichen Reduktion der im Routinebetrieb vom ärztlichen Personal manuell auszuwertenden EKGs. Die vom Computer als pathologisch beschriebenen EKGs sollten jedoch nochmals vom erfahrenen Befunder validiert werden.

Ösophagus-EKG

Über eine – zumeist über die Nase – in den Ösophagus eingeführte Elektrodensonde erhält man die Möglichkeit, Potenziale der Vorhöfe abzuleiten. In den Oberflächenableitungen nicht darstellbare Vorhoferregungen können mit dieser Methode erfasst werden (▶ Abb. 3.30) und zur Differenzialdiagnose von Herzrhythmusstörungen (z. B. AV-Knoten-Reentry-Tachykardien, Vorhofflattern mit 2:1 –Überleitung) beitragen.

Spätpotenzialregistrierung

Mittels eines von der Körperoberfläche registrierten hoch verstärkten EKGs können niedrigamplitudige, hochfrequente Signale am Ende des QRS-Komplexes und in der frühen ST-Strecke nachgewiesen werden. Die Amplitude dieser Spätpotenziale ist sehr gering, sodass sie nur bei besonders hoher Verstärkung und speziellen Methoden zur Rauschunterdrückung erfassbar sind.

Herzfrequenzvariabilität

Die Herzfrequenzvariabilität steht in enger Beziehung zur sympathovagalen Innervation des Herzens [8]. Grundlage der Bestimmung der Herzfrequenzvariabilität ist eine ausreichend hoch auflösende Messung der RR-Intervalle mittels Langzeitspeicher-EKG. Die Registrierung über mehrere Stunden (üblicherweise 24 h) ist dabei einer Aufzeichnung über mehrere Minuten eindeutig vorzuziehen [16].
Eine Verminderung der Herzfrequenzvariabilität kann sowohl bei kardiologischen als auch bei Intensivpatienten als Ausdruck einer autonomen Dysfunktion des Herzens mit ungünstiger Prognose gedeutet werden.

> **Merke**
>
> Nach überstandenem Herzinfarkt spricht eine Einschränkung der Herzfrequenzvariabilität für ein erhöhtes kardiales und v. a. arrhythmogenes Sterblichkeitsrisiko [3, 7, 9].

Aber auch bei Patienten mit Multiorgandysfunktionssyndrom (MODS) septischer und nicht septischer Genese findet sich diese Form der autonomen Dysfunktion. Die Einschränkung der Herzfrequenzvariabilität korreliert bei Sepsispatienten mit dem Schweregrad der Erkrankung; bei kritisch Kranken zeigt ihr Vorliegen eine mehrfach erhöhte Sterblichkeit an [12].

3.4.2 EKG-Veränderungen durch Myokardischämie

EKG-Befunde beim Angina-pectoris-Anfall

Im Gegensatz zum akuten Herzinfarkt verläuft der unkomplizierte Angina-pectoris-Anfall meistens ohne EKG-Veränderungen, der Anfall kann aber auch von 0,1 – 0,5 mV (1 – 5 mm) tiefen, isoelektrischen oder deszendierenden *ST-Streckensenkungen* begleitet sein.
Nur selten zeigen sich bei nitropositiven Angina-pectoris-Schmerzen reversible *ST-Streckenhebungen*, die häufig als Äquivalent einer vasospastischen Angina (Prinzmetal-Angina) angesehen werden und dann Anlass zur Verwechslung mit einem Infarkt-EKG bieten können.

> **Praxistipp**
>
> Im Gegensatz zu den ST-Streckenhebungen bei Infarkt sind die ST-Streckenhebungen und -senkungen der nicht infarktbedingten akuten Koronarischämie unter adäquater antianginöser Medikation innerhalb weniger Minuten reversibel.

EKG-Diagnose des akuten Herzinfarktes (STEMI)

Anhand des Vorliegens oder Fehlens von ST-Streckenhebungen erfolgt nach den aktuellen Definitionen die Differenzialdiagnose des akuten Koronarsyndroms (ACS) in STEMI (ST-Streckenhebungsinfarkt, ST-Segment Elevation myocardial Infarction), NSTEMI (Nicht-ST-Streckenhebungsinfarkt) und instabile Angina

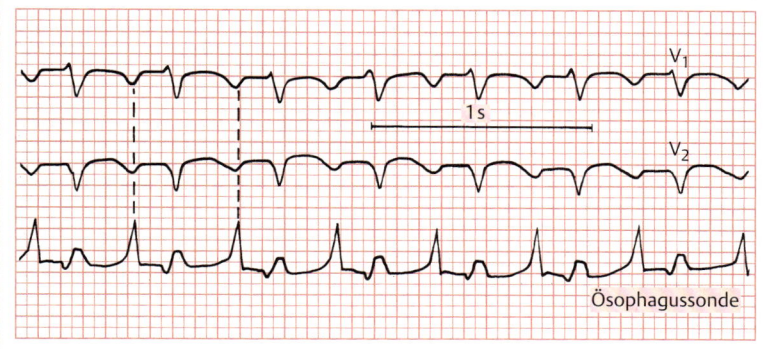

Abb. 3.30 Ösophagus-EKG mit Dokumentation von in den Brustwandableitungen V₁ und V₂ nicht eindeutig erkennbaren, mit der T-Welle verschmolzenen P-Wellen (durch Linien markiert).

mit weitreichenden Konsequenzen für die Therapie, respektive die hierfür einzuhaltenden Zeitfenster [17, 18].

Bei einem STEMI ist die typische Elevation der ST-Strecke diagnostisch, wohingegen bei anderen Formen des akuten Koronarsyndroms EKG-Veränderungen unspezifisch sein können (ST-Senkungen, T-Negativierungen) oder völlig fehlen. Der sogenannte NSTEMI (Non-ST-Segment Elevation myocardial Infarction) ist demzufolge zusätzlich zu den typischen klinischen Befunden über einen Anstieg der Serum-Troponins definiert; auch bei der instabilen Angina sind definitionsgemäß keine ST-Streckenhebungen zu verzeichnen.

Der intubierte und analgosedierte Intensivpatient kann den Infarktschmerz nicht adäquat artikulieren. Umso wichtiger ist demzufolge die präzise EKG-Infarktdiagnose anhand des komplett registrierten 12-Kanal-EKGs (▶ Tab. 3.17, ▶ Abb. 3.31 u. ▶ Abb. 3.32).

▶ **Erstickungs-T und ST-Streckenhebungen.** Bereits 30–120 s nach Verschluss einer Koronararterie finden sich neben dem Infarktschmerz auch erste EKG-Veränderungen. Dabei springen weniger die nur sehr flüchtigen (s bis wenige min) initialen T-Wellen-Überhöhungen („Erstickungs-T") ins Auge, sondern v. a. die zumindest einige Stunden anhaltenden ST-Streckenhebungen in den „Infarktableitungen". Die ST-Streckenhebung des akuten Herzinfarkts geht in typischer Weise von dem absteigenden Schenkel der R-Zacke aus (▶ Abb. 3.31 u. ▶ Abb. 3.32).

▶ **Infarktlokalisation bei STEMI.** Mit einer der üblichen Einteilungen können unterschieden werden:
- Hinterwandinfarkte (ST-Streckenhebungen in den Ableitungen II, III, aVF),
- Posterolateralinfarkte (Ableitungen II, III, aVF, V_5, V_6) (▶ Abb. 3.32) und
- Vorderwandinfarkte (V_1–V_6, I, aVL).

Kleinere Vorderwandinfarkte können unterteilt werden in:
- Anteroseptalinfarkte (V_1–V_3) und
- Anterolateralinfarkte (V_4–V_6).

Tab. 3.17 EKG-Diagnose des akuten Herzinfarkts (STEMI).

EKG-Veränderung	Grenzwert
ST-Hebungen in mindestens 2 der 12 Standardableitungen	• ≥ 0,1 mV (1 mm) in Extremitätenableitungen • ≥ 0,2 mV (2 mm) in benachbarten Brustwandableitungen

oder Schenkelblockbild, das die ST-Strecken-Analyse erschwert bzw. unmöglich macht, zusammen mit dem klinischen Infarktverdacht

Praxistipp

Zur Sicherung der Infarktdiagnose (STEMI) werden ST-Hebungen in mindestens 2 der 12 Standardableitungen gefordert (▶ Tab. 3.17); diese sollten – in Relation zur Höhe der R-Zacken – in den Extremitätenableitungen ≥ 0,1 mV (≥ 1 mm) und in den Brustwandableitungen ≥ 0,2 mV (≥ 2 mm) betragen [6].

▶ **ST-Streckensenkungen.** Beim akuten Herzinfarkt können sich jedoch nicht nur Hebungen, sondern auch Senkungen der ST-Strecke finden: Infarktpatienten mit ausgeprägten ST-Streckensenkungen im Infarktbereich anstelle von ST-Streckenhebungen sind aber selten; sie scheinen geringere Myokardnekrosen und dennoch eine ungünstigere Prognose zu haben, mit einem nur geringen Ansprechen auf eine Thrombolyse. Diese Infarktpatienten sind älter; es handelt sich dabei häufig um einen Reinfarkt [10].

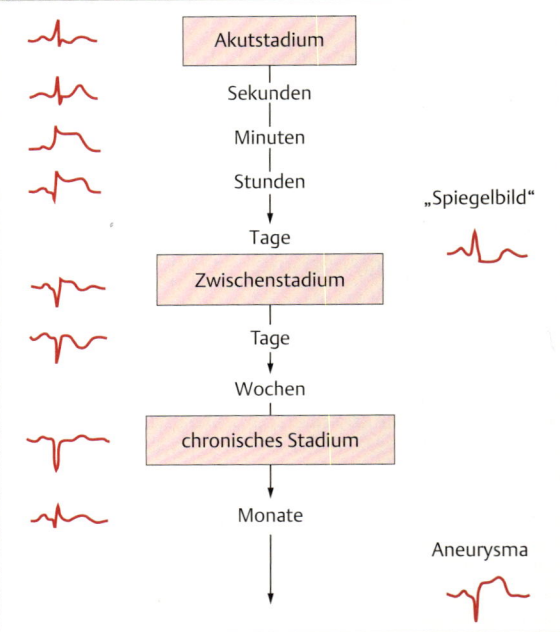

Abb. 3.31 EKG-Infarktstadien bei einem ST-Streckenhebungsinfarkt (STEMI); (Erläuterung einschließlich „Spiegelbild" s. Text.). Die Persistenz der ST-Hebung nach mehreren Wochen deutet auf die Ausbildung eines Infarktaneurysmas hin.

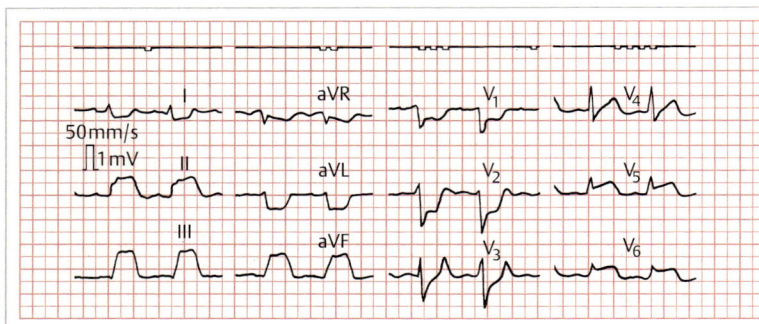

Abb. 3.32 Akuter STEMI-Posterolateralinfarkt eines 45-jährigen Patienten. Die typischen Infarkt-ST-Streckenhebungen finden sich in V_6, während in den Ableitungen II, III und aVF die sehr hohen ST-Streckenhebungen mit dem QRS-Komplex und der T-Welle verschmelzen. In den Vorderwandableitungen I, aVL, V_1 und V_2 finden sich „spiegelbildliche" ST-Streckensenkungen (s. Text).

3.4 Elektrokardiografie

▶ **Q-Zacken.** Finden sich bereits deutliche Q-Zacken in den „Infarktableitungen", so muss entweder von einem mindestens etwa 6 h alten Herzinfarkt ausgegangen werden oder von einem Reinfarkt. Es kann aber auch sein, dass ein Angina-pectoris-Anfall vorliegt und die Q-Zacken und ST-Hebungen auf einen früher durchgemachten Herzinfarkt mit Aneurysmabildung hinweisen.

▶ **„Spiegelbild".** Die EKG-Veränderungen eines frischen Posterolateralinfarkts zeigt die ▶ Abb. 3.32: Der Posterolateralinfarkt manifestiert sich in den gezeigten Ableitungen II, III, avF, V_4–V_6 mit ST-Streckenhebungen; spiegelbildlich hierzu zeigen sich in Ableitung I, avR, V_1–V_3 ausgeprägte ST-Streckensenkungen (▶ Abb. 3.32). Dieses „Spiegelbild" wird vektoriell als Verletzungsstrom weg vom gesunden Myokard hin zum Infarkt gedeutet. Dennoch scheint das nicht immer vorhandene „Spiegelbild" mehr zu sein als nur ein Zeichen des gerichteten Verletzungsstroms: Der Nachweis einer anterioren ST-Streckensenkung bei Hinterwandinfarkt spricht für einen größeren ischämiegefährdeten Myokardanteil mit höherem Nutzen der i. v. Thrombolyse [4] und der perkutanen Koronarintervention (PCI).

▶ **Rechtsherzinfarkte.** Rechtsherzinfarkte treten bei 15% aller Herzinfarkte und bei 50% aller Hinterwandinfarkte auf. Sie geben sich als ST-Streckenhebungen in den Ableitungen V_{3R}–V_{6R}, V_7 und V_8 zu erkennen. Insbesondere eine ST-Streckenhebung in V_{4R} scheint auf eine rechtsventrikuläre systolische Dysfunktion hinzuweisen [20].

Wie sicher sind die EKG-Zeichen des akuten ST-Streckenhebungsinfarkts?

Klinisch stumme Herzinfarkte – v. a. bei Diabetikern – sind bekannt. Aber auch das EKG zeigt nur bei 43% aller Infarktpatienten komplette und bei weiteren 21% inkomplette Infarktkriterien, während sie bei 36% der Patienten ganz fehlen (NSTEMI) [13].

Die Spezifität des EKG beim akuten Herzinfarkt wird mit 91% und die Sensitivität mit 46% angegeben [11]; der negativ prädiktive Wert eines normalen EKGs zum Ausschluss eines akuten Herzinfarkts liegt in den ersten 12 h bei 93% [14].

Praxistipp

EKG bei STEMI
- Bei jedem Hinterwandinfarkt sollten die Ableitungen V_{3R} und V_{4R} zusätzlich registriert und dokumentiert werden, um einen begleitenden Rechtsherzinfarkt – bei 50% aller Hinterwandinfarkte (!) – mit therapeutischen Konsequenzen nicht zu übersehen.
- Bei jedem klinischen Infarktverdacht ohne charakteristische EKG-Veränderungen in den 12 Standardableitungen empfiehlt es sich, die Ableitungen V_{3R}, V_{4R}, V_7 und V_8 sowie Nehb-D zusätzlich zu registrieren und zu dokumentieren.

Fallen bei der EKG-Diagnostik des STEMI

Einige Herzerkrankungen bzw. vorbestehende EKG-Veränderungen können die EKG-Infarktdiagnostik erschweren oder infarktähnliche EKG-Befunde hervorrufen:
- Peri(myo)karditis,
- vorbestehender Herzinfarkt, ggf. mit Aneurysmabildung,
- Linksschenkelblock,
- gelegentlich Rechtsschenkelblock,
- Schrittmacher-EKG (rechtsventrikuläre Stimulation),
- Lungenembolie,
- Myokardhypertrophie,
- Q-Zacken bei hypertrophisch obstruktiver Kardiomyopathie,
- Wolff-Parkinson-White(WPW)-Syndrom.

▶ **Peri(myo)karditis.** Sie kann nicht nur zu schweren, akut einsetzenden und über Stunden bis Tage anhaltenden retrosternalen Schmerzen führen, sondern auch zu ausgeprägten ST-Streckenhebungen: Auch wenn die ST-Streckenhebungen des Herzinfarkts in typischer Weise vom absteigenden Schenkel der R-Zacke ausgehen und die der Perimyokarditis von der S-Zacke, so können durchaus differenzialdiagnostische Schwierigkeiten entstehen (▶ Abb. 3.33). Typischerweise sind Patienten mit Peri(myo)karditis jünger und ihre EKG-Veränderungen meist sowohl in der Hin-

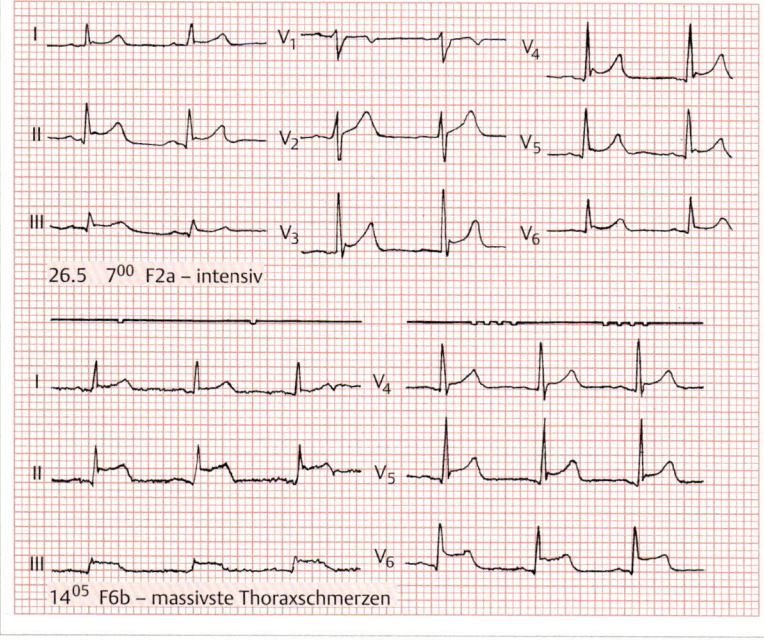

Abb. 3.33 EKG bei Perikarditis. Der Patient kam wegen akut aufgetretener linksseitiger Thoraxschmerzen in die Notaufnahme. Im EKG zeigten sich sowohl im Vorder- als auch im Hinterwandbereich wechselnd ausgeprägte, von der S-Zacke ausgehende ST-Streckenhebungen (vgl. dazu die ST-Streckenhebungen bei Herzinfarkt – ▶ Abb. 3.31, ▶ Abb. 3.32 –, die ihren Ausgang von der R-Zacke nehmen). Bei der Herzkatheteruntersuchung konnte ein akuter Herzinfarkt ausgeschlossen werden; die Koronarien zeigten keine Stenosen. 2 Tage später war das EKG unauffällig.

terwand- als auch der Vorderwandregion zu finden (▶ Abb. 3.33), während der Herzinfarkt entweder die Vorderwand oder die Hinterwand-/Posterolateralregion betrifft (▶ Abb. 3.32).

Merke

Da im Falle der Peri(myo)karditis eine systemische Lysetherapie bzw. der Einsatz von Glykoprotein-IIb/IIIa-Rezeptorantagonisten nicht nur ohne therapeutische Wirkung, sondern auch potenziell gefährlich sind (Ausbildung eines hämorrhagischen Perikardergusses), ist diese Differenzialdiagnose des akuten Herzinfarktes besonders wichtig.

▶ **Angina pectoris und alter Infarkt.** Wie oben erwähnt, kann die Differenzialdiagnose zwischen Angina pectoris und einem erneuten Myokardinfarkt (STEMI) bei Patienten mit bereits früher durchgemachtem Infarkt im EKG sehr schwierig sein. Dies kann zu Fehleinschätzungen bei der Entscheidung zur systemischen Lysetherapie oder Koronarintervention führen.

▶ **Schenkelblockbilder.** Sowohl ein Links- als auch ein Rechtsschenkelblock führen nicht nur zur Störung der Erregungsausbreitung (QRS-Verbreiterung und -Verformung), sondern auch der Erregungsrückbildung mit zum Teil infarktähnlichen ST-Streckenhebungen. Im Falle des Linksschenkelblocks ist damit – ohne Vorliegen eines Vor-EKGs – die Diagnose eines akuten Herzinfarkts in der Regel nicht mehr zu stellen. Andererseits spricht die Ausbildung eines kompletten Schenkelblocks bei entsprechenden klinischen Befunden für einen akuten Herzinfarkt und dient als EKG-Infarktkriterium (▶ Tab. 3.17).

Bei Herzschrittmacherpatienten mit ventrikulärer Stimulation (Linksschenkelblockbild) ist eine Infarktdiagnostik ebenfalls nicht möglich, falls Eigenaktionen völlig fehlen.

▶ **Lungenembolie.** Die – meistens flüchtigen – EKG-Veränderungen einer akuten Rechtsherzbelastung bei Lungenembolie können Anlass zur Verwechslung mit einem akuten Hinterwandinfarkt geben, da es neben der typischen $S_I Q_{III}$-Typ u. a. auch zu Hebungen in Ableitung III kommen kann; in Ableitung II finden sich dagegen – im Gegensatz zum Hinterwandinfarkt – keine ST-Streckenhebungen, sondern -senkungen.

3.4.3 EKG-Veränderungen nicht myokardischämischer Ursache

Das EKG ist bei Intensivpatienten nicht nur bei ischämischen Herzerkrankungen ein unentbehrliches diagnostisches Hilfsmittel: Veränderungen der P-Welle, der PQ-Dauer, des QRS-Komplexes, der T-Welle und ektope Erregungen geben Aufschluss über Vorhofbelastungen, Vorhof- und Kammerhypertrophie, Leitungsstörungen, Arrhythmien und ggf. Störungen implantierter antibradykarder und antitachykarder Schrittmachersysteme (▶ Abb. 3.34 a – r ; s. auch Kap. 11.4 „Herzrhythmusstörungen").

Veränderungen der P-Welle

Die P-Welle ist überwiegend negativ bei Situs inversus cordis, inferioren atrialen Rhythmen, junktionalem Rhythmus und bei verschiedenen supraventrikulären Rhythmen. Allerdings kann aus der P-Wellenkonfiguration die Lokalisation einer ektopen supraventrikulären Aktivität nur unzureichend abgeschätzt werden.

Normale P-Wellen fehlen bei Sinusarrest und Vorhofflimmern. P-Wellen können im Oberflächen-EKG nicht erkennbar sein bei AV-junktionalem Rhythmus, typischen AV-Knoten-Reentry-Tachykardien und ventrikulären Tachykardien, ferner auch bei ausgeprägten Sinustachykardien und ektopen atrialen Tachykardien.

Hier kann neben der intrakardialen Ableitung häufig auch das Ösophagus-EKG (s.oben) weiterhelfen.

▶ **P-dextroatriale.** Eine Hypertrophie des rechten Vorhofs (P-dextroatriale oder P-pulmonale) betrifft den ersten Anteil der P-Welle: Die P-Welle wird zugespitzt und überhöht (> 0,25 mV) in II, III und aVF. Auch in V_1 und V_2 ist die erste Komponente der P-Welle meist zugespitzt und deutlich positiv; in V_5 und V_6 ist die P-Welle klein. Eine Verlängerung der P-Dauer wird bei Hypertrophie des rechten Vorhofs normalerweise nicht gefunden, da die verlängerte Erregungsausbreitung des rechten Atriums vom später erregten linken Vorhof überdauert wird.

▶ **P-sinistroatriale.** Bei Hypertrophie und Dilatation des linken Vorhofs (P-sinistroatriale oder P-mitrale) erscheint die P-Welle doppelgipflig und verbreitert mit einer stärkeren Ausprägung des zweiten (linksatrialen) Vorhofanteils v. a. in I, II, aVL, V_5 und V_6. Eine Amplitudenzunahme der P-Welle fehlt, da die Erregungsmaxima zu unterschiedlichen Zeiten erbracht werden. In V_1 und V_2 ist P deutlich biphasisch, mit einer flachen positiven ersten Komponente und einer breiten negativen zweiten.

Praxistipp

Ein P-sinistroatriale kann erstes EKG-Zeichen einer Linksherzbelastung sein. Wenn ein P-sinistroatriale zusammen mit einem Rechts- oder Steiltyp auftritt, so ist an eine Mitralstenose zu denken.

▶ **P-biatriale.** Bei Überlastung beider Vorhöfe (P-biatriale oder P-cardiale) ist im Wesentlichen eine Kombination aus den Veränderungen von P-dextroatriale und P-sinistroatriale zu beobachten: Die P-Zacke ist in I, III, aVL, V_5 und V_6 doppelgipflig und verbreitert, darüber hinaus in III und aVF im ersten P-Anteil überhöht. In V_1 und V_2 ist P biphasisch mit überhöhter spitzer erster und negativer zweiter Komponente.

Störungen der AV-Überleitung

Auf die Störungen der AV-Überleitung soll an dieser Stelle nicht weiter eingegangen werden. Diese werden ausführlich in Kap. 11 besprochen.

Kammerhypertrophie

Den EKG-Veränderungen bei Kammerhypertrophie liegen im Wesentlichen zugrunde:
- Änderungen des Lagetyps infolge Abweichung der elektrischen Herzachse zur überlasteten Seite;
- eine Zunahme der QRS-Voltage durch die Massenzunahme der Muskulatur und die verringerte Distanz zwischen Kammer und Thoraxwand;
- eine Erregungsleitungsverzögerung als Folge der Zunahme der Wanddicke, der Dilatation und degenerativer Myokardveränderungen; über der hypertrophierten Kammer wird eine Verspätung der endgültigen Negativitätsbewegung (OUP, oberer Umschlagspunkt, s. oben) beobachtet;
- Erregungsrückbildungsstörungen (ST-Streckenveränderungen; s. ▶ Abb. 3.34 a – r), zunächst reversibel, schließlich irreversibel.

Die zahlreichen, aber nicht sehr zuverlässigen EKG-Kriterien einer rechts-, links- und biventrikulären Hypertrophie [15] haben aufgrund der wesentlich aussagekräftigeren Echokardiografiekriterien sehr an Bedeutung verloren. An dieser Stelle soll lediglich der *Sokolow-Lyon-Index* für die rechtsventrikuläre (R_{V1} + S_{V5} ≥ 1,05 mV) und linksventrikuläre (S_{V1} + $R_{V5, V6}$ ≥ 3,5 mV) Hypertrophie genannt werden (s. oben).

3.4 Elektrokardiografie

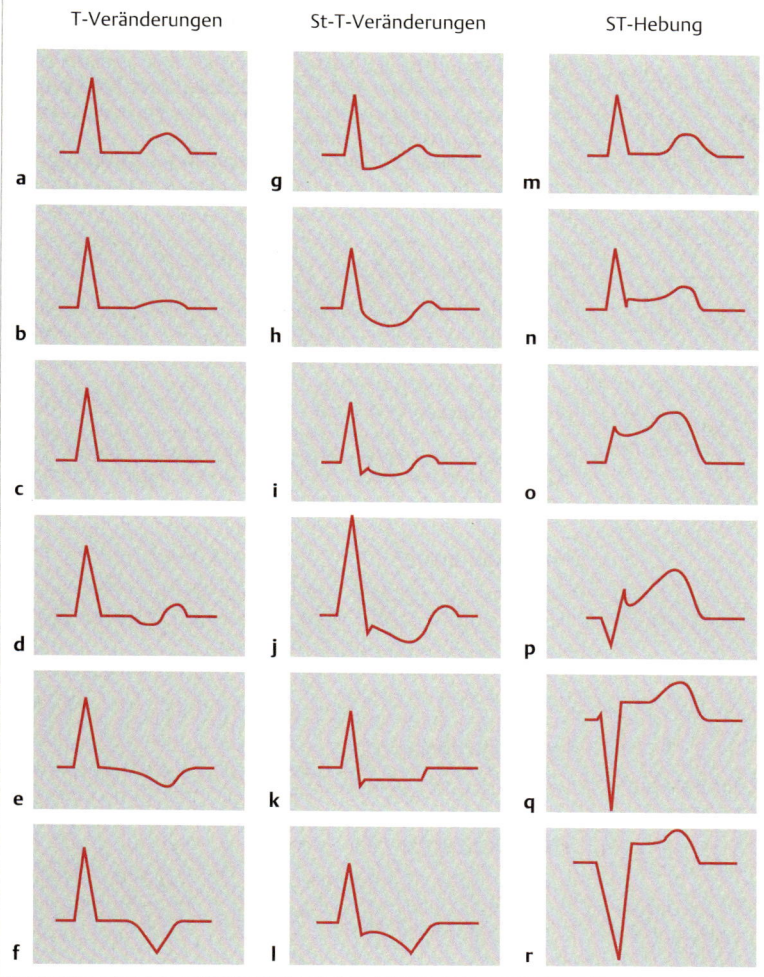

Abb. 3.34 a–r EKG-Differenzialdiagnosen.
a Normalbefund.
b–f T-Veränderungen:
b T-Abflachung;
c isoelektrisches T (**b** und **c** meist ohne pathologische Bedeutung);
d biphasisches T (funktionell oder Koronarinsuffizienz);
e präterminal negatives T;
f terminal negatives T (**e** und **f** z. B. bei Koronarinsuffizienz, Myokarditis).
g–m ST-T-Veränderungen:
g aszendierende ST-Senkung und abgeflachtes T (oft funktionell);
h muldenförmige ST-Senkung und abgeflachtes T (z. B. Digitalis);
i leicht deszendierende ST-Senkung und präterminal negatives bzw. biphasisches T (z. B. Hypokaliämie);
j deszendierende ST-Senkung und präterminal negatives bzw. biphasisches T, hohes R;
k horizontale ST-Streckensenkung und negatives T;
l deszendierende ST-Strecken-Senkung und spitz negatives T (**j–l** z. B. Koronarinsuffizienz).
m–r ST-Hebungen:
m geringe ST-Hebung bei normalem R (z. B. Vagotonie);
n ST-Hebung, beginnend am aufsteigenden Schenkel der S-Zacke, T positiv, normales R (z. B. akute Perikarditis);
o deutliche ST-Hebung (monophasische Deformierung), beginnend am absteigenden Schenkel der R-Zacke, T positiv, R eher klein (z. B. akuter Herzinfarkt);
p ST-Hebung in Verbindung mit einer pathologischen Q-Zacke, R klein oder nicht vorhanden, T positiv (z. B. Aneurysma nach Herzinfarkt);
q ST-Hebung deutlich (keine monophasische Deformierung), kleine R-Zacke, tiefe S-Zacke, T-Welle positiv (z. B. Linkshypertrophie);
r ST-Hebung deutlich (keine monophasische Deformierung), R kann fehlen, T positiv, QRS ≥ 0,12 s (kompletter Linksschenkelblock).

Schenkelblockbilder
Rechtsschenkelblock
Beim Rechtsschenkelblock liegt eine Blockierung des rechten Tawara-Schenkels vor.

▶ **Kriterien.** Kriterien des kompletten (vollständigen) Rechtsschenkelblocks sind:
- QRS-Komplex > 0,12 s,
- R in V_1 M-förmig aufgesplittert, Beginn der endgültigen Negativitätsbewegung in V_1 verspätet (> 0,03 s),
- S in I, aVL, V_5, V_6 breit und plump.

Die Prognose des Rechtsschenkelblocks hängt von der zugrunde liegenden Herzerkrankung ab, meist ist sie günstiger als die des Linksschenkelblocks.

▶ **Inkompletter Rechtsschenkelblock.** Dieser wird im Allgemeinen diagnostiziert bei einer QRS-Dauer zwischen 0,10 und 0,12 s und einer M-förmigen Aufsplitterung des QRS-Komplexes in V_1 (oder V_2) mit Verspätung der endgültigen Negativitätsbewegung. Er hat kaum therapeutische Relevanz.

Linksschenkelblock
Der Linksschenkelblock ist eine in der Regel schwere Störung der intraventrikulären Erregungsausbreitung, die durch eine Unterbrechung des linken Tawara-Schenkels zustande kommt.

▶ **Kriterien.** Kriterien des kompletten (vollständigen) Linksschenkelblocks sind:
- QRS-Komplex > 0,12 s,
- Aufsplitterung von R mit Verspätung der endgültigen Negativitätsbewegung in V_5 und V_6 (> 0,055 s) mit ausgeprägten ST-T-Veränderungen in V_5, V_6, I, aVL,
- breites, tiefes S in III, aVF, V_1 und V_2.

▶ **Inkompletter Linksschenkelblock.** Die Definition des inkompletten Linksschenkelblocks ist nicht einheitlich; meist wird darunter eine QRS-Dauer von 0,10 – 0,12 s mit Verspätung der endgültigen Negativitätsbewegung in V_5 und V_6 verstanden.

▶ **Linksanteriorer und linksposteriorer Hemiblock.** Der linke Tawara-Schenkel besteht zumindest funktionell aus einem anterioren und einem posterioren Schenkel. Eine isolierte Blockierung nur eines dieser Schenkel wird als linksanteriorer bzw. linksposteriorer Hemiblock bezeichnet. Der QRS-Komplex ist bei Hemiblock nicht verbreitert.
EKG-Kriterien eines *linksanterioren Hemiblocks* sind ein überdrehter Linkstyp mit einem QRS-Winkel a < -30° [5] und eine überproportionale R-Amplitudenzunahme in aVL, während sich in V_5, V_6 die R-Zacken reduzieren und die S-Zacken in II, III, aVF eventuell V_5, V_6 dominieren.
Beim *linksposterioren Hemiblock* werden ein Rechtstyp oder ein überdrehter Rechtstyp mit kleiner R-Zacke und tiefer S-Zacke in I, aVL und deutlicher S-Zacke in V_5, V_6 gefunden.

> **Praxistipp**
> Die schwierige Diagnose eines linksposterioren Hemiblocks wird erleichtert, wenn das abrupte Auftreten eines Rechtstyps oder überdrehten Rechtstyps bei vorher vorhandenem Linkstyp beobachtet wird.

Mehrfachblockierungen
Von einem *bifaszikulären Block* spricht man, wenn 2 Tawara-Schenkel betroffen sind: linksanteriorer und linksposteriorer Hemiblock (= kompletter Linksschenkelblock), linksanteriorer Hemiblock und Rechtsschenkelblock bzw. linksposteriorer Hemiblock und Rechtsschenkelblock.

Ein *trifaszikulärer Block* liegt vor, wenn alle 3 Schenkel gleichzeitig betroffen sind; es resultiert ein AV-Block 3. Grades (Kap. 11).

Elektrolytveränderungen
Aufgrund der raschen Verfügbarkeit der Elektrolytbestimmungen ist heutzutage das EKG nur noch selten erster Wegweiser einer ernsten Elektrolytstörung.

Hypokaliämie
Abflachung der T-Welle, ST-Streckensenkung, T-Negativierung, TU-Verschmelzungswellen Extrasystolie bis hin zu Kammertachykardien und Kammerflimmern.

Hyperkaliämie
Spitz-hohe, schmalbasige T-Wellen (zeltförmiges T); ST-Senkung mit Verschwinden der U-Welle; Abflachung der P-Welle, Verlängerung der PQ-Dauer, QRS-Verbreiterung;
Sinusarrest mit AV-junktionalem oder ventrikulärem Ersatzrhythmus, Asystolie.

Hypokalzämie
Verlängerung der QT-Dauer.

Hyperkalzämie
Verkürzung von ST-Streckendauer und QT-Dauer; bei ausgeprägter Hyperkalzämie treten gehäuft supraventrikuläre und ventrikuläre Extrasystolen auf.

Perikarderkrankungen und Myokarditis
Bei akuter Perikarditis treten ST-Streckenhebungen in allen Ableitungen auf. Diese ST-Hebungen sind durch einen während der Phase maximaler Kammererregung von der Innenschicht zur geschädigten Außenschicht gerichteten Vektor zu erklären (▶ Abb. 3.33). Nach einigen Tagen geht die ST-Hebung zurück und es bildet sich eine T-Abflachung oder T-Negativierung aus, die – besonders bei Entwicklung einer konstriktiven Perikarditis – persistieren kann.

> **Praxistipp**
> Bei einem größeren Perikarderguss ist häufig eine periphere und präkordiale Niedervoltage erkennbar, wie sie auch bei Lungenemphysem, Myxödem und Amyloidose gefunden wird. Eine präkordiale Niedervoltage findet sich auch bei linksseitigem Pleuraerguss, Pneumothorax, Pneumonie, Adipositas und Zwerchfellhochstand.

Beim chronischen Perikarderguss wird neben der Niederspannung ein mechanisch bedingter elektrischer Alternans gefunden. Bei der Perikarditis constrictiva finden sich zusätzlich gekerbte P-Wellen („P en plateau"), ST-Senkungen, T-Negativierungen und in 25 % der Fälle Vorhofflimmern.

Bei isolierter Myokarditis ohne begleitende Perikarditis zeigen sich potenziell reversible T-Negativierungen über den betroffenen Myokardarealen (▶ Abb. 3.34 **e**, **f**).

> **Kernaussagen**
>
> **Grundlagen**
> Nicht nur das Standard-EKG, sondern auch spezielle EKG-Techniken wie Ösophagus-EKG sowie die Registrierung von Spätpotenzialen und der Herzfrequenzvariabilität liefern dem Anästhesisten und Intensivmediziner wertvolle Informationen hinsichtlich der Art und des Schweregrades der Herzerkrankung sowie der Prognose des betreuten Patienten.
>
> **Elektrokardiografische Veränderungen durch Myokardischämie**
> Zur Sicherung der Diagnose bei ST-Streckenhebungsinfarkt (STEMI) werden ST-Streckenhebungen in mindestens 2 der 12 Standardableitungen gefordert.
> Die Spezifität des EKG beim akuten STEMI beträgt 90 %, die Sensitivität 50 %.
> Rechtsherzinfarkte treten bei 50 % aller Hinterwand-STEMI auf; sie geben sich als ST-Streckenhebungen in V_{3R} und V_{4R} zu erkennen.
> Neben der Infarktdiagnostik kommt dem Nachweis reversibler Myokardischämien perioperativ und auf der Intensivstation eine große Bedeutung zu.
>
> **Elektrokardiografische Veränderungen nicht myokardischämischer Ursache**
> Relevante EKG-Veränderungen nicht myokardischämischer Genese sind Zeichen der Hypertrophie und Belastung von Vorhöfen und Ventrikeln, Störungen der atrioventrikulären Überleitung, Arrhythmien, Schenkelblockbilder, Myokarditis und Perikarditis. Durch die rasche und quantitative laborchemische Analyse hat das EKG zum Nachweis von Hyper- und Hypokaliämie sowie von Hyper- und Hypokalzämie an Bedeutung verloren.

Literatur

[1] Balady GJ, Cadigan JB, Ryan TJ. Electrocardiogram of the athlete: an analysis of 289 professional football players. Am J Cardiol 1984; 53(9): 1339–1343
[2] Bazett HC. An analysis of the time relations of the electrocardiograms. Heart 1920; 7(7): 353–370
[3] Bigger JT Jr., Kleiger RE, Fleiss JL et al. Components of heart rate variability measured during healing of acute myocardial infarction. Am J Cardiol 1988; 61(4): 208–215
[4] Evans MA, Clements IP, Christian TF et al. Association between anterior ST depression and increased myocardial salvage following reperfusion therapy in patients with inferior myocardial infarction. Am J Med 1998; 104(1): 5–11
[5] Gutheil H. EKG im Kindes- und Jugendalter. 5. Aufl. Stuttgart: Thieme; 2008
[6] Heden B, Ohlin H, Rittner R et al. Acute myocardial infarction detected in the 12-lead ECG by artificial neural networks. Circulation 1997; 96(6): 1798–1802
[7] Kleiger RE, Miller JP, Bigger JT Jr. et al. Decreased heart rate variability and its association with increased mortality after acute myocardial infarction. Am J Cardiol 1987; 59(4): 256–262
[8] Kleiger RE, Stein PK, Bigger JT Jr. Heart rate variability: measurement and clinical utility. Ann Noninvasive Electrocardiol 2005; 10(1): 88–101
[9] La Rovere MT, Bigger JT Jr., Marcus FI et al. Baroreflex sensitivity and heart-rate variability in prediction of total cardiac mortality after myocardial infarction. ATRAMI (Autonomic Tone and Reflexes After Myocardial Infarction) Investigators. Lancet 1998; 351(9101): 478–484
[10] Lee HS, Brooks N, Jennings K. Patients with suspected myocardial infarction presenting with ST segment depression. Heart 1997; 77(6): 493–494
[11] Martin TN, Groenning BA, Murray HM et al. ST-segment deviation analysis of the admission 12-lead electrocardiogram as an aid to early diagnosis of acute myocardial infarction with a cardiac magnetic resonance imaging gold standard. J Am Coll Cardiol 2007; 50(11): 1021–1028
[12] Muller-Werdan U, Buerke M, Christoph A et al. Septische Kardiomyopathie. Intensivmedizin 2006; 43: 486–497
[13] Prondzinsky R, Werdan K. Akute Koronarsyndrome. In: Madler C, Jauch KW, Werdan K, Siegrist J, Pajonk FG, Hrsg. Das NAW-Buch: Akutmedizin der ersten 24 Stunden. 3. Auf. München-Jena: Elsevier Urban & Fischer; 2005: 441–478
[14] Ryan TJ, Anderson JL, Antman EM et al. ACC/AHA guidelines for the management of patients with acute myocardial infarction: executive summary. A report of the American College of Cardiology/American Heart Association Task Force on Practice Guidelines (Committee on Management of Acute Myocardial Infarction). Circulation 1996; 94(9): 2341–2350
[15] So CS. Praktische Elektrokardiographie. 8. Aufl. Stuttgart: Thieme; 1999
[16] Task Force of the European Society of Cardiology and the North American Society of Pacing and Electrophysiology. Heart rate variability. Standards of measurement, physiological interpretation, and clinical use. Eur Heart J 1996; 17 (3): 354–381
[17] Thygesen K, Alpert JS, White HD. Universal definition of myocardial infarction. Eur Heart J 2007; 28(20): 2525–2538
[18] Van de Werf F, Ardissino D, Betriu A et al. Management of acute myocardial infarction in patients presenting with ST-segment elevation. The Task Force on the Management of Acute Myocardial Infarction of the European Society of Cardiology. Eur Heart J 2003; 24(1): 28–66
[19] Willems JL, Abreu-Lima C, Arnaud P et al. The diagnostic performance of computer programs for the interpretation of electrocardiograms. N Engl J Med 1991; 325(25): 1767–1773
[20] Yoshino H, Udagawa H, Shimizu H et al. ST-segment elevation in right precordial leads implies depressed right ventricular function after acute inferior myocardial infarction. Am Heart J 1998; 135(4): 689–695

3.5 Echokardiografie beim kritisch Kranken

C.-A. Greim, N. Roewer

3.5.1 Einführung

In zahlreichen Akutsituationen ist eine bettseitige problemorientierte Kreislaufdiagnostik auf der Intensivstation heute wegweisend für das weitere Prozedere. Mit einer Vielzahl von Informationen unterstützt die Echokardiografie den Intensivmediziner in der gesamten Breite der diagnostischen Abklärung und Überwachung der aktuellen Kreislaufsituation, initiiert therapeutische Entscheidungen und dient der Kontrolle im Behandlungsverlauf. Zunehmend greift hierbei das Konzept der Point-of-Care(POC)-Diagnostik im Sinne einer zielgerichteten Sonografie [24], welche die Suche nach den Ursachen einer hämodynamischen Instabilität des Patienten zügig eingrenzen kann. Wegen dieses Potenzials wird das Erlernen einer fokussierten transthorakalen Echokardiografie von Experten bereits als fester Baustein einer intensivmedizinischen Weiterbildung betrachtet [8, 12].

▶ **Transthorakale Untersuchung und transösophageale Echokardiografie.** Die transthorakale Untersuchung und die transösophageale Echokardiografie (TEE) unterscheiden sich hinsichtlich der technischen Durchführung, der Invasivität und der Aussagekraft. Eine transthorakale Echokardiografie, die bei ca. 95 % der Standarduntersuchungen im Echolabor vollständige Befunde liefert, erübrigt im günstigen Fall auch beim Intensivpatienten die Durchführung einer transösophagealen Echokardiografie. Bei der oft anzutreffenden Rückenlagerung und eingeschränkten Mobilität des Intensivpatienten, bei einer Beatmung mit PEEP (Positive end-expiratory Pressure), bei Behinderung der Untersuchung durch Verbände, Pleuradrainagen und andere Hindernisse kann die Erfolgsquote der transthorakalen Echokardiografie jedoch auf ca. 75 % absinken und indiziert eine weitere Abklärung mittels der TEE [9, 18, 29].

▶ **Indikationen und Befunde.** Die Indikationen für die Echokardiografie bei kritisch kranken Patienten beinhalten die Abklärung einer hämodynamischen Instabilität. Häufige Ursachen hierfür sind:
- linksventrikuläre Funktionsstörung,
- Hypovolämie,
- Lungenembolie mit rechtsventrikulärer Dekompensation,
- Perikarderguss,
- Herzbeuteltamponade.

Zusätzliche Indikationen sind der Ausschluss einer infektiösen Endokarditis, eines Herzwandaneurysmas, einer kardialen Emboliequelle, eines intrakardialen Shunts und einer primären oder sekundären Aortenpathologie. Sofern gute Schallbedingungen vorliegen, können die Schockzustände linksventrikulären Ursprungs durch die transthorakale Echokardiografie mit einer Sensitivität von 100 % und einer Spezifität von 95 % gut diagnostiziert werden [22]. Sind die transthorakalen Befunde jedoch technisch oder diagnostisch unzureichend, ist die TEE das Verfahren der Wahl.

> **Merke**
>
> Das Konzept einer Point-of-Care-Sonografie bei kritisch kranken Patienten beinhaltet eine fokussierte und problemorientierte transthorakale Echokardiografie. Bei nicht ausreichendem Informationsgewinn sollte ergänzend eine TEE durchgeführt werden.

Die wichtigsten echokardiografischen Befunde bei kritisch kranken Patienten finden sich in ▶ Tab. 3.18.

▶ **Kreislaufüberwachung.** Während die transthorakale Echokardiografie sich für eine kontinuierliche Beobachtung der Ventrikelfüllung und der Kontraktion wenig eignet, ist eine Überwachung der kardialen Funktion mit der TEE über größere Zeiträume gut durchführbar. Die maximale Verweildauer einer Sonde beträgt bei kardiochirurgischen Patienten und bei neurochirurgischen Eingriffen in manchen Zentren bis zu 10 h und mehr, ist hinsichtlich des Risikos druckbedingter und thermischer Läsionen von Ösophagus und Magen wissenschaftlich aber nicht abgesichert.

Die visuelle echokardiografische Überwachung durch den Untersucher wird bei einigen Ultraschallsystemen durch Messverfahren ergänzt, mit deren Hilfe sich vorwiegend linksventrikuläre Funktionsparameter kontinuierlich ableiten lassen. Vielversprechende frühere Ansätze, die linksventrikuläre Funktion mit dem

Tab. 3.18 Wichtigste Befunde der Echokardiografie in der Intensivmedizin.

Diagnostische Fragestellung	Echokardiografische Befunde
Kreislaufinstabilität kardialer Ursache	• globale linksventrikuläre Kontraktionsminderung • niedrige „Fractional Area Change" (S. 224) • regionale Wandbewegungsstörungen • Hypovolämie bzw. „kissing papillary muscles" (S. 225) • dilatierte und/oder hypertrophe Ventrikel • ballonierte Vorhöfe • Klappenstenosen und -insuffizienzen • Perikarderguss
fulminante Lungenembolie	• dilatierter rechter Ventrikel • linksventrikuläre Hypovolämie • Pulmonalinsuffizienz • Trikuspidalinsuffizienz • paradoxe Septumbewegung • pulmonalarterielle Thromben
Endokarditis	• Vegetationen (z. B. an einem Klappensegel)
Emboliequelle	• intrakardiale Thromben • aortale Plaques
Aortendissektion	• Dissektionsmembran • „falsches" Lumen
Thoraxtrauma	• Aortenruptur • Herztamponade • Herzkontusion • rupturierte Klappensegel

Einsatz transnasal gängiger miniaturisierter TEE-Sonden zu überwachen, erlangen mittlerweile neues Interesse [36].

> **Merke**
>
> Bei beatmeten kritisch kranken Patienten kann die linksventrikuläre Funktion mithilfe der transösophagealen Echokardiografie sonografisch über mehrere Stunden überwacht werden.

3.5.2 Transthorakale Echokardiografie

Stellenwert

Mit qualitativ hochwertigen und portablen Ultraschallsystemen lässt sich eine transthorakale Echokardiografie als POC-Diagnostik heute schnell und preiswert durchführen [5, 8]. Das Konzept basiert auf einem fokussierten echokardiografischen Untersuchungsgang, der in Abgrenzung zu einer ausführlichen kardiologischen Untersuchung in weniger als 5 min die wichtigsten Informationen zu einer akuten Kreislaufproblematik liefert. Für diese orientierende reduzierte Untersuchung wird die Abkürzung FATE (Focused assessed transthoracic Echocardiography) genutzt [17, 21]. Das auch verwendete Kürzel FEEL (Focused echocardiographic Evaluation in Life Support) leitet sich aus der Anwendung von FATE bei laufender Reanimation her [7]. Beide Konzepte können eine umfassende kardiologische Echokardiografie nicht ersetzen. Sie muss ggf. unter elektiven Bedingungen nachgeholt werden.

Untersuchungsprinzip

> **Merke**
>
> Die Schnittebenen der transthorakalen und der transösophagealen Echokardiografie unterscheiden sich prinzipiell nur in der Perspektive, aus der die anatomischen Querschnitte des Herzens dargestellt werden.

Die transthorakalen Schnittebenen werden über die apikalen, parasternalen, subxyphoidalen und ggf. suprasternalen Zugangswege angelotet. In der Intensivmedizin können viele Fragestellungen der Akutdiagnostik mit dem echokardiografischen Vorgehen gemäß dem sog. FATE-Protokoll beantwortet werden [21]. Bei dieser fokussierten transthorakalen Untersuchung werden bevorzugt die parasternalen und die apikalen Schnittebenen eingestellt, die Aufschluss über die globale linksventrikuläre Funktion und Füllung, über die Größe und Belastung des rechten Ventrikels, über das Vorliegen einer Herztamponade und andere Ursachen einer hämodynamischen Instabilität liefern.

▶ **Parasternale Einstellungen.** Die Untersuchung beginnt mit der Darstellung der *parasternalen Kurzachse* des linken Ventrikels, von der ausgehend durch eine Rotation des Schallkopfes

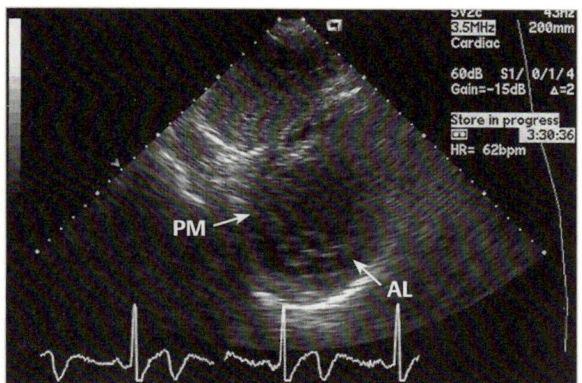

Abb. 3.35 Subkostaler Kurzachsenschnitt mit posteromedialen (PM) und anterolateralen (AL) Papillarmuskeln.

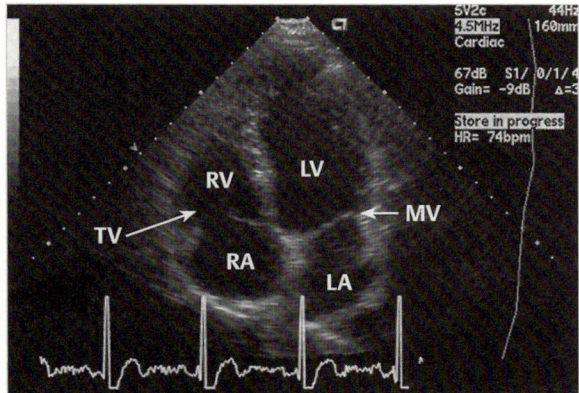

Abb. 3.36 Apikaler Vier-Kammer-Blick mit rechtem (RV) und linkem Ventrikel (LV), beiden Vorhöfen (RA und LA) sowie Trikuspidal- (TV) und Mitralklappe (MV).

die linksventrikuläre *parasternale Längsachse* zur Darstellung kommt. Beide Darstellungen des Ventrikels können auch mit der TEE – meist sogar in besserer Qualität – abgebildet werden, erscheinen wegen der gegenüberliegenden Ausgangsposition des Schallkopfes im Magen aber in gespiegelter Ausrichtung der Achsen.

> **Merke**
>
> In den beiden sonografischen Hauptachsen des linken Ventrikels werden dessen Wandbewegung, die Zunahme der Wanddicke während der Systole sowie die Kammergröße beurteilt (▶ Abb. 3.35 u. ▶ Abb. 3.36). Die linksventrikuläre *Ejektionsfraktion* kann in der kurzen Achse sowohl über den subxyphoidalen als auch über den parasternalen Zugang geschätzt werden.

Zur Messung des linksventrikulären Kammerdurchmessers im Rahmen einer umfassenden Untersuchung eignet sich der *M-Mode*, bei dem die reflektierenden Strukturen entlang nur eines einzigen Schallstrahls erfasst und im zeitlichen Verlauf dargestellt werden. Die Untersuchung mit dem M-Mode erfolgt meist im *parasternalen Längsachsenschnitt*, wobei die Ausrichtung des Schallstrahls im zweidimensionalen Modus, d. h. 2D-gesteuert, erfolgt. Durch geringe 2D-gesteuerte Richtungsänderungen des Schallstrahls wird der M-Mode zusätzlich auch angewendet, um die Bewegungsmuster der Mitralklappe und der Aortenklappe zu analysieren (▶ Abb. 3.37 **a – c**).

In den *parasternalen Kurzachsenschnitten* wird der linke Ventrikel scheibenförmig abgebildet und abschnittsförmig entlang der Längsachse untersucht (▶ Abb. 3.38). Auf der Höhe der Herzbasis werden zunächst die Mitralklappensegel und bei weiterem Angulieren die Aortenklappe sowie die rechtsventrikuläre Ein- und Ausflussbahn sichtbar. Im geschlossenen Zustand bilden die Aortenklappentaschen eine sternförmige Figur, um die im Uhrzeigersinn, ausgehend von 8 Uhr, der rechte Vorhof, die Trikuspidalklappe, der rechte Ventrikel, die Pulmonalklappe und der Truncus pulmonalis ziehen (▶ Abb. 3.39).

▶ **Apikale Einstellungen.** Als Orientierung für die apikale Schallkopfposition dient der Herzspitzenstoß, für dessen Palpation der Patient vorzugsweise auf seiner linken Seite liegt. Mit dem über dem Herzspitzenstoß aufgesetzten Schallkopf lassen sich die 4 Herzkammern in der langen Achse meistens gut darstellen. Dieser sog. *Vier-Kammer-Blick* zeigt nicht nur eine Übersicht der Kammern, sondern eignet sich auch zur Grobdiagnostik der Atrioventrikularklappen. Durch eine Rotation des Schallkopfes wird der Vier-Kammer-Blick in den *Zwei-Kammer-Blick* überführt, in dem die Mitralklappe und das linksventrikuläre Myokard im Längsschnitt befundet werden.

Die parasternalen und die apikalen Einstellungen sind bei intubierten und beatmeten Intensivpatienten in Rückenlage häufig von unzureichender Qualität und Aussagekraft. Alternativ bietet sich in diesen Fällen der subxyphoidale Zugangsweg an.

▶ **Subxyphoidale Einstellungen.** Für die subxyphoidalen Einstellungen muss der Schallkopf im epigastrischen Winkel angedrückt werden, um die Schallebene durch das unter dem Sternum und den Rippen liegende Herz zu führen. Die Angulation erfolgt in Richtung auf die linke Schulter. Bei beatmeten Patienten kann der linke Ventrikel in der kurzen Achse oft recht gut dargestellt werden, weil das Herz und das Zwerchfell in der Inspirationsphase nach kaudal in Richtung auf den Schallkopf verschoben werden. Durch Drehung des Schallkopfes um 90° stellt sich ein weiterer Vier-Kammer-Blick ein. Zusätzlich sind Darstellungen des Mün-

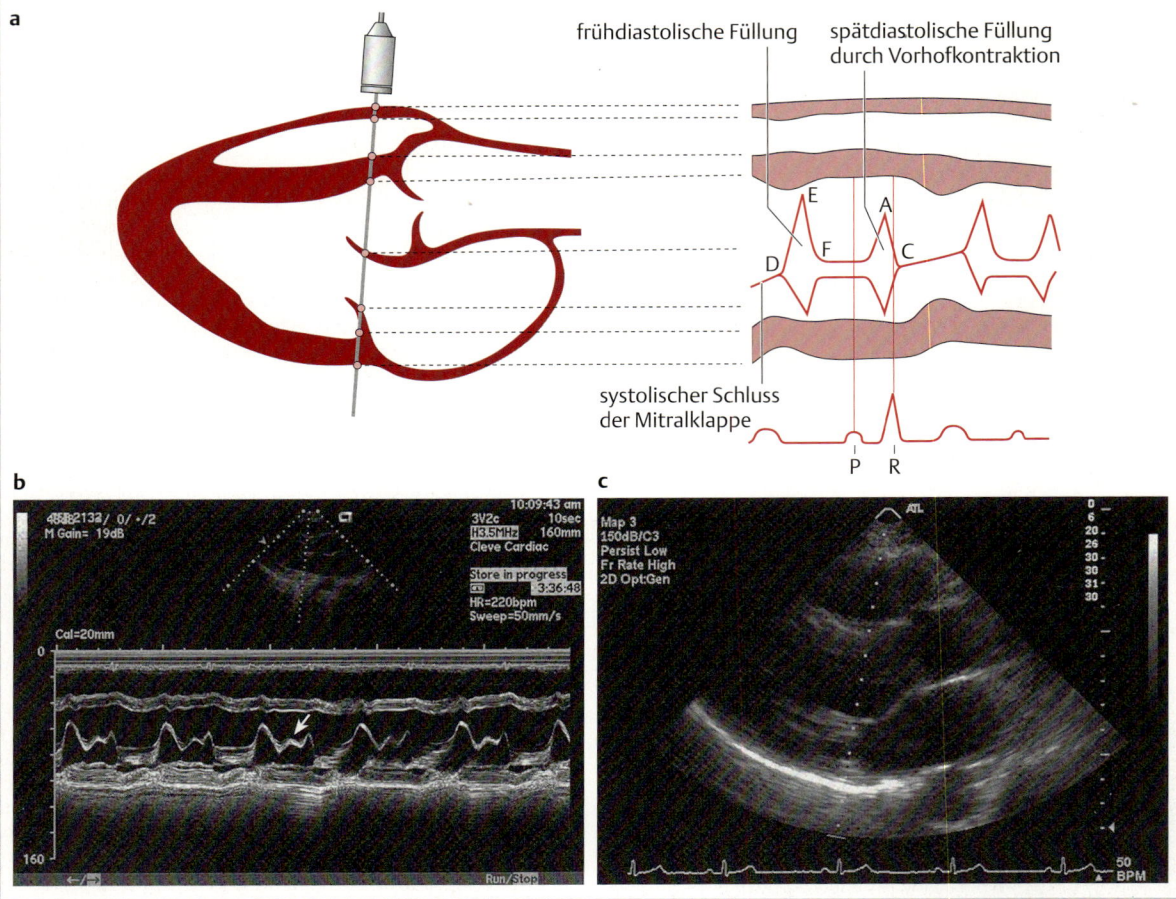

Abb. 3.37 a – c M-Mode der Mitralklappe (Quelle: Flachskampf 2001 [13]).
a Mit dem M-Mode-Strahl wird das Bewegungsprofil der (in der Abbildung schallkopffernen) Mitralklappe erfasst. Der D-Punkt entspricht dem systolischen Mitralklappenschluss, der E-Punkt der maximalen Öffnung der Klappe während der passiven Füllungsphase des linken Ventrikels. Das Ende dieser Phase wird durch den F-Punkt markiert. Auf die mesodiastolische Phase folgt die Vorhofkontraktion (aktive Füllungsphase), bei der die Klappe erneut weit öffnet (A-Punkt), bevor sie am C-Punkt enddiastolisch komplett schließt.
P = P-Welle, R = R-Zacke
b Echokardiografisches Bewegungsprofil der Mitralklappe.
c Der M-Mode-Strahl lässt sich im 2 D-Bild genau positionieren.

dungsgebiets der unteren und oberen Hohlvene und der Aorta abdominalis möglich.

▶ **Suprasternale Einstellung.** Die aszendierende Aorta und der Aortenbogen sowie die Abgänge der Kopf- und Armarterien können in der suprasternalen Einstellung eingesehen werden, die wegen der erforderlichen Kopfüberstreckung und der eingeschränkten Qualität der Darstellung bei Intensivpatienten jedoch nur selten gewählt wird. Sofern z. B. eine Typ-A-Dissektion der Aorta ausgeschlossen werden soll, ist eine TEE das echokardiografische Verfahren der Wahl.

3.5.3 Transösophageale Echokardiografie

Stellenwert

Wegen ihrer geringen Invasivität und der unbestrittenen Vorteile bei beatmeten Patienten ist die TEE in der Intensivmedizin fest verankert. Die fachliche Grundlage hierfür liefern aktuelle Empfehlungen und Ausbildungsrichtlinien, die dem Einsatz der TEE in der perioperativen und intensivmedizinischen Patientenversorgung ein Fundament geben [2, 3, 4, 10, 11].

Bei intubierten und beatmeten Patienten kommt der sonografischen Untersuchung mit der TEE der direkte Zugangsweg und die Schallkopfnähe zum Herzen zugute. Im Vergleich zur transthorakalen Echokardiografie liefert die TEE deshalb nicht nur eine höhere Anzahl verwertbarer kardialer Schnittebenen, sondern auch eine bessere Bildqualität.

Aus zahlreichen Studien lässt sich herleiten, dass die TEE durchschnittlich bei ca. 50% der Intensivpatienten die Anzahl der Diagnosen erhöht, bei ca. 30% zu einer Änderung in der Therapie und bei ca. 15% zu einer operativen Intervention führt, wobei die hohe Schwankung in den Angaben der einzelnen Studien sich durch die Unterschiede in der Indikationsstellung und den untersuchten Patientenkollektiven erklärt [1, 16, 19, 23, 25, 26, 27, 33, 34, 35].

3.5 Echokardiografie beim kritisch Kranken

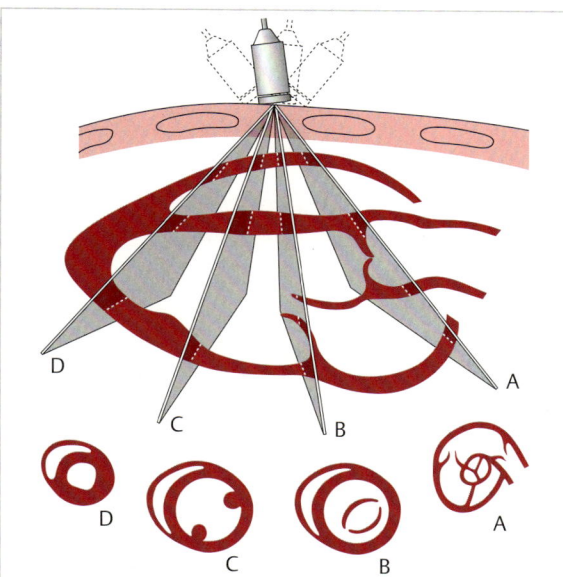

Abb. 3.38 Schema der transthorakalen parasternalen Kurzachsenschnitte.

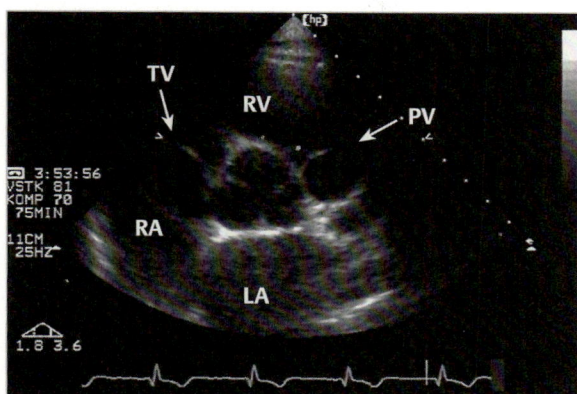

Abb. 3.39 Basaler Kurzachsenschnitt mit rechtem (RA) und linkem Vorhof (LA), rechtem Ventrikel (RV), Trikuspidal- (TV) und Pulmonalklappe (PV), siehe auch ▶ Abb. 3.38, Schnittebene A.

Evidenzbasierte Indikationen für eine *primäre* TEE bestehen z. B. bei polytraumatisierten Patienten mit Verdacht auf eine Aortenruptur oder Herzklappenverletzung, bei postoperativ instabilen kardiochirurgischen Patienten z. B. zum Ausschluss einer Perikardtamponade oder bei Verdacht auf eine Aortenrupturdissektion, Endokarditis sowie kardiale oder aortale Emboliequellen [2, 28]. In der Intensivmedizin sollte die TEE nach den aktuellen Leitlinien der „American Society of Anesthesiology" immer dann eingesetzt werden, wenn mit der transthorakalen Echokardiografie therapeutisch relevante Diagnosen nicht sicher ausgeschlossen werden können. Darüber hinaus ist sie das Verfahren der Wahl zur Abklärung eines kardialen Shunts bei persistierender Hypoxämie [3].

Untersuchungsprinzip

Vorbereitung

Der Einsatz der TEE bei Intensivpatienten ist in vielen Fällen nicht planbar, bedarf grundsätzlich jedoch der Aufklärung über die möglichen Komplikationen sowie einer Einverständniserklärung. Als Teil des diagnostischen Spektrums einer Intensivstation erfolgt die Untersuchung bei dringlicher Indikation in der Regel jedoch auch ohne ausdrückliche Zustimmung des Betreuers. Vor der Untersuchung müssen der Zahnstatus und eventuelle strukturelle Besonderheiten im Nasenrachenraum, z. B. bei Frakturen des Gesichtsschädels, abgeklärt werden. Lockere Zähne können unter Umständen während der Untersuchung luxieren und unbemerkt pulmonal aspiriert werden.

Zur Durchführung der Untersuchung muss die Analgosedierung bei Intensivpatienten meistens vertieft werden; alternativ ist eine Schleimhautanästhesie mit einem gängigen Lokalanästhetikum oft ausreichend. Eine hypertensive Kreislaufreaktion ist auch hierbei nicht sicher zu vermeiden. Eine zusätzliche Muskelrelaxation ist zwar nicht erforderlich, vereinfacht aber in vielen Fällen das Einführen eines Beißrings. Er dient sowohl zum Schutz des Patienten als auch zur Vermeidung von Bissschäden an der TEE-Sonde.

Untersuchungsgang

Die Einteilung der TEE-Schnittebenen in transversal und longitudinal bezieht sich auf die Relation der Schallebene zur Achse des Sondenschafts. So können mit einer monoplanen Sonde nur transversale, mit einer biplanen dagegen auch longitudinale Schnittebenen dargestellt und mit den multiplanen TEE-Sonden alle weiteren Zwischenebenen angelotet werden. Die Begriffe „kurze Achse" und „lange Achse" beziehen sich dagegen in der Regel auf die Ventrikel und die Aorta. Die Einstellung der Schnittebenen erfolgt durch die Flexion, Reklination und Translation des flexibel am Sondenschaft fixierten Schallkopfs, durch eine Rotation des Sondenschafts sowie bei multiplanen Sonden zusätzlich durch eine manuell steuerbare Rotation der Schallelemente (▶ Abb. 3.40 **a, b** u. ▶ Abb. 3.41).

Die wichtigsten Schnittebenen des Herzens und der Aorta und ein strukturierter Untersuchungsgang finden sich beispielsweise in den Empfehlungen der „American Society of Echocardiography" und der „Society of Cardiovascular Anesthesiologists" [31]. Zu deren Studium wird auf TEE-Lehrbücher verwiesen [15, 32]. Der Untersuchungsgang kann auf vielfältige Weise variiert und je nach Fragestellung fokussiert oder umfassend durchgeführt werden.

> **Merke**
>
> Die Sondenpositionen bei der TEE liegen im Magen, im unteren bis mittleren Ösophagusdrittel sowie etwas oberhalb der Ösophagusmitte auf Höhe der Herzbasis und der Aortenwurzel.

Kontraindikationen und Komplikationen

Obwohl die TEE eine gering invasive und recht sichere Untersuchungsmethode mit wenigen Kontraindikationen ist (▶ Tab. 3.19), sind ihre potenziellen Komplikationen nicht zu unterschätzen, allen voran die gefürchtete Perforation des Pharynx, Ösophagus oder Magens. Andere vergleichsweise geringfügige Risiken beinhalten Zahn- und Lippenschäden, Schleimhautläsionen im Oropharynx oder oberen Gastrointestinaltrakt und eine passagere Dysfunktion der Stimmbänder infolge mechanischer Irritation durch die Sonde.

Intensivmedizinische Untersuchung, Diagnostik und Monitoring

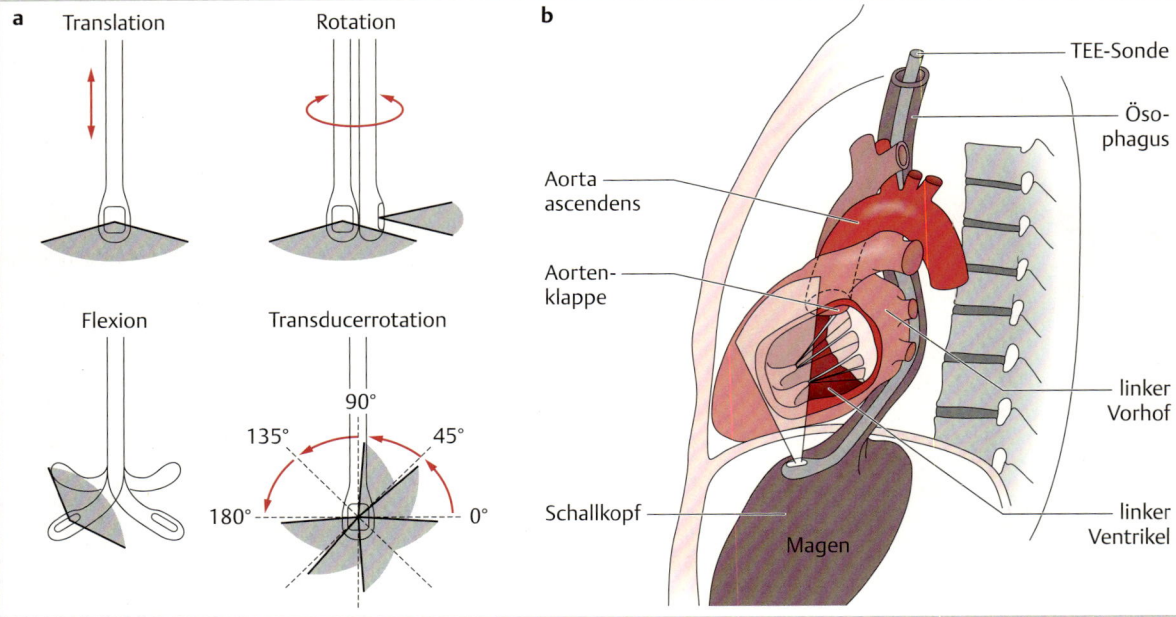

Abb. 3.40 a, b Schematische Darstellung des distalen Endes einer multiplanen TEE-Sonde mit Einstellung unterschiedlicher Schnittebenen.
a Einstellung unterschiedlicher Schnittebenen durch Vorschieben oder Zurückziehen bzw. Drehung der Sonde und Angulation des Schallkopfes sowie durch elektronisch gesteuerte Rotation der Schallelemente (Quelle: Roewer u. Greim 1994 [29]).
b Auf diese Weise lassen sich z. B. vom Magen aus sowohl transversale als auch longitudinale kardiale Schnittebenen, aber auch verschiedene Zwischenebenen untersuchen.

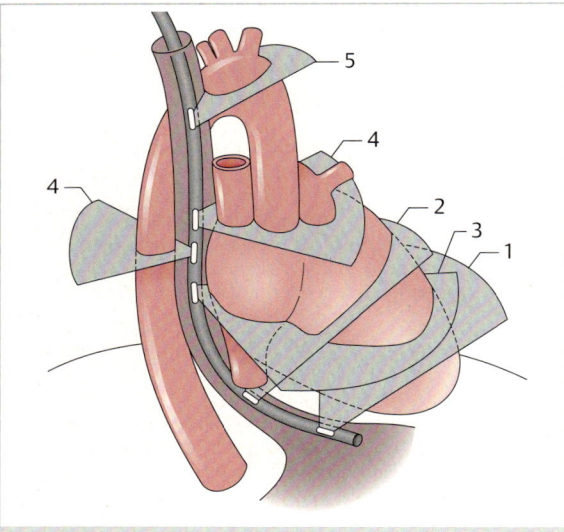

Abb. 3.41 Grundpositionen der transösophagealen Schnittführung (Quelle: Flachskampf 2002 [14]).

Tab. 3.19 Kontraindikationen der transösophagealen Echokardiografie.

Kontraindikation	Symptome
Erkrankungen des oberen Verdauungstrakts	• Ösophagusatresie/-stenosen • ösophageale Divertikel • Ösophagusvarizen
Voroperationen/-bestrahlungen	• oropharyngeale Tumorresektion • Ösophagektomie • Gastrektomie
gastroösophageale Funktionsstörungen	• Achalasie • Dysphagie
Gerinnungsstörungen	• Thrombozyten < 30 000/ml

Mit einer Perforation der Mukosa ist nach jüngeren Schätzungen bei kardiochirurgischen Patienten in etwa 1 von 3000 Fällen zu rechnen; nicht immer entsteht daraufhin ein schweres Krankheitsbild. Die Rate der Todesfälle infolge einer TEE basiert auf Datenerhebungen aus dem kardiologischen, kardiochirurgischen und anästhesiologischen Sektor und wird derzeit mit < 1 : 10 000 Untersuchungen veranschlagt.

3.5.4 Spezielle Diagnostik

Kontraktilität

▶ **Wandbewegungsstörungen.** Die konzentrische Wandbewegung und Dickenzunahme des Ventrikelmyokards ist von der Funktion der Muskelzellen und deren Versorgung mit Substrat abhängig und somit ein wichtiger Indikator für die kardiale Kontraktilität.

3.5 Echokardiografie beim kritisch Kranken

> **Merke**
>
> Bei kritisch verminderter Perfusion und gestörter Sauerstoffbilanz eines Segments kommt es zur Funktionseinschränkung, die sich als globale oder regionale Wandbewegungsstörung in Form einer *Hypo-*, *Dys-* oder *Akinesie* manifestiert und in etwa 65 % der Fälle in der transgastralen Kurzachseneinstellung nachweisbar ist. Die Echokardiografie ist deshalb ein wertvolles Instrumentarium zum Nachweis einer akuten *Myokardischämie* oder eines *Myokardinfarkts*.

▶ **Linksventrikuläre Myokardfunktion.** Die qualitative Beurteilung der globalen und regionalen linksventrikulären Myokardfunktion ist an eine komplette Analyse des Ventrikels in den Kurz- und Längsachseneinstellungen gebunden. Zur groben Orientierung kann der *linksventrikuläre Kurzachsenblick* auf mittlerer Papillarmuskelebene genutzt werden, weil er Aufschluss über die segmentale linksventrikuläre Kontraktion der von den 3 Hauptkoronarien versorgten Myokardareale gewährt. Aus den enddiastolischen und endsystolischen Querschnittsflächen EDA und ESA lässt sich zudem die *echokardiografische Ejektionsfraktion* (Fractional Area Change, FAC) berechnen, die mit der angiografisch ermittelten Ejektionsfraktion gut korreliert:

$$FAC = (EDA-ESA)/EDA$$

Normbereich: 0,4–0,7

Zur Quantifizierung des Kontraktionsverhaltens werden die globale und die regionale systolische Wanddickenzunahme herangezogen.

▶ **Kontraktionsparameter.** Die linksventrikuläre Funktion lässt sich außer durch die bildgestützte Analyse der Wandbewegung auch durch verschiedene Parameter beschreiben, die für die klinische Praxis in der Intensivmedizin jedoch wenig bedeutsam sind. Eine etablierte und einfach zu erhebende Kenngröße für die globale Ventrikelfunktion ist der *Tei-Index*, der aus den transmitralen und den transaortalen Doppler-Flussprofilen ermittelt wird. Dazu wird die Summe aus der isovolumetrischen Kontraktionszeit und der isovolumetrischen Relaxationszeit gebildet und durch die Ejektionszeit dividiert [14].

Wesentlich komplexer ist die echokardiografisch gestützte Bestimmung der sog. „Preload Adjusted Maximal Power", für die der aortale Spitzendruck, die effektive Öffnungsfläche der Aortenklappe sowie die maximale Geschwindigkeit des aortalen Blutflusses bekannt sein müssen [30]. Ältere Parameter wie die *mittlere zirkumferenzielle Faserverkürzungsgeschwindigkeit* finden heute kaum noch Anwendung.

▶ **Herzzeitvolumen.** Die echokardiografische Bestimmung des Herzzeitvolumens beruht auf der kombinierten Anwendung der Doppler-Technologie zur Messung von Blutflussgeschwindigkeiten an einer Herzklappe und des 2 D-Verfahrens bzw. des B-Mode zur Ermittlung der zugehörigen Querschnittsfläche. Die Präzision des Verfahrens hängt von der Übereinstimmung der Schall- mit der Flussrichtung ab; je größer die Abweichung des Messstrahls von der Flussrichtung ist, desto stärker wird das reale Herzzeitvolumen unterschätzt. Gute Ergebnisse werden z. B. mit PW-Doppler-Messungen an der Mitralklappe und mit dem CW-Doppler-Verfahren im tief transgastralen Fünf-Kammer-Blick an der Aortenklappe erzielt. Die Verfahren sind der TEE vorbehalten.

Volumenstatus

Die Diagnose einer *linksventrikulären Hypovolämie* erfolgt oft anhand von Messungen des zentralen Venendrucks oder des pulmonalkapillären Verschlussdrucks, die aber wegen der Nichtberücksichtigung der individuellen kardialen Compliance von geringer Aussagekraft sind. Der *linksventrikuläre Kurzachsenblick* ist die primäre Einstellung für die echokardiografische Volumenschätzung. Beurteilt werden die enddiastolische und die endsystolische linksventrikuläre Querschnittsfläche. Da es starke interindividuelle Schwankungen der normovolämen Ventrikelgröße gibt, wird auf eine planimetrische Vermessung der Kammerquerschnittsfläche meist verzichtet.

> **Merke**
>
> Das klassische sichere Zeichen für eine linksventrikuläre Hypovolämie ist das endsystolische Zusammentreffen der beiden Papillarmuskeln („kissing papillary muscles") auf mittlerer Papillarmuskelebene. Das Bild wird nicht nur im Volumenmangelschock, sondern auch bei schlecht gefülltem Ventrikel und gleichzeitig gesteigertem Inotropieeffekt exogen zugeführter Katecholamine gesehen (▶ Abb. 3.42 a, b).

Eine zuverlässige Beurteilung der aktuellen Ventrikelfüllung ist nur möglich, wenn zusätzlich die Doppler-Flussprofile an der Mitralklappe und der linken oberen Pulmonalvene einbezogen werden, die bei Hypovolämie charakteristische Änderungen der mehrphasigen Geschwindigkeitskurven aufweisen. Als bestes echokardiografisches Verfahren zur *Volumenquantifizierung* des

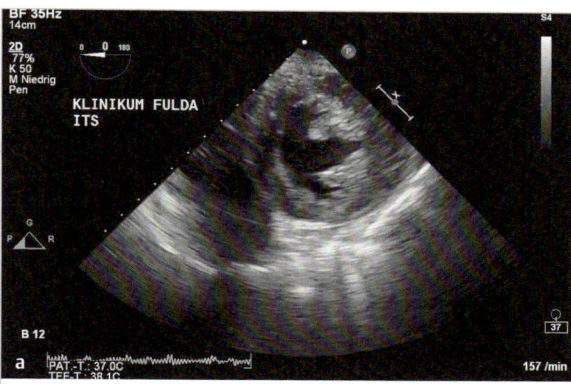

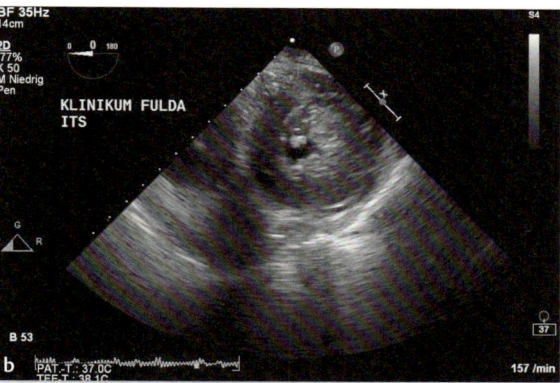

Abb. 3.42 a, b Linksventrikuläre Hypovolämie.
a Im hypovolämen linken Ventrikel ist die enddiastolische Kammerquerschnittsfläche klein.
b Bei ausgeprägter Hypovolämie schlagen die Papillarmuskeln am Ende der Systole gegeneinander. Dieses Phänomen wird mit „kissing papillary muscles" umschrieben.

linken Ventrikels gilt die Anwendung der modifizierten Simpson-Formel, die eine multiplane Vermessung der Ventrikelgeometrie erfordert [13].

Klappenfunktion

Eine besondere Bedeutung in der Intensivmedizin kommt der Echokardiografie und besonders der TEE in der postoperativen Versorgung von kardiochirurgischen Patienten zu. Bei dieser Patientenklientel ist bereits der Nachweis gelungen, dass der Einsatz der TEE trotz hoher Beschaffungs- und Folgekosten in bestimmten Fällen zu einer Senkung der Behandlungskosten beiträgt [6].

> **Merke**
> Bei kardiochirurgischen Intensivpatienten ist die TEE das echokardiografische Verfahren der Wahl zur postoperativen Beurteilung der Kunstklappenfunktion.

▶ **Mitralklappe.** Eine *Mitralinsuffizienz* wird mit dem Farb-Doppler-Verfahren durch mosaikfarbige Jets in den linken Vorhof nachgewiesen (▶ Abb. 3.43). Wenn deren Fläche über 7 cm² beträgt, ist von einer schweren Insuffizienz auszugehen [37]; in diesem Fall wird auch eine systolische Flussreduktion oder -umkehr in der linken oberen Pulmonalvene beobachtet. Hämodynamisch nicht relevante Mitralinsuffizienzen mit Jet-Flächen < 1,5 cm² finden sich bei etwa 80 % der Bevölkerung und sind daher regelmäßig auch bei herzgesunden Intensivpatienten nachzuweisen.

Bei der *Mitralstenose* ist das hintere Klappensegel meistens verdickt und das vordere Segel durch die Fixation am Klappenrand immobil. Eine Zunahme des linksatrialen Durchmessers auf über 4 cm zeigt häufig eine beginnende Vorhofdilatation an, bei der auch sog. Spontanechos zirkulierender Erythrozytenpakete beobachtet werden, die einen Hinweis auf Hämostase und das ansteigende Risiko einer intraatrialen Thrombenbildung vorwiegend im linken Herzohr geben.

▶ **Aortenklappe.** Die echokardiografischen Charakteristika der *Aorteninsuffizienz* und *Aortenstenose* entsprechen prinzipiell den Befunden an der Mitralklappe und können qualitativ und quantitativ am besten im tief gastralen Fünf-Kammer-Blick, ansonsten in der longitudinalen Einstellung der Aorta ascendens erfasst werden.

▶ **Trikuspidalklappe.** Das Vorliegen einer *Trikuspidalinsuffizienz* kann ein diagnostischer Hinweis auf eine akute Rechtsherzbelastung z. B. bei Lungenembolie sein. Die Summe aus dem zentralen Venendruck und dem mittels Doppler-Technik hergeleiteten Druckgradienten an der Klappe bietet einen Schätzwert für den rechtsventrikulären systolischen Spitzendruck.

> **Praxistipp**
> Die visuelle Beurteilung der Herzklappen mit dem 2D-Verfahren wird grundsätzlich durch eine Farb-Doppler-Untersuchung ergänzt, mittels derer sich sowohl Insuffizienzen als auch Stenosen feststellen lassen. Unter Verwendung der modifizierten Bernoulli-Formel können die Druckgradienten geschätzt und intrakardiale Drücke rechnerisch hergeleitet werden.

▶ **Endokarditis.** Eine harte Indikation für den Einsatz der TEE ist der Verdacht auf das Vorliegen einer *Endokarditis*. Sofern echogene Vegetationen auf der Herzklappe nachgewiesen werden, ist eine Endokarditis hochwahrscheinlich; ein Negativbefund schließt eine Endokarditis nicht sicher aus und muss bei weiterhin bestehender klinischer Symptomatik kontrolliert werden. Die Vegetationen finden sich erfahrungsgemäß eher auf der dem Vorhof zugewandten Seite der Mitralklappe und sind in mehreren Ebenen nachweisbar. Die Sensitivität und Spezifität der TEE liegen bei über 80 % bzw. 90 %.

Lungenembolie

▶ **Indirekte Zeichen.** Eine Lungenembolie wird echokardiografisch selten durch den Nachweis des eingeschwemmten Thrombus im pulmonalarteriellen Gefäßbett diagnostiziert. Vielmehr weisen indirekte Zeichen wie eine Pulmonalklappeninsuffizienz, eine akute rechtsventrikuläre Dilatation und Hypokinesie und eine linksventrikuläre Hypovolämie auf eine Obstruktion der Lungenstrombahn hin [20]. Zusätzlich sind ggf. eine paradoxe Septumbewegung, eine relative Trikuspidalklappeninsuffizienz oder ein vergrößerter rechter Vorhof wegweisend. Im Vier-Kammer-Blick ist eine relative Größenzunahme der rechtsventrikulären enddiastolischen Querschnittsfläche auf über 70 % der linksventrikulären enddiastolischen Querschnittsfläche (normale Relation ca. 60 %) verdächtig auf eine akute Rechtsherzbelastung (▶ Abb. 3.44). Die genannten Befunde finden sich jedoch meist erst dann, wenn mehr als 30 % der Lungenstrombahn verlegt sind und die Embolie hämodynamische Auswirkungen hat.

▶ **Direkter Nachweis.** Der direkte Nachweis von pulmonalarteriellen Embolien ist selten, aber eindrucksvoll (▶ Abb. 3.45). Bei Patienten im embolisch bedingten hypotensiven Schock lassen

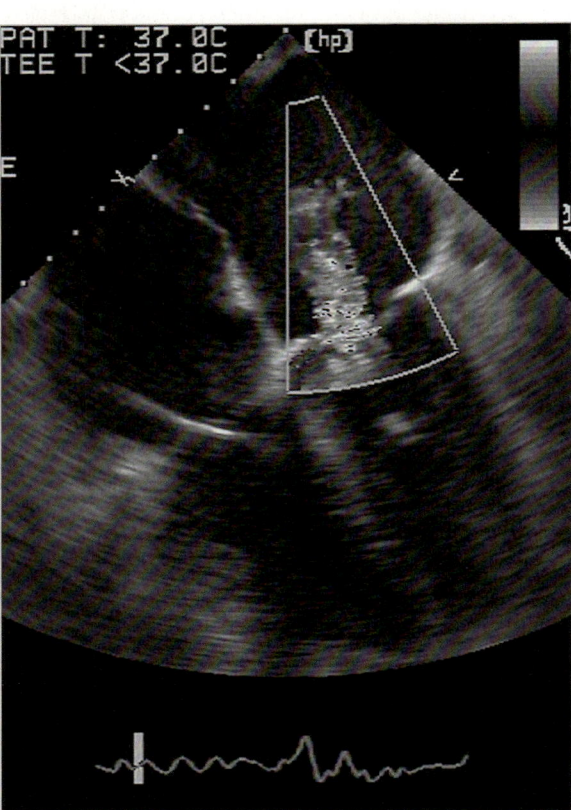

Abb. 3.43 Insuffizienzjet an der Mitralklappe.

3.5 Echokardiografie beim kritisch Kranken

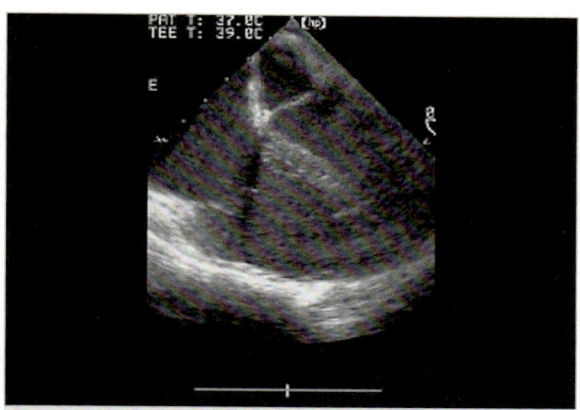

Abb. 3.44 Akute Rechtsherzbelastung bei fulminanter Lungenembolie.

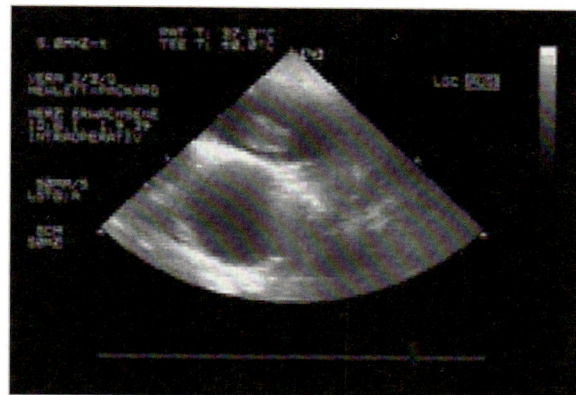

Abb. 3.45 Flottierender Thrombus in der rechten Pulmonalarterie.

sich zentrale Thromben durch die TEE mit einer Sensitivität von über 80% und einer Spezifität von beinahe 100% nachweisen.

> **Merke**
> Der mit der TEE geführte Nachweis von zentralen Thromben in der Lungenstrombahn bestätigt den Verdacht auf eine Lungenembolie bei hämodynamisch instabilen Patienten. Ein negativer Befund schließt eine Lungenembolie jedoch nicht aus.

Intrakardiale Thromben

Periphere *arterielle Embolien* können Krankheitsbilder wie einen zerebralen Insult oder einen Mesenterialinfarkt hervorrufen und eine intensivmedizinische Behandlung erfordern.

Häufig finden sich bei Patienten mit absoluter Arrhythmie multiple Thromben im linken Herzohr. In diesem Fall werden dort mit dem PW-Doppler oft niedrige Flussgeschwindigkeiten unter 25 cm/s gemessen und Spontanechos des zirkulierenden Blutes beobachtet.

> **Merke**
> Die TEE ist das Verfahren der Wahl, um intrakardiale Thromben als Emboliequelle auszuschließen. Bei Patienten mit Vorhofflimmern steht v. a. das linke Herzohr im Fokus der Untersuchung.

Aortendissektion

Primäre oder sekundäre Erkrankungen des Bindegewebes, z. B. beim Marfan-Syndrom oder bei arterieller Hypertonie, können zu einer Degeneration der Aortenwand führen, wodurch die Intima und Teile der Media lokal oder streckenförmig einreißen können. Meistens beginnt eine Dissektion unmittelbar neben einem Einriss der Intima und breitet sich von hier gewöhnlich entlang der großen Kurvatur des Aortenbogens aus. Der vom einströmenden Blut ausgefüllte Raum zwischen der Intima und der Media wird als „falsches" Lumen bezeichnet (▶ Abb. 3.46). Neben dem vorangehenden Intimaeinriss, dem „Entry", kann es auch weitere Intimaperforationen geben, an denen das Blut aus dem falschen Lumen wieder in das richtige Lumen übertritt (Reentry-Phänomen).

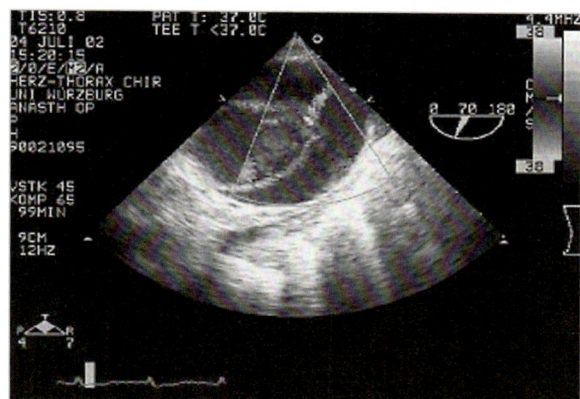

Abb. 3.46 Dissektionsmembran mit Eintritt des Blutes in das sichelförmige „falsche" Lumen.

▶ **Klassifikationen.** Die Aortendissektionen werden entweder mit der Stanford-Klassifikation nach Daily oder der DeBakey-Klassifikation beschrieben (▶ Abb. 3.47). Die einfachere Stanford-Klassifikation unterscheidet die Typen A und B. Stanford Typ A betrifft etwa 50 – 85% aller Fälle und umfasst unabhängig vom Ursprung alle Dissektionen, die die aszendierende Aorta einbeziehen, während Stanford Typ B alle übrigen, im Wesentlichen also die isolierten Dissektionen der deszendierenden Aorta, kennzeichnet. Die Mortalität bei Stanford Typ A liegt ohne operative Versorgung der Dissektion bei über 90%, bei Typ B dagegen unter 50%.

▶ **Stellenwert der TEE.** Mit einer Sensitivität von ca. 98% und einer Spezifität von ca. 90% ist die TEE für die Diagnose einer thorakalen Aortendissektion etwa so gut geeignet wie die Magnetresonanztomografie (MRT), die Computertomografie (CT) oder die Angiografie. Die Vorteile der TEE liegen in der Schnelligkeit der echokardiografischen Untersuchung (ca. 15 – 20 min) und in der zeitlichen Auflösung der Bildsequenzen. Die Diagnose erfolgt in der Regel über den Nachweis einer Dissektionsmembran.

Intensivmedizinische Untersuchung, Diagnostik und Monitoring

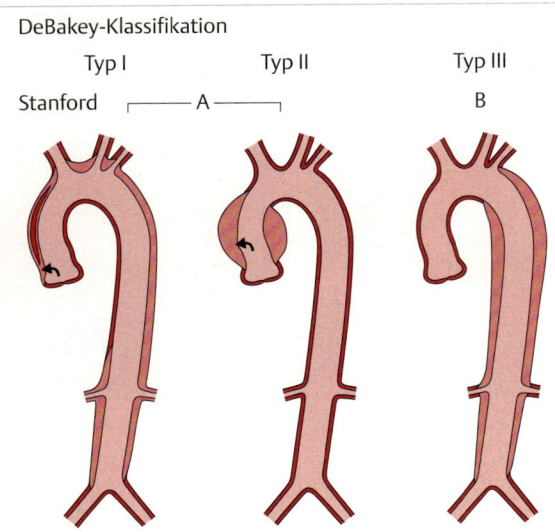

Abb. 3.47 Klassifikationen der Aortendissektion nach Stanford und DeBakey.

Dissektion jedoch meist regional eng umschrieben ist und sich nicht entlang der Aortenwand ausdehnt. Die Aortenruptur kann jedoch komplex sein und grundsätzlich mit einer Aortendissektion einhergehen. Gewöhnlich ist nahe der Basis des Intimalappens ein periaortales Hämatom nachzuweisen, gelegentlich auch ein Pseudoaneurysma (sog. Aneurysma spurium). Das Hämatom kann sich so zwischen dem Ösophagus und der Aorta ausbreiten, dass der Abstand zwischen beiden Strukturen zunimmt.

> **Praxistipp**
> Beträgt der Abstand zwischen Ösophagus und Aorta bei einem verunfallten Patienten im oberen ösophagealen Kurzachsenblick auf den Abgang der linken A. subclavia oder im mittösophagealen Kurzachsenblick auf die deszendierende Aorta (▶ Abb. 3.42) mehr als 0,5 cm, sollte eine Aortenruptur auch bei sonst fehlenden echokardiografischen Hinweisen durch zusätzliche Diagnostik ausgeschlossen werden.

Ebenso kann eine Zunahme des Aortendurchmessers vom Aortenbogen zur deszendierenden Aorta auf eine Ruptur hindeuten. Abgegrenzt werden müssen dagegen atheromatöse bzw. arteriosklerotische Wandveränderungen, die insbesondere bei über 50-jährigen Patienten Intimaeinrisse vortäuschen können. Bei jungen Patienten legt der echokardiografische Befund eines Intimalappens eine Aortenruptur dagegen nahe, sodass in lebensbedrohlichen Einzelfällen eine sofortige Operation ohne weitere Diagnostik gerechtfertigt ist. In allen anderen Fällen werden alternative Verfahren zur Sicherung der Diagnose herangezogen.

> **Praxistipp**
> Bei der echokardiografischen Abklärung einer Aortendissektion ist zu beachten, dass ultraschalltypische Spiegeleffekte oder Wiederholungsechos, z. B. von der Aortenwand oder einem Pulmonaliskatheter, scheinbar in der Aorta liegende Artefakte hervorrufen können, die nicht mit einer Dissektionsmembran verwechselt werden dürfen.

Thoraxtrauma und Aortenruptur

Die Versorgung von polytraumatisierten Patienten erfordert häufig die rasche Abklärung einer bestehenden Kreislaufinstabilität. Diese kann als Folge eines schweren thorakalen Traumas auf eine Reihe von perforierenden als auch nicht perforierenden Verletzungen zurückzuführen sein, die mit der TEE nachweisbar sind.

▶ **Verletzungen des Herzens.** Typische Befunde z. B. bei einer *Herzkontusion* sind regionale Wandbewegungsstörungen und ein Perikarderguss, sehr selten auch intramyokardiale Hämatome. Die echokardiografische Analyse der Herzfunktion ist in diesem Fall im Vergleich zu pathologischen EKG- oder Laborbefunden von hoher Aussagekraft. Bei einer *Myokardruptur* oder *perforierenden Myokardverletzung* kann es zur *Herztamponade* kommen, die sich im transgastralen Kurzachsenblick als breiter perikardialer Flüssigkeitssaum darstellt, der den linken Ventrikel komprimiert.

▶ **Aortenruptur.** Auch eine Aortenruptur kann mit der TEE ohne weitere bildgebende Verfahren bereits in der Notfallaufnahme nachweisbar sein und Indikation für eine sofortige operative Intervention sein [28]. Als Folge meist eines straßenverkehrsbedingten Dezelerationstraumas ist die Aortenruptur eine häufige Ursache für das schnelle Versterben des Unfallopfers. Nur schätzungsweise 10–20 % der Unfallopfer überleben den Transport in ein Krankenhaus. Die Ruptur tritt in über 90 % der Fälle etwas distal des Abgangs der linken A. subclavia auf; an dieser Stelle ist der Aortenisthmus durch das Lig. arteriosum fixiert. In der TEE zeigt sich ein flottierender Intimalappen, der anders als bei der

Perikardtamponade

Die für einen Perikarderguss typische echoarme Zone zwischen dem Epikard und dem Perikard wird mit der Echokardiografie mit großer Sicherheit erkannt. Sofern es sich um ein Hämatoperikard handelt, ist dieses nicht ganz so leicht gegen das Ventrikelmyokard und subepikardiales Fett abzugrenzen. Eine Perikardtamponade imponiert durch ein kleines intraventrikuläres Volumen infolge einer erguss- oder blutungsbedingten Kompression des Ventrikels und ein scheinbar hypertrophes Ventrikelmyokard (Pseudohypertrophie).

> **Merke**
> Bei einer erheblichen Kreislaufinstabilität nach einem kardiochirurgischen Eingriff, nach einem Thoraxtrauma oder nach interventionellen Maßnahmen wie der Schrittmacheranlage oder einer Koronarangiografie sowie nach schweren transmuralen Infarkten muss eine Perikardtamponade echokardiografisch ausgeschlossen werden.

Die hämodynamische Instabilität entsteht meist durch einen Kollaps des rechten Vorhofs, der das funktionell-morphologische Korrelat für die obere Einflussstauung darstellt. Auch der rechte Ventrikel kann in der frühen Diastole unter dem epikardialen Druck kollabieren.

3.5.5 Ausblick

Neue Entwicklungen auf dem Sektor der ultraschallgestützten Bildgebung, wie die dreidimensionale Echokardiografie, eröffnen Perspektiven für die Intensivmedizin nicht nur für die Diagnostik, sondern auch für eine kontinuierliche Überwachung der kardialen Füllung. Daneben wächst die ökonomische Bedeutung kleiner mobiler Ultraschallsysteme, die sich in der Bildqualität immer mehr den großen Hochleistungsgeräten annähern und die Point-of-Care-Diagnostik bereichern. Schon heute reichen deren Einsatzmöglichkeiten weit über die Unterstützung bei der zentralvenösen Gefäßkanülierung, bei der Drainage von Pleuraergüssen, bei der abdominellen Akutdiagnostik und bei anderen Aufgabestellungen hinaus und erstrecken sich zusehends auch auf die transthorakale und transösophageale Echokardiografie.

Kernaussagen

Einführung
Die transthorakale Echokardiografie und die TEE sind bei vielen Patienten als gleichwertige Verfahren anzusehen, unterscheiden sich aber wesentlich in der Technik der Durchführung, in der Invasivität und in der Aussagekraft bei speziellen Fragestellungen.
Die Echokardiografie dient hauptsächlich der Ursachenforschung bei unerklärter hämodynamischer Instabilität oder einer protrahierten Hypoxämie des Intensivpatienten. Die evidenzbasiert gesicherte Indikation für eine TEE besteht in allen Fällen, in denen die transthorakale Echokardiografie keine sichere Antwort auf die klinische Fragestellung liefert.
Bei herzchirurgischen Intensivpatienten wird die TEE gegenüber der transthorakalen Echokardiografie zur Evaluation der Herzfunktion und der Herzklappen bevorzugt; darüber hinaus ist sie beim Ausschluss einer infektiösen Endokarditis, eines Herzwandaneurysmas, eines intrakardialen Shunts, intrakardialer Thromben oder einer Aortendissektion oder -ruptur überlegen.

Transthorakale Echokardiografie
Der fokussierte transthorakale Untersuchungsgang mit der Echokardiografie umfasst die Einstellungen der apikalen, parasternalen und subxyphoidalen Schnittebenen und zielt auf eine Point-Of-Care-Abklärung einer akuten hämodynamischen Instabilität. Zusätzlich werden die Zwerchfellwinkel auf Ergussbildung untersucht.
Die eingeschränkte Mobilität bei intubierten Intensivpatienten, die Beatmung mit positivem endexspiratorischem Druck, Verbände, Pleuradrainagen und andere Hindernisse erklären die Versagerquote der transthorakalen Echokardiografie von ca. 25%, hauptsächlich wegen unzureichender Echoqualität.

Transösophageale Echokardiografie
Bei beatmeten Patienten auf der Intensivstation bietet die TEE nicht nur diagnostische Optionen, sondern auch Möglichkeiten zur Überwachung der kardialen Funktion, für die die transthorakale Echokardiografie keine Alternative darstellt. Die Risiken für das Auftreten von Komplikationen sowie die relativen und absoluten Kontraindikationen gilt es auch angesichts der geringen Invasivität des Verfahrens zu beachten.
Die wichtigsten Sondenpositionen für die Darstellung des Herzens und der Aorta liegen im Magen, im unteren bis mittleren Ösophagus sowie etwas oberhalb im mittleren Ösophagus auf Höhe der Herzbasis und der Aortenwurzel.
Die wichtigsten Schnittebenen des Herzens und der Aorta ergeben sich aus 20 transösophagealen und transgastralen Einstellungen, die sich auf die Empfehlungen der „American Society of Echocardiography" und der „American Society of Cardiovascular Anesthesiologists" stützen.

Echokardiografische Diagnostik
Als Ursachen für eine akute Kreislaufinstabilität werden mithilfe der Echokardiografie nicht selten ein Volumenmangel oder eine globale Kontraktionsminderung des rechten oder linken Ventrikels diagnostiziert.

Zu weiteren wichtigen pathologischen Befunden zählen regionale linksventrikuläre Wandbewegungsstörungen, eine Ventrikeldilatation, Myokardhypertrophie, ein Perikarderguss oder eine Perikardtamponade, eine rechtsventrikuläre Dilatation bei fulminanter Lungenembolie, eine Aortendissektion sowie traumatisch bedingte Veränderungen der Herzklappen und der Aorta. Vegetationen und intrakardiale Thromben können echokardiografisch nur mittels TEE sicher ausgeschlossen werden.

Ausblick
Vielversprechende Perspektiven der Echokardiografie in der Intensivmedizin eröffnen sich aus der noch besseren Bildqualität, der dreidimensionalen Darstellung sowie der Verfügbarkeit von mobilen und multifunktionellen Hochleistungsultraschallgeräten.

Literatur

[1] Alam M. Transesophageal echocardiography in critical care units: Henry Ford Hospital experience and review of the literature. Prog Cardiovasc Dis 1996; 38: 315–328
[2] American Heart Association. Guidelines for the clinical application of echocardiography. Circulation 2003; 108: 1146–1162
[3] American Society of Anesthesiology and Society of Cardiovascular Anesthesiologists Task Force on Transesophageal Echocardiography. Practice guidelines for perioperative transesophageal echocardiography. Anesthesiology 2010; 112: 1084–1096
[4] American Society of Echocardiography (ASE) and Society of Cardiovascular Anesthesiologists (SCA). Guidelines for training in perioperative echocardiography. Anesth Analg 2002; 94: 1384–1388
[5] Beaulieu Y. Bedside echocardiography in the assessment of the critically ill. Crit Care Med 2007; 35(Suppl.): S235–S249
[6] Benson MJ, Cahalan MK. Cost-benefit analysis of transesophageal echocardiography in cardiac surgery. Echocardiography 1995; 12: 171–183
[7] Breitkreutz R, Price S, Steiger HV et al. Focused echocardiographic evaluation in life support and peri-resuscitation of emergency patients: a prospective trial. Resuscitation 2010; 81:1527–1533
[8] Cholley BP, Vieillard-Baron A, Mebazaa A. Echocardiography in the ICU: Time for widespread use! Intensive Care Med 2005; 32: 9–10
[9] Colreavy FB, Donovan K, Lee KY et al. Transesophageal echocardiography in critically ill patients. Crit Care Med 2002; 30: 989–996
[10] Deutsche Gesellschaft für Anästhesiologie und Intensivmedizin (DGAI). Anästhesiologie & Intensivmedizin 1999; 40: 67–71
[11] Deutsche Gesellschaft für Kardiologie (DGK). Z Kardiologie 1997; 86: 387–403
[12] Expert roundtable on ultrasound in ICU. International expert statement on training standards for critical care ultrasound. Intensive Care Med 2011; 37:1077–1083
[13] Flachskampf FA. Kursbuch Echokardiografie. Stuttgart: Thieme; 2001
[14] Flachskampf FA, Hrsg. Praxis der Echokardiografie. Stuttgart: Thieme; 2002
[15] Greim CA, Roewer N. Transösophageale Echokardiografie. 3. Aufl. Stuttgart: Thieme; 2011
[16] Heidenreich PA, Stainback RF, Redberg AF et al. Transesophageal echocardiography predicts mortality in critically ill patients with unexplained hypotension. J Am Coll Card 1995; 26: 152–156

3.6 Atemfunktionsanalyse

W. Windisch

3.6.1 Physiologische Grundlagen

Respiratorisches System

Die Aufnahme von Sauerstoff (O_2) und die Abgabe von Kohlendioxid (CO_2) werden durch das respiratorische System geregelt (▶ Abb. 3.48). Dieses besteht aus 2 unabhängig voneinander limitierbaren Anteilen, dem gasaustauschenden System (Lunge) und dem ventilierenden System (Atempumpe) [3, 5, 7, 8].

▶ **Pulmonale Störungen.** Pulmonale Störungen führen zu einer respiratorischen Partialinsuffizienz mit dem Leitwert der Hypoxämie. Der CO_2-Partialdruck ist aufgrund der besseren Diffusionsleitfähigkeit für CO_2 normal oder bei Bedarfshyperventilation sogar erniedrigt. Die wichtigste Therapieoption bei einer pulmonalen Insuffizienz stellt die Sauerstofftherapie dar.

▶ **Störungen der Atempumpe.** Dagegen führen Störungen der Atempumpe zu einer ventilatorischen Insuffizienz (alveoläre Hypoventilation) mit dem Leitwert der Hyperkapnie. Hier kommt therapeutisch nur die artifizielle Steigerung der alveolären Ventilation und damit die Beatmung infrage.

▶ **Atempumpe: komplexes Organsystem.** Während das pulmonale System aus einem spezialisierten Organ (Lunge) besteht, stellt die Atempumpe ein komplexes Organsystem mit unterschiedlichen anatomischen Strukturen dar [3, 5, 7, 8]: Rhythmische Impulse des Atemzentrums werden über das zentrale und periphere Nervensystem auf die neuromuskuläre Endplatte und von dort auf die Atemmuskulatur übertragen. Die Atemmuskulatur stellt das Kernstück der Atempumpe dar. Eine Kontraktion der Inspirationsmuskulatur bewirkt eine Volumenzunahme des knöchernen Thorax und damit eine Erniedrigung des Alveolardrucks, der als Gradient zum atmosphärischen Munddruck den Einstrom von Luft und damit die Ventilation bewirkt.

Entsprechend der anatomischen Komplexität der Atempumpe sind ihre Störanfälligkeiten vielfältig: Zentrale Atemregulationsstörungen, neuromuskuläre Erkrankungen, welche die Nerven befallen, die die Atemmuskeln versorgen (z. B. amyotrophe Lateralsklerose), solche, die die neuromuskuläre Endplatte betreffen (z. B. Myasthenia gravis), und solche, die eine Myopathie der Atemmuskulatur verursachen (z. B. Muskeldystrophie Duchenne), sind neben denjenigen Erkrankungen, die eine Störung der Atemmechanik nach sich ziehen (z. B. Thoraxdeformitäten oder die chronisch obstruktive Lungenerkrankung [COPD]), die häufigsten Gründe für eine Ventilationsstörung mit Hyperkapnie. Zunehmende Bedeutung gewinnt auch das Adipositas-Hypoventilationssyndrom (OHS = Obesity Hypoventilation Syndrome).

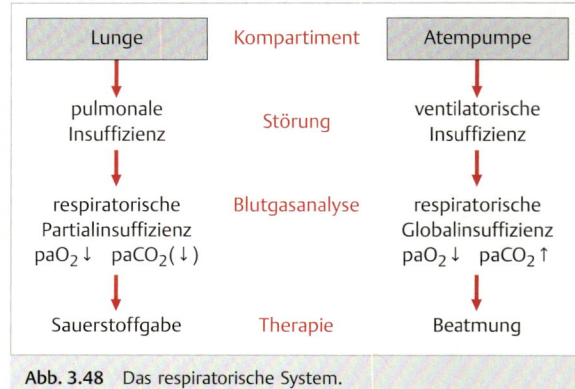

Abb. 3.48 Das respiratorische System.

Merke

Bei einer *pulmonalen Insuffizienz* ist aufgrund der im Vergleich zum O_2 über 20-fach verbesserten Diffusionsleitfähigkeit des CO_2 nur die O_2-Aufnahme, jedoch nicht die CO_2-Abgabe gestört, während eine Insuffizienz der Atempumpe *(ventilatorische Insuffizienz)* eine Störung sowohl der O_2-Aufnahme als auch der CO_2-Abgabe nach sich zieht [12].

Pulmonale Insuffizienz (hypoxämisches Versagen)

Ursächlich für eine pulmonale Insuffizienz kommen alle parenchymatösen Lungenerkrankungen mit konsekutiv gestörter Diffusion (z. B. Lungenfibrose) sowie primäre Störungen des Ventilation/Perfusion-Verhältnisses (z. B. Lungenembolie) infrage. Solange die Atempumpe intakt ist, erfolgt eine Bedarfshyperventilation mit blutgasanalytischer Erniedrigung des arteriellen Kohlendioxidpartialdrucks ($paCO_2$).

Störungen des Gasaustausches sind in der Regel einer Sauerstofftherapie zugänglich, wobei durch Erhöhung der inspiratorischen Sauerstofffraktion die Partialdruckdifferenz zwischen Alveole einerseits und Kapillare andererseits erhöht wird und dadurch eine gesteigerte Sauerstoffaufnahme möglich ist. Dies ist jedoch umso weniger erfolgreich, je höher die Shunt-Perfusion ist. Bei sehr ausgeprägten Gasaustauschstörungen (z. B. beim akuten Atemnotsyndrom, ARDS) mit schweren *Störungen* des *Ventilation/Perfusion*-Verhältnisses reicht dann die alleinige Sauerstoffgabe nicht mehr aus, da ein Großteil der kleinen Atemwege verschlossen (kollabiert) ist mit der Folge einer deutlich erhöhten Shunt-Perfusion. Therapeutisch kommt hier die Applikation eines positiven Drucks (CPAP = Continuous positive Airway Pressure) oder sogar eine Beatmung in Frage, um kollabierte Atemwege wieder zu belüften, die Shunt-Perfusion entsprechend zu reduzieren und konsekutiv die Oxygenierung zu verbessern.

Es gibt jedoch auch Erkrankungen, die aus pathophysiologischer Überlegung zwar primär ein hypoxämisches respiratorisches Versagen bedingen, sekundär aber auch mit Hyperkapnie und somit ventilatorischem Versagen einhergehen. Dies kann z. B. bei akuten Gasaustauschstörungen auf dem Boden einer zugrunde liegenden chronischen ventilatorischen Einschränkung der Fall sein (z. B. Pneumonie bei COPD).

▶ **Besonderheit Lungenödem.** Eine Besonderheit stellt hier auch das Lungenödem dar: Der gestörte Gasaustausch und das kardiale Versagen bedingen eine ausgeprägte Gewebehypoxie, die insbesondere auch die Atemmuskeln betrifft, wobei die Atemarbeit und der entsprechende Sauerstoffverbrauch massiv erhöht sind. Zudem kommt es auch zu einer Erhöhung der inspiratorischen Last durch Abnahme der pulmonalen Compliance und Zunahme der Atemwegswiderstände. Somit kann das Lungenödem auch mit ventilatorischem Versagen – also mit Hyperkapnie – einhergehen.

Ventilatorische Insuffizienz (hyperkapnisches Versagen)

▶ **Ungleichgewicht zwischen atemmuskulärer Last und atemmuskulärer Kapazität.** Eine ventilatorische Insuffizienz entsteht immer bei einem Ungleichgewicht zwischen atemmuskulärer Last und (erniedrigter) atemmuskulärer Kapazität (Maximalkraft) [3, 4, 8, 13]. Eine Steigerung der atemmuskulären Last liegt z. B. bei einer Atemwegsobstruktion vor, während eine Verringerung der atemmuskulären Kraftentwicklung z. B. bei ungünstigen atemmuskulären Hebelverhältnissen (Lungenüberblähung, Thoraxdeformitäten) oder bei einer Muskelschwäche (neuromuskuläre Erkrankungen) zum Tragen kommt.

Abgesehen von Störungen des Atemantriebs kommt es regelhaft zu einer Überbeanspruchung der Inspirationsmuskulatur und schließlich zu einer Erschöpfung derselben. Neuromuskuläre Erkrankungen führen fast ausschließlich zu einer schweren Einschränkung der maximalen muskulären Inspirationskraft, während jedoch die atemmuskuläre Last lange normal bleibt und nur bei oberen Atemwegsobstruktionen (Parese der Schlundmuskulatur) oder hypoventilationsbedingten Dystelektasen gesteigert ist.

Auf der anderen Seite kann Stenoseatmung, z. B. bei Tracheostomaatmung oder Verlegung der Atemwege (Aspiration, Insektenstich, Trauma, Stimmbandparese), zu einer schweren ventilatorischen Insuffizienz bei massiv erhöhter atemmuskulärer Last führen, obwohl die Kapazität, also die maximale Muskelkraft, uneingeschränkt ist. Nicht selten bestehen jedoch beide Mechanismen gleichzeitig, wenn es zu einer ventilatorischen Insuffizienz kommt.

▶ **Komplexität der Entstehung einer ventilatorischen Insuffizienz.** Bei einer COPD führt die Atemwegsobstruktion zu einer erhöhten Last, während die ungünstige Atemmechanik bei Lungenüberblähung ungünstige Hebelmechanismen bedingt, die die maximale Druckentwicklung einschränken. Neuere Daten zeigen außerdem Einschränkungen der Atemmuskelkraft bei COPD, unabhängig von der Überblähung, im Sinne einer systemischen Beteiligung der Muskulatur sowie als Folge von Komorbiditäten, wie Herzinsuffizienz oder Diabetes mellitus, die ihrerseits mit einer atemmuskulären Schwäche einhergehen können. Gerade das Beispiel der COPD verdeutlicht somit die Komplexität der Entstehung einer ventilatorischen Insuffizienz.

Merke

Eine ventilatorische Insuffizienz kann akut mit einer respiratorischen Azidose auftreten. Sie kann in kurzer Zeit zu Apnoe führen und bedarf daher der zügigen intensivmedizinischen Beatmungstherapie.

Eine chronische ventilatorische Insuffizienz wird dagegen erstaunlich lange vom Organismus ertragen, da es im Sinne einer Anpassung nur zu einer begrenzten Steigerung des Atemantriebs kommt, was das akute atemmuskuläre Komplettversagen verhindert [3, 4, 8, 13]. Folge ist jedoch eine chronische Hypoventilation mit langsam progredienter Hyperkapnie und metabolischer Kompensation der Azidose im Sinne einer Bikarbonatretention. Nicht selten kommt es aber auf dem Boden einer chronischen ventilatorischen Insuffizienz durch entsprechende Auslöser zur einer akuten Dekompensation, wie z. B. bei der akut exazerbierten COPD. Krisenhafte Zustände können jedoch auch durch einen ventilatorischen Mehrbedarf entstehen, wenn die Atempumpe einen gestörten Gasaustausch kompensieren muss, z. B. bei Pneumonie, Atelektase, Aspirationen sowie Sekretverlegungen.

3.6.2 Klinische Zeichen der respiratorischen Insuffizienz

Kardinalzeichen

▶ **Dyspnoe, Tachypnoe und Zyanose.** Auch im Zeitalter des apparativen Monitorings auf der Intensivstation kommt der klinischen Beurteilung der respiratorischen Funktion in der Intensivmedizin nach wie vor eine Schlüsselrolle zu. Die globalen klinischen Kardinalzeichen der respiratorischen Insuffizienz, unabhängig von der Entstehung derselben, sind Dyspnoe, Tachypnoe und die Zyanose. Allerdings können alle 3 Parameter falsch positiv und falsch negativ sein. Die Dyspnoe ist als subjektive Wahrnehmung von Atembeschwerden definiert [1], die bei respiratorischer Insuffizienz fehlen kann, im Gegenteil dazu aber auch ohne respiratorische Insuffizienz ausgeprägt sein kann (z. B. bei kardialer Insuffizienz, Anämie oder psychogen). Ähnliches gilt auch für die Tachypnoe, wobei zudem im Falle von Atemantriebsstörungen (z. B. bei einer Morphinintoxikation) eine schwere respiratorische Insuffizienz mit Bradypnoe einhergehen kann. Schließlich kann auch die Zyanose, die ja über das deoxygenierte Hämoglobin entsteht, falsch positiv (z. B. primäre Polyglobulie) aber auch falsch negativ (z. B. Anämie) sein.

Dennoch kann der klinisch Geübte zum einen anhand wesentlicher klinischer Parameter zu einer raschen, orientierenden Einschätzung der respiratorischen Situation gelangen. So dienen wichtige klinische Verlaufsparameter, wie z. B. der Verlauf der Dyspnoe, der Vigilanz und der Tachypnoe, als Abbruchkriterien beim Einsatz der nicht invasiven Beatmung zur Therapie. In einem anderen Fall sind eine Tachypnoe und auch der Rapid Shallow Breathing Index (RSBI, s. u.) beim Spontanatmungsversuch zur Beurteilung der Entwöhnbarkeit (Weaning) von Patienten mit invasiver Beatmung etabliert [2].

Besonderheiten bei der ventilatorischen Insuffizienz

Tachypnoe und „Rapid shallow Breathing Index"

▶ **Tachypnoe – erhöhtes Tidalvolumen.** Die Tachypnoe bei einer hypoxämischen respiratorischen Insuffizienz führt physiologisch zu einer Bedarfshyperventilation. Entsprechend ist das Tidalvolumen in der Regel ebenfalls erhöht, nicht jedoch erniedrigt, sodass das Atemminutenvolumen und damit die alveoläre Ventilation gesteigert sind.

▶ **„Rapid shallow Breathing" – verringertes Tidalvolumen.** Im Gegensatz dazu ist die alveoläre Ventilation bei einem ventilatorischen Versagen trotz gesteigerter Atemfrequenz (Tachypnoe) aufgrund eines verringerten Tidalvolumens konsekutiv reduziert mit relativ gesteigerter Totraumventilation (Rapid shallow Breathing = RSB). Dies entspricht einem verbesserten Wirkungsgrad einer erschöpften Muskulatur, ähnlich wie beim Fahrradfahren am Berg, wo die Wahl eines niedrigeren Ganges bei gleichzeitig erhöhter Trittfrequenz länger toleriert werden kann. Entsprechend wird die drohende Apnoe durch Ökonomisierung der Atemmuskulatur vermieden oder doch zumindest zeitlich hinausgezögert, allerdings auf Kosten einer alveolären Hypoventilation mit Hyperkapnie.

Somit beschreibt der RSB-Index (RSBI) das Verhältnis von Atemfrequenz zu Tidalvolumen, wobei ein Cutt-off-Wert von < 100 – 105 Atemzügen/min/l einen erfolgreichen Spontanatmungsversuch bei invasiv beatmeten Patienten prädiziert [2, 14].

> **Merke**
> Der RSBI ist damit einer der einfachsten und zuverlässigsten klinischen Parameter beim respiratorischen Monitoring.

Paradoxe Atmung

Paradoxe abdominelle Atembewegungen sind Zeichen eines insuffizient arbeitenden Diaphragmas, beispielsweise bei beidseitiger Lähmung des N. phrenicus. Dabei führt die inspiratorische Zunahme des Thoraxumfangs zu einer abdominellen Einziehung, da sich der Pleuradruck auf das passive Diaphragma überträgt und dieses nach thorakal zieht.

Respiratorischer Alternans

Dieser bezeichnet die phasenweise Abwechslung von diaphragmaler und nicht diaphragmaler Atemmuskulatur, wie sie bei schwerer respiratorischer Insuffizienz beobachtet werden kann. Der respiratorische Alternans ermöglicht dem komplementären Teil der Atempumpe eine alternierende Erholung.

Einsatz der Atemhilfsmuskulatur

Zu dieser gehört sowohl die Muskulatur, die von der oberen Extremität zum Thorax zieht, als auch die Muskulatur, die vom Hals zum Thorax zieht. Dabei sind die Muskelaktivitäten des M. sternocleidomastoideus und der Mm. scaleni am besten einer klinischen Beurteilung zugänglich.

Somnolenz und CO_2-Narkose

Die hyperkapnische Enzephalopathie kann mit Somnolenz und schließlich CO_2-Narkose einhergehen: Anhand der klinischen Präsentation können allerdings keine Rückschlüsse auf den vorliegenden CO_2-Partialdruck gezogen werden, da die jeweilige „CO_2-Toleranz" eines Patienten maßgeblich von der Zeit abhängig ist, in der sich eine Atempumpeninsuffizienz entwickelt.

3.6.3 Blutgasanalyse

Arterielle Blutgasanalyse

Die arterielle Blutgasanalyse stellt zweifelsohne das Herzstück des objektiven respiratorischen Monitorings dar. Sie kann nach einer Einmalpunktion oder für den Fall, dass – wie auf der Intensivstation üblich – wiederholende Messungen notwendig werden, auch nach Einlage eines arteriellen Katheters durchgeführt werden. Dabei werden in der Regel die Aa. radialis, brachialis und femoralis punktiert. Die Einlage des arteriellen Katheters erlaubt außerdem die invasive Blutdruckmessung. Alternativ kann die Blutgasanalyse jedoch auch weniger invasiv aus dem arterialisierten Blut (kapillär) bestimmt werden. Voraussetzung ist jedoch die zeitlich aufwendigere (15 min), aber unumgängliche Hyperämisierung des Ohrläppchens und von Nachteil die Tatsache, dass die kapilläre Blutgasanalyse nur als Einmalpunktion durchzuführen ist.

Blutgasmonitoring der pulmonalen Insuffizienz

▶ **Leitwert paO_2.** Wie auf S. 230 beschrieben, stellt der arterielle Sauerstoffpartialdruck (paO_2) den Leitwert der pulmonalen (hypoxämischen respiratorischen) Insuffizienz dar. Die Bestimmung des paO_2 ist damit Standard auf der Intensivstation. Wesentlich für den Sauerstoffgehalt (Content) des Blutes (CaO_2) ist allerdings primär die arterielle Sauerstoffsättigung (SaO_2), die wie der Hämoglobinwert (Hb) proportional zum CaO_2 ist. Somit ergibt sich

$$CaO_2 = SaO_2 \times (Hb \times 1{,}34) + (0{,}0031 \times paO_2) \quad (3.1)$$

Dabei gibt die *Hüfnerzahl* (in vivo 1,34, in vitro theoretisch 1,39) an, wie viel ml O_2 1 g Hb chemisch binden kann. Der *Bunsen-Löslichkeitskoffizient* (0,0031) gibt zudem an, wie viel O_2 zusätzlich zum Hb-gebundenen O_2 in physikalisch gelöster Form vorliegt. Dieser Anteil kann jedoch unter normalen Umgebungsbedingungen vernachlässigt werden.

▶ **Zusammenhang von paO_2 und SaO_2.** Der paO_2 hingegen stellt eine Funktion der SaO_2 dar, wobei dieser Zusammenhang durch die S-förmige Sauerstoffbindungskurve beschrieben ist. Somit reflektiert der paO_2 nicht proportional den CaO_2, sodass abhängig vom Ausgangswert Änderungen des paO_2 entsprechend bedeutsame oder nur kleine Änderungen der SaO_2 und damit auch der CaO_2 nach sich ziehen. Der Zusammenhang von paO_2 und SaO_2 ist zudem von einer Rechts- oder Linksverschiebung der Sauerstoffbindungskurve abhängig. Diese Verschiebung wird klinisch insbesondere vom Säure-Basen-Haushalt, von der Körpertemperatur, von 2,3-Bisphosphoglycerat in den Erythrozyten sowie vom $paCO_2$ bestimmt. Aus diesen Gründen kommt der pulsoxymetrisch gemessenen SaO_2 eine gewichtige Rolle im respiratorischen Monitoring zu.

Es bleibt aber zu bedenken, dass die Sauerstoffversorgung (Delivery) des Gewebes (DO_2) nicht nur abhängig von der CaO_2 ist, sondern wesentlich auch von der Durchblutung des Gewebes und damit vom Herzminutenvolumen (HMV). Somit ergibt sich

$$DO_2 = CaO_2 \times HMV \qquad (3.2)$$

Das HMV kann über das Schlagvolumen (SV) und die Herzfrequenz (HF) wie folgt bestimmt werden:

$$HMV = SV \times HF \qquad (3.3)$$

▶ **Sauerstoffversorgung (DO_2).** Somit ergibt sich aus den Gleichungen 2–4 für die DO_2 unter Vernachlässigung des physikalisch gelösten Sauerstoffs folgender Zusammenhang:

$$DO_2 = CaO_2 \times Hb \times 1{,}34 \times HMV \times SV \qquad (3.4)$$

Daraus wird klar, dass die so wichtige physiologische Lebensvoraussetzung, der Sauerstoffgehalt im Gewebe, über 4 unterschiedliche Stellgrößen reguliert wird, wobei sowohl bei akuten als auch bei chronischen Störungen einer der Stellgrößen Kompensationen über die jeweils anderen Stellgrößen möglich sind. Bekannte Beispiele sind z. B. die Polyglobulie bei chronischer respiratorischer oder kardialer Insuffizienz sowie die Tachykardie bei akuter respiratorischer Insuffizienz oder Anämie.

▶ **Grenzen des intensivmedizinischen Monitorings.** Allerdings ist ein direktes Monitoring der DO_2 nicht möglich und rechnerische Konstrukte haben sich im Monitoring nicht etabliert. Dennoch ist es wichtig, eine Gewebehypoxie (eingeschränkte DO_2) von einer Hypoxämie (eingeschränkte SaO_2) abzugrenzen und zu reflektieren, dass einerseits auch bei normaler SaO_2 eine Gewebehypoxie bestehen kann und dass andererseits eine eingeschränkte SaO_2 nicht notwendigerweise eine Gewebehypoxie bedeuten muss. Vor diesem Hintergrund wird die Bedeutung des intensivmedizinischen Monitorings der SaO_2 und insbesondere des paO_2 nicht selten überschätzt.

Abschließend sei aber auch angemerkt, dass die Blutgasanalyse mit Bestimmung des paO_2 oder die Messung der SaO_2 die Sauerstoffversorgung des Gewebes erheblich unterschätzen kann, wenn z. B. 2 oder mehr Stellgrößen gleichzeitig eingeschränkt sind, wie z. B. bei akuter respiratorischer Insuffizienz und gleichzeitig bestehender Anämie oder beim akuten kardialen Lungenödem mit eingeschränktem HMV und gestörtem Gasaustausch und konsekutiv erniedrigter SaO_2.

▶ **Alveoloarterielle Sauerstoffpartialdruckdifferenz $AapO_2$.** Der paO_2 ist auch abhängig von der inspiratorischen Sauerstofffraktion (FiO_2). Darum wird häufig zur Quantifizierung der Schwere eines respiratorischen Versagens der Horovitz-Quotient (paO_2/FiO_2) angegeben. Die Schwere eines gestörten Gasaustausches wird zudem über die pO_2-Differenz zwischen Alveole (pAO_2) und arteriellem Blut (paO_2) angegeben ($AapO_2$ = alveoloarterielle Sauerstoffpartialdruckdifferenz):

$$AapO_2 = pAO_2 - paO_2 \qquad (3.5)$$

Je höher diese Differenz ist, desto schlechter wird Sauerstoff in der Lunge von alveolär nach arteriell transportiert. Der pAO_2 errechnet sich über den O_2-Partialdruck der Inspirationsluft (piO_2), den $paCO_2$ sowie den respiratorischen Quotienten (RQ), welcher das Verhältnis zwischen CO_2-Abgabe und O_2-Aufnahme kennzeichnet. Bei reiner Glukoseverbrennung wird genauso viel CO_2 frei, wie an O_2 verbraucht wird; entsprechend wäre hier der RQ = 1. Bei Abbau von Fettsäuren (Eiweißen) beträgt der RQ = 0,70 (0,81), bei mitteleuropäischer Kost im Mittel = 0,82.

$$pAO_2 = piO_2 - (paCO_2/RQ) \qquad (3.6)$$

▶ **O_2-Partialdruck der Inspirationsluft (piO_2).** Der piO_2 ist proportional zur inspiratorischen Sauerstofffraktion FiO_2 und auch zum Atmosphärendruck (p_{Atm}), welcher auf Meeresspiegelhöhe 760 mmHg beträgt, wobei allerdings zuvor der Wasserdampfdruck (pH_2O) subtrahiert werden muss. Letzterer beträgt 47 mmHg unter BTPS-Bedingungen (BTS = „body", „temperature", „pressure", „saturated"):

$$piO_2 = FiO_2 \times (p_{Atm} - pH_2O) \qquad (3.7)$$

Daraus wird deutlich, dass der piO_2 wesentlich abhängig ist von der Höhe über dem Meeresspiegel. So halbiert sich etwa der Luftdruck in 5,5 km Höhe ausgehend vom Meeresspiegel. Entsprechend erniedrigt sich auch der paO_2 (s. Gleichung 3.6).

Die $AapO_2$ ist altersabhängig und beträgt ca. 10 mmHg bei jungen und bis 30 mmHg bei alten Menschen. Dabei ist außerdem zu beachten, dass bei Erhöhung der FiO_2 um 10% die $AapO_2$ um ca. 5 bis 7 mmHg erhöht ist, was durch eine Abnahme der hypoxiegetriggerten Vasokonstriktion der Lungengefäße mit konsekutiv erhöhter Rechts-links-Shunt-Fraktion zu erklären ist.

▶ **paO_2 abhängig von der Ventilation.** Schließlich bleibt die wichtige Feststellung, dass der paO_2 wesentlich von der Ventilation abhängt. Obwohl der paO_2 eine primäre Kenngröße des Gasaustausches und damit der pulmonalen Funktion ist, beeinflusst die Ventilation den paO_2 in wesentlichem Maße. So ist der paO_2 bei ventilatorischer Insuffizienz ebenfalls reduziert, bei ventilatorischer Kompensation einer pulmonalen Insuffizienz (Bedarfshyperventilation) jedoch nicht unbedingt. Aus diesem Grund wird bei Veränderungen der Ventilation der Standard-paO_2 bezogen auf Normoventilation ($paCO_2$ = 40 mmHg) nach folgender Gleichung berechnet:

$$\text{Standard-}paO_2 = \text{gemessener } paO_2 - 1{,}66 \times (40 - \text{gemessener } paCO_2) \qquad (3.8)$$

▶ **Pulmonale Insuffizienz: Kenntnis beider Blutgase (paO_2 und $paCO_2$) erforderlich.** Daraus wird deutlich, dass eine funktionierende Atempumpe selbst eine erhebliche Gasaustauschstörung weitestgehend ventilatorisch kompensieren kann. Das Ausmaß einer pulmonalen Insuffizienz kann also nur in Kenntnis beider Blutgase (paO_2 und $paCO_2$) erfolgen. Dabei kann durchaus infolge einer ventilatorischen Kompensation eine Erhöhung des paO_2 erfolgen, welcher eine annähernd normale SaO_2 produziert (z. B. bei einer Lungenembolie eines ventilatorisch Gesunden). In diesem Fall kann bei alleiniger Bestimmung der SaO_2 eine pulmonale Insuffizienz und auch die zugrunde liegende Bedingung schlichtweg übersehen werden.

Blutgasmonitoring der ventilatorischen Insuffizienz

▶ **Leitwert $paCO_2$.** Der Leitwert der ventilatorischen Insuffizienz ist die Erhöhung des $paCO_2$ und damit die Hyperkapnie. Zwar kommt es ebenfalls zu einem Abfall des paO_2, dieser beruht aber nicht auf einer Störung des Gasaustausches, sondern auf der Abhängigkeit des paO_2 von der Ventilation (s. oben).

▶ **Respiratorische Global- und Partialinsuffizienz.** Die Erniedrigung des paO₂ bei gleichzeitiger Erhöhung des paCO₂ wird als *respiratorische Globalinsuffizienz* bezeichnet und von der *respiratorischen Partialinsuffizienz* (Erniedrigung des paO₂ ohne gleichzeitige Erhöhung des paCO₂) abgegrenzt. Diese Begriffsführung erscheint jedoch irreführend, da sie suggeriert, dass Partial- und Globalinsuffizienz unterschiedliche Schweregrade oder einen abhängigen Zeitverlauf darstellen. Tatsache ist aber, dass eine respiratorische Partialinsuffizienz Ausdruck einer pulmonalen Insuffizienz ist und auch ohne Übergang in die respiratorische Globalinsuffizienz schwere Verläufe annehmen kann, während eine ventilatorische Insuffizienz und damit eine respiratorische Globalinsuffizienz auch ohne vorangehende respiratorische Partialinsuffizienz entstehen kann.

▶ **Gefahr einer Acute-on chronic-Situation.** Eine Hyperkapnie kann akut entstehen und geht dann mit respiratorischer Azidose einher. Bei chronischer Entstehung kommt es zu einer Bikarbonatretention über die Niere und damit zu einer metabolischen Kompensation der Azidose. Zwar wird im umgangssprachlichen Jargon häufig davon gesprochen, dass sich der Patient bei metabolisch kompensierter Azidose an sein erhöhtes paCO₂ gewöhnt habe. Die chronische Hyperkapnie darf jedoch nicht darüber hinwegtäuschen, dass eine chronisch dekompensierte Atempumpe vorliegt, bei der das Risiko für eine akute weitere Verschlechterung sehr hoch ist. Entsprechend kommt es nicht selten zu einer bedrohlichen Acute-on chronic-Situation, die ein Mischbild mit oft schwerer Hyperkapnie, respiratorischer Azidose und erhöhten Bikarbonatwerten präsentiert (▶ Tab. 3.20).

Das Monitoring einer Hyperkapnie über die arterielle Blutgasanalyse stellt sicherlich auch heute noch den Goldstandard dar. Allerdings ist die Punktion, insbesondere wenn die Einlage eines Katheters notwenig ist, wegen der Invasivität der Methode mit entsprechenden Komplikationen verbunden. Zudem erlaubt die arterielle Blutgasanalyse lediglich punktuelle Messungen.

▶ **Infrarotspektroskopie und transkutane Messung des Kohlendioxidpartialdrucks.** Vor diesem Hintergrund besteht in der Intensivmedizin schon lange der Wunsch nach nicht invasiven und kontinuierlichen Messmethoden. Zunächst hat diesbezüglich die Kapnometrie, also die Bestimmung des endtidalen Kohlendioxidpartialdrucks (petCO₂), vor allen Dingen in der Anästhesie Einzug in die klinische Routine erfahren, wobei es 2 Messverfahren gibt.

Die *Infrarotspektroskopie* beruht auf der Absorption von Infrarotlicht durch CO₂, wobei diese mit der Absorption durch ein CO₂-freies Gas verglichen wird. Die Infrarotspektroskopie kann mittels Seitenstrommessgerät über einen dünnen abführenden Schlauch oder im Hauptstromverfahren durch Platzierung einer Messküvette direkt distal des Beatmungszugangs (in der Regel zwischen Tubus und Y-Stück) durchgeführt werden. Schwere Störungen des Ventilation/Perfusion-Verhältnisses machen die Methode jedoch unsicher. Zudem wird gerade bei nicht invasiv beatmeten und wachen Patienten auch ein nicht invasives Monitoring gefordert. Aber gerade Leckagen am Beatmungszugang, wie sie bei der nicht invasiven Beatmung regelhaft vorkommen, limitieren diese Bestimmung des petCO₂ erheblich.

Demgegenüber steht das *transkutane Monitoring des Kohlendioxidpartialdrucks* (ptcCO₂), welches von Leckagen und dem Ventilation/Perfusion-Verhältnis unabhängig ist. Die Messung macht sich die Tatsache zunutze, dass das CO₂ aus der durch lokale Wärm hyperämisierten Haut in den transkutanen Sensor diffundiert und dort zu der folgenden chemischen Reaktion führt:

$$CO_2 + H_2O = H_2CO_3 = HCO_3^- + H^+ \quad (3.9)$$

Die sogenannte Stow-Severinghaus-Elektrode (Benennung nach den Erstbeschreibern), die an der Haut fixiert wird, misst schließlich die pH-Änderung, die proportional zur Änderung des paCO₂ ist. Die Sonde, in der sich die Stow-Severinghaus-Elektrode befindet, muss auf 42 bis 44 °C erwärmt werden, um eine sichere Diffusion von CO₂ im Gewebe zu ermöglichen. Während das Problem eines Drifts der Messwerte bei Messungen über mehrere Stunden früher eine erhebliche Limitation des ptcCO₂-Monitorings darstellte, ist dieses Problem in den neuesten Versionen der Geräte offenbar gelöst [11]. Aus diesem Grund stellt das ptcCO₂-Monitoring heute eine sehr sinnvolle Ergänzung im intensivmedizinischen Monitoring dar.

Gute Ergebnisse gibt es insbesondere für das Monitoring bei der Bronchoskopie von Patienten mit respiratorischer Insuffizienz sowie der Ventilation bei Akuteinleitung einer nicht invasiven Beatmung [10]. Dabei ist in ▶ Abb. 3.49 gut zu erkennen, dass die pCO₂-Werte stark variieren, insbesondere beim Wechsel des Beatmungszugangs oder der Körperposition. Dabei dokumentiert die transkutane pCO₂-Messung die raschen Veränderungen der alveolären Ventilation in Abhängigkeit von den genannten Faktoren, was die Bedeutung des ptcCO₂-Monitorings insbesondere bei Anwendung der nicht invasiven Beatmung unterstreicht.

Allerdings bleibt die Methode der ptcCO₂-Bestimmung abhängig von einer ungestörten Messung über die Haut, sodass bei entsprechenden Veränderungen, wie bei Ödemen oder beim Einsatz von Vasokonstriktiva, die Zuverlässigkeit der Methode noch zu evaluieren ist. Eine Zusammenstellung der grundsätzlichen Vor- und Nachteile bezüglich der unterschiedlichen Techniken des pCO₂-Monitorings gibt ▶ Tab. 3.21.

3.6.4 Maschinenmonitoring

Alarmfunktion

Das Überwachen der eingestellten Beatmungsparameter ist essenziell für das Monitoring des beatmeten Patienten. In der Regel werden obere und untere Grenzwerte patientenindividuell definiert und am Respirator eingestellt. In Abhängigkeit vom Respirator wird eine „Alarmzeit", nach deren Überschreiten der Respirator ein akustisches und optisches Signal freigibt, entweder fix vom Hersteller vorgegeben oder variabel vom Bediener eingestellt. Eine grundsätzliche Empfehlung zur Einstellung der Alarmfunktion kann nicht pauschal gegeben werden, da dies wesentlich von den Bedingungen des Patienten abhängt sowie auch davon, ob eine invasive oder nicht invasive Beatmung durchgeführt wird.

▶ **Invasive und nicht invasive Beatmung.** Bei invasiver Beatmung sind die Alarmgrenzen eher enger und strenger zu setzen als bei nicht invasiver. Bei nicht invasiver Beatmung können insbesondere akustische Warnsignale den Patienten erheblich verunsichern und die Akzeptanz der Beatmung mindern.

Tab. 3.20 Blutgasanalytische Unterschiede bei ventilatorischer Insuffizienz in Abhängigkeit vom Zeitverlauf.

Wert	Akut	Akut auf chronisch	Chronisch
pH	erniedrigt	erniedrigt	normal
paCO₂	erhöht	(stark) erhöht	erhöht
HCO₃	normal	erhöht	erhöht

HCO₃ = Bikarbonat; paCO₂ = arterieller Kohlendioxidpartialdruck; paO₂ = arterieller Sauerstoffpartialdruck

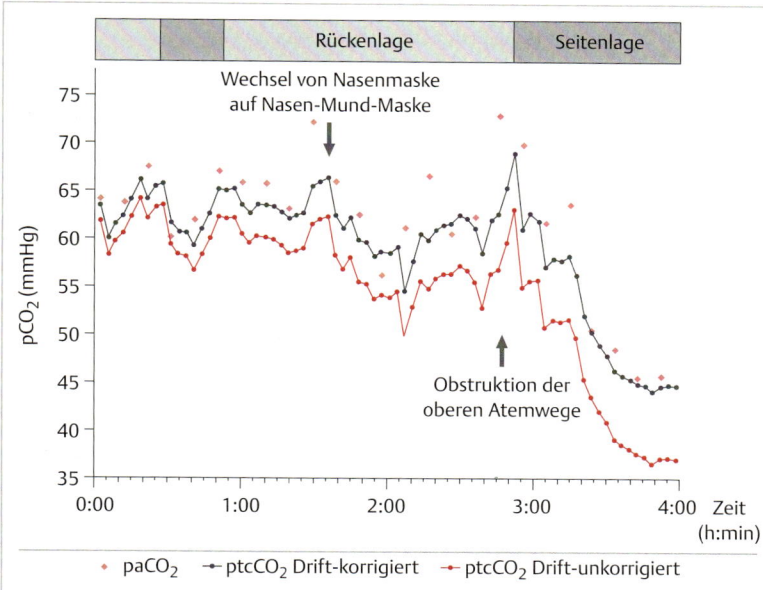

Abb. 3.49 Verlauf des pCO_2 bei Akuteinleitung einer nicht invasiven Beatmung bei einem 60-jährigen Patienten mit akut exazerbierter COPD (Daten nach [10]). Weitere Erläuterungen siehe Text.

Tab. 3.21 Monitoring des Kohlendioxidpartialdrucks.

Messmethode	Vorteile	Nachteile
arteriell ($paCO_2$)	• Goldstandard • gleichzeitig andere Parameter	• invasiv, schmerzhaft • punktuell
endtidal ($petCO_2$)	• kontinuierlich • nicht invasiv	• unsicher bei Leckagen • unsicher bei V/Q-Mismatch
transkutan ($ptcCO_2$)	• kontinuierlich • nicht invasiv	• Drift der Messwerte über die Zeit • unsicher bei Hautanomalia

$paCO_2$ = arterieller Kohlendioxidpartialdruck; $petCO_2$ = endtidaler Kohlendioxidpartialdruck; $ptcCO_2$ = transkutaner Kohlendioxidpartialdruck; V/Q = Verhältnis von Ventilation zu Perfusion

> **Praxistipp**
>
> Da bei nicht invasiver Beatmung in der Regel wache Patienten behandelt werden und das Atemmuster aufgrund von Lagewechsel, regelhaften Leckagen, Kommunikation und anderen patientenindividuellen Faktoren stark variieren kann, sind am Beatmungsgerät eingestellte Alarmfunktionen mit eng gewählten Grenzen wenig sinnvoll und eher kontraproduktiv. Entsprechend kommt der klinischen Beurteilung sowie dem Blutgasmonitoring (s. oben) eine bedeutendere Rolle zu.

Im Gegensatz dazu können sinnvoll gewählte Alarmgrenzen bei tief sedierten und intubierten Patienten frühzeitig über Veränderungen der respiratorischen Situation informieren, z. B. bei Überschreiten einer oberen Druckgrenze bei Sekretverlegung. Die wesentlichen Überwachungsparameter sind im Folgenden aufgeführt:

Beatmungsdruck

Es werden in der Regel 4 verschiedene Druckwerte unterschieden:
- Spitzendruck,
- inspiratorischer Plateaudruck,
- Mitteldruck,
- positiver endexspiratorischer Druck (PEEP).

Bei Beatmung mit Druckvorgabe kann der Spitzendruck nicht wesentlich höher als der eingestellte Maximaldruck sein. Bei Beatmung mit Volumenvorgabe weist das Erreichen einer oberen Druckgrenze auf ein „Hindernis" oder einen erhöhten Widerstand in den künstlichen oder natürlichen Atemwegen hin (Stenosealarm), wie z. B. Schlauchabknickung, -verlegung, versehentliches Tiefergleiten des Endotrachealtubus (meist in den rechten Hauptbronchus), Sekretretention, Bronchospasmus, Desynchronisation („gegen das Gerät atmen").

Das Unterschreiten einer unteren Druckgrenze hingegen weist auf eine Undichtigkeit in den Atemwegen oder auf Leckagen hin (Diskonnektionsalarm). Dabei ist zu berücksichtigen, dass viele Beatmungsgeräte über Leckagekompensationsmöglichkeiten verfügen, d. h. es kommt im Falle einer Leckage zu einer automatischen Erhöhung des Inspirationsflusses mit dem Ziel, den eingestellten Spitzendruck zu erreichen. Somit können zumindest kleinere Leckagen nicht ausgeschlossen werden, auch wenn die untere Druckgrenze nicht erreicht ist. Indirekt ist die Leckage dann nur über das gesteigerte, vom Gerät abgegebene Inspirationsvolumen zu erkennen.

Atemhubvolumen/Atemminutenvolumen

Wesentliche Ursachen für ein Unterschreiten der unteren Alarmgrenze sind bei einer Beatmung mit Volumenvorgabe in erster Linie Leckagen, Erreichen der oberen Druckbegrenzung, niedriger Inspirationsfluss, kurze Inspirationszeit. Bei einer Beatmung mit Druckvorgabe führen insbesondere Veränderungen der Atemmechanik zu einer Abnahme des Inspirationsvolumens bei gleichem Inspirationsdruck. Dabei ist auch zu berücksichtigen, dass Interventionen an den Atemwegen, wie z.B. bei einer Bronchoskopie, zu einer maximalen Reduktion des Atemhubvolumens führen können, wenn durch die passagere Verlegung des Tubus der eingestellte Inspirationsdruck erreicht wird ohne wesentliche Förderung eines Inspirationsvolumens.

Bei einer Leckage sinkt das exspiratorisch gemessene Atemhubvolumen ab. Im Falle einer Beatmung mit Druckvorgabe und Leckagekompensation kann das vom Beatmungsgerät abgegebene Inspirationsvolumen gesteigert werden (s. oben), was insbesondere bei der nicht invasiven Beatmung wichtig erscheint. Beatmungssysteme mit Einschlauchsystem, wie sie bei der nicht invasiven Beatmung häufig zur Anwendung kommen, zeigen dann ein gesteigertes (vom Gerät abgegebenes) Inspirationsvolumen an, was nicht mit dem eigentlichen Tidalvolumen verwechselt werden darf.

Atemfrequenz

Eine gesteigerte Atemfrequenz (Tachypnoe) ist oft das Resultat einer atemmuskulären Erschöpfung, wobei gleichzeitig reduzierte Atemhubvolumina im Sinne eines „Rapid shallow Breathing" (S. 232) zu dokumentieren sind. Eine Tachypnoe findet sich jedoch auch bei Ängsten, Schmerzen, Fieber, Entzug, neurologischen Störungen oder bei respiratorischer Kompensation einer metabolischen Azidose (mit häufig gleichzeitig vertiefter Atmung).

Eine reduzierte Atemfrequenz (Bradypnoe) ist meist Folge einer Atemdepression (medikamentös, Hypothermie, neurologisch).

Apnoeventilation

Im Falle eines Spontanatmungsmodus stellt das Beatmungsgerät bei Apnoe (meist nach 15 bis 60 s) automatisch auf einen kontrollierten Beatmungsmodus um.

FiO_2

Die Ursachen für nach oben oder unten abweichende FiO_2-Messungen sind bei geschlossenen Systemen meist technischer Natur (Kalibrierung, gestörte Mischerfunktion). Bei nicht invasiver Beatmung mit Druckvorgabe und Leckagekompensation im Falle signifikanter Leckagen kann es jedoch zu einer substanziellen „Verdünnung" mit niedrigeren tatsächlichen FiO_2-Werten kommen, wenn die Sauerstoffzufuhr extern, also am Schlauchsystem, erfolgt.

Beatmungskurven

Viele Beatmungsgeräte (und nahezu alle Intensivrespiratoren) stellen die Beatmungskurven grafisch auf einem Display dar. Dabei werden vor allen Dingen die Verläufe des Beatmungsdrucks, des Flusses sowie des Volumens jeweils in Abhängigkeit von der Zeit dargestellt. Dies ist sehr wertvoll, da so jeder Atemzug analysiert werden kann. Bedeutsam ist die Analyse der Beatmungskurven insbesondere hinsichtlich der Frage, ob eine Asynchronie zwischen Patient und Respirator besteht [6]. Eine Asynchronie zieht wesentliche Beeinträchtigungen nach sich, die unbedingt vermieden werden müssen:

- Zunahme der Atemarbeit des Patienten,
- Mehrbedarf an Sedativa,
- „Fighting the Ventilator",
- Verschlechterung des Ventilation/Perfusion-Verhältnisses,
- dynamische Hyperinflation.

Dadurch können mittelbar oder unmittelbar folgende Konsequenzen entstehen, die durchaus die Prognose des Patienten verschlechtern können:

- insuffiziente Ventilation,
- Abbruch einer nicht invasiven Beatmung,
- Weaning-Versagen,
- verlängerter Intensivstationsaufenthalt,
- Mehrkosten.

Wesentlich für die richtige Einschätzung bezüglich der Synchronie zwischen Patient und Respirator ist die Überlegung, dass ein Beatmungszyklus zwar grundsätzlich aus 2 Phasen besteht (In- und Exspiration), dass aber eine weitere Einteilung 4 Abschnitte definiert, in denen jeweils unterschiedliche Gründe für eine Asynchronie bestehen können, wobei häufige Beispiele genannt sind.

1. Beginn der Inspirationsphase

Im Falle getriggerter Beatmungshübe kann ein unsensitiver Trigger dazu beitragen, dass eine vermehrte Atemarbeit verrichtet wird. Schließlich kann es aber auch zu einer Trigger-Asynchronie kommen, d.h. der Patient kann das Gerät nicht mehr antriggern. Häufige Ursachen sind ein hoher Level der Druckunterstützung, eine hyperkapnische Enzephalopathie, Sedativa, Schlaf, Auto-PEEP (PEEP = positiver endexspiratorischer Druck), Leckagen (insbesondere bei nicht invasiver Beatmung) sowie Obstruktionen im Schlauchsystem.

Frustrane Triggerbemühungen können am Kurvenverlauf erkannt werden, jedoch nicht regelhaft. Insbesondere bei dynamischer Hyperinflation/exazerbierte COPD) sind nicht beantwortete Triggerbemühungen häufig und unerkannt.

Ein möglichst sensitiver Trigger ist immer angestrebt. Allerdings kann es durch eine zu hohe Triggersensitivität auch zur Auto-Triggerung kommen, was eine erhebliche Störung der Interaktion zwischen Patient und Respirator nach sich ziehen kann. Neben einer zu sensitiven Einstellung sind Leckagen im Schlauchsystem sowie kardiale Oszillationen Gründe für eine Auto-Triggerung.

2. Inspirationsphase

Auch bei optimalen Triggerbedingungen kann eine Asynchronie noch während der Inspiration entstehen. Meistens kommt es dazu, wenn der Druckanstieg zu langsam ist. In diesem Falle zieht der Patient nach Triggerung weiter, was häufig an einer Eindellung der Druckkurve während der Inspiration zu erkennen ist.

3. Terminierung der Inspirationsphase

Insbesondere bei zu später Terminierung der Inspiration tritt eine Asynchronie auf. Der Patient „möchte" die Ausatmung einleiten, der Respirator hat aber die Inspirationsphase noch nicht beendet. Typisch ist hier z.B. ein 2. Peak in der Druckkurve.

4. Exspirationsphase

Hier ist vor allen Dingen das Auftreten eines Auto-PEEP (intrinsischer PEEP) von großer Bedeutung (siehe unten). Die Analyse der Flusskurve gibt einen klaren Hinweis auf das Vorliegen eines Auto-PEEP, wenn nämlich mit Beginn der Inspiration der exspiratorische Fluss noch nicht auf null zurückgegangen ist, was ein Indiz dafür ist, dass auch am Ende der Exspiration noch eine treibende Druckdifferenz zwischen Alveolen und Bronchien besteht. Zudem zeigt die Kurve bei ausgeprägter Flusslimitation das frühe Sistieren des Flusses. Ein Auto-PEEP kann wiederum die erste Phase, die Triggerung der Inspiration, negativ beeinflussen und zur Asynchronie führen (s. o.).

Atemmechanik

Resistance

Die Resistance (R) beschreibt den Strömungswiderstand der Atemwege, wobei zwischen den künstlichen Atemwegen und den biologischen Atemwegen zu unterscheiden ist. Die Resistance ist proportional abhängig von der Druckdifferenz (Δp) und umgekehrt proportional abhängig vom Fluss ($\dot{V}$):

$$R = \Delta p\ /\ \dot{V} \tag{3.10}$$

Dabei ist die Resistance beim lungengesunden invasiv beatmeten Patienten im Wesentlichen durch den Tubus bedingt. Bei obstruktiven Atemwegserkrankungen steigt jedoch der Patientenanteil deutlich an. Nach dem Hagen-Poiseuille-Gesetz steigt der Widerstand in einer starren Röhre (Tubus) mit Abnahme des Radius proportional in der 4. Potenz, was deutlich macht, dass auch kleine Lumeneinengungen der Atemwege substanzielle Widerstandserhöhungen nach sich ziehen können.

Bei turbulenten Strömungen steigt der Widerstand jedoch exponentiell in Abhängigkeit vom Fluss, wobei eine Berechnung nach der Rohrer-Gleichung erfolgen kann.

$$\Delta p = (K1 \times \dot{V}) + (K2 \times \dot{V}^2) \tag{3.11}$$

Dabei beschreiben die Rohrer-Koeffizienten K1 und K2 resistive Eigenschaften der Atemwege unter Berücksichtigung sowohl linearer als auch quadratischer Druck-Fluss-Abhängigkeiten. Entsprechend ergibt sich für den flussabhängigen Widerstand in Endotrachealtuben nach Einsetzen der Gleichung 3.11 in Gleichung 3.10:

$$R = K1 + (K2 \times \dot{V}) \tag{3.12}$$

Die Rohrer-Koeffizienten sind für die verschiedensten Beatmungszugänge bestimmt worden und bilden auch die Grundlage für die Berechnung der automatischen Tubuskompensation (ATC), bei der der Anteil des Widerstandes, der flussabhängig durch den Tubus erzeugt wird, vom Respirator übernommen wird (virtuelle Extubation).

Compliance

Die Dehnbarkeit von Lunge und Thorax wird durch die Compliance (C) beschrieben:

$$C = \Delta V\ /\ \Delta p \tag{3.13}$$

Den Zusammenhang zwischen Druck- und Volumenänderungen beschreiben die Ruhedehnungskurven von Lunge und Thorax. Daraus wird deutlich, dass die Compliance abhängig ist vom jeweiligen Lungenvolumen: In einem ersten Kurvenabschnitt bleibt ein signifikanter Druckanstieg ohne wesentliche Volumenveränderung. Der Druck ist zunächst notwendig, um die kollabierten Alveolen wieder zu öffnen. Ab dem unteren Inflektionspunkt (LIP = Lower Inflection Point) folgt ein steiler Kurvenverlauf, d. h. ein Druckanstieg wird auch in einen wesentlichen Volumenanstieg überführt, allerdings nur bis zum oberen Inflektionspunkt (UIP = Upper Inflection Point), ab dem eine weitere Druckerhöhung keine wesentlich weitere Volumenzunahme nach sich zieht, sondern das Risiko eines Baro-/Volutraumas steigert.

Im klinischen Alltag wird unter maschineller Beatmung die statische Compliance aus dem Quotienten des Tidalvolumens (VT) und der Druckdifferenz zwischen endinspiratorischem Plateaudruck (p_{Plat}) und dem PEEP gemessen, wobei statische Bedingungen Voraussetzung sind (Verschluss für 3 bis 5 s):

$$C = VT\ /\ (p_{Plat} - PEEP) \tag{3.14}$$

Auch hier sind Sedierung und ggf. Muskelrelaxation Voraussetzung für das Messmanöver.

Auto-PEEP

Durch einen endexspiratorischen Ventilschluss wird die Beatmung exspiratorisch unterbrochen, was nur beim sedierten und kontrolliert invasiv beatmeten Patienten möglich ist, da ein wacher Patient willkürliche oder unwillkürliche Reaktionen auf den „exspiratorischen Hold" zeigen würde. Durch den Verschluss wird ein Druckausgleich zwischen Alveolen und Bronchialsystem ermöglicht. Der endexspiratorisch noch zu messende Druck entspricht näherungsweise dem Auto-PEEP. Bereits die Analyse der Flusskurve gibt einen Hinweis auf das Vorliegen eines Auto-PEEP (S. 237).

> **Kernaussagen**
>
> **Physiologische Grundlagen**
> Das respiratorische System besteht aus dem gasaustauschenden System Lunge und dem ventilierenden System Atempumpe. Diese regeln die Aufnahme von Sauerstoff und die Abgabe von Kohlendioxid, was essenziell für das Überleben des Organismus ist. Dem Monitoring dieser Funktionen kommt in der Intensivmedizin daher eine Schlüsselrolle zu.
>
> **Klinische Zeichen der respiratorischen Insuffizienz**
> Zu den wesentlichen klinischen Zeichen der respiratorischen Insuffizienz gehören Dyspnoe, Tachypnoe und Zyanose.
>
> **Blutgasanalyse**
> Für die Blutgasanalyse stehen neben den invasiven, punktuellen Messverfahren nach arterieller Punktion zunehmend auch nicht invasive, kontinuierliche Verfahren wie die transkutane Messung des Kohlendioxidpartialdrucks zur Verfügung, die zunehmend eine klinische Bedeutung im Monitoring kritisch Kranker erhalten.
>
> **Maschinenmonitoring**
> Für beatmete Patienten ist zudem ein komplexes Monitoring mit Beatmungsmaschinen etabliert, welches insbesondere über individuell eingestellte Alarmfunktionen sowie über die Analyse der Beatmungskurven zur Verifikation der Patienten-Ventilator-Interaktionen wesentliche Rückschlüsse auf die jeweils momentane respiratorische Situation erlaubt.

Literatur

[1] Anonymous. Dyspnea – mechanisms, assessment, and management. A consensus statement. Am J Respir Crit Care Med 1999; 159: 321–340

[2] Boles JM, Bion J, Connors A et al. Weaning from mechanical ventilation. Eur Respir J 2007; 29: 1033–1056

[3] Criée CP, Laier-Groeneveld G. Hrsg. Die Atempumpe: Atemmuskulatur und intermittierende Selbstbeatmung. Stuttgart: Thieme; 1995

[4] Kabitz HJ, Windisch W. Diagnostik der Atemmuskelfunktion: State of the Art. Pneumologie 2007; 61: 582–587
[5] Kabitz HJ, Windisch W. Pathophysiologie der Atempumpe. In: Matthys H, Seeger W. Klinische Pneumologie. Berlin: Springer; 2008: 47–56
[6] Nilsestuen JO, Hargett KD. Using ventilator graphics to identify patient-ventilator asynchrony. Respir Care 2005; 50: 202–234
[7] Roussos C. The failing ventilatory pump. Lung 1982; 160: 59–84
[8] Schönhofer B, Windisch W. Die Atempumpe. In: Bein T, Pfeifer M. Intensivbuch Lunge. Berlin: Medizinisch Wissenschaftliche Verlagsgesellschaft; 2007: 27–44
[9] Schönhofer B, Kuhlen R, Neumann P et al. Clinical practice guideline: non-invasive mechanical ventilation as treatment of acute respiratory failure. Dtsch Arztebl Int 2008; 105: 424–433
[10] Storre JH, Steurer B, Kabitz HJ et al. Transcutaneous PCO_2 monitoring during initiation of noninvasive ventilation. Chest 2007; 132: 1810–1816
[11] Storre JH, Magnet FS, Dreher M et al. Transcutaneous monitoring as a replacement for arterial PCO_2 monitoring during nocturnal non-invasive ventilation. Respir Med 2011; 105: 143–150
[12] Thews G. Lungenatmung. In: Schmidt RF, Thews G, Hrsg. Physiologie des Menschen. 27. Aufl. Berlin: Springer; 1997: 565–591
[13] Windisch W. Pathophysiologie der Atemmuskelschwäche. Pneumologie 2008; 62 (Suppl. 1): 18–22
[14] Yang KL, Tobin MJ. A prospective study of indexes predicting the outcome of trials of weaning from mechanical ventilation. N Engl J Med 1991; 324: 1445–1450

3.7 Zerebrales Monitoring in der Intensivmedizin

G. Schneider, E. Kochs

3.7.1 Einführung

Alle Prozesse mit primärer oder sekundärer Beeinträchtigung des zentralen Nervensystems und konsekutiver Ischämie/Hypoxie münden in einer gemeinsamen Endstrecke, dem Ungleichgewicht zwischen zerebralem Sauerstoff-/Substratangebot und -verbrauch. Die hieraus resultierende mitochondriale Dysfunktion begünstigt neuronalen Zelluntergang. Die primäre Läsion ist grundsätzlich geprägt durch das Schadensereignis und nicht mehr reversibel. Sie zieht jedoch meist weitere, auch auf andere Hirnregionen übergreifende ischämiebedingte Schädigungen nach sich, die im Fokus intensivmedizinischer Therapie stehen. Nach Kriterien evidenzbasierter Medizin verbessert die Anwendung von Neuromonitoring per se das Outcome nicht. Dennoch kann Neuromonitoring einen entscheidenden diagnostischen Beitrag für therapeutische Entscheidungen leisten.

Je nach Modalität wird das zugrunde liegende pathologische Geschehen, seine Auswirkungen auf die zerebrale Hämodynamik, auf die Versorgung des Gehirns mit Sauerstoff und Energie oder aber auf die funktionelle Integrität überwacht.

Merke
In der Akuttherapie von Patienten mit Schädel-Hirn-Trauma und akuten Hirnläsionen steht zunächst die Behandlung vital bedrohlicher Begleiterscheinungen wie respiratorische Insuffizienz, hämodynamische Instabilität, Gerinnungsstörungen oder Organversagen im Vordergrund. Zur Prävention sekundärer ZNS-Schäden kann ein adäquates (Neuro-)Monitoring-Konzept wertvolle diagnostische Unterstützung liefern. Je nach Monitoring-Modalität lassen sich
- die zugrunde liegende Pathologie,
- deren Auswirkung auf die zerebrale Hämodynamik,
- die Oxygenierung und Substratversorgung,
- die neuronale Funktion

beurteilen.

3.7.2 Intrakranieller Druck (ICP)

Merke
Trotz fehlender Evidenz nach outcome-basierten Kriterien gilt die Messung des intrakraniellen Drucks (ICP) als Standardüberwachung und Therapiekontrolle u. a. von Patienten mit Schädel-Hirn-Trauma (SHT), rupturierten intrakraniellen Aneurysmata, Hirntumoren, zerebrovaskulären Verschlusskrankheiten und Hydrozephalus.

Der intrakranielle Raum ist nahezu vollständig vom Schädelknochen umschlossen. Nach der Monro-Kellie-Doktrin setzt sich das intrakranielle Gesamtvolumen konstant zusammen aus:
- Parenchym (80 %; Ödem),
- Blut (7 %; Hyperkapnie, Dysregulation, venöse Hypertonie, venöse Abflussbehinderung),
- Liquor cerebrospinalis (13 %; Zerebrospinalflüssigkeit [CSF], z. B. Hydrozephalus).

Die *Compliance* beschreibt die nicht lineare Beziehung zwischen ICP und intrakraniellem Volumen:

$$\text{Compliance} = \Delta V / \Delta p$$

Mit Zunahme des intrakraniellen Volumens nimmt die Compliance ab. Aufgrund dieser nicht linearen Beziehung führt ab einer kritischen Grenze bereits eine geringe Zunahme des intrakraniellen Volumens zu einer überproportionalen Zunahme des ICP mit regionaler und globaler Ischämie (▶ Abb. 3.50).

Bei Messung des mittleren arteriellen Blutdrucks (MAP) kann aus dem ICP der zerebrale Perfusionsdruck (CPP) berechnet werden. Der zentrale Venendruck (ZVD) wird bedeutsam, wenn er den ICP signifikant übersteigt.

$$CPP = MAP - ICP\ (ZVD)$$

Irregulär strukturierte CSF-Räume, knöcherne Grenzen, Dura- und Arachnoideabarrieren begünstigen inhomogene Druckverteilungen innerhalb der Kalotte. So können auch isolierte supra- oder infratentorielle Druckanstiege auftreten.

Merke

Die Messung des ICP gibt nur das (inkomplette) Bild der regionalen Druckverhältnisse wieder.

ICP-Monitoring
Die Überwachung des ICP ermöglicht nicht nur die frühe Diagnose intrakranieller Drucksteigerungen, sondern auch Beurteilung und Steuerung therapeutischer Maßnahmen. Ursachen für erhöhten intrakraniellen Druck (ICP) sind:
- Schädel-Hirn-Trauma,
- postischämische/hypoxische Situationen,

3.7 Zerebrales Monitoring in der Intensivmedizin

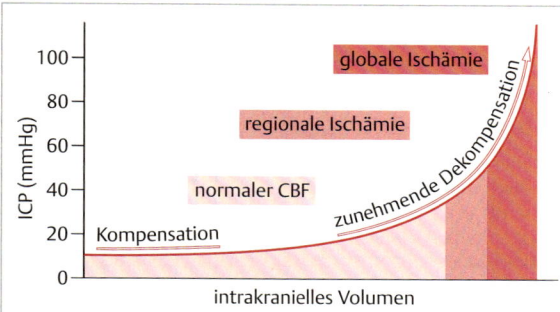

Abb. 3.50 Einfluss intrakranieller Volumenzunahme auf den intrakraniellen Druck (ICP): Initial wird eine Zunahme des intrakraniellen Volumens kompensiert; ICP und zerebraler Blutfluss (CBF) bleiben erhalten. Mit zunehmender Dekompensation führt eine weitere Volumenzunahme zu exponenziellem Anstieg des ICP mit der Folge regionaler und globaler Ischämie (Quelle: Schneider et al. 2009 [7]).
CBF = zerebraler Blutfluss; ICP = intrakranieller Druck.

- Hirninfarkt,
- hypertensive Enzephalopathie,
- zerebrale Infektion,
- metabolische Enzephalopathie,
- intrakranielle Tumoren,
- Pseudotumor cerebri,
- osmotische Imbalance,
- Hydrocephalus occlusus.

Die Wahrscheinlichkeit für ein gutes neurologisches Outcome scheint umgekehrt proportional zum maximalen ICP-Wert und dem prozentualen Zeitanteil mit ICP-Werten > 20 mmHg zu sein.

▶ **Risiken bei Senkung des ICP.** Da Monitoring per se nicht das Outcome beeinflusst, empfiehlt sich die Messung des ICP insbesondere bei hieraus entstehenden therapeutischen Optionen. Dies ermöglicht den gezielten Einsatz von Maßnahmen zur Senkung des ICP, die alle mit speziellen Risiken behaftet sind:
- Anhaltende Hyperventilation reduziert den zerebralen Blutfluss (CBF) und kann zur Minderversorgung führen.
- Anästhetika (z. B. Barbiturate, Propofol) können Druckabfall im systemischen Kreislauf bewirken.
- Neuromuskuläre Blockade erhöht die Häufigkeit von Pneumonien und Critical-Illness-Polyneuropathie und verlängert den Aufenthalt auf der Intensivstation.
- Die Effekte von Mannitol sind in Ausmaß und Dauer variabel. Auch hier empfiehlt sich eine Überwachung therapeutischer Effekte.

Praxistipp

▶ **Vorteile eines ICP-Monitorings.** Für ein ICP-Monitoring sprechen folgende Vorteile:
- Hinweise auf eine Korrelation zwischen erfolgreicher ICP-gesteuerter Behandlung und niedrigeren Morbiditäts- und Mortalitätsraten;
- Begrenzung der mit der Behandlung des erhöhten ICP verbundenen Nebenwirkungen;
- frühzeitige Warnhinweise auf intrakranielle Druckanstiege oder Herniation unter Sedierung und Bewusstlosigkeit;
- Möglichkeit gezielter Therapiesteuerung zur Optimierung des zerebralen Perfusionsdrucks (CPP).

- Bestimmung der intrakraniellen *Compliance* (durch Injektion und Ablassen kleiner Flüssigkeitsmengen bei Ventrikelkatheter);
- akute ICP-Absenkung über eine Liquordrainage (Ventrikelkatheter).

▶ **Risiken.**
Zu den Risiken zählen:
- Blutung,
- Infektion.

Indikation zur ICP-Messung

Grundlage für eine gezielte Therapie des erhöhten ICP ist dessen zuverlässige Erfassung.

Merke

Die Leitlinien der „Brain Trauma Foundation" empfehlen die Überwachung des ICP
- bei schwerem SHT (GCS 3–8) und pathologischem Befund im kraniellen Computertomogramm (CCT) (Hämatome, Kontusionen, Schwellung, Prolaps, Komprimierung der basalen Zisternen), die als therapierbar gelten;
- bei schwerem SHT ohne pathologischen Befund im CCT, wenn bei Aufnahme mindestens 2 der folgenden Merkmale vorliegen:
  - Alter > 40 Jahre,
  - uni- oder bilaterale Strecksynergismen,
  - systolischer Blutdruck < 90 mm Hg.

Durchführung der ICP-Messung

Zur Messung des intrakraniellen Drucks ist eine Vielzahl von Messmethoden verfügbar. Nicht invasive Methoden beruhen auf CCT, MRT (Magnetresonanztomografie), transkraniellem Doppler, Nahinfrarotspektroskopie, visuell evozierten Potenzialen, Messungen des N. opticus oder transkraniellen Impedanzmessungen. Derzeit kann noch keine der Methoden die invasive Messung ersetzen.

▶ **Ventrikelkatheter.** Die invasive Messung erfolgt über Ventrikelkatheter oder eine intraparenchymatöse Messsonde.

Merke

Die Ventrikelsonde gilt nach wie vor als Goldstandard für die ICP-Messung. Bei richtiger Platzierung im Lateralventrikel wird der Druck des Liquor cerebrospinalis gemessen.

Zur Anlage der Ventrikelsonde muss der Seitenventrikel noch ausreichend mit Liquor gefüllt sein. Die Druckmessung erfolgt über eine Flüssigkeitssäule. Der Vorteil der Methode liegt darin, dass das System jederzeit nachkalibriert und ICP-Anstiegen durch Liquordrainage gegengesteuert werden kann. Referenzpunkt ist der äußere Gehörgang. Alternativ hierzu können Drainagesonden mit fiberoptischer Leitung oder Dehnungsmessstreifen zum Einsatz kommen. Der Drucksensor muss hierbei vollständig in der Ventrikelwand liegen. Drainagesonden können bei schwierigen anatomischen Verhältnissen vorteilhaft sein, da sie bei erfolglosen Platzierungsversuchen auch ohne intraventrikuläre Position als Parenchymsonden verwendet werden können.

▶ **Parenchymsonden.** Parenchymsonden stellen – bei fehlender Möglichkeit der Liquordrainage – eine Alternative zu Ventrikelsonden dar. Sie können zwar nicht nachkalibriert werden, die Drift von Drucksensoren mit Dehnungsmessstreifen liegt aber selbst bei längerer Anwendung in einem akzeptablen Bereich.

▶ **Andere Sonden.** Sowohl flüssigkeitsgekoppelte als auch pneumatische subdurale, epidurale und subarachnoidale Sonden sind weniger genau oder zeigen deutliche Differenzen zu parenchymal erhobenen Messwerten, deshalb wird ihr Einsatz nicht mehr empfohlen.

3.7.3 Zerebrale Hämodynamik – kontinuierliche Methoden

Transkranielle Doppler-Sonografie (TCD)

Messprinzip

Transkranielle Doppler-Sonografie (TCD) ermöglicht die Erfassung zerebraler Hämodynamik. Die Blutfluss*geschwindigkeit* in den großen Hirnarterien wird nicht invasiv und kontinuierlich gemessen (▶ Abb. 3.51). Angeschallt werden durch die dünnen Knochenschichten der Temporalschuppe die A. cerebri anterior, A. cerebri media und die A. cerebri posterior. Die infratentoriellen Gefäße (A. vertebralis, A. basilaris) sind über einen transokzipitalen Zugang durch das Foramen magnum darstellbar.

Limitationen

Da der Gefäßdurchmesser über TCD nicht bestimmbar ist, können keine absoluten CBF-Werte erhalten werden. Weiterhin hängen die mittels Doppler-Untersuchung erhobenen Werte in starkem Maße vom Winkel zwischen dem Ultraschallstrahl und dem angeschallten Gefäß ab.

> **Praxistipp**
> Für valide, reproduzierbare Ergebnisse sind konstant gehaltener Anschallwinkel und konstante Anschalltiefe essenziell.

Gerade bei Intensivpatienten, bei denen über mehrere Tage Messungen durchgeführt werden, ist die Vergleichbarkeit erhobener Messwerte und somit die Verlaufskontrolle problematisch. Der Einfluss des Schallwinkels lässt sich durch den Einsatz von transkraniellem Duplex reduzieren. Allerdings ist zur Anwendung des transkraniellen Duplex derzeit noch ein größeres Knochenfenster erforderlich.

Zerebraler Blutfluss und zerebraler Perfusionsdruck

Die über die TCD messbaren Veränderungen im Flussspektrum korrelieren unabhängig vom Status der CBF-Autoregulation oder des zerebralen Metabolismus mit CBF-Veränderungen in den abhängigen Gefäßprovinzen. Unter den Bedingungen einer pathophysiologisch veränderten zerebralen Hämodynamik und eines verminderten zerebralen Perfusionsdrucks sowie bei anästhetikainduzierten Perfusionsveränderungen werden CBF-Veränderungen semiquantitativ erfassbar.

Zerebrovaskuläre Minderperfusion

Ein Verlust des diastolischen Anteils des Flussprofils zeigt einen kritischen zerebralen Perfusionszustand mit Verlust des EEG an (▶ Abb. 3.52 a, b). Falls der Verlust des diastolischen Anteils der Blutflussgeschwindigkeitskurve persistiert, droht der zerebrovaskuläre Kreislaufstillstand. Die in Abfolge auftretenden Flussprofile sind: systolischer Fluss ohne diastolischen Anteil, Pendelfluss, systolische Spikes, kein erkennbares Flussprofil.

Emboliedetektion

Mit Hilfe der TCD-Messung können zerebrale embolische Ereignisse erkannt werden. Diese markieren sich im Doppler-Spek-

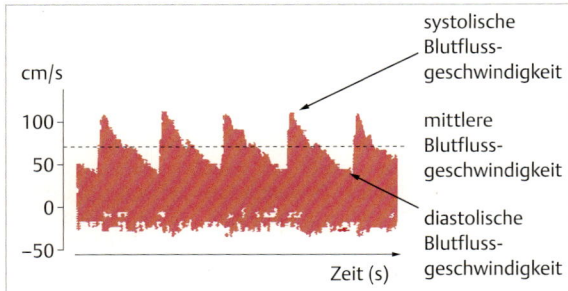

Abb. 3.51 Normales TCD-Flussgeschwindigkeitsprofil nach Anschallung der A. cerebri media. Die mittlere Blutflussgeschwindigkeit wird aus der systolischen und diastolischen Flussgeschwindigkeit berechnet.

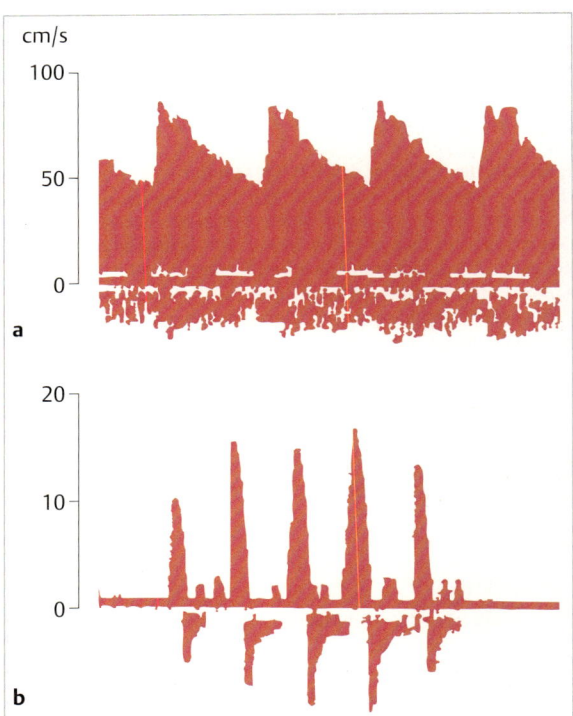

Abb. 3.52 a, b TCD-Flussgeschwindigkeitsprofile.
a TCD-Flussgeschwindigkeitsprofil bei normaler intrakranieller Hämodynamik.
b TCD-Flussgeschwindigkeitsprofil bei zerebrovaskulärem Kreislaufstillstand. Typisch hierfür ist der Verlust des diastolischen Anteils mit Pendelfluss.

trum als kurzzeitige, scharf begrenzte Signale mit hoher Intensität (HITS – High Intensity transient Signals). Es scheint hierbei eine enge Korrelation zwischen Embolusgröße und -art (z. B. Luft, Atherome, Thrombus, Fett) und der Amplitude des Doppler-Signals zu bestehen. Aktuelle Auswertalgorithmen versprechen höhere Sensitivität und Spezifität zur Unterscheidung zwischen tatsächlichen embolischen Ereignissen und Artefakten.

Zerebraler Vasospasmus

Bei zerebralem Vasospasmus zeigen sich pathologische Flussgeschwindigkeitsprofile mit hohen Blutflussgeschwindigkeiten. Mithilfe der TCD kann oftmals nicht zwischen hyperämischen und hyperämischen pathologischen Zuständen unterschieden werden. Ein diastolischer Einschnitt wird bei erhöhtem zerebrovaskulärem Widerstand, jedoch selten bei posttraumatischer Hyperämie gefunden. Die Entwicklung der zerebralen CO_2-Reaktivität bei Patienten mit SHT ist kein sicherer Prädiktor für das spätere Outcome. Ebenso ist der Stellenwert pathologischer Blutflussgeschwindigkeitszunahmen für die Entwicklung einer zerebralen Ischämie umstritten. Hier lässt sich jedoch die Wirksamkeit einer Therapie mit Kalciumantagonisten nach Subarachnoidalblutung überprüfen.

Laser-Doppler-Flussmessung

Messprinzip

Bei der Laser-Doppler-Flussmessung wird auf der Oberfläche des Hirn- oder Rückenmarkgewebes eine Mikromesssonde platziert. Über fiberoptisch an der Elektrodenspitze ausgesandte und von den Erythrozyten reflektierte bzw. absorbierte Laserstrahlen werden relative Veränderungen des zerebralen oder spinalen Blutflusses erfassbar. Konstante Probenhalterung unter Zuhilfenahme von fixierten Spannern oder Mikromanipulatoren ermöglicht Verlaufsmessungen über längere Zeitabschnitte. Durch die Invasivität des Verfahrens ist die Gefahr von Mikrotraumen, Fisteln oder Infektionen gegeben.

Indikationen

Bei Patienten mit Resektion von arteriovenösen Malformationen, Tumoren und Aneurysmenverschluss lassen sich *CBF-Veränderungen* bei Manipulation des arteriellen Kohlendioxidpartialdrucks (paCO$_2$) und des arteriellen Blutdrucks erfassen. Weiterhin lässt sich die *CO_2-Reaktivität* zur individuellen Bestimmung der therapeutischen Effizienz bei Hyperventilation bestimmen. Ein weiteres Einsatzgebiet ist die Bestimmung der *zerebrovaskulären Autoregulationsreserve* bei Patienten mit intrakraniellen Massenläsionen oder nach SHT. Manipulationen zur Anhebung des zerebralen Perfusionsdrucks gehen je nach Ausgangslage mit einer verbesserten Blutversorgung oder einem zusätzlichen Hirnschaden einher. Hier bietet sich die Laser-Doppler-Flussmessung zur *Bestimmung des optimalen zerebralen Perfusionsdrucks* an.

Thermodiffusion-Flussmessung

Messprinzip

Veränderungen des regionalen CBF können durch Platzierung geheizter *Thermistoren* auf der kortikalen Oberfläche oder im Parenchym kontinuierlich erfasst werden. Die Geschwindigkeit, mit der die Wärme in das umgebende Gewebe abgegeben wird, ist von der Gewebedurchblutung abhängig.

Limitationen

Die Methode erlaubt nur eine fokale Messung und birgt das Risiko lokaler Schädigung, Blutung und Infektion. Das Risiko von Fehlmessungen besteht bei einer Platzierung in der Nähe großer Gefäße, bei Fieber oder Verlust von Gewebekontakt.

Indikationen

Bei Patienten nach Aneurysma-Clipping konnte über die Messung des thermischen Gradienten nach Kraniotomien das dynamische CBF-Verhalten unter Gabe von Nicardipin und Prostaglandin erfasst werden. Nach Subarachnoidalblutung (SAB) weist ein CBF unter 15 ml/100 g/min bei zerebralem Gefäßwiderstand von 10 mit 90 % Sensitivität und 75 % Spezifität auf einen symptomatischen Vasospasmus hin.

3.7.4 Zerebraler Blutfluss – diskontinuierliche Methoden

Der globale CBF kann nur diskontinuierlich erfasst werden. Die erste Methode zur Messung des zerebralen Blutflusses wurde von Kety und Schmidt [5] vorgeschlagen. Sie basiert auf dem Prinzip, dass im Gehirn Aufnahme und Ausscheidung eines inerten Gases proportional zum globalen zerebralen Blutfluss ist. Mit der Kety-Schmidt-Methode wurden viele grundlegende physiologische und pathophysiologische Zustände untersucht.

Messprinzip

Der regionale CBF kann durch die Positronenemissionstomografie (PET), ^{133}Xe-CT, perfusionsgewichtete MRT, Single-Photonen-Emissionscomputertomografie (SPECT) oder Perfusions-CT bestimmt werden. Eine Gegenüberstellung der Methoden findet sich in ▶ Tab. 3.22; [1].

Der CBF kann mittels CT und Einsatz von nicht radioaktivem Xe-Gas oder auch mithilfe eines funktionellen MRT erfasst werden (▶ Abb. 3.53). Ein CBF-Mapping des Gehirns ermöglicht die einfache Erkennung der verschiedenen Gehirnanteile mit korrespondierenden Flusswerten und eine Quantifizierung des CBF in morphologisch veränderten Arealen.

Die Beziehung zwischen $CMRO_2$ und CBF ist durch folgende Formel dargestellt:

$$CMRO_2 = CBF \times C(a-v)O_2$$

($C(a-v)O_2$ = Sauerstoffgehaltsdifferenz zwischen arteriellem und hirnvenösem Blut).

Nach SHT findet sich selten eine klare Beziehung zwischen CBF-Werten und klinischem Status oder neurologischem Outcome. Der Zeitpunkt der CBF-Messung (diskontinuierlich) spielt dabei eine wichtige Rolle, da frühzeitige Perfusionsminderungen oft nicht erkannt werden. In den ersten 4–6 h nach Trauma ist der CBF signifikant niedriger als zu anderen Messzeitpunkten.

Indikationen

Nach SHT stellt die frühzeitige Erkennung und Behandlung ischämischer Hirnareale ein vorrangiges Ziel dar. 80 % aller nach SHT verstorbenen Patienten weisen post mortem ischämische Hirnläsionen auf, die frühzeitig im Krankheitsverlauf entstanden waren. Zur Differenzierung zwischen Minderdurchblutung aufgrund Komas oder Sedierung und einer traumatischen Ischämie, bei der das Sauerstoffangebot den -bedarf nicht mehr decken kann, sind Messungen des zerebralen Sauerstoffverbrauchs ($CMRO_2$) notwendig. Bei komatösen Patienten sinkt der $CMRO_2$ von ca. 3,2 ml/100 g/min auf Werte unterhalb von 2,3 ml/100 g/min.

Intensivmedizinische Untersuchung, Diagnostik und Monitoring

Tab. 3.22 Methoden zur direkten Bestimmung des zerebralen Blutflusses.

	Erfassung	Einschränkungen
PET	quantitativ CBF, CBV, $CMRO_2$, CMRglu	erfordert Transport, Strahlenbelastung
Xenon-CT	quantitativ CBF	erfordert Transport, ungenau bei Lungenerkrankung
perfusionsgewichtete MRT	CBF, CBV, mittlere Transitzeit, Zeit zu Peak	Gadolinium erforderlich, längere Scannerzeiten, Transport und MR-Tauglichkeit
SPECT	CBF	erfordert Transport, Strahlenbelastung
Perfusions-CT	quantitativ, schnell CBF, CBV, mittlere Transitzeit, Zeit zu Peak	erfordert Transport, jodhaltiges Kontrastmittel

Diskontinuierliche Methoden zur direkten Bestimmung des zerebralen Blutflusses bei SAB, SHT und Apoplex.
CBF = zerebraler Blutfluss; CBV = zerebrales Blutvolumen; $CMRO_2$ = zerebraler Sauerstoffverbrauch; CMRglu = zerebraler Glukosemetabolismus; SAB = Subarachnoidalblutung; SHT = Schädel-Hirn-Trauma.

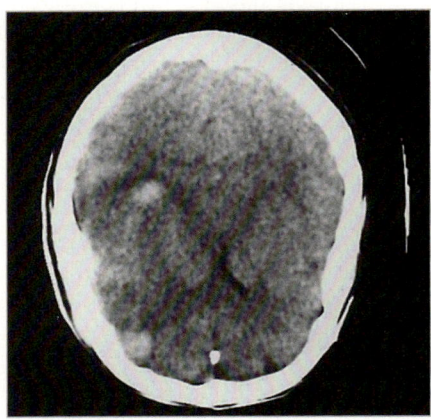
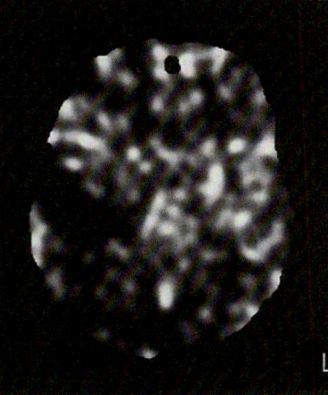

Abb. 3.53 Vergleich von kraniellem Computertomogramm (links) und korrespondierender Blutflussmessung mittels inerter Xe-Gastechnik bei einem Patienten mit subduraler Blutung nach Schädel-Hirn-Trauma. Deutlich ersichtlich sind die Einblutungen im CCT, die in angrenzenden Arealen (temporal, frontal) zu Blutflussminderungen führen.

Tab. 3.23 Relation zwischen Hirnfunktion und zerebralem Blutfluss nach Schädel-Hirn-Trauma.

Hirnstatus	CBF	$C(a-v)O_2$	$CMRO_2$
irreversibler Schaden	niedrig	niedrig	sehr niedrig
Dysfunktion, Erholung möglich	niedrig	normal	niedrig
zerebrale Ischämie	niedrig	hoch	niedrig

▶ **Marker für Ischämie: $C(a-v)O_2$.** Beim schweren SHT ist die Kopplung zwischen zerebralem Metabolismus und CBF nur in ca. 45 % aller Fälle gegeben. Hier kann die Sauerstoffgehaltsdifferenz zwischen arteriellem und hirnvenösem Blut ($C[a-v]O_2$) als Marker für eine Ischämie dienen. Hohe Werte für $C(a-v)O_2$ weisen auf eine zerebrale Ischämie hin. Das Verhältnis zwischen zerebraler Dysfunktion und CBF ist in ▶ Tab. 3.23 wiedergegeben.

3.7.5 Zerebrale Oxygenierung

Durch die Überwachung der zerebralen Oxygenierung können bei Patienten, bei denen das Risiko einer zerebralen Minderdurchblutung besteht, nicht nur der aktuelle Status, sondern auch der Erfolg therapeutischer Maßnahmen beurteilt werden. Es gibt jedoch eine Einschränkung: der pathophysiologische Prozess, der zum neuronalen Untergang führt, liegt in einer Dysfunktion der Mitochondrien, diese kann nicht erfasst werden.

Merke
Als nicht invasive Methode erfasst die Nahinfrarotspektroskopie (NIRS) die zerebrale Sauerstoffsättigung.

Invasiv lässt sich der globale Sauerstoffverbrauch über die Messung der jugularvenösen Sauerstoffsättigung erfassen. Regionale Informationen lassen sich invasiv über Mikrosensoren zur Bestimmung des Sauerstoffpartialdrucks (pO_2), Kohlendioxidpartialdrucks (pCO_2) und pH-Wertes in Hirngewebe und Liquor erfassen.

Nahinfrarotspektroskopie (NIRS)

Die Nahinfrarotspektroskopie ermöglicht nicht invasiv die Messung der zerebralen Oxygenierung.

Messprinzip

Die NIRS nutzt die Änderungen von Absorption und Reflexion im Nahinfrarotbereich (700–1300 nm) aus. Die Absorption des Nahinfrarotlichtes ist nach dem Beer-Lambert-Gesetz proportional zur Konzentration der vorhandenen Chromophore (Oxyhämoglobin, Desoxyhämoglobin und oxidiertes Zytochrom aa_3). Die Transmissionsspektroskopie ist bei Erwachsenen wegen der knöchernen Schädelkalotte im Gegensatz zu Neugeborenen nicht möglich, deshalb wird hier die Reflexion erfasst. Die für die Messung erforderlichen Optoden werden an unbehaarter Stelle des Kopfes im Abstand von einigen Zentimetern angebracht, da Photonen sich auf einer elliptischen Bahn bewegen, deren Eindringtiefe proportional zum Abstand zwischen Sender- und Empfängerelektrode ist.

▶ **Mehrfrequenz-NIRS und absolute oder relative Sättigung.** Der Grad der Änderung im reflektierten Licht (ΔA) ergibt sich aus der Strecke, die das Photon im Gewebe zurücklegt (L) und dem Absorptionskoeffizienten (μ) des Chromophors X, dieser ist das Produkt aus der Konzentration des Chromophors und dem spezifischen Extinktionskoeffizienten (ε).

$$\Delta A = L \times \mu$$
$$\mu = [X] \times \varepsilon$$

Da der Extinktionskoeffizient für zahlreiche Gewebechromophore bekannt ist und die Änderung des reflektierten Lichtes gemessen wird, ist die absolute Konzentration der Chromophore umgekehrt proportional zur Photonenstrecke. Diese kann jedoch wegen unterschiedlicher Zusammensetzung der durchdrungenen Gewebeschichten nicht bestimmt werden. Deshalb lassen sich nur relative Änderungen der Chromophorkonzentrationen angeben. Eine weitere Möglichkeit, Gewebeabsorptionskoeffizienten direkt zu messen, liegt in der Messung mehrerer NIRS-Wellenlängen und in der frequenz- oder zeitdomänenbasierten NIRS-Analyse. Dennoch sind auch bei diesen „Absolut"werten Korrekturen für extrazerebrale Gewebeanteile erforderlich.

Limitationen

Schwierigkeiten bei der Reflexionsoxymetrie stellen die Ungenauigkeit bei der Abschätzung der Photonenstrecke, die Störung durch Nicht-Häm-Chromophore und der unterschiedliche Anteil extrazerebralen Gewebes mit variablen Anteilen von Blut- und Gewebechromphoren dar. Der Anteil extrazerebralen Gewebes sinkt mit zunehmender Eindringtiefe. Diese steigt mit zunehmendem Abstand des Empfängers vom Sender und beträgt ca. ⅓ dieses Abstands. Die Signalintensität ist umgekehrt proportional zum Quadrat der Länge der Photonenbahn.

▶ **Thermische Noxen vermeiden.** Um thermische Noxen auf das Gewebe zu vermeiden, wird ein maximaler Abstand von 5 cm (mit ca. 1,7 cm Eindringtiefe) angewendet. Selbst hierbei wird ein nicht unerheblicher Anteil extrazerebralen Gewebes erfasst. Durch Anwendung einer zweiten Optode, die in geringerem Abstand platziert wird (z. B. 3 cm), lassen sich oberflächennähere Schichten erfassen. Durch einen Subtraktionsalgorithmus lässt sich der Unterschied zwischen beiden Werten erfassen, der dann überwiegend die tieferen Schichten widerspiegelt.

▶ **Sättigungswerte.** Die übliche kortikale Blutverteilung zwischen venösem (70 %) und arteriellem (30 %) Anteil kann bei einigen Patienten stark abweichen. Weiterhin führen Schwankungen im Hb-Gehalt (Hämodilution) zu Änderungen der Sättigungswerte. Somit können selbst „absolute" Sättigungsmessungen erhebliche Fehlerquellen beinhalten.

Indikationen

Da „Absolutwerte" mit Vorsicht zu betrachten sind, empfiehlt sich eine Verwendung der NIRS als Trendmonitor, d. h. es wird ein individueller Ausgangswert für jeden Patienten erstellt und relative Änderungen hiervon werden betrachtet.

▶ **Kardiochirurgische Eingriffe.** NIRS zeigt bei kardiochirurgischen Eingriffen Phasen zerebraler Minderperfusion an. Hierbei dürfte von Vorteil sein, dass ggf. globale Minderperfusion zu detektieren ist, d. h. extra- und intrakranielle Anteile sind gleichzeitig betroffen. NIRS kann auch bei Operationen unter tiefer Hypothermie angewendet werden, die zu Änderungen spontaner (EEG) und evozierter (evozierte Potenziale, EP) elektrischer Aktivität führt und die Wertigkeit dieses Monitorings einschränkt.

▶ **Karotiseingriffe.** Bei der Überwachung von Karotiseingriffen (Thrombendarteriektomie = TEA) mit regelhafter Unterbrechung zerebraler Blutzufuhr über die A. carotis interna besticht die NIRS als nicht invasives Verfahren durch die Einfachheit der Anwendung. Derzeit scheint als Schwellenwert für selektives Shunting ein Abfall von > 12 % in der zerebralen Oxygenierung empfehlenswert. Zeigt der transkranielle Doppler-Sonograf (TCD) eine Änderung des Blutflusses (bzw. der Blutflussgeschwindigkeit) auf, so weist NIRS auf eine verstärkte Ausschöpfung des Blutes hin, während EEG und somatosensorisch evozierte Potenziale (SEP) die funktionellen Konsequenzen reduzierter Versorgung darstellen. Derzeit gilt die Messung der SEP als Standardverfahren.

▶ **Schädel-Hirn-Trauma.** Bei Patienten mit Schädel-Hirn-Trauma (SHT) weist die Messung regionaler Oxygenierung nicht zuverlässig Korrelation zur globalen Oxygenierung (jugularvenöse Sättigung) auf.

▶ **Pädiatrie.** In der Pädiatrie scheint gerade bei kritisch kranken, früh- und neugeborenen Kindern NIRS eine bedenkenswerte Alternative zu invasiven Messtechniken zu sein, welche in ihrer Anwendbarkeit bei dieser Gruppe an Grenzen stoßen.

> **Merke**
>
> Mit zunehmender Überwindung der technischen Limitationen wird die NIRS als nicht invasiver Monitor für die zerebrale Perfusion an Bedeutung gewinnen.

Monitoring der zerebralen Gewebeoxygenierung

Zur Messung des Gewebe-pO_2, pCO_2 und des pH-Wertes können über ein Bohrloch modifizierte Clark-Elektroden in das Hirngewebe eingebracht werden. Erste Untersuchungen weisen darauf hin, dass Zunahmen des pCO_2 und Abnahmen des Gewebe-pH und des pO_2 regionale ischämische Zustände sehr genau erkennen lassen.

Prinzip

Der Katheter hat typischerweise einen Durchmesser von 0,5 mm (Licox, Paratrend) und wird über eine 2- oder 3-Weg-Schraube implantiert. Er misst intrakraniellen Druck und Gewebesauerstoffspannung, gleichzeitig können Katheter für Temperaturmessung oder Mikrodialyse eingeführt werden. Eine Platzierung in der Penumbra einer Hirnläsion ermöglicht die Steuerung der Therapie, wohingegen die direkte Platzierung in Kontusion oder Blutung Fehlmessungen ergibt.

Der lokale durch die Katheter induzierte Gewebeschaden ist bei sachgerechter Anwendung minimal, sodass die Diffusion von Sauerstoff zum Katheter nicht behindert wird. In Einzelfällen (ca. 1–2%) können jedoch auch Mikrohämatome verursacht werden, die die Messung der lokalen Sauerstoffspannung beeinflussen.

Limitationen

Die erfassten pO_2-Werte sind einer Vielzahl von Einflussgrößen unterworfen. Hierzu zählen u. a. Anzahl und räumliche Verteilung lokal erfasster Gefäße, Durchmesser benachbarter Kapillaren, das Ausmaß funktioneller Shunts infolge mikrozirkulatorischer Störungen und die Nähe zu kontusioniertem/infarziertem Gewebe.

Indikation

▶ **SHT.** Bei Patienten mit SHT sind Ausmaß und Dauer erniedrigter zerebraler Sauerstoffspannung – insbesondere innerhalb der ersten 24 h – mit dem Outcome korreliert. Der Schwellenwert für Hirngewebeischämie wird für den pO_2 mit 10 mmHg angegeben.

Jugularvenöse Sauerstoffsättigung (SjO$_2$)

Über die Messung der arteriell-jugularvenösen Sauerstoffsättigung (SjO$_2$) ist eine Abschätzung von zerebralem Blutfluss (CBF) und zerebralem Sauerstoffverbrauch (CMRO$_2$) möglich. Die Beziehung zwischen CBF und CMRO$_2$ basiert auf dem Fick-Prinzip mit Kalkulation der arteriell-jugularvenösen Sauerstoffgehaltsdifferenz (ajDO$_2$):

$$ajDO_2 = CMRO_2/CBF \sim SjO_2$$

Messprinzip

Die SjO$_2$ kann sowohl kontinuierlich über einen fiberoptischen Katheter als auch diskontinuierlich über wiederholte Blutgasanalysen aus dem im Bulbus jugularis liegenden Katheter gemessen werden (*cave*: Lagekontrolle zur Vermeidung von Beimischung extrakraniellen Blutes). Bei fokaler oder diffuser intrakranieller Schädigung sollte der Katheter auf der Seite mit der dominanten hirnvenösen Drainage gelegt werden.

Bei konstanter arterieller Sauerstoffsättigung (SaO$_2$), Hämoglobinkonzentration und konstantem Sauerstoffpartialdruck (paO$_2$) ist das Verhältnis von CBF zu CMRO$_2$ proportional zur SjO$_2$ (Normwerte: 55–75%). SjO$_2$-Anstiege oberhalb von 75% zeigen eine relative oder absolute Hyperämie an. SjO$_2$-Werte unterhalb von 40% weisen bei gleichzeitigem Anstieg der jugularvenösen Laktatkonzentrationen auf eine globale zerebrale Ischämie hin (▶ Abb. 3.54).

Limitationen

Die Minderversorgung umschriebener kleiner Areale wird durch die SjO$_2$ nicht detektiert.

Merke

SjO$_2$-Messungen geben nur Auskunft über die globale Hemisphärenperfusion, eine regionale Minderperfusion kann hierüber meist nicht erkannt werden. Die SjO$_2$-Überwachung hat somit eine hohe Spezifität, aber niedrige Sensitivität für die Ischämiedetektion.

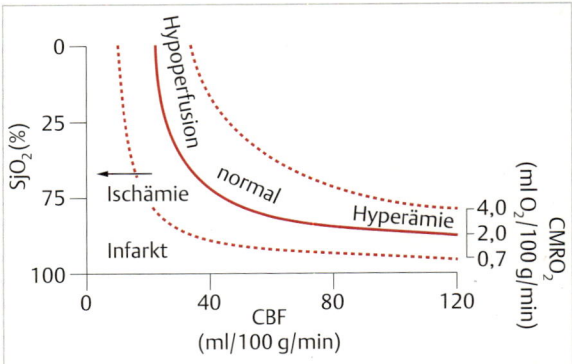

Abb. 3.54 Jugularvenöse Sauerstoffsättigung. Beziehung zwischen zerebralem Blutfluss (CBF), zerebraler Oxygenierung oder zerebralem Sauerstoffmetabolismus (CMRO$_2$) und jugularvenöser Sauerstoffsättigung bei Patienten mit Schädel-Hirn-Trauma. Hohe, normale oder reduzierte CBF-Werte sind gekennzeichnet durch hohe, normale oder niedrige SjO$_2$-Werte. SjO$_2$-Werte unterhalb von 40% weisen bei gleichzeitiger Zunahme der jugularvenösen Laktatkonzentration auf eine globale zerebrale Ischämie hin. Ein globaler Hirninfarkt ist durch das Sistieren des zerebralen Metabolismus mit hoher SjO$_2$ gekennzeichnet.

Indikationen

Bei komatösen Patienten nach SHT oder Subarachnoidalblutung sind Episoden mit Desaturierung (SjO$_2$ < 50%) über Zeiträume von mehr als 15 min mit einem schlechten Outcome korreliert. Bei SjO$_2$-Abfällen unterhalb von 40% treten EEG-Änderungen auf; mit neurologischer Verschlechterung, Bewusstlosigkeit und Depletion der zerebralen Energiespeicher muss gerechnet werden.

3.7.6 Hirntemperatur

In vielen neurotraumatologischen Zentren hat sich die Überwachung der Hirntemperatur – als Zusatzinformation zur Gewebe-pO$_2$-Messung – als eine eigenständige Überwachungsmethode etabliert.

Die Hirntemperatur ist um ca. 1 °C höher als die Körperkerntemperatur. Im Hinblick auf die initiierten Studien zur Effektivität einer moderaten Hypothermie auf das Outcome nach SHT stellt sich die Frage, welchen Einfluss eine systemische Hypothermie auf die Hirntemperatur hat.

Praxistipp

Vor allem experimentell konnte nachgewiesen werden, dass eine Temperaturerhöhung um wenige Grade das Outcome nach zerebraler Ischämie negativ beeinflusst. Für SHT konnte bislang kein Vorteil einer Hypothermiebehandlung gezeigt werden.

3.7.7 Zerebraler Metabolismus

Mikrodialyse

Die Mikrodialyse misst extrazelluläre Moleküle und besitzt ein großes Potenzial zur Untersuchung pathophysiologischer Veränderungen bei akuter Hirnschädigung, der Pharmakokinetik von Medikamenten und von Veränderungen des extrazellulären Milieus infolge therapeutischer Interventionen.

Merke

2004 empfahl eine Konsensuskonferenz aus Experten in klinischer Mikrodialyse die Anwendung der Mikrodialyse bei Patienten mit Schädel-Hirn-Trauma und Subarachnoidalblutung, bei denen intrakranieller Druck (ICP) und zerebraler Perfusionsdruck (CPP) überwacht werden. 2008 fand eine weitere Konsensuskonferenz von Intensiv- und Notfallmedizinern statt, deren Einschätzung konservativer war. Aufgrund fehlender Evidenz in Klasse-I-Studien wurden hier keine Empfehlungen zum Einsatz der Mikrodialyse ausgesprochen, die wissenschaftliche Validität der Methode wurde jedoch anerkannt.

Messprinzip

Bei der Mikrodialyse wird das Verhalten einer Kapillare nachgebildet. Die Messung von Molekülen im extrazellulären Raum erfolgt über eine dünne doppellumige Sonde (0,62 mm Durchmesser), an deren Ende eine semipermeable Dialysemembran sitzt. Diese wird direkt im Gehirngewebe platziert und mit einer zum Interstitium isotonen Lösung mit standardisierter Flussrate (0,3 µl/min, zur höheren zeitlichen Auflösung auch 1 µl/min) durchspült. Die gesammelte Perfusionsflüssigkeit wird einer Analyse mittels Enzymspektrofotometrie oder Hochleistungsflüssigkeitschromatografie (HPLC) zugänglich gemacht. Die üblicherweise überwachten Marker von Ischämie und Zellschaden sind:
- *Glukose* (Hauptenergiequelle des Gehirns),
- *Laktat* (anaerober Stoffwechsel),
- *Pyruvat* (aerober Stoffwechsel),
- *Laktat/Pyruvat-Quotient* (LPR; intrazellulärer Redox-Status, mitochondriale Funktion),
- *Glutamat* (Neurotransmitter; Freisetzung durch ischämisch bedingten Kalziumeinstrom),
- *Glyzerol* (Bestandteil der Zellmembran, nach Zellschaden; DD: katecholamininduzierte Lipolyse).

Experimentell wurden darüber hinaus u. a. noch folgende Substanzen bestimmt:
- *Adenosin* (Metabolit des Energiestoffwechsels),
- *Aspartat* (Neurotransmitter),
- *γ-Aminobuttersäure* (Neurotransmitter),
- *Radikalfänger*,
- *Harnstoff*.

Limitationen

Merke

„Normwerte" wurden an relativ kleinen Patientengruppen in nicht betroffenen Bereichen des Gehirns erhoben und variieren von Studie zu Studie. Deshalb sollten erhobene Werte nicht primär im Vergleich zu Normwerten aus der Literatur interpretiert werden, sondern eher als Verlaufsparameter dienen.

Der Mikrodialysekatheter erfasst nur wenige Kubikmillimeter Hirngewebe und liefert keine Überwachung des gesamten Gehirns.

Indikationen

Die Mikrodialyse wurde bei Patienten mit unterschiedlichen Grunderkrankungen eingesetzt: bei zerebraler Ischämie, Apoplex, Schädel-Hirn-Trauma, intrakranieller Blutung, Epilepsie, Tumoren und während neurochirurgischer Eingriffe. In einigen Zentren findet sie zunehmend auch im Rahmen eines multimodalen Monitorings Anwendung.

▶ **SHT.** Beim SHT wird der Katheter in der Penumbra der Verletzung platziert, bei diffusem Trauma im relativ inaktiven Gebiet rechts frontal. Eine Platzierung direkt im geschädigten Gebiet liefert keine verwertbaren Ergebnisse. Es zeigen sich eine Erniedrigung von Glukose und Pyruvat, Erhöhung von LPR, Glyzerol, Glutamat und Laktat.

▶ **SAB.** Bei der SAB wird der Katheter im Versorgungsgebiet der vom Vasospasmus bedrohten Arterie platziert. Auch hier wurden Anstiege von LPR und Glutamat nachgewiesen.

Mittels Mikrodialyse konnte ebenfalls gezeigt werden, dass eine Hypothermie erhöhte extrazelluläre Glutamat- und Aspartatkonzentrationen verringern kann.

3.7.8 Hirnfunktion

Aufwachtest

Ein Aufwachtest unter Langzeitsedierung ist dann indiziert, wenn zur Abschätzung der neurologischen Funktion und höherer integrativer Leistungen die neurologische Befunderhebung notwendig ist. Der Patient darf durch das Aufwachen nicht akut gefährdet werden.

Elektrophysiologisches Monitoring – allgemein

Obwohl letztendlich zur direkten klinisch-neurologischen Befunderhebung Aufwachtests nicht ersetzt werden können, lassen sich über elektrophysiologische Funktionstests bei sedierten und komatösen Patienten objektive Parameter zur Überwachung von neuronalen Leitungsbahnen des Gehirns, Hirnstamms und Rückenmarks sowie von peripheren Nerven gewinnen.

EEG

Die über den Skalp ableitbare hirnelektrische Aktivität ist durch ein komplexes, stetig fluktuierendes, auf den ersten Blick irreguläres Potenzialmuster gekennzeichnet. Die Amplituden der durch das EEG erfassten extrazellulären Feldpotenziale liegen in der Größenordnung von 10–100 µV (▶ Tab. 3.24).

Messprinzip

Über das EEG kann grundsätzlich nur die Funktion der Hirnrindenaktivität an der Hemisphärenoberfläche (< 35 % des gesamten Kortex) erfasst werden. Wegen des Abfalls der elektrischen Feldstärke mit dem Quadrat der Entfernung vom Ursprungsort tragen subkortikale Strukturen nur sehr wenig zum EEG-Signal bei. Allerdings beeinflussen subkortikale Strukturen die kortikale Akti-

Tab. 3.24 Gegenüberstellung von spontanem (EEG) und reizevoziertem (EP) Elektroenzephalogramm.

	EEG	EP
Aktivität	kortikal	subkortikal und kortikal, ereignisbezogen
Funktion	nicht spezifisch	spezifisch für jeweilige Leitungsbahn
Amplitude	10–100 µV	0,1–10 µV
Analyse	visuell/computer-unterstützt	computerunterstützte Mittelungsverfahren

Intensivmedizinische Untersuchung, Diagnostik und Monitoring

vität. Die Interpretation des EEG erfolgt in der Regel nach einer Analyse der Frequenz und Amplitude, spezielle Muster (Grafoelemente) ergänzen das Bild. Neure Auswertungsalgorithmen beinhalten Analysen der Regelmäßigkeit/Unregelmäßigkeit und Vorhersagbarkeit von Signalen.

Elektrodenplatzierung

Für das zur Elektrodenplatzierung international empfohlene 10-20-System wurde eine enge Beziehung zwischen Elektrodensitz und darunter liegender zerebraler Topografie nachgewiesen. Medikamenteneffekte werden insbesondere über anterior-posteriore Elektrodenplatzierung beurteilbar. Für eine möglichst vollständige Erfassung der hirnelektrischen Aktivität zu diagnostischen Zwecken müssen 16- oder 32-Kanal-Ableitungen gewählt werden.

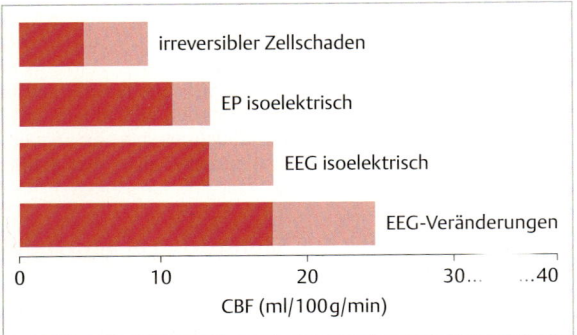

Abb. 3.55 Schwellenwerte (ml/100 g/min) für den zerebralen Blutfluss (CBF) bzgl. Veränderungen der hirnelektrischen Funktion (Quelle: Schneider et al. 2009 [7]).

Merke

Ein entscheidender Faktor für die Überwachung der hirnelektrischen Funktion bei intensivpflichtigen Patienten ist die Beachtung von EEG-Veränderungen, die bei Unterschreiten eines kritischen Grenzwertes der zerebralen Blutversorgung (CBF < 20 ml/100 g/min) in Erscheinung treten (▶ Abb. 3.55). Sowohl EEG (▶ Abb. 3.56) als auch evozierte Potenziale verändern sich bei sinkender zerebraler Perfusion vor Eintritt einer zellulären Schädigung.

Limitationen

Obwohl das EEG eine gute Sensitivität für die Detektion kleiner Veränderungen in der Exzitabilität und eine gute räumliche Diskriminierung aufweist, lässt es über den Funktionsänderungen zugrunde liegenden pathophysiologischen Prozess keine eindeutigen Aussagen zu. Es bedarf einiger Erfahrung, die im EEG auftretenden Veränderungen zu erkennen und zu interpretieren. Weiterhin tritt bei infratentoriellen Läsionen oftmals eine Diskrepanz zwischen dem neurologischen Befund und den EEG-Bildern auf: Auch bei tiefen Komastadien kann das EEG nahezu normal erscheinen (z. B. Hirnstamminfarkt mit Alphagrundrhythmus), da subkortikale Strukturen nicht ausreichend erfasst werden.

Indikationen

EEG-Überwachung bei Intensivpatienten ermöglicht die Detektion von Krampfpotenzialen, die Titrierung von Sedativa/Anästhetika, die Objektivierung von Überdosierungen zentral wirksamer Medikamente sowie die kontinuierliche Abschätzung der Hirnfunktion und kortikaler Dysfunktion bei Enzephalitis. Ein weiteres Einsatzgebiet des EEG stellt die Diagnose des Hirntodes dar.

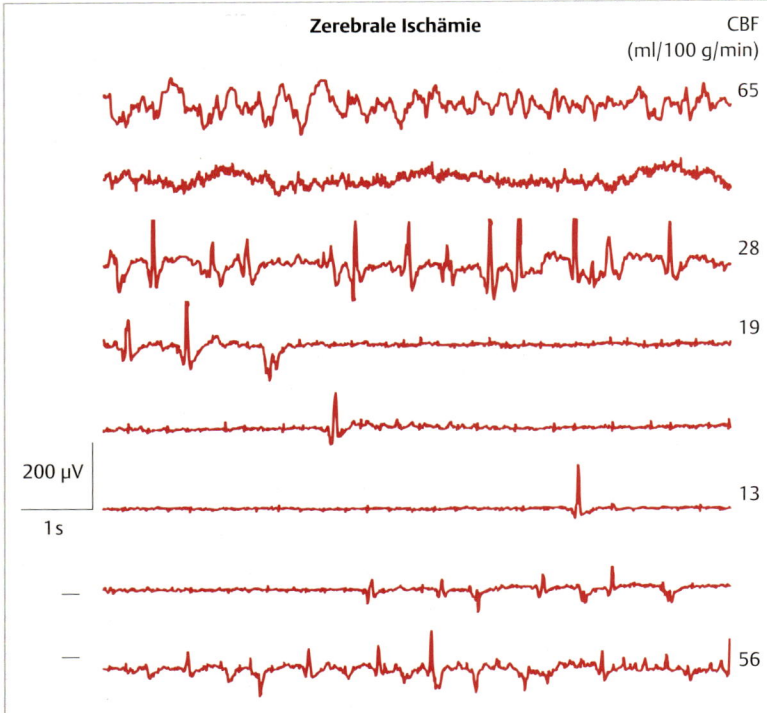

Abb. 3.56 EEG-Veränderungen bei kritischer Verminderung und konsekutiver Zunahme des zerebralen Blutflusses (CBF).

3.7 Zerebrales Monitoring in der Intensivmedizin

▶ **Detektion von Krampfpotenzialen.** Eine Vielzahl klinisch sichtbarer Krampfleiden, die im Falle eines Status epilepticus auch die Ursache für ein Koma sein können, manifestiert sich in abnormen zerebralen Krampfpotenzialen. Jedoch können auch Patienten ohne deutliche klinische Hinweise EEG-Krampfpotenziale zeigen. Subklinische Krampfpotenziale können insbesondere vorhanden sein bei fluktuierender Vigilanz, unerklärten Änderungen der Vigilanz, bei supratentorieller Schädelverletzung, nach Blutung (bei Verdrängung und Shift) und nach Status epilepticus. Dauer der Potenziale und Verzögerung der Diagnose korrelieren mit schlechtem Outcome.

▶ **Abschätzung der Sedierungstiefe.** Zur Überwachung der „Narkosetiefe" gibt es eine Vielzahl von EEG-basierten Monitoren, die über einen Indexwert – in der Regel eine dimensionslose Zahl von 0 bis 100 – eine Aussage über den Grad der Sedierung und der hypnotischen Komponente der Anästhesie anbieten. Deren meist proprietäre Algorithmen beruhen auf probabilistischen Verfahren. Somit wird nicht zwingend der kausale Mechanismus medikamentenbedingter Bewusstlosigkeit überwacht, sondern hierbei auftretende Phänomene.

Mehr noch als beim intraoperativen Monitoring müssen bei Intensivpatienten krankheits- und umgebungsbedingte Einflüsse auf die Hirnfunktion berücksichtigt werden, sodass die Interpretation der EEG-Signale im Hinblick auf die Abschätzung der Sedierungstiefe erschwert ist. Dies trifft umso mehr auf Algorithmen zu, die speziell auf die Überwachung anästhesierter Patienten zugeschnitten sind. Wenn jedoch der klinische Zustand des Intensivpatienten dem des Patienten unter Allgemeinanästhesie ähnelt, dürften die Ergebnisse von Geräten, die für Anästhesiemonitoring entwickelt wurden, am ehesten übertragbar sein.

Zu empfehlen ist die Anwendung bei Patienten, die unter der Wirkung von Muskelrelaxanzien stehen, da die Pharmakokinetik und -dynamik von Sedativa beim Intensivpatienten oftmals schwer abzuschätzen sind. In der Regel ist das Ziel intensivmedizinischer Sedierung jedoch der ruhige und kooperative Patient, allerdings wurde zur Erfassung dieses Sedierungsziels keiner der derzeit verfügbaren Narkosetiefe-Monitore entwickelt.

> **Praxistipp**
>
> Während sich die Narkosetiefe-Monitore gut für das Sedierungsziel während der *Allgemeinanästhesie* (bewusstlos) eignen, können sie nicht gleichermaßen das Sedierungsziel der *Intensivtherapie* abdecken (kooperativ, ruhig, abgeschirmt gegen Stress). Im Falle einer Anwendung von Muskelrelaxanzien beim Intensivpatienten dürften die Indizes jedoch wertvolle Zusatzinformationen zum Sedierungsgrad liefern.

Zerebrale Dysfunktionen – Koma

Zerebrale Dysfunktionen, die mit einer Bewusstseinseinschränkung einhergehen, sind in aller Regel auch von EEG-Veränderungen begleitet. Jedoch ist das EEG für die Differenzierung der verschiedenen Ätiologien einer Enzephalitis (metabolisch, anoxisch, toxisch, infektiös oder degenerativ) oder von Komastadien nicht spezifisch genug.

Vor allem bei metabolisch bedingten Enzephalopathien weisen EEG-Veränderungen sehr frühzeitig auf die Entwicklung dieses Krankheitsbildes hin. Bei klinischer Besserung können jedoch die EEG-Veränderungen noch längerfristig anhalten. Nur in einigen speziellen Situationen, wie z.B. bei subakuter sklerosierender Panenzephalitis (SSPE), Creutzfeldt-Jakob-Krankheit (CJD) oder Herpes-simplex-Enzephalitis, kann das spezielle EEG-Muster auf die zugrunde liegende Ätiologie hinweisen.

> **Merke**
>
> Trotz der mangelnden Spezifität des EEG in Bezug auf die Ätiologie zerebraler Dysfunktionen weisen bestimmte EEG-Muster im Koma Korrelationen zur Grunderkrankung auf.

EEG-Muster, die auf ein Mittelhirn- oder Bulbärhirnsyndrom hinweisen:
- progressive Amplitudenabnahme,
- extreme Frequenzverlangsamung mit Verschwinden superponierter rascher Aktivität,
- isoelektrische Einblendungen,
- periodische Spikes-Aktivität oder Suppression-Burst-Aktivität,
- monorhythmische, reaktionslose Alpha-Wellen.

EEG als prognostisches Hilfsmittel

Eine im Verlauf gut dokumentierte EEG-Verbesserung kann ein erstes Zeichen eines günstigen Krankheitsverlaufs sein. Prognostisch günstige Zeichen sind Reaktionen auf exogene Stimuli oder schlafähnliche EEG-Muster. Bei Intoxikationen stellen rasche, frontal auftretende Wellen günstige Zeichen dar.

Nicht medikamentös induzierte „Burst-Suppression-Muster" weisen auf eine eher ungünstige Prognose hin. Bei Leberausfallkoma sind triphasische Wellen Zeichen einer ungünstigen Prognose. Die computerunterstützte kontinuierlich erhobene Frequenzanalyse zeigte, dass Patienten mit anhaltend langsamen, monotonen Rhythmen starben oder im vegetativen Zustand verharrten. Im Gegensatz dazu haben Patienten mit Modulation der physiologischen Schlafaktivität und höherer Variabilität der EEG-Aktivität eine bessere Prognose. Hierbei muss beachtet werden, dass die prognostische Aussagekraft durch die Gabe zentralnervös wirkender Pharmaka (z.B. Sedativa, Analgetika) beeinflusst wird.

Evozierte Potenziale

Evozierte Potenziale (EP) stellen die elektrische Reizantwort des Gehirns auf definierte Stimuli dar. Diese elektrische Reaktion verschwindet im Hintergrundrauschen der spontanen EEG-Aktivität. Nach wiederholter Applikation eines definierten Stimulus (Trigger) wird bei triggersynchroner Mittelung diese Hintergrundaktivität herausgemittelt und das EP zeigt sich als die immer im festen Abstand zum Trigger auftretende elektrische Aktivität. Evozierte Potenziale erlauben die funktionelle Überprüfung sensorischer Leitungsbahnen auch in Situationen, in denen die klinische Untersuchung keine eindeutige Aussage zulässt (▶ Tab. 3.25).

Je nach appliziertem Trigger kommen beim Intensivpatienten akustisch evozierte Hirnstammpotenziale (BAEP = „brainstem auditory evoked potentials") oder somatosensorisch (SEP) evozierte Potenziale zur Anwendung, hauptsächlich zur Abschätzung der Prognose bei Vorliegen von ZNS-Störungen insbesondere nach zerebraler Ischämie und SHT (▶ Tab. 3.26). Visuell evozierte Po-

Tab. 3.25 Lokalisation von Generatoren für evozierte Potenziale.

SEP	Nervenaktionspotenziale Hinterhornneurone, somatosensorische Afferenzen bis zum Kortex
AEP	N. acusticus, Hirnstamm, Kortex
VEP	Retina, Kortex

SEP = somatosensorisch evozierte Potenziale; AEP = akustisch evozierte Potenziale; VEP = visuell evozierte Potenziale

Tab. 3.26 Einsatz von EEG und evozierten Potenzialen bei Schädel-Hirn-Trauma.

	EEG	SEP	BAEP
ZNS-Funktionstest	Kortex (Oberfläche)	periphere Nerven, Rückenmark, Hirnstamm, sensorischer Kortex	Hirnstamm
Indikationsgebiet	Komatiefe, Krampfpotenziale, Hirntod	zerebrale Ischämie, erhöhter ICP, Massenläsion	Hirnstammläsion, transtentorielle Herniation, Koma
Prognose für Entwicklung eines Hirntodes bei schwer verändertem elektrophysiologischen Befund	akkurat	eingeschränkt akkurat	akkurat
Prognose für gutes Outcome bei elektrophysiologisch nicht gravierend veränderten Befunden	inakkurat	eingeschränkt akkurat	eingeschränkt akkurat
Probleme	Skalpverletzungen, Augenverletzungen, metabolische Erkrankungen, starke Beeinflussung durch Medikamente	periphere Nervenläsionen	periphere Nervenläsionen, Hörschäden

EEG = spontanes Elektroenzephalogramm; SEP = somatosensorisch evozierte Potenziale; BAEP = akustisch evozierte Hirnstammpotenziale; ICP = intrakranieller Druck

tenziale sind diagnostisch bei erhöhtem ICP und Läsionen des N. opticus einsetzbar, haben jedoch für die routinemäßige Überwachung nur begrenzten Stellenwert, sodass auf eine weitere Darstellung verzichtet wird.

Akustisch evozierte Potenziale (BAEP)

Die Ableitung akustisch evozierter Potenziale (BAEP) setzt einen intakten Hörapparat voraus. Die ein- oder beidseitige Stimulation mit akustischen Reizen definierter Frequenz, Dauer und Lautstärke erfolgt mittels Kopfhörer oder Ohrstöpsel. Die BAEP (Latenzzeiten < 10 ms) werden meist über dem Vertex gegenüber einer ein- oder beidseitigen Mastoidreferenz abgeleitet. Die charakteristischen Wellenformen (▶ Abb. 3.57) werden nach ihrer Latenz unterschieden. Die Generatoren der Wellen I und II sind im VIII. Hirnnerven und in der Cochlea lokalisiert. Die Generatoren der Wellen III–V liegen in den aufsteigenden akustischen Hörstammbahnen (unteres Ponsgebiet, obere Olivenkerne, lateraler Lemniscus, untere Vierhügel und Corpus geniculatum laterale).

BAEP können nur ausgewertet werden, wenn eine eindeutig identifizierbare Welle I vorhanden ist (Ausschluss von Artefakten, Gerätedefekten, Schädigungen des Hörnervs). BAEP sind gegenüber zentral wirkenden Medikamenten resistent und können auch bei Intoxikationen als objektive Parameter für die Funktion der Hörbahnen ausgewertet werden. Klinische Anwendungen der akustisch evozierten Hirnstammpotenziale (BAEP) sind:
- Schädigungen der akustischen Hörbahn (Tumor, Entzündung, chirurgische Eingriffe),
- Hirnstammfunktionsprüfung (Hirntoddiagnostik),
- Überprüfung des auditorischen Systems,
- Demyelinisierungsprozesse,
- komatöse Patienten,
- Prozesse im zerebellopontinen Winkel.

▶ **Limitationen.** BAEP erfassen nur die Funktion subkortikaler Areale (▶ Tab. 3.27). Kortikale Komponenten der AEP (AEP mittlerer Latenz = MLAEP und späte AEP-Komponenten mit langer Latenz = LLAEP) sind durch Anästhetika und Sedativa stark beeinflusst.

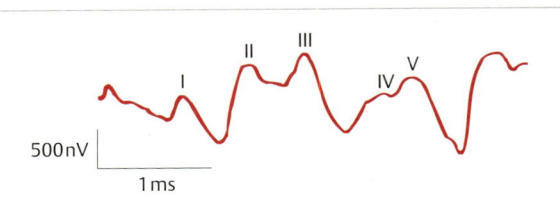

Abb. 3.57 Normale akustisch evozierte Hirnstammpotenziale (BAEP – „brainstem auditory evoked potentials") mit den Komponenten I–V.

Tab. 3.27 Vor- und Nachteile der BAEP („brainstem auditory evoked potentials").

Vorteile	Nachteile
beliebig oft wiederholbar, Abschätzung der Hörfunktion bei komatösen/anästhesierten Patienten	nur subkortikale Anteile werden erfasst
Ischämiedetektion bei Prozessen in der hinteren Schädelgrube, minimale anästhetikainduzierte Veränderungen	normale BAEP bei kortikaler Schädigung

▶ **Indikation Hirnstammischämie/Blutung.** Ischämisch bedingte Funktionsstörungen können mittels BAEP oftmals bestimmten geschädigten Strukturen im Verlauf der Hörbahn zugeordnet werden. Bei ausgedehnten Hirnstamminfarkten sind die BAEP ebenfalls pathologisch verändert, wobei das Ausmaß der BAEP-Veränderungen mit der Dauer des ischämischen Insultes und dem neurologischen Defizit korreliert.

Durch Hirnstammblutung ist besonders die BAEP-Komponente V betroffen. Wenn der kaudale Pons in die Blutung einbezogen ist, ist regelhaft auch Welle III verändert.

3.7 Zerebrales Monitoring in der Intensivmedizin

▶ **Indikation hypoxische Hirnschädigung.** Nach globaler hypoxischer Hirnschädigung kann der Hirnstamm von einem Funktionsverlust zunächst ausgespart sein, sodass sich initial normale Potenziale ableiten lassen. Aus diesem Grund sind die BAEP für die Prognose nach hypoxischer Hirnschädigung nur eingeschränkt geeignet. Bei einem weiter im Verlauf eintretenden Funktionsverlust kann eine schlechte Prognose unterstellt werden.

▶ **Indikation SHT.** Bei erstmaliger Untersuchung nach SHT müssen als Ursache für nicht nachweisbare BAEP-Komponenten eine vorbestehende Hörschädigung, eine traumatisch bedingte Schallleitungsschwerhörigkeit oder Läsionen neuronaler Leitungsbahnen ausgeschlossen werden. Selbst bei schwerem SHT ohne Verletzung des Hirnstamms sind oftmals normale BAEP ableitbar. BAEP-Veränderungen bei isoliert supratentoriellen Verletzungen weisen auf zunehmende Raumforderung und sekundäre Hirnschädigungen hin und bedeuten eine schlechte Prognose. Grundsätzlich weist ein mit Fortschreiten des Krankheitsbildes zunehmender Funktionsverlust auf einen von rostral nach kaudal fortschreitenden Prozess hin (z. B. transtentorielle Herniation) und bedeutet bei sukzessivem Verlust der Wellen V, IV und III eine infauste Prognose.

▶ **BAEP in der Hirntoddiagnostik.** Mit Eintritt des Hirntodes ist definitionsgemäß die Hirnstammfunktion ausgefallen, sodass nur noch peripher generierte BAEP-Potenziale ableitbar sind. Die Wellen I und II bleiben unter Umständen noch über einen variablen Zeitraum erhalten.

Bedeutung der akustisch evozierten Hirnstammpotenziale (BAEP) im Rahmen der Hirntoddiagnostik:
- Bei primären supratentoriellen Läsionen weist ein Ausfall aller im Hirnstamm generierten BAEP-Komponenten auf den Funktionsausfall des Hirnstamms hin. Hierbei können die Wellen I und II ein- oder beidseitig erhalten sein.
- Ein durch Verlaufsuntersuchungen sukzessiv nachgewiesener Verlust der BAEP ohne oder mit Erlöschen der Wellen I und II weist auf eine transtentorielle Herniation mit von rostral nach kaudal fortschreitender Hirnstammschädigung hin. Dies ist nach den bislang vorliegenden Befunden als irreversibler Hirnstammfunktionsverlust zu werten.
- Die BAEP können bei Patienten mit primären infratentoriellen Läsionen kein sicheres Hirntodkriterium liefern.

Merke

Ebenso wie beim EEG sind beim Hirntod die BAEP-Komponenten vollständig erloschen, beweisen diesen jedoch nicht, da hierfür andere Faktoren ausschlaggebend sein können (z. B. Schädelbasisfraktur, vorbestehende Schwerhörigkeit).

Der Nachweis der Welle I ist zur Bestätigung adäquater BAEP-Auslösung und Ableittechnik gefordert. Für den Ausfall von BAEP-Komponenten müssen andere Ursachen ausgeschlossen werden. Bei schweren Hirnschädigungen zum Nachweis eines von rostral nach kaudal fortschreitenden Funktionsverlustes empfiehlt sich eine möglichst frühe erste BAEP-Ableitung. Bei klinischer Hirnstammareflexie weisen erhaltene BAEP frühzeitig auf das Vorliegen einer Intoxikation hin.

Mit Ausnahme der Komponenten I und II erloschene BAEP können auch bei isolierten, primären Hirnstammläsionen auftreten, sodass in diesem Fall zur Hirntoddiagnostik ergänzende EEG-Untersuchungen zu fordern sind. In seltenen Fällen ist auch bei primär supratentoriellen Läsionen ohne Anhaltspunkt für einen kompletten Hirnstammfunktionsausfall ein BAEP-Ausfall berichtet worden.

BAEP-Ableitungen können eine wertvolle Hilfe beim Ausschluss eines Hirntodes sein. Einschränkungen für die Interpretation der akustisch evozierten Potenziale (BAEP) im Rahmen der Hirntoddiagnostik sind im Folgenden zusammengestellt:
- Schwerhörigkeit, vorbestehend oder im Zusammenhang mit der Erkrankung (z. B. Schädel-Hirn-Trauma),
- Kreislaufdepression mit zerebraler Perfusionseinschränkung,
- Hypothermie,
- Intoxikationen,
- metabolische Entgleisungen,
- primär infratentorielle Läsionen.

Somatosensorisch evozierte Potenziale (SEP)

▶ **Messprinzip.** Unter intensivmedizinischen Bedingungen werden zur Erzeugung von SEP vorzugsweise Nerven gewählt, die gut zugänglich sind und reproduzierbare Antworten zulassen (z. B. N. medianus, N. tibialis posterior) (▶ Tab. 3.28). Ausgewertet werden die zentrale Überleitungszeit (Central Conduction Time, CCT: Differenz aus den Latenzzeiten des kortikalen Primärkomplexes N20 und der subkortikalen Komponente N14), die Amplituden und Latenzzeiten (▶ Abb. 3.58).

▶ **CCT und kortikaler Primärkomplex.** Die CCT weist eine gute Korrelation zum zerebralen Blutfluss auf. Je stärker die CCT bei vermindertem zerebralen Blutfluss verlängert ist, desto ungünstiger ist die Prognose.

▶ **Indikationen.** Bei supratentoriellen Raumforderungen und nach globaler zerebraler Hypoxie finden sich Amplitudenverminderungen und unter Umständen Latenzzeitverlängerungen des kortikalen Primärkomplexes auf der Seite der Läsion (▶ Abb. 3.59). Ein Ausfall des Primärkomplexes geht mit einer

Tab. 3.28 Indikationen für die Ableitung von somatosensorisch evozierten Potenzialen (SEP).

Peripher	Spinal	Subkortikal/kortikal
Plexusruptur	Operation nach Harrington, Wirbelsäulentrauma, thorakoabdominelle Aneurysmen	Karotisendarteriektomie, induzierte Hypotonie, intrakranielle Aneurysmen, kardiopulmonaler Bypass, Verlaufskontrolle/Prognose bei Schädel-Hirn-Trauma, Koma

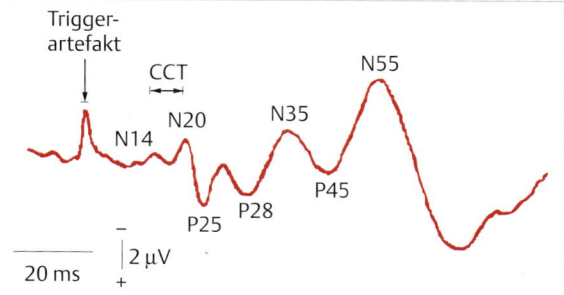

Abb. 3.58 Normale somatosensorisch evozierte Potenziale (SEP) nach Stimulation des N. medianus. Dargestellt sind die kortikalen Komponenten N20 bis N55 (N = negativ, P = positiv). Die zentrale Überleitungszeit (CCT) berechnet sich aus der Differenz der Latenzzeiten der Komponenten N14 (subkortikal) und N20 (kortikal).

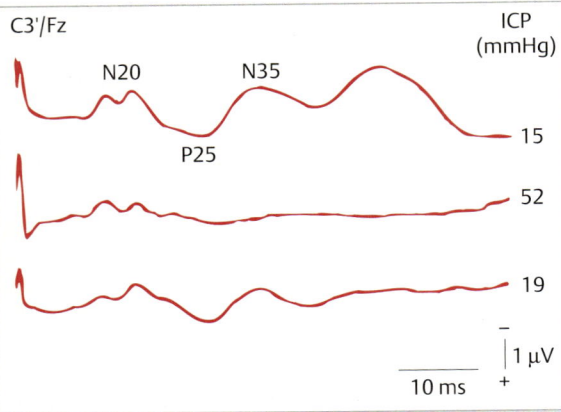

Abb. 3.59 SEP-Amplitudenabnahmen können einen Hinweis auf steigende ICP-Werte mit kritischer Perfusionsverminderung geben.

schlechten Prognose einher. Bei Subarachnoidalblutungen korreliert die Verlängerung der CCT mit einer Verschlechterung des klinischen Bildes.

> **Merke**
> Bei Patienten mit SHT korrelieren die SEP-Veränderungen sehr gut mit dem klinischen Befund, der Dauer des Komas und der Prognose. Deshalb eignen sich die SEP sehr gut zur Verlaufskontrolle bei Intensivpatienten, insbesondere bei Patienten mit SHT.

▶ **SEP in der Hirntoddiagnostik.** SEP-Ableitungen sind zur Diagnose des Hirntodes nicht zugelassen, können jedoch wichtige Zusatzinformationen geben. Bei Ausfall aller im Hirnstamm und Großhirn erzeugten SEP-Komponenten wird das Vorliegen eines Hirntodes wahrscheinlich. Hier sind besonders die im Hirnstamm generierte Komponente N13 b und die in der thalamokortikalen Radiatio bzw. im Kortex erzeugte Komponente N20 (Referenz: Fz) zu bewerten. Die Komponente N13 b wird wahrscheinlich nur dann temporär erhalten sein, wenn das anatomische Gebiet, in dem die Komponente N13 b erzeugt wird, seine Blutversorgung aus extrakraniellen Gefäßen erhält. Ein bilateraler Verlust der kortikalen Reizantwort N20P25 tritt im Hirntod obligat auf, wohingegen eine solche Befundkonstellation alleine hierfür nicht beweisend ist.

3.7.9 Multimodales elektrophysiologisches Monitoring

Jede der individuell angewandten Modalitäten des elektrophysiologischen Monitorings erlaubt bestimmte, jedoch mehr oder weniger eng begrenzte Aussagen zum Funktionszustand des zentralen Nervensystems. Da sich die verschiedenen Modalitäten in ihrer Sensitivität und Spezifität der zu überwachenden Hirnfunktionen zum Teil ergänzen, liegt es nahe, eine simultane Überwachung von EEG, BAEP, SEP, ICP, regionaler zerebraler Oxygenierung und Temperatur durchzuführen. Die bislang vorliegenden Ergebnisse haben gezeigt, dass hiermit eine integrative Überwachung möglich ist, die bei geeigneter Darstellung eine frühzeitige Erkennung von Änderungen in zentralen Funktionen und Zuständen erlaubt.

Kernaussagen

Einführung
Prozesse mit primärer oder sekundärer Beeinträchtigung des zentralen Nervensystems und konsekutiver Ischämie/Hypoxie münden in einer gemeinsamen Endstrecke, dem Ungleichgewicht zwischen zerebralem Sauerstoff-/Substratangebot und -verbrauch. Verschiedene Monitoringverfahren erfassen das zugrunde liegende pathologische Geschehen, seine Auswirkungen auf die zerebrale Hämodynamik, auf die Versorgung des Gehirns mit Sauerstoff und Energie oder aber auf die funktionelle Integrität.

Intrakranieller Druck (ICP)
Die ICP-Messung gehört zur Standardüberwachung und Therapiekontrolle bei Patienten, bei denen kritische Anstiege des ICP nicht sicher ausgeschlossen werden können. Als Standardmethode gilt der Ventrikelkatheter, aber auch intraparenchymatöse Messsonden haben ihren Stellenwert.

Zerebrale Hämodynamik
Die zerebrale Hämodynamik ist häufig nach primärer Schädigung beeinträchtigt und lässt sich in Echtzeit überwachen.

▶ **Transkranielle Doppler-Sonografie (TCD).** Die mithilfe der TCD erfassten Blutströmungsgeschwindigkeiten in den basalen Hirnarterien korrelieren mit dem zerebralen Blutfluss, solange die Gefäßquerschnitte konstant bleiben. TCD-Messungen werden eingesetzt zur Abschätzung von zerebraler Minderperfusion, von zerebrovaskulärem Spasmus, zur Emboliedetektion, zur Erfassung der zerebrovaskulären Autoregulation und CO_2-Reaktivität sowie als Hilfsmittel für die Hirntoddiagnostik.

▶ **Laser-Doppler-Flussmessung.** Bei der Laser-Doppler-Flussmessung handelt es sich um ein invasives Messverfahren zur Blutflussmessung, bei dem eine Mikromesssonde auf der Hirnoberfläche platziert wird. Angegeben werden relative Blutflussänderungen in benachbarten Gewebearealen.

▶ **Thermodiffusion-Flussmessung.** Die Themodiffusion-Flussmessung ist ein invasives Verfahren, mit dem regional Änderungen des zerebralen Blutflusses erfasst werden, z. B. symptomatischer Vasospasmus nach SAB. Die Messung ist allerdings nur fokal und es besteht das Risiko lokaler Schädigung.

Zerebraler Blutfluss (CBF)
Der globale CBF kann derzeit nur diskontinuierlich gemessen werden. Der regionale CBF kann invasiv mittels Thermistoren bestimmt werden.

Zerebrale Oxygenierung
Die zerebrale Oxygenierung kann über eine Messung der jugularvenösen Sauerstoffsättigung mittels der Nahinfrarotspektroskopie und mittels Gewebe-pO_2-Messelektroden abgeschätzt werden.

Hirntemperatur
Die Hirntemperatur ist um ca. 1 °C höher als die Körperkerntemperatur.

Zerebraler Metabolismus
Die Mikrodialyse bestimmt Substanzen im extrazellulären Raum und Änderungen des extrazellulären Milieus infolge therapeutischer Interventionen.

Hirnfunktion

Falls der Patient durch einen Aufwachtest nicht gefährdet wird, können hierüber die neurologischen Funktionen und die integrativen Leistungen (z. B. Bewusstseinslage) beurteilt werden.

Elektrophysiologisches Monitoring

Bei Intensivpatienten wird eine EEG-Überwachung zur Detektion von Krampfpotenzialen, zur Titrierung von Sedativa/Anästhetika, Objektivierung von Überdosierungen zentral wirksamer Medikamente, zur kontinuierlichen Abschätzung der Hirnfunktion sowie in der Diagnose des Hirntodes eingesetzt.

AEP können nur bei einem intakten äußeren Hörapparat abgeleitet werden. BAEP sind gegenüber Medikamenteneinwirkungen sehr resistent, sodass Veränderungen nach SHT oder Ischämie/Hypoxie auf subkortikale Läsionen oder kritische Perfusionszustände hindeuten. Anhand der verschiedenen veränderten Potenzialkomponenten kann oftmals eine anatomische Eingrenzung des zugrunde liegenden pathophysiologischen Zustandes vorgenommen werden. BAEP sind als Hilfsmittel für die Hirntoddiagnostik zugelassen.

SEP erfassen die afferenten somatosensorischen Leitungsbahnen von der Peripherie (z. B. N. medianus, N. tibialis posterior) bis zum Kortex. Bei Patienten mit SHT korrelieren SEP-Veränderungen sehr gut mit dem späteren neurologischen Outcome.

Literatur

Referenzen

[1] Brain Trauma Foundation. Guidelines for the management of severe traumatic brain injury. J Neurotrauma 2007; 24 (S 1)
[2] Bundesärztekammer. Kriterien des Hirntodes. Dtsch Ärzteblatt 1991; 88: B2855–2860
[3] Dagal A, Lam AM. Cerebral blood flow and the injured brain: how should we monitor and manipulate it? Curr Opin Anesthesiol 2011; 24: 131–137
[4] Goodman JC, Robertson CS. Microdialysis: is it ready for prime time? Curr Opin Crit Care 2009; 15: 110–117
[5] Kety SS, Schmidt DF. The determination of cerebral blood-flow in man by the use of nitrous oxide in low concentrations. Am J Physiol 1945; 143: 53–66
[6] Muizelaar JP, Schröder ML. Overview of monitoring of cerebral blood flow and metabolism after severe head injury. Can J Neurol Sci 1994; 21(Suppl.): S 6–S 11
[7] Schneider G, Paprotny S, Kochs EF. Neuromonitoring. In: Kochs EF, Adams AH, Spies C, Hrsg. Anästhesiologie. 2. Aufl. Stuttgart: Thieme; 2009

Weiterführende Literatur

[8] Albin M. Textbook of Neuroanesthesia. New York: McGraw Hill; 1997
[9] Cottrell JE, Young WL Neuroanesthesia, 5th ed. St. Louis: Mosby; 2010
[10] Koht A, Toleikis JR, Sloan TB. Monitoring the Nervous System for Anesthesiologists and other Health Care Professionals. New York: Springer; 2012
[11] Schwab S, Krieger D, Müllges W, Hamann G, Hacke W. Neurologische Intensivmedizin. Berlin: Springer; 1999

3.8 Stellenwert der gastrointestinalen Endoskopie

K. E. Grund

3.8.1 Einleitung

Die Endoskopie mit flexiblen Instrumenten hat in der gastrointestinalen Diagnostik seit Jahrzehnten den Status eines Goldstandards [16]. Inzwischen haben auch interventionelle endoskopische Verfahren schon viele herkömmliche chirurgische Eingriffe ergänzt oder ersetzt (z. B. Blutstillung, palliative Tumortherapie mit Dilatation, Ablation und Prothetik, transabdominelle Ernährungssonden, Steintherapie, Desobliteration und Dekompression usw. [2, 7, 16]. Die weitere Entwicklung – z. B. hin zu NOTES-Eingriffen – ist in vollem Gange.

Tab. 3.29 Indikationen für die diagnostische Endoskopie in der Intensivmedizin.

Problem/Indikation/Fragestellung	Endoskopische Maßnahmen	Relevanz
Differenzialdiagnose Kolitis (insbesondere pseudomembranöse Kolitis und ischämische Kolitis)	Rektosigmoidoskopie (Koloskopie) mit PE (für Mikrobiologie, Histologie, Toxinbestimmung)	+++
Differenzialdiagnose Mykose	Rektosigmoidoskopie (Koloskopie) bzw. Ösophagoskopie mit PE für Mikrobiologie und/oder Histologie	++
Helicobacternachweis, Differenzialdiagnose Ulkus/Gastritis	Ösophagogastroduodenoskopie mit PE (Histologie, HLO-Status)	+++
ösophagogastrische Varizen, TIPSS-Durchgängigkeit	Ösophagogastroduodenoskopie mit endoskopischem Doppler	++/+++
gastroösophagealer Reflux, (stumme) Aspiration, Säuresuppression	Ösophagogastroskopie mit Kongorot-Test und/oder pH-Bestimmung	++
Anastomosenkontrolle	endoskopische Inspektion, Kontrastmittel-/Farbstoffinstillation transendoskopisch, eventuell sofortige Therapie	+++
Sondenfehllage	Kontrolle, eventuell sofortige Korrektur	++
DD GI-Blutung	Diagnostik (Blutung ja/nein, Quelle, Art, Relevanz) und sofortige Therapie	+++
„Vorsorgegastroskopie" bei geplanter Antikoagulation	Ausschluss/Therapie manifester oder potenzieller Blutungsquellen	+++

+: Anwendung in speziellen Fällen, ++: gleichwertige therapeutische Alternative, +++: Methode der Wahl, hohe Relevanz
GI = gastrointestinal, HLO = Helicobacter; PE = Probeexzision; TIPSS = transjugulärer intrahepatischer portosystemischer Stent-Shunt

Tab. 3.30 Indikationen für die therapeutische Endoskopie (endoskopische Interventionen und Operationen) in der Intensivmedizin.

Problem	Endoskopische Maßnahmen	Relevanz
gastrointestinale Blutung: • Gerinnungsstörung, Stressblutung • Sondenläsionen • Ulkusblutung • Varizenblutung • Anastomosenblutung	Diagnostik s. ▶ Tab. 3.29 endoskopische Blutstillung: • mechanisch • thermisch • Injektionsverfahren • Embolisation (Sklerosierung)	+++ oft lebensrettend und oft operationsvermeidend
Anastomoseninsuffizienz	• Drainage (extern, intern) • Vakuumschwamm • Defektverschluss, -überbrückung (Stent) • Fistelverschluss (Clip, Stent, Fibrinklebung) • Stenoseprophylaxe (Stent)	+++ oft lebensrettend und oft operationsvermeidend
enterale Ernährung	• gezielte Sondenlegung (Mehrlumensonden) • PEG, JET-PEG, EPJ	+++
Passageprobleme: • mechanisch	Rekanalisation: • dilatativ • ablativ • prothetisch	++/+++
• funktionell (postop. Atonie, funktioneller Ileus, Pseudoobstruktion)	Dekompression: • Endoskop • Sonde • PEC	+++ oft lebensrettend und oft operationsvermeidend
• mechanische Cholestase • Galleleck	• endoskopische Papillotomie/Steinextraktion • Prothese • nasobiliäre Sonde	+++ bei Cholangitis und biliärer Pankreatitis oft lebensrettend
Fremdkörperingestion	Extraktion	+++
Instillation, transendoskopisch	• Kontrastmittel • Laxanzien • forcierte intestinale Lavage • Laktulose • Dekontaminationsmedien	+/++/+++

+: Anwendung in speziellen Fällen, ++: gleichwertige therapeutische Alternative, +++: Methode der Wahl, hohe Relevanz
EPJ: endoskopisch-perkutane Jejunostomie (direkte Dünndarmpunktion); JET-PEG: PEG mit Innenkatheter ins Jejunum; PEC: perkutane endoskopische Kolostomie; PEG: perkutane endoskopische Gastrostomie

Erstaunlicherweise findet aber die Endoskopie immer noch nur zögernd Eingang in die Intensivmedizin, meist bedingt durch unzureichende Information über dieses sich rasant entwickelnde Gebiet. Dort jedoch, wo die moderne Endoskopie auf hohem Niveau auch auf der Intensivstation routinemäßig angewendet wird, hat das sehr positive Effekte für Patienten, Versorgungsqualität und Ökonomie [11, 12, 14].

▶ Tab. 3.29 und ▶ Tab. 3.30 zeigen diejenigen diagnostischen und therapeutischen Felder in der Intensivmedizin, für welche endoskopische Methoden relevant sind. Dabei ist der Stellenwert des jeweiligen endoskopischen Verfahrens anhand seiner Effektivität, Sicherheit und Relevanz im Vergleich zu Alternativmethoden (Radiologie, Laborchemie, medikamentöse Therapie, Operation) angegeben.

3.8.2 Diagnostische Endoskopie

Differenzialdiagnose Kolitis

Intensivmedizinisch hoch relevant ist die Differenzialdiagnose bei *pseudomembranösen und ischämischen* Kolitiden (▶ Abb. 3.60); in den meisten Fällen reicht eine flexible Rektosigmoidoskopie für die Sofortdiagnose auf den ersten Blick. Hier ist das endoskopi-

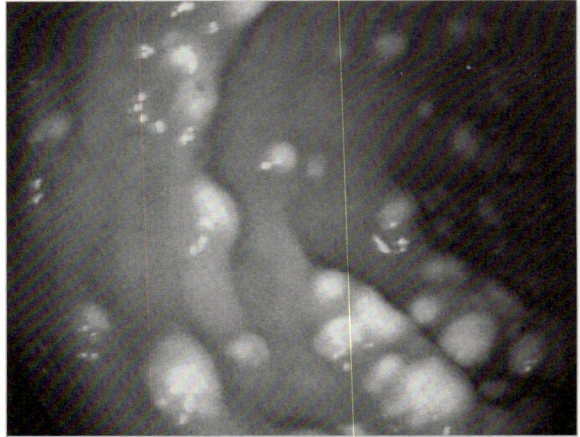

Abb. 3.60 Pseudomembranöse Kolitis als Blickdiagnose mit hoher diagnostischer Sicherheit und hoher klinischer Relevanz.

sche Verfahren zweifellos sicherer, schneller und kosteneffektiver als jede Alternative.

Vor allem nach Operationen an der abdominellen Aorta stellt eine ischämische Kolitis mit kritischer Durchblutung im Bereich der A. mesenterica inferior eine lebensgefährliche Komplikation dar. Die typischen landkartenartigen, grau-ocker-farbigen, scharf demarkierten Bezirke sind Blickdiagnosen mit großer therapeutischer Relevanz, v. a. im Verlauf bei der korrekten Operationsindikation im Problemkreis „unnötig vs. zu spät" [11, 12].

Mykose, Helicobacter (HLO), Varizen, Reflux, Säuresuppression

Wie für die Differenzialdiagnose Mykose, den Helicobacternachweis bei der Differenzialdiagnose Ulkus/Gastritis, bei der Beurteilung ösophagogastraler Varizen (Lebertransplantation/Pfortaderverschluss/Beurteilung eines TIPSS), stehen auch für den Problemkreis gastroösophagealer Reflux und für die Kontrolle einer suffizienten Säuresuppression (starke individuelle Wirkungsunterschiede von PPIs) endoskopische Methoden im Vordergrund.

Anastomosenkontrollen

Anastomosen lassen sich bezüglich Durchgängigkeit und Insuffizienz endoskopisch wesentlich einfacher und zuverlässiger kontrollieren als mit konventionellen radiologischen Methoden. Dabei führt die transendoskopische Instillation von Farbstoff und/oder Kontrastmittel am schnellsten zum Ziel (s. u.) [5, 7, 10, 12].

Sondenfehllage und Suche nach Blutungsquellen

Bei Sondenfehllagen und Blutungen vereinigt die Endoskopie diagnostische und sofortige therapeutische Optionen (s. u.).

3.8.3 Therapeutische Endoskopie
Gastrointestinale Blutung

Hier hat die Endoskopie Diagnostik und Therapie revolutioniert [1] (▶ Tab. 3.30). Sie beantwortet die Fragen:
- ob überhaupt eine gastrointestinale Blutung vorliegt,
- wo sich die Quelle befindet,
- ob die Blutung arteriell oder venös, punktförmig oder diffus ist,
- welche Intensität sie besitzt (spritzend, sickernd, inaktiv) und v. a.,
- welche Relevanz sie für den Patienten hat.

In der Intensivmedizin spielen insbesondere iatrogene Blutungen (Nachblutungen nach der Operation bzw. Gerinnungsstörungen) eine wichtige Rolle.

> **Merke**
>
> Kein anderes Verfahren bietet solche *potenten therapeutischen Möglichkeiten:* Inzwischen gelten primäre Blutstillungsraten von mehr als 90 % in der endoskopischen Blutstillung als Standard [7, 10]. Rezidivblutungsrate, Operationsrate, Transfusionsbedarf, Morbidität und Letalität lassen sich durch die endoskopische Hämostase signifikant verringern [1, 6, 7].

Unter den endoskopischen Blutstillungsverfahren sind für die Intensivmedizin insbesondere die Injektionsmethoden (z. B. Kochsalz-/Adrenalinlösung bzw. Fibrinkleber) sowie die Clip-Applikation bei punktuellen Blutungsquellen oder die Argonplasmakoagulation (APC; v. a. bei diffusen Blutungen) geeignet [2, 4, 6, 9, 13, 15].

Für Ösophagusvarizenblutungen stehen die Injektions-/Embolisationstherapie (Polidocanol, Cyanacrylat, Fibrinkleber), die Gummibandligatur und seit Neuestem auch die notfallmäßige Implantation spezieller Stents zur Verfügung. Diese Methoden haben die herkömmliche Ballonsondenbehandlung weitgehend abgelöst [7].

Vorbedingungen für eine erfolgreiche Blutstillung sind neben der Erfahrung und Kompetenz des Endoskopikers und seiner Assistenz auch gerätetechnische (Pumpe, Absaugung) und – entscheidend auf Intensivstationen – logistische Voraussetzungen [13, 14].

Anastomoseninsuffizienz

Anastomoseninsuffizienzen gehören zu den schwerwiegendsten Komplikationen der Viszeralchirurgie und haben sich v. a. nach großen Operationen als entscheidend für die postoperative Morbidität und Letalität erwiesen [5, 7, 10].

▶ **Diagnostik.** Einerseits ist die Frühdiagnose der entscheidende Faktor für den Verlauf einer Anastomoseninsuffizienz, weil nur damit rechtzeitige endoskopische Interventionen oder operative Revisionen möglich sind, andererseits zeigen radiologische Verfahren (heute meist Computertomografie mit Kontrastmittelapplikation per Sonde oder Schwerkraft) schwerwiegende Probleme. Intensivpatienten bieten schon wegen des Transports und der eingeschränkten Mobilität (Umlagerung!) schlechte Voraussetzungen für eine suffiziente Röntgendiagnostik. Entsprechend hoch sind die Raten an falsch negativen Ergebnissen (bis zu 40 %), d. h. Anastomoseninsuffizienzen werden oft übersehen. Hier zeigt die Endoskopie auf der Intensivstation als bettseitige Methode mit hoher Sensitivität und Spezifität ihre Stärken [5, 10, 12].

Neben dem unmittelbaren visuellen Aspekt der Anastomose macht die direkte Instillation von Farbstoff und/oder Kontrastmittel durch das Endoskop die Diagnostik entscheidend sicherer, einfacher und schneller [5, 10].

> **Praxistipp**
>
> Bedenken bezüglich frisch angelegter Anastomosen sind unbegründet, eine lege artis durchgeführte Endoskopie mit sparsamer Luftinsufflation gefährdet die Anastomose nicht [12, 14]. Das Gegenteil ist richtig, durch eine *frühe* postoperative endoskopische Inspektion lassen sich drohende Insuffizienzen schon anhand der Frühzeichen der Ischämie erkennen, lange bevor ein radiologischer Nachweis möglich ist [5].

▶ **Therapie.** Ein weiterer Vorteil der Endoskopie liegt in den sofort einsetzbaren therapeutischen Möglichkeiten (▶ Tab. 3.30), die für einen günstigen Verlauf entscheidend sind (▶ Abb. 3.61 a, b).

Die Therapieprinzipien der septischen Chirurgie (Ausschaltung der Insuffizienzquelle, adäquate Drainage und Spülung, Prophylaxe weiterer Komplikationen) lassen sich fast immer endoskopisch realisieren, wobei Defektüberbrückung und Fistelverschluss durch die neu entwickelten, selbstexpandierenden Metallstents (SEMS) sehr effektiv und sicher möglich sind. Gleichzeitig vermeidet man damit auch prophylaktisch die drohende Stenose nach Abheilung einer Insuffizienz [7]. Bedeutung gewinnt neben neuen Clips (insbes. OTSC) die endoskopisch geführte Implantation eines Vakuumschwammes. Sie ist v. a. im unteren GIT eine effektive und risikoarme Alternative zur Reoperation.

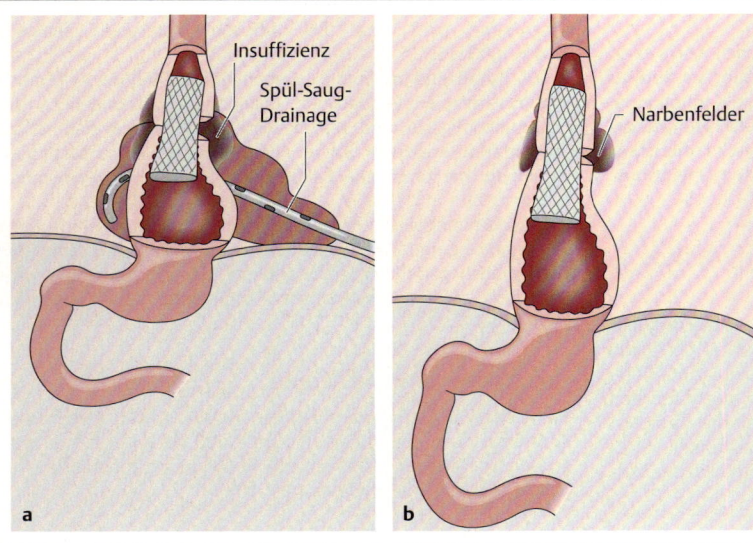

Abb. 3.61 a, b Endoskopische Therapie der Anastomoseninsuffizienz.
a Typische Anastomoseninsuffizienz nach Ösophagektomie und Magenhochzug mit pleuromediastinaler Insuffizienzhöhle. Abdichtung der Insuffizienz durch gecoateten Metallstent (SEMS), gleichzeitig Stenoseprophylaxe; essenziell: suffiziente externe Drainage.
b Ergebnis nach Abheilung der Insuffizienz und Granulation der Höhle. Keine Anastomosenstenose.

Enterale Ernährung (Sonden, PEG, EPJ)

Inzwischen besteht in der Intensivmedizin Einigkeit darüber, dass in vielen Fällen eine enterale Ernährung auch schon sehr früh postoperativ möglich, sinnvoll und einer parenteralen vorzuziehen ist. Die Pathophysiologie der postoperativen Atonie zwingt jedoch zunächst zur Umgehung des atonen Magens, d.h., der Patient sollte duodenojejunal ernährt und gleichzeitig gastral dekomprimiert werden. Mit gezielter transnasaler Sondenlegung oder einem transabdominellen Zugang bietet die Endoskopie hier abgestufte Behandlungsmöglichkeiten (▶ Tab. 3.30), die gegenüber einer komplikationsträchtigen „blinden" oder aufwendigen radiologischen Sondeneinlegung viele Vorteile bietet. Zwei- oder Drei-Lumen-Sonden bzw. PEG-Techniken ermöglichen synchrone distale Ernährung und proximale Dekompression [8, 9].

▶ **PEG, EPJ.** Wesentlich effektiver und patientenschonender als transnasale Sonden sind die transabdominellen endoskopisch angelegten Enterostomien, wie die *perkutane endoskopische Gastrostomie (PEG)* mit/ohne Innenkatheter oder die *endoskopisch-perkutane Jejunostomie (EPJ)* [8]. Aufgrund der hohen Effektivität und der geringen Komplikationsraten (Major Complications < 1%) kann gerade bei kritischen Intensivpatienten die Indikation zur PEG/EPJ großzügig gestellt werden (▶ Abb. 3.62) [8].

Praxistipp

Sobald abzusehen ist, dass mehr als 2 Wochen lang künstlich enteral ernährt werden muss, sollte eine PEG/EPJ ins Kalkül gezogen werden [8, 9].

Passageprobleme

Häufige Probleme auf Intensivstationen sind *funktionelle Passagestörungen*, die von der einfachen postoperativen Atonie bis zum Vollbild des funktionellen (früher fälschlich „paralytisch" genannten) Ileus reichen [3, 7].

Merke

Die Abgrenzung zwischen „physiologischer" postoperativer Atonie und „pathologischem" funktionellem (paralytischem) Ileus ist schwierig, aber entscheidend.

▶ **Sympathikolyse und Dekompression.** Therapeutisch gewinnen hier kausale Maßnahmen, v. a. die pathophysiologisch allein sinnvolle Sympathikolyse durch Periduralkatheter (PDK) und die Dekompression (durch endoskopische Absaugung oder besser durch endoskopisch gelegte Dekompressionssonden), mehr und mehr an Bedeutung (▶ Tab. 3.30). Pathophysiologische Daten belegen, dass der Grundsatz „Vollgas geben" (= Stimulation mit z. B.

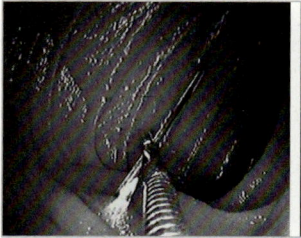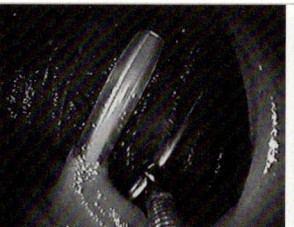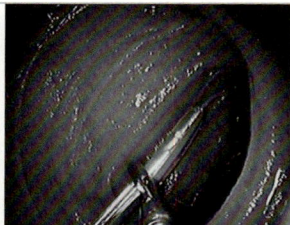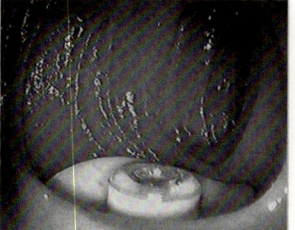

Abb. 3.62 Die endoskopische Dünndarmdirektpunktion (EPJ, s. Text) ersetzt (gerade auch auf der Intensivstation) eine Operation zur Einlage eines Ernährungskatheters ins Jejunum (Indikationen: PEG nicht möglich, Retroperistaltik, gravierende Ernährungsprobleme etc.).

Neostigmin) bei „angezogener Handbremse" (= sympathikotone Inhibition von Tonus und Motilität) kontraproduktiv ist; das schon vor 30 Jahren wiederentdeckte Prinzip der primären Sympatholyse hat sich als sinnvoller und erfolgversprechender erwiesen („Lyse statt Stimulation" [3]).

Die bislang oft als therapieresistent angesehenen Formen des sog. paralytischen Ileus in der Intensivmedizin lassen sich durch die Kombination von Sympatholyse (z. B. durch kontinuierliche Periduralanästhesie) und endoskopische Dekompression meist sehr effektiv angehen: Ähnliches gilt für die auf Intensivstationen häufige Kolondistension (z. B. im Rahmen einer Pseudoobstruktion), die mit einer endoskopisch gelegten Dekompressionssonde wirksam therapiert werden kann [3, 7].

Mechanische Cholestase

Typische Ursache einer mechanischen Cholestase ist der *inkarzerierte Papillenstein*, der oft zusätzlich eine Cholangitis und/oder eine akute Pankreatitis auslöst. Ein solcher Notfall ist nur durch sofortige ERCP (endoskopische retrograde Cholangiopankreatikografie), Papillotomie und Steinextraktion zu beherrschen.

Auch mechanische Abflussprobleme nach Operationen an Gallenblase oder Gallenwegen (z. B. durch Restkonkremente oder Clip-Fehllage nach laparoskopischer Cholezystektomie) bzw. Anastomosenprobleme nach Lebertransplantation lassen sich effektiv endoskopisch therapieren [7, 9]. Ähnliches gilt für eine Zystikusstumpfinsuffizienz oder für Gallelecks nach Cholezystektomie, die durch eine intermittierend liegende nasobiliäre Sonde oder biliäre Prothese zur Ausheilung gebracht werden (▶ Tab. 3.30). Reoperationen bleiben Ausnahmefällen vorbehalten [2, 9].

Fremdkörperingestion und Instillation

Hier handelt es sich um seltenere Indikationen, die aber im Einzelfall zeitnah endoskopische Eingriffe erforderlich machen (z. B. Extraktion von Zähnen oder Prothesenteilen aus dem Ösophagus beim Polytrauma; ▶ Tab. 3.30). Zuweilen benötigt man das gastrointestinale Instrumentarium auch für die Bronchoskopie (wenn große Gerinnsel die Atemwege verlegen und übliches bronchoskopisches Instrumentarium nicht mehr genügt; [7]). Gelegentlich kann auch die transendoskopisch gezielte Applikation von Laxanzien, Lokalantibiotika oder Spüllösungen indiziert sein, z. B. zur Enzephalopathieprophylaxe nach Varizenblutung bei Leberzirrhose.

3.8.4 Ausblick

Neben den dargelegten offensichtlichen Vorteilen endoskopischer Verfahren in der Intensivmedizin sind aber auch kritisch deren Einschränkungen und Grenzen zu sehen. Sie liegen meist in mangelnder Information oder fehlendem Bewusstsein bezüglich endoskopischer Methoden oder in begrenzten Ressourcen im personellen und logistischen Bereich (erfahrener Endoskopiker, kompetente Fachassistenz, voll mobile Endoskopieeinheit mit vollständiger Ausstattung, 24-h-Rufdienst usw. [11, 13, 14].

> **Merke**
>
> Auch wenn inzwischen durch die fortgeschrittene Technologie und minimale Invasivität der Endoskopie kaum mehr Einschränkungen in der Anwendung dieser Verfahren bestehen, gilt als Voraussetzung für jeden endoskopischen Eingriff eine klare und kritische Indikationsstellung, nicht zuletzt auch wegen der Notwendigkeit einer (zusätzlichen) Analgosedierung [13].

Einerseits sollte die Endoskopie früh-/rechtzeitig zum Einsatz kommen, andererseits sollte man z. B. nicht „blindlings" bei jedem unklaren Hb-Abfall nach dem Endoskopiker rufen, solange Verdünnungseffekte, Hämolyse oder extraintestinale Blutungsquellen (Nasenbluten!) nicht weitgehend ausgeschlossen sind.

Die jetzt schon weitreichenden Möglichkeiten der Endoskopie für Diagnostik und Therapie in der Intensivmedizin werden weiter zunehmen.

Es wäre wünschenswert, dass mit Vertiefung der interdisziplinären Zusammenarbeit das Bewusstsein für die endoskopischen Methoden wächst und sie mehr und mehr ihre adäquate Anwendung in der Intensivmedizin finden.

> **Kernaussagen**
>
> **Einleitung**
> Durch die vielfältigen Möglichkeiten der modernen flexiblen Endoskopie lassen sich in der Intensivmedizin viele diagnostische, operative und interventionelle Probleme effektiv, sicher, Patienten schonend und kostengünstig lösen.
>
> **Diagnostische Endoskopie**
> Endoskopische Methoden sind hilfreich bzw. entscheidend für die Differenzialdiagnose Kolitis (insbesondere für pseudomembranöse und ischämische Kolitis) und Mykose, für das Monitoring portosystemischer Verbindungen (z. B. TIPSS), für die Beurteilung von gastroösophagealem Reflux und Säuresuppression sowie insbesondere für die Frühdiagnostik der Anastomoseninsuffizienz.
>
> **Therapeutische Endoskopie**
> Hier steht die Hämostase bei allen Formen der gastrointestinalen Blutung im Vordergrund; durch endoskopische Therapiemaßnahmen lässt sich in mehr als 90 % der Fälle eine definitive Blutstillung erreichen.
> Weiter gehören die endoskopische (oder endoskopisch assistierte) Therapie der Anastomoseninsuffizienz, verschiedene Zugänge für die enterale Ernährung (Sonde, PEG, EPJ usw.) sowie die Behebung von Passageproblemen (Dekompression bei Atonie/Ileus, Steinextraktion bei mechanischer Cholestase etc.) zum Indikationsspektrum der operativen flexiblen Endoskopie.
>
> **Ausblick**
> Die offensichtlichen Vorteile endoskopischer Verfahren für Diagnostik und Therapie intensivmedizinisch relevanter Probleme sollten noch mehr ins Bewusstsein derer rücken, die auf einer Intensivstation arbeiten, damit das hohe Potenzial dieser Methoden allen Patienten auf der Intensivstation zugute kommen kann.

Literatur

[1] Cook DJ, Guyatt GH, Salena BJ et al. Endoscopic therapy for acute nonvariceal upper gastrointestinal hemorrhage: a meta-analysis. Gastroenterology 1992; 102: 139 – 148

[2] Geenen JE, Fleischer DE, Waye JD, eds. Techniques in therapeutic Endoscopy. New York: Gower Medical Publishing; 1992

[3] Grund KE. Pharmakotherapie und Sondenbehandlung beim Ileus. In: Betzler M, Hrsg. Leitlinien der Ileusbehandlung. BDC-Akademie. Chirurg 1996; 101: 4 – 6

[4] Grund KE. Argon Plasma Coagulation (APC): Ballyhoo or Breakthrough? Endoscopy 1997: 29, 196 – 198

[5] Grund KE, Stüker D. Diagnostik der Nahtinsuffizienz im Gastrointestinaltrakt. Langenbecks Archiv für Chirurgie 1998; (Suppl2): 1146 – 1149

[6] Grund KE, Straub T, Farin G. New haemostatic techniques: argon plasma coagulation. In: Baillière's Clinical Gastroenterology 1999; 13: 67–84
[7] Grund KE. Endoskopische Verfahren in der Chirurgie. In: Becker H et al., Hrsg. Viszeralchirurgie. München: Elsevier; 2006: 139–157 [Neuauflage = 2014 in press]
[8] Grund KE, et al. Endoskopisch gelegte Ernährungssonden: Technische Tipps und Tricks. Endo heute 2006; 19: 98–105 (Teil 1: PEG und EPJ in Fadendurchzugsmethode); 19: 158–164 (Teil 2: JET-PEG und Direktpunktion). Endo heute 2007; 20: 164–172 (Teil 4: Nasogastrale und nasoenterale Sonden zur Ernährung)
[9] Kahl S et al., Hrsg. Interventionelle Endoskopie. München: Urban & Fischer; 2006
[10] Kersting S, Konopke R, Wehrmann U. Behandlungskonzepte der Nahtinsuffizienz nach Ösophagusresektion. Chirurgische Praxis 2005; 65: 25–36
[11] Manegold BC, Hrsg. Endoskopie postoperativer Syndrome. Berlin: Springer; 1988
[12] Manegold BC, Gerlach U, Schmidt H. Intraoperative und frühpostoperative Endoskopie. In: Frühmorgen P, Hrsg. Gastroenterologische Endoskopie. Berlin: Springer; 1995: 205–216
[13] Probst A, Messmann H. Endoskopie. In: Haverkamp et al., Hrsg. Internistische Intensivmedizin. Stuttgart: Thieme; 2009: 486–490
[14] Rückauer K et al. Endoskopie auf der Intensivstation. In: Fuchs et al., Hrsg. Chirurgische Endoskopie im Abdomen. Blackwell; 1992: 120–125
[15] Salm R, Grund KE. Fibrinklebung – Einsatz in der endoskopischen Akutbehandlung der Ulkusblutung. Chirurgische Gastroenterologie 2005; 21: 259–266
[16] Tytgat GNJ, Mulder CJJ. Procedures in Hepatogastroenterology. Kluwer; 1997

3.9 Indikation und Technik der Bronchoskopie

M. Gugel, T. Schreiber, I. Mäder, R. Gottschall

3.9.1 Stellenwert

Der Freiburger Rhinolaryngologe Killian führte 1897 erstmals eine translaryngeale Bronchoskopie mit einem starren Ösophagoskop durch und gilt als deren Begründer. Die Entwicklung der *flexiblen fiberoptischen Bronchoskopie (FFB)* durch Ikeda ab 1964 und deren klinische Einführung 1967 beeinflusste die moderne Atemwegsendoskopie nachhaltig. Das *Fiberbronchoskop (FB)* erlangte zunehmende Bedeutung als Arbeitsmittel in der Intensivmedizin, insbesondere bei Beatmungspatienten [1, 6].

In erfahrener Hand handelt es sich bei der FFB um ein effektives, variabel einsetzbares, bettseitiges, relativ schonendes und risikoarmes Verfahren, das sowohl diagnostisch als auch therapeutisch anwendbar ist. Ungeachtet der klinisch-praktischen Bedeutung der FFB sind Aussagen zu deren Rolle in puncto Outcome oder anderer messbarer Zielkriterien, wie z. B. kostensenkende Einflüsse, bisher nicht verfügbar. Dem begrenzten technischen, personellen und zeitlichen Aufwand der FFB stehen hohe Investitions- und Reparaturkosten sowie ein aufwendiges Reinigungs- und Desinfektionsprozedere gegenüber.

3.9.2 Indikationsstellung und Dringlichkeit

Indikationsstellung und Dringlichkeit ergeben sich aus Anamnese und klinischem Befund, Lungenfunktionsparametern sowie bildgebender Diagnostik (Thoraxröntgen, Computertomografie; [3, 16]).

Atemwegssicherung und -freihaltung

▶ **Intubation.** Die Empfehlungen für die Freihaltung der oberen Atemwege sowie die erschwerte elektive oder notfallmäßige Intubation sind gleichermaßen für Anästhesiologie, Notfallmedizin und Intensivmedizin geeignet (Kap. 2.2 und 2.3) Nach jeder Notfallintubation sollte alsbald fiberoptisch bronchoskopiert werden, da es hierbei oder im Vorfeld nicht selten zur Aspiration von Blut, Mageninhalt oder Fremdkörpern kommt.

▶ **Atelektasen.** Eine klassische intensivmedizinische Indikation zur FFB ist die Atelektase, hervorgerufen durch Sekretverhalt, Blut oder Aspirate, mit konsekutiver Gasaustauschstörung [1]. Ein Sekretverhalt kann vorbestehen oder sich im Gefolge eines Akutgeschehens, der Exazerbation chronischer Erkrankungen sowie immobilisierender Therapien entwickeln. Hauptursachen sind die eingeschränkte muköziliäre Clearance sowie der abgeschwächte Hustenreflex. Sekretkonsistenz und -menge können dabei sehr variabel sein.

Bei neu aufgetretenen Atelektasen ist die FB-gestützte Absaugung mit anschließendem *Rekrutierungsmanöver* erfolgversprechend [15]. Die funktionelle Wirksamkeit gezielter atraumatischer Freisaugung ist höher als die ungezielte Absaugung [1, 5, 9]. Konsequente Lagerungs- und Physiotherapie sind in Kombination mit positivem Atemwegsdruck einzusetzen.

▶ **Asthma bronchiale.** Bei beatmeten Patienten mit Asthma bronchiale kann im Einzelfall, trotz pharmakologischer Therapie der funktionellen Obstruktion, eine ausgeprägte bronchioläre Obstruktion durch Schleimpfröpfe bestehen. Resultierende Beatmungsprobleme rechtfertigen nicht nur die FFB, sondern schließen eine fraktionierte therapeutische Lavage zur Wiederherstellung bronchiolärer Strukturen ein [9].

▶ **Atemwegsblutungen.** Atemwegsblutungen bei Intensivpatienten sind ätiologisch vielfältig und sollten v. a. an iatrogen-mechanische Ursachen („blinde" Absaugmanöver), Gerinnungsstörung oder Antikoagulation, Traumafolge, Neoplasie und seltene Ursachen (kardiovaskuläre Erkrankungen, unspezifische oder spezifische Entzündung, Systemerkrankung) denken lassen [8, 22].

Relevante Atemwegsblutungen, meist aus der bronchialarteriellen Zirkulation, erfordern die exakte Lokalisation der Blutungsquelle möglichst bis auf Segmentebene, eine Freisaugung und, falls möglich, FB-gestützte Maßnahmen zur Blutstillung. Patienten mit Hämoptoe sind primär selten durch quantitativen Blutverlust gefährdet. Problematischer ist die Verlegung der Atemwege durch Blut oder Koagel mit Erstickungsgefahr, insbesondere wenn effektives Abhusten unmöglich ist. Differenzialdiagnostisch muss eine Blutaspiration infolge Hämatemesis bzw. aus Mund- oder Nasenrachenraum ausgeschlossen werden.

▶ **Aspiration von Magen-Darm-Inhalt.** Bei der Aspiration von Magen-Darm-Inhalt werden die resultierenden pulmonalen Komplikationen durch die Substanzmenge und -beschaffenheit, vorrangig jedoch durch das Ausmaß der Säureschädigung, bestimmt. Abhängig davon können Dystelektasen bzw. Atelektasen, eine chemische Pneumonitis und eine sekundäre Infektion (Aspirationspneumonie) entstehen. Die Folgen reichen von diskreten Oxygenierungsstörungen bis zum ausgeprägten akuten Atemnotsyndrom (ARDS). Bei klinischem Verdacht dient die sofortige FFB der Diagnosesicherung sowie sichtbare Absaugung von Tracheobronchialinhalts, ohne den unmittelbaren Säureschaden verhindern zu können. Der endoskopische Negativbefund schließt eine stattgehabte Aspiration nicht aus.

▶ **Atemwegsfremdkörper (FK).** Solide Atemwegsfremdkörper bei Intensivpatienten sind per se eine Rarität. Die prähospitale Notfallsituation kann im Einzelfall Hinweise geben. Jeder Patient mit Verdacht auf FK-Aspiration kann andererseits zum Notfall werden und muss ggf. intensivmedizinisch betreut werden. Die FK-Palette ist vielfältig (Zähne, Zahnersatz, Abdruckmaterial, Nahrungsmittel, Glas, Kunststoffe, Metall). Auch bei Verdacht muss, insbesondere bei Kindern, bronchoskopiert werden und ggf. eine zügige FK-Extraktion erfolgen, um sekundäre Komplikationen wie Atelektase, lokale Läsion oder poststenotische Infektion bis hin zur Abszedierung zu vermeiden bzw. deren Folgen zu mindern. Größe, Gestalt und Konsistenz des FK einerseits sowie ein geeignetes Instrumentarium andererseits sind neben gewisser Routine ausschlaggebend für eine komplikationsarme Entfernung. Die starre Bronchoskopie ist, von Ausnahmen abgesehen, hierbei das Verfahren der Wahl.

Inspektion, Befunderhebung und -kontrolle

Die Unterscheidung diagnostischer und therapeutischer Optionen bei der FFB hat nur didaktischen Charakter. Jede FFB ist diagnostisch, gelegentlich kann sie auch präventiv sein.

▶ **Überprüfung von Luftbrücken.** Die fiberbronchoskopische Überprüfung der Position und Durchgängigkeit endotrachealer Luftbrücken, d. h. Endotrachealtuben (ETT), Doppellumentuben (DLT) bzw. Trachealkanülen, ist eine wertvolle Ergänzung zum klinischen und radiologischen Ausschluss von Fehllagen [20]. Luftbrücken können atemmechanisch blockiert sein (Lumenverlegung, Abknickung, distal gelegene Atemwegsstenose) oder eine fortwährende Undichtigkeit aufweisen (Dislokation, Cuff-Defekt, Tracheomalazie). Gravierende funktionelle Beatmungsprobleme sind die Folge. Einer probatorischen Entblockung des Luftbrücken-Cuffs zur Differenzierung zwischen endoluminaler Luftbrückenobstruktion und Atemwegsobstruktion distal der Luftbrücke sollte sich eine endoskopische Abklärung anschließen.

▶ **Tracheobronchiale Verletzungen.** Die FFB der zentralen Atemwege nach stumpfem oder penetrierendem *Thoraxtrauma* ist unverzichtbarer Bestandteil der Diagnostik, v. a. zum Ausschluss operationspflichtiger tracheobronchialer Verletzungen.

Diese sind bei stumpfen Traumen überwiegend bifurkationsnah (ca. 80 %) bzw. rechtsseitig lokalisiert. Der Zeitpunkt für die FFB sollte innerhalb der posttraumatischen 12-h-Grenze liegen [16]. Operative Eingriffe am Tracheobronchialbaum müssen frühzeitig nach Stabilisierung der Vitalfunktionen erfolgen, um optimale Ergebnisse erzielen zu können. Die Umintubation oder Reposition einer Luftbrücke vor und nach thoraxchirurgischer Versorgung tracheobronchialer Läsionen geschieht stets unter fiberbronchoskopischer Sicht.

▶ **Posttraumatische Atemwegsblutung.** Bei prolongierter posttraumatischer Atemwegsblutung muss neben der zentralen Atemwegsverletzung an den häufigeren parenchymalen Ursprung durch Kontusion oder Lazeration, bei massiver Blutung auch an eine Läsion großer Gefäßstämme (A. pulmonalis) gedacht werden.

▶ **Inhalationstrauma.** Die Bedeutung der Diagnostik des Inhalationstraumas mittels FFB ergibt sich aus der Tatsache, dass sich mit dessen Nachweis bei Verbrennungspatienten neben den Faktoren Lebensalter und Verbrennungsausdehnung die Mortalität mehrfach erhöht. Entscheidend ist die Frühdiagnose, selbst bei fehlendem äußerem Verbrennungsschaden. Die Diagnose des Inhalationstraumas kann durch Inspektion und anhand des Nachweises von adhärenten Rußablagerungen, von Schleimhaut-erythem, -ödem, -ulzeration, -nekrose, -abrasion sowie -exsudation in den zentralen Atemwegen deskriptiv erfolgen.

Für die klinische Praxis gilt, auch anhand der FFB, zügig zu entscheiden, ob ein Patient nach initialer Stabilisierung der erweiterten Therapie in einem Zentrum für Schwerbrandverletzte zugeführt werden muss.

Nach *Ingestion oder/und Inhalation erosiver Substanzen*, v. a. Laugen, dient die FFB neben radiologischer Diagnostik und Ösophagoskopie gleichfalls der Beurteilung des Ausmaßes primärer oder sekundärer Atemwegsläsionen.

▶ **Bronchopleurale Atemwegsfistel.** Bei zentraler oder peripherer bronchopleuraler Atemwegsfistel, die vorwiegend postoperativ, seltener durch Entzündung oder durch Trauma entstehen kann, sind neben den Basismaßnahmen, d. h. Pleuradrainage und ggf. -spülung sowie Breitbandantibiose, die Fisteltopografie und -ausdehnung entscheidend für das therapeutische Vorgehen. Nach klinischen Hinweisen und ergänzend zur Bildgebung kann die FFB zum direkten visuellen Nachweis zentral gelegener Fisteln bzw. zur selektiven Detektion peripherer Fisteln (ballongestützte Lappen- oder Segmentbronchusokklusion bzw. -gasinsufflation mit Ausbleiben bzw. Erscheinen pleural drainierter Gasbläschen im Wasserschloss) genutzt werden.

Fiberbronchoskopische Assistenz

▶ **Umintubation von Luftbrücken.** Das Fiberbronchoskop (FB) ist bei problematischer Umintubation von Luftbrücken als fiberoptischer Mandrin nützlich. Atemwegssicherung bzw. Gaswechsel sind während dieser Techniken bei beatmeten Patienten zumindest kurzzeitig unterbrochen. Dies kann bei endoskopischem Sichtverlust zu Problemen führen.

▶ **Punktionstracheotomie.** Bei den Verfahren der Punktionstracheotomie (Kap. 2.4) ist die fiberbronchoskopische Assistenz während des gesamten Eingriffs obligat.

Selektive Materialgewinnung

▶ **Diagnostik nosokomialer Pneumonien.** Die supportive Diagnostik nosokomialer Pneumonien, insbesondere der mit hoher Mortalität einhergehenden *beatmungsassoziierten Pneumonie* („ventilator-associated pneumonia" = VAP), mittels fiberbronchoskopgestützter Verfahren ist eine häufige Indikation. Dominierende Verfahren sind die *bronchoalveoläre Lavage* („bronchoalveolar lavage" = BAL) und die *geschützte Bürstenbiopsie* („protected specimen brush" = PSB). In Ergänzung zu klinischen und radiologischen Pneumoniekriterien wird dabei angestrebt, verursachende Keime aus den betroffenen Lungenarealen selektiv zu gewinnen und quantitativ zu isolieren. Hierdurch kann die Diagnose „Pneumonie" untermauert und eine resistenzgerechte Modifikation der kalkulierten Antibiotikatherapie erfolgen (Kap. 8.4) [25]. Die *transbronchiale Biopsie* zum histologischen Nachweis einer Pneumonie scheidet als Routinemaßnahme für kritisch Kranke, v. a. wenn sie beatmet sind, wegen einer gewissen Komplikationsrate (Blutung, Pneumothorax) aus.

Die „blinde" Gewinnung von quantitativem *Tracheobronchialsekret* als primäre diagnostische Maßnahme bei Verdacht auf VAP erbringt vergleichbare Resultate [18]. Deshalb wird die FFB bei VAP heute eher zurückhaltend eingesetzt, bleibt jedoch individuell ein wichtiges Hilfsmittel (z. B. unklarer Befund, Therapieversager; [25]).

▶ **Diagnostik unter Immunsuppression.** Insbesondere hat die BAL hohen Stellenwert in der Diagnostik opportunistischer Pneumopathien immunkompromittierter Patienten, wie z. B. bei HIV-Infektion oder transplantationsassoziierten Lungenveränderun-

gen [11, 23]. Die Differenzialdiagnose der pulmonalen Verschattung ist unter Immunsuppression außerordentlich vielfältig. Zur korrekten Durchführung der BAL sind einige Punkte zu beachten:
- sterilisiertes FB oder „geschützter Katheter";
- limitierte Flüssigkeitsmenge (Erwachsene *maximal* 5 Portionen à 20 ml, Kinder 1 – 4,5 ml/kg KG);
- sterile körperwarme Lösung;
- Wedge-Position (Subsegment);
- Flüssigkeitsapplikation ohne übermäßigen Druck;
- Rückgewinnung sollte 40 – 70 % der instillierten Menge betragen.

Therapeutische Interventionen

▶ **Blutstillung.** Eine temporäre oder definitive Blutstillung ist bei zentral gelegener umschriebener Blutungsquelle meist unter fiberbronchoskopischer Sicht möglich (z. B. Instillation eiskalter NaCl-Lösung 0,9 %ig, verdünnter Vasokonstriktorlösung, d. h. ggf. wiederholt 1 ml Noradrenalin 1 : 10 000 über den Instrumentierkanal des FB). Bei peripher lokalisierter Blutungsquelle kann man das FB in segmentaler Wedge-Position zunächst für wenige Minuten unter Dauersog positionieren, um eine Blutstillung zu erreichen (Bronchuskompression nach Zavala). Misslingt das Manöver, werden die erwähnten Lösungen selektiv instilliert.

Massive Atemwegsblutungen erfordern nach Atemwegssicherung durch Intubation, Patientenstabilisierung und Seitenlokalisation der Blutungsquelle mittels Bildgebung und FFB eine spezifische endoskopische oder nicht endoskopische Therapie. Die Ballonblockade stärkerer Blutungen aus einem Lappen- oder Segmentbronchus erfolgt mithilfe eines handelsüblichen Bronchusblockers (6 Charrière [Ch], zentrales Instillationslumen). Um den Blocker neben der Luftbrücke herauszuleiten, muss entweder nach dessen Platzierung umintubiert werden oder die Einführung erfolgt primär translaryngeal entlang des Endotrachealtubus (ETT). Das letztere Vorgehen erweist sich jedoch als schwierig für eine definitive FB-gestützte Platzierung distal der Hauptbronchien. Der Bronchusblocker nach Arndt (9 Ch Erwachsene, 5 Ch Kinder) kann an einer unterhalb des Ballons befindlichen Nylonschlinge FB-gestützt in die benötigte Position des einsehbaren Atemwege gebracht werden. Beim Bronchusblocker nach Cohen ist die Spitze unter FB-Sicht steuerbar. Die Blocker nach Arndt und Cohen sind zwar kostspielig, jedoch durch einen speziellen Adapter für Single-Lumentuben einfach zu handhaben. Bronchusblocker können ggf. mehrere Tage in situ verbleiben und sollten auch unter fiberbronchoskopischer Kontrolle entblockt und entfernt werden. Die Füllung des Ballons mit einem wässrigen Kontrastmittelanteil ermöglicht radiologische Lagekontrollen.

Alternative Notfallmaßnahmen, um eine kontralaterale Ventilation und ipsilaterale Tamponade zu ermöglichen, sind die FB-geführte Platzierung
- eines linksseitigen Doppellumentubus (DLT) nach Robertshaw,
- eines Univent-Tubus (ETT mit integriertem Bronchusblocker),
- eines kontralateralen endobronchialen Tubus (konventioneller ETT links endobronchial; Bronchovent rechts endobronchial).

Der DLT schränkt allerdings durch seine geringen Lumenquerschnitte fiberbronchoskopisches Arbeiten ein. Bei trachealer Arrosionsblutung kann man als Erstmaßnahme den Tubus-Cuff FB-gestützt als Tamponade verwenden. Die gesicherten Indikationen für die FFB in der Intensivmedizin sind in ▶ Tab. 3.31 zusammengefasst.

3.9.3 Voraussetzungen und Durchführung

Bronchologische Vorkenntnisse

Von herausragender Bedeutung sind *methodisches Wissen* einerseits und ausreichend *praktische Erfahrung* des Untersuchers.
Die Vorkenntnisse betreffen:
- Anatomie und Topografie der Atemwege sowie benachbarter Strukturen,
- klinisch-funktionelle und bildgebende Diagnostik,
- Handhabung von FB und Zubehör,
- Patientenvorbereitung und -nachsorge,
- Untersuchungstaktik,
- (Patho-)Physiologie methodischer Nebeneffekte,
- Erkennen von Komplikationen,
- risikoorientiertes Monitoring,
- spezielle FB-gestützte Verfahren.

> **Praxistipp**
>
> Die manuelle Fertigkeit im Umgang mit dem FB erfordert ständiges Koordinationstraining von Auge und Hand in den Atemwegen, d. h. Inspektion bei simultaner Manipulation wie Sekretabsaugung oder Instrumentierung.

Das dreidimensionale Vorgehen setzt 3 ggf. simultan durchzuführende Manöver voraus: achsengerechte Längsbewegung (= Vorschieben oder Zurückziehen), Axialdrehung des gesamten FB nach rechts oder links sowie Abwinklung des distalen Arbeitsteils (= Up- oder Down-Bewegung). Die Angleichung von optischer

Tab. 3.31 Flexible fiberoptische Bronchoskopie in der Intensivmedizin: gesicherte Indikationen.

Indikationen	Maßnahmen oder Befunde
diagnostische Indikationen	- Position/Durchgängigkeit einer Luftbrücke - unklare/neu aufgetretene pulmonale Verschattung (Atelektase, Infiltrat) - Materialgewinnung (BAL, Bürstenbiopsie, Zangenbiopsie) - unklare/plötzliche Ventilationsstörung (Obstruktion) - Verdacht auf Blutung, Läsion, Stenose, Malazie, Aspiration (Topografie, Ausmaß) - Fehlposition einer transösophagealen Sonde - postoperative/-traumatische Kontrolle endoskopischer Maßnahmen (zentrale Atemwege)
therapeutische Indikationen	- Absaugung/Abtragung/Spülsaugung (Sekret, Blut, Aspirate/Beläge/Schleimpfröpfe) - perkutane Dilatationstracheotomie (endoskopische Assistenz) - lokale Blutstillung (eisgekühlte Kochsalzlösung, Vasokonstriktor, Ballontamponade) - schwieriger Atemweg (Intubation, Umintubation, Extubation) - Extraktion kleiner Fremdkörper (segmentale Spülsaugung, Fremdkörperzange, Fangkörbchen, Fogarty-Katheter) - Verschluss kleiner singulärer Atemwegsfisteln, -dehiszenzen (z. B. Gewebekleber)

3.9 Indikation und Technik der Bronchoskopie

Tab. 3.32 Auswahl flexibler fiberoptischer Bronchoskope für die Intensivmedizin.

FB-AD (mm)	IKD (mm)	Minimaler ETT-ID (mm)	Rechnerisch verbleibender ETT-Querschnitt (%)	Anwendungsempfehlung
Kinder				
2,2	–	3,0	46	FG, NG (SA, GM, LM, ETT)
2,8	1,2			FG, NG, (SA, GM, LM)
		4,0	51	SG (ETT)
3,6	1,2			SG, KK (SA, GM, LM)
		5,0	48	KK (ETT)
5,0	2,2	6,5	41	K (SA, GM, LM, ETT)
Erwachsene				
3,7	1,5	5,5	55	universell, DLT 35 – 41 Ch
5,0	2,2	7,0	49	universell
5,5	2,6	8,0	53	Therapie
6,0	2,8	8,5	50	Therapie

Ch = Charrière; DLT = Doppellumentubus; ETT = Endotrachealtubus; ETT-ID = Innendurchmesser des Endotrachealtubus; FB-AD = Fiberbronchoskop-Außendurchmesser; FG = Frühgeborene; GM = Gesichtsmaske; IKD = Durchmesser des Instrumentierkanals; K = Kinder; KK = Kleinkinder; LM = Larynxmaske; NG = Neugeborene; SA = Spontanatmung ohne artifizielle Luftbrücke (ALB); SG = Säuglinge

und anatomischer Achse ermöglicht erst eine sichere Orientierung bei atraumatischem Arbeiten.

Darüber hinaus sind grundlegende Kenntnisse über häufige atemwegsassoziierte Veränderungen und Krankheitsbilder notwendig, insbesondere über:

- vorbestehende morphologische und funktionelle Aspekte des laryngotrachealen Übergangs (Stimmlippen, Aryknorpel),
- Veränderungen der Tracheobronchialwand (Schleimhaut, Knorpelgerüst, Pars membranacea, Aufzweigungsvarianten),
- tracheobronchiale Querschnitte (Stenose, Instabilität),
- Sekretverhältnisse, Blut, Fremdgewebe oder Fremdkörper.

Mögliche Abweichungen sind vergleichend zu bewerten (Normalbefund; postoperative, posttraumatische, iatrogene Veränderungen).

Technische und personelle Voraussetzungen

Das Patientenspektrum sowie hieraus resultierende Indikationen bestimmen die Vorbereitung zur FFB einschließlich des notwendigen Zubehörs.

▶ **Gerätegrößen.** Für die Intensivmedizin sind geeignete FB verschiedener Hersteller, beginnend ab 2,2 mm Außendurchmesser (AD) bis ca. 6 mm AD, verfügbar. Der Durchmesser des Instrumentierkanals (IKD) variiert dabei von ca. 1 mm bis 2,8 mm. Selbst bei Kinder-FB sollte ein vorhandener IK 1 mm Durchmesser nicht unterschreiten (Saug- und Spülleistung).

▶ Tab. 3.32 zeigt eine orientierende Auswahl geeigneter Gerätegrößen für die Intensivmedizin.

Ein FB mit einem distalen AD von ca. 4 – 5 mm und einem IK von 1,5 – 2,2 mm Durchmesser ist für Erwachsene universell in Anästhesiologie und Intensivmedizin nutzbar [5, 24].

▶ **Technische Grundausstattung.** Die Komponenten der technischen Grundausstattung für die FFB können der ▶ Tab. 3.33 entnommen werden. Vorteilhaft ist eine mobile Endoskopieeinheit, die das entsprechende Instrumentarium und Zubehör vorhält.

Für den netzunabhängigen Einsatz im Notfall werden auch FB mit integrierbaren Batterien angeboten. Ein handelsüblicher Swivel-Adapter mit FB-Durchlass für Erwachsene bzw. ein geeigneter Adapter mit größenvariablem FB-Durchlass für Kinder gestattet eine nahezu leckagefreie Beatmung während der Untersuchung. Ein Gleitmittel für den FB-Außenmantel verringert den Reibewiderstand zwischen FB, Adapterdurchlass und Luftbrücke. Als Antibeschlagmittel für Okular und Objektiv sorgen z. B. warme NaCl-Lösung 0,9 %ig oder Tacholiquin für klare Sicht.

▶ **Personal.** Zur Durchführung einer FFB wird außer dem Untersucher eine *qualifizierte Pflegekraft* benötigt; bei kritisch Kranken sowie Kleinkindern ist ein *zweiter ärztlicher Mitarbeiter* zu empfehlen.

Praktisches Vorgehen

Unter intensivmedizinischen Bedingungen sind Aufklärung und Einverständniserklärung des Patienten selten durchführbar. Dies unterstreicht die Forderung nach kritischer Indikationsstellung außerhalb von Notfallsituationen.

▶ **Endoskopisch-taktisches Vorgehen.** Risikoprofil und Untersuchungsziel bestimmen bei kritisch Kranken das endoskopisch-taktische Vorgehen, d. h. Untersuchungszeitpunkt, Zugangsweg und Untersuchungsablauf einschließlich zusätzlicher, befundbezogener Maßnahmen sowie möglicher Alternativen [21].

Intensivmedizinische Untersuchung, Diagnostik und Monitoring

Tab. 3.33 Flexible fiberoptische Bronchoskopie in der Intensivmedizin: Grundausrüstung und Zubehör.

Grundausrüstung	Zubehör
Bronchoskopiegerät	flexible(s) Bronchoskop(e), Kaltlichtquelle, Saugvorrichtung mit Sogbegrenzung, O2-Quelle, Dichtigkeitstester
Instrumentarium	Biopsie-, Fremdkörperzange, (geschützte) Schleimhautbürste, Fangkörbchen, Instillationskatheter, Bronchusblocker, Fogarty-Katheter
Luftbrücken	Endotrachealtuben, Larynxmasken, Larynxtuben, Tubuswechsler
Monitoring	s. ▶ Tab. 3.34
Probenbehälter	Mikrobiologie, Differenzial-, Immunzytologie, Bürstenzytologie, Histologie
Medikamente	intravenös/subkutan – Anticholinergikum, Antitussivum intravenös – Sedativum, Opioid, Muskelrelaxanz, β2-Adrenozeptoragonist, Kortikoid inhalierbar – β2-Adrenozeptoragonist instillierbar – Lokalanästhetikum, Vasokonstriktor, Gewebekleber, β2-Adrenozeptoragonist
Sonstiges	Antibeschlagmittel, Beißschutz, Einmalspritzen, Sprühvernebler, gebogener Watteträger, Gleitmittel, Mullplatten, Absaugkatheter, Schlauchklemme, Schutzkleidung, sterile Abdeckung/Ablage, Swivel-T-Adapter mit FB-Durchlass, sterile Kochsalzlösung körperwarm/eisgekühlt, Inhalierhilfe für Intubierte
Aufbereitungsmöglichkeit	Fiberbronchoskop, Instrumentarium
Notfallausrüstung (für potenzielle Komplikationen)	kardiopulmonale Reanimation, Pneumothorax, Atemwegsblutung

Tab. 3.34 Flexible fiberoptische Bronchoskopie in der Intensivmedizin: Basismonitoring.

Klinisches Monitoring	Technisches Monitoring
• Thoraxexkursionen • Vigilanz (bei topischer Anästhesie/Sedierung)	• EKG mit Herzfrequenzanzeige • Pulsoxymetrie • Blutdruck (noninvasiv, ggf. invasiv)

Merke
Eine Bronchospastik muss vor der FFB medikamentös behandelt werden.

Praxistipp
Bei Patienten mit Latexallergie muss das gesamte Equipment inklusive Zubehör latexfrei sein.

▶ **Technische Funktionskontrolle und Vorbereitung der Geräte.** Jeder FFB sollte eine technische Funktionskontrolle und Vorbereitung der Geräte anhand einer Checkliste vorausgehen.

Eine topische Anästhesie (TA) der Atemwege ist im Einzelfall auch beim beatmeten Patienten (z. B. Weaning-Phase, bestehende Kooperation) sinnvoll.

Bei suffizienter *Spontanatmung ohne Luftbrücke* bewahrt ein Beißschutz das FB bei oralem Zugangsweg vor Schäden. Eine nasale Sauerstoffsonde bzw. eine geeignete Gesichts- oder CPAP-Maske (CPAP = kontinuierlicher positiver Atemwegsdruck) mit Endoskopieport gewährleistet eine sichere Oxygenierung. Bei transnasalem Vorgehen sollte der TA des Nasopharynx eine vorsichtige Reinigung mit körperwarmer 0,9%iger NaCl-Lösung sowie eine Schleimhautabschwellung mit xylometazolin- oder naphazolinhaltigen Nasentropfen vorausgehen.

Topische Anästhesie (TA)

▶ **Anästhesie der oberen Atemwege.** Die topische Anästhesie kann in den oberen Atemwegen bis zum Pharynx durch Tupfen oder Besprühen der Schleimhaut mit 2–4%igem Lidocain ausgeführt werden. Bewährt haben sich spezielle Verneblersysteme (z. B. das Mucosal Atomisation Device) für eine schonende und sparsame naso- bzw. oropharyngeale Applikation von Lokalanästhetikum. Handelsübliches 10%iges Pumpspray (10 mg/Sprühstoß) ist zwar effektiv, bei veränderten Schleimhautverhältnissen allerdings subjektiv unangenehm (initiales „Brennen", Bittergeschmack durch Alkoholanteil). Die Laryngotracheobronchialregion anästhesiert man anschließend schrittweise über den Arbeitskanal des FB durch Instillation von kleinen Portionen von körperwarmem Lidocain 1–2%ig (z. B. 1–2 ml plus 3–4 ml Luft).

▶ **Inhalative TA.** Die inhalative TA setzt geeignete Geräte sowie eine effektive Spontanatmung über ein Mundstück voraus. Bei Kindern genügt altersabhängig Lidocain 0,5–1%ig fraktioniert zu je 0,5 bis 1 ml. Die empfohlene Einzelmaximaldosis für Lidocain wird mit bis zu 6 mg/kg KG für Erwachsene und mit 5 (bis 7) mg/kg KG für Kinder angegeben. Bei schwerer Herz- oder Leberinsuffizienz empfiehlt es sich, diese Dosen zu reduzieren, z. B. durch verringerte Konzentration des Lokalanästhetikums. Bei jeder TA muss die kumulative Gesamtdosis „mitgerechnet" und dokumentiert werden. Die Überwachungszeit der Patienten sollte dem zeitlich versetzten maximalen Plasmaspiegel Rechnung tragen und bei grenzwertiger individueller Dosierung wenigstens 90 min umfassen. Zu beachten ist ferner, dass topische Anästhetika, insbesondere Lidocain, bakterizide Effekte aufweisen, die ggf. Ergebnisse des mikrobiologischen Monitorings verfälschen können, wenn die Applikation über den Instrumentierkanal erfolgt oder größere Mengen benötigt werden.

▶ **Zusätzliche Sedierung.** Die zusätzlich zur TA durchgeführte i. v. Sedierung mit fraktionierten Dosen Midazolam oder Propofol via Spritzenpumpe darf die Spontanatmung nur unwesentlich einschränken. Es ist nicht zu empfehlen, eine insuffiziente TA durch Dosissteigerung von Sedativa zu kompensieren. Remifentanil (Spritzenpumpe) bietet durch seine spezifischen Eigenschaften bei kompromittierter Spontanatmung eine geeignete Alternative als Monoanalgosedierung während FFB. Die Dosierung erfolgt nach klinischen Kriterien.

Bei respiratorisch grenzwertigen, nicht intubierten Patienten ist es sinnvoll, den Eingriff unter TA mit einem Endotrachealtubus (ETT) durchzuführen (Beatmungsoption, Kapnografie, wiederholbare FB-Passage, reduziertes Aspirationsrisiko). Eine kurze Allgemeinanästhesie kann ggf. die bessere Alternative bei grenzwertiger Spontanatmung sein. Hierfür stehen gut steuerbare Pharmaka, wie Propofol, Remifentanil und Mivacurium zur Verfügung. Die Verwendung der Larynxmaske erlaubt, bei fehlender Kontraindikation, neben adäquater Ventilation auch die endoskopische Beurteilung des laryngotrachealen Übergangs.

Merke
Bei kritisch Kranken sollte die FFB vorzugsweise unter *kontrollierter Beatmung* stattfinden (▶ Tab. 3.35).

▶ **Erweitertes Monitoring bei erhöhtem Patientenrisiko.** Je höher das patientenseitige Risiko ist, desto intensiver müssen stabilisierende Maßnahmen zur vegetativen Abschirmung durch angepasste Analgosedierung, ggf. Muskelrelaxation, erfolgen. Desto höher sind andererseits die Anforderungen an ein *erweitertes Monitoring*. Gegebenenfalls sollte diese Aufgabe durch einen zweiten Arzt, unabhängig vom Untersucher, übernommen werden. Auf diese Weise sind spezifische Nebenwirkungen und potenzielle Komplikationen der FFB begrenzbar.

Die Einführung des FB durch die Luftbrücke in das Tracheobronchialsystem verringert den Luftbrückenquerschnitt. Der somit erhöhte Atemwegswiderstand bzw. mittlere Atemwegsdruck kann über unmittelbare Rückkopplung zum Ventilator zu Überschreitung von Alarmgrenzen, konsekutiver Einschränkung der Ventilation sowie erhöhten Atemwegsdrücken durch Auto-PEEP (PEEP = positiver endexspiratorischer Druck) führen. Manipulationen wie z. B. intensives, ununterbrochenes Absaugen können den Gasaustausch zusätzlich einschränken. Deshalb sind beim Erwachsenen zwischen Außendurchmesser (AD) des verwendeten FB und Innendurchmesser der vorhandenen Luftbrücke mindestens 2 mm Differenz („Kaliberkonflikt") einzuhalten [6].

▶ **Anpassung der geräteseitigen Ventilation.** Eine individuelle Anpassung der geräteseitigen Ventilation durch Justierung von Frequenz, Spitzendruck und Verhältnis von Inspiration zu Exspiration sowie eine Anhebung der FiO$_2$ (O$_2$-Konzentration im Inspirationsgasgemisch) sind erforderlich. Ein druckbegrenztes, volumenkontrolliertes Beatmungsmuster ist zu bevorzugen. Ziel ist die konstante Applikation eines adäquaten Tidalvolumens sowie die Aufrechterhaltung suffizienter Oxygenierung ohne extreme Auto-PEEP-Effekte.

▶ **Überwachung der patientenseitigen Ventilation.** Neben klinischen Aspekten ist deshalb die Überwachung der patientenseitigen Ventilation notwendig [6]. Alternativ kann die vorhandene Luftbrücke gewechselt oder ein kleineres FB genutzt werden. Für Risikopatienten sollte prinzipiell ein FB mit geringem AD zur Anwendung kommen.

3.9.4 Begleiteffekte und Komplikationen

▶ **Geringes Morbiditäts- und Mortalitätsrisiko.** Allgemein ist für die FFB unter TA und Sedierung bei spontan atmenden Patienten mit Atemwegserkrankungen ein geringes Morbiditäts- und Mortalitätsrisiko belegt. Bei Patienten mit Asthma bronchiale oder chronisch obstruktiver Lungenerkrankung kann das Risiko für schwere Komplikationen bis 5 % betragen.

Tab. 3.35 Flexible fiberoptische Bronchoskopie bei Beatmungspatienten: Empfehlungen zum Ablauf.

Zeitraum	Empfehlungen
vor Bronchoskopie	• Indikation abwägen • aseptische Bedingungen gewährleisten • Endoskopietechnik und -zubehör prüfen • „Kaliberkonflikt" (s. u.) vermeiden • adäquate Analgosedierung, ggf. Muskelrelaxation induzieren • O$_2$-Konzentration erhöhen • ggf. Basismonitoring erweitern • sterilen Adapter mit FB-Durchlass verwenden
während Bronchoskopie	• Beatmungsparameter anpassen • Absaugdauer, Untersuchungsdauer und Flüssigkeitsinstillation limitieren
nach Bronchoskopie	• Monitoring von Oxygenierung und Hämodynamik fortsetzen • Beatmungsparameter überprüfen • Pneumothorax ausschließen • Grobreinigung/Saugspülung des FB durchführen • Untersuchung dokumentieren

Diese Daten sind jedoch nicht ohne weiteres auf kritisch Kranke oder Beatmungspatienten übertragbar.

▶ **Komplikationen der FFB.** Komplikationen der FFB in der Intensivmedizin werden mit einer Inzidenz von ca. 3,5 – 5,5 % angegeben [6, 24]. Vergleichende prospektive Daten liegen nicht vor.

Man muss Begleiteffekte und potenzielle Komplikationen allein durch Einführen des FB in die Atemwege unterscheiden von maßnahmebedingten Folgen der FFB. Zu ersteren gehören:
- Einengung des Luftbrückenquerschnitts,
- Bronchospastik,
- reflektorische vegetative Veränderungen im großen und kleinen Kreislauf.

Maßnahmebedingte Folgen der FFB sind z. B.:
- Applikation topischer Anästhetika oder
- prolongierte lobär-segmentale Absaugmanöver.

▶ **Komplikationen der BAL.** Eine BAL verursacht darüber hinaus *zusätzliche* Nebeneffekte, wie Störung der Atemmechanik, Surfactantauswaschung und Rechtsherzbelastung [1, 4, 5, 13]. Sepsisäquivalente Erscheinungen werden mit der alveolokapillären Translokation von Endotoxin bzw. durch Zytokinliberation erklärt. Die Entstehung einer manifesten Sepsis durch BAL ist jedoch nicht belegt. Dies unterstreicht dennoch die Forderung nach begrenzter Flüssigkeitsinstillation.

Klinisches Korrelat dieser individuell sehr different ausgeprägten Störungen kann ein über Stunden anhaltender Abfall des arteriellen Sauerstoffpartialdrucks (paO$_2$) sein. Hierdurch sind im Einzelfall kardiopulmonale Zwischenfälle möglich.

Merke
Es existiert kein Prädiktor, der die individuelle Toleranz einer FFB/BAL vorausbestimmt. Besonderen Stellenwert hat deshalb eine möglichst kurze Untersuchungsdauer [8, 9] bei adäquatem Monitoring.

Komplikationen bei speziellen Erkrankungen

▶ **Erhöhter intrakranieller Druck.** Die FFB bei posttraumatisch oder postoperativ beatmeten Patienten mit intrakranieller Druckmessung zeigt einen Simultananstieg von intrakraniellem Druck sowie arteriellem Mitteldruck mit Zunahme des zerebralen Perfusionsdrucks. Nach Untersuchungsende sind diese Veränderungen rückläufig, allerdings nur dann, wenn Hyperkapnie, PEEP-Anstieg und Hustenreiz ausbleiben [19]. Bei kritisch erhöhtem intrakraniellem Druck sind Maßnahmen zur intrazerebralen Drucksenkung sowie eine Kreislaufstabilisierung unter erweitertem Monitoring angezeigt [12].

▶ **Akuter Myokardinfarkt.** Eine FFB in der unmittelbaren Periode nach akutem Myokardinfarkt sollte einer äußerst kritischen Indikationsstellung unterliegen. Besteht eine echokardiografisch bestätigte Herzinsuffizienz, ist jede FFB extrem risikobehaftet. Bei entsprechender Indikation ist zu empfehlen, die FFB (insbesondere bei nicht beatmeten Patienten) nur unter erweitertem hämodynamischen Monitoring sowie adäquaten Maßnahmen zur Stressreduktion durchzuführen [4, 7, 9].

▶ **Zustand nach Knochenmarktransplantation.** Bei Patienten mit erheblich beeinträchtigtem Allgemeinzustand nach Knochenmarktransplantation (z. B. drohende bzw. bestehende Beatmungspflichtigkeit) ist die diagnostische FFB wegen der ungünstigen Risiko-Nutzen-Relation (Komplikationsrate 15–27 %) umstritten.

Praxistipp
Treten während einer FFB bedrohliche Nebeneffekte auf, muss sie zunächst unterbrochen werden. Nach Stabilisierung kann man den Eingriff jedoch ggf. fortführen.

▶ **Ausschluss eines Pneumothorax.** Nach jeder FFB sollte zumindest klinisch ein Pneumothorax ausgeschlossen werden, im Zweifel oder nach invasiven Maßnahmen auch radiologisch [6, 9].

3.9.5 Methodische Grenzen

▶ **Kontraindikationen.** Bei entsprechenden technischen und personellen Voraussetzungen besteht für eine FFB *keine absolute Kontraindikation*, wenn durch deren Einsatz eine potenziell vitale Gefährdung abwendbar ist.

Relative Kontraindikationen sind Instabilität von Hämodynamik, Ventilation und Oxygenierung, ausgeprägte Gerinnungsstörung oder klinische Hirndruckzeichen ohne Monitoring des intrakraniellen Druckes (ICP). Hier gilt es, die jeweilige Indikation und die resultierenden Risiken sorgfältig abzuwägen und die Rahmenbedingungen (z. B. Qualifikation des Untersuchers, Limitierung des Eingriffes auf das erforderliche Minimum) zu optimieren.

▶ **Methodisch-technische Grenzen.** Methodisch-technische Grenzen der FFB sind eingeschränkte Sichtverhältnisse oder unzureichende Absaugkapazität. Besonders Komplikationen in singulären Atemwegen (Trachea, Z. n. Pneumektomie) lassen sich schwer beherrschen.

▶ **Indikationen für die starre Bronchoskopie.** Bei gegebener Indikation sind die Möglichkeiten der starren Bronchoskopie zu berücksichtigen [9, 22]. Indikationen sind:
- hochviskoser Sekretverhalt, ausgedehnte Fibrinausgüsse,
- adhärente Blutkoagel,
- größere oder „schwierige" Fremdkörper,
- Fremdkörper bei Kindern,
- massive Blutungen,
- die komplette traumatische Transsektion der Trachea oder eines Stammbronchus,
- Rekanalisierungsmaßnahmen bei zentralen Atemwegsstenosen.

Merke

▶ **Kontraindikation starre Endoskopie.** Absolute Kontraindikation für die translaryngeale starre Endoskopie ist jedoch die instabile bzw. immobile HWS.

3.9.6 Hygienische Aspekte und Instrumentenaufbereitung

Merke
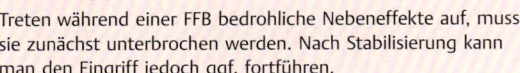

Jede FFB ist als invasiv zu betrachten und erfordert strenge Hygienestandards. Das betrifft den bettseitigen Einsatz des Instrumentariums ebenso wie dessen sorgfältige Aufbereitung und Aufbewahrung.

▶ **Infektionsschutz.** Primäres Ziel ist die Vermeidung von Infektionen bei Patienten und Personal. Auch Pseudoinfektionen infolge Kontamination nicht korrekt aufbereiteter Bronchoskope gilt es zu unterbinden. Das Personal sollte generell mit separater Schutzbekleidung, d. h. Handschuhe, Mund-Nasen-Schutz und Schutzbrille arbeiten, bei immunsupprimierten Patienten zusätzlich mit Kopfhaube und Kittel [9, 17, 20]. Die Umgebung des Patienten ist aseptisch abzudecken, um Kontaminationen während des Prozederes zu vermeiden und um das Instrumentarium ablegen zu können. Beim Beatmeten erfolgt die Konnektierung eines sterilen Swivel-Adapters mit FB-Durchlass unmittelbar vor Untersuchungsbeginn.

Mit endoskopisch entnommenen Proben muss sorgfältig umgegangen werden. Das betrifft sowohl Kennzeichnung und Aufbewahrung als auch zeitnahen Transport und Aufarbeitung.

▶ **Aufbereitung des Geräts und Aufbewahrung.** Unmittelbar nach Untersuchungsende ist nach den Empfehlungen der Gerätehersteller und einer Reihe weiterer Vorgaben (z. B. institutioneller Hygieneplan) eine Aufbereitung des FB mit Schutzhandschuhen, Mund-Nasen-Schutz und Schutzbrille in folgender Reihenfolge vorzunehmen:
- Dekontamination, d. h. Grobreinigung,
- Funktionskontrolle mit Durchgängigkeitstest (steriles/keimfreies Wasser),
- zügiger Transport zum Aufbereitungsraum,
- Dichtigkeitstest,
- gründliche Reinigung und Vordesinfektion,
- Schlussdesinfektion,
- Nachspülen und Trocknen, ggf. Sterilisation.

Wiederverwendbares Zubehör muss autoklavierbar sein. Laut Krankenpflegegesetz (§ 4) besteht für aufbereitende Maßnahmen Dokumentationspflicht.

Heute sollten ausnahmslos wasserdichte, komplett einlegbare FB verwendet werden. Eine ausschließlich *manuelle Aufbereitung* ist personal- und zeitintensiv sowie wenig standardisierbar. Die *halbautomatische Aufbereitung* erfolgt mittels mobilem Reinigungs- und Desinfektionswagen.

Merke

Vom hygienischen und wirtschaftlichen Standpunkt aus sowie seitens des Arbeitsschutzes werden heute *Endoskopreinigungs- und Desinfektionsautomaten* bevorzugt, wobei sämtliche Schritte ab Dichtigkeitstest vollautomatisiert sind.

Die Mittel für die chemische Instrumentendesinfektion müssen der aktuellen Liste der Deutschen Gesellschaft für Hygiene und Mikrobiologie (DGHM) entsprechen. Die *Aufbewahrung* von FB soll trocken, staubfrei und hängend, z. B. in geeigneten Schränken, erfolgen.

Praxistipp

Ein entsprechendes Hygienekonzept, das die Aspekte der Atemwegsendoskopie berücksichtigt, ist im Zusammenwirken mit den für Hygienefragen Verantwortlichen zu erarbeiten und umzusetzen [14].

3.9.7 Dokumentation

Eine standardisierte Dokumentation ist Bestandteil jeder FFB. Sie hat vergleichende sowie medikolegale Bedeutung. Inhaltlich sind hierbei zu berücksichtigen:
- die Indikationsstellung und vorausgegangene Diagnostik,
- das individuelle Patientenrisiko,
- die Art und Weise der Schmerzausschaltung und Ruhigstellung,
- Lumenverhältnisse und Position künstlicher Luftbrücken,
- topografische, morphologische und funktionelle Aspekte, insbesondere zu Tracheobronchialgerüst, Schleimhaut- und Sekretverhältnissen,
- die Befundlokalisation und -ausbreitung,
- der Untersuchungsgang sowie Maßnahmen,
- die Untersuchungstoleranz,
- die Diagnose und schließlich
- resultierende Empfehlungen.

Für eine optionale Zusatzdokumentation sind Videosysteme mit der Möglichkeit von Aufzeichnungen geeignet. Videofiberbronchoskope, bei denen ein Chip die Faseroptik ersetzt, kann man derzeit am ehesten für eine qualitativ hochwertige Dokumentation sowie zur Ausbildung nutzen [27]. Neueste Technologien erlauben darüber hinaus eine digitale Dokumentation, Nachbearbeitung, Speicherung und Archivierung endoskopischer Befunde.

3.9.8 Aus- und Weiterbildung

Die FFB ist inhaltlicher Bestandteil der Weiterbildungsordnungen sowohl für *Anästhesiologie* als auch für die fakultative Weiterbildung *Intensivmedizin*. Da diese Empfehlungen sehr allgemein gehalten sind, ist es hilfreich, überall dort, wo bronchoskopiert wird, „hauseigene" Festlegungen zu treffen.

▶ **Anästhesiologie.** Für den Auszubildenden ist es didaktisch sinnvoll, wenn die Methode nach theoretischer Einführung und „Trockentraining" am Übungsphantom zunächst bei den klinischen Anwendungen in der Anästhesiologie systematisch erlernt wird. Dies gilt für:
- Inspektion von/über Luftbrücken,
- Atemwegstoilette und fiberoptische Intubation am narkotisierten Patienten,
- schließlich Wachinspektion und -intubation bei einfachem, hiernach bei schwierigem Atemweg.

▶ **Intensivmedizin.** In der Intensivmedizin sollte sich diese notwendige Systematik in geeigneter Weise fortsetzen, wie auch für andere invasive Methoden praktiziert, bis selbstständiges Endoskopieren am Risikopatienten sicher möglich ist. Diese Vorgehensweise dient sowohl der Qualitätssicherung als auch den gebotenen ökonomischen Zwängen durch Vermeiden von „overuse" und Senkung von Reparaturkosten [10].

3.9.9 Zusammenfassung

Die FFB gehört heute fachübergreifend zum methodischen Rüstzeug des Intensivmediziners. Ein geeignetes FB mit Zubehör ist als Arbeitsmittel unverzichtbar. Da es sich um ein invasives Verfahren handelt, das mit einer Reihe von Nebenwirkungen oder ernsthaften Komplikationen verknüpft sein kann, muss die Indikationsstellung kritisch abgewogen werden. Abhängig vom Patientenspektrum lassen sich mit der Methode zahlreiche diagnostische und therapeutische Aufgaben effektiv und – unter bestimmten Prämissen – risikoarm lösen.

Die erfolgreiche Anwendung der FFB setzt hinreichende methodische Kenntnisse, die entsprechende Ausbildung, eine geeignete technische Ausrüstung sowie Logistik und Maßnahmen zur Qualitätssicherung voraus. Sind der FFB im Einzelfall methodische Grenzen gesetzt, ist im interdisziplinären Konsens zu prüfen, ob eine alternative Problemlösung durch starre Endoskopie oder nicht endoskopische Intervention infrage kommt.

Kernaussagen

Stellenwert und Indikationsstellung
Die flexible fiberoptische Bronchoskopie ist im Konsens mit anderen Verfahren als bettseitige intensivmedizinische Arbeitsmethode fachübergreifend etabliert. Dabei gibt es gesicherte Indikationen. Die Indikationsstellung muss einer abwägenden Risiko-Aufwand-Nutzen-Analyse unterliegen, auch deshalb, weil die Möglichkeit von Patientenaufklärung und individuellem Einverständnis außerhalb einer Notfallsituation beschränkt ist. Es ist möglich, sowohl diagnostische als auch therapeutische Fragestellungen bei kritisch Kranken, v. a. während Beatmung, sinnvoll zu lösen.

Voraussetzungen und Durchführung
Eine sichere und erfolgreiche Anwendung der Methode setzt umfangreiches theoretisch-klinisches und praktisches Wissen voraus. Der gerätetechnische Ausstattungsumfang richtet sich nach Indikationen bei der jeweiligen Patientenklientel sowie nach den individuellen Möglichkeiten des Untersuchers. Die patientenadaptierte Vorbereitung und Durchführung der Methode gestattet optimale Untersuchungsbedingungen. Für Risikopatienten werden ein erweitertes Monitoring sowie zusätzliche personelle Assistenz benötigt. Fiberbronchoskopie bei Kindern erfordert besondere Voraussetzungen.

Begleiteffekte und Komplikationen
Für intensivmedizinisch betreute Patienten existieren wenige verlässliche morbiditäts- und mortalitätsbezogene Daten zur flexiblen fiberoptischen Bronchoskopie. Die Inzidenz von relevanten Nebenwirkungen und Komplikationen liegt jedoch um ein Vielfaches höher als das Komplikationspotenzial bei fiberbronchoskopisch untersuchten pneumologischen Patienten. Ursächlich sind u. a. Komplexität und Schwere der Krankheit, die Untersuchungsbedingungen sowie die Invasivität und Dauer der flexiblen fiberoptischen Bronchoskopie. Die individuelle Toleranz gegenüber Nebenwirkungen oder Komplikationen der Methode ist nicht vorhersagbar. Potenzielle Risiken für den Patienten können weitgehend begrenzt, jedoch nicht völlig vermieden werden.

Methodische Grenzen

Ist durch flexible fiberoptische Bronchoskopie eine vitale Bedrohung mit hoher Wahrscheinlichkeit abwendbar, besteht keine absolute Kontraindikation. Relative Kontraindikationen erfordern eine besonders kritische Indikationsstellung sowie geeignete Maßnahmen zur Risikominderung für den Patienten. Gelangt man an methodische Grenzen seitens des Patienten, des Untersuchers, der verfügbaren endoskopischen Technik oder der personellen Assistenz, sollen eine interdisziplinäre Konsultation sowie Alternativen durch starre Endoskopieverfahren bzw. nicht endoskopische Intervention erwogen werden.

Hygienische Aspekte und Instrumentenaufbereitung

Der prinzipiell invasive Charakter der flexiblen fiberoptischen Bronchoskopie erfordert entsprechende Hygienestandards bezüglich bettseitiger Anwendung, instrumenteller Aufbereitung sowie Aufbewahrung der Endoskopietechnik. Es gilt Kreuzinfektionen bei Patienten und Infektionen beim Personal zu verhindern. Im institutionellen Hygieneplan müssen sämtliche Belange der Atemwegsendoskopie Berücksichtigung finden.

Dokumentation

Aus vergleichenden und medikolegalen Gründen müssen fiberbronchoskopische Maßnahmen dokumentiert werden. Inhaltlich sollte zu Indikation, Patientenrisiko, Untersuchungsablauf, Befunden, Maßnahmen und Empfehlungen Stellung genommen werden. Eine optionale endoskopische Bilddokumentation ist zumindest bei ungewöhnlichen Befunden zu empfehlen.

Aus- und Weiterbildung

Die flexible fiberoptische Bronchoskopie ist in den Weiterbildungsordnungen für *Anästhesiologie* und *Intensivmedizin* verankert. Um diesen allgemeinen Empfehlungen zu entsprechen, sollten differenzierte Festlegungen im jeweiligen Arbeitsumfeld getroffen werden, damit die Methode unter systematischer Anleitung vermittelt werden kann.

Literatur

Referenzen

[1] Adolf J, Bartels H, Feußner H et al. Die fiberoptische Bronchoskopie in der Intensivmedizin – funktionelle Wirksamkeit und methodische Nebenwirkung. Langenbecks Arch Chir 1985; 365: 37 – 46

[2] Ahmad M, Dweik RA. Future of flexible bronchoscopy. Clin Chest Med 1999; 20: 1 – 17

[3] Bankier A, Fleischmann D, Aram L et al. Bildgebung in der Intensivmedizin – Teil I. Radiologe 1998; 38: 972 – 986

[4] Bein T, Pfeifer M, Keyl C et al. Right ventricular function and plasma atrial natriuretic peptide levels during fiberbronchoscopic alveolar lavage in critically ill, mechanically ventilated patients. Chest 1995; 108: 1030 – 1035

[5] Bellomo R, Tai E, Parkin G. Fibreoptic bronchoscopy in the critically ill: a prospective study of its diagnostic and therapeutic value. Anaesth Intens Care 1992; 20: 464 – 469

[6] de Castro FR, Violan JS. Flexible bronchoscopy in mechanically ventilated patients. J Bronchol 1996; 3: 64 – 68

[7] Dunagan DP, Burke HL, Aquiono SL et al. Fiberoptic bronchoscopy in coronary care unit patients. Chest 1998; 114: 1660 – 1667

[8] Dweik RA, Stoller JK. Role of bronchoscopy in massive hemoptysis. Clin Chest Med 1999; 20: 89 – 105

[9] Freitag L. Bronchoskopie auf der Intensivstation. In: Zerkowski HR, Baumann G, Hrsg. Herz-Akut-Medizin. Darmstadt: Steinkopff; 1999: 52 – 59

[10] Häussinger K, Ballin A, Becker HD et al. Deutsche Gesellschaft für Pneumologie. Empfehlungen zur Sicherung der Qualität in der Bronchoskopie. Pneumologie. 2004; 58: 344 – 356

[11] Hilbert G, Gruson D, Vargas F et al. Bronchoscopy with bronchoalveolar lavage via laryngeal mask airway in high-risk hypoxemic immunosuppressed patients. Crit Care Med 2001; 29: 249 – 255

[12] Kerwin AJ, Croce MA, Timmons SD et al. Effects of fiberoptic bronchoscopy on intracranial pressure in patients with brain injury: a pospective clinical study. The Journal of Trauma 2000; 48: 878 – 896

[13] Klein U, Karzai W, Zimmermann P et al. Changes in pulmonary mechanics after fiberoptic bronchoalveolar lavage in mechanically ventilated patients. Intensive Care Med 1998; 24: 1289 – 1293

[14] Kommission für Krankenhaushygiene und Infektionsprävention beim Robert-Koch-Institut. Anforderungen an die Hygiene bei der Aufbereitung flexibler Endoskope und endoskopischen Zusatzinstrumentariums. Bundesgesundheitsbl – Gesundheitsforsch – Gesundheitsschutz 2002; 45: 395 – 411

[15] Kreider ME, Lipson DA. Bronchoscopy for atelectasis in the ICU: a case report and review of the literature. Chest 2003; 124: 344 – 350

[16] Lin MC, Lin HC, Lan RS et al. Emergent flexible bronchoscopy for the evaluation of acute chest trauma. J Bronchol 1995; 2: 188 – 191

[17] Mehta AC, Minai OA. Infection control in the bronchoscopy suite. A review. Clin Chest Med 1999; 20: 19 – 32

[18] Mentec H, May-Michelangeli L, Rabbat A et al. Blind and bronchoscopic sampling methods in suspected ventilator-associated pneumonia. Intensive Care Med 2004; 30: 1319 – 1326

[19] Perless JR, Snow N, Likavec MJ et al. The effect of fiberoptic bronchoscopy on cerebral hemodynamics in patients with severe head injury. Chest 1995; 108: 962 – 965

[20] Rolff M. Prävention von Infektionen bei der Endoskopie. In: Daschner F, Hrsg. Praktische Krankenhaushygiene und Umweltschutz. 2. Aufl. Berlin: Springer; 1997: 553 – 570

[21] Rosenblatt WH. Preoperative planning of airway management in critical care patients. Crit Care Med 2004; 32 (Suppl.): S 186 – S 192

[22] Silver MR, Balk RA. Bronchoscopic procedures in the intensive care unit. Crit Care Clin 1995; 11: 97 – 109

[23] Trulock EP. Flexible bronchoscopy in lung transplantation. Clin Chest Med 1999; 20: 77 – 87

[24] Turner JS, Willcox PA, Hayhurst MD et al. Fiberoptic bronchoscopy in the intensive care unit – a prospective study of 147 procedures in 107 patients. Crit Care Med 1994; 22: 259 – 264

[25] Welte T, Ewig S. Diagnostik von beatmungsassoziierten Pneumonien – wo stehen wir heute? Intensivmed 1999; 36: 224 – 229

Weiterführende Literatur

[26] Civetta JM, Taylor RW, Kirby RR, eds. Critical Care. 3 rd ed. Philadelphia: Lippincott-Raven; 1997: Hata JS, Schenk DA, Dellinger RP. Fiberoptic bronchoscopy. 683 – 702

[27] Dierkesmann R, Dobbertin I. Lehrbuch und Atlas der Bronchoskopie. Berlin: Hans Huber; 2004

[28] Prakash UBS, ed. Bronchoscopy. New York: Lippincott-Raven; 1997

3.10 Stellenwert und Grenzen der Sonografie

F. Fobbe

3.10.1 Grauwertsonografie

▶ **Darstellbarkeit der Organe.** Bei Patienten auf der Intensivstation müssen am häufigsten die abdominellen Organe untersucht werden. Einschränkungen ergeben sich nur bei ausgeprägtem Meteorismus und nicht zu komprimierenden Bauchdecken bei Organen und Gefäßen, die ausschließlich von ventral darzustellen sind (z. B. Pankreas, Aorta, V. cava). Die übrigen Bauchorgane können aber in solchen Fällen von dorsolateral beschallt werden. Die Organe des kleinen Beckens sind perkutan nur eingeschränkt zu erfassen. Hier ist die transvaginale bzw. transrektale Untersuchung vorzuziehen.

Merke

Mit der Grauwertsonografie können die mit morphologischen Veränderungen einhergehenden Erkrankungen der abdominellen Organe erkannt und bewertet werden. Einschränkungen ergeben sich bei Meteorismus und nicht komprimierbarer Bauchdecke.

▶ **Verletzungen innerer Organe.** In der Intensiv- und Notfallmedizin wird die Grauwertsonografie als Methode der ersten Wahl zum Ausschluss oder zur Bestätigung von traumatischen Verletzungen parenchymatöser abdomineller Organe eingesetzt. Diese Untersuchung muss simultan zur Erstversorgung erfolgen. Hierbei wird nach der Atemverschieblichkeit der Organe, nach fokalen Läsionen im Parenchym sowie nach vermehrter intraperitonealer Flüssigkeit gefahndet. Die verminderte oder aufgehobene Atemverschieblichkeit ist ein indirektes Zeichen einer Verletzung des Organs selbst oder von dem Organ anliegenden Strukturen. Nach einer Leberteilruptur ohne Einriss der Kapsel findet sich z. B. eine flächenhafte, zu Beginn unscharf begrenzte inhomogen echoarme Struktur, die von allen Seiten von normalem Lebergewebe umgeben sein kann oder sich bis zur Leberkapsel ausbreitet. Die Alternative zu diesem Vorgehen ist ein Computertomogramm (CT) direkt in der Notaufnahme.

▶ **Intraperitoneale Flüssigkeit.** Vermehrte intraperitoneale Flüssigkeit bei einem Patienten nach einem abdominellen Trauma ist in erster Linie als Folge einer Organruptur zu bewerten. Eine Unterscheidung zwischen Blut und z. B. Aszites ist aber nicht möglich. Wenn weder im Ultraschall noch im CT eine Blutungsquelle nachzuweisen ist, sollte eine ultraschallgesteuerte Probepunktion erfolgen. Der Nachweis von vermehrter intraperitonealer Flüssigkeit gelingt am besten an den (in Abhängigkeit von der Lagerung des Patienten) abhängigen Körperabschnitten. In Rückenlage ist z. B. die Beschallung von der Flanke aus mit Darstellung der perirenalen Räume und von ventral aus die Darstellung des Douglas-Raumes durch die – gefüllte – Harnblase wichtig.

▶ **Hämatome.** Die Echogenität eines Hämatoms ist unterschiedlich. Sie hängt vom Ausmaß der Blutung, vom Alter der Blutung, vorn Zustand des Blutes (geronnen/nicht geronnen) und von der Lokalisation ab. Wichtig ist die Feststellung, dass die Echogenität keine absolute, sondern eine relative Größe ist. Sie ist abhängig von der Geräteeinstellung, von der individuellen Absorption und Streuung der Schallwellen im Gewebe sowie von der Lokalisation der untersuchten Struktur.

▶ **Hautemphysem und Meteorismus.** An der Grenzfläche Weichteilstruktur/gashaltige Struktur kommt es zu einer Totalreflexion der Ultraschallwellen. Patienten mit einem Haut- und/ oder Weichteilemphysem (z. B. nach Rippenfraktur und Pneumothorax) können deshalb nicht untersucht werden.

Praxistipp

Bei allen unklaren Befunden im Ultraschall und entsprechender klinischer Symptomatik sollte mit der CT versucht werden, die Situation weiter zu klären. Beispiele hierfür wären das Vorliegen von vermehrter intraperitonealer Flüssigkeit oder die verminderte/aufgehobene Atemverschieblichkeit der Organe im Ultraschall ohne Nachweis einer Organverletzung.

▶ **Verlaufskontrollen.** Wenn eine Organverletzung vorliegt, die konservativ behandelt werden soll (z. B. ein subkapsuläres Leberhämatom), so müssen engmaschige Verlaufskontrollen erfolgen. Die Zeitabstände sind individuell festzulegen (Zustand des Patienten, Ausmaß der Verletzung, Gerinnungsstatus, Zeitraum nach dem Trauma usw.).

▶ **Thorax.** Als Ergänzung zur Untersuchung des Abdomens sollte immer der Thorax miteinbezogen werden. Pleura- und/ oder Perikardergüsse werden frühzeitig erkannt. Pneumonische Infiltrationen, die bis zur Pleura reichen, sind ebenfalls nachzuweisen und können im Verlauf beurteilt werden.

▶ **Intrakranielle Strukturen.** Bei Neugeborenen und Kleinkindern können durch die offenen Fontanellen morphologische Veränderungen an den intrakraniellen Strukturen erfasst werden.

▶ **Oberflächlich gelegene Organe.** Die oberflächlichen Weichteilstrukturen bzw. die oberflächlich liegenden Organe (Testes, Schilddrüse) sind für die Untersuchung mit dem transkutanen Ultraschall besonders geeignet. Hier ist eine überlagerungsfreie Erfassung der Morphologie zu erreichen.

▶ **Punktionen.** Jede im Ultraschall dargestellte Struktur kann unter Ultraschallkontrolle auch punktiert werden.

Praxistipp

Punktionen sind sowohl mit speziellen Punktionsschallköpfen als auch – einfacher und preiswerter – „freihändig" möglich (Einstich der Nadel etwa 2 cm neben dem Schallkopf und Dirigieren bzw. Verfolgen der Nadel im Echtzeitbild durch Positionsänderungen des Schallkopfes). Bei intensivpflichtigen Patienten ist hier insbesondere die Punktion und Drainage von Abszessen wichtig. Außerdem kann unter Ultraschallkontrolle die Punktion von Venen und Arterien zur Platzierung von Verweilkathetern einfach und schnell erfolgen.

3.10.2 Doppler-Sonografie

Es gibt 2 Verfahren: die *CW-Doppler-Sonografie* (CW = „continuous wave") oder die *gepulste Doppler-Sonografie* (PW = „pulsed wave") Mit der CW-Doppler-Sonografie kann die Durchblutung der Extremitäten und des Hirns qualitativ erfasst werden. Mit der PW-Doppler-Sonografie kann zusätzlich die Entfernung der erfassten Blutbewegung vom Schallkopf angegeben werden (z. B. transkraniell die hirnbasisnahen Arterien). Der entscheidende Nachteil beider Methoden liegt in der fehlenden Information über die Morphologie der untersuchten Strukturen.

3.10.3 Duplexsonografie

▶ **Prinzip.** Bei der Duplexsonografie werden Grauwertsonografie (Erfassung der Morphologie) und Doppler-Sonografie (Erfassung der Blutbewegung) zusammen erfasst. Die heute fast nur noch angewendete Methode ist die *farbkodierte Duplexsonografie* (FKDS). Hier wird die Information über den Blutfluss dem Grauwertbild farbig unterlegt. In den Bildabschnitten, in denen eine Blutbewegung vorliegt, wird statt des Grauwertes ein roter oder ein blauer Punkt abgebildet.

> **Merke**
> Die farbkodierte Duplexsonografie (FKDS) hat sich als Routinemethode etabliert.

▶ **Ultraschallkontrastmittel.** Ultraschallkontrastmittel führen zu einer Verstärkung der reflektierten Schallwellen und damit zu einer Verbesserung v. a. des Doppler-Signals. Um die Methode anwenden zu können, wird ein geeignetes Ultraschallgerät benötigt. Häufig wird die Methode zum Nachweis bzw. zur Differenzierung von fokalen Leberläsionen bzw. zur differenzierteren Beurteilung der Durchblutung parenchymatöser Organe eingesetzt.

Periphere Gefäße

Venen

▶ **Thrombosen.** Die häufigste Indikation zur Untersuchung der peripheren Venen ergibt sich bei Intensivpatienten aus der Frage nach einer venösen Thrombose.

> **Praxistipp**
> Die *Kompressionssonografie* ist die Basis dieser Untersuchung. Die Weichteile um die Gefäße werden mit dem Schallkopf komprimiert. Das Lumen einer normalen peripheren Vene ist durch leichten Druck mit dem Schallkopf (im Querschnitt) vollständig zu komprimieren. Liegt eine Thrombose vor, ändert sich das Gefäßlumen unter dem Schallkopf nicht oder nur gering.

▶ **Untersuchung.** Grundlage der Untersuchung ist die Kompression der Weichteile mit dem Schallkopf. Kann dabei das Venenlumen nicht verändert werden, liegt ein pathologischer Befund vor. Neben den Gefäßen werden gleichzeitig auch die perivaskulären Strukturen erfasst – damit ist eine Reihe von Differenzialdiagnosen möglich (z. B. Baker-Zyste, Aneurysma der Begleitarterie, Lymphom, Hämatom).

Über die beim Valsalva-Pressversuch auftretenden Änderungen des Blutflusses können auch die Venenabschnitte beurteilt werden, die wegen Darmgas- oder Lungenüberlagerung nicht direkt zu erfassen sind (Beckenvenen, V. subclavia).

▶ **Limitationen.** Die Kompressionssonografie kann bei fast allen Patienten angewendet werden. Die wenigen Einschränkungen liegen bei Patienten mit ausgeprägtem Ödem der Weichteile oder ausgedehnten Weichteildefekten vor.

> **Merke**
> Die FKDS ist eine schnelle und zuverlässige Methode zum Ausschluss oder Nachweis einer Thrombose der Extremitätenvenen. Eine Phlebografie der Beine ist nur noch sehr selten bei unklaren Befunden notwendig. Bei einer fraglichen Thrombose in den Beckenvenen, den Vv. brachiocephalicae und der V. cava (inferior und superior) sollte als Ergänzung zur FKDS eine CT mit Kontrastmittel erfolgen.

Arterien

▶ **Arterielle Verschlüsse.** Die häufigste Fragestellung ist die akute Ischämie mit der Frage nach der genauen Lokalisation und Ausdehnung des arteriellen Verschlusses. Im Allgemeinen ist es mit der FKDS möglich, die Arterien der Extremitäten und des Halses direkt darzustellen und zu beurteilen. Nur bei ausgeprägter diffuser Arteriosklerose mit mehreren Stenosen und/oder Verschlüssen ist eine sichere Diagnose nicht möglich.

> **Merke**
> Die bei intensivpflichtigen Patienten anfallenden akuten Fragen können mit der FKDS beantwortet werden und eine Angiografie ist nur selten notwendig.

Transkranielle Gefäße

Bei der transkraniellen Duplexsonografie geht es im Wesentlichen um die Beurteilung der *intrazerebralen Arterien*. Bei der transtemporalen Beschallung hängt die Qualität der Gefäßdarstellung direkt von der Dicke bzw. dem Aufbau des Os temporale ab. In Ergänzung zur Darstellung der extrakraniellen Karotiden können bei Patienten mit einem zerebralen Infarkt transkraniell die basisnahen Arterien dargestellt werden. Eine wesentliche Indikation der transkraniellen Doppler- bzw. Duplexsonografie ist die Hirntoddiagnostik. Der Nachweis des irreversiblen zerebralen Kreislaufstillstandes kann – unter Beachtung der Ausschlusskriterien – damit erbracht werden.

Leber und V. portae

Die Perfusion der Leber und der V. portae ist mit der FKDS meistens sicher zu beurteilen. Bei Patienten mit portalem Hypertonus und Blutung aus Ösophagus- bzw. Magenfundusvarizen muss vor einer druckentlastenden invasiven Therapie (z. B. TIPSS) die freie Durchgängigkeit der portalen Venen, der A. hepatica und der Lebervenen zweifelsfrei festgestellt werden. Ähnliches gilt für Patienten nach einer Lebertransplantation. Über einen transinterkostalen Zugang ist auch bei frisch operierten Patienten eine ausreichende Darstellung der Leber möglich.

Nieren

Nach einer Transplantation ist bei fehlender Urinproduktion die Darstellung der normalen Perfusion der Niere wichtig. Mit der FKDS können sowohl der arterielle Einstrom als auch der venöse Ausstrom sicher dargestellt werden. Mithilfe von Verlaufsuntersuchungen kann auch die Entwicklung einer Rejektion beurteilt werden. Hierzu wird der periphere arterielle Widerstand mithilfe von Doppler-Frequenzanalysen („Widerstandsindex") beurteilt. Die Perfusion von orthotopen Nieren ist wegen der retroperitonealen Lage nur bei schlanken Patienten ausreichend zu erkennen. Nach Gabe von Ultraschallkontrastmitteln ist aber auch die Frage nach einem größeren Perfusionsdefekt zu beantworten.

Mesenteriale Gefäße

Beim Verdacht auf einen Mesenterialinfarkt kann der Hauptstamm der A. und der V. mesenterica superior untersucht werden. Eine Thrombosierung der Vene wird mit Druck des Schallkopfes auf die Bauchdecken geprüft bzw. über die farbkodierten Flusssignale im Lumen ausgeschlossen. Mit der FKDS sind allerdings nur der Hauptstamm und allenfalls die zentralen Abschnitte der Seitenäste erster Ordnung zu beurteilen. Der Verschluss eines peripheren Astes kann nur mit dem Angio-CT bzw. angiografisch nachgewiesen werden.

> **Praxistipp**
>
> Für die Beurteilung der zentralen Gefäßabschnitte ist ein Zeitaufwand von nur wenigen Minuten notwendig. Beim Nachweis eines Verschlusses ist eine weitere Diagnostik *nicht* erforderlich und die Therapie kann sofort eingeleitet werden.

Oberflächliche Strukturen und Skrotum

Bei jüngeren Männern können plötzlich auftretende Schmerzen im Skrotum zur Differenzialdiagnose Hodentorsion/akute Epididymoorchitis führen. Mithilfe der in der FKDS erfassten Perfusion der Hoden kann zwischen diesen beiden Diagnosen unterschieden werden. Allgemein ist mithilfe der Darstellung der Durchblutung die Unterscheidung zwischen einer soliden (perfundierten) und einer zystischen/nekrotischen pathologischen Struktur möglich. Damit ist auch die gezielte Punktion mit Entnahme einer Gewebeprobe einfacher.

> **Kernaussagen**
>
> **Grauwertsonografie**
> Der Ultraschall ist eine einfach einzusetzende Methode, die auch bei intensivpflichtigen Patienten am Krankenbett durchgeführt werden kann. Möglichkeiten und Limitationen der Methode sollten aber berücksichtigt werden und der Untersucher sollte über einen entsprechenden Ausbildungsstand verfügen.
> Mit der Grauwertsonografie können die mit morphologischen Veränderungen einhergehenden Erkrankungen der abdominellen Organe erkannt und bewertet werden, wobei jedoch der Nachweis bzw. der Ausschluss einer umschriebenen pathologischen Flüssigkeitsansammlung nicht immer möglich ist.
>
> **Doppler-Sonografie**
> Der entscheidende Nachteil dieser Methode liegt in der fehlenden Information über die Morphologie der untersuchten Strukturen, weshalb eine differenzierte Aussage – insbesondere unter intensivmedizinischen Bedingungen – in vielen Fällen nicht möglich ist.
>
> **Duplexsonografie**
> Um die Möglichkeiten der Sonografie auszuschöpfen, sollte die Untersuchung wegen der meist komplexen Krankheitsbilder bei Intensivpatienten mit einem Farbduplexsonografiegerät erfolgen. Unter diesen Prämissen ist der Ultraschall die Methode der ersten Wahl zur Erfassung von Durchblutungsstörungen und morphologischen Veränderungen an parenchymatösen Organen.

Literatur

Weiterführende Literatur

[1] Gogarten W. Die neue S3-Leitlinie zur Thromboembolieprophylaxe – Bedeutung für unser Fachgebiet. Anästh Intensivmed 2009; 50: 316–323
[2] Grau T, Hrsg. Ultraschall in der Anästhesie und Intensivmedizin: Lehrbuch der Ultraschalldiagnostik. Köln: Deutscher Ärzte-Verlag; 2009
[3] Schäberle W. Ultraschall in der Gefäßdiagnostik: Therapieorientiertes Lehrbuch und Atlas. Berlin: Springer; 2010
[4] Widder B, Görtler M. Doppler- und Duplexsonographie der hirnversorgenden Gefäße. 6. Aufl. Berlin: Springer; 2004

3.11 Diagnostische und interventionelle Radiologie

F. Fobbe

3.11.1 Thoraxübersichtsaufnahme

▶ **Aufnahmetechnik.** Die Röntgenübersichtsaufnahme der Thoraxorgane kann auf der Intensivstation nur im Liegen (anterior-posteriorer Strahlengang) und in Kombination mit einem Rastertunnel durchgeführt werden, das Aufnahmemedium sollte eine Speicherfolie sein („digitale Radiografie"). Dieses Verfahren bietet im Vergleich zur alten Film-/Folientechnik („analoge Radiografie") gerade bei Bettaufnahmen große Vorteile (z. B. weniger Fehlbelichtungen). Die Aufnahmen stehen sofort nach dem Auslesen der Speicherfolien auf den Stationen zur Verfügung. Die neueste Technik (wegen der hohen Kosten zurzeit nur an wenigen Orten verfügbar) erlaubt das Auslesen der Bildinformation direkt vom Detektor und die Übertragung der Daten mittels WLAN auf den Bildrechner (Festkörpertechnologie).

> **Praxistipp**
>
> Die Aufnahmen sollten nach Möglichkeit in tiefer Inspiration angefertigt werden. In dieser Atemlage ist die Lunge entfaltet und damit am besten zu beurteilen. Auch für die Verlaufsbeurteilung ist eine standardisierte Aufnahmetechnik essenziell. Nur bei der Frage nach einem Pneumothorax wird eine Aufnahme in Exspiration angefertigt.

Bei der Differenzierung einer homogenen Transparenzminderung auf der Liegendaufnahme (z. B. Pleuraerguss/Pleuraschwarte) kann eine *seitliche Thoraxaufnahme* hilfreich sein. Unter den Bedingungen auf einer Intensivstation sind solche Aufnahmen jedoch nicht realisierbar. Die Differenzierung sollte deshalb besser mit dem Ultraschall erfolgen.

Vor der Aufnahme müssen alle von außen der Haut aufliegenden Fremdkörper soweit möglich entfernt bzw. verlagert werden. Nur so ist eine sichere Beurteilung der einzelnen Überwachungs- bzw. Versorgungsleitungen im Körper möglich.

▶ **Kontrastmittelapplikation.** Die Lagebeurteilung eines zentralen Venenkatheters sollte nach dem Auffüllen des Katheterlumens mit Kontrastmittel erfolgen, damit kann die intravasale Lage des Katheters gesichert werden.

Als Kontrastmittel werden in Deutschland nur noch „nicht ionische Kontrastmittel" verwendet. Diese Substanzen haben im Unterschied zu den alten „ionischen Kontrastmitteln" eine Osmolalität von etwa 600 mosmol/kg H_2O. Unerwünschte Nebenwirkungen treten bei diesen Kontrastmitteln selten auf.

> **Praxistipp**
>
> Die Gabe von etwa 5 ml Kontrastmittel ist ausreichend zur sicheren Lagekontrolle des Venenkatheters. Angesichts der möglichen durch eine Katheterfehllage verursachten Folgen für den Patienten (z. B. Infusion in das Mediastinum) ist der Aufwand gerechtfertigt.

▶ **Beurteilung.** Auf der Thoraxübersichtsaufnahme werden der knöcherne Thorax, die Lungenstrukturen, die zentralen Gefäße, die mediastinalen Strukturen, das Herz und die Thoraxwandweichteile beurteilt. Zusätzlich müssen die Lage und die Durchgängigkeit zentral liegender Katheter und die Lage des Beatmungstubus erfasst werden.

Die Thoraxaufnahme ist eine der wichtigsten und am häufigsten durchgeführten diagnostischen Maßnahmen bei intensivpflichtigen Patienten. Die Beurteilung erfordert nicht nur profunde radiologische Kenntnisse, sondern auch ausführliche Informationen über den klinischen Zustand des Patienten.

Merke
Auf der Übersichtsaufnahme können alle wesentlichen Erkrankungen der Thoraxorgane richtungsweisend erkannt werden. Weitergehende Untersuchungen (Ultraschall, Computertomografie [CT]) erfolgen sekundär zur Differenzialdiagnose oder zur Behandlung (z. B. Einlegen eines Drainagekatheters).

3.11.2 Abdomenübersichtsaufnahme

Auf der Intensivstation können Abdomenaufnahmen in der Regel nur im Liegen (meist Rückenlage) durchgeführt werden. Die diagnostische Aussagefähigkeit solcher Aufnahmen ist aber sehr beschränkt. Wenn die Fragestellung nicht mittels Ultraschall zu beantworten ist, sollte ein CT erfolgen.

Praxistipp
Es kann nicht nur die Gasverteilung im Darm oder die Verteilung eines oral bzw. über eine Sonde gegebenen Kontrastmittels beurteilt werden, sondern die Aufnahme lässt sich auch zur Suche nach Fremdkörpern (z. B. postoperativ) und eventuell auch freier Luft verwenden. Für differenzierte Fragestellungen sind die so angefertigten Aufnahmen aber nicht geeignet.

3.11.3 Computertomografie (CT)

▶ **Möglichkeiten und Limitationen.** Mit der CT sind transversale Schnittbilder aller Körperregionen möglich. Einschränkungen bestehen nur bei Metallimplantaten. Wegen der wesentlich höheren Strahlenabsorption durch das Metall (im Vergleich zu den biologischen Geweben) kommt es zu ausgeprägten Artefakten, die eine Beurteilung in diesen Abschnitten gar nicht oder nur sehr eingeschränkt zulassen.

In Abhängigkeit von der untersuchten Struktur und der Untersuchungstechnik können pathologische Läsionen ab einer Größe von 0,5–1 cm erkannt werden. Mit modernen Geräten („Mehrzeilen-CT") können in einem Aufnahmezyklus mehrere Schichten gleichzeitig bzw. kann, wenn notwendig, der gesamte Körperstamm in einer Atemanhaltephase aufgenommen werden. Aus dem so gewonnenen Datensatz sind durch Berechnungen Rekonstruktionen in allen Ebenen möglich.

▶ **Kontrastmittelapplikation.** Auf den Nativaufnahmen haben solide und flüssige Strukturen eine ähnliche Dichte („Densität"). Zur Differenzierung ist deshalb eine Kontrastmittelgabe notwendig. Diese erfolgt intravenös und – bei der Untersuchung der abdominellen Organe – zusätzlich oral (bzw. über eine Magensonde) und/oder rektal über einen Einlauf. Um pathologische Prozesse im Abdomen sicher ausschließen zu können, sollten Magen, Dünn- und Dickdarm mit Kontrastmittel gefüllt sein, damit die genannten Organe von pathologischen Strukturen zu differenzieren sind. Es ist deshalb notwendig, rechtzeitig vor dem Beginn der Untersuchung mit der – oralen – Kontrastmittelgabe zu beginnen. Das oral oder rektal gegebene Kontrastmittel muss vor der Gabe so verdünnt werden, dass keine Artefakte auftreten (die handelsüblichen Substanzen – z. B. Gastrografin – haben eine viel zu hohe Jodkonzentration).

Praxistipp
Bei der Lagerung des Patienten auf dem Untersuchungstisch ist darauf zu achten, dass alle strahlenabsorbierenden Fremdkörper von der Haut entfernt werden (z. B. Elektrodenkabel, Versorgungsleitungen). Bei der Untersuchung des Thorax ist es außerdem wichtig, die Arme nach Möglichkeit über dem Kopf zu lagern. Sowohl die Arme als auch dünne metallhaltige Materialien auf der Körperoberfläche können ausgeprägte Artefakte verursachen, die den diagnostischen Stellenwert einschränken.

▶ **Kraniales CT.** Beim Verdacht auf eine *intrakranielle Blutung* oder auf eine *zerebrale Ischämie* ist mit der CT eine sichere Diagnose bzw. ein Ausschluss möglich. Frisches Blut stellt sich im Vergleich zum normalen Hirngewebe meist als hyperdense (im Vergleich zum normalen Hirngewebe hellere) Struktur dar. Gelegentlich kann eine subdurale Blutung aber auch isodens zum Hirngewebe erscheinen. In einem solchen Fall kann die Diagnose aber durch den Nachweis der Verlagerung der Hirnstrukturen bzw. mithilfe der asymmetrischen Darstellung der äußeren Liquorräume gestellt werden.

Ein frischer zerebraler *Infarkt* zeigt sich als hypodense (dunklere) Struktur. In den ersten Stunden (bis etwa 6 h) ist der Infarkt oft noch nicht nachweisbar und eine Verlaufskontrolle ist zur sicheren Diagnose notwendig. Die Störung der Blut-Hirn-Schranke kann nach Kontrastmittelgabe in vielen Fällen aber schon früher erfasst werden.

Bei einem *Verschluss* der A. carotis interna, der A. cerebri media oder der A. basilaris ist das betroffene Gefäß manchmal als hyperdense Struktur im CT-Bild nachweisbar.

Die *Thrombosierung* einer größeren Hirnvene kann nach Kontrastmittelgabe durch die fehlende Anreicherung des betroffenen Venenlumens erkannt werden. *Zerebrale Abszesse* erscheinen nach Kontrastmittelgabe als hypodense rundliche Areale mit ringförmiger Kontrastmittelanreicherung und meist einem umgebenden Ödem. Differenzialdiagnostisch kommen bei dieser Morphologie Metastasen und Toxoplasmoseherde in Frage.

▶ **Abszesse.** Abszesse in präformierten Körperhöhlen oder in Weichteilstrukturen sind meist hypodens und reichern das Kontrastmittel am äußeren Rand ringförmig an. Grundsätzlich ist aber jede beliebige Erscheinungsform möglich (in Abhängigkeit vom Alter und von der Zusammensetzung des Abszesses, von der Dichte der umliegenden Strukturen, von der Art der Reaktion des Körpers). Beim Nachweis einer pathologischen Raumforderung und den klinischen/laborchemischen Zeichen eines Abszesses sollte deshalb – unabhängig von der CT-Morphologie – eine diagnostische Punktion erfolgen.

▶ **Thoraxbefund.** Beim Verdacht auf eine *Lungenembolie* ist ein Mehrzeilen-CT nach intravenöser Kontrastmittelgabe die Methode der Wahl. Mittels Echokardiografie können nur die zentralen Pulmonalarterien beurteilt werden. Auch zur Frage nach einem Aortenaneurysma ist das Kontrastmittel-CT bei Intensivpatienten die Methode der Wahl.

Bei allen *unklaren Veränderungen an der Lunge* und/oder von mediastinalen Strukturen auf der Thoraxübersichtsaufnahme sollte eine CT erfolgen. Hiermit können z. B. tumoröse Prozesse als mögliche Ursache einer therapierefraktären Pneumonie erkannt werden. Außerdem ist die Zuordnung pathologischer Flüssigkeitsansammlungen zur Pleura, zum Mediastinum oder zur Lunge möglich. In der gleichen Sitzung kann sofort eine diagnostische oder auch therapeutische Punktion erfolgen. Problematisch sind Prozesse, die nur im Lumen der Bronchien/der Trachea vorliegen. Führt z. B. ein endobronchial wachsender Tumor zu einer poststenotischen Pneumonie, so ist im CT oft nur die Infiltration, aber nicht der Tumor zu erkennen. Bei allen Pneumonien, die auf die Therapie nicht adäquat reagieren, muss deshalb zum Ausschluss einer endobronchialen Ursache eine Bronchoskopie erfolgen.

▶ **Abdomen.** Nach *abdominellen Eingriffen* und postoperativer Darmatonie ist wegen der Darmgasüberlagerung und der fehlenden Kompressibilität der Bauchdecken die Diagnostik mit dem Ultraschall oft nur eingeschränkt möglich (Schallfenster nur von lateral und dorsal). Bei solchen Patienten ist die CT dem Ultraschall überlegen. Gelingt es, den Darm mit Kontrastmittel zu füllen, ist mit der CT der sichere Ausschluss/Nachweis pathologischer Veränderungen möglich.

Merke

Mit der CT können überlagerungsfrei alle Körperstrukturen mit guter Ortsauflösung dargestellt werden. Im Unterschied zum Ultraschall kann die Qualität der Untersuchung anhand der Dokumentation überprüft werden; aber nur bei adäquater Vorbereitung und Führung des Patienten sowie der genauen Kenntnis der Problematik und der Anamnese können die vielfältigen Möglichkeiten der Methode ausgeschöpft werden.

3.11.4 Kernspintomografie, Magnetresonanztomografie (MRT)

▶ **Prinzip.** Mit der Kernspintomografie können in allen Ebenen Schichtaufnahmen des Körpers erstellt werden. Grundlage des Verfahrens ist es, den Menschen einem starken Magnetfeld auszusetzen. Die Wasserstoffatome des Körpers richten sich in diesem Magnetfeld gleichmäßig aus und werden dann durch Einstrahlen einer Energie gezielt für kurze Zeit abgelenkt. Nach dem Abschalten der Energie fallen die Wasserstoffatome in ihren Ausgangszustand zurück und geben die vorher aufgenommene Energie wieder ab. Diese Energie wird von speziellen Antennen aufgenommen und für die Bildgebung verwendet.

▶ **Möglichkeiten und Limitationen.** Die Kernspintomografie liefert Aufnahmen mit einem hohen Weichteilkontrast der durch die Gabe eines Kontrastmittels noch verstärkt wird. Als Kontrastmittel werden gadoliniumhaltige Substanzen verwendet. Gadolinium darf bei Patienten mit einer glomerulären Filtrationsrate (GFR) von ≤ 30 ml/min nicht eingesetzt werden (Gefahr der Ausbildung einer „nephrogenen systemischen Fibrose" = NSF). Meist kommen heute Geräte mit einer Magnetfeldstärke von 1,5 Tesla zur Anwendung (1 Tesla = 10 000 Gauß, Magnetfeldstärke der Erde in Europa etwa 0,5 Gauß). Alle metallhaltigen magnetisierbaren Substanzen führen zu einer erheblichen Störung der Bildqualität bzw. eventuell zu einer Gefährdung des Patienten. Die in den letzten Jahren hergestellten Implantate (z. B. Prothesen, Stents, OP-Clipps) sind aus nicht magnetischen Materialien, sodass hier eine Gefährdung für den Patienten nicht zu befürchten ist. Ältere Implantate und v. a. Metallsplitter (z. B. nach Kriegsverletzung) sind aber magnetisierbar und können den Patienten gefährden (Wärmeentwicklung, Bewegung des Metalls).

▶ **Einsatz bei intensivmedizinischen Patienten.** Um intensivmedizinische Patienten mit der MRT untersuchen zu können, sind eine spezielle Ausrüstung bzw. spezielle Geräte notwendig. Die Untersuchung ist damit insgesamt nur mit einem hohen personellen und apparativen Aufwand möglich. Beispiele für die Anwendung der Methode bei intensivpflichtigen Patienten wären Fragen nach: pathologischen Veränderungen am Hirnstamm oder an der Schädelbasis, intrazerebralen Gefäßmalformationen oder Gefäßverschlüssen und eventuell nach Tumorresten (z. B. nach Operation eines Glioblastoms) sowie nach einem Querschnitt unklarer Genese. Insgesamt spielt die Kernspintomografie in der Akutdiagnostik intensivpflichtiger Patienten eine untergeordnete Rolle.

3.11.5 Radiologisch-interventionelle Methoden

Definition

Unter dem Begriff „radiologisch-interventionelle Methoden" werden diagnostische und therapeutische Eingriffe zusammengefasst, die unter CT-, MRT-, Ultraschall- oder angiografischer Kontrolle erfolgen.

Hier soll nur auf solche Eingriffe eingegangen werden, die bei der Versorgung von intensivmedizinischen Patienten infrage kommen.

Punktionen

Diagnostische und therapeutische Punktionen können sowohl unter CT- als auch unter Ultraschallkontrolle erfolgen. Nach Möglichkeit soll Punktionen unter Ultraschallkontrolle der Vorzug gegeben werden (können am Krankenbett durchgeführt werden, schneller, weniger Komplikationen). Allerdings können Gas- oder Knochenüberlagerung die Darstellbarkeit im Ultraschall erschweren oder unmöglich machen. Letztlich kann unter sonografischer oder computertomografischer Kontrolle – bei entsprechender Indikation – fast jede unklare Läsion im Körper punktiert werden. Schwerwiegende Komplikationen sind Blutungen nach Verletzung größerer Gefäße, Ausbildung von Fisteln zwischen benachbarten Hohlorganen sowie Verletzungen des Tracheobronchialsystems. Die Entscheidung zur Durchführung einer Punktion muss immer unter Berücksichtigung der klinischen Situation, der möglichen Komplikationen und der Expertise vor Ort getroffen werden.

▶ **Drainagen.** Sollte sich bei der diagnostischen Punktion z. B. ein Abszess ergeben, kann koaxial über die Punktionsnadel sofort ein Drainagekatheter eingelegt werden. Die Nachsorge der Drainage sollte dann unter Durchleuchtung erfolgen.

Diagnostische und therapeutische Eingriffe an Gefäßen

▶ **Jodhaltige Kontrastmittel.** Für die intravasale Anwendung werden „*wasserlösliche*" *Kontrastmittel* verwendet. Alle zurzeit für die Gefäßdiagnostik zugelassenen „positiven" Röntgenkontrastmittel basieren auf einem Benzolring, an dem 3 Wasserstoffatome durch Jodatome ersetzt sind. Die Jodatome führen durch eine vermehrte Absorption der Röntgenstrahlen zur Kontrastgebung. Die Rate von schweren unerwünschten Nebenwirkungen ist bei modernen „nicht ionischen" Kontrastmitteln sehr niedrig. Das Kontrastmittel kann aber eine schon vorhandene Nierenfunktionsstörung erheblich vermehren, bei einer schon bestehenden Schilddrüsenüberfunktion kann eine maligne Hyperthyreose auftreten.

Praxistipp

Einer Nierenschädigung durch das Kontrastmittel kann durch Hydrierung des Patienten vor und nach der Kontrastmittelgabe und durch Gabe eines Antioxidans (z. B. Acetylcystein) vorgebeugt werden. Bei einer nicht behandelten oder fraglichen Hyperthyreose sollte vor der Kontrastmittelgabe Natriumperchlorat (Irenat) verabreicht werden.

▶ **Blutungsdiagnostik.** Die häufigste Indikation zur Durchführung einer diagnostischen Angiografie bei intensivmedizinischen Patienten ist die Suche nach einer Blutungsquelle bzw. die Frage nach einer Behandlungsmöglichkeit bei einer sonst nicht zu therapierenden Blutung. Als Blutungsquelle z. B. im Darm sind Divertikel, arteriovenöse Malformationen („Angiodysplasien"), ein Meckel-Divertikel, postoperative Veränderungen (Blutung aus einem operativ unzureichend versorgten Gefäß) und Blutungen aus Tumorgefäßen zu nennen. Eine Blutung aus einem *Meckel-Divertikel* ist eher bei einem jüngeren Menschen zu erwarten, während bei älteren als Blutungsquelle eher *Divertikel oder Angiodysplasien* im Dickdarm infrage kommen. Bei gering ausgeprägten rezidivierenden intestinalen Blutungen, die auch endoskopisch nicht zu erfassen sind, kann eine Szintigrafie hilfreich sein.

Praxistipp

Zum sicheren Nachweis der Blutungsursache muss es während der Angiografie aktiv bluten (> 3 ml/min). Die meist intermittierenden intestinalen Blutungen sind deshalb oft nicht zu lokalisieren. Die intraarterielle selektive Gabe einer gefäßerweiternden Substanz (z. B. eines Kalziumantagonisten) kann eventuell die Blutungsquelle demaskieren.

Infolge des invasiven Wachstums maligner *Tumoren* kann eine Blutung sowohl ins Darmlumen als auch in die Umgebung vorliegen. Generell sind solche Blutungen auch in anderen Organen möglich. Nach schweren Traumen mit *Knochenverletzungen* kann es zu einer Blutung infolge Verletzung größerer Gefäße oder zu diffusem Blutaustritt aus der freiliegenden Spongiosa kommen.

▶ **Embolisation.** Zur Diagnostik der Blutung muss der entsprechende Gefäßabschnitt soweit wie möglich supraselektiv dargestellt werden. Eine Embolisation kann dann erfolgen, wenn ein Gefäß identifiziert werden kann, das die Blutung speist und das keine anderen wesentlichen Strukturen versorgt. Liegt eine Tumorinfiltration eines größeren Gefäßes vor (z. B. der A. iliaca), kann der betroffene Gefäßabschnitt mit einer perkutan zu implantierenden Gefäßprothese versorgt werden. Eine diffuse retroperitoneale Blutung, z. B. nach einer Beckentrümmerfraktur, kann durch proximale Embolisation von Ästen der A. iliaca interna behandelt werden. Eine Blutung aus einem falschen Aneurysma (z. B. der A. gastroduodenalis nach einer Pankreatitis) kann ebenfalls durch Embolisation behandelt werden.

▶ **TIPS-Anlage.** Bei Patienten mit portaler Hypertonie und Blutung aus Ösophagus-/Magenfundusvarizen und/oder mit therapierefraktärem Aszites kann ein TIPS angelegt werden (= transjugulärer intrahepatischer portosystemischer Shunt). Dieser Eingriff kann mit Erfolg auch bei Patienten in sehr schlechtem Allgemeinzustand durchgeführt werden.

▶ **Lungenembolie.** Liegt eine massive Lungenembolie mit Verschluss des proximalen Hauptstamms der Pulmonalarterie vor, kann mit dem Angiografiekatheter selbst oder mit einem speziellen Katheter eine Fragmentation des Embolus (der Embolien) versucht werden.

▶ **Akuter arterieller Gefäßverschluss.** Hier kann mit der farbkodierten Duplexsonografie (FKDS; s. Kap. 3.10) sowohl die Lokalisation als auch die Ausdehnung des betroffenen Gefäßabschnitte nachgewiesen werden. Als Alternative zur operativen Sanierung kann eine lokale Lyse erfolgen. Hierzu wird perkutan die Spitze eines dünnen Katheters direkt in das thrombotische Material gelegt und ein Fibrinolytikum appliziert. Mögliche unerwünschte Nebenwirkungen der lokalen Lyse (z. B. Blutung, weitere Thrombosierung) nehmen mit der Zeitdauer der Behandlung zu. Nach einer erfolgreichen Rekanalisation des Gefäßes kann eventuell die Ursache des Verschlusses (z. B. Stenose, Gefäßwandaneurysma) durch eine Ballondilatation oder Stent-Implantation sofort beseitigt werden.

▶ **Intrakranielle Aneurysmen.** Die häufigsten Ursachen einer *Subarachnoidalblutung* sind intrakranielle Aneurysmen von Ästen der A. carotis interna oder seltener der A. vertebralis. Beim Nachweis einer solchen Blutung sollte deshalb möglichst rasch eine Angiografie der zerebralen Arterien in Embolisationsbereitschaft erfolgen.

Merke

Die interventionelle Radiologie bietet eine Vielzahl von diagnostischen und therapeutischen Optionen, von denen hier nur einige ausgeführt wurden. Die sinnvolle Anwendung der Methode hängt sehr von den lokalen Gegebenheiten ab (technische Ausstattung, verfügbares Material, Ausbildungs- und Erfahrungsstand). Die Entscheidung über die Art des Vorgehens sollte deshalb immer individuell und im interdisziplinären Gespräch getroffen werden.

3.11.6 Nuklearmedizin

Nuklearmedizinische (szintigrafische) Untersuchungen sind nicht invasiv und führen nur zu einer relativ geringen Strahlenexposition. Die einzige Belastung für den Patienten ist der Transport in die nuklearmedizinische Abteilung. Wegen der schlechten Ortsauflösung und der geringen Spezifität hat die Methode seit der Einführung der Schnittbildverfahren (Ultraschall, CT, MRT) allerdings an Bedeutung verloren. Trotzdem gibt es eine Reihe von diagnostischen Problemen, die mit der Szintigrafie gelöst werden können. Hier sollen nur die Untersuchungen beschrieben werden, die im Wesentlichen bei intensivmedizinischen Patienten infrage kommen.

Die Positronenemissionstomografie (PET) ist eine nuklearmedizinische Methode, mit der lokale Änderungen des Stoffwechsels in transversalen Schnitten erfasst und in der Kombination mit dem CT örtlich genau zugeordnet werden können. Bei Patienten unter intensivmedizinischer Betreuung dürfte das Verfahren nicht zur Anwendung kommen und wird deshalb hier nicht weiter besprochen.

▶ **Detektion von Blutungsquellen.** Bei *chronisch rezidivierenden intestinalen oder akuten Blutungen* ohne endoskopischen und angiografischen Nachweis einer Blutungsquelle kann mit der Szintigrafie die Blutungsquelle lokalisiert werden. Mit Technetium markierte Erythrozyten werden dem Patienten i. v. appliziert. Danach können in das Darmlumen ausgetretene mit Technetium markierte Erythrozyten erfasst werden. Wegen der Darmperistaltik muss der Ort des Nachweises allerdings nicht identisch mit der Blutungsquelle sein. Durch den relativ langen intravasalen Aufenthalt der markierten Erythrozyten sind auch gering ausgeprägte Blutungen nachweisbar. Bei Verdacht auf eine Blutung aus einem Meckel-Divertikel (mit ektoper Magenschleimhaut) muss die Untersuchungstechnik variiert werden.

Merke

Die Lokalisation einer intestinalen Blutung ist oft sehr schwierig. Neben der Endoskopie und der Szintigrafie kann auch die Angiografie (s. oben) zum Nachweis einer Blutungsquelle eingesetzt werden. Die jeweils beste Methode muss im Einzelfall festgelegt werden.

Kernaussagen

Thoraxübersichtsaufnahme
Die Thoraxübersichtsaufnahme ist eine der wichtigsten diagnostischen Maßnahmen bei intensivpflichtigen Patienten. Eine standardisierte Aufnahmetechnik, am besten filmlos (digitale Radiografie), ist zwingend notwendig. Neben den Thoraxorganen müssen die verschiedenen Versorgungs- und Überwachungsleitungen beurteilt werden. Wegen der oft komplexen pathologischen Veränderungen muss die Befundung der Aufnahmen in enger Kooperation mit der Klinik erfolgen.

Abdomenübersichtsaufnahme
Die auf einer Intensivstation (im Bett) angefertigten Übersichtsaufnahmen sind nur selten diagnostisch brauchbar. Wenn eine Ultraschalluntersuchung nicht ausreichend ist, sollte eine CT erfolgen.

Computertomografie (CT)
Die CT ist die Methode der Wahl bei fast allen Fragen, die mit einer Thoraxübersichtsaufnahme oder mit dem Ultraschall nicht zu klären sind. Fragestellung, Art der Vorbereitung, Untersuchungstechnik und Transport müssen immer in enger Kooperation aller Beteiligten erfolgen.
Bei der Untersuchung des Abdomens ist zu bedenken, dass zur sicheren Unterscheidung der einzelnen Weichteilstrukturen die Kontrastierung des Darmes notwendig ist. Das Kontrastmittel muss in der richtigen Konzentration und rechtzeitig vor der Untersuchung verabreicht werden. Zusätzlich kann eine intravenöse Kontrastmittelgabe notwendig werden. Zur Abklärung beim Verdacht auf eine Lungenembolie, ein Aortenaneurysma oder eine Blutung ist die Mehrzeilen-CT die Methode der Wahl.

Kernspintomografie (MRT)
Die Kernspintomografie erlaubt Schnittbilder in allen Körperebenen und mit einem hohen Weichteilkontrast. Die Untersuchung erfolgt in einem starken Magnetfeld. Alle Geräte aus magnetisierbaren Materialien müssen zur Untersuchung ausgetauscht werden. Eine MRT wird daher nur bei speziellen neurologischen Fragen und bei Kindern und Jugendlichen (aus strahlhygienischen Gründen als Alternative zur CT) durchgeführt.

Radiologisch-interventionelle Methoden
Unter diesem Begriff werden diagnostische und therapeutische Verfahren subsumiert, die (minimal-) invasiv unter Röntgen- (röntgenangiografischer) oder CT-Kontrolle erfolgen. Die zum Teil sehr komplexen Eingriffe erfordern spezielle Kenntnisse und langjährige Erfahrung. Indikation und Durchführung müssen in intensiven interdisziplinären Gesprächen festgelegt werden.

Nuklearmedizin
Die Schnittbildverfahren haben die nuklearmedizinische Diagnostik bei Intensivpatienten weitgehend verdrängt. Das Verfahren wird noch angewendet bei der Suche nach okkulten Blutungsquellen.

Literatur

Weiterführende Literatur

[1] Baum S, Pentecost MJ, eds. Abrams' Angiography: Interventional Radiology. 2nd ed. Philadelphia: Lippincott Williams & Wilkins; 2006
[2] Callahan MJ, Poznauskis L, Zurakowski D et al. Nonionic iodinated intravenous contrast material-related reactions: incidence in large urban children's hospital – retrospective analysis of data in 12 494 patients. Radiology 2009; 250: 674–681
[3] Galanski M, Prokop M, Hrsg. Ganzkörper-Computertomographie. Stuttgart: Thieme; 2006
[4] Grigorakos L, Sotiriou E, Myrianthefs P et al. Approach to patients with pulmonary embolism in a surgical patient. Hepato-gastroenterology 2008; 55: 887–890
[5] Kelly AM, Dwamena B, Cronon P et al. Meta-analysis: effectiveness of drugs for preventing contrast-induced nephropathy. Ann Int Med 2008; 148: 284–295
[6] Kuwert T. Nuklearmedizin. 4. Aufl. Stuttgart: Thieme; 2007
[7] Lange S. Radiologische Diagnostik der Thoraxerkrankungen. Lehrbuch und Atlas. 4. Aufl. Stuttgart: Thieme; 2010
[8] McMahon MA, Squirrell CA. Multidetector CT of aortic dissection: a pictorial review. RadioGraphics 2010; 30: 445–460
[9] Owen AR, Stanley AJ, Vijayananthan A et al. The transjugular intrahepatic portosystemic shunt (TIPS). Clin Radiol 2009; 64: 664–674
[10] Wang CL, Cohan RH, Ellis JH et al. Frequency, outcome, and appropriateness of treatment of nonionic iodinated contrast media reactions. AJR 2008; 191: 409–415
[11] Wertmann R, Altun E, Martin DR et al. Risk of nephrogenic systemic fibrosis: evaluation of Gadolinium chelate contrast agents at four American universities. Radiology 2008; 248: 799–806

3.12 Laborchemisches Basismonitoring

F. Bühling

3.12.1 Einführung

Orientiert an der zentralen Aufgabe der Intensivmedizin, der Aufrechterhaltung und Stabilisierung der Vitalfunktionen, sollen in den folgenden Abschnitten die gebräuchlichsten Laborparameter dargestellt werden. Dabei werden die Basisparameter durch die Beschreibung organ- und krankheitsspezifischer Untersuchungen ergänzt. Da die prä- und postanalytischen Fehler die häufigste Ursache für falsche Laborergebnisse sind, soll außerdem auf die wichtigsten organisatorischen Fragen der Labordiagnostik hingewiesen werden.

Die klinische Chemie und Laboratoriumsdiagnostik liefert neben der Anamnese, der körperlichen Untersuchung und den bildgebenden Verfahren wichtige und unter Umständen entscheidende Informationen zur Krankheitserkennung und zur Verlaufs- und Therapiekontrolle. Insbesondere beim intensivmedizinischen Monitoring der Vitalfunktionen von Patienten mit komplexen Krankheitsbildern und anspruchsvollen Therapieverfahren können Veränderungen der Laborparameter Auskunft über Zustand, Verlauf und Prognose der Erkrankung geben.

▶ **Präanalytik, Analytik und Postanalytik.** Voraussetzung für die optimale Nutzung der in den vergangenen Jahren vollzogenen technologischen Fortschritte im Bereich der Laboratoriumsmedizin ist eine optimale Prozessorganisation, bestehend aus Präanalytik (Indikationsstellung, Generierung von Laboraufträgen, Wahl des optimalen Probenmaterials, Probenentnahme, Probentransport), Analytik (im Zentrallabor oder patientennah) und Postanalytik (Übermittlung und Interpretation der Befunde und Einbeziehung in klinische Entscheidungen).

Studien und eigene Erfahrungen haben gezeigt, dass die Fehlerrate von Laboruntersuchungen mit ca. 0,3% vergleichsweise gering ist. Dabei entstehen Fehler häufig bei Laboruntersuchungen in Notfallsituationen sowie im Bereich der Prä- und Postanalytik [4].

▶ **Stringente Auswahl der Parameter.** Für die optimale Nutzung der Laboratoriumsdiagnostik ist eine stringente, an der klinischen Fragestellung orientierte Auswahl der zu untersuchenden Parameter notwendig.

> **Praxistipp**
>
> Untersuchungen, die keine unmittelbare therapeutische Konsequenz haben, sollten vermieden werden, da sie unnötige Kosten verursachen und auffällige Werte die klinische Entscheidungsfindung erschweren können.
> Darüber hinaus können zu häufige Blutentnahmen zu einem erheblichen Blutverlust bei den Patienten führen, der insbesondere die Eisenresorptionskapazitäten des Organismus übersteigen und damit zur Anämie führen kann.

Neben der Auswahl der Parameter muss die Frequenz von Wiederholungsuntersuchungen der klinischen Situation oder der Überwachung des Therapieerfolges angepasst sein [1]. Insbesondere im intensivmedizinischen Umfeld stehen die Beurteilung des Verlaufs der Laborparameter und ihre Korrelation zum klinischen Bild im Vordergrund. Bei der Auswahl der Parameter müssen außerdem das organisatorische Umfeld und die Bearbeitungszeit für die gewünschten Messgrößen beachtet werden. Nur solche Parameter, die in einem für klinische Entscheidungen relevanten Zeitraum zur Verfügung stehen, sollten bestimmt werden.

3.12.2 Organisation der Laboratoriumsdiagnostik

Laboratoriumsmedizinische Untersuchungen werden entweder im Zentrallabor oder im Rahmen der patientennahen Diagnostik (Point of Care Testing, POCT) erbracht. Diese Aufgabenverteilung hat sich bewährt [19]. In jedem Fall muss sichergestellt werden, dass in der Laboratoriumsdiagnostik aktuelle Anforderungen an die Qualitätsstandards eingehalten werden. Diese sind in den Richtlinien der Bundesärztekammer für laboratoriumsmedizinische Untersuchungen festgeschrieben [3] gelten sowohl für das Zentrallabor als auch für die POCT.

Zentrallabor

Um bei der Erbringung von Laborleistungen im Zentrallabor kurze Bearbeitungszeiten (Turn around Time, TAT) sicherzustellen, sollte ein elektronisches System zur Anforderung von Laboruntersuchungen und zur Darstellung der Untersuchungsbefunde existieren, welches mit dem Klinikinformationssystem (KIS) gekoppelt ist. Idealerweise sollte dieses System über die Möglichkeit des Ausdrucks von Etiketten zur eindeutigen Beschriftung der Probengefäße verfügen.

Moderne Informationssysteme können neben den Angaben zu Untersuchungsbefunden in tabellarischer und grafischer Form auch Informationen zum Status der blutgruppenserologischen Untersuchungen und zur Anzahl der bereitgestellten Blutkonserven liefern. Zwischen den Fachabteilungen sollte ein System zur telefonischen Übermittlung von Extremwerten abgestimmt werden, was auf der einen Seite eine schnelle Reaktion auf solche Untersuchungsergebnisse ermöglicht, aber andererseits den Arbeitsablauf nicht durch zu häufige Telefonate stört. Optimal geeignet für den Transport der meisten Untersuchungsmaterialien sind Rohrpost oder Kassettentransportsysteme, die auch die schnelle Übermittlung einzelner dringender Materialien sicherstellen.

▶ **Vorteile.** Bei einer optimalen Organisation der Laboratoriumsdiagnostik im Zentrallabor ergeben sich folgende Vorteile:
- Durchführung der Untersuchungen durch speziell qualifiziertes Personal,
- Einhaltung der Qualitätsstandards,
- keine zusätzliche Belastung des Pflege- oder ärztlichen Personals,
- Datensicherheit, da aufgrund des hohen Automatisierungsgrades bei Routineuntersuchungen Probenverwechslungen und Fehlmessungen extrem selten sind,
- vollständige Dokumentation der Untersuchungsergebnisse im KIS,
- kostengünstige Leistungserbringung durch hohe Untersuchungszahlen.

▶ **Nachteil.** Nachteil der Untersuchung im Zentrallabor kann die im Vergleich zur patientennahen Diagnostik höhere Bearbeitungszeit (TAT) sein.

Patientennahe Labordiagnostik (POCT)

POCT hat sich in der Intensivmedizin insbesondere im Bereich der Messung von Parametern des Säure-Basen-Haushalts und des Blutzuckers bewährt, da diese Untersuchungen besondere Anforderungen an den Probentransport stellen oder sehr häufig durchgeführt werden müssen. Dazu kommen spezielle Parameter der Gerinnungsdiagnostik, wenn Verfahren unter intensiver Antikoagulation eingesetzt werden. Die Durchführung von patientennahen Untersuchungen erfordert eine besondere Schulung des Personals.

▶ **Vorteil.** Der Vorteil der patientennahen Labordiagnostik besteht in der Verkürzung der TAT durch Wegfall des Probentransports und der Befundübermittlung.

▶ **Nachteile.** Mit der POCT sind aber auch Nachteile verbunden wie:
- die erhöhte Personalbindung im intensivmedizinischen Bereich, die nicht durch Einsparungen im Zentrallabor kompensiert werden kann,
- die um ein Vielfaches höheren Reagenzienkosten,
- die aufgrund der oft fehlenden Online-Anbindung der Geräte häufig schlechtere Dokumentation der Untersuchungsergebnisse,
- die häufig mangelnde Übereinstimmung der Untersuchungsergebnisse zwischen POCT und Zentrallabor aufgrund unterschiedlicher Probenmaterialien und Messprinzipien, wodurch die Verlaufsbeurteilung erschwert und zusätzliche Kontrolluntersuchungen induziert werden.

In verschiedenen Studien wurde gezeigt, dass die verringerte labordiagnostische TAT nicht zwangsläufig zu einer verringerten therapeutischen TAT und einer Verbesserung der medizinischen Qualität führt [9, 19, 30].

Im Einzelfall muss sich die Aufgabenverteilung in der Laboratoriumsdiagnostik an der räumlichen Situation und der Ausstattung des Krankenhauses orientieren.

Probengewinnung

Generell ist das klinisch-chemische Monitoring aus venösem, kapillarem und arteriellem Blut, Urin sowie anderen Körperflüssigkeiten möglich. Im intensivmedizinischen Umfeld ist die Entnahme aus liegenden Zugängen weit verbreitet. Vor der Probentent-

3.12 Laborchemisches Basismonitoring

Tab. 3.36 Probenmaterialien für das klinisch-chemische Basismonitoring.

Untersuchungsmaterial	Anwendung	Bemerkung
Vollblut, venös	POCT	• keine Beurteilung von Störfaktoren wie Hämolyse, Lipämie oder Ikterie möglich
Vollblut, arteriell	Blutgasanalyse	• anaerobe Blutentnahme notwendig
Heparinplasma	klinisch-chemische Untersuchungen	• kein präanalytischer Zeitverlust aufgrund von Blutgerinnung • keine Lithiumbestimmung (Li-Heparin), keine Elektrophorese, 5–10 % erhöhter Proteingehalt (Fibrinogen)
Serum	klinisch-chemische Untersuchungen	• Analyse nach vollständiger Blutgerinnung (15 min)
EDTA-Plasma	Hämatologie, Blutgruppenserologie	• für blutgruppenserologische Untersuchungen sollten mindestens 4,5 ml in einem separaten Röhrchen entnommen werden
Citrat-Plasma	Blutgerinnung	• vollständige Befüllung der Probengefäße sicherstellen (Markierung)
Kapillarblut	Blutgase, Blutzucker	• ausreichende Hyperämisierung wichtig • bei Blutzuckermessung unterschiedliche Messwerte in Plasma und Vollblut beachten
Spontanurin	Urinstatus	
Liquor	klinisch-chemische Untersuchungen, Zellzahl	• Sammlung in speziellen Entnahmegefäßen (kein Glas) • artifizielle Blutbeimischung vermeiden, ggf. sequenzielle Sammlung in mehreren Probengefäßen

EDTA = Ethylendiamintetraessigsäure

nahme sollte ein Katheter gespült werden, um eventuell vorhandene Mikrogerinnsel zu entfernen. Danach sollte die ersten 2 ml Blut verworfen werden, um die Kontamination mit Medikamenten oder Heparin zu vermeiden. Bei der Entnahme mehrerer Proben sollte mit den Röhrchen ohne Zusatz (Blutkultur, Serum) oder dem Heparinröhrchen (Plasma) und keinesfalls mit dem Gerinnungsröhrchen (Citrat) begonnen werden.

▶ **Blutgasanalysen.** Für Blutgasanalysen wird häufig arterielles Blut eingesetzt. Dabei ist eine anaerobe (luftblasenfreie) Entnahme anzustreben. Aspirierte Luftblasen müssen schnellstmöglich entfernt werden, da durch die aspirierte Luft insbesondere die CO_2- aber auch die O_2-Werte verfälscht werden. Alternativ kann für Blutgasanalysen auch Kapillarblut verwendet werden. Dabei ist eine ausreichende Hyperämisierung (z. B. durch durchblutungsfördernde Salben) eine wichtige Voraussetzung für eine ausreichende Arterialisierung.

Die wichtigsten Probenmaterialien sowie deren Einsatzgebiete sind in ▶ Tab. 3.36 dargestellt.

3.12.3 Klinisch-chemische Basisuntersuchungen

Die klinisch-chemischen Basisuntersuchungen sollen einen Überblick über den metabolischen Zustand des Patienten sowie über die Funktion der zentralen Organsysteme vermitteln. In ▶ Tab. 3.37 wird versucht, die in diesem Zusammenhang wichtigsten und gebräuchlichsten Parameter zusammenzustellen. Diese Untersuchungen können unter Einbeziehung des klinischen Zustandes regelmäßig wiederholt werden. Sinnvoll erscheint eine Frequenz von 12–24 h, die nach signifikanten Änderungen des Therapieregimes (z. B. Beatmung, Infusion, Transfusion) angepasst werden muss. Das Parameterspektrum ist dann in Abhängigkeit vom jeweiligen klinischen Verlauf um weitere krankheits- oder organspezifische Untersuchungen zu ergänzen.

▶ **Erweitertes Basismonitoring zu Beginn der Intensivtherapie.** Zu Beginn einer intensivmedizinischen Behandlung sollte, soweit nicht schon im Vorfeld geschehen, ein erweitertes Untersuchungsspektrum eingesetzt werden, um auch seltenere, aber eventuell therapierelevante Nebendiagnosen erfassen zu können (▶ Tab. 3.38). Diese Untersuchungen sollten nur bei Veränderungen der klinischen Situation wiederholt werden oder wenn sich aus ihnen therapierelevante Befunde ergeben.

In den folgenden Unterkapiteln werden die Bedeutung der einzelnen Parameter sowie die Möglichkeit von ergänzenden Untersuchungen unter organ- bzw. systemspezifischen Gesichtspunkten näher beleuchtet. Dabei wird versucht, die wichtigsten und aussagekräftigsten Laborparameter zu erfassen und, wo möglich, wird auf andere Kapitel des Buches verwiesen.

Generell hängt der Einsatz des einen oder anderen Laborparameters immer auch von den spezifischen Erfahrungen des behandelnden Arztes ab.

3.12.4 Säure-Basen-Status (SBS) und Blutgase

Die Blutgasanalytik muss immer zeitnah zur Verfügung stehen. Deshalb werden diese Untersuchungen häufig mit Point-of-Care-Geräten (POC-Geräten) durchgeführt. Moderne Geräte in diesem Bereich sind technisch ausgereift und erfüllen durch ihren hohen Automatisierungsgrad alle Anforderungen an die Qualitätssicherung.

Die 3 üblicherweise gemessenen Kenngrößen sind pH, pCO_2 und pO_2. Aus diesen können Plasmabikarbonat ($cHCO_3^-$), Basenabweichung (BA) und die Sauerstoffsättigung (SO_2) berechnet werden (▶ Tab. 3.39). Daneben verfügen viele Blutgasgeräte über Module zur Oxymetrie zur genaueren Bestimmung der sO_2, der Messung von Carboxyhämoglobin (CO-Hb, Rauchvergiftung) und der Methämoglobinkonzentration (Met-Hb, Intoxikation mit Oxidanzien oder Pharmaka).

Tab. 3.37 Klinisch-chemische Basisuntersuchungen.

Untersuchung	Material	Bemerkung
Blutgase/Säure-Basen-Status	arterielles Blut/Kapillarblut, (venöses Blut)	• pO_2 nur aus arterialisiertem Blut relevant • metabolische Parameter auch aus venösem Blut möglich
Elektrolyte (Natrium, Kalium, Kalzium)	venöses Blut	• Messung z. T. an Blutgasanalysatoren möglich • bei Kalzium Messprinzip beachten (ionisiertes Kalzium an Blutgasanalysatoren vs. Gesamtkalzium)
Eiweiß	Heparinplasma, Serum	• Proteinverluste nach Mehrhöhleneingriffen • Überwachung Infusionstherapie • Proteinsynthesestörungen
Glukose	Heparinplasma, Serum, Kapillarblut	• metabolischer Status
kleines Blutbild	EDTA-Blut	• Überwachung des Hämoglobingehalts (Hb, Hkt) und der Thrombozytenzahl • Änderung der Leukozytenzahl bei entzündlichen Prozessen
GFR / Kreatinin	Heparinplasma, Serum	• auffällig nur bei deutlicher Einschränkung der Nierenfunktion • glomeruläre Filtrationsrate (GFR) wird abgeleitet
Alanin-Aminotransferase (= ALT = ALAT)	Heparinplasma, Serum	• spezifischer Parameter bei Auffindung von Leberfunktionsstörungen
partielle Thromboplastinzeit (PTT), Fibrinogen	Citratplasma	• Globaltests zur Beurteilung der plasmatischen Gerinnung • verlängert bei: Heparintherapie (Kontamination), Therapie mit direkten Thrombin- oder Faktor Xa-Inhibitoren • Thrombozytenzahl beachten • Thromboplastinzeit (Quick) bei oraler Antikoagulation oder Vitamin-K-Mangel hinzuziehen • Thrombinzeit zum Ausschluss der Wirkung direkter Thrombininhibitoren • anti-Faktor Xa-Aktivität zum Ausschluss der Wirkung direkter Faktor Xa-Inhibitoren
Prokalzitonin (PCT)	Heparinplasma, Serum	• spezifischer Marker zur Verlaufskontrolle von Entzündung und Infektion • alternativ: C-reaktives Protein: langsamere Kinetik, weniger kostenintensiv

EDTA = Ethylendiamintetraessigsäure; Hb = Hämoglobin; Hkt = Hämatokrit

Tab. 3.38 Erweitertes Basismonitoring zu Beginn der Intensivtherapie.

Untersuchung	Material	Bemerkung
großes Blutbild, Retikulozyten	EDTA-Blut	• wie kleines Blutbild, aber Differenzierung der Leukozyten, Retikulozyten, Retikulozyten-Produktions-Index (RPI) als Maß der Regeneration • spezielle Charakteristika der Entzündungsreaktion (Verteilung der leukozytären Subpopulationen) • eventuell Differenzierung von Anämien • Ausschluss von Systemerkrankungen
alkalische Phosphatase (AP)	Heparinplasma, Serum	• Erhöhung bei Cholestase und Knochenerkrankungen • Alternative: Gamma-Glutamyl-Transferase (GGT, höhere Spezifität für Lebererkrankungen)
Troponin I, Troponin T	Heparinplasma, Serum	• Schäden am Myokard, kardiale Ereignisse • Konzentrationsverlauf und Ausmaß der Erhöhung beachten
thyreoidea-stimulierendes Hormon (TSH)	Heparinplasma, Serum	• Schilddrüsen-Screening • eventuell gemeinsam mit freiem Trijodthyronin (fT_3) zum Ausschluss eines Low-T_3-Syndroms
humanes Choriongonadotropin (hCG, β-hCG)	Heparinplasma, Serum, Urin	• Schwangerschaft • nur bei Frauen im gebärfähigen Alter
Urinstatus	Urin	• Nierenfunktion, Infektion Harnwege, Stoffwechsellage
Lipase	Heparinplasma, Serum	• Pankreasfunktion

Fortsetzung ▶

Tab. 3.38 Fortsetzung

Untersuchung	Material	Bemerkung
Thromboplastinzeit (TPZ, Quick-Wert)	Citratplasma	• Ausschluss Vitamin K-Mangel/orale Antikoagulation
D-Dimer	Citratplasma	• Marker für Aktivierung der Blutgerinnung (Thrombophilie, DIC)
Antithrombin (AT)	Citratplasma	• normale Antithrombinaktivität ist Basis für wirksame Antikoagulation mit Heparin
Faktor 13	Citratplasma	• nach größeren operativen Eingriffen • erniedrigte Aktivitäten (< 50 %) sind mit Wundheilungsstörungen und Nachblutungen assoziiert

DIC = disseminierte intravasale Gerinnung; EDTA = Ethylendiamintetraessigsäure

Tab. 3.39 Kenngrößen der Blutgasanalytik.

Kenngröße	Einheit	Normbereich (arterielles Blut, Erwachsene)	
		♂	♀
pH		7,37 – 7,45	
Kohlendioxidpartialdruck (pCO_2)	mmHg	35 – 36	32 – 43
	kPa	4,7 – 6,1	4,3 – 5,7
Sauerstoffpartialdruck (pO_2)	mmHg	71 – 104	
	kPa	9,5 – 13,9	
Plasmabikarbonat ($cHCO_3^-$)	mmol/l	21 – 26	
Basenabweichung (BA)	mmol/l	-2 bis +2	
Sauerstoffsättigung (SO_2)	%	95,0 – 98,5	

Tab. 3.40 Klassifikation von Azidosen und Alkalosen.

	pCO_2	BA
Azidose (pH ↓)		
Metabolisch	↔ ↓ (Kompensation)	⇓
Respiratorisch	⇑	↔ ↑ (Kompensation)
Alkalose (pH ↑)		
Metabolisch	↔ ↑ (Kompensation)	⇑
respiratorisch	⇓	↔ ↓ (Kompensation)

↓ erniedrigt, ↔ normal, ↑ erhöht, ⇑ stark erhöht, ⇓ stark erniedrigt

Der Säure-Basen-Status dient dem Ausschluss oder der Differenzierung von respiratorischen und metabolischen Azidosen und Alkalosen (▶ Tab. 3.40).

Der pCO_2 repräsentiert die respiratorische Komponente des SBS. Die Basenabweichung (BA) charakterisiert die metabolische Komponente und ist weitestgehend unabhängig vom pCO_2.

Bewertung

▶ **Metabolische Azidosen.** Metabolische Azidosen müssen im Zusammenhang mit dem Elektrolytstatus (Na^+, K^+, Cl^-) und dem Metabolitstatus (Laktat, Ketonkörper, Glukose) im Serum/Plasma beurteilt werden. Die Berechnung der Anionenlücke = cNa^+ - $cHCO_3^-$ - cCl^- ermöglicht die Unterscheidung zwischen Subtraktionsazidose (normale Anionenlücke, z.B. bei enteralem Bikarbonatverlust) und Additionsazidose (vergrößerte Anionenlücke, z.B. Laktatazidose, Intoxikationen mit Salicylat oder Methanol, Addisonkrise).

▶ **pH-Wert.** Schwere Azidosen bzw. Alkalosen sind durch pH-Werte unter 7,3 bzw. über 7,5 charakterisiert. Werte unter 7,1 oder über 7,6 sind als lebensgefährlich einzustufen.

▶ **Kohlendioxidpartialdruck.** Der Kohlendioxidpartialdruck wird hauptsächlich durch respiratorische Störungen verändert (Hyper-, Hypoventilation, Diffusionsstörungen/Hyperkapnie). Akute Veränderungen unter 3,3 Kilopascal (kPa) (25 mmHg) bzw. über 8 kPa (60 mmHg) sind aufgrund der langsamen metabolischen Kompensation lebensgefährlich. Bei chronischer Hyperkapnie werden Werte von 10 kPa (80 mmHg) toleriert.

▶ **Basenabweichung.** Für die Bewertung der Gefährlichkeit von Änderungen der Basenabweichung ist die Auswirkung auf den pH-Wert entscheidend.

▶ **Sauerstoffpartialdruck.** Bei Absinken des Sauerstoffpartialdrucks unter 8,6 kPA (65 mmHg) sollte dieser engmaschig kontrolliert werden. Sofort therapiebedürftig sind Werte unter 6,7 kPa, die einer Sauerstoffsättigung von weniger als 85 % entsprechen.

3.12.5 Elektrolyte

Die Bestimmung der Konzentration der Elektrolyte im Serum/Plasma (▶ Tab. 3.41) ermöglicht die Beurteilung der Funktionsfähigkeit der komplexen Mechanismen zur Regulation des Wasserhaushalts, die eine zentrale Rolle in der Aufrechterhaltung von Vitalfunktionen haben. Ursachen und Therapie von Störungen des Wasser- und Elektrolythaushalts werden in Kap. 6.2 erörtert. Natrium ist das dominierende Kation im Extrazellularraum, Kalium das wichtigste Kation des Intrazellularraums.

Bewertung

▶ **Natrium.** Die *Natriumkonzentration* erlaubt Rückschlüsse auf die Verfügbarkeit an freiem Wasser und die Funktionalität der Osmoregulation. Klinisch relevant sind Abweichungen der Natriumkonzentration < 130 mmol/l oder > 150 mmol/l. Diese müssen beispielsweise unter Zuhilfenahme der Osmolalität im Serum und Urin und der Elektrolytkonzentration im Urin weiter charakterisiert und therapiert werden. Hyponatriämien und die zu schnelle Absenkung der Natriumkonzentration bei Hypernatriämien können zur Verschiebung von Wasser in den Intrazellularraum und damit zu Hirnödemen und neurologischen Symptomen führen.

▶ **Kalium.** Die *Kaliumkonzentration* spielt eine wichtige Rolle in der Regulation verschiedener intrazellulärer Prozesse. Klinisch relevant ist insbesondere der Einfluss des Kaliumgradienten zwischen Intra- und Extrazellularraum auf das Membranpotenzial. Veränderungen im Kaliumstoffwechsel verursachen Reizleitungsstörungen. Bei schweren Hypokaliämien (< 3,0 mmol/l), insbesondere bei schnellem Abfall des Kaliumspiegels, besteht das Risiko kardialer Arrhythmien. Die deutlich seltenere schwere Hyperkaliämie (> 6,0 mmol/l) führt zu Bradykardie. Störungen im Kaliumstoffwechsel sind unabhängig von den Laborwerten an Puls und EKG zu erkennen.

▶ **Kalzium.** Bei Vorliegen von Hypo- oder Dysproteinämien, im Endstadium chronischer Nierenerkrankungen und nach Massivtransfusionen sollte bevorzugt das ionisierte Kalzium bestimmt werden.

Merke
Bei klinisch nicht erklärbaren Hyperkaliämien muss immer an Hämolyse gedacht werden. Diese wird oft sekundär während der Blutentnahme durch den Einsatz von Vakuumentnahmesystemen und großlumigen Zugängen induziert.

3.12.6 Kohlenhydratstoffwechsel

Die Dysregulation des Glukosestoffwechsels ist häufige Ursache oder Begleiterscheinung kritischer Krankheiten. Da im Bereich der Intensivmedizin die klassischen klinischen Zeichen einer Stoffwechselentgleisung weniger ausgeprägt bzw. therapiebedingt supprimiert sind, kommt dem engmaschigen und frühzeitigen Monitoring der Basisparameter des Glukosestoffwechsels, Glukose und Laktat, eine besondere Bedeutung zu (▶ Tab. 3.42). Ursachen von Störungen des Kohlenhydratstoffwechsels und ihre Therapie werden in Kap. 6.3 erörtert. Wenngleich neuere Metaanalysen keine Vorteile der intensivierten Insulintherapie zeigen konnten, ist doch die Vermeidung von ausgeprägten Hyper- und Hypoglykämien wichtig für die Optimierung des Behandlungsablaufs [14, 21]. Stoffwechsellagen, die zum anaeroben Glukoseabbau führen, sind therapiebedürftig.

Bewertung

▶ **Hyperglykämien.** Hyperglykämien mit Blutglukosespiegeln > 14 mmol/l (> 250 mg/dl) sind insbesondere in Verbindung mit einer metabolischen Azidose intensivmedizinisch relevant, da sie zu Störungen im Elektrolythaushalt, der Erhöhung der Serumosmolalität und zum diabetischen Koma führen können.

▶ **Neuroglykopenische Symptome.** Neuroglykopenische Symptome treten bei Blutzuckerspiegeln unter 2,5 mmol/l (< 45 mg/dl) aufgrund der ungenügenden Glukoseversorgung des Gehirns auf. Hypoglykämien entstehen z. B. aufgrund zu starker therapeutischer Absenkung der Blutglukosespiegel, infolge Intoxikation (Alkohol, Salicylate, Insulin, Pentamin, β-Rezeptorblocker) und schwerer Grundleiden (Sepsis, Tumoren).

Tab. 3.41 Normwerte für die Konzentration der Elektrolyte im Plasma.

	Einheit	Normalbereich*
Natrium (Na$^+$)	mmol/l	135 – 145
Kalium (K$^+$)	mmol/l	3,5 – 5,1
Kalzium, gesamt (Ca^{2+})	mmol/l	2,15 – 2,58
Kalzium, ionisiert	mmol/l	1,16 – 1,32
Osmolalität	mmol/kg	280 – 300

* Erwachsene, Plasma-/Serumkonzentration

Tab. 3.42 Normwerte Glukose.

	Einheit	Normalbereich*
Glukose (nüchtern)		
Plasma (venös, kapillar)	mmol/l	< 5,6
	mg/dl	< 100
Laktat		
Plasma (venös)	mmol/l	0,5 – 2,2
	mg/dl	4,5 – 20
Plasma (arteriell)	mmol/l	< 1,8
	mg/dl	< 16

* Erwachsene

▶ **Hyperlaktatämien.** Hyperlaktatämien können zur Laktatazidose (pH < 7,35) führen und sollten unverzüglich durch die Therapie des Grundleidens behandelt werden. Dazu ist eine Differenzierung zwischen Hyperlaktatämien mit Gewebshypoxie (Asphyxie, Hypoxämie, CO-Vergiftung, starke Anämie) und ohne Gewebshypoxie (Sepsis, schwere Infektionen, Niereninsuffizienz, diabetische Ketoazidose, Medikamente, Intoxikationen) notwendig.

3.12.7 Entzündung/Infektion

Infektionen gehören zu den häufigsten Komplikationen der Intensivtherapie und sind mit erhöhter Letalität assoziiert. Ihre frühe Erkennung und Abgrenzung von unkritischen, beispielsweise postoperativen Entzündungsreaktionen stellt eine große Herausforderung für das laborchemische Monitoring dar. Bislang konnte noch kein Labormarker etabliert werden, der nicht infektiöse von infektiösen Entzündungsreaktionen oder SIRS (Systemic inflammatory Response Syndrome) von Sepsis vollständig differenziert.

▶ **Entzündungsmarker.** In der klinischen Praxis besitzen das C-reaktive Protein (CRP), Prokalzitonin (PCT) und Interleukin-6 (IL-6) den höchsten Stellenwert bei den Entzündungsmarkern (▶ Tab. 3.43). Diese Proteine sind in die Regulation der Entzündungsreaktion auf verschiedenen Ebenen involviert. Diagnostisch relevant sind die Unterschiede in ihrer Freisetzungs- und Eliminationskinetik. Während IL-6 an der Induktion der Entzündungsreaktion beteiligt ist, kommt es erst im späteren Verlauf zur Freisetzung von PCT und dann von CRP. Eine In-vivo-Studie hat gezeigt, dass bei Endotoxingabe IL-6 innerhalb weniger Minuten, PCT nach 2 h und CRP nach 6 h vermehrt messbar waren [31].

In der Praxis lassen sich nach Beginn einer infektiösen Entzündungsreaktion innerhalb von 6–12 h und damit oft vor dem Auftreten einer klinischen Symptomatik signifikante Konzentrationserhöhungen von IL-6 nachweisen. PCT steigt nach 12–24 h und CRP nach 24–48 h an [6]. Deutliche Unterschiede zeigen sich auch im Abbau der Entzündungsmarker und in der damit verbundenen sinkenden Plasmakonzentration. Während IL-6 innerhalb weniger Stunden (6–12 h) deutlich abfallen kann, beträgt die Halbwertszeit von CRP und PCT ca. 19 bzw. 24 h.

Bewertung

▶ **CRP.** Die unterschiedlichen Charakteristika der genannten Entzündungsmarker haben in Verbindung mit verschiedenen, zum Teil größeren Evaluationsstudien zu bestimmten Hauptindikationen und Cut-off-Grenzen für ihre Anwendung geführt (▶ Tab. 3.44). Dabei ist CRP der wohl am besten etablierte Marker, mit dem langjährige klinische Erfahrungen vorliegen. Im Vergleich zu PCT und IL-6 zeigt CRP eine geringere Spezifität bei der Differenzierung infektiöser und nicht infektiöser Entzündungsreaktionen. CRP wird hauptsächlich als vergleichsweise kostengünstiger Screening-Parameter für entzündliche Reaktionen und zum Therapiemonitoring bei leichteren Infektionen eingesetzt.

Tab. 3.43 Normwerte für Entzündungsmarker.

Parameter	Einheit	Normalbereich*
C-reaktives Protein (CRP)	mg/l	< 5,0
Prokalzitonin (PCT)	mg/l	< 0,1
Interleukin-6 (IL-6)	ng/l	< 5,9

*gesunde Erwachsene, Plasma-/Serumkonzentration

Tab. 3.44 Cut-off-Werte von PCT und IL-6.

Parameter	Fragestellung	Cut-off-Wert
PCT im Plasma	Infektion	0,1 mg/l [1]
PCT im Plasma	Sepsis/systemische bakterielle Infektion	0,5 mg/l [2]
IL-6 im Plasma	neonatale Sepsis	50,0 ng/l
IL-6 im Liquor	Meningitis	24,0 ng/l [3]

[1] Im Bereich zwischen 0,1 und 0,25 mg/l ist eine Infektion unwahrscheinlich. Der Wert sollte ggf. innerhalb von 24 h kontrolliert werden, um insbesondere lokale Infektionen auszuschließen.
[2] Im Bereich zwischen 0,5 und 2,0 mg/l ist eine systemische Infektion nicht auszuschließen. Der Wert sollte innerhalb von 24 h kontrolliert werden und bei fortbestehender Erhöhung alle 24–48 h überwacht werden.
[3] siehe [14]

▶ **PCT.** PCT zeigt die höchste Spezifität bei der Differenzierung von bakteriell infektiösen und nicht infektiösen Entzündungsreaktionen und eignet sich deshalb insbesondere im Bereich der Intensivmedizin für die Überwachung infektionsgefährdeter Patienten und zum Monitoring der Wirksamkeit antibiotischer Therapien [5, 25].

▶ **IL-6.** Der Wert des IL-6 liegt insbesondere im frühen Erkennen von verstärkten Entzündungsreaktionen wie z. B. postoperativer Komplikationen oder neonataler Sepsis.

3.12.8 Herz

Laborchemische Parameter dienen dem Nachweis des Herzmuskeluntergangs bei koronarer Herzkrankheit (KHK) und akutem Koronarsyndrom und der myokardialen Belastung bei Herzinsuffizienz.

▶ **Akutes Koronarsyndrom.** Entscheidende Bedeutung in der Labordiagnostik des akuten Koronarsyndroms haben die kardialen Troponine I und T. Sie weisen mit hoher Sensitivität und Spezifität auch kleine Myokardschäden nach. Wiederholt negative Troponinwerte (Werte unterhalb des Cut-off-Wertes) schließen eine akute Myokardschädigung mit großer Sicherheit aus. Der signifikante Anstieg (30–80 % innerhalb von 3–6 h) oder Abfall kardialer Troponine innerhalb weniger Stunden mit mindestens einem Wert oberhalb des Cut-off-Wertes, verbunden mit klinischen Anzeichen einer Myokardischämie, gilt als beweisend für einen akuten Myokardinfarkt [28].

Hochsensitive Nachweissysteme für Troponin T werden nur von einem Hersteller angeboten. Hier liegt der Cut-off-Wert bei 14 pg/ml. Troponin-I-Testsysteme werden von mehreren Herstellern bereitgestellt. Dabei gelten jeweils herstellerspezifische Cut-off-Werte.

Die sensitiven Troponintest der neuesten Generation weisen auch geringe Konzentrationserhöhungen frühzeitig nach, sodass sich in dieser Hinsicht keine Vorteile für das bislang zur Frühdiagnostik eingesetzte Myoglobin ergeben (▶ Tab. 3.45). Die MB-Isoform der Kreatinkinase (CK) ist weniger spezifisch als Troponin und später nachweisbar. Bei erhöhter Gesamt-CK spricht ein Anteil der MB-Isoform (CK-MB) von über 6 % für einen Myokardinfarkt. Die enzymatische Messung wird nicht selten durch Makroenzyme verfälscht (CK-MB-Anteile > 25 %). Eine Halbwertszeit zwischen den Troponinen und Myoglobin sowie die bei der enzymatischen Bestimmung vergleichsweise geringen Analysekos-

Tab. 3.45 Charakteristika kardialer Marker im Plasma.

	Sensitivität	Spezifität	Erster Anstieg	Maximum	Normalisierung
Troponin I	⇑⇑	⇑⇑	2–8 h	12–24 h	4–7 d
Troponin T	⇑⇑	⇑⇑	2–8 h	12–96 h	7–14 d
CK-MB	⇑↑	⇑	4–10 h	12–24 h	2–3 d
Myoglobin	⇑⇑	↑	2–4 h	5–7 h	1 d

ten begründen die Rolle der CK in der Verlaufskontrolle nach Myokardinfarkt.

> **Merke**
> Bei der Interpretation geringgradiger Troponinerhöhungen muss beachtet werden, dass prinzipiell alle Erkrankungen, die eine Myokardschädigung hervorrufen, zu einem Anstieg der Troponinkonzentration führen. Deshalb ist die Betrachtung der Konzentrationskinetik innerhalb von 3–6 h hilfreich. In Abhängigkeit vom Ausgangswert weist ein Anstieg oder Abfall von mehr als 30–100 % immer auf ein akutes ischämisches Ereignis hin. Differenzialdiagnosen sind z. B. schwere Herzinsuffizienz, Aortendissektion, Kardioversion, Trauma, Ablation, Inflammation, pulmonale Hypertonie, Niereninsuffizienz, Sepsis oder Organversagen.

▶ **Akute und chronische Herzinsuffizienz.** Die wichtigsten Marker in der Labordiagnostik der akuten und chronischen Herzinsuffizienz sind das *natriuretische Peptid vom B-Typ (BNP)* und sein N-terminales Spaltfragment *NT-proBNP*. BNP- bzw. NT-proBNP-Werte unterhalb des jeweiligen herstellerspezifischen Grenzwertes schließen eine ventrikuläre Dysfunktion weitestgehend aus. Beide Marker dienen der Differenzialdiagnostik akuter Dyspnoe kardialer oder pulmonaler Ursache. BNP und NT-proBNP eignen sich außerdem zur Prognose- und Verlaufsbeurteilung sowie zur Therapieüberwachung von Patienten mit bekannter Herzinsuffizienz [22].

3.12.9 Pankreas

▶ **Akute Pankreatitis.** Im Rahmen der akuten Pankreatitis kommt es zur Desintegration des Pankreasgewebes und damit zum Übertritt von normalerweise sezernierten Enzymen in die Blutbahn und den Peritonealraum. Die akute Pankreatitis kann mit schweren lokalen und systemischen Symptomen verbunden sein. Leitenzyme zum Nachweis der akuten Pankreatitis sind *Lipase* und *Amylase*. Lipase bietet den Vorteil der stärkeren und länger andauernden Aktivitätserhöhung im Serum. Einschränkungen der Nierenfunktion führen v. a. zu erhöhten Amylaseaktivitäten. Beide Enzyme zeigen 5–10 h nach Symptombeginn einen deutlichen Anstieg. Die Amylase normalisiert sich nach 2–5 Tagen, während die Lipase bis zu 20 Tage erhöht bleibt.

▶ **Chronische Pankreatitis.** Die chronische Pankreatitis wird mithilfe von direkten oder indirekten Tests zum Nachweis der exokrinen Pankreasinsuffizienz detektiert (▶ Tab. 3.46). Während direkte Funktionsuntersuchungen, wie z. B. der Sekretin-Pankreozymin-Test, aufwendig sind und deshalb im klinischen Alltag nur wenig angewendet werden, zeigen indirekte Untersuchungen eine gute Spezifität und Sensitivität insbesondere bei fortgeschritteneren Stadien der Pankreasinsuffizienz. Gegenwärtig wird die Untersuchung der Pankreaselastase im Stuhl am häufigsten eingesetzt. Bei einem Grenzwert von 200 µg/g Stuhl ist die

Tab. 3.46 Parameter zum Nachweis einer Pankreatitis.

Parameter	Einheit	Normalbereich*
Lipase im Serum	µkat/l	0,22–1**
	U/l	13–60
Amylase im Serum	µkat/l	0,45–1,67
	U/l	28–100
Pankreaselastase im Stuhl	µg/g	> 200

* Erwachsene, ** starke methodenabhängige Abweichungen möglich

Sensitivität und die Spezifität für den Nachweis einer chronischen Pankreatitis größer als 90 % [8].

Bewertung

▶ **Lipase.** Lipaseerhöhungen über den Normalbereich hinaus zeigen mit einer Sensitivität von > 90 % [32] eine akute Pankreatitis oder die Exazerbation einer chronischen Pankreatitis an. Die Sensitivität der Amylasebestimmung ist etwas geringer.

Die Spezifität der Lipase- oder Amylasebestimmung in Bezug auf die Abgrenzung pankreatischer von extrapankreatischen Erkrankungen variiert in Abhängigkeit von der Untersuchungsmethode. Bei einem Schwellenwert vom 2–3-Fachen der Obergrenze des Normbereichs erreicht sie 90 %.

Unspezifische Erhöhungen der Enzyme können durch Makroformen (Gammopathien, chronisch-entzündliche Darmerkrankungen) sowie durch Amylase-Isoformen (Speicheldrüse, ubiquitäre Isoform) hervorgerufen werden.

▶ **Pankreaselastase.** Die diagnostische Sensitivität der Pankreaselastase sinkt bei leichteren Verlaufsformen und in späteren Stadien der Erkrankung.

3.12.10 Leber

Laboratoriumsdiagnostische Parameter (▶ Tab. 3.47) unterstützen die Erfassung des Schweregrades der Leberzellnekrose, der metabolischen Insuffizienz und der Cholestase.

Zum sicheren Ausschluss von Lebererkrankungen wird die kombinierte Bestimmung von Alanin-Aminotransferase (ALT), Gamma-Glutamyl-Transferase (GGT) und Cholinesterase (ChE) empfohlen. Anhand der Bestimmung der Aktivität dieser Enzyme können mehr als 95 % der Patienten mit Leberschäden erkannt werden [10, 11]. ALT erfasst v. a. die Schädigung des Leberparenchyms, GGT die cholestatische Komponente und ChE die synthetische Funktionsfähigkeit.

▶ **Schweregrad der Leberzellschädigung.** Die Einschätzung des Schweregrades der Leberzellschädigung ist durch die kombinier-

Tab. 3.47 Parameter zur Erfassung von Lebererkrankungen.

Parameter	Einheit	Normalbereich*
ALT im Serum	µkat/l	< 0,6 (w), < 0,85 (m)**
	U/l	< 35 (w), < 50 (m)**
GGT im Serum	µkat/l	< 0,65 (w), < 1,00 (m)
	U/l	< 40 (w), < 60 (m)**
ChE im Serum	µkat/l	65 – 180 (w), 77-192 (m)
	U/l	3,93 – 10,8 (w), 4,62-11,5 (m)***

* Erwachsene, w = weiblich, m = männlich; **; ***methodenabhängig; ALT = Alanin-Aminotransferase; GGT = Gamma-Glutamyl-Transferase

Tab. 3.48 Basisuntersuchung zur Beurteilung der Nierenfunktion.

Matrix	Einheit	Normbereich
Kreatinin im Plasma/Serum (Crea)	µmol/l	42 – 97
	mg/dl	0,47 – 1,10
Osmolalität im Urin	mosmol/kg H_2O	50 – 1200
funktionelle Natriumexkretion (Fe_{Na})	%	1 – 3

te Bestimmung von ALT und Aspartataminotransferase (AST; ASAT) oder Glutamatdehydrogenase (GLDH) möglich. Während die ALT hauptsächlich im Zytoplasma der Hepatozyten lokalisiert ist und schon bei weniger schweren Schädigungen freigesetzt wird, befinden sich AST und GLDH hauptsächlich bzw. vollständig in den Mitochondrien.

▶ **Metabolische Leberinsuffizienz.** Die metabolische Leberinsuffizienz zeigt sich in der Abnahme der ChE-Aktivität und der Abnahme von in der Leber synthetisierten Proteinen (Albumin, Gerinnungsfaktoren). Infolge der gestörten Entgiftungsfunktion des Organs führt die metabolische Leberinsuffizienz zu einer Erhöhung der Ammoniakkonzentration und zu hepatogenen Enzephalopathien.

▶ **Cholestase.** Relevante Kenngrößen der Cholestase sind GGT, alkalische Phosphatase (AP) und Bilirubin. Die GGT verfügt dabei über eine höhere diagnostische Sensitivität als die AP. Erhöhte GGT-Aktivität findet sich auch bei medikamententoxischen Leberschäden. Die AP-Aktivität ist auch bei Knochenerkrankungen gesteigert. Die Bestimmung von direktem und indirektem Bilirubin erlaubt die Differenzierung des Ikterus.

Hinsichtlich der Differenzialdiagnostik infektiöser und autoimmuner Lebererkrankungen wird auf die Kap. 8.16 („Virale Infektionen") und 13.5 („Akutes Leberversagen") verwiesen.

Bewertung

▶ **ALT-Aktivität und AST/ALT-Quotient.** Erhöhungen der ALT-Aktivitäten um mehr als das 20-Fache des Normbereiches findet man bei akuten Virushepatitiden, akuten Durchblutungsstörungen oder akuten toxischen Leberschäden. AST/ALT-Quotienten < 1,0 (AST = *A*spartataminotransferase, ALT = *A*laninaminotransferase) zeigen einen leichteren Leberzellschaden im Rahmen von akuten Lebererkrankungen an, wie z. B. bei viraler Hepatitis. Quotienten > 1,0 sprechen für schwere nekrotisierende Leberschäden. Schwere Leberschädigungen sind durch hohe GLDH-Aktivitäten gekennzeichnet.

▶ **ChE-Aktivität.** Verringerte ChE-Aktivität, verbunden mit erniedrigter Konzentration von Albumin und supprimierter Gerinnungsaktivität (Einzelfaktoren, erniedrigter Quick-Wert), spricht für metabolische Leberinsuffizienz. In späten Stadien der Leberschädigung können die ALT- und GGT-Aktivitäten im Referenzbereich liegen. Bei unklarer ChE-Erniedrigung müssen Intoxikationen mit phosphororganischen Substanzen und Carbamaten ausgeschlossen werden.

▶ **Cholestatische Veränderungen.** Cholestatische Veränderungen führen zu GGT-Anstiegen auf mehr als das 5-Fache der oberen Normbereichsgrenze. GGT ist dabei stärker erhöht als ALT (GGT/ALT ≥ 1). Alkoholtoxische Leberschäden führen, wie auch verschiedene Arzneimittel, zu weniger ausgeprägten GGT-Anstiegen. Erhöhte AP-Aktivitäten ohne Anstieg der GGT sprechen für extrahepatische Ursachen des AP-Anstiegs.

▶ **Ikterus.** Ikterus tritt bei Bilirubinkonzentrationen > 50 µmol/l (> 3,0 mg/l) auf. Ein Anteil des direkten Bilirubins weniger als 30% am Gesamtbilirubin, verbunden mit normaler oder nur geringgradig erhöhter ALT-Aktivität, spricht für einen prähepatischen Ikterus. Deutliche ALT-Erhöhungen und ein hoher Anteil des direkten Bilirubins sprechen für eine hepatische oder posthepatische Ursache.

3.12.11 Niere

▶ **Urinstatus und Einschätzung der glomerulären Filtrationsrate.** Basisuntersuchungen zur Beurteilung der Nierenfunktion (▶ Tab. 3.48) sind die Erhebung des Urinstatus mithilfe von Teststreifen und die Einschätzung der glomerulären Filtrationsrate (GFR) anhand der Serumkreatininkonzentration. Mithilfe der Urinteststreifen werden Proteinurie, Leukozyten, Hämaturie sowie Glukosurie erkannt und Hinweise auf bakterielle Infektionen der Harnwege erhoben.

Anhand der Serumkreatininkonzentration können erst Einschränkungen der Filtrationsrate um 40% und mehr sicher erkannt werden. Insbesondere der Einfluss von Muskelmasse, Geschlecht, Ernährung sowie von einer unzureichenden Standardisierung der Messmethoden verringert die Sensitivität deutlich.

Die Berechnung der GFR verbessert etwas die Sensitivität. Dabei wird bei Erwachsenen die die CKD-EPI-Formel (CKD-EPI = Chronic Kidney Disease Epidemiology Collaboration) [18] unter Einbeziehung von Alter, Geschlecht und Herkunft genutzt. Andere Formeln wie die nach Cockroft und Gault und die Kreatinin-Clearance sind in der klinischen Praxis mit höherem Aufwand verbunden und werden deshalb nur bei speziellen Fragestellungen eingesetzt. Für Kinder wird die Formel nach Schwarz eingesetzt [13, 26].

> **Praxistipp**
>
> funktionelle Natriumexkretion (Fe_{Na}):
>
> $$Fe_{Na}\ [\%] = \frac{Na\ (U) \times Kreatinin\ (S) \times 100}{Na\ (S) \times Kreatinin\ (U)}$$
>
> Fe_{Na} = funktionelle Natriumexkretion; Crea = Kreatinin; U = Urin; S = Serum

▶ **Nachweis der akuten Niereninsuffizienz.** Akute Veränderungen der Nierenfunktion werden durch die Messung des Serumkreatinins nur verspätet dargestellt, da viele akute Erkrankungen mit einer geringen Nahrungsaufnahme verbunden sind und deshalb erst eine deutliche Einschränkung der Kreatininelimination zu einer erhöhten Serumkreatininkonzentration führt. Deshalb werden im Bereich der Intensivmedizin häufig Harnstoff oder Cystatin C als frühe Marker der akuten Niereninsuffizienz genutzt.

Neue Marker zum Nachweis der akuten Niereninsuffizienz wie IL-18 (Interleukin-18), NGAL (Neutrophil Gelatinase-associated Lipocalin), KIM-1 (Kidney Injury Molecule-1) und NAG (N-Acetyl-β-D-Glucosaminidase) werden derzeit hinsichtlich ihres klinischen Nutzen validiert. Im Gegensatz zum Serumkreatinin ist ein Anstieg dieser Proteine schon 2–12 h nach einer akuten Nierenschädigung nachweisbar [2, 23].

▶ **Abgrenzung postrenaler von renalen Ursachen.** Bei nachgewiesener Funktionsstörung der Niere müssen prä- bzw. postrenale von renalen Ursachen abgegrenzt werden, um sinnvolle Therapieentscheidungen treffen zu können. Dabei sind die Bestimmung des Harnstoff/Kreatinin-Quotienten (erhöht bei prä- und postrenaler Azotämie), die fraktionelle Natriumexkretion (< 1 % bei prärenaler Ursache; > 2 % bei renaler Ursache) und die Bestimmung der Urinosmolalität (< 350 mosmol/kg H_2O bei renaler Ursache) sinnvoll.

▶ **Proteinurie.** Die Proteinurie ist ein weiteres Leitsymptom von Nierenschädigungen und bedarf der diagnostischen Abklärung. Dabei ist zunächst die Frage nach der Differenzierung prärenal/renal/postrenal zu stellen.

Prärenale Proteinurien entstehen aufgrund der vermehrten plasmatischen Freisetzung und dem daraus resultierenden tubulären Überlauf (Nachweis von Hämoglobin bei Hämolyse, Myoglobin bei Rhabdomyolyse, Bence-Jones-Proteine).

Postrenale Proteinurien können anhand der im Vergleich zum Albumin erhöhten α2-Makroglobulin-Konzentration nachgewiesen werden.

Renale Proteinurien werden mithilfe der Markerproteine Albumin, α1-Mikroglobulin und IgG in glomeruläre (selektiv, unselektiv) und tubuläre Proteinurien unterteilt [28].

3.12.12 Endokrinologie

▶ **Störungen der Hormonsekretion.** Störungen der Hormonsekretion können Ursache oder häufig auch Begleiterscheinung schwerer Erkrankungen sein. Insbesondere Tumoren der Hypophyse und der Nebennierenrinde sowie ektopische Hormonproduzenten (kleinzellige Lungentumoren, Insulinome, Thymome) können schwerste Störungen der endokrinologischen Funktionen hervorrufen. Daneben kommt es bei einem großen Teil der intensivmedizinisch behandelten Patienten zu funktionellen Störungen im Bereich des Hypothalamus und der Hypophyse, die sich auf die periphere Freisetzung von Hormonen auswirken. Häufig sind periphere Prozesse des Metabolismus und der Rezeptorwirkung von Hormonen verändert.

Störungen der hypothalamisch-hypophysär-adrenalen und der hypothalamisch-hypophysär-thyreotropen Achse haben Auswirkungen auf Krankheitsverlauf und Letalität. Derzeit ist nicht geklärt, ob und bei welchen Patientengruppen die therapeutische Korrektur signifikante Verbesserungen der Letalität bewirken kann.

▶ **Mit Critical Illness assoziierte Nebenniereninsuffizienz.** Während in der frühen Phase intensivpflichtiger Erkrankungen Kortisol erhöht ist, kann sich bei schweren Verläufen, z. B. im Rahmen einer Sepsis, eine mit Critical Illness assoziierte Nebenniereninsuffizienz entwickeln (*Critical Illness-related Corticosteroid Insufficiency = CIRCI*). Diese kann sowohl auf der gestörten Freisetzung von Kortisol, auf dessen veränderter Bioverfügbarkeit als auch dessen verminderter Wirksamkeit am Rezeptor beruhen. Aufgrund dieser unterschiedlichen pathogenetischen Mechanismen ist eine sichere Labordiagnostik dieses reversiblen Zustands schwierig. Generell geht man davon aus, dass ein mittlerer Kortisolspiegel (▶ Tab. 3.49) unter 280 nmol/l (10 µg/dl) oder ein Kortisolanstieg von < 550 nmol/l (20 µg/dl) im ACTH-Test [ACTH = adrenokortikotropes Hormon] zum Nachweis von CIRCI herangezogen werden können [20] (Test bei Patienten mit septischem Schock oder akutem Atemnotsyndrom [ARDS] nicht durchführen).

▶ **Hypothyreose, Hyperthyreose.** Ein typisches Zeichen für eine Störung der hypothalamisch-hypophysär-thyreotropen Achse ist das Low-T_3- oder Nonthyroid-Illness-Syndrom (NTIS), bei dem im Rahmen schwerer Erkrankungen vorübergehend, ohne eine nachweisbare Schilddrüsenerkrankung, erniedrigte Trijodthyronin(T_3)-Spiegel bei normalem oder erniedrigtem thyreoidstimulierenden Hormon (Thyreotropin, TSH) gemessen werden. Die therapeutische Relevanz des Nachweises eines NTIS ist umstritten [27]. Die allgemein anerkannte Definition der Hypothyreose beruht labordiagnostisch (▶ Tab. 3.49) auf einem erhöhten TSH-Spiegel bei erniedrigtem freien Thyroxin (fT_4) und/oder freien Trijodthyronin (fT_3). Die Hyperthyreose zeigt sich durch die Suppression von TSH durch den Anstieg von fT_4 und/oder fT_3. Aus diesem Grund ist als Basisuntersuchung der Schilddrüsenfunktion v. a. die Bestimmung der TSH-Konzentration anzusehen.

3.12.13 Zentrales Nervensystem (ZNS)

▶ **Klinisch-chemische Analytik im Liquor.** Zur Abklärung neurologischer Symptome ist neben bildgebenden Verfahren häufig die klinisch-chemische Analytik im Liquor zielführend (▶ Tab. 3.50). Dabei müssen der unverzügliche Probentransport und die schnelle Verarbeitung im Labor sichergestellt werden. Klinisch-chemische Basisparameter der Liquordiagnostik sind *Leukozytenzahl*, *Erythrozytenzahl* sowie die Konzentrationen von *Gesamtprotein*, *Glukose* und *Laktat*.

Diese Parameter sollten innerhalb eines kurzen Zeitraums zur Verfügung stehen und dienen dem schnellen Ausschluss von entzündlichen Reaktionen und Blutungen im Subarachnoidalraum (SAB). Zumindest bei erhöhten Leukozytenzahlen sollte eine Erregerdiagnostik unmittelbar angeschlossen werden. Da die Liquorpunktion nicht beliebig wiederholbar ist, sollte das Basisprogramm im Normalfall durch die Bestimmung der Albumin- und Immunglobulinquotienten (Auswertung nach Reiber-Schema,

Tab. 3.49 Parameter für die Untersuchung der Funktion von Nebenniere und Schilddrüse.

	Matrix	Einheit	Normbereich
Kortisol	Serum	nmol/l	138–690*
		µg/dl	0,2–1,2
TSH	Serum	mIU/l	0,3–3,6 **
fT_4	Serum	pmol/l	13–21
		pg/ml	1–1,64
fT_3	Serum	pmol/l	3,9–6,7
		pg/ml	2,5–4,4

* Erwachsene 6–9 Uhr, ** Erwachsene nach [17]; fT_3 = freies Trijodthyronin; fT_4 = freies Thyroxin TSH = thyreoidstimulierendes Hormon

3.12 Laborchemisches Basismonitoring

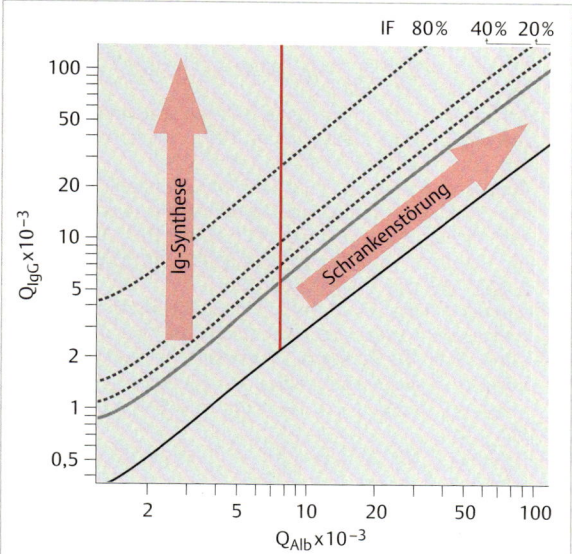

Abb. 3.63 Liquor/Serum-Quotientendiagramm (Reiber-Schema) für Immunglobulin G (IgG). Albuminquotienten (Q_{Alb} = Albuminkonzentration im Liquor/Albuminkonzentration im Serum) über dem altersabhängigen Grenzwert (senkrechte Linie, $Q_{Alb} = 8 \times 10^{-3}$ für 60 Jahre alte Patienten) sprechen für eine Schrankenfunktionsstörung. Immunglobulinquotienten (Q_{IgG}) über der dick eingezeichneten Linie sprechen für eine intrathekale Immunglobulinsynthese. Die Größe der intrathekalen Fraktion (IF) kann anhand der gestrichelten Linien abgeschätzt werden.

Abb. 3.63) sowie den Nachweis oligoklonaler Banden im Liquor ergänzt werden. Die Ergebnisse dieser Untersuchungen stehen meist innerhalb von 1–2 Arbeitstagen zur Verfügung und geben differenzialdiagnostisch wichtige Hinweise zum Vorliegen von Schrankenfunktionsstörung und intrathekaler Immunglobulinsynthese.

Der derzeit am besten untersuchte Serumparameter (▶ Tab. 3.50) zum Ausschluss von Schädel-Hirn-Traumata ist das gliale S-100B-Protein [16]. Dieses Protein wird innerhalb weniger Minuten nach einem Schädel-Hirn-Trauma freigesetzt und erreicht die höchsten Konzentrationen nach 6–10 h. In Abhängigkeit von dem zu untersuchenden Patientenkollektiv und den diagnostischen Möglichkeiten kann der Einsatz des S-100B-Screening-Tests vor der CT-Untersuchung sinnvoll sein [24]. Kritisch zu bewerten ist die geringe Spezifität von S-100B in Bezug auf die Abgrenzung von anderen Traumata.

Bewertung

Bakterielle Meningitis:
- Leukozyten > 1000,
- Glukose erniedrigt,
- Laktat erhöht,
- Protein > 1000 mg/l.

Virale Meningitis:
- Leukozyten 10–1000,
- Glukose und Laktat normal,
- Gesamtprotein leicht erhöht.

Subarachnoidalblutung (SAB):
Erythrozytenzahl erhöht; differenzialdiagnostisch ist die Abgrenzung einer artifiziellen Blutbeimischung wichtig, die mithilfe der Drei-Gläser-Probe und des Differenzialzellbildes (Nachweis von Erythro- und Siderophagen) erfolgen sollte.

3.12.14 Vergiftung

Klinisch-chemische Basisuntersuchungen spielen eine wichtige Rolle bei Verdacht auf oder bei nachgewiesener Vergiftung mit unbekannten Substanzen und bilden gemeinsam mit anamnestischen Angaben die Grundlage für weitere zielgerichtete Untersuchungen. Ergänzend zur erweiterten Basisdiagnostik sollten aufgrund der Häufigkeit und der leichten Nachweisbarkeit die in ▶ Tab. 3.51 dargestellten Parameter bestimmt werden. Besondere Bedeutung im Hinblick auf die Erkennung von Giftstoffen kommt der Betrachtung der osmotischen Lücke (niedermolekulare Giftstoffe, z. B. Methanol) und der Anionenlücke (saure Giftstoffmetabolite, z. B. Glykolintoxikation) zu [12].

▶ **Systematische toxikologische Analyse.** Da das Spektrum der möglichen Gifte außerordentlich breit gefächert ist, sollte bei

Tab. 3.50 Liquordiagnostik und Serumparameter S-100B.

	Einheit	Normbereich
Leukozyten im Liquor	Zellen/µl	< 5
Erythrozyten im Liquor	Zellen/µl	< 1
Gesamtprotein im Liquor	mg/l	< 500
Glukose im Liquor	mmol/l	4,1–5,9
	mg/dl	74–104
Laktat im Liquor	mmol/l	1,2–2,2
	mg/dl	11–19
S-100B im Serum	ng/l	< 0,05

Tab. 3.51 Ergänzende Basisuntersuchung bei Verdacht auf Intoxikation.

Untersuchung	Kommentar
Drogen-Screening, Äthanol	häufige Vergiftungsursache bei Erwachsenen, auch im Rahmen einer Polytoxikomanie
Paracetamol	leicht nachweisbare, häufigere Medikamentenintoxikation, die eine spezifische therapeutische Intervention erfordert
Salicylate	häufige, leicht nachweisbare Medikamentenintoxikation
Cholinesterase	Erkennung von Insektizid- und Kampfstoffvergiftungen
Digoxin/Digitoxin	Digitalisvergiftungen/-überdosierungen; zu beachten ist die unterschiedliche Kreuzreaktivität von eingesetzten Immunoassays für andere kardiale Glykoside
Lithium	Erkennung von Überdosierungen mit schweren klinischen Verläufen

Verdacht auf eine Intoxikation immer eine systematische toxikologische Analyse (General unknown Screening) aus relevanten Körpermaterialien (Serum, Urin, Mageninhalt) angestrebt werden, die als halbquantitatives Suchverfahren auf verschiedenste Giftstoffe zu verstehen ist. Die Ergebnisse dieser Untersuchung liegen ca. 2 h nach Eingang der Proben im Labor vor. Gegebenenfalls sollte eine Giftnotrufzentrale hinsichtlich des optimalen diagnostischen Vorgehens konsultiert werden.

Kernaussagen

Einführung
Beim intensivmedizinischen Monitoring der Vitalfunktionen von Patienten können Veränderungen von Laborparametern Auskunft über Zustand, Verlauf und Prognose der Erkrankung geben.

Organisation der Laboratoriumsdiagnostik
Voraussetzung für ein erfolgreiches Monitoring ist eine optimale Prozessorganisation

Klinisch-chemische Basisuntersuchungen
Klinisch-chemische Basisuntersuchungen sollen einen Überblick über den metabolischen Zustand des Patienten sowie über die Funktion der zentralen Organsysteme vermitteln.

Säure-Basen-Status (SBS) und Blutgase
pH, Kohlendioxidpartialdruck (pCO_2), Sauerstoffpartialdruck (pO_2), Plasmabikarbonat ($cHCO_3^-$), Basenabweichung (BA), Sauerstoffsättigung (sO_2)

Elektrolyte
Natrium, Kalium, Kalzium.

Kohlenhydratstoffwechsel
Glukose, Laktat.

Entzündung/Infektion
PCT, CRP, IL-6.

Herz
Troponin I oder Troponin T, (NT-pro)BNP.

Pankreas
Lipase, Pankreaselastase.

Leber
ALT, GGT, ChE.

Niere
Kreatinin, GFR, Harnstoff.

Endokrinologie
TSH, Kortisol.

Zentrales Nervensystem
Liquorpunktion und Bestimmung von Zellzahl, Gesamtprotein, Glukose, Laktat; Anwendung des Reiber-Schemas; bei Verdacht auf Schädel-Hirn-Trauma kann die S-100B-Konzentration wertvolle Hinweise liefern.

Vergiftung
Die Basisuntersuchungen sollten von der Bestimmung der Konzentrationen von Äthanol, Paracetamol, Salicylaten, Digoxin/Digitoxin, Lithium begleitet werden; des Weiteren sind eine Bestimmung der Cholinesteraseaktivität, ein Drogen-Screening und eine toxikologische Suchanalyse durchzuführen.

Literatur

[1] Bates DW, Boyle DL, Rittenberg E et al. What proportion of common diagnostic tests appears redundant? Am J Med 1998; 104: 361 – 368

[2] Bolignano D. Serum creatinine and the search for new biomarkers of acute kidney injury (AKI): the story continues. Clin Chem Lab Med 2012; 50: 1495 – 1499

[3] Bundesärztekammer: Richtlinie der Bundesärztekammer zur Qualitätssicherung laboratoriumsmedizinischer Untersuchungen. Deutsches Ärzteblatt 2008; 105: A341 –A355. Im Internet: http://www.baek.de/downloads/RiliBAEKLabor201205.pdf; Stand: 22.02.2013

[4] Carraro P, Plebani M. Errors in a stat laboratory: types and frequencies 10 years later. Clin Chem 2007; 53: 1338 – 1342

[5] Christ-Crain M, Muller B. Biomarkers in respiratory tract infections: diagnostic guides to antibiotic prescription, prognostic markers and mediators. Eur Respir J 2007; 30: 556 – 573

[6] Dandona P, Nix D, Wilson MF et al. Procalcitonin increase after endotoxin injection in normal subjects. J Clin Endocrinol Metab 1994; 79: 1605 – 1608

[7] Dominguez-Munoz JE, Pieramico O, Buchler M et al. Ratios of different serum pancreatic enzymes in the diagnosis and staging of chronic pancreatitis. Digestion 1993; 54: 231 – 236

[8] Dominici R, Franzini C. Fecal elastase-1 as a test for pancreatic function: a review. Clin Chem Lab Med 2002; 40: 325 – 332

[9] Drenck N. Point of care testing in Critical Care Medicine: the clinician's view. Clin Chim Acta 2001; 307: 3 – 7

[10] Dufour DR, Lott JA, Nolte FS et al. Diagnosis and monitoring of hepatic injury. I. Performance characteristics of laboratory tests. Clin Chem 2000a; 46: 2027 – 2049

[11] Dufour DR, Lott JA, Nolte FS et al. Diagnosis and monitoring of hepatic injury. II. Recommendations for use of laboratory tests in screening, diagnosis, and monitoring. Clin Chem 2000b; 46: 2050 – 2068

[12] Hallbach J, Degel F, Desel H, Felgenhauer N. Analytical role in clinical toxicology: impact on the diagnosis and treatment of poisoned patients 1. LaboratoriumsMedizin 2009; 33: 71 – 87

[13] Herget-Rosenthal S, Bokenkamp A, Hofmann W. How to estimate GFR-serum creatinine, serum cystatin C or equations? Clin Biochem 2007; 40: 153 – 161

[14] Kansagara D, Fu R, Freeman M et al. Intensive insulin therapy in hospitalized patients: a systematic review. Ann Intern Med 2011; 154: 268 – 282

[15] Kleine TO, Zwerenz P, Zofel P et al. New and old diagnostic markers of meningitis in cerebrospinal fluid (CSF). Brain Res Bull 2003; 61: 287 – 297

[16] Kovesdi E, Luckl J, Bukovics P et al. Update on protein biomarkers in traumatic brain injury with emphasis on clinical use in adults and pediatrics. Acta Neurochir 2010; 152: 1 – 17

[17] Kratzsch J, Fiedler GM, Leichtle A et al. New reference intervals for thyrotropin and thyroid hormones based on National Academy of Clinical Biochemistry criteria and regular ultrasonography of the thyroid. Clin Chem 2005; 51: 1480 – 1486

[18] Levey AS, Stevens LA, Schmid CH et al. A new equation to estimate glomerular filtration rate. Ann Intern Med 2009; 150: 604 – 612

[19] Luppa PB, Schlebusch H. POCT – Patientennahe Labordiagnostik. Heidelberg: Springer; 2008

[20] Marik PE, Pastores SM, Annane D et al. Recommendations for the diagnosis and management of corticosteroid insufficiency in critically ill adult patients: consensus statements

from an international task force by the American College of Critical Care Medicine. Crit Care Med 2008; 36: 1937–1949
[21] Marik PE , Preiser JC. Toward understanding tight glycemic control in the ICU: a systematic review and metaanalysis. Chest 2010; 137: 544–551
[22] Müller C, Hrsg. Labordiagnostik bei kardialen Notfällen. Bremen: Uni-Med; 2012
[23] Nguyen MT, Devarajan P. Biomarkers for the early detection of acute kidney injury. Pediatr Nephrol 2008; 23: 2151–2157
[24] Ruan S, Noyes K, Bazarian JJ. The economic impact of S-100B as a pre-head CT screening test on emergency department management of adult patients with mild traumatic brain injury. J Neurotrauma 2009; 26: 1655–1664
[25] Schuetz P, Christ-Crain M, Muller B. Biomarkers to improve diagnostic and prognostic accuracy in systemic infections. Curr Opin Crit Care 2007; 13: 578–585
[26] Soares AA, Eyff TF, Campani RB et al. Glomerular filtration rate measurement and prediction equations. Clin Chem Lab Med 2009; 47: 1023–1032
[27] Stathatos N, Levetan C, Burman KD et al. The controversy of the treatment of critically ill patients with thyroid hormone. Best Pract Res Clin Endocrinol Metab 2001; 15: 465–478
[28] Thomas L, Hrsg. Labor und Diagnose. 8. Aufl. Frankfurt/Main: TH-Books; 2012
[29] Thomas C, Thomas L. Niere und Harnwege. In: Thomas L, Hrsg. Labor und Diagnose. 8. Aufl. Frankfurt/Main: TH-Books; 2012: 613–691
[30] van Heyningen C, Watson ID, Morrice AE. Point-of-care testing outcomes in an emergency department. Clin Chem 1999; 45: 437–438
[31] Vigushin DM, Pepys MB, Hawkins PN. Metabolic and scintigraphic studies of radioiodinated human C-reactive protein in health and disease. J Clin Invest 1993; 91: 1351–1357
[32] Yadav D, Agarwal N, Pitchumoni CS. A critical evaluation of laboratory tests in acute pancreatitis. Am J Gastroenterol 2002; 97: 1309–1318

3.13 Mikrobiologisches Monitoring

G. Peters, J. Wüllenweber

3.13.1 Einleitung

Infektionskrankheiten spielen in der operativen Intensivmedizin eine wichtige Rolle. Zum einen werden Patienten mit schweren Infektionskrankheiten (systemisches Inflammationssyndrom [SIRS], Sepsis) intensivmedizinisch behandelt, zum anderen sind viele intensivmedizinische Maßnahmen (Beatmung, Katheterlegung etc.) mit einem hohen Infektionsrisiko behaftet.

> **Merke**
>
> Zwei Wege der mikrobiologischen Diagnostik sind zu unterscheiden:
> - die gezielte Diagnostik bei Verdacht auf eine Infektion eines individuellen Patienten sowie zur Kontrolle einer eingeleiteten Therapie,
> - das routinemäßige mikrobiologische Monitoring/Screening auf spezielle Erreger und Resistenzen.

Das mikrobiologische Monitoring von Intensivpatienten sollte die gezielte mikrobiologische Diagnostik und ein routinemäßiges Monitoring/Screening sinnvoll kombinieren.

Gezielte mikrobiologische Diagnostik

Diese dient der Feststellung des Infektionsortes, des Infektionserregers, der Bewertung der Eigenschaften des Erregers und der Resistenzbestimmung des Erregers einer bereits vorhandenen Infektion.

▶ **Infektionsort.** Die Kenntnis des Infektionsortes ist für eine Sanierung (z. B. chirurgisch, Fremdkörperentfernung) von immenser Bedeutung. Bei vielen typischen und ambulant erworbenen Infektionen lässt sich der Infektionsort leicht bestimmen; bei multimorbiden Patienten mit Fremdkörpern und vielfachen Interventionen lässt sich nur durch rasche mikrobiologische Untersuchung verschiedener Materialien (z. B. Blutkulturen zentral und peripher entnommen) eine Lokalisierung erreichen.

▶ **Infektionserreger.** Ähnliches gilt für die Kenntnis des Infektionserregers: Während bei ambulant erworbenen Infektionen oft typische Zeichen auf spezielle Keime hinweisen (z. B. Erysipel – *S. pyogenes*, Abszess – *S. aureus*) ist das bei nosokomialen Infektionen eher selten. Hinzu kommt bei multimorbiden Patienten die Prädisposition für Erkrankungen durch sonst eher wenig pathogene Keime sowie für ungewöhnlich schwere Verläufe von Infektionen.

▶ **Bewertung eines möglichen Infektionserregers.** Die Bewertung eines möglichen Infektionserregers erscheint deswegen wichtig, weil die Erreger nosokomialer Infektionen oft der patienteneigenen Normalflora entstammen oder es sich um fakultativ pathogene Umweltkeime handelt. Beispielhaft lassen sich Fremdkörperinfektionen mit Hautkeimen (Staphylokokken, *Corynebacterium spp.*) oder Infektionen des immunsupprimierten oder Intensivpatienten mit *Pseudomonas spp.* bzw. *Acinetobacter spp.* nennen.

▶ **Resistenzlage.** Das Resistenzverhalten der meisten im Krankenhaus isolierten Erreger lässt sich kaum mehr vorhersagen. Insgesamt hat sich die Resistenzlage verschlechtert; zudem sind viele Patienten bereits mit Antibiotika vorbehandelt.

Dies alles führt dazu, dass bei Verdacht auf eine nosokomiale Infektion die frühzeitige mikrobiologische Diagnostik zunehmend wichtiger wird.

Screening auf (resistente) Erreger nosokomialer Infektionen

Neben krankenhaushygienischen Aspekten dient das Screening auf (resistente) Erreger nosokomialer Infektionen im Wesentlichen 3 Zielen:

▶ **Feststellung von Risikokeimen.** Erstens kann beim einzelnen Patienten die Besiedlung mit Risikokeimen festgestellt werden. Da viele nosokomiale Infektionen durch patienteneigene Flora verursacht werden, können solche Keime bei einer später erforderlichen Therapie berücksichtigt werden. Ob ein solches Screening kosteneffizient ist, wird kontrovers diskutiert. Folgende Aspekte sollten bei der Frage „Screening: ja/nein?" berücksichtigt werden:
- Alter und Grunderkrankung der Patienten,
- vorangegangene Antibiotikatherapien,
- vorangegangene Klinikaufenthalte,
- spezielle Dispositionen wie Immunsuppression oder implantierte Fremdkörper,
- frühere Besiedlung mit Risikokeimen.

▶ **Übersicht über die Gesamtsituation.** Zweitens dient das Screening der Übersicht über die Gesamtsituation in einer Einheit. So ist bei der kalkulierten Therapie z. B. einer hohen Rate an MRSA-Trägern (MRSA = multiresistenter *Staphylococcus aureus*) auf einer Station Rechnung zu tragen.

▶ **Gefährdung spezieller Patienten.** Drittens sind spezielle Patienten – in der Regel immunsupprimierte Patienten – durch Erreger opportunistischer Infektionen gefährdet. Diese Erreger (z. B. Pilze) lassen sich oft nur schwer bzw. langsam nachweisen, müssen jedoch initial aggressiv behandelt werden. Ein Screening bietet hier gegenüber der reinen gezielten Diagnostik einen deutlichen Zeitvorteil.

Zur Klärung, welche Screening-Untersuchungen sinnvoll wären, sollten folgende Aspekte in die Überlegung miteinbezogen werden:
- Häufigkeit der Infektion,
- Schwere der Infektion,
- Prädisposition der Patientengruppe,
- Relevanz des Erregers,
- Dauer bis zum Erregernachweis,
- Häufigkeit des Erregers – Ausbrüche,
- Häufigkeit der Übertragung eines Erregers,
- Probleme im Hygienemanagement,
- Gesamtresistenz des Erregers,
- Kostenaspekte Screening bzw. Infektion.

Diese Fragen lassen sich oft nur für einzelne Stationen bzw. Bereiche beantworten.

▶ **Häufigkeit und Schwere der Infektion, Prädisposition.** Häufige und gerade bei Intensivpatienten oftmals schwere Infektionen sind insbesondere die typischen nosokomialen Infektionen wie Fremdkörper-/Katheterinfektionen, (Beatmungs-)Pneumonien, Harnwegsinfekte, Wundinfektionen, Sepsis.

▶ **Relevanz des Erregers.** Die Relevanz der Erreger ist unterschiedlich: Während *S. aureus* und Enterobakterien typische Erreger von Wundinfektionen auch außerhalb der Klinik sind, verursachen Pseudomonaden und Enterokokken z. B. verstärkt fremdkörperassoziierte Infektionen.

▶ **Dauer bis zum Erregernachweis.** Typische Erreger lassen sich innerhalb von Stunden (Schnelltests, Antigentests) bzw. von 1–2 Tagen nachweisen. Andere Keime (Legionellen, sog. atypische Erreger, Pilze) benötigen Tage bis Wochen. Hier liefert rechtzeitiges Screening einen Zeitvorsprung gegenüber gezielter Diagnostik.

▶ **Häufigkeit des Erregers – Ausbrüche.** Regelmäßige Auswertung der Keim- und Resistenzstatistiken beantworten die Frage, ob ein Erreger in der Vergangenheit tatsächlich Probleme bereitet hat, wobei zukünftige Entwicklungen nur schwer vorherzusagen sind.

▶ **Häufigkeit der Übertragung eines Erregers, Hygienemanagement.** Die Häufigkeit der Übertragung eines Erregers pro Tag Liegedauer ist eine nur schwer zu ermittelnde Größe, dennoch aber von Relevanz. Strikte Einhaltung der Basishygienemaßnahmen können Screening-Untersuchungen auf multiresisistente Keime überflüssig machen. Umgekehrt können bei schlechtem Hygienemanagement verschiedenste Erreger (sensible bis multiresistente) Ausbrüche verursachen.

▶ **Kosteneffinzienz.** Die Kosteneffizienz eines Screening-Tests hängt letztlich von der Häufigkeit der Infektion und den damit verbundenen Kosten ab (Therapie, verlängerter Krankenhausaufenthalt, Isolierung der Patienten).

Merke
Eine besondere Rolle spielt die routinemäßige Überwachung auf multiresistente Erreger:
- MRSA (methicillinresistenter [multiresistenter] *S. aureus*),
- VRE (glykopeptidresistente Enterokokken),
- Bildung von Breitspektrum-Betalaktamasen (ESBL) bei Enterobakterien,
- Bildung von Carbapenemasen bei Enterobakterien und Nonfermentern,
- Multi- bis Panresistenz von *Pseudomonas spp.* und *Acinetobacter spp.*

Untersuchungsmaterial
Die mikrobiologische Diagnose, welcher Art auch immer, kann nur so gut sein wie das dem diagnostischen Institut zur Verfügung gestellte Untersuchungsmaterial. Deswegen kommt der adäquaten Gewinnung und Aufbereitung sowie dem Transport des Untersuchungsmaterials eine zentrale Bedeutung zu.

3.13.2 Materialgewinnung

▶ **Vorüberlegungen.** Folgende Fragen sollten zunächst anamnestisch und durch klinische Untersuchung geklärt werden:
- lokale oder systemische Infektion?
- akute oder chronische Infektion?
- erste oder wiederholte Infektion?
- erkennbare oder unbekannte Infektionsursache?
- Begleiterkrankung oder Grunderkrankung?

▶ **Material und Entnahmeort.** Eine Übersicht über die wichtigsten Untersuchungsmaterialien bezogen auf den *Infektionsort* gibt ▶ Tab. 3.52. Entsprechende Angaben für häufige Untersuchungsmaterialien zur *virologischen Diagnostik* sind in ▶ Tab. 3.53 zusammengefasst.

Tab. 3.52 Gewinnung von Untersuchungsmaterial.

Infektionsort	Untersuchungsmaterial	Technik
ZNS und Liquorraum	Liquor	ventrikuläre (Säuglinge), subokzipitale, lumbale Punktion, über externe Ventrikelableitung
	Abszesseiter	operativ (Ausräumung, gesteuerte Punktion)
	Hirngewebe	Biopsie
endovaskuläres System (z. B. Sepsis, Endokarditis, Katheter-/Portinfektion)	Blutkultur	periphere Venenpunktion, arterielle Punktion (Ausnahme!), periphere Venenpunktion *und* Abnahme aus Katheter-/Portsystem (Verdacht auf assoziierte Sepsis)
	Katheterspitze	ca. 5-cm-Stück steril abschneiden
	Herzklappengewebe	intraoperativ (keine Abstriche!)

Fortsetzung ▶

3.13 Mikrobiologisches Monitoring

Tab. 3.52 Fortsetzung

Infektionsort	Untersuchungsmaterial	Technik
Respirationstrakt	Nasennebenhöhlensekret, Mittelohrsekret	Punktion, intraoperative Entnahme (Abstrich)
	Sputum	Abhusten des ersten gesamten Morgensputums (nur für TBC-Diagnostik!)
	Tracheal-/Bronchialsekret	„blinde" Absaugung (eventuell mit geschütztem Katheter), bronchoskopisch, geschützte(r) Bürste/Katheter
	Bronchial-/Lungengewebe	perbronchiale Biopsie, perkutane Biopsie, offene Biopsie, intraoperativ
	Pleurasekret	perkutane Punktion, intraoperativ
Gastrointestinaltrakt	Magen-/Duodenal-/Gallensaft	Sonde, gastroskopisch, ERCP, intraoperativ
	Stuhl	saubere Stuhlprobe
	Schleimhautgewebe	endoskopische Biopsie, intraoperativ
Peritonealhöhle und intraperitoneale Organe	Peritonealsekret/-eiter	Lavage, Dialysat, Drainagesekret, intraoperativ (keine Abstriche!)
	Organgewebe	perkutane (gesteuerte) Biopsie, intraoperativ (keine Abstriche!)
Urogenitalsystem	Harnröhrensekret/-epithelzellabradat	spezielle Abstriche für Chlamydien/GO, Mykoplasmen
	Urin	Mittelstrahlurin, Einmalkatheter, Punktion, Dauerkatheter (Angabe auf Begleitschein)
	Prostatasekret/-gewebe	Prostatamassage, Biopsie
	Zervixsekret/-eiter	Abstrich, endoskopisch
	Adnexgewebe/-eiter	laparoskopische Punktion, intraoperativ (kein Abstrich!)
	Nierengewebe/-eiter	perkutane Biopsie/Punktion, intraoperativ (kein Abstrich!)
Weichteile, Knochen, Gelenke	Wundsekret/-gewebe	Abstrich, Aspirat, Gewebeabradat, intraoperativ (kein Abstrich!)
Haut	Haarbalg-/Talgdrüseneiter; Pusteleiter	Aspirat, Exzidat

ERCP = endoskopisch retrograde Cholangiografie; GO = Gonokokken

Tab. 3.53 Wichtige Untersuchungsmaterialien zum Virusdirektnachweis bzw. zur Virusisolierung.

Infektionsort (Viren)	Untersuchungsmaterial	Spezielle Maßnahmen
Respirationstrakt (Influenzavirus, Parainfluenzavirus, RSV, Adenovirus, Coronavirus, CMV, Enterovirus, Echovirus, Coxsackievirus A/B)	Nasopharynxsekret, Nasen-/Rachenspülflüssigkeit, Rachenabstrich, Bronchialsekret, Biopsie	spezielle Absaugsets verwenden, physiologische NaCl-Lösung als Spülflüssigkeit, in jedem Fall Überführen des Materials in Röhrchen mit Transportmedium[1], immer möglichst unmittelbarer Transport unter Kühlung (eventuell Kühlkette!)
ZNS/Liquorraum (HSV, Masern, Mumps, HIV, Enterovirus)	Liquor, Biopsie	ca. 2 ml Liquor ohne (!) Zusatz *sofort* zum diagnostischen Institut, sonst bis zum Transport bei -70°C einfrieren, Biopsiematerial in sterilem Gefäß ohne Zusätze sofort transportieren, sonst in Transportmedium[1] geben und bis zum Weitertransport bei -70°C einfrieren, Enterovirendiagnostik: *zusätzlich (!)* Rachenabstrich und Stuhl untersuchen
Gastrointestinaltrakt (Rotavirus, Adenovirus [Typ 40, 41], Calicivirus, Hepatitisvirus A, E, Norovirus, Sapovirus, Astrovirus)	Stuhl	ca. kirschgroße Menge Stuhl steril entnehmen (saubere Pfanne) und *ohne* Zusätze *sofort* in diagnostisches Institut verbringen, alternativ bzw. zusätzlich Rektalabstrich (wie Rachenabstrich behandeln, s. oben)
Virämiediagnostik	Blut (Leukozyten)	Venenblut mit Heparinzusatz (10 IE/ml) entnehmen und sofort in diagnostisches Institut verbringen (Kühlkette!), für PCR-Untersuchungen Venenblut mit EDTA-Zusatz verwenden

Fortsetzung ▶

Intensivmedizinische Untersuchung, Diagnostik und Monitoring

Tab. 3.53 Fortsetzung

Infektionsort (Viren)	Untersuchungsmaterial	Spezielle Maßnahmen
Myokard (Coxsackievirus A/B, Influenzavirus, Echovirus etc.)	Nasopharynxsekret/-spülflüssigkeit, Rachenabstrich, Stuhl	s. oben
Auge: Hornhaut, Bindehaut (HSV, Coxsackievirus A, Adenovirus, VZV)	Augenabstrich	wie Rachenabstrich (s. oben)
Oropharynx (HSV, Coxsackievirus A)	Rachenabstrich/-spülflüssigkeit, Stuhl	s. oben
Lymphknoten (EBV, CMV, HIV, HHV-6 etc.)	Blut (Leukozyten!), Urin, Serum, Biopsie	s. oben
Haut (HSV, VZV, Parvovirus B19 etc.)	Hautabstrich, Biopsie, Serum	s. oben

Transportmedium (z. B. Eagle's MEM + 0,5 % Rinderalbumin, Phenolrot, 1000 IE Penicillin, 1 mg Streptomycin, 500 mg Neomycin und 50 IE Nystatin pro Milliliter) beim diagnostischen Institut anfordern;
CMV = Zytomegalievirus; EBV = *Epstein-Barr-Virus*; EDTA = Ethylendiamintetraessigsäure; HHV-6 = humanes *Herpesvirus* 6; HIV = menschliches Immunschwächevirus; HSV = *Herpes-simplex-Virus*; PCR = Polymerasekettenreaktion; RSV = respiratorisches Synzytialvirus; VZV = Varicella-Zoster-*Virus*

▶ **Entnahmetechnik.** Sterile Materialgewinnung ist immer zu bevorzugen. Bei Entnahme aus liegenden Kathetern oder Drainagen ist bei Keimnachweis immer auch eine Besiedlung dieser Fremdkörper in Betracht zu ziehen. Je wichtiger die erwartete mikrobiologische Diagnose für eine aus ihr folgende Therapieentscheidung ist, desto eher ist das höhere Risiko einer invasiven Materialgewinnungstechnik zu akzeptieren. Wenn aber (zunächst) eine risikoärmere, nicht invasive Technik der Materialgewinnung gewählt wird, muss dies bei der Interpretation des so zustande gekommenen mikrobiologischen Befundes berücksichtigt werden. Die möglichen Techniken zur Entnahme von Untersuchungsmaterial sind ebenfalls in ▶ Tab. 3.52 und für virologische Untersuchungen in ▶ Tab. 3.53 angegeben.

Praxistipp

- Punktate und Gewebe (je mehr desto besser) sind besser als Abstriche;
- die Entnahme erfolgt am Infektionsort und bei Allgemeininfektionen sind zusätzlich Blutkulturen zu veranlassen;
- Antigenteste/Schnelltests sind schneller, aber weniger spezifisch und sensitiv;
- Flüssigkeiten werden in sterilen Röhrchen ohne Zusätze oder in Blutkulturflaschen eingesendet;
- je mehr Normalflora und Kontaminanten am Ort des Abstrichs vorhanden sind, umso präziser muss die Fragestellung sein, um die Relevanz der Keime beurteilen zu können;
- Materialproben aus dem Screening und/oder der gezielten Diagnostik sind deutlich zu kennzeichnen bzw. zu trennen;
- beim Screening hat jeder Keim andere Prädilektionsstellen!

3.13.3 Materialaufbereitung

Das Einsenderhandbuch des jeweiligen Labors ist zu beachten. Im Zweifelsfall empfiehlt sich rechtzeitige Rücksprache mit dem jeweiligen Labor! Generell gilt: sterile Gefäße und Transportmedien verwenden, schneller Transport in auslaufsicherem Gefäß!

▶ **Spezielle Transportmedien.** Transportmedien ermöglichen den Transport innerhalb eines Tages. Bei Untersuchung auf Anaerobier sollte schneller transportiert werden; ggf. sind Blutkulturmedien zu beimpfen.

Viren und zellwandlose Bakterien benötigen meist spezielle Entnahmesets. Nähere Einzelheiten s. ▶ Tab. 3.54.

▶ **Vorläufige Materialaufbereitung.** Diese sollte die Ausnahme darstellen (Kontaminationsgefahr – Schulung erforderlich). Meist ist ein rascher Transport ins Labor ausreichend. Spezialfälle sind ebenfalls in ▶ Tab. 3.54 genannt.

▶ **Genomischer Antigennachweis.** Auf einen wesentlichen Aspekt der modernen molekularbiologisch-mikrobiologischen Diagnostik soll hier hingewiesen werden: Falls ein genomischer Nachweis (DNA/RNA) angestrebt wird, müssen die entsprechenden Untersuchungsmaterialien nativ, unbehandelt und ohne Zusätze (z. B. kein Formalin!) in das diagnostische Institut verbracht werden. Für eine optimale diagnostische Ausbeute sind Transportzeiten für die RNA-PCR ≤ 2 h und für die DNA-PCR ≤ 24 h (PCR = Polymerasekettenreaktion) Voraussetzung. Bei längeren Transportzeiten nimmt die Nachweismöglichkeit deutlich ab.

Praxistipp

- Besonders genetische Verfahren und Antigentests erfordern spezielle Entnahmesysteme.
- Hinweise des Labors sind zu beachten (Handbuch, Rückfrage).

▶ **Untersuchungsauftrag.** Folgende Informationen sind zur Vergabe des Untersuchungsauftrags obligatorisch:
- Name, Vorname, Geburtsdatum des Patienten,
- Einsender (einschließlich Telefonnummer für Rückfragen) und – falls abweichend – Adressat,
- Art, Entnahmeort des Materials,
- klinische (Verdachts-)Diagnose,
- wichtige Zusatzinformationen (Immunsuppression, Schwangerschaft, Auslandsaufenthalte, involvierte Fremdkörper, chronische/akute Infektion, relevante Vorbefunde),
- konkreter Untersuchungsauftrag (alle potenziellen Erreger, spezielle Erreger, nur gezieltes Screening).

3.13 Mikrobiologisches Monitoring

Tab. 3.54 Aufarbeitung und Transport von Untersuchungsmaterial.

Untersuchungsmaterial	Transportsystem/-medium	Spezielle Maßnahmen
Liquor	nativ (ca. 5 ml); möglichst kurze Transportzeit (< 1 h)	bei längerem Transport: Teil des Liquors in Blutkulturflaschen einsenden; obligatorisch: Methylenblau- *und* Gram-Präparat
Blut (Bakteriämie/Fungämie)	Blutkulturflaschen (standardisierte käufliche Systeme)	immer ein Paar (aerob, anaerob) mit je 8–10 ml (Erwachsene) Blut steril beimpfen; Flaschen bis zum Transport bei Raumtemperatur lagern
Blut (z. B. Malariadiagnostik)	5 dünne Blutausstriche und 2 dicke Tropfen, jeweils auf Glasobjektträger	an Luft trocknen lassen, vor Verunreinigung schützen, sofortiger Transport in mikrobiologisches Labor (immer dringliche Diagnostik!)
Blut (serologische Diagnostik)	8–10 ml Nativblut (normales Serumröhrchen)	nach Abtrennung des Serums: 4 °C oder einfrieren; Lagerung: Tage bis Wochen
bioptisch oder intraoperativ gewonnenes Gewebematerial	nativ in ca. 1 ml steriler physiologischer NaCl- oder Ringer-Lösung; Transport < 1 h	bei längerem Transport: bei 4 °C aufbewahren; alternativ: Material steril zermörsern und in Blutkulturflaschen spritzen
Sekret- oder Eitermaterial aus primär sterilen Körperhöhlen (Pleura, Peritoneum etc.)	nativ; Transport < 1 h	bei längerem Transport: Teil des Materials in Blutkulturflaschen einsenden
Abstriche, Exsudate etc.	Tupfer in Transportmedium (z. B. Amies-Medium +/- Aktivkohle)	bei längerem Transport: 4 °C
Sputum	nativ in Sputumröhrchen (Intensivmedizin: nur zur TBC-Diagnostik)	gesammeltes 1. Morgensputum
Tracheal-/Bronchialsekret	nativ; möglichst kurzer Transport	bei längerem Transport: 4 °C
Urin	nativ; ungekühlt Transport < 2 h, sonst nur gekühlt	bei längerem Transport: Objektträgerkultur oder Zusätze; für TBC größere Menge
Harnröhrenabstriche (Mykoplasmen, Chlamydien, GO)	spezielle Transportmedien	Nachweis kulturell oder besser mittels PCR
Stuhl	nativ in Stuhlröhrchen; für Parasiten kurze Transportzeit	

GO = Gonokokken; PCR = Polymerasekettenreaktion

3.13.4 Materialtransport

▶ **Rohrpostversand, Versand mit computerisierten Transportsystemen.** Insbesondere bei Rohrpostversand ist auf eine aerosoldichte und auslaufsichere Verpackung zu achten. Die meisten mikrobiologischen Proben dürften den Rohrposttransport unbeschadet überstehen. Blutkulturflaschen aus Glas sollten in speziell passenden, wiederverwertbaren Boxen oder z. B. mit Luftpolsterfolie versandt werden. Bei computergesteuerten Transportsystemen sollte insbesondere unbefugter Zugriff verhindert werden. Zusätzlich ist zu beachten, dass die meisten mikrobiologischen Labors nicht rund um die Uhr besetzt sind. Zu kühlende Proben sollten daher außerhalb der Dienstzeiten nicht in die Rohrpost gegeben werden.

▶ **Botendienst.** Wie schon mehrfach angesprochen, sind möglichst kurze Transportwege und Transportzeiten anzustreben. Ein Botendienst gewährleistet meist einen raschen Transport; bei dringlichen Proben muss der Notfallversand möglich sein.

▶ **Postversand.** Bedingt durch die Anforderungen an die mikrobiologische Diagnostik für Untersuchungsmaterialien von Patienten einer operativen Intensivstation ist ein Postversand ausgeschlossen. Wenn er in Ausnahmefällen (z. B. serologische Untersuchungen) gewählt wird, müssen die vorgegebenen Versandbedingungen gemäß Postverordnung beachtet werden.

Merke

Wichtig bei invasiv/aufwendig entnommenen Materialien:
- zunächst andere diagnostische Möglichkeiten ausschöpfen (z. B. Blutkulturen, serologische Untersuchungen etc.);
- vorherige Absprache mit Transportdienst und Labor;
- Untersuchungsauftrag eher breit anlegen;
- schwer kultivierbare Erreger mitberücksichtigen (z. B. TBC, molekularbiologische Verfahren);
- falls möglich Rückstellproben für spätere Untersuchungen asservieren.

3.13.5 Point-of-Care-Diagnostik (POC)

Mittlerweile sind verschiedene Schnelltests (z. B. MRSA, Clostridium difficile, Legionellen-Antigen [Legionellen-AG], RSV, Influenza, Pneumokokken, Malaria, Dengue) verfügbar und am Patientenbett durchführbar. Diese bieten insbesondere den Vorteil des schnellen Testergebnisses und der einfachen Durchführung.

Nachteile sind insbesondere eine meist schlechtere Sensitivität und Spezifität sowie deutlich höhere Kosten gegenüber der Standarddiagnostik. Außerdem muss das Personal in der Durchführung geschult sein, was oft nicht der Fall sein dürfte. Sollte POC eingesetzt werden, so ist nach aktuellem Stand parallel eine konventionelle Diagnostik erforderlich, um das Schnelltestergebnis überprüfen bzw. zusätzliche Informationen (Resistenztestung, Stammtypisierung) gewinnen zu können.

> **Kernaussagen**
>
> **Einleitung**
> Beim mikrobiologischen Monitoring ist zwischen der indizierten Diagnostik bei Infektionsverdacht und dem routinemäßigen Screening zu unterscheiden.
> Die mikrobiologische Untersuchung kann nur so gut sein wie das zur Verfügung gestellte Untersuchungsmaterial, sodass einer adäquaten Gewinnung und Aufbereitung sowie dem Transport eine wesentliche Bedeutung zukommt.
>
> **Materialgewinnung**
> Für eine geeignete Materialgewinnung müssen Fragen bezüglich der vermuteten Infektion und des Erregerverdachtes sowie der hierfür geeigneten Untersuchungstechniken geklärt sein.
> Aus mikrobiologischer Sicht sind invasive Entnahmetechniken zur Materialgewinnung vorzuziehen.
>
> **Materialaufbereitung**
> Für die Mehrzahl der mikrobiologischen Untersuchungen sollte entnommenes Material idealerweise in ein steriles Plastik- oder Glasgefäß gegeben und unmittelbar zum diagnostischen Institut gebracht werden.
>
> **Materialtransport**
> Der ideale Transport erfolgt durch Boten, welche den Transport allerdings auch unmittelbar ausführen sollten.
>
> **Point-of-Care-Diagnostik (POC)**
> Mittlerweile sind verschiedene Schnelltests am Patientenbett durchführbar. Der Vorteil besteht in einem schnellen Testergebnis und einer einfachen Durchführung. Nachteilig sind die meist schlechtere Sensitivität und Spezifität sowie deutlich höhere Kosten gegenüber der Standarddiagnostik.

Literatur

[1] Becker K, Peters G. Moderne diagnostische Verfahren in der medizinischen Mikrobiologie. Internist 1995; 36: 95–101
[2] Diekema DJ, Pfaller MA. Infection control epidemiology and clinical microbiology. In: Murray PR, Baron EJ, Jorgensen JH, Pfaller MA, Yolken RH, eds. Manual of clinical Microbiology. 8th ed. Washington DC: ASM Press; 2003
[3] Miller JM, Holmes HT, Krisher K. General principles of specimen collection and handling. In: Murray PR, Baron EJ, Jorgensen JH, Pfaller MA, Yolken RH, eds. Manual of clinical Microbiology. 8th ed. Washington DC: ASM Press; 2003

3.14 Patiententransport

A. Flemming

3.14.1 Einführung

Die aktuellen strukturellen Änderungen der medizinischen Versorgungslandschaft – zunehmende Spezialisierung der Kliniken sowie die Zunahme der speziellen innerklinischen Diagnostikmöglichkeiten – erfordern in den letzten Jahren einen stetig steigenden Bedarf an außer- und innerklinischen Patiententransporten. Jeder Patient muss fach- und zeitgerecht transportiert werden. Hierbei darf selbstverständlich die bereits begonnene intensivmedizinische Therapie nicht unterbrochen oder unkontrolliert minimiert werden.

▶ **Inner- und außerklinischer Patiententransport.** Der *innerklinische Patiententransport* (Intrahospitaltransport) wird häufig durch klinische Teams aus ärztlichen und pflegerischen Mitarbeitern verschiedener Fachabteilungen sichergestellt. Der *außerklinische Patiententransport* (Interhospitaltransport) wird regelhaft durch die beauftragten Organisationen des Rettungsdienstes unter Koordination der Rettungsleitstelle durchgeführt und unterliegt somit den jeweiligen Landesrettungsdienstgesetzen. Diese Transporte werden unter dem Begriff des *Sekundäreinsatzes* subsumiert und unterscheiden sich somit vom rettungsdienstlichen Primäreinsatz.

▶ **Intensivtransportsysteme.** Ungefähr ein Drittel der arztbegleiteten Sekundärtransporte umfasst Patienten mit kontinuierlicher intensivmedizinischer Therapie und Überwachung, sodass eine erweiterte medizinische Ausstattung erforderlich ist. Diese Patienten sollen mit speziell ausgerüsteten Transportsystemen (Intensivtransporttrage mit Medizintechnik) in speziellen Fahrzeugen transportiert werden, beispielsweise in *Intensivtransportwagen (ITW)* oder *Intensivtransporthubschraubern (ITH)*. Diese speziellen Intensivtransportsysteme sollen, u. a. aufgrund der höheren Investitionskosten, koordiniert und über mehrere Rettungsdienstbereiche und ggf. Ländergrenzen hinaus einsetzbar sein. Hierzu haben bereits einige Bundesländer entsprechende landesweite zentrale Koordinierungsstellen eingerichtet, welche auch länderübergreifend im boden- und luftgebundenen Intensivtransport zusammenarbeiten.

Intrahospitaltransport

Ein innerklinischer Transport von Intensivpatienten zur Diagnostik oder Therapie kann in jeder Einrichtung erforderlich werden. Hierbei ergibt sich die besondere Herausforderung, die Intensivtherapie auch während des Transportes und der Untersuchung lückenlos fortzusetzen. Die modernen Hersteller von Medizintechnik produzieren bereits Monitore und Beatmungsgeräte, welche die Anforderungen für einen innerklinischen Transport erfüllen. Allerdings müssen die notwendige medizinische Ausrüstung am Patientenbett sicher befestigt und die Gas- und Stromvorräte sowie das entsprechende Verbrauchsmaterial mitgeführt werden. Eine zusätzliche Umlagerung zum Transport des Patienten soll beim innerklinischen Transport grundsätzlich vermieden werden. Die ▶ Abb. 3.64 zeigt eine entsprechende fahrbare Transporteinheit mit Medizintechnik und einem Koffer für Notfall- und Verbrauchsmaterial. Das begleitende Personal wird entweder von der behandelnden Fachabteilung gestellt oder es existiert ein entsprechendes intensivmedizinisch geschultes Transportteam (Arzt, Fachpflegekraft und Begleitperson). Der innerklinische Transport muss selbstverständlich den gleichen Sorgfältigkeitsansprüchen genügen wie der außerklinische Patiententransport.

3.14 Patiententransport

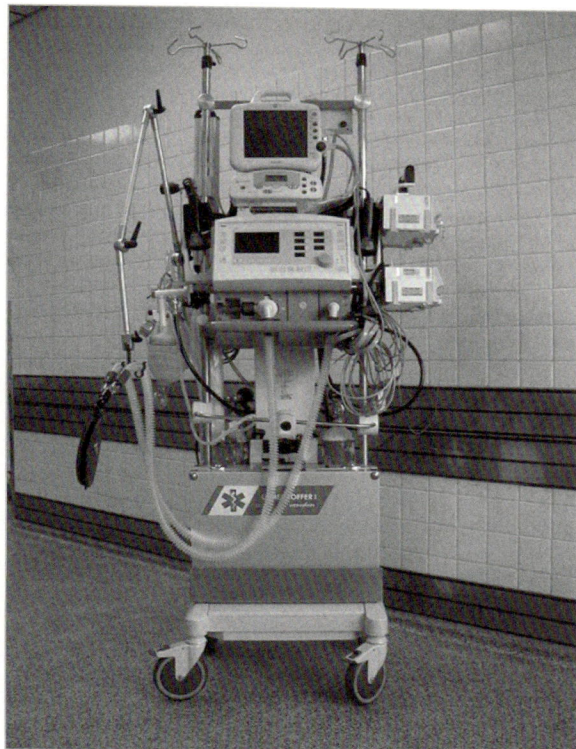

Abb. 3.64 Beispiel für Transportmodul für innerklinischen Patiententransport. Intensivbeatmungsgerät, Infusionsspritzenpumpen, Intensivmonitor und Defibrillator, Notfallkoffer mit intensivmedizinischem Verbrauchsmaterial, Sauerstoff- und Druckgasflasche und Anschlüsse für zentrale Gasversorgung, Halterungsklammer für Krankenhausbett.

3.14.2 Rechtliche Grundlagen

Für die sachgerechte Durchführung von Intensivtransporten sind Kenntnisse über verschiedene rechtliche Grundlagen notwendig. Im Rahmen der haftungsrechtlichen Verantwortung der Mitarbeiter und Betreiber kommt in erster Linie dem *Strafgesetzbuch (StGB)* und dem *Bürgerlichen Gesetzbuch (BGB)* eine besondere Bedeutung zu. Verschiedene Sondergesetze wie das *Medizinproduktegesetz (MPG)* und die *Medizinprodukte-Betreiber-Verordnung (MPBtreibV)* haben ebenfalls entsprechende rechtliche Relevanz. Die Anforderungen an die Organisation und Durchführung von Intensivverlegungen werden in den jeweiligen *Landesrettungsdienstgesetzen* unterschiedlich geregelt und müssen ebenfalls beachtet werden.

▶ **Sorgfaltspflicht und Verantwortlichkeiten.** Bedingt durch die Tatsache, dass Intensivtransporte häufig planbar sind, werden auch gesteigerte juristische Anforderungen an die Sorgfaltspflicht aller Mitarbeiter gestellt. Dies bedeutet, dass schon im Vorfeld der Intensivverlegung eine qualifizierte Auswahl des geeigneten Transportmittels stattfinden muss. Jeder Mitarbeiter muss die notwendigen Qualifikationen erfüllen und alle eingesetzten Geräte sachgerecht bedienen können. Weitere rechtliche Probleme können insbesondere bei Zusammenarbeit an den Schnittstellen der medizinischen Versorgung entstehen. Bei Durchführung zusätzlicher medizinischer Maßnahmen (z. B. Intubation) durch den transportbegleitenden Arzt vor Transportbeginn in der abgebenden Klinik ist die rechtliche Sicht nicht unproblematisch (Weisungsbefugnis an [fremdes] Krankenhauspersonal, Verantwortlichkeiten, Zurechnung von Fehlern).

> **Praxistipp**
>
> Nur eine klare Absprache des Personals mit Klärung aller Verantwortlichkeiten sowie die Festlegung über die Art und Durchführung der erforderlichen therapeutischen Maßnahmen helfen, diese Problematik juristisch zu entschärfen.

Es empfiehlt sich bereits vor Einsatzbeginn die Durchführung eines *telefonischen Arzt-Arzt-Gespräches*, um eventuell erforderliche Therapieerweiterungen schon im Vorfeld der Verlegung durch die abgebende Klinik durchführen zu lassen – hierbei sollte regelhaft ein kollegialer Konsens erzielt werden. Die Übergabe in der Klinik erfordert regelhaft ein *persönliches Arzt-Arzt-Gespräch*, eine orientierende klinische Untersuchung sowie die Übergabe aller wichtigen Befunde, Arztbriefe etc. Hierbei sind Fehlinformationen sowie Informationsverlust zu vermeiden.

3.14.3 Qualifikation des Personals

Im Rettungsdienst kommen Notärzte sowie Rettungsassistenten und Rettungssanitäter zum Einsatz. Dieses Personal muss für den Transport von Intensivpatienten in speziellen Rettungsmitteln mit intensivmedizinischen Geräten entsprechend weitergebildet werden.

▶ **Empfehlungen der DIVI.** Im ärztlichen Bereich gibt es Empfehlungen der DIVI (Deutsche Interdisziplinäre Vereinigung für Intensiv- und Notfallmedizin):
- 3 Jahre klinische Weiterbildung in einem Fachgebiet mit intensivmedizinischen Versorgungsaufgaben,
- zusätzlich 6 Monate nachweisbare Vollzeittätigkeit auf einer Intensivstation,
- Qualifikation für den Einsatz als Notarzt nach landesrechtlichen WBO-Vorschriften (WBO = Weiterbildungsordnung) der Ärztekammer (Zusatzbezeichnung Notfallmedizin),
- Kurs „Intensivtransport" nach Empfehlungen der DIVI.

Interhospitaltransport

Der Interhospitaltransfer kann mit und ohne eine ärztliche Begleitung durchgeführt werden, wobei bei allen Intensivpatienten die ärztliche Begleitung die Regel ist.

▶ **Transportrichtungen.** Die Intensivtransporte weisen regelhaft, bezogen auf die Versorgungsstufe der beteiligten Kliniken, unterschiedliche Transportrichtungen auf:
- Verlegung von der klinischen Grund-/Regelversorgung zur Maximalversorgung oder Spezialtherapie (z. B. zur Intensivtherapie, Intervention, Operation etc.);
- Rückverlegung von der klinischen Maximalversorgung zur (heimatnahen) Grund-/Regelversorgung (z. B. zur weiteren Intensivtherapie) oder in eine Spezialklinik (Rehabilitation, Weaning-Zentrum etc.);
- Transport aus dem Ausland (Sonderstellung der meist luftgebundenen Repatriierungen von Patienten aus dem Ausland).

In zeitlich dringlichen Fällen sollen auch notärztlich besetzte Fahrzeuge des luft- oder bodengebundenen Rettungsdienstes Verwendung finden. Der bodengebundene Interhospitaltransport ist regelhaft der häufigste Transportweg, das luftgebundene Transportsystem unterstützt bei speziellen medizinischen Indikationen bzw. aus Zeit- oder Distanzgründen. Allerdings kann die Wetter- und Sichtflugabhängigkeit der eingesetzten Hubschrauber auch zu Einsatzeinschränkungen führen.

Intensivmedizinische Untersuchung, Diagnostik und Monitoring

▶ **Fortbildungsempfehlungen der BAND.** Für den Bereich des Rettungsdienstpersonals im Intensivtransport existieren Fortbildungsempfehlungen der BAND (= Bundesvereinigung der Arbeitsgemeinschaften der Notärzte Deutschlands):
- Berufsqualifikation Rettungsassistent (RA); Anm.: Ggf. kann ein RA durch eine „Intensivpflegekraft" ersetzt werden;
- mindestens 3-jährige Tätigkeit als Rettungsassistent (Vollzeitform) bzw. zeitlich vergleichbare Berufserfahrung;
- mindestens 14-tägige Hospitation auf einer Intensivstation, die in höchstens 2 Blöcke à 7 Tage aufgeteilt sein darf;
- Besuch eines Kurses „Intensivtransport für Rettungsfachpersonal".

Zusätzlich werden für den Bereich der Hubschraubernoteinsätze in den *JAR-OPS* (Joint Aviation Requirements Operations) weitere Bestimmungen festgelegt. Hierbei müssen die Rettungsassistenten eine „Helicopter Emergency medical Service" (*HEMS*)-Schulung durchlaufen haben. Auch die weiteren Anforderungen an die Piloten für die Durchführung von HEMS-Flügen werden hier eindeutig geregelt.

3.14.4 Transportmittelausstattung

> **Merke**
> Die Ausstattung der Transportmittel des Rettungsdienstes ist in entsprechenden DIN-Normen geregelt, diese definieren hierbei grundsätzlich die Mindestausstattung für die mit der Durchführung des Rettungsdienstes beauftragten Organisationen.

Bodengebundene Transportmittel

Rettungsdienstfahrzeuge

Für bodengebundene Rettungsdienstfahrzeuge ist die europäische *DIN EN 1789* die Ausstattungsgrundlage. Für Notarzteinsatzfahrzeuge existiert zusätzlich die DIN 75 079, welche im November 2009 aktualisiert wurde. In Deutschland kommt als Rettungswagen (RTW) meist die „Typ-C-Ambulance" zum Einsatz. Die weiteren DIN-Inhalte definieren die technischen Anforderungen sowie die installierte bzw. mobile medizinische Ausstattung. Dies bedeutet, dass spezielle notärztliche Ausstattungsbestandteile und Medikamente auch nur auf den notärztlichen Rettungsmitteln (Notarztwagen [NAW], *Notarzteinsatzfahrzeug* [NEF], Rettungshubschrauber [RTH]) vorgehalten werden. Ein Krankenhausarzt, der einen Intensivpatienten mit einem RTW begleitet, muss sich dieser Tatsache bewusst sein und ggf. die benötigten Materialien nachrüsten und sicher haltern lassen (DIN EN 1789).

Intensivtransportfahrzeuge

Die Empfehlungen für Intensivtransportfahrzeuge DIN75076 sind im allgemeinen und medizinischen Teil wesentlich umfassender. Eine Klimatisierung des Krankenraumes wird empfohlen, die Stromversorgung für medizinische Geräte ist umfangreicher auszulegen und die Gasvorräte (Sauerstoff) sind gegenüber der DIN EN 1789 zu erweitern, ggf. ist eine Druckluftanlage für den Intensivrespirator erforderlich. Mittlerweile existieren Intensivrespiratoren mit integrierter Druckluftturbine, sodass hierbei die aufwendige Druckgastechnik im Fahrzeug und auf dem Transportsystem entfallen kann.

> **Merke**
> Das Transportsystem (▶ Abb. 3.65) soll regelhaft einen sicheren Patiententransport von der Intensivstation zum Krankenbett gewährleisten. Hierfür müssen die mitgeführten Strom- und Gasvorräte über einen Mindestzeitraum einen separaten Betrieb ermöglichen und sicher gehaltert sein (▶ Abb. 3.66). Das Transportssystem sollte stufenlos in der Höhe angepasst werden können und über eine ausreichende Tragkraft für Patient und Geräte verfügen.

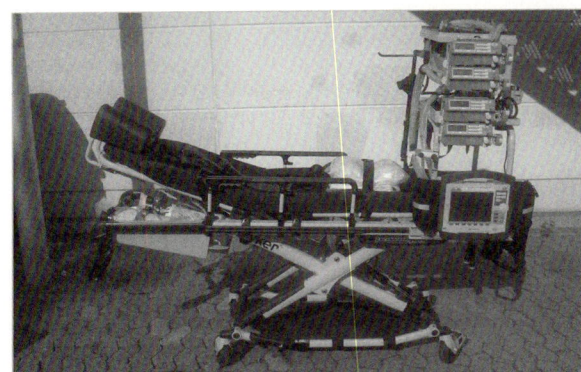

Abb. 3.65 Beispiel Transportsystem für Intensivpatienten im ITW. Elektrohydraulische stufenlose Höhenverstellung; Fußteil: verschiebbarer Gerätehalter; Notfalltransportbeatmungsgerät (alternativ: Intensivrespirator); Intensivdatenmonitor mit drahtloser Übertragung von Patientendaten; Infusionsspritzenpumpen, mobile Gasversorgung, Anschlussleitungen für die zentrale Gasversorgung.

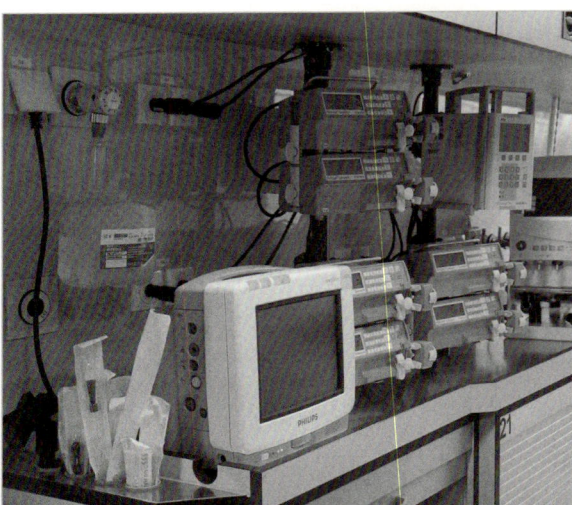

Abb. 3.66 Gerätehalterung im Intensivtransportwagen. Alle medizinischen Geräte müssen während der Fahrt in geeigneten Halterungen gesichert sein.

„Dual-Use"-RTW

Eine Sonderstellung zwischen ITW und RTW nehmen die „Dual-Use"-RTW ein. Diese RTW haben neben der DIN-Ausrüstung eine erweiterte allgemeine Ausstattung und können zusätzlich für einen Intensivtransport ein entsprechendes Transportsystem mit der notwendigen intensivmedizinischen Technik aufnehmen.

Luftgebundene Transportmittel

Die luftgebundenen Transportfahrzeuge lassen sich in *Flächenflugzeuge* und *Helikopter* einteilen und dienen dem schnellen und schonenden Transport über längere Distanzen. Grundsätzlich kommen die Flächenflugzeuge auf größeren, die Hubschrauber hingegen für kürzere Flugstrecken zum Einsatz.

Flächenflugzeuge

Die Flächenflugzeuge ermöglichen einen schnellen Transport über längere Distanzen, benötigen allerdings immer einen Flughafen mit entsprechender Landebahn. Häufig werden diese Flächenflugzeuge beim internationalen Repatriierungseinsatz verwendet. Für die *Ambulanzflugzeuge* beschreibt die *DIN 13 230* die näheren technischen Merkmale und medizinischen Ausstattungsdetails.

Hubschrauber

Bei den in Deutschland eingesetzten Helikoptern wird in der Regel zwischen *Rettungshubschrauber* (RTH) und *Intensivtransporthubschrauber* (ITH) unterschieden. Seit 2010 werden nur noch Helikopter der Leistungsklasse I im HEMS-Einsatz eingesetzt. Das Netz der Rettungshubschrauberstandorte ist in Deutschland flächendeckend ausgebaut. An einigen Hubschrauberstandorten kommen „Dual-Use"-Helikopter zum Einsatz – mit diesem Hubschraubertyp können dann beide Einsatzfunktionen (ITH und RTH) wahrgenommen werden. Die DIN 13 230 regelt auch für den Bereich der ITH deren Ausstattung und Leistungsfähigkeit, weiterhin wird die medizinische Qualifikation des Personals (intensivmedizinische Kenntnisse) definiert.

3.14.5 Transportmittelauswahl

Die Auswahl des geeigneten Transportmittels obliegt in der Regel dem anfordernden Arzt. Hierzu müssen immer die folgenden Faktoren in die ärztliche Entscheidungsfindung einbezogen werden:
- Erkrankungs- und Verletzungsschwere,
- intensivmedizinische Therapie auf dem Transport,
- Zeitfenster für den Transport (sofort – dringlich – planbar),
- Transportstrecke.

Die Rettungsleitstelle muss aufgrund dieser medizinischen Anforderung die logistische und organisatorische Durchführbarkeit abklären. Falls landesweite Koordinierungsstellen eingerichtet sind, werden diese entsprechend der landesrechtlichen Regelungen auf Anforderung durch die regionale Leitstelle oder durch die anfordernde Klinik tätig.

3.14.6 Transportablauf

Der Patiententransport unterteilt sich in verschiedene Phasen, wobei die Patientenübergabe von der eigentlichen Transportphase abgegrenzt wird. Alle Phasen weisen spezielle Gefährdungsquellen auf, welche beachtet und entsprechend einem Risikomanagement minimiert werden müssen. Hierzu sind ein umfassendes Problembewusstsein beim eingesetzten Personal sowie eine gewissenhafte Planung erforderlich.

Übergabegespräch und Befunde

Vor Beginn des Transportes ist ein *Übergabegespräch* zwischen den zuständigen ärztlichen Kollegen notwendig, wobei „Flüchtigkeitsfehler" mit Informationsdefizit verhindert werden müssen. Dies bedeutet, dass wichtige Sachverhalte sorgfältig schriftlich zu protokollieren sind. Ein *Arztbrief* ist ebenso wie die *aktuellen Untersuchungsbefunde* selbstverständlich und ermöglicht eine medizinische Einschätzung des *Transportrisikos*. Besonders bei Beatmungspatienten sollen weiterhin ein aktuelles Röntgenbild des Thorax sowie eine aktuelle Blutgasanalyse vorliegen. Falls zentralvenöse Katheter angelegt worden sind, ist insbesondere vor dem Lufttransport ein aktuelles Röntgenbild des Thorax notwendig.

Untersuchung

Die *ärztliche Untersuchung* des Patienten erfolgt nach dem ärztlichen Übergabegespräch, damit noch vor Transportbeginn eine eventuell erforderliche Erweiterung der medizinischen Maßnahmen stattfinden kann. In Zweifelsfällen gilt, dass der *transportdurchführende Arzt* die medizinische Verantwortung für den Transport übernimmt und somit über die Therapie während dieses Zeitraumes entscheidet.

Umlagerung und Transporttherapie

Nachdem das Übergabegespräch und die Untersuchung stattgefunden haben, wird die *Transporttherapie* festgelegt und anschließend nach entsprechender Teameinweisung die *Patientenumlagerung* durchgeführt. Während der Umlagerung ist durch gute Teamabsprache eine Diskonnektion oder ein Abknicken von Versorgungsleitungen, Drainagen und Kathetern zu vermeiden.

3.14.7 Transporttrauma

Der Begriff des Transporttraumas beschreibt alle schädigenden Einflüsse auf den Patienten während der Transportphase. Hierbei können verschiedene ursächliche Faktoren beschrieben werden:
- Missgeschicke und Zwischenfälle,
- inadäquate Transportbedingungen,
- Transportstress,
- Spontanverlauf der Erkrankung.

Einige dieser Faktoren sind beeinflussbar, z. B. Missgeschicke und Zwischenfälle, andere hingegen kaum oder gar nicht, beispielsweise der Spontanverlauf der Erkrankung. Jegliche Fortbildung (z. B. Crew Resource Management[CRM]-Training) muss darauf abzielen, die ersten 3 Faktoren zu minimieren und somit einen sicheren Transport zu gewährleisten.

Missgeschicke und Zwischenfälle

Das Risiko für *menschliches Versagen* (Human Error) ist insbesondere im Bereich der Intensivbehandlung nicht selten und steigt während des Transportes von Patienten weiter an. Auch in anderen hochkomplexen Systemen, wie beispielsweise der Luftfahrt, wird dieses Problem mit den daraus resultierenden Folgen beobachtet. Die Wahrscheinlichkeit des Auftretens menschlicher Fehler ist in diesen Systemen wesentlich häufiger als die des Auftretens technischer Fehler. Alle Mitarbeiter müssen deshalb speziell für diese Problematik sensibilisiert werden, damit entsprechend sorgfältig gearbeitet und Missgeschicke auf ein Minimum reduziert werden.

Das einzelne „Missgeschick" ist meist nicht sofort vital bedrohlich, da dieser Fehler häufig durch zwischengeschaltete *Kontrollmechanismen* sowie die allgemeine Aufmerksamkeit rechtzeitig erkannt und korrigiert werden kann. Versagen diese Kontrollebenen allerdings, kommt es früher oder später zu vital bedrohlichen *Zwischenfällen*. Die mögliche Folgeschädigung des Patienten ist dann direkt abhängig vom aktuellen Patientenzustand und dessen Therapieabhängigkeit.

> **Merke**
> Menschliche Fehler können in hochkomplexen Systemen immer auftreten und nur durch entsprechende Fortbildungsmaßnahmen und sorgfältige Teamarbeit minimiert werden.

Inadäquate Transportbedingungen

Inadäquate Transportbedingungen können nur durch ein umfassendes *organisatorisches Gesamtkonzept* verhindert werden. Dies beinhaltet die Auswahl des geeigneten Transportmittels, die ausreichende Qualifikation des begleitenden Personals sowie die Festlegung der erforderlichen therapeutischen Maßnahmen während des Intensivtransportes. Für Intensivpatienten mit intensivmedizinischer Überwachung und Therapie darf grundsätzlich keine Reduktion der notwendigen Überwachung und Therapie erfolgen, ggf. muss für den Transport sogar eine Therapieerweiterung stattfinden. Somit sollten regelhaft nur Transportsysteme beauftragt werden, die diese personellen und materiellen Möglichkeiten bereitstellen, wobei auch der Zeitfaktor entsprechend zu berücksichtigen ist.

Transportstress

Der Transportstress des Patienten kann vielfältige Ursachen haben, als Beispiele können hier Erschütterungen, Vibrationen, Beschleunigungskräfte, Lärm und Temperaturschwankungen genannt werden.

▶ **Gegenmaßnahmen.** Jeder (ansprechbare) Patient soll über den bevorstehenden Transport rechtzeitig aufgeklärt werden, um schon im Vorfeld auf eventuelle Ängste und Sorgen individuell reagieren zu können. Falls erforderlich werden sedierende, anxiolytische und antiemetische Substanzen appliziert, um eine gute *Stressabschirmung* für die Transportphase zu erreichen. Bei bereits analgosedierten Patienten ist eine ausreichende Sedierungstiefe zu gewährleisten. Falls Schmerzen bei der Umlagerung zu erwarten sind, müssen zeitgerecht entsprechend potente Analgetika appliziert werden. Zum Schutz vor *Lärmexposition* ist insbesondere beim Hubschraubertransport ein geeigneter Gehörschutz erforderlich. Die *Fahrweise* des Transportmittelfahrers ist dem Patientenzustand anzupassen und muss grundsätzlich schonend sein, der Einsatz von akustischen Sondersignalen soll sich auf das notwendige Maß beschränken. Die Fahrzeugkabine muss ausreichend temperiert und der Patient mit einer geeigneten Decke geschützt werden, um eine *Hypothermie* zu vermeiden.

> **Merke**
> Insbesondere analgosedierte Beatmungspatienten sind von einer Hypothermie auf dem Transport bedroht!

Spontanverlauf der Erkrankung

Der Spontanverlauf einer Erkrankung ist nicht sicher vorherzusagen, deshalb muss auch auf dem Transport mit einer möglichen Verschlechterung des Patientenzustandes gerechnet werden. Die *Transportzeit* beeinflusst die Wahrscheinlichkeit des Auftretens einer Zustandsverschlechterung und muss immer in die Entscheidung über das geeignete Rettungsmittel miteinbezogen werden.

Falls auf dem Transport eine fulminante Zustandsverschlechterung eintritt, ist zu entscheiden, ob der Patient stabilisiert und wie der Transport fortgesetzt werden kann. Hierbei stehen folgende Möglichkeiten zur Verfügung:
- beschleunigter Transport (Sonderrechte) zu und Voranmeldung bei:
  - der aufnehmenden Klinik (häufig),
  - der abgebenden Klinik (selten);
- beschleunigter Transport (Sonderrechte) zu und Voranmeldung bei:
  - der nächsten geeigneten Klinik (selten).

Im bodengebundenen Transport ist eine Erweiterung der medizinischen Maßnahmen meist jederzeit möglich, im Hubschrauber kann es aufgrund der räumlichen Verhältnisse zu Problemen kommen.

Der Spontanverlauf der Erkrankung sowie eingeschränkte therapeutische Möglichkeiten der abgebenden Klinik können es in Ausnahmefällen allerdings auch notwendig machen, instabile Patienten zu transportieren, um zeitgerecht eine entsprechende Spezialversorgung in der aufnehmenden Klinik sicherzustellen.

3.14.8 Dokumentation

Die *Hauptaufgaben der Dokumentation* in der Notfallmedizin sind folgende:
- Darstellung des gesamten medizinischen Verlaufs auf dem Transport,
- juristische Absicherung (Dokumentationspflicht ärztlicher Leistungen),
- Erfassung der AVB (allgemeine Verlaufsbeobachtung),
- Datensammlung für das Qualitätsmanagement,
- Protokollführung nach dem von der DIVI entwickelten *DIVI-Intensivtransportprotokoll*.

> **Kernaussagen**
>
> **Einführung**
> Prinzipiell unterscheidet man zwischen dem innerklinischen Transport, der durch die ärztlichen und pflegerischen Mitarbeiter verschiedener Fachabteilungen der Klinik sichergestellt wird, und dem außerklinischen Patiententransport, der in der Regel durch die beauftragten Organisationen des Rettungsdienstes durchgeführt wird und den jeweiligen Landesrettungsdienstgesetzen unterliegt.
>
> **Rechtliche Grundlagen**
> Diese sind v. a. durch das Strafgesetzbuch (StGB) und das Bürgerliche Gesetzbuch (BGB) vorgegeben. Verschiedene Sondergesetze wie das Medizinproduktegesetz (MPG) und die Medizinprodukte-Betreiber-Verordnung (MPBtreibV) haben ebenfalls rechtliche Relevanz.
> Klare Absprachen des Personals mit Klärung der Verantwortlichkeiten sowie die Festlegung noch erforderlicher therapeutischer Maßnahmen vor Einsatzbeginn helfen, Schnittstellenprobleme zu entschärfen.

Qualifikation des Personals
Zur Personalqualifikation gibt es im ärztlichen Bereich Empfehlungen der DIVI, für den Bereich des Rettungsfachpersonals existieren Fortbildungsempfehlungen der BAND.

Transportmittelausstattung
Die Ausstattung der Transportmittel des Rettungsdienstes (boden- und luftgebundene Fahrzeuge) ist in den entsprechenden Normen geregelt; diese definieren die Mindestausstattung für die mit der Durchführung des Rettungsdienstes beauftragten Organisationen.

Transportmittelauswahl
Die Auswahl des Transportmittels richtet sich nach der Erkrankungs-/Verletzungsschwere, der notwendigen intensivmedizinischen Therapie auf dem Transport sowie dem Transportzeitfenster und der geplanten Transportdauer.

Transportablauf
Der Patiententransport ist unterteilt in die Patientenübergabe und die eigentliche Transportphase. Vor Beginn des Transports finden ein ärztliches Übergabegespräch, eine Untersuchung durch den transportdurchführenden Arzt sowie die Festlegung der Transporttherapie statt. Die Umlagerung beendet die Patientenübergabe. Besonders an den Schnittstellen müssen ein Informationsverlust sowie iatrogene Schäden bei der Umlagerung vermieden werden.

Transporttrauma
Der Begriff „Transporttrauma" beschreibt alle schädigenden Einflüsse auf den Patienten während der Transportphase. Hierzu gehören insbesondere Missgeschicke und Zwischenfälle, inadäquate Transportbedingungen, Transportstress sowie der Spontanverlauf der Erkrankung.

Dokumentation
Die Hauptaufgaben der Dokumentation in der Notfallmedizin sind die Darstellung des gesamten medizinischen Verlaufs auf dem Transport, die juristische Absicherung (Dokumentationspflicht ärztlicher Leistungen), die Erfassung der AVB (allgemeine Verlaufsbeobachtung) und die Datensammlung für das Qualitätsmanagement. Die Deutsche Interdisziplinäre Vereinigung für Intensiv- und Notfallmedizin (DIVI) hat ein geeignetes Intensivtransportprotokoll entwickelt.

Literatur
Weiterführende Literatur

[1] Adams HA, Fleming A, Schulze K, Hrsg. Kursbuch Intensivtransport. 5. Aufl. Berlin: Lehmanns Media; 2008
[2] Deutsche Interdisziplinäre Vereinigung für Intensiv- und Notfallmedizin (DIVI). Empfehlungen der DIVI zur ärztlichen Qualifikation bei Intensivtransporten. 2003; www.divi-org.de, Stand: 03.09.2012
[3] Dönitz S. Luftrettung in Deutschland – Vom Flughelfer zum HEMS-Crew-Member. Rettungsdienst 2003; 26: 374-379
[4] Ellinger K, Genzwürker H, Hinkelbein J, Lessing P. Intensivtransport. 2. Aufl. Köln: Deutscher Ärzteverlag; 2010
[5] Huf R, Weninger F. Der Intensivtransporthubschrauber. Notarzt 2000; 16: 130 – 132
[6] Koppenberg J. "24-Hour-dual-Use"-Prinzip in der Luftrettung. Anaesthesiol Intensivmed 2003; 43: 841 – 855
[7] Linden M. Weltweiter Krankenrückholtransport auf dem Luftweg. Notfall- und Rettungsmedizin 2000: 3: 171 – 178
[8] Moecke H, Anding K. Intensivtransportprotokoll – Empfehlungen der DIVI und des Bayerischen Staatsministeriums des Inneren. Notfall und Rettungsmedizin 2000; 3: 441 – 444
[9] Poloczek S, Madler C. Transport des Intensivpatienten. Anaesthesist 2000; 49: 480 – 491
[10] Schlechtriemen T et al. Empfehlungen der BAND zum arztbegleiteten Interhospitaltransfer. Notarzt 2003; 19: 215 – 219
[11] Thierbach A, Veith J. Praxisleitfaden Interhospitaltransfer. Edewecht: Stumpf und Kossendey; 2005
[12] Reason J. Human error: models and management. Brit Med J 2000; 320 (3): 768 – 770
[13] Warren JW, Fromm RE Jr., Orr RA et al. Guidelines for the inter- and intrahospital transport of critically ill patients. Crit Care Med 2004; 32: 256 – 262

Kapitel 4

Therapeutische Grundprinzipien der Intensivtherapie und Grundlagen der Beatmungstherapie

4.1	Kardiopulmonale Reanimation	*296*
4.2	Einführung in die maschinelle Atmung	*306*
4.3	Nicht invasive Beatmung	*319*
4.4	Volumentherapie	*326*
4.5	Grundlagen der Transfusionsmedizin	*333*
4.6	Grundsätze der Ernährungstherapie	*343*
4.7	Grundlagen der Pharmakotherapie beim kritisch Kranken	*353*
4.8	Katecholamine und vasoaktive Substanzen	*362*
4.9	Analgesie und Sedierung beim kritisch Kranken	*367*
4.10	Besonderheiten der intensivmedizinischen Betreuung von Neugeborenen und Kindern	*378*

4.1 Kardiopulmonale Reanimation

C. A. Schmittinger, C. Torgersen, H. Herff, V. Wenzel, K. H. Lindner

4.1.1 Einleitung

Definition

Die kardiopulmonale Reanimation (CPR) als Therapie des Kreislaufstillstandes besteht aus Basismaßnahmen (Basic Life Support, BLS) und erweiterten Reanimationsmaßnahmen (Advanced cardiac Life Support, ACLS). Zu den sog. Basismaßnahmen gehören künstliche Beatmung und Thoraxkompressionen. Die erweiterten Reanimationsmaßnahmen umfassen u. a. die Defibrillation, die Intubation sowie die Applikation von Vasopressoren und Antiarrhythmika.

Die 2000 herausgegebenen CPR-Leitlinien sind anhand eines evidenzbasierten Konzeptes entstanden, d. h., nur klinische Studien mit eindeutig positivem Ergebnis führen auch zu einer klinischen Empfehlung [1]. Im Dezember 2005 wurden die überarbeiteten internationalen Richtlinien veröffentlicht und im Oktober 2010 erfolgte die 2. Erneuerung der CPR-Leitlinien, die hier eingearbeitet sind.

4.1.2 Pathophysiologie des Kreislaufstillstandes

Die wichtigsten respiratorischen und kardiozirkulatorischen Ursachen eines Kreislaufstillstandes sind in ▶ Tab. 4.1 zusammengefasst.

Respiratorische Störungen

Respiratorische Störungen führen über einen Sauerstoffmangel sekundär zum Pumpversagen des Herzens und sind v. a. beim Kleinkind die Hauptursache für einen Kreislaufstillstand [1], können jedoch auch beim älteren Kind und beim Erwachsenen zu einem Kreislaufstillstand führen.

Kardiozirkulatorische Störungen

Herzrhythmusstörungen z. B. können die Pumpfunktion des Herzens direkt beeinflussen und das Herzzeitvolumen so stark reduzieren, dass praktisch kein Auswurf mehr zustande kommt.

Erkrankungen des Herzens, die zu einem myokardialen Pumpversagen führen können, sind:

- koronare Herzerkrankung (KHK),
- primäre und sekundäre Hypertrophien,
- Erkrankungen der Herzklappen,
- restriktive und dilatative Kardiomyopathien,
- Myokarditis,
- Perikardtamponade.

4.1.3 Basisreanimationsmaßnahmen (BLS)

Diagnose eines Kreislaufstillstandes

Die Symptome des akuten Kreislaufstillstandes sind ein fehlender Puls, Bewusstlosigkeit, Atemstillstand oder Schnappatmung sowie weite, reaktionslose Pupillen. Durch mehrere Studien konnte gezeigt werden, dass selbst professionelle Retter Schwierigkeiten haben, das Fehlen oder Vorhandensein eines Pulses mit hinreichender Sicherheit festzustellen [14]. Ungeübte Helfer sollten daher bei einem Patienten mit plötzlichem Kreislaufstillstand keine Zeit vergeudende Suche nach einem Puls vornehmen, sondern lediglich nach indirekten Zeichen einer intakten Zirkulation wie Atmung, Husten oder Bewegungen des Patienten suchen. Fehlen diese, sollte unverzüglich mit der CPR begonnen werden [1, 2]. Da in den letzten Jahren von Laienhelfern häufig agonale Schnappatmung der Patienten als Atmung interpretiert wurde und dann eine lebensrettende CPR unterblieb, wird nun empfohlen, alle bewusstlosen Patienten mit „abnormaler" Atmung mittels Thoraxkompressionen und Beatmung zu reanimieren. Voraussetzung zur korrekten Beurteilung der Atmungsqualität ist das Freimachen der oberen Atemwege.

Freimachen der Atemwege

Hierzu wird der Kopf des Patienten in Rückenlage so weit wie möglich überstreckt und der Unterkiefer bei geschlossenem Mund angehoben (Esmarch-Handgriff). In dieser Position sollte an der Nase des Patienten ein Atemstrom wahrnehmbar sein. Ist dies nicht der Fall, z. B. bei Verlegung des Rachens, muss als nächstes der Mund des Patienten einen Spalt geöffnet werden, um eine Luftpassage zu ermöglichen. Führt auch dies nicht zum gewünschten Erfolg, muss die Mundhöhle inspiziert, ausgeräumt sowie bei Bedarf abgesaugt werden. Wenn für einen Laienhelfer dann keine oder nur eine abnormale Atmung wahrnehmbar ist, muss eine CPR durchgeführt werden. Stellt dagegen ein professioneller Helfer eine ausreichende Kreislauffunktion fest, wird dementsprechend nur mit der Beatmung begonnen.

Merke

Bei Verdacht auf ein Halswirbelsäulentrauma sollte der Kopf weder überstreckt noch anteflektiert werden (Gefahr der Rückenmarkschädigung!). Sollte trotz Anheben des Kinns und Freimachens der Atemwege keine Atmung möglich sein, muss der Kopf vorsichtig überstreckt werden, wenn dies zur Atemwegssicherung nötig ist.

Beatmung

Beatmung bei ungeschütztem Atemweg

Ohne Hilfsmittel gilt die klassische Methode der Mund-zu-Mund-/Mund-zu-Nase-Beatmung als Mittel der Wahl. Ausgebildete Helfer können auch Hilfsmittel wie beispielsweise Oro- oder Nasopharyngealtuben (nach Guedel bzw. Wendl), eine Taschenmaske oder ein Beutel-Masken-System einsetzen. Wann immer möglich, sollte zusätzlich Sauerstoff entweder direkt in den Beatmungsbeutel oder besser in einen auf den Beatmungsbeutel

Tab. 4.1 Respiratorische und kardiozirkulatorische Ursachen eines Kreislaufstillstandes.

Respiratorische Ursachen	Kardiozirkulatorische Ursachen
Verlegung der Atemwege	dekompensierte Herzinsuffizienz
niedriger O$_2$-Partialdruck in der Umgebungsluft	Herzrhythmusstörungen (Elektrolytstörungen)
Störungen der zentralen Atemregulation	Pulmonalarterienembolie
Störungen der Atemmechanik	Schock
Störungen des alveolären Gasaustausches	Perikardtamponade
Ertrinken	Spannungspneumothorax

aufgesteckten Sauerstoffreservoirbeutel eingeleitet werden. Hierbei kann die inspiratorische Sauerstoffkonzentration auf 50% bei direktem Anschluss und auf nahezu 90% bei Verwendung eines Reservoirbeutels erhöht werden.

▶ **Hyperventilation vermeiden.** Während der CPR ist der Blutfluss deutlich reduziert, sodass für eine ausreichende Oxygenierung wesentlich geringere Beatmungsvolumina benötigt werden als bei erhaltenem Spontankreislauf. Eine Hyperventilation ist demnach nicht nur unnötig, sondern führt zu höheren intrapulmonalen Drücken, die den venösen Blutrückfluss zum Herzen und somit das durch Thoraxkompressionen erzielte Herzzeitvolumen reduzieren. Zudem wird durch die für die Beatmung aufgewendete Zeit der Zeitanteil für die lebensrettenden Thoraxkompressionen kritisch reduziert. Entsprechend ist eine Hyperventilation mit einer deutlich schlechteren Überlebenswahrscheinlichkeit verbunden.

Besonders gefährlich erweist sich eine Hyperventilation bei ungeschütztem Atemweg. Bei einem CPR-Patienten ist die Atemmechanik durch eine progressive Abnahme der pulmonalen Compliance charakterisiert, was zu einer Steigerung des zur Beatmung der Luftwege notwendigen Druckes führt. Gleichzeitig vermindert sich der untere Ösophagusverschlussdruck auf Werte unter 5 cm Wassersäule, sodass bei ungeschütztem Atemweg ein Teil des Beatmungsvolumens in den Magen gerät. Diese sich mit jedem eingebrachten Tidalvolumen verstärkende Magenbeatmung kann zu einem Circulus vitiosus führen [26]. Es steigt einerseits die Gefahr einer Regurgitation und Aspiration von Mageninhalt und andererseits führt die stetige Erhöhung des intragastralen Druckes zu einem Zwerchfellhochstand, der wiederum eine normale Ausdehnung der Lunge bei der Ventilation verhindert. Die sich somit ständig verschlechternde Lungencompliance verursacht wiederum eine Umverteilung des Beatmungsvolumens in den Magen. Je stärker ventiliert wird, desto schneller entwickelt sich ein solcher Circulus vitiosus. Eine Hyperventilation ist demnach mit einer besonders hohen Aspirationsgefahr verbunden.

Praxistipp
Das Tidalvolumen sollte beim Erwachsenen ca. 500–600 ml betragen, was z. B. durch Verwendung eines Kinderbeutels erreicht werden kann. Zudem sollte ein Beatmungshub nur noch über eine Sekunde durchgeführt werden, um so die Beatmungszeit zu reduzieren und Zeit für Thoraxkompressionen zu gewinnen. Außerdem ist ein möglichst hoher Sauerstoffanteil anzustreben.

Infektionsgefahr bei der Mund-zu-Mund-/-Nase-Beatmung

Das Risiko einer Krankheitsübertragung bei der CPR auf den Helfer ist sehr niedrig. Sichtbarer Drogenabusus und Sekrete aus Mund und Nase waren in einer Umfrage die Hauptgründe dafür, eine Mund-zu-Mund-/Mund-zu-Nase-Beatmung nicht durchzuführen [9].

Eine HIV-Infektion durch Kontakt mit Speichel und Sputum sei schwer möglich [21], allerdings ist nicht vollständig geklärt, ob man sich bei einer Mund-zu-Mund-/-Nase-Beatmung durch Kontakt mit blutigem Speichel mit dem HI-Virus infizieren kann. Eine Infektion mit Tuberkulose, dem „Severe acute respiratory Syndrome" (SARS) oder dem Ebola-Virus ist jedoch möglich [11, 18, 24]. Für Helfer, die eine Mund-zu-Mund-/Mund-zu-Nase-Beatmung ablehnen oder aus anderen Gründen nicht durchführen können, werden lediglich Thoraxkompressionen empfohlen.

Thoraxkompressionen

Selbst bei optimalen Reanimationsbedingungen und korrekt durchgeführten Thoraxkompressionen werden während einer CPR maximal 30% des physiologischen Herzzeitvolumens und höchstens 20% der physiologischen Gehirndurchblutung erreicht. Daher ist es essenziell, Unterbrechungen der Thoraxkompressionen so kurz wie möglich zu halten. Um deren Anteil an der CPR zusätzlich zu erhöhen, wird bei einem ungeschützten Atemweg ein Verhältnis der Kompressions- zu Ventilationsfrequenz von 30 : 2 empfohlen [1].

Praxistipp
Bei Erwachsenen liegt dem Kreislaufstillstand meist eine kardiale Genese zugrunde und die Lungen enthalten zu Reanimationsbeginn noch ausreichend Sauerstoff. Daher beginnen die CPR-Maßnahmen nach der Diagnose des Kreislaufstillstandes mit 30 Thoraxkompressionen. Nur bei Kindern oder bei Patienten mit eindeutig asphyktischer Genese des Kreislaufstillstandes (z. B. bei Ertrunkenen) wird initial 5-mal ventiliert, bevor mit Thoraxkompressionen begonnen wird (s. u. „Technik der Herzdruckmassage", S. 297).

▶ **Koronardurchblutung.** Die entscheidende hämodynamische Variable zur Wiederherstellung spontaner Herzaktionen ist der koronare Perfusionsdruck (Differenz aus diastolischem Aortendruck und rechtsatrialem Druck). Dieser ist v. a. abhängig von einer korrekten Durchführung der Thoraxkompressionen. Während eines Kreislaufstillstandes sind die Koronararterien maximal dilatiert, sodass die koronare Durchblutung nahezu direkt mit dem koronaren Perfusionsdruck korreliert. Da die Koronardurchblutung nur während der Diastole (= Entlastungsphase bei den Thoraxkompressionen) erfolgen kann, müssen die eingesetzten Maßnahmen darauf abzielen, einen möglichst hohen diastolischen Aortendruck aufzubauen. Einer pharmakologischen Steigerung des diastolischen Aortendrucks durch Vasopressoren kommt daher eine entscheidende Rolle zu (s. „Medikamente bei der CPR", S. 300). Der koronare Perfusionsdruck kann bei vorhandenem zentralvenösen und peripher arteriellen Druckmonitoring auch abgeschätzt werden (Differenz von peripher arteriellem Diastolendruck und zentralvenösem Druck).

Technik der Herzdruckmassage

Praxistipp
- Der Helfer kniet (bei am Boden liegenden Patienten) oder steht (bei auf der Trage oder im Bett auf einem Brett liegenden Patienten) seitlich zum Patienten.
- Druckpunkt ist die kaudale Sternumhälfte in der Brustmitte, der Patient muss auf einer harten Unterlage liegen.
- Der Druck wird mit gestreckten Ellbogengelenken, übereinander gelegten Handballen und angehobenen Fingerspitzen senkrecht von oben ausgeübt.
- Die Kompressionstiefe der Herzdruckmassage sollte beim Erwachsenen mindestens 5 cm betragen.
- Druck- und Entlastungsphase sind gleich lang.
- In der Entlastungsphase sollten die Hände den Kontakt zum Patienten beibehalten, um den korrekten Druckpunkt nicht zu verlieren. Es darf jedoch keinesfalls Druck auf den Thorax ausgeübt werden (nicht abstützen!).
- Die Kompressionsfrequenz sollte mindestens 100/min betragen.
- Es wird immer im Verhältnis 30 : 2 reanimiert, d. h., auf 30 Kompressionen folgen 2 Beatmungen.

> **Merke**
> Ziel ist es, ohne Unterbrechung technisch korrekte Thoraxkompressionen durchzuführen.

Effektivitätskontrolle und Komplikationen

Eine erfolgreiche CPR manifestiert sich am auffälligsten in enger werdenden Pupillen (cave: im ACLS kann dies nach Gabe von Adrenalin ausbleiben) sowie in einer besseren Durchblutung der Haut und der Schleimhäute. Eine endexspiratorische CO_2-Messung gilt als Perfusionsindikator während der Thoraxkompressionen, da erfolgreich reanimierte Patienten in der Regel eine ungefähr 3-mal höhere endexspiratorische Kohlendioxidkonzentration als erfolglos reanimierte Patienten haben.

Knöcherne Frakturen von Sternum und Rippen kommen bei ungefähr 30% aller CPR-Versuche vor. Organverletzungen, z. B. von Leber, Milz, Herz oder Lunge, sowie die Ausbildung eines Pneumothorax sind hingegen bei richtiger Technik selten. Ursachen dieser Komplikationen sind in erster Linie ein falscher Sitz des Druckpunktes und zu aggressive Thoraxkompressionen.

4.1.4 Erweiterte Reanimationsmaßnahmen (ACLS)

Prävention innerklinischer Kreislaufstillstände

Bei fast 80% aller innerklinischen CPR-Patienten können Störungen der Vitalfunktionen schon vor dem Kreislaufstillstand festgestellt werden. Insbesondere Störungen der Atmung, Bewusstseinsverlust oder Kreislaufinstabilität gelten als Vorzeichen. Die Schulung des Klinikpersonals zur frühen Identifikation dieser Patienten, das rechtzeitige Hinzuziehen intensivmedizinischer Ärzte und die Transferierung auf Überwachungsstationen können helfen, die Mortalität dieser Patienten zu reduzieren [1]. Die Einführung von Notfallteams (MET = Medical Emergency Team, auch RRT = Rapid Response Team oder CCOT = Critical Care Outreach Team) zur frühzeitigen Erkennung von Patienten mit drohenden vitalen Erkrankungen (Alarmierung bei bedrohtem Atemweg, hoher/niedriger Atemfrequenz, hohem/niedrigen Puls, niedrigem systolischem Blutdruck, neurologischen Veränderungen) konnte die Zahl an innerklinischen Kreislaufstillständen reduzieren [10].

> **Merke**
> Ein in der Nacht von einer Intensiv- auf eine Normalstation verlegter Patient hat per se ein signifikant höheres Risiko zu versterben, als ein tagsüber verlegter Patient.

Reanimationsalgorithmus

Im Vordergrund der erweiterten CPR-Maßnahmen steht die möglichst ununterbrochene Durchführung von Thoraxkompressionen. Nach Diagnose eines Kreislaufstillstands wird *sofort* mit BLS im Verhältnis von *30 Kompressionen zu 2 Beatmungen* begonnen. Nach schnellstmöglicher EKG-Analyse erfolgt – falls erforderlich – eine *einmalige Defibrillation mit biphasisch 150–200 Joule* (360 J monophasisch). *Ohne Abwarten einer EKG-Änderung wird die CPR fortgesetzt.* Nach 2 min wird erst eine erneute EKG-Analyse durchgeführt. Falls erforderlich wird dann erneut einmalig defibrilliert, nach weiteren 2 min erfolgt die Vasopressor-Injektion und – falls erforderlich – eine dritte Defibrillation.

Die EKG-Analysen und ggf. weitere Defibrillationen werden in 2-minütigen Abständen fortgesetzt, *Adrenalin (1 mg) wird alle 3–5 min appliziert. Die Thoraxkompressionen werden erst eingestellt, wenn ein ausreichender Spontankreislauf wiederhergestellt worden ist.* Die Unterbrechungen der Thoraxkompressionen, z. B. zur Intubation, sind möglichst kurz zu halten. An mögliche reversible Ursachen des Kreislaufstillstandes („4 Hs und 4 Ts" entsprechend den Anfangsbuchstaben im Englischen, S. 301) sollte gedacht werden [10]:

- Hypoxie („*hypoxia*")
- Hypovolämie („*hypovolaemia*")
- Hypo-/Hyperkaliämie („*hyper-/hypokalaemia*" und metabolische Störungen)
- Hypothermie („*hypothermia*")
- Thrombose (kardial oder pulmonal; „*thromboembolic phenomena*")
- Spannungspneumothorax („*tension pneumothorax*")
- Perikardtamponade („*cardiac tamponade*")
- Intoxikation („*toxic substances*")

Sicherung der Atemwege

Die endotracheale Intubation gilt bei der CPR weiterhin als der Goldstandard zur Sicherung der Atemwege. Nach einer endotrachealen Intubation muss die korrekte Lage des endotrachealen Tubus durch Auskultation und durch qualitative endexspiratorische Kohlendioxiddetektion geprüft und bestätigt werden. Insbesondere bei sehr geringem Herzzeitvolumen kann ein sehr niedriges endtidales Kohlendioxid eine ösophageale Intubation vortäuschen. Ist eine reguläre endotracheale Intubation nicht möglich, kann von ausgebildetem Personal ein Kombitubus, ein Larynxtubus oder auch eine Larynxmaske eingesetzt werden. Zu berücksichtigen ist allerdings ein im Vergleich zum Endotrachealtubus fehlender oder verringerter Aspirationsschutz.

> **Merke**
> Nach erfolgter Sicherung der Atemwege wird mit möglichst hohem Sauerstoffanteil mit einer Frequenz von 10 Beatmungen pro Minute ohne zu hyperventilieren und ohne die Thoraxkompression zu unterbrechen.

EKG-Analyse und Defibrillation

Erscheinungsformen des Kreislaufstillstandes im EKG

Bei der EKG-Analyse muss darauf geachtet werden, dass die Amplitudenverstärkung maximal eingestellt ist, da sonst eine fälschlicherweise angezeigte Nulllinie als Asystolie fehlinterpretiert werden könnte.

Die *Asystolie* ist durch fehlende elektrische Erregungen, also durch eine klassische „Nulllinie" (Amplitude < 1 mV) im EKG, gekennzeichnet. Im Herzen finden keine koordinierten oder auch unkoordinierten elektrischen Erregungen statt; die Asystolie ist mit der schlechtesten Überlebensprognose verbunden.

Das *Kammerflimmern* ist im EKG durch einen oszillierenden Erregungsablauf sozusagen als „Sägezahnmuster" ohne Kammerkomplexe charakterisiert.

Eine pulslose ventrikuläre Tachykardie beschreibt eine ventrikuläre Tachykardie ohne Auswurfleistung und wird gleich wie ein Kammerflimmern behandelt.

Die *pulslose elektrische Aktivität* beschreibt eine organisierte elektrische Aktivität des Herzens ohne gleichzeitige mechanische Kontraktion. Bei dieser Form des Kreislaufstillstandes kann das EKG trotz Pulslosigkeit einen Sinusrhythmus, alle Arten der Erregungsleitungsblockierung oder auch einen Kammerrhythmus aufweisen.

4.1 Kardiopulmonale Reanimation

Praxistipp

Das Kammerflimmern kann im EKG einen dominierenden Vektor haben und somit im Extremfall, sofern dieser Vektor senkrecht zu der gewählten Ableitung steht, eine Asystolie vortäuschen. Die Diagnose der Asystolie muss demnach immer erst durch eine zweite Ableitung verifiziert werden.

Aus epidemiologischer Sicht ist Kammerflimmern die häufigste Ursache eines plötzlichen präklinischen Kreislaufstillstandes bei Erwachsenen. Da bei diesem Herzrhythmus die Überlebenschance ohne Defibrillation um etwa 10 % pro Minute sinkt [25], sollte bei Erwachsenen mit plötzlichem Kreislaufstillstand zuerst ausgebildetes Personal mit Defibrillator herbeigerufen und anschließend mit den lebensrettenden Sofortmaßnahmen begonnen werden [1, 2].

Defibrillation

Die Defibrillation ist das Mittel der Wahl bei Kammerflimmern oder pulsloser ventrikulärer Tachykardie. Sie soll ein Myokard mit unkontrollierten elektrischen Aktionen vollständig depolarisieren, um über eine kurz andauernde Asystolie den Schrittmacherzentren im Herzen die Rückkehr zu einem regulären Rhythmus zu ermöglichen. Die CPR-Richtlinien von 2010 empfehlen initial so lange zu reanimieren, bis ein Defibrillator vor Ort ist, und dann sofort zu defibrillieren, wenn indiziert [1]. Eine wichtige Strategie, um eine schnellstmögliche Defibrillation zu erreichen, ist die Vorhaltung von halbautomatischen Defibrillatoren, sog. „AED" (Automatic External Defibrillators), die von jedermann bedient werden können, auch auf peripheren Stationen oder öffentlichen Plätzen.

▶ **Biphasische Defibrillation.** Im Vergleich zur bis vor Jahren durchgeführten monophasischen Defibrillation (positiver ohne nachfolgenden negativen Stromimpuls) besteht die Defibrillationssequenz bei der biphasischen Defibrillation (positiver mit nachfolgendem negativen Stromimpuls) nur aus konstant 150 – 200 Joule (anstatt 360 Joule). Da biphasisch defibrillierte Patienten wahrscheinlich eine höhere Chance haben, wieder einen Spontankreislauf zu erlangen und häufige Defibrillationen mit hoher Energie myokardiale Nekrosen hervorrufen können [23], wird – falls nicht schon erfolgt – eine Umrüstung auf biphasische Defibrillatoren empfohlen. Eine schnellstmögliche Defibrillation nach der letzten Thoraxkompression kann lebensrettend sein; die zur Defibrillation nötige Unterbrechung der Thoraxkompressionen muss so kurz wie möglich gehalten werden. So soll der Defibrillator noch während der Thoraxkompression geladen werden. Bei einer Defibrillation ist jeglicher Körper- und Metallkontakt mit dem Patienten zu vermeiden.

Merke

Die meisten Erwachsenen mit plötzlichem Kreislaufstillstand zeigen im EKG ein Kammerflimmern. Da die Überlebenschance bei diesen Patienten ohne Defibrillation um ca. 10 % pro Minute sinkt [25], wird beim beobachteten Kreislaufstillstand mit Kammerflimmern eine frühestmögliche Defibrillation dringend empfohlen.

▶ **Elektroden-, Paddle-Position.** Der Erfolg einer Defibrillation hängt u. a. davon ab, wie viele Herzmuskelfasern gleichzeitig depolarisiert werden, d. h. der Strom soll durch eine möglichst große Herzmuskelmasse fließen. Entscheidend ist ein möglichst geringer transthorakaler Widerstand. Dieser kann herabgesetzt werden durch großflächige Elektroden sowie Verwendung von Elektrodengel und kräftigem Anpressdruck bei Paddle-Defibrillation.

Praxistipp

Die Elektroden sind nicht zu nahe zueinander und keinesfalls auf nasser Haut zu verwenden, da sonst zwischen den Elektroden auf der Haut ein Kurzschluss entstehen kann. Bei nassgeschwitzten Patienten muss also unbedingt vor einer Defibrillation der Brustkorb zwischen den beiden Elektroden abgetrocknet werden.

Grundsätzlich sind 2 Elektrodenpositionen möglich:
- Eine Elektrode (v. a. bei einer Defibrillation mittels Paddles) wird rechts parasternal unterhalb des Schlüsselbeins in der mittleren Klavikularlinie, die andere über der Herzspitze im 5. ICR zwischen vorderer und mittlerer Axillarlinie aufgesetzt.
- Eine anterior-posteriore Positionierung wird oft bei einer Defibrillation mittels Klebeelektroden gewählt, wobei hierzu eine Elektrode links präkordial und die zweite am Rücken links paravertebral in Höhe des Herzens aufgeklebt wird.

Müssen Patienten mit implantierten Schrittmachern oder implantierten Kardioverter-Defibrillatoren (sog. ICD = Implantable Cardioverter Defibrillator) defibrilliert werden, sollten die Elektroden in einem Abstand von mindestens 10 cm zu den jeweiligen Implantaten aufgesetzt werden, um deren Beschädigung zu vermeiden. Um den CPR-Ablauf durch inadäquate ICD-Entladungen nicht negativ zu beeinflussen, kann der ICD durch Auflegen eines dafür vorgesehenen Magneten vorübergehend ausgeschaltet werden. Nach einer erfolgreichen Defibrillation müssen sämtliche implantierten elektronischen Systeme gewartet und auf Funktionsfähigkeit geprüft werden.

▶ **Präkordialer Schlag.** Wird im EKG der Eintritt eines Kammerflimmerns beobachtet, so kann man auf die Mitte des Sternums mit der ulnaren Faustseite den sog. präkordialen Schlag ausführen. Dieser ist nur in den ersten Sekunden nach Entstehen eines defibrillierbaren Rhythmus sinnvoll und ansonsten wenig Erfolg versprechend. Er wurde deshalb in seiner Bedeutung in den CPR-Richtlinien 2010 deutlich zurückgestuft [1]. Der präkordiale Schlag ist nicht ungefährlich. Er kann sowohl Bradykardien als auch ventrikuläre Tachykardien in Kammerflimmern umwandeln.

▶ **Asystolie mit P-Wellen.** Sind bei sonstiger Asystolie P-Wellen vorhanden, so kann eine transthorakale Schrittmacherstimulation erfolgreich sein. Bei Asystolie führt sie zu keinen verbesserten Ergebnissen [1].

Methoden zur Verbesserung des Blutflusses bei der Herzdruckmassage

▶ **ACD-CPR und ITV.** Eine Technik zur Verbesserung des Blutflusses unter CPR ist die aktive Kompressions-Dekompressions-CPR (ACD-CPR) in Kombination mit dem auf den Tubus aufgesetzten Einlassdruckventil (Inspiratory Threshold Valve; ITV oder ResQPod).

Entscheidend für die Entstehung eines Blutflusses sind die intrathorakalen Druckschwankungen während des Kompressions-Dekompressions-Zyklus. Für den Einstrom von Blut in den Thorax ist der geringe Unterdruck verantwortlich, der entsteht, wenn der Thorax entlastet wird und sich wieder in die Ruheposition zurückverformt. Dieser Unterdruck wird im Rahmen einer ACD-CPR mit einer aktiven Dekompression gesteigert, indem der Thorax in der Druckpause nicht nur entlastet, sondern zusätzlich durch Zug mittels einer Saugglocke am Sternum aktiv dekomprimiert wird. In mehreren klinischen Studien und in einer Metaanalyse konnte kein nennenswerter Überlebensvorteil gegenüber der Standardreanimation nachgewiesen werden [19].

Um den Unterdruck in der Entlastungsphase nach einer Kompression weiter zu erhöhen, wurde ein spezielles Einlass-Druck-Ventil (Inspiratory Threshold Valve ITV) entwickelt, das auf den Tubus oder eine dicht sitzende Maske aufgesetzt wird. Dehnt sich der Brustkorb nach einer Kompression wieder aus oder wird er bei der ACD-CPR aktiv gedehnt, so entsteht in den Atemwegen ein Unterdruck. Dieser bewirkt, dass sich im ITV eine Gummimembran auf dem Weg zum Tubus ansaugt, diesen somit gegen nachströmendes Gas verschließt und so den Unterdruck im Thorax erhöht. Eine aktive Beatmung über das Ventil ist jederzeit möglich. In einer Metaanalyse konnte zwar eine verbesserte Spontankreislaufrate, jedoch keine Verbesserung in der Krankenhausentlassungsrate gezeigt werden [29].

▶ **Offene Herzmassage.** Bei der offenen Herzmassage wird durch eine Thorakotomie das Herz freigelegt und mit einer Frequenz von ca. 80/min mit der Hand komprimiert, wodurch ein sehr hoher Blutdruck erzeugt werden kann. Diese CPR-Technik kann nur bedingt oder in Ausnahmefällen empfohlen werden.

▶ **Kardiopulmonaler Bypass.** Eine Technik für die ausschließlich klinische Anwendung ist der kardiopulmonale Bypass. Zwar konnte in einer Studie in Pittsburgh die Überlegenheit der Bypass-CPR gegenüber der Standard-CPR gezeigt werden, es ist aufgrund des Aufwandes aber fraglich, ob diese Technik je in der Routine eingesetzt werden wird. Einen festen Platz hat die Bypass-CPR bei der Reanimation von Patienten mit hypothermem Kreislaufstillstand.

Medikamente bei der CPR

Zugangsweg der ersten Wahl ist die intravenöse Applikation. Sofern bereits vorhanden, sollte dabei ein zentralvenöser Zugang bevorzugt werden, da die Medikamente schneller ins zentrale Kompartiment gelangen. Der intraossäre Zugang gilt als zweite Wahl. Die Medikamentengabe über den endotrachealen Tubus wird nicht mehr empfohlen [1]. Nach peripher-venöser/intraossärer Injektion sollten alle Medikamente mit mindestens 20 ml Kochsalzlösung eingeschwemmt werden.

> **Praxistipp**
> In vielen Fällen ist bei Reanimationspatienten die V. jugularis externa gestaut und bietet sich demnach als einfach zu punktierende Vene an, aus der Medikamente sehr schnell ins zentrale Kompartiment gelangen.

Vasopressoren

▶ **Adrenalin.** Adrenalin bewirkt bei der CPR über seine α-adrenerge Erhöhung des peripheren Gefäßwiderstandes eine Umverteilung des durch Thoraxkompressionen erzeugten Herzzeitvolumens zu Herz und Gehirn. Es gibt jedoch bisher keine prospektiven klinischen Studien, die belegen, dass Adrenalin im Vergleich zu Placebo die Überlebensrate bei CPR-Patienten verbessern würde. Den positiven hämodynamischen Effekten des Adrenalins stehen als Nachteile gegenüber, dass Adrenalin den myokardialen Sauerstoffverbrauch des flimmernden Herzens durch übermäßige β-Rezeptorstimulation steigert, die subendokardiale Myokardperfusion relativ vermindert sowie in der Postreanimationsphase ventrikuläre Rhythmusstörungen und Herzversagen begünstigt.

Zur Frage nach der optimalen Dosierung von Adrenalin bei Patienten im Kreislaufstillstand gibt es eine Vielzahl von Untersuchungen. Unter anderen zeigten sehr groß angelegte klinische Studien in den USA und Kanada, dass hohe Adrenalindosierungen das Reanimationsergebnis im Vergleich zu 1 mg Adrenalin nicht verbessern konnten [5]. Dementsprechend werden eskalierende Adrenalindosen derzeit nicht empfohlen [1].

> **Merke**
> Während einer CPR wird Adrenalin i. v. in einer Dosierung von 1 mg alle 3 – 5 min appliziert.

▶ **Arginin-Vasopressin.** Als „Reserve-Vasopressor" steht Arginin-Vasopressin (AVP) zur Verfügung, das zu einer Verbesserung des Blutdrucks während der CPR führt. Vor allem in einer innerklinischen als auch in einer großen außerklinischen Multicenter-Studie konnte die sichere und zu Adrenalin gleichwertige Wirkung des AVP demonstriert werden [27]. In einer Metaanalyse erwiesen sich AVP und Adrenalin als gleich wirksam zur Behandlung des Kreislaufstillstandes [3]. Vor allem in einer großen außerklinischen französischen Studie konnte kein Vorteil von AVP kombiniert mit Adrenalin gegenüber Adrenalin gezeigt werden [15]; die Kombination aus AVP, Adrenalin und Methylprednisolon steigerte jedoch die Klinikentlassungsrate im Vergleich mit Adrenalin [20]. Bis zum Nachweis der Überlegenheit eines neuen Ansatzes bleibt Adrenalin jedoch auch ohne Wirksamkeitsnachweis in den aktuellen internationalen Richtlinien Vasopressor der ersten Wahl [1]; AVP kann erwogen werden, wenn mit Adrenalin kein Spontankreislauf wiederhergestellt werden kann.

> **Merke**
> AVP kann beim Kreislaufstillstand in einer Dosierung von bis zu 2 × 40 IE appliziert werden, wenn Adrenalin nicht zu einem Spontankreislauf führt. Die gleiche Dosis kann sowohl intravenös als auch intraossär appliziert werden.

Antiarrhythmika

Bei Patienten mit defibrillationsrefraktärem Kammerflimmern und pulsloser Kammertachykardie sollen nach der 3. Defibrillation 300 mg Amiodaron verabreicht werden [1]. In mehreren klinischen Studien zeigte sich ein Vorteil der mit Amiodaron behandelten Patienten bez. Kurzzeitüberleben und Krankenhausaufnahme [12]. Falls möglich, sollte Amiodaron aufgrund der starken Venenreizung zentralvenös appliziert werden; eine weitere Gabe von 150 mg Amiodaron bei defibrillationsrefraktärem Kammerflimmern ist möglich. Nur im Falle, dass Amiodaron nicht verfügbar ist, können 100 mg Lidocain erwogen werden.

4.1 Kardiopulmonale Reanimation

> **Merke**
> Amiodaron wird bei defibrillationsrefraktärem Kammerflimmern nach der dritten Defibrillation in einer Dosis von 300 mg appliziert [1].

▶ **Magnesium.** Magnesium kann unter Umständen bei defibrillationsrefraktärem Kammerflimmern ebenfalls vorteilhaft sein. Seine routinemäßige Anwendung bei der CPR bringt offenbar keinen Vorteil; bewiesen ist dagegen der Nutzen bei durch Hypomagnesämie induzierten Herzrhythmusstörungen und bei Torsade-de-Pointes-Tachykardien [1]. Hierbei sollen 2 g Magnesiumlösung 50% über 1–2 min appliziert werden; eine Wiederholung nach 10–15 min ist möglich. Innerklinisch sollte, wenn möglich, der Magnesiumspiegel im Serum kontrolliert werden [1].

Natriumbikarbonat (Natriumhydrogenkarbonat)

▶ **Natriumbikarbonat bei intakter Atmung.** Natriumbikarbonat reagiert mit organischen Säuren unter Protonenaufnahme zu Kohlensäure; die Anionen der organischen Säuren und Natrium bleiben pH-neutral zurück, es entstehen Kohlendioxid und Wasser. Das Kohlendioxid wird normalerweise über die Lunge abgeatmet; die Zahl der freien Protonen im peripheren Gewebe sinkt anschließend, wodurch der pH-Wert steigt.

Wegen einer reduzierten pulmonalen Perfusion bei der CPR kann Kohlendioxid nur unzureichend abtransportiert werden und der Spiegel im Blut steigt deshalb stark an. Da Kohlendioxid die Zellwände im Gegensatz zu metabolischen Säuren ungehindert passieren kann, sinkt der intrazelluläre pH-Wert, v. a. im Myokard ab. Bei einer Überdosierung mit Natriumbikarbonat droht dagegen bei erfolgreicher CPR in der Postreanimationsphase eine ausgeprägte metabolische Alkalose.

Bei diesen vielen Einschränkungen überrascht es nicht, dass in den meisten Studien durch Natriumbikarbonatgabe bei der CPR kein Überlebensvorteil gezeigt werden konnte [13]. Nur eine zudem methodisch unzureichende Untersuchung konnte einen Vorteil zeigen [7]. Eine Verwendung sollte im Rahmen der CPR daher, wenn überhaupt, nur bei exzessiver Hyperkaliämie, vorbestehender metabolischer Azidose oder Intoxikation mit trizyklischen Antidepressiva gezielt erwogen werden. Wann immer möglich, sollte eine Bikarbonattherapie z. B. durch die Bestimmung des Basenüberschusses (Base Excess = BE) kontrolliert werden [1].

> **Merke**
> Natriumbikarbonat ist bei der CPR im Allgemeinen nicht empfohlen.

Weitere Medikamente

▶ **Atropin und Theophyllin.** Atropin wurde zur totalen Vagolyse bei der Therapie einer Asystolie oder einer pulslosen elektrischen Aktivität mit Herzfrequenzen unter 60 Schlägen/min eingesetzt. Ein Vorteil konnte in klinischen Studien nie gezeigt werden. Daher wird Atropin in den CPR-Richtlinien 2010 nicht mehr empfohlen. Gleiches gilt bei atropinresistentem persistierenden bradyasystolen Kreislaufstillstand für den Einsatz von Theophyllin (5 mg/kg KG; [16]). Bei frisch herztransplantierten Patienten mit therapiebedürftigen Bradykardien sollte Theophyllin jedoch als Medikament der ersten Wahl zum Einsatz kommen, da Atropin bei diesen Patienten gut die Gefahr höhergradiger AV-Blockierungen birgt.

▶ **Kalzium.** Kalzium kann auf ein ischämisches Myokard toxisch wirken und sollte nur bei klarer Indikationsstellung wie Hypokalzämie, ausgeprägter Hyperkaliämie oder einer Überdosis von Kalziumantagonisten angewendet werden. Dann werden initial 10 ml Kalziumglukonat 10% appliziert, was auch wiederholt werden kann [1,2]. Wenn möglich, sollte innerklinisch der Kalziumspiegel im Serum kontrolliert werden.

Prähospitale Fibrinolyse

Bei 50–70% der CPR-Patienten ist ein Gefäßverschluss in Form eines akuten Myokardinfarkts oder etwas seltener auch einer fulminanten Lungenarterienembolie Ursache des Kreislaufstillstandes. Durch eine gestörte Balance des Gerinnungssystems nach einer CPR führt die Ausbildung von zerebralen Mikrothromben zum sog. *No-Reflow-Phänomen*, einem Persistieren regionaler mikrozirkulatorischer Reperfusionsstörungen im Gehirn trotz ausreichender systemischer Hämodynamik. Fibrinolytika bewirken eine Auflösung dieser gefäßverschließenden Thromben bzw. Emboli. Somit kann die während einer CPR durchgeführte Fibrinolyse möglicherweise die dem Kreislaufstillstand zugrunde liegenden Ursachen beseitigen; allerdings konnte dies in einer großen außerklinischen Studie in Europa nicht bewiesen werden [7]. Eine Fibrinolysetherapie im Rahmen der CPR kann auf individueller Basis in Erwägung gezogen werden [1]. Die CPR stollte nach Fibrinolyse für mindestens 60–90 min fortgesetzt werden.

> **Merke**
> Der Vorteil einer Fibrinolyse bei der CPR ist nur zur Therapie der Pulmonalarterienembolie bewiesen; eine Fibrinolyse kann aber in Einzelfällen in Erwägung gezogen werden.

Mögliche reversible Ursachen eines Kreislaufstillstandes

Einige potenziell behandelbare Ursachen eines Kreislaufstillstandes werden unter den „4 Hs und 4 Ts" (entsprechend den Anfangsbuchstaben im Englischen, S. 298) zusammengefasst:

- Ein *Spannungspneumothorax („tension pneumothorax")* muss umgehend durch Punktion der Pleurahöhle oder gar Anlage einer Thoraxdrainage entlastet werden.
- *Herzbeuteltamponaden („cardiac tamponade")*, obgleich präklinisch sehr schwer zu diagnostizieren, können links paramedian unterhalb des Xiphoids punktiert werden.
- Spezifische Antidotgabe bei *Intoxikationen („toxic substances")* ist ebenfalls nur selten möglich, kann aber bei klarer Indikationsstellung lebensrettend sein.
- Zur spezifischen Therapie von *pulmonalen Embolien oder Koronarverschlüssen („thromboembolic phenomena")* steht die Fibrinolyse zur Verfügung (s. o.).
- Eine *Hypoxie („hypoxia")* muss bei der CPR grundsätzlich vermieden oder beseitigt werden.
- Ergibt sich der Verdacht, z. B. nach Trauma, auf eine ausgeprägte *Hypovolämie („hypovolaemia")*, so erfolgt eine ausreichende Volumensubstitution.
- *Elektrolytstörungen („hypokalaemia")* sind präklinisch kaum zu diagnostizieren. Innerklinisch sollte die Elektrolytkontrolle zum Standard jeder CPR gehören; entsprechend den Befunden ist zu substituieren. Bei ausgeprägter Hyperkaliämie bietet sich kurzfristig die Kalziuminjektion an.
- *Hypotherme Patienten („hypothermia")* stellen aufgrund der verlangsamten Stoffwechselprozesse eine besondere Patientengruppe dar. So kann die Hypothermie organprotektiv wirken; entsprechend sollte auch bei prolongierter CPR kein unterkühl-

ter Patient präklinisch für tot erklärt werden („Nobody is dead, until he is warm and dead").

Praxistipp

Jeder Hypothermiepatient sollte auch unter laufender CPR auf eine Intensivstation gebracht und dort wiedererwärmt werden. Zur Wiedererwärmung stehen externe Wärmemaßnahmen, warme Infusionslösungen, Peritoneallavagen oder im besten Fall ein kardiopulmonaler Bypass oder die extrakorporale Membranoxygenierung zur Verfügung. Bei Körpertemperaturen unter 30 °C sollen keine Medikamente appliziert werden; darüber erfolgt die Gabe in doppelt verlängerten Intervallen; je normothermer der Patient, desto kürzer werden die Intervalle [1]. Hat ein Patient Kammerflimmern, so wird unter 30 °C 3-mal defibrilliert; bleiben diese Versuche erfolglos, so sollte erst nach Erwärmen über 30 °C erneut defibrilliert werden. Eine CPR infolge einer Hypothermie ist keine Kontraindikation, die Patienten nach Wiederherstellung eines Spontankreislaufes mit milder therapeutischer Hypothermie weiterzubehandeln [1].

Einstellen der Reanimationsmaßnahmen

Die Diagnose eines Hirntods kann während der CPR nicht gestellt werden. Die Chancen, doch noch erfolgreich zu reanimieren, sind in der Regel dann gering, wenn auch nach 20-minütiger Reanimation keine spontane elektrische Aktivität zu erreichen ist, lediglich eine elektrische Aktivität mit verlangsamten Kammerkomplexen resultiert oder Kammerflimmern mit ständigen Amplitudenverlusten anhält. Die Vorhersage nicht erfolgreicher CPR-Versuche ist sehr komplex und daher sehr fehleranfällig. Deshalb kann hier keine allgemein gültige Entscheidungslinie angegeben werden. Die Einstellung des CPR-Versuchs ist eine individuelle Entscheidung des behandelnden Arztes, die aufgrund des initialen EKG-Rhythmus, ggf. der Durchführung von Laien-CPR, der Eintreffzeiten der Rettungskräfte, des Reanimationsverlaufs und auch aufgrund der Berücksichtigung der bisherigen Lebensqualität des Patienten getroffen werden sollte.

4.1.5 Postreanimationsphase

Patienten sind in der unmittelbaren Postreanimationsphase durch Hypotonie, Herzrhythmusstörungen, multiples Organversagen oder eine systemische Inflammation („Post Cardiac Arrest Syndrom") gefährdet. Eine hämodynamische Stabilisierung im individuellen Blutdruckbereich des Patienten mittels einer adäquaten Volumentherapie und so wenig wie möglich Katecholaminunterstützung ist in dieser Postreanimationsphase essenziell, da die Autoregulation des Gehirns nach einer CPR aufgehoben ist und die Blutversorgung alleine über den zerebralen Perfusionsdruck gewährleistet wird. Da eine Vielzahl der Patienten mit Kreislaufstillstand an einer koronaren Kardiopathie leidet, sollte eine Koronarangiografie erwogen werden, auch wenn keine ST-Hebungen vorhanden sind. CPR-Patienten sollten – wenn möglich – normoventiliert werden, da eine Hyperventilation die Gefahr zerebraler Ischämien birgt und hypoventilierte Patienten eher zerebral hyperperfundiert werden. Ebenso sollten hyperoxäme Zustände vermieden werden, da Sauerstoff in Übermaßen postischämische Neuronen schädigt und oxydativen Stress verursacht. Sobald eine verlässliche Messung der arteriellen Sauerstoffsättigung möglich ist, sollten Werte zwischen 94 und 98 % angestrebt werden. Epileptische Anfälle erhöhen den zerebralen Metabolismus und können ebenso wie hyperthermeZustände zu sekundären neuronalen Läsionen führen, weshalb diese unbedingt therapiert und vermieden werden sollten. So sollten Krampfanfälle unverzüglich mit Benzodiazepinen, Phenytoin, Valproat, Levetiracetam oder Propofol therapiert werden.

Myoklonien sind besonders schwierig zu behandeln. Clonazepam oder Valproat können hier eine Therapieoption darstellen. Die aktuellen Leitlinien empfehlen den Blutzucker nicht über 10 mmol/l bzw. 180 mg/dl steigen zu lassen [1].

Therapeutische milde Hypothermie

▶ **Wirkmechanismen.** Der therapeutische Einsatz von Hypothermie nach erfolgreicher CPR ist die wichtigste und am besten bewiesene Intervention. So führt die Reduktion der Körpertemperatur über eine generelle Verlangsamung des Stoffwechsels der Hirnzellen nicht nur zu einer Herabsetzung des Glukose- und Sauerstoffverbrauchs, sondern auch zu einer verminderten Bildung freier Radikale. Diese reaktiven Sauerstoffverbindungen (ROS, „reactive oxygen species") führen über unspezifische Oxidationsvorgänge zu Zellschäden und spielen eine zentrale Rolle bei der Entstehung des postischämischen Reperfusionsschadens [22].

Außerdem inhibiert eine milde Hypothermie direkt die Aktivität apoptoseinduzierender Proteasen (Caspasen) und stabilisiert die Mitochondrienfunktion. Des Weiteren verzögert eine milde Hypothermie die reperfusionsbedingte Aktivierung von VEGF (= „vascular endothelial growth factor") und damit indirekt die Freisetzung von die Zellmembran schädigendem Stickstoffmonoxid (NO). Besondere Bedeutung scheint auch der hypothermiebedingten Senkung der nach einer CPR überschießenden Freisetzung exzitatorischer Neurotransmitter (Glutamat, Aspartat) zuzukommen [22]. Diese führen zu einer überschießenden Neuronenaktivierung mit konsekutiver intrazellulärer Kalziumüberladung, was wiederum über Caspasenaktivierung zur Einleitung apoptotischer Prozesse führt. Seit 1996 zeigten mehrere prospektive, randomisierte Studien einen Vorteil für die nach einer Reanimation mit milder Hypothermie therapierten Patienten [2, 5].

▶ **Komplikationen.** Der Einsatz von therapeutischer Hypothermie kann mit Komplikationen verbunden sein, deren Ausmaß vom Grad der Hypothermie und der klinischen Überwachung der Patienten abhängt. So kann es zu Elektrolytverschiebungen und zu damit verbundenen Herzrhythmusstörungen kommen. Eine Hemmung der Ausschüttung von ADH (antidiuretisches Hormon) führt zu einer verstärkten Diurese und einer konsekutiven Hypovolämie, welche eventuell durch eine bisher ungeklärte, nicht entzündliche Extravasation von Flüssigkeit verstärkt wird. Zudem wurden Störungen der Blutgerinnung, Veränderungen der Blutviskosität und eine höhere Infektionsrate beobachtet. Des Weiteren kann eine Hypothermie zu einer Insulinresistenz führen. Die Wiedererwärmung sollte behutsam mit 0,25 – 0,5 °C pro Stunde durchgeführt werden; eine Hyperthermie ist unbedingt zu vermeiden.

Es wird empfohlen, alle komatösen, mechanisch beatmeten Patienten nach einer Reanimation für 12 – 24 h zwischen 32 und 34 °C zu kühlen [1]. Dabei gilt, dass die Patienten generell sediert und bei Beatmung evtl. auch muskelrelaxiert werden sollten, um ein körpereigenes Gegensteuern durch Kältezittern zu verhindern. Durch externe Kühlmethoden allein lässt sich auch bei Verwendung von Eispacks eine schnelle Kühlung nicht immer erreichen.

Praxistipp

Als ein effektives und einfach anzuwendendes Verfahren wird die Infusion von 30 ml/kg KG 4 °C kalter Vollelektrolytlösung postuliert. In einer Stunde kann so die Körpertemperatur um bis zu 3,5 °C gesenkt werden. Zudem wirkt die Volumengabe einer Hypovolämie nach einer CPR entgegen.

▶ **Weitere Verfahren.** Ein invasives Verfahren zur Kühlung ist die extrakorporale Zirkulation. Ein zur Abkühlung nach CPR entwickeltes Verfahren stellt das Einführen eines speziellen zentralvenösen Kühlkatheters dar. Dieser wird – an ein entsprechendes Kühlgerät angeschlossen – von kaltem Wasser durchströmt, was die Patienten zügig intravasal abkühlt.

> **Merke**
> Erwachsene Patienten sollten nach Wiederherstellung eines Spontankreislaufs für die folgenden 12 – 24 h auf eine Körperkerntemperatur von 32 – 34 °C abgekühlt werden (nur wenn sie das Bewusstsein nicht wiedererlangt haben).

Prognose

Eine Vorhersage über mögliche neurologische Schäden nach einer CPR zu treffen, ist schwierig. Die meisten Studien zur Einschätzung der Prognose nach einer CPR wurden vor der Einführung der therapeutischen Hypothermie durchgeführt und es gibt Hinweise, dass die Hypothermie die Zuverlässigkeit dieser Tests auch nach der Wiedererwärmung vermindert. Fehlt nach 3 Tagen bei komatösen Patienten noch jeglicher Korneal- oder Pupillenreflex, ist die Prognose in der Regel schlecht. Labortests wie die Bestimmung der neuronenspezifischen Enolase (NSE) oder des Proteins S100-b geben letztendlich nicht sicher genug Aufschluss über die Erholungsfähigkeit der Patienten. Das beidseitige Fehlen der N20-Antworten bei den somatosensibel evozierten Potenzialen des N. medianus nach Wiedererwärmung ist auch bei Patienten nach therapeutischer Hypothermie mit einem schlechten neurologischen Ergebnis verbunden [1]. Letztendlich kann die Entscheidung zur Therapielimitation nicht aufgrund eines einzelnen diagnostischen Verfahrens getroffen werden, sondern nur in der Gesamtschau aller Befunde und der klinischen Situation.

4.1.6 CPR bei Kindern

Das primär kardiale Herz-Kreislauf-Versagen tritt beim Kind im Gegensatz zum Erwachsenen selten auf. Der Kreislaufstillstand im Kindesalter wird am häufigsten durch primär respiratorische Störungen ausgelöst, die zur Hypoxie und sekundär zum Stillstand des Herzens führen. Es wird deshalb mit 5 Beatmungen begonnen und erst im Anschluss werden Thoraxkompressionen durchgeführt.

Freimachen der Atemwege – Fremdkörperaspiration beim Kind

Um die Atemwege beim Säugling freizumachen, muss lediglich das Kinn angehoben werden. Der Kopf darf keinesfalls maximal überstreckt werden. Bei einer Bolusverlegung sollte das noch bei Bewusstsein befindliche Kind – soweit möglich – zum Husten aufgefordert werden. Reichen die Hustenstöße nicht aus, werden Schläge auf den Rücken ausgeführt. Hierzu sollte das Kind mit leicht erniedrigtem Kopf in Bauchlage gehalten werden und dann mit der flachen Hand kräftige Schläge zwischen die Schulterblätter erhalten. Auch Thoraxkompressionen, Schläge auf den Rücken im Wechsel mit Thoraxkompressionen oder Oberbauchkompressionen im Wechsel mit Thoraxkompressionen (nicht bei Kindern unter 1 Jahr: Verletzungsgefahr) können versucht werden. Fremdkörper unterhalb der Glottis erfordern entsprechende Hilfsmittel.

Diagnose des Kreislaufstillstandes

Beim Säugling ist der Karotispuls wegen des kurzen Halses schwer zu tasten. Es wird deshalb die Palpation der A. brachialis empfohlen. Alternativ kann bei größeren Kindern auch die A. femoralis palpiert werden. Dies setzt jedoch entsprechende Erfahrung und v. a. Übung voraus. Neugeborene mit einer Herzfrequenz unter 60 Schlägen/min sind reanimationspflichtig.

> **Merke**
> Auch beim Kind sollte ungeübtes Personal auf die Suche nach einem Puls verzichten und bei Fehlen von Lebenszeichen und bei nicht normaler Atmung sofort mit der CPR beginnen.

Beatmung

Sind keine Hilfsmittel vorhanden, erfolgt die Beatmung beim Säugling gleichzeitig mittels Mund-zu-Mund- und Mund-zu-Nase-Beatmung, d. h. die Luft wird gleichzeitig in die Nase *und* in den Mund insuffliert. Als Richtgröße für das Atemzugvolumen sollte jeder Atemhub so dosiert werden, dass es zu einem gerade sichtbaren Anheben des Thorax kommt. Es gilt die Faustregel:

$$\text{Atemzugvolumen (ml)} = \text{Körpermasse (kg)} \times 7$$

Die Beatmungsfrequenz für Neugeborene (Geburt bis 28. Tag) beträgt ca. 40/min, für Säuglinge ca. 30 – 40/min (28. Tag bis 12 Monate), für Kleinkinder/Vorschulkinder (1.– 6. Lebensjahr) ca. 20 – 30/min und für Schulkinder (6.– 8. Lebensjahr) ca. 20/min. Ab der Pubertät gilt ein Kind nach den CPR-Richtlinien als adulter Patient [1].

▶ **Intubation.** Auch beim kindlichen Patienten ist eine möglichst rasche Intubation im Rahmen der CPR optimal. Für Helfer mit wenig Erfahrung in der Kinderintubation gilt es dabei zu bedenken, dass eine gute Prognose bei einer effektiven Maske-Beutel-Beatmung durch eine ösophageale Fehlintubation verspielt werden kann. Insbesondere bei Kindern ist die Verifikation der Tubuslage oft schwierig, sodass die Intubation dem Geübten überlassen werden sollte.

> **Praxistipp**
> Da die häufigste Ursache des kindlichen Kreislaufstillstandes die Asphyxie ist, beginnt die Kinderreanimation mit 5 Beatmungen, um die Alveolen initial mit Sauerstoff aufzusättigen. Nur bei bekannter kardialer Genese des Kreislaufstillstandes und erhaltener Restfüllung der Lungen mit Sauerstoff beginnt die Reanimationssequenz mit initialen Kompressionen.

Ist der Helfer zu Reanimationsbeginn allein vor Ort, soll er aufgrund der häufigeren asphyktischen Genese auch initial mit der Reanimation beginnen, um die Minderversorgung des kindlichen Organismus mit Sauerstoff zu durchbrechen, und dann erst Hilfe holen. Im Gegensatz dazu wird bei erwachsenen Patienten zuerst Hilfe gerufen, um bei zu vermutender kardialer Genese des Kreislaufstillstandes möglichst schnell einen Defibrillator vor Ort zu bringen.

Thoraxkompressionen und Beatmung

Bei Neugeborenen und Säuglingen wird die externe Herzdruckmassage mit der Daumentechnik durchgeführt (Hände des Helfers umfassen Thorax, Fingerspitzen nach dorsal, Daumen liegen sternal). Der Druckpunkt liegt eine Fingerbreite unterhalb der Intermamillarlinie. Die Kompressionstiefe sollte ca. ⅓ der Thoraxhöhe betragen. Bei älteren Kindern kann eine einhändige Herzdruckmassage oder eine vorsichtige Herzdruckmassage wie beim Erwachsenen durchgeführt werden.

Kinder werden von Laienhelfern (und einzelnen professionellen Helfern) ebenfalls im Verhältnis von 30 Kompressionen zu 2 Beatmungen reanimiert, um den Ersthelfer nicht durch unterschiedliche Lehraussagen zu Erwachsenen und Kindern zu verwirren. Professionelle Helfer sollten, sofern sie nicht allein vor Ort sind, im Verhältnis von 15 Kompressionen zu 2 Beatmungen reanimieren. Bei Neugeborenen 3 : 1. Die Kompressionsfrequenz beträgt ebenfalls 100/min ([1]; bei Neugeborenen und Säuglingen 120/min). Beim nicht intubierten Kind sollten die Kompressionspausen, in denen ventiliert wird, maximal 1,5 s lang sein.

Merke
Bis zu einem Jahr gelten Kinder als Säuglinge, ab der Pubertät als Erwachsene. Entscheidend für das Vorgehen in der Praxis ist das Alter, das der Helfer schätzt. Bei Zweifeln hinsichtlich des Alters werden Kinder unter Reduktion der Beatmungsvolumina und einer Thoraxkompressionstiefe von ⅓ des Thoraxdurchmessers nach dem Erwachsenenschema 30 : 2 reanimiert.

Der intraossäre Zugang

Die intraossäre Applikation stellt eine einfache und schnelle Alternative zum intravenösen Zugang dar. Es können sowohl Notfallmedikamente als auch Infusionslösungen appliziert werden. Außerdem hat die intraossäre Medikamentenapplikation nur wenige Komplikationen und der Zugang kann selbst mit minimalem Trainingsaufwand in weniger als 30 s gelegt werden. Aus diesem Grund hat sich diese Applikationsmethode v. a. beim Kindernotfall durchgesetzt.

Praxistipp
Spätestens nach 90 s oder nach 3 fehlgeschlagenen Venenpunktionsversuchen sollte auf die intraossäre Methode zurückgegriffen werden.

Medikamente bei der Kinderreanimation

Als Vasopressor der Wahl steht Adrenalin in Dosen von 10 µg/kg KG i. v. (oder i. o.) zur Verfügung. Bei defibrillationsrefraktärem Kammerflimmern kann Amiodaron 5 mg/kg KG eingesetzt werden. Der Einsatz von Magnesium bei weiterhin bestehendem Kammerflimmern ist nicht ausreichend validiert; bei „Torsade de Pointes" und Hypomagnesiämien ist Magnesium Mittel der Wahl. Natriumbikarbonat wird nicht empfohlen. Dosierungen bei der CPR am Kind sind in ▶ Tab. 4.2 wiedergegeben.

Defibrillation

Kinder werden sowohl monophasisch als auch biphasisch mit 4 Joule/kg KG defibrilliert [1]. Gemäß dem Erwachsenen-Algorithmus erfolgt nur jeweils ein Schock, nach dem die Thoraxkompressionen sofort wiederaufgenommen werden. Erst nach 2 min folgt die nächste EKG-Analyse und ggf. eine weitere Defibrillation. Die wichtigsten Richtwerte bei der CPR von Kindern fasst ▶ Tab. 4.3 zusammen.

Kernaussagen

Einleitung
Die kardiopulmonale Reanimation (CPR) als Therapie des Kreislaufstillstandes besteht aus Basismaßnahmen (Basic Life Support = BLS) und erweiterten Reanimationsmaßnahmen (Advanced cardiac Life Support = ACLS).

Pathophysiologie des Kreislaufstillstandes
Beim Erwachsenen ist der Kreislaufstillstand zumeist kardial bedingt, beim Kind in der Regel durch Sauerstoffmangel. Dementsprechend muss bei der Erwachsenen-CPR wegen des häufigen Kammerflimmerns schnellstmöglich ein Defibrillator zum Notfallort gebracht werden, beim Kind eine Sauerstoffquelle und eine Beatmungsmöglichkeit.

Basisreanimationsmaßnahmen (BLS)
Laien führen bei allen bewusstlosen Patienten mit „abnormaler" (Schnapp-)Atmung eine CPR durch.
Auf 30 Thoraxkompressionen mit einer Frequenz von 100/min folgen bei ungesichertem Atemweg 2 Beatmungen; eine Hyperventilation ist zu vermeiden; möglichst hoher Sauerstoffanteil im Beatmungsgas ist anzustreben.
Ziel ist die ununterbrochene Durchführung technisch korrekter Thoraxkompressionen zur Aufrechterhaltung eines Ersatzkreislaufes.

Tab. 4.2 Medikamente bei der CPR am Kind.

Medikament	Dosierung [mg/kg KG]	Bemerkung
Adrenalin	0,01	i. v., intraossär alle 3 – 5 min
Amiodaron bei Kammerflimmern	5,0	i. v., intraossär
Magnesiumsulfat	25 – 50 (max. 2 g/Injektion)	i. v., intraossär
Atropin	0,02 minimale Dosis 0,1 [mg/Patient] maximale Gesamtdosis 1,0 [mg/Patient]	i. v., intraossär Einzeldosis kann nach 5 min wiederholt werden

Tab. 4.3 Richtwerte zur CPR bei Kindern.

	Neugeborene	Säuglinge 1 Monat bis 1 Jahr	Kleinkinder 1–6 Jahre	Schulkinder 6–8 Jahre
Atemzugvolumen [ml]	30–50	50–100	100–200	200–400
Atemfrequenz [1/min]	40	30–40	20–30	20
Herzdruckmassage [1/min]	120	120	100	100
Defibrillation [J]	<10	10–20	20–50	50–100

Erweiterte Reanimationsmaßnahmen (ACLS)

Auch während der erweiterten Maßnahmen muss für eine ununterbrochene Basis-CPR gesorgt werden.
Nach Sicherung der Atemwege wird mit einer Frequenz von 10/min nicht synchron zu den ununterbrochenen Thoraxkompressionen beatmet.
Zeigt die EKG-Analyse ein Kammerflimmern, wird biphasisch mit 150–200 Joule einmalig defibrilliert (monophasisch 360 J) und die CPR wird sofort fortgesetzt.
Erst bei der nächsten EKG-Analyse nach 2 min erfolgt bei Änderung des EKG-Bildes eine Pulskontrolle, bei persistierendem Kammerflimmern erneut eine Defibrillation.
Vasopressor der Wahl bleibt Adrenalin in Dosen von 1 mg i. v. alle 3–5 min.
Nach der dritten erfolglosen Defibrillation werden 300 mg Amiodaron appliziert.

Postreanimationsphase

Alle CPR-Patienten werden intensivmedizinisch betreut.
Solche, die das Bewusstsein nicht spontan erlangen, sollen einer milden therapeutischen Hypothermie (32–34 °C für 12–24 h) unterzogen werden.

CPR bei Kindern

Im Vordergrund steht bei Kindern die asphyktische Genese des Kreislaufstillstandes; dementsprechend beginnt die Reanimationssequenz bei Kindern mit 5 Beatmungen.
Kinder werden von Laien oder einzelnen professionellen Helfern ebenfalls im Verhältnis von 30 Thoraxkompressionen zu 2 Beatmungen reanimiert.
Professionelle Helfer reanimieren mit erhöhter Beatmungsfrequenz von 15 Thoraxkompressionen zu 2 Beatmungen (Neugeborene 3 : 1).

Literatur

[1] [Anonymous]. European Resuscitation Council: Guidelines for Resuscitation 2010. Resuscitation 2010; 81 1219–1451
[2] [Anonymous]. International Guidelines 2000 for CPR and ECC. A consensus on science. European Resuscitation Council. Resuscitation 2000; 46: 1–447
[3] [Anonymous]. Mild therapeutic hypothermia to improve the neurologic outcome after cardiac arrest. N Engl J Med 2002; 346: 549–556
[4] Aung K, Htay T. Vasopressin for cardiac arrest: a systematic review and meta-analysis. Arch Intern Med 2005; 165: 17–24
[5] Bernard S, Buist M, Monteiro O et al. Induced hypothermia using large volume, ice-cold intravenous fluid in comatose survivors of out-of-hospital cardiac arrest: a preliminary report. Resuscitation 2003; 56: 9–13
[6] Brown CG, Martin DR, Pepe PE et al. A comparison of standard-dose and high-dose epinephrine in cardiac arrest outside the hospital. The Multicenter High-Dose Epinephrine Study Group. N Engl J Med 1992; 327: 1051–1055
[7] Bar-Joseph G, Abramson NS, Kelsey SF et al. Improved resuscitation outcome in emergency medical systems with increased usage of sodium bicarbonate during cardiopulmonary resuscitation. Acta Anaesthesiol Scand 2005; 49: 6–15
[8] Böttiger BW et al. N Engl J Med 2008; 359: 2651–2662
[9] Boucek CD, Phrampus P, Lutz J et al. Willingness to perform mouth-to-mouth ventilation by heath care providers: a survey. Resuscitation 2009; 949–853
[10] Chan PS. Rapid Response Teams: A systematic review and meta-analysis. Arch Intern Med 2010; 18–26
[11] Chau PH, Yip PS. Monitoring the severe acute respiratory syndrome epidemic and assessing effectiveness of interventions in Hong Kong Special Administrative Region. J Epidemiol Commun Health 2003; 57: 766–769
[12] Cohen TJ, Tucker KJ, Lurie KG et al. Active compression-decompression. A new method of cardiopulmonary resuscitation. Cardiopulmonary Resuscitation Working Group. JAMA 1992; 267: 2916–2923
[13] Cobb LA, Fahrenbruch CE, Walsh TR et al. Influence of cardiopulmonary resuscitation prior to defibrillation in patients with out-of-hospital ventricular fibrillation. JAMA 1999; 28: 1182–1188
[14] Dorian P, Cass D, Schwartz B et al. Amiodarone as compared with lidocaine for shock-resistant ventricular fibrillation. N Engl J Med 2002; 346: 884–890
[15] Dybvik T, Strand T, Steen PA. Buffer therapy during out-of-hospital cardiopulmonary resuscitation. Resuscitation 1995; 29: 89–95
[16] Eberle B, Dick WF, Schneider T et al. Checking the carotid pulse: diagnostic accuracy of first responders in patients with and without a pulse. Resuscitation 1996; 33: 107–116
[17] Gueugniaud PY et al. Vasopressin and epinephrine vs. epinephrine alone in cardiopulmonary resuscitation. N Engl J Med 2008; 359: 21–30
[18] Hayward E, Showler L, Soar J. Aminophylline in bradyasystolic cardiac arrest. Emerg Med J 2007; 24(8): 582–583
[19] Johannigman JA, Branson RD, Davis K Jr. et al. Techniques of emergency ventilation: a model to evaluate tidal volume, airway pressure, and gastric insufflation. J Trauma 1991; 31: 93–98
[20] Kudenchuk PJ, Cobb LA, Copass MK et al. Amiodarone for resuscitation after out-of-hospital cardiac arrest due to ventricular fibrillation. N Engl J Med 1999; 341: 871–878
[21] Lamunu M, Lutwama JJ, Kamugisha J et al. Containing hemorrhagic fever epidemic, the Ebola experience in Uganda (October 2000 – January 2001) [accessed 31 January 2009] at [PDF] http://www.who.int/entity/csr/disease/ebola/lamunu.pdf; Stand 23.04.2012
[22] Lederer W, Mair D, Rabl W et al. Frequency of rib and sternum fractures associated with out-of-hospital cardiopulmonary resuscitation is underestimated by conventional chest X-ray. Resuscitation 2004; 60: 157–162

[23] Lurie KG, Mulligan KA, McKnite S et al. Optimizing standard cardiopulmonary resuscitation with an inspiratory impedance threshold valve. Chest 1998; 113: 1084–1090
[24] Mauer D, Schneider T, Dick W et al. Active compression-decompression resuscitation: a prospective, randomized study in a two-tiered EMS system with physicians in the field. Resuscitation 1996; 33: 125–134
[25] Mentzelopoulos SD et al. Combined vasopressin, epinephrine, and corticosteroids for in-hospital cardiac arrest improves survival. Arch Intern Med 2009; 169: 15–24
[26] Merchant RC, Katzen JB, Mayer KH et al. Emergency department evaluations of non-percutaneous blood or body fluid exposures during cardiopulmonary resuscitation. Prehosp Disaster Med 2007 Jul-Aug; 22(4): 330–334
[27] Nolan J, Smith G, Evans R et al. The United Kingdom prehospital study of active compression-decompression resuscitation. Resuscitation 1998; 3711: 9–25
[28] Padosch SA, Motsch J, Böttiger BW. Thrombolysis during cardiopulmonary resuscitation. Anaesthesist 2002; 51: 516–532
[29] Paradis NA, Wenzel V, Southall J. Pressor drugs in the treatment of cardiac arrest. Cardiol Clin 2002; 20: 61–78
[30] Plaisance P, Lurie KG, Vicaut E et al. Evaluation of an impedance threshold device in patients receiving active compression-decompression cardiopulmonary resuscitation for out-of-hospital cardiac arrest. Resuscitation 2004; 61: 265–271
[31] Popp E, Sterz F, Böttiger BW. Therapeutic hypothermia after cardiac arrest. Anaesthesist 2005; 54: 96–104
[32] Schneider T, Martens PR, Paschen H et al. Multicenter, randomized, controlled trial of 150-J biphasic shocks compared with 200- to 360-J monophasic shocks in the resuscitation of out-of-hospital cardiac arrest victims. Optimized Response to Cardiac Arrest (ORCA) Investigators. Circulation 2000; 102: 1780–1787
[33] Sepkowitz KA. Occupationally acquired infections in health care workers: part I. Ann Intern Med 1996; 125: 826–834
[34] Spohr F, Arntz HR, Bluhmki E et al. International multicentre trial protocol to assess the efficacy and safety of tenecteplase during cardiopulmonary resuscitation in patients with out-of-hospital cardiac arrest: the Thrombolysis in Cardiac Arrest (TROICA) Study. Eur J Clin Invest 2005; 35: 315–323
[35] Steen PA. Post-hoc analysis of sodium bicarbonate use for EMS systems? A caveat in resuscitation research. Acta Anaesthesiol Scand 2005; 49: 1–3
[36] Stiell IG, Hebert PC, Wells GA et al. Vasopressin versus epinephrine for inhospital cardiac arrest: a randomised controlled trial. Lancet 2001; 358: 105–109
[37] Weaver WD, Hill D, Fahrenbruch CE et al. Use of the automatic external defibrillator in the management of out-of-hospital cardiac arrest. N Engl J Med 1988; 319: 661–666
[38] Wenzel V, Idris AH, Dorges V et al. The respiratory system during resuscitation: a review of the history, risk of infection during assisted ventilation, respiratory mechanics, and ventilation strategies for patients with an unprotected airway. Resuscitation 2001; 49: 23–34
[39] Wenzel V, Krismer AC, Arntz HR et al. A comparison of vasopressin and epinephrine for out-of-hospital cardiopulmonary resuscitation. N Engl J Med 2004; 350: 105–113
[40] Wik L, Hansen TB, Fylling F et al. Delaying defibrillation to give basic cardiopulmonary resuscitation to patients with out-of-hospital ventricular fibrillation: a randomized trial. JAMA 2003; 289: 1389–1395
[41] Wik L, Kramer-Johansen J, Myklebust H et al. Quality of cardiopulmonary resuscitation during out-of-hospital cardiac arrest. JAMA 2005; 293: 299–304
[42] Wolcke BB, Mauer DK, Schoefmann MF et al. Comparison of standard cardiopulmonary resuscitation versus the combination of active compression-decompression cardiopulmonary resuscitation and an inspiratory impedance threshold device for out-of-hospital cardiac arrest. Circulation 2003; 108: 2201–2205
[43] Zeiner A, Holzer M, Sterz F et al. Mild resuscitative hypothermia to improve neurological outcome after cardiac arrest. A clinical feasibility trial. Hypothermia after Cardiac Arrest (HACA) Study Group. Stroke 2000; 31: 86–94

4.2 Einführung in die maschinelle Beatmung

P. Neumann, M. Quintel

4.2.1 Einleitung

Die Beatmung ist ein wesentlicher Bestandteil moderner intensivmedizinischer Behandlungskonzepte. Dafür wurden leistungsfähige, aber auch komplexe Intensivrespiratoren entwickelt, die dem Intensivmediziner die Verwendung verschiedenster kontrollierter und assistierender Beatmungsverfahren ermöglichen. Die fachgerechte Anwendung dieser Beatmungsformen erfordert gute pathophysiologische Kenntnisse über die Auswirkungen einer Überdruckbeatmung auf die Lunge, das Herz-Kreislauf-System und die Interaktion zwischen beiden Organsystemen. Darüber hinaus muss der Anwender mit der Funktionsweise der verschiedenen Beatmungsmodi vertraut sein, um die Beatmung optimal an die Bedürfnisse des Patienten anzupassen.

Leider existieren für identische Beatmungsverfahren unterschiedliche herstellerspezifische Bezeichnungen (z. B. PSV: Pressure Support Ventilation = ASB: Assisted spontaneous Breathing = CPAP + DU: Continuous positive Airway Pressure + Druckunterstützung) oder sogar gleiche bzw. sehr ähnliche Bezeichnungen für vollkommen unterschiedliche Beatmungsverfahren (z. B. BIPAP: Biphasic positive Airway Pressure). Zusätzlich finden sich Namenszusätze (z. B. Autoflow), die eine herstellerspezifische Modifikation eines Beatmungsverfahrens anzeigen, im Einzelfall aber auch zu einer stark veränderten Funktionalität des Beatmungsmodus führen können. Die am häufigsten verwendeten Beatmungsmodi mit ihren spezifischen Besonderheiten werden zu Beginn des Kapitels kurz vorgestellt. Da eine Beatmungstherapie wegen ihrer potenziell lebensbedrohlichen Nebenwirkungen einer klaren Indikation bedarf, werden anschließend die Indikationen zur Durchführung einer Beatmungstherapie und die Ziele der Beatmungstherapie dargestellt. Abschließend enthält das Kapitel einige Hinweise zur Durchführung einer Beatmungstherapie bei verschiedenen Patientengruppen.

4.2.2 Beatmungsmodi

Eine Beatmung kann *kontrolliert* (die gesamte Atemarbeit wird vom Beatmungsgerät geleistet) oder *assistierend* (die Eigenatmung des Patienten wird vom Respirator unterstützt) erfolgen. Darüber hinaus ist es möglich, den Patienten am Respirator ohne Unterstützung spontan atmen zu lassen und dabei kontinuierlich einen erhöhten Atemwegsdruck aufrechtzuerhalten (CPAP: Continuous positive Airway Pressure).

CPAP-Atmung

> **Merke**
>
> CPAP-Atmung dient dazu, ein durch Dys- und Atelektasen (kollabierte Alveolen) pathologisch verkleinertes Lungenvolumen wieder in den Normalbereich anzuheben (▶ Abb. 4.1).

4.2 Einführung in die maschinelle Beatmung

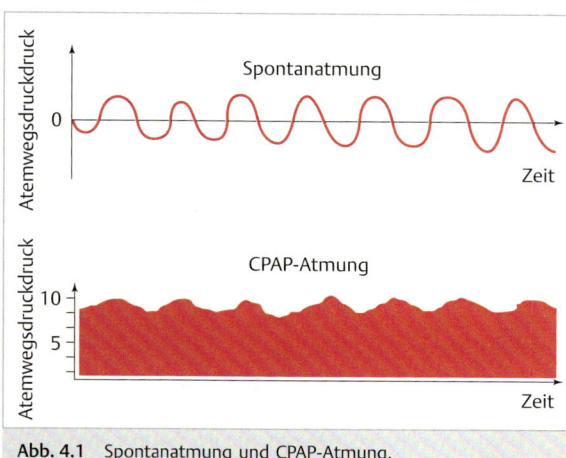

Abb. 4.1 Spontanatmung und CPAP-Atmung.

Tab. 4.4 Einzustellende Parameter bei CPAP.

Parameter	Einstellung
FiO$_2$	so hoch, dass SaO$_2$ > 92 %
CPAP-(PEEP-)Niveau	5 – 15 (20) mbar
Triggerempfindlichkeit	≤ 2 mbar oder ≤ 2 l/min

CPAP: kontinuierlicher positiver Atemwegsdruck; FiO$_2$: inspiratorische Sauerstoffkonzentration; PEEP: positiver endexspiratorischer Druck; SaO$_2$: arterielle Sauerstoffsättigung

Während der Spontanatmung schwankt der Atemwegsdruck um den Atmosphärendruck. Dabei nimmt der Atemwegsdruck inspiratorisch ab und exspiratorisch zu. Während der CPAP-Atmung schwankt der Atemwegsdruck in gleicher Weise um den eingestellten CPAP-Druck (ca. 8 mbar in ▶ Abb. 4.1).

▶ „Continuous Flow" und „Demand Flow CPAP". CPAP-Atmung lässt sich mit sehr einfachen Continuous-Flow-Systemen, die aus einem Atemgasreservoir im Inspirationsschenkel und einem Überdruckventil im Exspirationsschenkel bestehen, applizieren. CPAP-Atmung ist aber auch mit Respiratoren als „Demand Flow"-CPAP möglich, sodass im Falle einer unzureichenden Eigenatmung des Patienten sofort auf eine assistierende Beatmung gewechselt werden kann. Dabei wird ein positiver Gasfluss (Flow) vom Beatmungsgerät nur dann ausgelöst, wenn eine Inspirationsbemühung des Patienten erkannt wird (Demand Flow). Dieser Vorgang wird als „Triggern" bezeichnet und ist mit einer Zeitverzögerung von etwa 50 – 150 ms zwischen dem Beginn der Einatmungsbemühung des Patienten und dem Gasfluss des Respirators verbunden. Diese Zeitverzögerung kann vom Patienten als unangenehm empfunden werden und erhöht die Atemarbeit.

▶ Geräteeinstellungen. CPAP setzt einen annähernd normalen Atemantrieb voraus und der Patient muss neuromuskulär in der Lage sein, selbstständig zu atmen. Vom Anwender muss lediglich die Höhe des CPAP-Niveaus, die inspiratorische Sauerstoffkonzentration (FiO$_2$) und bei Demand-Flow-Systemen die Triggerempfindlichkeit festgelegt werden (▶ Tab. 4.4).

Praxistipp

Generell gilt, dass der Trigger bei allen assistierenden Beatmungsverfahren so empfindlich wie möglich eingestellt werden sollte, ohne dass kardial ausgelöste oder andere periodisch wiederkehrende Druckschwankungen in den Atemwegen, die nicht auf Einatmungsbemühungen zurückzuführen sind (Autotriggerung), einen Gasfluss auslösen.

Im Normalfall kann ein Drucktrigger auf 1 – 2 mbar und ein Flusstrigger auf ca. 2 l/min eingestellt werden.

„Pressure Support Ventilation"

Merke

Die Atmung des Patienten kann durch eine Anhebung des Atemwegsdruckes während der Einatmung (inspiratorische Druckunterstützung) erleichtert und vertieft werden. Diese Form der assistierenden Spontanatmung wird als „Pressure Support Ventilation" (PSV), „CPAP + Druckunterstützung" oder „Assisted spontaneous Breathing" (ASB) bezeichnet.

▶ Geräteeinstellungen. Triggert der Patient (s. o.) durch seine Inspirationsbemühung das Beatmungsgerät, wird der Atemwegsdruck auf ein vom Anwender einzustellendes inspiratorisches Druckniveau angehoben. Die optimale Höhe der inspiratorischen Druckunterstützung muss individuell für jeden Patienten und auch während des Krankheitsverlaufs ständig neu angepasst werden, damit die Atemarbeit für den Patienten so weit reduziert wird, dass eine Erschöpfung der Atemmuskulatur verhindert wird. Dies ist bei den meisten Patienten mit einer inspiratorischen Druckunterstützung zwischen 5 und 15 mbar der Fall. Anzeichen einer unzureichenden Druckunterstützung sind eine phasische, atemsynchrone Innervation der Atemhilfsmuskulatur (besonders gut am M. sternocleidomastoideus zu sehen), eine Tachypnoe > 35/min bei kleinen Tidalvolumina (~ 3 ml/kg), Anzeichen eines erhöhten Sympathikotonus mit Tachykardie, Hypertonie und Schwitzen sowie ansteigende paCO$_2$-Werte [11] (▶ Tab. 4.5).

Tab. 4.5 Einzustellende Parameter bei Pressure Support Ventilation.

Parameter	Einstellung
FiO$_2$	so hoch, dass SaO$_2$ > 92 %
PEEP	5 – 15 (20) mbar
Triggerempfindlichkeit	< 2 mbar oder < 2 l/min
Rampe	?, bei hohem Atemantrieb so kurz wie möglich
Druckunterstützung	• so hoch, dass Atemfrequenz < 35/min und Tidalvolumen > 3 ml/kg • keine Innervation der Atemhilfsmuskulatur (5 – 15 mbar)

FiO$_2$: inspiratorische Sauerstoffkonzentration; PEEP: positiver endexspiratorischer Druck; SaO$_2$: arterielle Sauerstoffsättigung

Therapeutische Grundprinzipien der Intensivtherapie und Grundlagen der Beatmungstherapie

▶ **Ursachen respiratorischer Erschöpfung.** Ursachen für eine drohende respiratorische Erschöpfung können im neuromuskulären Bereich liegen, z. B. bei einer Polyneuropathie oder Myasthenie. Darüber hinaus führen viele pulmonale Erkrankungen zu einer Verminderung der Lungendehnbarkeit (Compliance) und/oder zu einer Zunahme des Atemwegswiderstandes (Resistance). Auch dadurch kann sich die Atemarbeit für einen Patienten so stark erhöhen, dass eine Erschöpfung der Atemmuskulatur bei längerer Spontanatmung eintritt. Erschwerend kommt hinzu, dass die Atmung über einen Endotrachealtubus entsprechend dem Hagen-Poiseuille-Gesetz (der Widerstand eines Rohres ist bei laminarer Strömung umgekehrt proportional zur 4. Potenz des Radius) zu einer erheblichen Zunahme der Atemarbeit führt.

So haben Vergleichsmessungen bei Patienten vor und nach der Extubation ergeben, dass lungengesunde Patienten eine inspiratorische Druckunterstützung von durchschnittlich 5–7 cm H_2O und lungenkranke Patienten – aufgrund ihres höheren Atemminutenvolumens und des daraus resultierenden höheren Gasflusses – von durchschnittlich 10–15 cm H_2O benötigen, um die additive Atemarbeit durch den Tubus und das Beatmungssystem zu kompensieren [2].

▶ **„Automatische Tubuskompensation".** Allerdings kompensiert eine fixe Druckunterstützung die additive Atemarbeit nur bei einem einzigen Gasfluss. Zu Beginn der Inspiration, wenn der Gasfluss hoch ist, reicht die inspiratorische Druckunterstützung zur Kompensation der additiven Atemarbeit oft nicht aus, wohingegen am Ende der Inspiration bei niedrigem Gasfluss oft (▶ Abb. 4.2) eine Überkompensation erfolgt. Aus diesem Grunde wurden die Kennlinien zwischen Gasfluss, Tubusgröße und Druckabfall in Beatmungsgeräten hinterlegt, um durch einen dynamischen, an den momentanen Gasfluss angepassten Hilfsdruck eine bessere Kompensation zu erreichen. Dieses Konzept funktioniert experimentell hervorragend und wurde in einzelnen Beatmungsgeräten als „Automatische Tubuskompensation" (ATC) eingeführt und als „elektronische Extubation" beworben. Die Ergebnisse bei der Verwendung kommerzieller Respiratoren sind aber aufgrund technischer Probleme eher ernüchternd [32].

▶ **Phasen der PSV.** Während eines druckunterstützten Beatmungszuges lassen sich 4 Phasen unterscheiden (▶ Abb. 4.2):
- Durch den Druckabfall im Beatmungssystem (Drucktrigger) oder die Differenz des Gasflusses zwischen Inspirations- und Exspirationsventil (Flowtrigger) wird eine Einatmungsbemühung des Patienten detektiert *(Phase I)*.
- Der Respirator hebt daraufhin den Atemwegsdruck von dem exspiratorischen Druckniveau (PEEP) auf das inspiratorische Druckniveau an *(Phase II)*. Die Geschwindigkeit dieses Druckanstiegs kann an einigen Beatmungsgeräten z. B. als „Rampe" eingestellt werden.
- Während der Inspiration *(Phase III)* wird der Atemwegsdruck auf dem eingestellten Niveau konstant gehalten.
- Die Exspiration *(Phase IV)* erfolgt passiv und wird eingeleitet, wenn der Gasfluss bis auf einen Schwellenwert (je nach Gerät unterschiedlich, meistens ca. 25 % des inspiratorischen Spitzenflusses) abgesunken ist.

Die Inspirationsdauer ist außerdem bei vielen Beatmungsgeräten auf ca. 4 s begrenzt, falls wegen einer großen Gasleckage der Gasfluss nicht unter den Schwellenwert absinkt.

Kontrollierte Beatmung

> **Merke**
> Bei der kontrollierten Beatmung wird die gesamte Atemarbeit vom Respirator übernommen. Einatmungsbemühungen des Patienten, Husten oder Pressen sind bei kontrollierter Beatmung hinderlich, da sie durch die Veränderungen des Atemwegsdruckes den maschinellen Atemzyklus stören. Aus diesem Grund war lange Zeit eine tiefe Sedierung oder sogar Muskelrelaxation zur Beatmung üblich.

▶ **Inspiration.** Während eines maschinellen Beatmungshubes erfolgt die Inspiration durch die Erhöhung des Atemwegsdruckes, welcher zu einer Volumenzunahme der Lunge führt. Der Zusammenhang zwischen der Höhe des Inspirationsdruckes und dem applizierten Tidalvolumen ergibt sich durch die atemmechanischen Eigenschaften des respiratorischen Systems, deren Kenngrößen die Dehnbarkeit von Lunge und Brustkorb (Compliance) und der Atemwegswiderstand (Resistance) sind. Die Inspiration selbst kann nochmals in 2 Phasen unterteilt werden:
- Phase mit aktivem Gasfluss, in welcher der Atemwegsdruck ansteigt und sich das Lungenvolumen vergrößert.
- Plateauphase ohne aktiven Gasfluss, in welcher der Inspirationsdruck aufrechterhalten wird, das Lungenvolumen aber nicht weiter zunimmt.

▶ **Exspiration.** Die Exspiration verläuft passiv und wird im Wesentlichen durch die elastischen Rückstellkräfte von Lunge und Thorax sowie den Atemwegswiderstand bestimmt (▶ Abb. 4.3 a–c). Während der Exspiration wird der Atemwegsdruck bis auf den Atmosphärendruck oder ein einzustellendes exspiratorisches Druckniveau (PEEP) abgesenkt.

▶ **Geräteeinstellungen.** Vom Anwender müssen bei der kontrollierten Beatmung die Atemfrequenz und die Charakteristika des einzelnen Beatmungshubes festgelegt werden. Diese sind: PEEP-Niveau, FiO_2, Tidalvolumen, Inspirationsdauer, I : E-Verhältnis und die Höhe des inspiratorischen Gasflusses (▶ Tab. 4.6).

Dabei können aber nicht sämtliche Parameter frei gewählt werden, da sie teilweise direkt oder indirekt voneinander abhängen: Wird z. B. eine Atemfrequenz von 20 Atemzügen/min gewählt, ergibt sich daraus eine Dauer des maschinellen Beatmungszyklus von 3 s (60 s/20 Atemzüge = 3 s/Atemzug). Wählt man nun ein I : E-Verhältnis von 1 : 2, so bedeutet dies, dass für die Inspiration 1 s und für die Exspiration 2 s zur Verfügung stehen. Ist bei dieser Einstellung ein Tidalvolumen von 500 ml gewählt worden, kann dies innerhalb von 1 s nur appliziert werden, wenn der inspiratorische Gasfluss mindestens 30 l/min beträgt (0,5 l Tidalvolumen/0,0166 min = 30 l/min). In diesem Fall würde die Phase mit aktivem Gasfluss aber unmittelbar bis zur Umschaltung in die Exspiration dauern und eine Plateauphase wäre nicht vorhanden. Versucht man nun, das Tidalvolumen zu

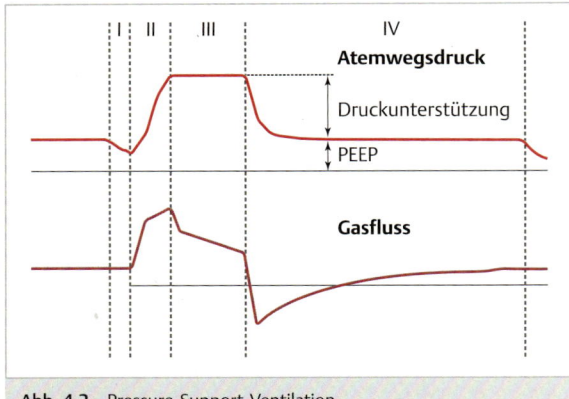

Abb. 4.2 Pressure Support Ventilation.

4.2 Einführung in die maschinelle Beatmung

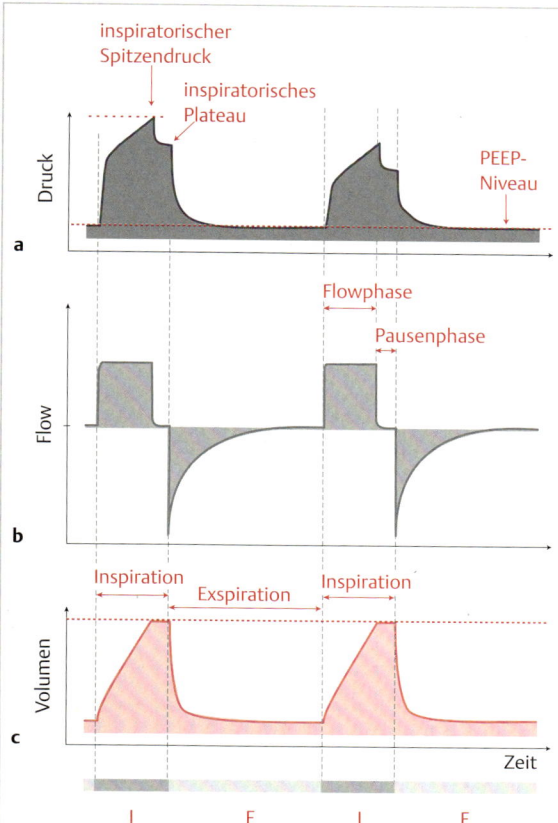

Abb. 4.3 a–c Maschineller (volumenkontrollierter) Beatmungshub. Ausgehend vom Atmosphärendruck oder einem eingestellten PEEP-Niveau beginnt die Inspiration, wenn der Gasfluss (b) des Respirators einsetzt. In Abhängigkeit von der Höhe des Gasflusses, der Compliance und der Resistance steigt der Atemwegsdruck (a) unterschiedlich schnell an und das Lungenvolumen (c) nimmt zu. Ist das gewünschte Tidalvolumen erreicht, bevor die eingestellte Inspirationsdauer beendet ist, stoppt der Gasfluss, wohingegen der inspiratorische Atemwegsdruck aufrechterhalten wird. Dies wird erreicht, indem das Exspirationsventil des Respirators geschlossen bleibt. Der Atemwegsdruck sinkt dennoch in dem Moment, wenn der Gasfluss sistiert, da die Druckerhöhung, welche durch den Gasfluss und den Atemwegswiderstand entsteht, entfällt. Der Atemwegsdruck sinkt vom inspiratorischen Spitzendruck auf den inspiratorischen Plateaudruck. Die Druckdifferenz ist proportional zur Höhe des Atemwegswiderstandes und zur Höhe des inspiratorischen Gasflusses. Die Höhe des Plateaudruckes hängt dagegen von der Größe des applizierten Tidalvolumens und der Compliance ab. Die Exspiration erfolgt passiv durch die Öffnung des Exspirationsventils.
Das Verhältnis von Inspirationsdauer (Fluss- und Plateauphase) zu Exspirationsdauer wird Atemzeitverhältnis (I : E-Verhältnis) genannt. Das I : E-Verhältnis beträgt bei ruhiger Spontanatmung ungefähr 1 : 1,5 bis 1 : 2. Verlängert man die Inspirationsdauer über die Dauer der Exspiration, spricht man von Beatmung mit umgekehrtem (inversem) Atemzeitverhältnis oder IRV („inverse ratio ventilation") (Quelle: Rathgeber 2010 [24]).
I = Inspiration, E = Exspiration.

vergrößern, ist erst eine Anhebung des inspiratorischen Gasflusses erforderlich.

▶ **Druck- und volumenkontrollierte Beatmung.** Die Höhe des inspiratorischen Plateaudrucks ergibt sich zwangsläufig aus der respiratorischen Compliance (Volumenänderung/Druckänderung): Bei einem Tidalvolumen von 500 ml und einer Compliance von 50 ml/mbar muss die Druckdifferenz zwischen PEEP und Plateaudruck 10 mbar betragen (500 ml/50 ml/mbar = 10 ml/mbar). Nimmt die Compliance z. B. durch ein Lungenödem auf 20 ml/mbar ab, steigt bei gleichem Tidalvolumen die Druckdifferenz zwischen PEEP und Plateaudruck auf 25 mbar an. Dadurch können bei der Verwendung großer Tidalvolumina sehr schnell hohe inspiratorische Drücke erreicht werden, die zu sekundären Lungenschäden führen können.

Praxistipp

Empfohlen ist zurzeit eine Beatmung mit Plateaudrucken < 30 cm H_2O [8]. Aus diesem Grunde wird vielfach eine sogenannte druckkontrollierte Beatmung empfohlen, bei der die Höhe des inspiratorischen Atemwegsdruckes vorgegeben wird und sich das Tidalvolumen durch die Compliance ergibt (▶ Tab. 4.7).

Verändert sich in dieser Situation die Compliance, bleibt der Atemwegsdruck konstant, aber das Tidalvolumen nimmt ab. Während bei einer volumenkontrollierten Beatmung meistens ein konstanter Gasfluss verwendet wird, ist der Gasfluss bei der druckkontrollierten Beatmung dezelerierend. Der Unterschied zwischen einer druck- und einer volumenkontrollierten Beatmung ist in ▶ Abb. 4.4 **a, b** dargestellt.

Das Produkt aus Atemfrequenz und Tidalvolumen bestimmt das Atemminutenvolumen und damit letztlich auch die alveoläre Ventilation (S. 312). Da die alveoläre Ventilation für die CO_2-Elimination entscheidend ist, muss mithilfe dieser Einstellgrößen der $paCO_2$ (arterieller Kohlendioxidpartialdruck) des Patienten in den Zielbereich titriert werden.

Assistierende Beatmungsverfahren mit maschinellen Atemhüben

▶ **Assist-Control-Beatmung.** Der Patient wird weitestgehend kontrolliert beatmet, hat allerdings die Möglichkeit, bei einer Inspirationsbemühung einen maschinellen (druck- oder volumenkontrollierten) Atemhub zu triggern.

▶ **Intermittierende mandatorische Ventilation (IMV).** Der Patient erhält eine vorgegebene Anzahl maschineller Atemhübe, zwischen denen er spontan atmen kann.

▶ **Synchronisierte intermittierende mandatorische Ventilation (SIMV).** Maschinelle Beatmungshübe werden durch Einatmungsbemühungen des Patienten getriggert und somit synchronisiert. Zwischen diesen synchronisierten Atemhüben kann der Patient wie bei IMV (s. o.) spontan atmen.
Das Triggern eines maschinellen Beatmungszuges ist immer nur innerhalb eines bestimmten Zeitfensters, welches wiederum von der eingestellten Frequenz der SIMV-Atemzüge abhängt, möglich. Wird z. B. eine SIMV-Frequenz von 4 Atemzügen/min eingestellt, ergibt sich ein durchschnittlicher Abstand von 15 s zwischen 2 Atemzügen. Von diesen 15 s sind typischerweise die letzten 25 % (3,75 s) als „Triggerfenster" vorgesehen. Eine Inspirationsbemühung vor Beginn des Triggerfensters führt zu einem normalen Spontanatemzug. Innerhalb des Triggerfensters löst die Inspiration des Patienten einen maschinellen Atemhub aus. Erfolgt innerhalb des Triggerfensters keine Einatmungsbemühung des Patienten, wird am Ende des Zeitfensters ein nicht synchronisierter Atemzug verabreicht. In vielen Beatmungsgeräten wurde SIMV dahingehend modifiziert, dass zwischen den maschinellen Atemzügen die Spontanatmung durch einen inspiratorischen Hilfsdruck (S. 307) unterstützt werden kann.

Therapeutische Grundprinzipien der Intensivtherapie und Grundlagen der Beatmungstherapie

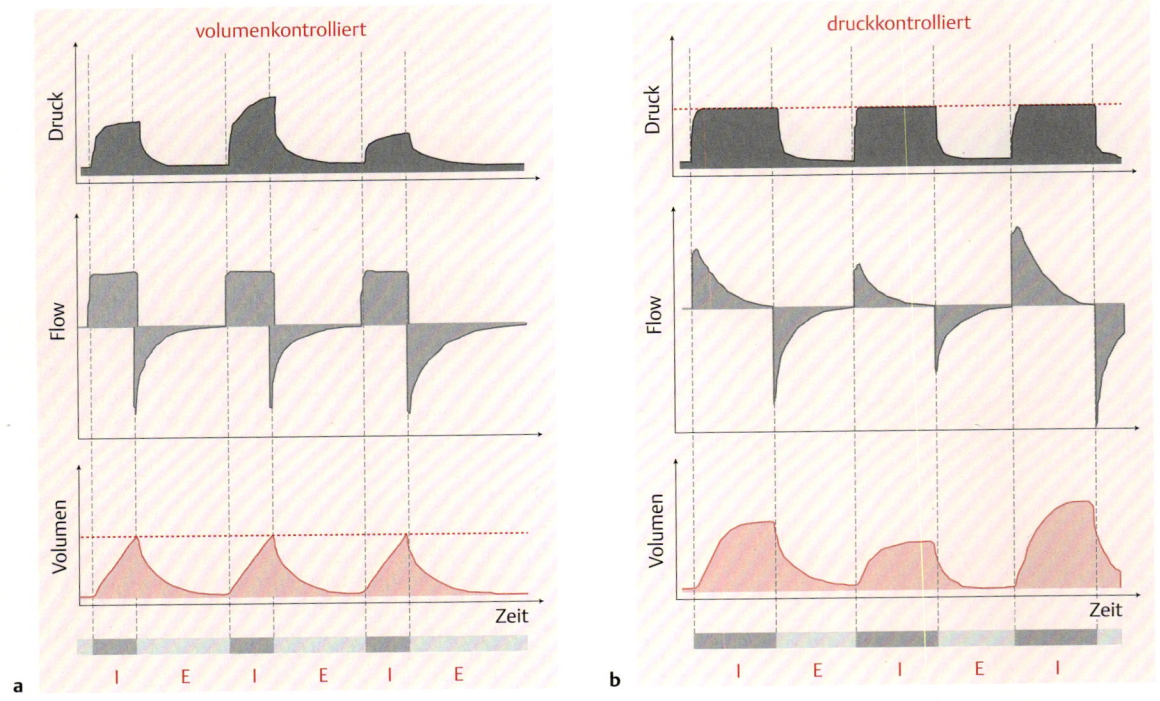

Abb. 4.4 a, b Volumen- und druckkontrollierte Beatmung (Quelle: Rathgeber 2010 [24]).
I = Inspiration, E = Exspiration.
a Bei der volumenkontrollierten Beatmung wird mit dem Erreichen des eingestellten Tidalvolumens das Zielkriterium zur Umschaltung zwischen Inspiration und Exspiration erreicht. Der Gasfluss ist dabei typischerweise während der Inspiration konstant, der Beatmungsdruck kann bei Veränderungen der Atemmechanik variieren.
b Bei der druckkontrollierten Beatmung wird der Atemwegsdruck während der Inspirationsdauer konstant gehalten, was durch einen dezelerierenden Gasfluss erreicht wird. Die Umschaltung zwischen Inspiration und Exspiration erfolgt dabei zeitgesteuert. Der Gasfluss und damit auch das Tidalvolumen variiert in Abhängigkeit von den atemmechanischen Eigenschaften.

Tab. 4.6 Einzustellende Parameter bei volumenkontrollierter Beatmung.

Parameter	Einstellung
FiO_2	so hoch, dass $SaO_2 > 92\%$
Atemfrequenz	15 – 20/min
PEEP	5 – 15 (20) mbar
Tidalvolumen	6 – 8 ml/kg Idealgewicht
I : E-Verhältnis	1 : 2 bis 1 : 1
insp. Gasfluss	20 – 40 l/min

FiO_2: inspiratorische Sauerstoffkonzentration; PEEP: positiver endexspiratorischer Druck; SaO_2: arterielle Sauerstoffsättigung

Tab. 4.7 Einzustellende Parameter bei druckkontrollierter Beatmung.

Parameter	Einstellung
FiO_2	so hoch dass $SaO_2 > 92\%$
Atemfrequenz	15 – 20/min
PEEP	5 – 15 (20) mbar
Inspirationsdruck	10 – 20 mbar höher als PEEP
I : E-Verhältnis	1 : 2 bis 1 : 1

FiO_2: inspiratorische Sauerstoffkonzentration; PEEP: positiver endexspiratorischer Druck; SaO_2: arterielle Sauerstoffsättigung

Praxistipp
SIMV wurde viele Jahre zur Entwöhnung von der Beatmung angewendet. Dabei versuchte man, die SIMV-Frequenz schrittweise zu reduzieren, bis die Patienten komplett spontan atmeten, um sie dann zu extubieren. Allerdings hat sich in den letzten Jahren gezeigt, dass eine Entwöhnung mittels „Pressure Support" zu besseren Ergebnissen führt als die Entwöhnung über SIMV [3].

▶ Abb. 4.5 zeigt Druck-Zeit-Verläufe der oben aufgeführten Beatmungsmodi.

BIPAP-APRV-Modus (Bilevel, BiVent)

▶ **BIPAP.** BIPAP (Biphasic positive Airway Pressure) entspricht einer CPAP-Atmung auf 2 periodisch wechselnden CPAP-Niveaus. Durch den Druckwechsel zwischen unterem und oberem CPAP-Niveau wird wie bei einer druckkontrollierten Beatmung ein Ti-

4.2 Einführung in die maschinelle Beatmung

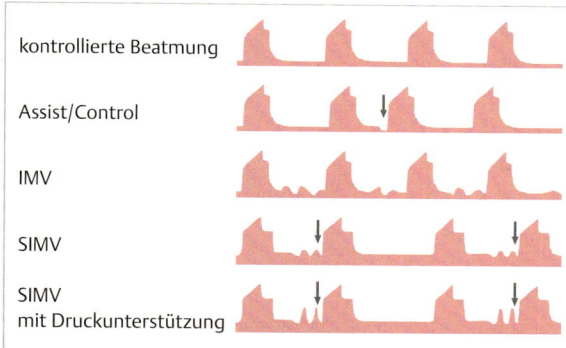

Abb. 4.5 Assistierende Beatmungsmodi mit maschinellen Beatmungshüben. Gezeigt sind Druck-Zeit-Verläufe der oben aufgeführten assistierenden Beatmungsverfahren im Vergleich zur kontrollierten Beatmung. Getriggerte maschinelle Atemhübe sind durch einen Pfeil gekennzeichnet.

Tab. 4.8 Einzustellende Parameter im BIPAP-APRV-Modus.

Parameter	Einstellung
FiO$_2$	so hoch, dass SaO$_2$ > 92 %
Atemfrequenz	5 – 20/min
unteres Druckniveau	5 – 15 (20) mbar
oberes Druckniveau	5 – 15 mbar höher als PEEP
I : E-Verhältnis	1 : 2 bis 1 : 1 bei APRV > 1 : 1
Trigger	≤ 2 mbar oder ≤ 2 l/min
inspiratorische Druckunterstützung	?, Empfehlung nicht möglich

FiO$_2$: inspiratorische Sauerstoffkonzentration; PEEP: positiver endexspiratorischer Druck; SaO$_2$: arterielle Sauerstoffsättigung

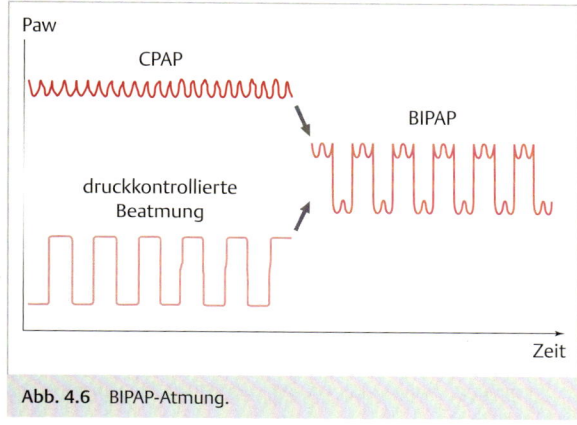

Abb. 4.6 BIPAP-Atmung.

Praxistipp
Der Begriff APRV wird im klinischen Alltag dann verwendet, wenn das untere Druckniveau deutlich kürzer ist als das obere Druckniveau (APRV = „extreme inverse ratio BIPAP").

Die Besonderheit von BIPAP-APRV ist die Möglichkeit des Patienten, unabhängig vom mechanischen Atemzyklus jederzeit spontan zu atmen, was insbesondere bei Patienten mit einem akuten hypoxämischen Lungenversagen einen günstigen Einfluss auf den Gasaustausch und die Herz-Kreislauf-Funktion hat [21]. Außerdem kann der Patient bei fehlendem Atemantrieb im BIPAP-Modus auch druckkontrolliert beatmet werden, wenn die Beatmungsunterstützung entsprechend hoch gewählt wird. BIPAP ist weiterhin ein assistierendes Beatmungsverfahren durch die Kombination aus maschineller Beatmung und Spontanatmung und letztlich ergibt sich bei zunehmender Angleichung der beiden Druckniveaus ein fließender Übergang von BIPAP zu CPAP, sodass der BIPAP-Modus sogar als reiner Spontanatmungsmodus genutzt werden kann.

dalvolumen generiert, sodass die Höhe der Unterstützung für den Patienten von der Druckdifferenz zwischen beiden CPAP-Niveaus und der Häufigkeit des Druckwechsels (entspricht der eingestellten mechanischen Atemfrequenz) abhängt.

Merke
Man kann BIPAP daher auch als Kombination aus einer druckkontrollierten Beatmung und einer CPAP-Atmung sowohl auf dem PEEP-Niveau als auch auf dem oberen (mechanisch inspiratorischen) Druckniveau auffassen (▶ Abb. 4.6).

▶ **APRV.** APRV steht für „Airway Pressure Release Ventilation". Dahinter steht die Idee, die Eigenatmung des Patienten während CPAP durch eine vertiefte Ausatmung zu unterstützen, indem das CPAP-Niveau kurzfristig periodisch abgesenkt wird (Pressure Release).

▶ **BIPAP-APRV-Modus.** Ob man aber – wie bei APRV – das CPAP-Niveau kurzfristig absenkt oder – wie bei BIPAP – das CPAP-Niveau anhebt, ist technisch unerheblich, sodass wir deshalb vom BIPAP-APRV-Modus sprechen.

▶ **Modifikationen.** Der Beatmungsmodus BIPAP (Bilevel, BiVent) wurde durch die Beatmungsgerätehersteller vielfältig modifiziert, indem man Triggerfenster für die Druckwechsel implementierte, eine zusätzliche inspiratorische Druckunterstützung ermöglichte und sogar die Kombination aus BIPAP mit „Pressure Support" und automatischer Tubuskompensation ermöglichte. Allerdings liegen bisher praktisch keine Daten darüber vor, ob diese Modifikationen des BIPAP-Modus für die Patienten irgendwelche Vorteile bringen. Für den Anwender wird es dabei allerdings fast unmöglich abzuschätzen, welcher Anteil der Atemarbeit vom Patienten und welcher Anteil vom Beatmungsgerät erbracht wird. Daher sollten diese „BIPAP-Variationen" nur mit großer Vorsicht verwendet werden. ▶ Tab. 4.8 zeigt die einzustellenden Parameter.

4.2.3 Indikationen zur Beatmung
Atemantriebsstörung
Nur bei einem Teil aller Patienten ergibt sich die Indikation zur Beatmungstherapie aus einer Erkrankung des respiratorischen Systems. Insbesondere im Bereich der operativen Intensivmedizin ist eine sogenannte „Nachbeatmung" oftmals nur wegen einer Störung des Atemantriebs als Folge eines Narkoseüberhangs erforderlich. Atemantriebsstörungen finden sich in ähnlicher

Form bei Patienten mit Alkohol-, Drogen oder Medikamentenintoxikation. Eine Vielzahl neurologisch/neurochirurgischer Erkrankungen verursacht immer dann eine zentrale Atemstörung, wenn das Atemzentrum im Hirnstamm primär (z. B. Hirnstammblutung, Hirnstamminfarkt) oder sekundär (z. B. als Folge eines erhöhten intrakraniellen Druckes) geschädigt ist.

Mangelnde Schutzreflexe

Patienten mit herabgesetzten oder erloschenen Schutzreflexen sind extrem gefährdet, zu aspirieren und eine Pneumonie zu entwickeln. Diese Patienten werden häufig nur zum Schutz der Atemwege endotracheal intubiert und beatmet, obwohl in diesen Fällen keine Beatmung, sondern lediglich ein künstlicher Luftweg erforderlich ist. Wegen des Atemwegswiderstandes des Tubus sollte bei einem spontan atmenden, endotracheal intubierten Patienten allerdings immer eine inspiratorische Druckunterstützung angewendet werden.

> **Praxistipp**
> Ist ein Schutz der Atemwege über einen längeren Zeitraum erforderlich, sollte schnellstmöglich eine Tracheotomie durchgeführt werden, da frühzeitig (innerhalb von 48 h) tracheotomierte Patienten im Vergleich zu langzeitbeatmeten, endotracheal intubierten Patienten deutlich weniger Komplikationen erleiden [26].

Drohende Verlegung der Atemwege

Gelegentlich ist eine endotracheale Intubation erforderlich, um die oberen Atemwege vor einer drohenden Verlegung zu schützen. Dies ist z. B. bei Patienten mit Tumoren oder Blutungen im oberen Aerodigestivtrakt, mit einer Epiglottitis oder einer Trachealstenose nach Langzeitbeatmung der Fall. Auch diese Patienten benötigen streng genommen keine Beatmungstherapie, sondern lediglich einen künstlichen Luftweg.

Ventilatorisches Versagen

> **Merke**
> Die Abgabe des im Blut gelösten Kohlendioxids ist eine Funktion der alveolären Ventilation ($\dot{V}_A$). Die alveoläre Ventilation ist die Differenz aus Atemminutenvolumen (AMV) und Totraumventilation (V_D).

$$\dot{V}_A = AMV - V_D$$

Nimmt $\dot{V}_A$ ab, weil das Atemminutenvolumen geringer wird oder weil bei konstantem AMV die Totraumventilation ansteigt, so spricht man von einem ventilatorischen Versagen, welches durch eine Zunahme des arteriellen Kohlendioxidpartialdruckes ($paCO_2$) charakterisiert wird (▶ Abb. 4.7; [19]).

▶ **Hyperkapnie und Hypoxämie.** Durch die große Menge an im Körper gespeichertem CO_2 dauert es aber relativ lange (Halbwertszeit ca. 16 min), bis sich nach einer akuten Veränderung von $\dot{V}_A$ ein konstanter $paCO_2$ eingestellt hat. Dadurch wird eine kurzzeitige Hypoventilation nicht unbedingt durch einen Anstieg des $paCO_2$ in einer Blutgasanalyse erkannt. Eine alveoläre Hypoventilation führt auch zu einem Abfall des arteriellen Sauerstoffpartialdrucks (paO_2; ▶ Abb. 4.7), wobei diese Veränderung mit einer Halbwertszeit von nur 30 s deutlich schneller auftritt. Die

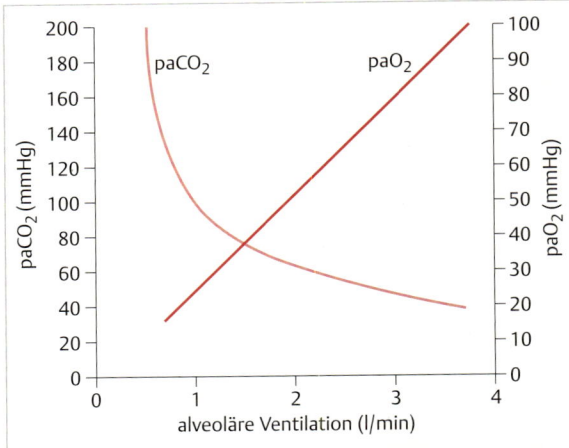

Abb. 4.7 Alveoläre Ventilation paO_2 und $paCO_2$. Bei einer Abnahme der alveolären Ventilation fällt der paO_2 linear und steigt der $paCO_2$ exponenziell an.

Kombination aus Hypoxämie und Hyperkapnie wird als respiratorische Globalinsuffizienz bezeichnet.

▶ **Ursachen.** Erkrankungen, die mit einem ventilatorischen Versagen einhergehen, sind die bereits erwähnten Atemantriebsstörungen und neuromuskuläre Erkrankungen wie z. B. die amyotrophe Lateralsklerose. Bei chronisch obstruktiven Patienten und Asthmatikern mit akuter Ateminsuffizienz steht das ventilatorische Versagen im Vordergrund, wenngleich die Hypoxämie durch eine Zunahme des Ventilation/Perfusion-Missverhältnisses stärker ausgeprägt ist, als durch die alveoläre Hypoventilation alleine erklärt werden kann [25]. Die Gabe von Sauerstoff reicht bei den oben genannten Patienten in der Regel aus, um eine Hypoxämie zu vermeiden, ändert aber an der ventilatorischen Insuffizienz nichts.

▶ **Beatmungstherapie.** Die Beatmungstherapie muss in erster Linie eine ausreichende alveoläre Ventilation sicherstellen und dabei die Atemmuskulatur so stark entlasten, dass in den Muskelzellen energiereiche Substrate resynthetisiert werden können. Gleichzeitig sollte die Zeit der Beatmung dazu genutzt werden, um die Ursachen der Ateminsuffizienz (z. B. Infektexazerbation oder allergische Reaktion) zu behandeln.

> **Praxistipp**
> Die Indikation zur Beatmung sollte primär anhand klinischer Parameter und weniger anhand von Laborwerten gewählt werden! Die Atemfrequenz ist ein guter Indikator für den Grad der Dekompensation. Atemfrequenzen über 35 Atemzüge/min und der Einsatz der Atemhilfsmuskulatur sind ein deutlicher Hinweis für eine drohende Ermüdung des Zwerchfells. Agitiertheit und zunehmende Somnolenz sowie Dyskoordination der Atembewegungen sind die wichtigsten Indikationen zur Beatmung. Dagegen sollte die Blutgasanalyse nur in Kombination mit dem klinischen Erscheinungsbild des Patienten zur Frage der Beatmungsindikation herangezogen werden.

Ein $paO_2 < 50$ mmHg und ein $paCO_2 > 70$ mmHg sind lediglich ungefähre Anhaltspunkte für die Frage, ob eine Beatmung erforderlich ist. So haben wir mehrfach Patienten behandelt, die bei chronisch alveolärer Hypoventilation unter Sauerstofflangzeittherapie an paCO$_2$-Werte > 80 mmHg adaptiert waren. Eine akute, therapiebedürftige Verschlechterung zeigte sich in dieser Situation durch einen Abfall des pH-Wertes auf < 7.3.

> **Praxistipp**
>
> Ist eine Indikation zur Beatmung gegeben, bedeutet dies jedoch nicht automatisch, dass der Patient intubiert und invasiv beatmet werden muss. Besonders Patienten mit einem ventilatorischen Versagen profitieren von einer nicht invasiven Beatmung (NIV), da durch diese die Atemarbeit deutlich reduziert werden kann [6].

Oxygenierungsversagen

> **Merke**
>
> Das akute Oxygenierungsversagen (respiratorische Partialinsuffizienz) wird durch eine Schädigung des Lungenparenchyms hervorgerufen.

Durch den Kollaps von Alveolen und/oder ein intraalveoläres Lungenödem kommt es zu einer Abnahme der funktionellen Residualkapazität (FRC). Der pulmonale Gasaustausch verschlechtert sich, da Alveolen im Verhältnis zur Perfusion schlecht (Ventilation/Perfusion-Mismatch, Low $\dot{V}_A/\dot{Q}$) oder überhaupt nicht mehr (intrapulmonaler Rechts-links-Shunt) ventiliert werden (▶ Abb. 4.8).

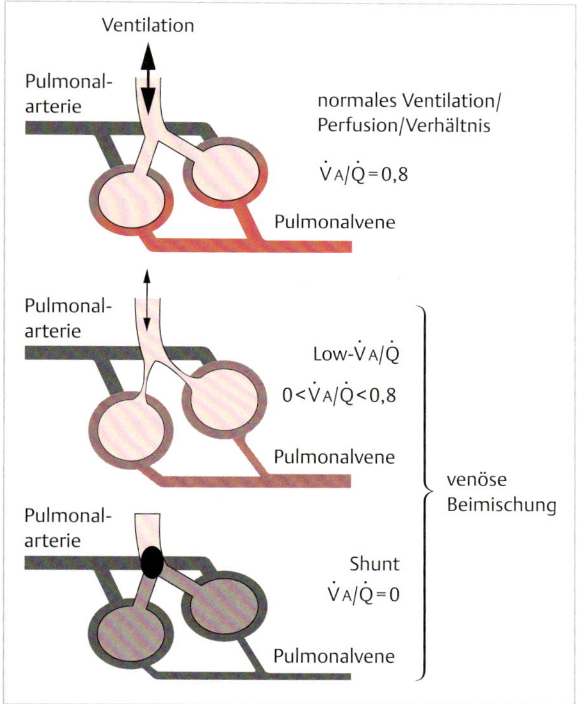

▶ **Shunt und Low $\dot{V}_A/\dot{Q}$.** Diese werden als „venöse Beimischung" zusammengefasst, obwohl eine Differenzierung zwischen beiden Phänomenen pathophysiologisch sinnvoll ist: Eine Verbesserung der Oxygenierung durch Sauerstoffgabe ist bei Shunt-Blut nicht möglich, da das pulmonal-kapilläre Blut nicht mit der Atemluft in Kontakt tritt. Das schwere akute hypoxämische Lungenversagen (ARDS, s. auch Kap. 10.1), welches durch ausgedehnte bilaterale Atelektasen charakterisiert ist, wurde daher auch als „sauerstoffrefraktäre Hypoxämie" bezeichnet. Im Unterschied zum Shunt ist in Low $\dot{V}_A/\dot{Q}$-Bereichen das Ventilation/Perfusion-Verhältnis > 0 (▶ Abb. 4.8), sodass therapeutisch verabreichter Sauerstoff in die Alveolen gelangt und eine Verbesserung der Oxygenierung bewirkt.

▶ **Beatmungstherapie.** Im Unterschied zur Oxygenierung ist beim akuten hypoxämischen Lungenversagen die Ventilation in der Regel nicht oder nur geringgradig gestört. Die Beatmungstherapie muss daher in erster Linie nicht ventilierte, atelektatische Lungenareale wiedereröffnen, um sie für den Gasaustausch zu rekrutieren. Dies geschieht zumindest partiell durch die inspiratorischen Atemwegsdrücke. Um ein erneutes Kollabieren von wiedereröffneten Alveolen zu verhindern, ist die Anwendung von PEEP erforderlich.

4.2.4 Ziele der Beatmungstherapie

Ausreichende Oxygenierung

> **Merke**
>
> Die Aufrechterhaltung bzw. Wiederherstellung einer ausreichenden Oxygenierung (arterielle Sauerstoffsättigung > 92 %) hat unabhängig von der Grunderkrankung oder dem gewählten Beatmungsverfahren die höchste Priorität.

▶ **paO$_2$ und SaO$_2$.** Die Empfehlung, eine ausreichende und nicht etwa eine „normale" Oxygenierung durch die Beatmung zu erreichen [27], beruht auf der Erkenntnis, dass für eine normale Oxygenierung (paO$_2$ ~ 100 mmHg) oftmals hohe inspiratorische Sauerstoffkonzentrationen oder aber Beatmungsdrücke erforderlich sind, die zu sekundären Lungenschäden führen können. Eine SaO$_2$ um 92 % wird in aller Regel bereits bei einem paO$_2$ um 70 mmHg erreicht (▶ Abb. 4.9).

Auch mit weitaus höheren paO$_2$-Werten als 70 mmHg erhöht sich die SaO$_2$ nur auf maximal 98 % (▶ Abb. 4.9), sodass oberhalb eines paO$_2$ ~ 70 mmHg das Sauerstoffangebot ($\dot{D}O_2$) für den Organismus nur um ca. 7 % gesteigert werden kann.

Ausreichende Ventilation

> **Merke**
>
> Neben einer ausreichenden Oxygenierung muss eine ausreichende Ventilation sichergestellt sein. Auch dabei gilt, dass Normalwerte (paCO$_2$ ~ 40 mmHg) nicht unbedingt angestrebt werden sollten.

▶ **Permissive Hyperkapnie.** Eine permissive Hyperkapnie (Akzeptanz von paCO$_2$-Werten > 45 mmHg) ist inzwischen durch das Bestreben, hohe Tidalvolumina und hohe Beatmungsdrücke zu vermeiden, weit verbreitet. Sie ist mit einer niedrigeren als

Abb. 4.8 Intrapulmonaler Shunt und venöse Beimischung. Der pulmonale Gasaustausch ist bei einem Ventilation/Perfusion-Verhältnis ($\dot{V}_A/\dot{Q}$) zwischen 0,8 und 1,0 optimal. Sinkt der $\dot{V}_A/\dot{Q}$-Quotient auf Werte < 0,8, wird Hämoglobin nicht mehr vollständig oxygeniert. Der intrapulmonale Shunt ist durch ein $\dot{V}_A/\dot{Q}$-Verhältnis von 0 (perfundierte, aber nicht ventilierte Alveolen) definiert. Shunt-Blut und Blut aus schlecht ventilierten Alveolen werden als „venöse Beimischung" zusammengefasst.

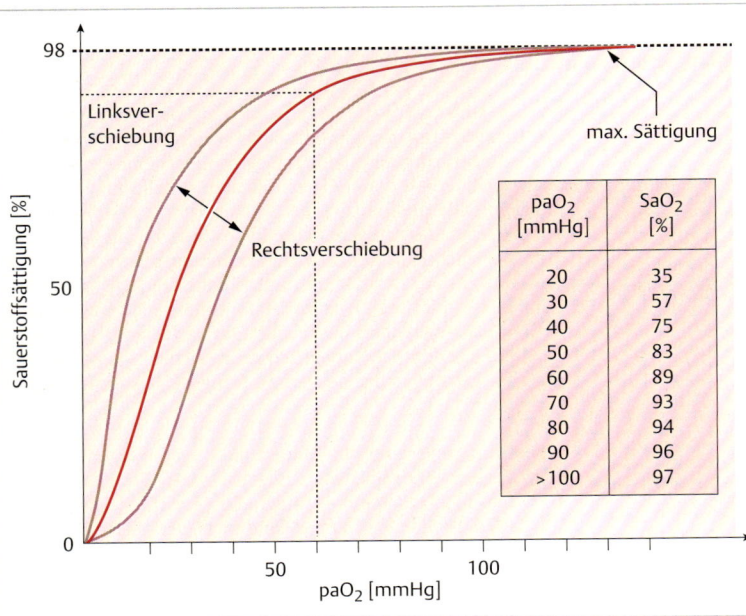

Abb. 4.9 Sauerstoffbindungskurve von Hämoglobin. Die Sauerstoffbindungskurve von Hämoglobin variiert in Abhängigkeit von verschiedenen Umgebungsvariablen. Von einer „Linksverschiebung" spricht man, wenn die Affinität von Hämoglobin zu O_2 zunimmt, sodass bei niedrigeren pO_2-Werten höhere SO_2-Werte erreicht werden. Ursachen einer Linksverschiebung sind ein erniedrigter pCO_2, ein erhöhter pH-Wert, eine erniedrigte Temperatur und ein Abfall des in den Erythrozyten enthaltenen 2,3-Diphsphoglyzerats. Die umgekehrten Veränderungen führen zu einer „Rechtsverschiebung" (Quelle: Rathgeber 2010 [24]).

der vorhergesagten Mortalität assoziiert [12], kann allerdings zu einem Anstieg des intrakraniellen Druckes (ICP) führen und über die Zunahme des pulmonalvaskulären Widerstandes ein Rechtsherzversagen hervorrufen. Ungeklärt ist weiterhin, bis zu welchem pH-Wert eine respiratorische Azidose als Folge der Hyperkapnie toleriert werden sollte.

Praxistipp
Patienten mit einer chronisch respiratorischen Insuffizienz, die eine renal kompensierte Hyperkapnie – erkennbar an einem positiven „Base Excess" oder erhöhten Standardbikarbonat – aufweisen, entwickeln bei plötzlicher Normoventilation ($paCO_2$ ~ 40 mmHg) eine Alkalose. In dieser Situation sollte sich die Beatmungseinstellung zunächst an dem pH-Wert orientieren.

Geringe Beeinträchtigung des Herz-Kreislauf-Systems

Die Beatmungstherapie sollte das kardio-zirkulatorische System möglichst wenig negativ beeinflussen. Die Optimierung des $\dot{D}O_2$ (= Sauerstoffangebot) ist eine wesentliche Zielgröße der Beatmungstherapie (s. o.) und neben der Oxygenierung unmittelbar vom $\dot{Q}_T$ (= Herzminutenvolumen) abhängig. Suter und Mitarbeiter zeigten bereits 1975 in ihrer Arbeit über den „Best PEEP" [28], dass bei Patienten mit einem akuten Lungenversagen die schrittweise Erhöhung des PEEP-Niveaus zunächst über eine verbesserte Oxygenierung bei annähernd konstantem $\dot{Q}_T$ eine Steigerung des $\dot{D}O_2$ bewirkt, dann aber bei hohen PEEP-Werten sich durch die Abnahme des $\dot{Q}_T$ das $\dot{D}O_2$ wieder verschlechtert.

▶ **Beatmung und Blutdruck.** Die Interaktion zwischen Beatmung und Kreislauf wird deutlich, wenn man die arterielle Blutdruckkurve simultan mit einer Registrierung des Beatmungsdrucks betrachtet [9]: Während der Inspiration kommt es zu einem Anstieg des systolischen Blutdrucks, während die niedrigsten systolischen Blutdruckwerte in der Exspiration gemessen werden. Diese beatmungsabhängigen Schwankungen des Blutdrucks sind vorlastabhängig und korrelieren eng mit den beatmungsdruckbedingten Schwankungen des HZV (Herzzeitvolumen) [15].

Dabei sind die Auswirkungen der Beatmung auf das rechte und linke Herz allerdings unterschiedlich.

Praxistipp
Für den Kliniker ist es wichtig, dass hohe inspiratorische Beatmungsdrücke zu einer Nachlasterhöhung des rechten Ventrikels führen und daher bei drohendem Rechtsherzversagen nur mit großer Vorsicht angewendet werden sollten. Im Linksherzversagen wirken sich hohe inspiratorische Beatmungsdrücke dagegen eher positiv auf die linksventrikuläre Pumpfunktion aus [9].

Lungenprotektive Beatmung

▶ **Baro- und Volutrauma.** Die Beatmung sollte lungenprotektiv sein, d. h. sie sollte zu möglichst wenigen sekundären Schäden der Lunge (und anderer Organsysteme) führen. Während früher v. a. das sogenannte *Barotrauma* (Auftreten extraalveolärer Luft durch die Zerreißung der alveolokapillären Membran) durch hohe Beatmungsdrücke als wesentliche Ursache beatmungsbedingter Lungenschäden angesehen wurde, stellt sich die Situation heute wesentlich komplexer dar [10]: Entscheidenden Einfluss auf die Ausbildung beatmungsassoziierter Lungenschäden hat die übermäßige Dehnung des Lungenparenchyms durch hohe Atemzugvolumina (*Volutrauma*). So konnte in der ARDS-Network Study [30] gezeigt werden, dass kleine – im Vergleich zu „traditionellen" – Tidalvolumina (ca. 6 ml/kg vs. 12 ml/kg, bezogen auf das Idealgewicht eines Patienten) die Letalität von Patienten mit einem akuten hypoxämischen Lungenversagen um fast 25 % senken können.

▶ **Ausreichend hohes PEEP-Niveau.** Neben Baro- und Volutrauma scheint auch das zyklische Kollabieren und Wiedereröffnen von Alveolen die Ausbildung sekundärer Lungenschäden zu begünstigen. Kollaps und Wiedereröffnung von geschädigten Lun-

4.2 Einführung in die maschinelle Beatmung

Tab. 4.9 Beatmungsgruppen der ALVEOLI-Studie.

Gruppe I: „PEEP niedrig/FiO₂ hoch"													
FiO₂	0,3	0,4	0,4	0,5	0,5	0,6	0,7	0,7	0,7	0,8	0,9	0,9	0,9	1,0
PEEP	5	5	8	8	10	10	10	12	14	14	14	16	18	18–24
Gruppe II: „PEEP hoch/FiO₂ niedrig"													
FiO₂	0,3	0,3	0,3	0,3	0,3	0,4	0,4	0,5	0,5	0,5–0,8	0,8	0,9	1,0	1,0
PEEP	5	8	10	12	14	14	16	16	18	20	22	22	22	24

FiO₂: inspiratorische Sauerstoffkonzentration; PEEP: positiver endexspiratorischer Druck

genarealen treten während der Beatmung innerhalb von Sekunden auf, wenn die Lungen nicht durch ein ausreichend hohes PEEP-Niveau in der Exspiration stabilisiert werden [16].

▶ **Studienergebnisse.** Der Nachweis erhöhter Konzentrationen inflammatorischer Zytokine in der bronchoalveolären Lavage und im Serum von Patienten mit einem akuten hypoxämischen Lungenversagen, die mit hohen Tidalvolumina und niedrigem PEEP beatmet wurden [23], bietet einen Erklärungsansatz sowohl für beatmungsbedingte Lungenschäden als auch für sekundäre beatmungsassoziierte Schäden anderer Organsysteme. Die Zytokinfreisetzung wird auf Scherkräfte im Zusammenhang mit dem zyklischen Kollaps und der Wiedereröffnung von Alveolen zurückgeführt [10]. Daher war das Ergebnis der ALVEOLI-Studie überraschend, wonach es keinen Unterschied zwischen einer Beatmung mit „hohem PEEP und niedriger FiO₂" bzw. „niedrigem PEEP und hoher FiO₂" gibt [4]. In beiden Gruppen wurde die SaO₂ zwischen 88 und 95% bzw. der paO₂ zwischen 55 und 80 mmHg durch festgelegte Kombinationen aus FiO₂ und PEEP gehalten (▶ Tab. 4.9).

Vergleicht man die Kombinationen aus PEEP- und FiO₂ mit anderen Untersuchungen zur lungenprotektiven Beatmung [1, 23, 30], so entsprachen die Beatmungseinstellungen dieser Untersuchungen eher der „PEEP-niedrig/FiO₂-hoch"-Gruppe aus der ALVEOLI-Studie. Demnach scheint ein Ergebnis der ALVEOLI-Studie zu sein, dass eine Beatmung mit höheren als den für eine lungenprotektive Beatmung üblicherweise verwendeten PEEP-Niveaus keine entscheidenden nachteiligen Effekte aufweist.

4.2.5 Umsetzung der Beatmungsziele in der Beatmungseinstellung

> **Merke**
>
> Grundsätzlich muss die Einstellung der Beatmung individuell an jeden einzelnen Patienten angepasst werden. Es gilt der Grundsatz: „Das Beatmungsgerät wird an den Patienten und nicht der Patient an das Beatmungsgerät angepasst."

▶ **Patientengruppen.** Im Hinblick auf die Pathophysiologie der respiratorischen Störungen und der daraus resultierenden Beatmungsstrategie müssen 3 sehr unterschiedliche Patientengruppen unterschieden werden:
- beatmete Patienten ohne Erkrankungen des respiratorischen Systems (Patienten mit Atemantriebsstörungen oder Intubation und Beatmung wegen mangelnder Schutzreflexe),
- Patienten mit einem primär ventilatorischen Versagen (ggf. in Kombination mit einer obstruktiven Symptomatik),
- Patienten mit einer schweren Oxygenierungsstörung.

▶ **Grundsätze.** Unabhängig von der Grunderkrankung gibt es jedoch eine Reihe von Grundsätzen, die für die große Mehrzahl der Patienten gilt:

> **Praxistipp**
>
> ▶ **Assistierende Beatmungsverfahren.** Wenn möglich sollten *assistierende Beatmungsverfahren* (druckunterstützte Spontanatmung oder BIPAP/APRV) angewandt werden, da sie den Gasaustausch im Vergleich zur kontrollierten Beatmung verbessern, das Herz-Kreislauf-System weniger negativ beeinflussen, einer Inaktivitätsatrophie der Atemmuskulatur vorbeugen und von den Patienten besser toleriert werden, sodass eine weniger tiefe Sedierung nötig ist. Eine kontrollierte Beatmung ist daher nur bei Patienten mit fehlendem oder schwer gestörtem Atemantrieb bzw. zur Konstanthaltung des paCO₂ bei Patienten mit erhöhtem intrakraniellen Druck indiziert.
>
> ▶ **Unterstützung der Eigenatmung.** Während einer assistierenden Beatmung muss die Unterstützung der Eigenatmung des Patienten (inspiratorische Druckunterstützung bei Pressure Support Ventilation oder mechanisch appliziertes Minutenvolumen bei BIPAP/APRV) ausreichend hoch sein, um eine Ermüdung der Atemmuskulatur zu vermeiden. Typische Zeichen einer unzureichenden maschinellen Unterstützung sind: Tachypnoe > 35/min, Tidalvolumen < 3 ml/kg, phasische Kontraktionen der Atemhilfsmuskulatur, erhöhter Sympathikotonus mit Hypertonie, Tachykardie und Schwitzen, Unruhe, progredienter CO₂-Anstieg. *Cave:* Ein Abfall der SaO₂ tritt oftmals nur spät oder überhaupt nicht auf [11].
>
> ▶ **Prompte Erweckbarkeit.** Beatmete Patienten sollten nicht automatisch tief analgosediert werden, sondern im Idealfall wach oder zumindest prompt erweckbar sein. Dazu ist eine gute analgetische und ggf. anxiolytische Therapie erforderlich.
>
> ▶ **Atemzugvolumina.** Die Atemzugvolumina sollten ungefähr 6–8 ml/kg Idealgewicht betragen (die Lunge eines adipösen Patienten ist nicht größer als die Lunge eines normalgewichtigen Patienten), um ein Volutrauma zu vermeiden.
>
> ▶ **Atemfrequenz.** Bei einer kontrollierten Beatmung sollte eine Atemfrequenz zwischen 15 und 30 Atemzügen/min gewählt werden, damit eine ausreichende alveoläre Ventilation trotz einer Begrenzung der Atemzugvolumina auf 6–8 ml/kg Idealgewicht (s.o.) erreicht wird.
>
> ▶ **Inspiratorischer Atemwegsdruck.** Der inspiratorische Atemwegsdruck sollte ≤ 30 cm H₂O gehalten werden, um sekundäre beatmungsbedingte Lungenschäden zu vermeiden [8].

▶ **Ausgeglichenes Atemzeitverhältnis.** Eine längere Inspirations- als Exspirationsdauer (Beatmung mit inversem Atemzeitverhältnis, IRV-Beatmung) zur Verbesserung der Oxygenierung sollte nur in Ausnahmefällen (Rescue-Therapie) erfolgen, da eine Beatmung mit ausgeglichenem Atemzeitverhältnis und hohem PEEP bei gleichem Atemwegsmitteldruck in der Regel zu einer besseren Oxygenierung und gleichmäßigeren Belüftung der Lunge führt als eine IRV-Beatmung [17, 33].

▶ **Positiver endexspiratorischer Druck (PEEP).** Am Ende der Exspiration sollten ein Kollaps der Alveolen und ein Verschluss der kleinen Atemwege durch einen positiven endexspiratorischen Druck (PEEP) verhindert werden. Bei Erwachsenen werden dazu je nach Konstitution des Patienten (adipöse Patienten profitieren von höheren PEEP-Werten [20]) sowie Schweregrad (je schlechter der Gasaustausch, umso höher sind die verwendeten PEEP-Niveaus [4, 28, 30]) und Pathophysiologie (eine direkte Lungenschädigung, z. B. als Folge einer Pneumonie, spricht schlechter auf hohe PEEP-Werte an als eine indirekte Lungenschädigung, z. B. als Folge einer Sepsis) der Gasaustauschstörung PEEP-Werte zwischen 5 und 25 mbar angewendet.

er sollte dagegen zu einer gleichmäßigeren Belüftung der Lunge führen. Da der höhere Atemwegsmitteldruck bei verlängerter Inspirationsdauer außerdem einen entscheidenden Einfluss auf die Oxygenierung hat, ist bei einer Beatmung mit inversem Atemzeitverhältnis eine Verbesserung der Oxygenierung zu erwarten. Überraschenderweise ist bei Intensivpatienten sowohl mit einer moderaten [18] als auch mit einer schweren Gasaustauschstörung [33] ein solcher Zusammenhang nicht nachvollziehbar, sodass es keine rationale Grundlage für eine IRV-Beatmung gibt.

Praxistipp

Die inspiratorische Sauerstoffkonzentration sollte so hoch gewählt werden, dass eine arterielle Sauerstoffsättigung ≤ 92 % erreicht wird. Dies ist bei einem lungengesunden Patienten in der Regel bereits bei einer Beatmung mit 30 % O_2 der Fall (Faustregel: paO_2 = FiO_2 (inspiratorische Sauerstoffkonzentration) × 5). Aus Sicherheitsgründen empfiehlt es sich allerdings, zu Beginn einer Beatmung eine etwas höhere FiO_2 von 0,5 zu wählen und diese dann mithilfe der Blutgasanalysen oder der Pulsoxymetrie nach unten zu titrieren.

4.2.6 Beatmungstherapie bei speziellen Patientengruppen

Beatmung beim lungengesunden Patienten

Entsprechend den oben aufgeführten Grundsätzen sollte möglichst ein assistierendes Beatmungsverfahren gewählt werden. Ist eine kontrollierte Beatmung erforderlich, sollten eine Atemfrequenz von 15–20 Atemzügen/min und ein Tidalvolumen von 6–8 ml/kg Idealgewicht eingestellt werden (▶ Tab. 4.10). Eine normale Dehnbarkeit (Compliance) des respiratorischen Systems von 60–100 ml/mbar vorausgesetzt, erzielt man dieses Tidalvolumen mit einer Druckdifferenz von ca. 10 mbar zwischen PEEP und inspiratorischem Plateaudruck. Die Anwendung von PEEP in einem Bereich zwischen 5 und 10 mbar zur Vermeidung von Atelektasen und zum Offenhalten der kleinen Atemwege ist in vielen Kliniken üblich, obwohl ein Nutzen davon für lungengesunde Patienten nicht belegt ist und sich auch die Oxygenierung bei normalgewichtigen Patienten nicht verbessert [20, 30].

▶ **Atemzeitverhältnis.** Das I:E-Verhältnis sollte in etwa dem physiologischen Zeitverhältnis unter Spontanatmung von 1:1,5 entsprechen. Wird die Exspirationsdauer verlängert, verkürzt sich die Inspirationsdauer zwangsläufig so stark, dass hohe inspiratorische Gasflüsse erforderlich sind, um in der kurzen Inspirationszeit ein normal großes Tidalvolumen zu applizieren. Dies kann zu einem turbulenten Gasfluss und einer inhomogenen Belüftung der Lunge führen. Eine Verlängerung der Inspirationsdau-

Beatmung bei ventilatorischem Versagen und obstruktiven Lungenerkrankungen

Neuromuskuläre Erkrankungen

Lungengesunde Patienten mit neuromuskulären Erkrankungen sollten unter Beachtung der Kontraindikationen, wie sie von einer Arbeitsgruppe der DIVI publiziert wurden [5], möglichst nichtinvasiv beatmet werden, da jeder Endotrachealtubus den Atemwegswiderstand erheblich erhöht. Die damit verbundene Zunahme der Atemarbeit kann letztlich eine suffiziente Spontanatmung und erfolgreiche Entwöhnung vom Respirator unmöglich machen. Darüber hinaus ist es für Patienten mit einem primär ventilatorischen Problem oftmals ausreichend, wenn sie mehrmals am Tag für einige Stunden beatmet werden. Die Beatmung kann sowohl kontrolliert als auch assistierend erfolgen, je nachdem wie es für den Patienten am angenehmsten ist. Bei lungengesunden Patienten gelten ansonsten die oben aufgeführten Grundsätze.

Obstruktive Lungenerkrankungen

Zur Beatmung chronisch obstruktiver Patienten wird auf Kap. 10.2 und ▶ Tab. 4.11 verwiesen. Kurz zusammengefasst, ist auch in dieser Situation der Stellenwert der nichtinvasiven Beatmung (NIV) zu betonen, da eindeutig belegt ist, dass NIV zu einer Senkung der Mortalität bei diesen Patienten führt [13, 22].

Tab. 4.10 Kontrollierte Beatmung beim lungengesunden Patienten.

Parameter	Einstellung
Tidalvolumen	6–8 ml/kg Idealgewicht
Atemfrequenz	15–20 Atemzüge/min
PEEP	5–10 mbar
inspiratorische O_2-Konzentration	30–50 %
I:E-Verhältnis	1:1–1:2
inspiratorischer Plateaudruck	15–20 mbar

Tab. 4.11 Kontrollierte Beatmung bei obstruktiven Patienten.

Parameter	Einstellung
Tidalvolumen	6–8 ml/kg Idealgewicht
Atemfrequenz	10–15 Atemzüge/min
PEEP	5–8 mbar
inspiratorische O_2-Konzentration	30–50 % (SaO_2 ~ 90 % anstreben)
I:E-Verhältnis	1:2–1:3
inspiratorischer Plateaudruck	15–20 mbar

4.2 Einführung in die maschinelle Beatmung

> **Praxistipp**
>
> Falls eine endotracheale Intubation unvermeidbar ist, sollte der größtmögliche Tubus gewählt werden, um den ohnehin schon pathologisch erhöhten Atemwegswiderstand möglichst wenig weiter zu erhöhen.

▶ **Vermehrte Atemarbeit.** Für die Kompensation der additiven Atemarbeit durch Tubus, Beatmungsschläuche und Demand-Flow-System ist bei diesen Patienten im Mittel eine inspiratorische Druckunterstützung von ca. 12 cm H₂O erforderlich [2]. Durch die Anwendung eines moderaten PEEP-Niveaus kann die Atemarbeit von COPD-Patienten vermindert werden [29].

Beatmung beim schweren Oxygenierungsversagen

Eine schwere Oxygenierungsstörung wird, wie bereits oben dargestellt (S. 313), hauptsächlich durch Atelektasen mit konsekutivem intrapulmonalen Rechts-links-Shunt verursacht. Atelektasen müssen durch einen ausreichend hohen transpulmonalen Druck eröffnet werden, was partiell bereits durch die inspiratorischen Atemwegsdrücke möglich ist. Zur Stabilisierung geschädigter Alveolen ist ein ausreichend hohes PEEP-Niveau (~ 10–25 mbar) erforderlich, welches für jeden Patienten individuell anhand der Schwere der Erkrankung und der Konstitution eingestellt werden muss (bei einem Kleinkind bildet sich ein geringerer hydrostatischer Druckgradient innerhalb der Lungen aus, der zur Kompression basaler Lungenabschnitte führt, als bei einem Erwachsenen). Orientierend kann die oben in ▶ Tab. 4.9 gezeigte Gruppe I („PEEP niedrig/FiO₂ hoch") aus der ALVEOLI-Studie [4] hilfreich sein.

Zur Vermeidung beatmungsassoziierter Lungenschäden sollte der Inspirationsdruck < 30 mbar begrenzt werden (▶ Tab. 4.12). Die Begrenzung des inspiratorischen Atemwegsdruckes bei gleichzeitiger Verwendung hoher PEEP-Niveaus zieht zwangsläufig die Verwendung höherer Atemfrequenzen (15–25 Atemzüge/min) nach sich, um eine schwere Hyperkapnie mit konsekutiver respiratorischer Azidose zu verhindern. Eine Beatmung mit inversem Atemzeitverhältnis (I : E > 1 : 1) kann nicht mehr empfohlen werden, da die Belüftung inhomogener und die Oxygenierung schlechter ist als bei einer Beatmung mit identischem Atemwegsmitteldruck und ausgeglichenem Atemzeitverhältnis.

Tab. 4.12 Kontrollierte Beatmung bei akut hypoxämischen Patienten.

Parameter	Einstellung
Tidalvolumen	6–8 ml/kg Idealgewicht
Atemfrequenz	15–25 Atemzüge/min
PEEP	10–25 mbar
inspiratorische O₂-Konzentration	50–100 % (SaO₂ ~ 90 % anstreben)
I : E-Verhältnis	ca. 1 : 1
inspiratorischer Plateaudruck	< 30 mbar

4.2.7 Adjuvante Maßnahmen

Lagerungsmaßnahmen und Rekrutierungsmanöver

Die Auswirkung von Lagerungsmaßnahmen und Rekrutierungsmanövern während der Beatmungstherapie wird im Kap. 5.2 beschrieben.

Inhalative Vasodilatatoren

Obwohl die inhalative Gabe von Vasodilatatoren (NO, Prostazyklin) bei der Mehrzahl der Patienten mit einem akuten Lungenversagen zu einer Verbesserung des Gasaustausches führen, konnte ein positiver Einfluss auf die Prognose in 2 großen Multicenter-Studien nicht gezeigt werden [7, 14]. Das heißt jedoch nicht zwangsläufig, dass diese Substanzen in der Behandlung von ARDS-Patienten keinen Stellenwert besitzen (zu ARDS s. auch Kap. 10.1). So kann es im Einzelfall durchaus sinnvoll sein, ein drohendes Rechtsherzversagen als Folge einer pulmonalen Hypertonie bei ARDS-Patienten durch inhalatives NO oder inhalatives Prostazyklin zu behandeln. Eine routinemäßige Anwendung dieser Substanzen bei ARDS-Patienten kann dagegen wegen der potenziellen Nebenwirkungen und der inzwischen hohen Kosten bei der NO-Behandlung nicht empfohlen werden.

> **Kernaussagen**
>
> **Einleitung**
> Eine maschinelle Beatmung darf wegen der potenziell lebensbedrohlichen Komplikationen nur bei einer klaren Indikation erfolgen.
>
> **Beatmungsmodi**
> Die Beatmung selbst kann invasiv (mittels Endotrachealtubus oder Trachealkanüle) oder nicht invasiv (mittels Nasen- oder Gesichtsmaske bzw. Beatmungshelm) durchgeführt werden, wobei assistierende Beatmungsverfahren bevorzugt zum Einsatz kommen sollten.
>
> **Indikationen zur Beatmung**
> Unbestrittene Indikationen sind eine vorübergehende Atemantriebsstörung, eine lebensbedrohliche Hypoxämie und ein akutes ventilatorisches Versagen mit drohender respiratorischer Erschöpfung.
>
> **Ziele der Beatmungstherapie**
> Die Beatmung muss eine ausreichende Oxygenierung und Ventilation sicherstellen, ohne dabei die Lunge – bzw. sekundär andere Organsysteme – zu schädigen. Gleichzeitig sollte die Beatmung für den Patienten so komfortabel wie möglich sein.
>
> **Umsetzung der Beatmungsziele in der Beatmungseinstellung**
> Die Einstellung der Beatmungsparameter ist – neben individuellen, patientenabhängigen Faktoren – davon abhängig, ob eine Rekrutierung von Atelektasen und das Vermeiden eines zyklischen Alveolarkollapses bei einer akuten Oxygenierungsstörung oder ein ventilatorisches Versagen im Vordergrund stehen. Unabhängig von der Grunderkrankung sollten die Grundsätze der „lungenprotektiven Beatmungseinstellung" berücksichtigt werden, nach denen das Tidalvolumen 6–8 ml/kg Idealgewicht und der inspiratorische Plateaudruck < 30 mbar betragen soll.

Beatmungstherapie bei speziellen Patientengruppen

Lungengesunde Patienten können mit niedrigen Beatmungsdrücken (PEEP 5–10 mbar, Inspirationsdruck 15–20 mbar), einer Atemfrequenz von etwa 15 Atemzügen/min bei physiologischem Atemzeitverhältnis (1 : 1,5 bis 1 : 2) und einer FiO_2 von etwa 0,3 beatmet werden.

Steht eine obstruktive Symptomatik im Vordergrund, ist eine verlängerte Exspirationszeit bei gleichzeitiger Verwendung niedriger PEEP-Niveaus erforderlich, um die Lunge nicht zusätzlich zu überblähen.

Patienten mit einem akuten hypoxämischen Lungenversagen benötigen hohe PEEP-Niveaus (10–25 mbar) zur Vermeidung eines zyklischen alveolären Kollapses. Gleichzeitig sollten eher hohe Atemfrequenzen gewählt werden (15–25 Atemzüge/min), um eine ausreichende Ventilation sicherzustellen, sowie ein ausgeglichenes Atemzeitverhältnis zur Verbesserung der Homogenität der Ventilationsverteilung.

Adjuvante Maßnahmen

Lagerungsmaßnahmen können als Rescue-Therapie insbesondere bei Patienten mit schweren Oxygenierungsstörungen (paO_2/FiO_2 < 100 mmHg) zur Verbesserung des Gasaustausches eingesetzt werden.

Dagegen können routinemäßig durchgeführte Rekrutierungsmanöver zurzeit nicht empfohlen werden.

Inhalative Vasodilatatoren führen initial bei vielen Patienten zu einer Verbesserung der Oxygenierung, verbessern aber die Prognose von ARDS-Patienten insgesamt nicht. Daher sollten diese nur als Rescue-Therapie bei drohendem Rechtsherzversagen sowie ggf. bei einer therapierefraktären Hypoxämie verwendet werden.

Literatur

[1] Amato MB, Barbas CS, Medeiros DM et al. Effect of a protective-ventilation strategy on mortality in the acute respiratory distress syndrome [see comments]. N Engl J Med 1998; 338: 347–354

[2] Brochard L, Rua F, Lorino H et al. Inspiratory pressure support compensates for the additional work of breathing caused by the endotracheal tube. Anesthesiology 1991; 75: 739–745

[3] Brochard L, Rauss A, Benito S et al. Comparison of three methods of gradual withdrawal from ventilatory support during weaning from mechanical ventilation. Am J Respir Crit Care Med 1994; 150: 896–903

[4] Brower RG, Lanken PN, MacIntyre N et al. Higher versus lower positive end-expiratory pressures in patients with the acute respiratory distress syndrome. N Engl J Med 2004; 351: 327–336

[5] Burchardi H, Kuhlen R, Schoenhofer B et al. für die Task Force: Nicht-invasive Beatmung der AG Beatmung innerhalb der Deutschen Interdisziplinären Vereinigung Intensivmedizin (DIVI): Konsensus-Statement zu Indikation, Möglichkeiten und Durchführung der nicht-invasiven Beatmung bei der akuten respiratorischen Insuffizienz. Intensivmedizin 2001; 38: 611–621

[6] Chiumello D, Pelosi P, Carlesso E et al. Noninvasive positive pressure ventilation delivered by helmet vs. standard face mask. Intensive Care Med 2003; 29: 1671–1679

[7] Dellinger RP, Zimmerman JL, Taylor RW et al. Effects of inhaled nitric oxide in patients with acute respiratory distress syndrome: results of a randomized phase II trial. Inhaled Nitric Oxide in ARDS Study Group. Crit Care Med 1998; 26: 15–23

[8] Dellinger RP, Carlet JM, Masur H et al. Surviving Sepsis Campaign guidelines for management of severe sepsis and septic shock. Crit Care Med 2004; 32: 858–873

[9] Denault AY, Gorcsan J III, Pinsky MR. Dynamic effects of positive-pressure ventilation on canine left ventricular pressure-volume relations. J Appl Physiol 2001; 91: 298–308

[10] Dreyfuss D, Ricard JD, Saumon G. On the physiologic and clinical relevance of lung-borne cytokines during ventilator-induced lung injury. Am J Respir Crit Care Med 2003; 167: 1467–1471

[11] Esteban A, Alia I, Gordo F et al. Extubation outcome after spontaneous breathing trials with T-tube or pressure support ventilation. The Spanish Lung Failure Collaborative Group. Am J Respir Crit Care Med 1997; 156: 459–465

[12] Hickling KG, Henderson SJ, Jackson R. Low mortality associated with low volume pressure limited ventilation with permissive hypercapnia in severe adult respiratory distress syndrome. Intensive Care Med 1990; 16: 372–377

[13] Lightowler JV, Wedzicha JA, Elliott MW, Ram FS. Non-invasive positive pressure ventilation to treat respiratory failure resulting from exacerbations of chronic obstructive pulmonary disease: Cochrane systematic review and meta-analysis. BMJ 2003; 326: 185

[14] Lundin S, Mang H, Smithies M et al. Inhalation of nitric oxide in acute lung injury: results of a European multicentre study. The European Study Group of Inhaled Nitric Oxide [see comments]. Intensive Care Med 1999; 25: 911–919

[15] Michard F, Chemla D, Richard C et al. Clinical use of respiratory changes in arterial pulse pressure to monitor the hemodynamic effects of PEEP. Am J Respir Crit Care Med 1999; 159: 935–939

[16] Neumann P, Berglund JE, Mondejar EF et al. Effect of different pressure levels on the dynamics of lung collapse and recruitment in oleic-acid-induced lung injury. Am J Respir Crit Care Med 1998; 158: 1636–1643

[17] Neumann P, Berglund JE, Andersson LG et al. Effects of inverse ratio ventilation and positive end-expiratory pressure in oleic-acid-induced lung injury. Am J Respir Crit Care Med 2000; 161: 1537–1545

[18] Neumann P, Golisch W, Strohmeyer A et al. Influence of different release times on spontaneous breathing pattern during airway pressure release ventilation. Intensive Care Medicine 2002; 28: 1742–1749

[19] Nunn JF: Nunn's applied respiratory physiology, 4th ed. Oxford: Butterworth-Heinemann; 1993: 583–593

[20] Pelosi P, Ravagnan I, Giurati G et al. Positive end-expiratory pressure improves respiratory function in obese but not in normal subjects during anesthesia and paralysis. Anesthesiology 1999; 91: 1221–1231

[21] Putensen C, Mutz NJ, Putensen-Himmer G et al. Spontaneous breathing during ventilatory support improves ventilation-perfusion distributions in patients with acute respiratory distress syndrome. Am J Respir Crit Care Med 1999; 159: 1241–1248

[22] Ram FS, Picot J, Lightowler J, Wedzicha JA. Non-invasive positive pressure ventilation for treatment of respiratory failure due to exacerbations of chronic obstructive pulmonary disease. Cochrane Database Syst Rev 2004; CD 004 104

[23] Ranieri VM, Suter PM, Tortorella C et al. Effect of mechanical ventilation on inflammatory mediators in patients with acute respiratory distress syndrome: a randomized controlled trial [see comments]. JAMA 1999; 282: 54–61

[24] Rathgeber J. Grundlagen der maschinellen Beatmung. 2. Aufl. Stuttgart: Thieme; 2010

[25] Rodriguez-Roisin R, Roca J: Contributions of multiple inert gas elimination technique to pulmonary medicine. 3. Bronchial asthma. Thorax 1994; 49: 1027–1033

[26] Rumbak MJ, Newton M, Truncale T et al. A prospective, randomized, study comparing early percutaneous dilational tracheotomy to prolonged translaryngeal intubation (delayed tracheotomy) in critically ill medical patients. Crit Care Med 2004; 32: 1689–1694

[27] Slutsky AS. Consensus conference on mechanical ventilation – January 28–30, 1993 at Northbrook, Illinois, USA. Part 1. Intensive.Care Med 1994; 20: 64–79

[28] Suter PM, Fairley B, Isenberg MD. Optimum end-expiratory airway pressure in patients with acute pulmonary failure. N Engl J Med 1975; 292: 284–289

[29] Sydow M, Golisch W, Buscher H et al. Effect of low-level PEEP on inspiratory work of breathing in intubated patients, both with healthy lungs and with COPD. Intensive Care Med 1995; 21: 887–895

[30] The Acute Respiratory Distress Syndrome Network. Ventilation with lower tidal volumes as compared with traditional tidal volumes for acute lung injury and the acute respiratory distress syndrome. N Engl J Med 2000; 342: 1301–1308

[31] Tokics L, Hedenstierna G, Strandberg A et al. Lung collapse and gas exchange during general anesthesia: effects of spontaneous breathing, muscle paralysis, and positive end-expiratory pressure. Anesthesiology 1987; 66: 157–167

[32] Wrigge H, Zinserling J, Hering R et al. Cardiorespiratory effects of automatic tube compensation during airway pressure release ventilation in patients with acute lung injury. Anesthesiology 2001; 95: 382–389

[33] Zavala E, Ferrer M, Polese G et al. Effect of inverse I:E ratio ventilation on pulmonary gas exchange in acute respiratory distress syndrome. Anesthesiology 1998; 88: 35–42

4.3 Nicht invasive Beatmung

T. Köhnlein, T. Welte

4.3.1 Einführung

> **Praxistipp**
>
> Die Bezeichnung „nicht invasive Beatmung" (NIV) steht für ein Therapieverfahren, bei dem eine maschinelle Beatmung ohne die Anwendung eines endotrachealen Tubus durchgeführt wird. Der Beatmungszugang ist in den meisten Fällen eine Maske, die druckdicht vor dem Mund bzw. der Nase des Patienten platziert wird (▶ Abb. 4.10).

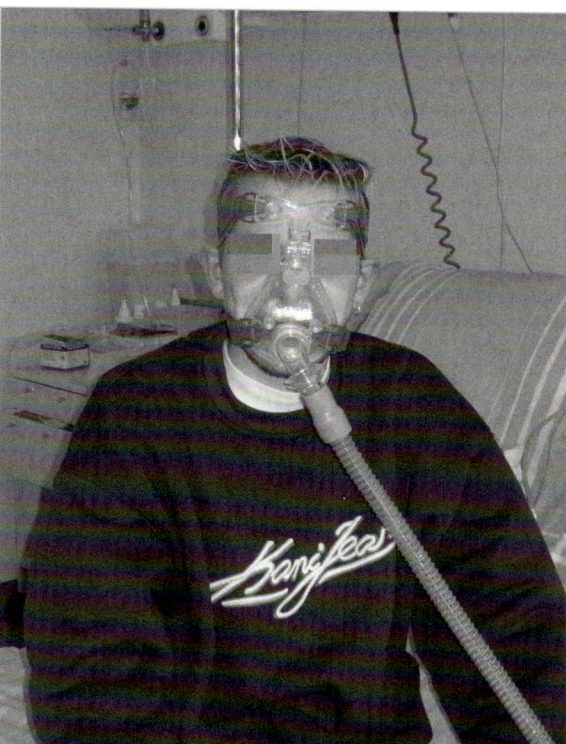

Abb. 4.10 Nicht invasive Beatmung. Der Beatmungszugang ist in den meisten Fällen eine Maske, die druckdicht vor dem Mund bzw. der Nase des Patienten platziert wird.

▶ **Geschichtliches.** Bereits in den 30er-Jahren des vergangenen Jahrhunderts wurden mit Mund-Nasen-Masken erfolgreiche Beatmungsversuche mit positivem Druck unternommen. Ab Anfang der 1960er Jahre trat jedoch die invasive Beatmung mit Orotrachealtuben oder Trachealkanülen in den Vordergrund.

Die gegenwärtige Renaissance der Maskenbeatmung begann Anfang der 1990er-Jahre. Durch den breiten Einsatz von Masken-CPAP-Therapie (CPAP = kontinuierlicher positiver Atemwegsdruck) in der Schlafmedizin entstand ein Boom in der Entwicklung von Mund- und Nasenmasken. Diese Masken verbreiteten sich kurze Zeit später auch auf vielen Beatmungsstationen und wurden mit den vorhandenen Respiratoren zur nicht invasiven Beatmung eingesetzt.

▶ **Stellenwert.** Aktuelle Untersuchungen auf ausgewählten europäischen Intensivstationen ergaben, dass bei allen Patienten mit Indikation zur Respiratortherapie NIV in 16% der Fälle als First-Line-Therapie eingesetzt wurde. Von den Patienten, denen NIV angeboten wurde, konnten über 60% erfolgreich mit NIV therapiert werden, knapp 40% wurden später intubiert. Deshalb darf nicht invasive Beatmung bei akuter respiratorischer Insuffizienz nur dort eingesetzt werden, wo auch die Möglichkeiten zur Intubation und invasiven Beatmung besteht [5].

>
>
> **Merke**
>
> Nicht invasive Beatmung ist nicht als Ersatz, sondern als Ergänzung zu invasiven Beatmungsverfahren anzusehen.

▶ **Personalbedarf.** Als problematisch für den Einsatz von NIV wird immer wieder der für dieses Verfahren hohe personelle Aufwand angeführt. Tatsächlich sollte zu Beginn einer Maskenbeatmung ein Arzt- oder eine Pflegeperson kontinuierlich anwesend sein, um den Patienten und auch den Erfolg der Beatmung zu überwachen. Nach einer Intubation und Analgosedierung des Patienten kann dieser Aufwand deutlich geringer gehalten werden. Andererseits benötigt der intubierte Patient in der Weaning-Phase vom Respirator deutlich mehr Betreuung als bei nicht invasiven Techniken, bei denen gar keine Entwöhnung im eigentlichen Sinne stattfindet. Bei Betrachtung des Gesamtaufwandes ergeben sich nur unwesentliche Unterschiede im zeitlichen und personellen Bedarf beider Therapiemethoden [17].

Pathophysiologische Aspekte des Atemversagens

Grundsätzlich können 2 verschiedene Formen des Atemversagens unterschieden werden:
- die Gasaustauschstörung (Ventilation/Perfusion-Missverhältnis),
- die Insuffizienz der Atempumpe (Ventilationsversagen).

Gasaustauschstörungen

> **Merke**
>
> Gasaustauschstörungen sind primär durch eine Hypoxämie gekennzeichnet und erst im fortgeschrittenen Stadium kann sich eine Hyperkapnie entwickeln. Klassische Beispiele für die Gasaustauschstörung sind die Pneumonie oder das erworbene Atemnotsyndrom des Erwachsenen (ARDS).

Eine Korrektur der Hypoxämie gelingt in leichten Fällen durch die Gabe von Sauerstoff. Durch Beatmung können die im Rahmen der Grunderkrankung kollabierten Alveolen wieder eröffnet werden. Dazu werden relativ hohe in- und exspiratorische Drucke benötigt. Mit dem Inspirationsdruck sollen die Alveolen eröffnet werden und der Exspirationsdruck soll ein erneutes Kollabieren verhindern. Gleichzeitig sollten unphysiologisch hohe Atemzugvolumina vermieden werden, um Epithel- und Endothelschäden zu vermeiden. Allerdings werden diese Beatmungseinstellungen vom wachen Patienten oft schlecht toleriert, sodass die NIV-Erfolgsraten bei den Krankheitsbildern Pneumonie und ARDS relativ niedrig liegen.

Ventilationsstörung

> **Merke**
>
> Die Ursache einer Ventilationsstörung ist in erster Linie die Erschöpfung der Atemmuskelpumpe (Zwerchfell, Interkostalmuskeln, Atemhilfsmuskulatur). Leitsymptom ist eine oft nur mittelgradig ausgeprägte Hypoxämie und eine deutliche Hyperkapnie.

Der gesunde Mensch benötigt in Ruhe nur ca. 1 % der maximal zu Verfügung stehenden Kraft der Atemmuskulatur, um einen ausreichenden Atemzug zu initiieren. Selbst unter Belastung steigt dieser Bedarf auf maximal 5–7 % an, zu keiner Zeit besteht die Gefahr einer alveolären Hypoventilation und damit einer Hyperkapnie. Liegt jedoch (krankheitsbedingt) eine Schwäche der Atemmuskulatur vor, kann die maximale Belastbarkeit der Atemmuskulatur schnell erreicht werden. Diese Maximalleistung kann von der Atemmuskulatur nicht sehr lange erbracht werden; es kommt zur Erschöpfung. Die Atemzüge werden flacher und infolge der dann eintretenden Hypoventilation steigt der arterielle Kohlendioxidpartialdruck (paCO2) an [3].

▶ **Exazerbation der COPD.** Die Exazerbation einer schweren chronisch obstruktiven Bronchitis (COPD) ist ein klassisches Beispiel für ein akutes Atemmuskelpumpenversagen. Im Rahmen einer Verschlechterung der Grunderkrankung nimmt die Obstruktion in den mittleren und kleinen Atemwegen zu. Dies behindert v.a. die Ausatmung und der sogenannte intrinsische PEEP (Positive end-exspiratory Pressure) nimmt zu. Es kommt zur Überblähung der Lunge. Diese Überblähung zwingt die Zwerchfellkuppeln in eine flachere Stellung und führt langfristig zu einer Waagerechtstellung der Rippen (Emphysemthorax). Durch die Änderung der Thoraxgeometrie verschlechtert sich die Effektivität der Muskulatur der Atempumpe. Dieser Verlust an muskulärer Leistung wird zusätzlich durch Medikamente, die bei der Behandlung der COPD Anwendung finden (z.B. Kortikosteroide), ungünstig beeinflusst.

Bei zunehmender Insuffizienz der Atempumpe versuchen die Patienten, die alveoläre Hypoventilation durch eine Erhöhung der Atemfrequenz auszugleichen, was jedoch nur über kurze Zeiträume durchgehalten werden kann [20].

Ein ähnlicher Mechanismus kann zum Scheitern der Entwöhnung bei langzeitbeatmeten Patienten (Weaning) oder zum respiratorischen Versagen nach Extubation führen.

▶ **Andere Erkrankungen.** Auch beim akuten Lungenödem, bei dem zunächst die linksherzinsuffizienzbedingte Gasaustauschstörung im Vordergrund steht, kann sich eine Erschöpfung der Atemmuskelpumpe entwickeln. Klinische Kennzeichen dieser Patienten sind eine ausgeprägte Hypoxämie und eine zunehmende Hyperkapnie.

Weitere Beispiele für Erkrankungen, die mit einem chronischen Atempumpenversagen einhergehen können, sind neuromuskuläre Erkrankungen wie der Morbus Duchenne, das Guillain-Barré-Syndrom, die amyotrophe Lateralsklerose, das Postpoliosyndrom, schwere Wirbelsäulendeformitäten und Erkrankungen der Thoraxwand (beispielsweise nach Tuberkulose oder Lungenoperation; vgl. unten).

▶ **Therapie.** Die Therapie dieser Störungen liegt in erster Linie in der Wiederherstellung einer ausreichenden Ventilation. Gleichzeitig soll der überlasteten Atemmuskelpumpe die Möglichkeit zur Erholung gegeben werden.

> **Praxistipp**
>
> Sowohl bei akuter als auch bei chronischer ventilatorischer Insuffizienz kann eine nicht invasive Beatmung über eine Maske durchgeführt werden [25, 27]. Eine Intubation mit Analgosedierung und die häufig damit verbundenen Komplikationen können vermieden werden

Daraus resultieren eine Verminderung der Beatmungsdauer und Liegezeiten im Krankenhaus sowie eine Reduktion der kurz- und mittelfristigen Mortalität [2, 14].

Kontraindikationen der NIV

Sichere Kontraindikationen für NIV liegen dann vor, wenn der Patient nicht kooperationsfähig ist. Dies gilt bei agitierten Zuständen genauso wie bei soporösem bis komatösem Bild. Husten- und Schluckreflexe müssen erhalten sein, um Aspiration zu vermeiden. Im Gegensatz zur invasiven Beatmung über einen geblockten Orotrachealtubus oder eine geblockte Trachealkanüle stellt die nicht invasive Beatmung mittels Masken keine Sicherung der oberen Atemwege dar. Ein ausgeprägter Sekretverhalt in den unteren Atemwegen fordert eine wiederholte Bronchialtoilette, die bei Maskenbeatmung häufig nicht gewährleistet werden kann und zur Intubation zwingt.

Eine weitere Kontraindikation für NIV sind maligne Herzrhythmusstörungen, die möglicherweise eine Kardioversion oder Defibrillation erforderlich machen.

▶ **Probleme und Abbruchkriterien.** Mögliche Fehlerquellen von NIV müssen bekannt sein und feste Abbruchkriterien sollten definiert werden. Die Sauerstoffsättigung ist der am schnellsten zu messende Parameter. Kommt es nicht zum eindeutigen Ansteigen der Sauerstoffsättigung, muss die Indikation überprüft werden. Weitere häufige Probleme sind große Luftleckagen und eine unzureichende Synchronisation zwischen Patient und Beatmungsgerät.

> **Praxistipp**
>
> Sind alle Fehler ausgeschlossen und bessert sich der Patient innerhalb der ersten 10–15 min nicht, sollte auf invasive Beatmung gewechselt werden. Gleiches gilt bei jeder erneuten Verschlechterung im Laufe der NIV, die nicht kurzfristig durch eine Änderung der Beatmungseinstellung korrigiert werden kann [26].

Infektiologische Aspekte

Durch NIV soll dem Patenten die Belastung und das Risiko einer endotrachealen Intubation erspart werden. Dieses Risiko besteht in erster Linie im Erwerb von beatmungsassoziierten Pneumonien mit nosokomialen Problemkeimen. Die Häufigkeit von beatmungsassoziierten Pneumonien wurde in mehreren klinischen Studien untersucht und scheint bei NIV erheblich niedriger als bei intubierten Patienten zu liegen.

▶ **Risiken für eine Pneumonie.** Eine Zusammenstellung wichtiger Studien zeigt die *relativen Risiken für eine beatmungsassoziierte Pneumonie* bei Patienten mit akuter respiratorischer Insuffizienz. Verglichen wurden nicht invasive Beatmung und invasive Beatmung mittels endotrachealer Intubation [12]. Aufgeführt sind die relativen Risiken, in Klammern ist das Konfidenzintervall (95%) angegeben:
- Guerin (1997): 0,11 (0,01 – 1,74);
- Antonelli (1998): 0,13 (0,02 – 0,94);
- Nava (1998): 0,07 (0,00 – 1,11);
- Nourdine (1999): 0,03 (0,00 – 0,47);
- Girou (2000): 0,36 (0,12 – 1,07);
- Carlucci (2001): 0,54 (0,30 – 0,98);
- Ferrer (2003): 0,40 (0,17 – 0,93);
- *Total (p = 0,0003): 0,29 (0,15 – 0,57).*

Heute ist allgemein akzeptiert, dass nosokomiale Pneumonien bei intubierten Patienten hauptsächlich durch „stille" Aspiration kontaminierter Sekrete aus dem Hypopharynx verursacht werden. Diese Art der Keimverlagerung in die Lunge findet bei NIV nicht statt. NIV erfolgt an wachen Patienten mit ausreichendem Schluck- und Würgereflex, womit die Gefahr einer chronischen Aspiration vermieden werden kann. Pathogene Keime, die aus den Beatmungsgasen in die Lunge transportiert werden, scheinen bei allen Beatmungsverfahren nur eine untergeordnete Rolle zu spielen [10, 13, 19].

4.3.2 Technik

Masken

▶ **Prinzip.** Die Maske bzw. das Interface stellt die druckdichte Verbindung zwischen Beatmungsgerät und Patient her. Die Maske wird auf der Körperoberfläche vor Mund und/oder Nase platziert und mit Haltebändern gegen Verrutschen gesichert. Sie soll sich möglichst genau den Konturen des Gesichts anpassen, um Undichtigkeiten (sog. Luftleckagen) zu vermeiden. Masken bestehen fast immer aus einem transparenten Maskenkörper aus Hart-PVC und weichen Auflagelippen aus Silikon oder sog. Gel-Kissen (▶ Abb. 4.11 **a, b**).

Viele Maskentypen werden mit oder ohne Ausatemventil geliefert. Die meisten Beatmungsgeräte sehen ein passives, patientennahes Abströmen der Ausatmungsluft vor. Dann muss die Maske entweder über ein im Maskenkörper integriertes Ausatemventil verfügen oder es muss ein passives Ausatemventil zwischen Beatmungsschlauch und Maske eingesetzt werden (▶ Abb. 4.12).

▶ **Nasenmaske.** Voraussetzung für eine suffiziente Beatmung mit einer Nasenmaske ist die Vermeidung von Luftleckagen durch den geöffneten Mund. Dieses Phänomen kann v. a. im Schlaf auftreten und wird dann von einigen Patienten gar nicht bemerkt. Luftleckagen durch den Mund können im Schlaf Mikro-Arousals verursachen und durch den Verlust des Atemzugvolumens die Wirkung der Beatmung erheblich abschwächen.

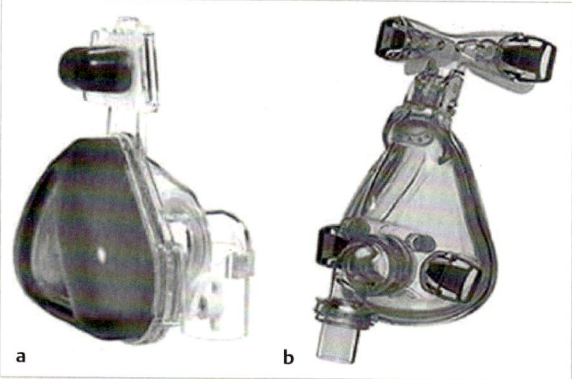

Abb. 4.11 a, b Masken bestehen fast immer aus einem transparenten Maskenkörper aus Hart-PVC und weichen Auflagelippen aus Silikon oder sog. Gel-Kissen.
a Nasenmaske.
b Mund-Nasen-Maske.

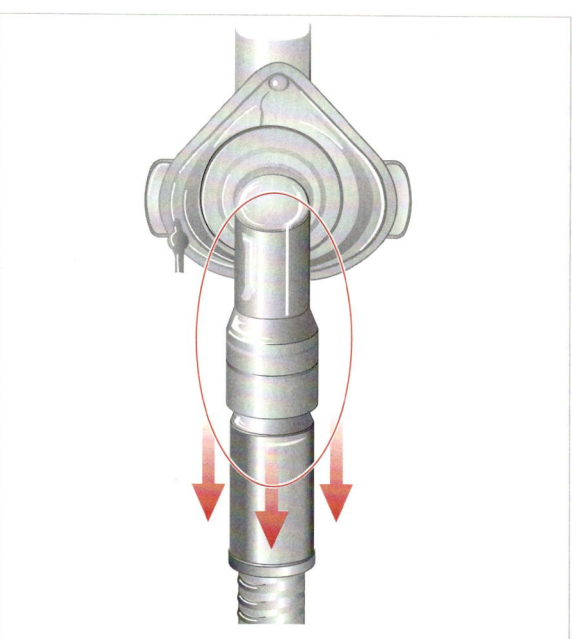

Abb. 4.12 Um die Ausatmungsluft in die Umgebung abzugeben, muss ein zusätzliches Ausatmungsventil in das Beatmungssystem integriert werden.

▶ **Mund-Nasen-Maske.** Sie hat ähnliche Charakteristika wie die Nasenmaske. Durch ihre größere Bauform hat sie einen größeren Totraum, was im klinischen Alltag aber vernachlässigt werden kann. Die Hautpartie im Bereich des Nasenrückens bzw. der Nasenwurzel ist häufig für Druckulzera gefährdet. Dieses Problem konnte in den letzten Jahren durch ein verbessertes Maskendesign deutlich vermindert werden. Voraussetzung ist jedoch, dass die Haltebänder korrekt angelegt werden und übermäßiger Anpressdruck vermieden wird.

▶ **Full-Face-Maske.** Die sog. Full-Face-Maske bzw. Total-Face-Maske (▶ Abb. 4.13) besteht aus einem ovalen, transparenten Maskenkörper und wird durch 4 breite Haltebänder sicher fixiert. Die große Auflagefläche der Silikonlippen verhindert Luftleckagen relativ zuverlässig. Sie kommt bei schwierigen Beatmungsverhältnissen zum Einsatz, wenn die sichere Ventilation Vorrang vor dem Komfort des Patienten hat. Darüber hinaus ist sie bei Problemen mit Mund-Nasen-Masken oder bei eingetretenen Läsionen im Bereich der Gesichtshaut eine akzeptable Alternative, wenn damit ein vorgeschädigtes Hautareal entlastet werden kann.

▶ **Leckageproblematik.** Auch unter optimalen technischen Bedingungen geht die nicht invasive Beatmung immer mit einem erheblichen Verlust an Inspirationsvolumen einher. Unerwünschte Leckagen entstehen an der Kontaktfläche zwischen Maske und Patientenhaut und können durch Verrutschen der Maske ein erhebliches Ausmaß annehmen. Dadurch kann sich die Effektivität der Beatmungstherapie deutlich verschlechtern. Ein Atemminutenvolumen von ca. 7 l/min kann von einem Leckagevolumen von über 50 l/min begleitet sein. Moderne Beatmungsgeräte können kleine bis mittlere Leckagen durch eine entsprechende Erhöhung des Flusses des Beatmungsgases ausgleichen.

▶ **Beatmungshelm.** Die jüngste Interface-Entwicklung für die nicht invasive Beatmung ist der sog. Beatmungshelm. Dabei handelt es sich um einen transparenten Zylinder aus Weich-PVC, der über den Kopf des Patienten gestülpt wird. Kissenartige Elemente dichten den Helm im Hals-/Schulter-Bereich nahezu luftdicht ab. Der Helm wird durch Haltebänder fixiert, die beidseitig unter den Achseln des Patienten straff verspannt werden. Im Vergleich zu NIV mittels Mund-Nasen-Maske scheint der Helm als Interface bei der Therapie der hypoxämischen respiratorischen Insuffizienz mindestens ebenso effektiv zu sein wie Mund-Nasen-Masken. Die Toleranz durch den Patienten ist bei Beatmung über den Helm tendenziell sogar besser. Komplikationen wie Hautirritationen, Magenüberblähung oder Konjunktivitis treten bei der Beatmung mit dem Helm seltener auf [23]. Aufgrund seines großen Totraumes besteht die Gefahr einer erhöhten Kohlendioxidrückatmung. Nur mit Beatmungsgeräten, die über sehr hohe Flussstärken in der Frischluftversorgung verfügen (> 100 l/min), kann eine CO_2-Rückatmung aus dem Totraum des Helms vermieden werden.

Auswahl der Maske – welche Maske in welcher klinischen Situation?

Für die Auswahl von Masken bei der nicht invasiven Beatmung gibt es nur wenige Untersuchungen, die Anhaltspunkte für die Praxis geben könnten. Ein Vergleich zwischen unterschiedlichen Nasen- und Mund-Nasen-Masken zeigte, dass mit allen Typen eine schnelle und relevante Besserung der Blutgase erzielt werden kann. Die Nasenmaske wurde von allen Patienten am besten toleriert.

> **Praxistipp**
>
> Die Anwendung von Mund-Nasen-Masken führt insgesamt zu den besten Therapieergebnissen, sodass bei akuter respiratorischer bzw. ventilatorischer Insuffizienz die Anwendung einer Mund-Nasen-Maske zu bevorzugen ist. Nur wenn diese durch den Patienten nicht toleriert wird, ist der Wechsel auf eine Nasenmaske zu erwägen. Diese Ergebnisse scheinen unabhängig von der zugrunde liegenden Lungenerkrankung zu gelten [18].

Beatmungsgeräte

▶ **Intensivrespiratoren.** Prinzipiell kann mit jedem Beatmungsgerät auch nicht invasiv beatmet werden. Herkömmliche Intensivrespiratoren haben jedoch den Nachteil, dass Luftleckagen im Beatmungssystem nicht toleriert werden. Da jedoch unter Maskenbeatmung immer ein erheblicher Verlust an Beatmungsvolumen zu beobachten ist, führt dies sehr häufig zu Alarmen. Außerdem ist das doppelläufige Schlauchsystem der Intensivrespiratoren so schwer, dass bereits bei geringen Kopfbewegungen des Patienten Zugkräfte auftreten können, die zum Verrutschen der Masken führen.

▶ **NIV-Respiratoren.** Sowohl für die Akutmedizin als auch für den Heimbeatmungsbereich sind Respiratoren erhältlich, die speziell für nicht invasive Beatmung entwickelt wurden (▶ Abb. 4.14). Diese zeichnen sich durch eine hohe Triggerempfindlichkeit und eine gute Leckagekompensation aus. Das Schlauchsystem ist leicht, da nur ein Inspirationsschlauch benötigt wird, während die Exspirationsluft über das passive, patientennahe Ausatemventil abgeleitet wird.

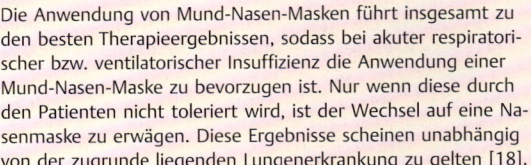

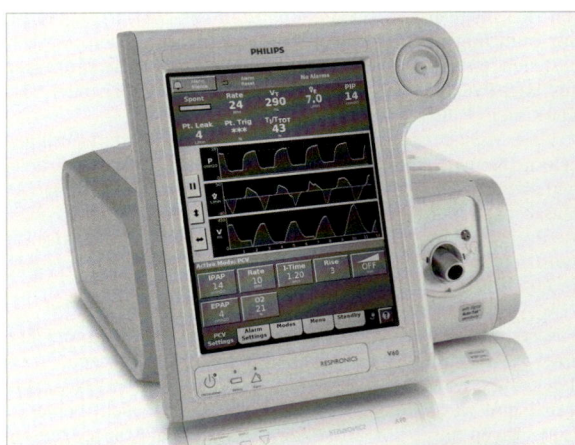

Abb. 4.13 Full-Face- bzw. Total-Face-Maske.

Abb. 4.14 Beatmungsgerät für die nicht invasive Beatmung in der Akutmedizin (Heinen + Löwenstein GmbH & Co.KG, mit freundlicher Genehmigung).

Beatmungsmodi

▶ **CPAP.** Der kontinuierliche positive Atemwegsdruck (CPAP) kann – als einfachste Form der Atemunterstützung – bei Patienten mit akuter hypoxämischer respiratorischer Insuffizienz als Folge eines Lungenödems in vielen Fällen erfolgreich angewendet werden. In klinischen Studien wurde eine Verbesserung der Blutgase, der Atemfrequenz, der Dyspnoe und des Einsatzes der Atemhilfsmuskulatur beobachtet.

▶ **Beatmung mit Druckvorgabe.** Die Beatmung mit Druckvorgabe wird am häufigsten in Form von „Pressure Support Ventilation" (PSV bzw. BiPAP) durchgeführt. Bei diesem Beatmungsmodus erfolgt in Abhängigkeit von der spontanen In- und Exspiration ein Wechsel von einem Ausatmungsdruckniveau (auch PEEP oder CPAP genannt) zu einem oberen Druckniveau. Das erzielte Atemzugvolumen schwankt von Atemzug zu Atemzug. Der Beatmungsmodus PSV wird häufig mit einer Mindestatemfrequenz hinterlegt. Solange die Spontanatmungsfrequenz des Patienten höher ist als die hinterlegte Mindestfrequenz, erfolgt die assistierte Beatmung. Fällt die Spontanatmungsfrequenz unter die Mindestfrequenz, wird der Patient mit der Mindestfrequenz und den eingestellten Beatmungsdrucken kontrolliert beatmet.

Während assistierter Beatmung können sensitive Trigger die Reaktionszeit des Beatmungsgerätes minimieren, wodurch die Atemarbeit des Patienten erheblich reduziert werden kann. Flussgesteuerte Trigger scheinen den bisherigen Drucktriggern deutlich überlegen zu sein [4].

▶ **Beatmung mit Volumenvorgabe.** NIV kann auch mit Volumenvorgabe durchgeführt werden. Aufgrund der fast immer vorhandenen Leckagen im Beatmungssystem kann von dem vorgewählten Volumen ein beträchtlicher Teil verloren gehen, der dann nicht als Tidalvolumen für den Patienten zur Verfügung steht. Maskenleckagen kommen bei volumengesteuerter Beatmung häufiger vor, weil der Druck so lange vom Beatmungsgerät gesteigert wird, bis das Zielvolumen abgegeben wurde. Aus dem gleichen Grund besteht die Gefahr von Aerophagie mit Überdehnung des Magens und von Hautnekrosen durch übermäßigen Maskenanpressdruck. Andererseits ist Volumenvorgabe vorteilhaft, wenn die Compliance des Thorax-Lungen-Systems häufig wechselt [24].

Überwachung des Patienten

Die Überwachung des Patienten durch medizinisches Personal und durch technische Einrichtungen (Monitoring) richtet sich nach dem Schweregrad der Erkrankung und den Möglichkeiten auf der Beatmungsstation.

> **Praxistipp**
>
> Auch unter Minimalbedingungen müssen die Parameter Atemfrequenz, Sauerstoffsättigung (kontinuierlich), Blutdruck, Puls, Vigilanz und klinischer Zustand des Patienten überwacht werden. Dislokationen der Maske müssen kurzfristig korrigiert werden können. Blutgase müssen in kurzen Abständen gemessen werden.

Patienten mit schweren respiratorischen, metabolischen oder hämodynamischen Beeinträchtigungen müssen ein erweitertes Monitoring mittels zentralem Venenkatheter und arteriellem Zugang erhalten.

4.3.3 Klinische Anwendung

Die wichtigsten Indikationen zur Anwendung von nicht invasiver Beatmung sind

- die Exazerbation der chronisch obstruktiven Bronchitis mit akutem hyperkapnischen respiratorischen Versagen,
- das akute kardial bedingte Lungenödem mit akuter hypoxämischer respiratorischer Insuffizienz,
- die Entwöhnung von invasiver Beatmung,
- die respiratorische Insuffizienz nach Extubation.

NIV bei akut exazerbierter COPD

Der frühzeitige Einsatz von NIV kann in dieser Patientengruppe zu einer erheblichen Reduktion der Intubationsrate, der Akutmortalität, der Beatmungsdauer und der Krankenhausaufenthaltsdauer führen. Eine ausgeprägte Azidose (pH < 7,25) ist prognostisch ungünstiger als eine schwere Hyperkapnie. Eine Verbesserung des pH und der Atemfrequenz innerhalb der ersten Stunden nach Beginn der NIV gilt als entscheidender Parameter für den Erfolg der Therapie.

> **Praxistipp**
>
> „Pressure Support Ventilation" sollte als bevorzugter Beatmungsmodus versucht werden. Ein initialer Inspirationsdruck von 15 mbar sollte innerhalb von wenigen Minuten auf 20 – 30 mbar gesteigert werden, der Ausatmungsdruck sollte zwischen 5 und 8 mbar liegen. Die Triggersensitivität ist „empfindlich" einzustellen, die Zeit vom Beginn der Inspiration bis zur Applikation des maximalen Inspirationsdrucks sollte kurz gewählt werden (z. B. 0,1 s).

COPD-Patienten benötigen aufgrund ihres ausgeprägten Lufthungers hohe inspiratorische Flüsse, um nicht in eine Hechelatmung zu verfallen [21].

NIV beim akuten hyperkapnischen Atempumpenversagen (nicht COPD)

Klassische Beispiele für neuromuskuläre Erkrankungen, die zwar meist langsam progredient voranschreiten, jedoch z. B. bei Infekten der Atemwege und der Lunge zu einer akuten Verschlechterung führen können, sind die progressive Muskeldystrophie (Morbus Duchenne), das Guillain-Barré-Syndrom, die amyotrophe Lateralsklerose und Störungen der Thoraxmechanik. Letztere können bei schwerer Kyphoskoliose, nach ausgedehnten thoraxchirurgischen Eingriffen oder als posttuberkulöses Syndrom auftreten. Häufig wird die NIV aufgrund einer chronischen Hyperkapnie elektiv eingeleitet. Liegt jedoch eine akute Verschlechterung einer chronischen ventilatorischen Insuffizienz vor, ist NIV als wichtigste Soforttherapie anzusehen.

> **Praxistipp**
>
> Bei neuromuskulären Erkrankungen werden kontrollierte Beatmungsmodi von den Betroffenen vergleichsweise gut toleriert. Mit kontrollierter Beatmung kann eine maximale Entlastung der Atemmuskulatur erzielt werden. Wenn das Lungenparenchym selbst nicht geschädigt ist, sind moderate Beatmungsdrücke (inspiratorisch 14 – 16 mbar, exspiratorisch 3 – 5 mbar) für eine suffiziente Ventilation ausreichend. Bei dauerhafter Beatmungstherapie genügt bei vielen Patienten eine intermittierende nächtliche Beatmung über 6 – 8 h für die Rekreation der Atemmuskulatur [16].

> **Merke**
>
> Als wichtige Einschränkung ist nochmals anzumerken, dass nicht invasive Beatmung über Masken bei neurologischen Erkrankungen nur dann angezeigt ist, wenn ausreichende Schluck-, Würge- und Hustenreflexe vorhanden sind.

Die bulbäre Symptomatik der amyotrophen Lateralsklerose zwingt daher häufig zur Tracheotomie, um Aspirationen zu vermeiden. Der Patient wird dadurch jedoch seiner letzten Ausdrucksmöglichkeit, der Sprache, beraubt. Diese Konsequenzen müssen vorher mit dem Patienten und der Familie sorgfältig erörtert werden. Etwa die Hälfte der Patienten entscheidet sich unserer Erfahrung nach *gegen* eine Lebensverlängerung durch invasive Beatmung und verzichtet auf diese Therapie.

NIV bei Asthma bronchiale

Der Status asthmaticus mit akutem respiratorischen Versagen hat im Bereich der Atemwege viele pathophysiologische Gemeinsamkeiten mit einer akuten Exazerbation bei COPD. Deshalb kann angenommen werden, dass NIV auch bei Patienten mit schwerem Asthma bronchiale eingesetzt werden kann. Klinische Untersuchungen, die den Erfolg von NIV bei schwerem Asthma belegen könnten, gibt es nur als Einzelfallberichte oder als kleine Kohortenstudien mit geringer Fallzahl. Insgesamt scheint NIV machbar zu sein und mit einer schnelleren Verbesserung der Lungenfunktion, des Aufenthaltes auf der Intensivstation und mit einer Verbesserung des Krankheitsverlaufs einherzugehen [22].

NIV beim kardiogenen Lungenödem

Beim akuten kardial bedingten Lungenödem beruht die therapeutische Wirkung von NIV wahrscheinlich auf der beatmungsinduzierten intrathorakalen Druckerhöhung und der oben beschriebenen Entlastung der Atemmuskulatur. Die intrathorakale Druckerhöhung führt zu einer kombinierten Vor- und Nachlastsenkung am Herzen. Dieser Effekt entspricht dem einer Nitroglyzerin- und ACE-Hemmer-Therapie (ACE = Angiotensin converting Enzyme), er tritt allerdings wesentlich schneller ein. Während beim Gesunden die Anwendung von hohen intrathorakalen Drücken ab ca. 20 mbar zu einer Abnahme des Herzzeitvolumens führt, kann sich beim vorgeschädigten Herzen das Schlagvolumen und der „Cardiac Index" verbessern. Durch den erhöhten intrathorakalen Druck und die damit verbundene Reduzierung des venösen Rückstroms kommt es wahrscheinlich zu einer schnellen Verkleinerung der dilatierten, volumenüberfrachteten Herzhöhlen. CPAP kann in vielen Fällen erfolgreich eingesetzt werden; liegt neben einer Hypoxie gleichzeitig eine Hyperkapnie als Ausdruck der Erschöpfung der Atemmuskelpumpe vor, muss in jedem Fall (nicht invasiv) beatmet werden.

> **Praxistipp**
>
> Der den Bedürfnissen des Patienten am besten entsprechende Beatmungsmodus ist „Pressure Support Ventilation" (PSV), weil der Patient hierbei selbst in der Lage ist, die Atemfrequenz und das I:E-Verhältnis zu bestimmen. Inspiratorische Drücke von 15–20 mbar und exspiratorische Drücke von 5–8 mbar sind in der Regel ausreichend. Die Therapie wird aufgrund der schnellen Reduktion der Dyspnoe von der überwiegenden Anzahl der Patienten gut toleriert.

Die klinischen Studien zum Einsatz von NIV sind jedoch widersprüchlich. Während noch vor einigen Jahren der Einsatz von CPAP/NIV beim kardiogen bedingten Lungenödem klar befürwortet wurde [17], konnte die größte bislang publizierte klinische Studie keinen eindeutigen Vorteil für CPAP/NIV gegenüber der Standardtherapie hinsichtlich 7-Tage-Mortalität und Intubationsrate zeigen. Sowohl CPAP als auch NIV führten jedoch zur schnelleren Reduktion von Dyspnoe, Tachykardie, respiratorischer Azidose und Hyperkapnie [11].

NIV bei Pneumonie

Pneumonie und beginnendes ARDS sind nach heutiger Studienlage Indikationen, bei denen zusätzliche NIV-Therapie hilfreich sein kann, wenn ein bestimmter Schweregrad der Erkrankung nicht überschritten ist (vgl. oben). Begleitendes Organversagen, mit der Notwendigkeit aggressiver Kreislauftherapie, macht genauso eine Intubation erforderlich wie ein hoher intrapulmonaler Rechts-links-Shunt als Ausdruck eines fortgeschrittenen Alveolarkollapses. Dann sind in- und exspiratorische Drücke erforderlich, die sich über eine Maske, d. h. ohne Analgosedierung, nicht applizieren lassen.

NIV bei Weaning

Für den Einsatz von nicht invasiver Beatmung nach Extubation gibt es 2 prinzipiell unterschiedliche Strategien. Bei der ersten wird NIV sofort prophylaktisch eingesetzt, um ein respiratorisches Versagen zu verhindern, bei der zweiten wird die Spontanatmung des Patienten beobachtet und nur im Falle einer erneuten respiratorischen Insuffizienz mit einer NIV begonnen. Ferrer et al. [9] haben beide Vorgehensweisen verglichen und sehen bei Patienten mit chronischen respiratorischen Erkrankungen einen klaren Vorteil für die erste Strategie. Durch das gleiche Vorgehen kann bei postoperativen Patienten nach abdominellen und gefäßchirurgischen Eingriffen von einer Reduktion der Reintubationsrate ausgegangen werden. Ähnlich positiv sind die Daten nach herzchirurgischen, thoraxchirurgischen und neurochirurgischen Eingriffen.

Patienten mit schwerer COPD, die klassische Extubationskriterien immer wieder verfehlten, wurden in mehreren Studien trotzdem extubiert und mit NIV erfolgreich weiterbeatmet. Durch eine Verkürzung der invasiven Beatmungsphase konnte ein erheblicher (und statistisch signifikanter) Rückgang der Mortalität sowie der Beatmungs- und Intensivaufenthaltsdauer erreicht werden [7, 8]. Andererseits wurden in jüngerer Vergangenheit auch Daten publiziert, die die bisher einhellig positiven Berichte nicht reproduzieren konnten [6].

> **Merke**
>
> NIV kommt als Weaning-Methode in Betracht, wobei wie bei allen anderen Indikationen strenge Erfolgskriterien anzuwenden sind (vgl. oben) und ggf. eine frühzeitige Reintubation erwogen werden muss.

> **Kernaussagen**
>
> **Definition**
> Nicht invasive Beatmung bedeutet Beatmung eines Patienten ohne die Verwendung eines endotrachealen Tubus. Mithilfe von druckdichten Masken und anderen „Interfaces" können respiratorisch oder ventilatorisch insuffiziente Patienten beatmet werden.

Nicht invasive Beatmung ist sowohl als Kurzzeitmaßnahme bei akuter respiratorischer Insuffizienz als auch für die langfristige, außerklinische Anwendung geeignet.

Technik

Bei akuter respiratorischer Insuffizienz sollte initial eine Full-Face-Maske, eine Mund-Nasen-Maske oder der Beatmungshelm verwendet werden. Nasenmasken werden von den Patienten besser toleriert, setzen aber eine gute Kooperation voraus. Intensivrespiratoren sind zur nicht invasiven Beatmung nur geeignet, wenn sie über einen „NIV-Modus" verfügen. Ansonsten sind speziell für nicht invasive Beatmung entwickelte Respiratoren leistungsfähiger und verfügen über bessere Triggerfunktionen.

Klinische Anwendung

Die klassischen Beatmungsindikationen sind das hypoxämische respiratorische Versagen bei kardial bedingtem Lungenödem und das hyperkapnische ventilatorische Versagen bei COPD, neuromuskulären Erkrankungen oder schweren Kyphoskoliosen. Für den Einsatz bei der schwierigen Beatmungsentwöhnung und beim respiratorischen Versagen nach Extubation kann der Einsatz von nicht invasiver Beatmung empfohlen werden. Kontraindikationen für nicht invasive Beatmung sind der nicht mitarbeitsfähige Patient, fehlende Husten- und Schluckreflexe, ausgeprägter Sekretverhalt und maligne Herzrhythmusstörungen.

Literatur

[1] American Thoracic Society. International Consensus Conferences in Intensive Care Medicine: Noninvasive positive pressure ventilation in Acute Respiratory Failure. Am J Respir Crit Care Med 2001; 163: 283–291

[2] Antonelli M, Conti G, Rocco M et al. A comparison of noninvasive positive-pressure ventilation and conventional mechanical ventilation in patients with acute respiratory failure. N Engl J Med 1998; 339: 429–435

[3] Becker HF, Schönhofer B, Burchardi H, Hrsg. Nicht-invasive Beatmung. Stuttgart: Thieme; 2005

[4] Calderini E, Confalonieri M, Puccio PG et al. Patient-ventilator asynchrony during noninvasive ventilation: the role of expiratory trigger. Intensive Care Med 1999; 25: 662–667

[5] Carlucci A, Richard JC, Wysocki M et al. SRLF Collaborative Group on Mechanical Ventilation. Noninvasive versus conventional mechanical ventilation. An epidemiologic survey. Am J Respir Crit Care Med 2001; 163: 874–880

[6] Esteban A, Frutos-Vivar F, Ferguson ND et al. A. Noninvasive positive-pressure ventilation for respiratory failure after extubation. N Engl J Med 2004; 350: 2452–2460

[7] Ferrer M, Esquinas A, Arancibia F et al. Noninvasive ventilation during persistent weaning failure: a randomized controlled trial. Am J Respir Crit Care Med 2003; 168: 70–76

[8] Ferrer M, Valencia M, Nicolas JM et al. Early noninvasive ventilation averts extubation failure in patients at risk: a randomized trial. Am J Respir Crit Care Med 2006; 173: 164–170

[9] Ferrer M, Sellarés J, Valencia M et al. Non-invasive ventilation after extubation in hypercapnic patients with chronic respiratory disorders: randomised controlled trial. Lancet 2009; 374: 1082–1088

[10] Girou E, Schortgen F, Delclaux C et al. Association of noninvasive ventilation with nosocomial infections and survival in critically ill patients. JAMA 2000; 284: 2361–2367

[11] Gray A, Goodacre S, Newby DE et al. 3CPO Trialists. Noninvasive ventilation in acute cardiogenic pulmonary edema. N Engl J Med 2008; 359: 142–151

[12] Hess DR. The evidence for noninvasive positive-pressure ventilation in the care of patients in acute respiratory failure: a systematic review of the literature. Respir Care 2004; 49: 810–829

[13] Kohlenberg A, Schwab F, Behnke M et al. Pneumonia associated with invasive and noninvasive ventilation: an analysis of the German nosocomial infection surveillance system database. Intensive Care Med 2010; 36: 971–978

[14] Mehta S, Hill NS. Noninvasive Ventilation. State of the art. Am J Respir Crit Care Med 2001; 163: 540–577

[15] Nava S, Evangelisti I, Rampulla C et al. Human and financial costs of noninvasive mechanical ventilation in patients affected by COPD and acute respiratory failure. Chest 1997; 111: 1631–1638

[16] Nava S, Compagnoni ML. Noninvasive mechanical ventilation in hypercapnic respiratory failure: evidence-based medicine. Monaldi Arch Chest Dis 2000; 55: 345–347

[17] Nava S, Carbone G, DiBattista N et al. Noninvasive ventilation in cardiogenic pulmonary edema: a multicenter randomized trial. Am J Respir Crit Care Med 2003; 168: 1432–1437

[18] Navalesi P, Fanfulla F, Frigerio P et al. Physiologic evaluation of noninvasive mechanical ventilation delivered with three types of masks in patients with chronic hypercapnic respiratory failure. Crit Care Med 2000; 28: 1785–1790

[19] Nourdine K, Combes P, Carton MJ et al. Does noninvasive ventilation reduce the ICU nosocomial infection risk? A prospective clinical survey. Intensive Care Med 1999; 25: 567–573

[20] Pauwels RA, Buist AS, Calverley PM et al. GOLD Scientific Committee. Global strategy for the diagnosis, management, and prevention of chronic obstructive pulmonary disease. NHLBI/WHO Global Initiative for Chronic Obstructive Lung Disease (GOLD) Workshop summary. Am J Respir Crit Care Med 2001; 163: 1256–1276. http://www.goldcopd.com; Stand: 04.05.2012

[21] Ram FS, Picot J, Lightowler J et al. Non-invasive positive pressure ventilation for treatment of respiratory failure due to exacerbations of chronic obstructive pulmonary disease. Cochrane Database Syst Rev 2004; CD 004 104

[22] Ram F, Wellington S, Rowe B et al. Non-invasive positive pressure ventilation for treatment of respiratory failure due to severe acute exacerbations of asthma. Cochrane Database Syst Rev 2005; 20: CD 004 360

[23] Rocco M, Dell'Utri D, Morelli A et al. Noninvasive ventilation by helmet or face mask in immunocompromised patients: a case-control study. Chest 2004; 126: 1508–1515

[24] Schönhofer B, Sonneborn M, Haidl P et al. Comparison of two different modes for noninvasive mechanical ventilation in chronic respiratory failure: volume versus pressure controlled device. Eur Respir J 1997; 10: 184–191

[25] Schönhofer B, Kuhlen R, Neumann P et al. Nichtinvasive Beatmung als Therapie der akuten respiratorischen Insuffizienz. S3-Leitlinie hrsg. von der Deutschen Gesellschaft für Pneumologie und Beatmungsmedizin. Pneumologie 2008; 62: 449–479

[26] Welte T. Nichtinvasive Beatmung bei der akuten respiratorischen Insuffizienz. Pneumologie 2000; 54: 5–9

[27] Windisch W, Brambring J. Budweiser S et al. Nichtinvasive und invasive Beatmung als Therapie der chronischen respiratorischen Insuffizienz S2-Leitlinie hrsg. von der Deutschen Gesellschaft für Pneumologie und Beatmungsmedizin. Pneumologie 2010; 64: 207–240. Im Internet: www.pneumologie.de; Stand: 27.10.2013

4.4 Volumentherapie

C. S. Hartog, M. Bauer, K. Reinhart

4.4.1 Einführung

Das Ziel der Volumentherapie ist die Korrektur und Aufrechterhaltung eines adäquaten intravaskulären Flüssigkeitsvolumens zur Unterstützung der kausalen Therapie. Die praktische Handhabung ist vielerorts geprägt von Glauben und Gewohnheit. In den letzten 20 Jahren wurden einige Konzepte klinischer Anwendung und Überwachung einer Analyse unterzogen. Dies hat zu Verbesserungen in der Behandlung von Volumendefiziten geführt, z. B. bei Sepsis und nach Trauma. Als Beispiel dafür kann die von Rivers vorgeschlagene „Goal-directed Therapy" erwähnt werden, welche für die initiale Volumenreanimation bei septischen Patienten in der Notfallsituation zu erreichende Zielgrößen vorschlägt [47].

Cholera und Krieg waren Katalysatoren in der Entwicklung der Volumentherapie. Die erste intravenöse Infusionstherapie wurde 1832 von Dr. Thomas Latta durchgeführt, der einer Cholerapatientin bikarbonathaltige Kochsalzlösung in die Ellenbogenvene infundierte [17]. Er folgte dem Vorschlag von William O'Shaugnessy, der erstmals das Problem des Flüssigkeitsdefizits erkannte und die Injektion von salzhaltigen Lösungen direkt in die Venen empfahl [17]. Eine breite Umsetzung der Infusionstherapie wurde allerdings erst möglich durch die Entdeckungen und Entwicklungen in den Gebieten der Herz-Kreislauf-Physiologie, der Immunologie und der Infektiologie (▶ Tab. 4.13, [5, 17, 66]).

4.4.2 Verschiedene Plasmaersatzlösungen

Kristalloide Lösungen

▶ **Osmolarität, Tonizität.** Kristalloide Lösungen enthalten Salz und Wasser und können zwischen den Flüssigkeitskompartimenten des Körpers relativ rasch und frei diffundieren. Die Diffusionsrate wird von der *Osmolarität* der Lösung bestimmt. Salzhaltige Lösungen auf 2 Seiten einer semipermeablen Membran entwickeln einen osmotischen Druckgradienten *(Tonizität)*, der von ihrem jeweiligen Salzgehalt bestimmt wird. Kristalloide können *hypo-, iso-* oder *hyperton* sein und entsprechend Wasser abgeben oder anziehen.

▶ **Intravaskulärer Volumeneffekt und Extrazellulärvolumen.** Der *intravaskuläre Volumeneffekt* von kristalloiden Lösungen beträgt ca. ⅓ bis ¼ der eingesetzten Menge. Man muss aber berücksichtigen, dass es nach einem Blut- oder Plasmaverlust auch das Extrazellulärvolumen (EZV) aufzufüllen gilt. Moore [39] zeigte in einem klassischen Versuch bei Freiwilligen, dass das Plasmavolumen (PV) nach Blutverlust von ca. 600 ml innerhalb von 4 h bereits durch Einströmen von Flüssigkeit aus dem EZV wieder aufgefüllt war („transkapilläre Auffüllung"). Von einer Infusion von 2000 ml Ringer-Laktat verblieben 30 % intravaskulär, 50 % im EZV. Interessanterweise blieb die Serumalbuminkonzentration fast unverändert oder stieg während der Kristalloidzufuhr an, was darauf hinweist, dass nicht nur Wasser, sondern auch kolloidale Proteine an den Korrekturbewegungen zwischen Flüssigkeitsräumen beteiligt sind (▶ Abb. 4.15).

Tab. 4.13 Entwicklungsdaten intravenöser Plasmaersatzlösungen.

Jahr	Produkt	Autor	Bemerkungen
1832	hypotone Kochsalzlösung	T. Latta, W. O'Shaughnessy	erste erfolgreiche Infusionstherapie bei Cholera
1883	Ringer-Lösung	S. Ringer	
1896	physiologische Kochsalzlösung	H. Hamburger	
1932	Ringer-Laktat	A. Hartmann	
1917	6 % Gummi arabicum	W. Bayliss	schwere Anaphylaxie, Blutung, Speicherung in der Leber; 1922 warnte die „American Medical Association" vor der Anwendung
1915	Gelatine	J. Hogan	
1942	Humanalbumin	E. Cohn	1942 von der US-Marine erfolgreich getestet und sofort in größerem Umfang im Weltkrieg eingesetzt
1943	Polyvinylpyrrolidon	G. Hecht, H. Weese	im 2. Weltkrieg hunderttausendfach verabreicht, wegen Gewebsspeicherung nach dem Krieg vom Markt genommen
1944	Dextran	A. Grönwall, B. Ingelman	Speicherung in Leber, RES und Niere sowie Koagulopathie; in den 1970er-Jahren für unbedenklich erachtet
1950 – 1962	modifizierte Gelatine	D. H. Campbell, D. Tourtelotte, J. A. Schmidt-Thomé	1978 in den USA wegen Blutungskomplikationen vom Markt genommen
1957 – 1971	Hydroxyethylstärke (HES)	M. Wiedersheim, W. L. Thompson	akutes Nierenversagen bei Intensivpatienten und bei Patienten mit Sepsis, Koagulopathie, Pruritus, Kolloid-Speicherkrankheit, erhöhte Mortalität bei Sepsispatienten

RES = retikuloendotheliales System

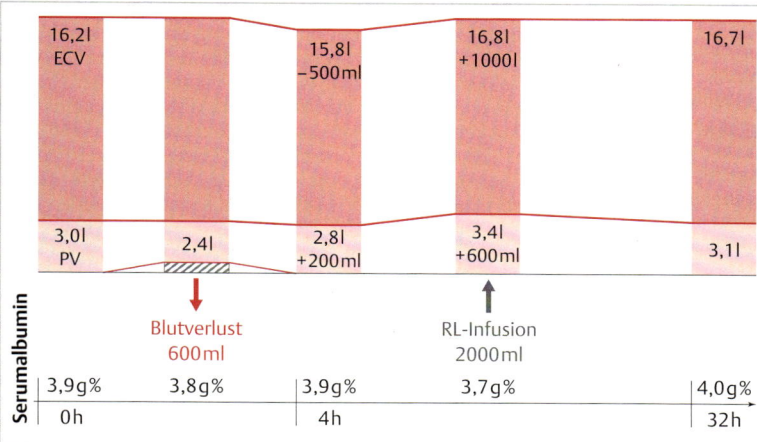

Abb. 4.15 Austausch von Flüssigkeit und Albumin nach Blutverlust und Infusion mit Ringer-Laktat (RL) bei 10 Freiwilligen (Daten nach [39]).
PV = Plasmavolumen, ECV (EZV) = Extrazellulärvolumen.
PV und ECV stehen im Verhältnis von etwa 1 : 5. Nach Blutverlust wird das Plasmavolumen aus dem ECV innerhalb von 4 h bereits nahezu auf das Ausgangsvolumen aufgefüllt. Die Infusion von Ringer-Laktat (~ 8 ml/min) vergrößert das PV um ~ 3 ml/min. Dies entspricht einem PV : ECV-Verteilungsverhältnis von 37 % : 63 % oder etwa 1 : 2. Die Albuminkonzentration im Serum stieg *während* der proteinfreien Infusion im Durchschnitt um 2,9 g%.

NaCl 0,9 % und Ringer-Lösung

▶ **Physiologische Kochsalzlösung.** Die als „normal saline" bzw. *„physiologische Kochsalzlösung"* bezeichnete 0,9 %ige NaCl-Lösung geht auf den holländischen Physiologen Hartog Jacob Hamburger zurück, der 1885 nachwies, dass sie für Erythrozyten von Säugetieren isotonisch ist. Sydney Ringer (1883) beobachtete, dass isolierte Froschherzen länger schlugen, wenn man der NaCl-Lösung Kalium- und Kalziumchlorid hinzufügte. Der Kinderarzt Alexis Hartmann (1934) setzte Laktat hinzu (*Ringer-Laktat*), um einen säureneutralisierenden Effekt zu erzielen [5].

Die Kristalloide NaCl 0,9 % und Ringer-Laktat sind nach wie vor Standardlösungen für eine Volumen- und Flüssigkeitstherapie.

In den letzten Jahren wurden größere Studien bei Intensivpatienten durchgeführt, in denen die Kontrollgruppen jeweils nur mit Kristalloiden ebenso effektiv wie mit Kolloiden behandelt wurden. In einer sehr großen Untersuchung mit annähernd 7000 Patienten, die entweder mit 4 % Albumin oder NaCl 0,9 % behandelt wurden, waren die 28-Tage-Sterblichkeit, die Verweildauer auf der Intensivstation (ITS), der Vasopressorbedarf und die Beatmungsdauer zwischen den beiden Gruppen statistisch nicht verschieden [22]. In einer anderen Studie mit über 500 Sepsispatienten gab es ebenfalls keine Unterschiede bezüglich der 28-Tage-Sterblichkeit, der Beatmungsdauer oder der ITS-Verweildauer zwischen einer Kontrollgruppe gegenüber der Gruppe, die 10 % Hydroxyethylstärke (HES) 200/0,5 erhalten hatte [10]. Damit wurden die Ergebnisse von früheren Metaanalysen bestätigt [43], die keinen Überlebensvorteil für Kolloide zeigten.

▶ **Balancierte Lösungen, Ringer-Lösung.** Balancierte Lösungen wie die Ringer-Lösung weisen einen geringeren Chloridanteil als NaCl 0,9 % auf. Chloridreiche Lösungen können in Abhängigkeit von der Dosis eine vorübergehende hyperchlorämische Azidose herbeiführen [36]. Es gibt derzeit keine überzeugende Evidenz für klinisch relevante Effekte der hyperchlorämischen Azidose auf Nierenfunktion, Blutgerinnung, Blutverluste, Transfusionsbedarf, gastrointestinale Funktion oder Sterblichkeit [27].

▶ **Ringer-Azetat.** Ringer-Laktat wurde in der Folge weiterentwickelt. Laktat wurde durch Azetat ersetzt, um Azidosen zu korrigieren oder durch Pyruvat oder Ketone, die einen immunmodulierenden Einfluss besitzen sollen. *Ringer-Azetat* wird seit den 80er-Jahren des letzten Jahrhunderts in zunehmendem Maße anstelle von Ringer-Laktat eingesetzt, obwohl es kaum vergleichende klinische Daten zur Sicherheit oder Effektivität gibt. Azetat scheint die NO-Synthetase zu induzieren [19, 42] und wirkt dosisabhängig negativ inotrop [57]. Hämofiltration mit einer azetatgepufferten Lösung (35 mmol/l) führte in einer klinischen Untersuchung bei kritisch kranken Patienten zu einer signifikanten Erniedrigung des Herzindex und zu einem erhöhten Vasopressorbedarf [30]. Hämodiafiltration ohne Azetat war dagegen mit weniger Hypotension und einer geringeren Einschränkung der myokardialen Kontraktilität verbunden [56]. Entsprechende Untersuchungen über die Effekte von größeren Mengen azetathaltiger Lösungen zum Volumenersatz fehlen jedoch.

Hypertone Kochsalzlösungen (Small Volume Resuscitation)

Bereits im 1. Weltkrieg wurde vorgeschlagen, hypertone Kochsalzlösung zu verwenden. Anfang der 1980er-Jahre wurde das Konzept wiederentdeckt. Dabei wurde NaCl entweder in 7,2 – 7,5 %iger Lösung allein oder zusammen mit einem hyperonkotisch wirksamen Kolloid (6 % Dextran oder 10 % Hydroxyethylstärke [HES]) eingesetzt. Aus Mangel an klinischen Daten konnten 2 Cochrane-Arbeitsgruppen jedoch weder bei chirurgischen noch bei Intensivpatienten einen Einfluss auf die Sterblichkeit feststellen [14, 35]. Eine durch die US-amerikanischen „National Institutes of Health" (NIH) unterstützte internationale Multicenter-Studie über präklinische Volumentherapie wurde nach Einschluss von 853 Traumapatienten vorzeitig beendet, weil Patienten im Schock, die hypertone bzw. hypertone-hyperosmolare Lösungen erhalten hatten, nicht nur keine verbesserte 28-Tage-Überlebensrate aufwiesen, sondern häufiger akut verstarben [11]. Für Patienten mit Schädel-Hirn-Trauma (SHT) wurde die Studie weitergeführt; jedoch zeigte sich durch die Verwendung von hypertoner oder hypertoner-hyperosmolarer Volumentherapie nach 6 Monaten keine Verbesserung des neurologischen Outcomes bei insgesamt 1331 Patienten [12].

Definition

Während in Deutschland nur kolloidale Lösungen als „Volumenexpander" bezeichnet werden, gelten in den USA auch Kristalloide als „Plasma Expander". Wir sprechen in diesem Artikel übergreifend von „Plasmaersatz". Die Abgrenzung zwischen Flüssigkeitssubstitution und Volumentherapie ist nicht immer einfach zu realisieren.

Kolloide

Der englische Physiologe Ernest Starling erkannte 1896 die Rolle der Plasmaproteine für den Flüssigkeitsaustausch zwischen Gefäßen und Gewebe. Sein Schwager, der Physiologe William Maddock Bayliss, entwickelte 1916 eine 6%ige Lösung aus Gummi arabicum (ein Bindemittel aus dem Pflanzensaft von Akazien), die eine anhaltende Erhöhung des Blutdrucks bewirkte. Bayliss hielt diese kolloidale Flüssigkeit für den idealen Blutersatz. Auf seine Veranlassung hin verwendete der britische Sanitätsdienst im 1. Weltkrieg Gummi arabicum (Gum acacia) als Volumenexpander [66].

Definition

▶ **Kolloide.** Kolloide sind Makromoleküle, die einen kolloidonkotischen Druck entfalten.

▶ **Starling-Landis-Gleichung.** Die Starling-Landis-Gleichung beschreibt den mikrovaskulären Flüssigkeitsaustausch im Gewebe:

$$Jv/A = Kf\,[(Pc - Pi) - \sigma\,(\pi c - \pi i)]$$

Jv/A = resultierende Flüssigkeitsbewegung in einem umschriebenen Gewebeareal
Pc, Pi = kapilläre und interstitielle hydrostatische Drücke
πc, πi = kapilläre und interstitielle kolloidonkotische Drücke
Kf = kapillärer Filtrationskoeffizient, d. h. die Durchlässigkeit der Kapillaren für Wasser
σ = Reflexionskoeffizient der Kapillarmembran für Proteine

▶ **„Kolloid-Paradigma".** Das Kolloid-Paradigma geht auf Bayliss (1920) zurück und besagt, dass Kolloide aufgrund ihres Verbleibens im Gefäßsystem den Kristalloiden überlegen sind, die rasch aus dem Gefäß austreten. Lange Zeit wurde davon ausgegangen, dass Kristalloide mit 3–4-fach höheren Volumen als Kolloide verabreicht werden müssen, um vergleichbare hämodynamische Effekte zu erzielen; im Zustand der erhöhten kapillaren Permeabilität (Capillary Leak) sogar noch mehr.
Neue, große intensivmedizinische Studien zeigen jedoch, dass dieses Verhältnis etwa nur 1–1,4 zu 1 beträgt, d. h., dass für den gleichen Effekt lediglich bis zu 40% mehr Kristalloide infundiert werden müssen. Neue klinische Daten sprechen zusätzlich dafür, dass die Volumentherapie mit kristalloiden Lösungen hinsichtlich der Überlebensrate derjenigen mit kolloiden Lösungen vergleichbar ist.

▶ **Kolloid-Paradigma und Kristalloid-Kolloid-Debatte.** Auf der Grundlage seiner Erfahrungen mit Gummi arabicum formulierte Bayliss 1920 das *Kolloid-Paradigma*, das besagt, dass Kolloide Kristalloiden überlegen sind, weil sie nicht durch die Gefäßmembran austreten, sondern im Gefäßsystem verbleiben und den intravaskulären kolloidonkotischen Druck erhöhen, während kristalloide Lösungen rasch aus dem Gefäßsystem entweichen [8]. Damit begründete Bayliss die *Kristalloid-Kolloid-Debatte*, die bis heute fortdauert (s. ▶ Tab. 4.14). Obwohl Kolloide seit vielen Jahrzehnten eingesetzt werden, konnte bisher nie gezeigt werden, dass sie Kristalloiden im Hinblick auf wichtige klinische Outcomes überlegen waren. Sowohl ältere als auch aktuelle Metaanalysen fanden entweder einen nachteiligen Trend in Bezug auf die Sterblichkeit nach dem Einsatz von Kolloiden, insbesondere bei Traumapatienten [15, 50, 64], oder zeigten keinen Unterschied bezüglich der Mortalität [2, 24, 43].

In den letzten Jahren wurden größere klinische Studien zum Kristalloid-Kolloid-Vergleich durchgeführt, die nachwiesen, dass die Volumentherapie mit NaCl oder Ringer-Laktat bei Intensivpatienten bzw. bei septischen Patienten vergleichbar effektiv ist wie die Therapie mit Albumin, HES oder Dextran [10, 22, 41, 44, 68]. Diese Studien widersprechen in fast allen Punkten dem von Bayliss formulierten Kolloid-Paradigma. In den Kolloidgruppen gab es keine verbesserten Überlebenschancen und auch keine geringere Inzidenz von Lungenödemen [10, 22]. Die über die ersten 4 Tage in den Kristalloidgruppen verabreichten Volumina in den 4 größeren intensivmedizinischen Studien waren etwas höher, betrugen aber nicht das 4-Fache, wie es das Kolloid-Paradigma erwarten ließe, sondern weniger als das 1,4-Fache der in den Kolloidgruppen benötigten Volumina [10, 41, 44, 22], was der klinischen Erfahrung entspricht.

Zusätzlich zur Erfassung des zentralen Venendrucks (ZVD), welcher in den meisten Situationen die Vorlast, die Füllung und die Funktion der Herzkammern reflektiert, ist ein regelmäßiges Monitoring anderer gängiger hämodynamischer Werte sowie der Lungenfunktion, besonders der arteriellen Oxygenierung, indiziert, wenn eine Volumentherapie mit größeren Flüssigkeitsmengen notwendig ist. Ein Grund dafür ist, dass sowohl Kristalloide als auch Kolloide zeitabhängig den intravaskulären Raum verlassen und ins Interstitium übertreten. Es mehren sich die Hinweise, dass eine positive Flüssigkeitsbilanz einen Risikofaktor bezüglich Morbidität und Letalität des Intensivpatienten darstellt [48]. Eine präzise Überwachung von Nierenfunktion und Flüssigkeitsbilanz gehören deshalb bei jeder Volumentherapie zur Standardbetreuung des Patienten. Sowohl kristalloide als auch kolloide Volumentherapie kann ein Lungenödem verursachen, natürlich be-

Tab. 4.14 Historische Kristalloid-Kolloid-Debatte und Ergebnisse aus klinischen Studien.

Effekt	Historische Argumente		Ergebnisse aus großen klinischen Studien
	pro Kristalloide	pro Kolloide	
Volumenwirkung	langsam sowohl im PV als auch im EZV	schnell v. a. im PV	kein Unterschied bzgl. der *definitiven* hämodynamischen Stabilisierung [10, 22, 68][45][42]
Volumenmenge	periphere Ödeme sind klinisch nicht relevant	Kristalloide müssen in einem 4-fach höheren Volumen eingesetzt werden, im "Capillary Leak" sogar noch mehr erforderlich	Kristalloid/Kolloid-Volumenquotient ist bei intensivmedizinischen und septischen Patienten unter 2 [10, 22, 41, 44, 59, 63, 65, 68]
Ödeme	überschüssiges Volumen leicht mobilisierbar, Kolloide dagegen binden Wasser im EZV	Kolloide ziehen Wasser aus dem EZV, Kristalloide dagegen erhöhen Wassergehalt im EZV	Kristalloide oder Kolloide haben keinen differenten Einfluss auf Lungenödem und pulmonale Permeabilität [10, 22, 63, 65]
COP	COP erniedrigt, nicht ausschlaggebend	COP erhöht, reduziert Ödeme	
Kosten	gering	synthetische Kolloide kosten weniger als Albumin bei gleicher Wirkung	bei vergleichbarem klinischem Outcome wesentlich geringere Kosten mit kristalloiden Lösungen

COP = kolloidonkotischer Druck; EZV = extrazelluläres Volumen; PV = Plasmavolumen

sonders bei Überdosierung, einer Linksherzdysfunktion oder einer erhöhten Lungenkapillarpermeabilität.

Bei Patienten mit akutem Atemnotsyndrom (ARDS) hat sich gezeigt, dass die Initiierung einer Negativbilanz 48 h nach der initialen hämodynamischen Stabilisierung mittels einer restriktiven Volumenzufuhr mit dem Einsatz von Diuretika und einem ZVD-Zielparameter < 4 mmHg die Zeit am Beatmungsgerät um 2,4 Tage und den Aufenthalt auf der Intensivstation um 2 Tage verkürzte. In der Vergleichsgruppe mit einer „liberalen" Volumenzufuhr lagen die Zielwerte für den ZVD zwischen 10 und 12 mmHg [67].

Albumin

Albumin ist ein Protein mit einer Größe von ca. 66 kDa (Kilodalton), das von der Leber gebildet wird und dessen Totalmenge im Körper zu circa 60 % im Interstitium und zu 40 % im Blutplasma enthalten ist, wo es das am häufigsten vorkommende Protein ist. Albumin ist heute als 4 %-, 5 %- oder 20 %ige Lösung zur Infusion verfügbar. Da es weitaus teurer ist als Kristalloide oder synthetische Kolloide, ist die Anwendung bestimmten Indikationen vorbehalten.

Nach dem 2. Weltkrieg wurde Albumin zunehmend häufiger eingesetzt, teilweise wurden bis zu 30 % des Arzneimittelbudgets einzelner Einrichtungen [23] dafür verwendet. 1998 ergab eine Cochrane-Analyse, dass die Albumingabe zu erhöhter Sterblichkeit bei intensivmedizinischen Patienten führte [3], dies konnte jedoch in nachfolgenden Metaanalysen nicht bestätigt werden.

Eine Untersuchung an über 3000 Kindern mit schweren Infektionen aus der Subsahara-Region (davon 57 % mit Malaria) zeigte eine vergleichbar hohe Sterblichkeit bei Volumentherapie mit Albumin 5 % oder 0,9 % NaCl [37]. 2004 zeigte die SAFE-Studie, dass 4 % Albumin ähnlich sicher und effektiv ist wie eine 0,9 %ige NaCl-Lösung [22]. Allerdings gab es Besonderheiten bei 2 Subgruppen. In der SAFE-Studie wiesen Patienten mit Schädel-Hirn-Trauma nach Albumingabe eine höhere Sterblichkeit auf als nach Gabe von NaCl 0,9 % [40]. Da die in dieser Studie verwendete Humanalbuminlösung hypoosmolar ist [62] und hypoosmolare Lösungen beim Schädel-Hirn-Trauma zu einer Erhöhung des intrazerebralen Druckes führen können, ist unklar, inwieweit dies in der SAFE-Studie zu der erhöhten Sterblichkeit beigetragen hat. Dagegen legte die SAFE-Studie nahe, dass Patienten mit Sepsis möglicherweise durch Albumin einen Überlebensvorteil haben könnten.

Inzwischen zeigte sich in einer Metaanalyse von Untersuchungen, bei denen Humanalbumin zum Volumenersatz bei Sepsis mit anderen Volumenersatzmitteln verglichen wurde, ein signifikanter Überlebensvorteil zugunsten von Humanalbumin [20]. Eine Studie, bei der bei 800 Patienten mit schwerer Sepsis nach hämodynamischer Stabilisierung 20 % Humanalbumin zur Erzielung eines normalen Humanalbuminspiegels im Serum eingesetzt wurden, zeigte lediglich einen schwachen Trend mit einer um 2 % nicht signifikant höheren Überlebensrate [38]. Eine definitive Bewertung des Nutzens von Humanalbumin bei schwerer Sepsis ist derzeit nicht möglich.

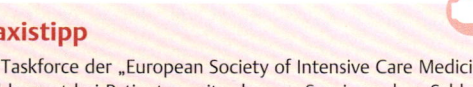

Praxistipp
Die Taskforce der „European Society of Intensive Care Medicine" [45] kommt bei Patienten mit schwerer Sepsis zu dem Schluss, dass der Einsatz von Humanalbumin mit einem geringen Evidenzgrad erwogen werden kann. Bei Schädel-Hirn-Trauma gibt die Taskforce die Empfehlung, Humanalbumin nicht einzusetzen.

Synthetische Kolloide

Gelatine, Dextran und Hydroxyethylstärke (HES) sind synthetische Kolloide, die als Volumenersatz eingesetzt werden. Sie wurden als sichere und kostengünstige Alternativen zu Albumin entwickelt. Synthetische Kolloide wirken über die Erhöhung des kolloidonkotischen Druckes im Plasma; sie haben vergleichbare Nebenwirkungen, deren Mechanismen nicht vollständig bekannt sind: verzögerte und schwächere Gerinnselbildung, Hemmung der Plättchenfunktion [33], akutes Nierenversagen [6,55] und Pruritus [9]. Die klinische Relevanz dieser Effekte ist sehr variabel. Die Nebenwirkungen sind abhängig von der kumulativ verabreichten Dosis. Die Verabreichung von synthetischen Kolloiden zur Volumentherapie ist besonders in Europa weit verbreitet. Waren 1994 noch Albumin und Dextran weltweit die am häufigsten gebrauchten Kolloide, wurden 2004 in Europa HES und Gelatine an erster Stelle genannt [53].

Hydroxyethylstärke (HES)

HES ist ein Glukopolysaccharid, das aus Mais- oder Kartoffelstärke hergestellt wird. Die Moleküle werden hydroxyliert, um den intravaskulären Abbau durch die Serumamylase zu hemmen. Molekülgrößen von verfügbaren HES-Lösungen variieren zwischen 670 000 und 40 000 Dalton und der Substituierungsgrad kann zwischen 0,4 (Tetrastärke), 0,5 (Pentastärke), 0,6 (Hexastärke) oder 0,7 (Hetastärke) liegen. Demnach hat eine HES-200/0,5-Lösung ein molekulares Gewicht von 200 kDa und 5 Hydroxyethylgruppen pro 10 Glukoseeinheiten. HES gibt es als balancierte oder NaCl-basierte Lösung.

Stärke wird im Plasma enzymatisch gespalten und über die Niere ausgeschieden. Ein wesentlicher Anteil wird jedoch über Lysosomen ins Gewebe aufgenommen. Die vorübergehende Akkumulation im Plasma sagt daher wenig über das Ausmaß der Speicherung im Gewebe aus.

▶ **Problematische Kolloidspeicherung.** Bei einer verringerten Nierenfunktion kann es zu einer vermehrten Aufnahme und Speicherung im Interstitium und in Körperorganen kommen. Als Folge der Aufnahme in renale Tubuluszellen können sich sog. „osmotische Nephrosen" entwickeln [21]. Speicherung in Nervenzellen der Haut kann zu Pruritus führen [9]. Gerinnungsstörungen und vermehrte Blutungen haben dazu geführt, dass HES 670/0,7 und HES 200/0,6 in den USA und in Frankreich mit behördlichen Einschränkungen versehen wurden. In Studien mit älteren HES-Lösungen wurden nach Plasmapherese und nach Intensivbehandlung massive Kolloidspeicherungen in Körperorganen, Knochenmark und Gewebeflüssigkeit im Sinne einer lysosomalen Speicherkrankheit beobachtet [4,25,51].

Ältere HES-Lösungen (HES 200/0,6; 200/0,45 und 200/0,5) wurden mit akutem Nierenversagen bei septischen Patienten, bei Nierentransplantierten und bei herzchirurgischen Patienten assoziiert [10,16,18,52,46]. Inzwischen wurde auch nach HES 130/0,4 vermehrt Nierenversagen bei septischen Patienten beschrieben [7]. Bei intensivmedizinischen Patienten fand eine internationale prospektive Kohortenstudie im Auftreten von renalen Nebenwirkungen keinen Unterschied zwischen älteren HES-Lösungen und der modernen HES 130/0,4 [54]. Mehrere Metaanalysen aller randomisierten Studien, die 6 % HES 130/0,4 mit anderen Volumenersatzmitteln verglichen, fanden keinen Hinweis auf signifikante Unterschiede hinsichtlich der Überlebensrate [24,29]. Die zugrunde liegenden Studien waren jedoch relativ klein mit im Median nur 25 Patienten, hatten eine kurze Beobachtungsdauer und fanden meist an Patienten mit elektiven operativen Eingriffen mit einem geringen Risiko für Nierenversagen oder Sterblichkeit statt [29,60]. Oft dienten andere HES-Lösungen oder Gelatine als Kontrollpräparate.

▶ **Volumenwirksamer Effekt.** 2 randomisierte kontrollierte Studien, die bei Patienten mit schwerer Sepsis [28] bzw. Polytrauma [31] die Hypothese untersuchten, dass die Verwendung von 6 % HES 130/0,4 im Vergleich zu 0,9 % NaCl die frühere Aufnahme einer enteralen Nahrungsaufnahme ermöglicht, konnten dies nicht bestätigen. Der Einsatz von 6 % HES 130/0,4 im Vergleich zu 0,9 % NaCl erlaubte bei den Patienten mit schwerer Sepsis die hämodynamische Stabilisierung mit einem leicht geringeren Infusionsvolumen von 330 ml.

Auch in der Studie mit Traumapatienten war in der Subgruppe der Patienten mit penetrierendem Trauma der Volumenbedarf mit HES signifikant geringer, während sich bei den Patienten mit stumpfem Trauma kein Unterschied zwischen den beiden Therapieregimes zeigte. In dieser Patientengruppe war bei den Patienten, die 6% HES 130/0,4 erhalten hatten, ein 2- bis 5-facher, also signifikant höherer Bedarf an Blut und Gerinnungsprodukten zu verzeichnen [31].

▶ **90-Tage-Sterblichkeit und Nierenersatztherapie.** In beiden Studien zeigte sich für die Sterblichkeit jeweils kein signifikanter Unterschied zwischen HES und NaCl 0,9%, jedoch war die absolute Sterblichkeit bei Traumapatienten in der HES-Gruppe um 11% höher [32]. In der Subgruppe der Patienten mit penetrierendem Trauma, die HES erhielten, zeigten sich nach 4h ein signifikant niedrigerer Laktatwert und anhand der RIFLE-Kriterien (RIFLE = Risk, Injury, Failure, Loss, End-Stage renal Disease) signifikant weniger Nierenversagen, aber kein Unterschied in der Notwendigkeit für eine Nierenersatztherapie [31]. Die vorliegenden Studien haben aufgrund der kleinen Fallzahlen und der methodischen Schwächen den Nachweis einer verbesserten Sicherheit der modernen HES-130/0,4-Lösung nicht erbracht.

Inzwischen sind die Resultate von 2 großen intensivmedizinischen Studien publiziert. In der mit ca. 7000 Intensivpatienten durchgeführten CHEST-Studie, in der der Einsatz von 6% HES 130/0,4 mit dem von 0,9% NaCl verglichen wurde [41], war die 90-Tage-Sterblichkeit in der HES-Gruppe nicht signifikant höher als in der NaCl-Gruppe (18% vs. 17%), während die Notwendigkeit für eine Nierenersatztherapie signifikant häufiger war (7% vs. 5,8%) [41]. In der skandinavischen 6S-Studie, die an ca. 800 Sepsispatienten durchgeführt wurde und 6% HES 130/0,42 mit Ringer-Azetat verglich, war in der HES-Gruppe sowohl die 90-Tage-Sterblichkeit signifikant höher (51% vs. 43%) als auch die Häufigkeit des dialysepflichtigen Nierenversagens (22% vs. 16%) [44].

Jüngste Metaanalysen, die diese aktuellen Studien einbeziehen, zeigen, dass die Behandlung von akut erkrankten Patienten mit 6% HES 130/0,4 oder HES 130/0,42 im Vergleich zu Kristalloiden, anderen HES-Lösungen oder Gelatine mit einem signifikant höheren Risiko für Nierenersatzverfahren (relatives Risiko 1,25 [95% Konfidenzintervall 1,08–1,44]) und einer höheren Sterblichkeit (relatives Risiko 1,08, [1,00–1,17]) einhergeht [24].

> **Praxistipp**
>
> Die von der „European Society of Intensive Care Medicine" eingesetzte „Task Force on Colloids" [45] empfahl deshalb, neuere HES-Präparate bei Patienten mit einem erhöhten Risiko für Nierenversagen nicht mehr oder nur noch im Rahmen von klinischen Studien einzusetzen. Inzwischen haben die europäischen und amerikanischen Zulassungsbehörden die Zulassung von HES überprüft. Die Europäische Arzneimittelbehörde entschied, dass HES bei Patienten mit Sepsis, bei kritisch kranken Patienten sowie bei Patienten mit Verbrennungen und bei Patienten mit intrakranieller und zerebraler Blutung kontraindiziert ist. HES-haltige Infusionslösungen können weiterhin für eine eingeschränkte Patientenpopulation angewendet werden. So kann HES weiter bei Patienten mit Volumenmangel aufgrund von akutem Blutverlust eingesetzt werden, wenn die Behandlung mit kristalloiden Infusionslösungen allein nicht ausreichend ist. In diesen Fällen sollen allerdings zusätzliche Maßnahmen zur Risikominimierung getroffen werden.

Gelatine

Gelatinepräparate bestehen aus Polypeptiden tierischen Ursprungs mit einem Molekulargewicht zwischen 30 und 35 kDa, die durch Succinylierung oder Harnstoffvernetzung modifiziert sind. Sie werden ebenfalls renal ausgeschieden. Gelatine hat ein geringeres Molekulargewicht als die anderen synthetischen Kolloide, wird in geringeren Konzentrationen (3–4%ige Lösungen) verabreicht und in klinischen Studien oft als Vergleichslösung verwendet.

▶ **Nebenwirkungen.** Gelatine weist prinzipiell ein ähnliches Nebenwirkungsspektrum auf wie andere synthetische Kolloide. Gelatinelösungen können die Gerinnung beeinträchtigen und zu einem sekundären Von-Willebrand-Syndrom führen [33]. In den USA war eine 6%ige Gelatine als Plasmaexpander verwendet worden, deren Marktzulassung von der FDA jedoch 1978 zurückgezogen wurde wegen der Gefahr der erhöhten Blutviskosität und des erhöhten Blutungsrisikos [61]. Insgesamt ist die klinische Datenlage zu Gelatine dürftig, obwohl es seit über 60 Jahren in klinischem Gebrauch ist, und lässt keine belastbaren Aussagen über Effektivität oder Sicherheit dieses Plasmaersatzes zu [58]. Die in den letzten Jahren erschienenen Kohortenstudien mit intensivmedizinischen Patienten zeigten, dass das Risiko für renale Nebenwirkungen nach der Verabreichung von Gelatine oder HES vergleichbar und jeweils signifikant höher ist als nach Kristalloiden [7].

Auch in einer tierexperimentellen Studie fanden sich vergleichbare nephrotoxische Wirkungen unter Gelatine und HES 130/0,4, die signifikant ausgeprägter waren als unter Ringer-Laktat [49]. In Metaanalysen fand sich bislang kein Vorteil von Gelatine gegenüber Kristalloiden oder anderen Kolloiden [13, 43]. Eine Metaanalyse ergab eine höhere Sterblichkeit bei Kindern mit Malaria, wenn anstelle von Albumin als Volumentherapie Gelatine oder 0,9% NaCl verabreicht worden war [1]. Bei operativen Patienten war harnstoffvernetzte Gelatine im Vergleich zu kristalloiden Lösungen oder HES mit einer 3- bis 5-fach erhöhten Inzidenz von schweren anaphylaktischen Reaktionen assoziiert [34].

> **Praxistipp**
>
> Wegen des fehlenden Nachweises einer klinischen Überlegenheit von Gelatine und deutlichen Hinweisen auf Nebenwirkungen bei gleichzeitigem Vorhandensein von Alternativen legt die Taskforce der ESICM nahe [45], Gelatine bei Patienten mit Risiko für Nierenversagen und bei Patienten mit erhöhter Blutungsgefahr nur im Kontext klinischer Studien einzusetzen. Der Evidenzgrad dieser Empfehlung wurde als gering eingeschätzt.
> Für Patienten mit Schädel-Hirn-Trauma, Schlaganfall und Subarachnoidalblutung gibt es Hinweise dafür, dass synthetische Kolloide zu erhöhtem Transfusionsbedarf, vermehrten Blutungskomplikationen, Übersterblichkeit und zu schlechterem neurologischen Status führen können. Deshalb empfiehlt die Taskforce der ESICM, synthetische Kolloide bei diesen Patienten nicht einzusetzen [45].

Dextran

Dextrane sind bakterielle Produkte mit einem Molekulargewicht zwischen 40 und 70 kDa. Sie können anaphylaktische Reaktionen durch Kreuzreaktivität gegen bakterielle Polysaccharide auslösen und machen eine prophylaktische Hapten-Infusion erforderlich, um zirkulierende Antikörper zu binden. Dextrane werden über die Nieren ausgeschieden. Früher wurden diese Substanzen eingesetzt, um die Mikrozirkulation zu verbessern, heutzutage werden sie jedoch kaum noch verwendet. Weder in einer großen klinischen Studie [68] noch in Metaanalysen fand sich ein Vorteil gegenüber Kristalloiden oder anderen Kolloiden [13, 43].

4.4.3 Zusammenfassung

Merke
Die Volumentherapie kann in der Klinik mit verschiedenen Lösungen durchgeführt werden. Bisher konnte für *kein* Volumenersatzmittel ein eindeutiger Überlebensvorteil gezeigt werden. Bei der Wahl des Volumenersatzes ist deshalb das Nutzen-Risiko-Verhältnis entscheidend.

Alle Substanzen führen bei unsachgemäßer Dosierung zur Schädigung des Patienten. Die engmaschige Kontrolle der Auswirkungen der Volumentherapie auf die Vitalfunktionen ist deshalb ebenso essenziell wie die Beachtung von möglichen Langzeitfolgen spezifischer Volumenersatzmittel. Die derzeitigen Empfehlungen zur Wahl des Volumenersatzes basieren inzwischen auf großen Studien mit intensivmedizinischen und septischen Patienten.

Nach der derzeitigen Datenlage gibt es keine Hinweise darauf, dass Kolloide den kristalloiden Lösungen überlegen sind, jedoch gibt es deutliche Hinweise auf unerwünschte Nebenwirkungen von synthetischen Kolloiden.

Merke
Hypoosmolare Lösungen sollten bei Patienten mit Schädel-Hirn-Trauma oder intrakraniellen Blutungen vermieden werden.

Kernaussagen

Einführung
Das Ziel der Volumentherapie ist die Korrektur und Aufrechterhaltung eines adäquaten intravaskulären Flüssigkeitsvolumens zur Unterstützung der kausalen Therapie.
Grundlage der Volumentherapie und Flüssigkeitssubstitution zur Deckung des Basisbedarfs ist die intravenöse Zufuhr kristalloider Lösungen. Die Entscheidung, Kolloide zuzusetzen, beruhte bislang auf der Überlegung, dass diese Makromoleküle aufgrund ihrer längeren Verweildauer im Gefäß effektivere Volumenexpander sind (Kolloid-Paradigma).

Verschiedene Plasmaersatzlösungen
Einerseits kann eine schnelle, initiale Volumentherapie in der Frühphase des Schocks, solange Zeichen einer Hypovolämie bzw. einer ungenügenden Gewebeoxygenierung bestehen, die Überlebensrate verbessern. Andererseits verkürzt eine restriktive Volumenzufuhr und das Erzielen einer negativen Flüssigkeitsbilanz nach der Akutphase möglicherweise die Beatmungs- und Aufenthaltsdauer auf der Intensivstation.
Neuere klinische Daten zeigen, dass der volumenwirksame Effekt der Kolloide überschätzt wurde und nicht zu verbesserten klinischen Resultaten beiträgt. Bislang konnte kein Überlebensvorteil durch synthetische Kolloide gezeigt werden. HES, Gelatine und Dextran haben dosisabhängige Nebenwirkungen, u. a. auf die Blutgerinnung und die Nierenfunktion. Für kristalloide Lösungen sind Nebenwirkungen praktisch nur als Folge einer Überdosierung/Volumenüberlastung bekannt. Beim Einsatz von kristalloiden Lösungen ist zu berücksichtigen, dass die im Vergleich zu Kolloiden benötigten Volumina bis zu 40 % höher sein können, jedoch keinesfalls mehr als das Doppelte einer entsprechenden Kolloiddosis betragen.
Zur Volumenüberlastung kann es unter beiden Substanzgruppen kommen. Die engmaschige Kontrolle der kardiorespiratorischen Indikatoren für eine Volumenüberlastung ist wichtig. Die bekannten Nebenwirkungen von synthetischen Kolloiden sind nicht nur von der Tagesdosis, sondern auch von der kumulativen Dosis abhängig. Bei Sepsis, renaler Vorschädigung und erhöhter Blutungsneigung sind synthetische Kolloide kontraindiziert.

Zusammenfassung
Kristalloide sind erste Wahl für die Volumentherapie. Sie sind kostengünstig und effektiv. Nebenwirkungen sind nur infolge einer Überdosierung und Volumenüberlastung bekannt.
Für die synthetischen Kolloide HES oder Gelatine ließ sich kein Behandlungsvorteil bestätigen. Potenzielle Nebenwirkungen sind Nierenschäden, Blutungsanomalien, Juckreiz und Organspeicherung. Die synthetischen Kolloide HES oder Gelatine sind deshalb auf Basis der derzeitigen Datenlage für Patienten mit renaler Vorschädigung und erhöhter Blutungsneigung nicht geeignet und bei Intensiv- und Sepsispatienten auch unabhängig von renaler Vorschädigung und erhöhter Blutungsneigung kontraindiziert.
Die Europäische Zulassungsbehörde hat deshalb die Effektivität und Sicherheit von HES neu bewertet. HES sollte bei kritisch Kranken, bei Patienten mit Sepsis und Verbrennungen nicht mehr verwendet werden.

Literatur

[1] Akech S, Gwer S, Idro R et al. Volume expansion with albumin compared to gelofusine in children with severe malaria: results of a controlled trial. PLoS Clin Trials 2006; 1(5): e21
[2] Alderson P, Bunn F, Lefebvre C et al. Human albumin solution for resuscitation and volume expansion in critically ill patients. Cochrane Database Syst Rev 2004 (4): CD 001 208
[3] [Anonymous] Human albumin administration in critically ill patients: systematic review of randomised controlled trials. Cochrane Injuries Group Albumin Reviewers. BMJ 1998; 317 (7153): 235–240
[4] Auwerda JJ, Leebeek FW, Wilson JH et al. Acquired lysosomal storage caused by frequent plasmapheresis procedures with hydroxyethyl starch. Transfusion 2006; 46(10): 1705–1711
[5] Awad S, Allison SP, Lobo DN. The history of 0.9% saline. Clin Nutr 2008; 27(2): 179–188
[6] Barron ME, Wilkes MM, Navickis RJ. A systematic review of the comparative safety of colloids. Arch Surg 2004; 139(5): 552–563
[7] Bayer O, Reinhart K, Sakr Y et al. Renal effects of synthetic colloids and crystalloids in patients with severe sepsis: a prospective sequential comparison. Crit Care Med 2011; 39 (6): 1335–1342
[8] Bayliss WM. The action of gum acacia on the circulation. JPET 1920; 15(1): 29–74
[9] Bork K. Pruritus precipitated by hydroxyethyl starch: a review. Br J Dermatol 2005; 152(1): 3–12
[10] Brunkhorst FM, Engel C, Bloos F et al. Intensive insulin therapy and pentastarch resuscitation in severe sepsis. N Engl J Med 2008; 358(2): 125–139
[11] Bulger EM, May S, Kerby JD et al. Investigators ROC. Out-of-hospital hypertonic resuscitation after traumatic hypovolemic shock: a randomized, placebo controlled trial. Annals of Surgery 2010; 253(3): 431–441
[12] Bulger EM, May S, Brasel KJ et al. Investigators ROC. Out-of-hospital hypertonic resuscitation following severe traumatic brain injury: a randomized controlled trial. JAMA, 2010; 304 (13): 1455–1464
[13] Bunn F, Trivedi D, Ashraf S. Colloid solutions for fluid resuscitation. Cochrane Database Syst Rev 2008; 1: CD 001 319
[14] Bunn F, Roberts I, Tasker R et al. Hypertonic versus near isotonic crystalloid for fluid resuscitation in critically ill patients. Cochrane Database Syst Rev 2008; 3: CD 002 045

[15] Choi PT, Yip G, Quinonez LG et al. Crystalloids vs. colloids in fluid resuscitation: a systematic review. Crit Care Med 1999; 27(1): 200–210
[16] Cittanova ML, Leblanc I, Legendre C et al. Effect of hydroxyethyl starch in brain-dead kidney donors on renal function in kidney-transplant recipients. Lancet 1996; 348(9042): 1620–1622
[17] Cosnett JE. The origins of intravenous fluid therapy. Lancet 1989; 1(8641): 768–771
[18] Dart AB, Mutter TC, Ruth CA et al. Hydroxyethyl starch (HES) versus other fluid therapies: effects on kidney function. Cochrane Database Syst Rev 2010; 1: CD 007 594
[19] Daugirdas JT. Dialysis hypotension: a hemodynamic analysis. Kidney Int 1991; 39(2): 233–246
[20] Delaney AP, Dan A, McCaffrey J et al. The role of albumin as a resuscitation fluid for patients with sepsis: a systematic review and meta-analysis. Crit Care Med 2011; 39(2): 386–391
[21] Dickenmann M, Oettl T, Mihatsch MJ. Osmotic nephrosis: acute kidney injury with accumulation of proximal tubular lysosomes due to administration of exogenous solutes. Am J Kidney Dis 2008; 51(3): 491–503
[22] Finfer S, Bellomo R, Boyce N et al. A comparison of albumin and saline for fluid resuscitation in the intensive care unit. N Engl J Med 2004; 350(22): 2247–2256
[23] Gammage G. Crystalloid versus colloid: is colloid worth the cost? Int Anesthesiol Clin 1987; 25(1): 37–60
[24] Gattas D, Dan A, Myburgh J et al: Fluid resuscitation with 6 % Hydroxyethyl Starch (130/0.4): Systematic review of effects on mortality and treatment with renal replacement therapy. Intensive Care Med [in press]
[25] Ginz HF, Gottschall V, Schwarzkopf G et al. Excessive tissue storage of colloids in the reticuloendothelial system. Anaesthesist 1998; 47(4): 330–334
[26] Groeneveld AB, Navickis RJ, Wilkes MM. Update on the comparative safety of Ccolloids: a systematic review of clinical studies. Ann Surg 2011; 253(3): 470–483
[27] Guidet B, Soni N, Della Rocca G et al. A balanced view of balanced solutions. Crit Care 2010; 14(5): 325
[28] Guidet B, Martinet O, Boulain T et al. Assessment of hemodynamic efficacy and safety of 6% hydroxyethylstarch 130/0.4 versus 0.9 % NaCl fluid replacement in patients with severe sepsis: The CRYSTMAS study. Critical Care 2012; 16: R94
[29] Hartog CS, Kohl M, Reinhart K. A systematic review of third-generation hydroxyethyl starch (HES 130/0.4) in resuscitation: safety not adequately addressed. Anesth Analg 2011; 112(3): 635–645
[30] Heering P, Ivens K, Thumer O et al. The use of different buffers during continuous hemofiltration in critically ill patients with acute renal failure. Intensive Care Med 1999; 25 (11): 1244–1251
[31] James MF, Michell WL, Joubert IA et al. Resuscitation with hydroxyethyl starch improves renal function and lactate clearance in penetrating trauma in a randomized controlled study: the FIRST trial (Fluids in Resuscitation of Severe Trauma). Br J Anaesth 2011; 107: 693–702
[32] James MF, Michell WL, Joubert IA et al. Re: Hydroxyethyl starch in patients with trauma, author's reply. Br J Anaesth 2011. Im Internet: http://bja.oxfordjournals.org/content/107/5/693.long/reply#brjana_el_7942; Stand: 03.03.2013
[33] Levi M, Jonge E. Clinical relevance of the effects of plasma expanders on coagulation. Semin Thromb Hemost 2007; 33 (8): 810–815
[34] Lorenz W, Duda D, Dick W et al. Incidence and clinical importance of perioperative histamine release: randomised study of volume loading and antihistamines after induction of anaesthesia. Trial Group Mainz/Marburg. Lancet 1994; 343(8903): 933–940
[35] McAlister V, Burns KE, Znajda T et al. Hypertonic saline for peri-operative fluid management. Cochrane Database Syst Rev 2010; 1: CD 005 576
[36] McFarlane C, Lee A. A comparison of Plasmalyte 148 and 0.9 % saline for intra-operative fluid replacement. Anaesthesia 1994; 49(9): 779–781
[37] Maitland K, Kiguli S, Opoka RO et al. Mortality after fluid bolus in African children with severe infection. N Engl J Med 2011; 364: 2483–2495. Im Internet: http://www.nejm.org/doi/full/10 1056/NEJMoa1101549; Stand: 03.03.2013
[38] Mira JP, Charpentier J et al. Early albumin resuscitation during septic shock. Multicenter, prospective, randomized, controlled open study albumin 20% versus saline. 2011; http://www.clinicaltrials.gov/ct2/results?term=NCT 0 032 7704; Stand: 07.05.2012
[39] Moore FD, Dagher FJ, Boyden CM et al. Hemorrhage in normal man. I. distribution and dispersal of saline infusions following acute blood loss: clinical kinetics of blood volume support. Ann Surg 1966; 163(4): 485–504
[40] Myburgh JA, Cooper DJ, Finfer S et al. Saline or albumin for fluid resuscitation in patients with traumatic brain injury. N Engl J Med 2007; 357(9): 874–884
[41] Myburgh JA, Finfer S, Bellomo R et al. Hydroxyethyl starch or saline for fluid resuscitation in intensive care. N Engl J Med 2012; 367:1901–1911
[42] Noris M, Todeschini M, Casiraghi F et al. Effect of acetate, bicarbonate dialysis, and acetate-free biofiltration on nitric oxide synthesis: implications for dialysis hypotension. Am J Kidney Dis 1998; 32(1): 115–124
[43] Perel P, Roberts I. Colloids versus crystalloids for fluid resuscitation in critically ill patients. Cochrane Database Syst Rev 2012; 4: CD 000 567
[44] Perner A, Haase N, Guttormsen AB et al. Hydroxyethyl starch 130/0.42 versus Ringer's acetate in severe sepsis. N Engl J Med 2012; 367(2): 124–134
[45] Reinhart K, Perner A, Sprung CL et al. Consensus statement of the ESICM task force on colloid volume therapy in critically ill patients. Intensive Care Med 2012; 38: 368–383
[46] Rioux JP, Lessard M, De Bortoli B et al. Pentastarch 10% (250 kDa/0.45) is an independent risk factor of acute kidney injury following cardiac surgery. Crit Care Med 2009; 37(4): 1293–1298
[47] Rivers E, Nguyen B, Havstad S et al. Early goal-directed therapy in the treatment of severe sepsis and septic shock. N Engl J Med 2001; 345(19): 1368–1377
[48] Sakr Y, Vincent JL, Reinhart K et al. High tidal volume and positive fluid balance are associated with worse outcome in acute lung injury. Chest 2005; 128(5): 3098–3108
[49] Schick MA, Isbary TJ, Schlegel N et al. The impact of crystalloid and colloid infusion on the kidney in rodent sepsis. Intensive Care Med 2010; 36(3): 541–548
[50] Schierhout G, Roberts I. Fluid resuscitation with colloid or crystalloid solutions in critically ill patients: a systematic review of randomised trials. BMJ 1998; 316(7136): 961–964
[51] Schmidt-Hieber M, Loddenkemper C, Schwartz S et al. Hydrops lysosomalis generalisatus – an underestimated side effect of hydroxyethyl starch therapy? Eur J Haematol 2006; 77(1): 83–85
[52] Schortgen F, Lacherade JC, Bruneel F et al. Effects of hydroxyethyl starch and gelatin on renal function in severe sepsis: a multicentre randomised study. Lancet 2001; 357(9260): 911–916

[53] Schortgen F, Deye N, Brochard L. Preferred plasma volume expanders for critically ill patients: results of an international survey. Intensive Care Med 2004; 30(12): 2222–2229
[54] Schortgen F, Girou E, Deye N et al. The risk associated with hyperoncotic colloids in patients with shock. Intensive Care Med 2008; 34(12): 2157–2168
[55] Schortgen F, Brochard L. Colloid-induced kidney injury: experimental evidence may help to understand mechanisms. Crit Care 2009; 13(2): 130
[56] Selby NM, Fluck RJ, Taal MW et al. Effects of acetate-free double-chamber hemodiafiltration and standard dialysis on systemic hemodynamics and troponin T levels. Asaio J 2006; 52(1): 62–69
[57] Sztajzel J, Ruedin P, Stoermann C et al. Effects of dialysate composition during hemodialysis on left ventricular function. Kidney Int Suppl 1993; 41: S60–66
[58] Thomas-Rueddel DO, Vlasakov V, Reinhart K et al: Safety of gelatin for volume resuscitation – a systematic review and meta-analysis. Intensive Care Med 2012; 38:1134–1142
[59] Upadhyay M, Singhi S, Murlidharan J et al. Randomized evaluation of fluid resuscitation with crystalloid (saline) and colloid (polymer from degraded gelatin in saline) in pediatric septic shock. Indian Pediatr 2005; 42(3): 223–231
[60] US Department of Health and Human Services, Public health service, Food and Drug Administration (FDA). NDA REVIEW MEMO (MID-CYCLE). 6% hydroxyethyl starch 130/0.4 in 0.9% sodium chloride – treatment and prophylaxis of hypovolemia. Accessed 20 November 2010. Im Internet: www.fda.gov/downloads/BiologicsBloodVaccines/BloodBloodProducts/ApprovedProducts/NewDrugApplicationsNDAs/UCM083393.pdf; Stand: 03.03.2013
[61] US Department of Health and Human Services, Food and Drug Administration. 21 CFR Part 216 (Docket No. 98N-0655), List of drug products that have been withdrawn or removed from the market for reasons of safety or effectiveness. Assessed 30 November 2010; 63(195): 54082–54089. Im Internet: www.fda.gov/ohrms/dockets/98fr/100898b.txt; Stand 03.03.2013
[62] Van Aken HK, Kampmeier TG, Ertmer C, Westphal M. Fluid resuscitation in patients with traumatic brain injury: what is a SAFE approach? Curr Opin Anaesthesiol 2012; 25(5): 535–563
[63] van der Heijden M, Verheij J, van Nieuw Amerongen GP et al. Crystalloid or colloid fluid loading and pulmonary permeability, edema, and injury in septic and nonseptic critically ill patients with hypovolemia. Crit Care Med 2009; 37(4): 1275–1281
[64] Velanovich V. Crystalloid versus colloid fluid resuscitation: a meta-analysis of mortality. Surgery 1989; 105(1): 65–71
[65] Verheij J, van Lingen A, Raijmakers PG et al. Effect of fluid loading with saline or colloids on pulmonary permeability, oedema and lung injury score after cardiac and major vascular surgery. Br J Anaesth 2006; 96(1): 21–30
[66] Wiebecke D, Fischer K, Keil G et al. Zur Geschichte der Transfusionsmedizin in der ersten Hälfte des 20. Jahrhunderts (unter besonderer Berücksichtigung ihrer Entwicklung in Deutschland). Transfus Med Hemother 2004; 31 (Suppl. 2): 12–31
[67] Wiedemann HP, Wheeler AP, Bernard GR et al. Comparison of two fluid-management strategies in acute lung injury. N Engl J Med 2006; 354(24): 2564–2575
[68] Wills BA, Nguyen MD, Ha TL et al. Comparison of three fluid solutions for resuscitation in dengue shock syndrome. N Engl J Med 2005; 353(9): 877–889

4.5 Grundlagen der Transfusionsmedizin

W. Sibrowski, P. Krakowitzky, R. Kelsch

Für die Blutversorgung werden in Deutschland jährlich etwa 4 Mio. Blutspenden benötigt. In erster Linie werden daraus Standardblutkomponenten hergestellt wie Erythrozytenkonzentrate, Thrombozytenkonzentrate und therapeutisches Plasma.

4.5.1 Erythrozytentransfusion

Die Indikation zur Erythrozytentransfusion sollte nach sorgfältiger Nutzen-Risiko-Abwägung und immer unter Beachtung der gesamten klinischen Situation des Patienten erfolgen.

> **Definition**
> Nach den WHO-Standards liegt eine Anämie vor, wenn die Hämoglobinkonzentration beim Mann weniger als 13 g/dl und bei der Frau weniger als 12 g/dl beträgt. Die alleinige Unterschreitung dieser Normalwerte ist jedoch noch keine Indikation für eine Bluttransfusion.

Ein unterer Grenzwert für die Hämoglobinkonzentration (Hb-Wert) als Richtwert für die Indikationsstellung zur Transfusion lässt sich nicht sicher angeben, da jeweils Dauer, Schwere und Ursache der Anämie im Zusammenhang mit dem klinischen Zustand, Alter und Geschlecht des Patienten gesehen werden müssen. So kann bei älteren und intensivpflichtigen Patienten mit Herz-, Kreislauf- oder Atemwegserkrankungen oder bei Patienten mit ischämischen Organerkrankungen die kritische Schwelle des Hb-Wertes schon bei 11–12 g/dl liegen. Bei chronischen Anämien hingegen hat der Organismus Zeit, seinen Stoffwechsel an das verminderte Sauerstoffangebot zu adaptieren. Hb-Werte von 5–6 g/dl können dann im Einzelfall noch gut toleriert werden.

▶ **Kritischer Grenzwert.** Ein Hb-Wert unter 5 g/dl kann als unterer *kritischer Grenzwert* bezeichnet werden, der in der Regel eine unverzügliche Gabe von Erythrozytenkonzentraten erforderlich macht. Eine Transfusion sollte immer dann ernsthaft in Betracht gezogen werden, wenn bei akuten Blutungen ein Verlust von mehr als 20% des Blutvolumens zu erwarten ist.

Blutgruppenserologische Voraussetzungen

> **Merke**
> Die Erythrozytengabe muss AB0- und möglichst auch Rhesus-D-verträglich erfolgen (▶ Tab. 4.15). Bei langfristig erforderlicher Erythrozytensubstitution sowie bei der Transfusion bei Mädchen und Frauen im gebärfähigen Alter sollten sowohl die Merkmale des Rhesus-Systems als auch die des Kell-Systems berücksichtigt werden. Weitere Blutgruppensysteme müssen nur berücksichtigt werden, wenn klinisch relevante Antikörper nachgewiesen wurden (▶ Tab. 4.16).

Vor der Transfusion müssen die AB0-, Rhesus- und Kell-Blutgruppe des Empfängers bestimmt werden und ein Suchtest auf erythrozytäre Antikörper ist durchzuführen. Werden Antikörper nachgewiesen, ist ihre Spezifität zu bestimmen, um kompatible Konserven bereitstellen zu können.

Abhängig von der klinischen Situation oder der Grunderkrankung des Patienten ist zu entscheiden, ob eine Bestrahlung der Konserven erfolgen muss (Indikationen s. u.).

Tab. 4.15 AB0-verträgliche Transfusion für Erythrozytenkonzentrate, Thrombozytenkonzentrate oder therapeutisches Plasma.

Blutgruppe des Patienten	AB	A	B	0
AB0-verträgliches Erythrozytenkonzentrat (EK) oder Thrombozytenkonzentrat (TK) *	AB	A	B	0
	A	0	0	–
	B	–	–	–
	0	–	–	–
AB0-verträgliches Frischplasma	AB	A	B	0
		AB	AB	A
				B
				AB

* TK der Blutgruppe A2 kann aufgrund der geringen A-Antigen-Expression wie TK der Blutgruppe 0 angewendet werden

Für Anwendungen bei extrakorporaler Zirkulation (Herz-Lungen-Maschine), bei der hohe mechanische Belastungen die Erythrozyten schädigen können, sowie für pädiatrische Patienten mit sehr kleinen Blutvolumina sollten möglichst frische Konserven (nicht älter als 10–14 Tage) bereitgestellt werden.

▶ **Serologische Verträglichkeitsprüfung.** Nach der Auswahl von Erythrozytenkonzentraten (EK) wird die serologische Verträglichkeitsprüfung (Kreuzprobe) vorgenommen. Bei der *Kreuzprobe* wird das Serum des Empfängers gegen Erythrozyten der zu transfundierenden Konserve getestet (früher: Major-Test). Sind keine Hämolyse oder Agglutination nachweisbar, gilt das EK als serologisch verträglich. Der transfundierende Arzt erhält mit den Blutkonserven ein Befundprotokoll der serologischen Verträglichkeitsprüfung und ggf. spezifische Anwendungshinweise.

Anwendung und Dosierung

▶ **Dokumentationspflicht.** Blutprodukte als Arzneimittel unterliegen der Chargendokumentationspflicht. Der transfundierende Arzt muss in den Krankenunterlagen die Indikation, den Transfusionszeitpunkt und die Identifikationsnummer (diese entspricht der Chargennummer bei anderen Fertigarzneimitteln) jedes einzelnen Präparats dokumentieren.

▶ **Bedside-Test.** Vor der Transfusion ist eine Kurzbestimmung der AB0-Blutgruppe mit frisch entnommenem Patientenblut in unmittelbarer Nähe zum Patienten durchzuführen (Bedside-Test). Der Bedside-Test dient als letzte Sicherheit gegen Verwechslungen von Konserven oder Patienten. Nach dieser Zuordnung muss die Konserve bis zum Beginn der Transfusion lokal beim Patienten verbleiben (s. a. Richtlinien der Bundesärztekammer [13]).

▶ **Temperatur und Geschwindigkeit.** Bei Transfusion größerer Blutvolumina (Massivtransfusion, Blutaustausch) sollte ein für diese Zwecke zugelassener Blutwärmer verwendet werden (s. Kap. 4.5.6). Bei nachgewiesenen erythrozytären Kälteantikörpern sollte das Präparat ebenfalls vor oder während der Transfusion auf Körpertemperatur erwärmt werden.

Die *Transfusionsgeschwindigkeit* ist dem klinischen Zustand des Patienten anzupassen. Bei hochgradiger Anämie und kreislaufstabilen Patienten sollten zur Vorbeugung einer Volumenüberlastung nicht mehr als 4 Bluteinheiten in 3–4h transfundiert werden. Bei Herz- und Niereninsuffizienz muss die Transfusionsgeschwindigkeit entsprechend angepasst werden. Bei massiven Blutverlusten muss selbstverständlich mit wesentlich höheren Geschwindigkeiten transfundiert werden.

Praxistipp

Bezüglich der Dosierung von Erythrozytenkonzentraten gilt näherungsweise: 1 EK kann bei normalgewichtigen Erwachsenen den Hb-Wert um 1–1,5 g/dl oder den Hämatokrit (Hkt) um 3–4% anheben.

Nebenwirkungen

Eine der schwersten Nebenwirkungen der Erythrozytengabe ist die *hämolytische Transfusionsreaktion,* die zeitlich als akute oder verzögerte Reaktion auftreten kann. Ausgelöst werden diese Reaktionen meist durch Alloantikörper gegen spezifische Blutgruppenantigene. Die Immunglobulinklasse der Antikörper ist meist IgM, seltener IgG. An der Entstehung einer akuten hämolytischen Reaktion ist das Komplementsystem wesentlich beteiligt. Durch Aktivierung des Komplementsystems über die Komponente C3 hinaus kann es intravasal zur Schädigung der Erythrozytenmembranen durch C5b-9-Komplexe mit nachfolgender Hämolyse kommen.

Erfolgt dagegen die antikörpervermittelte Komplementaktivierung unvollständig (Aktivierung nur bis zur Komponente C3) oder fehlt sie ganz, so kann dies immer noch zu einem beschleunigten Abbau von Erythrozyten über eine antikörpervermittelte oder C3-vermittelte Phagozytose führen. Dieser Vorgang findet extravasal statt und wird daher auch als „extravasale Hämolyse" bezeichnet.

Hämolytische Sofortreaktion

Hämolytische Sofortreaktionen werden in der Regel im Zusammenhang mit AB0-inkompatiblen Transfusionen beobachtet, deren häufigste Ursache die Verwechslung von Erythrozytenkonzentraten ist. Die Häufigkeit des Auftretens einer akuten Immunhämolyse nach AB0-Verwechslung wird mit 1 : 20 000 bis 1 : 40 000 angegeben. Weniger als 10% dieser Fälle verlaufen tödlich.

Merke

Der Transfusionszwischenfall durch AB0-Unverträglichkeit zählt zu den gefährlichsten akuten Reaktionen nach Erythrozytengabe und erfordert die unverzügliche intensivmedizinische Behandlung und Überwachung des Patienten.

Wenn der Verdacht auf eine AB0-Verwechslung besteht, ist es aus forensischen und medizinischen Gründen unerlässlich, dass Spender- und Empfängerblut blutgruppenserologisch nachuntersucht werden und der verdächtige Transfusionsbeutel sichergestellt wird. Entsprechende gesetzliche Meldepflichten nach dem Transfusionsgesetz sind zu beachten.

Verzögerte hämolytische Reaktion

Verzögerte hämolytische Reaktionen sind ebenfalls antikörpervermittelt. Sie sind meist Ausdruck einer sekundären Immunantwort, bei der ein früher gebildeter und jetzt unter die Nachweisgrenze abgefallener Antikörper durch eine erneute Transfusion stimuliert wird. Primäre Immunisierungen mit klinischer Symptomatik sind dagegen selten. Häufig sind die bei verzögerten hämolytischen Reaktionen beteiligten Antikörper nicht in der Lage, Komplement zu aktivieren (▶ Tab. 4.16).

4.5 Grundlagen der Transfusionsmedizin

Tab. 4.16 Klinisch relevante Antikörper gegen Blutgruppenantigene.

System	Haupt-antigen	Antikörperklasse		Art der Hämolyse	
		IgM	IgG	intra-vasal	extra-vasal
A/B/0	A (A1, A2)/B/H	+++	(+)	+++	(+)
Rhesus	C/c/D/E/e	(+)	+++	+	+++
Kell	K/k	(+)	+++	(+)	+++
Lewis	Le^a/Le^b	+++	–	++	+
Duffy	Fy^a/Fy^b	–	++	-	++
Kidd	Jk^a/Jk^b	–	++	-	++
MN/Ss	M/N/S/s	++	+	+	+

4.5.2 Transfusion von therapeutischem Plasma

Therapeutisches Plasma kann aus einer Vollblutspende oder durch Plasmapherese von Einzelspendern gewonnen werden. Es ist als gefrorenes Frischplasma (GFP) bei – 30 °C bis zu 3 Jahren lagerungsfähig. GFP enthält alle plasmatischen Gerinnungsfaktoren, wobei 1 GFP etwa 200–250 Einheiten jedes Gerinnungsfaktors enthält. Neben Plasma von Einzelspendern wird auch gepooltes, virusinaktiviertes Plasma (SD-Plasma; SD = Solvent/Detergent) in gefrorenem oder lyophilisiertem Zustand angeboten. Virusinaktiviertes Plasma wird aus Pools von bis zu 10 000 Einzelspenden hergestellt.

Anwendung und Dosierung

▶ **Indikationen, Kontraindikationen.** Es gibt nur wenige gesicherte Indikationen für die Gabe von Frischplasma. Zu den klinisch begründeten Indikationen gehören die Verlust- und/oder Verdünnungskoagulopathie, die Substitution bei Faktor-V- und Faktor-XI-Mangel, die thrombotisch-thrombozytopenische Purpura (TTP) und die Austauschtransfusion. Kontraindiziert ist therapeutisches Plasma als Volumen-, Albumin- oder Eiweißersatz sowie die Verwendung zur parenteralen Ernährung und zur Substitution von Immunglobulinen.

> **Praxistipp**
>
> Bei der Gabe von therapeutischem Plasma ist auf eine ausreichende *Dosierung* zu achten. Als Faustregel gilt: 1 ml Plasma/kgKG erhöht den Faktorengehalt im Patientenplasma um etwa 1–2 %. Beim Erwachsenen sind initial mindestens 3–4 Einheiten Plasma erforderlich, um eine wirksame Anhebung der Gerinnungsfaktoren zu bewirken.

▶ **Vorbereitung der Transfusion.** Das tiefgefrorene Präparat sollte möglichst schnell und standardisiert bei 37 °C aufgetaut werden, am besten mithilfe eines speziellen Plasmaauftaugerätes. Da GFP labile Gerinnungsfaktoren enthält, sollte die Transfusion sofort nach dem Auftauen erfolgen. Die Beutel müssen vor Transfusion auf Dichtigkeit und Gerinnselbildung geprüft werden. Lyophilisierte Produkte werden nach Angaben des Herstellers vorbereitet. Die Transfusion von Plasma erfolgt über ein Transfusionsbesteck mit Aggregatfilter.

▶ **AB0-Kompatibilität.** Plasma muss ebenfalls AB0-kompatibel transfundiert werden (▶ Tab. 4.15). Plasma von Spendern der Blutgruppe AB kann Empfängern jeder Blutgruppe transfundiert werden. Eine serologische Verträglichkeitstestung (Kreuzprobe) ist für Plasma nicht vorgeschrieben, ein Bedside-Test ebenfalls nicht.

Nebenwirkungen

Hier sind v. a. die transfusionsassoziierte akute Lungeninsuffizienz (TRALI) durch granulozytenspezifische Antikörper oder HLA-Antikörper (HLA = humane Leukozytenantigene) des Spenders, die Volumenbelastung, die Zitratintoxikation und anaphylaktoide Reaktionen auf spezifische Plasmabestandteile zu bedenken (s. Kap. 4.5.4 „Transfusionsreaktionen und Risiken").

4.5.3 Transfusion von Thrombozyten

Für die Thrombozytentransfusion werden Thrombozytenkonzentrate (TK) aus Vollblutspenden oder mittels Apheresetechniken hergestellt. TK aus Apheresen werden jeweils nur von einem Spender gewonnen. Sie bieten Vorteile hinsichtlich der infektiologischen Sicherheit für den Patienten gegenüber Thrombozytenkonzentraten aus Vollblutspenden, die meist gepoolt zur Anwendung kommen und sich aus bis zu 6 Spenden (Pool-TK) zusammensetzen können. Es gibt Hinweise, dass die Wiederfindungsrate („recovery") und Überlebenszeit der Thrombozyten aus Apheresen möglicherweise besser sind als die aus Pool-TK. Die Induktion einer Refraktärität durch Apherese-TK ist möglicherweise seltener [11].

Anwendung und Dosierung

▶ **Zuordnung von Thrombozytenkonzentraten.** Diese erfolgt nach Möglichkeit *blutgruppengleich im AB0-System*. TK können im Notfall oder bei Versorgungsengpässen jedoch auch AB0-kompatibel oder inkompatibel ausgegeben werden. Dabei wird die „Minor-Unverträglichkeit" des Plasmas (dieses enthält Isoagglutinine Anti-A und Anti-B) in Kauf genommen. Bei Kindern unter 25 kg Körpergewicht ist eine Transfusion von AB0-minor-inkompatiblen Thrombozyten möglichst zu vermeiden. Thrombozyten von Spendern der Blutgruppe A2 können wegen des geringen Gehalts an A-Antigen auf ihrer Oberfläche an Patienten mit Blutgruppe 0 ausgegeben werden.

Aufgrund des Restgehalts an Erythrozyten sollte der Rhesusfaktor bei der TK-Transfusion möglichst berücksichtigt werden. Zur Vermeidung einer Immunisierung gegen Rhesus D sollten v. a. Frauen im gebärfähigen Alter und Kinder rhesuskompatibel versorgt werden. Sofern dies im Einzelfall nicht realisierbar ist, kann im direkten Anschluss eine Immunisierungsprophylaxe mit Anti-D-Präparaten durchgeführt werden.

> **Praxistipp**
>
> Bei normalem Verbrauch sollte die Substitution mit einem Thrombozytenkonzentrat zu einem Thrombozytenanstieg von etwa 20 000–30 000/μl (bei 70 kg Körpergewicht) führen.

▶ **Kontrolle und Richtwerte der Thrombozytenzahl.** Die *Kontrolle* der Thrombozytenzahl innerhalb einer Stunde und 12 bis 24 h nach Transfusion ist zu empfehlen, um mögliche Refraktärzustände frühzeitig zu erkennen. Zur Erkennung immunologischer Ursachen solcher Refraktärzustände sollte der Patient auf Antikörper gegen HLA-Klasse-I-Antigene und spezifische Thrombozytenantigene (Human Platelet Antigen [HPA] 1–3, 5, 15) serologisch untersucht werden. Beim Nachweis dieser Antikörper ist häufig die Verwendung von HLA-Klasse-I(A/B)- und HPA-kompatiblen Thrombozyten erfolgreich, um einen adäquaten Anstieg der Thrombozytenzahlen zu erreichen.

Thrombozytenkonzentrate werden zur Therapie und zur Prophylaxe von Blutungen eingesetzt. Feste Grenzwerte der Thrombozytenzahlen für die prophylaktische oder therapeutische Gabe wurden in der Vergangenheit kontrovers diskutiert [4, 9]. Eine differenzierte Darstellung der aktuellen Empfehlungen zu Grenzwerten („Transfusionstrigger") für die Thrombozytentransfusion findet sich in den Querschnittsleitlinien der BÄK [1]. Bei akuten Blutungen wird die Substitution von Thrombozyten bei Werten von unter 100 000/µl empfohlen. Für größere elektive operative Eingriffe bei normalem Blutungsrisiko sollte eine Thrombozytenzahl von über 50 000/µl angestrebt werden. Bei hämatologischen Patienten mit chronischer Thrombozytopenie kann der Schwellenwert für die prophylaktische Transfusion individuell bis auf 5000/µl herabgesetzt werden, sofern keine weiteren Risikofaktoren (Gerinnungsstörungen, Blutungen, Infektionen) vorliegen [1].

▶ **Lagerung und Transfusion.** Thrombozytenkonzentrate sind maximal 4 Tage bei 20 – 24 °C auf speziell für diesen Zweck zugelassenen Schüttlern lagerbar. Bei fehlender Agitation oder Lagerung im Kühlschrank werden sie irreversibel geschädigt. Die Produkte sind nach Ausgabe zur sofortigen Transfusion bestimmt. Diese sollte nach ca. 30 min abgeschlossen sein. Ein Transfusionsbesteck mit Aggregatfilter ist erforderlich.

Nebenwirkungen

Bei der Transfusion von Thrombozytenkonzentraten können u. a. folgende unerwünschte Reaktionen auftreten:
- *Alloimmunisierung* gegen spezifisch thrombozytäre Antigene und/oder HLA-Klasse-I-Antigene, die zu Refraktärzuständen mit Ausbleiben eines adäquaten Anstiegs der Thrombozytenzahl nach Transfusion führen können;
- *transfusionsassoziierte akute Lungeninsuffizienz* (s. u.);
- *allergisch-anaphylaktische Reaktionen:* häufig rein urtikarielle Reaktionen, selten kommt es zu anaphylaktischen Zwischenfällen.

4.5.4 Transfusionsreaktionen und Risiken

In ▶ Tab. 4.17 sind Transfusionsreaktionen sowie Nebenwirkungen von Bluttransfusionen und ihre Ursachen aufgeführt.

Transfusionsassoziierte akute Lungeninsuffizienz (TRALI)

Die transfusionsassoziierte akute Lungeninsuffizienz gehört zu den eher seltenen Transfusionsreaktionen. Laut Berichten der britischen „Serious Hazards of Transfusion (SHOT) Initiative" und der „Food and Drug Administration" in den Jahren 2008 und 2009 ist TRALI jedoch die Transfusionsreaktion mit dem höchsten Beitrag zur transfusionsassoziierten Mortalität und daher verstärkt zu berücksichtigen. Klinisch weist eine TRALI Ähnlichkeiten zum „Acute respiratory Distress Syndrome" (ARDS) auf. Innerhalb von 2 – 6 h nach Transfusion kommt es zur Entwicklung von Dyspnoe, Husten und gesteigerter Atemfrequenz mit Temperaturerhöhung oder Fieber. Das im akuten Verlauf auftretende Lungenödem in Verbindung mit Infiltraten macht etwa 70 % der Patienten beatmungspflichtig. Die Mortalität beträgt etwa 8 % und liegt damit niedriger als beim ARDS.

Die Pathogenese der TRALI ist nicht vollständig geklärt. Zurzeit wird von einem 2-Event-Modell ausgegangen [2, 10]. Notwendig ist zum einen eine klinische Prädisposition mit Entwicklung eines „proinflammatorischen Status" des Patienten. Das zweite Ereignis steht mit den verabreichten Blutprodukten im Zusammenhang, v. a. sind plasmahaltige Blutprodukte betroffen. In vielen, jedoch nicht in allen dieser Produkte können Antikörper gegen Merkmale auf Granulozyten oder HLA-Merkmale nachgewiesen werden. Auch in Plasmaprodukten enthaltene Mediatoren (z. B. Zytokine, bioaktive Lipide) werden als zusätzliche Auslöser vermutet. Wegen der hohen Mortalität ist seit Kurzem der Ausschluss von Plasmaspenden mit möglichen HLA-Antikörpern oder granulozytären Antikörpern in Deutschland vorgeschrieben. Dies kann durch entsprechende Testungen oder durch Ausschluss von Spendern mit Schwangerschaften oder Transfusionen in der Anamnese erreicht werden.

Tab. 4.17 Transfusionsreaktionen (TR) und Nebenwirkungen von Bluttransfusionen und ihre Ursachen.

Klinisches Bild	Ursachen
immunologische Ursachen	
hämolytische TR	Alloantikörper gegen Erythrozyten
Lungeninfiltrate (TRALI)	Alloantikörper gegen Granulozyten, seltener HLA-Antikörper (im Spenderplasma)
allergische TR	Alloantikörper gegen Plasmaproteine, Reaktion gegen andere Plasma- oder Behältnisbestandteile
Graft-versus-Host-Krankheit	immunkompetente Spenderlymphozyten
Posttransfusionspurpura	kreuzreagierende Alloantikörper gegen Thrombozyten
febrile, nicht hämolytische TR	Alloantikörper gegen Lymphozyten, Granulozyten, Thrombozyten, Zytokine aus Leukozyten
nicht immunologische Ursachen	
Sepsis	Endotoxine durch bakterielle Kontamination
akutes hydrostatisches Lungenödem	Volumenüberlastung (*transfusionsassoziierte* zirkulatorische Überladung = TACO)
Hämolyse	hyper- und hypotone Lösungen, Druck, Strömungswiderstände
Hämosiderose	Akkumulation von Eisen

Allergische Transfusionsreaktion

Die allergische Transfusionsreaktion entsteht in erster Linie bei Empfängern, die sich aufgrund früherer Transfusionen gegen allogene Determinanten auf Plasmaeiweißen sensibilisiert haben. Der Verlauf ist meist milde und medikamentös beherrschbar. Es gibt jedoch auch anaphylaktische Reaktionen, die schlagartig nach Einleitung der Transfusion beginnen können und u. a. wegen starker Blutdruckabfälle eine schnelle intensivmedizinische Betreuung erfordern. Eine eher seltene Ursache für allergische Transfusionsreaktionen ist der angeborene IgA-Mangel. Einige Blutbanken halten Plasmaprodukte von IgA-defizienten Spendern vor.

Die transfusionsassoziierte Graft-versus-Host-Erkrankung (ta-GvHD)

Die ta-GvH-Reaktion ist ein schweres, mit hoher Letalität verbundenes Krankheitsbild. Es kommt zu einer Einnistung und Vermehrung immunkompetenter Spenderlymphozyten im Empfängerorganismus. Neben einer weitgehenden Übereinstimmung von HLA-Gewebemerkmalen von Spender und Empfänger spielen erworbene oder angeborene Immundefekte eine wichtige Rolle bei der Pathogenese des Krankheitsbildes. Besonders gefährdet sind Kinder oder Erwachsene mit angeborenen Immundefekten, Patienten im Rahmen der autologen oder allogenen Blutstammzell- oder Knochenmarktransplantation, Patienten mit Morbus Hodgkin oder Non-Hodgkin-Lymphomen sowie Patienten unter Chemotherapie (insbesondere bei Therapie mit Purinanaloga). Eine Gefahr besteht ebenfalls für Feten oder Neugeborene bei bzw. nach intrauterinen Transfusionen und bei Austauschtransfusionen von Neugeborenen.

Merke
Durch Gammabestrahlung der Blutkomponenten mit einer mittleren Dosis von 30 Gray ist eine sichere Prophylaxe zur Verhütung der ta-GvH-Erkrankung möglich [6].

▶ **Indikationen zur Bestrahlung von Blutpräparaten.** Spezielle Indikationen zur Bestrahlung von Blutpräparaten betreffen:
- alle Blutkomponenten aus gerichteten Blutspenden von Blutsverwandten,
- alle HLA-ausgewählten Blutkomponenten,
- alle Granulozytenpräparate,
- Blutkomponenten für die:
  - intrauterine Transfusion, Transfusion von Neugeborenen nach erfolgter intrauteriner Transfusion,
  - postpartale Austauschtransfusion,
  - Transfusion von Neugeborenen bei Verdacht auf Immundefizienz,
  - Transfusion bei autologer und allogener Stammzell-/Knochenmarktransplantation,
  - Transfusion vor autologer Blutstammzellentnahme,
  - Transfusion bei schwerem Immundefektsyndrom,
  - Transfusion bei Morbus Hodgkin,
  - Transfusion bei Non-Hodgkin-Lymphomen,
  - Therapie mit Purinanaloga,
  - Therapie mit Anti-T-Lymphozyten-Antikörpern.

Posttransfusionspurpura (PTP)

Die Posttransfusionspurpura ist eine sehr seltene, jedoch gefährliche transfusionsassoziierte Reaktion. Sie wird durch Alloantikörper verursacht, die gegen thrombozytenspezifische Antigene gerichtet sind. Obwohl die Antikörper zunächst gegen transfundierte Fremdantigene gebildet werden, führen sie aufgrund einer Kreuzreaktivität zur Zerstörung von patienteneigenen Thrombozyten. Der häufigste Alloantikörper ist Anti-HPA-1a (HPA = Human Platelet Antigen). Antikörper gegen andere plättchenspezifische Antigene sind weitaus seltener. HLA-Antikörper scheinen ätiologisch keine Bedeutung zu haben.

Von der Erkrankung sind in mehr als 90% der Fälle Frauen betroffen. Etwa 5–10 Tage nach Transfusion von plättchenhaltigen Blutprodukten kommt es zu einem Abfall der Thrombozyten, der klinisch mit starker Blutungsneigung verbunden sein und lebensbedrohliche Ausmaße annehmen kann. Diagnostisch lassen sich thrombozytenspezifische Alloantikörper, häufig kombiniert mit HLA-Antikörpern, nachweisen.

In vielen Fällen wurden gute therapeutische Erfolge mit i. v. verabreichtem IgG erzielt. Andere Maßnahmen (Kortikosteroide, Plasmapheresen) haben keine gesicherte Wirkung. Die Transfusion von Thrombozytenkonzentraten muss als eher ungünstig angesehen werden, da hierdurch weiteres Antigen zugeführt wird und sich damit Verlauf sowie Dauer der Erkrankung möglicherweise verschlechtern kann. Dies gilt auch für die Zufuhr HPA-kompatibler Plättchenpräparate.

Nicht hämolytische febrile Transfusionsreaktionen

Definition
Kommt es während der Bluttransfusion zu einem Anstieg der Körpertemperatur um mehr als 1 °C ohne Zeichen einer Hämolyse und hat der Temperaturanstieg keine andere Ursache, spricht man von einer febrilen nicht hämolytischen Transfusionsreaktion.

Ursachen für febrile nicht hämolytische Reaktionen können HLA-Antikörper, granulozytenspezifische Antikörper sowie Thrombozytenantikörper sein. Häufig können jedoch bei febrilen Reaktionen keine Antikörper nachgewiesen werden. Während der Lagerung von Blutpräparaten können Zytokine aus Leukozyten freigesetzt werden, denen eine Bedeutung für die Entwicklung von febrilen Reaktionen zugeschrieben wird. Seit der generellen Leukozytendepletion von Blutkomponenten tritt diese Nebenwirkung eher seltener auf.

Bei einer febrilen Reaktion sollte die Transfusion zunächst unterbrochen werden, bis hämolytische Reaktionen sicher ausgeschlossen sind. Meist kann die Transfusion unter antipyretischer Therapie weitergeführt werden. Bei Vorliegen von zellspezifischen Antikörpern sollten speziell ausgetestete Blutpräparate (HLA-Klasse-I-Antigene, HPA-Antigene) verwendet werden.

Bakterielle Kontamination

Bakterielle Kontaminationen kommen bei fachgerechter Lagerung und Anwendung der Blutpräparate selten vor (Risiko: etwa 1 : 10 000 bis 1 : 100 000). Klinisch bedeutsam für die Erythrozytentransfusion ist v. a. eine Kontamination mit gramnegativen Keimen (Pseudomonas, Citrobacter, Escherichia coli, Yersinia). Aufgrund der Lagerung bei Raumtemperatur findet man in Thrombozytenkonzentraten eher bakterielle Kontaminationen. Meist handelt es sich dann um grampositive Keime (Staphylokokken, Propionibakterien).

Virusinfektion

Zu den transfusionsmedizinisch wichtigen Viruserkrankungen gehören aufgrund ihrer schweren Krankheitsverläufe die Infektionen mit HIV-1 und HIV-2, Hepatitis-B-Virus (HBV) oder Hepatitis-C-Virus (HCV). Durch die Einführung hochempfindlicher Testverfahren, denen jede einzelne Blutspende unterzogen wird, konnte das Risiko einer Übertragung dieser Infektionen sehr stark gesenkt werden. Aktuell wird in den Richtlinien zur Hämotherapie [13] das Risiko der Übertragung für HIV und HCV mit $< 1 : 10^6$ und für HBV mit $1 : 5 \times 10^5 – 10^6$ angegeben.

Zytomegalievirus(CMV)-Infektion

Die Entfernung der Leukozyten durch Filtration von Blutprodukten führt zu einer sicheren Abreicherung der lymphotropen Zytomegalieviren und damit zu einer Verringerung der CMV-Infektiosität.

Die Auswahl CMV-seronegativer Blutspender für die Gewinnung von leukozytendepletierten Blutkomponenten zur Vermeidung einer CMV-Infektion wird in den aktuellen Querschnittsleitlinien nicht mehr empfohlen. Da es sich jedoch um eine bezüglich des Evidenzlevels sehr schwache Empfehlung handelt, wird von einigen Zentren nach wie vor die Versorgung mit CMV-seronegativen Produkten für besonders schwer immundefiziente Patienten angestrebt. Es sind dies insbesondere Feten, Frühgeborene, Empfänger eines allogenen Stammzellpräparats, Patienten mit schweren angeborenen Immundefekten und anti-CMV-negative Patienten mit HIV-Infektion. CMV-seronegative schwangere Frauen sollten ebenfalls miteinbezogen werden. Einige Blutspendedienste bieten inzwischen auch mittels Nukleinsäureamplifikationstechniken auf CMV-DNA negativ getestete Blutkomponenten an.

Weitere Erreger

Blutspender werden in der Regel nicht auf weitere Viren als die oben beschriebenen getestet. Als zusätzlicher Beitrag zur Sicherheit bleibt nur der Ausschluss von Spendern mit unklaren anamnestischen Angaben und mit akuten Krankheitssymptomen.

▶ **Neue Variante der Creutzfeldt-Jakob-Krankheit.** Auch die Übertragung von Prionenkrankheiten, wie z. B. der neuen Variante der Creutzfeldt-Jakob-Krankheit (nvCJD), durch Blutderivate ist möglich. 2004/2005 wurde erstmalig berichtet, dass in Europa die neue CJD-Variante mit hoher Wahrscheinlichkeit auch durch Blutprodukte übertragen wurde [8]. Die Wahrscheinlichkeit einer Übertragung durch die in Deutschland zurzeit auf dem Markt befindlichen Blutprodukte ist nach einer Einschätzung des Paul-Ehrlich-Instituts von 2009 jedoch sehr gering.

Transfusionsassoziierte zirkulatorische Überladung (TACO)

Werden in kurzer Zeit zu große Mengen von Blutprodukten transfundiert, kann es zur Volumenüberlastung des Kreislaufs kommen. Das akute hydrostatische Lungenödem ist die wichtigste klinische Komplikation der Hypervolämie. Neugeborene und Kinder sowie Patienten über 60 Jahre sind am häufigsten betroffen. Die Inzidenz wird mit 1 – 8 % der Transfusionsempfänger angegeben, die Letalität mit 3 – 4 %. Daher sollten bei Patienten mit Herz-Kreislauf-Erkrankungen Blutpräparate, insbesondere Erythrozytenkonzentrate, möglichst langsam transfundiert werden (Richtwert: ca. 1 ml/kg KG/h).

Nicht immunologisch bedingte Hämolyse

Durch Überwärmung oder Unterkühlung von Erythrozytenkonzentraten oder durch gleichzeitige Infusion mit hyper- oder hypotonen Lösungen können die roten Blutzellen hämolysieren. Zur Erwärmung von Blutkonserven sind spezielle Blutwärmgeräte zu verwenden.

Praxistipp

Die gleichzeitige Gabe von Blut und Infusionslösungen bzw. Medikamenten über einen gemeinsamen Venenzugang ist nicht zulässig. Patienten, die hämolytisches Blut erhalten haben, sollten bezüglich des Elektrolythaushalts (Kalium) und der Gerinnungsparameter engmaschig überwacht werden.

Hämosiderose

Eine Transfusionshämosiderose kann nach Transfusion von mehr als ca. 100 Erythrozytenkonzentraten entstehen (grober Richtwert). Eine Erythrozytenkonserve enthält etwa 200 – 300 mg Eisen. Durch Ausscheidung geht dagegen täglich nur etwa 1 mg Eisen verloren. Durch Eisenablagerungen kann es zu Gewebe- und Organschädigungen kommen. Betroffen sind überwiegend Patienten mit chronischer Transfusionsbedürftigkeit über längere Zeiträume (z. B. bei aplastischer Anämie, Thalassämie).

4.5.5 Waschen und/oder Bestrahlen von Blutpräparaten

Waschen

Das Waschen von Blutkonserven hat praktisch nur bei nachgewiesener allergischer Reaktion auf Plasmabestandteile klinische Bedeutung. Insbesondere dann, wenn nachgewiesene Antikörper gegen IgA vorliegen, kann das Waschen von Erythrozyten und/oder Thrombozyten in Erwägung gezogen werden.

Bestrahlen

Das Bestrahlen von Blutkonserven mit einer mittleren Dosis von 30 Gy wird zur Verhütung der seltenen transfusionsassoziierten Graft-versus-Host(ta-GvH)-Erkrankung (S. 337) vorgenommen. Knochenmark- und Stammzellpräparate dürfen jedoch auf keinen Fall bestrahlt werden!

4.5.6 Praktische Aspekte bei der Transfusion von Blut und Blutprodukten

Merke

Die Transfusion von Blut ist eine ärztliche Leistung. Die Verantwortlichkeit ist grundsätzlich nicht delegierbar. Vorbereitung, Durchführung und Überwachung der Bluttransfusion fallen gemäß den Richtlinien der Bundesärztekammer in den Zuständigkeitsbereich des behandelnden Arztes. Eine nachvollziehbare Indikationsstellung (Dokumentation!) und die Aufklärung des Patienten sind immer erforderlich.

Anforderung von Blutprodukten

▶ **Planung.** Die Anforderung von Blutpräparaten entspricht einer Rezeptierung und muss daher immer schriftlich erfolgen. Vor der Bereitstellung von zellulären Blutprodukten ist eine Kompatibilitätsdiagnostik durchzuführen. Eine möglichst frühzeitige Anforderung und Einsendung von Material zur Blutgruppenbestimmung und Kreuzprobe sind wichtig, damit eine Abklärung von auffälligen Laborbefunden möglich ist und die Versorgung geplant werden kann. Die Angabe der Dringlichkeit der Transfusion ist essenzieller Bestandteil der Blutanforderung. Der rezeptierende Arzt ist verantwortlich für die Indikation der Bereitstellung sowie die Transfusion des Blutes. Unter Zeitdruck bereitgestelltes

Blut mit unvollständiger Kompatibilitätsdiagnostik bedeutet ein erhöhtes Risiko.

▶ **Klinische Diagnose und Vorbefunde.** Bei der Anforderung sollten Angaben zur klinischen Diagnose und speziellen Transfusionsanamnese des Patienten gemacht werden. Blutgruppenserologische Vorbefunde sind dem Labor der Blutbank zur Verfügung zu stellen. Sehr wichtig sind insbesondere alle anamnestischen Hinweise auf das Vorhandensein blutgruppenspezifischer Antikörper, die im Laufe der Zeit unter die Nachweisgrenze abgefallen sein können. Sonderfälle mit blutgruppenserologischer Relevanz, wie z. B. eine Knochenmarktransplantation in der Anamnese, müssen dem Labor mitgeteilt werden.

▶ **Besondere Eigenschaften.** Besondere Eigenschaften des bereitzustellenden Blutes sind in der Verschreibung festzulegen: Bestrahlung, Ersatz von Stabilisator und Restplasma durch physiologische Kochsalzlösung („Waschen der Konserve"), negativer CMV-Serostatus, Entfernung des Stabilisators, weitere Kompatibilitätsmerkmale (z. B. kompatibel zu HLA-Merkmalen des Patienten).

▶ **Identitätssicherung des Patienten.** Hierauf ist besonderer Wert zu legen. Die Zugehörigkeit der Blutproben für die Blutgruppenbestimmung und für die Kreuzprobe am Patienten und zur Rezeptierung muss sichergestellt sein. Die Ursachen für Fehler im Rahmen von Transfusionen sind sehr vielfältig [7].

Merke
Das Befüllen unbeschrifteter oder unzureichend beschrifteter Probenröhrchen mit anschließendem Nachetikettieren ist strikt abzulehnen. Grundsätzlich gilt: erst etikettieren, dann befüllen.

Für Notfälle (z. B. Polytrauma) sollten schriftliche Handlungsanweisungen vorliegen, die das Vorgehen bei namentlich unbekannten Patienten eindeutig regeln. Der rezeptierende Arzt bestätigt die Identität des Patienten und der Blutprobe mit seiner Unterschrift.

Vorbereitung der Transfusion

▶ **Identitätssicherung.** Die Identitätssicherung umfasst die Kontrolle der Patientenidentität mit den Angaben auf dem Konservenbegleitschein. Die Konservennummer auf dem Konservenetikett ist mit der Nummer auf dem Begleitschein zu vergleichen und das Verfallsdatum zu überprüfen.

▶ **Prüfkriterien.** Gültigkeit und Ergebnis der Kreuzprobe sind zu kontrollieren. Die Gültigkeit der Kreuzprobentestung beträgt in der Regel 3 Tage. Die Transfusion bei nicht vorhandener oder positiver Kreuzprobe bedeutet immer ein erhöhtes Risiko für akute Transfusionsreaktionen und ist nur bei vitaler Bedrohung des Patienten gerechtfertigt. Die Blutgruppen der Konserven und des Patienten sind auf ihre Kompatibilität hin zu überprüfen.

Es dürfen nur unversehrte Produkte transfundiert werden, deren Beschaffenheit einwandfrei ist (Hämolyse? Gerinnselbildung?). Es ist sicherzustellen, dass Transport und Lagerung sachgerecht erfolgt waren. Die Kühlkette für Erythrozytenkonzentrate und Plasmen darf nicht unterbrochen sein, Thrombozytenkonzentrate dürfen nicht gekühlt oder überhitzt werden. Das Ergebnis der Überprüfung sollte auf dem Begleitschein protokolliert werden. Der Begleitschein ist in der Patientenakte aufzubewahren. Der Zeitpunkt der Transfusion ist produktbezogen in der Patientenakte zu dokumentieren.

▶ **Bedside-Test.** Der AB0-Identitätstest (Bedside-Test) ist, insbesondere auch in Notfällen, mit frischem Patientenblut persönlich vom Arzt oder unter seiner direkten Aufsicht vorzunehmen. Dies geschieht patientennah unmittelbar vor Beginn der Transfusion, nachdem die Konserve dem Patienten lokal zugeordnet wurde. Unklare blutgruppenserologische Testergebnisse sollten mit dem Labor abgeklärt werden, um fehlerhaft ausgegebene bzw. vertauschte Blutpräparate unverzüglich zu erkennen. Die AB0-Testung der Erythrozytenkonzentrate ist in den Richtlinien der Bundesärztekammer nicht mehr zwingend vorgeschrieben (Ausnahme: Eigenbluttransfusion, s. u.). Das Ergebnis des Bedside-Tests ist in der Patientenakte zu dokumentieren.

▶ **Eigenblut.** Bei der Transfusion von Eigenblut-Erythrozytenkonzentraten muss laut Richtlinien der Bundesärztekammer der AB0-Identitätstest sowohl vom Patienten als auch von jeder Eigenblutkonserve durchgeführt werden, da für die Eigenbluttransfusion nicht grundsätzlich eine Kreuzprobe vorgeschrieben ist.

▶ **Dokumentation.** Die vollständige Dokumentation der Transfusion umfasst neben klinischen Angaben zur Transfusionsindikation insbesondere alle relevanten Informationen zum Blutpräparat (Chargennummer, Bezeichnung des Präparates, Hersteller u. a.) sowie die Ergebnisse des serologischen Verträglichkeitstests und des AB0-Identitätstests. Eine besondere Bedeutung erhält die Forderung nach lückenloser Dokumentation bei der Rückverfolgung („look back") verdächtiger Blutprodukte (z. B. Verdacht auf Infektionsübertragung) vom Spender zum Patienten und umgekehrt vom Patienten zum Spender.

Merke
Die Dokumentationspflicht wird im Transfusionsgesetz und in den Richtlinien der Bundesärztekammer festgelegt. Bei Haftungsfragen nach Transfusionszwischenfällen hat der Nachweis einer lückenlosen Dokumentation für die rechtliche Beurteilung eine große Bedeutung.

▶ **Zwischenlagerung.** Optimale Lagerungsbedingungen für Blut und Plasmaprodukte sind in der Regel auf Krankenstationen nicht vorhanden. Daher ist mit der Transfusion zügig zu beginnen. Eine Zwischenlagerung von Erythrozyten erfordert spezielle rüttelfreie und temperaturüberwachte Kühlschränke. Thrombozyten werden bei Raumtemperatur auf einem für die Lagerung zugelassenen Schüttler gelagert.

Technische Durchführung der Transfusion

Um der ärztlichen Sorgfaltspflicht bei der Durchführung der Transfusion gerecht zu werden, sind einige Punkte zu beachten.

▶ **Einleiten.** Das Einleiten der Transfusion über einen sicheren Venenzugang sollte vom Arzt persönlich vorgenommen werden. In besonderen Fällen (positive Kreuzprobe, fraglicher Antikörperstatus) kann eine biologische Vorprobe nach Oehlecker angezeigt sein. Die ersten 10–15 min nach Einleiten der Transfusion sollte der Patient engmaschig überwacht werden, damit unerwünschte Reaktionen frühzeitig erkannt und entsprechend behandelt werden können.

▶ **Applikation.** Die Applikation von zellulären Blutprodukten und Frischplasma erfolgt über ein Standardtransfusionsbesteck mit Aggregatfilter (170–230 μm). Sie sollte für EK und Plasma innerhalb von 6 h abgeschlossen sein und für TK nicht länger als eine halbe Stunde in Anspruch nehmen. Eine mikrobielle Kontamination der Andockstelle ist zu vermeiden. Bei Verletzung der

Außenhülle des Blutbeutels ist das Produkt zu verwerfen. Ein Transfusionsbesteck kann für maximal 6 h verwendet werden.

▶ **Transfusionsgeschwindigkeit.** Sie sollte für Erythrozytenkonzentrate in der Regel nicht über 10 ml/min (20–25 min/EK) betragen. Für Neugeborene werden normalerweise 5–10 ml/kg KG/h transfundiert. Für Thrombozytenkonzentrate und Frischplasma können höhere Geschwindigkeiten angesetzt werden. Die mögliche Volumenüberlastung bei Patienten mit Herz- und Niereninsuffizienz ist dabei zu beachten. In speziellen klinischen Situationen (z. B. intraoperative Ruptur großer arterieller Gefäße, Massivtransfusionen bei Polytrauma) werden für die schnelle Transfusion großer Volumina Transfusionsgeräte verwendet.

▶ **Parallele Gabe von Medikamenten.** Die gleichzeitige Gabe von Medikamenten oder Infusionslösungen zusammen mit Blutpräparaten über denselben Venenzugang ist nicht statthaft. Eine Thrombenbildung durch Neutralisation des Antikoagulans (Zitratlösung) oder Hämolyse durch osmotisch-onkotische Effekte der Lösungen kann zu schwerwiegenden Zwischenfällen führen.

Merke

Nur die Infusion von reiner physiologischer Kochsalzlösung kann zusammen mit Erythrozytenkonzentraten erfolgen.

▶ **Kälte- und Wärmeantikörper.** Bei Vorliegen von antierythrozytären Kälteantikörpern beim Patienten ist die Transfusion von Erythrozytenkonzentraten körperwarm erforderlich. Die Konserven sind mit für diesen Zweck zugelassenen Geräten vor oder während der Transfusion anzuwärmen.

Bei Vorliegen von antierythrozytären Autoantikörpern vom Wärmetyp sind in vielen Fällen keine kreuzprobennegativen Erythrozytenkonzentrate zu finden. Klinisch relevante Alloantikörper können von den Autoantikörpern überlagert sein und so dem labordiagnostischen Nachweis entgehen. Daher besteht in diesen Fällen immer ein erhöhtes Risiko für hämolytische Transfusionszwischenfälle.

4.5.7 Hämotherapie bei akutem Blutverlust

Pathophysiologie

Die therapeutischen Ziele beim Ausgleich von Blutverlusten sind die Wiederherstellung sowie die Aufrechterhaltung des zirkulierenden intravasalen Volumens, der Sauerstofftransportkapazität und des Gerinnungspotenzials. Während bei chronischen Blutverlusten meist die alleinige Substitution von Sauerstoffträgern ausreichend ist, steht bei akuten Blutverlusten in der Anfangsphase die Aufrechterhaltung oder Wiederherstellung des Volumens zur Prävention oder Therapie eines Volumenmangelschocks im Vordergrund.

Das durchschnittliche Blutvolumen beträgt bei Erwachsenen ca. 75 ml/kg KG (Männer) bzw. 65 ml/kg KG (Frauen) und ca. 85 ml/kg KG bei Neugeborenen. Der Verlust von 10 % des Blutvolumens bleibt in der Regel klinisch symptomlos. Ab einem Verlust von 20 % des Blutvolumens sind deutliche Symptome wie Pulssteigerung, Blutdruckabfall und Zeichen des hämorrhagischen Volumenmangelschocks zu erwarten. Infolge der reduzierten kardialen Vorlast ist die Durchblutung und damit die Sauerstoffversorgung der Organe (insbesondere des Herzens und des Gehirns) gefährdet. Es folgt eine sympathikoadrenerge Gegenreaktion mit peripherer Vasokonstriktion und Zentralisation des Kreislaufs, mit dem Ziel, den Blutdruck konstant zu halten.

Bei Versagen der Kompensationsmechanismen kommt es zu Hypotonie, Mikrozirkulationsstörungen und Gewebehypoxie mit metabolischer Azidose. Es folgt die Aktivierung von Gerinnungs-, Fibrinolyse-, Komplement- und Kininsystem sowie weiterer Mediatorensysteme, die über ihre Effekte zu irreversiblen Organschäden führen können.

Beim akuten Blutverlust verändert sich die Zusammensetzung des Blutes initial nur wenig, da die Mobilisierung interstitieller Flüssigkeit zeitlich verzögert stattfindet. Der Hämatokrit oder die Hämoglobinkonzentration sind daher anfänglich ungeeignet für die Abschätzung der Verlustmenge. Erst nach Einsetzen der Volumentherapie ist über diese Parameter der eigentliche Verlust an Sauerstoffträgern erkennbar.

Praxistipp

Laborparameter von qualitativem Wert sind Laktat und das Ausmaß des Basendefizits, welches mit dem Transfusionsbedarf und dem Komplikationsrisiko korreliert sein soll. Die diagnostische Beurteilung erfolgt weitgehend anhand von klinischen Zeichen und Symptomen, wie gesteigerter Herzfrequenz, Hypotonie, Oligo- oder Anurie.

Substitutionstherapie

Die Substitutionstherapie im Rahmen einer Massivtransfusion umfasst 3 Phasen:
- In der ersten Phase erfolgt die Volumensubstitution zunächst in Form von Plasmaersatz- und Elektrolytlösungen.
- Es folgt der Ersatz von Sauerstoffträgern über die Transfusion von Erythrozytenkonzentraten.
- Bei massiven Blutverlusten sind zusätzlich Gerinnungsstörungen über eine im Lauf der Zeit gesteigerte Gabe von Frischplasmen, Gerinnungsfaktoren und schließlich Thrombozytenkonzentraten auszugleichen. Grundsätzlich sollte der Ersatz von Plasmaprodukten und Gerinnungsfaktoren nicht schematisch erfolgen, sondern sich am labordiagnostisch gesicherten Bedarf orientieren.

▶ **Kristalline und kolloidale Lösungen.** Genaue Angaben zur Verwendung kristalliner und kolloidaler Lösungen sind in Kap. 4.4 „Volumentherapie" verzeichnet.

▶ **Erythrozytenkonzentrate.** Bei *Verlusten von bis zu 20–30 %* des Blutvolumens (ca. 1–1,5 l beim Erwachsenen) ist häufig ein zellfreier Volumenersatz ausreichend. Bei weitergehenden Verlusten (Hämatokrit unter Substitution < 30 %, Hb < 9 g/dl) ist die Substitution von Sauerstoffträgern in Form von Erythrozytenkonzentraten angezeigt. Eine Anämie mit Hämatokritwerten bis 20 % (entsprechend einem Hb-Wert von ca. 5 g/dl) kann kurzfristig toleriert werden, grundsätzlich ist aber ein Hämatokritwert > 25 % (Hb-Wert > 7 g/dl) anzustreben.

▶ **Frischplasma, Gerinnungsfaktoren.** Mit der Substitution durch gefrorene Frischplasmen (GFP) sollte spätestens begonnen werden, wenn der *Verlust etwa die Hälfte* des Blutvolumens übersteigt. Häufig wird mit der Gabe von GFP nach 4 EK begonnen. Es empfiehlt sich ein dem Bedarf angepasstes schematisches Vorgehen, mit einem Verhältnis von Erythrozytenkonzentraten zu Frischplasma von 3 : 1 bis maximal 2 : 1. Wegen einer möglichen Zitratreaktion sollte eine Infusionsgeschwindigkeit von 50–60 ml/min bei Erwachsenen nicht überschritten werden.

Als Zielwerte für die Hämostase können ein Quickwert von über 50 %, eine aktivierte partielle Thromboplastinzeit (aPTT) < 50–55 s und ein Fibrinogenwert von > 1 g/l gelten. Der Antithrombin-III-Spiegel sollte bei etwa 70–80 % gehalten werden.

Je nach Grad der Abweichung von diesen Zielwerten kann die Substitution mit AT-III-Konzentrat, Fibrinogen und Faktorenkonzentraten (z. B. Prothrombinkonzentrat PPSB; fibrinstabilisierender Faktor F XIII) erforderlich werden, da die alternativ benötigte Plasmamenge für eine adäquate Anhebung der Faktorenspiegel zu hoch wäre. Um beispielsweise bei einem 70 kg schweren Patienten den Fibrinogenspiegel um 0,5 g/l oder den Faktorenspiegel um 20% anzuheben, wären 1 – 1,5 l GFP erforderlich.

▶ **Thrombozytenkonzentrate.** Nach Verlust und Substitution *von mehr als etwa 70%* des Blutvolumens (ca. 3 – 3,5 l beim Erwachsenen) ist die Gabe von Thrombozyten erforderlich. Die Substitution mit Thrombozyten wird bei akuten Blutungen bei Unterschreiten eines Wertes von 100 000/µl empfohlen. Eine zwingende Indikation zur Substitution wird bei Thrombozytenzahlen unter 50 000/µl bei akut auftretender Thrombozytopenie gesehen. Der Thrombozytenverbrauch erhöht sich bei erhöhter Körpertemperatur, Infektionen oder durch mechanische Belastungen (z. B. Kunstherz, extrakorporale Membranoxygenation). Die normale Halbwertszeit von transfundierten Thrombozyten ist mit 3 – 4 Tagen sehr niedrig.

▶ **Zeitabhängige Maßnahmen.** Die Auswahl der Erythrozytenkonzentrate für eine Notfalltransfusion ist abhängig von der zur Verfügung stehenden Zeit. Eine reguläre Kreuzprobe mit Antikörpersuchtest benötigt ca. 30 – 60 min, die Bestimmung der Patientenblutgruppe ca. 15 – 20 min. Im Notfall muss daher mit „*Universalblutgruppen*" transfundiert werden.

Bei sofortigem Transfusionsbedarf (innerhalb von ca. 15 – 20 min) können Blutgruppenbestimmung und Kreuzprobe nicht abgewartet werden. Sehr wichtig ist jedoch die Entnahme von Probenmaterial für diese Untersuchung vor Beginn einer Transfusion, um eine eindeutige Blutgruppenbestimmung zu gewährleisten und den Nachweis irregulärer Antikörper nicht zu erschweren. Auch ein Bedside-Test muss durchgeführt werden. Es werden Erythrozytenkonzentrate der Blutgruppe 0 Rhesus (D) negativ und Plasmen der Blutgruppe AB eingesetzt. Sobald im Verlauf der Therapie die Blutgruppe des Patienten feststeht, können dann mit AB0-Blutgruppen verträgliche Präparate eingesetzt werden, um ein kostbares „Universalblut" zu sparen. Der voraussichtliche Blutbedarf sollte mit der Blutbank abgesprochen werden, um alle erforderlichen Maßnahmen (Beschaffung, serologische Testung, Auftauen) einleiten zu können.

Eine Transfusion mit ungekreuzten Erythrozytenkonzentraten bedeutet ein erhöhtes Risiko für Transfusionsreaktionen. Neben einer Unverträglichkeit im AB0-System können über die Kreuzprobe v. a. klinisch relevante Antikörper gegen „Nicht-AB0"-Blutgruppenantigene detektiert werden, die unerkannt zu hämolytischen Zwischenfällen führen können. Daher muss eine *Kreuzprobe* in jedem Fall begleitend durchgeführt werden, um bei vorliegenden Antikörpern rechtzeitig reagieren zu können.

Problematisch kann die Versorgung werden, wenn Patienten mit seltenen Blutgruppen, z. B. Rhesus-D-negativ (Rh[D]-), über längere Zeit einen sehr hohen Erythrozytenbedarf haben. Gelegentlich ist eine Transfusion von Rh(D)-positiven Erythrozyten auf Rh(D)-negative Empfänger dann nicht zu vermeiden. Die Notfallindikation ist sorgfältig zu dokumentieren. Die Immunisierungswahrscheinlichkeit gegen Rh(D) ist sehr hoch. Nach Abschluss der Transfusionstherapie ist der Patient über 6 – 8 Wochen bezüglich einer verzögerten Transfusionsreaktion zu beobachten.

Praxistipp

Grundsätzlich sollte bei Kindern und bei Frauen im gebärfähigen Alter versucht werden, rhesusblutgruppenverträglich zu transfundieren. Nur in lebensbedrohlichen Notfällen wäre ein Ausweichen auf Rh-(D)-positive Blutkonserven vertretbar, was gut dokumentiert werden sollte.

4.5.8 Fremdblutsparende Maßnahmen

Restriktive Indikation zur Transfusion

Erythrozyten und Thrombozyten erfüllen komplexe Funktionen und sind bisher nicht gleichwertig durch künstlich hergestellte Produkte zu ersetzen. Eine effektive Einsparung ohne Reduktion der Behandlungsqualität kann deshalb nur durch eine kritische Indikationsstellung mit Nutzen-Risiko-Abwägung für jeden einzelnen Patienten erfolgen.

Es existiert kein allgemein gültiger Hb- oder Hämatokrit(Hkt)-Grenzwert für die Indikation zur Transfusion von Erythrozytenkonzentraten (Transfusionstrigger). Ähnliches gilt bei der Substitution mit Thrombozyten bezüglich der Thrombozytenzahl oder bei der Plasmasubstitution hinsichtlich der notwendigen Aktivität von Gerinnungsfaktoren. Zahlreiche Studien belegen eine außerordentlich hohe Variabilität des Blutverbrauchs unter vergleichbaren Bedingungen in verschiedenen Einrichtungen.

Eine interessante Untersuchung führten Hebert et al. durch [5]. Sie verglichen die Schwere von Organdysfunktion und Mortalität bei Intensivpatienten mit liberaler (Hb < 10 g/dl als Transfusionstrigger und Hb 10 – 12 g/dl als Zielgröße) und restriktiver Transfusionspolitik (Hb < 7 g/dl als Transfusionstrigger und Hb 7 – 9 g/dl als Zielgröße). Sie fanden keine wesentlichen Unterschiede, es zeichneten sich sogar leichte Vorteile für die Gruppe mit restriktiver Transfusionspolitik ab.

Eine Ausnahme stellten Patienten mit akuten ischämischen Koronarerkrankungen (instabile Angina, Myokardinfarkt) dar. Spahn et al. gaben hierfür als untere Grenze einen Hb-Wert von 8 g/dl bei wirksamer Koronarstenose an [12].

Verfahren zur autologen Bluttransfusion

Risiken und begrenzte Verfügbarkeit von Blutprodukten haben zur Entwicklung von verschiedenen Verfahren zur autologen Bluttransfusion geführt. Dazu gehören die:
- präoperative Eigenblutspende,
- präoperative isovolämische Hämodilution,
- intraoperative maschinelle Autotransfusion.

▶ **Präoperative Eigenblutspende.** Kommt eine Transfusion mit einer Wahrscheinlichkeit von mehr als 10% in Betracht, muss über die Möglichkeit einer Eigenblutspende aufgeklärt werden. Bei der präoperativen Eigenblutspende wird dem Patienten in einem ca. 6-wöchigen Intervall vor einem geplanten operativen Eingriff eigenes Blut als Vollblutspende oder Plasma über eine Plasmapherese entnommen.

Um das Kosten-Nutzen-Verhältnis möglichst effizient zu gestalten, sollte eine Eigenblutspende nur bei hoher Transfusionswahrscheinlichkeit (> 10%) und niedrigem Spenderrisiko durchgeführt werden.

▶ **Präoperative isovolämische Hämodilution.** Bei diesem Verfahren wird kurz vor Beginn der Operation Blut (bis zu 40% des Blutvolumens) gesammelt und durch meist kolloidale Lösungen ersetzt. Aufgrund des geringeren Hämatokrits des Patienten ist der weitergehende intraoperative Verlust an Erythrozytenmasse geringer. Bei Absenken des Hb-Wertes auf unter 7 g/dl sollte besonders kritisch überprüft werden, ob der Patient dies tolerieren kann (*cave:* ischämische Herz- oder ZNS-Erkrankungen). Die Rückgabe des Blutes erfolgt intraoperativ im Bedarfsfall oder vorzugsweise gegen Ende oder nach Abschluss der Operation im Operationssaal.

▶ **Autotransfusion.** Ein weiteres Verfahren zur Gewinnung und Retransfusion von autologem Blut ist die *maschinelle Autotransfusion*. Während der Operation im Wundgebiet austretendes Blut wird aufgefangen und mittels eines Zentrifugationsverfahrens gewaschen. Anschließend erfolgt die Retransfusion, die intra- oder auch postoperativ durchgeführt werden kann. Die klinische Anwendung des Verfahrens ist dann sinnvoll, wenn der zu erwartende Blutverlust intraoperativ mehr als 1 l beträgt. Auch dieses Verfahren ist nicht ohne Risiko.

Merke
Aus der Anwendung intra- oder postoperativer Blutaufbereitungsverfahren darf sich kein höheres Risiko für den Patienten ergeben als aus der Transfusion von Fremdblut.

Einsatz von Pharmaka

Zu den synthetischen Pharmaka, mit denen in bestimmten Situationen eine Einsparung von Fremdblut erreicht werden kann, zählen Fibrinolyseinhibitoren (ε-Aminocapronsäure, Tranexamsäure), hämatopoetische Wachstumsfaktoren (rekombinantes Erythropoetin, G-CSF [„granulocyte colony-stimulating factor"], GM-CSF [„granulocyte macrophage colony-stimulating factor"], Thrombopoetin [TPO]), Eisenpräparate und Desmopressin. Thrombopoetinrezeptoragonisten sind relativ neu und zurzeit nur für wenige Indikationen zugelassen.

Die Verwendung von Fibrinolyseinhibitoren zur Einsparung von Fremdblut hat sich im Rahmen von Herzoperationen bewährt. Wachstumsfaktoren werden u. a. in der Hämatologie erfolgreich verwendet, um die Phase der Zytopenie bei Chemotherapie zu verkürzen, was zur Einsparung von Erythrozyten- und Thrombozytenkonzentraten führt. Der Wert von TPO-Rezeptoragonisten für die Einsparung von Fremdblut ist noch unklar. Desmopressin ist ein synthetisches Analogon von Arginin-Vasopressin, welches eine kurzzeitige Steigerung der endogenen Faktor-VIII-Aktivität und der Aktivität des Von-Willebrand-Faktors bewirkt. Für die Senkung des Blutbedarfs im Rahmen von Operationen bei Patienten ohne vorbestehenden Hämostasedefekt scheint es jedoch nur bedingt geeignet zu sein [3].

4.5.9 Blutersatzprodukte

Blutersatzprodukte bestehen aus Stoffen, die in Lösung, Suspension oder Emulsion die Sauerstoffaufnahme und -abgabe des Blutes für eine begrenzte Zeit aufrechterhalten können. Zu den infrage kommenden Substanzgruppen zählen zurzeit zellfreie Hämoglobine und Perfluorcarbone. Man verspricht sich bei diesen Substanzen eine längere Lagerung im Vergleich zu Blutprodukten, die Abwesenheit von Infektionsrisiken sowie eine universelle Verfügbarkeit und Kompatibilität. Ein Einsatz zur Überbrückung der Zeitspanne bis zur Bereitstellung von kompatiblem Fremdblut oder ein lokaler Einsatz bei ischämischen Erkrankungen kritischer Organe wären zukünftig durchaus denkbar. Gegenwärtig befinden sich die Produkte wegen deutlicher Nebenwirkungen jedoch noch im Entwicklungsstadium.

Kernaussagen

Erythrozytentransfusion
Die Entscheidung zur Erythrozytentransfusion ist vom Einzelfall abhängig und sollte nicht schematisch erfolgen.

Transfusion von therapeutischem Plasma
Für eine sinnvolle Gerinnungstherapie muss gefrorenes Frischplasma ausreichend hoch dosiert werden.

Transfusion von Thrombozyten
Der Transfusionserfolg sollte etwa ½ bis 1 h und 12 bis 24 h nach der Gabe kontrolliert werden, um einen Refraktärzustand zu erkennen.

Transfusionsreaktionen und Risiken
Die häufigste schwerwiegende Transfusionsreaktion ist die akut hämolytische Transfusionsreaktion bedingt meist durch Verwechslungen im AB0-System. Das Infektionsrisiko durch Transfusionen ist dagegen außerordentlich gering (HIV < 1 : 20 Mio., Hepatitis B < 1 : 1 Mio. und Hepatitis C < 1 : 20 Mio.).

Waschen und/oder Bestrahlen von Blutpräparaten
Bei immuninkompetenten Patienten sollen bestrahlte zelluläre Präparate eingesetzt werden. Das Waschen von zellulären Blutkomponenten ist nur sehr selten angezeigt (z. B. bei IgA-Mangel, paroxysmale nächtliche Hämoglobinurie [PNH]).

Praktische Aspekte bei der Transfusion von Blut und Blutprodukten
Die Zuordnung der Blutkonserve zu dem Patienten muss anhand des Konservenbegleitscheins und des AB0-Bedside-Tests gesichert sein. Alle Blutpräparate sind chargendokumentationspflichtig.

Hämotherapie bei akutem Blutverlust
Angesichts eines drohenden Verblutungstodes ist die Gabe von 0-Rh-negativen Erythrozytenkonzentraten ohne vorherige Verträglichkeitsuntersuchung immer gerechtfertigt. Vor der Transfusion ist Blut für eine spätere Kreuzprobe und ggf. eine Blutgruppenbestimmung abzunehmen.

Fremdblutsparende Maßnahmen
Die vorrangigen blutsparenden Maßnahmen umfassen eine kritische Indikationsstellung und die rationale Planung der Hämotherapie. Neben der Eigenblutspende stehen verschiedene maschinelle Verfahren zur Verfügung, die bei richtiger Indikationsstellung eine Einsparung von Fremdblut ermöglichen.

Blutersatzprodukte
Mögliches Einsatzgebiet für Blutersatzstoffe könnte die im Notfall kurzzeitige Substitution von Sauerstoffträgern als Überbrückung bis zur Bereitstellung von konventionellen Blutprodukten werden.

Literatur

Referenzen

[1] Bundesärztekammer auf Empfehlung ihres wissenschaftlichen Beirats, Hrsg. Querschnittsleitlinien zur Therapie mit Blutkomponenten und Plasmaderivaten. 4. Aufl. Köln: Deutscher Ärzte-Verlag; 2009

[2] Bux J, Sachs UJ. The pathogenesis of transfusion-related acute lung injury (TRALI). Br J Haematol 2007; 136(6): 788–799

[3] Carless PA, Henry DA, Moxey AJ et al. Desmopressin for minimising perioperative allogeneic blood transfusion. Cochrane Database Syst Rev 2004; 1: CD 001 884
[4] Gmur J, Burger J, Schanz U et al. Safety of stringent prophylactic platelet transfusion policy for patients with acute leukaemia. Lancet 1991; 338(8777): 1223–1226
[5] Hebert PC, Wells G, Blajchman MA et al. A multicenter, randomized, controlled clinical trial of transfusion requirements in critical care. Transfusion Requirements in critical Care Investigators, Canadian critical Care Trials Group. N Engl J Med 1999; 340(6): 409–417
[6] Linden JV, Pisciotto PT. Transfusion-associated graft-versus-host disease and blood irradiation. Transfus Med Rev 1992; 6(2): 116–123
[7] Linden JV, Kaplan HS. Transfusion errors: causes and effects. Transfus Med Rev 1994; 8(3): 169–183
[8] Llewelyn CA, Hewitt PE, Knight RS et al. Possible transmission of variant Creutzfeldt-Jakob disease by blood transfusion. Lancet 2004; 363(9407): 417–421
[9] Rebulla P, Finazzi G, Marangoni F et al. The threshold for prophylactic platelet transfusions in adults with acute myeloid leukemia. Gruppo Italiano Malattie Ematologiche Maligne dell'Adulto. N Engl J Med 1997; 337(26): 1870–1875
[10] Silliman CC, Fung YL, Ball JB et al. Transfusion-related acute lung injury (TRALI): current concepts and misconceptions. Blood Rev 2009; 23(6): 245–255
[11] Slichter SJ, Davis K, Enright H et al. Factors affecting post-transfusion platelet increments, platelet refractoriness, and platelet transfusion intervals in thrombocytopenic patients. Blood 2005; 105(10): 4106–4114
[12] Spahn DR, Casutt M. Eliminating blood transfusions: new aspects and perspectives. Anesthesiology 2000; 93(1): 242–255
[13] Wissenschaftlicher Beirat der Bundesärztekammer und des Paul-Ehrlich-Instituts, Hrsg. Richtlinien zur Gewinnung von Blut und Blutbestandteilen und zur Anwendung von Blutprodukten (Hämotherapie) – Zweite Richtlinienanpassung 2010. Im Internet: http://www.bundesaerztekammer.de/page.asp?his=0.6.3288 8357&all=true; Stand 09.03.2013

Weiterführende Literatur

[14] Klein HG, Anstell DJ. Mollison's blood transfusion in clinical medicine. 12th ed. Malden: Blackwell Publishing; 2013
[15] Kiefel V, Hrsg. Transfusionsmedizin und Immunhämatologie. 4. Aufl. Berlin: Springer; 2011
[16] Roback JD, Grossmann BJ et al. Technical Manual of the American Association of Blood Banks (AABB). 17th ed. Bethesda: AABB; 2011
[17] Rump G, Braun R, Jahn UR et al. Transfusionsmedizin compact. Stuttgart: Thieme; 2003

4.6 Grundsätze der Ernährungstherapie

C. Goeters, C. Wempe

4.6.1 Neuroendokrine und metabolische Stressreaktion

Neuroendokrine Reaktion

Unter physiologischen Bedingungen wird die Nahrungsaufnahme durch Hunger und Durst gesteuert. Ernährung als therapeutische Maßnahme gewinnt erst unter pathophysiologischen Bedingungen eine Bedeutung. So sind bei kritisch Kranken nicht nur das Durst- und Hungergefühl gestört, sondern auch die Nahrungsaufnahme und die Verwertung der angebotenen Substrate. Das Zusammenspiel der unterschiedlichen Systeme (Mediatoren, neuroendokrines System und Immunsystem) unter physiologischen und pathophysiologischen Bedingungen und ihre Auswirkungen auf den Metabolismus sind bisher nur unzureichend charakterisiert. Dies gilt auch für den Einfluss von Alter, Geschlecht, ethnischer Zugehörigkeit und genetischer Disposition.

▶ **Akute und chronische Stressreaktionen.** Stressoren wie z. B. Krankheit, Verletzung und Entzündung führen zu einer uniformen akuten Reaktion, die durch Hypermetabolismus und Katabolie gekennzeichnet ist. Nach unserem heutigen Verständnis dient diese Reaktion dazu, den Organismus aus eigenen Ressourcen mit den notwendigen Substraten zu versorgen. Von der Akutreaktion ist eine chronische Stressreaktion zu unterscheiden. Diese ist bei kritisch Kranken durch eine Suppression des Hypophysenvorderlappens charakterisiert. Die Down-Regulation hormoneller Achsen wird als Anpassung an eine überschießende Systeminflammation gesehen. Ziel könnte eine Dämpfung des Energie- und Sauerstoffverbrauchs, die Minimierung von oxidativen Schäden und gleichzeitig die Sicherung einer ausreichenden Substratversorgung sein.

▶ **Leitlinien für eine rationale Ernährungstherapie.** Die Basis für eine wissenschaftlich begründete Ernährung kritisch kranker Patienten wird in vielen Punkten kontrovers diskutiert. Erkenntnisse aus sehr heterogenen Untersuchungen, die für heutige Patientenkollektive und metabolische Kriterien nicht repräsentativ sind, wurden auf Intensivpatienten übertragen. Hochwertige Untersuchungen an großen intensivmedizinischen Kollektiven sind selten. Mit den von Daren Heyland 2003 publizierten evidenzbasierten Leitlinien zur Ernährung kritisch Kranker, die fortlaufend aktualisiert werden, wurde ein erster Grundstein für eine rationale Ernährungstherapie gelegt [25]. Dennoch haben viele Empfehlungen aus den aktuell gültigen Leitlinien einen niedrigen Evidenzgrad.

Es ist wichtig, die Grundzüge der pathophysiologischen Prozesse und Auswirkungen auf den Metabolismus der Substrate zu begreifen, um eine pragmatische Vorgehensweise mit individueller, auf die jeweilige Situation angepasster Substratzufuhr zu entwerfen.

Metabolische Reaktion

Proteinstoffwechsel

Unter den Bedingungen des Stressstoffwechsels herrscht eine katabole Stoffwechsellage.

> **Merke**
> Der Gesamtproteinumsatz ist erhöht, jedoch ist die Syntheserate in geringerem Maße als die Abbaurate gesteigert.

▶ **Muskelabbau.** Bevorzugt wird Muskelmasse abgebaut und Aminosäuren werden als Substrate mobilisiert. Der Muskelabbau wird durch Immobilisation und Bettruhe, aber auch durch Phänomene wie z. B. eine Polyneuropathie aggraviert; langfristige Funktionseinschränkungen des menschlichen Körpers resultieren. Der transmembranäre Transport von Aminosäuren ist ein aktiver Prozess. Unter Stressbedingungen wird der Efflux aus der Muskulatur gesteigert, um Substrate für die viszerale Proteinsynthese, das Immunsystem und die Wundheilung zu mobilisieren. Aminosäuren dienen als primäre Energiesubstrate oder als Substrate der Glukoneogenese.

▶ **Glutamin.** Glutamin als häufigste Aminosäure im menschlichen Organismus ist an all diesen Prozessen beteiligt und wird vermehrt verbraucht, sodass die endogene Synthesekapazität überschritten wird. Es resultiert eine Abnahme der Glutaminkonzentration im Plasma und intrazellulär, die der Schwere der Erkrankung entspricht. Die Aminosäureaufnahme im Muskel aus dem Plasma ist unter Stressbedingungen gestört [59]. Dies könnte erklären, warum die Effektivität einer intravenösen Aminosäureresubstitution im Rahmen der parenteralen Ernährung eingeschränkt ist.

Die Katabolie von Patienten mit Nierenversagen und Dialyse scheint sowohl durch eine Erniedrigung der Aminosäuren im Plasma als auch durch Störungen im Säure-Basen-Haushalt bedingt zu sein [59]. Erhöhte Kortisol- und Katecholaminspiegel sind mit einem vermehrten Proteinabbau verbunden.

▶ **Insulin.** Dem Insulin als anabolem Hormon kommt bei der Regulation des Proteinstoffwechsels unter Stressbedingungen eine besondere Rolle zu. Bei gesunden Probanden kann man durch eine akute Hyperglykämie eine Proteolyse erzielen [18].

Kohlenhydratstoffwechsel

Kohlenhydrate stellen das wichtigste Substrat zur Energiegewinnung dar. Der Organismus verfügt nur über begrenzte Kohlenhydratvorräte in Form von Glykogen. Infolgedessen müssen bei Nahrungskarenz Kohlenhydrate vermehrt synthetisiert werden. Die glukoplastischen Aminosäuren Alanin und Glutamin, aber auch Laktat und bei der Lipolyse freigesetztes Glyzerin dienen als endogene Substrate.

▶ **Anaerober Abbau.** Im Stressstoffwechsel wird Glukose bevorzugt bis zum Laktat und Pyruvat abgebaut. Pyruvat verbindet den Protein-, Kohlenhydrat- und Fettstoffwechsel und kann die Mitochondrienmembran frei passieren. Hierdurch wird eine Imbalanz von Redoxäquivalenten in den verschiedenen Zellkompartimenten vermieden. Laktat und Pyruvat werden erneut in die hepatische Glukoneogenese eingeschleust.

▶ **Diabetes-Typ-II-ähnliche Stoffwechsellage.** Der Stressstoffwechsel ähnelt mit seinem relativen Insulinmangel und einer Insulinresistenz der metabolischen Situation des Diabetes mellitus Typ II. Die hepatische Glukoneogenese ist massiv gesteigert, aber auch in der Niere und im Dünndarm findet eine Glukoneogenese aus Glutamin statt [36]. Hohe Blutzuckerspiegel fördern die endogene Glukoneogenese und hemmen als parakriner Faktor die periphere insulinabhängige Glukoseaufnahme. Eine chronische Hyperglykämie geht mit erhöhten Konzentrationen von freien Fettsäuren einher [53]. Die vermehrte Verfügbarkeit von freien Fettsäuren steigert die hepatische Glukoneogenese. Nur eine Normalisierung der Glukosekonzentration kann diesen Circulus vitiosus durchbrechen.

Fettstoffwechsel

Der Umsatz an Triglyzeriden und Fettsäuren ist im Stressstoffwechsel gesteigert. Nahezu alle Gewebe können ihren Energiebedarf durch die Verbrennung von Fettsäuren decken. Die Lipolyse und Lipogenese stehen unter hormoneller Kontrolle, insbesondere der des Insulins, und sind abhängig vom Substratangebot und Verbrauch. Hypertriglyzeridämie ist assoziiert mit Inflammation. Die proinflammatorischen Zytokine Il-1, Il-6 und Tumornekrosefaktor (TNF) stimulieren die Lipolyse und die hepatische Fettsäurereproduktion.

Phospholipide sowie freies Cholesterin sind Hauptbestandteile von Zellmembranen. Die Zusammensetzung des Fettsäuremusters bestimmt die physikalischen Eigenschaften der Membran, die Funktion und Struktur von Rezeptoren, Enzymaktivität und Signaltransduktion. Fettsäuren sind nicht nur Substrate für die Energiegewinnung, sondern auch Vorstufen der Mediatorsynthese. Durch Phospholipasen werden unter der Einwirkung von entzündlichen Stimuli die Lipidkomponenten der Membranen freigesetzt und dienen vor Ort (an Mastzellen, neutrophilen und eosinophilen Granylozyten, Makrophagen, Plättchen und am Endothel) als Substrate für die Mediatorsynthese. Hierdurch werden klinische Effekte wie die Veränderung des Tonus der glatten Muskulatur, Zellaktivierung und -aggregation und Ödembildung vermittelt [24].

Es werden gesättigte sowie einfach und mehrfach ungesättigte Fettsäuren unterschieden. Die Synthese gesättigter Fettsäuren im Organismus ist unproblematisch. Diese dienen in erster Linie der Energiegewinnung und nehmen auch strukturelle Aufgaben an der Zellmembran wahr. Mehrfach ungesättigte Fettsäuren der n3- und n6-Familie können nicht endogen synthetisiert werden, sie dienen nicht der Energiegewinnung, sondern dem Strukturaufbau der Membranen und beeinflussen Organfunktionen.

Praxistipp
Aus klinischer Sicht gibt es Beispiele, wie durch die Zusammensetzung des Fettsäuremusters Einfluss auf Krankheitsprozesse genommen werden kann (z. B. akutes Atemnotsyndrom, ARDS).

4.6.2 Indikation zur Ernährungstherapie
Beurteilung des Ernährungsstatus

Mangel- und Fehlernährung sind eng verknüpft mit einer erhöhten Morbidität und Mortalität und tragen somit zu verlängerten Krankenhausverweildauern und erhöhten Behandlungskosten bei. Dies zeigen die Auswertungen von Krankheitsverläufen von Intensivpatienten mit negativen kumulativen Ernährungsbilanzen [1, 59].

Es gibt keine einfachen Messgrößen für die Beurteilung des Ernährungszustandes. Laborparameter wie z. B. das Serumalbumin sind in der Intensivmedizin nicht zu verwerten.

▶ **Screening-Methoden.** Das Körpergewicht und die Gewichtsanamnese stehen im Zentrum der Screening-Methoden nach den ESPEN-Leitlinien 2002 [29]. Ein ungeplanter Gewichtsverlust von mehr als 10 % oder ein Body-Mass-Index von $\leq 18,5$ kg/m^2 ist mit einem hohen Risiko für das Vorliegen einer Mangelernährung verbunden. Zusätzlich werden Nahrungsaufnahme, Schwere der aktuellen Erkrankung sowie das Alter im „Nutritional Risk Screening" (NRS 2002) bewertet [29].

▶ **Intensivmedizin.** Für die Intensivmedizin muss auf den begrenzten Aussagewert des Körpergewichtes hingewiesen werden. Die meisten Erkrankungen gehen mit Membranfunktionsstörungen, einer interstitiellen Wassereinlagerung und Ödemen einher. Anthropometrische Messungen wie Hautfaltendicke und Armumfang sind aufgrund dieser Einflüsse nicht verwertbar. Methoden wie die bioelektrische Impedanzanalyse zur Bestimmung der Körperzusammensetzung sind nur begrenzt verwertbar, da entsprechende Referenzmessungen bei Intensivpatienten fehlen.

Praxistipp
Als verlässliche Werkzeuge zur Erfassung des Ernährungszustandes bleiben letztlich nur die klinische Einschätzung des Patienten und die aufgenommene Energiemenge als Anteil des geschätzten Energiebedarfes.

Indikation zur Ernährungstherapie

Faktoren, die die Indikation für eine Ernährungstherapie bestimmen, sind im NRS 2002 gut definiert. Eine differenzierte Ernährungstherapie ist für die meisten Intensivpatienten aufgrund der Schwere der Erkrankung und einer gestörten Nahrungsaufnahme erforderlich. Dies bedeutet eine systematische Anordnung von Ernährungsmaßnahmen, eine engmaschige Evaluation der aufgenommenen Energiemenge und die daraus folgende Modifikation des Therapieplanes. Die Kombination von verschiedenen Maßnahmen (orale Zusatznahrung, Ernährung über Sonde oder intravenös) ist häufig sinnvoll, um eine ausreichende Energiezufuhr sicherzustellen und Malnutrition zu vermeiden.

> **Praxistipp**
> Eine unzureichende Zufuhr von Substraten und Mikronährstoffen hat selten unmittelbar messbare Folgen für Vitalparameter. Somit wird die Indikation für Ernährungsmaßnahmen häufig zu spät gestellt oder aber die Ernährungstherapie wird unzureichend durchgeführt.

Wahl der Ernährungsform

Die Ernährungsform ist abhängig vom Zustand des Patienten und von der Funktion des Gastrointestinaltraktes.

Enterale Ernährung

> **Merke**
> Liegen keine Störungen der Funktion des Magen-Darm-Traktes vor, sollte die enterale Nahrungsaufnahme bevorzugt werden.

Bei Operationen am oberen Magen-Darm-Trakt (Ösophagus, Magen) kann frühzeitig eine enterale Ernährung über eine Sonde distal der Anastomose durchgeführt werden. Eingriffe an der Gallenblase oder Leber erfordern keine enterale Nahrungskarenz. In der Dickdarmchirurgie wird im Rahmen des Fast-Track-Konzeptes schon am Operationstag mit der oralen Nahrungsaufnahme begonnen. Unnötige Nahrungskarenz bedeutet eine negative Präkonditionierung.

Probanden wurden einem Endotoxin-Stimulus ausgesetzt, nachdem sie über eine Woche entweder enteral oder parenteral ernährt wurden. Bei den parenteral ernährten Probanden konnten weitaus höhere TNF-Konzentrationen als bei den enteral ernährten nachgewiesen werden [19].

Die enterale Ernährung gilt heute im Intensivbereich als die bevorzugte Ernährungsform [25, 30].

Parenterale Ernährung

Viele therapeutische Maßnahmen induzieren bei Intensivpatienten eine schwere Magen-Darm-Atonie. In einer Metaanalyse zeigten Simpson und Doig, dass parenterale Ernährung im Vergleich zu einer verzögert durchgeführten enteralen Ernährung ein geringeres Risiko bezüglich der Mortalität aufwies [45]. Das Infektionsrisiko der parenteral Ernährten war erhöht. Ursache für die geringere Mortalität könnte eine bessere Substratversorgung bei schwerer Katabolie sein. Dies weist darauf hin, dass in bestimmten Situationen eine Kombination von enteraler und parenteraler Ernährung sinnvoll sein kann.

▶ **Zusammenhang zwischen Energiedefizit und Mortalität.** Aktuelle Untersuchungen weisen auf den Zusammenhang zwischen Energiedefizit und erhöhter Mortalität hin [1, 47, 49]. In einer prospektiven Multicenter-Studie [14] wurde die Umsetzung evidenzbasierter Ernährungsleitlinien auf der Intensivstation untersucht. Die Umsetzung erlaubte einen früheren enteralen Nahrungsaufbau und führte zu einer verbesserten Energiezufuhr ohne Auswirkungen auf die Mortalität.

Indikationen zur parenteralen Ernährung sind gegeben, wenn eine enterale Ernährung sich verbietet oder innerhalb der ersten 24 h nicht erfolgreich ist oder eins der folgenden Kriterien erfüllt ist [31]:
- Nahrungskarenz ≥ 7 Tage erforderlich,
- enteraler Nahrungsaufbau innerhalb von 5–7 Tagen wahrscheinlich nicht erfolgreich,
- zu erwartende Komplikationen,
- Malnutrition.

Abweichend von diesen Kriterien fordern die europäischen Leitlinien 2009, alle Patienten sollten innerhalb von 24–48 h parenteral ernährt werden, wenn ein Nahrungsaufbau nicht innerhalb von 3 Tagen erwartet werden kann [46].

Auswahl der Patienten

> **Merke**
> Patienten sollten sich in einem kompensierten Zustand der Vitalfunktionen befinden, bevor mit einer Ernährungsform (parenteral oder enteral) begonnen wird.

Die Ernährung sollte immer der individuellen Situation des Patienten und den verschiedenen Stressphasen während des Krankheitsprozesses angepasst werden. So kann eine kohlenhydratbasierte Ernährung mit einem vermehrten Anfall von CO_2 zum Scheitern einer Entwöhnung vom Respirator beitragen. Eine Reduktion der Kalorienzufuhr und/oder ein größerer Fettanteil können Abhilfe schaffen. Beim Leberausfallkoma dient die Glukoseinfusion primär der Sicherung des Basisbedarfes und der Aufrechterhaltung einer Normoglykämie. Alte Menschen, die aus eigener Kraft essen und trinken können, benötigen mitunter die Anordnung zusätzlicher diätetischer Maßnahmen, um der Malnutrition bei abgeschwächtem Hunger- und Durstgefühl entgegenzuwirken.

4.6.3 Durchführung der Ernährungstherapie

Energie- und Substratbedarf

> **Merke**
> Prinzipiell hat Ernährungstherapie bei kritisch kranken Patienten das Ziel, die Menge und Funktion des Körperproteins weitestgehend zu erhalten, wobei der Verlust an Proteinmasse bisher unvermeidlich ist. Das Ziel ist, den Verlust der fettfreien Masse durch eine entsprechende Zufuhr von Energie und Aminosäuren zu minimieren.

Bei Intensivpatienten korreliert der Verlust von „Lean Body Mass" mit gesteigerten Infektionsraten, Multiorganversagen, verzögerter Wundheilung, verlängerter Beatmungszeit sowie gesteigerter Mortalität [52].

▶ **Indirekte Kalorimetrie.** Die Messung des Energieverbrauchs kann durch indirekte Kalorimetrie erfolgen. Dabei werden der Sauerstoffverbrauch und die Gesamtkohlendioxidproduktion über eine definierte Zeiteinheit gemessen. Der ermittelte Wert des Gesamtenergieumsatzes wird auf 24 h hochgerechnet. Der Genauigkeit dieser Messmethode – insbesondere bei kritisch kranken Patienten – sind Grenzen gesetzt. Methodische Abweichungen nehmen bei höheren O_2-Konzentrationen der Inspirationsluft deutlich zu (inspiratorische Sauerstoffkonzentration $FiO_2 \geq 0,7$). Die Technik steht nur wenigen Krankenhäusern meist zu wissenschaftlichen Zwecken zur Verfügung, sodass in der Praxis mit berechneten Näherungswerten gearbeitet werden muss.

▶ **Ruheenergieverbrauch und -bedarf.** Die bereits 1919 von Harris und Benedict publizierten Ergebnisse zur Berechnung des Ruheenergieverbrauchs (REE, in kcal/d) sind noch heute die am häufigsten zitierten Normwerte [11]. Hieraus ergibt sich ein Ruheenergiebedarf bei gesunden Erwachsenen von ca. 20–24 kcal/kg KG/d.

Der Ruheenergieverbrauch wird sowohl durch therapeutische Maßnahmen als auch durch Krankheitsphasen beeinflusst. So hatten septische Patienten während der ersten Woche einen Energiebedarf von 25 ± 5 kcal/kg KG/d, der danach auf 47 ± 6 kcal/kg KG/d stieg [53]. Da Patienten häufig hypokalorisch ernährt werden und große Energiedefizite ansammeln, fordern die neuen ESPEN-Leitlinien, die Energiezufuhr innerhalb von 3 Tagen von 25 kcal/kg/d auf den aktuellen Bedarf zu steigern [46]. Eine bedarfsadaptierte Zufuhr kann jedoch nur mit der indirekten Kalorimetrie – unter Berücksichtigung der Limitierung der Methode – realisiert werden.

▶ **Metabolisch angepasste Substratzufuhr.** Zusätzlich muss die metabolische Verträglichkeit über die Menge der Nährstoffzufuhr entscheiden, nicht die errechnete oder gemessene Zielvorstellung. Sowohl eine Über- als auch eine Unterernährung sollten vermieden werden. Eine metabolisch angepasste Substratzufuhr sollte sich am Verlauf des Krankheitsbildes und an den individuellen Bedürfnissen orientieren.

Bei übergewichtigen Patienten (Body-Mass-Index BMI > 27 kg/m²) muss auf eine ausreichende Proteinzufuhr geachtet werden (2 g/kg bezogen auf das Idealgewicht). Es gibt keine einheitlichen Empfehlungen zur Energiezufuhr bei Adipositas. Die „Society of Critical Care Medicine" (SCCM) empfiehlt eine hypokalorische Ernährung von 11–14 kcal/d bezogen auf das aktuelle Körpergewicht [41]. Bei Patienten mit Untergewicht (BMI < 17 kg/m²) ist das Normalgewicht Orientierungsgröße. Hierbei sei noch einmal erwähnt, dass der Energiebedarf in einem engen Zusammenhang mit der fettfreien Masse steht.

> **Praxistipp**
> Eine einschleichende Dosierung sollte unabhängig von der Art der Ernährung erfolgen. Bei der enteralen Ernährung weisen Unverträglichkeitsreaktionen (z. B. Übelkeit, Erbrechen, Durchfall) auf eine nicht angepasste Dosis bzw. zu schnelle Zufuhr oder auch eine falsche Zusammensetzug der Nahrung hin.

Kohlenhydrate

▶ **Glukosezufuhr.** Kohlenhydrate sind leicht verwertbare Energielieferanten. Blut- und Nervenzellen sind auf Glukose angewiesen. Der Glukosebedarf des Gehirns beträgt ca. 100–150 g/24 h. Bei parenteraler Ernährung wird diese Menge in der Regel als „Mindestbedarf" für Kohlenhydrate anfänglich eingesetzt (ca. 2 g/kg KG/d). Bei der parenteralen Ernährung sollten 60 % der Nichtproteinenergie als Glukose zugeführt werden mit einer oberen Zufuhrgrenze von 4 g Glukose/kg KG/d. Diese sehr moderaten Empfehlungen der deutschen Fachgesellschaft aus dem Jahre 2007 stehen den aktuellen ESPEN-Leitlinien gegenüber, die eine Zufuhr von 7 g/kd KG/d als sicher einstufen [31, 46].

▶ **Normoglykämie.** Eine hohe Glukosezufuhr ist nicht unproblematisch, weil sie das Risiko von Hyperglykämien mit einer erhöhten Inzidenz von infektiologischen Komplikationen und sekundären Organschäden mit sich bringt [55, 56]. Unter Einsatz von Insulin (< 20 IE/h) sollte eine Normoglykämie bis moderate Hyperglykämie (< 145 mg/dl bzw. < 8 mmol/l) angestrebt werden. Gelingt es nicht, den Blutzuckerspiegel zu stabilisieren, muss die Glukosezufuhr reduziert werden. Die Normalisierung des Blutzuckerspiegels trägt zur Verbesserung der Insulinempfindlichkeit und Drosselung der endogenen Glukoseproduktion wesentlich bei.

Bei Intensivtherapiepatienten war die strikte Einhaltung eines normalen Blutzuckerniveaus unter einem Wert von 6,1 mmol/l (110 mg/dl) mit einer eindrucksvollen Reduktion von Morbidität und Mortalität verbunden [55]. Dabei scheint sowohl die Normoglykämie als solche als auch die Insulinzufuhr für die günstigen Effekte verantwortlich zu sein. Eine antiinflammatorische Wirkung durch das Insulin wird zusätzlich angenommen [12]. Das Risiko einer Polyneuropathie verringert sich, die Beatmungszeit wird verkürzt [57]. Die Ergebnisse dieser ersten monozentrischen Studie konnten durch weitere Untersuchungen nicht reproduziert werden [17, 23]. Unter der intensivierten Insulintherapie wurden hohe Hypoglykämieraten beobachtet. Die Wertung der einzelnen Untersuchungen kann nicht nur auf die Blutzuckerregulation reduziert werden, sondern es müssen weitere Aspekte berücksichtigt werden: Zusammensetzung des Patientenkollektivs, Kalorienzufuhr, Ernährungsform (enteral, parenteral), Interventionsbereich in der Kontrollgruppe, Qualität der Glukoseüberwachung, Blutzuckerschwankungen.

> **Praxistipp**
> Das Optimum der Kohlenhydratzufuhr ist unbekannt. Der Einsatz von Insulin sollte nicht zu einer hyperkalorischen Ernährung führen. Eine gute Blutzuckereinstellung ist nur mit gut geschultem Personal in ausreichender Besetzung realisierbar.

Parenterale Präparate mit Xylit sind für den Intensivbereich nicht zu empfehlen.

Fette

▶ **Fettzufuhr.** Fette haben mit 9 kcal pro g eine hohe Energiedichte und sind Quelle der essenziellen Fettsäuren. Bei der Oxidation von Fetten entstehen geringere Mengen an CO_2 und es wird weniger Sauerstoff verbraucht als bei einer isokalorischen Menge an Kohlenhydraten; die Atemarbeit wird erleichtert.

> **Praxistipp**
> 15–30 % der Gesamtenergie können in Form von Fett zugeführt werden. Dies entspricht einer Menge von 1,0–1,5 g/kg KG/d, wobei einschleichend mit 0,5 g/kg KG/d begonnen werden sollte.

▶ **MCT-Fette.** Parenterale Fettemulsionen werden häufig auf Sojaölbasis hergestellt (mehr als 50 % an mehrfach ungesättigten Fettsäuren). Dies könnte zu einem „Linolsäureüberschuss" führen, der in einer Überproduktion von Arachidonsäure resultieren und zu einer gesteigerten Synthese und Aktivität von proinflammatorischen Zytokinen führen kann. Durch synthetische mittelkettige Fettsäuren (= MCT-Fette) wird das Fettsäuremuster modifiziert. MCT-/LCT-haltige Fette (LCT-Fette = langkettige Fettsäuren) sind weit verbreitet und weisen einige Vorteile auf, wie z. B. eine schnellere Plasma-Clearance. Eine Reveresterung findet bei mittelkettigen Fettsäuren kaum statt.

▶ **Oliven- und Fischöl.** Aktuelle Fettemulsionen enthalten Olivenöl und Fischöle. Auch spezielle enterale Produkte, sog. immunmodulierende Sondennahrungen, enthalten Fischöle. n3-Fettsäuren aus Fischölen besitzen eine protektive Wirkung hinsichtlich der Entwicklung von kardiovaskulären oder entzündlichen Erkrankungen. Durch eine gesteigerte Zufuhr von n3-Fettsäuren erhofft man sich einen therapeutischen Ansatz, da – zumindest theoretisch – eine Immunmodulation möglich ist. Im intensivmedizinischen Bereich fehlen Daten, um eine Empfehlung für die Zusammensetzung und Dosierung der Lipidemulsion zu geben [25, 31].

Proteine

▶ **Proteinzufuhr.** Die Proteinzufuhr ist bei der Ernährung von kritisch kranken Patienten von großer Bedeutung. Auch bei Durchführung einer Ernährungstherapie scheint eine Abnahme des Körperproteins unausweichlich zu sein.

> **Praxistipp**
>
> 15 – 20 % der Gesamtenergie werden in Form von Proteinen bzw. Aminosäuren zugeführt. Üblicherweise werden 1,3 bis 1,5 g/kg KG/d empfohlen.

Eine hohe Proteinzufuhr steigert den Energieumsatz und die Harnstoffproduktion. Die Empfehlungen basieren auf Untersuchungen an normalgewichtigen Patienten mit ausgeglichener Energiebilanz. Patienten, die eine negative Energiebilanz aufweisen bzw. untergewichtig sind, sollten mehr als 1,5 g/kg KG/d erhalten [26]. Dies steht in Einklang mit den Empfehlungen der amerikanischen Fachgesellschaft, nach denen katabole Patienten Protein in Höhe von 1,2 – 2 g/kg KG/d erhalten sollten [35]. Übergewichtige Patienten sollten 2 g/kg bezogen auf das Idealgewicht erhalten [13]. Bei parenteraler Ernährung werden Aminosäuren von Beginn an in der Zieldosierung zugeführt. Die ideale parenterale Proteinzusammensetzung ist bisher nicht bekannt.

▶ **Arginin.** Die Aminosäure Arginin spielt möglicherweise eine wichtige Rolle in der Immunmodulation bei schwerkranken Patienten. Es wird angenommen, dass sie bei Patienten nach schwerem Trauma, bei Mangelernährung oder bei Sepsis die Immunfunktion verbessert. Parenterale Aminosäurelösungen enthalten ausreichende Mengen Arginin. Immunmodulierenden Sondennahrungen ist in der Regel Arginin zugesetzt. Der Einsatz dieser Präparate wird postoperativ bei Patienten mit großen kiefer- und viszeralchirurgischen Tumoroperationen oder schwerem Polytrauma empfohlen [30]. Ein allgemeiner Einsatz argininhaltiger Präparate bei kritisch Kranken ist hingegen nicht zu empfehlen [25], da nur Intensivpatienten, die ausreichend enteral ernährt werden können (> 2500 ml/72 h), von einer Ernährung mit einer immunmodulierenden Sondennahrung tatsächlich profitieren [30]. Es gibt Hinweise darauf, dass ein Einsatz derartiger Produkte speziell bei kritisch kranken Frauen negative Auswirkungen hat [28].

▶ **Glutamin.** Glutamin spielt eine zentrale Rolle im Stickstoffmetabolismus. Der Glutaminspiegel sinkt u. a. nach großen Operationen und bei kritisch kranken Patienten. Dies ist mit einer verminderten Immunabwehr und einer höheren Sterblichkeit bei kritisch Kranken verbunden. Eine Glutaminsubstitution bei chirurgischen Patienten kann mit einer Verringerung von infektiösen Komplikationen sowie einem verkürzten Klinikaufenthalt verbunden sein.

> **Merke**
>
> Bei kritisch kranken Patienten zeigte sich eine Reduktion von Komplikationen und Mortalitätsraten, wobei der größte Benefit bei Patienten auftrat, die hohe Dosen von parenteralem Glutamin erhalten hatten (> 0,2 g/kg KG/d) [25].

Die Verbesserung der Prognose von kritisch kranken Patienten, beruht wahrscheinlich auf der Aufrechterhaltung der physiologischen intestinalen Barriere, die Infektionsrate wird verringert. Bei großer therapeutischer Breite ist die optimale Dosierung für Glutamin bisher nicht bekannt. Wenn eine parenterale Ernährung indiziert ist, so sollte diese 0,2 – 0,4 g/kg/d L-Glutamin enthalten (entsprechend 0,3 – 0,6 g/kg KG/d Alanyl-Glutamin-Dipeptid [46]).

Mit Glutamin angereicherte enterale Produkte zeigten bisher allgemein keine Vorteile bei Intensivpatienten und sollten nur bei speziellen Krankheitsbildern (Verbrennungen, Trauma) eingesetzt werden [25]. Bei der enteralen Ernährung sollten allgemein polymere Standarddiäten verwendet werden [25]. Bei den Oligopeptiddiäten ist der Glutamingehalt herstellungsbedingt deutlich verringert.

Vitamine und Spurenelemente

Der genaue Bedarf an Vitaminen und Spurenelementen ist schon bei Gesunden unzureichend bekannt, bei kritisch Kranken ist der Kenntnisstand noch geringer. Aktuell besteht Interesse weniger an der Verhinderung von Mangelerscheinungen als an dem Erreichen einer optimalen Gewebe- oder Organfunktion mit Verbesserung der Immunfunktion und der Wundheilung sowie an einer verbesserten antioxidativen Funktion [44]. Plasmaspiegel sind in der Regel wenig aussagefähig. Da der Wirkort der Mikronährstoffe im intrazellulären Bereich liegt, sind Messungen von extrazellulären Konzentrationen unspezifisch und können höchstens eine ergänzende Aussage liefern.

▶ **Situationsbedingter Bedarf.** Bei älteren Patienten besteht das Risiko eines schon vorhandenen Mangels an ausgewählten Mikronährstoffen. Ein Hypermetabolismus ist mit einem erhöhten Bedarf an Kofaktoren, die in enzymatischen Reaktionen und Stoffwechselwegen notwendig sind, verbunden. So ist der Bedarf an Thiamin (Vitamin B_1) mit dem Kohlenhydratumsatz verbunden, der an Pyridoxin (Vitamin B_6) mit dem Aminosäurestoffwechsel und der an Tocopherol (Vitamin E) mit dem Fettstoffwechsel und der Aufnahme an mehrfach ungesättigten Fettsäuren. Thiamin ist im intensivmedizinischen Bereich von besonderer Bedeutung, da es eine extrem kurze Halbwertszeit von ca. 14 Tagen aufweist. Bei Thiaminmangel treten kardiovaskuläre und neurologische Störungen auf. Auch eine schwere Laktazidose kann auf einem Thiaminmangel beruhen. Bei großer therapeutischer Breite sollte Thiamin frühzeitig substituiert werden.

▶ **Antioxidanzien und Spurenelemente.** Der Bedarf an antioxidativ wirkenden Substanzen steigt im Katabolismus an. Man nimmt an, dass oxidativer Stress eine zentrale Rolle in der Entwicklung von Organversagen spielt. Selen ist ein Bestandteil von Selenoproteinen, von denen manche wichtige enzymatische Funktionen besitzen, wie z. B. die Glutathionperoxidase. Kritisch kranke Patienten mit systemischer Inflammation weisen einen erniedrigten Plasmaspiegel an Selen auf [20]. Auch wenn durch eine hoch dosierte Supplementierung mit Selen positive Effekte auf Morbidität und Mortalität bei Patienten mit SIRS (Systemic inflammatory Response Syndrome) nachgewiesen wurden, ist der optimale Dosierungsbereich nicht bekannt und bedarf weiterer Evaluation in klinisch kontrollierten Studien.

▶ **Überdosierung vermeiden.** Die therapeutische Breite von Spurenelementen ist zum Teil nur sehr gering, ihr Bedarf bei unterschiedlichen Krankheitsbildern ist nicht genau bekannt. Insofern sollte eine Substitution zurückhaltend durchgeführt werden. So zeigt sich bei einer Zinksupplementierung von mehr als 50 mg/d eine verminderte Immunreaktion; auch zu hohe Dosen von Selen, Vitamin C und Tocopherol können prooxidativ wirken [5, 48]. Verluste von wasserlöslichen Mikronährstoffen (z. B. Magnesium, Zink und Kupfer sowie Vitamin C und Folsäure) sollten bei schwerkranken Patienten antizipiert werden [44].

Den enteralen Produkten sind Vitamine und Spurenelemente entsprechend den Referenzwerten für Gesunde unter Berücksichtigung eines Sicherheitszuschlages zugesetzt. Sofern eine dem Energieverbrauch adäquate enterale Energiemenge zugeführt werden kann, ist in der Regel keine weitere Substitution notwendig.

> **Praxistipp**
> In der Praxis wird häufig eine parenterale Supplementierung mit Mikro- und Makronährstoffen notwendig sein, da die angestrebte enterale Zielmenge nicht erreicht wird. Die Supplementierung von Vitaminen und Spurenelementen sollte täglich erfolgen [46].

Vitamine werden als Kurzinfusion gegeben, um eine Inaktivierung bestimmter Vitamine durch Lichteinfluss zu vermeiden. Bei All-in-One-Lösungen ist dies nicht erforderlich, da die beigemischte Fettemulsion eine zu starke Lichteinwirkung verhindert. Spurenelemente können den Aminosäuren beigemischt werden. Bei der – separaten – Zufuhr von Vitamin K ist zu beachten, dass die meisten Lipidemulsionen Vitamin K als natürlichen Bestandteil des Sojaöls enthalten. Diese Menge wird nicht deklariert.

Flüssigkeitsbedarf

Der Flüssigkeitsbedarf eines erwachsenen Patienten beträgt normalerweise 40 ml/kg KG/d. Allerdings müssen erhöhte Flüssigkeitsverluste z. B. durch Diarrhö, über Drainagen oder Perspiratio, aber auch erhöhte therapiebedingte Zufuhrmengen (z. B. durch Antibiotika, Antimykotika, Sedativa etc.) berücksichtigt werden. Deshalb wird die Flüssigkeitszufuhr sehr engmaschig den individuellen Bedürfnissen der Patienten angepasst.

Ernährung bei ausgewählten Krankheitsbildern

Trauma/Verbrennung

Der Stoffwechsel bei Patienten nach schwerem Trauma bzw. ausgedehnter Verbrennung führt – in Abhängigkeit von der Schwere der Erkrankung – zu einem ausgeprägten Hypermetabolismus und Katabolismus. Obwohl es unstritten ist, dass diese Patienten einen höheren Energie- und insbesondere Proteinbedarf aufweisen, gibt es bisher keinen allgemeinen Konsens darüber, in welcher Höhe diese Komponenten zugeführt werden sollten.

> **Praxistipp**
> Im Allgemeinen wird jedoch bei Patienten mit multiplem Trauma eine Energiezufuhr von 25 – 30 kcal/kg KG/d sowie eine Proteinzufuhr in Höhe von 1,25 – 2 g/kg KG/d empfohlen.

▶ **Enterale und parenterale Ernährung.** Bei Patienten mit schweren Kopfverletzungen scheint die parenterale Ernährung der enteralen Ernährung gleichwertig zu sein, sodass bei diesem Krankheitsbild im Einzelfall die Vor- und Nachteile der jeweiligen Ernährungsform abgewogen werden sollten [27]. Mit der enteralen Ernährung sollte – insbesondere bei Verbrennungspatienten – so früh wie möglich begonnen werden (< 18 h), um eine Gastroparese zu vermeiden [27]. Bei ausgeprägtem Hypermetabolismus sollten die angestrebten Energie- und Proteinzielmengen zügig erreicht werden. Ist eine enterale Ernährung nicht erfolgreich (höchstens 50% der Zieldosis), muss frühzeitig eine parenterale Supplementierung durchgeführt werden.

▶ **Supplemente.** Eine enterale Zufuhr von Glutamin scheint bei Trauma- und Verbrennungspatienten angeraten zu sein. In klinischen Studien konnte eine Reduktion der Mortalität und von infektiologischen Komplikationen erreicht werden [25]. Eine hochdosierte Supplementierung mit Mikronährstoffen wird nicht empfohlen [2, 25].

Patienten mit Lungenversagen

Bei der Ernährungstherapie des Lungenversagens ist das primäre Ziel die Atemarbeit – speziell die CO_2-Produktion – zu reduzieren.

Ein akutes Atemnotsyndrom (ARDS) ist durch eine gesteigerte pulmonale Kapillarpermeabilität, ein interstitielles Lungenödem sowie eine progressive Hypoxämie charakterisiert. Dies scheint mit einer exzessiven Freisetzung von arachidonsäureabhängigen inflammatorischen Mediatoren und Sauerstoffradikalen in Verbindung zu stehen. Da Fette eine Immunmodulation bewirken können, ist insbesondere beim ARDS die Zusammensetzung der Fettkomponente der Ernährung von Bedeutung. Patienten mit ARDS und Sepsis, die ein enterales Produkt (Oxepa) mit Fischöl, Borretschöl und Antioxidanzien erhielten, zeigten ein signifikant besseres Outcome [25]. Es handelt sich um eine spezielle Pulmodiät mit einer inversen Nährstoffrelation, deren breiter Einsatz im Intensivbereich nicht angezeigt ist. Auch MCT-haltige Lipidemulsionen haben im Vergleich zu reinen LCT-Fetten günstigere Effekte auf das Ventilation/Perfusionsverhältnis [16]. Jedoch zeigten sich bei einer hohen Infusionsrate von MCT-/LCT-Fetten (entsprechend 3,5 mg/kg KG/min über 1 h) negative Veränderungen in der Lungenfunktion und Hämodynamik [32]. Der Einsatz von Fettemulsionen in der parenteralen Ernährung sollte deshalb beim Lungenversagen vorsichtig erfolgen.

Nierenversagen

Das akute Nierenversagen tritt häufig in Zusammenhang mit einem SIRS oder einem Multiorganversagen auf, sodass es sich hier um eine sehr heterogene Patientengruppe handelt. Bezüglich der Ernährungstherapie beim akuten Nierenversagen sind die metabolischen Konsequenzen und die Veränderungen durch die Erkrankung als solche und durch Nierenersatzverfahren zu bedenken. Es kommt v. a. zu einer Aktivierung des Proteinkatabolismus, aber auch zu einer peripheren Insulinresistenz sowie zu einer Beeinträchtigung der Lipolyse. Der Nährstoffbedarf wird primär von der zugrunde liegenden Krankheit bestimmt. Eine Überernährung sollte vermieden und eine ausgeglichene Proteinhomöostase angestrebt werden [9]. Im Gegensatz zum chronischen Nierenversagen ist beim akuten Nierenversagen keine

Reduktion der Proteinzufuhr notwendig. Auch eine Änderung der Zusammensetzung der Protein- bzw. Aminosäurezufuhr (Zufuhr nur der essenziellen Aminosäuren) ist nicht angezeigt [2].

Insbesondere bei Patienten, bei denen ein kontinuierliches Nierenersatzverfahren eingesetzt werden muss, darf die Proteinzufuhr keinesfalls eingeschränkt werden, da Substratverluste durch die extrakorporalen Verfahren berücksichtigt werden müssen. Im Allgemeinen wird eine Proteinzufuhr von 1,2 – 1,5 g/kg KG/d empfohlen [8]. Erniedrigungen der Plasmaaminosäuren und Azidose tragen zur erhöhten Katabolie beim Nierenversagen bei [59]. Gleichzeitig besteht eine positive Korrelation zwischen einer ausgeglichenen Stickstoffbilanz und einer höheren Überlebensrate bei Patienten mit einem akuten Nierenversagen [42]. Eine enterale Ernährung mit Standarddiäten ist zu bevorzugen. Nephrodiäten haben Vorteile bei Flüssigkeitsrestriktion und Kaliumproblemen [8]. Sollte eine enterale Ernährung nicht bzw. nicht in ausreichender Menge möglich sein, so sollte die Proteinzufuhr (zusätzlich) parenteral erfolgen [42].

Praxistipp
Durch Nierenersatzverfahren besteht auch bei einer ausreichenden enteralen Ernährung zusätzlicher Bedarf an der parenteralen Supplementierung von wasserlöslichen Vitaminen [3]. Eine Ausnahme ist hier die Ascorbinsäure. Zur Vermeidung einer sekundären Oxalose sollte die Zufuhr unter 200 mg/d liegen [15].

Auch für Zink und Selen besteht ein erhöhter Bedarf [4]. Eine zusätzliche parenterale Supplementierung auch bei vollständiger enteraler Ernährung ist angezeigt.

Leberversagen

Die Leber spielt eine zentrale Rolle in der Verstoffwechselung der Nährstoffe. Sie nimmt eine wichtige Rolle im Proteinmetabolismus (z. B. Albuminsynthese, Harnstoffsynthese), in der Kontrolle des Blutzuckers und im Fettstoffwechsel ein. Ernährungsfehler können zu Erkrankungen der Leber führen und Lebererkrankungen können zu Störungen des Ernährungszustandes führen. Patienten mit einem chronischen Leberversagen haben häufig eine Protein-Energie-Mangelernährung. Bei der Ernährungstherapie von Lebererkrankungen ist somit das Ziel, eine Mangelernährung zu verhindern bzw. auszugleichen, Schäden durch eine dem Metabolismus angepasste Substratzufuhr zu vermeiden, die Leberfunktion aufrechtzuerhalten bzw. zu verbessern sowie eine Prävention oder Behandlung der hepatischen Enzephalopathie vorzunehmen [40].

Das Leberversagen ist gekennzeichnet von einer Hyperinsulinämie und einem veränderten Plasmaaminosäuremuster mit einer erniedrigten Konzentration an verzweigtkettigen und einem erhöhten Anteil an aromatischen Aminosäuren. Die Glukoneogenese und Glykogensynthese sowie die Harnstoffsynthese sind beeinträchtigt, es besteht das Risiko einer resultierenden Hypoglykämie, einer Beeinträchtigung des Säure-Basen-Gleichgewichts und eines erhöhten Ammoniakspiegels [50].

Praxistipp
Bei schweren Leberfunktionsschäden ist eine Glukoseinfusion zur Vermeidung einer Hypoglykämie allgemein üblich [43]. Es sollte möglichst eine enterale Ernährung durchgeführt werden [39]. Ein engmaschiges Monitoring ist zu empfehlen.

Die Konzentrationen von Laktat, Glukose und Triglyzeriden im Serum sind indirekte Richtgrößen zur Beurteilung der Substratutilisation.

Ein isoliertes Leberversagen wird vielfach von einer Enzephalopathie begleitet. In diesem Fall sollte die Proteinzufuhr auf 1 g/kg KG/d reduziert werden. Zur Behandlung des isolierten Leberversagens wird der Einsatz von speziellen Präparaten mit einem erhöhten Anteil an verzweigtkettigen Aminosäuren (BCAA) sowie einer reduzierten Menge an aromatischen und schwefelhaltigen Aminosäuren empfohlen [10, 40]. Hierdurch werden die Aminosäureimbalanz und die hepatische Enzephalopathie wirkungsvoll verbessert. Die nutritive Komponente dieser Lösungen ist den konventionellen Aminosäuren nicht überlegen. Beim Leberversagen im Multiorganversagen ohne hepatische Enzephalopathie sollten sie aus diesem Grund nicht allgemein eingesetzt werden.

▶ **Lebertransplantation.** Sowohl nach Lebertransplantation als auch nach anderen operativen Eingriffen bei chronisch Leberkranken sollte eine frühe enterale Ernährung (Beginn 12 – 24 h postoperativ) angestrebt werden. Eine hochmolekulare Sondennahrung ist für Patienten mit Aszites von Vorteil. Eine Gesamtkalorienzufuhr von 35 – 40 kcal/kg KG/d sowie eine Eiweißzufuhr von 1,2 – 1,5 g/kg KG/d werden empfohlen [39]. Es gibt erste Hinweise auf Vorteile einer perioperativen Immunonutrition bei Patienten mit Lebertransplantation [38].

Pankreatitis

Die Ernährungstherapie bei der akuten Pankreatitis wird bestimmt durch den Ernährungszustand des Patienten und den Schweregrad der Erkrankung. Patienten mit einer milden oder moderaten Pankreatitis benötigen keine spezielle Ernährungsbehandlung [2].

Merke
Bei nahezu 20 % aller Patienten mit einer akuten Pankreatitis kommt es zu einem schweren Verlauf, der hinsichtlich der Beeinträchtigung von Organfunktionen und metabolischen Störungen dem einer schweren Sepsis vergleichbar ist.

Aufgrund einer ausgeprägten Katabolie, häufig bestehender Protein-Energie-Mangelernährung sowie langwieriger Verläufe ist eine intensive Ernährungstherapie notwendig. Enterale Ernährung beeinflusst den Verlauf der Erkrankung positiv. Eine Metaanalyse zeigte Vorteile im Hinblick auf Infektionen, Komplikationen und Mortalität [33].

Praxistipp
Eine niedermolekulare Sondennahrung gilt bei Pankreatitis als sicher [34]. Wird das kalorische Ziel dadurch nicht erreicht, so ist eine Kombination mit der parenteralen Ernährung durchzuführen, wobei eine kontinuierliche jejunale Zufuhr von 10 – 30 ml/h vorgenommen werden sollte.

Eine Verabreichung von 1,2 – 1,5 g Protein/kg KG/d wird in der Regel empfohlen, bei parenteraler Ernährung sollte eine parenterale Glutaminsupplementierung erwogen werden, der Energiebedarf beträgt ungefähr 25 – 35 kcal/kg KG/d. Pankreatitis geht mit besonders ausgeprägten Störungen im Glukosestoffwechsel einher, sodass der Behandlung einer Hyperglykämie ein besonderer Stellenwert zukommt. Der enterale Einsatz von Probiotika und Ballaststoffen war mit einer hohen Mortalitätsrate bedingt durch Darmischämie verbunden [6].

Kurzdarmsyndrom

Das Kurzdarmsyndrom ist durch Malabsorption infolge des Verlustes eines großen Teils des Dünndarms charakterisiert. Das klinische Erscheinungsbild hängt sowohl von der verbleibenden Länge des Darmes wie von dem Resektionsort ab. Es werden 3 verschiedene Phasen des Kurzdarmsyndroms unterschieden:
- Hypersekretion,
- Adaptation,
- Stabilisation.

Die erste Phase ist durch eine Hypersekretion des Darmes mit hohen Flüssigkeits- und Elektrolytverlusten charakterisiert (>2,5 l/24 h). Sie dauert 1 bis 4 Wochen an. Eine parenterale Ernährung ist zur ausreichenden Flüssigkeits- und Nährstoffzufuhr obligat. Die enterale Zufuhr isotoner Lösungen dient der Stabilisation des Restdarmes.

Die darauf folgende Adaptationsphase dauert 4 Wochen bis zu einem Jahr. Es wird mit einem langsamen überlappenden Kostaufbau mit nährstoffdefinierten Diäten begonnen und die parenterale Ernährung wird entsprechend reduziert. MCT-Fette sollten bei der enteralen Ernährung bevorzugt eingesetzt werden. Durch eine kombinierte Gabe von Glutamin (enteral) und Wachstumshormon s. c. konnte eine signifikant bessere Entwöhnung von der parenteralen Ernährung erzielt werden [7].

In der Stabilisationsphase erfolgt die Umstellung auf Mischkost mit häufigen kleinen Mahlzeiten sowie bedarfsgerechte Substitution mit essenziellen Makro- und Mikronährstoffen.

Diabetes mellitus

Die metabolische Situation im Stressstoffwechsel ähnelt der des Diabetes mellitus Typ II. Eine spezielle Ernährungstherapie für Patienten mit Diabetes mellitus wird zurzeit nicht empfohlen. Dies gilt sowohl für die „normale" Nahrungsaufnahme des Diabetikers wie für die Ernährung des kritisch Kranken. Die Zusammensetzung der Sondennahrung sollte sich an den Ernährungsempfehlungen für Diabetiker orientieren [37]. Dies bedeutet einen Kohlenhydratanteil von 55–60% der Gesamtkalorien, einen reduzierten Anteil der gesättigten Fettsäuren und eine Proteinzufuhr in Höhe von 10–15% der Gesamtkalorienzufuhr [51]. Diabetiker scheinen von einer strengen Blutzuckereinstellung im Bereich der Normoglykämie nicht zu profitieren [22, 58].

Praktische Aspekte der Durchführung
Parenterale Ernährung

Zur parenteralen Ernährung stehen Einzelkomponenten und Mischlösungen zur Verfügung.

▶ **Mischlösungen.** Industriell konfektionierte Mischlösungen sind kostengünstig, anwendungsfreundlich und mit einem nur geringen Risiko für Kontaminationen verbunden. Nachteilig sind feste Dosierungen der einzelnen Substrate und eine relativ geringe Proteinzufuhr. Will man die Kohlenhydratzufuhr bei einer ausgeprägten Hyperglykämie reduzieren, reduziert man gleichzeitig die Proteinzufuhr auf ein unzureichendes Maß.

▶ **Einzelkomponenten.** Für den Bereich der Intensivstation haben sich Einzelkomponenten bewährt. Man kann sie besser dem individuellen Bedarf und der metabolischen Situation anpassen und dementsprechend dosieren. Seit der Arbeit von Van den Berghe [55] spielt die Variation der Kohlenhydratmenge eine geringere Rolle, vielmehr wird der Blutzucker über die Zufuhr von Insulin kontrolliert. Somit werden künftig zunehmend konfektionierte Mischbeutel im Intensivbereich eingesetzt werden.

▶ **Lipide.** Lipidemulsionen müssen 12 h nach Anbruch der Vorratsflasche aufgrund eines erhöhten Risikos für bakterielle Besiedlungen verworfen werden [35]. Mischbeutel mit Lipidkomponenten dürfen nur über einen Zeitraum von 24 h verabreicht werden [35]. Bei Mehrkammerbeuteln ist auf eine sorgfältige Durchmischung der Beutelkompartimente zu achten. Vitamine und Spurenelemente müssen dem Beutelsystem unmittelbar vor der Applikation zugeführt werden.

Enterale Ernährung

Die Vielzahl der kommerziell erhältlichen Diäten lassen sich in 2 große Gruppen einteilen:
- hochmolekulare nährstoffdefinierte Diäten,
- niedermolekulare chemisch definierte Diäten.

▶ **Hochmolekulare nährstoffdefinierte Diäten.** Diese setzen eine weitgehend ungestörte Resorptionsleistung des Darmes voraus und haben eine Kaloriendichte zwischen 1 und 1,5 kcal/ml. Zum Teil werden Präparate mit hoher Nährstoffdichte für den Bereich der Intensivmedizin empfohlen, um eine ausreichende Substratversorgung zu erleichtern. Es muss jedoch auch die hierdurch bedingte höhere Osmolarität berücksichtigt werden, die zu Unverträglichkeitsreaktionen (Durchfälle, Reflux) führen kann. Zusätzlich sollten aufgrund einer niedrigeren Osmolarität für die Ernährung auf der Intensivstation Sondennahrungen mit neutralem Geschmack ausgewählt werden. Je nach Indikationsgebiet variiert die Nährstoffrelation der Diäten. Die übliche Zusammensetzung beträgt ca. 15–20% Protein, 50% Kohlenhydrate und 30–35% Fett. Laktosehaltige Präparate sollten wegen Unverträglichkeitsreaktionen grundsätzlich vermieden werden. Bei dünnflüssigen Stühlen können ballastreiche Diäten regulierend wirken. Zum diätetischen Einsatz von Ballaststoffen im Bereich der Intensivmedizin gibt es wenige wissenschaftlich gesicherte Daten.

▶ **Niedermolekulare chemisch definierte Diäten.** Diese Diäten weisen bevorzugt kurzkettige Peptide, Di- und Oligosaccharide auf. Hierdurch sind sie bei minimaler Verdauungsleistung noch resorbierbar und eignen sich zum Nahrungsaufbau nach langer Nahrungskarenz sowie bei jejunaler Applikation. Jedoch werden heute auch bei Dünndarmapplikation überwiegend hochmolekulare Diäten eingesetzt. Aufgrund der höheren Molekülzahl haben niedermolekulare Diäten eine höhere Osmolarität und sollten beim Nahrungsaufbau nach längerer Nahrungskarenz verdünnt werden.

▶ **Applikationsform.** Bei der Zufuhr von Nährstoffen über den Magen ist sowohl die physiologische bolusförmige Applikationsform als auch eine kontinuierliche Applikation möglich. Eine niedrig dosierte kontinuierliche Zufuhr ist bei ausgeprägter Magen-Darm-Atonie vorteilhaft, bei Dünndarmsonden obligat. In den letzten Jahren hat sich eine kontinuierliche pumpengesteuerte Ernährung mit möglichst geringen Pausen durchgesetzt, da so eine bessere Kontrolle der Blutzuckerspiegel zu erreichen ist.

Überwachung der Ernährungstherapie
Allgemein

Sowohl parenterale als auch enterale Ernährung bedürfen sorgfältiger Überwachung. Die Bestimmung von Elektrolyten, Kreatinin, Harnstoff-N, Glukose, Laktat, Triglyzeriden ist unverzichtbar. Anhand der Transaminasen, der alkalischen Phosphatase, des Bilirubins und der Gerinnungsparameter lassen sich Leberfunktionsstörungen abschätzen.

Praxistipp

Die Häufigkeit der Bestimmungen, insbesondere der Glukose, hängt sehr stark von der jeweiligen metabolischen Situation und den notwendigen Insulindosen ab. Vielfältige Faktoren wie Medikamente, Infektionen, Komplikationen und deren Einfluss auf die Blutzuckerregulation müssen hierbei neben der Nährstoffzufuhr berücksichtigt werden. Bei stabilen Intensivpatienten ist eine Kontrolle von Hämoglobin, Hämatokrit, Elektrolyten und Glukose in einem Intervall von 4–8 h angezeigt.

Parenterale Ernährung

Neben der Überwachung des Katheters muss die Kompatibilität der Nährlösung mit Medikamenten und anderen Infusionslösungen beachtet werden, um eine Ausfällung von Substanzen zu verhindern.

Enterale Ernährung

Mehrfach täglich sollten bei der enteralen Ernährung das Abdomen inspiziert, auskultiert und perkutiert sowie Transportstörungen über Magenrestmengen erfasst werden. Magensekret und angedaute Kost können dem Magen erneut zugeführt werden. Große Magenrestmengen oder Erbrechen erfordern eine Reduktion oder Unterbrechung der Zufuhr. Der Einsatz von prokinetischen Medikamenten, z. B. Metoclopramid oder Macrolidantibiotika, kann erwogen werden. Es muss berücksichtigt werden, dass innerhalb kurzer Zeit eine Toleranz bzw. Tachyphylaxie eintritt. Neostigmin kann in Dosierungen > 1,5 mg eine Darmatonie durch Überstimulation aggravieren [21].

Merke

Als Ursachen einer lang anhaltenden Diarrhö müssen Faktoren wie zu hohe Zufuhrrate, zu hohe Osmolarität, zu kalte Nahrung, Laktosegehalt, Resorptionsstörungen oder bakterielle Kontamination der Nahrung ausgeschlossen werden.

Kernaussagen

Neuroendokrine und metabolische Stressreaktion
Die derzeitige Praxis der klinischen Ernährung kritisch kranker Patienten ist wissenschaftlich nach den Kriterien der „Evidence-based Medicine" schlecht belegt.

Indikation zur Ernährungstherapie
Eine enterale Ernährung sollte – sofern sie durchführbar ist – bevorzugt und frühzeitig vorgenommen werden.
Eine Kombination von parenteraler und enteraler Ernährung kann sinnvoll sein, um eine Malnutrition zu vermeiden.

Durchführung der Ernährungstherapie
Eine individuell metabolisch angepasste und ausgewogene Ernährung ist wichtig, um iatrogene Schäden zu verhindern. Dies gilt insbesondere für die parenterale Ernährung. Eine negative kumulative Energiebilanz hat Einfluss auf die Mortalität von Intensivpatienten.
Eine Proteinzufuhr von 1,2–1,5 g/kg KG ist für Intensivpatienten anzustreben. Die Substitution der konditionell unentbehrlichen Aminosäure Glutamin ist bei kritisch kranken Patienten mit einer Reduktion von Komplikationen und Mortalitätsraten verbunden.
Eine Normoglykämie bis moderate Hyperglykämie (< 145 mg/dl) ist anzustreben. Hyperglykämien sollten vermieden werden, um sekundäre Organkomplikationen zu vermeiden.
Die Substitution von Vitaminen und Spurenelementen ist wichtig, auch wenn der Bedarf unzureichend definiert und eine Überwachung der Therapie problematisch ist.

Literatur

[1] Alberda C, Gramlich L, Jones N et al. The relationship between nutritional intake and clinical outcomes in critically ill patients: results of an international multicenter observational study. Intensive Care Med 2009; 35: 1728–1737
[2] A.S.P.E.N. Board of Directors and the Clinical Guidelines Task Force. Guidelines for the use of parenteral and enteral nutrition in adult and pediatric patients. J Parenter Enteral Nutr 2002; 26: 1SA–138SA
[3] Bellomo R. How to feed patients with renal dysfunction. Blood Purif 2002; 20: 296–303
[4] Berger MM, Shenkin A, Revelly JP et al. Copper, selenium, zinc, and thiamine balances during continuous venovenous hemodiafiltration in critically ill patients. Am J Clin Nutr 2004; 80: 410–416
[5] Berger MM. Can oxidative damage be treated nutritionally? Clin Nutr 2005; 24: 172–183
[6] Besselink MG, van Santvoort HC, Buskens E et al. Probiotic prophylaxis in predicted severe acute pancreatitis: a randomised, double-blind, placebo-controlled trial. Lancet 2008; 371: 651–659
[7] Byrne TA, Wilmore DW, Iyer K et al. Growth hormone, glutamine, and an optimal diet reduce parenteral nutrition in patients with short bowel syndrome: a prospective, randomized, placebo-controlled, double-blind clinical trial. Ann Surg 2005; 242: 655–661
[8] Cano N, Fiaccadori E, Tesinsky P et al. ESPEN Guidelines on Enteral Nutrition: Adult renal failure. Clin Nutr 2006; 25: 295–310
[9] Chan LN. Nutritional support in acute renal failure. Curr Opin Clin Nutr Metab Care 2004; 7: 207–212
[10] Cerra FB, Benitez MR, Blackburn GL et al. Applied nutrition in ICU patients. A consensus statement of the American College of Chest Physicians. Chest 1997; 111: 769–778
[11] da Rocha EE, Alves VG, Silva MH et al. Can measured resting energy expenditure be estimated by formulae in daily clinical nutrition practice? Curr Opin Clin Nutr Metab Care 2005; 8: 319–328
[12] Das UN. Is insulin an antiinflammatory molecule? Nutrition 2001; 17: 409–413
[13] Dickerson RN. Hypocaloric feeding of obese patients in the intensive care unit. Curr Opin Clin Nutr Metab Care 2005; 8: 189–196
[14] Doig GS, Simpson F, Finfer S et al. Effect of evidence-based feeding guidelines on mortality of critically ill adults: a cluster randomized controlled trial. Jama 2008; 300: 2731–2741
[15] Druml W. Nutritional management of acute renal failure. Am J Kidney Dis 2001; 37: S89–94
[16] Faucher M, Bregeon F, Gainnier M et al. Cardiopulmonary effects of lipid emulsions in patients with ARDS. Chest 2003; 124: 285–291
[17] Finfer S, Chittock DR, Su SY et al. Intensive versus conventional glucose control in critically ill patients. N Engl J Med 2009; 360: 1283–1297
[18] Flakoll PJ, Hill JO, Abumrad NN. Acute hyperglycemia enhances proteolysis in normal man. Am J Physiol 1993; 265: E715–21

[19] Fong YM, Marano MA, Moldawer LL et al. The acute splanchnic and peripheral tissue metabolic response to endotoxin in humans. J Clin Invest 1990; 85: 1896–1904
[20] Forceville X, Vitoux D, Gauzit R et al. Selenium, systemic immune response syndrome, sepsis, and outcome in critically ill patients. Crit Care Med 1998; 26: 1536–1544
[21] Fruhwald S, Herk E, Hammer HF et al. Differential reversal of drug-induced small bowel paralysis by cerulein and neostigmine. Intensive Care Med 2004; 30: 1414–1420
[22] Graham BB, Keniston A, Gajic O et al. Diabetes mellitus does not adversely affect outcomes from a critical illness. Crit Care Med 2010; 38: 16–24
[23] Griesdale DE, de Souza RJ, van Dam RM et al. Intensive insulin therapy and mortality among critically ill patients: a meta-analysis including NICE-SUGAR study data. Cmaj 2009; 180: 821–827
[24] Heller AR, Theilen HJ, Koch T. Fish or chips? News Physiol Sci 2003; 18: 50–54
[25] Heyland DK, Dhaliwal R, Cahill N. The Canadian clinical practice guidelines for nutrition support 2009; http://www.criticalcarenutrition.com/docs/cpg/srrev.pdf (Updated Recommendations: Stand 18.05.2012)
[26] Hoffer LJ. Protein and energy provision in critical illness. Am J Clin Nutr 2003; 78: 906–911
[27] Jacobs DG, Jacobs DO, Kudsk KA et al. Practice management guidelines for nutritional support of the trauma patient. J Trauma 2004; 57: 660–678; discussion 79
[28] Kieft H, Roos AN, van Drunen JD et al. Clinical outcome of immunonutrition in a heterogeneous intensive care population. Intensive Care Med 2005; 31: 524–532
[29] Kondrup J, Johansen N, Plum LM et al. Incidence of nutritional risk and causes of inadequate nutritional care in hospitals. Clin Nutr 2002; 21: 461–468
[30] Kreymann KG, Berger MM, Deutz NE et al. ESPEN Guidelines on Enteral Nutrition: Intensive care. Clin Nutr 2006; 25: 210–223
[31] Kreymann KG, Adolph M, Druml W et al. Leitlinie Parenterale Ernährung der DGEM: Intensivmedizin. Aktuel Ernaehr Med 2007; 32 (Suppl. 1): S 98–2
[32] Lekka ME, Liokatis S, Nathanail C et al. The impact of intravenous fat emulsion administration in acute lung injury. Am J Respir Crit Care Med 2004; 169: 638–644
[33] Lübke H, Meier R, Lochs H et al. DGEM-Leitlinie Enterale Ernährung: Gastroenterologie. Aktuel Ernaehr Med 2003; 28 (Suppl. 1): S 69–S 86
[34] Meier R, Ockenga J, Pertkiewicz M et al. ESPEN Guidelines on Enteral Nutrition: Pancreas. Clin Nutr 2006; 25: 275–284
[35] Mirtallo J, Canada T, Johnson D et al. Safe practices for parenteral nutrition. JPEN J Parenter Enteral Nutr 2004; 28: S39–70
[36] Mithieux G. The new functions of the gut in the control of glucose homeostasis. Curr Opin Clin Nutr Metab Care 2005; 8: 445–449
[37] Parhofer K, Göke B, Hauner H et al. DGEM-Leitlinie Enterale Ernährung: Diabetologie. Aktuel Ernaehr Med 2003; 28 (Suppl. 1): S 103–109
[38] Plank LD, McCall JL, Gane EJ et al. Pre- and postoperative immunonutrition in patients undergoing liver transplantation: a pilot study of safety and efficacy. Clin Nutr 2005; 24: 288–296
[39] Plauth M, Ferenci P, Holm E et al. DGEM-Leitlinie Enterale Ernährung: Hepatologie. Aktuel Ernaehr Med 2003; 28 (Suppl. 1): S 87–92
[40] Plauth M, Stein J. Ernährung bei Leberkrankheiten. In: Stein J, Jauch KW, Hrsg. Praxishandbuch klinische Ernährung und Infusionstherapie. Berlin: Springer; 2003: 628–651
[41] Port AM, Apovian C. Metabolic support of the obese intensive care unit patient: a current perspective. Curr Opin Clin Nutr Metab Care 2010; 13: 184–191
[42] Scheinkestel CD, Kar L, Marshall K et al. Prospective randomized trial to assess caloric and protein needs of critically ill, anuric, ventilated patients requiring continuous renal replacement therapy. Nutrition 2003; 19: 909–916
[43] Schütz T, Bechstein WO, Neuhaus P et al. Clinical practice of nutrition in acute liver failure: a European survey. Clin Nutr 2004; 23: 975–982
[44] Shenkin A. Micronutrients in the severely-injured patient. Proc Nutr Soc 2000; 59: 451–456
[45] Simpson F, Doig GS. Parenteral vs. enteral nutrition in the critically ill patient: a meta-analysis of trials using the intention to treat principle. Intensive Care Med 2005; 31: 12–23
[46] Singer P, Berger MM, Van den Berghe G et al. ESPEN Guidelines on Parenteral Nutrition: intensive care. Clin Nutr 2009; 28: 387–400
[47] Singh N, Gupta D, Aggarwal AN et al. An assessment of nutritional support to critically ill patients and its correlation with outcomes in a respiratory intensive care unit. Respir Care 2009; 54: 1688–1696
[48] Stewart MS, Spallholz JE, Neldner KH et al. Selenium compounds have disparate abilities to impose oxidative stress and induce apoptosis. Free Radic Biol Med 1999; 26: 42–48
[49] Strack van Schijndel RJ, Weijs PJ, Koopmans RH et al. Optimal nutrition during the period of mechanical ventilation decreases mortality in critically ill, long-term acute female patients: a prospective observational cohort study. Crit Care 2009; 13: R132
[50] Suddle A, Foster G, Powell-Tuck J. The nutritional and metabolic management of hepatic failure in European liver units – a surprising lack of consensus? Clin Nutr 2004; 23: 953–954
[51] The American Association of Clinical Endocrinologists Medical Guidelines for the Management of Diabetes Mellitus: the AACE system of intensive diabetes self-management – 2002 update. Endocr Pract 2002; 8 (Suppl.1): 40–65
[52] Thibault R, Pichard C. Nutrition and clinical outcome in intensive care patients. Curr Opin Clin Nutr Metab Care 2010; 13: 177–183
[53] Tonelli J, Kishore P, Lee DE et al. The regulation of glucose effectiveness: how glucose modulates its own production. Curr Opin Clin Nutr Metab Care 2005; 8: 450–456
[54] Uehara M, Plank LD, Hill GL. Components of energy expenditure in patients with severe sepsis and major trauma: a basis for clinical care. Crit Care Med 1999; 27: 1295–1302
[55] Van den Berghe G, Wouters P, Weekers F et al. Intensive insulin therapy in the critically ill patients. N Engl J Med 2001; 345: 1359–1367
[56] Van den Berghe G, Wouters PJ, Bouillon R et al. Outcome benefit of intensive insulin therapy in the critically ill: insulin dose versus glycemic control. Crit Care Med 2003; 31: 359–366
[57] Van den Berghe G, Schoonheydt K, Becx P et al. Insulin therapy protects the central and peripheral nervous system of intensive care patients. Neurology 2005; 64: 1348–1353
[58] Van den Berghe G, Wilmer A, Milants I et al. Intensive insulin therapy in mixed medical/surgical intensive care units: benefit versus harm. Diabetes 2006; 55: 3151–3159
[59] Villet S, Chiolero RL, Bollmann MD et al. Negative impact of hypocaloric feeding and energy balance on clinical outcome in ICU patients. Clin Nutr 2005; 24: 502–509
[60] Wolfe RR. Regulation of skeletal muscle protein metabolism in catabolic states. Curr Opin Clin Nutr Metab Care 2005; 8: 61–65

4.7 Grundlagen der Pharmakotherapie beim kritisch Kranken

O. Burkhardt, H. Derendorf

4.7.1 Einleitung

Die Pharmakotherapie des kritisch Kranken stellt für den behandelnden Arzt auf der Intensivstation aus zweierlei Gründen ein komplexes Problem dar.

Zum einen handelt es sich bei Intensivpatienten in der Regel um schwerstkranke Patienten mit unterschiedlichen Grunderkrankungen und resultierenden Organdysfunktionen verschiedenen Schweregrades bis hin zur Multiorganinsuffizienz. Dies führt zwangsläufig zu Veränderungen in der Pharmakologie der verabreichten Arzneimittel. Je nach Art der Organdysfunktion können sowohl große Unterschiede in den Arzneistoffspiegeln (Pharmakokinetik) als auch in den erzielten Wirkungen (Pharmakodynamik) auftreten. Erschwerend kommt hinzu, dass auch individuelle (Alter, Geschlecht, Körpermasse) und therapieassoziierte (z. B. Nierenersatztherapie) Einflussfaktoren für eine optimale Pharmakotherapie mitberücksichtigt werden müssen.

Andererseits leben wir im Zeitalter der sog. „Polypharmacy". So ist es heutzutage nicht ungewöhnlich, dass ein einzelner Patient auf der Intensivstation gleichzeitig mit bis zu 20 Medikamenten aus unterschiedlichen Wirkstoffklassen therapiert wird. Die Folge sind wiederum unüberschaubare Arzneimittelinteraktionen und daraus resultierend Medikamentenüber- bzw. -unterdosierungen mit der erhöhten Gefahr des Auftretens medikamententoxischer Effekte bzw. eines Therapieversagens.

4.7.2 Pharmakologie beim kritisch Kranken

Niereninsuffizienz

▶ **Plasmaspiegelerhöhungen.** Es leuchtet ein, dass bei eingeschränkter Nierenfunktion die Gesamtkörper-Clearance eines Arzneistoffes, der hauptsächlich renal eliminiert wird, erheblich erniedrigt sein kann, sodass sich sehr viel höhere Arzneistoffkonzentrationen im Plasma und in anderen Körperkompartimenten ergeben als bei Patienten mit normaler Nierenfunktion. Neben der verminderten renalen Elimination sind aber auch noch andere Faktoren an den Plasmaspiegelerhöhungen beteiligt. So ist z. B. die Plasmaproteinbindung vieler saurer (Phenytoin, Valproinsäure, Furosemid) und einiger weniger basischer (Diazepam) Arzneistoffe bei urämischen Patienten herabgesetzt. Dies kann auf geringere Konzentrationen von Albumin und saurem α_1-Glykoprotein sowie auf eine Vermehrung von endogenen Substanzen im Blut, die um die Bindungsstellen mit dem Arzneistoff konkurrieren, zurückgeführt werden. Die Folgen der erniedrigten Proteinbindung sind wiederum ein erhöhter freier Arzneistoffanteil und eine Zunahme des Verteilungsvolumens der verabreichten Substanzen. Darüber hinaus resultieren aus der urämischen Situation nicht selten auch Störungen der hepatischen Biotransformation.

> **Merke**
> Niereninsuffiziente Patienten müssen daher in den meisten Fällen mit niedrigeren Arzneistoffdosen behandelt werden als Nierengesunde.

▶ **Ausmaß eines Nierenschadens.** Um diese Dosisänderungen durchführen zu können, muss das Ausmaß des Nierenschadens quantifiziert werden. Dies erfolgt üblicherweise mithilfe der berechneten Kreatinin-Clearance (CL_{Cr}):

$$CL_{Cr}\,[ml/min] = \frac{Urin_{Cr}\,[\mu mol/l] \times Urinvolumen\,[ml]}{Serum_{Cr}\,[\mu mol/l] \times Zeit\,[min]}$$

Da die Berechnung eine Urinsammelphase von 24 h voraussetzt, mit einer Therapie aber aufgrund der Akuität des Krankheitsbildes (z. B. Antibiotikatherapie bei septischem Schock) unvermittelt gestartet werden muss, kann initial eine Abschätzung z. B. mithilfe von Nomogrammen erfolgen. Aber es ist auch möglich, dass die CL_{Cr} aus der alleinigen Bestimmung des Kreatininplasmaspiegels (Cr_P) mithilfe der folgenden Formeln abgeschätzt werden kann:

$$\text{Männer: } CL_{Cr}\,[ml/min] = \frac{(140 - Alter\,[Jahre]) \times Gewicht\,[kg]}{(72 \times Cr_P\,[mg/dl])}$$

$$\text{Frauen: } CL_{Cr}\,[ml/min] = \frac{(140 - Alter\,[Jahre]) \times Gewicht\,[kg]}{(85 \times Cr_P\,[mg/dl])}$$

▶ **Ausmaß der renalen Elimination.** Für Substanzen, die nahezu ausschließlich renal eliminiert werden, besteht eine lineare Beziehung zwischen CL_{Cr} und der Gesamtkörper-Clearance. Je geringer also die Fraktion eines Arzneistoffes ist, die in den Urin ausgeschieden wird, desto weniger wirkt sich eine Niereninsuffizienz auf die Gesamtpharmakokinetik aus.

Ein Beispiel: Die Substanzen A, B und C werden zu 90, 50 und 10 % renal eliminiert. Fällt die glomeruläre Filtrationsrate bzw. die Kreatinin-Clearance auf 20 ml/min, so vermindert dies die Gesamtkörper-Clearance von A um 75 %, von B um 42 % und von C nur um 8,5 %. Die Halbwertszeit (HWZ) von Substanz A ist dadurch verzehnfacht und die von B verdoppelt, während die von C nur geringfügig ansteigt. Beispiele für Substanzen, die wie A hauptsächlich in den Urin eliminiert werden, sind Penicilline, Aminoglykoside, Vancomycin, Daptomycin und die meisten Diuretika. Als Substanzen mit moderater renaler Elimination wie Substanz B gelten Digoxin und Cimetidin. Auch hier ist eine Dosisanpassung sinnvoll. Zu den Substanzen mit geringer oder nahezu fehlender renaler Elimination wie C gehören die meisten Antiepileptika, Neuroleptika, Antidepressiva sowie Digitoxin, Theophyllin, Moxifloxacin, Linezolid, Tigecyclin und die neueren Antimykotika aus den Gruppen der Azole und Echinocandine. Dosisanpassungen sind hier in der Regel nicht erforderlich.

▶ **HWZ bei Niereninsuffizienz.** Es ist möglich, unter Kenntnis des Ausmaßes der Nierenschädigung und der Pharmakokinetik einer Substanz bei normaler Nierenfunktion die zu erwartende HWZ bei Niereninsuffizienz abzuschätzen. So hat z. B. Ampicillin eine HWZ von ca. 1,3 h ($k_e = 0,53\,h^{-1}$) und 70 % der Substanz werden unverändert im Urin ausgeschieden.

Ein Patient mit einer CL_{Cr} von 10 ml/min soll nun mit dem Antibiotikum therapiert werden. Da k_e die Summe aus renaler (k_R) und nicht renaler (k_{NR}) Eliminationskonstante ist und das Verhältnis k_R/k_e im beschriebenen Fall 0,7 beträgt, ergeben sich für Patienten mit normaler Nierenfunktion ein k_R-Wert von 0,37 h^{-1} und ein k_{NR}-Wert von 0,16 h^{-1}. In unserem Beispiel beträgt die renale Ausscheidung aber nur 1/12 des Normalwertes ($k_R = 0,03\,h^{-1}$). Unter der Annahme, dass die nicht renale Elimination unverändert weiterläuft, ergibt sich bei Patienten mit Niereninsuffizienz ein k_e-Wert von 0,19 h^{-1}. Die zu erwartende HWZ beträgt somit 0,693/0,19 = 3,6 h und ist damit nahezu 3-mal so lang wie im Normalfall.

▶ **Dosisreduktion.** In dem dargestellten Fall muss also unbedingt eine Dosisreduktion erfolgen.

Praxistipp

Hierfür bleibt die Startdosis in der Regel unverändert, während die Erhaltungsdosis proportional zur Gesamtkörper-Clearance erniedrigt wird. In der klinischen Praxis geschieht dies entweder durch eine Erniedrigung der Einzeldosis oder eine Verlängerung des Dosierungsintervalls, häufig aber auch durch eine Kombination aus beidem.

So sieht das normale Dosierungsschema für intravenöses Ampicillin die Gabe von 2 g alle 4 h vor, während bei schwerer Niereninsuffizienz (CL_{Cr} < 10 ml/min) 1 g alle 12 h verabreicht werden.

▶ **Dosisumrechnung.** Bei unbeeinträchtigter extrarenaler Clearance besteht darüber hinaus auch die Möglichkeit, die Dosis für einen nierengesunden Patienten (D_N) in die eines nierengeschädigten Patienten (D_P) mit folgender Formel umzurechnen:

$$D_P = D_N \times [1 - f_R \times (1 - RF)]$$

Der Quotient $RF = CL_{Cr\ (Patient)} / CL_{Cr\ (normal)}$ gilt hierbei als ein Index für die jeweils vorliegende Nierenfunktion des Patienten und der Quotient $f_R = CL_{Cr}/CL$ stellt die renale Ausscheidungsfraktion des zu verabreichenden Arzneistoffes dar.

Beispiel: Cefuroxim, ein Zweitgenerationscephalosporin, wird zu etwa 80 % renal eliminiert und normalerweise in einer Dosis von 3 × 1,5 g/d eingesetzt. Wie hoch muss die Dosis für einen Patienten gewählt werden, dessen CL_{Cr} auf 40 % des Normalwertes herabgesetzt ist?

Entsprechend der vorgegebenen Formel beträgt die Patiententagesdosis in diesem Beispiel

$$D_P = 4,5 \times [1 - 0,8 \times (1 - 0,4)] = 2,34\ g\ (\approx 3 \times 750\ mg/d)$$

Antibiotika und Dialysetherapie

Maschinelle Nierenersatzverfahren werden routinemäßig auf der Intensivstation zur Behandlung von Patienten mit akuter oder chronischer renaler Insuffizienz eingesetzt. Prinzipiell stehen 3 unterschiedliche Verfahren zur Verfügung:
- die intermittierende Hämodialyse,
- das kontinuierliche Nierenersatzverfahren,
- die verlängerte Dialyse.

Letztgenanntes Verfahren wird in Europa fast ausschließlich mit dem GENIUS-System durchgeführt. Es erfreut sich weltweit wachsender Beliebtheit, da es eine effektive Elimination von Urämietoxinen mit exzellenter kardiovaskulärer Stabilität gewährleistet.

Merke

Andererseits muss aber auch beachtet werden, dass moderne und hocheffektive Nierenersatzverfahren zu einer erheblichen Elimination wichtiger Medikamente, insbesondere zu einer Entfernung von Antibiotika führen können.

Selbst bei Intensivpatienten mit intakter Nierenfunktion kann die wirksame Antibiotikakonzentration in Blut und Gewebe aufgrund eines höheren Verteilungsvolumens („capillary leak", „fluid resuscitation") oder einer nicht seltenen Hypalbuminämie deutlich vermindert sein. Kommt ein Nierenfunktionsverlust mit Dialysenotwendigkeit hinzu, wird das Problem der richtigen Dosierung noch komplexer, zumal nur bei wenigen Substanzen ein therapeutisches „Drug Level Monitoring" möglich ist. Auch sind existente Dosierungsrichtlinien für Dialysepatienten häufig veraltet, da sie auf Verfahren mit heutzutage nicht mehr eingesetzten Filtern und Intensitäten beruhen. Intensivpatienten mit akutem Nierenversagen werden daher der nicht unerheblichen Gefahr einer Antibiotikaunterdosierung mit der Folge einer erhöhten Mortalität ausgesetzt. Vor Zulassung neuer Substanzen ist somit die Durchführung pharmakokinetischer Studien bei Intensivpatienten mit und ohne begleitende Dialysetherapie zu fordern.

Leberfunktionsstörungen

Während im Falle von Nierenerkrankungen eine Quantifizierung und Kompensation durch Dosisveränderungen relativ leicht möglich ist, stellt sich die Situation bei Lebererkrankungen sehr viel komplizierter dar. Die Leber ist das Hauptorgan des Metabolismus. Es wäre daher zu erwarten, dass im Falle einer eingeschränkten Leberfunktion besonders vorsichtig dosiert werden muss. Überraschenderweise liegen bisher recht wenige Studien vor, die diesen Aspekt bestätigen. Der Grund dafür, warum es schwierig ist, den Einfluss von Lebererkrankungen auf die Pharmakokinetik von Arzneistoffen vorhersagen zu können, liegt in der Komplexität von Leberaufbau und -funktion.

Merke

Immerhin kann aber gesagt werden, dass im Falle von chronischen Lebererkrankungen (z. B. Leberzirrhose) häufig eine Erniedrigung der Gesamtkörper-Clearance gesehen wird, während bei akuten Lebererkrankungen (z. B. akute Hepatitis) nur bei einem Teil der untersuchten Arzneistoffe Unterschiede in der Clearance vorliegen.

Eine Korrelation zwischen hepatischer Clearance und verschiedenen laborchemischen Parametern (Bilirubin, Alaninaminotransferase [ALAT], Aspartataminotransferase [ASAT], Laktatdehydrogenase [LDH]) besteht dagegen nicht.

▶ **Hepatische Clearance.** Betrachtet man die hepatische Clearance im Rahmen eines physiologischen Modells, so kann sie als Funktion der intrinsischen Clearance CL_{int} (= maximale hepatische Clearance, limitiert durch die enzymatische Aktivität) und des Leberblutflusses Q_H angesehen werden. Im Falle einer hohen intrinsischen Clearance wie bei Propanolol, Verapamil, Lidocain, Hydrocortison („high extraction drugs") ist die hepatische Clearance nahezu identisch mit dem Leberblutfluss, im Falle einer niedrigen intrinsischen Clearance („low extraction drugs" wie Diazepam, Phenprocoumon, Phenylbutazon, Phenytoin) dagegen nahezu gleich der intrinsischen Clearance und somit unabhängig von der Leberdurchblutung. So finden sich hier pharmakokinetische Veränderungen in Abhängigkeit von der jeweils vorherrschenden Enzymaktivität der Leber.

▶ **Enzymatische Systeme.** Eine Lebererkrankung wirkt sich nicht gleichmäßig auf alle enzymatischen Systeme aus. So werden z. B. bei Phenytoin kaum Veränderungen der pharmakokinetischen Parameter gesehen, wohingegen bei anderen Substanzen die Einflüsse einer Lebererkrankung deutlich erkennbar sind, z. B. reduziert sich die Diazepam-Clearance bei einem Patienten mit Leberzirrhose auf ca. die Hälfte des Wertes eines Lebergesunden. Darüber hinaus ist beim Zirrhotiker auch die Halbwertszeit vervierfacht, das Verteilungsvolumen infolge von Ödem- und Aszitesbildung erhöht und die Plasmaproteinbindung bei verminderter Albuminsynthese herabgesetzt. Ähnliche Befunde finden sich auch bei Chlordiazepoxid, nicht aber bei Oxazepam und Lorazepam, bei denen die Metabolisierung im Vergleich zu Diazepam und Chlordiazepoxid (Oxidation) vornehmlich durch Konjugation erfolgt.

Funktionsstörungen des Gastrointestinaltraktes

Bei den meisten Intensivpatienten, egal an welcher Grunderkrankung sie leiden, liegen mehr oder weniger ausgeprägte Funktionsstörungen des Gastrointestinaltraktes vor. Aber nicht nur typische gastroenterologische Erkrankungen (z. B. Diarrhö, Ulkuskrankheit, Malabsorptionssyndrom) spielen hierbei eine Rolle, sondern die Palette der Ursachen für die Funktionsstörungen kann vielfältig sein. Mögliche Veränderungen in der gastrointestinalen Funktion bei Patienten mit Schock und Multiorganversagen sind:
- Änderungen im gastrointestinalen Blutfluss,
- Ischämie der Mukosa,
- erhöhte Permeabilität der Mukosazellen,
- veränderte gastrointestinale Sekretion,
- verminderte Aufnahme von Substanzen über aktive Transportmechanismen,
- veränderte gastrointestinale Motilität,
- arzneistoffinduzierte Veränderungen des gastrointestinalen Blutflusses,
- arzneistoffinduzierte Veränderungen der gastrointestinalen Motilität,
- Veränderungen durch den Einfluss von enteraler Ernährung.

Merke

Alle diese krankheits- oder therapieinduzierten Störungen beeinflussen vornehmlich den ersten Schritt einer Pharmakotherapie, die Resorption des enteral verabreichten Arzneistoffes, mit der Folge einer erniedrigten oder aber ggf. auch erhöhten Arzneimittelkonzentration im Blut und am spezifischen Wirkort.

Die Studienlage zur oralen Bioverfügbarkeit von Medikamenten bei Intensivpatienten ist sehr schlecht, sodass beim behandelnden Arzt eine gewisse Unsicherheit hinsichtlich einer enteralen Medikamentenapplikation, z. B. über Magensonde, besteht. Dies ist der Hauptgrund, weshalb auf der Intensivstation die meisten Arzneistoffe i. v. appliziert werden. Das Medikament erreicht so sicher und schnell die systemische Zirkulation und es ist v. a. auch in Hinblick auf erwünschte und unerwünschte Wirkungen besser steuerbar. Andererseits erfolgt in der klinischen Routine von Intensivstationen nicht zuletzt auch aus Kostengründen häufig eine Applikation der Medikation über die Magensonde.

Arzneistoffapplikation über Ernährungssonden

▶ **Zermörsern der Medikamente.** Bei weitgehendem Fehlen von geeigneten Flüssigarzneimitteln erfolgt hierzu in der Regel eine Zermörserung der Tabletten, wobei das gewonnene Pulver in ca. 10 ml Wasser aufgelöst und anschließend per Sonde appliziert wird. Grundsätzlich ist dies möglich bei Tabletten ohne Überzug sowie bei Film- und Lacktabletten (z. B. Dragees). Problematisch hingegen ist das Zerkleinern von magensaftresistenten Tabletten. Der Überzug schützt hier entweder den Magen vor Irritationen, wie bei Valproinsäure, oder den Arzneistoff vor der Magensäure (z. B. Erythromycin, Omeprazol).

Praxistipp

Eine Kontraindikation stellt die Verabreichung von Retardpräparaten über Ernährungssonden dar. In den meisten Fällen ist in diesen Arzneiformen die halbe oder sogar die ganze Tagesdosis des Arzneimittels enthalten. So kann es bei falscher Anwendung von Pharmaka mit geringer therapeutischer Breite wie Theophyllin oder Antiepileptika zu massiven Überdosierungen kommen.

▶ **Lage der Sonde.** Ein anderes Problem stellt die Lage der Ernährungssonde dar. So kann sie gastral, duodenal oder jejunal angebracht sein. Liegt die Sonde z. B. im Dünndarm, entfällt die Funktion des Magens als Speicherreservoir und es kann eine überschießende Resorption resultieren. Überdies ist zu beachten, dass der pH-Wert in den unterschiedlichen Abschnitten deutlich differiert. Sehr häufig kommt es im intensivmedizinischen Verlauf aufgrund von Sondenwandauflagerungen (z. B. Nahrungs-, Arzneimittelreste) zu Einengungen des Sondenlumens bis hin zum Sondenverschluss, wodurch eine ausreichende Bioverfügbarkeit der verabreichten Substanz nicht mehr gegeben ist. Aber auch allein aus einer reinen Sondenwandadhäsion des Pharmakons können therapeutisch unwirksame Plasmaspiegel resultieren. Dementsprechend sollte vor und nach jeder Applikation die Sonde mit ca. 20 ml Flüssigkeit (z. B. Tee, Wasser) durchspült werden.

▶ **Interaktionen mit Sondenkost.** Eine der wichtigsten Fragen stellt sich aber nach dem Einfluss von Sondenkost auf die Arzneistoffresorption. Interaktionen z. B. aufgrund von Hydrolysen, Oxidationen, Präzipitationen oder Komplexbildungen sind bekannt. Alle diese Möglichkeiten können eine verminderte orale Bioverfügbarkeit und eine damit verbundene Unwirksamkeit des Arzneistoffes bedingen. So ist der Serumspiegel z. B. von Phenytoin bei gleichzeitiger Applikation von Sondenkost um bis zu 80 % gesenkt. Hieraus folgt die Empfehlung, die enterale Ernährung für 1 – 2 h vor und nach Gabe dieser Substanz zu unterbrechen.

Herz-Kreislauf-Erkrankungen

Kreislauferkrankungen wie Herzinsuffizienz, Bluthochdruck oder Schock sind als mögliche Einflussfaktoren auf die Pharmakologie von Medikamenten in der Praxis bisher wenig beachtet worden. Sie können aber im Einzelfall sowohl die pharmakokinetischen als auch die pharmakodynamischen Eigenschaften der zu verabreichenden Arzneistoffe auf verschiedenen Ebenen verändern.

▶ **Gastrointestinale Resorption.** Zum Beispiel kommt es bei Herzinsuffizienz durch die verminderte Auswurfleistung des rechten Ventrikels zu einem Rückstau des Blutes ins System, woraus ein steigender Druck in den venösen Gefäßen mit der Folge eines gastrointestinalen Schleimhautödems resultiert. Dies führt wiederum zu einer Verzögerung und/oder Abnahme der Arzneistoffresorption. Hinzu kommt die verminderte Blutperfusion des Gastrointestinaltraktes aufgrund regulatorischer Umverteilungsprozesse im Sinne einer kompensatorischen Vasokonstriktion in den Splanchnikusgefäßen. Letzteres trifft auch bei allen möglichen Schockformen zu, wie z. B. nach Blutungen, Verbrennungen, Traumata oder bei Sepsis.

▶ **Absorption aus Gewebe.** Aber nicht nur die gastrointestinale Resorption ist von der Umverteilung des Blutes betroffen, sondern auch die Absorption aus in dieser Situation ebenfalls minderdurchbluteten peripheren Geweben wie Muskel und Haut. So ist die Arzneistoffabsorption aus diesen Geweben bei Schock sowohl nach intramuskulärer als auch nach subkutaner Injektion merklich reduziert.

▶ **Verteilungsvolumen.** Das Verteilungsvolumen eines Arzneistoffes bei Herzinsuffizienz wird direkt durch die Pumpfunktion des Herzens mitbestimmt. Aufgrund der verminderten Durchströmung der Kapillaren im Gewebe verbleibt die Substanz vornehmlich im vaskulären Kompartiment und es resultiert eine Abnahme des Verteilungsvolumens. Andererseits sind hier auch Umverteilungsprozesse zu beachten, da die Arzneistoffe vermehrt in die noch besser durchbluteten Gewebe, wie z. B. das Gehirn, transportiert werden, was ein deutlich erhöhtes Toxizitätsrisiko für diese Organe bedeutet.

Merke
Bei Volumenmangelschock oder Sepsis ist v. a. das aufgrund des „Blutversackens" in der Peripherie erhöhte Verteilungsvolumen therapeutisch relevant, da zur Erzielung ausreichend hoher Spitzenspiegel, z. B. bei Aminoglykosiden, die Dosis erhöht werden muss. Auch bei Verbrennungen ist das Verteilungsvolumen häufig massiv erhöht.

▶ **Akute-Phase-Proteine.** Bei einem Myokardinfarkt oder einer septischen Infektion werden gehäuft Akute-Phase-Proteine gebildet, wobei viele dieser Proteine Pharmaka binden und diese so dem Gewebekompartiment entziehen. Ein wichtiges Protein stellt hierbei das saure α_1-Glykoprotein dar, welches für die Eiweißbindung v. a. basischer Arzneistoffe von großer Bedeutung ist. Die bei Herzinsuffizienz erhöhte Bindungskapazität für basische Pharmaka wie Lidocain, Propanolol, Flecainid oder Imipramin kann somit zu einem Wirkungsverlust dieser Substanzen führen.

Merke
Herz-Kreislauf-Erkrankungen wie Schock oder Herzinsuffizienz reduzieren jedoch auch die Durchblutung von Niere und Leber mit deutlichen Folgen für den Metabolismus und die Elimination von Arzneistoffen.

▶ **Hepatischer Metabolismus.** Wie bereits besprochen, hängt für „High Extraction Drugs" wie Propanolol, Hydrocortison oder Verapamil die Metabolisierung wesentlich vom An- und Abtransport und weniger von der enzymatischen Kapazität der Leber ab. Wenn die hepatische Perfusion bei Gabe von Stoffen mit hohem Extraktionsquotienten deutlich vermindert ist, können klinisch relevante Unterschiede in der Bioverfügbarkeit resultieren. Aber auch „Low Extraction Drugs" sind betroffen. So hat das als Tool-Substanz für Enzyminduktion oder Enzyminhibition verwendete Antipyrin, welches vollständig hepatisch metabolisiert wird, bei Patienten mit akuter Herzinsuffizienz nach Myokardinfarkt eine um etwa 50 % längere Halbwertzeit.

▶ **Renale Elimination.** Neben dem hepatischen Metabolismus wird auch die renale Elimination indirekt durch die Herzinsuffizienz beeinflusst. Aufgrund einer Minderdurchblutung der Nieren nimmt die glomeruläre *Filtrationsrate* (GFR) ab und die tubuläre Reabsorption infolge von intrarenalen Umverteilungsprozessen leicht zu.

▶ **Rezeptorbeeinflussungen.** Eine Herzinsuffizienz geht aber nicht nur mit Veränderungen in der Medikamentenpharmakokinetik einher, sondern es kommt im Rahmen dieses Krankheitsbildes auch zu Änderungen in der Expression verschiedener myokardialer Rezeptorpopulationen im Sinne einer Up- oder Down-Regulation (Ansteigen bzw. Verminderung der Rezeptordichte). In den meisten Fällen findet sich z. B. eine Abnahme der Zahl an kardialen β-Adrenorezeptoren, wobei die Down-Regulation hier am ehesten aus dem chronisch erhöhten Sympathikustonus resultiert. Die Folgen sind eine verminderte Sensitivität und damit verbunden eine erniedrigte Wirksamkeit (Chrono-, Dromo-, Inotropie) sowohl endogener als auch exogen verabreichter Katecholamine.

Das Ausmaß der Down-Regulation korreliert in der Regel mit dem Schweregrad der Erkrankung, während die relative Dichte von β_1- und β_2-Rezeptoren mit der jeweils vorliegenden Herzerkrankung variiert. So führt die idiopathische dilatative Kardiomyopathie zu einem selektiven Verlust von β_1-Rezeptoren, während bei Mitralklappenerkrankungen oder einer ischämischen Kardiomyopathie die Abnahme beider Rezeptorsubpopulationen zu verzeichnen ist. Darüber hinaus kann auch die kardiale Medikation des Patienten die β-Rezeptorenzahl beeinflussen. Kein Einfluss besteht unter Kalziumkanalblockern, wohingegen nicht selektive Betablocker sowohl bei β_1- als auch bei β_2-Rezeptoren eine Up-Regulation bewirken. Andererseits führt der Gebrauch von selektiven β_1-Blockern (z. B. Metoprolol) und ACE-Hemmern (ACE = Angiotensin converting Enzyme) bei herzinsuffizienten Patienten zu einer selektiven Up-Regulation des β_1-Rezeptorsubtyps. Andere Rezeptorbeeinflussungen infolge einer Herzinsuffizienz betreffen die membranständige Na^+-K^+- ATPase (sog. Digitoxinrezeptor), die Angiotensin-I(AT I)- und Angiotensin-II(AT II)-Rezeptoren sowie den Endothelin-A(ETA)-Rezeptor. Der jeweilige Effekt und die daraus resultierenden Folgen für die kardiale Struktur und Funktion sind in ▶ Tab. 4.18 wiedergegeben.

Respiratorische Erkrankungen

Eine akute respiratorische Insuffizienz, z. B. infolge einer Pneumonie oder bei kardialer Dekompensation, gilt als häufiger Grund für die Aufnahme auf die Intensivstation. Aber auch chronische Lungenerkrankungen, wie z. B. eine COPD (chronisch obstruktive Lungenerkrankung), sind in der Altanamnese von Intensivpatienten keine Seltenheit.

Tab. 4.18 Regulation kardialer Rezeptoren bei Herzinsuffizienz.

Rezeptor	Effekt	Ergebnis
β-Adrenorezeptor	Down-Regulation	Katecholamininsensitivität
Digitoxinrezeptor	Down-Regulation	verminderte Inotropie
AT-I-Rezeptor	Down-Regulation	Myozytenhypertrophie, Proliferation der glatten Gefäßmuskelzellen, Fibroblastenproliferation
AT-II-Rezeptor	Up-Regulation	Einschränkung der Kollagensynthese und des Fibroblastenwachstums
ETA-Rezeptor	Up-Regulation	periphere Vasokonstriktion der Koronarien, inotroper Effekt

4.7 Grundlagen der Pharmakotherapie beim kritisch Kranken

> **Merke**
>
> Veränderungen in der Arzneistoffpharmakologie können sowohl aus der respiratorischen Erkrankung selbst als auch aus den krankheitsassoziierten Faktoren wie Hypoxie, respiratorische Azidose, rechtsventrikuläre Dysfunktion und invasive Beatmung resultieren.

Einen anderen nicht unwichtigen Einflussfaktor stellt der häufig vorliegende chronische Nikotinabusus des Patienten dar. So gilt Nikotin als Induktor vieler Enzyme mit metabolischer Wirkung. Hieraus resultiert z. B. die deutlich erhöhte Clearance von Theophyllin bei Rauchern.

▶ **Gastrointestinale Resorption.** Die Absorption von Medikamenten, wie z. B. von Bronchodilatatoren, aus dem Gastrointestinaltrakt ist bei Patienten mit Atemwegserkrankungen häufig aufgrund der bestehenden Hypoxämie vermindert. Ein erniedrigtes O_2-Angebot in den mukosalen Zellen führt zur Zellatrophie und damit zur Reduktion von absorbierender Mukosaoberfläche.

▶ **Pulmonale Absorption.** Es scheint deshalb sinnvoll zu sein, v. a. die $β_2$-Sympathomimetika per inhalationem zu verabreichen. Bei dieser Applikationsart ist in erster Linie die Partikelgröße des Arzneistoffes entscheidend für die Resorbierbarkeit. Zu große Teilchen können nicht in die tiefen Atemwege gelangen und lagern sich im Pharynx, in der Trachea und im Bronchialbaum ab, während zu kleine Teilchen sich nicht im Alveolarraum absetzen und sofort wieder abgeatmet werden.
Ebenso wichtig für eine optimale alveoläre Verteilung (Disposition) von inhalierten Aerosolen sind auch die Geschwindigkeit der Applikation und die zeitliche Synchronisation zwischen Verabreichung (z. B. durch Sprühstoß) und Patienteninspiration. Bei invasiv beatmeten Patienten spielen zusätzlich noch das ausgewählte Atemzugvolumen, die Dauer der inspiratorischen Pause bzw. Plateauphase (Zeitraum des optimalen pulmonalen Gasaustausches und metabolischen Austausches) und der positive endexspiratorische Druck (PEEP) eine Rolle, d. h. je größer Tidalvolumen und PEEP und je länger das Intervall zwischen Inspiration und Exspiration sind, desto größer ist die alveolär resorbierte Arzneistoffmenge.

Einfluss von maschineller Beatmung

Viele Intensivpatienten werden im stationären Verlauf invasiv beatmet. Dies hat eine ganze Reihe von physiologischen Konsequenzen zur Folge, welche sich alle auf die Pharmakologie der zu verabreichenden Medikamente auswirken können. So führt z. B. eine kontinuierliche Beatmung mit PEEP zu einer dauerhaften intrathorakalen Druckerhöhung, woraus sekundär eine verminderte kardiale Auswurfleistung (eingeschränkte myokardiale Kontraktilität, verminderte Ventrikelfüllung, erhöhter pulmonaler Gefäßwiderstand) und folglich eine Abnahme des gastrointestinalen, hepatischen und renalen Blutflusses resultieren. Die pharmakologischen Folgen in Bezug auf eine Abnahme der Arzneistoffresorption, eine Erniedrigung des Verteilungsvolumens sowie eine verminderte hepatische und/oder renale Clearance vieler Pharmaka sind oben bereits ausreichend beschrieben worden.

Funktionsstörungen des Gehirns

> **Merke**
>
> Akute neurologische Erkrankungen wie Hirnblutung oder -ischämie oder die Folgen eines Schädel-Hirn-Traumas können z. B. über Änderungen der Herz-Kreislauf-Funktion und der respiratorischen Funktion des Patienten indirekten Einfluss auf die Pharmakologie von Arzneistoffen nehmen.

So ist eine krankheitsassoziierte Hypo- oder Hyperventilation bei zerebral geschädigten Patienten nichts Ungewöhnliches. Hieraus resultieren entsprechende Störungen des Säure-Basen-Haushaltes im Sinne einer respiratorischen Azidose bzw. Alkalose, was dann sekundär zu Änderungen in der Arzneistofflöslichkeit oder -elimination führt. Sehr häufig findet sich bei diesen Patienten auch ein erhöhter Sympathikustonus mit allen seinen Folgen für die Medikamentenresorption, -verteilung und -elimination.

Andere Erkrankungen

Auch andere krankheitsassoziierte Faktoren wie Myopathien, Endotheldefekte oder eine endokrine Dysfunktion können die Pharmakologie von Arzneistoffen beträchtlich beeinflussen.

▶ **Myopathien.** Infolge eines erhöhten Katabolismus der Skelettmuskulatur insbesondere bei Patienten mit längerer Liegedauer auf der Intensivstation überaus häufig Myopathien und Neuromyopathien (z. B. Critical-Illness-Neuropathie nach Sepsis und Polytrauma). Medikamente wie Pancuronium oder Glukokortikosteroide werden bei diesen Patienten langsamer metabolisiert und eliminiert, besitzen daher eine verlängerte Wirksamkeit. Eine mögliche Rhabdomyolyse beeinflusst indirekt über die Ausbildung einer Crush-Niere die Elimination nierengängiger Arzneistoffe.

▶ **Endothelwanddefekte.** Patienten mit schweren Verbrennungen oder einem SIRS (Systemic inflammatory Response Syndrome) aufgrund einer Sepsis weisen in der Regel Endothelwanddefekte auf. Dies führt zu einer Zunahme des freien Gesamtkörperwassers und der Interstitialflüssigkeit mit entsprechenden Veränderungen des Verteilungsvolumens und der Clearance vieler Medikamente.

4.7.3 Sonstige die Pharmakotherapie beeinflussende Faktoren

Neben den besprochenen krankheitsspezifischen Einflussfaktoren sind auch individuelle Faktoren (z. B. Alter, Geschlecht, Größe, Gewicht, Genetik, Schwangerschaft) für die Pharmakotherapie des Intensivpatienten zu berücksichtigen. Die wichtigsten Faktoren, das Lebensalter des Patienten, sein Körpergewicht und der Zustand einer Schwangerschaft werden im Folgenden näher erläutert.

Lebensalter

Sowohl Pharmakokinetik als auch Pharmakodynamik vieler Arzneistoffe ändern sich als Funktion des Alters des Patienten. Im Gegensatz zu Ärzten aus anderen Fachgebieten behandelt der Intensivmediziner in der Regel Patienten aller Altersklassen. Er muss deshalb die altersabhängige Änderung der pharmakologischen Eigenschaften der zu verabreichenden Medikamente gut kennen, um diese bei der individuellen Behandlung der Patienten berücksichtigen zu können.

Neugeborene und Säuglinge

> **Merke**
>
> Bei Säuglingen sind die renalen und hepatischen Eliminationswege noch nicht vollständig entwickelt. Dies bedingt herabgesetzte Eliminationsgeschwindigkeiten und verlängerte terminale Halbwertzeiten mit der Notwendigkeit einer Dosisreduktion vieler Medikamente.

So beträgt die HWZ für Indometacin 11–20 h (bei Erwachsenen ca. 5 h), für Tolbutamid 10–40 h (Erwachsene: ca. 6 h) und für Pethidin 22 h (Erwachsene: ca. 3 h). Die meisten der Veränderungen sind auf die noch nicht entwickelten Metabolisierungsmechanismen beim Neugeborenen zurückzuführen.

▶ **Angeborene Enzyminduktion.** Andererseits kann es beim Säugling auch zu einer angeborenen Enzyminduktion kommen, wenn die Mutter in der Schwangerschaft z. B. mit einem enzyminduktionsfördernden Antiepileptikum behandelt wurde (Phenytoin, Carbamazepin). In diesem Fall finden sich für Phenytoin identische Halbwertzeiten beim Säugling und bei der Mutter.

▶ **Plasmaproteinbindung.** Auch die Plasmaproteinbindung ist bei Säuglingen infolge einer erniedrigten Albuminkonzentration und einer verminderten Bindungsaffinität zahlreicher Arzneistoffe (z. B. Ampicillin, Diazepam, Theophyllin) herabgesetzt. So beträgt die freie Fraktion von Phenytoin im Säuglingsplasma ca. 20 %, während bei erwachsenen Patienten nur etwa 10 % als freier Anteil vorliegen.

▶ **Elimination.** Schließlich ist auch die renale Eliminationsfähigkeit beim Neugeborenen vermindert. Dies ist die Ursache für eine im Vergleich zum Erwachsenen erniedrigte renale Clearance von Aminoglykosiden, Penicillinen, Indometacin und Digoxin. Besonders die relativ hohe Variabilität in der Eliminationsgeschwindigkeit von Indometacin kann therapeutisch relevant sein, da die Substanz bei Frühgeborenen häufig zum Verschließen eines noch offenen Ductus arteriosus eingesetzt wird. So konnte in Studien gezeigt werden, dass jene, die nicht auf die Indometacintherapie ansprachen, niedrigere Plasmaspiegel aufwiesen als erfolgreich therapierte Neugeborene.

Kinder

> **Merke**
>
> Im Gegensatz zu Neugeborenen und Säuglingen metabolisieren Kinder viele Arzneistoffe schneller als Erwachsene. Sie benötigen daher höhere mg/kg-Dosen, um vergleichbare Arzneistoffspiegel zu erzielen.

So beträgt z. B. die Clearance von Theophyllin bei Kindern etwa 90 ml/h/kg KG, bei Erwachsenen dagegen nur 60 ml/h/kg KG. Es resultieren Halbwertzeiten von 3–4 h (Kinder) bzw. 5–6 h (Erwachsene). Hieraus folgt die Empfehlung, dass die therapeutische Dosis für Theophyllin bei Kindern bis zum 9. Lebensjahr 24 mg/kg KG betragen sollte. Bei Kindern bis zum 16. Lebensjahr muss die Dosis dann auf 18 mg/kg KG und danach auf 13 mg/kg KG reduziert werden. Bei Digoxin beträgt die übliche Dosis für Kinder zwischen 4 Wochen und 2 Jahren 15–20 µg/kg KG, zwischen 2 und 12 Jahren 10–15 µg/kg KG und für Jugendliche und erwachsene Patienten 45 µg/kg KG pro Tag.

In allen Fällen werden Plasmaspiegel von etwa 1–1,5 ng/ml erzielt. Substanzspezifische Dosierungsrichtlinien für die Anwendung anderer Medikamente bei Kindern können den entsprechenden Fachinformationen entnommen werden.

Alte Patienten

Ein Großteil der auf einer Intensivstation behandelten Patienten ist mehr als 70 Jahre alt. Daher müssen bei der Therapie dieses Patientenkollektivs sowohl die pharmakokinetischen als auch -dynamischen Veränderungen, die der physiologische Einflussfaktor des Alterns mit sich bringt, berücksichtigt werden.

▶ **Pharmakokinetische Veränderungen.** Die *Resorption* von Arzneimitteln ist in der Regel beim alten Menschen nur unwesentlich verändert, da sie hauptsächlich von den physikochemischen Eigenschaften der verabreichten Substanz abhängt. Der im Alter erhöhte pH-Wert des Mageninhaltes und die verlangsamte Motilität des Magen-Darm-Traktes können die Absorption von Medikamenten jedoch beeinträchtigen. Auch die Magenentleerungszeit kann im Alter etwas verlängert und die resorbierende Oberfläche des Darmes verringert sein. Der größte Alterseffekt auf die Resorption tritt bei Substanzen mit hohem First-pass-Effekt (z. B. L-Dopa) auf, bei denen die Bioverfügbarkeit aufgrund eines herabgesetzten Metabolismus deutlich erhöht ist.

Im Alter nehmen das Volumen des Gewebewassers und die Muskelmasse ab, das Körperfett nimmt dagegen zu. Dies hat eine Verringerung des *Verteilungsvolumens* hydrophiler Substanzen und damit eine höhere Konzentration dieser Arzneimittel am Wirkort zur Folge. Für lipophile Arzneistoffe gilt dagegen genau das Gegenteil, ihre Konzentrationen am Wirkort können verringert sein. Ihr erhöhtes Verteilungsvolumen führt aber zu verlängerten Halbwertzeiten, sodass es länger dauert, bis der Arzneistoff eliminiert ist. So besteht die Gefahr der Akkumulation und damit das Risiko einer toxischen Arzneimittelwirkung. Ein gutes Beispiel ist Diazepam, bei dem die HWZ direkt vom Alter abgeschätzt werden kann. So beträgt die HWZ bei einem 20-jährigen Patienten etwa 20 h, bei einem 70-Jährigen dagegen 70 h.

Mit zunehmendem Alter nimmt auch die *Albuminkonzentration* der Patienten ab, weshalb Arzneimittel mit hoher Proteinbindung eine erhöhte Konzentration von ungebundenem, pharmakologisch aktivem Arzneistoff aufweisen. Dies ist z. B. von praktischer Bedeutung für die Therapie mit Antiepileptika. Im Falle eines erhöhten freien Anteils des Antiepileptikums steigt sowohl die Gefahr für generelle Nebenwirkungen als auch für toxische Wirkungen auf das ZNS an. So konnte für Phenytoin gezeigt werden, dass die freie Fraktion im Plasma im Alter um 50 % erhöht ist. Da für die Substanz die Gesamtkörper-Clearance direkt proportional zur freien Fraktion ist, ändern sich die ungebundenen Konzentrationen bei Veränderung der Proteinbindung nur wenig. Die Gesamtkonzentrationen, die normalerweise beim „Drug Level Monitoring" untersucht werden, sind dagegen umgekehrt proportional zur freien Fraktion, sodass aus der Untersuchung des Gesamtplasmaspiegels eine falsche Dosierungsempfehlung resultieren kann. Eine direkte analytische Bestimmung der ungebundenen Phenytoinkonzentrationen kann diesen Fehler vermeiden. Ähnliche Verhältnisse liegen auch bei Carbamazepin und Valproinsäure vor. Bei den neueren Antikonvulsiva (z. B. Gabapentin, Lamotrigin) scheinen diese Probleme allerdings nicht zu bestehen. Bis auf Tiagabin besitzen sie alle nur eine moderate Proteinbindung.

Auch der *Metabolismus* ist im Alter vermindert, wobei die altersbedingte Abnahme der metabolischen Clearance bei Männern manchmal ausgeprägter ist als bei Frauen. Besonders beeinträchtigt ist z. B. die hepatische Oxidation. So ist die HWZ von Alprazolam, das überwiegend durch Oxidation verstoffwechselt wird, bei 70-Jährigen im Vergleich zu jungen Probanden deutlich erhöht (24 vs. 13 h).

4.7 Grundlagen der Pharmakotherapie beim kritisch Kranken

Im Vergleich dazu zeigen metabolische Konjugationsreaktionen nur eine geringe Altersabhängigkeit. So bleibt die metabolische Clearance von Oxazepam und Paracetamol im Alter relativ unverändert. Phenytoin weist eine nicht lineare Pharmakokinetik auf, die auf einen sättigbaren Metabolismus zurückzuführen ist. Studien zeigten, dass die Konzentration bei halbmaximaler Kapazität altersunabhängig konstant bleibt, jedoch die maximale enzymatische Aktivität mit zunehmendem Alter abnimmt. Der Grund hierfür liegt in der Abnahme der Kapazität des Cytochrom-P450-Systems. Es ist deshalb notwendig, die Phenytointherapie mit niedrigen Dosen zu beginnen und die Dosis nur in langsamen Schritten zu erhöhen. Denn sobald der Metabolismus gesättigt vorliegt, steigt der Plasmaspiegel unproportional an und es kann zu neurotoxischen Reaktionen kommen.

Auch die Gesamtkörper-Clearance von Propanolol nimmt mit zunehmendem Alter ab. Dies scheint am ehesten auf eine Abnahme des Leberblutflusses zurückzuführen sein. Die Gesamtkörper-Clearance von Theophyllin ist dagegen unabhängig vom Alter und sowohl bei jungen als auch bei älteren Rauchern aufgrund einer Induktion des hepatischen Metabolismus erhöht.

Schließlich ist bei älteren Patienten auch das Risiko von *Arzneimittelinteraktionen* deutlich erhöht, da sie häufig bereits vor der stationären Aufnahme eine umfangreiche Hausmedikation besitzen. Mit steigender Anzahl an Medikamenten nimmt die Gefahr der pharmakokinetischen Wechselwirkungen zu.

Aufgrund der abnehmenden GFR sind auch die *Eliminationshalbwertzeiten* vieler Arzneistoffe im Alter verlängert. So beträgt z. B. die renale Clearance von Digoxin bei 70- bis 80-jährigen Patienten 53 ml/min, bei 20- bis 30-jährigen Patienten dagegen 83 ml/min. Die resultierenden Plasmaspiegelerhöhungen erklären die Tatsache, dass unter Digoxintherapie ältere Patienten im Vergleich zu jüngeren öfter an neurotoxischen Störungen leiden.

Praxistipp
Es muss an dieser Stelle jedoch darauf hingewiesen werden, dass ein alleiniger Serumkreatininwert zur Beurteilung der Nierenfunktion im Alter zu keinen verlässlichen Ergebnissen führt, da auch die Kreatininbildung aus der Muskelmasse mit dem Alter abnimmt. Dementsprechend muss das Alter des zu behandelnden Patienten unbedingt in die Berechnung der GFR miteinbezogen werden.

▶ **Pharmakodynamische Veränderungen.** Im Alter kommt es bei vielen Medikamenten (z. B. Sedativa, Antidepressiva, Kardiaka) auch zu pharmakodynamischen Veränderungen, d.h. der verabreichter Arzneistoff ruft beim älteren Patienten im Vergleich zu einem jüngeren häufig eine erhöhte oder verminderte Wirkreaktion hervor, obwohl bei beiden der gleiche Plasmaspiegel vorliegt. Der genaue Mechanismus, der zu solchen Veränderungen führt, ist meist nicht bekannt. Man vermutet, dass sich entweder die Bindungskapazität und -affinität zum Rezeptor verändert und/oder sich die Reaktionen in der Zelle, die auf eine Bindung folgen, mit dem Alter verändern.

Körpergewicht

Merke
Bei signifikanten Abweichungen vom Normalgewicht sind sowohl bei übergewichtigen als auch bei untergewichtigen Patienten gewichtsabhängige Dosisänderungen notwendig.

Patienten mit morbidem Übergewicht
Von Übergewicht spricht man, wenn das ideale Körpergewicht um mehr als 20% überschritten wird. Das ideale Körpergewicht (Ideal Body Weight, IBW) hängt von Geschlecht und Körpergröße des Patienten ab und kann mit folgender Formel abgeschätzt werden:

$$IBW\ [kg] = 50\,m\ (45\,w) + 0{,}9 \times (cm > 150)$$

Dosierungsänderungen in der Startdosis sind in der Regel nur dann nötig, wenn das IBW um mehr als 50% überschritten wird. Eine Gewichtszunahme bedeutet eine Veränderung der Gewebeverteilung, da bei Übergewichtigen relativ mehr Fettgewebe und weniger Muskelgewebe und Körperwasser vorliegt. Fettgewebe besitzt wiederum weniger Extrazellulärflüssigkeit, wodurch das Verteilungsvolumen für polare Arzneistoffe (z. B. Antibiotika) deutlich herabgesetzt ist. Erfolgt nun die Dosierung dieser Substanzen auf das Körpergewicht bezogen (mg/kg), so sollte auch die Dosis herabgesetzt sein. Die absolute Dosis braucht in diesen Fällen nur geringfügig erhöht zu werden oder kann gar unverändert belassen werden. Anders sieht es für lipophile Substanzen (z. B. Diazepam) aus, da sie sich sehr gut ins Fettgewebe verteilen. Das Verteilungsvolumen ist hier beim übergewichtigen Patienten sowohl absolut als auch gewichtsbezogen erhöht. Eine Dosiserhöhung ist demnach angebracht.

Andererseits muss aber auch bedacht werden, dass beim Übergewichtigen beispielsweise mit metabolischem Syndrom überaus häufig auch andere pharmakologische Mechanismen wie Arzneistoffbindung, Metabolismus, Elimination oder Rezeptorsensibilität beeinträchtigt sind. Eine allgemeingültige Aussage zur korrekten Medikamentendosierung kann deshalb nicht ohne weiteres getroffen werden. Für die Auswahl der korrekten Arzneistoffdosis sind alle möglichen Einflussfaktoren zu berücksichtigen.

Schwangerschaft

▶ **Schutz des Fetus.** In nicht allzu seltenen Fällen müssen auch schwangere oder bereits stillende Patientinnen auf einer Intensivstation medikamentös behandelt werden. Der Arzt hat es hier mit der einzigartigen Situation zu tun, dass 2 unterschiedliche Organismen, Mutter und Fetus bzw. Säugling, demselben verabreichten Arzneistoff ausgesetzt sind aufgrund der Fähigkeit fast aller systemisch applizierten Arzneimittel, die Plazenta zu passieren bzw. in die Muttermilch überzugehen. Dies kann wiederum nicht vorhersehbare und ggf. irreversible Folgen für die Entwicklung des kindlichen Organismus mit sich bringen. Aus diesem Grunde müssen in der Schwangerschaft und Stillzeit alle Medikamente unter strengster Indikationsstellung verabreicht werden.

Praxistipp
Beratungsstellen für den Einsatz von Medikamenten in der Schwangerschaft und Stillzeit befinden sich z. B. in Berlin (Giftnotruf Berlin, Abteilung Embryonaltoxikologie, Tel. 0 30/30 30 81 11 oder 0 30/1 92 40 [Tag und Nacht]) und in Ravensburg (Institut für Reproduktionstoxikologie, Tel. 07 51/87 27 99).

4.7.4 Therapeutisches „Drug Level Monitoring"

Definition
Unter therapeutischem „Drug Level Monitoring" versteht man die analytische Bestimmung des Plasmaspiegels eines Medikaments mit geringer therapeutischer Breite bei einem Patienten und die sich aus ihrem Ergebnis ableitende Dosisfestsetzung, um einen angestrebten Arzneistoffspiegel zu erzielen.

Hierbei gilt ein Arzneistoff mit geringer therapeutischer Breite als eine Substanz, bei welcher der Bereich der pharmakodynamisch wirksamen Plasmakonzentration, in dem unerwünschte Wirkungen nur mit geringer Wahrscheinlichkeit auftreten, sehr klein ist.

Praxistipp
Als klinisch hilfreich erwiesen hat sich das „Drug Level Monitoring" für Aminoglykoside, Vancomycin, Antiepileptika, Digitalis, Amiodaron, Theophyllin und Immunsuppressiva wie Ciclosporin A, Tacrolimus, Sirolimus oder Everolimus. Bei anderen Fragestellungen, wie z. B. nach der Dosisanpassung bei Niereninsuffizienz, nach dem Grad einer Intoxikation, zu einer Antiarrhythmikatherapie oder zum Hinweis auf Patientencompliance kann das „Drug Level Monitoring" ebenfalls sehr sinnvoll sein.

▶ Tab. 4.19 zeigt die durchschnittlichen pharmakokinetischen Parameter einiger wichtiger Substanzen, für die ein Drug-Level-Monitoring auf der Intensivstation durchgeführt wird. Es sei betont, dass diese Werte nur als Populationsrichtwerte anzusehen sind,

Tab. 4.19 Pharmakokinetische Parameter der wichtigsten Substanzen, für die ein „Drug Level Monitoring" durchgeführt wird.

	V_d (l/kg)	CL (l/h/kg)	$T_{1/2}$ (h)	f_R (%)	F_{oral} (%)	f_B (%)	C_{max} (mg/ml)	C_{min} (mg/ml)
Amikacin	0,25[1]	CL_{Cr}	2–3	100	<1	<10	65–75[2]/20–30[3]	<10[3]
Carbamazepin	1,4	0,064	15[4]	<1	80	74	<12	>4
Chinidin	2,7[5]	0,28[6]	7	20	70	87	<4	>1
Ciclosporin A	3–5	0,35	6	<1	30	93	<0,4[7]	>0,1[7]
Digoxin	7,3[8]	0,16[9]	39	60	70	25	<0,002	>0,0008
Gentamycin	0,25[1]	CL_{Cr}	2–3	100	<1	<10	16–24[2]/8–10[3]	<2[3]
Lidocain	1,3[10][11]	0,6[12]	1,7	2	40	70	<5	>1
Methotrexat	0,7[13]	1,6 × CL_{Cr}	3(10)[14]	80[15]	70	34	<10 µM	>0,1 µM
Phenobarbital	0,7	0,004[16]	60[17]	25	100	51	<30	>10
Procainamid	2	3CL_{Cr} + 0,23[18]	3	70	85	16	<8	>4
Theophyllin	0,5	0,04[19]	8[20]	18	100	56	<20	>10
Tobramycin	0,25[1]	CL_{Cr}	2–3	100	<1	<10	16–24[2]/8–10[3]	<2[3]
Valproinsäure	0,14	0,008[21]	11[22]	2	100	93	<100	>50
Vancomycin	0,7	0,65 × CL_{Cr}	7	80	<1	30	<40	>10

CL = Gesamtkörper-Clearance; CL_{Cr} = Kreatinin-Clearance; C_{max} = gewünschte maximale Konzentration; C_{min} = gewünschte minimale Konzentration; C_p = Plasmakonzentration; DW = Dosierungsgewicht; f_B = fraktionelle biliäre Ausscheidung; F_{oral} = orale Bioverfügbarkeit; f_R = fraktionelle Nierenausscheidung; IBW = ideales Körpergewicht; $T_{1/2}$ = terminale Halbwertzeit; TBW = Gesamtkörpergewicht; TSF = Third Space Fluids; V_c = Verteilungsvolumen des zentralen Kompartimentes; Vd = Verteilungsvolumen

[1] DW = IBW + 0,4 (TBW − IBW) + 4 TSF
[2] Dosierung alle 24 h
[3] Dosierung alle 8 h
[4] nach Autoinduktion
[5] 1,8 l/kg bei Herzinsuffizienz; 3,8 l/kg bei Leberinsuffizienz
[6] 0,2 l/h/kg bei Herzinsuffizienz
[7] im Blut
[8] 3,8 IBW + 3,1 CL_{Cr}
[9] 0,8 IBW + CL_{Cr}; 0,33 IBW + 0,9 CL_{Cr} bei Herzinsuffizienz
[10] 0,9 l/kg bei Herzinsuffizienz; 2,3 l/kg bei Leberzirrhose
[11] V_c = 0,5 l/kg; 0,3 l/kg bei Herzinsuffizienz; 0,6 l/kg bei Leberzirrhose
[12] 0,36 l/h/kg bei Herzinsuffizienz und Leberzirrhose
[13] V_c = 0,2 l/kg
[14] $T_{1/2}$ = 3 h für C_p >0,5 µM; $T_{1/2}$ = 10 h für C_p <0,5 µM
[15] 48 % bei niedriger Dosierung (10 mg/m²)
[16] 0,008 l/h/kg bei Kindern
[17] 120 h bei Kindern
[18] genetisch prädisponiert
[19] 0,08 l/h/kg bei Kindern
[20] 4 h bei Kindern
[21] 0,013 l/h/kg bei Kindern
[22] 7 h bei Kindern

da gerade diese Arzneistoffe eine große interindividuelle Variabilität besitzen. Liegen also bei Therapiebeginn keine Informationen über individuelle pharmakinetische Eigenschaften des Patienten vor, wird zunächst von diesen Durchschnittswerten ausgegangen, um die erste Dosis zu wählen. Alle weiteren Dosisänderungen können dann anhand der analytisch ermittelten Plasmaspiegel erfolgen.

Kernaussagen

Einleitung
Die Pharmakotherapie von kritisch Kranken auf der Intensivstation stellt ein komplexes Problem dar, da die ausgeprägten Organdysfunktionen große Unterschiede in der Pharmakokinetik und -dynamik der verabreichten Medikamente verursachen können und die oft große Zahl an Medikamenten zu Arzneimittelinteraktionen führt.

Pharmakologie beim kritisch Kranken
▶ **Niereninsuffizienz.** Die verminderte renale Elimination nierenpflichtiger Arzneistoffe führt zu entsprechenden Spiegelerhöhungen, weshalb Niereninsuffiziente meist mit niedrigeren Dosen behandelt werden müssen als Nierengesunde. Andererseits können alle Nierenersatzverfahren bedeutsame Arzneistoffmengen aus dem Körper des Patienten entfernen, sodass die Gefahr der Unterdosierung besteht.

▶ **Leberfunktionsstörungen.** Bei chronischen Lebererkrankungen (z. B. Leberzirrhose) wird häufig eine Erniedrigung der Gesamtkörper-Clearance gesehen, während bei akuten Lebererkrankungen (z. B. akute Hepatitis) nur für einen Teil der untersuchten Arzneistoffe Unterschiede in der Clearance vorliegen.

▶ **Funktionsstörungen des Gastrointestinaltraktes.** Krankheitsoder therapieinduzierte Funktionsstörungen des Gastrointestinaltraktes beeinflussen vornehmlich den ersten Schritt einer Pharmakotherapie, die Resorption des enteral verabreichten Arzneistoffes.

▶ **Herz-Kreislauf-Erkrankungen.** Erkrankungen wie Herzinsuffizienz und Schock beeinflussen die Pharmakokinetik und -dynamik über Veränderungen der gastrointestinalen Resorption, der Absorption aus peripheren Geweben, des Verteilungsvolumens, des Metabolismus und der Elimination sowie durch Down- und Up-Regulation von Rezeptoren.

▶ **Respiratorische Erkrankungen.** Krankheitsassoziierte Faktoren wie Hypoxämie, respiratorische Azidose, rechtsventrikuläre Dysfunktion und invasive Beatmung beeinflussen die Pharmakologie von Arzneistoffen. Im Rahmen einer maschinellen Beatmung sind die Veränderungen in der Substanzkinetik umso größer, je stärker der intrathorakale Druck ist.

▶ **Funktionsstörungen des Gehirns.** Akute neurologische Erkrankungen (Hirnblutung, Schädel-Hirn-Trauma) können indirekt über Änderungen der Herz-Kreislauf-Funktion und der respiratorischen Funktion die Pharmakologie von Arzneistoffen beeinflussen. Eine besondere Rolle für die Wirkung zahlreicher Substanzen spielt die Integrität bzw. Desintegrität der Blut-Hirn-Schranke.

Sonstige die Pharmakotherapie beeinflussende Faktoren
▶ **Lebensalter.** Da bei Säuglingen die renalen und hepatischen Eliminationswege noch nicht vollständig entwickelt sind, ist bei vielen Medikamenten eine Dosisreduktion erforderlich. Kinder metabolisieren dagegen viele Arzneistoffe schneller als Erwachsene und benötigen daher höhere mg/kg-Dosen. Im Alter sind zahlreiche pharmakokinetische und -dynamische Veränderungen Anlass für ein vorsichtiges Vorgehen und niedrigere Dosierungen vieler Medikamente.

▶ **Körpergewicht.** Bei signifikanten Abweichungen vom Normalgewicht sind gewichtsabhängige Dosisänderungen notwendig.

▶ **Schwangerschaft.** In der Schwangerschaft und Stillzeit müssen zum Schutz des Fetus bzw. Säuglings alle Medikamente unter strengster Indikationsstellung verabreicht werden.

Therapeutisches „Drug Level Monitoring"
Hierunter versteht man die analytische Bestimmung des Plasmaspiegels eines Medikamentes mit geringer therapeutischer Breite. Diese hat sich in der Praxis bewährt z. B. für Aminoglykoside, Vancomycin, Antiepileptika und Immunsuppressiva.

Literatur

[1] Abernethy DR, Greenblatt DJ. Pharmacokinetics of drugs in obesity. Clin Pharmacokinet 1982; 7: 108–124

[2] Back DJ, Rogers SM. Review: first-pass metabolism by the gastrointestinal mucosa. Aliment Pharmacol Ther 1987; 1: 339–357

[3] Belknap DC, Seifert CF, Petermann M. Administration of medications through enteral feeding catheters. Am J Crit Care 1997; 6: 382–392

[4] Brain JD, Valberg PA. Deposition of aerosol in the respiratory tract. Am Rev Respir Dis 1979; 120: 1325–1373

[5] Burton ME, Shaw LM, Schentag JJ, Evans WE. Applied pharmacokinetics and pharmacodynamics: principles of therapeutic drug monitoring. Philadelphia: Lippincott Williams & Wilkins; 2006

[6] Derendorf H, Gramatté T, Schäfer HG. Pharmakokinetik: Einführung in die Theorie und Relevanz für die Arzneimitteltherapie. Stuttgart: Wissenschaftliche Verlagsgesellschaft mbH; 2002

[7] Greenblatt DJ, Abernethy DR, Shader RI. Pharmacokinetic aspects of drug therapy in the elderly. Ther Drug Monit 1986; 8: 249–255

[8] Kielstein JT. Dialyse auf der Intensivstation. Wohin geht der Weg? Intensivmed 2009; 46: 228–234

[9] Lam YW, Banerji S, Hatfield C et al. Principles of drug administration in renal insufficiency. Clin Pharmacokinet 1997; 32: 30–57

[10] Morgan DJ, McLean AJ. Clinical pharmacokinetic and pharmacodynamic considerations in patients with liver disease. An update. Clin Pharmacokinet 1995; 29: 370–391

[11] Park G, Shelly M. Pharmacology of the critically ill. London: BMJ Books; 2001

[12] Power BM, Forbes AM, van Heerden PV et al. Pharmacokinetics of drugs used in critically ill adults. Clin Pharmacokinet 1998; 34: 25–56

[13] Shammas FV, Dickstein K. Clinical pharmacokinetics in heart failure. An updated review. Clin Pharmacokinet 1988; 15: 94–113

[14] Spielmann H, Steinhoff R. Taschenbuch der Arzneiverordnung in Schwangerschaft und Stillperiode. Jena: Urban & Fischer; 2001

[15] Taburet AM, Tollier C, Richard C. The effect of respiratory disorders on clinical pharmacokinetic variables. Clin Pharmacokinet 1990; 19: 462–490

4.8 Katecholamine und vasoaktive Substanzen

A. Meier-Hellmann, K. Reinhart

4.8.1 Katecholamine

Katecholamine steigern den Cyclo-Adenosinmonophosphat (cAMP)-Spiegel der Myokardzelle und erhöhen dadurch die Membranpermeabilität für Kalzium.

▶ **Rezeptoren.** Katecholamine wirken an den verschiedenen Katecholaminrezeptoren des Organismus, die wiederum an verschiedenen Organen bzw. Organsystemen in unterschiedlicher Dichte vorhanden sind. Hieraus lassen sich die in den ▶ Tab. 4.20 und ▶ Tab. 4.21 dargestellten Effekte der verschiedenen Katecholamine grundsätzlich ableiten. Für den Einsatz von Katecholaminen im Rahmen der Intensivtherapie muss jedoch bedacht werden, dass sich die Ansprechbarkeit der Katecholaminrezeptoren verändern kann. So können z. B. insbesondere β-Rezeptoren nach längerer Therapie (72 h) mit Betamimetika und bei primär herzinsuffizienten Patienten (Down-Regulation) oder α-Rezeptoren im Rahmen der Sepsis nur noch eingeschränkt ansprechbar sein. Darüber hinaus führen auch Abweichungen des pH-Wertes im Blut zu einer veränderten Ansprechbarkeit der Katecholaminrezeptoren. Dies führt zum einen dazu, dass allgemeingültige Dosierungsangaben in aller Regel nicht gegeben werden können und dass z. B. in der Therapie des septischen Kreislaufversagens die in den ▶ Tab. 4.20 und ▶ Tab. 4.21 aufgezeigten Effekte, insbesondere bezogen auf die regionale Zirkulation, nicht oder zum Teil deutlich verändert auftreten (s. Kap. 8.17.4).

Dobutamin

Dobutamin ist ein synthetisches Katecholamin mit Wirkung auf β_1-, β_2-, und α_1-Rezeptoren. Im Vordergrund steht die Wirkung auf kardiale β_1-Rezeptoren, wobei bezüglich der positiv inotropen Wirkung auch von einer direkten Wirkung auf kardiale α_1-Rezeptoren ausgegangen werden kann. Diese Wirkung auf kardiale α_1-Rezeptoren ist möglicherweise die Grundlage für den selektiv positiv inotropen Effekt von Dobutamin bei Patienten mit Herzinsuffizienz und verminderter Ansprechbarkeit der β_1-Rezeptoren.

> **Praxistipp**
>
> Eine Indikation für Dobutamin besteht somit immer dann, wenn eine direkte positiv inotrope Wirkung erwünscht ist.

Dobutamin führt über eine Erhöhung des Schlagvolumens zu einer Zunahme des Herzzeitvolumens (HZV), der arterielle Mitteldruck kann leicht steigen. Die Wirkung auf vaskuläre β_2-Rezeptoren führt zu einem Abfall des systemischen und pulmonalen Gefäßwiderstandes. Wie bei jeder betamimetischen Substanz nimmt der myokardiale O_2-Verbrauch unter Dobutamin zu. Die Gefahr einer ungünstigen Beeinflussung des Verhältnisses von myokardialem O_2-Angebot zu O_2-Verbrauch ist unter Dobutamin jedoch im Vergleich zu anderen Katecholaminen am geringsten, da Dobutamin nur zu einem geringen Anstieg der Herzfrequenz führt.

Einige Untersuchungen zeigen eine verbesserte Splanchnikusperfusion unter Dobutamin, die jedoch eine passive Folge des erhöhten HZV ist [19].

Tab. 4.20 Effekte der Katecholamine auf die verschiedenen Rezeptortypen.

Katecholamin	α_1-Rezeptor	α_2-Rezeptor	β_1-Rezeptor	β_2-Rezeptor	DA_1-Rezeptor	DA_2-Rezeptor
Dobutamin	++	0	+++	++	0	0
Adrenalin	+++	+++	++	+++	0	0
Noradrenalin	+++	+++	++	+	0	0
Dopamin • 0–3 µg/kg KG/min • 2–10 µg/kg KG/min • >10 µg/kg KG/min	0 + ++	+ + ++	0 ++ ++	0 + +	+++ ++ +	++ ++ +
Dopexamin	0	0	+	+++	++	+

α_1-, α_2-, β_1-, β_2-Rezeptor = Adrenozeptoren; DA_1, DA_2 = Dopaminrezeptoren

Tab. 4.21 Effekte der Katecholamine auf den regionalen Blutfluss bei Patienten ohne Sepsis.

Katecholamin	Nieren	Gehirn	Herz	Splanchnikus	Muskel	Haut
Dobutamin	+	+	+	+	++	+
Adrenalin	–/+	+	+	–/+	+/0	–
Noradrenalin	–/+	+	+	–/+	–/0	0
Dopamin • 0–3 µg/kg KG/min • 2–10 µg/kg KG/min • >10 µg/kg KG/min	+++ ++/+ –/+	+ + +	0 + +	+++ ++/+ –/+	0 0 –	0 0 –
Dopexamin	+++	+	+	+++	+	+

Noradrenalin

> **Merke**
>
> Noradrenalin hat in erster Linie eine α-adrenerge Wirkung, die zu einer Vasokonstriktion aller Gefäße führt. Darüber hinaus hat Noradrenalin eine geringe $β_1$-mimetische Wirkung. Noradrenalin führt somit zu einer Erhöhung des arteriellen Mitteldrucks bei unverändertem oder – aufgrund einer reflektorischen Herzfrequenzsenkung – leicht erniedrigtem Herzzeitvolumen.

Die Diurese und teilweise auch die Kreatinin-Clearance können unter einer Noradrenalintherapie steigen [7]. Der grundlegende Mechanismus der verbesserten Nierenfunktion ist hier in der Sicherstellung eines ausreichenden Perfusionsdrucks zu sehen. Dies bedeutet, dass keinesfalls, um potenziell negative Effekte des Vasopressors zu vermeiden, ein nicht adäquater arterieller Blutdruck toleriert werden sollte.

Adrenalin

In niedriger Dosierung wirkt Adrenalin in erster Linie auf $β_1$- und $β_2$-Rezeptoren. Erst in höheren Dosierungen (> 0,5 µg/kg KG/min) überwiegt ein α-adrenerger Effekt. Daraus folgt, dass Adrenalin in niedriger Dosierung primär zu einem Anstieg der Herzfrequenz, des Schlagvolumens und damit des Herzzeitvolumens und des systolischen arteriellen Blutdrucks führt. Aufgrund des $β_2$-mimetischen Effekts sinkt der diastolische arterielle Blutdruck, sodass der mittlere arterielle Blutdruck unverändert ist. Erst bei höheren Dosierungen steigt der arterielle Mitteldruck aufgrund der zunehmenden vasopressorischen Wirkung.

> **Merke**
>
> Adrenalin bewirkt, im Vergleich zu anderen β-mimetischen Katecholaminen, den stärksten Anstieg von intrazellulärem cAMP und ist somit die potenteste klinisch verfügbare $β_1$-mimetische Substanz. Wenn ein derart ausgeprägter β-mimetischer Effekt erwünscht ist, ist es nicht sinnvoll, Adrenalin mit anderen β-mimetischen Katecholaminen zu kombinieren, da es zu einer kompetitiven Verdrängung vom β-Rezeptor kommt [18].

Ebenfalls dosisabhängig sind die Wirkungen von Adrenalin auf den regionalen Blutfluss. In niedriger Dosierung überwiegt der vasodilatierende Effekt mit einer Zunahme des Blutflusses in der Skelettmuskulatur und im Splanchnikusgebiet, wohingegen bei höheren Dosierungen eine Reduktion des Splanchnikusblutflusses zu erwarten ist.

Adrenalin sollte nach Möglichkeit in der Therapie des septischen Schocks nicht eingesetzt werden, da es zu einer Verschlechterung der Splanchnikusperfusion führt [10, 14].

Dopamin

Dopamin wirkt sowohl auf α- und β- als auch auf dopaminerge Rezeptoren. Dopaminerge Rezeptoren können in postsynaptische (DA_1-) und präsynaptische (DA_2-) Rezeptoren unterschieden werden. Eine Stimulation der DA_1-Rezeptoren führt im renalen und mesenterialen Gefäßsystem zu einer Vasodilatation. Eine Stimulation der DA_2-Rezeptoren hemmt die Freisetzung von Noradrenalin aus den sympathischen Nervenendigungen.

Dopaminerge Rezeptoren sind in renalen, mesenterialen, zerebralen und hepatischen Gefäßen nachgewiesen. Die Wirkung von Dopamin auf die verschiedenen Rezeptortypen ist dosisabhängig, wobei es in Dosierungen bis 3 µg/kg KG/min zu einer selektiven Stimulation der dopaminergen Rezeptoren, bis zu 5 µg/kg KG/min in erster Linie zu einer Stimulation der $β_1$-Rezeptoren – die Wirkung auf $β_2$-Rezeptoren ist sehr gering – und erst in höheren Dosierungen auch zu einer Stimulation der α-Rezeptoren kommt.

▶ **Dosisabhängige Wirkungen.** Entsprechend der dosisabhängigen Wirkung auf die verschiedenen Rezeptortypen ist auch die Wirkung auf die globale und regionale Zirkulation dosisabhängig. In einer Dosierung bis 3 µg/kg/min (sogenannte Nierendosis) führt Dopamin zu einer Dilatation der renalen, mesenterialen, koronaren und zerebralen Gefäße. Die glomeruläre Filtration, die Diurese und die Natriumausscheidung nehmen zu. In einer Dosierung zwischen 2 und 8 µg/kg KG/min steigen das Schlagvolumen und das Herzzeitvolumen sowie der systolische arterielle Blutdruck, wobei erst in einer Dosierung über 8 µg/kg KG/min auch der diastolische arterielle Blutdruck steigt.

> **Merke**
>
> Der Stellenwert von Dopamin in der Intensivtherapie ist umstritten. Einigkeit besteht in der Bewertung des Konzepts einer Therapie mit niedrig dosiertem Dopamin (Low-Dose-Therapie, 1 – 3 µg/kg KG/min) zur Verbesserung der Nierenfunktion. Obwohl aufgrund oben genannter Effekte eine günstige Wirkung auf die Nierenfunktion zu erwarten wäre, konnte dies bisher in keiner Studie belegt werden [1, 25].

Der im klinischen Alltag manchmal zu beobachtende diuresesteigernde Effekt von niedrig dosiertem Dopamin ist vermutlich Ausdruck eines verbesserten HZV, denn auch in niedriger Dosierung hat Dopamin bereits einen $β_1$-mimetischen Effekt [13]. Ähnliche Effekte können auch mit anderen β-mimetisch wirkenden Katecholaminen induziert werden. So wurde z. B. für Dobutamin in niedriger Dosierung zwar keine Erhöhung der Diurese, aber eine Verbesserung der glomerulären Filtrationsrate gezeigt [4].

▶ **Nebenwirkungen.** Ob Dopamin in höheren Dosierungen eingesetzt werden sollte, wird unterschiedlich bewertet. Eine relativ aktuelle Untersuchung, die Noradrenalin mit Dopamin bei septischen Patienten verglich, zeigte zwar keinen Unterschied in der Sterblichkeit, aber eine höhere Inzidenz kardialer Rhytmusstörungen unter Dopamin [3]. Ferner ist bekannt, dass aufgrund einer Umverteilung des nutritiven Blutflusses mit einer Verschlechterung der Oxygenierung der besonders hypoxiegefährdeten Mukosa des Darms gerechnet werden muss [5].

Neben diesen ungünstigen Effekten ist bekannt, dass Dopamin die Konzentration verschiedener Hormone der neurohypophysären Achse zu senken vermag, was u. a. eine der Ursachen für eine oft therapeutisch nicht zu beherrschende Katabolie sein kann [23].

Dopexamin

Dopexamin hat ausgeprägte $β_2$-mimetische Eigenschaften und aktiviert darüber hinaus auch dopaminerge Rezeptoren. Obwohl Dopexamin lediglich schwache $β_1$-mimetische Eigenschaften hat, wirkt es, aufgrund einer Hemmung der neuronalen Noradrenalinwiederaufnahme in sympathische Nervenendigungen, auch indirekt positiv inotrop und chronotrop.

Bei herzinsuffizienten Patienten führt Dopexamin zu einem Anstieg des Schlagvolumens und der Herzfrequenz und somit des Herzzeitvolumens. Wesentlicher Mechanismus hierbei scheint die ausgeprägte $β_2$-mimetisch induzierte Nachlastsenkung zu sein. Inwiefern der oben genannte indirekte positiv inotrope und chronotrope Effekt darüber hinaus an der Verbesserung der myokardialen Funktion beteiligt ist, ist unklar.

> **Merke**
>
> Der ausgeprägte β$_2$-mimetische Effekt von Dopexamin führt zu einer Gefäßdilation in allen Stromgebieten. Eine Zunahme der Nieren- und Splanchnikusdurchblutung konnte gezeigt werden. Es handelt sich hierbei nicht um selektive Effekte auf die regionale Zirkulation, sondern um eine Zunahme des regionalen Blutflusses im Rahmen der globalen Erhöhung des HZV [8].

Andererseits konnten sowohl bei septischen [15] als auch bei kardiochirurgischen [22] Patienten ungünstige Effekte auf die intestinale Mikrozirkulation beobachtet werden.

Die glomeruläre Filtrationsrate und die Natriumausscheidung sind unter Dopexamin nur unwesentlich verändert.

Klinische Untersuchungen, die die Gabe von Dopexamin zur selektiven Verbesserung der Splanchnikusperfusion rechtfertigen, liegen nicht vor.

Isoproterenol und Orciprenalin

Isoproterenol und das Isomer Orciprenalin haben ausschließlich β$_1$- und β$_2$-mimetische Eigenschaften, sodass die Effekte auf den Kreislauf in erster Linie in einer Erhöhung der Herzfrequenz und des Herzzeitvolumens und einer Senkung des diastolischen arteriellen Blutdrucks bestehen.

> **Praxistipp**
>
> Beide Substanzen können zur Therapie einer Bradykardie eingesetzt werden. Bei Patienten mit koronarer Herzkrankheit muss bedacht werden, dass der positiv chronotrope Effekt zu einer Erhöhung des myokardialen O$_2$-Verbrauchs und der β$_2$-mimetische Effekt zu einer Erniedrigung des diastolischen Druckes führt.

4.8.2 Vasopressin

Vasopressin führt zu einer über V1-Rezeptoren vermittelten Erhöhung der intrazellulären Kalziumkonzentration. Vasopressin kann zur hämodynamischen Stabilisierung bei Patienten mit septischem Schock eingesetzt werden, insbesondere auch dann noch, wenn mit Noradrenalin keine adäquate Stabilisierung zu erreichen ist [16]. Diese eindrucksvollen Effekte, die in der Regel mit dem synthetischen Vasopressinanalog Terlipressin erreicht wurden, sollten jedoch nicht zu einem unkritischen Einsatz dieser Substanz führen, da mit einer Verschlechterung der Perfusionsverhältnisse auf Ebene der Mikrozirkulation gerechnet werden muss [9, 11]. Auch für niedrig dosiertes Vasopressin konnten ungünstige Effekte auf die intestinale Perfusion gezeigt werden [24]. In einer Studie an über 700 Patienten mit Sepsis führte der Einsatz von Vasopressin im Vergleich zu Noradrenalin zu keiner veränderten Sterblichkeit [20].

> **Praxistipp**
>
> Aufgrund der oben genannten Überlegungen sollte Vasopressin in niedriger Dosierung deshalb zurzeit – wenn überhaupt – nur als Ultima Ratio bei anderweitig nicht zu stabilisierenden Patienten eingesetzt werden.

4.8.3 Phosphodiesterasehemmer

Phosphodiesterasehemmer hemmen selektiv die Phosphodiesterase III, führen zu einer Erhöhung der myokardialen cAMP-Konzentration und entwickeln über diesen Mechanismus einen positiv inotropen Effekt. Darüber hinaus führt ein verbesserter Kalziumrückstrom in das sarkoplasmatische Retikulum zu einer Verbesserung der diastolischen Relaxation und damit der myokardialen Compliance. Ebenfalls über den Mechanismus eines verstärkten Kalziumrückstroms entwickeln Phosphodiesterasehemmer einen ausgeprägten vasodilatierenden Effekt an der Gefäßmuskulatur.

> **Merke**
>
> Die Effekte der Phosphodiesterasehemmer sind somit vollständig unabhängig von Katecholaminrezeptoren.

Aufgrund des positiv inotropen und des gefäßdilatierenden Effektes bewirken Phosphodiesterasehemmer einen Anstieg des Herzzeitvolumens bei deutlicher Reduzierung der kardialen Füllungsdrücke und der pulmonalen und systemischen Gefäßwiderstände.

> **Praxistipp**
>
> Grundsätzlich sind Phosphodiesterasehemmer somit zur Therapie der schweren Herzinsuffizienz geeignet, insbesondere wenn aufgrund einer verminderten Ansprechbarkeit der Katecholaminrezeptoren eine Therapie mit Katecholaminen nicht mehr effektiv ist.

Die Phosphodiesterasehemmer Amrinon und Enoximon sind bezüglich ihrer Wirkung weitestgehend identisch. Milrinom kann jedoch deutlich niedriger dosiert werden (Initialdosis: 50 µg/kg KG, Erhaltungsdosis: 0,2 – 1,0 µg/kg KG/min) als Enoximon (Initialdosis: 1 mg/kg KG, Erhaltungsdosis: 2 – 15 µg/kg KG/min).

▶ **Nebenwirkungen.** Wesentliche Nebenwirkung der Phosphodiesterasehemmer ist eine Thrombozytopenie.

Im Rahmen der Therapie septischer Patienten mit instabilen Kreislaufverhältnissen führte Enoximon zu einem gesteigerten O$_2$-Angebot und -verbrauch. Ob darüber hinaus auch selektive Effekte auf die regionale Perfusion vorliegen, kann zurzeit nicht beantwortet werden. Neben einer Erhöhung des pulmonalen Shunt-Volumens und einer ausgeprägten Vasodilatation, die häufig den zusätzlichen Einsatz von Vasopressoren erforderlich macht, sind die lange Halbwertszeit und – durch diese begründet – die schlechte Steuerbarkeit wesentliche Nachteile.

4.8.4 Levosimendan

Levosimendan ist ein neu entwickelter Kalzium-Sensitizer, ein Pyridazinon-Dinitril mit positiv inotropen und gefäßdilatierenden Effekten. Levosimendan erhöht die Kalziumsensitivität der kontraktilen Proteine und hat darüber hinaus einen inhibitorischen Effekt auf die Phosphodiesterase III. Da die intrazelluläre Kalziumkonzentration im Wesentlichen nicht erhöht ist, ist mit einer Arrhythmogenität nicht zu rechnen [17]. Auch wenn es mittlerweile mehrere multizentrische Studien zum Stellenwert von Levosimendan in der Therapie der Herzinsuffizienz gibt, ist eine abschließende Bewertung nicht möglich [12]. Ein eindeutiger Vorteil der in Deutschland noch nicht zugelassenen Substanz konnte bislang nicht gezeigt werden.

4.8.5 Vasodilatatoren
Kalziumantagonisten

> **Merke**
>
> Kalziumantagonisten bewirken eine Blockierung des Kalziumeinstroms in die Zelle und haben somit einen gefäßdilatierenden Effekt, der weitestgehend auf das arterielle Gefäßsystem beschränkt ist.

Die Kalziumantagonisten Verapamil und Diltiazem haben darüber hinaus ausgeprägte antiarrhythmische und negativ inotrope Eigenschaften, weshalb diese Substanzen bei Patienten mit Herzinsuffizienz vorsichtig eingesetzt werden sollten. Der Kalziumantagonist Nifedipin scheint deutlich weniger negativ inotrop zu wirken, darüber hinaus konnte unter Nifedipin eine Verbesserung der poststenotischen Koronarperfusion gesehen werden, was Nifedipin für den Einsatz bei Patienten mit Myokardischämie besonders geeignet erscheinen lässt [6].

Der Kalziumantagonist Nimodipin hat dem Nifedipin vergleichbare Effekte auf den Kreislauf, ist aber aufgrund der hohen Lipophilie in der Lage, die Blut-Hirn-Schranke zu überwinden und wird deshalb in der Therapie bzw. Prophylaxe zerebraler Gefäßspasmen eingesetzt (Kap. 12).

Nitrate

> **Merke**
>
> Wirkprinzip der Nitrate ist eine Freisetzung des potenten Gefäßdilatators Stickstoffmonoxid und eine Hemmung der Freisetzung des vasokonstriktorisch wirkenden Endothelin-1. Natriumnitroprussid wirkt sowohl auf venöse als auch auf arterielle Gefäße, wohingegen Nitroglyzerin vermehrt venodilatierend wirkt.

Natriumnitroprussid ist aufgrund der nachlastsenkenden Wirkung zur Therapie der Herzinsuffizienz geeignet, wobei zur Vermeidung eines Abfalls des Herzzeitvolumens aufgrund der gleichzeitigen Vorlastsenkung häufig eine vorsichtige Volumensubstitution notwendig ist. Wegen der guten Steuerbarkeit und des schnellen Wirkungseintritts ist Natriumnitroprussid auch zur Therapie einer kurzfristigen arteriellen Hypertonie geeignet. Aufgrund der primär venodilatierenden Wirkung von Nitroglyzerin ist diese Substanz in der Therapie der arteriellen Hypertonie häufig nicht effektiv genug.

▶ **Nebenwirkungen.** Eine wesentliche Nebenwirkung von Natriumnitroprussid ist eine Beeinträchtigung der Mikrozirkulation, weshalb es im Rahmen der Therapie von Patienten mit Sepsis und Multiorganversagen nur zurückhaltend eingesetzt werden sollte.

Dihydralazin und Diazoxid

Dihydralazin und Diazoxid wirken direkt auf die glatte Gefäßmuskulatur, ohne wesentliche Effekte auf das venöse System zu haben. Die blutdrucksenkende Wirkung beruht somit auf einer direkten Erniedrigung des peripheren Gefäßwiderstandes. Aufgrund der langen Wirkdauer ist bei hämodynamisch instabilen Patienten Vorsicht im Umgang mit diesen Substanzen geboten.

Zentral wirkende Vasodilatatoren (Urapidil, Phentolamin und Clonidin)

▶ **Urapidil.** Urapidil hemmt periphere α_1-Rezeptoren und stimuliert zentrale α_2- und Serotoninrezeptoren [21]. Der antihypertensive Effekt beruht somit auf einer peripheren Gefäßdilatation und auf einer zentralen Hemmung der Sympathikusaktivität, die darüber hinaus für das Ausbleiben einer reflektorischen Tachykardie verantwortlich gemacht wird.

> **Praxistipp**
>
> Darüber hinaus hat Urapidil keinen Effekt auf den intrakraniellen Druck, weshalb diese Substanz für den Einsatz bei neurochirurgischen bzw. neurotraumatologischen Patienten besonders geeignet ist [2].

▶ **Phentolamin.** Phentolamin wirkt nicht nur direkt gefäßdilatierend, sondern auch blockierend auf α_1- und α_2-Rezeptoren. Wesentlicher Effekt ist somit eine Nachlastsenkung, die zu einer Erhöhung des Herzzeitvolumens führt. Der häufig zu beobachtende Anstieg der Herzfrequenz beruht nicht auf einer reflektorischen Sympathikusaktivierung, sondern auch auf einer vermehrten Freisetzung von Noradrenalin in den Synapsenspalt aufgrund der präsynaptischen α_2-Blockierung.

▶ **Clonidin.** Clonidin hat einen selektiven Effekt auf zentrale α_2-Rezeptoren und führt ebenfalls zu einer verminderten Freisetzung von Noradrenalin in den Synapsenspalt. Somit führt Clonidin zu einer arteriellen Gefäßdilatation mit Unterdrückung einer ausgeprägten reaktiven Sympathikusaktivierung. Bezüglich der analgetischen Effekte und bezüglich des Stellenwertes von Clonidin in der Therapie des Entzugsdelirs (Kap. 4.9 bzw. Kap. 12.15).

> **Kernaussagen**
>
> **Katecholamine**
> Generelle Dosierungsangaben für Katecholamine können in der Regel nicht gegeben werden, da sich die Ansprechbarkeit der Katecholaminrezeptoren im Verlauf der Erkrankung verändern kann.
>
> ▶ **Dobutamin.** Dobutamin ist eine positiv inotrope Substanz und Katecholamin der Wahl in der Sepsis.
>
> ▶ **Noradrenalin.** Noradrenalin führt zu einer Erhöhung des arteriellen Mitteldrucks bei unverändert oder leicht erniedrigtem Herzzeitvolumen aufgrund einer ausgeprägten vasopressorischen Wirkung.
>
> ▶ **Adrenalin.** Adrenalin führt in niedriger Dosierung zu einem Anstieg der Herzfrequenz, des Schlagvolumens, des Herzzeitvolumens und des systolischen arteriellen Blutdrucks. Adrenalin kann unter Umständen im septischen Schock zu einer Verschlechterung der Splanchnikusperfusion führen.
>
> ▶ **Dopamin.** Die Wirkung von Dopamin ist dosisabhängig. In niedriger Dosierung (3 µg/kg/min) führt Dopamin zu einer Dilatation der renalen, mesenterialen, koronaren und zerebralen Gefäße. Erst bei höherer Dosierung steigen das Herzzeitvolumen, das Schlagvolumen und der systolische arterielle Blutdruck (2–8 µg/kg/min) bzw. der diastolische arterielle Blutdruck (> 8 µg/kg/min). Es existieren keine eindeutigen Hinweise darauf, dass mit Low-Dose-Dopamin ein Nierenversagen verhindert

werden kann. Andererseits ist mit Nebenwirkungen, insbesondere auf den Gastrointestinaltrakt, zu rechnen.

▶ **Dopexamin.** Ein klinisch relevanter Effekt auf die Perfusion des Gastrointestinaltrakts konnte bislang nicht nachgewiesen werden.

▶ **Isoproterenol und Orciprenalin.** Diese Substanzen können zur Therapie einer Bradykardie eingesetzt werden.

Vasopressin
Vasopressin ist eine potente vasopressorische Substanz. Aufgrund potenzieller Nebenwirkungen auf die Mikrozirkulation sollte Vasopressin im Rahmen der Kreislauftherapie nur als Ultima Ratio bei anderweitig nicht zu stabilisierenden Patienten eingesetzt werden.

Phosphodiesterasehemmer
Phosphodiesterasehemmer sind durch positiv inotrope und gefäßerweiternde Effekte zur Therapie der schweren Herzinsuffizienz geeignet. Die Wirkung ist unabhängig von Katecholaminrezeptoren. Eine wichtige unerwünschte Wirkung ist eine Thrombozytopenie.

Levosimendan
Levosimendan ist ein neu entwickelter Kalzium-Sensitizer mit positiv inotropen und gefäßdilatierenden Eigenschaften ohne Steigerung der Herzfrequenz. Der Stellenwert dieser Substanz ist unklar.

Vasodilatatoren
▶ **Kalziumantagonisten.** Diese üben einen weitgehend auf das arterielle System beschränkten gefäßdilatierenden Effekt aus.

▶ **Nitrate.** Sie wirken über eine Freisetzung von Stickstoffmonoxid und eine Hemmung der Freisetzung von Endothelin-1 gefäßdilatierend. Während die Wirkung von Nitroglyzerin vermehrt das venöse System betrifft, wirkt Natriumnitroprussid auch im arteriellen System.

▶ **Zentral wirksame Vasodilatatoren.** Bei neurochirurgischen und neurotraumatologischen Patienten hat sich Urapidil bewährt. Neben dem vasodilatatorischen Effekt spielt Clonidin eine Rolle beim Entzugsdelir.

Literatur

[1] Bellomo R, Chapman M, Finfer S et al. Low-dose dopamine in patients with early renal dysfunction: a placebo-controlled randomised trial. Australian and New Zealand Intensive Care Society (ANZICS) Clinical Trials Group. Lancet 2000; 356(9248): 2139–2143
[2] Cherney D, Straus S. Management of patients with hypertensive urgencies and emergencies: a systematic review of the literature. J Gen Intern Med 2002; 17(12): 937–945
[3] De BD, Biston P, Devriendt J et al. Comparison of dopamine and norepinephrine in the treatment of shock. N Engl J Med 2010; 362(9): 779–789
[4] Duke GJ, Briedis JH, Weaver RA. Renal support in critically ill patients: low-dose dopamine or low-dose dobutamine? Crit Care Med 1994; 22(12): 1919–1925
[5] Giraud GD, MacCannell KL. Decreased nutrient blood flow during dopamine- and epinephrine- induced intestinal vasodilation. J Pharmacol Exp Ther 1984; 230(1): 214–220
[6] Grossman E, Ironi AN, Messerli FH. Comparative tolerability profile of hypertensive crisis treatments. Drug Saf 1998; 19 (2): 99–122
[7] Hesselvik JF, Brodin B. Low dose norepinephrine in patients with septic shock and oliguria: effects on afterload, urine flow, and oxygen transport. Crit Care Med 1989; 17(2): 179–180
[8] Kiefer P, Tugtekin I, Wiedeck H et al. Effect of a dopexamine-induced increase in cardiac index on splanchnic hemodynamics in septic shock. Am J Respir Crit Care Med 2000; 161(3 Pt 1): 775–779
[9] Klinzing S, Simon M, Reinhart K et al. High-dose vasopressin is not superior to norepinephrine in septic shock. Crit Care Med 2003; 31(11): 2646–2650
[10] Levy B, Bollaert PE, Charpentier C et al. Comparison of norepinephrine and dobutamine to epinephrine for hemodynamics, lactate metabolism, and gastric tonometric variables in septic shock: a prospective, randomized study. Intensive Care Med 1997; 23: 282–287
[11] Martikainen TJ, Tenhunen JJ, Uusaro A et al. The effects of vasopressin on systemic and splanchnic hemodynamics and metabolism in endotoxin shock. Anesth Analg 2003; 97(6): 1756–1763
[12] Mebazaa A, Nieminen MS, Packer M et al. Levosimendan vs dobutamine for patients with acute decompensated heart failure: the SURVIVE Randomized Trial. JAMA 2007; 297 (17): 1883–1891
[13] Meier-Hellmann A, Bredle DL, Specht M et al. The effects of low dose dopamine on splanchnic blood flow and oxygen uptake in patients with septic shock. Intensive Care Med 1997; 23(1): 31–37
[14] Meier-Hellmann A, Reinhart K, Bredle DL et al. Epinephrine impairs splanchnic perfusion in septic shock. Crit Care Med 1997; 25: 399–404
[15] Meier-Hellmann A, Bredle DL, Specht M et al. Dopexamine increases splanchnic blood flow but decreases gastric mucosal pH in severe septic patients treated with dobutamine. Crit Care Med 1999; 27(10): 2166–2171
[16] O'Brien A, Clapp L, Singer M. Terlipressin for norepinephrine-resistant septic shock. Lancet 2002; 359(9313): 1209–1210
[17] Perrone SV, Kaplinsky EJ. Calcium sensitizer agents: A new class of inotropic agents in the treatment of decompensated heart failure. Int J Cardiol 2005; 103(3): 248–255
[18] Prielipp RC, MacGregor DA, Royster RL et al. Dobutamine antagonizes epinephrine's biochemical and cardiotonic effects: results of an in vitro model using human lymphocytes and a clinical study in patients recovering from cardiac surgery. Anesthesiology 1998; 89(1): 49–57
[19] Reinelt H, Radermacher P, Fischer G et al. Effects of a dobutamine-induced increase in splanchnic blood flow on hepatic metabolic activity in patients with septic shock. Anesthesiology 1997; 86: 818–824
[20] Russell JA, Walley KR, Singer J et al. Vasopressin versus norepinephrine infusion in patients with septic shock. N Engl J Med 2008; 358(9): 877–887
[21] Schoetensack W, Bischler P, Dittmann EC et al. Tierexperimentelle Untersuchungen über den Einfluss des Antihypertensivums Urapidil auf den Kreislauf und die Kreislaufregulation. Arzneimittelforschung 1977; 27(10): 1908–1919
[22] Uusaro A, Ruokonen E, Takala J. Gastric mucosal pH does not reflect changes in splanchnic blood flow after cardiac surgery. Br J Anaesth 1995; 74(2): 149–154
[23] Van den Berghe G, de Zegher F. Anterior pituitary function during critical illness and dopamine treatment. Crit Care Med 1996; 24(9): 1580–1590

[24] van Haren FM, Rozendaal FW, van der Hoeven JG. The effect of vasopressin on gastric perfusion in catecholamine-dependent patients in septic shock. Chest 2003; 124(6): 2256–2260

[25] Zacharias M, Gilmore I, Herbison G et al. Interventions for protecting renal function in the perioperative period. Cochrane Database Syst Rev 2005; (3): CD 003 590

4.9 Analgesie und Sedierung beim kritisch Kranken

P. H. Tonner, M. Steinfath, J. Scholz

4.9.1 Einleitung

Das Bild von analgosedierten Patienten auf einer Intensivstation hat sich in den letzten Jahrzehnten grundlegend verändert. Dazu hat neben neuen, besser geeigneten Medikamenten und neuen Analgosedierungskonzepten auch eine deutlich differenziertere Beatmungstherapie von kritisch Kranken beigetragen.

> **Praxistipp**
>
> Es gilt der Grundsatz, die Anzahl der zur Analgosedierung verwendeten Pharmaka auf das notwendige Minimum zu reduzieren und deren Einsatz zeitlich so kurz wie möglich zu halten. Medikamente mit kurzer Wirkdauer werden zunehmend gegenüber lang wirksamen, schlecht steuerbaren Medikamenten bevorzugt.

▶ **Therapieziele.** Im Mittelpunkt medikamentöser Maßnahmen stehen die Schmerzausschaltung, ggf. eine psychomotorische Ruhigstellung der Patienten und die Vermeidung extremer vegetativer Reaktionen (z. B. Kreislaufbelastungen). Bei der Planung der Sedierungsdauer sollten auch die Folgen einer Langzeitsedierung bedacht werden. Es wird angestrebt, die Kooperationsfähigkeit, auch unter den Bedingungen einer Respiratortherapie, zu erhalten bzw. zu fördern. Kooperation und Kommunikation sowie Einsicht in das Krankheitsgeschehen sind wichtige Elemente des Behandlungserfolges, besonders zum Zeitpunkt der Rücknahme der intensiven Diagnostik und Therapie. Dennoch sollten Patienten nicht unter häufigen während der Intensivbehandlung auftretenden Problemen wie z. B. Angst (78%), Schmerzen (66%), Schlaflosigkeit (63%) und Durst (60%) leiden [8]. Es hat sich gezeigt, dass Patienten, die sich an ihren Intensivaufenthalt erinnern, weniger häufig unter einem posttraumatischen Stresssyndrom (PTSD) leiden als Patienten ohne faktische Erinnerung oder Patienten mit halluzinatorischer Erinnerung [32]. Das Führen eines Patiententagebuchs kann bei der Einordnung der Erinnerungen helfen.

▶ **Angepasste Analgosedierung.** Mithilfe von Scoring-Systemen und elektrophysiologischen Daten wurden Methoden entwickelt, die eine optimale Anpassung der Sedierung an den klinischen Zustand des Patienten ermöglichen sollen. Obwohl die Anzahl der Intensivstationen, die eine routinemäßige Überprüfung von Analgesie und Sedierung vornehmen, steigt [45], ist eine weitere Verbreitung von Scores zur Bestimmung der Sedierungstiefe bzw. eines täglichen Aufwachversuchs sowie von Analgesieskalen wünschenswert, da eine adäquate Analgosedierungsstrategie zu einer Verbesserung des Outcome beitragen kann [23] (▶ Abb. 4.16).

In einer Studie, die eine Sedierung mit täglichem Aufwachversuch und Spontanatmungsversuch mit einer zustätzlichen protokollierten Sedierung und Monitoring mittels Richmond-Agitation-Sedation-Scale (RASS) verglich, konnte aber kein zusätzlicher Benefit für den Aufwach- und Spontanatmungsversuch gefunden werden. Diese beiden Verfahren sind nach derzeitigem Kenntnisstand als gleichwertig einzuschätzen [49].

▶ **Neue Beatmungsverfahren.** Neue Beatmungsverfahren, die in den letzten Jahrzehnten in die klinische Praxis eingeführt wurden, ermöglichen eine Modifikation des Sedierungsregimes. Verbesserte Verfahren zur Unterstützung der Spontanatmung (Pressure Support Ventilation [PSV], Biphasic positive Airway Pressure [BiPAP]) ermöglichen eine frühzeitige Entwöhnung vom Respirator. Mit der nicht invasiven Beatmung kann man eine endotracheale Intubation oftmals vermeiden, damit verbundene Komplikationen reduzieren und das Outcome positiv beeinflussen [15]. Auch automatisierte Weaning-Protokolle, die in das Beatmungsgerät integriert sind, können zu einer Reduktion der Beatmungsdauer und damit zu einer Reduktion der Analgosedierung beitragen [41]. Eine Anpassung oder Adaptation der Patienten ist mit modernen Beatmungsgeräten nicht mehr erforderlich, im Gegenteil sollte ausschließlich darüber nachgedacht werden, wie Ventilatoren besser an die Patienten anzupassen sind.

4.9.2 Analgosedierungskonzepte

Die große Variationsbreite der verwendeten Analgosedierungsschemata für beatmete Intensivpatienten, die Vielzahl der Kombinationen von Analgetika, Sedativa und Hypnotika, Neuroleptika und α_2-Adrenozeptoragonisten, zum Teil auch Inhalationsanästhetika, ergänzt durch Regionalanästhesieverfahren zur Erzielung einer effektiven und schonenden Analgosedierung, deuten darauf

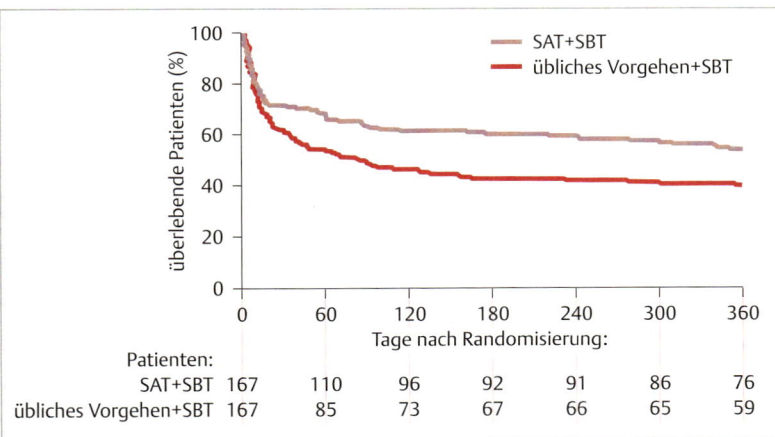

Abb. 4.16 Ergebnisse einer Studie an 336 Patienten in 4 Studienzentren [23]. Die Patienten der einen Gruppe wurden täglich einem Aufwachtest (SAT) und einem Spontanatmungstest (SBT) unterzogen, die anderen wurden in üblicher Weise sediert, erhielten aber ebenfalls einen SBT. Es zeigte sich, dass die Patienten, die täglich aufgeweckt wurden, eine kürzere Beatmungsdauer hatten, eine kürzere Liegedauer auf der Intensivstation sowie eine signifikant erhöhte Überlebenswahrscheinlichkeit.

hin, dass ein ideales Analgosedierungskonzept für beatmungspflichtige Patienten noch nicht gefunden wurde.

▶ **Folgen einer nicht angepassten Sedierung.** Jede medikamentöse Ruhigstellung des Patienten ist geprägt von den Wirkungen und Nebenwirkungen der eingesetzten Pharmakakombinationen. Diese sollen physiologische Funktionen nur minimal beeinträchtigen und frei von Kumulation, Hang-over-Effekten und Interaktionen sein. Eine nicht angepasste Analgosedierung kann sowohl bei einer zu geringen als auch bei einer zu tiefen Sedierung den Krankheitsverlauf ungünstig beeinflussen.

Bei einer zu flachen Sedierung stehen v. a. Stresssymptome und kardiovaskuläre Symptome im Vordergrund [35, 44, 66]. Folgen einer zu tiefen Sedierung sind venöse Thrombosen, Hypotonie, vermehrt auftretende Entzugssymptome, v. a. aber verlängerte Beatmungsdauer sowie Intensiv- und Krankenhausaufenthalte und damit mögliche Kostensteigerungen [12, 36, 70].

▶ **Empirische Therapiekonzepte.** Die tägliche Praxis der intensivmedizinischen Analgosedierung beruht aktuell mehr auf empirischen als auf rationalen Therapiekonzepten. Dies hängt nicht nur mit dem heterogenen Patientengut auf Intensivstationen zusammen, sondern auch mit unserem noch unzureichenden Verständnis der physiologischen und pathophysiologischen Abläufe, die Schmerz, Sedierung und ihre Interaktionen bestimmen. Unter dem Aspekt, dass Patienten auf einer Intensivstation möglichst kooperativ bleiben, dennoch aber nicht unter den Folgen der Grunderkrankung oder der Therapie leiden sollen, steht zunächst eine adäquate Analgesie im Vordergrund [31, 45, 47]. Kürzlich ist sogar ein sog. „No-Sedation Protocol" vorgeschlagen worden. Ob sich ein solches Konzept mit einem notwendigen Pflegeschlüssel von 1 : 1 jedoch in wirtschaftlich schwierigen Zeiten routinemäßig durchführen lässt, ist fraglich [73].

Medikamentenauswahl

Die Auswahl der Analgetika und Sedativa basiert auf pharmakokinetischen und -dynamischen Daten sowie dem jeweiligen Nebenwirkungsprofil. In regelmäßigen Abständen, mindestens einmal pro 8-h-Schicht, sollte eine Reevaluation erfolgen. Auf diesem Weg wird für jeden Patienten ein individueller Level an Sedierung und Analgesie erreicht, der situativen Gegebenheiten jederzeit optimal angepasst werden kann [47, 78].

Folgende Anforderungen sind an eine ideale Substanz bzw. Substanzkombination zu stellen:
- Analgesie,
- Anxiolyse,
- Amnesie,
- Sedierung,
- vegetative Abschirmung,
- große therapeutische Breite ohne Atemdepression, mit hämodynamischer Stabilität, ohne Triggerung von Übelkeit und Erbrechen, ohne Obstipation,
- voraussagbare Pharmakokinetik ohne Kumulation und Tachyphylaxie,
- keine Entzugserscheinungen nach dem Absetzen, inkl. Verhinderung von Shivering,
- keine Immunsuppression,
- keine Beeinträchtigung endokrinologischer Regelkreise.

Praxistipp
Opioide in Kombination mit Benzodiazepinen oder Propofol haben sich in der gegenwärtigen klinischen Praxis etabliert, doch ist festzustellen, dass derzeit weder eine Einzelsubstanz noch eine Kombination verschiedener Pharmaka all den genannten Kriterien gerecht wird [47].

▶ **Toleranzentwicklung.** Allen Konzepten zur Analgosedierung ist gemein, dass bei deren Langzeitanwendung in seltenen Fällen trotz exzessiver Dosissteigerung aufgrund einer Toleranzentwicklung keine ausreichenden Effekte zu erzielen sind. Es ist dann unbedingt ein Substanzwechsel erforderlich und es sollte nicht dogmatisch an einem Konzept festgehalten werden. Sollte auch dies keinen Erfolg haben, so ist entweder an eine willkürlich festgelegte Dosisbegrenzung zu denken oder – wenn vertretbar – für 1 – 2 Tage ganz auf eine Analgosedierung zu verzichten (Drug Holidays), um dann wieder mit Erfolg beginnen zu können. Die unter Dosisreduktion bzw. nach Absetzen der Analgosedierung mitunter auftretenden zum Teil bedrohlichen Entzugsphänomene (agitiert-delirante Symptomatik, überschießende sympathikotone Reaktionen) können oft erfolgreich mit Clonidin oder auch Dexmedetomidin (s. u.) verhindert bzw. abgemildert werden.

▶ **Sedierungsprotokoll.** Im Gegensatz zur verbreiteten Praxis der relativ ungezielten Analgosedierung hat sich die Verwendung standardisierter Protokolle als vorteilhaft erwiesen. So konnte nicht nur gezeigt werden, dass durch die Anwendung eines Sedierungsprotokolls die Beatmungsdauer von Intensivpatienten reduziert werden kann, sondern es wurde auch demonstriert, dass z. B. ein kombiniertes Spontanatmungs- und Aufwachprotokoll zu einer Reduktion der Letalität führt [23, 38].

4.9.3 Monitoring von Sedierung und Analgesie

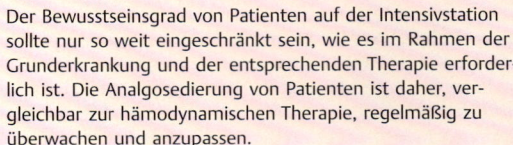

Merke
Der Bewusstseinsgrad von Patienten auf der Intensivstation sollte nur so weit eingeschränkt sein, wie es im Rahmen der Grunderkrankung und der entsprechenden Therapie erforderlich ist. Die Analgosedierung von Patienten ist daher, vergleichbar zur hämodynamischen Therapie, regelmäßig zu überwachen und anzupassen.

Trotz der klar demonstrierten Vorteile des Monitorings der Analgosedierung wird eine routinemäßige Erfassung noch nicht auf allen Intensivstationen angewendet [47, 70]. In Deutschland ist die Rate an Intensivstationen, die Scores zum Monitoring der Analgosedierung verwenden, nach Publikation der S2-Leitlinie deutlich von 21 % im Jahr 2002 auf 46 % im Jahr 2006 angestiegen [46].

Entscheidend bei der Anwendung von Scoring-Systemen sind die Einsicht in die Notwendigkeit sowie das ausreichende Training des Personals im Umgang [9]. Sowohl in den deutschen als auch in den amerikanischen Leitlinien zur Anwendung von Analgetika und Sedativa bei kritisch kranken Patienten findet nicht nur die Messung der Sedierung Beachtung, sondern es wird auch auf die Notwendigkeit einer regelmäßigen und systematischen Erfassung und Dokumentation der Schmerzen und deren Therapie hingewiesen [47]. Das beste Kriterium zur Beurteilung von Schmerzen stellt dabei die Selbsteinschätzung der Patienten dar. Für die Quantifizierung werden 2 Skalen am häufigsten angewendet, die
- numerische Rating-Skala (NRS),
- die visuelle Analogskala (VAS).

Einer Einschätzung durch kritisch kranke Patienten selbst sind Grenzen gesetzt, da die Kommunikationsmöglichkeiten der Patienten häufig reduziert oder nicht vorhanden sind. Bei Patienten, die nicht ausreichend kommunizieren können, sollten subjektive Parameter zur Ermittlung des Schmerzniveaus, wie Bewegung und Mimik, oder physiologische Parameter sowie deren Änderung nach analgetischer Therapie herangezogen werden (Behavioral Pain Scale) [31, 47].

4.9 Analgesie und Sedierung beim kritisch Kranken

Scoring-Systeme zur Sedierung

Eine häufige Evaluierung des Sedierungsgrads vereinfacht die Titrierung von Sedativa, um ein bestimmtes Sedierungsziel zu erreichen. Verschiedene Scoring-Systeme sind zur Abschätzung der Sedierungstiefe vorgeschlagen worden. Mit der RASS steht seit einigen Jahren erstmals ein Scoring-System zur Verfügung, das bereits an Intensivpatienten validiert wurde [18, 68] (▶ Tab. 4.22). Obwohl es letztlich weniger wichtig ist, welches Verfahren zur Beurteilung der Analgosedierung herangezogen wird, als vielmehr, dass überhaupt ein Monitoring stattfindet, hat sich die RASS in den letzten Jahren zum Goldstandard entwickelt [47].

Aufwachtest

Eine Alternative bzw. Ergänzung zur regelmäßigen Erfassung des Sedierungsgrades mithilfe einer klinischen Skala ist die tägliche Unterbrechung von Sedierung und Analgesie bis zur Wachheit eines Patienten, auch Aufwachtest genannt. Auch auf diese Weise kann die Analgosedierung an den individuellen Bedarf angepasst werden, ohne dass es zu einer exzessiven Übersedierung kommt. Erstmals wurde der günstige Effekt eines täglichen Aufwachversuchs an 128 Patienten auf einer medizinischen Intensivstation gezeigt [38]. Die Dauer der mechanischen Ventilation und die Dauer des Intensivaufenthalts konnten in der Interventionsgruppe signifikant gesenkt werden [18] (▶ Abb. 4.17).

▶ **Aufwachtest kombiniert mit Spontanatmungstest.** In einer späteren Multicenter-Studie an 336 Patienten konnte sogar ein signifikanter Überlebensvorteil demonstriert werden, wenn der tägliche Aufwachtest mit einem Spontanatmungstest kombiniert wurde [23]. Mögliche Gründe für die Ergebnisse können sein: ein reduzierter Bedarf an Vasopressoren in der Aufwachphase, weniger Flüssigkeitsbedarf und eine gesteigerte spontane muskuläre Aktivität. Die Analgesie und die Sedierung werden erst fortgesetzt, wenn Zeichen für Belastungen auftreten, wie z. B. eine Agitation oder Tachykardie und Hypertension. Die Dosierung der Medikamente erfolgt zunächst mit der halben Dosierung wie vor der Unterbrechung, bei Bedarf werden Boli verabreicht und die Dosis wird weiter gesteigert. Folgeuntersuchungen haben ergeben, dass Patienten nicht mehr posttraumatische Belastungsstörungen (PTSD) aufwiesen, sondern dass vielmehr eine Reduktion von PTSD-Symptomen erreicht werden konnte [39]. Aufwach- und Spontanatmungstest werden in den aktuellen S3-Leitlinien zur Analgosedierung empfohlen [47]. In einer kürzlich veröffentlichten Studie wurde demonstriert, dass eine zusätzliche protokollierte und mittels RASS gemonitorte Sedierung gegenüber dem Aufwach- und Spontanatmungstest keinen weiteren Vorteil erbringt, sodass derzeit die Verfahren etwa gleichwertig eingeschätzt werden können [49].

Apparative Verfahren

Insbesondere tief sedierte Patienten lassen sich mithilfe klinischer Scoring-Systeme nicht ausreichend genau beurteilen. Aus diesem Grund werden Geräte angeboten, die eine EEG-gestützte Beurteilung der Sedierungstiefe ermöglichen sollen.

Der bispektrale Index (BIS) ist ein Beispiel für einen prozessierten EEG-Parameter, der in der klinischen Anästhesie erfolgreich zur Evaluierung von Sedierung und Hypnose eingesetzt wird [61]. So konnte gezeigt werden, dass ein Monitoring des bispektralen Indexes eine adäquate Dosierung von Anästhetika erlaubt und damit zu verkürzten Aufwachzeiten und einer Vermeidung von Awareness beiträgt [61, 71]. Obwohl der BIS-Algorithmus ursprünglich an einer großen Datenbank von Patienten unter Allgemeinanästhesie entwickelt wurde, wird der Monitor zunehmend auch für sedierte Patienten auf einer Intensivstation eingesetzt. Studien zur Anwendung des bispektralen Indexes bei Intensivpatienten haben aber gezeigt, dass der vom BIS-Monitor angezeigte Wert nicht immer mit der klinischen Einschätzung des Sedierungsgrades übereinstimmt [14, 62, 63, 69]. Einer der wesentlichen Gründe für die Fehleinschätzung des Monitors scheinen Artefakte zu sein, die durch muskuläre Aktivität hervorgerufen werden und zu einer Überschätzung des Wachheitsgrades von Patienten führen (▶ Abb. 4.18) [51, 62].

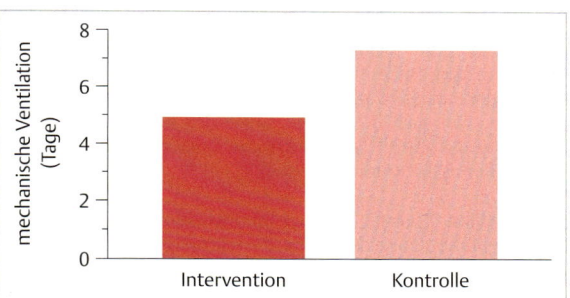

Abb. 4.17 Bei 128 Patienten einer medizinischen Intensivstation, die Propofol oder Midazolam sowie Morphin zur Analgesie und Sedierung erhielten, wurde eine Gruppe täglich einmal bis zur neurologischen Beurteilbarkeit aufgeweckt, die andere Gruppe wurde wie üblich sediert [18]. Es zeigte sich erstmals, dass die Beatmungsdauer der Patienten durch die Intervention signifikant reduziert werden konnte. Auch die Liegedauer auf der Intensivstation war signifikant verkürzt. Aufbauend auf dieser Untersuchung wurden zahlreiche weitere Studien und Analysen vorgenommen, die zu der leitlinienbasierten Empfehlung führten, einen täglichen Aufwachtest durchzuführen.

> **Merke**
>
> Grundsätzlich wird man zwischen Scoring-Systemen und EEG-basierten Systemen keine gute Korrelation herstellen können, da beide Verfahren unterschiedliche Sedierungsbereiche erfassen [78] (▶ Abb. 4.19). Während klinische Scores für die Beschreibung einer flacheren Sedierung geeignet sind, kann man mit dem EEG-Monitoring zusätzlich auch tiefe Sedierungsgrade differenziert erfassen.

Tab. 4.22 „Richmond Agitation Sedation Scale" (RASS).

Wert	+4	+3	+2	+1	0	−1	−2	−3	−4	−5
Patient	streitlustig	sehr agitiert	agitiert	ruhelos	wach, ruhig	schläfrig	leichte Sedierung	moderate Sedierung	tiefe Sedierung	keine Reaktion
Stimulus	kein	kein	kein	kein	kein	kein	kein	Ansprache	Berührung/ Ansprache	Berührung/ Ansprache

Therapeutische Grundprinzipien der Intensivtherapie und Grundlagen der Beatmungstherapie

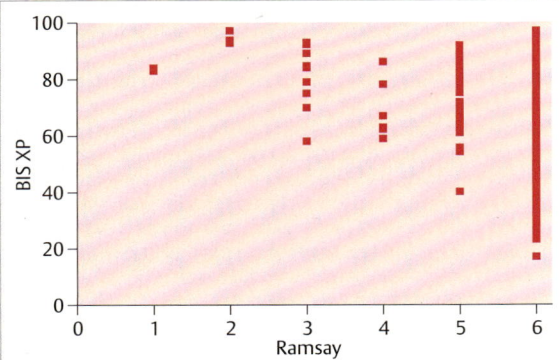

Abb. 4.18 BIS-XP-Werte, aufgetragen gegen klinische Einschätzung (Ramsay-Skala). Obwohl eine schwache Korrelation zwischen dem EEG-Parameter und der klinischen Sedierungsskala besteht, ist klar zu erkennen, dass z. B. bei tiefer Sedierung (Ramsay 5 oder 6) BIS-Werte von 80 und höher abzulesen sind [54]. Obwohl die Patienten klinisch tief sediert sind, deutet das prozessierte EEG eine größere Wachheit der Patienten an. Diese falsch hohen Werte sind zum Beispiel auf muskuläre Aktivität zurückzuführen.

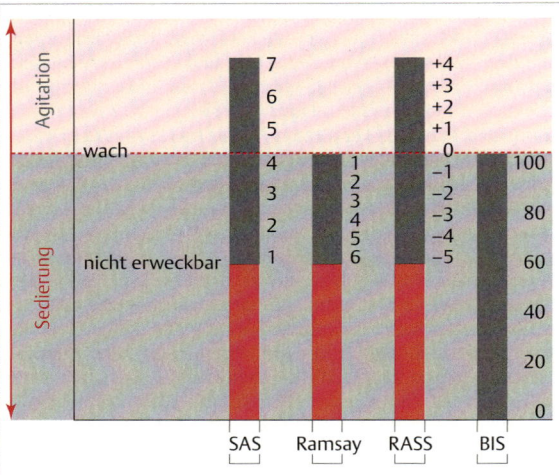

Abb. 4.19 Eine ausreichend gute Korrelation zwischen klinischen Sedierungsskalen wie z. B. der „Sedation Agitation Scale" (SAS), der „Richmond Agitation Sedation Scale" (RASS) oder der Ramsay-Skala und Parametern des prozessierten EEG kann vermutlich nicht erreicht werden. Da die klinischen Sedierungsskalen mit ihren Messbereichen im Wesentlichen eine Beurteilung des wacheren Patienten erlauben, nicht aber des tief sedierten, decken sie nicht den vollen Bereich der EEG-basierten Sedierungsparameter, wie z. B. des bispektralen Indexes, ab (grau). Dagegen sind EEG-basierte Systeme anfällig gegen muskuläre Aktivität, die beim wachen Patienten auftritt. Darüber hinaus erlauben klinische Sedierungsskalen wie RASS und SAS, nicht aber die Ramsay-Skala, eine Beurteilung von agitierten Patienten.

Dagegen sind EEG-basierte Systeme insbesondere bei nur gering sedierten Patienten aufgrund von Bewegungsartefakten bzw. von Elektromyografie(EMG)-Aktivität störanfällig. Ob apparative Methoden zur Messung der Sedierung in Zukunft eine besser quantifizierbare und verlässlichere Abschätzung der Sedierungstiefe

erlauben und ob dies das Outcome positiv beeinflussen kann, ist weiterhin Gegenstand intensiver Untersuchungen [67].

4.9.4 Agitation und Delir

▶ **Delir-Screening.** Aufgrund der vielfältigen Risikofaktoren scheinen Patienten auf Intensivstationen besonders für die Entwicklung eines Delirs prädestiniert zu sein. Auf Intensivstationen kann bei mehr als 80 % aller beatmeten Patienten im Verlauf des Intensivaufenthaltes die Diagnose „Delir" gestellt werden [17, 19].

Untersuchungen zeigen, dass Delirien auf Intensivstationen in 66 – 84 % aller Fälle unerkannt bleiben [16]. Es wurden verschiedene Skalen entwickelt, die auch bei Intensivpatienten das Screening und die Diagnose eines Delirs ermöglichen sollen.

Die „Confusion Assessment Method for Intensive Care Units" (CAM-ICU) ist eine Adaptation der zur Diagnose eines Delirs oft verwendeten „Confusion Assessment Method" (CAM) für beatmete Patienten, die nicht verbal kommunizieren können, und setzt keine spezielle psychiatrische Ausbildung der Untersucher voraus. Studien zeigen, dass die CAM-ICU eine hohe Sensitivität und Spezifität in der Diagnose des Delirs bei beatmeten Patienten auf der Intensivstation aufweist [17]. Bei einem mittleren Zeitbedarf von 2 min eignet sich diese Methode daher insbesondere auch als Routine-Screening auf der Intensivstation. Unter der Website www.icudelirium.org kann neben anderen wertvollen Hinweisen eine deutsche Übersetzung des CAM-ICU heruntergeladen werden (http://www.mc.vanderbilt.edu/icudelirium/docs/CAM_ICU_flowsheet_German.pdf; Stand: 11.03.2013). Neben dem CAM-ICU ist die „Intensive Care Delirium Screening Checklist" (ICDSC) eine weitere Methode, mit der das Auftreten von Delir bei Intensivpatienten überwacht werden kann.

▶ **Delir als Prädiktor.** Delirien auf Intensivstationen sind mit einer erhöhten Morbidität und Mortalität assoziiert, nicht nur im Verlauf eines Krankenhausaufenthaltes, sondern auch im Langzeitverlauf. Das Auftreten eines Delirs bei beatmeten Patienten auf der Intensivstation stellt einen unabhängigen Prädiktor der Mortalität nach 6 Monaten sowie der Krankenhausaufenthaltsdauer dar [19]. Überdies hat das Delir erhebliche gesundheitsökonomische Konsequenzen [24].

▶ **Prophylaxe, Therapie.** Bei der Prophylaxe und Therapie eines Delirs steht die Vermeidung bzw. Korrektur von möglichen delirauslösenden Faktoren im Vordergrund [31]. Insbesondere bei Intensivpatienten spielt ein adäquates Analgosedierungskonzept eine herausragende Rolle. So konnte gezeigt werden, dass Benzodiazepine delirogen wirken können [53]. Zahlreiche weitere in der Intensivmedizin verabreichte Medikamente können aber ebenfalls delirogen wirken (▶ Tab. 4.23). Vom α_2-Adrenozeptoragonisten Dexmedetomidin ist in 2 großen, randomisierten Studien gezeigt worden, dass er im Vergleich zu Benzodiazepinen die Inzidenz an Delir reduzieren kann [54, 64].

Die symptomatische Pharmakotherapie spielt eher eine untergeordnete Rolle, da es keine zur Behandlung des Intensivdelirs zugelassene Substanz gibt und die Behandlung in der Regel empirisch erfolgt (▶ Tab. 4.24). Im Vordergrund stehen hier meist antipsychotisch wirksame Substanzen wie Haloperidol, Olanzapin oder Risperidon, die die Symptomdauer und Symptomschwere reduzieren sollen [24, 42]. Daneben spielen nicht pharmakologische Therapien wie die Einhaltung eines Schlaf-wach-Zyklus, Zuwendung und frühe Mobilisation eine wichtige Rolle [29]. Kürzlich ist ein sog. ABCDE-Bündel vorgeschlagen worden, das helfen soll, die Entwicklung von Delirien auf Intensivstationen einzudämmen. Zu den Maßnahmen gehören der Aufwach- und Spontanatmungsversuch (Awakening, Breathing Coordination = A, B, C), Monitoring von Delir (Delirium Monitoring = D) und die frühzeitige Mobilisation (Exercise = E) [79].

Tab. 4.23 Delirogen wirkende Medikamente in der Intensivmedizin.

Medikament	Name
trizyklische Antidepressiva	Amitryptilin, Clomipramin, Imipramin, Doxepin
Neuroleptika	Levomepromazin, Promethazin, Perazin, Clozapin
Sedativa, Opioide	Benzodiazepine, Pethidin, Morphin
Antihistaminika	Dimenhydrinat, Diphenhydramin
Anticholinergika	Atropin, Scopolamin
Chemotherapeutika	Penicillin, Sulfonamide, Gyrasehemmer, Aciclovir, Amphotericin B, Isoniazid
Sonstige	Theophyllin, Glukokortikosteroide, Lidocain, Digitalisderivate, Kodein, Procain, Antiparkinsonmittel etc.

Tab. 4.24 Wesentliche Medikamentengruppen, die in der Therapie deliranter Zustände eingesetzt werden.

Psychopharmaka	Benzodiazepine	α$_2$-Adrenozeptoragonisten
Haloperidol	geringer Stellenwert (außer Entzug), keine Monotherapie, paradoxe Reaktion	Dexmedetomidin, Clonidin

4.9.5 Leitlinien zur Analgosedierung

Von den amerikanischen Fachgesellschaften für Intensivmedizin wurden im Jahr 2002 erstmals Leitlinien zur Analgosedierung publiziert [31]. Eine neue Version der amerikanischen Leitlinien wurde Anfang 2013 publiziert. Gegenüber den alten Leitlinien wurde eine umfangreiche Überarbeitung vorgenommen, nicht zuletzt aufgrund der deutlich gestiegenen Anzahl von Studien in diesem Bereich. Es wurde eine Übersicht aus über 19 000 Literaturstellen erarbeitet, die mittels Delphi-Verfahren konsentiert wurde. Das Wort Sedierung (sedation) wurde aus dem Titel der Leitlinie entfernt, stattdessen wurden die zu behandelnden Symptome – Schmerz, Agitation und Delir – in den Vordergrund gestellt [6].

Aufgrund der großen Unterschiede, die noch im Jahr 2002 bestanden, wurde zunächst von der Deutschen Gesellschaft für Anästhesiologie und Intensivmedizin (DGAI) die Entwicklung einer im Jahr 2005 publizierten S2-Leitlinie initiiert, um einen nationalen Ansatz zur Sicherung und Verbesserung der Qualität der Analgesie und Sedierung in der Intensivmedizin mit den vorliegenden evidenzbasierten Konsensusleitlinien zu schaffen [45]. Im Jahr 2010 wurde dann eine überarbeitete S3-Leitlinie unter Federführung der DGAI und der Deutschen Interdisziplinären Vereinigung für Intensivmedizin (DIVI) erstellt, bei deren Erarbeitung alle wesentlichen in der Intensivmedizin vertretenen deutschen Fachgesellschaften beteiligt waren [47]. Wesentlich ist, dass gegenüber den S2-Leitlinien aufgrund seiner großen Bedeutung das Thema Delirmanagement zu einem zentralen Thema der überarbeiteten Leitlinien wurde.

Die S3-Leitlinien werden zum Zeitpunkt der Publikation dieses Buches überarbeitet, mit der Veröffentlichung ist Ende 2014 zu rechnen.

4.9.6 Systemische Analgesie und Sedierung

▶ **Pharmakologische Aspekte.** Für die Analgosedierung werden Substanzen mit unterschiedlichen pharmakologischen Eigenschaften eingesetzt. Nach einer längerfristigen Applikation ist die Wirkdauer von der Verteilung in den unterschiedlichen Kompartimenten und der Kumulation in den verschiedenen Geweben abhängig. Ein Parameter, der die Dynamik der länger dauernden Verabreichung eines Medikamentes berücksichtigt, ist die kontextsensitive Halbwertszeit (die Zeit bis zur Reduktion der Plasmakonzentration der Substanz um 50% in Abhängigkeit von der Dauer der Verabreichung, dem sog. Kontext; [28]) ▶ Abb. 4.20, ▶ Abb. 4.21). Für eine zügige Anpassung einer adäquaten Analgesie und Sedierung erscheint die Verwendung von kurz wirksamen und gut steuerbaren Substanzen wünschenswert.

Analgesie

Primäres Ziel einer Analgosedierung ist die Schmerzfreiheit der Patienten. Erst in zweiter Linie sollte eine Sedierung in Erwägung gezogen werden. Für eine adäquate Analgesie ist es von entscheidender Bedeutung, Informationen über Schmerzqualität und -intensität zu gewinnen und zu dokumentieren. Eine quantitative und qualitative Erfassung von Schmerzen ist aber nur bei wachen, kooperativen Patienten möglich. Hier kommen die direkte Befragung sowie die Beurteilung mittels verschiedener Skalen wie der visuellen Analogskala (VAS) oder der „Numeric Rating

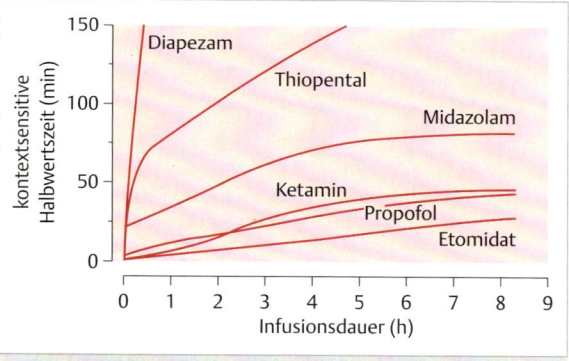

Abb. 4.20 Kontextsensitive Halbwertszeiten verschiedener Sedativa.

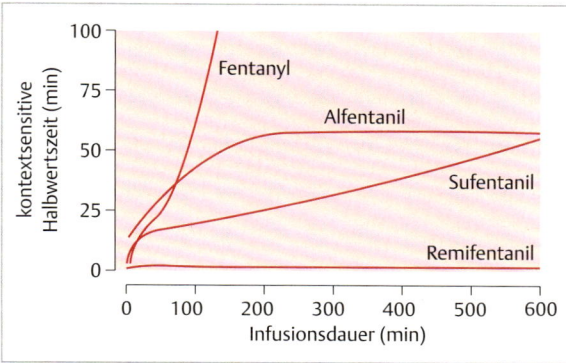

Abb. 4.21 Kontextsensitive Halbwertszeiten verschiedener Opioide.

Scale" (NRS) zur Anwendung. Bei sedierten oder desorientierten Patienten ist eine Objektivierung von Schmerzen nicht möglich. Als Surrogatparameter können schmerzassoziierte Reaktionen (Bewegung, Mimik) und physiologische Parameter (Herzfrequenz, Blutdruck, Atemfrequenz) bzw. deren Veränderung nach Gabe von Analgetika herangezogen werden (Behavioral Pain Scale [BPS]) [31].

Auf Intensivstationen werden im deutschsprachigen Raum für die Analgesie im Wesentlichen Opioide eingesetzt. Nichtopioide spielen bisher nur eine untergeordnete Rolle, werden aber zunehmend verwendet. Zu beachten ist, dass viele Nichtopioide die Nierenfunktion einschränken.

Opioidanalgetika

▶ **Opioide und Opioidantagonisten.** Opioide bewirken eine Analgesie über die Modulation der nozizeptiven Signaltransmission im ZNS, aber auch in peripheren Nerven. Die einzelnen Substanzen unterscheiden sich v.a. in ihrer Pharmakokinetik, während Wirkspektrum und Nebenwirkungen relativ ähnlich sind. Opioide können in reine Agonisten oder Antagonisten, gemischt wirkende Agonisten/Antagonisten oder partielle Agonisten unterteilt werden. Die unterschiedlichen pharmakologischen Eigenschaften dieser verschiedenen Klassen sind durch ihre Wechselwirkung mit den spezifischen Opiatbindungsstellen zu erklären. Wird durch ein Opioid eine Konformationsänderung des Rezeptormoleküls induziert und eine Wirkung hervorgerufen, so bezeichnet man die Substanz als Agonist und die Rezeptoraktivierung als intrinsische Aktivität. Opioidantagonisten koppeln zwar an die Rezeptorbindungsstelle, induzieren aber keine Konformationsänderung des Rezeptors und damit auch keine direkte Wirkung.

▶ **Opiatrezeptorsubtypen.** Opiatrezeptoren sind keine homogene Population, sondern werden in 3 Subtypen, μ, δ und κ unterteilt. Daneben ist noch der ς-Rezeptorsubtyp zu nennen, der allerdings nicht den spezifischen Opiatrezeptorsubtypen zugeordnet werden sollte, da Pharmaka wie Ketamin und Phencyclidin ebenfalls mit diesem Rezeptorsubtyp interagieren und die Effekte nur minimal durch Naloxon aufzuheben sind. Die duale Wirkung der gemischt wirkenden Agonisten/Antagonisten kann durch eine Bindung an verschiedene Opiatrezeptorsubtypen erklärt werden. Pentazocin und Nalbuphin vermitteln ihre antagonistische Eigenschaft über den μ-Rezeptorsubtyp. Die agonistische Wirkung wird dagegen über den κ-Rezeptorsubtyp ausgelöst. Agonisten/Antagonisten zeichnen sich oberhalb des therapeutischen Bereichs durch einen Ceiling-Effekt aus, d.h. die Analgesie kann nicht weiter gesteigert werden. Stattdessen nehmen unerwünschte Wirkungen wie Übelkeit, Erbrechen und Dysphorie zu.

▶ **Unerwünschte Wirkungen.** Eine typische Wirkung der μ-Opioidanalgetika ist die *Atemdepression*, die durch eine Reduktion der Empfindlichkeit des Atemzentrums gegenüber dem Kohlendioxidpartialdruck im Blut sowie durch eine Hemmung des pontinen Atemzentrums, das eine reguläre Atmung gewährleistet, zustande kommt.

Häufige unerwünschte Wirkungen der Opioidanalgetika sind *Übelkeit und Erbrechen*, die über die außerhalb der Blut-Hirn-Schranke liegende Chemozeptortriggerzone der Medulla oblongata vermittelt werden.

Opioide *steigern den Tonus des Magen-Darm-Trakts* und vermindern die Motilität. Die Wirkung betrifft alle Abschnitte des Verdauungstrakts. Bei Diarrhöen wirken Opioide zudem antisekretorisch. Alle Effekte sind teils peripher (über das enterale Nervensystem) und teils zentral (über vagale Stimulation) vermittelt. Naloxon kann, enteral verabreicht, die obstipierende Wirkung von Opioiden aufheben, ohne die systemische Analgesie wesentlich zu beeinflussen, da es einem ausgeprägten First-pass-Effekt unterliegt. Mit Methylnaltrexon wird ein ähnlicher Effekt erzielt, da es aufgrund seiner quaternären Struktur nicht in das ZNS eindringen kann. Bisher ist Methylnaltrexon aber nur für die Palliativmedizin zugelassen.

Morphin kann aus Mastzellen *Histamin freisetzen* und deshalb an Injektionsstellen Hautjucken, Rötung oder Urtikaria auslösen. Die durch Histaminliberation hervorgerufene Vasodilatation trägt zur blutdrucksenkenden Wirkung des Morphins bei, während die gleichzeitige Bronchokonstriktion bei Asthmatikern einen Anfall auslösen kann.

Aufgrund des Nebenwirkungsspektrums und der relativ langen Wirkdauer wird Morphin im deutschsprachigen Raum nur noch selten im Rahmen der Analgosedierung eingesetzt.

▶ **Toleranzentwicklung, physische Abhängigkeit.** Zu den hervorstechenden unerwünschten Wirkungen der Opioidanalgetika gehören *Toleranzentwicklung und physische Abhängigkeit*. Eine psychische Abhängigkeit bei chronischer Zufuhr wird v. a. in der Entwöhnungsphase beobachtet.

Toleranz, d. h. die notwendige Steigerung der Dosierung, die zum Erreichen einer gleich bleibenden analgetischen Wirkung führt, betrifft alle Opioideffekte bis auf die Obstipation und die Miosis. Die physische Abhängigkeit kennzeichnet einen Zustand, bei dem Opioide für die Erhaltung des Körpergleichgewichts unerlässlich werden. Diese Abhängigkeit wird nach Absetzen der Opioide nach chronischer Applikation demaskiert und äußert sich u. a. in Schweißausbrüchen, Zittern, Kreislaufdysregulation, Tachypnoe, Diarrhö, Übelkeit und Erbrechen, Tränenfluss sowie Abdominal- und Extremitätenschmerzen. Das akute Entzugssyndrom erreicht sein Maximum nach etwa einem Tag und hält weitere 5 bis 10 Tage mit reduzierter Intensität an. Es ist möglich, die Entzugssymptome medikamentös, z. B. mit α_2-Adrenozeptoragonisten, zu unterdrücken [40].

▶ **Fentanyl, Sufentanil, Remifentanil.** Bei kontinuierlicher Applikation von Fentanyl kommt es infolge seiner hohen Lipophilie zu einer Kumulation mit verlängerter Wirkdauer. Hinsichtlich der geringeren Kumulationsgefahr, der größeren therapeutischen Breite und des Wirkspektrums erscheint *Sufentanil dem Fentanyl überlegen*. Obwohl Alfentanil nach Bolusgabe eine sehr kurze Halbwertszeit aufweist, wird es heute auf Intensivstationen nur noch selten angewendet.

Wegen der für Opioide bislang einzigartigen Art der Metabolisierung kumuliert *Remifentanil* bei längerer Anwendung nicht, selbst wenn eine Leber- und/oder Niereninsuffizienz vorliegt. Remifentanil wird nach intravenöser Injektion, unabhängig von der Leber- und Nierenfunktion, durch unspezifische Esterasen in Blut und Gewebe innerhalb weniger Minuten hydrolytisch gespalten (Esterase metabolized Opioid, EMO; ▶ Abb. 4.21). Der beim Abbau von Remifentanil entstehende Hauptmetabolit GI90 921 wird unverändert über die Niere ausgeschieden, kann aber nach längerer Remifentanilapplikation und bei niereninsuffizienten Patienten kumulieren. Die analgetische Potenz liegt bei 0,1–0,3 % des Effekts von Remifentanil. Durch die gute Steuerbarkeit von Remifentanil kann unter Umständen die Beatmungsdauer von Intensivpatienten verkürzt werden.

In einer kürzlich veröffentlichten Metaanalyse zur Anwendung von Remifentanil in der Intensivmedizin wurden 11 Studien mit insgesamt 1067 Patienten untersucht [76]. Patienten, die Remifentanil erhielten, konnten nach Beendigung der Analgosedierung schneller extubiert werden als Patienten, die andere Opioide erhielten. Weitere Unterschiede bestanden aber nicht zwischen den Gruppen. Zur Verbesserung der Datenqualität wird gefordert, eine große multizentrische Studie zur Analgesie mit Remifentanil auf der Intensivstation durchzuführen, die einen täglichen Aufwachversuch vorsieht [76].

▶ **Pethidin.** Die analgetische Wirkung von Pethidin ist etwa 5- bis 10-fach geringer als die von Morphin. In äquianalgetischen Dosierungen dämpft Pethidin die Atmung in gleichem Maße wie Morphin, erzeugt aber weniger Euphorie, Miosis, Hustendämpfung und Obstipation. Die gleichzeitige Anwendung von Pethidin und Monoaminoxidase(MAO)-Hemmern birgt die Gefahr schwerwiegender unerwünschter Wirkungen wie Atemdepression, kardiale Beeinträchtigung, Erregung, Fieber und Krämpfe. Neuere Untersuchungen haben gezeigt, dass Pethidin seine Wirkungen nicht nur über Opiatrezeptoren, sondern zum Teil auch über andere Rezeptorsysteme, wie z. B. α_2-Adrenozeptoren, vermittelt [57, 58, 75].

▶ **Piritramid.** Gegenüber Morphin ist die analgetische Wirkstärke von Piritramid etwa vergleichbar, die Wirkdauer verlängert und die sedierende und atemdepressive Wirkung geringer ausgeprägt. Piritramid wird aufgrund seiner Wirkdauer auf Intensivstationen im Wesentlichen per Bolusinjektion appliziert.

▶ **Buprenorphin.** Bei Buprenorphin handelt es sich um einen partiellen µ-Opiatrezeptoragonisten, der im Vergleich zu Morphin eine etwa 30-fach stärkere analgetische Potenz besitzt. Die Dosis/Wirkungsbeziehung von Buprenorphin ist glockenförmig, d. h. wenn das Wirkmaximum einmal erreicht wird, führt eine weitere Dosissteigerung zur Abnahme des Effekts.

▶ **Naloxon.** Der Opiatrezeptorantagonist Naloxon besitzt keine agonistischen Eigenschaften an den Opiatrezeptoren. Die antagonistische Wirkung erstreckt sich auf µ-, κ- und δ-Opiatrezeptoren. Allerdings können zur Blockade der κ- und δ-Rezeptoren bis zu 10-fach höhere Dosierungen erforderlich sein. Naloxon wird üblicherweise als Antidot bei Opioidüberdosierungen eingesetzt, Naloxon kann auch eine Entzugssymptomatik hervorrufen.

Nichtopioidanalgetika

▶ **Ketamin.** Das Phencyclidinderivat Ketamin nimmt unter den Analgetika und Sedativa eine Sonderstellung ein. Die Wirkung am N-Methyl-D-Aspartat(NMDA)-Rezeptor ruft sowohl einen analgetischen als auch einen sedierenden Effekt hervor. In niedrigen Konzentrationen wirkt es fast ausschließlich analgetisch. In höheren Konzentrationen bewirkt Ketamin eine Somnolenz bis hin zur dissoziativen Anästhesie. Die hierbei möglicherweise auftretenden albtraumartigen Halluzinationen (psychomimetische Nebenwirkungen) können durch die Gabe von Benzodiazepinen oder Propofol in der Regel vermieden bzw. abgeschwächt werden. Insbesondere bei schwer zu sedierenden Patienten kann Ketamin in Kombination mit anderen Sedativa, insbesondere aber auch Opioiden, zu einer Reduktion einer Tachyphylaxie führen [27, 74]. Ketamin gilt als relativ kontraindiziert bei Patienten mit hypoxisch-ischämischen Hirnschäden oder raumfordernden Prozessen, da es den zerebralen Sauerstoffverbrauch ($CMRO_2$), den zerebralen Blutfluss (CBF) und den intrakraniellen Druck (ICP) steigert. Ketamin ist kein Sedativum der ersten Wahl, sondern bleibt speziellen Indikationen vorbehalten.

▶ **Paracetamol.** Das Anilinderivat Paracetamol besitzt eine gute antipyretische und eine etwas schwächere analgetische Wirkung. Bei Anwendung hoher Dosierungen von Paracetamol (6 – 10 g bei Erwachsenen, 0,5 – 2 g bei Kleinkindern) wird die Kapazität der Leber zur Konjugation überschritten, der vermehrt anfallende Metabolit N-Acetylbenzochinonimin ruft Leberzellnekrosen hervor. Als Antidot können bei frühzeitiger Gabe SH-Gruppendonatoren wie N-Acetylcystein, Methionin oder Cysteamin lebensrettend sein, die die Bildung von Glutathion fördern.

▶ **Metamizol.** Metamizol wirkt gut analgetisch und antipyretisch, allerdings nur gering antiphlogistisch. Metamizol besitzt außerdem eine spasmolytische Wirkungskomponente und ist daher bei Kolikschmerzen sehr gut geeignet. Die Wirkung auf das nozizeptive System beruht neben der Hemmung der Prostaglandinsynthese auf einem direkten zentralen Effekt.

Eine schwerwiegende unerwünschte Wirkung ist die allergische Agranulozytose. Obwohl Metamizol schon lange klinisch angewendet wird, differieren die Angaben über die Häufigkeit der Agranulozytose sehr stark. Das Risiko steigt, je höher die Dosierung und je länger die Behandlungsdauer ist. Bei längerer Anwendung ist daher eine Blutbildkontrolle indiziert. Bei schneller intravenöser Injektion von Metamizol wurden schwere Schockreaktionen aufgrund einer direkten Vasodilatation beobachtet. Die Arzneimittelkommission der deutschen Ärzteschaft weist darauf hin, dass Metamizol nur bei akuten oder chronischen starken Schmerzen einzusetzen ist, soweit andere therapeutische Maßnahmen nicht indiziert sind [4].

Sedierung

Zurzeit werden in Deutschland und Europa zur Sedierung v. a. Benzodiazepine, Propofol, α_2-Adrenozeptoragonisten und Neuroleptika verwendet, häufig in Kombination mit Opioiden. Erst nach Erreichen einer adäquaten Analgesie bzw. bei nicht operierten oder unverletzten Patienten sollte eine Sedierung, z. B. zur Reizabschirmung vor äußeren Einflüssen, durchgeführt werden.

Benzodiazepine

Benzodiazepine verfügen neben der sedierenden Komponente über anxiolytische, amnestische, antikonvulsive und zentral muskelrelaxierende Eigenschaften. Benzodiazepine haben eine große therapeutische Breite und vermitteln keine Atemdepression (*cave:* in Verbindung mit Opioiden lang anhaltende Atemdepression). In der intensivmedizinischen Praxis werden Midazolam, Flunitrazepam, Diazepam, Lorazepam und neuerdings Lormetazepam angewendet. Benzodiazepine werden in der Leber metabolisiert, allerdings sind die dabei entstehenden Intermediärsubstanzen zum Teil selbst wirksam und haben häufig eine lange Eliminationshalbwertszeit [25, 77]. Beachtenswert sind mögliche paradoxe Reaktionen (Erregungs- und Verwirrtheitszustände) bei älteren Patienten. Benzodiazepine sind antagonisierbar (Benzodiazepinantagonist: Flumazenil). In den aktuellen Leitlinien der amerikanischen Fachgesellschaften wird empfohlen, auf Benzodiazepine zur Sedierung zugunsten von Medikamenten aus anderen Substanzgruppen wie Propofol oder Dexmedetomidin zu verzichten [6].

▶ **Midazolam.** Das zurzeit am häufigsten zur Sedierung eingesetzte Benzodiazepin ist Midazolam [82,83]. Aufgrund der hohen Lipophilie bei physiologischen pH-Werten tritt die sedierende Wirkung von Midazolam schnell ein. Dosisabhängig besitzt es, wie andere Benzodiazepine, hypnotische, anxiolytische, amnestische und antikonvulsive Eigenschaften.

▶ **Diazepam.** Diazepam weist im Gegensatz zum Midazolam eine deutlich längere Eliminationshalbwertszeit auf (30 – 100 h Diazepam vs. 1,5 – 3 h Midazolam). Es erzeugt bei einer Einzeldosis einen schnellen Wirkungseintritt und Erwachen. Bei einer längerfristigen Gabe kumulieren lang wirksame Metaboliten [2], die eine kontrollierte Langzeitsedierung mit Diazepam unmöglich machen. Diazepam ist aus diesem Grund für die Sedierung von Intensivpatienten nahezu vollständig durch Midazolam ersetzt worden.

▶ **Lorazepam.** Lorazepam ist ein v. a. im angloamerikanischen Sprachraum zur Sedierung verwendetes Benzodiazepin mit einer sehr langen Halbwertszeit. Für eine kontinuierliche Verabreichung ist es nicht geeignet und wird daher in Deutschland hauptsächlich bei Angst- oder Unruhezuständen eingesetzt [4].

▶ **Lormetazepam.** Obwohl es bereits seit Anfang der 80er-Jahre in Tablettenform zugelassen ist, steht Lormetazepam erst seit kurzer Zeit auch als intravenöse Lösung zur Analgosedierung zur Verfügung. Ähnlich wie Lorazepam (das in geringer Menge bei Metabolisierung von Lormetazepam entsteht) ist es ein lang wirksames Benzodiazepin mit einer Halbwertszeit von 10–14 h. Für den Einsatz von Lormetazepam in der Sedierung im Rahmen der Intensivtherapie liegen bislang nur wenige Daten vor.

Etomidat

Wegen einer Suppression der Nebennierenrinde (Inhibition der 11-β-Hydroxylase) mit Abfall des Serumkortisols ist Etomidat ohne ausreichende Kortisolsubstitution ungeeignet für die Langzeitsedierung auf einer Intensivstation. In den letzten Jahren gibt es vermehrt Hinweise, dass es auch nach einmaliger Gabe von Etomidat – z. B. zur Intubation – insbesondere bei kritisch Kranken zu einer klinisch relevanten Hemmung der Kortisolsynthese kommen kann. Aus diesem Grund sollte jegliche Verabreichung von Etomidat im Rahmen der Intensivtherapie kritisch abgewogen werden [1, 13, 30].

Propofol

Propofol ist ein schlecht wasserlösliches Phenolderivat (2,6-Diisopropylphenol). Ähnlich wie Benzodiazepine besitzt es keine analgetischen Eigenschaften. Aufgrund des hohen Verteilungsvolumens wird die Wirkung von Propofol im Vergleich zu anderen Hypnotika und Sedativa auch bei kontinuierlicher Verabreichung schnell beendet. Propofol hat nach Etomidat die kürzeste kontextsensitive Halbwertszeit (▶ Abb. 4.20). Im Gegensatz zu der extrem schnellen Beendigung der Wirkung nach kurzzeitiger Verabreichung (< 1 Tag) wurden bei Langzeitanwendungen längere Aufwachzeiten beobachtet [37].

In üblichen Dosierungen zur Sedierung wirkt Propofol antikonvulsiv und kann einen Status epilepticus unterbrechen [81]. Eine ausgeprägte Wirkung auf den zerebralen Sauerstoffverbrauch ($CMRO_2$) wurde beobachtet, auch zerebraler Blutfluss (CBF) und zerebraler Perfusionsdruck (CPP) werden gesenkt [33, 43].

▶ **Nebenwirkungen.** Bei längerer Anwendung in Dosierungen > 4 mg/kg KG/h kann das sog. Propofolinfusionssyndrom (PRIS) auftreten. Typische Symptome sind Laktazidose, Rhabdomyolyse, Bradykardie, Herzversagen und Hyperlipidämie [11, 59]. Im Falle eines steigenden Katecholaminbedarfs oder eines Herzversagens im Rahmen einer hochdosierten Propofolsedierung sollte auf ein alternatives Sedativum zurückgegriffen werden. Die Therapie eines PRIS besteht in der sofortigen Beendigung der Propofolzufuhr sowie symptomatischen kreislaufstützenden Maßnahmen. Eine Bradykardie ist nicht selten resistent gegen Katecholamine und Schrittmachertherapie. Die Durchführung einer Hämodialyse bzw. Hämofiltration zur Elimination von Propofol kann erwogen werden [21, 22].

> **Praxistipp**
> Von der Arzneimittelkommission der deutschen Ärzteschaft wurde Ende 2004 eine Vorsichtsmaßnahme bei der Verwendung von Propofol zur Langzeitsedierung veröffentlicht. Danach sollte bei Erwachsenen Propofol zur Sedierung in einer Dosierung von nicht mehr als 4 mg/kg KG/h und nicht länger als 7 Tage angewendet werden [3].

Bei Verwendung von Propofol in der Anästhesie wurden bei unsachgemäßer aseptischer Technik Infektionen ausgelöst. Von Herstellern wird empfohlen, eine Propofolinfusionsflasche nicht länger als 12 h zu verwenden und bei Applikation über eine Spritzenpumpe die Spritze für maximal 6 h zu verwenden.

Barbiturate

> **Praxistipp**
> Barbiturate bewirken eine ausgeprägte Hirndrucksenkung und Reduktion des Hirnstoffwechsels.

In einer Cochrane-Analyse wurde die Gabe von Barbituraten nach Schädel-Hirn-Trauma analysiert [65]. Es zeigte sich, dass Barbiturate im Vergleich zu einer Standardtherapie das neurologische Defizit oder die Überlebensrate nicht verbesserten, obwohl es zu einer ausgeprägten Senkung des intrakraniellen Drucks (ICP) kam. Ein durch Barbiturate verursachter Blutdruckabfall kann günstige Effekte der Hirndrucksenkung vollständig aufheben. Auf eine stabile Hämodynamik, ggf. unter Verwendung von Katecholaminen, ist daher zu achten, darüber hinaus sollte die Therapie mittels EEG überwacht werden, um mit einer minimalen Dosis ein Burst-Suppression-EEG hervorzurufen [20]. Daneben ist ein invasives Monitoring des ICP und damit auch des CPP erforderlich. Eine prophylaktische Gabe von Barbituraten ist nicht indiziert [10].

▶ **Nachteile, Nebenwirkungen.** Nachteile der Langzeitsedierung mit Barbituraten sind der Toleranzeffekt, der nach kurzer Applikationszeit eine Dosiserhöhung um bis zu 100% erfordert, sowie ein in der Regel reversibler Anstieg der Leberenzyme, sodass viele Arzneimittelinteraktionen beschrieben sind und eine relative Kontraindikation bei Leberinsuffizienz und eine Kontraindikation bei hepatischer Porphyrie bestehen.

Inhalationsanästhetika

▶ **Isofluran.** In Publikationen zur Isofluranlangzeitsedierung bei Erwachsenen und Kindern wurde als Vorteil neben der leichten Steuerbarkeit die fehlende Toleranzentwicklung angesehen. Einzelpublikationen berichteten allerdings über typische Entzugssymptome und Halluzinationen nach Langzeiteinsatz von Isofluran.

Obwohl bei prolongierter Isoflurangabe bei Intensivpatienten erhöhte Serumfluoridspiegel beschrieben wurden (> 90 mmol/l), ließ sich bislang keine klinische Nephrotoxizität nachweisen. Seit einigen Jahren ist für die Intensivmedizin ein System verfügbar, mit dem Inhalationsanästhetika wie z. B. Isofluran oder Sevofluran ohne einen Vapor mithilfe eines herkömmlichen Intensivrespirators verabreicht werden können (Anaconda). Größere Studien zur Verlässlichkeit, Sicherheit und Effektivität des Systems, aber auch zur Kontaminationsproblematik stehen noch immer aus.

Intensivstationen sind üblicherweise zur Fortleitung bzw. Entsorgung volatiler Anästhetika weder baulich noch apparativ ausgestattet. Hohe Luftwechselraten mit Frischluft, die im Raum eine optimale Narkosegasentsorgung sicherstellen, sind nicht überall vorhanden.

> **Praxistipp**
> Der Gesetzgeber und die aufsichtsführenden Behörden haben in den letzten Jahren neue Grenzwerte zur Narkosegaskontamination am Arbeitsplatz erstellt. Fragen zur Toxizität und zum Arbeitsschutz sind bis heute nicht hinreichend geklärt. Der Einsatz volatiler Anästhetika stellt damit gegenwärtig noch keine gleichwertige Alternative zu intravenösen Pharmaka in der Analgosedierung dar.

Neuroleptika

Neuroleptika wie das Haloperidol verfügen über eine große therapeutische Breite, eignen sich aber wegen ihrer schlechten Steuerbarkeit und unerwünschten Nebenwirkungen sowie der minimalen sedierenden Komponente nicht zur Sedierung auf der Intensivstation. Sie können zur Verminderung der Entzugssymptome von Alkohol oder Opioiden eingesetzt werden. Haloperidol wird bei vorwiegend produktiv-psychotischen Syndromen eingesetzt. Neben Haloperidol werden Olanzapin und Risperidon zur Therapie deliranter Symptome verwendet. Bei der Anwendung von Neuroleptika in höheren Dosierungen oder über längere Zeiträume ist auf QT-Veränderungen im EKG zu achten [31].

α₂-Adrenozeptoragonisten

Die Aktivierung von α₂-Adrenozeptoren im ZNS führt zur zentralen Sympathikolyse und bewirkt einen Abfall des Blutdrucks, der Herzfrequenz sowie sedierende und analgetische Effekte. Da durch α₂-Adrenozeptoragonisten praktisch keine Atemdepression hervorgerufen wird, erscheint ihre Verabreichung v. a. von Vorteil, wenn eine Spontanatmung angestrebt wird.

▶ **Dexmedetomidin.** Das seit Ende 2011 in Europa zugelassene Dexmedetomidin ist durch ein einzigartiges Sedierungsprofil gekennzeichnet, das auch als „*Arousable Sedation*" beschrieben wird [60, 80]. Das klinische Bild von mit Dexmedetomidin sedierten Patienten gleicht dem physiologischen Schlaf [48, 58, 78].

Die bei Einsatz von Dexmedetomidin günstige Kombination aus Erweckbarkeit, erhaltener Spontanatmung, erleichterter Entwöhnung von der Beatmung und möglicherweise zerebraler Protektion konnte an beatmeten Intensivpatienten in 2 großen Studien im Vergleich zu Benzodiazepinen dargestellt werden. Gegenüber Lorazepam wurde eine Reduktion an Tagen mit Koma oder Delir (3 Tage vs. 7 Tage) erreicht [54]. Bei septischen Patienten zeigte sich eine ähnliche Wirkung, zusätzlich kam es zu einer deutlichen Reduktion der 28-Tage-Letalität [55]. Bei kontinuierlicher Verabreichung führt Dexmedetomidin zu einer Reduktion von Blutdruck und Herzfrequenz. Die verbesserte myokardiale Sauerstoffbilanz kann bei Risikopatienten die Inzidenz myokardialer Ischämien verringern. Aus diesem Grund kann eine Sedierung mit Dexmedetomidin das Ischämierisiko gerade in stressreichen Beatmungs- und Weaning-Phasen reduzieren.

> **Praxistipp**
>
> Durch α₂-Adrenozeptoragonisten wird eine Hemmung der gastrointestinalen Sekretion und Peristaltik verursacht, die im Rahmen der Langzeitanwendung beim Intensivpatienten berücksichtigt werden sollte [26]. In Kombination mit Analgetika, Sedativa oder Narkotika kommt es zu einer Wirkungsverstärkung. Daneben können α₂-Adrenozeptoragonisten zur Behandlung von Entzugssymptomen (z. B. im Alkoholentzug) angewendet werden [72].

Aufgrund der Vorteile der Sedierung mit Dexmedetomidin wird in den aktuellen amerikanischen Leitlinien empfohlen, zugunsten von Dexmedetomidin oder Propofol auf Benzodiazepine zu verzichten [6].

γ-Hydroxybuttersäure

γ-Hydroxybuttersäure (GHB) ist chemisch verwandt mit dem Neurotransmitter γ-Aminobuttersäure (GABA). Die Wirkdauer ist nur unzureichend kalkulierbar und die Sedierung kann mit Wachphasen abwechseln [52]. Als Nebenwirkungen treten Hypernatriämien und metabolische Alkalosen auf [34], die eine differenzierte Kalkulation der Natriumbelastung durch Medikamente und Infusionslösungen notwendig machen.

4.9.7 Muskelrelaxierung

Neben der endotrachealen Intubation gibt es im Rahmen der Intensivtherapie nur wenige Indikationen für die Verwendung von Muskelrelaxanzien. Zumeist wird der Einsatz eher von individuellen Präferenzen als von evidenzbasierten Kriterien beeinflusst. Folgende Indikationen zur Verwendung von Muskelrelaxanzien wurden in der Literatur beschrieben [50]:
- Erleichterung der maschinellen Beatmung,
- Management eines erhöhten intrakraniellen Druckes,
- Behandlung von Muskelspasmen bei Tetanie,
- Verminderung des Sauerstoffbedarfs.

Kürzlich wurde eine große randomisierte Multicenter-Studie publiziert, die erstmals nachweisen konnte, dass Cisatracurium beim frühen, schweren akuten Lungenversagen (ARDS) die Letalität nach 28 Tagen und nach 90 Tagen (31,6 % vs. 40,7 %) signifikant senkte [56]. Auch die Beatmungsdauer wurde durch Cisatracurium gesenkt (innerhalb von 90 Tagen: 53,1 Tage vs. 44,6 Tage). Gründe für das günstige Outcome lagen möglicherweise in einer reduzierten Ventilatorasynchronie und einer damit verbundenen reduzierten endinspiratorischen Überdehnung bzw. einem endexspiratorischen Kollaps von Alveolen. Auch eine reduzierte inflammatorische Antwort wird diskutiert.

Nach einer Langzeitanwendung können steroidbasierte Muskelrelaxanzien und deren Metaboliten kumulieren. Akute Myopathien sind nach längerer Muskelrelaxierung beschrieben worden. Es wird daher empfohlen, eine Relaxierung so kurz wie möglich durchzuführen und bei einer nicht zu vermeidenden Relaxierung immer wieder Unterbrechungen einzuplanen [50].

4.9.8 Schlussfolgerungen

Sedierung und Analgesie werden nicht mehr als notwendiges Übel, sondern als integraler, für das Outcome relevanter Bestandteil der Intensivbehandlung angesehen. Im klinischen Alltag werden zur Sedierung von Intensivpatienten meist Kombinationstherapien eingesetzt. Ein optimales Konzept sollte alle Komponenten der Analgosedierung (Analgesie, Anxiolyse, Hypnose und Amnesie) berücksichtigen. Die medikamentösen Möglichkeiten haben sich durch kurz wirksame Medikamente deutlich erweitert. Monitoring von Sedierungstiefe und Analgesieniveau sind unerlässlich zur optimierten Anpassung einer Analgosedierung an die klinische Situation. Die Verwendung standardisierter Protokolle bringt Vorteile bezüglich der Dauer einer Sedierung und der damit verbundenen Kosten. Ein täglicher Aufwachtest kann die Überlebensrate auf der Intensivstation verbessern. Aktuelle von allen intensivmedizinischen Fachgesellschaften erarbeitete Leitlinien für die Analgosedierung geben Hilfestellung bei der Entwicklung von klinikinternen Standards. Delirien sind häufig, werden aber noch zu selten diagnostiziert. Ein Delirmonitoring hilft, Delirien zu erkennen und entsprechende Maßnahmen zur Prävention und Therapie einzuleiten.

> **Kernaussagen**
>
> **Einleitung**
> Es ist sinnvoll, die Anzahl der für die Analgosedierung benutzten Medikamente so klein wie möglich und deren Einsatz so kurz wie möglich zu halten.
>
> **Analgosedierungskonzepte**
> Keine derzeit verwendete Substanz erfüllt alle Anforderungen, die an ein optimales Analgosedativum gestellt werden. Analgesie ist wichtiger als Sedierung. Erst bei ausreichender Analgesie sollte eine Sedierung erwogen werden.

Monitoring von Sedierung und Analgesie

Vergleichbar zum hämodynamischen Monitoring ist ein Monitoring der Analgosedierung unverzichtbar. Durch regelhaftes Monitoring der Analgosedierung können die Beatmungsdauer sowie die Intensivliegedauer verkürzt und die Überlebensrate verbessert werden.

Goldstandard der Sedierungsscores ist die „Richmond Agitation Sedation Scale" (RASS).

Es sollte ein kombinierter täglicher Aufwach- und Spontanatmungstest durchgeführt werden.

Auf jeder Intensivstation sollten schriftliche, an den Leitlinien orientierte Standards zur Analgosedierung vorhanden sein.

Agitation und Delir

Vor einer symptomatischen Therapie von Delir und Agitation muss eine auslösende Ursache ausgeschlossen werden.

Eine Analgosedierung mit α$_2$-Adrenozeptoragonisten reduziert das Auftreten und die Dauer von Delirien und kann sich positiv auf das Überleben auswirken.

Leitlinien zur Analgosedierung

Im Jahr 2010 wurde eine überarbeitete S3-Leitlinie unter Federführung der DGAI und der Deutschen Interdisziplinären Vereinigung für Intensivmedizin (DIVI) erstellt, bei deren Erarbeitung alle relevanten in der Intensivmedizin vertretenen deutschen Fachgesellschaften beteiligt waren. Leitlinien: Aktuell erfolgt eine erneute Überarbeitung. Die amerikanischen Leitlinien aus dem Jahr 2013 enthalten eine Reihe weiterer für die Praxis relevanter Empfehlungen [6].

Systemische Analgesie und Sedierung

In der Regel sollte mit Opioidanalgetika begonnen werden, denen bei Bedarf Sedativa hinzugefügt werden. Während der Entwöhnungsphase vom Respirator sind die Medikamente schrittweise zu reduzieren.

Die Verwendung der unterschiedlichen Analgetika und Sedativa erfolgt individuell adaptiert an das klinische Gesamtbild und an geplante Therapie- und Pflegemaßnahmen.

α$_2$-Adrenozeptoragonisten helfen, Analgetika und Sedativa zu sparen. Sofern keine Kontraindikationen vorliegen, sollten sie schon zu Beginn der Analgosedierung eingesetzt werden.

Muskelrelaxierung

Muskelrelaxanzien sollten nur in wenigen Ausnahmefällen verwendet werden (z. B. frühes, schweres ARDS).

Schlussfolgerungen

Sedierung und Analgesie werden als integraler, für das Outcome relevanter Bestandteil der Intensivbehandlung angesehen. Meist werden Kombinationstherapien eingesetzt. Ein optimales Konzept sollte alle Komponenten der Analgosedierung (Analgesie, Anxiolyse, Hypnose und Amnesie) berücksichtigen.

Literatur

[1] Albert SG, Ariyan S, Rather A. The effect of etomidate on adrenal function in critical illness: a systematic review. Intensive care medicine 2011; 37: 901–910

[2] Ariano RE, Kassum DA, Aronson KJ. Comparison of sedative recovery time after midazolam versus diazepam administration. Crit Care Med 1994; 22: 1492–1496

[3] Arzneimittelkommission der deutschen Ärzteschaft. Schwere unerwünschte Arzneimittelwirkungen nach Propofol-Infusionen zur Sedierung. Dtsch Ärztebl 2004; 50: A3447

[4] Arzneimittelkommission der deutschen Ärzteschaft. Agranulozytose nach Metamizol – sehr selten, aber häufiger als gedacht. Dtsch Ärztebl 2011; 108(33): 19.08.2011. Im Internet: http://www.aerzteblatt.de/nachrichten/47 058/Metamizol_Weiter_Berichte_ueber_Agranulozytosen.htm; Stand: 04.03.2013

[5] Barr J, Zomorodi K, Bertaccini EJ et al. A double-blind, randomized comparison of i.v. lorazepam versus midazolam for sedation of ICU patients via a pharmacologic model. Anesthesiology 2001; 95: 286–298

[6] Barr J, Fraser GL, Puntillo K et al. Clinical practice guidelines for the management of pain, agitation, and delirium in adult patients in the intensive care unit. Crit Care Med 2013; 41: 263–306

[7] Bennett SN, McNeil MM, Bland LA et al. Postoperative infections traced to contamination of an intravenous anesthetic, propofol. N Engl J Med 1995; 333: 147–154

[8] Bion JF. Sedation and analgesia in the intensive care unit. Hosp Upd 1988; 2: 1272–1286

[9] Blenkharn A, Faughnan S, Morgan A. Developing a pain assessment tool for use by nurses in an adult intensive care unit. Intensive Crit Care Nurs 2002; 18: 332–341

[10] Brain Trauma Foundation. Guidelines for the management of severe traumatic brain injury. J Neurotrauma 2007; 24 (Suppl. 1): S 1–106

[11] Bray RJ. Propofol infusion syndrome in children. Paediatr Anaesth 1998; 8: 491–499

[12] Burns AM, Shelly MP, Park GR. The use of sedative agents in critically ill patients. Drugs 1992; 43: 507–515

[13] Cuthbertson BH, Sprung CL, Annane D et al. The effects of etomidate on adrenal responsiveness and mortality in patients with septic shock. Intensive care medicine 2009; 35: 1868–1876

[14] De Deyne C, Struys M, Decruyenaere J et al. Use of continuous bispectral EEG monitoring to assess depth of sedation in ICU patients. Intensive Care Med 1998; 24: 1294–1298

[15] Elliott MW, Confalonieri M, Nava S. Where to perform non-invasive ventilation? Eur Respir J 2002; 19: 1159–1166

[16] Ely EW, Gautam S, Margolin R et al. The impact of delirium in the intensive care unit on hospital length of stay. Intensive Care Med 2001; 27: 1892–1900

[17] Ely EW, Inouye SK, Bernard GR et al. Delirium in mechanically ventilated patients: validity and reliability of the confusion assessment method for the intensive care unit (CAM-ICU). Jama 2001; 286: 2703–2710

[18] Ely EW, Truman B, Shintani A et al. Monitoring sedation status over time in ICU patients: reliability and validity of the Richmond Agitation-Sedation Scale (RASS). Jama 2003; 289: 2983–2991

[19] Ely EW, Shintani A, Truman B et al. Delirium as a predictor of mortality in mechanically ventilated patients in the intensive care unit. Jama 2004; 291: 1753–1762

[20] Engelhard K, Werner C. Überwachung und Therapie des erhöhten intrakraniellen Drucks. Anaesthesiol Intensivmed 2008; 49: 258–268

[21] Fudickar A, Bein B, Tonner PH. Propofol infusion syndrome in anaesthesia and intensive care medicine. Current opinion in anaesthesiology 2006; 19: 404–410

[22] Fudickar A, Bein B. Propofol infusion syndrome: update of clinical manifestation and pathophysiology. Minerva anestesiologica 2009; 75: 339–344

[23] Girard TD, Kress JP, Fuchs BD et al. Efficacy and safety of a paired sedation and ventilator weaning protocol for mechanically ventilated patients in intensive care (Awakening and Breathing controlled Trial): a randomised controlled trial. Lancet 2008; 371: 126–134

[24] Girard TD, Pandharipande PP, Carson SS et al. Feasibility, efficacy, and safety of antipsychotics for intensive care unit

[25] Hammerlein A, Derendorf H, Lowenthal DT. Pharmacokinetic and pharmacodynamic changes in the elderly. Clinical implications. Clin Pharmacokinet 1998; 35: 49–64

[26] Herbert MK, Roth-Goldbrunner S, Holzer P et al. Clonidine and dexmedetomidine potently inhibit peristalsis in the Guinea pig ileum in vitro. Anesthesiology 2002; 97: 1491–1499

[27] Huang C, Long H, Shi YS et al. Ketamine enhances the efficacy to and delays the development of tolerance to electroacupuncture-induced antinociception in rats. Neurosci Lett 2005; 375: 138–142

[28] Hughes MA, Glass PS, Jacobs JR. Context-sensitive half-time in multicompartment pharmacokinetic models for intravenous anesthetic drugs. Anesthesiology 1992; 76: 334–341

[29] Inouye SK. A practical program for preventing delirium in hospitalized elderly patients. Cleve Clin J Med 2004; 71: 890–896

[30] Jabre P, Combes X, Lapostolle F et al. Etomidate versus ketamine for rapid sequence intubation in acutely ill patients: a multicentre randomised controlled trial. Lancet 2009; 374: 293–300

[31] Jacobi J, Fraser GL, Coursin DB et al. Clinical practice guidelines for the sustained use of sedatives and analgesics in the critically ill adult. Crit Care Med 2002; 30: 119–141

[32] Jones C, Griffiths RD, Humphris G et al. Memory, delusions, and the development of acute posttraumatic stress disorder-related symptoms after intensive care. Critical care medicine 2001; 29: 573–580

[33] Kaisti KK, Metsahonkala L, Teras M et al. Effects of surgical levels of propofol and sevoflurane anesthesia on cerebral blood flow in healthy subjects studied with positron emission tomography. Anesthesiology 2002; 96: 1358–1370

[34] Kleinschmidt S, Mertzlufft F. Gamma-hydroxybutyric acid – significance for anesthesia and intensive care medicine? Anasthesiol Intensivmed Notfallmed Schmerzther 1995; 30: 393–402

[35] Koepke JP. Effect of environmental stress on neural control of renal function. Miner Electrolyte Metab 1989; 15: 83–87

[36] Kollef MH, Levy NT, Ahrens TS et al. The use of continuous i.v. sedation is associated with prolongation of mechanical ventilation. Chest 1998; 114: 541–548

[37] Kowalski SD, Rayfield CA. A post hoc descriptive study of patients receiving propofol. Am J Crit Care 1999; 8: 507–513

[38] Kress JP, Pohlman AS, O'Connor MF et al. Daily interruption of sedative infusions in critically ill patients undergoing mechanical ventilation. N Engl J Med 2000; 342: 1471–1477

[39] Kress JP, Gehlbach B, Lacy M et al. The long-term psychological effects of daily sedative interruption on critically ill patients. American journal of respiratory and critical care medicine 2003; 168: 1457–1461

[40] Kroll W, List WF. Is sufentanil suitable for long-term sedation of a critically ill patient? Anaesthesist 1992; 41: 271–275

[41] Lellouche F, Mancebo J, Jolliet P et al. A multicenter randomized trial of computer-driven protocolized weaning from mechanical ventilation. American journal of respiratory and critical care medicine 2006; 174: 894–900

[42] Lonergan E, Britton AM, Luxenberg J et al. Antipsychotics for delirium. Cochrane database of systematic reviews 2007; CD 005 594

[43] Ludbrook GL, Visco E, Lam AM. Propofol: relation between brain concentrations, electroencephalogram, middle cerebral artery blood flow velocity, and cerebral oxygen extraction during induction of anesthesia. Anesthesiology 2002; 97: 1363–1370

[44] Mangano DT, Siliciano D, Hollenberg M et al. Postoperative myocardial ischemia. Therapeutic trials using intensive analgesia following surgery. The Study of Perioperative Ischemia (SPI) Research Group. Anesthesiology 1992; 76: 342–353

[45] Martin J, Bäsell K, Bürkle H et al. Analgesie und Sedierung in der Intensivmedizin – Kurzversion. S 2-Leitlinien der Deutschen Gesellschaft für Anästhesiologie und Intensivmedizin. Anästh Intensivmed 2005; 46: S 1–20

[46] Martin J, Franck M, Sigel S et al. Changes in sedation management in German intensive care units between 2002 and 2006: a national follow-up survey. Critical care 2007; 11: R124

[47] Martin J, Heymann A, Basell K et al. Evidence and consensus-based German guidelines for the management of analgesia, sedation and delirium in intensive care – short version. Ger Med Sci 2010; 8: Doc02

[48] Maze M, Scarfini C, Cavaliere F. New agents for sedation in the intensive care unit. Crit Care Clin 2001; 17: 881–897

[49] Mehta S, Burry L, Cook D et al. Daily sedation interruption in mechanically ventilated critically ill patients cared for with a sedation protocol: a randomized controlled trial. JAMA 2012; 308: 1985–1992

[50] Murray MJ, Cowen J, DeBlock H et al. Clinical practice guidelines for sustained neuromuscular blockade in the adult critically ill patient. Crit Care Med 2002; 30: 142–156

[51] Nasraway SS Jr., Wu EC, Kelleher RM et al. How reliable is the Bispectral Index in critically ill patients? A prospective, comparative, single-blinded observer study. Crit Care Med 2002; 30: 1483–1487

[52] Okun MS, Boothby LA, Bartfield RB et al. GHB: an important pharmacologic and clinical update. J Pharm Pharm Sci 2001; 4: 167–175

[53] Pandharipande P, Ely EW. Sedative and analgesic medications: risk factors for delirium and sleep disturbances in the critically ill. Crit Care Clin 2006; 22: 313–327, vii

[54] Pandharipande PP, Pun BT, Herr DL et al. Effect of sedation with dexmedetomidine vs lorazepam on acute brain dysfunction in mechanically ventilated patients: the MENDS randomized controlled trial. Jama 2007; 298: 2644–2653

[55] Pandharipande PP, Sanders RD, Girard TD et al. Effect of dexmedetomidine versus lorazepam on outcome in patients with sepsis: an a priori-designed analysis of the MENDS randomized controlled trial. Critical care 2010; 14: R38

[56] Papazian L, Forel JM, Gacouin A et al. Neuromuscular blockers in early acute respiratory distress syndrome. The New England journal of medicine 2010; 363: 1107–1116

[57] Paris A, Ohlendorf C, Marquardt M et al. The effect of meperidine on thermoregulation in mice: involvement of alpha2-adrenoceptors. Anesthesia and analgesia 2005; 100: 102–106

[58] Paris A, Tonner PH. Dexmedetomidine in anaesthesia. Curr Opin Anaesth 2005; 18: 412–418

[59] Parke TJ, Stevens JE, Rice AS et al. Metabolic acidosis and fatal myocardial failure after propofol infusion in children: five case reports. Br Med J 1992; 305: 613–616

[60] Pichot C, Ghignone M, Quintin L. Dexmedetomidine and Clonidine: from second-to-first-line sedative agents in the critical care setting? *J Intensive Care Med* 2011; 1–19; DOI: 10 1177/0 885 0666 103 96 815

[61] Rampil IJ. A primer for EEG signal processing in anesthesia. Anesthesiology 1998; 89: 980–1002

[62] Riess ML, Graefe UA, Goeters C et al. Sedation assessment in critically ill patients with bispectral index. Eur J Anaesthesiol 2002; 19: 18–22

[63] Riker RR, Fraser GL, Simmons LE et al. Validating the Sedation-Agitation Scale with the Bispectral Index and Visual Analog Scale in adult ICU patients after cardiac surgery. Intensive Care Med 2001; 27: 853–858

[64] Riker RR, Shehabi Y, Bokesch PM et al. Dexmedetomidine vs midazolam for sedation of critically ill patients: a randomized trial. JAMA : the journal of the American Medical Association 2009; 301: 489–499

[65] Roberts I. Barbiturates for acute traumatic brain injury. Cochrane Database Syst Rev 2000: CD 000 033

[66] Roth-Isigkeit A, Brechmann J, Dibbelt L et al. Persistent endocrine stress response in patients undergoing cardiac surgery. J Endocrinol Invest 1998; 21: 12–19

[67] Sackey PV. Frontal EEG for intensive care unit sedation: treating numbers or patients? Critical care 2008; 12: 186

[68] Sessler CN, Gosnell MS, Grap MJ et al. The Richmond Agitation-Sedation Scale: validity and reliability in adult intensive care unit patients. Am J Respir Crit Care Med 2002; 166: 1338–1344

[69] Simmons LE, Riker RR, Prato BS et al. Assessing sedation during intensive care unit mechanical ventilation with the Bispectral Index and the Sedation-Agitation Scale. Crit Care Med 1999; 27: 1499–1504

[70] Soliman HM, Melot C, Vincent JL. Sedative and analgesic practice in the intensive care unit: the results of a European survey. Br J Anaesth 2001; 87: 186–192

[71] Song D, Joshi GP, White PF. Titration of volatile anesthetics using bispectral index facilitates recovery after ambulatory anesthesia. Anesthesiology 1997; 87: 842–848

[72] Spies CD, Dubisz N, Neumann T et al. Therapy of alcohol withdrawal syndrome in intensive care unit patients following trauma: results of a prospective, randomized trial. Crit Care Med 1996; 24: 414–422

[73] Strom T, Martinussen T, Toft P. A protocol of no sedation for critically ill patients receiving mechanical ventilation: a randomised trial. Lancet 2010; 375: 475–480

[74] Subramaniam B, Subramaniam K, Pawar DK et al. Preoperative epidural ketamine in combination with morphine does not have a clinically relevant intra- and postoperative opioid-sparing effect. Anesth Analg 2001; 93: 1321–1326

[75] Takada K, Clark DJ, Davies MF et al. Meperidine exerts agonist activity at the alpha(2B)-adrenoceptor subtype. Anesthesiology 2002; 96: 1420–1426

[76] Tan JA, Ho KM. Use of remifentanil as a sedative agent in critically ill adult patients: a meta-analysis. Anaesthesia 2009; 64: 1342–1352

[77] Tonner PH, Kampen J, Scholz J. Pathophysiological changes in the elderly. Best Pract Res Clin Anaesthesiol 2003; 17: 163–177

[78] Tonner PH, Weiler N, Paris A et al. Sedation and analgesia in the intensive care unit. Curr Opin Anaesthesiol 2003; 16: 113–121

[79] Vasilevskis EE, Ely EW, Speroff T et al. Reducing iatrogenic risks: ICU-acquired delirium and weakness – crossing the quality chasm. Chest 2010; 138: 1224–1233

[80] Venn RM, Grounds RM. Comparison between dexmedetomidine and propofol for sedation in the intensive care unit: patient and clinician perceptions. Br J Anaesth 2001; 87: 684–690

[81] Walder B, Tramer MR, Seeck M. Seizure-like phenomena and propofol: a systematic review. Neurology 2002; 58: 1327–1332

[82] Young C, Knudsen N, Hilton A et al. Sedation in the intensive care unit. Crit Care Med 2000; 28: 854–866

[83] Young CC, Prielipp RC. Benzodiazepines in the intensive care unit. Crit Care Clin 2001; 17: 843–862

4.10 Besonderheiten der intensivmedizinischen Betreuung von Neugeborenen und Kindern

D. Schranz

4.10.1 Besonderheiten des Monitorings

Kardiorespiratorisches Monitoring

Elektrokardiografie (EKG)

Das kontinuierlich registrierte EKG erlaubt die Beurteilung von Herzfrequenz und Rhythmus(-störungen), es erlaubt Rückschlüsse auf die elektrische Ausbreitung und Repolarisation und gibt Hinweise auf eine Druck- und Volumenbelastung. Ruhefrequenzen, Herzfrequenzprofil und zum Teil auch die Konfiguration der normalen EKG-Komplexe sind zum Erwachsenen-EKG verschieden (▶ Tab. 4.25).

▶ **Elektrodenplatzierung.** Zur einfachen Erfassung des EKGs und zusätzlich der Atmung über Impedanzänderung genügt die Platzierung von je einer Elektrode an den beiden seitlichen Thoraxwänden und einer Elektrode im Bereich des rechten oberen Thoraxquadranten. Damit ist eine Entfernung der Elektroden zur Untersuchung (Herzauskultation), zur Herzultraschall- oder Röntgenthoraxaufnahme vermeidbar. Eine Elektrodenentfernung beim Frühgeborenen bedeutet ein Hauttrauma, bei Platzierung auf der Brustwarze manchmal eine bleibende Schädigung. Ein diagnostisches EKG erfolgt üblicherweise mit Extremitätenableitungen (rasche Rhythmusanalyse) und Brustwandableitungen (Hypertrophiebeurteilung, Ischämiezeichen), bei postoperativ platzierten Schrittmachern auch über atriale Ableitungen (P-Identifikation).

▶ **Herzfrequenz.** Die hohen Herzfrequenzen bei Kindern (bis zu 180 Schläge/min) benötigen zur Vermeidung von Artefakten digitale Frequenzaufnehmer mit justierbarer Amplitude. Die T-Welle ist aufgrund der Herznähe der Elektroden hoch, oftmals dem QRS-Komplex entsprechend, eine verdoppelte Registrierung ist möglich.

▶ **EKG-Interpretation im Kindesalter.** Es besteht eine physiologische Rechtsbetonung beim Neugeborenen und eine biventrikuläre Betonung beim Säugling. Die T-Welle ist beim Neugeborenen rechts-präkordial positiv, nach etwa 3 Tagen rechts-präkordial (V_1–V_3) negativ bis etwa zum 10. Lebensjahr. Dann kommt es zur T-Konkordanz wie bei Erwachsenen.
- *Pathologische Lagetypen* sind ein überdrehter Linkstyp bei atrioventrikulären Septumdefekten, Trikuspidalatresie, Wolff-Parkinson-White(WPW)-Syndrom, bei neu aufgetretenem linksanterioren Hemiblock oder kommen als Normvariante vor.
- *Pathologische EKG-Veränderungen* sind, bezogen auf die P-Welle:
  - P-dextrokardiale (spitz, hoch) bei rechtsatrialer,
  - P-sinistrokardiale (verbreitert, doppelgipflig) bei linksatrialer,
  - P-biatriale (verbreitert, überhöht) bei biatrialer Belastung.
- Die *PQ-Zeit ist verkürzt* bei Präexzitationssyndromen (z. B. WPW-Syndrom), erhöhtem Sympathikotonus, ektopen Vorhofarrhythmien; sie ist *verlängert* bei AV-Block, ektopen Vorhofarrhythmien.
- Eine *QRS-Verbreiterung* findet sich bei komplettem Rechtsschenkelblock (häufig postoperativ nach Ventrikulotomie), komplettem Linksschenkelblock (DD WPW) bei linksventrikulärer Druckbelastung; bei Myokardschädigung; ein breiter QRS-Komplex bei „sterbendem Herz".

4.10 Besonderheiten der intensivmedizinischen Betreuung von Neugeborenen und Kindern

Tab. 4.25 EKG-Normalwerte.

	Neugeborene	Säuglinge	Kleinkinder	Kinder
P-Zeit	0,05 – 0,07	0,05 – 0,07	0,05 – 0,08	0,06 – 0,08
PQ-Zeit	0,08 – 0,12	0,09 – 0,15	0,09 – 0,17	0,10 – 0,19
QRS-Dauer	0,05 – 0,07	0,05 – 0,07	0,05 – 0,08	0,06 – 0,10
QT-Zeit	frequenzabhängig 85 – 115 %			
Herzfrequenz	abhängig von vegetativer Reaktionslage			

- *Pathologische ST-Strecken* sind deszendierende Senkung (Innenschichtschaden), aszendierende Senkung (unspezifisch), muldenförmig (Digitalis!); Hebung (Außenschichtschaden, Infarkt? DD Vagotonie ST-Hebung V_{2-4}).
- Eine *hohe T-Welle* findet sich bei Vagotonie, Hyperkaliämie, Infarkt (Erstickungs-T); die T-Welle ist *flach, verbreitert* bei Hypokaliämie (QT-Zeit verlängert, Long-QT-Syndrom).

▶ **Intensivmedizinisch relevante EKG-Veränderungen bei Kindern.** Hierzu gehören die paroxysmale supraventrikuläre Tachykardie, die junktional-ektope Tachykardie, Vorhofflattern, der AV-Block III. Grades, ventrikuläre Tachykardien, Kammerflattern, Torsade-de-pointes, Vorderwandinfarkt (z. B. Bland-White-Galand-Syndrom), Hinterwandinfarkt (z. B. Kawasaki-Syndrom) sowie Schrittmacherdysfunktionen.

Monitoring der zentralen Zirkulation

Die perkutane Platzierung von Kathetern in die zentrale Zirkulation ist bei Bedarf in jedem Alter, auch bei Frühgeborenen, möglich. In Abhängigkeit von der Katheterwahl ist die Applikation von Volumen und Medikamenten oder ein kontinuierliches Monitoring der zentralen Drücke möglich.
- Bei Neugeborenen ist die Kanülierung der *Umbilikalvene* technisch leicht durchführbar. Die Überprüfung der Position oberhalb der Leber (Ductus venosus) im rechten Vorhof erfolgt mit Röntgen oder Ultraschall. Komplikationen: Thrombose, Sepsis, Hypertension, nekrotisierende Enterokolitis, Blutung.
- Mit über *periphere Venen* (V. cubitalis) zentral platzierten Silastic-Kathetern ist kein Druckmonitoring, sondern nur eine Infusion und Medikamentenapplikation möglich.
- Bei der Platzierung zentralvenöser Katheter über *V. subclavia* oder *V. jugularis* kann es folgende Komplikationen geben: Arterienpunktion, Hämatom, Malposition, Pneumothorax.
- Im Notfall oder bei Kraniotomien kann ein zentraler Zugang über die Punktion der *V. femoralis* gelegt werden, bei artifizieller Arterienpunktion im Notfall Katheter belassen.
- *Pulmonalarterienkatheter* sind im Kindesalter aufgrund der Echokardiografie nur in Ausnahmefällen (Disposition zu pulmonalarteriellen Krisen nach kardiochirurgischen Eingriffen) notwendig.

Blutdruckmonitoring

> **Merke**
>
> Die (blutige) Blutdruckmessung – bei Erstbehandlung zum Ausschluss angeborener Gefäßfehlbildungen immer an allen 4 Extremitäten – ist zur Beurteilung von
> - altersabhängiger Normotonie (▶ Tab. 4.26),
> - Hypertension,
> - Hypotension
>
> und zur Bestimmung

Tab. 4.26 Normalwerte der systemischen Blutdrücke im Kindesalter. +/- 20 % Änderung der mittleren Blutdrücke entspricht der 95 %igen Vertrauensgrenze.

Alter des Kindes	Blutdruck
Frühgeborene (< 2000 g)	40 – 60 mmHg (systolisch)
Neugeborene (> 2000 g)	60 – 80 mmHg (systolisch)
Säuglinge (< 6 Monate)	80/50 mmHg
Säuglinge (> 6 Monate)	95/65 mmHg
Kleinkinder	100/60 mmHg
Schulkinder	110/60 mmHg
Jugendliche	120/80 mmHg

- des *myokardialen Perfusionsdrucks* (diastolischer Blutdruck minus rechtsatrialer Blutdruck),
- des *renalen Perfusionsdrucks* (systemischer Mitteldruck minus zentralvenöser bzw. V.-cava-inferior-Druck),
- des *zerebralen Perfusionsdrucks* (systemischer Mitteldruck minus intrakranieller Druck)

bei intensivpflichtigen Kindern zwingend erforderlich.

▶ **Nicht invasive Blutdruckmessung.** Im Kindesalter muss der Blutdruck mit altersangepasster Manschettengröße gemessen werden (Hypertension bei zu kleiner Manschette): Manschettenweite etwa 40 % vom Oberarmumfang. Die Messung erfolgt mittels Auskultation, Doppler-Sonografie oder distaler Flussdetektion. Oszillometrische Blutdruckgeräte stehen zur Bestimmung des systolischen, diastolischen und mittleren Blutdrucks für alle Altersklassen zur Verfügung. Automatische Oszillometer prädisponieren jedoch bei Blutdrücken unter 40 mmHg zu falsch hohen Werten.

▶ **Invasive, blutige Blutdruckmessung.** Zur invasiven, blutigen Blutdruckregistrierung werden Teflonkatheter verwendet (Neugeborene, Säuglinge 24-G-Kanülen, < 5 Jahre 22-G-, > 5 Jahre 20-G-Kanülen). Die *rechte A. radialis* ist zur präduktalen Blutdruckregistrierung (offener Ductus arteriosus, Aortenisthmusstenose, Zwerchfellhernie) der Platzierungsort der Wahl. Die *A. brachialis*, obgleich ohne Kollateralgefäß, ist im Notfall unter intensivmedizinischen Bedingungen der Platzierungsort zweiter Wahl, sie ist im Kindesalter mit wenigen Komplikationen behaftet. Bei der technisch einfachen Verwendung der *A. femoralis* ist die höhere Infektionsgefahr (Stuhl, Urin) zu beachten. Bei Neugeborenen innerhalb der ersten (3) Lebenstage ist die postduktale Blutdruckregistrierung in der *A. umbilicalis* möglich. Komplikationen sind: Hämatome, Blutungen, Infektionen, Ischämie, Embolisation, Enterokolitis (A. umbilicalis).

Echokardiografie (UKG)

Eine moderne pädiatrische Intensivbehandlung ist ohne Echokardiografie oder Ultraschallkardiografie (UKG) nicht mehr durchführbar. Neben der Registrierung von Herzfrequenz und den Perfusionsdrücken ist die Echokardiografie das wichtigste Notfallinstrument zur Diagnostik und Beurteilung kardiovaskulärer Funktionen bei Neugeborenen, Säuglingen und Kindern.

> **Merke**
> Hauptindikationen sind der Ausschluss angeborener und erworbener kardiovaskulärer Fehlbildungen, die Beurteilung von systolischer und diastolischer Myokardfunktion, der Ausschluss von Perikard- und Pleuraergüssen.

Die transösophageale UKG ist infolge Schallkopfentwicklung bis ins Säuglingsalter möglich. Hauptindikation ist die perioperative Beurteilung von Anatomie und Funktion bei kardiochirurgischen Eingriffen im Kindesalter. Wegen möglicher Bakteriämie galten früher die Kriterien einer Endokarditisprophylaxe, diese werden derzeit weniger streng ausgelegt.

Sauerstoffsättigungen

▶ **Arterielle Sauerstoffsättigung.** Sie wird bei Kindern überwiegend mittels Pulsoxymetrie bestimmt und gibt ohne Kalibrierung und nach einer kurzen Stabilisierungszeit eine kontinuierliche Information über die Oxygenierung. Ein Aufheizen des Sensors, wie bei der transkutanen pO_2- und pCO_2-Messung, ist ebenfalls nicht notwendig. Die zusätzlich registrierte Pulswelle erlaubt Rückschlüsse auf den Zustand der peripheren Zirkulation (Pulswelle während Reanimation?). Die Gefahr einer Hyperoxygenation, bedeutsam v. a. bei Frühgeborenen mit Disposition zur prämaturen Retinopathie, kann durch die Alarmbegrenzung limitiert werden. In der Regel ist für diese Altersklasse eine Sauerstoffsättigung von 87–93% ausreichend. Empfohlene Applikationsorte der Sensoren sind bei Frühgeborenen Handteller, Handgelenk und Mittelfuß, bei Säuglingen und Kindern Finger und Zehen. Notwendig sind der regelmäßige Wechsel des Applikationsortes und ein Schutz des Sensors vor Lichteinfall (Fototherapie!).

▶ **Zentralvenöse oder gemischtvenöse Sauerstoffsättigung.** Im Kontext mit der arteriellen Sauerstoffsättigung gibt die zentralvenöse oder bei nicht vorliegendem Links-rechts-Shunt die gemischtvenöse Sauerstoffsättigung einen ausreichend guten Hinweis auf die Gesamtkörpersauerstoffextraktion. Die venöse Sättigung ist die Resultante von Sauerstoffangebot und -verbrauch. Gemeinsam mit dem Laktat im Serum sind kompensierte und dekompensierte Kreislaufzustände diskriminierbar. Kontinuierlich ist die gemischtvenöse (venöse) Sauerstoffsättigung fiberoptisch registrierbar. Fiberoptische Spezialkatheter werden bei Kindern mit der Indikation zur pulmonalarteriellen Druckmessung, meist intraoperativ im Rahmen kardiochirurgischer Eingriffe, platziert.

Endexpiratorische Kohlendioxidbestimmung

Die *Kapnometrie* wird von der „American Society of Anesthesiology" (ASA) als mandatorischer Standard bei jeder Intubationsnarkose auch im Kindesalter gefordert. Hauptstromverfahren bergen die Gefahr des vergrößerten Totraums und von Diskonnektionen der Beatmungsschläuche. Die Genauigkeit des Seitstromverfahrens wird durch die Patientengröße und die notwendige Absaugmenge zur CO_2-Bestimmung beeinflusst. Die Pathophysiologie des Patienten gibt die Differenz zwischen endtidalem und arteriellem Kohlendioxid vor, meist durch steigenden Shunt (V/Q-Mismatch) und ansteigenden Totraum (Totraumventilation/Atemzugvolumen; V_D/V_T).

Bei Kindern mit zyanotischen Herzfehlern unterschätzt der endexpiratorische CO_2-Wert ($etCO_2$) die arteriellen CO_2-Werte, da venöses Blut direkt in das arterielle System fließt. Kleine Tidalvolumina, hohe Atemfrequenzen und wechselnde intrapulmonale Shunts führen bei Neugeborenen mit Atemnotsyndrom zu einer hohen Variabilität der Methode. Bei Lungenödem können die $etCO_2$-Werte die arteriellen CO_2-Werte überschätzen, da sich die alveolären CO_2-Werte den venösen Werten angleichen. Zu beachten ist auch, dass sich bei Kindern mit der Körperposition, Körpertemperatur, Muskelrelaxation und Narkosetiefe das V/Q-Verhältnis ändert.

Eine Vielzahl von erneuerten Techniken erlaubt eine Verbesserung der Messgenauigkeit bei Neugeborenen und Säuglingen. Die *Kapnografie* gibt zusätzliche Informationen über Atemwegsobstruktionen (verlangsamte Exspirationsphase, schlechtes Plateau, erhöhtes CO_2), Gegenatmung (Unterbrechung der regulären Kapnografie), differente Lungenentlüftung (Kamel-Kapnogramm) oder über einen „Relaxations-Cleft" (Diskoordination von interkostaler und diaphragmaler Atmung).

> **Merke**
> Als hämodynamischer Parameter ist der $etCO_2$ bei jeder Reanimation im Kindesalter und bei Low-cardiac-Output-Situationen zur Beurteilung der Lungenperfusion indiziert. Differenzialdiagnostisch sind Hyperventilation und Lungenembolie zu erwägen.

Temperaturüberwachung und -kontrolle

Die Körpertemperatur wird über Wärmeproduktion und -abgabe in engen Grenzen reguliert (Normothermie: 36,1–37,5 °C). Die Thermolabilität von Neugeborenen, Säuglingen und Kleinkindern ist ausgeprägt. Hohes Verhältnis von Körperoberfläche zu Körpergewicht führt zu Wärmeverlust über Abstrahlung, Konvektion, Konduktion und Verdampfung.

Frühgeborene haben eine zu geringe Kalorienaufnahme zur Wärmeproduktion und zusätzlich ein vermindertes subkutanes Fettgewebe sowie ein noch nicht voll entwickeltes braunes Fettgewebe. Das hochspezifische braune Fettgewebe Termingeborener mit reichlicher Vaskularisation und sympathischer Innervation ist die Hauptquelle der Thermogenese. Kältestress führt über eine lokale Norepinephrinfreisetzung (β3-Rezeptoren) zur Lipolyse, Reesterifizierung oder Oxidation der freigesetzten freien Fettsäuren zur Wärmeproduktion. Hypoxie und β-adrenerge Blockade vermindern die Antwort auf Kältestress. Weiterhin führt thermaler Stress zu steigendem Sauerstoffverbrauch, Hypoxie, Azidose und zur zerebralen und kardialen Depression.

Messorte

- Das *Rektum* ist der bevorzugte Messort zur zentralen (kontinuierlichen) Temperaturregistrierung (spezielle, atraumatische, altersspezifische Messfühler!). Quecksilberthermometer sollten bei Neugeborenen und kleinen Säuglingen keine Anwendung finden (Trauma!).

> **Praxistipp**
>
> Die Rektaltemperatur reagiert nicht auf schnelle Änderungen der Körperkerntemperatur, daher keine Anwendung bei Operationen mit kardiopulmonalem Kreislauf!

- Die *Hauttemperatur,* die bei kreislaufstabilen Kindern etwa 3 °C unter der Körperkerntemperatur liegt, erlaubt Rückschlüsse auf die periphere Zirkulation und den peripheren Gefäßwiderstand. Daher wird bei kreislaufinstabilen Kindern eine kontinuierliche Registrierung mit errechnetem ΔT vorgenommen (ΔT > 10 °C entspricht Schockindex).
- Die *nasopharyngeale* Temperaturregistrierung zeigt eine gute Korrelation zur Körperkerntemperatur, nachteilig ist die Disposition zur Epistaxis.
- *Orale, sublinguale* Temperaturmessung sollte nur bei kooperativen Patienten durchgeführt werden.
- Die *Ösophagustemperatur* mit Platzierung einer atraumatischen Sonde im unteren Drittel des Ösophagus ist die bevorzugte Registriermethode zur intraoperativen Temperaturmessung mit guter Korrelation zur Körperkerntemperatur.
- Die *Tympanontemperatur,* die gut mit der Körperkerntemperatur korreliert, bedarf bei Kindern zur Vermeidung von Traumata eines besonderen Equipments.

Temperaturkontrolle (unter Berücksichtigung der Grunderkrankung)

- Die *Inkubatorpflege für Frühgeborene* mit dem Ziel einer thermoneutralen Umgebung und adäquat eingestellten relativen Luftfeuchte verhilft zur Aufrechterhaltung der Körpertemperatur ohne erhöhten Sauerstoff- und Energieverbrauch. Doppelwandinkubatoren vermeiden Strahlungsverluste. Zu beachten sind Störeinflüsse wie inadäquat eingestellte Wärmestrahler, Sonneneinstrahlung oder Fototherapie. Letztere bedarf einer additiven Flüssigkeitszufuhr.
- Die Temperatur kann *mittels Wärmebetten und Wärmestrahlern* sowie physikalischen Maßnahmen in Form von kalten oder warmen Tüchern, körperzentral platzierten Eisbeuteln oder Wärmflaschen kontrolliert werden. Am komfortabelsten sind Warmwassermatrazen mit maschinell vorgegebener Temperatur und thermostatischer Kontrolleinrichtung, mit denen auch eine gezielte Hypothermietherapie durchführbar ist.
- Bei *mäßiggradiger Hypothermie* (32–36 °C) verhilft externe, direkte Wärmezufuhr mittels aufgewärmter Tücher, Heizdecken oder Wärmestrahler zur langsamen Erwärmung. Bei *mittelgradiger (28–32 °C) oder schwerer (< 28 °C) Hypothermie* wird intern Wärme zugeführt mittels erwärmter Atemluft, Infusionslösungen (etwa 40 °C) oder Peritoneallösungen (bis 42 °C warmes kaliumfreies Dialysat) oder Anwendung der extrakorporalen Zirkulation.
- Bei *Hyperthermie/Fieber* (> 38 °C) wird die Körpertemperatur mit physikalischen Maßnahmen in den Normalbereich gesenkt, möglichst ohne Induktion einer Zentralisation, mit anfangs warmen (etwa 4–6 °C unter der aktuellen Körpertemperatur), nach Adaptation mit kalten Bauch- und Kopftüchern. Der Kühleffekt soll überwiegend durch Verdunstung auf der Haut stattfinden. Bei beatmeten und analgosedierten Kindern mit Beeinträchtigung kardiovaskulärer oder zerebraler Funktionen empfiehlt sich auch die Anwendung von Eisbeuteln (nicht direkt auf die Haut!) oder Matratzen mit regulierbaren Temperatursenkung. Keine Wadenwickel anlegen, da diese die Zentralisation mit einem möglichen Anstieg der Körperkerntemperatur fördern. Es sollte ausreichend Flüssigkeit zugeführt werden (zusätzlicher Flüssigkeitsbedarf: 10 ml/kg KG/Tag pro 1 °C über 38 °C). Medikamentös wird das Fieber gesenkt mit Paracetamol 10 mg/kg KG als Effektivdosis (ED) bis maximal 50 –(80) mg/kg KG/Tag; oder es wird unter speziellen Intensivbedingungen Dexamethason 0,5 mg/kg KG als ED i. v. gegeben; zur Öffnung der Peripherie (Wärmeabgabe) kommen Vasodilatativa zur Anwendung.

Überwachung des Glukose- und Elektrolythaushalts

> **Merke**
>
> Die Überwachung von Blutzucker und Elektrolythaushalt ist umso bedeutsamer, je jünger der Patient ist.

Glukose

▶ **Bedarf.** Die Glykogenspeicher der Leber des Neugeborenen sind begrenzt und rasch erschöpft. Aufgrund einer zusätzlich hohen Metabolisierungsrate wird Fasten schlecht toleriert. Als Minimum sind einem Neugeborenen ein Drittel des Tagesbedarfs z. B. in Form einer kontinuierlichen 10 %igen Glukoseinfusion, 100 ml/kg KG/Tag, entsprechend 40 kcal/kg KG/Tag, anzubieten. Da der normale Kalorienbedarf eines Frühgeborenen jedoch 120 kcal/kg KG/Tag beträgt, führt eine solche – nur eine Hypoglykämie verhindernde – Minimalzufuhr ohne zusätzliches Nahrungsangebot zu einer negativen Stickstoff- und Kalorienbilanz.

▶ **Hyperglykämierisiko.** Auf der anderen Seite besitzen Kinder auch die Neigung zur Hyperglykämie, meist als Resultat einer Stressreaktion mit erhöhter sympathikoadrenerger Reaktion und damit induzierter verminderter Glukosetoleranz, Glukosemetabolisierung und gesteigerter Glukoneogenese. Die Auswirkungen sind nicht nur eine osmotische Diurese mit möglicher Reduktion des Herzminutenvolumens, sondern bei Frühgeborenen auch das Risiko zur Hirnblutung.

> **Praxistipp**
>
> Die Verabreichung glukosehaltiger Lösungen sollte bei Kindern, die mit dem Risiko einer generalisierten zerebralen Ischämie behaftet sind, vermieden werden; dieses Risiko besteht v. a. bei neurochirurgischen Eingriffen und kardiochirurgischen Operationen mit extrakorporaler Zirkulation.

Die Infusion von Glukoselösungen vor der Ischämieinduktion korreliert mit dem Schweregrad einer neurologischen Schädigung. Auch während des hypothermen Kreislaufs bei extrakorporaler Zirkulation bleibt bei verminderter Insulinproduktion die Glukoneogenese bestehen, was zur extremen Hyperglykämie disponiert. Neurochirurgische und kardiochirurgische Operationen werden in der Regel mit der blutigen Messung des arteriellen Blutdrucks durchgeführt, was eine regelmäßige Blutzuckerkontrolle erlaubt.

▶ **Hypoglykämierisiko.** Auch Kinder mit einer Disposition zur Hypoglykämie benötigen regelmäßige Blutzuckerkontrollen. Ein erhöhtes Risiko zur Hypoglykämie besteht bei:
- Früh-, Mangelgeburten,
- allen Neugeborenen, speziell von diabetischen Müttern,
- Kindern unter parenteraler Ernährung,
- unterernährten, untergewichtigen Kindern,
- Kindern mit einer chronischen Debilität,
- Kindern mit präoperativem Fasten.

Elektrolyte

▶ **Bedarf.** Die Prinzipien des Elektrolythaushaltes bei Kindern entsprechen denen bei Erwachsenen. Der tägliche Elektrolytersatz erfolgt auf der Basis von mg/kg KG oder mmol/kg KG. Der Tagesbedarf an Natrium beträgt altersabhängig 1–3 mmol/kg KG/Tag, von Kalium 0,5–3 mmol/kg KG/Tag, von Chlorid 0,5–3 mmol/kg KG/Tag und von Kalzium 0,2–1(2) mmol/kg KG/Tag (20–200 mg/kg KG/Tag).

▶ **Natrium.** Veränderungen im Natriumhaushalt sind meist an Störungen des Wasserhaushaltes gekoppelt. Frühgeborene und Neugeborene bzw. junge Säuglinge haben aufgrund ihres reduzierten Körperfetts (15% vs. 30% bei Erwachsenen) einen höheren totalen Körperwassergehalt (Frühgeborene 85%, Termingeborene 75%, Erwachsene etwa 60%). Vor allem ist der extrazelluläre Flüssigkeitsanteil mit 40% bei Neugeborenen signifikant divergent zu 20% bei Erwachsenen. Der minimale Wasserbedarf zur Kompensation von Verlusten liegt zwischen 60–100 ml/kg KG/Tag. Nach der Serumosmolarität, am schnellsten abgeschätzt an der Natriumkonzentration im Serum, werden isotone, hypotone oder hypertone Hydratations- und Dehydratationszustände unterschieden (Kap. 4.10.4).

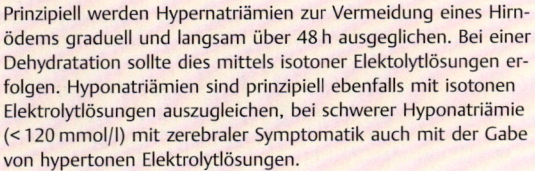

Praxistipp

Prinzipiell werden Hypernatriämien zur Vermeidung eines Hirnödems graduell und langsam über 48 h ausgeglichen. Bei einer Dehydratation sollte dies mittels isotoner Elektolytlösungen erfolgen. Hyponatriämien sind prinzipiell ebenfalls mit isotonen Elektrolytlösungen auszugleichen, bei schwerer Hyponatriämie (< 120 mmol/l) mit zerebraler Symptomatik auch mit der Gabe von hypertonen Elektrolytlösungen.

Bei der Behandlung einer Hyponatriämie ist jedoch vorrangig besonders die Ätiologie zu beachten. Hyponatriämien können auch Folge einer inapproproaten Sekretion von antidiuretischem Hormon (ADH) im Rahmen einer sekundären (Herzinsuffizienz) oder primären Erkrankung (endokrine Erkrankung, Schädel-Hirn-Trauma) sein, welche einer extremen Flüssigkeitsrestriktion (bis 30% des Erhaltungsbedarfs) bedürfen.

▶ **Chlorid.** Hyperchlorämien (> 109 mmol/l) korrigieren sich im Rahmen der Behandlung der Grunderkrankungen selbst. Hypochlorämien (< 95 mmol/l), häufig gesehen bei Pylorusstenosen und begleitet von metabolischer Alkalose und Hypokaliämie, werden mit isotonen Elektrolytlösungen und einer Supplementation mit Kalium behandelt, damit wird auch die Alkalose therapiert.

▶ **Kalium.** Hyperkaliämien im Sinne einer akuten Elektrolytimbalance als Folge einer erhöhten (iatrogenen) Zufuhr, eines Ausstroms in den Extrazellulärraum (Azidose, Katabolismus, Zellstörung) oder einer Nieren- oder Nebenniereninsuffizienz sind aufgrund ihrer direkt kardiotoxischen Wirkung (Bradykardie, AV-Block, Knotenrhythmus, Ventrikelrhythmus, Kammerflimmern, Asystolie) unmittelbar nach Diagnosestellung zu korrigieren. Neben der laborchemischen Quantifizierung erlaubt das EKG bei mäßiger Hyperkaliämie mit spitzen, schmalen T-Wellen und einer QT-Zeitverkürzung einen ersten diagnostischen Hinweis. Höhere Kaliumkonzentrationen führen zur QRS-Verbreiterung. Bei Kaliumwerten über 9 mmol/l kommt es zu malignen Herzrhythmusstörungen.

Therapeutische Maßnahmen:
- Die Expansion des extrazellulären Raums mit Natriumchloridlösung (z. B. 20 ml/kg KG mit Handinfusion) ist besonders vorteilhaft bei zusätzlicher Hyponatriämie.
- Es sollte ein Azidoseausgleich herbeigeführt werden mit Hyperventilation und Applikation von Bikarbonat in Einzeldosen von 1 mVal/kg KG repetitiv.
- Es wird Kalziumchlorid 5–10 mg/kg KG als Einzeldosis verabreicht.
- β_2-Mimetika werden zugeführt zum schnellen intrazellulären Kaliumeinstrom. Ein Effekt, der auch bei einer Hyperkaliämie infolge eines „Low cardiac Output" nach Herzoperationen mit extrakorporaler Zirkulation mit der Infusion von Adrenalin nutzbar ist.
- Besteht keine Niereninsuffizienz, sind zur Steigerung der renalen Kaliumausscheidung auch Schleifendiuretika gerechtfertigt (z. B. 1–2 mg/kg KG Furosemid).
- Eine weitere Behandlung besteht in der Applikation von Glukose und Insulin in einer Einzeldosis von 0,5 g/kg KG Glukose aus einer Lösung von 1 Einheit Insulin auf 3 g Glukose. Chronische Hyperkaliämien sind mit Kationenaustauscher und Dialyse zu behandeln.

4.10.2 Besonderheiten der Intensivtherapie

Besonderheiten der Organsysteme

Die Intensivtherapie von Neugeborenen und Kindern ist durch physiologische und krankheitsspezifische Besonderheiten gekennzeichnet.

▶ **Kardiovaskuläres System.** Das kardiovaskuläre System des Neugeborenen ist durch einen abfallenden pulmonalen Gefäßwiderstand, den Verschluss von Ductus venosus und arteriosus und Foramen ovale gekennzeichnet; das Herzzeitvolumen ist bei reduzierter Herzcompliance von der Herzfrequenz und den Füllungsdrücken, weniger von der Steigerung des Schlagvolumens abhängig. Bei der neonatalen Imbalance von sympathischer und parasympathischer Innervation reagiert das Herz von Neugeborenen und Säuglingen terminal mit Bradykardie und Asystolie und nicht mit Kammerflimmern.

Das myokardiale Kontraktionsverhalten wird wesentlich durch postnatal nicht abgeschlossene zelluläre Reifungsprozesse bestimmt. Das transverse Tubulussystem wird mit der 32. Fetalwoche evident. Aufgrund des unterentwickelten sarkoplasmatischen Retikulums, des verminderten sarkoplasmatischen Kalziumgehalts, der im Vergleich zum erwachsenen Herz auch erheblich größeren Distanz zu den im Sarkolemm exprimierten L-Typ-Kalziumkanälen sowie aufgrund der nahezu fehlenden transversen Tubuli ist die elektromechanische Kopplung des unreifen Myokards von Feten und Neugeborenen entscheidend vom transmembranösen Kalziumflux abhängig, die kalziuminduzierte Kalziumfreisetzung spielt nahezu keine Rolle.

▶ **Rolle der Natrium-Kalzium-Austauschpumpe (NCX).** L-Typ-Kalziumkanäle erlauben während der Depolarisation den Kalziumübertritt von extra- nach intrazellulär. Beim reifen Herz garantiert dies – aufgrund der räumlich engen Beziehung zum junktionalen Element des sarkoplasmatischen Retikulums – die kalziuminduzierte Kalziumfreisetzung (Triggerkalzium) aus dem sarkoplasmatischen Retikulum. Beim unreifen Herz stellt jedoch die Natrium-Kalzium-Austauschpumpe (NCX) den Haupttransportweg sowohl für den transmembranösen Kalziumeintritt und für die Verfügungstellung von Kalzium an die kontraktilen Proteine, als auch für den Efflux dar. Dies steht in krassem Gegensatz zum erwachsenen Herz, beim dem die Hauptfunktion der NCX ausschließlich in der Kalziumentfernung während der Relaxation besteht. Die höchste NCX-Aktivität im Sarkolemm findet sich in der späten Fetal- und frühen Postnatalzeit.

▶ **Expression der sarkoplasmatischen Ca^{2+}-ATPase (SERCA2a).** Während es postnatal schließlich zur Down-Regulation der NCX kommt, steigt gleichzeitig die Expression der *sarkoplasmatischen Ca^{2+}-ATPase (SERCA2a)* an. Dies koinzidiert mit der postnatalen Transition von der transmembranösen zur sarkoplasmalen Quelle des Aktivatorkalziums und wird darüber hinaus von der Reifung des T-tubulären Systems begleitet. Im Gegensatz dazu ist beim Fetus das endoplasmatische Retikulum der kleinen Arterien schon frühzeitig gereift.

Unter Berücksichtigung der derzeitigen Kenntnisse bezüglich der strukturellen Reifung des Herzes und der Unterschiede in den molekularen und zellulären Mechanismen der elektromechanischen Kopplung zwischen dem reifen und dem sich in der Entwicklung befindlichen Herz ist eine Extrapolation von Daten, die bei Erwachsenen bezüglich pathophysiologischer, pharmakologischer bzw. therapeutischer Gesichtspunkte gewonnen wurden, auf neonatale und frühinfantile Szenarien nicht zulässig. Im Kontext der heterogenen Ursachen einer kardialen Dysfunktion bei Säuglingen und Kindern sind jedoch die Kenntnisse zum Verständnis der kardialen Funktionen gerade während der Herzentwicklung noch sehr lückenhaft.

▶ **Respiratorisches System.** Dieses ist infolge hoher Dehnbarkeit des Brustkorbs und geringer Lungencompliance sowie verminderter Typ-1-Muskelfasern des Diaphragmas durch eine hohe Atemarbeit gekennzeichnet. Es besteht die Neigung zur Hypoxie infolge eines hohen Sauerstoffverbrauchs (etwa 180 ml/m^2 × min), eines erhöhten Verhältnisses von Verschlusskapazität zu funktionaler Residualkapazität sowie eines periodischen Atemmusters.

▶ **Nephrologisches und metabolisches System.** Die *Nierenfunktion* des Neugeborenen zeigt eine verminderte glomeruläre Filtrationsrate, eine reduzierte Konzentrations- und Dilutionsfähigkeit sowie einen obligaten Natriumverlust.

Das *metabolische System* ist durch eine Enzymunreife (Hyperbilirubinämie) und eine Thermogenese ohne die Fähigkeit zum Kältezittern gekennzeichnet.

▶ **Nervensystem.** Neurologisch ist nicht nur das autonome Nervensystem, sondern auch das zentrale Nervensystem unreif, es besteht eine inkomplette Myelinisierung.

Häufige intensivmedizinische Probleme bei Früh-/Neugeborenen

▶ **Infantiles respiratorisches Distress-Syndrom (IRDS).** *Surfactant-Mangel* charakterisiert durch Hyperkapnie, Hypoxie und daraus resultierender Azidose, kompliziert durch pulmonales interstitielles Emphysem, Pneumothorax und Pneumomediastinum. – Behandlung mit Surfactant-Substitution, Sauerstofftherapie und Beatmung sowie supportiven Maßnahmen.

▶ **Persistierende pulmonale Hypertension.** *Pulmonalvaskuläre Maladaptation* mit resultierendem Links-rechts-Shunt auf der Ebene von Vorhof und Ductus arteriosus mit prä- und postduktaler Zyanose. Assoziation mit IRDS, Mekoniumaspiration, Zwerchfellhernien, kardiovaskulären Fehlbildungen oder Sepsis. – Behandlung mit mechanischer Beatmung, selektiven pulmonalen Vasodilatativa (Alkalose, Sauerstoff, inhalatives Stickstoffmonoxid, aerosoliertes Iloprost), einer kardiovaskulären Therapie zur Aufrechterhaltung ausreichender Perfusionsdrücke sowie Anwendung der extrakorporalen Zirkulation nach definierten Kriterien.

▶ **Apnoe.** Fehlende Atmung > 10 s klinisch oftmals mit *Bradykardie und Zyanose* assoziiert. Differenzialdiagnostisch ausschließen: eine Hypoxämie oder metabolische Entgleisung (Hypoglykämie, Elektrolytentgleisungen, Temperaturentgleisungen, Sepsis), intrakranielle Blutungen oder Luftwegsobstruktionen. – Behandlung mit Sauerstoffzufuhr, Atemstimulation (nasale CPAP-Therapie [CPAP = kontinuierlicher positiver Atemwegsdruck], Theophyllin, Coffein) oder Beatmung.

▶ **Bronchopulmonale Dysplasie.** *Chronische Lungenerkrankung* infolge Baro- und Sauerstofftrauma bzw. infektiöser Inflammation mit respiratorischen Problemen und charakteristischem Röntgenbild der Lungen. – Behandlung durch antiinflammatorische Maßnahmen in systemischer und inhalativer Form, chronische Sauerstofftherapie, Bronchodilatativa, Diuretika und mechanische Atemhilfe.

▶ **Angeborene Herzerkrankungen.** Angeborene *Herzerkrankungen* mit vom Ductus arteriosus abhängiger *Lungenperfusion* (Zyanose) oder *Systemperfusion* (Low cardiac Output). – Behandlung mit Prostaglandin E1 in kontinuierlicher Infusion.

Kongestive Herzerkrankungen (Trikuspidal-, Mitralklappeninsuffizienz, Kardiomyopathie). – Therapie mit antikongestiven und inotropen Medikamenten.

Arrhythmiebedingte Herzinsuffizienz (meist paroxysmale supraventrikuläre Tachykardie). – Therapie mit Digitalisierung nach pharmakologischer (Adenosin i. v.) oder elektrischer Kardioversion oder bei Bedarf anderen Antiarrhythmika (Amiodarone).

Offener Ductus arteriosus bei Frühgeborenen mit Disposition zur kongestiven Herzinsuffizienz und Apnoe. – Behandlung mit Flüssigkeitsrestriktion und Indomethacin oder chirurgischer Ligatur.

▶ **Gastrointestinaltrakt.** Gastrointestinale Erkrankungen mit kongenitalen *Fehlbildungen* und überwiegender *Obstruktionssymptomatik* (Ileus). – Chirurgische Behandlung.

Nekrotisierende Enterokolitis als Folge eines Ischämie-Reperfusionsschadens mit Störung der intestinalen Mukosa, kompliziert durch Darmnekrosen und Perforationen, verantwortlich für abdominale Distension, blutige Durchfälle, Azidose und septischen Schock. – Behandlung mit intravenöser Hydratation, Antibiotika, oralem Nahrungsentzug, chirurgischer Exploration und Resektion nach Bedarf.

▶ **Metabolische Störungen.** Metabolische Störungen mit *Hypoglykämie* (Blutzucker < 40 mg/dl) und *Hypokalzämie* (ionisiertes Kalzium < 0,7 mmol/l) bedingen Irritabilität, Hypotonie und Neugeborenenkrämpfe. – Behandlung mit oraler oder intravenöser Gabe von Glukose oder Kalzium.

▶ **Störungen des zentralen Nervensystems.** Störungen des zentralen Nervensystems mit *Neugeborenenkrämpfen* mit metabolischer, infektiöser oder traumatischer Ätiologie. – Ursachenbehandlung oder eine spezifische antikonvulsive Therapie.

Periventrikuläre-intraventrikuläre Blutungen, assoziiert mit Unreife, Hypoxämie und Ischämie. Charakteristisch: Bradykardie, respiratorische Störungen, Apnoen, Krampfanfälle und Hypotonie. – Supportive Behandlung oder neurochirurgische Shuntanlage bei Entwicklung eines Okklusionshydrozephalus.

▶ **Infektionskrankheiten.** Angeborene bakterielle oder virale *Infektionen* (TORCH: T = Toxoplasmose, O = „others" [andere Krankheitserreger], R = Röteln, C = Zytomegalie, H = Herpes). – Meist nur supportiv zu behandeln.

Early- oder Late-Onset-Infektionen mit B-Streptokokken. Charakterisiert durch Sepsis, Pneumonie und Meningitis. – Behandlung mit Antibiotika und supportiver Therapie.

4.10.3 Grundsätze der Beatmungstherapie

▶ **Indikationen und Ziele.** Indikationen zur Beatmung sind Reanimation, kardiovaskulärer Schock, Störungen des pulmonalen Gasaustauschs (IRDS, akutes Atemnotsyndrom [ARDS], Pneumonie, Lungenkontusion), gestörte Atemmechanik (Luftwegsverlegung, Rippenserienfrakturen, Pneumothorax), zentrale oder periphere Atemlähmung/Atemschwäche (atemdepressive Medikamente, Intoxikationen, Enzephalitis, Querschnittslähmung, Guillain-Barré-Syndrom, Muskeldystrophie), Bewusstseinsstörungen (Schädel-Hirn-Traumen, Komata) oder oftmals nur die postoperative Versorgung.

> **Merke**
> Ziele der Beatmung sind Kontrolle der Atemwege, adäquater Gasaustausch, Reduktion des Sauerstoffverbrauchs über Verminderung der Atemarbeit, Rekrutierung schlecht belüfteter Lungenareale.

▶ **Anatomische und physiologische Besonderheiten bei zu beatmenden Kindern.** Die Zunge von Kindern ist in Relation zur Mundhöhle groß. Tonsillen und Adenoide haben ihre maximale Größe im Alter von 5–7 Jahren, daher sind Schwierigkeiten sowohl bei oraler wie bei nasaler Intubation möglich. Der Kehlkopf steht höher (C 3 bis C 4), unter 3–5 Jahren besteht eine obligatorische Nasenatmung, externer Larynxdruck verbessert die Sicht auf den Kehlkopfeingang bei der Intubation. Die Säuglingsepiglottis ist schmal, kurz und U-förmig. Die vordere Fixierung der Stimmbänder ist bei Säuglingen mehr kaudal, diese Neigung disponiert zur Platzierung der Tubusspitze in der vorderen Kommissur. Die engste Stelle der oberen Luftwege ist in Höhe des konisch gestalteten Cricoids. Enge am Cricoid und Angulation der cordae vocales verlieren sich ab dem 10. bis 12. Lebensjahr.

Die insgesamt engen Luftwege bei Neugeborenen und Säuglingen disponieren nicht nur zum charakteristischen Krankheitsbild der Bronchiolitis, sondern auch zur schnellen Verlegung der oberen Luftwege (Croup-Syndrom). Ein 1 mm großes zirkumferenzielles Ödem bei 4 mm weiten Säuglingsluftwegen führt zur 75%igen Reduktion der Öffnungsfläche und zu einem 16-fachen Anstieg des Atemwegswiderstandes (Resistance) – bei 8 mm weiten Luftwegen von Erwachsenen führt ein gleiches Ödem nur zur Verminderung der Öffnungsfläche um 44% und zu einer 3-fachen Erhöhung der Resistance. Die kurze (4–5 cm) Strecke von Stimmbändern bis zur Carina ist in Relation zur möglichen Auf- und Abwärtsbewegung eines Tubus bei Kopfbewegungen zu sehen (nasale Intubation erlaubt bessere Tubusfixation!).

Die Sauerstoffdissoziationskurve des Neugeborenen ist nach links verschoben, was die erhöhte Affinität des Sauerstoffs an das fetale Hämoglobin repräsentiert. Der Wert des arteriellen Sauerstoffpartialdrucks (paO_2), bei dem 50% des Hämoglobins mit Sauerstoff gesättigt sind (P50), liegt bei Neugeborenen bei 19 mmHg, im Vergleich dazu liegt der P50-Wert von Erwachsenen bei 27 mmHg.

> **Merke**
> Infolge der nach links verschobenen O_2-Sättigungskurve bedarf es für ein adäquates Sauerstoffangebot einer höheren Hämoglobinkonzentration.

▶ **Besonderheiten der Atemphysiologie.** Der Atemzug, der inspiratorisch durch eine Kontraktion des Diaphragmas und der Interkostalmuskulatur, exspiratorisch durch die elastische Rückstellkraft der Lungen und des Brustkorbs bestimmt wird und durch die Atemhilfsmuskulatur eine Unterstützung erfahren kann, ist beim Neugeborenen durch den ausgesprochen dehnbaren Brustkorb und die noch schlecht entwickelte Atemmuskulatur sowie die niedrige Lungencompliance eingeschränkt. Die Atemarbeit zur Aufrechterhaltung von Lungenvolumen und offenen Atemwegen ist erhöht. Bei einer angestrengten Inspiration führt dies zur Retraktion von Brust und Sternum. Durch die noch unterentwickelte Interkostal- und Bauchmuskulatur ist auch die forcierte Exspiration des Neonaten vermindert. Dies erklärt, warum eine Erhöhung des Atemminutenvolumens überwiegend durch eine Steigerung der Atemfrequenz auf Kosten einer erhöhten Atemarbeit, eines gesteigerten Sauerstoffverbrauchs, einer erhöhten Totraumventilation und eines erhöhten Ventilation/Perfusion-Missverhältnisses erfolgt mit Disposition zu Erschöpfung und respiratorischem Versagen. Mit der beginnenden Versteifung des Brustkorbs und deutlichen Zunahme der Atemmuskulatur wird im Alter von etwa 6 Monaten die inspiratorische und exspiratorische Leistung über eine Steigerung des Tidalvolumens und weniger über einen Anstieg der Atemfrequenz verbessert [20] (▶ Tab. 4.27).

Tab. 4.27 Lungenfunktion Normalwerte.

	Neonat	Säugling	Kind/Erwachsener
Atemfrequenz (pro min)	30–50	20–30	12–20
Tidalvolumen (ml/kg)	6–8	6–8	7–8
Minutenvolumen (ml/kg KG/min)	200–250	175–180	80–100
FRC* (ml/kg)	22–25	25–30	30–45
Lungencompliance (ml/cm H_2O)	5–6	15–20	130–150
Resistance (cm H_2O/l/sec)	25–30	10–15	1,5–2
Sauerstoffverbrauch (ml/kg KG/min)	5–8	5	3–4

* FRC = funktionelle Residualkapazität; die dynamische FRC beim spontan atmenden Neugeborenen liegt bei etwa 40% der totalen Lungenkapazität. Erzielt wird diese durch eine Unterbrechung der Exspirationsphase infolge Glottisschluss, durch eine forcierte Atmung gegen eine geschlossene Glottis (Auto-PEEP) und durch eine kontinuierliche Tonuserhöhung im Diaphragma und in der Interkostalmuskulatur (Thoraxversteifung). PEEP = positiver endexspiratorischer Druck.

4.10 Besonderheiten der intensivmedizinischen Betreuung von Neugeborenen und Kindern

Künstliche Beatmung/Beatmungsmodi

▶ **Ausrüstung.** Die Beatmung unter endotrachealer Intubation bedarf eines dem Alter des Kindes angemessenen Equipments. Dazu gehören altersgemäße Beatmungsmasken, Beatmungsbeutel, Laryngoskope und v. a. ein dem Alter angemessener Tubus. Bei elektiven Eingriffen sollte die Tubusgröße den tabellarisch gelisteten Größen entsprechen (▶ Tab. 4.28). Kleine Innendurchmesser der Endotrachealtuben erhöhen den Atemwiderstand und die Atemarbeit, ein großer, die oberen Luftwege verschließender Tubus, wie er im Notfall unter Reanimationsbedingungen sinnvoll ist, trägt ein Verletzungsrisiko und prädisponiert zur Postintubationsstenose.

Cuff-Tuben sollten aufgrund einer Verletzungsgefahr bei Kindern unter 6 (8) Jahren möglichst nicht verwendet werden. Eine endobronchiale Intubation ist durch eine Tubusplatzierung entsprechend der endständigen Markierung vermeidbar.

▶ **Komplikationen.** Komplikationen einer Intubation, wie kardiovaskuläre Reaktionen (Hypertension, Tachykardie, Bradykardie), Zahn- oder Zahnleistenverletzung, Aspiration, Laryngospasmus, Obstruktion oder „Kinking" des Tubus, endobronchiale Intubation, ungewollte Extubation, Bronchospasmen, Mukosaverletzung, Granulombildung, Trachealstenose, Stimmbandparalyse oder Aryknorpeldislokation sind durch erfahrenes Pflegepersonal und Ärzte mit adäquatem Vorgehen vermeidbar (ausreichende Analgosedierung, eventuell Relaxation, Präoxygenierung und adäquate Technik von Maskenbeatmung und Intubation).

▶ **Beatmung Neugeborener.** Die künstliche Beatmung von Neugeborenen wird überwiegend mit „Continuous-Flow, Time-cycled, Pressure-limited" IMV-Systemen (IMV = intermittierende, wechselnde mandatorische Beatmung) vorgenommen. In einer neuen Klassifikation der Beatmungssysteme erfolgt die mechanische Beatmung durch neonatale Beatmungsgeräte als flowkontrolliert, zeitgesteuert, zeitgetriggert und druckkontrolliert (▶ Tab. 4.29). Die Weiterentwicklung der Beatmungstechnik erlaubt mit den modernen Geräten auch beim Neugeborenen eine synchronisierte intermittierende mandatorische Beatmung (SIMV) über einen Volumentrigger (z. B. beim Babylog 8000) oder einen Abdominalsensor (z. B. beim Infant-Star). Ein volu-

Tab. 4.28 Tubusgrößen für verschiedene Altersstufen.

Alter	Tubusgröße (mm Innendurchmesser)
Frühgeborenes < 2 kg	2,5
Frühgeborenes > 2 kg	3,0
Termingeborenes	3,0 – 3,5
Säugling	3,5 – 4,0
1 – 4 Jahre	4,5 – 5,0
> 4 Jahre	(Alter in Jahren + 16) : 4

Tab. 4.29 Kontrollierte Beatmung beim Neu-/Frühgeborenen mit Atemnotsyndrom.

Ziele und Maßnahmen	Werte
Ziel	
$paCO_2$	35 –(60) mmHg
paO_2	40 – 70 mmHg (P50!)
SaO_2	87 – 93 %
pH	> 7,25
initiale Einstellung der kontrollierten Beatmung	
Beatmungsfrequenz	60 – 100/min
Inspirationsfluss	8 –(12) l/min,
Exspirationsfluss	4 – 6 l/min
Inspirationszeit	0,2 – 0,4 s (I : E Verhältnis 0,5 oder 1 : 1)
PEEP	+2 bis + 4 cm H_2O
Beatmungsdruck nach Thoraxexkursion und gewünschten Zielvorgaben, Letzteres gilt auch für die FiO_2-Konzentration	
Modus	flowkontrolliert, zeitgesteuert, druckkontrolliert
Ventilatoreinstellung nach kardiochirurgischem Eingriff	
Tidalvolumen	15 – 20 ml/kg KG (Neugeborenes) 15 ml/kg KG (Kind)
Atemfrequenz	15 – 25/min
Inspirationszeit	0,5 – 1 s (Neugeborenes/Kind) 1,0 – 1,5 s (Jugendlicher)
PEEP	2 – 4 cm H_2O
FiO_2	1,0
Modus	volumengesteuertes, druckkontrolliertes SIMV

FiO_2 = inspiratorische Sauerstoffkonzentration; I : E = Verhältnis Inspiration (I) zu Exspiration (E); $paCO_2$ = arterieller Kohlendioxidpartialdruck; paO_2 = arterieller Sauerstoffpartialdruck; PEEP = positiver endexspiratorischer Druck; SaO_2 = arterielle Sauerstoffsättigung; SIMV = synchronisierte intermittierende mandatorische Beatmung

menkontrollierter SIMV-Modus ist möglich. Verbesserungen der Kalibration und der Messung kleinster Volumina ermöglichen eine Volumenunterstützung der mechanischen SIMV-Atemzüge mit kontinuierlichem positiven Atemwegsdruck (CPAP) oder flussvariabler Druckunterstützung der spontanen Atemzüge. Der Hauptunterschied zwischen Beatmungsgeräten für Neugeborene und ältere Kinder/Erwachsene liegt in dem Bereich für die Verfügungstellung von Fluss und Volumen.

> **Merke**
> Neonatalgeräte erlauben, niedrigere Flows und Volumina bei höheren Frequenzen anzubieten.

Während die Beatmungsgeräte für Neugeborene einen kontinuierlichen Fluss nach Vorgabe anbieten, ermöglicht es die variable Flussverfügbarkeit der Ventilatoren für ältere Patienten, Druck und/oder Volumen zu variieren. Dies erlaubt bei druckkontrollierter und druckassistierter Beatmung ein dezelerierendes Flussprofil, was die Entwicklung von Spitzendrücken bremst. Durch die Möglichkeit, höhere Mitteldrücke zur Verfügung zu stellen, können besser kollaptische Alveolen rekrutiert werden.

▶ **Beatmung bei Patienten mit pulsatilem pulmonalarteriellen Fluss.** Eine Besonderheit stellt die Beatmung bei Patienten mit nicht pulsatilem pulmonalarteriellen Fluss dar, wie sie bei der Konnektion der oberen Hohlvene an die Pulmonalarterie (bidirektionale obere cavopulmonale Konnektion, *BCPC, Glenn-Anastomose*) oder bei der totalen cavopulmonalen Konnektion *(TCPC, Fontan-Zirkulation)* besteht. Die pulmonalarterielle Perfusion mit passivem Blutfluss – da ohne einen zwischengeschalteten subpulmonalen Ventrikel – ist abhängig vom transpulmonalen Druckgradienten (Differenz zwischen pulmonalarteriellem Mitteldruck und linksatrialem Druck), von der systolischen, v. a. aber diastolischen Herzfunktion, vom pulmonalen Gefäßwiderstand und nicht zuletzt von der Atemmechanik (z. B. negativer endexspiratorischer Druck, NEEP).

Dementsprechend bedarf es bei solchen Patienten einer dieser Hämodynamik gerecht werdenden Beatmung; prinzipiell gilt die Regel, NEEP ist besser als PEEP (positiver endexspiratorischer Druck) oder Spontanatmung ist günstiger als eine positive Druckbeatmung. Die Beatmung sollte mit dem niedrigsten effektiven mittleren Atemwegsdruck, Best-AMV (AMV = Atemminutenvolumen) durchgeführt werden. Dieser ist dann erzielt, wenn der passive Blutfluss durch die Lunge nicht aufgrund der Beatmung behindert wird und eine antiatelektatische Beatmungseinstellung etabliert ist, meist mit leichter permissiver Hyperkapnie ohne Induktion einer Azidose (postiver Base Excess, BE).

Sollte keine primäre Lungenparenchymerkrankung vorliegen, ist ein Atemmitteldruck von < 9 mmHg mit einer langsamen Beatmungsfrequenz (z. B. bei Säuglingen < 14/min) und dementsprechender Nichtbeatmungszeit für die Gewährleistung des passiven pulmonalen Blutflusses zu wählen, mit einem relativ hohen Tidalvolumen (etwa 10 ml/kg KG) als antiatelektatischer Beatmungsform.

Eine druckkontrollierte, leicht druckunterstützende synchronisierte, intermittierende mandatorische Beatmung (SIMV) ist frühzeitig zu gewährleisten, ohne dass ein „Hochschaukeln" des mittleren Atemwegdruckes während der druckunterstützten Spontanatemzüge stattfindet. Falls keine Kontraindikationen bestehen, sollte postoperativ eine rasche Extubation das Ziel sein.

Hochfrequenzoszillationsventilation (HFOV)

Verbesserte Techniken haben die Indikationen zur HFOV im Kindesalter erweitert. Die Rate chronischer Lungenerkrankungen bei beatmeten Kindern mit „Respiratory Distress Syndrome" (RDS) konnte reduziert werden. Im Gegensatz zur konventionellen Beatmung (Atemminutenvolumen entspricht Beatmungsfrequenz × Tidalvolumen), bei der das Tidalvolumen (zusammengesetzt aus $1/3$ Totraum- und $2/3$ Alveolarvolumen, entsprechend etwa 6 ml beim Neugeborenen) zur Beatmung genutzt wird, ist das Tidalvolumen bei der HFOV kleiner als das Totraumvolumen. Die Mechanismen und mathematischen Theorien der HFOV werden unterschiedlich, immer als multifaktoriell beschrieben. Die zu benutzenden Frequenzen (Hertz/min) bis zur Oszillation hängen von dem jeweiligen Gerätetyp ab. Bei der HFOV sind Exspiration und Inspiration positive und negative Druckschwankungen im Bereich des eingestellten Mitteldruckes, ausgelöst durch geräteseitige diaphragmale oder elektromagnetische Kolbenbewegungen. Die erzeugten Tidalvolumina liegen in einem Bereich von 1 – 3 ml/kg, die Oszillationszyklen zwischen 600 und 3000. Der benötigte Mitteldruck wird nach Klinik, Blutgasen (Oxygenierungsparameter) und radiologisch kontrolliertem Zwerchfellstand justiert.

Oxygenierung/CO_2-Austausch unter HFOV

Die *Oxygenierung* erfolgt über die inspiratorische Sauerstoffkonzentration (FiO_2), den Beatmungsmitteldruck, die Oszillationsamplitude sowie die physikalische Sekretolyse und -entfernung, aber auch über das Verhältnis von Lungenperfusion zu rekrutierten Alveolen.

Die *CO_2-Elimination* wird über die Oszillationsamplitude, die Oszillationsfrequenz, die Höhe des Atemwegsmitteldrucks und über physikalische Maßnahmen (Sekret!) beeinflusst.

> **Merke**
> Bei Neugeborenen mit „Respiratory Distress Syndrome" (RDS) hat sich die HFOV als additive Behandlungsform zur kausalen Surfactant-Substitution bewährt. Auch bei älteren Kindern mit „Acute respiratory Distress Syndrome" (ARDS) konnte die HFOV die Indikation zur extrakorporalen Membranoxygenierung (ECMO) reduzieren.

Die Anwendung der HFOV bei Patienten mit kardiovaskulären Problemen bedarf der Abwägung, da der höhere Atemwegsmitteldruck dem intermittierend höheren Spitzendruck der konventionellen Beatmung entgegensteht.

Die heutigen Möglichkeiten der Beatmung erlauben ein differenziertes Behandlungsangebot unter alters- und krankheitsspezifischen Gesichtspunkten. Eine optimierte Behandlungsstrategie bedarf der physiologischen und pathophysiologischen Kenntnis von Respiration, Herz-Kreislauf-Funktion und kardiopulmonalen Interaktionen bei Neugeborenen, Säuglingen und Kindern.

4.10.4 Grundsätze der Volumentherapie

Bei der Volumentherapie von Neugeborenen und Kindern ist zwischen einer akuten Therapie im Rahmen von kardiovaskulären Schockzuständen und einem zu erwartenden Flüssigkeitsverlust bei flüssigkeitskonsumierenden Erkrankungen (z. B. Verbrennungskrankheit) oder operativen Eingriffen (große Baucheingriffe) zu unterscheiden.

4.10 Besonderheiten der intensivmedizinischen Betreuung von Neugeborenen und Kindern

▶ **Schockzustand.** Unter Berücksichtigung der Definition eines kardiovaskulären Schocks als akute homöostatische Störung unterschiedlichster Ätiologie mit Beeinträchtigung multipler Organsysteme, welche letztendlich zum Versagen der Zellfunktion führt, ist ein Schock ein Zustand eines verminderten effektiven Herzzeitvolumens, aber nicht notwendigerweise ein Zustand mit vermindertem Intravasalvolumen.

Merke
Die *klinischen Zeichen* eines Volumenmangels sind Tachykardie, Hypotonie, Zentralisation, Blässe, Oligurie/Anurie, schwache Refüllung, niedriger zentralvenöser Druck (ZVD).

▶ **Eine der wichtigsten Primärmaßnahmen: Volumen-Challenge.** Kann die Ursache eines Herz-Kreislauf-Schocks nicht unmittelbar diagnostiziert werden, wie z. B. eine Perikardtamponade, eine Kardiomyopathie oder ein angeborener Herzfehler mittels Echokardiografie, so ist eine Volumen-Challenge (mit einer Einzeldosis von 10 – 30 ml/kg KG Ringer-Lösung oder mit physiologischer Kochsalzlösung bzw. einer Kolloidallösung von 5 – 10 ml/kg KG Humanalbumin 5%) unter Beobachtung von Herzfrequenz, Blutdruck, peripherer Perfusion (kapilläre Refüllung) und, falls vorhanden, dem zentralen Venendruck eine der wichtigsten Primärmaßnahmen, die bis zur Blutdruckstabilisierung nach Bedarf zu wiederholen ist. Fällt der arterielle Blutdruck jedoch unter einer solchen Volumen-Challenge ab, ist von einer primären oder sekundären myokardialen Beeinträchtigung auszugehen und mit einer Katecholamintherapie zur Verbesserung der myokardialen Funktion bzw. zur Gewährleistung adäquater Perfusionsdrücke zu beginnen. Unter Berücksichtigung von Anamnese und krankheitsspezifischer Verdachtsdiagnose ist eine sofortige Diagnostik, zumindest ein zentraler Zugang zur Beurteilung des zentralen Venendrucks, notwendig.

Schockspezifische Volumentherapie

Hypovolämischer Schock als Folge von Erbrechen, Durchfall und Fieber

Der Schweregrad einer Dehydratation beschreibt den Gewichtsverlust infolge des entstandenen Wassermangels (▶ Tab. 4.30). Zur Differenzierung zwischen einer isotonen, hypotonen und hypertonen Dehydratation ist die Serumosmolalität zu bestimmen, sie lässt sich auch nach folgender Formel kalkulieren:

Serumosmolalität =
2 × (Natrium + Kalium) + Harnstoff/6 + Glukose/18

isotone Serumosmolalität = 270 – 300 mosmol

▶ **Volumentherapie bei Dehydratation/Toxikose.** Bei Dehydration/Toxikose wird wie folgt verfahren:
- *Zugang:* periphere Vene, zentraler Zugang oder intraossär (tibiales Knochenmark);
- *Schock:* 30 ml/kg Ringer-Lösung oder NaCl 0,9% im langsamen Bolus, auch repetitiv bis der Blutdruck stabil ist und periphere Pulse palpabel sind;
- *Flüssigkeitstherapie nach Schock:* Flüssigkeitsmenge: Tagesbedarf und errechnetes Defizit; Ausgleich des Defizits über 48 h; Tagesbedarf in Form von Glukose 10% mit dem für das Alter entsprechenden Elektrolytbedarf zuführen (Säugling: 100 ml/kg KG/Tag, NaCl 2 – 3 mmol/kg KG/Tag und Kalium 2 – 3 mmol/kg KG/Tag bei Urinproduktion); Flüssigkeitsdefizit substituieren in Form von Ringer-Lösung oder NaCl 0,9%;
- *Beispiel:* Dehydratation von 10% bedeutet ein Wasserdefizit von 100 ml/kg KG; ein Säugling von 10 kg KG mit 10%iger Dehydratation benötigt demzufolge 2000 ml/Tag (1000 ml/Tag Tagesbedarf + 1000 ml NaCl oder Ringer-Lösung als Ersatz). Bei hypertoner Dehydratation sollte das Natrium im Serum langsam um etwa 0,5 mmol/l/h abfallen.

Tab. 4.30 Schweregrad der Dehydratation.

Dehydratation in % des Körpergewichts	Klinische Zeichen
5% (50 ml/kg KG)	• Herzfrequnz 10 – 15% > Normalwert • trockene Schleimhäute • verminderte Urinausscheidung
10% (100 ml/kg KG)	• verminderter Hautturgor • Oligurie • tiefe Augen und Fontanelle • Lethargie
15% (150 ml/kg KG)	• Hypotension • Tachykardie • Vasokonstriktion • Azidose • Bewusstseinsänderung
20% (200 ml/kg KG)	• Schock/Koma • Anurie

Praxistipp
Zu beachten ist ein Flüssigkeitsverlust während der Behandlung und über eine erhöhte Perspiratio insensibilis: bei Fieber zusätzlich 10 ml/kg KG/Tag pro 1°C über 38°C, bei verdoppelter Atemfrequenz (Tachypnoe) 10 ml/kg KG/Tag.
Azidoseausgleich sollte nur erfolgen, wenn pH < 7,15; Bikarbonat wird verabreicht in Einzelgaben von 1 mVal/kg KG.

Hämorrhagischer Schock

▶ **Stadien.** Der Schweregrad eines akuten Blutverlustes lässt sich nach klinischen Kriterien erfassen (▶ Tab. 4.31). Die Behandlung der Wahl, falls möglich, ist die Beseitigung der Blutungsursache. Blutungsstopp ist effektiver als Blutsubstitution (Kap. 4.10.5).

▶ **Stadium I.** In Stadium I ist nach einem initialen Bolus von 20 ml/kg KG Ringer-Lösung im Verhältnis von 3 ml Ringer-Lösung zu 1 ml Blutverlust zu substituieren, da nur etwa ⅓ der kristallinen Lösung im Intravasalraum verbleibt.

▶ **Stadium II.** Stadium II ist wie Stadium I zu behandeln, zusätzlich wird aber eine zusätzliche Bluttransfusion nötig. Eine anhaltende Blutung ist 1 : 1 mit Blut zu ersetzen.

▶ **Stadium III und IV.** Stadium III und IV des hämorrhagischen Schocks bedürfen der Infusion mit Ringer-Lösung und der Bluttransfusion. In solchen Situationen ist bei Bedarf auch die Transfusion von ungekreuztem Blut notwendig. Vorübergehend sind auch Autotransfusionen mit Bein- und Bauchbandagen zur Stabilisierung des Blutdrucks notwendig.
- *Frischblut* (Alter < 48 h), welches Erythrozyten, Thrombozyten und Gerinnungsfaktoren enthält, ist nach Kreuzprobe das ideale Ersatzvolumen. Meist ist jedoch frisches Frischblut nicht vorhanden, sodass in der Blutbank gespeichertes Erythrozytenkonzentrat gegeben werden muss.
- *Erythrozytenkonzentrat* enthält Erythrozyten mit einem Hämatokrit zwischen 50 und 70%. Thrombozyten sind nicht vorhan-

Therapeutische Grundprinzipien der Intensivtherapie und Grundlagen der Beatmungstherapie

Tab. 4.31 Stadien des hämorrhagischen Schocks.

Stadium	I	II	III	IV
Defizit/Blutvolumen	10–15 %	20–25 %	30–35 %	> 40 %
Pulsfrequenz (pro min)	> 100	> 150	> 150	> 150 (< 50)
Blutdruck	normal	< Pulsdruck	vermindert	vermindert (nicht messbar)
Atmung	normal	erhöht	Tachypnoe	Tachypnoe/Apnoe
Bewusstsein	normal	unruhig	konfus	bewusstlos
Urinausscheidung	1–3 ml/kg KG/h	0,5–1 ml/kg KG/h	< 0,5 ml/kg KG/h	Anurie

den und nur sehr geringe Mengen an Gerinnungsfaktor V und Faktor VIII. Der Kaliumgehalt ist hoch und die Lösung (Citrat) zur Speicherung bindet Kalzium. Bei Massentransfusion > 100 ml/kg KG oder größer dem 1,5-Fachen des Blutvolumens kommt es bei der Transfusion mit Erythrozytenkonzentrat zur Thrombozytopenie und Koagulopathie, eine Transfusion mit Thrombozytenkonzentrat und damit auch Gerinnungsfaktoren wird oftmals zusätzlich notwendig. Zur Vermeidung von Herzrhythmusstörungen ist das aus der Blutbank kalt gelieferte Blut mit Blutwärmern zu erwärmen.

- *Blutgruppenspezifisches Blut* kann unter lebensbedrohlichen Situationen ohne eine umfangreiche Kreuzprobe verabreicht werden. Die Inzidenz schwerer Transfusionsreaktionen von ungekreuztem Blut liegt bei 1 : 1000. Ist blutgruppengleiches Blut nicht vorhanden, kann männlichen Patienten 0-Rh-positives und weiblichen Patienten 0-Rh-negatives Blut verabreicht werden.

Volumentherapie bei Verbrennungskrankheit

▶ **Schocktherapie.** Im Schock (Tachykardie, keine tastbaren Pulse, nicht messbarer Blutdruck): Applikation von Ringer-Lösung und/oder 5 %iger Humanalbuminlösung, bis der Blutdruck messbar wird, die Herzfrequenz abfällt und der zentralvenöse Druck > 4 mmHg und < 10 mmHg liegt.

▶ **Flüssigkeitstherapie nach Schocktherapie.** Die Flüssigkeitsmenge berechnet sich aus Erhaltungsbedarf und Ersatz von 5 ml/kg KG pro Prozent der verbrannten Hautfläche. Bis zu 50 % des Ersatzes an Flüssigkeit ist innerhalb der ersten 8 h, die restliche Flüssigkeitsmenge innerhalb der nächsten 16 h zu infundieren.

Der *tägliche Erhaltungsbedarf* beträgt etwa bei einem Körpergewicht von:
- bis 10 kg: 100 ml/kg KG,
- bis 20 kg: 80 ml/kg KG,
- bis 40 kg: 60 ml/kg KG.

▶ **Glukose.** Da initial meist eine Hyperglykämie infolge einer stressinduzierten Glukoseutilisationsstörung vorliegt, ist als primäre Lösung für den Erhaltungs- und Ersatzanteil nur Ringer-Lösung zu verwenden. Bei Säuglingen ist wegen eines schnellen Blutzuckerabfalls (Hypoglykämie!) meist schon 6–12 h nach dem Verbrennungstrauma eine Glukoseinfusion notwendig (Blutzuckerbestimmungen). Bei in den Normbereich sinkendem Blutzucker sollte initial der berechnete Erhaltungsbedarf in Form einer 10 %igen Glukoselösung verabreicht werden. Bei Urinproduktion ist der Glukoselösung Kaliumchlorid (2–3 mVal/kg KG/Tag) und Glyzerophosphat (0,5 ml/kg KG/Tag) beizugeben.

> **Merke**
> Der Postaggressionsstoffwechsel der Verbrennungskrankheit ist durch einen hohen Kalorienbedarf gekennzeichnet (!).

Um schlecht rückresorbierbare, eiweißreiche Ödeme zu vermeiden, sollte altersabhängig der Flüssigkeitsersatz nur mit Ringer-Lösung ohne Eiweißsubstitution bis zu einem kolloidosmotischen Druck von 12–14 mmHg erfolgen (Anhalt: Eiweißkonzentration im Plasma × 4).

▶ **Verlauf.** Am 2. Tag nach dem Verbrennungstrauma ist die Ersatzmenge auf 2 ml/kg KG/% verbrannter Fläche zu reduzieren. Ab dem 3. Tag nach dem Trauma darf mit der Rückresorption der Flüssigkeit aus dem Interstitium gerechnet werden, sodass meist nur noch ein Erhaltungsbedarf von etwa 2000 ml/m² Körperoberfläche benötigt wird und zusätzliche Flüssigkeit nur nach Bedarf verabreicht wird, orientiert an der Klinik mit Herzfrequenz, Blutdruck, zentralem Venendruck, Urinproduktion und spezifischem Gewicht des Urins sowie an den Serumelektrolyten mit Osmolalität und kolloidosmotischem Druck.

Intraoperativer Flüssigkeitsbedarf

Die Liberalisierung der Kriterien zum präoperativen Fasten hat den Schweregrad des präoperativen Flüssigkeitsdefizits vermindert. Prinzipiell gilt, dass Neugeborene und Säuglinge in der Regel mit Ausnahme von Minimaleingriffen präoperativ einen parenteralen Flüssigkeitsausgleich erhalten und dass eine Hypoglykämie durch eine entsprechende Glukoseinfusion vermieden werden sollte. Ansonsten ist bei längerer Nüchternphase der kalkulierte intraoperative Flüssigkeitsbedarf pro Operationsstunde altersabhängig um ½ bis ¼ der Berechnungsmenge zu erhöhen (▶ Tab. 4.32).

4.10.5 Grundsätze der Transfusionsmedizin

> **Merke**
> Die Transfusion von Blutkomponenten ist zur Erhöhung der Sauerstofftransportkapazität (Erythrozyten) oder zur Verbesserung der Koagulation (Fresh frozen Plasma, Thrombozyten) indiziert. Ein rascher Blutverlust muss bei kleinen Kindern früher mit einer Transfusion behandelt werden als bei Erwachsenen.

▶ **Entscheidungsfindung.** Das Risiko von transfusionsbedingten Infektionen wie Hepatitis oder HIV hat zu Transfusionsrichtlinien und zu einem Konzept von normalen und noch akzeptablen Hä-

4.10 Besonderheiten der intensivmedizinischen Betreuung von Neugeborenen und Kindern

Tab. 4.32 Intraoperativer Flüssigkeitsbedarf.

Körpergewicht	Flüssigkeitsbedarf pro Operationsstunde
bis 10 kg KG	4 ml/kg KG/h
10–20 kg KG	2 ml/kg KG/h
> 20 kg KG	1 ml/kg KG/h
Eingriff	**insensibler Flüssigkeitsverlust**
minimale Inzision	3–5 ml/kg KG/h
moderate Inzision	5–10 ml/kg KG/h
großer Eingriff mit Darmexposition	8–20 ml/kg KG/h
abgeschätzter Blutverlust	
Ersatz nach Bedarf (Kap. 4.10.4)	

Tab. 4.33 Blutvolumina (Prozent des Körpergewichts).

Lebensalter	Blutvolumen
Frühgeborene	90–100 ml/kg KG (9–10%)
Termingeborene	80–90 ml/kg KG (8–9%)
Säuglinge	75–80 ml/kg KG (7,5–8%)
Kleinkinder	70–75 ml/kg KG (7–7,5%)
Schulkind	60–70 ml/kg KG (6–7%)
Erwachsene	40–50 ml/kg KG (4–5%)

- Maximal akzeptabler Blutverlust (MABV):

MABV = Blutvolumen × (Hkt des Patienten − akzeptabler Hkt) : Hkt des Patienten

- Vollblutmenge bei der Transfusion von Vollblut:

Vollblutmenge = aktueller Blutverlust − MABV

- Transfusionsvolumen für Erythrozytenkonzentrat (Hkt von 50–80%):

Transfusionsvolumen = Blutvolumenersatz × akzeptabler Hkt : Hkt des EK

Praxistipp
Als Faustregel gilt: 3 ml EK (6 ml Vollblut)/kg KG erhöhen die Hb-Konzentration um etwa 1 g/dl.

Substitution von Blutprodukten

Merke
Generell erfolgt im Kindesalter eine restriktive Substitution von Blutprodukten. Zur Risikominimierung hat sich die Blutkomponentensubstitution bewährt. Prinzipiell gilt, dass die Transfusion von autologen Blutprodukten (Eigenspender) einer Anwendung gleichwertiger homologer Blutkomponenten vorzuziehen ist.

matokritwerten geführt: Liegt der Hämatokrit (Hkt) unter der zweiten Standardabweichung des Normalwertes, ist die Ätiologie der Anämie zu eruieren. Ein akzeptabler Hämatokrit ist der, der von Säuglingen und Kindern, aber auch im Rahmen der Grundkrankheit „toleriert" wird. Gesunde Kinder sind in der Lage, niedrige Hämatokritwerte durch Erhöhung des Herzzeitvolumens zu kompensieren. Auch die Erhöhung der inspiratorischen Sauerstoffkonzentration (FiO_2) ist für manche Kinder eine Möglichkeit zur Kompensation.

Ein differenziertes Vorgehen ist bei zyanotischen Kindern notwendig (höhere Normalwerte des Hämoglobins, < 14 g/dl bedeutet möglicherweise Anämie). Bei der Transfusion von Früh- und Neugeborenen ist die Verschiebung des P50-Wertes bei dem Ersatz von fetalem Hämoglobin (Hb) gegen Blut der Erwachsenen zu berücksichtigen, nach einer Transfusion ist ein höherer arterieller Sauerstoffpartialdruck (paO_2) zum Erreichen der gleichen Sauerstoffsättigung notwendig. Unabhängig vom Patientenalter sind auch die pharmakologischen Eigenschaften des zu transfundierenden Blutes, die in ihrer Gesamtheit als „Lagerungsschaden" bezeichnet werden, zu beachten. Formwandel der Erythrozyten mit Beeinträchtigung der Rheologie, Abnahme des 2,3-Diphosphoglyzerat(DPG)-Gehaltes mit Linksverschiebung der O_2-Dissoziationskurve und Verringerung der osmotischen Resistenz sowie Freisetzung von Inhaltsstoffen (z. B. Kalium). Durch Bestrahlung wird der lagerungsbedingte Kaliumaustritt verstärkt.

Bei der Entscheidung zur Transfusion müssen die Laborwerte, die Dauer, die Schwere und die Ursache der Anämie, der klinische Zustand und das Alter sowie das Geschlecht berücksichtigt werden.

Merke
Ein akuter Abfall des Hämoglobinwertes auf unter 5 g/dl ist kritisch, eine Transfusion mit Erythrozytenkonzentrat (EK) ist kaum zu vermeiden.

Blutverluste bis zum maximal akzeptablen Blutverlust (MABV) können mit Ringer-Lösung in einer Dosierung von 3 ml : 1 ml Blutverlust oder mit Albumin 5% 1 : 1 ersetzt werden.

▶ **Kalkulation des Transfusionsbedarfs** (▶ Tab. 4.33). Zur Kalkulation des Transfusionsbedarfs gelten folgende Formeln.

▶ **Autologe Blutprodukte.** Unter Berücksichtigung der eigenen Blutbildung sind jedoch autologe Frischblutkonserven, autologe Vollblutkonserven (Haltbarkeit etwa 28 Tage) oder Erythrozytenkonzentrate (Haltbarkeit bis zu 49 Tage) bei Kindern nur selten indiziert. Eine akute isovolämische Hämodilution (Hkt-Reduktion ohne Verminderung des Intravasalvolumens) ist jedoch für Kinder, die eine akute Anämie tolerieren, manchmal sinnvoll. Die Form von aufbereitetem autologen Cell-Saver-Blut, als Blutsubstitution nach operativen Eingriffen, z. B. mit der Herzlungenmaschine, sollte in vollem Umfang genutzt werden. Für Operationen mit großem Blutbedarf und der Möglichkeit einer langen Vorplanung ist auch die Herstellung von kryokonserviertem EK empfehlenswert (Lagerung bis zu 10 Jahre bei −80 °C in Form eines gewaschenen EK, unter Glyzeringefrierschutz).

▶ **Transfusion mit Erythrozytenkonzentrat (EK).** Bei einer Haltbarkeit von maximal 49 Tagen ist altersabhängig eine Transfusion mit Transfusionsfiltern (170–200 μm) bei einer Anämie mit folgenden Hb-Werten gerechtfertigt:
- Frühgeborene < 12 g/dl in der ersten Lebenswoche, < 10 g/dl nach der 3. Lebenswoche;
- Termingeborene < 10 (12) g/dl;

- Säuglinge < 8 g/dl;
- Kleinkinder < 6 – 7 g/dl.

Nachfolgend werden die Indikationen für *spezielle Erythrozytenkonzentrate* im Kindesalter erläutert:
- *Leukozytendepletiertes EK:* indiziert bei allen Kindern, bei denen eine Immunisierung gegen Histokompatibilitätsantigene, v. a. HLA-Systeme (humane Leukozytenantigensysteme), vermieden werden muss oder wenn ein CMV-negatives EK (CMV = Zytomegalievirus) nicht zur Verfügung steht. Indikationsgruppen: Knochenmarkempfänger, aplastische Anämien, Panmyelopathien, Leukämien, Transplantationskandidaten, transfusionsbedürftige chronische Anämien, CMV-negative Patienten unter Immunsuppression, Patienten mit bekanntem Risiko auf Leukozyten und/oder Thrombozyten.
- *Bestrahltes EK:* Die Bestrahlung von zellhaltigen Blutprodukten mit 30 Gy kurz vor der vorgesehenen Transfusion ist bei Kindern mit dem Risiko einer „Graft-versus-Host-Reaktion" (GVHR) durchzuführen, um diese zuverlässig zu verhindern. Nach Möglichkeit sollten nur leukozytenarme und möglichst gefilterte EK bestrahlt werden, um die Ausgangsmenge vermehrungsfähiger Lymphozyten klein zu halten. Indikationen sind intrauterine Transfusion, Früh- und Neugeborene, alle Blutspenden aus dem engen Familienkreis, Immundefektsyndrome, Knochenmarktransplantation, Behandlung mit Immunsuppressiva, Chemotherapie oder Ganzkörperbestrahlung.
- *Gewaschenes EK:* indiziert bei Transfusionsreaktionen auf Plasmaproteine oder zur Vermeidung der Zufuhr von inkompatiblen Antikörpern (autoimmunhämolytische Anämie); Haltbarkeit von nur 24 h.

▶ **Fresh frozen Plasma (FFP).** FFP ist indiziert bei globaler Gerinnungsstörung (Störung der hepatischen Produktion, Verbrauchskoagulopathie oder Eiweißverlustsyndrom), als Notfallsubstitution angeborener Gerinnungsstörungen (z. B. Purpura fulminans infolge Protein-C-Mangels) oder bei Massentransfusion (1 FFP : 4 EK).

▶ **Gerinnungsfaktoren.** Substitution von Antithrombin III < 60 % (bzw. < 40 % bei Neugeborenen) bei angeborenem oder erworbenem Mangel; Substitution eines quantitativen oder qualitativen Fibrinogenmangels sowie Gabe von Faktor VIII oder IX und von Willebrand-Faktor bei Hämophilie A oder B bzw. von Willebrand-Syndrom. Eine Einheit/kg KG führt zum Anstieg des jeweiligen Faktors um 1 – 2 %; abgesehen von bedrohlichen Blutungen oder großen Operationen ist bei leichter Hämophilie A oder Willebrand-Syndrom Typ I auch die Behandlung mit Desmopressin (DDAVP) effektiv.

▶ **Thrombozytenkonzentrat.** Indiziert als Blutungsprophylaxe bei Thrombozyten < 10 000 – 20 000/µl, bei manifester Blutung und einer Thrombozytenzahl < 50 000/µl oder präoperativ bei Thrombozyten < 80 000 – 100 000/µl. Risiken der Thrombozytentransfusion sind Antikörperbildung mit Thrombozytendestruktion bei Wiederholungstransfusionen, höheres Infektionsrisiko (gepooltes Konzentrat), Notwendigkeit der Vorbestrahlung bei Kompromittierung des Immunsystems sowie Vasodilatation und Hypotension durch einen hohen Histamingehalt.

▶ **Granulozytentransfusion.** Sie ist indiziert bei antibiotikaresistenter neonataler Sepsis mit Neutropenie, bei Kindern mit qualitativem oder quantitativem Neutrophilendefekt und Kindern mit hypoplastischem Knochenmark mit der Chance zur Erholung.

4.10.6 Grundsätze der Ernährungstherapie

Eine adäquate enterale und/oder parenterale Ernährung von Intensivpatienten im Kindesalter ist für eine schnelle Genesung unentbehrlich. Sie bedarf der Anpassung an den im Wachstum befindlichen Organismus und die ernährungsphysiologischen Besonderheiten im Kindesalter.

▶ **Grundumsatz und Reserven.** Im Kontext einer im Vergleich zum Erwachsenen reduzierten Energiereserve bei gleichzeitig deutlich erhöhtem Energiebedarf ist beim Kind ein Gewichtsstillstand ein Hinweis für eine unzureichende Ernährung. Der Grundumsatz ist bei Kindern aufgrund des hohen Wasserverlustes über die relativ größere Körperoberfläche etwa doppelt so hoch wie bei Erwachsenen (ca. 50 kcal/kg KG/Tag). Der Gesamtwasserumsatz ist dementsprechend ebenfalls höher, beim Säugling etwa 15 % (Erwachsene etwa 6 %). Die Perspiratio insensibilis beträgt 2,5 – 4 ml/kg KG/h (Erwachsene < 0,5 ml/kg KG/h). Die Glykogenreserven der Leber reichen beim Frühgeborenen für etwa 4 h, beim reifen Neugeborenen für 8 h. Die Glukose ist der wichtigste Energieträger, die Gefahr hypoglykämischer Hirnschäden ist umso höher, je jünger und unreifer das Kind ist.

▶ **Bedarf.** Muttermilch ist nicht nur als isotone Flüssigkeit (300 mosmol/kg), sondern auch aufgrund ihrer Komposition an Nahrungskomponenten (Fettfraktion 50%) die ideale Nahrung von Neugeborenen und Säuglingen. Der Proteinbedarf ist im Säuglingsalter erhöht, Kohlenhydrate als Glukoseersatz sind aufgrund der Möglichkeit zur Fruktoseintoleranz (Fruktose-1,6-Diphosphatasemangel) im Kindesalter nicht indiziert.

Merke

Die Indikationen zur künstlichen Ernährung im Kindesalter sind vielfältig. Für intensivpflichtige Kinder sind die häufigsten Gründe eine postoperative gastrointestinale Motilitätsstörung, kardiorespiratorische Insuffizienz, Ileus, nekrotisierende Enterokolitis oder angeborene Fehlbildungen des Gastrointestinaltraktes.

▶ **Enterale Ernährung.** Die enterale Ernährung ist nicht nur aus Kostengründen und aufgrund ihrer geringen Komplikationsrate die bevorzugte Ernährungsform, sondern auch aus physiologischen Gründen (Mukosaintegrität, Gallensäurenstimulation, Cholestaseprophylaxe). Nach Dünndarmeingriffen kann oftmals 24 h postoperativ mit der enteralen Ernährung begonnen werden, nach Magen- und Koloneingriffen nach etwa 3 – 5 Tagen.

Die meist industriell gefertigten *Sondennahrungen* werden altersadaptiert und nach Indikation angeboten. Im Säuglingsalter wird bevorzugt eine teil- oder volladaptierte Fertignahrung mit einem Kalorienanteil von 0,6 – 0,8 kcal/ml verabreicht. Nach der Säuglingszeit stehen hochmolekulare Sondennahrungen (1 kcal/ml), stoffwechseladaptierte Diäten (ca. 1 – 1,5 kcal/ml) oder, bei spezieller Indikation (z. B. Kurzdarmsyndrom), niedermolekulare Diäten zur Verfügung. Der Mineral-, Vitamin- und Spurenelementbedarf ist bei den Nahrungen im Allgemeinen berücksichtigt. Die Applikation der Sondennahrung erfolgt über nasogastrale Magen- oder Duodenalsonden oder in Spezialfällen über perkutane endoskopische Gastrostomien in Form von zeitlich definierten Boli oder kontinuierlich, pumpengesteuert, dann jedoch bevorzugt über eine nasoduodenale Sonde.

▶ **Totale parenterale Ernährung.** Diese ist auf einer pädiatrischen Intensivstation für alle Altersstufen eine Routinemaßnahme. Generell stehen 2 Applikationswege zur Verfügung. Der peripher-venöse Zugang ist maximal mit der 3-fachen Serumosmo-

4.10 Besonderheiten der intensivmedizinischen Betreuung von Neugeborenen und Kindern

Tab. 4.34 Täglicher Bedarf pro kg Körpergewicht an Wasser, Energie, Kohlenhydraten (KH), Aminosäuren (AS) und Fetten.

Lebensalter (Jahr)	Wasser (ml)	Energie (kcal)	KH (g)	AS (g)	Fett (g) *
< 1	100 – 140	80 – 100	10 – 15	1,5 – 2	2 – 3
2 – 5	80 – 120	60 – 90	12 – 15	1,5	1,5 – 2,5
5 – 10	60 – 80	50 – 60	10	1	1 – 2
10 – 14	50 – 60	50	8	1	1

* Infusionsgeschwindigkeit maximal 0,15 g/kg KG/h, 2 Portionen von 8 – 10 h (Heparin!)

lalität (ca. 900 mosmol/l) belastbar. Meist ist nur eine hypokalorische Ernährung mit reduziertem Aminosäureanteil möglich. Eine 10%ige Aminosäurelösung hat eine Osmolalität von etwa 850, Gukose 10% von 520 und Fett 10% von 280 mosmol/l.

Die peripher-venöse parenterale Ernährung wird oftmals mit einer teilweise enteralen Ernährung kombiniert. In der Regel bedarf es einer langsamen Infusionssteigerung, bis der altersgemäße Gesamtkalorienbedarf in Form von Nichtproteinkalorien durch Glukose- (etwa 50% des Gesamtkalorienanteils) und Fettinfusion (Triglyzeridkonzentration < 350 mg/dl) angeboten werden kann. Bei einer parenteralen Glukosezufuhr von 10 g/kg KG/ Tag ist eine Aminosäureninfusion von 1 (– 1,5) g/kg KG/Tag notwendig (▶ Tab. 4.34).

Die Elektrolytsubstitution erfolgt ebenfalls altersabhängig:
- Natrium 2 –(4) mval/kg KG,
- Kalium 1 – 3 mval/kg KG,
- Calcium 0,1 –(3) mval/kg KG,
- Phosphat 0,5 – 2 mval/kg KG,
- Magnesium 0,4 – 0,7 mval/kg KG.

Bei einer parenteralen Ernährung von mehr als einer Woche sind Vitamine und Spurenelemente zu substituieren. Die Überwachung erfolgt durch Gewichtskontrolle, Bilanzierung und laborchemische Untersuchungen (Blutzucker, Elektrolyte, Triglyzeride, 24-h-Stickstoffbilanz).

Die parenterale Ernährung von Termin- und Frühgeborenen bedarf einer eigenen postnatal angepassten Flüssigkeits- und Kalorienberechnung.

4.10.7 Grundsätze der Sedierung/Analgesie

Die heutigen Möglichkeiten zur Sedierung und Analgesie sollten, wenn indiziert, keinem Intensivpatienten, v. a. keinem Kind, mehr vorenthalten werden. Die meisten Fehler der Sedierung und Analgesie resultieren aus Unwissenheit des Therapeuten in Bezug auf den Umgang mit Kindern, die physiologischen und pharmakologischen Besonderheiten, die Einschätzung des altersabhängigen psychischen Verhaltensmusters und die mangelnde Einschätzung bezüglich der medizinischen Gründe für Sedierung und Analgesie.

Obgleich absolut ein kleineres Verteilungsvolumen vorliegt, sind im Neugeborenen- und Säuglingsalter aufgrund des hohen Wasseranteils am Körpergewicht, der verminderten Eiweißbindungsfähigkeit, der unreifen Leberenzymfunktion und der eingeschränkten Nierenfunktion die Metabolisierungsrate vermindert, die Eliminationshalbwertszeit verlängert und das Verteilungsvolumen relativ vergrößert.

▶ **Nicht sedierende Maßnahmen.** Für die Milderung psychologischer Stressfaktoren vor einem Eingriff kann die Bedeutung einer kindgerechten Umgebung und Organisation nicht hoch genug eingeschätzt werden. Diesbezügliche Schwächen lassen sich durch medikamentöse Interventionen nur schlecht ausgleichen.

Geplante Venenpunktionen, aber auch andere perkutane Nadeleingriffe bei einem bewusstseinsklaren Kind können durch die Verwendung von EMLA-Crème (EMLA = *Eutectic Mixture of local Anesthetics*) – einer Emulsion, welche Lidocain und Prilocain enthält – zu einem für das Kind überraschend atraumatischen Erlebnis werden. Voraussetzung ist eine fachgerechte Platzierung der EMLA-Crème bzw. des Pflasters auf der ausgewählten Punktionsstelle etwa eine Stunde vor dem Eingriff.

▶ **Planungsphase.** Die Sedierung/Analgesie von Kindern bedarf einer Planung, welche patienten- und therapeutenspezifische Faktoren sowie das geplante Vorgehen einbezieht.
- *Patientenfaktoren:*
  - chronologisches Alter, Entwicklungsalter,
  - Bewusstseinslevel, Level der Kooperationsfähigkeit und der Angst,
  - Begleitkrankheit oder Verletzung,
  - Allergiedisposition,
  - klinischer Status mit Evaluation der Luftwege bei Verlust der Schutzreflexe, Nachweis von Luftwegsobstruktionen, kardiopulmonaler Dysfunktion oder neurologischer Dekompensation, wie z. B. Schädel-Hirn-Trauma oder Krämpfe,
  - Situation nach einer Sedierung/Analgesie, Beobachtung auf einer Intensivstation, einer Normalstation, Entlassung nach Hause etc.,
  - Anwesenheit der Eltern oder Begleitpersonen.
- *Therapeutenspezifische Faktoren:*
  - Ausbildungsstand bezüglich der Maßnahme von Sedierung/Analgesie,
  - Ausbildungsstand bezüglich der vorzunehmenden Maßnahme,
  - Umgebung bezüglich Transportmöglichkeiten, Hilfsmaßnahmen einschließlich Wiederbelebung oder Erholung,
  - Identifikation des verantwortlichen Arztes,
  - Sedierung/Analgesie durch Anästhesisten oder Nichtanästhesisten.
- *Faktoren der geplanten Maßnahme/Indikation:*
  - Umgebung, Ort des Eingriffs, der Maßnahme,
  - Dauer der Maßnahme,
  - zu erwartende Stimulation, Schmerzen,
  - Patientenposition (absolute Ruhe, Transport, Patientenbewegung?),
  - potenzielle Komplikationen (Schmerz, Blutung, Erbrechen, Hämodynamik?),
  - Dauer der Erholung.

▶ **Indikationen.** Die häufigsten Indikationen für eine Sedierung oder Analgesie bzw. eine Kombination aus beiden sind postoperative Immobilisierung, Reduktion von Sauerstoffverbrauch bei eingeschränkter Sauerstoffverfügbarkeit, Toleranz einer Intubationsbeatmung, Traumen (Verbrennung, Polytraumen), schmerzhafte und unangenehme diagnostische und therapeutische Maßnahmen, schmerzhafte Entzündungen oder Angst (z. B. Krupp-Syndrom).

▶ **Ursachen für Unruhe.** Unruhe ist bei Kindern nicht immer ein Hinweis auf eine mangelnde Sedierung oder Analgesie. Auszuschließen sind Ursachen für ein vermindertes Sauerstoffangebot (Hypoxie, Anämie, Low cardiac Output); auch pektanginöse Schmerzen kommen vor (hypoplastisches Linksherz, kritische Aortenstenose, pulmonale Hypertension). Häufige Ursachen für Unruhe sind auch ein Medikamentenentzug oder Nebenwirkungen von Medikamenten, auszuschließen sind endokrine Störungen (Hypoglykämie).

Praxistipp
Jede tiefe Sedierung mit Bewusstseinsverlust bedarf der Möglichkeit zum orotrachealen Absaugen, einer Sauerstoffquelle, der Möglichkeit zur Beatmung und Reanimation und demzufolge eines Monitorings von Herzfrequenz, Pulsoxymetrie und Blutdruck. Es besteht Dokumentationspflicht.

Pharmakologie und Anwendung von Sedativa

Die meisten Sedativa sind γ-Aminobuttersäure(GABA)-Mimetika, die als inhibitorische Neurotransmitter die postsynaptischen GABA-Rezeptoren stimulieren und über eine Öffnung der Cloridkanäle mit Hyperpolarisation die Erregungsleitung inhibieren. Sedativa sind keine Analgetika, manche Analgetika besitzen jedoch eine sedierende Wirkung und manche Sedativa einen hyperalgesiven Effekt.

Die Applikation von Sedativa erfolgt oral, rektal, transnasal, sublingual oder intravenös, Letzteres zur schmerzfreien Injektion bevorzugt als Fettemulsion. Der intramuskuläre Applikationsweg sollte nur in Ausnahmen gewählt werden. Bei bewusstseinsklaren Kindern ist die orale Gabe in geschmackskorrigierter Saft- oder Sirupform die Methode der Wahl.

Benzodiazepine

Merke
Benzodiazepine bewirken dosisabhängig, durch einen direkten Angriff am ZNS, eine Anxiolyse, Sedierung und Hypnose. Ein schneller und sicherer Wirkungseintritt, die große therapeutische Breite, gute Verträglichkeit und geringe Toxizität machen sie zu sicheren Substanzen auch im Kindesalter.

Ohne analgetische Wirkung sind Benzodiazepine antiemetisch wirksam und führen zur ante- und retrograden Amnesie. In therapeutischer Dosierung sind sie hämodynamisch neutral und nur gering atemdepressiv. Zu beachten sind Interaktionen mit zusätzlich verwendeten atemdepressiven Medikamenten (z. B. Prostaglandintherapie beim Neugeborenen) oder eine Blutspiegelerhöhung bei gleichzeitiger Gabe von Heparin, H$_2$-Blockern oder bei Leber- und Niereninsuffizienz. Midazolam und Diazepam sind die am häufigsten verwendeten Benzodiazepine.

▶ **Midazolam** (Dormicum) wird bevorzugt zur Prämedikation und bei älteren Kindern für Kurzeingriffe verwendet. Zur kontinuierlichen Sedierung ist es eines der am häufigsten verwendeten Medikamente auf einer pädiatrischen Intensivstation.

Dosierung (Wirkungseintritt): 0,4 mg/kg KG bei oraler (15 – 30 min), 0,3 mg/kg KG bei rektaler (5 – 15 min), 0,2 mg/kg KG bei nasaler und sublingualer (10 – 15 min) sowie 0,05 – 0,2 mg/kg KG bei i. v. Gabe (1 – 3 min). Die Dosierung zur kontinuierlichen Sedierung beträgt zwischen 0,2 und 0,6 mg/kg KG/h. Die Wirkdauer nach enteraler Gabe beträgt etwa 30 – 45 min, bei i. v. Applikation ist sie kürzer. Für eine tiefe Sedierung bedarf es der Kombination mit Opioiden, was jedoch das Risiko einer kardiorespiratorischen Depression erhöht. Bei Neugeborenen sind Myoklonien beschrieben.

▶ **Diazepam** (Diazemuls) in einer Fettemulsion wird unter stationären Bedingungen bevorzugt zur i. v. Sedierung bei Säuglingen und Kleinkindern verwendet. Als Antikonvulsivum wird es i. v. und rektal appliziert. Oftmals wird Diazepam auch zur Verminderung von unerwünschten Nebenwirkungen in niedriger Dosierung vor oder zusammen mit der Verwendung von Etomidat (Myoklonien), Ketamin (Myoklonien, Träume) und Fentanyl (Thoraxrigidität) eingesetzt.

Dosierung (Wirkungseintritt): 0,5 mg/kg KG bei oraler (30 – 60 min), 0,3 – 0,5 mg/kg KG bei rektaler (5 – 15 min) und 0,2(– 0,5) mg/kg KG bei i. v. Gabe (1 – 3 min). Aufgrund seiner langen Wirkdauer ist eine kontinuierliche Applikation nicht sinnvoll. Bei Dauersedierung sind 4 – 6 Einzelgaben pro Tag zu bevorzugen.

Barbiturate

Barbiturate verstärken durch eigene Rezeptoren am GABA-Rezeptorenkomplex direkt den Chlorideinstrom in die Zellen und zeigen dadurch im Vergleich zu den Benzodiazepinen eine unphysiologische inhibitorische Wirkung auf die Informationsübertragung im gesamten ZNS.

Merke
Dosisabhängig besteht eine sedierende, antikonvulsive und narkotische Wirkung.

▶ **Wirkungen und Nebenwirkungen.** Schon nach einmaliger Gabe kommt es zur antianalgetischen Wirkung, zu reduzierten REM- und Tiefschlafphasen und somit zu desynchronisiertem, wenig erholsamem Schlaf. Bei Kindern sind paradoxe Wirkungen mit Unruhe und Verwirrtheit nicht selten. In höherer Dosierung wird zwar der zerebrale Sauerstoffverbrauch und konsekutiv der zerebrale Blutfluss reduziert, was zur Senkung erhöhter intrakranieller Drücke genutzt wird, gleichzeitig sind jedoch atem- und kreislaufdepressive Effekte zu erwarten. Zur einfachen Sedierung oder Prämedikation sind Barbiturate aufgrund ihrer langen Eliminationshalbwertszeit und ausgeprägten Induktion hepatischer Enzymsysteme nicht sinnvoll. Bei rektaler Applikation kommt es zu Mukosareizungen, bei oraler Gabe zu einem nur langsamen Wirkungseintritt. Der Nachteil v. a. der „kurz wirksamen" Barbiturate Thiopental und Methohexital liegt in ihrer unkalkulierbaren atemdepressiven Wirkung. Die alkalischen Lösungsvermittler machen die Substanzen mit anderen Medikamenten und parenteraler Ernährung inkompatibel. Prophyrien sind Kontraindikationen.

▶ **Phenobarbital** (Luminal) wird unter stationären Bedingungen zur Grundsedierung in einer oralen/i. v. Dosierung von 7 – 10 mg/kg KG/Tag oder zur antikonvulsiven Therapie nach Serumspiegel (20 – 40 mg/l) verwendet. Nach initialer Sättigungsdosis von meist 15 mg/kg KG/Tag, verteilt auf 2 – 3 Einzelgaben, genügt aufgrund der langen Wirkdauer und langsamen Elimination eine tägliche Einzelgabe von etwa 5 – 7,5 mg/kg KG, um einen suffizienten Blutspiegel zu halten.

4.10 Besonderheiten der intensivmedizinischen Betreuung von Neugeborenen und Kindern

▶ **Thiopental** (Trapanal) wird zur Narkoseeinleitung und Intubation in einer i. v. Dosierung von 5 – 8 mg/kg KG (Wirkungseintritt in Sekunden) verwendet. Bei Kindern mit Schädel-Hirn-Trauma erfolgt bei spezieller, individueller Indikation eine Dauerinfusion bis zu 10 mg/kg KG/h unter kontinuierlicher EEG-Ableitung, bis maximal ein Burst-Suppression-Muster nachweisbar wird.

▶ **Methohexital** (Brevimytal) wird zum Teil i. v. zur Narkoseeinleitung in einer Dosis von 1 – 2 mg/kg KG appliziert (Wirkungseintritt in Sekunden), die Wirkdauer liegt unter 20 min. In 10%iger Lösung kann es rektal in einer Dosis von 20 – 30 mg/kg KG verwendet werden (Wirkungseintritt 6 – 8 min).

Chloralhydrat

> **Merke**
>
> Chloralhydrat ist eines der meist verwendeten Hypnotika zur Sedierung ohne Bewusstseinsverlust. Es ist einfach oral oder rektal applizierbar mit nur geringen kardiorespiratorischen Nebenwirkungen in therapeutischer Dosierung.

Indiziert ist Chloralhydrat für nicht schmerzhafte Eingriffe mit einer Dauer von weniger als 30 – 90 min. Besonders effektiv ist Chloralhydrat bei Kindern unter 2 Jahren. Es besitzt keine analgetische Wirkung, bei Kindern kommen paradoxe Reaktionen vor, die Schleimhäute werden gereizt, Erbrechen und Diarrhö sind möglich. Der Abbau erfolgt durch die hepatische Alkoholdehydrogenase zum aktiven Teil Trichloroethanol. Leberfunktionsstörungen sind Kontraindikationen.

Dosierung (Wirkungseintritt): 40 – 80 mg/kg KG oral oder rektal (20 – 40 min).

Etomidat

Etomidat (Etomidat-LipoR) ist ein kurz wirksames Hypnotikum ohne analgetische Wirkung. Aufgrund seiner Benzolringstruktur wird bei wiederholter Gabe oder in kontinuierlicher Infusion die Hormonproduktion der Nebennierenrinde supprimiert. Vorteilhaft sind der sofortige Wirkungseintritt mit nur geringem Effekt auf Ventilation und Herzkreislauf. Mit Vorgabe von 0,1 – 0,2 mg/kg KG Diazepam eignet sich Etomidat zur Intubation auch für einen in der Intubationstechnik noch nicht so Geübten, da die Spontanatmung nicht sistiert. Der zerebrale Sauerstoffverbrauch wird effektiv reduziert, daher hat Etomidat eine ausgezeichnete Wirkung zur akuten Senkung eines erhöhten intrakraniellen Druckes (Einklemmung!). Auch ein Status epilepticus kann oftmals erfolgreich durchbrochen werden.

> **Praxistipp**
>
> Bei Kindern sollte nur die Aufbereitung als Intralipidemulsion Verwendung finden, da damit bei peripherer Injektion eine stressauslösende Schmerzreaktion vermieden wird.

Dosierung: 0,3 mg/kg KG i. v., bei Bedarf repetitiv.

Propofol

Propofol (DisoprivanR) ist ein fettgelöstes (Intralipid 10%), ausschließlich intravenöses Anästhetikum.

> **Praxistipp**
>
> Trotz der Fettlösung induziert Propofol besonders in kleinen Venen einen empfindlichen Injektionsschmerz, der durch die Zugabe von 0,1 mg/kg KG Lidocain abgeschwächt werden kann.

Die Tiefe der Anästhesie (Sedierung, Schlaf, Narkose) kann gewöhnlich unter Beibehaltung der Spontanatmung durch die Applikation in Bolus- oder Infusionstechnik titriert werden. Bei sofortigem Wirkungseintritt besteht eine schnelle Erholung, aktive Metabolite kommen nicht vor. Postoperativ treten weniger Übelkeit und Brechreiz auf. Auch bei gesunden Kindern wurden signifikante kardiodepressive Nebenwirkungen (Hypotonie durch negativ inotrope und vasodilatative Wirkung) beobachtet. Derzeitige Kontraindikationen sind die Anwendung bei Kindern unter 3 Jahren (keine ausreichende Erfahrung), allergische Reaktionen auf Ei und Sojabohnen und eine Langzeitsedierung bei Kindern (unklare Todesfälle).

Dosierung: 0,5 – 3 mg/kg KG als i. v. Bolus und 25 – 300 µg/kg KG/min in kontinuierlicher Infusion.

Anwendung von Analgetika

▶ **Planung.** Die alleinige Sedierung von Kindern bei schmerzhaften Eingriffen ist inadäquat. Auch ein bewusstloses Kind benötigt bei Bedarf eine Analgesie. Ein Neugeborenes mit einem hypoplastischen Linksherz, das meist an einem Herzinfarkt verstirbt, bedarf einer adäquaten Opioidanalgesie. Bei geplanten Eingriffen ist die Anästhesie/Analgosedierung in Übereinstimmung mit den Eltern und ggf. mit dem Kind zu planen. Bei jedem Kind ist unter Berücksichtigung der Länge und Schmerzinduktion des geplanten Eingriffs und in Abhängigkeit von möglichen Fehlbildungen (z. B. Gesichtsanomalien) bzw. Grunderkrankungen (Apnoeneigung) eine Anästhesie in Intubationsnarkose gegen eine Analgosedierung mit Spontanatmung abzuwägen.

▶ **Ziele und Methoden.** Ziel einer Analgesie ist es, durch Inhibition der prä- und postsynaptischen Weiterleitung nozizeptiver Informationen die Schmerzwahrnehmung zu vermindern. Die Lokalanästhesie nach vorangegangener Betäubung der Haut mit EMLA-Crème zur Oberflächen-, Infiltrations-, Regionalanästhesie und zur Nervenblockade ist zwar ein gebräuchliches, oftmals jedoch vergessenes Verfahren bei Kindern. Auch die Blockade inflammatorischer Mediatoren, die gleichzeitig Stimulanzien von Nozizeptoren sind, ist bei Kindern oftmals ein effektiver Weg der Analgesie. Als nicht steroidale Antiphlogistika haben sich Azetylsalizylsäure und – bei älteren Kindern – zur kurzfristigen Anwendung Diclofenac, Letzteres auch aufgrund seiner guten antiinflammatorischen Wirkung, bewährt. Als antipyretisches Analgetikum ist Paracetamol unter Beachtung seiner lebertoxischen Wirkung bei unzulässiger Dosierung (> 100 – 150 mg/kg KG) das Mittel der ersten Wahl.

> **Merke**
>
> Unter Intensivbedingungen sind die *Opioide* Morphin und Fentanyl sowie das *Nichtopioid Ketamin* die meist verwendeten Analgetika.

Opioide

Opioide wirken über periphere und zentrale Opioidrezeptoren. Neben der damit verbundenen verminderten Schmerzwahrnehmung unterdrücken Opioide die autonome Antwort auf Schmerzreize. Enkephaline sind endogene Opioide. Exogene Opioide sind die natürlichen Opiate Morphin und Codein und die synthetischen Opioide Pethidin, Fentanyl, Alfentanil, Sulfentanil und Piritramid.

▶ **Wirkungen und Nebenwirkungen.** Die zentrale Wirkung ist Analgesie ohne Bewusstlosigkeit, Nebenwirkungen sind Euphorie, Dysphorie, Miosis, Übelkeit, Erbrechen, Krämpfe und Atemdepression. Abgesehen von einer substanzspezifisch unterschiedlich stark ausgeprägten Histaminausschüttung (Vasodilatation, Bradykardie) bleibt die Hämodynamik meist stabil. Neben einer oftmals gewünschten Hustensuppression (Codein) ist die Atemdepression stärker wirkender Opiate unerwünscht, eine Thoraxrigidität sollte durch Blockade der neuromuskulären Übertragung mit prämedizierten Benzodiazepinen verhindert werden. Zu beachten sind Miktionsstörung und Harnverhalt, ein oftmals unterschätztes Phänomen analgosedierter Kinder. Eine Langzeitanwendung (Tage) führt zu Toleranz und Abhängigkeit sowie zu therapiebedürftigen Entzugserscheinungen.

▶ **Dosierung.** Bei Kindern, speziell bei jungen Säuglingen, bedarf es einer – bezogen auf Dosis, Wirkung und Nebenwirkung – individuell titrierten Anwendung.

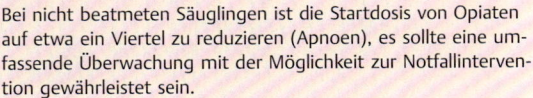

Praxistipp
Bei nicht beatmeten Säuglingen ist die Startdosis von Opiaten auf etwa ein Viertel zu reduzieren (Apnoen), es sollte eine umfassende Überwachung mit der Möglichkeit zur Notfallintervention gewährleistet sein.

Die Applikationsweise von Opiaten ist vielfältig (oral, nasal, bukkal, rektal, transdermal, subkutan, i. v., peridural, spinal), sie erfolgt situationsbedingt. Eine intramuskuläre Gabe von Analgetika ist bei Kindern in der Regel zu vermeiden. Jenseits des Kleinkindalters ist auch eine patientenkontrollierte Analgesie anwendbar und erfüllt die Forderung nach einer individuellen Dosisfindung.

▶ **Fentanyl.** Fentanyl ist ein rasch wirkendes Opioid mit der 100-fachen Potenz von Morphin. Obgleich es verhältnismäßig hämodynamisch neutral und mit nur sehr geringer Histaminfreisetzung wirkt, sind Atemdepression und Bradykardie bei Kindern oftmals ausgeprägt. Bei Neugeborenen, besonders Frühgeborenen, besteht eine ausgeprägt verlängerte Clearance und eine amplifizierte Effektivität. Eine Atemdepression kann mit Naloxon behandelt werden. Zur Vermeidung von Hypertension, Lungenödem und Herzstillstand sollte Naloxon in langsam steigenden Dosierungen in Einzelgaben von 10 – 20 µg bis zur Wiederherstellung einer suffizienten Atemfrequenz gegeben werden.

Dosierung: i. v. 0,5 – 2 – 4 µg/kg KG zur Analgesie, 50 – 100 µg/kg KG zur Anästhesie, transmukosal 15 – 20 µg/kg KG als Lolly. In kontinuierlicher Infusion 2 – 10 µg/kg KG/h (Kombination mit Midazolam empfehlenswert, praktikabel auch in einer Spritze); ausschleichende Dosisreduktion zur Vermeidung von Entzugserscheinungen.

Nichtopioid Ketamin (Ketanest)

Die pharmakologische Wirkung von Ketamin ist nur unvollständig geklärt, es scheinen verschiedene Rezeptortypen involviert zu sein. Es wird auch als dissoziatives Anästhetikum bezeichnet (offene Augen, Nystagmus, ohne Kontakt zur Umwelt). Ketamin ist ein gutes Analgetikum.

Der sympathomimetische Effekt einschließlich der Freisetzung von Noradrenalin aus den präsynaptischen Vesikeln garantiert weitgehend einen stabilen Blutdruck (Ausnahme: endogene Katecholaminerschöpfung) und eher eine Bronchodilatation. Die mögliche intrakranielle Druckerhöhung durch zerebrale Vasodilatation (Hyperkapnie) ist unter Beatmung mit leichter Hyperventilation ohne Bedeutung. Nachteilig sind bei Kindern die Zunahme von Salivation und bronchialer Sekretion sowie die durch Komedikation mit Benzodiazepinen vermeidbare Neigung zu Halluzinationen und Albträumen.

Merke
Die wichtigsten Indikationen bei Kindern sind die Notfallversorgung bei Verbrennungs- und Polytraumata, die Schmerzbehandlung bei Kreislaufinstabilität – auch postoperativ in Kombination mit Diazepam oder Midazolam sowie die Intubation eines Kindes mit Bronchialobstruktion oder Asthma bronchiale.

Dosierung: In leichter, subanästhetischer Dosierung (< 0,5 mg/kg KG) bewirkt Ketamin nahezu ausschließlich Analgesie, eine nur geringe Sedierung und kaum Veränderungen der respiratorischen und kardiovaskulären Parameter. Bei höherer Dosierung (> 0,5 – 1 mg/kg KG) zeigt sich die dissoziative Anästhesie mit Somnolenz, Kreislaufstimulation und beginnender Atemdepression.
Eine Narkose tritt ein bei i. v. Dosierung von 2 – 5 mg/kg KG (7 – 10 mg oral, rektal).

Clonidin

Das α_2-Mimetikum Clonidin (Catapressan) mit seiner zentralen Wirkung und dem „Cross-Talk" der α_2-Rezeptoren zu den Morphinrezeptoren machen dieses primär als Antihypertonikum verwendete Vasodilatativum zu einer äußerst wertvollen Substanz in der postoperativen Therapie, speziell nach kardiochirurgischen Eingriffen. Clonidin vereint eine analgetische, morphinentziehende Komponente mit einer den Gefäßwiderstand und Sauerstoffverbrauch vermindernden (Herzfrequenz!) Eigenschaft. Dementsprechend ist eine induzierbare Bradykardie bis hin zum AV-Block zu beachten sowie eine nicht gewünschte hämodynamisch wirksame Blutdrucksenkung.

Bei Säuglingen sind Dosierungen von 1 – 2 (– 4) µg/kg KG/h in kontinuierlicher Infusion meist im gewünschten Wirkungs-/Nebenwirkungsprofilbereich von gezielter Herzfrequenz und Gefäßwiderstandssenkung ohne Blutdruckabfall.

4.10.8 Grundsätze der akuten Inotropikatherapie

Katecholamine sind weiterhin die Medikamente der ersten Wahl zur akuten Herz-Kreislauf-Insuffizienz. Ziele einer Katecholaminbehandlung sind die Aufrechterhaltung von adäquaten Perfusionsdrücken und die Steigerung der myokardialen Kontraktilität.

▶ **Ursachen einer Herz-Kreislauf-Insuffizienz.** Bei dem Einsatz von Inotropika sind jedoch die vielfältigen Ursachen einer Herz-Kreislauf-Insuffizienz bei Kindern zu berücksichtigen. Bezüglich der Ursachen besteht eine altersabhängige Prädilektion.

- Die häufigste Schockursache im Kindesalter ist der *Volumenmangelschock*. Dabei bedürfen solche Erkrankungen mit insuffizienter Herzfüllung in der Regel keiner adjuvanten Katecholamintherapie. Eine dem Verlust entsprechende Volumensubstitution ist Mittel der Wahl und meist ausreichend (Kap. 4.10.4).
- *Inadäquate Herzfrequenzen* als Ursache einer Herz-Kreislauf-Insuffizienz durch Störung der Impulsbildung oder Erregungsleitung sind spezifisch mit Antiarrhythmika, Schrittmacher, implantierbaren Defibrillatoren oder Katheterablation zu behan-

deln. Katecholamine zur Frequenzsteigerung (bevorzugt Orciprenalin), werden vorübergehend bei denervierten Herzen nach Transplantation oder bei AV-Block und niedriger Kammerfrequenz verwendet.
- *Störungen der kardialen Ejektion* sind, falls mechanisch durch angeborene oder erworbene Herz- und Gefäßfehlbildungen verursacht, auch mechanisch durch Katheterintervention oder kardiochirurgische Operationen zu behandeln. Nur bei primärer oder sekundärer myokardialer Kontraktilitätsstörung bedarf es der akuten und zeitlich begrenzten inotropen Behandlung.

Merke
Die Akutbehandlung mit Inotropika, nicht zuletzt die der Katecholamine, sollte die Besonderheiten des Myokards des Neugeborenen und jungen Säuglings sowie rezeptorphysiologische Gesichtspunkte berücksichtigen.

▶ **Physiologische Besonderheiten.** Das Herz des Neugeborenen hat eine reduzierte Gesamtmasse kontraktiler Elemente und damit eine reduzierte Ventrikelcompliance. Es besteht eine Imbalance zwischen parasympathischer und sympathischer Innervation und damit finden sich im Myokard des Neugeborenen auch weniger Noradrenalinspeicher bei Integrität der adrenergen Rezeptoren. Bei reduzierter Struktur des sarkoplasmatischen Retikulums besteht eine deutlichere Abhängigkeit der Kontraktilität vom transmembranösen Kalziumflux. Die myokardiale Funktion ist durch eine eingeschränkte diastolische und verminderte systolische Reserve gekennzeichnet.

Bei Verlust einer kritischen Vorlast kommt es rasch zum Schock, bei relativ großem Schlagvolumen von fast 1,5 – 2 ml/kg KG (Erwachsene 1 ml/kg KG) wird das Herzminutenvolumen vornehmlich über eine Erhöhung der Herzfrequenz gesteigert. Aber auch die Herzfrequenzreserve ist bei relativ hohen Ruhewerten gering, eine Frequenzsteigerung führt schnell zur negativen Lusitropie. Insgesamt besteht schon in Ruhe ein hoher myokardialer Sauerstoffverbrauch. Die ß-adrenergen Rezeptoren, die bei Säuglingen in Zahl, Funktion und Verteilungsmuster denen von Erwachsenen entsprechen, unterliegen gerade bei Kindern krankheits- (Zyanose, chronische Hypoxie, Herzinsuffizienz) oder situationsbedingt (kardiopulmonaler Bypass, Sepsis) infolge hoher zirkulierender und myokardial freigesetzter Katecholaminspiegel oftmals einer Desensitivierung oder „Down Regulation" mit vermindertem Katecholamineffekt.

Merke
Beim akuten myokardialen Versagen ist die Kombinationsbehandlung von Katecholaminen mit Phosphodiesteraseinhibitoren auch bei Kindern sinnvoll, obgleich auch das Phosphodiesterasesystem einem Reifungsprozess unterliegt.

Unter Beachtung des unterschiedlichen myokardialen Kalzium-Handling beim neonatalen und adulten Myokard gewinnt aber auch die Klasse der Kalzium-Sensitizer (wie Levosimendan) zunehmend an Bedeutung, besonders zur Behandlung der akuten Herzinsuffizienz bei Neugeborenen und jungen Säuglingen.

▶ **Adrenalin und Noradrenalin.** In Situationen mit schon beeinträchtigten myokardialen Perfusionsdrücken reicht bei Kindern die inotrope Stimulation mit dem β-adrenergen Partialagonisten Dobutamin nicht aus. In solchen Situationen bedarf es einer Infusion mit Adrenalin, einem Katecholamin mit einer dem Isoprenalin vergleichbaren ß-adrenergen Wirkung, aber zusätzlicher α-mimetischer Wirkung. Die Erfordernis einer α-mimetischen Wirkung bei peripherem Gefäßversagen (Sepsis, nach kardiochirurgischen Eingriffen mit kardiopulmonalem Bypass), welches oftmals sogar die Indikation für die Behandlung mit Noradrenalin in einer Dosierung nach Blutdruckeffekt darstellt, ist häufig kein Widerspruch zur gleichzeitigen Verwendung von Phosphodiesteraseinhibitoren. Kommt es unter einer einschleichend und anfänglich reduzierten Dosierung von Phosphodiesteraseinhibitoren zu einer klinisch und echokardiografisch nachweisbaren myokardialen Funktionsverbesserung, können die Katecholamine mit blutdruckaktiver Wirkung oftmals reduziert werden.

▶ **Dopamin.** Bei der Verwendung von α-mimetisch wirksamen Katecholaminen ist eine gleichzeitige Dopamintherapie in niedriger, den renalen Blutfluss steigender Dosierung (2 – 3 µg/kg KG/min) sinnvoll, obgleich in Metaanalysen ein sicherer Effekt nicht bestätigt werden konnte. Dabei wurde jedoch eine gleichzeitige Behandlung mit Schilddrüsenhormon (Triiodthyronin, T_3) zum Ausgleich des durch Dopamin-DA_2-Rezeptoren induzierten Low-T_3-Syndroms nicht analysiert, obgleich eine solche Kombinationstherapie generell als empfehlenswert anzusehen ist. Die Stimulation der DA_1-Rezeptoren führt nicht nur zur renalen, mesenterialen, koronaren und zerebralen Vasodilatation, sondern auch zur gesteigerten Diurese. Durch die Rezeptorkopplung an die Adenylatzyklase und die Zunahme des zyklischen Adenosinmonophosphats (cAMP) kommt es zur Inhibition der tubulären Natrium-/Kalium-ATPase der Niere und damit zur verminderten Reabsorption von Natrium.

Die inotrope Wirkung von Dopamin in höherer Dosierung ist bei Neugeborenen und jungen Säuglingen aus pharmakokinetischen Gesichtspunkten bei variablem Dopaminmetabolismus und der teilweise fast 50%igen inotropen Wirkungsentfaltung von Dopamin nicht über einen Noradrenalineffekt vorhersehbar, da es erst im Verlauf der ersten postnatalen Lebensmonate zur Zunahme der myokardialen Noradrenalinspeicher und Dopamin-3-Oxidase-Aktivität kommt. Dopamingaben in hohen Dosen sollten bei Kindern mit pulmonalem Hochdruck vermieden werden, da ausgeprägte pulmonal vasokonstriktive Wirkungen möglich werden. Anstatt einer hochdosierten Dopamininfusion ist eine niedrig dosierte Noradrenalininfusion oftmals effektiver und wirkt sich weniger negativ auf das pulmonalarterielle System aus.

Nach tierexperimentellen Untersuchungen ist die vasokonstriktive Wirkung von Noradrenalin auf das systemische Gefäßsystem altersabhängig etwa 16- bis 60-fach stärker als auf das pulmonalarterielle Gefäßbett. Dies kann in vielen Fällen zur Aufrechterhaltung von adäquaten Perfusionsdrücken ausgenutzt werden.

▶ **Dobutamin.** Liegt eine alleinige Indikation zur inotropen Therapie mit Dopamin vor, ist das synthetische Katecholamin Dobutamin zu bevorzugen. Auch die hämodynamische Wirkung von Dobutamin wird von Patientenalter und Grunderkrankung geprägt. Es besteht eine variable Beziehung zwischen Plasmaspiegel und Hämodynamik. Die inotrope Wirkung scheint jedoch früher nachweisbar zu sein als Veränderungen von Herzfrequenz und Blutdruck.

▶ **Pharmakodynamik.** Bei Kindern sollten Katecholamine in einer Infusion titriert verabreicht werden unter Beobachtung der hämodynamischen Effekte, da mit definierten Infusionsraten keine standardisierten Wirkungen zu erwarten sind. Nach der 44. Schwangerschaftswoche scheint die Clearance von inotropen Substanzen derjenigen von älteren Kindern und Erwachsenen zu entsprechen, obgleich ausgeprägte interindividuelle Unterschiede bestehen bleiben. Der additive Effekt von Phosphodiesteraseinhibitoren, appliziert in Kombination mit Katecholaminen, ist oftmals von Vorteil, da die kardiovaskuläre Unterstützung des kritisch kranken Kindes optimiert wird. Die Extrapolation von tierexperimentellen Untersuchungen und Daten von Erwachsenen ist nicht immer gerechtfertigt, die vorliegenden Daten bei Neugeborenen, Säuglingen und Kindern bedürfen weiterhin der Ergänzung.

4.10.9 Grundsätze der Diagnose und Therapie von Infektionskrankheiten

Infektionskrankheiten bei Neugeborenen und Kleinkindern werden von Infektionsmodus und immunologischer Kompetenz geprägt. Dem Neugeborenen bietet die Mutter einerseits aufgrund ihrer transplazentaren Antikörper einen Schutz bei nur relativer Immunkompetenz, andererseits stellt sie jedoch auch eine häufige Infektionsquelle dar (vorzeitiger Blasensprung, mütterliche Infektion).

Merke

Besonders bei Frühgeborenen sind bakterielle Infektionen immer noch einer der wesentlichen Faktoren für Morbidität und Letalität.

Nosokomiale Infektionen mit Sepsis, Meningitis, Pneumonie oder Infektion des Urogenitaltrakts kommen bei knapp 20% der Frühgeborenen mit einem Gewicht unter 1500 g vor. Etwa 60% der einer Intensivstation zugewiesenen Frühgeborenen werden während der 1. Lebenswoche mit Antibiotika behandelt.

▶ **Erregerspektrum.** Die wichtigsten Erreger innerhalb des ersten Lebensmonats sind Staphylococcus aureus, koagulasenegative Staphylokokken, B-Streptokokken, Enterokokken, Escherichia coli, Klebsiellen, Enterobakter, Pseudomonas und Listerien, aber auch atypische Erreger wie Chlamydien. Hospitalisationszeit, Dauer und Häufigkeit invasiver Maßnahmen, Beatmungsdauer sowie die Dauer der parenteralen Ernährung sind neben der von der Reife abhängigen Immunkompetenz die wichtigsten Faktoren für bakterielle, virale und fungale Infektionen bei Neu- und v. a. bei Frühgeborenen.

▶ **Antibiotikatherapie.** Die am häufigsten verwendeten Antibiotika sind Penicilline, Aminoglykoside, Cephalosporine der 3. Generation und Vancomycin. Die wenigen pharmakokinetischen und pharmakodynamischen Studien weisen daraufhin, dass sich die Absorption, Distribution, Proteinbindung, Biotransformation und Exkretion von Antibiotika bei Frühgeborenen signifikant von denen bei älteren Kindern (Erwachsenen) unterscheiden. Die Metabolisierung und renale Ausscheidung der verschiedensten Antibiotika ist v. a. während der ersten postnatalen Tage eingeschränkt, jedoch ist die schnelle Entwicklung zur kompetenten Clearance von Medikamenten innerhalb des 1. Lebensmonats bei den Richtlinien zur Dosierung zu berücksichtigen. Entscheidend ist eine zielorientierte Dosierungsstrategie, welche altersabhängig und krankheitsspezifisch zu sein hat.

▶ **Aminogylkoside.** Von den Aminoglykosiden Gentamycin, Tobramycin, Netilmycin und Amikacin, die alle eine adäquate antibakterielle Wirkung gegen die meisten bei Neugeborenen isolierten gramnegativen Keime besitzen, ist Gentamycin die am besten untersuchte Substanz. Die Serumhalbwertszeit korreliert indirekt zum Gestationsalter, zur Kreatin-Clearance, zum Geburtsgewicht und postnatalen Alter. Frühgeborene unter der 28. Schwangerschaftswoche mit hohem relativen Wasseranteil am Gesamtgewicht erhalten während der ersten Lebenswoche eine erhöhte Einzeldosis von 3,5 mg/kg KG in einem Intervall von 24 – 36 h, reife Neugeborene eine Dosis von 5 mg/kg KG verteilt auf 2 Einzelgaben am Tag mit einem Talspiegel von 0,5 – 2 mg/l.

▶ **Cephalosporine.** Cephalosporine der dritten Generation (Cefotaxim, Ceftazidim, Ceftriaxon) haben eine adäquate antibakterielle Wirkung gegen ein weites Spektrum von gramnegativen und eingeschränkt von grampositiven Bakterien.

Merke

Wegen ihrer guten Verträglichkeit werden Cephalosporine der dritten Generation bei neonataler Sepsis bevorzugt verwendet. Aufgrund ihrer guten meningealen Penetration sind lsie auch die Antibiotika der Wahl bei bakteriellen Meningitiden.

Bei Neugeborenen sollte die Anwendung von Ceftriaxon jedoch eher vermieden werden wegen seiner Wirkung auf die Darmflora (Entwicklung resistenter Keime) und der hohen biliären Konzentration bis zur Pseudosteinbildung.

Dosierung: Eine einmalig applizierte Tagesdosis von 25 mg/kg KG Ceftazidim führt bei Frühgeborenen unter der 32. Gestationswoche zu adäquaten Serumspiegeln deutlich oberhalb der minimalen Inhibitionskonzentration. Bei älteren Frühgeborenen sind 2 × 25 mg/kg KG suffizient. Die Tagesdosis bei älteren Kindern beträgt 50 – 100 mg/kg KG in 2 i. v. Gaben.

▶ **Vancomycin** mit seiner guten Wirksamkeit gegen Staphylokokken zeigt besonders bei Neugeborenen und jungen Säuglingen eine gute Verträglichkeit. Das sog. Red-Man-Syndrom, eine Histaminreaktion bei einer Infusiondauer < 30 min, wurde bisher im Neugeborenenalter nicht beschrieben. Die Serumhalbwertszeit korreliert invers mit dem Gestationsalter, der Nierenfunktion und dem postnatalen Alter in der ersten Lebenswoche. Die Liquorkonzentration bei Kindern mit einem durch einen Shunt versorgten Hydrozephalus beträgt maximal 21% der korrespondierenden Serumspiegel. Suffiziente Vancomycinspiegel liegen zwischen 5 und 12 mg/l. Spitzenkonzentrationen von Vancomycin müssen bei Frühgeborenen nicht gemessen werden, wenn die Talspiegel unter 12 mg/l liegen.

Dosierung: Es werden individualisierte Dosierungen – abhängig von Alter und Krankheit – benötigt. Die i. v. Dosierung bei Kindern beträgt 40 (– 60) mg/kg KG in 2 – 4 Kurzinfusionen von etwa 60 min. Bei Frühgeborenen beträgt die Dosierung in Abhängigkeit vom Gestationsalter (15 –)20 mg/kg KG in 2 Gaben.

Sepsis

Als Entzündungsreaktion des gesamten Körpers auf eine Invasion von Erregern (Bakteriämie, Virämie, Fungämie) präsentiert sich das klinische Bild einer Sepsis altersabhängig mit möglicherweise uncharakteristischen Symptomen oder im Extrem mit dem Bild eines septischen Schocks (Streptokokkensepsis des Neugeborenen, Meningokokkensepsis, Waterhouse-Friderichsen-Syndrom).

▶ **Erregerspektrum.** Erreger in der Neugeborenenperiode – von der Mutter erworben als Erreger einer frühen Sepsis – sind B-Streptokokken, Staphylokokken, Enterokokken, E. coli, Haemophilus influenzae, Listerien oder – bei später Sepsis als nosokomiale Infektion – stationsspezifische Keime. Erreger bei Säuglingen und älteren Kindern sind Pneumokokken, Menigokokken, Streptokokken, Staphylokokken, abnehmend Haemophilus influenzae und Mykoplasmen. Vorangehende Durchfälle mit anschließendem toxischen Krankheitsbild sollten an eine Infektion mit Salmonellen, Shigellen, E. coli 0157, Campylobacter, Staphylokokken und Legionellen denken lassen. Gramnegative Sepsiserreger

4.10 Besonderheiten der intensivmedizinischen Betreuung von Neugeborenen und Kindern

finden sich v. a. im Rahmen einer Urosepsis oder bei immungeschwächten Kindern.

▶ **Diagnostik und Therapie.** Die Diagnostik umfasst die klinische Untersuchung, den Erregernachweis (Blutkultur, Liquor, Urin, Abstriche) und charakteristische Laborbefunde (Leukozytose mit Linksverschiebung, Leukopenie, Anstieg der **P**oly**m**orpho**n**uklear [PMN]-Elastase und des C-reaktiven Proteins [CRP]); auszuschließen ist eine Multiorganbeteiligung einschließlich des Gerinnungssystems.

Die Therapie erfolgt kausal mit Herdsanierung und antiinfektiöser Behandlung in Form einer initialen Breitspektrumantibiose mit z. B. Ceftazidim, Gentamycin und Vancomycin. Neugeborene erhalten primär Ampicillin (Streptokokken, Listerien), kombiniert mit einem Aminoglygosid. Die Anpassung wird nach klinikspezifischem Erregerspektrum und nach Antibiogramm vorgenommen. Bei Verdacht auf Candidasepsis wird Amphotericin B verabreicht. Bei Bedarf können supportive Behandlungsmaßnahmen ergriffen werden.

Bakterielle Meningitiden

Bakterielle Meningitiden haben ein altersabhängiges Erregerspektrum. Im Neugeborenenalter gehören hierzu bevorzugt Streptokokken, Pneumokokken, E. coli und Listerien, selten auch Haemophilus influenzae, bei älteren Kindern finden sich Haemophilus influenzae, Meningokokken und Pneumokokken. Die Diagnose erfolgt nach klinischem Bild, Liquoruntersuchung und Labor.

> ### Praxistipp
> *Therapie:* Neugeborene erhalten Ampicillin und Gentamycin kombiniert mit Ceftazidim, bis das Erregerspektrum identifiziert ist. Bei älteren Kindern wird Cefotaxim (200 mg/kg KG/Tag) eingesetzt, bei Meningokokkeninfektion Penicillin G 500 000 IE/kg KG/Tag in 4 Dosen.

Perioperative Antibiotikaprophylaxe

Eine perioperative Antibiotikaprophylaxe ist bei Operationen mit erhöhtem Infektionsrisiko erforderlich.

> ### Praxistipp
> Bewährt hat sich bei kardiochirurgischen, neurochirurgischen und orthopädischen Operationen die Prophylaxe mit Cefuroxim (Zinacef) mit guter Staphylokokkenwirksamkeit und ausreichend guter Gewebe- und Liquorgängigkeit. Die erste Dosis sollte etwa 2 h vor dem operativen Eingriff erfolgen.

Von der Prophylaxe ist eine antibiotische Therapie zu unterscheiden. Die Antibiotikatherapie sollte intraoperativ, in der Regel unmittelbar nachdem bakteriologisches Untersuchungsmaterial gewonnen wurde, mit einem breiten Spektrum begonnen und im Weiteren nach Antibiogramm angepasst werden.

Kernaussagen

Besonderheiten des Monitorings
Das kindliche EKG ist aufgrund physiologischer Vorgaben verschieden von dem EKG bei Erwachsenen. Ab dem 10. Lebensjahr entspricht die Konfiguration in etwa der bei Erwachsenen. Das Monitoring der zentralen Zirkulation ist in jedem Alter möglich, auch bei Frühgeborenen (Nabelvene).
Das Blutdruckmonitoring bei der Erstbehandlung ist zum Ausschluss angeborener Gefäßfehlbildungen primär an allen 4 Extremitäten notwendig. Die nicht invasive Blutdruckmessung im Kindesalter ist altersangepasst vorzunehmen.
Die Echokardiografie ist ein integraler Bestandteil einer modernen pädiatrischen Intensivbehandlung zur Diagnostik und Beurteilung kardiovaskulärer Funktionen und zum Ausschluss von Herz-Kreislauf-Fehlbildungen. Im Kindesalter ist auch die transösophageale Echokardiografie möglich und in perioperativen Situationen notwendig.
Die arterielle Sauerstoffsättigung wird mittels Pulsoxymetrie bestimmt, um kontinuierlich eine Hyper- oder eine Hypooxygenierung zu vermeiden. Die venöse Sauerstoffsättigung ist gemeinsam mit dem Serumlaktatspiegel zur Diskriminierung einer kompensierten und dekompensierten Kreislaufsituation bedeutsam. Die Kapnometrie ist auch im Kindesalter eine entscheidende Größe zur Abschätzung von Ventilations- und Perfusionsstörungen der Lunge.
Die Temperaturüberwachung und -kontrolle ist eine extrem wichtige Überwachungsmaßnahme bei intensivpflichtigen Frühgeborenen und Kindern. Die Überwachung von Blutzucker und Elektrolythaushalt ist umso bedeutsamer, je jünger der Patient ist.

Besonderheiten der Intensivtherapie
Die Intensivtherapie von Neugeborenen und Kindern ist durch physiologische Besonderheiten des kardiovaskulären Systems, der Respiration, der Nierenfunktion sowie der Thermogenese gekennzeichnet.
Die häufigsten intensivmedizinischen Probleme bei Früh- und Neugeborenen sind das Atemnotsyndrom des Neugeborenen (IRDS), die persistierende pulmonale Hypertension, die Apnoeneigung, die bronchopulmonale Dysplasie, angeborene Herz-Kreislauf-Erkrankungen, metabolische Störungen und Störungen des zentralen Nervensystems sowie Infektionskrankheiten.

Grundsätze der Beatmungstherapie
Ziele der Beatmungstherapie bei Kindern sind die Kontrolle der Atemwege, ein adäquater Gasaustausch, die Reduktion des Sauerstoffverbrauchs und die Rekrutierung schlecht belüfteter Lungenareale.
Die künstliche Beatmung und der Beatmungsmodus bedürfen eines dem Alter entsprechenden Equipments. Die künstliche Beatmung von Neugeborenen wird überwiegend flowkontrolliert, zeitgesteuert, zeitgetriggert und druckkontrolliert vorgenommen. Verbesserte Messmethoden erlauben eine Volumenunterstützung mit kleinsten Volumina im SIMV-Modus (SIMV = synchronisierte intermittierende mandatorische Beatmung).
Bei Neugeborenen mit *Atemnotsyndrom (RDS)* hat sich die Hochfrequenzoszillationsventilation (HFOV) als additive Behandlungsform zur kausalen Surfactant-Substitution bewährt.

Grundsätze der Volumentherapie
Zur Akuttherapie im Schock ist die Volumen-Challenge mit Ringer-Lösung/physiologischer Kochsalzlösung eine der wichtigsten Primärmaßnahmen. Sie erlaubt einen indirekten Rückschluss auf die myokardiale Funktion.

Die Volumentherapie richtet sich nach der Ursache: Dehydratation mit Toxikose, Hämorrhagie, Verbrennungskrankheit oder Flüssigkeitsbedarf bei intraoperativem Verlust.

Grundsätze der Transfusionsmedizin
Indikationen zur Transfusion sind die Erhöhung der Sauerstofftransportkapazität und eine angestrebte Verbesserung der Koagulation. Das Risiko von transfusionsbedingten Infektionen und die Ätiologie der Anämie sind bei der Indikationsstellung zu berücksichtigen.
Ein rascher Blutverlust ist bei Kleinkindern früher mit einer Transfusion zu behandeln als bei Erwachsenen. Die Transfusion autologer Blutprodukte ist einer Anwendung homologer Blutkomponenten vorzuziehen. Zur Risikominimierung hat sich im Kindesalter die Blutkomponentensubstitution bewährt.
3 ml Erythrozytenkonzentrat pro kg KG erhöhen die Hb-Konzentration um etwa 1 g/dl.

Grundsätze der Ernährungstherapie
Die enterale Ernährung ist nicht nur aus Kostengründen oder wegen ihrer geringen Komplikationsrate die bevorzugte Ernährungsform, sondern v. a. aus physiologischen Gründen (Mukosaintegrität, Gallensäurenstimulation, Cholestaseprophylaxe). Die künstliche Ernährung erfolgt in Bezug auf Protein-, Kohlenhydrat- und Fettbedarf altersabhängig, ebenso die Elektrolytsubstitution und Supplementierung mit Vitaminen und Spurenelementen.

Grundsätze der Sedierung/Analgesie
Die Sedierung bzw. Analgesie von Kindern bedarf einer Planung, welche patienten- und therapeutenspezifische Faktoren sowie das geplante Vorgehen einbezieht. Eine kindgerechte Umgebung und Organisation besitzt einen sehr hohen Stellenwert für die Milderung psychologischer Stressfaktoren vor einem Eingriff.
Die alleinige Sedierung von Kindern bei schmerzhaften Eingriffen ist inadäquat. Auch ein bewusstloses Kind benötigt bei Bedarf eine Analgesie. Lokalanästhetische Maßnahmen sollten bei Kindern nicht vergessen werden.

Grundsätze der akuten Inotropikatherapie
Ziele der Katecholamintherapie bei Kindern sind die Aufrechterhaltung von adäquaten Perfusionsdrücken und die Steigerung der myokardialen Kontraktilität. Der Einsatz richtet sich nach der Ursache der Herz-Kreislauf-Insuffizienz.
Die Behandlung mit Inotropika hat die Besonderheiten des Myokards des Neugeborenen und jungen Säuglings zu berücksichtigen. Bei akutem Herzversagen ist die Kombinationsbehandlung von Katecholaminen mit Phosphodiesteraseinhibitoren auch bei Kindern sinnvoll.

Grundsätze der Diagnose und Therapie von Infektionskrankheiten
Bakterielle Infektionen sind immer noch einer der wesentlichen Faktoren für Morbidität und Letalität bei Früh- und Neugeborenen. Nosokomiale Infektionen sind häufig.
Das klinische Bild einer Sepsis präsentiert sich altersabhängig, oftmals mit unspezifischer Symptomatik. Die Diagnostik umfasst die klinische Untersuchung, den Erregernachweis und charakteristische Laborbefunde. Die bakteriellen Meningitiden haben ein altersabhängiges Erregerspektrum.

Literatur

[1] American Society for Parental and Enteral Nutrition (ASPEN). Guidelines for the use of parenteral and enteral nutrition in adults and pediatric patients. J Parenteral Enteral Nutr 1993; 17 (Suppl.) 1 – 52
[2] Ashton H. Guidelines for the rational use of Benzodiazepines. Drugs 1994; 48: 25 – 40
[3] Badgwell JM. Respiratory gas monitoring in the pediatric patient. Int Anesthesiol Clin 1992; 30: 131 – 146
[4] Benson DW. The normal electrocardiogramm. In: Emmanouilides GC, Allen HD, Riemenschneider TA, Gutgesell HP, eds. Heart Disease in Infants, Children, and Adolescents. Baltimore: Willams and Wilkins; 1995: 152 – 164
[5] Bissonnette B, Sessler DI, LaFlamme P. Passive and active inspired gas humification in infants and children. Anesthesiology 1989; 71: 350 – 354
[6] Bundesärztekammer. Leitlinien zur Therapie mit Blutkomponenten und Plasmaderivaten. Köln: Deutscher Ärzte-Verlag; 1995
[7] Cote CJ, Goldstein EA, Cote MA et al. A single-blind study of pulse oximetry in children. Anesthesiology 1988; 68: 184 – 188
[8] Cote CJ, Rolf N, Liu LMP et al. A single-blind study of combined pulse oximetry and capnography in children. Anesthesiology 1991; 74: 980 – 987
[9] Cote CJ. Sedation for the pediatric patient. Pediatr Clin North Am 1994; 41: 31 – 58
[10] DePalma l, Luban NLC. Blood component therapy in the perinatal period: guidelines and recommendations. Semin Perinatol 1990; 14: 403 – 415
[11] Dodd RY. The risk of transfusion-transmitted infection (editorial). N Engl J Med 1992; 327: 419 – 421
[12] Gillman MW, Cook NR. Blood pressure measurement in childhood epidemiological studies. Circulation 1995; 92: 1049 – 1057
[13] Hickey PR. Transesophageal echocardiography in pediatric cardiac surgery. Anesthesiology 1992; 77: 610 – 611
[14] Lake CL. Monitoring of the pediatric cardiac patient. In: Lake CL, ed. Pediatric cardiac anesthesia. 2nd ed. Norwalk, Connecticut: Appelton and Lange; 1993
[15] Lattanzi WE, Siegel NJ. A practical guide to fluid and electrolyte therapy. Curr Probl Pediatr 1986; 16: 1 – 43
[16] Lipsky CL, Spear ML. Recent advances in parenteral nutrition. Clin Perinatol 1995; 22: 141 – 155
[17] McCracken GH. Current management of bacterial meningitis in infants and children. Pediatr infect Dis J 1992; 11: 702 – 709
[18] Martin LD, Pasternack LR, Pudimat MA. Total intravenous anesthesia with propofol in pediatric patients outside the operating room. Anesth Analg 1992; 74: 609 – 612
[19] Michel-Behnke I, Rothes A, Hund F et al. Analgosedierung mit Fentanyl/Midazolam nach Korrektur angeborener Herzfehler. Klin Pädiatr 1995; 207: 341 – 346
[20] Motoyama EK. Respiratory physiology in infants and children. In: Motoyama EK, Davies PJ, eds. Smith's Anesthesia for Infants and Children. 6th ed. St. Louis: Mosby; 1995
[21] Nelson JD. Pocketbook of pediatric antimicrobial Therapy. 9th ed. Baltimore: Williams and Wilkins; 1991
[22] Nilsson K. Maintenance and monitoring of body temperature in infants and children. Pediatr Anaesth 1991; 1: 13 – 20
[23] Pullerits J. Routine and special pediatric airway equipment. Int Anesthesiol Clin 1992; 30: 109 – 130
[24] Rogers MC. Textbook of Pediatric Intensive Care. Vol I and II. 2nd ed. Baltimore: Williams and Wilkins; 1991

[25] Schmitt HJ, Solbach W, Eichenwald HF. Antibiotika und Infektionskrankheiten in der Pädiatrie. 2. Aufl. Stuttgart: Gustav Fischer; 1993
[26] Schranz D. Pädiatrische Intensivtherapie. 2. Aufl. Stuttgart: Gustav Fischer; 1993
[27] Shalma A, Sinaiko A. Systemic Hypertension. In: Emmanouilides GC, Allen HD, Riemenschneider TA, Gutgesell HP eds. Heart Disease in Infants, Children, and Adolescents. Baltimore: Willams and Wilkins; 1995: 1641–1658
[28] Sieber FE, Smith DS, Traystman RJ et al. Glucose: a reevaluation of its intraoperative use. Anesthesiology 1987; 67: 72–81
[29] Veldman A, Rupp S, Schranz D. New inotropic pharmacologic strategies targeting the failing myocardium in the newborn and infant. Mini Rev Med Chem 2006; 6(7): 785–792
[30] Wareham JA, Haugh LD, Yeager SB et al. Prediction of arterial blood pressure in the premature neonate using the oscillometric method. Am J Dis Child 1987; 141: 1108–1110
[31] Yaster M. The dose response of fentanyl in neonatal anesthesia. Anesthesiology 1987; 66: 433–435
[32] Yemen TA. Noninvasive monitoring in the pediatric patient. Int Anesthesiol Clin 1992; 30: 77–90

Kapitel 5

Physikalische Medizin und Rehabilitation in der Intensivmedizin

5.1 Aufgaben, Ziele und Therapiemöglichkeiten — *402*

5.2 Lagerungstherapie in der Intensivmedizin — *415*

Physikalische Medizin und Rehabilitation in der Intensivmedizin

5.1 Aufgaben, Ziele und Therapiemöglichkeiten

C. Gutenbrunner

5.1.1 Einleitung

Der Arbeitsbereich „Physikalische Medizin und Rehabilitation" umfasst alle Maßnahmen, die zu einer *Verbesserung der Funktionsfähigkeit* führen. Dies gilt für alle Phasen der Gesundheitsversorgung (akute und postakute Versorgung sowie Langzeitversorgung) und erfordert in der Regel einen koordinierten multiprofessionellen Ansatz. In der Intensivmedizin sind in erster Linie physio- und ergotherapeutische Maßnahmen indiziert, wobei in multiprofessionellen Frührehabilitationsteams (S. 412) auch die anderen rehabilitativ arbeitenden Berufsgruppen integriert sein müssen (Ärzte für physikalische und rehabilitative Medizin, Logopäden und Schlucktherapeuten, Masseure, Ernährungstherapeuten und ggf. auch Musiktherapeuten, Sozialarbeiter und andere; [26, 57]).

Zentrale Ziele der physikalischen Medizin und Rehabilitation in der Intensivmedizin sind die *Verbesserung von Körperfunktionen* (Herz-Kreislauf, Atmung, Muskelkraft- und Koordination, Funktionen des zentralen und peripheren Nervensystems und – überwiegend im Rahmen der Lagerungstherapie – auch die Funktionen der Haut und des Bindegewebes) sowie die *Anbahnung von Aktivitäten* (Transfer, Essen, Trinken, Körperpflege, Toilettenbenutzung u. a.). Ein weiteres wichtiges Ziel ist die *Prophylaxe von Komplikationen und Folgen der Immobilisation*, wie Kontraktur, Pneumonie, Dekubitus und Thrombose [45, 46].

Sämtliche Maßnahmen der physikalischen Medizin und Rehabilitation in der Intensivmedizin müssen in enger Kooperation mit dem behandelnden intensivmedizinischen Team erfolgen, insbesondere in Bezug auf die Indikationsstellung und zeitliche Koordination [35]. Neuere wissenschaftliche Studien zeigen, dass frühzeitig intensive physikalisch-rehabilitative Maßnahmen die Dauer der Beatmungspflicht verkürzen [35, 37], die Funktionsfähigkeit bei Krankenhausentlassung und die langfristige funktionelle Unabhängigkeit intensivmedizinisch behandelter Patienten verbessern kann [52].

5.1.2 Aufgaben und Ziele der physikalischen Medizin in der Intensivmedizin

Präventive Aufgaben und Ziele

Die mit der intensivmedizinischen Behandlung einhergehende und unter Umständen länger andauernde Immobilisation der Patienten bedingt eine Reihe von funktionellen Deadaptationen und stellt einen Risikofaktor für weitere, möglicherweise gravierende Komplikationen dar [24]. Verstärkt werden diese Risiken auch durch die oft notwendige Sedierung und Beatmung, das Bestehen einer Sepsis sowie die Gabe bestimmter Medikamente (besonders Kortikosteroide).

> **Merke**
>
> Ziele der physikalischen Medizin und Rehabilitation sind das Entgegenwirken der Dekonditionierung, die Vermeidung von Sekundärveränderungen und die Vorbeugung von Komplikationen [21, 53, 44].

Die wichtigsten präventiv anzugehenden Problemfelder sind:

▶ **Herz-Kreislauf-System.** Die Immobilisation führt einerseits zu einer Verminderung des venösen Rückstroms mit der Gefahr von Ödembildung und Thrombosierung. Andererseits führt die Dekonditionierung im arteriellen Kreislauf zur Abnahme der Regulationsfähigkeit, die u. a. mit dem Verlust der orthostatischen Regulation einhergehen kann. Wichtigste physiotherapeutische Maßnahmen sind somit das passive und assistive Durchbewegen zur Verbesserung des venösen Rückstroms und die – meist durch die Pflege durchgeführte – Kompressionstherapie sowie die frühestmögliche Übung der orthostatischen Regulation, z. B. im Kipptisch (S. 410).

▶ **Atmung.** Die immobilisationsbedingt flache Atmung führt zu einer Verminderung der Lungenbelüftung und beinhaltet das Risiko der Atelektasenbildung. Die Verminderung der Gasaustauschfläche kann in diesem Zusammenhang auch zur respiratorischen Insuffizienz beitragen. Auch ist die bronchiale Clearance vermindert, was zusammen mit zähflüssigem Schleim die Pneumoniegefahr erhöht. Ziel der Physiotherapie ist es, die Atemtiefe durch äußere Stimulation und Vergrößerung des Totraumes zu steigern und durch reflektorische Maßnahmen, sog. Drainagelagerung und Hustentraining die bronchiale Clearance zu verbessern [21].

▶ **Muskuloskelettales System.** Ein wichtiges Problem der intensivmedizinischen Behandlung ist die Muskelatrophie, die auch zu einem Umbau mit Abnahme von Typ-I-Fasern und Zunahme von Typ-IIB-Fasern führt [45]. Darüber hinaus kommt es durch Immobilisation innerhalb von einigen Tagen bis Wochen zu Schrumpfungen von Sehnen, Bändern und Gelenkkapseln mit ausgeprägten Kontrakturen. Wichtigste Therapiemaßnahme ist das passive und, sobald möglich, assistive und aktive Bewegen aller wichtigen Muskelgruppen und der großen Gelenke. Neuere Untersuchungen haben darüber hinaus gezeigt, dass auch die funktionelle Elektrostimulation der Muskulatur in der Intensivphase der Muskelatrophie entgegenwirken kann [49].

▶ **Nervensystem.** Eine häufige Komplikation bei länger als eine Woche dauernder maschineller Beatmung ist die Critical-Illness-Polyneuropathie, die auch mit einer Myopathie verbunden ist (Kap. 12.10). Obwohl eine kausale Therapie dieses Syndroms bisher nicht bekannt ist, wird der Erholungs- und Wiederherstellungsprozess durch aktive Krankengymnastik unterstützt, wobei leichtes Krafttraining und Koordinationstraining kombiniert werden. In der Ergotherapie werden darüber hinaus sensible Funktionen gefördert, z. B. durch basale Stimulationsverfahren (S. 410).

▶ **Haut und Bindegewebe.** Bekanntlich kann das längere Liegen bei lokal erhöhtem Auflagedruck zu Dekubitalulzera führen. Wenngleich die pflegerisch-multiprofessionellen Präventionsstrategien bereits sehr effektiv sind (Kap. 5.2), sollten physiotherapeutische Lagerungstechniken und ggf. auch ergotherapeutische Maßnahmen einschließlich Schienenbau in solche Konzepte miteinbezogen werden.

>
>
> **Merke**
>
> Alle präventiven Maßnahmen müssen je nach Zustand des Patienten 1- bis 2-mal täglich durchgeführt werden.

Therapeutische Ziele

Die therapeutischen Ziele der physikalischen Medizin und Rehabilitation in der Intensivmedizin überlappen sich stark mit den oben genannten präventiven Aufgaben und Zielen. In der Regel handelt es sich um das funktionelle Üben der durch Dekonditionierung eingeschränkten Funktionen und die Vorbereitung auf die Mobilisierung (s. rehabilitative Ziele; S. 403).
Die therapeutischen Ziele sind (nach [44]):
- Unterstützung des Weaning-Prozesses,
- Unterstützung der selbstständigen Atmung,
- Vermeidung von Kontrakturen,
- Förderung der Körperwahrnehmung,
- Anbahnung motorischer Eigenaktivität,
- Bahnung und Unterstützung selbstständiger Transfers,
- Verbesserung der aktiven Rumpfstabilität,
- Verbesserung von Muskelkraft und -ausdauer (Extremitätenmuskulatur, Rumpfmuskulatur, Atemmuskulatur),
- Fazilitation und Unterstützung der Lokomotion,
- Verbesserung der Handfunktion und Förderung von selbstständigen Aktivitäten des täglichen Lebens (Essen, Trinken, Sichwaschen),
- Verbesserung koordinativer Fähigkeiten,
- Verbesserung der kardiovaskulären Leistungsfähigkeit,
- Schmerzreduktion,
- Verbesserung der Lebensqualität.

▶ **Bewegungssystem.** Im Vordergrund der physikalischen Therapie und Rehabilitation im Bewegungssystem steht die Steigerung bzw. Wiederherstellung von Muskelkraft- und Ausdauer. Bei Kontrakturen ist die Wiederherstellung des normalen Bewegungsausmaßes ein weiteres Therapieziel. Schließlich muss die Koordination von Bewegungsabläufen geübt werden. Hierzu stehen zahlreiche krankengymnastische, aber auch trainingsmedizinische und ergotherapeutische Techniken zur Verfügung (S. 410).

▶ **Nervensystem.** In engem Zusammenhang mit dem schon erwähnten Training des Bewegungsapparates steht die Wiederherstellung von normalen Bewegungsabläufen, die durch neurologische Grunderkrankungen, aber auch durch die Critical-Illness-Polyneuropathie gestört sein können. Neben der physiotherapeutischen Übung von Bewegungsabläufen inklusive deren Koordination werden überwiegend in der Ergotherapie auch sensorische Inputs therapeutisch angewendet und ggf. Kompensationsstrategien für Alltagsbewegungen erarbeitet.

▶ **Schmerzen.** Schmerzen können bei Patienten in der Intensivmedizin sehr unterschiedliche Ursachen haben und bedürfen daher einer multimodalen und meistens nicht primär physikalisch-rehabilitativen Behandlungsstrategie (Therapie der Grunderkrankung, medikamentöse Schmerztherapie nach Stufenschema). Physikalisch-medizinische Methoden kommen bei funktionellen Störungen des Bewegungsapparats, die bei „Langliegern" sehr häufig sind, zum Einsatz. Darüber hinaus kann die transkutane elektrische Nervenstimulation (TENS) bei segmentalen und mononeural bedingten Schmerzen sehr effektiv eingesetzt werden.

▶ **Herz-Kreislauf-System und Atmung.** Wie in der Prophylaxe liegt ein Schwerpunkt der physikalischen und rehabilitativen Medizin in der Wiederherstellung der Herz-Kreislauf-Regulation sowie der Atmungsfunktionen. Dabei steht ein breites Spektrum an kreislauftrainierenden Techniken (vom Kipptisch zum dynamischen Ausdauerleistungstraining) und Atemtherapien zur Verfügung (Kap. 5.1.4).

▶ **Vegetative Regulation.** Längere Immobilisationen, auch verbunden mit Sedierung und Beatmung, können zu erheblichen Störungen der vegetativen Regulation führen, was sich neben der schon erwähnten orthostatischen Fehlregulation auch in zahlreichen anderen Symptomen und Missempfindungen äußern kann. Häufig haben solche Patienten auch quälende Vigilanzprobleme, die abgesehen von der Einschränkung der Lebensqualität auch den Rehabilitationsverlauf erheblich beeinträchtigen können. Neben den aktivierenden bewegungstherapeutischen Maßnahmen können hier auch hydrotherapeutische Anwendungen wie thermische oder milde mechanische Reizsetzungen therapeutisch sinnvoll sein.

▶ **Gastrointestinales System.** Neben der Dysphagie als Symptom neurologischer Störungsbilder, die zu lebensbedrohlichen Aspirationspneumonien führen kann und die an anderer Stelle abgehandelt wird, kommt es bei länger dauernder Immobilisation häufig auch zu funktionellen Problemen mit Störungen der Kolonmotorik und Defäkation, bei denen bewegungstherapeutische Maßnahmen und Kolonmassagen hilfreich sein können.

▶ **Psychische Funktionen.** Die intensivmedizinische Behandlung und die zugrunde liegende schwere akute Erkrankung bedeuten eine erhebliche psychische Belastung für die Betroffenen. In der physikalischen Medizin und Rehabilitation spielt daher der beruhigende und „entängstigende" Aspekt der körperlichen Berührung und das vertrauensvolle Gespräch zwischen Patient und Therapeut eine wichtige Rolle [22].

Rehabilitative Ziele

Neben der Verbesserung von Körperfunktionen umfassen rehabilitative Zielstellungen das Üben von Aktivitäten (insbesondere der Aktivitäten des täglichen Lebens, ADL= Activities of daily Living) sowie die Vorbereitung zur Teilhabe am gesellschaftlichen Leben. Grundprinzipen sind die frühestmögliche Übung solcher Funktionen und die Vorbereitung auf die partizipationsorientierten Maßnahmen der postakuten Rehabilitation, in Deutschland meist in Form von Anschlussheilbehandlungen.

▶ **Mobilität.** Die Mobilität ist nicht nur für die Selbstständigkeit der Patienten von hoher Relevanz, sie ist auch eine wesentliche Voraussetzung zum Wiederaufbau von durch Immobilisation deadaptierten Körperfunktionen. Sie wird unter krankengymnastischer und/oder ergotherapeutischer Anleitung schrittweise geübt, wobei sowohl für den Transfer vom Bett in den Stuhl als auch für das Gehen in der Regel unterstützende Hilfsmittel angewendet werden.

▶ **Aktivitäten des täglichen Lebens.** Zum Erlangen der Selbstständigkeit, aber auch im Hinblick auf eine größtmögliche Lebensqualität ist das Wiedererlernen von Aktivitäten des täglichen Lebens von großer Bedeutung. Zunächst werden alle Funktionen der Selbstversorgung (Essen, Trinken, Waschen, An- und Ausziehen, Toilettengang) ergotherapeutisch geübt. Zum konsequenten Üben ist es notwendig, dass auch die Pflege die Selbstständigkeit der Patienten unterstützt, was unter Umständen aber einen erhöhten Pflegebedarf mit sich bringt. Gegebenenfalls sind auch ergotherapeutische Hilfsmittel notwendig (S. 410).

5.1.3 Diagnostik und Assessment

Die Diagnostik in der physikalischen Medizin und Rehabilitation in der Intensivmedizin versteht sich als Zusatzdiagnostik zur *Indikationsstellung der Therapie* sowie zur *Verlaufsbeobachtung*. Unter rehabilitativen Assessments versteht man in diesem Zusammenhang Checklisten zur Erfassung von Körperfunktionen

(z. B. Bewusstseinslage, Muskelkraft) und Aktivitäten (z. B. Selbstversorgung, Mobilität).

Die zu behandelnden Körperfunktionen lassen sich, wie auch die anderen Faktoren der Funktionsfähigkeit (Aktivitäten, Teilhabe, Kontextfaktoren), nach der „Internationalen Klassifikation der Funktionsfähigkeit, Behinderung und Gesundheit" (ICF; [58]) gut klassifizieren, wobei für die Rehabilitation in der Akutphase Kurzlisten der relevantesten Körperfunktionen mit wissenschaftlicher Methodik erarbeitet worden sind [5, 16, 27]. Diese sog. „ICF Core Sets" (▶ Tab. 5.1, [27]) sind auch zur praktischen Therapieplanung und Evaluation geeignet, wobei die Stärke der funktionellen Einschränkungen in einem einfachen 4-stufigen „Scoring System" (sog. Qualifyer) abgeschätzt wird [32, 58].

Klinische Funktionsprüfungen

Die klinischen Funktionsprüfungen für die physikalische Medizin und Rehabilitation in der Intensivmedizin unterscheiden sich nicht grundsätzlich von denen in anderen Bereichen der Akutversorgung. Häufig sind sie wegen bestehender Sedierung aber auf passive Prüfungen beschränkt. Für die Therapieplanung werden in der Regel folgende Parameter erfasst:
- *Gelenkbeweglichkeit* (Range of Motion; ROM): Neutral-Null-Methode;
- *Kraft einzelner Muskeln:* Kraftgrade 0 – 5;
- *Beatmungstyp:* Intubation, Tracheostoma, Beatmungstypus, Extubation, O_2-Bedarf, Sauerstoffsättigung;
- *Rumpfstabilität:* Beobachtung;
- *Transferfähigkeit:* Beobachtung angeleiteter Bewegungen;
- *Aktivitäten des täglichen Lebens:* Beobachtung angeleiteter Verrichtungen.

Darüber hinaus sind in der direkten Patientenkommunikation Kooperationsfähigkeit und Motivation zu beurteilen.

Apparative Untersuchungen

Apparative Verfahren mit engem Bezug zu physikalisch-medizinischen und rehabilitativen Interventionen finden insbesondere in der Muskel- und Nervendiagnostik Anwendung.

▶ **Nervenleitgeschwindigkeitsmessung (NLG).** Die NLG dient zur Beurteilung der Schädigung peripherer Nerven im Hinblick auf fokale und generalisierte Veränderungen sowie zur Differenzierung zwischen Schäden von Axon oder Markscheide sowie zur Prüfung motorischer und sensibler Läsionen [45]. Diese Informationen sind für die Therapie insofern von großer Bedeutung, als Möglichkeit einer Aktivierung der Muskulatur von der Art der Nervenschädigung abhängt und ggf. auch sensible Stimulationen indiziert sind.

▶ **Elektromyogramm (EMG).** Auf der Intensivstation ist die EMG-Untersuchung wegen der fehlenden aktiven Kooperationsfähigkeit der Patienten in der Regel auf die Spontanaktivität beschränkt. Dabei wird v. a. die pathologische Spontanaktivität als Hinweis auf einen akuten neurogenen oder myogenen pathologischen Prozess beurteilt. Zur weiteren Differenzierung ist eine Kombination mit der Messung der Nervenleitgeschwindigkeit nötig.

Die elektrophysiologischen Untersuchungen werden in der Intensivmedizin häufig auch zur Abklärung einer *Critical-Illness-Polyneuropathie* und/oder *Myopathie* eingesetzt [24]. Hier finden sich in der Regel eine erniedrigte motorische Amplitude bei normaler motorischer und sensibler Nervenleitgeschwindigkeit sowie eine pathologische Spontanaktivität im EMG. Weitere Fragestellungen sind die Abklärung möglicher Druckläsionen peripherer Nerven [45].

Tab. 5.1 „ICF Core Set" für das Akutkrankenhaus.

Körperfunktionen	
ICF-Code	Kategorie
b110	Funktionen des Bewusstseins
b130	Funktionen der psychischen Energie und des Antriebs
b134	Funktionen des Schlafes
b152	emotionale Funktionen
b180	die Selbstwahrnehmung und die Zeitwahrnehmung betreffende Funktionen
b260	die Propriozeption betreffende Funktionen
b280	Schmerz
b415	Blutgefäßfunktionen
b440	Atmungsfunktionen
b445	Funktionen der Atemmuskulatur
b525	Defäkationsfunktionen
b620	Miktionsfunktionen
b710	Funktionen der Gelenkbeweglichkeit
b715	Funktionen der Gelenkstabilität
b730	Funktionen der Muskelkraft
b735	Funktionen des Muskeltonus
b820	Heilfunktionen der Haut
Körperstrukturen	
s410	Struktur des kardiovaskulären Systems
s430	Struktur des Atmungssystems
s710	Struktur der Kopf- und Halsregion
s720	Struktur der Schulterregion
s730	Struktur der oberen Extremitäten
s740	Struktur der Beckenregion
s750	Struktur der unteren Extremitäten
s760	Struktur des Rumpfes
s810	Struktur der Hautregionen
Aktivitäten und Teilhabe	
d240	Umgang mit Stress und anderen psychischen Anforderungen
d410	Wechseln einer elementaren Körperposition
d415	Verbleiben in einer Körperposition
d420	Sichverlagern
d445	Hand- und Armgebrauch
d450	Gehen
d510	Sichwaschen
d520	Pflegen der eigenen Körperteile
d530	Benutzen der Toilette
d550	Essen
d760	Familienbeziehungen

Tab. 5.1 Fortsetzung

Umweltfaktoren	
e110	Produkte und Substanzen für den persönlichen Verbrauch
e115	Produkte und Technologien zum persönlichen Gebrauch im täglichen Leben
e120	Produkte und Technologien zur persönlichen Mobilität drinnen und draußen und zum Transport
e310	engster Familienkreis
e320	Freunde
e355	Fachleute der Gesundheitsberufe
e410	individuelle Einstellungen der Mitglieder des engsten Familienkreises
e420	individuelle Einstellungen von Freunden
e450	individuelle Einstellungen von Fachleuten der Gesundheitsberufe
e580	Dienste, Systeme und Handlungsgrundsätze des Gesundheitswesens

Rehabilitative Assessments

Wegen der bei intensivpflichtigen Patienten häufig reduzierten Vigilanz werden rehabilitative Assessments in der Intensivmedizin meist in Form von Fremdbeurteilungsassessments durchgeführt. Wichtige Skalen sind:

Bewusstsein

Die *„Glasgow Coma Scale" (GCS)* [55, 56] eine Methode zur quantitativen Erfassung von Bewusstseinsstörungen. Dabei werden die folgenden Dimensionen spontan und auf Reizsetzung beurteilt:
- „Augen öffnen" (4: spontan; 3: auf Ansprache; 2: auf Schmerzreiz; 1: kein),
- „Sprache" (5: orientiert; 4: desorientiert; 3: inadäquat; 2: unartikuliert; 1: keine),
- „Motorik" (6: befolgt Aufforderungen; 5: gezielte Schmerzabwehr; 4: ungezielte Schmerzabwehr; 3: Beugereaktion; 2: Streckreaktion; 1: keine).

Muskelfunktion

▶ **Einzelmuskelkraft:** *5 Kraftgrade nach BMRC (British Medical Research Council* [6]):
- Grad 0: keinerlei Aktivität sichtbar und fühlbar;
- Grad 1: sichtbare Kontraktion ohne Bewegungseffekt;
- Grad 2: Bewegungen möglich unter gleichzeitiger Ausschaltung der Schwerkraft;
- Grad 3: Bewegungen gegen die Schwerkraft möglich;
- Grad 4: Bewegungen gegen Widerstand möglich;
- Grad 5: normale Muskelkraft mit Überwindung auch erhöhter Widerstände.

▶ **Kraft von Muskelgruppen:** Der *Motricity-Index* [13] prüft die Kraft von Muskelgruppen an Armen und Beinen anhand einfacher Bewegungen und Verrichtungen und resultiert in Scorewerten von 0 bis 100.

▶ **Muskeltonus:** Die *Ashworth-Skala* [4] und ihre Modifikationen beurteilen den Muskeltonus im Hinblick auf die Spastizität in einer 5-stufigen Skala:
- 0 = kein erhöhter Tonus;
- 1 = leichte Tonuserhöhung, die an einem „Catch and Release" erkennbar wird oder an einem minimalen Widerstand am Ende des Bewegungsausmaßes, wenn die betroffene Gliedmaße in Flexion oder Extension bewegt wird;
- 2 = leichte Tonuserhöhung, die an einem „Catch" erkennbar wird, auf den ein minimaler Widerstand durch den gesamten restlichen (weniger als die Hälfte) Bewegungsweg folgt;
- 3 = stärker ausgeprägte Tonuserhöhung durch die meisten Anteile des Bewegungsweges, die betroffenen Gliedmaßen sind aber leicht beweglich;
- 4 = erhebliche Erhöhung des Muskeltonus, passive Bewegung ist schwierig.

▶ **Schmerz.** Bei wachen Patienten wird wie in anderen Bereichen der Medizin auch hier eine *numerische Ratingskala (NRS)* von 0 („kein Schmerz") bis 10 („stärkster vorstellbarer Schmerz") verwendet.

Mobilität und Selbsthilfefähigkeit

Für die basale Mobilität und Selbsthilfefähigkeit fehlen spezifische Instrumente, die bei beatmeten Patienten sensitiv sind [45]. Beim Übergang in die Frührehabilitationsstation oder Normalstation sind die in der übrigen Akutversorgung üblichen Assessments angezeigt:

Tab. 5.2 Barthel-Index nach dem Hamburger Manual.

Punkte	Funktion
Essen	
10	komplett selbstständig oder selbstständige PEG-Beschickung/-Versorgung
5	Hilfe nötig bei mundgerechter Vorbereitung, aber selbstständiges Einnehmen oder Hilfe bei PEG-Beschickung/-Versorgung
0	kein selbstständiges Einnehmen und keine MS-/PEG-Ernährung
Aussetzen und Umsetzen (Transfer)	
15	komplett selbstständig aus liegender Position in (Roll-)Stuhl und zurück
10	hierbei Aufsicht oder geringe Hilfe (ungeschulte Laienhilfe)
5	hierbei erhebliche Hilfe (geschulte Laienhilfe oder professionelle Hilfe)
0	wird faktisch nicht aus dem Bett transferiert

Fortsetzung ▶

Tab. 5.2 Fortsetzung

Punkte	Funktion
Waschen	
5	vor Ort komplett selbstständig inkl. Zähneputzen, Rasieren und Frisieren
0	< 5 Punkte
Toilettenbenutzung	
10	vor Ort komplett selbstständige Nutzung von Toilette oder Toilettenstuhl inkl. Spülung/Reinigung
5	vor Ort Hilfe oder Aufsicht bei Toiletten- oder Toilettenstuhlbenutzung oder der Spülung/Reinigung erforderlich
0	benutzt faktisch weder Toilette noch Toilettenstuhl
Baden/Duschen	
5	selbstständiges Baden oder Duschen inkl. Ein-/Ausstieg, Sichreinigen und Sichabtrocknen
0	< 5 Punkte
Aufstehen und Gehen/Rollstuhlfahren	
15	kommt ohne Aufsicht oder personelle Hilfe vom Sitz in den Stand und geht mindestens 50 m ohne Gehwagen (aber ggf. mit Stöcken/Gehstützen)
10	kommt ohne Aufsicht oder personelle Hilfe vom Sitz in den Stand und geht mindestens 50 m mithilfe eines Gehwagens
5	kommt mit Laienhilfe oder Gehwagen vom Sitz in den Stand und bewältigt Strecken im Wohnbereich, alternativ: im Wohnbereich komplett selbstständig im Rollstuhl
0	< 5 Punkte
Treppensteigen	
10	steigt ohne Aufsicht oder personelle Hilfe (ggf. inkl. Stöcken/Gehstützen) mindestens ein Stockwerk hinauf und hinunter
5	steigt mit Aufsicht oder Laienhilfe mindestens ein Stockwerk hinauf und hinunter
0	< 5 Punkte
An- und Auskleiden	
10	zieht sich in angemessener Zeit selbstständig Tageskleidung, Schuhe (und ggf. benötigte Hilfsmittel, z. B. Antithrombosestrümpfe, Prothesen) an und aus
5	kleidet mindestens den Oberkörper in angemessener Zeit selbstständig an und aus, sofern die Utensilien in greifbarer Nähe sind
0	< 5 Punkte

MS = Magensonde; PEG = perkutane endoskopische Gastrostomie

Tab. 5.3 Erweiterung des Barthel-Index zum Frühreha-Barthel-Index.

Zustand	Nein	Ja
intensivmedizinisch überwachungspflichtiger Zustand (z. B. vegetative Krisen)	0	-50
absaugpflichtiges Tracheostoma	0	-50
intermittierende Beatmung	0	-50
beaufsichtigungspflichtige Orientierungsstörung (Verwirrtheit)	0	-50
beaufsichtigungspflichtige Verhaltensstörung (mit Eigen- und Fremdgefährdung)	0	-50
schwere Verständigungsstörung	0	-50
beaufsichtigungspflichtige Schluckstörung	0	-50

▶ **„Functional Independence Measure" (FIM):** Der „Functional Independence Measure" beurteilt Selbstversorgung, Kontinenz, Transfermöglichkeiten und Fortbewegung sowie als kognitive Items Kommunikation und kognitive Fähigkeiten [23]. Die Skala reicht von 1 („totale Hilfestellung") bis 7 („völlige Selbstständigkeit"), wobei Werte unter 5 als Indikation für eine Hilfsperson eingestuft werden.

▶ **Barthel-Index:** Der Barthel-Index erfasst in 8 Items die Selbsthilfefähigkeit und Mobilität im Haus [36] (▶ Tab. 5.2). Die Skala umfasst 100 Punkte, wobei für die Verlegung auf eine Frührehabilitationsstation in der Regel mindestens 30 Punkte vorausgesetzt werden.

▶ **Frühreha-Barthel-Index:** Der Frühreha-Barthel-Index (auch als erweiterter Barthel-Index bezeichnet) ergänzt den Barthel-Index um 7 weitere Items, die intensivmedizinische Aspekte wie Beatmung, Orientierungsstörungen, Schluckstörungen u. a. mit jeweils -50 Punkten beurteilt [51] (▶ Tab. 5.3).

Selbstverständlich können auch andere Skalen und Assessments zur Anwendung kommen.

5.1.4 Therapieformen

Es ist nicht Aufgabe dieses Buches, die therapeutischen Techniken en détail zu beschreiben. Sie werden in der therapeutischen Fachliteratur genauer beschrieben und – was von größter Bedeutung ist – in der Therapeutenausbildung praktisch geübt (Literaturübersichten s. [22, 53]). Da die Verschreibung bzw. Veranlassung aber in der Hand des Arztes liegt, ist ein Wissen über die Grundprinzipien auch hier unerlässlich.

Physiotherapie

Die Physiotherapie in der Intensivmedizin besteht überwiegend aus den Elementen Atemtherapie, Bewegungsübungen, Herz-Kreislauf-Training sowie Transfer- und Mobilitätsübungen [18, 19]. Physiotherapeuten applizieren aber auch die weiter unten aufgeführten physikalischen Therapieformen wie Lymph- und Massagetherapie, Elektrotherapie sowie Hydro- und Thermotherapie. Die Lagerungstechniken werden an dieser Stelle nicht beschrieben, da für sie ein eigenes Kapitel (Kap. 5.2) vorgesehen ist.

Für die Physiotherapie in der Intensivmedizin wurde von der Europäischen Atemgesellschaft und der Europäischen Gesellschaft für Intensivmedizin eine gemeinsame Empfehlung erarbeitet, die als Leitlinie gelten kann [22]. Die Empfehlungen der Arbeitsgruppe Physiotherapie für intensivpflichtige Patienten [22] werden hier in Tabellenform vorgestellt (▶ Tab. 5.4).

Atemtherapie

Eine *krankengymnastische Atemtherapie ist in der Intensivmedizin angezeigt* bei allen Störungen von Sekretbildung und -transport, bei der Ausbildung von Atelektasen und Pneumonien [42], bei schlechtem Ventilation/Perfusionsverhältnis mit arteriovenösen Shunts sowie bei gestörter Atemmechanik und abgeschwächter Atemmuskulatur [45, 53]. Sie besteht aus einer Kombination verschiedener Therapieelemente, die je nach Funktionszustand und Therapieziel individuell angepasst werden (Übersicht s. [21]). Die wichtigsten Therapieelemente sind:

▶ **Lagerung, Lagerungsdrainage.** Sie dient v. a. zur schwerkraftabhängigen Sekretmobilisation [10]. Dabei wird die Sekretmobilisation schon durch regelmäßige Umlagerung verbessert [50]. Dies wird heute häufig durch sog. Rotorestbetten übernommen. Die Sekretolyse kann auch durch manuelle Techniken wie Perkussionen und Vibrationen unterstützt werden. Bei sedierten Patienten ist das mobilisierte Sekret abzusaugen, bei Patienten mit intaktem Hustenreflex können Hustentechniken eingesetzt werden.

Da sich die Lungenvolumina lageabhängig verändern, können durch Lagerungstherapie auch Ventilationsparameter verbessert und die Lungenperfusion beeinflusst werden ([29], Literaturübersicht s. [53]). Dabei kommt dem Kipptisch eine große therapeutische Bedeutung zu [9].

Da die Lagerung auch auf Kreislaufparameter wirkt, sollten während der Lagerungstherapie EKG, Blutdruck und ggf. auch der Hirndruck kontinuierlich beobachtet werden.

▶ **Manuelle Techniken.** Wie bereits erwähnt, dienen manuelle Techniken wie Thoraxvibrationen (ca. 12 – 16 Hz) und -klopfungen (Perkussionen) zur mechanischen Unterstützung der Sekretolyse [48]. Bei obstruktiven Atemwegserkrankungen besteht allerdings die Gefahr einer Zunahme des Bronchospasmus, sodass in solchen Fällen Vorsicht geboten ist (ggf. Testbehandlung unter besonderem Monitoring). Wichtig ist in jedem Fall eine Kombination mit Absaugung und ggf. mit Hustentechniken.

Weitere manuelle Techniken in der Atemtherapie sind Massagegriffe und Mobilisationstechniken zur Lockerung der Atemmuskulatur und des Thorax einschließlich der Brustwirbelsäule und der sternokostalen Gelenke. Selbstverständlich dürfen diese Techniken bei Frakturen oder Frakturgefahr (z. B. hochgradige Osteoporose), subkutanem Emphysem, Embolien, Wunden und offenen Hautaffektionen nicht durchgeführt werden. Vitalparameter (einschließlich Hirndruck) sollten auch bei manuellen Techniken und bei anderen physiotherapeutischen Maßnahmen kontinuierlich beobachtet werden [20, 44].

Tab. 5.4 Empfehlungen für die Physiotherapie auf Intensivstation.

Bereich	Empfehlung	Evidenzniveau *
Funktionsprüfung und Überwachung	Eine Funktionsprüfung zur Eingrenzung der bestehenden physiotherapeutisch zu behandelnden Funktionsstörung(en) und zur Indikationsstellung der Therapieverfahren ist durchzuführen.	D
	Die Vitalfunktionen sind angemessen zu überwachen, um sicherzustellen, dass die physiotherapeutischen Interventionen sicher und wirksam sind.	D
Behandlung der Dekonditionierung	Mit der aktiven und passiven Mobilisation sowie dem Muskeltraining ist frühzeitig zu beginnen.	C
	Bei Patienten ohne spontane Bewegungsaktivität sind zur Erhaltung von Gelenkbeweglichkeit und Muskellänge Lagerungstechniken, Schienenversorgung, passives Durchbewegen und Muskeldehnungsübungen indiziert.	C
	Bei Patienten ohne spontane Bewegungsaktivität und mit einem hohen Risiko muskuloskelettaler Fehlfunktionen kann – wenn verfügbar – eine neuromuskuläre Elektrostimulation (NMES) durchgeführt werden.	C
	Lagerungstechniken, passives Durchbewegen und Transferübungen sollten gemeinsam mit dem Pflegepersonal durchgeführt werden.	D
	Die Physiotherapeuten sollten bei der Erstellung des Mobilisations- und Trainingsplans verantwortlich miteinbezogen werden und in Kooperation mit den anderen Teammitgliedern Vorschläge für die kontinuierliche Fortschreibung machen.	D

Fortsetzung ▶

Tab. 5.4 Fortsetzung

Bereich	Empfehlung	Evidenzniveau *
Atemtherapie bei nicht intubierten Patienten	Wenn verminderte Lungenvolumina zu ineffektiver forcierter Exspiration führen, sollten Übungen zur Verbesserung der Inspiration durchgeführt werden.	B
	Wenn eine verminderte Exspirationskraft zu ineffektiver Exspiration führt, sollten Übungen zur Verbesserung der Ausatmung durchgeführt werden.	B
	Bei nicht intubierten Patienten mit Sekretverhalt aufgrund von Atemmuskelinsuffizienzen sollten manuelle Husten- sowie Ein- und Ausatemtechniken angewendet werden.	B
	Absaugungen von Mund und Nase sollten nur dann vorgenommen werden, wenn andere Methoden der Sekretmobilisation nicht erfolgreich sind.	D
	Bei antikoagulierten Patienten, bei Knochen- und/oder Weichteilverletzungen sowie nach Operationen im Bereich der oberen Atemwege dürfen Nasenabsaugungen nur mit extremer Vorsicht durchgeführt werden.	D
Atemtherapie bei intubierten Patienten	Zur Verbesserung der bronchialen Clearance sollten Lagerungs- und Mobilisationstechniken durchgeführt werden.	C
	Manuelle Hyperinflationstechniken (MHI) und Absaugungen sind bei gestörter bronchialer Clearance indiziert.	B
	MHI sollten bei Patienten mit erhöhtem Risiko für Volumen- oder Barotraumen der Lunge und bei hämodynamisch instabilen Patienten nur mit Vorsicht ausgeführt werden.	B
	Bei MHI sind Hyper- und Hypoventilationen zu vermeiden.	B
	Bei MHI ist darauf zu achten, dass der intrabronchiale Druck innerhalb sicherer Grenzen bleibt.	D
	Um Komplikationen während des Absaugens zu vermeiden, sollten die Patienten beruhigt, sediert und präoxigeniert werden.	D
	Absaugungen im offenen System können bei fast allen Patienten durchgeführt werden.	B
	Weder Absaugungen noch Soleinstallationen sollten routinemäßig durchgeführt werden.	C
Atemtherapie zur Vorbeugung einer Intubation	Bei Patienten mit respiratorischer Insuffizienz sollten Lagerungstechniken angewendet werden, um die Atemmechanik zu optimieren.	C
	Der kontinuierliche positive Atemwegsdruck (CPAP) und die nicht invasive Beatmung (NIV) sollten bei akuten kardial bedingten Lungenödemen in Betracht gezogen werden.	A
	NIV sollte bei respiratorischer Insuffizienz aufgrund von Exazerbationen von chronisch obstruktiver Lungenerkrankung (COPD) als erste Therapieoption durchgeführt werden, solange keine Intubation notwendig ist.	A
	NIV kann bei ausgewählten Patienten mit respiratorischer Dysfunktion aufgrund von akuten Komplikationen bei Thoraxverletzungen oder aufgrund neuromuskulärer Fehlfunktion angewendet werden.	A
	CPAP und NIV können auch bei ausgewählten Patienten mit akutem Atemversagen vom Typ 1 angewendet werden.	C

Fortsetzung ▶

▶ **Atemübungen, Atemschulung.** Atemübungen dienen zur Wiederherstellung normaler Atemmuster und sind insbesondere nach längeren Beatmungsphasen von größter Bedeutung. Dabei wird ein Gleichgewicht zwischen Thorax- und Bauchatmung sowie eine Ökonomisierung der Atembewegungen mit ausreichend hohen Atemvolumina angestrebt [31]. Geübt werden *Einatemtechniken* (langsames tiefes Einatmen, „schnupperndes" Einatmen, „gähnendes" Einatmen), *Ausatemtechniken* (Lippenbremse, Phonationstechniken) und *Abhustetechniken*. Eine besondere Form des Abhustens ist die forcierte Exspirationstechnik (FET), die einem forcierten Hauchen entspricht und ohne Glottisverschluss auskommt [49]. Die unerwünschte Steigerung des intrathorakalen Druckes kann hierbei vermieden werden.

Zur Unterstützung der Atemschulung sind eine entspannte Körperhaltung und ggf. vorherige Entspannungsübungen nützlich. Selbstverständlich dürfen alle forcierten Atemtechniken nicht bei intubierten oder tracheostomierten Patienten durchgeführt werden. Der Hinweis auf die Kontrolle der Vitalparameter hat auch hier seine Gültigkeit.

5.1 Aufgaben, Ziele und Therapiemöglichkeiten

Tab. 5.4 Fortsetzung

Bereich	Empfehlung	Evidenzniveau *
Störung des Weaning	Je nach Besetzung des ärztlichen Teams können auch therapeutenüberwachte Weaning-Strategien und spontane Atmungsversuche (Spontaneous Breathing Trial, SBT) durchgeführt werden.	A
	Wenn Therapieprotokolle für die Weaning-Phase bestehen, müssen sie strikt befolgt werden.	A
	Bei ausgewählten Patienten mit Hyperkapnie stellen Atemübungen eine Weaning-Strategie dar.	A
	Patienten mit erhöhtem Risiko für respiratorische Insuffizienz sollen überwacht werden und ggf. Atemübungen erhalten.	B
	In der frühen Phase nach Extubation sollten assistierte Hustentechniken und/oder nach Bedarf nasale und tracheale Absaugungen durchgeführt werden.	C
	Wenn bei Patienten mit Atemmuskelschwäche Weaning-Probleme bestehen, sollte ein Atemmuskeltraining in Betracht gezogen werden.	C
	Physiotherapeuten sollten in das Patientenmanagement nach Extubation einbezogen werden.	D
emotionale Probleme und Kommunikationsprobleme	Zur Verminderung von Ängsten und zur Schlafförderung können auch Massagetechniken eingesetzt werden.	C
	Physiotherapeuten sollten in ihrer Behandlung Störungen des Wohlbefindens und Ängstlichkeit genauso mitberücksichtigen wie körperliche Beschwerden.	D
	Physiotherapeuten sollten in ihre Therapieeinheiten Elemente der Patientenschulung miteinbeziehen.	D
	Physiotherapeuten sollten die Berührung bei allen Behandlungen bewusst und angemessen therapeutisch einsetzen.	D

* **Evidenzniveau**, bezogen auf die wissenschaftliche Aussagefähigkeit klinischer Studien (Behandlungsempfehlungen; Empfehlungsgrade nach „Evidenzbasierte Medizin", Wikipedia 2011; Stand 10.09.2012):
- Grad A: „Soll"-Empfehlung:
  - zumindest eine randomisierte kontrollierte Studie von insgesamt guter Qualität und Konsistenz;
  - diese bezieht sich auf die jeweilige Empfehlung und wurde nicht extrapoliert (Evidenzebene Ia und Ib).
- Grad B: „Sollte"-Empfehlung:
  - gut durchgeführte klinische Studien, aber keine randomisierten klinischen Studien,
  - direkter Bezug zur Empfehlung (Evidenzebenen II oder III) oder
  - die Extrapolation von Evidenzebene I, falls der Bezug zur spezifischen Fragestellung fehlt.
- Grad C: „Kann"-Empfehlung:
  - Berichte von Expertenkreisen oder eine Expertenmeinung und/oder
  - die klinische Erfahrung anerkannter Autoritäten (Evidenzkategorie IV) oder
  - die Extrapolation von Evidenzebene IIa, IIb oder III;
  - direkt anwendbare klinische Studien von guter Qualität waren nicht vorhanden oder nicht verfügbar.
- Grad D: (Good clinical Practice):
  - keine experimentellen wissenschaftlichen Studien für eine Behandlungsmethode vorhanden, diese sind nicht möglich oder werden nicht angestrebt,
  - das Behandlungsverfahren ist aber dennoch allgemein üblich und innerhalb der Konsensusgruppe konnte eine Übereinkunft über das Verfahren erzielt werden,
  - so erhält diese Methode die Empfehlungsstärke Good clinical Practice (GCP; synonym: klinischer Konsensuspunkt, KKP).

▶ **Gerätegestützte Atemtherapie.** In diesem Bereich muss zwischen der Atemtherapie während gerätegestützter Beatmung und der physiotherapeutischen Atemtherapie mit Hilfsmitteln unterschieden werden ([49, 45], Literaturübersichten s. [22, 53]).
- *Während gerätegestützter Beatmung* sind verschiedene Kombinationen mit physiotherapeutischen Atemtechniken möglich:
  - Bei kontrollierter Beatmung können Dehnlagerungen, Lagerungsdrainage, Perkussionen und forcierte manuell unterstützte Exspirationen durchgeführt werden.
  - Im Übergang zur assistiven Beatmung kann in Beatmungspausen die Inspiration manuell getriggert bzw. fazilitiert werden (Synchronized intermittent mandatory Ventilation, SIMV).
  - Bei assistierter Spontanatmung steht die Beeinflussung von Atemfrequenz und -volumen im Vordergrund, wobei der CPAP (Continuous positive Airway Pressure) kontinuierlich mitgenutzt wird. Bei CPAP-Beatmung können darüber hinaus alle Atemtherapien angewendet werden, selbstverständlich mit Ausnahme von Lippenbremse und willkürlichen Inspirationstechniken.
- *Hilfsmittel* zur krankengymnastischen Atemtherapie sind:
  - „Continuous positive Airway Pressure" (CPAP) mit kontinuierlichem positivem Druck und dadurch verbesserter Oxygenation und Lungenbelüftung;

- Endotrachealjet mit Gasstößen in den Trachealbaum zur Sekretverflüssigung;
- Positive-End-exspiratory-Pressure(PEEP)-Beatmung zur Verbesserung von Lungenbelüftung und Sekretmobilisation;
- Befeuchtung der Atemluft zur besseren Sekretverflüssigung;
- „Incentive Spirometer" mit verlängerter steuerbarer Inspiration bei offener Glottis;
- das Giebelrohr, das zur Vergrößerung des Totraumes führt und dadurch die Inspirationstiefe fördert;
- der sog. Flutter, bei dem durch eine Kugel im exspiratorischen Luftstrom Vibrationen erzeugt werden, die die Sekretmobilisation unterstützen.

▶ **Atemmuskeltraining.** Nach längerer maschineller Beatmung kann es zu Insuffizienz der Atemmuskulatur kommen, die in der Folge systematisch wieder trainiert werden muss. Dies kann durch Einatmung gegen einen angepassten Widerstand (Inspiratory Resistance Training, Einatemmuskeltraining) und durch eine intermittierende Erhöhung des exspiratorischen Drucks über den sog. Flutter (s. o.) geschehen (Exspirationsmuskeltraining). Beide Therapien sollten mehrmals täglich erfolgen und können zum Teil auch als Eigenübungen durchgeführt werden.

Bewegungsübungen

Bewegungsübungen können sowohl passiv als auch assistiv (unterstützt) und aktiv durchgeführt werden, wobei bei sedierten Patienten naturgemäß die passiven Übungen im Vordergrund stehen.

▶ **Kontrakturprophylaxe.** Dabei müssen zur Kontrakturprophylaxe alle nicht ruhiggestellten Gelenke mindestens 1-mal täglich durchbewegt werden. Um Muskelverkürzungen entgegenzuwirken, werden manuelle passive Dehntechniken (15–30 s) oder prolongierte Dehnungen durch externe Schienen (20–30 min) angewendet.

▶ **Thromboseprophylaxe.** Zur Thromboseprophylaxe werden verschiedene Interventionen kombiniert, wobei die frühe Mobilisierung sowie regelmäßige Übungen zur aktiven Nutzung der Wadenmuskelpumpe die wichtigsten Maßnahmen darstellen. Weitere Maßnahmen sind Kompressionsstrümpfe oder Wickelungen, langsames Ausstreichen der Extremitäten und Hochlagern der Beine (ca. 20°).

▶ **Herz-Kreislauf-Training.** Bei generalisierter Dekonditionierung sind so früh wie möglich Trainingsmaßnahmen sowohl zum Muskel- als auch zum Herz-Kreislauf-Training durchzuführen. Das Herz-Kreislauf-Training kann mit niedrigen Intensitäten beginnen, wobei nach längerer Immobilisation zunächst Übungen im Liegen durchgeführt werden (repetitive Bewegungen kleiner Muskelgruppen; dabei kann auch mittels des sog. Bettfahrrads, dessen Wirksamkeit in einer kontrollierten klinischen Studie [7] nachgewiesen wurde, im Liegen dynamisch geübt werden). Es folgen das Üben des Aufsetzens sowie leichte Übungen im Sitzen. Bei ausreichender orthostatischer und muskulärer Stabilität schließt sich das Gehen in der Ebene als intermittierendes Gehen kurzer Strecken, später auch als kontinuierliche Dauerform an. Die höchste Belastungsstufe ist dann das Treppensteigen, das gleichzeitig ein motorisches Üben darstellt.

▶ **Muskeltraining.** Das Muskeltraining folgt den allgemeinen Grundsätzen der Trainingslehre, wobei, bedingt durch die Atrophie, nur geringe Trainingsintensitäten möglich und notwendig sind [25]. Bei isometrischen Übungen sollte auf ein gleichmäßiges Weiteratmen geachtet werden und ggf. ist der Blutdruck zu kontrollieren.

Selbstverständlich können auch im Rahmen der Intensivmedizin weitere auf spezifische Effekte zielende bewegungstherapeutische Verfahren angewendet werden, z. B. zur Hemmung von Spastizität nach Hirnschädigungen oder zur Anbahnung von Bewegungen bei neurologischen Erkrankungen. Deren Abhandlung würde den Rahmen dieses Kapitels sprengen, sodass auf die diesbezügliche Spezialliteratur verwiesen wird.

Transfer- und Mobilitätsübungen

Eine frühzeitige Mobilisation nach intensivmedizinischer Behandlung ist aus verschiedenen Gründen wichtig [1, 38]: Zum einen, um die Nebenwirkungen der Immobilisation (Kap. 5.1.2) so gering wie möglich zu halten, aber auch, um die Herz-Kreislauf- und die Lungenfunktion zu fördern ([11, 12]; Übersicht s. [53]) und ein möglichst rasches Wiedererlangen der Unabhängigkeit im Alltag zu erzielen.

Dabei beginnt die Mobilisation mit *Transferübungen*, die zunächst in passiven, später aktiven Umlagerungen bestehen. Zur Testung der Kreislaufbelastbarkeit wird in einem nächsten Schritt in der sog. Herzbettlagerung gelagert (Hochlagerung des Oberkörpers mit guter Abpolsterung und mit Lagerung von Armen und Beinen). Darauf aufbauend wird der Patient mit 2 Pflegepersonen oder Therapeuten vom Bett in den Sessel transferiert.

Diese Übungen gehen im weiteren Verlauf dosiert in Eigenaktivität über, bis der Transfer in den Stand und das Gehen mit Gehhilfen möglich wird (s. auch unter Herz-Kreislauf-Training).

Ergotherapie

Aus dem breiten Spektrum ergotherapeutischer Maßnahmen und Techniken kommen während der intensivmedizinischen Behandlung v. a. basale Stimulationstechniken und die Übungen von Funktionen des täglichen Lebens in Betracht. Darüber hinaus kann auch schon in der frühen Phase eine individuelle Hilfsmittelversorgung sinnvoll sein.

Basale Stimulation

Neben motorischen und vegetativen Störungen kommen bei längeren intensivmedizinischen Behandlungen auch sensible Störungen und Störungen der Wahrnehmung vor. Um diese zu behandeln, verfügt die Ergotherapie über ein umfassendes Instrumentarium für die sensible Stimulation mit unterschiedlichen taktilen Qualitäten. Es können aber auch olfaktorische, akustische optische oder gustatorische Reize angewendet werden. Durch entsprechende Lagerungs- und Bewegungstechniken kann auch die Propriozeption geübt werden. Wegen des breiten Spektrums der Stimulationsmöglichkeiten muss eine individuelle Auswahl des Therapiemittels je nach dominierender sensibel-sensorischer Störung des Patienten getroffen werden.

Übungen von Aktivitäten des täglichen Lebens

Aktivitäten des täglichen Lebens wie Essen, Trinken, sich waschen und anziehen sowie der selbstständige Toilettengang werden am günstigsten direkt geübt, wobei die Übungseinheiten der Ergotherapie eng mit dem Fortschritt der physiotherapeutischen Beübung abgestimmt werden sollten. Wichtig ist auch eine genaue Absprache mit der Pflege, da die in der Therapie geübten Handlungsabläufe auch in der Pflege wiederholt werden müssen. In den ergotherapeutischen Übungseinheiten wird außerdem analysiert, inwiefern Hilfsmittel die funktionelle Selbstständigkeit fördern können. Selbstverständlich können die ergotherapeutischen Therapieprogramme in der Intensivphase lediglich begonnen und angebahnt werden und müssen postakut weitergeführt werden.

Hilfsmittelversorgung und Schienenanpassung

▶ **Hilfsmittelversorgung.** Wie schon erwähnt (S. 403), ergibt sich die notwendige Hilfsmittelversorgung in der Regel aus der Beobachtung der Übungsfortschritte bzw. der bestehenden Funktionsdefizite beim ADL-Training. Das Spektrum von Hilfsmitteln ist dabei außerordentlich groß und reicht von Griffverdickungen über spezielle Essbestecke zu Greifzangen und Mobilitätshilfen.

▶ **Schienen.** Schienen können in der Ergotherapie individuell angepasst werden und unterschiedliche Funktionen ausüben. Sie können Fehlstellungen und Kontrakturen entgegenwirken (redressierende Schienen), aber auch Gelenke entlasten (Ruhigstellungsschienen) oder sensomotorische Funktionen erleichtern (fazilitierende Orthesen). In der Intensivmedizin ist besonders gut darauf zu achten, dass es nicht zu Drucknekrosen kommt. Daher sind gute Abpolsterungen und engmaschige Kontrollen unerlässlich.

Schluck- und Sprachtherapie

Bezüglich der Schluck- und Sprachtherapie, die ebenfalls integraler Teil der frühen Rehabilitation ist und bei zahlreichen neurologischen Erkrankungen bzw. Komplikationen indiziert ist, muss auf die Speziallliteratur verwiesen werden.

Lymphtherapie und Massagen

Lymphtherapie

Die Lymphtherapie (auch komplexe physikalische Entstauungstherapie, KPE) ist in der Akutphase v. a. bei posttraumatischen Schwellungen und anderen funktionellen Lymphödemen indiziert. Grundprinzip ist es, durch spezifische Massagegriffe funktionell verschlossene Lymphgefäße zu öffnen und den Lymphabfluss zu steigern (Literaturübersicht s. [17]). Neben den Kontraindikationen durch lokale Gewebestörungen und bei Antikoagulation ist insbesondere zu beachten, dass unter Umständen relativ rasch größere Flüssigkeitsmengen in das Kreislaufsystem gelangen und zu einer Volumenbelastung des Kreislaufs führen können [30]. Manuelle Lymphdrainagen sind stets mit einer Kompressionstherapie zu verbinden, damit das Ödem nicht wieder zunehmen kann.

Muskelmassagen

Muskelmassagen (sog. klassische Massagen) können indiziert sein bei muskulären Verspannungen. Diese kommen bei längeren Phasen der Bettlägerigkeit häufig in der Schulter-Nacken-Region und der paravertebralen Rückenmuskulatur vor. Bei den Massagen werden überwiegend detonisierende Massagetechniken eingesetzt, wobei auch atemsynchrone Relaxationstechniken und die Behandlung lokaler schmerzhafter Triggerpunkte eingeschlossen werden können. Muskelmassagen sollten aber in jedem Fall mit aktiven krankengymnastischen Übungen kombiniert werden. Detonisierende und Streichmassagen werden auch zur psychischen „Entängstigung" und zum Stressabbau empfohlen [22]. Selbstverständlich gelten die Kontraindikationen der Massagetherapie [33], wobei insbesondere die Antikoagulation zu beachten ist.

Elektrotherapie

Elektrotherapeutische Anwendungen kommen in der Intensivmedizin v. a. zur Analgesie und zur Muskelstimulation zum Einsatz.

▶ **Schmerztherapie.** Die Schmerztherapie erfolgt mittels der sog. transkutanen elektrischen Nervenstimulation (TENS) durch einen niederfrequenten Reizstrom, welcher der Schmerzempfindung über eine segmentale Hemmung entgegenwirkt.

▶ **Muskelstimulation.** Neuere Untersuchungen haben gezeigt, dass auch eine direkte Muskelstimulation von 2 × 30 min pro Tag bei innervierter Muskulatur relevante Verbesserungen von Muskelmasse und Muskelkraft bewirken kann [43, 49].

Für die Elektrotherapie auf der Intensivstation stehen handliche Kleingeräte zur Verfügung, sodass der Aufwand gering ist.

Hydro- und Thermotherapie

Wegen der reduzierten vegetativen Regulationskapazität von Patienten in der intensivpflichtigen Phase sowie kurz danach kommen aus dem hydro- und thermotherapeutischen Spektrum nur lokal eng begrenzte und milde Reize in Betracht. So können durch Waschungen mit kalten Tüchern gut dosierbare periphere Reize gesetzt werden, die die Kreislaufregulation anregen. Vigilanzsteigernd sind v. a. kalte Wasseranwendungen im Gesichtsbereich [15]. Die Therapieempfehlung, bei vegetativen Störungen und verminderter Vigilanz milde Hydrotherapiereize einzusetzen, beruht allerdings überwiegend auf klinischer Erfahrung und auf einzelnen physiologischen Studien. Wegen fehlender Kontraindikationen können entsprechende Therapieversuche zur Verbesserung des Wohlbefindens und der Lebensqualität aber durchaus sinnvoll sein.

5.1.5 Therapiestrategien und Versorgungsformen

Indikationsstellung

▶ **Indikation.** Die Indikationsstellung für die Interventionen der physikalischen Medizin und Rehabilitation kann sich aus der Diagnose der Grunderkrankung ergeben. Sie ist aus funktionellen Gründen allerdings auch krankheitsunabhängig gegeben, um Immobilisationsfolgen zu verhindern oder zu minimieren (S. 402). Die Verordnung muss neben der Grunderkrankung Angaben über den Funktionszustand (z. B. Sedierung, Beatmung, Schluckstörung) und das Therapieziel (z. B. Thrombose-, Kontraktur- und Pneumonieprophylaxe) enthalten. Darüber hinaus ist es von größter Bedeutung, dem Therapeuten eventuelle therapieintensitätslimitierende Faktoren (z. B. instabile Frakturen, Antikoagulation) mitzuteilen. Auch müssen Informationen über geplante Therapieschritte (z. B. Zeitpunkt der Extubation) an die Therapeuten weitergegeben werden. Idealerweise nehmen die Physio- und Ergotherapeuten sowie andere auf der Intensivstation tätige Therapeuten an den täglichen Visiten, Teambesprechungen und/oder Übergaben persönlich teil.

▶ **Kontraindikationen.** Absolute Kontraindikationen gegen eine physio- oder ergotherapeutische Behandlung auf der Intensivstation bestehen in aller Regel nicht. Allerdings kann die Anwendung spezifischer therapeutischer Techniken sehr wohl kontraindiziert sein. Wegen der Vielzahl der zur Verfügung stehenden therapeutischen Techniken können Kontraindikationen hier nicht erschöpfend aufgelistet werden. Wichtige Einschränkungen der Therapie, insbesondere höherer Intensitäten der Bewegungstherapie sind:

- mechanische Belastungen, insbesondere Hebelwirkungen, bei instabilen Frakturen;
- starke Druck- und Friktionsausübung auf das Gewebe bei Antikoagulation;
- aktive trainierende Übungen bei Hirndrucksymptomatik;
- unbeaufsichtigte Nahrungsaufnahme bei Dysphagie;
- unbeaufsichtigte Transfers bei Schwindel und Kreislaufinstabilität.

Insgesamt können die Maßnahmen der physikalischen Medizin und Rehabilitation in der Intensivmedizin aber als komplikationsarm und sicher eingestuft werden [24, 59]. Wie schon erwähnt, sind bei allen Maßnahmen der physikalischen Medizin und Rehabilitation in der Intensivmedizin Vitalparameter und – soweit verfügbar – der Hirndruck kontinuierlich zu kontrollieren ([20, 44]; Übersicht [53]).

▶ **Dosierung.** Die Dosierung der physikalisch-medizinischen Interventionen richtet sich naturgemäß nach der Grunderkrankung, dem Funktionszustand sowie dem Therapieziel. Als Faustregel kann gelten, dass die oben erwähnten prophylaktischen Maßnahmen mindestens 1-mal pro Tag (7 Tage pro Woche) durchgeführt werden sollten. Bei schwerstbetroffenen, sedierten und beatmeten Patienten ist meist sogar eine 2-mal tägliche Behandlung notwendig. Hier müssen die Therapieeinheiten wegen der begrenzten Belastbarkeit der Patienten allerdings oft kurz gehalten werden (10 bis 20 min). In der Literatur finden sich auch Hinweise darauf, dass eine zusätzliche nächtliche Physiotherapie zu besseren Therapieergebnissen führen kann [2], wobei hierzu allerdings noch keine abschließenden Schlussfolgerungen möglich sind [8].

> **Merke**
> Wichtig ist, dass so früh wie möglich mit den Maßnahmen der physikalischen Medizin und Rehabilitation begonnen wird, optimal ab dem ersten Tag der intensivmedizinischen Betreuung [1, 38, 52] bzw. der maschinellen Beatmung [47].

Neuere Untersuchungen weisen darüber hinaus darauf hin, dass eine Koordination der physikalischen Therapien mit dem übrigen Therapieregime sinnvoll ist (z.B. Minderung der Sedierung für aktivere Therapieeinheiten; [34, 47, 52]).

Therapeutisches Team

Die adäquate Durchführung therapeutischer und rehabilitativer Leistungen in der Intensivmedizin erfordert hohe Sachkenntnis und kann nur durch gut ausgebildete und erfahrene Therapeuten erfolgen. Dabei ist nach der Erlangung der Berufsqualifikation eine entsprechende intensivmedizinische Weiterbildung zu fordern. Wegen der Vielseitigkeit der Aufgaben ist ein breites Spektrum an Therapiequalifikationen notwendig (Physiotherapie bzw. Krankengymnastik, andere physikalische Therapien, Ergotherapie, Neuropsychologie, Psychotherapie, Logopädie oder Sprachtherapie, Dysphagie- und/oder faziorale Therapie, künstlerische Therapie [Kunst- und Musiktherapie]; vgl. auch [14]ff.). Mindestens muss zum Team einer Intensivstation aber ein Physiotherapeut dazugehören [39].

Solche multiprofessionellen Teams bedürfen einer effektiven Kooperationsstruktur, wobei in der Intensivmedizin eine fachärztliche Teamleitung und regelmäßige patientenbezogene Teambesprechungen notwendig sind [41]. Dabei haben zahlreiche Studien aus der Frührehabilitation bei neurologischen und kardialen Erkrankungen gezeigt, dass eine koordinierte teamintegrierte multiprofessionelle Versorgung zu signifikant besseren funktionellen Ergebnissen führt als die jeweiligen Standardtherapiekonzepte ([39]; Literaturübersicht [41]).

Frührehabilitation

Die Frührehabilitation („acute rehabilitation") wurde in Deutschland 2001 mit dem Sozialgesetzbuch IX in die Versorgung eingeführt und besitzt im DRG-System (DRG = **Diagnosis related Groups**) eigene Abrechnungsziffern. Nach dem Sozialgesetzbuch ist sie indiziert, wenn aufgrund der Krankheitsschwere erhebliche, nicht nur vorübergehende Störungen der Funktionsfähigkeit vorhanden bzw. zu erwarten sind. Dies ist bei länger (über 1 Woche) intensivtherapiepflichtigen Patientinnen und Patienten meistens gegeben.

Zusätzlich wird immer wieder auch eine positive Rehabilitationsprognose gefordert, und zwar insbesondere im Hinblick auf eine Abgrenzung zur Palliativversorgung. Angesichts der Schwierigkeit, in der frühen Krankheitsphase eine valide Prognose zu stellen, wird dieses Kriterium heute allerdings praktisch nicht mehr angewendet.

Im Vergleich zu einzelnen Interventionen ist die Notwendigkeit einer fachübergreifenden Frührehabilitation mit ihren multidimensionalen Ansätzen und der multiprofessionellen Durchführung immer bei komplexen Funktionsstörungen und relevanter Multimorbidität gegeben [57]; Beispiele s. [3]). Als die wichtigsten, übergeordneten Ziele der Frührehabilitation im Akutkrankenhaus werden angegeben [54]:
- die Wiederherstellung der basalen körperlichen und mentalen Funktionen der Patienten,
- die Vermeidung einer drohenden bleibenden Beeinträchtigung der Aktivitäten und Teilhabe,
- das Erreichen der Rehabilitationsfähigkeit für weiterführende Rehabilitationsmaßnahmen.

Dabei sind 2 unterschiedliche Formen der frührehabilitativen Leistungserbringung möglich [57]:
- durch mobile Frührehabilitationsteams, die auf Intensivstationen und anderen hoch spezialisierten Fachstationen tätig werden („acute rehabilitation team", ART);
- durch eigenständige, fachübergreifende Frührehabilitationsstationen („acute rehabilitation unit", ARU).

In der Intensivmedizin sind v. a. die mobilen Teams sinnvoll, da eine Verlegung der Patienten auf eine weniger gut ausgerüstete Frührehabilitationsstation noch nicht möglich ist. Die Verlegung auf eine solche Frührehabilitationsstation kann allerdings die Liegezeiten auf den Intensivstationen verkürzen.

Die fachübergreifende Frührehabilitation ist als multi- und interdisziplinäre, patientenzentrierte Teamarbeit organisiert [3]. Die Strukturvoraussetzungen sind in den OPS-Codes (OPS = Operationen- und Prozedurenschlüssel) beschrieben ([14]ff.). Sie umfassen sowohl fachliche Qualifikationen und eine Teamstruktur als auch einige Beschreibungen von Prozessen, einschließlich diagnostischer Maßnahmen und Assessments (Details bei [3]), z. B.
- die Einrichtung eines Frührehabilitationsteams unter fachärztlicher Behandlungsleitung;
- standardisierte Frührehabilitationsassessments oder den Einsatz von krankheitsspezifischen Scoring-Systemen zur Erfassung und Wertung der funktionellen Defizite (z. B. Bewusstseinslage, Kommunikation, Kognition, Mobilität, Selbsthilfefähigkeit, Verhalten, Emotion);
- patientenbezogene Teambesprechungen mit Dokumentation bisheriger Behandlungsergebnisse und weiterer Behandlungsziele;
- eine aktivierend-therapeutische Pflege durch besonders geschultes Pflegepersonal;
- das Vorhandensein eines adäquaten therapeutischen Teams.

Die Regelungen über die Zusatzvergütung für intensivmedizinische Komplexbehandlungen sehen dagegen nur das Vorhandensein von Physiotherapiemöglichkeiten im Krankenhaus vor, eine Spezifizierung der Aufgaben im therapeutischen Team ist hier nicht enthalten [28].

Kernaussagen

Einleitung
Der Arbeitsbereich „Physikalische Medizin und Rehabilitation" umfasst alle Maßnahmen, die zu einer Verbesserung der Funktionsfähigkeit führen. In der Intensivmedizin sind in erster Linie physio- und ergotherapeutische Maßnahmen indiziert.

Aufgaben und Ziele der physikalischen Medizin in der Intensivmedizin
Zentrale Ziele der physikalischen Medizin und Rehabilitation in der Intensivmedizin sind die Verbesserung von Körperfunktionen, die Anbahnung von Aktivitäten sowie die Prophylaxe von Komplikationen und Folgen der Immobilisation.

Diagnostik und Assessment
Die Diagnostik in der Physikalischen Medizin und Rehabilitation in der Intensivmedizin versteht sich als Zusatzdiagnostik zur Indikationsstellung der Therapie sowie zur Verlaufsbeobachtung. Sie umfasst klinische Funktionsprüfungen (Gelenkbeweglichkeit, Muskelkraft, Transferfähigkeit etc.), apparative Untersuchungen (Nervenleitgeschwindigkeit, Elektromyogramm etc. sowie rehabilitative Assessments (Bewusstseinslage, Muskelfunktion, Schmerz, Mobilität und Selbsthilfefähigkeit).

Therapieformen
In der Physiotherapie kommen verschiedene Techniken der Atemtherapie (Lagerung, Manuelle Techniken, Atemübungen und gerätegestützte Atemtherapie) sowie Bewegungsübungen und Transfer- und Mobilitätsübungen zum Einsatz. Die Ergotherapie umfasst u. a. die basale Stimulation, Übungen von Aktivitäten des täglichen Lebens sowie die Hilfsmittelversorgung und Schienenanpassung. Darüber hinaus kommen Schluck- und Sprachtherapie sowie Lymphtherapie, Massagen und Elektrotherapien zum Einsatz.

Therapiestrategien und Versorgungsformen
Die Indikationsstellung für die Interventionen der Physikalischen Medizin und Rehabilitation kann sich aus der Diagnose der Grunderkrankung ergeben; sie ist aus funktionellen Gründen allerdings auch krankheitsunabhängig gegeben, um Immobilisationsfolgen zu verhindern oder zu minimieren. Wichtig ist es, dass die Physikalische Medizin und Rehabilitation so früh wie möglich beginnt, optimal ab dem ersten Tag der intensivmedizinischen Betreuung. Absolute Kontraindikationen gegen eine physio- oder ergotherapeutische Behandlung auf der Intensivstation bestehen in aller Regel nicht. Allerdings kann die Anwendung spezifischer therapeutischer Techniken sehr wohl kontraindiziert sein.

Die adäquate Durchführung therapeutischer und rehabilitativer Leistungen in der Intensivmedizin erfordert hohe Sachkenntnis und kann nur durch gut ausgebildete und erfahrene Therapeuten erfolgen.

Literatur

Referenzen

[1] Bailey P, Thomsen GE, Spuhler VJ. Early activity is feasible and safe in respiratory failure patients. Crit Care Med 2007; 35: 139–145

[2] Berney S, Stockton K, Berlowitz D et al. Can early extubation and intensive physiotherapy decrease length of stay of acute quadriplegic patients in intensive care? A retrospectice case control study. Physiother Res Int 2002; 7: 14–22

[3] Beyer J, Berliner M, Beyer HM et al. Positionspapier zur fachübergreifenden Frührehabilitation. Phys Med Rehabil Kuror 2009; 19: 289–299

[4] Bohannon RW, Smith MB. Interrater reliability of a modified Ashworth Scale of Muscle Spasticity. Physiotherapy 1987; 67: 206–207

[5] Boldt C, Grill E, Wildner M et al. Core set for patients with cardiopulmonary conditions in the acute hospital. Disability and Rehabilitation 2005; 27: 357–380

[6] British Medical Research Council. Aids to the examination of the peripheral nervous system. London: Memorandum No 45; 1976

[7] Burtin C, Clerckx B, Robbeets C. Early exercise in critically ill patients enhances short-term functional recovery. Crit Care Med 2009; 37: 2499–2505

[8] Busco NK, Paratz J. The effect of additional physiotherapy to hospital inpatients outside of regular business hours: a systematic review. Physiother Theory Pract 2006; 22: 291–307

[9] Chang AT, Robert J, Hodges PW et al. Standing with assistance of a tilt table improves minute ventilation in chronic critically ill patients. Arch Phys Med Rehabil 2004; 85: 1972–1976

[10] Ciesla ND. Chest physical therapy for patients in the intensive care unit. Phys Ther 1996; 106: 1182–1187

[11] Dean E, Ross J. Discordance between cardiopulmonary physiology and physical therapy: toward a rational basis for practice. Chest 1992; 101: 1694–1698

[12] Dean E. Oxygen transport: a physiologically based conceptual framework for the practice of cardiopulmonary physiotherapy. Physiotherapy 1994; 80: 347–355

[13] Demeurisse G, Demol O, Robaye E. Motor evaluation in vascular hemiplegia. European Neurology 1980; 19: 382–389

[14] DIMDI (Deutsches Institut für Medizinische Dokumentation und Information). Operationen- und Prozedurenschlüssel, Version 2008ff (OPS 2008). Im Internet: www.dimdi.de; Stand: 11.06.2012

[15] Doering TJ. Veränderung kognitiver Funktionen durch Thermostimuli im Alter. Phys Rehab Kur Med 2008; DOI: 10 1055/s-0028-1 087 058

[16] Ewert T, Grill E, Bartholomeyczik S et al. Core set for patients with neurological conditions in the acute hospital. Disability and Rehabilitation 2005; 27: 367–373

[17] Földi M, Strößenreuther W. Grundlagen der manuellen Lymphdrainage. München: Elsevier; 2007

[18] Freiling M. Ist-Zustand der Physiotherapie auf deutschen Intensivstationen. Intensivmed 2004; 41: 54–63

[19] Fresenius S, Trinkle B. Physiotherapie auf der chirurgischen Intensivstation. In: Hüter-Becker A, Dölken M, Hrsg. Physiotherapie in der Traumatologie und Chirurgie. Stuttgart: Thieme; 2005: 321–334

[20] Garradd J, Bullock M. The effect of respiratory therapy on intracranial pressure in ventilated neurosurgical patients. Aust J Physiother 1986; 32: 107–111

[21] Gärtner U, Roth GR. Physiotherapie in der Intensivstation. München: Pflaum; 2000

[22] Gosselink R, Bott J, Johnson M et al. Physiotherapy for adult patients with criticall illness: recommendations of the Eu-

ropean Respiratory Society and European Society of Intensive Care Medicine Task Force on Physiotherapy for critically ill Patients. Intensive Care Med 2008; 34: 1188–1199
[23] Granger CV, Hamilton BB, Zielezny M et al. Advances in functional assessment in medical rehabilitation. Topics in Geriatric Rehabilitation 1986; 1: 59–74
[24] Griffiths RD, Hall JB. Intensive care unit-acquired weakness. Crit Care Med 2010; 38: 779–787
[25] Gutenbrunner C, Weimann G, Hrsg. Krankengymnastische Methoden und Konzepte – eine systematische Darstellung der Therapieprinzipien und Techniken. Heidelberg: Springer; 2004
[26] Gutenbrunner C, Ward AB, Chamberlain MA. White Book on physical and rehabilitation medicine in Europe. Eura Medicophys 2006; 42: 287–332; J Rehabil Med 2007; 45 (Suppl. 1): 1–48
[27] Gutenbrunner C, Fialka-Moser V, Grill E et al. ICF-Core-Sets im Akutkrankenhaus und in der Frührehabilitation für Patienten mit Erkrankungen des muskuloskelettalen Systems. Phys Med Rehab Kuror 2009; 19: 14–21
[28] Hacke W, Burchardi H. Voraussetzungen für eine Zusatzvergütung intensivmedizinischer Komolexbehandlungen. Intensivmed Notfallmed 2004; 41: 62–63
[29] Hough A. Physiotherapy in respiratory care. 1st ed. London: Chapman and Hall; 1991: 74–193
[30] Irvin RR, Rippe JM. Intensive Care Medicine. Philadelphia: Wolters & Kluiver; 2008
[31] King D, Morrell A. A survey on manual hyperinflation as a physiotherapy technique in intensive care units. Physiotherapy 1992; 87: 747–750
[32] Kirschneck M, Rauch A, Stucki G et al. Rehabilitationsmanagement in der Praxis unter Anwendung der Internationalen Klassifikation der Funktionsfähigkeit, Behinderung und Gesundheit (ICF). Phys Rehab Kur Med 2011; 21: 11–21
[33] Kolster BC. Massage. Heidelberg: Springer; 2006
[34] Kress JP, Pohlmann AS, O'Connor MF et al. Daily interruption of sedative infusions in critically ill patients undergoing mechanical ventilation. N Engl J Med 2000; 342: 1471–1472
[35] Kress JP. Clinical trials of early mobilisation of critically ill patients. Crit Care Med 2009; 37 (Suppl.): S 442–S 447
[36] Mahoney F, Barthel D. Functional evaluation: the Barthel Index. Maryland State Medical Journal 1965; 14: 56–61
[37] Malkoc M, Karadibak D, Yldirim Y. The effect of physiotherapy on ventilation dependency and the length of stay in an intensive care unit. Int J Rehabil Res 2009; 32: 85–88
[38] Morris PE, Goad A, Thompson C. Early intensive care unit mobility therapy in the treatment of acute respiratory failure. Crit Care Med 2008; 36: 2238–2243
[39] Needham DM. Mobilizing patients in the intensive care unit: improving neuromuscular weakness and physical function. JAMA 2008; 300: 1685–1690
[40] Needham DM, Korupolu R, Zanni JM et al. Early physical medicine and rehabilitation for patients with acute respiratory failure: a quality improvement project. Arch Phys Med Rehabil 2010; 91: 536–442
[41] Neumann V, Gutenbrunner C, Fialka-Moser V et al. Interdisciplinary team working in physical and rehabilitation medicine. J Rehab Med 2010; 42: 4–8
[42] Ntoumenopoulos G, Presneill JJ, McElholum M et al. Chest physiotherapy for the prevention of ventilator-associated pneumonia. Int Care Med 2002; 28: 850–856
[43] Nuhr M, Pette D, Berger R. Beneficial effects of chronic low-frequency stimulation oft high muscles in patients with advanced chronic heart failure. Eur Heart J 2004; 25: 136–143
[44] Paratz J, Burns Y. The effect of respiratory physiotherapy on intracranial pressure, mean arterial pressure, cerebral perfusion pressure and tidal carbon dioxide in ventilated neurosurgical patients. Physiother Theory Pract 1993; 9: 3–11
[45] Paternostro-Sluga T, Fialka-Moser V, Quittan M et al. Physikalische Medizin und Rehabilitation in der Intensivmedizin – Aufgaben, Ziele und Therapiemöglichkeiten. In: Van Aken H, Reinhard K, Zimfer M, Welte T. Intensivmedizin. Stuttgart: Thieme; 2007: 532–549
[46] Plöchl W. Physikalische Medizin und Rehabilitation in der Intensivmedizin – Lagerungstherapie in der Intensivmedizin. In: Van Aken H, Reinhard K, Zimfer M, Welte T. Intensivmedizin. Stuttgart: Thieme; 2007: 550–553
[47] Pohlmann MC, Schweickert WD, Nigos C et al. Feasibility of physical and occupational therapy beginning from initiation of mechanical ventilation. Crit Care Med 2010; 38: 2089–2094
[48] Pryor J. Musculociliary clearance. In: Ellis E, Alison J, eds. Key issues in cardiorespiratory physiotherapy. Oxford (UK): Butterworth-Heinemann; 1992: 105–130
[49] Quittan M, Wiesinger GF, Sturm B. Improvement oft high muscles strength and physical function by neuromuscular electrical stimulation in patients with refractory heart failure waiting for transplantation. A single blind, randomised controlled trial. Am J. Phys Med Rehabil 2001; 80: 206–214
[50] Raoof S, Chowdhery N, Raoof S. Effect of combined kinetic therapy and percussion therapy on the resolution of atelectasis in critically ill patients. J Crit Care 1995; 10: 97–103
[51] Schönle PW. Der Frühreha-Barthel-Index (FRB) – eine frührehabilitationsorientierte Erweiterung des Barthel-Index. Rehabilitation 1995; 34: 69–73
[52] Schweickert WD, Pohlman MC, Nigos C et al. Early physical and occupational therapy in mechanically ventilated, critically ill patients: a randomised controlled trial. Lancet 2009; 373: 1874–1882
[53] Stiller K. Physiotherapy in intensive care: towards an evidence-based practice. Chest 2000; 118: 1801–1813
[54] Stucki G, Stier-Jarmer M, Gadomski M et al. Konzept zur indikationsübergreifenden Frührehabilitation im Akutkrankenhaus, Phys Med Rehab Kuror 2002; 12: 134–145
[55] Teasdale G, Jennett B. Assessment of coma and impaired consciousness. A practical scale. Lancet 1974; 2 (7872): 81–84
[56] Teasdale G, Murray G, Parker L et al. Adding up the Glasgow Coma Score. Acta Neurochir Suppl (Wien) 1979; 28: 13–16
[57] Ward AB, Gutenbrunner C, Damjan H et al. European Union of Medical Specialists (UEMS) Section of Physical & Rehabilitation Medicine: a position paper on physical and rehabilitation medicine in acute settings. J Rehabil Med 2010, 42: 417–424
[58] World Health Organisation. International Classification of Functioning, Disability and Health: ICF. Geneva: WHO; 2001
[59] Zeppos L, Patman S, Berney S et al. Physiotherapy in intensive care is safe: an observational study. Aus J Physiotherapy 2007; 53: 279–283

Weiterführende Literatur

[60] Bartolome G, Schröter-Morasch H, Hrsg. Schluckstörungen: Diagnostik und Therapie. 4. Aufl. München: Urban & Fischer; 2010
[61] Wirth G. Stimmstörungen. 4. Aufl. Köln: Deutscher Ärzteverlag; 2002

5.2 Lagerungstherapie in der Intensivmedizin

T. Bein

Die Behandlung pulmonaler Funktionsstörungen ist eine wesentliche Aufgabe der Intensivmedizin. Die akute respiratorische Insuffizienz – insbesondere bei der Notwendigkeit zur maschinellen Beatmung – ist durch typische pathophysiologische Mechanismen und Effekte gekennzeichnet, welche je nach Art und Verlauf in unterschiedlicher Ausprägung auftreten. Zu diesen gehören die Ausbildung von Lungenkollaps und Atelektasen, die pulmonale Flüssigkeitseinlagerung (Ödem), die Diffusionsstörung, und – bei maschineller Beatmung – die Entstehung von Totraum.

▶ **Körperposition und Lungenfunktion.** Unter physiologischen Bedingungen bewirken Variationen der Körperlagerung typische Veränderungen von Lungendurchblutung, Belüftungsverteilung sowie von dynamischen Parametern der Lungenfunktion (funktionelle Residualkapazität, Compliance). Diese Änderungen wirken sich allerdings beim lungengesunden Menschen nicht in nennenswerter Weise auf den pulmonalen Gasaustausch aus. Bei Patienten mit Lungenerkrankungen oder während intensivmedizinischer Behandlung (mit maschineller Beatmung) hingegen können Veränderungen der Körperposition ausgeprägte Effekte auf die Lungenfunktion ausüben. Diese Effekte kann sich das Behandlungsteam sowohl zur Prophylaxe (Verhinderung von Gasaustauschstörungen) als auch zur Therapie (Steigerung der Oxygenierung/Kohlendioxelimination) zunutze machen.

Durch die immobile Rückenlagerung des beatmeten Intensivpatienten werden Lungenkollaps, Atelektasen, pulmonales Ödem und Diffusionsstörungen unterstützt. Es ist daher konsequent, dass seit ca. 40 Jahren der systematische Wechsel der Körperposition als prophylaktische/therapeutische Maßnahme zur Verhinderung oder Reduktion von pulmonalen Funktionsstörungen in experimentellen und klinisch-wissenschaftlichen Studien untersucht wird. Die wesentlichen Resultate mündeten in Empfehlungen zum Wechsel der Körperposition unter bestimmten Bedingungen einer (pulmonalen) Erkrankung. Solche Empfehlungen werden in diesem Kapitel vorgestellt und begründet.

Merke

▶ **Prophylaktischer Ansatz.** Der prophylaktische Ansatz zur Lagerungstherapie in der Intensivmedizin bezieht sich auf die Verhinderung/Reduktion von Komplikationen bei pulmonaler Einschränkung bzw. maschineller Beatmung:
- Vermeidung einer beatmungsassoziierten Pneumonie,
- Vermeidung/Reduktion der beatmungsassoziierten Lungenschädigung.

▶ **Therapeutischer Lagerungswechsel.** Systematischer Wechsel der Lagerung als Therapie hat zum Ziel eine:
- Reduktion von Lungenkollaps und Atelektasen,
- Reduktion der Fehlverteilung von Ventilation und Perfusion,
- Steigerung des pulmonalen Gasaustausches.

5.2.1 Bauchlagerung

Seit den 1970er-Jahren erschienen zahlreiche experimentelle und klinische Studien zur Bauchlagerung beim Lungenversagen. Das gemeinsame wesentliche Ergebnis dieser Studien war, dass die Lagerung auf den Bauch bei Patienten mit kritischer pulmonaler Funktionseinschränkung zu einer relevanten Steigerung der Oxygenierung führte. In den letzten Jahren hat sich daher die Bauchlagerung als adjunktives Therapieprinzip bei Patienten mit Lungenversagen etablieren können, in einer aktuellen großen prospektiven randomisierten Studie wurde ein Überlebensvorteil durch die Anwendung der Bauchlagerung aufgezeigt [4].

Als wesentliche Effekte der Bauchlagerung auf die pulmonale Funktion werden angesehen:
- die Veränderung der Atemmechanik,
- die Reduktion des Pleuradruckgradienten,
- die Homogenisierung der Atemgasverteilung,
- die Reduktion von Fehlverteilungen von Ventilation und Perfusion,
- das Rekruitment von Lungenparenchym durch Reduktion minderbelüfteter oder nicht belüfteter Areale,
- die Reduktion des beatmungsassoziierten Lungenschadens.

Praxistipp

Beim akuten Lungenversagen nimmt der Gradient des Pleuradrucks durch Flüssigkeitseinlagerung und Zunahme des Lungengewichts zu. Dies bedingt eine Abnahme des transpulmonalen Druckes; dieser stellt die wesentliche Komponente für den effektiven Gasaustausch dar. Die Drehung in Bauchlage führt beim beatmeten Intensivpatienten zur Reduktion des Pleuradruckgradienten. Nach gegenwärtiger Kenntnis ist dieser Mechanismus wesentlich für den Benefit durch Bauchlagerung verantwortlich.

Eine neuere Metaanalyse [5] hatte sich zum Ziel genommen, in allen bisher vorliegenden prospektiv randomisierten Studien mittels einer Subgruppenanalyse mit besserer Trennschärfe solche Patientengruppen zu identifizieren, bei welchen durch die Beatmung in Bauchlage nicht nur eine Besserung der pulmonalen Funktion, sondern auch ein Überlebensvorteil zu beobachten war. Zu diesem Zwecke unterzogen die Autoren nochmals insgesamt 1867 Patienten aus 10 Studien einer differenzierten Analyse, wobei der Grad der Einschränkung der Oxygenierung zum Zeitpunkt der Entscheidung zur Bauchlage als Kriterium herangezogen wurde. Es zeigte sich, dass diejenigen Patienten, welche vor Beginn der Bauchlagerung einen paO_2/FiO_2-Quotienten < 100 aufwiesen (paO_2 = arterieller Sauerstoffpartialdruck; FiO_2 = inspiratorische Sauerstoffkonzentration), mit klarer statistischer Signifikanz einen Überlebensvorteil hatten. Patienten hingegen, welche unter einer weniger gravierenden Einschränkung der pulmonalen Funktion eine Bauchlagerung erfuhren, konnten von dieser Maßnahme nicht profitieren.

▶ **Komplikationen.** Als Komplikationen der Bauchlage gelten:
- Druckgeschwüre,
- Gesichtsödeme,
- „Nichttoleranz" während Bauchlagerung (= Husten, Pressen, Beatmungsprobleme),
- Herzrhythmusstörungen,
- Katheterdislokationen,
- Nervenschäden.

Nach den Ergebnissen einer prospektiven randomisierten Studie wurde durch die Modifikation der Bauchlagerung (135°-Lagerung, „inkomplette Bauchlagerung") eine geringere Häufigkeit von Gesichtsödemen im Vergleich zur kompletten 180°-Bauchlagerung beobachtet.

Für die praktische Anwendung der Bauchlage gilt: Die sorgfältige Vorbereitung und Durchführung im Team ist notwendig, um diese Maßnahme effektiv und komplikationsarm zu gestalten (▶ Abb. 5.1). Hierfür ist ein stationseigener Algorithmus hilfreich. Die Dauer von mindestens 12 h Bauchlagerung wird empfohlen,

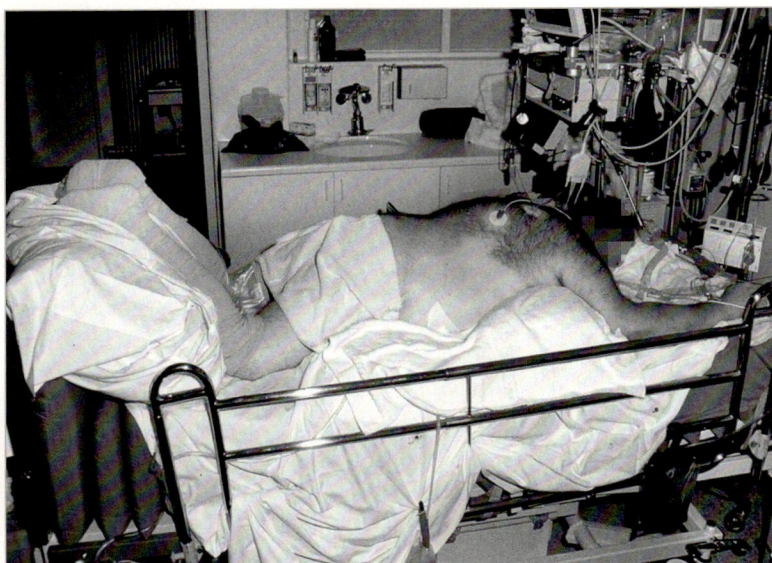

Abb. 5.1 Beatmung in Bauchlage. Zu beachten ist die Unterpolsterung der Körperstellen (Becken, Thorax, Knie, Gesicht), die als besonders druckstellengefährdet gelten.

um den erwünschten Effekt auf die pulmonale Funktion optimal auszunutzen.

▶ **Kontraindikationen.** Als Kontraindikationen gelten:
- die Instabilität der Wirbelsäule,
- das akute Schädel-Hirn-Trauma (ohne Hirndruckmonitoring),
- das akute Schocksyndrom,
- schwerwiegende Herzrhythmusstörungen.

Merke
- Die Bauchlage wird empfohlen bei Patienten mit akutem Lungenversagen (ARDS, „acute respiratory distress syndrome") und lebensbedrohlicher Hypoxämie (Empfehlung Grad A).
- Bauchlage kann auch erwogen werden bei Patienten mit akutem Lungenversagen und nicht lebensbedrohlicher Hypoxämie (Empfehlung Grad 0).
- (S2-Leitlinie der Deutschen Gesellschaft für Anästhesiologie und Intensivmedizin [3]).

5.2.2 Oberkörperhochlagerung

Die Positionierung des Oberkörpers oberhalb des Niveaus des Körperstammes erfolgt in verschiedenen Modifikationen (▶ Abb. 5.2; [2]). Sie übt unterschiedliche Effekte auf verschiedene Organsysteme aus. Die Ausprägung dieser Effekte variiert je nach Begleitumständen des Patienten und Ausmaß der Oberkörperhochlagerung.

Als Effekte auf das pulmonale System gelten:
- die kaudale Verschiebung des Zwerchfells,
- die Steigerung der basalen Perfusion der Lunge,
- die Verbesserung der Oxygenierung beim schweren Lungenversagen (ARDS),
- die Abnahme der Atemarbeit und Reduktion des Energieverbrauchs der muskulären Atempumpe bei bestimmten Erkrankungen (Adipositas, chronisch obstruktive Lungenerkrankung [COPD], postoperativ nach Thorakotomie),
- die Reduktion des ösophagogastralen Refluxes,
- die Reduktion der Inzidenz beatmungsassoziierter Pneumonien.

Bei postoperativen Patienten ohne Störung der Lungenfunktion führt die halbsitzende Position gegenüber der flachen Rückenlagerung in der Regel nicht zur Verbesserung des Gasaustausches, allerdings profitieren offensichtlich adipöse Patienten von der Maßnahme. Hingegen führt eine Oberkörperhochlagerung (ca.

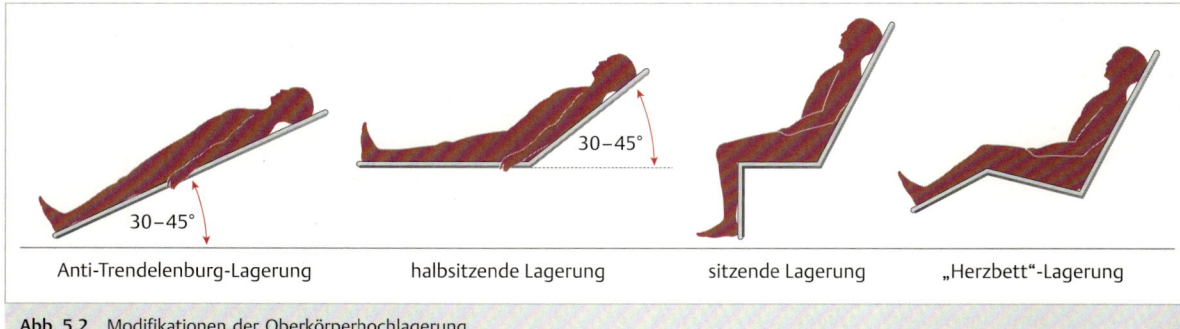

Abb. 5.2 Modifikationen der Oberkörperhochlagerung.

5.2 Lagerungstherapie in der Intensivmedizin

40°) bei der überwiegenden Anzahl von Patienten mit ARDS zu einer Besserung der Oxygenierung. Bei Patienten nach Thorakotomie zeigt sich eine Abnahme der Atemarbeit und des Sauerstoffverbrauchs der respiratorischen Muskulatur durch die halbsitzende Position. Bei COPD-Patienten wird während nicht invasiver Maskenbeatmung durch Oberkörperhochlagerung keine Veränderung der Lungenvolumina, der Atemarbeit, des Atemmusters oder das Gasaustausches induziert.

Merke
Eine Verbesserung des pulmonalen Gasaustausches durch Oberkörperhochlagerung wird bei bestimmten Erkrankungen beobachtet. Hierzu gehören das schwere Lungenversagen (ARDS), die respiratorische Insuffizienz bei Adipositas, Atemstörungen nach Thoraxeingriffen sowie die akute Exazerbation bei COPD.

Die beatmungsassoziierte Pneumonie („ventilator-associated pneumonia", VAP) ist eine der wesentlichen Komplikationen der künstlichen Beatmung. Bei einer Inzidenz von ca. 20 % trägt die VAP erheblich zur Morbidität, Letalität und Kostensteigerung der Intensivbehandlung bei. Als bedeutende Disposition zur VAP wird neben anderen Risikofaktoren (z. B. mangelnde Hygiene des Personals, Immunsuppression des Patienten) besonders die Aspiration von bakteriell kontaminiertem Sekret des oberen Magen-Darm-Traktes angesehen. Es sollten folgerichtig Maßnahmen, welche zu einer Abnahme des gastroösophagealen Refluxes und zu einer Reduktion der oropharyngealen Sekretmenge führen, geeignet sein, die Inzidenz einer VAP zu senken.

In mehreren prospektiv randomisierten Studien wurde gezeigt, dass die konsequente Oberkörperhochlage einen solchen postulierten Effekt mit sich bringen kann, wobei allerdings die Ausprägung der Erhöhung des Oberkörpers (> 30°) eine wichtige Rolle spielt.

Merke
Wird die Oberkörperhochlagerung (≥ 30°) als Teil einer Strategie (zusätzlich strikte Hygiene, Weaning-Protokoll etc.) zur Vermeidung einer VAP eingesetzt, nimmt die Pneumonierate gegenüber der flachen Rückenlagerung signifikant ab.
Die grundsätzliche Lagerungsform für intubierte Patienten ist daher die konsequent angewandte und allenfalls kurz unterbrochene Oberkörperhochlagerung (Empfehlung Grad A).
(S2-Leitlinie der Deutschen Gesellschaft für Anästhesiologie und Intensivmedizin [3]).

5.2.3 Kontinuierliche laterale Rotationstherapie

Die kontinuierliche laterale Rotationstherapie (KLRT) bedeutet eine kontinuierliche Drehung des Patienten um seine Längsachse in einem motorgetriebenen Bettsystem. Je nach System kann die Drehung bis zu einem Winkel von ca. 60° zu jeder Seite erfolgen.

Als Ziele der KLRT gelten die Vermeidung von pulmonalen Komplikationen (Atelektasen, Sekretstau, Pneumonie) sowie die Verbesserung des pulmonalen Gasaustausches bei beatmeten Patienten. Als physiologische Effekte werden die Reduktion von Atelektasen, die verbesserte Sekretmobilisation und eine Reduktion der pulmonalen Flüssigkeitseinlagerung („Permeabilitätsödem") festgestellt. Der genaue physiologische Mechanismus dieser Maßnahme ist allerdings bisher nicht ausreichend untersucht.

In klinischen Untersuchungen führte die Anwendung der KLRT zu einer moderaten Verbesserung bei Patienten mit akuter respiratorischer Insuffizienz. Bei schwerem akuten Lungenversagen (ARDS) war allerdings kein Benefit durch diese Form der Lagerungstherapie zu beobachten. Studien zur prophylaktischen Anwendung zeigten bei Patienten, die nach Aufnahme auf der Intensivstation für mehrere Tage mittels KLRT behandelt wurden, im Vergleich zur Rückenlagerung eine Reduktion der Inzidenz nosokomialer Pneumonien.

Praxistipp
Die KLRT kann bei Patienten mit nicht lebensbedrohlicher Hypoxämie zur Verbesserung der Oxygenierung erwogen werden (Empfehlung Grad 0).
Der frühzeitige Einsatz der KLRT kann – insbesondere bei Traumapatienten – zur Prävention von beatmungsassoziierten Atemwegsinfektionen genutzt werden (Empfehlung Grad 0).
(S2-Leitlinie der Deutschen Gesellschaft für Anästhesiologie und Intensivmedizin, [3]).

Kernaussagen

Bauchlagerung
Beim schweren akuten Lungenversagen (schweres ARDS) ist durch die Beatmung in Bauchlage – entsprechend den Ergebnissen aktueller randomisierter Studien und Metaanalysen – eine Steigerung der Oxygenierung und eine Verbesserung der Überlebensrate zu erreichen. Die Bauchlage sollte für mindestens 12 h durchgeführt werden und erfordert Sicherheit und Routine im Behandlungsteam.

Oberkörperlagerung
Die Oberkörperhochlagerung dient der Reduktion pulmonaler Aspiration und der konsekutiven Entwicklung beatmungsassoziierter Pneumonien. Es ist derzeit umstritten, welcher Winkelgrad für diesen Effekt erforderlich ist, da eine 45°-Oberkörperhochlagerung mit erheblichen unerwünschten Wirkungen (Hypotonie, abdominelle Druckerhöhung) verknüpft sein kann.

Kontinuierliche laterale Rotationstherapie
Die kontinuierliche laterale Rotation mittels eines speziellen, motorgetriebenen Bettes ist geeignet – v. a. in der Frühphase nach Trauma – zur Reduktion der Inzidenz beatmungsassoziierter Komplikationen.

Literatur

[1] Bein Th, Kuhlen R, Quintel M. Beatmung in Bauchlage beim akuten Lungenversagen. Dtsch Ärztebl 2007; 104 (28 – 29): A2048 – 2053

[2] Bein Th, Hrg. Lagerungstherapie in der Intensivmedizin. Berlin: Medizinisch Wissenschaftliche Verlagsgesellschaft; 2009

[3] Deutsche Gesellschaft für Anästhesiologie und Intensivmedizin. Lagerungstherapie zur Prophylaxe oder Therapie von pulmonalen Funktionsstörungen. S2e-Leitlinie. Anästh & Intensivmed 2008 (Suppl. 1) oder im Internet: http://www.dgai.de/leitlinien/13_Lagerungstherapie-Leitlinie.pdf; Stand: 18.02.2013

[4] Guérin C, Reignier J, Richard JC et al. Prone Positioning in Severe Acute Respiratory Distress Syndrome. N Engl J Med 2013; 368: 2159 – 2168

[5] Sud S, Friedrich JO, Taccone P et al. Prone ventilation reduces mortality in patients with acute respiratory failure and severe hypoxemia: systematic review and meta-analysis. Intensive Care Med 2010; 36: 585 – 599

Kapitel 6
Renale Erkrankungen, Störungen des Wasser-, Elektrolyt- und Säure-Basen-Haushalts

6.1	Renale Erkrankungen	420
6.2	Wasser- und Elektrolythaushalt	435
6.3	Säure-Basen-Haushalt	446

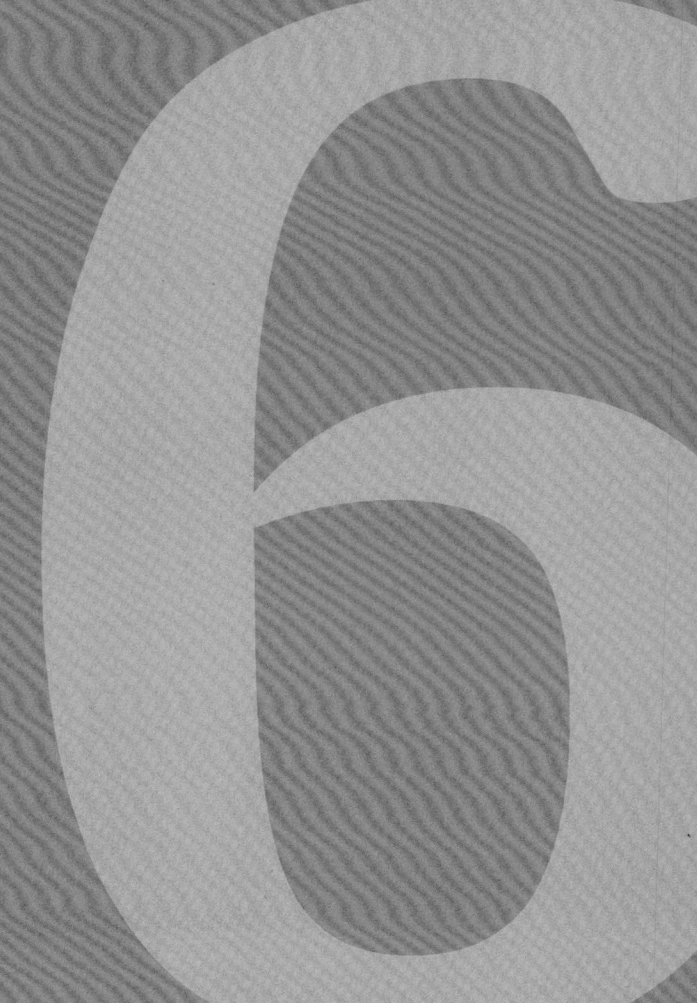

6.1 Renale Erkrankungen

W. Hörl

6.1.1 Akutes Nierenversagen

Definition

Das akute Nierenversagen (ANV oder Acute Kidney Injury, AKI) ist definiert als plötzliche (abrupte) Verschlechterung der Nierenfunktion (meist bedingt durch Abnahme der Nierendurchblutung oder durch ischämisch-toxische Nierenschädigung). Das ANV ist der wesentliche Faktor für die Sterblichkeit bei intensivmedizinisch behandelten Patienten.

Beim ANV (AKI) handelt es sich um ein komplexes Syndrom, das über viele Jahre hinweg nicht eindeutig definiert war. Entsprechend schwankten die Angaben über die Inzidenz (1–31%) und Mortalität (28–82%).

Diesen Angaben liegen unterschiedliche Patientenpopulationen und Definitionen des ANV (AKI) zugrunde. Daraus ergab sich bei ANV (AKI) die Notwendigkeit für eine möglichst einheitliche Definition – ähnlich wie bei Sepsis oder akutem Lungenversagen. Von der „Acute Dialysis Quality Initiative" (ADQI) und dem „Acute Kidney Injury Network" (AKIN) wurden die RIFLE(Risk, Injury, Failure, Loss, End-Stage renal Disease)- und die AKIN-Klassifikationen entwickelt, die weiter modifiziert bzw. verfeinert werden sollen. Je nach Schweregrad lassen sich verschiedene Stadien des ANV unterscheiden (▶ Tab. 6.1 und ▶ Tab. 6.2; [2, 8]).

Unter Verwendung der RIFLE-Klassifikation liegt die Manifestation des ANV bei intensivmedizinisch behandelten Patienten bei 36–67%. Durch demografische Faktoren (ältere Patienten, multimorbide Patienten), schwerere Krankheitsverläufe sowie neue und komplexe Interventionen (Herzchirurgie, Organtransplantation) nimmt die Inzidenz des ANV weiter zu.

Traditionell wurde das ANV wie folgt unterteilt:
- prärenales ANV: renale Hypoperfusion ohne glomeruläre und tubuläre Läsionen (funktionelles ANV),
- intrarenales ANV: renale Schädigung durch ischämische oder toxische Tubuluszellnekrose, rasch progrediente Glomerulonephritis oder akute (meist allergisch bedingte) interstitielle Nephritis („Hypersensitivitätsreaktion"),
- postrenales ANV: Obstruktion des Harntraktes mit konsekutiver Hydronephrose.

ANV und Outcome

Die Schwere des ANV (AKI) bei intensivmedizinisch behandelten Patienten beeinflusst entscheidend die Prognose der Patienten. Von 325 395 Patienten in 191 Intensivstationen entwickelten 71 486 Patienten (22%) ein ANV (AKI), davon 17,5% im Stadium I, 2,4% im Stadium II und 2% im Stadium III. Nach AKIN-Kriterien entwickelten 16,3% der Patienten das ANV (AKI) innerhalb von 48 h, 5,7% mehr als 48 h nach Aufnahme in die Intensivstation. Der Schweregrad des ANV (AKI) korrelierte mit der Mortalität der Patienten: OR (= Odds Ratio) = 2,2 für das Stadium I, OR = 6,1 für das Stadium II und OR = 8,07 für das Stadium III.

Die RIFLE-Klassifikation bestätigte einen vergleichbaren Zusammenhang zwischen Schwere des ANV (AKI) und Mortalität dieser Patientenpopulation. Patienten mit Persistenz der Kreatininerhöhung hatten eine ungünstigere Prognose als Patienten mit Erholung der Nierenfunktion. Daher sollten Strategien, selbst milde Formen des ANV (AKI) zu verhindern oder die Erholung der Nierenfunktion nach ANV (AKI) zu fördern, das Überleben der Patienten auf Intensivstationen verbessern helfen.

▶ **Inzidenz des ANV mit epidemieartigem Ausmaß.** Die Inzidenz des ANV (AKI) hat weltweit epidemieartige Ausmaße erreicht und betrifft gegenwärtig etwa 5–7% der hospitalisierten und 5–25% der intensivmedizinisch behandelten Patienten. Auch wenn neue Erkenntnisse über molekulare und zelluläre

Tab. 6.1 Stadieneinteilung des ANV (AKI) anhand der AKIN-Klassifikation.

AKIN-Stadium	Serumkreatinin	Urinvolumen
I	Kreatininanstieg um ≥ 0,3 mg/dl (≥ 26,4 μmol/l) oder Anstieg um 150–200% (1,5- bis 2-Faches) des Ausgangswertes	< 0,5 ml/kg pro h für > 6 h
II	Kreatininanstieg um > 200–300% (> 2- bis 3-Faches) des Ausgangswertes	< 0,5 ml/kg pro h für > 12 h
III	Kreatininanstieg > 300% (> 3-Faches) des Ausgangswertes oder ≥ 4 mg/dl (> 354 μmol/l) mit einem akuten Kreatininanstieg von wenigstens 0,5 mg/dl (44 μmol/l)	< 0,3 ml/kg pro h für 24 h oder Anurie für 12 h

Tab. 6.2 Stadieneinteilung des ANV (AKI) anhand der RIFLE-Klassifikation.

	GFR-Kriterien	Harnmenge als Kriterium
Risiko (R)	Serumkreatinin 1,5-fach erhöht oder GFR-Abfall > 25%	Urinproduktion < 0,5 ml/kg/h × 6 h
Schädigung (I)	Serumkreatinin 2-fach erhöht oder GFR-Abfall > 50%	Urinproduktion < 0,5 ml/kg/h × 12 h
Versagen (F)	Serumkreatinin 3-fach erhöht oder GFR-Abfall 75% oder Serumkreatinin ≥ 4 mg/dl (akuter Kreatininanstieg ≥ 0,5 mg/dl)	Urinproduktion < 0,3 ml/kg/h × 24 h oder Anurie × 12 h
Funktionsverlust (L)	persistierendes ANV (kompletter Verlust der Nierenfunktion für mehr als 4 Wochen)	
terminale Niereninsuffizienz (E)	Verlust der Nierenfunktion für mehr als 3 Monate	
GFR = glomeruläre Filtrationsrate		

Mechanismen beim ANV (AKI) neue Therapieoptionen bei experimentellen Modellen des ANV aufgezeigt haben, haben sich diese Erkenntnisse durch die Komplexität des ANV (AKI) beim Menschen bislang nicht erfolgreich auf die Situation in der Klinik übertragen lassen.

> **Merke**
>
> Nach wie vor persistiert eine Mortalität von 40–80 % bei Patienten mit ANV (AKI), die Behandlung ist vorwiegend supportiv und damit letztlich unbefriedigend.

Diagnostik

Die Diagnose ANV (AKI) basiert in der täglichen Routine meist auf 2 Markern: Urinproduktion und Serumkreatinin.

Serumkreatinin

Kreatinin (Molekulargewicht 113 Dalton) wird mit relativ konstanter Rate (aus der Muskulatur stammend) ins Plasma abgegeben, glomerulär filtriert, aber tubulär nicht reabsorbiert. Ein Kreatininanstieg reflektiert den Abfall der glomerulären Filtrationsrate (GFR) und vice versa. Alter, Geschlecht, Art der Ernährung und Muskelmasse beeinflussen allerdings das Serumkreatinin. Bei Rhabdomyolyse wird Kreatinin besonders rasch vermehrt aus der zerstörten Muskulatur freigesetzt. Etwa 10–40 % des Kreatinins werden durch tubuläre Sekretion eliminiert. Daher führen Medikamente, die die Sekretion von Kreatinin hemmen, zum Anstieg des Serumkreatinins. Trotz Limitationen dient Kreatinin als Schlüsselparameter zur Definition des ANV (AKI) sowohl bei der RIFLE- als auch bei der AKIN-Klassifikation.

Bereits ein geringer Kreatininanstieg signalisiert bei hospitalisierten Patienten einen Anstieg der Mortalität, eine Verlängerung des Krankenhausaufenthalts und zusätzliche Behandlungskosten. Einen Kreatininanstieg ≥ 0,5 mg/dl unter stationärer Behandlung beobachtet man v. a. bei älteren Patienten sowie bei Patienten mit eingeschränkter Nierenfunktion und schwerer Erkrankung. Skepsis ist allerdings angebracht, ob ein trivialer Kreatininanstieg von ≥ 0,5 mg/dl im Krankenhaus tatsächlich ein ANV (AKI) bzw. eine akute Nierenschädigung reflektiert. Bei Patienten mit kardiochirurgischen und aortalen Operationen ist die 30-Tage-Mortalität am höchsten, wenn 48 h postoperativ das Serumkreatinin um 0,5 mg/dl (oder mehr) ansteigt. Die Mortalität dieser Patienten nimmt allerdings auch dann signifikant zu, wenn das Serumkreatinin um 0,3 mg/dl (oder mehr) abnimmt, z. B. durch Hämodilution, Volumentherapie oder Blutverlust. Eine positive oder negative Kreatinindifferenz 48 h postoperativ im Vergleich zum Ausgangskreatinin soll bei dieser Patientenpopulation eine zuverlässigere prognostische Beurteilung erlauben als die RIFLE- oder die AKIN-Klassifikation.

▶ **Harnstoff.** Harnstoff (Molekulargewicht 60 Dalton) ist ein wasserlösliches Abbauprodukt des Proteinstoffwechsels und gilt als Serummarker für Retention und Elimination urämischer Solute. Da extrarenale Faktoren wie Protein- und Kalorienzufuhr, metabolische Azidose, katabole Stoffwechsellage, gastrointestinale Blutungen oder Medikamente (Steroide, Schleifendiuretika) die Harnstoffwerte beeinflussen, kann die GFR durch Harnstoff nicht zuverlässig bestimmt werden.

Neue Biomarker

Ein idealer Biomarker sollte sich durch hohe Sensitivität (früher Nachweis einer Organschädigung) und hohe Spezifität (typische Organschädigung) auszeichnen, ferner technisch einfach und mit guter Reproduzierbarkeit bestimmbar sein, eng mit der Prognose des Patienten korrelieren und in Abhängigkeit vom Therapieerfolg reagieren. Ein idealer ANV(AKI)-Biomarker sollte helfen, die primäre Lokalisation der renalen Schädigung zu identifizieren (z. B. proximaler oder distaler Tubulus oder Interstitium), sollte eine chronische Nierenerkrankung von einer akuten Nierenschädigung unterscheiden lassen, sollte ein prärenales (funktionelles) ANV von einem intrarenalen ANV abgrenzen lassen, Informationen über die Ätiologie des ANV liefern (ischämisch, toxisch, septisch), Aussagen zur Prognose ermöglichen und ein Monitoring nach Interventionen erlauben.

▶ **Diagnose bei Manifestation.** Für die Diagnose bei Manifestation des ANV (AKI) eignen sich
- IL-18 (Interleukin-18) im Urin,
- KIM-1 (Kidney Injury Molecule-1) im Urin,
- NGAL (Neutrophil Gelatinase-associated Lipocalin) im Urin,
- NAG (N-Acetyl-ß-D-Glucosaminidase) im Urin.

▶ **Früherkennung des ANV.** Für die Früherkennung des ANV eignen sich
- NGAL im Urin,
- IL-18 im Urin,
- L-FABP („liver-type fatty acid binding protein 1") im Urin,
- NGAL im Serum,
- Cystatin C im Serum.

▶ **Schwere und Prognose des ANV.** Eine Aussage über Schwere und Prognose des ANV erlauben
- Cystatin C im Urin,
- α_1-Mikroglobulin im Urin,
- NAG im Urin,
- retinolbindendes Protein im Urin.

> **Praxistipp**
>
> Eine Übersicht über mögliche Biomarker für die Diagnostik des ANV bietet [3]. Allerdings ist bislang in keiner dieser Studien gezeigt worden, dass sich durch die Verwendung dieser neuen Biomarker die Prognose der Patienten mit ANV verbessern lässt.

Biochemische und mikroskopische Untersuchungen

Biochemische und mikroskopische Untersuchungen des Urins sind komplementäre Methoden, um Ätiologie und Schwere des ANV zu definieren. Mikroskopisch lassen sich bei Patienten mit akuter Tubulusnekrose Tubulusepithelzellen, Tubulusepithelzylinder, granulierte Zylinder oder gemischte zelluläre Zylinder nachweisen, während das Harnsediment bei Patienten mit prärenalem (funktionellen) ANV bland ist oder gelegentlich nur hyaline Zylinder enthält. Mit anderen Worten: Je mehr Tubulusepithelzellen und je mehr granulierte Zylinder, desto schwerer die Nierenschädigung.

Oligurie (verringerte Urinausscheidung)

> **Definition**
>
> Unter Oligurie versteht man eine deutliche Abnahme des Harnvolumens (meist definiert als 200–500 ml Urin/d). Exakter wird die Oligurie als Urinausscheidung < 0,3 ml/kg/h über einen Zeitraum von 24 h definiert. Da allerdings eine Oligurie möglichst frühzeitig diagnostiziert und behandelt werden sollte (um renale Schäden zu minimieren), wird auch empfohlen, eine Oligurie als Urinausscheidung < 0,5 ml/kg/h über einen Zeitraum von 2 h zu definieren.

Ein oligurisches ANV geht mit einer höheren Sterblichkeit einher als ein nicht oligurisches (primär polyurisches) ANV. Dies mag auch die Erklärung dafür sein, dass (zu) häufig versucht wird, ein oligurisches ANV durch eine Therapie mit Schleifendiuretika in ein polyurisches ANV zu konvertieren. Da ein oligurisches (intrarenal bedingtes) ANV eine schwere Nierenschädigung signalisiert, gelingt dies meistens nicht.

Auch wenn die Harnmenge Eingang in die AKIN- und RIFLE-Klassifikationen gefunden hat, ist dieses Kriterium nur in wenigen Studien validiert worden. Ein akkurates Monitoring der Urinproduktion verbessert dennoch das klinische Management bei intensivmedizinisch behandelten Patienten und signalisiert (mit niedriger Sensitivität und Spezifität) eine frühzeitige Funktionsbeeinträchtigung der Nieren. RIFLE- und AKIN-Klassifikationen unterteilen die Oligurie in verschiedene Stadien und Schweregrade (▶ Tab. 6.3; [6]).

▶ **Oligurie und Mortalität.** Bei Patienten mit ANV (AKI) nimmt die Mortalität mit der Dauer der Oligurie zu ([6]; ▶ Abb. 6.1). Die Mortalität nimmt ebenso mit der Zahl der oligurischen Episoden während der Behandlung auf der Intensivstation zu.

Die Bedeutung dieser Harnkriterien für die Intensivmedizin wird vielfach kritisch hinterfragt. Argumentiert wird beispielsweise, dass sich bei prärenalem oder postrenalem ANV mit Oligoanurie sowohl Harnproduktion als auch Nierenfunktion rasch normalisieren, wenn die renale Perfusionsstörung bei Hypovolämie (z. B. durch adäquate Volumensubstitution) oder die postrenale Obstruktion beseitigt sind. Die renale Prognose dieser Patienten gilt als exzellent trotz oligurischer Periode(n). Dem wird entgegengehalten, dass Patienten mit prärenalem oder postrenalem ANV selten Intensivpatienten sind.

Zusammenhänge zwischen Urinproduktion, GFR und renaler Perfusion

Die Urinproduktion ist eine Funktion aus GFR, tubulärer Sekretion und tubulärer Reabsorption. Die GFR ist wiederum abhängig von der renalen Perfusion, die eine Funktion aus den nachfolgenden 3 Determinanten darstellt:
- zirkulierendes Blutvolumen,
- Herzzeitvolumen („cardiac output"),
- renaler Perfusionsdruck (abhängig vom arteriellen Blutdruck und renalen Gefäßwiderstand).

Die intrarenale Gefäßarchitektur erlaubt eine Aufrechterhaltung der GFR über weite Bereiche des systemischen Blutdrucks durch neurohumorale Autoregulationsmechanismen (Renin-Angiotensin-Aldosteron-System, sympathisches Nervensystem, Vasopressin). Durch die Beeinflussung afferenter und efferenter Arteriolen wird der renale Perfusionsdruck moduliert.

Klinisch bedeutsam ist die Erkenntnis, dass die Oligurie besonders dann ausgeprägt ist, wenn die Tubulusfunktion intakt ist. Bei Volumendepletion und Hypotension wird die Vasopressinsekretion stimuliert. Dadurch werden distale Tubuli und Sammelrohre vollständig permeabel für Wasser. Die Konzentrierungsmechanismen der inneren Medulla tragen zu einer weiteren Minimierung des Urinvolumens und zu einer weiteren Maximierung der Harnkonzentration (> 500 mosmol/kg) bei.

▶ **Häufige ANV-Ursache: verminderte renale Perfusion.** Eine verminderte renale Perfusion mit Abfall des Filtrationsdrucks in den Glomeruluskapillaren ist eine häufige ANV(AKI)-Ursache (prärenales oder funktionelles ANV). Da die Tubulusfunktion normal ist, wird renal vermehrt Natrium und Wasser reabsorbiert. Daraus resultiert eine niedrige Harnnatriumkonzentration (< 10 mmol/l) und ein konzentrierter Urin (Urinosmolalität > 500 mosmol/kg). Bei tubulärer Dysfunktion ist dagegen die maximale Konzentrierungsfähigkeit mehr oder weniger beeinträchtigt. Dadurch kann das Urinvolumen bei ANV (AKI) normal oder gar erhöht sein und ein nicht oligurisches ANV resultieren. Diese physiologischen Effekte bilden die Basis, klinisch eine prärenale (funktionelle) Oligurie von einer intrarenalen Oligurie zu unterscheiden (▶ Tab. 6.4), wobei allerdings Sensitivität und Spezifität der aufgelisteten Parameter gering sind.

Eine hohe Harnosmolalität in Kombination mit einer niedrigen Natriumkonzentration im Urin spricht eindeutig für eine intakte Tubulusfunktion.

▶ **Verminderte GFR.** Eine verminderte GFR kann auf einer reduzierten renalen Perfusion oder aber auch auf einer bilateralen mechanischen Obstruktion des Urinflusses (postrenales ANV) be-

Tab. 6.3 Harnkriterien zur Beurteilung der Oligurie.

Stadium	Harn-produktion	Definition
1	Grad 1	< 0,5 ml/kg/h über 6 konsekutive h
	Grad 2	< 3 ml/kg über eine 6-h-Periode
	Grad 3	< 3 ml/kg über eine definierte fixe Zeit (z. B. 6:00 – 12:00 Uhr)
2	Grad 4	< 6 ml/kg über 12 h

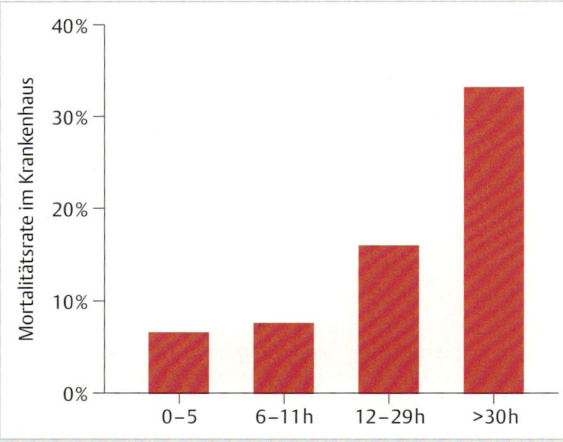

Abb. 6.1 Beziehung zwischen Oligurie und Mortalität (Dauer der Episoden; Daten nach [6]).

Tab. 6.4 Biochemische Indizes zur Differenzierung zwischen prärenaler und intrarenaler Oligurie.

Parameter	Prärenale Oligurie	Intrarenale Oligurie
Urinosmolalität (mosmol/kg)	> 500	< 400
Urinnatrium (mmol/l)	< 20	> 40
Serumharnstoff/Serumkreatinin	> 0,1	< 0,05
Urin/Serumkreatinin	> 40	< 20
Urin/Serumosmolalität	> 1,5	≤ 1
fraktionelle Natriumexkretion (%)	> 1	> 2
fraktionelle Harnstoffexkretion (%)	< 35	> 35

ruhen. Eine Reduktion der GFR durch eine verminderte renale Perfusion beruht auf folgenden Ursachen:
- absolut vermindertes Blutvolumen durch Trauma, Blutung, Verbrennung, Diarrhö oder Flüssigkeitssequestration, z. B. bei akuter Pankreatitis oder nach abdominellem operative Eingriff;
- relativ vermindertes Blutvolumen durch Beeinträchtigung der Gefäßkapazität, z. B. durch Sepsis, nephrotisches Syndrom, Leberzirrhose, Vasodilatatoren;
- vermindertes Herzzeitvolumen („Vorwärtsversagen") durch kardiogenen Schock, Herztamponade oder fortgeschrittene Herzinsuffizienz (kardiorenales Syndrom Typ 1 und Typ 2);
- verminderter renaler Perfusionsdruck, z. B. durch Nierenarterienstenose, Cholesterinembolie, Dissektion, Inflammation, Vaskulitis oder Therapie mit afferenten Renovasokonstriktoren (z. B. Cyclosporin A, Tacrolimus, Röntgenkontrastmittel, nicht steroidale Antirheumatika) oder abdominelle Kompression (Oligurie bei Anstieg des Nierenvenendrucks > 15 mmHg, Anurie bei Anstieg des Nierenvenendrucks > 30 mmHg);
- akute Tubulusnekrose als Endstrecke der zuvor diskutierten Faktoren oder bedingt durch direkte nephrotoxische Substanzen wie Aminoglykoside, Röntgenkontrastmittel oder Harnsäure- bzw. Kalziumoxalatkristalle.

Oligurie als Risikofaktor für Hypervolämie und Mortalität

Flüssigkeitsüberladung ist eine offensichtliche Komplikation der gestörten Natrium- und Wasserexkretion bei oligurischem ANV. Bei kritisch Kranken mit oligurischem ANV besteht ein weiteres Risiko der Flüssigkeitsimbalance durch systemische Inflammation, verminderten onkotischen Druck und erhöhte kapilläre Permeabilität. Daraus resultieren kardiopulmonale Komplikationen wie Herzinsuffizienz, Lungenödem oder verminderte pulmonale Compliance. Eine Flüssigkeitsüberladung begünstigt ferner Leckagen chirurgischer Anastomosen, Sepsis, Blutungen, Wundinfektionen oder Nahtdehiszenz. Eine vermehrte Flüssigkeitszufuhr hat bei manifester Oligurie keinen positiven Effekt auf die Nierenfunktion, beeinträchtigt aber Lungenfunktion und Oxygenierung. Derartige Komplikationen lassen sich durch Flüssigkeitsrestriktion oder Ultrafiltration reduzieren, die Prognose der Patienten bessert sich. Eine frühzeitige, sorgfältige Flüssigkeitsbilanzierung vermeidet bei Oligurie eine Überwässerung des Patienten.

Volumenersatz durch synthetische Kolloide vs. Kristalloide bei renalen Erkrankungen

Die Grundlagen der Volumentherapie werden ausführlich in Kap. 4.4 behandelt.

Synthetische Kolloide

Mit synthetischen Kolloiden werden vorwiegend anästhesiologische und chirurgische Patienten mit Volumenmangel (z. B. durch Blutverlust) und Schock therapiert, weniger häufig internistische Patienten. Synthetische Kolloide kommen bei Patienten mit einer GFR > 50 ml/min zum Einsatz, wobei eine maximale Dosierung von 50 ml/kg/Tag möglichst nicht überschritten werden sollte.

> **Praxistipp**
> Synthetische Kolloide haben einen stärkeren Volumeneffekt, allerdings auch ein 1,5-fach höheres Risiko für ein ANV als kristalloide Infusionslösungen.

Präparate mit HES (Hydroxyethylstärke) unterscheiden sich hinsichtlich ihrer physikalisch-chemischen Eigenschaften (z. B. Konzentration des Kolloids in Lösung, Molekulargewicht, C2/C6-Hydroxyethylierungsrate oder Art des Lösungsmittels). Dadurch werden auch die Verweildauer des Präparats, Volumenwirkdauer, Beeinflussung des kolloidosmotischen Drucks oder Nebenwirkungsrate bestimmt. Neuere kolloidale Tetrastärkelösungen (Substitutionsgrad 0,4) sollen ein geringeres renales Risiko besitzen als ältere Penta- oder Hexastärkelösungen (Substitutionsgrad 0,5 oder 0,6, höheres Molekulargewicht, unterschiedliche C2/C6-Hydroxyethylierungsrate, 0,9%ige NaCl als Lösungsmittel).

Kristalloide

Sogenannte balancierte Kristalloide haben keine negativen Effekte auf Nierenfunktion und Gerinnungssystem. Balancierte Kristalloide sind an die Plasmaelektrolytkonzentrationen angepasst. Dagegen kann jedoch durch die reichliche Zufuhr (> 75 ml/kg/d) von 0,9%iger NaCl-Lösung (bei einer Chloridkonzentration von 154 mmol/l) eine Hyperchlorämie mit afferenter Renovasokonstriktion und Abfall der GFR resultieren.

Eine zweite mögliche Komplikation bei Übertherapie mit 0,9%igem NaCl ist die Dilutionsazidose, die negative Auswirkungen auf das Gerinnungssystem haben kann. Verhindert werden kann die Dilutionsazidose, wenn NaCl zusammen mit metabolisierenden Anionen (Laktat oder Azetat) infundiert wird. Bei nierentransplantierten Patienten fand man weniger Hyperkaliämien und Azidosen unter Infusion mit balancierten als unter Infusion mit nicht balancierten Lösungen.

▶ **Überwässerung des Patienten vermeiden.** Kristalloide gelangen ganz überwiegend in den Extrazellulärraum (ins Interstitium), nur maximal 20% expandieren das Intravasalvolumen. In Abhängigkeit von der Zufuhr kristalloider Infusionslösungen kann es zu Ödemen und Organdysfunktion (v. a. der Lunge) kommen, sodass eine Überwässerung der Patienten vermieden werden sollte.

▶ **Nur restriktive Volumentherapie bei Prophylaxe und Therapie des ANV.** Eine Akkumulation von Flüssigkeit (> 10% des Körpergewichtes) geht bei ANV (AKI) mit und ohne Nierenersatztherapie mit einer erhöhten Sterblichkeit einher. Daraus lässt sich herleiten, dass nicht nur die tägliche Messung des zentralen Venendrucks von klinischer Bedeutung ist, sondern auch – wenn möglich – die tägliche Gewichtskontrolle. In der Prophylaxe und Therapie des ANV gelten daher Euvolämie und Vermeidung der Hypervolämie als oberste Therapieziele. Abweichend von früheren Vorstellungen ist in der Prophylaxe und Therapie des ANV eine aggressive perioperative Volumentherapie mit mehr postoperativen Komplikationen als Benefit für den Patienten assoziiert. Unter restriktiver Volumentherapie haben Patienten mit präexistenter normaler Nierenfunktion kein erhöhtes Risiko für ein ANV (AKI).

Sepsis und ANV

> **Merke**
> Sepsis ist mit 40–70% der Fälle die häufigste Ursache für ein ANV (AKI). Patienten mit Sepsis und ANV haben mehr hämodynamische Probleme, mehr Katecholaminbedarf, mehr pathologische Laborparameter und ein schwereres Krankheitsbild als Patienten mit ANV ohne Sepsis. Patienten mit ANV (AKI) und Sepsis sind häufiger oligurisch, häufiger beatmet und länger hospitalisiert als Patienten mit ANV (AKI) ohne Sepsis. Entsprechend ist die Sterblichkeit bei Patienten mit ANV (AKI) und Sepsis höher als bei Patienten mit ANV (AKI) ohne Sepsis.

Um Patienten mit Sepsis oder septischem Schock zu stabilisieren, ist häufig die Zufuhr von großen Flüssigkeitsmengen erforderlich. Umgekehrt gilt die Überwässerung als unabhängiger und bedeutender Risikofaktor für die Mortalität kritisch kranker Patienten, v. a. wenn deren Krankheitsverlauf durch ein ANV (AKI) mit Oligurie kompliziert wird. Dafür gibt es verschiedene Gründe:
- Die Akkumulation von interstitieller Flüssigkeit in der Lunge gilt als Risikofaktor für die Hypoxie und mechanische Ventilation (ein weiterer unabhängiger Risikofaktor für die Mortalität bei ANV) sowie für pulmonale Infektionen (noch ein Risikofaktor für die Mortalität bei ANV). Durch schonenden Flüssigkeitsentzug mit niedriger Ultrafiltrationsrate durch kontinuierliche extrakorporale Therapieverfahren bessern sich Lungencompliance und Oxygenierung, Blutdruckabfälle werden vermieden. Persistiert die interstitielle Flüssigkeitsakkumulation in der Lunge, so besteht die Gefahr für die Entwicklung eines akuten Atemnotsyndroms (ARDS).
- Die Überwässerung des kritisch kranken Patienten ist ein Risikofaktor für kardiale Dysfunktion (z. B. kardiale Dilatation, Mitralklappeninsuffizienz). Durch die pulmonale Hypertonie entwickelt sich eine funktionelle Trikuspidalklappeninsuffizienz und eine zunehmende diastolische ventrikuläre Dysfunktion.
- Durch Erhöhung des abdominellen Druckes (abdominelles Kompartmentsyndrom mit Kompression der Nierengefäße) wird ein ANV begünstigt bzw. die Erholung der Nierenfunktion verzögert oder gar unmöglich gemacht.

Bedeutung des intraabdominellen Druckes in der Pathogenese des ANV

Ein erhöhter intraabdomineller Druck (intraabdominelle Hypertonie) ist eine häufige Komplikation bei 30–60 % der intensivmedizinisch behandelten Patienten. Die Verschlechterung der Nierenfunktion gilt als eine der ersten und häufigsten Manifestationen des abdominellen Kompartmentsyndroms. Ein erhöhter intraabdomineller Druck führt druckabhängig zur Abnahme der GFR bis hin zur Anurie. Diese Form des ANV (AKI) ist nach abdomineller Dekompression häufig reversibel. Durch abdominelle Kompression von außen konnte bereits in den 1940er-Jahren gezeigt werden, dass bei gesunden Personen GFR und renaler Plasmafluss während der Kompression signifikant abnehmen und sich nach Dekompression wieder normalisieren. Der intraabdominelle Druck liegt normalerweise bei 5 mmHg, bei einem intraabdominellen Druck von > 20 mmHg erhöht sich das Risiko für ein ANV beträchtlich (> 50 %). Bei einem intraabdominellen Druck von ≥ 18 mmHg liegt die Inzidenz des ANV (AKI) bei 33 %, bei einem intraabdominellen Druck < 18 mmHg bei etwa 15 %.

Tierexperimentell konnte gezeigt werden, dass eine Kompression der Nierenvenen, nicht aber die Kompression des Nierenparenchyms zu einer progredienten Abnahme der GFR durch renale Hypoperfusion führt. Der Druckanstieg in den Nierenvenen und vermutlich auch in der unteren Hohlvene führt zum Anstieg der Plasmaspiegel von Renin, Aldosteron und antidiuretischem Hormon mit konsekutiver Natrium- und Wasserretention. Bei kardiorenalem Syndrom (Typ 1 und Typ 2) tragen zusätzlich das verminderte Herzzeitvolumen und die Aktivierung afferenter Renovasokonstriktoren (Angiotensin II, sympathisches Nervensystem) zur renalen Hypoperfusion und damit zum ANV (AKI) bei.

Hepatorenales Syndrom (HRS)

Eine Sonderform des ANV (AKI) stellt bei Patienten mit Leberzirrhose und Aszites das HRS dar. Das HRS ähnelt klinisch und der Laborkonstellation entsprechend (z. B. erniedrigtes Urinnatrium) dem prärenalen ANV, lässt sich jedoch durch Volumensubstitution nicht beeinflussen (meist auch nicht allein durch Dekompression des abdominellen Kompartmentsyndroms durch Parazentese).

> **Merke**
> Das HRS wird nur bei Patienten mit schwerer Leberdysfunktion beobachtet.

Primär handelt es sich beim HRS um eine zirkulatorische Funktionsstörung der Nieren (die bei der Sonografie oder Nierenbiopsie meist unauffällig sind). Ursächlich verantwortlich ist ein verminderter systemischer Gefäßwiderstand, bedingt durch die vermehrte Produktion und Aktivität vasodilatatorisch wirksamer Mediatoren, z. B. Stickoxid (NO) oder endogene Cannabinoide.

Bei mäßiggradiger portaler Hypertension (in frühen Stadien der Leberzirrhose) wird die Reduktion des Gefäßwiderstands durch eine Steigerung des Herzzeitvolumens kompensiert. Dadurch bleiben mittlerer arterieller Blutdruck und effektives arterielles Blutvolumen zunächst noch im Normbereich. Bei fortgeschrittenen Stadien der Leberzirrhose ist der Gefäßwiderstand deutlich vermindert. Auch eine weitere Steigerung des Herzzeitvolumens kann die Reduktion des Gefäßwiderstands nicht mehr kompensieren, sodass das arterielle zirkulierende Blutvolumen abnimmt.

Nimmt das Herzzeitvolumen ab, wird versucht, den arteriellen Blutdruck durch Aktivierung von Vasokonstriktoren (Renin-Angiotensin-Aldosteron-System, sympathisches Nervensystem, Sekretion von antidiuretischem Hormon) aufrechtzuerhalten. Das gelingt einigermaßen, es kommt jedoch zur Salz- und Flüssigkeitsrestriktion, zu Ödemen und Aszites und zum Rückgang der Urinproduktion.

▶ **Problematik: terminales Leberversagen, funktionelles Nierenversagen.** Bei Patienten mit HRS stehen 2 unterschiedliche Probleme im Vordergrund: das terminale und irreversible Leberversagen auf dem Boden der Leberzirrhose und das funktionelle Nierenversagen mit renaler Hypoperfusion, Flüssigkeitsretention und Dilutionshyponatriämie, u. a. bedingt durch die ausgeprägte afferente Renovasokonstriktion. Die kutane, muskuläre und zerebrale Durchblutung ist bei HRS durch Vasokonstriktoren ebenfalls reduziert. Die kardiale Dysfunktion der Patienten mit HRS ist charakterisiert durch eine verminderte systolische und diastolische Antwort auf Stimuli, Repolarisationsstörungen sowie eine Hypertrophie und Dilatation der Herzkammern. Etwa 80 % der Patienten mit HRS haben eine relative Nebenniereninsuffizienz.

▶ **HRS-1 und HRS-2.** Das HRS lässt sich in 2 Subtypen mit unterschiedlichen klinischen Charakteristika und unterschiedlicher Prognose unterteilen ([1]; ▶ Abb. 6.2):
- Typ 1 (HRS-1): abrupte Verschlechterung der Nierenfunktion meist bei stationär behandelten Patienten mit Leberzirrhose und Begleitkomplikationen, z. B. bakterieller Peritonitis;
- Typ 2 (HRS-2): sich langsam verschlechternde Nierenfunktion, meist auftretend bei ambulanten Zirrhosepatienten mit therapierefraktärem Aszites (AKI-Kriterien treffen auf diese chronisch verlaufende Erkrankung nicht zu).

▶ **Langzeitantibiotikaprophylaxe bei Patienten mit HRS-1.** Bei Patienten mit Leberzirrhose kann es zur Translokation von Bakterien (aus dem Darmlumen in mesenteriale Lymphknoten) kommen. Durch die Entzündungsreaktion entstehen vermehrt proinflammatorische Zytokine und Vasodilatoren mit nachfolgender Abnahme des systemischen Gefäßwiderstands und Vasodilatation im Splanchnikusgebiet. Eine Langzeitantibiotikaprophylaxe reduziert die Translokation von Bakterien, ebenso spontane bak-

6.1 Renale Erkrankungen

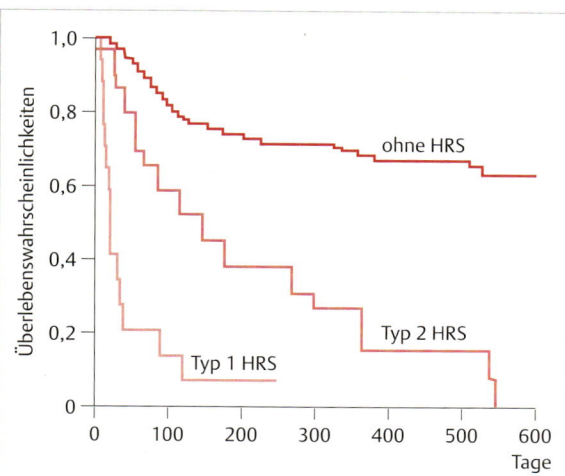

Abb. 6.2 Überleben der Patienten mit Zirrhose und hepatorenalem Syndrom (HRS) Typ 1 oder Typ 2 (Daten nach [1]).

terielle Peritonitiden und damit Morbidität und Mortalität der Patienten mit HRS-1.

Diagnosekriterien bei HRS
- Leberzirrhose mit Aszites;
- Serumkreatinin > 1,5 mg/dl (> 133 µmol/l), bei HRS-1: Kreatininverdopplung auf > 2,5 mg/dl (> 266 µmol/l) innerhalb von weniger als 2 Wochen;
- keine Erholung der Nierenfunktion (Kreatinin ≤ 1,5 mg/dl) innerhalb von 2 Wochen nach Absetzen von Diuretika und Expansion des Plasmavolumens mit Albumin (z. B. mit 1 g/kg KG/d; maximal 100 g/d);
- kein Schock;
- keine begleitende oder vorausgegangene Therapie mit nephrotoxischen Substanzen oder Vasodilatatoren;
- keine präexistente chronische Nierenerkrankung (Proteinurie < 500 mg/d; Erythrozyten < 50/Gesichtsfeld, normaler Ultraschall der Nieren).

> **Praxistipp**
>
> Trotz bekannter Probleme mit Kreatinin wird in der täglichen Praxis auch bei HRS die Nierenfunktion meist anhand der Kreatininwerte monitorisiert, da errechnete GFR und Kreatinin-Clearance falsch hohe Werte liefern und Cystatin C bei dieser Patientenpopulation ebenso wenig validiert ist wie beispielsweise tubuläre Marker (z. B. NGAL oder KIM-1). Die Kreatininwerte werden bei Zirrhosepatienten durch den Verlust an Muskelmasse oder eine begleitende Hyperbilirubinämie häufig falsch niedrig bestimmt.

Therapie bei HRS-1

Die Behandlung der Patienten mit HRS-1 richtet sich nach der Ursache des HRS, der Schwere der Erkrankung und den begleitenden Komplikationen. Eine exzessive intravenöse Flüssigkeitszufuhr kann Hypervolämie, Dilutionshyponatriämie, Ödeme und Aszites bewirken. Ein großvolumiger Aszites wird mit wiederholten großvolumigen Parazentesen unter adäquater Albuminsubstitution (8 g Albumin pro Liter entferntem Aszites) therapiert.

Umgekehrt können HRS-Patienten durch gastrointestinale Blutung, Diuretikatherapie oder laktuloseinduzierte Diarrhö hypovolämisch sein und dadurch einen vermehrten Volumenbedarf haben. Die frühzeitige Identifizierung und Behandlung der Ursachen und Begleitkomplikationen ist daher von zentraler Bedeutung für den Therapieerfolg und die Prognose des Patienten mit HRS.

> **Praxistipp**
>
> Vasokonstriktoren wie Vasopressinanaloga (Terlipressin) oder α-adrenerge Agonisten (Noradrenalin oder Midodrin) gelten als Mittel der Wahl bei HRS.
> Dabei werden folgende Dosierungen empfohlen:
> - Terlipressin: 0,5 – 1 mg alle 4 – 6 h intravenös, bei Bedarf Dosissteigerung auf 2 mg alle 4 – 6 h bis zur Normalisierung der Nierenfunktion (Therapiedauer üblicherweise 5 – 15 Tage);
> - Noradrenalin: 0,5 – 3 mg/h als kontinuierliche Infusion, um den mittleren arteriellen Blutdruck (MAP) um 10 mmHg anzuheben bis zur Normalisierung der Nierenfunktion (Kreatinin 1,0 – 1,2 mg/dl);
> - Midodrin plus Octreotid: Midodrin: 7,5 mg 3 × täglich oral, bei Bedarf Dosissteigerung auf 12,5 mg 3 × täglich, kombiniert mit Octreotid 3 × täglich 100 – 200 µg s. c.

▶ **Ungünstige Prognose bei HRS.** Innerhalb von 1 bzw. 5 Jahren entwickeln etwa 20 % bzw. 40 % der Patienten mit Leberzirrhose und Aszites ein HRS. Die Prognose ist ungünstig: Patienten mit HRS-1 leben im Mittel 1 Monat, Patienten mit HRS-2 leben im Mittel 6,7 Monate.

▶ **„Transjugular intrahepatic portosystemic Shunt" (TIPS).** Eine Behandlungsoption ohne negativen Effekt auf Hämodynamik und Nierenfunktion ist ein TIPS (Transjugular intrahepatic portosystemic Shunt). Dem deutschen TIPS-Register entsprechend war in den letzten 4 Jahren bei 68 % der Patienten ein therapierefraktärer Aszites die Indikation für einen TIPS. Ein TIPS reduziert den portalen Druck und damit die Filtration von Flüssigkeit in die Peritonealhöhle. Innerhalb von 4 Wochen steigen die renale Natriumexkretion, das Harnvolumen, die GFR und die Serumnatriumkonzentration. Innerhalb von 4 – 6 Monaten nehmen Reninaktivität, Aldosteron- und Noradrenalinkonzentration deutlich ab.

> **Merke**
>
> Die Überlebensrate ist bei Patienten mit TIPS günstiger als bei Patienten, die mit Parazentesen behandelt werden, allerdings nehmen Häufigkeit und Schwere der hepatischen Enzephalopathie zu.

6.1.2 Kontrastmittelinduzierte Nephropathie (CIN)

Die kontrastmittelinduzierte Nephropathie (CIN) gilt als häufige Ursache eines akuten Nierenversagens (ANV), wobei Inzidenz und Prävalenz in Abhängigkeit von der Definition der CIN und der untersuchten Patientenpopulation stark schwanken.

> **Definition**
>
> Meist wird die CIN definiert als
> - relativer Anstieg des Serumkreatinins um 25 – 50 %;
> - absoluter Anstieg des Serumkreatinins um 0,5 – 1,0 mg/dl;
> - Abfall der GFR um 25 % oder mehr.

Bei etwa 80% der Fälle von CIN kommt es innerhalb von 24 h nach Kontrastmittelexposition zum Kreatininanstieg bzw. GFR-Abfall, wobei andere Ursachen für die Nierenfunktionsverschlechterung (z. B. Cholesterinembolie) ausgeschlossen sein sollten. Die maximalen Kreatininwerte werden in der Regel nach 48–72 h erreicht. Nach 7–10 Tagen ist meist die initiale Nierenfunktion (vor Kontrastmittelgabe) wieder erreicht.

▶ **Risikofaktoren für eine CIN.** Als Risikofaktoren für die Entwicklung einer CIN gelten:
- eine chronische Nierenerkrankung (v. a. eine GFR < 60 ml/min/1,73 m²);
- ein Diabetes mellitus in Kombination mit einer chronischen Niereninsuffizienz;
- eine akute chronische Herzinsuffizienz (kardiorenales Syndrom Typ 1 und 2) mit begleitender akuter oder chronischer Niereninsuffizienz;
- eine Anämie (und damit verminderte renale Oxygenierung);
- ein fortgeschrittenes Lebensalter (und damit verbunden eine Reduktion der Nierenfunktion);
- Menge und Art des verwendeten Kontrastmittels;
- ein reduziertes zirkulatorisches Blutvolumen (Hypovolämie), z. B. durch Diuretikatherapie;
- die Interaktion mit anderen afferenten Vasokonstriktoren (nicht steroidale Antirheumatika, Cyclosporin A, Tacrolimus).

Die Inzidenz der CIN ist in der Allgemeinbevölkerung gering (<1%), erhöht sich jedoch bei multimorbiden Patienten auf bis zu 50%. Eine Risikoevaluierung kann nach ▶ Tab. 6.5 und ▶ Tab. 6.6 erfolgen [7].

▶ **Maßnahmen zur Prophylaxe von CIN.** Die CIN ist mit einer erhöhten Mortalität assoziiert. Eine spezifische Behandlungsmöglichkeit der CIN gibt es nicht. Daher haben prophylaktische Maßnahmen zur Verhinderung der CIN einen hohen Stellenwert. Von vielen publizierten Prophylaxemaßnahmen sind jedoch nur wenige gesichert:
- Verwendung der geringstmöglichen Menge an niedrigosmolarem oder isoosmolarem Röntgenkontrastmittel (für die Diagnostik < 30 ml, für die Intervention < 100 ml);
- Volumenexpansion ohne Bevorzugung von NaCl oder NaHCO₃ (wobei Zeitpunkt, Dauer und Umfang der Volumenexpansion nach wie vor nicht klar sind);
- Absetzen möglicher additiv nephrotoxisch wirksamer Medikamente (plus Metformin wegen des Risikos der Laktatazidose bei Verschlechterung der Nierenfunktion);
- Vermeidung wiederholter Kontrastmittelinjektionen innerhalb von 48 h ([4]; ▶ Tab. 6.7).

6.1.3 Hantavirus-Infektion

Hantaviren sind RNA-Viren der Familie Bunyaviridae. Nagetiere dienen als ihr natürliches Reservoir. Mehr als 30 unterschiedliche Hantavirusstämme wurden bislang identifiziert, davon sind 13 pathogen für den Menschen. Hantaviren existieren weltweit und verursachen beim Menschen v. a. 2 verschiedene Erkrankungen:

▶ **Kardiopulmonales Syndrom.** Ein kardiopulmonales Syndrom mit einer Mortalität von 50% wird z. B. durch Hantaviren der Spezies Sin Nombre, Andes in Nord- und Südamerika hervorgerufen.

▶ **Hämorrhagisches Fieber mit renalem Syndrom.** Durch Hantaviren der Spezies Hantaan, Seoul, Dobrava-Belgrad, Saaremaa, Amur, Soochong, Muju, Puumala wird in Asien und Europa hämorrhagisches Fieber mit renalem Syndrom verursacht. Das Puumala-Hantavirus ist der Haupterreger der Erkrankung in Europa (v. a. Zentraleuropa und Skandinavien) mit milder Verlaufsform („Nephropathia epidemica").

Übertragung der Hantaviren

Die Übertragung erfolgt durch aerosolisierte Exkremente (Stuhl oder Urin), aber auch durch den Speichel (durch Biss) der befallenen Nagetiere. Die Seroprävalenz der finnischen Bevölkerung liegt bei 5%. Auch Süddeutschland (v. a. Baden-Württemberg) ist ein endemisches Gebiet für Puumala-Hantavirus-Infektionen. Beim Menschen geht die Hantavirus-Infektion charakteristischerweise mit nur einer kurz dauernden Virämie unmittelbar nach Manifestation der klinischen Symptome einher.

▶ **Deutliche Zunahme der Hantavirus-Infektionen.** In Deutschland wurden zwischen Januar und April 2010 396 Hantavirus-Infektionen registriert. Dies bedeutet eine deutliche Zunahme dieser Erkrankung im Vergleich zu früheren Jahren (im Mittel 83 Fälle jeweils im Januar bis April 2004–2009). Erklärt wird diese Zunahme der Hantavirus-Infektionen in Deutschland (davon 64% in Baden-Württemberg und 14% in Bayern) durch eine Zunahme der Durchseuchung der die Erkrankung übertragenden Mäuse (Myodes glareolus) mit Puumala-Hantaviren. Von 75 deutschen Patienten mit Puumala-Hantavirus-Infektion entwickelten 95% ein ANV mit einem maximalen Kreatininanstieg auf 4,3 ± 0,3 mg/dl, 4 Patienten bedurften der passageren Dialysebehandlung und ein Patient verstarb an pulmonalen Komplikationen. Als charakteristische Laborbefunde wurden Thrombozytopenie, Erhöhung der Laktatdehydrogenase (LDH) und des C-reaktiven Proteins (CRP) aufgeführt.

Weltweit wurden bislang die meisten Hantavirus-Infektionen mit teilweise schweren Verlaufsformen aus China gemeldet. Inte-

Tab. 6.5 Schema zur Identifizierung von Risikopatienten für eine kontrastmittelinduzierte Nephropathie (CIN).

Risikofaktoren	Score
Hypotension	5
intraarterielle Ballonpumpe	5
Herzinsuffizienz	5
Alter > 75 Jahre	4
Anämie	3
Diabetes	3
Kontrastmittelvolumen	1 pro 100 ml
Kreatinin > 1,5 mg/dl oder eGFR (ml/min/1,73 m²)	4 2 bei 40–60

eGFR = Estimated glomerular Filtration Rate

Tab. 6.6 Risikoscore für eine kontrastmittelinduzierte Nephropathie (CIN).

Risikoscore	Risiko für CIN	Risiko für Dialyse
0–5	7,5%	0,04%
6–10	14,0%	0,12%
11–16	26,1%	1,09%
≥ 16	57,3%	12,60%

6.1 Renale Erkrankungen

Tab. 6.7 Prävention der kontrastmittelinduzierten Nephropathie.

Berechnung der GFR oder Kreatinin-Clearance, Bestimmung des kontrastmittelassoziierten Risikos		
GFR < 30 ml/min	**GFR 30–60 ml/min**	**GFR > 60 ml/min**
Absetzen von NSAID und anderen nephrotoxischen Medikamenten + Metformin Statin fortführen	Absetzen von NSAID und anderen nephrotoxischen Medikamenten + Metformin Statin fortführen	Absetzen von Metformin

• Krankenhausaufnahme
• andere Maßnahmen wie bei GFR 30–60 ml/min
• Nephro-Konsilium
• erwäge periprozedurale Dialyse/Hämofiltration bei GFR < 15 ml/min
	• Hydrierung: i. v. isotone (NaCl, Ringer-Laktat, NaHCO₃)
	  ○ 2,0 – 1,5 ml/kg/h 3 – 12 h prä und 6 – 23 h post KM
	• isoosmolares oder niedrigosmolares KM, wenn neben CNI Diabetes, ACS bzw. generell erhöhtes Risiko
	• beschränke die KM-Menge
	  ○ < 30 ml diagnostisch
	  ○ < 100 ml interventionell
	• erwäge Medikamente (z. B. wenn Hydrierung nicht möglich):
	  ○ NAC 2 × 1200 mg vor und nach KM
	  ○ Theophyllin 200 – 300 mg 30 – 60 min vor KM
		Routinebetreuung (GCP)

Bestimmung des Serumkreatinins • vor Entlassung und/oder nach 24 – 96 h • entsprechend der weiteren Therapienotwendigkeit		

ACS = akutes Koronarsyndrom; CNI = chronische Niereninsuffizienz; GCP = „good clinical practice"; GFR = glomeruläre Filtrationsrate; NSAID = nicht steroidale Antiphlogistika; KM = Kontrastmittel

---

ressant ist der Ausbruch einer Hantavirus-Epidemie in einem wissenschaftlichen Labor in Yunnan (China) durch Hantaviren vom Typ Seoul, übertragen durch infizierte Labortiere (Rattus norvegicus). Von 60 untersuchten Ratten waren 29 Versuchstiere hantaviruspositiv, die Übertragung erfolgte durch engen Kontakt mit den Versuchstieren bzw. durch Biss.

Symptome

In Fallmitteilungen wurde bereits vor Jahren über hypophysäre Blutungen (mit Visusverlust und/oder Todesfolge) und über eine komplette Hypophysenvorderlappeninsuffizienz nach überstandener Hantavirus-Infektion berichtet. Zentralnervöse Symptome sind bei Patienten mit akuter Hantavirus-Infektion häufig. Autoptisch lassen sich hypophysäre Blutungen und Nekrosen bei 50 – 100% der verstorbenen Patienten mit Hantavirus-Infektion nachweisen. In neuroendokrinen und endothelialen Zellen der Hypophyse konnte bei Patienten mit tödlichem Ausgang der Hantavirus-Infektion das Puumala-Antigen identifiziert werden. Die Hypophysenvorderlappeninsuffizienz manifestiert sich entweder als Wachstumshormonmangel, als Schilddrüsenhormonmangel, als Störung der Hypothalamus-Hypophysen-Nebennieren-Achse oder bei männlichen Patienten als Störung der gonadalen Achse.

Abgesehen von tödlichen Blutungen im Bereich der Hypophyse gibt es im Rahmen der akuten Hantavirus-Infektion eine Reihe von milden Blutungskomplikationen: Petechien, Epistaxis, Makrohämaturie, konjunktivale Blutungen, gastrointestinale Blutungen. Thrombozytopenie (bei mehr als ⅔ der Patienten mit Hantavirus-Infektion nachzuweisen, v. a. in der Initialphase der Erkrankung) und Blutungsneigung gelten allgemein als Zeichen der disseminierten intravasalen Koagulopathie.

> **Praxistipp**
> Die Therapie der Hantavirus-Infektion ist symptomatisch.

6.1.4 Potenzielle renale Funktionsverschlechterung durch nicht steroidale Antiphlogistika

Nicht steroidale Antiphlogistika können bei Risikopatienten die Nierenfunktion durch Hemmung vasodilatatorischer Prostaglandine beeinträchtigen. Ein funktionelles (hämodynamisch bedingtes) ANV durch nicht steroidale Antiphlogistika erfolgt durch afferente Renovasokonstriktion und nachfolgende intraglomeruläre Drucksenkung, v. a. in Kombination mit anderen afferenten Vasokonstriktoren (Calcineurininhibitoren, Röntgenkontrastmittel) und/oder efferenten Vasodilatatoren (ACE-Hemmer [ACE = Angiotensin converting Enzyme], Angiotensin-II-Rezeptorantagonisten). Durch die Kombination von afferenter Renovasokonstriktion und efferenter Renovasodilatation kann es durch Schlingenkollaps der Glomeruli zum ANV kommen.

Auch die sog. selektiven Zyklooxygenase(COX)-2-Hemmer reduzieren die renale Produktion und Ausscheidung renovasodilatatorisch wirksamer Prostaglandine (Prostaglandin E₂, Prostazyklin) beträchtlich (auf etwa ¼ des Ausgangswerts). Daher kann in klinischen Situationen, bei denen eine vermehrte renale Prostaglandinproduktion zur Aufrechterhaltung der Nierenperfusion unbedingt erforderlich ist (z. B. höhergradige Herzinsuffizienz, portal dekompensierte Leberzirrhose, Dehydration, Niereninsuffizienz), die Gabe selektiver und nicht selektiver Zyklooxygenasehemmer (auch bei kurzer Therapiedauer) deletär sein. Da auch die tubuläre Natrium- und Kalziumausscheidung sowie das Renin-Angiotensin-Aldosteron-System beeinträchtigt werden, können Hypervolämie und Hyperkaliämie resultieren.

6.1.5 Nierenschäden durch Antibiotika und Antimykotika

Potenzielle Nierenschäden durch Antibiotika betreffen
- die akute allergische interstitielle Nephritis (z. B. durch Penicilline),
- die akute Tubulusnekrose (z. B. durch Aminoglykoside).

Aminoglykoside akkumulieren in proximalen Tubuluszellen, bewirken oxidativen Stress und Sauerstoffradikalbildung, durch Reduktion von Antioxidanzien auch einen Anstieg des Gefäßwiderstands mit konsekutivem Abfall der glomerulären Filtrationsrate. Aminoglykoside haben bei normaler Nierenfunktion eine Halbwertszeit von ca. 2,5 h, bei einer glomerulären Filtrationsrate < 10 ml/min von ca. 36 h.

Die Wirksamkeit der Aminoglykoside hängt vom Spitzenspiegel ab, die Oto- und Nephrotoxizität vom Talspiegel. Daher ist ein „Drug Monitoring" unerlässlich. Allerdings erschweren die prolongiert erhöhten Talspiegel bei ANV eine effektive Aminoglykosidtherapie. Werden Aminoglykoside hoch genug dosiert, um entsprechend hohe Spitzenspiegel zu erzielen, hat man überhöhte Talspiegel. Fokussiert man auf möglichst gering toxische Talspiegel, so wird der gewünschte Spitzenspiegel nicht erreicht. Ähnliches gilt für Vancomycin und Teicoplanin. Durch die Akkumulation in proximalen Tubuluszellen lassen sich Aminoglykoside im Harn bis zu 3 Wochen nach Absetzen der Therapie nachweisen. Daraus lässt sich auch die protrahierte Erholung der Nierenfunktion nach ANV durch Aminoglykoside erklären.

Klinisch problematisch ist auch die potenzielle Nephrotoxizität von Amphotericin B. Bei einer Dosierung > 0,5 g/kg KG/d kann es zur renalen Vasokonstriktion, zu Tubulustoxizität, Kaliumverlust und Diabetes insipidus kommen. Alternativpräparate mit geringer Nephrotoxizität sind Caspofundin und Voriconazol.

Merke
Eine akute, allergisch bedingte interstitielle Nephritis (Hypersensitivitätsreaktion) kann praktisch durch jedes Medikament ausgelöst werden.

6.1.6 Myoglobinurisches akutes Nierenversagen (Rhabdomyolyse, Crush-Niere)

Definition
Ein ANV bei Rhabdomyolyse (im Rahmen eines Crush-Syndroms) ist charakterisiert durch Myoglobinämie, Myoglobinurie, massive Erhöhung der Kreatinphosphokinase (CK > 10 000 U/l) und Aldolase, eine Hyperkaliämie, Hyperphosphatämie (die bei Sepsis fehlen kann), Hypokalzämie (durch Transfer des extrazellulären Kalziums in die geschädigte Muskulatur), Hyperurikämie und metabolische Azidose.

Ein myoglobinurisches ANV ist häufig. Die Muskulatur ist bei jedem Trauma meist involviert, da sie als größtes Organsystem des Körpers etwa 40–50% des Körpergewichts ausmacht. Leitsymptom der Rhabdomyolyse ist der hypovolämische und hypokalzämische Schock. Innerhalb von weniger als 24 h kann es zur Sequestierung der gesamten extrazellulären Flüssigkeit (etwa 14 l) und ihres Kalziumgehaltes in die traumatisierte Muskulatur kommen. Ursächlich verantwortlich für Hypovolämie und Hypokalzämie ist die Permeabilitätsstörung der sarkolemmalen Membran für kardiotoxische und nephrotoxische Substanzen wie Kalium, Phosphat, Myoglobin, Harnsäure und die rasche massive Aufnahme der extrazellulären Flüssigkeit mit Natrium und Kalzium in die Muskulatur. Patienten, die die initale Phase der Hypokalziämie, Hyperkaliämie und arteriellen Hypotension im Rahmen schwerer Crush-Syndrome überleben, entwickeln ein myoglobinurisches ANV durch die Kombination von afferenter renaler Vasokonstriktion, Nephrotoxizität und tubulärer Obstruktion durch Myoglobin und Urat. Im Rahmen des Crush-Syndroms kommt es zur Aktivierung des Stickoxid(NO)-Systems. Daraus resultiert eine extreme Vasodilatation in der geschädigten Muskulatur mit konsekutiver Aggravation der Hypovolämie.

▶ **Schädigungen der Muskulatur.** Mögliche Ursachen des myoglobinurischen ANV sind Schädigungen der Muskulatur durch:
- erhöhten Energieverbrauch bei
  - sportlicher Überforderung, z. B. Marathonlauf,
  - medikamentöser Schädigung durch Amphetamine, LSD, Succinylcholin,
  - Muskelschädigung durch anhaltende zerebrale Krampfanfälle, Tetanus, hohes Fieber (maligne Hyperpyrexie),
  - Starkstromverletzungen,
  - Muskeldystrophien;
- verminderte Energieproduktion in der Muskulatur bei genetischem Defekt,
  - Enzymdefekte des Kohlenhydratstoffwechsels (Mangel an Glykogenphosphorylase, Glukosidase oder Phosphofruktokinase im Muskel),
  - Enzymdefekte des Lipidstoffwechsels (Mangel an Carnitinpalmithyltransferase und Carnitin im Muskel);
- Alkoholismus (Phosphatdepletion mit Mangel energiereicher Phosphate, z. B. ATP)
- verminderte Oxygenierung der Muskulatur bei
  - arterieller Extremitätenembolie (z. B. bei Vorhofflimmern) oder prolongierter Extremitätenischämie (Tourniquet-Syndrom),
  - Schock, Verbrennung und Trauma (Crush-Syndrom);
- primäre Muskelschädigung bei
  - Polymyositis,
  - Dermatomyositis,
  - schweren Verlaufsformen der Vaskulitis;
- Infektionen (Gasbrand, Tetanus, Leptospirose, Shigellose, Legionärskrankheit, septischer Schock);
- Gifte (Schlangenbiss);
- Drogen und andere Medikamente (Heroin, LSD, Methadon, Amphetamine, Barbiturate, Benzodiazepine);
- Calciphylaxie (schwere Verlaufsformen des Hyperparathyreoidismus).

▶ **Weitere Befunde.** Ein weiterer charakteristischer Befund bei Patienten mit Rhabdomyolyse ist die disseminierte intravasale Gerinnung, vermutlich durch Freisetzung gerinnungsaktiver Substanzen aus der nekrotischen Muskulatur (Leitsymptom ist die Thrombozytopenie). Eine unter Umständen fatale Hyperkaliämie bei begleitender schwerer metabolischer Azidose und Oligoanurie kann sich entwickeln (Kaliumgehalt der Skelettmuskulatur etwa 110 mmol/kg).

Die Hypokalzämie der Patienten mit Rhabdomyolyse wird durch Kalziumphosphat- und Kalziumkarbonatpräzipitation in der geschädigten Muskulatur erklärt. Die Hyperphosphatämie ist durch die massive Freisetzung von Phosphat aus der geschädigten Skelettmuskulatur bedingt (Phosphatgehalt 2,5 g/kg) und kann bei septischen Patienten fehlen (Hypophosphatämie als Komplikation der Sepsis). Die Hyperurikämie bei Rhabdomyolyse beruht auf der Kombination von vermehrter Harnsäureproduktion und verminderter renaler Harnsäureexkretion. Aus der geschädigten Muskulatur werden Purine freigesetzt, die in der Leber zu Harnsäure umgewandelt werden. Die Hyperurikämie kann deshalb bei schwerer Leberschädigung (z. B. Alkoholikern) fehlen. Durch die massive Freisetzung von Kreatin (Vorstufe von Kreatinin) aus der geschädigten Muskulatur ist der Kreatinin/Harnstoff-Quotient bei Rhabdomyolyse überproportional hoch.

Die potenzielle Nephrotoxizität von Myoglobin (und Hämoglobin bei Hämolyse) beruht bei Rhabdomyolyse auf einer Dissoziation in Ferrihämat und Globin, v. a. bei niedrigem Urin-pH (< 5,6). Ferrihämat wirkt tubulotoxisch, es kommt zu einer vermehrten Permeabilität für Natrium, zur intrazellulären Natriumakkumulation, zur Zellschwellung und schließlich zum Zelltod. Deshalb ist ein erniedrigter intratubulärer pH-Wert eine wichtige Voraussetzung für die lokale Zytotoxizität bei myoglobinurischem und auch bei hämoglobinurischem ANV. Darüber hinaus ist die tubuläre Obstruktion durch Myoglobin- bzw. Hämoglobinzylinder von besonderer Bedeutung für die Entwicklung und Persistenz einer Oligoanurie. Mit proteolytischem Abbau der Eiweißzylinder durch Proteinasen und Peptidasen des tubulären Bürstensaums bildet sich die tubuläre Obstruktion wieder zurück.

▶ **Therapie.** Die Behandlung der Patienten mit Rhabdomyolyse besteht neben einer Therapie der zugrundeliegenden Ursachen in einer reichlichen Flüssigkeitszufuhr, einer Korrektur der Elektrolytentgleisungen und einer forcierten Diurese. Eine Alkalisierung des Urins bringt keinen Vorteil gegenüber der forcierten Diurese.

Mannit dekomprimiert aufgrund seiner hyperonkotischen Eigenschaften die Muskulatur durch Mobilisierung der Ödeme. Durch eine Therapie mit Mannit wird auch eine Steigerung des tubulären Flüssigkeitstransports erreicht. Mannit ist kontraindiziert im Stadium der Oligoanurie. Bei Oligoanurie werden die Patienten über großporige Dialysemembranen kontinuierlich oder intermittierend dialysiert bzw. hämodiafiltriert (auch zur Senkung erhöhter Myoglobinspiegel).

6.1.7 Hämolytisch-urämisches Syndrom und thrombotisch-thrombozytopenische Purpura

Eine thrombotische Mikroangiopathie kann durch ein hämolytisch-urämisches Syndrom (HUS) verursacht sein, aber auch durch thrombotisch-thrombozytopenische Purpura (TTP). Thrombotische Mikroangiopathien finden sich jedoch auch bei maligner Hypertonie, Sklerodermie, Präeklampsie/Eklampsie und nach Nierentransplantation (z. B. bei humoraler Abstoßung und in 2–4% der Fälle unter Immunsuppression mit Calcineurininhibitoren).

Hämolytisch-urämisches Syndrom (HUS)

Das HUS ist charakterisiert durch eine schwere, nicht immunologische (Coombs-negative) hämolytische Anämie mit Nachweis von Fragmentozyten (Schistozyten) im peripheren Blutausstrich, Anstieg von Laktatdehydrogenase (LDH) und Retikulozyten, Thrombozytopenie (< 60 000/μl), mit Durchfällen (hämorrhagische Enteritis bei 40–60% der Patienten), Mikroangiopathie und ANV (in 50–70% der Fälle). Etwa 10% der HUS-Formen verlaufen ohne Durchfälle mit ungünstiger Prognose.

Bei 70% der HUS-Patienten in Europa wird das HUS durch Shiga-Toxin(Stx)-produzierende E. coli, Serotyp O157:H7, verursacht. Allerdings können auch andere E.-coli-Serotypen ein Stx-HUS auslösen.

▶ **Nicht-Stx-HUS und Stx-HUS.** Die Ätiologie des Nicht-Stx-HUS ist multifaktoriell. Ursächlich verantwortlich sind nicht enteritische Infektionen (z. B. Streptokokkenpneumonie, Virusinfekte) oder Medikamente (z. B. Mitomycin, Cisplatin, Bleomycin, Cyclosporin, Tacrolimus, Ticlopedin, Clopidogrel). Das „Post-transplant-HUS" betrifft v. a. mit Cyclosporin und weniger mit Tacrolimus behandelte Patienten. Schwangerschaftsassoziierte und familiäre HUS-Fälle (z. B. mit Faktor-H-Mangel) gehören ätiologisch ebenfalls zur Gruppe des Nicht-Stx-HUS. Vielfach bleibt die Ätiologie des Nicht-Stx-HUS ungeklärt.

Die Erkrankung beginnt bei Stx-HUS mit Durchfällen, die 1–2 Tage später blutig werden (in bis zu 70% der Fälle), und mit ANV. Zwischen E.-coli-Exposition und Erkrankung vergehen meist 3 Tage. Erbrechen besteht bei 30–60% der Patienten, Fieber bei 30%. Klinisch dominieren ferner Symptome der schweren Anämie (Müdigkeit) und Schwere der Erkrankung (Abgeschlagenheit durch Dehydratation und Fieber) sowie Oligurie. Beim Nicht-Stx-HUS sind Durchfälle eine Rarität.

▶ **Diagnostik.** Die Diagnosestellung erfolgt gewöhnlich innerhalb von 6 Tagen durch den Nachweis von Stx-E.-coli (fehlende Sorbitfermentation) in Stuhlkulturen, die auch noch Wochen nach Rückbildung der Symptomatologie positiv sein können. Serologische Tests auf Antikörper gegen Stx und O157-LPS (Lipopolysaccharid) sind möglich. Beim Nicht-Stx-HUS sind Fragen nach Antitumortherapie, Immunsuppression oder Therapie mit Thrombozytenaggregationshemmern ebenso wichtig wie der Nachweis von Streptococcus pneumoniae, des HELLP-Syndroms (HELLP = „hemolysis, elevated liver enzymes, low platelet count"; schwangerschaftsassoziiertes HUS) oder einer familiären Häufung des HUS.

▶ **Verlauf und Prognose.** Etwa 70% der Patienten mit Stx-HUS benötigen Bluttransfusionen, 50% bedürfen der Dialysebehandlung und 25% erleiden neurologische Komplikationen, einschließlich Insult, zerebralen Krampfanfällen und Koma. Die Schwere der Erkrankung ist eng mit der Langzeitprognose korreliert. Patienten mit Shigella-dysenteria-Infektion und septischem Schock, systemischer intravasaler Gerinnung und akuter Nierenrindennekrose haben eine hohe Mortalität (ca. 30%). Auch die Patienten mit Nicht-Stx-HUS haben in mindestens 50% der Fälle klinisch schwere Verläufe mit ungünstiger Prognose.

▶ **Therapie.** Es gibt nach wie vor keine spezifische Therapie bei Stx-HUS. Eine antibiotische Behandlung ist umstritten, da durch massive bakterielle Toxinfreisetzung eine Aggravation des HUS beschrieben wurde. Bei Stx-HUS ist eine häufige Komplikation eine Bakteriämie durch Shigella dysenteriae Typ 1, jedoch eher selten durch E. Coli O157:H7.

> **Merke**
> Patienten mit Stx-Hus und septischen Komplikationen bedürfen auf alle Fälle der Antibiotikatherapie. In der Langzeitbetreuung dieser Patienten ist eine optimale Blutdruckeinstellung wichtig.
> Beim Nicht-Stx-HUS hat die Plasmamanipulation zu einer Reduktion der Mortalität von 50% auf 25% geführt. Beim thrombozytopenischen Patienten ist der Plasmaaustausch durch die additive Entfernung toxischer Substanzen möglicherweise effektiver als die Plasmainfusion.

Üblicherweise wird das Plasmavolumen (40 ml/kg KG) pro Sitzung ausgetauscht (bei therapierefraktären Patienten 2-mal pro Tag).

Falls bei Patienten mit EHEC-HUS (ausgelöst durch enterohämorrhagische E. Coli) nach 0–5 Plasmaaustauschbehandlungen folgende Kriterien erfüllt sind, kann eine Therapie mit Eculizumab (Inhibitor der Komplementaktivierung bei HUS) erfolgen:

- Nachweis von Stx oder EHEC oder blutige Diarrhöen in der Anamnese (bei ausstehender Diagnostik) und Zeichen der Hämolyse;
- neurologische Symptome;
- ANV im AKIN-Stadium 3 (▶ Tab. 6.1);
- venöse oder arterielle thromboembolische Ereignisse.

Thrombotisch-thrombozytopenische Purpura (TTP)

Im Serum von Patienten mit TTP lassen sich sehr große Multimere des Von-Willebrand-Faktors (VWF) nachweisen. Der Abbau der VWF-Multimere erfolgt durch die Metalloproteinase ADAMTS-13 durch Spaltung zwischen Position Tyr842 und Met843. Bei ausgeprägter Reduktion der ADAMTS-13-Aktivität (<5% der Norm) durch Mutationen im ADAMTS-13-Gen, lokalisiert auf dem Chromosom 9 (z.B. bei chronisch rezidivierender TTP, einer autosomal rezidivierenden Erkrankung), persistieren die VWF-Multimere und begünstigen die Thrombozytenanlagerung durch Bindungsstellen für das Thrombozytenglykoprotein Ibα.

Bei Patienten mit akuter nicht familiärer TTP lassen sich meist Autoantikörper nachweisen, die die ADAMTS-13-Aktivität hemmen. Bei diesen Patienten bietet sich eine B-Zell-Suppression mit Cyclophosphamid oder Rituximab an, um die Produktion der IgG-Antikörper zu hemmen. Eine Antikörperdepletion erfolgt durch die additive Plasmaaustauschbehandlung (40–50 ml/kg) oder durch Immunapherese (2,5-faches Plasmavolumen). Bei ADAMTS-13-Mangel wird die Metalloproteinase substituiert. Es gibt allerdings auch TTP-Fälle mit normaler ADAMTS-13-Aktivität.

Die Diagnose TTP/HUS basiert gegenwärtig auf klinischen Kriterien und pathologischen Befunden. Eine routinemäßige Bestimmung der ADAMTS-13-Aktivität wird nicht empfohlen.

6.1.8 Tumorlysesyndrom und akute Uratnephropathie

Das Tumorlysesyndrom ist eine typische onkologische Komplikation bei Patienten mit lymphoproliferativen Malignomen (z.B. bei akuter lymphatischer und myeloischer Leukämie (ALL bzw. AML) sowie Burkitt-Leukämie/-Lymphom). Es ist aber auch eine sehr seltene Komplikation bei Patienten mit soliden Tumoren (z.B. mit metastasierendem Lungen-, Mamma- oder Prostatakarzinom im Rahmen der Chemotherapie, Strahlenbehandlung und/oder Kortison- bzw. Hormontherapie). Spontanentwicklungen eines Tumorlysesyndroms sind ebenfalls möglich. Charakterisiert ist das Tumorlysesyndrom durch Hyperurikämie, Hyperkaliämie, Hyperphosphatämie mit sekundärer Hypokalziämie, metabolischer Azidose und ANV (meist akute Uratnephropathie).

Ein hohes Risiko für das Auftreten eines Tumorlysesyndroms haben Patienten mit
- Burkitt-Leukämie/-Lymphom,
- lymphoblastischem Lymphom,
- Lymphomen mit hoher Malignität,
- B- und T-Zell-ALL sowie AML mit hoher Leukozytenzahl,
- chronischer myeloischer Leukämie in der Blastenkrise.

Eine akute Uratnephropathie entwickelt sich durch Chemotherapie (z.B. Cisplatin) und/oder Strahlentherapie. In ▶ Tab. 6.8 sind patienten- und tumorbezogene Risikofaktoren für die Entwicklung eines Tumorlysesyndroms zusammengefasst.

Tab. 6.8 Risikofaktoren für Morbidität und Mortalität bei Tumorlysesyndrom.

Patientenbezogene Faktoren	Tumorbezogene Faktoren
verminderte Harnproduktion	Malignität der Erkrankung
präexistente Dehydratation	hohe Tumorzellproliferation
präexistente Niereninsuffizienz	Empfindlichkeit gegenüber Chemotherapie/Radiatio
präexistente Hyperkaliämie	große Tumormasse
saurer Harn-pH	fortgeschrittenes Tumorstadium
männliches Geschlecht	LDH-Erhöhung
Alter <25 Jahre	intensive antineoplastische Therapie

Merke

Bei Patienten mit maligner Erkrankung begünstigen verminderte Flüssigkeitszufuhr, Übelkeit, Erbrechen, Fieber und Infektionen, Dehydratation und metabolische Azidose vor und unter der Chemo- oder Strahlentherapie das Auftreten eines Tumorlysesyndroms.
Patienten mit Tumorlysesyndrom haben eine signifikant gesteigerte Morbidität und Mortalität bedingt durch Hyperkaliämie, Hyperphosphatämie, Hyperurikämie, Anstieg der LDH (als Ausdruck der Organhypoxie) und akutes Nierenversagen.

6.1.9 Postrenales akutes Nierenversagen

Die postrenale Obstruktion lässt sich unterteilen in
- komplett/inkomplett,
- akut/chronisch,
- hochsitzend/tiefsitzend,
- einseitig/beidseitig.

▶ **Intrinsische Ursachen.** Unter den intrinsischen Ursachen der ureteralen Obstruktion sind bei jungen Erwachsenen Nierensteine am häufigsten. Die Papillennekrose ist eine Komplikation bei Sichelzellerkrankung, Analgetikaabusus und Diabetes. Die Obstruktion bei akuter Harnsäurenephropathie ist fast ausschließlich intraluminal und intrarenal, gelegentlich kann allerdings auch eine postrenale Obstruktion bei akuter hyperurikämischer Krise auftreten.

▶ **Diagnostik.** Leitsymptom bei intrinsischer Ureterstenose ist die Nierenkolik mit Hydronephrose und Mikro- oder Makrohämaturie. Differenzialdiagnostisch kommen bei intrinsischer ureteraler Obstruktion auch Koagel, benigne oder maligne Tumoren oder eine Ureterabgangstenose in Frage.

Praxistipp

Diagnostisch wird wie folgt vorgegangen:
- Harnuntersuchung,
- Sonografie,
- Ausscheidungsurogramm,
- CT mit Kontrastmittel,
- retrograde Pyelografie (eventuell kombiniert mit Ureterorenoskopie),
- Diuresenephrogramm (bei Ureterabgangstenose).

▶ **Therapie.** Die Therapie der intrinsischen Ureterobstruktion ist abhängig von der Grunderkrankung. Symptomatisch wird bei akuter Nierenkolik mit Analgetika (z. B. Metamizol 2,5 g i. v.) therapiert. Bei anhaltenden Schmerzzuständen ist eine intravenöse Dauerinfusion notwendig. Eine notfallmäßige Harnableitung ist bei bestehender Hydronephrose mit Sepsiszeichen (Fieber, infizierter Harn) durch Anlegen einer perkutanen Nephrostomie bzw. einer inneren Harnleiterschienung indiziert. Bei Nierenkolik durch Konkrement(e) ist so rasch wie möglich eine exakte Steindiagnose durch intravenöse Urografie anzustreben. Lokalisation und Größe der Konkremente bestimmen die weitere Therapie.

Bei Männern im mittleren und höheren Lebensalter ist die häufigste Ursache der extrinsischen Obstruktion die benigne Hypertrophie der Prostata, eine weitere wichtige Ursache stellt das Prostatakarzinom dar.

Differenzialdiagnostisch kommen infrage:
- die retroperitoneale Fibrose (z. B. Morbus Crohn, Morbus Ormond, Strahlenfibrose),
- benigne Raumforderungen (z. B. Schwangerschaft, Uterus myomatosus, Ovarialzyste),
- maligne Tumoren (z. B. Uterus, Ovar, Kolon),
- Tumormetastasen.

Charakteristisch sind Kolikschmerzen mit vegetativer Begleitsymptomatik (Nausea, Emesis). Sonografisch bzw. urografisch zeigt sich eine Hydronephrose, die häufig zunächst der perkutanen Nephrostomie und dann der weiteren diagnostischen Abklärung bedarf. Nach krankheitsspezifischer Therapie (z. B. Chemo- oder Strahlentherapie) sollte von der perkutanen Nephrostomie zu einer inneren Harnleiterschiene (z. B. Doppel-J-Schiene) gewechselt werden.

6.1.10 Akutes Nierenversagen durch akuten Gefäßverschluss der Nierenarterien

Einseitige oder bilaterale embolische Verschlüsse der Nierenarterien (z. B. bei Vorhofflimmern) sind relativ seltene Ursachen für ein ANV.

> **Merke**
> Wegen der geringen Ischämietoleranz der Niere(n) muss die Diagnose sehr rasch erfolgen.

▶ **Diagnostik und Therapie.** Heftige, kolikartige Flankenschmerzen, uncharakteristische abdominelle Beschwerden, meist begleitet von Übelkeit oder Erbrechen, werden häufig als Kolik bei nicht schattengebendem Harnleiterkonkrement fehlgedeutet und bedingen zunächst die Einweisung in urologische Abteilungen. Laborchemisch ist ein deutlicher Anstieg der LDH in Kombination mit einer Leukozytose bei Fehlen einer (Mikro-)Hämaturie charakteristisch. Bei negativem arteriellen Blutfluss in der farbkodierten Duplexsonografie der Nierengefäße bzw. bei negativem Perfusionsszintigramm sollte daher die Indikation zur Renovasografie bei entsprechendem klinischen Verdacht großzügig gestellt werden. Entscheidend für die renale Prognose sind die Dauer der Ischämie und die Versorgung der Nieren über Kollateralgefäße.

Neben der chirurgischen Intervention kann eine Revaskularisierung der Niere(n) auch durch lokale Thrombolyse mit Urokinase, Streptokinase oder rtPA („recombinant tissue plasminogen activator") erfolgen.

▶ **Atherosklerotische renovaskuläre Erkrankung.** Die atherosklerotische renovaskuläre Erkrankung ist ein zunehmendes Problem als ursächlicher Faktor der Hypertonie und Nierenfunktionsverschlechterung. Ein ANV kann sich bei diesen Patienten unter Therapie mit ACE-Hemmern und/oder Angiotensin-II-Blockern (durch efferente Renovasodilatation bei reduziertem afferenten Blutfluss zur Niere), bei Kontrastmitteltoxizität oder Cholesterinembolisierung entwickeln.

Durch perkutane transluminale renale Angioplastie und Stent-Implantation lassen sich nicht nur eine Korrektur hochgradiger uni- und bilateraler Nierenarterienstenosen, sondern auch eine Revaskularisierung der Nieren bei ein- oder beidseitigem Verschluss der Nierenarterien erzielen. Auch hier ist der Therapieerfolg abhängig vom Zeitpunkt der Diagnosestellung und von der Blutversorgung der Nieren über Kollateralgefäße.

▶ **Cholesterinembolien.** Cholesterinembolien sind eine weitere gefäßbedingte Ursache des ANV bei Patienten im höheren Lebensalter. Cholesterinembolien entstehen durch die Freisetzung von Cholesterinkristallen aus ulzerierenden Gefäßplaques. Nahezu jedes Organ kann davon betroffen sein. Die Inzidenz der Cholesterinembolie liegt bei Patienten mit Linksherzkatheterisierung bei etwa 1,5 %. Die Behandlung der Cholesterinembolisation ist rein supportiv (Statine, Iloprost, Pentoxiphyllin, Steroidbolus, LDL-Apherese [Entfernung von LDL-Cholesterin aus dem Blut]). Der Therapieerfolg ist – abgesehen von Einzelfällen – gering, eine dauerhafte Verschlechterung der Nierenfunktion ist die Regel.

6.1.11 Postpartales akutes Nierenversagen

Etwa 5 % der ANV entwickeln sich koinzident mit der Schwangerschaft auf dem Boden einer akuten interstitiellen oder glomerulären Erkrankung (ANV in der Schwangerschaft).

Mit Legalisierung des Schwangerschaftsabbruches ist in praktisch allen Ländern die Inzidenz eines ANV durch artifiziellen Abort mit septischen Komplikationen wie intravasaler Gerinnung oder Myonekrose des Uterus mit Myoglobinurie oder Hämolyse (durch hypotone Lösung) bzw. durch toxische Substanzen (Seifen, Phenole, Kaliumpermanganat, Ergotaminalkaloide) mit nachfolgender Hämolyse stark zurückgegangen.

> **Merke**
> Renale Komplikationen manifestieren sich v. a. in Assoziation mit Präklampsie/Eklampsie. Im Rahmen der Präklampsie kommt es durch Aktivierung der Gerinnung zur thrombotischen Mikroangiopathie.

Prädisponierende Faktoren sind Missbildungen der Spiralarterien mit konsekutiver Minderperfusion der Plazenta. Aus der erhöhten Sensitivität gegenüber Vasopressoren resultiert die Hypertonie. Die endotheliale Permeabilitätsstörung führt zur intravasalen Volumendepletion und zu peripheren Ödemen.

Eklampsiekomplikationen wie disseminierte intravasale Gerinnung, HELLP-Syndrom (akute Schwangerschaftsfettleber), neurologische Komplikationen, Abruptio placentae, Aspirationspneumonie und postpartale Blutungen sind mit dem Risiko eines ANV assoziiert.

▶ **Pathogenese.** Bei schweren Verlaufsformen einer Präklampsie oder Eklampsie kommt es zum ANV durch renale Ischämie aufgrund einer Endothelzellschwellung, durch tubuläre Obstruktion aufgrund von Hämoglobinzylindern oder durch diffuse intravasale Gerinnung. Ein akutes postpartales Nierenversagen kann sich durch hämorrhagischen Schock bei schweren Blutungskomplikationen entwickeln, ferner bei bilateraler Nierenrindennekrose (Ätiologie ungeklärt), HELLP-Syndrom oder schweren Verlaufsformen einer akuten Pyelonephritis (Urosepsis infolge einer unbehandelten Bakteriurie bei tonogener Dilatation des oberen Harntraktes in der Schwangerschaft). Klinisch besteht bei postpartalem ANV häufig eine Ähnlichkeit mit dem hämolytisch-urämischen Syndrom.

▶ **Diagnostik und Therapie.** Die Diagnostik richtet sich nach der Ätiologie des ANV und schließt zunächst die üblichen Serum- und Urinparameter wie bei anderen Formen eines ANV ein.

> **Praxistipp**
>
> Einen hohen Stellenwert besitzt die Sonografie, v. a. in der Verlaufsbeurteilung (z. B. Entwicklung einer bilateralen Nierenrindennekrose).

Eine spezifische Therapie existiert nicht. Supportive Maßnahmen beinhalten die Korrektur von Entgleisungen des Flüssigkeits-, Säure-Basen- und Elektrolythaushalts sowie die Behandlung begleitender Komplikationen (z. B. Sepsis, Blutung, zentralnervöse Störungen). Die Prognose dieser Form des ANV ist quoad vitam günstig. Allerdings ist der Anteil von Patienten mit Übergang in eine chronische Verlaufsform des Nierenversagens (Terminalstadium der dialysepflichtigen chronischen Niereninsuffizienz) höher als bei anderen Formen des ANV.

6.1.12 Rasch progrediente Glomerulonephritis

> **Definition**
>
> Unter dem Begriff der rasch progredienten Glomerulonephritis (RPGN) fasst man glomeruläre Erkrankungen mit ausgeprägter extrakapillärer Proliferation und Halbmondbildung sowie raschem Abfall der glomerulären Filtrationsrate zusammen. Im Prinzip können alle glomerulären Erkrankungen mit Leukozytotaxis als RPGN verlaufen.

Einteilung

Immunpathogenetisch läßt sich die RPGN in 3 Gruppen unterteilen:
- *Gruppe I:* lineare Ablagerung von Antibasalmembran-Antikörpern perlschnurartig entlang der glomerulären Basalmembran (GBM),
- *Gruppe II:* granuläre Ablagerung von Immunkomplexen entlang der glomerulären Basalmembran (haufenförmig),
- *Gruppe III:* Fehlen von Immundepots (Pauci-Immun-Glomerulonephritis).

Die RPGN bedarf einer raschen Diagnosestellung und raschen therapeutischen Intervention, da sonst eine Obliteration der Glomerulusschlingen resultiert.

Immunpathogenetisch liegen der RPGN die in ▶ Tab. 6.9 aufgelisteten Erkrankungen zugrunde:

Der glomerulären Halbmondbildung liegt eine Proliferation der parietalen glomerulären Epithelzellen zugrunde, die zusammen mit Fibrin(ogen) den Bowman-Kapselraum ganz oder wenigstens teilweise ausfüllen. Initial geht der Proliferation ein Einstrom von Monozyten in den Bowman-Kapselraum voraus. Die Epithelproliferation ist Ausdruck einer schweren Schädigung des glomerulären Schlingenkonvoluts mit Schlingennekrosen. Von einer extrakapillär betonten Glomerulonephritis spricht man dann, wenn mehr als 50% der Glomerula Halbmonde aufweisen.

▶ **RBGN-Gruppe I.** In der Ätiopathogenese der Anti-GBM-Erkrankung (GBM = glomeruläre Basalmembran) werden verschiedene Toxine und infektiöse Erreger, ferner genetische Faktoren (HLA-Loci DRW2 und B7) diskutiert. Initial werden Antikörper, die gegen die glomeruläre Basalmembran gerichtet sind, linear abgelagert. Die gegen die Antikörper gerichteten Epitope liegen auf dem C-terminalen Ende der NC1-Domäne der α3-Kette des Kollagens IV. Die glomeruläre Entzündungsreaktion beinhaltet die Aktivierung der Komplementkaskade (C3a-, C5a- und C5b-9-Bildung), die Freisetzung von Zytokinen, die Expression von Adhäsionsmolekülen und die Bildung chemotaktischer Substanzen.

▶ **RPGN-Gruppe II.** Beim Typ II der RPGN werden einerseits zirkulierende Immunkomplexe im Glomerulus abgelagert, andererseits lokal im Glomerulus gebildet. Bei postinfektiöser RPGN durch Streptokokken werden die Bindung des Streptokokkenproteins Endostreptosin und die Anlagerung von Streptokokkenantigenen an die glomerulären Kapillarschlingen vermutet. Die RPGN bei Kryoglobulinämie soll durch Bindung des Antigens an Immunglobulin G im Glomerulus mit nachfolgender Komplexierung der Immundepots durch zirkulierende Rheumafaktoren vom IgM-Typ entstehen.

▶ **RPGN-Gruppe III.** Beim Morbus Wegener bzw. bei Polyangiitis kann die Stimulation neutrophiler Granulozyten durch Zytokine zu einer Expression der Proteinase 3 und Myeloperoxidase auf

Tab. 6.9 Immunpathogenese der RPGN.

RPGN-Gruppe	Erkrankungen
RPGN-Gruppe I (Nachweis von Antibasalmembran-Antikörpern)	• mit pulmonalem Syndrom (Goodpasture-Syndrom) • ohne pulmonales Syndrom • komplizierte membranöse Glomerulonephritis
RPGN-Gruppe II (Nachweis von Immunkomplexen)	• postinfektiöse RPGN • RPGN bei systemischen Immunkomplexerkrankungen (Lupusnephritis, Purpura Schoenlein-Henoch, Kryoglobulinämie) • RPGN bei primären Glomerulonephritiden (IgA-Nephropathie, membranoproliferative Glomerulonephritis) • idiopathische RPGN Typ II
RPGN-Gruppe III (Fehlen von Immundepots in der Niere; im Plasma Nachweis von Antikörpern gegen Strukturen der neutrophilen Granulozyten, ANCA)	• RPGN bei Wegener-Granulomatose, mikroskopischer Polyarteriitis (Befall kleiner Gefäße), Churg-Strauss-Syndrom, Panarteriitis nodosa, Morbus Kawasaki, Polyangiitis (Befall mittlerer Gefäße) • idiopathische RPGN Typ III
ANCA = antineutrophile zytoplasmatische Antikörper	

der Zelloberfläche führen. Dadurch werden diese Proteine für die Bindung mit Antikörpern zugänglich, die dann zur gesteigerten Synthese freier Sauerstoffradikale und zur Freisetzung lysosomaler Enzyme führen.

Diagnostik und Therapie

> **Merke**
>
> Das Spektrum der Symptome bei RPGN reicht von uncharakteristischen Beschwerden bis zu schwerem Krankheitsgefühl. In Abhängigkeit von der Grunderkrankung dominieren Makrohämaturie, Proteinurie, Hämoptoe, Gelenkbeschwerden, Muskelschmerzen, Hautveränderungen oder Fieber.

Einen zentralen Stellenwert in der Differenzierung der RPGN zugrunde liegenden Erkrankung haben neben der Nierenbiopsie serologische Untersuchungen. Zirkulierende Anti-GBM-Antikörper lassen sich bei Patienten mit RPGN Typ I mit (Goodpasture-Syndrom) oder ohne pulmonale Beteiligung sowie bei Komplikationen der membranösen Glomerulonephritis nachweisen. Der Nachweis zirkulierender Immunkomplexe kann positiv sein bei systemischem Lupus erythematodes (SLE), membranoproliferativer Glomerulonephritis, Purpura Schoenlein-Henoch sowie bei post- und parainfektiösen RPGN.

Die Abklärung von Systemerkrankungen erfolgt durch Bestimmung antinukleärer Antikörper (ANA) und deren Subsets sowie der Doppelstrang-DNA. Kryoglobuline lassen sich im Serum bei 4 °C (Inkubation mindestens 48 h) nachweisen (trüber Niederschlag). Bei ANCA-assoziierten Vaskulitiden lassen sich 2 Färbemuster unterscheiden: das feingranuläre zytoplasmatische Muster (c-ANCA) und eine perinukleärbetonte Färbung (p-ANCA). Patienten mit Wegener-Granulomatose sind vorwiegend c-ANCA-positiv (Autoantikörper gegen die Proteinase 3 neutrophiler Granulozyten), p-ANCA-positiv (Antikörper gegen Myeloperoxidase) sind vorwiegend Patienten mit Panarteriitis. Urinbefund (dysmorphe Erythrozyten, Erythrozytenzylinder, Proteinurie) und Retentionswerte (Kreatinin, Harnstoff) ergänzen die Diagnostik bei RPGN.

Im Akutstadium der Erkrankung werden alle 3 Formen der RPGN mit Cyclophosphamid (täglich oral oder Bolustherapie intravenös) in Kombination mit Prednison (1 mg/kg KG) therapiert. Die Entfernung der Anti-GBM-Antikörper erfolgt durch Plasmapherese- oder Apheresetherapie.

6.1.13 Ernährung des Patienten mit akutem Nierenversagen

▶ **Stoffwechsel.** Die bei Patienten mit ANV katabole oder gar hyperkatabole Stoffwechsellage („Autokannibalismus") ist charakterisiert durch eine Stimulation der hepatischen (und renalen) Glukoneogenese. Durch die Glukoseneubildung aus Aminosäuren in der Leber werden die muskulären und viszeralen Proteindepots beträchtlich verringert und die Hyperglykämie der Patienten verstärkt, die auch aus der peripheren Insulinresistenz resultiert. Die Hyperglykämie verschlechtert die Prognose der Patienten.

Eine Aktivierung des Proteinkatabolismus (endogene Proteolyse) erfolgt bei diesen Patienten auch durch Infektionskomplikationen, Mangelernährung und metabolische Azidose.

Als Fettstoffwechselstörung findet sich bei Patienten mit ANV eine Hypertriglyzeridämie, verursacht durch Hemmung der Lipolyse. Entsprechend ist bei diesen Patienten die Elimination und Hydrolyse i.v. verabreichter Fettemulsionen im Rahmen der parenteralen Ernährung verzögert. Deshalb wird die Dosierung von Fettemulsionen halbiert.

6.1 Renale Erkrankungen

> **Praxistipp**
>
> Eine bedarfsdeckende, normokalorische Ernährung reduziert die Mangelernährung und Infektionskomplikationen bei Patienten mit ANV. Bei unkompliziertem Verlauf sollte – wenn immer möglich – der enteralen Ernährung der Vorzug gegeben werden. Dadurch wird auch einer Translokation von Keimen aus dem Darmlumen in die Blutbahn vorgebeugt.

Bei Vorliegen additiver Organfunktionsstörungen und intestinaler Motilitätsstörungen ist die parenterale Ernährung der Patienten indiziert. Metabolische Störungen durch das Nierenversagen per se, durch die Grunderkrankung, die Komorbidität und ggf. durch die extrakorporale Therapie komplizieren die Ernährungstherapie bei Patienten mit ANV. Im Gegensatz zu Patienten mit chronischer Niereninsuffizienz haben Patienten mit ANV einen gewissen Substitutionsbedarf für Kalium (< 0,25 mmol/kg/h) und Phosphat (0,1 mmol/kg/h).

Kernaussagen

Akutes Nierenversagen
Das ANV ist der wesentliche Faktor für die Sterblichkeit bei intensivmedizinisch behandelten Patienten.
Die Inzidenz des ANV (AKI) hat weltweit epidemieartige Ausmaße erreicht und betrifft gegenwärtig etwa 5 – 7 % der hospitalisierten und 5 – 25 % der intensivmedizinisch behandelten Patienten.
Sepsis ist mit 40 – 70 % der Fälle die häufigste Ursache für ein ANV (AKI).
Das hepatorenale Syndrom (HRS) wird nur bei Patienten mit schwerer Leberdysfunktion beobachtet.

Kontrastmittelinduzierte Nephropathie
Die kontrastmittelinduzierte Nephropathie (CIN) gilt als häufige Ursache eines akuten Nierenversagens, wobei Inzidenz und Prävalenz in Abhängigkeit von der Definition der CIN und der untersuchten Patientenpopulation stark schwanken.

Hantavirus-Infektion
Hantaviren sind RNA-Viren der Familie Bunyaviridae. Sie verursachen das kardiopulmonale Syndrom mit einer Mortalität von 50 % sowie das hämorrhagische Fieber mit renalem Syndrom. Die Therapie der Hantavirus-Infektion ist symptomatisch.

Potenzielle renale Funktionsverschlechterung durch nicht steroidale Antiphlogistika
Nicht steroidale Antiphlogistika können bei Risikopatienten die Nierenfunktion durch Hemmung vasodilatatorischer Prostaglandine beeinträchtigen.
Auch die sog. selektiven Zyklooxygenase(COX)-2-Hemmer reduzieren die renale Produktion und Ausscheidung renovasodilatatorisch wirksamer Prostaglandine (Prostaglandin E_2, Prostazyklin) beträchtlich (auf etwa ¼ des Ausgangswerts). Daher kann in klinischen Situationen, bei denen eine vermehrte renale Prostaglandinproduktion zur Aufrechterhaltung der Nierenperfusion unbedingt erforderlich ist, die Gabe selektiver und nicht selektiver Zyklooxygenasehemmer deletär sein.

Nierenschäden durch Antibiotika und Antimykotika
Potenzielle Nierenschäden durch Antibiotika betreffen
- die akute allergische interstitielle Nephritis (z. B. durch Penicilline),
- die akute Tubulusnekrose (z. B. durch Aminoglykoside).

Eine akute, allergisch bedingte interstitielle Nephritis (Hypersensitivitätsreaktion) kann praktisch durch jedes Medikament ausgelöst werden.

Myoglobinurisches akutes Nierenversagen (Rhabdomyolyse, Crush-Niere)

Die Behandlung der Patienten mit Rhabdomyolyse besteht neben einer Therapie der zugrunde liegenden Ursachen in einer reichlichen Flüssigkeitszufuhr, einer Korrektur der Elektrolytentgleisungen und einer forcierten Diurese. Eine Alkalisierung des Urins bringt keinen Vorteil gegenüber der forcierten Diurese. Mannit dekomprimiert aufgrund seiner hyperonkotischen Eigenschaften die Muskulatur durch Mobilisierung der Ödeme. Durch eine Therapie mit Mannit wird auch eine Steigerung des tubulären Flüssigkeitstransports erreicht. Mannit ist kontraindiziert im Stadium der Oligoanurie.

Hämolytisch-urämisches Syndrom

Patienten mit Stx-Hus und septischen Komplikationen bedürfen auf alle Fälle der Antibiotikatherapie. In der Langzeitbetreuung dieser Patienten ist eine optimale Blutdruckeinstellung wichtig. Beim Nicht-Stx-HUS hat die Plasmamanipulation zu einer Reduktion der Mortalität von 50% auf 25% geführt. Beim thrombozytopenischen Patienten ist der Plasmaaustausch durch die additive Entfernung toxischer Substanzen möglicherweise effektiver als die Plasmainfusion.

Tumorlysesyndrom und akute Uratnephropathie

Bei Patienten mit maligner Erkrankung begünstigen verminderte Flüssigkeitszufuhr, Übelkeit, Erbrechen, Fieber und Infektionen, Dehydratation und metabolische Azidose vor und unter der Chemo- oder Strahlentherapie das Auftreten eines Tumorlysesyndroms.
Patienten mit Tumorlysesyndrom haben eine signifikant gesteigerte Morbidität und Mortalität bedingt durch Hyperkaliämie, Hyperphosphatämie, Hyperurikämie, Anstieg der LDH (als Ausdruck der Organhypoxie) und akutes Nierenversagen.

Postrenales akutes Nierenversagen

Die Therapie der intrinsischen Ureterobstruktion ist abhängig von der Grunderkrankung. Symptomatisch wird bei akuter Nierenkolik mit Analgetika therapiert. Bei anhaltenden Schmerzzuständen ist eine intravenöse Dauerinfusion notwendig. Eine notfallmäßige Harnableitung ist bei bestehender Hydronephrose mit Sepsiszeichen (Fieber, infizierter Harn) durch Anlegen einer perkutanen Nephrostomie bzw. einer inneren Harnleiterschienung indiziert. Bei Nierenkolik durch Konkrement(e) ist so rasch wie möglich eine exakte Steindiagnose durch intravenöse Urografie anzustreben. Lokalisation und Größe der Konkremente bestimmen die weitere Therapie.
Bei Männern im mittleren und höheren Lebensalter ist die häufigste Ursache der extrinsischen Obstruktion die benigne Hypertrophie der Prostata bzw. das Prostatakarzinom. Charakteristisch sind Kolikschmerzen mit vegetativer Begleitsymptomatik (Nausea, Emesis). Sonografisch bzw. urografisch zeigt sich eine Hydronephrose.

Akutes Nierenversagen durch akuten Gefäßverschluss

Wegen der geringen Ischämietoleranz der Niere(n) muss die Diagnose sehr rasch erfolgen.
Laborchemisch ist ein deutlicher Anstieg der LDH in Kombination mit einer Leukozytose bei Fehlen einer (Mikro-)Hämaturie charakteristisch. Bei negativem arteriellen Blutfluss in der farbkodierten Duplexsonografie der Nierengefäße bzw. bei negativem Perfusionsszintigramm sollte daher die Indikation zur Renovasografie bei entsprechendem klinischen Verdacht großzügig gestellt werden.

Postpartales akutes Nierenversagen

Renale Komplikationen manifestieren sich v. a. in Assoziation mit Präeklampsie/Eklampsie. Im Rahmen der Präeklampsie kommt es durch Aktivierung der Gerinnung zur thrombotischen Mikroangiopathie.
Eine spezifische Therapie existiert nicht. Supportive Maßnahmen beinhalten die Korrektur von Entgleisungen des Flüssigkeits-, Säure-Basen- und Elektrolythaushalts sowie die Behandlung begleitender Komplikationen.

Rasch progrediente Glomerulonephritis

Das Spektrum der Symptome bei RPGN reicht von uncharakteristischen Beschwerden bis zu schwerem Krankheitsgefühl. In Abhängigkeit von der Grunderkrankung dominieren Makrohämaturie, Proteinurie, Hämoptoe, Gelenkbeschwerden, Muskelschmerzen, Hautveränderungen oder Fieber.
Im Akutstadium der Erkrankung werden alle 3 Formen der RPGN mit Cyclophosphamid (täglich oral oder Bolustherapie i. v.) in Kombination mit Prednison (1 mg/kg KG) therapiert. Die Entfernung der Anti-GBM-Antikörper erfolgt durch Plasmapherese- oder Apheresetherapie.

Ernährung des Patienten mit akutem Nierenversagen

Eine bedarfsdeckende, normokalorische Ernährung reduziert die Mangelernährung und Infektionskomplikationen bei Patienten mit ANV. Bei unkompliziertem Verlauf sollte – wenn immer möglich – der enteralen Ernährung der Vorzug gegeben werden. Dadurch wird auch einer Translokation von Keimen aus dem Darmlumen in die Blutbahn vorgebeugt.

Literatur

[1] Arroyo V, Fernandez J, Ginès P. Pathogenesis and treatment of hepatorenal syndrome. Semin Liver Dis 2008; 28: 81–95

[2] Bellomo R, Ronco C, Kellum JA et al.; Acute Dialysis Quality Initiative workgroup. Acute renal failure – definition, outcome measures, animal models, fluid therapy and information technology needs: the 2nd International Consensus Conference of the Acute Dialysis Quality Initiative (ADQI) Group. Crit Care 2004; 8: R204–R212

[3] Coca SG, Yalavarthy R, Concato J et al. Biomarkers for the diagnosis and risk stratification of acute kidney injury: a systematic review. Kidney Int 2008; 73: 1008–1016

[4] Hörl WH. Contrast induced nephropathy. Wien Klin Wochenschr 2009; 121: 15–32

[5] Lassnigg A, Schmidlin D, Mouhieddine M et al. Minimal changes of serum creatinine predict prognosis in patients after cardiothoracic surgery: a prospective cohort study. J Am Soc Nephrol 2004; 15: 1597–1605

[6] Macedo E, Malhotra R, Claure-Del Granado R et al. Defining urine output criterion for acute kidney injury in critically ill patients. Nephrol Dial Transplant 2011; 26: 509–515

[7] Mehran R, Nikolsky E. Contrast-induced nephropathy: definition, epidemiology, and patients at risk. Kidney Int 2006; 69: S11–S15

[8] Mehta RL, Kellum JA, Shah SV et al. Acute Kidney Injury Network. Acute Kidney Injury Network: report of an initiative to improve outcomes in acute kidney injury. Crit Care 2007; 11: R31

[9] Perazella MA, Coca SG, Hall IE et al. Urine microscopy is associated with severity and worsening of acute kidney injury in hospitalized patients. Clin J Am Soc Nephrol 2010; 5: 402–408

[10] Ricci Z, Cruz D, Ronco C. The RIFLE criteria and mortality in acute kidney injury: a systematic review. Kidney Int 2008; 73: 538–546

6.2 Wasser- und Elektrolythaushalt

M. Lange, E. Berendes, H. Van Aken

6.2.1 Einleitung und physiologische Grundlagen

> **Merke**
>
> Wasser- und Elektrolythaushalt bilden eine unzertrennliche Einheit, deren Verhalten von 2 Gesetzmäßigkeiten bestimmt wird.
> Zum einen besteht zwischen Intra- und Extrazellulärraum kein osmotischer Gradient und zum anderen befinden sich in jedem Körperkompartiment nach dem Gesetz der Elektroneutralität ebenso viele positive wie negative Ladungen.

Tab. 6.10 Ionenkonzentrationen in den Flüssigkeitskompartimenten.

Ionensorte	Blutplasma	interstitielle Flüssigkeit	intrazelluläre Flüssigkeit
Kationen (mmol/l)			
Na^+	142	144	10
K^+	4	4	155
Ca^{2+}	2,5	1,25	0,0001
Mg^{2+}	1,5	0,75	15
Summe	150	150	180
Anionen (mmol/l)			
Cl^-	103	114	2
HCO_3^-	27	30	10
HPO_4^{2-}	1	1	50
SO_4^{2-}	0,5	0,5	10
organische Säuren	5	5	0
Proteinat$^-$	16	variabel	63
Summe	152,5	150,5	135

Dies hat zur Folge, dass auf jede Bewegung osmotisch aktiver Elektrolyte, insbesondere Natrium, eine Bewegung von Wasser folgt und dass jeder Verschiebung eines Ladungsträgers ein Ausgleich durch eine Verschiebung eines anderen Ladungsträgers folgt. Das Natriumion verbindet Wasser- und Elektrolythaushalt miteinander. Da den Bewegungen des Natriums Chloridverschiebungen folgen, die wiederum Bewegungen des Bikarbonations induzieren, sind Elektrolyt- und Säure-Basen-Haushalt eng miteinander verbunden.

▶ **Wassergehalt des Körpers.** Bei einem normalgewichtigen Mann beträgt der Wassergehalt bezogen auf das Körpergewicht etwa 60 %, bei einer Frau nur etwa 50 %. Mit steigendem Fettanteil nimmt der prozentuale Wassergehalt des Körpers ab. Bei Neugeborenen und Säuglingen beträgt der Wassergehalt 70–80 % des Körpergewichts. Im Alter nimmt der Fettanteil sukzessive zu, sodass der Anteil des Gesamtkörperwassers bezogen auf das Körpergewicht abnimmt.

> **Merke**
>
> Zwei Drittel des Körperwassers befinden sich intrazellulär und ein Drittel extrazellulär. Die extrazelluläre Flüssigkeit verteilt sich ihrerseits auf 3 Kompartimente:
> - den interstitiellen Raum (15 % des Körpergewichts),
> - den intravasalen Raum (4 % des Körpergewichts) und
> - die transzelluläre Flüssigkeit (pleural, peritoneal, perikardial und Liquor), die 2 % des Körpergewichts ausmacht [13].

▶ **Gesetz der Elektroneutralität.** Für alle Flüssigkeiten gilt das Gesetz der Elektroneutralität. Dabei überwiegen im extrazellulären Raum unter den Kationen Natrium und unter den Anionen Chlorid und Bikarbonat. Im intrazellulären Raum überwiegen als Kationen Kalium und Magnesium sowie als Anionen Phosphatester und Proteine (▶ Tab. 6.10). Das Membranpotenzial, d. h. das Ungleichgewicht der intra- und extrazellulären Natrium-Kalium-Verteilung, wird durch einen aktiven Transport mithilfe der Na^+-/K^+-ATPase aufrechterhalten.

▶ **Onkotischer Druck.** Der Hauptunterschied zwischen Blutplasma und interstitieller Flüssigkeit besteht im Anteil der Proteine, da die Kapillarwand für Wasser und Elektrolyte permeabel, für Proteine aber relativ impermeabel ist. Hierdurch entsteht der sog. onkotische Druck im Plasma, der mitverantwortlich ist für den Flüssigkeitsaustausch zwischen Plasma und Interstitium. Auch die Zellmembran selbst ist für Wasser permeabel, aber für Proteine impermeabel.

> **Definition**
>
> Unter *Osmolarität* versteht man die Konzentration osmotisch wirksamer Teilchen pro Liter Flüssigkeit. Einheit ist das osmol/l. In der klinischen Praxis hat sich die Bestimmung der *Osmolalität* durchgesetzt, die die Konzentration osmotisch wirksamer Teilchen pro Kilogramm Flüssigkeit bestimmt. Einheit ist das osmol/kg.

▶ **Osmolarität und Osmolalität.** Diese sind nur dann gleich groß, wenn die Flüssigkeit fast ausschließlich aus Wasser besteht, d. h. 1 l Flüssigkeit einem Kilogramm entspricht. 1 l Blutplasma enthält aber nur 0,93 kg Wasser und 1 l intrazellulärer Flüssigkeit enthält nur 0,7 kg Wasser. Die Osmolalität im Serum kann mit folgender Formel berechnet werden:

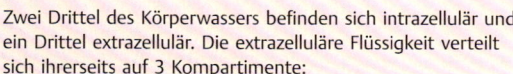

$$\text{Osmolalität} = 1{,}86 \times Na^+ + \text{Glukose}/18 + \text{Harnstoff}/2{,}8$$
$$(\text{mosmol/kg}) \quad (\text{mmol/l}) \quad (\text{mg/dl}) \quad (\text{mg/dl})$$

> **Merke**
>
> Die Osmolalität ist in allen Körperkompartimenten aufgrund der freien Wasserdurchgängigkeit der Membranen gleich groß und beträgt normalerweise etwa 290 mosmol/kg. Flüssigkeiten mit dieser Osmolalität werden als *isoton*, solche mit niedrigerer Osmolalität als *hypoton* und solche mit höherer als *hyperton* bezeichnet.

▶ **Osmotischer Druck.** Osmotisch wirksame Teilchen erzeugen an einer halbdurchlässigen Membran einen Druck, den sog. osmotischen Druck. Es wird nur ein geringer Anteil des osmoti-

Tab. 6.11 Täglicher Wasserumsatz des menschlichen Organismus.

Wasseraufnahme (ml)		Wasserabgabe (ml)	
Getränke	1000–1500	Niere	1000–1500
Wasser in fester Nahrung	700	Haut	300
Oxidationswasser	300	Lunge	600
		Darm	100
Summe	2000–2500	Summe	2000–2500

schen Drucks von den Proteinen im Plasma beigesteuert, die für den sog. kolloidosmotischen oder onkotischen Druck verantwortlich sind. Bei einer normalen Serumosmolalität beträgt der osmotische Druck etwa 5400 mmHg. Der onkotische Druck trägt hierzu nur 25 mmHg bei. Diese Relation verdeutlicht, dass Änderungen der Osmolalität Flüssigkeitsumverteilungen zwischen intra- und extrazellulär nachhaltiger beeinflussen als Änderungen des onkotischen Drucks.

Praxistipp
Insbesondere bei der für Natrium relativ impermeablen Blut-Hirn-Schranke verursachen leichte Veränderungen der Natriumkonzentration im Serum größere Änderungen des osmotischen Druckgradienten als große Veränderungen des Serumproteingehalts. Dies ist insbesondere bei der Infusion hypotoner Lösungen zu beachten.

▶ **Wasserumsatz.** Der tägliche Wasserumsatz des menschlichen Organismus ist in ▶ Tab. 6.11 aufgeführt. Hierbei setzt sich die Perspiratio insensibilis zusammen aus hypotonen Flüssigkeitsverlusten über die Haut und die Lunge.

Praxistipp
Im Rahmen der Intensivtherapie, insbesondere bei einer Beatmung ohne Anfeuchtung, kann der Wasserverlust über die Lunge bis zu 2 l pro Tag betragen. Ein erhöhter Flüssigkeitsverlust ergibt sich weiterhin bei Fieber (2 ml/kg KG/Tag/°C), großen muskulären Verletzungen, Peritonitis, Erbrechen und Diarrhö sowie auch über Sonden und Drainagen.

6.2.2 Regulation des Wasser- und Volumenhaushalts

Systemische und zelluläre Osmo- und Volumenregulation sind für die Wasser- und Elektrolytbilanz des Körpers verantwortlich. Ziel der Regulation ist die Aufrechterhaltung von Isotonie und Isovolämie im Intravasal- und Intrazellulärraum.

Systemische Osmo- und Volumenregulation

Zwei wesentliche Faktoren regeln die Flüssigkeitsbilanz: eine vermehrte Flüssigkeitsaufnahme aufgrund eines gesteigerten Durstempfindens und die Fähigkeit der Nieren, Wasser zu retinieren bzw. auszuscheiden.

Antidiuretisches Hormon (ADH)

Steigerungen der Plasmaosmolalität von 1–2% führen zur Stimulierung von *Osmorezeptoren* in supraoptischen und paraventrikulären Kernen des vorderen Hypothalamus sowie im Pfortadergebiet. Diese steuern die Freisetzung von ADH aus der Neurohypophyse. Weiterhin führt die Stimulation von *Dehnungsrezeptoren* im Bereich des linken und rechten Vorhofs bei Veränderungen des zirkulierenden Blutvolumens zu einer ADH-Freisetzung [9]. Bei einem Abfall des arteriellen Perfusionsdrucks um 8–10% kommt es über eine Erregung von *Barorezeptoren* zu einer vermehrten Sekretion von ADH.

Merke
Die Osmorezeptoren sind wesentlich sensitiver und reagieren schon auf Änderungen von etwa 1%, während zur Erregung der Volumen- und Druckrezeptoren Änderungen von 10–15% nötig sind.

Allerdings kann eine Stimulation der Volumen- und Barorezeptoren durch Abfälle des systemarteriellen Blutdrucks und des Blutvolumens trotz Hypoosmolalität zu einer erhöhten ADH-Sekretion führen.

ADH führt über Stimulation der Vasopressinrezeptoren vom Typ 2 und eine Freisetzung von zyklischem 3′,5′-Adenosinmonophosphat (cAMP) zu einer Permeabilitätssteigerung der distalen Tubuli und der Sammelrohre in der Niere. Dabei kommt es zu einer Zunahme der Reabsorption von freiem Wasser [18]. Zusätzlich bewirkt ADH eine Vasokonstriktion durch eine Stimulation der Vasopressinrezeptoren vom Typ 1.

Renin-Angiotensin-Aldosteron-System (RAAS)

Das zirkulierende Blutvolumen und insbesondere der Natriumhaushalt werden über die Stimulation von Volumen- und Barorezeptoren im Niederdrucksystem (linker Vorhof, A. pulmonalis) und über renale, arterioläre Barorezeptoren reguliert, deren Reizung eine Stimulation des RAAS auslöst. Folgen sind Verstärkung des hypovolämischen Dursts durch Angiotensin II, Vasokonstriktion durch Angiotensin II und Verminderung der renalen Natriumausscheidung via Aldosteron.

Natriuretische Peptide

▶ **Atriales natriuretisches Peptids (ANP).** Die Freisetzung des atrialen natriuretischen Peptids (ANP) wird durch eine Dilatation des linken Vorhofs, aber auch durch andere Faktoren wie Tachykardien, Myokardischämien, Sport, Hypoxie, liegende Position und neurohumorale Faktoren getriggert. ANP führt über renale tubuläre Effekte zu einer Natriurese, einer Diurese sowie zur leichten Steigerung der Phosphatexkretion, ohne die Kaliumexkretion zu beeinflussen. Weiterhin führt ANP zu einer Inhibition der Aldosteronwirkung am proximalen Tubulus sowie zu einer Hemmung der tubulären Wirkung von ADH. Kardiovaskulär kommt es durch ANP v. a. zu einer Vasorelaxation durch Hemmung der Guanylatcyclase und zu einer Abnahme der sympathischen nervalen Aktivität. Zudem bewirkt ANP die zentrale Hemmung von Durst, ADH-Freisetzung und Salzappetit.

▶ **„Brain natriuretic Peptide" (BNP).** „Brain natriuretic Peptide" (BNP) wurde ursprünglich aus dem Hirngewebe von Schweinen isoliert, gilt beim Menschen aber als kardiales Hormon und wird hauptsächlich bei erhöhter Wandspannung vom linken Ventrikel sezerniert. Eine vermehrte Sekretion findet sich bei Herzinsuffizienz, Myokardischämien, Hypertonie, chronischer Niereninsuffizienz und Leberzirrhose. Darüber hinaus existieren Hinweise auf eine zentrale Sekretion von BNP. Die Wirkung von BNP ähnelt der des ANP, v. a. im Hinblick auf Natriurese, Vasodilatation und Inhibition des RAAS [11].

Weitere Hormone

In die Regulation des Natrium- und Wasserhaushalts sind Dopamin, Prostaglandine, Parathormon (PTH), Kinine und Oxytozin infolge ihrer natriuretischen Eigenschaften involviert [13]. Die sog. endogenen digoxinähnlichen immunreaktiven Substanzen (DLIS) sowie das endogene Strophanthinderivat Ouabain hemmen die Na^+/K^+-ATPase, haben aber einen eher untergeordneten Einfluss auf die Wasser- und Natriumregulation [12].

6.2.3 Wasserhaushalt

▶ **Einteilung.** Störungen des Wasserhaushalts werden in Dehydratationen und Hyperhydratationen eingeteilt. Zusätzlich können diese Volumenzustände aufgrund ihrer unterschiedlichen Osmolalität in isotone (280–300 mosmol/kg), hypotone (< 280 mosmol/kg) und hypertone (> 300 mosmol/kg) Formen eingeteilt werden.

> **Praxistipp**
> Die Diagnostik einer De- oder Hyperhydratation erfolgt anhand von Kreislaufparametern (Herzfrequenz, Blutdruck, zentraler Venendruck), einer Untersuchung der Venenfüllung, Zeichen der Lungenüberwässerung, Ödemen, Hautturgor sowie einer Kontrolle von Flüssigkeitsbilanz und Gewicht. Als Labordaten sind insbesondere Serum- und Urinelektrolyte und -osmolalität zu berücksichtigen.

6.2.4 Natriumhaushalt

Natrium ist das wichtigste Element der Extrazellulärflüssigkeit. Daher sind Veränderungen des Natriumhaushalts eng mit Störungen des Wasserhaushalts verbunden. Das wichtigste Regulationsorgan zur Aufrechterhaltung der Natriumkonzentration ist die Niere. Der Konzentrationsunterschied zwischen extra- und intrazellulärem Natrium wird durch die Na^+/K^+-ATPase aufrechterhalten. Eine Verschiebung des Serumnatriums um 3 mmol/l entspricht einer Änderung der Extrazellulärflüssigkeit um 1 l.

Hyponatriämien

Bei einer Hyponatriämie beträgt das Serumnatrium < 135 mmol/l und sie entsteht vorwiegend durch eine Wasserretention. Seltenere Ursachen sind ein Salzverlust, eine erniedrigte Zufuhr sowie ein Natriumaustausch mit intrazellulärem Kalium infolge einer Hypokaliämie.

Isotone Hyponatriämien

Isotone Hyponatriämien (Serumosmolalität 280–300 mosm/kg) werden auch Pseudohyponatriämien genannt, da sie meist durch eine Hyperproteinämie oder Hyperlipidämie verursacht werden. Der Anteil von Proteinen und Lipiden im Blut wird bei herkömmlichen Messverfahren als konstant vorausgesetzt. Ihre Erhöhung führt zu einer falsch niedrigen Bestimmung des tatsächlich vorhandenen Natriums. Diese Fehlbestimmung kann mit ionenselektiven Elektroden umgangen werden, da hierbei unabhängig von Lipiden und Proteinen die Aktivität der vorhandenen Ionen gemessen wird.

Hypertone Hyponatriämien

Diese Form der Hyponatriämie entsteht aufgrund einer gesteigerten Konzentration anderer osmotisch wirksamer Teilchen, wie z. B. Glukose und Mannit. Die Osmolalität ist in diesem Fall erhöht und beträgt mehr als 300 mosmol/kg.

Hypotone Hyponatriämien

Hypotone Hyponatriämien (Serumosmolalität < 280 mosmol/kg) entstehen, wenn die Aufnahme freien Wassers die Ausscheidung übersteigt. Bei der hypotonen Hyponatriämie unterscheidet man zwischen isovolämen, hypovolämen und hypervolämen Formen.

▶ **Isovoläme hypotone Hyponatriämie.** Diese tritt häufig postoperativ durch die Gabe von hypotonen Lösungen und eine vermehrte ADH-Sekretion auf. Im Rahmen des *Syndroms der inadäquaten ADH-Sekretion* (SIADH) kommt es aufgrund einer erhöhten ADH-Sekretion zur Wasserretention und Dilutionshyponatriämie mit verminderter Natriumkonzentration und Osmolalität im Serum [7]. In Kap. 12.2 ist die Differenzialdiagnostik des SIADH aufgeführt. Weitere Ursachen können eine Polydipsie und eine Medikation mit Antidepressiva sein.

▶ **Hypovoläme hypotone Hyponatriämien.** Sie entwickeln sich häufig durch erhöhte renale oder gastrointestinale Verluste von Natrium und Wasser, z. B. im Rahmen einer Diuretikatherapie mit reaktiver ADH-Erhöhung oder durch erhöhte Verluste bei Diarrhö, gastrointestinalen Fisteln und Pankreatitis. Weitere Ursachen können transzelluläre Verluste bei Verbrennung, Trauma und Peritonitis sein. Auch eine Nebennierenrinsuffizienz führt zu erhöhten renalen Natrium- und Wasserverlusten. Beim sog. zerebralen Salzverlustsyndrom, bedingt durch zerebrale Traumata oder Subarachnoidalblutungen, kommt es zu einer massiven Natriurese und negativen Natriumbilanz mit Dehydratation und Suppression von Aldosteron und ADH bei normalem Serumkalium (Kap. 12.2).

▶ **Hypervoläme hypotone Hyponatriämien.** Hier unterscheidet man zwischen Störungen, die mit oder ohne Ödeme einhergehen. Ödeme treten bei dieser Elektrolytstörung im Rahmen einer chronischen Herzinsuffizienz, eines nephrotischen Syndroms oder eines Leberversagens auf. In diesen Fällen ist das arterielle intravasale Volumen erniedrigt mit reaktiv erhöhter barorezeptorinduzierter ADH-Sekretion und Aktivierung des RAAS. Somit kommt es zu einer Retention von Natrium und Wasser. Intravasal entsteht eine Dilutionshyponatriämie bei gleichzeitig erhöhtem Gesamtkörpernatrium, was zur Formation von Ödemen führt.

Klinik

Die Symptome der Hyponatriämie sind u. a. vom Volumenstatus abhängig. Hypovoläme Störungen gehen mit arterieller Hypotonie und Minderperfusion einher, während hypervoläme Störungen vielfach periphere oder pulmonale interstitielle Ödeme aufweisen. Weiter entwickeln sich bei Hyponatriämien zerebrale Störungen mit Apathie, Übelkeit, Erbrechen, Ataxie, aber auch mit Krämpfen und Koma.

> **Praxistipp**
> Die Entwicklung zerebraler Symptome ist abhängig von der Geschwindigkeit der Entwicklung und dem Ausmaß der Hyponatriämie. So kann sich bei einer akuten Hyponatriämie ein Hirnödem mit Herniation ausbilden, während bei langsamer Entwicklung die Kompensationsmechanismen eingreifen und entweder keine oder nur gering ausgeprägte Symptome auftreten.

Bei extrarenalen Verlusten beträgt die Natriumkonzentration im Urin weniger als 20 mmol/l, während sie bei renalen Verlusten über 20 mmol/l liegt.

Therapie

Sowohl hinsichtlich der klinischen Symptomatik als auch der Therapie werden akute von chronischen Hypo- bzw. Hypernatriämien unterschieden [2].

▶ **Akute Hyponatriämie.** Eine akute schwere Hyponatriämie mit einem Abfall des Serumnatriums von mehr als 0,5 mmol/l/h und einer Serumnatriumkonzentration von weniger als 120 mmol/l entwickelt sich in der Regel iatrogen oder postoperativ während des Krankenhausaufenthalts. Bei einem abrupten Abfall des Serumnatriums können auch schon bei Serumnatriumkonzentrationen von 128 mmol/l zentralnervöse Symptome auftreten.

> **Praxistipp**
> Eine akute schwere Hyponatriämie erfordert eine schnelle und zügige Korrektur. Aufgrund der unvollständig erfolgten Adaptationsprozesse ist bei der Therapie einer akuten Hyponatriämie auch bei schneller Korrektur keine Myelinolyse zu erwarten (s. u.).

▶ **Chronische Hyponatriämien.** Diese werden meist besser toleriert. Das Risiko einer pontinen und extrapontinen Myelinolyse besteht v. a., wenn die Korrektur einer chronischen Hyponatriämie mehr als 15 mmol/l Natrium pro Tag übersteigt. Die Ursache für die *zentrale pontine Myelinolyse* (osmotische Demyelinisierung) ist wahrscheinlich die akute zerebrale Dehydratation [21, 23]. Die genaue pathophysiologische Entstehung bleibt weiterhin unbekannt. Diskutiert wird sowohl die osmotische Öffnung der Blut-Hirn-Schranke als auch eine Myelindegeneration durch hypertone Infusionslösungen. Typischerweise entwickeln die Patienten nach einer Latenzphase von 2–6 Tagen Bewegungsstörungen bis zur spastischen Quadriplegie, Pseudobulbärparalysen, Krampfanfälle oder ein Koma. Meistens bleiben neurologische Defizite. Die Diagnose erfolgt mit der MRT 2–4 Wochen nach der Entstehung.

> **Praxistipp**
> Generell sollte eine chronische Hyponatriämie nur langsam korrigiert werden [20].

Die Empfehlungen hinsichtlich einer optimalen Korrekturgeschwindigkeit bei Hyponatriämien sind unterschiedlich [5]. Vorsichtige Empfehlungen schlagen eine Korrekturrate von ca. 0,5 mmol/l/h bzw. 8–12 mmol/l pro Tag vor. Eine andere Empfehlung geht dahin, die Serumnatriumkonzentration nicht über 10 % täglich ansteigen zu lassen.

> **Praxistipp**
> Eine Hyponatriämie wird je nach Volumenstatus mit isotoner Kochsalzlösung bei Hypovolämie bzw. mit Wasserentzug (Wasserrestriktion, ggf. Diuretika) bei Hypervolämie und adjuvanter Zufuhr von 3 %iger bzw. 20 %iger Natriumchloridlösung behandelt. Der Bedarf wird anhand folgender Formel ermittelt, wobei ein extrazelluläres Verteilungsvolumen für Natrium von 0,25 l/kg KG angenommen wird.

$$Na^+\text{-Bedarf (mmol/l)} = (Na^+_{Soll} - Na^+_{Ist}) \times kg\ KG \times 0{,}25$$

Hypernatriämien

Ätiologie

Hypernatriämien sind mit einer hohen Mortalität verknüpft. Ursachen einer Hypernatriämie sind meist renale Wasserverluste oder eine verminderte Wasseraufnahme, während eine Hypernatriämie bei exzessiver Natriumzufuhr beim Gesunden meist durch eine vermehrte Wasseraufnahme oder -retention vermieden wird. Bei den Hypernatriämien können ebenfalls isovoläme, hypovoläme und hypervoläme Formen unterschieden werden.

▶ **Isovoläme Störungen des Natriumhaushalts.** Diese beruhen in der Regel auf einer überhöhten iatrogenen Natriumzufuhr. Bei der Infusions- und Medikamententherapie ist daher insbesondere auf verstecktes Natrium, z. B. in Antibiotikalösungen oder Natriumbikarbonat, zu achten. Falsche Lösungen bei Hämodialyse oder Peritonealdialyse führen ebenfalls zu Hypernatriämien.

▶ **Hypovoläme Hypernatriämien.** Sie entstehen durch Verlust von hypotoner Flüssigkeit oder freiem Wasser. Renale Wasserverluste finden sich bei einem Diabetes insipidus, bei einer durch Diabetes mellitus oder Kortikoide induzierten Glukosurie, bei der Gabe von Osmotherapeutika oder bei einem polyurischen Nierenversagen. Gastrointestinale Verluste entstehen häufig bei Kindern im Rahmen einer Diarrhö. Mangelnde Wasserzufuhr spielt v. a. bei älteren Patienten eine Rolle. Hier bestehen Defizite in der Intensität und Schwelle der Durstantwort. Auch sinkt die Fähigkeit der Urinkonzentration. Weitere Ursachen sind eine erhöhte Perspiratio insensibilis über Lunge und/oder Haut, insbesondere nach Verbrennungen.

▶ **Hypervoläme Störungen.** Diese sind selten und in der Regel iatrogen, z. B. bei einer Infusionstherapie mit hypertonen Lösungen und Volumenüberladung oder bei der Anwendung ungeeigneter Dialyselösungen. Des Weiteren können sie im Rahmen eines primären Hyperaldosteronismus oder eines Morbus Cushing auftreten.

Klinik

Die Symptome sind ebenfalls abhängig vom Zeitraum und Ausmaß der Entwicklung der Hypernatriämie sowie vom Volumenstatus. Bei sich langsam entwickelnder Hypernatriämie sind nur geringe Symptome zu erwarten.

▶ **Symptomatik.** Durst tritt ab einem Anstieg der Natriumkonzentration im Serum von 3–4 mmol/l auf. Klinische Zeichen sind Übelkeit, Fieber, muskulärer Tremor, Spasmen und eine Rhabdomyolyse bei ausgeprägten Formen. Extreme Verläufe mit einer Serumosmolarität von mehr als 335 mosmol/kg sind aufgrund der intrazellulären Dehydratation mit Verformung der Erythrozyten gehäuft mit zerebralvenösen Thrombosen und parenchymalen Blutungen vergesellschaftet und führen zu Lethargie, Krämpfen und Koma. Bei rascher Entwicklung kann es in seltenen Fällen auch zu einer pontinen Myelinolyse kommen.

▶ **Laborbefunde.** Laborchemisch imponiert eine Serumnatriumkonzentration von mehr als 145 mmol/l. Bei extrarenalen Wasserverlusten beträgt die Urinosmolalität mehr als 800 mosmol/kg und bei renalen Wasserverlusten weniger als 800 mosmol/kg.
▶ Abb. 6.3 zeigt die Differenzialdiagnose von Hypernatriämien anhand der Urinosmolalität [17].

6.2 Wasser- und Elektrolythaushalt

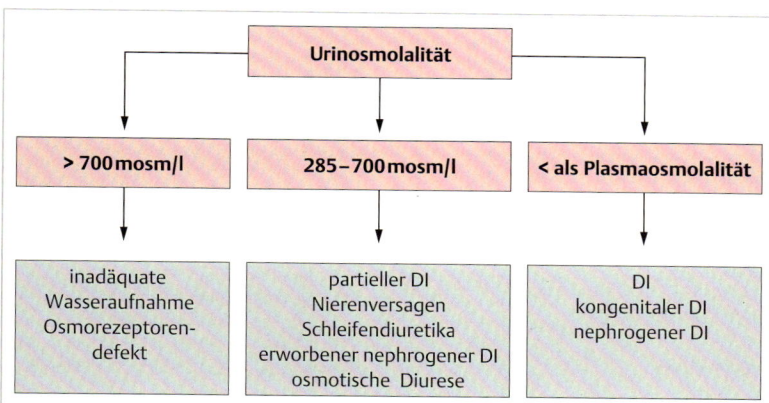

Abb. 6.3 Differenzialdiagnose von Hypernatriämien anhand der Urinosmolalität. DI = Diabetes insipidus.

Therapie

Die Behandlung der Hypernatriämie sollte zu einer Normalisierung des Volumens und der Serumosmolalität führen.

Praxistipp
Chronische Hypernatriämien, die sich über einen Zeitraum von mehr als 48 h entwickelt haben, sollten initial langsam korrigiert werden und zwar um 0,7 mmol/l/h (maximal 2 mmol/l/h) bzw. sollte täglich eine Reduktion der Serumnatriumkonzentration um 10 % erfolgen, um ein Hirnödem zu vermeiden. Akute und perakute Hypernatriämien, die sich in weniger als 12 h entwickeln, können zügig therapiert werden, da hier die Anpassungsmechanismen noch nicht zur Geltung gekommen sind.

Bei paralleler Hypovolämie, deren Ursache meistens eine Volumendepletion mit konsekutiver Natriumrückresorption ist, sollte initial eine Behandlung mit isotoner Kristalloidlösung bis zur Euvolämie durchgeführt werden, um abrupte Serumnatriumsenkungen zu vermeiden. Zur Therapie der Hypernatriämie bei Diabetes insipidus siehe auch Kap. 12.2.

Bei Hypernatriämie mit gleichzeitig vorliegender Hypervolämie kommen primär Schleifendiuretika zum Einsatz. Bei Euvolämie wird freies Wasser oder Glukoselösung gegeben, wobei sich der Wasserbedarf in Litern (W) nach folgender Formel errechnet.

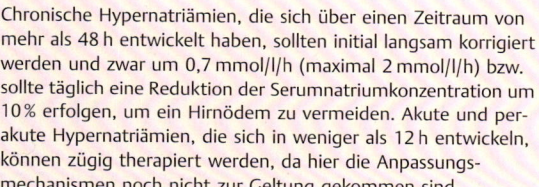

6.2.5 Kaliumhaushalt

Kalium ist das Hauptkation in der intrazellulären Flüssigkeit und bestimmender Faktor für das Ruhemembranpotenzial aller Körperzellen. Die normale Kaliumkonzentration im Serum liegt zwischen 3,5 und 5,3. Hauptausscheidungsorgan ist die Niere; am distalen Tubulus werden täglich etwa 90 % des aufgenommenen Kaliums im Austausch mit Natrium oder H^+-Ionen ausgeschieden. Bei einer Niereninsuffizienz kann kompensatorisch die enterale Ausscheidung über das Kolon erhöht werden.

▶ **Kaliumverteilung.** Die Verteilung der Kaliumkonzentration zwischen Intra- und Extrazellulärraum wird durch die Na^+/K^+-ATPase aufrechterhalten, deren Aktivität vom pH-Wert der umgebenden Flüssigkeit abhängt. Bei einer Azidose strömt Kalium aus der Zelle im Austausch mit H^+-Ionen aus, bei einer Alkalose gelangt Kalium von extra- nach intrazellulär. Aldosteron stimuliert die renale Kaliumsekretion sowie die Kaliumaufnahme in die Skelettmuskelzelle.

Weitere extrarenale Regulationsmechanismen des Kaliumhaushalts sind zum einen eine vermehrte Insulinsekretion, die zu einer gesteigerten zellulären Aufnahme von Kalium führt, zum anderen die Aktivität der Na^+-/K^+-ATPase, die durch den Erregungszustand des sympathischen Systems beeinflusst wird. So induzieren β-Rezeptoragonisten und α-Rezeptorantagonisten eine erhöhte intrazelluläre Aufnahme von Kalium. Magnesiummangel und Hyperkalzämie führen zu erhöhter renaler Kaliumausscheidung.

Merke
Die Regulationsmechanismen führen dazu, dass die Serumkonzentration kein ausreichender Repräsentant des Kaliumhaushalts ist, da keine direkte Korrelation zwischen der intra- und extrazellulären Kaliumkonzentration besteht.

Hypokaliämien
Ätiologie

Eine Hypokaliämie mit den entsprechenden klinischen Symptomen tritt erst bei einem Serumkaliumspiegel von weniger als 3,5 mmol/l auf. Die 3 Mechanismen, die zu einer Hypokaliämie führen können sowie deren Hauptursachen sind in ▶ Tab. 6.12 zusammengefasst.

Klinik

Muskuläre Schwäche bis Parese, aber auch enterale Symptome wie Darmträgheit, Obstipation bis Ileus und Magenatonie sind klinische Anzeichen. Weiterhin entwickeln sich EKG-Abnormalitäten mit Abflachung der T-Welle oder Inversion, Auftreten einer U-Welle und erniedrigter ST-Strecke sowie eine erhöhte Arrhythmieneigung und erhöhte Sensibilität gegenüber Digitalis. Ebenfalls können neurologische Veränderungen wie Adynamie, Depressionen, Verwirrtheit und Somnolenz auftreten. Zusätzlich kann es bei ausgeprägten Hypokaliämien (< 2 mmol/l) zu einer Rhabdomyolyse und zu myokardialen Zellnekrosen kommen.

Therapie

Neben der Beseitigung der Ursachen und Berücksichtigung der Kaliumverschiebungen, z. B. durch die Therapie einer Alkalose, werden Serumkaliumkonzentrationen von weniger als

Tab. 6.12 Ursachen und Einteilung der Hypokaliämien.

Mechanismus	Ursachen
verringerte Kaliumaufnahme	Mangelernährung Malabsorption unzureichende parenterale Ernährung
gesteigerte Kaliumausscheidung	*renal:* • Diuretika, Polyurie bei ANV, interstitielle Nephritis, renal tubuläre Azidose • Hyperaldosteronismus, Mineralokortikoide, Glukokortikoide • Aminoglykoside, Amphotericin B, Ticarcillin *gastrointestinal:* • Erbrechen, nasogastrale Drainage, Diarrhö, Laxanzienabusus • enterale Fisteln, Kolostomie
Kaliumverschiebung in die Zelle	Alkalose, Azidosekorrektur Gabe von Insulin und Glukose β-Adrenozeptorstimulation Hypothermie Hypomagnesiämie

ANV = akutes Nierenversagen

Tab. 6.13 Ursachen und Einteilung der Hyperkaliämien.

Einteilung	Ursachen
Pseudohyperkaliämie	• Hämolyse • Thrombozytose • massive Leukozytose
gesteigerte Kaliumaufnahme	• iatrogene Zufuhr • Massentransfusion
reduzierte renale Kaliumausscheidung	• akutes und chronisches Nierenversagen • Hypoaldosteronismus, Morbus Addison • kaliumsparende Diuretika
Verteilungsstörungen	• Azidose • gesteigerter Zelluntergang (Verbrennung, Rhabdomyolyse, Trauma, Hitzschlag) • Chemotherapie und Tumorlysesyndrom • Hämolyse, hämolytisches urämisches Syndrom, Katabolie, Tourniquet-Syndrom • Mannitol • Digitalis • α-Agonisten • β-Antagonisten • Angiotensin-Converting-Enzyme-Hemmer • nicht steroidale Antiphlogistika

3,5 mmol/l durch die Gabe von Kaliumchlorid therapiert. Auch hier erfolgt der Ausgleich nach dem Prinzip, dass akute Hypokaliämien zügig und chronische Hypokaliämien eher langsam ausgeglichen werden.

Praxistipp
Bei der i. v. Gabe von Kalium sollte bei periphervenöser Infusion wegen der Gefahr der Phlebitis die Konzentration an Kalium 40 mmol/l nicht übersteigen. Auch sollten wegen der Gefahr kardialer Störungen nicht mehr als 10 mmol/h ohne EKG-Monitoring zugeführt werden. Unter EKG-Überwachung können maximal 40 mmol/h infundiert werden.

Hyperkaliämien
Ätiologie
Bei einer Hyperkaliämie beträgt die Serumkaliumkonzentration mehr als 5,5 mmol/l. Ursachen und Einteilung der Hyperkaliämien sind in ▶ Tab. 6.13 aufgeführt.

Merke
Die häufigste Ursache einer Hyperkaliämie ist eine Niereninsuffizienz bei gleichzeitig erhöhter Kaliumzufuhr.

Klinik
Hyperkaliämien beeinflussen das Membranpotenzial und führen zu verzögerter Depolarisation, schneller Repolarisation und zu einer Verlangsamung der Nervenleitgeschwindigkeit. Dies führt initial zu Parästhesien und später zu Muskelschwäche und Paralyse. Hyperkaliämien wirken weiterhin am Herzen negativ inotrop und dromotrop. Im EKG finden sich typische erhöhte spitze T-Wellen, eine Verlängerung des PR-Intervalls sowie Erregungsleitungsstörungen, die ein ventrikuläres Flimmern oder eine Asystolie zur Folge haben können. Ausgeprägte Hyperkaliämien führen zusätzlich zu gastrointestinalen Störungen mit Übelkeit, Erbrechen, intestinalen Koliken und Diarrhö.

Therapie

Praxistipp
- Akute symptomatische Hyperkaliämien mit Kaliumkonzentrationen über 6,5 mmol/l sind lebensbedrohliche Veränderungen, die insbesondere bei schon vorhandener Verbreiterung des QRS-Komplexes einer sofortigen Therapie bedürfen.
- Die Gabe von 1 – 3 g Kalziumglukonat über 3 – 5 min ändert nicht die Plasmakaliumkonzentration, kann aber die kardialen Effekte der Hyperkaliämie kurzfristig unterdrücken. Gleiches gilt für die Gabe von 20%iger Natriumchloridlösung, die bei paralleler Digitalistherapie zu bevorzugen ist.
- Eine Infusion von Natriumbikarbonat ist therapeutisch v. a. über die erhöhte Natriumgabe, weniger über den alkalisierenden Effekt wirksam.
- Die Gabe von Glukose in Kombination mit Insulin (1 IE Insulin pro 3 – 5 g Glukose), z. B. 30 IE Insulin + 250 ml Glukose 40% über 2 h unter Kaliumkontrolle, vermag die Kaliumkonzentration über eine Kaliumverschiebung nach intrazellulär nur temporär zu senken.
- Die Gabe von β$_2$-Rezeptoragonisten, wie z. B. Salbutamol in einer Dosierung von 5 µg/kg KG über 15 min i. v. oder auch per inhalationem, hat sich als effektiv in der Akutbehandlung der Hyperkaliämie erwiesen.

Eine definitive Reduktion der erhöhten Plasmakaliumkonzentration kann nach Behebung der Ursache nur bei intakter Nierenfunktion über die Gabe von Schleifendiuretika sowie bei Niereninsuffizienz über eine Hämodialyse, Peritonealdialyse oder über Administration eines Kationenaustauschers (oral oder rektal) erfolgen. Austauscherharze wie Natrium- oder Kalziumpolystyrensulfonat in Kombination mit Mannitol können die Plasmakaliumkonzentration um 0,5 – 2 mmol/l innerhalb einer Stunde senken.

▶ **Überwachung.** Jede Korrektur des Kaliumhaushalts muss durch EKG-Monitoring und regelmäßige Kontrollen des Plasmakaliumspiegels überwacht werden. Zusätzliche Störungen des Säure-Basen-Haushalts und des Natriumhaushalts müssen gleichzeitig therapiert werden.

6.2.6 Kalziumhaushalt

Merke
Kalzium spielt eine wichtige Rolle beim Erhalt der Integrität der Zellmembranen, als intrazellulärer Messenger, bei der Gerinnung und als Regulator der inflammatorischen Antwort auf Endotoxinämie und Sepsis [14].

▶ **Kalziumbestand.** Im Zellinnern ist die Kalziumkonzentration extrem niedrig (10^{-7} mol/l), sodass das Verhältnis zwischen extra- zu intrazellulärem Kalzium ungefähr 10 000 : 1 beträgt. Der überwiegende Anteil, d. h. 99 % des Körperbestands an Kalzium, ist im Knochen gebunden und deshalb nicht austauschbar. Weniger als 1 % des Kalziums befindet sich in der extrazellulären Flüssigkeit. Das im Plasma vorliegende Kalzium (2,5 mmol/l) besteht zu 50 % aus ionisiertem, physiologisch aktivem Kalzium (1,25 mmol/l). Der Rest ist protein- (40 %) oder komplexgebunden (10 %). Die Proteinbindung erfolgt größtenteils an Albumin (80 %) und zu einem geringeren Teil an Globulin (20 %).

Merke
Das gesamte Serumkalzium gibt nur wenig Auskunft über den tatsächlichen aktiven ionisierten Anteil. Die Größe der ionisierten Kalziumfraktion hängt vom Proteingehalt, der individuellen Bindungsaffinität der Proteine und dem Säure-Basen-Haushalt ab.

Bei einem niedrigen Proteingehalt ist das Gesamtkalzium zwar erniedrigt, der Anteil des ionisierten Kalziums aufgrund der Einstellung eines neuen Gleichgewichts jedoch in der Regel normal. Bei einer Azidose wird weniger Kalzium an Albumin gebunden mit entsprechend vermehrtem Anteil an freiem Kalzium, wohingegen eine Alkalose zu einer Reduktion des freien Kalziumanteils führt.

▶ **Aufnahme, Ausscheidung.** Die tägliche Aufnahme beträgt 10–80 mmol Kalzium bzw. 1000–1500 mg. 30 % davon werden im proximalen Dünndarm über aktive – von Vitamin D abhängige – und passive Prozesse resorbiert. Die Ausscheidung erfolgt renal (150 mg pro Tag) und enteral (150–200 mg pro Tag).

Regulation des Kalziumhaushalts

Merke
Die Regulation des Kalziumbestandes im Körper und der Kalziumkonzentration im Serum erfolgt hauptsächlich über Parathormon (PTH) und Vitamin D sowie zu einem geringeren Teil über Kalzitonin. Die Regulation durch PTH erfolgt rasch innerhalb von Minuten bis Stunden, diejenige durch Vitamin D und Kalzitonin längerfristig über Stunden.

▶ **Parathormon.** PTH wird in der Nebenschilddrüse gebildet, die Sekretion wird über eine Hypokalzämie stimuliert. PTH führt zu einer Zunahme der Mobilisierung von Kalzium aus den Knochen und zu einer erhöhten Resorption von Kalzium am distalen Tubulus der Niere bei gleichzeitiger Erhöhung der renalen Phosphatexkretion. Der dadurch absinkende Phosphatspiegel bewirkt eine vermehrte Synthese von Kalzitriol, welches die intestinale Kalziumabsorption fördert.

▶ **Vitamin D.** Vitamin D ist ein fettlösliches Vitamin, das enteral resorbiert und bei Sonnenexposition in der Haut synthetisiert wird. Vitamin D wird in der Leber und in der Niere hydroxyliert. Das resultierende Kalzitriol führt zu einer Induktion kalziumresorbierender Proteine im Dünndarm und damit zu einer erhöhten enteralen Kalziumresorption. Außerdem erhöht es die distale renale Kalziumrückresorption.

▶ **Kalzitonin.** Es wird in thyreoidalen parafollikulären C-Zellen gebildet und wirkt als Antagonist des PTH. Es blockiert die Freisetzung von Kalzium aus den Knochen durch Hemmung der Osteoklastenaktivität. Weiterhin bewirkt es eine verminderte enterale Kalziumaufnahme und erhöht die renale Kalziumausscheidung.

Hypokalzämien
Ätiologie
Als Hypokalzämie bezeichnet man eine ionisierte Plasmakalziumkonzentration von weniger als 1,0 mmol/l. Erniedrigte Konzentrationen des ionisierten Kalziums entwickeln sich, wenn als Antwort auf weitergehende Verluste nicht genug Kalzium aus dem Knochen mobilisiert werden kann. Die primären Ursachen einer Hypokalzämie sind in ▶ Tab. 6.14 aufgeführt.

Merke
Die häufigsten Ursachen einer Hypokalzämie im Rahmen der Intensivtherapie sind systemische Inflammation und Sepsis, ein Magnesiummangel oder eine Hyperphosphatämie. Bei Patienten mit Sepsis, Rhabdomyolyse und Pankreatitis können die PTH-Sekretion und die renale Hydroxylierung von Vitamin D supprimiert sein [25, 26].

Tab. 6.14 Ursachen und Einteilung der Hypokalzämien.

Einteilung	Ursachen
verminderte Sekretion oder Aktivität von Parathormon	*primärer und sekundärer Hypoparathyreoidismus:* • „Neck Dissection", Sepsis, Verbrennungen, Pankreatitiden • Hypomagnesiämie/Hyperphosphatämie
Versagen der Vitamin-D-Synthese oder -Aktivität	• Mangelernährung • Malabsorption • Nieren- und Leberversagen • Hypomagnesiämie • Sepsis • Phenytoin, Phenobarbital
verringerte Wirkung von PTH und Vitamin D am Knochen	• Hypoparathyreoidismus • Kalzitonin • Cisplatin • Bisphosphonate • Mithramycin • Phosphate
Kalziumchelation oder Präzipitation	• Hyperphosphatämie • Zitrat • Pankreatitis • Rhabdomyolyse
Medikamente	• Glukokortikoide • Schleifendiuretika • Zytostatika

Klinik und Diagnose

Bei einer Konzentration des ionisierten Kalziums von unter 0,8 mmol/l imponieren insbesondere Zeichen der gesteigerten neuronalen Erregbarkeit mit Tetanie, muskulären Spasmen, Krämpfen, Parästhesien und hyperaktiven Reflexen, Psychosen, selten auch mit Laryngo- oder Bronchospasmus. Kardiovaskulär zeigt sich eine kardiale Insuffizienz, begleitet von einer systemarteriellen Hypotonie. Weiterhin können sich Bradykardien, QT- und ST-Verlängerungen sowie eine Verbreiterung des QRS-Komplexes einstellen.

Bei diagnostizierter Hypokalzämie sollten der Magnesium-, Phosphat- und Kalzitriolspiegel mitbestimmt werden. Die laufende Therapie muss auf Medikamente überprüft werden, die den Kalziumspiegel beeinflussen. Bei gleichzeitig bestehender Erhöhung der Magnesium- und Phosphatkonzentrationen im Serum sollte ein Nierenversagen ausgeschlossen werden. Sind Magnesium und Phosphat im Normbereich, sollte die PTH-Konzentration bestimmt werden.

Therapie

> **Praxistipp**
> - Der Ausgleich einer Hypokalzämie sollte bei Intensivpatienten erfolgen, wenn sich klinische Symptome einstellen oder der ionisierte Kalziumspiegel unter 0,8 mmol/l fällt.
> - Nach einem initialen Bolus von 1 g Kalziumglukonat i. v. erfolgt ggf. die kontinuierliche Gabe von 0,5 – 2 mg/kg/h unter engmaschiger Kontrolle.
> - Nach 2 – 4 h kann die Infusionsrate in der Regel auf 0,3 – 0,5 mg/kg/h erniedrigt werden.
> - Nach ausreichender Substitution wird die Kalziumgabe enteral mit 1 – 4 g/Tag fortgeführt. Weiterhin sollte auch eine Supplementierung mit Vitamin D erfolgen.

Hyperkalzämien

Ätiologie

Hyperkalzämien mit einem Gesamtkalzium im Plasma von mehr als 2,7 mmol/l bzw. einer Fraktion des ionisierten Kalziums von über 1,3 mmol/l treten selten auf. Die Hauptursachen sind in ▶ Tab. 6.15 aufgeführt.

Klinik

Bei Werten über 3,5 mmol/l kann es zu einer hyperkalzämischen Krise mit Polyurie, Polydipsie, Exsikkose, Erbrechen, Müdigkeit, Verwirrtheitszuständen bis zum Koma kommen. Weitere Zeichen können eine arterielle Hypertonie und eine gesteigerte Empfindlichkeit für Digitalis sein. Chronische Hyperkalzämien führen darüber hinaus gehäuft zu gastrointestinalen Ulzerationen und Pankreatitiden. Die Polyurie wird zum Teil über einen Antagonismus von Kalzium mit ADH und somit mit der Entstehung eines renalen Diabetes insipidus erklärt. Typische EKG-Veränderungen sind QT-Verkürzung und QRS-Verbreiterung. Das Ausmaß dieser Veränderungen gibt jedoch keine Hinweise auf den Schweregrad der Hyperkalzämie.

Therapie

> **Praxistipp**
> - Die wichtigste Maßnahme ist die Steigerung der Diurese und Kalziurie durch Flüssigkeitsgabe in Form von 0,9 %iger NaCl-Lösung und Gabe von Schleifendiuretika.
> - Sehr wirksam sind Bisphosphonate wie z. B. Pamidronat, welches in einer Dosierung von 60 mg über 4 – 6 h verabreicht wird.
> - Bei Patienten mit Nierenversagen oder einer Herzinsuffizienz kann die Hyperkalzämie durch eine Hämodialyse behandelt werden.

Kalzitonin hemmt die Knochenresorption und führt so zu einer schnellen, aber vorübergehenden Senkung des Kalziumspiegels. Es kommt jedoch relativ schnell zur Entwicklung einer Tachyphylaxie. Bisphosphonate wirken über die Hemmung der Knochenresorption durch Osteoklasten. Eine deutliche Reduktion des Serumkalziumspiegels ist jedoch erst innerhalb von 48 h zu erwarten. Glukokortikoide können bei steroidempfindlichen Tumoren zwar den Kalziumspiegel senken, der Effekt tritt jedoch frühestens nach 7 – 14 Tagen ein. Indiziert ist eine Phosphatgabe v. a. bei einem Hyperparathyreoidismus zum Ausgleich der bestehenden Hypophosphatämie, da hierdurch die Kalziumaufnahme in den Knochen verbessert und die enterale Kalziumresorption vermindert werden kann.

6.2.7 Magnesiumhaushalt

> **Merke**
>
> Magnesium spielt eine bedeutende Rolle für die Funktion vieler Enzymsysteme, die Synthese von Proteinen, im DNA- und RNA-Metabolismus, bei der oxidativen Phosphorylierung, der neurochemischen Transmission und der muskulären Erregbarkeit. Magnesium besitzt eine wichtige Funktion für die Elektrolythomöostase, da die ATPasen des Körpers, insbesondere die Na^+/K^+-ATPase, nicht freies ATP, sondern einen ATP-Magnesium-Komplex als Substrat benutzen. Weiterhin hemmt Magnesium die intrazelluläre Kalziumfreisetzung.

Nur 1 % des gesamten Magnesiums befindet sich im Serum mit einer Normalkonzentration von 0,75 – 1,25 mmol/l. Hier liegt es zu 50 % in ionisierter Form vor. Die Serumkonzentration des ionisierten Magnesiums reflektiert aber nicht den realen funktionellen Bestand, insbesondere nicht den Magnesiumgehalt der intrazellulären Speicher bei chronischen Störungen.

Der Magnesiumhaushalt wird überwiegend renal über eine tubuläre Rückresorption reguliert, die durch PTH, Vitamin D, Magnesiumdefizit, Volumenmangel, Hypoparathyreoidismus, Hyperaldosteronismus und Hypokalzämie stimuliert wird. Die enterale Resorption beträgt 30 – 50 %. Bei fortwährendem Magnesiummangel tragen die Knochenreservoirs zur Aufrechterhaltung der Magnesiumkonzentration bei [1, 24].

Wie beim Kalium führen Azidosen zu einer Zunahme des extrazellulären Magnesiums und Alkalosen bedingen einen Ein-

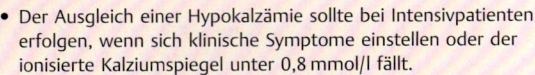

Tab. 6.15 Ursachen und Einteilung der Hyperkalzämien.

Einteilung	Ursachen
Malignome	- osteolytische Metastasen - Paraneoplasien
endokrine Ursachen	- Hyperparathyreoidismus - Morbus Addison - Hyperthyreose - Phäochromozytom
Medikamente	- Vitamin-A- oder Vitamin-D-Intoxikation - Thiaziddiuretika
weitere Ursachen	- Niereninsuffizienz - Sarkoidose - Tuberkulose - Immobilisierung

strom von Magnesium in die Zelle. Eine Infusion von Glukose und Insulin fördert ebenfalls eine Umverteilung von Magnesium in den Intrazellulärraum. Die Stimulation von α- und β-Rezeptoren führt zu einem passageren Efflux von Magnesium aus der Zelle.

Hypomagnesiämien

Ätiologie

Auf der Intensivstation leiden 20–60% der Patienten unter einem Magnesiummangel, der mit einer erhöhten Mortalitätsrate assoziiert ist [19]. Ursachen der Hypomagnesiämien sind in ▶ Tab. 6.16 aufgeführt.

Klinik

Die Symptome einer Hypomagnesiämie sind primär eine gesteigerte neuronale Erregbarkeit und kardiovaskuläre Störungen. Sie treten jedoch erst bei schweren Hypomagnesiämien (<0,6 mmol/l) auf.

> **Praxistipp**
>
> Die Serummagnesiumkonzentration korreliert nicht direkt mit spezifischen klinischen Symptomen. Eher scheinen die oft begleitende Hypokaliämie und Hypokalzämie bei der Entwicklung der Symptome eine Rolle zu spielen.

Neben Tetanien, Parästhesien und Tremor können sich bei schwersten Formen (<0,4 mmol/l) zerebrale Symptome wie Depressionen, Krämpfe und psychiatrische Veränderungen ausbilden. Kardiovaskulär können sich Hypertension, tachykarde Arrhythmien, eine Kardiomyopathie, ein verlängertes PR- und QT-Intervall, ST-Segmentsenkung, Verbreiterung der T-Welle und des QRS-Komplexes ausbilden. Hypomagnesiämien führen auch zu einer erhöhten Digitalisempfindlichkeit. Respiratorisch kann sich eine Schwäche der Atemmuskulatur oder ein Bronchospasmus entwickeln. Gastrointestinal treten verstärkt Übelkeit und unklare abdominelle Schmerzen auf. Auch eine Insulinresistenz kann sich bei Magnesiummangel entwickeln [16].

Therapie

Die Ursache des Magnesiummangels sollte eruiert und therapiert werden. Gleichzeitig sollten Störungen des Kalium- und Kalziumstoffwechsels ausgeschlossen oder behandelt werden. Magnesiumdefizite werden substituiert.

> **Praxistipp**
>
> - Bei gering ausgeprägtem Magnesiummangel erfolgt die Substitution enteral, bei schweren Hypomagnesiämien (<0,4 mmol/l) werden initial 600 mg über 3 h i.v. appliziert, gefolgt von einer kontinuierlichen Infusion von 600–900 mg/24 h. Diese Behandlung wird über mehrere Tage fortgeführt, um auch die intrazellulären Magnesiumspeicher wieder aufzufüllen.
> - Bei Intensivpatienten wird eine tägliche enterale Gabe von 0,15–0,2 mmol/kg KG Magnesium als Erhaltungsbedarf empfohlen.

Bei Myokardinfarkten, ventrikulären und supraventrikulären Rhythmusstörungen und nach extrakorporaler Zirkulation wird eine großzügige Magnesiumtherapie mit bis zu 30 mmol pro Tag i.v. oder 2 g postoperativ (200 mg elementares Magnesium) empfohlen [10]. Therapeutisch wird Magnesium bei arterieller Hypertonie und als Krampfprophylaxe bei Präeklampsie gegeben. Magnesium führt zu einer direkten Vasodilatation über die Kontrolle des intrazellulären Kalziums.

Hypermagnesiämien

Ätiologie

Hypermagnesiämien sind selten und beruhen oft auf einer übermäßigen iatrogenen Zufuhr. Weitere Ursachen sind eine Hypothyreose oder Nebenniereninsuffizienz.

Klinik

Magnesium vermindert die neuromuskuläre Übertragung mit einer hieraus resultierenden verminderten Muskelkontraktion bis zur Paralyse, respiratorischen Insuffizienz, Vasodilatation, Abnahme der Reflexe, Hypotonie und Bradykardie. Eine Hyporeflexie ist meist das erste Zeichen und tritt ab einer Serumkonzentration von 3 mmol/l auf. Magnesiumkonzentrationen von mehr als 7 mmol/l können zu einem Herzstillstand führen.

Therapie

Schwere symptomatische Hypermagnesiämien werden kurzfristig mit Kalzium behandelt, um die neuromuskulären und kardiotoxischen Effekte der Hypermagnesiämie zu antagonisieren. Eine gleichzeitig bestehende Azidose sollte ebenfalls therapiert werden.

Tab. 6.16 Ursachen und Einteilung der Hypomagnesiämie.

Einteilung	Ursachen
reduzierte Magnesiumaufnahme	• Mangel- oder Fehlernährung • Laxanzienabusus • Malabsorption • Pankreatitis • Diarrhö
gesteigerte renale Magnesiumverluste	• interstitielle und glomeruläre Nephritiden • Hyperaldosteronismus • Polyurie • Diuretikatherapie • extrakorporale Zirkulation
Medikamente	• Diuretika • Cisplatin • Aminoglykoside • Digoxin • Amphotericin B • Katecholamine
erhöhter Bedarf	• Schwangerschaft • Wiederernährung nach langer Hungerphase • Sepsis • extrakorporale Zirkulation • Verbrennung
endokrine Ursachen	• Hyperthyreose • diabetische Ketoazidose • Hyperaldosteronismus • Hyperparathyreoidismus • Hypokaliämie • Hämodialyse

Praxistipp

Die weitere Therapie erfolgt wie bei der Hyperkalzämie durch Gabe von 0,9 %iger NaCl-Lösung und Schleifendiuretika oder mittels Hämodialyse.

6.2.8 Phosphathaushalt

Neben Kalzium ist Phosphat der Hauptbestandteil der Knochenmatrix. Phosphat ist weiterhin das wichtigste intrazelluläre Anion und als Bestandteil der energiereichen Phosphate ist es bei allen energieverbrauchenden Prozessen, bei der Erhaltung der zellulären Integrität, bei intrazellulären Transportvorgängen, neurologischen Funktionen, humoraler Sekretion und bei der Zellteilung beteiligt. Zusätzlich spielt Phosphat als Puffersubstanz bei der Regulation des Säure-Basen-Haushalts eine wichtige Rolle.

Merke

Der normale Serumphosphatspiegel liegt zwischen 2,5 und 4,5 mg/dl (0,8 – 1,6 mmol/l). Die Serumphosphatkonzentration wird jedoch nicht in engen Grenzen gehalten, sondern unterliegt einem zirkadianen Rhythmus mit minimalen Spiegeln in den Vormittagsstunden und einem Maximum am Nachmittag sowie nach Mitternacht.

Tab. 6.17 Ursachen und Einteilung der Hypophosphatämien.

Einteilung	Ursachen
verringerte Aufnahme	• Malabsorption • Diarrhö • Alkohol • Vitamin-D-Mangel
vermehrte Ausscheidung	• Diuretikatherapie • Hyperparathyreoidismus • Hypomagnesiämie • Hyperkalzämie
medikamentös bedingte vermehrte Ausscheidung	• Digoxin • Natriumbikarbonat • Steroide • Azetoazetat
Umverteilung nach intrazellulär	• parenterale Ernährung • Insulin • Glukose • Katecholamine

Das Serumphosphat korreliert nur eingeschränkt mit dem intrazellulären und dem Gesamtkörperphosphat, da sich nur 1 % des gesamten Phosphats extrazellulär befindet.

Die Ausscheidung erfolgt renal und enteral. Die Niere spielt eine herausragende Rolle in der Phosphathomöostase. Unter dem Einfluss von PTH wird die renale Exkretion gesteigert, während Kalzium vermehrt rückresorbiert wird.

Hypophosphatämien
Ätiologie

Bei chirurgischen und posttraumatischen Intensivpatienten zeigt sich mit 45 – 100 % die höchste Rate an Hypophosphatämien. Hypophosphatämien können zu einer verlängerten Beatmungspflichtigkeit sowie einem verlängerten Krankenhausaufenthalt führen [22]. Die Mortalität ist deutlich erhöht.

Hypophosphatämien beruhen vorwiegend auf einer verminderten renalen Reabsorption. Da Phosphat gemeinsam mit Natrium im proximalen Tubulus reabsorbiert wird, führt eine Volumenexpansion mit verminderter Natriumreabsorption auch gleichzeitig zu renalen Phosphatverlusten. Über den gleichen Mechanismus kommt es auch zu einem Phosphatmangel bei am proximalen Tubulus natriuretisch wirkenden Diuretika. Eine phosphatarme Ernährung führt aufgrund einer sehr effektiven enteralen Resorption selten zu einem Phosphatmangel [6].

Merke

Häufige Ursachen einer Hypophosphatämie sind eine Glukoseinfusion sowie die Wiederernährung nach einer langen Hungerphase [15], die den Phosphorylierungsprozess steigert. Beides kann zu einem regelrechten Phosphat- und ATP-Sturz führen. Hierbei wird Phosphat zusammen mit Glukose und Insulin in die Zelle verschoben.

▶ Tab. 6.17 zeigt Ursachen und Einteilung der Hypophosphatämien.

Klinik

Ausgeprägte Hypophosphatämien führen zu intrazellulärem ATP-Mangel und reduzieren die Aktivität der Kreatininphosphokinase, die eine wichtige Rolle bei der mitochondrialen Atmung und bei Energietransporten spielt. Eine moderate Hypophosphatämie von 1 – 2 mg/dl bzw. 0,32 – 0,65 mmol/l kann zu eingeschränkter diaphragmatischer Kontraktilität, intermittierenden ventrikulären Tachykardien und Insulinresistenz führen [4, 8] sowie zu Muskelschwäche, Zittern und Anorexie. Schwere Hypophosphatämien (< 1 mg/dl bzw. < 0,32 mmol/l) gehen mit renaltubulären Defekten, Kardiomyopathien und kardialer Insuffizienz einher. Phosphatkonzentrationen unter 1 mg/dl gefährden die Integrität der Zellen und können zu Rhabdomyolyse, Hämolyse sowie Thrombozyten- und Leukozytenfunktionsstörungen führen.

Therapie

Aufgrund potenzieller Nebenwirkungen einer raschen Phosphatinfusion wie Hyperphosphatämie, Hypotonie, hypokalzämische Tetanie, Nierenversagen und EKG-Veränderungen wurde bisher häufig ein konservatives Therapieregime zur Phosphatrepletion empfohlen.

Praxistipp

- Da ausgeprägte symptomatische Hypophosphatämien von weniger als 1 mg/dl eine lebensbedrohliche Störung darstellen, müssen diese behandelt werden.
- Eine Korrektur sollte mit 0,5 mmol/kg KG pro Tag parenteral bzw. 0,08 – 0,24 mmol/kg KG über 6 h erfolgen.

Hyperphosphatämien
Ätiologie

Erhöhte Serumphosphatkonzentrationen sind Ausdruck einer gesteigerten Phosphat- oder Vitamin-D-Aufnahme, einer verringerten renalen Phosphatausscheidung oder einer Phosphatverschiebung von intra- nach extrazellulär. Hypokalzämie und Hyperphosphatämie mit sekundärem Hyperparathyreoidismus sind charakteristisch bei zunehmender Niereninsuffizienz. Die großzügige Anwendung phosphathaltiger Laxanzien sowie die Gabe von Kaliumphosphat bei der Therapie von Ketoazidosen können zu iatrogenen Hyperphosphatämien führen [3]. pH-Wert-Veränderungen im Sinne einer Azidose gehen mit Zunahme der Serumphosphatkonzentration einher. Hyperthyreosen können durch einen gesteigerten Knochenumbau ebenfalls zu einem Anstieg der Phosphatplasmaspiegel führen.

Klinik

Die Symptome der Hyperphosphatämie sind nicht so sehr durch die erhöhte Phosphatkonzentration, sondern durch die erniedrigte Kalziumkonzentration bedingt. Durch die Hyperphosphatämie kommt es zum Rückgang der renalen Hydroxylierung von Vitamin D mit daraus resultierender Abnahme der Serumkalziumkonzentration. Überschreitet das Produkt aus Kalzium und Phosphat einen Wert von 60 mg/dl, so kann es zur Bildung von Kalziumphosphatkomplexen mit metastatischer Weichteilkalzifizierung kommen.

Therapie

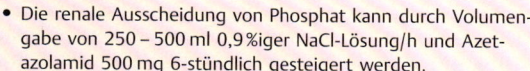

Praxistipp
- Die renale Ausscheidung von Phosphat kann durch Volumengabe von 250–500 ml 0,9%iger NaCl-Lösung/h und Azetazolamid 500 mg 6-stündlich gesteigert werden.
- Die gastrointestinale Aufnahme von Phosphat wird durch die Gabe phosphatbindender Antazida (Aluminium- oder Magnesiumhydroxid) deutlich verringert.

Phosphatbinder wie Kalziumkarbonat und Kalziumglukonat kommen eher im Rahmen des sekundären Hyperparathyreoidismus und der renalen Osteopathie zur Anwendung. Eine Hämodialyse eignet sich zur Therapie erhöhter Serumphosphatspiegel bei Niereninsuffizienz.

Kernaussagen

Einleitung und physiologische Grundlagen
Wasser- und Elektrolythaushalt bilden eine unzertrennliche Einheit, die den Gesetzen der Elektroneutralität und dem osmotischem Druckausgleich unterliegt.

Regulation des Wasser- und Volumenhaushalts
Ziel der Regulation des Natrium- und Wasserhaushalts ist die Aufrechterhaltung von Isotonie und Isovolämie im Intravasal- und Intrazellulärraum. Die systemische Regulation erfolgt über das antidiuretische Hormon, das Renin-Angiotensin-Aldosteron-System (RAAS) und die natriuretischen Peptide.

Störungen des Wasserhaushalts
Bei den Störungen werden De- und Hyperhydratationen unterschieden, die wiederum in isotone, hypotone und hypertone Formen unterteilt werden. Isotone Störungen manifestieren sich mit den Zeichen einer Hypo- oder Hypervolämie. Bei Störungen der Osmolalität können zusätzlich zerebrale Symptome auftreten.

Störungen des Natriumhaushalts
Da die Regulationsmechanismen bei Natriumimbalancen verzögert greifen, können akute Störungen auch zügig therapiert werden, während chronische Störungen langsam korrigiert werden, um die Entwicklung zerebraler Symptome bzw. einer pontinen Myelinolyse zu verhindern.

Störungen des Kaliumhaushalts
Hauptregulationsorgan des Kaliumhaushalts ist die Niere, wesentlich sind aber auch Umverteilungsphänomene zwischen intra- und extrazellulär, sodass die Serumkonzentration keine Rückschlüsse auf das Gesamtkörperkalium zulässt. Lebensbedrohliche Symptome bei Störungen des Kaliumhaushalts sind v. a. kardialer Genese. Akute Störungen sind zügig zu behandeln, während bei chronischen Störungen adaptive Prozesse eine langsame Korrektur erforderlich machen.

Störungen des Kalziumhaushalts
Kalzium erhält zusammen mit Magnesium und Phosphat die Integrität der Zelle und dient als intrazellulärer Botenstoff und Hauptbestandteil des Knochens. Die Regulation erfolgt vorwiegend renal und enteral unter dem Einfluss von Parathormon, Vitamin D und Kalzitonin. Das ionisierte Serumkalzium ist die aktive Form. Die Therapie von Hypokalzämien sollte zurückhaltend erfolgen, da Hyperkalzämien für die Integrität der Zellen und Organe schädlich sein können.

Störungen des Magnesiumhaushalts
Magnesium ist für die Funktion vieler Enzymsysteme erforderlich. Die Regulation von Magnesium erfolgt renal unter dem Einfluss von Parathormon, Vitamin D und durch Umverteilungen zwischen intra- und extrazellulär. Das ionisierte intrazelluläre Magnesium repräsentiert die aktive Form. Störungen des Magnesiumhaushalts sind oft verbunden mit Störungen des Kalzium- und Kaliumhaushalts, die die Entwicklung klinischer Symptome beeinflussen.

Störungen des Phosphathaushalts
Phosphat ist als Bestandteil der energiereichen Phosphate an allen energieverbrauchenden Prozessen beteiligt. Die Therapie sollte zurückhaltend erfolgen bei gleichzeitiger Kontrolle von Magnesium, Kalzium und Kalium, um potenzielle Nebenwirkungen zu verhindern.

Literatur

[1] Al-Ghamdi SM, Cameron EC, Sutton RA. Magnesium deficiency: pathophysiologic and clinical overviews. Am J Kidney Dis 1994; 24: 737–752
[2] Arieff AI. Management of hyponatremia. Br J Med 1993; 307: 30–58
[3] Chernow B, Rainey TG, Geroges LP et al. Iatrogenic hyperphosphatemia: a metabolic consideration in critical care medicine. Crit Care Med 1981; 9: 772–774
[4] Clark WR, Copeland RL, Bonaventura MM et al. Ventricular tachycardia associated with hypophosphatemia. Nutr Internat 1985; 2: 102–106
[5] Cluitmans FHM, Meinders AE. Management of severe hyponatremia: rapid or slow correction? Am J Med 1990; 88: 161–166
[6] Daily WH, Tonnesen AS, Allen SJ. Hypophosphatemia: incidence, etiology, and prevention in the trauma patient. Crit Care Med 1990; 18: 1210–1214
[7] Decaux G. Hyponatremia in the SIADH. JAMA 1982; 247: 471–474
[8] DeFronzo RA, Lang R. Hypophosphatemia and glucose intolerance: evidence for tissue insensitivity to insulin. N Eng J Med 1980; 303: 1259–1263

[9] Dunn FI, Brennan TJ, Nelson AE et al. The role of blood osmolality and volume in regulating vasopressin release in the rat. J Clin Invest 1973; 52: 321–328

[10] England M, Gordon G, Salem M et al. Magnesium administration and dysrhythmias after cardial surgery: placebo-controlled, double-blind, randomized trial. JAMA 1992; 268: 2395–2402

[11] Espiner EA. Physiology of natriuretic peptides. J Int Med 1994; 235: 527–541

[12] Gruber KA, Whitaker JM, Buchalew Jr VD. Endogenous digitalis-like substance in plasma of volume-expanded dogs. Nature 1980; 287: 743–749

[13] Hierholzer K, Fromm M. Wasser und Elektrolythaushalt. In: Schmidt RF, Thews G, Hrsg. Physiologie des Menschen. 26. Aufl. Berlin: Springer; 1995: 778–791

[14] Hotchkiss RS, Karl IE. Calcium: a regulator of the inflammatory response in endotoxemia and sepsis. New Horiz 1996; 4: 58–71

[15] Marik PE, Bedigian MK. Refeeding hypophosphatemia in critically ill patients in an intensive care unit. Arch Surg 1996; 131: 1043–1047

[16] Nadler JL, Buchanan T, Natarajan R et al. Magnesium deficiency produces insulin resistance and increased thromboxane synthesis. Hypertension 1993; 21: 1024–1029

[17] Oh MS, Carroll HJ. Disorders of sodium metabolism: Hypernatremia and hyponatremia. Crit Care Med 1992; 20: 94–103

[18] Robertson GL, Athar S, Shelton RL. Osmotic control of vasopressin function. In: Andreoli TE, Grantham JJ, Rector RC, eds. Disturbances in body fluid osmolality. Bethesda: American Physiological Society; 1977: pp 125–148

[19] Rubeiz GJ, Thill-Baharozian M, Haride D et al. Association of hypomagnesemia and mortality in acutely ill medical patients. Crit Care Med 1993; 21: 203–209

[20] Soupart A, Decaux G. Therapeutic recommendations for management of severe hyponatremia: current concepts on pathogenesis and prevention of neurologic complications. Clin Nephrol 1996; 45: 149–169

[21] Sterns RH, Riggs JE, Schochet SS. Osmotic demyelination syndrome following correction of hyponatremia. N Eng J Med 1986; 14: 1535–1542

[22] Varsano S, Shapiro M, Taragan R et al. Hypophosphatemia as a reversible cause of refractory ventilatory failure. Crit Care Med 1983; 11: 908–911

[23] Verbalis JG, Martinez AJ. Neurological and neuropathological sequelae of correction of chronic hyponatremia. Kidney Int 1991; 39: 1274–1282

[24] Wacker WEC, Parisi AF. Magnesium metabolism. N Eng J Med 1968; 278: 658–663

[25] Zaloga GP, Chernow B. Hypocalcemia and rhabdomyolysis. JAMA 1987; 257: 626–631

[26] Zaloga GP. Hypocalcemia in critically ill patients. Crit Care Med 1992; 20: 251–262

6.3 Säure-Basen-Haushalt

M. Lange, E. Berendes, H. Van Aken

6.3.1 Einleitung und physiologische Grundlagen

▶ **Isohydrie.** Die Aufrechterhaltung zellulärer Funktionen ist untrennbar gebunden an den ungehinderten Ablauf biochemischer Prozesse. Für den Organismus ist somit die Konstanz der Wasserstoff (H^+)-Ionenkonzentration (Isohydrie) lebenswichtig. Die Stabilität von pH-Wert, arteriellem Kohlendioxidpartialdruck (pCO_2) und Bikarbonationen (HCO_3^-) im Blutplasma hängt von einer ungestörten Regulation der Produktion, Verteilung, Pufferung und Ausscheidung von Säuren und Basen ab. Eine besondere Bedeutung kommt hierbei den Organen Niere, Lunge und Leber zu.

Definition

Brønstedt und Lowry definierten ein Molekül oder Ion, das H^+-Ionen abgeben kann (*Protonendonator*) als Säure, während Basen Moleküle oder Ionen sind, die H^+-Ionen aufnehmen können (*Protonenakzeptoren*).

▶ **pH-Wert.** Die saure oder alkalische Reaktion einer Lösung hängt von der jeweils vorliegenden H^+-Ionenkonzentration ab. Die Azidität von Körperflüssigkeiten wird durch den *pH-Wert* beschrieben:

Definition

Der pH-Wert ist definiert als der negativ dekadische Logarithmus der molaren H^+-Ionenkonzentration.

▶ **Neutralitätspunkt.** Der Neutralitätspunkt liegt bei 37 °C bei einem pH-Wert von 6,8. Das bedeutet, H^+- und Hydroxyl-(OH^--) Ionen liegen in gleicher Konzentration vor. Der intrazelluläre pH-Wert entspricht mit 6,8 diesem Neutralitätspunkt, während der klinisch messbare extrazelluäre pH-Wert mit seinen Normgrenzen von 7,37–7,45 eine leicht alkalische Reaktion beschreibt.

6.3.2 Regulation der Wasserstoffionenkonzentration

Die aufgrund der Verstoffwechselung von Eiweiß anfallenden H^+-Ionen überschreiten die verfügbaren Basen um 40–80 mmol/l. Dieser *H^+-Ionenüberschuss* muss zunächst neutralisiert und schließlich aus dem Körper ausgeschieden werden. Dazu stehen folgende Regulationsmechanismen zur Verfügung:
- Neutralisation (Pufferung) in Zelle und Extrazellulärflüssigkeit,
- pulmonale Elimination von CO_2,
- renale Elimination von H^+- und Ammoniumionen, Rückresorption von Bikarbonat,
- hepatische Elimination von H^+-Ionen und Bikarbonat.

Puffersysteme

Durch Säuren zugesetzte H^+-Ionen werden teilweise von Pufferbasen neutralisiert. Ebenso führt eine Senkung der H^+-Ionenkonzentration durch Zugabe von OH^--Ionen nur zu einer geringfügigen Änderung des pH-Wertes. Die an dieser Reaktion beteiligten Puffersubstanzen können Protonen aufnehmen und freisetzen. Eine quantitative Beschreibung des Puffereffekts ist mit der Henderson-Hasselbalch-Gleichung möglich:

$$pH = pKa + \log [A^-] : [HA] \qquad (6.15)$$

wobei der pKa-Wert eine für das System charakteristische Konstante darstellt, HA ist eine Säure und A^- die korrespondierende Base.

▶ **Pufferkapazität.** Je mehr der pKa-Wert dem aktuellen pH-Wert entspricht, desto geringer ist die pH-Änderung nach Zusatz von H^+- oder OH^--Ionen, d. h. desto größer ist die Pufferkapazität des Systems. In ▶ Tab. 6.18 sind die Puffersysteme des Blutes und deren Pufferkapazität aufgeführt. Diese Gesamtkonzentration von Pufferbasen im arteriellen Blut bleibt bei Änderungen des pCO_2 konstant, weil H^+- und Bikarbonationen in äquimolaren Mengen

Tab. 6.18 Puffersysteme im Blut.

Pufferanion	pK	Konzentration	Anteil an der Gesamtkonzentration	Anteil an der Pufferkapazität
Bikarbonat (HCO_3^-)	6,1	24 mmol/l	50 %	ca. 75 %
Desoxyhämoglobin (Hb^-)	8,25			
Oxyhämoglobin ($O_2\text{-}Hb^-$)	6,95			
Proteinat (Pr^-)	–	24 mmol/l	50 %	ca. 25 %
Hydrogenphosphat (HPO_4^{2-})	6,80			

pK = negativ dekadischer Logarithmus der Dissoziationskonstante einer schwachen Säure

anfallen. Die H^+-Ionen werden so gut wie vollständig vom Proteinatpuffer abgefangen, dessen Reduktion aber durch die steigende Bikarbonatkonzentration ausgeglichen wird. Diese Unabhängigkeit von Änderungen des pCO_2 macht die Gesamtpufferbasen zu einer geeigneten Größe, um Änderungen des Säure-Basen-Haushalts zu beschreiben, die durch Zu- oder Abnahme nicht flüchtiger Säuren im Blut hervorgerufen werden.

▶ **Base Excess.** Abweichungen von der Konzentration der Gesamtpufferbasen (48 mmol/l) bezeichnet man als Basenüberschuss (BE = Base Excess). Der BE-Wert eines Gesunden wird bei Null eingestuft, sodass ein positiver BE eine Zunahme der Pufferbasenkonzentration und ein negativer BE ein Basendefizit anzeigt.

Bikarbonat

Der Bikarbonatpuffer ist das wichtigste Puffersystem im menschlichen Blut. Kohlensäure, die durch Hydratation von CO_2 gebildet wird, ist eine schwache Säure und Bikarbonat ihre korrespondierende Base.

$$CO_2 + H_2O \leftrightarrow H_2CO_3 \leftrightarrow H^+ + HCO_3^- \quad (6.16)$$

Die Henderson-Hasselbalch-Gleichung lautet dementsprechend:

$$pH = pKa + \log [HCO_3^-] : [CO_2] \quad (6.17)$$

Aufgrund seines geringen pKa-Wertes von 6,1 im menschlichen Organismus würde der Bikarbonatpuffer in einem geschlossenen System nur eine schwache Pufferkapazität besitzen. Da das flüchtige CO_2 aber über die Lunge abgegeben wird, führt z. B. eine stoffwechselbedingte H^+-Ionenzunahme zu einer vermehrten pulmonalen CO_2-Elimination und einer Verstärkung des Puffereffekts.

Proteinat

Die Puffereigenschaften der Proteine im Blut werden durch die ionisierbaren Seitengruppen der Aminosäuren bestimmt. Die größte Bedeutung kommt hierbei dem Imidazolring des Histidins zu. Die Pufferkapazität des Proteinatsystems wird durch Plasmaproteine bestimmt, insbesondere durch Albumin und Hämoglobin, welches einen besonders hohen Anteil an Imidazolgruppen aufweist.

▶ **Hämoglobin.** Bei einem physiologischen pH-Wert weist Oxyhämoglobin eine stärkere Azidität auf als Desoxyhämoglobin. Bei der O_2-Abgabe an das Gewebe werden H^+-Ionen, die bei der gleichzeitigen CO_2-Aufnahme entstehen, zusätzlich gepuffert. Dieses Phänomen wird als *Haldane-Effekt* bezeichnet.

Phosphat

Das Dihydrogenphosphat ($H_2PO_4^-$)- bzw. Hydrogenphosphat (HPO_4^{2-})-System besitzt den günstigsten pKa-Wert [4] aller Puffer, ist jedoch aufgrund seiner geringen Plasmakonzentration von 1 mmol/l nur mit etwa 1 % an der Gesamtpufferkapazität beteiligt.

Ammoniak und Ammonium

Das Ammoniak-/Ammoniumsystem spielt wegen seiner extrem geringen Konzentration (40 mmol/l) und seines ungünstigen pKa-Wertes [4] keine entscheidende Rolle bei der Pufferung im Extrazellulärraum.

Pulmonale Regulation

Bei körperlicher Ruhe fallen etwa 230 ml/min der flüchtigen Säure CO_2 an. Der menschliche Organismus produziert somit täglich etwa 320–340 l CO_2. Durch die Abgabe von CO_2 wird das Blutplasma gleichzeitig von einer äquivalenten Menge H^+-Ionen entlastet. Diese Zahlen verdeutlichen die vorrangige Stellung der Atmung als schnell reagibles System bei der Aufrechterhaltung der Isohydrie.

> **Merke**
>
> Tritt im Rahmen einer Stoffwechselstörung eine Azidose im Blutplasma auf, bewirkt die Zunahme der H^+-Ionen durch den erhöhten pCO_2 (Gleichungen 6.16 und 6.17) eine verstärkte Ventilation, während bei einer Alkalose die Ventilation abnimmt.

Messfühler dieses Regelkreises sind Chemorezeptoren in Hirnstamm, Aortenbogen und A. carotis. Eine Beeinträchtigung dieses Regelkreises, sei es durch Affektionen des Hirnstamms bzw. der zugehörigen Afferenzen und Efferenzen oder durch einen mechanischen Funktionsverlust von Lunge und Thorax, führt zu erheblichen und lebensbedrohlichen Störungen des Säure-Basen-Haushalts.

Hepatische Regulation

Die Leber greift in unterschiedlicher Weise in die Regulation des Säure-Basen-Haushalts ein. Sie ist in der Lage, über den Abbau organischer Säuren, z. B. über den Laktatmetabolismus (Oxidation/Glukoneogenese), etwa 1 mol H^+-Ionen pro Stunde zu eliminieren.

Eine weitere wichtige Funktion der Leber ist die irreversible Neutralisation der starken Base Bikarbonat und der schwachen Säure Ammonium durch die Harnstoffsynthese mit nachfolgender renaler Elimination.

$$2\,HCO_3^- + 2\,NH_4^+ \leftrightarrow NH_2CONH_2 + CO_2 + 3\,H_2O \quad (6.18)$$

Überschüssige Ammoniumionen können darüber hinaus durch die Bildung von Glutamin gebunden werden, um dann über die Niere ausgeschieden zu werden. Bei einer Azidose kommt es zu einer regulierten Abnahme der Harnstoffsynthese und einem Anstieg der Bikarbonationenkonzentration. Gleichzeitig bleibt aber über eine Steigerung der Glutaminsynthese die Ammoniumelimination gewährleistet.

Bei einer Alkalose nimmt entsprechend die Harnstoffsynthese zu und die Glutaminsynthese ab [4].

Renale Regulation

▶ **Regeneration von Bikarbonat.** Neben der Ausscheidung von Ammoniumionen ist die Niere über eine Regeneration von Bikarbonat in der Lage, H^+-Ionen zu eliminieren. Das Tubulussystem der Niere kann unter dem Einfluss des Enzyms Carboanhydrase im Bürstensaum der proximalen Tubuluszellen sowohl Bikarbonat- als auch H^+-Ionen freisetzen.

$$CO_2 + H_2O \leftrightarrow H_2CO_3 \leftrightarrow H^+ + HCO_3^- \qquad (6.19)$$

Zur Wahrung der Elektroneutralität wird durch die luminären Zellmembranen Na^+ zunächst aus $NaHCO_3$ aufgenommen. Im Tubuluslumen selbst entsteht dadurch H_2CO_3, das wiederum in CO_2 und H_2O dissoziiert. Das entstandene CO_2 diffundiert in die Zelle zurück, wird dort zu H_2CO_3 hydriert und stellt nach erneuter Dissoziation HCO_3^- für das Blutplasma zur Verfügung, wobei die H^+-Ionen wieder aus der Tubuluszelle in das Lumen zurückdiffundieren.

▶ **Phosphatpuffer.** Die Neutralisation der sezernierten Protonen erfolgt nach Filtration mittels in der Tubulusflüssigkeit vorhandener Puffersysteme wie dem Phosphatpuffer oder den quantitativ weniger bedeutsamen Ammoniak-/Ammonium-, Harnsäure-/Ureat- oder Milchsäure-/Laktat-Systemen. Durch den Phosphatpuffer werden aufgrund der Reaktion

$$H_2PO_4^- \leftrightarrow H^+ + HPO_4^{2-} \qquad (6.20)$$

86% der Protonen aufgenommen und täglich 10–30 mmol H^+-Ionen als NaH_2PO_4 eliminiert.

> **Merke**
>
> Die im Blutplasma vorhandenen Puffersysteme und die pulmonale Regulation sind in der Lage, innerhalb kürzester Zeit akute Veränderungen der Isohydrie primär zu kompensieren. Die hepatischen und renalen Kompensationsmechanismen benötigen einen Zeitraum von Stunden bis Tagen, führen aber zu einer effektiveren Beseitigung der Störung.

6.3.3 Störungen der Isohydrie

> **Definition**
>
> - Ist die Säure-Basen-Bilanz verändert, aber der pH-Wert des Blutes innerhalb des Normbereichs, wird bei einem Überschuss an Säuren oder Mangel an Basen von einer *kompensierten Azidose* und bei einem Überschuss an Basen oder Mangel an Säuren von einer *kompensierten Alkalose* gesprochen.
> - Reichen Puffersysteme und organbezogene Kompensationsmechanismen nicht aus, um den pH-Wert im Blut konstant zu halten, d. h. sinkt zusätzlich der pH-Wert des Blutes bei einer Azidose unter 7,37, liegt eine *Azidämie* bzw. *dekompensierte Azidose* vor.
> - Entsprechend liegt eine *Alkaliämie* bzw. *dekompensierte Alkalose* vor, wenn bei einer Alkalose der pH-Wert im Blut mehr als 7,45 beträgt.

Azidosen und Alkalosen können primär durch Störungen der Atmung bzw. Änderungen des pCO_2 im arteriellen Blut, durch metabolische Entgleisungen oder durch primäre Organdysfunktionen bedingt sein, infolge derer es zu einer Zu- oder Abnahme nicht flüchtiger Säuren im Blut kommt. Diesen Pathomechanismen folgend, werden *respiratorische* Azidosen und Alkalosen von *nicht respiratorischen* Azidosen und Alkalosen unterschieden.

Diagnostik

▶ **Blutgasanalyse.** Störungen des Säure-Basen-Haushalts werden anhand der arteriellen bzw. kapillären Blutgasanalyse diagnostiziert. Fast alle heute verfügbaren Blutgasanalysatoren sind in Lage, den pH-Wert, den arteriellen Sauerstoffpartialdruck (pO_2) und den pCO_2 direkt zu messen. Zusätzlich können Geräte mit einer Oxymetrieeinheit die arterielle Sauerstoffsättigung (SaO_2) sowie den Gehalt an CO-Hb und Met-Hb messen.

▶ **Errechnete Größen.** Aus den direkt gemessenen und eingegebenen Werten, wie Körpertemperatur des Patienten, Hämoglobingehalt der Probe und Luftdruck, werden die folgenden Größen errechnet:
- aktuelles Bikarbonat,
- Standardbikarbonat,
- aktueller BE,
- Standard-BE,
- Gesamt-CO_2,
- SaO_2 (wenn nicht gemessen).

Von diesen Größen wird die *aktuelle Bikarbonatkonzentration* durch metabolische Prozesse und den pCO_2 beeinflusst. Das *Standardbikarbonat* beschreibt hingegen die Bikarbonatkonzentration bei einem pCO_2 von 40 mmHg, einer Temperatur von 37 °C und einer SaO_2 von 100%. Der *aktuelle BE* bezeichnet nach der Definition von Siggaard-Anderson [11] die Menge an starker Säure oder Lauge, mit der Blut bei einem pCO_2 von 40 mmHg und einer Temperatur von 37 °C titriert werden muss, bis ein pH-Wert von 7,4 erreicht wird. Der *Standard-BE* beschreibt den BE bei einem theoretischen Hb-Wert von 6 g/dl. Das *Gesamt-CO_2* ist die berechnete CO_2-Menge im Blut. Es entspricht der Menge des gelösten CO_2 und des in Kohlensäure gebundenen CO_2. ▶ Tab. 6.19 zeigt die Normwerte einer arteriellen und gemischtvenösen Blutgasanalyse.

Tab. 6.19 Normalwerte der arteriellen und gemischtvenösen Blutgasanalyse.

	arterielles Blut	gemischt-venöses Blut
pH-Wert	7,37 – 7,45	7,35 – 7,43
pCO₂ (mmHg)	35 – 46	37 – 50
pO₂ (mmHg)	71 – 104	36 – 44
aktuelles Bikarbonat (mmol/l)	21 – 26	21 – 26
Standardbikarbonat (mmol/l)	21 – 26	21 – 26
BE (mmol/l)	– 2,5 bis +2,5	– 2,5 bis +2,5
Gesamt-CO₂ (mmol/l)	23 – 28	22 – 29
Sauerstoffsättigung (%)	94 – 98	65 – 80
Anionenlücke (mmol/l)	10 – 14	10 – 14

Interpretation der Blutgasanalyse

Bei der Interpretation der Blutgasanalyse ist zu berücksichtigen, dass nur der extrazelluläre Säure-Basen-Status bemessen wird. Obwohl der Intrazellulärraum doppelt so groß ist, ist er an der Gesamtpufferkapazität des Körpers nur mit etwa 50 % beteiligt.

Praxistipp

Um primär respiratorische von nicht respiratorischen Störungen des Säure-Basen-Haushalts unterscheiden zu können, müssen der pCO_2, der pH-Wert und die Säure-Basen-Parameter beurteilt werden, da primär respiratorische Störungen aufgrund der Kompensationsmechanismen auch zu Änderungen der Bikarbonatkonzentration und primär nicht respiratorische Imbalancen auch zu Änderungen des pCO_2 führen.

▶ Abb. 6.4 zeigt die primären Störungen des Säure-Basen-Haushalts und ihre Kompensationsmechanismen.

6.3.4 Nicht respiratorische Azidosen

Durch die Anhäufung nicht flüchtiger Säuren im Blut sind die Pufferbasenkapazität herabgesetzt (Bikarbonatkonzentration < 21 mmol/l) und der pH-Wert initial erniedrigt (pH < 7,37). Die Abnahme des pH selbst bewirkt einen Atemantrieb, sodass infolge der gesteigerten Ventilation der pCO_2 abnimmt. Führt dieser Mechanismus zu einem normalen pH, kann man von einer vollständig kompensierten nicht respiratorischen Azidose sprechen.

Ätiologie

Merke

Eine gesteigerte Konzentration an Protonen kann bedingt sein durch einen vermehrten endogenen oder exogenen Anfall an H^+-Ionen (Additionsazidose), eine mangelhafte renale H^+-Ionenausscheidung bei Nierenfunktionsstörungen (renale Azidose) oder einen Basenverlust (Subtraktionsazidose).

▶ **Anionenlücke.** Um eine Additionsazidose von einer renalen oder einer Subtraktionsazidose zu unterscheiden, kann die sog. Anionenlücke berechnet werden. Starke Säuren, die exogen zugeführt wurden, z. B. bei einer Vergiftung, oder aus einem gestörten Metabolismus anfallen, werden durch Bikarbonat gepuffert. Das durch diese Pufferung verbrauchte Bikarbonat wird durch das Anion der starken Säure ersetzt und führt konsekutiv zu einem Anstieg der Anionen. Dieser Anionenanstieg wird durch die Anionenlücke *(Anion Gap)* beschrieben, die als Differenz zwischen den messbaren Kationen und Anionen im Serum definiert ist und durch folgende Gleichung ausgedrückt wird:

$$\text{Anionenlücke} = Na^+ - (Cl^- + HCO_3^-) \tag{6.21}$$

Der Normalbereich umfasst 10 – 14 mmol/l. Je nach Autor wird bei der Berechnung der Anionenlücke die Kaliumkonzentration im Serum mitberücksichtigt, die aber aufgrund ihrer geringen Schwankungen nur einen unwesentlichen Einfluss auf die angegebenen Normwerte hat. Die Anionenlücke selbst besteht aus laborchemisch nicht messbaren Anionen wie Sulfat, Phosphat oder Proteinat. Eine Ausnahme bildet die Zufuhr von HCl oder NH_4Cl, da als Anion Cl^- zugeführt wird.

Klinik

Patienten mit chronischen nicht respiratorischen Azidosen tolerieren oft niedrigere pH-Werte im Blutplasma als Patienten, die eine akute nicht respiratorische Azidose entwickeln. ▶ Tab. 6.20 zeigt die wichtigsten klinischen Symptome ausgeprägter Azidosen.

Therapie

Die Prognose eines Patienten mit schwerwiegender Azidose bleibt zweifelhaft, solange die zugrunde liegende Erkrankung nicht effektiv behandelt werden kann. Aus diesem Grund sollte die Entwicklung einer Azidose durch eine ausgeglichene Flüssigkeitsbilanz, Optimierung der kardiorespiratorischen Funktion, Behandlung von Infektionen verhindert werden. Neben der Behandlung des Grundleidens ist oft eine exogene Zufuhr alkalisierender Substanzen indiziert.

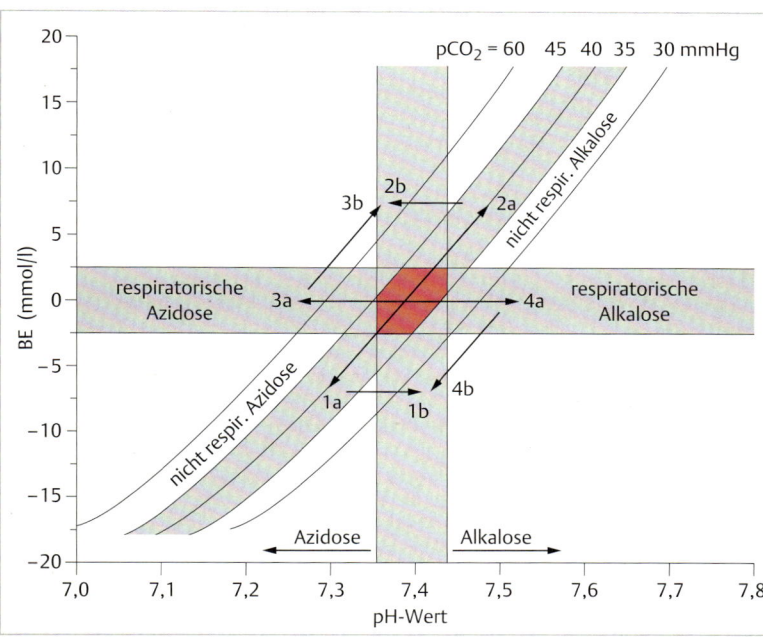

Abb. 6.4 Primäre Störungen des Säure-Basen-Haushalts und ihre Kompensationen. Die Normbereiche für den pH-Wert, den Basenüberschuss (BE) und den arteriellen CO_2-Partialdruck sind grau unterlegt. Das rot unterlegte Feld in der Mitte beschreibt den physiologischen Säure-Basen-Status. Die Zahlen und Buchstaben beschreiben jeweils die Störungen und ihre Kompensationsmechanismen anhand der jeweiligen Pfeilrichtungen.
1 a = nicht respiratorische Azidose,
1 b = kompensierte nicht respiratorische Azidose,
2 a = nicht respiratorische Alkalose,
2 b = kompensierte nicht respiratorische Alkalose,
3 a = respiratorische Azidose,
3 b = kompensierte respiratorische Azidose,
4 a = respiratorische Alkalose,
4 b = kompensierte respiratorische Alkalose.

Tab. 6.20 Symptomatik ausgeprägter Azidosen.

Wirkort	Klinische Symptome
kardiovaskuläres System	• Abnahme der myokardialen Kontraktilität • Dilatation der Arteriolen, Zentralisation • Zunahme des pulmonalvaskulären Widerstands • Reduktion des Herzminutenvolumens • Abnahme des systemarteriellen Blutdrucks • Reduktion des hepatischen und renalen Blutflusses • Reentry-Tachykardien • Reduktion der ventrikulären Flimmerschwelle • verminderte Ansprechbarkeit auf Katecholamine
respiratorisches System	• Hyperventilation • Dyspnoe
Stoffwechsel	• gesteigerte Insulinresistenz • Hemmung der anaeroben Glykolyse • Reduktion der ATP-Synthese • Hyperkaliämie • gesteigerter Proteinabbau
Zentralnervensystem	• Reduktion des zerebralen Stoffwechsels • Hemmung der Zellvolumenregulation • Bewusstseinstrübung und Koma

▶ **Natriumbikarbonat.** Die Gabe von Natriumbikarbonat (NaHCO$_3$) sollte vorsichtig erfolgen, um eine Überkorrektur und unerwünschte Nebenwirkungen zu vermeiden. Zunächst sollte ein Anstieg des Plasmabikarbonats auf Werte von 8–10 mmol/l als Therapieziel ausreichend sein. Die Infusion selbst erfolgt mittels 1-molarer bzw. 8,4%iger NaHCO$_3$-Lösung, d. h. 1 ml NaHCO$_3$ entspricht 1 mmol. Die benötigte Menge kann annäherungsweise mit der folgenden Formel berechnet werden:

$$NaHCO_3 \text{ (mmol)} = BE \times 0{,}3 \times kg\ KG \quad (6.22)$$

Praxistipp
In der klinischen Praxis hat es sich bewährt, die so errechnete Menge zunächst zur Hälfte zu infundieren und den Therapieeffekt anhand einer neuen Blutgasanalyse zu beurteilen.

Die *Nebenwirkungen* einer Pufferung mit NaHCO$_3$ in größeren Mengen sind Hypernatriämie und Hyperosmolalität mit der Folge einer hypertonen Hyperhydratation, sodass bei Patienten mit Herzinsuffizienz oder eingeschränkter Nierenfunktion oft eine begleitende Therapie mit Schleifendiuretika bzw. Nierenersatzverfahren indiziert ist. Eine Pufferung mit NaHCO$_3$ führt weiterhin zu einer Zunahme des pCO$_2$ in den Körperflüssigkeiten. Bei Patienten mit eingeschränkter respiratorischer Reserve, protrahiertem Schock oder im Rahmen einer kardiopulmonalen Reanimation kann dies zu einer paradoxen Verschlechterung v. a. der intrazellulären und auch extrazellulären Azidose führen.

▶ **THAM.** Tris(hydroxymethyl)aminomethan (THAM) ist eine CO$_2$-verbrauchende Puffersubstanz, die als 0,3-molare natriumfreie Lösung oder 3-molares Konzentrat erhältlich ist. THAM puffert sowohl metabolisch angefallene H$^+$-Ionen als auch flüchtige Säuren. THAM führt nur zu einer begrenzten CO$_2$-Produktion und einem Anstieg des intra- und extrazellulären pH-Wertes.

Nachteil einer Therapie mit THAM ist die hohe Volumenbelastung. Als weitere schwerwiegende Nebenwirkungen können Hyperkaliämie, Hyperglykämie, Atemdepression und bei Neugeborenen eine Leberzellnekrose auftreten, sodass der klinische Einsatz von THAM begrenzt ist. Aufgrund der renalen Elimination stellt eine Niereninsuffizienz eine Kontraindikation für eine Pufferung mit THAM dar.

Laktatazidosen

Definition
Laktatazidosen werden unterteilt in einen *Typ A*, bei dem eine beeinträchtigte Gewebeoxygenierung nachweisbar ist, und einen *Typ B*, bei dem kein Nachweis für eine eingeschränkte Sauerstoffversorgung des Gewebes erbracht werden kann.

▶ **Ursachen.** Die meisten Laktatazidosen (oder Laktazidosen) entstehen aufgrund einer Hypoxie im Rahmen eines Schocks jedweder Genese. Weitere Ursachen können sog. Stagnationshypoxien bei der Reperfusion ischämischer Extremitäten oder Organe, mesenteriale Perfusionsstörungen, ein Leberversagen, insbesondere in Kombination mit einem Nierenversagen, ein Thiaminmangel, die hereditäre Fruktoseintoleranz, kongenitale Enzymdefekte (Pyruvatdehydrogenasemangel) oder Intoxikationen (Alkohol, Zyanid, Salicylate) sein [4, 5]. Ursachen für eine Überproduktion von Laktat können sowohl eine unvollständige Endoxidation von Glukose im Zitratzyklus als auch eine verringerte Verstoffwechselung mittels Glukoneogenese oder eine verminderte Laktatoxidation sein.

▶ **Pathogenese.** Sowohl Entstehung als auch Abbau des Laktats können nur über eine Umwandlung in Pyruvat stattfinden. Da dieser Stoffwechselschritt aber bei einer blockierten Atmungskette nicht möglich ist, kommt es zu einem vermehrten Anfall von H$^+$- und Laktationen.

▶ **Therapie.** Die Therapie der Laktatazidose besteht in erster Linie in der Diagnose und unverzüglichen Behandlung des Grundleidens und in der Aufrechterhaltung einer adäquaten Gewebeoxygenierung.

Praxistipp

Die initiale medikamentöse Therapie einer schweren Laktatazidose besteht in der anhand von arteriellen Blutgasanalysen kontrollierten Gabe von *NaHCO$_3$* oder auch *THAM*.

Diabetische Ketoazidosen

▶ **Pathogenese.** Bei einem absoluten und relativen Insulinmangel werden durch eine gesteigerte Lipolyse vermehrt freie Fettsäuren aktiviert. Die daraus gebildeten Ketonkörper verlassen zusammen mit H$^+$-Ionen die Zellen und verbrauchen extrazelluläres Bikarbonat mit der Folge, dass der pH-Wert im Extrazellulärraum sinkt und die Anionenlücke zunimmt.

▶ **Klinik.** Symptom der diabetischen Ketoazidose ist eine extrazelluläre hypertone Dehydratation aufgrund einer gesteigerten osmotischen Diurese und vermehrter Flüssigkeitsverluste durch Erbrechen. Folge der Hypovolämie können ein akutes Nierenversagen und ein Volumenmangelschock sein. Patienten mit Niereninsuffizienz oder Schock und Diabetiker im Postaggressionsstoffwechsel bilden oft zusätzlich eine Laktat- oder urämische Azidose aus.

6.3 Säure-Basen-Haushalt

> **Praxistipp**
> Die Gabe von Insulin ist die *Therapie der Wahl* bei einer diabetischen Ketoazidose. Flüssigkeits-, Natrium- und Kaliumdefizite sollten ersetzt werden.

Exogen zugeführtes Bikarbonat kann eine bestehende Ketoazidose durch Stimulation der hepatischen Ketogenese verstärken [10]. Eine gezielte und reduzierte Gabe von Bikarbonat ist somit einzelnen, besonders ausgeprägten Fällen vorbehalten, v. a. wenn die Ketoazidose eine Instabilität des Kreislaufs zur Folge hat.

Renale Azidosen

Ursachen können ein chronisches und akutes Nierenversagen sowie eine renale tubuläre Azidose sein.

Chronisches Nierenversagen

▶ **Pathogenese.** Der Rückgang der Ausscheidung der H^+-Ionen als Ammonium im Urin vollzieht sich parallel zur Rückbildung der glomerulären Filtrationsrate und entwickelt sich entsprechend langsam. Die gleichzeitig verminderte Regeneration von Bikarbonat verstärkt die Azidose weiter.

▶ **Klinik.** Es findet sich eine vergrößerte Anionenlücke ohne wesentliche Veränderungen von pH-Wert oder Bikarbonatkonzentration, da die anfallenden H^+-Ionen durch endogene Puffersysteme über einen längeren Zeitraum neutralisiert werden können.

> **Praxistipp**
> Entwickelt sich trotz sorgfältiger Flüssigkeits- und Elektrolytbilanz eine ausgeprägte nicht respiratorische Azidose, kommen die Infusion von *NaHCO₃* und Nierenersatzverfahren in Betracht.

Akutes Nierenversagen

▶ **Pathogenese und Klinik.** Die Veränderungen, die zu einer verminderten H^+-Ionenelimination und Bikarbonatregeneration führen, entsprechen denen des chronischen Nierenversagens mit allerdings deutlicher Reduktion des pH-Wertes und der Bikarbonatkonzentration im Blut. Parallel finden sich meist Entgleisungen des Elektrolythaushalts.

▶ **Therapie.** Die Therapie beinhaltet eine Korrektur des Flüssigkeits- und Elektrolythaushalts, Pufferung mit *NaHCO₃* und Einsatz von Nierenersatzverfahren.

Renale tubuläre Azidosen

Der renalen tubulären Azidose liegt ein angeborener oder erworbener Defekt der tubulären H^+-Ionensekretion und/oder Bikarbonatresorption zugrunde, der mit einer Hyperchlorämie einhergeht. Unterschieden werden renale tubuläre Azidosen vom *Typ I (distaler Typ)* und *Typ II (proximaler Typ)*.

▶ **Klinik und Therapie.** Klinisch führen beide Formen zu einer nicht respiratorischen hyperchlorämischen Azidose mit unveränderter Anionenlücke. Die Therapie besteht in der Infusion von Natriumbikarbonat, Korrektur der Hypokaliämie und Flüssigkeitssubstitution zur Beseitigung der Dehydratation.

Seltene nicht respiratorische Azidosen
Bikarbonatverluste

Der Verlust von Bikarbonat über den Gastrointestinaltrakt aufgrund einer mangelnden Rückresorption (z. B. bei Ileus oder Diarrhö) kann zu einer ausgeprägten nicht respiratorischen Azidose und Hypokaliämie führen. Obwohl Bikarbonat durch Chloridanionen ersetzt wird und in der Regel eine hyperchlorämische Azidose zu finden ist, entwickelt sich häufig eine vergrößerte Anionenlücke aufgrund des oft parallel bestehenden protrahierten Flüssigkeitsverlustes. Die Therapie besteht in der Gabe von Bikarbonat, Flüssigkeits- und Elektrolytsubstitution.

Ureteroenterostomie

Ist der Abfluss des Urins nach Anlage einer Kolon- oder Ileumneoblase durch eine Stenose behindert und bleibt der Urin längere Zeit in Kontakt mit der Darmschleimhaut, entwickelt sich eine *hyperchlorämische Azidose* durch die vermehrte Rückresorption von Chloridanionen im Austausch gegen Bikarbonat und/oder die gesteigerte Rückresorption von Ammoniumionen aus dem Urin.

Dilutionsazidosen

Eine übermäßige Infusion von bikarbonatfreier Flüssigkeit, z. B. physiologischer Kochsalzlösung, führt zu einer Dilution des extrazellulären Bikarbonats und zu einer Azidose. Die Therapie besteht in der Unterbrechung der exogenen Flüssigkeitszufuhr und der Infusion von Natriumbikarbonat.

Medikamentös induzierte nicht respiratorische Azidosen

Carboanhydrasehemmer wie Acetazolamid oder Dichlorphenamid blockieren die renale Elimination von H^+-Ionen fast vollständig und können zu gesteigerten Bikarbonatverlusten führen.

Intoxikationen

Akute Intoxikationen mit z. B. Azetylsalizylsäure, Methanol und Ethylenglykol und Toluol können zu lebensbedrohlichen nicht respiratorischen Azidosen führen (siehe hierzu Kap. 9.2).

6.3.5 Respiratorische Azidosen
Ätiologie

> **Merke**
> Eine respiratorische Azidose entwickelt sich immer dann, wenn die endogene Produktion von CO_2 größer ist als die respiratorische Elimination.

Die vollständige Anpassung an eine Hyperkapnie durch Steigerung der renalen Bikarbonatregeneration benötigt etwa 3–5 Tage und zeigt bei chronischem Verlauf aufgrund einer vermehrten renalen Chlorid- und Säureexkretion das typische Bild einer hypochlorämischen Hyperbikarbonatämie [8]. ▶ Tab. 6.21 zeigt die Ursachen akuter und chronischer respiratorischer Azidosen.

Klinik

Neben den bereits beschriebenen Symptomen einer Azidose führt ein Anstieg des pCO_2 im Blut zu Tachykardie, arterieller Hypertonie, Engstellung der Pupillen, Hautrötung, Verwirrtheit

Tab. 6.21 Ursachen respiratorischer Azidosen.

Wirkort	Erkrankung/Ursache
Atemzentrum	*Medikamente:* • Opiate, Sedativa, Narkotika *Läsionen:* • Tumor, Blutung, Trauma, Ischämie, Enzephalitis, Meningitis *funktionelle Störungen:* • zentrale Hypoventilation, Pickwick-Syndrom, extremes Übergewicht
periphere Nerven	hoher Querschnitt beidseitige Phrenikusparese Poliomyelitis Polyneuropathie Guillain-Barré-Syndrom
neuromuskuläre Übertragung	Myasthenia gravis Botulismus Muskelrelaxanzien Aminoglykosidmedikation
Muskulatur	Myositis Muskeldystrophie hypokaliämische Lähmung
Thorax	Kyphoskoliose Pneumothorax Rippenserienfraktur
Atemwege, Lungenparenchym	Fremdkörperaspiration Tumor Emphysem Status asthmaticus Sekretverhalt falsche Respiratoreinstellung: • zu geringes Atemminutenvolumen • zu hohe Totraumventilation • Pneumonie Tumor
Sonstiges	Lungenödem

bis Koma (hyperkapnische Enzephalopathie), Atemnot oder Hyperaktivität. Aufgrund einer Dilatation der zerebralen Gefäße kommt es zu einer vermehrten zerebralen Durchblutung, die ihrerseits wieder einen erhöhten Liquordruck zur Folge haben kann. Der durch den Anstieg des pCO_2 bedingte Abfall des arteriellen pO_2 kann zu einer kritischen Hypoxämie führen. Während eine akute respiratorische Azidose häufig Störungen der Serumelektrolyte nach sich zieht, fehlen diese bei chronischem Verlauf.

Therapie

> **Praxistipp**
> • Die Gabe von Sauerstoff ist entscheidend bei der Therapie der *akuten respiratorischen Azidose*. Wichtig ist weiterhin die Behandlung des Grundleidens. Eine kontrollierte Beatmung ist erforderlich, wenn konservative Maßnahmen versagen, ein Atemstillstand eintritt oder der pCO_2 über 80 mmHg steigt [1].
> • *Chronische respiratorische Azidosen* bedürfen in der Regel keiner Therapie der Azidose oder Hyperkapnie. Die Insufflation von Sauerstoff sollte vorsichtig erfolgen, da eine Steigerung der Ventilation bei diesen Patienten durch einen erniedrigten pO_2 und nicht durch einen erhöhten pCO_2 stimuliert wird.

Die Dekompensation einer chronischen respiratorischen Azidose ist oft bedingt durch eine Infektion, den Gebrauch von Sedativa und Narkotika oder eine übermäßige Sauerstofftherapie. Anstelle einer Normalisierung des pCO_2 ist es bei Patienten mit einer chronischen respiratorischen Azidose sinnvoll, lediglich eine Kompensation auf den vor der Dekompensation bestehenden Wert anzustreben.

▶ **Pufferung.** Eine Therapie mit *Bikarbonat* sollte nur erfolgen, wenn gleichzeitig eine nicht respiratorische Azidose vorliegt. Dieses Vorgehen kann zu einer vermehrten Produktion von CO_2 und einer pH-vermittelten Atemdepression führen. Eine Behandlung mit *THAM* hat den theoretischen Vorteil, dass der pCO_2 abnimmt. Beim nicht kontrolliert beatmeten Patienten ist jedoch zu berücksichtigen, dass hierdurch der Atemantrieb reduziert wird.

6.3.6 Nicht respiratorische Alkalosen

Ätiologie

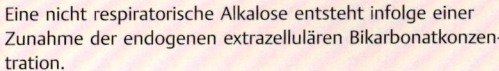

> **Merke**
> Eine nicht respiratorische Alkalose entsteht infolge einer Zunahme der endogenen extrazellulären Bikarbonatkonzentration.

Dieser Störung des Säure-Basen-Haushalts kann ein Verlust an H^+-Ionen aus der extrazellulären Flüssigkeit (Subtraktionsalkalose) oder ein vermehrter Anfall von extrazellulärem Bikarbonat (Additionsalkalose) zugrunde liegen. Die Ursachen der nicht respiratorischen Alkalosen lassen sich anhand des extrazellulären Volumenstatus sowie der Chloridbilanz bzw. der Chloridkonzentration im Urin in *chloridsensible* und *chloridresistente* Formen einteilen (▶ Tab. 6.22).

Tab. 6.22 Ursachen chloridsensibler und chloridresistenter nicht-respiratorischer Alkalosen.

Form	Ursachen
chloridsensibel (Chlorid im Urin < 10 mmol/l)	gastrointestinale Erkrankungen (Salzsäure- bzw. Chloridverluste): • exzessives Erbrechen • Magendrainage, Magensonde • villöses Kolonadenom • kongenitale Chloriddiarrhö Diuretikatherapie Mukoviszidose Z. n. alveolärer Hypoventilation
chloridresistent (Chlorid im Urin > 20 mmol/l)	Mineralokortikoidexzess: • primärer und sekundärer Hyperaldosteronismus • Morbus Cushing Bartter-Syndrom Gitelman-Syndrom Kaliumverluste
nicht weiter einzuordnende nicht respiratorische Alkalosen	Hyperkalzämie ohne Parathormonerhöhung vermehrte Alkalizufuhr: • Natriumbikarbonat • Antazida • Zitrat, Laktat, Glukonat, Acetat • Milch-Alkali-Syndrom

> **Praxistipp**
> Die häufigsten Ursachen sind Salzsäureverluste durch Erbrechen oder eine Behandlung mit Thiazid- und/oder Schleifendiuretika [7].

Klinik

Eine nicht respiratorische Alkalose führt zu einer *hypochlorämischen Hyperbikarbonatämie*. In schweren Fällen treten Symptome auf, die sich aufgrund einer Vasokonstriktion von einer verminderten zerebralen und myokardialen Perfusion ableiten. Neurologische Symptome sind Kopfschmerzen, tetanische Krämpfe, Lethargie, Delir und Verwirrtheitszustände. Die myokardiale Sauerstoffreserve sowie die Schwelle zur Ausbildung einer Koronarischämie sind herabgesetzt. Weiter verursacht eine Alkalose eine Atemdepression und eine Linksverschiebung der O_2-Bindungskurve und somit potenziell eine Gewebehypoxie.

Therapie

▶ **Grunderkrankung.** Ziel der therapeutischen Bemühungen muss die Behandlung der Grunderkrankung sein, z.B. Gabe von Antiemetika bei Erbrechen, Überprüfung einer präexistenten Mineralokortikoidtherapie.

> **Praxistipp**
> - Neben der Sicherstellung von Oxygenierung und Normohydratation sollte eine exogene Zufuhr von Bikarbonat in Form von Präkursoren wie Laktat, Zitrat oder Azetat unterbrochen werden.
> - Sind die auslösenden Faktoren einer schweren Alkalose beseitigt oder eingeschränkt worden, muss sich die Therapie auf eine Reduktion der Hyperbikarbonatämie ausrichten.

Der Ausgleich eines bestehenden Defizits an Natrium, Kalium und Chlorid unterstützt weiter die renale Elimination von Bikarbonat. Die Gabe von *Carboanhydrasehemmern* wie Acetazolamid (250–375 mg 1- bis 2-mal pro Tag) führt ebenso zu einer vermehrten Bikarbonatausscheidung.

▶ **Salzsäure.** Ist eine zügige Korrektur der Alkalose erforderlich, kann eine Pufferung durch Infusion von Salzsäure als 0,1- oder 0,2-molare Lösung über einen zentralvenösen Zugang erfolgen. Dabei darf eine Dosierung von 0,2 mmol pro kg KG nicht überschritten werden. Für eine Reduktion der extrazellulären Bikarbonatkonzentration von 50 auf 40 mmol/l bei einem 70 kg schweren Patienten sind 350 mmol Salzsäure, berechnet nach folgender Formel, nötig:

$$10\ \text{mmol/l} \times 70\ \text{kg} \times 0{,}5 = 350\ \text{mmol HCl} \qquad (6.23)$$

Präkursoren der Salzsäure wie Ammoniumchlorid oder Argininmonohydrochlorid können zwar auch zur Pufferung einer nicht respiratorischen Alkalose eingesetzt werden, sind aber wegen verschiedener Risiken (Hyperosmolarität, Entwicklung lebensgefährlicher Hyperkaliämien) weniger gebräuchlich.

▶ **Chloridsensible nicht respiratorische Alkalose.** In *weniger schweren Fällen* kann eine Therapie der Alkalose mittels Reduktion einer Diuretikatherapie, der Gabe von Acetazolamid und einer vorsichtigen Infusion von Natrium- und Kaliumchlorid ausreichend sein.

> **Praxistipp**
> Schwere nicht respiratorische Alkalosen bei kardial oder renal vorerkrankten Patienten sollten mit Hämo- oder Ultrafiltration behandelt werden, da die Infusion von Salzsäure oft mit einer problematischen Zunahme der extrazellulären Flüssigkeit verbunden ist [2, 3].

▶ **Chloridresistente nicht respiratorische Alkalose.** *Kaliumsubstitution* ist neben der Behandlung des Grundleidens die Therapie der Wahl bei dieser Alkaloseform. Kaliumsparende Diuretika und Natriumchloridrestriktion können unterstützend eingesetzt werden. Weiterhin können nicht steroidale Antiphlogistika und Hemmer des Angiotensin-Converting-Enzyms die Symptomatik bei Vorliegen eines Bartter- oder Gitelman-Syndroms verbessern [6, 12].

6.3.7 Respiratorische Alkalosen

Ätiologie

> **Merke**
> Die respiratorische Alkalose ist die häufigste Störung des Säure-Basen-Haushalts und Folge einer alveolären Hyperventilation mit Abfall des arteriellen pCO_2.

Abgesehen vom physiologischen Auftreten während der Schwangerschaft oder bei einem Aufenthalt in großer Höhe sind respiratorische Alkalosen bei kritisch kranken *Intensivpatienten* oft eine Reaktion oder ein Adaptationsversuch an die Grunderkrankung (z.B. Sepsis oder Lungenembolie) oder Folge einer inkorrekten Respiratoreinstellung. Die Hypokapnie führt kompensatorisch zu einer Abnahme der extrazellulären Bikarbonatkonzentration durch Aktivierung der Puffersysteme im Blut und bei chronischem Verlauf bilden sich innerhalb weniger Tage die renalen Kompensationsmechanismen aus.

Klinik

Klinisch manifestiert sich eine respiratorische Alkalose durch Parästhesien der Extremitäten, periorales Taubheitsgefühl und Spasmen. Bei Patienten mit koronarer Herzerkrankung kann es zu einer kardialen Minderperfusion kommen [9]. Die Verminderung der zerebralen Durchblutung führt zu erhöhter Reizbarkeit, Angstzuständen, Konzentrationsschwächen und Schwindel. Epileptische Anfälle können provoziert werden.

> **Praxistipp**
> Eine akut auftretende respiratorische Alkalose bei Intensivpatienten ist immer ernst zu nehmen, da sie das erste fassbare klinische Zeichen einer beginnenden Sepsis oder eines Lungenversagens sein kann. Zudem führt die begleitende Linksverschiebung der Sauerstoffbindungskurve zu einer Abnahme der Gewebeoxygenierung.

Therapie

Die Behandlung des Grundleidens bei Vorliegen einer respiratorischen Alkalose ist das vorrangige Ziel. Da die meisten respiratorischen Alkalosen keine akute Bedrohung darstellen, ist eine Pufferung zur Korrektur der Blutgasanalyse primär nicht indiziert [2, 3]. Beim Hyperventilationssyndrom sind eine CO_2-Rückatmung sowie eine verbale Beruhigung, die Gabe von Sedativa und eventuell langfristig eine Psychotherapie indiziert.

> **Kernaussagen**
>
> **Einleitung und physiologische Grundlagen**
> Pathologische Veränderungen der Wasserstoffionenkonzentration bzw. Störungen der Isohydrie beeinträchtigen Zell- und Organfunktionen. Im menschlichen Organismus beträgt der intrazelluläre pH-Wert 6,8. Der extrazelluläre pH-Wert hingegen zeigt mit seinen engen Normgrenzen von 7,37 – 7,45 eine leicht alkalische Reaktion.
>
> **Regulation der Wasserstoffionenkonzentration**
> Die im Blut vorhandenen Puffersysteme und die pulmonale Regulation durch Abatmung von Kohlendioxid über die Lungen reagieren innerhalb kürzester Zeit auf Imbalancen der Isohydrie; chronische Störungen werden durch hepatische und renale Kompensationsmechanismen innerhalb von Stunden bis Tagen ausgeglichen.
>
> **Störungen der Isohydrie**
> Imbalancen der Isohydrie werden in primär *nicht respiratorische* und *respiratorische Störungen* eingeteilt. Die Differenzialdiagnose erfolgt anhand der systemarteriellen Blutgasanalyse.
>
> **Nicht respiratorische Azidosen**
> Häufige Ursachen sind Laktatazidosen, diabetische Ketoazidosen und renale Azidosen. Die klinischen Symptome beinhalten eine Beeinträchtigung der kardiovaskulären und respiratorischen Funktion sowie des zerebralen Stoffwechsels. Neben der Behandlung des Grundleidens besteht die Therapie in der exogenen Zufuhr alkalisierender Substanzen.
>
> **Respiratorische Azidosen**
> Sie entwickeln sich, wenn die endogene Kohlendioxidproduktion die pulmonale Elimination überschreitet. Vorrangiges Ziel der Therapie akuter Störungen ist die Vermeidung einer Hypoxämie. Chronische Störungen bedürfen in der Regel keiner Therapie der Azidose oder Hyperkapnie.
>
> **Nicht respiratorische Alkalosen**
> Sie entstehen infolge einer Zunahme der endogenen extrazellulären Bikarbonatkonzentration. Die häufigsten Ursachen sind Salzsäureverluste durch Erbrechen und eine Behandlung mit Diuretika. Neben der Therapie der Grunderkrankung können Carboanhydrasehemmer gegeben oder eine Pufferung mit Salzsäure durchgeführt werden.
>
> **Respiratorische Alkalosen**
> Sie sind Folge einer alveolären Hyperventilation mit Abfall des arteriellen pCO_2. Ursachen sind Hypoxämie, Lungenerkrankungen, Störungen des ZNS, Salicylatintoxikationen, Leberversagen, Sepsis und das Hyperventilationssyndrom bei gesteigerter Angst bzw. innerer Erregung. Die Therapie des Grundleidens steht im Vordergrund, da die meisten respiratorischen Alkalosen keine akute Bedrohung darstellen.

Literatur

[1] Adrogue HJ, Tobin MJ. Respiratory failure. Cambridge: Blackwell Science 1997; 125 – 137
[2] Adrogue HJ, Madias NE. Management of life-threatening acid-base disorders. First of two parts. N Eng J Med 1998; 338: 26 – 34
[3] Adrogue HJ, Madias NE. Management of life-threatening acid-base disorders. Second of two parts. N Eng J Med 1998; 338: 107 – 111
[4] Atkinson DE, Bourke E. Metabolic aspects of the regulation of systemic pH. Am J Physiol 1987; 252: F947 –F953
[5] Cohen RD. Roles of the liver and kidney in acid-base regulation and its disorders. Br J Anaesth 1991; 67: 154 – 164
[6] Colusso G, Rombola G, De Ferrari ME et al. Correction of hypokalemia with antialdosterone therapy in Gitelmans syndrome. Am J Nephrol 1994; 14: 127 – 135
[7] Harrington JT, Kassirer JP. Metabolic alkalosis. In: Cohen JJ, Kassirer JP, eds. Acid-base. Boston: Little Brown; 1982: 227 – 306
[8] Madias NE, Cohen JJ, Adrogue HJ. Influence of acute and chronic respiratory alkalosis on preexisting chronic metabolic alkalosis. Am J Physiol 1990; 258: F479 –F483
[9] Neill WA, Hattenhauer M. Impairment of myocardial O_2-supply due to hyperventilation. Circulation 1975; 52: 854 – 859
[10] Okuda Y, Adrogue HJ, Field JB et al. Counterproductive effects of sodium bikarbonate in diabetic ketoacidosis. J Clin Endocrinol Metabol 1996; 81: 314 – 320
[11] Siggaard-Andersen O. The acid-base status of the blood. Kopenhagen: Munksgaard; 1974
[12] Vinci JM, Gill JR Jr, Bowden RE et al. The kallikrein-kinin system in Bartter's syndrome and its response to prostaglandine synthetase inhibition. J Clin Invest 1978; 61: 1671 – 1682

Kapitel 7
Störungen der Blutgerinnung

7.1	Physiologische Grundlagen der Blutgerinnung	456
7.2	Plasmatische Gerinnungsstörungen mit Blutungsneigung	462
7.3	Thrombozytäre Gerinnungsstörungen	469
7.4	Hyperkoagulabilität, venöse Thromboembolie und Antikoagulation	473
7.5	Komplexe Hämostasestörungen	480

7.1 Physiologische Grundlagen der Blutgerinnung

H. Riess

Die normale Hämostase zwischen den Extremen der Thromboembolie und Blutung wird durch das komplexe Zusammenwirken von Gefäßwand, Blutzellen und Plasmafaktoren im strömenden Blut gewährleistet. Auftretende Gefäßdefekte initiieren die Blutgerinnung, wobei bei arteriellen Gefäßen die Gefäßkontraktion den Blutfluss reduziert. Thrombozyten und auch Leukozyten adhärieren an z. B. durch Immunreaktionen oder durch infektiöstoxisch oder traumatisch alteriertem Endothel oder an freiliegenden subendothelialen Strukturen (wie z. B. Kollagen), wobei Glykoproteinrezeptoren (z. B. Integrine) die Anbindung vermitteln.

Die damit verbundene zelluläre Aktivierung führt zu Veränderungen von Endothel-, Plättchen- und Leukozytenmembranen, wodurch gerinnungsaktive Phospholipoproteinoberflächen verfügbar werden, die dann (z. B. als Plättchenfaktor 3, PF3) eine optimale Voraussetzung für den im Wesentlichen durch Tissue Factor (TF) initiierten Ablauf der plasmatischen Gerinnung bilden. Freigesetzte Inhaltsstoffe und synthetisierte leukozytäre und thrombozytäre Mediatoren verstärken die Gefäßkontraktion, rekrutieren weitere Blutzellen und beschleunigen die Fibrinbildung. Das an der Gefäßläsion primär zur Blutstillung führende Zellaggregat wird durch das parallel gebildete Fibrin stabilisiert, wobei eine wechselseitige positive Rückkopplung zwischen plasmatischer Thrombin- und Fibrinbildung sowie Plättchen- und Leukozytenakkumulation und -aktivierung besteht. Dynamik und Ausmaß der Fibrinbildung werden wesentlich durch die zellulären Hämostasekomponenten sowie die Konzentration der Gerinnungsfaktoren und -inhibitoren moduliert. Durch aktive Gerinnselretraktion und reaktive Fibrinolyse, Letztere ihrerseits reguliert durch Aktivatoren und Inhibitoren, wird parallel mit der Wundheilung der Gefäßwand die – unter Umständen lumenwiederherstellende – Gerinnselrückbildung eingeleitet.

Manche Komponenten des Hämostasesystems sind auch Regulatoren für andere plasmatische Kaskadensysteme, wie z. B. der C1-Inhibitor, der die Kontaktaktivierung der plasmatischen Gerinnung, die Fibrinolyse und auch das Kinin-Bradykinin-System hemmt. Einerseits sind Blut- und Gefäßwandzellen aktive Komponenten der Hämostase, andererseits wirken plasmatische Mediatoren auf diese Zellen; insbesondere Thrombin wird von zellspezifischen Rezeptoren gebunden und löst zell- und rezeptorspezifische Signale aus.

> **Merke**
> Qualitative und quantitative Störungen im Bereich einzelner Hämostasekomponenten treten klinisch in der Regel primär nicht als hämorrhagische oder thrombophile Diathese in Erscheinung, solange nicht eine Aktivitätsminderung auf deutlich weniger als 30 % oder eine Aktivitätssteigerung auf deutlich über 150 % besteht.

Leichtere Funktionsstörungen von Einzelfaktoren im Rahmen hereditärer oder erworbener Hämostasestörungen, die sich der Routinediagnostik nahezu regelhaft entziehen, können aber im Kontext mit endogenen oder exogenen Noxen zur Dekompensation des Hämostasegleichgewichts, d. h. zur Thromboembolie oder Blutung, beitragen.

In diesem Kapitel nicht abgehandelt werden die vielfältigen Zusammenhänge zwischen Hämostase und Angiogenese, Arteriosklerose, Infektion, Inflammation, Metastasierung und Tumorwachstum.

7.1.1 Normale Hämostase

Bedeutung der Blutplättchen

Blutplättchen entstehen im Knochenmark durch Fragmentierung aus Megakaryozyten und werden in das zirkulierende Blut abgegeben. Sie sind diskoid und haben einen Durchmesser von 2–4 µm. Ihre Lebensdauer beträgt normalerweise etwa 9 Tage. Der Referenzwert der kernlosen Blutplättchen (Thrombozyten) reicht von $150–350 \times 10^9$/l. Etwa ein Drittel der Thrombozyten wird in der Milz gespeichert („pooling") und steht im Austausch mit dem peripheren Blut. Nur ein kleiner Teil der Thrombozyten wird im kontinuierlichen physiologischen Blutstillungsprozess verbraucht, die meisten werden im retikuloendothelialen System – vorrangig der Milz – phagozytiert.

▶ **Regulation der Thrombozytenzahl.** Die periphere Thrombozytenzahl wird durch kontinuierlich hepatisch gebildetes Thrombopoetin (TPO) reguliert. TPO bindet an spezifische Rezeptoren von hämatopoetischen Progenitorzellen, Megakaryozyten und zirkulierende Thrombozyten. Eine Verminderung der Thrombozytenzahl führt zu einer Erhöhung des Spiegels an freiem TPO und damit zur Zunahme der megakaryozytären Thrombozytenproduktion. Dementsprechend findet man bei chronischem Verbrauch von Blutplättchen eine Zunahme an Megakaryozyten im Knochenmark. Verschiedene Bedingungen verändern die Thrombozytenzahl: So werden erhöhte Thrombozytenzahlen bei Akutphasereaktionen, Stresssituationen oder bei leichtem Eisenmangel beobachtet.

▶ **Granula.** Die im elektronenmikroskopischen Bild erkennbare morphologische Organisation der Blutplättchen ist durch verschiedene subzelluläre Granula geprägt. Die sog. α-Granula speichern insbesondere gerinnungsaktive Substanzen (▶ Tab. 7.1). Die elektronendichten Granula, „Dense Bodies" genannt, enthalten u. a. Adenosindiphosphat (ADP), Adenosintriphosphat (ATP), Kalzium und Serotonin. Aus Lysosomen werden saure Hydrolasen, Glykosidasen und Kathepsine freigesetzt. Dies geschieht durch Abgabe der Granulainhaltsstoffe in das offene kanalikuläre System, welches das Plättcheninnere als Einstülpung der trilaminaren Phospholipidmembran der Plättchenoberfläche durchzieht und – als Pseudopodien nach außen gestülpt – die Inhaltsstoffe der Granula an der Plättchenoberfläche verfügbar macht. Dieser Formwandel (Shape Change) wird durch die energieverbrauchende Kontraktion von Mikrofilamenten und Mikrotubuli (Dense tubular System) bewirkt, deren Myosinfibrillen auch für die Gerinnselretraktion verantwortlich sind.

▶ **Aufgaben der Blutplättchen.** Im Rahmen der Blutstillung haben Blutplättchen v. a. 2 wichtige Aufgaben zu erfüllen:
- Sie sind wesentlicher Bestandteil des Zellpfropfes am Verletzungsort (primäre Hämostase).
- Sie stellen die für den Ablauf der plasmatischen Gerinnung notwendige negativ geladene Phospholipidoberfläche zur Verfügung.

Die Thrombozytenaktivierung erfolgt in getrennt erfassbaren, aber ineinander übergehenden morphologischen und funktionellen Schritten, wobei *Adhäsion, Formwandel, Freisetzungsreaktion* und *Aggregation* unterschieden werden.

▶ **Adhäsion.** Aufgrund ihrer Größe bewegen sich Blutplättchen im fließenden Blut bevorzugt in der gefäßwandnahen Zone. Im Bereich von geschädigtem Endothel oder freiliegenden subendothelialen Strukturen (z. B. Kollagenfibrillen, Von-Willebrand-Faktor) adhärieren Plättchen mittels thrombozytärer Glykoproteinrezeptoren. Die beiden wichtigsten Adhäsionsrezepto-

7.1 Physiologische Grundlagen der Blutgerinnung

Tab. 7.1 Auswahl von Inhaltsstoffen der Plättchengranula.

Granula	Inhaltsstoffe
α-Granula	• Antiplasmin • Endothelzellwachstumsfaktor (ECGF, Endothel Cell Growth Factor) • epidermaler Wachstumsfaktor (EGF) • Faktor V • Faktor XI • Fibrinogen • Fibronektin • Plasminogenaktivatorinhibitor 1 (PAI-1) • Plättchenfaktor 4 • Blutplättchenwachstumsfaktor (PDGF) • Protein S • P-Selektin • β-Thromboglobulin • Thrombospondin • transformierender Wachstumsfaktor (TGF) • Vitronektin • Von-Willebrand-Faktor
„Dense-Bodies"	• ADP • ATP • Kalzium • Pyrophosphat • Serotonin
Lysosomen	• saure Hydrolasen • Glykosidasen • Kathepsine

weitere freigesetzte Substanzen: $α_1$-Proteaseinhibitor, $α_2$-Makroglobulin, C 1-Inhibitor, Faktor XIII, Gewebefaktorinhibitor (TFPI), hochmolekulares Kininogen (HMWK), vaskulärer Permeabilitätsfaktor

ren sind der Glykoprotein(GP)-Ia/IIa- bzw. GP-Ib/V/IX-Komplex zur Bindung von Kollagenfasern bzw. des Von-Willebrand-Faktors, der seinerseits eine Brücke zwischen Plättchen und Subendothel bilden kann. Auch der GP-IIb/IIIa-Komplex aktivierter Plättchen (s. Aggregation) kann an den Von-Willebrand-Faktor binden.

▶ **Formwandel und Freisetzungsreaktion.** Durch Fremdflächenkontakt oder rezeptorvermittelt durch Agonisten wie Thrombin, ADP u. a. gehen die Plättchen in eine sphärische Form über mit kurzen und längeren ausgestülpten Pseudopodien. Dabei werden Granulainhaltsstoffe freigesetzt und thrombozytäre Mediatoren wie Thromboxan A_2 oder plättchenaktivierender Faktor synthetisiert. Diese verstärken rezeptorvermittelt die Plättchenaktivierung und aktivieren lokal weitere Plättchen. Thromboxan A_2 und Serotonin sind dabei auch von wesentlicher Bedeutung für die Gefäßkontraktion.

▶ **Aggregation.** Bei überschwelliger Plättchenaktivierung werden räumlich benachbarte Plättchen stimuliert (s. o.) und lagern sich zusammen (Aggregation). Dabei wird Fibrinogen an den aktivierten GP-IIb/IIIa-Komplex gebunden und vermittelt die Brücke zwischen benachbarten Plättchen.

Zur Aggregation führen im Wesentlichen 3 Mediatoren:
- *ADP* aus den „Dense Bodies";
- die im Arachidonsäurestoffwechsel gebildeten instabilen Endoperoxide Prostaglandin H_2 und G_2 sowie v. a. das *Thromboxan A_2* (TxA_2; ▶ Abb. 7.1), welches spontan zum biologisch unwirksamen TxB_2 hydrolysiert;
- der *plättchenaktivierende Faktor (PAF),* gebildet aus dem Lysolecithin der Zellmembran durch Acetylierung, der insbesondere im Zusammenwirken mit anderen Agonisten einen wichtigen Faktor der Thrombozytenaktivierung darstellt.

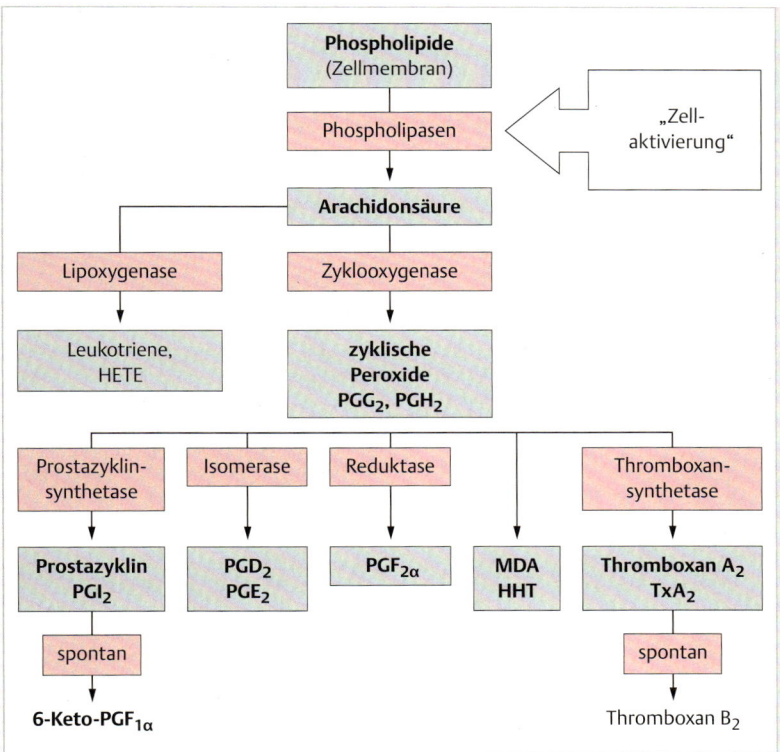

Abb. 7.1 Schematische Darstellung des Arachidonsäurestoffwechsels.
HETE = Hydroxy-5,8,10,14-eicosatetraensäure; HHT = 14-Hydroxy-5,8,10-heptadecatriensäure; MDA = Malondialdehyd; PG = Prostaglandin.

Störungen der Blutgerinnung

▶ **Bereitstellung von Plättchenfaktor 3 (PF3).** Bei Plättchenaktivierung werden negativ geladene Phospholipide (= PF3) auf die Außenfläche der Membran verlagert. Sie bilden die Oberfläche für die durch Ca^{++} vermittelte Bindung von Gerinnungsfaktoren mit konsekutiver limitierter Proteolyse im Rahmen des Tenase- und Prothrombinasekomplexes (s. u.). Dadurch werden die Thrombin- und Fibrinbildung räumlich bevorzugt an die Thrombozytenaktivierung gebunden. Aufgrund der hohen Flussgeschwindigkeiten und Scherkräfte ist die durch den Von-Willebrand-Faktor vermittelte Anlagerung von Thrombozyten an eine alterierte Gefäßwand für die Thrombusentstehung im arteriellen Stromgebiet bedeutsamer als im venösen System.

▶ **Regulation der Thrombozytenaktivierung.** Die Thrombozytenaktivierung ist komplex reguliert und in ihrer Initialphase reversibel. Eine überschießende Thrombozytenaktivierung wird durch Mediatoren limitiert, die von intaktem Endothel abgegeben werden, wie z.B. Stickstoffmonoxid (NO), Endothelin oder Prostazyklin (▶ Abb. 7.1), welche rezeptorvermittelt zum Anstieg des thrombozytären zyklischen Adenosinmonophosphats (cAMP) sowie konsekutiv zu einem Abfall freien Kalziums führen und damit der Plättchenaktivierbarkeit und Propagation der Plättchenaggregation entgegenwirken.

> **Merke**
> So können Plättchen nach Formwandel und Sekretion zwar wieder in ihre diskoide Form zurückkehren und zirkulieren; sie sind allerdings nur eingeschränkt funktionsfähig („exhausted platelets").

Plasmatisches Gerinnungssystem

Fibrin ist das Endprodukt einer komplexen Reaktion von Plasmaproteinen (Gerinnungsfaktoren). Dabei werden konsekutiv verschiedene Proenzyme (z. B. Prothrombin) zu aktiven Serinproteasen umgewandelt (z. B. Thrombin = Faktor IIa; ▶ Abb. 7.2, ▶ Abb. 7.3; ▶ Tab. 7.2). Diese Reaktionen werden durch Inhibitoren (z. B. Antithrombin) und Kofaktoren (z. B. aktivierter Faktor V = Va) moduliert. Die Unterscheidung der intrinsischen (endogenen) und extrinsischen (exogenen) Gerinnung sowie der gemeinsamen Endstrecke beider Systeme (▶ Abb. 7.2) spiegelt die In-vivo-Verhältnisse unzutreffend wider, ist jedoch für die Interpretation der Labortests weiterhin hilfreich. Die Gerinnungsfaktoren (▶ Tab. 7.2) werden überwiegend in der Leber gebildet (die Faktoren des Prothrombinkomplexes II, VII, IX, X in Abhängigkeit von Vitamin K), während Faktor VIII vorrangig von Endothelzellen synthetisiert wird.

▶ **Initiierung der Gerinnung.** Die Initiierung der Gerinnung (▶ Abb. 7.3) erfolgt durch gewebständige Kinasen (Tissue Factor, Gewebethromboplastin) im sog. extrinsischen System mit konsekutiver Aktivierung von Faktor X und einer quantitativ geringen Thrombinbildung, die durch den „Tissue Factor Pathway Inhibitor"(TFPI) moduliert wird. Diese Thrombinmenge aktiviert lokal die Faktoren V, VIII, XI und Thrombozyten (Amplifikation). Durch positive Feedback-Stimulation erfolgt die klinisch bedeutsamere Thrombinbildung („thrombin burst"; Propagation) durch limitierte Proteolyse im sog. Tenasekomplex (Faktoren IXa, VIIIa und Faktor X zu Faktor Xa) bzw. Prothrombinasekomplex (Faktoren Xa, Va und Faktor II zu Faktor IIa) an aktivierten Zelloberflächen (v. a. Thrombozyten). Im Rahmen der Faktor-II-Aktivierung wird das Prothrombinfragment F_{1+2} abgespalten.

Für wesentliche Schritte der Thrombinbildung im Rahmen der plasmatischen Gerinnung sind eine ausreichende Verfügbarkeit von freien Kalziumionen (Ca^{++}), ein physiologischer pH-Wert und Normothermie unerlässlich.

Bei ausreichender Thrombinkonzentration entsteht durch Abspaltung der Fibrinopeptide (A und B) ein Fibrinmonomer, das mit anderen hochmolekulare Komplexe bilden kann (lösliches Fibrinpolymer). Der durch Thrombin aktivierte fibrinstabilisierende Faktor (XIII → XIIIa) bewirkt die intermolekulare Quervernetzung, womit das Fibrinpolymer „unlöslich" wird.

Thrombin entfaltet konzentrationsabhängig verschiedene Wirkungen an Plasmabestandteilen, an Zellen (wie Blutplättchen, Leukozyten) und Endothelien.

▶ **Kontaktaktivierung.** Die physiologische und pathophysiologische Bedeutung der durch den C1-Inhibitor modulierten Kontaktaktivierung unter Beteiligung von Hagemann-Faktor (XII), hochmolekularem Kininogen (HMWK) und Präkallikrein ist unklar. Sie entfaltet prokoagulatorische (Faktor-XI-Aktivierung), profibrinolytische und proinflammatorische Wirkungen.

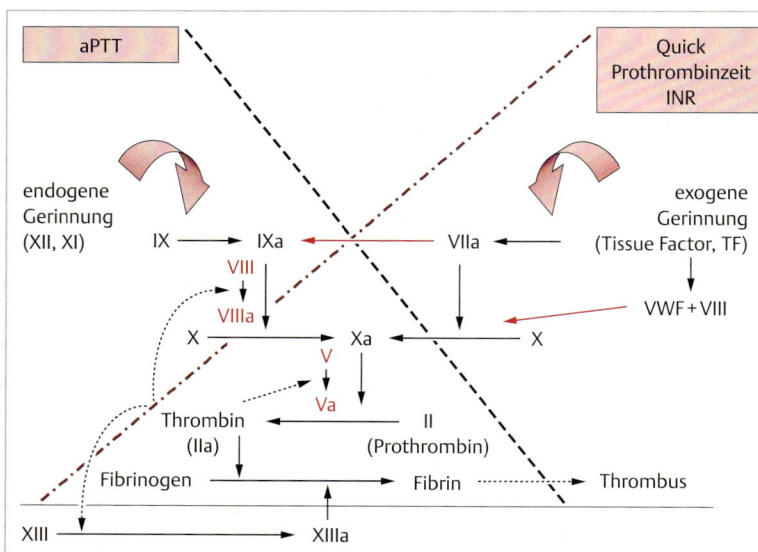

Abb. 7.2 Schematische Darstellung der plasmatischen Gerinnung sowie der aktivierten partiellen Thromboplastinzeit (aPTT) bzw. des Quick-Wertes (klassische Gerinnungskaskade). Die Quervernetzung des Fibrinogen durch Faktor XIIIa wird von den In-vitro-Gruppentests der plasmatischen Gerinnung nicht erfasst. Die exemplarisch dargestellten Quervernetzungen zwischen endogener und exogener Gerinnung (⇒) spiegeln sich in den Ergebnissen der plasmatischen Gerinnungstests nicht wider. INR = „International normalized Ratio"; Va, Xa = aktivierter Faktor V bzw. X; VWF = Von-Willebrand-Faktor. Während die Routinemethoden in Citratplasma durch Rekalzifizierung und Zugabe geeigneter Starter gemessen werden, basieren die verschiedenen Point-of-Care (POC)-Methoden der Gerinnungstestung auf der exogen stimulierten Gerinnselbildung in Vollblut; dabei werden die Resultate wesentlich von den korpuskulären Elementen des Blutes mitbestimmt.

7.1 Physiologische Grundlagen der Blutgerinnung

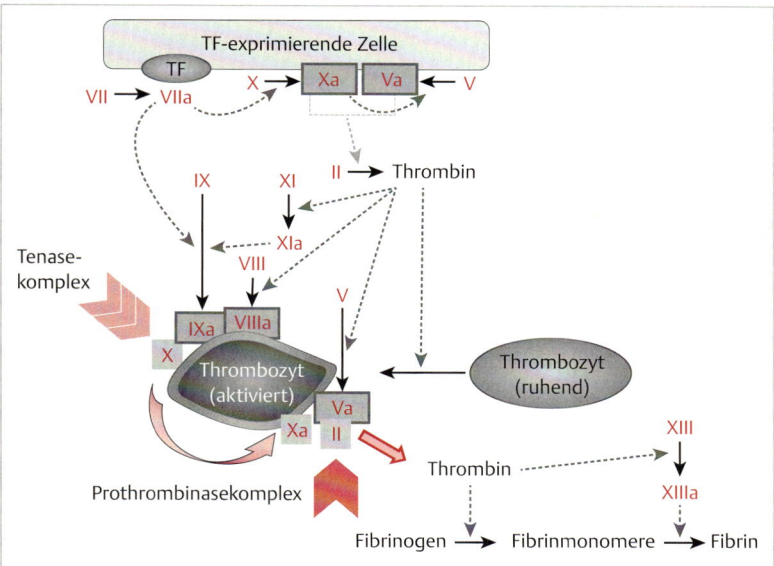

Abb. 7.3 Zellbasiertes Schema der Gerinnung.
Am zellulär exprimierten Tissue Factor (TF) bildet sich ein TF-Faktor-VIIa-Komplex, der die Faktoren X und IX aktivieren kann. Zellgebundener Faktor Xa aktiviert Faktor V und der entstehende Xa-Va-Komplex führt zur langsamen und mengenmäßig geringen Thrombinbildung (*Initiation*). Thrombin aktiviert Thrombozyten und die Faktoren V, VIII und XI. Faktor XIa aktiviert zusätzlich Faktor IX (*Amplification*).
Auf der aktivierten Thrombozytenoberfläche bildet sich der Tenasekomplex (Faktoren VIIIa, IXa, X); der entstehende Faktor Xa bildet mit Faktor Va und Prothrombin (Faktor II) den ebenfalls zelloberflächengebundenen Prothrombinasekomplex, wodurch rasch und in großen Mengen Thrombin gebildet (*Propagation*) und Fibrinogen zu löslichem Fibrin und dann – mithilfe des ebenfalls durch Thrombin aktivierten Faktors XIII – zu stabilem Fibrin polymerisiert wird (*Clot Formation*).
Thrombozytäre Thrombusretraktion und Fibrinolyse führen zusammen mit vaskulären Reparaturvorgängen zum bleibenden Endzustand mit oder ohne Gefäßwiedereröffnung (*Remodelling*).

Tab. 7.2 Gerinnungsfaktoren.

Faktor	Synonym	Plasmakonzentration (mg/dl)	Halbwertszeit (h)
I	Fibrinogen	200 – 400	96 – 120
II	Prothrombin	5 – 15	40 – 75
V	Proakzelerin	1	24 – 36
VII	Prokonvertin	0,05	2 – 5
VIII	antihämophiles Globulin A	0,01 – 0,02	10 – 14
IX	Christmas-Faktor	0,3	18 – 30
X	Steward-Prower-Faktor	1	20 – 42
XI	„Plasma Thromboplastin Antecedent"	0,5	60 – 70
XII	Hagemann-Faktor	3	50 – 70
XIII	fibrinstabilisierender Faktor	6	120 – 150
VWF	Von-Willebrand-Faktor	2 – 4	6 – 12

▶ **Faktor VIII und Von-Willebrand-Faktor.** Der Faktor VIII ist in vivo an ein hochmolekulares Trägerprotein, den Von-Willebrand-Faktor (VWF), gebunden. Dies schützt Faktor VIII einerseits vor der proteolytischen Degradation im Plasma und verlängert die biologische Halbwertszeit. Zudem kommt es zur räumlichen Verbindung der Plättchenadhäsion (VWF) mit der plasmatischen Gerinnung (Faktor VIII). Nach Aktivierung durch Thrombin beschleunigt Faktor VIIIa als Kofaktor die Aktivierung des Faktors X.

Inhibitoren des plasmatischen Gerinnungssystems

Die plasmatische Thrombinbildung wird durch ein antagonistisches System von Inhibitoren moduliert. Mangelzustände bei Inhibitoren können zu Thrombosen oder zu einer disseminierten intravasalen Gerinnung führen, supraphysiologische Inhibitorenspiegel können zu Blutungen prädisponieren. Klinisch relevante Inhibitoren sind Antithrombin (AT), die Proteine C und S (PC/PS), aber auch der C 1-Inhibitor (s. o.) und der „Tissue Factor Pathway Inhibitor" (TFPI; s. o.; ▶ Tab. 7.3).

▶ **Antithrombin (AT).** Antithrombin, ein in der Leber synthetisiertes Glykoprotein, besitzt ein breites Wirkspektrum gegen verschiedene Serinproteasen durch die Bildung von Enzyminhibitorkomplexen. Die Interaktion mit den verschiedenen Serinproteasen der plasmatischen Gerinnung verläuft unterschiedlich rasch

Störungen der Blutgerinnung

Tab. 7.3 Inhibitoren der plasmatischen Gerinnung.

Inhibitor	Plasmakonzentration (mg/dl)	Halbwertszeit (h)	Inhibitorspektrum
Antithrombin	18–30	48–60	Serinproteasen (Faktor Xa – Thrombin)
C 1-Inhibitor	1,5–4,0	60–70	Faktor XII, Kallikrein
Protein C	0,4	2–8	Faktor Va, Faktor VIIIa, PAI-1
Protein S	0,25	24–48	(Kofaktor für Protein C)
„Tissue Factor Pathway Inhibitor" (TFPI)	0,01	< 0,1	Faktor Xa, Tissue-Factor(TF)-VIIa-Komplex

PAI = Plasminogenaktivatorinhibitor

mit Thrombin und mit Faktor Xa, wobei die Reaktionsgeschwindigkeit durch Glykosaminoglykane (z. B. durch Heparine, Fondaparinux) deutlich beschleunigt wird. Die entstehenden Komplexe (z. B. Thrombin-Antihrombin-Komplex, TAT) können laboranalytisch als Ausdruck der In-vivo-Thrombinentstehung gemessen werden.

▶ **Protein-C-/Protein-S-System.** C 1-Inhibitor, AT und TFPI zirkulieren in aktiver Form. Dem gegenüber bedarf Protein C (PC) der Aktivierung durch die hochaffine Bindung von Thrombin an den spezifischen Endothelrezeptor Thrombomodulin (TM). Der entstehende Thrombin-Thrombomodulin-Komplex aktiviert das in Abhängigkeit von Vitamin K gebildete Proenzym zu aktiviertem PC (aPC) durch Abspaltung eines Aktivierungspeptids und unter Mitwirkung des endothelialen Protein-C-Rezeptors (EPCR). Durch aPC werden die Faktoren Va und VIIIa proteolytisch abgebaut. aPC inaktiviert auch den Plasminogenaktivatorinhibitor 1 (PAI-1) und erleichtert damit die Fibrinolyse. Die Wirkung von aPC wird durch den ebenfalls in Abhängigkeit von Vitamin K in der Leber gebildeten Kofaktor Protein S (PS) verstärkt. PS liegt aktiv in freier Form und inaktiv gebunden an C4b-Bindungsprotein (C4b-BP) vor, ein Akute-Phase-Protein des Komplementsystems. Bei Akute-Phase-Konstellationen verschiebt sich daher das etwa hälftige Verhältnis zuungunsten des freien PS in prothrombogene Richtung.

Auch α2-Makroglobulin und α2-Antitrypsin besitzen hemmende Wirkungen auf die plasmatische Gerinnung.

Fibrinolytisches System

▶ **Plasminogenaktivierung.** Freies Plasmin, die wirksame Serinprotease der Fibrinolyse, baut Fibrinogen und auch gebildetes Fibrin ab, wobei Fibrinogen- bzw. Fibrinspaltprodukte entstehen wie die D-Dimere – Fragmente des durch Faktor XIIIa quervernetzten Fibrinpolymers. Plasmin entsteht durch Plasminogenaktivatoren (PA) proteolytisch aus Plasminogen.

> **Merke**
> Die wichtigsten Plasminogenaktivatoren sind der Gewebe-PA (Tissue-Type Plasminogen Activator, tPA) sowie die Urokinase (Urokinase-Type Plasminogen Activator, uPA).

Schwächere endogene Plasminogenaktivatoren sind Faktor XIIa, hochmolekulares Kininogen und Präkallikrein.

tPA ist eine endotheliale Serinprotease mit hoher Spezifität für Plasminogen und kurzer Halbwertszeit (ca. 5 min). Die proteolytische Aktivität von tPA wird durch Fibrin verstärkt, wodurch die am Thrombus lokalisierte Plasminbildung gefördert wird. Physiologischerweise finden sich vergleichsweise hohe fibrinolytische Aktivitäten in Sekreten und Urin sowie bestimmten Organen, wie z. B. der Prostata.

▶ **Inhibitoren der Fibrinolyse.** Freies plasmatisches Plasmin wird durch Antiplasmin im Plasmin-Antiplasmin-Komplex (PAP) inaktiviert. Im Gerinnsel entstehendes Plasmin ist vor dieser Inhibition geschützt. Ein weiterer Inhibitor, der Plasminogenaktivatorinhibitor 1 (PAI-1) wird von Endothelzellen produziert und bedarfsadaptiert ins Blut sezerniert. Beide Inhibitoren können auch aus den α-Granula der Blutplättchen freigesetzt werden. PAI-1 inaktiviert tPA und uPA rasch.

Von untergeordneter Bedeutung im fibrinolytischen System sind α2-Makroglobulin, Antithrombin (AT) und der C 1-Inhibitor.

Bedeutung der Leukozyten

Endothelschädigungen jeglicher Art führen unter Beteiligung von VWF, P-Selektin und anderen Adhäsionsmolekülen oder Thrombozyten zur Adhäsion, Aktivierung und Extravasation von Leukozyten mit Tissue-Factor(TF)-Expression auf Granulozyten und Monozyten. P-Selektin, CD 40-Rezeptor und CD 40-Ligand sowie der Lipoxygenasestoffwechselweg der Blutplättchen (▶ Abb. 7.1) führen zur wechselseitigen Stimulation der TF-Verfügbarkeit zwischen Thrombozyten und Leukozyten. Darüber hinaus stellen auch aktivierte Leukozyten geeignete Phospholipidstrukturen für den Ablauf der plasmatischen Gerinnung zur Verfügung.

Granulozytäre Mediatoren wie Proteasen oder Sauerstoffradikale führen zu Veränderungen der Endothel- und Thrombozytenfunktion und zur modifizierten Thrombin- und Plasminbildung. Beispielhaft führt Kathepsin G zur Plättchenaktivierung, Elastase kann Inhibitoren der plasmatischen Gerinnung wie AT, PC, PS und TFPI proteolytisch degradieren.

Bedeutung des Endothels

Das Endothel ist in verschiedenen Organen und Gefäßregionen morphologisch und funktionell sehr variabel und unterschiedlich strukturiert. Aufgrund des hohen Quotienten aus Endotheloberfläche/Blutvolumen kommt insbesondere dem Endothel der Mikrozirkulation hämostasemodulierende Wirkung zu.

▶ **Antithrombogene Eigenschaften.** Die physiologisch antithrombogenen Eigenschaften (▶ Tab. 7.4) des Endothels dienen der Aufrechterhaltung der Fließfähigkeit und Ungerinnbarkeit des Blutes in den Gefäßen und beziehen sich insbesondere auf die Wirkungsverstärkung des Antithrombins (AT) durch das heparinähnliche Heparansulfat in der Glykokalyx des Endothels sowie die Bereitstellung von Thrombomodulin und endothelialem Protein-C-Rezeptor (EPCR) zur Aktivierung des PC-/PS-Systems. Die PC-Aktivierung bewirkt eine Förderung der Fibrinolyse, die durch die tPA-Synthese und Freisetzung weiter verstärkt werden kann. Schließlich führen vom Endothel freigesetztes Stickstoffmonoxid (NO) sowie das durch endotheliale Ektonukleotidasen aus ADP, AMP und ATP gebildete antiaggregatorische Adenosin ebenso wie Prostazyklin (das Hauptprodukt des endothelialen Arachidonsäuremetabolismus) zur Thrombozytenfunktionshemmung.

7.1 Physiologische Grundlagen der Blutgerinnung

Tab. 7.4 Eigenschaften des Endothels (Auswahl).

Antithrombogene Eigenschaften	Prothrombogene Eigenschaften
Antithrombinbindung (Gykokalix)	Tissue-Factor-Expression
Thrombomodulinexpression	Faktor-VIII-Synthese
Expression des endothelialen Protein-C-Rezeptors (EPCR)	Faktor-V-Bindung
Freisetzung des „Tissue Factor Pathway Inhibitor" (TFPI)	Freisetzung des Plasminogenaktivatorinhibtors 1 (PAI-1)
Freisetzung der Plasminogenaktivatoren (tPA, uPA)	Freisetzung des Von-Willebrand-Faktors (VWF)
Synthese/Freisetzung von Prostazyklin	Synthese/Freisetzung des plättchenaktivierenden Faktors (PAF)
Adenosinbildung (Ekto-Nukleotidasen)	Expression von P-Selektin

tPA = „Tissue-Type Plasminogen Activator"; uPA = „Urokinase-Type Plasminogen Activator"

▶ **Prothrombogene Eigenschaften.** Allerdings kann das Endothel auch prothrombogene Eigenschaften (▶ Tab. 7.4) entwickeln, insbesondere bei Schädigungen durch Ischämien, Infektionen oder toxische Substanzen sowie als Reaktion auf Zytokine wie Tumornekrosefaktor(TNF)-α. Beispielhaft seien die Expression des „Tissue Factor" (TF), die Fibrinolysehemmung durch Freisetzung von Plasminogenaktivatorinhibitor 1 (PAI-1) sowie die Thrombozyten- und Leukozytenbindung und -aktivierung durch den Von-Willebrand-Faktor und die Freisetzung von plättchenaktivierendem Faktor (PAF) genannt.

Im Gegensatz zu den meisten anderen Hämostasekomponenten entzieht sich das Endothel gegenwärtig noch weitestgehend dem routinemäßigen Labormonitoring, sodass die ätiologische Bedeutung des Endothels bei verschiedenen Hämostasestörungen noch größtenteils spekulativ ist.

7.1.2 Alterierte Hämostase

Die Interaktionen der Hämostasekomponenten sind derart reguliert, dass unterschwellige Auslenkungen in die prohämorrhagische oder prothrombotische Richtung gedämpft und wieder in die stabile Ausgangslage zurückgeführt werden. Bei akuter Noxe ist es häufig ausreichend, diese zu identifizieren und zu beseitigen, um eine sich anbahnende oder bereits laboranalytisch fassbare Dekompensation zu vermeiden. In diesem Zusammenhang sind physiologischer pH, Normothermie und stabile Kreislaufverhältnisse von oft unterschätzter Bedeutung.

> **Merke**
> Bei vorher bestehender Hämostasestörung ist diese Kompensationsfähigkeit eingeschränkt. Beispiele dafür sind chronische Leberfunktionseinschränkungen, chronisch entzündliche Erkrankungen, Herzinsuffizienz und Malignome.

Kernaussagen

Normale Hämostase

▶ **Bedeutung der Blutplättchen.** Unter Blutplättchen („Thrombozyten") versteht man kernlose Fragmente der Megakaryozyten. Durch ihre Aktivierung an veränderten Gefäßoberflächen wird ein erster Verschluss des Gefäßdefektes herbeigeführt. Die parallel verlaufende Fibrinbildung stabilisiert diesen Plättchenpfropf.

▶ **Plasmatisches Gerinnungssystem.** Die plasmatische Blutgerinnung wird in der Regel mittels des „Tissue Factor" aktiviert und führt über einen positiven Rückkopplungskreis zu zunehmend starker Thrombinbildung.
Geeignete Phospholipide insbesondere aktivierter Blutplättchen (und Leukozyten) lokalisieren die Thrombinbildung in den Bereich der Gefäßverletzung. Das entstehende Fibringerinnsel wird durch den aktivierten Gerinnungsfaktor XIII stabilisiert.

▶ **Inhibitoren des plasmatischen Gerinnungssystems.** Antithrombin ist der wichtigste Inhibitor, der verschiedene Serinproteasen, insbesondere Faktor Xa und Thrombin (Faktor IIa) und somit die kaskadenartig ablaufende Gerinnungsaktivierung auf verschiedenen Stufen inhibieren kann.
Das Protein-C-/Protein-S-System bedarf demgegenüber einer vorausgehenden Aktivierung durch Thrombin (negativer Rückkopplungskreis) an endothelialen Rezeptoren.

▶ **Fibrinolytisches System.** Plasminogen wird durch Plasminogenaktivatoren proteolytisch in die aktive Protease (Plasmin) überführt. Der Plasminogenaktivator vom Gewebetyp (tPA) wirkt dabei in Gegenwart von Fibrin verstärkt. Bei der Proteolyse durch Plasmin entstehen aus Fibrin Spaltprodukte (D-Dimere und weitere Fibrin- bzw. Fibrinogenspaltprodukte).
Die Fibrinolyse wird durch verschiedene Inhibitoren gehemmt, welche gegen die Plasminogenaktivatoren (Plasminogenaktivatorinhibitor 1) bzw. gegen Plasmin (Antiplasmin) gerichtet sind.

▶ **Bedeutung der Leukozyten.** Leukozyten spielen auch außerhalb des Inflammationsprozesses eine wichtige, noch unzureichend verstandene (in aller Regel prothrombogene) Rolle bei der Gerinnselbildung.

▶ **Bedeutung des Endothels.** Das Endothel zeigt in unterschiedlichen Organen und Gefäßregionen verschiedenartige morphologische und funktionelle Charakteristika.
Die physiologische antithrombogene Funktion des Endothels kann durch verschiedene Einflüsse aufgehoben und in eine prothrombogene Wirkung umgewandelt werden.

Alterierte Hämostase

Das Hämostasesystem ist so gut reguliert, dass es bei einer akuten Noxe häufig ausreicht, diese zu beseitigen, um eine Dekompensation zu vermeiden. Bei chronischer Alteration der Hämostase stellt sich oft ein labiler Gleichgewichtszustand ein, dessen Kompensationsfähigkeit bei zusätzlicher akuter Noxe jedoch stark eingeschränkt ist.

Literatur

Weiterführende Literatur

[1] de Groot PG, Urbanus RT, Roest M. Platelet interaction with the vessel wall. Handb Exp Pharmacol 2012; (210): 87–110, DOI: 10 1007/978-3-642-29 423-5_4
[2] Jandrey KE. Assessment of platelet function. J Vet Emerg Crit Care (San Antonio) 2012; 22: 81–98, DOI: 10 1111/j.1476-4431 2011 00 707.x
[3] Johari V, Loke C. Brief overview of the coagulation cascade. Dis Mon 2012; 58: 421–423, DOI: 10 1016/j.disamonth.2012.04 004
[4] Versteeg HH, Heemskerk JW, Levi M et al. New fundamentals in hemostasis. Physiol Rev 2013; 93: 327–358, DOI: 10 1152/physrev.00 016 2011
[5] Weber CF, Zacharowski K. Perioperative point of care coagulation testing. Dtsch Arztebl Int 2012; 109: 369–275, DOI: 10 3238/arztebl.2012 0369

7.2 Plasmatische Gerinnungsstörungen mit Blutungsneigung

H. Riess

Plasmatischen Gerinnungsstörungen mit Blutungsneigung liegt eine angeborene oder erworbene – oft auch eine kombinierte – Störung des Hämostasesystems zugrunde.

Bei *hereditären Störungen* wird in der Regel eine lebenslang bestehende hämorrhagische Diathese und oft auch eine positive Familienanamnese aufgrund der Aktivitätsminderung eines Gerinnungsfaktors (selten auch von mehreren Gerinnungsfaktoren) beobachtet, mit spontanen oder verlängerten Blutungen – nicht selten auch mit Nachblutungen nach Verletzungen oder Operationen.

Die wesentlich häufiger vorkommenden *erworbenen komplexen hämorrhagischen Gerinnungsstörungen* (Kap. 7.4) sind meist durch Mangelzustände mehrerer Hämostasekomponenten geprägt. Sie sind häufig medikamentös bedingt oder (sekundäres) Symptom einer zugrunde liegenden System- oder Organerkrankung und nur bei ausgeprägten Störungen durch eine spontane Blutungsneigung charakterisiert. Die Familien- und meist auch die Eigenanamnese sind bezüglich Blutungen leer.

7.2.1 Diagnostische Strategie

Das diagnostische – und akut-therapeutische – Vorgehen wird durch die klinische Symptomatik sowie die spezifische Anamnese bestimmt. Während bei spontan manifest werdenden Blutungen Gruppenteste wie die aktivierte Thromboplastinzeit (aPTT) und der Quick-Wert meist pathologische Ergebnisse liefern und damit ersten Anhalt für die Abfolge der weiteren Diagnostik geben, sind perioperativ oder posttraumatisch auftretende Blutungen meist auf geringer ausgeprägte Hämostasedefekte zurückzuführen und klinisch sowie mittels der plasmatischen Gruppenteste häufig nicht eindeutig von einer „normalen" komplizierenden chirurgischen Blutung zu differenzieren.

> **Merke**
>
> Im Referenzbereich liegende plasmatische Gruppenteste schließen klinisch relevante Hämostasestörungen keinesfalls aus. Geringgradige, verifizierte Abweichungen vom Referenzbereich weisen oft bereits auf die zugrunde liegenden Störungen hin. Dies sind 2 Aspekte, die insbesondere präoperativ oft nicht ausreichend beachtet werden.

▶ **Anamnese und Klinik.** Zum Nachweis bzw. zum weitestgehenden Ausschluss einer hämorrhagischen Diathese ist eine sorgfältige und zielgerichtete Erhebung der Eigen- und Familienanamnese, die

- nach dem Vorliegen einer bekannten Gerinnungsstörung,
- nach der Ausprägung von Blutungssymptomen im Alltag (z. B. Hämatomneigung, Epistaxis),
- nach den Charakteristika „normaler Blutungen" (z. B. Menses, Blutung nach Zahnextraktion, nach operativen Eingriffen),
- ggf. nach dem Ausmaß und zeitlichen Verlauf stattgehabter Blutungskomplikationen (z. B. Transfusionsbedürftigkeit)

fragt, hilfreicher als ein „Routinegerinnungsstatus". Darüber hinaus sind eine sorgfältige Erhebung der Medikamentenanamnese – insbesondere nach Einnahme von Antithrombotika, die sich der orientierenden Labordiagnostik oft entziehen (z. B. Azetylsalizylsäure [ASS], Clopidogrel, niedermolekulares Heparin [NMH] oder Fondaparinux) – sowie die Abklärung auf hämostasebeeinflussende Begleiterkrankungen wie Leber- und Nierenfunktionsstörungen bedeutsam.

Bei manifesten Blutungen lässt sich ein thrombozytärer bzw. vaskulärer Blutungstyp (Petechien, Schleimhautblutungen) von einem plasmatischen Blutungstyp (Hämatom, zweizeitiges Auftreten nach Operation/Trauma) unterscheiden.

▶ **Laboranalysen.** Zum laboranalytischen Ausschluss höhergradiger Hämostasestörungen werden primär folgende Laborwerte erhoben:

- aktivierte partielle Thromboplastinzeit (aPTT),
- Thromboplastinzeit (Prothrombinzeit, Quick-Wert; International normalized Ratio [INR]),
- Thrombozytenzahlbestimmung (Blutbild).

Die weitere Differenzialdiagnostik orientiert sich an den Befunden der Globalteste und den mit ihnen erfassten Gerinnungsfaktoren (Abb. 7.2). Es folgt ggf. die quantitative Messung von Einzelfaktoraktivitäten und damit die Diagnose eines spezifischen Faktormangels (▶ Tab. 7.5).

Gelegentlich liegt einer verlängerten plasmatischen Gerinnungszeit ein *Hemmkörper* (erworbene Auto- oder Alloantikörper) zugrunde, der zu der Verminderung einzelner Faktoren (z. B. von Faktor VIII: erworbene Hämophilie) oder zu einem in vitro gestörten Gerinnungsablauf (z. B. Lupus-Antikoagulans) führen kann. Dieser Hemmkörper lässt sich durch den Plasmatauschversuch nachweisen bzw. ausschließen.

Besondere Erwähnung verdient der *Faktor-XIII-Mangel*, der nur durch spezifische Testdurchführung gesichert oder ausgeschlossen werden kann. Im Einzelfall muss auch der sehr seltene *Antiplasminmangel* als Ursache für eine plasmatische Blutungsneigung in Betracht gezogen werden.

7.2.2 Generelle Therapieoptionen

Bei manifester und unter Umständen lebensbedrohender Blutung steht die Blutstillung im Vordergrund, die notfallmäßig eingesetzten Testverfahren können in ihrem Ergebnis oft nicht abgewartet werden. Dabei können patientennah durchgeführte Point-of-Care (POC)-Tests zur Beurteilung der Hämostase und zur Steuerung einer Substitutionstherapie hilfreich sein. Ihr genauer Stellenwert im Patientenmanagement wird kontrovers diskutiert.

Vorrangiges Ziel ist es, die Blutungsquelle zu identifizieren und durch lokale Maßnahmen eine Blutstillung zu erreichen. Dies gilt nicht nur für Schleimhautblutungen im Gastrointestinal- und Bronchialbereich. Zur Identifizierung der Blutungsquelle und ihrer Behandlung müssen auch operative Eingriffe sowie radiologische Diagnoseverfahren (z. B. Computertomografie, Angiografie) in Betracht gezogen werden.

7.2 Plasmatische Gerinnungsstörungen mit Blutungsneigung

Tab. 7.5 Differenzialdiagnostische Laboranalytik.

Labortest	Hämostasedefekt	Weiterführende Diagnostik
aPTT-Verlängerung (Quickwert normal)	Von-Willebrand-Syndrom	Faktor VIII, Ristocetin-Kofaktor, Blutungszeit u. a.
	Hämophilie A	Faktor VIII
	Hämophilie B	Faktor IX
	Faktor-XI-Mangel	Faktor XI
	Faktor-XII-Mangel	Faktor XII
	Heparintherapie	Heptest, Thrombinzeit
	Inhibitor	Plasmatauschversuch
Quickwert erniedrigt (aPTT normal)	Faktor-VII-Mangel	Faktor VII
Quickwert erniedrigt (aPTT verlängert)	Prothrombinmangel	Faktor II
	Faktor-V-Mangel	Faktor V
	Faktor-X-Mangel	Faktor X
	Fibrinogenmangel	Fibrinogen
	Vitamin-K-Mangel	Faktoren II, V, VII
	Hepatopathie	Faktoren II, V, VII
	DIC	D-Dimere, Antithrombin, Fibrinogen
	Hyperfibrinolyse	Fibrinogen, Antithrombin
Quickwert normal (aPTT normal)	Faktor-XIII-Mangel	Faktor XIII
	Antiplasminmangel	Antiplasmin

aPTT = aktivierte partielle Thromboplastinzeit; DIC = disseminierte intravasale Gerinnung

Praxistipp

Solange kein Nachweis bzw. Ausschluss einer zugrunde liegenden Gerinnungsstörung erbracht werden kann, der unter Umständen spezifische Therapieoptionen eröffnet (▶ Tab. 7.6), ist der blutungsbedingte Volumenverlust möglichst auszugleichen – z. B. mit Erythrozytenkonzentrat und Volumenersatzstoffen, bei pathologischen Gerinnungsglobaltests mit gefrorenem Frischplasma (FFP) im Verhältnis 1 : 1.

Die Gabe hämostasehemmender Medikamente (▶ Tab. 7.7), insbesondere von Azetylsalizylsäure, sollte generell vermieden werden. Prinzipiell, insbesondere bei schleimhautassoziierten Blutungen, sollte die zusätzliche Gabe von – in der Regel prothrombogenen – Antifibrinolytika (z. B. Tranexamsäure) in Betracht gezogen werden.

Sofern kurzfristig verfügbar, kann als Ultima Ratio zur Blutstillung Prothrombinkomplex (PPSB), aktivierter PPSB oder rekombinanter humaner aktivierter Faktor VII (rhF-VIIa) eingesetzt werden, die – sehr vereinfacht ausgedrückt – zur gesteigerten Thrombinbildung im Wundgebiet führen.

Prinzipien der spezifischen Substitutionstherapie

Einsatz von Faktorenkonzentraten

Für eine Reihe von angeborenen plasmatischen Gerinnungsstörungen stehen Faktorenkonzentrate zur spezifischen Substitutionstherapie zur Verfügung (▶ Tab. 7.6, ▶ Tab. 7.7). Dabei unterscheidet man aus Plasmapools von Blutspenden gewonnene Faktorenkonzentrate („plasma-derived"; pd-Faktorenkonzentrate) und gentechnisch (rekombinant) hergestellte Faktorenkonzentrate (r-Faktorenkonzentrate). Die derzeit erhältlichen pd- und r-Konzentrate zeigen prinzipiell vergleichbare Wirksamkeit. Dabei sind r-Konzentrate unabhängig vom Spendeaufkommen verfügbar, besitzen vermutlich eine noch höhere Sicherheit bezüglich möglicher Infektionsübertragungen (s. u.), sind jedoch kostenintensiver und müssen zum Teil höher dosiert werden.

Die individuelle Substitutionsdosis und -frequenz ist von der Ausprägung des zugrunde liegenden Defektes, der Indikation zur Substitution sowie von der Halbwertszeit der verschiedenen Faktoren (▶ Tab. 7.6) abhängig.

Praxistipp

Die Bolusgabe von 1 Einheit eines Gerinnungsfaktors (oder Gerinnungsinhibitors) pro kg Körpergewicht führt – unter Steady-State-Bedingungen – zu einem Anstieg (Recovery) des substituierten Faktors um 1 – 2 % im Plasma des Empfängers.
Bei gesteigertem Verbrauch (z. B. bei manifester Blutung oder intraoperativ) kann der Anstieg deutlich geringer ausfallen und die Halbwertszeit verkürzt sein.
Bei Vorliegen spezifischer Hemmkörper kann der Faktoranstieg ausbleiben oder die Halbwertszeit stark verkürzt sein.

▶ **Dosierungen.** Gefrorenes Frischplasma enthält definitionsgemäß pro Milliliter 1 Einheit eines jeden Gerinnungsfaktors. Aufgrund der empfohlenen Maximalgeschwindigkeit der Gabe von (gefrorenem) Frischplasma (50 ml FFP/min) kann – in Abhängigkeit vom zugrunde liegenden Faktormangel und der Faktor-

Störungen der Blutgerinnung

Tab. 7.6 Spezifische Substitutionsmöglichkeiten.

Faktormangel	Faktorhalbwertszeit	Substitutionsmöglichkeit
Fibrinogen	96 – 120 h	Fibrinogenkonzentrat
II	40 – 75 h	PPSB
V	24 – 36 h.	FFP
VII	2 – 5 h	Faktor VII, (PPSBrhF-VIIa)
VIII	10 – 14 h	pd-Faktor VIII, r-Faktor VIII
IX	18 – 30 h	pd-Faktor IX, r-Faktor IX
X	20 – 42 h	PPSB
Faktor XI	60 – 70 h	FFP
Faktor XII	50 – 70 h	((FFP))
Faktor XIII	120 – 150 h	Faktor XIII
Von-Willebrand-Faktor (VWF)	6 – 12 h	VWF-haltiger pd-Faktor VIII, (FFP)

FFP = Fresh frozen Plasma; PPSB= Prothrombinkomplex

Tab. 7.7 „Unspezifische" Hämostyptika und Faktorenkonzentrate.

Präparat	Geschätzte biologische Halbwertszeit der Wirkung	Wirkmechanismus
PPSB	ca. 3 – 6 h	unspezifische Erhöhung der prokoagulatorischen Gerinnungsfaktoren
rhF-VIIa	ca. 2 h	„direkte" Faktor-Xa-Aktivierung an geeigneten (in der Regel thrombozytären) Phospholipidoberflächen
aktiviertes PPSB	2 – 4 h	„unspezifisch" vermehrte Thrombingeneration durch aktivierte PPSB-Faktoren
Desmopressin (DDAVP)	6 – 10 h	Freisetzung des Von-Willebrand-Faktor/Faktor-VIII-Komplexes aus Endothelzelldepots
Tranexamsäure	1 – 5 h	reversible Komplexbildung mit Plasmin und Plasminogen und damit Verhinderung der Fibrin- bzw. Fibrinogenbindung, die zur fibrinolytischen Aktivität von Plasmin notwendig ist

DDAVP = 1-Desamino-8-D-Arginin-Vasopressin; PPSB = Prothrombinkomplex; rhF-VIIa = rekombinanter humaner aktivierter Faktor

halbwertszeit – meist nur ein moderater Faktoranstieg erreicht werden.

Ein rascherer und höhergradiger Faktoranstieg bei betroffenen Patienten kann – auch unter Vermeidung der transfusionsassoziierten Lungeninsuffizienz (TRALI), einer seltenen Nebenwirkung der FFP-Gabe – nur durch die Gabe von Faktorenkonzentraten (je nach Konzentrat etwa 100 E/ml) erreicht werden. Auch bei wiederholter spezifischer Substitution kann – anders als bei FFP – auf diese Weise eine Volumenüberlastung, aber auch eine Hyperkoagulabilität aufgrund der Kumulation primär nicht verminderter Faktoren mit FFP vermieden werden. Während früher generell Bolusgaben bzw. Kurzinfusionen der Konzentrate verwendet wurden, werden heute perioperativ bevorzugt Dauerinfusionen empfohlen, die bei vermindertem Faktoreneinsatz gleichbleibende Faktorenaktivitäten im Patientenplasma gewährleisten.

▶ **Wirkspiegel.** Die Höhe des jeweils erforderlichen Wirkspiegels sowie die notwendige Dauer haben sich empirisch im Bereich der Substitutionsbehandlung bei Hämophiliepatienten herausgebildet (▶ Tab. 7.8) und werden auch orientierend auf andere Faktormangelzustände übertragen. Die Steuerung der posttraumatischen oder perioperativen Substitutionsbehandlung orientiert sich an der Messung der Faktorrestaktivitäten (in der Regel 1- bis 2-mal täglich) sowie an dem dazu korrelierenden plasmatischen Gruppentest (z. B. aPTT bei Faktor-VIII Mangel; mehrmals täglich) unter Berücksichtigung der Faktorhalbwertszeiten (insbesondere bei Bolusgaben!).

Praxistipp
Dabei sollte aus Pharmakovigilanzgründen möglichst das zur primären Behandlung eines Patienten eingesetzte Präparat im Weiteren beibehalten werden, sofern nicht objektive Gründe für einen Präparatewechsel sprechen.

7.2 Plasmatische Gerinnungsstörungen mit Blutungsneigung

Tab. 7.8 Dosierungsempfehlungen bei Blutungen bzw. Operationen bei Patienten mit Hämophilie.

Blutungs-/Operationslokalisation	Nicht zu unterschreitende minimale Faktorrestaktivität	Dauer (orientierend; auch lokalisationsabhängig)
Gelenkeinblutungen	20–40%	ein- bis mehrtägig
Weichteil-/Muskeleinblutungen	30–50%	ein- bis mehrtägig
bedrohliche bzw. ausgedehnte Weichteilblutungen	40–60%	mehrtägig, zum Teil > 1 Woche
oropharyngeale, gastrointestinale Blutung	30–60%	viele Tage, zum Teil mehrwöchig
Epistaxis/Hämaturie	20(–40)%	ein- bis mehrtägig
kleine Operationen	30–50%	3–8 Tage
intraabdominelle, intrathorakale Operationen	50–60%	5–14 Tage
große Operationen, ZNS-Operation	>80%	7–21 Tage

Unerwünschte Wirkungen der Faktorenkonzentrate

Dank der Kriterien zur Spenderauswahl und zur Polymerasekettenreaktion(PCR)-Testung des Spenderplasmas auf Virusgenom sowie dank der Verfahren zur Virusabreicherung sind Übertragungen von Virusinfektionen – zumindest bezüglich HIV, Hepatitis-B und Hepatitis-C – in den letzten Jahren durch pd-Faktorenkonzentrate nicht mehr beschrieben worden. Neben seltenen allergischen Reaktionen wurde in der Vergangenheit (insbesondere im Zusammenhang mit der Substitution von Prothrombinkomplex, PPSB) über thromboembolische Komplikationen berichtet, die auf aktivierte Faktoren in den Konzentraten zurückgeführt werden konnten und durch verbesserte Herstellungsbedingungen heute weitgehend vermieden werden können.

▶ **Hemmkörper.** Im Falle der schweren Hämophilie A wird bei bis zu 20% der Patienten das – unter Umständen spontan passagere – Auftreten von sog. Hemmkörpern beobachtet. Dabei handelt es sich um Alloantikörper, die sich als Folge der Substitutionsbehandlung bilden und in aller Regel auch gegen die noch vorhandene Restaktivität des jeweiligen Faktors richten. Für Patienten mit Hämophilie B wird die Prävalenz dieser unerwünschten Wirkung mit weniger als 5% angegeben.

Die Behandlung der Patienten mit Hemmkörperhämophilien ist komplex, nicht immer erfolgreich und kostenintensiv. Sie sollte spezialisierten Zentren vorbehalten bleiben. Man unterscheidet die Behandlung zur akuten Blutstillung (z. B. mit dem rekombinanten humanen aktivierten Faktor VII [rhF-VIIa] oder mit aktiviertem Prothrombinkomplex, PPSB) sowie immunmodulatorische Therapieansätze zur langfristigen Elimination des Hemmkörpers.

7.2.3 Angeborene Gerinnungsstörungen

Patienten mit schweren kongenitalen Defekten des plasmatischen Gerinnungssystems erleiden charakteristischerweise sofort/bis Tage nach Traumatisierung Blutungen in Muskulatur, Gelenken oder Körperhöhlen. Die schwerer ausgeprägten Defekte werden in aller Regel in der frühen Kindheit diagnostiziert, die leichteren werden im Einzelfall erst im Rahmen der Abklärung einer posttraumatischen oder perioperativen Blutungskomplikation aufgedeckt.

Autosomal vererbte Gerinnungsstörungen

Mangelzustände der Faktoren I (Fibrinogen), II, V, VII, X, XI und XIII sowie von Antiplasmin werden autosomal rezessiv vererbt. Diese Defekte sind sehr selten, es werden beide Geschlechter gleichermaßen betroffen, Homozygotie ist extrem selten und dann liegen schwerwiegende Hämostasestörungen mit Spontanblutungen vor.

> **Merke**
>
> Bei heterozygoten Merkmalsträgern äußert sich der Gerinnungsdefekt (abhängig von seinem Ausmaß) meist im pathologischen Gerinnungstest und in perioperativen bzw. posttraumatischen Blutungskomplikationen.

Für einzelne Mangelzustände stehen Einzelfaktorkonzentrate, für andere Prothrombinkomplex (PPSB) zur Verfügung. Bei einzelnen Defekten kann nur durch FFP eine Faktorensubstitution erfolgen (▶ Tab. 7.6).

Der *Faktor-XII-Mangel*, der bereits bei mäßiger Ausprägung zu einer deutlichen Verlängerung der aktivierten partiellen Thromboplastinzeit (aPPT) führt, wird insgesamt selten beobachtet. Der aPTT-Verlängerung entspricht jedoch klinisch keine Blutungsneigung, sondern eher ein gering erhöhtes Thromboembolierisiko, das durch gestörte Fibrinolyseaktivierung bei Faktor-XII-Mangel erklärt wird. Analog ist der sehr viel seltenere Mangel an Präkallikrein und hochmolekularem Kininogen einzuordnen, eine Faktorensubstitution – möglich durch FFP – ist weder notwendig noch sinnvoll.

Sehr selten führt der *hereditäre Antiplasminmangel* zu einer milden hämorrhagischen Diathese durch unzureichend inhibierte Fibrinolyse. In der Regel ist die Gabe von Antifibrinolytika effektiv.

X-chromosomal vererbte Gerinnungsstörungen

Häufiger und klinisch bedeutsam sind die Hämophilien A und B, die x-chromosomal rezessiv vererbt werden. Dementsprechend ist die Erkrankung fast ausschließlich auf Männer beschränkt. Etwa eine von 10 000 männlichen Personen wird mit einem Defekt des Faktor-VIII-Moleküls (Hämophilie A), etwa eine von 100 000 mit einem Defekt des Faktor-IX-Moleküls (Hämophilie B) geboren. Gelegentlich können auch Konduktorinnen eine leicht vermehrte Blutungsneigung aufweisen.

▶ **Klinik.** Beide Hämophilien sind klinisch nicht zu unterscheiden und in ihren schweren Ausprägungen durch Blutungen in Weichgewebe, Muskeln und Gelenken gekennzeichnet. Spontan symptomatische Patienten weisen gewöhnlich Faktor-VIII- bzw. Faktor-IX-Restaktivitäten von weniger als 5% auf. Patienten mit einer Restaktivität von weniger als 1% (schwere Form) erleiden häufig „spontane" Blutungen ohne erkennbare Traumatisierung. Bei Restaktivitäten von 1–5% liegen mittelschwere Krankheitsformen mit selteneren spontanen Blutungsepisoden vor. Merkmalsträger mit einer Faktorrestaktivität von 5–15% (leichte Form) zeigen in der Regel nur eine posttraumatische bzw. perioperative Blutungsneigung. Noch geringer ausgeprägt ist die Blutungsdiathese bei Personen mit Faktor-VIII-Spiegeln von 15–50% (Subhämophilie).

▶ **Therapie.** Für verschiedene Blutungslokalisationen und operative Eingriffe haben sich empirische Empfehlungen zur Minimalaktivität von Faktor VIII bzw. Faktor IX und zur Dauer der Substitution herausgebildet (▶ Tab. 7.8). Unter Berücksichtigung des individuellen Blutungsrisikos und des Heilungsverlaufes ist von diesen Empfehlungen mehr oder weniger deutlich abzuweichen.

- **Schwere Hämophilieformen:** Diese Patienten erhalten in der Regel im Kindes- und Jugendalter eine blutungsverhütende Behandlung (Prophylaxe), d. h. die regelmäßige Applikation eines geeigneten Faktorenkonzentrates, um Blutungen – insbesondere Rezidivblutungen und den Folgeschäden – v. a. am Bewegungsapparat vorzubeugen.
- **Leichte Hämophilie A und Subhämophilie A:** Die Erstgabe von Desmopressin (DDAVP) in einer Dosis von 0,3–0,4 µg/kg KG über 20–30 min i. v. (alternativ, auch zur Selbstbehandlung, steht die intranasale Applikation zur Verfügung) führt zu einer Freisetzung von Faktor VIII zusammen mit dem Von-Willebrand-Faktor (VWF) aus endothelialen Speicherorganellen (Weibel-Palade-Körperchen) mit Anstieg auf das 2- bis 4-Fache des Ausgangswertes. Bei Patienten mit milden Formen der Hämophilie A können damit für viele Eingriffe ausreichende Faktor-VIII-Spiegelanstiege erreicht werden und die Gabe von Faktorenkonzentraten kann vermieden werden.

Praxistipp
Bei wiederholter Desmopressingabe kommt es zu einer abnehmenden Freisetzung der Faktoren VWF und VIII (Tachyphylaxie). Bei zweimal täglicher Applikation ist mit einem Ausbleiben des Faktorenanstiegs nach etwa 36 bis 48 h zu rechnen.

Das Von-Willebrand-Syndrom

Das Von-Willebrand-Syndrom (VWS) ist das häufigste hereditäre Blutungsleiden mit einer Inzidenz von bis zu 1 : 1000, eine klinisch relevante Blutungsneigung ist sehr viel seltener (ca. 1 : 10 000). Unterschiedliche Mutationen führen dabei zu einem Mangel oder zu einer Dysfunktion des Von-Willebrand-Faktors (VWF). Aufgrund der verschiedenen Funktionen des VWF innerhalb des thrombozytären (u. a. Adhäsion) und plasmatischen (Trägermolekül des Faktors VIII) Hämostasesystems ergeben sich unterschiedliche Subtypen des VWS (▶ Tab. 7.9), deren Ausprägung bei Betroffenen inter- und intraindividuell (s. u.) stark variieren können.

▶ **Klinik.** Entsprechend der sehr unterschiedlichen Ausprägung des VWS findet sich ein sehr wechselndes klinisches Bild. Es reicht von einer sehr milden, vom „Normalen" kaum zu differenzierenden Hämatomneigung bis hin zu schweren, spontan auftretenden Blutungskomplikationen.

Merke
Der VWF-Referenzbereich ist blutgruppenabhängig (signifikant niedrigere VWF-Spiegel bei der Blutgruppe 0). Da der VWF als Akute-Phase-Protein deutlichen Schwankungen unterliegt, ist hier die Beachtung des grundsätzlichen Prinzips einer Diagnosestellung hereditärer Hämostasestörungen anhand von mindestens 2 zeitlich ausreichend differenten Untersuchungen von besonderer Bedeutung.

Tab. 7.9 Klassifikation und Therapie des Von-Willebrand-Syndroms.

	Typ 1	Typ 2a	Typ 2b	Typ 2N	Typ 3
Von-Willebrand-Faktor-Antigen	vermindert	normal bis vermindert	normal bis vermindert	normal	fehlt
Ristocetin-Kofaktor	vermindert	vermindert	vermindert	normal	fehlt
Faktor VIII	normal bis vermindert	normal bis vermindert	normal bis vermindert	vermindert	stark vermindert
Blutungszeit	verlängert	verlängert	verlängert	normal	verlängert
Kollagenbindungsaktivität	vermindert	vermindert	vermindert	normal	fehlt
Faktor-VIII-Bindung	normal	normal	normal	vermindert	fehlt
Multimere	vermindert	große (und mittelgroße) fehlen	große fehlen	normal	alle fehlen
durch Ristocetin induzierte Plättchenaggregation	normal bis vermindert	normal bis vermindert	gesteigert	normal	vermindert
Therapie mit VWF-haltigem pd-Faktor-VIII-Konzentrat	wirksam	wirksam	wirksam	wirksam	wirksam
Therapie mit DDAVP	wirksam	vermindert wirksam	vermindert wirksam (zum Teil als kontraindiziert betrachtet)	vermindert wirksam	unwirksam

DDAVP = Desmopressin

Nicht selten sind es perioperative Blutungskomplikationen, deren Abklärung zur Diagnose eines VWS führen. Beim Typ Normandie (VWS Typ 2N), bei dem isoliert die Faktor-VIII-Bindungsstelle des Von-Willebrand-Faktors betroffen ist, resultiert eine isolierte Faktor-VIII-Verminderung mit einem von der Hämophilie A nicht zu unterscheidenden Blutungstyp ohne Störung der Plättchenfunktion. Allerdings werden in der Regel Faktor-VIII-Restaktivitäten von mehr als 15 % gemessen, sodass die therapeutisch (s. u.) wichtige Abgrenzung zur leichten Hämophilie bzw. zur Subhämophilie erfolgen muss. Für die schweren Verlaufsformen des VWS (insbesondere Typ 3) sind spontane gastrointestinale, intramuskuläre und Gelenkblutungen typisch; unter Umständen ist eine prophylaktische Substitution angezeigt.

▶ **Diagnostik.** Aufgrund der vielfältigen Funktionen des VWF ist die Labordiagnostik komplex und muss alle VWS-Subtypen berücksichtigen. Die Bestimmung der VWF-Antigen-Konzentration im Plasma, der Ristocetin-Kofaktorfunktion sowie der aktivierten partiellen Thromboplastinzeit (aPTT) und der Faktor-VIII-Aktivität zusätzlich zur in vitro/in vivo-Blutungszeit stellen die Basisanforderungen für die Diagnostik des VWS dar.

Für eine zuverlässige Subklassifizierung des VWS sind die Bestimmungen der Kollagen- und der Faktor-VIII-Bindungsfähigkeit des Von-Willebrand-Faktors sowie der VWF-Antigen-Konzentration in den Thrombozyten und die Von-Willebrand-Multimeranalyse sowie die differenziertere Thrombozytenfunktionsdiagnostik manchmal notwendig (▶ Tab. 7.9).

▶ **Therapie.** Die Behandlung des Von-Willebrand-Syndroms ist von Subtyp und Schweregrad abhängig. Die wirksame Freisetzung von VWF durch Desmopressin setzt eine Speicherung von funktionsfähigem VWF in den Weibel-Palade-Körperchen der Endothelzellen voraus (s. o.). Insbesondere bei den leichteren Formen des VWS Typ 1 – unter Umständen auch des Typ 2 – kann eine zeitlich limitierte Hämostaseverbesserung durch *Desmopressin* erreicht werden.

Zur *Substitutionstherapie* stehen mehrere VWF-haltige Faktor-VIII-pd-Konzentrate zur Verfügung. Hochgereinigte pd- und r-Faktor-VIII-Konzentrate sind aufgrund des fehlenden Von-Willebrand-Faktors weitgehend unwirksam.

Die Dosierung erfolgt in Analogie zur Hämophiliebehandlung (s. o.) körpergewichtsbezogen. Die biologische Halbwertszeit des VWF beträgt etwa 12 h.

> **Praxistipp**
>
> Die Steuerung der Substitutionstherapie kann orientierend mittels der Bestimmung des Ristocetin-Kofaktors erfolgen, allerdings bedeutet eine Normalisierung der Ristocetin-Kofaktoraktivität – die nur *eine* Funktion des Von-Willebrand-Faktors erfasst – nicht zwingend eine Normalisierung der Blutungsdiathese.

7.2.4 Erworbene plasmatische Gerinnungsstörungen

Unter erworbenen Koagulopathien werden hier Hämostasestörungen verstanden, denen weder eine primär hereditäre Genese noch gezielte medikamentöse Ursachen zugrunde liegen. Sehr selten liegen Mangelzustände einzelner Hämostasekomponenten vor, in der Mehrzahl aber komplexe Störungen mehrerer Hämostasekomponenten, insbesondere unter Beteiligung der plasmatischen Gerinnungsinhibitoren, des Fibrinolysesystems, der Thrombozyten und des Endothels. Dementsprechend finden sich Berührungspunkte des hier Vorgestellten mit den entsprechenden Abschnitten „Thrombozytäre Gerinnungsstörungen" (Kap. 7.3) und „Komplexe Hämostasestörungen" (Kap. 7.5).

Immunkoagulopathien

Bei den erworbenen Immunkoagulopathien unterscheidet man Immunphänomene aufgrund von Inhibitoren gegen spezifische – in der Regel einzelne – Gerinnungsfaktoren von Immunphänomenen mit komplexerer Beeinflussung der Hämostase.

Es liegen pathologische, zirkulierende Antikörper vor, die primär idiopathisch, d. h. ohne offensichtlich auslösendes Ereignis oder im Rahmen eines Grundleidens („Autoantikörper") sowie sekundär nach exogener Antigenexposition („Alloantikörper") auftreten können. Letztere treten praktisch ausschließlich nach entsprechender Substitutionstherapie auf und wurden oben kurz dargestellt (7.2.2). Betroffene Patienten bedürfen der Mitbetreuung durch entsprechend erfahrene Ärzte (Hämostaseologen, Hämophiliebehandler).

Inhibitoren gegen einzelne Faktoren

Bei diesen sehr seltenen Hämostasestörungen, die sich prinzipiell gegen jeden Gerinnungsfaktor richten können, überwiegen bei weitem die Faktor-VIII-Hemmkörper mit konsekutiver Verminderung der Faktor-VIII-Aktivität. Sie kommen „gehäuft" post partum vor, bei Patienten mit zugrunde liegenden Autoimmunopathien oder malignen Erkrankungen, aber auch bei – meist älteren – Personen ohne erkennbare Grundkrankheit. In der Regel handelt es sich um IgG-Antikörper, die sich spezifisch gegen die Gerinnungsaktivität von Faktor VIII richten und die Aktivität des Von-Willebrand-Faktors unbeeinflusst lassen.

▶ **Klinik und Diagnostik.** Klinisch imponiert meist eine spontan auftretende Blutungsneigung in Form von Ekchymosen, Hämatomen ohne adäquates Trauma und gastrointestinalen Hämorrhagien.

Laboranalytisch zeigt sich eine deutliche Verlängerung des Globaltests (Faktor-VIII-Hemmkörper: aPTT) und eine Verminderung der spezifischen Aktivität, meist ohne enge Korrelation mit der Blutungsdiathese. Die Abgrenzung gegenüber faktorunspezifischen Inhibitoren (s. u. und Kap 7.5) sollte spezialisierten Labors und die Behandlung erfahrenen Klinikern vorbehalten bleiben. Die Prognose von Patienten mit manifester hämorrhagischer Diathese und erworbenen Faktor-VIII-Inhibitoren ist ernst.

▶ **Therapie.** Bei manifester hämorrhagischer Diathese wird – analog zur Therapie bei Hämophiliepatienten mit Hemmkörper – akut-therapeutisch eine Verbesserung der Hämostase durch die Gabe von rekombinantem humanen aktivierten Faktor VII (rhFVIIa) versucht oder durch aktivierte Prothrombinkomplex (PPSB)-Konzentrate oder, bei fehlender Verfügbarkeit, durch PPSB oder große Mengen des entsprechenden Faktors („Überfahren des Inhibitors"). Im Einzelfall kann die Anwendung der extrakorporalen Immunabsorption oder Plasmapherese zur Inhibitorabsenkung sinnvoll sein.

Parallel zur Akuttherapie sollte versucht werden, durch *Immunsuppression* die Autoantikörperproduktion zu reduzieren und schließlich zu beseitigen. Zusätzlich zur Behandlung einer ggf. identifizierten Grundkrankheit werden Kortikosteroide (zumeist kombiniert mit Cyclophosphamid), Vinca-Alkaloide und/oder Azathioprin eingesetzt. Hoch dosierte Immunglobuline können passager wirksam sein. Auch werden Inhibitorrückbildungen durch den Einsatz des monoklonalen CD 20-Antikörpers Rituximab berichtet. Die jeweiligen Therapieschritte werden individuell der Situation angepasst.

Spontan erworbene Inhibitoren gegen den Von-Willebrand-Faktor, gegen Faktor IX sowie gegen andere einzelne Gerinnungsfaktoren oder die Fibrinbildung sind extrem selten. Die Therapieprinzipien orientieren sich an dem Vorgehen bei Faktor-VIII-Inhibitoren.

Vitamin-K-Mangel

Die Hämostasestörung durch Vitamin-K-Mangel entspricht in ihrer Pathogenese und Klinik in vielen Punkten der therapeutischen Antikoagulation mit Vitamin-K-Antagonisten (VKA).

▶ **Ursachen.** Ursachen des nicht medikamentös erworbenen Vitamin-K-Mangels mit konsekutiver Erniedrigung Vitamin-K-abhängiger Faktoren und Inhibitoren sind vorrangig Resorptionsstörungen im Dünndarmbereich nach Resektionen oder bei Darmerkrankungen (z. B. Sprue). Verminderte Zufuhr an Vitamin K spielt beim Vitamin-K-Mangel Neugeborener, bei parenteraler Ernährung und indirekt bei verminderter Vitamin-K-Produktion durch die Darmflora bei antibiotischer Therapie eine Rolle. Über unbeabsichtigte, aber auch eigen- oder fremdschädigende Intoxikationen mittels VKA oder Rattengift („Superwarfarine" mit extrem langer Halbwertszeit) und mit klinisch manifester Blutungsneigung wird immer wieder berichtet.

▶ **Laborbefunde und Therapie.** Laboranalytisch führend ist die Quick-Wert-Erniedrigung, beweisend ist die Verminderung der Vitamin-K-abhängigen Faktoren (II, VII, IX und X) – und ggf. Inhibitoren (Protein C, Protein S) – bei normalem Faktor V.

Praxistipp
In der Regel wird bei Verdacht auf durch Vitamin-K-Mangel bedingte Quick-Wert-Erniedrigung – ggf. parallel zur Labordiagnostik – probatorisch Vitamin K gegeben, woraufhin der Quick-Wert nach 6 bis 24 h zu steigen beginnt. Nur bei manifester Blutung ist die sofort wirksame Substitution der Vitamin-K-abhängigen Hämostasefaktoren durch Prothrombinkomplex (PPSB) indiziert.

Kernaussagen

Diagnostische Strategie
Klinische Symptomatik und spezifische Anamnese sind der Schlüssel zur raschen Einordnung einer Blutungsneigung. Ausgehend von Thrombozytenzahl, aktivierter partieller Thromboplastinzeit (aPTT) und Quick-Wert (Prothrombinzeit), unter Umständen ergänzt durch Antithrombin-, Fibrinogen- und D-Dimer-Bestimmung, erfolgt die laboranalytische Charakterisierung der hämorrhagischen Diathese und die Veranlassung der weitergehenden Diagnostik.
Bei normalen globalen Gerinnungstests ist auch an Mangelzustände von Faktor XIII und Antiplasmin zu denken.

Generelle Therapieoptionen
Primär sind lokal orientierte Maßnahmen zur Blutstillung – ggf. mit intensivmedizinischen Maßnahmen – zur Aufrechterhaltung einer ausreichenden Kreislaufsituation indiziert. Basismaßnahme ist dabei der Volumenersatz durch Erythrozytenkonzentrat und „Fresh frozen Plasma" (FFP) im Verhältnis 1 : 1.
Für eine Reihe angeborener plasmatischer Gerinnungsstörungen stehen spezifische Faktorenkonzentrate zur Substitutionstherapie zur Verfügung, die in aller Regel körpergewichtsbezogen dosiert werden. Gefrorenes Frischplasma und Prothrombinkomplex (PPSB)-Konzentrat sollten nur bei Fehlen bzw. bei fehlender Verfügbarkeit eines spezifischen Gerinnungspräparates zur Anwendung kommen.

Abhängig von Blutungslokalisation bzw. Trauma oder Operation sind das Ausmaß der Substitutionsbehandlung und ihre Dauer individuell festzulegen.

Angeborene Gerinnungsstörungen
▶ **Autosomal vererbte Gerinnungsstörungen.** Von den seltenen autosomal vererbten Gerinnungsstörungen mit Blutungsneigung in Abhängigkeit von der Faktorrestaktivität ist der Mangel an Faktor XII, Präkallikrein oder hochmolekularem Kininogen abzutrennen, der im Gegensatz zu der deutlichen aPTT-Verlängerung mit keiner Erhöhung des Blutungsrisikos vergesellschaftet ist.

▶ **X-chromosomal vererbte Gerinnungsstörungen.** Diese praktisch ausschließlich bei Männern auftretenden Hämophilien zeigen eine von der Restaktivität des betroffenen Faktors (Faktor VIII, Faktor IX) abhängige Blutungsneigung, die sich in den schwereren Formen bereits im Frühkindesalter manifestiert und insbesondere zu Gelenk- und Muskelblutungen führt.
Bei leichten Hämophilie-A-Formen führt die Gabe von Desmopressin zu einer Erhöhung der Faktor-VIII-Aktivität auf das 2- bis 4-Fache des Ausgangswertes (*Cave:* Tachyphylaxie!), sodass bei kleineren Blutungen bzw. Operationen auf den Einsatz von Faktorenkonzentraten verzichtet werden kann.
Für verschiedene Verletzungen, Traumata und Operationen ist die spezifische Substitution mit Faktor-VIII- bzw. Faktor-IX-Konzentrat möglich, wobei neben hochgereinigten Plasmakonzentraten auch gentechnologisch erzeugte Produkte zur Verfügung stehen.

▶ **Das Von-Willebrand-Syndrom (VWS).** Die verschiedenen Formen des VWS sind durch verschiedene Funktionsstörungen des Von-Willebrand-Faktors (VWF) charakterisiert und werden häufig erst bei Abklärung einer perioperativen Blutungskomplikation diagnostiziert. Eine spezifische Therapie erlaubt VWF-haltiges Faktor-VIII-Konzentrat, unter Umständen hilft Desmopressin.

Erworbene plasmatische Gerinnungsstörungen
▶ **Immunkoagulopathien.** Die sehr selten auftretenden Inhibitoren gegen einzelne Gerinnungsfaktoren richten sich meist gegen den Faktor VIII.
Die Diagnosestellung erfolgt in der Regel bei Abklärung einer spontanen hämorrhagischen Diathese, wobei die notwendige Laboranalytik nicht überall verfügbar ist.
Neben der aktuellen Blutstillung durch lokale Therapiemaßnahmen und Verbesserung des Hämostasepotenzials (durch Gabe von aktiviertem Faktor-VII-Konzentrat oder aktiviertem PPSB) stehen die immunsuppressive Therapie zur Eliminierung des spezifischen Inhibitors sowie die Behandlung einer unter Umständen vorhandenen Grundkrankheit im Vordergrund.

▶ **Vitamin-K-Mangel.** Bei isolierter oder führender Quick-Wert-Erniedrigung sollte ein Vitamin-K-Mangel laboranalytisch (Faktoren II, V, VII) oder durch probatorische Vitamin-K-Gabe ausgeschlossen oder nachgewiesen und ggf. ätiologisch abgeklärt werden.

Literatur

Weiterführende Literatur

[1] Berntorp E, Shapiro AD. Modern haemophilia care. Lancet 2012; 379(9824): 1447–1456, DOI: 10 1016/S 0140-6736 (11)61 139-2
[2] Klein K, Hartman SK, Teruya J et al. An algorithmic approach to coagulation testing. Dis Mon 2012; 58: 431–439, DOI: 10 1016/j.disamonth.2012.04 006
[3] Rodgers GM. Prothrombin complex concentrates in emergency bleeding disorders. Am J Hematol 2012; 87: 898–902, DOI: 10 1002/ajh.23 254
[4] Szántó T, Joutsi-Korhonen L, Deckmyn H et al. New insights into von Willebrand disease and platelet function. Semin Thromb Hemost 2012; 38: 55–63. DOI: 10 1055/s-0031-1 300 952
[5] Tinmouth A. Evidence for a rationale use of frozen plasma for the treatment and prevention of bleeding. Transfus Apher Sci 2012; 46: 293–298, DOI: 10 1016/j.transci.2012.03 019

7.3 Thrombozytäre Gerinnungsstörungen

H. Riess

Thrombozytopenie und/oder verminderte Thrombozytenfunktion führen zu Blutungen oder – viel seltener – aufgrund von chronischen Thrombozytosen und/oder gesteigerter Thrombozytenfunktion zu venösen und/oder arteriellen Thrombosen. Die zugrunde liegenden Störungen sind meist erworben und nur selten hereditär bedingt.

Während die Methoden zur präzisen Thrombozytenzählung, auch deutlich erniedrigter oder exzessiv erhöhter Thrombozytenzahlen, heute allgemein zur Verfügung stehen, ist der Nachweis und die Klassifizierung von Thrombozytenfunktionsstörungen nach wie vor unzureichend standardisiert.

Definition
Unter *Thrombozytopenie* versteht man die Verminderung der peripheren Thrombozytenzahlen auf Werte unter 150 000/µl, doch ist mit einer spontanen hämorrhagischen Diathese in der Regel erst ab Thrombozytenzahlen von < 50 000 – 30 000/µl zu rechnen.

Insbesondere bei klinisch fehlenden Blutungszeichen ist die *Pseudothrombozytopenie* – eine durch In-vitro-Agglutinationsphänomene in Ethylendiamintetraessigsäure(EDTA)-Blut bedingte Fehlbestimmung der Thrombozytenzahl – in Betracht zu ziehen und durch Verwendung alternativer Antikoagulanzien (z. B. in Citrat- oder Heparinblut) sowie ggf. bei unklaren Befunden durch Beurteilung eines Ausstrichs von frischem Nativblut auszuschließen.

Definition
Unter *Thrombozytose* versteht man eine Erhöhung der peripheren Blutplättchenzahlen auf über 350 000 – 400 000/µl. Eine enge Korrelation zwischen dem Ausmaß einer Thrombozytose und dem Risiko thromboembolischer Komplikationen konnte bisher nicht zweifelsfrei etabliert werden.

Tab. 7.10 Hereditäre Thrombozytopenien.

Thrombozytopenie	Wesentliche weitere Zeichen
mit MYH9 assoziierte Thrombozytopenien (May-Hegglin-Anomalie, Fechtner-Syndrom, Sebastian-Platelet-Syndrom)	zum Teil mit Niereninsuffizienz, Kataraktbildung, Schwerhörigkeit vergesellschaftet
Bernard-Soulier-Syndrom	ausgeprägte Thrombozytopathie
Fanconi-Syndrom	aplastische Anämie
amegakaryozytäre Thrombozytopenie	Knochenmark: verminderte Megakaryozyten
Absent-Radius-Syndrom	fehlende Os radii
Wiskott-Aldrich-Syndrom	Immunmangelsyndrom mit Neigung zu Infekten und Ekzemen

7.3.1 Hereditäre Thrombozytopenien

Bei verschiedenen seltenen hereditären Krankheitsbildern finden sich mehr oder weniger ausgeprägte Thrombozytopenien, die – wenn nicht in der frühen Kindheit diagnostiziert – oft als chronische idiopathische Thrombozytopenien (vgl. unten) fehlgedeutet werden und die zum Teil durch zusätzliche Thrombozytenfunktionsstörungen charakterisiert sind (▶ Tab. 7.10). Mutationen im thrombozytären Myosingen (MYH9) mit Makrothrombozyten und granulozytären Einschlusskörperchen sind dabei vergleichsweise häufig.

Bei klinisch manifester Blutungsneigung sollen bevorzugt unspezifische Hämostyptika (▶ Tab. 7.7) zur Anwendung kommen, um das Risiko der Alloimmunisierung mit sekundärer Refraktärität bei Thrombozytentransfusion zu vermeiden. Als längerfristig wirksame kausale Therapie steht die Knochenmarktransplantation zur Verfügung.

7.3.2 Erworbene Thrombozytopenien

Bei den erworbenen Thrombozytopenien kann man Störungen aufgrund einer reduzierten Bildung, eines gesteigerten Abbaus sowie solche aufgrund einer Sequestration oder Dilution unterscheiden.

Verminderte Thrombozytenproduktion

Verdrängungsthrombozytopenien im Rahmen von myeloproliferativen, myelodysplastischen Syndromen, Leukämien oder Malignominfiltrationen des Knochenmarks sind in der Regel Manifestationen der fortgeschrittenen Grundkrankheit.

Thrombozytopenien infolge von *megakaryozytärer Aplasie* oder im Rahmen der paroxysmalen nächtlichen Hämoglobinurie sind sehr selten. Klinisch bedeutsamer sind Thrombozytopenien aufgrund der *Knochenmarktoxizität* ionisierender Strahlen und aufgrund von *myelosuppressiven Medikamenten* zur Behandlung von Malignomen oder Autoimmunopathien. Daneben ist eine Vielzahl weiterer Medikamente in der Lage, Thrombozytopenien zu induzieren.

Störungen der Blutgerinnung

> **Praxistipp**
>
> Im klinischen Alltag ist es schwierig, die knochenmarktoxische von einer immunologischen Genese zu unterscheiden. Bei knochenmarkhypoplastischen/-toxischen Formen der Thrombozytopenie kommt es regelhaft nach Thrombozytenkonzentratgabe zu einem adäquaten Inkrement der transfundierten Thrombozyten.

Gesteigerter Thrombozytenabbau

Der gesteigerte Thrombozytenabbau wird erst manifest wenn er nicht mehr durch die Plättchenneubildung kompensiert werden kann. Bei intakter Knochenmarkfunktion ist dann die Plättchenhalbwertszeit auf wenige Stunden reduziert. Dem gesteigerten Thrombozytenabbau können sowohl nicht immunologische als auch immunologische Mechanismen zugrunde liegen.

Nicht immunologisch bedingte Thrombozytopenien

Infektionen mit Viren, Bakterien, Pilzen oder Parasiten können zu Thrombozytopenien führen, wobei das Auftreten einer Zytopenie auch ohne weitere laboranalytische Zeichen einer disseminierten intravasalen Gerinnung (DIC; Kap. 7.5) als Hinweis auf eine Bakteriämie bzw. Virämie gedeutet werden kann.

Eine *Verkürzung der Thrombozytenüberlebenszeit* wird auch bei Patienten mit Abstoßungsreaktionen nach Organtransplantation, bei pulmonalem Hypertonus, bei Patienten mit künstlichen Herzklappen oder mit größeren Hämangiomen beobachtet. Schließlich geht die gesteigerte Sequestration der Plättchen bei Splenomegalie bzw. portalem Hypertonus mit Thrombozytopenien einher.

Im *perioperativen Umfeld* sind Thrombozytopenien nach Hypothermie, nach ausgedehntem Weichteiltrauma oder venöser Stase und schließlich als Verlust und Verdünnungsthrombozytopenie bei Massentransfusionen (▶ Tab. 7.22) und extrakorporalen Kreislaufsystemen zu nennen.

Die seltenen, lebensbedrohenden *thrombotischen Mikroangiopathien,* insbesondere die thrombotisch-thrombozytopenische Purpura (TTP, Morbus Moschkowitz) bzw. das hämolytisch-urämische Syndrom (HUS), sind laboranalytisch neben der Thrombozytopenie durch die mikroangiopathische hämolytische Anämie mit Fragmentozyten im Blutausstrich charakterisiert und klinisch durch neurologische Symptome, arterielle Hypertonie bzw. Einschränkungen der Nierenfunktion gekennzeichnet.

Die Ätiologie ist uneinheitlich, u. a. liegen hereditäre oder erworbene Formen mit einem Mangel an der den Von-Willebrand-Faktor (VWF) spaltenden Metalloproteinase ADAMTS 13 vor, welche zum Zirkulieren übergroßer Multimere des VWF und zur intravasalen Thrombozytenaktivierung führt.

Therapie der Wahl ist die Plasmapherese mit Transfusion von Frischplasma.

Das hämolytisch-urämische Syndrom mit hämorrhagischer Diarrhö wird meist durch endothelschädigende Bakterientoxine ausgelöst, doch liegen bei anderen Formen des HUS ursächlich Störungen des Komplementsystems zugrunde. Sekundäre Formen der mikroangiopathischen Thrombozytopenie werden medikamentenassoziiert (z. B. Mitomycin C, Cyclosporin A) oder erkrankungsassoziiert (z. B. Adenokarzinome, Lupus erythematodes, Eklampsie) beobachtet.

Bei einer Reihe von Erkrankungen oder Umständen werden *geringergradig ausgeprägte Thrombozytopenien* festgestellt, die jedoch nur selten mit petechialen Blutungen einhergehen. Beispiele dafür sind Schwangerschaft (bevorzugt 3. Trimenon), extrakorporale Zirkulationsverfahren (z. B. Herz-Lungen-Maschine, Hämodialyse), ausgedehnte Weichteiltraumatisierungen, Verbrennungen, große Operationen sowie die Verkürzung der Thrombozytenüberlebenszeit durch mechanische Herzklappen. Die Thrombozytopenie im Rahmen der Leberzirrhose ist Folge von Thrombopoetinmangel, Sequestration bei portaler Hypertonie und Splenomegalie.

Immunologisch bedingte Thrombozytopenien

Die Immunthrombozytopenien werden durch thrombozytäre Allo- oder Autoantikörper sowie durch medikamentös induzierte Antikörper hervorgerufen. Klinisch bedeutsam ist die idiopathische thrombozytopenische Purpura (ITP; autoimmunthrombozytopenische Purpura: AITP).

▶ **Akute ITP.** Man unterscheidet die akute, meist postinfektiöse – oft schwere – Thrombozytopenie, die bevorzugt im Kindes- und Jugendalter nach einem viralen Infekt mit Zeichen der hämorrhagischen Diathese (insbesondere Petechien, Purpura) auftritt. Der Spontanverlauf ist in aller Regel reversibel, doch kommen zum Teil tödliche Blutungskomplikationen vor. Bei ausgeprägter hämorrhagischer Diathese oder Thrombozytenwerten unter 10 000/µl werden therapeutisch Immunglobuline (0,4 g/kg KG/d, Tag 1 – 5; alternativ 1 g/kg KG/d, Tag 1 + 2) oder Anti-D-Antikörper (z. B. 500 µg/d i. v., Tag 1 + 2) bei rhesuspositiven ITP-Patienten, häufig zusammen mit Kortikoiden, verabreicht. Thrombozyten werden nur bei vital bedrohlicher Blutung gegeben, da sie bei ITP nur eine sehr kurze Überlebenszeit haben.

▶ **Chronische ITP.** Bis zu 20 % der Fälle der akuten ITP gehen in die chronische ITP, den Morbus Werlhof, über. Der Häufigkeitsgipfel liegt zwischen dem 20. und 50. Lebensjahr, wobei das weibliche Geschlecht bevorzugt betroffen ist (4 : 1).

Die Diagnose der ITP beruht auf dem Ausschluss anderer Erkrankungen, die mit einer Thrombozytopenie einhergehen können, sowie auf dem chronischen Verlauf. Knochenmarkzytologisch und histologisch ist die Megakaryozytenzahl bei quantitativ und qualitativ normaler Erythro- und Granulozytopoese oft erhöht, wobei typischerweise eine Linksverschiebung zu jugendlichen Megakaryozyten zu beobachten ist.

> **Praxistipp**
>
> Bei Thrombozytenzahlen über 30 000/µl und fehlenden Blutungszeichen besteht nach gegenwärtiger Auffassung keine Behandlungsindikation. In Risikosituationen, z. B. präoperativ, lassen sich die Thrombozyten meist durch Kortikoide (z. B. 1 – 2 mg Prednisolon/kg KG, 20 – 40 mg Dexamethason/d) oder hoch dosierte Immunglobulingaben (s. o.) für 10 – 30 Tage in den Referenzbereich anheben.

Liegen die Thrombozyten längerfristig unter 30 000/µl oder treten thrombozytopenische Blutungszeichen auf, so wird als erste Therapiemaßnahme die Gabe von *Kortikoiden* (s. o.) empfohlen, die bei etwa 80 % der Patienten zu deutlichen – meist passageren – Anstieg der Blutplättchenzahlen und zum Sistieren der Blutungsneigung führt. Die *Splenektomie* – kann Notfallmaßnahme sein – ist Therapie der zweiten Wahl, die in mehr als 50 % der Fälle einen deutlichen und langfristigen Anstieg der Blutplättchenzahlen bewirkt. Vor Splenektomie wird eine Impfung gegen Pneumokokken-, Meningokokken- und Hämophilus-Infektionen empfohlen.

Thrombopoetinrezeptoragonisten führen nach 6 bis 10 Tagen zum Anstieg der Thrombozytenzahlen, die nach Beendigung der Therapie wieder in den Ausgangsbereich absinken. Alternativ kann der Anti-CD 20-Antikörper (Rituximab) zu lang anhalten-

Tab. 7.11 Wichtige hereditäre Thrombozytopathien.

Thrombozytopathie	Störungstyp	Zusätzliche/typische Befunde
Bernard-Soulier-Syndrom	Adhäsion (Plättchen-Gefäßwand-Interaktion)	Riesenthrombozyten, Störung der durch Ristocetin induzierten Aggregation
Thrombasthenie Glanzmann	Aggregation (Plättchen-Plättchen-Interaktion)	„generelle" Störung der Thrombozytenaggregation, fehlende Gerinnselretraktion
„Storage Pool Disease"	Freisetzung (Sekretion)	Minderung der Plättchengranula (z. B. „dense bodies")
„Aspirin like Defect"	Freisetzung (Plättchenmetabolismus)	normale Granula, gestörter Arachidonsäuremetabolismus
Scott-Syndrom	PF3-Bildungsstörung	reduzierte plättchenassoziierte Thrombinbildung

den Remissionen führen. Bei unzureichendem Ansprechen auf diese Therapiemaßnahmen können Versuche u. a. mit Vinca-Alkaloiden, Danazol, Azathioprin oder Cyclophosphamid gemacht werden.

Unter *Evens-Syndrom* versteht man die Kombination einer chronischen ITP und einer idiopathischen autoimmunhämolytischen Anämie.

▶ **Weitere Ursachen.** Bei bis zu 60% der Patienten mit *HIV-Infektionen* treten passager oder chronisch Immunthrombozytopenien unterschiedlichen Ausmaßes auf, die – analog zur idiopathischen thrombozytopenischen Purpura (ITP) – mit Zurückhaltung gegenüber der längerfristigen Kortikoidgabe, aber auch der Splenektomie behandelt werden.

Immunthrombozytopenien können bei Einnahme einer Vielzahl von *Medikamenten* auftreten. Die Differenzialdiagnose gegenüber einer medikamentös induzierten Schädigung der Megakaryozytopoese ist schwierig. Die sorgfältige Medikamentenanamnese sowie das Absetzen des in Betracht kommenden Medikaments und ggf. das Umsetzen auf alternative Substanzen sind die wichtigsten diagnostischen und therapeutischen Maßnahmen. Ein typisches Beispiel ist die heparininduzierte Thrombozytopenie (vgl. Kap. 7.5).

Eine seltene Immunthrombozytopenie ist die *Posttransfusionspurpura*, die typischerweise bei Frauen etwa 1 Woche nach Bluttransfusion auftritt. Sie beruht auf der Plättchendestruktion durch autologe Antikörper (meist Anti-HPA-1a oder Anti-HPA-3a; HPA = Human Platelet Antigen) nach vorhergehenden immunisierenden Ereignissen. Therapie der Wahl sind hoch dosierte Immunglobuline.

Schließlich ist die Immunthrombozytopenie durch *Alloantikörper* bei Neugeborenen und insbesondere die nach wiederholten Thrombozytentransfusionen in Betracht zu ziehen.

7.3.3 Hereditäre Thrombozytopathien

Hereditäre Thrombozytopathien sind in der Regel durch eine *verminderte Thrombozytenfunktion* und klinisch durch einen thrombozytären Blutungstyp bei ausreichend hohen Thrombozytenzahlen charakterisiert. Hereditäre Formen sind sehr selten (▶ Tab. 7.11), zum Teil mit gleichzeitiger Thrombozytopenie. Therapeutisch stehen unspezifische Maßnahmen zur Verfügung, insbesondere die Thrombozytentransfusion sowie hämostyptische Maßnahmen (▶ Tab. 7.7). Das sehr seltene Scott-Syndrom ist durch eine Störung der Plättchenmembran mit fehlender Phosphatidylserinverfügbarkeit (Plättchenfaktor 3, PF3) nach Aktivierung und konsekutiv durch eine verminderte Faktorbindung und Thrombingeneration gekennzeichnet. Auf das Von-Willebrand-Syndrom wird in Kap. 7.2 eingegangen.

Extrem selten werden familiäre Störungen mit *gesteigerter Thrombozytenfunktion* beschrieben (z. B. Sticky Platelet Syndrome), die durch vermehrte – bevorzugt arterielle – Thromboembolien gekennzeichnet sind. Therapeutisch werden thrombozytenfunktionshemmende Medikamente (z. B. Azetylsalizylsäure [ASS], Clopidogrel) eingesetzt.

7.3.4 Erworbene Thrombozytopathien

Erworbene Plättchenfunktionsstörungen treten im Rahmen unterschiedlicher Grunderkrankungen auf. Dabei sind häufig mehrere Komponenten des Hämostasesystems betroffen (▶ Tab. 7.12).

Qualitative Plättchenfunktionsstörungen bei Niereninsuffizienz sind pathogenetisch multifaktoriell, ihr Ausmaß korreliert mit der Höhe des Harnstoffspiegels im Blut. Eine spontane Blutungsneigung wird meist nur bei unbehandelter, weit fortgeschrittener Urämie beobachtet, klinisch sind Schleimhautblutungen im Gastrointestinaltrakt sowie Nachblutungen nach Zahnextraktion und postoperativ charakteristisch. Neben der kausalen Behandlung durch Dialyseverfahren kann eine symptomatische Besserung durch die Gabe von Desmopressin (DDAVP) sowie von (konjugierten) Östrogenen – bei Schleimhautblutungen durch Tranexamsäure – erreicht werden.

Tab. 7.12 Wichtige erworbene Thrombozytopathien.

Grunderkrankung	Störungstyp	Befund
Niereninsuffizienz	Adhäsion, (Aggregation)	Blutungsneigung korreliert mit Harnstofferhöhung
Hepatopathie	Adhäsion, Aggregation	heterogene Befunde, Quick-Wert-Erniedrigung, aPTT-Verlängerung, Thrombozytopenie
Paraproteinämie	Adhäsion, Aggregation, Freisetzungsreaktion	Blutungsneigung korreliert mit der Höhe des Paraproteins
myeloproliferative Neoplasien	Adhäsion (erworbenes VWS), Aggregation, Freisetzungsreaktion	oft Normalisierung der Funktion mit Absenken der Plättchenzahl < 600 000/µl
verschiedene Medikamente	vielfältig	

aPTT = aktivierte partielle Thromboplastinzeit; VWS = Von-Willebrand-Syndrom

Störungen der Blutgerinnung

Tab. 7.13 Medikamentenbedingte Plättchenfunktionsdefekte.

Medikament	Besonderheit
Azetylsalizylsäure	irreversibel hemmend → 5- bis 10-tägig anhaltende Thrombozytenfunktionshemmung auch nach Einzeldosis
Dipyridamol (HWZ ca. 1 h)	schwach, reversibel die Thrombozytenfunktion hemmend
ADP-Rezeptorinhibitoren Ticlopedin, Clopidogrel, Prasugrel Ticargrelor (HWZ ca. 8 h), Cangrelor (HWZ ca. 3 min)	irreversibel hemmend → 5- bis 10-tägig anhaltende Thrombozytenfunktionshemmung reversibel hemmend → nach 3–4 Halbwertszeiten (HWZ) weitgehend normalisierte Thrombozytenfunktion
nicht steroidale Analgetika/Antiphlogistika	mäßig ausgeprägte, primär reversible, im Weiteren zum Teil anhaltende Thrombozytenfunktionshemmung
Plasmaersatzstoffe (Dextane, HES oder Gelantine)	dosisabhängige, reversible Thrombozytenfunktionshemmung
β-Laktam-Antibiotika	dosisabhängige, reversible Thrombozytenfunktionshemmung

HES = Hydroxyethylstärke

Medikamentös verursachte Plättchenfunktionsstörungen

Mit Abstand am häufigsten lassen sich erworbene Thrombozytenfunktionsstörungen auf Medikamente zurückführen (▶ Tab. 7.13). Neben den in Kap. 7.5 angegebenen *Antithrombotika* sind v. a. nicht steroidale entzündungshemmende Medikamente bzw. *Schmerzmittel* zu nennen, die einen meist reversiblen, bei chronischer Einnahme unter Umständen auch einen prolongierten Thrombozytenfunktionsdefekt verursachen können. Diese vergleichsweise milden Formen der Plättchenfunktionshemmung können bei vorher bestehender Hämostasestörung zurzm Manifestwerden einer Blutungsneigung führen.

Praxistipp
Von klinischer Relevanz sind auch Plasmaersatzstoffe (Dextrane, Hydroxyethylstärke), bei denen nach Gabe größerer Volumina eine Verlängerung der Blutungszeit beobachtet wird.

Eine Reihe von Antibiotika – v. a. *β-Laktam-Antibiotika* – wie Penicilline und manche Cephalosporine führen zu einer dosisabhängigen Verlängerung der Blutungszeit, die auf eine Störung der Plättchenmembranfunktion durch Bindung der Antibiotika zurückgeführt wird. Klinisch bedeutsam wird diese unerwünschte Nebenwirkung bei Medikamentenkumulation (z. B. Niereninsuffizienz!) und bei vorher bestehender Thrombozytopathie bzw. -penie.

Störungen mit gesteigerter Thrombozytenfunktion

Bei Patienten mit Risikofaktoren für die Entstehung der Arteriosklerose (wie Diabetes mellitus, Fettstoffwechselstörung, Hypertonus oder Rauchen) lässt sich laboranalytisch eine gesteigerte Thrombozytenfunktion nachweisen, der auch pathogenetische Bedeutung bei Arterioskleroseentstehung und -progression zukommt. Dementsprechend hat, zusätzlich zur Behandlung der Risikofaktoren, die thrombozytenfunktionshemmende Medikation mit Azetylsalizylsäure, Thienopyridinen oder anderen Mitteln einen festen Stellenwert im Behandlungskonzept der manifesten Arteriosklerose.

Merke
Das perioperativ früher regelhaft angeratene Pausieren der plättchenfunktionshemmenden Medikation kann zu vermehrten Gefäßkomplikationen führen und wird heute nur selten nach sorgfältiger Nutzen-Risiko-Abwägung im Einzelfall empfohlen.

7.3.5 Erworbene Thrombozytosen

Reaktive Thrombozytosen

Klinisch vergleichsweise häufig werden passagere, reaktive Thrombozytosen u. a. bei chronisch entzündlichen oder malignen Erkrankungen, bei Eisenmangel sowie nach Milzexstirpation oder Schock beobachtet. Dabei wird zunehmend das damit verbundene erhöhte Thromboembolierisiko im Vergleich zu im Referenzbereich liegenden Thrombozytenzahlen zur Kenntnis genommen. Häufig sind die ursächliche Grunderkrankung (z. B. Malignom, Kollagenose) bzw. die Behandlung (Kortikoidtherapie, Behandlung im postoperativen Zustand) bereits Grund zur – ggf. prolongierten – medikamentösen Thromboembolieprophylaxe.

Autonome Thrombozytosen

Im Rahmen myeloproliferativer Neoplasien und myelodysplastischer Syndrome werden chronische, zum Teil exzessive Erhöhungen der Thrombozytenzahl beobachtet, die unbehandelt fortbestehen oder weiter ansteigen. Spätestens bei Thrombozytenzahlen über 600 000/μl ist differenzialdiagnostisch das Vorliegen einer autonomen Thrombozytose in Betracht zu ziehen.

Merke
Während das Blutbild bei Patienten mit essenzieller Thrombozythämie (ET) praktisch ausschließlich durch die zum Teil exzessive Thrombozytose gekennzeichnet ist, sind bei Patienten mit Polycythaemia vera (PV), mit chronischer myeloischer Leukämie (CML) oder mit myelodysplastischen Syndromen in der Regel weitere auffällige Blutbildveränderungen vorhanden. Die chronische idiopathische Myelofibrose ist in ihren frühen Stadien von der ET praktisch ausschließlich durch die knochenmarkhistologische Untersuchung abzugrenzen.

▶ **Klinisches Bild.** Patienten mit autonomen Thrombozytosen haben ein mit der Thrombozytenzahl korrelierendes Risiko von arteriellen und venösen Thromboembolien sowie von Mikrozirkulationsstörungen (z. B. Erythromelalgie) einerseits und „paradoxen" Blutungskomplikationen andererseits. Die hämorrhagische Diathese tritt dabei meist erst bei Thrombozytenzahlen über 1 Mio./μl und selten spontan gastrointestinal auf, häufiger wird sie provoziert durch Medikamenteneinnahme, antithrombotische Therapie oder perioperativ. Selten, aber relativ typisch sind Thrombosen der Lebervenen (Budd-Chiari-Syndrom), der Pfortader oder der Mesenterialgefäße. Bei portalem Hypertonus aufgrund derartiger Thrombosen wird das Ausmaß der Thrombozytose maskiert, die molekulare und knochenmarkhistologische Untersuchung ist in der Regel weiterführend.

▶ **Therapie.** Therapeutisches Ziel bei autonomen Thrombozytosen ist die Vermeidung von thromboembolischen und hämorrhagischen Komplikationen. Bei Risikopatienten (Thrombozytenzahlen > 1,5 Mio./μl oder stattgehabtes thromboembolisches oder hämorrhagisches Ereignis oder Alter > 60 Jahre oder vorhandene vaskuläre Risikofaktoren) wird die Absenkung der Thrombozytenzahl durch Hydroxyurea oder Anagrelid auf den oberen Referenzwert (300 000 – 400 000/μl) angestrebt.

Bei akuter Thromboembolie wird im venösen System mit Heparin und langfristig mit Vitamin-K-Antagonisten oder Rivaroxaban antikoaguliert, im arteriellen System mit Thrombozytenfunktionshemmern behandelt – jeweils parallel dazu erfolgt die sachgerechte Behandlung der Grundkrankheit.

Kernaussagen

Hereditäre Thrombozytopenien
Angeborene Verminderungen der Thrombozytenzahl sind sehr selten, passager sind Thrombozytentransfusionen (cave: Alloimmunisierung mit Refraktärität) kausal wirksam.

Erworbene Thrombozytopenien
▶ **Verminderte Thrombozytenproduktion.** Insbesondere im Rahmen strahlentherapeutischer oder hämatoonkologischer Therapien treten schwerwiegende, zum Teil prolongierte Thrombozytopenien auf, die einer prophylaktischen Thrombozytensubstitution bedürfen können. Eine Vielzahl von Medikamenten sowie anderen Ursachen können knochenmarktoxisch bedingte Thrombozytopenien auslösen.

▶ **Gesteigerter Thrombozytenabbau.** *Nicht immunologisch bedingte Thrombozytopenien:* Zahlreiche Infektionen und andere Ursachen können zur Verkürzung der Thrombozytenüberlebenszeit mit meist nur mäßiggradig ausgeprägter Thrombozytopenie führen. Sehr selten treten thrombotische Mikroangiopathien auf, die im Falle der thrombotisch-thrombozytopenischen Purpura (TTP) durch Plasmapherese und Gabe von gefrorenem Frischplasma – zusätzlich zu den notwendigen Supportivmaßnahmen – zu behandeln sind.
Immunologisch bedingte Thrombozytopenien: Immunthrombozytopenien sind durch die weitestgehende Unwirksamkeit von Thrombozytentransfusionen (unzureichendes Inkrement) gekennzeichnet. Kortikoide und hoch dosierte Immunglobuline sind die entscheidenden Therapeutika für die akute idiopathische thrombozytopenische Purpura (ITP). Die chronische ITP wird nur bei Thrombozytenzahlen unter 30 000/μl bzw. posttraumatisch, periinterventionell oder bei absehbaren anderen Zuständen mit erhöhter Blutungsneigung behandelt. Bei unzureichender Wirksamkeit von Kortikoiden sind die Splenektomie, die Therapie mit Thrombopoetinrezeptoragonisten oder unter Umständen die Gabe des B-Lymphozyten-Antikörpers Rituximab wirksam.

Hereditäre Thrombozytopathien
Angeborene Thrombozytenfunktionsstörungen sind sehr selten und müssen in der Regel symptomatisch, d. h. mittels Antifibrinolytika, Desmopressin oder – bei bedrohlichen Blutungen – mit Thrombozytensubstitution oder mit Faktor VIIa behandelt werden.

Erworbene Thrombozytopathien
▶ **Medikamentös verursachte Plättchenfunktionsstörungen.** Störungen mit verminderter Thrombozytenfunktion treten im Rahmen unterschiedlicher Grunderkrankungen auf, meist sind zusätzliche Hämostasestörungen nachweisbar. Neben den verschiedenen Grundkrankheiten (z. B. Niereninsuffizienz) werden Plättchenfunktionsstörungen häufig durch Medikamente verursacht, wobei v. a. nicht steroidale Antiphlogistika/Analgetika sowie dosisabhängige Effekte von Plasmaersatzstoffen und β-Laktam-Antibiotika zu nennen sind.

▶ **Störungen mit gesteigerter Thrombozytenfunktion.** Eine gesteigerte Plättchenfunktion wird bei Patienten mit Atherosklerose regelhaft beobachtet und mit Azetylsalizylsäure (ASS) und/oder Clopidogrel primär- oder sekundärprophylaktisch behandelt.

Erworbene Thrombozytosen
▶ **Reaktive Thrombozytosen.** Passagere reaktive Thrombozytosen sind unter Berücksichtigung der zugrunde liegenden klinischen Situation Grund für eine großzügig zu stellende Indikation zur prophylaktischen Antikoagulation.

▶ **Autonome Thrombozytosen.** Die autonomen Thrombozytosen mit zunehmenden Thrombozytenzahlen sind durch vermehrte thromboembolische und – meist expositionell bedingte – hämorrhagische Ereignisse charakterisiert. Die Absenkung der Thrombozytenzahl reduziert das Risiko symptomatischer Ereignisse. Akute venöse oder arterielle Thromboembolien bedürfen zusätzlich der „üblichen" spezifischen Therapie.

Literatur

Weiterführende Literatur

[1] Arnold DM. Positioning new treatments in the management of immune thrombocytopenia. Pediatr Blood Cancer 2013; 60: S 19 – 22, DOI: 10 1002/pbc.24 341
[2] Chapman K, Seldon M, Richards R. Thrombotic microangiopathies, thrombotic thrombocytopenic purpura, and ADAMTS-13. Semin Thromb Hemost 2012; 38: 47 – 54, DOI: 10 1055/s-0031-1 300 951
[3] Lakshmanan S, Cuker A. Contemporary management of primary immune thrombocytopenia in adults. J Thromb Haemost 2012; 10:1988 – 1998, DOI: 10 1111/j.1538-7836 2012 04 876.x
[4] Podda G, Femia EA, Pugliano M et al. Congenital defects of platelet function. Platelets 2012; 23: 552 – 563

7.4 Hyperkoagulabilität, venöse Thromboembolie und Antikoagulation

H. Riess

Pathophysiologisch erklärt sich die (venöse) Thromboembolie (VTE) durch die Virchow-Trias mit
- Schädigung der Gefäßwand (Trauma, Operation, Hypoxie, Endotoxine, Zytokine usw.),
- Störungen des Blutflusses (Stase durch Immobilisation, Herzinsuffizienz, Varikosis, externe Kompression usw.),
- Änderungen der Blutzusammensetzung (Hyperkoagulabilität), insbesondere durch
  - Erhöhung prokoagulatorischer Faktoren,
  - Erniedrigung des Inhibitorpotenzials der Gerinnung,
  - Hemmung der Fibrinolyse und/oder
  - Fluiditätsveränderungen (bei Hyperviskosität, Thrombozytose, Polyglobulie usw.).

Tiefe Venenthrombosen (TVT) entstehen überwiegend im Bereich der unteren Extremitäten, andere Lokalisationen sind v. a. auf lokal gefäßschädigende Faktoren (z. B. Zentralvenenkatheter, Tumorinfiltration o. Ä.) zurückzuführen. Kommt es zur Ablösung thrombotischen Materials aus TVT, so resultiert die Lungenembolie (LE), die subklinisch bei 20 – 50 % der Patienten mit TVT nachweisbar ist, klinisch allerdings nur bei weniger als 5 % manifest wird. Folgeerkrankungen sind das postthrombotische Syndrom, welches nach 5 Jahren bei etwa einem Drittel der Patienten mit

TVT nachweisbar ist, sowie in etwa 4% der Fälle als Folge einer LE die chronische thromboembolische pulmonale Hypertonie.

Im *arteriellen Gefäßsystem* resultieren Thromboembolien – mit Ausnahme der seltenen gekreuzten Embolie bei funktionellem Rechts-links-Shunt, z. B. aufgrund eines offenen Foramen ovale – überwiegend als Komplikationen der atherothrombotischen Gefäßerkrankung bzw. als kardiale Embolien (dargestellt in Kap. 11).

7.4.1 Prothrombotische Störungen – Hyperkoagulabilität

Pathophysiologie

In der Regel liegt einer symptomatischen venösen Thromboembolie (VTE) die Kombination von exogenen und endogenen Faktoren zugrunde (▶ Tab. 7.14). Bei deutlich erhöhtem VTE-Risiko ist die Indikation zur medikamentösen Thromboseprophylaxe gegeben.

Die im Rahmen der plasmatischen Gerinnung vermehrte Thrombinbildung führt zur Erhöhung der Thrombin-Antithrombin-Komplexe (TAT) sowie des Prothrombinfragments F1 + 2, die Kombination mit kompensatorischer Fibrinolyse zu erhöhten Werten an D-Dimeren.

▶ **Hereditäre Risikofaktoren** sind Mangelzustände der Gerinnungsinhibitoren sowie die Vermehrung prothrombotischer Gerinnungsfaktoren (u. a. Fibrinogen, Faktor VIII). Der Resistenz gegen aktiviertes Protein C (APC) liegt eine häufige Mutation des Faktor-V-Gens (→ Faktor-V-Leiden, nach dem Ort der Erstcharakterisierung: Leiden in den Niederlanden) zugrunde, die dazu führt, dass Faktor Va durch APC nur unzureichend proteolysiert werden kann. Auch die Prothrombinmutation G20 210A, eine Punktmutation in der Promotorregion des Prothrombingens, ist prothrombogen. Erhöhte Homocysteinspiegel (→ Hyperhomocysteinämie) wie auch erhöhte Faktor-VIII-Werte gelten als arterielle und venöse Thrombophilerisikofaktoren.

Tab. 7.14 Exogene und endogene Thrombophilierisikofaktoren (Auswahl).

Endogene Risikofaktoren	Exogene Risikofaktoren
venöse Thromboembolie in der Eigenanamnese	eingeschränkte Mobilität/Immobilisation (gelenkübergreifende Ruhigstellung)
angeborene thrombophile Hämostasedefekte • Antithrombinmangel • Protein C-Mangel • Protein S-Mangel • APC-Resistenz/Faktor-V-Leiden-Mutation • thrombophile Prothrombinmutation • Hyperhomocysteinämie	(Poly-)Trauma operativer Eingriff Malignom Herzinsuffizienz (Schweregrad NYHA III oder IV) systemisch wirksame Infektion Schwangerschaft und Postpartalperiode
höheres Alter (> 50 Jahre; Risikozunahme mit dem Alter)	Therapie mit (oder Blockade von) Sexualhormonen
Übergewicht (BMI > 30)	chronisch-venöse Insuffizienz
erworbene thrombophile Hämostasedefekte • Antiphospholipidsyndrom • Erhöhung von Faktor VIII	Schlaganfall

APC = aktiviertes Protein C; BMI = Body-Mass-Index; NYHA = New York Heart Association

Bei Verwendung funktioneller – im Gegensatz zu molekularbiologischen – Methoden ist die Diagnose einer Thrombophilie bei tiefen Venenthrombosen (TVT) erst nach Bestätigung durch eine zeitlich unabhängige Zweituntersuchung definitiv zu stellen.

Neben diesen klinisch relevanten hereditären Risikofaktoren gibt es viele molekulare Polymorphismen von mehr als fraglicher klinischer Relevanz.

Bei hereditären Krankheitsbildern sind Eigen- und Familienanamnese zur individuellen Einordnung eines Hämostasedefektes von mindestens ebenso großer Wichtigkeit.

▶ **Antiphospholipid-Syndrom (APS).** Das erworbene Antiphospholipid-Syndrom (APS) ist pathophysiologisch unzureichend verstanden. Es wird durch den immunologischen Nachweis entsprechender Antikörper bzw. funktionell durch den Nachweis eines Lupus-Inhibitors (Lupus-Antikoagulans) charakterisiert. Das Lupus-Antikoagulans führt in vitro zu verlängerter aktivierter partieller Thromboplastinzeit (aPTT) und täuscht so eine „hämophile" Hämostasestörung vor; klinisch führend sind „trotz" deutlich verlängerter aPTT die Thromboembolien sowie Störungen im Schwangerschaftsverlauf (hohe Abortrate).

Indikation und Konsequenz der Thrombophiliediagnostik

Die prädiktive Wertigkeit eines positiven laboranalytischen Thrombophilienachweises ist ungewiss. Auch bei frischer venöser Thromboembolie (VTE) wird die Behandlung nur in seltensten Fällen durch das Wissen um eine Thrombophilie verändert. Trotz nicht konklusiver Datenlage wird für Patienten mit risikoassoziierter VTE plus schweren thrombophilen Störungen (Antiphospholipid-Syndrom, Lupus-Antikoagulans, Antithrombinmangel Typ I u. a.) sowie Kombinationsdefekten empfohlen, die Indikation zu einer prolongierten bis lebenslangen Antikoagulation individuell zu prüfen (s. u.).

> **Merke**
>
> Bei hereditärem Thrombophiliedefekt sind Untersuchungen von Familienmitgliedern zu erwägen, da auch bei asymptomatischen Merkmalsträgern in Kenntnis des erhöhten Thromboembolierisikos z. B. die Indikation zur oralen Kontrazeptivaeinnahme oder auch zur medikamentösen Thromboembolieprophylaxe unterschiedlich gestellt werden könnte.

7.4.2 Primäre Thromboembolieprophylaxe

Die pharmakologischen Möglichkeiten zur effizienten Thromboembolieprophylaxe durch Antikoagulanzien ergänzen Frühmobilisation und weitere physikalische Maßnahmen, z. B. die adäquate Kompression der unteren Extremität.

▶ **Thromboembolierisiko.** Im Bereich der konservativen Fächer werden bei mehrtägig reduziert mobilen Patienten mit schwerwiegenden Formen neurologischer, kardiopulmonaler oder entzündlicher Erkrankungen venöse Thromboembolien in vergleichbarer Häufigkeit wie bei chirurgischen Patienten beobachtet. Ohne medikamentöse Prophylaxe ist – abhängig von der Grundkrankheit bzw. dem operativen Eingriff – mit einer Häufigkeit tödlicher Lungenembolien bis in den einstelligen Prozentbereich zu rechnen, meist ohne vorherige klinische Zeichen. Da das individuelle Thromboserisiko nicht verlässlich vorhergesagt werden kann und auch asymptomatische tiefe Venenthrombosen bzw. Lungenembolien zu Folgeschäden führen, wird bei klinisch charakterisierten Risikopatienten eine generelle medikamentöse

Thromboembolieprophylaxe empfohlen. Umfangreiche Untersuchungen haben die Effizienz der verschiedenen Möglichkeiten der primären Thromboembolieprophylaxe in Abhängigkeit vom Risiko belegt.

Thromboembolieprophylaxe mit Heparinen

▶ **Unfraktioniertes Heparin.** Das Konzept der medikamentösen Prophylaxe der venösen Thromboembolie (VTE) wurde wesentlich durch die Applikation von körpergewichtsunabhängig niedrig dosiertem („low-dose"), *unfraktioniertem Heparin (UFH)* entwickelt. Die Prophylaxe mit 3 × 5000 bzw. 2 × 7500 IE/d subkutan führt – in der Regel mit aPTT im Referenzbereich – bei geringgradiger Erhöhung des Blutungsrisikos zu einer Halbierung des Thromboserisikos und einer Abnahme der Gesamtsterblichkeit.

▶ **Niedermolekulare Heparine.** Die *niedermolekularen Heparine (NMH)* zeigen bei vergleichbarem Blutungsrisiko eine überlegene antithrombotische Wirksamkeit im Vergleich zu niedrig dosiertem UFH.

> **Merke**
>
> Das geringere Risiko der heparininduzierten Thrombozytopenie Typ II (HIT II;) sowie die nur 1-mal täglich notwendige Subkutangabe haben die niedermolekularen Heparine zum Standard der medikamentösen Thromboembolieprophylaxe – prä- oder postoperativ begonnen – werden lassen.

Für nicht chirurgische Patienten liegen aussagekräftige Untersuchungen, die die grundsätzliche Wirksamkeit und Sicherheit belegen, zur primären medikamentösen Prophylaxe der venösen Thromboembolie mit unfraktioniertem Heparin kaum vor auch gibt es solche Untersuchungen nur für wenige niedermolekulare Heparine.

Empfehlungen zur primären Prophylaxe der venösen Thromboembolie von intensivmedizinisch betreuten Patienten beruhen auf wenigen, alten Studien. Die auf manchen Intensivstationen geübte Praxis der kontinuierlichen i. v. Applikation von unfraktioniertem Heparin (UFH) mit Tagesdosen von 10 000 – 20 000 IE ist bezüglich ihrer Wirksamkeit und Sicherheit (HIT II!) kritisch zu hinterfragen, da UFH mit vielen Akute-Phase-Komponenten und Blutzellen interagiert und dabei seine antikoagulatorischen Fähigkeiten verliert.

Fondaparinux zur Thromboembolieprophylaxe

Im Hochrisikobereich der Orthopädie und Unfallchirurgie sowie bei Abdominalchirurgie und Innerer Medizin wurde für das synthetische Pentasaccharid Fondaparinux bei vergleichbarem Blutungsrisiko gegenüber Heparinen eine vergleichbare und zum Teil überlegene Wirksamkeit nachgewiesen. Bedeutsam sind in diesem Zusammenhang der regelhaft postoperative Beginn und das fehlende HIT-Typ-II-Risiko.

Thromboembolieprophylaxe mit oralen Antikoagulanzien

Die orale Antikoagulation mit Vitamin-K-Antagonisten (VKA; Kumarine) ist prinzipiell wirksam für die Thromboembolieprophylaxe. Verzögerter Wirkungseintritt, schlechte Steuerbarkeit und die Notwendigkeit der regelmäßigen INR-Kontrolle (INR = International normalized Ratio, Zielbereich INR 2 – 3) stehen einem breiten Einsatz entgegen.

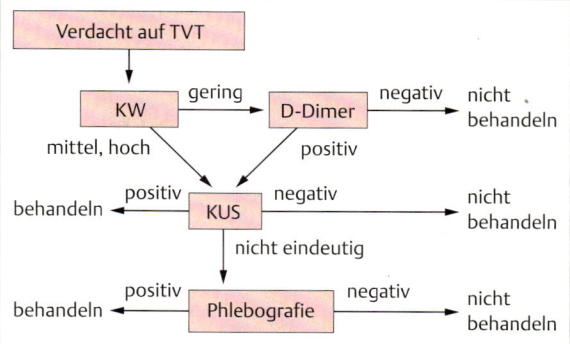

Abb. 7.4 Diagnostischer Algorithmus bei Verdacht auf tiefe Venenthrombose modifiziert gemäß den Leitlinien der AWMF (Quelle: Leitlinie Diagnostik und Therapie der Venenthrombose und der Lungenembolie [1]).
KUS = Kompressionssonografie der Beinvenen, KW = klinische Wahrscheinlichkeit; TVT = tiefe Venenthrombose.

Im Vergleich zu niedermolekularen Heparinen sind die neuen, direkten oralen Antikoagulanzien (NOAC/DOAC, ▶ Abb. 7.4) Dabigatran, Rivaroxaban, Apixaban u. a. von ähnlicher bis überlegener Wirksamkeit und Sicherheit bei elektiven Knie- bzw. Hüftsatzoperationen; es besteht kein HIT-Typ-II-Risiko. Die Leitlinie der Deutschen Gesellschaft für Angiologie zeigt in einem Algorithmus das Vorgehen bei Verdacht auf tiefe Venenthrombose (▶ Abb. 7.4).

Thromboembolieprophylaxe mit anderen Antikoagulanzien

Insbesondere für Patienten mit heparininduzierter Thrombozytopenie Typ II (HIT II) stehen neben Fondaparinux bzw. den NOAC/DOAC rekombinantes Hirudin, Argatroban und Danaparoid zur Verfügung (Kap. 7.5; ▶ Abb. 7.5).

Aufgrund der Polypeptidstruktur von Hirudin wird häufig eine Antikörperbildung beobachtet, die zu einer verlängerten Halbwertszeit und damit einer zunehmenden antikoagulatorischen Wirkung führt sowie sehr selten anaphylaktoide Reaktionen hervorruft. Argatroban wird hepatisch eliminiert und kumuliert daher im Gegensatz zu Hirudin bei Niereninsuffizienz nicht.

Danaparoid, ein Gemisch verschiedener Heparinoide, ist zur Prophylaxe der venösen Thromboembolie geeignet, auch wenn von der Möglichkeit der Kreuzreaktion mit HIT-II-Antikörpern ausgegangen werden muss.

Primäre Thromboembolieprophylaxe und (rückenmarknahe) Leitungsanästhesieverfahren

Das interventionsspezifisch sehr geringe Risiko von Blutungskomplikationen bei rückenmarknaher Leitungsanästhesie wird durch Antithrombotika erhöht. Dieses Blutungsrisiko hängt von Gegebenheiten des Patienten und von der Punktionstechnik ab. Nach mehrfachen Punktionsversuchen bzw. blutigen Punktionen ist eine kurzfristig nachfolgende Antithrombotikagabe als kontraindiziert zu betrachten. Ansonsten wird das Einhalten von Zeitintervallen für die verschiedenen Antithrombotika empfohlen (▶ Tab. 7.15), die auch beim Ziehen rückenmarknaher Katheter berücksichtigt werden sollten.

Störungen der Blutgerinnung

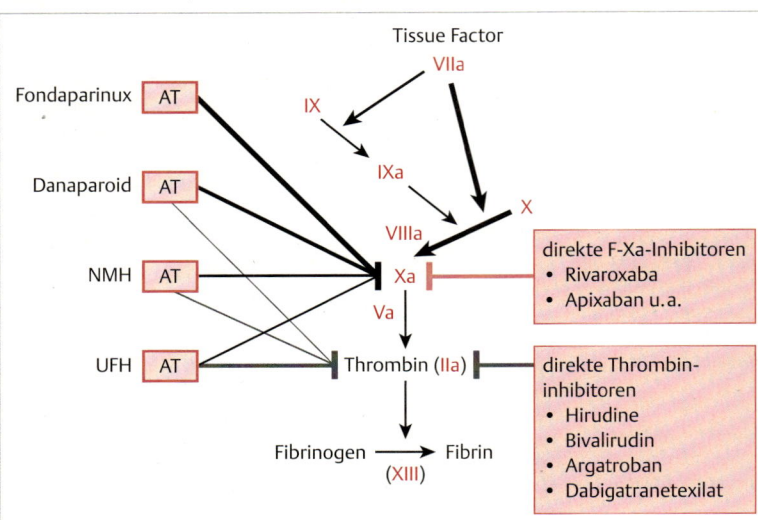

Abb. 7.5 Schematische Darstellung der verschiedenen Angriffspunkte der Antikoagulanzien zur Hemmung der plasmatischen Gerinnung.
AT: Antithrombin; NMH: niedermolekulares Heparin; UFH: unfraktioniertes Heparin.

Tab. 7.15 Antithrombotika und rückenmarknahe Regionalanästhesien. (Die angegebenen Zeitintervalle müssen ggf. bei eingeschränkter Nieren- bzw. Leberfunktion substanzspezifisch angepasst werden.)

Medikament	Zeitintervalle Vorpunktion/ Katheterentfernung	Zeitintervall nach Vorpunktion/ Katheterentfernung
Thromboembolieprophylaxe		
unfraktioniertes Heparin (UFH) („low dose", ≤ 15 000 IE/d)	4–6 h	1 h
niedermolekulares Heparin (NMH)	12 h	4 h
Fondaparinux*	36–42 h	6–12 h
Hirudin	8–10 h	2–4 h
Danaparoid**	(36–48 h)	(2–4 h)
Argatroban (i. v.)	4 h	2 h
Dabigatranetexilat (p. o.)	(24 h, kontraind. lt. Hersteller)	6 h
Rivaroxaban (p. o.)	22–26 h	4–6 h
Apixaban (p. o.)	26–30 h	4–6 h
therapeutische Antikoagulation		
UFH (i. v.)	4–6 h	1 h (keine Bolusgabe)
UFH (s. c.)	8–12 h	1 h
NMH	24 h	4 h
Fondaparinux**	(36–48 h)	(3–4 h)
Danaparoid (i. v.)**	(36–48 h)	(3–4 h)
Argatroban (i. v.)	4 h	2 h
Vitamin-K-Antagonisten/Kumarine	INR < 1,4	nach Katheterentfernung
Dabigatranetexilat**	48 h	6 h
Rivaroxaban**	48 h	6 h

Fortsetzung ▶

7.4 Hyperkoagulabilität, venöse Thromboembolie und Antikoagulation

Tab. 7.15 Fortsetzung

Medikament	Zeitintervalle Vorpunktion/Katheterentfernung	Zeitintervall nach Vorpunktion/Katheterentfernung
Apixaban**	48 h	4-6 h
Thrombozytenfunktionshemmung		
Azetylsalizylsäure (100 mg)	keine	nach Katheterentfernung
Clopidogrel	7 Tage	nach Katheterentfernung
Ticlopidin	10 Tage	nach Katheterentfernung
Prasugrel	7–10 Tage	6 h nach Katheterentfernung
Ticagrelor	5 Tage	6 h nach Katheterentfernung

* Bei normaler Nierenfunktion kann im Rahmen einer mehrtägigen Thromboembolieprophylaxe mit Fondaparinux auf eine einmalige Applikation bei erhaltener antithrombotischer Wirksamkeit verzichtet werden.
**Für die therapeutische Antikoagulation mit Fondaparinux, Dabigatran, Rivaroxaban oder Apixaban, aber auch für die bei HIT eingesetzten Antikoagulanzien Danaparoid und Argatroban (sowie die verschiedenen GP-IIb/IIIa-Antagonisten mit ihren unterschiedlichen Halbwertszeiten) liegen gegenwärtig (04/2013) keine allgemein akzeptierten Empfehlungen im Kontext der rückenmarknahen Anästhesie vor.
GP = Glykoprotein; INR = International normalized Ratio

7.4.3 Venöse Thromboembolie (VTE)

Die akute VTE stellt mit einer jährlichen Inzidenz von etwa 1:1000 ein vergleichsweise häufiges Krankheitsbild dar, das sehr selten in Form der Phlegmasia coerulea dolens, häufiger aufgrund von komplizierenden Lungenembolien akuter intensivmedizinischer Betreuung bedarf. Längerfristig ist die Morbidität aufgrund der chronisch-venösen Insuffizienz (postthrombotisches Syndrom) bzw. des Cor pulmonale gefürchtet.

Diagnostik

Die klinische Symptomatik der tiefen Venenthrombosen (TVT) ist häufig uncharakteristisch; eine Lungenembolie (LE) ist nicht selten der erste Hinweis. Schwellung, Schmerzen und Entzündungszeichen sind in der Regel späte Zeichen der lokal fortgeschrittenen Thrombosierung. Anamnestische Angaben und klinische Untersuchungen allein sind zur Diagnosestellung unzureichend. Aus ihnen ergibt sich aber (▶ Tab. 7.16 und ▶ Tab. 7.17) eine mehr oder minder hohe klinische Wahrscheinlichkeit (KW) für das Vorliegen einer venösen Thromboembolie (VTE). Laboranalytisch erlaubt der Nachweis normaler D-Dimer-Werte (negativ prädiktiv!), kombiniert mit niedriger klinischer Wahrscheinlichkeit, den weitgehenden Ausschluss einer VTE. Andernfalls ist eine objektivierende Diagnostik – in der Regel optimal mittels Sonografie (bei venöser Thromboembolie) bzw. Computertomografie (bei Lungenembolie) – notwendig (▶ Abb. 7.4 und ▶ Abb. 7.6 [1]).

Praxistipp

Die akute Lungenembolie sollte bei akut aufgetretener kardiopulmonaler Instabilität (→ intensivmedizinische Maßnahmen) stets differenzialdiagnostisch mit in Betracht gezogen werden, wobei die Echokardiografie durch Ausschluss/Nachweis der rechtsventrikulären Dysfunktion wesentliche Informationen für die weitere Abklärung und Therapie liefert.

Tab. 7.16 Wells-Score zur Bestimmung der klinischen Wahrscheinlichkeit einer tiefen Venenthrombose.

Anamnese	Punkte
maligne Erkrankung (vorhanden oder in den letzten 6 Monaten therapiert)	1
frühere dokumentierte venöse Thromboembolie	1
Paralyse, Parese oder Immobilisation der unteren Extremitäten	1
Bettruhe von mehr als 3 Tagen und/oder größere Operation in den letzten 12 Wochen	1
Befunde	
Schmerzen oder Verhärtung entlang der tiefen Venen	1
Schwellung von Unterschenkel und Oberschenkel	1
Umfangdifferenz der Unterschenkel von > 3 cm (gemessen 10 cm unterhalb der Tuberositas tibiae)	1
einseitiges eindrückbares Ödem (nur betroffenes Bein)	1
dilatierte oberflächliche Kollateralvenen (keine Varizen, nur am betroffenen Bein)	1
alternative Diagnose wahrscheinlicher als tiefe Beinvenenthrombose	–2
Auswertung	
Wahrscheinlichkeit einer akuten tiefen Beinvenenthrombose	
Wahrscheinlichkeit nicht hoch	<2
Wahrscheinlichkeit hoch	≥2

Therapie der venösen Thromboembolie
Initialtherapie

Standardtherapie bei akuter venöser Thromboembolie (VTE) mit Kreislaufstabilität stellt die sofortige Antikoagulation – unter Umständen bereits eingeleitet bei hochgradigem Verdacht – mit niedermolekularem Heparin (NMH), Fondaparinux oder Rivaroxaban dar. Nur ausnahmsweise, z. B. bei Vorliegen einer schweren Niereninsuffizienz, wird unfraktioniertes Heparin angewendet. Eine Immobilisation der Patienten ist nicht sinnvoll, beim überwiegenden Teil der Patienten mit tiefer Venenthrombose (TVT) kann eine ambulante Behandlung durchgeführt werden. Der

Tab. 7.17 Revidierter Geneva-Score und Wells-Score zur Bestimmung der klinischen Wahrscheinlichkeit einer Lungenembolie.

Parameter	Revidierter Geneva-Score	Wells-Score
Anamnese		
Alter > 65 Jahre	1	
frühere TVT oder LE	3	1,5
Operation oder Fraktur innerhalb von 3 Monaten	2	1,5
manifestes Malignom	2	1
einseitiger Beinschmerz	3	
Hämoptyse	2	1
Befunde		
Herzfrequenz 75 – 94 Schläge/min	3	
Herzfrequenz ≥ 95 Schläge/min	5	
Herzfrequenz ≥ 100/min		1,5
Venendruckschmerz (Bein) und einseitiges Ödem	4	
klinische Zeichen einer TVT		3
alternative Diagnose als LE unwahrscheinlicher		3
niedrig/intermediär/hoch:	≤ 3/4–10 / ≥ 11	≤ 1/2–6 / ≥ 7

LE = Lungenembolie; TVT = tiefe Venenthrombose

Tab. 7.18 Dauer der Sekundärprophylaxe nach tiefer Venenthrombose und/oder klinisch manifester Lungenembolie (LE).

Indikation	Dauer	Empfehlungsgrad
erstes Ereignis		
• bei transientem Risikofaktor (z. B. Operation)	3 Monate	1A
• bei idiopathischer Genese – distal	3 Monate	2B
• bei idiopathischer Genese – proximal bei geringem Blutungsrisiko und gutem Monitoring	(>) 3 Monate zeitlich unbegrenzt*	1A 1A
bei aktiver Krebskrankheit		
• NMH	3-6 Monate	1A
• dann NMH, Rivaroxaban oder VKA	zeitlich unbegrenzt	1C
Rezidiv bei idiopathischer Genese	zeitlich unbegrenzt	1A
* Nutzen-Risiko-Analyse bei zeitlich unbegrenzter Antikoagulation regelmäßig		1C

NMH = niedermolekulares Heparin; VKA = Vitamin-K-Antagonisten

frühzeitige Beginn einer Kompressionsbehandlung bei TVT zur Reduktion des postthrombotischen Syndroms wird empfohlen. Oberflächliche Venenthrombosen sollen prolongiert (30 bis > 45 Tage) mit 2,5 mg Fondaparinux täglich behandelt werden.

> **Praxistipp**
> Abhängig von Begleiterkrankungen sowie der eventuell sich ergebenden Notwendigkeit invasiver Untersuchungen wird die initiale Antikoagulation mit NMH oder Fondaparinux unterschiedlich lange fortgeführt.

Sekundärprophylaxe

▶ **Orale Antikoagulation** Bis vor Kurzem wurde die Antikoagulation regelhaft in den ersten Tagen beginnend überlappend mit Vitamin-K-Antagonisten (VKA) fortgeführt. Dabei sollten hohe Initialdosen der VKA vermieden werden, um das Risiko des Auftretens von Kumarinnekrosen zu reduzieren. Wird der International-normalized-Ratio(INR)-Bereich von 2 – 3 für > 24 h (2-malige Bestimmung) erreicht, können niedermolekulares Heparin oder Fondaparinux abgesetzt werden.

Gegenwärtig steht mit Rivaroxaban das erste direkte orale Antikoagulans zur initialen und längerfristigen Antikoagulation zur Verfügung.

Die therapeutische Antikoagulation wird für mindestens 3 Monate fortgeführt (▶ Tab. 7.18). Bei risikoassoziierter „sekundärer" venöser Thromboembolie (VTE), d. h. mit passagerem, nicht fortbestehendem Risikofaktor ist diese Dauer ausreichend. Bei persistierendem Risikofaktor (z. B. Malignom) und bei nicht risikoassoziierter, „idiopathischer" proximaler tiefer Venenthrombose oder Lungenembolie ist die prolongierte, unter Umständen lebenslange Antikoagulation zu erwägen. Dies gilt umso mehr bei einer zweiten idiopathischen VTE. Einer langfristigen Antikoagulation steht v. a. das Blutungsrisiko – eine schwere bis tödliche Blutungskomplikation auf 200 Patientenjahre bei INR 2 – 3 – entgegen. Bei Indikationsstellung und dann in regelmäßigen Abständen ist eine Nutzen-Risiko-Abwägung durchzuführen. Die Schulung und Anleitung zur ärztlich begleiteten Selbstkontrolle der Vitamin-K-Antagonisten verbessert die Lebensqualität und reduziert das Risiko von Blutungskomplikationen.

▶ **Niedermolekulare Heparine.** Alternativ zur Gabe von VKA kann die Therapie mit Rivaroxaban oder mit niedermolekularen Heparinen – Letztere mit dreiviertel- bis volltherapeutischer Dosis – prolongiert fortgeführt werden. Bei Malignompatienten mit venöser Thromboembolie werden niedermolekulare Heparine für die ersten 3 – 6 Monate aufgrund eines vorteilhaften Nutzen-Risiko-Verhältnisses empfohlen.

▶ **Rezidivrisiko.** Männliches Geschlecht, erhöhte D-Dimer-Werte 3 – 4 Wochen nach Ende der Antikoagulation, aber auch eine inkomplette Rekanalisation der tiefen Venenstrombahn weisen auf ein erhöhtes Rezidivrisiko für venöse Thromboembolie hin.

Sonderfälle – Wiedereröffnung der venösen Strombahn, Cavaschirmfilter

Durch medikamentöse Thrombolyse oder venöse Thrombektomie kann bei einzelnen Patienten mit ausgedehnter frischer tiefer Bein- oder Beckenvenenthrombose eine Wiedereröffnung der Venenstrombahn versucht werden, wobei die erhöhten therapieassoziierten Risiken – im Sinne tödlicher Blutungen bzw. perioperativer Komplikationen – sowie die funktionell oft unzureichenden Langzeitergebnisse kritisch in Betracht zu ziehen sind.

7.4 Hyperkoagulabilität, venöse Thromboembolie und Antikoagulation

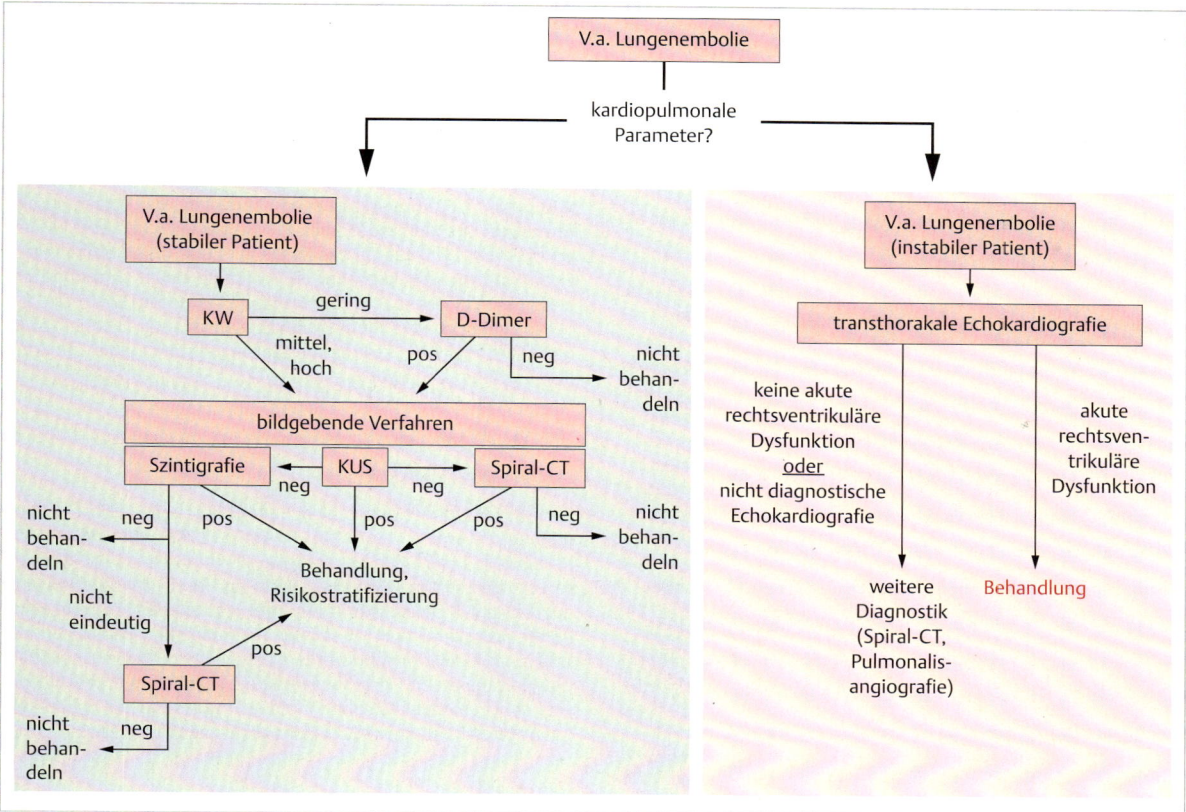

Abb. 7.6 Diagnostischer Algorithmus bei Verdacht auf Lungenembolie, modifiziert gemäß den Leitlinien der AWMF (Quelle: Leitlinie Diagnostik und Therapie der Venenthrombose und der Lungenembolie [1]).
KUS = Kompressionssonografie der Beinvenen; KW = klinische Wahrscheinlichkeit; neg = negativ; pos = positiv.

Tab. 7.19 Stadienabhängige Therapie der Lungenembolie.

Stadium	Kennzeichen	Therapie
I	hämodynamisch stabil *ohne* Rechtsherzbelastung	Antikoagulation (Fondaparinux, NMH, Rivaroxaban; UFH)
II	hämodynamisch stabil *mit* Rechtsherzbelastung	Antikoagulation (unter Umständen Thrombolyse)
III	Schock (RR systolisch < 100 mmHg, Puls > 100 Schläge/min)	Thrombolyse (unter Umständen Embolektomie, unter Umständen alleinige Antikoagulation)
IV	Reanimationspflicht	Thrombolyse (unter Umständen Embolektomie)

NMH = niedermolekulares Heparin; UFH = unfraktioniertes Heparin

Die Implantation von passageren oder permanenten Cavaschirmfiltern zur Reduktion des Risikos klinisch gravierender Lungenembolien wird in speziellen Einzelfällen empfohlen. Allgemein akzeptierte Empfehlungen zur Indikation fehlen ebenso weitgehend wie Studien zum Nutzen-Risiko-Verhältnis.

Therapie der Lungenembolie

Patienten mit klinisch manifester akuter Lungenembolie ohne akute Rechtsherzbelastung werden wie bei tiefer Venenthrombose (TVT) antikoaguliert; die ambulante Behandlung ist im Einzelfall möglich.

Bei akuter Rechtsherzbelastung, Kreislaufinstabilität oder unter Reanimationsbedingungen bei Lungenembolie (▶ Tab. 7.19, ▶ Abb. 7.6) sollte zusätzlich zur Intensivbetreuung eine Thrombolysetherapie mit dem rekombinanten gewebespezifischen Plasminogenaktivator (rtPA) oder mit Urokinase durchgeführt werden, wobei – in Abhängigkeit vom Ausmaß der vitalen Gefährdung – Kontraindikationen eventuell unbeachtet bleiben müssen. Alternativ können im Einzelfall Interventionen zur Wiedereröffnung der pulmonalen Strombahn, insbesondere die Embolektomie an der Herz-Lungen-Maschine, zur Anwendung kommen.

Kernaussagen

Prothrombotische Störungen – Hyperkoagulabilität
Eine Kombination aus exogenen und endogenen Faktoren definiert das individuelle venöse Thromboembolierisiko. Biochemisch charakterisierte, hereditäre Thrombophiliefaktoren wie die Resistenz gegen aktiviertes Protein C (APC-Resistenz) sind gegenwärtig meist ohne direkte Bedeutung für das Management von Patienten mit venösen Thromboembolien.

Primäre Thromboembolieprophylaxe
In Risikosituationen, insbesondere bei Zuständen reduzierter Mobilität perioperativ, posttraumatisch oder im Bereich der konservativen Medizin, lässt sich das Thromboserisiko durch eine konsequente physikalische *und* medikamentöse Thromboembolieprophylaxe deutlich absenken.
Aufgrund der Praktikabilität (1-mal tägliche Applikation) sowie des günstigen Wirkung/Nebenwirkung-Verhältnisses haben niedermolekulare Heparine und Fondaparinux – neuerdings auch (indikationsabhängig) neue orale Antikoagulanzien – die früher praktizierte Applikation von unfraktioniertem Heparin weitestgehend abgelöst.

▶ **Primäre Thromboembolieprophylaxe und Leitungsanästhesieverfahren.** Zur Minimierung des Blutungsrisikos der verschiedenen Formen der Leitungsanästhesie ist die Beachtung von Zeitintervallen vor und nach Applikation von Antithrombotika unabdingbar.

Venöse Thromboembolie
Die sich aus klinischen Symptomen und anamnestischen Angaben ergebende klinische Wahrscheinlichkeit zusammen mit objektiven Befunden (D-Dimer-Werte, bildgebende Verfahren) erlauben eine sichere Diagnostik venöser Thromboembolien.
Die Therapie der venösen Thromboembolie beim kreislaufstabilen Patienten ohne Rechtsherzbelastung besteht in der initialen Antikoagulation mit niedermolekularem Heparin oder Fondaparinux und überlappender Sekundärprophylaxe mit Vitamin-K-Antagonisten (VKA), neuerdings alternativ in der Gabe von Rivaroxaban für mindestens 3 Monate.
Bei Kontraindikationen für VKA sowie bei Malignompatienten hat sich die prolongierte Gabe von niedermolekularem Heparin als wirksame und risikoarme Alternative zur oralen Antikoagulation bewährt.
Für Patienten mit deutlicher Rechtsherzbelastung, Kreislaufschock bzw. Reanimationsbedürftigkeit aufgrund einer Lungenembolie ist die Intensivbehandlung mit systemischer Thrombolyse die Therapie der Wahl.

Literatur

Weiterführende Literatur

[1] Deutsche Gesellschaft für Angiologie et al. Leitlinie Diagnostik und Therapie der Venenthrombose und der Lungenembolie. Im Internet: http://www.awmf.org/leitlinien/detail/ll/065-002.html; Stand: 29.04.2013
[2] Le Gal G, Carrier M, Rodger M. Clinical decision rules in venous thromboembolism. Best Pract Res Clin Haematol 2012; 25: 303–317, DOI: 10 1016/j.beha.2012.06 001
[3] Schulman S. Advances in the management of venous thromboembolism. Best Pract Res Clin Haematol 2012; 25: 361–377, DOI: 10 1016/j.beha.2012.06 003
[4] Steurer J. New anticoagulants are somewhat more effective than warfarin in nonvalvular atrial fibrillation and venous thromboembolisms. Praxis (Bern 1994) 2012; 101:1577–1578, DOI: 10 1024/1661-8157/a001 122
[5] Wilbur J, Shian B. Diagnosis of deep venous thrombosis and pulmonary embolism. Am Fam Physician 2012; 86: 913–919

7.5 Komplexe Hämostasestörungen

H. Riess

Komplexe Gerinnungsstörungen betreffen die plasmatische, thrombozytäre und endotheliale Hämostase. Auslösend können primär sowohl prohämorrhagische als auch prothrombobogene Erkrankungen sein, die klinisch vorrangig durch thrombotische Ereignisse und/oder Blutungen manifest werden. So treten z. B. bei fortgeschrittener Meningokokkensepsis auch nebeneinander bei einem Patienten Zirkulationsstörungen mit Organdysfunktionen und Blutungen auf.

7.5.1 Hämostasestörungen bei Lebererkrankungen

Die überwiegende Mehrzahl der plasmatischen Hämostasekomponenten werden – zum Teil Vitamin-K(VK)-abhängig – hepatisch synthetisiert. Zudem ist die Leber dominant an der Clearance von aktivierten Gerinnungsfaktoren, ihren Degradationsprodukten und Proteaseinhibitorkomplexen beteiligt. Durch sekundären portalen Hypertonus mit Thrombozyten-Pooling in der Milz und durch verminderte hepatische Thrombopoetinproduktion kommt es zur Thrombozytopenie. Manifest werden Blutungen meist an den Schleimhäuten im Mund-Rachen-Raum und Gastrointestinaltrakt (z. B. Ösophagusvarizenblutungen).

Diagnostik

Laboranalytisch führend sind Quick-Wert-Erniedrigung, Inhibitormangel (Antithrombin[AT]-Mangel), Thrombozytopenie (und Thrombozytopathie) sowie eine Verlängerung der aktivierten partiellen Thromboplastinzeit (aPTT). Zur Abgrenzung von VK-Mangelzuständen siehe Kap. 7.2.

Durch Verlaufsuntersuchungen (Dynamik des Faktorenmangels) sowie die Faktor-VIII-Bestimmung (extrahepatische Synthese, bei Lebererkrankung meist normale bis erhöhte Werte) erfolgt die Abgrenzung zur Verbrauchskoagulopathie. Zusätzlich zu den Befunden von Bilirubin und Transaminasen erlaubt (aufgrund der unterschiedlichen Halbwertszeiten) das Verhältnis geeigneter Gerinnungsfaktoren (z. B. Faktor VII und Faktor II) Aussagen über die Dynamik und das Ausmaß einer akuten Leberzellschädigung. Die Fibrinogenwerte reflektieren das Ausmaß von Akute-Phase-Reaktion, verminderter Synthese, Dysfibrinogenämie, von gesteigertem Verbrauch und vermehrtem Abstrom in den Extrazellularraum, während die erhöhten Spaltprodukte (z. B. D-Dimere) auf eine verminderte Clearance-Funktion sowie eine relativ gesteigerte Fibrinolyse hinweisen.

Therapie

Die Hämostasestörung bei Leberinsuffizienz ist im Wesentlichen ein Epiphänomen, sodass eine Hämostaseoptimierung durch spezifische Maßnahmen (s. u.) die Prognose der Patienten nicht grundsätzlich ändert. Insbesondere im Vorfeld der Lebertransplantation, im perioperativen Management, bei akuten Blutungskomplikationen sowie bei akuten, prognostisch nicht sicher abschätzbaren Formen des Leberversagens ist die Notwendigkeit einer spezifischen hämostasebeeinflussenden Therapie gegeben.

▶ **Maßnahmen.** Zur Grundlage dieser Therapie gehören, unter Berücksichtigung von Normothermie und Normovolämie:

- die Gabe von gefrorenem Frischplasma (FFP; ggf. im Verhältnis 1 : 1 mit Erythrozytenkonzentrat [EK]),
- die Vermeidung von Volumenersatzstoffen,
- die Antithrombin(AT)-Substitution (unter Umständen vor einer notwendigen Gabe von Prothrombinkomplex [PPSB]) sowie
- bei nachgewiesener Fibrinolysesteigerung die Gabe von Antifibrinolytika.

Hilfreich können die Thrombozytensubstitution und/oder die Gabe von Desmopressin (DDAVP) sein, welches zur Verkürzung der Blutungszeit führen kann.

Praxistipp
Zur ggf. notwendigen bioptischen Sicherung der zugrunde liegenden Lebererkrankung ist der transvenöse Zugangsweg zu empfehlen.

Blutungsbedingter Schock, operativer Eingriff mit Hypothermie und/oder Hypovolämie, Infektion und Ähnliches können rasch zur Dekompensation des labilen Hämostasegleichgewichts mit massiver Umsatzsteigerung (disseminierte intravasale Gerinnung [DIC], Verbrauchskoagulopathie) und mit Multiorganversagen führen. Dies gilt auch für die verschiedenen Shuntoperationen und die Anlage peritoneal-venöser Shunts zur Aszitesbehandlung. Bei Thrombozytopenie sollte der Antithrombinsubstitution (unter Umständen mit sehr niedrig dosierter Heparingabe; 100–200 IE unfraktioniertes Heparin pro h) der Vorzug vor einer höher dosierten Heparintherapie gegeben werden. Die Verwendung synthetischer Antifibrinolytika (Tranexamsäure) kann im Einzelfall bei Schleimhautblutungen hilfreich sein, bei gesteigerter intravasaler Thrombinbildung ist ihr Einsatz zurückhaltender zu beurteilen.

7.5.2 Verbrauchskoagulopathie – disseminierte intravasale Gerinnung

Definition
Unter der disseminierten intravasalen Gerinnung (DIC) bzw. der Verbrauchskoagulopathie versteht man eine sekundäre, d. h. durch eine andere Grundkrankheit ausgelöste systemische Gerinnungsaktivierung mit intravasaler Fibrinbildung, die durch Thrombosierung der Mikrozirkulation (→ DIC) zum Organversagen führen kann.

▶ **Mögliche Grundkrankheiten einer Verbrauchskoagulopathie (DIC).** Zu den Grundkrankheiten einer DIC zählen z. B. (kleine Auswahl):
- Infektion, Sepsis,
- geburtshilfliche Komplikationen,
- ausgedehnte Weichteiltraumatisierung (Polytrauma, Verbrennungen, große Operationen),
- Hämolyse,
- solide Malignome und Leukämien,
- Kreislaufschock (jeglicher Genese),
- Intoxikationen.

Die meist gesteigerte reaktive Fibrinolyse führt zusätzlich zum weitgehenden Verbrauch von Faktoren und deren Inhibitoren (→ Verbrauchskoagulopathie; ▶ Abb. 7.7). Selten kann eine primäre Hyperfibrinolyse zu einer ähnlichen Laborkonstellation führen. Die Vielzahl möglicher auslösender Noxen und die unterschiedliche Ausgangshämostase (z. B. Sepsis bei Leberzirrhose) erklären die heterogene Pathogenese und klinische Ausprägung.

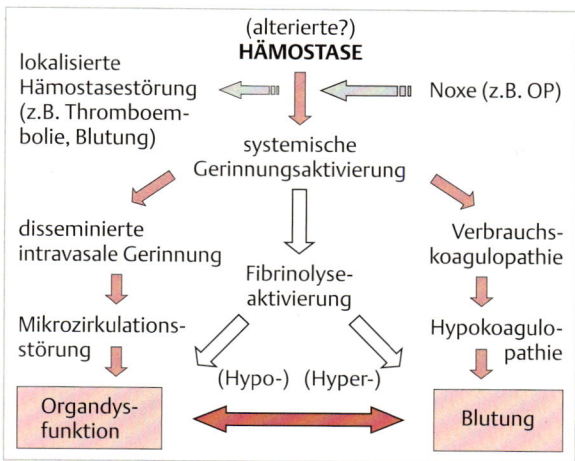

Abb. 7.7 Pathophysiologisches Schema der komplexen Hämostaseaktivierung bei Verbrauchskoagulopathie/disseminierter intravasaler Gerinnung.

Diagnose
Klinisch führend sind das Auftreten von Organdysfunktionszuständen und/oder Blutungen bei geeigneter Grundkrankheit (s. o.). Laboranalytische Zeichen der gesteigerten Thrombingeneration und Hämostasestörung führten zu einer scorebasierten, international akzeptierten Definition, die sich an rasch verfügbaren Parametern orientiert (▶ Tab. 7.20). Die Bestimmung von Inhibitoren der plasmatischen Gerinnung (meist: Antithrombin) ist hilfreich.

Tab. 7.20 Definition der akuten disseminierten intravasalen Gerinnung (DIC).

Parameter	Punkte
Thrombozyten	
> 100 000/µl	0
< 100 000/µl (> 50 000/µl)	1
< 50 000/µl	2
Fibrinbildungsmarker (D-Dimere)	
normal	0
erhöht	1
stark erhöht	2
verlängerte Prothrombinzeit (Quick-Wert)	
< 3 s (> 60 %)	0
> 3 s (35 – 60 %)	1
> 6 s (< 35 %)	2
Fibrinogen	
> 1 g/l	0
< 1 g/l	1

Diagnose DIC: geeignete Grundkrankheit plus DIC-Score ≥ 5 Punkte

Störungen der Blutgerinnung

Tab. 7.21 Differenzialdiagnose: DIC, Massentransfusion und Hyperfibrinolyse.

Laborparameter (Verlaufskontrollen)	Massentransfusion (EK zu FFP = 1 : 1)	DIC	Hyperfibrinolyse
Fibrinogen	stabil bis steigend	abfallend	stark abfallend
Thrombozyten	abfallend	abfallend	stabil
Antithrombin	stabil	abfallend	stabil
Quick-Wert	vermindert bis stabil	vermindert, abnehmend	vermindert, abnehmend
aPTT	verlängert bis stabil	verlängert, zunehmend	verlängert, zunehmend

aPPT = aktivierte partielle Thromboplastinzeit; DIC = disseminierte intravasale Gerinnung; EK = Erythrozytenkonzentrat; FFP = gefrorenes Frischplasma

Merke
Während die Frühphase der kompensierten DIC (Hyperkoagulabilität) meist unveränderte Globaltests, aber erhöhte Marker des Hämostaseumsatzes zeigt, ist die frühe akute DIC durch verlängerte Gerinnungszeiten und abnehmende Werte für Fibrinogen, Antithrombin (AT) und Thrombozyten gekennzeichnet. Die späte DIC ist durch deutliche Verlängerung der Gerinnungszeiten und gravierende Verringerung von Fibrinogen, Antithrombin und Thrombozyten gekennzeichnet.

Merke
Das therapeutische Ziel der „DIC-Behandlung" besteht darin, eine ausreichende Hämostase herzustellen bzw. aufrechtzuerhalten. Als Therapieoptionen stehen vorrangig die Gabe von gefrorenem Frischplasma, die Antikoagulation und die gezielte Substitution von Hämostasekomponenten zur Verfügung.

Differenzialdiagnose

Komplexe Hämostasestörungen, die ein DIC-ähnliches Bild in der Labordiagnostik ergeben können, sind v. a. die Massenblutung mit oder ohne Polytrauma sowie die „primäre" Hyperfibrinolyse. Die Art der optimalen Volumen- und Zellsubstitution sowie ihre jeweiligen Zielbereiche sind noch nicht abschließend fixiert. Die frühzeitige Applikation von Tranexamsäure beim massiv blutenden Polytraumapatienten ist hilfreich, um die sich entwickelnde Hyperfibrinolyse zu hemmen. Die primäre, d. h. nicht sekundär im Rahmen einer prokoagulopathischen Gerinnungsstörung überschießende Fibrinolyse wird insgesamt sehr selten, v. a. bei Patienten mit Leberinsuffizienz, Promyelozytenleukämie, geburtshilflichen Komplikationen oder Prostatakarzinomen beobachtet. Sie ist durch diffuse Blutungsneigung, insbesondere auch aus allen Einstichstellen, stark verlängerte Gerinnungszeichen, erhöhte Fibrin-/Fibrinogen-Spaltprodukte und erniedrigte Fibrinogenwerte bzw. rasch wieder sinkende Fibrinogenwerten nach Substitution gekennzeichnet. Die differenzialdiagnostische Abgrenzung (▶ Tab. 7.21), gelingt in der Regel durch kurzfristige Verlaufskontrollen (nach 3 – 6 h) unter Berücksichtigung der zwischenzeitlichen (Substitutions-)Therapie.

Therapie

Die Behandlung der DIC durch eine differenzierende hämostasebeeinflussende Therapie kann klinisch nur erfolgreich sein, wenn eine kausale Therapie der „Grundkrankheit" erfolgversprechend möglich ist. So sind intensivmedizinische Maßnahmen und die adäquate chirurgische Fokussanierung die Basis einer erfolgreichen Behandlung der DIC bei Sepsis.

Das lange Fehlen einer akzeptierten Definition der DIC macht verständlich, dass prospektive randomisierte Studien mit ausreichenden Patientenzahlen – jenseits der Sepsis (s. u.) – weitgehend fehlen.

Eine gesteigerte intravasale Gerinnungsaktivierung (Hyperkoagulopathie) kann bei ausreichenden Antithrombinwerten meist durch Heparin korrigiert werden (unfraktioniertes Heparin, UFH: 10 000 – 15 000 IE/d; niedermolekulares Heparin, NMH: „Hochrisikoprophylaxedosis"). Bei bestehender oder latenter Blutungsneigung (z. B. vorher bestehende Thrombozytopenie oder Leberzirrhose) wird die Heparintherapie sehr zurückhaltend beurteilt. Die Gabe von Antithrombin (AT) bei Mangel kann sinnvoll sein; ein Zielwert von mehr als 80 % AT bzw. bei eingeschränkter Leberfunktion ein Zielbereich von 10 – 20 % oberhalb des Quick-Wertes (in %) werden empfohlen.

Bei manifester disseminierter intravasaler Gerinnung sollte unter Berücksichtigung der Volumeneffekte großzügig gefrorenes Frischplasma verwendet werden. Eine zusätzliche Heparingabe und ihre Dosierung werden abhängig vom Blutungsrisiko zurückhaltend beurteilt. Fortgeschrittene Stadien der Verbrauchskoagulopathie sind oft durch eine exzessive Verminderung an Fibrinogen gekennzeichnet, sodass die Indikation zur Fibrinogensubstitution – unter Umständen auch zur Faktor-XIII-Substitution – zu erwägen ist. Bei thrombozytopener Blutung kann die Plättchensubstitution sinnvoll sein.

Eine im Vordergrund stehende Hyperfibrinolyse kann zur antifibrinolytischen Therapie führen. Die Gabe des rekombinanten humanen aktivierten Faktors VII (rhF-VIIa) bleibt der Ultima-Ratio-Therapie bei Blutungen vorbehalten.

7.5.3 Sepsis – schwere Sepsis – septischer Schock

Bei Anwendung der Definitionen für das systemische Inflammationssyndrom (SIRS), für Sepsis, schwere Sepsis und septischen Schock (Kap. 8.17) wird deutlich, dass mit zunehmenden Schweregraden die jeweiligen Patientenkollektive nicht nur eine zunehmende Sterblichkeit, sondern auch zunehmende Hämostasestörungen zeigen (zum Teil die Kriterien der manifesten DIC erfüllend) und dass Hämostaseparameter wie Prothrombinzeit (Quick-Wert) oder Protein-C-Spiegel mit der individuellen Prognose korrelieren.

In großen Phase-III-Studien konnte letztlich eine Mortalitätssenkung durch Hämostaseinhibitoren (aktiviertes Protein C, Antithrombin, Gewebefaktorinhibitor [TFPI]) nicht überzeugend nachgewiesen werden. Es fand sich für alle 3 Inhibitoren – im Vergleich zu Placebo – eine Erhöhung des krankheitsimmanenten Blutungsrisikos und ein Trend zu verminderten Thromboembolien.

7.5.4 Perioperative Blutungen

Die Ursachenklärung einer vermehrten intra- bzw. postoperativen Blutungsneigung zwischen den Polen einer „Hämostasestörung" und einer „chirurgisch bedingten Blutung" ist schwierig.

Die sorgfältige Erhebung der Eigenanamnese (s. u.) zusammen mit der Wertung präoperativer Laborwerte sowie die Art der Operation und Kenntnis ihrer typischen Komplikationen (z. B. Postreperfusionsblutungen bei Lebertransplantation, Perikardhämorrhagie bei herzchirurgischen Eingriffen) führen häufig zu einer ersten Einordnung (▶ Tab. 7.22).

Praxistipp

Die laboranalytische Charakterisierung eines zugrunde liegenden Hämostasedefekts ist dabei häufig schwierig, da die perioperative Substitutionstherapie und die Akute-Phase-Reaktion die Diagnostik verfälschen können.

Begleiterkrankungen (Niereninsuffizienz, eingeschränkte Leberfunktion, Prostatakarzinom) sind häufig durch spezifische Hämostaseveränderungen charakterisiert und einer spezifizierten Diagnostik zugängig. In aller Regel wird man durch lokale Therapiemaßnahmen, ggf. kombiniert mit unspezifischen hämostyptischen Maßnahmen (z. B. Desmopressin), Blutungskomplikationen beherrschen.

Merke

In ausreichendem Abstand zur Operation (4–6 Wochen nach Wundheilung) ist eine weitergehende Diagnostik anzuraten, um ursächlich beteiligte Hämostasestörungen (z. B. ein Von-Willebrand-Syndrom) diagnostizieren und zukünftig berücksichtigen zu können.

Tab. 7.22 Differenzialdiagnose der perioperativen Blutung.

„Hämostasestörungen"	„Chirurgische Blutung"
anamnestische Blutungsneigung	–
Einnahme blutungsfördernder Medikamente	keine Einnahme blutungsfördernder Medikamente
Nierenfunktionseinschränkung	keine Nierenfunktionseinschränkung
Hepatopathie	keine Hepatopathie
pathologische präoperative Hämostaseparameter	normaler präoperativer Gerinnungsstatus
intraoperativ verstärkte Blutungsneigung	postoperative Blutung

7.5.5 Hämostasedefekte bei hämatologischen Neoplasien

Die bei lymphoproliferativen Erkrankungen oft vorliegenden monoklonalen Immunglobuline oder Immunglobulinfragmente können vielschichtig mit der Hämostase interagieren, wobei insbesondere Plättchendysfunktionen und Störungen der plasmatischen Gerinnung und Fibrinolyse beschrieben sind. Im Bereich der plasmatischen Gerinnung werden Fibrinpolymerisationsstörungen, faktorenspezifische Inhibitoren und eine heparinähnlich wirkende antikoagulatorische Aktivität beschrieben.

Bei Amyloidosen werden Fälle von erworbenem Faktor-X-Mangel (mit Restaktivitäten unter 15%), gelegentlich auch andere Mangelzustände (z. B. Faktor IX, Antiplasmin, Plasminogenaktivator-Inhibitor) beobachtet. Blutungen treten meist erst bei Faktor-X-Aktivitäten unter 10% auf, wobei die gestörte Gefäßfunktion bei Amyloidose und/oder eine Thrombozytopenie/-pathie erschwerend hinzutreten können. Die Substitution von Faktor-X-haltigem Faktor-IX-Konzentrat bzw. Prothrombinkomplex (PPSB) ist kurzfristig wirksam, eine kausale Therapie der Amyloidose wenig erfolgversprechend, mit Ausnahme der Hochdosischemotherapie mit Stammzellsupport.

Im Rahmen myeloproliferativer Neoplasien, insbesondere mit Thrombozytose, wird vermehrt ein erworbenes Von-Willebrand-Syndrom (VWS) identifiziert, dem bei der beobachteten hämorrhagischen Diathese – nicht selten im Zusammenhang mit der Gabe von Azetylsalizylsäure – kausale Bedeutung zugemessen wird. Die Absenkung der Thrombozytenzahl in den Referenzbereich scheint die langfristig wirksamste Therapiemaßnahme in dieser Situation zu sein.

Bei akuten Leukämien und ihrer Behandlung kann die Freisetzung von hämostasespezifischen und unspezifischen leukozytären Proteasen zu einer DIC- bzw. hyperfibrinolyseähnlichen Situation führen, wobei die laboranalytische Abgrenzung mitunter schwierig ist und die laborwertadaptierte Substitution mit Fibrinogen, Antithrombin und/oder Faktor XIII sowie (bei Zeichen der Hyperfibrinolyse) die Gabe von Tranexamsäure hilfreich, aber nicht immer erfolgreich sind.

Kernaussagen

Hämostasestörungen bei Lebererkrankungen
Der hepatogenen Hämostasestörung liegt eine komplexe Störung von plasmatischer Gerinnung, Thrombozyten, Fibrinolysesystem sowie den Auswirkungen des portalen Hypertonus zugrunde.
Laboranalytisch führend ist die Quick-Wert-Erniedrigung. Therapeutisch sind die Normothermie und die Aufrechterhaltung der Normovolämie durch Gabe von gefrorenem Frischplasma und Erythrozytenkonzentrat im Verhältnis 1:1 die entscheidenden Basismaßnahmen. Die Substitution von Konzentraten (Antithrombin und Prothrombinkomplex) sowie von Thrombozyten kommt im Einzelfall ebenso wie die Fibrinolysehemmung in Betracht.

Verbrauchskoagulopathie – disseminierte intravasale Gerinnung
Unter diesem Syndrom versteht man eine sekundär systemische Gerinnungsaktivierung, die zu Blutungen und zur Organdysfunktion führen kann.
Therapeutische Grundmaßnahme ist die Gabe von gefrorenem Frischplasma, unter Umständen zusätzlich von Gerinnungsinhibitoren wie Antithrombin, im Einzelfall auch Heparin. Differenzialtherapeutisch ist perioperativ/peritraumatisch die Gerinnungsstörung bei Massentransfusion sowie die Hyperfibrinolyse abzu-

grenzen. Die Identifizierung und Behandlung der auslösenden Grundkrankheit ist von prognosebestimmender Bedeutung.

Sepsis – schwere Sepsis – septischer Schock
Mit septischen Krankheitsbildern ist eine erworbene Gerinnungsstörung unterschiedlichen Ausmaßes vergesellschaftet, die prognostische Bedeutung besitzt. Die therapeutische Modulation dieser Gerinnungsstörung orientiert sich am Vorgehen bei der disseminierten intravasalen Gerinnung (DIC).

Perioperative Blutungen
Die differenzialdiagnostische Zuordnung intra- bzw. postoperativer Hämorrhagien beinhaltet das gesamte Spektrum hereditärer und erworbener Hämostasestörungen.
Die erneute, sorgfältige Anamneseerhebung, insbesondere die spezifische Medikamentenanamnese, die Suche nach Begleiterkrankungen mit assoziierter Hämostasestörung, die Kenntnis der Art der durchgeführten Operation und ihrer Komplikationen sowie der intraoperativen Therapie erlauben häufig eine erste Verdachtsdiagnose sowie eine Wahrscheinlichkeitsabschätzung bezüglich „ursächlicher Hämostasestörung" bzw. „chirurgisch bedingter Blutung".

Hämostasedefekte bei hämatologischen Neoplasien
Monoklonale Immunglobuline können verschiedene plasmatische thrombozytäre und vaskuläre Hämostasestörungen verursachen, die in der Regel mit einer Blutungsneigung vergesellschaftet sind. Auch Thrombozytosen bei myeloproliferativen Neoplasien und aus Leukämiezellen freigesetzte Proteasen können zu Blutungen führen.
Die spezifische Therapie der Grundkrankheit – im Einzelfall auch durch extrakorporale Therapieverfahren – steht gleichberechtigt neben der spezifischen Therapie einer laboranalytisch charakterisierten Hämostasestörung.

Literatur

Weiterführende Literatur

[1] Aberg F, Lassila R, Koivusalo AM et al. Liver disease and hemostasis – evaluation of bleeding risk. Duodecim 2012; 128: 1971 – 1980
[2] Guth MC, Kaufner L, Kleber C et al. Therapy of trauma-induced coagulopathy – what is the evidence? Anasthesiol Intensivmed Notfallmed Schmerzther 2012; 47: 528 – 539, DOI: 10 1055/s-0032-1 325 284
[3] Ralph AG, Brainard BM. Update on disseminated intravascular coagulation: when to consider it, when to expect it, when to treat it. Top Companion Anim Med 2012; 27: 65 – 72, DOI: 10 1053/j.tcam.2012.06 004
[4] Seghatchian J, Samama MM. Massive transfusion: an overview of the main characteristics and potential risks associated with substances used for correction of a coagulopathy. Transfus Apher Sci 2012; 47: 235 – 243, DOI: 10 1016/j.transci.2012.06 001

Kapitel 8
Infektionskrankheiten und Sepsis

8.1	Epidemiologie und Ätiologie schwerer nosokomialer Infektionen	486
8.2	Prävention durch selektive Darmdekontamination	490
8.3	Grundlagen der Antibiotikatherapie	495
8.4	Atemwegsinfektionen	503
8.5	Peritonitis, intraabdominelle Infektion und postoperative Sepsis	511
8.6	Schwere Haut- und Weichgewebeinfektionen	519
8.7	Infektionen des ZNS	522
8.8	Infektionen des Urogenitaltrakts	542
8.9	Infektionen durch intravasale Katheter	550
8.10	Mikrobielle Endokarditis und Infektionen von prothetischem Material	555
8.11	Infektiöse Diarrhö	565
8.12	Invasive Pilzinfektionen	573
8.13	Infektionen bei immunkompromittierten Patienten	579
8.14	HIV-infizierte Intensivpatienten	587
8.15	Diagnostik und Therapie der schweren Malaria	593
8.16	Virale Infektionen	600
8.17	Sepsis und septischer Schock	610

8.1 Epidemiologie und Ätiologie schwerer nosokomialer Infektionen

S. Harbarth, D. Pittet

8.1.1 Grundbegriffe und Definitionen

Nosokomialinfektionen haben auf Intensivstationen aufgrund einer Vielzahl neuer Eingriffsmöglichkeiten, der Zunahme immungeschwächter Patienten und des Auftretens von Antibiotikaresistenzen zunehmend an Bedeutung gewonnen.

> **Definition**
> Nosokomiale Infektionen sind vom Patienten im Krankenhaus erworbene Infektionen. Infektionen, die erst nach einer mehrtägigen Inkubationsphase im Krankenhaus zum Ausbruch kommen, aber außerhalb des Krankenhauses erworben wurden, werden *nicht* als nosokomiale Infektion gewertet. Im Gegensatz hierzu werden Infektionen, die erst nach Entlassung aus dem Krankenhaus erkannt werden (z. B. chirurgische Wundinfektionen), zu den Nosokomialinfektionen gezählt.

Als nosokomiale Infektionen, die auf Intensivstationen erworben werden, bezeichnet man Infektionen, die nach mindestens 48 h Aufenthalt auf der Intensivstation diagnostiziert werden. Kommt es zu einer Besiedlung des Patienten mit nosokomialen Mikroorganismen (Nachweis eines Erregers ohne klinische Symptome, z. B. Hautbesiedlung mit methicillinresistentem Staphylococcus aureus), so wird dies *nicht* als nosokomiale Infektion gewertet, sondern als *Kolonisation*.

▶ **Häufigkeiten** Für die Beschreibung der Häufigkeit von Nosokomialinfektionen werden Begriffe aus der Infektionsepidemiologie benutzt.

> **Definition**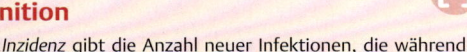
> - Die *Inzidenz* gibt die Anzahl neuer Infektionen, die während eines definierten Zeitraums in einer Population auftreten, an.
> - Die *Prävalenz* gibt die Anzahl aller vorhandenen Infektionen während eines Zeitpunkts (z. B. eines Tages) an.
> - Beim konstanten Auftreten von einer Vielzahl von Infektionen über einen längeren Zeitraum spricht man von *endemischen Infektionen* und beim deutlichen, zeitlich und örtlich begrenzten Anstieg von Infektionen von *epidemischen Infektionen*.

Obwohl Epidemien von Nosokomialinfektionen meist ein starkes Interesse wecken, treten endemische Nosokomialinfektionen auf Intensivstationen häufiger auf und sind schwieriger zu kontrollieren. Epidemien können allerdings zu erheblichen Störungen des klinischen Alltags führen, die ein rasches Handeln erforderlich machen. Ein Verschweigen oder Vertuschen von Epidemien kann medizinische und zivilrechtliche Auswirkungen haben. Das deutsche Infektionsschutzgesetz fordert daher, dass Epidemien rechtzeitig gemeldet werden, um Schaden von Patienten, Personal und Krankenhaus abzuwenden.

▶ **Endogene und exogene Nosokomialinfektionen** Betreffend der Ursache von Nosokomialinfektionen können 2 Gruppen unterschieden werden: *Endogene Nosokomialinfektionen* sind durch Mikroorganismen der körpereigenen Flora des Patienten verursacht, wohingegen *exogene Nosokomialinfektionen* durch patientenfremde Infektionserreger verursacht werden. Der Übertragungsweg bei exogenen Nosokomialinfektionen ist häufig der direkte Kontakt mit den Händen des Personals oder mit verunreinigten Gegenständen. Seltener können die Luft oder andere Vehikel (Wasser, Blutprodukte) die Ursache von exogenen Nosokomialinfektionen sein.

Exogene Nosokomialinfektionen auf Intensivstationen sind eher die Ausnahme als die Regel. Mit Ausnahme von Epidemien werden die meisten Nosokomialinfektionen durch die körpereigene Flora der Patienten verursacht. In einer großen deutschen Studie wurde die Rate von exogenen Infektionen (d. h. mit nachgewiesener Kreuzübertragung zwischen Patienten innerhalb von 10 Tagen) auf ca. 15% beziffert [3]. Die wahre Übertragungsrate liegt allerdings höher (zwischen 20% und 30%), wenn man Übertragungen durch Keime der patientennahen Umgebung (z. B. Pseudomonas aeruginosa) oder des Personals (z. B. koagulasenegative Staphylokokken) mit einschließt.

> **Merke**
> Der hohe Anteil von endogenen Infektionen bedeutet nicht, dass diese kein Präventionspotenzial besitzen. Diese können ebenfalls durch präventive Maßnahmen verhindert werden.

8.1.2 Risikofaktoren für Nosokomialinfektionen bei Intensivpatienten

Die Rate von Nosokomialinfektionen ist auf Intensivstationen 5- bis 10-fach höher als auf Normalstationen. Dies hängt sowohl mit den schweren Grunderkrankungen von Intensivpatienten als auch mit der besonderen Exposition gegenüber invasiven therapeutischen und diagnostischen Maßnahmen zusammen.

Die Kenntnis von Risikofaktoren kann wichtige Hinweise für die Kontrolle und Prävention von Nosokomialinfektionen geben. ▶ Tab. 8.1 zeigt häufig beschriebene Risikofaktoren für die häufigsten Nosokomialinfektionen auf Intensivstationen [8].

Tab. 8.1 Risikofaktoren für Nosokomialinfektionen.

Art der Risikofaktoren	Ausprägung
endogene Risikofaktoren	- Frühgeburt oder hohes Alter - Unterernährung, Alkoholismus - Übergewicht, Diabetes mellitus - chronische Lungenkrankheiten - unbehandelte Infektion an anderer Körperstelle - Schweregrad der Grunderkrankung
Risikofaktoren verbunden mit Verletzungen	- gravierende Hautläsionen (z. B. Brandwunden) Trauma
Risikofaktoren durch invasive Maßnahmen	- Intubation - Katheter - chirurgischer Eingriff
Risikofaktoren assoziiert mit therapeutischen Maßnahmen	- Dialyse - Immunsuppression - parenterale Ernährung - fehlende oder falsche Antibiotikaprophylaxe

Tab. 8.2 Durchschnittliche nosokomiale Infektionsraten auf deutschen Intensivstationen nach Daten des KISS-ITS-Moduls (Zeitraum von 2005–2009, geordnet nach Typ der Intensivstation und Art der Infektion; Daten einsehbar im Internet: http://www.nrz-hygiene.de; Stand: 21.09.2012).

Art der Intensivstation	Harnwegsinfektion	ZVK-assoziierte Bakteriämie	Beatmungsassoziierte Pneumonie
	Infektionsraten pro 1000 Tage Katheterliegedauer		Infektionsraten pro 1000 Beatmungstage
interdisziplinär, <400 Betten (n=202)	1,0	0,9	5,7
interdisziplinär, >400 Betten (n=97)	1,9	1,4	6,8
Chirurgie (n=119)	2,5	1,6	7,4
Innere (n=102)	1,9	1,3	4,7
Neurochirurgie (n=19)	5,1	2,1	9,6
Neurologie (n=13)	3,5	1,3	6,6
Herzchirurgie (n=15)	1,3	1,4	9,4
Pädiatrie (n=19)	1,6	1,8	2,1
ALLE (n=586)	2,0	1,3	6,5

ZVK = zentraler Venenkatheter

8.1.3 Frequenz und häufigste Lokalisationen nosokomialer Infektionen sowie Mikrobiologie des Erregerspektrums

▶ **Ergebnisse der EPIC-II-Studie** Die Frequenz nosokomialer Infektionen auf Intensivstationen unterliegt großen Schwankungen, je nach Land, Art der Intensivstation und Patientengut („case-mix"). In der EPIC-II-Studie (EPIC = Extended Prevalence of Infection in intensive Care) [8] zur Prävalenz infizierter Patienten auf 1265 Intensivstationen in 75 Ländern waren am Erhebungstag 51 % der untersuchten 13 796 Patienten infiziert; ca. 20 % litten an einer auf der Intensivstation erworbenen Infektion. Die Mehrzahl der Infektionen bildeten Pneumonien und Infektionen der unteren Atemwege (64 %), danach kamen Abdominalinfektionen (20 %), Bakteriämien (15 %) und Harnwegsinfektionen (14 %). Am Erhebungstag erhielten 71 % der Patienten eine Antibiotikaprophylaxe oder -therapie.

▶ **Überwachungssystem KISS.** Der Vergleich von Infektionsraten unterschiedlicher Intensivstationen ist nur dann sinnvoll, wenn eine Stratifizierung der Patienten unter Berücksichtigung des Typs der Intensivstation und der wichtigsten endogenen und exogenen Risikofaktoren für Nosokomialinfektionen erfolgt. Das deutsche Überwachungssystem KISS („Krankenhaus-Infektions-Surveillance-System") zur Erfassung und Bewertung von Krankenhausinfektionen beinhaltet seit 1997 ein Modul „Intensivstationen", das wegweisende Bedeutung für die Überwachung und Prävention von Infektionen auf deutschen Intensivstationen hat [2]. Im Zeitraum 2005 bis 2009 haben 586 deutsche Intensivstationen an KISS teilgenommen.

Durch die Berechnung von Inzidenzdichten können wichtige Aussagen über die Bedeutung der Risikofaktoren betreffend Infektionslokalisation und Intensivstation gemacht werden. Demnach werden Infektionsraten in einer Intensivstation proportional pro 1000 Patiententage, Kathetertage oder Beatmungstage kalkuliert (▶ Tab. 8.2).

Tab. 8.3 Häufigste Erreger bei infizierten Patienten auf 1265 Intensivstationen weltweit, EPIC-II-Studie (2007).

Mikroorganismen	Absolut	Prozent
S. epidermidis	535	11 %
S. aureus, davon MRSA	1012 / 507	21 % / 10 %
Enterokokken	568	11 %
E. coli	792	16 %
Klebsiella spp.	627	13 %
Pseudomonas spp.	984	20 %
Acinetobacter spp.	435	9 %
Enterobacter spp.	345	7 %
andere gramnegative Erreger	840	17 %
Candida spp.	843	17 %

Prozentpunkte ergeben insgesamt >100 % wegen polymikrobieller Infektionen mit mehreren Erregern.
EPIC = Extended Prevalence of Infection in intensive Care; MRSA = methicillinresistenter S. aureus

Merke
Die durchschnittliche Rate von nosokomialen Beatmungspneumonien liegt im deutschen KISS-ITS-Modul bei 6,5 pro 1000 Beatmungstage. Für ZVK-assoziierte Bakteriämien liegt die durchschnittliche Rate bei 1,3 Infektionen pro 1000 ZVK-Tage, mit weiterhin abnehmender Tendenz [2].

▶ **Erregerspektrum** Die häufigsten Isolate von Krankheitserregern auf Intensivstationen weltweit sind in ▶ Tab. 8.3 aus Daten der EPIC-II-Studie zusammengefasst [8]. Insgesamt waren 70 % der Infektionen mikrobiologisch dokumentiert.

> **Merke**
>
> Aus den Daten wird ersichtlich, dass gramnegative Erreger (Pseudomonas aeruginosa, Escherichia coli, Klebsiella spp. und Acinetobacter spp.) mittlerweile häufiger sind als grampositive Bakterien (Staphylokokken, Enterokokken). Pilzinfektionen nehmen auf Intensivstationen als Folge des großen Antibiotikadrucks zu.

8.1.4 Grundlagen der Epidemiologie der Mehrfachresistenz

In vielen Ländern sind in den letzten Jahren erhebliche Resistenzzunahmen bei Erregern auf Intensivstationen beobachtet worden. Zum Beispiel kann man dem deutschen SARI-Surveillance-System (SARI = Surveillance der Antibiotikaanwendung und bakteriellen Resistenzen auf Intensivstationen) entnehmen, dass aktuell ca. 20 % aller S.-aureus-Isolate auf deutschen Intensivstationen eine Methicillinresistenz aufwiesen [6]. Gemäß dieser Datenquelle waren mindestens 7 % aller Klebsiellen resistent auf Ceftazidime [6]. Man kann daraus schließen, dass die bis zum Ende der 1990er-Jahre ausgesparten deutschen Intensivstationen vom allgemeinen europäischen Trend der zunehmenden Antibiotikaresistenz bei gramnegativen Erregern nicht verschont geblieben sind.

Im Speziellen wollen wir auf 3 Multiresistenzprobleme eingehen, die auch in Zukunft auf Intensivstationen eine Rolle spielen werden.

Methicillinresistente S.-aureus-Stämme (MRSA)

MRSA ist seit den 1980er-Jahren in vielen europäischen Intensivstationen endemisch. Bei der Methicillinresistenz handelt es sich um eine spontane Chromosomenmutation von S.-aureus-Stämmen, die sich durch breite Antibiotikaverwendung und Selektionsdruck weiter haben vermehren können [5]. MRSA-Stämme sind häufig nicht nur gegenüber Methicillin und modernen semisynthetischen Penicillinen (z. B. Oxacillin) resistent, sondern auch gegenüber zusätzlichen Antibiotikaklassen wie Aminoglykosiden und Fluorochinolonen.

> **Merke**
>
> Es besteht heutzutage Übereinstimmung darüber, dass MRSA-Stämme nicht nur ein epidemiologisches oder spitalhygienisches Problem darstellen, sondern auch klinische Bedeutung haben. Kontaminationen mit MRSA können schwer zu behandelnde Infektionen wie Sepsis, Endokarditis und Osteomyelitis verursachen und sind mit einer erheblichen Letalität verbunden, die aber nicht bedeutend größer ist als bei Infektionen mit methicillinsensitiven S.-aureus-Stämmen [1].

Vancomycinresistente Enterokokken (VRE)

Im Gegensatz zu den MRSA ist die klinische Bedeutung von VRE weiterhin umstritten. Es handelt sich dabei um multiresistente Enterokokken, die bei abwehrgeschwächten Patienten auftreten und selten lebensbedrohliche Infektionen verursachen. VRE-Stämme sind ein guter Hinweis für übermäßigen Antibiotikaeinsatz auf Intensivstationen [4]. Sie können zu schwer einzudämmenden Epidemien führen und sind in manchen Transplantationseinheiten in den USA bereits die häufigsten Nosokomialerreger.

Enterobakterien, die Breitspektrum-β-Laktamase (ESBL) produzieren

Zu diesen Erregern zählen wichtige Erreger wie E. coli und Klebsiella spp. Sie sind nach der Einführung von Cephalosporinen der dritten Generation (Cefotaxim, Ceftriaxon) beschrieben worden. Ihre Resistenz ist übertragbar; die Verbreitung kann daher speziesüberschreitend erfolgen (z. B. von Klebsiella spp. zu E. coli).

Wichtigster Risikofaktor, der zu Epidemien von ESBL-produzierenden Enterobakterien führen kann, ist der Selektionsdruck durch übermäßigen Einsatz von Drittgenerationscephalosporinen und Fluoroquinolonen.

Es gibt keine Daten, die für eine erhöhte Virulenz von EBSL-produzierenden Enterobakterien sprechen. Gleichwohl sind sie ein zunehmendes epidemiologisches Problem durch die leicht übertragbare Mehrfachresistenz, die zum vermehrten Einsatz von teuren Carbapenem-Antibiotika führt und zusätzlichen Selektionsdruck schafft für noch schwieriger zu behandelnde Erreger (z. B. Stenotrophomonas maltophilia, Acinetobacter spp.).

8.1.5 Kriterien für infektionsepidemiologische Erhebungen auf Intensivstationen

Epidemiologische Erhebungen zur Erfassung nosokomialer Infektionen haben das Ziel, Infektionsraten zu senken. Die Entscheidung über das Vorhandensein einer Nosokomialinfektion orientiert sich an den klinischen Daten und den Ergebnissen von Röntgen- und Laboruntersuchungen. In der Regel ist die Diagnose des behandelnden Arztes ein akzeptables Kriterium für die Erfassung einer Nosokomialinfektion, sofern nicht zwingende Gründe für die Annahme des Gegenteils sprechen.

Im Folgenden werden die Definitionen zur Erfassung der wichtigsten Infektionen auf Intensivstationen aufgelistet, basierend auf den ergänzten CDC-Definitionen des Nationalen Referenzzentrums für Surveillance von nosokomialen Infektionen in Berlin. Diese Definitionen sind einsehbar auf der Website des Nationalen Referenzzentrums (NRZ): http://www.nrz-hygiene.de/surveillance/kiss/cdc-definitionen/a43ef62e/591/733/ (Stand: 22. 09. 2012).

> **Merke**
>
> Es sollte betont werden, dass die verwendeten Definitionen nur für infektionsepidemiologische Erhebungen geeignet sind und daher unspezifischer sind als die für klinische Studien oder für Therapieentscheidungen herangezogenen Kriterien.

▶ **Mikrobiologisch gesicherte primäre Sepsis.** Diese muss *einem* der nachfolgenden Kriterien entsprechen:
- Erreger aus Blutkultur isoliert und nicht mit einer dokumentierten Infektion an anderer Körperstelle verbunden (sind der aus der Blutkultur und an einem anderen Infektionsort isolierte Erreger identisch, so wird die Bakteriämie als sekundäre Sepsis klassifiziert);
- Fieber (> 38 °) *oder* Hypotonie (systolischer Druck < 90 mmHg) *oder* Oligurie (< 20 ml/h) ohne sonstige erkennbare Ursache.

▶ **Pneumonie.** Für Pneumonien bei Intensivpatienten gelten die Definitionen des Nationalen Referenzzentrums für Krankenhaushygiene, Berlin (▶ Abb. 8.1).

▶ **Postoperative Infektionen, Wundinfektionen.** Für postoperative Infektionen im Operationsgebiet oder für Wundinfektionen

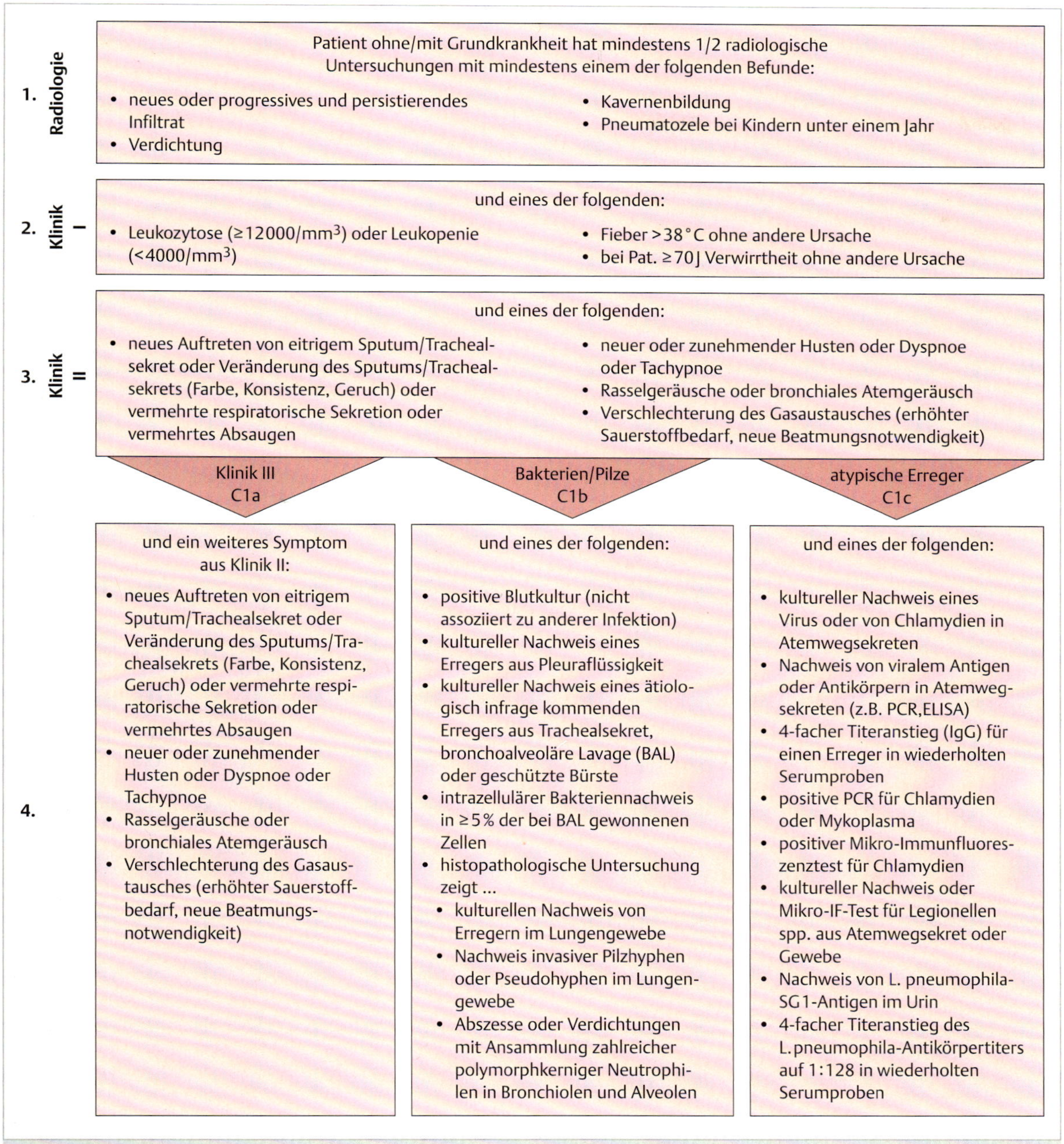

8.1 Epidemiologie und Ätiologie schwerer nosokomialer Infektionen

1. Radiologie

Patient ohne/mit Grundkrankheit hat mindestens 1/2 radiologische Untersuchungen mit mindestens einem der folgenden Befunde:

- neues oder progressives und persistierendes Infiltrat
- Verdichtung
- Kavernenbildung
- Pneumatozele bei Kindern unter einem Jahr

2. Klinik −

und eines der folgenden:

- Leukozytose (≥12000/mm³) oder Leukopenie (<4000/mm³)
- Fieber >38°C ohne andere Ursache
- bei Pat. ≥70 J Verwirrtheit ohne andere Ursache

3. Klinik =

und eines der folgenden:

- neues Auftreten von eitrigem Sputum/Trachealsekret oder Veränderung des Sputums/Trachealsekrets (Farbe, Konsistenz, Geruch) oder vermehrte respiratorische Sekretion oder vermehrtes Absaugen
- neuer oder zunehmender Husten oder Dyspnoe oder Tachypnoe
- Rasselgeräusche oder bronchiales Atemgeräusch
- Verschlechterung des Gasaustausches (erhöhter Sauerstoffbedarf, neue Beatmungsnotwendigkeit)

▼ Klinik III C1a | ▼ Bakterien/Pilze C1b | ▼ atypische Erreger C1c

4.

Klinik III C1a — und ein weiteres Symptom aus Klinik II:
- neues Auftreten von eitrigem Sputum/Trachealsekret oder Veränderung des Sputums/Trachealsekrets (Farbe, Konsistenz, Geruch) oder vermehrte respiratorische Sekretion oder vermehrtes Absaugen
- neuer oder zunehmender Husten oder Dyspnoe oder Tachypnoe
- Rasselgeräusche oder bronchiales Atemgeräusch
- Verschlechterung des Gasaustausches (erhöhter Sauerstoffbedarf, neue Beatmungsnotwendigkeit)

Bakterien/Pilze C1b — und eines der folgenden:
- positive Blutkultur (nicht assoziiert zu anderer Infektion)
- kultureller Nachweis eines Erregers aus Pleuraflüssigkeit
- kultureller Nachweis eines ätiologisch infrage kommenden Erregers aus Trachealsekret, bronchoalveoläre Lavage (BAL) oder geschützte Bürste
- intrazellulärer Bakteriennachweis in ≥5% der bei BAL gewonnenen Zellen
- histopathologische Untersuchung zeigt ...
  - kulturellen Nachweis von Erregern im Lungengewebe
  - Nachweis invasiver Pilzhyphen oder Pseudohyphen im Lungengewebe
  - Abszesse oder Verdichtungen mit Ansammlung zahlreicher polymorphkerniger Neutrophilen in Bronchiolen und Alveolen

atypische Erreger C1c — und eines der folgenden:
- kultureller Nachweis eines Virus oder von Chlamydien in Atemwegsekreten
- Nachweis von viralem Antigen oder Antikörpern in Atemwegsekreten (z.B. PCR, ELISA)
- 4-facher Titeranstieg (IgG) für einen Erreger in wiederholten Serumproben
- positive PCR für Chlamydien oder Mykoplasma
- positiver Mikro-Immunfluoreszenztest für Chlamydien
- kultureller Nachweis oder Mikro-IF-Test für Legionellen spp. aus Atemwegsekret oder Gewebe
- Nachweis von L. pneumophila-SG1-Antigen im Urin
- 4-facher Titeranstieg des L. pneumophila-Antikörpertiters auf 1:128 in wiederholten Serumproben

Abb. 8.1 Definition der Pneumonie für infektionsepidemiologische Erhebungen.

gelten unterschiedliche Definitionen, je nach Tiefe und Ausdehnung der Infektion. Die zurzeit gebräuchlichen Definitionen von chirurgischen Wundinfektionen sind einsehbar auf der oben genannten Website des NRZ.

▶ **Harnwegsinfektion.** Zu den Harnwegsinfektionen gehören symptomatische Harnwegsinfektionen, asymptomatische Bakteriurien und andere Infektionen der Harnwege. Die Definitionen für Harnwegsinfektionen sind bei Intensivpatienten schwierig anzuwenden und deshalb zur Infektionserfassung nur bedingt geeignet.

Kernaussagen

Grundbegriffe und Definitionen
Nosokomiale Infektionen sind vom Patienten im Krankenhaus erworbene Infektionen. Sie haben aufgrund einer Vielzahl neuer Eingriffsmöglichkeiten, der Zunahme immungeschwächter Patienten und des Auftretens von Antibiotikaresistenzen zunehmend an Bedeutung gewonnen.

Risikofaktoren für Nosokomialinfektionen des Intensivpatienten
Patienten auf Intensivstationen haben, verglichen mit Patienten auf Normalstationen, ein 5- bis 10-fach erhöhtes Risiko, eine Nosokomialinfektion zu erwerben. Die wichtigsten endogenen Risikofaktoren sind Art und Schweregrad der Grunderkrankung.

Frequenz und häufigste Lokalisation nosokomialer Infektionen sowie Mikrobiologie des Erregerspektrums
Die durchschnittliche Prävalenz nosokomialer Infektionen auf der Intensivstation beträgt 15–25 %. Die Inzidenz nosokomialer Infektionen auf deutschen Intensivstationen hat abgenommen.

Grundlagen der Epidemiologie der Mehrfachresistenz
Methicillinresistente S.-aureus-Stämme sind auf vielen deutschen Intensivstationen endemisch und verursachen schwer zu behandelnde Infektionen. Sie sind häufig auch gegen Aminoglykoside und Fluorochinolone resistent.
Breitspektrum-β-Lalaktamase(ESBL)-produzierende Enterobakterien stellen ein wichtiges epidemiologisches Problem dar. Die Verbreitung der Resistenz ist spezieübergreifend möglich.

Kriterien für infektionsepidemiologische Erhebungen auf Intensivstationen
Infektionsepidemiologische Erhebungen dienen zur Erfassung und Prävention nosokomialer Infektionen. Die epidemiologischen Infektionsdefinitionen können sich von den durch Fachgesellschaften publizierten spezifischeren Diagnosekriterien deutlich unterscheiden.

Literatur
Referenzen

[1] Cosgrove SE, Qi Y et al. The impact of methicillin resistance in Staphylococcus aureus bacteremia on patient outcomes: mortality, length of stay, and hospital charges. Infect Control Hosp Epidemiol 2005; 26(2): 166–174
[2] Gastmeier P, Sohr D et al. Ten years of KISS: the most important requirements for success. J Hosp Infect 2008; 70 (Suppl. 1): 11–16
[3] Grundmann H, Barwolff S et al. How many infections are caused by patient-to-patient transmission in intensive care units? Crit Care Med 2005; 33(5): 946–951
[4] Harbarth S, Cosgrove S et al. Effects of antibiotics on nosocomial epidemiology of vancomycin-resistant enterococci. Antimicrob Agents Chemother 2002; 46(6): 1619–1628
[5] Harbarth S. The effect of antimicrobial use on emergence and selection of resistance. Anasthesiol Intensivmed Notfallmed Schmerzther 2007; 42(2): 130–135
[6] Meyer E, Schwab F et al. Surveillance of antibiotic use and bacterial resistance in intensive care units. Bundesgesundheitsblatt Gesundheitsforschung Gesundheitsschutz 2008; 51(8): 926–935
[7] Vincent JL. Nosocomial infections in adult intensive-care units. Lancet 2003; 361(9374): 2068–2077
[8] Vincent JL, Rello J et al. International study of the prevalence and outcomes of infection in intensive care units. JAMA 2009; 302(21): 2323–2329

Weiterführende Literatur

[9] Barsanti MC, Woeltje KF. Infection prevention in the intensive care unit. Infect Dis Clin North Am 2009; 23(3): 703–725
[10] Pittet D, Harbarth S. The intensive care unit. In: Bennett JV, Brachman PS. Hospital Infections. 5th ed. Boston MA, USA: Little, Brown and Co; 2007: 373–394

8.2 Prävention durch selektive Darmdekontamination

W. A. Krueger

8.2.1 Hintergrund

Bereits um 1970 wurde publiziert, dass schwer kranke Patienten zunehmend im Oropharynx mit Escherichia coli, Klebsiella spp. und anderen gramnegativen Stäbchenbakterien besiedelt werden. Schon bald wurde deutlich, dass diese abnorme Kolonisation eine zentrale Rolle in der Pathogenese nosokomialer Pneumonien spielt, v. a. bei beatmeten Patienten [12, 13]. Die Erkenntnisse wurden durch neuere Untersuchungen ergänzt und haben bis heute ihre Gültigkeit behalten [8, 9].

▶ **Gastrointestinaltrakt und Multiorganversagen.** In den 1980er-Jahren rückte der Gastrointestinaltrakt als internes Reservoir für pathogene Mikroorganismen ins Blickfeld. Der Darm diente zunehmend als plausible Erklärung für Sepsisfälle, bei denen kein anderer Fokus gefunden werden konnte. Aus den Erkenntnissen konnte nicht zwangsläufig auf eine Translokation von Erregern aus dem Gastrointestinaltrakt geschlossen werden. Dennoch wurde der Darm als Motor des Multiorganversagens bezeichnet [2]. Dies gab den Anstoß für eine Vielzahl weiterer Arbeiten mit dem Ziel, die endogene Mikroflora von Patienten zu modulieren, um Infektionen zu verhindern und die infektionsbedingte Letalität zu senken [10, 29, 30, 32].

▶ **Bakterielle Translokation als Ursache für nosokomiale Infektionen?** Tierexperimente deuteten darauf hin, dass anaerobe Darmbakterien als größte Bakteriengruppe im Dickdarm eine protektive Rolle spielen können, indem sie – quasi als Platzhalter – der Überwucherung mit nosokomialen Infektionserregern entgegenwirken und zur sog. "Kolonisationsresistenz" beitragen [33]. Weitere experimentelle Arbeiten zeigten, dass bei Entfernung von *obligat* anaeroben Bakterien (z. B. *Bacteroides fragilis*) die Translokation *fakultativ* anaerober Bakterien (z. B. Enterokokken, *E. coli*, *Klebsiella* spp.) aus dem Darm in mesenteriale Lymphknoten und innere Organe sowie Bakteriämien begünstigt werden [16, 19].

▶ **Selektive Darmdekontamination.** Um die protektive Funktion der Anaerobier im Darm nicht zu beeinträchtigen und gleichzeitig potenziell pathogene Mikroorganismen (v. a. Enterobacteriaceae wie E. coli oder Klebsiella spp.) zu eliminieren, begannen erste Arbeitsgruppen in den 1980er-Jahren mit der Anwendung nicht absorbierbarer Antibiotika über Magensonden [10, 29, 30, 32]. Dies war jedoch fast immer mit der Gabe von Antibiotika in den Oro- oder Nasopharynx kombiniert und meist wurden zusätzlich (oder hauptsächlich) Antibiotika i. v. infundiert. Für das Konzept der kombinierten oropharyngealen und gastralen Dekolonisierung wurde von einer Arbeitsgruppe aus Groningen um C. Stoutenbeek der Begriff "selektive Darmdekontamination" (SDD) geprägt [29], der sich bis heute behauptet hat.

▶ **Unterschiedliche Regime.** Zur sog. "selektiven Darmdekontamination" (SDD) hat man in den vergangen Jahrzehnten zahlreiche klinische Studien mit teilweise unterschiedlichen Prophylaxeregimen publiziert.

8.2 Prävention durch selektive Darmdekontamination

Tab. 8.4 Regime der selektiven Darmdekontamination (SDD) und der selektiven oralen Dekontamination (SOD).

	SDD	SOD
oral	alle 6 h bis zur Extubation: 2% Paste mit Polymyxin E, Tobramycin und Amphotericin B, im Mund verteilt *	alle 6 h bis zur Extubation: wie bei SDD *
gastral	alle 6 h bis zur Extubation: 10 ml Suspension mit 100 mg Polymyxin E, 80 mg Tobramycin und 500 mg Amphotericin B	–
intravenös	in den ersten 4 Tagen: 4 × 1 g Cefotaxim oder bei Allergie 2 × 400 mg Ciprofloxacin; Ausnahme: bereits bestehende Therapie mit Carbapenemen, Fluorchinolonen, Ceftazidim oder Piperacillin/Tazobactam	–

* In modifizierter und gut praktikabler Form können sowohl SDD als auch SOD nach der Mundpflege und nach oralem Absaugen per oraler Suspension mittels einer Spritze erfolgen. Hierbei werden 4 × täglich 10 ml nach folgender Rezeptur appliziert: 1,0 g Polymyxin E = Colistin (oder alternativ 0,5 g Polymyxin B), 800 mg Tobramycin, 2,5 g Amphotericin B ad 100 ml Aqua destillata [11, 18]; um den bitteren Geschmack der Antibiotika zu überdecken, der wache Patienten gelegentlich stört, können einige Tropfen Orangenaroma hinzugesetzt werden.

Merke

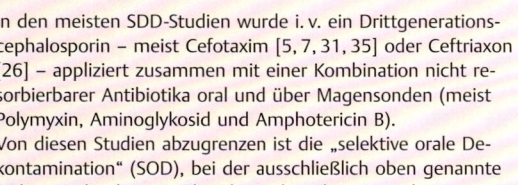

In den meisten SDD-Studien wurde i. v. ein Drittgenerationscephalosporin – meist Cefotaxim [5, 7, 31, 35] oder Ceftriaxon [26] – appliziert zusammen mit einer Kombination nicht resorbierbarer Antibiotika oral und über Magensonden (meist Polymyxin, Aminoglykosid und Amphotericin B).
Von diesen Studien abzugrenzen ist die „selektive orale Dekontamination" (SOD), bei der ausschließlich oben genannte nicht resorbierbare Antibiotika oral appliziert werden.

▶ Tab. 8.4 zeigt das Vorgehen beim gebräuchlichsten SDD-Schema sowie bei SOD [5, 7].

8.2.2 Pneumonie- und Bakteriämieprävention durch SDD und SOD

▶ **Studienergebnisse zur Pneumonieprävention.** Da die Gabe intravenöser und/oder topisch applizierter Antibiotika mit der Pneumoniediagnostik interferieren kann, müssen die Ergebnisse kritisch beurteilt werden. Eine Metaanalyse von 10 Studien mit zusammen 1262 Patienten zeigte, dass man durch ausschließlich oral und gastral durchgeführte SDD die Inzidenz von Pneumonien im Vergleich zu Placebo senken kann (Odds Ratio [OR] 0,39; 95%-Konfidenzintervall [KI] 0,30 – 0,52; [4]). Der Vorteil der topischen Antibiotikagabe war allerdings unklar, wenn gleichzeitig – auch in der Placebogruppe – systemische Antibiotika gegeben wurden (OR 0,81; 95%-KI 0,61 – 1,08). In einer weiteren Metaanalyse wurde die methodische Qualität der Studien mit einem Score beurteilt – u. a. im Hinblick auf die Pneumoniediagnostik und Randomisierung. Es zeigte sich, dass Studien mit mäßiger methodischer Qualität den Stellenwert der SDD zur Pneumonieprävention systematisch überschätzten; methodisch hochwertige Studien kamen zu dem Ergebnis, dass etwa 50% der beatmungsassoziierten Pneumonien durch SDD verhindert werden können [34].

Nur wenige Studien untersuchten, ob die alleinige orale Gabe nicht resorbierbarer Antibiotika zur Reduktion der Pneumonieinzidenz führt. Bergmans und Mitarbeiter untersuchten in einer prospektiven Doppelblindstudie 87 Patienten, die eine 2%ige Lösung aus Gentamicin, Colistin (dies entspricht Polymyxin E) und Vancomycin ausschließlich in den Oropharynx bekamen und im Rahmen der Studie keine systemische Prophylaxe erhielten. Die Kontrollgruppe bestand aus 78 Patienten ohne SDD oder SOD und eine zweite Kontrollgruppe von 61 Patienten wurde in einer weiteren Intensivstation untersucht. Die Diagnose der beatmungsassoziierten Pneumonie erfolgte mit invasiven Untersuchungsverfahren [1]. Die Inzidenz von Pneumonien war bei den Studienpatienten erheblich niedriger: So konnte rechnerisch durch die Behandlung von 5 – 8 Patienten ein Fall von beatmungsassoziierter Pneumonie verhindert werden.

▶ **Bakteriämien und Letalität.** Eine Metaanalyse von 55 randomisierten, kontrollierten SDD-Studien verglich 4079 SDD-Patienten mit 3986 Patienten der Kontrollgruppen und zeigte, dass Bakteriämien durch gramnegative Bakterien signifikant reduziert wurden, während die Inzidenz von Bakteriämien durch grampositive Bakterien gleich blieb. Die Letalität der SDD-Patienten war signifikant reduziert (OR 0,39, p < 0,001; bzw. OR 0,30 bei Kombination topischer und intravenöser Prophylaxe). Rechnerisch mussten 22 Patienten behandelt werden, um einen Todesfall zu verhindern [27]. Dies bestätigt frühere Metaanalysen, die ebenfalls eine signifikante Reduktion der Letalität berechneten [22, 34].

▶ **Bakteriämien und Organversagen.** Neben der Letalität ist das Auftreten von Organversagen ein weiterer eindeutig definierbarer Studienendpunkt. Bei der Metaanalyse von 7 randomisierten, kontrollierten SDD-Studien mit Angaben zur Inzidenz von Organversagen zeigte sich bei insgesamt 1270 Patienten eine Reduktion des Auftretens von Multiorganversagen um 50% durch die Anwendung von SDD (OR 0,50, p < 0,001; [28]).

8.2.3 Verbesserung der Überlebensraten durch SDD und SOD

▶ **Senkung der Letalität.** Neben den Daten aus Metaanalysen zeigen unabhängig voneinander 4 prospektive, randomisierte Studien, dass die Anwendung von SDD die Letalität beatmeter Intensivpatienten senkt [5, 6, 7, 18]; eine dieser Studien zeigte zusätzlich, dass die Letalität auch durch SOD gesenkt werden kann [7].

▶ **Patientenstratifizierung nach APACHE II (Acute Physiology and chronic Health Evaluation).** In einer prospektiven Doppelblindstudie wurden chirurgische und traumatologische Patienten bei Aufnahme auf die Intensivstation anhand der Schwere des Krankheitsbilds stratifiziert (Stratum 1: APACHE-II-Punktwerte unter 20; Stratum 2: 20 – 29; Stratum 3: ab 30; [18]). Die Randomisierung der Patienten zur SDD-Gruppe (Polymyxin B und Gentamicin topisch, Ciprofloxacin systemisch) oder Placebogruppe erfolgte unmittelbar im Anschluss an die Stratifizierung. Im Unterschied zu Subgruppenanalysen, die nach Bekanntwerden der Ergebnisse vorgenommen werden, lagen somit 3 parallel verlaufende Studien vor, deren Ergebnisse getrennt analysiert werden konnten, ohne auf die methodischen Vorteile der Randomisierung zu verzichten. Ciprofloxacin wurde aufgrund seiner speziellen pharmakokinetischen Eigenschaften gewählt, da es nach intravenöser Gabe über Schleimhäute sezerniert wird und somit zur Reduktion der gramnegativen Besiedelung im gesamten Gastrointestinaltrakt führt [15, 17].

Infektionen und Organversagen traten bei allen SDD-Patienten signifikant seltener auf (▶ Abb. 8.2 und ▶ Abb. 8.3), dies wirkte sich aber nicht signifikant auf die Überlebensrate der gesamten Studienpopulation aus; es war lediglich ein positiver Trend zu erkennen (▶ Abb. 8.4). Erst die getrennte Analyse der Strata ergab, dass Patienten mit sehr ernster, aber nicht aussichtsloser Prognose (Stratum 2, 122 vs. 115 Patienten) eine signifikant höhere Überlebensrate auf der Intensivstation hatten ([18]; ▶ Tab. 8.5). Das Ergebnis blieb bis zur Entlassung aus dem Krankenhaus signifikant besser und nach einem Jahr war noch ein deutlicher, aber statistisch nicht mehr signifikanter Unterschied zu erkennen.

Bei den weniger schwer kranken Patienten mit APACHE-II-Punktwerten unter 20 bei Aufnahme (120 vs. 121 Patienten) wirkte sich die geringere Infektionsrate unter SDD nicht signifikant auf das Überleben aus. Ebenso wenig profitierten Patienten mit Punktwerten ab 30 davon, da bei dieser Gruppe die Überlebensrate wahrscheinlich in erster Linie durch die Grundkrankheit determiniert ist. Die Anzahl der Patienten in diesem Stratum war allerdings nicht ausreichend groß, um definitive Aussagen zuzulassen (23 vs. 26 Patienten).

▶ **Intensivstation mit SDD oder ohne SDD.** In einer prospektiven, offenen Studie an 934 Intensivpatienten in Amsterdam wurden die Patienten randomisiert einer Intensivstation mit SDD (Cefotaxim intravenös, topisch: Polymyxin, Tobramycin, Amphotericin B) oder einer Kontrollintensivstation ohne SDD zugeteilt [5]. Die Letalität der Patienten auf Intensivstation mit SDD betrug 15% gegenüber 23% in der Kontrollgruppe (p = 0,002) und die Krankenhausletalität 24% gegenüber 31% (p = 0,02). Darüber hinaus war auch die Kolonisation mit resistenten gramnegativen Bakterien in der SDD-Gruppe reduziert (16% gegenüber 26%, p = 0,001). Hier ist allerdings die niedrige Prävalenz resistenter Erreger auf den Intensivstationen in Amsterdam hervorzuheben (0% methicillinresistenter Staphylococcus aureus [MRSA], 1% vancomycinresistente Enterokokken [VRE]), weshalb auch kein Selektionsdruck durch SDD zu beobachten war.

▶ **Brandverletzte Patienten.** An einem Kollektiv von 107 brandverletzten Patienten wurde der Benefit einer SDD in einer prospektiven, placebokontrollierten Doppelblindstudie untersucht. Es zeigte sich eine relative Letalitätsreduktion um 75% (27,8% in der Placebogruppe gegenüber 9,4% in der Verumgruppe) durch das oben genannte SDD-Schema nach Stoutenbeek. Interessanterweise bestand kein signifikanter Unterschied zwischen beiden Gruppen hinsichtlich der Anzahl der Pneumonien, Bakteriämien und Wundinfektionen [6].

▶ **Doch kein Effekt von SDD/SOD auf die Letalität?** Die größte bislang publizierte SDD-Studie wurde in einem 3-armigen, prospektiven, offenen, clusterrandomisierten Design an knapp 6000 Patienten durchgeführt [7]. Auf jeder der 13 Intensivstationen wurden wechselweise für 6 Monate in randomisierter Reihenfolge SDD, SOD oder keines der beiden Regime angewendet. Als die ersten Ergebnisse der Studie auf Kongressen vorgestellt wurden, waren sie gleichermaßen enttäuschend wie verwunderlich, denn es hatte sich keinerlei Effekt von SDD oder SOD auf die Letalität gezeigt (Crude Mortality der Standardpatienten: 27,5%, SOD: 26,6%, SDD: 26,9%).

Die genauere Analyse zeigte dann, dass sich bei der Zuteilung der Patienten zu den Studiengruppen systematische Fehler ein-

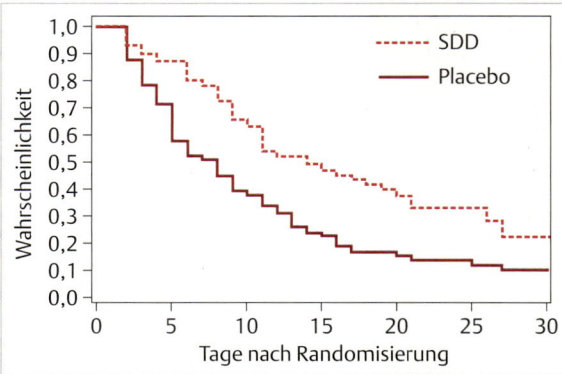

Abb. 8.2 Infektionen. Kaplan-Meier-Kurven zur Wahrscheinlichkeit für 265 Patienten der SDD- und 262 Patienten der Placebogruppe, auf der Intensivstation keine Infektion zu erwerben. Relatives Risiko 0,477; 95%-Konfidenzintervall (KI) 0,367–0,620; p = 0,001 (Cox-Proportional-Hazards-Modell; Daten nach [18]).

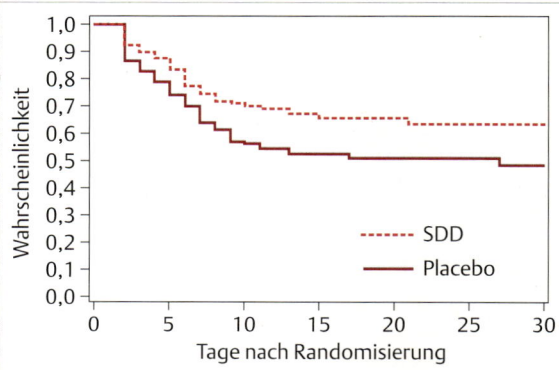

Abb. 8.3 Organversagen. Kaplan-Meier-Kurven zur Wahrscheinlichkeit, auf der Intensivstation kein zusätzliches Organversagen zu bekommen. Relatives Risiko 0,636; 95%-KI 0,463–0,874; p = 0,0051 (Cox-Proportional-Hazards-Modell; Daten nach [18]).

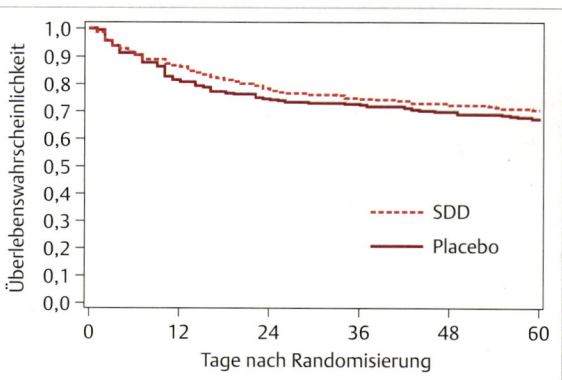

Abb. 8.4 Letalität. Kaplan-Meier-Kurven zur Überlebenswahrscheinlichkeit. Relatives Risiko 0,761; 95%-KI 0,533–1,086; p = 0,1321 (Cox-Proportional-Hazards-Modell; Daten nach [18]).

8.2 Prävention durch selektive Darmdekontamination

Tab. 8.5 Letalität in Abhängigkeit der Schwere der Grunderkrankung bei Aufnahme auf die Intensivstation.

Stratum nach APACHE-II	Anzahl der Patienten	Todesfälle auf Intensivstation n (%)	Relatives Letalitätsrisiko 95%-KI*	p	Todesfälle nach 1 Jahr n (%)	Relatives Letalitätsrisiko 95%-KI*	p
alle Strata	SDD: 265 Placebo: 262	52 (19,6) 75 (28,6)	0,761 0,533 – 1,086	0,1321	102 (38,5) 113 (43,1)	0,856 0,655 – 1,118	0,2542
Stratum I: Score ≤ 19	SDD: 120 Placebo: 121	17 (14,2) 23 (19,0)	0,885 0,472 – 1,659	0,7022	33 (27,5) 34 (28,1)	0,969 0,600 – 1,564	0,8961
Stratum II: Score 20 – 29	SDD: 122 Placebo: 115	20 (16,4) 38 (33,0)	0,508 0,295 – 0,875	0,0147	51 (41,8) 60 (52,2)	0,720 0,496 – 1,046	0,0844
Stratum III: Score ≥ 30	SDD: 23 Placebo: 26	15 (65,2) 14 (53,8)	1,593 0,767 – 3,306	0,2118	18 (78,3) 19 (73,1)	1,316 0,690 – 2,508	0,4046

Die Überlebensrate von Patienten mit sehr ernster, aber nicht aussichtsloser Prognose wurde durch SDD signifikant verbessert (APACHE-II-Score 20 – 29). Das Regime bestand aus topisch appliziertem Polymyxin B und Gentamicin sowie aus intravenösem Ciprofloxacin.
KI* = Konfidenzintervall

geschlichen hatten. Trotz sorgfältiger Kontrolle der Studiencenter durch ein unabhängiges Team schienen unbewusst in den Köpfen der Intensivmediziner SDD und SOD eben doch Maßnahmen v. a. für schwerstkranke Patienten zu sein, denn die Patienten dieser Studiengruppen hatten signifikant höhere APACHE-II-Werte als die Patienten der Kontrollgruppe.

Im Gegensatz zur üblichen Indikation zur Einleitung von SDD konnten in die Studie auch nicht beatmete Patienten aufgenommen werden, wenn ein intensivstationärer Aufenthalt über 72 h erwartet wurde. Dies führte zu einer weiteren Verzerrung der Ergebnisse, denn in der Kontrollgruppe waren signifikant weniger beatmete Patienten als in den beiden Behandlungsgruppen. Ein weiterer systematischer Fehler war, dass signifikant weniger chirurgische Intensivpatienten in der SDD- und SOD-Gruppe waren. Die Unterschiede in den Patientengruppen waren für die Beurteilung der SDD-Patienten nochmals besonders nachteilig, denn sie hatten signifikant häufiger eine vorher bestehende Niereninsuffizienz als die Patienten der Kontroll- und signifikant mehr kardiovaskuläre Krankheiten als die Patienten der SOD-Gruppe. Schließlich waren die SDD-Patienten – wenn auch nur um 1 Jahr – signifikant älter als die Patienten der SOD- und der Kontrollgruppe.

Die Summe der kleinen Differenzen führte dazu, dass sich der Vorteil von SDD und SOD als Prophylaxestrategie erst zeigte, nachdem die Haupteinflussfaktoren mit logistischer Regressionsanalyse ausgeglichen wurden. Hierbei konnten Alter > 65 Jahre, Geschlecht, APACHE-II-Score > 20, Intubation und Fachrichtung (chirurgisch/nicht chirurgisch) berücksichtigt werden, keineswegs aber alle der genannten Faktoren, die den Erfolg der Prophylaxestrategie verschleiern konnten.

▶ **Signifikante Senkung der Letalität durch SDD und SOD.** Die Analyse ergab nun, dass die 28-Tage-Letalität sowohl durch SDD als auch durch SOD signifikant gesenkt werden kann. Bei einer Letalität in der Kontrollgruppe von 27,5% lag nach Berücksichtigung oben genannter Faktoren die Letalität in der SDD-Gruppe bei 24,0%, was einer relativen Reduktion um 13% entspricht und damit genau im erwarteten Bereich liegt. Durch SOD wurde die Letalität auf 24,6% reduziert, also relativ um 11%. Dem Tabellenwerk im Online-Supplement ist zu entnehmen, dass für die SDD-Gruppe bereits ein signifikantes Ergebnis vorlag, wenn lediglich die Faktoren APACHE-II-Score > 20 und Alter > 65 Jahre berücksichtigt wurden, während für die SOD-Gruppe erst nach Berücksichtigung weiterer Faktoren ein signifikanter Unterschied zur Kontrollgruppe errechnet werden konnte. Um einen Todesfall innerhalb des 28-Tage-Zeitraums zu vermeiden, müssen rechnerisch 29 Patienten mit SDD oder 34 Patienten mit SOD behandelt werden; die täglichen Behandlungskosten betragen pro Patient 12 US$ für SDD oder 1 US$ für SOD.

Da die Studienlage zur Letalitätsreduktion durch SDD oder – weniger gut belegt – durch SOD eindeutig ist, wird in den Leitlinien der Deutschen Sepsis-Gesellschaft die Empfehlung Grad A mit Evidenzgrad Ia ausgesprochen, SDD oder SOD bei allen Patienten einzuleiten, bei denen eine mehr als 48-stündige Beatmung erwartet wird und die jeweilige Dekontamination für die Dauer der Intubation bzw. Tracheotomie fortzuführen [24].

8.2.4 Vergleich von SDD/SOD mit oralen Antiseptika

Durch konsequente Mund- und Zahnhygiene wird die bakterielle Last und damit die Aspiration von bakterienhaltigem Sekret bei Intensivpatienten reduziert [25]. Etliche Arbeiten belegen, dass durch Mundspülung mit Chlorhexidin die Inzidenz der beatmungsassoziierten Pneumonie gesenkt werden kann [3]. Trotz dieses Erfolgs gibt es bisher keinen Hinweis darauf, dass durch die Mundspülung mit Chlorhexidin die Überlebensraten verbessert werden [3]. Dies liegt möglicherweise daran, dass Chlorhexidin v. a. grampositive Erreger aus der Mundhöhle eliminiert, während der Einfluss auf (potenziell schwer therapierbare) gramnegative Erreger geringer ist [14]. Darüber hinaus trocknet Chlorhexidin die Mundschleimhaut aus und kann zu schwer entfernbaren Verfärbungen der Zähne führen.

8.2.5 Resistenzproblematik

Einer der Gründe, warum SDD zögerlich eingesetzt wird, ist die Sorge, dass SDD den Selektionsdruck auf resistente Mikroorganismen verstärkt und zur Resistenzentwicklung beiträgt. Der Einfluss von SDD auf die Resistenzentwicklung wird jedoch äußerst kontrovers diskutiert. So kamen einige Untersucher zu dem Ergebnis, dass SDD den Gesamtverbrauch an Antibiotika deutlich senken kann [26]. Auch in der oben dargestellten 3-armigen Studie an über 6000 Patienten wurden in der SDD-Gruppe – trotz routinemäßigen Einsatzes von Cefotaxim – am wenigsten intravenöse Antibiotika verbraucht [7].

Weitere Analysen zeigten, dass resistente Bakterien in respiratorischem Sekret während der Anwendung von SDD oder SOD signifikant seltener nachweisbar waren und nach Beenden von SDD oder SOD wieder auf das Ausgangsniveau anstiegen. Lediglich im Stuhl fand sich bei Anwendung von SDD ein Anstieg an Bakterien mit Ceftazidimresistenz [23]. Andernorts fand sich auch nach mehrjähriger Anwendung von SDD bei polytraumatisierten Patienten kein Hinweis auf Superinfektionen mit resistenten Erregern [20].

In einer Studie aus Deutschland war die Inzidenz von MRSA und resistenten gramnegativen Bakterien nach mehrjähriger Anwendung von SDD nicht höher als auf Intensivstationen, die SDD nicht anwendeten [11]. Einigen Berichten zufolge senkte SDD sogar die Gesamthäufigkeit resistenter Mikroorganismen auf Intensivstationen [5, 36]. In anderen Kliniken jedoch brachen die Untersucher ihre SDD-Programme ab, weil Resistenzen auftraten; so wurde insbesondere eine Zunahme von MRSA-Kolonisationen und MRSA-Infektionen verzeichnet [21, 35].

Merke

Insgesamt zeigen diese Daten, dass SDD auch über mehrere Jahre angewendet werden kann, ohne dass sich zwangsläufig daraus eine Verschlechterung der Empfindlichkeit bakterieller Infektionserreger ergibt. Um derartige Veränderungen erkennen zu können, müssen regelmäßig Resistenzstatistiken geführt werden.

Kernaussagen

Hintergrund
Schwer kranke Patienten sind im Mund-Rachen-Raum mit gramnegativen Stäbchenbakterien besiedelt, die Pneumonien verursachen können.
Unter dem Begriff „selektive Darmdekontamination" (SDD) werden verschiedene Antibiotikaregime zusammengefasst – in den meisten Fällen die Gabe eines Drittgenerationscephalosporins i.v. zusammen mit einer Kombination aus topisch applizierten, nicht resorbierbaren Antibiotika: Polymyxin, Aminoglykosid und Amphotericin B.
Bei der „selektiven oropharyngealen Dekontamination" (SOD) werden ausschließlich in den Mund nicht resorbierbare Antibiotika gegeben, die sich gegen das Erregerreservoir im Mund und Rachen richten.

Pneumonie- und Bakteriämieprävention durch SDD und SOD
Durch SDD kann etwa die Hälfte der beatmungsassoziierten Pneumonien verhindert werden, ebenso wird die Inzidenz von Bakteriämien durch gramnegative Bakterien reduziert. Dadurch wird auch die Inzidenz des Multiorganversagens halbiert. SOD wurde in wenigen Studien untersucht, die ebenfalls eine Reduktion der Inzidenz beatmungsassoziierter Pneumonien zeigen.

Verbesserung der Überlebensraten durch SDD und SOD
Metaanalysen aus kleineren Studien sowie 4 prospektive, randomisierte Studien (2 davon im Doppelblind-Design) belegen, dass die Letalität beatmeter Intensivpatienten durch SDD reduziert werden kann. Ausgehend von einem Letalitätsrisiko von ca. 30% wird eine mehr als 10%ige relative Letalitätsreduktion erreicht, also absolut mehr als 3%. SOD wurde seltener untersucht, doch zeigt eine 3-armige Studie an knapp 6000 Intensivpatienten einen ähnlich guten Erfolg wie SDD. In den Leitlinien der Deutschen Sepsis-Gesellschaft wird deshalb ausdrücklich empfohlen, eine SDD oder SOD bei allen Patienten einzuleiten, bei denen eine mehr als 48-stündige Beatmung erwartet wird und für die Dauer der Intubation bzw. Tracheotomie fortzuführen.

Vergleich von SDD/SOD mit oralen Antiseptika
Durch Mundpflege mit dem Antiseptikum Chlorhexidin können Pneumonien verhindert werden, es fehlt jedoch der Nachweis, dass dadurch die Letalität gesenkt wird. Dies liegt vermutlich daran, dass Chlorhexidin nicht ausreichend gegen gramnegative Erreger in der Mundhöhle wirkt.

Resistenzproblematik
In einigen Institutionen kam es auch nach mehrjähriger Anwendung von SDD nicht zum Anstieg der Inzidenz resistenter Erreger. In Studien ist sowohl eine Reduktion als auch eine Häufung resistenter Erreger beschrieben worden. Deshalb ist das Führen einer Resistenzstatistik bei der Durchführung von SDD oder SOD obligatorisch.

Literatur

[1] Bergmans DCJJ, Bonten MJM, Gaillard CA et al. Prevention of ventilator-associated pneumonia by oral decontamination. Am J Respir Crit Care Med 2001; 164: 382–388
[2] Carrico CJ, Meakins JL, Marshall JC. Multiple-Organ-Failure syndrome. The gastrointestinal tract: the "motor of MOF". Arch Surg 1986; 121: 197–201
[3] Chlebicki MP, Safdar N. Topical chlorhexidine for prevention of ventilator-associated pneumonia: a meta-analysis. Crit Care Med 2007; 35: 595–602
[4] D'Amico R, Pifferi S, Leonetti C et al. Effectiveness of antibiotic prophylaxis in critically ill adult patients: a systematic review of randomised controlled trials. Brit Med J 1998; 316: 1275–1285
[5] de Jonge E, Schultz MJ, Spanjaard L et al. Effects of selective decontamination of digestive tract on mortality and acquisition of resistant bacteria in intensive care: a randomised controlled trial. Lancet 2003; 362: 1011–1016
[6] de la Cal MA, Cerda E, Garcia-Hierro P et al. Survival benefit in critically ill burned patients receiving selective decontamination of the digestive tract: a randomized, placebo-controlled, double-blind trial. Ann Surg 2005; 241: 424–430
[7] de Smet AMGA, Kluytmans JAJW, Cooper BS et al. Decontamination of the digestive tract and oropharynx in ICU patients. New Engl J Med 2009; 360: 20–31
[8] El-Solh AA, Pietrantoni C, Bhat A et al. Colonization of dental plaques. A reservoir of respiratory pathogens for Hospital-Acquired Pneumonia in institutionalized elders. Chest 2004; 126: 1575–1582
[9] Ferrer M, Ioanas M, Arancibia F et al. Microbial airway colonization is associated with noninvasive ventilation failure in exacerbation of chronic obstructive pulmonary disease. Crit Care Med 2005; 33: 2003–2009
[10] Gastinne H, Wolff M, Delatour F et al. A controlled trial in Intensive Care Units of selective decontamination of the digestive tract with nonabsorbable antibiotics. New Engl J Med 1992; 326: 594–599
[11] Heininger A, Meyer E, Schwab F et al. Effects of long-term routine use of selective digestive decontamination on antimicrobial resistance. Intensive Care Med 2006; 32: 1569–1576
[12] Johanson WG, Pierce AK, Sanford JP. Changing pharyngeal bacterial flora of hospitalized patients. Emergence of Gram-negative bacilli. New Engl J Med 1969; 281: 1137–1140
[13] Johanson WG, Pierce AK, Sanford JP et al. Nosocomial respiratory infections with Gram-negative bacilli. The significance of colonization of the respiratory tract. Ann Intern Med 1972; 77: 701–706
[14] Koeman M, van der Ven AJAM, Hak E et al. Oral decontamination with chlorhexidine reduces the indicence of ventilator-associated pneumonia. Am J Respir Crit Care Med 2006; 173: 1348–1355
[15] Krueger WA, Ruckdeschel G, Unertl K. Influence of intravenously administered ciprofloxacin on aerobic intestinal microflora and fecal drug levels when administered simultaneously with sucralfate. Antimicrob Agents Chemother 1997; 41: 1725–1730

[16] Krueger WA, Huebner J, Goldmann DA et al. Translocation of Enterococci from the intestinal tract: pathogenesis, virulence factors, and immunological aspects. Infection 1999; 27: 307–308

[17] Krueger WA, Ruckdeschel G, Unertl K. Elimination of fecal Enterobacteriaceae by intravenous ciprofloxacin is not inhibited by concomitant sucralfate – a microbiological and pharmacokinetic study in patients. Infection 1999; 27: 335–340

[18] Krueger WA, Lenhart F-P, Neeser G et al. Influence of combined intravenous and topical antibiotic prophylaxis on the incidence of infections, organ dysfunctions, and mortality in critically ill surgical patients. A prospective, stratified, randomized, double-blind, placebo-controlled clinical trial. Am J Respir Crit Care Med 2002; 166: 1029–1037

[19] Krueger WA, Krueger-Rameck S, Koch S et al. Assessment of the role of antibiotics and enterococcal virulence factors in a mouse model of extra-intestinal translocation. Crit Care Med 2004; 32: 467–471

[20] Leone M, Albanese J, Antonini F et al. Long-term (6-year) effect of selective digestive decontamination on antimicrobial resistance in intensive care, multiple-trauma patients. Crit Care Med 2003; 31: 2090–2095

[21] Lingnau W, Berger J, Javorsky J et al. Changing bacterial ecology during a five year period of selective intestinal decontamination. J Hosp Infect 1998; 39: 195–206

[22] Nathens AB, Marshall JC. Selective decontamination of the digestive tract in surgical patients. Arch Surg 1999; 134: 170–176

[23] Oostdijk EA, de Smet AM, Blok HE et al. Ecological effects of selective decontamination on resistant gram-negative bacterial colonization. Am J Respir Crit Care Med 2010; 181: 452–457

[24] Reinhart K, Brunkhorst FM, Bone HG et al. Prävention, Diagnose, Therapie und Nachsorge der Sepsis. Erste Revision der S2k-Leitlinien der Deutschen Sepsis-Gesellschaft e.V. (DSG) und der Deutschen Interdisziplinären Vereinigung für Intensiv- und Notfallmedizin (DIVI). Anaesthesist 2010; 59: 347–370

[25] Rello J, Koulenti D, Blot S et al. Oral care practices in intensive care units: a survey of 59 European ICUs. Intensive Care Med 2007; 33: 1066–1070

[26] Sánchez García M, Cambronero Galache JA, López Diaz J et al. Effectiveness and cost of selective decontamination of the digestive tract in critically ill intubated patients. Am J Respir Crit Care Med 1998; 158: 908–916

[27] Silvestri L, van Saene HKF, Milanese M et al. Selective decontamination of the digestive tract reduces bacterial bloodstream infection and mortality in critically ill patients. Systematic review of randomized, controlled trials. J Hosp Infect 2007; 65: 187–203

[28] Silvestri L, van Saene HKF, Zandstra DF et al. Impact of selective decontamination of the digestive tract on multiple organ dysfunction syndrome: Systematic review of randomized controlled trials. Crit Care Med 2010; 38: 1370–1376

[29] Stoutenbeek CP, van Saene HKF, Miranda DR et al. The effect of selective decontamination of the digestive tract on colonization and infection rate in multiple trauma patients. Intensive Care Med. 1984; 10: 185–192

[30] Stoutenbeek CP, van Saene HKF, Miranda DR et al. The effect of oropharyngeal decontamination using topical nonabsorbable antibiotics on the incidence of nosocomial respiratory tract infections in multiple trauma patients. J Trauma 1987; 27: 357–364

[31] Stoutenbeek CP. The role of systemic antibiotic prophylaxis in infection prevention in intensive care by SDD. Infection 1989; 17: 418–421

[32] Unertl K, Ruckdeschel G, Selbmann HK et al. Prevention of colonization and respiratory infections in long-term ventilated patients by local antimicrobial prophylaxis. Intensive Care Med 1987; 13: 106–113

[33] van der Waaij D. Colonization resistance of the digestive tract: clinical consequences and implications. J Antimicrobial Chemotherapy 1982; 10: 263–270

[34] van Nieuwenhoven CA, Buskens E, van Tiel FH et al. Relationship between methodological trial quality and the effects of selective digestive decontamination on pneumonia and mortality in critically ill patients. JAMA 2001; 286: 335–340

[35] Verwaest C, Verhaegen J, Ferdinande P et al. Randomized, controlled trial of selective digestive decontamination in 600 mechanically ventilated patients in a multidisciplinary intensive care unit. Crit Care Med 1997; 25: 63–71

[36] Zandstra DF, van Saene HKF. Selective decontamination of the digestive as infection prevention in the critically ill. Does it lead to resistance? Minerva Anestesiol 2001; 67: 292–297

8.3 Grundlagen der Antibiotikatherapie

T. Welte

8.3.1 Einleitung

Infektionen stellen ein zentrales Problem der modernen Intensivmedizin dar. Jeder zweite Patient, der länger als 24 h auf der Intensivstation liegt, hat initial eine Infektion oder entwickelt eine solche irgendwann im Verlauf der Behandlung [1]. Jeder 4. Patient mit einer Infektion bekommt innerhalb von 28 Tagen eine Sepsis. Der Einfluss dieser Infektionen auf Morbidität und Letalität von Intensivpatienten ist hoch, insgesamt muss man von einer zusätzlichen Sterblichkeit von 30 % durch Infektionen ausgehen [9].

▶ **Antibiotikatherapie auf Intensivstationen.** Neben der chirurgischen Herdsanierung ist die antibiotische Therapie die zentrale Komponente der antiinfektiösen Therapie. Entsprechend sind Antibiotika die am häufigsten im Intensivbereich eingesetzten Medikamente, ihr Beitrag zu den Gesamtkosten der Intensivmedizin ist erheblich. Trotz dieser enormen Bedeutung der Antibiotikatherapie für den Verlauf intensivmedizinischer Erkrankungen wurden diese Substanzen im Rahmen klinischer Studien am intensivmedizinischen Patientenkollektiv kaum untersucht. Empfehlungen zur Antibiotikatherapie in diesem Bereich sind meist aus Untersuchungen an wesentlich gesünderen Patienten abgeleitet. Auf vielen Intensivstationen existieren keine verbindlichen Richtlinien zum Einsatz antiinfektiöser Substanzen. Während Therapievorschriften in anderen Bereichen wie beispielsweise der Ernährungstherapie bis ins kleinste Detail reglementiert werden, werden im Bereich der Antibiotikatherapie minimale Grundregeln nicht befolgt.

Im Folgenden werden die Grundanforderungen an eine moderne Antibiotikatherapie zusammengestellt und die wichtigsten Antibiotika vorgestellt. Empfehlungen für die Behandlung einzelner Infektionen werden in Kap. 8 abgehandelt und hier nicht erwähnt. Spezifischen pharmakokinetischen Aspekten ist in diesem Buch ebenfalls ein eigenes Kapitel (Kap. 4.7) gewidmet, sie werden daher hier nicht im Detail besprochen.

8.3.2 Epidemiologie intensivmedizinischer Infektionen

Seit 2002 werden Infektionen im Krankenhaus entsprechend dem Infektionsschutzgesetz erfasst. Diese Erfassung sieht Urogenitalinfektionen, Infektionen von zentralen Venenkathetern (ZVK), Pneumonien und Septitiden als häufigste nosokomiale Infektionen. Sterblichkeitsrelevant sind davon jedoch nur die Sepsis und die Pneumonie, v. a. wenn diese bei beatmeten Patienten auftritt. Urogenital- und ZVK-Infektionen sind meist mit einfachen Mitteln (Wechsel des Katheter) beherrschbar und bedürfen bis auf Ausnahmen keiner oder lediglich einer kurzen (möglichst hoch dosierten) Antibiotikatherapie.

Merke
Neben der Pneumonie kommt v. a. den – meist postoperativen – intraabdominellen Infektionen eine besondere Rolle zu, da sie häufig zu schweren septischen Komplikationen führen. Die schwere Sepsis und der septische Schock gehen nach wie vor mit einer hohen Letalität einher.

▶ **Erregerspektrum.** Grampositive und gramnegative Infektionen haben in etwa eine gleich große Bedeutung für die Intensivmedizin. Bei den grampositiven Infektionen spielen neben Pneumokokken (bei ambulant erworbener Pneumonie) auch Staphylokokken und Enterokokken eine wesentliche Rolle. Im gramnegativen Bereich sind Enterobacteriaceae (E. coli, Klebsiellen) die häufigsten Infektionserreger. Gerade für die später (vom fünften Tag an) auftretenden Intensivinfektionen spielen Nonfermenter (Pseudomonas aeruginosa und andere, natürlicherweise multiresistente Erreger wie Acinetobacter oder Stentrophomonas maltophilia) die dominierende Rolle.

▶ **Pilzinfektionen.** Beachtenswert ist auch die zunehmende Prävalenz von Pilzinfektionen – Hefe- und Schimmelpilze – selbst bei nicht immunsupprimierten Patienten [10]. Hierfür gibt es 2 wesentliche Gründe: Zum einen werden die Patienten der Intensivmedizin immer älter, einerseits weil das Durchschnittsalter der Bevölkerung steigt, andererseits weil auch bei betagten Patienten immer mehr „aggressive", komplikationsreiche Medizin zum Einsatz kommt. Zum anderen überleben aufgrund der enormen Fortschritte der Medizin Patienten auf Intensivstationen immer länger, der lang dauernde Intensivaufenthalt des Schwerkranken führt jedoch für sich genommen zu einer Immunsuppression, die wiederum opportunistische Infektionen und hier v. a. Pilzinfektionen begünstigt. Zum Dritten gibt es praktisch keinen Langlieger auf der Intensivstation, der nicht über längere Zeit antibiotisch behandelt wird, was der Selektion – zumindest von Candida – Vorschub leistet.

▶ **Erreger- und Resistenzerfassung.** Beide zuvor angeführten Aspekte, nämlich die Bedeutung des Infektionsortes für die Sterblichkeit und die Veränderung der Erregerepidemiologie müssen bei der Planung der Antibiotikatherapie berücksichtigt werden. Dabei ist jedoch die infektionsepidemiologische Variabilität hoch. Nicht nur zwischen verschiedenen Ländern und Regionen, sondern sogar zwischen Krankenhäusern derselben Stadt oder verschiedenen Intensivstationen desselben Hauses kann es erhebliche Unterschiede hinsichtlich der wichtigsten Erreger und zu beobachtender Resistenzen geben.

Praxistipp
Erreger- und Resistenzstatistiken sollten daher für jede Intensivstation einzeln erfasst und in regelmäßigen Abständen – je nach Größe der Intensivstation alle 6 oder alle 12 Monate – kommuniziert werden.

8.3.3 Resistenzentwicklung

▶ **Problemfelder vor allem im gramnegativen Bereich.** Seit Mitte der 1990er-Jahre ist für alle wichtigen Erreger eine Zunahme von Resistenzen gegen Standardantibiotika zu beobachten. Dabei stand zunächst der dramatische Anstieg des methicillinresistenten Staphylococcus aureus (MRSA) im Vordergrund, der jedoch inzwischen – v. a. auch durch den Aufbau von Surveillance-Systemen und durch die Implementierung von Präventivmaßnahmen – gestoppt scheint. In Deutschland liegt die MRSA-Rate bei knapp 20%. Auch bei vancomycinresistenten Enterokokken (VRE) zeigt sich eine stabile Situation mit jährlich leicht wechselnden Prävalenzraten, jedoch ohne kontinuierlichen Anstieg.

▶ **Risikofaktoren.** Risikofaktoren für das Auftreten multiresistenter Erreger sind:
- antibiotische Vortherapie in den letzten 90 Tagen;
- Hospitalisation seit mindestens 5 Tagen;
- hohe Prävalenz multiresistenter Erreger für die Region bzw. das Krankenhaus bekannt;
- Risikofaktoren für das Vorliegen einer „Health Care associated Pneumonia":
  - Hospitalisation für 2 oder mehr Tage in den letzten 3 Monaten,
  - Bewohner eines Alten- und Pflegeheims,
  - parenterale Therapie zu Hause (auch Antibiotika),
  - chronische Hämodialyse,
  - offene Wundbehandlung zu Hause,
  - Familienangehöriger mit Nachweis einer Kolonisation mit multiresistenten Erregern;
- immunsupprimierende Erkrankung oder Therapie.

Problematischer scheint die Situation im gramnegativen Bereich [3], zumal in den letzten Jahren wirksame neue Antibiotika eher gegen grampositive als gegen gramnegative Erreger entwickelt wurden. Insbesondere nimmt die Prävalenz von Breitspektrum-β-Laktamasen (ESBL) bildenden Enterobacteriaceae schnell zu, diese Stämme sind zudem oft auch gleichzeitig fluorchinolonresistent und damit praktisch nur mit Carbapenemen behandelbar. Die daraus resultierende Zunahme des Carbapenemverbrauchs hat allerdings – v. a. in Südeuropa – zur Selektion carbapenemresistenter Bakterien geführt. Zudem steigen die Resistenzen von Nonfermentern gegenüber den wesentlichen Primärantibiotika (Piperacillin, Ceftazidim, Ciprofloxacin, Carbapenem) weiter an. Inzwischen häufen sich auch Einzelfallberichte über Erreger, die gegenüber keiner der bekannten Antibiotikagruppen sensibel sind.

▶ **Steigender Antibiotikaverbrauch auf Intensivstationen.** Hauptgrund für die steigende Resistenzrate ist der steigende Antibiotikaverbrauch auf Intensivstationen. Eine direkte Korrelation zwischen Verbrauch und Resistenz ist belegt (▶ Abb. 8.5; [8]). Die – v. a. in der Laienpresse populäre – Theorie, dass Resistenzen in erster Linie aufgrund mangelhafter Hygienestandards von Patient zu Patient übertragen werden (sog. Cross-Infection), lässt sich nur für die Minderzahl der Fälle belegen. Noch höher als im Krankenhaus ist jedoch der Antibiotikakonsum im ambulanten Bereich, der die Resistenzentwicklung in allen Bereichen deutlich

8.3 Grundlagen der Antibiotikatherapie

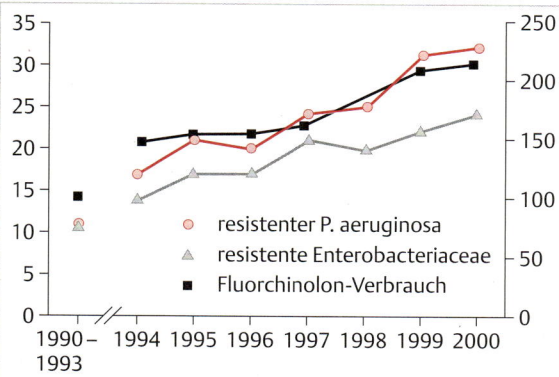

Abb. 8.5 Anstieg der Resistenz von gramnegativen Enterobakterien und Pseudomonaden gegenüber Ciprofloxacin (y-Achse links: ciprofloxacinresistente Stämme in Prozent; y-Achse rechts: Fluorchinolonverbrauch in Tonnen; Daten nach [8]).

mehr beeinflusst, als das jede Krankenhaustherapie selbst tun kann.

▶ **Überflüssige antibiotische Behandlung bei Virusinfekten.** Der wesentliche Grund für die antibiotische Übertherapie ist die Angst, eine bakterielle Infektion zu übersehen. Dabei wird auch ein Großteil der Virusinfekte, v. a. bei Atemwegsinfektionen, antibiotisch behandelt, obwohl kein positiver Effekt zu erwarten ist. Gerade im pädiatrischen Bereich, in dem Virusinfektionen die mit weitem Abstand dominierende Infektionsart darstellen, wird aus Angst, etwas zu übersehen, früh zum Antibiotikum gegriffen. Dies entspricht weitestgehend auch der Erwartungshaltung von Eltern und Betreuern, die eine Infektion mit bakterieller Infektion und eine Behandlung mit antibiotischer Behandlung gleichsetzen. Diese „überflüssige" Gabe antiinfektiver Substanzen begünstigt die Resistenzentwicklung natürlicher Siedler (im Magen-Darm- oder im Atemwegstrakt) des Organismus, die dann im Krankheitsfall zu gefährlichen Pathogenen werden. Dazu kommt, dass solche resistenten Kolonisatoren teilweise in der Lage sind, Resistenzgene auf andere Keimspezies zu übertragen. So können beispielsweise nicht pathogene Streptokokken des oberen Atemwegstrakts ihre Resistenz auf die äußerst pathogenen Pneumokokken übertragen und so die Pneumonietherapie erschweren.

▶ **Antibiotika im Tier- und Pflanzenbereich.** Welchen Einfluss der Einsatz von Antibiotika im Tier- und Pflanzenbereich auf die Resistenzentwicklung hat, ist unklar. Trotz der verschärften gesetzlichen Vorgaben ist das Missbrauchspotenzial in diesen Bereichen weiter hoch.

> **Merke**
> Insgesamt ist festzuhalten, dass aufgrund der klaren Korrelation zwischen Antibiotikaverbrauch und Resistenzentwicklung ein restriktives Verordnungsverhalten von Antibiotika wünschenswert wäre, zudem in der Vergangenheit gezeigt werden konnte, dass ein restriktives Verordnungsverhalten in kurzer Zeit zu einem dramatischen Rückgang von Resistenzen beitragen konnte.

8.3.4 Inadäquate Initialtherapie – Einfluss auf Morbidität und Letalität

Das Schicksal von Patienten mit schweren Infektionen entscheidet sich mit der initial richtigen Antibiotikatherapie. Inadäquate Therapie – wobei unter inadäquat sowohl das falsche Antibiotikum als auch der zu späte Therapiebeginn, eine nicht ausreichend dosierte Antibiotikatherapie und eine falsche Applikationsart (z. B. oral statt intravenös) zu verstehen ist – erhöht, unabhängig vom primären Infektionsort, die Sterblichkeit dramatisch. Wird beispielsweise nach Erhalt der mikrobiologischen Ergebnisse eine Korrektur der Therapie vorgenommen, hat dies kaum noch einen positiven Einfluss auf das Überleben der Patienten. Aber selbst wenn die falsche antibiotische Primärtherapie überlebt wird, erhöhen sich die Liegedauer auf der Intensivstation und im Krankenhaus und damit die Kosten der Behandlung deutlich.

> **Praxistipp**
> Bei der Auswahl der Antibiotikatherapie spielt der wahrscheinliche Infektionsort mit den für diesen Ort wesentlichen Erregern die entscheidende Rolle.

▶ **Therapierichtlinien.** Die wesentlichen Therapierichtlinien werden im Folgenden am Beispiel der Therapie der nosokomialen Pneumonie erklärt. Diese orientiert sich an den Richtlinien der „American Thoracic Society" [2] und der kürzlich publizierten deutschen S3-Leitlinie zur Epidemiologie, Diagnostik und Therapie der nosokomialen Pneumonie [6]. Hier wird entsprechend dem oben aufgeführten Risiko für eine Infektion mit multiresistenten Erregern stratifiziert. Demzufolge ergeben sich 2 Stratifikationen:

- *kein Risiko für Pseudomonas oder multiresistente Erreger* (hohe Prävalenz von Multiresistenz im Krankenhaus oder Angehörige mit resistenten Erregern oder immunsuppressive Therapie), Beatmungsdauer < 5 Tage:
  - Ampicillin/Sulbactam oder Ceftriaxon,
  - alternativ bei Unverträglichkeit respiratorische Fluorchinolone (Moxifloxacin, Levofloxacin) oder Ertapenem,
  - Therapiedauer in der Regel 7 Tage;
- *Risiko für Pseudomonas oder multiresistente Erreger*, Beatmungsdauer > 5 Tage:
  - Therapie mit Piperacillin/Sulbactam oder Tazobactam, Ceftazidim/Cefepim, Imipenem Meropenem; oder Doripenem,
  - bei schwerer Erkrankung Kombination mit einem pseudomonaswirksamen Fluorchinolon (Ciprofloxacin, Levoflocacin) oder einem Aminoglykosid,
  - Aminoglykosidgabe in der Regel einmal täglich in einer Dosierung von 5 – 7 (– 10) mg/kg KG (Gentamicin, Tobramycin) bzw. 15 – 20 mg/kg KG (Amikacin); dafür jedoch die Therapiedauer für diesen Kombinationspartner auf 3 – 5 Tage begrenzen;

▶ **MRSA.** Bei Verdacht auf Infektion durch einen methicillinresistenten Staphylococcus aureus (MRSA) sind folgende Therapiemöglichkeiten abzuwägen:

- Bei Patienten mit schwererer MRSA-Pneumonie ist eine Glykopeptidtherapie (Vancomycin) in der Regel nicht ausreichend, das besser gewebsgängige Oxazolidinon (Linezolid) ist hier vorzuziehen.
- Kombinationstherapien von Vancomycin mit Rifampicin und Fosfomycin sind möglich, allerdings muss auf die langfristige Resistenzentwicklung von S. aureus mit diesen Substanzen geachtet werden.

Neuere gegen MRSA wirksame Antibiotika, die eine Indikation für MRSA-Endokarditis und Staphylokokkenbakteriämie unklarer Genese (Daptomycin) oder MRSA-Haut- und MRSA-Weichteilinfektionen (Tigecyclin) haben, zeigten im Hinblick auf MRSA-Pneumonie in klinischen Studien keine überzeugenden Ergebnisse und sind für diese Indikation nicht zugelassen. Das im letzten Jahr zugelassene Fünftgenerationscephalosporin Ceftarolin ist gut MRSA-wirksam und penetriert auch gut in das bronchopulmonale Kompartiment. Es ist jedoch nur zur Behandlung der ambulant erworbenen und nicht der nosokomialen Pneumonie zugelassen.

▶ **Besonderheiten.** Je nach primärer Infektion müssen natürlich gewisse Besonderheiten beachtet werden, die in den einzelnen Unterkapiteln von Kap. 8 gesondert erläutert werden. Hierzu gehört beispielsweise die Hinzunahme einer anaerob wirksamen Substanz bei intraabdominellen Infektionen. Dabei wird allerdings häufig nicht berücksichtigt, dass β-Laktamasehemmer genau wie Carbapeneme gegen die meisten Anaerobier wirksam sind, sodass keine Kombinationstherapie mit Metronidazol notwendig wird.

▶ **Applikationszeitpunkt.** Neben der richtigen Wahl des Antibiotikums spielt jedoch auch der Zeitpunkt der Applikation für das Überleben des Patienten eine entscheidende Rolle. Sobald ein Infektionsverdacht besteht, muss mit der Therapie begonnen werden. Diagnostische Maßnahmen (Gewinnung von Blutkultur oder Atemwegsmaterial) sollten dann abgeschlossen sein, die Antibiotikagabe darf jedoch in keinem Fall durch zu aufwendige Diagnostik wesentlich verzögert werden. Bei schweren Infektionen erhöht jede Verzögerung einer adäquaten antibiotischen Therapie die Sterblichkeit [7].

▶ **Dosierung.** Unglücklicherweise sind praktisch alle Untersuchungen, die zur Dosisfindung von Antibiotika verfügbar sind, bei gesunden, jungen Probanden durchgeführt worden. Intensivpatienten unterscheiden sich aus verschiedenen Gründen deutlich von Probanden, v. a. in Bezug auf das erhöhte Herzminutenvolumen, die veränderte Plasmaeiweißbindung und das erhöhte Verteilungsvolumen. Die spärlichen pharmakologischen Untersuchungen an Intensivpatienten zeigen, dass in der Regel in der Intensivmedizin Antibiotika unterdosiert werden.

Die Dosierung in der Intensivmedizin sollte sich daher stets am Oberrand der empfohlenen Dosierung bewegen. Spiegelbestimmungen für Antibiotika sollten – falls verfügbar – durchgeführt werden. Detailliertere Angaben finden sich in Kap. 4.7 (Grundlagen der Pharmakotherapie beim kritisch Kranken).

▶ **Applikationsart.** Um eine sichere und ausreichende Antibiotikakonzentration im Serum und im Gewebe zu gewährleisten, sollte primär immer mit einer intravenösen Therapie begonnen werden. Die Umstellung auf eine orale Therapie sollte nur erfolgen, wenn eine klinische Stabilisierung des Patienten eingetreten ist und wenn gut bioverfügbare, den i. v. Antibiotika vom Spektrum her äquivalente orale Antibiotika zur Verfügung stehen. Eine Applikation über Magensonde, v. a. zusammen mit der Sondenkost, ist nur dann zu empfehlen, wenn pharmakokinetische Daten speziell für diese Situation verfügbar sind.

▶ **Klinische Stabilisierung des Patienten.** Kriterien für die klinische Stabilisierung und einen möglichen Wechsel auf orale antibiotische Therapie sind:
- konstant stabile Vitalzeichen des Patienten:
  - Herzfrequenz ≤ 100/min,
  - Atemfrequenz ≤ 24/min,
  - Körpertemperatur < 37,8 °C,
  - systolischer Blutdruck ≥ 90 mmHg,
  - SO_2 ≥ 90 % bei Raumluftatmung bzw. Normalisierung zum Ausgangswert bei Patienten mit chronisch obstruktiver Lungenerkrankung;
- Fähigkeit zur oralen Nahrungsaufnahme;
- sichere Medikamenteneinnahme;
- normaler Bewusstseinszustand;
- keine anderen klinischen oder psychosozialen Gründe, die gegen eine orale Therapie sprechen.

Eine Verlängerung der Infusionsdauer auf mehrere Stunden („prolonged infusion") oder über den ganzen Tag („continuous infusion") kann Sinn machen, wenn es sich um Antibiotika handelt, die primär über die Höhe ihres mittleren Serumspiegels wirken (in erster Linie β-Laktam-Antibiotika) und wenn Keime erfasst werden sollen, deren minimale Hemmkonzentration (MHK) um die Resistenzgrenze (etwas darüber oder etwas darunter) liegt. Bei Spitzenspiegelantibiotika (z. B. Aminoglykoside) oder bei komplett resistenten Erregern mit sehr hoher MHK macht eine kontinuierliche Infusion keinen Sinn. Vor Verlängerung der Infusionsdauer muss geprüft werden, wie lange eine Stabilität der Infusionslösung gegeben ist.

8.3.5 Das Dilemma der antibiotischen Therapie auf der Intensivstation

Wie in den vorherigen Abschnitten dargelegt, erhöht zu späte und falsche Antibiotikatherapie das Sterblichkeitsrisiko des Patienten.

> **Merke**
>
> Frühzeitige, breite und hoch dosierte Therapie bei jedem klinisch begründeten Infektionsverdacht verbessert die Prognose des Patienten. Auf der anderen Seite beschleunigt ein zu freizügiger Einsatz von Antibiotika die Resistenzentwicklung der wichtigsten Erreger und trägt damit ebenfalls indirekt zu einer erhöhten Sterblichkeit bei.

▶ **Fehlende Marker für die Diagnostik.** Es fehlen bisher *biochemische Marker,* die uns in kürzester Zeit mit an Wahrscheinlichkeit grenzender Sicherheit eine Infektion anzeigen. Das Prokalzitonin (PCT) erlaubt zwar die Unterscheidung zwischen bakterieller und viraler Infektion, ist aber bei anderen Infektionen – Pilze, Mykobakterien – wenig spezifisch. Außerdem ist die Einschätzung dieses Parameters nach bestimmten Operationen (Herz-Lungen-Maschine, große Baucheingriffe) und bei spezifischen Infektionen (Endokarditis) schwierig. Klassische Marker wie die Leukozytenzahl und das C-reaktive Protein (CRP) sind jedoch noch weniger spezifisch und im Einzelfall schwer zu interpretieren.

▶ **Blutkulturen vor Beginn der Antibiotikatherapie sinnvoll.** Grundsätzlich gilt, dass eine zielgerichtete Antibiotikatherapie, die den Erreger und seine Empfindlichkeit gegenüber Antibiotika berücksichtigt, die sinnvollste Therapie darstellt. In der Regel muss man jedoch aus unten genannten Gründen die Therapie beginnen, bevor Erreger und Empfindlichkeit bekannt sind. Trotzdem ist eine Diagnostik (*Blutkulturen* und Material aus dem vermutlichen Infektionsgebiet) vor Beginn der Antibiotikatherapie sinnvoll. Zum einen kann dadurch ein Therapieversagen erklärt und eine Therapieanpassung durchgeführt werden, zum anderen dienen die dort gewonnen Ergebnisse der Infektionsüberwachung.

▶ **Vorgehen.** Der Widerspruch zwischen liberaler und restriktiver Antibiotikapolitik ist nur bedingt aufzulösen.

> **Praxistipp**
> - Primär wird man bei einem Infektionsverdacht immer mit einer breit wirksamen Antibiotikatherapie starten. Diese sollte ausreichend hoch dosiert sein, d. h. in der Intensivtherapie im obersten zugelassen Dosisbereich.
> - Entscheidend für die Entwicklung von Antibiotikaresistenzen ist u. a. die Dauer der Antibiotikatherapie. Diese ist in Deutschland im Schnitt deutlich zu lang. Grundsätzlich sollte die Berechtigung einer solchen Therapie bereits am Tag 3 überprüft werden. Lässt sich der anfängliche Infektionsverdacht zu diesem Zeitpunkt nicht bestätigen, sollte die Therapie beendet werden.
> - Auch bei Hinweisen auf ein Therapieversagen – fehlende klinische Besserung bei begründetem Infektionsverdacht – ist am dritten Tag das zu wählende Vorgehen neu zu überdenken. Gegebenenfalls ist eine Erweiterung der Antibiotikatherapie (v. a. bei Verdacht auf multiresistente Erreger) oder ein Wechsel des Antibiotikums notwendig.
> - Bei Unklarheiten über Infektionsart und -herd sollte eine ausgedehnte erweiterte Diagnostik unter Einschluss endoskopischer und bildgebender Verfahren erwogen werden.
> - Zeichnet sich am Tag 3 ein Therapieerfolg ab (s. klinische Stabilitätskriterien), sollte die Therapie bis zum Tag 7 unverändert fortgesetzt werden [4]. Nur bei spezifischen Infektionen (Endokarditis, Osteomyelitis, nekrotisierende Haut- und Weichteilinfektion) und bei bestimmten Erregern (Pseudomonas, Legionellen, Pilzinfektionen) ist eine Therapie über den siebten Tag hinaus notwendig.

▶ **Kombinationstherapien.** Kombinationstherapien mit mehreren Antibiotika sind nur in Ausnahmefällen sinnvoll (Endokarditis). Vor allem sind Kombinationen dann zu empfehlen, wenn mehrere Erreger als Infektionsauslöser infrage kommen, die unterschiedliche Therapieansätze erfordern (z. B. muss bei einer hohen MRSA-Rate auf einer Intensivstation dieser Keim immer in die Überlegungen einbezogen werden und ein MRSA-wirksames Antibiotikum ist zusätzlich zum klassischen Breitbandpräparat zu ergänzen), und wenn eine sehr schwere Infektion vorliegt. Allerdings sollte auch hier am Tag 3 stets überprüft werden, ob eine Kombinationstherapie noch nötig ist oder ob entsprechend der mikrobiologischen Ergebnisse deeskaliert werden kann.

8.3.6 Antibiotikanebenwirkungen

▶ **Clostridium difficile.** Grundsätzlich kann durch jedes Antibiotikum eine antibiotikaassoziierte Diarrhö mit Clostridium difficile ausgelöst werden. Wässrige Durchfälle bei einer Antibiotikatherapie über 5 Tage sollten Anlass sein, an eine solche Komplikation zu denken. Ein 2-maliger Nachweis von C.-difficile-Toxin im Stuhl ist bei passender Klinik diagnostisch beweisend. Das Antibiotikum muss sofort abgesetzt und eine Therapie mit 3 × 500 mg Metronidazol oral (alternativ 4 × 250 mg Vancomycin oral oder Fidaxomycin 2 × 200 mg) eingeleitet werden [5].

▶ **Fieber.** In gleicher Weise kann prinzipiell auch durch jedes Antibiotikum Fieber ausgelöst werden. Fehlende Entzündungswerte und ein an die Applikation gekoppelter Fieberanstieg sollten zu denken geben. Antibiotikaassoziiertes Fieber tritt umso häufiger auf, je mehr antibiotische Substanzen eingesetzt werden. Bei Verdacht sollte eine 24-stündige Antibiotikapause erwogen werden, danach sollten die Fieberepisoden in der Regel verschwunden sein.

▶ **Hautveränderungen.** Exanthematöse Hautveränderungen kommen häufig vor unter Antibiotikatherapie. Es handelt sich jedoch nicht immer um Veränderungen im Sinne einer allergischen Reaktion. Gerade im Rahmen von septischen Infektionen und bei viralen Erkrankungen kommt es zur Bildung von Immunkomplexen, die eine Allergie vortäuschen. Tritt unter antibiotischer Therapie ein Hautausschlag auf, muss sorgfältig abgewogen werden, ob das größere Risiko für den Patienten in einer möglichen allergischen Reaktion oder im Wechsel der Antibiotikatherapie zu sehen ist.

▶ **Substanztypische Nebenwirkungen.** Weitere substanztypische Nebenwirkungen können der unten angeführten Auflistung (Kap. 8.3.7) entnommen werden.

> **Merke**
> Schwerwiegende Nebenwirkungen unter Antibiotikatherapie sollten immer an die Arzneimittelkommission der Bundesärztekammer gemeldet werden.

8.3.7 Bewertung ausgewählter antibiotischer Substanzen

Alle in dieser Bewertung angegebenen Dosierungen gelten für Patienten mit normaler Nieren- und Leberfunktion und müssen bei Einschränkungen dieser Organfunktionen den Vorschriften entsprechend angepasst werden. Interaktionen mit anderen Arzneimitteln sind bei der Dosierung zu berücksichtigen.

Penicilline

Ampicillin/Amoxicillin
- *Dosierung:* ≥ 70 kg: 3 × 1 g oral; < 70 kg: 3 × 0,75 g oral.
- *Indikationen:* in Anbetracht der guten Resistenzlage weiterhin beste (und billige) Substanz bei ambulant erworbener Pneumonie, in Kombination mit β-Laktamasehemmer auch bei nosokomialer Pneumonie ohne Pseudomonas- und Resistenzrisiko einsetzbar; Sonderindikation bei Verdacht auf Meningitis durch Listeria monozygotes.
- *Nebenwirkungen:* Allergie gegen Penicillinderivate; bei Kombinationen mit β-Laktamasehemmern Leberfunktionsstörung möglich.

Piperacillin
- *Dosierung:* 3 × 4 g, mit Inhibitor 3 × 4,5 g.
- *Indikationen:* schwere pulmonale und intraabdominelle Infektionen einschließlich Sepsis; gute Pseudomonaswirksamkeit; bei nachgewiesener Pseudomonasinfektion, jedoch kein Vorteil durch β-Laktamasehemmer, sonst Spektrumerweiterung durch den Inhibitor. Grundsätzlich ist sowohl die freie Kombination von Piperacillin mit Sulbactam als auch die feste Kombination mit Tazobactam möglich. Die Kombination mit Sulbactam hat möglicherweise Nachteile bei Enterobacteriaceae.
- *Nebenwirkungen:* wie Ampicillin.

Cephalosporine
- *Substanzen und Dosierungen:* Cefuroxim 3 × 1,5 g, Ceftriaxon 1 × 2 g, Cefotaxim 3 × 2 g, Ceftazidim 3 × 2 g, Cefepim 3 × 2 g.
- *Indikationen:* Cefuroxim und Ceftriaxon/Cefotaxim bei Patienten ohne Pseudomonasrisiko (Pneumonie, intraabdominelle Infektion, Haut- und Weichteilinfektion, Meningitis, Endokarditis); Drittgenerationscephalosporine sind aktiver gegen Pneumokokken als Zweitgenerationscephalosporine (Cefuroxim).

Bei klinischer Besserung ist nach 72 h ein Umsetzen auf eine orale Substanz möglich. Ceftazidim und Cefepim sind gut wirksam gegen Pseudomonas, Ceftazidim ist allerdings schlecht wirksam gegenüber grampositiven Kokken und deshalb bei unklarem Erreger nur in Kombination mit einer kokkenwirksamen Substanz einsetzbar. Ceftarolin hat bisher nur eine Zulassung für schwere Haut- und Weichteilinfektionen und ambulant erworbene Pneumonie.
- *Nebenwirkungen:* Überempfindlichkeit gegen Cephalosporine, Leberfunktionsstörungen möglich; v. a. bei oraler Einnahme Selektion von C. difficile und Breitspektrum-β-Laktamase(ESBL)-bildenden Erregern.

Carbapeneme

Ertapenem
- *Dosierung:* 1 × 1 g.
- *Indikationen:* ambulant erworbene Pneumonie und intraabdominelle Infektion bei Patienten mit Risikofaktoren, insbesondere bei resistenten gramnegativen Erregern (Breitspektrum-β-Laktamase(ESBL)-bildende Keime). Die Substanz wirkt nur schwach gegenüber Pseudomonas. Eine Überlegenheit gegenüber dem deutlich billigeren Ceftriaxon ließ sich nicht zeigen. Eine orale Form ist nicht verfügbar. Ob die Dosis von 1 g für schwerer kranke Patienten ausreicht, ist offen. Insgesamt Nischenpräparat für besondere Indikationen.
- *Nebenwirkungen:* Überempfindlichkeit gegen Carbapeneme, Leberfunktionsstörungen möglich.

Imipenem/Cilastatin, Meropenem
- *Dosierungen:* Imipenem/Cilastatin: 4 × 0,5 – 1 g; Meropenem: (3 –) 4 × 1 (– 2) g.
- *Indikationen:* schwere ambulant erworbene und nosokomiale Pneumonie, Sepsis. Diese beiden Substanzen haben das breiteste Wirkspektrum aller bekannten Antibiotika, insbesondere eine gute Wirkung gegen sonst resistente gramnegative Pathogene (Enterobacteriaceae, Acinetobacter, Pseudomonas). Aus Südeuropa wird jetzt allerdings über erste Carbapenemase-bildende Enterobacteriaceae berichtet, die zusätzlich zur ESBL-Bildung eine Resistenz gegen Carbapeneme aufweisen. Keine Wirksamkeit gegen Stenotrophomonas maltophilia. Eine orale Form ist nicht verfügbar.
- *Nebenwirkungen:* wie Ertapenem; unter Imipenem, seltener unter anderen Carbapenemen, können zentrale Krampfanfälle auftreten, daher Vorsicht bei Patienten mit entsprechender Anamnese.

Doripenem
- *Dosierung:* 3 × 0,5 g als 4-stündige Infusion.
- *Indikationen und Nebenwirkungen:* wie Imipenem/Cilastatin und Meropenem.

Makrolidantibiotika

Erythromycin
Die Muttersubstanz dieser Antibiotikagruppe kommt wegen der schlechten Verträglichkeit (Übelkeit/Erbrechen) und der venenreizenden Eigenschaften bei parenteraler Applikation nur noch selten zum Einsatz. Die Wirksamkeit im gramnegativen Bereich ist schlechter als bei den neueren Makroliden, die heute trotz des höheren Preises überwiegend eingesetzt werden.

Neuere Makrolide
- *Substanzen und Dosierungen:* Roxytromycin: 300 mg/d, keine parenterale Form; Clarithromycin: 2 × 500 mg initial, nach 1 – 2 Tagen Reduktion auf 2 × 250 mg/d möglich und Azithromycin: 1 × 500 mg für 3 Tage; *cave:* lange Halbwertszeit.
- *Indikationen:* Makrolide haben jedoch Indikation bei Infektionen mit intrazellulären Erregern (Mykoplasmen, Chlamydien, Legionellen). Bei schweren Pneumokokkeninfektionen werden sie aufgrund ihrer immunmodulierenden Eigenschaften als Kombinationspartner zu β-Laktamen eingesetzt.
- *Nebenwirkungen:* Leberfunktionsstörung, Pankreatitis; in Kombination mit Substanzen wie Rifampicin kann eine reversible Taubheit beobachtet werden. Ventrikuläre Arrhythmien (QT-Zeit-Verlängerung) sind möglich, daher Vorsicht bei Komedikation mit kardialen Medikamenten (z. B. Amiodaron) und schweren kardialen Vorerkrankungen.

Tetrazykline und Analoga

Doxycyclin
- *Dosierung:* 1 × 200 mg.
- *Indikationen:* ambulant erworbene Pneumonie ohne Risikofaktoren und parasitäre Erkrankungen (Primärtherapie der schweren Malaria); bei manchen MRSA- und VRE-Stämmen gut wirksam; preiswertes Medikament, jedoch aufgrund der bakteriostatischen Wirkung und einer gewissen Resistenzentwicklung nur als Reservemedikament empfohlen; orale und parenterale Form vorhanden.
- *Nebenwirkungen:* Beeinflussungen des Knochen- und Zahnwachstums, deshalb für Kinder und Jugendliche nicht geeignet.

Glycylcycline
Neue Gruppe sog. „Tetrazyklin-Analoga", die trotz ihrer Verwandtschaft eine gute In-vitro-Wirksamkeit gegenüber tetrazyklinresistenten Bakterien aufweisen.
- *Indikationen:* Tigecyclin, der erste Vertreter der Glycylcycline, ist eine Alternative für die Behandlung von Infektionen durch multiresistente Bakterien. In den USA und Europa ist es für schwere Haut- und Weichteilinfektionen und intraabdominelle Infektionen zugelassen, für die ambulant erworbene Pneumonie gibt es eine Zulassung in USA, nicht aber in Europa, für die nosokomiale Pneumonie keine Zulassung.
- *Nebenwirkungen:* Übelkeit und Erbrechen, Leberfunktionsstörungen, toxische Pankreatitis.

Fluorchinolone

Ciprofloxacin
- *Dosierung:* 2 (– 3) × 500 mg oral, 2 – 3 × 400 mg i. v.
- *Indikationen:* schwere nosokomiale Pneumonie, ambulant erworbene Pneumonie mit Nachweis von Pseudomonas aeruginosa, intraabdominelle Infektionen, Sepsis, insbesondere Urosepsis. Wegen der schnellen Resistenzentwicklung im gramnegativen Bereich (im Mittel 20% gegenüber E. coli und über 20% gegenüber Pseudomonas) als Monotherapie umstritten. Die Wirksamkeit von Ciprofloxacin im grampositiven Bereich ist schlecht (v. a. gegenüber Pneumokokken und Enterokokken), deshalb wird es bei Atemwegsinfektionen mit Ausnahme der oben aufgeführten Sonderindikationen nicht empfohlen.
- *Nebenwirkungen aller Fluorchinolone:* Übelkeit und Erbrechen, Phototoxizität, zerebrale Nebenwirkungen (Verwirrtheit, Halluzination bis hin zu psychotischen Veränderungen möglich, am häufigsten bei Ciprofloxacin), Tendinitis (am häufigsten bei Levofloxacin). Arrhythmieauslösung möglich (wenn auch selten),

8.3 Grundlagen der Antibiotikatherapie

daher gelten dieselben Einschränkungen wie bei Makrolidantibiotika. Besondere Vorsicht gilt für die Kombination von Makroliden mit Fluorchinolonen.

Levofloxacin

- *Dosierung:* 1 – 2 × 500 mg oral und i. v.
- *Indikationen:* wie Ciprofloxacin, allerdings deutlich bessere Pneumokokkenwirksamkeit; in den USA steigende Resistenzentwicklung von Pneumokokken, daher keine Indikation bei Niedrigrisikopatienten.

Moxifloxacin

- *Dosierung:* 400 mg oral und i. v.
- *Indikationen:* sehr gute Wirksamkeit im grampositiven Bereich (insbesondere gegenüber Pneumokokken) und gramnegativen Bereich (einschließlich Stenotrophomonas), daher für Risikopatienten mit ambulant erworbener und nosokomialer Pneumonie und intraabdominellen Infektionen geeignet; allerdings schlechte Wirksamkeit bei Pseudomonas aeruginosa; tuberkulostatisch ähnlich wirksam wie Isoniazid.

Aminoglykoside

- *Substanzen und Dosierungen:* Amonoglykoside sind nur parenteral einsetzbar. Die gebräuchlichsten Substanzen sind Gentamicin und Tobramycin (5 – 7 mg/kg KG/d in Abhängigkeit von der Nierenfunktion) und Amikacin (15 – 20 [– 25] mg/kg Körpergewicht/d).
- *Indikationen:* Die Substanzen waren über Jahrzehnte die Standardsubstanzen bei praktisch allen schweren Infektionen. Wegen der hohen Nebenwirkungsraten (Nephrotoxizität), der schlechten Penetration in Gewebe und daher fehlender Effektivitätsnachweise in mehreren Metaanalysen zurzeit umstritten; Indikation am ehesten als Kombinationspartner bei Pseudomonasnachweis, jedoch auf kurze Therapiedauer achten (3 – 5 Tage). Unterdosierung scheint Biofilmbildung zu begünstigen, daher dringend auf ausreichend hohe Initialdosen achten. Colomycin war aufgrund seiner ausgeprägten Nebenwirkungen lange nur zur inhalativen Therapie im Einsatz. Inzwischen werden zunehmend multiresistente Pseudomonasinfektionen beobachtet, die nur noch mit dieser Substanz behandelbar erscheinen, sodass in Ausnahmefällen auch eine parenterale Gabe erwogen werden muss.
- *Nebenwirkungen:* Nephro- und Ototoxizität.

Glykopeptide

- *Substanzen und Dosierungen:* Vancomycin: 2 × 1 g (Anpassung nach Nierenfunktion und Serumspiegel) und Teicoplanin: 1 – 2 × 400 mg (Anpassung nach Nierenfunktion).
- *Indikationen:* Glykopeptide werden zur Behandlung methicillinresistenter Staphylokokken eingesetzt, die im Krankenhaus einen zunehmenden Stellenwert gewinnen. In den USA und in einigen europäischen Ländern sind diese Keime jetzt auch als Erreger schwerer nekrotisierender ambulant erworbener Infektionen aufgetaucht. Das Penetrationsverhalten von Glykopeptiden in Gewebe ist allerdings schlecht, als Monotherapie für beispielsweise Pneumonien sind sie daher nur bedingt geeignet. Hier sollten sie mit Substanzen wie Rifampicin (5 mg/kg KG, maximal 600 mg) oder Fosfomycin (2 × 3 – 5 g) kombiniert werden. Gute klinische Studien zur Wirksamkeit dieser Kombinationstherapie fehlen allerdings. Glykopeptide sind nur parenteral verfügbar, die orale Form wird nicht resorbiert (als Sonderindikation kann sie zur Behandlung der Clostridium-difficile-Infektion genutzt werden).

In den letzten Jahren wurde eine Reihe besser ins Gewebe penetrierender Glykopeptide (Dalbavancin, Oritavancin und Telavancin) entwickelt, von denen in Europa nur Telavancin mit eingeschränkter Zulassung (nicht für Patienten mit Nierenfunktionsstörung) auf dem Markt ist.

- *Nebenwirkung:* hohe Nephrotoxizität (v. a. Vancomycin), allergische Reaktionen.

Oxazolidinone

Linezolid

- *Dosierung:* 2 × 600 mg parenteral und oral.
- *Indikationen:* Aufgrund der großen Probleme mit resistenten Staphylokokken und Enterokokken ist eine Reihe von neuen Substanzen für diese Indikation in Entwicklung. Diese sind und werden alle sehr teuer sein. Das Oxazolidinon Linezolid ist die erste Neuentwicklung mit guter Gewebepenetrabilität. Eine Indikation besteht bei therapierefraktären MRSA-Pneumonien, Pleuraempyem, schweren intraabdominellen Infektionen und Haut- und Weichteilinfektionen. Auch die ZNS-Gängigkeit der Substanz ist gut. Für sensible Staphylokokken ergibt sich keine Indikation. Aufgrund der Nebenwirkungen wurde die Therapiedauer von der FDA auf maximal 28 Tage festgesetzt.
- *Nebenwirkungen:* Thrombozytopenie und Anämie bei Anwendung über 14 Tage, Polyneuropathie, reversibler Visusverlust.

Trotz des hohen Preises hat Linezolid weite Verbreitung im Intensivbereich gefunden. Entsprechend konnten ein Anstieg resistenter Enterokokken (über 2%) und Einzelfälle resistenter S. aureus beobachtet werden. Eine strenge Indikationsstellung ist erforderlich, um weiteren Resistenzentwicklungen vorzubeugen. Einen Vorschlag zur Behandlung schwerer MRSA-Infektionen zeigt ▶ Tab. 8.6.

Tab. 8.6 Therapieempfehlungen für eine Infektion mit methicillinresistentem Staphylococcus aureus.

	Substanz	Alternative
Standardtherapie	Vancomycin	Teicoplanin, Linezolid
Gewebeinfektion, v. a. Pneumonie oder Therapieversager der Standardtherapie	Linezolid	Vancomycin/Teicoplanin + Rifampicin oder Fosfomycin Tigecyclin (Haut- und Weichteilinfektion, intraabdominelle Infektion) Daptomycin (Endokarditis, Protheseninfektion) Ceftarolin (Haut- und Weichteilinfektion, ambulant erworbene Pneumonie)
bakteriämische S.-aureus-Infektion	Vancomycin	Daptomycin Linezolid Vancomycin + Rifampicin oder Fosfomycin

Lipopeptide
Daptomycin
- *Dosierung:* 4–6 (8–12?) mg/kg KG/d.
- *Indikation:* wirkt nur bei grampositiven Infektionen, v. a. bei S. aureus, aber auch bei Enterokokken. Schwere Haut- und Weichteilinfektionen, Endokarditis, S.-aureus-Bakteriämie unklarer Genese. Aufgrund seiner biofilmpenetrierenden Eigenschaften auch bei Protheseninfektionen, die auf eine andere staphylokokkenwirksame Primärtherapie versagen.
- *Nebenwirkungen:* Rhabdomyolyse, erhöhte Leberfunktionswerte. In Einzelfällen Hyperglykämie und Thrombozytopenie sowie Anämie beschrieben.

Aufgrund seiner hohen Bakterizidie ist Daptomycin trotz des hohen Preises als Reservepräparat bei schweren S.-aureus-Bakteriämien anzusehen. Allerdings besteht keine Wirksamkeit bei pulmonalen Infektionen.

Polymyxine
Colistin
- *Dosierung:* 6–9 Mio. Einheiten Ladungsdosis, dann 9 Mio. Einheiten täglich in 2–3 Dosen als Erhaltungstherapie.
- *Indikation:* Infektionen mit multiresistenten Erregern, insbesondere Enterobacteriaceae, die Carbapenemase bilden sowie multiresistente Pseudomonas oder Acinetobacter spp.
- *Nebenwirkungen:* Nephrotoxizität.

8.3.8 Kostenaspekt
Morbidität und Letalität und damit auch die Gesamtkosten der Behandlung von Infektionen auf der Intensivstation hängen vom richtigen Einsatz der Antibiotika ab. Im ambulanten Bereich gilt für ein Niedrigresistenzland wie Deutschland generell, dass bei Infektionen von Patienten mit geringem Risiko eine kostengünstige, am zu erwartenden Keimspektrum orientierte Therapie möglich ist. Bei schweren Infektionen und bei Risikopatienten gilt der Grundsatz, dass frühzeitig eine hoch dosierte, breitwirksame Therapie zu initiieren ist, wobei auch oft der Einsatz kostengünstiger Generika möglich ist. Vor allem bei Resistenzproblemen lässt sich jedoch der Einsatz teurer Substanzen nicht immer vermeiden.

> **Merke**
> Insgesamt machen die Antibiotika nur einen Bruchteil der Kosten der Intensivtherapie aus. Gerade in der Intensivtherapie ist nichts teurer als eine falsche Antibiotikatherapie, welche die Morbidität und die Kosten dramatisch erhöhen kann.

> **Kernaussagen**
>
> **Einleitung**
> Antibiotika sind die am häufigsten im Intensivbereich eingesetzte Substanzgruppe, ihr Beitrag zu den Gesamtkosten der Intensivmedizin ist erheblich. Dennoch existieren kaum klinische Studien am intensivmedizinischen Patientenkollektiv.
>
> **Epidemiologie intensivmedizinischer Infektionen**
> Neben der Pneumonie kommt v. a. den intraabdominellen Infektionen eine besondere Rolle zu, da sie häufig zu schweren septischen Komplikationen führen. Beachtenswert ist auch die zunehmende Prävalenz von Pilzinfektionen selbst bei nicht immunsupprimierten Patienten.
>
> Erreger- und Resistenzstatistiken sollten für jede Intensivstation einzeln erfasst und in regelmäßigen Abständen kommuniziert werden.
>
> **Resistenzentwicklung**
> Besonders zu beachten sind der methicillinresistente Staphylococcus aureus (MRSA), vancomycinresistente Enterokokken (VRE), Breitspektrum-β-Laktamase-bildende Enterobacteriaceae und ceftazidim-, ciprofloxacin- oder carbapenemresistente Pseudomonaden und Acinetobacter.
> Hauptgrund für die steigende Resistenzrate ist der steigende Antibiotikaverbrauch auf Intensivstationen, aber auch im ambulanten Bereich.
>
> **Inadäquate Initialtherapie – Einfluss auf Morbidität und Letalität**
> Inadäquate Initialtherapie, d. h. das falsche Antibiotikum oder eine nicht ausreichend dosierte Antibiotikatherapie, erhöht unabhängig vom primären Infektionsort die Sterblichkeitswahrscheinlichkeit um bis zu 40%.
>
> **Das Dilemma der antibiotischen Therapie auf der Intensivstation**
> Frühzeitige, breite und hoch dosierte Therapie bei jedem klinisch begründeten Infektionsverdacht verbessert die Prognose des Patienten, zu freizügiger Einsatz von Antibiotika beschleunigt aber auch die Resistenzentwicklung der wichtigsten Erreger und trägt somit indirekt zu einer erhöhten Sterblichkeit bei.
> Primär wird man bei einem Infektionsverdacht immer mit einer breit wirksamen Antibiotikatherapie – in der Intensivtherapie im obersten zugelassen Dosisbereich – starten. Lässt sich der Infektionsverdacht an Tag 3 nicht bestätigen, sollte die Therapie beendet werden, bei Hinweisen auf ein Therapieversagen an Tag 3 ist das zu wählende Vorgehen neu zu überdenken, bei Zeichen eines Therapieerfolgs sollte die Therapie bis zum Tag 7 unverändert fortgesetzt werden.
>
> **Antibiotikanebenwirkungen**
> Antibiotikaassoziierte Diarrhö, Fieber und Hautveränderungen können unter Antibiotikatherapie stets auftreten. Schwerwiegende Nebenwirkungen sollten immer an die Arzneimittelkommission der Bundesärztekammer gemeldet werden.
>
> **Bewertung ausgewählter antibiotischer Substanzen**
> Penicilline, Cephalosporine, Carbapeneme, Makrolidantibiotika, Tetrazykline, Fluorchinolone, Aminoglykoside und Glykopeptide sind die wichtigsten Antibiotikagruppen im intensivmedizinischen Bereich.
>
> **Kostenaspekt**
> Gerade in der Intensivtherapie ist nichts teurer als eine falsche Antibiotikatherapie, welche die Morbidität und die Kosten dramatisch erhöhen kann.

Literatur
[1] Alberti C, Brun-Buisson C, Chevret S et al. European Sepsis Study Group. Systemic inflammatory response and progression to severe sepsis in critically ill infected patients. Am J Respir Crit Care Med 2005; 171(5): 461–468
[2] American Thoracic Society; Infectious Diseases Society of America. Guidelines for the management of adults with hospital-acquired, ventilator-associated, and healthcare-associated pneumonia. Am J Respir Crit Care Med 2005; 171 (4): 388–416
[3] Boucher HW, Talbot GH, Bradley JS et al. Bad bugs, no drugs: no ESKAPE! An update from the Infectious Diseases Society of America. Clin Infect Dis 2009; 48(1): 1–12

[4] Chastre J, Wolff M, Fagon JY et al., PneumA Trial Group. Comparison of 8 vs 15 days of antibiotic therapy for ventilator-associated pneumonia in adults: a randomized trial. JAMA 2003; 290(19): 2588–2598
[5] Cohen SH, Gerding DN, Johnson S et al. Society for Healthcare Epidemiology of America; Infectious Diseases Society of America Clinical practice guidelines for Clostridium difficile infection in adults: 2010 update by the Society for Healthcare Epidemiology of America (SHEA) and the Infectious Diseases Society of America (IDSA). Infect Control Hosp Epidemiol 2010; 31(5): 431–455
[6] Dalhoff K, Abele-Horn M, Andreas S et al. Epidemiologie, Diagnostik und Therapie erwachsener Patienten mit nosokomialer Pneumonie. Pneumologie 2012; 66: 707–765
[7] Kumar A, Roberts D, Wood KE et al. Duration of hypotension before initiation of effective antimicrobial therapy is the critical determinant of survival in human septic shock. Crit Care Med 2006; 34(6): 1589–1596
[8] Neuhauser MM, Weinstein RA, Rydman R et al. Antibiotic resistance among gram-negative bacilli in US intensive care units: implications for fluoroquinolone use. JAMA 2003; 289: 885–888
[9] Osmon S, Warren D, Seiler SM et al. The influence of infection on hospital mortality for patients requiring >48h of intensive care. Chest 2003; 124(3): 1021–1029
[10] Vincent JL, Rello J, Marshall J et al. EPIC II Group of Investigators. International study of the prevalence and outcomes of infection in intensive care units. JAMA 2009; 302(21): 2323

8.4 Atemwegsinfektionen

K. Dalhoff, H. Lode, R. Stahlmann

Definition

Die Pneumonie ist eine erregerbedingte Entzündung des Alveolarraums und/oder des Interstitiums.

▶ **Drei Formen der Pneumonie.** Am wichtigsten ist die Einteilung nach dem Ort des Erwerbs und der Immunkompetenz des Patienten. So sollten *ambulant erworbene Pneumonien* (CAP = Community acquired Pneumonia) von *nosokomialen Infektionen* und *Pneumonien bei Immundefizit* unterschieden werden. Diese Einteilung ist therapierelevant, da bei diesen 3 Formen der Pneumonie jeweils unterschiedliche Erregerspektren vorliegen.

Eine Grauzone zwischen ambulant erworbenen und nosokomialen Pneumonien stellt die sog. „Health Care associated Pneumonia" (HCAP) dar. Sie tritt auf bei einer heterogenen Gruppe von Patienten, die aus dem ambulanten Bereich aufgenommen werden, aber ein erhöhtes Risiko für den Erwerb multiresistenter Erreger aufweisen können (Pflegeheimbewohner, Z. n. Hospitalaufenthalt in den letzten 90 Tagen etc.). Die Bedeutung dieser Faktoren für Erregerspektrum und Resistenz ist uneinheitlich, sodass empfohlen wird, diese Gruppe als CAP mit unter Umständen erhöhtem Risiko einer Antibiotikaresistenz zu klassifizieren [13]. Ältere Einteilungen nach Klinik (typisch – atypisch) und Röntgenmorphologie (lobär – bronchopneumonisch – interstitiell) haben nicht genug Trennschärfe und sind in den Hintergrund getreten. Schweregrad, Alter und Begleiterkrankungen sind von Bedeutung für Management und Prognose.

8.4.1 Ambulant erworbene Pneumonie

Epidemiologie

Die ambulant erworbene Pneumonie (CAP) ist in den entwickelten Ländern unter den Infektionserkrankungen die häufigste Todesursache. In Deutschland erkranken jährlich etwa 500 000 Patienten an einer CAP; davon werden etwa 40 % stationär eingewiesen [23]. Die nationalen Daten der Bundesstelle für Qualitätssicherung ergaben 2005–2007 etwa 200 000 hospitalisierte Patienten mit CAP/Jahr, von denen 13 % verstarben [12]. Das Risiko, an einer CAP zu erkranken, ist altersabhängig. Kleinkinder und Senioren haben ein deutlich erhöhtes Erkrankungsrisiko. Ab dem 65. Lebensjahr steigt die Inzidenz bis auf über 3 % bei den 90-Jährigen.

Pathogenese

Pathogene Erreger können die Lunge *aerogen* oder *hämatogen* erreichen.

▶ **Aerogene Infektion.** Sie ist die häufigere und erfolgt auch mit nicht bakteriellen Erregern. Die aerogen in die Lunge gelangenden Mikroorganismen stammen aus 2 Bereichen:
- aus der mikrobiellen Flora des Oropharynx und der paranasalen Sinus,
- aus Aerosolen von anderen Erkrankten, die durch Husten oder Niesen übertragen werden.

Die Atemwege und die Lunge sind mit zahlreichen Abwehrmechanismen ausgestattet (▶ Tab. 8.7). Die Manifestation einer Pneumonie wird letztlich bestimmt von der Kapazität des individuellen unspezifischen und adaptiven Abwehrsystems und von Anzahl und Virulenz der Erreger.

Merke

In Bezug auf die Ätiologie der CAP dominieren in den entwickelten Ländern die Pneumokokken. Diese sind in Mitteleuropa unverändert penicillinsensibel. Auch die Empfindlichkeit gegenüber Makroliden ist in den letzten Jahren wieder angestiegen und liegt aktuell über 90 %. An zweiter Stelle stehen Mykoplasmen, respiratorische Viren und Hämophilus influenzae. Danach folgen Legionellen, Staphylokokken und gramnegative Enterobakterien. Bei schwerer ambulant erworbener Pneumonie verschiebt sich das Spektrum zu den letztgenannten Erregern, sodass eine sorgfältigere Diagnostik und breitere Therapie erforderlich sind (▶ Tab. 8.8).

Tab. 8.7 Unspezifische pulmonale Abwehrmechanismen.

Mechanische Faktoren	Angeborene Immunität („innate immunity")
• Hustenreflex • Schleimproduktion • Schleimfilm • Bronchuskonstriktion • Ziliarfunktion	• Immunglobuline (IgA, IgG) • Komplement/Properdin • Surfactant • Transferrin • Lysozym • antimikrobielle Peptide • Alveolar- und Bronchialepithelzellen • alveoläre Phagozyten (Alveolarmakrophagen, neutrophile Granulozyten)

Tab. 8.8 Erregerspektrum bei ambulant erworbener Pneumonie.

	CAPNETZ* [%]	sCAP**
Pneumokokken	40	26–45
Hämophilus influenzae	8	5
respiratorische Viren	10	?
Mycoplasma pneumoniae	8	<5
Staphylococcus aureus	5	5–22
Escherichia coli	5	5–20
Legionella pneumophila	4	2–20
Klebsiella pneumoniae	2	5–20
Chlamydophila pneumoniae	1,5	<5

* nach den Daten des Kompetenznetzwerks „Ambulant erworbene Pneumonie" (CAPNETZ)
** nach Literaturangaben; sCAP = schwere ambulant erworbene Pneumonie

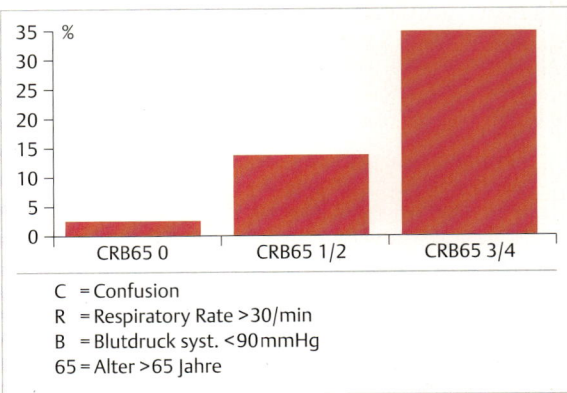

Abb. 8.6 Letalität der ambulant erworbenen Pneumonie bei hospitalisierten Patienten, nach Stratifizierung mit dem CRB-65-Score.

▶ **Hämatogene Infektion.** Die hämatogene Keiminokulation der Lunge ist selten. Klassische Beispiele sind der infizierte Thrombus im Rahmen einer Lungenembolie bei septischer Thrombophlebitis oder die Pneumonie infolge bakterieller Phlebitis oder Rechtsherzendokarditis bei i. v. Drogenabhängigen.

Klinische Beurteilung und Risikostratifizierung

▶ **Klinische Beurteilung.** Für die klinische Beurteilung ist es entscheidend zu wissen, wo die Pneumonie erworben wurde, welche Grundkrankheiten bestehen, wie das Risiko einzuschätzen ist und wie der Röntgenbefund aussieht. Komorbiditäten wie Nieren-, Leber-, Herzinsuffizienz, chronische Lungenerkrankungen und Diabetes mellitus sind für die Risikobeurteilung von großer Bedeutung [18]. Darüber hinaus sind funktionelle Parameter wie Bettlägerigkeit, Pflegebedürftigkeit und eine Disposition zur Aspiration, z. B. bei Alkoholismus, ZNS- oder Ösophaguserkrankungen wichtige Prognosefaktoren. Schließlich sind immunkompromittierende Erkrankungen bzw. Therapien wichtige Hinweise für die Einschätzung des Kurz- und Langzeitrisikos.

▶ **Risikostratifizierung.** Für die Risikostratifizierung stehen mehrere Scores zur Verfügung. Während in den USA der „*Pneumonia Severity Index*" mit > 20 Items zumindest in Studien verbreitet ist, hat sich in Europa der ausschließlich aus klinischen Variablen bestehende, in seiner prognostischen Aussage äquivalente CRB65-Score durchgesetzt ([3, 12], ▶ Abb. 8.6). Die für diesen Score erforderlichen Informationen sind bereits bei der Erstvorstellung des Patienten problemlos verfügbar. Der CRB65 misst das Mortalitätsrisiko und ist damit eine Entscheidungshilfe für die Frage, ob der Patient hospitalisiert werden sollte.

Für die Entscheidung, ob ein Patient auf der Intensivstation betreut werden muss, ist der Score weniger gut geeignet. Das hierfür am besten validierte Instrument ist der „modifizierte ATS-Score" (ATS = American Thoracic Society; ▶ Tab. 8.9; [5, 11]). Er identifiziert Patienten mit schwerer ambulant erworbener Pneumonie (sCAP), die einer intensivmedizinischen Versorgung bedürfen.

Anamnese

▶ **Klassische Pneumokokkenpneumonie.** Die Pneumokokkenpneumonie beginnt mit 30–60 min dauerndem Schüttelfrost, es folgen hohes Fieber und Husten mit zunächst geringem, häufig rostig braunem, später purulentem Auswurf. Oft geht einige Tage zuvor ein Infekt der oberen Luftwege oder eine anderweitige Schädigung des pulmonalen Abwehrsystems voraus.

▶ **Atypische Pneumonie.** Im Kontrast zu der klassischen Pneumokokkenpneumonie ist der Beginn der sog. atypischen Pneumonie verzögert, sie ist – meist ohne Schüttelfrost – verbunden mit Myalgien, Kopfschmerzen und mäßigem Krankheitsgefühl. Der Husten ist zumeist unproduktiv und anhaltend; bei geringer bronchialer Sekretion ist das Sputum mukös und kaum purulent.

Die Fieberreaktion bei der klassischen Pneumokokkenpneumonie ist bei guter Abwehrlage des Patienten heftig, abrupt und hoch, während die sog. atypischen Pneumonien einen langsameren Fieberanstieg aufweisen und selten über 38,5 °C ansteigen.

Zur Anamnese gehört auch die Frage nach Gruppeninfektionen, z. B. bei Influenza und Mykoplasmen, nach Reisen (Legionelleninfektion? Endemische Erreger?), nach Tierkontakten (Ornithose? Q-Fieber?), nach Impfungen und nach einer Antibiotikavortherapie.

Tab. 8.9 Beurteilung des Schweregrades der ambulant erworbenen Pneumonie mit dem modifizierten ATS-Score. Mindestens 1 „Major"-Kriterium oder mindestens 2 „Minor"-Kriterien sind erforderlich für eine Einstufung als schwere ambulant erworbene Pneumonie.

„Major"-Kriterien, bei Aufnahme oder im Verlauf	„Minor"-Kriterien, bestimmt bei Aufnahme
• Notwendigkeit der Intubation und maschinellen Beatmung • Notwendigkeit der Gabe von Vasopressoren > 4 h trotz Volumensubstitution (septischer Schock)	• schwere akute respiratorische Insuffizienz (paO$_2$/FiO$_2$ < 250) • multilobäre Infiltrate in der Röntgenthoraxaufnahme • systolischer Blutdruck < 90 mmHg

ATS = American Thoracic Society; FiO$_2$ = inspiratorische Sauerstofffraktion; paO$_2$ = arterieller Sauerstoffpartialdruck

Klinische Befunde

Die klinische Diagnose einer Pneumonie gründet sich auf die Leitsymptome Fieber, Husten, Auswurf, Pleuraschmerzen sowie auf den klinischen oder radiologischen Nachweis eines neuen/persistierenden pulmonalen Infiltrats.

▶ **Befundkriterien.** Für die klinische Definition der Pneumonien hat sich die Orientierung an bestimmten Befundkriterien bewährt:
- Infiltration im Röntgenthorax (neu/persistierend),
- physikalische Befunde (ohrnahe, klingende Rasselgeräusche, Bronchialatmen, Klopfschallverminderung),
- purulentes Trachealsekret (makroskopisch eitrig, mikroskopisch > 25 Granulozyten pro Gesichtsfeld bei hundertfacher Vergrößerung),
- Fieber (> 38,5 °C),
- Hypothermie (< 36,5 °C),
- Leukozytose (> 10 000/µl),
- Leukopenie (< 4000/µl),
- erhöhte Biomarker (C-reaktives Protein, Procalcitonin),
- Nachweis eines typischen Pneumonieerregers.

Praxistipp

Die Diagnose einer Pneumonie kann akzeptiert werden, wenn das erste der genannten Befundkriterien sowie mindestens 2–3 der anderen Kriterien positiv sind. Bei den sog. atypischen Pathogenen und bei älteren Patienten sind die Befunde, insbesondere Fieber und Blutbildveränderungen, häufig nur diskret vorhanden. Die Klinik des älteren Pneumoniepatienten ist häufig durch Allgemeinsymptome wie Schwäche, Inappetenz und allenfalls gering erhöhte Temperatur gekennzeichnet.

Diagnostik

Geeignete Materialien zum Erregernachweis können sein:
- Sputum,
- Pleuraexsudat,
- Blutkulturen,
- Urinantigentests,
- bronchoskopische Absaugung, Lavage, Biopsie.

Sputum ist ein problematisches Untersuchungsmedium mit hoher Kontaminationsgefahr durch die oropharyngeale Bakterienflora. Deshalb sollten bakteriologische Sputumanalysen nur bei optimalen Untersuchungsbedingungen (Entnahme, Transport usw.) erfolgen, die in der Praxis selten gegeben sind. Auch bei bronchoskopischer Materialgewinnung besteht erhebliche Kontaminationsgefahr, die nur mit spezifischen Techniken vermeidbar ist.

Praxistipp

Auf die besondere Aussagekraft von Isolaten aus Pleuraexsudat und Blutkulturen sei hingewiesen. Die Untersuchung respiratorischer Materialien ist nur bei besonderen Fragestellungen (sCAP, Therapieversagen, Hinweise auf resistente oder ungewöhnliche Pathogene) indiziert.

▶ **Antigentests und molekularbiologische Verfahren.** Neuere Verfahren sind die Urinantigentests auf Pneumokokken und Legionellen und die molekularbiologischen Verfahren der „In-situ-Hybridisierung" und der Polymerasekettenreaktion.

Der Antigentest im Urin auf Legionella pneumophila (Serogruppe 1) hat bei schweren Pneumonien eine hohe Sensitivität [4] und wird daher bei allen Patienten mit sCAP sowie Patienten mit anamnestischen Hinweisen auf eine Legionellose (Reiseanamnese, Wasserreservoire) empfohlen. Argumente für die Durchführung dieses Tests sind die rasche Verfügbarkeit *(Bedside-Methodik)* und die differenzialtherapeutische Bedeutung eines positiven Resultats (Chinolon- oder Makrolidtherapie). Dagegen bietet der Pneumokokkenantigentest wenig praktische Vorteile, da dieser Erreger ohnehin in der kalkulierten Therapie erfasst werden muss und sich damit keine Konsequenzen ergeben.

Molekularbiologische Verfahren bieten den Vorteil, schwer kultivierbare, anbehandelte oder während der Aufarbeitung abgestorbene Mikroorganismen nachzuweisen. Probleme können falsch positive bzw. falsch negative Ergebnisse durch Kontamination und Inhibitoren bereiten. Die Validierung der neuen Techniken der „Multiplex PCR" (PCR = Polymerasekettenreaktion) oder der Fluoreszenz-in-situ-Hybridisierung (*FISH*) in der Klinik steht aus, sodass der Stellenwert dieser Verfahren bei Pneumonien noch nicht beurteilt werden kann. Eine gesicherte Indikation nicht kultureller Verfahren besteht bei Infektionen bei Immundefizit (PCR im Blut: Cytomegalovirus; PCR im Sputum: rasche Differenzialdiagnose von Mykobakteriosen; Galactomannan-Antigentest in der bronchoalveolären Lavage (BAL): invasive Aspergillose; direkter Immunfluoreszenztest (IFT) in der BAL: Pneumozystose).

▶ **Diagnostisches Vorgehen.** Die Intensität der Diagnostik hängt vom Risiko des Patienten und der klinischen Präsentation ab. Bei unkomplizierter CAP ist eine minimale Diagnostik ausreichend, auf einen Erregernachweis kann meist verzichtet werden. In der Klinik sollten vor Therapiebeginn Blutkulturen entnommen werden und bei Verdacht auf resistente Erreger auch respiratorische Materialien asserviert werden. Bei sCAP ist der Legionellentest im Urin obligat, bei intubierten Patienten, Therapieversagen und/oder Verdacht auf Immundefizit sollte eine bronchoskopische Erregerdiagnostik angestrebt werden. Patienten mit Immundefizit weisen ein sehr breites Spektrum der Erreger auf und bei der kalkulierten Therapie müssten zum Teil toxische, in jedem Fall aber selektiv wirksame Substanzen eingesetzt werden. Auch differenzialdiagnostische Erwägungen können eine Indikation zur Bronchoskopie ergeben.

▶ **Differenzialdiagnose.** Differenzialdiagnostisch müssen bei jedem Lungeninfiltrat neben einer Pneumonie u. a. folgende Erkrankungen erwogen werden:
- Lungentuberkulose,
- Neoplasie (z. B. Alveolarzellkarzinom),
- Lungeninfarkt,
- fibrosierende Alveolitis,
- Sarkoidose,
- kryptogen organisierende Pneumonie (COP).

Therapie

In der Behandlung der CAP können allgemeine und spezielle (antibiotische) Maßnahmen unterschieden werden.

Allgemeine Maßnahmen

Allgemeine, also unspezifische Behandlungsgrundsätze sind:
- körperliche Schonung,
- Luftanfeuchtung und adäquate Flüssigkeitsaufnahme,
- Antitussiva bei unproduktivem Husten,
- atemphysikalische Maßnahmen, Lagerung, Klopfmassagen, Frühmobilisation,
- Sauerstoffapplikation bei Hypoxämie (Nasensonde),

- leitliniengerechte Behandlung kardialer Risikofaktoren, Thromboseprophylaxe,
- antiobstruktive Therapie bei gleichzeitiger Exazerbation einer chronisch obstruktiven Lungenerkrankung (COPD) oder eines Asthmas,
- intensivmedizinische oder *Intermediate-Care-Überwachung* bei sCAP, ggf. mit Schockbehandlung bei septischem Verlauf nach den Empfehlungen der Deutschen Sepsisgesellschaft (Kap. 8.17) sowie Einleitung einer nicht invasiven oder invasiven Beatmung bei respiratorischer Insuffizienz.

Spezielle Maßnahmen

Die Therapieempfehlungen für Patienten mit CAP sind in ▶ Tab. 8.10 und ▶ Tab. 8.11 nach den Empfehlungen der deutschen S3-Leitlinie [16] aufgeführt, in der auch Angaben zu selteneren Erregern verfügbar sind. Bei der Substanzauswahl sollten individuelle Unverträglichkeiten/Allergien und eine antibiotische Vortherapie Berücksichtigung finden. Die Therapiedauer sollte bei Patienten auf der Normalstation 5–7 Tage, bei sCAP 8–10 Tage nicht überschreiten. Die Bestimmung von Biomarkern wie dem Procalcitonin kann Therapiesteuerung und prognostische Beurteilung erleichtern [19].

Aspirationspneumonie

> **Praxistipp**
>
> Als Antibiotika der Wahl gelten heute Clindamycin (3 × 600 mg i.v. oder 3 × 300 mg oral), ggf. in Kombination mit einem Cephalosporin der 2. oder 3. Generation, die Kombination aus einem Aminopenicillin mit einem β-Laktamaseinhibitor (z. B. Sulbactam) oder ein respiratorisches Fluorchinolon (Moxifloxacin).

Diese Antibiotikaklassen erfassen die dominierenden Erreger wie Streptokokken, Staphylokokken und anaerobe Bakterien, die meist in Mischinfektion auftreten. In der Behandlung des Lungenabszesses gelten die gleichen Empfehlungen, wobei hier häufig über mehrere Monate behandelt werden muss. Bei Ausschluss einer anatomischen Obstruktion oder einer fortgeschrittenen lobären Destruktion kann ein Lungenabszess heute jedoch meist erfolgreich konservativ ausgeheilt werden [1].

Resistenzen

Bei den Pneumokokken ist eine klinisch relevante Penicillinresistenz in Deutschland weiterhin selten. Die im letzten Jahrzehnt gestiegene Makrolidresistenz hat zu der Empfehlung geführt, Makrolide in Monotherapie nur noch bei leichten Infektionen bzw. bei hochgradigem Verdacht auf atypische Pathogene einzusetzen. Seit Einführung der Pneumokokkenkonjugatvakzine im Kindesalter ist die Makrolidresistenz allerdings rückläufig.

Mit methicillinresistenten Staphylokokken (MRSA) ist bei Patienten mit vorhergehenden Krankenhausaufenthalten oder anderen nosokomialen Risiken zu rechnen; in den USA nimmt allerdings die Bedeutung der ambulant erworbenen sog. cMRSA-Stämme zu, die neben Haut- und Weichteilinfektionen auch nekrotisierende Pneumonien verursachen können. Im gramnegativen Bereich muss mit einer Zunahme multiresistenter Erreger gerechnet werden (Enterobakterien mit Breitspektrum-β-Laktamasen [ESBL], multiresistente Pseudomonas- und Acinetobacter spp.), wobei der Anteil derartiger Pathogene nach den Daten des Kompetenznetzwerks CAPNETZ bei CAP bislang auf Einzelfälle begrenzt ist.

Tab. 8.10 Initiale empirische Antibiotikatherapie der ambulant erworbenen Pneumonie im Hospital auf der Normalstation.

Erreger	Antibiotika	Dosis
Pneumokokken Haemophilus influenzae atypische Pathogene (Mykoplasmen) Legionellen, Chlamydien Staphylococcus aureus Enterobakterien	Betalaktam (jeweils mit oder ohne Makrolid*):	
	• Ampicillin/Sulbactam	3 × 3 g i.v.
	• Cefuroxim	3 × 1,5 g i.v.
	• Ceftriaxon bzw. Cefotaxim	1 × 2 g bzw. 3 × 2 g i.v.
	oder Fluorchinolon:	
	• Levofloxacin bzw. Moxifloxacin	1 × 500 mg bzw. 1 × 400 mg

*bei Verdacht auf atypische Pathogene oder CRB65-Score ≥ 2

Tab. 8.11 Initiale empirische Antibiotikatherapie der schweren ambulant erworbenen Pneumonie.

Erreger	Antibiotika	Dosis
Pneumokokken Staphylococcus aureus Enterobakterien Legionellen Haemophilus influenzae	Betalaktam (jeweils plus Makrolid):	
	• Piperacillin/Tazobactam	3 × 4,5 g i.v.
	• Ceftriaxon bzw Cefotaxim	1 × 2 g bzw. 3 × 2 g i.v.
	• Ertapenem	1 × 1 g i.v.
	oder Fluorchinolon:	
	• Levofloxacin, Moxifloxacin	2 × 500 mg, 1 × 400 mg

8.4.2 Nosokomiale Atemwegsinfektionen
Definition und Epidemiologie

> **Definition**
> Nosokomiale Atemwegsinfektionen treten frühestens 48 h nach Krankenhausaufnahme auf und dürfen sich zum Zeitpunkt der Einweisung nicht in der Inkubationsphase befunden haben.

Nosokomiale Pneumonien tragen erheblich zur Morbidität und Mortalität auf Intensivstationen bei und sind schwierig zu diagnostizieren. Die Erkrankung verlängert den Hospitalaufenthalt um 7–9 Tage und verursacht erhebliche Zusatzkosten. Etwa 10–40 % aller Patienten unter Beatmung entwickeln eine derartige Pneumonie, bei einem akuten Atemnotsyndrom (ARDS) steigt die Inzidenz bis 80 % an [2]. In der nationalen KISS-Studie (KISS = Krankenhaus-Infektions-Surveillance-System) wurden 2007-2009 Pneumonieraten in Abhängigkeit von der Beatmung auf 400 Intensivstationen erfasst [17]. Mehr als 90 % der nosokomialen Pneumonien waren beatmungsassoziiert (Ventilator-associated Pneumonia, VAP). Die VAP-Rate betrug 5,4 pro 1000 Beatmungstage, bei nicht invasiver Beatmung lag sie mit 1,6 pro 1000 Beatmungstage deutlich niedriger. Unter den Infektionen auf Intensivstationen hat die VAP die höchste infektionsbedingte Sterblichkeit. Die Exzessmortalität ist besonders hoch bei Infektionen mit Nonfermentern wie Pseudomonas aeruginosa und Acinetobacter baumannii.

Folgende Risikofaktoren für eine nosokomiale Pneumonie auf der Intensivstation wurden in prospektiven Studien identifiziert [5]:
- Dauer des Intensivaufenthalts,
- Durchführung und Dauer einer invasiven Beatmung,
- Reintubation,
- Diagnose eines Traumas,
- Stressulkusprophylaxe mit Magensäureblockade,
- Antibiotikavortherapie.

Pathogenese

> **Merke**
> Die Miniaspiration von bakteriellem Material aus dem Oropharynx ist der bedeutsamste pathogenetische Schritt in der Entwicklung einer nosokomialen Pneumonie.

Die Kolonisation des Oropharynx mit Hospitalkeimen gilt als wesentliche Disposition für eine Pneumonie. Schon innerhalb von 3–4 Tagen nach Aufnahme auf die Intensivstation wird der Oropharynx mit gramnegativen Erregern kolonisiert, die durch Mikroaspiration entlang des Tubus in die tieferen Luftwege gelangen können.

Eine horizontale Beatmungsposition, eine Magensonde oder ein Reflux von Bakterien, die die Magenschleimhaut kolonisieren, gelten als weitere Risikofaktoren für eine vermehrte oropharyngeale Kolonisation. Trotz sorgfältiger Hygienemaßnahmen und restriktiver Antibiotikagabe kommt es in 70–90 % der invasiv beatmeten Patienten auf der Intensivstation zu einer Kolonisation von Oropharynx, Trachea und Gastrointestinaltrakt durch hospitalerworbene Erreger. Nach 2 Wochen haben bis zu 80 % dieser Patienten eine oder mehrere tiefe Atemwegsinfektionen entwickelt. Die wirksamste protektive Einzelmaßnahme ist eine konsequente Händehygiene. Auch strukturierte Programme zum rationalen Antibiotikaeinsatz (*Antibiotic Stewardship*) sind hilfreich. Hinsichtlich der Beatmungstechnik ist bedeutsam, dass unter einer nicht invasiven Beatmung das Pneumonierisiko signifikant reduziert ist, was die pathogenetische Bedeutung der Keimaspiration entlang des Beatmungstubus unterstreicht („tubusassoziierte Pneumonie").

Die einzige Intervention, die reproduzierbar nicht nur die Inzidenz der VAP, sondern auch die Mortalität von Patienten mit VAP senkt, ist die selektive oropharyngeale und gastrointestinale Dekontamination (SOD/SDD), die in der bislang größten prospektiven Studie die Mortalität um 13 % senkte [10]. Der Nutzen dieser Maßnahme muss allerdings gegen das Risiko der Selektion multiresistenter Erreger abgewogen werden, sodass vermehrt nach nicht antibiotischen Maßnahmen der Dekontamination gesucht wird.

Erregerspektrum und Risikofaktoren für multiresistente Pathogene

▶ **Erregerspektrum.** Das Erregerspektrum der VAP auf deutschen Intensivstationen nach den Daten der KISS-Studie [14] ist in ▶ Tab. 8.12 aufgeführt [22]. Es ist abhängig von Komorbiditäten, invasiven Eingriffen, einer antibiotischen Vortherapie und der lokalen Epidemiologie. Daten aus nationalen oder internationalen Studien sollten deshalb regelmäßig mit der eigenen mikrobiologischen Statistik abgeglichen werden. Die Mehrzahl der Pathogene gehört zur endogenen Flora des Patienten. Mit exogenen Infektionen ist dagegen vorwiegend im Rahmen nosokomialer Ausbrüche zu rechnen. Unter den grampositiven Erregern nimmt Staphylococcus aureus die Hauptrolle ein, während auf der gramnegativen Seite Enterobakterien und Nonfermenter, insbesondere Pseudomonas aeruginosa und zunehmend Acinetobacter baumannii führen. Für die kalkulierte Therapie ist von ausschlaggebender Bedeutung, ob mit multiresistenten Erregern (MRE) zu rechnen ist.

▶ **Risikofaktoren.** Eine Zunahme von Resistenzen gegenüber Standardantibiotika ist in der letzten Dekade generell zu beobachten. Zu den in Studien belegten Risikofaktoren für MRE (MRSA, ESBL + Enterobakterien, P. aeruginosa, A. baumannii) bei VAP gehören [9]:
- Antibiotikatherapie,
- Hospitalisierung > 4 Tage (late-onset),
- invasive Beatmung > 4–6 Tage,
- Aufenthalt auf Intensivstationen,
- Malnutrition,
- strukturelle Lungenerkrankung,
- bekannte Kolonisation durch MRE,
- Aufnahme aus Langzeitpflegebereichen, chronische Dialyse, Tracheostomaträger, offene Hautwunden,
- Immunsuppression.

Tab. 8.12 Erregerspektrum der nosokomialen Pneumonie auf Intensivstationen.

Erreger	Inzidenzdichte (Erreger/1000 Patiententage)
S. aureus, MSSA	0,45
P. aeruginosa	0,41
K. pneumoniae	0,28
E. coli	0,28
Enterobacter spp.	0,19
S. aureus, MRSA	0,17
S. pneumoniae	
H. influenzae	
Acinetobacter spp.	
S. maltophilia	

Darüber hinaus sind je nach epidemiologischer Situation Infektionen mit Anaerobiern, Legionella spp, respiratorischen Viren und Aspergillus spp. zu berücksichtigen.
MRSA = methicillinresistenter S. aureus; MSSA = methicillinsensibler S. aureus

Der prädiktive Wert dieser Risikofaktoren lässt sich im Einzelfall nicht exakt abschätzen. Das Gesamtrisiko ist abhängig von der Dauer, der Intensität und dem Zusammenwirken mehrerer Faktoren sowie insbesondere der lokalen Erregerepidemiologie [9]. Dennoch bieten sie bislang die beste Entscheidungshilfe für eine initiale, kalkulierte Differenzialtherapie der nosokomialen Pneumonie mit oder ohne erhöhtes Risiko für MRE.

> **Merke**
>
> MRE mit Bedeutung für die nosokomiale Pneumonie sind ESBL-produzierende Enterobakterien, Pseudomonas aeruginosa, Acinetobacter spp. sowie methicillinresistente Staphylococcus aureus (MRSA).

Diagnostik
Bildgebende Diagnostik

Die Diagnose der nosokomialen Pneumonie ist durch die mangelnde Spezifität klinischer und radiologischer Befunde erschwert. Die Abgrenzung häufiger Differenzialdiagnosen bereitet nicht selten Probleme. Entsprechend der Definition einer nosokomialen Pneumonie mit einem neuen, persistierenden oder zunehmenden Infiltrat in der Röntgenaufnahme, Fieber über 38 °C oder Hypothermie, Leukozytose > 12 000/μl (oder Leukopenie < 4000/μl), eitrigem Tracheobronchialsekret sowie optional mit dem Nachweis eines relevanten Erregers in hoher Keimzahl [20] steht die radiologische Diagnostik am Beginn des diagnostischen Wegs.

> **Praxistipp**
>
> Bei klinischem Verdacht auf eine nosokomiale Pneumonie sollte ein Röntgenthoraxbild in Hartstrahltechnik in 2 Ebenen angefertigt werden; bei beatmeten Patienten muss die Diagnostik zunächst auf eine liegende Aufnahme beschränkt bleiben.

▶ **Radiologische Zeichen.** Radiologische Zeichen einer nosokomialen Pneumonie sind alveoläre Verschattungen, Verschattungen entlang der zentralen Bronchien, Veränderungen der Silhouette angrenzender mediastinaler Strukturen oder des Hemidiaphragmas, positive Pneumobronchogramme, Verschattungen an den Interlobärspalten sowie Kavitationen. Zahlreiche pulmonale Infiltrate sind allerdings nicht pneumonischer Natur. Differenzialdiagnostisch sind Atelektasen, Pleuraerguss, lokalisiertes oder asymmetrisches Lungenödem, intrapulmonale Hämorrhagien, Lungeninfarkt, Aspiration, ARDS sowie Alveolitiden abzugrenzen.

▶ **Sonografie und Computertomografie (CT).** Die Sonografie des Thorax ist in der Beschreibung und Diagnose von Pleuraergüssen hilfreich. Auch Lungeninfarkte, Pneumonien und Atelektasen können sonografisch bei peripherer Lage und ausreichenden Schallbedingungen mit hoher Sicherheit nachgewiesen werden. Die CT des Thorax, insbesondere in hochauflösender Technik, hat sich als sehr aussagekräftiges, sensitives und topografisch hilfreiches diagnostisches Verfahren erwiesen, insbesondere bei unklarer Verschlechterung des Patienten. Die CT ist der konventionellen Röntgenaufnahme in der Sensitivität und Differenzierung pneumonischer Infiltrate deutlich überlegen (Milchglasinfiltrate? Kavitationen?) und kann Differenzialdiagnosen wie Lungenembolie oder Lungenkarzinom mit hoher Trefferquote klären.

Mikrobiologische Diagnostik

▶ **Zeitpunkt.** Mikrobiologisches Untersuchungsmaterial sollte möglichst vor Einleitung einer antimikrobiellen Therapie gewonnen werden. Falls bereits eine antimikrobielle Therapie besteht, sollte diese in den letzten 3 Tagen vor Probengewinnung nicht umgestellt worden sein. Eine Therapiepause von 24 h vor Probengewinnung wurde zwar bei stabilen Patienten empfohlen, der Vorteil dieses Vorgehens ist jedoch fraglich und wissenschaftlich nicht belegt.

▶ **Untersuchungsmaterial.** Bei Pneumonieverdacht sollten 2 voneinander unabhängige *Blutkulturen* (zeitlich wie örtlich) angelegt werden. Allerdings sind sie nur in ca. 10–20 % positiv – vorwiegend bei septisch verlaufenden Infektionen. Weitere wichtige Sekrete – insbesondere bei beatmeten Patienten – sind: Tracheobronchialaspirat (TBA), bronchoalveoläre Lavage (BAL) und geschützte Bürstenbiopsie (PSB). Diese sollten mikrobiologisch quantitativ aufgearbeitet werden.

▶ **Differenzialindikation.** Ob die invasiv-bronchoskopische Materialentnahme dem nicht invasiv gewonnenen Tracheobronchialaspirat überlegen ist und dem Patienten prognostisch nützt, ist bei sich widersprechenden Ergebnissen prospektiver Studien unklar. Zuletzt zeigte eine kanadische Multicenter-Studie keinen Vorteil für die bronchoskopische Pneumoniediagnostik quoad vitam [6]. Allerdings war der Anteil von Patienten mit multiresistenten Infektionen in dieser Studie relativ gering. Die Entscheidung für die Durchführung einer invasiven oder nicht invasiven Diagnostik ist daher individuell sowie in Abhängigkeit von der lokalen Situation zu fällen.

▶ **Durchführung.** Die quantitative Kultur der BAL und der PSB basiert auf einer Hochrechnung der Keimzahl pro Milliliter respiratorischen Sekrets. Aus einer Reihe von Untersuchungen ist bekannt, dass im Falle einer Pneumonie bei nicht vorbehandelten Patienten mit einer Keimzahl von 10^4–10^6 „Colony forming Units" (CFU)/ml BAL zu rechnen ist. Mittels PSB werden etwa 0,01–0,001 ml respiratorischen Sekrets gewonnen. Dies wird noch einmal verdünnt, sodass letztlich eine Keimzahl von 10^3 CFU/ml einer Bakterienzahl von 10^5–10^6/ml im respiratorischen Sekret entspricht. Der theoretische Vorteil der PSB liegt in der geringeren Kontaminationsgefahr (hohe Spezifität).

Bei einer BAL ist davon auszugehen, dass durch die Verdünnung eine Menge von etwa 1 ml respiratorischen Sekrets gewonnen wird. Es sollten allerdings mindestens 40 ml rückgewonnene Spülflüssigkeit untersucht werden. Eine Keimzahl von 10^4 CFU/ml entspricht demnach einer Keimzahl von 10^5–10^6 CFU/ml im respiratorischen Sekret. Ein theoretischer Vorteil der BAL liegt in der größeren Spülfläche mit etwa 1 Mio. Alveolen – entsprechend etwa 1 % der Gesamtlunge – und damit einer relativ großen pulmonalen Fläche (hohe Sensitivität).

Einschränkend muss festgestellt werden, dass die Pneumoniediagnose durch quantitative Kulturen respiratorischer Sekrete nicht immer gestellt werden kann. Gründe hierfür sind unzureichende Erfassung von Infiltraten mit multifokaler Ausbreitung, der nicht lineare Zusammenhang von Keimzahl und Entzündungsaktivität und die häufig schon begonnene antimikrobielle Therapie.

> **Praxistipp**
>
> Gegenwärtig gibt es keine Referenzmethode zur eindeutigen Diagnostik einer Beatmungspneumonie hinsichtlich der mikrobiellen Ätiologie. Die Anlage quantitativer Kulturen aus respiratorischen Materialien vor Einleitung einer Antibiotikatherapie ist dennoch zu empfehlen, schon um Daten zur lokalen Epidemiologie zu gewinnen. Die Entscheidung zur Durchführung einer nicht invasiven oder invasiven Diagnostik kann von der lokalen Infrastruktur und von individuellen Patientenfaktoren abhängig gemacht werden.

8.4 Atemwegsinfektionen

Therapie

Der wichtigste Schritt vor Einleitung einer Therapie ist eine adäquate Diagnostik, da mit unnötiger Antibiotikatherapie nicht nur Kosten verursacht werden, sondern auch eine vermehrte Selektion von resistenten Mikroorganismen erzeugt wird.

Eine mukopurulente Bronchitis, im amerikanischen Schrifttum neuerdings als ventilatorassoziierte Bronchitis klassifiziert [8], stellt per se noch keine Indikation für eine antibiotische Therapie dar. Es ist nicht belegt, dass eine systemische und/oder inhalative Antibiotikatherapie vorteilhaft ist, solange Hinweise für eine Pneumonie fehlen.

Hinsichtlich der antimikrobiellen Therapie haben internationale Fachgesellschaften Empfehlungen erarbeitet [2, 15]. Seit Ende 2012 liegt auch eine aktuelle deutsche Leitlinie zur nosokomialen Pneumonie vor [9].

Diese Empfehlungen beruhen auf dem Schweregrad der Pneumonie und der Präsenz von Risikofaktoren für MRE. Die Empfehlungen gelten für die kalkulierte Initialtherapie (▶ Tab. 8.13 [9] und ▶ Tab. 8.14 [9]). Bei Nachweis eines respiratorischen Pathogens sollte auf eine gezielte Therapie umgestellt werden. Falls nach 72 h kein Erreger gewachsen ist und der klinische Verlauf sowie die Biomarker die Initialdiagnose der Pneumonie nicht stützen, kann die Therapie beendet werden. Bei klinischem Ansprechen, aber fehlendem Nachweis eines multiresistenten Erregers sollte eine initiale Kombinationstherapie nach 48–72 h auf eine Monotherapie, in der Regel mit der Betalaktamkomponente, deeskaliert werden. Während diese Empfehlungen sich ausschließlich auf die systemische Antibiotikatherapie beziehen, stehen inzwischen zunehmend inhalative Therapieformen mit Reserveantibiotika für Infektionen mit gramnegativen MRE zur Verfügung. Größere Studien zum Stellenwert dieser Option bei nosokomialer Pneumonie bleiben abzuwarten.

Therapiedauer

Die Dauer der antibiotischen Therapie richtet sich nach dem klinischen Bild und dem Verlauf der Entzündungsparameter. Im Regelfall ist eine Therapiedauer von 8 Tagen ausreichend und einer längeren Therapie nicht unterlegen, vermindert aber das Selektionsrisiko für resistente Pathogene [7]. Bei einigen Infektionserregern wie invasiven Staphylokokkeninfektionen, optional auch Pseudomonas aeruginosa, muss mindestens 14 Tage behandelt werden, um frühzeitige Rezidive zu vermeiden. Andererseits sollte bei sich schnell zurückbildenden pneumonischen Infiltraten die Therapiedauer nicht länger als 3–5 Tage über die Entfieberung hinaus fortgesetzt werden, um den Selektionsdruck auf der betreffenden Intensivstation und in der körpereigenen Flora des Patienten so gering wie möglich zu halten. Die Bestimmung von Biomarkern kann bei der Therapiesteuerung helfen, setzt allerdings regelmäßiges Monitoring voraus [24].

Sinusitis

Definition

Die akute Sinusitis ist eine Infektion einer oder mehrerer Nasennebenhöhlen. Diese Erkrankung wird insbesondere als Komplikation der nasotrachealen Intubation bei beatmeten Patienten registriert und betrifft vorwiegend die Sinus maxillares.

Tab. 8.13 Initiale empirische Antibiotikatherapie der nosokomialen und der beatmungsassoziierten Pneumonie bei Patienten ohne bekanntes Risiko für multiresistente Infektionserreger.

Erreger	Antibiotika	Dosierung (pro Tag)
Enterobacteriaceae • Enterobacter spp. • Escherichia coli • Klebsiella spp.	Aminopenicillin/BLI* Ampicillin/Sulbactam Amoxicillin/Clavulansäure oder Cephalosporin Gr. 3a Ceftriaxon	3 × 3 g 3 × 2,2 g 1 × 2 g
Haemophilus influenzae Staphylococcus aureus (MSSA) Streptococcus pneumoniae	Cefotaxim oder Carbapenem Ertapenem oder Fluorchinolon Moxifloxacin Levofloxacin	3 × 2 g 1 × 1 g 1 × 400 mg 2 × 500 mg

* BLI = Betalaktamaseinhibitor

Tab. 8.14 Initiale empirische Therapie der nosokomialen Pneumonie bei Patienten mit Risikofaktoren für multiresistente Krankheitserreger.

Erreger	Antibiotika	Dosierung (pro Tag)
in ▶ Tab. 8.13 aufgeführte Krankheitserreger und multiresistente Erreger: Pseudomonas aeruginosa (ESBL-bildende) Enterobakterien[1] Acinetobacter species[1] methicillinresistenter Staphylococcus aureus (MRSA)	Pseudomonaswirksames Betalaktam Piperacillin/Tazobactam oder Cefepim Ceftazidim oder Imipenem/Cilastatin Meropenem Doripenem plus Fluorchinolon Ciprofloxacin Levofloxacin oder Aminoglykosid Gentamicin Tobramycin Amikacin bei MRSA-Verdacht plus Glykopeptid od. Oxazolidinon Vancomycin Linezolid	 3–4 × 4,5 g 3 × 2 g 3 × 2 g 3 × 1 g 3 × 1 g 3 × 0,5–1 g 3 × 400 mg 2 × 500 mg 1 × 3–7 mg/kg (Talspiegel < 1 µg/ml) 1 × 3–7 mg/kg (Talspiegel < 1 µg/ml) 1 × 15–20 mg/kg (Talspiegel < 4 µg/ml) 2 × 15 mg/kg (Talspiegel 15–20 µg/ml) 2 × 600 mg

[1] Wenn ein ESBL-positiver Stamm, wie K. pneumoniae, oder eine Acinetobacter-Spezies vermutet wird, stellt ein Carbapenem die geeignetste Auswahl dar. Bei anamnestischen Hinweisen auf Kolonisation mit multiresistenten Pseudomonasstämmen ist eine Initialtherapie mit Colistin zu erwägen.

Pathogenese

Pathogenetisch disponieren die mangelnde Drainage und die Schleimhautbesiedlung mit gramnegativen Keimen zur Infektion. Die nosokomiale Sinusitis wird zumeist verursacht durch S. aureus, P. aeruginosa und gramnegative Enterobakterien. Bei immungeschwächten Patienten ist auch mit Pilzinfektionen zu rechnen.

Klinik und Diagnostik

Klinische Symptome beim beatmeten und sedierten Patienten sind zumeist sehr gering ausgeprägt, der bewusstseinsklare Patient gibt Schmerzen an sowie eine nasale Obstruktion bei purulenter Sekretion aus dem betroffenen Bereich.

Die Diagnose kann mittels Sonografie bzw. CT schnell und zuverlässig gestellt werden. Die konventionelle Röntgenaufnahme der Nasennebenhöhlen ist wenig aussagekräftig und als weitgehend obsolet zu betrachten.

Therapie

Die Therapie sollte beim intubierten Patienten primär die Umintubation bzw. Tracheotomie sein, um die physiologische Drainage des betroffenen Sinus wieder zu ermöglichen. Darüber hinaus werden schleimhautabschwellende Pharmaka empfohlen und bei deutlichen Infektionszeichen (Fieber, purulente Sekretion, Leukozytose u. a.) Antibiotika, die die genannten Keime erfassen.

Praxistipp
Eine frühzeitige Therapie ist notwendig, da sich aus übersehenen Nasennebenhöhleninfektionen Komplikationen wie z. B. Hirnabszesse entwickeln können. In schweren Fällen muss eine chirurgische Drainage erwogen werden.

Kernaussagen

Ambulant erworbene Pneumonie
Die Inzidenz der ambulant erworbenen Pneumonie beträgt etwa 500 000 pro Jahr, 10 – 15% der hospitalisierten Patienten versterben.
Die Infektion erfolgt vorwiegend aerogen. Häufigste Erreger sind Pneumokokken, Mykoplasmen, H. influenzae und respiratorische Viren.
Die klinische Beurteilung erfolgt nach den Kriterien Schweregrad, Grundkrankheiten, typische vs. atypische Symptomatik, radiologisches Bild.
Die Pneumokokkenpneumonie ist charakterisiert durch hohes Fieber, Husten und Auswurf. Die atypische Pneumonie zeigt einen schleichenden Krankheitsverlauf mit geringem Fieber und unproduktivem Husten.
Die klinische Diagnose wird anhand eines Kriterienkataloges gestellt. Die Leitsymptome sind Fieber, Husten, Auswurf, Pleuraschmerzen, pulmonale Infiltrate.
Die antibiotische Therapie erfolgt im Krankenhaus mit Aminopenicillinen ± β-Laktamaseinhibitor oder Cephalosporinen der 2. bis 3. Generation. Bei schwerer CAP und bei Verdacht auf atypische Pathogene ist eine Kombination mit einem Makrolidantibiotikum erforderlich. Alternativ ist eine Monotherapie mit einem modernen Fluorchinolon möglich.

Nosokomiale Atemwegsinfektionen
Die nosokomiale Pneumonie stellt einen wesentlichen Faktor bezüglich der Mortalität auf der Intensivstation dar. Häufigster Infektionsweg bei beatmeten Patienten ist die Miniaspiration von Erregern aus dem Oropharynx.

Die radiologische Diagnostik (Röntgenbild, CT) steht am Beginn der Diagnose. Entscheidend ist die Gewinnung von mikrobiologischen Untersuchungsmaterialien (Blutkultur, Trachealsekret, geschützte Bürste, bronchoalveoläre Lavage) möglichst vor Einleitung einer Antibiotikatherapie. Ob eine invasive Erregerdiagnostik dem Patienten nützt, ist nicht geklärt. Eindeutig ist der Vorteil der Kenntnis der lokalen Erregerepidemiologie. Entscheidend für die Wahl der initialen Therapie ist die Einteilung in Patienten mit oder ohne Risikofaktoren für multiresistente MRE.
Daneben spielen Schwere der Pneumonie und Komorbiditäten eine zentrale Rolle. Bei positiven Ergebnissen der Erregerdiagnostik sollte die Antibiotikatherapie angepasst werden. Die Therapiedauer ist erregerabhängig.
Die Sinusitis ist insbesondere eine Komplikation des nasotracheal beatmeten Patienten. Die Diagnose erfolgt mittels Sonografie bzw. CT. Die Therapie beinhaltet orotracheale Umintubation, schleimhautabschwellende Pharmaka und eventuell Antibiotika.

Literatur

[1] Allewelt M, Schüler P, Bölkscei PL et al. Ampicillin + sulbactam vs clindamycin +/- cephalosporin for the treatment of aspiration pneumonia and primary lung abscess. Clin Microbiol Infect 2004; 10: 163 – 170
[2] American Thoracic Society Guidelines for the management of adults with hospital acquired, ventilator associated and health care associated pneumonia. Am J Respir Crit Care Med 2005; 171: 388 – 416
[3] Bauer TT, Ewig S, Marre R et al. CRB-65 predicts death from community-acquired pneumonia. J Intern Med 2006; 260: 93 – 101
[4] Von Baum H, Ewig S, Marre R et al. Community acquired Legionella pneumonia: new insights from the German competence network for community acquired pneumonia. Clin Infect Dis 2008; 46: 1356 – 1364
[5] Bonten MJM, Kollef MH, Hall JB. Risk factors for ventilator associated pneumonia: from epidemiology to patient management. Clin Infect Dis 2004; 38: 1141 – 1149
[6] Canadian Critical Care Trials Group. A randomized trial of diagnostic techniques for ventilator-associated pneumonia. N Engl J Med 2006; 355: 2619 – 2630
[7] Chastre J, Wolff M, Fagon JY et al. Comparison of 8 vs 15 days of antibiotic therapy for ventilator-associated pneumonia in adults: a randomized trial. JAMA 2003; 290: 2588 – 2598
[8] Craven DE, Chroneou A, Zias N et al. Ventilator-associated bronchitis. Chest 2009; 135: 521 – 528
[9] Dalhoff K, Abele-Horn M, Andreas S et al. Epidemiologie, Diagnostik und Therapie erwachsener Patienten mit nosokomialer Pneumonie. Pneumologie 2012; 66: 1 – 35
[10] de Smet AM, Kluytmans JA, Cooper BS et al. Decontamination of the digestive tract and oropharynx in ICU patients. N Engl J Med 2009; 360: 20 – 31
[11] Ewig S, Ruiz M, Mensa J et al. Severe community acquired pneumonia: assessment of severity criteria. Am J Respir Crit Care Med 1998; 158: 1102 – 1108
[12] Ewig S, Birkner N, Strauss R et al. New perspectives on community acquired pneumonia in 388 406 patients. Results from a nationwide mandatory performance measurement programme in healthcare quality. Thorax 2009; 64: 1062 – 1069
[13] Ewig S, Welte T, Chastre J et al. Rethinking the concepts of community acquired and health care associated pneumonia. Lancet Infect Dis 2010; 10: 279 – 287
[14] Gastmeier P, Sohr D, Geffers C et al. Early and late-onset pneumonia: is this still a useful classification? Antimicrob Agents Chemother 2009; 53: 2714 – 2718

[15] Guidelines for the management of hospital-acquired pneumonia in the UK: Report of the Working Party on Hospital-Acquired Pneumonia of the British Society for Antimicrobial Chemotherapy. L Antimicrob Chemother 2008; 62: 5–34
[16] Höffken G, Lorenz L, Kern W et al. Epidemiology, diagnosis, antimicrobial therapy and management of community acquired pneumonia and lower respiratory tract infections in adults. Pneumologie 2009; 63: e1–e68
[17] Kohlenberg A, Schwab F, Behnke M et al. Pneumonia associated with invasive and noninvasive ventilation: an analysis of the German nosocomial infection surveillance system database. Intensive Care Med 2010; 36: 971–978
[18] Kothe H, Bauer TT, Marre R et al. Outcome of community acquired pneumonia: influence of age, residence status and antimicrobial treatment. Eur Respir J 2008; 32: 139–146
[19] Krüger S, Ewig S, Marre R et al. Procalcitonin predicts patients at low risk of death from community acquired pneumonia across all CRB-65 classes. Eur Respir J 2008; 31: 349–355
[20] Lode H, Schaberg T, Raffenberg M et al. Nosocomial pneumonia in the critical care unit. Crit Care Clinics 1998; 14: 119–133
[21] Luna CM, Vujacich P, Niederman MS et al. Impact of BAL data on the therapy and outcome of ventilator-associated pneumonia. Chest 1997; 111: 676–685
[22] Meyer E, Schwab F, Gastmeier P. Nosocomial methicillin resistant Staphylococcus aureus pneumonia – epidemiology and trends based on data of a network of 586 German ICUs (2005–2009). Eur J Med Res 2010; 15: 514–524
[23] Schnoor M, Hedicke J, Dalhoff K et al. Approaches to estimate the population-based incidence of community acquired pneumonia. J Infect 2007; 55: 233–239
[24] Stolz D, Smyrnios N, Eggimann P et al. Procalcitonin for reduced antibiotic exposure in ventilator-associated pneumonia: a randomised study. Eur Respir J 2009; 34: 1364–1375
[25] Zuschneid J, Schwab F, Geffers C et al. Trends in ventilator-associated pneumonia rates within the German nosovomial infection surveillance system (KISS). Infect Control Hosp Epidemiol 2007; 28: 314–318

8.5 Peritonitis, intraabdominelle Infektion und postoperative Sepsis

A. Hecker, C. M. Seiler, H.-P. Knaebel, B. W. Böttiger, E. Martin, M. A. Weigand, W. Padberg, M. W. Büchler

8.5.1 Einleitung

Der klinische Alltag des Mediziners auf einer chirurgischen Intensivstation ist wesentlich durch die sekundäre Peritonitis geprägt. Während die primäre Peritonitis (hämatogene, lymphogene oder intraluminale Invasion pathogener Keime in das Peritoneum) oder tertiäre Peritonitis (persistierende Peritonitis bei Immunsuppression) quantitativ nur von geringer Bedeutung sind, stellen Peritonitiden durch Hohlorganperforation, intraabdominelle Abszessbildung und Nahtdehiszenzen post operationem ein gefährliches und alltägliches Krankheitsbild chirurgischer Patienten dar.

Trotz verbesserter Diagnostik und koordinierter, rascher Therapiemaßnahmen (Clinical Sepsis Pathway) ist diese sekundäre Form der Peritonitis auch heutzutage mit einer Letalität von ca. 30% behaftet.

▶ **Interdisziplinarität.** Die Therapie intraabdomineller Infektionen sowie die frühzeitige Erkennung des septischen chirurgischen Patienten stellen auch heute noch eine Herausforderung für den Intensivmediziner, aber auch für den Stations- und Aufnahmearzt dar. Die leitliniengerechte Behandlung des Patienten kann nachweislich durch eine Zusammenarbeit als Team, bestehend aus Chirurgen, Anästhesisten, Radiologen und Mikrobiologen, erreicht und optimiert werden [26].

Angepasst an die hausinternen Strukturen und Möglichkeiten empfiehlt es sich, die Behandlungsschritte in Form eines „Sepsis Pathway" schriftlich zu fixieren, um eine evidenzbasierte Therapie des kritisch kranken Patienten zu ermöglichen. Ziel sollte ein von Person und Uhrzeit unabhängiger Diagnostik- und Therapiepfad sein, der in der Notaufnahme beginnt und die Peripher- und Intensivstation miteinbezieht. Eine frühzeitig durchgeführte „Early Goal-directed Therapy" des peritonitischen Patienten geht nachweislich mit einem deutlich verbesserten Überleben einher [24]. Der Faktor „Zeit" ist bei der Therapie intraabdomineller Infektionen von entscheidender Bedeutung.

> **Merke**
>
> Die Peritonitis stellt einen chirurgischen Notfall dar. Je schneller der Patient therapiert wird, umso besser seine Überlebenschancen.

8.5.2 Klassifikation und Epidemiologie

Wie in ▶ Tab. 8.15 aufgeführt, werden grundsätzlich 4 Formen der Peritonitis unterschieden.

▶ **Primäre Peritonitis.** Die seltene kindliche Form der primären Peritonitis betrifft in der Regel Mädchen (< 10 Jahre) und ist durch eine hämatogene Infektion des Peritoneums durch β-hämolysierende Streptokokken und Pneumokokken bedingt. Seltener werden Staphylokokken oder Enterobacteriaceae nachgewie-

Tab. 8.15 Klassifikation und Ätiologie der Peritonitis.

Klassifikation	Ätiologie
primäre Peritonitis	• hämatogene Peritonitis im Kindsalter • spontane bakterielle Peritonitis bei vorher bestehendem Aszites (z. B. bei Leberzirrhose) • tuberkulöse Peritonitis • hämatogene, lymphogene und intraluminale Keiminvasion

sekundäre Peritonitis	• Hohlorganperforation, z. B. bei
	  ○ akuter Sigmadivertikulitis
	  ○ Cholecystitis acuta
	  ○ Appendicitis acuta
	  ○ toxischem Megakolon
	  ○ Ulcus ventriculi aut duodeni
	• Durchwanderungsperitonitis, z. B. bei
	  ○ Mesenterialischämie
	  ○ toxischem Megakolon
	  ○ Ileus
	• posttraumatische Peritonitis
	• postoperative Peritonitis, z. B. bei
	  ○ Anastomoseninsuffizienz
	  ○ ischämischer Perforation

tertiäre Peritonitis	• persistierende/therapierefraktäre Peritonitis (bei Immunsuppression)
quartäre Peritonitis	• spontaner/iatrogener Abszess • CAPD-assoziierte Peritonitis

CAPD = kontinuierliche ambulante Peritonealdialyse

sen. Im Erwachsenenalter begünstigen portale Hypertension und Aszitesbildung den Übertritt von Bakterien in die Peritonealhöhle, sodass fast ausschließlich Patienten mit Leberzirrhose von der adulten Form der primären Peritonitis betroffen sind.

In der Regel lassen sich hier fakultativ anaerobe (E. coli, Enterokokken, Klebsiellen, Proteus vulgaris) und obligat anaerobe Bakterien (Clostridien, Bacteroides) nachweisen, die der Flora des Intestinums entsprechen. Im Rahmen bestimmter Primärinfekte kann eine primäre Peritonitis zudem durch hochspezifische Keime wie Mycobacterium tuberculosis, Neisseria gonorrhoeae etc. bedingt sein.

▶ **Sekundäre Peritonitis und postoperative Peritonitis.** Geht der Peritonitis ein pathologisches Geschehen innerhalb der Abdominalhöhle voraus, so ist diese sekundär bedingt. Sie stellt die häufigste Form der Peritonitis dar. Ursächlich kommen Organperforationen (Appendizitis, Cholezystitis, Sigmadivertikulitis, Ulcus ventriculi aut duodeni) und intraabdominelle Abszesse infrage. Die Letalität dieser Notfallpatienten schwankt je nach Alter, Gesundheitszustand und Schwere des Befundes und liegt für das Gesamtkollektiv um 14%. Wird die sekundäre Peritonitis durch eine Sepsis/einen septischen Schock verkompliziert, ist bereits von einer Letalität von ca. 30% auszugehen [22].

Nach Trede (in [5]) wird innerhalb der sekundären Peritonitis die *postoperative Peritonitis* besonders abgegrenzt [5]. Ihre Hauptursache stellt die Anastomoseninsuffizienz dar, die besonders häufig mit einem septischen Krankheitsverlauf einhergeht. Eine Studie aus München errechnete für intensivpflichtige Patienten mit postoperativer Peritonitis eine kumulative 1-Jahres-Sterblichkeit von 77,4% [8]! Während bei nicht chirurgischen Intensivpatienten eine Sepsis meist durch pulmonale Foki verursacht ist, findet sich bei septischen Patienten nach viszeralchirurgischen Eingriffen in ca. 85% der Fälle eine intraabdominelle Infektion, die in der Regel mit einer postoperativen Peritonitis einhergeht.

▶ Tab. 8.16 zeigt die Häufigkeiten eines intraabdominellen Infektfokus in den Kollektiven der großen Sepsisstudien.

Während nach einer Operation an Appendix, Galle, Leber und Pankreas die postoperative Peritonitis nur in 0,3 – 0,6% der Fälle auftritt, sind Operationen an Magen und Duodenum mit einer Inzidenz von 2,3%, an Dünn- und Dickdarm gar von 2,6% behaftet [12]. Diese Unterschiede gehen vermutlich auf das unterschiedliche Keimspektrum der Hohlorgane zurück. Als unabhängige Prognosefaktoren für die postoperative Peritonitis konnten Ätiologie, operativ versorgtes Organ und Beschaffenheit des Exsudats herausgearbeitet werden. So geht eine kotig-fäkale Peritonitis nach Kolonperforation mit einer deutlich schlechteren Prognose einher als eine fibrinöse Peritonitis nach Appendektomie.

Tab. 8.16 Häufigkeiten eines intraabdominellen Fokus in den großen Sepsiskollektiven.

Studienname (Anteil chirurgischer Patienten in Klammern)	Häufigkeit intraabdomineller Foki
PROWESS-Studie [27] (27%)	20%
PROWESS-Studie („chirurgische Patienten") [1]	66,5%
PROWESS-Studie („Patienten nach viszeralchirurgischer Operation") [1]	85%
KyberSept-Studie [25] (46%)	28,5%
OPTIMIST-Studie [9] (35%)	28%
MONARCS-Studie [14] (38%)	37,9%

Merke
Die sekundäre Peritonitis ist die häufigste Form der Peritonitis. Die postoperative Peritonitis ist mit einer besonders hohen Letalität behaftet.

▶ **Tertiäre Peritonitis.** Die tertiäre Peritonitis ist als eine persistierende Peritonitis definiert, die vom Immunsystem des Patienten aufgrund einer Immunsuppression oder aufgrund von schweren Begleiterkrankungen (z. B. Malignome, HIV-Infektionen, chronische Hepatitiden, Leberzirrhose etc.) nur unzureichend bekämpft werden kann. Von allen Formen der Peritonitis geht sie mit der höchsten Letalität einher [34]. Auch innerhalb dieser Gruppe in der Regel septischer Patienten stellen intraabdominelle Foki mit 28 – 38% eine sehr häufige Ursache dar.

▶ **Quartäre Peritonitis.** Ausgelöst durch abdominelle Lavagen, spontan/iatrogen bedingte Abszesse und v. a. im Rahmen der Peritonealdialyse kann es zu dieser Unterform der Peritonitis kommen. Die Peritonitis durch die kontinuierliche ambulante Peritonealdialyse (CAPD) betrifft bis zu 20% der CAPD-Patienten, wird jedoch nicht chirurgisch, sondern ausschließlich antibiotisch therapiert. Auch für die quartäre Peritonitis gilt, dass sie quantitativ bei Weitem hinter der sekundären Peritonitis zurücksteht.

8.5.3 Diagnostik der Peritonitis

Die Diagnose „Peritonitis" (▶ Abb. 8.7) wird rein anhand des klinischen Untersuchungsbefundes gestellt. Pathologien in der Laborchemie wie erhöhte Leukozytenzahlen, eine Erhöhung des C-reaktiven Proteins (CRP) und organspezifische Veränderungen (Cholestaseparameter bei Choledocholithiasis und Cholezystitis) unterstützen die Entscheidung für oder gegen die Operation.

Leitsymptome des peritonitischen Patienten sind:
- Schmerz,
- Störungen der Peristaltik (reflektorische Darmparalyse bei intraabdominellem Fokus),
- eine gespannte Bauchdecke („bretthartes Abdomen"),
- Erbrechen,
- eine Kreislaufreaktion im Sinne einer Hypotonie, Tachykardie und Tachypnoe.

▶ **Bildgebung.** Jegliche bildgebende Diagnostik kann dem Chirurgen helfen, die Operation zu optimieren, wenn auch die Operationsindikation eine rein klinische bleibt. In der Computertomografie ist der entzündliche Befund oftmals einzugrenzen/zu lokalisieren, sodass die Lagerung des Patienten zur Operation optimal angepasst werden kann. Auch kann die Computertomografie Nebenbefunde wie wichtige Grunderkrankungen (Leberzirrhose, Sigmadivertikulose etc.) und auch Malignome detektieren, auf die der Operateur nun vor dem Schnitt vorbereitet ist. Für das gesamte OP-Team (Instrumentarium, Lagerung, Operationsdauer und -management) und den Patienten (exaktere Aufklärung prä operationem) wird die Operation planbarer. Trotz der Vorteile der Computertomografie gilt: Ein Zeitverlust in der Diagnostik muss zwingend vermieden werden, da er mit einer Verschlechterung der Prognose vergesellschaftet ist!

Besonderheiten bei der Diagnostik der postoperativen Sepsis

▶ **Hinweis: persistierende Erhöhung des CRP-Wertes.** Die Diagnose einer postoperativen Sepsis nach viszeralchirurgischen Eingriffen ist oftmals durch die an sich schon pathologische Situation post operationem erschwert. Die Akute-Phase-Reaktion, die physiologischerweise nach der Operation auftritt und sich kli-

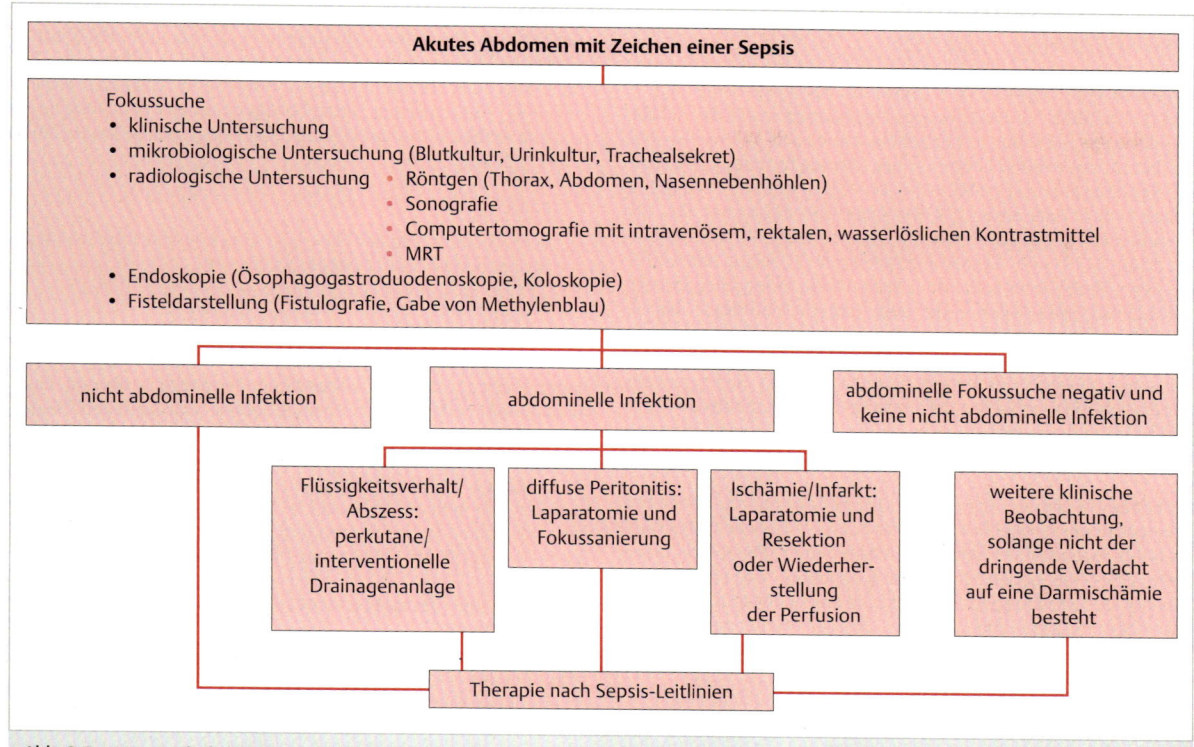

Abb. 8.7 Diagnostikpfad für den septischen Patienten mit akutem Abdomen.

nisch und laborchemisch niederschlägt (z. B. erhöhtes CRP, Erhöhung der Körpertemperatur), kann das septische Zweitereignis der Nahtinsuffizienz maskieren. Hier ist die tägliche, genaue klinische Beobachtung des Patienten und seiner Parameter obligat. Oftmals stellen isolierte „Ausreißer" der Körpertemperatur, des CRP- oder Leukozytenwertes Anzeichen einer Komplikation dar. Jedoch konnte eine Heidelberger Arbeitsgruppe zeigen, dass allein die persistierende Erhöhung des CRP-Wertes im frühen postoperativen Verlauf (> 72 h) als Hinweis auf eine mögliche postoperative Inflammation zu sehen ist [35].

▶ Organfunktionsstörungen häufig. Zusätzlich ist ein neuer intraabdomineller Fokus häufig mit Organfunktionsstörungen assoziiert: Eine neu aufgetretene supraventrikuläre Arrhythmie, zerebrale Verwirrtheit, ein Anstieg der Nierenretentionswerte, eine Störung der gastrointestinalen Funktion mit Erbrechen und Stuhlverhalt oder eine Erhöhung der Transaminasen und des Bilirubins 3–4 Tage nach dem viszeralchirurgischen Eingriff sind Indizien für eine sich intraabdominal abspielende Infektion. Neben der klinischen Untersuchung spielt bei unklarem entzündlichen Fokus die Bildgebung mittels Computertomografie eine große Rolle.

▶ Computertomografie als Goldstandard. Im Vergleich zur Perforationsperitonitis ist die klinische Untersuchung beim komplikativen postoperativen Verlauf (postoperative Peritonitis) oftmals erschwert (z. B. beim intubierten Patienten unter Analgesie). Eine retrospektive Arbeit von Bader et al. [2] verglich die sekundäre Peritonitis mit der postoperativen Peritonitis bezüglich der Ausprägung der klinischen Symptome (Fieber, Abwehrspannung, Schmerzen). Alle klinischen Zeichen waren bei der postoperativen Peritonitis signifikant geringer ausgeprägt, sodass die Indikation zur Computertomografie hier wesentlich großzügiger zu stellen ist [2]. Entwickelt der Patient eine postoperative Sepsis unklarer Ätiologie, so muss umgehend die Fokussuche erfolgen (▶ Abb. 8.7). Hier kann die CT-Untersuchung als Goldstandard auch kleinste Flüssigkeitsverhalte detektieren und diese spezifizieren (Dichtegrade zur Differenzierung zwischen Hämatom und Serom, Rand-Enhancement bei intraabdominellem Abszess, Lufteinschlüsse in der Darmwand [Pneumatosis intestinalis] als Zeichen eines intestinalen Infektes). Ein weiterer Vorteil ist die Möglichkeit der umgehenden CT-gesteuerten Drainage des Verhaltes („therapeutisches Bridging", Kap. 8.5.4, S. 514).

▶ Sonografiegesteuerte Punktion als Alternative. Bei allen Vorteilen muss der Intensivmediziner jedoch im Hinterkopf haben, dass bei einer oftmals wiederholt postoperativ durchgeführten Computertomografie durch Kontrastmittel eine renale Dysfunktion bis hin zum Nierenversagen aggraviert werden kann. Hier stellt ggf. auch eine sonografiegesteuerte Punktion am Patientenbett mit anschließender Beurteilung von Farbe und Konsistenz des Punktats eine nebenwirkungsarme Alternative dar. Neben den radiologischen Möglichkeiten der Bildgebung stellt gerade für den Viszeralchirurgen die Endoskopie eine Option dar, rasch Anastomosen zu beurteilen und intraabdominelle Darmischämien aufzuspüren (▶ Abb. 8.7).

Score-Systeme

Seit Jahren werden große Anstrengungen unternommen, den Schweregrad einer sekundären oder postoperativen Peritonitis zu kategorisieren und damit abschätzen zu können. Ein erhobener Score könnte als klinische Entscheidungshilfe verwendet werden und den Chirurgen bei der Entscheidung für oder wider eine rasche Notfall(re-)laparotomie unterstützen. Zur Verfügung stehen prinzipiell 2 diagnostische Varianten:

- systemische Sepsis-Scores,
- Peritonitis-Scores.

▶ **Systemische Sepsis-Scores.** Systemische Sepsis-Scores beziehen die systemische Reaktion des Organismus sowie die Komorbiditäten des individuellen Patienten mit ein. Im intensivmedizinischen Alltag werden heute v. a. der „Acute Physiology and chronic Health Evaluation"(APACHE)-II-Score [13] und der „Sequential Organ Failure Assessment"(SOFA)-Score [30] eingesetzt, um den Gesamtzustand des Patienten mit systemischem Inflammationssyndrom (SIRS) oder Sepsis abzuschätzen [7]. Nicht unerwähnt bleiben soll an dieser Stelle der „Mortality in Emergency Department Sepsis"(MEDS)-Score, der dem (Not-)Aufnahmearzt bereits eine Abschätzung des Outcomes des septischen Patienten erlaubt [31]. Während diese systemischen Sepsis-Scores den in der Regel kritischen Zustand des Patienten recht adäquat widerspiegeln, berücksichtigen sie weder die intraoperativen Aspekte der Peritonitis, noch kann der Chirurg an ihnen die Entscheidung zur Operation in irgendeiner Art und Weise festmachen.

▶ **Peritonitis-Scores.** Aus diesem Grund wurden von deutschen Arbeitsgruppen spezielle Peritonitis-Scores entwickelt (Peritonitis-Index-Altona [PIA] und der Mannheimer Peritonitis-Index [MPI] [19]), die neben allgemeinen Aspekten v. a. chirurgische Aspekte berücksichtigen, um diese in einem System zur Prognoseerfassung zusammenzuführen. Die Sensitivität und Spezifität mit Werten von 86% und 74% konnten jedoch nicht weiter optimiert werden [11].

▶ **Score-Systeme rein deskriptiv.** Studien konnten zeigen, dass bestimmte Score-Systeme von Bedeutung für die antimikrobielle Behandlung der Peritonitis sind: Je höher der MPI und der APACHE-II-Score, desto höher ist die Wahrscheinlichkeit für Problemkeime in der Peritonealhöhle [15].

Im Ganzen bleiben die Score-Systeme allein hilfreich bei der Abschätzung des Schweregrades der Peritonitis und des Gesamtzustandes der septischen Intensivpatienten. Sie dienen der Deskription einer Peritonitis (beispielsweise in Studien), wohingegen sie im klinischen Alltag bezüglich einer operativen Intervention keinerlei therapeutische Entscheidungshilfe darstellen.

Merke
Score-Systeme sind rein deskriptiv. Eine klinische Entscheidung an ihnen allein festzumachen, ist obsolet!

8.5.4 Therapie

Jeder Patient mit einer sekundären Peritonitis aufgrund einer intraabdominellen Infektion stellt einen chirurgischen Notfall dar, der umgehend der operativen Therapie bedarf, um der unmittelbaren Lebensbedrohung adäquat zu begegnen. Dabei spielt es bezüglich des therapeutischen Vorgehens keine Rolle, ob es sich um eine sekundäre Peritonitis durch eine Hohlorganperforation oder einen komplizierten Verlauf nach einem viszeralchirurgischen Eingriff im Sinne einer postoperativen Peritonitis handelt.

Die Therapie des septischen Patienten fußt auf den 4 Säulen:
- Herdsanierung,
- antimikrobielle Therapie,
- supportive Maßnahmen,
- adjunktive Sepsistherapie.

▶ Abb. 8.8 fasst die therapeutischen Maßnahmen zusammen und
▶ Abb. 8.9 stellt den Gießener Behandlungspfad für Patienten mit Sepsis vor.

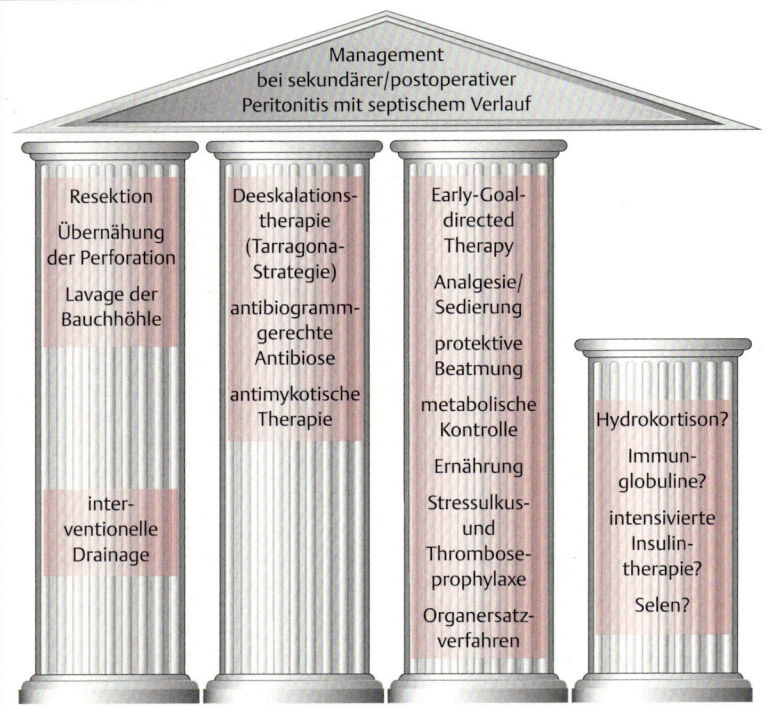

Abb. 8.8 Übersicht über die Therapie der sekundären Peritonitis beim septischen Patienten. Tarragona-Strategie = Antibiotikatherapie bei Sepsis.

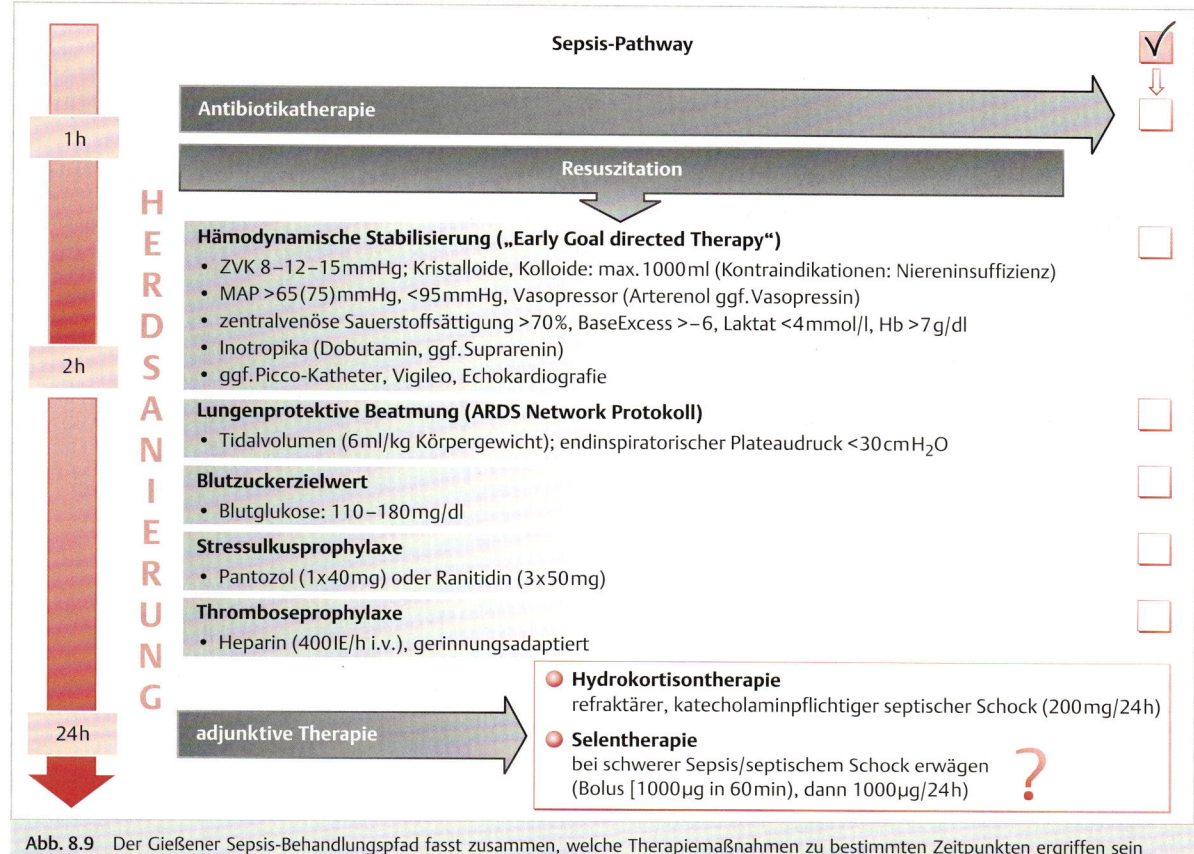

Abb. 8.9 Der Gießener Sepsis-Behandlungspfad fasst zusammen, welche Therapiemaßnahmen zu bestimmten Zeitpunkten ergriffen sein müssen.

Fokussanierung

Die chirurgische Sanierung des entzündlichen Fokus ist lebensrettender Goldstandard in der Therapie der Peritonitis. Dabei basiert die chirurgische Therapie weitgehend auf den Prinzipien, die Johann von Mikulicz-Radecki schon im Jahre 1889 definiert hat [20]: frühe Operation, Elimination der Ursache und abdominelle Lavage. Diese therapeutischen Maßnahmen sind zweifelsohne nur durch einen adäquaten operativen Zugang möglich, der die Übersicht über die gesamte Peritonealhöhle gestattet. Der Standardzugang in die Bauchhöhle ist die mediane Laparotomie, die es dem Chirurgen auch bei unklarem intraabdominellen Befund und unklarer Anamnese des Patienten (Z. n. multiplen Voroperationen) ermöglicht, das Abdomen vom ösophagogastralen Übergang bis nach kaudal ins kleine Becken zu explorieren. Die quere Laparotomie hat sich, obwohl von einigen Chirurgen bei elektiven Operationen bevorzugt, im viszeralchirurgischen Notfall aus den oben genannten Gründen als nachteilig erwiesen.

▶ **Schweregrad der Sepsis berücksichtigen.** Eine Conditio sine qua non in der Therapie des Patienten mit sekundärer bzw. postoperativer Peritonitis ist die Sanierung des entzündlichen Fokus, um eine weitere Kontamination der Bauchhöhle mit Bakterien, Blut, Galle oder Stuhl zu verhindern. Der Chirurg muss – auf seine Erfahrung zurückgreifend – das operative Ausmaß der Gesamtsituation des Patienten anpassen. Je nach Ursprung der Perforation, dem Ausmaß der Kontamination und den Vorerkrankungen des Patienten ist auf Reanastomosierungen zu verzichten und ein Anus praeter anzulegen. Vor allen Dingen hat der Chirurg den Schweregrad der Sepsis bzw. des systemischen Inflammationssyndroms (SIRS) in seiner Entscheidungsfindung zu berücksichtigen.

▶ **Ursachenelimination oberstes Therapieziel.** Während der septische Patient mit kotiger Peritonitis von aufwendigen Rekonstruktionen der gastrointestinalen Passage wenig profitiert, ist die Ursachenelimination im Sinne der Fokussanierung oberstes und zwingendes Therapieziel. An dieser Stelle sei darauf hingewiesen, dass der Intensivmediziner dieses chirurgische Verständnis in seiner alltäglichen Visite im Hinterkopf haben muss: Die tägliche Untersuchung eines Anus praeter ist für den behandelnden Intensivmediziner obligat, da ein livider, minderperfundierter Anus praeter ein klinisches Symptom einer Darmischämie sein kann.

Absolute Kontraindikationen für eine umgehende sanierende Operation sind aufgrund der exzellenten Intensivtherapie heute sehr selten, da selbst und gerade der katecholaminpflichtige Patient allein von der Beseitigung des entzündlichen Fokus profitieren kann.

▶ **Interventionelle Drainage als „therapeutisches Bridging".** Übersteigt das perioperative Risiko im individuellen Fall den potenziellen Nutzen einer Operation, kann gerade der Intensivpatient mit postoperativer Peritonitis von der sonografie- oder CT-gesteuerten Drainage eines entzündlichen Flüssigkeitsverhaltes profitieren. Im Gegensatz zur Relaparotomie stellt eine solche Intervention für den septischen Patienten nur einen geringen „second hit" dar. Dennoch stellen interventionelle Drainagen von Abszessen, Aszites oder infizierten Hämatomen nur eine Form der temporären Dekontaminierung dar („therapeutisches

Bridging"). Die sanierende Operation mit Ursachenelimination und abdomineller Lavage ersetzen sie nicht.

> **Praxistipp**
> Die interventionelle Drainage ist keine kausale Therapie der Peritonitis.

Allgemeine Hinweise zum intraoperativen Vorgehen

Die Gesamtsituation des (kritisch kranken) Patienten sowie die Lokalisation des entzündlichen Befundes/der Perforation sind ausschlaggebend für das operative Vorgehen und das Ausmaß der Resektion.

▶ **Ausmaß der chirurgischen Therapie.** Während eine perforierte Appendizitis mittels Appendektomie oder als erweiterter Eingriff mittels Ileozökalresektion saniert wird, können Perforationen im Bereich des Magens, Duodenums, Dünn- und Dickdarms in der Regel organerhaltend operiert werden. Methode der Wahl für den Magen und das Duodenum ist die lokale Exzision und Übernähung der Perforation, während im Bereich des Dünndarms distal des Treitz-Bandes die Segmentresektion mit primärer Reanastomosierung Therapiestandard ist. Ein solch restriktives (organerhaltendes) resezierendes Vorgehen kann durch eine kritische Durchblutung bis hin zur kompletten Ischämie eines Hohlorgans zunichte gemacht werden. Dann sind ausgedehnte Resektionen von Magen (Gastrektomie) oder Darm erforderlich, die oftmals die temporäre Ausleitung eines Anus praeter erfordern.

Im Bereich des proximalen Kolons (Zökalpol bis Colon descendens) gilt ebenfalls, dass eine Resektion unter Erhalt der Darmkontinuität möglich ist. Vor allem bei Sigma- und Rektumperforationen sollte auf eine primäre Anastomose (Descendorektomie) bei massiver, kotiger Peritonitis verzichtet werden. Stattdessen sollte im Rahmen eines zweizeitigen Vorgehens primär eine Hartmann-Situation (Blindverschluss des Rektumstumpfes mit Anlage eines endständigen Descendostomas) geschaffen werden. Nach Abheilen des Situs (nach ca. 3–6 Monaten post operationem) sollte die Darmkontinuität in einer zweiten Operation rekonstruiert werden.

Intraabdominelle Lavage

Nach Sanierung des Fokus erfolgt die mechanische Reinigung der Bauchhöhle: Hierbei sollte der Chirurg die komplette Abdominalhöhle explorieren und von etwaigen weiteren (Schlingen-)Abszessen befreien. Ob Fibrinbeläge abgelöst werden sollten, ist zweifelhaft. Ein radikales chirurgisches Debridement bzw. das Befreien der intraabdominellen Organe von Fibrinbelägen hat sich bisher in keiner Studie in einer Verbesserung des Outcomes niedergeschlagen [23, 28]. An die Exploration und mechanische Reinigung schließt sich die ausgiebige Lavage der Peritonealhöhle mit bis zu 30 l körperwarmer isotoner Kochsalzlösung an [27]. Makroskopische Rückstände der Entzündung wie Zelldetritus, Fibrinbeläge und die primäre Kontamination der Bauchhöhle mit Stuhl, Eiter etc. werden ausgewaschen und zusätzlich wird die intraabdominelle Keimzahl verdünnt. Trotz der theoretischen Rationalen hinter diesem Vorgehen ist es bei fehlendem Nachweis eines Überlebensvorteils bei einigen Chirurgen umstritten [28].

>
> **Merke**
> Die intraabdominelle Lavage reinigt mechanisch und reduziert die Konzentration der Keime in der Peritonealhöhle. Ein Überlebensvorteil konnte bisher nicht gezeigt werden.

Drainage-Einlage und Relaparotomien

Oftmals ist es dem Chirurgen nicht möglich, den entzündlichen Fokus intraoperativ sicher komplett zu sanieren. Dies ist besonders häufig bei Revisionen im Rahmen der postoperativen Peritonitis der Fall. Bis vor wenigen Jahren wurde in solchen Fällen auf die sog. geschlossene, kontinuierliche Peritoneallavage, die offene kontinuierliche Peritoneallavage oder die sog. Etappenlavage (geplante Relaparotomie) zurückgegriffen. Der Nutzen einer kontinuierlichen postoperativen Spülung der Abdominalhöhle bei der Behandlung der Peritonitis ist jedoch umstritten. Bei makroskopischer Restverschmutzung der peritonitischen Abdominalhöhle können Spüldrainagen eingebracht werden, die eine kontinuierliche postoperative Spülung (in der Regel mit kontinuierlicher ambulanter Peritonealdialyse[CAPD]-Lösung) mit 30 l/24 h ermöglichen. Diese Drainagen sollten postoperativ regelmäßig gekürzt werden, um Arrosionen zu vermeiden [28].

Zwar erfolgt auch heutzutage die Einlage von ableitenden Drainagen (z. B. Easy-Flow-Drainagen) im Rahmen der sanierenden Operation, jedoch sollte diese befundabhängig und nicht standardmäßig erfolgen. Bei der perforierten Appendizitis beispielsweise ist nach neuesten Daten die Drainage mit Nachteilen behaftet [1].

▶ **Relaparotomien.** Von geplanten Relaparotomien im Sinne von Second-Look-Operationen und sog. Etappenlavagen ist nach der aktuellen Literatur abzusehen. Gerade für den septischen Patienten mit sekundärer/postoperativer Peritonitis geht eine „Planned Relaparotomy" mit einer erneuten systemischen inflammatorischen Antwort einher [25]. Die Rate an Anastomoseninsuffizienzen, Wiederaufflammen der Sepsis und Multiorganversagen steigt mit der Anzahl durchgeführter Relaparotomien [9]. Stattdessen empfiehlt es sich, den kritisch kranken Patienten engmaschig zu überwachen und klinisch zu untersuchen und bei Bedarf eine sog. „On-Demand-Laparotomie" durchzuführen. Bei einer persistierenden Peritonitis kann die rechtzeitige Relaparotomie „On Demand" nachweislich das Outcome verbessern [14]. In einer randomisierten Studie führten das „On-Demand"-Konzept und das „Planned-Relaparotomy"-Konzept zu einer ähnlich hohen Letalität [29]. Damit sind die multiplen Traumata in Form von geplanten Relaparotomien offensichtlich für den septischen Patienten ohne jeglichen Vorteil hinsichtlich des Krankheitsverlaufs und nicht zu rechtfertigen.

>
> **Praxistipp**
> Zur Visite gehören die Überwachung und die Mobilisation einliegender Drainagen.
> Ein erneuter operativer Eingriff wird „On Demand" durchgeführt.

Bauchdeckenverschluss

Auch bezüglich des Verschlusses der Abdominalhöhle ist bei Patienten mit sekundärer/postoperativer Peritonitis mit Komplikationen zu rechnen, die oftmals einer erneuten Intervention bedürfen. Neben Wundheilungsstörungen und Wundinfektionen kann ein im Rahmen der Peritonitis ödematöses Mesenterium einen Bauchdeckenverschluss verbieten bzw. ein abdominelles Kompartmentsyndrom verursachen. Ob ein Faszienverschluss in Einzelknopftechnik in der Notfallsituation Vorteile gegenüber der fortlaufenden Fasziennaht hat, konnte bisher in Studien nicht gezeigt werden [4]. Theoretisch hat der einzeln geknüpfte Faden mit geflochtenem Nahtmaterial den Vorteil, dass es beim Ausreißen nicht zum kompletten Platzbauch kommt.

8.5 Peritonitis, intraabdominelle Infektion und postoperative Sepsis

Praxistipp

Um Letzteres generell zu verhindern, ist bei zu hohem Tonus auf die Fasziennaht zu verzichten und ein Laparostoma mit sekundärem Verschluss der Bauchdecke anzulegen. Eine Vakuumversiegelung des Abdomens [10] kann ein sinnvolles temporäres Verfahren darstellen (▶ Abb. 8.10 **a, b**).

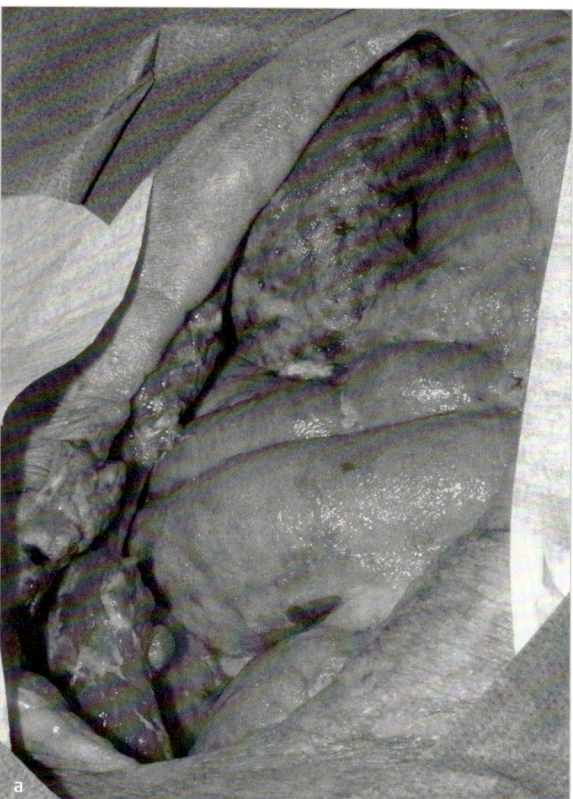

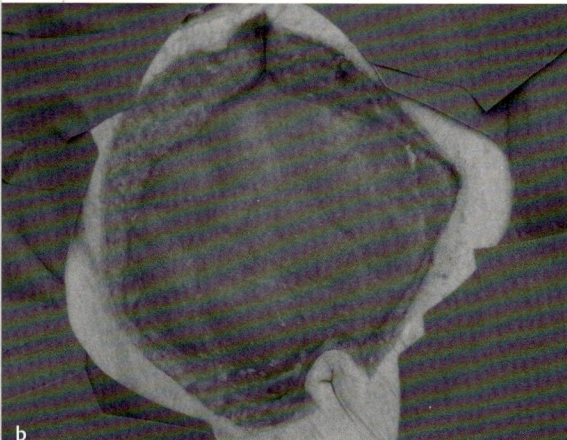

Abb. 8.10 a, b Laparostoma.
a Nach komplexem Verlauf einer schweren Peritonitis.
b Nach Behandlung mittels Vakuumversiegelung für 4 Wochen.

Antimikrobielle Therapie

Die zweite Säule einer erfolgreichen Therapie der (septischen) Peritonitis stellt die antimikrobielle Therapie dar. Eine groß angelegte Studie von Ferrer et al. zeigte, dass neben der Fokussanierung allein die frühe Antibiotikatherapie für den septischen Patienten lebensrettend ist [6]. Bei inadäquater antibiotischer Therapie des kritisch Kranken ist die Letalität um den Faktor 5 erhöht [17]. Gemäß der Tarragona-Strategie („hit hard and early"), die erstmals 2003 für die nosokomiale Pneumonie entworfen wurde, sollte auch im Falle einer Peritonitis umgehend eine Breitspektrumantibiose appliziert werden. Bei der sekundären Peritonitis liegt stets eine Mischinfektion vor [3]. Kommt es bei einem Patienten mit Hohlorganperforation zu einem septischen Schock, so sinkt mit jeder Stunde ohne antimikrobielle Therapie das Überleben um 5–10% [16]!

Merke

Gemäß dem Prinzip der „Golden Hour of Sepsis" sollte die Antibiose bereits vor dem Hautschnitt erfolgen. Je nach vermutetem entzündlichem Fokus wird die intravenöse, hoch dosierte Breitspektrumantibiose modifiziert und an patientenabhängige Faktoren (Allergien, Niereninsuffizienz, Endokarditisrisiko) angepasst.

▶ **Keimnachweis.** Um die Antibiose im Verlauf deeskalieren zu können, ist der Keimnachweis umgehend zu führen und rasch anzustreben. Intraoperativ müssen Abstriche entnommen und mikrobiologischen Untersuchungen zugeführt werden. Bei der Materialgewinnung kann ein Aspirat (z. B. über eine Spritze entnommen) oftmals einen besseren Keimnachweis erbringen [3]. Bei Sepsis sind Blutkulturen zwingend erforderlich. Eine Metaanalyse aus dem Jahre 2005 untersuchte 16 verschiedene Antibiotikaregime, die bei der Peritonitis eingesetzt wurden. Eine spezielle Empfehlung zugunsten einiger antimikrobieller Therapieschemata konnte nicht ausgesprochen werden [36]. Die Wirksamkeit vieler Mono- und Kombinationstherapieschemata (▶ Tab. 8.17; [3, 21]) wurde in prospektiv randomisierten Studien belegt. Bei der Wahl des Antibiotikums muss der Intensivmediziner neben dem einzelnen Patienten auch die Keimflora/Resistenzlage des Hauses beachten und ggf. Rücksprache mit dem Mikrobiologen halten.

Gerade bei langen, komplizierten postoperativen Verläufen mit Nahtinsuffizienz(en) und bei immunkompromittierten Patienten sollte der Intensivmediziner erwägen, die antimikrobielle Therapie um ein Antimykotikum zu erweitern [15].

Tab. 8.17 Mono- und Kombinationstherapieschemata für septische Peritonitis.

Therapie	Antibiotikaregime
Monotherapie	Ampicillin/Sulbactam Piperacillin/Tazobactam Ertapenem Imipenem/Cilastatin Meropenem Doripenem Moxifloxacin Tigecyclin
Kombinationstherapie	Cefuroxim Cefotaxim Ceftriaxon Ceftazidim Cefepim Ciprofloxazin + Metromidazol

Supportive Therapie

▶ **Sepsis-Pathway.** Patienten mit einer intraabdominellen Infektion, sei es durch eine Hohlorganperforation oder durch eine Nahtinsuffizienz post operationem, sind in der Regel septische Patienten. Wie bereits aufgeführt, spielt der Faktor Zeit bei der Fokussanierung, Antibiose und bei den supportiven Maßnahmen eine ganz entscheidende Rolle. Damit die Patienten mit sekundärer Peritonitis koordiniert interdisziplinär therapiert werden können, haben viele Kliniken sog. Sepsis-Pathways etabliert, die bestimmte Maßnahmen in einem festen Zeitfenster vorschreiben. Durch sog. Maßnahmenbündel („management bundles"), die in diese Sepsis-Pathways miteingeflossen sind, ließ sich nachweislich die Letalität septischer Patienten signifikant senken [18] (▶ Abb. 8.9).

▶ **Therapiemaßnahmen.** Die supportiven Maßnahmen umfassen die lungenprotektive Beatmung gemäß dem Network-Protokoll für das akute Atemnotsyndrom ARDS (Vermeidung exzessiver Plateaudrücke [pPlat < 30 cm H_2O], ein Atemzugvolumen von 6 ml/kg KG und ein adäquater positiver endexspiratorischer Druck [PEEP]), die metabolische Kontrolle (Blutzuckerzielwert 110–180 mg/dl), die Stressulkus- und Thromboseprophylaxe. Durch die Fortschritte der Sepsistherapie auch in Form von Nieren- und Lungenersatzverfahren konnte die Letalität der Perforationsperitonitis von 50–80% zu Beginn des 20. Jahrhunderts auf unter 20% in Großkliniken gesenkt werden.

Adjunktive Therapie

Sind die in ▶ Abb. 8.9 gezeigten Maßnahmen frühzeitig getroffen worden, so kann der Intensivmediziner im Verlauf zusätzlich auf sog. adjunktive Maßnahmen zurückgreifen. Ein Nutzen dieser Maßnahmen ist bisher nicht belegt. Trotz des antiinflammatorischen Effekts [32, 33] kann eine niedrig dosierte Hydrokortisongabe (200–300 mg/24 h) laut Studien das Outcome septischer Patienten nicht verbessern. Auch Selen als Antioxidans (Selenase 1000 µg Bolus gefolgt von 1000 µg über 24 h; [32, 33]) konnte die Erwartungen bisher nicht erfüllen. Aktiviertes Protein C (APC; Drotrecogin, Xigris; Endothelprotektion, Hemmung der Leukozyten-Endothel-Interaktion) wurde kürzlich wegen mangelnder Wirksamkeit vom Markt genommen.

> ### Kernaussagen
>
> **Einleitung**
> Die Peritonitis ist ein chirurgisches Krankheitsbild, welches einer raschen chirurgischen Intervention bedarf. Dabei ist der Faktor „Zeit" von entscheidender Bedeutung, was sich in klinischen Pathways niederschlägt. Diese fordern ein rasches, interdisziplinäres, an gewachsene hausinterne Strukturen adaptiertes Vorgehen, um den kritisch kranken Patienten zu retten.
>
> **Klassifikation und Epidemiologie**
> Von den 4 Subtypen der Peritonitis (primär, sekundär, tertiär und quartär) kommt auf der Intensivstation der sekundären Form die mit Abstand wichtigste Bedeutung zu. Klinisch relevant ist die Unterscheidung zwischen einer *sekundären Peritonitis* (z. B. nach Hohlorganperforation) und der *postoperativen Peritonitis* (z. B. nach Anastomoseninsuffizienz), deren klinisches Bild oftmals durch intensivmedizinische Maßnahmen und den operativen Eingriff maskiert ist.
>
> **Diagnostik**
> Bei klinischen Anzeichen einer sekundären Peritonitis sollte die Indikation zur Computertomografie frühzeitig gestellt werden.

Neben der Diagnosestellung erlaubt diese die optimale Operationsplanung und bietet mithilfe der radiologischen Intervention (CT-gesteuerte Drainage) die Möglichkeit eines „therapeutischen Bridgings".

Therapie
Die Therapie basiert auf der raschen chirurgischen Fokussanierung, der frühen Breitspektrumantibiose sowie auf supportiven intensivmedizinischen Maßnahmen. Allein die chirurgische Behebung der intraabdominellen Ursache, auf die eine ausgiebige Lavage der Peritonealhöhle folgt, kann den Patienten heilen. Entgegen früherer Ansichten wird eine geplante Second-Look-Operation heute kritisch gesehen. Stattdessen wird eine chirurgische Reintervention heutzutage „On Demand" durchgeführt. Die bereits präoperativ begonnene Antibiose sollte je nach Lokalisation des Fokus und je nach Antibiogramm entsprechend adaptiert werden.

Literatur

[1] Allemann P, Probst H, Demartines N et al. Prevention of infectious complications after laparoscopic appendectomy for complicated acute appendicitis – the role of routine abdominal drainage. Langenbecks Arch Surg 2011; 396(1): 63–68

[2] Bader FG, Schroder M, Kujath P et al. Diffuse postoperative peritonitis – value of diagnostic parameters and impact of early indication for relaparotomy. Eur J Med Res 2009; 14 (11): 491–496

[3] Bodmann KF. Complicated intra-abdominal infections: pathogens, resistance. Recommendations of the Infectliga on antbiotic therapy. Chirurg 2010; 81(1): 38–49

[4] Diener MK, Voss S, Jensen K et al. Elective midline laparotomy closure: the INLINE systematic review and meta-analysis. Ann Surg 2010; 251(5): 843–856

[5] Dollinger P HB, Berger G, Häring R. Die postoperative Peritonitis. In: Häring *R*, Hrsg. Peritonitis 1993. Stuttgart; Thieme: 91–96

[6] Ferrer R, Artigas A, Suarez D et al. Effectiveness of treatments for severe sepsis: a prospective, multicenter, observational study. Am J Respir Crit Care Med 2009; 180(9): 861–866

[7] Fleig V, Brenck F, Wolff M et al. Scoring systems in intensive care medicine: principles, models, application and limits. Anaesthesist 20 122; 60(10): 963–974

[8] Hartl W, Kuppinger D, Vilsmaier M. Secondary peritonitis. Zentralbl Chir 2011; 136(1): 11–17

[9] Hau T, Ohmann C, Wolmershauser A et al. Planned relaparotomy vs relaparotomy on demand in the treatment of intra-abdominal infections. The Peritonitis Study Group of the Surgical Infection Society-Europe. Arch Surg 1995; 130(11): 1193–1196; discussion 1196–1197

[10] Horwood J, Akbar F, Maw A. Initial experience of laparostomy with immediate vacuum therapy in patients with severe peritonitis. Ann R Coll Surg Engl 2009; 91(8): 681–687

[11] Jacobson LE, Gomez GA, Broadie TA. Primary repair of 58 consecutive penetrating injuries of the colon: should colostomy be abandoned? Am Surg 1997; 63(2): 170–177

[12] Knaebel HP, Seiler CM, Weigand MA et al. Current status of diagnostics and therapy of complicated intraabdominal infections. Zentralbl Chir 2007; 132(5): 419–426

[13] Knaus WA, Draper EA, Wagner DP et al. APACHE II: a severity of disease classification system. Crit Care Med 1985; 13 (10): 818–829

[14] Koperna T, Schulz F. Relaparotomy in peritonitis: prognosis and treatment of patients with persisting intraabdominal infection. World J Surg 2000; 24(1): 32 – 37

[15] Kujath P, Hoffmann M, Rodloff A. Antimicrobial and antimycotic therapy of intra-abdominal infections. Chirurg 2008; 79(4): 295 – 305

[16] Kumar A, Roberts D, Wood KE et al. Duration of hypotension before initiation of effective antimicrobial therapy is the critical determinant of survival in human septic shock. Crit Care Med 2006; 34(6): 1589 – 1596

[17] Kumar A, Ellis P, Arabi Y et al. Initiation of inappropriate antimicrobial therapy results in a fivefold reduction of survival in human septic shock. Chest 2009; 136(5): 1237 – 1248

[18] Levy MM, Dellinger RP, Townsend SR et al. The Surviving Sepsis Campaign: results of an international guideline-based performance improvement program targeting severe sepsis. Intensive Care Med, 2010; 36(2): 222 – 231

[19] Linder MM, Wacha H, Feldmann U et al. The Mannheim peritonitis index. An instrument for the intraoperative prognosis of peritonitis. Chirurg 1987; 58(2): 84 – 92

[20] Mikulicz J. Weitere Erfahrungen über die operative Behandlung der Perforationsperitonitis. Arch Klin Chir 1889; (39): 756 – 784

[21] Montravers P, Lepape A, Dubreuil L et al. Clinical and microbiological profiles of community-acquired and nosocomial intra-abdominal infections: results of the French prospective, observational EBIIA study. J Antimicrob Chemother 2009; 63(4): 785 – 794

[22] Mulier S, Penninckx F, Verwaest C et al. Factors affecting mortality in generalized postoperative peritonitis: multivariate analysis in 96 patients. World J Surg 2003; 27(4): 379 – 384

[23] Polk HC Jr, Fry DE. Radical peritoneal debridement for established peritonitis. The results of a prospective randomized clinical trial. Ann Surg 1980; 192(3): 350 – 355

[24] Rivers E, Nguyen B, Havstad S et al. Early goal-directed therapy in the treatment of severe sepsis and septic shock. N Engl J Med 2001; 345(19): 1368 – 1377

[25] Sautner T, Gotzinger P, Redl-Wenzl EM et al. Does reoperation for abdominal sepsis enhance the inflammatory host response? Arch Surg 1997; 132(3): 250 – 255

[26] Schramm GE, Kashyap R, Mullon JJ et al. Septic shock: a multidisciplinary response team and weekly feedback to clinicians improve the process of care and mortality. Crit Care Med 39(2): 252 – 258

[27] Seiler CA, Brugger L, Forssmann U et al. Conservative surgical treatment of diffuse peritonitis. Surgery 2000; 127(2): 178 – 184

[28] Strobel O, Werner J, Buchler MW. Surgical therapy of peritonitis. Chirurg 82(3): 242 – 248

[29] van Ruler O, Mahler CW, Boer KR et al. Comparison of on-demand vs planned relaparotomy strategy in patients with severe peritonitis: a randomized trial. Jama 2007; 298(8): 865 – 872

[30] Vincent JL, Moreno R, Takala J et al. The SOFA (Sepsis-related Organ Failure Assessment) score to describe organ dysfunction/failure. On behalf of the Working Group on sepsis-related Problems of the European Society of Intensive Care Medicine. Intensive Care Med 1996; 22(7): 707 – 710

[31] Vorwerk C, Loryman B, Coats TJ et al. Prediction of mortality in adult emergency department patients with sepsis. Emerg Med J 2009; 26(4): 254 – 258

[32] Weigand MA, Bardenheuer HJ, Bottiger BW. Clinical management of patients with sepsis. Anaesthesist 2003; 52(1): 3 – 22

[33] Weismuller K, Bauer M, Hofer S et al. The neuroendocrine axis and the pathophysiology of sepsis. Anasthesiol Intensivmed Notfallmed Schmerzther 2010; 45(9): 574 – 578; quiz 579

[34] Weiss G, Steffanie W, Lippert H. Peritonitis: main reason of severe sepsis in surgical intensive care. Zentralbl Chir 2007; 132(2): 130 – 137

[35] Welsch T, Frommhold K, Hinz U et al. Persisting elevation of C-reactive protein after pancreatic resections can indicate developing inflammatory complications. Surgery 2008; 143 (1): 20 – 28

[36] Wong PF, Gilliam AD, Kumar S et al. Antibiotic regimens for secondary peritonitis of gastrointestinal origin in adults. Cochrane Database Syst Rev 2005; (2): CD 004 539

8.6 Schwere Haut- und Weichgewebeinfektionen

C. Eckmann, P. Kujath

8.6.1 Epidemiologie und Definition

Haut- und Weichgewebeinfektionen (HWGI) gehören zu den häufigsten bakteriellen Erkrankungen des Menschen. Sie repräsentieren eine der häufigsten Indikationen für eine Antibiotikatherapie und sind in den USA der Grund für ca. 10% aller stationären Aufnahmen [2]. HWGI differieren erheblich bezüglich Ätiologie, klinischer Manifestation und Schweregrad [2, 3, 9]. So kann es zur Spontanheilung, aber in seltenen Fällen auch zur Sepsis mit tödlichem Verlauf kommen.

Merke

Haut- und Weichgewebeinfektionen stellen mit ca. 10% nach der Pneumonie (ca. 55 – 60%) und den abdominellen Infektionen (ca. 25%) die dritthäufigste Ursache einer schweren Sepsis oder eines septischen Schocks dar [4].

Die Inzidenz schwerer nekrotisierender Weichgewebeinfektionen liegt bei ca. 2/100 000/Jahr.

Die Einteilungen der Haut- und Weichgewebeinfektionen sind konfus und oft verwirrend. Spezifische HWGI können unterteilt werden nach dem verursachenden Mikroorganismus, der hauptsächlich betroffenen Weichgewebeschicht (z. B. Haut, Subkutis, Faszie und Muskel) oder nach dem klinischen Symptomenkomplex. Es ist dabei zu unterscheiden, ob das Ausmaß der Infektion begrenzt bzw. diffus ist.

Die Erkrankung entsteht fast ausschließlich über eine Hautläsion. Weitere seltene Möglichkeiten sind beispielsweise eine hämatogene Streuung (z. B. Streptococcal toxic Shock Syndrome bei Angina tonsillaris), Fisteln aus dem Magen-Darm-Trakt oder eine iatrogene Genese. Für den Bereich der Intensivstation sind die schweren nekrotisierenden Haut- und Weichgewebeinfektionen von herausragender Bedeutung [2, 3].

▶ **Einteilung nekrotisierender Erkrankungen.** Eine Einteilung der nekrotisierenden Erkrankungen, die sich auf die erkrankten anatomischen Strukturen bezieht, ist hier aufgeführt:

Erkrankungsspektrum nekrotisierender Haut- und Weichgewebeinfektionen:

- nekrotisierende Fasziitis,
- Fournier-Gangrän (Fasziitis des männlichen und weiblichen Genitales),
- Streptokokkenmyositis,
- clostridiale und nicht clostridiale Myonekrose,

- nekrotisierende polymikrobielle Infektionen,
- nekrotisierendes Erysipel,
- hämatogene Pyodermien.

Die Zusammenführung der verschiedenen Krankheitsbilder ist sinnvoll, weil die einzelnen Entitäten im Wesentlichen uniformen Therapieprinzipien unterliegen.

Merke
Der Schlüssel zur erfolgreichen Behandlung schwerer Weichgewebeinfektionen ist eine frühe Erkennung, eine schnell einsetzende, adäquate, kalkulierte Antibiotikatherapie und – nicht selten erforderlich – eine rasche und radikale chirurgische Therapie.

8.6.2 Erregerspektrum und Pathogenese

Haut- und Weichgewebeinfektionen können durch eine Vielzahl von Erregern hervorgerufen werden. Als wichtigste pathogene Erreger sind die grampositiven Bakterien anzusehen. Allerdings erweitert sich das Erregerspektrum in den gramnegativen und anaeroben Bereich bei nekrotisierenden, gangränösen und stammnahen Infektionen sowie bei Bissverletzungen [2, 3, 8, 9, 12].

Extreme Krankheitsverläufe von Haut- und Weichgewebeinfektionen lassen sich oft nur durch bestimmte Pathogenitätsoder Virulenzfaktoren erklären. Bei schweren lebensbedrohlichen Infektionen ist die kausal ätiopathogenetische Rolle von Streptokokken der Gruppe A am besten untersucht. Adhäsine, Invasine, Aggressine (z. B. Hyaluronidase, Streptokinase) sowie Impedine bewirken dabei synergistisch die Ausbreitung und Gewebezerstörung [8, 9].

Bestimmte Haut- und Weichgewebeinfektionen können durch spezielle Erreger zu definierten Krankheitsbildern führen. Die clostridiale Myonekrose lässt sich beispielsweise hauptsächlich Clostridium perfringens zuordnen. Allerdings liegt auch bei der clostridialen Myonekrose meist eine polymikrobielle Mischinfektion vor.

Merke
Grundsätzlich sollte man bei schweren Weichgewebeinfektionen mit einem polymikrobiellen Erregerspektrum rechnen.

8.6.3 Diagnose und Differenzialdiagnose

Nekrotisierende Weichgewebeinfektionen weisen relativ uniform eine typische Morphologie und Klinik auf. Charakteristisches Leit- und auch das einzig typische Frühsymptom ist der extreme lokale Schmerz. Dieser Schmerz wird durch die Ischämie der Faszie erklärt. Im fortgeschrittenen Stadium vermindert sich der Schmerz durch Neurolyse und durch ein delirantes klinisches Bild der Exsikkose und des beginnenden Organversagens. Äußerlich zeigen sich charakteristische livide, landkartenartige Hautnekrosen, zum Teil mit Blasenbildung, die blau-schwärzlich unterblutet sein können (▶ Abb. 8.11). Im Frühstadium der Erkrankung finden sich indes außer dem starken Schmerz keine weiteren eindeutigen Effloreszenzen. Uncharakteristische Zeichen wie Ödem und Erythem der Haut sind schwer zu deuten (▶ Abb. 8.12).

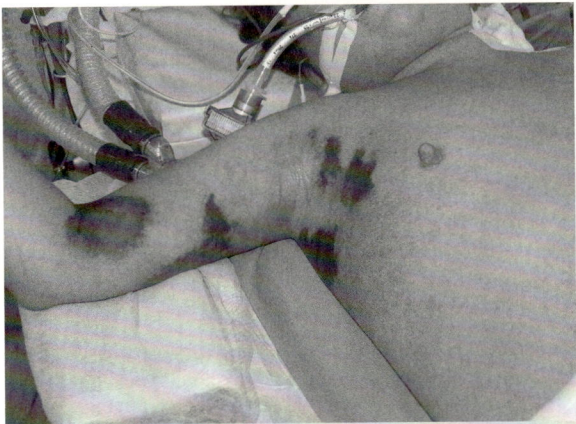

Abb. 8.11 Makroskopische Effloreszenzen bei nekrotisierender Fasziitis. 40-jährige Patientin mit rheumatoider Arthritis und immunsuppressiver Therapie. Zu beachten sind die landkartenartigen Nekrosen und schwärzlichen Bullae.

Frühsymptome	Spätsymptome
• überproportionaler Schmerz • schnelle Progression • Erythem • Ödem • Gewebsspannung	• Hautnekrosen • schwärzliche Bullae • Crepitatio • Deliranz • Organversagen • septischer Schock

Abb. 8.12 Früh- und Spätsymptome nekrotisierender Haut- und Weichgewebeinfektionen.

Praxistipp
In der Sonografie findet sich oft ein echoarmer Saum als Ausdruck der Kolliquationsnekrose und des Ödems der Faszie.

Eine Computertomografie(CT)-Untersuchung sollte zur Bestimmung des Ausmaßes der Infektion nur bei stammnahen Infektionen wie der Fournier-Gangrän, einer nekrotisierenden Fasziitis des männlichen oder weiblichen Genitales, durchgeführt werden, da sich hieraus durch die Ausbreitung entlang der Beckenfaszien operative Konsequenzen (u. a. Laparotomie) ergeben können. Ansonsten verzögert eine extensive Diagnostik nur den Zeitpunkt der operativen Intervention und gefährdet damit das Leben der betroffenen Patienten [3, 8, 9].

Merke
In unklaren Fällen ist daher nicht eine oft nur verwirrende Diagnostik (Magnetresonanztomografie, MRT), die Bestimmung unsicherer Scoring-Systeme oder eine abwartende Haltung indiziert, sondern eine tiefe Probeinzision bis auf die Faszie.

Weitere wichtige differenzialdiagnostische Erwägungen werden unter [9, 12] sowie in ▶ Tab. 8.18 diskutiert.

8.6 Schwere Haut- und Weichgewebeinfektionen

Tab. 8.18 Differenzialdiagnose der Weichgewebeinfektionen.

Krankheit	Bakterien	Schmerz	Erythem	Lymphangitis	Tiefe der Nekrosen	Systemische Toxizität	Therapie
nekrotisierende Fasziitis	aerob-anaerobe Mischinfektion oder GAS	+++	++	(+)	Faszie	+++	operativ
Gasbrand	Clostridia spp.	+++	+	(+)	Muskel	+++	operativ
Streptokokkenmyositis	GAS	+++	++	++	Muskel	+++	operativ
Erysipel	GAS	(+)	+++	++	(Haut)	(+)	konservativ
STSS ohne Myositis/Fasziitis	GAS	(+)	+++	++	Haut	+++	konservativ
Staphylokokken-TSS	S. aureus	(+)	+	+++	Haut	+++	konservativ

GAS = Gruppe-A-Streptokokken; STSS = „Streptococcal toxic Shock Syndrome"; TSS = „Toxic Shock Syndrome"

8.6.4 Therapie und Differenzialtherapie

Chirurgische Therapie

Bezüglich der Therapie tiefer, nekrotisierender Haut- und Weichgewebeinfektionen besteht weitgehend Konsens darüber, dass die rasche und radikale operative Therapie Leben rettet [2, 3, 5, 9]. Es konnte belegt werden, dass selbst bei hoch dosierter antibiotischer Therapie nicht eine verzögerte oder eingeschränkt radikale Operation, sondern nur die sofortige radikale Exzision die Prognose der betroffenen Patienten entscheidend verbessert [7].

> **Merke**
> Die chirurgische Herdsanierung ist der maßgebliche Punkt im Sinne einer Ausschaltung der Sepsisquelle.

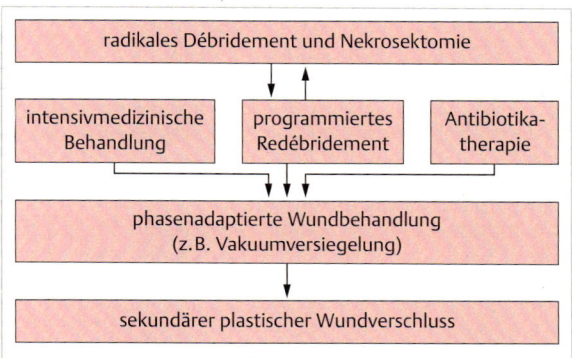

Abb. 8.13 Therapeutisches Vorgehen bei nekrotisierenden Haut- und Weichgewebeinfektionen.

Ein geplantes Redébridement nach etwa 24 h (bei klinischer Verschlechterung ggf. auch früher) trägt der Dynamik der nekrotisierenden Haut- und Weichgewebeinfektionen Rechnung und gibt Aufschluss über die Kontrolle der lokalen Ausbreitung der Infektion (▶ Abb. 8.13). Eine phasengerechte Wundbehandlung schließt sich an. Ob die Anwendung einer Vakuumversiegelung bei nekrotisierenden Haut- und Weichgewebeinfektionen die Zeit bis zum Wundverschluss verkürzt, wird kontrovers diskutiert [1, 3, 8, 9]. Die so erlangte Konditionierung der Wunde bietet die Basis des späteren Wundverschlusses durch plastisch-chirurgische Operationen (▶ Abb. 8.13).

> **Praxistipp**
> Differenzialtherapeutisch gilt es zu berücksichtigen, dass im Gegensatz zur nekrotisierenden Fasziitis bei der clostridialen Myonekrose eine Lebensrettung zumeist nur durch eine Amputation der betroffenen Extremität möglich ist.

Antibiotikatherapie

Der unmittelbare Einsatz von Antibiotika ist bei nekrotisierenden Weichgewebeinfektionen zwingend indiziert. Große randomisierte Studien liegen wegen der Seltenheit der Erkrankung nicht vor. Prinzipiell sollte man immer mit einem polymikrobiellen Erregerspektrum aus grampositiven, gramnegativen und anaeroben Erregern rechnen. Die kalkulierte Antibiotikatherapie sollte dieses breite Erregerspektrum berücksichtigen. Infrage kommende Medikamente sind Carbapeneme der Gruppe 1 und 2, Breitspektrumpenicilline + β-Laktamaseinhibitor, Cephalosporin Gruppe 2b oder 3 + Metronidazol oder Chinolon Gruppe 4.

> **Praxistipp**
> Ferner wird die Gabe von Clindamycin empfohlen, um die Exotoxinbildung grampositiver Bakterien zu inhibieren [12]. Die Therapiedauer kann meist auf ca. 7 Tage begrenzt werden.

Ungesicherte Therapieoptionen

Der Wert der hyperbaren Oxygenierung (HBO) in der Behandlung von nekrotisierenden Weichgewebeinfektionen ist nicht gesichert. In einigen Arbeiten konnte eine Reduktion notwendiger Débridements durch die HBO erzielt werden, eine Auswirkung auf die Prognose der Patienten, die am Fortschreiten des Sepsissyndroms versterben, konnte jedoch nicht festgestellt werden. In einer Übersichtsarbeit der gegenwärtig verfügbaren Literatur wurde kein Einfluss der HBO auf das Überleben der Patienten gefunden [6]. Der Einsatz von Immunglobulinen, Antitoxinen, G-CSF (= Granulocyte Colony-stimulating Factor) und anderen Wachstumsfaktoren ist bei nekrotisierenden Weichgewebeinfektionen bisher nur in Einzelfällen beschrieben [11].

8.6.5 Prognose

Die Prognose der Erkrankung ist abhängig vom Zeitpunkt der operativen Intervention. Sie lässt sich etwas unscharf an der zeitlichen Latenz zwischen dem Auftreten der Symptome und dem Einleiten der Therapie abschätzen [2, 3, 7, 9].

> **Praxistipp**
>
> Exakter lässt sich die Prognose anhand des Prozentsatzes der betroffenen Körperoberfläche bestimmen.

Sind nur bis zu 10% der Körperoberfläche in den Infektionsprozess involviert, beträgt die Letalität lediglich unter 5%. Sind über 20% der Körperoberfläche betroffen, versterben 73% der Patienten [3]. Weltweit liegt die Letalität bei ca. 30%. In ausgewählten Zentren mit entsprechender Expertise lässt sich die Sterblichkeit auf unter 20% senken [8, 9].

> **Kernaussagen**
>
> **Epidemiologie und Definition**
> Haut- und Weichgewebeinfektionen stellen mit ca. 10% nach der Pneumonie und den abdominellen Infektionen die dritthäufigste Ursache einer schweren Sepsis oder eines septischen Schocks dar.
>
> **Erregerspektrum und Pathogenese**
> Haut- und Weichgewebeinfektionen können durch eine Vielzahl von Erregern hervorgerufen werden. Grundsätzlich sollte man bei schweren Weichgewebeinfektionen mit einem polymikrobiellen Erregerspektrum rechnen.
>
> **Diagnose und Differenzialdiagnose**
> Charakteristisches Leit- und auch das einzig typische Frühsymptom nekrotisierender Weichgewebeinfektionen ist der extreme lokale Schmerz. Äußerlich zeigen sich charakteristische livide, landkartenartige Hautnekrosen zum Teil mit Blasenbildung, die blau-schwärzlich unterblutet sein können.
> In unklaren Fällen ist nicht eine oft nur verwirrende Diagnostik indiziert, sondern eine tiefe Probeinzision bis auf die Faszie anzustreben.
>
> **Therapie und Differenzialtherapie**
> In der Therapie tiefer, nekrotisierender Haut- und Weichgewebeinfektionen ist die rasche und radikale operative Therapie lebensrettend. Nach Débridement und Redébridement schließt sich eine phasengerechte Wundbehandlung an, an deren Ende der sekundäre plastische Wundverschluss steht.
> Die kalkulierte Antibiotikatherapie, mit der unmittelbar nach Aufnahme des Patienten begonnen werden muss, sollte ein Erregerspektrum aus grampositiven, gramnegativen, anaeroben und aeroben Erregern berücksichtigen. Die Therapiedauer kann meist auf 7 Tage begrenzt werden.
> Der Einsatz von hyperbarer Oxygenierung, Immunglobulinen, Antitoxinen, G-CSF und anderen Wachstumsfaktoren ist bei nekrotisierenden Weichgewebeinfektionen nicht gesichert.
>
> **Prognose**
> Weltweit liegt die Letalität bei ca. 30%. Die Prognose der Erkrankung ist abhängig vom Zeitpunkt der operativen Intervention.
> Der Schlüssel zur erfolgreichen Behandlung schwerer Weichgewebeinfektionen ist eine frühe Erkennung, eine schnell einsetzende adäquate kalkulierte Antibiotikatherapie und eine rasche und radikale chirurgische Therapie.

Literatur

[1] Czymek R, Schmidt A, Eckmann C et al. Fournier's gangrene: vacuum-assisted closure versus conventional dressings. American Journal of Surgery 2009; 197 (2): 168–176
[2] DiNubile MJ, Lipsky BA. Complicated infections of skin and skin structures: when the infection is more than skin deep. J Antimicrob Chemother 2004; 53 (Suppl. 2): 37–50
[3] Eckmann C. Schwere Haut- und Weichgewebsinfektionen. Intensivmed + Notfallmedizin 2012; 46 (7): 480–485
[4] Engel C, Brunkhorst FM, Bone HG et al. Epidemiology of sepsis in Germany: results from a national prospective multicenter study. Intensive Care Med 2007; 33: 606–618
[5] Fisher JE, Conway ML, Takeshita RT et al. Necrotizing fasciitis. JAMA 1979; 241: 803–806
[6] Jallali N, Whitey S, Butler PE. Hyperbaric oxygen as an adjuvant therapy in the management of necrotizing fasciitis. Am J Surg 2005; 189: 462–466
[7] Kaiser RE, Cerra FB. Progressive necrotizing surgical infections – a unified approach. J Trauma 1981; 21: 345–355
[8] Kujath P, Eckmann C. Diagnose und Therapie der nekrotisierenden Fasziitis. Dtsch Med Wochenzeitschrift 1995; 120: 965–968
[9] Kujath P, Eckmann C. Schwere Weichgewebsinfektionen. In: Van Aken H, Reinhart K, Zimpfer M, Welte T, Hrsg. Intensivmedizin. 2. Aufl. Stuttgart: Thieme; 2007
[10] Nichols RL, Florman S. Clinical presentation of soft tissue infections and surgical site infections. Clin Inf Dis 2001; 33: S 83–93
[11] Norrby-Teglund A, Muller MP et al. Successful management of severe group A streptococcal soft tissue infections using an aggressive medical regimen including intravenous polyspecific immunoglobulin together with a conservative surgical approach. Scand J Inf Dis 2005; 166–172
[12] Stevens DL, Bisno AL et al. Practice guidelines for the diagnosis and management of skin and soft tissue infections. Clin Inf Dis 2005; 41: 1373–1406

8.7 Infektionen des ZNS

M. Schwab, K. M. Einhäupl, O. W. Witte

8.7.1 Einteilung und Differenzialdiagnose

▶ Tab. 8.19 fasst die Einteilung und Differenzialdiagnose der entzündlichen Erkrankungen des ZNS zusammen.

8.7.2 Meningitiden

Virale Meningitis

Meningitiden viraler Genese (sog. meningeale Reizungen) sind die häufigsten entzündlichen Erkrankungen des ZNS und Begleiterscheinungen vieler banaler Infekte. Aufgrund ihres blanden Verlaufs werden sie häufig nicht diagnostiziert.

Eitrige Meningitis

> **Definition**
>
> Die eitrige Meningitis ist eine bakterielle Infektion mit im Vordergrund stehendem Befall der weichen Hirnhäute. Ist das Hirnparenchym mitbetroffen, spricht man von einer Meningoenzephalitis, sind die Ventrikel betroffen, von einer Ventrikulitis.

8.7 Infektionen des ZNS

Tab. 8.19 Einteilung und Differenzialdiagnose der entzündlichen Erkrankungen des ZNS (die septische Enzephalopathie darf nicht mit den infektiösen Erkrankungen des ZNS verwechselt werden und ist nur aus differenzialdiagnostischen Erwägungen aufgeführt).

	Septische Begleitreaktion	Bakterielle Infektionen						Virale Infektionen		Pilzinfektionen	Parasiten
	septische Enzephalopathie	eitrige Meningitis	septische Herdenzephalitis	Shunt-Infektion und Ventrikulitis	Hirnabszess	subdurales Empyem	tuberkulöse Meningitis	virale Meningoenzephalitis		Pilzinfektionen	Toxoplasmose
Ursache	Sepsis	respiratorische Infekte, Sinusitis, Otitis	Endokarditis	Ventrikel-Shunt	Fortleitung von Sinusitiden oder otogenen Infektionen	wie Hirnabszess	Tuberkulose, Immunsuppression	viraler Infekt, Immunsuppression		Immunsuppression, AIDS	Immunsuppression, AIDS
Leitsymptome	Bewusstseinsstörungen, Myoklonien	Meningismus, Kopfschmerz, Fieber	initial fokale neurologische Ausfälle und kein Meningismus, Sepsis, Herzgeräusche	Kopfschmerz, Übelkeit, Apathie	Kopfschmerzen, initial fokale neurologische Ausfälle, hirnorganisches Psychosyndrom	einseitige Kopfschmerzen, fokale neurologische Ausfälle, hirnorganisches Psychosyndrom	Hirnnervenausfälle, Arteriitis, Hydrozephalus	hirnorganisches Psychosyndrom, fokale neurologische Ausfälle, epileptische Anfälle		Kopfschmerzen, Fieber, Bewusstseinstrübung, Hirnnervenausfälle	Kopfschmerzen, Fieber, Bewusstseinsstörungen
Krankheitsverlauf	subakut	akut bis perakut, hohes Fieber	akut, exazerbierendes subakutes Prodromalstadium	akut, Fieber	subakut, Fieber	fulminant, Fieber, Bewusstseinstrübung	chronisch bis subakut, subfebril	häufig zweigipflig		chronisch bis subakut	chronisch bis subakut
typische Komplikationen		Hirndruckerhöhung, Hörstörungen, epileptische Anfälle	Hirninfarkte, Aneurysmen, zerebrale Blutungen	Peritonitis	epileptische Anfälle, Hirnödem	hohe Letalität	Hydrozephalus	epileptische Anfälle		Hydrozephalus, zerebrale Abszesse	fokal-neurologische Defizite, epileptische Anfälle
diagnostisch entscheidende Befunde	Allgemeinveränderungen im EEG, unauffälliges MRT, unauffälliger Liquor bei Sepsis	Liquor (Zellzahl, Eiweiß, Zellbild, Erregernachweis)	Liquor (Zellzahl, Eiweiß, Zellbild), Erregernachweis in Blutkultur, TEE	ventrikulärer Liquor (Zellzahl, Erregernachweis)	zerebrale Bildgebung, Kultur aus Abszessinhalt	zerebrale Bildgebung	Liquor (PCR)	Liquor (Zellzahl, Eiweiß, Zellbild, Mikrobiologie) Blut (wenig Entzündungszeichen)		Antigennachweis im Liquor	ex juvantibus unter Therapie oder Erregernachweis aus Hirnbiopsie
Liquorbefund (Normwerte in Klammern)	unauffällig	spezifisch	unspezifisch	spezifisch	unspezifisch	keine Lumbalpunktion wegen Gefahr der Herniation!	spezifisch	spezifisch		unspezifisch	unspezifische leichte entzündliche Veränderungen

Tab. 8.19 Fortsetzung

	Septische Begleitreaktion	Bakterielle Infektionen		Shunt-Infektion und Ventrikulitis	Hirnabszess	subdurales Empyem	tuberkulöse Meningitis	Virale Infektionen	Pilzinfektionen	Parasiten
	septische Enzephalopathie	eitrige Meningitis	septische Herdenzephalitis					virale Meningoenzephalitis	Pilzinfektionen	Toxoplasmose
Zellzahl und -bild (<4/ml lymphozytär)	normal	>1000/μl granulozytär[a]	variierend, lympho- oder granulozytär	>1000/μl granulozytär	<500/μl lymphomonozytär		<1000/μl lymphomonogranulozytär	<500/μl lymphomonozytär, Plasmazellen	<500/μl lymphogranulozytär	meist normal
Eiweiß (<400 mg/l)	<1000 mg/l	>3–10 000 mg/l	>1000 mg/l	>3–10 000 mg/l	<2000 mg/l		<5000 mg/l	<2000 mg/l	<2000 mg/l	meist normal
Laktat (<2,1 mmol/l)	normal	↑↑	variierend	normal oder ↑	normal		(↑)	normal	(↑)	normal
Glukose		↓	variierend	normal oder ↓	normal		(↓)	normal	(↓)	normal
Labor	hohe Entzündungszeichen	hohe Entzündungszeichen	hohe Entzündungszeichen	Entzündungszeichen	häufig hohe Entzündungszeichen	hohe Entzündungszeichen	Entzündungszeichen oft fehlend, häufig Na <135	Entzündungszeichen fast normal, Lymphozytose	Zeichen einer Sepsis	Entzündungszeichen wenig erhöht
zerebrale Bildgebung	normal	meningeales KM-Enhancement	septisch-embolische Herde, keine großen Abszesse	subependymales KM-Enhancement	ringförmiges KM-Enhancement	sichelförmige Hypodensität über den Hemisphären	basales meningeales KM-Enhancement	normal oder temporale bilaterale Hyperdensitäten bei HSV	meist unauffällig, basales KM-Enhancement, Granulome	ringförmige KM-aufnehmende Herde
Therapie	Grunderkrankung	rasche Antibiotikatherapie, ggf. Dexamethason	rasche Antibiotikatherapie, Sanierung des Fokus	operative Revision und Antibiotikatherapie	Abszesspunktion, Antibiotikatherapie	Antibiotikatherapie, Kraniotomie	spezifisch antituberkulös auch bei Verdacht	symptomatisch HSV – Aciclovir CMV – Ganciclovir	Antimykotika	Antibiotika

[a] in der Initialphase auch lymphozytär

CMV = Zytomegalievirus; HSV = Herpes-simplex-Virus; KM = Kontrastmittel; MRT = Magnetresonanztomografie; Na = Natrium; PCR = Polymerasekettenreaktion; TEE = transösophageale Echokardiografie

Ätiologie und Epidemiologie

▶ **Ätiologie.** Die meisten eitrigen Meningitiden entstehen hämatogen, ausgehend von einer nasopharyngealen Kolonisation, einer Pneumonie oder Endokarditis. Seltener erfolgt die Infektion per continuitatem von einer Sinusitis, Otitis oder Mastoiditis. Streptococcus pneumoniae, der auf der Rachenschleimhaut bei 40–70% aller Menschen vorkommt, ist der häufigste Erreger von Sinusitiden, Mittelohrentzündungen und Pneumonien. Listerien kommen meist bei immunsupprimierten Patienten vor. Nosokomiale Infektionen entstehen insbesondere nach Schädel-Hirn-Traumata bzw. iatrogen (Lumbalpunktionen, neurochirurgische Operationen).

▶ **Epidemiologie.** Die Inzidenz der bakteriellen Meningitis liegt bei 5–10/100 000 pro Jahr mit Schwerpunkt im Kindesalter. Das typische Erregerspektrum in Abhängigkeit vom Alter und bei bestimmten Prädispositionen ist in ▶ Tab. 8.20 zusammengefasst [8, 13, 26]. Bei Neugeborenen sind gramnegative Enterobakterien (Escherichia coli) und Gruppe-B-Streptokokken die häufigsten Erreger [13]. Bei Kindern und jungen Erwachsenen ohne Vorerkrankungen sind Meningokokken, im Alter und bei Immunsupprimierten Pneumokokken die häufigsten Erreger. Listerien kommen in <5% der Fälle vor [8, 26]. Prädisponierende Faktoren für Meningitiden sind otorhinologische Infektionen, Pneumonien, immunsupprimierende Faktoren wie Alkoholismus, Diabetes mellitus und Splenektomie sowie Schädel-Hirn-Traumata, Shunt-Infektionen und neurochirurgische Eingriffe.

Meldepflicht und Infektionsprophylaxe

> **Merke**
>
> Eine Meldepflicht durch den Arzt (innerhalb von 24 h an das Gesundheitsamt) besteht schon bei Verdacht auf eine Meningokokkenmeningitis und durch den Untersucher beim Nachweis von Neisseria meningitidis, Haemophilus influenzae und Listeria monozygotes im Liquor oder Blut. Nur bei einer durch Meningokokken hervorgerufenen Meningitis – und hier schon bei Verdacht – besteht die Pflicht zur Isolierung bis 24 h nach Therapiebeginn (s. Empfehlungen des Robert-Koch-Instituts [24]).

Tab. 8.20 Kalkulierte Antibiotikatherapie bei eitriger Meningitis.

Prädispostion	Wahrscheinlichste Erreger	Empfohlene Antibiotika
keine Vorerkrankungen		
<1 Monat	gramnegative Stäbchen (50%), (Eschericha coli), Streptokokken der Gruppe B (20–40%)	Cefotaxim plus Ampicillin
1 Monat bis 6 Jahre	Meningokokken, Pneumokokken, (Haemophilus influenzae*)	Cefotaxim
Erwachsene	Pneumokokken (50%), Meningokokken (25%) Listerien (5%)	Ceftriaxon oder Cefotaxim plus Ampicillin
begleitende Infektion		
Pneumonie	Pneumokokken, aerobe Streptokokken	Ceftriaxon oder Cefotaxim
Sinusitis, Mastoiditis, Otitis media	Pneumokokken, Meningokokken, Staphylokokken	Ceftriaxon oder Cefotaxim plus Flucloxacillin oder Fosfomycin
Endokarditis	Staphylokokken, Streptokokken, Enterokokken	Ceftriaxon oder Cefotaxim plus Aminoglykosid und Ampicillin
epidurale Abszesse (z. B. nach lumbalen Infiltrationen)	Staphylokokken	Ceftriaxon plus Flucloxacillin oder Fosfomycin
nosokomial		
neurochirurgische Operation, Shuntinfektion, Streuherd	Staphylokokken (zum Teil methicillin-resistent), gramnegative Enterobakterien, Pseudomonas	Linezolid oder Vancomycin plus Carbapenem oder plus Aminoglykosid und Ceftazidim
Immunsuppression		
Alkoholismus, immunsuppressive Therapie, Diabetes mellitus, Malignom, AIDS	Pneumokokken, Listerien, gramnegative Enterobakterien	Ceftriaxon oder Cefotaxim plus Ampicillin
Z. n. Splenektomie	Pneumokokken	Ceftriaxon oder Cefotaxim
i. v. Drogenabhängigkeit	Staphylokokken, Listerien	Ceftriaxon oder Cefotaxim plus Aminoglykosid plus Ampicillin

* bei Kindern, die gegen Haemophilus influenzae Typ B geimpft sind, unwahrscheinlich

▶ **Hygienemaßnahmen.** Sie beinhalten während der Isolation Händedesinfektion vor und nach Patientenkontakt, Mund- und Nasenschutz und das Tragen von Einmalhandschuhen und Schutzkitteln. Da Meningokokken bei 10% der Menschen auf der Schleimhaut des Nasopharynx und der Genitalien nachweisbar sind, bedarf der Nachweis von Meningokokken, z. B. im Trachealsekret, ohne klinische Zeichen einer Infektion keiner Isolation oder Meldung an das Gesundheitsamt.

▶ **Chemoprophylaxe.** Bei einer Meningokokkenmeningitis ist eine Chemoprophylaxe für Personen, die mit dem Patienten in der Woche vor Krankheitsbeginn in engem Kontakt (> 4 h/d) standen, und für Personen und Krankenhauspersonal mit Kontakt zu Sekreten angezeigt (einmalig 500 mg Ciprofloxacin oder 2 × 600 mg Rifampicin p. o. für 2 Tage, Kinder < 12 Jahre 2 × 10 mg/kg KG Rifampicin für 2 Tage). Schwangere erhalten 1 × 250 mg Ceftriaxon i. m. oder i. v.

▶ **Impfungen.** Die Ständige Impfkommission der Bundesrepublik Deutschland (STIKO) empfiehlt eine aktive Immunisierung mit einem konjugierten *Meningokokken-C-Impfstoff* für alle Kinder im 2. Lebensjahr, obwohl in Deutschland ca. 70% der Meningokokken der Serogruppe B und nur 25% der Serogruppe C angehören. Eine spätere Impfung ist insbesondere bei erhöhtem beruflichen Risiko, Immundefekten und als Reiseimpfung gegen Meningokokken der Serotypen A, W135, Y und C möglich, die insbesondere in Brasilien, in der Sahelzone Afrikas, auf der arabischen Halbinsel und dem indischen Subkontinent vorkommen [9].

Die aktive Immunisierung gegen *Haemophilus influenzae Typ B* im 1. Lebensjahr hat zu einem erheblichen Rückgang der Meningitiden im Kindesalter geführt. Eine spätere Impfung ist nicht indiziert. Eine Chemoprophylaxe ist bei einer Haemophilus-influenzae-Typ-B-Meningitis für alle Personen – außer Schwangeren – mit Kontakt innerhalb der letzten 7 Tage zum Indexpatienten empfehlenswert, wenn Kinder unter 4 Jahren im Umfeld des Indexpatienten oder der Kontaktperson leben, die unvollständig oder nicht gegen Haemophilus influenzae Typ B immunisiert sind (1 × 600 mg Rifampicin p. o. für 4 Tage, Kinder < 2 Jahre 1 × 20 mg/kg für 4 Tage).

Eine *Pneumokokkenimpfung* wird im 1. Lebensjahr und bei älteren (> 60 Jahre) und immunsupprimierten Personen empfohlen [9], wobei die empfohlene Wiederholungsimpfung nach 5 Jahren wie auch eine durchgemachte Pneumokokkeninfektion innerhalb der letzten 6 Jahre (Kinder 3 Jahre) zu schweren Impfreaktionen führen kann.

Klinische Manifestationen

Meningitispatienten entwickeln innerhalb von Stunden bis wenigen Tagen Kopfschmerzen und hohes Fieber. Ein Meningismus ist typisch, kann aber bei sehr kleinen Kindern, alten sowie komatösen Patienten fehlen. Meist bestehen Bewusstseinsstörungen in Form von Verwirrtheit, Desorientiertheit und Agitiertheit oder in Form zunehmender Vigilanzminderung bis zum Koma (▶ Tab. 8.21). Häufig bestehen auch Lichtempfindlichkeit und Erbrechen und es geht ein respiratorischer Infekt voraus. Eine Pneumonie ist für die Pneumokokkenmeningitis typisch [10]. Bei ca. 50% der Meningokokkenmeningitiden besteht ein Exanthem mit petechialen Blutungen (bakterielle Mikroembolien).

▶ **Komplikationen.** Insbesondere die Meningokokkenmeningitis zeichnet sich durch perakute (> 50%) und/oder septische (50%) Verläufe aus, die häufig mit einer fulminant verlaufenden Purpura einhergehen. Häufige Todesursachen sind hier das Hirnödem, eine Myokarditis und das Waterhouse-Friderichsen-Syndrom (5 – 10%) mit Nebennierenrindennekrosen und Kreislaufschock

Tab. 8.21 Leitsymptome – meningitisches Syndrom.

Leitsymptome	Symptomatik
Hauptsymptome	• Kopfschmerzen • hohes Fieber • Meningismus (kann bei Kindern, älteren Patienten, Koma fehlen) • Bewusstseinstrübung
außerdem:	• Erbrechen, Abgeschlagenheit, Lichtempfindlichkeit • hämorrhagische Exantheme (typisch, aber nicht spezifisch für Meningokokkenmeningitis) • Anstieg der Entzündungsparameter

Progredienz der Symptomatik innerhalb von Stunden

Tab. 8.22 Häufigste Komplikationen der bakteriellen Meningoenzephalitis.

Komplikation	Häufigkeit
epileptische Anfälle	ca. 20%
Hirnödem	ca. 10 – 15%
Hydrozephalus	ca. 5 – 10%
Hörstörungen, Vestibulopathie	ca. 10 – 20%
Arteriitis	ca. 5 – 10%
Hirnvenenthrombose	ca. 3%
septischer Schock	ca. 10%
Pneumonie	ca. 5 – 10%
Hirnnervenparesen	ca. 10%
Verbrauchskoagulopathie	ca. 5%

[8, 10, 26]. Fokalneurologische Symptome wie Hirnnervenausfälle und epileptische Anfälle sind Ausdruck des Übertritts der Entzündung auf das Hirnparenchym im Sinne einer Meningoenzephalitis (▶ Tab. 8.22). Sie treten meist erst im Verlauf auf [8].

Diagnose

> **Merke**
> Die eitrige Meningitis ist ein Notfall und bedarf einer schnellstmöglichen Abklärung! Die Diagnose ist rasch aus dem Liquor stellen.

▶ **Zerebrale Bildgebung.** Zum Ausschluss einer Herniationsgefahr durch Hydrozephalus oder Hirnödem sollte bei Bewusstseinsstörungen vor der initialen Liquorentnahme ein kraniales Computertomogramm (CCT) erstellt werden (▶ Abb. 8.14). Eine initiale MRT-Bildgebung ist auch unter Berücksichtigung der unnötigen zeitlichen Verzögerung bis zur Therapie nicht notwendig.

Das kraniale CT ist initial meist unauffällig. In 10 – 15% der Fälle zeigen sich bereits intrakranielle Komplikationen (Hydrozephalus, Hirnödem, Infarkte als Folge einer Arteriitis oder einer Hirnvenenthrombose, sehr selten Abszesse oder Empyeme, subdurale Effusion v. a. bei Kindern [14]), die unter Umständen eine

Kontraindikation für die sofortige Liquorentnahme darstellen (▶ Abb. 8.14).

Nach Kontrastmittelgabe (bei unauffälligem Nativbefund initial nicht unbedingt erforderlich) findet sich gelegentlich ein vermehrtes meningeales Enhancement (▶ Abb. 8.15 **a**, **b**). Im Verlauf sollten zur Diagnostik der Komplikationen MRT- und CT- oder MR-angiografische Untersuchungen angefertigt werden und zur Abklärung möglicher Ursachen CT-Aufnahmen in Knochenfenstertechnik (Suche nach Sinusitis, Mastoiditis, knöchernen Defekten als Eintrittspforte).

▶ **Liquor.** Der Liquor ist eitrig-trüb mit einem granulozytären Zellbild, initial kann es auch lymphozytär sein (Zellzahl > 100/µl, Eiweiß > 1000 mg/l; ▶ Tab. 8.19). Antibiotisch anbehandelte oder immungeschwächte Patienten können nur eine geringe Zellzahlerhöung aufweisen. Aufgrund des bakteriellen Stoffwechsels ist die Glukosekonzentration deutlich erniedrigt (Liquor/Serum-Quotient < 0,3), die Laktatkonzentration erhöht (> 3,5 mmol/l).

Praxistipp
Bei einer geringen Pleozytose und/oder einem lymphozytären Zellbild müssen differentialdiagnostisch tuberkulöse, mykotische oder virale Meningoenzephalitiden, eine Neuroborreliose, Neurosyphilis sowie eine Meningeosis carcinomatosa berücksichtigt werden.

▶ **Labordiagnostik.** Entzündungszeichen (Prokalzitonin [PCT]; C-reaktives Protein [CRP], Leukozyten) sind stark erhöht. Ein niedriges CRP schließt eine bakterielle Meningitis nahezu aus.

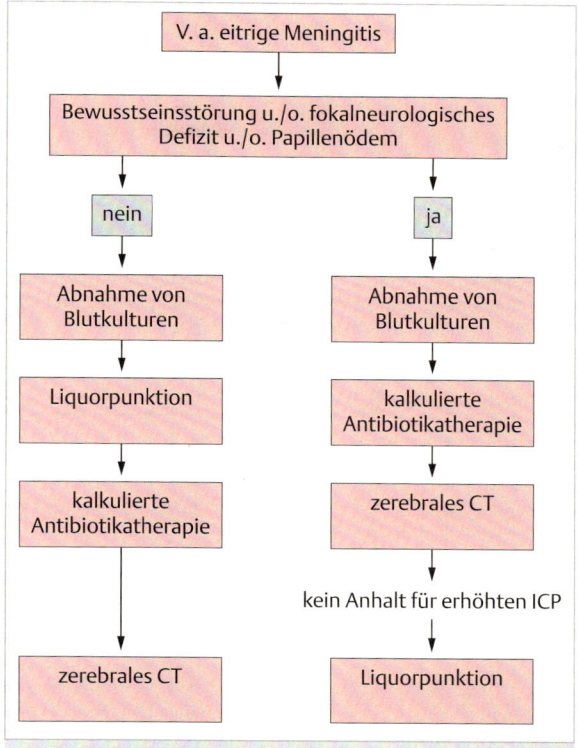

Abb. 8.14 Algorithmus für die Diagnostik und Behandlung einer eitrigen Meningitis (ICP = intrakranieller Druck).

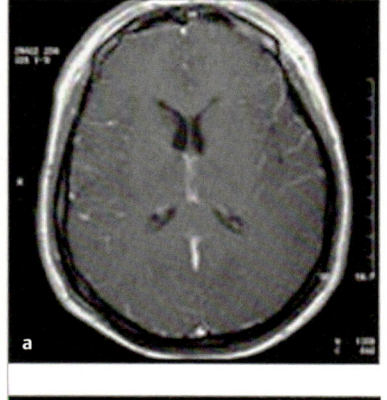
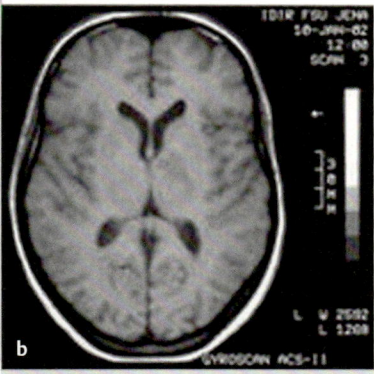
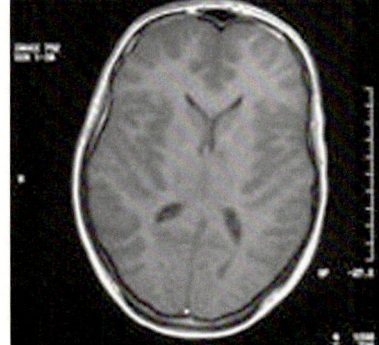
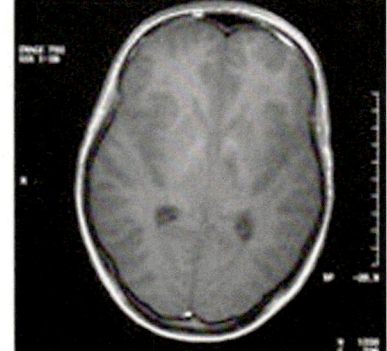

Abb. 8.15a, b MRT-Befunde bei bakterieller Meningitis (Quelle: Institut für Diagnostische und Interventionelle Radiologie, Universitätsklinikum Jena, mit freundlicher Genehmigung).
a Meningeales Kontrastmittel-Enhancement.
b Zunehmendes Hirnödem (Verstreichung der Gyri, Abnahme der Ventrikelweite).

▶ **Erregernachweis.** Bei nicht anbehandelten Patienten ist ein Grampräparat des Liquors in ca. 60 % der Fälle positiv; der Erregernachweis aus der Liquorkultur gelingt zu ca. 80 %. Blutkulturen sind etwa in der Hälfte der Fälle positiv [32]. Bei unklaren oder negativen mikroskopischen Liquorbefunden sind Antigennachweise der häufigsten Meningitiserreger oder eine PCR möglich [32]. Der Erregernachweis ist unter Antibiose deutlich schlechter.

▶ **Fokussuche.** Zum Ausschluss einer Erregerausbreitung per continuitatem sind eine HNO-ärztliche Untersuchung und eine radiologische Darstellung der Nasennebenhöhlen und des Mastoids notwendig. Die Suche nach Liquorfisteln erfolgt mit der Liquorszintigrafie. Bei Verdacht auf eine hämatogene Streuung sind zunächst eine Pneumonie und – beim Nachweis von Staphylokokken, Streptokokken oder atypischen Erregern – eine Endokarditis auszuschließen.

Therapie

> **Praxistipp**
>
> Mit der Antibiotikatherapie muss sofort nach der umgehend durchzuführenden Liquoruntersuchung begonnen werden! Selbst wenige Stunden bis zum Therapiebeginn entscheiden über Komplikationen und neurologische Spätschäden!

▶ **Antibiotikatherapie.** Initial muss deshalb immer kalkuliert behandelt werden (▶ Tab. 8.20; [13, 21, 26]). Entsprechend der Erregerhäufigkeit sollte im Erwachsenenalter bei ambulant erworbenen Meningitiden mit 4 g Ceftriaxon oder 10 Mio. IE Penicillin G begonnen werden. In Deutschland sind penicillinresistente Meningokokken- und Pneumokokkenstämme noch selten, wenn auch im Zunehmen begriffen. Ampicillin ist bei fehlendem Erregernachweis zu ergänzen, um Listerien mitzuerfassen. Bei nosokomialen Infektionen sollte eine kalkulierte Antibiose mit Vancomycin zur Erfassung von Staphylokokken und mit Carbapenemen oder Ceftazidim zur Erfassung gramnegativer Stäbchen einschließlich Pseudomonas begonnen werden. Für die gezielte Antibiotikatherapie siehe ▶ Tab. 8.23.

▶ **Behandlungsverlauf.** Zur Kontrolle des Behandlungserfolgs sind engmaschige Liquoruntersuchungen notwendig. Liquorkulturen sollten 48 h nach Behandlungsbeginn steril sein und die Zellzahl sollte sich innerhalb weniger Tage deutlich zurückbilden, anderenfalls ist ein Antibiotikawechsel zu erwägen. Bei unkompliziertem Behandlungsverlauf beträgt die Therapiedauer 10 – 14 Tage; bei Infektionen mit Listerien, Streptokokken der Gruppe B und gramnegativen Enterobakterien mindestens 3 Wochen. Eine geringe Erhöhung der Zellzahl und des Eiweißes kann auch bei Genesung noch für Wochen nachweisbar sein und bedeutet kein Therapieversagen.

▶ **Steroide.** Bei Verdacht auf eine bakterielle Meningitis (d. h. klinischer Verdacht *plus* trüber Liquor) sollte Dexamethason in einer Dosis von 10 mg i. v. mit der ersten Gabe des Antibiotikums verabreicht werden. Die Dexamethasonbehandlung sollte mit 4 × 10 mg für 4 Tage weitergeführt werden, da sich Dexamethason günstig auf die Freisetzung von proinflammatorischen Mediatoren auswirkt [34]. Hiervon ausgenommen sind Meningokokkenmeningitiden (Dexamethason sollte im Zweifel gegeben werden, da bei notwendigem frühen Therapiebeginn ein Erregernachweis im Allgemeinen fehlt), Meningitiden als Folge einer

Tab. 8.23 Gezielte Antibiotikabehandlung bei bakterieller Meningitis.

Anwendungsbereich	Antibiotikum	Tagesdosis (Erwachsene)	Tagesdosis pro kg (Kinder bis 12 J.)
Meningokokken Pneumokokken	Ceftriaxon oder Cefotaxim oder Penicillin G	1 × 2 g (4 g initial) 3 × 2 g 6 × 5 Mio. IE (10 Mio. IE initial)	100 mg 80 – 100 mg 250 000 IE
Haemophilus influenzae	Ceftriaxon oder Cefotaxim	1 × 2 g (4 g initial) 3 × 2 g	100 mg 80 – 100 mg
Streptokokken der Gruppe B	Ceftriaxon oder Penicillin G oder Ampicillin oder Vancomycin	1 × 2 g (4 g initial) 6 × 5 Mio. IE (10 Mio. IE initial) 4 × 2 g 4 × 0,5 g (nach Spiegel)	100 mg 80 – 100 mg 100 mg 40 mg
Listerien	Ampicillin oder Carbapeneme	4 × 2 g z. B. 3 × 2 g Meropenem	100 mg 120 mg
Staphylokokken (nicht methicillinresistent)	Fosfomycin oder Cefazolin oder Flucloxacillin	3 × 4 g 4 × 2 g 6 × 2 g	200 – 300 mg 50 – 100 mg 100 mg
Staphylokokken (methicillinresistent)	Vancomycin oder Linezolid oder Fosfomycin	4 × 0,5 g (nach Spiegel) 2 × 600 mg 3 × 4 g	40 mg 30 mg 200 – 300 mg
gramnegative Stäbchen einschließlich E. coli	Ceftriaxon oder Cefotaxim oder Carbapeneme	1 × 2 g (4 g initial) 3 × 2 g z. B. 3 × 2 g Meropenem	100 mg 80 – 100 mg 120 mg
Pseudomonas spec.	Ceftazidim plus Aminoglykosid oder Carbapeneme	3 × 2 g z. B. Tobramycin nach Spiegel z. B. 3 × 2 g Meropenem	200 mg 4,5 – 7,5 mg 120 mg
gramnegative Enterobakterien	Aminoglykosid (z. B. Tobramycin)	Tobramycin: 1 × 160 – 240 mg nach Serumspiegel	4,5 – 7,5 mg

bakteriellen Endokarditis und Meningitiden im Neugeborenenalter.

▶ **Analgosedierung.** Bei psychomotorisch unruhigen Patienten bestehen häufig Kopfschmerzen. Eine suffiziente Analgesie mit Opioiden ist empfehlenswert, ehe man die Patienten mit Benzodiazepinen sediert. Neuroleptika sind wegen der potenziellen Senkung der Krampfschwelle weniger geeignet. Großzügige Indikation zur Beatmung, keine nasale Intubation wegen der Gefahr der Sekret- und Eiterretention in den Nasennebenhöhlen.

▶ **Überwachung und Therapie der Komplikationen.** Neben den bei jedem septischen Krankheitsbild zu überwachenden Parametern ist eine engmaschige Kontrolle bezüglich beginnender Hirndruckzeichen (Vigilanz, Pupillenweite und -reagibilität) und Herdsymptome (neurologischer Status) zwingend erforderlich; ggf. muss bei geändertem klinischen Befund eine unverzügliche bildgebende Kontrolle folgen.

Vasospasmen, die typischerweise ab dem 4. bis 5. Krankheitstag auftreten, werden durch tägliche transkranielle Kontrollen mittels Doppler-Sonografie diagnostiziert. Bei Nachweis wird Nimodipin gegeben. Bei fokal neurologischen Defiziten oder bildgebend nachweisbaren Hirninfarkten muss eine zerebrale CT-, MR- oder konventionelle Angiografie durchgeführt werden, um nach einer zerebralen Arteriitis oder einer Sinusvenenthrombose als Ursache zu suchen. Zeigt sich in der kranialen Bildgebung ein drohender Hydrozephalus, muss umgehend eine externe Ventrikeldrainage gelegt werden.

Zur Therapie des Hirnödems siehe Kap. 12.2. Zur Therapie der Begleitarteriitis gibt es keine gesicherten Daten, der Nutzen von Kortikosteroiden ist umstritten, ebenso der einer Antikoagulation. Bei epileptischen Anfällen sollte eine Schnellaufsättigung mit Levetiracetam, Valproat oder Phenytoin erfolgen (Kap. 12.8); eine prophylaktische antikonvulsive Medikation ist nicht indiziert. Levetiracetam ist aufgrund seines guten Nebenwirkungsprofils und der geringen Arzneimittelinteraktionen bei vorwiegend renaler Eliminierung (Dosisanpassung bei Niereninsuffizienz!) Mittel der Wahl. Obwohl sehr wirksam, sollte Phenytoin aufgrund seines Nebenwirkungsprofils nicht längerfristig gegeben werden.

Prognose

Unbehandelt liegen Letalität und schwere Defektheilung bei fast 100%. Die höchste Letalität findet sich bei Pneumokokken- und Listerienmeningitiden mit 20–40% trotz Behandlung; 3–10% der Patienten mit Meningokokkenmeningitiden versterben [8, 10]. Der Anteil von neurologischen Residuen liegt bei 20–40% (insbesondere Hörstörungen, neuropsychologische Auffälligkeiten, Hemiparese, epileptische Anfälle). Die Prognose ist wesentlich vom Behandlungsbeginn und von der Sterilisierung des Liquors abhängig. Prognostisch ungünstig sind ferner ein höheres Lebensalter, ein fehlender Meningismus, die Infektion mit gramnegativen Enterobakterien oder Pneumokokken sowie eine apurulente bakterielle Meningitis (geringe Zellzahl bei hoher Bakteriendichte im Liquor) als Ausdruck einer Immunsuppression.

Septische Herdenzephalitis

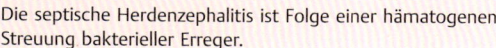

Definition
Die septische Herdenzephalitis ist Folge einer hämatogenen Streuung bakterieller Erreger.

Ätiologie und Epidemiologie

Die Erreger können hämatogen von einer beliebigen Stelle des Organismus in das ZNS gestreut werden und sich hier absiedeln (*metastatische Herdenzephalitis*) oder sie embolisieren in das ZNS und verursachen dort neben einer Infektion ischämische Hirninfarkte (*embolische Herdenzephalitis*), die zum Einbluten neigen. Die zerebrale Erregerabsiedlung führt zu Arteriitiden und zur Bildung von entzündlichen sog. mykotischen Aneurysmen vorwiegend im distalen Gefäßbett, die entgegen dem Wortsinn hauptsächlich bakteriell verursacht sind. Die Aneurysmen neigen zu intrazerebralen und subarachnoidalen Blutungen. Streuherd ist meist eine bakterielle Endokarditis. Demzufolge sind die typischen Erreger Staphylokokken, Streptokokken, Enterokokken und Enterobakterien.

Merke
Die ischämischen Blutungen und die Aneurysmablutungen gehören zu den wichtigsten Komplikationen einer septischen Herdenzephalitis.

Klinische Manifestationen

Typisch für die septische Herdenzephalitis ist die Exazerbation eines subakut verlaufenden Infektes bzw. ein akuter Krankheitsbeginn mit systemischen Zeichen einer schweren Infektion bis hin zur Sepsis und den Zeichen einer Enzephalitis: Kopfschmerzen, Bewusstseinsstörungen, fokale Herdsymptome und epileptische Anfälle. Entsprechend der Pathogenese beginnt die *metastatische Herdenzephalitis* häufig mit diffusen Symptomen wie Bewusstseinsstörungen und die *embolische Herdenzephalitis* mit fokal neurologischen Defiziten. In 7% der Endokarditisfälle ist die zerebrale Symptomatik Frühsymptom [2].

Praxistipp
Im Vergleich zur viralen Enzephalitis gehen die Bewusstseinsstörungen und fokalen Herdsymptome mit den Zeichen einer schweren Infektion einher und im Vergleich zur bakteriellen Meningitis fehlt oft der Meningismus.

Diagnose

Die Diagnose beruht neben dem Nachweis der zerebralen Beteiligung auf dem Nachweis der Infektionsquelle, d. h. meist der infektiösen Endokarditis.

Praxistipp
Bei der Kombination eines Herzgeräusches mit den Zeichen einer Infektion des ZNS muss zum Nachweis einer Endokarditis sofort eine transthorakale Echokardiografie (Sensitivität 60%; [32]) oder besser eine transösophageale Echokardiografie (Sensitivität 90–100%) durchgeführt werden.

▶ **Zerebrale Bildgebung und EEG.** Im kranialen MRT oder weniger sensitiv im CT zeigen sich bei der *embolischen Herdenzephalitis* die ischämischen Hirninfarkte (▶ Abb. 8.16 a–d). Diese reichern unregelmäßig Kontrastmittel an und haben oft zentrale Einblutungen. Bei der *metastatischen Herdenzephalitis* finden sich Mikroabszesse, jedoch selten Makroabszesse. Bei intrakraniellen oder Subarachnoidalblutungen, die häufig Folge geplatz-

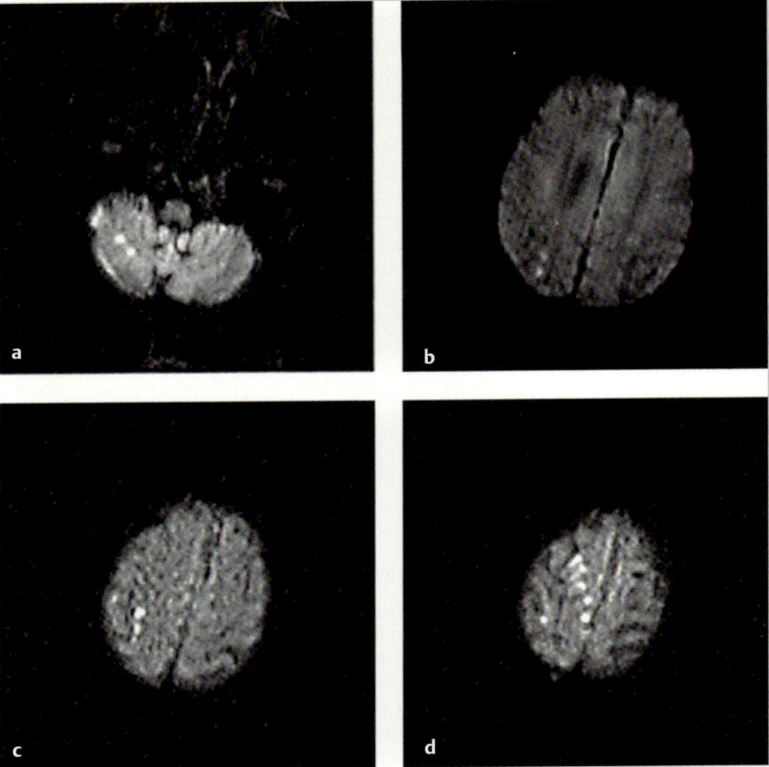

Abb. 8.16a – d Zerebrales MRT (Diffusionswichtung) bei septischer Herdenzephalitis auf dem Boden einer Mitralklappenendokarditis. Deutlich sichtbar sind die multiplen Embolien (hyperdense Gebiete) in verschiedene rechtsseitige Stromgebiete (Quelle: Institut für Diagnostische und Interventionelle Radiologie, Universitätsklinikum Jena, mit freundlicher Genehmigung).
a Kleinhirninfarkte im Gebiet der A. cerebelli superior.
b Posteriorinfarkte.
c Mediainfarkte im hinteren Mediastromgebiet.
d Media- und Anteriorinfarkte.

ter mykotischer Aneurysmen sind, kann eine zerebrale Angiografie indiziert sein.

▶ **Liquor.** Der Liquor zeigt im Gegensatz zu eitrigen Meningitiden eine geringergradige Pleozytose mit lymphomonozytärem oder granulozytärem Zellbild und eine geringere Eiweißerhöhung (▶ Tab. 8.19).

▶ **Erregernachweis.** Der Erregernachweis gelingt nur selten im Liquor, am sichersten in wiederholten Blutkulturen. Vor Beginn der Antibiotikatherapie sind mindestens 3 Blutkulturpaare abzunehmen! Ein isolierter Erregernachweis aus dem Blut, aber nicht aus dem Liquor muss bei einer ZNS-Infektion an eine Endokarditis denken lassen.

▶ **Labor.** Typisch sind stark erhöhte Entzündungsparameter (PCT, CRP, Leukozyten), häufig auch erhöhte Herzenzyme, D-Dimere, Leberenzyme und Nierenwerte als Ausdruck der septischen Organmitbeteiligung.

Therapie

Die Sanierung des Streuherdes ist vordringlich. Wie bei allen Infektionen des ZNS muss sofort kalkuliert mit einer Antibiotikatherapie begonnen werden (▶ Tab. 8.20). Entsprechend der Häufigkeit einer Endokarditis als Streuherd sollte die Antibiose wie bei einer Endokarditis erfolgen, ggf. auch ein Herzklappenersatz (Kap. 8.10). Bei Vorliegen eines Hirninfarktes oder von mykotischen Aneurysmen sollte der Herzklappenersatz wegen der Gefahr der Einblutung in den ersten 72 h oder nach 2 – 4 Wochen und mit Bioklappen erfolgen, um eine längerfristige Antikoagulation zu vermeiden [2]. Auch eine Antikoagulation im Rahmen der Endokarditis ist kontraindiziert.

Neben der Behandlung der Sepsis muss häufig eine Hirndrucktherapie (Kap. 12.2) ergänzt werden. Die mykotischen Aneurysmen sind meist im Rahmen der Therapie rückläufig. Aneurysmen, die sich vergrößern, benötigen aufgrund des Blutungsrisikos eine endovaskuläre oder operative Versorgung.

Prognose

Auch bei frühzeitiger Antibiotikabehandlung ist die Prognose mit zum Teil über 50% Letalität und einem hohen Anteil von neurologischen Residuen schlecht [2].

Shuntassoziierte Infektion und Ventrikulitis

> **Definition**
> Die shuntassoziierte Infektion ist eine ätiologische Sonderform der eitrigen Meningitis.

Ätiologie und Epidemiologie

> **Merke**
> Mehr als ⅔ aller Infektionen von Shunts, Reservoirs und externen Ventrikeldrainagen werden durch Staphylokokken verursacht.

Am zweithäufigsten sind gramnegative Enterobakterien, auf die Streptokokken und Mischinfektionen folgen. Typische bakterielle Meningitiserreger (Pneumokokken, Meningokokken, Haemophilus) und Anaerobier sind selten [15].

8.7 Infektionen des ZNS

▶ **Epidemiologie.** Die Inzidenz von Shuntinfektionen liegt ungefähr bei 3–10% unabhängig von der Art des Shunts (ventrikuloatrial [VA], ventrikuloperitoneal [VP] oder lumboperitoneal [LP]; [15]). Da ein Großteil der Patienten mit Hydrozephalus im Laufe des Lebens mehrerer Shuntrevisionen bedarf, muss das Risiko einer Shuntinfektion pro Patient mit bis zu 30% eingeschätzt werden. Ca. 80% der Shuntinfektionen treten innerhalb der ersten 6 postoperativen Monate auf.

Bei externen Ventrikeldrainagen liegt die Infektionsrate bei ungefähr 5–7%, wobei das Risiko mit der Liegedauer des Katheters deutlich korreliert, und bei implantierten Medikamentenreservoiren bei 5–15% [15].

Klinische Manifestationen

Die klinische Symptomatik ist sehr variabel [15]. Am häufigsten sind die Zeichen der durch die Infektion verursachten Shuntdysfunktion (Kopfschmerz, Übelkeit, Apathie). Die Häufigkeit von Fieber liegt zwischen 20 und 90%. Es besteht oft nur eine Ventrikulitis und typische Meningitiszeichen sind nicht feststellbar. Bei VA-Shunts besteht immer eine Bakteriämie. Mitunter entwickelt sich daraus eine Sepsis oder eine Endokarditis. Bei VP-Shunts kann es zu einer – meist lokal umschriebenen – Peritonitis kommen.

Infektionen externer Ventrikeldrainagen manifestieren sich entweder als leicht zu erkennende Wundinfektion oder als Ventrikulitis, deren einziges Symptom oft ein mäßiges Fieber ist.

Diagnose

▶ **Zerebrale Bildgebung.** Im nativen kranialen CT oder MRT finden sich möglicherweise Zeichen der Shuntdysfunktion, häufig bestehen keine sicheren Auffälligkeiten. Typisch, aber nicht obligat ist die subependymale Kontrastmittelanreicherung bei florider Ventrikulitis.

> **Praxistipp**
>
> Bei ventrikulären Shunts muss der ventrikuläre Liquor untersucht werden, da sich lumbal oft keine Entzündungszeichen finden. Bei VP-Shunts ist eine Ultraschall-, ggf. auch CT-Untersuchung des Abdomens indiziert, um nach einer Dislokation oder Serombildung im Bereich des distalen Schenkels zu fahnden.

▶ **Liquor.** Bei geschlossenen Systemen ist das Vorhandensein eines Reservoirs Voraussetzung für eine ventrikuläre Liquorentnahme. Typisch ist eine (granulozytäre) Pleozytose (▶ Tab. 8.19), jedoch schließt auch eine normale Zellzahl eine Shuntinfektion nicht aus. Die Befundinterpretation kann erheblich erschwert sein nach kurz zurückliegender Operation (mit Blutkontamination oder steriler Entzündungsreaktion des Liquors) oder wenn eine entzündliche ZNS-Erkrankung Ursache für die Anlage einer externen Ventrikeldrainage war.

▶ **Labor.** Bei ca. 75% der Patienten findet sich eine Leukozytose, das CRP ist in >90% der Fälle erhöht.

▶ **Erregernachweis.** Grampräparate sind bei gramnegativen Stäbchen häufiger positiv als bei Staphylokokken. Bei VA-Shunts sind auch Blutkulturen zu ca. 90% positiv, sonst ist die Ausbeute gering. Bei erkennbarer Wundinfektion sollte ein Wundabstrich genommen werden!

> **Praxistipp**
>
> Der Erregernachweis aus der Liquorkultur ist die Methode der Wahl zur Diagnosesicherung und zeigt ganz überwiegend positive Ergebnisse.

Therapie

> **Merke**
>
> Therapie der Wahl bei der Shuntinfektion ist die operative Revision in Kombination mit Antibiotika. Eine Antibiose allein ist mit einer Erfolgsrate von 40% nicht akzeptabel.

Die besten Ergebnisse werden durch Externalisierung des distalen Shuntendes oder durch Austausch des gesamten Shunts mit neuer Ventrikulostomie erzielt. Bei negativen Liquorkulturen kann dann nach frühestens 7 Tagen ein neues Shuntsystem implantiert werden. Bei infizierter externer Ventrikeldrainage wird der Zugang entfernt; im Bedarfsfall wird an einer anderen Stelle eine neue Ventrikeldrainage angelegt.

▶ **Antibiotikatherapie.** Die kalkulierte Antibiose ist entsprechend ▶ Tab. 8.24 durchzuführen. Der Nutzen einer adjuvanten intraventrikulären Antibiotikainstillation ist umstritten. Sie erscheint sinnvoll, wenn eine chirurgische Shuntrevision nicht möglich ist. In diesen Fällen kann unter strikt sterilen Kautelen Vancomycin (5–20 mg/d) oder Gentamicin (2–8 mg/d) über das Shuntreservoir appliziert werden, bzw. bei externen Drainagen über einen Drei-Wege-Hahn [15].

Hirnabszess

> **Definition**
>
> Hirnabszesse sind fokale eitrige Infektionen im Hirnparenchym, die solitär (ca. 70%) oder multipel (ca. 30%) auftreten und überwiegend bakterieller Genese sind.

Ätiologie und Epidemiologie

> **Merke**
>
> Hirnabszesse entstehen meist durch Fortleitung eitriger Infektionen des Mittelohrs oder Mastoids (ca. 30–50%) oder der Nasennebenhöhlen (ca. 10–15%) und sind deshalb v. a. im Temporal- oder Frontallappen oder im Kleinhirn lokalisiert [4].

Weitere Ursachen sind offene Schädel-Hirn-Traumata oder neurochirurgische Operationen (ca. 10–20%). Ca. 25% aller Hirnabszesse sind Folge einer hämatogenen Streuung von dentalen Eiterherden, pulmonalen Infekten, Osteomyelitiden, Divertikulitiden, eitrigen Hautinfektionen oder Endokarditiden. In diesen Fällen findet man häufig multiple Abszesse, bevorzugt im subkortikalen Marklager. In bis zu 20% aller Fälle lässt sich kein Fokus feststellen [4].

> **Merke**
>
> Häufigste Erreger sind Streptokokken (ca. 40–60%), anaerobe Bakterien (ca. 30–60%), gramnegative Enterobakterien (ca. 20–30%) und Staphylokokken (ca. 10–20%). Mischinfektionen sind mit bis zu 60% ausgesprochen häufig [1].

Tab. 8.24 Kalkulierte Antibiotikatherapie bei shuntassoziierten Infektionen, beim Hirnabszess und beim subduralen Empyem.

Antibiotikum	i. v. Tagesdosis*
immunkompetent und ambulant erworben	
Metronidazol	4 × 500 mg
plus Cephalosporin der 3. Gen.: Cefotaxim	3 × 2 – 3 g
oder Ceftriaxon	1 × 4 g
oder Ceftazidim (bei Verdacht auf Pseudomonas)	3 × 2 g
postoperativ oder posttraumatisch	
plus Staphylokokken-Antibiotikum z. B. Flucloxacillin	4 – 6 × 2 g
oder Fosfomycin	3 × 5 g
oder Vancomycin (bei V. a. MRSA)	4 × 0,5 g
oder Linezolid (bei V. a. MRSA)	2 × 600 mg
plus Tobramycin bei nosokomialen Infektionen	1 × 160 – 240 mg (Spiegel!)
oder Carbapenem (z. B. Meropenem)	3 × 2 g
immunsupprimiert (Transplantation, AIDS)	
plus Amphotericin B	1 mg/kg
und Trimethoprim-Sulfamethoxazol	3 × 160 mg plus 3 × 800 mg

* Dosierungsempfehlung für Erwachsene mit ca. 70 kg Körpergewicht und intakter Nierenfunktion; MRSA = methicillinresistenter Staphylococcus aureus

▶ **Epidemiologie.** Hirnabszesse sind bei Männern ca. 2- bis 3-mal so häufig wie bei Frauen; eine leichte Altershäufung findet sich bei Kindern zwischen 5 und 10 Jahren. Prädisponierend sind kongenitale Herzfehler oder pulmonale arteriovenöse Malformationen mit Rechts-links-Shunt, Diabetes mellitus, Niereninsuffizienz, chronische Lebererkrankungen und reduzierte Abwehrlage.

Pathogenese

Vor der Abkapselung des Abszesses, im Stadium der Zerebritis, findet man eine noch nicht scharf begrenzte Besiedlung des Hirnparenchyms mit Bakterien und neutrophilen Granulozyten. Es entwickelt sich dann eine zentrale Nekrose mit einem ausgeprägten umgebenden Ödem. Innerhalb von ca. 14 Tagen entsteht nach Infiltration von Makrophagen und Fibroblasten eine feste fibröse Kapsel, die eine weitere Ausbreitung der Infektion verhindert.

Klinische Manifestationen

Der Krankheitsverlauf ist gewöhnlich subakut, das klinische Bild heterogen und von der Lokalisation des Abszesses abhängig. Bei den meisten Patienten entwickeln sich Kopfschmerzen (60 – 90%), fokalneurologische Zeichen (ca. 50%), Bewusstseinsstörungen (30 – 60%), Übelkeit und Erbrechen (40 – 70%) sowie Fieber (40 – 50%) innerhalb von Tagen bis wenigen Wochen [4]. Meningismus (ca. 20%) und epileptische Anfälle (20 – 40%) können auftreten.

Diagnostik

▶ **Zerebrale Bildgebung.** Im Stadium der Zerebritis finden sich unscharf begrenzte hypodense Areale mit inhomogener Kontrastmittelaufnahme und raumforderndem perifokalen Ödem im kranialen CT und mit höherer Sensitivität im MRT [4, 14]. Der reife Abszess zeigt sich als zentral hypodense Läsion mit intensiver ringförmiger Kontrastmittelanreicherung und mit einem – mitunter fingerförmigen – umgebenden Ödem von meist deutlich raumfordernder Wirkung (▶ Abb. 8.17 a, b). Eine residuale Kontrastmittelanreicherung kann trotz erfolgreicher Therapie für Monate persistieren und eignet sich nicht zur Therapiekontrolle.

Wichtige Differenzialdiagnosen sind Toxoplasmose- und Pilzinfektionen, die v. a. bei HIV-Patienten vorkommen, und ferner hirneigene Tumoren, Metastasen, Hämatome in Resorption oder subakute Infarkte. Zur Differenzialdiagnose eignen sich die MR-Spektroskopie sowie nuklearmedizinische Untersuchungsmethoden wie Positronenemissionstomografie (PET) oder Single-Photon-Emissionscomputertomografie (SPECT).

▶ **Labordiagnostik.** Typisch sind systemische Entzündungszeichen mit einer CRP-Erhöhung in 60 – 80% und Leukozytose in ca. 60% der Fälle.

▶ **Liquor.** Der Liquor ist unauffällig oder weist eine nur geringe bis mäßige Pleozytose auf (Zellzahl < 500/µl; ▶ Tab. 8.19). Er ist nur nach Ausschluss der Gefahr der Herniation durch eine zerebrale Bildgebung zu entnehmen.

> **Praxistipp**
> Die Liquorbefunde sind häufig unspezifisch und ein Erregernachweis aus dem Liquor gelingt nur selten.

▶ **Erregernachweis und Fokussuche.** Der Erregernachweis aus aspiriertem oder operativ entferntem Abszessmaterial gelingt bei unbehandelten Patienten in mehr als 80% der Fälle [4], wird aber nach längerer antibiotischer Anbehandlung schwierig. Häufig handelt es sich um aerobe und anaerobe Mischinfektionen mit Staphylokokken, Bacteroides, anaeroben Streptokokken, E. coli, Proteus, Klebsiellen (otogen), Nokardien bzw. Toxoplasmen oder Pilzen bei immunkompromitierten Patienten [1]. Blutkulturen sind nur zu ca. 10% positiv. Mitunter lassen sich durch den Keimnachweis aus einem Fokus, wie z. B. einer Sinusitis, Rückschlüsse auf den Erreger des zerebralen Abszesses ziehen.

8.7 Infektionen des ZNS

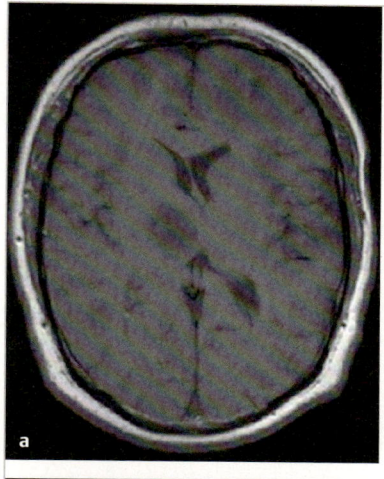
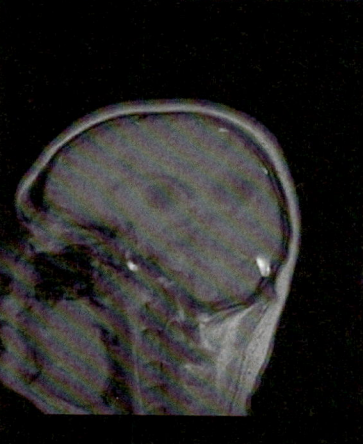
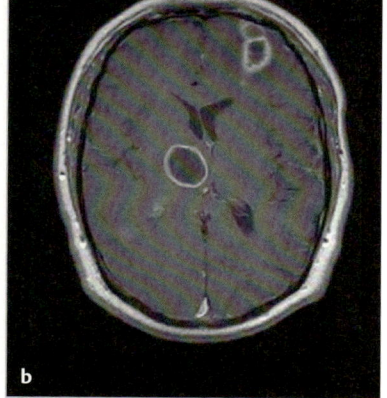

Abb. 8.17a, b Zerebrales MRT (T1-Wichtung **a** mit, **b** ohne Kontrastmittel) bei multiplen bakteriellen Hirnabszessen (Quelle: Institut für Diagnostische und Interventionelle Radiologie, Universitätsklinikum Jena, mit freundlicher Genehmigung).

> **Merke**
> Bei einem Hirnabszess muss grundsätzlich nach einem Fokus gefahndet werden.

> **Praxistipp**
> Bei Abszessen von < 2,5 cm Durchmesser ist eine rein konservative Therapie vertretbar; bei multiplen Abszessen und im Hirnstamm gelegenen Abszessen ist eine operative Behandlung meist gar nicht möglich. Bei größeren Abszessen ist eine neurochirurgische Intervention indiziert.

Vordringlich sind eine HNO-ärztliche Untersuchung und eine radiologische Darstellung der Nasennebenhöhlen und des Mastoids sowie die Suche nach Knochenlücken, vereiterten Zähnen und eine sorgfältige Inspektion des Integuments. Zusätzlich sind ein CT des Thorax zum Ausschluss einer Pneumonie, eine Echokardiografie zum Ausschluss einer Endokarditis und eine Oberbauchsonografie zum Ausschluss von Abszessen durchzuführen.

Therapie

Im Frühstadium, der Zerebritis, behandelt man antibiotisch. Reife Abszesse werden sowohl neurochirurgisch als auch antibiotisch behandelt, obwohl kontrollierte Studien zur Wertigkeit operativer vs. konservativer Verfahren nicht vorliegen [28, 36]. Die Vorgehensweise muss im Einzelfall in Abhängigkeit von der Größe, der Lokalisation und der Anzahl der Läsionen festgelegt werden.

▶ **Neurochirurgische Intervention.** Zur Reduktion der Raumforderung und Sicherung der Diagnose bietet sich die stereotaktische Aspiration von Abszessinhalt an. Der Eingriff muss häufig nach einigen Tagen wiederholt werden. Alternativ kann ein Katheter zur externen Drainage und antibiotischen Spülung (mit Refobacin-L, Vancomycin, Fosfomycin oder Colistin) in die Abszesshöhle gelegt werden. Eine Kraniotomie und offene Abszessexzision ist indiziert bei oberflächennahen oder sehr großen Abszessen mit drohender Herniation, bei Abszessen traumatischer Genese, die Fremdkörper enthalten und bei gekammerten Abszessen. In Fällen, die auf konventionelle Therapiemaßnahmen ungenügend ansprachen, wurden kasuistisch günstige Effekte einer adjuvanten hyperbaren Oxygenierung beobachtet, sodass in schwierigeren Fällen ein derartiger Therapieversuch indiziert erscheint. Besteht ein Hydrozephalus oder ein Ventrikelempyem, muss eine externe Ventrikeldrainage gelegt werden. Eitrige Foki, z. B. eine Mastoiditis, sind rasch operativ zu sanieren!

▶ **Antibiotikatherapie.** Zur kalkulierten Antibiotikatherapie empfehlen sich Cephalosporine der 3. Generation und Metronidazol; bei V. a. Staphylokokkeninfektion sollte zusätzlich ein staphylokokkenwirksames Präparat, bei nosokomialen Infektionen zusätzlich ein Aminoglykosid gegeben werden, um Problemkeime wie Pseudomonas oder Serratia zu erfassen (▶ Tab. 8.24). Immunsupprimierte Patienten sollten initial mit Amphotericin B und Trimethoprim-Sulfamethoxazol behandelt werden, um Pilze, Toxoplasmen und Nokardien abzudecken. Bei erfolgreichem Erregernachweis müssen neben der In-vitro-Wirksamkeit des Antibiotikums auch seine Fähigkeit, im Abszess bakterizide Konzentrationen zu erreichen, berücksichtigt werden. Wegen der Häufigkeit von Mischinfektionen sollte auch beim Nachweis nur eines einzelnen Erregers weiterhin ein breites Keimspektrum abgedeckt werden [4, 28]. Bei gesicherter Infektion mit gramnegativen Enterobakterien ist die Instillation von Gentamycin sinnvoll. Eine routinemäßige lokale Applikation von Antibiotika ist wegen der möglichen Risiken (toxische Reaktionen, Selektion resistenter Keime) jedoch abzulehnen.

Bei klinischer Besserung, Regredienz des MRT-Befundes und Normalisierung der Entzündungsparameter kann bei operativ sanierten Hirnabszessen die Antibiotikatherapie nach frühestens 2, normalerweise nach 3–4 Wochen beendet werden. Bei konservativ behandelten Hirnabszessen sollten Antibiotika mindestens 6 Wochen, bei Nokardien 6–12 Monate gegeben werden [4, 28].

▶ **Steroide.** Der Nutzen einer Steroidtherapie ist nicht belegt. Insbesondere im Stadium der Zerebritis birgt diese Therapie das Risiko einer verzögerten und unvollständigen Kapselbildung und damit einer diffusen parenchymatösen Ausbreitung der Infektion. Aufgrund der stabilisierenden Wirkung auf die Blut-Hirn-Schranke können Antibiotika schlechter in den Abszess penetrieren.

> **Praxistipp**
> Steroide sollten nur angewendet werden (3 × 8 mg Dexamethason), wenn aufgrund einer deutlich raumfordernden Wirkung eine rasche Reduktion des perifokalen Ödems erforderlich ist.

▶ **Antikonvulsiva.** Beim Auftreten fokaler oder generalisierter epileptischer Anfälle ist eine rasche Aufsättigung mit Levetiracetam und in zweiter Linie mit Valproat oder Phenytoin (Kap. 12.8) indiziert.

> **Praxistipp**
> Zu erwägen ist eine antikonvulsive Prophylaxe bei Patienten mit größeren, frontal oder temporal lokalisierten Abszessen, da diese mit dem höchsten Risiko (> 50 %) einer symptomatischen Epilepsie behaftet sind.

Prognose

Die Letalität des Hirnabszesses liegt bei 5–15 % [36]. Prognostisch ungünstig sind Bewusstseinsstörungen bei Behandlungsbeginn und ein höheres Lebensalter sowie multilokuläre und in tieferen Hirnregionen angesiedelte Abszesse. Die Größe des Abszesses hat keinen prädiktiven Charakter. Von den Überlebenden entwickeln ca. 30 % eine symptomatische Epilepsie, ca. 20–40 % behalten fokalneurologische oder psychoorganische Residualsymptome unterschiedlicher Schwere. In ca. 5 % aller Fälle ist mit Rezidiven zu rechnen [36].

Subdurales Empyem

> **Definition**
> Subdurale Empyeme sind Eiteransammlungen zwischen der Dura mater und der Arachnoidea, die sich über den gesamten Subduralraum ausdehnen können.

Ätiologie und Epidemiologie

Subdurale Empyeme entstehen ganz überwiegend per continuitatem, ausgehend von Sinusitiden oder otogenen Infektionen. Gelegentlich entstehen sie als Folge eines Schädel-Hirn-Traumas, sehr selten durch hämatogene Streuung.

> **Merke**
> Subdurale Empyeme sind Notfälle, da sie sich ungehindert durch den Subduralraum ausbreiten können.

Komplikationen sind Durchbrüche in den Subarachnoidalraum, Hirnabszesse, eine Meningitis und eine Sinusvenenthrombose. Häufigste Erreger sind aerobe und anaerobe Streptokokken, Staphylokokken und gramnegative Stäbchen. Im Unterschied zum Hirnabszess sind Mischinfektionen selten.

▶ **Epidemiologie.** Subdurale Empyeme sind etwa 5-mal seltener als Hirnabszesse und treten erheblich häufiger bei Männern als bei Frauen auf, mit einem Erkrankungsgipfel in der 2. Lebensdekade.

Klinische Manifestationen

Das subdurale Empyem ist in der Regel eine fulminant verlaufende Erkrankung, bei der es rasch zu Fieber (ca. 80 %), Kopfschmerzen (ca. 70–80 %), fokalneurologischen Symptomen (ca. 80 %), insbesondere Hemiparesen, Bewusstseinstrübung (ca. 70 %), Meningismus (ca. 60–70 %) und epileptischen Anfällen (ca. 50 %) kommt. Häufig ist bereits eine Sinusitis, Otitis oder Mastoiditis bekannt. Ein subdurales Empyem sollte immer vermutet werden bei einer raschen Verschlechterung des Allgemeinzustandes, die mit Meningismus, fokal neurologischen Defiziten und einseitigen Kopfschmerzen einhergeht.

Diagnose

▶ **Zerebrale Bildgebung.** Meist findet man eine gyrale Kontrastmittelanreicherung. In der Bildgebung sind Empyeme nicht immer sicher von Subduralhämatomen zu unterscheiden.

> **Praxistipp**
> Im kranialen MRT oder CT (weniger sensitiv) mit Kontrastmittel stellen sich subdurale Empyeme als sichelförmige Hypodensität (CT, T1-gewichtetes MRT) oder Hyperdensität (T2-gewichtetes MRT) über den Hemisphären oder im Interhemisphärenspalt dar (▶ Abb. 8.18) [14].

▶ **Labordiagnostik.** Die Patienten weisen nahezu immer eine CRP-Erhöhung und eine Leukozytose mit Linksverschiebung auf.

▶ **Erregernachweis.** Der Erregernachweis aus Blut oder Liquor gelingt nur in ca. 10 % der Fälle.

8.7 Infektionen des ZNS

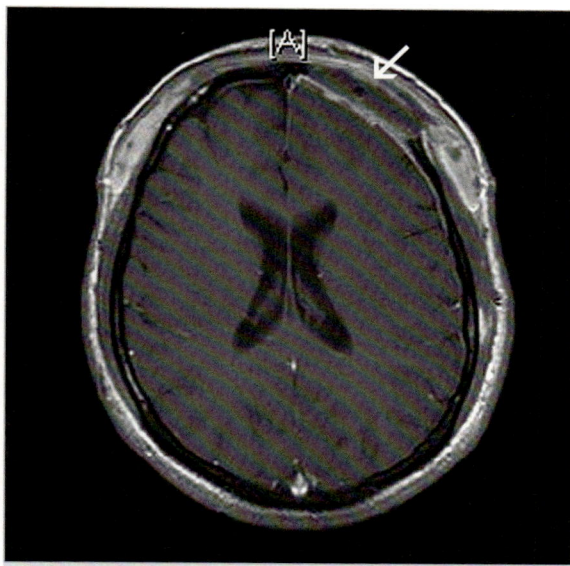

Abb. 8.18 Subdurales Empyem rechts frontal (Pfeil) im zerebralen MRT (T1-Gewichtung mit Kontrastmittel; Quelle: Institut für Diagnostische und Interventionelle Radiologie, Universitätsklinikum Jena, mit freundlicher Genehmigung).

Praxistipp
Wegen der Gefahr der Herniation sollte keine Liquorpunktion erfolgen. Der Erregernachweis ist vielmehr anhand von operativ aspiriertem Eiter zu führen.

Therapie

Praxistipp
Neben einer sofortigen kalkulierten Antibiotikatherapie (▶ Tab. 8.24) muss unverzüglich eine neurochirurgische Intervention mit Aspiration und Drainage des Eiters über eine Kraniotomie oder mehrere Bohrlöcher (wegen der Gefahr der Septenbildung) und Spülung der Empyemhöhle mit Bacitracin und Neomycin erfolgen [4, 30].

Daneben ist die rasche operative Sanierung der meist otorhinologischen Foki anzustreben.

Prognose
Die Letalität des behandelten subduralen Empyems beträgt 30 %, des unbehandelten 100 %; bei Behandlungsbeginn komatöse Patienten haben eine deutlich schlechtere Prognose. Überlebende Patienten können innerhalb von Monaten eine funktionell befriedigende oder gute Restitution erlangen.

Tuberkulöse Meningitis
Ätiologie und Epidemiologie
▶ **Ätiologie.** Die tuberkulöse Meningitis entsteht wie die Lungentuberkulose im Rahmen der postprimären hämatogenen Aussaat der Mykobakterien oder nach einer Reaktivierung von sich in den Meningen befindenden Tuberkulomen [19]. Erreger ist meist Mycobacterium tuberculosis, selten Mycobacterium bovis. Die Reaktivierung ist immunvermittelt, folglich sind prädisponierende Riskofaktoren chronischer Alkoholismus, Diabetes mellitus, Malignome, AIDS oder eine immunsuppressive Therapie.

▶ **Epidemiologie.** 8 Mio. Menschen erkranken jährlich an einer Tuberkulose, davon 1 % an einer tuberkulösen Meningitis. 60 % dieser Patienten leiden an einer miliaren Tuberkulose oder haben eine Primärinfektion in der Lunge. Tuberkulöse Meningitiden machen etwa 5 % der bakteriellen Meningitiden aus, insbesondere erkranken Personen nach dem 60. Lebensjahr.

Merke
Es besteht namentliche Meldepflicht an das Gesundheitsamt durch den Arzt bei Einleitung einer Therapie und bei Tod an einer behandlungsbedürftigen Tuberkulose, auch wenn kein Erregernachweis geführt werden konnte.

Klinische Manifestationen
Die tuberkulöse Meningitis verläuft im Vergleich zu den eitrigen Meningitiden subakut oder chronisch und betrifft hauptsächlich die basalen Meningen.

Merke
Die klassische Symptomtrias der basalen Meningitis besteht aus Hirnnervenausfällen, einer Arteriitis der großen basalen Hirngefäße und einem Hydrozephalus.

Die Patienten werden zunächst anorektisch, apathisch und depressiv. Verwirrtheitszustände, Bewusstseinsstörungen und Hirnnervenausfälle (ca. 50 %) folgen. Zerebrale Ischämien im Versorgungsgebiet der basalen Arterien aufgrund einer Arteriitis können auftreten, fokal-neurologische Ausfälle oder epileptische Anfälle stehen nicht im Vordergrund. Eine häufige Komplikation ist – im Gegensatz zur Hirndrucksteigerung infolge des diffusen Hirnödems bei der eitrigen Meningitis – eine durch einen Hydrocephalus occlusus bedingte Hirndrucksteigerung [19].

Diagnose
▶ **Zerebrale Bildgebung.** Im kranialen MRT und CT lassen sich eine basale meningeale Kontrastmittelaufnahme, ein Hydrozephalus, zerebrale Ischämien und ggf. Tuberkulome (Abszesse) nachweisen [3]. Diese Befunde sind jedoch nicht spezifisch. Häufig ist eine Angiografie zum Nachweis einer Arteriitis indiziert.

▶ **Liquor.** Der Liquor zeigt im Gegensatz zu eitrigen Meningitiden eine geringere Pleozytose und Eiweißerhöhung und nur initial ein granulozytäres Zellbild, welches innerhalb weniger Tage in ein lymphomonozytäres Zellbild übergeht (▶ Tab. 8.19). Häufig ist eine intrathekale IgA-Synthese [19]. Der Liquor-/Serumglukose-Quotient ist nicht oder nur geringgradig erniedrigt, das Laktat höchstens geringgradig erhöht.

▶ **Erregernachweis.** Der Erregernachweis erfolgt am sichersten im Liquor durch die PCR (Sensitivität 50–90 % und Spezifität 90 %) [19, 32]. Für den Nachweis durch die mikroskopische Untersuchung und in der Kultur sind meist mehrere Punktionen notwendig, der Kulturnachweis braucht 6 Wochen und wird zudem nur in etwa 50 % positiv. Magensaft, Sputum und Harn müssen ebenfalls auf Mykobakterien untersucht werden. Tuberkulinhauttests sind häufig negativ. Es ist nach Zeichen einer durchgemach-

Tab. 8.25 Spezifische Antibiotika bei der tuberkulösen Meningitis.

Substanz	Dosis	Maximale Tagesdosis	Nebenwirkungen
Isoniazid[a]	1 × 10 mg/kg KG i.v.	600 mg	Lebertoxizität[b], periphere Neuropathie, Exanthem, Blutbildveränderungen
Rifampicin	1 × 10 mg/kg KG i.v.	600 mg	Lebertoxizität[b], Exanthem, Blutbildveränderungen
Pyrazinamid	1 × 35 mg/kg KG p.o.	2,5 g	Lebertoxizität[b]
Ethambutol[c]	1 × 15 – 25 mg/kg KG i.v.	2,5 g	Optikusneuritis[c], periphere Neuropathie
alternativ bei Leberfunktionsstörung			
Streptomycin	2 × 10 mg/kg KG i.v.	2 g	Ototoxizität[d], Exanthem

[a] aufgrund der Neurotoxizität Komedikation mit Pyridoxin
[b] Leberfunktionsstörung erfordert Absetzen und Ersatz durch Streptomycin
[c] regelmäßige Kontrollen der visuell evozierten Potenziale
[d] monatlich HNO-ärztliche Untersuchung mit Audiogramm

ten Lungentuberkulose zu suchen. Die röntgenologischen oder CT-Befunde der Lunge sind in ca. 30 – 50 % positiv [3]. Manchmal hilft nur eine Biopsie der Meningen diagnostisch weiter.

▶ **Labor.** Entzündungszeichen fehlen häufig. Bei ca. 75 % der Patienten findet sich jedoch eine Hyponatriämie aufgrund einer inadäquaten Sekretion von antidiuretischem Hormon (ADH).

Therapie

In Deutschland wird aufgrund der Resistenzsituation eine Vierfachtherapie empfohlen [19] (▶ Tab. 8.25). Auf Ethambutol kann verzichtet werden, wenn eine vollständige Sensitivität gegenüber Isoniazid, Rifampicin und Pyrazinamid besteht. Schon bei Verdacht sollte mit der Initialtherapie begonnen werden, die ggf. nach Resistenzlage zu modifizieren ist. Ihre Dauer beträgt in Abhängigkeit von den klinischen und neuroradiologischen Befunden sowie den Liquorbefunden mit der Vierfachkombination 2 – 6 Monate, auf die eine 6 – 9-monatige Konsolidierungsphase mit einer Zweifachkombination (Isoniazid und Rifampicin) folgt [19]. Die Tuberkulostatika haben zahlreiche Nebenwirkungen und erfordern regelmäßige Laborkontrollen (▶ Tab. 8.25).

Steroide (1 mg/kg KG Prednisolon oder 0,3 mg/kg KG Dexamethason) über die ersten 4 Wochen der Erkrankung, auf die eine ausschleichende Dosierung über 4 Wochen folgt, haben einen positiven Effekt insbesondere bei massiven Hirnnervenausfällen, Zeichen einer Begleitvaskulitis (Gefäßspasmen) sowie bei einem drohenden Hydrocephalus occlusus [19]. Bei Hirndrucksymptomen ist die frühzeitige Anlage eines VP-Shunts indiziert.

Prognose

Die Letalität der tuberkulösen Meningitis beträgt je nach Studie 10 – 60 %, bei Infektionen mit atypischen Mykobakterien ist sie noch höher [35]. Trotz adäquater Therapie kann sich der Zustand der Patienten weiter verschlechtern. Der Anteil von neurologischen Residuen (Hörstörungen, neuropsychologische Auffälligkeiten, Hemiparesen, epileptische Anfälle; seltener Ataxie, Hirnnervenparesen und Sehstörungen, wie z. B. homonyme Hemianopsie) beträgt bis zu 50 %.

8.7.3 Enzephalitiden

Definition

Enzephalitiden sind fokale oder diffuse Entzündungen des Hirnparenchyms, die nur bestimmte Strukturen (z. B. weiße Substanz – Leukenzephalitis) oder das gesamte Gewebe einer Region befallen. Meist sind die Meningen mitbetroffen, sodass korrekter von Meningoenzephalitiden gesprochen werden muss.

Meningoenzephalitiden

Ätiologie und Epidemiologie

Eine Vielzahl von Viren wie Arboviren (z. B. Frühsommer-Meningoenzephalitis[FSME]-Virus), Enteroviren (z. B. Polio- und Coxsackieviren), Viren der Herpesgruppe und Paramyxoviren (z. B. Masern- und Mumpsvirus) verursacht Meningoenzephalitiden. Ca. 10 % davon sind die schwer verlaufenden Herpes-simplex(HSV)-Enzephalitiden. Seltener sind bakterielle Erreger (Listeria monocytogenes, Mycobacterium tuberculosis).

Die meisten Viren gelangen im Rahmen eines systemischen Infekts hämatogen in das ZNS, die primär neurotrophen Viren der Herpesgruppe oder das Rabiesvirus durch retrograden Transport entlang der Hirnnerven. Bei der HSV-Enzephalitis handelt es sich zu 2 Dritteln um eine (endogene) Reinfektion; Primärinfektionen kommen v. a. bei Kindern und Jugendlichen vor. Prädisponierende Faktoren sind nicht bekannt. Die Zytomegalievirus (CMV)-Enzephalitis (oft auch Retinitis) kommt bei Immunsuppression gehäuft vor [11].

Meldepflicht und Infektionsprophylaxe

> **Merke**
>
> Jeder Verdacht auf Tollwut (selbst die Berührung eines erkrankten Tieres) ist innerhalb von 24 h meldepflichtig. Der Nachweis von Rabies, FSME und Masernviren muss durch den Untersucher gemeldet werden.

Gegen eine Vielzahl potenzieller viraler Erreger einer Meningoenzephalitis gibt es die Möglichkeit der aktiven Immunisierung. In der Intensivmedizin spielt die Gabe von Immunglobulinen zur Varicella-Zoster-Virus(VZV)-Infektionsprophylaxe bei Antikörpermangel, zur CMV-Infektionsprophylaxe bei Immundefiziten und nach Transplantationen sowie in der Postexpositionsprophylaxe der Tollwut eine größere Rolle.

Klinische Manifestationen

Symptomspektrum und zeitlicher Verlauf der Enzephalitiden sind sehr variabel [29]. Da das Hirnparenchym betroffen ist, treten im Gegensatz zur Meningitis bereits initial neurologische Herdzeichen und epileptische Anfälle auf.

> **Praxistipp**
> Häufigste Symptome sind Bewusstseins- oder Orientierungsstörungen, neurologische Herdzeichen und epileptische Anfälle.

Sind die Meningen mitbetroffen, so finden sich Fieber, Kopfschmerzen und eine meningeale Reizung. Enzephalitiden durch Arboviren (FSME) haben häufig einen biphasischen Verlauf, beginnend mit einem grippalen Krankheitsbild mit Fieber (Virämie) und, nach einem symptomfreien Intervall von 4–7 Tagen, mit erneutem Fieber, einem hirnorganischen Psychosyndrom und – seltener – Hirnnervenausfällen.

▶ **HSV-Enzephalitis.** Bei dieser kommt es nach einem kurzen grippalen Prodromalstadium innerhalb von Stunden bis wenigen Tagen zu Fieber (>90%), Bewusstseinsstörungen (ca. 90%), Kopfschmerzen (ca. 80%) und epileptischen Anfällen (ca. 70%) [37]. Bei bis zu 70% der Patienten bestehen Sprachstörungen, in 30–40% der Fälle besteht eine Hemiparese. Neben der Entzündung des Hirngewebes führt insbesondere das ausgeprägte zytotoxische Hirnödem in der Frühphase der Erkrankung zu neurologischen Komplikationen. Herpeseffloreszenzen werden kaum beobachtet, ein Herpes labialis ist eher mit einer Pneumo- oder Meningokokkenmeningitis assoziiert.

▶ **Progressive multifokale Leukenzephalopathie (PML).** Es kommt zur entzündlichen Entmarkung bei immunkomprimitierten Patienten (HIV) nach Reaktivierung des zur Gattung der Polyomaviren gehörenden John-Cunningham(JC)-Virus. Die Erst- oder Primärinfektion mit dem Virus verläuft asymptomatisch. Die Durchseuchungsrate erreicht bei Erwachsenen 40–60%. Der Erreger persistiert lebenslang. Die PML kann auch im Rahmen eines „Immune Reconstitution inflammatory Syndrome" (IRIS) nach Initiierung einer hoch aktiven antiretroviralen Therapie (HAART) bei HIV-Patienten auftreten [23]. Die Symptome richten sich nach der Lokalisation der Entmarkungsherde. Typisch sind kognitive Störungen neben fokal neurologischen Defiziten und epileptischen Anfällen.

Diagnose

> **Praxistipp**
> Die HSV-Enzephalitis muss wegen ihres schweren Verlaufs bei guter Behandelbarkeit immer abgeklärt werden. Typische Merkmale sind Fieber, ein lymphozytärer Liquor, im EEG ein temporaler Herdbefund und im kranialen MRT entzündliche Veränderungen des mediobasalen Temporallappens.

Die Diagnostik nicht herpetischer Enzephalitiden ist wegen der oft unspezifischen Symptomatik mitunter schwierig. Auch kann die Differenzierung von einer harmlosen para- oder postinfektiösen Immunreaktion (z. B. bei Influenza) Probleme machen.

▶ **Liquor.** Der Liquor ist klar oder leicht getrübt mit einer geringen bis mäßigen lymphomonozytären Pleozytose (meist 50–500/μl) und einer Erhöhung des Eiweißes (▶ Tab. 8.19). Aufgrund des fehlenden Stoffwechsels der Viren sind Glukose und Laktat normal.

▶ **Erregernachweis.** Ein Erregernachweis gelingt aufgrund der vielen möglichen Erreger nur in 15–30% der Fälle. Die PCR vom Liquor ist je nach Erreger mit einer Sensitivität >75% und einer Spezifität von nahezu 100% die diagnostische Methode der Wahl [7]. Ein direkter oder indirekter Erregernachweis mittels Virusanzucht oder über eine intrathekale Antikörpersynthese gelingt nur zu höchstens 30%. Da die meisten Viren nicht kausal therapierbar sind, sind breit gestreute Untersuchungen nicht indiziert.

> **Merke**
> Bei fehlendem Erregernachweis muss differenzialdiagnostisch immer auch an eine autoimmun vermittelte oder paraneoplastische Enzephalitis gedacht werden (z. B. Anti-NMDA-Rezeptor-Enzephalitis; NMDA = N-Methyl-D-Aspartat) und ein Antikörpernachweis im Liquor sollte versucht werden [6, 17, 17, 31]. Bei immunkomprimitierten Patienten (HIV!) muss eine PML in Erwägung gezogen werden.

▶ **Zerebrale Bildgebung.** Bei der HSV-Enzephalitis finden sich im kranialen MRT zu ca. 50–60% fokale oder disseminierte Signalanhebungen in den diffusionsgewichteten Sequenzen und wenig später auch in der T2-Wichtung und in der FLAIR (Fluid attenuated Inversion Recovery) (▶ Abb. 8.19). Letztere sind auch unter virostatischer Therapie nicht mehr reversibel. Bei der PML finden sich in der T2-Wichtung und der FLAIR insbesondere im Marklager typische großflächige Hyperdensitäten als Korrelat der nicht reversiblen Demyelinisierungen. Die anderen Viren verursachen keine MRT-Veränderungen.

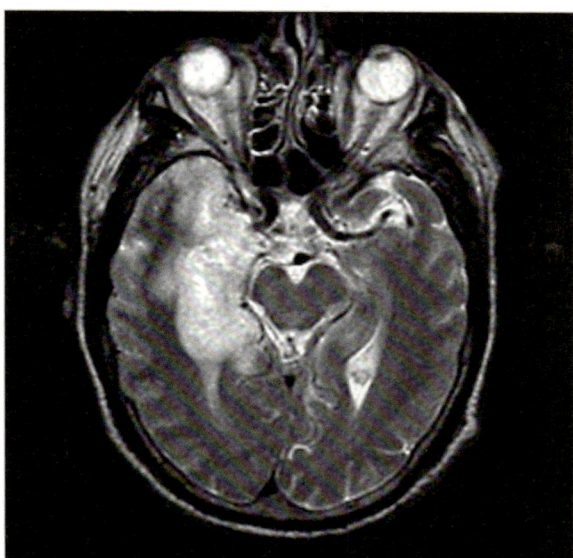

Abb. 8.19 Kraniales MRT (T 2-gewichtet) bei HSV-Enzephalitis. Ausgedehnte hyperintense Areale im mediobasalen Temporallappen rechts (Quelle: Institut für Diagnostische und Interventionelle Radiologie, Universitätsklinikum Jena, mit freundlicher Genehmigung).

Tab. 8.26 Spezifische Therapie der Enzephalitiden.

Substanz	Wirksamkeit	Dosis	Unerwünschte Wirkungen	Laborkontrollen
Aciclovir	HSV-1, HSV-2, VZV, EBV	3 × 10 mg/kg KG i. v. über 14 Tage*	reversible Nierenfunktionsstörung (bis 25%) reversible Enzephalopathie mit Verwirrtheit, Anfällen, Tremor (selten)	Kreatinin Harnstoff Kreatinin-Clearance
Foscarnet	HSV-1, HSV-2, VZV, EBV, CMV, HHV-6	180 mg/kg KG i. v.	Nephrotoxizität Kopfschmerzen Enzephalopathie	zusätzlich Elektrolyte
Ganciclovir	CMV	2 × 5 mg/kg KG i. v.	Knochenmarksuppression reversible Enzephalopathie	zusätzlich Blutbild

* bei unzureichendem Ansprechen und fehlender Immunkompetenz ist eine längere Gabe notwendig; HSV = Herpes-simplex-Virus; CMV = Zytomegalievirus; EBV = Epstein-Barr-Virus; HHV-6 = humanes Herpesvirus Typ 6; VZV = Varicella-Zoster-Virus

▶ **Labor.** Systemische Entzündungszeichen sind nicht immer vorhanden, ihr Fehlen schließt eine virale ZNS-Infektion nicht aus.

Therapie

Nur die Viren der Herpesgruppe sind einer kausalen Therapie zugänglich (▶ Tab. 8.26).

▶ **HSV-Enzephalitis.** Bei Verdacht auf eine Enzephalitis muss sofort eine virostatische Therapie mit Aciclovir eingeleitet und bis zum Ausschluss einer Herpes-Enzephalitis fortgeführt werden (▶ Tab. 8.26).

Resistenzen gegen Aciclovir spielen beim Immunkompetenten keine Rolle. Bei mit Aciclovir vorbehandelten immunsupprimierten Patienten kann im Falle einer vermuteten Resistenz auf Foscarnet ausgewichen werden.

Zur antikonvulsiven Therapie – die wegen der hohen Wahrscheinlichkeit epileptischer Anfälle auch prophylaktisch sinnvoll ist – wird rasch mit Levetiracetam und nur in zweiter Linie mit Valproat oder Phenytoin aufgesättigt (Kap. 12.8). Fieber muss aggressiv gesenkt werden. Wegen der erheblichen Gefahr der intrakraniellen Drucksteigerung sind die Patienten engmaschig zu überwachen (stündliche Kontrolle von Pupillen und Vigilanz) und ggf. müssen MRT- oder CT-Kontrollen erfolgen. Zur Therapie siehe Kap. 12.2.

▶ **Steroide.** Der Einsatz von Steroiden kann aufgrund der Studienlage derzeit nicht empfohlen werden, obwohl es Hinweise auf ihre Wirksamkeit gibt, da ein Großteil der zellulären Schäden immunvermittelt ist [29].

▶ **Symptomatische Therapie.** Trotz fehlender kausaler Therapie haben die meisten viralen Enzephalitiden mehrheitlich eine günstige Spontanprognose. Symptomatische Maßnahmen beschränken sich auf Bettruhe, Fiebersenkung und Analgesie. Bei den seltenen Hirnstammenzephalitiden (häufigste Erreger Listeria monocytogenes, *Mycobacterium* tuberculosis) können Atemantriebs- und Schluckstörungen Intubation und Beatmung nötig machen.

Prognose

Bei der Mehrzahl der Infektionen ist der Verlauf selbstlimitierend und die Prognose günstig. Unbehandelt beträgt die Letalität der HSV-Enzephalitis ca. 70%; unter Aciclovir-Therapie ca. 20% [16, 33]. Entscheidend für die Prognose ist ein frühzeitiger Behandlungsbeginn. Von den Überlebenden behalten 30–60% unterschiedlich schwere Defizite zurück, insbesondere symptomatische Epilepsien und hirnorganische Psychosyndrome. Die PML hat ebenfalls eine ungünstige Prognose.

8.7.4 Pilzinfektionen

> **Merke**
>
> In Europa sind Pilzinfektionen des ZNS seltene opportunistische Infektionen durch Kryptokokken, Candida und Aspergillen. Sie treten etwa 10-mal seltener als systemische Pilzinfektionen auf. Die meist von einem pulmonalen (Kryptokokken, Aspergillen) oder gastrointestinalen (Candida) Fokus hämatogen disseminierenden Erreger rufen chronische, meist basale Meningitiden hervor, können aber auch Abszesse, Granulome oder Zysten bilden.

Infektionen durch Kryptokokken, Candida und Aspergillen

Ätiologie und Epidemiologie

▶ **Kryptokokkose.** Die Kryptokokkose wird durch Inhalation von Cryptococcus neoformans aus Vogelkot hervorgerufen und ist die häufigste Mykose mit selektivem ZNS-Befall. Sie ist neben der zerebralen Toxoplasmose und der CMV-Enzephalitis eine typische opportunistische ZNS-Infektion im natürlichen Verlauf der HIV-Erkrankung bei < 100 CD4-positiven Zellen [5], kann jedoch auch im Rahmen eines IRIS auftreten [23]. Die Inzidenz ist mit Einführung der hoch aktiven antiretroviralen Therapie [HAART] deutlich rückläufig.

▶ **Candidiasis.** Häufigster Erreger der Candidiasis ist mit 80% Candida albicans. Candida kolonisieren auch bei Gesunden die Schleimhäute und sind im Stuhl zu finden. Sie werden nur bei einer Abwehrschwäche (z. B. Neutropenie) pathogen. Selten wird das ZNS betroffen und wenn, meist bei Kindern und im Rahmen einer nosokomial vom Gastrointestinaltrakt ausgehenden Candidasepsis. Foki sind auch Gefäßkatheter oder unsauberes Drogenbesteck [27].

▶ **Aspergillose.** Die ubiquitär vorhandenen Aspergillen führen sehr selten und in der Regel nur bei immunsupprimierten Patienten unter nosokomialen Bedingungen zu einer Infektion.

Klinische Manifestationen

Bei der Kryptokokkose und der Candidiasis sind die typischen Symptome sich protrahiert entwickelnde Kopfschmerzen ohne Meningismus, Fieber, eine progrediente Bewusstseinsrübung und Hirnnervenausfälle [25]. Häufigste Komplikation bei der Kryptokokkose (> 50 %) ist die Hirndrucksteigerung. Seltener sind fokal neurologische Defizite und epileptische Anfälle. Aspergillosen beginnen typischerweise mit einer Pneumonie, der rasch Bewusstseinsstörungen, epileptische Anfälle und fokal neurologische Defizite folgen. Diese werden durch die Abszedierung, aber auch durch die mykotischen Infiltrationen von Gefäßen mit nachfolgenden thrombotischen Verschlüssen oder hämorrhagischen Infarzierungen verursacht.

Diagnose

▶ **Zerebrale Bildgebung.** Das kraniale MRT ist meistens unauffällig oder zeigt bei der Kryptokokkose und der Candidiasis eine basale meningeale Kontrastmittelaufnahme und einen Hydrozephalus. Bei der Kryptokokkose sind manchmal Granulome im Bereich der Basalganglien und bei der Candidiasis subkortikale Mikroabszesse nachweisbar. Die Aspergillose geht häufig mit Granulomen oder Makroabszessen einher. Bei der Kryptokokkose sollte auch eine umfassende Lungendiagnostik erfolgen, da sich hier aufgrund des Übertragungsweges häufig Infiltrate finden. Damit ist auch eine Differenzialdiagnostik zur tuberkulösen Meningitis möglich.

▶ **Liquor.** Der Liquor zeigt ein lymphogranulozytäres Zellbild. Die Pleozytose ist mit einer Zellzahl von < 500/µl und die Eiweißerhöhung mit < 1000 mg/l geringer ausgeprägt als bei den eitrigen Meningitiden (▶ Tab. 8.19). Zellzahl- und Eiweißerhöhung können bei immunsupprimierten Patienten fehlen. Häufig ist eine intrathekale IgA-Synthese nachweisbar [25]. Glukose und Laktat sind normal.

▶ **Erregernachweis.** Bei der Kryptokokkose und der Candidiasis gelingt der Antigennachweis im Liquor wie auch der Erregernachweis in der Liquorkultur zu 100 %. Zur Sicherung einer Infektion sollte der Antikörpertiter bei der Candidiasis um das 4-Fache innerhalb von 2 Wochen steigen. Da bei der Aspergillose sowohl der Erreger- als auch der Antikörpernachweis selten gelingen, ist bei Abszessen eine Hirnbiopsie notwendig.

Therapie

Eine Kryptokokkeninfektion stellt immer eine Behandlungsindikation dar, aufgrund des hohen Risikos eines ZNS-Befalls auch bei extrazerebraler Manifestation. Rein extrazerebrale Manifestationen werden mit Fluconazol behandelt (2 × 400 mg/d p. o.). Die Therapie der Mykosen des ZNS erfolgt durch Kombination von Amphotericin B und Flucytosin für 2–6 Wochen (▶ Tab. 8.27; [5, 25, 33]). Für die Behandlungsdauer sind der klinische Verlauf und die Sanierung der Liquorkulturen entscheidend. Anschließend erfolgt bei der Kryptokokkose eine Konsolidierungsbehandlung mit Fluconazol für 4–6 Wochen, der bei HIV-Patienten eine Rezidivprophylaxe mit Fluconazol folgt. Itraconazol ist weniger wirksam. Die Behandlung der Aspergillose beginnt aufgrund der diagnostischen Schwierigkeiten häufig zu spät. Bei invasiven schweren Aspergillosen oder resistenten Candidosen stehen Voriconazol und Caspofungin zur Verfügung (▶ Tab. 8.27).

Prognose

Die Prognose der Pilzinfektionen ist auch bei einem frühen Behandlungsbeginn mit einer Letalität von etwa 25 % (Kryptokokkose und Candidiasis) bzw. 75 % (Aspergillose) ungünstig. Häufig sind Defektheilungen.

8.7.5 Parasitäre Infektionen

Toxoplasmose

Ätiologie und Epidemiologie

Die zerebrale Toxoplasmose ist meist eine reaktivierte latente Infektion mit Toxoplasma gondii bei immunsupprimierten Patienten und tritt typischerweise bei einer HIV-Infektion mit CD4-Helferzellen < 100/µl Blut auf [12, 22], in seltenen Fällen auch im Rahmen eines IRIS [20]. Aufgrund der verbesserten an-

Tab. 8.27 Antimykotische Therapie zerebraler Infektionen.

	Kryptokokkose	Candidose	Aspergillose
1. Wahl	Amphotericin B[a] (0,7–1,0 mg/kg KG i. v. über ZVK) und Flucytosin[b] (4 × 35 mg/kg KG p. o.)	Amphotericin B[a] (0,7–1,0 mg/kg KG i. v. über ZVK) und Flucytosin[b] (150 mg/kg KG p. o.) bei Resistenz Voriconazol 2 × 4 mg/kg KG i. v.	Amphotericin B[a] (1,0 mg/kg KG intrathekal oder i. v.) oder Voriconazol 2 × 4 mg/kg KG i. v. oder Caspofungin 50 mg/d i. v.
2. Wahl	Fluconazol (2 × 400 mg/d p. o.)	Fluconazol (2 × 400 mg/d p. o.)	Itraconazol (2 × 200 mg/d p. o.)
Konsolidierung	Fluconazol oder Itraconazol (2 × 200 mg/d p. o.)		
Rezidiv-prophylaxe	Fluconazol (2 × 100 mg/d p. o.)		

[a] Kontrolle Kreatinin-Clearance und Blutbild wegen Nephro- und Knochenmarktoxizität, bei Kombination mit Flucytosin muss wegen der Knochenmarktoxizität bei HIV meist die antiretrovirale Therapie abgesetzt werden. Kumulative Gesamtdosis wegen Nephrotoxizität 2 g (ab 4 g Gefahr der irreversiblen Nierenschädigung), bei Niereninsuffizienz Gabe von liposomal gebundenem Amphotericin B (AmBisome®, sehr teuer, ohne wesentlich bessere Wirksamkeit)
[b] Kontrolle von Blutbild und Leberwerten wegen Hepato- und Knochenmarktoxizität
ZVK = zentraler Venenkatheter

tiviralen Therapie ist ihr Auftreten stark rückläufig, obwohl sie immer noch die häufigste Ursache fokal-neurologischer Defizite bei HIV-Patienten ist.

> **Praxistipp**
> Bei jedem Toxoplasmoseverdacht sollte eine HIV-Serologie durchgeführt werden.

Klinische Manifestationen

Bei der Toxoplasmose zeigen sich häufig multiple abszessartige Herde im Gehirn oder sie verläuft als subakute bis chronische Enzephalitis mit unspezifischen Symptomen wie Kopfschmerzen, Fieber und Bewusstseinsstörungen [12]. Bei Hirnabszessen treten in Abhängigkeit von der Lokalisation fokal-neurologische Defizite und epileptische Anfälle auf. Diese sind häufig Erstmanifestation der Erkrankung.

Diagnose

▶ **Zerebrale Bildgebung.** Im kranialen MRT oder CT zeigen sich die für Abszesse typischen ringförmigen, kontrastmittelaufnehmenden Läsionen mit perifokalem Ödem meist im Bereich der Mark-Rinden-Grenze oder der Basalganglien (▶ Abb. 8.20). Es besteht Verwechslungsgefahr mit eitrigen Hirnabszessen.

▶ **Liquor.** Der Liquor ist normal oder zeigt eine unspezifische geringe Pleozytose und Eiweißerhöhung (▶ Tab. 8.19).

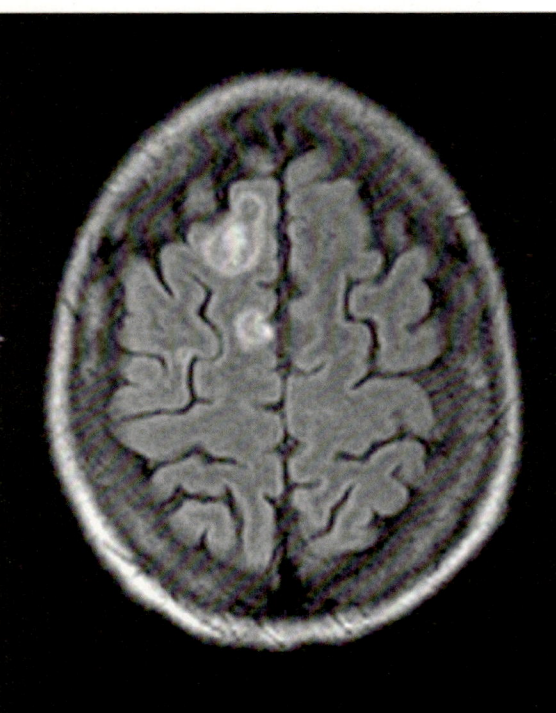

Abb. 8.20 Toxoplasmoseherde im kranialen MRT (FLAIR). Die abszesstypischen ringförmigen Strukturen werden allerdings häufig erst wie bei Hirnabszessen (▶ Abb. 8.17) nach Kontrastmittelgabe sichtbar (Quelle: Institut für Diagnostische und Interventionelle Radiologie, Universitätsklinikum Jena, mit freundlicher Genehmigung).

▶ **Erregernachweis.** Wegen der Differenzialdiagnose zu eitrigen Hirnabszessen ist der Erregernachweis notwendig. Aufgrund der hohen Durchseuchung der Bevölkerung hat eine positive Toxoplasmoseserologie keinen diagnostischen Wert [22]. Insbesondere fehlt häufig ein IgM-Titeranstieg. Methode der Wahl ist die PCR aus dem Liquor (Sensitivität jedoch nur 50%; [32]); der mikroskopische Nachweis oder die Anzüchtung gelingen kaum. Der Erregernachweis über eine Hirnbiopsie ist fast immer erfolgreich und bei leicht zugänglichen Herden Methode der Wahl.

> **Merke**
> Beim Vorliegen einer HIV-Infektion kann die Diagnose ex juvantibus gestellt werden. Keine Biopsie aus „Hirnabszessen" ohne vorherigen HIV-Test durchführen!

Therapie

▶ **Antibiotikatherapie.** Bereits beim klinischen Verdacht mit einer Kombination von Pyrimethamin (Tag 1: 100 mg, anschließend 50–75 mg/d) plus Sulfadiazin (4–6 g/d) [12]. Bei Sulfonamidunverträglichkeit kann Sulfadiazin durch Clindamycin (2,4–4,8 g/d) ersetzt werden. Zur Prophylaxe der durch Pyrimethamin induzierten Knochenmarkschädigung muss für die Therapiedauer Folinsäure (10–20 mg/d) gegeben werden [22, 25]. Die klinischen und radiologischen Befunde sollten innerhalb von 2 Wochen rückläufig sein, die Therapie sollte über 6 Wochen erfolgen. Spricht die Therapie nach 2 Wochen nicht an, muss eine Biopsie erfolgen. Bei HIV-Infektion ist eine lebenslange Sekundärprophylaxe mit Pyrimethamin (25 mg/d), Sulfadiazin (2 g/d) oder bei Sulfonamidunverträglichkeit mit Clindamycin (1,2–2,4 g/d) sowie Folinsäure (10 mg/d) notwendig [5].

Bei Hirndruckzeichen kann zusätzlich 3 × 8 mg Dexamethason i. v. gegeben werden, bei Krampfanfällen ist eine rasche Aufsättigung mit dem primär renal eliminierten Levetiracetam indiziert (*cave*: Interaktion der hepatisch verstoffwechselten Antiepileptika mit der hoch aktiven antiretroviralen Therapie [HAART]).

> **Merke**
> Beim Versagen der spezifischen Therapie muss an einen Hirnabszess und ein zerebrales Lymphom als bedeutendste Differenzialdiagnosen gedacht werden.

Prognose

Unbehandelt beträgt die Letalität 100%. Nach Einführung der HAART wurden auch bei HIV-Patienten mittlere Überlebenszeiten von mehr als 3 Jahren gesehen [12]. Die Prognose hängt jedoch von der konsequenten Behandlung der immunkomprimittierenden Grunderkrankung ab.

> **Kernaussagen**
>
> **Einteilung und Differenzialdiagnose**
> Die Einteilung und Differenzialdiagnose der entzündlichen Erkrankungen des ZNS fasst ▶ Tab. 8.19 zusammen.
>
> **Meningitiden**
>
> ▶ **Virale Meningitis:** Meningitiden viraler Genese (sog. meningeale Reizungen) sind meist harmlos und Begleiterscheinungen vieler banaler Infekte.

8.7 Infektionen des ZNS

▶ **Eitrige Meningitis:** Eitrige Meningitiden sind die häufigsten bakteriellen ZNS-Infektionen. Sie entstehen meist durch hämatogene Streuung (z. B. nasopharyngeale Kolonisation) oder seltener fortgeleitet (Otitis). Häufigste Erreger sind Meningokokken und Pneumokokken. Leitsymptome sind Kopfschmerzen, hohes Fieber, Bewusstseinsstörungen und Meningismus, begleitet von stark erhöhten Entzündungsparametern im Blut. Zellzahl und Eiweißgehalt im Liquor sind deutlich erhöht. Schon bei Verdacht ist die sofortige kalkulierte Antibiotikatherapie einzuleiten.

▶ **Septische Herdenzephalitis:** Häufigste Ursache ist eine Endokarditis. Bei der Kombination eines Herzgeräusches mit den Zeichen einer Infektion des ZNS muss zum Nachweis einer Endokarditis sofort eine transthorakale oder besser eine transösophageale Echokardiografie durchgeführt werden. Der Liquor zeigt im Gegensatz zu eitrigen Meningitiden nur eine geringgradige Pleozytose. Nach Abnahme einer Serie von Blutkulturen und der Liquorpunktion muss entsprechend dem typischen Erregerspektrum einer Endokarditis sofort mit einer kalkulierten Antibiose begonnen werden.

▶ **Shuntassoziierte Infektion und Ventrikulitis:** Häufigste Erreger sind Staphylokokken. Häufigstes klinisches Zeichen ist die Shuntdysfunktion (Kopfschmerz, Übelkeit, Apathie). Zeichen einer Bakteriämie einschließlich Fieber können fehlen. Therapie der Wahl ist die Revision kombiniert mit antibiotischer Behandlung.

▶ **Hirnabszess:** Ursache ist meist die Streuung einer eitrigen Infektion im Bereich des Kopfes. Mischinfektionen sind häufig. Symptome beinhalten Kopfschmerzen, fokalneurologische Zeichen, Bewusstseinsstörungen, Fieber und epileptische Anfälle. Die Diagnose erfolgt über zerebrale Bildgebung. Der Erregernachweis gelingt im Allgemeinen nur über eine Biopsie. Therapie der Wahl ist eine frühzeitige kalkulierte Antibiose. Bei Abszessen > 2,5 cm empfiehlt sich die neurochirurgische Intervention.

▶ **Subdurales Empyem:** Subdurale Empyeme entstehen in der Regel bei Sinusitiden oder otogenen Infektionen. Der Verlauf ist fulminant und geht einher mit neurologischen Ausfällen, Meningismus, Epilepsie und Fieber. In der Bildgebung ist das subdurale Empyem sichelförmig über den Hemisphären oder im Interhemisphärenspalt sichtbar. Eine Liquorpunktion ist wegen der Gefahr der Einklemmung kontraindiziert. Es muss sofort mit einer Antibiotikatherapie begonnen und eine Bohrlochtrepanation durchgeführt werden.

▶ **Tuberkulöse Meningitis:** Sie entsteht durch Reaktivierung von sich in den Meningen befindenden Tuberkulomen bei Immunsuppression. Tuberkulöse Meningitiden weisen eine Symptomtrias aus Hirnnervenausfällen, einer Arteriitis der großen basalen Hirngefäße und einem Hydrozephalus auf. Der Erregernachweis erfolgt durch PCR im Liquor. In der zerebralen Bildgebung ist eine basale meningeale Kontrastmittelaufnahme typisch. Mit einer antituberkulösen Vierfachtherapie sollte schon bei Krankheitsverdacht begonnen werden.

Enzephalitiden

Virale Infektionen verlaufen meist als Meningoenzephalitiden und gehen mit Kopfschmerzen, Fieber und, da das Hirnparenchym betroffen ist, mit Bewusstseinsstörungen, neurologischen Herdzeichen und epileptischen Anfällen einher. Der Erregernachweis erfolgt durch PCR im Liquor. Virostatisch behandelbar sind nur Viren der Herpesgruppe. Aufgrund des ungünstigen Spontanverlaufs der HSV-Enzephalitis bei guter Behandelbarkeit ist schon bei Verdacht mit einer Aciclovirbehandlung zu beginnen. Die anderen viralen Meningoenzephalitiden sind selbstlimitierend und haben – außer der bei Immunsuppression auftretenden PML – eine gute Prognose. Bei fehlendem Erregernachweis ist immer an eine autoimmunvermittelte Enzephalitis zu denken.

Pilzinfektionen

Pilzinfektionen des ZNS sind seltene opportunistische Infektionen durch Kryptokokken, Candida und Aspergillen mit schlechter Prognose, die insbesondere bei immunsupprimierten Patienten (HIV) auftreten.

Parasitäre Infektionen

Die zerebrale Toxoplasmose als häufigste parasitäre Infektion ist meist eine reaktivierte latente Infektion bei immunsupprimierten Patienten und tritt typischerweise bei einer HIV-Infektion auf. Der Erregernachweis gelingt im Allgemeinen nur über eine Biopsie. Im kraniellen MRT oder CT finden sich die auch für bakterielle Hirnabszesse typischen ringförmigen, kontrastmittelaufnehmenden Läsionen. Die Therapie erfolgt schon beim klinischen Verdacht.

Literatur
Referenzen

[1] Al Masalma M, Armougom F, Scheld WM et al. The expansion of the microbiological spectrum of brain abscesses with use of multiple 16S ribosomal DNA sequencing. Clin Infect Dis 2009; 48: 1169 – 1178

[2] Angstwurm K, Borges AC, Halle E et al. Neurologische Komplikationen der infektiösen Endokarditis. Nervenarzt 2004; 75(8): 734 – 741

[3] Bernaerts A, Vanhoenacker FM, Parizel PM et al. Tuberculosis of the central nervous system: overview of neuroradiological findings. Eur Radiol 2003; 13(8): 1876 – 1890

[4] Bernardini GL. Diagnosis and management of brain abscess and subdural empyema. Curr Neurol Neurosci Rep 2004; 4 (6): 448 – 456

[5] Collazos J. Opportunistic infections of the CNS in patients with AIDS: diagnosis and management. CNS Drugs 2003; 17 (12): 869 – 887

[6] Dalmau J, Lancaster E, Martinez-Hernandez E et al. Clinical experience and laboratory investigations in patients with anti-NMDAR encephalitis. Lancet Neurol 2011; 10: 63 – 74

[7] Debiasi RL, Tyler KL. Molecular methods for diagnosis of viral encephalitis. Clin Microbiol Rev 2004; 17(4): 903 – 925

[8] Durand ML, Calderwood SB, Weber DJ et al. Acute bacterial meningitis in adults. A review of 493 episodes. N Engl J Med 1993; 328: 21 – 28

[9] Empfehlungen der Ständigen Impfkommission (STIKO) am Robert-Koch-Institut. Epidemiologisches Bulletin 2008, Nr. 30; im Internet: http://www.rki.de/DE/Content/Infekt/EpidBull/Archiv/2008/Ausgaben/30_08.pdf?__blob=publicationFile; Stand: 18.04.2013

[10] Flores-Cordero JM, Amaya-Villar R, Rincon-Ferrari MD et al. Acute community-acquired bacterial meningitis in adults admitted to the intensive care unit: clinical manifestations, management and prognostic factors. Intensive Care Med 2003; 29(11): 1967 – 1973

[11] Griffiths PD, Walter SP. Cytomegalovirus. Curr Opin Infect Dis 2005; 18(3): 241 – 245

[12] Happe S, Fischer A, Heese Ch et al. HIV-assoziierte zerebrale Toxoplasmose – eine Übersicht und retrospektive Analyse von 36 Patienten. Nervenarzt 2002; 73(12): 1174 – 1178

[13] Heath PT, Nik Yusoff NK, Baker CJ. Neonatal meningitis. Arch Dis Child Fetal Neonatal Ed 2003; 88(3): F173–178
[14] Kastrup O, Wanke I, Maschke M. Neuroimaging of infections. NeuroRx 2005; 2(2): 324–332
[15] Kaufman BA. Infections of cerebrospinal fluid shunts. In: Scheld WM, Whitley RJ, Durack DT, eds. Infections of the central nervous system. 3rd ed. Philadelphia: Lippincott Williams & Wilkins; 2004: 555–577
[16] Kuhn J, Wieland U, Muller W et al. Herpes simplex virus type 1 Enzephalitis. Med Klin (Munich) 2004; 99(8): 441–446
[17] Lancaster E, Lai M, Peng X et al. Antibodies to the GABA(B) receptor in limbic encephalitis with seizures: case series and characterisation of the antigen. Lancet Neurol 2010; 9: 67–76
[18] Lancaster E, Huijbers MG, Bar V et al. Investigations of caspr2, an autoantigen of encephalitis and neuromyotonia. Ann Neurol 2011; 69: 303–311
[19] Mackert BM, Conradi J, Loddenkemper C et al. Neurotuberkulose. Eine anhaltende klinische Herausforderung. Nervenarzt 2008; 79: 153–166
[20] Martin-Blondel G, Alvarez M, Delobel P et al. Toxoplasmic encephalitis IRIS in HIV-infected patients: a case series and review of the literature. J Neurol Neurosurg Psychiatry 2011; 82(6): 691–693
[21] McCracken GH Jr. Current management of bacterial meningitis. Adv Exp Med Biol 2004; 549: 31–33
[22] Montoya JG, Liesenfeld O. Toxoplasmosis. Lancet 2004; 363 (9425): 1965–1976
[23] Riedel DJ, Pardo CA, McArthur J et al. Therapy Insight: CNS manifestations of HIV-associated immune reconstitution inflammatory syndrome. Nat Clin Pract Neurol 2006; 2(10): 557–565
[24] Robert-Koch-Institut. Meningkokken-Erkrankungen. Im Internet: http://www.rki.de/DE/Content/Infekt/EpidBull/Merkblaetter/Ratgeber_Meningokokken.html?nn=2 386 228#doc2 374 538bodyText12; Stand: 19. 04. 2013
[25] Rosenkranz T. Deutsche Neuro-Aids Arbeitsgemeinschaft (DNAA): Aktuelle Diagnostik und Therapie opportunistischer Hirnerkrankungen bei AIDS. Dtsch Med Wochenschr 2002; 27: 1479–1485
[26] Saez-Llorens X, McCracken GH Jr. Bacterial meningitis in children. Lancet. 2003; 361(9375): 2139–48
[27] Sanchez-Portocarrero J, Perez-Cecilia E, Corral O et al. The central nervous system and infection by Candida species. Diagn Microbiol Infect Dis 2000; 37(3): 169–179
[28] Schielke E. Der bakterielle Hirnabszess. Nervenarzt 1995; 66: 745–753
[29] Steiner I, Budka H, Chaudhuri A et al. Viral encephalitis: a review of diagnostic methods and guidelines for management. Eur J Neurol 2010; 17(8): 999–e57
[30] Stephanov S, Sidani AH. Intracranial subdural empyema and its management. A review of the literature with comment. Swiss Surg 2002; 8(4): 159–163
[31] Suleiman J, Brenner T, Gill D et al. VGKC antibodies in pediatric encephalitis presenting with status epilepticus. Neurology 2011; 76: 1252–1255
[32] Thomson RB Jr, Bertram H. Laboratory diagnosis of central nervous system infections. Infect Dis Clin North Am 2001; 15(4): 1047–1071
[33] Tunkel AR, Glaser CA, Bloch KC et al. The management of encephalitis: clinical practice guidelines by the Infectious Diseases Society of America. Clin Infect Dis 2008; 47: 303–327
[34] van de Beek D, de Gans J, McIntyre P et al. Steroids in adults with acute bacterial meningitis: a systematic review. Lancet Infect Dis 2004; 4(3): 139–143
[35] Wang JT, Hung CC, Sheng WH et al. Prognosis of tuberculous meningitis in adults in the era of modern antituberculous chemotherapy. J Microbiol Immunol Infect 2002; 35(4): 215–222
[36] Xiao F, Tseng MY, Teng LJ et al. Brain abscess: clinical experience and analysis of prognostic factors. Surg Neurol 2005; 63(5): 442–449

Weiterführende Literatur

[37] Baringer JR. *Herpes simplex virus encephalitis. In: Davis LE, Kennedy PGE, eds.* Infectious diseases of the nervous system, 1st ed. Oxford: Butterworth-Heinemann; 2002: 139–164
[38] Brandt T, Dichgans J, Diener HC, Hrsg. Therapie und Verlauf neurologischer Erkrankungen, 5. Aufl. Stuttgart: Kohlhammer; 2007
[39] Scheld WM, Whitley RJ, Marra CM, eds. Infections of the central nervous system. 3rd ed. Philadelphia: Lippincott Williams & Wilkins; 2004

8.8 Infektionen des Urogenitaltrakts

F. M. E. Wagenlehner, A. Pilatz, W. Weidner, K. G. Naber

8.8.1 Einleitung und Definition

Urogenitale Infektionen sind häufige Infektionen auf Intensivstationen, wobei die „komplizierten" Harnwegsinfekte (HWI) die hauptsächliche Rolle spielen. Hierbei handelt es sich um eine heterogene Gruppe, die als gemeinsames Merkmal das Vorhandensein folgender komplizierender Faktoren aufweist:

- anatomische, strukturelle oder funktionelle Veränderungen im Harntrakt, welche die Urodynamik wesentlich beeinflussen (Stents, Harnabflussstörungen, Instrumentation, Steine, Tumoren, Querschnittslähmung, Polyneuritiden);
- Beeinträchtigung der Nierenfunktion durch Parenchymerkrankungen sowie durch prä- oder postrenale Störungen (Analgetikaabusus, Niereninsuffizienz, Herzinsuffizienz);
- Begleiterkrankungen, welche die Immunabwehr des Patienten vermindern oder aufheben (Diabetes mellitus, Leberinsuffizienz, Immunsuppression, Aids, Durchnässung, Unterkühlung).

Die Infektion kann auf die Schleimhaut begrenzt sein oder Parenchymanteile mitbetreffen.

8.8.2 Ätiologie und Pathogenese von Harnwegsinfektionen

Weitaus am häufigsten entstehen HWI durch den Harntrakt aszendierende Erreger. Die Erreger können aus der endogenen Flora oder aus dem nosokomialen Erregerpool stammen.

In der Regel werden die Bakterien durch den Urinfluss eliminiert, wenn dies nicht z. B. durch einliegende Katheter verhindert wird. Weiterhin ist das Immunsystem des Harntrakts wesentlich für die Integrität der Harnwege verantwortlich und hier spielt insbesondere das angeborene Immunsystem die führende Rolle [21]. Pathogene werden von den Epithelzellen an konservierten molekularen Mustern (sog. *Pathogen associated molecular Patterns, PAMPs*) erkannt.

▶ **Toll-like-Rezeptoren (TLR).** Von den verschiedenen Wirtsproteinen des angeborenen Immunsystems ist die Familie der *Toll-like-Rezeptoren (TLR)* am besten charakterisiert [1]. Diese TLR werden an der luminalen Oberfläche von Urothelzellen exprimiert, detektieren dort verschiedene PAMPs und initiieren eine entsprechende Immunantwort. Unterschiedliche Vertreter der TLR-Familie können auf Zellen des Harntrakts nachgewiesen werden. Der TLR4 wird auf den Urothelzellen sowohl der Harnblase als auch der Nieren exprimiert [20]. Nach Bindung der entsprechenden Liganden an die TLR erfolgt eine Aktivierung von zellulären Signalkaskaden und schließlich des Transkriptionsfaktors NF-κB, mit darauf folgender Ausschüttung von Zytokinen und Chemokinen (z. B. Tumornekrosefaktor[TNF]-α, Interleukin[IL]-6 und -8). Vor allem IL-8 lockt als Chemokin neutrophile Granulozyten an den Ort der eingedrungenen Pathogene, um diese durch Phagozytose zu eliminieren.

▶ **TLR4 und IL-8-Rezeptor.** Ein funktioneller TLR4 ist für das klinische Bild einer Harnwegsinfektion entscheidend. Patienten mit persistierenden *asymptomatischen Bakteriurien* weisen eine signifikant geringere Expression von TLR4 auf als altersgleiche Kontrollpersonen [17]. Bei *Parenchyminfektionen* ist die Wirkung insbesondere von IL-8 in weiterer Folge signifikant von der Ausprägung der IL-8-Rezeptoren (CXCR1/2) auf den neutrophilen Granulozyten abhängig. Bei *Pyelonephritis* und verminderter IL-8-Rezeptor-Expression auf den Leukozyten unterbleibt z. B. die gerichtete Passage in Richtung Tubulus, was zu einer Kumulation von Leukozyten im Niereninterstitium mit der Folge einer permanenten Nierenschädigung führt [11].

8.8.3 Epidemiologie

Merke

80 % der nosokomialen HWI sind mit dem Gebrauch von transurethralen Kathetern assoziiert [10]. Exogene Infektionen, d. h. Kreuzinfektionen, sind hierbei relativ häufig [25].

Patienten auf Intensivstationen mit HWI lassen sich in 3 Gruppen unterteilen:
- Patienten mit internistischen Krankheitsbildern: z. B. Diabetes mellitus, Niereninsuffizienz, Lebererkrankungen, hämatologische Erkrankungen, AIDS;
- Patienten nach Operationen außerhalb des Urogenitaltrakts und Traumapatienten: Hypothermie, Katabolie und hämodynamische Störungen (begünstigen das Auftreten von Infektionen);
- Patienten mit komplizierenden Faktoren des Urogenitaltrakts: Harnwegskatheter, urologische Eingriffe sowie Urolithiasis (verändern das Erregerspektrum).

8.8.4 Diagnostik

Die Diagnostik sollte die Punkte Anamnese, Symptomatik, körperliche Untersuchung, mikrobiologische Untersuchung von Urin, Abstrichmaterial und Blutkulturen, Blutchemie, sonografische Untersuchung, ggf. radiologische und endoskopische Untersuchungen sowie eine Einschätzung bzw. Messung der Organfunktionen umfassen.

Anamnese, körperliche und bildgebende Untersuchung

Bei analgosedierten, beatmeten Patienten ist die Anamnese nur indirekt zu erheben. Wegweisende Symptome (Dysurie etc.) verlieren damit ihre Aussagekraft. Auf die körperliche Untersuchung, die die Palpation der Nierenlager, des Unterbauches, der Regio pubis sowie der inguinalen Lymphknoten umfasst, folgt eine Inspektion und Palpation des äußeren Genitales, ergänzt durch die digitale vaginale bzw. digitale rektale Untersuchung. Die Sonografie von Nieren, Harnblase, Prostata und Hoden/Nebenhoden stellt ein auf der Intensivstation unersetzliches Instrument dar, ergänzt durch weiterführende bildgebende Verfahren wie z. B. die Computertomografie, die heutzutage das sensitivste Verfahren zur Diagnostik der Harnsteine darstellt. Aufgrund der engen anatomischen Beziehung zu anderen Organen (Appendix, Sigma, Gallenblase, Leber, Pankreas, Milz, Uterus, Ovar) sind die Differenzialdiagnosen sorgfältig zu prüfen; nicht jede Veränderung des Urogenitaltrakts hat Krankheitswert, wie z. B. Nierenzysten.

Urinuntersuchungen

Da auf der Intensivstation fast immer ein Blasenkatheter zur kontinuierlichen Harnflussmessung vorhanden ist, wird in der Regel Katheterurin untersucht bzw. Punktionsmaterial von Prozessen außerhalb des Hohlraumsystems.

▶ **Urinstatus.** Hier werden bestimmt:
- pH-Wert (eine pH-Erhöhung weist auf Ureasebildner wie Proteus spp., Providencia spp. hin, häufige Assoziation mit Magnesiumammoniumphosphatsteinen – Infektsteinen);
- Nitrit (die meisten Enterobacteriaceae besitzen eine Nitratreduktase und können Nitrat zu Nitrit reduzieren);
- Leukozyten (durch Nachweis der Leukozytenesterase kann die Leukozytenzahl quantitativ ermittelt werden);
- Erythrozyten;
- spezifisches Gewicht/Urinosmolalität (Rückschlüsse der Keimzahl auf den Dilutionsgrad).

▶ **Mikrobiologische Untersuchungen.** Zusätzlich zum Urinstatus erfolgen mikrobiologische Untersuchungen:
- Zum Ausschluss einer Kontamination muss eine quantitative Mikrobiologie erfolgen. Die Keimzahl sollte in Relation zum Dilutionsgrad stehen und bei Mischinfektionen sollte eine Kontrolle erfolgen.
- Eine akute bakterielle Prostatitis wird ebenfalls durch Bakteriennachweis im Urin diagnostiziert. Weiterhin findet sich hier begleitend eine akute Erhöhung des prostataspezifischen Antigens (PSA) im Blut.
- Die akute Epididymorchitis wird durch transurethrale Harnwegskatheter begünstigt und wird auch durch den Bakteriennachweis im Urin diagnostiziert.
- Die Bestimmung antibakterieller Substanzen im Urin erfolgt durch Bacillus subtilis als Wachstumsindikator.
- Die Candidurie kann beim kritisch kranken Patienten eine harmlose Kolonisation oder eine potenziell lebensgefährliche Infektion darstellen. Bei Patienten mit beginnender Sepsis und Organversagen kann die Candidurie ein früher Indikator für eine systemische Infektion sein.

Klinische Diagnose

Um Infektionsraten zu überwachen und zwischen Abteilungen vergleichen zu können, sollten HWI nach allgemein akzeptierten Definitionen klassifiziert werden, wie z. B. den Kriterien der „US Centers for Disease Control and Prevention" (CDC). Die CDC/NHSN-Definitionen ([9]; NHSN = National. Healthcare Safety Network) stratifizieren mit „Healthcare" assoziierte Harnwegsinfekte in symptomatische, asymptomatische und andere Infektionen des Harntrakts.

8.8.5 Prävention von katheterassoziierten HWI

Die wesentlichen Möglichkeiten, katheterassoziierte HWI zu verhindern, sind im Folgenden aufgeführt [8]:
- Unnötige Katheterisierungen sollen vermieden werden und die Katheterliegedauer ist zu reduzieren.

- Alternativen zu transurethralen Kathetern wie Kondomurinal, intermittierender Katheterismus oder suprapubische Katheter sollten erwogen werden.
- Standardprozeduren für die Indikation zur Kathetereinlage, zur Katheterhaltung und -Entfernung sollten vorgehalten werden.
- Es sollten geschlossene Kathetersysteme verwendet werden.
- Die meisten anderen Methoden zur Prävention katheterassoziierter HWI wie die Prophylaxe mit systemischen Antibiotika, Methenamin, Cranberryprodukten, die verstärkte Meatuspflege, eine Katheterirrigation mit Antibiotika oder NaCl-Lösungen sowie ein Routinekatheterwechsel werden nicht empfohlen.
- Präventiv können neuere Kathetermaterialien verwendet werden, wie z. B. mit Silberhydrogel beschichtete Katheter bei Kurzzeitindikation (< 14 Tage).

8.8.6 Systemische antiinfektive Therapie

Allgemeine Therapieempfehlungen

Patienten mit einer asymptomatischen Bakteriurie sollen in der Regel nicht antibiotisch therapiert werden. Nur wenn eine operative Intervention im Harntrakt geplant ist oder bei schwangeren Patientinnen ist eine antibiotische Therapie angezeigt [14]. Aus diesem Grunde ist eine Therapie nur indiziert, wenn Patienten die Symptome einer urogenitalen Infektion aufweisen bzw. wenn systemische Infektzeichen auf eine HWI zurückgeführt werden können.

Antimikrobielle Therapie

Für die antimikrobielle Therapie von Urogenitalinfektionen in der Intensivmedizin spielen die unkomplizierte Zystitis und der größte Teil der unkomplizierten Pyelonephritiden praktisch keine Rolle und sollen deshalb hier nicht besprochen werden.

Die antimikrobielle Therapie der schweren, meist komplizierten Harnwegsinfektionen und Pyelonephritiden ist nur eine Komponente der Behandlung und muss häufig durch eine interventionelle Behandlung der komplizierenden Faktoren ergänzt werden (z. B. Abszessdrainage, Ureterschiene, perkutane Nephrostomie).

Bei Verwendung von Antibiotika muss die Dosierung auf der Intensivstation hoch genug sein [27]. Die antibakterielle Aktivität eines Antibiotikums hängt ab von dem zu treffenden Bakterienstamm, dessen metabolischen Status inmitten seiner speziellen Umgebung einerseits und der aktuellen antibakteriellen Konzentration am Ort der Infektion andererseits, einschließlich der möglichen Interaktionen mit anderen Substanzen. Die in der Regel bei gesunden Probanden gewonnenen pharmakologischen Daten können nicht ohne Weiteres auf die klinische Situation übertragen werden.

> **Praxistipp**
> Es ist sinnvoll, abwechselnd Antibiotika aus verschiedenen Gruppen zum Einsatz zu bringen, um den Selektionsdruck für resistente Erreger zu verringern.

Antibiotikagruppen, die für die Therapie komplizierter HWI infrage kommen, sind in ▶ Tab. 8.28 aufgeführt.

Bei fieberhaften HWI oder drohendem septischen Schock sollte eine parenterale Therapie mit Breitspektrumantibiotika eingesetzt werden, die Enterobacteriaceae, Enterokokken, Staphylokokken und Pseudomonas spp. erfasst.

Die Therapie sollte bei richtiger Indikation mindestens bis 3 Tage nach Entfieberung durchgeführt werden. Nach Kenntnis des Antibiogramms kann gezielt weiter behandelt werden, ein Wechsel zu einem anderen Antibiotikum ist dann jederzeit möglich. Orale Antibiotika sollten nur bei gesichertem Resorptionspotenzial (z. B. Ausschluss Gastroparese) eingesetzt werden.

▶ **Candidurie.** Liegt eine Candidurie vor und ist eine systemische Therapie erforderlich, so sollte eine Speziesdifferenzierung erfolgen. Bei Infektionen mit Candida albicans, Candida tropicalis und Candida parapsilosis kann primär Fluconazol (400 mg/d) bzw. Amphotericin B (0,6 mg/kg/d) eingesetzt werden. Bei Candida glabrata kann Voriconazol (8 – 12 mg/kg/d) oder Caspofungin (70 mg am 1. Tag, anschließend 50 mg/d) oder Amphotericin B (0,7 mg/kg/d) gegeben werden. Wegen Resistenz gegen Azole sind bei Candida krusei nur Amphotericin B (1 mg/kg/d), Voriconazol und Caspofungin wirksam. Candida lusitaniae ist gegen Amphotericin B resistent, Fluconazol kann jedoch in normaler Dosierung eingesetzt werden (400 mg/d).

> **Praxistipp**
> Für die empirische Therapie ist v. a. Voriconazol (8 – 12 mg/kg/d) und Caspofungin (70 mg am 1. Tag, anschließend 50 mg/d) bei fast allen Candida-Arten geeignet [3, 14].

Operative Therapieregime

Liegen in Verbindung mit einer HWI komplizierende Faktoren des Urogenitaltrakts vor, die den freien Urinabfluss beeinträchtigen, so müssen diese beseitigt oder ein freier Abfluss geschaffen werden. Bei subvesikalen Harntransportstörungen ist die gängigste Methode der Blasenkatheter, bei supravesikalen Harntransportstörungen muss vordringlich die Niere z. B. durch eine Ureterschiene oder perkutane Nephrostomie entlastet werden. Dieser Therapieansatz muss gleichzeitig mit dem Beginn der antimikrobiellen Therapie erfolgen.

Ist eine Abszedierung in einem der parenchymatösen Organe erkennbar, so ist eine alleinige Antibiotikatherapie nicht ausreichend. Der abszedierende Herd kann punktiert werden (z. B. Nierenabszess) oder es muss bei klinischer Verschlechterung zeitnah die Entscheidung zur Organentfernung (z. B. Nephrektomie) getroffen werden.

8.8.7 Spezielle Krankheitsbilder

Auf die Schleimhaut begrenzte Infektionen gehen in der Regel nicht mit systemischen Erscheinungen einher und sind häufig asymptomatisch und nicht zu behandeln.

Systemische Symptome sind auf Infektionen der parenchymatösen Urogenitalorgane (Niere, Prostata, Hoden) zurückzuführen. Infektionen der parenchymatösen Organe gehen in der Regel mit hohem Fieber und starken Allgemeinerscheinungen einher. Da Intensivpatienten in der Regel mit einem Blasenkatheter versorgt sind, handelt es sich generell um komplizierte HWI.

8.8 Infektionen des Urogenitaltrakts

Tab. 8.28 Übersicht der Empfehlungen zur empirischen Antibiotikatherapie von Infektionen des Harntrakts und des männlichen Genitaltrakts, modifiziert nach [28].

Diagnose	Häufigste Erreger	Initialtherapie	Gesamttherapiedauer (parenteral und oral)
akute unkomplizierte Pyelonephritis	• E. coli • andere Enterobacteriaceae • Pseudomonas aeruginosa • Enterokokken • Staphylokokken	• Fluorchinolon Gruppe 2 • Fluorchinolon Gruppe 3 wenn Fluorchinolone in der Anamnese, dann alternativ • Cephalosporine Gruppe 3 • Cephalosporine Gruppe 4 • Acylaminopenicillin/BLI	5 bis 7 bis 10 Tage
Harnwegsinfektionen • kompliziert • nosokomial • katheterassoziiert	• E. coli • Klebsiella spp. • Proteus spp. • Enterobacter spp. • andere Enterobacteriaceae • Pseudomonas aeruginosa • Enterokokken • Staphylokokken • (Candida)	• Cephalosporin Gruppe 3a • Fluorchinolon Gruppe 2 • Fluorchinolon Gruppe 3 • Aminopenicillin/BLI • Carbapenem Gruppe 2 (Ertapenem) bei Versagen der Initialtherapie und Risikofaktoren: • Cephalosporin Gruppe 3b • Cephalosporin Gruppe 4 • Acylaminopenicillin/BLI • Carbapenem Gruppe 1 (Imipenem, Meropenem, Doripenem) • (Fluconazol) • die Dosierung muss bei Sepsispatienten generell hoch sein (vergrößertes Verteilungsvolumen); zur Spektrumserweiterung ggf. Kombinationstherapie mit Aminoglykosid oder Fluorchinolon (wenn kein Fluorchinolon in der Anamnese)	mindestens bis 3 Tage bzw. bis 5 Tage nach Entfieberung bzw. Beseitigung des „Herdes"
akute Prostatitis, Prostataabszess	• E. coli • andere Enterobacteriaceae • Pseudomonas aeruginosa Enterokokken • Staphylokokken	• Fluorchinolon Gruppe 2 • Fluorchinolon Gruppe 3 wenn Fluorchinolone in der Anamnese, dann alternativ • Cephalosporin Gruppe 3 • Cephalosporin Gruppe 4 • Acylaminopenicillin/BLI	2 (bis 4) Wochen
akute Epididymitis, Epididymoorchitis, ggf. mit Abszess • Männer < 35 Jahre • Männer > 35 Jahre	 • Chlamydia trachomatis • Neisseria gonorrhoeae • Enterobacteriaceae	 Cephalosporin Gruppe 3 a + Doxycyclin • Fluorchinolon Gruppe 2 • Fluorchinolon Gruppe 3 • Cephalosporin Gruppe 3a	10 – 14 Tage

BLI = β-Laktamaseinhibitor

Zystitis

Die katheterbedingte Zystitis hat 2 Infektionswege:
- die kanalikuläre Keimaszension durch das Katheterlumen,
- Keimausbreitung entlang der mukopurulenten Membran zwischen Katheterlumen und Urethralschleimhaut – dieser Infektionsweg beträgt 3 – 8 Tage [11].

Die Infektion kann durch Anwendung geschlossener Harnableitungssysteme verzögert, aber nicht verhindert werden. Aufgrund der hohen Spontaneliminationsraten nach Katheterentfernung und der fehlenden systemischen Symptome ist eine antibakterielle Behandlung in der Regel nicht indiziert.

Epididymitis/Orchitis

Eine Epididymitis, die in der Form einer Epididymoorchitis den Hoden miterfassen kann, entsteht auf der Intensivstation in der Regel aszendierend bei Patienten mit subvesikaler Obstruktion, nach Operationen an der Prostata oder bei Patienten mit transurethralen Kathetern. Die Erreger sind dann mit den aus dem Urin angezüchteten Erregern identisch und die antibiotische Therapie folgt dem Ergebnis der Urinkultur.

Eine Epididymitis kann auch Ausdruck einer urogenitalen Manifestation der Tuberkulose darstellen. Eine Orchitis mit einer Hydrozele kann im Rahmen einer Polyserositis auftreten und so auf eine generalisierte Erkrankung hindeuten.

Kavernitis

> **Definition**
> Eine Kavernitis ist eine sehr seltene phlegmonöse Entzündung der Corpora cavernosa.

Durch Dauerkatheter und Einblutungen nach Beckentraumen kann sich eine Cavernitis per continuitatem oder hämatogen entwickeln. Geschwollene, stark schmerzhafte Schwellkörper und phlegmonöser Verlauf sind typisch. Die Behandlung erfolgt durch suprapubische Harnableitung, Breitspektrumantibiotikum (z. B. Piperacillin/Tazobactam, Carbapeneme o. Ä.).

Fournier-Gangrän

> **Definition**
> Die Fournier-Gangrän ist eine nekrotisierende Fasziitis der Tunicae dartos et colles.

Häufige Erreger sind Streptokokken, coliforme Bakterien sowie Bacteroides fragilis. Diese induzieren von unterschiedlichen Eintrittspforten aus eine obligatorische Endarteriitis im Subkutangewebe. Risikofaktoren für eine erhöhte Letalität sind zunehmendes Alter, hoher Charlson-Komorbiditätsindex, signifikante Begleiterkrankungen (wie z. B. Herzinsuffizienz) sowie Patientenverlegung aus anderen Einrichtungen [22]. Die Mortalität beträgt heutzutage 7,5 % [22]. Die Therapie besteht in einer großzügigen chirurgischen Exzision in Verbindung mit einer Antibiotikakombination aus Clindamycin und einem Breitspektrumantibiotikum (z. B. Piperacillin/Tazobactam, Carbapeneme o. Ä.).

Akute Prostatitis und Prostataabszess

> **Definition**
> Die akute Prostatitis und der Prostataabszess sind eine überwiegend bakterielle, diffus eitrige oder phlegmonöse oder abszedierende Entzündung der Prostata.

Der häufigste Infektionsweg besteht in der kanalikulären Aszension mit Influx infizierten Urins in die Prostatakanälchen. Ursächlich findet sich häufig eine infravesikale Abflussbehinderung. Aufgrund der zunehmenden Fluorchinolonresistenz kann sich eine akute Prostatitis auch bei Patienten nach Prostatastanzbiopsie zur Diagnostik eines Prostatakarzinoms und Fluorchinolonprophylaxe entwickeln. Das Erregerspektrum besteht aus E. coli und anderen Enterobacteriaceae, grampositiven Bakterien und Anaerobiern. Klinisch zeigen sich hohes Fieber (> 39 °C), Schüttelfrost, starke Miktionsbeschwerden, unter Umständen akuter Harnverhalt, Schmerzen in der Dammregion und im Lendenbereich sowie Defäkationsschmerzen und Rektumtenesmen. Die rektale Palpation ergibt eine vergrößerte, schmerzhafte Prostata, in Verbindung mit einer Fluktuation. Zum Ausschluss eines Abszesses sollte eine transrektale Ultraschalluntersuchung durchgeführt werden. Die Prostatamassage ist kontraindiziert, die Gewinnung des mikrobiologischen Materials erfolgt durch Blutkultur, Urinkultur (bei abgekapselten Prozessen kann der Urin keimfrei sein) sowie in Einzelfällen durch eine Abszesspunktion.

Ein Fluorchinolon kann verabreicht werden, wenn nicht in der Antibiotikaanamnese bereits gegeben, alternativ wird ein β-Laktam-Antibiotikum empfohlen. Ein Prostataabszess benötigt zusätzlich eine chirurgische Drainage.

Pyelonephritis

Die Pyelonephritis ist fast ausschließlich eine aszendierende Infektion, wobei das Nierenmark eine höhere Affinität zur Infektion besitzt als die Nierenrinde aufgrund der durch das hypertone Milieu verschlechterten granulozytären Funktion. Eine bakterielle Streuung in die Nierenrinde kann selten hämatogen erfolgen, bei gleichzeitigem Vorhandensein einer renalen Abflussbehinderung.

Die häufigsten Erreger sind Enterobacteriaceae. Bei rezidivierenden Pyelonephritiden finden sich auch z. B. Proteus mirabilis (in Zusammenhang mit Infektsteinen – Magnesiumammoniumphosphatsteinen, S. 543) oder Nonfermenter wie Pseudomonas aeruginosa sowie im grampositiven Bereich Enterococcus faecalis.

▶ **Klinik und Diagnostik.** Klinisch verläuft die akute Pyelonephritis fast immer einseitig, die Patienten sind häufig febril (39 °C) und weisen Flankenschmerzen oder Empfindlichkeit des kostovertebralen Winkels auf. Speziell bei älteren oder bettlägerigen Patienten kann die Infektion eher klinisch stumm verlaufen. Die Sonografie und das Infusionsurogramm sind relativ unspezifisch, eine Verdickung der Pyelonwand (> 2 mm) in der Sonografie kann Hinweise auf eine akute Pyelonephritis geben [13]. Das Computertomogramm (CT) ist heutzutage Mittel der Wahl für die Diagnose der akuten bakteriellen Pyelonephritis, wenn es mit Kontrastmittel durchgeführt wird [5, 24]. Im Allgemeinen erfolgt die Bildgebung in mindestens 2 Phasen: Die kortikomedulläre Phase beginnt ca. 20 – 45 s nach der i. v. Kontrastmittel(KM)-Gabe. Eine zweite Bildgebung wird entweder während der Nephrogrammphase (60 – 100 s nach KM-Gabe) oder zu Beginn der exkretorischen Phase (> 2 min nach Beginn der KM-Gabe) durchgeführt [24].

Das Magnetresonanztomogramm (MRT) wird zunehmend für die Diagnostik von Nierenerkrankungen etabliert. Für die Diagnostik der Pyelonephritis ist hier die Gabe von Gadolinium empfohlen. Die MRT-Veränderungen bei der akuten Pyelonephritis ähneln denen bei der CT-Untersuchung.

Die nuklearmedizinische Untersuchung mit Technetium-99m-Dimercaptosuccinat (^{99m}Tc-DMSA) mit dem spezifischen Schema einer gestreiften oder schwach aufleuchtenden renalen Aufnahme ist ein sehr sensitives Verfahren zur Diagnostik einer Pyelonephritis, v. a. im Kindesalter. Bestehende Nierennarben stellen sich jedoch ebenfalls als Funktionsausfall dar.

▶ **Therapie.** Speziell für die Therapie der Infektionen des oberen Urogenitaltrakts auf der Intensivstation ist die Kenntnis der lokalen Resistenzstatistik wichtig.

> **Praxistipp**
> Als empirische Therapie bei der schweren Pyelonephritis und deren Komplikationen können ein Fluorchinolon, ein Cephalosporin der Gruppe 3 a oder ein Carbapenem der Gruppe 2 verwendet werden. Tritt nach 1 – 2 Tagen keine Entfieberung ein, so sollte auf ein auf Pseudomonas wirkendes Antibiotikum umgestiegen werden.

Im Zusammenhang mit Urolithiasis muss wegen der schweren Therapierbarkeit der Biofilminfektion eine simultane Entfernung der Harnsteine angestrebt werden. Ist eine Obstruktion vorhanden, muss umgehend eine adäquate Urinableitung geschaffen werden (z. B. Ureterschiene, perkutane Nephrostomie).

Nierenabszess und perinephritischer Abszess

Nierenabszess

Eine unbehandelte akute fokale bakterielle Nephritis kann zentral einschmelzen und abszedieren, v. a. wenn sie mit einer Obstruktion assoziiert ist. Eine hämatogene Streuung ist möglich, jedoch weitaus seltener. Der Abszess kann spontan in die Nierenkelche rupturieren oder einen perinephritischen Abszess durch die Nierenkapselpenetration verursachen.

▶ **Klinik und Diagnostik.** Symptome und Befunde entsprechen weitgehend denen bei Pyelonephritis. Auf eine abszedierende Infektion der Niere deuten persistierendes Fieber und Leukozytose über mehr als 72 h trotz antibiotischer Therapie hin. Die *Urinkultur* kann bei kompletter Obstruktion negativ sein. Sonografisch zeigt sich eine echoarme, ovoide Masse im Parenchym. Das CT zeigt eine scharf berandete, hypodense Formation ohne Kontrastmittelanreicherung, mit einer scharfen Abgrenzung gegenüber dem normal anreichernden umgebenden Parenchym.

▶ **Therapie.** Die empirische antibiotische Therapie folgt der bei Pyelonephritis. Eine simultane chirurgische Therapie kann jedoch bei fehlender Ansprechbarkeit nötig sein. Hierbei kann eine perkutane Drainage (sonografisch oder CT-gesteuert) in bis zu 61 % erfolgreich sein [19]. Lässt sich kein Pus aspirieren, handelt es sich um eine akute bakterielle fokale Nephritis.

Perinephritischer Abszess

> **Definition**
> Ein perinephritischer Abszess ist die Ansammlung von Eiter im Raum zwischen Nierenkapsel und der Gerota-Faszie.

Prädisponierende Faktoren sind Diabetes mellitus, Urolithiasis, rezidivierende Harnwegsinfektionen und Harnwegsobstruktionen.

▶ **Klinik und Diagnostik.** Die Patienten weisen in der Regel länger währende Symptome auf (durchschnittlich 4 Wochen) mit Flankenschmerzen, abdominellen Schmerzen, paralytischem Ileus, pleuritischen Schmerzen, Hüftschmerzen oder Leistenschmerzen. Sonografisch lässt sich eine echoarme, unregelmäßig berandete Formation darstellen, eventuell mit multiplen Binnenechos.

> **Praxistipp**
> Die diagnostische Methode der Wahl ist das CT, da es die vollständige Ausdehnung darstellt.

▶ **Therapie.** Eine perkutane Abszessdrainage kann zunächst versucht werden, jedoch wird ein Großteil der Patienten eine offene Drainage und Lavage benötigen, bei schwer geschädigter Niere und z. B. bei Nierenbeckenausgusssteinen ist die Nephrektomie angezeigt. Die empirische antibiotische Therapie entspricht der bei Pyelonephritis.

Pyozystitis und Pyonephritis

Anurische Patienten können eine Pyozystitis bzw. Pyonephritis entwickeln. Der Urogenitaltrakt muss auch bei Dialysepatienten als Infektionsort in Betracht gezogen werden. Bei im Rahmen eines akuten Nierenversagens anurischen Patienten wird deshalb eine Spülung der Blase mit 250 ml NaCl alle 2–3 Tage empfohlen.

Urosepsis

> **Definition**
> Die Urosepsis ist als Sepsis mit Infektionsherd im Urogenitaltrakt definiert. Infektionen des Urogenitaltrakts gehören zu den 3 häufigsten Ursachen einer Sepsis.

Allgemein wird der Harntrakt in etwa bei 25 % der Sepsiserkrankungen und bei 12 % der schweren Sepsiserkrankungen als Fokus angegeben. Zur Einteilung der Sepsis siehe Kap. 8.17 „Sepsis und septischer Schock".

Prädisponiert für eine Urosepsis sind therapeutisch oder durch Begleiterkrankungen (z. B. Diabetes mellitus) immunsupprimierte Patienten, Patienten mit komplexen urologischen Erkrankungen (z. B. Urolithiasis in Verbindung mit Harntransportstörungen), multimorbide Patienten sowie Patienten auf Intensivstationen. Der Harntrakt ist die Hauptquelle von nosokomial erworbenen Bakteriämien [16].

▶ **Anamnese und körperliche Untersuchung.** Gerade bei Intensivpatienten ist eine spezielle urologische Anamnese hinsichtlich Vorbefunden und Vortherapien wichtig, da solche Befunde in der Frühphase wegweisend sein können. Bei der körperlichen Untersuchung ist bei wachen oder nur leicht sedierten Patienten das Beklopfen der Nierenlager mit dem Nachweis einer Schmerzempfindung auf retroperitoneale Prozesse hinweisend. Weiterhin sollten das Blasenlager, die Prostata und die Hoden und Nebenhoden mituntersucht werden.

▶ **Urinuntersuchung.** Bei Verdacht auf Urosepsis sollte unbedingt eine Urinkultur durchgeführt werden, bei Verdacht auf Beteiligung des oberen Harntrakts sollte im Falle einer Manipulation am oberen Harntrakt eine Urinkultur direkt aus dem oberen Harntrakt gewonnen werden, im Falle einer begleitenden Steinbehandlung kann die mikrobiologische Untersuchung der Konkremente eine höhere Nachweisrate von Uropathogenen erbringen [12].

▶ **Bildgebende Diagnostik.** Im nächsten Schritt sollte frühzeitig eine sonografische Bildgebung erfolgen, um Erweiterungen des urogenitalen Hohlsystems sowie Steine im Harntrakt nachzuweisen. Bei Urosepsis in Verbindung mit Harnsteinen muss an ureasebildende Bakterien (wie z. B. Proteus-mirabilis-Infektsteine) gedacht werden, welche ihrerseits wieder zur Bildung verschiedenster β-Laktamasen in der Lage sein können. Zusätzliche Untersuchungsmethoden, welche unter Umständen eine rasche Diagnostik in Bezug auf den Urogenitaltrakt leisten können, sind die Computertomografie sowie – für die weitere Therapieplanung wichtig – die Szintigrafie zur Einschätzung der seitengetrennten Nierenfunktion.

Therapie

▶ **Sofortige Therapie nötig.** In jedem Falle muss bei Vorliegen einer Sepsis eine sofortige, frühe *(innerhalb der ersten Stunde)* intensive Therapie eingeleitet werden. Diese umfasst Maßnahmenbündel zur Therapiestrategie von schwerer Sepsis und septischem Schock, welche im Rahmen der Leitlinien der „Surviving Sepsis Campaign", SSC) und der Deutschen Sepsis-Gesellschaft zusammengefasst wurden und für die Urosepsis im Folgenden dargestellt werden [3, 6, 18]:

▶ **Antimikrobielle Therapie.** Die antimikrobielle Therapie erfolgt nach Entnahme von Urin- und Blutkultur sofort empirisch. Ziel ist eine initiale, adäquate Antibiotikatherapie innerhalb der ersten Stunde mit der optimalen Substanz nach der lokalen Erregerresistenzstatistik. Eine initiale, adäquate Antibiotikatherapie reduziert signifikant die Letalität im septischen Schock [7]. Die empirische Antibiotikatherapie ist aus diesem Grund enorm wichtig und unterliegt bestimmten Anforderungen, welche sich auf das erwartete bakterielle Spektrum, die lokale Resistenzlage, spezifische pharmakokinetische und pharmakodynamische sowie patientenindividuelle Faktoren stützen:

- Das bakterielle Spektrum der Urosepsis umfasst v. a. Enterobacteriaceae und grampositive Erreger, wie z. B. Enterokokken. Candida spp. und Pseudomonas spp. finden sich v. a. bei Patienten mit reduzierter Wirtsabwehr oder nach urologischen Interventionen.
- Die zunehmende Resistenzlage bei Uropathogenen stellt ein enormes klinisches Problem dar, insbesondere die Zunahme von Breitspektrum-β-Laktamase (ESBL) bildenden Enterobacteriaceae, fluorchinolonresistenter Erreger und vancomycinresistenter Enterokokken [2].
- Die Dosierung von Antibiotika bei septischen Patienten sollte generell hoch sein, da es durch die Flüssigkeitsverschiebungen und generalisierte Ödembildung zu einer Dilution von Antibiotika mit geringem Verteilungsvolumen (z. B. β-Laktam-Antibiotika, Aminoglykoside) kommt [26].
- Patientenindividuelle Faktoren (z. B. Nierenversagen) können die Antibiotikaauswahl und -dosierung beeinflussen, sollten jedoch keinesfalls dazu führen, inadäquate Antibiotika oder Unterdosierung einzusetzen.
- Folgende Antibiotika und Dosierungen werden deswegen anhand der beschriebenen Faktoren empfohlen [28]:
  - Cefotaxim 3 × 2 – 4 g/d (nicht bei schwerer Sepsis oder septischem Schock),
  - Ceftazidim 3 × 1 – 2 g/d,
  - Piperazillin/Tazobactam 3 × 4,5 g,
  - Imipenem/Meropenem/Doripenem 3 – 4 × 1 g, ggf. in Kombination mit:
  - Aminoglykosid, z. B. Gentamicin 1 × 4 – 5 mg/kg KG/d oder
  - Fluorchinolon i. v., z. B. Ciprofloxacin 3 – 4 × 400 mg oder Levofloxacin 1 × 500 – 750 mg zur Kombinationstherapie.

Die routinemäßige Kombinationstherapie kann nicht sicher empfohlen werden, da hierfür kein genereller Überlebensvorteil, wohl aber mehr Komplikationen (z. B. aufgrund der Nephrotoxizität der Aminoglykoside) beschrieben sind. Patienten mit Infektionen durch Pseudomonas aeruginosa oder Acinetobacter baumanii und solche mit septischem Schock profitieren eventuell von einer Kombinationstherapie.

▶ **Volumensubstitution.** Diese erfolgt mit der Infusion von ca. 1 – 2 l Vollelektrolytlösung (20 ml/kg KG) mit dem Ziel, einen zentralen Venendruck (ZVD) von 8 – 12 mmHg, einen mittleren arteriellen Blutdruck (MAP) von ≥ 65 mmHg, aber ≤ 90 mmHg zu etablieren.

▶ **Vasopressoren.** Im Falle einer persistierenden Hypotension trotz ausreichender Volumengabe erfolgt der Einsatz von Vasopressoren mit dem Ziel, einen mittleren arteriellen Blutdruck (MAP) von ≥ 65 mmHg, aber ≤ 90 mmHg zu etablieren (z. B. Noradrenalin 0,05 – 1,0 µg/kg/min, ggf. in Kombination mit Vasopressin 0,01 – 0,04 IE/min).

▶ **Hämodynamik.** Angestrebt wird die Optimierung der Hämodynamik mit dem Ziel einer adäquaten peripheren Gewebeoxygenierung. Ziel ist eine zentralvenöse Sauerstoffsättigung (ScvO2) ≥ 70 %. Hierzu werden Inotropika (z. B. Dobutamin 3 – 5 µg/kg/min) gegeben bzw. bei Anämie Sauerstoffträger per Bluttransfusion substituiert. Ziel ist ein Hämoglobinwert 7 – 9 g/100 ml, bei refraktärer Azidose ≥ 10 g/100 ml.

▶ **Kontrollierte Beatmung.** Ist eine kontrollierte Beatmung erforderlich, wird diese lungenprotektiv mit niedrigen Tidalvolumina (6 ml/kg KG), einem Spitzendruck nicht über 30 mbar und positiv endexpiratorischem Druck (PEEP) durchgeführt. Ziele sind eine arterielle Sauerstoffsättigung ≥ 93 % sowie eine zentralvenöse Sauerstoffsättigung ≥ 70 %.

▶ **Kontrolle der Urinausscheidung.** Als Ziel wird eine Urinausscheidung von > 0,5 ml/kg angestrebt bzw. > 30 ml/h bei adäquater Volumensubstitution.

▶ **Kontrolle des Blutzuckers.** Die engmaschige Kontrolle des Blutzuckers hat Werte von 80 – 180 mg/100 ml mittels Insulingabe zum Ziel. Der vorteilhafte Effekt der intensivierten Insulintherapie ließ sich in der Vergangenheit nicht zweifelsfrei reproduzieren. Eine zu enge Zielwertfeststellung auf Blutzuckerwerte bis 120 mg/100 ml birgt die Gefahr von schweren Hypoglykämien und resultierenden sekundären Schäden, sodass erst ab einem Blutzucker von 150 – 180 mg/100 ml interveniert werden sollte.

▶ **Fokussanierung.** Ziel der Fokussanierung ist die initiale Kontrolle des urologisch komplizierenden Faktors ohne zusätzliche Gewebeschädigung. Nach initialer (innerhalb der ersten Stunde) Stabilisierung der kardiovaskulären Funktionen und Beginn der antimikrobiellen Therapie ist die urologische Fokussanierung zwingend notwendig. Ursächlich für die Urosepsis finden sich überwiegend Harntransportstörungen (z. B. aufgrund von Uretersteinen) als urologisch komplizierende Faktoren oder vorhergehende urologische Eingriffe. Der minimal invasiven urologischen Operationstechnik kommt hier vermutlich große Bedeutung für die Reduktion der Letalität bei Urosepsis zu, da es heutzutage fast immer gelingt, z. B. durch die Einlage von Ureterschienen den Harnabfluss ohne zusätzliche signifikante Gewebeschädigung wiederherzustellen.

> ### Kernaussagen
>
> **Einleitung und Definition**
> Komplizierte Harnwegsinfektionen (HWI) sind eine heterogene Gruppe von Infektionen mit dem gemeinsamen Merkmal des Vorhandenseins komplizierender Faktoren.
>
> **Ätiologie und Pathogenese**
> Die Erreger von HWI entstammen der patienteneigenen fäkalen Flora oder können durch Kreuzinfektionen übertragen werden. Das Immunsystem des Harntrakts ist wesentlich für die Integrität der Harnwege verantwortlich.
>
> **Epidemiologie**
> Bei der Einteilung der HWI muss zwischen Patienten mit primär nicht urologischen Ursachen und Patienten mit primär urologischen Ursachen unterschieden werden. Liegt der HWI eine Erkrankung des Urogenitaltrakts zugrunde, muss zusätzlich zur antimikrobiellen Therapie diese Anomalie erkannt und therapiert werden.
>
> **Diagnostik**
> Die Diagnostik der HWI umfasst Anamnese, körperliche Untersuchung der Urogenitalorgane, Untersuchung von Urin und Abstrichmaterial, Blutuntersuchung, Ultraschall und radiologische Untersuchungen sowie die urologische Endoskopie.

Prävention von katheterassoziierten HWI
Unnötige Katheterisierungen sollen vermieden werden, die Katheterliegedauer ist zu reduzieren, geschlossene Harnableitungssysteme sind generell empfohlen.

Systemische antiinfektive Therapie
Das Antibiotikum sollte nach den lokalen Resistenzraten gewählt werden. Antibiotika mit guter Aktivität im Urin sollten eingesetzt werden.

Spezielle Krankheitsbilder
Bei genitalen Infektionen ist eine gezielte körperliche Untersuchung in Verbindung mit einer Sonografie häufig ausreichend diagnostisch. Parenchymatöse Infektionen der Nieren können mit Schnittbildverfahren sehr gut diagnostiziert werden.

Therapie und Antibiotikaregime
Nicht alle Patienten mit einer Bakteriurie müssen therapiert werden. Die Therapie ist indiziert für symptomatische und asymptomatische Patienten vor einem urologischen Eingriff sowie wenn durch die HWI die Gefahr einer schweren Morbidität besteht. Gerade bei analgosedierten Patienten sind Symptome einer HWI jedoch häufig schwer festzustellen. Die Dosierung der Antibiotika sollte generell hoch sein und es sollten abwechselnd Antibiotika aus verschiedenen Gruppen zum Einsatz kommen, um den Selektionsdruck für resistente Erreger zu verringern.

Literatur

[1] Akira S, Takeda K, Kaisho T. Toll-like receptors: critical proteins linking innate and acquired immunity. Nat Immunol 2001; 2(8): 675–680

[2] Bjerklund-Johansen TE, Cek M, Naber K et al. Prevalence of hospital-acquired urinary tract infections in urology departments. Eur Urol 2007; 51(4): 1100–1112

[3] Braveny I, Maschmeyer G. Infektionskrankheiten. Diagnostik – Klinik – Therapie. München: Medico; 2002

[4] Brunkhorst FM, Reinhart K. Diagnosis and causal treatment of sepsis. Internist 2009; 50(7): 810–816

[5] Craig WD, Wagner BJ, Travis MD. Pyelonephritis: radiologic-pathologic review. Radiographics 2008; 28(1): 255–277; quiz 327–328

[6] Dellinger RP, Carlet JM, Masur H et al. Surviving Sepsis Campaign guidelines for management of severe sepsis and septic shock. Crit Care Med 2004; 32(3): 858–873

[7] Elhanan G, Sarhat M, Raz R. Empiric antibiotic treatment and the misuse of culture results and antibiotic sensitivities in patients with community-acquired bacteraemia due to urinary tract infection. J Infect 1997; 35(3): 283–288

[8] Hooton TM, Bradley SF, Cardenas DD et al. Diagnosis, prevention, and treatment of catheter-associated urinary tract infection in adults: 2009 International Clinical Practice Guidelines from the Infectious Diseases Society of America. Clin Infect Dis 2009; 50(5): 625–663

[9] Horan TC, Andrus M, Dudeck MA. CDC/NHSN surveillance definition of health care-associated infection and criteria for specific types of infections in the acute care setting. Am J Infect Control 2008; 36(5): 309–332

[10] Krieger JN, Kaiser DL, Wenzel RP. Urinary tract etiology of bloodstream infections in hospitalized patients. J Infect Dis 1983; 148(1): 57–62

[11] Lundstedt AC, McCarthy S, Gustafsson MC et al. A genetic basis of susceptibility to acute pyelonephritis. PLoS One 2007; 2(9): e825

[12] Mariappan P, Smith G, Bariol SV et al. Stone and pelvic urine culture and sensitivity are better than bladder urine as predictors of urosepsis following percutaneous nephrolithotomy: a prospective clinical study. J Urol 2005; 173(5): 1610–1614

[13] Mitterberger M, Pinggera GM, Feuchtner G et al. Sonographic measurement of renal pelvis wall thickness as diagnostic criterion for acute pyelonephritis in adults. Ultraschall Med 2007; 28(6): 593–597

[14] Naber KG, Fünfstück R, Gatermann S et al. Empfehlungen zur kalkulierten parenteralen Initialtherapie von bakteriellen Infektionen der Nieren und des Urogenitaltraktes bei Erwachsenen. Chemotherapie Journal 2004; 13: 78–84

[15] Nicolle LE, Bradley S, Colgan R et al. Infectious Diseases Society of America guidelines for the diagnosis and treatment of asymptomatic bacteriuria in adults. Clin Infect Dis 2005; 40(5): 643–654

[16] Paradisi F, Corti G, Mangani V. Urosepsis in the critical care unit. Crit Care Clin 1998; 14(2): 165–180

[17] Ragnarsdottir B, Samuelsson M, Gustafsson MC et al. Reduced toll-like receptor 4 expression in children with asymptomatic bacteriuria. J Infect Dis 2007; 196(3): 475–484

[18] Reinhart K, Brunkhorst F, Bone H et al. Diagnosis and therapy of sepsis: guidelines of the German Sepsis Society Inc. and the German Interdisciplinary Society for Intensive and Emergency Medicine. Anaesthesist 2006; 55 (Suppl. 1): 43–56

[19] Sacks D, Banner MP, Meranze SG et al. Renal and related retroperitoneal abscesses: percutaneous drainage. Radiology 1988; 167(2): 447–451

[20] Samuelsson P, Hang L, Wullt B et al. Toll-like receptor 4 expression and cytokine responses in the human urinary tract mucosa. Infect Immun 2004; 72(6): 3179–3186

[21] Schubert S. Immunologie der Harnwege. Der Urologe 2010; 49(5): 606–611

[22] Sorensen MD, Krieger JN, Rivara FP et al. Fournier's Gangrene: population based epidemiology and outcomes. J Urol 2009; 181(5): 2120–2126

[23] Sorensen MD, Krieger JN, Rivara FP et al. Fournier's gangrene: management and mortality predictors in a population based study. J Urol 2009; 182(6): 2742–2747

[24] Stunell H, Buckley O, Feeney J et al. Imaging of acute pyelonephritis in the adult. Eur Radiol 2007; 17(7): 1820–1828

[25] Wagenlehner FM, Krcmery S, Held C et al. Epidemiological analysis of the spread of pathogens from a urological ward using genotypic, phenotypic and clinical parameters. Int J Antimicrob Agents 2002; 19(6): 583–591

[26] Wagenlehner FM, Weidner W, Naber KG. Pharmacokinetic characteristics of antimicrobials and optimal treatment of urosepsis. Clin Pharmacokinet 2007; 46(4): 291–305

[27] Wagenlehner FM, Wagenlehner C, Redman R et al. Urinary bactericidal activity of Doripenem versus that of levofloxacin in patients with complicated urinary tract infections or pyelonephritis. Antimicrob Agents Chemother 2009; 53(4): 1567–1573

[28] Wagenlehner F, Fünfstück R, Hoyme U et al. Empfehlungen zur kalkulierten parenteralen Initialtherapie von bakteriellen Infektionen der Nieren und des Urogenitaltraktes bei Erwachsenen. Chemotherapie Journal 2010; 19(6): 222–225

8.9 Infektionen durch intravasale Katheter

P. Gastmeier

8.9.1 Definitionen

Die meisten Infektionen durch intravasale Katheter entstehen im Zusammenhang mit der Anwendung von zentralen Venenkathetern (ZVK). Auf deutschen Intensivstationen sind ca. 70% aller Patiententage gleichzeitig auch ZVK-Tage [11]. Darüber hinaus finden sich bei Intensivpatienten verschiedene andere intravasale Kathetertypen, die ebenfalls zu Infektionen führen können. Damit ist für Intensivpatienten ein hohes Risiko gegeben, eine durch den Katheter begünstigte Infektion zu entwickeln. Nach den „Centers for Disease Control and Prevention" (CDC) sollten in diesem Zusammenhang die in ▶ Tab. 8.29 erläuterten Begriffe unterschieden werden [6].

▶ **Hintergrund.** Diese Unterscheidung zwischen katheterbedingten und katheterassoziierten Infektionen hat folgenden Hintergrund: In Studien zum Einfluss verschiedener Präventionsmaßnahmen auf die Entwicklung von „Katheterinfektionen" muss der Zusammenhang zur Katheteranwendung möglichst genau nachgewiesen werden (Definition der katheterbedingten Infektion). Wegen der im Allgemeinen geringen Abnahmefrequenz von Blutkulturen auf deutschen Intensivstationen (im Median 12 Blutkulturpaare pro Monat nach einer unveröffentlichten Umfrage auf Intensivstationen des Krankenhaus-Infektions-Surveillance-Systems [KISS] im Jahr 2008) würden diese Kriterien auf vielen deutschen Intensivstationen aber nur selten erfüllt werden, um eine „Katheterinfektion" zu diagnostizieren. Deshalb hat man sich darauf geeinigt, für Surveillance-Zwecke nur den zeitlichen Zusammenhang zwischen dem Liegen des Katheters und den Kriterien für eine primäre Sepsis zu fordern.

▶ **Infektionen der Eintrittsstelle.** Außer den genannten katheterbedingten Infektionen sind auch Infektionen der Eintrittsstelle zu finden. Neben den Entzündungen der Insertionsstelle sind hier die Weichteilinfektionen bei getunnelten Kathetern und die Tascheninfektionen bei Ports zu nennen. Eine besondere Komplikation ist die septische Thrombophlebitis, bei der die Bakteriämie mit der eitrigen Phlebitis kombiniert ist.

Das Infektionsrisiko variiert mit der Art des Katheters. ▶ Tab. 8.30 gibt eine Übersicht zum Infektionsrisiko bei verschiedenen Kathetertypen.

8.9.2 Pathogenese und Erreger

▶ **Kolonisationswege.** Im Allgemeinen werden 2 Wege der Entstehung von katheterbedingten Infektionen unterschieden:
- In der ersten Woche nach Insertion kommt es v. a. zur *extraluminalen Kolonisation*, ausgehend von der Besiedlung der Haut im Areal um die Eintrittsstelle absteigend bis zur Kolonisation der Katheterspitze mit nachfolgender Infektion.
- Nach 8–10 Tagen kommt die Kontamination v. a. über den „Hub", die Konnektionsstelle zwischen Katheter und Infusionssystem zustande, d. h. über den *intraluminalen Weg*. Natürlich kann es auch durch die Kontamination von Infusionsflüssigkeiten zum Entstehen von Katheterinfektionen kommen, das ist v. a. im Zusammenhang mit Ausbrüchen berichtet worden [7, 13].

Eine *hämatogene Kolonisation* des Katheters tritt eher selten auf. Nach den Ergebnissen einer Studie waren 45% der katheterbedingten Infektionen über den extraluminalen Weg entstanden, 26% intraluminal und bei den restlichen war eine sichere Zuordnung nicht möglich [20].

▶ **Erregerhäufigkeit.** Wegen der großen Bedeutung des externen Weges sind die „Hautkeime" die häufigsten Erreger bei der Entstehung der katheterbedingten Infektionen. Nach den Daten des Krankenhaus-Infektions-Surveillance-Systems (KISS, 12/2011) ergibt sich für die Häufigkeit der Erreger von ZVK-assoziierten Infektionen auf Intensivstationen (Analyse von 5885 primären Sepsisfällen aus 700 Intensivstationen 2005–2009; [11]) folgende Reihenfolge:
- koagulasenegative Staphylokokken (32,9%),
- Staphylococcus aureus (13,8%) (35% multiresistenter S. aureus [MRSA]),
- Enterokokken (14,5%),
- Klebsiella spp. (4,9%),
- Escherichia coli (4,7%),

Tab. 8.29 Durch Katheter begünstigte Infektionen.

Begriff	Nachweis
durch Labor bestätigte primäre Sepsis	Die Sepsis muss einem der folgenden Kriterien entsprechen: • kultureller Nachweis von pathogenen Erregern im Blut, welche nicht mit einer Infektion an anderer Stelle assoziiert sind. Stimmt der aus der Blutkultur isolierte Mikroorganismus mit dem Erreger einer Infektion an anderer Stelle überein, wird die Sepsis als sekundäre Sepsis klassifiziert und *nicht* als eigenständige nosokomiale Infektion gewertet. • Fieber (> 38 °C) oder Schüttelfrost oder Hypotonie und Zeichen, Symptome und mikrobiologische Befunde sind nicht mit einer Infektion an anderer Stelle assoziiert und ein gewöhnlicher Hautkeim wurde aus mindestens 2 zu verschiedenen Zeiten entnommenen Blutkulturen isoliert.
katheterbedingte Infektion (Catheter related)	Ein Nachweis desselben Erregers (z. B. identische Spezies, Antibiogramm) von einer semiquantitativen oder quantitativen Kultur des distalen Kathetersegments und von der peripheren Blutkultur eines Patienten mit klinischen Sepsissymptomen liegt vor und es gibt keine andere offensichtliche Infektionsquelle [12]; alternativ sind die Kriterien auch erfüllt, wenn bei den quantitativen Blutkulturen ein Verhältnis von ≥ 5:1 vorliegt oder die Differenzzeit bei einem Blutkulturpaar > 2 h beträgt (siehe Diagnostik).
katheterassoziierte Infektion (Catheter associated)	Die Kriterien für eine primäre Sepsis sind erfüllt und der Patient hatte in den letzten 48 h vor Auftreten der Symptome einen Gefäßkatheter.

8.9 Infektionen durch intravasale Katheter

Tab. 8.30 Übersicht über das Infektionsrisiko bei verschiedenen Kathetertypen (nach [12] und [4]).

Kathetertyp	Insertionsstelle	Katheterinfektionen pro 1000 Kathetertage Mittelwert (Konfidenzintervall[CI]-95)	Bemerkungen
periphere Venenkatheter	im Allgemeinen in die Venen des Unterarms oder der Hand	0,6 (0,3 – 1,2)	v. a. Phlebitisrisiko, selten primäre Sepsis
periphere arterielle Katheter	im Allgemeinen in der A. radialis liegend oder A. femoralis u. a.	2,9 (1,8 – 4,5)	
nicht getunnelte zentrale Venenkatheter	perkutan in die V. subclavia, V. jugularis interna oder V. femoralis	2,3 (2,0 – 2,4)	bedingen die Mehrheit der katheterassoziierten Sepsisfälle
Pulmonalarterienkatheter	perkutan über ein Einführungsbesteck in die zentralen Gefäße	5,5 (3,2 – 12,4)	
getunnelte zentrale Venenkatheter	implantiert in die V. subclavia, V. jugularis interna oder V. femoralis	1,2 (1,0 – 1,3)	
Ports	getunnelt unter die Haut verlegt mit subkutanem Zugang über eine Nadel, implantiert in die V. subclavia oder V. jugularis interna	0,2 (0,1 – 0,2)	geringstes Infektionsrisiko

- Candida albicans (4,5 %),
- Pseudomonas aeruginosa (3,3 %),
- Enterobacter spp. (3,8 %).

▶ **Kathetermaterial.** Neben der Erregerart hat das Material, aus dem der Katheter hergestellt wurde, eine große Bedeutung für die Entwicklung von Infektionen.

> **Merke**
>
> Nach Kontamination des Kunststoffes mit Bakterien kommt es zur Adhäsion auf der Katheteroberfläche. Daran schließt sich die Proliferationsphase an, in deren Verlauf ein Biofilm entsteht. Dieser Biofilm schützt die Bakterien sowohl vor Wirtsabwehrmechanismen als auch vor der Wirkung der Antibiotika.

8.9.3 Epidemiologie

Katheterbedingte Infektion sind die zweithäufigsten nosokomialen Infektionen auf Intensivstationen.
Nach den Daten des Krankenhaus-Infektions-Surveillance-Systems (KISS) werden auf deutschen Intensivstationen durchschnittlich 1,3 Fälle von ZVK-assoziierter Sepsis pro 1000 ZVK-Tage beobachtet [11]. ▶ Tab. 8.31 zeigt die Verteilung der Infektionsraten nach dem Typ der Intensivstation.

Bei ca. 6,5 Mio. Intensivstationstagen pro Jahr in Deutschland und einer ZVK-Anwendungsrate auf den Intensivstationen von im Mittel 70 % kann man hochrechnen, dass auf deutschen Intensivstationen jährlich mit ca. 6000 ZVK-assoziierten Sepsisfällen zu rechnen ist.

Katheterassoziierte Infektionen können die Letalität der Patienten verstärken. Darüber hinaus verlängern katheterassoziierte Infektionen die Verweildauer auf Intensivstationen um durchschnittlich 3 Tage [1].

Tab. 8.31 Orientierungsdaten des Krankenhaus-Infektions-Surveillance-Systems (KISS) für Intensivstationen (n = 700; Daten 2011; Daten nach [11]).

Typ der Intensivstation	Anzahl Intensivstationen	ZVK-assoziierte Sepsisrate pro 1000 ZVK-Tage			
		gepoolter Mittelwert	25. Perzentil	Median	75. Perzentil
interdisziplinär, < 400-Betten-Krankenhaus	214	0,9	0	0,0	1,1
interdisziplinär, 400-Betten-Krankenhaus	100	1,1	0	0,6	1,4
chirurgisch	101	1,1	0	0,8	1,8
internistisch	84	1,2	0	0,5	1,4
pädiatrisch	12	1,7	0,4	1,0	1,9

8.9.4 Diagnostik

> **Merke**
>
> Katheterkulturen sollten nur bei Verdacht auf eine katheterbedingte Infektion durchgeführt werden.

Man unterscheidet im Wesentlichen 4 Methoden der Diagnostik. Bei den ersten beiden Methoden ist Voraussetzung, dass der Katheter gezogen wurde, die letzten beiden Verfahren können auch bei liegendem Katheter angewendet werden.

- *Ausrollmethode nach Maki* [8]: Bei dieser semiquantitativen Methode gilt eine Anzahl von ≥ 15 koloniebildenden Einheiten pro Katheter als Hinweis für die Katheterinfektion.
- *Sonikation nach Sherertz* [22]: Bei dieser quantitativen Methode müssen mittels Vortex- oder Ultraschallbehandlung mindestens 100 koloniebildende Einheiten pro Katheter abgelöst und nachgewiesen werden.
- *Paar von quantitativen Blutkulturen:* Durch paarweise Kulturen aus dem Katheter und von einer peripheren Punktionsstelle ist es möglich, den Katheter als Quelle der Sepsis auszuschließen, um ihn somit belassen zu können. Wenn das aus dem Gefäßkatheter gewonnene Blut eine mindestens 5- bis 10-mal höhere Erregerzahl aufweist als das Blut aus der peripheren Vene, so spricht das für eine katheterassoziierte Sepsis.
- *„Time-to-Positivity-Methode":* Diese verwendet dasselbe Prinzip. Bei größerer Keimkonzentration in der aus dem Katheter gewonnenen Blutkultur zeigt der Blutkulturautomat im Vergleich zur peripheren Blutkultur mindestens 2 h eher die Positivität an [2]. Die Spezifität dieser Methode ist nur dann ungenügend, wenn der Patient zum Zeitpunkt der Probenahme Antibiotika erhält [16].

8.9.5 Prävention

Die Präventionsempfehlungen stützen sich v. a. auf die im Jahre 2011 herausgegebenen Empfehlungen des „Hospital Infection Control Practices Advisory Committee" (HICPAC) [12] sowie auf seitdem publizierte Studien zu diesem Thema.

Auswahl der Katheter

Modifikationen der Gefäßkatheter, die zu einer geringeren Anhaftung von Erregern an die Katheteroberfläche und damit verbunden zu einer geringeren Sepsisrate führen, sind wegen der oben beschriebenen Konsequenzen der Infektionen interessant. Antimikrobielle Substanzen können dabei auf die Oberfläche des Katheters aufgetragen oder direkt in das Kathetermaterial inkorporiert werden. In den letzten Jahren sind sehr viele randomisierte kontrollierte Studien (RCTs) und Metaanalysen zur Anwendung von antimikrobiell oder mit Antiseptika imprägnierten ZVK durchgeführt worden [5].

▶ **Imprägnierte Katheter.** Der am besten untersuchte imprägnierte Katheter ist der mit Chlorhexidin-Silbersulfadiazin imprägnierte Katheter. Andere RCTs haben die mit Minocycline/Rifampicin imprägnierten Katheter untersucht. Trotzdem bleibt die routinemäßige Anwendung von imprägnierten Kathetern kontrovers. Sie sollte in Betracht gezogen werden, wenn nach Einhaltung von anderen Präventionsmaßnahmen weiterhin eine inakzeptabel hohe Infektionsrate besteht sowie bei Risikopatienten.

▶ **Multilumenkatheter.** Seit der Einführung von Multilumenkathetern gab es auch Diskussionen darüber, ob jedes zusätzliche Lumen des Katheters das Infektionsrisiko erhöht. In der Regel überwiegen die verschiedenen Vorteile der Multilumenkatheteranwendung gegenüber einem potenziell höheren Infektionsrisiko.

Auswahl der Insertionsstelle

Hinsichtlich der Insertionsstelle sind die Risiken und Vorteile im Hinblick auf infektiöse und mechanische Komplikationen (Pneumothorax, Hämatothorax, Katheterdislokation) abzuwägen.

In der Regel, v. a. bei zu erwartender langer Liegezeit, ist die Punktion der V. subclavia gegenüber der Punktion der V. jugularis und V. femoralis vorzuziehen.

Umgang mit Kathetern

Legen von zentralen Gefäßkathetern

Die strenge Indikationsstellung für das Legen des Gefäßzugangs und die baldmöglichste Entfernung sind selbstverständlich. Folgender Ablauf sollte beachtet werden:

- Händedesinfektion,
- sorgfältige Hautdesinfektion,
- Anlegen von sterilem Kittel, sterilen Handschuhen, Kopfschutz und Mund-Nasen-Schutz, großes steriles Abdecktuch,
- Punktion und Katheterinsertion sowie sichere Fixation,
- Abdeckung der Insertionsstelle mit Verband (Mullkompresse oder transparenter Folienverband).

▶ **Hautdesinfektion.** Verschiedene Untersuchungen haben die Effektivität von Polyvinylpyrrolidon(PVP)-Jod vs. Chlorhexidinlösung für die Hautdesinfektion beim Katheterlegen verglichen. Entsprechend einer Metaanalyse war Chlorhexidin in seinem antiseptischen Effekt dem PVP-Jod überlegen [3]. Allerdings wird in Deutschland PVP-Jod für die Hautdesinfektion zu diesem Zweck in alkoholischer Lösung (70 %) und nicht in wässriger Lösung wie in den analysierten Studien verwendet. Dadurch wird der antiseptische Effekt signifikant verbessert und beschleunigt [14]. Deshalb kann die in vielen deutschen Kliniken gebräuchliche Praxis der Anwendung von alkoholischer PVP-Jodlösung beibehalten werden (Einwirkungszeit 2 min).

▶ **Verbände.** Da infektionsprophylaktisch kein Unterschied zwischen steriler Gaze und transparenten (semipermeablen) Folienverbänden zum Abdecken der Kathetereintrittsstelle nachgewiesen wurde, können beide Materialien verwendet werden. Allerdings haben transparente Verbände den Vorteil, dass sie die Beobachtung der Eintrittsstelle erlauben, ohne dass erneut manipuliert werden muss.

Die Anwendung von chlorhexidinhaltigen Schwämmen bzw. Verbänden an der Insertionsstelle führte in Studien zu signifikant geringeren Infektionsraten [19, 23].

Wechsel von Kathetern

> **Merke**
>
> Ein routinemäßiger ZVK-Wechsel ist obsolet. Dasselbe gilt auch für das Wechseln von Pulmonaliskathetern und peripheren Venenkathetern.

Ein Wechsel über Führungsdraht darf nicht erfolgen, wenn eine katheterbedingte Infektion belegt ist. Wenn der Patient weiterhin einen Gefäßzugang benötigt, ist der Katheter zu entfernen und durch Punktion an anderer Stelle ein neuer Katheter zu legen.

8.9 Infektionen durch intravasale Katheter

Pflege der Eintrittsstelle

> **Praxistipp**
> Vor allen Manipulationen am Katheter ist eine Händedesinfektion notwendig.

Antimikrobielle Salben sollten nicht routinemäßig an der Insertionsstelle aufgetragen werden (Begünstigung von Pilzinfektionen). Bei Druckschmerz, Fieber unklarer Genese oder Sepsis ist der Verband zu entfernen. Anderenfalls kann der Verband bis zur Entfernung belassen werden, sofern er sich nicht gelöst hat, nicht durchnässt oder verschmutzt ist.

Umgang mit Infusionen und Infusionssystemen

> **Praxistipp**
> Vor allen Manipulationen an Infusionen bzw. am Infusionssystem ist eine Händedesinfektion notwendig.

Bevor Systeme an den Katheter angeschlossen werden, ist eine Desinfektion der Verbindungsstelle zu empfehlen. In den letzten Jahren hat man festgestellt, dass längere Wechselintervalle von Infusionssystemen infektionsprophylaktisch eher vorteilhaft sind [17] (▶ Tab. 8.32).

▶ **Infusionsfilter und „Needleless Devices".** Die routinemäßige Anwendung von Infusionsfiltern für die Infektionsprophylaxe wird nicht empfohlen.
Immer häufiger werden sog. „Needleless Devices" angeboten. Zunächst wurden sie v.a. zur Reduktion des Verletzungsrisikos für das Personal empfohlen, inzwischen wird auch untersucht, ob sie das Infektionsrisiko für den Patienten vermindern können. Teilweise wurde aber über den Anstieg der Infektionsraten mit der Einführung dieser „Devices" berichtet. Entscheidend ist, dass mit ihnen hygienisch korrekt umgegangen wird.

Surveillance und Fortbildung

> **Definition**
> Unter Surveillance versteht man die fortlaufende, systematische Erfassung, Analyse und Interpretation der Infektionsdaten, die für das Planen, die Einführung und Evaluation von medizinischen Maßnahmen notwendig sind, dazu gehört die aktuelle Übermittlung der Daten an diejenigen, die diese Informationen benötigen.

▶ **Katheterassoziierte Sepsisrate.** Es ist möglich, dass sich im Laufe der Jahre auf einer Intensivstation ein bestimmtes Infektionsniveau eingestellt hat, das durch die Mitarbeiter als normal wahrgenommen wird, das aber höher ist als auf anderen vergleichbaren Intensivstationen. Deshalb wird empfohlen, das endemische Niveau der Sepsisrate einer Intensivstation zu bestimmen. Um einen sinnvollen Vergleich zu ermöglichen, sind einheitliche Surveillance-Methoden und einheitliche Definitionen für katheterassoziierte Infektionen notwendig (CDC-Definitionen [Definitionen der Centers for Disease Control and Prevention] und Berechnung von ZVK-assoziierten Sepsisraten zur Berücksichtigung des unterschiedlichen Ausmaßes der Anwendung von Gefäßkathetern in verschiedenen Intensivstationen):

ZVK-assoziierte Sepsisrate =
$$\frac{\text{(primäre Sepsis – Fälle bei Patienten mit ZVK)}}{\text{(alle ZVK-Tage)}} \times 1000$$

Dann ist es möglich, zur Orientierung die Referenzdaten des Krankenhaus-Infektions-Surveillance-Systems (KISS) zu verwenden (▶ Tab. 8.31) [11]. Durch den Vergleich mit den Referenzdaten soll die Intensivstation ihre Infektionsraten im Vergleich zu den anderen Intensivstationen beurteilen. Ziel ist es, dadurch zusätzliche Aktivitäten zur Verbesserung des Umgangs mit den Kathetern zu stimulieren und auch das Klima für die Durchführung von entsprechenden Fortbildungsprogrammen zu verbessern. In den letzten Jahren konnte durch die Kombination von Surveillance und Qualitätsmanagementinitiativen in vielen Intensivstationen eine signifikante Reduktion der katheterassoziierten Sepsisraten erreicht werden [15].

Tab. 8.32 Wechselintervalle für Katheter, Verbände, Infusionssysteme und Infusionslösungen.

Kathetertyp	Katheterwechsel	Verbandswechsel	Wechsel des Infusionssystems	Hängedauer parenteraler Flüssigkeiten
periphere venöse Katheter (PVK)	alle 72–96 h bei Erwachsenen, Wechsel und Neuanlage innerhalb von 48 h bei unter Notfallbedingungen gelegten Kathetern, kein routinemäßiger Wechsel bei Kindern	bei Durchnässen, Verschmutzen oder Ablösen des Verbandes; täglicher Verbandswechsel bei nicht sicht- und tastbarer Einstichstelle	im 96-h-Intervall bis 7-Tage-Intervall, bei Blut, Blutprodukten und Lipidlösungen alle 24 h, bei Propofollösungen alle 6–12 h	lipidhaltige Lösungen innerhalb von 24 h, reine Lipidlösung innerhalb von 12 h, bei Blut, Blutprodukten innerhalb von 4 h
periphere arterielle Katheter	kein routinemäßiger Wechsel	wie PVK	Wechsel beim Umsetzen	Wechsel beim Umsetzen
ZVK, einschließlich peripher inserierte, nicht getunnelte, getunnelte und teilimplantierte zentrale Katheter und Hämodialysekatheter	kein routinemäßiger Wechsel	Mullverbände alle 2 Tage, transparente Folien alle 7 Tage, bei Durchnässen, Verschmutzen oder Ablösen des Verbandes	nicht häufiger als im 72-h-Intervall, bei Blut, Blutprodukten und Lipidlösungen alle 24 h	lipidhaltige Lösungen innerhalb von 24 h, reine Lipidlösungen innerhalb von 12 h, bei Blut, Blutprodukten innerhalb von 4 h
pulmonale arterielle Katheter	kein routinemäßiger Wechsel	wie ZVK	wie ZVK	wie ZVK

8.9.6 Therapie

Nicht getunnelte Katheter

Im Allgemeinen wird das schnelle Ziehen des Katheters bei Verdacht auf eine katheterbedingte Infektion empfohlen. Das hat v. a. auch im Hinblick auf die Rezidivgefahr einen Vorteil. Auf jeden Fall muss der Katheter bei schweren und komplizierten Infektionen gezogen werden, bei Schock, bei persistierendem Fieber oder bei bestimmten Erregern wie Staphylococcus aureus, gramnegativen Erregern, Candida albicans.

> **Praxistipp**
>
> Die meisten Autoren empfehlen, neben dem Ziehen des Katheters eine dem Antibiogramm entsprechende Antibiotikabehandlung einzuleiten.

Bei Rückfällen, kontinuierlichem Fieber oder Bakteriämie trotz Katheterentfernung ist nach einem weiterbestehenden Fokus zu suchen.

▶ **Koagulasenegative Staphylokokken.** Katheterinfektionen bedingt durch koagulasenegative Staphylokokken haben meistens eine gute Prognose. Die Infektionen können nach Ziehen des Katheters spontan sistieren, manche Experten empfehlen aber trotzdem eine Antibiotikagabe über 5 – 7 Tage. Wegen der weit verbreiteten Resistenz gegenüber β-Laktam-Antibiotika ist Vancomycin geeignet [10].

▶ **Staphylococcus aureus.** In der Vergangenheit wurden S.-aureus-Bakteriämien wegen der Endokarditisgefahr über einen Monat mit Antibiotika behandelt. Zurzeit wird eine Therapiedauer von ≥ 14 Tagen empfohlen [10]. Außerdem wird bei diesem Erreger die Durchführung eines transösophagealen Echokardiogramms gefordert, um die Therapiedauer zu bestimmen [18]. Geeignet ist Flucloxacillin bei Oxacillinempfindlichkeit, ansonsten Vancomycin oder Linezolid [10].

▶ **Gramnegative Erreger.** Bei gramnegativen Erregern können beispielsweise kontaminierte Infusionslösungen die Ursache sein. Auch hier richtet sich die Therapie nach dem Antibiogramm und sie sollte über 7 – 14 Tage erfolgen. Für die empirische Therapie kommen Drittgenerationscephalosporine, Carbapeneme und pseudomonaswirksame β-Laktam-Antibiotika infrage [10].

▶ **Candida spp.** Bei Candida als Erreger der Katheterinfektion ist immer eine Entfernung des Katheters und eine antifungale Therapie (z. B. mit Echinocandin oder Fluconazol) über ≥ 14 Tage erforderlich [10].

Wechseln von getunnelten oder implantierten Kathetern

Das Wechseln von getunnelten Kathetern (z. B. Hickman, Broviac) oder implantierten Kathetern (z. B. Portsystem) ist nicht ohne Risiko. Deshalb möchte man möglichst hohe Gewissheit haben, ob wirklich eine katheterassoziierte Infektion vorliegt, ehe man sich zur Entfernung dieses „Device" entschließt. Wenn z. B. ein Patient einen getunnelten Katheter hat und nur eine Blutkultur zur Isolation von koagulasenegativen Staphylokokken (KNS) führt, wird empfohlen, die Blutkultur zu wiederholen, bevor der Katheter entfernt wird. Hinweise auf eine Sepsis durch KNS wären

- wiederholte positive Befunde,
- quantitative Ergebnisse von Blutkulturen aus dem Katheter von ≥ 100 koloniebildenden Einheiten pro ml,
- die Isolation desselben Erregers aus dem Katheter und aus der peripheren Blutkultur,
- ein Zeitunterschied von > 2 h bei der „Time-to-Positivity-Methode".

Komplizierte „Device"-assoziierte Infektionen wie Tunnel- oder Portabszesse erfordern die Entfernung des Katheters und eine Antibiotikatherapie über 7 – 10 Tage. Bei septischer Thrombose oder Endokarditis sind die Entfernung und eine Antibiotikatherapie von 4 – 6 Wochen notwendig.

Bei unkomplizierten Infektionen durch KNS kann der Katheter belassen werden, sofern es keine Hinweise auf persistierende Infektionen oder Rückfallinfektionen gibt [9].

„Antibiotic Lock Technique" und Spülen

Das Ziehen der Katheter wird in den meisten Fällen empfohlen, weil die Bakterien sich durch die Einbettung in Biofilme auf der Katheteroberfläche dem Wirken der Antibiotika entziehen. Studien haben gezeigt, dass die Antibiotikakonzentration 100- bis 1000-mal höher sein muss, wenn im Gegensatz zu frei schwimmenden in Biofilme eingebettete Bakterien erreicht werden sollen. Da die meisten Infektionen bei getunnelten Kathetern vom Bereich des Ansatzstückes ausgehen und sich von dort aus durch das Katheterlumen verbreiten, hat man untersucht, ob ein Auffüllen dieses Bereiches mit hohen Konzentrationen an Antibiotika wirksam sein könnte (Antibiotic Lock Technique; [9].

Die „Antibiotic Lock Technique" wird in der Regel zusammen mit einer systemischen Antibiotikagabe durchgeführt. Die Antibiotika (z. B. Vancomycin, Linezolid) werden in einer Phase in den Katheter gefüllt, wenn er nicht benutzt wird (z. B. über Nacht). Vor der ersten Benutzung am nächsten Tag wird das installierte Antibiotikum entfernt und die nächste Dosis der regelmäßigen Medikation verabreicht. Neben den Antibiotika (in Kombination mit Heparin) wurden inzwischen auch andere Substanzen in diesem Sinne getestet, z. B. Ethanol und Taurolidin. Trotz des vorhandenen Präventionspotenzials wird die Anwendung dieser Technik bisher nur bei besonderen Risikogruppen empfohlen [21].

8.9.7 Zusammenfassung

Inzwischen gibt es ausreichend Evidenz dafür, dass man auf vielen Intensivstationen durch die Einhaltung verschiedener Präventionsmaßnahmen die Rate von katheterassoziierten Infektionen deutlich senken kann. Oft sind es einfache Interventionen, die zu einer Reduktion der Katheterinfektionen führen. Im Durchschnitt scheint eine Reduktion von 20 – 50 % möglich zu sein.

> **Kernaussagen**
>
> **Definitionen**
> Die Definitionen der CDC sind Surveillance-Definitionen und für Infektionen durch intravasale Katheter strikt anzuwenden.
>
> **Pathogenese und Erreger**
> Infektionen, die über den extraluminalen Weg zustande kommen, sind nur bedingt vermeidbar, die intraluminal bedingten Infektionen sollten immer vermeidbar sein.
>
> **Epidemiologie**
> Die Inzidenz der katheterassoziierten Infektionen hängt von der Art des Gefäßkatheters und von den Patientengruppen ab.

Diagnostik

Bei Infektionsverdacht sollten Blutkulturen abgenommen werden. Um nachzuweisen, dass es sich um eine katheterbedingte Infektion handelt, werden zusätzliche Kulturen durch den Gefäßkatheter benötigt oder ein Nachweis von der gezogenen Katheterspitze.

Prävention

An Gefäßkatheter und Infusionssystem sollte so wenig wie möglich manipuliert werden. Vor jeder Manipulation muss eine hygienische Händedesinfektion erfolgen. Die wichtigste Präventionsmaßnahme ist die tägliche Überprüfung der Indikationsstellung für den Katheter.

Therapie

In den meisten Fällen sollen der Katheter gezogen und eine antimikrobielle Therapie eingeleitet werden.

Zusammenfassung

Ein großer Anteil der katheterassoziierten Infektionen ist vermeidbar (20–50%).

Literatur

[1] Beyersmann J, Gastmeier P, Grundmann HJ et al. Use of multistate models to assess prolongation of intensive care unit stay due to nosocomial infection. Infect Control Hosp Epidemiol 2006; 27: 493–499
[2] Blot F, Schmidt E, Nitenberg G et al. Earlier positivity of central venous versus peripheral bloodcultures is highly predictive of catheter related sepsis. J Clin Microbiol 1998; 36: 105–109
[3] Chaiyakunapruk N, Veenstra D, Lipsky B et al. Chlorhexidine compared with povidone-iodine solution for vascular catheter-site care. A meta-analysis. Ann Intern Med 2002; 136: 792–801
[4] Crnich C, Maki D. The promise of novel technology for the prevention of intravascular device-related bloodstream infections. I Pathogenesis and short-term devices. Clin Infect Dis 2002; 34: 1232–1242
[5] Hockenhull J, Dwan K, Smith G et al. The clinical effectiveness of central venous catheters treated with anti-infective agents in preventing catheter related bloodstream infections: a systematic review. Crit Care Med 2009; 37: 702–712
[6] Horan T, Andrus M, Dudeck M. CDC/NHSN surveillance definition of healthcare-associated infection and criteria for specific types of infections in the acute care setting. Am J Infect Control 2008; 36: 309–332
[7] Maki DG, Goldman DA, Rhame FS. Infection control in intravenous therapy. Ann Intern Med 1973; 79: 867–887
[8] Maki D, Weise C, Sarafin H. A semiquantitative method for identifying intravenous-catheter-related infection. N Engl J Med 1977; 296: 1305–1309
[9] Mermel L, Farr B, Sherertz R et al. Guidelines for the management of intravascular catheter-related infections. Infect Control Hosp Epidemiol 2001; 22: 222–242
[10] Mermel L, Allon M, Bouza E et al. Clinical practice guidelines for the diagnosis and management of intravascular catheter-related infection: 2009 update by the Infectious Diseases Society of America. Clin Infect Dis 2009; 49: 1–45
[11] Nationales Referenzzentrum für Surveillance von nosokomialen Infektionen. Im Internet: www.nrz-hygiene.de; Stand: 25.10.2012
[12] O'Grady NP, Alexander M, Burns LA et al. Healthcare Infection Control Practices Advisory Committee. Guidelines for the prevention of intravascular catheter-related infections. Am J Infect Control 2011; 39: S 1–34
[13] Orth B, Frei R, Itin PH et al. Outbreak of invasive Mycoses caused by Paecilomyces lilacinus from a contaminated skin lotion. Ann Intern Med 1996; 125: 799–806
[14] Parienti JJ, du Cheyron D, Ramakers M et al. Alcoholic povidone-iodine to prevent central venous catheter colonization: a randomized unit-crossover study. Crit Care Med 2004; 32: 708–713
[15] Pronovost P, Needham D, Berenholtz S et al. An intervention to decrease catheter-related bloodstream infections in the ICU. New Engl J Med 2006; 355: 2725–2732
[16] Raad I, Hanna H, Alakech B et al. Differential time to positivity: a useful method for diagnosing catheter-related bloodstream infections. Ann Intern Med 2004; 140: 18–25
[17] Rickard C, Lipman J, Courtney M et al. Routine changing of intravenous administration sets does not reduce colonization or infection in central venous catheters. Infect Control Hosp Epidemiol 2004; 25: 650–655
[18] Rosen A, Fowler VJ, Corey G et al. Costeffectiveness of transesophageal echocardiography to determine the duration of therapy for intravascular catheter-associated Staphylococcus aureus bacteremia. Ann Intern Med 1999; 130: 810–820
[19] Ruschulte H, Franke M, Gastmeier P et al. Prevention of central venous catheter related infections with chlorhexidine gluconate impregnated wound dressings: a randomized controlled trial. Ann Hematol 2009; 88: 267–272
[20] Safdar N, Maki D. The pathogenesis of catheter-related bloodstream infection with noncuffed short-term central venous catheters. Intensive Care Med 2004; 30: 62–67
[21] Safdar N, Maki D. Use of vancomycin-containing lock or flush solutions for preventing of bloodstream infections associated with central venous access devices. A meta-analysis of prospective randomized trials. Clin Infect Dis 2006; 43: 474–484
[22] Sherertz R, Raad I, Belani A et al. Three-year experience with sonicated vascular-catheter cultures in a clinical microbiology laboratory. J Clin Microbiol 1990; 28: 76–82
[23] Timsit J, Schwebel C, Bouadma L et al. Chlorhexidine impregnated sponges and less frequent dressing changes for prevention of catheter-related infections in critically ill adults. JAMA 2009; 301: 1231–1241

8.10 Mikrobielle Endokarditis und Infektionen von prothetischem Material

D. Horstkotte, C. Piper

8.10.1 Einleitung

Definition

Mikrobiell und nicht mikrobiell verursachte Entzündungen des valvulären und des parietalen Endokards sowie des Endothels der großen herznahen Gefäße werden als Endokarditiden bezeichnet.

Mikrobielle oder infektiöse Endokarditiden (IE), von denen die Infektion intrakardialer Implantate einen Sonderfall darstellt, können zwar durch nahezu alle Mikroorganismen verursacht sein, jedoch dominieren grampositive Bakterienspezies (Streptokokken, Enterokokken, Staphylokokken) bei Weitem. Trotz Verbesserungen in der Diagnostik sowie in der konservativen und operativen Therapie bleibt die Prognose der IE mit einer Letalität von 10–50% ernst. Eine günstige Prognosebeeinflussung ist durch schnelle, sachgerechte Diagnostik, adäquate konservative Therapie und rechtzeitige chirurgische Intervention belegt.

8.10.2 Pathogenese

▶ **Bakteriämie und Mikrothromben.** Normales Endokard ist gegen eine Besiedlung durch Mikroorganismen weitgehend resistent. Mikrothromben, die nach Verlust der endothelialen Thromboresistenz im Gefolge morphologischer oder funktioneller Endokardveränderungen entstehen können, bieten den Mikroorganismen dagegen die Möglichkeit zur Anhaftung.

Merke

Voraussetzung für die Entstehung einer infektiösen Endokarditis (IE) ist die Besiedlung des Endokards durch vermehrungsfähige Mikroorganismen im Gefolge einer Bakteriämie.

Kurz dauernde endogene Bakteriämien treten regelhaft während diagnostischer und therapeutischer Eingriffe auf. Arterielle und venöse Zugänge, Verweilkatheter, Respiratorbehandlungen, Infektionen wie Pyelonephritiden, Bronchitiden, Meningitiden, Hautinfektionen, Cholezystitis etc. können persistierende endogene Bakteriämien verursachen.

Die für die Entstehung von Mikrothromben erforderlichen Veränderungen des Endokards finden sich bei erworbenen sowie angeborenen Herzfehlern, da unphysiologische Blutströmungsbedingungen im Gefolge von Klappenstenosen, Klappeninsuffizienzen oder Shuntvitien regelhaft strukturelle Endokardschäden mit konsekutivem Verlust der endokardialen Thromboresistenz verursachen [12].

8.10.3 Epidemiologie und Mikrobiologie

Prävalenz und Inzidenz

In Deutschland ist eine jährliche Inzidenz von 4–7 Erkrankungsfällen pro 100 000 Einwohner wahrscheinlich [12]. Die Dunkelziffer ist aufgrund fortentwickelter bildgebender Verfahren (transösophageale Echokardiografie) rückläufig. Ein weiterer Anstieg der Endokarditisinzidenz parallel zur Zunahme prädisponierter älterer Patienten mit degenerativen Herzklappenfehlern (Aortenstenose, Mitralinsuffizienz) sowie palliativ operierten Vitien mit und ohne Implantation prothetischen Materials ist wahrscheinlich. Intensivmedizinische Behandlungen mit mechanischer Ventilation und perkutanen Zugängen sind mit einer erhöhten Endokarditisinzidenz vergesellschaftet.

Prädisposition

Bei den zur infektiösen Endokarditis (IE) prädisponierenden patientenseitigen Faktoren sind Grunderkrankungen und Therapiemaßnahmen (Diabetes mellitus, terminale Niereninsuffizienz, Leberzirrhose, Virushepatitis, Alkoholabusus, immunsuppressive Therapie, Bestrahlung, angeborene und erworbene Immundefekte, Malignome) von speziellen kardialen Prädispositionsfaktoren (vorher bestehende Endokardveränderungen) abzugrenzen. Daneben spielen bei Patienten mit terminaler Niereninsuffizienz (Dialyse), Diabetes mellitus (Hautläsionen), Drogenabusus (intravenöse Injektionen), Verbrennungen und Polytraumata erhöhte Bakteriämiefrequenzen eine Rolle.

Mikrobiologie

Unter geeigneten Bedingungen können nahezu alle Mikroorganismen eine IE verursachen.

Merke

Wegen ihrer besonderen Adhäsionsfähigkeit dominieren mit etwa 90% allerdings grampositive Kokken das Erregerspektrum. Innerhalb dieser Erregergruppe haben sich in den letzten beiden Jahrzehnten erhebliche Verschiebungen zugunsten der Enterokokken und der Staphylokokken eingestellt.

Streptokokken

Penicillinsensible (minimale hemmende Konzentration von Penicillin [MHK_{Pen}] < 0,125 mg/l) Streptokokken verursachen meist subakute, prognostisch günstige Krankheitsverläufe, solange die Diagnose in den ersten Krankheitswochen gestellt wird. Viridans-Streptokokken sind in aller Regel penicillinempfindlich; nur 1% der Erreger weist eine Penicillinresistenz auf. Diese begründet aber die Notwendigkeit einer qualitativen mikrobiologischen Untersuchung bei allen Patienten. Eine Sonderstellung nehmen die D-Streptokokken (insbesondere S. bovis) ein, die häufig bei Patienten mit chronisch entzündlichen Darmerkrankungen beobachtet werden und deren Infektionen subakut oder chronisch verlaufen. S. bovis Biotyp I ist häufig mit gastrointestinalen Tumoren assoziiert [16].

Enterokokken

Ambulant oder im Krankenhaus erworbene Infektionen durch E. faecalis (ca. 90%) und E. faecium (ca. 10%) halten sich zahlenmäßig die Waage. Zum Nachweis einer E.-faecalis-Infektion kann ein auf Klonierung der E.-faecalis-DNA in Lambda gt11 basierender indirekter ELISA (= Enzyme-linked immunosorbent Assay) genutzt werden [2]. In der Anamnese der Patienten finden sich häufig Harnwegsinfekte, intraabdominelle oder intrapelvine Infektionen, Dekubitalulzera, diabetische Gangräne und Weichteilinfektionen, insbesondere Verbrennungswunden.

Praxistipp

Enterokokken weisen immer eine relative und oft eine ausgeprägte Resistenz gegenüber Penicillinen auf. β-Laktam-Antibiotika und Vancomycin sind nur bakteriostatisch wirksam, wobei sich die Wirksamkeit nach Überschreiten einer optimalen Konzentration verschlechtert [3]. Die synergistisch wirksame Kombination mit einem Aminoglykosid ist wegen der resultierenden Bakterizidie unverzichtbar.

Die optimale Dosierung richtet sich nach dem Ergebnis des quantitativen Reihenverdünnungstests.

Staphylokokken

Die Unterteilung in koagulasenegative und -positive Spezies ist ohne molekulargenetisches Korrelat und erlaubt keine Rückschlüsse auf die Pathogenität.

▶ **S. aureus.** S.-aureus-Endokarditiden verlaufen meist akut oder foudroyant. Häufig finden sich intrakardiale Abszesse, Fistelbildungen oder ausgedehnte Zerstörungen des Klappenanulus. Selbst bei frühzeitiger chirurgischer Intervention beträgt die Letalität etwa 20 %. Niereninsuffizienz, Diabetes mellitus und Alkoholismus sind typische patientenseitige Prädispositionsfaktoren.

▶ **S. epidermidis.** S. epidermidis ist insbesondere als Verursacher von polymerassoziierter Endokarditis bedeutsam, da ein Teil dieser Erreger über die Fähigkeit verfügt, irreversibel an Polymeroberflächen zu haften und eine Matrix zu bilden, die den patientenseitigen Abwehrmechanismen und der Wirkung antimikrobieller Chemotherapeutika partiell entgegenwirkt [14].

> **Merke**
>
> Ein zunehmender Prozentsatz der eine Endokarditis verursachenden Staphylokokken ist nosokomialen Ursprungs und weist häufig Multiresistenzen auf.

Sonstige Erreger

Daneben werden als seltene Verursacher einer Endokarditis grampositive und gramnegative Stäbchenbakterien, insbesondere solche der HACEK-Gruppe (HACEK = Gruppe von verschiedenen Bakterien), die für eine IE pathognomisch sind, gramnegative Kokken, Mykobakterien, Rikettsien und Chlamydien sowie Anaerobier (insbesondere Peptostreptokokken) gefunden.

8.10.4 Diagnostik

Anamnese und klinisches Bild

▶ **Anamnese.** Die Anamnese hilft, die Dauer der Infektionssymptomatik (Fieber, Blässe, Unwohlsein, Leistungsminderung, Arthralgien etc.) abzuschätzen und zur Endokarditis prädisponierende, allgemeinmedizinische Faktoren zu eruieren. Die spezielle Anamnese dient der Erfragung von bekannten Herzgeräuschen, von zur Endokarditis prädisponierenden Herzfehlern und von Umständen, die mit einer Bakteriämie einhergegangen sein könnten.

> **Merke**
>
> Die rückläufige Zahl von Streptokokkenendokarditiden bei gleichzeitiger Zunahme von Staphylokokken und Enterokokken als Endokarditiserreger hat wesentlich zum Anstieg akuter, zum Teil foudroyanter Krankheitsverläufe beigetragen, sodass sich das klinische Erscheinungsbild der Endokarditis verändert hat [12, 15].

▶ **Allgemeine Symptome.** Allgemeine Krankheitssymptome wie Abgeschlagenheit, Mattigkeit, rezidivierende Schweißausbrüche und Leistungsknick bestehen bei nahezu allen, kontinuierliches oder remittierendes Fieber bei etwa 90 % der Patienten. Fieber kann bei älteren Patienten mit subakuten Verlaufsformen, bei Patienten mit terminaler Niereninsuffizienz, zerebralen Blutungen oder medikamentenbedingt fehlen. Ein neu aufgetretenes Klappeninsuffizienzgeräusch ist diagnostisch verwertbar, muss jedoch gegen systolische Geräusche bei Patienten mit akuten (erhöhtes Herzminutenvolumen) oder chronischen Infekten (Anämie) abgegrenzt werden.

▶ **Spezifische Befunde.** Diese sind klassische Haut- und Augenmanifestationen:
- *Osler-Knötchen:* druckschmerzhafte, stecknadelkopf- bis erbsengroße, blau-rote oder bläuliche Schwellungen, meist an den Finger- und Zehenkuppen; sie sind Folge peripherer Mikroembolien und einer konsekutiven Vaskulitis;
- *Janeway-Effloreszenzen:* schmerzlose, unter Druck abblassende, makulöse, 1–5 mm große, unregelmäßig begrenzte, hämorrhagische Effloreszenzen an Handflächen und Fußsohlen, gelegentlich auch an Armen, Beinen und Bauch;
- *Roth-Flecken in der Retina:* imponieren als Cotton-Wool-Herde, denen perivasale Lymphozytenaggregate, Ödeme und Blutungen zugrunde liegen.

Daneben finden sich häufig subunguale Blutungen (Splinter-Blutungen) und Petechien, die jedoch unspezifisch sind.

Routinediagnostik

▶ **Laborbefunde.** Eine meist deutlich bis maximal *erhöhte Blutsenkungsgeschwindigkeit (BSG)* ist der häufigste klinisch-chemische Befund bei Patienten mit IE. Während bei normaler BSG eine bakterielle Endokarditis unwahrscheinlich ist, ist eine erhöhte BSG wegen der Vielzahl möglicher Ursachen von geringer differenzialdiagnostischer Bedeutung. Wiederholte BSG-Bestimmungen sind zur Therapiekontrolle brauchbar. Nach Sanierung einer IE bleibt eine erhöhte BSG gelegentlich über Monate bestehen.

Eine *Leukozytose,* überwiegend mit Linksverschiebung, besteht bei mehr als 60 % aller Patienten mit IE. Bei akuten Verlaufsformen liegt sie praktisch immer vor (meist Leukozytenwerte von 25–50 000/μl), bei subakuten Krankheitsverläufen kann eine Leukozytose fehlen. Leukopenien können durch gramnegative Erreger oder eine antibiotische Therapie bedingt sein.

Nierenbeteiligungen manifestieren sich primär meist als Proteinurie. Das Ausmaß des renalen Eiweißverlustes ist für die Erniedrigung des Albumins und des Gesamteiweißes im Serum mitverantwortlich. In der Elektrophorese tritt eine Zunahme der α1-, α2- und g-Globuline hinzu. Eine (Mikro-)Hämaturie wird bei der Hälfte der Patienten mit Proteinurie beobachtet.

Der Serumkomplementverbrauch manifestiert sich in einer *Erhöhung des C-reaktiven Proteins (CRP),* das bei Patienten mit infektiöser Endokarditis in der Regel über 5 mg/dl, bei 20 % der Patienten über 30 mg/dl erhöht ist. Ein normales CRP schließt eine Endokarditis praktisch aus, bei Verdacht auf eine Sepsis ist der Procalcitoninspiegel hilfreich.

▶ **EKG.** Elektrokardiografisch bestehen AV-Blockierungen bei ca. 20 % der Fälle. Sie weisen auf intramyokardiale Abszess- oder Fistelbildungen bzw. auf eine Begleitmyokarditis hin. Seltener sind intraventrikuläre Erregungsausbreitungsstörungen, Schenkelblöcke oder supraventrikuläre/ventrikuläre Arrhythmien.

Unbestätigter Endokarditisverdacht

> **Definition**
>
> Liegt das klinische Bild einer IE bei positivem Erregernachweis aus Blutkulturen, aber ohne gesicherte Endokardbeteiligung vor, spricht man von einem unbestätigten Endokarditisverdacht (ca. 15 %).

Eine Endokardbeteiligung gilt als gesichert, wenn
- ein Klappeninsuffizienzgeräusch erstmals auftritt oder eine vorher bekannte Klappeninsuffizienz erheblich zunimmt,
- der Nachweis flottierender Vegetationen, intrakardialer Abszesse, Aneurysmata oder Fisteln mittels transthorakaler Echokardiografie (TTE) gelingt,
- sich ohne sonstige kausale Ursachen progrediente Erregungsausbreitungsstörungen manifestieren,

- für die IE typische Hautmanifestationen (Osler-Knötchen, Janeway-Effloreszenzen etc.) und Retinamanifestationen (Roth-Flecken) bestehen.

Praxistipp
- Bei Fehlen derartiger Befunde ist unverzüglich eine transösophageale Echokardiografie (TEE) die Diagnostik der Wahl [4, 7, 12, 18].

Die Bedeutung der Echokardiografie wird auch durch jüngst etablierte IE-Diagnosescores unterstrichen [6, 12].

Kulturnegative Endokarditis (KNE)

Der Prozentsatz nicht erfolgreicher Erregernachweise bei gesicherter infektiöser Endokarditis schwankt in veröffentlichten Serien zwischen 4 und 41 %, sodass Mängel in der Gewinnung der Blutproben sowie ihrer mikrobiologischen Aufarbeitung offensichtlich häufig sind. Bei einem Teil der Patienten sind ungezielt begonnene antibiotische Therapien für das Ausbleiben positiver Blutkulturen verantwortlich.

Bei der KNE kommt der Konsultation zwischen dem Kliniker und dem Mikrobiologen und der Beachtung einiger Grundprinzipien der Blutkulturgewinnung und -aufarbeitung besondere Bedeutung zu. Zu berücksichtigen ist, dass die Anzahl positiver Blutkulturen bei hohem Fieber abfällt und arterielle Blutkulturentnahmen der venösen Entnahme unterlegen sind. Bei der KNE stehen moderne Methoden der Polymerasekettenreaktion (PCR) zur Verfügung [23].

8.10.5 Therapie

Allgemeine Therapieprinzipien

Merke
Fehler und Verzögerungen in der Diagnostik und Therapie infektiöser Endokarditiden ziehen gleichermaßen häufig katastrophale Folgen nach sich.

Die allgemeinen Maßnahmen der konservativen Therapie umfassen den Ausgleich der Flüssigkeits- und Elektrolytbilanz. Auf Verweilkatheter sollte möglichst verzichtet werden. Die gezielte Sanierung einer kausalen Infektionsquelle (Erregerübereinstimmung) sollte während der Antibiotikatherapie angestrebt werden. Eine ungezielte Elimination möglicher Infektionsquellen ist nicht sinnvoll. Die früher gefürchteten endogenen Rezidivinfektionen, d. h. neuerliche Infektionen aus einer Bakteriämiequelle, die bereits die ursprüngliche IE verursachte, ist klinisch bedeutungslos, ihre Inzidenz mit und ohne systematische „Sanierung" gleichermaßen niedrig (unter 1 %).

Praxistipp
Antikoagulanzien und Kortikosteroide sind bei Patienten mit IE relativ kontraindiziert. Antikoagulanzien und Heparin haben keinen Einfluss auf die Inzidenz thromboembolischer Komplikationen, sind aber klinisch und tierexperimentell mit einer erhöhten Rate von Blutungskomplikationen vergesellschaftet.

Eine niedrig dosierte, nicht durch PTT (= Partial Thromboplastin Time) oder ACT (= Activated Clotting Time) gesteuerte Therapie mit Heparinen ist zu empfehlen. Eine vorher bestehende orale Antikoagulanzienbehandlung sollte zugunsten der besser steuerbaren Heparinbehandlung sofort beendet werden.

▶ **Monitoring.** Die Verlaufsbeobachtung von Patienten mit IE umfasst neben regelmäßigen Messungen von Blutdruck, Puls und Gewicht die Überprüfung des kardialen und pulmonalen Auskultationsbefundes und die Kontrolle von BSG, Blutbild, des CRP, des Gerinnungs- und Urinstatus sowie der harnpflichtigen Substanzen.

Auch bei klinisch unkompliziert erscheinenden Verläufen sollte zu Erkrankungsbeginn 2-mal wöchentlich ein EKG angefertigt werden, um frühzeitig Störungen der Erregungsüberleitung und -ausbreitung sowie der Repolarisation zu erfassen. Echokardiografische Verlaufskontrollen dienen der Beurteilung der Vegetationsgröße und der lokalen Ausbreitung der Infektion, der Durchmesser der Herzhöhlen, der myokardialen Pumpfunktion sowie dem Ausschluss eines Perikardergusses.

Spezifische antimikrobielle Therapie

Zur Überwindung des Expositionsschutzes innerhalb der Vegetation muss ein hoher Diffusionsgradient des günstigsten Antibiotikums/der günstigsten Antibiotikakombination erzielt werden, sodass eine bakterizide Therapie und hohe, nur durch parenterale Applikation erzielbare Serumspiegel unerlässlich sind. Die gezielte Therapie der Endokarditiserreger entsprechend der minimalen Hemmkonzentration (MHK) stellt die optimale antibiotische Behandlung dar (▶ Tab. 8.33; [21]).

Praxistipp
Eine unzureichende Therapiedauer bedingt die Gefahr der Rezidivinfektion, sodass auch bei unkomplizierten Krankheitsverläufen eine 4-wöchige Therapie im Regelfall nicht unterschritten werden soll.

Für Antibiotikakombinationen und antimikrobiell schwer zu sanierende Infektionen gelten besondere Empfehlungen (▶ Tab. 8.33).

Penicillinsensible Streptokokken

Praxistipp
Die Standardtherapie besteht in der Kombination von Penicillin G und einem Aminoglykosid (Gentamicin, eventuell Streptomycin nach Ausschluss einer High Level Resistance [HLR]: MHK$_{Streptom}$ ≥ 2000 mg/l), da eine synergistische Wirkung beider Substanzen meist selbst dann erzielt wird, wenn der Erreger gegen Aminoglykoside allein wenig empfindlich ist.

▶ **Dosierungen.** Unter Berücksichtigung therapeutisch wünschenswerter, hoher Diffusionsgradienten einerseits und der Gefahr einer dosisabhängigen zytotoxischen Reaktion andererseits haben sich über 30 min applizierte Penicillineinzeldosen von 5 Mio. Einheiten (E) und Tagesgesamtdosen von 24 Mio. E bewährt. Bei hohen Penicillindosierungen ist auf Elektrolytentgleisungen (Kontrolle von Serumnatrium und -kalium) zu achten. Das Aminoglykosid muss nach dem Penicillin verabreicht werden. Die Gentamicin-Talspiegel sind zu kontrollieren und einer eventuellen Niereninsuffizienz anzupassen. Statt Reduktion der Einzeldosis ist eine Verlängerung des Therapieintervalls zweckmäßig. Bei unkompliziertem Endokarditisverlauf und hochempfindlichen Erregern (MHK < 0,125 mg/l) ist eine Penicillinmonotherapie mit 6-mal 3 Mio. E/d oder die Verabreichung von Amoxicillin 100–200 mg/kg/d in 4–6 Dosen i. v. oder von Ceftriaxen 1 × 2 g/

Tab. 8.33 Empfehlungen zur Antibiotikatherapie bei infektiösen Endokarditiden (Daten nach [22]).

Antibiotika	Dosierung	Therapiedauer (Wochen)	Evidenzgrad
penicillinempfindliche Erreger (MHK < 0,125 mg/l)			
Standardtherapie bei Erwachsenen			
Penicillin G[1] oder	12 – 18 Mio. E/d i.v. in 6 Dosen	4[2]	I B
Amoxicillin[3] oder	100 – 200 mg/kg KG/d i.v. in 4 – 6 Dosen	4[2]	I B
Ceftriaxon[4]	2 g/d i.v. oder i.m. in 1 Dosis	4[2]	I B
2-wöchige Therapie[5]			
Penicillin G oder	12 – 18 Mio. E/d i.v. in 6 Dosen	2	I B
Amoxicillin[3] oder	100 – 200 mg/kg KG/d i.v. in 4 – 6 Dosen	2	I B
Ceftriaxon[4] mit	2 g/d i.v. oder i.m. in 1 Dosis	2	I B
Gentamicin[6] oder	3 mg/kg KG/d i.v. oder i.m. in 1 Dosis	2	I B
Netilmicin	4-5 mg/kg KG/d i.v. in 1 Dosis	2	I B
bei Patienten mit β-Laktam-Allergie			
Vancomycin[7]	30 mg/kg KG/d i.v. in 2 Dosen	4[2]	I C
mäßig penicillinempfindliche Erreger (MHK 0,125 – 2 mg/l)			
Standardtherapie			
Penicillin G oder	24 Mio. E/d i.v. in 6 Dosen	4[2]	I B
Amoxicillin[3] mit	200 mg/kg KG/d i.v. in 4 – 6 Dosen	4[2]	I B
Gentamicin[6]	3 mg/kg KG/d i.v. oder i.m. in 3 Dosen	2	
bei Patienten mit β-Laktam-Allergie			
Vancomycin[7] mit	30 mg/kg KG/d i.v. in 2 Dosen	4[2]	I C
Gentamicin[6]	3 mg/kg KG/d i.v. oder i.m. in 3 Dosen	2	

[1] vorzugsweise bei Patienten > 65 Jahre oder mit eingeschränkter Nierenfunktion
[2] 6-wöchige Therapie bei Prothesenendokarditis
[3] oder Ampicillin, gleiche Dosierung wie Amoxicillin
[4] vorzugsweise bei ambulanter Therapie
[5] nur bei unkomplizierter Nativklappenendokarditis
[6] Nierenfunktion und Gentamicinserumspiegel sollten einmal wöchentlich kontrolliert werden. Bei Gabe als Einzeldosis pro Tag sollte der Spiegel vor der Gabe < 1 mg/l und nach der Gabe (Spitzenspiegel 1 h nach Injektion) ~ 10 – 12 mg/l betragen
[7] Vancomycinserumspiegel sollte bei 10 – 15 mg/l vor der Gabe und 30 – 45 mg/l nach der Gabe (Spitzenspiegel; 1 h nach Infusionsende) liegen

d i.v. vertretbar. Die Behandlungsdauer beträgt für Penicillin G üblicherweise 4 Wochen, für das Aminoglykosid 2 Wochen. Besteht eine Penicillinunverträglichkeit, ist die Kombination von Vancomycin mit Gentamicin erprobt.

Enterokokken

Enterokokken (insbesondere E. faecalis) haben in den letzten Jahren eine Toleranz gegen zahlreiche zellwandaktive Antibiotika (β-Laktam-Antibiotika und Vancomycin) erworben. Minimale Hemmkonzentration (MHK) und minimale bakterizide Konzentration (MBK) unterscheiden sich meist um mehrere Titerstufen. Hohe Penicillindosen verschlechtern die Bakterizidie oft (Eagle-Effekt). Die synergistisch wirksame Kombination mit einem Aminoglykosid ist wegen der dann regelhaft resultierenden bakteriziden Wirkung unverzichtbar. Für die Auswahl des Aminoglykosids ist wesentlich, dass bei bis zu 80% der E.-faecalis-Stämme eine „High Level Resistance" (HLR) gegen Streptomycin besteht, eine HLR gegenüber Gentamicin in Mitteleuropa dagegen bislang nur selten vorliegt. Bei E.-faecium-Stämmen ist die Therapie mit Gentamicin dagegen nicht sinnvoll, da deren Aminoglykosid-Acetyltransferase auch Gentamicin inaktiviert.

In jedem Fall muss die synergistische Wirksamkeit verschiedener Aminoglykoside mikrobiologisch geprüft werden. In Kombination mit Gentamicin können prinzipiell Vancomycin oder Ampicillinderivate eingesetzt werden. Tierexperimentell und in vitro besitzt das Ampicillinderivat Mezlocillin die günstigste Aktivität.

Praxistipp

Die 4-wöchige Kombination von Amoxicillin oder Ampicillin und Gentamicin gilt als Therapie der Wahl. Bei komplizierten Verläufen ist eine 6-wöchige Therapie zu empfehlen.

Für Patienten mit Penicillinunverträglichkeit ist Vancomycin, in Einzelfällen und in beschränktem Umfang auch Imipenem erprobt. Bei vanA/vanB-Resistenzen (vanA, vanB = Vancomycinresistenzgene) wurde in Einzelfällen mit Erfolg Quinupristin/Dalfopristin (Synercid) eingesetzt.

Staphylokokken

Mehr als 80% der Staphylokokken produzieren Penicillin-β-Laktamase (Penicillinresistenz). Staphylococcus-aureus-Stämme sind jedoch sensibel auf Isoxazolylpenicilline und Cephalosporine ($MHK_{Oxa} < 1\,µg/ml$). Die Kombination mit einem Aminoglykosid resultiert tierexperimentell in einer rascheren Sterilisierung der Vegetation und einer günstigen Prognose. Bei der Antibiotikawahl sind außerdem die zunehmenden Raten von oxacillinresistenten S.-aureus-Stämmen zu berücksichtigen. Hier bietet sich nach Rücksprache mit einem Kompetenzzentrum der Einsatz von hochdosiertem Daptomycin (1×8–$10\,mg/kg\,KG/d$ i. v.) an [5].

> **Praxistipp**
>
> Bis auf die seltenen Fälle von penicillinempfindlichen Staphylokokken ($MHK_{Pen} < 0,1\,mg/ml$), die wie penicillinempfindliche Streptokokken therapiert werden, ist deshalb eine 3- bis 5-tägige Kombination bei Nativklappen und eine ca. 2-wöchige Kombination von Isoxazolylpenicillin und Gentamicin bei polymerassoziierter IE bei mindestens 6-wöchiger Penicillintherapie zu empfehlen.

Obwohl Rifampicin in Kombination mit Isoxazolylpenicillin prinzipiell antagonistisch wirkt, ist die zusätzliche Behandlung mit Rifampicin beim Nachweis von Abszessen, intrakardialen Fisteln oder polymerassoziierter infektiöser Endokarditis meist ratsam, da Rifampicin auch auf phagozytierte Staphylokokken wirkt und in vitro die Sterilisierung von Abszessen beschleunigt.

▶ **Resistenzen.** Für methicillin- bzw. oxacillinresistente S.-aureus-Stämme sowie für die in bis zu 80% der Fälle oxacillinresistenten S.-epidermidis-Stämme sowie bei Penicillinunverträglichkeit ist Vancomycin das Antibiotikum der Wahl. Daptomycin ist eine in geringem Umfang erprobte Alternative. Die Kombination von Vancomycin mit Gentamicin und Rifampicin (oder Fosfomycin) ist der Vancomycinmonotherapie häufig überlegen. Bei gentamicinresistenten Staphylokokken ist aufgrund von In-vitro-Empfindlichkeitsprüfungen ein alternatives Aminoglykosid (z. B. Tobramycin) zu wählen.

Gramnegative Erreger und Pilze

Endokarditiden durch gramnegative Bakterien und Pilze machen etwa 6% aller IE aus. Standardisierte Empfehlungen zur Behandlung sind nicht sinnvoll, da die Sensibilität gegenüber Antibiotika/Antimykotika stark differiert. Die Therapiestrategie ist von der Empfindlichkeitsprüfung in vitro abhängig und sollte mit einem Kompetenzzentrum abgesprochen werden.

Kulturnegative Endokarditiden

Die Therapie erfolgt unter Berücksichtigung der klinischen Symptomatik. Bei subakutem Beginn richtet sich die Behandlung primär gegen penicillinempfindliche Streptokokken. Bei akuten Verläufen ist die auch gegen oxacillin- und methicillinresistente Staphylokokken wirksame und bei Penicillinallergien einsetzbare Kombinationsbehandlung mit Vancomycin und Gentamicin zu empfehlen.

Weitere therapeutische Überlegungen

Die adjuvante bzw. immunmodulierende Therapie bei florider Endokarditis unterscheidet sich nicht prinzipiell von der bei Sepsis anderer Genese.

▶ **Elimination von Pharmaka.** Häufig sind die renalen und hepatischen Exkretionsmechanismen von Pharmaka bei Vorliegen einer IE gestört. So kann die hepatische Elimination flusslimitierter Pharmaka durch eine hyperdyname Kreislaufsituation (Sepsis) gesteigert, bei myokardialer Dekompensation vermindert sein. Zudem ist bei der IE die Niere in mehr als der Hälfte der Fälle funktionell beeinträchtigt. Prärenal bedingte Ischämien, durch Toxine oder Antibiotika verursachte tubuläre Läsionen, Parenchymreduktionen oder primär glomeruläre Läsionen im Gefolge zirkulierender Immunkomplexe können einzeln oder in Kombination zur Störung der renalen Arzneimittelelimination führen.

> **Merke**
>
> In der Endokarditistherapie ist deshalb das Monitoring der Wirkspiegel der eingesetzten Pharmaka von besonderer Bedeutung. Dies gilt besonders für Antibiotika oder Antibiotikakombinationen (z. B. Vancomycin plus Aminoglykosid), die (potenzierend) nephro- oder ototoxisch wirksam sein können.

8.10.6 Management typischer Komplikationen

Die Prognose der akuten IE verschlechtert sich mit dem Auftreten typischer Komplikationen erheblich, sodass in jedem Fall individuell zu prüfen ist, ob die konservativ-medikamentöse Therapie fortgeführt werden soll oder eine dringliche chirurgische Intervention indiziert ist. Bei zahlreichen Komplikationen wird mit der chirurgischen Intervention eine signifikante Prognoseverbesserung erzielt [10, 21].

Differenzialdiagnose und differenzierte Therapie des Schocks bei infektiöser Endokarditis

> **Merke**
>
> Die wesentliche Differenzialdiagnose ist die zwischen einer septischen Kreislaufdysregulation und einem kardiogenen Schock aufgrund akuter myokardialer Volumenüberlastung (Klappeninsuffizienz) oder einer Myokardbeteiligung am Infektionsprozess.

Häufig bestehen Mischformen mit unterschiedlicher Ausprägung der Teilkomponenten. Bei einer akuten myokardialen Dekompensation ist eine Dilatation des Herzens ungewöhnlich, da die Steifigkeit des Perikards dieser entgegenwirkt. Eine normale Herzsilhouette im Thoraxröntgenbild schließt deshalb eine akut entstandene myokardiale Dekompensation nicht aus.

▶ **Therapie des Schocks bei Klappeninsuffizienzen.** Üblicherweise angewandte Therapiemaßnahmen (Volumensubstitution, positiv inotrope Substanzen in α-adrenerg wirksamer Dosierung, reine α-Sympathomimetika) können die hämodynamischen Auswirkungen einer akuten Klappeninsuffizienz nachhaltig verstärken. Besonders problematisch ist dies bei hochgradiger Mitralinsuffizienz, da über die Änderung der linksventrikulären Impedanz eine kritische Steigerung der Regurgitationsfraktion und damit der linksatrialen Drücke mit Ausbildung eines Lungenödems resultieren kann [11]. Bei Einsatz von Norfenefrin oder von Noradrenalin (Arterenol) ist die negativ chronotrope Wirkung zu beachten. Herzfrequenzverlangsamungen können die hämodynamische Auswirkung einer Aorteninsuffizienz massiv aggravieren.

Persistierende Sepsis

Die trotz gezielter und MHK-gesteuerter Antibiotikatherapie über mehr als 48 h persistierende Sepsis beeinflusst die Prognose einer IE nachhaltig negativ. Dies gilt besonders, wenn β-hämolysierende Streptokokken, Enterokokken oder Staphylokokken ursächlich sind. Die chirurgische Entfernung der Sepsisquelle bzw. die massive Reduktion der Erregerzahl führt statistisch zu einer deutlichen Prognoseverbesserung.

Akute Herzklappeninsuffizienz

Aortenklappeninsuffizienz

Tritt im Gefolge einer infektiösen Endokarditis der Aortenklappen eine Klappeninsuffizienz auf, ist die Prognose besonders schlecht (myokardiales Pumpversagen), da das Myokard an die akute Volumenbelastung nicht adaptiert ist.

Praxistipp

Es wird mit β₁-Sympathomimetika, z. B. Dobutamin (Dobutrex), sowie mit Diuretika (Furosemid, Etracrynsäure) behandelt. Bei hämodynamisch instabilen Patienten ist der Einsatz der kontinuierlichen venovenösen Hämofiltration (CVVHF) obligat.

Zur Verkürzung der Diastolendauer und damit Senkung der Regurgitationsfraktion ist eine Frequenz von 120–125/min optimal. Wird diese reflektorisch nicht erreicht (z. B. AV-Blockierungen), ist die passagere Schrittmacherstimulation sinnvoll. Negativ chronotrop wirkende Medikamente sind kontraindiziert.

▶ **Operationsindikation.** Die dringliche Indikation zur Operation besteht unabhängig von etwaigen infektionsseitigen Komplikationen aus hämodynamischer Sicht bei einem Herzindex unter konservativer Therapie < 1,8 l/min/m² bzw. einer Regurgitationsfraktion > 30% des antegraden Auswurfvolumens.

Mitralinsuffizienz

Das Auftreten eines Lungenödems im Gefolge einer akuten Mitralinsuffizienz ist prognostisch günstiger zu bewerten. Selbst leicht- bis mittelgradige akut entstandene Mitralinsuffizienzen können ein Lungenödem zur Folge haben, das aber nicht Ausdruck einer linksventrikulären myokardialen Insuffizienz ist, sondern Folge des erhöhten linksatrialen Drucks. Liegt keine bedeutsame Kontraktilitätsstörung des Myokards vor, gelingt die Rekompensation meist, wenn durch Vasodilatatoren die linksventrikuläre Impedanz so beeinflusst wird, dass der antegrade Auswurf gesteigert und das Regurgitationsvolumen vermindert wird [11].

Bei Entwicklung eines progredienten Lungenödems ist eine kontinuierliche positive Überdruckbeatmung sinnvoll.

Praxistipp

Die hämodynamische Modulation erfolgt unter Einsatz von Vasodilatatoren (z. B. Nitroprussidnatrium) und bei nicht ausreichend ansteigendem Herzindex mit β-adrenergen Substanzen (z. B. Dopexamin [Dopacard]) mit dem Ziel, den systemischen Gefäßwiderstand auf 400–600 dyn × s × cm⁻⁵ zu senken [11].

▶ **Intraaortale Gegenpulsation.** Ist unter medikamentösen Maßnahmen allein die hämodynamische Situation nicht zu stabilisieren und eine dringliche Operation nicht möglich, können die linksventrikuläre Impedanz und die Koronarperfusion durch Einsatz der intraaortalen Ballongegenpulsation (IABP) günstig beeinflusst werden, wenn neben hohen Füllungsvolumina die unmittelbare präsystolische Deflation des Ballons zur maximalen zusätzlichen Nachlastsenkung erfolgt [11].

▶ **Operationsindikation.** Eine akute chirurgische Intervention ist außer bei den akzeptierten infektionsseitigen Komplikationen aus hämodynamischen Gründen bei einem nach ausreichender Nachlastsenkung nicht über 1,8 l/min/m² ansteigenden Herzindex bzw. bei persistierender Pumonalkapillardruckerhöhung > 30 mmHg indiziert.

Vegetationen und systemische Thromboembolien

Das Thromboembolierisiko ist bei Mitralklappenendokarditiden prinzipiell höher als bei isolierter Aortenklappenendokarditis. Die Inzidenz thromboembolischer Komplikationen ist bei Streptokokkenendokarditiden geringer als bei Staphylokokken- und Enterokokkenendokarditiden. Im Vergleich zur transösophagealen Echokardiografie (TEE) unterschätzt die transthorakale Echokardiografie (TTE) die Vegetationsgröße regelhaft.

Merke

Große Vegetationen zeigen eine höhere Tendenz zu thromboembolischen Komplikationen als solche geringerer Diameter. Dies gilt insbesondere für Vegetationen, die sich im Bereich der hoch mobilen Segelanteile der Mitralklappe befinden und deshalb besonders hohen Beschleunigungen während des Herzzyklus ausgesetzt sind.

▶ **Operationsindikationen.** Mitralklappenvegetationen von mehr als 10 mm Größe stellen eine Operationsindikation dar, da die Embolisationsgefahr mit 27% innerhalb von 10 Tagen und 76% innerhalb von 30 Tagen nach Vegetationsnachweis hoch ist [12].

Das Rezidivrisiko nach erstmaliger Thromboembolie ist beträchtlich, wenn nach dem Komplikationseintritt weiterhin mittels TEE Vegetationen nachweisbar sind. In mehr als der Hälfte dieser Fälle tritt innerhalb von 30 Tagen ein Embolierezidiv auf, sodass die chirurgische Entfernung der Emboliequelle angezeigt ist [9].

Nach zerebraler Embolie sollte bei fortbestehendem Risiko eines Rezidivs die Operation innerhalb von 48 h durchgeführt werden. Die nach Ablauf dieser Frist progrediente Störung der Blut-Hirn-Schranke verschlechtert die Prognose zunehmend und resultiert später als 8 Tage nach dem Ereignis wegen der dann ansteigenden Rate sekundärer zerebraler Blutungskomplikationen bei Einsatz der Herz-Lungen-Maschine im Vergleich zu konservativ behandelten Patienten nicht mehr in einer Prognoseverbesserung.

Mitrale Abklatschvegetationen

Abklatschvegetationen primärer Aortenklappenendokarditiden auf das anteriore Mitralsegel führen oft zu einer sekundären Mitralklappenendokarditis mit Gefahr der Destruktion auch dieser Klappe. Bei frühzeitiger chirurgischer Intervention ist in der Mehrzahl dieser Fälle eine die Mitralklappen erhaltende Operation möglich.

▶ **Operationsindikation.** Die Operation ist deshalb indiziert, sobald sich eine sekundäre Mitralinsuffizienz ausbildet, die mitrale Abklatschvegetation trotz antibiotischer Therapie an Größe zunimmt oder die Endokarditis antibiotisch nicht beherrschbar ist [21].

ZNS-Beteiligung bei Endokarditis

Sowohl bei Nativklappenendokarditiden als auch bei Prothesenendokarditiden treten in etwa einem Drittel der Krankheitsverläufe neurologische Komplikationen auf (intrakranielle, okkludierende Embolien, zerebrale Blutungen im Gefolge mykotischer Aneurysmata, Hirnabszesse, septisch/aseptisch verlaufende Meningitiden/Meningoenzephalitiden).

Die Mortalität der durch eine ZNS-Beteiligung komplizierten Endokarditisverläufe beträgt 41% vs. 15% ohne neurologische Komplikationen [13].

▶ **Zerebrale Embolien.** Nach zerebralen Embolien sollte bei fortbestehendem Thromboembolierisiko die Operation dringlich, möglichst innerhalb von 48 h durchgeführt werden. Vor der Operation ist die Durchführung eines kranialen Computertomogramms (CCT) zum Ausschluss einer zerebralen Reperfusionsblutung zwingend [13].

> **Praxistipp**
>
> Der echokardiografische Nachweis von spontanem Echokontrast (SEC) scheint insbesondere bei Staphylokokken-IE eine lokale Hyperkoagulabilität bzw. einen präthrombotischen Zustand und damit eine hohe Gefährdung für Thromboembolien anzuzeigen [1]. Die aus diesen Erfahrungen abzuleitenden Konsequenzen hinsichtlich einer frühzeitigen operativen Intervention sind in ▶ Abb. 8.21 zusammengefasst [13, 15].

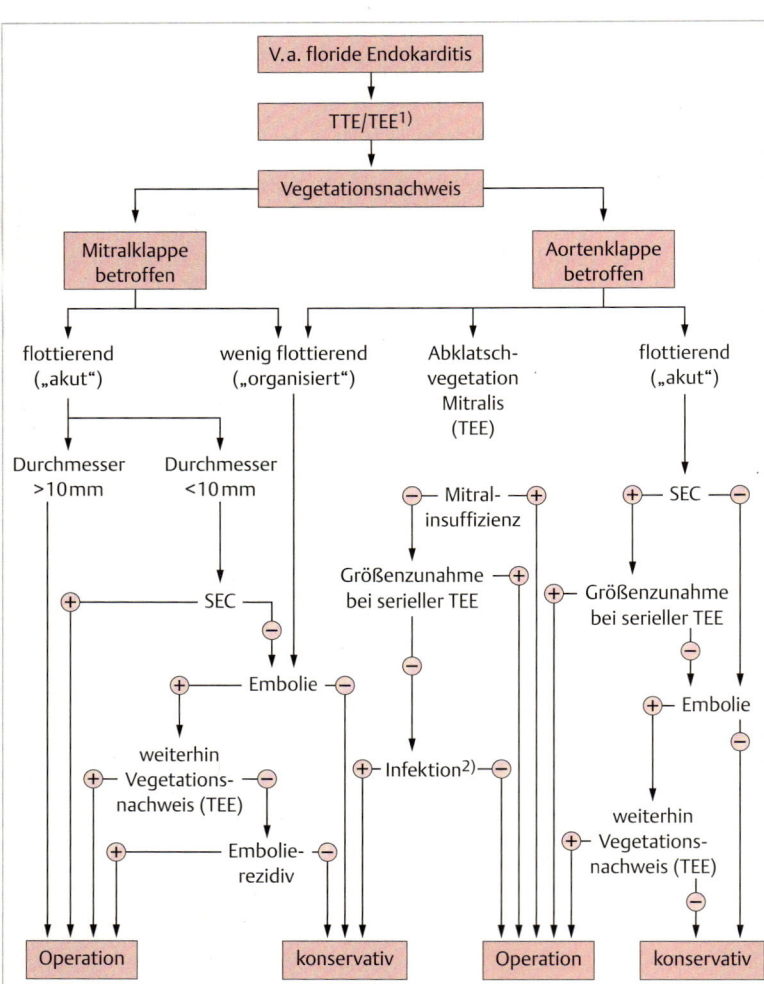

Abb. 8.21 Algorithmus für das Therapiemanagement nach Manifestation embolischer Komplikationen während florider Endokarditis (Quelle: Paumgartner 1999 [15], mit freundlicher Genehmigung).
SEC = spontaner Echokontrast, TEE = transösophageale Echokardiografie (nach [13] und [15]).
SEC bezeichnet ein meist im linken Vorhof, gelegentlich auch im linken Ventrikel, in der Aorta oder dem rechten Herz beobachtetes echokardiografisches Phänomen schlieriger, ungerichtet sich bewegender Echokontraste („smoke-like echos"). Sie sind Folge der Interaktion korpuskulärer Blutelemente (vorzugsweise Erythrozyten) mit Plasmaproteinen unter dem Einfluss niedriger Scherkräfte bzw. von Blutstase [17] und zeigen präthrombotische Situationen [1].
[1] [21]
[2] nach klinischen Kriterien

[1] ESC-Leitlinie. Eur Heart J., 2009, 30: 2369–2413
[2] nach klinischen Kriterien
modifiziert nach: Horstkotte D., Endokarditis. In: Paumgartner G. (Hrsg), Therapie innerer Krankheiten, Springer 1999, S.125–141

▶ **Aseptische Meningoenzephalitis.** Eine häufige neurologische IE-Komplikation ist mit ca. 8% die aseptische (parainfektiöse) Meningoenzephalitis (AME). Die Patienten werden klinisch meist durch Bewusstseinstrübungen, Muskelhypotonie, Tremor und Kopfschmerz, bei schweren Verläufen auch durch Krämpfe auffällig. Ursächlich ist eine immunologische Mitreaktion der Meningen und/oder des Zerebrums mit lymphomonozytärer Pleozytose. Mehr als 500/3 Zellen mit oder ohne granuluzytären Anteil werden selten beobachtet.

Da differenzialdiagnostisch mittels *Lumbalpunktion* eine rasche Klärung erfolgen und durch mikrobiologische Aufarbeitung des Punktats eine infektiöse Meningitis im Frühstadium ausgeschlossen werden kann, sollte bei Fehlen von Kontraindikationen (z. B. schweren Thrombopenien) rasch eine Lumbalpunktion durchgeführt werden.

Eine spezifische Therapie erfordert die AME nicht; nach Beherrschung der Infektion bilden sich die klinischen Zeichen prompt zurück.

Akutes Nierenversagen (ANV)

Im Verlauf von infektiösen Endokarditiden kann ein akutes Nierenversagen außer durch embolische Ereignisse und eine diffuse Glomerulonephritis auch prärenal oder toxisch bedingt sein. Die hoch dosierte antimikrobielle Therapie mit zum Teil potenzierend nephrotoxischen Substanzen (z. B. Vancomycin plus Aminoglykosid) stellt einen wesentlichen Begleitfaktor dar. Unabhängig von seiner Genese zeigt das Auftreten eines ANV eine so drastische Prognoseverschlechterung an, dass eine chirurgische Intervention mit Beseitigung der Sepsisquelle in aller Regel indiziert ist [10, 21].

8.10.7 Prävention von Reinfektionen

Ist eine exogene Infektionsquelle bei gesicherter Endokarditis nicht zu eruieren, muss von einer endogenen Infektionsquelle ausgegangen werden, die zur Prävention von Reinfektionen sinnvollerweise während der Behandlung der Endokarditis beseitigt werden sollte. Die Inzidenz von Reinfektionen ist mit 0,28% sehr gering. Der endogenen Rezidivinfektion kommt nur begrenzte klinische Bedeutung zu.

Eine gewisse Bedeutung haben dagegen endogene Reinfektionen aus sekundären Quellen, d. h. aus Abszessen in Hirn, Niere, Milz, Leber, Knochen und Lunge sowie aus Abszessen und Aneurysmata der großen Gefäße, die im Gefolge einer IE sekundär entstanden sind.

Praxistipp
Wegen des Rezidiv- und Reinfektionsrisikos bei bakterieller Endokarditis hat es sich bewährt, die Patienten nach Beendigung der antibiotischen Therapie weitere 72 h engmaschig mit Körpertemperaturkontrollen und Überprüfung der eine Entzündung anzeigenden Laborwerte zu überwachen.

8.10.8 Infektionen von prothetischem Material

Infektionen unter Beteiligung intrakardial implantierten Polymermaterials (PIE), z. B. Herzklappenprothesen oder Schrittmachersonden, verlaufen in aller Regel komplikationsträchtiger und prognostisch ungünstiger als eine durch identische Erregerspezies verursachte Nativklappen-IE. Wesentliche Bedeutung für die Pathogenese und die schwierigere antimikrobielle Sanierung von PIE kommt der Interaktion von Polymermaterial, Biofilmen und Bakterienoberflächen zu. Insbesondere koagulasenegative Staphylokokken bilden eine extrazelluläre Schleimsubstanz (Glycocalix), die faktisch eine Antibiotikaresistenz bedingt, da die zur Überwindung der Diffusionsbarriere erforderlichen Antibiotikaserumspiegel in vivo nicht erzielbar sind [14, 20].

Die komplette Entfernung allen Polymermaterials ist deshalb in aller Regel Voraussetzung für eine antimikrobielle Sanierung. Die Einbeziehung eines Kompetenzzentrums beim Management von PIE-Patienten ist ratsam.

Kernaussagen

Einleitung
Mikrobiell und nicht mikrobiell verursachte Entzündungen des valvulären und des parietalen Endokards sowie des Endothels der großen herznahen Gefäße werden als Endokarditiden bezeichnet.

Pathogenese
Voraussetzungen für die Entstehung einer infektiösen Endokarditis (IE) sind einerseits eine morphologische bzw. funktionelle Endokardveränderung, andererseits die Besiedlung des Endokards im Gefolge einer Bakteriämie. Unbehandelt nimmt die IE einen letalen Verlauf.

Epidemiologie und Mikrobiologie
Die Inzidenz beträgt in Deutschland 4 – 7 Erkrankungen/100 000 Einwohner und ist wahrscheinlich im Ansteigen begriffen. Prädisponierende Faktoren beinhalten Vorerkrankungen (z. B. Diabetes mellitus, Leberzirrhose, Polytraumen etc.), Therapiemaßnahmen (z. B. Bestrahlung) sowie angeborene und erworbene Herzfehler.
Die IE wird zu 90% von grampositiven Kokken (Streptokokken, Staphylokokken, Enterokokken) verursacht, wobei eine Staphylokokken-IE häufig einen foudroyanten Verlauf nimmt.

Diagnostik
Anamnestisch ist das Erfragen prädisponierender Faktoren von Bedeutung. 90% aller Patienten zeigen allgemeine Krankheitssymptome (Müdigkeit, Leistungsknick, Fieber). Spezifische Befunde sind klassische Haut- und Augenmanifestationen (Osler-Knötchen, Janeway-Effloreszenzen, Roth-Flecken).
Typische Laborbefunde beinhalten eine deutlich erhöhte BSG, erhöhtes CRP, ggf. erhöhtes Procalcitonin eine Leukozytose mit Linksverschiebung und den Nachweis von Immunkomplexen (z. B. Rheumafaktoren, Autoantikörper). Die Nierenbeteiligung manifestiert sich meist als Proteinurie.
Liegt das klinische Bild einer IE vor bei positivem Erregernachweis, aber ohne nachgewiesene Endokardbeteiligung, so spricht man von einem unbestätigten Endokarditisverdacht. Eine unverzügliche transösophageale Echokardiografie ist zwingend erforderlich. Bei Anzeichen einer Endokardbeteiligung und/oder Vorliegen der typischen Haut- und Retinamanifestationen gilt die Diagnose als gesichert.
Kulturnegative Endokarditiden sind häufig durch Mängel in der Blutprobengewinnung sowie ihrer mikrobiologischen Aufarbeitung begründet.

Therapie
Eine zügige Durchführung diagnostischer Maßnahmen ist entscheidend für den Therapieerfolg. EKG- und Echokardiografieuntersuchungen sollten regelmäßig durchgeführt werden. Antikoagulanzien und Kortikosteroide gelten als kontraindiziert. Die antibiotische Therapie erfolgt in aller Regel i. v. und sollte mindestens über 4 Wochen verabreicht werden. Experimentelle Studien belegen den Vorteil von Kombinationstherapien: penicillinsensible Streptokokken (Penicillin G + Aminoglykosid), En-

terokokken (Amoxicillin/Ampicillin + Gentamicin), Staphylokken (Oxacillin + Aminoglykosid).

Bei einer IE können die renalen und hepatischen Exkretionsmechanismen von Pharmaka eingeschränkt sein. Daher ist die Wirkspiegelbestimmung von Antibiotika von besonderer Bedeutung.

Management typischer Komplikationen

Bei Vorliegen einer Schocksymptomatik ist differenzialdiagnostisch der septische vom kardiogenen Schock zu differenzieren. Persistiert die Sepsis trotz Antibiotikagabe länger als 48 h, so verschlechtert sich die Prognose deutlich.

Die akute Aortenklappeninsuffizienz hat eine schlechtere Prognose als die Mitralklappeninsuffizienz. Bei der Aortenklappeninsuffizienz besteht die Behandlung in β_1-Sympathomimetika und Diuretika, bei der Mitralinsuffizienz in Nachlastsenkung und Anhebung des Herzindexes.

Vegetationen an der Mitralklappe führen zu einem hohen Thromboembolierisiko. Sie sollten deshalb ab einer Größe von 10 mm chirurgisch entfernt werden.

Die wichtigsten neurologischen Komplikationen der IE sind zerebrale Embolien, zerebrale Blutungen und Meningoenzephalitiden. Neurologische Komplikationen erhöhen die Mortalität der IE beträchtlich.

Das akute Nierenversagen ist ebenfalls richtungsweisend für eine negative Prognose.

Prävention von Reinfektionen

Endogene Reinfektionen können z. B. von Abszessen innerer Organe ausgehen. Daher sollten die Patienten nach Beendigung der Antibiotikatherapie für weitere 72 h überwacht werden.

Infektionen von prothetischem Material

Infektionen unter Beteiligung intrakardial implantierten Polymermaterials verlaufen in aller Regel komplikationsträchtiger und prognostisch ungünstiger. Daher ist die komplette Entfernung allen Polymermaterials in aller Regel Voraussetzung für eine antimikrobielle Sanierung.

Literatur

[1] Black IW, Hopkins AP, Lee LCL et al. Left atrial spontaneous echo contrast: a clinical and echocardiographic analysis. J Am Coll Cardiol 1991; 18: 398–404
[2] Burnie JP, Clark I. Diagnosing endocarditis with the cloned 112 kDa antigen of Enterococcus faecalis. J Immunol Meth 1989; 123C: 217–225
[3] Ceccarini C, Eagle H. Some paradoxical effects of inhibitors of protein synthesis on protein turnover in cultured human cells. In Vitro 1976; 12: 346–351
[4] Cormier B, Vitoux B, Starkman C et al. The value of transesophageal echocardiography. A preliminary experience of 532 cases. Arch Mal Coeur 1990; 83: 23–29
[5] Dohmen PM, Guleri A, Capone A et al. Daptomycin for the treatment of infective endocarditis: results from a European registry. J Antimicrob Chemother 2013; 68: 936–942
[6] Durack DT, Lukes AS, Bright DK: New criteria for diagnosis of infective endocarditis: utilization of specific echocardiographic findings. Duke Endocarditis Service. Am J Med 1994; 96: 200–209
[7] Erbel R, Rohmann S, Drexler M et al. Improved diagnostic value of echocardiography in patients with infective endocarditis by transesophageal approach. A prospective study. Eur Heart J 1988; 9: 43–53
[8] Gould FK, Denning DE, Elliott TS et al. Guidelines for the diagnosis and antibiotic treatment of endocarditis in adults: a report ot the Working Party of the British Society for Antimicrobial Chemotherapy. J Antimicrob Chemother 2012; 67: 1304
[9] Hoen B, Duval X. Infective Endocarditis. N Engl J Med 2013; 368: 1425–1433
[10] Horstkotte D, Bircks W, Loogen F. Infective endocarditis of native and prosthetic valves – the case for prompt surgical intervention? Z Kardiol 1986; 75 (Suppl. 2): 168–182
[11] Horstkotte D, Schulte HD, Niehues R et al. Diagnostic and therapeutic considerations in acute severe mitral regurgitation: experience in 42 consecutive patients entering the intensive care unit with pulmonary edema. J Heart Valve Dis 1993; 2: 512–522
[12] Horstkotte D. Mikrobiell verursachte Endokarditis: Klinische und tierexperimentelle Untersuchungen. Darmstadt: Steinkopff; 1995
[13] Horstkotte D, Piper D, Wiemer M, Schultheiß HP. ZNS-Beteiligung bei akuter Endokarditis. In: Prange H, Bitsch A, Hrsg. Bakterielle ZNS-Erkrankungen bei systemischen Infektionen. Darmstadt: Steinkopff; 1997: 45–63
[14] Horstkotte D, Weist K, Rüden H. Better understanding of the pathogenesis of prosthetic valve endocarditis – recent perspectives for prevention strategies. J Heart Valve Dis 1998; 7: 313–315
[15] Horstkotte, D. Endokarditis. In: Paumgartner, G. Hrsg. Therapie innerer Krankheiten. 9. Aufl. Heidelberg: Springer; 1999: 125–141
[16] Kreuzpaintner G, Horstkotte D, Lösse B et al. Increased risk of bacterial endocarditis in inflammatory bowel disease. Am J Med 1992; 92: 391–395
[17] Merino A, Hauptmann P, Badimon L et al. Echocardiographic „smoke" is produced by an interaction of erythrocytes and plasma proteins modulated by shearforces. J Am Coll Cardiol 1992; 20: 1661–1668
[18] Mügge A, Daniel , Frank G et al. Echocardiography in infective endocarditis: reassessment of prognostic implications of vegetation size determined by the transthoracic and the transesophageal approach. J Am Coll Cardiol 1989; 14: 631–638
[19] Nicolau DP, Freeman CD, Belliveau PP et al. Experience with a once-daily aminoglycoside program administered to 2184 adult patients. Antimicrob Agents Chemother 1995; 39: 650–655
[20] Nof E, Epstein LM. Complications of cardiac implants: handling device infections. Eur Heart J 2013; 34: 229–235
[21] Piper C, Hetzer R, Körfer R et al. The importance of secondary mitral valve involvement in primary aortic valve endocarditis: the mitral kissing vegetation. Eur Heart J 2002; 23: 79–86
[22] Task Force on the Prevention, Diagnosis, and Treatment of Infective Endocarditis of the European Society of Cardiology (ESC); European Society of Clinical Microbiology and Infectious Diseases; International Society of Chemotherapy for Infection and Cancer (Habib G, Hoen B, Tornos P et al.); ESC Committee for Practice Guidelines (Vahanian A, Auricchio A, Bax J et al.). Guidelines on the prevention, diagnosis, and treatment of infective endocarditis (new version 2009). Eur Heart J 2009; 30: 2369–2413
[23] Vollmer T, Piper C, Horstkotte D et al. 23S rDNA real-time polymerase chain reaction of heart valves: a decisive tool in the diagnosis of infective endocarditis. Eur Heart J 2010; 31: 1105–1113

8.11 Infektiöse Diarrhö

S. Hagel, A. Stallmach

8.11.1 Einführung

Infektiöse Diarrhöen stellen weltweit die vierthäufigste Todesursache dar. Klinisch imponieren die meisten infektiösen Diarrhöen als akute Ereignisse. Im mitteleuropäischen Raum sind sie Folge von Infektionen durch Bakterien und Viren, seltener durch Parasiten. Der Krankheitsverlauf wird durch die Virulenz des jeweiligen Erregers, die Wirtsantwort, durch den Ernährungs- und den Immunstatus des Wirtes sowie durch mögliche Begleiterkrankungen beeinflusst. In Deutschland sind bei hospitalisierten Patienten mit einer ambulant erworbenen Gastroenteritis die häufigsten Erreger für Infektionen Campylobacter spp. (35%), Noroviren (23%), Salmonellen (20%) und Rotaviren (15%) [7]. Intensivmedizinisch relevante infektiöse Diarrhöen werden hauptsächlich durch Clostridium difficile verursacht, welcher der häufigste im Krankenhaus erworbene Enteritiserreger ist [12].

8.11.2 Pathogenese

Die Pathogenese der infektiösen Durchfallerkrankung wird durch folgende erregertypische Schädigungsmechanismen bestimmt:
- Entero-, Zyto- bzw. Neurotoxinbildung,
- Invasion,
- Penetration,
- Enteroadhärenz.

▶ **Enterotoxinbildung.** Erreger mit Enterotoxinbildung sind z. B. Vibrio cholerae, Staphylococcus aureus und Bacillus cereus. Die Enterotoxinbildung führt zu Motilitäts- und Sekretionssteigerung, betrifft v. a. den Dünndarm und ist entsprechend durch eine wässrige Diarrhö charakterisiert. Fieber, Blut- oder Schleimauflagerungen kommen meist nicht vor. So führt die Anlagerung des Choleratoxins an die Darmzelle zu einer Aktivierung der Adenylatzyklase mit Störung des Elektrolytaustausches und damit zu einer sekretorischen Diarrhö. Eine Schädigung der Epithelzellen tritt nicht ein.

▶ **Invasivität.** Erreger mit Merkmalen der Invasivität (z. B. Salmonellen, Campylobacter, enteroinvasive und enterohämorrhagische E. coli) verursachen eine Schädigung des Oberflächenepithels und verhindern dadurch die Rückresorption von Flüssigkeiten aus dem Darmlumen. Endoskopische und histologische Veränderungen zeigen sich v. a. im Kolon. Meist ist die klinische Symptomatik durch Tenesmen, Fieber und blutigen oder schleimigen Stuhl gekennzeichnet.

▶ **Enteroadhärenz.** Enteroadhärenz als Pathomechanismus kommt bei enteroaggregativen E. coli, Giardia lamblia und möglicherweise auch bei Kryptosporidien vor. Kombinationen dieser Pathogenesefaktoren sind bei einigen Erregern möglich.

Hervorzuheben sind enterohämorrhagische E.-coli-Stämme, welche durch ihre Fähigkeit, Shiga-like-Toxine zu bilden, charakterisiert sind. Diese Toxine binden an spezielle Zellwandrezeptoren (Gb3 und Gb4) im kapillären Endothel, wo sie intrazellulär die Proteinsynthese blockieren und kapilläre Endothelschäden verursachen (Abschnitt 8.11.6, Hämolytisch-urämisches Syndrom, S. 572).

Die Unterscheidung nach der Symptomatik differenziert in eine *akute Enteritis*, wie z. B. im Rahmen von Lebensmittelintoxikationen, und in eine *chronische Enteritis* mit einer Dauer von mehreren Wochen, wie sie insbesondere bei parasitären Infektionen vorkommen. Häufig treten chronische Infektionen bei immunsupprimierten Patienten auf. ▶ Tab. 8.34 gibt einen Überblick über das Erregerspektrum gastrointestinaler Infektionen.

Praxistipp

Essenziell in der Behandlung von Patienten mit gastrointestinalen Infektionen ist die Erfassung und ggf. Korrektur des Flüssigkeits- und Elektrolythaushaltes. Insbesondere bei Kindern und älteren Patienten ist diese unspektakuläre Maßnahme oft entscheidend für einen günstigen Verlauf. Eine motilitätshemmende Therapie (z. B. Loperamid) sollte bei schweren bakteriellen gastrointestinalen Infektionen (v. a. bei blutigen Stühlen) nicht durchgeführt werden (*cave*: begünstigt Invasion der Bakterien und ggf. auch die Ausbildung eines toxischen Megakolons).

8.11.3 Gastroenteritiden hervorgerufen durch Viren

Eine infektiöse Diarrhö verursachen 5 verschiedene Familien von viralen Erregern: Rotaviren, Norovirus und noroähnliche Viren, Adenoviren, Caliciviren und Astroviren. Leitsymptome der akuten viralen Gastroenteritis sind wässriger Durchfall (v. a. bei Erwachsenen), Nausea und Erbrechen (v. a. bei Kindern und älteren Patienten). Krampfartige Bauchschmerzen und Fieber können als Begleitsymptome vorkommen.

Rotaviren

Rotaviren gehören zu den *häufigsten viralen Erregern* einer akuten Gastroenteritis. Betroffen sind hauptsächlich Kinder, die zwischen 3 und 36 Monaten alt sind. Das Virus verursacht weiterhin symptomatische Erkrankungen bei älteren Personen oder bei immunkompromittierten Erwachsenen. Die Übertragung erfolgt fäkal-oral, wobei Rotaviren als unbehüllte Viren relativ umgebungsstabil sind. Die Infektiosität ist sehr hoch. Bereits vor, insbesondere aber während der akuten Erkrankung und mindestens bis zu 48 h nach dem Abklingen der Symptome sind betroffene Personen ansteckungsfähig. Die Krankheitsdauer beträgt 3–8 Tage. Der Erregernachweis erfolgt im Stuhl mittels Immunoassay. Die Therapie besteht aus supportiven Maßnahmen, eine spezifische antivirale Therapie besteht nicht. Neben den Standardhygienemaßnahmen wie Händedesinfektion, Tragen von Einmalhandschuhen und Schutzkitteln beim Kontakt mit infektiösem Material sind Patienten isoliert unterzubringen, Kohortenisolierung der erkrankten Patienten ist möglich.

Noroviren

Noroviren stellen eine führende *Ursache von Gastroenteritisepidemien* dar. So wurden in Deutschland in den Jahren 2007/2008 mehr als 240 000 Fälle gemeldet. Die Übertragung findet hauptsächlich fäkal-oral durch die direkte Übertragung von Person zu Person statt, kann aber auch über kontaminierte Nahrung und Wasser erfolgen. Bei Ausbrüchen in Gemeinschaftseinrichtungen (Krankenhäuser, Altenpflegeheime oder Kindestagesstätten) ist die aerogene Übertragung der wichtigste Transmissionsweg. Folgende Faktoren begünstigen die Ausbreitung der Viren:
- eine hohe Viruskonzentration in Stuhl und Erbrochenem,
- eine extrem hohe Stabilität in der Umwelt („Tenazität"),
- eine hohe Infektiosität.

Die akute Krankheitsdauer beträgt in der Regel 28–60 h. Die Immunität gegen den entsprechenden Stamm ist nur kurz (ca. 6–9 Monate), danach sind erneute Infektionen möglich. Die Diagnostik erfolgt bevorzugt mittels ELISA-Verfahren (= Enzyme-

Tab. 8.34 Erregerspektrum infektiöser Durchfallerkrankungen. S1 Standardhygiene und Einzelzimmer nur bei unkontrollierbaren Durchfällen oder mangelhafter Patientenhygiene, S2 Einzelzimmer bzw. Kohortenisolierung (lokale Hygienerichtlinien beachten).

Pathomechanismus	Wichtige Erreger	Inkubationszeit	Umweltpersistenz, Übertragung, Hygienemaßnahmen	Kontagiosität	Antibiotische Therapie
	Bakterien				
nicht invasive Diarrhö	• E. coli (enterotoxisch)	24 – 48 h	Lebensmittel, Trinkwasser, S1	(in-)direkte Übertragung von Mensch zu Mensch möglich	nein
	• Staphylococcus aureus	0,5 – 8 h	Lebensmittel, S1	keine	nein
	• Bacillus cereus	0,5 – 6 h	Lebensmittel (oft Reisgerichte), S1	keine	nein
	• Clostridium perfringens	8 – 16 h	unzureichend gekochte Fleischprodukte, S1	keine	nein
	• Vibrio cholerae	4 h bis 5 d	Lebensmittel, Trinkwasser, fäkal-oral, S1	bis zu 14 d nach der Erkrankung, Dauerausscheider möglich	bei schweren Verläufen z. B. Ciprofloxacin
	Protozoen				
	• Giardia lamblia	3 – 25 d	Lebensmittel, Trinkwasser, fäkal-oral, S1	Patienten potenziell infektiös, solange Erreger im Stuhl ausgeschieden werden	bei symptomatischen Verläufen z. B. Metronidazol
	• Cryptosporidum parvum	3 – 12 d	Oozysten bis 2 Jahre lebensfähig, Kontakt Mensch-Mensch, Trinkwasser, Lebensmittel, S1	Patienten potenziell infektiös, solange Erreger im Stuhl ausgeschieden werden	Therapie der zugrunde liegenden Erkrankung
	Viren				
	• Rotaviren	1 – 4 d	10 d auf Oberflächen, fäkal-oral, S2	im Stuhl bis zu 3 Wochen nachweisbar	nein
	• Adenoviren	7 – 8 d	sehr umweltresistent, fäkal-oral, S1	2 – 3 Wochen nach der Erkrankung	nein
	• Noroviren	12 – 48 h	Überleben 21 – 28 d, fäkal-oral, eventuell aerogen, S2 und Mundschutz	mindestens 2 d nach Sistieren der Symptomatik	nein
	Bakterien				
invasive Diarrhö	• Shigella spp.	12 h bis 8 d	Lebensmittel, Mensch-Mensch, S2	im Stuhl 1 – 4 Wochen	
	• enteritische Salmonellen	6 h bis 10 d	mehrere Monate überlebensfähig (Lebensmittel), Kontakt fäkal-oral, S1	im Stuhl 3 – 6 Wochen, Ausscheidung selten > 6 Mon (Dauerausscheider)	bei komplizierten Verläufen, Immunsuppression, z. B. Gyrasehemmer
	• typhöse Salmonellen (S. typhi, S. paratyphi A–C)	7 – 21 d	ausschließlich menschenpathogen, Schmierinfektion/Lebensmittel, S2	Erregernachweis meist erst in der zweiten Erkrankungswoche möglich	z. B. Ciprofloxacin, Certriaxon

Fortsetzung ▶

Tab. 8.34 Fortsetzung

Patho-mechanismus	Wichtige Erreger	Inkubationszeit	Umweltpersistenz, Übertragung, Hygienemaßnahmen	Kontagiosität	Antibiotische Therapie
	• Campylobacter jejuni/coli	2–7 d	bei 4 °C wochenlanges Überleben in der Umwelt (Lebensmittel/Trinkwasser), fäkal-oral, S1	asymptomatische Träger scheinen Erreger nicht zu streuen	bei komplizierten Verläufen z. B. Azithromycin
	• Yersinia enterocolitica	3–5 d	Lebensmittel, S1	Patienten potenziell infektiös, solange Erreger im Stuhl ausgeschieden werden	bei komplizierten Verläufen z. B. Ciprofloxacin oder 3. Cephalosporine
	• E. Coli (enteroinvasiv/enterohämorrhagisch)	1–3 d	Lebensmittel, fäkal-oral, Kontakt Mensch-Mensch, Mensch-Tier, S2		keine gesicherte Therapie
	• Clostridium difficile	8–12 h	langes Überleben durch Sporenbildung, fäkal-oral, S1	Patienten potenziell infektiös, solange Erreger im Stuhl ausgeschieden werden	Metronidazol oder Vancomycin
Protozoen					
	• Entamoeba histolytica	7–14 d, Jahre möglich		Patienten potenziell infektiös, solange Erreger im Stuhl ausgeschieden werden	Amöbenruhr z. B. Metronidazol

linked immunosorbent Assay) zum viralen Antigennachweis im Stuhl, alternativ können Elektronenmikroskopie und Polymerasekettenreaktion(PCR)-Methoden verwendet werden. Die Therapie besteht aus supportiven Maßnahmen, eine spezifische antivirale Therapie besteht nicht. Die Letalität der Norovirus-Erkrankung ist sehr gering (unter 0,1 %) und betrifft v. a. alte Menschen. Die Patienten sind isoliert unterzubringen, wobei eine Kohortenisolierung der erkrankten Patienten möglich ist. Das Tragen von Einmalhandschuhen, Schutzkittel und einem Mundschutz wird bei Kontakt mit symptomatischen Patienten empfohlen. Personal mit akuter Symptomatik sollte die Arbeit sofort und bis 2 Tage nach Beendigung der Symptomatik unterbrechen.

8.11.4 Gastroenteritiden hervorgerufen durch Bakterien

Campylobacter und Salmonellen sind die *häufigsten bakteriellen Erreger* einer infektiösen Gastroenteritis. Intensivmedizinisch relevante bakterielle infektiöse Diarrhöen werden hauptsächlich durch Clostridium difficile verursacht. Darüber hinaus gibt es eine Vielzahl von weiteren Erregern für deren Besonderheiten, wie auch für die erweiterte Differenzialdiagnostik bei Tropenrückkehrern und immunsupprimierten Patienten, auf entsprechende Spezialliteratur verwiesen wird. ▶ Tab. 8.35 gibt einen Überblick über die wichtigsten bakteriellen Erreger einer infektiösen Diarrhö, ▶ Tab. 8.36 über das Spektrum gastrointestinaler Infektionen bei immunsupprimierten Patienten.

Praxistipp
Eine antibiotische erregerspezifische Therapie ist bei Patienten mit ausgeprägten blutigen Diarrhöen, hohem Fieber oder immunsupprimierenden Erkrankungen indiziert. Zur empirischen Therapie vor Erhalt der Erregerdiagnostik kann eine Therapie mit z. B. Ciprofloxacin oder einem Cephalosporin der dritten Generation durchgeführt werden. Bei dringendem Verdacht auf eine mit Clostridium difficile assoziierte Infektion (Patienten mit wässriger Diarrhö bei einem Krankenhausaufenthalt länger als 3 Tage, Alter > 65 Jahre, Antibiotikatherapie in den vorherigen 30–80 Tagen) wird nach Schweregrad der Erkrankung eine empirische Antibiotikatherapie mit Metronidazol bzw. Vancomycin empfohlen.

Salmonellose

In Deutschland gehört die Infektion mit Salmonellen der Enteritisgruppe neben den akuten Atemwegserkrankungen zu den häufigsten Infektionskrankheiten überhaupt. Abzugrenzen hiervon sind die ebenfalls durch Salmonellen ausgelösten Krankheiten Typhus und Paratyphus. Typhus und Paratyphus (welcher ein abgeschwächtes Krankheitsbild des Typhus darstellt) werden durch Salmonella enterica Serotyp typhi bzw. durch Salmonella enterica Serotyp paratyphi (A–C) verursacht und kommen endemisch in Afrika, Mittel- und Südamerika, im indischen Subkontinent und in Südostasien vor. Eine Infektion mit den tier- und menschenpathogenen enteritischen Salmonellen führt primär zu einer invasiven Lokalinfektion des Darms, wobei 3 klinische Manifestationen unterschieden werden können: Gastroenteritis, Bakteriämie mit oder ohne fokale Absiedelungen und asymptomatische Dauerausscheider. Bei einem gastroenteritischen Verlauf ist eine symptomatische Therapie ausreichend. Patienten mit schweren Grunderkrankungen, Immunsupprimierte und Neugeborene sollten aber auf jeden Fall behandelt werden, z. B. mit Gyrasehemmern.

Tab. 8.35 Übersicht wichtiger bakterieller Erreger einer infektiösen Diarrhö.

Erreger	Besonderheit
Clostridium perfringens	Typ A: • *Transmission:* Aufnahme von unzureichend gekochten Fleischprodukten • *Klinik:* wässrige Durchfälle und Darmkrämpfe ohne Fieber oder Erbrechen • *Therapie:* symptomatisch Typ C: verursacht extrem seltene nekrotisierende Enterokolitis (Darmgasbrand) • *Klinik:* tödlich in ca. 40% (Darmperforation) • *Therapie:* keine spezifische standardisierte Therapie
Clostridium botulinum (Botulismus)	• *Transmission:* Nahrungsmittelintoxikation (Lebensmittelkonserven) • *Klinik:* nach Stunden bis Tagen unspezifische gastrointestinale Symptome, gefolgt von kranial nach kaudal absteigend symmetrischen Lähmungserscheinungen • *Diagnose:* Toxinnachweis in Blut, Nahrungsmittel, Mageninhalt oder Stuhl • *Therapie:* Akutstadium: Magen- und Darmspülung, polyvalentes Antitoxin und intensivmedizinische Betreuung, Antibiotikatherapie nicht empfohlen (*cave:* intraluminaler Bakterienzerfall)
Campylobacter jejuni	• *Transmission:* tierische Produkte (Rohmilch, Geflügel) • *Klinik:* Fieber, Bauchkrämpfe und Durchfälle (mitunter blutig), Bakteriämie mit sekundären Organabsiedelungen möglich, Erregerausscheidung 2–4 Wochen • *Diagnose:* Kultur oder mikroskopisch aus frischem Stuhl, Serologie • *Therapie:* bei schwerem Verlauf (blutige Diarrhö, Fieber) oder immunsupprimierten Patienten mit z.B. Erythromycin (*cave:* Resistenzen beachten!)
Salmonellen	
enteritische Salmonellosen (S. Typhimurium, S. Enteritidis und weitere)	• *Transmission:* Nahrungsmittel, direkte oder indirekte Übertragung von Patient zu Patient selten • *Klinik:* 3 Krankheitsverläufe (1. Gastroenteritis, 2. Bakteriämie ± fokale Absiedelung bevorzugt in vorher bestehende Läsionen des Gefäßendothels wie z.B. Aortenaneurysmen, Ventrikelthromben und Gefäßprothesen, 3. asymptomatische Dauerausscheider) • *Komplikationen:* blutige Diarrhö, toxisches Megakolon, Kolonperforation • *Therapie:* Patienten mit schweren Grunderkrankungen, Immunsupprimierte und Neugeborene Behandlung mit z.B. Gyrasehemmer. Ggf. präemptive Therapie bei älteren Patienten und Patienten mit relevanten Gefäßveränderungen, um eine Absiedelung der Bakterien an den geschädigten oder verkalkten Gefäßen zu verhindern
typhöse Salmonellosen (S. typhi, S. paratyphi A–C)	• *Transmission:* immer der Mensch primäre Infektionsquelle (Schmierinfektion oder Lebensmittel) • *Klinik:* 4 Krankheitsstadien: 1. Woche treppenförmiger Fieberanstieg, Obstipation; 2. Woche Fieberkontinua, Bewusstseinseintrübung, erbsbreiartige Durchfälle; 3. Woche Vollbild (Komplikationen: Darmperforation, GI-Blutung, Pneumonie, Perimyokarditis); 4. Woche Rückbildung der Symptomatik im unkomplizierten Fall • *Therapie:* Gyrasehemmer oder Cephalosporine 3. Generation, Senkung der Letalität von 15% auf 1% • *Diagnose:* Methode der Wahl: kultureller Erregernachweis, der in Abhängigkeit der Krankheitsmanifestation in Stuhl, Gewebe und Blut erfolgen sollte; weniger spezifisch: serologischer Nachweis von Antikörpern, die durch die Agglutinationsreaktion nach Gruber-Widal quantifiziert werden können; als beweisend gilt ein signifikanter Titeranstieg um mindestens das 4-Fache

Tab. 8.36 Erregerspektrum infektiöser Durchfallerkrankungen bei immunsupprimierten Patienten.

Wichtige nicht opportunistische Erreger	Wichtige opportunistische Erreger
Salmonella	Mikrosporidien (Enterozytozoon bieneusi, Septata intestinalis)
Shigella	Kryptosporidien (Cryptosporidium parvum)
Campylobacter	Isospora belli
Clostridium difficile	Zytomegalievirus
Vibrio parahaemolyticus	Herpes-simplex-Virus Typ I und II
Neisseria gonorrhoeae	Mycobacterium avium / Mycobacterium intracellulare
Treponema pallidum	
Giardia lamblia	
Entamoeba histolytica	

Merke

Lassen sich in Blutkulturen wiederholt Salmonellen anzüchten, so ist eine sekundäre Organabsiedelung wahrscheinlich.

Die Erreger der typhösen Salmonelleninfektion, welche ausschließlich menschenpathogen sind, verursachen nach Invasion des Darms eine zyklische Allgemeininfektion, bei der 4 Krankheitsstadien durchlaufen werden. Durch eine gezielte Antibiotikatherapie (z.B. Gyrasehemmer oder Cephalosporine der 3. Generation) wird der zyklische Verlauf der Erkrankung meist durchbrochen und die Letalität kann von 15% bei unbehandelten Patienten auf 1% gesenkt werden.

Praxistipp

Zu beachten ist, dass bei den *enteritischen Salmonellosen* Stuhlkulturen in der Regel von Krankheitsbeginn an positiv sind, während dies bei den *typhösen Salmonellosen* erst in der zweiten Krankheitswoche der Fall ist.

Campylobacter

Campylobacter jejuni ist ein gramnegatives Bakterium mit stäbchenförmiger spiraliger Gestalt. Es ist verantwortlich für den Großteil aller Fälle einer Gastroenteritis mit Erregern der Gattung Campylobacter (weitere Erreger sind u. a. Campylobacter coli, Campylobacter cinaedi). Infektionen erfolgen sehr häufig durch tierische Produkte (Rohmilch, Geflügel). Die klinische Symptomatik zeichnet sich aus durch Fieber, Bauchkrämpfe und Durchfälle, die mitunter blutig sein können. Die Erreger werden über 2–4 Wochen ausgeschieden. Bei abwehrgeschwächten Patienten kann sich eine Bakteriämie mit sekundären Organabsiedelungen ausbilden.

Die Diagnose wird in der Regel durch die Kultivierung des Erregers aus Stuhlproben gesichert. Dabei ist eine schnelle Verarbeitung (< 2 h) der Proben wichtig, da die Erreger bei z. B. 25 °C nur wenige Stunden überleben. Neben Kühlung bei etwa 4 °C stehen Transport- und Selektivnährböden zur Optimierung der mikrobiologischen Diagnostik zur Verfügung. Aufgrund dieser Tatsache nimmt die serologische Diagnostik beim Nachweis einer Campylobacter-Infektion einen wichtigen Stellenwert ein. So wurde bei 46 % der Patienten mit einer Campylobacter-Infektion die Diagnose ausschließlich serologisch gestellt [7]. Bei protrahierten oder rezidivierenden fieberhaften Verläufen sowie bei immunsupprimierten Patienten ist eine antimikrobielle Chemotherapie für 5–7 Tage angezeigt. Mittel der ersten Wahl ist Erythromycin, alternativ Fluorchinolone. Bei der Auswahl der Therapeutika ist jedoch die zunehmende Resistenzentwicklung besonders gegen Chinolone, aber auch – v. a. bei C. coli – gegen Makrolide zu berücksichtigen. So finden sich z. B. sehr hohe Quoten für Chinolonresistenzen in Thailand (84 %) und Spanien (75–88 %). Als seltene Komplikationen einer Campylobacterenteritis können das Guillain-Barré-Syndrom sowie reaktive Arthritiden auftreten.

Pseudomonas aeruginosa

Gelegentlich kann bei kritisch kranken Patienten, v. a. aber bei immunsupprimierten Patienten, Pseudomonas aeruginosa in der Stuhlkultur nachgewiesen werden. Über die Signifikanz eines solchen Befundes und einer daraus entstehenden therapeutischen Konsequenz (antibiotische Therapie) liegen keine Untersuchungen vor.

Wie für Clostridium difficile wird eine Zerstörung der physiologischen Darmflora unter Antibiotikatherapie als ein Wachstumsvorteil für Pseudomonas aeruginosa mit Kolonisation des Gastrointestinaltrakts diskutiert [3, 14]. Diese Verdrängung der normalen Darmflora kann zu einer Diarrhö führen. Eine antibiotische Therapie kann bei Patienten mit anhaltenden Beschwerden nach Ausschluss weiterer infektiöser Erreger bzw. einer nicht infektiösen Genese im Einzelfall diskutiert werden, hier wäre die Gabe von z. B. Ciprofloxacin unter Beachtung einer möglichen Resistenz zu überlegen. Darüber hinaus gibt es v. a. bei Patienten mit Neutropenie (Pseudomonas typhlitis) und bei Kleinkindern/Neugeborenen schwere gastrointestinale Pseudomonas-Infektionen, die sich in einer nekrotisierenden Kolitis manifestieren.

Durch Pseudomonas aeruginosa induzierte Enteritiden (Shanghai Fever) ähneln dem klinischen Bild des Typhus und werden durch kontaminiertes Trinkwasser ausgelöst [2]. Weiterhin wird diskutiert, dass eine Kolonisation des Gastrointestinaltrakts möglicherweise eine wichtige Quelle für endogene Infektionen darstellt.

Praxistipp

Bei der Differenzialdiagnostik einer gastrointestinalen Infektion, vornehmlich bei Patienten mit einer Anti-Tumornekrosefaktor (TNF)-alpha-Therapie, muss an eine intestinale Tuberkulose gedacht werden. Dieses Krankheitsbild wird an Häufigkeit zunehmen, nachdem Anti-TNF-Präparate eine zunehmend breite Anwendung bei Patienten der Gastroenterologie, Dermatologie und Rheumatologie finden.

Clostridium difficile

▶ **CDAD.** Während bzw. nach einer antibiotischen Therapie berichten 5–35 % aller Patienten über eine Diarrhösymptomatik, wobei die Angaben aufgrund unterschiedlicher Definitionen und in Abhängigkeit des verwandten Antibiotikums differieren. Bei 10–25 % der Patienten mit einer solchen antibiotikaassoziierten Diarrhö kann Clostridium difficile als Ursache der Beschwerden eruiert werden. Die Inzidenz der mit Clostridium difficile assoziierten Diarrhö (CDAD) auf der Intensivstation wird mit 3,2 Fällen je 1000 Patiententage angegeben [10]. In wenigen Fällen können Staphylococcus aureus oder Clostridium perfringens Typ C als Auslöser einer antibiotikaassoziierten Diarrhö identifiziert werden [6]. Besonders häufig wird eine CDAD unter bzw. nach einer Therapie mit Clindamycin, Fluorchinolone und Cephalosporinen beobachtet, wobei jedoch grundsätzlich jedes Antibiotikum dieses Krankheitsbild induzieren kann.

▶ **Wachstumsvorteil für Clostridium difficile.** Durch die antibiotische Therapie kommt es zu einer Zerstörung der physiologischen Darmflora und somit zu einem signifikanten Wachstumsvorteil für Clostridium difficile. Die Besiedelung mit C.-difficile-Sporen erfolgt in der Regel von außen (Umgebungskontamination im Krankenhaus), wobei bei etwa 3–5 % der Erwachsenen in der Normalbevölkerung C. difficile als fakultativ pathogener Darmkeim in Stuhlproben nachgewiesen werden kann. Der Prozentsatz steigt bei multimorbiden Patienten auf bis zu 10 % an. Während eines stationären Aufenthalts kommt es bei weiteren 4–21 % der Patienten zu einer C.-difficile-Akquirierung, wobei der Patient entweder zum asymptomatischen Träger von C. difficile wird oder die typischen gastrointestinalen Symptome entwickelt. Sporen von C. difficile können in Patientennähe bis zu 5 Monate auf Oberflächen überleben [4]. Asymptomatische Patienten spielen bei der nosokomialen Ausbreitung von C. difficile eine wichtige Rolle. Studien zeigen, dass bei über der Hälfte von vormals C.-difficile-negativen Patienten nach Kontakt mit asymptomatischen C.-difficile-Trägern im Stuhl C. difficile nachgewiesen werden [11]. Eine nosokomiale Infektion mit C. difficile verursacht eine Verlängerung der Krankenhausverweildauer um 3,6 Tage, verbunden mit 54 % höheren Kosten. Die Mortalität der Erkrankung liegt bei 1,5 %.

▶ **Virulenzfaktoren Toxin A und B.** Die beiden wichtigsten Virulenzfaktoren von C. difficile sind das Enterotoxin A und das Zytotoxin B. Toxin A verursacht eine zytokinvermittelte Flüssigkeitssekretion mit anschließender hämorrhagischer Entzündungsreaktion, während Toxin B durch Veränderung des Aktinzytoskeletts zum Zelltod führt. Ein geringer Teil der Clostridien (2–5 %) produziert nur Toxin B. C.-difficile-Stämme, die kein Toxin produzieren, verursachen keine Erkrankung. C. difficile selbst ist nur in Ausnahmefällen zur Invasion und direkten Schädigung der Kolonmukosa befähigt. In den letzten Jahren wurden eine globale Zunahme der CDAD und das Auftreten sog. hypervirulenter Stämme (u. a. Ribotyp 027) beobachtet. Das Auftreten dieser Stämme ging mit einer erhöhten Morbidität und Letalität einher, da diese Stämme u. a. zu einer vermehrten Produktion von Zytotoxin A und B fähig sind [9].

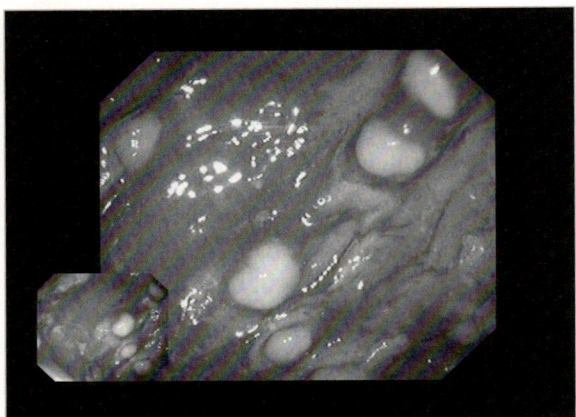

Abb. 8.22 Bild einer pseudomembranösen Kolitis bei C.-difficile-Erkrankung.

Klinik

Das klinische Spektrum der C.-difficile-Erkrankung reicht von einer unspezifischen, wässrigen Diarrhö bis hin zum fulminanten toxischen Megakolon. Typische Symptome sind abdominelle Schmerzen verbunden mit einer Diarrhö, mit Fieber, Leukozytose und einer Erhöhung des C-reaktiven Proteins (CRP). Die Kolitis ist meistens im distalen Kolon und Rektum am stärksten ausgeprägt. Vital gefährdende Komplikationen stellen das toxische Megakolon, Kolonperforation, gastrointestinale Blutungen und Peritonitis dar. Infolge der massiven Flüssigkeits-, Eiweiß- und Elektrolytverluste über den Darm kann sich ein hypovolämischer Schock entwickeln.

▶ **Endoskopischer Befund.** Endoskopisch zeigt sich im typischen Fall das Bild einer pseudomembranösen Kolitis mit weißlich-gelben, erhabenen Plaques, die konfluieren und abstreifbar sind (▶ Abb. 8.22). Der koloskopische Befund kann so charakteristisch sein, dass die Diagnose von einem erfahrenen Arzt „a prima vista" gestellt werden kann. Häufig zeigt sich jedoch endoskopisch eine unspezifische Kolitis und bei Patienten unter einer immunsuppressiven Therapie können die Pseudomembranen komplett fehlen [13].

Praxistipp
Bei Patienten mit dem Verdacht auf eine C.-difficile-Erkrankung kann zur Diagnosesicherung und zum Ausschluss weiterer Differenzialdiagnosen eine flexible Sigmoidoskopie – ohne vorbereitende abführende Maßnahmen – bettseitig sicher und vom Patienten gut toleriert durchgeführt werden [8].

Diagnose

Goldstandard hinsichtlich der Spezifität ist der Nachweis des zytopathischen Effekts von Toxin B in Zellkulturen. Die Sensitivität liegt bei Patienten mit einer pseudomembranösen Kolitis bei 90–100 %. Der Nachteil besteht jedoch in dem Zeitbedarf bis zur Diagnosestellung (24–48 h). Demgegenüber kann eine Diagnose über den direkten Toxinnachweis mittels Immunoassay innerhalb von 4–6 h erfolgen. Hierbei sollten jedoch Verfahren zur Anwendung kommen, die sowohl Toxin A als auch Toxin B nachweisen können, besonders da über Toxin-A-negative und Toxin-B-positive Stämme berichtet wurde. Nachteil dieser Nachweisverfahren ist eine um ca. 10 % erniedrigte Sensitivität bei im Vergleich zum Goldstandard vergleichbarer Spezifität. Zum Nachweis der neuen hochvirulenten Stämme mittels molekularbiologischer Charakterisierung oder für eine antimikrobielle Resistenztestung ist eine kulturelle Anzucht der Erreger jedoch unumgänglich.

Praxistipp
Die Diagnostik basiert nach wie vor hauptsächlich auf dem Toxinnachweis mittels Immunoassay. Bedingt durch die relative Instabilität des Toxins in Stuhlproben ist die Sensitivität der „Enzyme-linked immunosorbent Assays" (ELISA) stark vom Alter und Aufbewahrungsmodus der Probe abhängig, sodass ggf. mehrmals eine Stuhldiagnostik durchgeführt werden muss (Empfehlung: bis zu 3 Stuhluntersuchungen).

Therapie

Der erste Schritt in der Behandlung einer CDAD besteht in Hygienemaßnahmen wie Isolation des Patienten, Kittel- und Handschuhpflege sowie Händereinigung mit Seife und sporizidem Desinfektionsmittel, um eine Verbreitung zu vermeiden. Die wichtigsten therapeutischen Maßnahmen sind – soweit möglich – das Absetzen der verursachenden Antibiotika und der Ausgleich des Wasser- und Elektrolythaushalts. Für die medikamentöse Therapie einer CDAD gibt es unterschiedliche Empfehlungen, die jedoch nahezu alle immer eine antibiotische Therapie einschließen und sich nur in der Dosierung und Dauer der Medikation sowie in der Art des situativ primär zu verwendenden Antibiotikums (Metronidazol vs. Vancomycin) unterscheiden [1].

Bei Patienten mit einer CDAD und weniger als 4 Stuhlgängen pro Tag, ohne Zeichen einer pseudomembranösen Kolitis, eines Ileus oder eines toxischen Megakolons, kann nach Absetzen des auslösenden Antibiotikums unter engmaschiger Überwachung eine spontane Besserung abgewartet werden. Diese *spontane Heilung* tritt bei bis zu einem Drittel der Patienten mit toxinpositiver CDAD ohne Nachweis von Pseudomembranen nach Beendigung der antibiotischen Therapie ein.

▶ **Leichte bis moderate CDAD.** Bleibt eine Besserung aus oder kommt es zu einer Verschlechterung der Symptomatik, ist eine antibiotische Therapie notwendig. Bei Patienten mit den Zeichen einer leichten bis moderaten CDAD ist eine Therapie mit Metronidazol 500 mg p. o. alle 8 h über 10 Tage ausreichend. Sollte es nach 3–5 Tagen zu keiner Besserung kommen (Abnahme der Stuhlfrequenz, Besserung der Laborparameter und ggf. der radiologischen Zeichen), muss von einem Versagen der Therapie ausgegangen und ein Wechsel z. B. auf Vancomycin in Betracht gezogen werden.

▶ **Schwere CDAD.** Für Patienten mit einer schweren CDAD (Fieber, Schüttelfrost, hämodynamische Instabilität, Peritonitis, Ileus, Leukozytose $>15\times10^9/l$, Linksverschiebung, Laktaterhöhung, pseudomembranöse Kolitis, toxisches Megakolon) ist bereits initial eine antibiotische Therapie mit Vancomycin 4-mal 125 mg p. o. für 10 Tage notwendig. Eine höhere Vancomycindosierung zeigt keinen zusätzlichen Nutzen.

Für Patienten, bei denen eine orale antibiotische Therapie nicht möglich ist, wird für leichte Fälle eine intravenöse Therapie mit 3-mal 500 mg Metronidazol über 10 Tage und bei schweren Fällen eine zusätzliche Vancomycinapplikation (500 mg in 100 ml Kochsalzlösung alle 4–12 h) in das Kolon und/oder eine Vancomycingabe (4-mal 500 mg täglich) über die Nasensonde empfohlen.

▶ **Rekurrente Infektion: erneute Stuhldiagnostik.** Eine erneute mikrobiologische Stuhldiagnostik als Erfolgskontrolle einer antibiotischen Therapie ist nicht zielführend, da sowohl C. difficile als auch Toxin A/B noch Wochen nach einer erfolgreichen Behandlung im Stuhl nachgewiesen werden können. Wird jedoch eine rekurrente Infektion vermutet, sollte eine erneute Stuhldiagnostik durchgeführt werden.

▶ **Andere Medikamente.** Resistenzen gegen Metronidazol wurden beschrieben und müssen, auch wenn sie sehr selten vorhanden sind, bei Therapieversagern in Betracht gezogen werden. Andere Medikamente zur Behandlung einer CDAD wie zum Beispiel Rifaximin, Fusidinsäure oder Nitazoxanide können zum jetzigen Zeitpunkt nicht empfohlen werden. Ebenfalls konnte kein Vorteil für eine zusätzlich zur Antibiotikatherapie durchgeführte Gabe von Probiotika gezeigt werden. Bei einer weiteren Verschlechterung trotz antibiotischer Therapie mit Ileus oder toxischem Megakolon sollte die Option einer (subtotalen) Kolektomie mit Anlage eines Ileostoma in Betracht gezogen werden. Das Rezidiv einer CDAD soll wie eine primäre Episode behandelt werden, weitere Rezidive direkt mit Vancomycin 125 mg/6-stündlich für 10 Tage, wobei eine schrittweise Reduktion in Betracht gezogen werden kann.

> **Merke**
> Die intravenöse Gabe von Vancomycin ist zur Behandlung einer CDAD sinnlos, da hierdurch keine wirksamen Pharmakonkonzentrationen im Darmlumen erreicht werden.

> **Praxistipp**
> ▶ **Meldepflicht.** In letzter Zeit konnte auch in Deutschland eine Zunahme von C.-difficile-Infektionen beobachtet werden, die mit einer erhöhten Letalität einhergehen. Es ist davon auszugehen, dass schwer verlaufende Infektionen durch C. difficile als bedrohliche Krankheit mit Hinweis auf eine schwerwiegende Gefahr für die Allgemeinheit zu werten sind. Damit besteht eine Meldepflicht gemäß § 6 Abs. 1 Nr. 5 a des Infektionsschutzgesetzes (IfSG). In folgenden Situationen ist eine Meldung an das zuständige Gesundheitsamt durchzuführen:
> - bei der Notwendigkeit einer Wiederaufnahme eines Patienten aufgrund einer rekurrenten Infektion,
> - bei der Verlegung auf eine Intensivstation zur Behandlung der CDAD oder ihrer Komplikationen,
> - bei einem chirurgischen Eingriff (Kolektomie) aufgrund eines Megakolons, einer Perforation oder einer refraktären Kolitis,
> - beim Tod < 30 Tage nach Diagnosestellung und CDAD als Ursache oder zum Tode beitragende Erkrankung
> - und/oder: beim Nachweis des Ribotyps 027.

8.11.5 Toxisches Megakolon

Das toxische Megakolon ist ein akut lebensbedrohliches Krankheitsbild, welches durch die Kardinalsymptome einer schweren Kolitis mit systemischen Entzündungszeichen bei gleichzeitiger Dilatation des Kolons definiert ist (▶ Abb. 8.23). Grundsätzlich kann jedes Agens, welches eine Kolitis verursacht, auch ein toxisches Megakolon verursachen. Prädisponiert sind Patienten mit einer chronisch entzündlichen Darmerkrankung (Colitis ulcerosa, Morbus Crohn), bei denen das toxische Megakolon als Komplikation dieser Erkrankungen auftritt. Erregerbedingte Kolitiden, die zu einem toxischen Megakolon führen, sind meist auf eine akute Infektion mit Shigellen, Campylobacter, Salmonellen, Yersinia en-

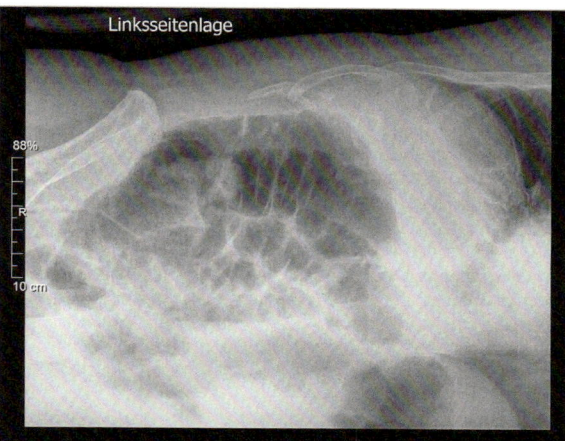

Abb. 8.23 Bild eines toxischen Megakolons im Rahmen einer C.-difficile-Erkrankung.

terocolitica, Entamoeba histolytica und C. difficile zurückzuführen.

▶ **Klinik.** Die Patienten haben im Rahmen eines septischen Krankheitsbildes ein geblähtes Abdomen, eine gespannte Bauchdecke und reduzierte Darmgeräusche. Daneben besteht meist eine blutige Diarrhö, wobei die Stuhlfrequenz kein sicheres Kriterium für die Schwere der Erkrankung darstellt. Bei einem Teil der Patienten ist eine normale Stuhlfrequenz vielmehr Ausdruck der Kolondilatation und Darmatonie. Zur Diagnosestellung müssen 2 wesentliche Kriterien erfüllt sein:
- Nachweis einer Kolondilatation mit Verlust der Haustrierung in der Abdomenübersicht (Durchmesser Colon transversum > 6 cm),
- Nachweis systemischer Entzündungszeichen bei bestehender Kolitis.

Komplikationen des toxischen Megakolons sind der paralytische Ileus, die Kolonperforation, der septische Schock und die gastrointestinale Blutung. So kommt es bei 25–35 % der Patienten mit toxischem Megakolon zu einer Kolonperforation; die Letalität dieser Komplikation beträgt ca. 30 %. Eine Kolonkontrastdarstellung mit Bariumsulfat bei Patienten mit toxischem Megakolon ist deshalb absolut kontraindiziert! Im Gegensatz dazu spielt die Computertomografie eine wichtige Rolle in der Diagnostik von subklinischen Perforationen und Abszessen [5].

▶ **Koloskopie.** Ob beim toxischen Megakolon eine Koloskopie durchgeführt werden soll, muss jeweils individuell entschieden werden. Bei einem Patienten mit einem toxischen Megakolon unklarer Ätiologie kann eine Koloskopie bei der Differenzialdiagnose wegweisend sein, jedoch muss das erhöhte Risiko einer Perforation in dieser Situation beachtet werden.

▶ **Therapie.** Die Therapie des toxischen Megakolons bei infektiöser Kolitis orientiert sich an 3 Prinzipien:
- Therapie mit Breitspektrumantibiotika,
- Volumen- und Elektrolytsubstitution,
- ggf. endoskopische Darmdekompression.

Kontraindiziert ist, wie generell bei allen bakteriellen gastrointestinalen Infektionen, eine motilitätshemmende Therapie mit Opiatderivaten und Anticholinergika, da sie das Fortschreiten der Kolondilatation unterstützen und eine bakterielle Invasion der Darmwand begünstigen können. Wegen der drohenden Kolonperforation werden die Patienten in der Regel parenteral ernährt. Abgesehen von den absoluten Indikationen – Perforation, unkontrollierbare gastrointestinale Blutung und anhaltende Dilatation – gibt es keinen Konsens über den optimalen Zeitpunkt bzw. die Indikation für eine operative Intervention.

Zur oralen Dekompression sollte eine Magen-/Dünndarmsonde gelegt werden. Ob eine aborale Darmdekompression durch das Legen einer flexiblen Rektalsonde bzw. durch das endoskopische Legen einer Darmsonde, die im Kolon platziert wird, den Verlauf der Erkrankung positiv beeinflusst, ist nicht eindeutig gesichert. Belegt hingegen ist, dass durch eine regelmäßige Bauchlagerung des Patienten bzw. durch Einnahme der Knie-Ellenbogen-Lage eine effektive Darmdekompression erreicht werden kann.

8.11.6 Hämolytisch-urämisches Syndrom (HUS)

Das hämolytisch-urämische Syndrom (HUS, auch Gasser-Syndrom) ist eine seltene Krankheit, die hauptsächlich bei Kleinkindern und Säuglingen auftritt. Vom kompletten enteropathischen HUS spricht man bei Vorkommen einer mikroangiopathischen hämolytischen Anämie, einer Thrombozytopenie sowie einem Nierenversagen. Es wird v. a. durch eine Infektion mit enterohämorrhagischen Escherichia-Coli-Stämmen (EHEC), die Shiga-Toxin produzieren, ausgelöst. Der wichtigste humanpathogene Serotyp weltweit ist E. coli O157:H7. Zunehmend werden jedoch auch andere EHEC-Serovare nachgewiesen.

Das natürliche Reservoir der EHEC ist der Darm von Wiederkäuern, die daran selbst nicht erkranken und über längere Zeit den Keim ausscheiden können. Eine Übertragung kann durch kontaminierte Lebensmittel und Trinkwasser, Kontaktinfektionen von Mensch zu Mensch und Tierkontakt erfolgen.

▶ **HUS-Trias und atypisches HUS.** Der Erkrankung geht in den meisten Fällen Durchfall voraus, zuerst wässrig, dann blutig, in Verbindung mit abdominellen Schmerzen. Einige Tage später folgt die HUS-Trias mit hämolytischer Anämie, Thrombozytopenie und akutem Nierenversagen. Unter atypischem HUS wird hingegen eine seltene Variante verstanden, die rekurriert, nicht kausal mit einer EHEC-Infektion zusammenhängt und mit einer schlechteren Prognose einhergeht. Sowohl die Ätiologie als auch die Pathogenese sind nicht gänzlich geklärt.

▶ **Diagnostik.** Eine grundsätzliche Problematik bei der Isolierung von EHEC aus Stuhlproben liegt darin, dass die den Darm besiedelnden apathogenen E. coli stets in größerer Zahl und mit breitem Typenspektrum gleichzeitig vorhanden sind. Beim HUS kommt es rasch zu einem Absinken der Erregerzahl von EHEC im Stuhl, weswegen die Stuhluntersuchung möglichst frühzeitig erfolgen sollte. Gemeinsames Merkmal aller EHEC ist die Bildung der Shiga-Toxine, deren Nachweis mittels Enzymimmunoassays (EIA) das wichtigste diagnostische Merkmal ist.

▶ **Therapie.** Therapiekonzepte beruhen beim HUS auf Volumentherapie und auf Nierenersatzverfahren bei Niereninsuffizienz. Obwohl EHEC gegen Antibiotika in der Regel gut empfindlich sind, gibt es Hinweise dafür, dass während der akuten Krankheitsphase eine antibiotische Therapie kontraindiziert sein kann. Grund hierfür ist, dass subinhibitorische Antibiotikakonzentrationen *in vitro* die Produktion und Freisetzung von Shiga-Toxinen induzieren. Diese erhöhen das Risiko, im klinischen Verlauf extraintestinale Komplikationen zu entwickeln. Aus einer Metaanalyse ist jedoch abzuleiten, dass generell eine Antibiotikagabe nicht mit einer erhöhten HUS-Rate assoziiert ist [15].

Kernaussagen

Einführung
Infektiöse Diarrhöen stellen weltweit die vierthäufigste Todesursache dar. In Deutschland sind bei hospitalisierten Patienten mit ambulant erworbener Gastroenteritis die häufigsten Erreger für Infektionen Campylobacter spp. (35%), Noroviren (23%), Salmonellen (20%) und Rotaviren (15%). Intensivmedizinisch relevante gastroenterologische Infektionen werden demgegenüber hauptsächlich durch Clostridium difficile verursacht, welches der häufigste im Krankenhaus erworbene Enteritiserreger ist.

Pathogenese
Die Pathogenese der infektiösen Durchfallerkrankung wird durch folgende erregertypische Schädigungsmechanismen bestimmt: Entero-, Zyto- bzw. Neurotoxinbildung, Invasion, Penetration sowie Enteroadhärenz.
Die Unterscheidung nach der Symptomatik differenziert in eine *akute Enteritis*, wie z. B. im Rahmen von Lebensmittelintoxikationen, und in eine *chronische Enteritis* mit einer Dauer von mehreren Wochen, wie sie insbesondere bei parasitären Infektionen vorkommt. Häufig treten chronische Infektionen bei immunsupprimierten Patienten auf.
Therapeutisch essenziell bei allen gastrointestinalen Infektionen ist die Überwachung und Korrektur des Flüssigkeits- und Elektrolythaushalts. Insbesondere bei Kindern und älteren Patienten ist diese unspektakuläre therapeutische Maßnahme oft entscheidend für einen günstigen Verlauf. Eine motilitätshemmende Therapie (z. B. Loperamid) sollte bei schweren gastrointestinalen Infektionen nicht durchgeführt werden.

Gastroenteritiden hervorgerufen durch Viren
Rotaviren gehören zu den *häufigsten viralen Erregern* einer akuten Gastroenteritis, wobei Noroviren eine führende *Ursache von Gastroenteritisepidemien* darstellen. Die Therapie besteht aus supportiven Maßnahmen, eine spezifische antivirale Therapie besteht nicht. Die Letalität der viralen Erkrankung ist sehr gering und betrifft v. a. sehr junge und alte Menschen.

Gastroenteritiden hervorgerufen durch Bakterien
Eine antibiotische erregerspezifische Therapie ist bei Patienten mit ausgeprägten blutigen Diarrhöen, hohem Fieber oder immunsupprimierenden Erkrankungen indiziert. Zur empirischen Therapie vor Erhalt der Erregerdiagnostik kann eine Therapie mit z. B. Ciprofloxacin oder einem Cephalosporin der dritten Generation durchgeführt werden. Bei dringendem Verdacht auf eine mit Clostridium difficile assoziierte Infektion (Patienten mit wässriger Diarrhö bei einem Krankenhausaufenthalt länger als 3 Tage, Alter > 65 Jahre, Antibiotikatherapie in den vorherigen 30–80 Tagen) wird nach Schweregrad der Erkrankung eine empirische Antibiotikatherapie mit Metronidazol bzw. Vancomycin empfohlen.

▶ **Mit Clostridium difficile assoziierte Diarrhö (CDAD).** Die Erkrankung ist Folge einer Infektion mit toxinbildenden C.-difficile-Stämmen. Der entscheidende Pathomechanismus einer CDAD beruht auf einer direkten, toxinvermittelten Schädigung des Kolonepithels. Der wichtigste auslösende Faktor ist eine vorangegangene Antibiotikatherapie, wobei sich die Symptome bis zu 3 Monate nach Beendigung manifestieren können. Typische Symptome sind krampfartige abdominelle Schmerzen, Fieber,

Leukozytose und akute Diarrhö. Die Diagnose wird durch direkten Toxinnachweis im Stuhl oder durch das typische Bild einer pseudomembranösen Kolitis in der Endoskopie gestellt. Therapie der Wahl ist – schweregradabhängig – Metronidazol oder Vancomycin.

Toxisches Megakolon

Das toxische Megakolon ist ein akut lebensbedrohliches Krankheitsbild, welches durch die Symptome einer schweren Kolitis mit systemischen Entzündungszeichen bei gleichzeitiger Kolondilatation (Durchmesser Colon transversum > 6 cm) definiert ist. Die Therapie des durch eine gastrointestinale Infektion induzierten toxischen Megakolons besteht aus Antibiotikatherapie, Volumen-/Elektrolytsubstitution und ggf. endoskopischer Darmdekompression. Im Extremfall kann eine Resektion des betroffenen Areals indiziert sein.

Hämolytisch-urämisches Syndrom (HUS)

HUS beschreibt eine gastrointestinale Infektion mit enterohämorrhagischen E.-Coli-Stämmen (EHEC), die Shiga-Toxin produzieren. Die HUS-Trias geht einher mit hämolytischer Anämie, Thrombozytopenie und akutem Nierenversagen. Stuhluntersuchungen sollten möglichst frühzeitig erfolgen. Gemeinsames Merkmal aller EHEC ist die Bildung der Shiga-Toxine, deren Nachweis mittels Enzymimmunoassays das wichtigste diagnostische Merkmal ist. Therapiekonzepte beruhen beim HUS auf Volumentherapie und auf Hämo- oder Peritonealdialyse bei Niereninsuffizienz.

Literatur

Referenzen

[1] Bauer MP, Kuijper EJ, van Dissel JT. European Society of Clinical Microbiology and Infectious Diseases (ESCMID): Treatment guidance document for Clostridium difficile infection (CDI). Clin Microbiol Infect 2009; 15(12): 1067–1079
[2] Bodey GP, Bolivar R, Fainstein V et al. Infections caused by Pseudomonas aeruginosa. Rev Infect Dis 1983; 5(2): 279–313
[3] Bonten MJ, Bergmans DC, Speijer H et al. Characteristics of polyclonal endemicity of Pseudomonas aeruginosa colonization in intensive care units. Implications for infection control. Am J Respir Crit Care Med 1999; 160(4): 1212–1219
[4] Fekety R, Kim KH, Brown D et al. Epidemiology of antibiotic-associated colitis; isolation of Clostridium difficile from the hospital environment. Am J Med 1981; 70(4): 906–908
[5] Gan SI, Beck PL. A new look at toxic megacolon: an update and review of incidence, etiology, pathogenesis, and management. Am J Gastroenterol 2003; 98(11): 2363–2371
[6] Heimesaat MM, Granzow K, Leidinger H et al. Prevalence of Clostridium difficile toxins A and B and Clostridium perfringens enterotoxin A in stool samples of patients with antibiotic-associated diarrhea. Infection 2005; 33(5–6): 340–344
[7] Jansen A, Stark K, Kunkel J et al. Aetiology of community-acquired, acute gastroenteritis in hospitalised adults: a prospective cohort study. BMC Infect Dis 2008; 8: 143
[8] Johal SS, Hammond J, Solomon K et al. Clostridium difficile associated diarrhoea in hospitalised patients: onset in the community and hospital and role of flexible sigmoidoscopy. Gut 2004; 53(5): 673–677
[9] Kola A. Clostridium difficile-associated infections. How dangerous are the new strains?. Internist 2010; 51(2): 154–160
[10] Lawrence SJ, Puzniak LA, Shadel BN et al. Clostridium difficile in the intensive care unit: epidemiology, costs, and colonization pressure. Infect Control Hosp Epidemiol 2007; 28(2): 123–130
[11] McFarland LV, Mulligan ME, Kwok RY et al. Nosocomial acquisition of Clostridium difficile infection. N Engl J Med 1989; 320(4): 204–210
[12] Marcon AP, Gamba MA, Vianna LAC. Nosocomial diarrhea in the intensive care unit. Braz J Infect Dis 2006; 10(6): 384–389
[13] Nomura K, Fujimoto Y, Yamashita M et al. Absence of pseudomembranes in Clostridium difficile-associated diarrhea in patients using immunosuppression agents. Scand J Gastroenterol 2009; 44(1): 74–78
[14] Ohara T, Itoh K. Significance of Pseudomonas aeruginosa colonization of the gastrointestinal tract. Intern Med 2003; 42(11): 1072–1076
[15] Safdar N, Said A, Gangnon RE et al. Risk of hemolytic uremic syndrome after antibiotic treatment of Escherichia coli O157:H7 enteritis: a meta-analysis. JAMA 2002; 288(8): 996–1001

Weiterführende Literatur

[16] Barlett JG. Pseudomembranous Enterocolitis and Antibiotica associated Diarrhea. In: Feldman M, Friedman LS, Sleisinger MH, eds. Gastrointestinal and Liver Disease (2 volumes). 7th ed. Philadelphia: W.B. Saunders; 2002: 1914–1931
[17] Blaser MJ, Smith PD, RavdinJl, Greenberg HB, Guerrant RL. Infections of the gastrointestinal tract. New York: Raven Press; 1995
[18] Elliot DE. Intestinal Infections by Parasitic Worms. In: Feldman M, Friedman LS, Sleisinger MH, eds. Gastrointestinal and Liver Disease (2 volumes). 7th ed. Philadelphia: W.B. Saunders; 2002: 1951–1971
[19] Guerrant RL, Lima AAM. Inflammatory Enteritides. In: Mandell GL, Benett JE, Dolin R, eds. Principles and Practice of infectious diseases. 6th ed. Philadelphia: Elsevier Churchill Livingston; 2005: 1263–1272
[20] Guerrant RL, Steiner TS. Principles and Syndromes of Enteric Infection. In: Mandell GL, Benett JE, Dolin R, eds. Principles and Practice of infectious diseases. 6th ed. Philadelphia: Elsevier Churchill Livingston; 2005: 1215–1231
[21] Hamer DH, Gorbach SL. Infectious Diarrhea and Food Poisoning. In: Feldman M, Friedman LS, Sleisinger MH, eds. Gastrointestinal and Liver Disease (2 volumes). 7th ed. Philadelphia: W.B. Saunders; 2002: 1864–1913
[22] Huston CD, Guerrant RL. Intestinal Protozoa. In: Feldman M, Friedman LS, Sleisinger MH, eds. Gastrointestinal and Liver Disease (2 volumes). 7th ed. Philadelphia: W.B. Saunders; 2002: 1933–1950
[23] Schneider T. Infektionen des Gastrointestinaltrakts. In: Alexander K et al., TIM, Thiemes Innere Medizin. Stuttgart: Thieme; 1999: 491–415

8.12 Invasive Pilzinfektionen

G. Maschmeyer

8.12.1 Einleitung

> **Merke**
>
> Durch Candida spp. und Aspergillus spp. verursachte invasive Pilzinfektionen haben in den letzten 20 Jahren sowohl hinsichtlich der damit assoziierten Morbidität als auch Letalität an Bedeutung gewonnen.

▶ **Häufigkeit.** Präzise Angaben zu Inzidenzraten sind für Deutschland nicht verfügbar, da die Autopsierate heute unter 5% liegt, gleichzeitig aber viele invasive Mykosen erst bei der Obduktion nachgewiesen werden [5, 53]. In den USA haben sich invasive Mykosen als Todesursache allein in der Zeit von 1980–1997 nahezu verdreifacht und liegen hier mittlerweile an 7. Stelle letaler Infektionen [33]. Dies betrifft v. a. invasive Aspergillosen, deren Anteil an den Todesursachen bei immunsupprimierten Patienten bis zum Beginn der 2000er-Dekade stetig angestiegen ist. Aktuelle Autopsiedaten aus Deutschland zeigen für Aspergillosen allerdings signifikant rückläufige Inzidenzen bei Patienten mit hämatologischen Neoplasien oder nach allogener Stammzelltransplantation [17]. In den USA nehmen Candidämien unter den nosokomialen Blutstrominfektionen mit 7,6% mittlerweile den 4. Platz ein [18]. Nach den Ergebnissen konsekutiver Blutkulturstudien der deutschen Paul-Ehrlich-Gesellschaft beträgt hierzulande der Anteil von Candidämien an den Blutstrominfektionen 5,6% [6].

Obwohl die Gesamtsterblichkeit bei Patienten mit Candidämie bei 35–40% liegt, ist die invasive Candidiasis unter den Todesursachen nicht ansteigend [33]. Dies ist darin begründet, dass Candidämien besonders häufig bei sehr schwer kranken Patienten auftreten, die auch unabhängig von der Candidämie eine hohe Sterblichkeit aufweisen [37, 40, 50].

▶ **Prädisponierte Patienten.** Invasive Aspergillosen betreffen in erster Linie Patienten mit akuten Leukämien, nach allogener Stammzelltransplantation, nach Organtransplantation, mit angeborenen Immundefekten oder mit schweren Verbrennungen, unter denen die Inzidenz invasiver Aspergillosen bis zu 25% beträgt [32]. Die Letalität liegt insgesamt bei etwa 57%, wobei einzelne Patientensubgruppen wie allogen stammzelltransplantierte Patienten auch Sterblichkeitsraten bis 90% aufweisen [27]. Von Candidämien sind v. a. Patienten mit Tumorerkrankungen, auf Intensivstationen, mit Diabetes mellitus, unter Hämodialyse und nach Organtransplantation bedroht.

Neben invasiven Aspergillosen und Candidosen spielen Zygomykosen, v. a. Rhizopus-, Cunninghamella- und Mucormykosen, eine zunehmend wichtige Rolle, wenngleich ihre Bedeutung insgesamt derzeit noch relativ gering ist [52]. Von diesen Infektionen sind insbesondere schwerstkranke immunsupprimierte oder stammzelltransplantierte Patienten und seltener auch Diabetiker mit ketoazidotischer Stoffwechselentgleisung betroffen. Für die Prognose aller Patienten mit invasiven Mykosen ist es von entscheidender Bedeutung, dass ihre Erkrankung früh erkannt und wirksam antimykotisch, ggf. auch chirurgisch behandelt wird.

8.12.2 Invasive Candida-Infektionen

Epidemiologie und Pathogenese

▶ **Candida-Arten.** Candida spp. kommen im Gastrointestinaltrakt, in Hautfalten, im Oropharynx und im weiblichen Urogenitaltrakt vieler gesunder Menschen vor. Es sind annähernd 200 verschiedene Candida-Spezies bekannt, von denen jedoch nur ca. 10% potenziell humanpathogen sind. In Deutschland ist Candida albicans mit über 60% der Isolate bei invasiven Candidosen stark dominant (▶ Tab. 8.37), während in zahlreichen anderen Ländern wie den USA und Japan bereits über 50% der Candida-Isolate nicht C. albicans entsprechen. Dies betrifft in erster Linie die Zunahme von Candidämien durch C. glabrata [16, 43, 44] (v. a. bei Patienten über 60 Jahren), C. tropicalis, C. parapsilosis und C. krusei. Bedeutsam daran ist v. a., dass C. krusei und C. glabrata mit einer Resistenz gegen das weit verbreitete Antimykotikum Fluconazol und andere Azole einhergehen können [26]. Bei Schleimhautmykosen wie der oropharyngealen und der ösophagealen Candidiasis muss der Nachweis sog. Non-albicans-Candi-

Tab. 8.37 Verteilung der Candida-Spezies (in%) in den Blutkulturstudien I und III der Paul-Ehrlich-Gesellschaft (PEG; Daten nach [54]).

Candida spp.	PEG III (n = 190)	PEG I (n = 171)
C. albicans	61	63
C. glabrata	16	10
C. parapsilosis	7	9
C. tropicalis	6	12
C. krusei	2	1
Sonstige	8	6
Non-albicans	**39**	**37**

da-Spezies kritisch interpretiert werden, da diese hier nur Teil einer Candida-Mischinfektion sein können, bei der C. albicans weiterhin den pathogenetisch bedeutenden, invasiven Anteil darstellt [2].

▶ **Risikofaktoren.** Ösophageale oder invasive Mykosen (Candidämie oder tiefe Organcandidose) entstehen in der Regel erst bei anhaltend geschwächter zellulärer Immunabwehr (zum Beispiel T-Zell-Suppression durch HIV-Infektion, Glukokortikoide, sonstige Immunsuppressiva wie Fludarabin oder andere Nukleosidanaloga, großflächige Radiatio oder Erkrankungen des T-Zell-Immunsystems), bei Zerstörung der endogenen mikrobiellen Homöostase durch Antibiotikatherapie und langfristige Magensäureblockade oder Zerstörung natürlicher Haut- bzw. Schleimhautbarrieren.

Hämodialyse oder parenterale Ernährung über einen mehrlumigen zentralvenösen Katheter stellen entscheidende Risikofaktoren für eine invasive Candidose bei Intensivpatienten dar [7, 9, 42]. Etwa 87% aller nosokomialen Blutstrominfektionen sind mit einem zentralvenösen Katheter assoziiert [38, 51].

> **Merke**
>
> In den nicht durch einen direkten Zugang zum Blutstrom verursachten Fällen kommt es hauptsächlich über die Translokation von Candida spp. aus dem Gastrointestinaltrakt in den Portalkreislauf oder die Lymphbahnen zur invasiven Infektion. Die Anwesenheit von Fremdkörpern wie zentralvenösen Verweilkathetern begünstigt die Persistenz der Erreger, die nach Adhärenz an Kunststoffmaterial einen Biofilm bilden und sich so gegen die fungistatische oder fungizide Wirkung einiger Antimykotika schützen können.

Diagnostik

▶ **Definitionen.** Die kritische Bewertung eines Candida-Nachweises bei schwer kranken, intensivmedizinisch behandelten Patienten ist schwierig, da es sich nicht selten um eine Kolonisation oder Kontamination handelt. Kriterien für gesicherte, vermutete oder mögliche Candida-Infektionen finden sich in ▶ Tab. 8.38 [30, 41].

Für Patienten mit schwerer Immunsuppression auf der Basis einer hämatopoetischen Stammzelltransplantation oder malignen Grunderkrankung hat eine Konsensusdefinition invasiver Mykosen [14] breiten Eingang in die Bewertung klinischer Studien zur Therapie invasiver Pilzinfektionen gefunden. Zur klinischen Entscheidungsfindung hinsichtlich der vermuteten Diag-

8.12 Invasive Pilzinfektionen

Tab. 8.38 Definitionen gesicherter, vermuteter und möglicher Candida-Infektionen auf chirurgischen Intensivstationen.

Definition	Geeignete Nachweisverfahren
gesicherte Candida-Infektion	• histologischer Nachweis einer invasiven Infektion im Rahmen einer Biopsie oder Autopsie oder • mikrobiologischer Infektionsnachweis aus 2 separaten, normalerweise sterilen geschlossenen Körperhöhlen oder Organen, unter Ausschluss von Harnblase und Sputum
vermutete Candida-Infektion	• positive Blutkultur aus einer peripheren Vene oder • positive Kultur von Sprosspilzen aus einer einzelnen, normalerweise sterilen Körperhöhle oder einem Organ, unter Ausschluss von Harnblase oder Sputum (wobei positive Kulturen aus liegenden Peritonealdrainagen oder Gallenwegskathetern *nicht* als Infektionen gewertet werden) oder • Kultur mit > 15 Kolonien von intradermaler Katheterspitze oder • tiefe chirurgische Infektion mit positiver Kultur gemäß CDC-Definition, jeweils mit Notwendigkeit des Débridements oder • positive Kultur aus 2 Urinproben, die vor und nach dem Wechsel eines Urinkatheters oder mittels Katheterisierung gewonnen wurden
mögliche Candida-Infektion	• klinische Entscheidung der Notwendigkeit einer antimykotischen Therapie wegen des Verdachts auf eine Pilzinfektion, Zeichen der Organdysfunktion und Nachweis einer Kolonisation durch Pilze (beispielsweise Sputum-, Urin- oder Gallensekretkultur)

CDC = Centers for Disease Control and Prevention

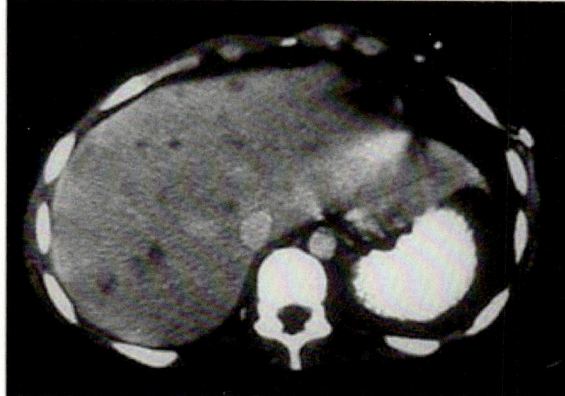

Abb. 8.24 CT-Morphologie einer chronisch disseminierten Candida-Infektion der Leber.

nose und der Indikationsstellung für Antimykotika sollten diese Kriterien jedoch nicht verwendet werden.

▶ **Nachweisverfahren.** Basis der Diagnose einer invasiven Candida-Infektion ist der mikrobiologische Keimnachweis [55]. Nicht kulturbasierte diagnostische Verfahren wie Antigen-, Antikörpernachweis oder der Nachweis der Polymerasekettenreaktion (PCR) haben bislang keinen Stellenwert als klinische Routineverfahren. Aus klinischen Studien wird für neue Candida-Antigentests eine vielversprechende Sensitivität und Spezifität berichtet [58]. Einige Autoren befürworten die Verwendung des Nachweises von Candida-Mannoprotein im Serum zur differenzialdiagnostischen Entscheidung bei Verdacht auf eine venenkatheterbedingte Candidämie [19] oder werten den Nachweis einer multilokulären Candida-Kolonisation als Risikokriterium für die Entstehung einer systemischen Candida-Infektion [56]. Für die Diagnose einer chronisch disseminierten Candidiasis (hepatolienale Candidose) ist die CT- oder MRT-Diagnostik (▶ Abb. 8.24) entscheidend.

Antimykotische Therapie bei invasiver Candida-Infektion

> **Merke**
> Die möglichst rasche Einleitung einer systemischen antimykotischen Therapie invasiver Candida-Infektionen ist nicht nur zur Senkung der Letalität erforderlich, sondern auch um Komplikationen wie Endophthalmitis, Meningitis, Osteomyelitis bzw. Arthritis oder Endokarditis zu verhindern [8, 36, 40].

Grundsätzlich sollte jeder Nachweis von Candida spp. in Blutkulturen oder sonstigen üblicherweise sterilen Körperflüssigkeiten Anlass zur Einleitung einer systemischen antimykotischen Therapie geben. Zugleich ist zu prüfen, ob ein eventuell vorhandener Fremdkörper, insbesondere ein zentraler Venenkatheter (ZVK), entfernt werden kann. Falls die Entfernung des ZVK als therapeutische Maßnahme nicht erfolgt, muss man damit rechnen, dass selbst nach Einleitung einer (in vitro) effektiven antimykotischen Therapie die Fungämie länger persistiert [48, 60].

▶ **Fluconazol, Amphotericin B und Echinocandine.** Als Therapie der Wahl für Patienten mit Nachweis von C. albicans stehen derzeit Fluconazol (initial 800 mg/d, anschließend 400 mg täglich; [3, 46]), liposomales Amphotericin B (3 mg/kg KG/d) oder Echinocandine wie Caspofungin (50 mg/d nach einer Initialdosis von 70 mg am 1. Tag; [35]), Anidulafungin (200 mg Tag, anschließend 100 mg täglich; [47]) und Micafungin (100 mg täglich; [25]) zur Verfügung [8, 40].

> **Praxistipp**
> Wegen des vermehrten Nachweises von Nicht-Candida-albicans-Spezies wird insbesondere bei „klinisch instabilen" Patienten nicht Fluconazol, sondern liposomales Amphotericin B (AmB) oder ein Echinocandin empfohlen [8, 40].

Voriconazol ist für die Behandlung der Candidämie im Vergleich zu konventionellem Amphotericin B bei nicht neutropenischen Patienten mindestens gleich wirksam bei signifikant besserer Verträglichkeit [24]. Für die Therapie invasiver Candida-Infektionen mit spezieller Lokalisation, wie etwa einer Candida-Meningitis, -Osteomyelitis oder -Ophthalmitis, gelten besondere Empfehlungen [40], wobei hier dringend die Konsultation von mykologisch versierten Experten anzuraten ist.

▶ **Therapiedauer.** Die Dauer der antimykotischen Therapie sollte 14 Tage ab der ersten negativen Blutkultur betragen, bei neutropenischen Patienten bis zu 14 Tage über die Regeneration der neutrophilen Granulozyten auf > 1,0 Gpt/l hinaus [8, 40]. Bei persistierender Fungämie trotz Entfernung des Venenkatheters wird eine erneute Fokussuche (Leber, Milz, Endokarditis) und der Wechsel auf ein anderes Antimykotikum auf Grundlage der In-vitro-Empfindlichkeit des Candida-Isolates empfohlen.

8.12.3 Invasive Aspergillosen (IA)

Epidemiologie und Pathogenese

Invasive Apergillosen (IA) entstehen nach Inhalation von Aspergillussporen aus der normalen Atemluft.

> **Praxistipp**
> Besonders belastet ist die Luft bei Baumaßnahmen in Kliniken. In Stammzell- oder Organtransplantationseinheiten sowie in Bereichen zur Behandlung von Patienten mit akuten Leukämien wird eine effektive Raumluftfilterung empfohlen [4].

Vorzugsweise in den tiefen Atemwegen sowie in den paranasalen Sinus finden die Aspergillussporen geeignete Wachstumsbedingungen und führen nach Gewebeinvasion zur Gefäßokklusion. Die klinische Manifestation entspricht demnach einer ischämischen Nekrose. Unter den zahlreichen bekannten Aspergillus-Spezies steht als Erreger einer invasiven Aspergillose Aspergillus fumigatus weit im Vordergrund. Daneben kommen gelegentlich Infektionen durch A. terreus (resistent gegen Amphotericin B), A. niger oder A. flavus vor [22].

Diagnostik

▶ **Diagnosestellung.** Entscheidend für die Erfolgsaussicht bei Patienten mit invasiver Apergillose (IA) ist die möglichst frühzeitige Einleitung einer wirksamen systemischen antimykotischen Therapie. Die Kriterien der zweifelsfreien Sicherung einer IA [14] sind zum Zeitpunkt der Therapieentscheidung jedoch nur selten erfüllt. Die (Verdachts-)Diagnose einer invasiven pulmonalen Aspergillose basiert auf klinischen Symptomen – wie antibiotikarefraktärem Fieber, plötzlich auftretenden atemabhängigen Pleuraschmerzen oder einer unter Antibiotikatherapie auftretenden Sinusitis – sowie auf typischen radiologischen Befunden, den Ergebnissen nicht kulturbasierter Verfahren (Galactomannan-Nachweis) und der mikrobiologischen und/oder histopathologischen Diagnostik von Sekret- oder Gewebeproben [55]. Eine positive Kultur aus Sputum oder Bronchialsekret bzw. bronchoalveolärer Lavage spricht bei immunsupprimierten Patienten (im Gegensatz etwa zu Patienten mit chronischen Lungenerkrankungen oder beatmeten Patienten) stark für das Vorliegen einer IA.

> **Merke**
> Der histopathologische Nachweis einer Blutgefäßinvasion mittels Silber- oder Perjodsäure-Schiff-Reagenz(PAS)-Färbung ist beweisend, wobei die Differenzialdiagnose anderer Fadenpilzinfektionen, v. a. Rhizopus-, Mucor- und anderer Zygomykosen, auch hier von besonderer Bedeutung ist.

▶ **Computertomografie.** Entscheidendes Instrument zur Diagnose einer IA der Lungen ist die hochauflösende bzw. Mehrzeilen-Computertomografie, die in der Frühphase der pulmonalen IA ein noduläres, peripher gelegenes Infiltrat mit partieller oder kompletter Umkleidung durch eine milchglasartige Eintrübung („Halozeichen") und nach einigen Tagen eine Kavernenbildung mit Luftsichel („air-crescent sign") zeigt [12].

▶ **Antigenbestimmungen.** Die mehrfach wöchentliche Antigenbestimmung mittels eines kommerziell erhältlichen Galactomannan-Sandwich-ELISA (ELISA = Enzyme-linked immunosorbent Assay) hat sich in einigen Studien als hilfreich zur frühzeitigen Erkennung einer IA erwiesen [28, 34], allerdings kann diese Untersuchung bei Patienten unter Therapie mit Piperacillin-Tazobactam oder anderen semisynthetischen β-Laktam-Antibiotika falsch positiv sein [59]. Gleichzeitig fällt der Test trotz des zweifelsfreien Nachweises einer invasiven Aspergillose manchmal negativ aus [45]. Die von einigen Speziallaboratorien entwickelten PCR-Methoden zum hochsensitiven Nachweis von Aspergillus- bzw. Pilz-DNA [10, 21] können zur Frühdiagnose invasiver Pilzinfektionen beitragen, sind bislang jedoch nicht standardisiert oder lizensiert und werden deshalb in der Regel nur im Rahmen klinischer Studien verwendet.

Antimykotische Therapie bei invasiver Aspergillose

> **Praxistipp**
> Voriconazol, ein Breitspektrum-Triazol, hat sich aufgrund seiner Überlegenheit gegenüber konventionellem Amphotericin B als Therapie erster Wahl für die Behandlung von Patienten mit invasiver Aspergillose durchgesetzt [8, 22, 62]. Die Tagesdosis beträgt 6 mg/kg alle 12 h am ersten Tag, anschließend 4 mg/kg alle 12 h.

▶ **Voriconazol.** Unter Voriconazol werden erstmals auch bei Patienten mit einer Aspergillose des ZNS nennenswerte Ansprechraten von 19–35 % beobachtet [15, 57].

Ein weiterer Vorteil von Voriconazol liegt in der Möglichkeit der oralen Gabe mit einer Bioverfügbarkeit von 95 %. Beim Einsatz von Voriconazol ist bei ca. 30 % der Patienten eine passagere, reversible Sehstörung zu erwarten. Auf pharmakologische Interaktionen mit anderen Pharmaka wie Rifabutin, Cumarinderivaten, Ciclosporin oder Tacrolimus (Blutspiegelkontrolle), Sulfonylharnstoffen, „Statinen" (Kontrolle der Kreatinkinase), Benzodiazepinen, Vinca-Alkaloiden, Omeprazol und Phenytoin ist unbedingt zu achten. Kontraindiziert ist die Gabe von Voriconazol zusammen mit Astemizol, langwirksamen Barbituraten, Carbamazepin, Cisaprid, Chinidin, Rifampicin, Sirolimus oder Terfenadin. Voriconazol kann zu einer Verlängerung des QT-Intervalls führen, insbesondere bei Patienten mit kardialer Problematik sind sorgfältige Kontrollen indiziert.

▶ **Liposomales Amphotericin B.** Alternativ wird liposomales Amphotericin B (L-AmB; 3 mg/kg täglich; [13]) eingesetzt. Es ist zu beachten, dass L-AmB bei 10–20 % der Patienten eine signifikante Nephrotoxizität verursacht [61, 62]. Die Rate infusionsbedingter Unverträglichkeitsreaktionen liegt bei etwa 30 %.

▶ **Itraconazol.** Zur Effektivität von Itraconazol in der Primärtherapie invasiver Aspergillosen existieren keine verlässlichen Daten. Bei der intravenösen Anwendung beträgt die Tagesdosis 200 mg alle 12 h an den ersten beiden Behandlungstagen, anschließend 200 mg alle 24 h [11]. Die Bioverfügbarkeit ist nach oraler Gabe von Itraconazol in Cyclodextrinlösung (Tagesdosis 2 × 200 mg) akzeptabel, allerdings ist diese Zubereitungsform durch eine schlechte Tolerabilität limitiert. Es wird empfohlen, die erforderliche Dosierung durch Messung der Plasmatalspiegel zu adjustieren. Dabei scheint ein Talspiegel von mehr als 500 ng/ml für eine zuverlässige antimykotische Wirksamkeit erforderlich zu sein [20].

Auch bei Itraconazol ist die Interaktion mit anderen Pharmaka über das Cytochrom-p450-Isoenzymsystem zu beachten.

▶ **Caspofungin.** Bei Intoleranz gegen andere aspergilluswirksame Antimykotika oder mit einer unter laufender antimykotischer Behandlung progredienten Aspergillose ist die Behandlung mit Caspofungin in 40–50 % der Fälle erfolgreich im Sinne einer partiellen oder vollständigen Rückbildung der Infektionszeichen (70 mg Tag 1, anschließend 50 mg täglich; [29]). Die Verträglichkeit ist besonders gut und das Interaktionspotenzial mit anderen Pharmaka gering.

▶ **Kombination von Antimykotika.** Da die genannten Antimykotika unterschiedliche Angriffspunkte an der Pilzzelle besitzen, besteht erstmals die Option einer klinisch effektiven Kombination von Antimykotika in der Therapie invasiver Aspergillosen. Sowohl im Tierexperiment als auch klinisch [1, 23, 31] sind Synergismen zwischen Echinocandinen und AmB oder Voriconazol bzw. Itraconazol beobachtet worden. Prospektiv randomisierte klinische Studien hierzu liegen noch nicht vor.

▶ **Therapierefraktärität.** Insbesondere bei Patienten mit lang anhaltender Neutropenie und/oder anderen Immunsuppression ist die antimykotische Therapie einer IA nach wie vor in ca. 50 % aller Fälle erfolglos. Allerdings sollte nicht bereits nach einer Behandlungsdauer von weniger als 2 Wochen von einer Therapierefraktärität ausgegangen werden, da die Ausdehnung pulmonaler Infiltrate in der Computertomografie der Lungen während der ersten 2 Behandlungswochen im Median um das Vierfache zunimmt und bei konsequenter Fortführung der Therapie erst danach zurückgeht [12].

Daneben ist die pharmakokinetische Resistenz einer invasiven Aspergillose gegen ein in vitro aspergilluswirksames Antimykotikum möglich. So ist die Penetration der Blut-Hirn-Schranke durch konventionelles Amphotericin B oder Itraconazol minimal, sodass der Einsatz einer gut ZNS-gängigen Substanz wie Voriconazol vorzuziehen ist, alternativ auch von hoch dosiertem liposomalen AmB (mindestens 5 mg/kg täglich).

> **Kernaussagen**
>
> **Einleitung**
> Durch Candida spp., Aspergillus spp. und Zygomyzeten verursachte invasive Pilzinfektionen haben in den letzten 20 Jahren sowohl hinsichtlich der damit assoziierten Morbidität als auch Letalität an Bedeutung gewonnen.
>
> **Invasive Candida-Infektionen**
> In Deutschland ist Candida albicans mit über 60 % der Isolate bei invasiven Candidosen weiterhin stark dominant. Ösophageale oder invasive Mykosen entstehen bei anhaltend geschwächter zellulärer Immunabwehr, bei Zerstörung der endogenen mikrobiellen Homöostase durch Antibiotikatherapie und langfristige Magensäureblockade oder bei Zerstörung natürlicher Haut- bzw. Schleimhautbarrieren. Hämodialyse oder parenterale Ernährung über einen mehrlumigen zentralvenösen Katheter stellen entscheidende Risikofaktoren für eine invasive Candidose bei Intensivpatienten dar [7, 9, 42].
> Basis der Diagnose einer invasiven Candida-Infektion ist der mikrobiologische Keimnachweis [55]. Für die Diagnose einer chronisch disseminierten Candidiasis (hepatolienale Candidose) ist die CT- oder MRT-Diagnostik (▶ Abb. 8.24) entscheidend.
> Als Therapie der Wahl für Patienten mit Nachweis von C. albicans stehen derzeit Fluconazol, liposomales Amphotericin B oder Echinocandine (Caspofungin, Anidulafungin, Micafungin) zur Verfügung [8, 40]. Wegen des vermehrten Nachweises von Nicht-Candida-albicans-Spezies wird insbesondere bei „klinisch instabilen" Patienten nicht Fluconazol, sondern die primäre Gabe von liposomalem AmB oder einem Echinocandin empfohlen. Die Dauer der antimykotischen Therapie sollte 14 Tage ab der ersten negativen Blutkultur betragen, bei neutropenischen Patienten bis zu 14 Tage über die Regeneration der neutrophilen Granulozyten auf > 1,0 Gpt/l hinaus [8, 40].
>
> **Invasive Aspergillosen**
> Invasive Apergillosen (IA) entstehen nach Inhalation von Aspergillussporen aus der normalen Atemluft. Besonders belastet ist die Luft bei Baumaßnahmen in Kliniken. Die klinische Manifestation entspricht einer ischämischen Nekrose.
> Die (Verdachts-)Diagnose einer invasiven pulmonalen Aspergillose basiert auf klinischen Symptomen wie plötzlich auftretenden atemabhängigen Pleuraschmerzen oder einer antibiotikarefraktären Sinusitis, auf radiologischen Befunden, den Ergebnissen nicht kulturbasierter Verfahren (Galactomannan-Nachweis) und auf der mikrobiologischen und/oder histopathologischen Diagnostik von Sekret- oder Gewebeproben [55]. Der histopathologische Nachweis einer Blutgefäßinvasion mittels Silber- oder PAS-Färbung ist beweisend. Entscheidendes Instrument zur frühzeitigen Diagnose einer IA der Lungen ist die hochauflösende bzw. Mehrzeilen-Computertomografie.
> Voriconazol oder liposomales Amphotericin B werden zur Primärtherapie eingesetzt. Bei Patienten mit einer Intoleranz gegen andere aspergilluswirksame Antimykotika oder mit einer unter laufender antimykotischer Behandlung progredienten Aspergillose ist die Behandlung mit Caspofungin in 40–50 % der Fälle erfolgreich. Bei ZNS-Aspergillose ist der Einsatz einer gut ZNS-gängigen Substanz wie Voriconazol obligat.

Literatur

[1] Aliff TB, Maslak PG, Jurcic JG et al. Refractory Aspergillus pneumonia in patients with acute leukemia: successful therapy with combination caspofungin and liposomal amphotericin. Cancer 2003; 97: 1025–1032

[2] Ally R, Schürmann D, Kreisel W et al. A randomized, double-blind, double-dummy, multicenter trial of voriconazole and fluconazole in the treatment of esophageal candidiasis in immunocompromised patients. Clin Infect Dis 2001; 33: 1447–1454

[3] Anaissie EJ, Darouiche RO, Abi-Said D et al. Management of invasive candidal infections: results of a prospective, randomized, multicenter study of fluconazole versus amphotericin B and review of the literature. Clin Infect Dis 1996; 23: 964–972

[4] Anforderungen an die Hygiene bei der medizinischen Versorgung von immunsupprimierten Patienten. Empfehlung der Kommission für Krankenhaushygiene und Infektionsprävention beim Robert-Koch-Institut (2010). Im Internet:

http://www.rki.de/DE/Content/Infekt/Krankenhaushygiene/Kommission/Downloads/Immunsuppr_Rili.pdf?__blob=publicationFile (Stand: 26.04.2013)

[5] Barth PJ, Rossberg C, Koch S et al. Pulmonary aspergillosis in an unselected autopsy series. Pathol Res Pract 2000; 196: 73–80
[6] Becker A, Rosenthal EJK. Antibiotika-Empfindlichkeit von Sepsis-Erregern 2006–2007. Vierte Blutkulturstudie der Arbeitsgemeinschaft „Blutkulturstudie" der Paul-Ehrlich-Gesellschaft für Chemotherapie e.V. Chemother J 2010; 19: 28–39
[7] Blumberg HM, Jarvis WR, Soucie JM et al. Risk factors for candidal bloodstream infections in surgical intensive care unit patients: the NEMIS prospective multicenter study. Clin Infect Dis 2001; 33: 177–186
[8] Böhme A, Ruhnke M, Buchheidt D et al. Treatment of invasive fungal infections in cancer patients. Recommendations of the Infectious Diseases Working Party (AGIHO) of the German Society of Hematology and Oncology (DGHO). Ann Hematol 2009; 88: 97–110
[9] Borzotta AP, Beardsley K. Candida infections in critically ill trauma patients: a retrospective case-control study. Arch Surg 1999; 134: 657–664
[10] Buchheidt D, Baust C, Skladny H et al. Detection of Aspergillus species in blood and bronchoalveolar lavage samples from immunocompromised patients by means of 2-step polymerase chain reaction: clinical results. Clin Infect Dis 2001; 33: 428–435
[11] Caillot D, Bassaris H, McGeer A et al. Intravenous itraconazole followed by oral itraconazole in the treatment of invasive pulmonary aspergillosis in patients with hematologic malignancies, chronic granulomatous disease, or AIDS. Clin Infect Dis 2001; 33: E83–90
[12] Caillot D, Couaillier JF, Bernard A et al. Increasing volume and changing characteristics of invasive pulmonary aspergillosis on sequential thoracic computed tomography scans in patients with neutropenia. J Clin Oncol 2001; 19: 253–259
[13] Cornely OA, Maertens J, Bresnik M et al. Liposomal amphotericin B as initial therapy for invasive mold infection: a randomized trial comparing a high-loading dose regimen with standard dosing (AmBiLoad trial). Clin Infect Dis 2007; 44: 1289–1297
[14] De Pauw B, Walsh TJ, Donnelly JP et al. Revised definitions of invasive fungal disease from the European Organization for Research and Treatment of Cancer/Invasive Fungal Infections Cooperative Group and the National Institute of Allergy and Infectious Diseases Mycoses Study Group (EORTC/MSG) Consensus Group. Clin Infect Dis 2008; 46: 1813–1821
[15] Denning DW, Ribaud P, Milpied N et al. Efficacy and safety of voriconazole in the treatment of acute invasive aspergillosis. Clin Infect Dis 2002; 34: 563–571
[16] Diekema DJ, Messer SA, Brueggemann AB et al. Epidemiology of candidemia: 3-year results from the emerging infections and the epidemiology of Iowa organisms study. J Clin Microbiol 2002; 40: 1298–1302
[17] Donhuijsen K, Petersen P, Schmid KW. Trendwende in der Mykosefrequenz bei hämatologischen Neoplasien. Dtsch Arztebl 2008; 105: 501–506
[18] Edmond MB, Wallace SE, McClish DK et al. Nosocomial bloodstream infections in United States hospitals: a three-year analysis. Clin Infect Dis 1999; 29: 239–244
[19] Girmenia C, Martino P, De Bernardis F et al. Assessment of detection of Candida mannoproteinemia as a method to differentiate central venous catheter-related candidemia from invasive disease. J Clin Microbiol 1997; 35: 903–906
[20] Glasmacher A, Hahn C, Leutner C et al. Breakthrough invasive fungal infections in neutropenic patients after prophylaxis with itraconazole. Mycoses 1999; 42: 443–451
[21] Hebart H, Löffler J, Reitze H et al. Prospective screening by a panfungal polymerase chain reaction assay in patients at risk for fungal infections. Implications for the management of febrile neutropenia. Br J Haematol 2000; 111: 635–640
[22] Herbrecht R, Denning DW, Patterson TF et al. Voriconazole versus amphotericin B for primary therapy of invasive aspergillosis. N Engl J Med 2002; 347: 408–415
[23] Kontoyiannis DP, Hachem R, Lewis RE et al. Efficacy and toxicity of caspofungin in combination with liposomal amphotericin B as primary or salvage treatment of invasive aspergillosis in patients with hematologic malignancies. Cancer 2003; 98: 292–299
[24] Kullberg BJ, Sobel JD, Ruhnke M et al. Voriconazole versus a regimen of amphotericin B followed by fluconazole for candidaemia in non-neutropenic patients: a randomised non-inferiority trial. Lancet 2005; 366: 1435–1442
[25] Kuse ER, Chetchotisakd P, da Cunha CA et al. Micafungin versus liposomal amphotericin B for candidaemia and invasive candidosis: a phase III randomised double-blind trial. Lancet 2007; 369: 1519–1527
[26] Laverdière M, Hoban D, Restieri C et al. In vitro activity of three new triazoles and one echinocandin against Candida bloodstream isolates from cancer patients. J Antimicrob Chemother 2002; 50: 119–123
[27] Lin SJ, Schranz J, Teutsch SM. Aspergillosis case-fatality rate: systematic review of the literature. Clin Infect Dis 2001; 32: 358–366
[28] Maertens J, Verhaegen J, Lagrou K et al. Screening for circulating galactomannan as a noninvasive diagnostic tool for invasive aspergillosis in prolonged neutropenic patients and stem cell transplantation recipients: a prospective validation. Blood 2001; 97: 1604–1610
[29] Maertens J, Raad I, Petrikkos G et al. Efficacy and safety of caspofungin for treatment of invasive aspergillosis in patients refractory to or intolerant of conventional antifungal therapy. Clin Infect Dis 2004; 39: 1563–1571
[30] Mangram AJ, Horan TC, Pearson ML et al. Guidelines for prevention of surgical site infection. Infect Control Hosp Epidemiol 1999; 20: 250–278
[31] Marr KA, Boeckh M, Carter RA et al. Combination antifungal therapy for invasive aspergillosis. Clin Infect Dis 2004; 39: 797–802
[32] Maschmeyer G, Haas A, Cornely OA. Invasive aspergillosis: epidemiology, diagnosis and management in immunocompromised patients. Drugs 2007; 67: 1567–1601
[33] McNeil MM, Nash SL, Hajjeh RA et al. Trends in mortality due to invasive mycotic diseases in the United States, 1980–1997. Clin Infect Dis 2001; 33: 641–647
[34] Mennink-Kersten MA, Donnelly JP, Verweij PE. Detection of circulating galactomannan for the diagnosis and management of invasive aspergillosis. Lancet Infect Dis 2004; 4: 349–357
[35] Mora-Duarte J, Betts R, Rotstein C et al. Comparison of caspofungin and amphotericin B for invasive candidiasis. N Engl J Med 2002; 347: 2020–2029
[36] Munoz P, Burillo A, Bouza E. Criteria used when initiating antifungal therapy against Candida spp. in the intensive care unit. Int J Antimicrob Agents 2000; 15: 83–90
[37] Nolla-Salas J, Sitges-Serra A, Leon-Gil C et al. Candidemia in non-neutropenic critically ill patients: analysis of prognostic factors and assessment of systemic antifungal therapy. Intensive Care Med 1997; 23: 23–30
[38] Oude Lashof AM, Donnelly JP, Meis JF et al. Duration of antifungal treatment and development of delayed complications

in patients with candidaemia. Eur J Clin Microbiol Infect Dis 2003; 22: 43–48

[39] Pappas PG, Rex JH, Lee J et al. A prospective observational study of candidemia: epidemiology, therapy, and influences on mortality in hospitalized adult and pediatric patients. Clin Infect Dis 2003; 37: 634–643

[40] Pappas PG, Kauffman CA, Andes D et al. Clinical practice guidelines for the management of candidiasis: 2009 update by the Infectious Diseases Society of America. Clin Infect Dis 2009; 48: 503–535

[41] Pelz RK, Hendrix CW, Swoboda SM et al. Double-blind placebo-controlled trial of fluconazole to prevent candidal infections in critically ill surgical patients. Ann Surg 2001; 233: 542–548

[42] Peres-Bota D, Rodriguez-Villalobos H, Dimopoulos G et al. Potential risk factors for infection with Candida spp. in critically ill patients. Clin Microbiol Infect 2004; 10: 550–555

[43] Pfaller MA, Diekema DJ, Jones RN et al. Trends in antifungal susceptibility of Candida spp. isolated from pediatric and adult patients with bloodstream infections: SENTRY Antimicrobial Surveillance Program, 1997 to 2000. J Clin Microbiol 2002; 40: 852–856

[44] Pfaller MA, Messer SA, Boyken L et al. Geographic variation in the susceptibilities of invasive isolates of Candida glabrata to seven systemically active antifungal agents: a global assessment from the ARTEMIS Antifungal Surveillance Program conducted in 2001 and 2002. J Clin Microbiol 2004; 42: 3142–3146

[45] Pfeiffer CD, Fine JP, Safdar N. Diagnosis of invasive aspergillosis using a galactomannan assay: a meta-analysis. Clin Infect Dis 2006; 42: 1417–1427

[46] Phillips P, Shafran S, Garber G et al. Multicenter randomized trial of fluconazole versus amphotericin B for treatment of candidemia in non-neutropenic patients. Eur J Clin Microbiol Infect Dis 1997; 16: 337–345

[47] Reboli AC, Rotstein C, Pappas PG et al. Anidulafungin versus fluconazole for invasive candidiasis. N Engl J Med 2007; 356: 2472–2482

[48] Rex JH, Bennett JE, Sugar AM et al. A randomized trial comparing fluconazole with amphotericin B for the treatment of candidemia in patients without neutropenia. N Engl J Med 1994; 331: 1325–1330

[49] Rex JH, Bennett JE, Sugar AM et al. Intravascular catheter exchange and duration of candidemia. Clin Infect Dis 1995; 21: 994–996

[50] Rex JH, Pappas PG, Karchmer AW et al. A randomized and blinded multicenter trial of high-dose fluconazole plus placebo versus fluconazole plus amphotericin B as therapy for candidemia and its consequences in nonneutropenic subjects. Clin Infect Dis 2003; 36: 1221–1228

[51] Richards MJ, Edwards JR, Culver DH et al. Nosocomial infections in medical intensive care units in the United States. National Nosocomial Infections Surveillance System. Crit Care Med 1999; 27: 887–892

[52] Roden MM, Zaoutis TE, Buchanan WL et al. Epidemiology and outcome of zygomycosis: a review of 929 reported cases. Clin Infect Dis 2005; 41: 634–653

[53] Roosen J, Frans E, Wilmer A et al. Comparison of premortem clinical diagnoses in critically ill patients and subsequent autopsy findings. Mayo Clin Proc 2000; 75: 562–567

[54] Rosenthal EJK und die Arbeitsgemeinschaft „Blutkulturstudie" der Paul-Ehrlich-Gesellschaft für Chemotherapie. Epidemiologie von Septikämie-Erregern. Dtsch Med Wschr 2002; 127: 2435–2440

[55] Ruhnke M, Böhme A, Buchheidt D et al. Diagnosis of invasive fungal infections in hematology and oncology. Guidelines of the Infectious Diseases Working Party (AGIHO) of the German Society of Hematology and Oncology (DGHO). Ann Hematol 2003; 82 (Suppl. 2): S 141–148

[56] Safdar A, Armstrong D. Prospective evaluation of Candida species colonization in hospitalized cancer patients: impact on short-term survival in recipients of marrow transplantation and patients with hematological malignancies. Bone Marrow Transplant 2002; 30: 931–935

[57] Schwartz S, Ruhnke M, Ribaud P et al. Improved outcome in central nervous system aspergillosis, using voriconazole treatment. Blood 2005; 106: 2641–2645

[58] Sendid B, Tabouret M, Poirot JL et al. New enzyme immunoassays for sensitive detection of circulating Candida albicans mannan and antimannan antibodies: useful combined test for diagnosis of systemic candidiasis. J Clin Microbiol 1999; 37: 1510–1517

[59] Sulahian A, Touratier S, Ribaud P. False positive test for Aspergillus antigenemia related to concomitant administration of piperacillin and tazobactam. N Engl J Med 2003; 349: 2366–2367

[60] Vincent JL, Anaissie E, Bruining H et al. Epidemiology, diagnosis and treatment of systemic Candida infection in surgical patients under intensive care. Intensive Care Med 1998; 24: 206–216

[61] Walsh TJ, Finberg RW, Arndt C et al. Liposomal amphotericin B for empirical therapy in patients with persistent fever and neutropenia. N Engl J Med 1999; 340: 764–771

[62] Walsh TJ, Pappas P, Winston D et al. Voriconazole compared with liposomal amphotericin B for empirical antifungal therapy in patients with neutropenia and persistent fever. N Engl J Med 2002; 346: 225–234

[63] Walsh TJ, Anaissie EJ, Denning DW et al. Treatment of aspergillosis: clinical practice guidelines of the Infectious Diseases Society of America. Clin Infect Dis 2008; 46: 327–360

8.13 Infektionen bei immunkompromittierten Patienten

G. Maschmeyer

8.13.1 Hauptformen der Immunsuppression

Im klinischen Alltag werden 3 Formen der Immunsuppression unterschieden:
- die *Neutropenie*, definiert als Verminderung der Zahl neutrophiler Granulozyten < 1000/μl (entspricht 1,0 Gpt/l),
- die *zelluläre Immunsuppression*, zumeist in Form einer Verminderung CD4-positiver Lymphozyten < 0,5 Gpt/l,
- der *humorale Immundefekt* mit einem Mangel an Immunglobulinen (vorwiegend der Klassen IgG und IgA).

▶ **Opportunistische Infektionen.** Gemeinsames Merkmal immunsupprimierter Patienten ist ihre Anfälligkeit für opportunistische Infektionen, wobei die beteiligten Mikroorganismen je nach Art der Immunsuppression ein etwas anderes Spektrum aufweisen (▶ Tab. 8.39). Häufig treten Kombinationen dieser Formen der Immunsuppression auf, beispielsweise nach Chemo- und Strahlentherapie oder nach allogener Stammzelltransplantation.

▶ **Risikokategorien bei Neutropenie.** Hinsichtlich des Risikos komplizierter Infektionsverläufe werden Patienten mit einer erwarteten Neutropeniedauer (< 0,5 Gpt/l) von ≤ 5 Tagen in der Regel als Niedrigrisikopatienten, mit einer Neutropeniedauer von 6–9 Tagen als Standardrisikopatienten und mit einer Neutropeniedauer von ≥ 10 Tagen als Hochrisikopatienten eingestuft

Tab. 8.39 Typische Infektionserreger in Abhängigkeit von der Art der Immunsuppression.

Art der Immunsuppression	Erreger
Granulozytopenie (Neutropenie)	• gramnegative Aerobier (Enterobacteriaceae und Glukose-Nonfermenter wie *Pseudomonas aeruginosa* oder *Stenotrophomonas maltophilia*) • *Staphylococcus aureus* • koagulasenegative Staphylokokken (z. B. *S. epidermidis*) • alphahämolysierende Streptokokken (z. B. *S. viridans* und *S. mitis*) • Pilze, Aspergillus- und Candida-Spezies
T-Zell-Defekt	• Viren (Zytomegalie-Virus, Herpes-simplex-Virus, Varicella-Zoster-Virus, HHV-6, RSV, Adenoviren) • Pilze (s. o.) sowie Kryptokokken, Pneumocystis jiroveci) • Mykobakterien, v. a. *Mycobacterium tuberculosis* • Parasiten (z. B. *Toxoplasma gondii* oder Kryptosporidien) • Bakterien (s. o.), zudem *Listeria monocytogenes* und Nocardien
Antikörpermangel	• vorwiegend verkapselte Bakterien wie Pneumokokken, Haemophilus influenzae • Viren (s. o.) • seltener: Pilze
Splenektomie oder funktionelle Asplenie	• *Streptococcus pneumoniae* • *Haemophilus influenzae* • *Neisseria meningitidis*

HHV6 = humanes Herpesvirus Typ 6; RSV = respiratorisches Synzytialvirus

[18, 23]. Es können zusätzlich andere prognostisch bedeutsame Faktoren wie gravierende Komorbidität oder kombinierte Formen der Immunsuppression vorliegen, die die Einordnung eines Patienten – unabhängig von der Neutropeniedauer – in die Hochrisikokategorie rechtfertigen.

Merke

Neutropenische Patienten mit infektiösen Komplikationen, die einer intensivmedizinischen Behandlung bedürfen, werden in der Regel als Hochrisikopatienten eingestuft.

▶ **Zelluläre Immunsuppression.** Bei Patienten mit zellulärer Immunsuppression ist unterhalb von 250 CD4-positiven Lymphozyten pro Mikroliter mit bedrohlichen Infektionen zu rechnen.

▶ **Mangel an Immunglobulinen.** Beim Immunglobulinplasmaspiegel ist diese Grenze schwerer zu definieren, da viele Patienten mit einem Immunglobulinmangel gleichzeitig eine Neutropenie (z. B. als Folge der Verdrängung der Granulopoese durch ausgedehnte Knochenmarkinfiltration bei chronischer lymphatischer Leukämie) und/oder eine zelluläre Immunsuppression (z. B. durch Strahlentherapie oder Einsatz von Purinanaloga oder T-Zellantikörpern wie Antithymozytenglobulin oder Alemtuzumab) aufweisen. Bei Patienten mit einem IgG-Spiegel < 250 mg/dl ist grundsätzlich eine erhöhte Infektionsinzidenz zu erwarten. Liegt gleichzeitig ein IgA-Mangel vor, besteht eine besondere Anfälligkeit für Infektionen der tiefen Atemwege.

Interdisziplinäres Infektionsmanagement bei Immunsuppression

Infektionen sind die Haupttodesursachen bei immunsupprimierten Patienten. Insofern ist ein kompetentes Infektionsmanagement essenziell für die Durchführung intensiver Therapieverfahren bei Tumorkrankheiten. Gleichzeitig ist zu beachten, dass bei Patienten, deren maligne Erkrankung keiner aussichtsreichen Therapie mehr zugänglich ist, Infektionen typischerweise die terminalen Komplikationen darstellen. Insofern ist bei der Entscheidung über den Einsatz lebenserhaltender Maßnahmen bei infektiösen Komplikationen die Kenntnis des Status der Grunderkrankung von größter Bedeutung. Die Entscheidung, schwer kompromittierte Patienten, die eine vital bedrohliche Infektion entwickeln, intensivmedizinisch zu behandeln, ist demnach interdisziplinär zu treffen.

▶ **Im Allgemeinen gute Prognose.** Die Prognose bei immunsupprimierten Patienten mit infektiösen Komplikationen ist bei gut strukturiertem therapeutischen Vorgehen im Allgemeinen gut [18]. Prädiktive Faktoren, die zweifelsfrei die Erfolglosigkeit solcher Maßnahmen vorhersagen, stehen nicht zur Verfügung. In publizierten Analysen werden je nach Patientenpopulation Überlebensraten von bis zu > 50 % angegeben, wobei sich Multiorganversagen, maschinelle Beatmung, hämodynamische Insuffizienz mit Katecholaminbedarf und eine anhaltende Neutropenie als ungünstig erwiesen haben. Wichtig hierbei ist jedoch, dass nicht einzelne, sondern nur Kombinationen von 2 bis 3 dieser ungünstigen Faktoren mit einem sicher letalen Ausgang verbunden sind [22].

▶ **Willensbekundung des Patienten berücksichtigen.** Bei der Entscheidung über die Einleitung intensivmedizinischer Maßnahmen ist ggf. eine von dem Patienten zuvor geäußerte Willensbekundung (z. B. Patientenverfügung) zu berücksichtigen. Dabei ist allerdings zu beachten, dass eine solche Willensbekundung im Einzelfall nicht immer Bestand hat [5]. Im Zweifelsfall, insbesondere bei raschem Handlungsbedarf, darf Patienten mit malignen Erkrankungen und ausgeprägter Immunsuppression das Potenzial einer qualifizierten Intensivmedizin nicht vorenthalten werden [31]. Hilfreich kann es im schwer zu entscheidenden Fall sein, den Einsatz intensivmedizinischer Maßnahmen für einen begrenzten Zeitraum zu vereinbaren, um anhand des Behandlungserfolges nach Ablauf dieser Frist interdisziplinär über die Weiterführung dieser Maßnahmen zu beraten.

8.13.2 Besonderheiten im diagnostischen und therapeutischen Vorgehen

Klinische und mikrobiologische Diagnostik

Die klinische Symptomatik ist manchmal bei immunsupprimierten Patienten trotz ausgeprägter Infektion nur moderat erkennbar. So können bei neutropenischen Patienten mit Fieber und Bakteriämie die typischen klinischen Zeichen einer Sepsis fehlen. Ursache hierfür ist die krankheits- und behandlungsbedingte Einschränkung (Glukokortikoide und andere Immunsuppressiva) der proinflammatorischen Immunantwort von Granulozyten und Monozyten/Makrophagen. Dabei ist eine prompte antimikrobielle Therapie bei immunsupprimierten Patienten, die außer Fieber keine sonstigen Symptome einer Infektion aufweisen, unverzichtbar, da eine verzögerte oder inadäquate Infektionsbehandlung bei febrilen neutropenischen Patienten mit einer Infektionsletalität von bis zu 50 % innerhalb von 48 h einhergehen kann [2]. Insofern besteht Konsens darüber, dass bei Auftreten von Fieber ohne eindeutige Hinweise auf eine nicht infektiöse Genese innerhalb weniger Stunden eine breit wirksame empirische antimikrobielle Therapie eingeleitet werden muss [14, 18, 23].

▶ **Indikation zur Einleitung einer empirischen antimikrobiellen Therapie.** Die folgenden Faktoren indizieren die Einleitung einer empirischen antimikrobiellen Therapie bei febrilen neutropenischen Patienten:
- Granulozytenzahl < 1,0 Gpt/l,
- oral gemessene Temperatur ≥ 38,3 °C oder mehrfach ≥ 38,0 °C innerhalb 12 h,
- fehlender Anhalt für nicht infektiöse Genese, z. B.
  - Fieber als Ausdruck der Krankheitsaktivität (z. B. „B-Symptomatik" bei malignen Lymphomen),
  - Reaktion auf Transfusion von Blutprodukten,
  - Reaktion auf Gabe von Zytostatika, Antikörpern, Zytokinen bzw. hämatopoetischen Wachstumsfaktoren (G-CSF, Interferon, Interleukin-2).

Die vor der Therapieeinleitung erforderlichen diagnostischen Maßnahmen (▶ Tab. 8.40) sind insbesondere wegen der oft nur diskrete Infektionssymptomatik wichtig. Mikrobiologische Untersuchungen dienen jedoch in diesem Fall nicht zur Auswahl einer gezielten antimikrobiellen Therapie, sondern zur Bestätigung oder Korrektur der empirischen Therapie sowie zur Erfassung der lokalen Infektionsepidemiologie.

> **Merke**
> - Diagnostische Maßnahmen dürfen die Einleitung einer empirischen antimikrobiellen Therapie nicht wesentlich verzögern.
> - Diagnostische Hinweise können trotz ausgedehnter Infektionsprozesse nur diskret sein.
> - Die Ergebnisse mikrobiologischer Untersuchungen dienen der Bestätigung bzw. Korrektur der antimikrobiellen Therapie sowie zur Erfassung der Infektionsepidemiologie.

Prinzipien zur Auswahl der antimikrobiellen Substanzen und Therapieführung

▶ **Vorgehen.** Eine gründliche physikalische Untersuchung kann wertvolle Hinweise auf die Erregerätiologie erbringen (▶ Tab. 8.41) und damit eine kalkulierte Selektion der antimikrobiellen Substanzen ermöglichen. Werden die vermuteten Erreger

Tab. 8.40 Diagnostische Maßnahmen bei febrilen neutropenischen Patienten.

Diagnostik	Untersuchung
klinische Untersuchung	- Blutdruck, Puls- und Atemfrequenz - Haut- und Schleimhautveränderungen - Eintrittsstellen zentraler oder peripherer Venenzugänge, Punktionsstellen - obere und tiefe Atemwege - Nierenlager, äußeres Genitale - Abdomen und Perianalregion - bei möglicher Candida-Sepsis: Augenhintergrund
Bildgebung	- Röntgenaufnahme der Thoraxorgane in 2 Ebenen, ggf. CT - bei abdomineller Symptomatik: Sonografie (ggf. CT oder MRT) - bei neu aufgetretenem Herzgeräusch: (transösophageale) Echokardiografie
Mikrobiologie	- mikrobiologische Initialdiagnostik - ≥ 1 Paar (aerob/anaerob) Blutkulturen aus peripher-venösem Blut, bei liegendem Venenkatheter 1 weiteres Paar aus dem Katheter
	weitere mikrobiologische Diagnostik (nur bei entsprechender Infektionssymptomatik) - Urinkultur; Stuhlkultur einschließlich Nachweis von Clostridium-difficile-Enterotoxin bei Verdacht auf Enteritis oder Colitis - Wundabstrich (Nasopharynx, Analregion) - Liquorkultur (Bakterien, Pilze) - Punktionsmaterial
klinische Chemie	- Leukozyten, Differenzialblutbild, Hämoglobin, Thrombozyten - SGOT, SGPT, LDH, alkalische Phosphatase, γ-GT, Bilirubin - Harnsäure, Kreatinin, Natrium, Kalium - Quick, aPTT - C-reaktives Protein - bei Hinweis auf Sepsis: Laktat

aPTT = aktivierte partielle Thromboplastinzeit; γ-GT = γ-Glutamyltransferase; LDH = Laktatdehydrogenase; SGOT = Serum-Glutamat-Oxalazetat-Transaminase; SGPT = Serum-Glutamat-Pyruvat-Transaminase

Tab. 8.41 Assoziation klinischer Infektionszeichen mit typischen Erregern bei immunkompromittierten Patienten.

Klinische Befunde	Typische Erreger
Rötung/Schmerz am Venenkatheter	koagulasenegative Staphylokokken
Schleimhautulzera	alphahämolysierende Streptokokken, Candida spp., Herpes-simplex-Viren
flohstichartige Hautrötungen	grampositive Kokken, Candida spp.
nekrotisierende Hautläsionen	Pseudomonas aeruginosa, Aspergillus spp.
Retinainfiltrate	Candida spp.
Diarrhö, Meteorismus	Clostridium difficile
Enterocolitis, perianale Läsionen	polymikrobiell inkl. Anaerobier und P. aeruginosa
Lungeninfiltrate ± Sinusitis	Aspergillus spp., Mucoraceen
Lungeninfiltrate + Retinablutung	Zytomegalievirus

mikrobiologisch gesichert oder durch das prompte klinische Ansprechen der Patienten indirekt bestätigt, wird die Gabe der antimikrobiellen Substanzen fortgesetzt.

> **Praxistipp**
>
> Bei neutropenischen Patienten gilt als Faustregel, dass die Therapie nach der Sicherung des Behandlungserfolgs (s. u.) noch mindestens für 2 Tage weitergeführt wird, wenn die Zahl der neutrophilen Granulozyten bereits wieder auf > 1,0 Gpt/l angestiegen ist, und für mindestens 7 Tage weitergeführt wird, wenn eine anhaltende Neutropenie mit < 1,0 Gpt/l vorliegt.

▶ **Behandlungserfolg.** Als Kriterien des Behandlungserfolgs gelten bei Fieber unklarer Ätiologie die stabile Entfieberung < 38,0 °C, bei klinisch gesicherten Infektionen zusätzlich die Beseitigung aller klinischen Infektionssymptome und bei mikrobiologisch gesicherten Infektionen zudem (soweit möglich) aus wiederholten mikrobiologischen Kulturen der Nachweis einer Beseitigung der Erreger. Letzteres ist bei Blutkulturen, Stuhl- oder Urinkulturen, Abstrichmaterial und Liquor möglich, bei invasiv gewonnenem Material jedoch zumeist nicht zumutbar (z. B. bronchoalveoläre Lavage oder Feinnadelbiopsie). Eine Überprüfung dieser Ansprechkriterien sollte unter laufender antimikrobieller Therapie täglich erfolgen. Liegt kein Keimnachweis vor, wird also eine rein empirische Therapie durchgeführt, so sollte diese bei ausbleibender Entfieberung in Intervallen von 72 bis 96 h überprüft und ggf. modifiziert werden (s. u.).

8.13.3 Empirische antimikrobielle Initialtherapie bei infektionsbedingten Komplikationen

Initialtherapie bei febrilen neutropenischen Patienten

Bei neutropenischen Hochrisikopatienten mit Fieber unklarer Ätiologie (FUO) erfolgt die Auswahl der empirischen antimikrobiellen Initialtherapie auf Grundlage der bei mikrobiologisch gesicherten Infektionen gefundenen Erreger und der in klinischen Studien dokumentierten Erfolgsraten (▶ Abb. 8.25). Dabei sollte nicht nur die Häufigkeit, sondern auch die Bedrohlichkeit der möglicherweise beteiligten Mikroorganismen berücksichtigt werden. Dementsprechend sind gramnegative Aerobier wie Escherichia coli, Klebsiellen und Pseudomonas aeruginosa sowie Streptokokken und Staphylococcus aureus das Hauptziel der Initialtherapie.

> **Praxistipp**
>
> Die Erfassung koagulasenegativer Staphylokokken ist in der empirischen Initialtherapie nicht erforderlich. Die hierzu geeigneten Antibiotika wie Teicoplanin, Vancomycin oder Linezolid sollten für solche Fälle reserviert bleiben, in denen koagulasenegative oder oxacillinresistente Staphylokokken nachgewiesen wurden und die antimikrobielle Initialtherapie erfolglos geblieben ist [11].

▶ **Standardregime.** Als Standardregime in der empirischen Initialtherapie febriler neutropenischer Hochrisikopatienten kommen Piperacillin-Tazobactam, Imipenem oder Meropenem infrage. Eine Monotherapie mit einem der angeführten β-Laktam-Antibiotika ist in der Regel ausreichend [26], allerdings kann der Zusatz eines Aminoglykosids in einzelnen Zentren mit problematischer Resistenzlage sinnvoll sein. Die Auswahl des Aminoglykosids erfolgt auf der Basis des lokalen Resistenzspektrums von S. aureus und P. aeruginosa. Die 1-mal tägliche Verabreichung des Aminoglykosids hat sich auch bei neutropenischen Patienten hinsichtlich möglicher Nephrotoxizität als vorteilhaft gegenüber der mehrfach täglichen Gabe erwiesen. Nachteile gegenüber der Mehrfachdosierung wurden nicht beobachtet [1]. Bei Patienten mit einer (seltenen) Allergie gegen sämtliche aufgeführten β-Laktam-Antibiotika kann eine Kombination von Ciprofloxacin i. v. mit einem Glykopeptid [15, 32] eingesetzt werden.

▶ **Umstellung bei Misserfolg.** Führt diese Initialtherapie nicht innerhalb von 72–96 h zur Entfieberung, ist eine Umstellung zu erwägen. Eine erneute genaue klinische Untersuchung (Haut, Venenkatheter, Fundus, Perianalregion) und eine Computertomografie der Thoraxorgane sind hier erforderlich. Liegen klinische oder laborchemische Hinweise auf einen möglichen Infektionsherd in Leber, Milz oder Nieren vor, sollte zusätzlich eine Computertomografie oder eine qualifizierte Sonografie der Bauchorgane veranlasst werden. Bei klinisch stabilen Patienten, bei denen weiterhin kein Keimnachweis oder Infektionsfokus vorliegt, kann die antimikrobielle Therapie für weitere 72–96 h unverändert beibehalten werden [14, 18, 23].

Ist dies nicht der Fall und eine Erholung der neutrophilen Granulozyten nicht in den nächsten Tagen zu erwarten, ist der Zusatz eines Breitspektrum-Antimykotikums indiziert. In klinischen Studien haben sich hier liposomales Amphotericin B, Caspofungin, Itraconazol und Voriconazol als geeignet erwiesen, während Fluconazol wegen seiner fehlenden Wirksamkeit gegen Fadenpilze nicht sicher gleichwertig ist. Bei dem häufig vorgenommenen gleichzeitigen Wechsel der antibakteriellen Therapie wird typischerweise ein Carbapenem anstelle des Penicillinpräparats eingesetzt, nicht selten auch ein Glykopeptid hinzugefügt. Letzteres ist als rein empirische Zweitlinientherapie – d. h. ohne klinischen oder mikrobiologischen Hinweis auf eine Infektion durch multiresistente grampositive Erreger – jedoch ineffektiv [6, 10, 19].

Modifikation der Initialtherapie bei klinisch gesicherter Infektion

Über die antimikrobielle Therapie bei febrilen neutropenischen Hochrisikopatienten gibt ▶ Tab. 8.42 Aufschluss.

8.13 Infektionen bei immunkompromittierten Patienten

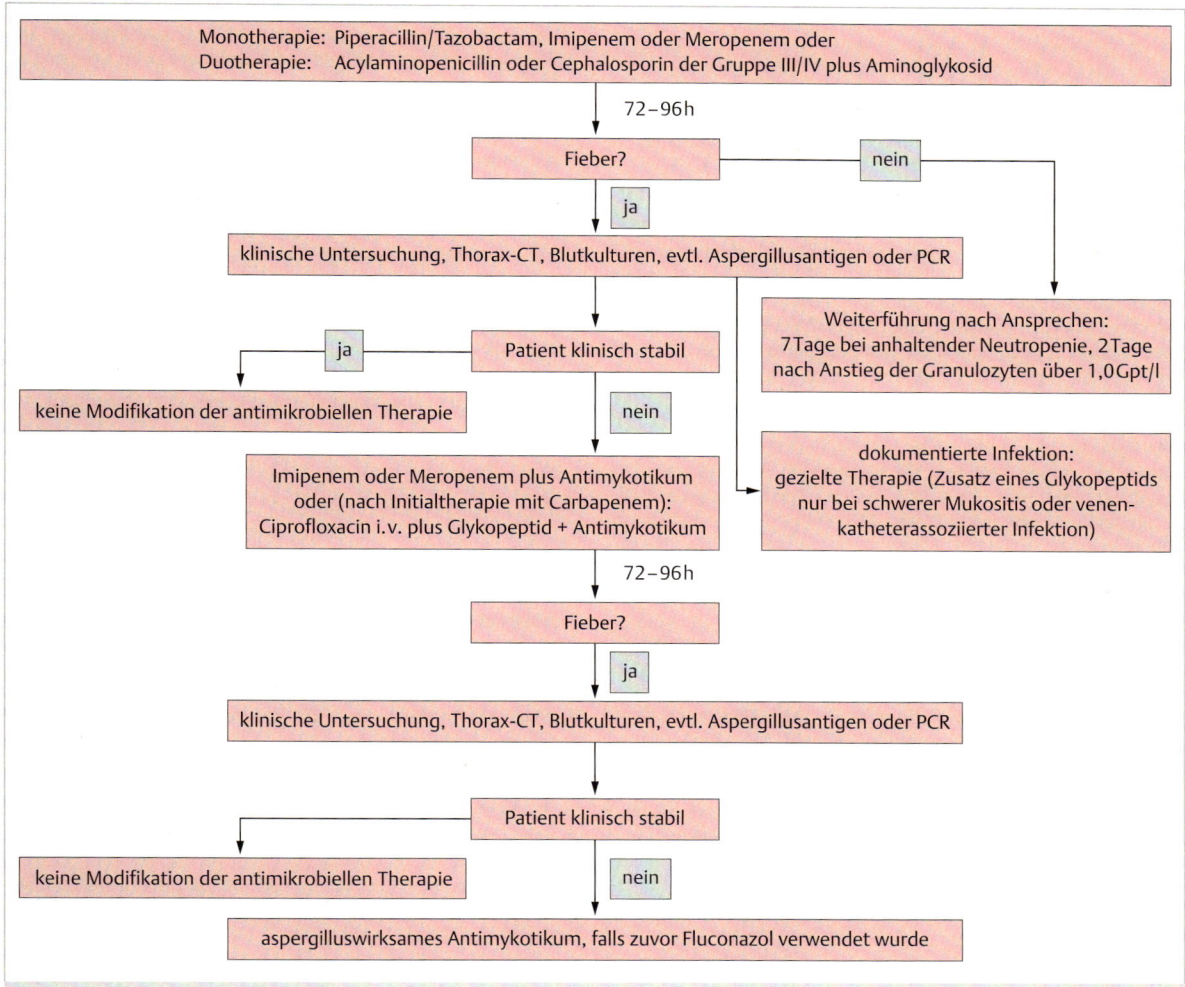

Abb. 8.25 Therapieführung bei febrilen neutropenischen Risikopatienten.

Tab. 8.42 Prinzipien der antimikrobiellen Therapie bei febrilen neutropenischen Hochrisikopatienten.

Art der Infektion	Antimikrobielle Therapie
unerklärtes Fieber	• pseudomonaswirksames β-Laktam-Antibiotikum (Piperacillin-Tazobactam oder Imipenem oder Meropenem) als Monotherapie oder in Kombination mit einem Aminoglykosid (Auswahl des Aminoglykosids nach lokaler Resistenzlage von S. aureus und P. aeruginosa)
bei gesicherter Allergie gegen β-Laktam-Antibiotika	• Ciprofloxacin i.v. plus Glykopeptid (sofern nicht zuvor eine orale Infektionsprophylaxe mit einem Chinolon durchgeführt wurde
haut- oder venenkatheterassoziierte Infektion	• Zugabe eines Glykopeptidantibiotikums (Vancomycin oder Teicoplanin), spätestens bei Versagen der Therapie mit β-Laktam-Antibiotikum ± Aminoglykosid
Lungeninfiltrate	• frühe Zugabe eines aspergilluswirksamen Antimykotikums (Mittel der Wahl: Voriconazol)
abdominelle oder perianale Infektion	• Antibiotika gegen gramnegative Aerobier, Enterokokken und Anaerobier (z. B. Piperacillin-Tazobactam oder Carbapenem, Kombination eines Cephalosporins oder Chinolons mit Metronidazol)

▶ **Hautinfiltrate/ZVK.** Bei Patienten mit Hautinfiltraten oder Entzündungszeichen an den Eintrittsstellen bzw. subkutanen Verlaufswegen zentraler Venenkatheter (ZVK) ist mit koagulasenegativen Staphylokokken zu rechnen. Daneben können jedoch auch andere Erreger wie S. aureus, gramnegative Aerobier oder Sprosspilze beteiligt sein. Die kalkulierte Initialtherapie mit einem β-Laktam-Antibiotikum und einem Glykopeptid-Antibiotikum (Teicoplanin oder Vancomycin) führt hier zu einem Ansprechen bei ca. 85% der Patienten [19].

> **Praxistipp**
>
> Die unverzügliche Entfernung des Katheters ist in der Regel indiziert bei Nachweis von S. aureus, P. aeruginosa oder Candida spp. Auch bei Nachweis koagulasenegativer Staphylokokken ist das Ansprechen auf die antibiotische Therapie nach Entfernung des Venenkatheters besser [28].

▶ **Abdominelle und perianale Infektionen.** Da bei abdominellen oder perianalen Infektionen immer auch anaerobe Bakterien (insbesondere Bacteroides spp.) beteiligt sein können [4, 12], sollte die antimikrobielle Therapie in solchen Fällen eine gegen Anaerobier wirksame Substanz beinhalten. Wird Piperacillin-Tazobactam oder eines der erwähnten Carbapeneme gegeben, kann in der Regel auf die Zugabe eines weiteren anaerob wirksamen Antibiotikums verzichtet werden, bei Gabe eines Cephalosporins oder Chinolons sowie unzureichender klinischer Effektivität des β-Laktam-Antibiotikums sollte jedoch zusätzlich Metronidazol eingesetzt werden. Werden bei Symptomen einer Enteritis in der Stuhlprobe Clostridium-difficile-Enterotoxine nachgewiesen, ist die orale Verabreichung von Metronidazol erforderlich, in schweren oder refraktären Fällen auch von Vancomycin. Die intravenöse Applikation von Vancomycin ist in dieser Indikation unwirksam.

▶ **Pulmonale Infiltrate.** Die Initialtherapie bei Patienten mit pulmonalen Infiltraten und lang dauernder Neutropenie sollte wegen der häufigen Beteiligung von Fadenpilzen [7, 21, 24] auch ein gegen Aspergillus spp. wirksames Antimykotikum wie Voriconazol oder liposomales Amphotericin B enthalten. Dies gilt insbesondere, wenn Lungeninfiltrate unter antibiotischer Therapie auftreten oder bereits initial nachgewiesene Lungeninfiltrate auf eine antibiotische Therapie nicht ansprechen oder in einer vorausgehenden Neutropeniephase bereits eine vermutete oder gesicherte Pilzinfektion der Lunge aufgetreten ist. Der möglichst frühzeitige Beginn einer solchen gegen Aspergillus spp. wirksamen Therapie ist dabei entscheidend für die Effektivität [21, 24].

Initialtherapie bei Patienten nach allogener Knochenmark- oder Blutstammzelltransplantation

Die Behandlung infektionsbedingter Komplikationen bei Patienten nach allogener Knochenmark- oder Blutstammzelltransplantation muss in der Hand spezialisierter Zentren liegen. Dabei gilt für die Diagnostik und die empirische antimikrobielle Initialtherapie bei infektionsbedingten Komplikationen das für Hochrisikopatienten dargestellte Vorgehen. Bei längerer Glukokortikoidvorbehandlung oder Steroiddosen > 2 mg/kg KG/d sollte frühzeitig, spätestens nach Versagen einer breit wirksamen Antibiotikatherapie nach 72 h eine gegen Aspergillus spp. und andere pathogene Pilze wirksame Behandlung veranlasst werden. Bei Dokumentation eines Lungeninfiltrats wird die Behandlung mit einem aspergilluswirksamen Antimykotikum bereits im Rahmen der Primärtherapie empfohlen [9].

8.13.4 Antimikrobielle Therapie bei vorliegendem Keimnachweis

▶ **Fehlinterpretationen bei der Diagnostik.** Ergibt die mikrobiologische Diagnostik (▶ Tab. 8.40) einen Keimnachweis, muss dieser kritisch interpretiert werden. Häufige Fehler bei der Interpretation sind:

- die Bewertung kolonisierender Mikroorganismen wie alphahämolysierender Streptokokken und koagulasenegativer Staphylokokken aus Mundhöhle oder Oropharynx als Erreger pulmonaler Infiltrate;
- die Bewertung einer durch Antibiotikagabe selektierten Restflora (z. B. Enterokokken) als pathogene Erreger;
- die Bewertung von Kontaminanten in Blutkulturen als Bakteriämieerreger (einmaliger Nachweis von Corynebakterien oder koagulasenegativen Staphylokokken), insbesondere bei Abnahme der Blutkulturen aus liegenden Venenkathetern;
- die Herstellung falscher Kausalzusammenhänge zwischen Keimnachweis und manifester Infektion (z. B. Nachweis koagulasenegativer Staphylokokken in der Blutkultur bei gleichzeitig bestehenden Lungeninfiltraten);
- die Interpretation einer typischerweise polymikrobiellen Infektion (z. B. abdominell oder perianal) als monobakteriell bedingt aufgrund einer inadäquaten mikrobiologischen Diagnostik.

> **Praxistipp**
>
> - Im Zweifelsfall sollte immer die konsiliarische Beratung mit der zuständigen klinischen Mikrobiologie erfolgen, um therapeutische Fehlentscheidungen zu vermeiden.

▶ **Auswahl der Antibiotika.** Bei der Auswahl der geeigneten Antibiotika bei gesichertem Keimnachweis sollten folgende Gesichtspunkte berücksichtigt werden:

- das In-vitro-Resistenzspektrum der nachgewiesenen Erreger,
- pharmakokinetische Eigenschaften der Antibiotika (Konzentration am Infektionsort),
- typisches Nebenwirkungsprofil,
- individuelle Kontraindikationen,
- klinikinterne Erfahrungen und Applikationsgewohnheiten,
- pharmakoökonomische Gesichtspunkte.

Die empfohlenen Tagesdosierungen der häufigsten bei immunsupprimierten Patienten eingesetzten antimikrobiellen Substanzen sind in ▶ Tab. 8.43 aufgeführt.

Therapie bei Aspergillus-Infektionen

Mittel der ersten Wahl bei wahrscheinlicher oder gesicherter invasiver Aspergillose ist Voriconazol (2 × 6 mg/kg KG Tag 1, anschließend 2 × 4 mg/kg i. v.), das sich als überlegen gegenüber Amphotericin B erwiesen hat [3, 13]. Zu beachten sind zahlreiche Interaktionen mit anderen, bei intensivmedizinisch behandelten Patienten oft eingesetzten Arzneimitteln (s. Fachinformation) und die Möglichkeit transienter Sehstörungen bei bis zu 30% der behandelten Patienten. Liposomales Amphotericin B in einer Tagesdosis von 3 mg/kg KG ist als gleichwertige Alternative anzusehen [8]. Dabei ist zu beachten, dass trotz besserer Verträglichkeit mit Nebenwirkungen wie Nephrotoxizität, Schüttelfrost, Diarrhö, Übelkeit und Erbrechen sowie Hautreaktionen zu rechnen ist.

Bei Patienten mit Aspergillose, die auf eines der oben dargestellten Behandlungsregime nicht ansprechen oder eine Medikamentenunverträglichkeit zeigen, führt Caspofungin (70 mg i. v. Tag 1, anschließend 50 mg/d) in ca. 50% der Fälle zum Behandlungserfolg [20].

Therapie bei invasiven Candida-Infektionen

Bei invasiven Candida-Infektionen ist die möglichst unverzügliche Entfernung eines Venenkatheters oder eines anderen Fremdmaterials von primärer Bedeutung. Zur antimykotischen Therapie empfohlen sind hoch dosiertes Fluconazol (6 mg/kg KG täglich, sofern der Erregernachweis eine in vitro fluconazolempfindliche

Tab. 8.43 Dosierungen für antimikrobielle Substanzen und hämatopoetische Wachstumsfaktoren (für Patienten mit eingeschränkter Leber- oder Nierenfunktion ggf. Dosismodifikation laut Fachinformation).

Substanz	Tagesdosis
Piperacillin-Tazobactam	3 – 4 × 4,5 g
Ceftazidim	3 × 2,0 g
Cefepim	3 × 2,0 g
Imipenem	4 × 0,5 g bis 3 × 1,0 g
Meropenem	3 × 1,0 g
Ciprofloxacin	2 × 0,4 g
Gentamicin	1 × 3,0 – 5,0 mg/kg KG
Tobramycin	1 × 3,0 – 5,0 mg/kg KG
Netilmicin	1 × 4,0 – 7,5 mg/kg KG
Amikacin	1 × 15,0 mg/kg KG
Vancomycin	2 × 1,0 g
Teicoplanin	2 × 0,4 g Tag 1; anschließend 1 × 0,4 g
Metronidazol	3 × 0,5 g
Cotrimoxazol, hoch dosiert	20 + 100 mg/kg KG/d verteilt auf 3 – 4 Dosen
Linezolid	2 × 600 mg
liposomales Amphotericin B	1 × 3,0 mg/kg KG
5-Flucytosin	4 × 37,5 mg/kg KG
Caspofungin	1 × 70 mg Tag 1; 50 mg ab Tag 2
Anidulafungin	200 mg Tag 1; anschließend 100 mg täglich
Micafungin	1 × 100 mg
Fluconazol	1 – 2 × 0,4 g
Voriconazol	2 × 6 mg/kg KG Tag 1; 2 × 4 mg/kg KG ab Tag 2
Ganciclovir	2 × 5 mg/kg KG i. v.
Foscarnet	3 × 60 mg/kg KG i. v.
Cidofovir	5 mg/kg einmal wöchentlich i. v.
G-CSF	1 × 5 µg/kg KG

G-CSF = Granulocyte Colony-stimulating Factor

Candida-Spezies zeigt), eines der 3 zugelassenen Echinocandine: Caspofungin [25] (70 mg Tag 1, anschließend 50 mg/d i. v.), Anidulafungin [29] (200 mg Tag 1, anschließend 100 mg täglich) oder Micafungin [17] (100 mg täglich) sowie liposomales Amphotericin B [17] (3 mg/kg täglich). Die ungezielte Gabe von Fluconazol ist insbesondere nach oraler Gabe von Fluconazol zur antimykotischen Prophylaxe problematisch, da fluconazolresistente Candidastämme (wie C. krusei oder C. glabrata) unter dieser Prophylaxe deutlich zunehmen.

Auch Voriconazol ist bei nicht neutropenischen Patienten mit Candidämie gleich wirksam und signifikant besser verträglich als konventionelles Amphotericin B [16]. Die Prognose von Patienten mit invasiver Candidose ist sehr stark von der Schwere ihrer Grunderkrankung abhängig. So sprechen Patienten mit einem APACHE-II-Score (APACHE = Acute Physiology and chronic Health Evaluation) von < 10 und Candidämie zu über 75 % auf eine antimykotische Therapie an, während es bei einem Score von > 25 weniger als 40 % sind [30].

Therapie bei Pneumocystis-jirovecii-Pneumonie

Patienten mit einer nicht HIV-bedingten Immunsuppression und gesicherter Pneumocystis-jirovecii-Pneumonie werden wie HIV-positive Patienten mit hoch dosiertem Trimethoprim-Sulfamethoxazol (Cotrimoxazol) behandelt. Der Nutzen einer additiven Gabe von Glukokortikoiden bei respiratorischer Insuffizienz ist hier jedoch bislang nicht gezeigt worden.

Therapie bei nachgewiesener CMV-Infektion

Bei Nachweis einer CMV-Infektion erfolgt die Primärtherapie mit Ganciclovir (5 mg/kg KG alle 12 h i. v.) oder Foscarnet (60 mg/kg KG alle 8 h i. v.), wobei die Auswahl anhand des zu erwartenden Nebenwirkungsprofils und einer eventuell erfolgten antiviralen Vorbehandlung erfolgt. Zusätzlich kann die Gabe von Immunglobulinen (Chargen mit dokumentiert hohen CMV-Neutralisationstitern) erwogen werden. Bei Versagen ist eine Zweitlinientherapie mit Cidofovir (5 mg/kg KG pro Woche i. v.) oder die Kombination von Ganciclovir mit Foscarnet möglich.

8.13.5 Therapie mit Immunglobulinen, Wachstumsfaktoren und Granulozyten

Immunglobuline

Die prophylaktische oder interventionelle Gabe von Immunglobulinen zur Reduktion des Infektionsrisikos oder zur Verbesserung der Prognose septischer Infektionen hat lediglich bei Patienten mit gesichertem Immunglobulinmangel einen Stellenwert. Bei allen anderen Patienten ist sie abzulehnen.

Indikationen für den therapeutischen Zusatz von Wachstumsfaktoren

▶ **G-CSF oder GM-CSF.** Obwohl Ausmaß und Dauer der Neutropenie die entscheidenden prognostischen Faktoren bei febrilen neutropenischen Patienten sind, hat sich der additive Einsatz rekombinanter hämatopoetischer Wachstumsfaktoren wie G-CSF (Granulocyte Colony-stimulating Factor; Filgrastim oder Lenograstim) oder GM-CSF (Granulocyte-Macrophage Colony-stimulating Factor; in Deutschland nicht mehr im Handel) in Kombination mit Antibiotika in klinischen Studien nicht als überlegen gegenüber einer alleinigen antimikrobiellen Therapie erwiesen [33]. Bei Patienten, die bereits prophylaktisch G-CSF zur Verkürzung der Neutropeniedauer erhalten haben, sollte die Gabe parallel zur antimikrobiellen Therapie weitergeführt werden.

Granulozytentransfusionen

Die Verfügbarkeit von G-CSF, das zu einer deutlich höheren Ausbeute an Granulozyten bei der Leukapherese führt, hat zu einer Wiederbelebung von Granulozytentransfusionen bei bedrohlichen Infektionen bei neutropenischen Patienten geführt. Aussagekräftige Ergebnisse klinischer Studien liegen bislang nicht vor. In Einzelfällen einer schweren lebensbedrohlichen Infektion bei noch lang anhaltender Neutropenie kann bei vorhandener Infrastruktur der Einsatz solcher Transfusionen erwogen werden [27].

Kernaussagen

Hauptformen der Immunsuppression
Im klinischen Alltag werden 3 Formen der Immunsuppression unterschieden: die Neutropenie, definiert als Verminderung der Zahl neutrophiler Granulozyten < 1,0 Gpt/l, die zelluläre Immunsuppression, zumeist in Form einer Verminderung CD4-positiver Lymphozyten < 0,5 Gpt/l und der humorale Immundefekt mit einem Mangel an Immunglobulinen (vorwiegend der Klassen IgG und IgA). Gemeinsames Merkmal immunsupprimierter Patienten ist ihre Anfälligkeit für opportunistische Infektionen.

Besonderheiten im diagnostischen und therapeutischen Vorgehen
Die klinische Symptomatik ist manchmal bei immunsupprimierten Patienten trotz ausgeprägter Infektion nur moderat erkennbar. Es besteht Konsens darüber, dass bei Auftreten von Fieber ohne eindeutige Hinweise auf eine nicht infektiöse Genese innerhalb weniger Stunden eine breit wirksame empirische antimikrobielle Therapie eingeleitet werden muss [14, 18, 23].
Eine gründliche physikalische Untersuchung kann wertvolle Hinweise auf die Erregerätiologie erbringen und damit eine kalkulierte Selektion der antimikrobiellen Substanzen ermöglichen.
Liegt kein Keimnachweis vor, wird also eine rein empirische Therapie durchgeführt, so sollte diese bei ausbleibender Entfieberung in Intervallen von 72–96 h überprüft und ggf. modifiziert werden.
Bei neutropenischen Patienten wird die Therapie nach Sicherung des Behandlungserfolgs noch mindestens für 2 Tage weitergeführt, wenn die Zahl der neutrophilen Granulozyten bereits wieder auf > 1,0 Gpt/l angestiegen ist, und für mindestens 7 Tage weitergeführt, wenn eine anhaltende Neutropenie mit < 1,0 Gpt/l vorliegt.

Empirische antimikrobielle Initialtherapie bei infektionsbedingten Komplikationen
▶ **Standardregime.** Gramnegative Aerobier wie Escherichia coli, Klebsiellen und Pseudomonas aeruginosa sowie Streptokokken und Staphylococcus aureus sind das Hauptziel der Initialtherapie. Als Standardregime in der empirischen Initialtherapie febriler neutropenischer Hochrisikopatienten kommen Piperacillin-Tazobactam, Imipenem oder Meropenem als Monotherapie, je nach lokaler Epidemiologie auch in Kombination mit einem Aminoglykosid, infrage.

▶ **Erweiterung der Initialtherapie.** Bei Patienten mit Hautinfiltraten oder Entzündungszeichen an den Eintrittsstellen bzw. subkutanen Verlaufswegen zentraler Venenkatheter führt die Erweiterung der Initialtherapie um ein Glykopeptid-Antibiotikum zu einem Ansprechen bei ca. 85 % der Patienten [19]. Die unverzügliche Entfernung des Katheters ist in der Regel indiziert bei Nachweis von S. aureus, P. aeruginosa oder Candida spp.
Bei abdominellen oder perianalen Infektionen sollte die antimikrobielle Therapie eine gegen Anaerobier wirksame Substanz beinhalten. Die Initialtherapie bei Patienten mit pulmonalen Infiltraten und lang dauernder Neutropenie sollte ein gegen Aspergillus spp. wirksames Antimykotikum wie Voriconazol oder liposomales Amphotericin B enthalten. Bei Patienten, die nach allogener Blutstammzell- oder Knochenmarktransplantation Lungeninfiltrate entwickeln, muss immer an eine Zytomegalievirus(CMV)-Infektion gedacht werden.

Antimikrobielle Therapie bei vorliegendem Keimnachweis
▶ **Bakterielle Infektionen.** Ein Keimnachweis ist immer auf seine Relevanz zu prüfen, bevor man eine gezielte antimikrobielle Therapie einleitet. Das In-vitro-Resistenzprofil ist neben anderen Kriterien entscheidend für die Substanzauswahl bei bakteriellen Infektionen.

▶ **Invasive Pilzinfektionen.** Mittel der ersten Wahl bei Aspergillus-Infektionen ist Voriconazol, als Alternative kommt liposomales Amphotericin B in Betracht. Invasive Candida-Infektionen bei abwehrgeschwächten oder kritisch kranken Patienten sollten, solange noch keine Resistenztestung vorliegt, mit einem Echinocandin anbehandelt werden. Bei Fluconazolempfindlichkeit ist dann eine Weiterbehandlung mit diesem Antimykotikum möglich.

▶ **Pneumocystis-jirovecii-Pneumonie.** Patienten mit einer nicht HIV-bedingten Immunsuppression und gesicherter Pneumocystis-jirovecii-Pneumonie werden wie HIV-positive Patienten mit hoch dosiertem Trimethoprim-Sulfamethoxazol (Cotrimoxazol) behandelt. Der Nutzen einer additiven Gabe von Glukokortikoiden bei respiratorischer Insuffizienz ist hier jedoch bislang nicht gezeigt worden.

▶ **Therapie bei nachgewiesener CMV-Infektion.** Bei Nachweis einer CMV-Infektion erfolgt die Primärtherapie mit Ganciclovir (5 mg/kg KG alle 12 h i. v.) oder Foscarnet (60 mg/kg KG alle 8 h i. v.), wobei die Auswahl anhand des zu erwartenden Nebenwirkungsprofils und einer eventuell erfolgten antiviralen Vorbehandlung erfolgt.

Therapie mit Immunglobulinen, Wachstumsfaktoren und Granulozyten
Die prophylaktische oder interventionelle Gabe von Immunglobulinen zur Reduktion des Infektionsrisikos oder zur Verbesserung der Prognose septischer Infektionen hat lediglich bei Patienten mit gesichertem Immunglobulinmangel einen Stellenwert. Bei allen anderen Patienten ist sie abzulehnen.
Der additive Einsatz von G-CSF in Kombination mit Antibiotika hat sich in klinischen Studien nicht als überlegen gegenüber einer alleinigen antimikrobiellen Therapie erwiesen.

Literatur

[1] Aiken SK, Wetzstein GA. Once-daily aminoglycosides in patients with neutropenic fever. Cancer Control 2002; 9: 426–431

[2] Bodey GP, Jadeja L, Elting L. Pseudomonas bacteremia: retrospective analysis of 410 episodes. Arch Intern Med 1985; 145: 1621–1629

[3] Böhme A, Ruhnke M, Buchheidt D et al. Treatment of invasive fungal infections in cancer patients. Recommendations of the Infectious Diseases Working Party (AGIHO) of the German Society of Hematology and Oncology (DGHO). Ann Hematol 2009; 88: 97–110

[4] Buchheidt D, Böhme A, Cornely OA et al. Diagnosis and treatment of documented infections in neutropenic patients. Recommendations of the Infectious Diseases Working Party (AGIHO) of the German Society of Hematology and Oncology (DGHO). Ann Hematol 2003; 82 (Suppl. 2): S 127-132

[5] Chochinov HM, Tataryn D, Clinch JJ et al. Will to live in the terminally ill. Lancet 1999; 354: 816–819

[6] Cometta A, Kern WV, De Bock R et al. Vancomycin versus placebo for treating persistent fever in patients with neu-

tropenic cancer receiving piperacillin-tazobactam monotherapy. Clin Infect Dis 2003; 37: 382–389
[7] Commers JR, Robichaud KJ, Pizzo PA. New pulmonary infiltrates in granulocytopenic cancer patients being treated with antibiotics. Pediatr Infect Dis J 1984; 3: 423–428
[8] Cornely OA, Maertens J, Bresnik M et al. Liposomal amphotericin B as initial therapy for invasive mold infection: a randomized trial comparing a high-loading dose regimen with standard dosing (AmBiLoad trial). Clin Infect Dis 2007; 44: 1289–1297
[9] Einsele H, Bertz H, Beyer J et al. Infectious complications after allogeneic stem cell transplantation – Epidemiology and interventional therapy strategies. Ann Hematol 2003; 82 (Suppl. 2): S 175–185
[10] Erjavec Z, de Vries-Hospers HG, Laseur M et al. A prospective, randomized, double-blinded, placebo-controlled trial of empirical teicoplanin in febrile neutropenia with persistent fever after imipenem monotherapy. J Antimicrob Chemother 2000; 45: 843–849
[11] European Organization for Research and Treatment of Cancer (EORTC), International Antimicrobial Therapy Cooperative Group and The National Cancer Institute of Canada – Clinical Trial Group. Vancomycin added to empirical combination antibiotic therapy for fever in granulocytopenic cancer patients. J Infect Dis 1991; 163: 951–958
[12] Glenn J, Cotton D, Wesley R et al. Anorectal infections in patients with malignant diseases. Rev Infect Dis 1988; 10: 42–52
[13] Herbrecht R, Denning DW, Patterson TF et al. Voriconazole versus amphotericin B for primary therapy of invasive aspergillosis. N Engl J Med 2002; 347: 408–415
[14] Hughes WT, Armstrong D, Bodey GP et al. 2002 guidelines for the use of antimicrobial agents in neutropenic patients with cancer. Clin Infect Dis 2002; 34: 730–751
[15] Kelsey SM, Weinhardt B, Collins PW et al. Teicoplanin plus ciprofloxacin versus gentamicin plus piperacillin in the treatment of febrile neutropenic patients. Eur J Clin Microbiol Infect Dis 1992; 11: 509–514
[16] Kullberg BJ, Sobel JD, Ruhnke M et al. Voriconazole versus a regimen of amphotericin B followed by fluconazole for candidaemia in non-neutropenic patients: a randomised non-inferiority trial. Lancet 2005; 366: 1435–1442
[17] Kuse ER, Chetchotisakd P, da Cunha CA et al. Micafungin versus liposomal amphotericin B for candidaemia and invasive candidosis: a phase III randomised double-blind trial. Lancet 2007; 369: 1519–1527
[18] Link H, Maschmeyer G, Meyer P et al. Interventional antimicrobial therapy in febrile neutropenic patients. Ann Hematol 1994; 69: 231–243
[19] Link H, Böhme A, Cornely OA et al. Antimicrobial therapy of unexplained fever in neutropenic patients. Guidelines of the Infectious Diseases Working Party (AGIHO) of the German Society of Hematology and Oncology (DGHO), Study Group Interventional Therapy of Unexplained Fever, Arbeitsgemeinschaft Supportivmassnahmen in der Onkologie (ASO) of the Deutsche Krebsgesellschaft (DKG-German Cancer Society). Ann Hematol 2003; 82 (Suppl. 2): S 105–117
[20] Maertens J, Raad I, Petrikkos G et al. Efficacy and safety of caspofungin for treatment of invasive aspergillosis in patients refractory to or intolerant of conventional antifungal therapy. Clin Infect Dis 2004; 39: 1563–1571
[21] Maschmeyer G, Link H, Hiddemann W et al. Pulmonary infiltrations in febrile patients with neutropenia. Risk factors and outcome under empirical antimicrobial therapy in a randomized multicenter study. Cancer 1994; 73: 2296–2304
[22] Maschmeyer G, Bertschat FL, Häusler E et al. Outcome analysis of 189 consecutive cancer patients referred to the intensive care unit as emergencies during a 2-year period. Eur J Cancer 2003; 39: 783–792
[23] Maschmeyer G, Böhme A, Buchheidt D et al. Diagnostik und Therapie von Infektionen bei Patienten in der Hämatologie und Onkologie. Leitlinien der Sektion Infektionen in der Hämatologie/Onkologie der Paul-Ehrlich-Gesellschaft e. V. Chemother J 2004; 13: 134–141
[24] Maschmeyer G, Beinert T, Buchheidt D et al. Diagnosis and antimicrobial therapy of lung infiltrates in febrile neutropenic patients: Guidelines of the infectious diseases working party of the German Society of Haematology and Oncology. Eur J Cancer 2009; 45: 2462–2472
[25] Mora-Duarte J, Betts R, Rotstein C et al. Comparison of caspofungin and amphotericin B for invasive candidiasis. N Engl J Med 2002; 347: 2020–2029
[26] Paul M, Soares-Weiser K, Grozinsky S et al. Beta-lactam versus beta-lactam-aminoglycoside combination therapy in cancer patients with neutropenia. Cochrane Database Syst Rev 2003; 3: CD 003 038
[27] Peters C. Granulocyte transfusions in neutropenic patients: beneficial effects proven? Vox Sang 2009; 96: 275–283
[28] Raad I, Davis S, Khan A et al. Impact of central venous catheter removal on the recurrence of catheter-related coagulase-negative staphylococcal bacteremia. Infect Control Hosp Epidemiol 1992; 13: 215–221
[29] Reboli AC, Rotstein C, Pappas PG et al. Anidulafungin versus fluconazole for invasive candidiasis. N Engl J Med 2007; 356: 2472–2482
[30] Rex JH, Pappas PG, Karchmer AW et al. A randomized and blinded multicenter trial of high-dose fluconazole plus placebo versus fluconazole plus amphotericin B as therapy for candidemia and its consequences in nonneutropenic subjects. Clin Infect Dis 2003; 36: 1221–1228
[31] Sculier JP. Intensive care and oncology. Support Care Cancer 1995; 3: 93–105
[32] Smith GM, Leyland MJ, Farrell ID et al. A clinical, microbiological and pharmacokinetic study of ciprofloxacin plus vancomycin as initial therapy of febrile episodes in neutropenic patients. J Antimicrob Chemother 1988; 21: 647–655
[33] Smith TJ, Khatcheressian J, Lyman GH et al. 2006 Update of Recommendations for the Use of White Blood Cell Growth Factors: An Evidence-Based Clinical Practice Guideline. American Society of Clinical Oncology Growth Factors Expert Panel. J Clin Oncol 2006; 24: 3187–3205

8.14 HIV-infizierte Intensivpatienten

G. Fätkenheuer, M. Kochanek

8.14.1 Einleitung

Bei Patienten mit einer HIV-Infektion kann aus vielen Gründen eine intensivmedizinische Behandlung notwendig werden. Das klassische Beispiel für die Einschränkung vitaler Funktionen wegen einer opportunistischen Infektion bei schwerem Immundefekt ist der Patient mit einer Pneumocystis-jiroveci-Pneumonie (früher Pneumocystis-carinii-Pneumonie, deshalb auch PCP abgekürzt), der wegen respiratorischer Insuffizienz maschinell beatmet werden muss.

Merke

Mit der Verbesserung der Prognose von HIV-infizierten Personen durch die Einführung der antiretroviralen Kombinationstherapie (ART; früher auch als „hochaktive antiretrovirale Therapie", HAART, bezeichnet) seit dem Jahr 1995 haben sich auch die Indikationen zu einer intensivmedizinischen Behandlung grundlegend verändert (▶ Tab. 8.44; [12, 15]).

Während früher eine fortgeschrittene HIV-Infektion in vielen Kliniken als Kontraindikation gegen eine intensivmedizinische Behandlung angesehen wurde, kann dies heute nicht mehr als Argument gelten. Die Lebenserwartung HIV-infizierter Menschen unter einer (wirksamen) ART nähert sich derjenigen der Normalbevölkerung an [11]. Somit wird die Prognose dieser Patienten wesentlich durch das Auftreten und die Behandlungsmöglichkeiten von Sekundärerkrankungen bestimmt. Infolge der verbesserten Lebensperspektive nimmt der Anteil älterer HIV-Patienten stetig zu. Daher sind diese auch vermehrt von den typischen Erkrankungen des höheren Lebensalters betroffen (kardiovaskuläre Ereignisse, maligne Tumoren etc.).

▶ **Viruslast und CD 4⁺-Zellen.** Die Diagnose der HIV-Infektion erfolgt durch den Nachweis spezifischer Antikörper im Serum (ELISA-Test [Enzyme-linked immunosorbent Assay], Bestätigung durch Western-Blot oder Immunfluoreszenztest). Ist eine HIV-Infektion neu diagnostiziert, so müssen die sog. Viruslast (HIV-RNA) und die CD 4⁺-Zellen im Blut bestimmt werden. Die Zahl der CD 4⁺-Zellen („Immunstatus") gibt Auskunft über das Ausmaß des Immundefizits und ist neben der klinischen Symptomatik der wesentliche Parameter für die Indikationsstellung zur antiretroviralen Therapie. Die Viruslast ist ein Gradmesser für die Progressionsgeschwindigkeit der Infektion. Unter einer erfolgreichen antiretroviralen Therapie sollte die HIV-RNA nicht mehr nachweisbar sein (< 50 Kopien/ml im Plasma).

▶ **Stadieneinteilung.** Die Stadieneinteilung der HIV-Infektion erfolgt weiterhin nach der Systematik der „Centers for Disease Control" (CDC) von 1995 (▶ Tab. 8.45; [3]). Die Unterscheidung in AIDS-definierende (CDC C) und nicht AIDS definierende Erkrankungen hat heute allerdings an Bedeutung verloren, da sich auch die Prognose für Patienten mit einer weit fortgeschrittenen HIV-Infektion und opportunistischen Erkrankungen sehr verbessert hat.

Tab. 8.44 Gründe für eine intensivmedizinische Behandlung von HIV-Patienten.

Indikation	Häufigkeit
Ateminsuffizienz	40 – 50 %
Sepsis	12 %
neurologische Erkrankung	11 – 12 %
kardiale Erkrankungen	8 – 10 %
GI-Blutung	6 – 7 %
postoperativ	6 – 8 %
Trauma	2 – 3 %
metabolische Störung	1 – 2 %
Intoxikation, Überdosierung	2 %
Verschiedenes	2 – 9 %

GI = gastrointestinal

Tab. 8.45 Stadieneinteilung der HIV-Infektion [3] nach der Systematik des „Centers for Disease Control" (CDC).

Klinische Symptome	CD 4⁺-Zellen		
	≥ 500/mml	200 – 500/µl	< 200/µl
keine	A1	A2	A3
nicht AIDS-definierend	B1	B2	B3
AIDS-definierend	C1	C2	C3

Merke

Zusätzliche Infektionen wie Lues und Hepatitis B und C treten bei HIV-Patienten gehäuft auf und müssen bei entsprechender Symptomatik ebenfalls in die Differenzialdiagnose miteinbezogen werden. Bei Patienten unter einer ART kann es auch infolge der Therapie zum Auftreten lebensbedrohlicher Komplikationen kommen, die differenzialdiagnostisch ausgeschlossen werden müssen.

8.14.2 Prognose

Die Prognose von HIV-Patienten, die intensivmedizinisch behandelt werden müssen, hat sich in den letzten Jahren zunehmend verbessert. Im Vergleich zur Vor-HAART-Ära überlebten in einer Untersuchung 71 % vs. 49 % den Aufenthalt auf der Intensivstation [13]. Zum Langzeitüberleben existieren Daten aus der Zeit vor dem Einsatz von HAART, die entsprechend nur ein kurzes Überleben von 7,5 % nach 2,5 Jahren zeigen [15]. Nach Einführung der HAART hat sich auch die Langzeitprognose für HIV-Patienten deutlich verbessert. In einer französischen Untersuchung, die den Zeitraum von 1995 – 1999 berücksichtigt, betrug der Anteil Überlebender nach 2 Jahren 71 % [2], während in der Zeit vor HAART nur unter 10 % mehr als 2 Jahre überlebten [15]. Mit den aktuellen Möglichkeiten der antiretroviralen Therapie haben Patienten, die die akuten Komplikationen überstehen, sicherlich noch eine deutlich bessere Prognose.

Bei Patienten mit der Erstdiagnose einer HIV-Infektion bzw. ohne bisherige antiretrovirale Therapie sollte deshalb heute das ganze Spektrum der intensivmedizinischen Möglichkeiten ausgeschöpft werden. Selbst bei Patienten mit multiresistentem Virus sind häufig noch gute therapeutische Optionen vorhanden.

Merke

Die Einschränkung intensivmedizinischer Maßnahmen aufgrund einer fortgeschritten HIV-Infektion sollte immer nur unter sorgfältigster Abwägung aller vorhandenen Möglichkeiten und unter Einschluss eines sehr erfahrenen HIV-Behandlers erfolgen.

8.14.3 Pulmonale Erkrankungen

Pneumocystis-Pneumonie (PCP)

Die Pneumocystis-Pneumonie wird beim Menschen hervorgerufen durch den Organismus Pneumocystis jirovecii (früher Pneumocystis carinii), der mittlerweile den Pilzen zugeordnet wird (früher: Protozoon; [18]). Die Erkrankung tritt als typische opportunistische Infektion erst dann auf, wenn das Immunsystem schwer beeinträchtigt ist (in der Regel bei einer CD4⁺-Zellzahl von < 200/µl). Durch die Möglichkeiten einer Primärprophylaxe sowie durch die Einführung von HAART ist die Inzidenz der PCP in den letzten Jahren deutlich zurückgegangen.

> **Praxistipp**
> - Patienten, die sich heute mit einer PCP vorstellen, befinden sich in der Regel nicht in ärztlicher Behandlung wegen ihrer HIV-Infektion oder sie wissen nicht davon (sog. „late presenter"; [10]).
> - Charakteristisch ist die Trias von (unproduktivem) Husten, zunehmender Dyspnoe (v. a. bei Belastung) und Fieber. Häufig ziehen sich die Symptome über viele Tage bis Wochen hin.

Diagnostik

▶ **BGA und bildgebende Diagnostik.** Der Auskultationsbefund ist meistens unergiebig. Die entscheidenden wegweisenden Maßnahmen sind die Durchführung einer arteriellen Blutgasanalyse sowie einer Röntgenaufnahme des Thorax. In der *Blutgasanalyse* (BGA) zeigen sich eine Hypoxämie sowie meist eine Hypokapnie, die O_2-Sättigung ist herabgesetzt. Typisch ist der *Röntgenbefund* einer interstitiellen Pneumonie, die meist beidseitig und zentral betont ist. Je nach Schweregrad der Erkrankung kann das Röntgenbild variieren von einem unauffälligen Befund bis hin zu einer gemischten interstitiell-alveolären Infiltration. Sensitiver als die Übersichtsaufnahme ist das hochauflösende *Computertomogramm (CT) des Thorax*, das typischerweise eine Milchglastrübung und mehr oder weniger ausgeprägte, meist disseminierte Infiltrate zeigt (▶ Abb. 8.26). Seltener kommen auch zystische Veränderungen oder Pneumothoraces vor.

▶ **Laborbefunde und Erregernachweis.** Es gibt keine spezifischen Laborparameter zum Nachweis einer PCP. Meist haben die Patienten eine Leukopenie und Lymphopenie im Rahmen ihrer HIV-Infektion. Entzündungsparameter wie C-reaktives Protein (CRP) und Procalcitonin sind im Gegensatz zu bakteriellen Pneumonien meistens nur gering erhöht. Mit dem Schweregrad der Erkrankung und der Prognose korreliert die Erhöhung der Laktatdehydrogenase (LDH).

> **Merke**
>
> Die definitive Diagnose erfordert den Erregernachweis aus der bronchoalveolären Lavage (BAL; von manchen Autoren wird auch das induzierte Sputum empfohlen). Die Sensitivität für den Erregernachweis liegt bei über 90 %.

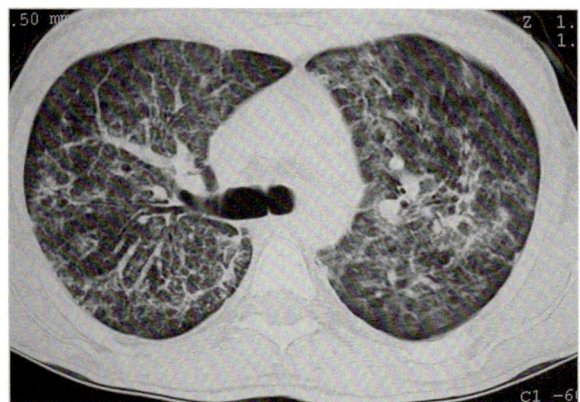

Abb. 8.26 Pneumocystis-Pneumonie (CT).

Die transbronchiale Biopsie erhöht die Sensitivität nicht und gilt deshalb nicht als Standard. Als Nachweismethoden dienen heute der direkte Erregernachweis mit einer Silberfärbung, die Immunfluoreszenz oder die Polymerasekettenreaktion (PCR). Wegen der sehr hohen Sensitivität der PCR und der weiten Verbreitung von Pneumocystis jiroveci auch in der gesunden Bevölkerung ist ein alleiniger PCR-Nachweis für die Diagnose nicht ausreichend.

Therapie

> **Praxistipp**
>
> Mit der Therapie einer PCP muss unmittelbar bei klinischem Verdacht begonnen werden. Sollte eine BAL nicht direkt möglich sein, so kann diese auch noch bis mehrere Tage nach Therapieeinleitung mit gutem Erfolg nachgeholt werden.

▶ **Cotrimoxazol.** Mittel der Wahl zur Behandlung ist Trimethoprim/Sulfamethoxazol (Cotrimoxazol) in hoher Dosierung (20 mg/100 mg pro kg KG täglich, verteilt auf 3 Dosen) für 21 Tage. Die hohe Dosierung des Cotrimoxazol verursacht häufig gastrointestinale Nebenwirkungen. Schwerwiegender ist das Auftreten einer Knochenmarkschädigung durch den Folsäureantagonismus der Substanzen. Beim Auftreten einer Leukopenie oder Thrombopenie sollte zusätzlich mit Folinsäure (15 – 30 mg/d) behandelt werden. Außerdem treten unter der Cotrimoxazol-Therapie oft Exantheme aller Schweregrade auf (typischerweise in der zweiten Behandlungswoche). Bei leichteren bis mittelschweren Formen sollte die Therapie nicht abgesetzt werden, sondern es sollten zusätzlich Antihistaminika oder Prednisolon gegeben werden. Unter der Therapie müssen Leber- und Nierenparameter wegen einer möglichen Toxizität auf diese Organe engmaschig kontrolliert werden.

▶ **Wechsel der Therapie.** Neben Cotrimoxazol kann noch eine Reihe weiterer Medikamente zur Therapie der PCP eingesetzt werden, jedoch sind alle diese Substanzen nicht so effektiv und damit zweite Wahl. Die Indikation zum Wechsel der Behandlung muss deshalb sehr streng gestellt werden. Da eine initiale Verschlechterung unter der Therapie häufig beobachtet wird, sollte aber mindestens eine Woche abgewartet werden, bis man von Cotrimoxazol auf eine andere Substanz wechselt. Eine Resistenz von Pneumocystis jiroveci gegen Cotrimoxazol ist beschrieben. Sie ist mit einer Mutation im *Dihydropteroat-Synthase-Gen* assoziiert [9, 14]. Ein vermehrtes Auftreten dieser Mutation ist unter der Prophylaxe mit Cotrimoxazol beobachtet worden. Bisher konnte allerdings nicht nachgewiesen werden, dass diese Mutation ursächlich für ein Therapieversagen ist [3].

▶ **Prednisolon.** Bei mittelschweren und schweren Formen einer PCP (pO_2 arteriell < 70 mmHg) muss neben Cotrimoxazol auch Prednisolon gegeben werden, da hierdurch die Akutsterblichkeit vermindert wird. Die Dosierung beträgt 2- bis 3-mal 40 mg/d für die ersten 5 – 7 Tage, danach wird das Kortison über 1 – 2 Wochen ausgeschlichen.

▶ **Andere Therapeutika.** Alle anderen Medikamente mit Wirksamkeit gegen Pneumocystis sind 2. Wahl und in der Regel bei intensivmedizinisch behandelten Patienten nicht indiziert. Hierzu zählen Pentamidin i. v., Clindamycin plus Pyrimethamin und Atovaquone.

▶ **Sekundärprophylaxe.** Nach erfolgreicher Therapie muss eine Sekundärprophylaxe eingeleitet werden bis zur Erholung des Immunsystems (CD 4[+]-Zellen anhaltend > 200/µl). Mittel der Wahl ist auch hier wieder Cotrimoxazol (960 mg/d, alternativ 960 mg

3-mal pro Woche). Bei Unverträglichkeit kann die Prophylaxe mit Pentamidin-Inhalationen (300 mg 1-mal pro Monat) erfolgen.

Tuberkulose

> **Merke**
>
> Die Tuberkulose ist eine der häufigsten opportunistischen Erkrankungen im Rahmen der HIV-Infektion. Insbesondere bei Menschen aus Ländern mit hoher Prävalenz der Tuberkulose muss mit dieser Infektion gerechnet werden.

Bei HIV-infizierten Patienten verläuft die Tuberkulose häufig atypisch und befällt verschiedenste Organe. Eine respiratorische Insuffizienz im Rahmen einer Tuberkulose ist selten und dann meistens Ausdruck einer Miliartuberkulose (▶ Abb. 8.27).

Diagnostik

Zur Diagnostik muss respiratorisches Material (Sputum, Bronchialsekret aus einer BAL) mit entsprechenden Methoden (Direktnachweis, PCR, Kultur) untersucht werden. Betroffene Organe (Lymphknoten, Pleura, Peritoneum etc.) sollten punktiert und das Material mikrobiologisch untersucht werden.

Therapie

Die Therapie erfolgt nach denselben Regeln wie bei HIV-negativen Personen, d. h. antituberkulöse Vierfachtherapie (*Isoniazid* = Isonicotinsäurehydrazid [INH], Rifampicin, Ethambutol, Pyrazinamid) über 2 Monate, danach eine Zweifachtherapie mit INH und Rifampicin über mindestens 4 Monate.

> **Praxistipp**
>
> Bei HIV-Patienten finden sich besonders häufig sog. paradoxe Reaktionen [1, 16]. Hierunter versteht man die klinische „Verschlimmerung" einer TBC (z. B. Fieber, Vergrößerung von Lymphknoten) unter einer adäquaten Therapie. Dieses Phänomen hat nichts mit einer mikrobiologischen Resistenz zu tun, sondern stellt eine immunologische Reaktion dar und wird besonders im Rahmen eines sog. „Immunrekonstitutionssyndroms" (IRIS) bei gleichzeitig verabreichter antiretroviraler Therapie (ART) beobachtet.

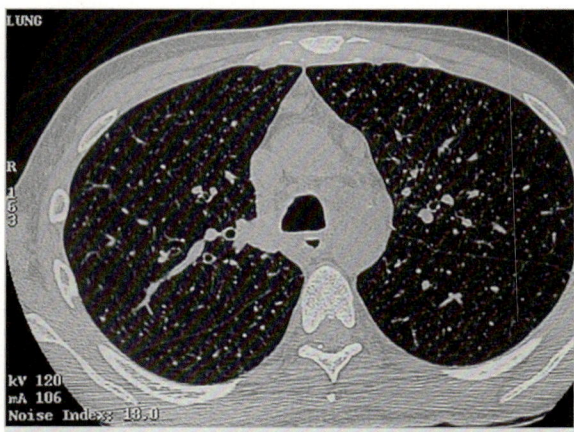

Abb. 8.27 Miliartuberkulose (CT).

Die Therapie besteht in der Fortführung der antituberkulösen Behandlung, ggf. ergänzt durch eine antiphlogistische Therapie. Kortikoide sind nur selten notwendig.

Mit einer *multiresistenten Tuberkulose* (definiert als Resistenz gegen INH und Rifampicin, eventuell gegen weitere Substanzen) muss dann gerechnet werden, wenn entsprechende Risikofaktoren vorliegen (Herkunft aus einem Land mit hohen Resistenzraten, Rezidiv nach Vorbehandlung).

Alle Patienten mit einer „*offenen*" *Tuberkulose* (Nachweis von säurefesten Stäbchen im Direktpräparat aus respiratorischem Material) müssen isoliert werden (Einzelzimmer, Einwegmasken, Schutzkleidung).

▶ **Medikamenteninteraktionen.** Bei der Therapie einer Tuberkulose muss in besonderem Maße auf die Möglichkeit von Medikamenteninteraktionen geachtet werden. Rifampicin ist ein starker Induktor des Cytochrom-P450-Systems der Leber, über das viele Arzneimittel, insbesondere auch antiretrovirale Medikamente, verstoffwechselt werden. Im Gegensatz dazu ist Ritonavir, eine sehr häufig in der antiretroviralen Therapie gebrauchte Substanz, der stärkste bekannte Hemmstoff des Cytochrom-P450-Systems. Eine gleichzeitige antituberkulöse und antiretrovirale Therapie muss deshalb immer von einer Person mit großer Erfahrung in dieser Behandlung supervidiert werden.

Bakterielle Pneumonien

Bakterielle Pneumonien treten bei HIV-Patienten gehäuft auf und werden in erster Linie durch Pneumokokken verursacht. Sie kommen in allen Stadien des Immundefektes vor, besonders häufig jedoch bei einer CD4$^+$-Zellzahl <200/ml [7]. Die Symptomatik unterscheidet sich nicht bei Patienten mit und ohne HIV-Infektion.

Diagnostik

Bei Patienten mit bekannter HIV-Infektion ist insbesondere die Abgrenzung zur PCP differenzialdiagnostisch von Bedeutung. Im Gegensatz zur PCP beginnt eine bakterielle Pneumonie meist abrupt mit Fieber, Husten und schwerem Krankheitsgefühl. Auskultatorisch und perkutorisch können die typischen Zeichen einer Pneumonie gehört werden. Im Labor finden sich anders als bei der PCP erhöhte Entzündungsparameter (CRP, Procalcitonin), eine Leukozytose ist allerdings selten.

Therapie

Das Erregerspektrum umfasst neben Pneumokokken alle bekannten Bakterien, die eine ambulant erworbene Pneumonie verursachen. Entsprechend ist auch die Behandlung nicht verschieden von der für Patienten ohne HIV-Infektion. Sie besteht in einer kalkulierten Antibiotikatherapie entsprechend den aktuellen Leitlinien.

▶ **Abszedierende Pneumonien.** Häufiger als bei HIV-negativen Patienten kommen abszedierende Pneumonien vor, besonders bei Personen mit stark eingeschränktem Immunstatus. Als mögliche Erreger kommen dann insbesondere Staphylococcus aureus und Pseudomonas aeruginosa in Betracht [6].

8.14.4 Neurologische Erkrankungen
Zerebrale Toxoplasmose

> **Merke**
>
> Die Reaktivierung einer Toxoplasmose-Infektion im Gehirn ist die häufigste zerebrale Manifestation einer opportunistischen Erkrankung bei Patienten mit fortgeschrittenem Immundefekt. Sie tritt fast immer erst dann auf, wenn die CD4⁺-Zellen weit unter 100/μl liegen.

Die Erkrankung kann sich äußern in fokalen neurologischen Symptomen (Lähmungen), in generalisierten Krampfanfällen, Kopfschmerzen und Fieber.

Diagnostik

Für die Diagnostik sind bildgebende Untersuchungen des Gehirns (MRT, CT mit Kontrastmittel) entscheidend. Typischerweise finden sich Läsionen mit einem ausgeprägten perifokalen Ödem. Radiologisch lassen sich diese Veränderungen jedoch nicht sicher von anderen infektiösen (z. B. Tuberkulose, bakterieller Abszess, Pilzinfektion, parasitäre Infektionen) oder tumorösen Ursachen (z. B. Lymphom, Metastasen) abgrenzen. Die durch JC-Virus (= humanes *Polyomavirus* 2) ausgelöste progressive, multifokale Leukenzepohalopathie (PML) sowie die HIV-Enzephalopathie lassen sich dagegen meistens dadurch abgrenzen, dass die Läsionen kein umgebendes Ödem aufweisen.

Der Nachweis von Antikörpern gegen Toxoplasma gondii im Serum zeigt eine frühere Infektion an und ist Voraussetzung für die klinische Diagnose einer zerebralen Toxoplasmose. Ohne Bedeutung ist der Nachweis von IgM-Antikörpern oder die Höhe des IgG-Titers. Die Liquoruntersuchung ist als Standarduntersuchung nicht zwingend notwendig. Die (nicht allgemein etablierte) PCR-Untersuchung auf Toxoplasmose aus dem Liquor hat eine schlechte Sensitivität, aber eine sehr hohe Spezifität.

▸ **Verdachtsdiagnose.** Die Verdachtsdiagnose einer zerebralen Toxoplasmose ist also zu stellen, wenn die folgenden Voraussetzungen vorliegen:
- klinische Symptome,
- Nachweis fokaler Läsionen im CT oder MRT des Schädels (meist von Ödem umgeben),
- Nachweis von IgG-Antikörpern im Serum,
- CD4⁺-Zellen im Blut < 100/μl.

Therapie

Ist die Verdachtsdiagnose gestellt, dann muss eine entsprechende Therapie eingeleitet werden. Die Standardbehandlung erfolgt mit Pyrimethamin (200 mg an Tag 1, dann 75 mg/d plus Sulfadiazin 4–8 g/d in 2 Einzeldosen. Wegen der Knochenmarktoxizität dieser Behandlung muss zusätzlich Leucovorin gegeben werden (15 mg/d).

Der Erfolg dieser Behandlung wird durch den klinischen Verlauf und eine Kontrolluntersuchung mittels MRT oder CT nach 10–14 Tagen überprüft. Bei gutem Ansprechen wird die Therapie als Sekundärprophylaxe fortgeführt (Pyrimethamin kann dann auf 50 mg/d reduziert werden). Spricht die empirische Therapie nicht an, dann ist eine stereotaktische Punktion zur weiteren Abklärung zu empfehlen.

Meningitis

Bei HIV-Patienten kommen gehäuft Meningitiden – verursacht durch Mycobacterium tuberculosis und durch Cryptococcus neoformans – sowie virale Meningoenzephalitiden (Herpes zoster und Herpes simplex, Zytomegalievirus, HIV) vor. Die Verläufe sind häufig subakut mit länger dauernden Kopfschmerzen und Fieber.

> **Praxistipp**
>
> Entscheidend ist die Liquoruntersuchung mit entsprechenden Untersuchungen auf mögliche Erreger: Tuberkulose (s. o.), Kryptokokken (Tuschepräparat, Kultur, Antigen im Serum und Liquor), Viren (PCR-Untersuchungen). Bakterielle Erreger einer Meningitis müssen natürlich auch ausgeschlossen werden.

▸ **Tuberkulose.** Bei Nachweis einer Tuberkulose erfolgt die Therapie wie oben beschrieben, zusätzlich wird in den ersten 4 Wochen Dexamethason dazu gegeben (beginnend mit 10–20 mg/d in ausschleichender Dosierung) [19]. Die gesamte Behandlungsdauer der antituberkulösen Therapie liegt bei einem Jahr.

▸ **Kryptokokkenmeningitis.** Hier wird mit Amphotericin B plus Flucytosin behandelt, manche Autoren empfehlen die zusätzliche Gabe von Fluconazol [8]. Caspofungin ist bei dieser Infektion nicht wirksam. Eine mehrwöchige Behandlung ist erforderlich, bis die Liquorkultur steril ist und die Beschwerden abgeklungen sind. Für die anschließende Sekundärprophylaxe ist Fluconazol das Mittel der Wahl.

▸ **Menigoenzephalitiden.** Menigoenzephalitiden durch *Herpesviren* werden mit Aciclovir behandelt (3 × 750 mg/d), eine Alternative ist Foscarnet (2 × 90 mg/kg KG/d). Bei der meist sehr schwer verlaufenden Enzephalitis durch das *Zytomegalievirus* wird entweder Ganciclovir (2 × 5 mg/kg KG/d) oder Foscarnet eingesetzt.

Auch *HIV selbst* kann eine Meningoenzephalitis verursachen. Die Diagnose ergibt sich aus der Anamnese, dem erstmaligen Nachweis einer HIV-Infektion und dem Ausschluss anderer Erkrankungen. Im Blut und Liquor finden sich hohe Werte für die HIV-Viruslast (HIV-RNA). Allerdings ist eine hohe HIV-RNA für sich genommen kein ausreichendes Kriterium für die Diagnose einer HIV-Meningoenzephalitis, da dies auch bei asymptomatischen Patienten in der chronischen Phase der HIV-Infektion vorkommt.

> **Praxistipp**
>
> Die HIV-Meningoenzephalitis wird insbesondere im Rahmen einer akuten HIV-Infektion beobachtet. In diesen Fällen ist die rasche Einleitung einer antiretroviralen Therapie erforderlich.

8.14.5 Systemische Infektionen
Bakteriämie und Sepsis

Eine Sepsis ist einer der häufigsten Gründe für eine intensivmedizinische Behandlung von HIV-Patienten [13]. Hierbei muss mit denselben Infektionsquellen und Erregern gerechnet werden wie bei HIV-negativen Patienten.

> **Merke**
>
> Einige systemische Infektionen treten spezifisch im Zusammenhang mit der HIV-Infektion auf. Hierzu zählen die disseminierte Infektion mit Mycobacterium avium complex (MAC), die disseminierte Histoplasmose, die Leishmaniose, rezidivierende Bakteriämien mit Salmonella enteritidis sowie die Infektion mit Penicillium marneffei. Alle diese Infektionen sind jedoch seltene Ereignisse.

▶ **Drogenabusus.** Bei HIV-infizierten Drogenabhängigen ist mit Sepsiserregern zu rechnen, die im Rahmen des Drogenkonsums erworben werden. Diese sind insbesondere Staphylococcus aureus und Candida albicans. Bei diesen Patienten besteht die Gefahr einer (Rechtsherz-)Endokarditis sowie von septischen Embolien bzw. Abszessen. Eine umfangreiche diagnostische Abklärung unter Einschluss von transösophagealem Echokardiogramm, Augenhintergrundspiegelung und CT von Thorax und Abdomen ist deshalb hier notwendig.

8.14.6 Einleitung einer antiretroviralen Therapie

Grundsätzlich besteht bei allen Patienten mit einer opportunistischen Infektion die dringende Indikation zur Einleitung einer antiretroviralen Kombinationstherapie (ART). Bezüglich des genauen Zeitpunkts ergibt sich jedoch die Problematik, dass eine frühe Einleitung einer ART zu einem sog. Immunrekonstitutionssyndrom (Immune Reconstitution inflammatory Syndrome, IRIS) und damit zu einer Verschlechterung der klinischen Symptomatik führen kann, während ein zu langes Warten die Gefahr weiterer opportunistischer Infektionen mit sich bringt. Ein IRIS kann sich je nach vorliegender Infektion verschieden äußern: z. B. mit Fieber und vergrößerten Lymphknoten bei Tuberkulose, Verschlechterung der Atemfunktion bei PCP, Zunahme der neurologischen Symptomatik bei Meningitis etc.

> **Praxistipp**
> Da ein Hinauszögern der Therapieeinleitung um wenige Wochen nach bisherigem Wissen nicht die Prognose verschlechtert, ist es zu empfehlen, mit dem Beginn einer ART so lange zu warten, bis der Patient in einem stabilen Zustand ist.

Hiermit vermeidet man außerdem mögliche Medikamenteninteraktionen, die ihrerseits die Therapie der opportunistischen Infektion gefährden könnten. Die Einleitung einer ART ist also niemals eine Notfallindikation, sondern auf langfristige Wirkung hin angelegt. Deshalb sollte sie sorgfältig geplant und mit einem erfahrenen Arzt auf diesem Gebiet abgesprochen sein.

8.14.7 Abbruch einer antiretroviralen Therapie

Treten unter ART bei einem Patienten akute lebensbedrohliche Komplikationen auf, dann stellt sich die Frage, ob diese unterbrochen oder ganz abgesetzt werden muss. Bei schweren Leberfunktionsstörungen ist das fast immer der Fall. In anderen Fällen hängt die Entscheidung von der jeweiligen Situation ab (z. B. ob Medikamenteninteraktionen zu befürchten sind). Grundsätzlich ist es möglich, die ART vorübergehend zu unterbrechen. Alle Medikamente sollten am besten gleichzeitig abgesetzt werden. Eine Ausnahme besteht bei den Nicht-Nukleosid-Reverse-Transkriptase-Inhibitoren (NNRTI; Nevirapin und Efavirenz), die eine lange Plasmahalbwertszeit haben. Hier ist das Vorgehen mit einem HIV-Spezialisten abzusprechen.

▶ **Resistenzmutationen.** Unter einer effektiven ART kommt es außer in den ersten Monaten nach Beginn nur sehr selten zum Auftreten opportunistischer Infektionen. Patienten, die unter antiretroviraler Therapie eine schwere HIV-assoziierte Komplikation entwickeln, weisen in der Regel ein Virus mit multiplen Resistenzmutationen auf, sodass die Behandlung nicht mehr effektiv ist. In diesen Fällen sind die Möglichkeiten und Indikationen zu einer Umstellung zu prüfen.

Kernaussagen

Einleitung
Bei HIV-Patienten kann aus einer Vielzahl von Gründen eine intensivmedizinische Behandlung notwendig werden. Neben HIV-assoziierten opportunistischen Infektionen sind dies Komplikationen der Therapie, Begleiterkrankungen und HIV-unabhängige Erkrankungen.

Prognose
Das Vorliegen einer HIV-Infektion ist heute in der Regel kein ausreichender Grund, intensivmedizinische Maßnahmen einzuschränken, da die Prognose der HIV-Infektion unter einer entsprechenden Behandlung grundsätzlich gut ist. Die Behandlung von HIV-Patienten auf der Intensivstation erfordert die enge Zusammenarbeit von Intensivmedizinern und klinischen Infektiologen.

Pulmonale Erkrankungen
Die PCP tritt in der Regel bei einer CD4$^+$-Zellzahl von < 200/μl auf und ist durch die Einführung von ART deutlich zurückgegangen. Patienten, die sich mit einer PCP vorstellen, befinden sich meist nicht in ärztlicher Behandlung wegen ihrer HIV-Infektion oder sie wissen nichts davon. Mit der Therapie einer PCP (Cotrimoxazol in hoher Dosierung) muss unmittelbar bei klinischem Verdacht begonnen werden.
Mit Tuberkulose, einer der häufigsten opportunistischen Erkrankungen im Rahmen der HIV-Infektion, muss insbesondere bei Menschen aus Ländern mit hoher Prävalenz der Tuberkulose gerechnet werden.
Bakterielle Pneumonien treten bei HIV-Patienten gehäuft auf und werden in erster Linie durch Pneumokokken verursacht.

Neurologische Erkrankungen
Die Reaktivierung einer Toxoplasmose-Infektion im Gehirn ist die häufigste zerebrale Manifestation einer opportunistischen Erkrankung bei Patienten mit fortgeschrittenem Immundefekt (CD4$^+$-Zellen weit unter 100/μl). Besteht die Verdachtsdiagnose, muss eine Therapie mit Pyrimethamin plus Sulfadiazin eingeleitet werden.
Bei HIV-Patienten kommen gehäuft Meningitiden (Mycobacterium tuberculosis und Cryptococcus neoformans) sowie virale Meningoenzephalitiden (Herpes zoster, Herpes simplex, Zytomegalievirus, HIV) vor.

Systemische Infektionen
Eine Sepsis ist ein häufiger Grund für eine intensivmedizinische Behandlung von HIV-Patienten. Von Ausnahmen abgesehen, muss mit denselben Infektionsquellen und Erregern gerechnet werden wie bei HIV-negativen Patienten.

Komplikationen der HIV-Therapie
Komplikationen der HIV-Therapie umfassen Hautreaktionen, Hepatotoxizität, Pankreatitis und Laktazidose, Polyneuropathie, Niereninsuffizienz, erhöhte Insulinresistenz.

Einleitung einer antiretroviralen Therapie
Grundsätzlich besteht bei allen Patienten mit einer opportunistischen Infektion die dringende Indikation zur Einleitung einer ART. Da ein Hinauszögern der Therapieeinleitung um wenige Wochen nach bisherigem Wissen nicht die Prognose verschlechtert, ist es jedoch dringend zu empfehlen, mit dem Beginn einer ART so lange zu warten, bis die akute Komplikation überstanden ist.

Abbruch einer antiretroviralen Therapie
Treten unter ART bei einem Patienten akute lebensbedrohliche Komplikationen auf, stellt sich die Frage, ob diese unterbrochen oder ganz abgesetzt werden muss. Eine virologisch versagende ART sollte nach Durchführung eines Resistenztests umgestellt werden.

Literatur

[1] Breen RA, Smith CJ, Bettinson H et al. Paradoxical reactions during tuberculosis treatment in patients with and without HIV co-infection. Thorax 2004; 59(8): 704–707

[2] Casalino E, Wolff M, Ravaud P et al. Impact of HAART advent on admission patterns and survival in HIV-infected patients admitted to an intensive care unit. Aids 2004; 18(10): 1429–1433

[3] Centers for Disease Control and Prevention. 1993 revised classification system for HIV infection and expanded surveillance case definition for AIDS among adolescents and adults. MMWR Recomm Rep 1992; 41(RR–17): 1–19

[4] Crothers K, Beard CB, Turner J et al. Severity and outcome of HIV-associated Pneumocystis pneumonia containing Pneumocystis jirovecii dihydropteroate synthase gene mutations. Aids 2005; 19(8): 801–805

[5] Deeks SG. Treatment of antiretroviral-drug-resistant HIV-1 infection. Lancet 2003; 362(9400): 2002–2011

[6] Furman AC, Jacobs J, Sepkowitz KA. Lung abscess in patients with AIDS. Clin Infect Dis 1996; 22(1): 81–85

[7] Hirschtick RE, Glassroth J, Jordan MC et al. Bacterial pneumonia in persons infected with the human immunodeficiency virus. Pulmonary Complications of HIV Infection Study Group. N Engl J Med 1995; 333(13): 845–851

[8] Hoffmann C, Rockstroh J, Kamps B, Hrsg. HIV.Net 2005. Wuppertal: Steinhäuser; 2005

[9] Huang L, Crothers K, Atzori C et al. Dihydropteroate synthase gene mutations in Pneumocystis and sulfa resistance. Emerg Infect Dis 2004; 10(10): 1721–1728

[10] Kaplan JE, Hanson D, Dworkin MS et al. Epidemiology of human immunodeficiency virus-associated opportunistic infections in the United States in the era of highly active antiretroviral therapy. Clin Infect Dis 2000; 30(Suppl. 1): S5–14

[11] Keiser O, Taffe P, Zwahlen M et al. All cause mortality in the Swiss HIV Cohort Study from 1990 to 2001 in comparison with the Swiss population. Aids 2004; 18(13): 1835–1843

[12] Morris A, Creasman J, Turner J et al. Intensive care of human immunodeficiency virus-infected patients during the era of highly active antiretroviral therapy. Am J Respir Crit Care Med 2002; 166(3): 262–267

[13] Narasimhan M, Posner AJ, DePalo VA et al. Intensive care in patients with HIV infection in the era of highly active antiretroviral therapy. Chest 2004; 125(5): 1800–1804

[14] Navin TR, Beard CB, Huang L et al. Effect of mutations in Pneumocystis carinii dihydropteroate synthase gene on outcome of P. carinii pneumonia in patients with HIV-1: a prospective study. Lancet 2001; 358(9281): 545–549

[15] Nickas G, Wachter RM. Outcomes of intensive care for patients with human immunodeficiency virus infection. Arch Intern Med 2000; 160(4): 541–547

[16] Reiser M, Fätkenheuer G, Diehl V. Paradoxical expansion of intracranial tuberculomas during chemotherapy. J Infect 1997; 35(1): 88–90

[17] Sabin CA, Smith CJ, Gumley H et al. Late presenters in the era of highly active antiretroviral therapy: uptake of and responses to antiretroviral therapy. Aids 2004; 18(16): 2145–2151

[18] Stringer JR, Beard CB, Miller RF et al. A new name (Pneumocystis jiroveci) for Pneumocystis from humans. Emerg Infect Dis 2002; 8(9): 891–896

[19] Thwaites GE, Nguyen DB, Nguyen HD et al. Dexamethasone for the treatment of tuberculous meningitis in adolescents and adults. N Engl J Med 2004; 351(17): 1741–1751

8.15 Diagnostik und Therapie der schweren Malaria

M. Stojković, T. Junghanss

8.15.1 Einleitung

Jährlich werden in Deutschland ca. 500–600 Malariafälle gemeldet. In 2 Drittel der Fälle handelt es sich um Malaria tropica (*Plasmodium falciparum*) [8]. Unbehandelt entwickelt sich die Falciparum Malaria rasch zu einer schweren oder lebensbedrohlichen Multiorganerkrankung. Eine veröffentlichte retrospektive Studie zur intensivmedizinischen Behandlung der Falciparum Malaria in einem deutschen „Krankenhaus der Maximalversorgung" zeigte, dass über einen Zeitraum von 8 Jahren 10% der behandelten Malariafälle lebensbedrohliche, intensivpflichtige Komplikationen entwickelten und erfolgreich therapiert werden konnten [9]. Dagegen berichten endemische Länder über Letalitäten von bis zu 40%. Die Diskrepanz erklärt sich u. a. aus der Verfügbarkeit aufwendiger und teurer intensivmedizinischer Maßnahmen, die im Stadium der schweren oder komplizierten Malaria unabdingbar sind. Die Malaria bedroht 1 Drittel der Weltbevölkerung (▶ Abb. 8.28; im Internet: www.dtg.org; Stand: 16.05.2013) und tötet jedes Jahr mehr als 1 Mio. Menschen, die meisten von ihnen Kinder unter 5 Jahren im subsaharischen Afrika. In den Ländern des Nordens sind von dieser Erkrankung Touristen, Geschäftsreisende und Migranten aus Endemiegebieten betroffen.

Die Diagnostik und Therapie der Malaria sind im folgenden Algorithmus zusammengefasst (▶ Abb. 8.29; [4, 10, 22]).

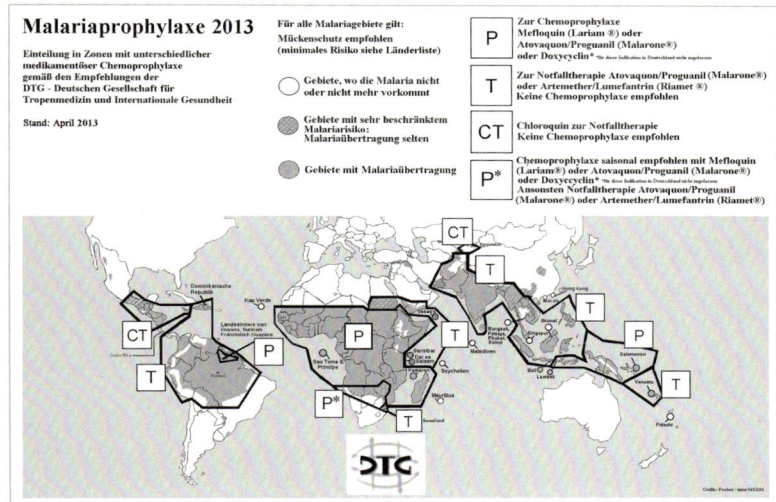

Abb. 8.28 Weltweite Malariaverbreitung und 2013 empfohlene medikamentöse Malariaprophylaxe (Quelle: Deutsche Gesellschaft für Tropenmedizin und internationale Gesundheit e. V., mit freundlicher Genehmigung). Bitte jährliche Überarbeitung beachten → dtg.org
Bitte beachten, dass Mefloquin für Prophylaxe und Notfalltherapie bereits im laufenden Jahr 2013 in seiner Bedeutung stark zurückgestuft wurde.

Infektionskrankheiten und Sepsis

Wichtig!
Eine frühe Diagnose ist entscheidend zur Vermeidung komplizierter Verläufe. Patienten mit Malaria können sich rasch klinisch verschlechtern.

Alle Patienten mit Fieber und „grippeartigen Symptomen" bis zu 12 Monate nach Rückkehr aus Malariagebieten (Abb. 8.28) müssen notfallmäßig untersucht werden.

Anamnese – Symptomatik – klinische Befunde
- *Reiseanamnese* inkl. Zwischenlandungen und Datum der Rückkehr →Inkubationszeit Falciparum Malaria: ca. 5 Tage – 12 Monate, Auftreten meist innerhalb von 3 Monaten nach Rückkehr;
- *Malariaprophylaxe:* Einnahmedauer und Dosierung; eine korrekt durchgeführte Malariaprophylaxe schließt eine Malaria nicht aus;
- folgende *reiseassoziierte Differenzialdiagnosen* innerhalb von 2 Wochen nach Rückkehr möglich: Denguefieber, Influenza, Typhus abdominalis, bakterielle Meningitis, hämorrhagische und enzephalitische Viruserkrankungen, auch HIV (längere Inkubationszeiten beachten);
- *klinische Zeichen der Malaria:* unspezifisch mit Fieber, Schüttelfrost, Kopf- und Gliederschmerzen, Diarrhö, Husten, Ikterus, Verwirrtheit und Krampfanfällen;
- *körperliche Untersuchung:* zu Beginn der Erkrankung meist unauffällig; die Milz kann im Verlauf vergrößert sein.

Hinweis für die Praxis:
Das Risiko für schwere Krankheitsverläufe ist bei Schwangeren, Kindern und älteren Patienten besonders hoch.
Bei kritisch kranken Reiserückkehrern immer Kontakt mit einem tropenmedizinischen Zentrum aufnehmen!
http://dtg.org/institut.html (Stand: 16.05.2013)

Wichtig!
3 negative Malaria-Direktnachweise innerhalb von 48–72h schließen eine Malaria zu diesem Zeitpunkt aus. Bei Weiterbestehen/Wiederauftreten der klinischen Zeichen (s. oben) Diagnostik wiederholen!

Diagnostik bei Malariaverdacht
- dicker Tropfen und Blutausstrich: Befund muss innerhalb von 4h vorliegen; bei Nachweis von Falciparum Malaria gibt das Labor den Prozentsatz der befallenen Erythrozyten an (Parasitämie);
- Malaria-Schnelltest (Antigen-Streifentest): eine nützliche Zusatzdiagnostik, kann jedoch die mikroskopische Diagnostik nicht ersetzen;
- großes Blutbild im Hinblick auf Thrombopenie (sensitives Zeichen für Malaria) und Anämie;
- Kreatinin, Harnstoff;
- Leberwerte (Transaminasen, Bilirubin) und plasmatische Gerinnung;
- Blutzucker;
- Serumlaktat;
- arterielle Blutgase;
- Schwangerschaftstest;
- EKG; Röntgenthorax;
Infektiologische Zusatzdiagnostik: Kultivierung aller entnommenen Flüssigkeiten/Gewebe (Blut, Stuhl, Urin, Liquor, Knochenmark).

Kriterien der schweren/komplizierten Malaria

Klinik	Labor
extreme Schwäche	schwere Anämie
Bewusstseinsstörung DD Hypoglykämie	Hypoglykämie
Krampfanfälle	Azidose
Schock	Niereninsuffizienz
Lungenödem/ARDS (Röntgenthorax)	erhöhtes Laktat
spontane Blutungen	Hyperparasitämie >2 %
Ikterus	
Hämoglobinurie	

„P. vivax, P. ovale, P. malariae Malaria"
→ Therapieschema 1 (Tab. 8.46)
meist ambulante Therapie

„unkomplizierte Falciparum Malaria"
→ Therapieschema 2 (Tab. 8.47)
stationäre Therapie

„komplizierte Falciparum Malaria"
→ Therapieschema 3 (Tab. 8.48)
stationäre Therapie

Abb. 8.29 Algorithmus für die Diagnostik und Therapie der Malaria.
ARDS = akutes Atemnotsyndrom.
P. knowlesi Malaria: Vorgehen wie Falciparum Malaria.

8.15.2 Therapeutisches Vorgehen

Es wird zwischen 3 verschiedenen Malariaformen und dementsprechend 3 Therapiestrategien unterschieden:
- *Plasmodium vivax, P. ovale, P. malariae* Malaria → Therapieschema 1 (▶ Tab. 8.46),
- „unkomplizierte" Falciparum Malaria, chloroquin-resistente *P. vivax* Malaria, *P. knowlesi* Malaria → Therapieschema 2 (▶ Tab. 8.47),
- „schwere (komplizierte) Falciparum Malaria → Therapieschema 3 (▶ Tab. 8.48).

Therapiestrategie für die P. vivax, P. ovale, P. malariae Malariaform

Das Therapieschema für *P. vivax, P. ovale, P. malariae* Malaria fasst ▶ Tab. 8.46 zusammen:

Tab. 8.46 Therapieschema 1: *P. vivax, P. ovale, P. malariae* Malaria.

Behandlung bei chloroquinempfindlichem Erreger	Therapieschema
Chloroquin	• Chloroquinbase 10 mg/kg KG initial, anschließend 5 mg/kg KG nach 6, 24 und 48 h nach Behandlungsbeginn • Präparate: • Resochin®: 1 Tbl. enthält 250 mg Chloroquinphosphat (= Chloroquinsalz), entsprechend 155 mg Chloroquinbase • Resochin junior®: 1 Tbl. enthält 81 mg Chloroquinphosphat (= Chloroquinsalz), entsprechend 50 mg Chloroquinbase
bei Chloroquinresistenz von *P. vivax* (Teile Indonesiens, Ozeanien)	• Behandlung s. Therapieschema 2 (▶ Tab. 8.47)
Rezidivprophylaxe Primaquin*	• nur bei *P. vivax* und *P. ovale* • Primaquinbase 0,25 mg/kg KG/d (in einer Dosis) für 14 Tage (bei normalgewichtigen Erwachsenen ohne G6PD-Mangel und ohne Primaquinresistenz 15 mg/d in einer Dosis für 14 Tage) • bei Primaquinresistenz (Südostasien und Ozeanien) Erhöhung der Tagesdosis auf 30 mg (Erwachsene) • vor Primaquintherapie Ausschluss eines G6PD-Mangels (Gefahr der Hämolyse!); bei G6PD(H)-Mangel Erörterung des Problems mit dem Patienten und angepasstes Dosierungsschema mit strenger Überwachung • Präparat:Primaquine®*: 1 Tbl. enthält 15 mg Primaquinbase

G6PD(H) = Glukose-6-Phosphat-Dehydrogenase
* Primaquin ist in Deutschland nicht zur Rezidivprophylaxe zugelassen und muss aus dem Ausland bezogen werden

„Unkomplizierte" Falciparum Malaria, chloroquinresistente P. vivax Malaria, P. knowlesi Malaria

Für die „unkomplizierte" Falciparum Malaria und die chloroquinresistente *P. vivax* Malaria kommt folgendes Therapieschema zum Einsatz (▶ Tab. 8.47):

Tab. 8.47 Therapieschema 2: „unkomplizierte" Falciparum Malaria, chloroquinresistente *P. vivax* Malaria, *P. knowlesi* Malaria.

Behandlung bei Chloroquinresistenz (▶ Abb. 8.29)	Therapieschema
Artemether-Lumefantrin	• beim normalgewichtigen Erwachsenen: Tag 1: 4 Tbl. initial und 4 Tbl. nach 8 h Tag 2: 2 × 4 Tbl. Tag 3: 2 × 4 Tbl. • Kinderdosierung beachten • vor Therapiebeginn EKG zur Abklärung einer QTc-Zeit-Verlängerung [7] • Präparat: • Riamet®: 1 Tbl. enthält 20 mg Artemether und 120 mg Lumenfantrin; Einnahme mit einer fetthaltigen Mahlzeit

Fortsetzung ▶

Tab. 8.47 Fortsetzung

Behandlung bei Chloroquinresistenz (▶ Abb. 8.29)	Therapieschema
Atovaquon-Proguanil	• beim normalgewichtigen Erwachsenen je 4 Tbl. als Einmaldosis an 3 aufeinanderfolgenden Tagen • Kinderdosierung beachten Präparat: • Malarone®: 1 Tbl. enthält 250 mg Atovaquon und 100 mg Proguanil; Einnahme mit einer fetthaltigen Mahlzeit
Seit Artemether-Lumefantrin und Atovaquon-Proguanil zur Verfügung stehen, kommt folgende Option nur in Ausnahmefällen zur Anwendung:	
Chinin plus Doxyxyclin	• Chininsalz 10 mg/kg KG 8-stündlich per os für 7 Tage (beim normalgewichtigen Erwachsenen 8-stündlich 2 Tbl. Chininum hydrochloricum) plus • Doxycyclin 3 mg/kg KG 1-mal täglich per os für 7 Tage (beim normalgewichtigen Erwachsenen 1 Tbl. Doxycyclin zu 200 mg täglich für 7 Tage) oder • Clindamycin (Schwangere, Kinder < 8 Jahre) 10 mg/kg KG 2-mal täglich für 3 – 7 Tage insbesondere bei: • bekannter Unverträglichkeit/Kontraindikation bzgl. der oben genannten Substanzen • möglicher Tendenz zur Entwicklung einer komplizierten Malaria mit dem Vorteil, ohne Probleme auf das Chininschema für komplizierte Malaria (▶ Tab. 8.48) umzusetzen • Erbrechen, ebenfalls mit dem Vorteil, falls erforderlich auf parenterale Gabe von Chinin umzusetzen Präparate: • Chininum hydrochloricum: 1 Tbl. enthält 250 mg Chininhydrochlorid-Dihydrat (Chinin-HCl × 2 H$_2$O, = Chinin-Salz) • Doxycyclin: Tbl. zu 100 und 200 mg erhältlich • Clindamycin: verschiedene Präparate erhältlich
Neu zur Verfügung steht	
Piperaquintetraphosphat-Dihydroartemisinin	• EKG Überwachung wegen QTc-Verlängerung erforderlich! Während der Behandlung sollte so früh wie möglich sowie 4 – 6 h nach der letzten Dosis ein EKG geschrieben werden. • Erwachsene (Körpergewicht 36 bis < 75 kg): 960 mg Piperaquintetraphosphat und 120 mg Dihydroartemisinin (3 Tbl) als Einmaldosis an 3 aufeinaderfolgenden Tagen. Bei KG ab 75 kg 4 Tbl./Dosis Präparat: • Eurartesim®: 1 Tbl enthält 320 mg Piperquintetraphosphat und 40 mg Dihydroartemisinin
Chloroquin nicht zur Therapie der Falciparum Malaria [4]	

QTc = frequenzkorrigierte QT-Zeit im EKG

„Schwere (komplizierte) Falciparum Malaria"

Die Definition der „schweren (komplizierten) Falciparum Malaria" kann ▶ Abb. 8.29 entnommen werden, zu Einzelheiten von Diagnostik und Therapiestrategien s. Erläuterungen unten.

Die Behandlung der „schweren (komplizierten) Falciparum Malaria" folgt dem Therapieschema 3 (▶ Tab. 8.48):

Tab. 8.48 Therapieschema 3: „schwere (komplizierte) Falciparum Malaria", komplizierte *P. knowlesi* Malaria. Die Erläuterungen 1 – 6 sind im Anschluss an diese Tabelle aufgeführt.

Medizinische Maßnahmen	Therapieschema
Diagnostik	• Überwachungskomponenten (→ Erläuterung 1)
Therapiestrategien	• *spezifische Therapie* (→ Erläuterungen 2, 3): immer parenteraler Therapiebeginn mit schneller Aufsättigung (Loading Dose) des Antimalariamedikaments • *supportive Therapie* (→ Erläuterung 4): intensivmedizinische Behandlung des Multiorganversagens • *adjuvante Therapie* (→ Erläuterung 5) • *Therapie von Begleiterkrankungen* (→ Erläuterung 6)

Fortsetzung ▶

8.15 Diagnostik und Therapie der schweren Malaria

Tab. 8.48 Fortsetzung

Medizinische Maßnahmen	Therapieschema
spezifische Therapie	Aufgrund der in Studien gezeigten Überlegenheit des Artesunat [11, 12] gegenüber Chinin sollte wenn immer möglich Artesunat i. v. der Vorzug gegeben werden. Kontakt mit Tropeninstitut aufnehmen.
Artesunat (→ Erläuterung 3)	Artesunat, ein wasserlösliches Derivat, kann i. v. verabreicht werden: • Artesunat 2,4 mg/kg KG i. v. initial, nach 12 h, nach 24, 48 und 72 h. Anschließend orale Therapie. 4 h nach letzter Artesunatgabe kann eine orale Anschlusstherapie mit Artemether/Lumefantrin oder Atovaquon-Proguanil in üblicher Dosierung erfolgen (s. Therapieschema 2: unkomplizierte Malaria tropica) • Präparate: s. Erläuterungen in 3 • Therapiebeginn sollte nicht verzögert werden, jeder Patient mit komplizierter Malaria sollte bis zum Erhalt des Artesunats sofort mit Chinin + Doxycyclin/Clindamycin i. v. anbehandelt werden (Dosierungsschema s. oben)

Chinin (plus Doxycyclin bzw. Clindamycin)	• *initial (Loading Dose):*
	Chinindihydrochlorid (= Chinin-Salz) 20 mg/kg KG in 5 % Glukoselösung über 4 h mit Perfusor i. v., auf die nach einer 4-stündigen Pause Chinindihydrochlorid (= Chinin-Salz) folgt: 10 mg/kg KG in 5 % Glukoselösung über 4 h mit Perfusor i. v.
	• nach 4 h Pause Beginn der
	• *Erhaltungsdosis:*
	Chinindihydrochlorid (= Chinin-Salz) 10 mg/kg KG in 5 % Glukoselösung über 4 h mit Perfusor i. v. mit anschließender 4-stündiger Pause,
	Wiederholung dieses Erhaltungszyklus bis
	   ○ zur Ausbehandlung,
	   ○ zur Dosisreduktion (→ Erläuterung 2) oder
	   ○ zum Umsetzen auf orale Therapie
	• *Umsetzung auf orale Therapie:*
	sobald die Parasitämie kontrolliert ist und Patient verlässlich schlucken kann (in der Regel zwischen Tag 4 und Tag 7), in Form einer „Abschlussbehandlung" nach 12-stündiger Pause nach letzter i. v. Chinindosis Atovaquone/Proguanil (Dosierungsschema s. ▶ Tab. 8.47)
	oder
	Umsetzen auf oral verabreichtes Chinin:
	Chinin-Salz 10 mg/kg KG 8-stündlich per os bis zur Vervollständigung der Gesamtbehandlungsdauer von 7 bzw. 10 Tagen (10 Tage bei initialer Parasitämie im Prozentbereich)
	plus
	   ○ Doxycyclin 3 mg/kg KG 1-mal täglich per os für 7 Tage (beim normalgewichtigen Erwachsenen pauschal 1 Tbl. Doxycyclin zu 200 mg täglich für 7 Tage)
	    oder
	   ○ Clindamycin (Schwangere, Kinder < 8 Jahre) 10 mg/kg KG 2-mal täglich für 3 – 7 Tage
	• Präparate:
	   ○ Chininium dihydrochloricum: 1 Amp. (1 ml) enthält 250 mg Chinin-2 HCl (= Chinin-Salz) (andere Abfüllungen bei Herstellung in der eigenen Apotheke beachten)
	   ○ Malarone®: 1 Tbl. enthält 250 mg Atovaquon und 100 mg Proguanil
	   ○ Chininum hydrochloricum: 1 Tbl. enthält 250 mg Chinin-HCl × 2 H$_2$O (= Chinin-Salz)
	   ○ Doxycyclin: Tbl. zu 100 und 200 mg erhältlich
	   ○ Clindamycin: verschiedene Präparate erhältlich

Erläuterungen zu Therapieschema 3

Zu der schweren Form der Falciparum Malaria werden hier die in ▶ Tab. 8.48 erwähnten Erläuterungen 1 – 6 ausgeführt:

1. Überwachungskomponenten

Zu den Überwachungskomponenten bei der schweren Form der Falciparum Malaria gehören:
- *EKG:* bei Chinintherapie und QTc-Verlängerung um > 25 % des Ausgangswerts oder > 500 ms Dosisreduktion um 50 % [3].
- *Blutdruck.*
- *Fieber:* Fiebersenkung mit Paracetamol und wegen Thrombopenie nicht mit Thrombozytenaggregationshemmern.
- *Bewusstseinszustand:* zerebrale Malaria – DD Hypoglykämie.
- *Blutzucker:* 4- bis 6-stündlich bestimmen, Hypoglykämie infolge Glukoseverbrauchs durch Parasiten und chinininduzierter Hyperinsulinämie [18].
- *Hämoglobin:* 6- bis 12-stündlich bestimmen, Hämolyse mit schwerer Anämie; demaskiert sich oft erst nach Rehydratation.
- *Thrombozyten:* können kritisch erniedrigt sein; bei intakter plasmatischer Gerinnung und Abwesenheit von blutungsprädisponierenden Faktoren, einschließlich vorangegangener Thrombozytenaggregationshemmung im Rahmen der Fiebersenkung (z. B. mit Azetylsalizylsäure), sind niedrige Werte tolerierbar; bei gutem Ansprechen auf die Therapie ist bereits am 3. Tag nach Therapiestart ein Ansteigen der Thrombozyten sichtbar.
- *Plasmatische Gerinnung:* kann bei der schweren Malaria mit Multiorganversagen kompromittiert sein; eine Verbrauchskoagulopathie wird bei ca. 5 % der Patienten mit zerebraler

Malaria beobachtet; DD (zusätzliche) insbesondere gramnegative bakterielle Sepsis in Betracht ziehen.
- *Leukozyten:* Leukopenie bis normale Leukozytenzahl; Leukozytose präfinal; DD (zusätzlich) insbesondere gramnegative bakterielle Sepsis in Betracht ziehen.
- *C-reaktives Protein (CRP):* wie alle anderen Akutphaseproteine erhöht; Erhöhung des α-Glykoproteins führt zu einer um bis zu 50 % erhöhten Chinin-Proteinbindung in der Akutphase der Malaria; dies ist einer der Gründe für die Notwendigkeit der „Loading Dose", da nur das freie Chinin wirksam ist, ebenso für das Tolerieren hoher Chinindosen in der Akutphase der Malaria [15].
- *Leberwerte:* Hyperbilirubinämie aufgrund der Hämolyse, die Transaminasen sind im Rahmen einer Begleithepatitis bis auf das 2- bis 3-Fache der Norm erhöht; bei höheren Werten zusätzliche Ursachen in Betracht ziehen.
- *Nierenfunktion:* Kreatinin und Harnstoff sind normal bis erhöht, meist im Rahmen einer prärenalen Niereninsuffizienz bzw. eines Nierenversagens; akute tubuläre Nekrose [2].
- *Zentraler Venendruck (ZVD) und exakte Flüssigkeitsbilanz:* Risiko des nicht kardiogenen Lungenödems (ARDS, akutes Atemnotsyndrom); tritt oft erst nach Tagen auf, auch in der Phase, in der die Parasitämie bereits deutlich reduziert ist; Einstellung des zentralen Venendrucks im unteren Normbereich (0 – 5 cm H_2O) [21].
- *Arterielle Blutgase:* Azidose (Laktatazidose) ist ein prognostisch ungünstiges Zeichen [2].
- *Parasitämie:* 6- bis 12-stündlich bestimmen, um die maximale Parasitämie bzw. das Ansprechen auf die Therapie zu erfassen.

2. Spezifische Antimalariatherapie: Chinin

- *Resistenzprobleme* sind bis heute insbesondere auf dem afrikanischen Kontinent sehr selten (aus Afrika werden > 90 % aller Falciparum Malaria-Infektionen importiert). Bis auf Südostasien spielen sie auch anderswo keine große klinische Rolle.
- Die höchste *Sterberate* fällt in die Phase der ersten 96 h nach Therapiebeginn. Es ist daher entscheidend, so schnell wie möglich optimale Chininplasmaspiegel zu erreichen (→ Loading Dose) [15, 16].
- Falls in den vorausgegangenen 24 h Chinin, Chinidin oder Mefloquin eingenommen wurden, soll keine „Loading Dose" verabreicht werden.
- Die Zeitintervalle und die Dosis der einzelnen parenteralen Chiningaben müssen streng kontrolliert werden (Perfusor!).
- Chininplasmaspiegel von 8 – 15 mg/l sind im akuten Stadium der schweren Malaria tropica effektiv und verursachen keine schwere Toxizität.
- Auch bei renalen und hepatischen Funktionsstörungen ist eine „Loading Dose" empfohlen. Bei Niereninsuffizienz sollte die Erhaltungsdosis um 30 – 50 % reduziert werden.
- Es gibt keine sicheren Informationen über die optimale und sichere Chinindosierung bei älteren und adipösen Patienten.
- *Nebenwirkungen:* Gravierende Nebenwirkungen sind bei Patienten, die entsprechend den Malariatherapieschemata behandelt werden, äußerst selten, obwohl Chininplasmakonzentrationen von > 20 mg/l erreicht werden. Dies ist der während der akuten Malaria erhöhten Bindung an Akute-Phase-Proteine (insbesondere Glykoproteine) zuzuschreiben. Nur das freie Chinin ist toxisch und auch nur dieses wirkt antiparasitär. Bei Schwangeren kommt es bei den üblichen Chinindosierungen nicht zu einer Stimulation der Uteruskontraktion oder zum fötalen Distress.

Chininplasmakonzentrationen von > 5 mg/l verursachen das häufige und charakteristische Nebenwirkungsspektrum („Chinismus") mit vorübergehender Schwerhörigkeit, Tinnitus, Schwindel, Übelkeit/Erbrechen, Tremor, Verschwommensehen. Hypoglykämien sind dagegen seltener (chinininduzierter Hyperinsulinismus), jedoch eine wichtige Nebenwirkung wegen DD zerebrale Malaria. Sehr selten bis äußerst selten sind: Hämolyse, Thrombozytopenie (diese ist fast ausschließlich malariainduziert), Verbrauchskoagulopathie, Überempfindlichkeitsreaktionen, Vaskulitis, granulomatöse Hepatitis. Blindheit und Taubheit sind fast ausschließlich bei extremen Überdosierungen beobachtet worden (Berechnungsfehler der Dosis, Selbstmord). Chinin ist im Vergleich zu Chinidin bzgl. Herzrhythmusstörungen und arterieller Hypotension sicherer [13, 15, 17, 21].

3. Spezifische Antimalariatherapie: Artesunat

Die derzeitige Evidenzlage spricht für die Überlegenheit der Artemisininderivate gegenüber Chinin in der Behandlung der schweren Falciparum Malaria mit Hyperparasitämie (> 15 – 20 %) bei Erwachsenen und Kindern [22]. Eine große randomisierte kontrollierte Studie zum Vergleich von parenteraler Artesunat- und parenteraler Chinintherapie zeigte einen signifikanten Unterschied zugunsten der mit Artesunat behandelten Patienten. Der Effekt war am stärksten bei Parasitämien > 10 %. Die Letalität in der Artesunat-Gruppe betrug 15 % gegenüber 22 % in der Chinin-Gruppe, eine absolute Letalitätsreduktion um 34,7 %. Zusätzlich traten signifikant weniger Hypoglykämien auf.

Eine weitere randomisierte kontrollierte Studie bei Kindern mit komplizierter Falciparum Malaria im subsaharischen Afrika hat eine statistisch signifikante Reduktion der Letalität im Vergleich zur Therapie mit Chinin gezeigt.

Artesunat i. v. wird jetzt von der WHO und in der AWMF Leitlinie als Medikament der ersten Wahl für die Therapie der komplizierten Malaria empfohlen [3, 5, 11, 12, 14, 23]. Das Präparat wird von Guilin Pharmaceutical, Guangxi, Volksrepublik China, hergestellt. Die Firma wurde 2010 im Rahmen das „WHO-drug prequalification Programme" zertifiziert. Das Medikament ist in Deutschland nicht zugelassen (off-label-use). Tropeninstitut kontaktieren.

4. Supportive Therapie

- *Flüssigkeitsbilanz/Nierenversagen/ARDS* bei Patienten mit schwerer Malaria, insbesondere bei Erwachsenen, sind schwierig zu steuern. Es ist eine Gratwanderung zwischen dem Risiko einer Flüssigkeitsüberlastung mit der Konsequenz des Eintritts bzw. der Aggravation eines nicht kardiogenen Lungenödems (ARDS), das bei der schweren Falciparum Malaria bis zu mehreren Tagen nach Beginn der Antimalariatherapie droht, und der Gefahr der Hypovolämie, die zur Nierenfunktionsstörung beiträgt. Daraus leiten sich 3 Prinzipien ab:
  - konservative Einstellung des zentralen Venendrucks [21] und Pulmonalarterienverschlussdrucks,
  - früher Nierenersatz (Hämofiltration, Hämodialyse) [2],
  - frühe positive Druckbeatmung [2, 21].
- *Krampfanfälle:* Hier kann Benzodiazepam i. v. oder rektal zur Behandlung von Krampfanfällen zum Einsatz kommen.

5. Adjuvante Therapie

▶ **Austauschtransfusion.** Diese zusätzliche Therapieoption ist bei Parasitämien > 30 % – unabhängig von anderen Parametern – und bei Parasitämien > 10 % bei gleichzeitig vorliegenden, schweren Organfunktionsstörungen zu erwägen. Der Nutzen einer Austauschtransfusion ist unklar, fixe Empfehlungen sind nicht möglich, da die Evidenzbasis nicht ausreicht. Eine Beratung durch ein tropenmedizinisches Zentrum ist erforderlich. Artesunate macht Austauschtransfusionen weitgehend überflüssig, da Artesunate zu einer raschen Reduktion der Parasitenlast führt [2].

Adjuvante Medikamente wie hoch dosierte Glukokortikoide, Heparin, Dextran, Desferroxamin, Anti-Tumornekrosefaktor (TNF)-α-Antikörper, hoch dosiertes Phenobarbital haben sich in klinischen Studien entweder als unwirksam oder schädlich erwiesen [19].

6. Komplizierende Begleiterkrankungen

Die schwere Falciparum Malaria erhöht die Empfänglichkeit für bakterielle Infekte. Bei jedem Patienten, dessen Zustand sich unter intensivmedizinischer Malariabehandlung plötzlich und unerwartet verschlechtert, müssen eine Hypoglykämie ausgeschlossen, Blutkulturen angelegt und eine Breitbandantibiotikatherapie, insbesondere im Hinblick auf eine gramnegative Sepsis, gestartet werden [21].

Kernaussagen

Einleitung
Bereits der Malariaverdacht stellt eine medizinische Notfallsituation dar. Aufgrund ungenügender Prophylaxe, verzögerter Diagnose und unsachgemäßer Therapie entwickelt sich die Erkrankung nach wie vor bei unnötig vielen Patienten zur schweren intensivmedizinpflichtigen Malaria mit hoher Letalität.

Anamnese
Die Reiseanamnese mit Aufenthalten in Malariaendemiegebieten ist der wichtigste Einstieg in die Differenzialdiagnose „Malaria". Eine durch *Plasmodium falciparum* verursachte Malaria muss bis zu 12 Monate nach Rückkehr berücksichtigt werden, wobei > 90 % der Erkrankungen innerhalb von < 3 Monaten nach Verlassen des Endemiegebietes auftreten.

Symptomatik und klinische Befunde
Es gibt keine „typische" Malariasymptomatik. In aller Regel präsentieren sich Malariapatienten mit „grippeartigen" Symptomen: Fieber, Gelenk- und Gliederschmerzen, Kopfschmerzen; selten auch mit Durchfall und Husten. Die in Lehrbüchern beschriebene Fieberperiodik stellt sich bei Falciparum Malaria nicht in klinisch nützlicher Frist ein.

Diagnostik
Der dicke Tropfen ist der Suchtest mit einer Sensitivitätssteigerung gegenüber dem Ausstrich. Bei negativem Ergebnis und fortbestehendem Malariaverdacht soll die Untersuchung alle 12 h für 2 Tage bzw. bei erneut auftretendem Fieber wiederholt werden.
Bei der Bestimmung der Parasitendichte im Blut ist aufgrund des zyklischen Verhaltens der Parasitämie zu bedenken, dass der Anstieg der Parasitämie in den ersten Stunden nach Therapiebeginn noch kein Hinweis auf ein Therapieversagen (z. B. Resistenz) und eine abfallende Parasitämie noch kein Zeichen eines spezifischen Therapieeffekts ist.

Therapeutisches Vorgehen
Für die spezifische Therapie ist entscheidend, ob eine *P. vivax*, *P. ovale*, *P. malariae* Malariaform, eine „unkomplizierte Falciparum Malaria" oder eine „schwere (komplizierte) Falciparum Malaria" vorliegt. Aktualisierung der Therapie über die Leitlinien der Deutschen Gesellschaft für Tropenmedizin und Internationale Gesundheit (DTG) auf der Website der Arbeitsgemeinschaft der wissenschaftlichen medizinischen Fachgesellschaften e. V. (AWMF); im Internet: www.awmf.org; Stand: November 2013.

Literatur

[1] Baird JK. Effectiveness of antimalarial drugs. N Engl J Med 2005; 352: 1565 – 1577
[2] Day N, Dondorp AM. The management of patients with severe malaria. Am J Trop Med Hyg 2007; 77: 29 – 35
[3] Deutsche Gesellschaft für Tropenmedizin und Internationale Gesundheit (DTG). Leitlinie Diagnostik und Therapie der Malaria. Im Internet: http://www.uni-duesseldorf.de/WWW/AWMF/11/042-001.htm; 11/2013
[4] Lalloo DG et al. UK malaria treatment guidelines. J Infect 2007; 54: 111 – 121
[5] McIntosh HM, Olliaro P. Artemisinin derivatives for treating severe malaria. The Chochrane Database for Systematic Reviews. The Cochrane Library 2005; 3
[6] Moore DAJ, Jennings RM, Doherty TF et al. Assessing the severity of malaria. BMJ 2003; 326: 808 – 809
[7] Riamet Fachinformation. Im Internet: http://www.tropenmedicus.de/pdf/FI-Riamet.pdf. Stand: 14.05. 2013
[8] Robert Koch-Institut. Infektionsepidemiologisches Jahrbuch meldepflichtiger Krankheiten für 2011. Berlin: Robert Koch-Institut; 2012
[9] Schwake l, Streit JP, Edler L et al. Early treatment of imported falciparum malaria in the intermediate and intensive care unit setting: an 8-year single-center retrospective study. Critical Care 2008; 12:R22, DOI: 10 1186/cc6796
[10] Schwartz E, Parise M, Kozarsky P et al. Delayed onset of malaria – implications for chemoprophylaxis in travelers. N Engl J Med 2003; 349: 1510 – 1516
[11] South East Asian Quinine Artesunate Malaria Trial (SEAQUAMAT) Group. Artesunate versus quinine for treatment of severe falciparum malaria: a randomised trial. Lancet 2005; 366: 717 – 725
[12] AQUAMAT Group. Artesunate versus quinine in the treatment of severe falciparum malaria in African children (AQUAMAT): an open-label, randomised trial. Lancet 2010; 376(9753):1647 – 1657
[13] Taylor WRJ, White NJ. Antimalarial drug toxicity. Drug Safety 2004; 27: 25 – 61
[14] The Artemether-Quinine Meta-analysis Study Group. A meta-analysis using indicidual patient data of trial comparing artemether with quinine in the treatment of severe falciparum malaria. Trans R Soc Trop Med Hyg 2001; 95: 637 – 650
[15] White NJ, Looareesuwan S, Warrell DA et al. Quinine pharmacokinetics and toxicity in cerebral and uncomplicated malaria. Am J Med 1982; 73: 654 – 672
[16] White NJ, Looareesuwan S, Warrell DA et al. Quinine loading dose in cerebral malaria. Am J Trop Med Hyg 1983; 32: 1 – 5
[17] White NJ, Looareesuwan S, Warrell DA. Quinine and Quinidine: a comparison of EKG effects during the treatment of malaria. J Cardiovascular Pharmacology 1983; 5: 173 – 175

[18] White NJ, Warrell DA, Chanthavanich P. Severe hypoglycaemia and hyperinsulinaemia in falciparum malaria. N Engl J Med 1983; 309: 61–66
[19] White NJ. Not much progress in treatment of cerebral malaria. Lancet 1998; 352: 594–595
[20] White NJ. Malaria. In: Manson's Tropical Diseases. 23nd ed. London: Saunders; 2013 [in print]
[21] World Health Organization. Severe falciparum malaria. Trans Roy Soc Trop Med Hyg 2000; 94(Suppl.1): 1–90
[22] World Health Organization. Guidelines for the treatment of malaria. 2nd ed. WHO; 2010
[23] White NJ, Pukrittayakamee S, Hien TT et al. Malaria. Lancet 2013; Aug 15.

8.16 Virale Infektionen

H.-R. Brodt

8.16.1 Einleitung

Virologische Klassifikationen allein sind zur klinischen Einteilung schwerer viraler Erkrankungen oft wenig geeignet, da auch sehr verwandte Viren völlig unterschiedliche Krankheitsbilder auslösen können und ähnliche Erkrankungen Folge sehr unterschiedlicher Viren sind.

Merke

Klinisch bedeutsamer ist die Kenntnis des besonderen Organtropismus unterschiedlicher Viren (Hepatitis, Myokarditis, Enteritis oder z. B. Enzephalitis auslösende Viren), deren Hauptsymptome und -befunde bei Erkrankungen (z. B. hämorrhagische Viren), ihres ggf. endemischen oder pandemischen Potenzials, wie z. B. bei Influenza- oder Coronaviren (SARS- oder MERS-CoV), Pocken- oder West-Nil-Virus, ihrer Provenienz (tropische Virusinfektionen) und ihrer Aktivität, Reaktivierbarkeit bzw. ihres Opportunismus (akute, persistierende und opportunistische Viruserkrankungen wie bei HIV und z. B. Zytomegalievirus [CMV]).

▶ **Seltene Viruserkrankungen.** Durch weltweiten und schnellen Reiseverkehr besteht mittlerweile die Möglichkeit des Imports nahezu aller – auch sehr seltener schwerer – Virusinfektionen, wie z. B. afrikanisches hämorrhagisches Fieber, ostasiatische Hanta-, neue Chicungunya oder neue respiratorische Coronavirus-Infektionen aus dem mittleren Osten [10, 24]. Viele dieser seltenen Erkrankungen werden im Rahmen dieses Kapitels in Tabellenform dargestellt, aus denen neben weiterführender Literatur die regionale Ausbreitung und die wahrscheinlichen Inkubationszeiten ersichtlich sind (▶ Tab. 8.49). Oft kann hiermit die Diagnose solcher Importinfektionen schon weitgehend eingegrenzt bzw. ausgeschlossen werden.

▶ **Hochinfektiöse, lebensbedrohliche Infektionen.** Nach ihrer Schwere, Behandelbarkeit und Ansteckungsfähigkeit werden bestimmte Viruserkrankungen als „hochinfektiöse, lebensbedrohliche Infektionen" klassifiziert, die nach Möglichkeit in speziellen hierfür eingerichteten Therapiezentren behandelt werden soll-

Tab. 8.49 Endemiegebiete und Inkubationszeiten möglicher schwerer viraler Importinfektionen.

Erreger	Krankheit	Endemiegebiete	Inkubation
Bunyaviren			
Hantavirus	renales Syndrom mit hämorrhagischem Fieber (HFRS)	vorwiegend Zentral- und Ostasien, Zentral- und Osteuropa, aber auch weltweit	1–8 Wochen (Hantaanvirus 5–42 Tage, im Mittel 12–16 Tage)
	pulmonales Hantavirus-Syndrom (HPS)	USA, Westkanada, Mittel- und Südamerika	
Bunyavirus	California-Enzephalitis	Westen und mittlerer Westen USA	1–7 Tage
Nairovirus	hämorrhagisches Krim-Kongo-Fieber	Afrika, mittlerer Osten und Asien	2–12 Tage
Phlebovirus	Rift-Valley-Fieber	Afrika: Subsahara	2–6 Tage
	Sandfly-Fieber	Afrika, Osteuropa, mittlerer Osten und China	2–6 Tage
Arenaviren			
„Lymphocytic choriomeningitis Virus" (LCMV)	lymphozytäre Choriomeningitis (LCM)	Europa, Nord- und Südamerika, Australien, Japan	7–14 Tage
Lassa	Lassafieber	Westafrika	5–21 Tage
Junin-, Machupo- Guanarito- und Sabia-Virus	südamerikanisches hämorrhagisches Fieber	Argentinien, Bolivien, Venezuela, Brasilien	7–14 Tage
Filoviren			
Marburg-Virus	hämorrhagisches Fieber	Angola, Kenia, Uganda	4–10 Tage
Ebola-Virus	hämorrhagisches Fieber	Zaire, Sudan, Elfenbeinküste	2–19 Tage

Fortsetzung ▶

8.16 Virale Infektionen

Tab. 8.49 Fortsetzung

Erreger	Krankheit	Endemiegebiete	Inkubation
Flavivirus			
St.-Louis-Enzephalitis-Virus	Enzephalitis	Amerika und Kanada	4–21 Tage
West-Nil-Fieber-Virus	Fieber, Enzephalitis	Afrika, USA, Europa	6–16 Tage
Frühsommer-Meningoenzephalitis (FSME)-Virus	Enzephalitis	Europa	3–10 Tage
Japanische-B-Enzephalitis-Virus	Enzephalitis	überall in Asien	4–14 Tage
Gelbfiebervirus	hämorrhagisches Fieber	Afrika (Subsahara), tropisches Südamerika	3–6 Tage
Dengue-Virus	Fieber, hämorrhagisches Fieber, Schocksyndrom	alle tropischen und subtropischen Regionen	2–7 Tage
MERS-Coronavirus	Pneumonie, Lungenversagen	Mittlerer Osten (Arabische Halbinsel)	5–12(15) Tage
SARS-Coronavirus	schwere Viruspneumonie, Lungenversagen	Südostasien, China	2–10 Tage

ten. Unter den Adressen im Internet: http://www.eunid.eu und http://www.stakob.org/ sind die jeweiligen europäischen und nationalen Zentren mit Hinweisen auf Behandlungsleitlinien abrufbar.

▶ **Chemotherapeutika.** Trotz neuer antiviraler Medikamente steht derzeit der großen Anzahl unterschiedlicher Viruserreger nur eine äußerst begrenzte Zahl wirksamer Chemotherapeutika gegenüber, wie in ▶ Tab. 8.50 dargestellt [8]. Eine Ausnahme bilden hier zweifellos die HIV-Therapeutika mit mittlerweile über 20 zugelassenen Substanzen aus 5 Substanzklassen, deren Ein-

Tab. 8.50 Erkrankungen und antivirale Behandlungsmöglichkeiten klinisch bedeutsamer viraler Erreger.

Erreger	Erkrankung, Organmanifestation	Behandlung
Zytomegalievirus (CMV)	disseminiert, Pneumonitis, Hepatitis, Enterokolitis, Morbus Addison, Guillain-Barré-Syndrom, Retinitis	Ganciclovir, Foscarnet, Cidofovir
Epstein-Barr-Virus (EBV)	lymphoproliferative Erkrankung nach *Transplantation* (PTLD; zumeist nach OKT 3®), selten Erkrankung der Erwachsenen – Kinder, Adoleszenten: infektiöse Mononukleose	symptomatisch
Herpes-simplex-Virus Typ 1 und Typ 2	Oropharynx perorale oder genitale mukokutane Infektionen, Ösophagitis, Enzephalitis; selten: Hepatitis und Pneumonitis	Aciclovir, Fam- und Valaciclovir (Foscarnet)
Varizella-Zoster-Virus	interstitielle Pneumonitis, Meningoenzephalitis, disseminierte Organmanifestationen	Aciclovir, Fam- und Valaciclovir
Masernvirus	Hämorrhagie, Pseudokrupp, Pneumonie, Enzephalitis und subakute sklerosierende Panenzephalitis (SSPE)	symptomatisch
Influenza	Myokarditis, Pneumonie	Zanamivir, Oseltamivir, Amantadin
Coronaviren (SARS, MERS)	Pneumonie, Pneumonitis, Lungenversagen	(IFN + Ribavirin + Proteasehemmer)
Coxsackie-, ECHO-Viren, Enteroviren	Meningitis, Enzephalitis, Myokarditis, Herpangina, Konjunktivitis, Hand-Fuß-Mund-Krankheit	symptomatisch
Hantavirus-Infektionen	HRFS (hämorrhagisches Fieber + Nierenversagen), HPS (interstitielle Pneumonie und Lungenversagen)	symptomatisch
Gelbfiebervirus und Dengue-Virus (Flaviviren)	Hepatitis, Hämorrhagie, tubuläres Nierenversagen, Schock, hämorrhagisches Dengue-Fieber, Dengue-Schocksyndrom	symptomatisch
Arenaviren	Nierenversagen, Blutung	Ribavirin (Lassa, LCM und andere)
Hepatitis-B- und Hepatitis-C-Virus (nach Genotyp 1–6)	Hepatitis, Leberversagen	Hepatitis B: Peg-IFN-a, Entecavir (ETV), Tenofovir (TDF), Emtricitabin (FTC), Lamivudine (3TC), Telbivudin. Hepatitis C: Peg-IFN alfa-2a + Ribavirin + Boce- oder Telaprevir; Sofosbuvir Transplantation
Rabies + Vakzine-Krankheit	Enzephalitis, Koma, Paralyse	symptomatisch
Poliovirus	Myelitis, Enzephalitis	symptomatisch
Papovavirus (JC)	progressive multifokale Leukenzephalopathie	symptomatisch, (Cidofovir)

ECHO = Enteric cytopathic Human Orphan Virus; JC = John-Cunningham-Virus; OKT 3® = Muromonab-CD 3 (Handelsname Orthoclone OKT 3®)

satz allerdings zur Vermeidung von Resistenz und Kreuzresistenzen und durch vielfältig mögliche Interaktionen bei meist erforderlicher 3-Fach-Kombinationsbehandlung eingeschränkt wird. Nach wie vor sind bei vielen Viruserkrankungen nur symptomatische Behandlungen möglich bzw. werden experimentelle neue Therapiekonzepte erprobt, die – wie auch neue diagnostische Methoden – dann jeweils der aktuellen und speziellen Literatur zu entnehmen sind [11, 34].

▶ **Organtropismus.** Viele schwere Viruserkrankungen sind oft zunächst Folge einer disseminierten Infektion mit Virämie, jedoch haben die meisten Erreger auch einen besonderen Organtropismus, der im Krankheitsverlauf die Symptome und pathologischen Befunde bestimmt. Bei opportunistischen Erregern wie z. B. CMV werden die Lokalisation und das Ausmaß der Viruserkrankung zusätzlich wesentlich von der Grunderkrankung, von Umfang und Art des meist zellulären Immundefektes und nicht zuletzt von Einsatz und Wirksamkeit einer Prophylaxe bestimmt. Mit welchen Erregern bei entsprechenden Organmanifestationen vorwiegend gerechnet werden muss, zeigt die ▶ Tab. 8.51.

▶ **Diagnostische Möglichkeiten.** Während bei immunkompetenten Patienten im Rahmen des jeder Infektion eigenen Zeitfensters serologische Untersuchungen durch Antikörpertiteranstiege oft noch diagnostisch wegweisend sein können, führt dies in den meisten Fällen von Grundkrankheiten, die mit schwerem Immundefekt einhergehen, nicht zum Ziel. Hier ist dem direkten Erregernachweis mit modernen molekularen PCR-Methoden der Vorzug zu geben. Einen Überblick über die Möglichkeiten zeigt ▶ Tab. 8.52. Bei opportunistischen Erregern weisen auch positive Virusnachweise, z. B. von CMV oder Parvovirus B19, oft zunächst nur auf eine persistierende oder beginnend invasive Infektion hin. Erst in Verbindung mit passender klinischer Symptomatik und durch Ausschluss anderer Erkrankungen kann von letzteren oft eine behandlungsbedürftige Erkrankung abgegrenzt werden.

8.16.2 Alphaherpesviren (Herpes-simplex- und Varizella-Zoster-Viren)

Alle Alphaherpesvirus-Infektionen sind weltweit verbreitet und haben trotz unterschiedlicher Infektionsmodi und Krankheitsbilder die gemeinsame biologische Eigenschaft einer (latenten) Infektion und Replikation innerhalb des peripheren Nervensystems. Während die primäre HSV-1- und HSV-2-Infektion über Schleimhautkontakt mit exprimiertem Virus erfolgen muss, wird das hoch kontagiöse Varizella-Zoster-Virus über den Luftweg übertragen. Alle Infektionen können mit einer primären Erkrankung (nach Erstkontakt) sowie mit einer sekundären (auch rezidivierenden) Erkrankung unterschiedlichster Intensität einhergehen. Trotz wesentlicher virologischer Unterschiede rechtfertigen die ähnlichen klinischen Bilder schwerer Krankheitsverläufe und ihre Behandlung eine gemeinsame klinische Beurteilung.

Herpes-simplex-Virus Typ 1 und 2 (HSV-1, -2)

Immunologisch gesunde Patienten erkranken sowohl primär als auch sekundär an einer selbstheilenden Infektion mit unterschiedlicher Dauer und Intensität.

▶ **HSV-1.** Nach einer Inkubationszeit von 2–12 Tagen führt HSV-1 meist zu oropharyngealen Läsionen, die von asymptomatischen bis zu großen schmerzhaften – mit Fieber und Lymphadenopathie einhergehenden – Vesikeln und Ulzera reichen. Im Mittel ist nachfolgend für 7–10 Tage mit einer Virusausscheidung und in gleicher Weise bei entsprechendem Kontakt mit genitalen Infektionen zu rechnen.

▶ **HSV-2.** In den meisten Fällen wird HSV-2 über Sexualkontakt übertragen und führt deshalb nahezu immer zu Genitalinfektionen. Wenn deshalb auch Herpesläsionen im Genitalbereich vorwiegend für eine HSV-2-Infektion sprechen, werden dort außerdem zunehmend HSV-1-Erkrankungen beobachtet. Die primäre Infektion führt – wie bei HSV-1 – zu einer ebenfalls selbstheilenden Erkrankung. Die Symptomatik besteht in unterschiedlicher Ausprägung zumeist aus Fieber, Lymphadenopathie und mit Schmerzen einhergehenden Bläschen sowie Ulzerationen für ca. 3 Wochen in der Genitalregion.

▶ **Rezidivierende Infekte.** Sie verlaufen bei HSV-1 und -2 in der Regel schneller. Mukokutane Herpesvirus-Infektionen sind oft typische Begleiterscheinungen anderer intensivpflichtiger Erkrankungen, wie z. B. einer schweren Malaria, eines Traumas oder von Malignomen. Schwere zelluläre Immundefekte können zu exulzerierenden, progredient nekrotisierenden, nicht heilenden Erkrankungen führen, die immer einer systemischen Therapie bedürfen.

Tab. 8.51 Organmanifestationen und ihre möglichen viralen Erreger.

Organmanifestation	Erreger
ZNS-Infektionen	Arbovirus, HSV-1/-2, CMV, EBV, HHV-6, Adenovirus und Pocken-Vakzine, Rabies, Polio, Arena (LCV), JC-Virus, Entero- und Adenovirus, Masern, Mumps- und Rötelnvirus
gastrointestinale Infektionen	Reo (Rota-A-C), Calici-(Noro-), Adeno-(Typ 41/42), Astro-, Picobirna- und Toroviren, CMV sowie andere
Hepatitis	Hepatitis A, B, C, D, E; CMV
Infektionen des Respirationstrakts	RSV, Parainfluenza, Influenza A und B, Masern, Herpes simplex, VCV, CMV, Hanta, SARS- und MERS-Coronavirus
hämorrhagisches Fieber	Bunyaviren (alte und neue Welt), Arenaviren, Filoviren, Dengue-Virus, Masern
Haut und Auge	VZV, HSV-1, Papillomavirus; CMV; HHV-8 (ehemals: KSHV = Kaposi-Sarkom Herpesvirus)
Herz und Muskel	Coxsackie A und B, Influenza A und B, ECHO-Virus, CMV, Gelbfieber, Röteln, Dengue, Masern, HHV-6
Posttransplantation	EBV (PTLD), CMV, Hepatitis B, C und D, HSV-1/-2, VZV, HHV-8

CMV = Zytomegalievirus; EBV = Epstein-Barr-Virus; ECHO = Enteric cytopathic Human Orphan Virus; HHV = humanes Herpesvirus; HSV = Herpes-simplex-Virus; JC-Virus = John-Cunningham-Virus, humanes *Polyomavirus* 2; LCV = Lymphocryptovirus; PTLD = lymphoproliferative Erkrankung nach *Transplantation*; RSV = respiratorisches Synzytialvirus; VZV = Varizella-Zoster-Virus

8.16 Virale Infektionen

Tab. 8.52 Verfügbare diagnostische Methoden und ihre Wertigkeit zum Nachweis einer viralen Meningitis und Enzephalitis.

Virus	PCR		Spezifität	Sensitivität	Serologie		Kultur	Anderes Material
	EDTA-Plasma	Liquor	Liquor	Liquor	Serum	Liquor		
Adenovirus	–	+	unbekannt	unbekannt	+/–	+	++	Konjunktiva
Arbovirus (West-Nil)	+	+	unbekannt (60 %)	unbekannt	++	++	+/–	
Enterovirus, Poliovirus	+	++	> 95 %	> 95 %	+	+/–	++	rektal
CMV	+	++	82–100 %	86–100 %	+	++	+	Urin
EBV	+	+	95 % ZNS-Lymphom		++	++	+/v	Biopsie
HHV-6	+/–	+/–	> 95 %		+/–	–	+	Biospie
HHV-8	+	–	unbekannt	unbekannt	+/–	–	+	Biospie
HSV-1, -2	–	++	> 95 %	> 95 %	+/–	+	+	
VZV	++	+	80–95 %	> 95 %	+	++	+	
Influenza	–	–	50–70 % (abhängig von Prävalenz)	90–95 %	+/–	–	+	BAL
JCV	–	++	50–90 % für PML	98–100 %	–	–	–	
Mumps	–	–			+	+	++	Urin
Masern	–	+	unbekannt	unbekannt	+	+	+	Urin
Parvovirus	++	–			+	–	–	
Rabies	–	+	100 %	100 %	++	++	+	Speichel
HIV	++	+	RNA in allen Stadien	> 95 %	+	+/–		

++ = bestens; + = gut; +/– = unsicher; – = nicht geeignet zur Diagnose; BAL = bronchoalveolare Lavage; CMV = Zytomegalievirus; EBV = Epstein-Barr-Virus; JCV = John-Cunningham-Virus; HHV = humanes Herpesvirus; HIV = menschliches Immunschwächevirus; HSV = Herpes-simplex-Virus; PCR = ; Polymerasekettenreaktion; PML = progressive multifokale Leukenzephalopathie; VZV = Varizella-Zoster-Virus

▶ **Andere Manifestationen.** Im Rahmen der primären Infektion mit HSV-1 und -2 sind auch bei nicht immunsupprimierten Patienten andere Manifestationen (ca. 1 %) möglich, die jedoch eher kennzeichnend für sekundäre Infektionen bei Patienten mit immunsuppressiver Therapie, Mangelernährung oder Malignomen sind. Hierzu zählen eine Keratokonjunktivitis, ein Eczema herpeticum (bei atopischer Dermatitis), lokalisierte, dem Herpes zoster ähnliche oder disseminierte Hautefloreszenzen und progressive invasive Infektionen des Respirations- und des Gastrointestinaltrakts wie z. B. eine Herpesösophagitis.

> **Merke**
>
> Die gefährlichste Manifestation ist jedoch eine Herpes-simplex-Virusenzephalitis (HSVE) mit oder ohne Myelitis, Radikulitis oder abakterielle Meningitis, die jeweils auch nur bei Verdacht eine unmittelbare Behandlung erfordern. Differenzialdiagnostisch wegweisend sind hier die zunehmende Bewusstlosigkeit, Fieber und abnorme Liquorbefunde ohne Hinweise auf eine andere Erkrankung. Unerkannt und unbehandelt ist eine akut nekrotisierende Enzephalitis durch HSV-1 zumeist letal oder mit schweren Residualdefekten verbunden. Eher gutartige Meningitiden treten bei Erwachsenen im Rahmen von HSV-2-Infektionen auf, während diese bei Neugeborenen auch zu einer hämorrhagisch-nekrotisierenden Enzephalitis führen können.

Fokale neurologische Symptome, die in der Regel den Temporallappen betreffen, gehen dem zumeist voraus. Die Verdachtsdiagnose muss zügig gestellt werden, da der frühzeitige Therapiebeginn maßgeblich über den Therapieerfolg entscheidet [39, 51].

Varizella-Zoster-Virus (VZV)

▶ **Primäre Infektionen.** Im Erwachsenenalter verlaufen primäre Infektionen mit dem Varizellavirus meist schwerer und mit häufigeren Komplikationen als die Windpocken des Kindesalters. Beginnend mit Prodromi wie Abgeschlagenheit und Fieber kommt es nach 1–2 Tagen zum typischen Exanthem zumeist an Kopf und Stamm, weniger die Extremitäten betreffend. Die auftretenden Bläschen können bullös oder hämorrhagisch sein und sind oft auch in Mund und Konjunktiven zu finden. Komplizierend sind v. a. Superinfektionen (z. B. mit α-Streptokokken), die einer umgehenden antibiotischen Behandlung bedürfen. Vielfältige Organmanifestationen sind möglich – v. a. bei immunsupprimierten Patienten. Eine Varizella-Pneumonie findet sich sehr häufig (15 %) nach 5–7 Tagen, oft auch ohne Einschränkung der respiratorischen Funktion mit dem radiologischen Bild einer meist beidseitigen nodulären und interstitiellen Pneumonie. Schwerwiegend – jedoch selten – sind eine Meningoenzephalitis, Nephritis, Myo- und Perikarditis sowie eine Pankreatitis [19, 27, 37].

▶ **Klassische Zoster-Infektion.** Die klassische Zoster-Infektion ist eine Reaktivierung der Varizella-Infektion und betrifft beim unkomplizierten Verlauf unilateral 1–3 Dermatome. Weitere Ausbreitung, bilaterale Erkrankungen und Manifestationen im Bereich des Trigeminus sowie der Zoster ophthalmicus sind ebenso bereits als komplizierende Erkrankungen anzusehen wie die seltene Enzephalitis (0,2–0,5 %) und die granulomatöse Angiitis.

> **Praxistipp**
> Bei über Tage andauernden unklaren Schmerzzuständen ist bei immunsupprimierten Patienten differenzialdiagnostisch immer auch ein sog. „Zoster sine Exanthema" in Erwägung zu ziehen.

Diagnose

Die Diagnose unkomplizierter Herpes- und Varizella-Infektionen kann aufgrund ihrer typischen Krankheitsbilder klinisch gestellt werden und bedarf selten einer laborchemischen Bestätigung. Bei allen zweifelhaften, unklaren und atypischen Erkrankungen, v. a. zu Beginn der Infektion und bei abwehrgeschwächten Patienten, sollte jedoch auch der virologische Nachweis bzw. Ausschluss einer Infektion erbracht werden.

> **Praxistipp**
> Zur Diagnosesicherung ist dem direkten Virusnachweis in diesen Fällen immer der Vorzug zu geben [4]. Dies kann mittels Zellkultur erfolgen, bei VZV durch Antigenbestimmung mittels monoklonaler Antikörper oder einer PCR, die v. a. die Methode der Wahl bei Untersuchung des Liquors ist.

Wesentlich für einen sicheren Nachweis ist die korrekte Behandlung des Materials bei Gewinnung und Versand, der mittels hierfür zur Verfügung stehender besonderer Virustransportmedien erfolgen sollte. Die Untersuchung von Material aus Hautbläschen ist nur bei frischen Effloreszenzen sinnvoll. Histologisch ist der Nachweis von intrazellulären Einschlusskörperchen und multinukleären Riesenzellen für eine HSV-Infektion wegweisend, aber nicht beweisend. Serologische Untersuchungen sind bei nicht immunsupprimierten Patienten selten durch einen eindeutigen Titeranstieg richtungsweisend, bei immunsupprimierten Patienten erlauben Antikörperbestimmungen in jedem Fall keine sichere Diagnose [48].

Eine Herpes-Enzephalitis kann auch mit hinreichender Sicherheit computertomografisch erkannt werden, wenn ein MRT nicht durchführbar ist [13] (s. auch Kap. 8.7).

Therapie

▶ **Leichte Erkrankungen.** Leichte lokalisierte Formen der Erkrankung können oral entweder mit Aciclovir, vorteilhafter jedoch mit Famciclovir oder Valaciclovir bei besserer Bioverfügbarkeit dieser Substanzen behandelt werden. Auch Brivudin hat in einer Dosierung von 15 mg/kg/d vergleichbar gute Wirkung – jedoch nur gegen VZV. Eine lokale Salbenbehandlung ist nur bei leichten Herpesläsionen (meist als Begleiterscheinung schwerer anderer Erkrankungen) indiziert.

▶ **Immunsupprimierte Patienten und disseminierte Formen.** Alle immunsupprimierten Patienten und solche mit invasiven und disseminierten Manifestationen, in jedem Fall aber mit einer ZNS-Manifestation, sollten bereits bei Verdacht sofort intravenös mit Aciclovir (3 × 10 mg/kg KG für 10 – 14 Tage) behandelt werden [49]. Im Zweifelsfall sollte auch eine 3-wöchige Behandlungsdauer wegen möglicher Spätrezidive erwogen werden.

> **Merke**
> Entscheidend für die Prognose der Herpes-Enzephalitis ist der Zeitpunkt des Behandlungsbeginns, der möglichst vor Eintritt der Somnolenz oder des Komas liegen sollte. Ältere Patienten sowie solche mit einem „Glasgow Coma Score" < 6 oder einer Enzephalitisdauer von mehr als 4 Tagen haben eine schlechte Prognose [49].

▶ **Atypische VZV-Infektionen.** Auch alle atypisch verlaufenden Varizella-Zoster-Infektionen (Zoster duplex, Hirnnervenbeteiligung) und die primären Varizella-Infektionen des Erwachsenen mit disseminiertem Exanthem und typischem Lungenbefund sollten grundsätzlich i. v. behandelt werden [7]. Bei schneller Besserung kann frühzeitig nach 3 – 5 Tagen auf eine orale Behandlung mit Famciclovir, Valaciclovir oder auch Brivudin umgestellt werden. Je früher eine Behandlung beginnt und je jünger die Patienten sind, umso eher können nachfolgende Post-Zoster-Neuralgien vermieden werden.

▶ **Resistenzen.** Eine Resistenz v. a. von HSV-1 und -2, seltener vom Varizellavirus gegen Aciclovir wurde v. a. bei Patienten mit AIDS beobachtet. An eine solche Resistenz ist frühzeitig bei vorangehender Aciclovirprophylaxe und bei Therapieversagen zu denken, wenn auch die Erkrankungen mit resistenten Viren, bedingt durch Mutationen der Thymidinkinase, oft in abgeschwächter Form verlaufen. Bei Verdacht oder Nachweis einer Aciclovirresistenz ist ebenso wie bei der seltenen Unverträglichkeit von Aciclovir auf eine Therapie mit Foscavir (2 × 90 mg/kg/d) umzustellen. Bisher nicht in Studien gezeigt, aber vermutlich in gleicher Weise auch eine wirksame Behandlung mit Cidofovir möglich [35]. Beide für die Behandlung von CMV-Infektionen zugelassenen Substanzen besitzen eine erhebliche Nephrotoxizität, die v. a. bei Intensiv- oder transplantierten Patienten problematisch sein kann. Beide Substanzen sind ausreichend liquorgängig und zur Behandlung einer Meningoenzephalitis als Reservesubstanz geeignet.

8.16.3 Zytomegalieviren

Epidemiologie und Klinik

> **Merke**
> Zytomegalievirus(CMV)-Infektionen sind ubiquitär vorkommende Infektionen, die als komplizierende Erkrankungen nahezu ausschließlich Neugeborene, Patienten nach Transplantation, Patienten mit AIDS oder anderweitiger Immunsuppression (wie z. B. bei Vaskulitiden) betreffen.

CMV-Infektionen tragen wesentlich zur erhöhten Morbidität und Letalität v. a. nach Transplantation und im Rahmen von AIDS bei. Aufgrund der hohen Durchseuchung der Bevölkerung mit CMV handelt es sich bei den meisten schweren Infektionen im Erwachsenenalter um Reaktivierungen. Nicht selten sind allerdings auch zunächst unklare Krankheitsbilder mit schwerem Krankheitsgefühl und Blutbildveränderungen im adoleszenten und jugendlichen Erwachsenenalter durch eine primäre CMV-Infektion bedingt.

▶ **Symptomatik.** Das klinische Spektrum der Erkrankung ist vielfältig und beginnt oft vom Patienten zunächst unbemerkt subakut mit unspezifischen Symptomen, wechselnd mit Fieber, mit einer Leukopenie und milden Leberfunktionsstörungen. Eine Pneumonie ist die häufigste Organmanifestation, auf die eine Hepatitis, Nebennierenrindeninsuffizienz, Enterokolitis, Enzephalitis, ein Guillain-Barré-Syndrom, eine Chorioretinitis und ggf. Funktionsstörungen eines Transplantates folgen, je nach Art, Ursache und Umfang der Immunsuppression [3].

Diagnose

Vor allem bei immunsupprimierten Patienten besteht oft das größte diagnostische Problem in der Unterscheidung zwischen einem behandlungs- und einem nicht behandlungsbedürftigen Befund als Folge der hohen Sensitivität des Nachweises viraler Nukleinsäuren in Plasma, Urin, Bronchialsekret oder Gewebe bei gleichzeitig hoher CMV-Durchseuchungsrate. In Zweifelsfällen ist dies im Kontext organspezifischer Erkrankungen durch klinische Folgeuntersuchungen und mit quantitativen Bestimmungen zu klären. Schwer immunsupprimierte Patienten (z. B. mit CD4-Zellen < 100/µl) sind stets auch augenärztlich hinsichtlich einer möglichen CMV-Retinitis zu untersuchen!

> **Praxistipp**
>
> Die In-situ-Hybridisierung und der Early-Antigen-Nachweis mittels monoklonaler Antikörper können heute innerhalb von 24 h zur Diagnose führen und gehören zum obligaten diagnostischen Instrumentarium [16]. Vor allem veränderte Untersuchungsergebnisse im Verlauf wie auch positive Resultate aus unterschiedlichen sterilen Materialien (immer auch Urin) vermögen mit vereinbarer Klinik die Diagnose zu sichern.

Hierzu kann auch der histologische Nachweis der Erreger im betroffenen Organ beitragen, während eine Virusanzucht (z. B. Urin oder Plasma) wegen langer Kulturdauer und unsicherer Spezifität klinisch keine Bedeutung hat (▶ Tab. 8.53). Der Antikörpernachweis von IgG vermag einzig eine bestehende bzw. stattgehabte Infektion nachzuweisen, der Nachweis einer akuten Infektion mittels IgM scheitert nicht selten an dessen geringer Sensitivität und Spezifität.

Tab. 8.53 Sensitivität und Spezifität unterschiedlicher CMV-Nachweismethoden.

CMV-Labordiagnostik	Sensitivität [%]	Spezifität [%]
Kultur aus Blut oder Urin	8 – 63	86 – 88
DNA-PCR (Serum, Plasma)	50 – 100	45 – 63
mononukleäre Zellen	20 – 100	35 – 91
RNA-Nachweis (RT-PCR, NASBA)	17	97
Antigenämie (Leukozyten)	50 – 83	71 – 80

NASBA = Nucleic Acid Sequence based Amplification; PCR = Polymerasekettenreaktion; RT-PCR = Reverse-Transkription-PCR

Therapie

Zur Therapie stehen derzeit hauptsächlich 4 Substanzen zur Verfügung, die alle ausschließlich virostatisch wirken, eine erhebliche Toxizität besitzen und unter deren Langzeittherapie resistente Isolate (v. a. bei Gancyclovir) beobachtet wurden (▶ Tab. 8.54):
- Ganciclovir (z. B. Cymeven),
- Valganciclovir (z. B. Valcyte),
- Foscarnet (z. B. Foscavir),
- Cidofovir (z. B. Vistide).

Resistente CMV-Populationen finden sich nahezu ausschließlich bei hoher Virusreplikation, unzureichenden Medikamentenspiegeln und fehlender CMV-spezifischer Immunität. Gancyclovirresistente Viren zeigen zumeist eine Mutation in der CMV-UL97-Kinase oder selten in der CMV-UL54-Polymerase und sind dann noch empfindlich gegenüber Foscavir oder Cidofovir. Bei persistierender oder ansteigender Virämie trotz adäquater Gancyclovir-Dosierung ist stets auch zunächst ohne sicheren Nachweis der Resistenz ein Therapiewechsel zu empfehlen.

▶ **Ganciclovir.** Das Nukleosidanalogon Ganciclovir ist die am längsten und vielfältigsten erprobte Substanz, die ihre Wirksamkeit erst durch Phosphorylierung erreicht [17]. Sie ist aufgrund der Ergebnisse klinischer Prüfungen und v. a. aufgrund ihrer meist kalkulierbaren unerwünschten Wirkungen die Substanz der ersten Wahl zur intravenösen Therapie. Hauptnebenwirkung ist eine relevante Neutropenie, die gelegentlich den Einsatz von granulozytenstimulierenden Wachstumsfaktoren erforderlich macht.

▶ **Valganciclovir.** Valganciclovir ist der L-Valinester – d. h. ein Prodrug – von Ganciclovir und hat gegenüber oralem Ganciclovir eine deutlich bessere Bioverfügbarkeit (60%) bei ähnlichem Nebenwirkungsprofil einer Panzytopenie. Bei sicherer enteraler Ernährung und Resorption kann es deshalb die intravenöse Gabe von Ganciclovir ersetzen [33].

▶ **Foscarnet und Cidofovir.** Das vergleichbar gut wirksame Foscarnet ist wie auch das Cidofovir sehr nephrotoxisch, beide hemmen direkt die viralen DNA-Polymerasen und sind deshalb auch bei Gancloviresistenz erfolgversprechend. Im Gegensatz zu Gancicovir hemmen sie auch andere Herpesviren (für diese Indikation jedoch nicht zugelassen). Die Behandlungsdauer ist individuell festzulegen, sie richtet sich nach Befund und klinischem Verlauf sowie entscheidend nach dem Ausmaß der Immunsuppression des Patienten. Nicht selten muss deshalb nach der akuten Behandlungsphase von 3 – 4 Wochen eine Suppressionsbehandlung in niedrigerer, z. B. halbierter Dosierung folgen. Cidofovir ist in der notwendigen Kombination mit Probenicid hinsichtlich seiner Wirksamkeit schlechter untersucht als Foscavir

Tab. 8.54 Antivirale Therapie der CMV-Infektion.

Generica	Handelsname	Dosierung pro Tag (Erw.)	Unerwünschte Wirkung
Valganciclovir	Valcyte	2 × 2 Tbl. à 450 mg oral	Granulozytopenie
Ganciclovir	Cymeven	2 × 5 mg/kg KG oder Hochdosis: 2 × 7,5 mg/kg KG i. v.	Granulozytopenie
Foscarnet	Foscavir	2 × 90 oder 3 × 60 mg/kg KG i. v.	Niereninsuffizienz, Kreatininerhöhung, Proteinurie, Hautnekrosen
Ganciclovir + Foscarnet	Cymeven + Foscavir	jeweils halbe Dosierungen wie oben, (nicht gut klinisch erprobt/geprüft)	Granulozytopenie + Niereninsuffizienz
Cidofovir	Vistide	initial: 5 mg/kg 1 × pro Woche nach Woche 1 und 2: 1 × pro 2 Wochen	Niereninsuffizienz, Kreatininerhöhung, Proteinurie

und sollte aufgrund der sehr langen Halbwertszeit und schlechten Steuerbarkeit in der Intensivmedizin nur Ausnahmefällen vorbehalten bleiben. Kombinationen von Cidofovir und Foscarnet sind aufgrund zu erwartender kumulativer Nephrotoxizität obsolet.

▶ **Immunglobuline/Hyperimmunserum.** Eine Behandlung mit Immunglobulinen, die mit CMV-Antikörpern angereichert wurden oder mit Hyperimmunserum erscheint nur bei nachweisbaren humoralen Immundefekten erfolgversprechend und sollte dann supportiv zu oben genannten Virustatika erfolgen.

▶ **Prophylaxe nach Transplantation.** Art und Umfang einer Prophylaxe nach Transplantation wird zurzeit noch sehr unterschiedlich gehandhabt: Sie sollte jedoch mindestens 3 Monate lang durchgeführt werden (z. B. Valganciclovir 900 mg/d) oder zumindest immer bereits dann, wenn eine CMV-Replikation, aber noch keine Symptome nachweisbar sind [13, 33].

8.16.4 Grippeviren

Definition

Erkrankungen an „echter Grippe" werden durch die Influenza-A-, Influenza-B- und die epidemiologisch unbedeutenden Influenza-C-Viren verursacht, die alle zur Gruppe der Orthomyxoviren gehören [2]. Nur die Influenza-A-Viren werden in Subtypen nach ihren Antigendeterminanten eingeteilt: Entsprechend ihren Oberflächenproteinen, dem Hämagglutinin (H oder HA) und der Neuraminidase (N oder NA) sind bisher 16 H-Typen und 9 N-Typen bekannt, die in unterschiedlicher Kombination und Ausprägung bei Menschen, Schweinen und Pferden vorkommen, jedoch alle bei Vögeln (H1 bis H16 und N1 bis N9), die auch das natürliche Reservoir der Influenzaviren darstellen.

▶ **Humane Influenza.** Mit der saisonalen humanen Influenza ist in Europa vom Spätherbst bis Frühjahr zu rechnen. Große Pandemien traten in den letzten 100 Jahren nur 3-mal (1918, 1957 und 1968) auf mit hoher Mortalität von weltweit mehreren Mio. Toten. Außerhalb dieser Pandemien sterben jährlich in Deutschland 8000–20000 Menschen an den Folgen einer humanen Influenzaerkrankung [53]. Die sog. „Neue (pandemische) Influenza A/H1N1" zeigte sich wider Erwarten als besonders leichte Grippeerkrankung bei älteren Patienten, allerdings mit höherer Letalität bei Schwangeren, Kindern und Immunsupprimierten.

▶ **Aviäre Influenza.** Die sog. aviäre Influenza oder auch Geflügelpest ist bereits seit 1878 bekannt und entsprechende Ausbrüche werden seit 1955 weltweit fast jährlich dokumentiert. Sie kann zwar alle Geflügelarten befallen, wird aber zumeist von Wildvögeln verbreitet bzw. übertragen und trifft bevorzugt Hühner und Puten. Menschen und andere Tiere können bei sehr engem Kontakt zu infizierten Tieren auch erkranken, wobei dann ca. 50% an den Folgen einer viralen Pneumonie und an anderen Manifestationen versterben (besonders betroffen sind hierbei Kinder, die in sehr engem Kontakt mit infizierten Tieren leben).

Mit einer pandemisch neuen Population humanpathogener aviärer Influenzaviren, die sich vermutlich aus einer Rekombination humaner und aviärer Stämme in einem an beiden Spezies erkrankten Wirt (z. B. Schwein) ergibt, wird zunehmend gerechnet, ohne dass hierfür eine zeitliche Prognose möglich ist. Noch nicht humanpathogen pandemisch ist die aviäre Influenza H5N1, auch wenn sie sich bereits 2005/2006 in Europa unter Wildvögeln ausgebreitet hat [14]. Seit 2009 ist mit pandemischen Ausbrüchen von Influenza (H1N1)- auch S-O/V („swine origine influenza virus") zu rechnen.

Klinik

▶ **Humane Influenza.** Eine akute Influenzainfektion beginnt plötzlich mit den Kardinalsymptomen: hohes Fieber (> 40 °C), Kopfschmerzen, Myalgien, Unwohlsein, Husten und Halsschmerzen. Die klinische Diagnose ist unschwer zu stellen, v. a. wenn eine Ausbreitung der Influenzaviren bekannt ist (Influenza-Meldesysteme im Internet unter: www.rki.de/DE/Content/InfAZ/I/Influenza/IPV/IPV_Node.html und ecdc.europa.eu/en/activities/surveillance/EISN/Pages/index.aspx). Bei unkompliziertem Verlauf bilden sich die Symptome innerhalb von 1 Woche zurück, jedoch folgt oft eine lange Rekonvaleszenzphase verminderter Leistungsfähigkeit über viele Wochen. Komplizierend muss mit bakteriellen Superinfektionen wie Sinusitis, Otitis und Pneumonien gerechnet werden. Eine reine Influenzapneumonie als primär hämorrhagische Pneumonie in den ersten Tagen der Erkrankung ist sehr selten im Gegensatz zu einer sekundären (Broncho-)Pneumonie im weiteren Verlauf durch Pneumokokken, Staphylokokken oder Hämophilus influenzae. Diese rechtfertigen v. a. bei Risikopatienten den frühzeitigen Einsatz einer empirischen Antibiotikatherapie [44].

▶ **Aviäre Influenza beim Menschen.** Klinisch ist zu Beginn eine humane nicht von einer aviären Influenzaerkrankung beim Menschen zu unterscheiden. Wesentliche Unterscheidungsmerkmale sind deshalb v. a. die Anamnese mit Herkunft und Tierkontakten. Die sporadische humane aviäre Influenza H5N1 ist als Antropozoonose eine neue, bis auf Weiteres seltene Differenzialdiagnose unter den respiratorischen Infektionen in Europa, zu denen im Übrigen auch Erkrankungen durch das mit dem schweren akuten Atemnotsyndrom (SARS) assoziierte humane Coronavirus (SARS-hCoV) oder andere neue Coronaviren (MERS-CoV) mit vergleichbar schweren Pneumonien gehören [16, 20, 52, 57].

Diagnose

Die Diagnose einer Influenzainfektion kann mithilfe moderner Methoden mit Nachweis des Antigens oder der Nukleinsäuren durch PCR auch ohne den Umweg über Zellkulturen sicher erfolgen. Während der akuten Infektion ist das Virus in der Regel aus Sekreten des Respirationstrakts direkt nachweisbar. Die Sensitivität wird v. a. durch die Qualität der Proben und ihren Transport bestimmt. Serologische Tests (Hämagglutination, Enzymimmunoassay) hingegen sind alleine indiziert für epidemiologische Untersuchungen und bei unklaren Fällen, wenn der Virusnachweis nicht gelingt.

Praxistipp

- Der Influenza-Schnelltest kann mit etwa gleich hoher Sensitivität wie ein klinisch erfahrener Arzt (ca. 80%) eine Influenzainfektion diagnostizieren [46]!
- Außerhalb von Pandemien ist v. a. hinsichtlich einer seltenen aviären Influenza immer auf mögliche Tierkontakte in gegebener Inkubationszeit v. a. bei ein- und durchreisenden Erkrankten zu achten.

Therapie

▶ **M2-Proteininhibitor und Neuraminidasehemmer.** Zur direkten Behandlung stehen derzeit von den M2-Proteininhibitoren nur Amantadin (Rimantadin in EU nicht zugelassen) für Influenza A zur Verfügung sowie unter den Neuraminidasehemmern Oseltamivir und Zanamivir gegen Influenza A und B, wenn sie auch alle bei Behandlung den akuten Krankheitsverlauf nur um ca. 24 h verkürzen. Der wesentliche Unterschied zwischen Amantadin/Rimantadin und Oseltamivir/Zanamivir besteht in der schnel-

Tab. 8.55 Charakteristika der verfügbaren Influenza-Virostatika.

Influenzatherapie	M2-Proteininhibitor	Neuraminidaseinhibitor
Literatur: [29, 36, 56, 58]	Amantadin (oral)	Oseltamivir (oral)
	Rimantadin (oral)	Zanamivir (inhalativ)
wirksam gegen: Influenza A Influenza B	wirksam nicht wirksam	wirksam wirksam
Aviane Influenza (H5N1)	unwirksam	(vermindert) wirksam
unerwünschte Wirkung	ZNS (leicht, ca. 10–15%)	Oseltamivir: gastrointestinal (15%), Zanamivir: Bronchialobstruktion
Resistenzentwicklung	schnell	selten, aber möglich
Verkürzung (Zeit der Symptome)	1 Tag	1–3 Tage
Dosierung ab dem 12. Lebensjahr	Amantadin: 2 × 100 mg/d oral	Oseltamivir: 2 × 10 mg/d oral, Zanamivir: 2 × 75 mg/d Inhalation
Prophylaxe	erprobt	wenig Daten, vermutlich wirksam
Zulassung zur Behandlung	ab 1. Lebensjahr	Zanamivir ab 12. Lebensjahr, Oseltamivir ab 1. Lebensjahr

leren Resistenzentwicklung bei Amantadin und der ausschließlichen Wirkung gegen Influenza A. Die Neuraminidasehemmer sind hingegen wirksam gegen alle Subtypen, jedoch in geringerem Maße gegen aviäre Influenza. Skeptisch muss die zukünftige Resistenzentwicklung – wie bereits 2009 bei der A/H1N1-Pandemie beobachtet – gegen andere neue rekombinante pandemische Influenzaviren beurteilt werden (▶ Tab. 8.55).

▶ **Indikationen.** Aufgrund seiner eingeschränkten Wirksamkeit und der erheblichen Nebenwirkungen sollte Amantadin ausschließlich in Zeiten der Pandemie zur Prophylaxe bei gefährdeten Patienten eingesetzt werden. Zur Therapie sind die Neuraminidaseinhibitoren Oseltamivir und Zanamivir geeignet, die erstmals in der Lage sind, zumindest bei frühem Behandlungsbeginn (innerhalb der ersten 2 Tage) den Krankheitsverlauf der Grippe abzukürzen und deutlich zu mildern [47]. Das nur inhalativ verfügbare Zanamivir kann in der Frühphase einer akut beatmungspflichtigen Influenzapneumonie eine neue Möglichkeit der Behandlung über Tubus darstellen. Die Gefahren einer Bronchospastik und mögliche Ablagerungen im Tubus limitieren jedoch diese experimentelle Indikation. Im Rahmen der pandemischen A/H1N1-Influenza wurde i. v. verabreichtes Zanamavir und auch das neue Peramivir von der FDA (US Food and Drug Administration) für schwerstkranke Patienten und solche mit Oseltamivirresistenz (H275Y-Mutation) in Einzelfällen klinisch erprobt. Diese Untersuchungen lassen auf eine Weiterentwicklung der Neuraminidasehemmer mit verbesserter Wirksamkeit hoffen [49].

Impfung

Die jährlich neue Schutzimpfung, die wegen hoher viraler Mutationsrate stets neu angepasst erfolgen muss, ist die wesentliche präventive Maßnahme gegen die Influenza [50]. Die Wirksamkeit der inaktivierten Impfstoffe hängt vom Grad der Übereinstimmung der Antigenzusammensetzung zwischen Impfstamm und aktuell zirkulierendem Epidemiestamm ab. In der Regel beginnt sofort nach Kenntnis der Antigenzusammensetzungen die Züchtung der Impfviren auf embryonierten Hühnereiern und in Zukunft in Zellkulturen, welche bis zur Bereitstellung des Impfstoffes bis zu 6 Monate dauern kann. Bei einer Schutzwirkung von 70–90% beginnt etwa 14 Tage nach Impfung mit inaktiviertem Impfstoff eine Immunität und Protektion, die maximal ein Jahr anhält.

8.16.5 SARS- und MERS-Coronavirus (SARS-hCoV; MERS-CoV)

Definition
Ursache für das schwere akute respiratorische Syndrom (SARS) ist vermutlich eine sporadisch in Südostasien auftretende virale Zoonose, die von Fledermäusen auf Wild- und Zuchttiere übertragen werden kann. Durch den Erreger, ein Coronavirus, wurde 2003 eine kurze weltweite Pandemie ausgelöst, jedoch die noch vor Ablauf eines Jahres verschwunden war und bisher nur noch als Laborinfektion auftrat [16, 31]. Im April und Juni 2012 wurden die ersten Fälle einer anderen neuen Coronavirus-Erkrankung in Jordanien und Saudiarabien diagnostiziert, die entsprechend dem vorwiegend Auftreten Middle-East-Respiratory-Syndrom genannt wurde und ebenfalls durch β-Coronaviren ausgelöst wird, jedoch mit wohl geringerem pandemischen Potenzial (auch hier sind Fledermäuse, allerdings auch Dromedare als Zwischenwirte identifiziert worden).

Das Auftreten von SARS, dem „Severe acute respiratory Syndrome", hat der Welt wieder ins Bewusstsein gebracht, dass es doch noch epi- und endemisch auftretende schwere Lungenerkrankungen gibt, die leicht über Aerosole übertragen werden können, eine hohe Letalität besitzen und schnell Einrichtungen des Gesundheitswesens und Massentransportmittel lahmlegen können. Von einer Influenza auf den ersten Blick nicht zu unterscheiden, weist SARS jedoch entscheidende andere Merkmale auf: Natürliches Reservoir der SARS-Coronaviren sind keine Vögel, sondern Fledermäuse, die Pathogenität der SARS-Viren wird wesentlich durch eine schwere Viruspneumonie bestimmt und die Ansteckungsfähigkeit besteht erst mit Beginn und nicht wie bei Influenza bereits vor der Erkrankung.

▶ **Symptomatik.** Die initialen Krankheitssymptome von SARS (aber auch von MERS) sind grundsätzlich nicht von denen einer Influenza zu unterscheiden (▶ Tab. 8.56): plötzlicher Erkrankungsbeginn, hohes Fieber, Abgeschlagenheit, Muskelschwäche und Gliederschmerzen, Kopfschmerzen und eventuell Schüttelfrost sowie später Husten und Dyspnoe sind typisch [12, 39].

Die Inkubationszeit liegt zwischen 2 und 10 (15 MERS) Tagen. Nahezu alle erkrankten Patienten haben nachweisliche Infiltrationen im Röntgenthorax ab dem 3. Tag der Symptome (ob SARS sich hier von MERS unterscheidet bleibt unklar). Multifokale und

Tab. 8.56 Symptome und Befunde von SARS, MERS und Influenza – Gemeinsamkeiten und Unterschiede.

Symptom/Befund	SARS	MERS	Influenza
plötzlicher Beginn	+++	+?	+++
hohes Fieber bis 40 °C	+++	++	+++
Abgeschlagenheit	+++	++	+++
Muskel-/Gliederschmerzen	+++	++	+++
Kopfschmerzen	++	++	+++
respiratorische Beschwerden	++	+++	++
Pharyngitis	selten	?	++
Rhinitis	selten	selten	++
Konjunktivitis	selten	selten	++
(hämorrhagisches) Enanthem	–	–	++
fokale Infiltrationen (Röntgen)	++	++	–
Lymphozytopenie	++	+	–
LDH-Erhöhung	++	+	–
Diarrhö	+	–	–

LDH = Laktatdehydrogenase

bilaterale Infiltrationen sind häufig, ebenso wechselnde Infiltrate in verschiedenen Lungenabschnitten und milchglasartige Eintrübungen. Im Lungen-CT zeigen sich typischerweise ausgedehnte subpleural gelegene Infiltrationen mit im Verlauf zunehmender Konsolidierung [37]. Die Letalität der Erkrankung ist stark abhängig vom Alter der Patienten: von 1 % unter 25 Jahren bis zu 50 % bei Patienten über 65 Jahre [19]. Auch unter optimalen Behandlungsbedingungen ist die Letalität der MERS-Erkrankten wesentlich höher als bei SARS; geringere Ausbreitung, höheres Alter und vielfache Grunderkrankungen der Betroffenen lassen dennoch auf eine geringere Pathogenität des Virus schließen.

▶ **Therapie.** Alle therapeutischen Bemühungen blieben bisher ohne nachweisbaren und gesicherten Erfolg. Kombinationsbehandlungen mit Kortikosteroiden und Ribavirin konnten neben Einzelbeobachtungen bisher keine Wirksamkeit nachweisen, die entsprechende Behandlungsempfehlungen rechtfertigen [27]. Wesentlich erscheint die rechtzeitige Entscheidung zur Respiratortherapie, wenn auch keine Vorzüge hinsichtlich einer nicht invasiven oder invasiven Beatmungstherapie nachgewiesen wurden. Ohne Besserung kommt es bei SARS wie MERS wohl uniform zu einem dem ARDS (Acute respiratory Distress Syndrome) vergleichbaren Bild, deshalb sollten alle Prinzipien der lungenprotektiven Beatmungsmethoden eingehalten werden. Gegebenenfalls rechtfertigt die Schwere der viralen Pneumonie bereits vorzeitig eine Antibiotikaprophylaxe vor sekundären bakteriellen Pneumonien. Weiterhin bleiben die aus In-vitro-Studien empfohlene Substanzkombinationen für SARS wie MERS von Interferon, Ribavirin und ggf. einem Proteasehemmer (der Hepatitistherapie) sehr experimentell und bisher ohne klinischem Wirksamkeitsnachweis.

▶ **Prophylaxe.** Wenn auch SARS in Zukunft nicht mehr auftritt, so haben die Erfahrungen mit dieser Virusinfektion anschaulich gezeigt, dass die prophylaktische Nutzung schon allein eines chirurgischen Mundschutzes im Zweifelsfall eine katastrophale Ausbreitung verhindern kann. Vor allem das Personal in intensivmedizinischen Bereichen sollte bei unklaren schweren respiratorischen Viruserkrankungen die Patienten und sich durch konsequente Anwendung einer FFP2-Maske schützen.

Einleitung
Klinisch bedeutsam bei Virusinfektionen ist die Kenntnis des besonderen Organtropismus, der Hauptsymptome und -befunde, des ggf. endemischen und pandemischen Potenzials, ihrer Provenienz und ihrer Aktivität, ihrer Reaktivierbarkeit bzw. ihres Opportunismus.

Alphaherpesviren (Herpes-simplex- und Varizella-Zoster-Viren)
HSV-1 und -2 führen beim immunologisch gesunden Patienten zu selbstheilenden Infektionen. Bei Intensivpatienten spielen sie als sekundäre Infektionen hauptsächlich bei immunsupprimierten Patienten eine Rolle. Die gefährlichste Manifestation ist die Herpes-Enzephalitis.
Das Varizellavirus ist Auslöser der Windpocken. In der Regel ist die Zoster-Infektion eine Reaktivierung einer Varizella-Infektion und kann beim Intensivpatienten Ursache von Pneumonie und prolongierten Schmerzzuständen sein.
Die Diagnose wird klinisch oder über den direkten Virusnachweis gestellt. Serologische Untersuchungen sind in ihrer Aussagekraft unsicher.
Als Therapeutika stehen Aciclovir, Famciclovir und Valaciclovir oral zur Verfügung. Bei immunsupprimierten Patienten sollte jedoch sofort mit einer intravenösen Behandlung begonnen werden. Insbesondere bei HIV- und TX-Patienten ist mit zunehmenden Resistenzen gegen Virustatika zu rechnen.

Zytomegalieviren
CMV-Infektionen betreffen fast ausschließlich Neugeborene und immunsupprimierte Patienten. Die häufigste Manifestation ist die Pneumonie.
Wegen der ubiquitären Natur des CMV ist der Infektionsnachweis häufig schwierig. In-situ-Hybridisierung und der Early-Antigen-Nachweis mittels monoklonaler Antikörper aus sterilen Materialien (Serum und Urin) gehören zum obligaten diagnostischen Instrumentarium.
Mittel der ersten Wahl ist Ganciclovir; weiterhin stehen Foscavir und Cidovir – ggf. in Kombination mit Ganciclovir – zur Verfügung.

Grippeviren
Grippe wird durch die Influenzaviren A, B und C verursacht. Neben der seltenen reinen Influenzapneumonie sind Risikopatienten durch bakterielle Superinfektionen (Bronchopneumonien) gefährdet. Die Diagnosestellung erfolgt durch Nachweis des Antigens oder der Nukleinsäuren mittels PCR.
Vor allem durch mögliche Rekombinationen mit aviären Grippeviren (H5N1), aber auch dem Schweinegrippen-Virus (H1N1) wird in nicht absehbarer Zeit mit einer hochpathogenen neuen Grippepandemie gerechnet.
Bei frühzeitigem Einsatz können Oseltamivir und Zanamivir die Krankheitsdauer verkürzen. Bei gefährdeten Patienten sollte zur Vermeidung bakterieller Sekundärinfektionen frühzeitig antibiotisch behandelt werden.

SARS- und MERS-Coronavirus (SARS-hCoV, MERS-CoV)
Die initialen Krankheitssymptome von SARS sind grundsätzlich nicht von denen einer Influenza zu unterscheiden, die Pathogenität der Coronaviren wird allerdings wesentlich durch eine schwere Viruspneumonie bestimmt. Therapeutisch wesentlich erscheint die frühzeitige Erkennung sowie rechtzeitige Entscheidung zur Respiratortherapie.

Literatur
[1] Alexeyev OA, Morozov VG. Neurological manifestations of hemorrhagic fever with renal syndrome caused by Puumala virus: review of 811 cases. Clin Infect Dis 1995; 20: 255–258

8.16 Virale Infektionen

[2] Anonymous. Update: Influenza activity – worldwide, March – August 1997. From the Centers for Disease Control and Prevention. MMWR 1997; 46: 815–818
[3] Arribas JR, Storch GA, Clifford DB et al. Cytomegalovirus encephalitis. Ann Intern Med 1996; 125: 577–587
[4] Arvin AM. Varicella-zoster virus. Clin Microbiol Rev 1996; 9: 361–381
[5] Assiri A, Al-Tawfiq J, Al-Rabeeah A et al. Epidemiological, demographic, and clinical characteristics of 47 cases of Middle East respiratory syndrome coronavirus disease from Saudi Arabia: a descriptive study. Lancet Infectious Diseases 2013; 13(9): 752–761
[6] Balfour HH Jr. Management of cytomegalovirus disease with antiviral drugs. Rev Infect Dis 1990; 12(Suppl. 7): S849–860
[7] Balfour HH Jr. Varicella-zoster virus infections in the immunocompromised host. Natural history and treatment. Scand J Infect Dis 1991; 80(Suppl.): 69–74
[8] Balfour HH Jr. Antiviral Drugs. N Engl J Med 1999; 340: 1255–1268
[9] Bi P, Wu X, Zhang F et al. Seasonal rainfall variability, the incidence of hemorrhagic fever with renal syndrome, and prediction of the disease in low-lying areas of China. Am J Epidemiol 1998; 148: 276–281
[10] Burt FJ, Rolph MS, Rulli NE et al. Chikungunya: a re-emerging virus. Lancet 2012; 379(9816): 662–671
[11] CDC. Update: Management of patients with suspected viral hemorrhagic fever – United States. MMWR 1995; 44: 475
[12] Christian MD, Poutanen SM et al. Severe acute respiratory syndrome. Clin Infect Dis 2004; 38: 1420
[13] Crumpacker CS. Ganciclovir. N Engl J Med 1996; 335: 721–729
[14] De Jong MD, Hien TT. Avian influenza A (H5N1). J Clin Virol 2006; 35(1): 2–13
[15] Demaerel P, Wilms G, Robberecht W et al. MRI of herpes simplex encephalitis. Neuroradiol 1992; 34: 490–493
[16] Drosten C, Gunther S, Preiser W et al. Identification of a novel Coronavirus in patients with severe acute respiratory syndrome. N Engl J Med 2003; 348: 1967
[17] Einsele H, Ehninger G, Steidle M et al. Polymerase chain reaction to evaluate antiviral therapy for cytomegalovirus disease. Lancet 1991; 338: 1170–1172
[18] Erice A, Jordan MC, Chace BA et al. Ganciclovir treatment of cytomegalovirus disease in transplant recipients and other immunocompromised hosts. JAMA 1987; 257: 3082–3087
[19] Farcas GA, Poutanen SM, Mazzulli T et al. Fatal severe acute respiratory syndrome is associated with multiorgan involvement by coronavirus. J Infect Dis 2005; 191: 193
[20] Feldman S, Stokes DC. Varicella zoster and herpes simplex virus pneumonias. Sem Respir Infect 1987; 2: 84–94
[21] Fouchier RA, Munster V, Wallensten A et al. Characterization of a novel influenza A virus hemagglutinin subtype (H16) obtained from black-headed gulls. J Virol 2005; 79: 2814–2822
[22] Galasso GJ, Whitley RJ, Merigan TC. Antiviral Agents and Human Viral Diseases. 4th ed. Philadelphia: Lippincott-Raven; 1997
[23] Georgiev VS. Infectious Diseases in Immunocompromised Hosts. 1st ed. Boston: CRC Press; 1998
[24] Guery B, Poissy J, el Mansouf L et al. Clinical features and viral diagnosis of two cases of infection with Middle East Respiratory Syndrome coronavirus: a report of nosocomial transmission. Lancet 2013; 381(9885): 2265–2272
[25] Hebart H, Kanz L, Jahn G et al. Management of cytomegalovirus infection after solid-organ or stem-cell transplantation. Current guidelines and future prospects. Drugs 1998; 55: 59–72
[26] Hjelle B, Jenison S, Torrez-Martinez N et al. Rapid and specific detection of Sin Nombre virus antibodies in patients with hantavirus pulmonary syndrome by a strip immunoblot assay suitable for field diagnosis. J Clin Microbiol 1997; 35: 600–608
[27] Ho JC, Ooi GC, Mok TY et al. High-dose pulse versus nonpulse corticosteroid regimens in severe acute respiratory syndrome. Am J Respir Crit Care Med 2003; 168: 1449
[28] Hughes BA, Kimmel DW, Aksamit AJ. Herpes zoster-associated meningoencephalitis in patients with systemic cancer. Mayo Clinic Proc 1993; 68: 652–655
[29] Jefferson T, Demicheli V et al. Antivirals for influenza in healthy adults: systematic review. Lancet 2006; 367(9507): 303–313
[30] Jenison S, Hjelle B, Simpson S et al. Hantavirus pulmonary syndrome: clinical, diagnostic, and virologic aspects. Sem Respir Infect 1995; 10: 259–269
[31] Lau SK, Woo PC, Li KS et al. Severe acute respiratory syndrome coronavirus-like virus in Chinese horseshoe bats. Proc Natl Acad Sci USA. 2005; 102(39): 14040–14045
[32] Linderholm M, Sandstrom T, Rinnstrom O et al. Impaired pulmonary function in patients with hemorrhagic fever with renal syndrome. Clin Infect Dis 1997; 25: 1084–1089
[33] Martin DF, Sierra-Madero J et al. A controlled trial of valganciclovir as induction therapy for cytomegalovirus retinitis. N Engl J Med 2002; 346(15): 1119–1126
[34] Momattin H, Mohammed K, Zumla A et al. Therapeutic options for Middle East respiratory syndrome coronavirus (MERS-CoV) – possible lessons from a systematic review of SARS-CoV therapy. Int J Infect Dis 2013; 17(10): e792–798
[35] Morfin F, Thouvenot D. Herpes simplex virus resistance to antiviral drugs. J Clin Virol. 2003; 26(1): 29–37
[36] Moscona A. Neuraminidase inhibitors for influenza. N Engl J Med 2005; 353: 1363–1373
[37] Muller NL, Ooi GC, Khong PL et al. Severe acute respiratory syndrome: radiographic and CT findings. AJR 2003; 181: 3
[38] Patel R, Paya CV. Infections in solid-organ transplant recipients. Clin Microbiol Rev 1997; 10: 86–124
[39] Peiris JS, Guan Y, Yuen KY. Severe acute respiratory syndrome. Nat Med 2004; 10: S88
[40] Peterslund NA. Herpes zoster associated encephalitis: clinical findings and acyclovir treatment. Scandinavian J Infect Dis 1988; 20: 583–592
[41] Richman DD, Whitley RJ, Hayden FG. Clinical Virology. 1st ed. New York: Churchill Livingstone; 1997
[42] Rose JW, Stroop, Matsuo F. Atypical herpes simplex encephalitis: clinical, virologic, and neuropathologic evaluation. Neurology 1992; 42: 1809–1812
[43] Ruf BR, Werner O, Schmitt HJ et al. Humane und aviäre Influenza – „Vogelgrippe". Deutsches Ärztebl. 2005; 102 (47): 102: A 3254–3263
[44] Schmaljohn C, Hjelle B. Hantaviruses: a global disease problem. Emerg Infect Dis 1997; 3: 95–104
[45] Schmitz H, Emmerich P, ter Meulen J. Imported tropical virus infections in Germany. Arch Virol 1996; 11(Suppl.): 67–74
[46] Settergren B, Ahlm C, Alexeyev O et al. Pathogenetic and clinical aspects of the renal involvement in hemorrhagic fever with renal syndrome. Renal Failure 1997; 19: 1–14
[47] Sidwell RW, Huffman JH, Barnard DL et al. Inhibition of influenza virus infections in mice by GS4104, an orally effective influenza virus neuraminidase inhibitor. Antivir Res 1998; 37: 107–120
[48] Simonsen L, Clarke MJ, Schonberger LB et al. Pandemic versus epidemic influenza mortality: a pattern of changing age distribution. J Infec Dis 1998; 178: 53–60
[49] Smith JR, Ariano RE, Toovey S. The use of antiviral agents for the management of severe influenza. Crit Care Med 2010; 38(Suppl. 4): e43–51
[50] STIKO: Empfehlungen der ständigen Impfkommission (STIKO) am Robert-Koch-Institut/Stand Juli 2005. Epidemiologisches Bulletin 2005; 30: 257–272
[51] Treanor JJ. Influenza Virus. In: Mandell GL, Bennett JE, Dolin R, eds. Principles and practice of infectious diseases. 5th ed. Philadelphia: Churchill Livingstone; 2000: 1823–1849
[52] van der Hoek L, Sure K, Ihorst G et al. Group is associated with the novel coronavirus NL63. PLoS Med 2005; 2: e240

[53] Van Loon AM, van der Logt JT, Heessen FW et al. Diagnosis of herpes simplex virus encephalitis by detection of virusspecific immunoglobulins A and G in serum and cerebrospinal fluid by using an antibody-capture enzyme-linked immunosorbent assay. J Clin Microbiol 1989; 27: 1983 – 1987

[54] Whitley RJ, Alford CA, Hirsch MS et al. Vidarabine versus acyclovir therapy in herpes simplex encephalitis. N Engl J Med 1986; 314: 144 – 149

[55] Whitley RJ. Viral encephalitis. N Engl J Med 1990; 323: 242 – 250

[56] Wong SS, Yuen KY. Avian influenza virus infections in humans. Chest 2006; 129(1): 156 – 168

[57] Woo PC, Lau SK, Chu CM et al. Characterization and complete genome sequence of a novel coronavirus, coronavirus HKU1, from patients with pneumonia. J Virol 2005; 79: 884 – 895

[58] Wutzler P, Kossow KD, Lode H et al. Antiviral treatment and prophylaxis of influenza in primary care: German recommendations. J Clin Virol 2004; 31: 84 – 91

[59] Zucs P, Buchholz U, Haas W et al. Influenza associated excess mortality in Germany, 1985 – 2001. Emerg Themes Epidemiol 2005; 21: 2 – 7

8.17 Sepsis und septischer Schock

K. Reinhart, F. Bloos, A. Meier-Hellmann, F. M. Brunkhorst, G. Marx, M. Bauer, U. Settmacher, H.-J. Gramm

8.17.1 Definition, Diagnose und Epidemiologie

K. Reinhart, H.-J. Gramm, F. M. Brunkhorst

Definition und Nomenklatur

Wandel des Sepsisbegriffs

Der Sepsisbegriff hat in der letzten Dekade infolge neuer Erkenntnisse über die Genese und Pathophysiologie von Inflammationsreaktionen einen erheblichen Bedeutungswandel erfahren. Sepsis und septischer Schock sind die bedeutendsten Krankheitsentitäten aus der Klasse der inflammationsassoziierten intensivmedizinischen Krankheitsbilder.

Die klassische Definition Schottmüllers [21] mit dem strengen Postulat des Sepsisherdes und der von dort ausgehenden hämatogenen Keimstreuung sowie der damit verbundenen diagnostischen Priorität des Bakteriämienachweises ist inzwischen einem Sepsisverständnis gewichen, das in der inflammatorischen Wirtsreaktion den entscheidenden Beitrag zur Pathogenese des Krankheitsbildes sieht [2].

> **Praxistipp**
>
> Unter Sepsis wird eine akute inflammatorische Wirtsantwort infektiöser Ätiologie verstanden, die dadurch charakterisiert ist, dass es dem Wirt nicht gelingt, die Entzündungsantwort mit ihren destruktiven Teilkomponenten lokal zu begrenzen und dass die Abwehrreaktionen des Organismus zu einer Schädigung der körpereigenen Organsysteme führen.

Der heutige Sepsisbegriff wird im Wesentlichen durch die Herstellung eines Zusammenhangs zwischen Infektion und akuten, infektionsortfernen Organfunktionsstörungen („remote organ failure") definiert [10] und ist durch Verlaufsformen gekennzeichnet, die vor der Entwicklung supportiver intensivmedizinischer Behandlungsverfahren nicht zu beobachten waren.

> **Merke**
>
> Das Krankheitsbild der Sepsis stellt daher eine eigene pathophysiologische und klinische Entität dar, die auch unter Therapieaspekten von der zugrunde liegenden Infektion getrennt darzustellen und zu behandeln ist.

Definitionen der ACCP/SCCM-Konsensuskonferenz

In einer Konsensuskonferenz unter der Ägide der „American Society of Chest Physicians" (ACCP) und der „Society of Critical Care Medicine" (SCCM) wurden 1991 eine Neudefinition der Sepsis und eine Klassifikation generalisierter Inflammationen entwickelt [16]. Diese Kriterien wurden inzwischen unter Einbeziehung weiterer auch europäischer Fachgesellschaften weiterentwickelt [12]. Beibehalten wurde die ursprüngliche Definition von schwerer Sepsis und vom systemischen Inflammationssyndrom (SIRS).

> **Definition**
>
> ▶ **SIRS.** Als systemisches Inflammationssyndrom (Systemic inflammatory Response Syndrome, *SIRS*) wird eine Wirtsreaktion nicht infektiöser Ätiologie definiert, die durch zumindest 2 der folgenden Kriterien gekennzeichnet ist: Fieber ≥ 38 °C oder Hypothermie ≤ 36 °C; Leukozytose ≥ 12 000/μl oder Leukopenie ≤ 4000/μl oder ≥ 10 % unreife neutrophile Granulozyten im Differenzialblutbild; Tachykardie mit einer Kammerfrequenz ≥ 90/min; Tachypnoe ≥ 20 Atemzüge/min oder arterieller Kohlendioxidpartialdruck (paCO$_2$) ≤ 4,3 kPa.
>
> ▶ **Sepsis, schwere Sepsis.** Ein Inflammationssyndrom infektiöser Ätiologie wird als *„Sepsis"* verstanden. Treten zusätzlich infektionsbedingte Organfunktionsstörungen auf, wird eine *„schwere Sepsis"* angenommen.
>
> ▶ **Septischer Schock.** Als septischer Schock wird ein akutes Kreislaufversagen bezeichnet, das durch eine persistierende Hypotension gekennzeichnet ist, welche nicht durch andere Ursachen erklärt werden kann.

Alle diese Kriterien des SIRS-Konzepts können einzeln oder in Kombination auch beim Fehlen von Infektionen bzw. Sepsis vorliegen. Eine systemische inflammatorische Reaktion kann nicht nur durch eine Infektion ausgelöst werden, sondern auch durch eine Reihe anderer, nicht infektiöser Trigger wie Verbrennungen, Pankreatitis oder ein Polytrauma. Eine wesentliche Kritik an den bisherigen 4 SIRS-Kriterien richtete sich gegen ihre geringe Spezifität [13, 26]. Dies gilt jedoch auch für den erweiterten Kriterienkatalog von klinischen und laborchemischen Zeichen der Sepsis.

Entscheidend für das Auftreten einer schweren Sepsis ist mindestens eine infektionsbedingte neue Organfunktionsstörung. Das Ausmaß der Organdysfunktion kann mithilfe des „Sequential Organ Failure Assessment Score" (SOFA-Score) quantifiziert werden.

Diagnosestellung: klinische Kriterien

Gemäß der Definition der schweren Sepsis als infektiös ausgelöste systemische Inflammationsreaktion werden für die Diagnose folgende Kriterien gefordert (▶ Tab. 8.57):
- der Nachweis eines Infektionsherdes,
- der Nachweis einer schweren inflammatorischen Wirtsantwort (SIRS),
- das Auftreten akuter infektionsferner Organfunktionsstörungen.

8.17 Sepsis und septischer Schock

Tab. 8.57 Diagnosekriterien des Kompetenznetzwerkes Sepsis (SepNet) für SIRS, Sepsis, schwere Sepsis und septischer Schock (weitere Informationen im Internet: http://www.sepsis-gesellschaft.de/DSG/Deutsch/Krankheitsbild+Sepsis/Informationen+fuer+Mediziner; Stand: 17. 05. 2013)

Sepsisbezogene Begriffe	Definitionen
I. Infektiologische Genese der Infektion	• Diagnose einer Infektion über den mikrobiologischen Nachweis oder durch klinische Kriterien
II. Systemisches Inflammationssyndrom (SIRS)	• Fieber (≥ 38 °C) oder Hypothermie (≤ 36 °C) bestätigt durch eine rektale oder intravasale Messung • Tachykardie: Herzfrequenz ≥ 90/min • Tachypnoe (Frequenz ≥ 20/min) oder Hyperventilation ($paCO_2$ ≤ 4,3 kPa/≤ 33 mmHg) • Leukozytose (≥ 12 000/mm³) oder Leukopenie (≤ 4000/mm³) oder ≥ 10 % unreife neutrophile Granulozyten im Differenzialblutbild
III. Akute Organdysfunktion	• *akute Enzephalopathie:* eingeschränkte Vigilanz, Desorientiertheit, Unruhe, Delirium • *arterielle Hypotension:* systolischer Blutdruck ≤ 90 mmHg oder mittlerer arterieller Blutdruck ≤ 70 mmHg für mindestens 1 h trotz adäquater Volumenzufuhr; andere Schockursachen ausgeschlossen • *relative oder absolute Thrombozytopenie:* Abfall der Thrombozyten um mehr als 30 % innerhalb von 24 h oder Thrombozytenzahl ≤ 100 000/mm³; Ausschluss einer Thrombozytopenie durch akute Blutung • *arterielle Hypoxämie:* paO_2 ≤ 10 kPa (≤ 75 mmHg) unter Raumluft oder ein paO_2/FiO_2-Verhältnis von ≤ 33 kPa (≤ 250 mmHg) unter Sauerstoffapplikation; Ausschluss einer manifesten Herz- oder Lungenerkrankung als Ursache der Hypoxämie • *renale Dysfunktion:* eine Diurese von ≤ 0,5 ml/kg KG/h für wenigstens 2 h trotz ausreichender Volumensubstitution und/oder ein Anstieg des Serumkreatinins > 2-fach oberhalb des lokal üblichen Referenzbereichs • *metabolische Azidose:* Basenabweichung (Base Excess) ≤ -5 mmol/l oder eine Laktatkonzentration > 1,5-fach oberhalb des lokal üblichen Referenzbereichs
Diagnosestellung	
SIRS	• mindestens 2 Kriterien von II
Sepsis	• Kriterien von I und mindestens 2 Kriterien von II
schwere Sepsis	• Kriterien von I, mindestens 2 Kriterien von II und mindestens 1 Kriterium von III
septischer Schock	• Kriterien von I und mindestens 2 Kriterien von II sowie für wenigstens 2 h ein systolischer arterieller Blutdruck ≤ 90 mmHg bzw. ein mittlerer arterieller Blutdruck ≤ 70 mmHg oder ein notwendiger Vasopressoreinsatz[1], um den systolischen arteriellen Blutdruck ≥ 90 mmHg oder den arteriellen Mitteldruck ≥ 70 mmHg zu halten; Hypotonie trotz adäquater Volumengabe und nicht durch eine andere Schockform zu erklären

[1] Dopamin ≥ 5 mg/kg KG/min bzw. Noradrenalin, Adrenalin, Phenylepinephrin oder Vasopressin unabhängig von der verabreichten Dosierung
FiO_2 = inspiratorische Sauerstoffkonzentration; $paCO_2$ = arterieller Kohlendioxidpartialdruck; paO_2 = arterieller Sauerstoffpartialdruck

Tab. 8.58 Diagnostische Kriterien der Sepsis.

Parameter	Kriterien
allgemeine Parameter	• Fieber (Kerntemperatur > 38,0 °C) • Hypothermie (Kerntemperatur < 36 °C) • Herzfrequenz > 90/min oder > 2 SD über der Altersnorm • Tachypnoe • veränderter Bewusstseinsstatus • deutliche Ödeme oder positive Flüssigkeitsbilanz (> 20 ml/kg KG über 24 h) • Hyperglykämie (Glukose > 120 mg/dl oder 7,7 mmol/l) ohne Diabetes mellitus
Entzündungsparameter	• Leukozytose (Leukozyten > 12 000 /µl) • Leukopenie (Leukozyten < 4000/µl) • normale Leukozytenzahl mit > 10 % Linksverschiebung • CRP > 2 SD über dem Normalwert • Procalcitonin > 2 SD über dem Normalwert
Kreislaufparameter[a]	• arterielle Hypotonie (RR systolisch < 90 mmHg, MAP < 70 mmHg, oder RR-Abfall > 40 mmHg bei Erwachsenen oder < 2 SD unter der Altersnorm) • SvO_2 < 65 % oder $ScvO_2$ < 70 % • Herzindex > 3,5 l/min/m²

Fortsetzung ▶

Tab. 8.58 Fortsetzung	
Parameter	Kriterien
Parameter der Organdysfunktion	• arterielle Hypoxämie (paO$_2$/FiO$_2$ < 300 mmHg) • akute Oligurie (Urinvolumen < 0,5 ml/kg KG/h für mindestens 2 h) • Kreatininanstieg > 0,5 mg/dl • Gerinnungsstörung (INR > 1,5 oder aPTT > 60 s) • Ileus (fehlende Darmgeräusche) • Thrombozytopenie (Thrombozyten < 100 000/μl) oder Abfall > 30 %/24 h • Hyperbilirubinämie (Gesamtbilirubin > 4 mg/dl oder 70 mmol/l)
Parameter der Gewebsperfusion	• Laktatanstieg (> 1 mmol/l) • verzögerte kapilläre Füllung

aPTT = aktivierte partielle Thromboplastinzeit; CI = Herzindex (Cardiac Index); FiO$_2$ = inspiratorische Sauerstoffkonzentration; INR = „International normalized Ratio"; MAP = mittlerer arterieller Blutdruck; paO$_2$ = arterieller Sauerstoffpartialdruck; SvO$_2$ = gemischtvenöse Sättigung, ScvO$_2$ = zentralvenöse Sauerstoffsättigung; SD = Standardabweichung.
^{a}SvO$_2$ > 70 % ist normal bei Kindern (Normalbereich 75 – 80 %) und CI 3,5 – 5,5 ist normal bei Kindern, deshalb sollten beide Parameter niemals als Zeichen für Sepsis bei Neugeborenen und Kindern angesehen werden. Diagnostische Kriterien der Sepsis bei pädiatrischen Patienten sind Zeichen von Inflammation plus Infektion mit Hypo- oder Hyperthermie (rektale Temperatur > 38,5 °C oder < 35 °C), Tachykardie (kann bei Hypothermie fehlen) und wenigstens eines der folgenden Kriterien veränderter Organfunktion: Bewusstseinsveränderung, Hypoxämie, Serumlaktatanstieg.

Die Organfunktionsstörungen müssen sich differenzialdiagnostisch einer anderen plausiblen Ätiologie entziehen. In ▶ Tab. 8.58 sind die häufigsten klinischen Diagnosekriterien [12] aufgeführt. Die meisten sind unspezifisch und gewinnen ihre valide diagnostische Aussagefähigkeit nur in der Kombination. Die klinischen SIRS-Kriterien – Tachypnoe, Tachykardie, Fieber und Leukozytose – gehören neben arterieller Hypotension und Schock zu den häufigsten Einzelkriterien. Das klinisch am häufigsten verkannte und differenzialdiagnostisch fehleingeschätzte Sepsiskriterium ist die akute Enzephalopathie.

Messparameter der inflammatorischen/immunologischen Wirtsantwort

Kategoriale Definitionen der Sepsis erlauben eine Diagnose nach standardisierten Kriterien, reichen aber nicht immer aus, um das weite Spektrum von Schweregraden und Letalitätsbeiträgen inflammatorischer Wirtsantworten frühzeitig und spezifisch zu differenzieren. Eine direkte Beurteilung der Aktivität der immunologischen Systemleistungen wird in Zukunft Bestandteil der klinischen Diagnose sein müssen, gerade wenn sich bestätigen sollte, dass Subgruppen von Patienten mit definierter inflammatorischer Aktivität von inflammationsmodulierenden Therapieformen profitieren. Derzeit sind keine biologischen Parameter oder Marker bekannt, die für eine Inflammation infektiöser Ätiologie absolut spezifisch wären. Nur 2 direkte Parameter der Entzündungsantwort sind im Augenblick Bestandteil der Diagnosekriterien: das *Körpertemperaturverhalten* und die *Leukozytenzahl*.

Fieber

> **Merke**
>
> Fieber gehört zu den stereotypen Reaktionen der Akute-Phase-Reaktion. Bei Intensivpatienten sollte eine Körpertemperaturerhöhung > 38,0 °C als Fieber betrachtet werden, das der Abklärung hinsichtlich einer möglichen infektiösen Ätiologie bedarf. Normothermie oder Hypothermie schließen eine Sepsis jedoch nicht aus.

Zu den endogenen Signalproteinen, die eine Veränderung der Temperatursollgröße in den paraventrikulären Zellen des Hypothalamus hervorrufen, gehören *Interleukin*(IL)-1β, Tumornekrosefaktor(TNF)-α, IL-6, Interferon(IFN)-β und IFN-γ. Eine erhöhte Körpertemperatur bringt dem Wirt eine Reihe von Vorteilen in der Auseinandersetzung mit Mikroorganismen: Die Teilungsfähigkeit von Bakterien wird beeinträchtigt und ihre Phagozytose erleichtert. Eine fehlende febrile Wirtsantwort oder Hypothermie zu Beginn der Sepsis gilt als prognostisch ungünstiges Zeichen.

Ein anhaltender Rückgang der Körpertemperatur nach febriler Reaktion ist neben einer Normalisierung der Linksverschiebung im Differenzialblutbild ein sicheres Zeichen für die Überwindung einer Infektion. Dies ist diagnostisch gerade auch für die Beurteilung von Infektionen bedeutsam, die bildgebenden Verfahren nur schwer zugänglich sind.

Leukozytenkinetik und morphologische PMN-Differenzierung

In der Initialphase eines schweren SIRS kommt es zu einer raschen Verminderung des zirkulierenden Granulozytenpools durch Marginalisierung in den Kompartimenten, später wird in der Regel eine Leukozytose gesehen. Aussagefähiger als die absolute Zellzahl ist für den Schweregrad der Reaktion der morphologische Reifegrad der polymorphkernigen neutrophilen Granulozyten (PMN), da er eine Aussage über die Aktivität des phagozytären Systems erlaubt und gut mit den Serumkonzentrationen hämatopoetischer Wachstumsfaktoren wie granulozytenkoloniestimulierender Faktor (G-CSF) und **granulozyten- und makrophagenkoloniestimulierender Faktor** (GM-CSF) korreliert.

C-reaktives Protein (CRP)

Das C-reaktive Protein, ein β-Globulin, ist konstitutiv im Serum Gesunder nur in geringen Konzentrationen vorhanden. Aufgrund seiner günstigen Serumkinetik bei akuten und chronischen Inflammationen hat sich CRP als wichtigster Entzündungsparameter aus der Klasse der Akute-Phase-Proteine etablieren können.

> **Praxistipp**
>
> CRP hat eine valide Aussagekraft für Diagnosestellung, Verlaufs- und Therapiekontrolle von Entzündungsaktivitäten, wird aufgrund seiner biologischen Funktion aber auch durch vielfältige nicht-infektiöse Stimuli induziert und ist daher für die Diagnose und das Monitoring der Sepsis nur eingeschränkt verwendbar.

Neue Parameter

Im Folgenden sollen Parameter für eine potenzielle Aufnahme in die klinisch-chemische Routinediagnostik vorgestellt werden [24].

▶ **Interleukin-6 (IL-6).** Es ist das Schlüsselzytokin in der Regulation der hepatischen Akute-Phase-Reaktion, besitzt eine pleiotrope Wirkung und kann durch eine Vielzahl von Körperzellen exprimiert werden. IL-6 gilt v. a. im Bereich der Pädiatrie als ein sensitiver Parameter für die frühe Diagnose der bakteriellen Infektion.

▶ **Interleukin-8 (IL-8).** Dieses 8-kDa-Polypeptid ist der wichtigste Vertreter der chemotaktischen Zytokinfamilie. IL-8 verstärkt selektiv die funktionelle Aktivität neutrophiler Granulozyten und steuert die Akkumulation von PMN-Granulozyten an Orten inflammatorischer Aktivität. In verschiedenen Studien wurde ein enger Zusammenhang zwischen der Höhe und der Persistenz von zirkulierendem IL-8 und dem fatalen Verlauf von septischen Entzündungsantworten beschrieben.

▶ **Interleukin-10 (IL-10).** Es ist das bisher am besten charakterisierte Zytokin mit antiinflammatorischer Wirkung. IL-10 wird in der Sepsis regelhaft mit der gleichen Zeitkinetik wie proinflammatorische Zytokine exprimiert, sodass Amplitude und Persistenz von IL-10-Serumkonzentrationen eine indirekte Aussage über die Prognose der Entzündungsantwort ermöglichen.

> **Merke**
>
> Alle genannten Zytokine sind jedoch auch durch nicht infektiös bedingte Insulte stark stimulierbar, weshalb sie zur Differenzierung zwischen infektions- und nicht infektionsbedingten Organdysfunktionen bzw. Schockzuständen nicht geeignet sind.

▶ **Lipopolysaccharidbindendes Protein (LBP).** LBP wird hauptsächlich von Hepatozyten, aber auch von intestinalen und pulmonalen Epithelzellen synthetisiert. Bei Normalpersonen beträgt die Plasmakonzentration 5–15 µg/ml. Bei Sepsis wurden Konzentrationsanstiege bis zum 30-Fachen nachgewiesen. Die Induktionszeit ist jedoch mit 36 h vergleichbar langsam.

▶ **Prokalzitonin (PCT).** Das Kalzitoningen kodiert neben Kalzitonin eine Reihe von entzündungsassoziierten Proteinen (z. B. das Calcitonin-Gene related Peptide, CGRP), über deren eigentliche biologische Bedeutung bisher wenig bekannt ist. PCT, das Prohormon von Kalzitonin, ist ein 13-kDa-Protein, dessen Konzentration im Serum von Gesunden < 0,1 ng/ml beträgt und das bei schweren inflammatorischen Wirtsantworten regelhaft erhöht vorliegt.

> **Merke**
>
> PCT, das Prohormon von Kalzitonin, besitzt eine ausgeprägte Fähigkeit zur Differenzierung systemischer von kompartimentalisierten Entzündungsantworten und kann damit zum Ausschluss bzw. zur Sicherung der Diagnose beitragen. Bei Serumkonzentrationen von < 0,5 ng/ml ist eine schwere Sepsis oder ein septischer Schock unwahrscheinlich, ab einem Schwellenwert von 2,0 ng/ml hochwahrscheinlich [6, 24]. Die Effektivität der antimikrobiellen Therapie und der herdsanierenden Maßnahmen wird durch Prokalzitonin zeitnah abgebildet [18, 19], deshalb ist es zur Steuerung der antimikrobiellen Therapie sehr gut geeignet. Dabei ist zu beachten, dass operatives Trauma und andere Ursachen zu einer transitorischen Prokalzitoninerhöhung führen können [18].

Inzwischen konnte in mehreren Studien gezeigt werden, dass sich bei Verwendung eines geeigneten Algorithmus im ambulanten und stationären Bereich sowie auch auf der Notaufnahme und der Intensivstation durch die Integrierung von Prokalzitonin der Antibiotikaverbrauch signifikant reduzieren lässt, ohne die Patienten zu gefährden [23].

▶ **Monozytäre HLA-DR-Expression.** Die durch *Haupthistokompatibilitätskomplex*(MHC)-Klasse-II-Moleküle vermittelte Antigenpräsentation gegenüber T-Helferzellen ist einer der entscheidenden Initiatoren der Immunantwort. Entsprechend unterliegt die Expression der MHC-Klasse-II-Moleküle auf den antigenpräsentierenden Zellen einer strikten Regulation durch immunstimulierende (Interferon[IFN]-γ) bzw. immuninhibierende Zytokine (IL-10, transformierender-Wachstumsfaktor[TGF]-β) und spiegelt somit in ihrer Ausprägung deren Verhältnis wider. Eine stark verminderte Expressionsdichte der humanen Leukozytenantigene HLA-DR auf der Monozytenoberfläche geht mit einer Monozytendeaktivierung und reduzierten Zytokinsekretion einher und ist mit einer fatalen Prognose assoziiert. Zelluläre Marker der inflammatorischen Aktivität stellen allerdings aus methodischen Gründen bisher keine Alternative zu Plasmaparametern dar.

▶ **Gerinnungsparameter.** Bei der Mehrzahl der Patienten mit schwerer Sepsis kommt es zu einer Aktivierung des Gerinnungssystems, die sich in einem Abfall der Thrombozytenzahl, einer Verlängerung der Prothrombin(PT)- und der aktivierten partiellen Thromboplastinzeit (aPTT) sowie in einem Anstieg der D-Dimere manifestiert. Bei bis zu 90 % der Patienten mit schwerer Sepsis tritt auch ein Abfall von Antithrombin und Protein C auf. Diese Gerinnungsstörungen sind jedoch nicht sepsisspezifisch, sondern können auch beim SIRS nicht infektiöser Genese auftreten. Die Persistenz bzw. Verschlechterung einer Koagulopathie 48 h nach Diagnose einer schweren Sepsis geht mit einer erhöhten Letalität einher [8].

Eine Übersicht über die Kenndaten direkter Messgrößen der inflammatorischen Aktivität findet sich in ▶ Tab. 8.59.

Epidemiologie der Sepsis

▶ **Zahlen für Deutschland.** Mit den Erhebungen der SepNet-Prävalenzstudie aus dem Jahr 2003 liegen für Deutschland erstmals valide epidemiologische Daten zur Sepsis vor. Die Prävalenz der Sepsis auf Intensivstationen beträgt 12 %, die der schweren Sepsis und des septischen Schocks 11 %, die geschätzte Inzidenz 116 bzw. 110/100 000 Einwohner. Die auf Intensivstationen (ICU) bezogene Sterblichkeit liegt bei 48 %, die 90-Tage-Sterblichkeit bei 55 %. Mit 40 000 jährlichen Todesfällen rangieren die schwere Sepsis und der septische Schock an 4. Stelle in der Todesursachenstatistik [9]. Die Gesamtsterblichkeit von Sepsis und schwerer Sepsis liegt bei 60 000 Patienten pro Jahr.

▶ **Andere Industrienationen.** Die in Studien aus anderen Industrieländern angegebene Inzidenz liegt zwischen 51 und 95/100 000, wobei der direkte Vergleich mit den deutschen Zahlen durch unterschiedliche Vergleichspopulationen und Methodologien erschwert wird. (Eine französische Multicenter-Studie aus dem Jahr 2001 [5] ergab eine Inzidenz von 95/100 000 und eine Häufigkeit von 16,6 % und wies gleichzeitig auf eine Zunahme der Erkrankungshäufigkeit gegenüber einer Vorläuferstudie von 1995 [3] hin, bei der die Häufigkeit 9 % betragen hatte).

▶ **Zunahme der Inzidenz – Abnahme der Letalität.** In älteren epidemiologischen Studien und Krankenhausentlassungsstatistiken wurde über eine Zunahme der Sepsisinzidenz in den letzten beiden Dekaden, verbunden mit einer Abnahme der Letalität, berichtet. Martin et al. zeigten in einer retrospektiven Analyse US-amerikanischer Krankenhausentlassungsdaten zwischen

Tab. 8.59 Klinisch etablierte und neuere direkte Messgrößen der inflammatorischen Aktivität und ihre Kenndaten.

Messgröße	Referenzbereich	Response-HWZ nach Stimulus	Abfall-HWZ	Maximale Aktivität	Relativer Anstieg
Leukozytenzahl im Blut	4000 – 12 000/μl	10 min			1 – 2
Vorstufen von PMN	1 – 3 %				
C-reaktives Protein (CRP)	< 6 mg/l	6 – 10 h	24 h	50 h	10 – 100
Interleukin-6 (IL-6)	< 10 pg/ml	20 min		4 h	100
Interleukin-8 (IL-8)	< 40 pg/ml	20 min		4 h	10 – 100
Prokalzitonin (PCT)	< 0,1 ng/ml	6 h	24 – 48 h	unbekannt; Werte > 1,0 ng/ml sprechen für eine generalisierte Inflammation	1000 – 10 000
monozytäre HLA-DR-Expression				prognostisch ungünstig: < 20 %	

HLA-DR = humane Leukozytenantigene am Genort DR; HWZ = Halbwertszeit; PMN = polymorphkernige neutrophile Granulozyten

1979 und 2000 eine jährliche Zunahme der Sepsisinzidenz von 13,7 % auf, verbunden mit einer kontinuierlichen Abnahme der Letalität von 28 % auf 18 % [14]. Dennoch verdreifachte sich aufgrund der steigenden Inzidenz die Anzahl der Todesfälle von ca. 43 000 (1979) auf ca. 120 000 (2000). Auch Brun-Buisson et al. berichten über eine Abnahme der Krankenhaussterblichkeit von 59 % auf 42 % [5] zwischen 1995 und 2001. Inzwischen liegen aktuelle Daten des „Center for Disease Control" aus den USA vor, die eine Verdoppelung der Krankenhausaufnahmen wegen schwerer Sepsis von 221 auf 337 pro 100 000 innerhalb des Zeitraums von 1997 – 2008 [14] feststellen.

Bakteriämie, andere Infektionsfoki und mikrobiologischer Befund

▶ **Stellenwert des Erregernachweises.** Nachdem in den ersten großen multizentrischen Sepsisstudien Ende der 80er-Jahre deutlich wurde, dass lediglich maximal ein Drittel der Patienten mikrobielle Erreger im Blut aufwies („positive Blutkultur", „Bakteriämie", „Septikämie") und auch die Prognose dieser Patienten von einem solchen Nachweis im Blut unabhängig war, wurde eine positive Blutkultur als Conditio sine qua non der Sepsisdiagnose infrage gestellt [2]. Positive Blutkulturen sind zudem nicht spezifisch für eine Sepsis, da sie auch bei nicht septischen Patienten positiv sein können.

Merke
Der mikrobiologische Nachweis einer Infektion ist gerade bei antibiotisch vorbehandelten Patienten problematisch. Positive Befunde können einer Kolonisation oder Kontamination entsprechen, welche keine pathophysiologische Relevanz haben.

Die korrekte Technik der Blutkulturentnahme ist in ▶ Tab. 8.60 dargestellt.

Tab. 8.60 Technik der Blutkultur.

Methode	Durchführung
Abnahmezeitpunkt	• optimal zu Beginn des Fieberanstiegs bzw. zu Beginn des Schüttelfrostes, nach Möglichkeit vor Beginn einer antimikrobiellen Chemotherapie
Probenzahl	• bei Verdacht auf Sepsis 2 anaerobe/aerobe Blutkulturpaare im Abstand von 10 – 15 min; weitere Blutkulturen bei hochgradigem Verdacht auf akute Bakteriämien/Fungämien • bei Fieber ungeklärter Genese oder unter antibiotischer Behandlung oder bei infektiöser Endokarditis: 3 – 4 Probenpaare/24 h
Probenmenge	• 10 ml Blut/Blutkultur
Abnahmetechnik	• Abnahme durch peripher-venöse Punktion; keine Blutentnahme über liegende intravasale arterielle oder venöse Katheter; bei Verdacht auf katheterassoziierte Sepsis zusätzliche Probennahme über den liegenden Katheter • keine Evidenz für eine erhöhte diagnostische Sensitivität arterieller Blutkulturen • Punktionsort ausreichend mit einem jodhaltigen Desinfektionsmittel desinfizieren; Einstichstelle der Blutkulturflasche mit einem Alkoholtupfer abwischen • ein Blutkulturpaar pro Punktionsort • Benutzung vorgewärmter Blutkulturflaschen
Beschriftung	• eindeutige Beschriftung der Blutkulturflaschen mit Angabe von Datum, Uhrzeit, Punktionsort oder Katheterart
Lagerung und Transport	• Bebrüten im Brutschrank bei 37 °C • Transport in vorgewärmtem Transportgefäß

In bis zu 35 % der Fälle kann trotz Anwesenheit eines klinisch offensichtlichen Fokus und einer nach klinischen Kriterien wahrscheinlichen Sepsis diese mikrobiologisch nicht gesichert werden. Bei mikrobiologisch nicht dokumentierbarer Infektion kann die Letalität bei Vorliegen einer „klinischen" Sepsis sogar erhöht sein [19]. Bei lediglich ca. 30–50 % der Patienten mit Sepsis wird eine positive Blutkultur nachgewiesen.

▶ **Erregerspektrum.** Während in den letzten Dekaden gramnegative Bakteriämien dominierten, treten in jüngerer Zeit grampositive Erreger mit einem Anteil von 45–52 % in annähernd gleicher Verteilung auf. Ca. 10–21 % der bakteriämischen Episoden sind polymikrobiell [1, 4, 14]. Zurzeit wird mit modernen Methoden der Genomik und Proteomik an einer Verbesserung der Erregerdiagnostik gearbeitet, z. B. mithilfe von PCR-Assays zum Nachweis von bakterieller DNA. Angestrebt werden raschere Ergebnisse, größere Sensitivität und die Identifikation von bekannten typischen, aber auch bislang nicht bekannten, weil nicht kultivierbaren Erregern.

Weiterhin wird die Bedeutung primär toxinbildender Bakterien und Pilze unterschätzt. Produzieren beispielsweise Staphylococcus-aureus-Stämme das Superantigen „Toxic Shock Syndrome Toxin-1" (TSST-1), können selbst umschriebene Infektionen zur Einschwemmung hoher Toxindosen und zum Bild des toxischen Schocksyndroms (TSS) führen. Das toxische Schocksyndrom ist ein von T-Zellen abhängiges immunpathologisches Ereignis (s. Abschnitt 8.17.2 „Pathophysiologie der Sepsis").

▶ **Prognostische Faktoren.** Prognostische Risikofaktoren bei Bakteriämien sind das Patientenalter (> 50 Jahre), die Schwere der Grundkrankheit, das Auftreten von schwerer Sepsis und septischem Schock, grampositive und polymikrobielle Infektionen sowie systemische Pilzinfektionen.

Das Risiko des Auftretens einer schweren Sepsis ist bei mit Harnwegsinfektionen assoziierten Bakteriämien und primären – in der Mehrzahl katheterassoziierten – Bakteriämien signifikant niedriger als bei solchen, die mit intraabdominellen, pulmonalen und meningoenzephalen Infektionen assoziiert sind [5].

Risikofaktoren für die Sepsisentwicklung

Männliches Geschlecht und afroamerikanische Herkunft scheinen mit einem erhöhten Risiko für die Entwicklung einer Sepsis verbunden zu sein [14]. Auch höheres Alter (> 50 Jahre), Intensivstationsaufnahme aus internistischer oder notfallchirurgischer Indikation, Schwere der Grundkrankheit, Vorliegen einer chronischen Leberfunktionsstörung oder eine krankheitsbedingte oder medikamentöse Immunsuppression gelten als Risikofaktoren für eine erhöhte Disposition, eine Sepsis zu entwickeln [4].

Früh- und Spätletalität, prognostische Risikofaktoren

Die Sepsisletalität wird in epidemiologischen Erhebungen mit ca. 30–45 % angegeben, auf Intensivstationen liegt sie bei 28–60 %. Nach einer repräsentativen Studie von SepNet beträgt die 90-Tage-Letalität in Deutschland 55 % und die Letalität auf Intensivstation 48 % [9]. Innerhalb der ersten 3 Tage nach Sepsisbeginn versterben etwa 30 % der Patienten. 80 % aller Todesfälle ereignen sich in den ersten beiden Wochen [3].

> **Merke**
> Prognostische Risikofaktoren für die Frühletalität sind eine schwere Grunderkrankung, das Vorliegen von mehr als 2 assoziierten Organdysfunktionen oder ein septischer Schock [5].

Zusätzlich zu diesen Risikofaktoren ist die Spätletalität stark mit Risikofaktoren assoziiert, die die Grundkrankheit der Patienten charakterisieren, wie die Aufnahme auf die Intensivstation, die Prognose der Grunderkrankung nach der McCabe/Jackson-Klassifikation [15] und eine bestehende Leberzirrhose sowie die Entwicklung einer Hypothermie und Thrombozytopenie nach Sepsisbeginn.

Langzeitüberleben und Lebensqualität nach Sepsis

Sepsis bedingt nicht nur eine hohe Akutletalität, sondern hat darüber hinaus Auswirkungen auf Langzeitüberleben und Lebensqualität. Innerhalb der ersten 6 Monate nach Überstehen einer Sepsis erhöht sich die Letalität um ein weiteres Drittel [17, 20]. Überlebenden einer Sepsis sind den wenigen bisher vorliegenden systematischen Nachuntersuchungen zufolge nicht nur durch gesundheitliche Einschränkungen und eine verminderte Lebensqualität betroffen, sondern auch durch eine deutlich reduzierte Lebenserwartung [20].

Literatur

[1] Alberti C, Brun-Buisson C, Burchardi H et al. Epidemiology of sepsis and infection in ICU patients from an international multicentre cohort study. Intensive Care Med 2002; 28: 108–121

[2] Bone RC, Fisher CJ, Clemmer TP et al. The Methylprednisolone Severe Sepsis Study Group. Sepsis syndrome: a valid clinical entity. Crit Care Med 1989; 17: 389–393

[3] Brun-Buisson C, Doyon F, Carlet J et al. for the French ICU Group for Severe Sepsis. Incidence, risk factors, and outcome of severe sepsis and septic shock in adults. A multicenter prospective study in Intensive Care Units. JAMA 1995; 274: 968–974

[4] Brun-Buisson C, Doyon F, Carlet J and the French Bacteremia-Sepsis Study Group. Bacteremia and severe sepsis in adults: a multicenter prospective survey in ICUs and wards of 24 hospitals. Am J Respir Crit Care Med 1996; 154: 617–624

[5] Brun-Buisson C, Meshaka P, Pinton P et al. EPISEPSIS: a reappraisal of the epidemiology and outcome of severe sepsis in French intensive care units. Intensive Care Med 2004; 304: 580–588

[6] Brunkhorst FM, Karzai W, Reinhart K. Aktuelle Aspekte zur Sepsisdiagnose. Zentralbl Chir 2002; 127: 165–173

[7] Cohen J, Cristofaro P, Carlet J et al. New method of classifying infections in critically ill patients. Crit Care Med 2004; 32: 1510–1526 Review

[8] Dhainaut JF, Shorr AF, Macias WL et al. Dynamic evolution of coagulopathy in the first day of severe sepsis: relationship with mortality and organ failure. Crit Care Med 2005; 33: 341–348

[9] Engel C, Brunkhorst FM, Bone HG et al. Epidemiology of sepsis in Germany: results from a national prospective multicenter study. Intensive Care Med 2007; 33(4): 606–618

[10] Fry DE, Pearlstein L, Fulton RL et al. Multiple system organ failure: the role of uncontrolled infection. Arch Surg 1980; 115: 136–140

[11] Hall MJ, Williams SN, DeFrances CJ et al. Inpatient Care for Septicemia or Sepsis: A Challenge for Patients and Hospitals. Im Internet: http://www.cdc.gov/nchs/¾data/databriefs/db62.htm; Stand: 17.05.2013

[12] Levy M, Fink MP, Marshall JC et al. 2001 SCCM/ESICM/ACCP/ATS/SIS International Sepsis Definitions Conference. Crit Care Med 2003; 31: 1250–1256

[13] Marshall JC. SIRS and MODS: What is their relevance to the science and practice of intensive care? Shock 2000; 14: 586–589
[14] Martin GS, Mannino DM, Eaton S et al. The epidemiology of sepsis in the United States from 1979 through 2000. N Engl J Med 2003; 348: 1546–1554
[15] McCabe WR, Jackson GG. Gramnegative bacteremia. II. Clinical, laboratory, and therapeutic observations. Arch Intern Med 1962; 110: 856–864
[16] Members of the American College of Chest Physicians/Society of Critical Care Medicine Consensus Conference Committee. Definitions for sepsis and organ failure and guidelines for the use of innovative therapies in sepsis. Crit Care Med 1992; 20: 864–874
[17] Perl TM, Dvorak L, Hwang T et al. Long-term survival and function after suspected gramnegative sepsis. JAMA 1995; 274: 338–345
[18] Reinhart K, Hartog CS. Biomarkers as a guide for antimicrobial therapy. Int J Antimicrob Agents. 2010; 36 (Suppl. 2): S 17–S 21
[19] Reyes WJ, Brimioulle S, Vincent JL. Septic shock without documented infection: an uncommon entity with a high mortality. Intensive Care Med 1999; 25: 1267–1270
[20] Sands KE, Bates DW, Lanken PN et al. for the Academic Medical Center Consortium Sepsis Project Working Group. Epidemiology of sepsis syndrome in 8 academic medical centers. JAMA 1997; 278: 234–240
[21] Schottmüller H. Wesen und Behandlung der Sepsis. Verhandl. d. 31. Deutschen Kongresses für Innere Medizin; 1914
[22] Schuetz P, Albrich W, Christ-Crain M et al. Procalcitonin for guidance of antibiotic therapy. Expert Rev Anti Infect Ther 2010; 8: 575–587
[23] Simon L, Gauvin F, Amre DK et al. Serum procalcitonin and C-reactive protein levels as markers of bacterial infection: a systematic review and meta-analysis. Clin Infect Dis 2004; 39: 206–217
[24] Stryjewski GR, Nylen ES, Bell MJ et al. Interleukin-6, interleukin-8, and a rapid and sensitive assay for calcitonin precursors for the determination of bacterial sepsis in febrile neutropenic children. Pediatr Crit Care Med 2005; 6: 129–135
[25] Valles J, Mesalles E, Mariscal D et al. A 7-year study of severe hospital-acquired pneumonia requiring ICU admission. Intensive Care Med 2003; 29: 1981–1988
[26] Vincent JL. Dear SIRS, I'm sorry to say that I don't like you. Crit Care Med 1997; 25: 372–374

8.17.2 Pathophysiologie der Sepsis und des Multiorganversagens

F. Bloos, M. Bauer, K. Reinhart

Pathophysiologie der Sepsis

Sepsis entwickelt sich durch eine Invasion von Mikroorganismen oder ihrer Toxine in den Blutstrom. Dabei ist die inflammatorische Wirtsreaktion neben den unmittelbaren Erregerwirkungen von entscheidender Bedeutung für den pathophysiologischen Ablauf. Die Folgen solch einer generalisierten Entzündung können zu Multiorgandysfunktion und Tod führen.

Sepsis ist charakterisiert durch ein gestörtes Gleichgewicht des Gerinnungssystems sowie durch eine endotheliale Dysfunktion, die das kardiozirkulatorische System und die intrazelluläre Homöostase empfindlich beeinträchtigen. Zelluläre Hypoxie und Apoptose (programmierter Zelltod) spielen eine wesentliche Rolle in der Entwicklung von Organdysfunktionen und Tod. Das Netzwerk der durch eine Sepsis beeinflussten Prozesse ist in ▶ Abb. 8.30 dargestellt.

Der mikrobielle Auslöser

Ohne Infektion gibt es per definitionem keine Sepsis. Jede Infektion, ausgelöst durch jede Erregerart (Bakterien, Pilze, Parasiten und auch Viren), kann sich zu einer Sepsis entwickeln. Während die Signaltransduktion von der Infektion bis zur komplexen inflammatorischen Wirtsantwort vom auslösenden Erreger bestimmt wird, bildet das systemische Inflammationssyndrom SIRS die gemeinsame pathophysiologische Endstrecke.

> **Merke**
>
> Die Immunantwort wird durch spezifische mikrobielle Moleküle (z. B. Bestandteile der bakteriellen Zellwand, Exotoxine, bakterielle DNA, virale RNA) ausgelöst; diese Moleküle werden „Pathogen associated molecular Patterns" (PAMPs) genannt. Im Wirtsorganismus werden solche Moleküle durch eine Gruppe von Proteinen erkannt (Pattern Recognition Proteins, PRPs), die dann die Wirtsantwort initiieren.

PRPs können auf der Zellmembran oder intrazellulär angesiedelt sein. Beim Menschen werden die membranständigen PRPs *„Toll-like Receptors" (TLRs)* genannt. Zurzeit sind 10 verschiedene TLRs beschrieben (▶ Tab. 8.61).

Gramnegative Sepsis

> **Merke**
>
> Bei einer gramnegativen Infektion wird die Immunantwort hauptsächlich durch Endotoxine ausgelöst, bei denen es sich um Lipopolysaccharide (LPS) aus der bakteriellen Zellwand handelt.

LPS werden im Plasma durch ein liposaccharidbindendes Protein gebunden. Gebundenes LPS bindet an den CD14-Rezeptor (CD = Cluster of Differentiation), der sich v. a. auf der Zellmembran von Monozyten befindet [89].

Eine weitere Bindungsstelle für LPS befindet sich auf dem TLR4 (Toll-like-Rezeptor 4). TLR4 ist ein transmembranöses Protein und benötigt ein zusätzliches Protein (MD 2, Myeloid Differentiation Factor 2), um eine Signalkette in Gang zu setzen. Über eine intrazelluläre Signalkaskade induziert die Bindung von LPS an CD14 und TLR4 die Aktivierung des nukleären Faktors kappa B (NF-κB). Der aktivierte NF-κB gelangt in den Zellkern und initiiert die Transkription von Zytokinen und anderen proinflammatorischen Mediatoren [44]. *RIG-I*-ähnliche Rezeptoren (= RLRs; RIG I = Retinoic Acid inducible Gene I) und die NOD-like-Receptor (NLR)-Proteine (NOD = Nucleotide Oligomerization Domain) sind intrazelluläre PRPs (Pattern Recognition Proteins), welche mikrobielle DNA und RNA bzw. mikrobielle Abbauprodukte erkennen können.

Grampositive Sepsis

> **Merke**
>
> Grampositive Bakterien bilden kein Endotoxin und werden von der Wirtszelle durch Zellwandbestandteile wie Peptidoglykane und die Freisetzung bakterieller Toxine (Exotoxine) erkannt.

8.17 Sepsis und septischer Schock

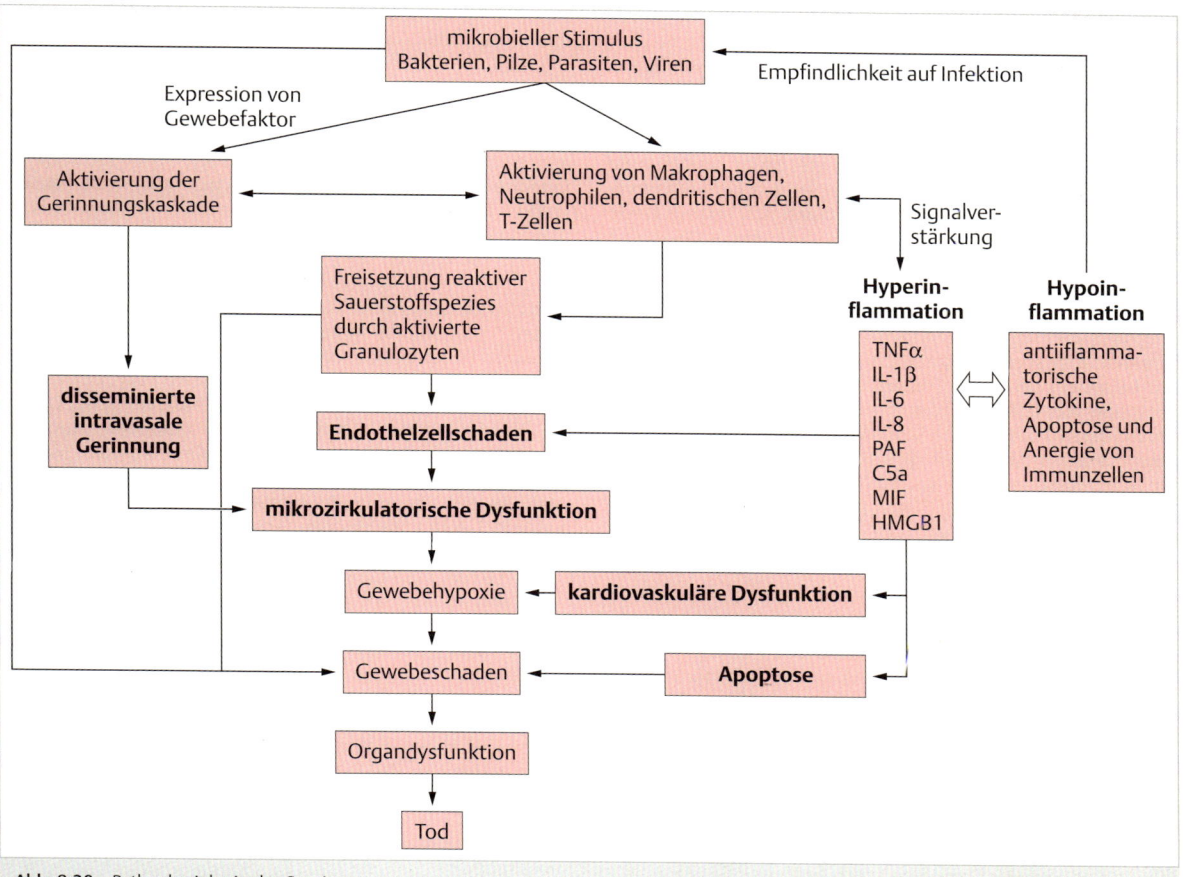

Abb. 8.30 Pathophysiologie der Sepsis.
C5a = proinflammatorisches Peptid; HMGB = High-Mobility Group B Protein; IL = Interleukin; MIF = Migration inhibitory Factor; PAF = Platelet activating Factor; TNF = Tumornekrosefaktor.

Tab. 8.61 „Toll-like Receptors" (TLRs) und ihre natürlichen Liganden.

TLR	Ligand	Lokalisation
TLR1 (über TLR2)	bakterielle Produkte (Triacyl-Lipopeptide)	Zelloberfläche
TLR2	grampositive Bakterien, sonstige bakterielle Produkte, einige Proteine viraler Genese	Zelloberfläche
TLR3	virale Doppelstrang-RNA	endosomal
TLR4	Endotoxin, sonstige bakterielle Produkte, einige Pilze	Zelloberfläche
TLR5	Flagellin	Zelloberfläche
TLR6 (über TLR2)	sonstige bakterielle Produkte	Zelloberfläche
TLR7	Einzelstrang-RNA	endosomal
TLR8	virale Einzelstrang-RNA	endosomal
TLR9	virale und bakterielle DNA	endosomal
TLR10	unbekannt	

Lipoteichonsäure (LTA) – eine Komponente der Zellwand grampositiver Bakterien – wurde als die zentrale Struktur für die Erkennung grampositiver Bakterien identifiziert [90]. Toll-like-Rezeptor 2 (TLR2) ist das einzig für die Erkennung grampositiver Erreger zuständige „Pattern Recognition Protein" (PRP) [85]. Die Interaktionen zwischen LTA und TLR2 sind zurzeit noch nicht aufgeklärt.

Klinisch lassen sich grampositive und gramnegative Sepsis nicht voneinander unterscheiden. Dies lässt einen ähnlichen pathophysiologischen Ablauf vermuten. In der Tat führt die Erkennung von LTA zur Freisetzung von Tumornekrosefaktor(TNF)-α, Interleukin(IL)-6 und -10.

▶ **Toxisches Schocksyndrom (TSS).** Einige Toxine können eine besondere Form des septischen Schocks verursachen – das toxische Schocksyndrom (TSS). TSS wird durch TSS-Toxin-1 sowie durch Enterotoxine von Staphylokokken und pyrogene Exotoxine β-hämolysierender Streptokokken ausgelöst [43]. Diese Toxine wirken als sog. *Superantigene* über den T-Zell-Antigenrezeptor (TCR). Die T-Zelle wird normalerweise dann aktiviert, wenn der Haupthistokompatibilitätskomplex (MHC) einer antigenpräsentierenden Zelle spezifisch passt, d. h. T-Zellen werden ausschließlich bei einem passenden Antigenkontakt aktiviert. Dabei wird etwa eine von 10 000 T-Zellen stimuliert. Ein Superantigen wie das TSS-Toxin-1 erreicht die T-Zell-Stimulierung unabhängig von einer Übereinstimmung zwischen TCR und MHC. So können 20 % der T-Zell-Population auf einmal aktiviert werden.

Immunantwort bei Sepsis

Merke
Die Zytokine TNF und IL-1 werden innerhalb der ersten Stunden nach Infektion von aktivierten Makrophagen und CD4-T-Zellen ausgeschüttet. Diese primären Mediatoren induzieren die Freisetzung verschiedener sekundärer Mediatoren, die signalverstärkend wirken (▶ Tab. 8.62; [12]).

▶ **Signalverstärkende Mediatoren.** Ein wichtiger Schritt bei der Signalverstärkung ist die Aktivierung des Komplementsystems. Neben der direkten Aktivierung durch Antigen-Antikörper-Komplexe kann das Komplementsystem auch durch Zuckermoleküle der bakteriellen Zellwand und durch Endotoxin stimuliert werden. Das *Komplementfragment C5a*, ein Spaltprodukt der Komplementkaskade, ist dabei ein starker „Chemoattractant" (Lockstoff). C5a tritt ca. 2 h nach Beginn einer Sepsis auf und regt Makrophagen zur Produktion proinflammatorischer Mediatoren an. Ein weiterer die Immunantwort verstärkender Mediator ist der „Macrophage Migration inhibitory Factor" (MIF), der von T-Zellen, Makrophagen, Monozyten und hypophysären Zellen als Reaktion auf eine Infektion produziert wird. MIF ist ca. 8 h nach Beginn der Sepsis nachweisbar und aktiviert T-Zellen und Makrophagen, die ihrerseits wieder proinflammatorische Mediatoren produzieren. Etwa 24 h nach Beginn der Sepsis erscheint das „High-Mobility Group B Protein" (HMGB), das unter anderem NF-κB aktiviert.

HGMB wird als später Mediator der Sepsis von Makrophagen und neutrophilen Granulozyten gebildet [67].

▶ **Systemische Inflammation.** In der Regel läuft der Prozess der Inflammation, der für den Wirtsorganismus notwendig ist, um eine Infektion abzuwehren, unter streng kontrollierten Bedingungen ab. Unter bestimmten Bedingungen jedoch bleibt die Inflammation nicht auf den Ort der Infektion beschränkt, sondern verläuft systemisch. Dieses Phänomen wird als systemisches Inflammationssyndrom (Systemic inflammatory Response Syndrome, SIRS) bezeichnet.

▶ **Antiinflammatorische Mechanismen.** Bei der Immunantwort in der Sepsis sind nicht nur proinflammatorische Mediatoren involviert. Den proinflammatorischen Mediatoren wirken antiinflammatorische Moleküle wie IL-4 und IL-10 entgegen. CD4-T-Zellen können von der Produktion proinflammatorischer Zytokine (Typ-I-Helferzellen) auf die Produktion antiinflammatorischer Zytokine (Typ-II-Helferzellen) umgeschaltet werden. Lösliche TNF-Rezeptoren und der IL-1-Rezeptorantagonist werden freigesetzt, um die Wirkungen der primären Sepsismediatoren zu inhibieren. T-Zellen, neutrophile Granulozyten und Makrophagen können dann sogar gegenüber einem infektiösen Stimulus unempfindlich werden (Anergie).

Ein anderer Mechanismus der antiinflammtorischen Antwort ist die genetisch programmierte autodestruktive Freisetzung von Caspasen und anderen Proteasen, die den programmierten Zelltod *(Apoptose)* bewirken [31]. Apoptotische Zellen können die Funktion von überlebenden immunkompetenten Zellen beeinträchtigen.

Tierexperimentelle Untersuchungen zeigten, dass Stimulierung des N. vagus die TNF-Expression inhibiert. Daraus wurde die These abgeleitet, dass ein inflammatorischer Reflex existiert, der über den N. vagus als Afferenz eine Immunsuppression auslösen kann [79]. Die Bedeutung des Reflexes beim Menschen ist noch unbekannt.

▶ **Hyper- und Hypoinflammation.** Die antiinflammatorische Antwort wurde als „*Compensatory antiinflammatory Response Syndrome*" (CARS) bezeichnet [8].

Merke
Es wird vermutet, dass die Reaktion auf eine Infektion zunächst hyperinflammatorisch ist und dann in der Folge hypoinflammatorisch wird. Eine Restitution ist nur dann möglich, wenn die Fähigkeit des Organismus erhalten bleibt, Mikroorganismen langfristig zu eliminieren [31].

Tab. 8.62 Mediatoren aus Makrophagen und ihre Auswirkungen in der Sepsis.

	Zytokine	Chemokine	Lipidmediatoren	Sauerstoffradikale
Mediatoren	IL-1, IL-6, IL-12, IL-15, IL-18, TNF-α, MIF, HMGB1	IL-8, MIP-1α, MIP-1β, MCP-1, MCP-3	plättchenaktivierender Faktor, Prostaglandine, Leukotriene, Thromboxan, Tissue Factor	Superoxide, Hydroxidionen, Stickstoffmonoxid
Auswirkungen	Aktivierung neutrophiler Granulozyten, Lymphozyten und Endothelzellen; Hochregulierung der zellulären Adhäsionsmoleküle, der Prostaglandinsynthese, der Stickstoffmonoxidsynthetase sowie der Akute-Phase-Proteine; Induktion von Fieber; IL-10 inhibiert diese Effekte	Mobilisierung und Aktivierung inflammatorischer Zellen (hauptsächlich neutrophile Granulozyten); Aktivierung von Monozyten	Endothelaktivierung, Beeinträchtigung des Gefäßtonus, Aktivierung der extrinsischen Gerinnungskaskade	antimikrobielle Eigenschaften, Beeinträchtigung des Gefäßtonus

HMGB: „High-Mobility Group B Protein"; IL: Interleukin; MCP: „Monocyte chemoattractant Protein"; MIF: „Migration inhibitory Factor"; MIP: „Macrophage inflammatory Protein"; TNF: Tumornekrosefaktor

Allerdings sind Serumkonzentrationen antiinflammatorischer Mediatoren gleichzeitig mit den Spiegeln proinflammatorischer Mediatoren erhöht [84]. Das bedeutet, dass sich antiinflammatorische Prozesse parallel zu einer Hyperinflammation entwickeln. Unklar ist allerdings, in welcher Weise die Stadien Hypo- und Hyperinflammation aufeinander folgen und welche Rolle dies für den Krankheitsverlauf spielt.

Verlust der Gerinnungskontrolle

▶ **Prokoagulatorische Mechanismen.** Unter physiologischen Bedingungen hat die Lumenoberfläche der Gefäße antikoagulatorische Eigenschaften. Der Gewebefaktor ist ein 4,5-kDa-Protein, das sich physiologischerweise auf Zellmembranen befindet, die keinen Kontakt zum Blut haben. Zytokine und Akute-Phase-Proteine – insbesondere IL-6 – induzieren die Expression von Gewebefaktor auf Monozyten, neutrophilen Granulozyten und Endothelzellen [48]. Dies bewirkt eine intravasale Thrombinbildung über das extrinsische System. Da dieser Prozess systemisch abläuft, spricht man von einer disseminierten intravasalen Gerinnung, die zu einem Verbrauch von Gerinnungsfaktoren führt.

▶ **Antikoagulatorisches System.** Als physiologische Gegenspieler einer exzessiven Gerinnung wirken das Antithrombin (AT), das Thrombomodulin-Protein-C-Protein-S-System und der „Tissue Factor Pathway Inhibitor". Zusätzlich zur Aktivierung der gewebefaktorabhängigen Thrombinbildung ist bei der Sepsis die Funktion des antikoagulatorischen Systems eingeschränkt.

> **Merke**
> Patienten mit Sepsis zeigen – bedingt durch Verbrauch und verminderte Bildung – erniedrigte Spiegel sowohl von AT als auch von Protein C [86]. Dies bedeutet, dass bei einer Sepsis das physiologische Gleichgewicht zwischen pro- und antikoagulatorischen Substanzen zugunsten eines prokoagulatorischen Zustands verschoben wird (▶ Abb. 8.31; [38, 39]).

▶ **Protein-C-Protein-S-System.** Das Protein-C-System scheint neben seiner Funktion für die Antikoagulation eine wichtige Verbindung zwischen Inflammation und Gerinnung darzustellen, da Protein C antiinflammatorische Eigenschaften besitzt. Protein S bindet an Rezeptoren, die die antiinflammatorischen Mechanismen dendritischer Zellen und Monozyten regulieren. Thrombomodulin, ein wichtiger Partner im Protein-C-Protein-S-System, kann eine exzessive Komplementaktivierung verhindern. Die in der Sepsis verminderten Spiegel dieser Substanzen führen zu einer signifikanten Beeinträchtigung der Interaktion zwischen Inflammation und Hämostase.

Endotheliale Dysfunktion

Endothelzellen bilden nicht nur eine anatomische Barriere zwischen Blut und Gewebe, sondern haben vielfältige physiologische Funktionen bei der Regulierung des Gefäßtonus, der Gerinnung und der Immunantwort.

▶ **Vasodilatation.** Das Endothel synthetisiert verschiedene vasoaktive Mediatoren einschließlich Stickstoffmonoxid (NO), Prostazykline und Endotheline. NO ist ein potenter Vasodilatator und wird von der NO-Synthetase (NOS) aus der Aminosäure L-Arginin produziert. NO relaxiert die glatte Muskulatur von Gefäßen. Es existieren 2 verschiedene endotheliale NOS-Formen: die konstitutive Form (cNOS) und die induzierbare Form (iNOS). cNOS – manchmal auch als endotheliale NOS (eNOS) bezeichnet – produziert nur geringe Mengen an NO, während die iNOS in der Regel inaktiv ist [78]. Die Expression der iNOS wird bei der Sepsis durch Zytokine wie IL-1 und TNF stimuliert [76], was zu einer deutlich verstärkten NO-Produktion und damit ausgeprägten Vasodilatation führt.

▶ **Leukozytenadhäsion und -migration.** Bei Inflammation exprimieren Endothelzellen auf ihrer Oberfläche Adhäsionsmoleküle, die zur Adhäsion von Leukozyten führen. Bei diesen Adhäsionsmolekülen handelt es sich um das „*Endothelial Leukocyte Adhesion Molecule*" (ELAM)-1, das „*Intracellular Adhesion Molecule*" (ICAM)-1 und das „*Vascular Cell Adhesion Molecule*" (VCAM)-1. ELAM-1 ist ein Selektin, das den initialen Schritt der Leukozytenadhäsion vermittelt, dem ein Rollen der Leukozyten auf der endothelialen Oberfläche folgt. Schließlich wandern die Leukozyten durch die Endothelschicht in das Gewebe. Dieser Schritt wird durch ICAM-1 und VCAM-1 vermittelt, die sowohl von Leukozyten als auch von Endothelzellen exprimiert werden [66]. Die Leukozyten werden durch die Adhäsion außerdem auch aktiviert, was den sog. „*Respiratory Burst*" auslöst. Bei diesem „Respiratory

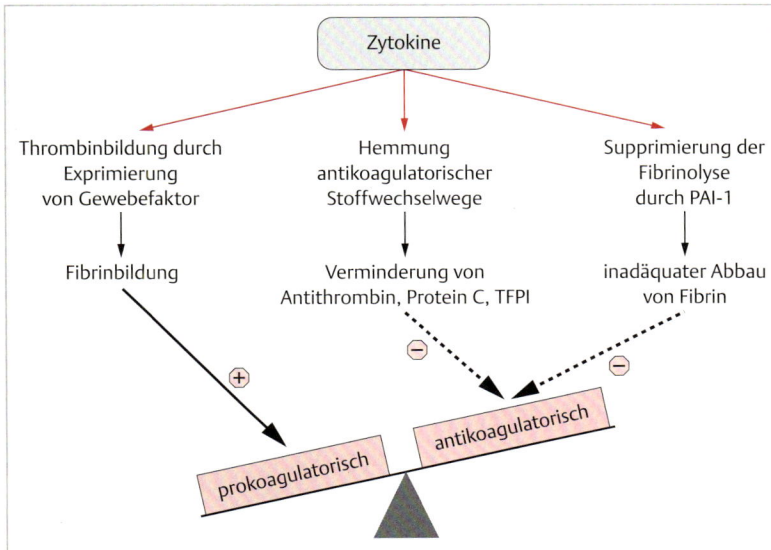

Abb. 8.31 Verlust der Gerinnungskontrolle durch Verschieben des Gleichgewichts zugunsten eines prokoagulatorischen Zustands. PAI: Plasminogen-Aktivator-Inhibitor, TFPI: Tissue-Factor-Passway-Inhibitor.

Burst" produzieren die Leukozyten zytotoxische Substanzen wie Elastase, Myeloperoxidase und Sauerstoffradikale. Diese Substanzen sollen Erreger schädigen und zerstören.

> **Merke**
>
> Bei einer generalisierten Entzündung, wie sie bei einer Sepsis beobachtet wird, exprimieren Endothelzellen Adhäsionsmoleküle in allen Organen, auch wenn diese nicht von einer Infektion betroffen sind. Der nun in großem Umfang ablaufende „Respiratory Burst" schädigt Endothelzellen und umliegendes Gewebe. Der Endothelzellschaden führt zu einem Kapillarleck, das intravaskuläre Flüssigkeit in das umliegende Gewebe austreten lässt und Ödembildung zur Folge hat.

Kardiozirkulatorische Dysfunktion

> **Merke**
>
> Sepsis wird häufig durch Schock und durch die Entwicklung einer Multiorgandysfunktion kompliziert. Bei Sepsis ist das kardiovaskuläre System auf allen Ebenen kompromittiert, es kommt zu kardialer Dysfunktion, Verlust des Gefäßtonus und zu Mikrozirkulationsstörungen.

Die Schädigung des kardiovaskulären Systems führt zu einem charakteristischen hämodynamischen Profil mit einem hohen Herzzeitvolumen, arterieller Hypotension und niedriger Sauerstoffextraktion. Zusätzlich steigt bei Sepsis der Sauerstoffverbrauch aufgrund eines höheren metabolischen Bedarfs (Tachykardie, Fieber, Proteinsynthese usw.) und verschlechtert die Relation zwischen Sauerstoffaufnahme und -angebot (▶ Abb. 8.32). Insbesondere das Hepatikus-Splanchnikus-Gebiet ist hier betroffen [87].

▶ **Kardiale Dysfunktion.** Bei Patienten mit Sepsis kann echokardiografisch eine verminderte Ejektionsfraktion nachgewiesen werden. Die Beeinträchtigung der Kontraktilität geht mit einer Dilatation des linken Ventrikels einher und führt zu einer Erhöhung des linksventrikulären enddiastolischen Volumens. Dieser Mechanismus erlaubt dem Herzen, trotz verminderter Kontraktilität ein ausreichendes Schlagvolumen zu erzeugen. Patienten mit Sepsis benötigen höhere Füllungsdrücke als gesunde Personen, um ein vergleichbares Schlagvolumen erzeugen zu können [55]. Diese kardiale Dysfunktion ist in der Regel reversibel. Patienten mit Sepsis, bei denen die linksventrikuläre Dilatation nicht auftritt, haben ein höheres Risiko zu versterben [15].

In den 1980er-Jahren wurde die Entstehung sog. myokarddepressiver Substanzen postuliert [58]. Inzwischen hat man die Zytokine TNF und IL-1 als myokarddepressive Substanzen identifiziert, die durch myokardiale NO-Bildung die Funktionalität des kontraktilen Apparates beeinträchtigen.

Experimentelle Arbeiten weisen darauf hin, dass die Koronarreserve bei Sepsis beeinträchtigt ist [7]. Klinische Studien zeigten keine Kompromittierung des koronaren Blutflusses [14]. Allerdings wurden bei Patienten mit Sepsis erhöhte Troponinspiegel gemessen, was mit Wandbewegungsstörungen und einer schlechten Prognose assoziiert ist [50].

▶ **Vaskuläre Dysfunktion, relative und absolute Hypovolämie.** Vasodilatation und Hypovolämie sind zentrale pathophysiologische Merkmale bei Patienten mit Sepsis.

> **Merke**
>
> Bei Sepsis kommt es zu einer ausgeprägten Vasodilatation; die dadurch verursachte schwere arterielle Hypotension ist ein Kardinalsymptom des septischen Schocks.

Endothelzellen spielen eine wichtige Rolle bei der Regulierung des Gefäßtonus durch Produktion von NO und Endothelin. Durch eine unkontrollierte NO-Produktion (s. o.) wird das Gleichgewicht dieser Substanzen zugunsten einer *Vasodilatation* verschoben.

> **Merke**
>
> Die ausgeprägte Vasodilatation führt dazu, dass sich das Blut in peripheren Gefäßen verteilt und nicht in ausrechendem Maße zum Herz zurücktransportiert werden kann. Dies bezeichnet man als *relative Hypovolämie*.

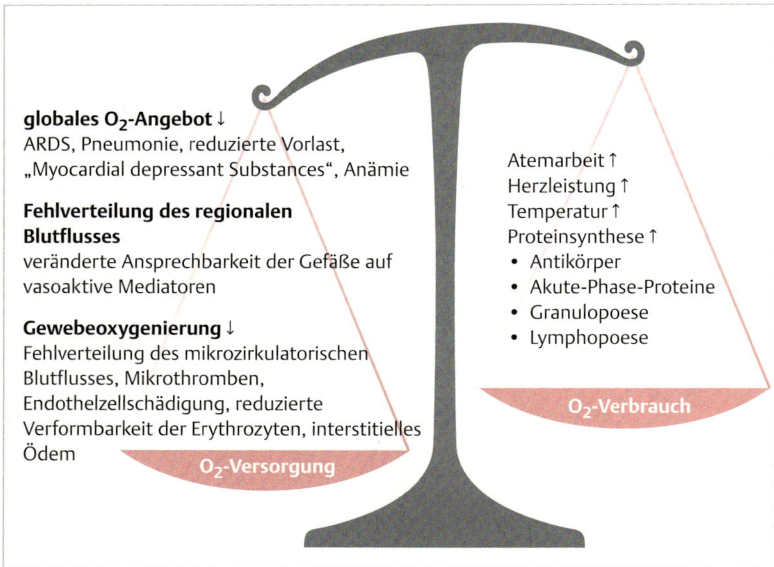

globales O$_2$-Angebot ↓
ARDS, Pneumonie, reduzierte Vorlast, „Myocardial depressant Substances", Anämie

Fehlverteilung des regionalen Blutflusses
veränderte Ansprechbarkeit der Gefäße auf vasoaktive Mediatoren

Gewebeoxygenierung ↓
Fehlverteilung des mikrozirkulatorischen Blutflusses, Mikrothromben, Endothelzellschädigung, reduzierte Verformbarkeit der Erythrozyten, interstitielles Ödem

O$_2$-Versorgung

Atemarbeit ↑
Herzleistung ↑
Temperatur ↑
Proteinsynthese ↑
• Antikörper
• Akute-Phase-Proteine
• Granulopoese
• Lymphopoese

O$_2$-Verbrauch

Abb. 8.32 Das kardiozirkulatorische System eines Patienten mit Sepsis wird auf kardialer, regionaler und mikrozirkulatorischer Ebene geschädigt. Gleichzeitig führt eine Sepsis zu einer Erhöhung des Sauerstoffverbrauchs, was die Beziehung zwischen Sauerstoffangebot und -bedarf weiter beeinträchtigt.
ARDS: Acute respiratory Distress Syndrome.

Endothelzellen regulieren den Gefäßtonus zur Aufrechterhaltung eines suffizienten Blutdrucks und sorgen damit auch für eine ausreichende Organdurchblutung. Bei Sepsis sind diese Mechanismen zur Erhaltung der Organdurchblutung gestört. Beispielsweise ist beim Endotoxinschock die Kopplung zwischen dem Blutfluss in der A. hepatica und der Pfortader gestört. Auch die Fähigkeit des koronaren Gefäßsystems, sich schnell an Änderungen des myokardialen Sauerstoffbedarfs anzupassen, ist deutlich eingeschränkt. Im Tierexperiment ist im septischen Schock die Autoregulation der Blutversorgung der intestinalen Mukosa ebenfalls betroffen.

Merke

Da die Schädigung des Endothels im gesamten Kapillarnetz des Körpers auftritt, werden große Mengen intrazellulärer Flüssigkeiten in den dritten Raum verschoben. Dieser Volumenverlust wird als *absolute Hypovolämie* bezeichnet.

Solange ein Kapillarleck besteht, können die Starling-Kräfte, die den Flüssigkeitsaustausch zwischen Intra- und Extrazellulärraum regulieren, der Ödembildung nicht entgegenwirken.

Merke

Die Kombination von absoluter und relativer Hypovolämie bewirkt eine ausgeprägte Verminderung der kardialen Vorlast, die schnell zur hämodynamischen Instabilität führen kann, wenn sie unbehandelt bleibt.

▶ **Dysfunktion der Mikrozirkulation.** Vermutlich wird das Sauerstoffextraktionsdefizit bei Sepsis einerseits durch Shunts in der Mikrozirkulation und andererseits durch Öffnung von Kapillaren ohne jeglichen Blutfluss verursacht [80]. Tierexperimentell lassen sich mithilfe der Intravitalmikroskopie solche Phänomene tatsächlich darstellen. Noch uneingeschränkt funktionstüchtige Kapillaren hingegen zeigen eine deutlich erhöhte Sauerstoffextraktion, können aber den Ausfall der beeinträchtigten Kapillaren nicht ersetzen [21].

Viele Faktoren können den Blutfluss behindern und zu einer *Shuntbildung* im Bereich der Mikrozirkulation beitragen:
- die intravasale Koagulation mit Bildung von Mikrothromben [77],
- die Schädigung von Endothelzellen mit endothelialem Zellödem und nachfolgender Verlegung der Kapillaren [51],
- die Verlegung des Kapillarbetts durch die an den Endothelzellen adhärierenden Leukozyten [42],
- die Verminderung der Deformierbarkeit von Erythrozyten, sodass sie in den Kapillaren hängen bleiben [62].

Obwohl es aus tierexperimentellen Untersuchungen genügend Hinweise auf Störungen der Mikrozirkulation gibt, wird diskutiert, ob auch eine Störung intrazellulärer Funktionen auf der Ebene der Mitochondrien [9] für die Beeinträchtigung der Sauerstoffextraktion verantwortlich sei. Dem steht entgegen, dass in bestimmten Kapillaren die kompensatorische Erhöhung der Sauerstoffextraktion noch möglich ist [21]. Allerdings ist die Beurteilung der Gewebeoxygenierung auf zellulärer Ebene selbst im tierexperimentellen Modell schwierig.

Merke

Gegenwärtig geht man aber davon aus, dass eine Störung der Mikrozirkulation primär für die Entwicklung einer Gewebehypoxie bei Sepsis verantwortlich ist. Diese Hypothese wird klinisch dadurch gestützt, dass eine frühe Kreislaufstabilisierung mit Zielkriterium einer ausreichend hohen zentralvenösen Sauerstoffsättigung (ScvO$_2$ > 70 %) mit einer gesteigerten Überlebensrate dieser Patienten verknüpft ist [68].

Endokrine Dysfunktion

Bei Patienten auf Intensivstationen sind verschiedene endokrine Funktionen verändert (▶ Tab. 8.63; [40]). Es ist unklar, ob diese Veränderungen lediglich die physiologische Antwort auf eine kritische Erkrankung widerspiegeln oder ob sie komplexe endokrine Funktionsstörungen darstellen, die diagnostischer und therapeutischer Strategien bedürfen. Bei Sepsis könnten Nebennierenrindeninsuffizienz und Vasopressinmangel möglicherweise zu einem Verlust der Vasomotorenkontrolle beitragen. Gegenwärtig werden diese pathophysiologischen Konzepte jedoch nicht durch klinische Studien unterstützt.

▶ **Nebennierenrindeninsuffizienz.** Kortikosteroide beeinflussen verschiedene physiologische Prozesse, z.B. den Erhalt von Gefäßtonus und Gefäßpermeabilität und die Verteilung des Gesamtkörperwassers. Im klinischen Bereich verstärken Glukokortikoide auch die Wirkung von Vasopressoren. Verschiedene Mechanismen können die physiologische Stressantwort der Hypothalamus-Hypophysen-Nebennierenrinden-Achse bei Sepsispatienten beeinträchtigen, sodass es zu einem inadäquaten Anstieg des Serumkortisols kommt. Dies wird als relative Nebennierenrindeninsuffizienz bezeichnet [13].

Das Konzept der relativen Nebennierenrindeninsuffizienz ist allerdings umstritten, da die Gabe von Hydrokortison bei Patienten mit septischem Schock nicht die Überlebenschancen verbessert [74].

▶ **Vasopressinmangel.** Bei arterieller Hypotension oder Hypovolämie wird Vasopressin von der Neurohypophyse sezerniert. Da der septische Schock sowohl durch Hypotonie als auch durch Hypovolämie charakterisiert ist, würde man hohe Vasopressinspiegel im Serum erwarten. Tatsächlich liegen bei Patienten im septischen Schock im Gegenteil niedrige Vasopressinspiegel vor [36] und die Gabe von Vasopressin kann bei diesen Pa-

Tab. 8.63 Hormonelle Veränderungen bei kritisch kranken Patienten.

Hormon	Katecholamine	Kortisol	ACTH	Wachstumshormone	Schilddrüsenhormone	TSH	Androgene Hormone	Prolaktin
akute Veränderungen	++	++	keine/+	keine/–		keine/–	keine/–	–	–
langfristige intensivmedizinische Behandlung	+	+	keine/–	–	–	–	–	–	unbekannt

ACTH = adrenokortikotropes Hormon (Kortikotropin); TSH = thyreoidstimulierendes Hormon (Thyreotropin)

tienten den Blutdruck rasch wiederherstellen [54]. Die Pathophysiologie der niedrigen Vasopressinspiegel ist nicht geklärt. Mögliche Ursachen sind eine Unterdrückung des Barorezeptorreflexes und die Erschöpfung der Vasopressinspeicher in der Hypophyse. Die klinische Relevanz dieser Veränderungen ist jedoch unklar, da – außer einer Untergruppe von Patienten mit geringer Ausprägung eines septischen Schocks – Patienten mit septischem Schock nicht von einer Vasopressingabe profitieren [70].

▶ **Insulinmangel.** Eine Hyperglykämie wird bei Patienten mit schwerer Sepsis und septischem Schock häufig beobachtet. Die Hyperglykämie könnte eine Adaptation an einen erhöhten Metabolismus darstellen. Es gibt aber auch Hinweise auf Funktionsstörungen der Betazellen des Pankreas mit nachfolgender inadäquater Insulinausschüttung. Insulin bewirkt neben einer Glukosenutzung Veränderungen in der Immunantwort. Dazu gehören die Inhibierung von TNF und der intrazellulären Signaltransduktion via NF-κB [16]. Insulin hat auch Einfluss auf eine verbesserte Funktion der Makrophagen. Darüber hinaus könnten die negativen Auswirkungen einer Hyperglykämie, wie verminderte Granulozytenfunktion, verzögerte Wundheilung und höhere Infektionsrate, die Morbidität von Patienten mit Sepsis erhöhen. Das Erreichen normoglykämer Werte durch Insulin führte in diesem Patientengut jedoch nicht zu besseren Überlebensraten oder weniger Organdysfunktionen [11].

Pathophysiologie der Multiorgandysfunktion

Definition
Eine Multiorgandysfunktion ist definiert als eine parallele oder sequenzielle Funktionseinschränkung mindestens zweier Organsysteme. Sie wird im klinischen Kontext als Multiorgandysfunktionssyndrom (MODS) bezeichnet und ist eine häufige Komplikation der Sepsis.

Das MODS kann prinzipiell jedes Organsystem eines Intensivpatienten betreffen, auch wenn das Organ von der zugrunde liegenden Infektion primär nicht beeinträchtigt war (▶ Tab. 8.64). Die Entwicklung eines MODS trägt maßgeblich zur Sterblichkeit auf der Intensivstation bei. Scoring-Systeme wie der „Sequential Organ Failure Assessment (SOFA) Score" und der „Multiorgan Dysfunctions (MOD) Score", die die Schwere der Organdysfunktionen bewerten, korrelieren gut mit der Letalität [45, 83].

Auch nicht infektiöse Stimuli können die Entwicklung eines MODS begünstigen. Hier können dann sog. „Danger-associated molecular Pattern (DAMP) Molecules" – mitochondriale Peptide bzw. mitochondriale DNA, die bei Zellzerstörung in die Blutbahn gelangen – verantwortliche Trigger für ein systemisches Inflammationssyndrom (SIRS) sein [91]. Die wichtigsten Mechanismen in der Pathophysiologie des MODS zeigt ▶ Abb. 8.33. Die Entwicklung eines MODS besteht aus einem komplexen Netzwerk inter- und intrazellulärer Vorgänge und ist im Detail noch wenig verstanden. Da bei einem MODS eine Vielzahl pathologischer Veränderungen beobachtet werden kann, sind auch verschiedene pathophysiologische Konzepte erarbeitet worden (▶ Tab. 8.65; [46]).

Eine zelluläre Dysfunktion als Folge einer *Gewebehypoxie* ist wahrscheinlich ein wichtiger Faktor bei der Entwicklung eines MODS. Andere Faktoren wie *programmierter Zelltod* (Apoptose) sowie direkt toxische Wirkungen von Substanzen wie Endotoxin und Sauerstoffradikale spielen jedoch ebenfalls eine entscheidende Rolle.

Die Entwicklung eines MODS kann durch vorher bestehende Organerkrankungen oder -schädigungen nach Trauma verstärkt werden. Auch der *zellulären Hibernation* wird ein pathophysiologischer Beitrag zugeschrieben [31]. Damit wird ein Zustand beschrieben, in dem Zellen ihre Funktion vorübergehend einstellen, ohne strukturell geschädigt zu sein. Diesem Konzept liegt die Beobachtung zugrunde, dass Organdysfunktionen nicht immer mit morphologischen Veränderungen in dem betroffenen Organ einhergehen und sich das Organ nach überstandener Krankheit wieder vollständig erholt. Ob der Effekt der Hibernation eine klinisch relevante Rolle spielt, ist unbekannt.

Prognose
MODS ist die häufigste Todesursache auf Intensivstationen. Ungefähr 15 % aller Intensivpatienten entwickeln ein MODS und 80 % aller Todesfälle auf Intensivstationen stehen mit einem MODS in Zusammenhang [45]. Eine spezifische Behandlung eines MODS ist nicht möglich. In erster Linie erfolgen eine Be-

Tab. 8.64 Mögliche Organbeteiligung bei MODS.

Organ	Symptomatik	Therapie
ZNS	Enzephalopathie	keine
Lunge	ARDS	Beatmung
Herz	systolische/diastolische Funktionseinschränkung	Inotropika
Kreislauf	eingeschränkte Vasomotorik	Vasopressoren
Leber	Ikterus, Hepatomegalie, schwere Synthese- und Metabolisierungsstörung	keine
Gallenblase	akalkulöse Cholezystitis	Cholezystektomie
Darm	paralytischer Ileus, Translokation	Prokinetika, enterale Ernährung
Niere	verminderte Kreatinin-Clearance, Anurie	Hämodialyse
Gerinnung	Gerinnungsstörung	Substitution (Fresh-frozen-Plasma, Faktorenkonzentrate)
Blut	Anämie Thrombozytopenie Leukopenie	Substitution Substitution G-CSF

ARDS = akutes, nicht obstruktives Lungenversagen; G-CSF = granulozytenkoloniestimulierender Faktor

8.17 Sepsis und septischer Schock

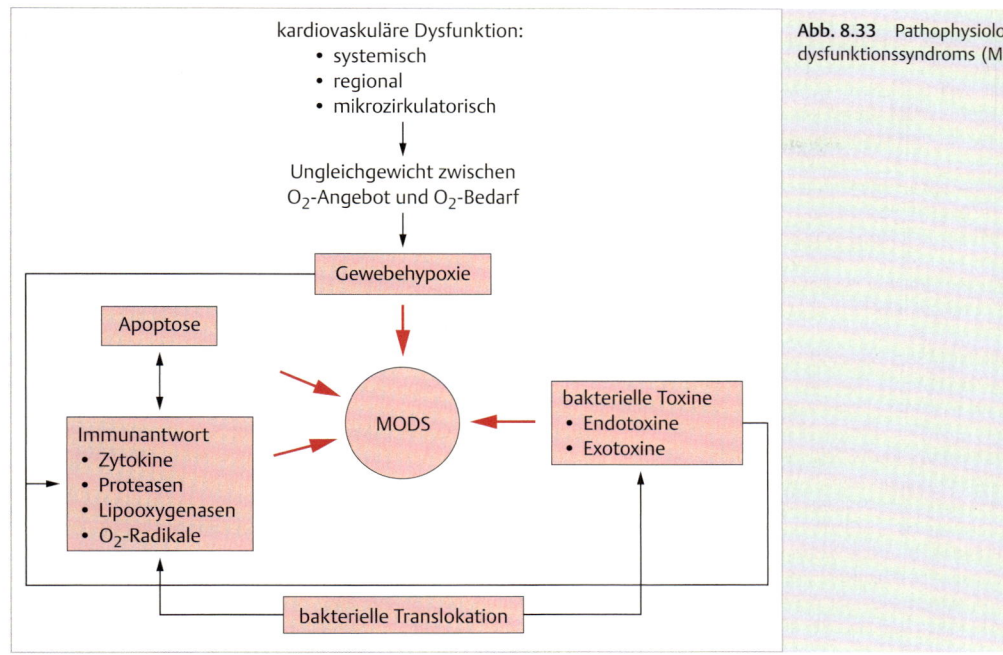

Abb. 8.33 Pathophysiologie des Multiorgandysfunktionssyndroms (MODS).

Tab. 8.65 Konzeptionelle Modelle zur Entwicklung eines Multiorgandysfunktionssyndroms.

Pathologischer Prozess	Manifestation
unkontrollierte Infektion	persistierende Infektion, nosokomiale Infektionen, Endotoxinämie
systemische Inflammation	Zytokinämie (insbesonderer IL-6, IL-8, TNF), Leukozytose, erhöhte Kapillarpermeabilität
Immunparalyse	nosokomiale Infektion, erhöhte antiinflammatorische Zytokinspiegel (IL-4, IL-10), verminderte Expression von HLA-DR; Umwandlung von Typ-I-Helfer-T-Zellen zu Typ-II-Helfer-T-Zellen
Gewebehypoxie, mitochondriale Dysfunktion	erhöhte Laktatspiegel, niedrige zentralvenöse Sauerstoffsättigung, Mikrozirkulationsstörung, Apoptose
Mikrothrombosierungen und endotheliale Dysfunktion	erhöhte prokoagulatorische Aktivität, erniedrigte antikoagulatorische Aktivität (Antithrombin ↓, Protein C ↑), hohe Spiegel an Fibrinderivaten, Von-Willebrand-Faktor und lösliches Thrombomodulin erhöht, erhöhte Kapillarpermeabilität
deregulierte Apoptose	vermehrte endotheliale und lymphoide Apoptose, verminderte Apoptose neutrophiler Granulozyten
Darm-Leber-Achse	vermehrt Infektionen mit intestinalen Keimen, Endotoxinämie, Aktivierung von Kupffer-Zellen

HLA-DR = humanes Leukozytenantigen (Genort DR); TNF = Tumornekrosefaktor

handlung der auslösenden Ursache und eine supportive Behandlung der Organdysfunktionen (▶ Tab. 8.64).

Merke

Die Prognose wird wesentlich davon bestimmt, ob die Grunderkrankung adäquat behandelt werden kann. So ist z. B. bei einem infektiösen Geschehen entscheidend, ob die Herdsanierung gelingt und die antimikrobielle Behandlung erreger- und resistenzgerecht ist.

Je länger Zeichen einer systemischen Inflammation bestehen, desto geringer werden die Überlebenschancen septischer Patienten [61]. Mortalität und Morbidität des MODS hängen jedoch naturgemäß auch vom Ausmaß der Schädigung und der Anzahl der beteiligten Organe ab. Die Gewebehypoxie stellt einen wesentlichen treibenden pathogenetischen Faktor in der Entwicklung des MODS dar. Entscheidend für die Prognose des Patienten ist daher, ob es gelingt, frühzeitig eine adäquate Gewebeoxygenierung zu gewährleisten. Besteht jedoch erst einmal ein manifestes Multiorganversagen, so beeinflusst auch eine Optimierung des Sauerstoffangebots die Prognose des Patienten nur unwesentlich [33].

Literatur

[1] ACCP/SCCM Consensus Conference Committee. Definition for sepsis and organ failure and guidelines for the use of innovative therapies in sepsis. Crit Care Med 1992; 20: 864–874

[2] Aird WC. Vascular bed-specific hemostasis: role of endothelium in sepsis pathogenesis. Crit Care Med 2001; 29 (Suppl. 7): S 28–34; discussion S-5

[3] Ammann P, Fehr T, Minder EI et al. Elevation of troponin I in sepsis and septic shock. Intensive Care Med 2001; 27: 965–969
[4] Annane D, Sebille V, Troche G et al. A 3-level prognostic classification in septic shock based on cortisol levels and cortisol response to corticotropin. JAMA 2000; 283: 1038–1045
[5] Annane D, Sebille V, Charpentier C et al. Effect of treatment with low doses of hydrocortisone and fludrocortisone on mortality in patients with septic shock. JAMA 2002; 288: 862–871
[6] Benedict CA. Viruses and the TNF-related cytokines, an evolving battle. Cytokine Growth Factor Rev 2003; 14: 349–357
[7] Bloos FM, Morisaki HM, Neal AM et al. Sepsis depresses the metabolic oxygen reserve of the coronary circulation in mature sheep. Am J Respir Crit Care Med 1996; 153: 1577–1584
[8] Bone RC. Sir Isaac Newton, sepsis, SIRS, and CARS. Crit Care Med 1996; 24: 1125–1128
[9] Boulos M, Astiz ME, Barua RS et al. Impaired mitochondrial function induced by serum from septic shock patients is attenuated by inhibition of nitric oxide synthase and poly (ADP-ribose) synthase. Crit Care Med 2003; 31: 353–358
[10] Brealey D, Brand M, Hargreaves I et al. Association between mitochondrial dysfunction and severity and outcome of septic shock. Lancet 2002; 360: 219–223
[11] Brunkhorst FM, Engel C, Bloos F et al. Intensive insulin therapy and pentastarch resuscitation in severe sepsis. N Engl J Med 2008; 358: 125–139
[12] Cohen J. The immunopathogenesis of sepsis. Nature 2002; 420: 885–891
[13] Cooper MS, Stewart PM. Corticosteroid insufficiency in acutely ill patients. N Engl J Med 2003; 348: 727–734
[14] Cunnion RE, Schaer GL, Parker MM et al. The coronary circulation in human septic shock. Circulation 1986; 73: 637–644
[15] Cunnion RE, Parrillo JE. Myocardial dysfunction in sepsis. Critical Care Clinics 1989; 5: 99–117
[16] Dandona P, Aljada A, Mohanty P et al. Insulin inhibits intranuclear nuclear factor kappaB and stimulates IkappaB in mononuclear cells in obese subjects: evidence for an anti-inflammatory effect? J Clin Endocrinol Metab 2001; 86: 3257–3265
[17] Deloron P, Dumont N, Nyongabo T et al. Immunologic and biochemical alterations in severe falciparum malaria: relation to neurological symptoms and outcome. Clin Infect Dis 1994; 19: 480–485
[18] Dhainaut JF, Marin N, Mignon A et al. Hepatic response to sepsis: interaction between coagulation and inflammatory processes. Crit Care Med 2001; 29 (Suppl. 7): S 42–47
[19] Dormehl IC, Hugo N, Pretorius JP et al. In vivo assessment of regional microvascular albumin leakage during E. coli septic shock in the baboon model. Circulatory Shock 1992; 38: 9–13
[20] Dziarski R, Ulmer AJ, Gupta D. Interactions of CD 14 with components of gram-positive bacteria. Chem Immunol 2000; 74: 83–107
[21] Ellis CG, Bateman RM, Sharpe MD et al. Effect of a maldistribution of microvascular blood flow on capillary O_2 extraction in sepsis. Am J Physiol Heart Circ Physiol 2002; 282: H156–164
[22] Ely EW, Laterre PF, Angus DC et al. Drotrecogin alfa (activated) administration across clinically important subgroups of patients with severe sepsis. Crit Care Med 2003; 31: 12–19
[23] Fourrier F, Chopin C, Goudemand J et al. Septic shock, multiple organ failure, and disseminated intravascular coagulation. Compared patterns of antithrombin III, protein C, and protein S deficiencies. Chest 1992; 101: 816–823
[24] Garrard CS, Kontoyannis DA, Piepoli M. Spectral analysis of heart rate variability in the sepsis syndrome. Clin Auton Res 1993; 3: 5–13
[25] Grinnell BW, Joyce D. Recombinant human activated protein C: a system modulator of vascular function for treatment of severe sepsis. Crit Care Med 2001; 29 (Suppl. 7): S 53–60; discussion S-1
[26] Gutierrez G, Palizas F, Doglio G et al. Gastric intramucosal pH as a therapeutic index of tissue oxygenation in critically ill patients. Lancet 1992; 339: 195–199
[27] Haendeler J, Messmer UK, Brune B et al. Endotoxic shock leads to apoptosis in vivo and reduces Bcl-2. Shock 1996; 6: 405–409
[28] Heidecke CD, Hensler T, Weighardt H et al. Selective defects of T lymphocyte function in patients with lethal intraabdominal infection. Am J Surg 1999; 178: 288–292
[29] Heine H, Lien E. Toll-like receptors and their function in innate and adaptive immunity. Int Arch Allergy Immunol 2003; 130: 180–192
[30] Held HD, Boettcher S, Hamann L et al. Ventilation-induced chemokine and cytokine release is associated with activation of nuclear factor-kappaB and is blocked by steroids. Am J Respir Crit Care Med 2001; 163: 711–716
[31] Hotchkiss RS, Karl IE. The pathophysiology and treatment of sepsis. N Engl J Med 2003; 348: 138–150
[32] Ince C, Sinaasappel M. Microcirculatory oxygenation and shunting in sepsis and shock. Crit Care Med 1999; 27: 1369–1377
[33] Kern JW, Shoemaker WC. Meta-analysis of hemodynamic optimization in high-risk patients. Crit Care Med 2002; 30: 1686–1692
[34] Kiyokawa N, Taguchi T, Mori T et al. Induction of apoptosis in normal human renal tubular epithelial cells by Escherichia coli Shiga toxins 1 and 2. J Infect Dis 1998; 178: 178–184
[35] Laffey JG, Boylan JF, Cheng DC. The systemic inflammatory response to cardiac surgery: implications for the anesthesiologist. Anesthesiology 2002; 97: 215–252
[36] Landry DW, Levin HR, Gallant EM et al. Vasopressin deficiency contributes to the vasodilation of septic shock. Circulation 1997; 95: 1122–1125
[37] Landry DW, Oliver JA. The pathogenesis of vasodilatory shock. N Engl J Med 2001; 345: 588–595
[38] Levi M, Ten Cate H. Disseminated intravascular coagulation. N Engl J Med 1999; 341: 586–592
[39] Levi M, van der Poll T. Inflammation and coagulation. Crit Care Med 2010; 38: S 26–34
[40] Ligtenberg JJ, Girbes AR, Beentjes JA et al. Hormones in the critically ill patient: to intervene or not to intervene? Intensive Care Med 2001; 27: 1567–1577
[41] Lydon A, Martyn JA. Apoptosis in critical illness. Int Anesthesiol Clin 2003; 41: 65–77
[42] McCormack DG, Mehta S, Tyml K et al. Pulmonary microvascular changes during sepsis: evaluation using intravital videomicroscopy. Microvasc Res 2000; 60: 131–140
[43] McCormick JK, Yarwood JM, Schlievert PM. Toxic shock syndrome and bacterial superantigens: an update. Ann Rev Microbiol 2001; 55: 77–104
[44] Macdonald J, Galley HF, Webster NR. Oxidative stress and gene expression in sepsis. Br J Anaesth 2003; 90: 221–232
[45] Marshall JC, Cook DJ, Christou NV et al. Multiple Organ Dysfunction Score: a reliable descriptor of a complex clinical outcome. Critical Care Medicine 1995; 23: 1638–1652

[46] Marshall JC. Inflammation, coagulopathy, and the pathogenesis of multiple organ dysfunction syndrome. Crit Care Med 2001; 29 (Suppl. 7): S 99–106
[47] Martin GS, Mannino DM, Eaton S et al. The epidemiology of sepsis in the United States from 1979 through 2000. N Engl J Med 2003; 348: 1546–1554
[48] Massignon D, Lepape A, Bienvenu J et al. Coagulation/fibrinolysis balance in septic shock related to cytokines and clinical state. Haemostasis 1994; 24: 36–48
[49] Matuschak GM, Mattingly ME, Tredway TL et al. Liver-lung interactions during E. coli endotoxemia. TNF-alpha:leukotriene axis. Am J Respir Crit Care Med 1994; 149: 41–49
[50] Mehta NJ, Khan IA, Gupta V et al. Cardiac troponin i predicts myocardial dysfunction and adverse outcome in septic shock. Int J Cardiol 2004; 95: 13–17
[51] Morisaki H, Bloos F, Keys J et al. Compared with crystalloid, colloid therapy slows progression of extrapulmonary tissue injury in septic sheep. J Appl Physiol 1994; 77: 1507–1518
[52] Murakami K, Okajima K, Uchiba M et al. Activated protein C prevents LPS-induced pulmonary vascular injury by inhibiting cytokine production. Am J Physiol 1997; 272: L 197–202
[53] Natanson C, Fink MP, Ballantyne HK et al. Gram-negative bacteremia produces both severe systolic and diastolic dysfunction in a canine model that simulates human septic shock. Journal of Clinical Investigation 1986; 78: 259–270
[54] O'Brien A, Clapp L, Singer M. Terlipressin for norepinephrine-resistant septic shock. Lancet 2002; 359: 1209–1210
[55] Ognibene FP, Parker MM, Natanson CN et al. Depressed left ventricular performance. Response to volume infusion in patients with sepsis and septic shock. Chest 1988; 93: 903–910
[56] Osterud B, Flaegstad T. Increased tissue thromboplastin activity in monocytes of patients with meningococcal infection: related to an unfavourable prognosis. Thromb Haemost 1983; 49: 5–7
[57] Pannen BH, Bauer M, Zhang JX et al. A timedependent balance between endothelins and nitric oxide regulating portal resistance after endotoxin. Am J Physiol 1996; 271: H1953–1961
[58] Parrillo JE, Burch C, Shelhamer JH et al. A circulating myocardial depressant substance in humans with septic shock. J Clin Invest 1985; 76: 1539–1553
[59] Partrick DA, Moore FA, Moore EE et al. Neutrophil priming and activation in the pathogenesis of postinjury multiple organ failure. New Horiz 1996; 4: 194–210
[60] Paxian M, Bauer I, Rensing H et al. Recovery of hepatocellular ATP and "pericentral apoptosis" after hemorrhage and resuscitation. Faseb J 2003; 17: 993–1002
[61] Pinksy MR, Vincent JL, Deviere J et al. Serum cytokine levels in human septic shock: relation to multiple systems organ failure and mortality. Chest 1993; 103: 565–575
[62] Powell RJ, Machiedo GW, Rush BF Jr. Decreased red blood cell deformability and impaired oxygen utilization during human sepsis. Am Surg 1993; 59: 65–68
[63] Presterl E, Lassnigg A, Mueller-Uri P et al. Cytokines in sepsis due to Candida albicans and in bacterial sepsis. Eur Cytokine Netw 1999; 10: 423–430
[64] Presterl E, Lassnigg A, Mueller-Uri P et al. High serum laminin concentrations in patients with Candida sepsis. Eur J Clin Invest 1999; 29: 992–996
[65] Regazzoni CJ, Khoury M, Irrazabal C et al. Neutropenia and the development of the systemic inflammatory response syndrome. Intensive Care Med 2003; 29: 135–138
[66] Reinhart K, Bayer O, Brunkhorst F et al. Markers of endothelial damage in organ dysfunction and sepsis. Crit Care Med 2002; 30 (Suppl. 5): S 302–312
[67] Riedemann NC, Guo RF, Ward PA. Novel strategies for the treatment of sepsis. Nat Med 2003; 9: 517–524
[68] Rivers E, Nguyen B, Havstad S et al. Early goal-directed therapy in the treatment of severe sepsis and septic shock. N Engl J Med 2001; 345: 1368–1377
[69] Rossi M, Sganga G, Mazzone M et al. Cardiopulmonary bypass in man: role of the intestine in a self-limiting inflammatory response with demonstrable bacterial translocation. Ann Thorac Surg 2004; 77: 612–618
[70] Russell JA, Walley KR, Singer J et al. Vasopressin versus norepinephrine infusion in patients with septic shock. N Engl J Med 2008; 358: 877–887
[71] Saadia R, Schein M. Multiple organ failure. How valid is the "two hit" model? J Accid Emerg Med 1999; 16: 163–166; discussion 6–7
[72] Satomi N, Sakurai A, Haranaka K. Relationship of hypoglycemia to tumor necrosis factor production and antitumor activity: role of glucose, insulin, and macrophages. J Natl Cancer Inst 1985; 74: 1255–1260
[73] Sharshar T, Carlier R, Blanchard A et al. Depletion of neurohypophyseal content of vasopressin in septic shock. Crit Care Med 2002; 30: 497–500
[74] Sprung CL, Annane D, Keh D et al. Hydrocortisone therapy for patients with septic shock. N Engl J Med 2008; 358:111–124
[75] Suter PM, Romand JA. Multiple organ failure due to tissue hypoxia: myth or reality? Réan Urg 1996; 5: 243
[76] Taylor BS, Geller DA. Molecular regulation of the human inducible nitric oxide synthase (iNOS) gene. Shock 2000; 13: 413–424
[77] ten Cate H, Schoenmakers SH, Franco R et al. Microvascular coagulopathy and disseminated intravascular coagulation. Crit Care Med 2001; 29 (Suppl. 7): S 95–97; discussion S 7–8
[78] Titheradge MA. Nitric oxide in septic shock. Biochem Biophys Acta 1999; 1411: 437–455
[79] Tracey KJ. The inflammatory reflex. Nature 2002; 420: 853–859
[80] Trzeciak S, Rivers EP. Clinical manifestations of disordered microcirculatory perfusion in severe sepsis. Crit Care 2005; 9(Suppl4): S 20–26
[81] Ungureanu-Longrois D, Balligand JL, Kelly RA et al. Myocardial contractile dysfunction in the systemic inflammatory response syndrome: role of a cytokine-inducible nitric oxide synthase in cardiac myocytes. J Mol Cell Cardiol 1995; 27: 155–167
[82] van den Berghe G, Wouters P, Weekers F et al. Intensive insulin therapy in the critically ill patients. N Engl J Med 2001; 345: 1359–1367
[83] Vincent JL, Moreno R, Takala J et al. The SOFA (Sepsis-related Organ Failure Assessment) score to describe organ dysfunction/failure. On behalf of the Working Group on Sepsis-Related Problems of the European Society of Intensive Care Medicine. Intensive Care Med 1996; 22: 707–710
[84] Voll RE, Herrmann M, Roth EA et al. Immunosuppressive effects of apoptotic cells. Nature 1997; 390: 350–351
[85] Wang JE, Dahle MK, McDonald M et al. Peptidoglycan and lipoteichoic acid in gram-positive bacterial sepsis: Receptors, signal transduction, biological effects, and synergism. Shock 2003; 20: 402–414
[86] Weiler H. Regulation of inflammation by the protein c system. Crit Care Med 2010; 38: S 18–25
[87] Wilmore DW, Goodwin CW, Aulick LH et al. Effect of injury and infection on visceral metabolism and circulation. Ann Surg 1980; 192: 491–504

[88] Woodcock NP, Sudheer V, El-Barghouti N et al. Bacterial translocation in patients undergoing abdominal aortic aneurysm repair. Br J Surg 2000; 87: 439–442
[89] Wright SD, Ramos RA, Tobias PS et al. CD 14, a receptor for complexes of lipopolysaccharide (LPS) and LPS binding protein. Science 1990; 249: 1431–1433
[90] Yoshimura A, Lien E, Ingalls RR et al. Cutting edge: Recognition of gram-positive bacterial cell wall components by the innate immune system occurs via toll-like receptor 2. J Immunol 1999;163: 1–5
[91] Zhang Q, Raoof M, Chen Y et al. Circulating mitochondrial damps cause inflammatory responses to injury. Nature 2010; 464: 104–107

8.17.3 Fokussanierung beim kritisch kranken Patienten

U. Settmacher

> **Merke**
> Die Anwendung des Grundsatzes „ubi pus, ibi evacua" („Wo Eiter ist, dort entleere ihn") stellt die Basis der Fokussanierung dar. Die Methoden variieren entsprechend dem Entwicklungsstand, folgen aber dem Trend der Minimierung der Invasivität. Neben der lokalen Sanierung wird die Therapie mit einer systemischen Behandlung der Infektion kombiniert.

Definitionen

▶ **Fokus.** „Herd" – jede lokale Gewebeveränderung, die über ihre nächste Umgebung hinaus krankhafte Fernwirkungen auslöst: ein histologisch und physiologisch veränderter Bindegewebsbezirk, der verursacht ist durch nicht abbaubares anorganisches Material oder durch nicht abgebaute tote Körpersubstanz, der auf humoralem und neuralem Wege allgemeine Störungen der Regulationsprozesse und der Abwehrvorgänge bewirkt, welche die Basis für andere herdferne Störungen bilden oder die Heilung herdunabhängig entstandener Beschwerden verhindern [12].

▶ **Abszess.** Anhäufung von verschiedenen immunkompetenten Abwehrzellen, Bakterien, infiziertem Gewebe und Gewebsflüssigkeit. Der Abszess wird durch eine Kapsel (zunächst Fibrin) begrenzt [15].

▶ **Phlegmone.** Flächenhaft fortschreitende purulente Zellgewebsentzündung mit ödematöser Durchtränkung der Umgebung, fast immer durch Staphylokokken oder Streptokokken hervorgerufen. Es bildet sich eine schwere Infektion der tiefen Hautschichten mit diffuser Ausbreitung entlang der Muskeln, Sehnen und Faszien, besonders nach Bissverletzungen bis zur Pyämie mit septischer Metastasierung.

▶ **Fokussanierung.** Maßnahmen zur Beseitigung der Quelle einer inflammatorischen Reaktion des Organismus, Elimination einer andauernden Kontamination mit Mikroorganismen oder Prävention eines weiteren mikrobiellen Wachstums mit konsekutiver Gewebsinvasion [7]. Das Ziel dieser Maßnahmen ist die Unterstützung physiologisch ablaufender Prozesse, die normalerweise zu einer Beherrschung der Infektion führen. Diese Maßnahmen umfassen lokale und systemische Therapieformen.

Eine inflammatorische Antwort kann auf invasive Infektionen, aber auch auf nicht infektiöse Reize erfolgen (Gewebetrauma, Ischämie, Autoimmunerkrankungen etc.). Auch hier ist die Herdsanierung von Bedeutung. Dieses Kapitel stellt die Beseitigung infektiöser Ursachen in den Mittelpunkt.

Lokale Therapieprinzipien

Neben der radiologischen Diagnostik (mit Ultraschall oder CT) spielen die diagnostische Laparoskopie und Laparotomie oder Thorakotomie noch weiterhin eine Rolle (insbesondere bei bestehender septischer Gesamtsituation zum Ausschluss von Anastomoseninsuffizienzen oder interenterischen Abszessen oder bei chronischer Pleuritis mit Empyemverdacht etc. [10, 13, 14, 16]).

Indikation zur Fokussanierung

Die Indikationsstellung ergibt sich aus dem Abwägen des Nutzens der Intervention mit dem Risiko für den Patienten. Die Dringlichkeit richtet sich nach dem klinischen Zustand des Patienten und nach dem infektiösen Prozess an sich. Die Entwicklung einer hämodynamischen Instabilität sowie das rasche Fortschreiten einer Multiorgandysfunktion sind die wichtigsten klinischen Zeichen. Dabei muss mitunter präoperativ auf eine vollständige und klare Diagnostik verzichtet werden. Sind die Patienten stabil, kann andererseits die Diagnostik beendet und ggf. gezielt interveniert werden. So hat sich beispielsweise die Strategie zur Behandlung infizierter Pankreasnekrosen grundsätzlich und prognoserelevant verändert [9].

> **Praxistipp**
> Herdsanierende Maßnahmen sollten absolut in Betracht gezogen werden, wenn einer oder mehrere der folgenden Punkte zutreffen:
> - Vorliegen eines Abszesses oder einer abgeschlossenen Ansammlung infektiösen Materials,
> - nekrotisches oder devitales Gewebe in räumlicher Nähe zu einer Infektionsquelle,
> - Infektion durch Obstruktion oder Perforation eines Hohlorgans,
> - vorhandene Fremdkörper.

Drainage

Aus dem geschlossenen System der Abszesshöhle wird ein Sinus. Die Drainageanlage kann durch eine Operation oder interventionell (sonografisch oder CT-gestützt) erfolgen. Die Drainage sollte eine adäquate Ableitung des Abszesses ermöglichen und mit geringster zusätzlicher Traumatisierung für den Patienten erfolgen.

Ist die Ursache des Abszesses die Perforation eines Hohlorgans gewesen, führt die Drainage zu einer Fistelsituation (unnatürliche Verbindung zwischen 2 epithelialisierten Oberflächen). Eine Fokussanierung im eigentlichen Sinne ist also nicht möglich.

Definitive Versorgung des Herdes

▶ **Wunddébridement.** Unter Wunddébridement versteht man die aktive Entfernung von devitalisiertem Gewebe oder infiziertem Gewebe. Devitalisiertes Gewebe ist von der Zirkulation abgeschnitten und immunkompetenten Zellen somit nur schwer zugänglich, Mikroorganismen können sich hier ungehindert vermehren.
- Ein „kleines" Débridement erreicht man bereits durch Wundverbände, die nach dem Antrocknen bei der Entfernung devitalisiertes Gewebe mitnehmen.
- Bei *großen Nekrosen* (z. B. große Weichteilinfektionen, Pankreasnekrosen) erfolgt das Débridement als Operation. Hierbei wird das devitalisierte Gewebe so weit entfernt, bis perfundier-

tes Gewebe im Wundgrund erscheint, d. h. aus dem Wundgrund eine Kapillarblutung zu beobachten ist.
- *Infizierte Nekrosen* sollten chirurgisch entfernt werden.
- Ob das Débridement *steriler Nekrosen* zu einer Verringerung der Morbidität und Mortalität führt, wird diskutiert. So kann bei Verbrennungen eine frühe Wundexzision und Hauttransplantation zu einer Abschwächung der hypermetabolischen Antwort des Patienten führen [4, 5]. Im Gegensatz dazu konnte gezeigt werden, dass das frühzeitige Débridement steriler peripankreatischer Nekrosen zu einer Verschlechterung des weiteren klinischen Verlaufs führt [9].

▶ **Fremdkörper.** Fremdkörper zeigen im Körper eines Patienten ein ähnliches biologisches Verhalten wie devitalisiertes Gewebe. Das Vorhandensein eines Fremdkörpers kann einen dramatischen Anstieg des mikrobiologischen Wachstums bewirken [1, 2].

Merke
Die Oberfläche des Fremdkörpers dient als Matrix für die mikrobiologische Proliferation und die Oberflächenstruktur schützt gleichzeitig die anhaftenden Mikroorganismen vor dem Zugriff der endogenen Immunabwehr. Daher ist die Entfernung des Fremdkörpers ein wesentlicher Bestandteil der Kontrolle und Behandlung dieser Infektion.

Im klinischen Alltag kann es mitunter schwierig sein, den infizierten Fremdkörper (Herzklappe, Gelenkprothese, Gefäßersatz etc.; [3, 6]) zu entfernen.

Korrektur anatomischer Defekte

Eine optimale Kontrolle eines Infektionsherdes erfordert auch die Verhinderung einer weiteren Kontamination. Möglichkeiten hierzu sind entweder die Entfernung des erkrankten Organs oder Organsegmentes oder die lokale Revision bei Hohlorganperforationen (z. B. Ausschneidung eines Ulkus und Naht oder lokale Revision und Naht nach Ösophagusperforation). Mitunter ist eine proximale Ausleitung bzw. Drainage im Sinne einer zervikalen Speichelfistel oder die Anlage einer Hartmann-Situation nach lokaler Sanierung des Fokus sinnvoll zur Entlastung der lokal infizierten Region. Zunehmend mehr wird auch ein offen-chirurgisches Vorgehen kombiniert mit einem endoluminalen Verfahren angewendet (perkutane Gallenwegsdrainage oder Stenteinlage in die Gallenwege oder den Pankreasgang bzw. endoskopische – endoluminale – Gangsanierung in Kombination mit Cholezystektomie etc.) [8, 11]. Eine weitere Variante ist zunächst das minimalinvasive Vorgehen, dem das konventionell-chirurgische nach Besserung des Patientenzustands im Intervall folgt.

Herdsanierung bei spezifischen Infektionen

Intraabdominelle Infektion: s. Kap. 8.5 „Peritonitis, intraabdominelle Infektion, postoperative Sepsis".

Nekrotisierende Weichteilinfektion: s. Kap. 8.6 „Schwere Weichgewebeinfektionen".

Infizierter Fremdkörper: s. Kap. 8.9 „Infektionen durch intravasale Katheter" und Kap. 8.10 „Infektionen von prothetischem Material und mikrobielle Endokarditis".

Systemische Therapieprinzipien: Hier kommen alle Prinzipien der Therapie einer systemischen Infektion zum Einsatz.

Erfolgskontrolle von herdsanierenden Maßnahmen

Das wichtigste Kriterium zur Beurteilung der Effektivität ist die Reaktion des Patienten. Die Wiederherstellung gestörter Organfunktionen und der Rückgang der klinischen Zeichen einer systemischen Inflammation sprechen für eine adäquate Therapie. Lokale funktionelle Sanierung, Wiederherstellung der Darmpassage, Entwicklung von Granulationsgewebe etc. sind ebenfalls positive klinische Zeichen. Diagnostische Verlaufsbeobachtungen – Kontrastmitteldarmpassage, endoskopische Kontrollen oder kontrastmittelgestützte CT-Untersuchungen (insbesondere zur Beurteilung der Vitalität des Gewebes) – können den Verlauf ebenfalls dokumentieren.

Schlussfolgerungen

Merke
Die sofortige und definitive Fokussanierung ist von fundamentaler Bedeutung für die erfolgreiche Behandlung lebensbedrohlicher Infektionen beim kritisch kranken Patienten. Sie stellt eine chirurgische Handlungsmaxime dar.

Laut Studien konnte eine Reduktion der Verweildauer auf der Intensivstation sowie eine Reduktion der Mortalität erreicht werden [5].

Literatur

[1] Bullard KM, Dunn DL. Diagnosis and treatment of bacteremia and intravasvular catheter infections. Am J Surg 1996; 172 (Suppl. 6A): 13S– 19S
[2] Calligaro KD, Delaurentis DA, Veith FJ. An overview of the treatment of infected prosthetics vascular grafts. Adv Surg 1996; 3 – 16
[3] David TE. The surgical treatment of patients with prosthetic valve endocarditis. Semin Thorac Cardiovase Surg 1995; 7: 47 – 53
[4] Elliot DC, Kufera JA, Myers RAM. Necrotizing soft tissue infections – Risk factors for mortality and strategies for management. Ann Surg 1996; 224: 672 – 683
[5] Freischlag JA, Ajalat G, Busutti RW. Treatment of necrotizing soft tissue infections. A need for a new approach. Am J Surg 1985; 149: 751 – 755
[6] Gasiunas V, Plenier I, Herent S et al. Transabdominal removal of femoral and acetabular components of a severely protruded and infected hip arthroplasty with urinary tract complications. Rev Chir Orthop Reparatrice Appar Mot 2005; 91: 346 – 350
[7] Green RJ, Dafoe DC, Raffin TA. Necrotizing fascitis. Chest 1996; 110: 219 – 229
[8] Huang MH, Chen CH, Yang JC et al. Long-term outcome of percutaneous transhepatic cholangioscopic lithotomy for hepatolithiasis. Am J Gastroenterol 2003; 98: 2655 – 2662
[9] Johnson CC, Baldessare J, Levison ME. Peritonitis: Update on pathophysiology, clinical manifestation, and management. Clin Infect Dis 1997; 24: 1035 – 1045
[10] Nathens AB, Rotstein OD. Therapeutic options in peritonitis. Surg Clin North Am 1994; 74: 677 – 692
[11] Rahimian J, Wilson T, Oram V et al. Pyrogenic liver abscess: recent trends in etiology and mortality. Clin Infect Dis 2004; 39: 1654 – 1659
[12] Roche Lexikon Medizin. 5. Aufl. München: Urban & Fischer; 2003

[13] Schein M, Hirschberg A, Hoshmonai M. Current surgical management of severe intraabdominal infection. Surgery 1992; 112: 489–496
[14] Van Goor H, Hulsebos RG, Bleichrodt RP. Complications of planned relaparotomy in patients with severe general peritonitis. Eur J Surg 1997; 163: 61–66
[15] Whitmann ED. Complications associated with the use of central venous access devices. Curr Prob Surg 1996; 33: 311–378
[16] Wittmann DH, Schein M, Condon RE. Management of secondary peritonitis. Ann Surg 1996; 224: 10–18

8.17.4 Supportive Behandlungsstrategien

A. Meier-Hellmann, K. Reinhart

Sauerstoffangebot und -verbrauch

Entsprechend den pathophysiologischen Veränderungen (S. 616 ff.) in der Sepsis bzw. im septischen Schock stehen die Therapieansätze, die ein gestörtes Verhältnis von O_2-Angebot zu -Verbrauch günstig beeinflussen, im Vordergrund der supportiven Therapie.

Grundsätzlich sind hierzu sowohl Maßnahmen, die den O_2-Verbrauch senken als auch Maßnahmen, die eine Verbesserung des O_2-Angebots bewirken, geeignet

> **Merke**
> In der klinischen Praxis zielen die wesentlichen therapeutischen Maßnahmen jedoch auf eine Optimierung des O_2-Angebots. Klinisch relevante Maßnahmen zur Verringerung des O_2-Bedarf sind lediglich die Sedierung und Analgesie des Patienten und eine frühzeitige Beatmung.

Darüber hinausgehende Ansätze, wie beispielsweise die Induktion einer Hypothermie oder auch nur die Senkung einer moderat erhöhten Körpertemperatur sind nicht zu empfehlen, da eine erhöhte Körpertemperatur eine im Rahmen der Infektabwehr sinnvolle physiologische Reaktion darstellt; eine Körpertemperatur unterhalb 40 °C sollte daher toleriert werden.

Verbesserung des Sauerstoffangebots

Wesentliches Grundprinzip der hämodynamischen Therapie bei Sepsis ist eine möglichst schnelle Wiederherstellung einer adäquaten zellulären O_2-Versorgung. Die Bedeutung einer adäquaten, aber auch schnellen Wiederherstellung eines angemessenen Sauerstoffangebots ist eindrucksvoll in einer Untersuchung von Rivers et al. [27] gezeigt worden. Patienten, bei denen versucht wurde, in den ersten 6 h nach Beginn der Sepsis die kontinuierlich über einen zentralvenösen Fiberoptikkatheter gemessene zentralvenöse Sauerstoffsättigung ($ScvO_2$) > 70% anzuheben, hatten eine statistisch signifikant bessere Überlebensrate.

> **Merke**
> Die frühe, konsequente und adäquate Therapie einer gestörten Hämodynamik kann das Auftreten von Organversagen verhindern [20].

Hämodynamische Zielparameter

Patienten, die im Rahmen einer Sepsis in der Lage sind, einen sog. „hyperdynamen Kreislauf" mit erhöhtem O_2-Angebot zu entwickeln, haben eine bessere Prognose als Patienten, die – in der Regel aufgrund einer kardialen Vorerkrankung – hierzu nicht in der Lage sind [31, 32, 33]. Das auf dieser Beobachtung basierende und früher propagierte Konzept, generell bei allen Patienten ein möglichst hohes O_2-Angebot zu erzielen, hat sich als nicht wirksam [10] und, insbesondere wenn Katecholamine hoch dosiert eingesetzt werden, sogar als potenziell gefährlich [14] erwiesen.

▶ **Adäquate Versorgung der Peripherie.** Das O_2-Angebot, welches für eine adäquate Versorgung der peripheren Organe notwendig ist, ist individuell sehr unterschiedlich. Zielgrößen der hämodynamischen Therapie sollten daher Parameter sein, die eine Einschätzung der Perfusion und Oxygenierung der peripheren Organe erlauben. Die periphere Perfusion und Organfunktion unter klinischen Bedingungen sicher zu beurteilen, ist jedoch nur mit erheblichen Einschränkungen möglich. Parameter, die potenziell anzeigen können, ob eine adäquate Versorgung der Peripherie gegeben ist und deshalb auch als Zielparameter der hämodynamischen Therapie bei Sepsis empfohlen werden, sind: ein mittlerer arterieller Druck (MAD) ≥ 65 mmHg, eine Urinausscheidung von ≥ 0,5 ml/kg KG/h, ein Serumlaktat von < 2,2 mmol/l und eine zentralvenöse O_2-Sättigung ($ScvO_2$) > 70% [7].

▶ **Erweitertes Monitoring.** Die Frage, ob und welches der sog. erweiterten Monitoringverfahren (Pulmonalarterienkatheter, transpulmonale Indikatorverdünnung, Echokardiografie) zur Anwendung kommen sollte, wird kontrovers diskutiert (s. Kap. 3 „Intensivmedizinische Untersuchung, Diagnostik und Monitoring"). Kann durch eine Therapie mit Volumen allein ein suffizienter Kreislauf nicht wiederhergestellt werden und lassen sich die oben genannten Parameter nicht normalisieren, erscheint der Einsatz von Verfahren, die eine genauere Einschätzung der kardialen Vorlast erlauben, sinnvoll. Eine Entscheidungshilfe, in welchen Situationen eine Erweiterung des hämodynamischen Monitorings möglicherweise sinnvoll ist, gibt ▶ Abb. 8.34 a, b.

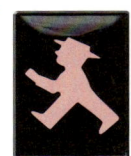 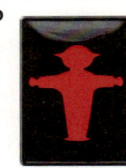

Abb. 8.34a, b Entscheidungshilfen zur Indikation eines erweiterten hämodynamischen Monitorings. FiO_2 = inspiratorische Sauerstoffkonzentration; HF = Herzfrequenz; MAD = mittlerer arterieller Druck; NA = Noradrenalin; $ScvO_2$ = zentralvenöse O_2-Sättigung.
a Wenn die Gabe von Volumen und/oder Dobutamin prompt zu einer Verbesserung von Parametern der peripheren Perfusion führt (Anstieg bzw. Wiedereinsetzen der Diurese, Anstieg des MAD, Anstieg der $ScvO_2$, Abfallen des Serumlaktatwertes) ist eine erweitertes hämodynamisches Monitoring (nach Meinung der Autoren) nicht zwingend erforderlich.
b In Situationen, in denen eine Volumen- und/oder Dobutamingabe nicht den gewünschten Effekt zeigt oder aber sogar eine Verschlechterung von Parametern der regionalen Perfusion oder der Lungenfunktion (Anstieg der FiO_2, weiteres Abfallen oder zumindest keine Steigerung der $ScvO_2$, steigender Vasopressorbedarf) eintritt, sollte (nach Meinung der Autoren) ein erweitertes hämodynamisches Monitoring etabliert werden.

8.17 Sepsis und septischer Schock

> **Praxistipp**
>
> Zielkriterien zur Stabilisierung der globalen Hämodynamik sind ein arterieller Mitteldruck von ≥ 65 mmHg, eine Urinausscheidung von ≥ 0,5 ml/kg KG/h, ein Serumlaktat von < 2,2 mmol/l und eine ScvO$_2$ > 70 %. Die Messung des Herzzeitvolumens (HZV) ist in ihrer Effektivität nicht belegt, sie erscheint aber sinnvoll. Dabei ist nicht der einzelne gemessene Wert von Bedeutung, sondern die Frage, ob sich das HZV mit einer bestimmten Therapie steigern lässt und ob diese Steigerung zu einer Erholung gestörter Organfunktionen führt.

Therapie des Volumenmangels

Aufgrund der pathophysiologischen Veränderungen bei Sepsis, die durch eine periphere Vasodilatation zu einem relativen und durch ein „Capillary Leak" zu einem absoluten Volumenmangel führen, besteht bei Patienten mit Sepsis in aller Regel ein ausgeprägter Volumenbedarf. Alle vorliegenden Erkenntnisse unterstützen die Empfehlung, frühzeitig mit einer Flüssigkeitstherapie zu beginnen. Sobald die Diagnose systemisches Inflammationssyndrom (SIRS) oder Sepsis, die mit einer Organdysfunktion oder Hypotension einhergeht, gestellt ist, sollte diese Therapie eingeleitet werden, noch bevor der Patient auf die Intensivstation verlegt bzw. ein invasives Monitoring eingeleitet wird. Bereits einfache Parameter wie arterieller Blutdruck, Herzfrequenz und Urinausscheidung können wichtige Informationen für die Steuerung der Volumentherapie geben. Zeichen der Kreislaufzentralisation, ein erniedrigter arterieller Blutdruck, eine erhöhte Herzfrequenz und eine verringerte Urinausscheidung weisen häufig auf einen Volumenmangel hin. Eine deutlich erniedrigte zentralvenöse Sauerstoffsättigung (ScvO$_2$ < 60 % bei Abnahme aus der oberen Hohlvene) kann ein Zeichen für eine massive Erniedrigung des HZV sein. Insbesondere wenn sich die genannten Parameter nach Volumengabe normalisieren, darf davon ausgegangen werden, dass ein Volumenmangel vorlag und die Volumengabe eine sinnvolle therapeutische Maßnahme war.

Die Flüssigkeitsmenge, die in der Akutphase infundiert werden muss, kann mehrere Liter betragen. ▶ Abb. 8.35 zeigt den individuellen Volumenbedarf bereits 24 h vor Diagnosestellung und in den Folgetagen.

Grundlegendes Prinzip der Volumentherapie ist die Optimierung der myokardialen Vorlast. Es sollte solange Volumen appliziert werden, bis dies nicht mehr mit einer weiteren Steigerung des Herzzeitvolumens einhergeht bzw. bis eine Verschlechterung des pulmonalen Gasaustausches eintritt.

▶ **Volumenersatzmittel.** Im Rahmen der Sepsistherapie werden heute primär kristalline Flüssigkeiten empfohlen. Diese Empfehlung basiert auf der Tatsache, dass kolloidale Lösungen kostenintensiv sind und bisher in keiner klinischen Studie ein Vorteil von kolloidalen Lösungen gegenüber kristallinen Lösungen gezeigt werden konnte. Ferner wird der Einsatz von HES mit einem hohen Empfehlungsgrad grundsätzlich abgelehnt [7]. Diese Empfehlung ist durch mehrere klinische Studien der letzten Jahre begründet, die alle gezeigt haben, dass der Einsatz von HES mit einer erhöhten Inzidenz von Nierenversagen einhergeht [4, 11, 22, 23].

Der Stellenwert von Humanalbumin ist nach wie vor nicht unumstritten. Die SAFE-Studie [7] zeigt, dass Humanalbumin und NaCl 0,9 % gleichwertig sind. Eine Subgruppenanalyse von septischen Patienten dieser Studie zeigt einen statistisch nicht signifikanten Überlebensvorteil von Patienten, die im Rahmen der Sepsistherapie Humanalbumin erhalten haben, im Vergleich zu Patienten, die ausschließlich mit NaCl 0,9 % behandelt wurden. Eine Metaanalyse von insgesamt 17 randomisierten Studien mit insgesamt fast 2000 Patienten [6] zeigt ebenfalls einen tendenziellen Vorteil von Humanalbumin im Vergleich mit anderen Flüssigkeiten. Eine Analyse der 7 Studien, die Humanalbumin gegen kristalline Lösungen verglichen haben, zeigt sogar einen signifikanten Überlebensvorteil für Humanalbumin. Eine noch nicht publizierte Muliticenterstudie zum Thema Humanalbumin versus kristalloide Lösung, deren Daten in den aktuellen Empfehlungen der Surviving Sepsis Campaign aber bereits berücksichtigt wurden, zeigt lediglich einen tendenziellen, aber nicht signifikanten Vorteil von Humanalbumin.

Diese Fakten führen dazu, dass Humanalbumin mit einem schwachen Empfehlungsgrad empfohlen wird. Nach Meinung der Autoren sollte aber berücksichtigt werden, dass die Datenlage

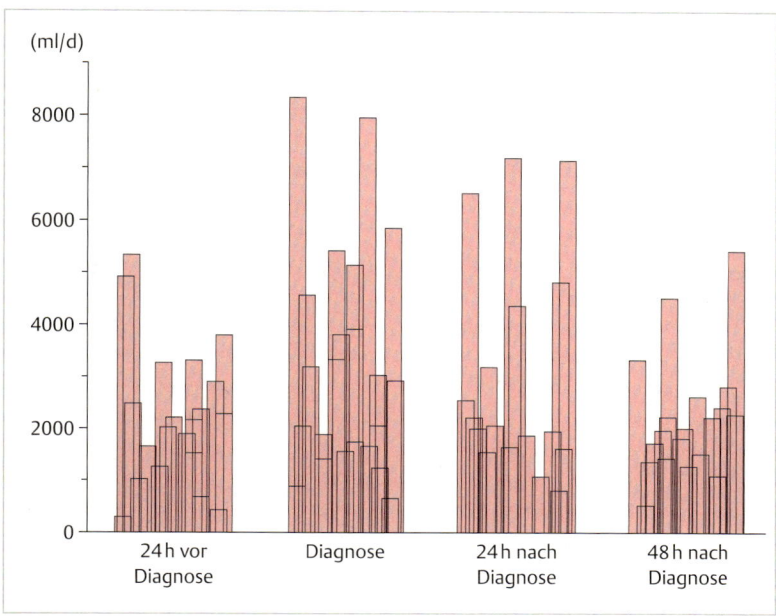

Abb. 8.35 Individueller Volumenbedarf 24 h vor und 48 h nach Diagnosestellung einer Sepsis.

insgesamt zwar in der Lage ist, das früher oft vorgebrachte Argument, Humanalbumin sei in der Sepsistherapie schädlich, zu entkräften, einen klinischen Einsatz dieser nach wie vor kostenintensiven Therapie aber nicht rechtfertigt. Insbesondere ist zu beachten, dass in den vorliegenden Studien nicht sicher davon auszugehen ist, dass beim Vergleich verschiedener Volumenersatzmittel auch eine identische myokardiale Vorlast erreicht werden konnte. Eine Analyse der SAFE-Studie zeigt beispielsweise, dass die Füllungsdrücke der mit Humanalbumin behandelten Patienten höher waren als die der mit NaCl 0,9% behandelten Patienten [9]. Somit ist nicht auszuschließen, dass potenzielle Vorteile einer Therapie mit Humanalbumin nicht substanzspezifisch, sondern lediglich Ausdruck einer besseren myokardialen Vorlast sind. Um den Einsatz von Humanalbum wirklich empfehlen zu können, sind somit weitere klinische Daten erforderlich.

Merke
Eine adäquate Volumentherapie ist die wichtigste Maßnahme im Rahmen der hämodynamischen Stabilisierung septischer Patienten. Das Unterschätzen des Volumenbedarfs und damit eine nicht ausreichende Volumensubstitution ist vermutlich einer der häufigsten Fehler in der Behandlung von Patienten mit Sepsis.

Verbesserung des O_2-Angebotes mittels Steigerung des HZV

Kann durch Volumengabe das HZV nicht in dem Maße gesteigert werden, wie es für die definierten Endpunkte der Therapie ($ScvO_2$, Diurese etc.) erforderlich ist, so kann versucht werden, durch eine Therapie mit Inotropika eine weitere Steigerung des HZV zu bewirken. Hier ist das $β_1$-mimetische Dobutamin Medikament der ersten Wahl.

Praxistipp
Dobutamin ist das Katecholamin der Wahl zur Therapie der eingeschränkten Pumpfunktion bei Sepsis.

Verbesserung des O_2-Angebotes mittels Erhöhung des Hämoglobingehaltes

Da die Kreislauftherapie bei septischen Patienten eine adäquate O_2-Versorgung zum Ziel hat, ist es naheliegend, die Indikation zur Transfusion von Erythrozyten großzügig zu stellen. Eine Untersuchung von Hebert et al. [15] zeigte jedoch, dass bei kritisch kranken Patienten, die entlang eines restriktiven Transfusionsprotokolls (Hb 7–9 g/dl) behandelt wurden, eine geringere Sterblichkeit zu beobachten war als bei Patienten, die entlang eines liberalen Transfusionprotokolls (Hb 10–12 g/dl) therapiert wurden. Ursächlich hierfür sind die ungünstigen Effekte auf die Mikrozirkulation insbesondere bei älteren Erythrozytenkonzentraten [21] und die Herabsetzung der immunologischen Kompetenz durch die Verabreichung von Fremdblut [15]. Allerdings stammen alle Daten, die für einen zurückhaltenden Umgang mit Fremdblut sprechen, aus Untersuchungen, in denen nicht leukozytendepletiertes Blut verwendet wurde. Darüber hinaus wurde in der Untersuchung von Hebert et al. ein hoch selektioniertes Patientengut untersucht. Eine evidenzbasierte Empfehlung zum geeigneten Transfusionstrigger bei Sepsis ist deshalb heute nur schwer möglich.

Nach Meinung der Autoren sollte aufgrund der unklaren Datenlage grundsätzlich versucht werden, mit Erythrozytentransfusionen restriktiv umzugehen. Eine Gabe von Erythrozyten zur Erhöhung des O_2-Angebotes sollte aber immer dann erfolgen, wenn nach Anwendung der weniger problematischen Interventionen (Volumengabe und Einsatz von Dobutamin) Zeichen der peripheren Minderversorgung weiter bestehen ($ScvO_2$ < 70% oder Erhöhung des Serumlaktatwertes).

Praxistipp
Der geeignete Transfusionstrigger bei Patienten mit Sepsis ist unklar. Eine Transfusion von Erythrozyten scheint immer dann gerechtfertigt, wenn trotz adäquater Volumentherapie und Anhebung des HZV mittels Dobutamin weiterhin Zeichen einer peripheren Minderperfusion bestehen.

Bereitstellung eines adäquaten Perfusionsdrucks

▶ **Vasopressoren.** Die NO-vermittelte globale Vasodilatation mit konsekutiver Hypotonie lässt sich durch Volumengabe häufig nicht vollständig ausgleichen. Die Bereitstellung eines adäquaten Perfusionsdrucks ist in dieser Situation nur durch die Gabe eines Vasopressors möglich. Theoretisch sind verschiedene Vasopressoren zur Steigerung des Perfusionsdrucks geeignet. Noradrenalin wird heute sowohl in den Empfehlungen der Deutschen Sepsisgesellschaft als auch in den aktuellen Empfehlungen der Surviving Sepsis Campaign als Substanz der ersten Wahl angesehen [7, 26].

Praxistipp
Noradrenalin ist Vasopressor der ersten Wahl bei der Behandlung der volumenrefraktären Hypotonie in der Sepsis.

▶ **Vasopressin.** Da bei septischen Patienten häufig ein Vasopressinmangel vorliegt, wird der Einsatz von Vasopressin diskutiert [19]. Aufgrund der derzeitigen Datenlage (Kap. 4.8) sollte Vasopressin jedoch nur als Ultima Ratio bei anderweitig nicht zu stabilisierenden Patienten eingesetzt werden.

Praxistipp
Obwohl im septischen Schock ein Vasopressinmangel vorliegt, sollte die Substanz nur dann in Betracht gezogen werden, wenn Patienten anderweitig nicht zu stabilisieren sind.

Direkte Beeinflussung der Mikrozirkulation

Weitere therapeutische Ansätze, die zum Ziel haben, die Mikrozirkulation zu stabilisieren, sind der Einsatz von hypertonen Lösungen (HTS) [12], von Prostazyklin [17, 18, 29], von N-Acetylcystein (NAC) [25, 28, 32], von L-N-Methylarginin (LNMA) [1, 2, 13, 22, 35] oder von Methylenblau [3, 5, 30]. Allen diesen Ansätzen ist gemein, dass eine klinische Wirksamkeit bis heute nicht hinreichend bewiesen ist und ihr Einsatz somit nicht gerechtfertigt ist.

Merke
Sämtliche therapeutischen Ansätze, die eine gezielte Verbesserung der Mikrozirkulation zum Ziel haben (HTS, Prostazyklin, NAC, LNMA, Methylenblau), sind in ihrer Effektivität nicht gesichert.

8.17 Sepsis und septischer Schock

Tab. 8.66 Algorithmus zur hämodynamischen Stabilisierung bei septischen Patienten.

Maßnahme	Charakteristika
Volumentherapie	• primäre Volumentherapie mit kristallinen Lösungen • z. B. 500 – 1000 ml kristalline Lösung alle 30 min unter Kontrolle von Parametern der globalen und regionalen Perfusion (HF, MAD, Laktat, Diurese, $ScvO_2$) • wenn Effektivität der Volumentherapie unsicher ist oder Verdacht auf Hypervolämie besteht, Erweiterung des Monitorings erwägen (volumetrische Parameter sind den Füllungsdrücken überlegen)
Dobutamin	• Erhöhung des HZV, wenn Zeichen der peripheren Minderperfusion bestehen (z. B. $ScvO_2$ < 70%, Laktat, Diurese); • keine generelle Anhebung des HZV auf vordefinierte Werte
Transfusion	• Transfusion von Erythrozyten, wenn trotz Volumen- und Dobutamintherapie $ScvO_2$ < 70%
Noradrenalin	• Noradrenalingabe, um einen Mitteldruck von > 65 mmHg zu erreichen; • bei einigen Patienten sind höhere MAD angezeigt (dies muss individuell, z. B. unter Kontrolle der Diurese, ermittelt werden)

Die genannten Maßnahmen müssen nicht zwingend in der angegebenen Reihenfolge ergriffen werden. Insbesondere in der frühen Phase der Stabilisierung ist der Einsatz von Noradrenalin oft unumgänglich, obwohl eine Optimierung der myokardialen Vorlast noch nicht abgeschlossen ist. Grundsätzlich wird die Volumentherapie jedoch als erste Maßnahme angesehen. HF = Herzfrequenz; HZV = Herzzeitvolumen; MAD = mittlerer arterieller Druck; $ScvO_2$ = zentralvenöse Sauerstoffsättigung.

Wichtigste Maßnahmen in der supportiven Therapie der Sepsis

Die oben genannte Untersuchung von Rivers et al. [27] hat eindrucksvoll gezeigt, dass relativ einfache intensivmedizinische Basismaßnahmen, jedoch konsequent und engmaschig angewandt, in der Lage sind, die Prognose der Patienten entscheidend zu beeinflussen. Allein schon weil der Einsatz weiterer, aber nicht gesicherter Maßnahmen im Rahmen der hämodynamischen Therapie das Risiko in sich birgt, dass die in ▶ Tab. 8.66 zusammengefassten Maßnahmen der initialen Stabilisierung weniger konsequent umgesetzt werden, sollte auf derartige Maßnahmen vollständig verzichtet werden.

Literatur

[1] Allman KG, Stoddart AP, Kennedy MM et al. L-arginine augments nitric oxide production and mesenteric blood flow in ovine endotoxemia. Am J Physiol 1996; 271: H1296 – 1301
[2] Aruoma OI, Halliwell B, Hoey BM et al. The antioxidant action of N-acetylcysteine: its reaction with hydrogen peroxide, hydroxyl radical, superoxide, and hypochlorous acid. Free Radic Biol Med 1989; 6: 593 – 597
[3] Brown G, Frankl D, Phang T. Continuous infusion of methylene blue for septic shock. Postgrad Med J 1996; 72: 612 – 614
[4] Brunkhorst FM, Engel C, Bloos F et al. Intensive insulin therapy and pentastarch resuscitation in severe sepsis. N Engl J Med 2008; 358(2): 125 – 139
[5] Cobb JP, Natanson C, Quezado ZM et al. Differential hemodynamic effects of L-NMMA in endotoxemic and normal dogs. Am J Physiol 1995; 268: H1634 – 1642
[6] Delaney AP, Dan A, McCaffrey J, Finfer S. The role of albumin as a resuscitation fluid for patients with sepsis: a systematic review and meta-analysis. Crit Care Med 2011; 39(2): 386 – 391
[7] Dellinger RP, Levy MM, Rhodes A et al. Surviving Sepsis Campaign: international guidelines for management of severe sepsis and septic shock, 2012. Intensive Care Med 2013; 39(2): 165 – 228
[8] Finfer S, Bellomo R, Boyce N et al. A comparison of albumin and saline for fluid resuscitation in the intensive care unit. N Engl J Med 2004; 350: 2247 – 2256
[9] Finfer S, McEvoy S, Bellomo R et al. Impact of albumin compared to saline on organ function and mortality of patients with severe sepsis. Intensive Care Med 2011; 37(1): 86 – 96
[10] Gattinoni L, Brazzi L, Pelosi P et al. A trial of goal-oriented hemodynamic therapy in critically ill patients. SvO_2 Collaborative Group. N Engl J Med 1995; 333: 1025 – 1032
[11] Guidet B, Martinet O, Boulain T et al. Assessment of hemodynamic efficacy and safety of 6% hydroxyethylstarch 130/0.4 vs. 0.9% NaCl fluid replacement in patients with severe sepsis: The CRYSTMAS study. Crit Care 2012; 16(3): R94
[12] Hannemann L, Korell R, Meier-Hellmann A et al. Hypertone Lösungen auf der Intensivstation. Zentralbl Chir 1993; 118: 245 – 249
[13] Harrison PM, Wendon JA, Gimson AE et al. Improvement by acetylcysteine of hemodynamics and oxygen transport in fulminant hepatic failure. N Engl J Med 1991; 324: 1852 – 1857
[14] Hayes MA, Timmins AC, Yau EH et al. Elevation of systemic oxygen delivery in the treatment of critically ill patients. N Engl J Med 1994; 330: 1717 – 1722
[15] Hebert PC, Wells G, Blajchman MA et al. A multicenter, randomized, controlled clinical trial of transfusion requirements in critical care. Transfusion Requirements in Critical Care Investigators, Canadian Critical Care Trials Group. N Engl J Med 1999; 340(6): 409 – 417
[16] Hill GE, Frawley WH, Griffith KE et al. Allogeneic blood transfusion increases the risk of postoperative bacterial infection: a meta-analysis. J Trauma 2003; 54: 908 – 914
[17] Kreimeier U, Frey L, Dentz J et al. Hypertonic saline dextran resuscitation during the initial phase of acute endotoxemia: effect on regional blood flow. Crit Care Med 1991; 19: 801 – 809
[18] Kreimeier U, Messmer K. Zum Einsatz hypertoner Kochsalzlösungen in der Intensiv- und Notfallmedizin – Entwicklungen und Perspektiven. Klin Wochenschr 1991; 69 (Suppl. 26): 134 – 142
[19] Landry DW, Levin HR, Gallant EM et al. Vasopressin deficiency contributes to the vasodilation of septic shock. Circulation 1997; 95: 1122 – 1125
[20] Lundberg JS, Perl TM, Wiblin T et al. Septic shock: an analysis of outcomes for patients with onset on hospital wards versus intensive care units. Crit Care Med 1998; 26: 1020 – 1024
[21] Marik PE, Sibbald WJ. Effect of stored-blood transfusion on oxygen delivery in patients with sepsis. JAMA 1993; 269: 3024 – 3029
[22] Myburgh JA, Finfer S, Bellomo R et al. Hydroxyethyl starch or saline for fluid resuscitation in intensive care. N Engl J Med 2012; 367(20): 1901 – 1911

[23] Perner A, Haase N, Guttormsen AB et al. Hydroxyethyl starch 130/0.42 versus Ringer's acetate in severe sepsis. N Engl J Med 2012; 367(2): 124–134
[24] Petros A, Bennett D, Vallance P. Effect of nitric oxide synthase inhibitors on hypotension in patients with septic shock. Lancet 1991; 338: 1557–1558
[25] Rank N, Michel C, Haertel C et al. N-acetylcysteine increases liver blood flow and improves liver function in septic shock patients: results of a prospective, randomized, double-blind study. Crit Care Med 2000; 28: 3799–3807
[26] Reinhart K, Brunkhorst FM, Bone HG et al. [Prevention, diagnosis, treatment, and follow-up care of sepsis. First revision of the S2k Guidelines of the German Sepsis Society (DSG) and the German Interdisciplinary Association for Intensive and Emergency Care Medicine (DIVI)]. Anaesthesist 2010; 59(4):347–370
[27] Rivers E, Nguyen B, Havstad S et al. Early goal-directed therapy in the treatment of severe sepsis and septic shock. N Engl J Med 2001; 345: 1368–1377
[28] Rubanyi GM, Vanhoutte PM. Superoxide anions and hyperoxia inactivate endothelium-derived relaxing factor. Am J Physiol 1986; 250: H822–827
[29] Scheeren T, Radermacher P. Prostacyclin (PGI2): new aspects of an old substance in the treatment of critically ill patients. Intensive Care Med 1997; 23: 146–158
[30] Schneider F, Lutun P, Hasselmann M et al. Methylene blue increases systemic vascular resistance in human septic shock. Preliminary observations. Intensive Care Med 1992; 18: 309–311
[31] Shoemaker WC, Appel PL, Kram HB et al. Prospective trial of supranormal values of survivors as therapeutic goals in high-risk surgical patients. Chest 1988; 94: 1176–1186
[32] Spies CD, Reinhart K, Witt I et al. Influence of N-acetylcysteine on indirect indicators of tissue oxygenation in septic shock patients: results from a prospective, randomized, double-blind study. Crit Care Med 1994; 22: 1738–1746
[33] Tuchschmidt J, Fried J, Swinney R et al. Early hemodynamic correlates of survival in patients with septic shock. Crit Care Med 1989; 17: 719–723
[34] Tuchschmidt J, Fried J, Astiz M et al. Elevation of cardiac output and oxygen delivery improves outcome in septic shock. Chest 1992; 102: 216–220
[35] Wright CE, Rees DD, Moncada S. Protective and pathological roles of nitric oxide in endotoxin shock. Cardiovasc Res 1992; 26: 48–57

8.17.5 Adjunktive Therapieansätze bei Sepsis

G. Marx, K. Reinhart

Definition
Definitionen:
- **Adjunktive Therapie:** Behandlung gemeinsam mit und zusätzlich zur Standardtherapie.
- **Adjuvante Therapie:** Behandlung nach Durchführung der Standardtherapie (z. B. Chemo-, Bestrahlungs- oder Hormontherapie).

Einleitung
Das Verständnis der Pathophysiologie der Sepsis hat sich in den letzten Jahren erweitert. So sind das Zusammenspiel und die Bedeutung der verschiedenen Mediatoren des inflammatorischen Systems heute besser erkannt und die Interaktion zwischen Inflammation und Koagulation ist besser verstanden [19]. Mit einer Reihe verschiedener Substanzen gelang es, im Tierexperiment erfolgreich in die Inflammationskaskade und das Gerinnungssystem einzugreifen und die Letalität zu senken.

Folgende experimentelle und klinische Beobachtungen sprechen für eine maßgebliche Beteiligung der im Verlauf einer Sepsis freigesetzten inflammatorischen Mediatoren an der Pathogenese der beobachteten Störungen [15]:
- Inflammatorische Mediatoren sind im Serum von gesunden Menschen meist nicht nachweisbar, während sie bei septischen Patienten häufig deutlich erhöht sind.
- Die Höhe der im Plasma oder Serum befindlichen Mediatoren korreliert mit der Letalität der Sepsis.
- Die Simulation der septischen Entzündung mit der intravenösen Verabreichung von geringen Mengen an Endotoxin führt beim gesunden Menschen neben den allgemeinen Symptomen einer Infektion zu einem frühen und deutlichen Anstieg der Entzündungsmediatoren [25].
- Die intravenöse Verabreichung von geringen Mengen mancher inflammatorischer Mediatoren beim Menschen und größerer Mengen im Tierexperiment ruft die bekannten hämodynamischen Störungen und metabolischen Wirkungen einer Sepsis hervor [27, 39].
- In einigen Tiermodellen der Sepsis verbessert eine Modulation der Immunantwort (z. B. Hemmung von Mediatoren mit geeigneten Antikörpern) das Überleben [11, 41].

Mögliche adjunktive Therapien
Glukokortikosteroide

> **Merke**
> Die hochdosierte Applikation von Kortikoiden sollte in der Therapie der schweren Sepsis oder des septischen Schocks keine Verwendung finden, da 2 große Studien keinen bzw. sogar einen ungünstigen Effekt gezeigt haben [12, 40].

▶ **Studienergebnisse.** In einer französischen Multicenter-Studie bei 300 Patienten mit septischem Schock konnte gezeigt werden, dass durch eine über insgesamt 7 Tage verabreichte Substitutionstherapie mit 200 mg Hydrokortison pro Tag bei nachgewiesener relativer Nebennierenrindeninsuffizienz eine raschere hämodynamische Stabilisierung als in einer Placebogruppe erreicht werden und die 28-Tage-Letalität gesenkt werden kann (53% vs. 63%, p = 0,02; [6]).

Um die Wirksamkeit einer Kortisontherapie im septischen Schock weiter aufzuklären, wurde die internationale multizentrische, randomisierte CORTICUS-Studie (Corticosteroid Therapy of Septic Shock) durchgeführt [37]. Im Gegensatz zu der oben erwähnten französischen Studie konnte in der CORTICUS-Studie kein Überlebensvorteil durch die Therapie mit Hydrokortison festgestellt werden. Die 28-Tage-Letalität betrug 39,2% bzw. 36,1% (Hydrokortison vs. Placebo; p = 0,69) in der Gruppe mit einem negativen Kortikotropintest. Bei den Patienten mit einer positiven Reaktion auf die Stimulation verstarben 28,8% bzw. 28,7% (Hydrokortison vs. Placebo; p = 1,00). Allerdings traten nach Hydrokortisongabe mehr unerwünschte Nebenwirkungen auf wie
- Hyperglykämien (85% bei Hydrokortison vs. 72% bei Placebo, relatives Risiko [RR 1,18 [95% Konfidenzintervall 1,07–1,31]),
- Hypernatriämien (29% vs. 18%, RR 1,58 [1,13–2,22]),
- Superinfektionen (33% vs. 26%, RR 1,27 [0,96–1,68]) [37].

Beide Studien wiesen jedoch Unterschiede auf (▶ Tab. 8.67), von denen unter anderem das Einschlussfenster – d. h. der mögliche

Tab. 8.67 Vergleich der französischen Multicenter-Studie und der CORTICUS-Studie.

	Französische Multicenter-Studie	CORTICUS-Studie
Einschlusskriterien • Zeitfenster bei Einschluss • systolischer Blutdruck bei Einschluss < 90 mmHg	8 h > 1 h	72 h < 1 h oder Vasopressor
Intervention	Hydrokortison/Fludrokortison	Hydrokortison
Krankheitsschwere • SAPS-II-Score • 28-Tage-Letalität Placebo	59 ± 21 59 %	49 ± 17 31 %
internationale Leitlinien	noch nicht vorhanden	Hydrokortison
SAPS = Simplified acute Physiology Score		

Zeitraum zwischen der Diagnose septischer Schock und Randomisierung in einen der Therapiearme der Studien (8 h vs. 72 h bei CORTICUS) – entscheidend für die differenten Ergebnisse sein kann. Aus anderen Therapieansätzen wissen wir, dass die Zeit ein entscheidender Faktor in der Sepsistherapie ist.

▶ **Leitlinien.** Die Leitlinien der Deutschen Sepsis-Gesellschaft (DSG) und der Deutschen Interdisziplinären Vereinigung für Intensiv- und Notfallmedizin lauten: „Niedrig dosiertes intravenös verabreichtes Hydrokortison in einer Dosierung von 200–300 mg/d kann nach der gegenwärtigen Datenlage in der Behandlung von Patienten mit septischem Schock nicht mehr empfohlen werden. Der Einsatz von niedrig dosiertem Hydrokortison in einer Dosierung von 200–300 mg/d kann bei Patienten mit therapierefraktärem septischen Schock, die trotz Volumentherapie und Vasopressorentherapie in hoher Dosis nicht zu stabilisieren sind, als Ultima-Ratio-Therapie erwogen werden." [34]

> **Praxistipp**
>
> Es hat sich in der klinischen Praxis bewährt, lokale „Standard Operating Procedures" (SOP) für die Therapie mit niedrig dosiertem Hydrokortison zu etablieren.

Rekombinantes humanes aktiviertes Protein C

Die positiven Ergebnisse aus der PROWESS-Studie (PROWESS = Protein C worldwide Evaluation in severe Sepsis) an 1690 Patienten mit schwerer Sepsis konnten leider in weiteren Studien nicht bestätigt werden. Aus diesem Grund und aufgrund von Auflagen der Zulassungsbehörden hat die Firma E. Lilly Ende 2011 deshalb die Substanz weltweit vom Markt genommen [3, 10, 26].

Antithrombin

In einer Phase-III-Studie mit 2300 Patienten konnte durch die Therapie mit Antithrombin die 28-Tage-Letalität von Patienten mit schwerer Sepsis oder septischem Schock im Vergleich zu Pacebo nicht signifikant gesenkt werden. Möglicherweise wird die fehlende Wirksamkeit von Antithrombin durch eine Begleitbehandlung mit Heparin verursacht [42], denn ein Subkollektiv von Patienten, die keine niedrig dosierte Heparintherapie erhielten, schien von einer Therapie mit Antithrombin zu profitieren [42].

Das Blutungsrisiko ist unter Antithrombin erhöht. Eine Behandlung mit Antithrombin bei schwerer Sepsis oder septischem Schock wird daher nicht empfohlen [16, 17].

Immunglobuline

▶ **Wirkungsprofil.** Zum Wirkungsprofil unspezifischer, polyvalenter Immunglobuline gehören Toxinneutralisation, Inhibition der β-Laktamase und immunomodulatorische Effekte. Die Toxinneutralisation und Inhibition der β-Laktamase geschieht durch die im Präparat vorhandenen Antikörper gegen Bakterienantigene [43]. Die immunmodulierende Wirkung wird teilweise durch die Beeinflussung der Bakterientoxine und teilweise durch direktes Modulieren der zytokinproduzierenden Zellen herbeigeführt. Nicht nur unterschiedlich hergestellte Immunglobuline, sondern auch die eines bestimmten Herstellers weisen qualitative und quantitative Schwankungen auf. Diese Schwankungen betreffen Mengen der vorhandenen Immunglobulinklassen (IgG, IgM) sowie das Wirksamkeitsspektrum gegen bakterielle Toxine.

▶ **Studienergebnisse.** Immunglobuline sind sowohl in der Prophylaxe als auch in der Therapie der Sepsis benutzt worden. Der prophylaktische Einsatz von Immunglobulinen senkt die Sepsisinzidenz bei gefährdeten Patienten nicht eindeutig. Die therapeutische Effektivität von Immunglobulinen ist ebenfalls nicht gesichert. Kleine Studien mit ungenügenden Fallzahlen zeigen entweder keine [18] oder eine positive [35] Wirksamkeit.

In der einzigen bisher durchgeführten großen randomisierten multizentrischen Studie war kein Effekt des Einsatzes von Immunglobulinen auf die Sterblichkeit nachweisbar. In einer Cochrane-Analyse, die auf einigen Studien mit kleinen Fallzahlen basierte, wurde auf einen potenziellen Überlebensvorteil durch die Gabe von Immunglobulinen (mehr i. v. verabreichtes Immunglobulin-M-Konzentrat [i. v. IgGMA = Mischung aus IgG, IgM und IgA] als i. v. verabreichtes Immunglobulin G [i. v. IgG]) bei schwerer Sepsis oder septischem Schock hingewiesen [4]. Diese Analyse hatte jedoch eine Studie mit i. v. IgG und großer Fallzahl nicht berücksichtigt, die diesen Überlebensvorteil nicht nachweisen konnte [44]. In eine Metaanalyse [29] wurden 20 Studien mit Immunglobulineinsatz – davon 12 mit i. v. IgG und 8 Studien mit i. v. IgGMA – einbezogen. Lediglich 4 dieser Studien – sämtlich mit i. v. IgG – wurde eine hohe Qualität bescheinigt. In diesen Studien an insgesamt 763 Patienten ließ sich kein positiver Effekt des Einsatzes von Immunglobulinen hinsichtlich der 28-Tage-Letalität nachweisen.

In einer Metaanalyse von 14 Studien [22] mit Immunglobulineinsatz ließ sich bei den erwachsenen Patienten kein positiver Effekt hinsichtlich der Letalität für i. v. IgG nachweisen und eine weitere Analyse empfiehlt eine adäquat angelegte und transparent durchgeführte Studie.

> **Merke**
>
> Der Einsatz von i. v. IgG in der Behandlung von Patienten mit schwerer Sepsis oder septischem Schock wird nicht empfohlen. Auch für die Gabe von i. v. verabreichtem IgM angereichertes Immunglobulin (ivIgGMA) kann derzeit aufgrund des Fehlens von großen randomisierten Studien keine Empfehlung ausgesprochen werden.

Für einen breiten klinischen Einsatz fehlt derzeit eine überzeugende randomisierte, kontrollierte Untersuchung, sodass es auch in den Leitlinien der Deutschen Sepsis-Gesellschaft und der DIVI lediglich ein Minderheitenvotum dafür gab, ggf. den Einsatz von i. v. IgGMA zu erwägen [34].

Selen

Die Plasmaselenspiegel sind bei Patienten mit Sepsis deutlich vermindert. Gleichzeitig werden in der Sepsis Stoffwechselvorgänge aktiviert, die eine vermehrte Sauerstoffradikalbildung (Hydrogenperoxide und Superoxide) zur Folge haben. Die wichtigste Bedeutung hat Selen in Form der 21. Aminosäure Selenocystein, welche im aktiven Zentrum der Selenoenzyme steht. Diese Enzyme sind die selenabhängigen Gluthationperoxidasen und Thioredoxinreduktasen, die das Redoxgleichgewicht plasmatisch, zytosolisch und auch im Zellkern aufrechterhalten. Eine verminderte Gluthationperoxidaseaktivität bei Patienten mit Sepsis deutet auf einen gesteigerten Bedarf an Selen in dieser Situation hin.

▶ **Studienergebnisse.** In einer prospektiven, randomisierten und placebokontrollierten Multicenter-Studie wurde untersucht, ob Na-Selenit das Überleben einer schweren Sepsis oder eines septischen Schocks positiv beeinflusst (SIC = Selenium in intensive Care; [5]).

Im Rahmen dieser Studie wurde Selen als i. v. Bolus von 1000 µg Na-Selenit appliziert, an den sich eine kontinuierliche 14-tägige Infusion von ebenfalls 1000 µg täglich anschloss. Die Intention-to-treat-Analyse an 238 Patienten zeigte im Vergleich mit der Placebogruppe eine um 10,3 % nicht signifikante reduzierte Letalität. Es wurden weitere 49 Patienten aufgrund von Studienprotokollverletzungen ausgeschlossen. In der Per-Protocoll-Analyse ergab sich, dass bei den verbliebenen 92 Patienten der Behandlungsgruppe die Letalität um 14 % signifikant reduziert werden konnte.

Weitere Analysen bestätigten den Vorteil der Selenbehandlung bei disseminierter intravasaler Gerinnung mit einem APACHE-III-Score (APACHE = Acute Physiology and chronic Health Evaluation) von ≥ 101 Punkten und bei mehr als 3 Organdysfunktionen. Während der Therapie waren die Konzentrationen im hochnormalen Bereich, ohne dass negative Nebeneffekte festgestellt wurden. Damit konnte durch diese Studie keine sichere Aussage über eine seleninduzierte Reduktion der Letalität getroffen werden, da sie lediglich eine nicht signifikant reduzierte Letalität durch die Therapie mit Selen zeigen konnte [5].

Eine weitere prospektive, doppelblinde Multicenter-Studie untersuchte an 60 Patienten im septischen Schock die kontinuierliche Gabe von Selen (4000 µg am Tag 1, 1000 µg an Tagen 2 – 9) im Vergleich zu einer Placeboinfusion. Der primäre Endpunkt war die benötigte Zeit bis zur Beendigung der Vasopressortherapie [20]. Gezeigt werden konnten lediglich keine toxischen Nebenwirkungen, aber auch keine Einflüsse auf die Vasopressortherapie, Beatmungsdauer oder Letalität.

Bis zum Vorliegen einer ausreichend großen (mit adäquater „Power") und randomisierten, kontrollierten multizentrischen Studie kann der Einsatz von Selen laut aktuellen Leitlinien der Deutschen Sepsis-Gesellschaft und der DIVI höchstens erwogen werden. Einen gesicherten Nutzen gibt es angesichts der Datenlage noch nicht.

Für einen breiten klinischen Einsatz fehlt derzeit eine überzeugende randomisierte, kontrollierte Untersuchung, die zurzeit in Deutschland durch das Sepnet durchgeführt wird.

Weitere adjunktive Therapieansätze

Für Wachstumshormone, „Tissue factor pathway inhibitor" [2], Prostaglandine [1, 13], Pentoxifyllin [38, 45], Ibuprofen [9], den granulozytenkoloniestimulierenden Faktor [46], die Stickstoffmonoxidsynthetaseinhibition [7, 23], den rekombinanten Inhibitor der PAF-Acetylhydrolase (PAF = plättchenaktivierender Faktor) [28], die Behandlung mit rekombinanten monoklonalen Anti-CD14-Antikörpern [32] sowie mit C1-Esteraseinhibitoren [14, 21, 30] konnte bisher in größeren Studien die Wirksamkeit nicht erwiesen werden.

Plasmapherese und Hämofiltrationsverfahren [8, 24, 31, 33, 36] sollten in Abwesenheit eines akuten Nierenversagens in der Therapie der schweren Sepsis oder des septischen Schocks nicht eingesetzt werden, da für diese Verfahren ein Behandlungsvorteil bisher nicht nachgewiesen werden konnte.

Zusammenfassung

An der Pathogenese der Sepsis sind nicht nur mikrobielle Erreger und deren Toxine, sondern auch die verschiedenen Komponenten der Infektionsabwehr bzw. des Immunsystems des Wirtsorganismus beteiligt. Sepsisassoziierte Zytokine führen zu einer pathologisch gesteigerten Aktivierung des plasmatischen Gerinnungs- und Fibrinolysesystems. Aus diesem Grund wurde in den letzten Jahren untersucht, inwieweit neben der konventionellen Behandlung der Sepsis (antibiotische Therapie und chirurgische Behandlung der Infektion sowie unterstützende Intensivtherapie) eine Modulation der wirtseigenen Entzündungsantwort im Sinne einer adjunktiven Therapie eine effektive therapeutische Möglichkeit darstellt.

Niedrig dosiertes i. v. verabreichtes Hydrokortison in einer Dosierung von 200 – 300 mg/d kann nach der gegenwärtigen Datenlage in der Behandlung von Patienten mit septischem Schock nicht mehr grundsätzlich empfohlen werden. Der Einsatz von niedrig dosiertes Hydrokortison in einer Dosierung von 200 – 300 mg/d kann bei Patienten mit therapiefraktärem septischen Schock, die trotz Volumentherapie und Vasopressorentherapie in hoher Dosis nicht zu stabilisieren sind, als Ultima-Ratio-Therapie erwogen werden.

Literatur

[1] Abraham E, Baughman R, Fletcher E et al. Liposomal prostaglandin E1 (TLC C-53) in acute respiratory distress syndrome: a controlled, randomized, double-blind, multicenter clinical trial. TLC C-53 ARDS Study Group. Crit Care Med 1999; 27: 1478 – 1485

[2] Abraham E, Reinhart K, Opal S et al. Efficacy and safety of tifacogin (recombinant tissue factor pathway inhibitor) in severe sepsis: a randomized controlled trial. JAMA 2003; 290: 238 – 247

[3] Abraham E, Laterre PF, Garg R et al. Drotrecogin alfa (activated) for adults with severe sepsis and a low risk of death. N Engl J Med 2005; 353: 1332 – 1341

[4] Alejandria MM, Lansang MA, Dans LF et al. Intravenous immunoglobulin for treating sepsis and septic shock. Cochrane Database Syst Rev 2000; 2: CD 001 090 1 079 6589

[5] Angstwurm MW, Engelmann L, Zimmermann T et al. Selenium in Intensive Care (SIC): results of a prospective randomized, placebo-controlled, multiple-center study in patients

with severe systemic inflammatory response syndrome, sepsis, and septic shock. Crit Care Med 2007; 35: 118–126
[6] Annane D, Sebille V, Charpentier C et al. Effect of treatment with low doses of hydrocortisone and fludrocortisone on mortality in patients with septic shock. JAMA 2002; 288: 862–871
[7] Bakker J, Grover R, McLuckie A et al. Administration of the nitric oxide synthase inhibitor NG-methyl-L-arginine hydrochloride (546C88) by intravenous infusion for up to 72 hours can promote the resolution of shock in patients with severe sepsis: results of a randomized, double-blind, placebo-controlled multicenter study (study no. 144-002). Crit Care Med 2004; 32: 1–12
[8] Bellomo R, Ronco C. Continuous renal replacement therapy in the intensive care unit. Intensive Care Med 1999; 25: 781–789
[9] Bernard GR, Wheeler AP, Russell JA et al. The effects of ibuprofen on the physiology and survival of patients with sepsis. The Ibuprofen in Sepsis Study Group. N Engl J Med 1997; 336: 912–918
[10] Bernard GR, Vincent JL, Laterre PF et al. Efficacy and safety of recombinant human activated protein C for severe sepsis. N Engl J Med 2001; 344: 699–709
[11] Beutler B, Milsark IW, Cerami AC. Passive immunization against cachectin/tumor necrosis factor protects mice from lethal effect of endotoxin. Science 1985; 229: 869–871
[12] Bone RC, Fisher CJ Jr., Clemmer TP et al. A controlled clinical trial of high-dose methylprednisolone in the treatment of severe sepsis and septic shock. N Engl J Med 1987; 317: 653–658
[13] Bone RC, Slotman G, Maunder R et al. Randomized double-blind, multicenter study of prostaglandin E1 in patients with the adult respiratory distress syndrome. Prostaglandin E1 Study Group. Chest 1989; 96: 114–119
[14] Caliezi C, Zeerleder S, Redondo M et al. C1-inhibitor in patients with severe sepsis and septic shock: beneficial effect on renal dysfunction. Crit Care Med 2002; 30: 1722–1728
[15] Deans KJ, Haley M, Natanson C et al. Novel therapies for sepsis: a review. J Trauma 2005; 58: 867–874
[16] Dellinger RP, Levy MM, Carlet JM et al. Surviving Sepsis Campaign: international guidelines for management of severe sepsis and septic shock. Crit Care Med 2008; 36: 296–327
[17] Dellinger RP, Levy M, Rhodes A, et al. International Guidelines for Management of Severe Sepsis and Septic Shock: 2012. Crit Care Med 2013; 41: 580–637
[18] De Simone C, Delogu G, Corbetta G. Intravenous immunoglobulins in association with antibiotics: a therapeutic trial in septic intensive care unit patients. Crit Care Med 1988; 16: 23–26
[19] Esmon CT, Fukudome K, Mather T et al. Inflammation, sepsis, and coagulation. Haematologica 1999; 84: 254–259
[20] Forceville X, Laviolle B, Annane D et al. Effects of high doses of selenium, as sodium selenite, in septic shock: a placebo-controlled, randomized, double-blind, phase II study. Crit Care 2007; 11: R73
[21] Igonin AA, Protsenko DN, Galstyan GM et al. C1-esterase inhibitor infusion increases survival rates for patients with sepsis. Crit Care Med 2012; 40: 770–777
[22] Laupland KB, Kirkpatrick AW, Delaney A. Polyclonal intravenous immunoglobulin for the treatment of severe sepsis and septic shock in critically ill adults: a systematic review and meta-analysis. Crit Care Med 2007; 35(12): 2686–2692
[23] Lopez A, Lorente JA, Steingrub J et al. Multiple-center, randomized, placebo-controlled, double-blind study of the nitric oxide synthase inhibitor 546C88: effect on survival in patients with septic shock. Crit Care Med 2004; 32: 21–30
[24] Mehta RL, McDonald B, Gabbai FB et al. A randomized clinical trial of continuous versus intermittent dialysis for acute renal failure. Kidney Int 2001; 60: 1154–1163
[25] Michie HR, Manogue KR, Spriggs DR et al. Detection of circulating tumor necrosis factor after endotoxin administration. N Engl J Med 1988, 318: 1481–1486
[26] Nadel S, Goldstein B, Williams MD et al. Drotrecogin alfa (activated) in children with severe sepsis: a multicentre phase III randomised controlled trial. Lancet 2007; 369: 836–843
[27] Natanson C, Eichenholz PW, Danner RL et al. Endotoxin and tumor necrosis factor challenges in dogs simulate the cardiovascular profile of human septic shock. J Exp Med 1989; 169: 823–832
[28] Opal S, Laterre PF, Abraham E et al. Recombinant human platelet-activating factor acetylhydrolase for treatment of severe sepsis: results of a phase III, multicenter, randomized, double-blind, placebo-controlled, clinical trial. Crit Care Med 2004; 32: 332–341
[29] Pildal J, Gotzsche PC. Polyclonal immunoglobulin for treatment of bacterial sepsis: a systematic review. Clin Infect Dis 2004; 39: 38–46
[30] Radke A, Mottaghy K, Goldmann C et al. C1 inhibitor prevents capillary leakage after thermal trauma. Crit Care Med 2000; 28: 3224–3232
[31] Reeves JH, Butt WW, Shann F et al. Continuous plasmafiltration in sepsis syndrome. Plasmafiltration in Sepsis Study Group. Crit Care Med 1999; 27: 2096–2104
[32] Reinhart K, Gluck T, Ligtenberg J et al. CD14 receptor occupancy in severe sepsis: results of a phase I clinical trial with a recombinant chimeric CD14 monoclonal antibody (IC14). Crit Care Med 2004; 32: 1100–1108
[33] Reinhart K, Meier-Hellmann A, Beale R et al. Open randomized phase II trial of an extracorporeal endotoxin adsorber in suspected gram-negative sepsis. Crit Care Med 2004; 32: 1662–1668
[34] Reinhart K, Brunkhorst FM, Bone HG et al. 1. Revision der S-2k-Leitlinien zur Prävention, Diagnose, Therapie und Nachsorge der Sepsis. Anaesthesist 2010; 59: 347–370
[35] Schedel I, Dreikhausen U, Nentwig B et al. Treatment of gram-negative septic shock with an immunoglobulin preparation: a prospective, randomized clinical trial. Crit Care Med 1991; 19: 1104–1113
[36] Silvester W. Outcome studies of continuous renal replacement therapy in the intensive care unit. Kidney Int Suppl 1998; 66: S138–141
[37] Sprung CL, Annane D, Keh D et al. Hydrocortisone therapy for patients with septic shock. N Engl J Med 2008; 358: 111–124
[38] Staubach KH, Schroder J, Stuber F et al. Effect of pentoxifylline in severe sepsis: results of a randomized, double-blind, placebo-controlled study. Arch Surg 1998; 133: 94–100
[39] Sufredini AF, Fromm RE, Parker MM et al. The cardiovascular response of normal humans to the administration of endotoxin. N Engl J Med 1989; 321: 280–287
[40] The Veterans Administration Systemic Sepsis Cooperative Study Group. Effect of high-dose glucocorticoid therapy on mortality in patients with clinical signs of systemic sepsis. N Engl J Med 1987; 317: 659–665
[41] Tracey KJ, Fong Y, Hesse DG et al. Anti-cachectin/TNF monoclonal antibodies prevent septic shock during lethal bacteraemia. Nature 1987; 330: 662–664
[42] Warren BL, Eid A, Singer P et al. Caring for the critically ill patient. High-dose antithrombin III in severe sepsis: a randomized controlled trial. Jama 2001; 286: 1869–1878
[43] Werdan K, Pilz G. Supplemental immune globulins in sepsis: a critical appraisal. Clin Exp Immunol 1996; 1: 83–90

[44] Werdan K. Pathophysiology of septic shock and multiple organ dysfunction syndrome and various therapeutic approaches with special emphasis on immunoglobulins. Ther Apher 2001; 5: 115–122
[45] Yang S, Zhou M, Koo DJ et al. Pentoxifylline prevents the transition from the hyperdynamic to hypodynamic response during sepsis. Am J Physiol 1999; 277: H1036–1044
[46] Zhang P, Bagby GJ, Stoltz DA et al. Enhancement of peritoneal leukocyte functions by granulocyte colony-stimulating factor in rats with abdominal sepsis. Crit Care Med 1998, 26: 315–321

Kernaussagen

Definition, Diagnose und Epidemiologie

Als systemisches Inflammationssyndrom (SIRS) wird eine Wirtsreaktion nicht infektiöser Ätiologie definiert, die durch mindestens 2 der folgenden Kriterien gekennzeichnet ist: Fieber ≥ 38 °C oder Hypothermie ≤ 36 °C; Leukozytose ≥ 12 000/µl oder Leukopenie ≤ 4000/µl oder ≥ 10 % unreife neutrophile Granulozyten im Differenzialblutbild; Tachykardie mit einer Kammerfrequenz ≥ 90/min; Tachypnoe ≥ 20 Atemzüge/min oder paCO$_2$ ≤ 4,3 kPa.
Ein Inflammationssyndrom infektiöser Ätiologie wird als „Sepsis" verstanden. Treten zusätzlich infektionsbedingte Organfunktionsstörungen auf, wird eine „schwere Sepsis" angenommen.
Gemäß der Definition der schweren Sepsis als infektiös ausgelöste systemische Inflammationsreaktion werden für die Diagnose gefordert: der Nachweis eines Infektionsherdes, der Nachweis einer schweren inflammatorischen Wirtsantwort (SIRS) und das Auftreten akuter infektionsferner Organfunktionsstörungen.
Epidemiologische Studien und Krankenhausentlassungsstatistiken berichten über eine Zunahme der Sepsisinzidenz in den letzten beiden Dekaden, verbunden mit einer Abnahme der Letalität. Nach der deutschen SepNet-Studie erwerben Patienten mit schwerer Sepsis und septischem Schock die zugrunde liegende Infektion zu 35,4 % ambulant, zu 19,8 % nosokomial im Krankenhaus und zu 36,6 % auf der Intensivstation.

Pathophysiologie der Sepsis
- Auslöser einer Sepsis ist immer eine Infektion.
- Die unspezifische Immunantwort wird durch spezifische mikrobielle Moleküle – „Pathogen associated molecular Patterns" (PAMPs) – ausgelöst, die seitens des Wirtsorganismus durch Pattern Recognition Proteins (PRPs) erkannt werden.
- Als primäre Zytokine werden Tumornekrosefaktor (TNF) und Interleukin-1 ausgeschüttet.
- Die systemische Inflammation führt zu einem Verlust der Gerinnungskontrolle mit einem Überwiegen des prokoagulatorischen Systems.
- Sepsis geht mit einer kardiozirkulatorischen Dysfunktion einher, bestehend aus: systemischer Vasodilatation, Hypovolämie, septischer Kardiomyopathie und Mikrozirkulationsstörung.

Pathophysiologie der Multiorgandysfunktion
- Multiorgandysfunktion (MODS) ist die akute Funktionseinschränkung mindestens zweier Organsysteme.
- Sepsis ist ein wichtiger Auslöser des MODS.
- Apoptose und Gewebehypoxie sind weitere wichtige Trigger eines MODS.

Fokussanierung beim kritisch kranken Patienten
Die Anwendung des Grundsatzes „ubi pus, ibi evacua" stellt die Basis der Fokussanierung dar. Die Methoden folgen dem Trend der Minimierung der Invasivität und werden mit einer systemischen Behandlung der Infektion kombiniert.
Herdsanierende Maßnahmen sollten absolut in Betracht gezogen werden, wenn einer oder mehrere der folgenden Punkte zutreffen: Vorliegen eines Abszesses oder einer abgeschlossenen Ansammlung infektiösen Materials; nekrotisches oder devitales Gewebe in räumlicher Nähe zu einer Infektionsquelle; Infektion durch Obstruktion oder Perforation eines Hohlorgans; vorhandene Fremdkörper.
Definitive Versorgung des Herdes ist das Wunddébridement (aktive Entfernung von devitalisiertem oder infiziertem Gewebe). Bei infizierten Fremdkörpern ist die Entfernung des Fremdkörpers ein wesentlicher Bestandteil der Kontrolle und Behandlung der Infektion.
Die sofortige und definitive Fokussanierung ist von fundamentaler Bedeutung für die erfolgreiche Behandlung lebensbedrohlicher Infektionen beim kritisch kranken Patienten und stellt eine chirurgische Handlungsmaxime dar.

Supportive Behandlungsstrategien
Die wesentlichen supportiven therapeutischen Maßnahmen bei Sepsis zielen auf eine Optimierung des O$_2$-Angebots. Zielkriterien zur Stabilisierung der globalen Hämodynamik sind ein arterieller Mitteldruck von ≥ 65 mmHg, eine Urinausscheidung von ≥ 0,5 ml/kg KG/h, ein Serumlaktat von < 2,2 mmol/l und eine ScvO$_2$ > 70 %.
Eine adäquate Volumentherapie ist die erste und wichtigste Maßnahme im Rahmen der hämodynamischen Stabilisierung septischer Patienten. Die Flüssigkeitsmenge, die in der Akutphase infundiert werden muss, kann mehrere Liter betragen.
Dobutamin ist das Katecholamin der Wahl zur Therapie der eingeschränkten Pumpfunktion bei Sepsis.
Eine Transfusion von Erythrozyten scheint immer dann gerechtfertigt, wenn trotz adäquater Volumentherapie und Anhebung des HZV mittels Dobutamin weiterhin Zeichen einer peripheren Minderperfusion bestehen.
Noradrenalin ist Vasopressor der ersten Wahl bei der Behandlung der volumenrefraktären Hypotonie in der Sepsis. Vasopressin sollte nur dann in Betracht gezogen werden, wenn Patienten anderweitig nicht zu stabilisieren sind.

Adjunktive Therapieansätze bei Sepsis
Leider ist es bis heute bei Sepsis nicht gelungen, die Wirksamkeit adjunktiver Therapiemaßnahmen eindeutig zu belegen.

Kapitel 9
Schock und Intoxikationen

9.1	Schock	638
9.2	Management akuter Intoxikationen in der Intensivmedizin	648

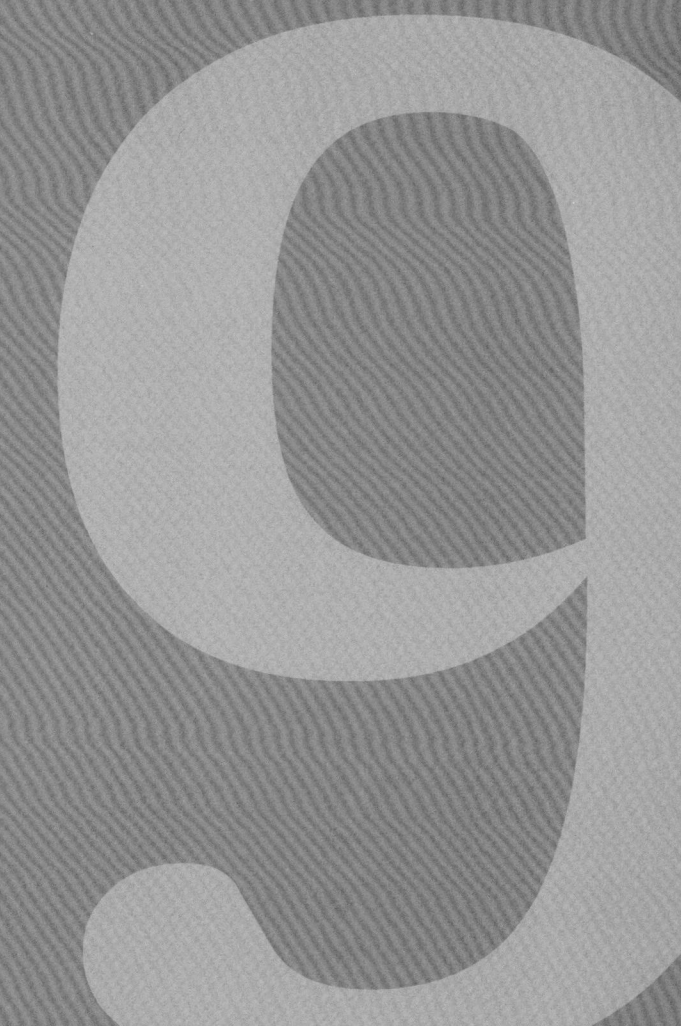

9.1 Schock

F. Bloos, M. Bauer, K. Reinhart

9.1.1 Klassifikation und klinische Zeichen

> **Definition**
> Schock beschreibt die Fehlfunktion des kardiozirkulatorischen Systems, ein zur Deckung des zellulären Energiebedarfs ausreichend hohes zelluläres O_2-Angebot aufrechtzuerhalten.

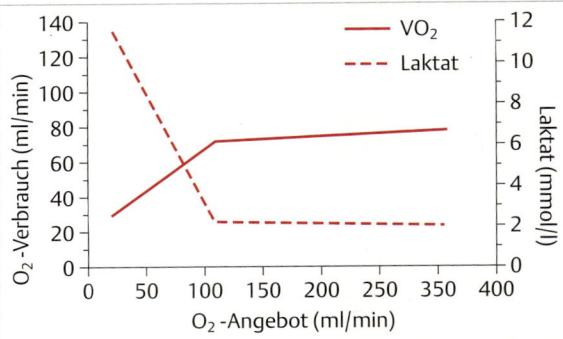

Abb. 9.1 Beziehung zwischen O_2-Angebot und O_2-Verbrauch. Auch bei deutlich eingeschränktem O_2-Angebot kann der O_2-Verbrauch (VO_2) aufrechterhalten werden. Erst wenn das O_2-Angebot unter das kritische O_2-Angebot fällt, entsteht eine Abhängigkeit zwischen O_2-Angebot und O_2-Verbrauch (Daten nach [20]).

▶ **Ursachen.** Ein Schock kann unterschiedliche Ursachen haben. Da sich die therapeutischen Ansätze nach Ätiologie und zugrunde liegender Pathophysiologie unterscheiden, ist eine Unterteilung der Schockformen nach ihrer Ursache sinnvoll. Als wesentliche Schockursachen sind die Verminderung des zirkulierenden Blutvolumens (*Volumenmangelschock*), das kardiale Versagen (*kardiogener Schock*) sowie die *distributiven Schockformen* zu nennen. Letzteren liegt eine Fehlverteilung des Blutvolumens durch ein Versagen der Vasomotorik zugrunde. Zu den distributiven Schockformen gehören der septische Schock, der neurogene Schock und der anaphylaktische Schock. Der septische Schock wird in Kap. 8.17 abgehandelt und daher hier nicht weiter erklärt.

▶ **Klinik.** Auch das klinische Bild des Schocks unterscheidet sich je nach dem zugrunde liegenden Pathomechanismus. Folgende Symptome lassen sich jedoch fast immer beobachten:
- Hypotonie,
- Tachykardie,
- Tachypnoe,
- Oligurie,
- Störung des Sensoriums.

9.1.2 Allgemeine Pathophysiologie

Die Hauptaufgabe des kardiozirkulatorischen Systems besteht in der Versorgung der Zellen mit Sauerstoff. Die Qualität dieser Funktion wird durch das O_2-Angebot und den Perfusionsdruck bestimmt.

▶ **O_2-Angebot.** Das O_2-Angebot beschreibt, wie viele Milliliter Sauerstoff pro Minute vom kardiozirkulatorischen System transportiert werden. Das O_2-Angebot besteht aus den beiden Faktoren Herzzeitvolumen (HZV) und arterieller O_2-Gehalt. Ein Abfall des O_2-Angebots bewirkt zunächst jedoch keine Limitierung des O_2-Verbrauchs. Durch Kapillarrekrutierung wird die für die Diffusion zur Verfügung stehende Endotheloberfläche im Bereich der Mikrozirkulation erhöht. Dies ermöglicht eine Steigerung der O_2-Extraktion und der O_2-Verbrauch bleibt erhalten. Erst nach Ausschöpfung aller Kompensationsmechanismen limitiert ein weiterer Abfall des O_2-Angebots den O_2-Verbrauch. Das heißt, unterhalb dieses kritischen O_2-Angebots besteht eine Abhängigkeit des O_2-Verbrauchs vom O_2-Angebot (▶ Abb. 9.1; [20]). In diesem Bereich besteht daher eine Minderversorgung der Organe mit Sauerstoff, sodass ein anaerober Stoffwechsel mit Laktazidose resultiert.

▶ **Perfusionsdruck.** Eine suffiziente Organdurchblutung kann jedoch nur bei einem ausreichenden Perfusionsdruck erfolgen. Autoregulationsmechanismen erlauben eine gewisse Unabhängigkeit regionaler Blutflüsse vom Perfusionsdruck. Allerdings kann das Gefäßbett einzelner Organe einen bedarfsgerechten Blutfluss nur innerhalb eines gewissen Blutdruckbereichs gewährleisten

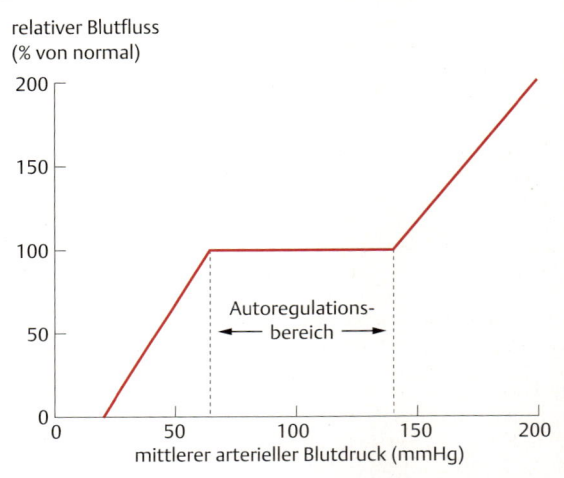

Abb. 9.2 Vereinfachte Darstellung über die Abhängigkeit der Organperfusion vom Perfusionsdruck (Autoregulation). Innerhalb des Autoregulationsbereichs kann das Gefäßbett den Blutfluss konstant halten. Der Autoregulationsbereich unterscheidet sich bei verschiedenen Organen und ist z. B. bei Herz und Gehirn am größten.

(▶ Abb. 9.2). Wird dieser Bereich unterschritten, so wird die Organperfusion nicht mehr hauptsächlich vom O_2-Bedarf des entsprechenden Organs, sondern vom Blutdruck bestimmt.

> **Merke**
> Die Hypotonie ist ein wesentliches Leitsymptom des Schocks. Beim Volumenmangelschock besteht eine enge Korrelation zwischen Blutdruck und HZV, bei den distributiven Schockformen jedoch muss die Hypotonie nicht unbedingt mit einem Abfall des HZV im gleichen Ausmaß einhergehen.

Von der Ausprägung des Blutdruckabfalls kann nicht direkt auf das Ausmaß der Einschränkung des O_2-Angebots geschlossen werden. Andererseits kann auch bei noch normalem Blutdruck nicht immer auf ein adäquates O_2-Angebot geschlossen werden.

9.1 Schock

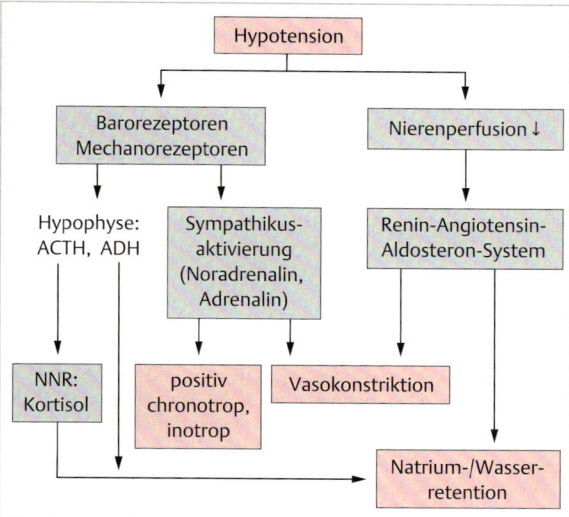

Abb. 9.3 Neurohumorale Kompensationsmechanismen beim Schock.
ACTH = adrenokortikotropes Hormon; ADH = antidiuretisches Hormon; NNR = Nebennierenrinde.

▶ **Kompensationsmechanismen.** Mehrere Kompensationsmechanismen sind für die Aufrechterhaltung des Perfusionsdrucks von Bedeutung. Eine Hypotonie aktiviert die Barorezeptoren im Glomus caroticum und Mechanorezeptoren im rechten Ventrikel (▶ Abb. 9.3). Dies führt zur Aktivierung des Sympathikus. Das über das Nebennierenmark ausgeschüttete Adrenalin wirkt auf das Myokard sowohl positiv inotrop als auch positiv chronotrop und erzeugt eine generalisierte Vasokonstriktion. Ein Abfall der renalen Perfusion führt im juxtaglomerulären Apparat zur Freisetzung von Renin, welches die Formierung von Angiotensinogen zu Angiotensin I induziert.

Angiotensin I wird in der Lunge durch das „Converting Enzyme" in die wirksame Form Angiotensin II umgewandelt. Auch dieser Mediator ist ein potenter Vasokonstriktor. Er induziert außerdem in der Nebennierenrinde die Freisetzung von Aldosteron, sodass es zu einer vermehrten Natrium- und Wasserretention kommt und das intravasale Volumen zunimmt. Zusätzlich wird durch die herabgesetzte Dehnung des Vorhofs die Produktion des atrialen natriuretischen Faktors (ANF) vermindert, der physiologischerweise die Auswirkungen des Renin-Angiotensin-Systems hemmt. Die Freisetzung von antidiuretischem Hormon (ADH; Vasopressin) und Kortisol bewirkt ebenfalls eine Natrium- und Wasserretention.

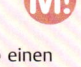

Merke

Diese Kompensationsmechanismen setzen im Prinzip einen Volumenmangel voraus, werden aber auch bei anderen Schockformen in gleicher Weise aktiviert und können z. B. beim kardiogenen Schock unerwünscht sein.

Bei prolongiertem Schock mit zunehmender Laktazidose kommt es schließlich zu einer Deregulierung der Stickstoffmonoxid(NO)-Synthese und damit zur Vasodilatation. Die Auswirkungen der gesteigerten NO-Freisetzung werden durch eine Erschöpfung der körpereigenen Vasopressinspeicher noch verstärkt. Letztlich enden somit alle Schockformen final im vasodilatatorischen Schock [14].

Organbeteiligungen

Herz

Da die myokardiale O_2-Extraktion nur geringfügig gesteigert werden, das Myokard aber andererseits keine O_2-Schuld eingehen kann, ist das Herz auf einen koronaren Blutfluss angewiesen, der kontinuierlich dem myokardialen O_2-Bedarf angepasst werden muss. Bereits kurzfristige Einschränkungen der Kopplung zwischen myokardialem O_2-Bedarf und Angebot können zu Einschränkungen in der kardialen Kontraktilität führen (*Stunned Myocardium*). Sofern das Herz nicht Auslöser des Schocks ist (kardiogener Schock), bestimmt die Suffizienz der koronaren Perfusion und damit der Kontraktilität wesentlich die Dauer der hämodynamischen Kompensation des Schocks.

Gehirn

Wie das Herz besitzt auch die zerebrale Perfusion die Fähigkeit zur Autoregulation, die mindestens einen mittleren arteriellen Druck von 50 bis 60 mmHg benötigt. Bei vorher bestehenden Gefäßerkrankungen kann der Autoregulationsbereich jedoch zu höheren Drücken verschoben sein. Wird der für die Autoregulation benötigte Mindestdruck unterschritten, kann keine bedarfsgerechte Blutflussregulierung mehr stattfinden und es besteht die Gefahr einer Ischämie. Allerdings besitzt das Gehirn eine große O_2-*Extraktionsreserve*, sodass auch bei vermindertem zerebralen Blutfluss der O_2-Bedarf gedeckt werden kann.

Lunge

Bei progredienter Schocksymptomatik ist auch die Perfusion der Atemmuskulatur betroffen, sodass es zu einer *Hypoventilation* kommt. Somit kann bereits der Gasaustausch signifikant gestört sein, ohne dass eine direkte pulmonale Beteiligung stattgefunden hat. Darüber hinaus kann ein Lungenödem als Folge eines kardiogenen Schocks oder durch eine erhöhte Kapillarpermeabilität (z. B. anaphylaktischer Schock) den Gasaustausch zusätzlich beeinträchtigen.

Nieren

Die *Oligurie* ist ein typisches Symptom des Schocks. Die im Rahmen der hormonellen Kompensation des Schocks ausgeschütteten Hormone Aldosteron, Kortisol und ADH bewirken in der Henley-Schleife eine erhöhte Wasserretention. Die im Schock beobachtete Natrium- und Wasserretention führt zur Ausscheidung eines natriumarmen Urins. Weiterhin kommt es als Folge des Absinkens des Perfusionsdrucks zu einer renalen Hypoperfusion mit Abfall der glomerulären Filtrationsrate. Obwohl diese Veränderungen der Nierenfunktion bereits ein dialysepflichtiges Nierenversagen induzieren können, sind sie bei Wiederherstellung der hämodynamischen Kompetenz reversibel. Kommt es jedoch zu einer ischämieinduzierten Tubulusnekrose oder zur Verlegung der Tubuli z. B. nach Traumatisierung (Crush-Niere), so kann die Nierenfunktion nachhaltig beeinträchtigt sein.

Gastrointestinaltrakt

▶ **Darmmukosa.** Bei Patienten mit Schock besteht häufig ein paralytischer Ileus, der wahrscheinlich Folge einer Ischämie ist. Die Darmmukosa ist durch die anatomische Struktur der villösen Mikrozirkulation extrem anfällig für eine Reduktion im O_2-Angebot. Dies führt bereits früh im Schockgeschehen zu einer mukosalen Minderperfusion: Es kann zum Verlust der intestinalen Barrierefunktion gegenüber dem bakteriell besiedelten Darmlumen kommen. Mikroorganismen und deren Toxine können in den Körper translozieren.

Schock und Intoxikationen

> **Merke**
> Bakterielle Translokation ist ein Pathomechanismus für infektiöse Komplikationen des Intensivpatienten und trägt möglicherweise zur Pathogenese des Multiorganversagens bei.

▶ **Leber.** Eine signifikante Einschränkung der Leberfunktion steht beim Schock primär nicht im Vordergrund. Die Manifestation einer Leberinsuffizienz mit erhöhten Bilirubinkonzentrationen und eingeschränkter Syntheseleistung von Gerinnungsfaktoren und Albumin wird erst bei einem ausgeprägten hepatischen Zelluntergang klinisch auffällig. Das retikuloendotheliale System spielt eine entscheidende Rolle bei der Eliminierung aus dem Darm translozierter Mikroorganismen und Toxine. Eine Beeinträchtigung dieser Funktion wird als ein wichtiger Faktor in der Pathogenese eines „Multiple Organ Dysfunction Syndrome" (MODS) angesehen.

Zelluläre Auswirkungen

▶ **Anaerober Stoffwechsel.** Fehlt Sauerstoff zur ATP-Gewinnung, so resultiert ein anaerober Stoffwechsel. Das Glykolyseprodukt Pyruvat wird dabei durch die Laktatdehydrogenase zu Laktat umgewandelt, statt in den O_2-abhängigen Zitronensäurezyklus zu gelangen. Auf diese Weise können jedoch nur 2 mol ATP pro 1 mol Glukose gewonnen werden, während bei der oxidativen Phosphorylierung 36 mol ATP pro 1 mol Glukose entstehen. Deshalb kann der zelluläre Energiebedarf über einen anaeroben Stoffwechsel nur kurzfristig gedeckt werden. Wird die Sauerstoffzufuhr nicht wiederhergestellt, so entstehen ultrastrukturelle Schäden. Man kann davon ausgehen, dass umso mehr Zellschäden auftreten, je länger ein anaerober Stoffwechsel besteht.

> **Praxistipp**
> Die Konzentration des Laktats, des Produkts der anaeroben Glykolyse, ist daher ein geeigneter laborchemischer Parameter, um das Ausmaß der anaeroben Stoffwechsellage abzuschätzen. Es besteht eine signifikante Korrelation zwischen Laktatkonzentration und Mortalität.

Auch hängt die Mortalität der Patienten direkt von der Dauer eines erhöhten Laktatspiegels ab [15].

9.1.3 Allgemeine Therapierichtlinien

Jede Form des Schocks stellt für den Patienten eine vitale Bedrohung dar und benötigt sofortige Therapie.

> **Merke**
> Ziel der Schocktherapie muss die Wiederherstellung eines adäquaten O_2-Angebots und Perfusionsdrucks sein, um eine suffiziente Organperfusion und Gewebeoxygenierung zu erreichen.

Orientierende Untersuchung und erste Maßnahmen

Zunächst sollte eine orientierende Untersuchung stattfinden, die nur wenige Minuten in Anspruch nehmen darf:
- Bewusstseinslage (Glasgow-Koma-Skala),
- Atemstabilität (Oxygenierung, Atemfrequenz, pulmonale Auskultation),
- Kreislaufstabilität (Herzfrequenz, Herzrhythmus, Blutdruck, kardiale Auskultation, periphere Ödeme?).

Im Rahmen dieser orientierenden Untersuchung sollten folgende Maßnahmen durchgeführt werden:
- EKG,
- Pulsoxymetrie,
- indirekte Blutdruckmessung nach Riva-Rocci,
- venöser Zugang.

▶ **Peripher-venöser Zugang.** Es sollte zuerst zumindest ein peripher-venöser Zugang gelegt werden. Sind große Volumenumsätze zu erwarten, so sind *mehrere* großlumige i. v. Zugänge zu legen.

Diese initialen Schritte ermöglichen bereits eine erste Abschätzung der vitalen Bedrohung des Patienten und sollten dementsprechende erste Maßnahmen (z. B. Volumengabe, O_2-Gabe) nach sich ziehen. Soweit es der Zustand des Patienten erlaubt, kann eine kurze Anamnese bzw. Fremdanamnese durchgeführt werden.

Weitere Versorgung

▶ **Intubation.** Die Entscheidung zur endotrachealen Intubation sollte bei Patienten im Schock auch ohne Vorliegen einer Störung des Gasaustausches frühzeitig gestellt werden, da die Atemarbeit insbesondere in einer Stresssituation den O_2-Bedarf des Körpers beträchtlich steigert. Sedierung, Intubation und Beatmung allein können den O_2-Verbrauch vermindern. Bewusstlosigkeit oder Hypoxie sind absolute Indikationen für eine Intubation.

▶ **Invasive Druckmessung.** Eine invasive Druckmessung ist nützlich, um kurzfristige Blutdruckveränderungen schnell zu erkennen. Außerdem können unblutige Messverfahren im Schock ungenaue Blutdruckwerte liefern. Die Anlage einer invasiven Druckmessung sollte aber den Ablauf nicht verzögern und kann auch später im Verlauf der Primärversorgung erfolgen.

▶ **Diurese und ZVD.** Der Blasenkatheter liefert über die Diurese wichtige Informationen zur Nierenfunktion und damit einen empfindlichen Parameter der Organperfusion. Der ZVD liefert einen wichtigen Parameter zur Differenzialdiagnose des Schocks (z. B. niedriger ZVD bei Volumenmangel, hoher ZVD bei kardiogenem Schock). Zur Therapiekontrolle ist der ZVD allerdings eher schlecht geeignet (s. u.).

Kausale Therapie und Monitoring

Für ein erweitertes hämodynamisches Monitoring stehen hauptsächlich die Echokardiografie, der Pulmonalarterienkatheter (PAK) und die Pulskonturanalyse zur Verfügung. Die Methodik wird ausführlich in Kap. 3.3 beschrieben. Allerdings ist durch keine Studie geklärt, ob ein erweitertes hämodynamisches Monitoring das Ergebnis der Schocktherapie verbessert, welche Parameter man idealerweise einsetzt und welche Mindestwerte bei der Behandlung erreicht werden sollen. Es ist vielmehr so, dass gerade der als Goldstandard des erweiterten hämodynamischen Monitorings geltende PAK zu keinem Behandlungsvorteil für Patienten mit Schock führte [12].

> **Merke**
> Unabhängig von der Ätiologie des Schocks sollte die Therapie nicht einfach eine unspezifische Normalisierung der hämodynamischen Parameter zum Ziel haben, sondern sich patientenindividuell an Parametern orientieren, die eine adäquate Organperfusion (z. B. Laktat) bzw. -funktion (z. B. Diurese) repräsentieren.

▶ **Gemischt- und zentralvenöse Sauerstoffsättigung.** In diesem Zusammenhang kann die aus der Pulmonalarterie gewonnene gemischtvenöse Sauerstoffsättigung (SvO$_2$) nützlich sein, die ein Parameter für die Relation zwischen O$_2$-Angebot und -verbrauch darstellt. Alternativ kann auch die aus dem distalen Schenkel eines zentralvenösen Katheters gewonnene zentralvenöse Sauerstoffsättigung (ScvO$_2$) bestimmt werden. Eine ScvO$_2$ von < 70 % kann bei ansonsten normalen Blutdruckwerten auf eine noch unvollständige Kreislaufstabilisierung hinweisen [19].

9.1.4 Volumenmangelschock

Definition
Der Volumenmangelschock ist definiert als inadäquates O$_2$-Angebot aufgrund eines verminderten zirkulierenden Blutvolumens.

Ätiologie

Die möglichen Ursachen des Volumenmangelschocks sind unten aufgeführt. Prinzipiell kann eine Verminderung des Blutvolumens direkt durch eine *Hämorrhagie* oder indirekt durch Verlust von freiem Wasser *(Verringerung des Gesamtkörperwassers)* erfolgen.

▶ **Ätiologie des Volumenmangelschocks:**
- hämorrhagischer Schock,
- Extravasation in den Intestinaltrakt (Ileus),
- Transsudation bei Peritonitis,
- Polyurie (Diabetes insipidus, polyurische Phase des Nierenversagens),
- prolongiertes Erbrechen, prolongierte Diarrhö,
- hohe Flüssigkeitsverluste über Sonden, Drainagen, Fisteln,
- extreme Schweißsekretion (Fieber, Hitzeeinwirkung),
- schwere Verbrennungen,
- Vena-cava-Kompressionssyndrom.

Pathophysiologie

▶ **Kompensierter Schock.** Bei Reduktion des zirkulierenden Blutvolumens kommt es zu der bereits oben beschriebenen Aktivierung neuroendokriner Kompensationsmechanismen (▶ Abb. 9.3). In dieser Phase des kompensierten Schocks wird durch generalisierte Vasokonstriktion ein noch suffizienter Perfusionsdruck aufrechterhalten. Organe mit Autoregulation (Hirn, Herz) werden ausreichend perfundiert.

▶ **Dekompensierter Schock.** Bei weiteren Flüssigkeitsverlusten versagen die Kompensationsmechanismen und es resultiert ein dekompensierter Schock. Hierbei lässt die kompensatorische Vasokonstriktion nach und eine weitere Abnahme des intravasalen Volumens geht mit einer Verminderung des Blutdrucks und des Herzzeitvolumens einher. Konsekutiv verschlechtern sich die Organperfusion und damit auch die Organfunktionen. Schließlich kommt es zum *irreversiblen Schock* mit Zellnekrosen und Organversagen. Dieser Zustand ist durch eine schwere Azidose, erhöhte Kapillarpermeabilität und Erliegen der Vasomotorik gekennzeichnet.

Diagnose

Wie in ▶ Tab. 9.1 am Beispiel des hämorrhagischen Schocks gezeigt wird, hängt die Ausprägung der Symptome direkt von der Schwere des Volumenmangels ab [21]. Neben der Anamnese und dem direkten Nachweis von Flüssigkeitsverlusten erfolgt die Diagnose über den klinischen Befund:
- typischer hämodynamischer Befund: Tachykardie, Hypotonie, erniedrigte links- und rechtsventrikuläre Füllungsdrücke,
- kalte, blasse, marmorierte Haut,
- Angst, Unruhe, Somnolenz,
- Oligurie, Anurie.

Praxistipp
Eine Hämorrhagie selbst verändert den Hämatokrit zunächst nicht, da Plasma und korpuskuläre Blutbestandteile gleichermaßen verloren gehen. Erst durch Verschieben extrazellulären Wassers nach intravasal und dann hauptsächlich durch den therapeutischen Volumenersatz kommt es zu einem Verdünnungseffekt und Abfall des Hämatokrits. Bei Volumenmangel durch Dehydratation ist der Hämatokrit erhöht.

Therapie

Ziel der Therapie ist es, das zirkulierende Blutvolumen durch i. v. Volumensubstitution möglichst vollständig wiederherzustellen. Hierzu sollten mehrere großlumige peripher-venöse Zugänge gelegt werden. Alternativ kann auch ein ein- oder mehrlumiger Dialysekatheter z. B. in die V. femoralis platziert werden. Konventionelle zentrale Venenkatheter sind wegen ihres kleinen Lumens zur schnellen Volumensubstitution ungeeignet.

▶ **Volumenersatz.** Zur Therapie des intravasalen Volumenmangels stehen sowohl kristalloide als auch kolloidale Lösungen zur Verfügung. Es ist nach gegenwärtigem Erkenntnisstand für das Überleben des Patienten unerheblich, mit welcher Substanz der Volumenersatz erfolgt, solange eine Isovolämie erreicht wird. Tatsächlich zeigte eine große Studie an intensivmedizinisch betreuten Patienten bei Verabreichung von Volumenersatz mit physiologischer Kochsalzlösung als Kristalloid gegenüber Humanalbumin als Kolloid keine Unterschiede hinsichtlich des Überlebens der Patienten [10]. Entsprechende Metaanalysen ließen ebenso keinen Vorteil eines bestimmten Volumenersatzes erken-

Tab. 9.1 Klinisches Bild des hämorrhagischen Schocks in Abhängigkeit vom Blutverlust.

Stadium	Blutverlust (ml)[1]	Blutverlust (% des Blutvolumens[2])	Puls	Blutdruck	Atemfrequenz (Atemzüge/min)	Diurese (ml/h)	Neurologisches Erscheinungsbild
I	< 750	< 15	< 100	normal	14 – 20	> 30	leicht ängstlich
II	750 – 1500	15 – 30	> 100	normal	20 – 30	20 – 30	ängstlich
III	1500 – 2000	30 – 40	> 120	niedrig	30 – 40	5 – 15	ängstlich, verwirrt
IV	> 2000	> 40	> 140	niedrig	> 35	Anurie	verwirrt, lethargisch

[1] für einen 70 kg schweren Mann
[2] normales Blutvolumen: 70 ml/kg KG (Männer) bzw. 60 ml/kg KG (Frauen)

nen [4]. Dennoch gibt es Überlegungen, bestimmte Lösungen für die Flüssigkeitstherapie zu bevorzugen. Darauf wird in Kap. 4.4 näher eingegangen.

▶ **Blutprodukte.** Blutprodukte werden im hypovolämischen Schock nur dann eingesetzt, wenn sich nach Laborbestimmung und klinischer Einschätzung ein spezifischer Substitutionsbedarf ergibt.

▶ **Vasopressoren.** Die Aufrechterhaltung des arteriellen Mitteldrucks mit Vasopressoren wie z. B. Noradrenalin ist beim Volumenmangelschock an sich nicht indiziert. Insbesondere bei Patienten mit einem schweren hämorrhagischen Schock kann eine sofortige Kreislaufstabilisierung aber oft nicht erreicht werden. Hier kann überlappend mit der Volumengabe eine kurzfristige Vasopressorgabe notwendig werden. Auf keinen Fall aber darf ein mit einem Vasopressor erzielter normaler arterieller Mitteldruck dazu führen, dass eine notwendige Volumentherapie unterlassen oder verzögert wird.

Steuerung der Volumentherapie

Um wieder ein adäquates O_2-Angebot zu gewährleisten, sollte der Flüssigkeitsverlust vollständig ersetzt werden. So kann der Blutverlust beim hämorrhagischen Schock anhand der klinischen Befunde abgeschätzt werden, während z. B. Verluste über Drainagen und Sonden aus den kumulativen Bilanzen der letzten Tage ersehen werden können.

▶ **Orientierung an Organfunktionen.** Wie bei den anderen Schockformen sollte sich die Therapiesteuerung an den Organfunktionen orientieren (z. B. Diurese). Die Diurese ist ein empfindlicher Parameter der Nierenperfusion. Es sollte eine Diurese von mindestens 0,5 ml/h/kg KG angestrebt werden.

▶ **Verlaufskontrolle der Laktazidose.** Die Verlaufskontrolle der Laktazidose hat sich in der Therapiekontrolle des Volumenmangelschocks ebenfalls bewährt.

> **Praxistipp**
>
> Die Gabe von Natriumbikarbonat zum Ausgleich der metabolischen Azidose sollte beim Volumenmangelschock vermieden werden, da damit keine Verbesserung der Hämodynamik zu erreichen ist, jedoch die Entwicklung einer Hyperkapnie und einer intrazellulären Azidose begünstigt wird [5].

▶ **Zentraler Venendruck.** Der zentrale Venendruck (ZVD) ist beim Schock nur eingeschränkt zur Steuerung der Volumentherapie einsetzbar. Zwar deutet ein niedriger ZVD auf einen Volumenmangel hin, aber der ZVD korreliert nur schlecht mit dem Blutvolumen. Der pulmonalkapilläre Verschlussdruck (PCWP) als Maß der linksventrikulären Vorlast korreliert nur schlecht mit dem linksventrikulären enddiastolischen Volumen. Somit kann weder ein optimaler PCWP noch ein optimaler ZVD als Endziel der Volumentherapie definiert werden [16].

> **Praxistipp**
>
> Bestehen Zweifel, ob bei dem Patienten noch ein Volumenbedarf besteht, so können die Echokardiografie und die Bestimmung des intrathorakalen Blutvolumens über die Pulskonturanalyse differenzialdiagnostisch hilfreich sein.

9.1.5 Kardiogener Schock

> **Definition**
>
> Der kardiogene Schock ist definiert als inadäquate Gewebeperfusion aufgrund einer Herzinsuffizienz nach adäquater Korrektur der Vorlast.

Pathophysiologie

Der kardiogene Schock entsteht entweder über eine verminderte ventrikuläre Ejektion (systolische Funktionsstörung) oder eine eingeschränkte Ventrikelfüllung (diastolische Funktionsstörung). Die möglichen Ursachen sind unten aufgeführt.

▶ **Ätiologie des kardiogenen Schocks:**
- akuter Myokardinfarkt (Links- bzw. Rechtsherzversagen, Papillarmuskelabriss, Wand- bzw. Septumruptur),
- Arrhythmien,
- Herzkontusion,
- Myokarditis,
- Kardiomyopathie,
- Klappenvitien (besonders Aorten- bzw. Mitralstenose),
- angeborene Vitien,
- Lungenembolie,
- eingeschränkte ventrikuläre Füllung (Tamponade, Spannungspneumothorax; auch als obstruktive Schockform bezeichnet),
- Abstoßungsreaktion eines Herztransplantats,
- kardiogener Schock nach Kardiotomie,
- Myxödem,
- Medikamente (Protamin, β-Blocker, Kalziumantagonisten).

▶ **Myokardinfarkt.** Der Myokardinfarkt ist die häufigste Ursache eines kardiogenen Schocks, wobei hier das linksventrikuläre Pumpversagen im Regel im Vordergrund steht. Aufgrund der peripheren Minderperfusion kommt es zu einer Aktivierung des Sympathikus und des Renin-Angiotensin-Aldosteron-Systems. Diese führen über eine Vasokonstriktion zunächst zu einer Aufrechterhaltung eines suffizienten Perfusionsdrucks. Dadurch steigen jedoch Vorlast (ADH-vermittelte Flüssigkeitsretention) und Nachlast (Vasokonstriktion) an, wodurch das insuffiziente Herz zusätzlich belastet wird (▶ Abb. 9.4). Das Pumpversagen führt zu einer Minderperfusion der peripheren Organe (*Vorwärtsversagen*) sowie zu einem Rückstau in das entsprechende venöse Gefäßbett (*Rückwärtsversagen*).

Diagnose

▶ **Klinik.** Das Ausmaß des Vorwärts- und Rückwärtsversagens prägt das klinische Bild. Das Rückwärtsversagen bei der Linksherzinsuffizienz manifestiert sich in Dyspnoe, Orthopnoe und in einem Lungenödem. Bei Rechtsherzversagen hingegen sind periphere Ödeme, Hepatomegalie und Abdominalschmerzen zu beobachten. Typisch ist hier die zentrale Venenstauung. Das Vorwärtsversagen zeigt sich in erster Linie durch eine verminderte Nierenfunktion mit Oligurie bis Anurie. Die Tachykardie ist Folge der Sympathikusaktivierung. Sie kann jedoch fehlen, wenn eine Bradyarrhythmie (z. B. atrioventrikulärer [AV]-Block III. Grades) an der Entwicklung des kardiogenen Schocks beteiligt ist.

Die folgenden diagnostischen Maßnahmen sollten zur Abklärung sofort durchgeführt werden:
- Röntgen-Thorax,
- 12-Kanal-EKG,
- Echokardiografie,
- arterielle Blutgasanalyse,
- natriuretische Peptide.

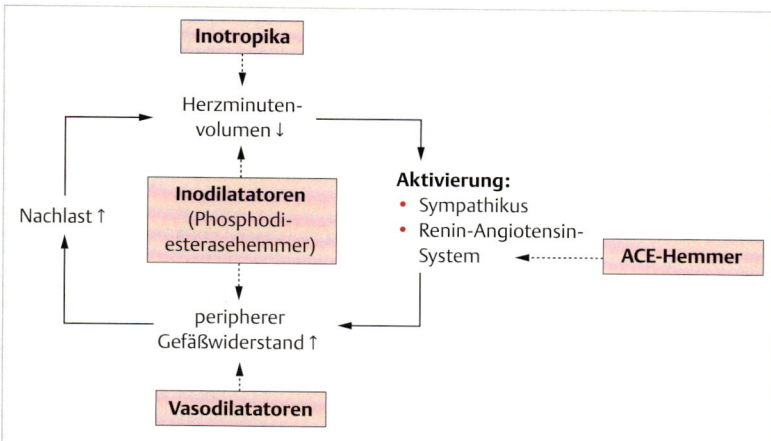

Abb. 9.4 Circulus vitiosus in der Pathophysiologie des kardiogenen Schocks und therapeutische Eingriffsmöglichkeiten.
ACE = „Angiotensin converting Enzyme".

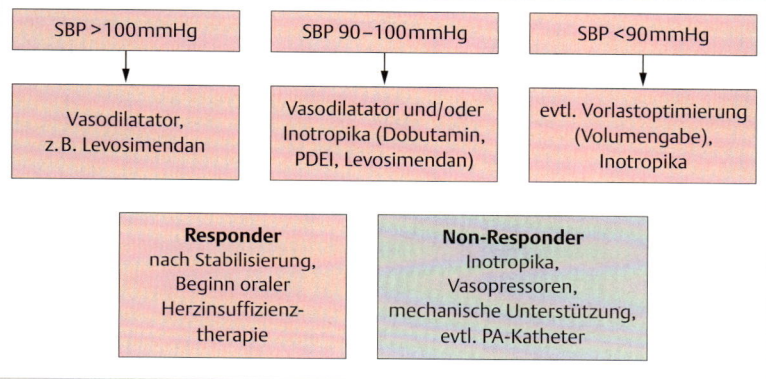

Abb. 9.5 Medikamentöse Therapie des kardiogenen Schocks anhand des systolischen Blutdrucks.
PA = Pulmonalarterie; PDEI = Phosphodiesteraseinhibitor; SBP = systolischer Blutdruck.

Bei einem natriuretischen Peptid vom B-Typ (BNP) kleiner als 100 pg/ml (N-terminales natriuretisches Pro-B-Typ-Peptid [NT-proBNP] < 400 pg/ml) ist eine kardiale Schockursache eher unwahrscheinlich. Hingegen deutet ein BNP von mehr als 400 pg/ml (NT-proBNP > 2000 pg/ml) auf das Vorliegen einer akuten Herzinsuffizienz hin. Die Echokardiografie bestätigt letztlich die Diagnose und zeigt strukturelle Veränderungen des Myokards, die auch wegweisend für die weitere Therapie sein können. Die direkte arterielle Blutdruckmessung und die Anlage eines zentralen Venenkatheters werden in der Regel empfohlen. Hingegen soll die Verwendung eines Pulmonalarterienkatheters hämodynamisch komplexen Situationen vorbehalten bleiben [7]. Dies betrifft hauptsächlich Patienten, bei denen sich trotz adäquater therapeutischer Maßnahmen eine adäquate Organperfusion nicht erreichen lässt.

Therapie

In Europa werden die Therapieleitlinien von der „European Society of Cardiology" formuliert [7], für die eine deutsche Kommentierung verfügbar ist [13]. Die kausale Behandlung für die Ätiologie des kardiogenen Schocks (Kap. 11.3) muss gemeinsam mit der symptomatischen Therapie unverzüglich eingeleitet werden.

Zunächst steht eine symptomatische Behandlung im Vordergrund:
- Sedierung (z. B. 2,5 – 5 mg Morphin) bei Patienten mit Dyspnoe, Thoraxschmerzen, Angstzuständen;
- Schleifendiuretika (z. B. 20 – 40 mg Furosemid i. v.) sowie Vasodilatatoren bei symptomatischer pulmonaler Stauung;
- kontinuierlicher positiver Atemwegsdruck (CPAP), (nichtinvasive) Beatmung bei einer arteriellen Sättigung < 95 %;
- Rhythmusstabilisierung (z. B. Pacing, Antiarrhythmika, Kardioversion).

Auch das insuffiziente Herz benötigt eine adäquate Füllung. Deshalb sollte auch im kardiogenen Schock eine Volumenbelastung (z. B. 250 ml/h) versucht werden, sofern die Diagnostik nicht eine Volumenüberlastung ergeben hat. Die Wahl der dann einzusetzenden Medikamente kann sich an dem systolischen Blutdruck ausrichten (▶ Abb. 9.5; [7]).

Inotropika

Der Einsatz von Inotropika kann die Hämodynamik und den klinischen Status des Patienten akut verbessern. Ihr Einsatz hat jedoch keinen Einfluss auf das Langzeitüberleben der Patienten und kann außerdem das Myokard schädigen. Daher sollte ihre Anwendung zwar frühzeitig im kardiogenen Schock eingeleitet, dann jedoch baldmöglichst auf die orale Herzinsuffizienztherapie umgestellt werden.

Im kardiogenen Schock ist zur Steigerung des HZV das kardioselektive β-Mimetikum Dobutamin das Mittel der ersten Wahl. Dobutamin wird in Dosierungen zwischen 2 und 15 µg/kg KG/min eingesetzt. Bei unzureichender Wirksamkeit kann die Therapie um einen Phosphodiesterase(PDE)-Hemmer erweitert wer-

Schock und Intoxikationen

den. Da PDE-Hemmer distal der β-Rezeptoren wirken, können sie β₁-Mimetikum sinnvoll ergänzen. Milrinon wird initial als Bolus von 50 µg/kg KG über 10–20 min verabreicht und dann mit 0,375–0,75 µg/kg KG/min dosiert.

Levosimendan ist ein Kalzium-Sensitizer, der die Kontraktilität durch Bindung an das Troponin-C der Kardiomyozyten steigert. Darüber hinaus ist Levosimendan ein potenter Vasodilatator. Ein Bolus von 12 µg/kg KG über 10 min kann gegeben werden, sollte bei arterieller Hypotonie (systolischer Blutdruck < 90 mmHg) jedoch unterbleiben. Es schließt sich eine kontinuierliche Gabe von 0,1 (0,05–0,2) µg/kg KG/min für maximal 24 h an. Levosimendan ist in Deutschland nicht zugelassen.

Vasokonstriktiv wirkende Katecholamine sind im kardiogenen Schock primär nicht indiziert, weil bereits ein hoher peripherer Gefäßwiderstand besteht. Führt die Gabe von inotropen Substanzen nicht zu den angestrebten Blutdruckwerten, so ist der Einsatz von z. B. Noradrenalin jedoch nicht zu umgehen.

Vasodilatatoren

Vasodilatatoren sollen die progrediente Vasokonstriktion in der Pathogenese des kardiogenen Schocks durchbrechen und die Nachlast senken. Sie sollten frühzeitig eingesetzt werden. Dies gilt insbesondere für Patienten mit pulmonaler Stauung. Patienten mit einem systolischen Blutdruck von < 90 mmHg sollten allerdings keinen Vasodilatator erhalten. Zur medikamentösen Therapie kommen Nitrogylzerin (10–20 µg/min; steigern bis zu 200 µg/min), Isosorbiddinitrat (1 mg/h, steigern bis zu 10 mg/h) oder Nitroprussid (0,3 µg/kg KG/min, steigern bis zu 5 µg/kg KG/min) infrage.

Mechanische Therapieverfahren

Bleibt die medikamentöse Therapie erfolglos, so können mechanische Unterstützungsverfahren wie die *intraaortale Ballongegenpulsation (IABP)* eingesetzt werden. Insbesondere bei einem infarktinduzierten kardiogenen Schock ist eine IABP sinnvoll, da die Erhöhung des diastolischen Druckes die Perfusion der Koronararterien verbessert.

Als letzte Therapieoption bleibt die Implantation eines mechanischen Unterstützungssystems („cardiac assist device"). Hier steht eine Vielzahl von Systemen zur Verfügung, die je nach Art wenige Wochen bis zu mehreren Monaten verbleiben können. Falls eine Erholung des Myokards unter der mechanischen Unterstützung nicht eintritt, können diese Verfahren zur Überbrückung bis zu einer Herztransplantation eingesetzt werden.

9.1.6 Anaphylaktischer und anaphylaktoider Schock

Definition
Der anaphylaktische Schock ist eine lebensbedrohliche, mit einer Vasodilatation einhergehende allergische Reaktion, die aufgrund einer Typ-I-Reaktion innerhalb von Sekunden bis Minuten nach Exposition mit einem Antigen auftritt. Als anaphylaktoiden Schock bezeichnet man sonstige allergische Reaktionen, die nicht auf einer Typ-I-Reaktion beruhen.

Pathophysiologie

▶ **Anaphylaktische Reaktion.** Dem anaphylaktischen Schock liegt eine anaphylaktische Sofortreaktion (Typ-I-Reaktion) zugrunde. Voraussetzung für eine allergische Reaktion ist eine Sensibilisierung während einer vorangegangenen Exposition gegen ein normalerweise harmloses Antigen. Während der Sensibilisierung wird das Allergen von Monozyten phagozytiert und proteolytisch abgebaut. Diese Abbauprodukte lösen eine durch T-Zellen vermittelte B-Zell-Proliferation aus, bei der IgE-Antikörper gegen das Allergen gebildet werden. Bei erneuter Exposition bilden die IgE-Antikörper Immunkomplexe mit dem Antigen. Diese Antigen-IgE-Antikörper-Komplexe binden an die Oberflächenrezeptoren von Mastzellen und lösen dort eine Ausschüttung von Histamin und Leukotrienen aus.

▶ **Anaphylaktoide Reaktionen.** Streng genommen wird nur die IgE-vermittelte Reaktion als Anaphylaxie bezeichnet. Jedoch können allergische Reaktionen anderer Pathogenese ein ähnliches Krankheitsbild erzeugen, das nicht vom anaphylaktischen Schock zu unterscheiden ist. Diese werden als anaphylaktoide Reaktionen bezeichnet.

▶ **Primäre und sekundäre Mediatoren.** Die Zusammensetzung der am anaphylaktischen bzw. anaphylaktoiden Schock beteiligten Mediatoren ist komplex. Es handelt sich hierbei um Histamin, plättchenaktivierenden Faktor (PAF), Prostaglandine, Leukotriene, Adenosin, Serotonin sowie um chemotaktische Faktoren, Enzyme (z. B. Proteasen) und strukturelle Proteoglykane. Histamin spielt neben den Leukotrienen die entscheidende Rolle bei der Ausprägung der hämodynamischen und pulmonalen Symptomatik (*primäre Mediatoren*). Initial wird eine Vasodilatation über H₁-Rezeptoren ausgelöst, dann aber sekundär über H₂-Rezeptoren aufrechterhalten. Im Bereich der Mikrozirkulation resultiert eine erhöhte Kapillarpermeabilität, die zur Ödembildung führt. Synergistisch mit anderen Mediatoren der anaphylaktischen/anaphylaktoiden Reaktion – insbesondere den Leukotrienen – löst Histamin ein H₁-vermittelte Bronchokonstriktion aus.

Alle anderen oben angeführten Mediatoren werden als *sekundäre Mediatoren* bezeichnet. Neben ihrer synergistischen Wirkung mit den primären Mediatoren scheinen sie auch für die noch Stunden nach dem auslösenden Ereignis auftretenden Spätreaktionen verantwortlich zu sein.

Diagnose

Je nach Ausmaß der freigesetzten Mediatoren werden in der Ausprägung der Symptomatik die *Stadien 0 bis IV* unterschieden (▶ Tab. 9.2; [2]), die sich innerhalb von Sekunden bis Minuten nach der Allergenexposition entwickeln können. Das Stadium III entspricht dem anaphylaktischen/anaphylaktoiden Schock. Charakteristisch ist die rasche Entwicklung der angeführten Symptome. Klinisch imponieren hauptsächlich die Schocksymptomatik und die Dyspnoe. Die Hauterscheinungen erleichtern die Diffe-

Tab. 9.2 Stadieneinteilung der anaphylaktischen bzw. anaphylaktoiden Sofortreaktion.

Stadium		Symptomatik
0	lokal	lokal begrenzte kutane Reaktion
I	leichte Allgemeinreaktion	disseminierte kutane Reaktionen, Schleimhautreaktionen, Allgemeinreaktionen (z. B. Unruhe, Kopfschmerz)
II	ausgeprägte Allgemeinreaktion	Kreislaufdysregulation, leichte Dyspnoe, beginnender Bronchospasmus, Stuhl- bzw. Harndrang
III	bedrohliche Allgemeinreaktion	Schock (Hypotonie, Tachykardie), Bronchospasmus, Angst, Unruhe, Bewusstlosigkeit
IV	vitales Organversagen	Atem- und Kreislaufstillstand

renzialdiagnose zu anderen Schockformen. Das klinische Bild ist typisch und bedarf keiner weiteren diagnostischen Maßnahmen. Lediglich bei einem fulminanten Verlauf mit Atem- und Kreislaufstillstand (Stadium IV) ist die allergische Pathogenese des Schocks nicht immer erkennbar, was für die Akutversorgung jedoch von untergeordneter Bedeutung ist.

Therapie

Da die verschiedenen pathophysiologischen Vorgänge mit Beteiligung unterschiedlicher Mediatorsysteme beim anaphylaktischen bzw. anaphylaktoiden Schock klinisch nicht getrennt werden können, ergibt sich eine für alle allergogenen Schockformen einheitliche Behandlung. Das therapeutische Vorgehen ist in ▶ Tab. 9.3 zusammengefasst.

▶ **Grundsätze der Therapie.** An erster Stelle steht bei der Therapie der anaphylaktischen/anaphylaktoiden Reaktion die sofortige Unterbrechung der Antigenexposition (z. B. Unterbrechung der Zufuhr des auslösenden Medikaments).

Die weitere Therapie entscheidet sich nach der Ausprägung der Symptomatik. Außer im Stadium 0, das nicht behandelt wird, sollte immer ein *i.v. Zugang* gelegt und bei kardiopulmonalen Auffälligkeiten *Sauerstoff* über Nasensonde oder Maske appliziert werden. Eine Intubationsindikation besteht nur bei schwerer Dyspnoe mit ausgeprägter pulmonaler Beteiligung sowie ab Stadium IV. Es ist jedoch daran zu denken, dass ein Glottisödem erst im fortgeschrittenen Stadium symptomatisch wird und die Intubation erheblich erschweren kann.

Die Schocktherapie ist in Form eines Algorithmus in ▶ Abb. 9.6 dargestellt. Sie erfolgt mit Adrenalin und Volumengabe. Es bestehen unterschiedliche Auffassungen darüber, ob die Adrenalinbehandlung oder die Volumentherapie an erster Stelle der Behandlung des anaphylaktischen Schocks stehen sollte [18]. In den deutschen Empfehlungen wird der Volumengabe der Vorrang eingeräumt [1]. In diesem Zusammenhang muss jedoch erwähnt werden, dass Therapieempfehlungen für den anaphylaktischen Schock nur wenig evidenzbasiert sind, da die zugrunde liegenden Studien nur geringe Qualität besitzen [8].

▶ **Volumentherapie.** Die Hypovolämie wird durch eine zügige i.v. Volumengabe therapiert. Ähnlich wie beim Volumenmangelschock gibt es keine gesicherten Erkenntnisse über die beste Art des Volumenersatzes. Es wird empfohlen, ausschließlich kristalloide Lösungen zu verwenden, um das mögliche Risiko einer Unverträglichkeit auf das Kolloid zu vermeiden [1]. Es gibt allerdings keinen Hinweis darauf, dass Patienten mit anaphylaktischen Reaktionen eine erhöhte Rate an Unverträglichkeitsreaktionen gegenüber kolloidalen Lösungen aufweisen.

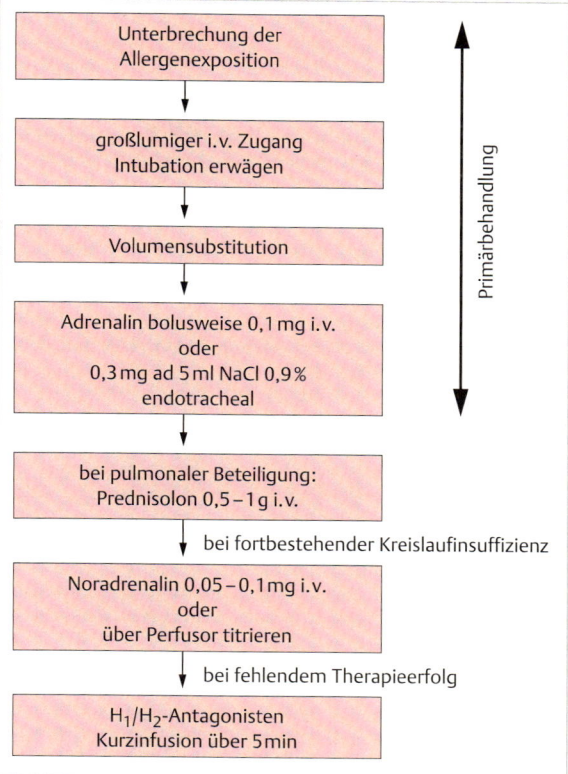

Abb. 9.6 Algorithmus zur Therapie des anaphylaktischen Schocks. Bei einer entsprechend ausgeprägten Schocksymptomatik sollten die Adrenalingabe und die Volumensubstitution zeitgleich erfolgen. Wenn nicht gleich ein i.v. Zugang zur Verfügung steht, kann das Adrenalin auch über den Endotrachealtubus gegeben werden.

▶ **Adrenalin.** Adrenalin ist das Katecholamin der ersten Wahl bei der Behandlung des anaphylaktischen/anaphylaktoiden Schocks. Es wirkt sowohl vasokonstriktorisch als auch bronchodilatatorisch und besitzt antiödematöse Eigenschaften. Es kann i.v. sowie endotracheal appliziert werden und steht auch als Dosieraerosol zur Verfügung. Im Rahmen der Erstversorgung ist eine subkutane oder intramuskuläre Applikation prinzipiell möglich.

Tab. 9.3 Therapieindikationen für anaphylaktische und anaphylaktoide Reaktionen.

	Grad I	Grad II	Grad III	Grad IV
allgemeine Maßnahmen	i. v. Zugang			Reanimation
	Antihistaminika (z. B. 8 mg Dimetinden + 150 mg Ranitidin i. v.)			
		O₂-Insufflation		
Maßnahmen bei pulmonaler Beteiligung		β-Mimetika, Epinephrin-Verneblung		
			0,5 – 1 g Prednisolon i. v.	
			(Theophyllin 5 mg/kg i. v.)]	
Maßnahmen bei kardiovaskulärer Beteiligung		Volumensubstitution		
			Adrenalin, ggf. Noradrenalin	

Schock und Intoxikationen

> **Praxistipp**
>
> Es hat sich als praktisch günstig erwiesen, 1 mg Adrenalin mit 9 ml NaCl-Lösung (0,9%) aufzuziehen. Von dieser Lösung werden bolusweise 0,1 mg Adrenalin (entsprechend 1 ml) bis zum Erreichen suffizienter Perfusionsdrücke verabreicht. Bei unzureichendem Therapieerfolg wird der Einsatz von Noradrenalin i.v. empfohlen (▶ Abb. 9.6).

Auch die Gabe von *Vasopressin* wurde in einzelnen Fällen einer therapierefraktären arteriellen Hypotonie erfolgreich eingesetzt.

▶ **Glukokortikoide.** Diese können über ihre antiinflammatorische Wirkung die Produktion weiterer Mediatoren reduzieren. Ein Wirkungseintritt ist jedoch erst nach 1–2 h zu erwarten. Darüber hinaus werden therapeutisch günstige Wirkungen der Glukokortikoide bei der Anaphylaxie einem unspezifischen membranstabilisierenden Effekt zugeschrieben, der bereits nach 10–30 min eintritt. Für die Mehrzahl dieser Wirkungen sind hohe Kortikoiddosierungen (z. B. 0,5 bis 1 g Prednisolon) nötig.

Wegen des verzögerten Wirkungseintritts spielen die Glukokortikoide für die akute Behandlung der Schocksymptomatik keine Rolle. Pulmonale Symptome sprechen hingegen gut auf Kortikoidgabe an. Zur Vermeidung einer durch die sekundären Mediatoren hervorgerufenen anaphylaktoiden Spätreaktion kann eine 24-stündige Rezidivprophylaxe (z. B. 3–4 × 125 mg Prednisolon) durchgeführt werden.

▶ **Bronchodilatatoren.** Bei schweren Bronchospasmen kann die Applikation von Bronchodilatatoren wie Theophyllin (z. B. 5 mg/kg KG) oder β_2-Sympathomimetika nötig werden.

▶ **Antihistaminika.** Während die Applikation von Antihistaminika für die Prophylaxe und die Behandlung anaphylaktoider Reaktionen bis zum Stadium II klinisch erprobt ist, liegen für die Anwendung beim manifesten anaphylaktischen Schock (ab Stadium III) nur wenige klinische Erfahrungen vor, sodass Antihistaminika nicht als Mittel der ersten Wahl anzusehen sind. Bei Versagen der Primärtherapie sollte bei persistierender Schocksymptomatik die Blockade der H_1- und H_2-Rezeptoren in Erwägung gezogen werden. Als H_1-Antagonisten kommen Dimetindenmaleat (8 mg) bzw. Clemastin (4 mg) und als H_2-Antagonisten Cimetidin (400 mg) und Ranitidin (50 mg) in Betracht. Die Substanzen sollten als Kurzinfusion über 50 min appliziert werden.

Latexallergie

Bei Latex handelt es sich um den milchigen Saft des Kautschukbaumes *Hevea Brasiliensis*. Der Saft enthält über 100 verschiedene Proteine. In der Weiterverarbeitung werden ihm noch Chemikalien (z. B. Acceleratoren, Antioxidanzien) zugesetzt.

Pathophysiologie

Bei der Latexallergie handelt es sich um eine anaphylaktische Typ-I-Reaktion. Allergene sind die im Latex enthaltenen Proteine, wobei wahrscheinlich 8 Hauptproteine von Bedeutung sind. Patienten, die im Rahmen ihrer medizinischen Versorgung oder der Berufsausübung Latex ausgesetzt sind, zeigen ein erhöhtes Risiko, eine Latexallergie zu entwickeln.

▶ **Risikogruppen für die Entwicklung einer Latexallergie [6]:**
- medizinische Latexexposition,
- Patienten mit multiplen Blasenkatheterisierungen:
  - Myelomeningozele/Meningozele,
  - spinales Trauma,
  - urogenitale Fehlbildungen (z. B. Blasenekstrophie),
  - neurogene Blasenstörungen,
- Patienten mit multiplen Operationen.

Diagnose

Die klinischen Zeichen der Latexallergie entsprechen je nach Schweregrad den in ▶ Tab. 9.2 aufgeführten Symptomen. Es ist jedoch zu beachten, dass diese beim beatmeten Patienten unvollständig ausgeprägt sein können oder erst Stunden nach Exposition auftreten. Von zentraler Bedeutung für die Verdachtsdiagnose Latexallergie sind anamnestische Hinweise, ob in der Vergangenheit bei Latexexposition (z. B. Handschuhe, Luftballons, Kondome) Allergiesymptome auftraten.

▶ **Diagnosesicherung im Intervall.** Die Absicherung der Diagnose einer Latexallergie erfolgt mit allergologischen Testverfahren erst im Intervall, da in der Akutphase falsch negative Ergebnisse möglich sind. Der Radioallergosorbent(RAST)-Test weist IgE-Antikörper gegen Latex nach. Beim Prick-Test werden Latexproteine mit einer Nadel intrakutan verabreicht. Latexallergiker reagieren mit einer Hautreaktion [11].

Therapie

Die Behandlung einer Latexallergie erfolgt nach den Richtlinien zur Therapie anaphylaktischer Reaktionen. Je nach Schweregrad der beobachteten allergischen Reaktion werden die in ▶ Tab. 9.3 und ▶ Abb. 9.6 angeführten Maßnahmen durchgeführt.

▶ **Latexfreie Materialien.** Für anästhesiologische Arbeitsplätze wird empfohlen, ein Set mit latexfreien Arbeitsmaterialien zusammenzustellen. Spezielle Handlungsrichtlinien für Intensivstationen existieren nicht. Es ist jedoch zu empfehlen, eine Liste latexhaltiger und latexfreier Materialien auf der Intensivstation anzufertigen. Hier kann die „Erlanger Liste naturlatexfreier Medizinprodukte" hilfreich sein [9].

> **Praxistipp**
>
> Patienten mit Latexallergie sollten als solche am Bett eindeutig kenntlich gemacht werden. Wünschenswert wäre die Unterbringung in einem Einzelzimmer, aus dem alle latexhaltigen Materialien entfernt und durch latexfreie Produkte (z. B. Untersuchungshandschuhe, Infusionsleitungen ohne Zuspritzkanal) ersetzt werden.

Medikamente sollten bei Benutzung eines i.v. Zugangs nur über 3-Wege-Hähne verabreicht werden, um die Verwendung von Zuspritzkanälen zu vermeiden.

9.1.7 Neurogener Schock

Ein neurogener Schock entsteht durch hämodynamische Auswirkungen einer Verletzung im Bereich des zentralen Nervensystems. So kann über die Zerstörung des Vasomotorenzentrums der Medulla oblongata im Rahmen eines Schädelhirntraumas eine Hypotonie ausgelöst werden. Die häufigste Präsentation eines neurogenen Schocks ist jedoch der spinale Schock.

> **Definition**
>
> Der spinale Schock ist durch eine pharmakologisch bzw. mechanisch bedingte Blockade des sympathischen Nervensystems im Bereich des Rückenmarks mit Ausfall des Gefäßtonus gekennzeichnet.

Pathophysiologie

Die pathophysiologischen Vorgänge werden durch Blockaden des sympathischen Nervensystems im Rückenmark ausgelöst. Diese können entweder pharmakologischer (z. B. Spinalanästhesie) oder mechanischer (z. B. traumatischer oder tumorbedingter) Natur sein. Aufgrund der Sympathikolyse kommt es zu einer arteriellen und venösen Vasoplegie mit einer Stase des Blutflusses in den abhängigen Körperpartien. Damit sinkt der venöse Rückstrom zum Herzen und das HZV fällt ab. Dabei ist die Symptomatik umso ausgeprägter, je höher die Blockade im Rückenmark liegt.

Diagnose

Die Klinik des spinalen Schocks ist durch einen *relativen Volumenmangel* geprägt. Es bestehen eine Hypotonie, niedrige Füllungsdrücke und ein niedriger peripherer Gefäßwiderstand. Liegt die Läsion oberhalb von Th 1, fehlt die kompensatorische Tachykardie durch totale Blockade der Nn. accelerantes, sodass trotz Hypovolämie eine Bradykardie vorliegt. Aufgrund der regionalen Hyperämie sind die abhängigen Körperpartien überwärmt. Neben der hämodynamischen Symptomatik bestehen entsprechend der Höhe der Rückenmarkläsion neurologische Ausfälle (z. B. Tetraplegie, Sensibilitätsstörungen usw.).

Therapie

Die Therapie des spinalen Schocks besteht in der Steigerung des venösen Rückstroms zum Herzen. Diese wird hauptsächlich durch *Volumengabe* (kristalloide oder kolloidale Lösungen) gewährleistet. Als adjuvante Maßnahme kann die Applikation eines Vasopressors (z. B. Noradrenalin) nötig werden. Die Bradyarrhythmien können mit Atropin oder Orciprenalin behandelt werden. Im Einzelfall ist die Implantation eines Schrittmachers zu erwägen.

9.1.8 Prognose bei Schock

Der Schock stellt eine für den Patienten akut lebensbedrohliche Situation dar. Der Behandlungserfolg und damit die Prognose des Patienten hängt daher ganz entscheidend davon ab, ob und wie schnell wieder eine adäquate Kreislauffunktion hergestellt und die eigentliche Schockursache behandelt werden kann. Bei prolongierten Schockphasen besteht immer das Risiko eines Multiorganversagens, das mit einer eigenen Mortalität behaftet ist (s. Kap. 8.17). Bei einer 30 min dauernden Schockphase liegt die Mortalität bereits bei 80 % [21].

Die Prognose des *anaphylaktischen Schocks* ist ausgesprochen gut. Bei adäquater Therapie kann eine vollständige Remission in 97 % der Fälle erwartet werden. Ein Rezidiv des anaphylaktischen Schocks in der anschließenden intensivmedizinischen Beobachtungsphase ist nur bei 3 % der Fälle zu beobachten [3].

Die Letalität des *kardiogenen Schocks* liegt zwischen 20 und 40 %. Patienten mit Myokardischämien haben die schlechteste Prognose. Parameter einer schwersten Einschränkung der Herzfunktion, wie eine linksventrikuläre Ejektionsfraktion < 30 %, Kardiomegalie (linksventrikuläres enddiastolisches Volumen > 130 ml) und pulmonalarterieller Verschlussdruck über 27 mmHg, gelten als prognostisch ungünstig. Patienten, die auf Dobutamin mit einem Anstieg des HZV reagieren, besitzen eine höhere Überlebenswahrscheinlichkeit als Patienten, bei denen Dobutamin keinen Effekt hat. Weitere Prädiktoren einer schlechten Prognose sind Serumnatriumkonzentrationen < 134 mmol/l (Ausprägung der Renin-Angiotensin-Systemaktivierung) und das Fehlen eines Sinusrhythmus.

Kernaussagen

Klassifikation und allgemeine Pathophysiologie
Schock beschreibt die Fehlfunktion des kardiozirkulatorischen Systems, ein zur Deckung des zellulären Energiebedarfs ausreichend hohes zelluläres O_2-Angebot aufrechtzuerhalten, und stellt damit eine vitale Bedrohung für den Patienten dar.

Allgemeine Pathophysiologie
Die Hypotonie ist ein Leitsymptom des Schocks. Sie kann jedoch je nach Schockursache und Kompensationsgrad fehlen. Es ist nicht zulässig, vom Blutdruck auf das Herzminutenvolumen zu schließen.

Allgemeine Therapierichtlinien
Die Überwachung und die Sicherung der Vitalfunktionen stehen im Vordergrund. Die Indikation zur Intubation ist großzügig zu stellen. Die Therapiekontrolle sollte nicht auf die Normalisierung der Hämodynamik begrenzt sein, sondern sich an Parametern der Endorganperfusion (Diurese, Laktatkonzentration, Basenüberschuss, zentralvenöse Sauerstoffsättigung) orientieren.

Volumenmangelschock
Der Volumenmangelschock entsteht durch Verringerung des zirkulierenden Blutvolumens. Die Diagnose erfolgt in der Regel über das klinische Bild. Die Therapie besteht im Ersatz des Flüssigkeitsverlustes, wobei sowohl kristalloide als auch kolloidale Lösungen zum Einsatz kommen können.

Kardiogener Schock
Der kardiogene Schock entsteht durch ein primäres Pumpversagen, wobei der Myokardinfarkt die häufigste Ursache ist. Flüssigkeitsretention und Nachlaststeigerung durch die Aktivierung des Renin-Angiotensin-Aldosteron-Systems stellen eine wesentliche Komponente in der Progredienz des Myokardversagens dar. Die Echokardiografie sichert die Diagnose.
Die Therapie besteht aus den 3 Komponenten Kontraktilitätssteigerung, Vorlast- und Nachlastoptimierung. Als positiv inotrope Substanz ist Dobutamin das Mittel der ersten Wahl. Bei systolischen Blutdruckwerten > 90 mmHg sollte ein Vasodilatator eingesetzt werden. Bei systolischen Blutdruckwerten < 90 mmHg sollte eine Vorlastoptimierung mit Volumen erfolgen.

Anaphylaktischer und anaphylaktoider Schock
Die allergischen Schockformen werden nach Antigenexposition durch eine IgE-vermittelte Histaminfreisetzung (anaphylaktische Reaktion) ausgelöst. Die Symptome entwickeln sich innerhalb von Sekunden bis Minuten nach Exposition. Die Diagnose wird klinisch gestellt. Nach Entfernung des auslösenden Agens stehen die Volumentherapie und die Katecholamintherapie mit Adrenalin im Vordergrund.
Die Inzidenz von Latexallergien nimmt bei zunehmender Exposition zu. Die Diagnose wird klinisch gestellt. Spezielle Nachweisverfahren haben in der Akutphase keine Bedeutung. Die Therapie entspricht den allgemeinen Richtlinien für das Vorgehen beim anaphylaktischen Schock. Latexhaltige Materialien müssen umgehend entfernt werden.

Neurogener Schock
Der neurogene Schock entsteht über eine durch Sympathikolyse vermittelte Vasoplegie (z. B. Spinalanästhesie, traumatische oder tumoröse Rückenmarkschädigung). Der fehlende venöse Rückstrom bewirkt einen Abfall des HZV verbunden mit einer Hypotonie durch Vasodilatation. Diese Schockform wird mit Volumengabe und Vasokonstriktoren (z. B. Noradrenalin) behandelt.

Bradyarrhythmien durch Beteiligung der Nn. accelerantes können eine Schrittmacherindikation darstellen.

Prognose bei Schock
Die Prognose hängt im Wesentlichen von der Zeit bis zur Wiederherstellung suffizienter Kreislaufverhältnisse ab.

Literatur

[1] Adams Ha, Baumann G, Cascorbi I et al. Empfehlungen zur Diagnostik und Therapie der Schockformen der IAG Schock der DIVI. Teil 4: Anaphylaktischer Schock. Intensivmed 2005; 10: 299 – 304
[2] Ahnefeld FW, Barth J, Dick W et al. Acute therapy of anaphylactoid reactions. Results of an intradisciplinary consensus conference. Anaesthesist 1994; 43: 211 – 222
[3] Brady WJ Jr., Luber S, Carter CT et al. Multiphasic anaphylaxis: an uncommon event in the emergency department. Acad Emerg Med 1997; 4: 193 – 197
[4] Bunn F, Trivedi D, Ashraf S. Colloid solutions for fluid resuscitation. Cochrane Database Syst Rev 2008; CD 001 319
[5] Cooper DJ, Walley KR, Wiggs BR et al. Bicarbonate does not improve hemodynamics in critically ill patients who have lactic acidosis. A prospective, controlled clinical study. Ann Intern Med 1990; 112: 492 – 498
[6] Cullinan P, Brown R, Field A et al. Latex allergy. A position paper of the British Society of Allergy and Clinical Immunology. Clin Exp Allergy 2003; 33: 1484 – 1499
[7] Dickstein K, Cohen-Solal A, Filippatos G et al. ESC Guidelines for the diagnosis and treatment of acute and chronic heart failure 2008: the Task Force for the Diagnosis and Treatment of Acute and Chronic Heart Failure 2008 of the European Society of Cardiology. Developed in collaboration with the Heart Failure Association of the ESC (HFA) and endorsed by the European Society of Intensive Care Medicine (ESICM). Eur Heart J 2008; 29: 2388 – 23 442
[8] Dünser MW, Torgersen C, Wenzel V. Treatment of anaphylactic shock: where is the evidence? Anesth Analg 2008; 107: 359 – 361
[9] Erlanger Liste naturlatexfreier Medizinprodukte. Im Internet: http://www.uk-erlangen.de/e1768/e2321/e3145/e3918/e3953/index_ger.html; Stand: 18.09.2012
[10] Finfer S, Bellomo R, Boyce N et al. A comparison of albumin and saline for fluid resuscitation in the intensive care unit. N Engl J Med 2004; 350: 2247 – 2256
[11] Hamilton RG, Adkinson NF, Jr. Diagnosis of natural rubber latex allergy: multicenter latex skin testing efficacy study. Multicenter Latex Skin Testing Study Task Force. J Allergy Clin Immunol 1998; 102: 482 – 490
[12] Harvey S, Harrison DA, Singer M et al. Assessment of the clinical effectiveness of pulmonary artery catheters in management of patients in intensive care (PAC-Man): a randomised controlled trial. Lancet 2005; 366: 472 – 477
[13] Hoppe UC, Böhm M, Drexler H et al. Kommentar zu den ESC-Guidelines for the diagnosis and treatment of acute and chronic heart failure 2008. Kardiologe 2008; 3: 16 – 23
[14] Landry DW, Oliver JA. The pathogenesis of vasodilatory shock. N Engl J Med 2001; 345: 588 – 595
[15] Nguyen HB, Rivers EP, Knoblich BP et al. Early lactate clearance is associated with improved outcome in severe sepsis and septic shock. Crit Care Med 2004; 32: 1637 – 1642
[16] Omert LA, Billiar TR. Hemorrhagic shock: From physiology to molecular biology. In: Pinsky MR, ed. Applied cardiovascular physiology. Berlin: Springer; 1997: 209 – 216
[17] Osman D, Ridel C, Ray P et al. Cardiac filling pressures are not appropriate to predict hemodynamic response to volume challenge. Crit Care Med 2007; 35: 64 – 68
[18] Ranft A, Kochs EF. Treatment of anaphylactic reactions: a review of guidelines and recommendations. Anasthesiol Intensivmed Notfallmed Schmerzther 2004; 39: 2 – 9
[19] Rivers EP, Ander DS, Powell D. Central venous oxygen saturation monitoring in the critically ill patient. Curr Opin Crit Care 2001; 7: 204 – 211
[20] Vincent JL, De Backer D. Oxygen transport – the oxygen delivery controversy. Intensive Care Med 2004; 30: 1990 – 1996
[21] Weil MH, Leavy J, Rackow EC. Prognosis in shock. Anaesthesia 1986; 41: 80 – 82

9.2 Management akuter Intoxikationen in der Intensivmedizin

M. Hausberg, H. Reinecke

9.2.1 Einleitung

Akute Vergiftungen sind ein wesentlicher Grund für die notfallmäßige stationäre Einweisung von Patienten. Bis zu 10 % der in einer internistischen Notaufnahme behandelten Patienten leiden an einer Vergiftung. Häufig ist in der Folge eine intensivmedizinische Behandlung oder zumindest Überwachung erforderlich, mehr als 5 % der Verlegungen auf eine Intensivstation entfallen auf Vergiftungen. Häufige Ursachen von Vergiftungen sind Analgetika, Reinigungsmittel, Kosmetika (je etwa 10%), Psychopharmaka, Antitussiva und Pflanzen (z. B. Pilze; je etwa 5%).

▶ **Vorgehen und Ziele.** Da die Patienten mit Intoxikationen sehr heterogene Symptome aufweisen können, ist es wichtig, differenzialdiagnostisch bei unklaren Krankheitsbildern – und hier insbesondere auch bei komatösen Zuständen – an eine Intoxikation zu denken. Danach gilt es, das schädigende Agens zu identifizieren und den Schweregrad der Intoxikation sowie auch die verabreichte Dosis und den Zeitpunkt der Aufnahme der Substanzen zu bestimmen.

Merke
Ziele der medizinischen Betreuung sind, die Aufnahme der Giftstoffe in den Organismus zu verhindern, Organschäden zu verhüten bzw. zu behandeln, die Symptome der Intoxikation zu beherrschen und die Giftstoffe aus dem Körper zu eliminieren.

9.2.2 Primärmaßnahmen

▶ **Einbindung der Giftzentrale.** Da Intoxikationen zwar insgesamt nicht so selten auftreten, aber die individuellen Erfahrungen gerade auch wegen der Vielzahl der Substanzen und komplexen Besonderheiten begrenzt sind, ist die frühzeitige telefonische Miteinbeziehung einer der bundesweiten Giftzentralen in das Management vergifteter Patienten in jedem Fall zu empfehlen. Neben den dabei gegebenen stets sehr aktuellen Empfehlungen sind auch die von vielen Zentralen durch eigene Nachbeobachtungsbögen erhobenen Ergebnisse eine wichtige Orientierung für zukünftige Behandlungsfälle.

▶ **Basisversorgung.** Bei der initialen Untersuchung sollten rasch Vitalzeichen einschließlich Körpertemperatur, mentaler Status und Pupillenreaktion erfasst werden. Für einen i.v. Zugang muss gesorgt werden. Weiterhin sollte ein EKG geschrieben werden. Für das basale Monitoring empfehlen sich Pulsoxymetrie,

9.2 Management akuter Intoxikationen in der Intensivmedizin

Tab. 9.4 Charakteristische Syndrome bei Intoxikationen.

Syndrom	Neuropsychischer Zustand	Pupillen	Vitalzeichen	Andere Symptome	Typische auslösende Toxine
sympathomimetisch	hyperaktiv, Agitation, Halluzinationen, Wahnvorstellungen	Mydriasis	Steigerung von Blutdruck, Pulsdruck, Pulsfrequenz und Atemfrequenz, Hyperthermie	Hyperhidrosis, Tremor, Hyperreflexie, Krampfanfälle	Kokain, Amphetamine, Ephedrin, Theophyllin, Koffein
anticholinerg	erhöhte Vigilanz, Agitation, Halluzinationen, Delir mit verwaschener Sprache, Koma	Mydriasis	Hyperthermie, Tachykardie, Hypertonie, Tachypnoe	trockene, gerötete Haut, trockene Schleimhäute; verminderte Darmgeräusche, Harnverhalt; Myokloni, Choreoathetose, Krampfanfälle	Antihistaminika, trizyklische Antidepressiva, Phenothiazine, Parkinsonmittel; Spasmolytika, Atropin, Belladonna
halluzinogen	Halluzinationen, Wahnvorstellungen, Depersonalisierung, Synästhesie, Agitation	meist Mydriasis	Hyperthermie, Tachykardie, Hypertonie, Tachypnoe	Nystagmus	Phencyclidin, LSD, Mescalin, Designer-Amphetamine
opiatartig	verminderte Vigilanz, Koma	Miosis	Hypothermie, Hypotonie, Bradykardie, Hypopnoe, Bradypnoe	Hyporeflexie, Lungenödem, Einstichstellen	Opiate (z. B. Heroin)
hypnotika-/sedativaartig	verminderte Vigilanz, Verwirrtheit, Koma	meist Miosis	Hypothermie, Hypotonie, Bradykardie, Hypopnoe, Bradypnoe	Hyporeflexie, Blasenbildung (Barbiturate)	Benzodiazepine, Barbiturate, Meprobamat, Zolpiden, Alkohole
cholinerg	Verwirrtheit, Koma	Miosis	Bradykardie, Hypo- oder Hypertonie, Hypo- oder Hyperthermie	vermehrter Speichel- und Tränenfluss; Harn- und Stuhlinkontinenz, Diarrhö, Erbrechen, gastrointestinale Krämpfe; Hyperhidrosis; Bronchospasmus; Muskelfaszikulationen und -schwäche, Krampfanfälle	Organophosphate, Carbamate, Insektizide, Kampfgase, Nikotin, Pilocarpin, Physostigmin
serotoninerg	Verwirrtheit, Agitation, Koma	Mydriasis	Hyperthermie, Tachykardie, Hypertonie, Tachypnoe	Tremor, Myoklonien, Trismus, Rigor, Hyperreflexie, Hyperhidrosis, Flush; Diarrhö	Monoaminooxidasehemmer, selektive Serotonin-Reuptake-Hemmer, Meperidin, L-Tryptophan

EKG-Monitor und automatische Blutdruckmessung. Bei komatösen Patienten bzw. fehlenden Schutzreflexen sollte eine endotracheale Intubation durchgeführt werden. Ebenso sollte eine Röntgenaufnahme des Thorax erstellt werden, um Hinweise auf eine mögliche Aspiration, ein Lungenödem oder ein beginnendes akutes Atemnotsyndrom (ARDS) zu bekommen.

Bei bewusstseinsgestörten Patienten sollte frühzeitig i. v. Glukose verabreicht werden, wenn ein Blutzuckertest nicht unmittelbar verfügbar ist oder niedrige bzw. niedrig normale Werte anzeigt. Zusätzlich sollte Thiamin (bei möglichem Alkoholismus zur Prophylaxe einer Wernicke-Enzephalopathie) und bei Zeichen bzw. Anamnese einer Opiatintoxikation Naloxon verabreicht werden.

▶ **Anamnese und Fremdanamnese.** Da die Anamnese von Patienten mit Intoxikation oft nur unzuverlässig zu erheben ist, sollte soweit möglich immer auch eine Fremdanamnese von Angehörigen, erstbehandelnden Rettungskräften, vom Hausarzt und/oder von der Polizei erhoben werden. Zusätzlich sollte nach leeren Tablettenschachteln gefahndet werden. Die vermutete Dosis sollte zur Plausibilitätsprüfung in Beziehung zu den Ergebnissen der klinischen und laborchemischen Diagnostik gestellt werden. Bei potenziellen Giftstoffen mit unklarer Zusammensetzung (z. B. Reinigungsmittel, Kosmetika) sollte der Hersteller kontaktiert werden.

▶ **Psychovegetativer Status.** Bei unklaren Vergiftungen kann die rasche Erfassung des psychovegetativen Status in Verbindung mit Pupillenreaktion und Vitalzeichen wertvolle Informationen liefern.

Praxistipp

Insbesondere sollten charakteristische Gerüche, neuromuskuläre Auffälligkeiten, Bewusstseinsalterationen, Hautveränderungen, Veränderungen von Körpertemperatur, Blutdruck und Puls sowie das Atemmuster genau dokumentiert werden.

Eine psychovegetative Exzitation mit Erregung des Zentralnervensystems, erhöhter Puls- und Atemfrequenz, erhöhter Körpertemperatur und erhöhtem Blutdruck wird typischerweise durch Anticholinergika, Sympathomimetika (auch Kokain) und halluzinogene Substanzen hervorgerufen, kann aber auch Ausdruck eines Entzugs sein [2]. Weitere typische Vergiftungssyndrome sind in ▶ Tab. 9.4 dargestellt [2].

▶ **Drogen-Screening und Spiegelbestimmungen.** Sofern die Umstände der Intoxikation nicht eindeutig geklärt sind, gehört ein Drogen-Screening im Urin zum Standard. Hier kann eine Ingestion von Opiaten, Benzodiazepinen, Barbituraten, trizyklischen Antidepressiva und Cannabis im Allgemeinen erfasst werden. Unbedingt sollte eine Ingestion von Paracetamol und Azetylsalizylsäure eruiert und ggf. sollten Serumspiegel dieser Substanzen gemessen werden. Beide Substanzen sind frei verfügbar und eignen sich daher gut für intentionale Vergiftung. Andere „toxikologische Zeitbomben" mit verzögert eintretenden Vergiftungserscheinungen sind Pilze, Alkohole (z. B. Ethylenglykol, Methanol, Isopropanol), Tabletten mit verzögerter Wirkstofffreisetzung (Antihypertensiva wie Kalziumantagonisten und Betablocker oder Lithium), Hemmstoffe der Monoaminooxidase, orale Antidiabetika, Paraquat, Antimetabolite (z. B. Methotrexat, alkylierende Substanzen), Ergotamine und einige Schwermetalle (z. B. Blei, Thallium, Quecksilber).

▶ **Basislabordiagnostik.** Diese sollte umfassen: Serumelektrolyte, Harnstoff, Kreatinin, Glukose, Urinstatus einschließlich Ketonkörper, daneben zumindest bei schwerer erkrankten Patienten Kreatininkinase, Transaminasen, Lipase, Serumosmolalität, Blutgasanalyse, Laktat, Blutbild und basale Gerinnungsdiagnostik. Eine metabolische Azidose mit positiver Anionenlücke kann z. B. ein Hinweis sein auf eine Salicylatvergiftung oder eine Vergiftung mit Alkoholen.

9.2.3 Giftelimination

Nach initialer Diagnostik und Stabilisierung der Vitalfunktionen des Patienten ist die wesentliche nächste Maßnahme die Dekontamination, die Giftelimination, die so rasch wie möglich eingeleitet werden sollte. Bei der Giftelimination unterscheidet man die primäre und die sekundäre Giftelimination.

Definition

Während die primäre Giftelimination zum Ziel hat, die Toxine aus dem Organismus zu entfernen, bevor sie absorbiert bzw. resorbiert werden, handelt es sich bei der sekundären Giftelimination um die Toxinentfernung nach erfolgter Resorption.

Verfahren zur primären Giftelimination

▶ **Wahl der Verfahren.** Giftstoffe können in den Organismus über die Haut, die Schleimhäute, den Magen-Darm-Trakt und auch über den Respirationstrakt aufgenommen werden. Die Effizienz der Maßnahmen der primären Giftelimination hängt ab von

- der Art der Exposition,
- den chemischen und pharmakokinetischen Eigenschaften des Toxins,
- der Dosis des Toxins,
- dem Zeitintervall zwischen Giftexposition und Beginn der Behandlung,
- Patientenfaktoren, z. B. Alter, Kreislaufverhältnisse, Darmmotilität etc.

Haut- und Schleimhautdekontamination

Zunächst sollten kontaminierte Kleidungsstücke entfernt werden. Dann wird die Haut mit fließendem Wasser gewaschen, bei lipophilen Substanzen kommen auch Seifen oder Alkohole infrage. Auf eine Neutralisierung bei Verätzungen sollte in jedem Falle verzichtet werden.

Praxistipp

Wichtig ist auch die Dekontamination der Schleimhäute, hier insbesondere der Augen. Dies geschieht durch Spülen mit fließendem Wasser. An gefahrenträchtigen Arbeitsplätzen sind dafür im Allgemeinen sog. Augen- und Körperduschen eingerichtet.

Giftelimination aus dem Magen-Darm-Trakt

Merke

Eine forcierte Magenentleerung sollte versucht werden, wenn zum einen toxische Mengen einer Substanz oral aufgenommen wurden und zum anderen die gastrointestinale Absorption noch nicht fortgeschritten oder gar beendet ist.

Die Absorptionskinetik vieler Giftstoffe ist schnell, sodass oft bereits wenige Stunden nach oraler Ingestion nur noch eine geringe Menge durch eine forcierte Magenentleerung eliminiert werden kann. Auf der anderen Seite verklumpen größere Tablettenagglomerate oft, die Magenentleerung wird dadurch verzögert. Bei komatösen Patienten besteht häufig eine Darmatonie, die die Resorption der Toxine erheblich verzögern kann. Auch ein Pylorospasmus kann die Toxinresorption retardieren. So kann auch noch längere Zeit nach Ingestion der Giftstoffe die Indikation für eine forcierte Magenentleerung bestehen. Allerdings darf die Effizienz der forcierten Magenentleerung nicht überschätzt werden, im Allgemeinen lässt sich dadurch nur ein Teil der Giftstoffe eliminieren. Die möglichen Komplikationen (z. B. Aspiration) sind zu berücksichtigen.

▶ **Magenspülung.** Die wesentliche Maßnahme zur forcierten Magenentleerung ist die Magenspülung. Sie ist indiziert, wenn Substanzen in toxikologisch relevanter Dosis aufgenommen wurden, jedoch seit Ingestion nur ein gewisser Zeitraum verstrichen ist, nach dem noch mit einer ausreichenden Giftstoffelimination durch eine Magenspülung gerechnet werden kann. Dieser Zeitraum ist von Substanz und Dosis abhängig.

Merke

Eine Magenspülung ist kontraindiziert nach Ingestion korrosiver Substanzen ohne wesentliche systemische Toxizität und bei schweren Verletzungen des Ösophagus und Magens (z. B. Perforation).

9.2 Management akuter Intoxikationen in der Intensivmedizin

Insgesamt besteht nach derzeitiger Datenlage nur noch in wenigen Fällen eine Indikation zur Magenspülung. Auch bei der Überprüfung einer Indikation zur Magenspülung ist die Kontaktaufnahme und Rücksprache mit einer der bundesweiten Giftzentralen obligat.

▶ **Gabe von Brechmitteln (Sirupus Ipecacuanhae).** Die Gabe von Brechmitteln gehört *nicht mehr* zu den Standardeliminationsverfahren von Giften, da sie weniger effektiv und komplikationsreicher ist als die Magenspülung.

Voraussetzungen sind ein bewusstseinsklarer Patient und die Ingestion einer toxischen Dosis einer Substanz vor kurzer Zeit (< 60 min) sowie die fehlende Verfügbarkeit von alternativen Maßnahmen zur Giftelimination. Auch hierbei sollte unbedingt vorher die Rücksprache mit einer Giftzentrale erfolgen.

▶ **Aktivkohle.** Die orale Verabreichung von Aktivkohle zählt zu einem der meistverwendeten Verfahren zur gastrointestinalen Dekontamination. Aktivkohle ist nicht löslich, nicht absorbierbar und inert. Aktivkohle ist ein feines Puder, das als wässrige Suspension in einer Dosierung von etwa 1 g/kg KG verabreicht wird. Aktivkohle enthält ein Netzwerk von feinen Poren, die Moleküle innerhalb von Minuten binden und absorbieren können.

> **Praxistipp**
> Die Kombination von Magenspülung und Aktivkohle kann effektiver sein als jede dieser Maßnahmen allein, zumindest bei frühem Beginn der Giftelimination.

Die Gabe von Aktivkohle ist nicht toxisch und sollte daher im Zweifelsfalle immer erfolgen.

Kontraindikationen sind ein Ileus, eine Perforation im Magen-Darm-Trakt und fehlende Schutzreflexe (hier sollte erst die endotracheale Intubation erfolgen). Aktivkohle wird nicht bei Patienten empfohlen, die unmittelbar eine Endoskopie benötigen oder die Säuren oder Alkali oder niedrigviskose Kohlenwasserstoffverbindungen bei hoher Aspirationsgefahr zu sich genommen haben.

Typische *Komplikationen* nach Gabe von Aktivkohle sind abdominelle Schmerzen, Übelkeit, Erbrechen, Aspiration sowie Obstipation oder Diarrhö.

▶ **Magen-Darm-Spülung/forcierte Darmentleerung.** Eine Magen-Darm-Spülung, sei es mit Polyethylenglykol oder mit einer Elektrolytlösung (z. B. GoLightly), wird bei Ingestion von Eisen, Schwermetallen, Retardtabletten, Knopfzellen oder Drogenpaketen (Kokain, Heroin eingeschweißt in Latexhüllen) empfohlen. Sie darf nicht bei Ileus, gastrointestinaler Perforation oder signifikanter gastrointestinaler Blutung angewendet werden.

> **Praxistipp**
> Eine forcierte Darmentleerung bietet sich besonders als Ergänzung zur Gabe von Aktivkohle an. Es werden oral osmotisch aktive Substanzen verabreicht, z. B. Magnesiumsulfat (Glaubersalz, 15–20 g), Magnesiumzitrat oder Mannitol oder Sorbit.

Kontraindikationen sind Ileus, gastrointestinale Perforation, Elektrolytentgleisung und Hypotonie.

▶ **Verdünnung.** Eine Verdünnung nach Ingestion ätzender Säuren oder von Alkaliverbindungen ist umstritten und allenfalls sinnvoll, wenn sie innerhalb von wenigen Minuten nach Ingestion durchgeführt wird. Hierzu sollten nicht mehr als 250 ml Wasser oder Milch verabreicht werden.

▶ **Spezielle Maßnahmen.** Bei großen Fremdkörpern, die Toxine enthalten (z. B. Pharmakobezoare, Batterien), ist ggf. eine endoskopische Entfernung erforderlich.

Spezielle Adsorber kommen bei bestimmten Toxinen zur Anwendung, z. B. Cholestyramin bei einigen Pestiziden und Digoxin.

Verfahren zur sekundären Giftelimination

Hierbei wird der Giftstoff oder dessen wirksame Metaboliten nach erfolgter Resorption aus dem Organismus entfernt, die endogenen Ausscheidungsmechanismen werden entscheidend unterstützt. Ob ein Toxin einer sekundären Giftelimination zugänglich ist, hängt von verschiedenen Faktoren ab:
- verwendetes Verfahren zur Giftelimination,
- Pharmakokinetik des Toxins (Resorptionsgeschwindigkeit, endogene Clearance, Plasmaeiweißbindung, Verteilungsvolumen),
- Zeitraum zwischen Giftaufnahme und Beginn der sekundären Giftelimination.

> **Merke**
> Der Versuch einer sekundären Giftelimination ist dann erfolgversprechend, wenn eine Steigerung der Toxinausscheidung zumindest in der Größenordnung der endogenen Clearance zu erwarten ist und die Steigerung der Gifteliminierung den klinischen Verlauf günstig beeinflussen kann, also ein günstiges Verhältnis zwischen therapeutischem Effekt und Behandlungsrisiko besteht.

Auch für die sekundäre Giftelimination ist der zu erwartende Effekt im Allgemeinen umso größer, je früher die Behandlung einsetzt.

Forcierte Diurese

▶ **Prinzip.** Das Prinzip besteht in der Steigerung der renalen Toxinelimination durch Verminderung der aktiven und passiven Rückresorption im Nierentubulus. Dies wird durch eine Verminderung des Konzentrationsgradienten und ggf. zusätzlich durch pH-Wert-Veränderungen des Urins (im Allgemeinen Alkalisierung) erreicht. Die Urinstundenportionen sollten hierfür mindestens 300 ml betragen.

Eine forcierte Diurese ist sinnvoll bei folgenden Toxineigenschaften: geringes Verteilungsvolumen (< 70 l), glomeruläre Filtration in biologisch aktiver Form und tubuläre Rückresorption, niedrige endogene Clearance, geringe Plasmaeiweißbindung.

Kontraindikationen sind Niereninsuffizienz, Herzinsuffizienz, Lungen- oder Hirnödem, Intoxikation mit Substanzen, die eine Ödembildung begünstigen.

▶ **Durchführung.** Praktisch werden glukosehaltige Vollelektrolytlösungen (einschließlich Magnesium und Phosphat!) in hoher Dosis (mindestens 300 ml/h) infundiert und zusätzlich Schleifendiuretika (z. B. Lasix 5–10 mg/h) zur Aufrechterhaltung einer ausgeglichenen Bilanz verabreicht. Bei Intoxikation mit organischen Säuren wird zusätzlich Natriumbikarbonat zur Urinalkalisierung (Ziel-pH > 7) infundiert.

Schock und Intoxikationen

Merke

Unter den oben genannten Voraussetzungen kommt eine forcierte Diurese bei wenigen ausgewählten Intoxikationen infrage, z. B. bei Vergiftung mit Salicylaten, Barbituraten oder Phenoxycarbonsäuren. Es ist aber zu bedenken, dass bei diesen Vergiftungen die extrakorporale Giftelimination durch Hämodialyse wesentlich effektiver ist als die forcierte Diurese, sodass die forcierte Diurese nur bei leichten bis mittelschweren Vergiftungen oder bei fehlender Verfügbarkeit eines extrakorporalen Verfahrens infrage kommt.

Verfahren zur extrakorporalen Giftelimination

▶ **Hämodialyse und Hämofiltration.** Die Hämodialyse hat die forcierte Diurese weitgehend abgelöst. Die Voraussetzungen hinsichtlich der Toxineigenschaften sind ähnlich wie oben für die forcierte Diurese beschrieben. Das Toxin sollte ein relativ niedriges Molekulargewicht haben, hydrophil sein, ein geringes Verteilungsvolumen und eine niedrige Plasmaeiweißbindung aufweisen.

Merke

Hervorzuheben ist, dass die Hämodialyse auch bei wesentlichen Kontraindikationen für die forcierte Diurese, wie Niereninsuffizienz, Herzinsuffizienz, Lungenödem und Hirnödem, hervorragend zum Einsatz kommen kann.

Bei großmolekularen Substanzen sollte ggf. die *Hämofiltration* (großporiger Dialysefilter, Ersatz der filtrierten Körperflüssigkeit durch Elektrolytlösungen) oder die *Hämodiafiltration* (Kombination von Dialyse und Hämofiltration) zum Einsatz kommen.

Voraussetzung ist die Verfügbarkeit eines Dialysegeräts und eines großlumigen zentralvenösen Zugangs. Bei Patienten mit Koagulopathien oder Kreislaufschock kann die Durchführung einer Hämodialyse problematisch sein.

Wesentliche *Indikationen* für die Hämodialyse sind Intoxikationen mit Salicylat, Alkoholen (z. B. Ethanol, Methanol, Ethylenglykol), Thallium, Lithium, Quecksilbersalzen, Chlorat und auch Barbituraten.

▶ **Hämoperfusion.** Im Unterschied zur Hämodialyse wird bei der Hämoperfusion das Blut nicht durch eine Dialysemembran geleitet (Prinzip der Diffusion und Konvektion zur Giftelimination), sondern über einen Adsorber (Aktivkohle oder Austauscherharz).

Merke

Durch dieses Verfahren können auch lipophile Substanzen und Substanzen mit hoher Plasmaeiweißbindung effektiv eliminiert werden. Voraussetzung für die Hämoperfusion sind aber hohe Blutkonzentrationen des Toxins, mäßig hohes Verteilungsvolumen (< 400 l) und eine geringe endogene Clearance.

Typische *Indikationen* für die Hämoperfusion sind schwere Vergiftungen mit Barbituraten, Theophyllin, Diphenhydramin, E605 und Paraquat.

Komplikationen der Hämoperfusion sind Thrombozytopenie, plasmatische Gerinnungsstörungen, Hypotonie, Embolisierung von Adsorbermaterial und ein Rebound-Phänomen nach Beendigung der Behandlung durch Nachströmen aus anderen Körperkompartimenten (z. B. Fettgewebe).

▶ **Plasmapherese.** Hierbei wird das Blut über großporige Filter geleitet, sodass auch Plasmaproteine mittlerer Größe (v. a. Albumin) filtriert werden. Das filtrierte Albumin wird ersetzt bzw. bei Gerinnungsstörungen wird Frischplasma zugeführt. Durch die Plasmapherese können Toxine mit hoher Plasmaeiweißbindung effektiv eliminiert werden. Allerdings ist die Plasmapherese der Hämoperfusion im Allgemeinen deutlich unterlegen, sodass dieses Verfahren zur Giftelimination kaum noch zum Einsatz kommt.

Antidotbehandlung

Für eine Reihe von Toxinen stehen spezifische Antidote zur Verfügung (▶ Tab. 9.5; [5]).

9.2.4 Spezifisches Management von ausgewählten Vergiftungen

Alkohole

▶ **Ethanol.** Führend sind neurologische Symptome. Es kann eine metabolische Azidose bestehen. Nach primärer Giftelimination sind im Allgemeinen nur supportive Maßnahmen erforderlich.

Praxistipp

Wichtig sind die adäquate Volumensubstitution, die Überwachung der Glukosespiegel (Gefahr der Hypoglykämie) und die Prophylaxe einer Wernicke-Enzephalopathie (Thiaminsubstitution 100 mg/d über 3 Tage).

Bei hohen Ethanolspiegeln (> 4 ‰ bei Erwachsenen, > 3 ‰ bei Kindern) ist in Abhängigkeit vom klinischen Befund eine Hämodialyse zu erwägen, insbesondere wenn bereits Zeichen einer Leberschädigung bestehen.

▶ **Methanol.** Einige Stunden bis zu 36 h nach Ingestion treten Schwäche, Übelkeit, Erbrechen, Sehstörungen und Bewusstseinstrübungen bis hin zu Krampfanfällen und Koma auf. Eine Dosis von 50–100 ml kann bereits letal sein, auch geringere Dosen können zu einer irreversiblen Erblindung führen. Typisch ist die anionenlückenpositive metabolische Azidose. Möglichst frühzeitig sollte die primäre Giftelimination erfolgen. Dann wird 4-Methylpyrazol (ca. 15 mg/kg KG alle 12 h) oder Ethanol (Zielplasmaspiegel ca. 0,5 ‰) infundiert, um die Alkoholdehydrogenase und damit die Generierung von toxischen Methanolmetaboliten (Formaldehyd, Ameisensäure) zu hemmen. Hier ist 4-Methylpyrazol effektiver und weniger toxisch als Ethanol. Bei metabolischer Azidose wird Natriumbikarbonat i. v. verabreicht.

Praxistipp

Bei schwerer Methanolintoxikation, nicht beherrschbarer metabolischer Azidose, Sehstörungen oder Methanolblutkonzentrationen von über 1 ‰ ist die Hämodialyse unter Aufrechterhaltung der Hemmung der Alkoholdehydrogenase indiziert.

▶ **Ethylenglykol (Frostschutzmittel).** Klinisch stehen die Bewusstseinstrübung bis hin zum Koma, Nierenkoliken bei Oxalatkonkrementen und die anionenlückenpositive metabolische Azidose im Vordergrund. Die letale Dosis liegt im Allgemeinen bei 100 ml. Wichtig ist die frühe primäre Giftelimination und wie bei der Methanolintoxikation die Hemmung der Alkoholdehydrogenase mittels Infusion von 4-Methylpyrazol oder Ethanolinfusion. Die Korrektur der metabolischen Azidose ist erforderlich. Bei

9.2 Management akuter Intoxikationen in der Intensivmedizin

Tab. 9.5 Antidote bei ausgewählten Vergiftungen.

Antidot	Indikation	Dosis (für Erwachsene)
Atropin	Intoxikation durch Cholinergika, organische Phosphorsäureester, Carbamate	initial 2 – 5 mg i. v., dann nach klinischem Verlauf
Berlinerblau = Eisen(III)hexacyanoferrat(II)	Thalliumvergiftung	3 g/d in 6 Dosen, ggf. 3 g „Loading Dose"
Biperidon	neuroleptikabedingte extrapyramidale Störungen	0,04 mg/kg KG langsam i. v.
Deferoxamin	Ingestion von Eisenverbindungen bei schweren Symptomen und wenn Serumeisen > totale Eisenbindungskapazität	15 mg/kg KG/h i. v.
Digitalisantidot (Fab-Fragmente)	schwere Digoxin-/Digitoxinvergiftung	initial 160 – 240 mg i. v. als Bolus, dann 30 mg/h; Dosisanpassung an Körpergewicht und Digitalisglykosid-Serumspiegel
4-Dimethylaminophenol	Intoxikationen durch Cyanverbindungen, Schwefelwasserstoff, Nitrile	3 – 4 mg/kg KG i. v., gefolgt von Natriumthiosulfat
DMPS (2,3-Dimercapto-1-propansulfonsäure)	Schwermetallvergiftungen (Au, As, Bi, Cr, Cu, Co, Hg, Ni, Pb, Zn)	10 mg/kg KG i. m. in 4 Dosen an Tag 1 und 2, danach Dosisreduktion
EDTA (Ethylendiamintetraessigsäure)	Schwermetallvergiftungen (Co, Cu, Mn, Ni, Pb, Pu, Th, U, V, Zn)	30 – 50 mg/kg KG pro Tag, aufgeteilt in mehrere Einzeldosen, über 4 – 5 Tage
Glukagon	schwere Betablocker-Intoxikation	initial 2 – 10 mg langsam i. v., danach 1 – 5 mg/h i. v.
Methylenblau	schwere Methämoglobinämie (> 30 %)	1 – 2 mg/kg KG langsam i. v., ggf. Dosiswiederholung
N-Acetylcystein	Paracetamolvergiftung	i. v. 150 mg/kg KG über 15 min, dann 50 mg/kg KG über 4 h, dann 100 mg/kg KG über 16 h
Physostigmin	schweres zentrales anticholinerges Syndrom, z. B. Atropinvergiftung	1 – 2 mg langsam i. v., ggf. wiederholte Applikation

Fab = Fragment Antigen Binding

hohen Dosen (> 100 ml), schwerer metabolischer Azidose oder beginnendem Nierenversagen ist die Hämodialyse unter fortlaufender Hemmung der Alkoholdehydrogenase indiziert. Dazu müssen die infundierten Mengen von 4-Methylpyrazol oder Ethanol gesteigert werden.

Analgetika
Salicylate (Aspirin)

Bei Erwachsenen können Dosen zwischen 10 und 30 g letal sein, bei Kindern bereits eine Dosis von 3 g. Symptome treten im Allgemeinen auf, wenn die Salicylatplasmaspiegel 50 mg/dl übersteigen (therapeutischer Bereich bis 30 mg/dl).

▶ **Symptomatik.** Typische Symptome der Salicylatintoxikation sind Tachypnoe, Hyperthermie, Tinnitus, Übelkeit und Erbrechen. Die Bewusstseinslage kann sich verändern bis hin zum Koma. Es kann auch ein Lungenödem auftreten. Laborchemisch sind Störungen des Säure-Basen-Haushalts charakteristisch. Es tritt zunächst eine respiratorische Alkalose auf (durch die zentral vermittelte Hyperventilation), gefolgt von einer anionenlückenpositiven metabolischen Azidose durch Akkumulation von Laktat und Ketonkörpern.

▶ **Therapie.** Therapeutisch sind neben der möglichst frühzeitigen primären Giftelimination durch Magenspülung und Gabe von Aktivkohle folgende Maßnahmen entscheidend:

- *Volumentherapie* bei Hypotonie durch zentral vermittelte inadäquate Vasodilatation;
- *Alkalisierung von Plasma und Urin* zur Verhinderung der Protonierung von Salicylat (im Gegensatz zu Salicylat ist Salicylsäure nicht auf das Blutkompartiment beschränkt, sondern kann durch Plasmamembranen diffundieren und auch die Blut-Hirn-Schranke überwinden, was verhindert werden muss; daher sollte die Alkalisierung auch bei initialer respiratorischer Alkalose erfolgen);
- *Glukosesubstitution* (bei einer Salicylatintoxikation kann die Glukosekonzentration im ZNS bei normaler Serumglukose vermindert sein);
- *Kaliumsubstitution*;
- *Hämodialyse* bei Hypervolämie, Lungen- oder Hirnödem, Herzinsuffizienz, Niereninsuffizienz, Bewusstseinstrübung oder schwerer Salicylatintoxikation (Plasmasalicylatkonzentration > 100 mg/dl), ansonsten *ggf. forcierte Diurese*.

Paracetamol

Bedingt durch die allgemeine Verfügbarkeit und die breite Anwendung zählt die akzidentelle oder vorsätzliche Vergiftung mit Paracetamol zu den häufigsten Intoxikationen und ist von breiter klinischer Relevanz.

> **Merke**
> Gefürchtet ist insbesondere die Hepatotoxizität. Bei Ingestion von mehr als 350 mg/kg KG erleiden praktisch alle Patienten eine schwere Leberschädigung.

Paracetamol kann bei Erwachsenen aber bereits in einer Dosis von weniger als 7,5 g toxisch sein, besonders bei nüchternen Patienten und/oder einer vorgeschädigten Leber. Hingegen hat eine vorhergegangene (reichliche) Nahrungsaufnahme einen protektiven Effekt. Lebernekrosen nach Parecetamol sind seit mehr als 40 Jahren in der Literatur beschrieben.

▶ **Verlauf.** Die Paracetamolplasmaspiegel erreichen oft bereits eine halbe Stunde nach Ingestion ihr Maximum, eine protrahierte Resorption ist bei besonders großen Dosen zu beobachten oder bei Kointoxikation mit Substanzen, die die Magenentleerung verzögern. Im Allgemeinen werden die maximalen Plasmaspiegel aber spätestens einige Stunden nach Ingestion erreicht. Eine spätere Spiegelbestimmung verfehlt daher häufig dieses Maximum und unterschätzt also das Ausmaß der Intoxikation.
- *Phase I:* In den ersten 24 h werden – wenn überhaupt – nur uncharakteristische Symptome bemerkt.
- *Phase II:* Zwischen 24 und 72 h nach Ingestion wird die Leberschädigung laborchemisch deutlich (rasche und erhebliche Anstiege der Transaminasen) und die Patienten entwickeln auch klinische Zeichen der Leberschädigung.
- *Phase III:* Zwischen 72 und 96 h nach Ingestion erreicht die Hepatotoxizität ihr Maximum. Hier können die klinischen und laborchemischen Zeichen eines Leberausfalls vorliegen. Bei bis zu 25 % der Patienten mit schwerer Hepatotoxizität und bei mehr als 50 % der Patienten mit Leberausfall besteht zusätzlich ein akutes Nierenversagen. Viele dieser Patienten sterben im Multiorganversagen.
- *Phase IV:* Die Patienten, die das Stadium III überleben, treten in das Stadium IV ein (96 h bis einige Wochen nach Ingestion), das durch eine allmähliche Erholung gekennzeichnet ist.

▶ **Diagnose.** Für die Diagnose einer Paracetamolintoxikation ist neben der genauen Anamnese die Messung von Paracetamolserumspiegeln wesentlich. Nach der Koingestion von anderen Toxinen sollte spezifisch gefahndet werden. Paracetamolserumspiegel von mehr als 150 mg/l 4 h nach Ingestion bzw. von mehr als 20 mg/l 16 h nach Ingestion sind mit einem signifikanten Risiko für akute Hepatotoxizität assoziiert.

▶ **Therapie.** Wesentliche Säulen der Therapie der Paracetamolvergiftung sind die möglichst frühzeitige primäre Giftelimination (v. a. Aktivkohle ist besonders effektiv) und die Gabe des Antidots N-Acetylcystein.

> **Merke**
> N-Acetlycystein vermindert die Bildung von toxischen Paracetamolmetaboliten und erhöht gleichzeitig die Verfügbarkeit von Glutathion, sodass die toxischen Benzochinone abgefangen werden können. N-Acetylcystein kann sowohl oral als auch i. v. verabreicht werden.

Gebräuchlich ist ein 20-stündiges Infusionsschema: 150 mg/kg KG über 15 min als Initialdosis, dann 50 mg/kg KG über 4 h und dann nochmals 100 mg/kg KG über 16 h. Sollten danach immer noch signifikante Paracetamolserumspiegel bestehen (> 20 mg/l), werden erneut 100 mg/kg KG über 24 h verabreicht.

Bei schweren Intoxikationen mit sehr hohen Paracetamolserumspiegeln können Hämodialyse und Hämoperfusion zusätzlich zum Einsatz kommen. Beide Verfahren können Paracetamol effektiv eliminieren, beeinflussen als isolierte Verfahren aber die Hepatotoxizität nicht.

Zentral wirksame Pharmaka
Hypnotika
▶ **Barbiturate.** Bedingt durch ihre hohe Toxizität sind Barbiturate als Schlafmittel gegenüber Benzodiazepinen in den Hintergrund getreten. Vergiftungen mit Barbituraten sind daher heutzutage selten geworden.

> **Merke**
> Charakteristisch sind Nausea, Erbrechen (Aspirationsgefahr!), Atemdepression, Hypotonie, Tachykardie gefolgt von Bradykardie, Hypothermie und später Blasenbildung an der Haut, insbesondere an Druckauflagestellen (Barbituratblasen).

Bei schweren Vergiftungen sind im Allgemeinen intensivmedizinische Maßnahmen zur Aufrechterhaltung und Korrektur von Kreislauf, Ventilation und Körpertemperatur erforderlich. Neben der primären Giftelimination (Magenspülung in Abhängigkeit von der verstrichenen Zeit; Aktivkohle obligat) erfolgt die sekundäre Giftelimination effektiv durch Hämoperfusion oder Hämodialyse, in leichteren Fällen ggf. durch forcierte Diurese.

▶ **Benzodiazepine.** Die Benzodiazepine sind derzeit die am meisten verwendeten Tranquilizer und Hypnotika, somit sind Intoxikationen mit Benzodiazepinen quantitativ von großer Bedeutung. Bedrohliche Intoxikationen werden aber meist erst nach Einnahme von sehr hohen Dosen beobachtet, sodass viele Patienten supportiv behandelt werden können. Maßnahmen zur sekundären Giftelimination sind bei Benzodiazepinintoxikationen nicht erfolgversprechend.

> **Praxistipp**
> Mit Flumazenil (Anexate) steht ein spezifisches Antidot zur Verfügung, das Koma und Atemdepression aufheben kann. Es ist aber zu beachten, dass die Wirkdauer des Flumazenil mit 1–4 h deutlich kürzer ist als die der meisten Benzodiazepine, ggf. ist hier eine kontinuierliche Gabe erforderlich.

Opiate
Opiatintoxikationen sind häufig, sowohl akzidentell bei Überdosierung von Morphinpräparaten im Rahmen einer analgetischen Therapie als auch nach Drogenabusus (hier v. a. Heroin, Codein).

▶ **Klinik und Diagnostik.** Klinische Charakteristika der Opiatintoxikation sind Miosis, Atemdepression und Kreislaufdepression.

> **Praxistipp**
> Mit Naloxon (Narcanti) steht ein spezifisches Antidot zur Verfügung, das die Symptome der Opiatintoxikation komplett antagonisieren kann und sich daher auch als Diagnostikum eignet. Wie bei Flumazenil gilt jedoch auch hier, dass die Wirkdauer des Naloxon deutlich kürzer ist als die Wirkdauer der Opiate und

daher wiederholte Gaben oder Dauerinfusionen erfolgen müssen; keinesfalls darf ein mit Naloxon behandelter Patient zu früh aus der Intensivüberwachung verlegt werden, da die atemdepressive Wirkung der Opiate wiedereinsetzen kann.

▶ **Komplikationen.** Neben der Atemdepression stellen Sekretstau bzw. ein Lungenödem (häufig nach akuten Heroinintoxikationen) schwerwiegende Probleme dar, daneben tritt auch eine schwere Rhabdomyolyse auf, die nicht selten zum Multiorganversagen führt.

▶ **Entzugssyndrom.** Oft schwierig zu beherrschen ist das akute Opiatentzugssyndrom mit Mydriasis, Augentränen, Rhinorrhö, Gähnen, Anorexie, Übelkeit, Erbrechen und Diarrhö, gepaart mit psychischer Agitation und ausgeprägten Angstzuständen. Therapeutisch sind hier niedrig dosierte Opiate einzusetzen wie z. B. Methadon und Clonidin, um die Entzugserscheinungen zu mildern.

Kokain

Kokain ist ein Alkaloid mit im Wesentlichen exzitatorischen zentralnervösen und sympathomimetischen Wirkungen.

▶ **Symptome und Diagnostik.** Typische Symptome der Kokainintoxikation sind Tachykardie, Hypertonie bis hin zum hypertensiven Notfall, Tachypnoe sowie Hyperthermie. Die durch Kokain hervorgerufene Vasokonstriktion kann zu einer myokardialen Ischämie mit lebensbedrohlichen Arrhythmien oder einem Myokardinfarkt führen, aber auch Ischämien in anderen Organen bewirken.

> **Praxistipp**
> Eine Perforation des Nasenseptums ist pathognomonisch für den chronischen Kokainschnupfer, der Blick in die Nase sollte daher bei der körperlichen Untersuchung obligat sein.

▶ **Therapie.** Zur Therapie der akuten Intoxikationserscheinungen eignen sich die Gabe von Sauerstoff, dazu bei myokardialer Ischämie Nitrate, Morphine und Azetylsalizylsäure, bei breitkomplexigen Tachykardien Natriumbikarbonat (Ziel-pH 7,45 – 7,5), bei einer hypertensiven Krise Alphablocker, bei zentralnervösen Erregungszuständen und ebenfalls bei Krampfanfällen Benzodiazepine. Eine bestehende Hyperthermie sollte aggressiv durch Kühlung behandelt werden, da sich diese lebensbedrohlich auswirken kann.

> **Praxistipp**
> Betablocker sollten nicht ohne vorherige Gabe von Alphablockern gegeben werden. Auch sollte auf Haloperidol oder Chlorpromazin verzichtet werden, da dadurch die Krampfschwelle gesenkt wird.

Designer-Drogen

Es handelt sich hierbei um synthetisch hergestellte Modifikationen von bekannten Drogen.

▶ **Amphetaminanaloga.** Berüchtigt sind Halluzinogene wie LSD, heutzutage sind aber im Wesentlichen Amphetaminanaloga von Bedeutung, hier v. a. *Methylendioxymethamphetamin* („Ecstasy", strukturell verwandt mit Methamphetamin und dem Halluzinogen Mescalin), Methamphetamin („Speed", „Ice", „Crystal"), Methylendioxyamphetamin („Love Pill") und Methylendioxyethamphetamin („Eve"). Methylendioxymethamphetamin hat zentral stimulierende und psychedelische Wirkungen, vermittelt durch Serotonin und im geringeren Ausmaß auch durch Dopamin.

▶ **Symptome und Diagnostik.** Die toxischen Wirkungen der Designer-Drogen sind ähnlich wie bei Kokain: v. a. Hypertonie bis hin zum hypertensiven Notfall, Tachykardie, lebensbedrohliche Arrhythmien, Myokardinfarkt, Hyperthermie, zentralnervöse Erregung mit Agitation, Panikattacken, Halluzinationen, Sehstörungen und Krampfanfällen.

Die Diagnose lässt sich im Allgemeinen durch ein Drogen-Screening im Urin (Amphetamine) erhärten.

▶ **Therapie.** Für das Management der Intoxikation sind zunächst die Stabilisierung von Kreislauf und Atmung wesentlich. Für die *primäre Giftelimination* ist v. a. Aktivkohle von Bedeutung. Für die *sekundäre Giftelimination* bei hohen Dosen eignet sich die Ansäuerung des Urins (z. B. durch Ammoniumchlorid). Die zentralnervösen Symptome sprechen im Allgemeinen gut auf Benzodiazepine an, zur Kreislaufstabilisierung bei hypertensiver Entgleisung eignen sich v. a. Alphablocker und Vasodilatoren ggf. in Kombination mit Betablockern. Eine Hyperthermie sollte aggressiv durch Kühlung, ggf. auch durch Dantrolen (1 – 3 mg/kg KG) behandelt werden.

Trizyklische Antidepressiva

Diese Substanzklasse ist weit verbreitet für die Behandlung von verschiedenen psychiatrischen Störungen sowie von chronischen Schmerzsyndromen. Bereits relativ niedrige Dosen können bedrohliche Vergiftungen hervorrufen. Somit sind Intoxikationen mit trizyklischen Antidepressiva von großer klinischer Relevanz.

> **Merke**
> Eine Intoxikation mit diesen Substanzen stellt nach aktuellem Stand eine der wenigen Indikationen dar, bei denen grundsätzlich eine Magenspülung durchgeführt werden sollte.

▶ **Wirkungen.** Trizyklische Antidepressiva haben multiple zelluläre Wirkungen, sie beeinflussen schnelle Natriumkanäle am Myokard, die präsynaptische Wiederaufnahme von Neurotransmittern, zentrale und periphere cholinerge Rezeptoren, periphere α_1-Rezeptoren, zentrale GABA-A-Rezeptoren (GABA = Gammaaminobuttersäure) und Histamin(H_1)-Rezeptoren.

▶ **Symptome und Diagnostik.** Toxische Erscheinungen umfassen ein anticholinerges Syndrom (Hyperthermie, Mydriasis, Ileus, Harnverhalt, Sinustachykardie), Hypotonie und Arrhythmien. Die zentralnervöse Toxizität äußert sich als Verwirrtheit, Delir, Halluzinationen bis hin zu Krampfanfällen, Koma und schwere Atemdepression. Auch ein Lungenödem oder ein akutes Atemnotsyndrom (ARDS) werden beobachtet.

> **Merke**
> Gefürchtet ist die kardiale Toxizität. Wie durch Klasse-Ia-Antiarrhythmika (z. B. Chinidin) werden die schnellen Natriumkanäle blockiert. Es werden ventrikuläre Tachykardien oder Kammerflimmern beobachtet, aber auch unabhängig davon kann es zu einer elektromechanischen Entkopplung mit therapierefraktärer Hypotonie kommen, bedingt durch einen gestörten Kalziumeinstrom in das Myokard, eine Herunterregulierung kardialer adrenerger Rezeptoren und eine periphere Vasodilatation durch α-Blockade.

Die Diagnose einer Intoxikation mit trizyklischen Antidepressiva kann im Allgemeinen durch ein Drogen-Screening im Urin erhärtet werden. Die Bestimmung von Serumspiegeln ist wenig hilfreich, da die Serumspiegel nur schlecht mit der Toxizität korrelieren.

▶ **Therapie.** Verfahren zur *sekundären Giftelimination* sind nicht erfolgversprechend. Die *primäre Giftelimination* ist hingegen wichtig (Aktivkohle und Magenspülung). Wesentlich ist die Stabilisierung der Vitalfunktionen. Hierfür ist im Allgemeinen eine intensivmedizinische Überwachung erforderlich.

Praxistipp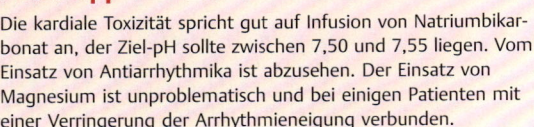

Die kardiale Toxizität spricht gut auf Infusion von Natriumbikarbonat an, der Ziel-pH sollte zwischen 7,50 und 7,55 liegen. Vom Einsatz von Antiarrhythmika ist abzusehen. Der Einsatz von Magnesium ist unproblematisch und bei einigen Patienten mit einer Verringerung der Arrhythmieneigung verbunden.

Antihypertensiva/kardiotrope Substanzen

Hier sind v. a. Betablocker, Kalziumantagonisten und Digitalisglykoside von Bedeutung.

Betablocker

Sie haben zwar im Allgemeinen eine große therapeutische Breite, bieten aber bei der vorsätzlichen Intoxikation eine erhebliche therapeutische Herausforderung. Klinisch im Vordergrund stehen schwere Bradykardie und Hypotonie, daneben werden auch Hypoglykämie und Hyperkaliämie beobachtet.

▶ **Therapie.** Für das Management entscheidend ist die *primäre Giftelimination* mittels Aktivkohle, daneben kommen supportive Maßnahmen einschließlich intensivmedizinischer Überwachung zum Einsatz.

Kalziumantagonisten

Kalziumantagonisten vom Dihydropyridintyp sind von Diltiazem und Verapamil zu unterscheiden. Während Dihydropyridin-Kalziumantagonisten im Wesentlichen vasodilatierende Eigenschaften aufweisen, sind Verapamil und Diltiazem vergleichsweise schwache Vasodilatatoren, haben dafür aber negativ inotrope und chronotrope Effekte am Herzen.

▶ **Therapie.** Intoxikationen mit Dihydropyridin-Kalziumantagonisten sind relativ einfach durch Vasopressoren und Volumengabe zu beherrschen. Die oft schwere Bradykardie und Hypotonie bei Intoxikationen mit Verapamil oder Diltiazem stellt eine größere therapeutische Herausforderung dar. Der *primären Giftelimination* (Magenspülung, ggf. Magen-Darm-Spülung, Aktivkohle) kommt eine große Bedeutung zu. Eine extrakorporale *sekundäre Giftelimination* ist im Allgemeinen nicht erfolgversprechend.

Digitalisglykoside

Digitalisintoxikationen sind mit hohen Letalitätsraten bis zu 50 % behaftet.

▶ **Symptome und Diagnostik.** Typische Symptome der Digitalisintoxikation sind Übelkeit, Erbrechen, unspezifische abdominelle Schmerzsymptomatik, Sehstörungen im Sinne von Verschwommensehen oder Farbwahrnehmungsstörungen („gelb" sehen), Kopfschmerzen, Verwirrtheit bis hin zu Halluzinationen oder Delir und Koma. Kardial steht die Bradykardie, begleitet von Hypotonie, im Vordergrund. Im EKG finden sich Verlängerungen der PQ-Zeit, muldenförmige ST-Senkungen, ventrikuläre Extrasystolen und Bigeminus oder atriale Tachykardie mit 4 : 1- oder 6 : 1-Überleitung. Häufig besteht ein akzelerierter junktionaler Rhythmus. Ventrikuläre Tachykardien oder Kammerflimmern werden bei schweren Intoxikationen beobachtet und verlaufen häufig letal.

Praxistipp

Die Diagnose lässt sich häufig anhand der Anamnese und der Serumkonzentrationen der Digitalisglykoside stellen. Wichtig ist jedoch, dass die Standardlabortests für Digitalisglykoside oft pflanzliche Digitalisglykoside nicht erfassen und falsch negative Ergebnisse liefern können.

▶ **Therapie.** Therapeutisch ist die *primäre Giftelimination* mittels Magenspülung und Gabe von Aktivkohle besonders erfolgversprechend, wenn mit ihr innerhalb von 8 h nach Ingestion begonnen wird. Eine eventuell bestehende Hypokaliämie sollte umgehend ausgeglichen werden, Serumkaliumspiegel im oberen Normbereich sind anzustreben. Symptomatisch hilft Atropin.

Für Digitalisglykoside stehen digitalisspezifische Fab-Fragmente als spezifisches Antidot zur Verfügung. Die mit Digitalis beladenen Fab-Fragmente werden renal eliminiert oder können bei Niereninsuffizienz durch Plasmapherese entfernt werden.

Merke

Indikationen für die relativ kostspielige Behandlung mit digitalisspezifischen Fab-Fragmenten sind hämodynamische Instabilität als Folge der Digitalisintoxikation, lebensbedrohliche Arrhythmien einschließlich schwerer Bradykardie sowie hohe Dosen (> 10 mg bei Erwachsenen) bzw. sehr hohe Serumspiegel von Digitalisglykosiden.

Kernaussagen

Einleitung
Ziele der medizinischen Betreuung bei Intoxikationen sind, die Aufnahme der Giftstoffe in den Organismus zu verhindern, Organschäden zu verhüten bzw. zu behandeln, die Symptome der Intoxikation zu beherrschen und die Giftstoffe aus dem Körper zu eliminieren, wozu unter Umständen das gesamte Repertoire der Intensivmedizin notwendig ist (extrakorporale Verfahren zur Giftelimination, Beatmung, Nierenersatztherapie und ggf. auch Leberersatztherapie).

Primärmaßnahmen
Hierzu gehören neben der frühzeitigen telefonischen Miteinbeziehung einer der bundesweiten Giftzentralen die Erhebung des psychovegetativen Status und der Anamnese/Fremdanamnese sowie ein Drogen-Screening und die Basislabordiagnostik.

Giftelimination
Verfahren zur *primären Giftelimination* haben zum Ziel, die Toxine aus dem Organismus zu entfernen, bevor sie absorbiert bzw. resorbiert werden.
Mittels Verfahren zur *sekundären Giftelimination* wird der Giftstoff nach erfolgter Resorption aus dem Organismus entfernt.

Spezifisches Management von ausgewählten Vergiftungen
▶ **Alkohole:** Bei schwerer Intoxikation mit Methanol, Ethylenglykol oder Isopropanol ist die Hämodialyse unter Aufrecht-

erhaltung der Hemmung der Alkoholdehydrogenase mit 4-Methylpyrazol indiziert.

▶ **Analgetika:** Während bei der Intoxikation mit Salicylaten die möglichst frühzeitige primäre Giftelimination, Volumentherapie und Alkalisierung von Plasma und Urin im Vordergrund stehen, hat bei der Paracetamolintoxikation aufgrund der erheblichen Hepatotoxizität die Therapie mit N-Acetylcystein die größte Bedeutung.

▶ **Zentral wirksame Pharmaka:** Spezifische Antidote stehen zur Verfügung bei der Intoxikation mit Benzodiazepinen (Flumazenil) und bei der Opiatintoxikation (Naloxon).
Bei Intoxikationen mit trizyklischen Antidepressiva ist die kardiale Toxizität gefürchtet. Wesentlich ist die Stabilisierung der Vitalfunktionen.

▶ **Antihypertensiva/kardiotrope Substanzen:** Bei Intoxikationen mit Betablockern und Kalziumantagonisten kommt der primären Giftelimination die größte Bedeutung zu, während bei Digitalisglykosiden digitalisspezifische Fab-Fragmente als spezifisches Antidot zur Verfügung stehen, die bei lebensbedrohlichen Arrhythmien sowie Dosen > 10 mg bei Erwachsenen eingesetzt werden.

Literatur

[1] Barckow D, Mertens HG. Vergiftungen. In: Meyer J, Dierkesmann R, Fleig WE, Heidrich H, Heimpel H, Kern WV, Müller OA, Specker Ch, Wanner Ch, Hrsg. Rationelle Diagnostik und Therapie in der Inneren Medizin. München: Urban und Fischer; 2007
[2] Burns MJ, Schwartzstein RM. General approach to drug intoxications in adults. Waltham: UpToDate; 2010
[3] Fertel BS, Nelson LS, Goldfarb DS. Extracorporeal removal techniques for the poisoned patient: a review for the intensivist. J Intensive Care Med 2010; 25(3): 139–148
[4] Frithsen IL, Simpson WM Jr. Recognition and management of acute medication poisoning. Am Fam Physician 2010; 81(3): 316–323
[5] Hruby K, Schiel H. Antidotarium 96/97. Purkersdorf/Wien: Medizinisch-Pharmazeutische Verlags-GmbH; 1996
[6] Hubry K. Akute Vergiftungen. In: Lasch HG, Lenz K, Seeger W, Hrsg. Lehrbuch der Internistischen Intensivtherapie. 3. Aufl. Stuttgart: Schattauer; 1997: 704–723
[7] Jammalamadaka D, Raissi S. Ethylene glycol, methanol and isopropyl alcohol intoxication. Am J Med Sci 2010; 339(3): 276–281
[8] Rauber-Lüthy C, Kupferschmidt H. Household chemicals: management of intoxication and antidotes. EXS 2010; 100: 339–363
[9] Watson WA, Litovitz TL, Klein-Schwartz W et al. Annual report of the American Association of Poison Control Centers Toxic Exposure Surveillance System 2003. Am J Emerg Med 2004; 22: 335–404[[
[10] Zilker Th. Klinische Toxikologie und Antidot-Therapie in der Notfall- und Intensivmedizin. Bremen: UNI-MED; 2008
[11] Zimmerman JL. Poisonings and overdoses in the intensive care unit: General and specific management issues. Crit Care Med 2003; 31: 2794–2801

Kapitel 10
Respiratorische Erkrankungen

10.1	Akutes Atemnotsyndrom (ARDS)	660
10.2	Exazerbation bei chronisch obstruktiver Lungenerkrankung	667
10.3	Rechtsherzversagen	674
10.4	Ventilatortherapie bei diffus parenchymatösen Lungenerkrankungen und Mukoviszidose	686
10.5	Langzeitbeatmung und Weaning	694
10.6	Intensivmedizinische Therapie nach thoraxchirurgischen Eingriffen	702

10.1 Akutes Atemnotsyndrom (ARDS)

H.-D. Walmrath, W. Seeger

10.1.1 Definition, Pathophysiologie, Inzidenz, Prognose

Der Begriff ARDS (Acute/Adult respiratory Distress Syndrome) wurde von Ashbaugh [3] aufgrund der Ähnlichkeit der Symptomatik mit dem respiratorischen Atemnotsyndrom der Früh- und Neugeborenen (IRDS, Infant respiratory *Distress Syndrome*) eingeführt [3].

Definition

Der Begriff ARDS umfasst eine durch verschiedene Auslöser verursachte akute Gasaustauschstörung der Lunge, welche in der Regel von einer pulmonalen Flüssigkeitseinlagerung, Störung der pulmonalen Vasomotion und Abnahme der Compliance begleitet wird. Ein ARDS tritt bei vormals Lungengesunden auf und ist unabhängig von Störungen des zentralen Atemantriebs, des Gasflusses in den großen und kleinen Atemwegen, des Blutflusses in den großen pulmonalen Gefäßen und der linksventrikulären Funktion.

▶ **Pathogenese.** Grundsätzlich wird in der Pathogenese des ARDS zwischen *direkter* und *indirekter* Schädigung der Lunge unterschieden:
- Wesentliche *direkte Auslöser* sind: diffus ausgebreitete pulmonale Infektion (Bakterien, Viren, Pilze, Protozoen), Aspiration von Mageninhalt, Aspiration von Süßwasser/Salzwasser (Ertrinken), Lungenkontusion, Inhalation toxischer Gase (NO_2, Ozon, Rauchgase), Medikamente (Amiodaron, Bleomycin).
- Wesentliche *indirekte Auslöser* sind: Sepsis und systemisches Inflammationssyndrom (SIRS), Polytrauma, Blutungsschock mit Massentransfusion, disseminierte intravasale Gerinnung/Verbrauchskoagulopathie, Pankreatitis, Embolie (Fruchtwasser, Fett), Schädel-Hirn-Trauma sowie die schwere Verlaufsform der Malaria.

▶ **ARDS-Kriterien.** Problematisch ist die Abgrenzung zwischen Pneumonie und ARDS. In klassischer Definition wird eine lokale/umschriebene infektiöse Verursachung einer Gasaustauschstörung als Pneumonie vom ARDS abgegrenzt. Pneumonien können jedoch eine diffuse Ausbreitung inflammatorischer Prozesse in der gesamten Lunge zur Folge haben, ein Vorgang, der mit dem Begriff *parapneumonisches ARDS* beschrieben wurde.

Merke

Die Übergänge zwischen Pneumonie und ARDS sind fließend und entziehen sich häufig einer exakten klinischen Definition. Aus diesem Grund hat die amerikanisch-europäische Konsensuskonferenz zum Thema ARDS eine pragmatische Definition dieses Krankheitsbildes gewählt (▶ Tab. 10.1), die als Kriterien lediglich den Schweregrad der Gasaustauschstörung, den Tatbestand der beidseitigen Betroffenheit der Lunge durch Infiltrate und die Abwesenheit einer kardialen Verursachung der Ödemeinlagerung einschließt.

Wenn diese Kriterien im Verlauf einer schwerwiegenden Pneumonie gegeben sind, sieht die Konsensuskonferenz die Definition eines ARDS ebenso erfüllt. Wenn die Gasaustauschstörungen bei sonst gleicher Definition einen bestimmten Schweregrad nicht erreichen, wird der Begriff ALI (Acute Lung Injury) vorgeschlagen.

▶ **Pathophysiologie.** Pathophysiologisch ist die *initiale* oder *exsudative* Phase des ARDS gekennzeichnet durch einen Anstieg des pulmonalvaskulären Widerstands, verursacht durch prä- und postkapilläre Vasokonstriktion sowie Mikroembolisationen. Es findet sich eine Störung der kapillarendothelialen und alveolo-epithelialen Schrankenfunktion. Die Permeabilitätsstörung der endothelialen und epithelialen Schranke führt zur Ausbildung eines proteinreichen Ödems, das sich zunehmend perivaskulär-interstitiell und schließlich alveolär ausdehnt. Aus der Beteiligung des alveolären Kompartiments resultiert eine schwere Störung der Surfactant-Funktion, die eine Abnahme der Compliance und Atelektasenbildung nach sich zieht.

Diese exsudative Phase geht in die subakut verlaufende *proliferative* oder *fibrosierende* Phase über, die jedoch jederzeit von neuen exsudativen Schüben überlagert werden kann. Die proliferative Spätphase ist durch zunehmende Mesenchymproliferation mit Ablagerung extrazellulärer Matrix, Verlust von Alveolarräumen, „Honeycombing" und schließlich Hyperkapnie begleitend zur Hypoxämie gekennzeichnet.

▶ **Inzidenz.** Die Inzidenz für ARDS und ALI liegen nach jüngsten Untersuchungen bei 17–64/100 000 für die USA und bei 17–34/100 000 für Europa und Australien [15]. Die Sterblichkeit ist in den letzten 10 Jahren deutlich zurückgegangen und wird derzeit mit 34–58 % angegeben [15].

10.1.2 Diagnostik

Die Diagnose eines manifesten ARDS stellt unter klinischen Bedingungen in der Regel kein größeres Problem dar. Man wird immer dann an ein akutes Atemnotsyndrom denken, wenn ein direkter pulmonaler Auslöser zur schweren respiratorischen Insuffizienz führt (Aspiration), die klinisch mit ausgeprägter *Dyspnoe* und *Tachypnoe* imponiert. Schwieriger kann die Diagnose sein im Falle der indirekten Auslöser, bei denen extrapulmonale

Tab. 10.1 Kriterien des „Acute Lung Injury" (ALI) und des „Acute Respiratory Distress Syndrome" (ARDS) laut Konsensuskonferenz.

	ALI-Kriterien	ARDS-Kriterien
Verlauf	akuter Beginn	akuter Beginn
Oxygenierung	paO_2/FiO_2 < 300 mmHg (PEEP nicht berücksichtigt)	paO_2/FiO_2 < 200 mmHg (PEEP nicht berücksichtigt)
Röntgenthorax	bilaterale Infiltrate	bilaterale Infiltrate
pulmonalkapillärer Druck p_c	< 18 mmHg, wenn gemessen oder kein klinischer Hinweis auf linkskardiale Funktionseinschränkung	< 18 mmHg, wenn gemessen oder kein klinischer Hinweis auf linkskardiale Funktionseinschränkung
paO_2/FiO_2: Oxygenierungsindex; PEEP: positiver endexspiratorischer Druck		

10.1 Akutes Atemnotsyndrom (ARDS)

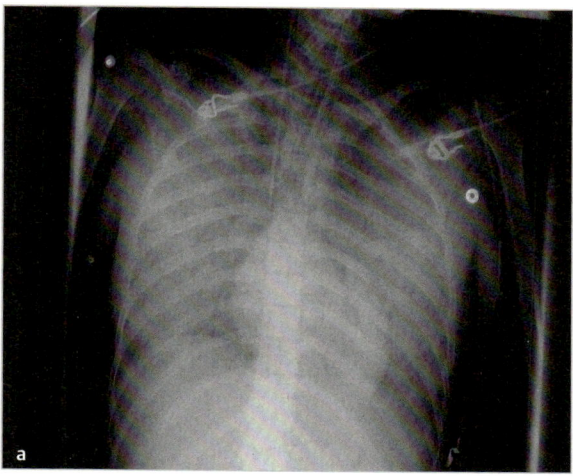

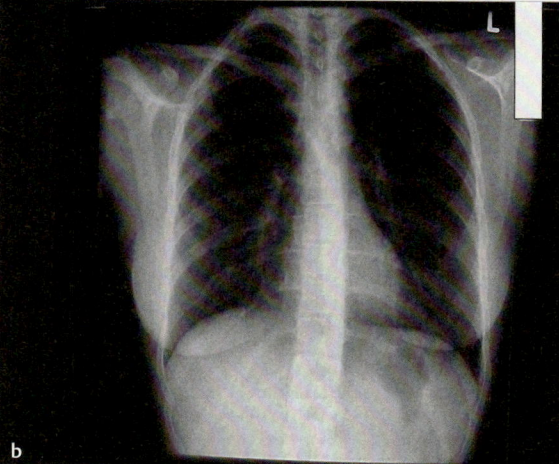

Abb. 10.1a, b Röntgen-Thorax bei ARDS.
a 23-jährige Patientin mit schwerem ARDS bei Aspergilluspneumonie, ausgeprägte bilaterale Infiltrate.
b Restitutio ad Integrum der schweren pulmonalen Veränderungen nach ca. 4 Wochen.

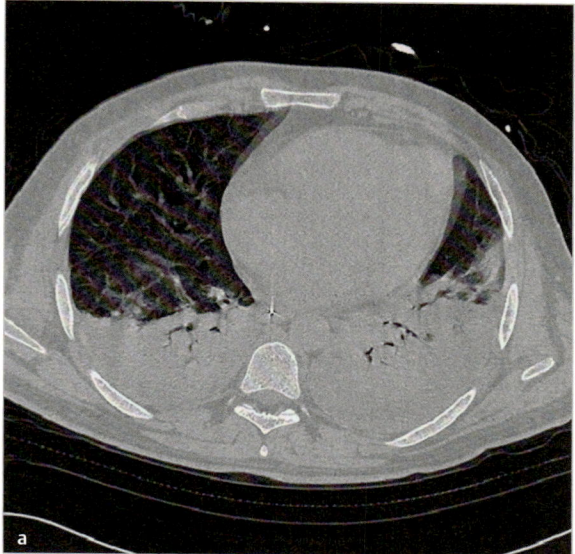

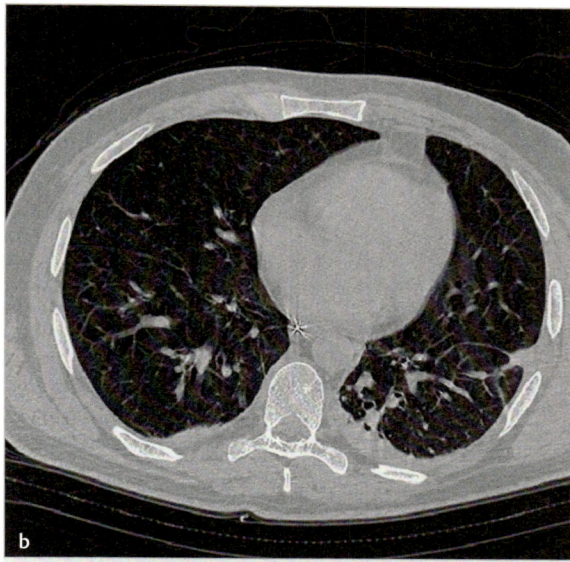

Abb. 10.2a, b Computertomogramm bei ARDS.
a 28-jähriger Patient mit schweren beidseitigen Infiltraten (pulmonales ARDS) in der CT nach Aspiration.
b Kontroll-CT des gleichen Patienten nach 10 Tagen Therapie.

Erkrankungen im Vordergrund stehen, die im Verlauf jedoch durch ein ARDS kompliziert werden können.

Obligatorisch ist im diagnostischen Ablauf die Differenzierung der *bilateralen*, radiologisch nachzuweisenden *Infiltrate* (▶ Abb. 10.1 **a, b**) gegenüber dem kardiogenen Lungenödem (Anamnese, EKG, Echokardiografie, kapillärer Verschlussdruck < 18 mmHg beim Swan-Ganz-Katheter), die nur in den seltenen Fällen bei einem kombinierten Auftreten von Linksherzinsuffizienz und ARDS nicht sicher gelingt.

Praxistipp

Eine wertvolle Ergänzung in der Diagnose und der Erfassung des Ausmaßes des ARDS und dessen Komplikationen ist die *thorakale Computertomografie*. Atelektasen, Pneumothoraces, Pleuraergüsse sind oftmals in der Thoraxübersichtsaufnahme beim liegenden und beatmeten Patienten schwierig zu erkennen. Darüber hinaus kann die CT zur Diskriminierung von pulmonalem (Konsolidierungen) und extrapulmonalem (Milchglastrübung) ARDS (▶ Abb. 10.2 **a, b**) beitragen.

▶ **Differenzialdiagnose.** Neben der kardial verursachten respiratorischen Insuffizienz als häufigste Differenzialdiagnose sollte noch an eine *Lungenembolie* gedacht werden (Röntgen-Thorax, Ventilations- und Perfusionsszintigrafie, Angiografie, Spiral-CT). Seltene Differenzialdiagnosen sind die eosinophilen Pneumonien, pulmonale oder pulmorenale Vaskulitiden (z. B. bei Morbus Wegener oder Goodpasture-Syndrom), Hypersensitivitätspneumonien oder fulminant verlaufende fibrosierende Alveolitiden, die durch serologische (Antikörper) oder bronchoskopische Untersuchungen (Zelldifferenzierung in der Bronchiallavage, transbronchiale Biopsie) abgeklärt werden können.

10.1.3 Therapie

Therapie und Prävention der Auslöser eines ARDS/ALI

Angesichts des weiten Spektrums an Auslösern können präventive Maßnahmen zur Vermeidung eines akuten Atemnotsyndroms an dieser Stelle nur exemplarisch vorgestellt werden.
- Eine Prävention *direkter Lungenparenchymschädigungen* besteht z. B. im Erkennen und Vermeiden von *Aspirationsereignissen*, so bei Patienten mit neurologisch verursachten Schluckstörungen, bei bewusstseinsgetrübten Patienten, bei Patienten unter nicht invasiver oder unter invasiver Beatmung.
- Bei der Prävention *sekundärer Lungenparenchymschädigungen* (Auslöser mit sekundär/hämatogen vermittelter Lungenparenchymaffektion) steht aufgrund ihrer quantitativen Bedeutung die Vermeidung und Therapie der *Sepsis* im Vordergrund, welche auf den Hauptsäulen *Fokussanierung* und kalkulierte *Antibiotikatherapie* ruht.

> **Merke**
> Die Bedeutung dieser Ansätze muss besonders unterstrichen werden, da im Verlauf einer Sepsis die Inzidenz des ARDS extrem erhöht ist und ohne Beherrschung einer zugrunde liegenden Sepsis eine therapeutische Sanierung eines bereits manifesten ARDS nahezu ausgeschlossen ist.

Insgesamt stellt die Therapie auslösender Ereignisse – soweit dies klinisch möglich ist – zur Reduktion der Inzidenz eines ARDS oder zur Therapie eines bereits begonnenen ARDS ein klinisch selbstverständliches Behandlungskonzept dar.

Antiinflammatorische Therapieansätze

Bei systemischer Auslösung des ARDS (z. B. Sepsis, Polytrauma) wird der Aktivierung plasmatischer Kaskadensysteme und inflammatorischer Zellen und Mediatoren eine besondere Bedeutung zugeschrieben. Vor diesem Hintergrund ist es naheliegend, durch Inhibition dieser inflammatorischen Systeme die Inzidenz und Perpetuierung des Krankheitsgeschehens beeinflussen zu wollen.

▶ **Heparin.** Klinisch etabliert ist die Applikation von Heparin, um bei disseminierter intravasaler Gerinnung (DIC, Verbrauchskoagulopathie) eine weitere Aktivierung der Gerinnungskaskade mit Entstehung von löslichem und partikulärem Fibrin zu supprimieren. Doch auch bei nicht manifester DIC findet Heparin generell eine weite Verwendung im intensivmedizinischen Bereich, um einer Aktivierung intravasaler Gerinnungsprozesse vorzubeugen. Im Hinblick auf die pulmonalen Veränderungen beim ARDS liegt die Begründung für eine Heparinisierung darin, dass sowohl Mikroemboli als auch lösliches Fibrin (Fibrinmonomer-Fibrinogen-Komplexe) in experimentellen Systemen Initiatoren eines ARDS darstellen. Trotz der breiten klinischen Etablierung dieses Vorgehens gibt es jedoch keine kontrollierte klinische Studie, welche schlüssig beweisen würde, dass durch die Suppression der Gerinnungsaktivierung die Inzidenz des ARDS vermindert wird.

▶ **Kortikosteroide.** Kontrollierte Studien der letzten Jahre zur frühzeitigen Anwendung hoch dosierter Kortikosteroide als breite antiinflammatorische Therapiestrategie bei Patienten mit Sepsis (Hochrisikogruppe zur Entwicklung eines ARDS) sowie bei Patienten mit manifestem ARDS haben keinen therapeutischen Vorteil nachweisen können [4, 6, 7].

> **Merke**
> Aus diesem Grund ist der Einsatz hoch dosierter Kortikosteroide bei Patienten mit hohem Risiko der Entwicklung eines ARDS bzw. mit manifester exsudativer Frühphase des ARDS *nicht indiziert*. Eine Ausnahme stellen bestimmte Auslöser einer akuten respiratorischen Insuffizienz dar.

So ist es gegenwärtig klinisch etabliert, *inhalative* Kortikosteroide zur Verhinderung einer akuten respiratorischen Insuffizienz (toxisches Lungenödem) nach *Rauchgasinhalation* einzusetzen. Bei immunsupprimierten Patienten (HIV, Transplantation) mit ausgeprägter *Pneumocystis-jiroveci-Pneumonie* und drohendem Übergang in ein ARDS wird ein frühzeitiger systemischer Einsatz von Kortikosteroiden befürwortet [13].

Symptomatische Therapie des ARDS/ALI

Beatmungsstrategien

In den letzten Jahren ist der Respiratortherapie beim ARDS sehr viel Aufmerksamkeit geschenkt worden. So werden Modifikationen in der Beatmungstechnik und neue Beatmungsstrategien in erster Linie als verantwortlich für eine Senkung der Letalität beim ARDS angesehen.

> **Merke**
> Alle gegenwärtig angewandten Varianten der Beatmungstechnik realisieren als primäres Ziel neben der Verbesserung der arteriellen Oxygenierung eine Rekrutierung atelektatischer/ödematöser Alveolarbezirke. Hierdurch werden die Bedingungen des Gasaustausches verbessert und – in einem optimalen Arbeitsbereich – eine Zunahme der Compliance erreicht.

In variablem Umfang wird das Ziel realisiert, aggravierende Komplikationen durch die Beatmung selbst in Form von O_2-Toxizität und Baro-(Volu-)trauma sowie hämodynamische Nebenwirkungen zu vermeiden.

Nicht invasive Beatmung (augmentierte Spontanatmung)

Die nicht invasive Beatmung kann über Nasen- oder Gesichtsmasken angewandt werden. Das Ausmaß der Atemhilfe kann dabei von einer passiven Unterstützung durch einen kontinuierlichen positiven Atemwegsdruck (CPAP) bei der arteriellen Hypoxämie (ausreichende Spontanatmung) bis zur weitgehenden Übernahme der Atemarbeit durch den Respirator (Erschöpfung der Atemmuskulatur, Hyperkapnie) variiert werden (Pressure Support Ventilation: PSV; Assisted spontaneous Breathing: ASB).

Kontrollierte Studien zur Inzidenz, Morbidität und Letalität der nicht invasiven Beatmung gegenüber der konventionellen Beatmung in der initialen Phase des ARDS liegen bislang noch nicht vor. Doch konnte eine kontrollierte Studie bei Patienten mit akuter respiratorischer Insuffizienz, die auch ARDS-Patienten einschloss, zeigen, dass die nicht invasive gegenüber der invasiven Beatmung mit einer signifikant niedrigeren Rate an sekundären Pneumonien einherging sowie mit einer verkürzten Beatmungsdauer und Liegedauer auf der Intensivstation [2]. Diese Daten und kontrollierte Studien bei Patienten mit chronisch obstruktiver Lungenerkrankung (COPD) und bei Patienten mit kardialem Lungenödem [19] unterstützen das vielerorts praktizierte Konzept, auch beim ARDS zunächst eine Verbesserung der Gasaustauschfunktion mittels augmentierter Spontanatmung anzustreben.

Stellt man die wesentlichen Charakteristika der nicht invasiven und der invasiven Beatmung gegenüber, so lassen sich folgende Vor- bzw. Nachteile der nicht invasiven Augmentierung der Spontanatmung erkennen:

> **Praxistipp**
> - *Vorteile:* kein Intubationstrauma, weniger nosokomiale Pneumonien, weniger zirkulatorische und renale Nebenwirkungen, erhaltene Darmmotilität, geringerer Muskelabbau, kürzere Beatmungs- und Verweildauer.
> - *Nachteile:* Kooperationsfähigkeit des Patienten, Konjunktivitis, Hautnekrosen im Bereich der Maske, erschwerte enterale Ernährung, Magenüberblähung, erschwerte Bronchialtoilette (Physiotherapie!).

Invasive Beatmung

Diese bezeichnet die konventionelle Beatmung über einen Endotrachealtubus oder eine Trachealkanüle. Es sind zahlreiche Beatmungsmodi und Beatmungsstrategien entwickelt worden. Die wesentlichen Grundformen sind die *volumenkontrollierte* sowie die *druckkontrollierte* Beatmung. Beide Systeme können in unterschiedlichem Maße eigene Atemanstrengungen des Patienten zulassen *(Triggerung).* Ein neu entwickeltes *offenes System*, welches sehr flexibel zusätzliche Atembewegungen des Patienten sowohl während der Inspiration als auch während der Exspiration erlaubt, liegt der *BIPAP-Technik* (BIPAP = Biphasic positive Airway Pressure) zugrunde. Diese unterschiedlichen Modi können an dieser Stelle nicht detailliert erläutert werden (lediglich die BIPAP-Technik wird später noch vorgestellt).

> **Merke**
> Darüber hinaus scheint nicht den unterschiedlichen Modi besondere Bedeutung zuzukommen, sondern den in allen Modi einstellbaren Beatmungsvariablen, zu denen die PEEP-Höhe (PEEP = Positive endexpiratory Pressure), die Höhe des Atemzugvolumens, die Begrenzung des Beatmungsspitzendrucks sowie die *Beatmung* mit umgekehrtem Atemzeitverhältnis (IRV = Inverse Ratio Ventilation) zählen. Zurzeit werden diese Beatmungsparameter und ihr protektiver oder schädigender Einfluss unter der Beatmung heftig diskutiert.

▶ **Positiver endexspiratorischer Druck.** Der positive endexspiratorische Druck (PEEP) verhindert einen exspiratorischen Alveolarkollaps und kann atelektatische Bezirke rekrutieren und auf diese Weise zu einer Reduktion von Shuntfluss und Oxygenierungsstörung beitragen. Gleichzeitig ist bekannt, dass wiedereröffnete oder noch offene Alveolarbezirke bei steigendem PEEP zunehmend gedehnt werden, wodurch schließlich eine Kapillarkompression mit steigender Totraumventilation resultiert. Kontrovers diskutiert wird gegenwärtig, welche PEEP-Einstellung für die Minimierung von Lungenschäden unter der Beatmung am günstigsten ist. Letztere könnten durch folgende Vorgänge bedingt sein:
- *Shear-Stress* an der alveoloepithelialen Oberfläche durch permanenten Kollaps und Wiedereröffnung von Atelektasen;
- Druckschädigung der eröffneten Alveolen (Spitzendruck? Plateaudruck? Integral des Druckes über die Zeit? Druckgradient zwischen Exspiration und Inspiration?);
- *Babylunge* in der Lunge: Überdehnung der verbliebenen offenen Alveolarbezirke durch für diese Restbezirke zu große Atemvolumina.

Unklar ist gegenwärtig, welche Mechanismen dem *Barotrauma* oder dem *Volutrauma* der Lunge unter der Beatmung zugrunde liegen. Dieses bedeutet aber auch, dass ein hoher PEEP einerseits protektiv wirken könnte (Offenhalten von Alveolen und Verhinderung des permanenten Rekollapses; Vermeidung hoher FiO_2-Werte [inspiratorische Sauerstofffraktion] durch Minimierung des Shuntflusses) und andererseits Baro-/Volutraumata provozieren könnte (Stretch offener Alveolen).

▶ **Best-PEEP.** Dieser Hintergrund erklärt auch, dass es gegenwärtig keine sicheren Daten darüber gibt, nach welchen Kriterien der Best-PEEP auszuwählen ist.
- Aus pathophysiologischen Gesichtspunkten spricht vieles für die Zielvorgabe, durch Auswahl eines PEEP-Wertes oberhalb des *unteren Flexionspunkts* der Druck-Volumen-Schleife (▶ Abb. 10.3) möglichst viele Alveolarbezirke zu rekrutieren und vor erneutem exspiratorischen Kollaps zu schützen. Durch Aufnahme einer Druck-Volumen-Schleife kann ein solcher Druckwert meistens definiert werden, darüber hinaus kann auch ein *oberer Flexionspunkt* charakterisiert werden (▶ Abb. 10.3), bei dem offensichtlich in größerem Umfang eine Überdehnung von Lungenparenchymstrukturen beginnt.
- Im klinischen Alltag ist jedoch die Bestimmung der Druck-Volumen-Kurve nur schwer realisierbar. Eine Alternative besteht darin, bei fest eingestelltem Atemzugvolumen den PEEP in Stufen zu erhöhen und den Effekt auf den endinspiratorischen Plateaudruck abzulesen: Steigt der Plateaudruck nur unterproportional an, bewegt man sich offensichtlich im günstigen Bereich der Druck-Volumen-Beziehung (optimale Compliance); steigt der Plateaudruck in gleichem Ausmaß oder gar überproportional zum PEEP-Sprung an, hat man diesen Bereich offenbar nach oben verlassen.
- Bei einer dritten Technik zur Best-PEEP-Findung wird nach dem Ziel eingestellt, den arteriellen pO_2 zu optimieren (Minimierung des Shuntflusses durch weitgehende Rekrutierung von Alveolen), jedoch gleichzeitig den arterioendexspiratorischen CO_2-Gradienten zu minimieren (Vermeidung von Alveolarüberdehnung und Kompression der entsprechenden Kapillaren).

Wie bereits ausgeführt, ist jedoch keine dieser Vorgehensweisen durch kontrollierte Studien abgesichert. Amato et al. [1] beschreiben zwar eine verminderte Letalität von Patienten mit akutem Atemnotsyndrom (ARDS) durch Beatmung mit PEEP-Werten

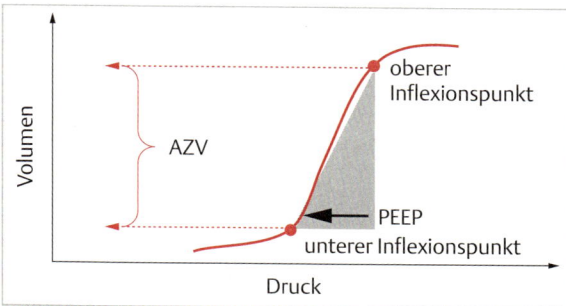

Abb. 10.3 Schematische Darstellung einer normalen Druck-Volumen-Kurve mit unterem und oberem Inflexionspunkt und einem idealen Atemzugvolumen (AZV), das zwischen beiden Punkten lokalisiert ist.

oberhalb des *unteren Inflexionspunktes* (▶ Abb. 10.3), jedoch wurden in dieser Studie zugleich das Atemzugvolumen reduziert (Low tidal Volume; s. u.) und zusätzlich Rekrutierungsmanöver durchgeführt, zudem war die Letalität in der Kontrollgruppe mit konventioneller Beatmung ungewöhnlich hoch.

Alternativ werden Algorithmen vorgeschlagen, die eine fixe Koppelung von FiO_2 und PEEP-Niveau favorisieren, z. B. aus der ARDS-Network-Study [22]. Der von der ARDS-Network-Study empfohlene Algorithmus ist durch eine multizentrische Studie bestätigt worden. In dieser ebenfalls von der Network-Study-Group durchgeführten Studie [23] konnte bei 549 ARDS-Patienten gezeigt werden, dass bei einem Atemzugvolumen von 6 ml/kg KG (s. u.) der Einsatz eines deutlich höheren PEEP-Niveaus als in der ersten ARDS-Network-Study keinen Benefit bezüglich Letalität oder Beatmungsdauer erbringt. Zwei weitere europäische Multicenter-Studien konnten ebenfalls keinen Vorteil für ein höheres verglichen mit einem niedrigeren PEEP-Niveau beim ARDS nachweisen [16, 17].

▶ **Low-tidal-Volume-Konzept.** Die optimale Größe des Atemzugvolumens (AZV) ist eng mit der Problematik der PEEP-Höhe verknüpft. Zurückliegende retrospektive Analysen begünstigten das Konzept, durch „Low tidal Volume" (ca. 6 ml/kg KG gegenüber 10–12 ml/kg KG bei konventioneller Beatmung) Baro-/Volutraumata zu vermeiden und eine verbesserte Überlebensrate bei der akuten respiratorischen Insuffizienz zu erreichen [10]. Der über die Abnahme der alveolären Ventilation resultierende pCO_2-Anstieg wird als *permissive Hyperkapnie* bezeichnet.

Ein Vorteil dieses Konzepts hinsichtlich der Letalität von ARDS-Patienten konnte erstmals im Jahre 2000 durch eine kontrollierte Studie an 861 ARDS-Patienten nachgewiesen werden. In der amerikanischen ARDS-Network-Study wurde in der Behandlungsgruppe mit 6 ml/kg KG Atemzugvolumen (AZV) die Letalität hoch signifikant um 22 % gegenüber der Behandlungsgruppe mit 12 ml/kg KG AZV gesenkt, die PEEP-Werte waren in beiden Behandlungsarmen durch einen Algorithmus festgelegt. Der über die Abnahme der alveolären Ventilation resultierende pCO_2-Anstieg (permissive Hyperkapnie) wurde in dieser Studie durch eine fast verdoppelte Atemfrequenz teilweise ausgeglichen. Diese Ergebnisse, an einem sehr großen Patientenkollektiv erhoben, stellen momentan das Low-tidal-Volume-Konzept zur Beatmung beim ARDS eindeutig in den Vordergrund.

▶ **Begrenzte Spitzendrücke.** Die bisherigen Ausführungen verdeutlichen, dass viele der aufgeführten Beatmungsstrategien bestrebt sind, *hohe Spitzendrücke* unter der Beatmung zu vermeiden, weil diese für Lungenschäden unter der Beatmung Bedeutung haben können. Eine Konsensuskonferenz zu diesem Thema [5] schlug als maximal tolerablen Inspirationsdruck 35 cmH_2O vor. Bei Lungen mit gravierendem Compliance-Verlust kann dieses Ziel nur durch optimale Rekrutierung (s. PEEP) und niedrige Atemzugvolumina erreicht werden. Der Benefit eines begrenzten Spitzendrucks ist bislang nur indirekt durch kontrollierte Studien nachgewiesen worden, doch die ARDS-Network-Study aus dem Jahre 2000 legt nahe, dass mit Spitzendrücken unter 32 cmH_2O (oder < 35 cmH_2O) bei Patienten mit ARDS möglicherweise ein Überlebensvorteil erzielt werden könnte.

▶ **Inverse-Ratio-Beatmung.** Verkürzt man die Exspirationszeit so weit, dass der Ausatemfluss noch nicht beendet und das voreingestellte PEEP-Niveau noch nicht erreicht ist, wenn die erneute Inspiration einsetzt, so resultiert hieraus eine Erhöhung des exspiratorischen Druckes über den PEEP-Wert hinaus (Inverse-Ratio-Beatmung; *Beatmung* mit umgekehrtem Atemzeitverhältnis). Ein auf diese Weise erzeugter Endo-PEEP (auch Auto- oder intrinsischer PEEP genannt) addiert sich dann zum maschinell eingestellten Exo-PEEP (oder extrinsischen PEEP). Dieses Phänomen betrifft insbesondere Alveolen, die durch ihre Lage hinter einer Bronchien- oder Bronchiolenengstellung nur langsam be- und entlüftet werden können (hohe Zeitkonstante; dynamischer PEEP). In einer inhomogen erkrankten Lunge könnte sich ein solcher Endo-PEEP bevorzugt in pathologischen Lungenbezirken auswirken (hoher Endo-PEEP), während gesunde Bezirke weniger betroffen sind (fehlender Endo-PEEP).

Dieses Vorgehen könnte theoretisch eine Individualisierung des PEEP-Wertes in Abhängigkeit von dem Schweregrad der Erkrankung der einzelnen Lungenareale ermöglichen. Diesem potenziellen Vorteil stehen jedoch folgende Nachteile gegenüber:

- Bronchialengstellung und Alveolarschädigung müssen keineswegs parallel gehen, Erstere entscheidet jedoch über die Höhe des Endo-PEEP.
- Das Monitoring des Endo-PEEP ist nur begrenzt möglich. Übliche Verfahren arbeiten mit einem Ventilationsstillstand am Ende der Exspiration, die Messung der zusätzlichen Druckhöhe oberhalb des Exo-PEEP erfolgt dann nach Druckausgleich auf Tubushöhe. Dieses ist jedoch ein „Mittelwert-Endo-PEEP", der nicht die Variabilität der Druckhöhe in den verschiedenen Lungenpartien erfasst.

Zusammenfassend lässt sich festhalten, dass eine Inverse-Ratio-Beatmung aufgrund der Überblähungsgefahr besonders engmaschig überwacht werden muss, dass mit dem genannten Verfahren die Höhe des Endo-PEEP, der sich zum Exo-PEEP addiert, abgeschätzt werden muss und dass der Vorteil dieses von der Theorie her interessanten Vorgehens gegenüber der maschinellen PEEP-Einstellung nicht durch kontrollierte klinische Studien belegt ist.

▶ **BIPAP-Modus.** Der hier beschriebene BIPAP-Modus (BIPAP = Biphasic positive Airway Pressure) erlaubt über sein schnell regulierendes Ventilspiel, dass der Patient zwar mit wählbarem Zeitmuster druckkontrolliert beatmet wird, dass er aber aufgrund eines geregelten Exspirationsventils auf jedem Niveau „frei" atmen kann (d. h. auch in der Inspiration kann der Patient zusätzlich spontan ein- und ausatmen).

Dieser Modus besitzt in mehrerer Hinsicht eine große Attraktivität. Die alveoläre Ventilation ist durch die Druckvorgaben sichergestellt, aber der Patient kann dennoch nach seinen Bedürfnissen völlig flexibel selbstständig atmen. Hierdurch erhöht sich die alveoläre Ventilation, besonders in den durch Atelektasen bedrohten basalen (zwerchfellnahen) Abschnitten der Lunge, da durch die Diaphragmabewegung die regionale Ventilation gefördert wird. Zudem verlangt diese Technik durch die „Atemfreiheit" nur eine geringe Sedationstiefe und eine Relaxation entfällt. Die hieraus resultierenden Vorteile betreffen v. a. die Darmperistaltik, die unter tiefer Sedation und Relaxation häufig nur schwer in Gang zu halten ist. Darüber hinaus wird die Atemmuskulatur des Patienten schon frühzeitig trainiert und es wird einer möglichen Atrophie entgegengewirkt.

Es muss jedoch festgehalten werden, dass die pathophysiologisch gut begründeten Vorteile des BIPAP-Modus bislang noch nicht durch große kontrollierte Studien hinsichtlich Beatmungsdauer, Morbidität und Letalität der Patienten validiert wurden.

Flüssigkeitsbilanz und Sauerstofftransport

▶ **Volumenrestriktion vs. -expansion.** Die endotheliale und epitheliale Schrankenstörung beim ARDS führt zu einer steileren Abhängigkeitsfunktion der pulmonalen Flüssigkeitsbilanz vom mikrovaskulären und somit linksatrialen Druck als unter Normalbedingungen. Daraus folgt, dass insbesondere in der Frühphase des ARDS durch Senkung des hydrostatischen Druckes in der pulmonalen Strombahn eine Ödemreduktion erzielt werden kann. Eine solche Absenkung des hydrostatischen Druckniveaus ist durch eine negative Flüssigkeitsbilanzierung des Patienten mit konsekutivem Abfall des zentralvenösen sowie des linksatrialen Druckes möglich (Diuretikatherapie und kontinuierliche venovenöse Filtration, Hämofiltration, Hämodialyse). Frühe retrospektive klinische Untersuchungen zeigten, dass sich bei denjenigen Patienten mit ARDS eine geringere Letalität fand, bei denen ein Volumenentzug sowie ein Absenken des kapillären hydrostatischen Druckes in der pulmonalen Strombahn möglich war, im Vergleich zu den Patienten, bei denen dieses nicht gelang [12]. Diese Befunde unterstützen das Behandlungskonzept des Volumenentzugs in der exsudativen Frühphase des ARDS.

Einer generellen Therapieempfehlung stehen jedoch 2 wesentliche Faktoren entgegen. Häufig finden sich begleitend zum ARDS akute renale Funktionsstörungen, bei denen ein drastischer Volumenentzug die Entwicklung eines akuten Nierenversagens als weiteres Organversagen begünstigen würde. Bei Patienten mit Sepsis und Sauerstoffschuld (Laktatbildung) wird eher das Konzept der Volumenzufuhr favorisiert (Kap. 8.17), um via Steigerung des Sauerstofftransports eine Zunahme der Sauerstoffaufnahme zu erreichen. Eine große randomisierte Studie der ARDS-Network-Study-Group konnte keinen signifikanten Unterschied in der Sterblichkeit zwischen liberalem und restriktivem Flüssigkeitsmanagment finden, aber eine Verkürzung der Beatmungsdauer bei restriktiver Volumenzufuhr [24].

> **Praxistipp**
>
> Eine pragmatisch erscheinende, allerdings nicht abgesicherte Vorgehensweise ist diese:
> Bei *Monoorganversagen-ARDS* wird ein *Flüssigkeitsentzug* zur Verbesserung der pulmonalen Symptomatik auch um den Preis einer Reduktion des Sauerstofftransports und möglicherweise einer Verschlechterung der renalen Funktion versucht.
> Bei ARDS im Rahmen eines *septischen Geschehens* mit Laktatbildung und begleitender Fehlfunktion verschiedener Organe wird dem Konzept der *Volumenzufuhr* zur Optimierung des Sauerstofftransports der Vorzug gegeben.

Lagerungstherapie

Eine seit langem angewandte Modifikation der Beatmungstechnik ist die intermittierende Bauchlagerung (Kap. 5.2). Ihr Ziel besteht darin, prädominant basal lokalisierte ödematöse/atelektatische Bezirke zu rekrutieren und somit eine Verbesserung der Oxygenierung und der atemmechanischen Belastung der Lunge zu erzielen. Ein Benefit dieses Konzepts hinsichtlich Beatmungsdauer, Komplikationsrate und Letalität des ARDS konnte in einer multizentrischen Studie nicht nachgewiesen werden [9]. Trotzdem kann die intermittierende Bauchlagerung v. a. bei schweren Verlaufsformen des akuten Atemnotsyndroms empfohlen werden, da eine Subgruppenanalyse der vorgenannten Studie einen Vorteil für diese Patientengruppe erkennen ließ.

Extrakorporale Oxygenierung bzw. CO_2-Eliminierungsverfahren

Die extrakorporale Membranoxygenierung (ECMO), die heute zumeist als venovenöser Bypass durchgeführt wird, ist in den letzten Jahren in ihrer Effizienz deutlich verbessert worden. Eine kontrollierte Studie [18] zur Effektivität der ECMO bei schwerem ARDS konnte zwar keinen statistisch signifikanten Überlebensvorteil gegenüber konventioneller Beatmung erzielen, doch die Überlebensrate mit ECMO war eindeutig höher. Darüber hinaus konnte die ECMO erfolgreich bei schwerem Lungenversagen im Rahmen der pandemischen Influenza H1N1 (2009) eingesetzt werden. Aus diesem Grund sollte im Einzelfall bei schwerem Lungenversagen als weitere Therapiestrategie der Kontakt zu einem spezialisierten Zentrum in Erwägung gezogen werden.

Pharmakologische Therapie (Stickstoffmonoxid, inhalatives Prostazyklin, Surfactant)

Die dominierenden vasomotorischen Veränderungen beim ARDS sind die pulmonale Hypertension und die Perfusionsfehlverteilung mit prädominantem Shuntfluss, welche beide therapeutisch beeinflusst werden können.

▶ **Inhalative Vasodilatanzien.** Die akute Wirksamkeit einer inhalativen Applikation von Vasodilatanzien wie *Stickstoffmonoxid (NO)* oder *aerosoliertes PGI_2* (Prostazyklin) zur selektiven pulmonalen und intrapulmonalen Vasodilatation (Gefäßweitstellung nur in gut ventilierten, d. h. inhalativ zugänglichen Arealen mit konsekutiver Umverteilung des Blutflusses und Verbesserung der Oxygenierung) ist für das ARDS belegt. Bezüglich des inhalativen NO konnten jedoch bislang vorliegende kontrollierte Studien [8, 14, 21] an großen Patientenkollektiven keine Verbesserung von Morbidität und Letalität dokumentieren. Trotz der fehlenden Effizienz in kontrollierten Studien stellen inhaliertes NO oder aerosoliertes Prostazyklin eine Rescue-Therapie für Patienten mit schwerer therapierefraktärer Hypoxämie dar.

▶ **Surfactant-Applikation.** Schwere Störungen des alveolären Surfactant-Systems beim ARDS sind belegt und experimentelle Studien zur Surfactant-Applikation in den Bronchoalveolarraum zeigen eine rasche Verbesserung der Oxygenierung durch Reduktion von Atelektasenbildung und Shuntfluss in ARDS-Modellen. Eine multizentrische Phase-III-Studie mit gentechnologisch hergestelltem Surfactant bei 448 Patienten mit unterschiedlichen Auslösern eines ARDS konnte jedoch keine signifikanten Unterschiede in Beatmungsdauer und Letalität zwischen der Behandlungsgruppe und Placebogruppe zeigen [20].

Partial-Liquid-Ventilation

Das Prinzip der Partial-Liquid-Ventilation beruht darauf, dass Perfluorocarbone unter Fortsetzung der konventionellen Beatmung in die Lunge eingeleitet werden, um durch diese Flüssigkeit mit hoher Sauerstoffbindungskapazität und geringer Grenzflächenspannung atelektischer Regionen der Lunge zu eröffnen und über die Löslichkeit der Sauerstoffs in diesem Medium den O_2-Transport in die alveolären Kapillaren zu bewerkstelligen. Eine prospektive randomisierte Studie bei 90 ARDS-Patienten erbrachte jedoch keinen Vorteil bezogen auf die Sterblichkeit und den Krankheitsverlauf [11].

> **Kernaussagen**
>
> **Definition, Pathophysiologie, Inzidenz, Prognose**
> Schwere Oxygenierungsstörungen mit bilateralen Infiltraten im Thoraxröntgenbild kennzeichnen das akute Atemnotsyndrom (ARDS). Diese Oxygenierungsstörungen sind unabhängig von der linksventrikulären Funktion und können nach unterschiedlichen direkten und indirekten auslösenden Ereignissen auftreten. Wir unterscheiden im Krankheitsverlauf eine exsudative Frühphase und eine proliferativ-fibrosierende Spätphase des ARDS. Die exsudative Phase kennzeichnen prä- und postkapilläre Vasokonstriktion und Mikroembolisationen, die zum Anstieg des pulmonalvaskulären Widerstands führen. Darüber hinaus findet sich eine Störung der kapillarendothelialen und alveoloepithelialen Schrankenfunktion, aus der eine erhöhte Permeabilität für

Wasser und Plasmaproteine resultiert. Folge dieser Permeabilitätsstörung bei gleichzeitig erhöhtem kapillärem Filtrationsdruck ist die Ausbildung eines proteinreichen Ödems, das sich im Verlauf von perivaskulär-interstitiell nach alveolär ausdehnt. Die Einbeziehung des alveolären Kompartiments führt zu schweren Störungen der Surfactant-Funktion, die mit einer Abnahme der Compliance und Atelektasenbildung assoziiert ist.

In Europa muss mit einer ARDS-Inzidenz von 17–34 Fälle pro 100 000 Einwohner gerechnet werden, die Sterblichkeit liegt immer noch sehr hoch bei 34–58 %.

Diagnostik

Im Vordergrund steht häufig die Symptomatik des systemischen oder pulmonalen Auslösers eines ARDS und erst mit Einsetzen des Lungenversagens imponieren ausgeprägte Dyspnoe und Tachypnoe. Diagnostisch entscheidend ist neben der Identifizierung des auslösenden Ereignisses eine Bestimmung der linksventrikulären Pumpfunktion (Echokardiografie, Rechtsherzkatheter).

Therapie

Die kausale Therapie des Auslösers ist für den Krankheitsverlauf mitentscheidend.

Symptomatische Therapieansätze sind eine lungenprotektive Beatmung mit niedrigen Atemzugvolumina und Begrenzung des Spitzendrucks (< 32–35 cmH$_2$O) sowie mit einem angemessenen PEEP, der titriert werden muss oder nach Algorithmus eingesetzt werden kann.

Die Steuerung des Flüssigkeitshaushalts (restriktiv – liberal) ist vom Gesamtbild abhängig zu machen.

Bei schweren Verlaufsformen müssen die Bauchlagerung, die Inhalation von NO sowie die extrakorporale Membranoxygenierung in die therapeutischen Überlegungen miteinbezogen werden.

Literatur

[1] Amato MBP, Barbas CSV, Medeiros DM et al. Effect of a protective ventilation strategy on mortality in the acute respiratory distress syndrome. N Engl J Med 1998; 338: 347–354

[2] Antonelli M, Conti G, Rocco M et al. A comparison of noninvasive positive-pressure ventilation and conventional mechanical ventilation in patients with acute respiratory failure. N Engl J Med 1998; 339: 429–435

[3] Ashbaugh DG, Bigelow DB, Petty TL et al. Acute respiratory distress in adults. The Lancet 1967; 2: 319–323

[4] Bernard GR, Luce JM, Sprung CL et al. High-dose corticosteroids in patients with the adult respiratory distress syndrome. N Engl J Med 1987; 317: 1565–1570

[5] Bernard GR, Artigas A, Brigham KL et al. and the Consensus Committee. The American-European Consensus conference on ARDS. Am J Respir Crit Care Med 1994; 149: 818–824

[6] Bone RC, Fisher Jr. CJ, Clemmer TP et al. A controlled clinical trial of high-dose methylprednisolone in the treatment of severe sepsis and septic shock. N Engl J Med 1987; 317: 653–658

[7] Bone RC, Fisher Jr. CJ, Clemmer TP et al. Sepsis syndrome: a valid clinical entity. Methylprednisolone Severe Sepsis Study Group. Crit Care Med 1989; 17: 389–393

[8] Dellinger RP, Zimmermann JL, Taylor RW et al. Effects of inhaled nitric oxide in patients with acute respiratory distress syndrome: results of a randomized phase II trial. Crit Care Med 1998; 26: 15–23

[9] Gattinoni L, Tognoni G, Pesenti A et al. for the Prone-Supine Study Group. Effect of prone positioning on the survival of patients with acute respiratory failure. N Engl J Med 2001; 345: 568–573

[10] Hickling KG, Henderson SJ, Jackson R. Low mortality associated with low volume pressure limited ventilation with permissive hypercapnia in severe adult respiratory distress syndrome. Intens Care Med 1990; 16: 372–377

[11] Hirschl RB, Croce M, Gore D et al. for the Adult partial Liquid Ventilation Study Group. Prospective, randomized, controlled pilot study of partial liquid ventilation in adult acute respiratory distress syndrome. Am J Respir Crit Care Med 2002; 165: 781–787

[12] Humphrey H, Hall J, Sznajder I et al. Improved survival in ARDS patients associated with a reduction in pulmonary capillary wedge pressure. Chest 1990; 97: 1176–1180

[13] Larocco A, Amundson DE, Wallace MR et al. Corticosteroids for Pneumocystis-carinii pneumonia with acute respiratory failure – experience with rescue therapy. Chest 1992; 102: 892–896

[14] Lundin S, Mang H, Smithies M et al. for the European Study Group of inhaled Nitric Oxide. Inhalation of nitric oxide in acute lung injury: results of a european multicenter study. Intensive Care Med 1999; 25: 911–919

[15] MacCallum NS, Evans TW. Epidemiology of acute lung injury. Curr Opin Crit Care 2005; 11: 43–49

[16] Meade MO, Cook DJ, Guyatt GH et al. Ventilation strategy using low tidal volumes, recruitments maneuvers, and high positive-end expiratory pressure for acute lung injury and acute respiratory distress syndrome. JAMA 2008; 299(6): 637–645

[17] Mercat A, Richard JCM, Vielle B et al. Positive end-expiratory pressure setting in adults with acute lung injury and acute respiratory distress syndrome. JAMA 2008; 299(6): 646–655

[18] Peek GJ, Mugford M, Tiruvoipati R et al. Efficacy and economic assessment of conventional ventilatory support versus extracorporal membrane oxygenation for severe adult respiratory failure (CESAR): a multicentre randomised controlled trial. Lancet 2009; 374: 1351–1363

[19] Peter JV, Moran JL, Phillips-Hughes J et al. Noninvasive ventilation in acute respiratory failure – a meta-analysis update. Crit Care Med 2002; 30: 555–562

[20] Spragg RG, Lewis JF, Walmrath HD et al. Effect of recombinant surfactant protein C-based surfactant on the acute respiratory distress syndrome. N Engl J Med 2004; 351: 327–336

[21] Taylor RW, Zimmermann JL, Dellinger RP et al. for Inhaled nitric Oxide in ARDS Study Group. Low-dose inhaled nitric oxide in patients with acute lung injury: a randomized controlled trial. JAMA 2004; 291: 1603–1609

[22] The Acute Respiratory Distress Syndrome Network. Ventilation with lower tidal volumes as compared with traditional tidal volumes for acute lung injury and the acute respiratory distress syndrome. N Engl J Med 2000; 342: 1301–1308

[23] The Acute Respiratory Distress Syndrome Network. Higher versus lower positive end-expiratory pressures in patients with the acute respiratory distress syndrome. N Engl J Med 2004; 351: 327–336

[24] The Acute Respiratory Distress Syndrome Network. Comparison of two fluid-management strategies in acute lung injury. N Engl J Med 2006; 354: 2213–2224

10.2 Exazerbation bei chronisch obstruktiver Lungenerkrankung

H. F. Becker, C. Vogelmeier

10.2.1 Hintergrund

Exazerbationen bei chronisch obstruktiver Lungenerkrankung (Chronic obstructive pulmonary Disease; COPD) sind für die Betroffenen mit hoher Morbidität und Mortalität belastet. Sie treten üblicherweise dann auf, wenn der Patient ein höheres COPD-Stadium erreicht. Mit fortschreitender Verschlechterung der Lungenfunktion steigen Frequenz und Schweregrad der Exazerbationen. Patienten mit hoher Exazerbationsfrequenz weisen eine schnellere Verschlechterung der Lungenfunktion, ausgeprägtere Symptome, eine schlechtere Lebensqualität, häufigere Hospitalisationen und eine gesteigerte Mortalität auf. Wenn Patienten mit COPD-Exazerbationen invasiv beatmet werden müssen, beträgt die Intensivstationsmortalität 35 %, die Krankenhausmortalität 50 % [2]. Allerdings ist hier seit der Einführung der nicht invasiven Beatmung eine deutliche Besserung zu verzeichnen.

10.2.2 Definition

Es gibt keine allgemeinverbindliche Definition der COPD-Exazerbation. Es werden hauptsächlich Definitionen verwendet, die symptombasiert sind (gesteigerte Dyspnoe, mehr Auswurf, geänderte Auswurffarbe etc.) oder auf therapeutischen Maßnahmen beruhen (mehr Bronchodilatatoren, Steroide, Antibiotika, stationäre Aufnahme etc.), welche von den behandelnden Ärzten unternommen werden.

> **Definition**
>
> Eine Kommission mit Mitgliedern der „American Thoracic Society" (ATS) und der Europäischen Lungengesellschaft (ERS) hat folgende Definition entwickelt:
> Eine Exazerbation ist ein Ereignis, das geprägt wird durch eine Änderung von Atemnot, Husten und/oder Sputum, das über die Tag-zu-Tag-Variabilität hinausgeht und eine Änderung der Therapie notwendig macht [9].

Unter Bezugnahme auf Stockley et al. [29] wird die Differenzierung in 2 Typen der akuten Exazerbation vorgeschlagen:
- Typ 1: Zunahme der Dyspnoe, ggf. auch der Sputummenge;
- Typ 2: Zunahme der Dyspnoe, ggf. auch der Sputummenge sowie Vorliegen eitrigen Sputums.

Diese Einteilung ist relevant für die Entscheidung, Antibiotika einzusetzen (s. u.).

10.2.3 Pathogenese

▶ **Ursachen.** Die häufigsten Ursachen der Exazerbationen sind virale Infektionen der Atemwege. Daneben werden auch bakterielle Infektionen und Umwelteinflüsse für relevant erachtet. COPD-Exazerbationen sind mit einer Zunahme der Entzündung der Atemwege verbunden.

▶ **Entzündungsreaktion.** Akute Exazerbationen der COPD gehen mit einer signifikanten Vermehrung der **neutrophilen Granulozyten, eosinophilen Granulozyten und der T-Zellen im Gewebe einher** [27]. Diese Anstiege resultieren entweder aus der Attraktion, einem längeren Überleben und/oder einer Aktivierung von Entzündungszellen. Nach aktuellen Vorstellungen veranlassen Bakterien und Viren die Epithelzellen zur Sekretion von Interleukin-8. Interleukin-8 ist ein hochpotenter „Chemoattractant" für neutrophile Granulozyten. Diese treten aus den pulmonalen Kapillaren in das Lungengewebe aus und setzen dort reaktive Sauerstoffmetabolite und Proteasen wie neutrophile Elastase, neutrophiles Cathepsin G und neutrophile Proteinase 3 frei. Diese schädigen das Epithel mit der Konsequenz einer Vermehrung der Pathogene und einer Hypersekretion. Letztlich entwickelt sich daraus ein Teufelskreis, der zur Ausbildung einer Exazerbation führt [23].

> **Merke**
>
> Wesentliche Ursachen und relevante Differenzialdiagnosen für COPD-Exazerbationen sind:
> - Infekte (häufig Viren)
> - Umweltnoxen
> - Pneumonie
> - Lungenembolie
> - Pneumothorax
> - Herzversagen

▶ **Respiratorische Insuffizienz.** Die hyperkapnische respiratorische Insuffizienz bei exazerbierter COPD entwickelt sich als Folge des Ungleichgewichts zwischen Kapazität und Last der Atemmuskulatur (▶ Abb. 10.4).

Eine gesteigerte Atemarbeit und somit erhöhte Last ergibt sich aus der bronchialen Obstruktion, der Schleimhautschwellung und einer vermehrten Schleimbildung in den Atemwegen. Weiterhin bewirkt die exspiratorische Luftflussbehinderung die Entstehung eines intrinsischen PEEP (Positive end-exspiratory Pressure) von bis zu 20 cmH$_2$O. Während der Inspiration muss der Patient zunächst diesen intrinsischen PEEP überwinden, bevor ein Luftfluss in die Lunge stattfinden kann. Dies bedeutet eine weitere massive Zunahme der Atemarbeit. Durch die Überblähung atmet der Patient im oberen Bereich der Druck-Volumen-Kurve und muss somit bei gleichem Atemzugvolumen eine gesteigerte Atemarbeit aufbringen. Das schon bei stabiler COPD bestehende Ventilation/Perfusion-Ungleichgewicht nimmt während der Exazerbation zu, was die Hypoxie und Hyperkapnie verursacht bzw. weiter verstärkt.

Die Kapazität des Atempumpapparats ist in der Exazerbation vermindert. Die Überblähung lässt das Zwerchfell tiefer treten,

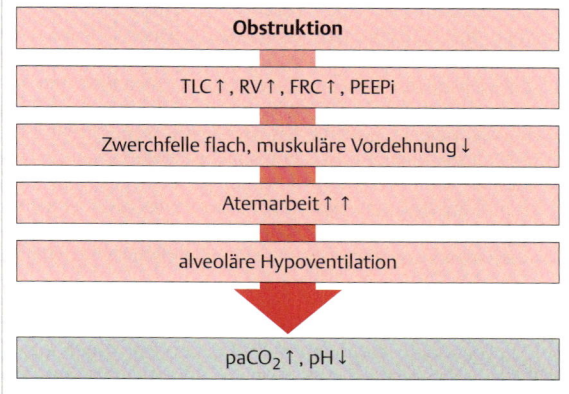

Abb. 10.4 Pathophysiologie der respiratorischen Insuffizienz. FRC = funktionelle Residualkapazität; paCO$_2$ = arterieller Kohlendioxidpartialdruck; PEEPi = intrinsischer positiver endexspiratorischer Druck; RV = Residualvolumen; TLC = totale Lungenkapazität.

sodass die Vorspannung abnimmt und eine mechanische Behinderung der Zwerchfellfunktion entsteht. Hypoxie und Hyperkapnie behindern die Kontraktilität des Diaphragmas. Somit liegt in der Exazerbation die Situation vor, dass sich auf die im Rahmen der COPD schon bestehenden Funktionsstörungen eine massive Steigerung der Atemarbeit bei gleichzeitig deutlich verminderter Kapazität der Atemmuskulatur aufpfropft. Die sich daraus ergebende Hypoventilation manifestiert sich in der Blutgasanalyse als hyperkapnisches Atmungsversagen.

Bei hochgradiger, durch die Initialtherapie nicht beherrschbarer Atemnot, eingeschränktem Bewusstseinszustand und/oder schweren Gasaustausch- bzw. Ventilationsstörungen sollte die Verlegung auf eine Intensivstation erfolgen. Das Vorgehen bei stationärer Versorgung ist kursorisch in der der Versorgungsleitlinie [8] dargestellt.

Merke
Indikationen zur Aufnahme auf die Intensivstation bei COPD-Exazerbationen [16]:
- schwere, therapierefraktäre Dyspnoe
- Bewusstseinsstörungen, Koma
- Hypoxämie < 6,7 kPa (50 mmHg) trotz O_2
- Hyperkapnie > 9,3 kPa (70 mmHg)
- schwere respiratorische Azidose pH < 7,30 trotz nicht invasiver Beatmung

10.2.4 Diagnostik

Anamnese
Zunehmende Atemnot, das Kardinalsymptom der Exazerbation, wird häufig von den klinischen Symptomen des Giemens und der Brustenge, von starkem Husten und Sputum, Veränderung der Farbe des Auswurfs und dessen Viskosität und auch von Fieber begleitet. Zusätzlich können andere unspezifische Symptome wie Unwohlsein, Schlaflosigkeit, Abgeschlagenheit, Depression und Verwirrtheitszustände hinzukommen. Eine progrediente Belastungsdyspnoe, Fieber und neu aufgetretene radiologische Veränderungen der Lunge können Vorboten der Exazerbation sein. Eine Zunahme von Sputummenge und -purulenz weisen auf einen bakteriellen Infekt hin (s. u.).

Körperliche Untersuchung
Bei mittelschwerer Erkrankung können die Kennzeichen der Obstruktion mit verlängertem Exspirium, Giemen, Pfeifen und Brummen feststellbar sein wie auch eine Lungenüberblähung mit tief stehendem, wenig verschieblichem Zwerchfell und hypersonorem Klopfschall. Bei schwerster Obstruktion ist häufig wegen des nahezu sistierenden Luftflusses kein Strömungsgeräusch, insbesondere kein Giemen mehr hörbar („silent lung"). Die Dyspnoe kann bei chronisch hyperkapnischen Patienten auch fehlen und auf das Atmungsversagen deuten lediglich Verwirrtheit, Desorientiertheit oder Schläfrigkeit hin. Die Patienten weisen regelhaft eine deutliche Zyanose auf und oft auch Beinödeme.

Lungenfunktion
Eine Lungenfunktionsprüfung ist im Rahmen einer akuten Exazerbation insbesondere bei älteren und intensivpflichtigen Patienten häufig nicht korrekt zu bestimmen. Anhaltspunkte für eine schwere Exazerbation bieten Peak-Flow-Werte unter 100 l/min und eine FEV_1 < 1 l (FEV_1 = forciertes Exspirationsvolumen nach 1 s). Wichtiger als die Absolutwerte sind akute Verschlechterungen wesentlicher Kenngrößen der Atemwegsobstruktion.

Blutgasanalyse
Die Blutgasanalyse stellt die entscheidende apparative Diagnostik dar, um zwischen hypoxischem und hyperkapnischem Atmungsversagen zu unterscheiden und anhand von pH, Kohlendioxidpartialdruck (pCO_2) und Sauerstoffpartialdruck (pO_2) den Schweregrad der respiratorischen Insuffizienz zu beurteilen.

Die Pulsoxymetrie ersetzt die direkte Analyse der arteriellen Blutgase aus dem hyperämisierten Kapillarblut des Ohrläppchens nicht, insbesondere nicht bei klinischer Verschlechterung des Patienten oder beim Auftreten von Komplikationen, da sie keine Auskunft über den CO_2-Partialdruck gibt. Die Pulsoxymetrie ist als Verlaufsparameter zur Kontrolle der Oxygenierung geeignet, da bei Werten über 90% eine Gefährdung durch eine kritische Hypoxämie auszuschließen ist.

Merke
Eine respiratorische Insuffizienz liegt bei einem arteriellen Sauerstoffpartialdruck von weniger als 60 mmHg bzw. einer O_2-Sättigung von weniger als 90% bei Atmung von Raumluft vor. Im Falle einer respiratorischen Globalinsuffizienz bei Sauerstoffpartialdrücken von < 50 mmHg, CO_2-Partialdrücken > 70 mmHg und pH-Werten < 7,30 muss von einer lebensbedrohlichen Situation mit der Notwendigkeit einer intensivmedizinischen Behandlung ausgegangen werden. In einem Präschock- oder Schockzustand muss die arterielle Blutgasanalyse über eine arterielle Punktion erfolgen.

Labordiagnostik
Zur Labordiagnostik gehören: Blutbild, C-reaktives Protein, Elektrolyte, Kreatinin, Harnstoff, Leber- und Gallengangsenzyme, kardiale Ischämiemarker und Blutzucker. Auch D-Dimere sollten bestimmt werden, um eine akute Lungenembolie auszuschließen [16, 31, 33]. Die Strategie, die Indikation zur Antibiotikagabe von dem Serumspiegel des Prokalzitonins abhängig zu machen, führte in Studien zu einer signifikanten Senkung des Antibiotikaverbrauchs bei unverändertem Therapieerfolg. Dabei wurde das Vorgehen nach folgenden Kriterien gesteuert: Prokalzitonin < 0,1 µg/l: Antibiotika nicht empfohlen, Prokalzitonin > 0,25 µg/l: Antibiotika empfohlen; Prokalzitonin > 0,1 µg/l und < 0,25 µg/l: klinische Entscheidung [10, 30]. Einschränkend ist festzuhalten, dass die Kosteneffektivität dieser Vorgehensweise und die Frage nach dem Vorgehen bei intermediären Werten weiterer Untersuchungen bedürfen [17].

Mikrobiologische Diagnostik
Eine mikrobiologische Diagnostik ist im Regelfall nicht notwendig. Indiziert ist sie bei Therapieversagen, häufigen Exazerbationen, Anhaltspunkten für eine chronische Infektion (z. B. radiologischer Verdacht auf Bronchiektasen, Expektoration großer Sputummengen), einer sehr starken Einschränkung der Lungenfunktion mit der daraus resultierenden Möglichkeit der Infektion mit gramnegativen Keimen und bei immunkompromittierten Patienten. Häufigste *bakterielle Erreger* von Exazerbationen sind Haemophilus influenzae, Streptococcus pneumoniae und Moraxella catarrhalis, Enterobacteriaceae und Pseudomonas aeruginosa. Die Bedeutung von Mykoplasmen, Chlamydien und Legionellen ist unklar. Als *virale Erreger* kommen neben Influenzaviren v. a. das respiratorische Synzytialvirus (RSV), Rhino-, Corona- und Adenoviren in Betracht [16, 31, 33].

Als Ausgangsmaterial für mikrobiologische Untersuchungen kommen Sputumproben, bei beatmeten Patienten auch endotracheale Absaugungen oder bronchoskopisch gewonnenes Material (bronchoalveoläre Lavage, geschützte Bürste) in Betracht.

> **Praxistipp**
>
> Zur Sputumabgabe sollte möglichst das Morgensputum, nach Spülung des Mund-Rachen-Raumes mit klarem Wasser, genutzt werden. Das Sputum sollte möglichst rasch innerhalb von 2–4 h im bakteriologischen Labor bearbeitet werden. Ein Transport ist auch bei Kühlung (4 °C) nur dann zu empfehlen, wenn die Zeit zwischen Gewinnung und Verarbeitung des Sputums 4 h nicht überschreitet [17].

Bildgebung

Zur differenzialdiagnostischen Abklärung akuter Atemnot ist eine Röntgenaufnahme der Thoraxorgane nötig. Dies auch deshalb, um wesentliche Differentialdiagnosen wie Pneumonie, Pneumothorax und Linksherzversagen auszuschließen. Bei Verdacht auf eine Lungenarterienembolie können je nach Schweregrad und den lokalen Möglichkeiten das Spiral-CT, die Ventilations- und Perfusionsszintigrafie und die Echokardiografie herangezogen werden. Lässt sich bei einer Exazerbation der Verdacht auf eine Lungenembolie nicht ausräumen, sollte der Patient sowohl im Hinblick auf die Exazerbation als auch die vermutete Lungenembolie behandelt werden [16, 31, 33].

10.2.5 Medikamentöse Therapie

Die Therapie der COPD-Exazerbation umfasst:
- Sauerstoff,
- schnell wirkende Betamimetika,
- Anticholinergikum,
- (umstritten): Theophyllin → dann immer Blutspiegelbestimmung,
- Glukokortikoide,
- bei Notwendigkeit Beatmung (nicht invasiv, falls möglich).

Bronchodilatatoren

Die initiale medikamentöse Therapie der Exazerbation besteht in der Intensivierung der bronchodilatatorischen Therapie. Kurzwirksame β_2-Sympathomimetika (initial 100–200 µg eines Dosieraerosols bzw. Pulverinhalators) werden bevorzugt eingesetzt [16, 31, 33]. Bei unzureichender Besserung können zusätzlich Anticholinergika höher dosiert verabreicht werden mit initial 250–500 µg, z. B. über Vernebler.

Der Stellenwert der Theophyllintherapie ist seit Langem umstritten. Einige Studien zeigen eine Verschlechterung des Gasaustausches und der arteriellen Hypoxämie bei Besserung von Obstruktion und Lungenüberblähung [6, 20]. Eine sehr sorgfältig angelegte Untersuchung konnte bei Patienten mit einer akuten Exazerbation einer hochgradigen COPD, die als Basistherapie mit Bronchodilatatoren und systemischen Steroiden behandelt worden waren, keinen zusätzlichen Effekt von Theophyllin dokumentieren. Darüber hinaus entwickelten die Patienten in der Theophyllingruppe die üblichen Nebenwirkungen wie Übelkeit etc. [14].

Kortikosteroide

> **Praxistipp**
>
> Bei schwereren Exazerbationen sollen zusätzlich zu Bronchodilatatoren oral oder i.v. applizierte Glukokortikoide eingesetzt werden.

Die Anwendung von Kortikosteroiden beschleunigt die Erholung der Lungenfunktion [11, 24, 32] und der Blutgase [32]. Weiter wird der Krankenhausaufenthalt verkürzt [32] oder ganz vermieden [1]. Schließlich wird der Anteil der Patienten mit Therapieversagen reduziert [24, 32].

Auf der Basis der genannten Studien wird eine Dosis von 20–40 mg Prednisolonäquivalent über 10–14 Tage empfohlen [16, 31, 33]. Eine höhere Dosis bzw. eine längere Behandlungsdauer sind nicht effektiver, aber mit einem gesteigerten Risiko für unerwünschte Nebenwirkungen behaftet [24]. In einer Studie [28] mit Patienten mit einer akuten Exazerbation, die keine Hospitalisierung erforderte, war der inhalative Einsatz der Kombination aus Budesonid und Formoterol in hohen Dosen genauso wirksam wie ein orales Kortikosteroid.

Antibiotika

Randomisierte placebokontrollierte Studien über die Wirkung von Antibiotika zeigten einen geringen günstigen Effekt auf die Lungenfunktion [9]. Eine Studie ergab einen positiven Effekt bei Patienten, die sich mit einer Zunahme von 3 Kardinalsymptomen präsentierten [3]: vermehrte Dyspnoe, gesteigerte Sputummenge und -purulenz. Eine Untersuchung bei Patienten mit ambulant behandelten COPD-Exazerbationen zeigte eine Korrelation zwischen der Sputumpurulenz und dem Vorhandensein von Bakterien [29]. Eine Studie bei Exazerbationen, die eine Beatmung (nicht invasiv und invasiv) erforderlich machten, ergab, dass das Nichtverabreichen von Antibiotika mit einer gesteigerten Mortalität und einer größeren Inzidenz von nosokomialen Pneumonien vergesellschaftet war [25].

Tab. 10.2 Hinweise zur Empfehlung einer Antibiotikatherapie.

Schweregrad	Therapie	Hinweise
leichtgradiger AECOPD	ambulante Therapie	antimikrobielle Therapie nur bei FEV_1 < 50 % des Sollwertes und Stockley II; PCT-Bestimmung möglich und < 0,1 ng/ml, keine antimikrobielle Therapie notwendig
mittelschwerer AECOPD	Indikation zur Hospitalisierung	antimikrobielle Therapie nur bei Stockley II; PCT-Bestimmung möglich und < 0,1 ng/ml, keine antimikrobielle Therapie notwendig
schwerer AECOPD	Indikation zur Intensivtherapie	antimikrobielle Therapie immer indiziert; aktuell Datenlage für prokalzitoninbasierte antimikrobielle Behandlung bei Patienten mit invasiver bzw. nicht invasiver Beatmung unzureichend

AECOPD = akute Exazerbation einer chronisch obstruktiven Lungenerkrankung; PCT = Prokalzitonin

Respiratorische Erkrankungen

Tab. 10.3 Empfohlene Antibiotika.

Schweregrad	Antibiotika
Patienten mit leichtgradiger Exazerbation	Mittel der Wahl: Aminopenicillin ohne β-Laktamaseinhibitor (Amoxicillin); Alternativen: Makrolid (Azithromycin, Clarithromycin, Roxithromycin) oder Tetracyclin (Doxycyclin)
Patienten mit mittelschwerer und schwergradiger Exazerbation ohne bekannte Kolonisation durch Pseudomonas aeruginosa, ohne Bronchiektasen, ohne Beatmung bzw. ohne individuellen Nachweis von Pseudomonas aeruginosa	Mittel der Wahl: Aminopenicillin mit β-Laktamaseinhibitor (Amoxicillin + Clavulansäure oder Sultamicillin) oder parenterale Cephalosporine der II. oder III. Generation; Alternative*: pneumokokkenwirksames Fluorchinolon (Levofloxacin, Moxifloxacin)
Patienten mit Stockley-Typ-2 und mit bekannter Kolonisation durch Pseudomonas aeruginosa oder mit Bronchiektasen oder mit individuellem Nachweis von Pseudomonas aeruginosa; oder bei beatmeten Patienten	Acylureidopenicillin + β-Laktamaseinhibitor (Piperacillin/Tazobactam); pseudomonaswirksames Carbapenem (Imipenem, Meropenem); pseudomonaswirksames Cephalosporin (Ceftazidim**, Cefepim); pseudomonaswirksames Fluorchinolon (Ciprofloxacin**, Levofloxacin)

* bei Therapieversagen oder Unverträglichkeit der anderen Substanzen
** in Kombination mit einer pneumokokkenwirksamen Substanz

In der aktuell überarbeiteten Version der S3-Leitlinie für ambulant erworbene untere Atemwegsinfektionen und für eine ambulant erworbene Pneumonie [17] wird die Einteilung nach Stockley (Kap. 10.2.2) empfohlen. In der Leitlinie wird die Empfehlung formuliert, die Indikation vom Schweregrad der Exazerbation, von der Schwere der Grunderkrankung und der Art der Exazerbation abhängig zu machen (▶ Tab. 10.2).

Die Auswahl der eingesetzten Antibiotika richtet sich nach dem Schweregrad und dem Typ der Exazerbation, dem Schweregrad der Grunderkrankung und der Möglichkeit einer Pseudomonasinfektion (▶ Tab. 10.3).

Wurde die Serumkonzentration von Prokalzitonin bestimmt, kann bei einem Wert < 0,1 ng/ml auf eine Antibiotikagabe verzichtet werden. Patienten mit einer schweren AECOPD, die auf einer Intensivstation behandelt werden, sollten generell eine antimikrobielle Therapie erhalten.

Die Dauer der Antibiotikatherapie einer akuten bakteriellen Exazerbation liegt in der Regel bei 5–8 Tagen. Bei Misserfolg der Behandlung sollte die Medikation abgesetzt und nach einer Behandlungspause von 2–3 Tagen eine mikrobiologische Diagnostik durchgeführt werden. Bei jährlich mehrfach rezidivierenden Exazerbationen ist insbesondere bei Patienten mit einem $FEV_1 < 30\%$ Soll häufiger mit Problemkeimen – Pseudomonas spp. und gramnegativen Enterobakterien – zu rechnen. Die kalkulierte antibiotische Therapie, die diese Keime primär berücksichtigen sollte, ist in schweren Fällen i. v. einzuleiten und ggf. als Sequenztherapie oral über insgesamt etwa 10 Tage fortzusetzen [17].

10.2.6 Therapie der respiratorischen Insuffizienz

Sauerstoffgabe

Beim Gesunden treten außer einer geringen Abnahme des Atemminutenvolumens unter akuter Sauerstoffgabe keine negativen Effekte auf. Patienten mit chronischer respiratorischer Globalinsuffizienz können jedoch durch O_2-Gabe mit einem akuten Anstieg des arteriellen Kohlendioxidpartialdrucks ($paCO_2$) reagieren, der bis zur CO_2-Narkose oder zum Atemstillstand führen kann. Dabei ist die Gefahr umso größer, je schwerer die Exazerbation ist und je niedriger der pH liegt. Nicht das absolute Niveau des $paCO_2$ ist für die CO_2-Toxizität entscheidend, sondern das Ausmaß des CO_2-Anstiegs und der konsekutive Abfall des pH. Ursächlich liegen dem CO_2-Anstieg eine Abnahme des Atemminutenvolumens (AMV), eine Störungszunahme des Ventilation/Perfusion-Verhältnisses und eine Behinderung des CO_2-Transports zugrunde.

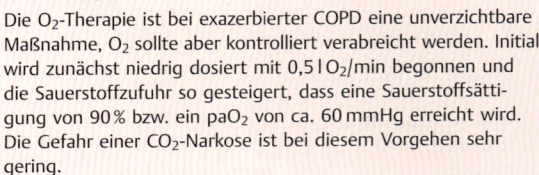

> **Praxistipp**
>
> Die O_2-Therapie ist bei exazerbierter COPD eine unverzichtbare Maßnahme, O_2 sollte aber kontrolliert verabreicht werden. Initial wird zunächst niedrig dosiert mit 0,5 l O_2/min begonnen und die Sauerstoffzufuhr so gesteigert, dass eine Sauerstoffsättigung von 90% bzw. ein paO_2 von ca. 60 mmHg erreicht wird. Die Gefahr einer CO_2-Narkose ist bei diesem Vorgehen sehr gering.

Eine kontinuierliche Überwachung des Patienten ist zu gewährleisten. Im Krankenhaus sollten Blutgasanalysen zur Bestimmung des $paCO_2$ und des pH erfolgen, außerhalb des Krankenhauses stehen diese Verfahren meist nicht zur Verfügung, sodass hier als Minimaldiagnostik die Oxymetrie dienen sollte. Besonders ungünstig ist eine intermittierende O_2-Therapie bei Patienten, die eine Hyperkapnie entwickeln: Nach Beendigung der O_2-Gabe flutet das Kohlendioxid aus den Geweben in die Lunge zurück und bewirkt so eine Abnahme des alveolären Sauerstoffpartialdrucks (pAO_2), was zur weiteren Verschlechterung der Sauerstoffversorgung führt.

Beatmung

Besonderheiten der Beatmung bei COPD

Bei Patienten mit exazerbierter COPD geht die konventionelle Beatmung über einen Tubus mit einer ausgesprochen hohen Letalität von ca. 30% einher [7, 15], wobei häufig infektiöse Komplikationen den Verlauf ungünstig beeinflussen. Ist der Patient einmal intubiert, muss die Beatmung oft über mehrere Tage bis Wochen erfolgen und die Patienten sind nur schwer vom Respirator zu entwöhnen. Ein wichtiges Therapieziel stellt daher die Vermeidung der Intubation dar.

Eine maschinelle Unterstützung der Atmungstätigkeit zur Steigerung der Ventilation und zur Reduktion der Atemarbeit ist jedoch bei der exazerbierten COPD ein wichtiges Therapieprinzip.

> **Merke**
>
> Die nicht invasive Beatmung, deren Einsatz bei akuter respiratorischer Insuffizienz erstmals 1989 beschrieben wurde [21], hat sich daher als Goldstandard der Beatmung bei exazerbierter COPD entwickelt. Die Maskenbeatmung liefert die günstigen Wirkungen der maschinellen Atmungsunterstützung, vermeidet aber die negativen Konsequenzen der Beatmung über Tubus.

Nicht invasive Beatmung (NIV)
Indikation und Kontraindikationen

Ein wesentlicher Vorteil der nicht invasiven Beatmung ist die frühzeitige Einsetzbarkeit – deutlich früher, als man sich zu einer Intubation entschließen würde.

> **Merke**
>
> Vorteile der nicht invasiven gegenüber der invasiven Beatmung:
> - Möglichkeit einer frühzeitigen Beatmung, lange bevor die Indikation zur invasiven Beatmung gestellt würde,
> - Nebenwirkungen der Intubation und Analgosedierung werden vermieden,
> - geringeres Infektionsrisiko,
> - intermittierende Therapie möglich,
> - Patient kann kommunizieren,
> - künstliche Ernährung ist nicht erforderlich.

Jeder Patient mit COPD, der aufgrund der Schwere seiner Symptome oder der Blutgasveränderungen auf eine Überwachungsstation aufgenommen werden muss, sollte auch nicht invasiv beatmet werden. Der pH ist dabei ein guter Parameter zur Abschätzung der Schwere der Exazerbation. Die besten Erfolge der Maskenbeatmung werden bei Patienten erzielt, deren pH zwischen 7,25–7,35 liegt. Auch Patienten mit noch stärker ausgeprägter Azidose können erfolgreich nicht invasiv beatmet werden, wenngleich mit einer höheren Therapieversagerquote zu rechnen ist.

> **Cave**
>
> Kontraindikationen der nicht invasiven Beatmung:
> - Atem- oder Kreislaufstillstand
> - hoher Katecholaminbedarf
> - höhergradige Bewusstseinsstörung
> - Ablehnung durch den Patienten

Masken, Beatmungsgeräte, Einstellungen

In der akuten Exazerbation werden üblicherweise konfektionierte Nasen-Mund-Masken eingesetzt, da die dyspnoischen Patienten wegen des geringeren Widerstands durch den Mund atmen. Mittlerweile befinden sich mehrere sehr gut geeignete Masken im Handel. Die Beatmung über einen Helm führt im Vergleich zu den Masken zu einer deutlich geringeren Ventilationssteigerung und somit einem geringeren Abfall des $paCO_2$ [4]. Daher sollten Helme bei Patienten mit exazerbierter COPD nicht primär zur nicht invasiven Beatmung eingesetzt werden.

Prinzipiell kann mit jedem Beatmungsgerät auch eine nicht invasive Beatmung erfolgen. In der Intensivmedizin ergeben sich jedoch bei der Nutzung üblicher Intensivrespiratoren Probleme durch häufige Alarme bei selbst kleineren Maskenlecks, durch die bei diesen Geräten ohne eigene Turbine schwierige Applikation eines PEEP über die Maske, aber auch durch den hohen Totraum der mit diesen Geräten zu nutzenden geschlossenen Konfektionsmasken. Daher sollten in der Intensivmedizin speziell für die Maskenbeatmung konzipierte Beatmungsgeräte mit kontinuierlichem Gasfluss im assistierten, druckgesteuerten Spontanatmungsmodus mit offenen Nasen-Mund-Masken zum Einsatz kommen. Dadurch ist eine optimale CO_2-Elimination gewährleistet. Die spontanen Atmungsanstrengungen des Patienten werden mit einem Flowtrigger sehr sensibel erkannt und die Maschine schaltet dann vom niedrigeren Exspirationsdruck auf einen höheren Inspirationsdruck um. Durch den inspiratorischen Druck erfolgt eine Ventilationssteigerung, die mit zunehmender Differenz von in- und exspiratorischem Druck ansteigt. Der Inspirationsdruck und der PEEP werden selbst bei mittelgroßen Leckagen durch Steigerung des Gasflusses konstant gehalten, sodass trotz Leck eine suffiziente Beatmung erfolgen kann. Leckagebedingte Fehlalarme treten bei diesen Geräten selten auf und stören daher weder die Patienten noch die Therapeuten.

▶ **Einstellungen.** In den bisher publizierten Studien und auch in der intensivmedizinischen Praxis wird nahezu ausschließlich die druckunterstützte Spontanatmung (Pressure Support Ventilation, PSV) zur Therapie der akuten COPD-Exazerbation eingesetzt. Jede spontane Einatmung des Patienten wird durch den positiven Druck unterstützt. Der Patient kann seine Atemfrequenz sowie die Dauer von In- und Exspiration selbst steuern.

Bei Patienten mit COPD spielt die Steigerung der Atemarbeit durch einen intrinsischen PEEPi eine wichtige Rolle (s. o.). Allein die Applikation von externem PEEP bis zur Höhe des PEEPi bedingt bereits eine Abnahme der Atemarbeit von ca. 40%. Durch die Kombination von PSV und PEEP erfolgt eine Reduktion um etwa 75% [5].

Praktisches Vorgehen und Erfolgskontrolle

In der Praxis wird mit der Maskenbeatmung bei niedrigen Drücken von etwa 5 cmH_2O exspiratorisch und 10 cmH_2O inspiratorisch begonnen. Möglichst wird die Maske initial vom Therapeuten oder auch vom Patienten nur angehalten und erst nach einigen Minuten der Gewöhnung mit den Haltebändern fixiert. Anschließend werden die Drücke langsam gesteigert, bis die Ventilation zunimmt. Exspiratorische Drücke von 5 bis 8 cmH_2O und inspiratorische Drücke von 14 bis 20 cmH_2O reichen meist aus.

> **Praxistipp**
>
> Initiale Einstellung des Beatmungsgeräts bei nicht invasiver Beatmung bei Patienten mit COPD-Exazerbation:
> - Nasen-Mund-Maske
> - druckunterstützte Spontanatmung
> - Flowtrigger auf höchster Sensibilität
> - Inspirationsdruck 10 cmH_2O, steigern auf 15–20 cmH_2O
> - Exspirationsdruck 5 cmH_2O, steigern auf 6–8 cmH_2O
> - Sauerstoffbeimischung mit dem Ziel, eine arterielle Sauerstoffsättigung (SaO_2) von 90% zu erreichen

Bei suffizienter Therapie erfolgen eine Zunahme des Atemzugvolumens und eine Reduktion der Atemarbeit. Die Dyspnoe, die Atemfrequenz und auch die Herzfrequenz nehmen rasch ab. Die wichtigsten objektiven Parameter des Erfolgs bzw. Misserfolgs sind der pCO_2 und der pH-Wert im arteriellen Blut.

Bereits nach 30 min muss eine Verbesserung dieser Werte nachweisbar sein oder als Minimalziel sollten bei deutlicher Verbesserung der Oxygenierung unter O_2-Beimischung der arterielle Kohlendioxidpartialdruck ($paCO_2$) und der pH-Wert stabil bleiben. Sinkt der paCO$_2$ nicht ab, so müssen die Therapie überprüft, eventuelle Leckagen oder Fehltriggerungen beseitigt und ggf. die Beatmungsdrücke optimiert werden. Ist nach spätestens 2-stündiger optimaler Therapie keine Verbesserung des Zustands und der respiratorischen Insuffizienz eingetreten, so ist von einem Versagen der Maskenbeatmung auszugehen und die Intubation anzustreben. Bei ca. 80 % der Patienten gelingt es jedoch mit einiger Erfahrung, die Intubation zu vermeiden.

Die Beatmung wird bis zur weiteren Stabilisierung fortgesetzt, dann wird das Weaning mit zunehmend längeren Phasen der Spontanatmung ohne nicht invasive Beatmung (NIV) durchgeführt. Oft ist gerade nachts noch über mehrere Tage eine intermittierende Beatmung erforderlich und bei manchen Patienten mit nächtlichen Hypoventilationen und persistierender Hyperkapnie muss die Therapie dann auch ambulant als Heimbeatmung fortgesetzt werden.

Effekte und Nebenwirkungen der nicht invasiven Beatmung

Die Wirksamkeit der nicht invasiven Beatmung bei Patienten mit exazerbierter COPD ist auch nach den Kriterien der evidenzbasierten Medizin gesichert. Im Vergleich zur konventionellen Therapie wird die Notwendigkeit zur Intubation, die Mortalität, die Häufigkeit infektiöser Komplikationen und auch die Intensiv- und Krankenhausaufenthaltsdauer massiv reduziert [18, 19].

> **Praxistipp**
>
> Die nicht invasive Beatmung ist an sich eine risikoarme Therapie. Bei fehlender Effektivität muss jedoch jederzeit die Intubation möglich sein und initial ist eine kontinuierliche Betreuung und Überwachung erforderlich, sodass diese Patienten intensivmedizinisch betreut werden sollten.

Druckstellen durch die Maske stellen die häufigste Nebenwirkung dar. In sehr seltenen Fällen kann es unter Maskenbeatmung zu einer Aspiration kommen. Gelegentlich berichten Patienten über vermehrte intestinale Luftansammlung.

Beatmung über Tubus

Bei ineffektiver nicht invasiver Beatmung mit nicht beherrschbarer Dys- und Tachypnoe, Verwirrtheit oder Bewusstseinstrübung sowie zunehmender Azidose oder Hyperkapnie trotz technisch einwandfreier Maskenbeatmung besteht die Indikation zur Intubation. Es sollte ein Tubus von mindestens 8,5 mm Innendurchmesser gewählt werden, um den tubusbedingten Widerstand möglichst gering zu halten.

Bei der maschinellen Ventilation über einen Endotrachealtubus stellt bei COPD die dynamische Überblähung aufgrund der exspiratorischen Flusslimitation das Hauptproblem dar. Beim Einsetzen der Inspiration ist die vorangegangene Exspiration noch nicht abgeschlossen. Dies kann man daran erkennen, dass der exspiratorische Gasfluss beim Beginn der Inspiration noch nicht die Nulllinie erreicht hat. Als Folge der Überblähung ergeben sich bei volumengesteuerter Beatmung hohe Beatmungsdrücke mit dem Risiko des akuten Rechtsherzversagens und auch des Barotraumas. Bei druckgesteuerter Beatmung sinkt das Atemminutenvolumen massiv ab.

> **Praxistipp**
>
> Beatmungsstrategie bei konventioneller Beatmung bei Patienten mit COPD-Exazerbation:
> - hohe inspiratorische Flussraten zur Verkürzung der Inspirationsdauer,
> - niedrige Atemfrequenz mit langer Exspirationsdauer,
> - möglichst geringes Atemminutenvolumen, welches eine noch ausreichende Oxygenierung liefert,
> - Inkaufnahme erhöhter pCO$_2$-Werte (permissive Hyperkapnie),
> - geringer PEEP bzw. positiver endexspiratorischer Druck bis zur Höhe des PEEPi beim spontan atmenden Patienten.

Wie auch beim akuten Atemnotsyndrom (ARDS) sollten endinspiratorische Plateaudrücke unter 35 cmH$_2$O angestrebt werden.

> **Praxistipp**
>
> Initiale Einstellung des Respirators bei invasiver Beatmung eines Patienten mit COPD-Exazerbation [26]:
> - inspiratorische Sauerstoffkonzentration (FiO$_2$) = 1,0
> - lange Exspiration (I : E > 1 : 2)
> - niedriges Tidalvolumen (5 – 8 ml/kg KG)
> - niedrige Frequenz (8 – 10/min)
> - druckkontrolliert (Spitzendruck < 35 cmH$_2$O)
> - minimaler PEEP (< 5 cmH$_2$O)
> - inspiratorischer Fluss 30 – 40 l/min

Inhalationstherapie beim beatmeten Patienten

Die Inhalationstherapie ist auch beim beatmeten Patienten effektiv. Die Gabe von β$_2$-Sympathomimetika und Anticholinergika senkt den intrinsischen endexspiratorischen Druck (PEEPi) und die Resistance. Typische Nebenwirkung der Anwendung von β$_2$-Sympathomimetika ist die Tachykardie. Inhalierbare Kortikosteroide sind kaum untersucht. In einer Studie führte die Gabe von Fluticason zu einer Verminderung der Resistance [22].

Es können grundsätzlich Dosieraerosole oder Verneblersysteme zum Einsatz kommen. Für Dosieraerosole sprechen der gerin-

Tab. 10.4 Empfehlungen zur Technik der Aerosolapplikation mit Dosieraerosol und Verneblersystem bei beatmeten Patienten.

Technik	Vorgehen
Dosieraerosol	• VT > 500 ml (bei Erwachsenen) • Inspirationszeit > 30 % des gesamten Atemzyklus • Dosieraerosol + Spacer im inspiratorischen Schenkel • Aktivierung exakt bei Beginn der Inspiration • Atemanhalten am Ende der Inspiration für 3 – 5 s • Wiederholen nach 20 – 30 s
Verneblersystem	• Füllvolumen 2 – 6 ml – je nach Vernebler • Vernebler im inspiratorischen Schenkel mindestens 30 cm distal des Y-Stücks • Verneblerfluss 6 – 8 l/min • VT > 500 ml • Atemminutenvolumen adaptieren • Befeuchter ohne Bypass – sonst Gefahr der Exsikkose

VT = Tidalvolumen

ge finanzielle Aufwand und die einfache Handhabung. Schwierigkeiten bereitet der Umstand, dass sinnvollerweise nur Systeme mit Spacern zur Anwendung kommen können. Argumente für den Einsatz von Verneblern ergeben sich aus der Tatsache, dass nicht alle inhalierbaren Substanzen als Dosieraerosol vorliegen. Gegenargumente sind die eingeschränkte Standardisierbarkeit und mögliche Infektionen als Folge des im Beatmungssystem integrierten Vernebler. In jedem Fall ist zu beachten, dass zum Erzielen des gleichen therapeutischen Effekts bei Anwendung eines Verneblersystems in etwa die 10-fache Dosis wie bei einem Dosieraerosol notwendig ist [12]. Wichtige Angaben zur Technik der Aerosolapplikation beim beatmeten Patienten sind in ▶ Tab. 10.4 wiedergegeben [13].

Kernaussagen

Hintergrund und Definition
Die Definition einer Kommission aus Mitgliedern der „American Thoracic Society" (ATS) und der Europäischen Lungengesellschaft (ERS) für die COPD-Exazerbation lautet: Eine Exazerbation ist ein Ereignis, das geprägt wird durch eine Änderung von Atemnot, Husten und/oder Sputum, das über die Tag-zu-Tag-Variabilität hinausgeht und eine Änderung der Therapie notwendig macht.

Pathogenese
In der Exazerbation liegt die Situation vor, dass sich auf die im Rahmen der COPD schon bestehenden Funktionsstörungen eine massive Steigerung der Atemarbeit bei gleichzeitig deutlich verminderter Kapazität der Atemmuskulatur aufpfropft. Die sich daraus ergebende Hypoventilation manifestiert sich in der Blutgasanalyse als hyperkapnisches Atmungsversagen.

Diagnostik
Anamnese, körperliche Untersuchung, Lungenfunktion, Blutgasanalyse, Labordiagnostik, ggf. mikrobiologische Diagnostik und bildgebende Verfahren zur differenzialdiagnostischen Abklärung sind die diagnostischen Säulen bei Verdacht auf Exazerbation einer COPD.
Die Blutgasanalyse stellt die entscheidende apparative Diagnostik dar, um zwischen hypoxischem und hyperkapnischem Atmungsversagen zu unterscheiden und anhand von pH-Wert, Kohlendioxidpartialdruck (pCO$_2$) und Sauerstoffpartialdruck (pO$_2$) den Schweregrad der respiratorischen Insuffizienz zu beurteilen. Diese liegt bei einem arteriellen Sauerstoffpartialdruck von weniger als 60 mmHg bzw. einer O$_2$-Sättigung von weniger als 90% bei Atmung von Raumluft vor.
Im Falle einer respiratorischen Globalinsuffizienz bei Sauerstoffpartialdrücken von < 50 mmHg, CO$_2$-Partialdrücken > 70 mmHg und pH-Werten < 7,30 muss von einer lebensbedrohlichen Situation mit der Notwendigkeit einer intensivmedizinischen Behandlung ausgegangen werden. In einem Präschock- oder Schockzustand muss die arterielle Blutgasanalyse über eine arterielle Punktion erfolgen.

Medikamentöse Therapie
Die initiale medikamentöse Therapie der Exazerbation besteht in der Intensivierung der bronchodilatatorischen Therapie mit kurz wirksamen β$_2$-Sympathomimetika und bei unzureichender Besserung zusätzlich Anticholinergika.
Bei schwereren Exazerbationen sollen darüber hinaus oral oder i. v. applizierte Glukokortikoide eingesetzt werden.
Folgende Patienten mit COPD-Exazerbationen sollen Antibiotika erhalten:

- Patienten mit den 3 Kardinalsymptomen: gesteigerte Dyspnoe, Sputummenge und -purulenz;
- Patienten mit 2 Kardinalsymptomen, wenn eines davon gesteigerte Sputumpurulenz ist;
- Patienten mit beatmungspflichtigen Exazerbationen.

Therapie der respiratorischen Insuffizienz
Die O$_2$-Therapie ist bei exazerbierter COPD eine unverzichtbare Maßnahme, O$_2$ sollte aber kontrolliert verabreicht werden. Initial wird zunächst niedrig dosiert mit 0,5 l O$_2$/min begonnen und die Sauerstoffzufuhr wird so gesteigert, dass eine Sauerstoffsättigung von 90% bzw. ein arterieller Sauerstoffpartialdruck (paO$_2$) von ca. 60 mmHg erreicht wird.
Die nicht invasive Beatmung ist der Goldstandard der Beatmung bei exazerbierter COPD. Die Maskenbeatmung liefert die günstigen Wirkungen der maschinellen Atmungsunterstützung, vermeidet aber die negativen Konsequenzen der Beatmung über Tubus.
Bei suffizienter Therapie erfolgen eine Zunahme des Atemzugvolumens und eine Reduktion der Atemarbeit. Die Dyspnoe, die Atemfrequenz und auch der Herzfrequenz nehmen rasch ab. Die wichtigsten objektiven Parameter des Erfolgs bzw. Misserfolgs sind der pCO$_2$ und der pH-Wert im arteriellen Blut.
Bei ineffektiver nicht invasiver Beatmung mit nicht beherrschbarer Dys- und Tachypnoe, Verwirrtheit oder Bewusstseinstrübung sowie zunehmender Azidose oder Hyperkapnie trotz technisch einwandfreier Maskenbeatmung besteht die Indikation zur Intubation.

Literatur

[1] Aaron SD, Vandemheen KL, Hebert P et al. Outpatient oral prednisolone after emergency treatment of chronic obstructive pulmonary disease. N Engl J Med 2003; 348: 2618–2625

[2] Anon JM, Garcia de Lorenzo A, Zarazaga A et al. Mechanical ventilation of patients on long-term oxygen therapy with acute exacerbations of chronic obstructive pulmonary disease: prognosis and cost-utility analysis. Intens Care Med 1999: 25: 452–457

[3] Anthonisen NR, Manfreda J, Warren CP et al. Antibiotic therapy in exacerbations of chronic obstructive pulmonary disease. Ann Intern Med 1987; 106: 196–204

[4] Antonelli M, Pennisi MA, Pelosi P et al. Noninvasive positive pressure ventilation using a helmet in patients with acute exacerbation of chronic obstructive pulmonary disease: a feasibility study. Anesthesiology 2004; 100: 16–24

[5] Appendini L, Purro A, Gudjonsdottir M et al. Physiologic response of ventilator-dependent patients with chronic obstructive pulmonary disease to proportional assist ventilation and continuous positive airway pressure. Am J Respir Crit Care Med 1999; 159: 1510–1517

[6] Barbera JA, Reyes A, Roca A et al. Effect of intravenously administered aminophylline on ventilation/perfusion inequality during recovery from exacerbations of chronic obstructive pulmonary disease. Am Rev Respir Dis 1992; 145: 1328–1333

[7] Brochard,L, Mancebo J, Wysocki M et al. Noninvasive ventilation for acute exacerbations of chronic obstructive pulmonary disease: N Engl J Med 1995; 333: 817–822

[8] Bundesärztekammer (BÄK), Kassenärztliche Bundesvereinigung (KBV), Arbeitsgemeinschaft der Wissenschaftlichen Medizinischen Fachgesellschaften (AWMF). Nationale VersorgungsLeitlinie COPD – Langfassung. Version 11. 2006. Im Internet: http://www.awmf.org/uploads/tx_szleitlinien/nvl-003l_S3_COPD_abgelaufen.pdf; Stand: 16.05.2013

[9] Celli BR, MacNee W; ATS/ERS Task Force. Standards for the diagnosis and treatment of patients with COPD: a summary of the ATS/ERS position paper. Eur Respir J 2004; 23: 932–946

[10] Christ-Crain M, Jaccard-Stolz D, Bingisser R et al. Effect of procalcitonin-guided treatment on antibiotic use and outcome in lower respiratory tract infections: cluster-randomised, single-blinded intervention trial. Lancet 2004; 363: 600–607

[11] Davies L, Angus RM, Calverley PM. Oral corticosteroids in patients admitted to hospital with exacerbations of chronic obstructive pulmonary disease: a prospective randomised controlled trial. Lancet 1999; 354: 456–460

[12] Dhand R, Tobin MJ. Bronchodilator delivery with metered-dose inhalers in mechanically-ventilated patients. Eur Respir J 1996; 9: 585–595

[13] Dhand R, Tobin MJ. Inhaled bronchodilator therapy in mechanically ventilated patients. Am J Respir Crit Care Med 1997; 156: 3–10

[14] Duffy N, Walker P, Diamantea F et al. Intravenous aminophylline in patients admitted to hospital with exacerbations of chronic obstructive pulmonary disease: a prospective randomised controlled trial. Thorax 2005; 60: 713–717

[15] Esteban A, Anzueto A, Frutos F et al. Characteristics and outcomes in adult patients receiving mechanical ventilation: a 28-day international study: JAMA 2002; 287: 345–355

[16] Global Initiative for Chronic Obstructive Lung Disease. Global strategy for the diagnosis, management, and prevention of chronic obstructive pulmonary disease. Update 2009. Im Internet: http://www.goldcopd.com; Stand: 16.05.2013

[17] Höffken G, Lorenz J, Kern W et al. Epidemiologie, Diagnostik, antimikrobielle Therapie und Management von erwachsenen Patienten mit ambulant erworbenen unteren Atemwegsinfektionen sowie ambulant erworbener Pneumonie – Update 2009. S3-Leitlinie der Paul-Ehrlich-Gesellschaft für Chemotherapie, der Deutschen Gesellschaft für Pneumologie und Beatmungsmedizin, der Deutschen Gesellschaft für Infektiologie und vom Kompetenznetzwerk CAPNETZ. Pneumologie 2009; 63: e1–e68

[18] Keenan SP, Gregor J, Sibbald WJ et al. Noninvasive positive pressure ventilation in the setting of severe, acute exacerbations of chronic obstructive pulmonary disease: more effective and less expensive. Crit Care Med 2000; 28: 2094–2102

[19] Lightowler JV, Wedzicha JA, Elliott MW et al. Non-invasive positive pressure ventilation to treat respiratory failure resulting from exacerbations of chronic obstructive pulmonary disease: Cochrane systematic review and meta-analysis. BMJ 2003; 326: 185–190

[20] Mahon JL, Laupacis A, Hodder RV et al. Theophylline for irreversible chronic airflow limitation: a randomized study comparing n of 1 trials to standard practice. Chest 1999; 115: 38–48

[21] Meduri GU, Conoscenti CC, Menashe P et al. Noninvasive face mask ventilation in patients with acute respiratory failure. Chest 1989; 95: 865–870

[22] Nava S, Compagnoni ML. Controlled short-term trial of fluticasone propionate in ventilator-dependent patients with COPD. Chest 2000; 118: 990–999

[23] Nelson S, Summer WR, Mason CM. The role of the inflammatory response in chronic bronchitis: therapeutic implications. Semin Respir Infect 2000; 15: 24–31

[24] Niewoehner DE, Erbland ML, Deupree RH et al. Effect of systemic glucocorticoids on exacerbations of chronic obstructive pulmonary disease. N Engl J Med 1999; 340: 1941–1947

[25] Nouira S, Marghli S, Belghith M et al. Once daily oral ofloxacin in chronic obstructive pulmonary disease exacerbation requiring mechanical ventilation: a randomised placebo-controlled trial. Lancet 2001; 358: 2020–2025

[26] Phipps P, Garrard CS. The pulmonary physician in critical care: Acute severe asthma in the intensive care unit. Thorax 2003; 58: 81–88

[27] Saetta M, Di Stefano A, Maestrelli P et al. Airway eosinophilia in chronic bronchitis exacerbations. Am J Respir Crit Care Med 1994; 150: 1646–1652

[28] Ställberg B, Selroos O, Vogelmeier C et al. Budesonide/formoterol as effective as prednisolone plus formoterol in acute exacerbations of COPD. A double-blind, randomised, non-inferiority, parallel-group, multicentre study. Respir Res 2009; 10: 11

[29] Stockley RA, O'Brien C, Pye A et al. Relationship of sputum color to nature and outpatient management of acute exacerbations of COPD. Chest 2000; 117: 1638–1645

[30] Stolz D, Christ-Crain M, Bingisser R et al. Antibiotic treatment of exacerbations of COPD: a randomized, controlled trial comparing procalcitonin-guidance with standard therapy. Chest 2007; 131: 9–19

[31] The National Collaborating Centre for Chronic Conditions. Chronic obstructive pulmonary disease. National clinical guideline on management of chronic obstructive pulmonary disease in adults in primary and secondary care. Thorax 2004; 59 (Suppl. 1): 1–232

[32] Thompson WH, Nielson CP, Carvalho P et al. Controlled trial of oral prednisolone in outpatients with acute COPD exacerbation. Am J Respir Crit Care Med 1996; 154: 407–412

[33] Vogelmeier, C, Buhl R, Criee CP et al. Leitlinien der Deutschen Atemwegsliga und der Deutschen Gesellschaft für Pneumologie und Beatmungsmedizin für Dagnostik und Therapie der chronisch obstruktiven Lungenerkrankung. Pneumologie 61: e1–40. Epub 2007

10.3 Rechtsherzversagen

M. Flondor, B. Zwißler

10.3.1 Einführung

Ein Rechtsherzversagen (RHV) hat vielfältige Ursachen (▶ Tab. 10.5). Es werden das akute und das chronische Rechtsherzversagen unterschieden, wobei ein chronisches Rechtsherzversagen akut exazerbieren kann. Kommt es zum Rechtsherzversagen mit Low-Output-Syndrom und Schock, so hat dieses eine schlechte Prognose. Patienten in der perioperativen Phase – insbesondere im Bereich der Kardiochirurgie – und auf Intensivstationen scheinen besonders häufig von dem Krankheitsbild betroffen zu sein (▶ Tab. 10.6). Zunehmend wird auch die Funktion des rechten Ventrikels (RV) für das Überleben der Patienten im globalen Herzversagen als limitierend angesehen [4, 6, 30, 32, 37, 38, 51].

10.3.2 Definitionen

Allgemein akzeptierte Kriterien für die Diagnose des Rechtsherzversagens und seiner Schweregrade gibt es bislang nicht. Nachfolgende Definitionen haben sich jedoch als klinisch praktikabel erwiesen (Übersicht bei [51]).

10.3 Rechtsherzversagen

Tab. 10.5 Ätiologie des Rechtsherzversagens.

Auslöser	Ätiologie
myokardiale Dysfunktion	• Myokardinfarkt • Postkardiotomie • Kardiomyopathie • RV-Dysplasie
rechtsventrikuläre Druckbelastung	• Linksherzversagen • Mitralklappenvitium • pulmonale venookklusive Erkrankung • pulmonale Hypertension • Pulmonalklappenstenose • Ventrikelseptumdefekt • aortopulmonaler Shunt
rechtsventrikuläre Volumenbelastung	• pulmonale oder trikuspidale Regurgitation • Vorhofseptumdefekt • anomaler Venenrückfluss
reduzierte Vorlast	• Trikuspidalklappenstenose • Perikardtamponade • restriktive Kardiomyopathie

Tab. 10.6 Konstellationen mit einer hohen Inzidenz von akuter pulmonaler Hypertension in der perioperativen Medizin und Intensivmedizin.

Ätiologie/Mechanismus	Typische Konstellation bzw. Operation
Thrombembolie	• Thrombektomie der tiefen Beinvenen • Schwangerschaft und Entbindung • Operation großer Unterbauchtumoren • Osteosynthesen der unteren Extremität • „Auswickeln" der Extremität • Öffnen von Tourniquets
CO_2-Embolie	Laparaskopie
Luftembolie	Operationen mit sitzender Lagerung
Knochenzement (Palakos®)	Orthopädie und Unfallchirurgie
Protamin	Antagonisierung von Heparin (Herz- und Gefäßchirurgie)
Ischämie-Reperfusion	• Reperfusion nach Declamping der Aorta • Reperfusion nach Lebertransplantation oder -resektion • Reperfusion nach Lungentransplantation
Verlust von Lungengefäßen	Pneumonektomie
extrakorporale Zirkulation + Myokardischämie	• Kardiochirurgie • Herz-(Lungen-)Transplantation • pulmonale Thrombendarteriektomie (TEA) • Implantation von Assist-Systemen
mechanische Beatmung	akutes Atemnotsyndrom (ARDS)

Definition

Rechtsventrikuläre Dysfunktion: Zunahme der rechtsventrikulär enddiastolischen Füllung (RVEDV) und Abnahme der Auswurffraktion (RVEF) bei *unverändertem* Schlagvolumen. Die RV-Dysfunktion ist somit Ausdruck einer Belastungssituation, auf die der rechte Ventrikel mit einer Adaptation seiner Funktionsbedingungen reagiert (z. B. Dilatation), ohne jedoch zu dekompensieren.

Rechtsventrikuläre Insuffizienz (Rechtsherzversagen): Zunahme der enddiastolischen Füllung (RVEDV) und Abnahme der Auswurffraktion (RVEF); zusätzlich *Abfall* des Schlagvolumens als Ausdruck der Dekompensation des Systems.

10.3.3 Klinische Symptome

Abnehmende körperliche Belastbarkeit, Belastungs- oder Ruhedyspnoe sind häufig die ersten klinischen Hinweise auf eine Rechtsherzdysfunktion oder -insuffizienz. Arrhythmien und Extrasystolie sowie feuchte Rasselgeräusche können auftreten. Eine Stauung der Jugular- und Zungengrundvenen ist Ausdruck des verminderten Abtransports von Blut aus dem rechten Ventrikel. Ein akutes Rechtsherzversagen (z. B. bei Lungenembolie) imponiert sehr häufig primär als obere Einflussstauung. Patienten mit chronischem Rechtsherzversagen (RHV) weisen eine Gewichtszunahme sowie Ödeme in den abhängigen Körperpartien auf. In schweren Fällen ist auch der Körperstamm betroffen (Anasarka). Die Intestinalorgane werden durch die chronische Stauung in ihrer Funktion beeinträchtigt:

- Stauungsleber:
  - schmerzhafte Lebervergrößerung,
  - Anstieg der Serumtransaminasen,
  - Dilatation der Lebervenen (Sonografie),
  - zirrhotischer Umbau der Leber mit Aszites.
- Stauungsgastritis:
  - Appetitlosigkeit,
  - Meteorismus,
  - in schweren Fällen Symptome der Malabsorption bis hin zur Kachexie.
- Stauungsnieren:
  - Proteinurie,
  - Nykturie,
  - Tachykardie,
  - Pleuraergüsse.

10.3.4 Diagnostik

Die komplexe und sich während des Herzzyklus auch dynamisch verändernde Geometrie des rechten Ventrikels (RV) setzt einer genauen Funktionsdiagnostik des RV enge Grenzen. Eine Reihe von nicht invasiven, semiinvasiven und invasiven Untersuchungstechniken kann jedoch wichtige Zusatzinformationen liefern.

Nicht invasive und semiinvasive Diagnostik
Elektrokardiografie

Praxistipp

Das EKG kann bei Patienten mit pulmonaler Hypertension (PH) die typischen Zeichen der rechtsventrikulären Hypertrophie bzw. eines Cor pulmonale aufweisen [4]. Die Sensitivität der Methode ist jedoch gering, da bei ca. 50 % der betroffenen Patienten die entsprechenden Zeichen fehlen.

▶ **Cor pulmonale.** Zu EKG-Veränderungen kommt es bei Patienten mit akutem Cor pulmonale bzw. chronischer rechtsventrikulärer Hypertrophie. Im Falle eines akuten *Cor pulmonale* können im EKG Veränderungen im Sinne einer akuten Lungenembolie auftreten:
- Sinustachykardie (im akuten Fall am häufigsten);
- Drehung der Herzachse im Uhrzeigersinn (SI-QIII-Typ [McGinn-White-Syndrom] oder SI-, II-, III-Typ) durch Dilatation des rechten Ventrikels, eventuell Linkstyp;
- Überwiegen von S in den Brustwandableitungen V_5–V_6, da der R/S-Umschlag nach links verschoben ist;
- (in)kompletter Rechtsschenkelblock (RSB);
- eventuell dezente ST-Hebung in den Ableitungen III, aVF mit terminal negativem T (DD Hinterwandinfarkt);
- (konvexbogige) ST-Senkung in I, II, aVL;
- T-Negativierung in V_1–V_3
- P-pulmonale.

Röntgenthorax

Der Thorax wird in der Regel seitlich und im posterior-anteriorem (p.-a.) Strahlengang abgebildet. Dabei zeigen sich als früheste Veränderungen Verbreiterungen des Röntgenschattens der V. azygos sowie der V. cava superior und des rechten Atriums. Gestaute und verbreiterte Hili können Ausdruck einer pulmonalen Hypertonie (PH) sein. Durch eine Vergrößerung des rechten Ventrikels wird das Herz nach links verlagert und die Herzspitze angehoben. Der Winkel zwischen linkem Herzrand und Zwerchfell wird spitz (< 90°), im Seitenbild erscheint der retrosternale Raum verschmälert, da der rechte Ventrikel (RV) dem Sternum häufig direkt anliegt. Im Extremfall kann der RV im p.-a.-Bild den linken Herzrand bilden und mit einer Vergrößerung des linken Ventrikels (LV) verwechselt werden. Daher sollte auch das seitliche Bild für die Beurteilung hinzugezogen werden.

> **Merke**
>
> EKG und Röntgenthorax besitzen nur eine geringe Sensitivität und Spezifität bei der Detektion einer pulmonalen Hypertension bzw. eines Rechtsherzversagens. Ihre Bedeutung liegt im differenzialdiagnostischen Ausschluss anderer möglicher Ursachen eines Herzversagens.

Doppler-Echokardiografie

Die Doppler-Echokardiografie ist ein nicht invasives (im Fall der transösophagealen Echokardiografie semiinvasives) bildgebendes Verfahren. Die Aussagekraft bei der Beurteilung hämodynamischer Störungen ist invasiven Methoden vielfach deutlich überlegen [23]. Dies gilt insbesondere auch beim Nachweis bzw. Ausschluss einer rechtsventrikulären Dysfunktion. Ein kontinuierliches Monitoring mittels Echokardiografie ist nicht möglich.

Bei spontan atmenden Patienten kann transthorakal echokardiografisch (TTE) untersucht werden, beim beatmeten Patienten ist der transösophageale Zugangsweg (TEE) wegen der besseren Abbildungsqualität des rechten Ventrikels vorzuziehen.

▶ **Enddiastolische Flächen.** In der Regel besitzt der rechte Ventrikel das gleiche enddiastolische Volumen wie der linke. Ein exakter Volumenvergleich ist jedoch infolge der komplexen Geometrie des RV nicht möglich. Als indirektes Maß für die relative Ventrikelfüllung wird daher häufig die enddiastolische Fläche des RV im Vergleich zum LV im Vierkammerblick herangezogen. Liegt das Verhältnis der enddiastolischen Flächen von LV : RV bei < 0,6, so deutet dies auf eine erhebliche Dilatation des rechten Ventrikels in Relation zum linken Ventrikel und damit auf eine Rechtsherzbelastung hin.

> **Praxistipp**
>
> Die Kombination aus kleinem, gut kontrahierenden linken Ventrikel und großem, akinetischen rechten Ventrikel ist pathognomonisch für das schwere Rechtsherzversagen.

▶ **Trikuspidale Regurgitation.** Eine rechtsventrikuläre Dilatation ist meist auch mit einer Dilatation des rechten Vorhofs (RA), der V. cava superior sowie des Trikuspidalklappenrings vergesellschaftet, die mit einer trikuspidalen Regurgitation einhergeht. Übersteigt der Druck im rechten Vorhof den des linken Vorhofs, kann es zur Öffnung eines nicht verschlossenen Foramen ovale (ca. 35 % aller Patienten) mit der Gefahr einer paradoxen Embolie kommen. Über die Messung der Maximalgeschwindigkeit des trikuspidalen Regurgitationsjets mittels Doppler-Sonografie lässt sich bei Kenntnis des zentralvenösen Druckes (ZVD) der Pulmonalarteriendruck relativ genau abschätzen.

▶ **Paradoxe Septumverschiebung.** Jede akute pulmonale Hypertension steigert den rechtsventrikulären enddiastolischen Druck (RVEDP). Übersteigt während der Relaxationsphase der rechtsventrikuläre Druck den Druck im linken Ventrikel, so wird sich in Konsequenz das Herzseptum druckpassiv in Richtung des linken Ventrikels bewegen. Während der Systole übersteigt der linksventrikuläre Druck den des rechten Ventrikels rasch, sodass das Herzseptum dann wieder in Richtung der rechten Kammer verschoben wird.

> **Praxistipp**
>
> Dieses Phänomen wird als paradoxe Septumverschiebung bezeichnet und stellt neben der rechtsventrikulären Dilatation einen deutlichen Hinweis auf eine Druckbelastung des rechten Ventrikels dar.

Magnetresonanztomografie

Die Magnetresonanztomografie erlaubt sowohl Aussagen über die rechtsventrikuläre Funktion als auch über anatomische Details des rechten Herzens. Komplexe anatomische Strukturen und Flüsse können in Echtzeit oder in EKG-getriggerten Sequenzen nicht invasiv und ohne Strahlenbelastung mit guter zeitlicher und räumlicher Auflösung dargestellt werden.

Labordiagnostik – natriuretisches Peptid

Im Gegensatz zu Patienten mit Linksherzinsuffizienz ist der Stellenwert von natriuretischem Peptid vom B-Typ (BNP) bei der Differenzialdiagnostik des Rechtsherzversagens (RHV) bislang nicht vollständig geklärt. Verfügbare Daten deuten jedoch daraufhin, dass BNP auch bei isoliertem RHV infolge pulmonaler Hypertension (in geringerem Ausmaß auch bei Volumenbelastung) signifikant erhöht ist und als Verlaufsmarker bei betroffenen Patienten, aber auch zur Erfolgskontrolle nach Therapie sinnvoll eingesetzt werden kann [45].

Invasive Diagnostik

Trotz der Fortschritte der nicht invasiven Techniken kann für die Beurteilung eines Patienten mit Rechtsherzdysfunktion auf invasive Verfahren nicht vollständig verzichtet werden. Zur Evaluation der Rechtsherzfunktion sollten idealerweise Vorlast, Nachlast und Kontraktilität kontinuierlich quantifiziert und im Verlauf dokumentiert werden.

Vorlast

▶ **Zentraler Venendruck.** Die Messung des zentralen Venendrucks (ZVD) als indirekter Indikator der rechtsventrikulären Füllung ist weit verbreitet. Die Messung erfolgt über den Anschluss eines Messsystems am distalen Lumen eines im Bereich des Übergangs von V. cava superior in den rechten Vorhof platzierten Katheters.

> **Merke**
>
> Als Hinweis auf eine gute Ventrikelfüllung werden Werte von 10 cmH$_2$O oder mehr angesehen. Niedrigere Werte deuten auf einen schlechten Ventrikelfüllungszustand hin. Die Aussagekraft des ZVD als verlässlicher Indikator der rechtsventrikulären Vorlast wird jedoch wegen einer Reihe von Fehlermöglichkeiten und Einflussfaktoren bei der Messung zunehmend kritisch gesehen.

Der zentrale Venendruck ist lagerungsabhängig und zeigt bei erhöhtem Oberkörper oder in Bauchlage niedrigere Werte an als in flacher Rückenlagerung [31]. Ein ähnlicher Effekt tritt bei Perikardtamponade auf. Die Beatmung mit positivem endexspiratorischen Druck (PEEP) hat messtechnisch wegen des dadurch erhöhten intrathorakalen Drucks einen Anstieg des ZVD zur Folge, ohne dass sich die effektive Ventrikelfüllung (d. h. der transmurale Ventrikeldruck) geändert haben muss. Zudem reagiert der ZVD auf Volumengaben nicht linear. Das bedeutet, dass die gleiche Volumengabe bei einem Patienten mit fortgeschrittener Herzdilatation eine stärkere Zunahme des Füllungsdrucks bewirkt als bei „leerem" rechten Ventrikel (RV).

Auch durch Veränderungen der Compliance des RV verändert sich dessen Druck-Volumen-Kurve. Beispielsweise ist für die gleiche Druckerhöhung im ischämischen Myokard eine höhere Volumengabe erforderlich als bei intaktem Myokard. Daher hat die Analyse der zentralvenösen Druckkurve (siehe Schema in ▶ Abb. 10.5 a – d) unter Umständen eine größere Aussagekraft als der Absolutwert des zentralen Venendrucks. Eine überhöhte a-Welle (mindestens 2-fache Amplitude der V-Welle) ist ein Hinweis auf eine verminderte Dehnbarkeit (Compliance) des RV, wie sie bei Ischämie, Perikardtamponade oder auch pulmonaler Hypertension oder einer Trikuspidalklappenstenose vorkommt (hier ist die y-Senke vermindert). Eine überhöhte V-Welle deutet auf eine Trikuspidalklappeninsuffizienz hin.

▶ **Ventrikelvolumen.** Da die Füllungsdrücke keine ausreichende Aussage über die Faservordehnung des rechtsventrikulären Myokards erlauben, wurde versucht, Methoden zu entwickeln, die das rechtsventrikuläre Volumen direkt quantifizieren. Im Gegensatz zum zylinderförmigen Querschnitt des linken Ventrikels hat der rechte Ventrikel einen halbmondförmigen Querschnitt, der sich in der Ausstrombahn verbreitert. Zudem verändert sich die rechtsventrikuläre Geometrie dynamisch während des Herzzyklus. Damit ist – anders als im linken Ventrikel – die Aussagekraft von Methoden eingeschränkt, die versuchen, auf dem Boden einer oder weniger Bestimmungen der Querschnittsflächen über mathematische Algorithmen auf das tatsächliche rechtsventrikuläre Volumen rückzuschließen (Kontrastventrikulografie, Radionuklidszintigrafie, Echokardiografie, Magnetresonanztomografie).

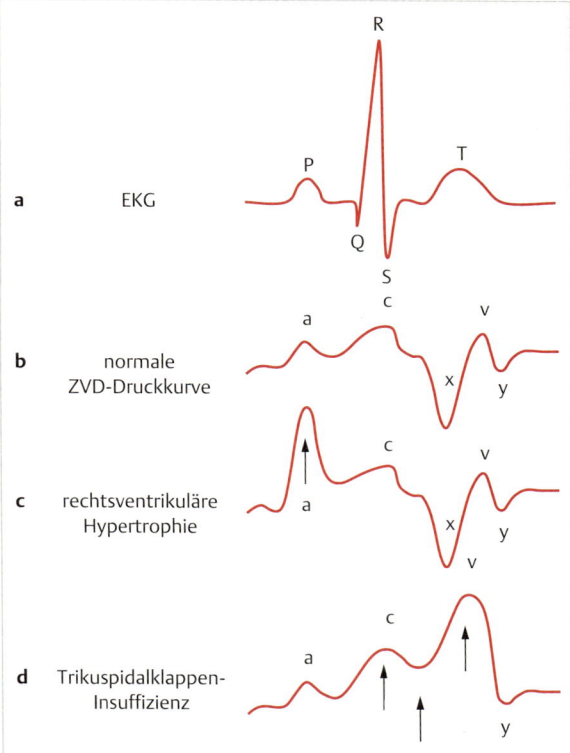

Abb. 10.5 a – d Schematische Darstellung der Druckkurve des zentralen Venendrucks (ZVD).
a Normales EKG.
b *Normale ZVD-Druckkurve.* Die einzelnen Wellen entsprechen folgenden Ereignissen: a („atrial") ist Ausdruck der Vorhofkontraktion; c („contraction") reflektiert die retrograde Vorwölbung der Atrioventrikular(AV)-Klappe durch die isovolumetrische Ventrikelkontraktion; x tritt auf, während die Ventilebene sich senkt; die v-Welle entspricht der Ventrikelfüllung in der Diastole.
c *Rechtsventrikuläre Hypertrophie.* Infolge der verminderten Compliance des ischämischen rechten Ventrikels kann im Rechtsherzversagen wie bei rechtsventrikulärer Hypertrophie die a-Welle prominenter erscheinen.
d *Trikuspidalklappeninsuffizienz.* Eine Trikuspidalklappeninsuffizienz imponiert durch eine überhöhte v-Welle, c-Welle und eine gedämpfte x-Welle.

> **Praxistipp**
>
> Dagegen lassen sich mit der sog. Fast-Response-Thermodilutionstechnik über einen Swan-Ganz-Katheter das enddiastolische Volumen des rechten Ventrikels und dessen Auswurffraktion direkt quantifizieren. Im Gegensatz zur konventionellen Thermodilutionsmethode werden hierbei nach Bolusinjektion einer kalten Lösung mittels eines schnell reagierenden Thermistors die Veränderungen der Bluttemperatur in der A. pulmonalis Schlag für Schlag gemessen. Die so gewonnenen Daten erlauben anschließend die Berechnung von Auswurffraktion und enddiastolischem Volumen des rechten Ventrikels.

Die Fast-Response-Thermodilution belastet den Patienten gegenüber dem konventionellen Pulmonalarterienkatheter nicht zusätzlich, ist objektiv und kann bettseitig durchgeführt werden.

Bei Herzfrequenzen über 150 Schlägen/min, Arrhythmien und ausgeprägter Trikuspidalklappeninsuffizienz kann die Methode nicht eingesetzt werden.

Ein weiteres Monitoringverfahren auch für den rechten Ventrikel steht mit der Pulskonturanalyse zur Verfügung. Im Gegensatz zu druckbasierten Methoden werden hierbei Volumenparameter gemessen. Damit können das intrathorakale Blutvolumen (ITBV) und das globale enddiastolische Volumen (GEDV) des Herzens ermittelt werden. Zur Messung müssen lediglich ein zentraler Venenkatheter und ein arterieller Katheter mit einem fiberoptischen Sensor in die Leiste eingebracht werden. Die genannten Messparameter sind bislang allerdings für das Rechtsherzversagen nicht validiert. Auch ist eine Quantifizierung der rechtsventrikulären Nachlast nicht möglich, da diese eine pulmonalarterielle Druckmessung erfordert (s. u.). Vorteile dieses Systems gegenüber dem Pulmonaliskatheter sind die längere mögliche Liegedauer des Messkatheters und die nicht notwendige Passage des Herzens bei der Katheteranlage.

Nachlast

▶ **Pulmonalarterieller Druck.** Die Höhe des pulmonalarteriellen Drucks wird klinisch häufig als indirektes Maß für die rechtsventrikuläre Nachlast herangezogen.

> **Praxistipp**
>
> Da der rechte Ventrikel bei plötzlichen Anstiegen der Nachlast besonders dekompensationsgefährdet ist, stellt der Verdacht auf eine klinisch relevante pulmonale Hypertension eine Indikation für die diagnostische Messung des Pulmonalarteriendrucks (PA-Druckes) dar. Mithilfe des Swan-Ganz-Katheters ist ein kontinuierliches Monitoring des PA-Druckes möglich. Die Katheterisierung einer Pulmonalarterie ist jedoch eine invasive Monitoringmethode, deren Nutzen im Bereich der Intensivmedizin kontrovers diskutiert wird. Bislang konnte kein verbessertes Behandlungsergebnis nach Anlage des Katheters bei Intensivpatienten nachgewiesen werden.

Auch steht mit der Echokardiografie eine Methode zur Verfügung, die einen Teil der diagnostischen Aussagen treffen kann, die mit dem Swan-Ganz-Katheter erhoben werden. Im Gegensatz zur Echokardiografie sind die Kathetermessdaten jedoch kontinuierlich verfügbar und besser quantifizierbar.

▶ **Pulmonalvaskulärer Widerstand.** Mittels der mit dem Swan-Ganz-Katheter erhobenen Daten kann der pulmonalvaskuläre Widerstand (PVR) als ein Maß für die rechtsventrikuläre Nachlast berechnet werden (Normalwert: $70 \pm 30 \, \text{dyn} \times \text{s} \times \text{cm}^{-5}$).

$$PVR = \frac{(PAP - PCWP)}{HZV} \, [\text{dyn} \times \text{s} \times \text{cm}^{-5}]$$

Die Aussagekraft des PVR wird dadurch limitiert, dass er eine Zunahme der Wandspannung als Folge einer rechtsventrikulären Dilatation – bei sonst unveränderten Parametern – nicht erfassen kann und damit die effektive rechtsventrikuläre Nachlast oftmals unterschätzt. Darüber hinaus nimmt auch bei einem durch verminderte Kontraktilität reduzierten Herzzeitvolumen rechnerisch der PVR zu, auch wenn sich die tatsächliche Nachlast in dieser Situation nicht verändert haben muss. Ein Goldstandard zur Bestimmung der rechtsventrikulären Nachlast existiert bislang nicht.

Kontraktilität

▶ **Rechtsventrikuläre Ejektionsfraktion.** Neben der visuellen Beurteilung der Ventrikelkontraktion mittels Echokardiografie ist der beste quantifizierbare Indikator für die kontraktile Funktion die rechtsventrikuläre Ejektionsfraktion (RVEF). Sie kann sowohl echokardiografisch als auch mittels der Fast-Response-Thermodilutionstechnik ermittelt werden.

> **Praxistipp**
>
> Der untere Normbereich liegt bei ca. 40–45 %. Da jedoch jede Veränderung der rechtsventrikulären Vor- oder Nachlast – auch bei völlig unveränderter Kontraktilität – die RVEF senkt (bei Zunahme von Füllung bzw. Druck) bzw. steigert (bei Abnahme von Füllung bzw. Druck), ist die RVEF nur unter konstanten Vorlastbedingungen ein aussagekräftiger Indikator für die Kontraktilität des rechten Ventrikels und deren Veränderung über die Zeit.

Trotz dieser methodischen Einschränkung zeigten mehrere Studien einen guten prädiktiven Wert der RVEF für das Überleben von Patienten mit schwerer linksventrikulärer Dysfunktion und Herzversagen. Auch wurde die RVEF als Therapiekontrolle einer pulmonal vasodilatierenden Therapie eingesetzt [14].

10.3.5 Therapie

Kausale Therapie

Ist die Ursache des Rechtsherzversagens bekannt, muss eine kausale Therapie angestrebt werden. Abhängig von Ätiologie und Pathomechanismus existieren hier unterschiedliche Optionen [20, 39].

▶ **Pulmonale Hypertension.** Die kausale Therapie des Rechtsherzversagens bei pulmonaler Hypertension umfasst je nach Grunderkrankung
- die Thrombolyse oder Thrombektomie,
- die chirurgische Sanierung kongenitaler Herzfehler oder Klappenerkrankungen,
- die Eliminierung eines Sepsisherdes sowie
- die Behandlung von Lungenfunktionsstörungen und der damit einhergehenden Hypoxämie bzw. Hyperkapnie.

▶ **Rechtsherzinfarkt.** Hier ist die *Rekanalisierung* der kausale Therapieansatz. Über den Stellenwert von Thrombolyse und perkutaner transluminaler koronarer Angioplastie (PTCA) bestehen noch Unklarheiten. Während sich in einigen Untersuchungen die rechtsventrikuläre Funktion nach Thrombolyse verbesserte, fanden andere Autoren keinen positiven Effekt [15]. Bei Versagen der Lysetherapie entwickelt sich häufig eine persistierende Dysfunktion des rechten Ventrikels mit hoher Letalität [3]. Nur wenige Daten existieren zur Rolle der PTCA bei Rechtsherzinfarkt. Während es bei Patienten nach erfolgreicher PTCA zu einer prompten Verbesserung auch der Ventrikelfunktion kam, wiesen Patienten mit erfolgloser PTCA eine schlechtere Erholung sowie eine deutlich höhere Letalität (58 vs. 2 %) auf [7]. Die frühzeitige Rekanalisierung ist daher auch beim Rechtsherzinfarkt primäres Therapieziel.

Symptomatische Basistherapie

Ist die Ursache des Rechtsherzversagens nicht bekannt oder eine kausale Therapie nicht möglich, muss die Ventrikelfunktion durch symptomatische Maßnahmen verbessert werden. Hierbei lassen sich neben der Basistherapie 4 Ansätze unterscheiden, die allein oder in Kombination zur Anwendung kommen können. Therapieempfehlungen stützen sich dabei wegen des Mangels an klinischen Untersuchungen vielfach auf Daten aus tierexperimentellen Studien.

>
> ### Merke
> Die Verabreichung von *Sauerstoff* ist aus mehreren Gründen sinnvoll. Zum einen kann durch eine bessere Sauerstoffsättigung des Hämoglobins der O_2-Gehalt des Blutes und damit das Sauerstoffangebot am Myokard und in den peripheren Geweben verbessert werden. Zum anderen ist Sauerstoff ein guter pulmonaler Vasodilatator und vermindert so den pulmonalvaskulären Widerstand (PVR) und damit die rechtsventrikuläre Nachlast.

Hyperkapnie und Azidose erhöhen den PVR. *Normokapnie* und ein *ausgeglichener Säure-Basen-Haushalt* sind daher ebenfalls anzustreben. *Elektrolytstörungen* sollten ausgeglichen werden, da Hypokaliämie und Hypomagnesiämie für ventrikuläre Herzrhythmusstörungen prädisponieren. *Herzrhythmusstörungen* können die ohnehin verminderte Pumpleistung des Herzens weiter beeinträchtigen und sollten daher zügig behandelt werden.

Eine Hypoperfusion mit Laktatazidose schränkt die Kontraktilität und die Wirksamkeit einiger Medikamente, insbesondere die von Katecholaminen ein. Eventuelle *Ischämieschmerzen* können mit Opioiden, z.B. mit Morphin, behandelt werden. Eine *Sedierung* auch des nicht intubierten Patienten, z.B. mittels Benzodiazepinen, ist indiziert, da hierdurch die Sympathikusaktivität gehemmt und der globale Sauerstoffverbrauch reduziert wird. Ein ausreichendes *Monitoring des Gasaustausches* ist hier jedoch bedeutsam, da eine medikamentös bedingte Hypoventilation und Hyperkapnie den pulmonalarteriellen Druck erhöht. Bei respiratorischer Insuffizienz ist eine *Intubation und maschinelle Beatmung* anzustreben. Anders als bei der Linksherzinsuffizienz stellt die Erhöhung des intrathorakalen Druckes durch Beatmung jedoch keine direkte Entlastung des rechten Ventrikels dar.

Optimierung der Vorlast

>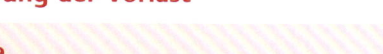
> ### Merke
> Bei erhöhter Nachlast, aber auch bei verminderter Kontraktilität können durch Optimierung der rechtsventrikulären Vorlast positive hämodynamische Effekte erzielt werden.

Von einer vorsichtig titrierten Volumengabe profitierten insbesondere Patienten mit initial niedrigem Füllungsvolumen [33]. Ist der rechte Ventrikel jedoch am Ende seiner Kompensationsfähigkeit, führt eine zusätzliche Volumengabe nur zu einem weiteren Anstieg des ventrikulären Druckes und des myokardialen Sauerstoffverbrauchs sowie zu einer Abnahme der myokardialen Perfusion.

>
> ### Praxistipp
> Zur Entscheidung, ob ein individueller Patient von einer Volumengabe profitiert, ist ein Volumenbelastungstest hilfreich. Durch rasche Infusion von 300–500 ml kristalloider Infusionslösung, durch Oberkörpertieflage oder durch Anheben der Beine wird der Rückstrom zum Herzen verstärkt. Steigt der Füllungsdruck hierunter nicht oder nur geringfügig an (<2–4 mmHg), befindet sich der rechte Ventrikel im flachen Teil der Druck-Volumen-Beziehung und eine Volumengabe erscheint sinnvoll. Steigt der Füllungsdruck jedoch stärker an, ist davon auszugehen, dass sich der Ventrikel im steilen Teil der Druck-Volumen-Beziehung befindet. Weitere Volumenzufuhr würde zu einem Anstieg des intraventrikulären Druckes ohne Zunahme des Herzzeitvolumens (HZV) führen.

Alternativ zum Volumenbelastungstest können die Erfolgsaussichten einer Volumengabe durch Abschätzung der rechtsventrikulären enddiastolischen Füllung mittels Echokardiografie oder Thermodilution ermittelt werden. So zeigte sich bei einem enddiastolischen rechtsventrikulären Füllungsvolumenindex von unter 90 ml/m² regelmäßig eine Zunahme des HZV nach Volumensubstitution, während dies bei einem Füllungsvolumenindex von mehr als 139 ml/m² nicht der Fall war.

▶ **Volumenersatzmittel.** Die Frage, welche Volumenersatzmittel bei Rechtsherzversagen zu bevorzugen sind, ist nicht abschließend geklärt. Meistens werden kolloidale, seltener auch kristalloide Lösungen verwendet. Eine Bluttransfusion zur Erhöhung der Sauerstofftransportkapazität des Blutes hat sich nicht als erfolgreich herausgestellt. Die Volumengabe sollte wegen der Gefahr der Volumenüberladung unter engmaschiger Überwachung erfolgen. Die Kontrolle der rechtsventrikulären Ejektionsfraktion (RVEF) und des enddiastolischen Füllungsvolumens haben sich als hilfreich erwiesen. Bei ansteigendem zentralvenösen Druck bei unveränderter Ventrikelfüllung oder bei abfallendem Schlagvolumen muss die Volumengabe unverzüglich unterbrochen werden.

Senkung der Nachlast

Bei pathologisch erhöhtem pulmonalvaskulären Widerstand kann eine pulmonal vasodilatierende Therapie die Nachlast und damit den Sauerstoffverbrauch des rechten Ventrikels senken. Die vermehrte pulmonale Durchblutung hat zudem eine Verbesserung der linksventrikulären Füllung zur Folge, die ihrerseits mit einem erhöhten Schlagvolumen und damit auch einer verbesserten Koronarperfusion und Kontraktilität des rechten Ventrikels einhergeht [16, 48].

Systemisch applizierte Vasodilatatoren

Vasodilatatoren können sowohl i.v. als auch per inhalationem verabreicht werden. Bei systemischer Applikation sind jedoch die Nebenwirkungen der Therapie zu bedenken: Durch die globale pulmonale Vasodilatation werden eine bestehende hypoxisch-pulmonale Vasokonstriktion (HPV) aufgehoben und auch nicht ventilierte, also hypoxische Lungenareale besser perfundiert. Das Resultat ist eine größere Fraktion nicht oxygenierten pulmonalvenösen Blutes mit konsekutivem Abfall der Sauerstoffsättigung. Die gleichzeitige systemische Vasodilatation reduziert zudem den koronaren Perfusionsdruck und kann so eine Minderperfusion des Myokards und anderer Organe nach sich ziehen. Systemisch applizierte Vasodilatatoren spielen daher heute bei der Primärtherapie der *akuten* pulmonalen Hypertension eine untergeordnete Rolle.

▶ **Prostazyklin und Kalziumantagonisten.** Im Gegensatz dazu gilt die i.v. Applikation des Vasodilatators Prostazyklin bei der Behandlung von Patienten mit *chronischer pulmonaler Hypertonie* (PH) neben der O_2-Gabe bislang noch als Therapie der Wahl. In der Untergruppe der Patienten mit *idiopathischer pulmonalarterieller Hypertonie* (PAH), die im Herzkatheterlabor auf die Gabe von hoch dosierten Kalziumkanalblockern ansprechen, kann hiermit der Pulmonalarteriendruck (PAP) effizient und anhaltend gesenkt werden. Sowohl Nifedipin als auch Diltiazem sind zur

Therapie geeignet. Die optimale Dosierung sollte anhand der pulmonalen Drücke titriert werden [40]. Als Responder gelten Patienten mit einer pulmonalarteriellen Drucksenkung von über 20 % bei Therapiebeginn.

▶ **Endothelin-1-Rezeptorantagonisten.** Endothelin-1 (ET-1) ist der stärkste von Endothelzellen generierte Vasokonstriktor. Mittels Bosentan kann eine *Antagonisierung der Endothelin-1-Rezeptoren* (ET_A/ET_B) therapeutisch erzielt werden [41]. Bosentan wird oral zugeführt und ist zur Therapie der PAH zugelassen. Es übt darüber hinaus noch antiinflammatorische, antifibrotische und antihypertrophe Effekte aus. In klinischen Untersuchungen konnte bei Patienten mit pulmonaler Hypertension nach chronischer Thromboembolie eine Reduktion des pulmonalen Gefäßwiderstands und eine Steigerung des Herzindexes nachgewiesen werden [22]. Erste Studien deuten auf eine mögliche Senkung der Mortalität bei Patienten mit terminaler Herzinsuffizienz und einem transpulmonalen Druckgradienten > 15 mmHg [19]. Darüber hinaus ist ein additiver Effekt mit Epoprostenol in der Therapie der idiopathischen pulmonalen Hypertension gezeigt worden [1].

Inhalativ applizierte Vasodilatatoren

Merke
Inhalierte Vasodilatatoren relaxieren die glatte Gefäßmuskulatur im Bereich pulmonaler Gefäße, senken hierdurch in vielen Fällen den pulmonalarteriellen Druck und erhöhen das Herzzeitvolumen. Aufgrund der topischen Applikationsform treten systemische Nebenwirkungen (Hypotension) nicht oder nur in geringem Umfang auf („selektive pulmonale Vasodilatation"). Inhalierte Vasodilatatoren erreichen typischerweise nur belüftete Lungenareale und beeinträchtigen daher die physiologisch sinnvolle hypoxisch-pulmonale Vasokonstriktion (HPV) in minderbelüfteten Arealen nicht. Hieraus resultieren eine Verbesserung des Ventilation/Perfusion-Verhältnisses der Lunge und eine Reduktion des intrapulmonalen Shunts.

Mittlerweile bestehen Erfahrungen mit einer Vielzahl von inhalativ applizierten Pharmaka.

▶ **Stickstoffmonoxid (NO).** NO wird konstitutiv in den Endothelzellen durch das induzierbare Enzym NO-Synthase aus der Aminosäure Arginin gebildet und bewirkt über die Induktion von zyklischem Guanosinmonophosphat (cGMP) eine Relaxation der glatten Gefäßmuskulatur. Exogen dem Atemgas zugemischtes inhaliertes NO (iNO) erreicht primär die Lungengefäße. Inhalatives NO wird rasch an Plasmaproteine und Hämoglobin gebunden, hat eine sehr kurze Halbwertszeit (< 1 s) in den Lungengefäßen und muss daher kontinuierlich inhaliert werden.

Inhalatives NO ist ausschließlich zur Therapie der *persistierenden pulmonalen Hypertonie des Neugeborenen* (PPHN) zugelassen. Bei Erwachsenen wird es jedoch vielfach in Form eines Off-Label-Einsatzes („Heilversuch") im Rahmen der Therapie des Rechtsherzversagens nach *Herz- und Lungentransplantation* bzw. nach operativer Korrektur *angeborener Herzfehler*, aber auch bei Patienten mit *akutem Atemnotsyndrom (ARDS)* und lebensbedrohlicher Hypoxämie eingesetzt. Auch bei Patienten mit rechtsventrikulärem *Myokardinfarkt* und kardiogenem Schock ließ sich mit iNO in einer hohen Dosis von 80 ppm der pulmonalarterielle Druck senken und der Herzindex signifikant steigern [21]. Bislang liegt jedoch für keine der genannten Patientengruppen ein Nachweis über einen Überlebensvorteil der mit iNO therapierten Patienten vor.

▶ **Inhaliertes Prostazyklin und Iloprost.** Gut untersucht sind *Prostazyklin* (PGI_2) sowie sein länger wirkendes Analogon Iloprost. Prostazyklin wird aus Arachidonsäure synthetisiert und relaxiert glatte Gefäßmuskelzellen über die Bildung von zyklischem Adenosinmonophosphat (cAMP). Rascher Wirkeintritt, das Fehlen toxischer Nebenwirkungen sowie deren antiinflammatorische Wirkungen machen Prostanoide für die inhalative Anwendung interessant.

Inhaliertes *Iloprost* ist zur Therapie der primär pulmonalen Hypertension bei Erwachsenen zugelassen. Aber auch in der Kardiochirurgie, bei akutem Rechtsherzversagen nach Herztransplantation, zur Überbrückung vor einer Transplantation (Bridging) oder bei pulmonaler Thrombendarteriektomie wurde mehrfach über den erfolgreichen Einsatz von inhaliertem Iloprost berichtet [10, 17]. Möglicherweise spielen hierbei neben den vasodilatatorischen Effekten von Prostazyklin auch eine positiv inotrope Wirkkomponente („Inodilatation") eine Rolle [26].

Eine optimale Therapie erfordert eine sorgfältige Titrierung der Dosis, da die alveoläre Deposition eines inhalierten Pharmakons im Einzelfall nur schwer abschätzbar ist und erheblich in Abhängigkeit vom verwendeten Verneblersystem, von den Eigenschaften des Aerosols (z. B. Partikelgröße), der Art der Erkrankung oder dem (Be)Atmungsmuster variieren kann. Das Behandlungsintervall liegt bei Iloprost zwischen 1 und 4 h und ist bei akutem Rechtsherzversagen kürzer als bei primärer pulmonaler Hypertonie (PPH).

Merke
Außerhalb der zugelassenen Indikationsbereiche dürfen iNO und inhalierte Prostanoide nur im Rahmen von Heilversuchen oder von kontrollierten Studien eingesetzt werden. Die Therapie setzt präzise Kenntnisse der Pharmakologie und Pathophysiologie der Substanzen voraus und erfordert neben geeigneten Applikationsvorrichtungen ein erweitertes Monitoring.

▶ **Inhaliertes Milrinon.** In tierexperimentellen Modellen und ersten klinischen Studien an Patienten mit vorher bestehender pulmonaler Hypertension, die sich einer chirurgischen Mitralklappenbehandlung unterzogen haben, wird inhaliertem *Milrinon* eine gute Wirksamkeit in Hinsicht auf die intrapulmonale Shuntfraktion und den pulmonalvaskulären Widerstand zugesprochen [28, 49]. Dabei scheinen sowohl inhaliertes Iloprost wie auch inhaliertes Milrinon mit Sildenafil einen synergistischen Effekt auf die Senkung des pulmonalvaskulären Widerstands auszuüben. Die klinische Wirksamkeit erstreckt sich über ca. 60 min [18].

Erhöhung des rechtsventrikulären Perfusionsdrucks

Zur Erzielung eines adäquaten rechtsventrikulären Perfusionsdrucks bei akutem Rechtsherzversagen sind Vasokonstriktoren einer Therapie mit Volumina bzw. Inotropika überlegen, wenn das Rechtsherzversagen bereits mit einem Low-Output-Syndrom und Schock einhergeht. Im Gegensatz dazu scheinen normotensive Patienten mit pulmonaler Hypertension, aber noch kompensierter rechtsventrikulärer Funktion eher von einer moderaten Vasodilatation oder der Gabe von Inodilatatoren zu profitieren.

> **Merke**
> Die Steigerung des rechtsventrikulären Perfusionsdrucks durch Vasokonstriktoren ist nicht unproblematisch, da diese neben der systemischen auch eine pulmonale Vasokonstriktion induzieren und dadurch die rechtsventrikuläre Nachlast erhöhen können. Die Anhebung des systemvaskulären Widerstands (SVR) muss daher unter engmaschigem hämodynamischen Monitoring erfolgen.

Noradrenalin

Als Mittel der Wahl zur Erhöhung des koronaren Perfusionsdrucks bei dekompensiertem RHV und kardiogenem Schock wird heute das *Noradrenalin* angesehen. Noradrenalin stimuliert v. a. adrenerge α_1-, aber auch β_1-Rezeptoren. Die Kontraktionskraft des rechten Ventrikels wird somit einerseits direkt durch die Verbesserung der Kontraktilität, zum anderen indirekt durch die Erhöhung des koronaren Perfusionsdrucks gesteigert.

Anders als beim akuten Rechtsherzversagen ist die Wirksamkeit von Vasokonstriktoren und Inotropika bei der Behandlung des chronischen RHV umstritten. So erhöhen β-Agonisten zwar das Herzzeitvolumen, aber auch die Herzarbeit sowie den Energieverbrauch des Myokards und können daher Ischämien und Arrhythmien begünstigen.

Der Stellenwert von Dopamin bzw. Vasopressin bei akuter Rechtsherzinsuffizienz ist bislang mit Ausnahme von Einzelberichten [50] wenig untersucht und eine abschließende Bewertung ist daher nicht möglich.

Steigerung der Kontraktilität

Inotropika, die gezielt nur auf den rechten Ventrikel wirken, gibt es nicht. Zur Verbesserung der Kontraktilität werden daher bei Rechtsherzversagen dieselben Substanzen eingesetzt wie bei akuter Linksherzinsuffizienz. In erster Linie sind dies die Katecholamine Dopamin, Dobutamin sowie Adrenalin. Jede positiv inotrope Stimulation des Myokards steigert jedoch auch dessen Sauerstoffverbrauch. Hinzu kommt die bei Dopamin und Adrenalin in höherer Konzentration auftretende pulmonal vasokonstringierende Wirkung. Im Einzelfall kann hieraus sogar eine Verschlechterung des Verhältnisses von Sauerstoffangebot und -bedarf resultieren.

Dopamin

Nur wenige Untersuchungen vergleichen die Wirkung verschiedener Katecholamine auf die rechtsventrikuläre Funktion [43]. Bei Intensivpatienten verbesserte ein Wechsel von Dopamin zu Dobutamin den Herzindex, die rechtsventrikuläre Ejektionsfraktion und die Dehnbarkeit des rechten Ventrikels [47]. Bei Rechtsherzdysfunktion sollte daher Dobutamin dem Dopamin vorgezogen werden.

Dobutamin

> **Praxistipp**
> Dobutamin, ein selektiver kombinierter β_1- und β_2-Rezeptoragonist, ist zur Therapie des beginnenden kardiogenen Schocks bei Patienten mit einem mittleren arteriellen Druck über 80 mmHg das Mittel der Wahl. Es wirkt im rechten Ventrikel positiv inotrop und reduziert die rechtsventrikuläre Nachlast durch pulmonale Vasodilatation. Der myokardiale Blutfluss und die Kontraktilität werden erhöht, der linksventrikuläre Füllungsdruck dagegen gesenkt. Im Gegensatz zu Dopamin wird der systemische Blutdruck nicht erhöht. Allerdings können eine Hypotension verstärkt und eine Tachyarrhythmie begünstigt werden.

Tierexperimentelle Daten an Hunden mit Rechtsherzversagen durch pulmonale Hypertension legen nahe, dass Dobutamin durch seine ausgeprägtere positiv inotrope Wirkung die rechtsventrikuläre Funktion besser wiederherstellt als Noradrenalin [25].

Dopexamin

Dopexamin ist ein strukturelles Analogon von Dopamin mit β_2-adrenerger und dopaminerger Aktivität. Es hat eine schwache β_1- und keine α-adrenerge Aktivität. Dopexamin steigert das Herzzeitvolumen und senkt den peripheren Gefäßwiderstand. Da die Population der β_2-Adrenozeptoren eine geringere Tendenz zur Down-Regulation aufweist, hat Dopexamin gegenüber Dopamin einen theoretischen Vorteil. Ein klinischer Nutzen von Dopexamin bei Rechtsherzversagen wurde bislang jedoch nicht gezeigt.

Phosphodiesteraseinhibitoren

Medikamente, die neben einer vasodilatierenden auch eine positiv inotrope Wirkkomponente aufweisen, werden als *Inodilatoren* bezeichnet. Diese sind insbesondere bei Patienten mit hohem pulmonalarteriellen Druck und gleichzeitig eingeschränkter rechtsventrikulärer Funktion eine Therapieoption. Klinisch gebräuchliche Inodilatatoren sind neben Dobutamin und Dopexamin die Phosphodiesteraseinhibitoren.

▶ **Wirkmechanismus.** Inhibitoren des Phosphodiesterase(PDE)-Isoenzyms III (Milrinon, Amrinon, Enoximon) führen zu einem Anstieg des zytosolischen cAMP-Spiegels und wirken dadurch unabhängig vom β-adrenergen Rezeptorsystem in den Kardiomyozyten positiv inotrop und gleichzeitig vasodilatatorisch. Klinisch hat dies häufig eine Verminderung des rechtsatrialen Druckes und des peripheren Widerstands sowie gleichzeitig eine Erhöhung von Schlagvolumen und Herzindex zur Folge.

> **Praxistipp**
> Eine Kombination von PDE-III-Inhibitoren mit Katecholaminen erscheint wegen deren additiver Wirkung sinnvoll [12]. Wegen der langen Halbwertszeit und potenzieller Nebenwirkungen sollten PDE-III-Inhibitoren nur eingesetzt werden, wenn Katecholamine allein keine ausreichende Wirkung aufweisen [2]. Es scheinen v. a. diejenigen Patienten von einer Therapie mit PDE-III-Inhibitoren zu profitieren, die ein akutes Rechtsherzversagen infolge einer Steigerung des pulmonalen Gefäßtonus entwickeln sowie Patienten mit Katecholamintoleranz.

▶ **Einschränkungen.** Eine bolusweise Gabe oder eine zu rasche Infusion von PDE-III-Inhibitoren kann bei gleichzeitiger systemischer Hypotension und niedrigen Füllungsdrücken zu einem weiteren Abfall des systemischen Blutdrucks und damit der kardialen Perfusion führen. Durch die lange Halbwertszeit der Pharmaka kann hierbei eine kritische und lang anhaltende Minderperfusion des rechten Ventrikels auftreten. PDE-III-Inhibitoren müssen daher bei Rechtsherzversagen vorsichtig titriert (*cave:* Bolusinjektion) und ggf. mit einem Vasokonstriktor wie Noradrenalin kombiniert werden.

Ähnlich wie Katecholamine scheinen sich auch PDE-III-Inhibitoren nicht für die Langzeittherapie bei chronischem Rechtsherzversagen zu eignen. So zeigte sich in einer placebokontrollierten Therapiestudie mit Milrinon an Patienten mit chronischer Rechtsherzinsuffizienz mit NYHA-Schweregrad III–IV (NYHA = New York Heart Association) trotz scheinbar verbesserter Hämodynamik eine erhöhte Letalität und vermehrt schwere kardiovaskuläre Komplikationen in der Verumgruppe [35].

▶ **Sildenafil.** In den Pulmonalarterien ist das Isoenzym PDE 5 besonders aktiv. Dessen Inhibitor Sildenafil wies in klinischen Studien bei Patienten mit idiopathischer pulmonalarterieller Hypertonie (PAH) eine pulmonalselektive Vasodilatation auf [13, 42] und ist auch bei PAH infolge chronisch rezidivierender Thromboembolien vielversprechend [44, 29]. Der Nachweis einer kontraktilitätssteigernden Wirkung von Sildenafil im hypertrophierten Myokard deutet auf einen möglichen Effekt der Substanz als Inodilatator [34].

Sildenafil (oral) zur Behandlung der chronischen PAH zugelassen. Der Stellenwert der Substanz bei pulmonaler Hypertonie und Rechtsherzversagen auf der Intensivstation ist noch nicht vollständig geklärt. 2010 wurde der Substanz durch die Europäische Arzneimittel-Agentur der *Orphan-Drug-Status* für Rechtsherzversagen nach Kardiotomie erteilt. Sildenafil existiert als i. v. Darreichung, besitzt jedoch keine spezifische Zulassung für das akute Rechtsherzversagen. Sildenafil darf nicht mit Nitraten kombiniert werden, da ausgeprägte systemische Hypotonien auftreten können.

Kalzium-Sensitizer

Kalzium-Sensitizer erhöhen die Empfindlichkeit von Myofilamenten gegenüber Kalzium und verbessern so die Kontraktilität des Myokards, ohne die intrazelluläre Kalziumkonzentration und damit den Sauerstoffverbrauch signifikant zu steigern. Gleichzeitig kommt es über die Aktivierung von ATP-sensitiven Kaliumkanälen zu einer Dilatation der Gefäße in der pulmonalen und koronaren Strombahn sowie im großen Kreislauf.

Levosimendan als der erste klinische Vertreter der Substanzklasse verbesserte in 2 klinischen Studien die Hämodynamik bei Patienten mit chronischer Linksherzinsuffizienz im Vergleich mit Dobutamin und Placebo [46]. Bei Patienten mit Rechtsherzversagen unterschiedlicher Genese konnte eine Verbesserung der Hämodynamik einschließlich einer Erhöhung der Kontraktilität erreicht werden [36]. Daten, die an Patienten und in Tierexperimenten erhoben wurden, legen im Vergleich zu Dopamin eine bessere Wirksamkeit bei nachlastbedingtem Rechtsherzversagen nahe. Levosimendan verfügt dabei über die positive Inotropie hinaus über eine pulmonal vasodilatierende Wirkung [9, 24]. Auch bei Patienten mit ischämischem RHV konnte eine signifikante Verbesserung der rechtsventrikulären Inotropie bei gleichzeitiger Nachlastsenkung gezeigt werden [8]. Die Substanz ist momentan in der Bundesrepublik Deutschland noch nicht zugelassen, für den Off-Label-Gebrauch jedoch erhältlich.

Mechanische Unterstützungsverfahren

Die *intraaortale Ballonpumpe* (IABP) stellt eine invasive Möglichkeit dar, den koronaren Perfusionsdruck zu erhöhen. Während die Technik bislang fast ausschließlich bei akuter Linksherzinsuffizienz eingesetzt wurde, deuten Daten an Patienten mit Rechtsherzversagen nach Kardiotomie auf eine positive Wirkung auch für den rechten Ventrikel hin, falls eine IABP frühzeitig eingesetzt wird [5]. Mittels IABP kann die rechtsventrikuläre Perfusion verbessert werden sowie eine Optimierung der rechtsventrikulären Geometrie durch eine Entlastung des linken Ventrikels erreicht werden. Es ließ sich tierexperimentell zeigen, dass die IABP bei akuter pulmonaler Hypertension und Rechtsherzversagen nicht nur den arteriellen Druck, sondern auch das Herzzeitvolumen und die rechtsventrikuläre Ejektionsfraktion steigert.

Bei schwerer Aortenklappeninsuffizienz ist die IABP kontraindiziert [27]. Spezielle *Rechtsherzunterstützungssysteme* (Right ventricular assist Device, RVAD) sind zwar verfügbar, bislang jedoch weitgehend auf den perioperativen Einsatz bei kardiochirurgischen Patienten beschränkt. In Einzelfällen konnte mittels RVAD eine rechtsventrikuläre Unterstützung über längere Zeit aufrechterhalten werden. Das hauptsächliche Einsatzgebiet bleibt jedoch die Transplantationschirurgie.

10.3.6 Praktisches Vorgehen

Merke

Bei jedem Patienten mit akutem Rechtsherzversagen muss ein individuelles therapeutisches Vorgehen festgelegt werden, das sowohl der Pathogenese der Erkrankung als auch der hämodynamischen Situation Rechnung trägt.

Tab. 10.7 Medikamente und Dosierungen bei Rechtsherzversagen (Erwachsene).

Medikament	Dosierung	Halbwertszeit (min)
systemische Vasodilatatoren		
Nifedipin	2 × 20 – 40 mg/d	120
Diltiazem	3 × 60 mg/d oder 2 × 90 mg/d	360 – 480
Iloprost*	0,5 – 2 ng/kg KG/min	30
Bosentan	1 × 62,5 mg/d für 4 Wochen, dann 2 × 125 mg/d	320
Levosimendan*	initial 6 µg/kg KG über 10 min 0,1 – 0,2 µg/kg KG/min	60 (aktiver Metabolit OR-1896 bis > 70 h)
Phosphodiesteraseinhibitoren		
Sildenafil*	3 × 20 (25) mg p. o. 3 × 10 mg i. v.	240
Milrinon	initial 25 – 50 µg/kg KG über 10 min 0,375 – 0,75 µg/kg KG/min	40 – 50 (bei Herzinsuffizienz 100 – 150)
Amrinon	initial 0,75 – 1,5 mg/kg KG über 2 – 3 min 5 – 10 µg/kg KG/min	150 – 300 (bei Herzinsuffizienz bis zu 15 h)

Fortsetzung ▶

Tab. 10.7 Fortsetzung

Medikament	Dosierung	Halbwertszeit (min)
Enoximon	initial 0,25 – 0,5 mg/kg KG (max. 12,5 mg/min) 2,5 – 10 µg/kg KG/min	260 (bei Herzinsuffizienz > 6 h)
inhalative Vasodilatatoren		
Stickstoffmonoxid*	0,1 – 40 ppm	< 3 s
Iloprost*	10 – 20 µg (über 5 – 10 min)	20 – 30
Milrinon*	1 – 5 mg (über 5 – 10 min)	60 – 120
systemische Vasokonstriktoren bzw. Inotropika		
Dobutamin	2,5 – 10 µg/kg KG/min	2,4
Dopamin	2 – 10 µg/kg KG/min	Minuten
Dopexamin	0,5 – 4 µg/kg KG/min	5 – 6
Noradrenalin	0,03 – 0,4 µg/kg KG/min	3
Adrenalin	0,03 – 0,15 µg/kg KG/min	Minuten

* in Deutschland für das akute Rechtsherzversagen nicht zugelassen
Die Dosierungen und Halbwertszeiten haben orientierenden Charakter und unterliegen aufgrund von Alter und Vorerkrankungen großen interindividuellen Unterschieden. Die geeignete Dosierung muss durch Titration unter Beobachtung angepasst werden.

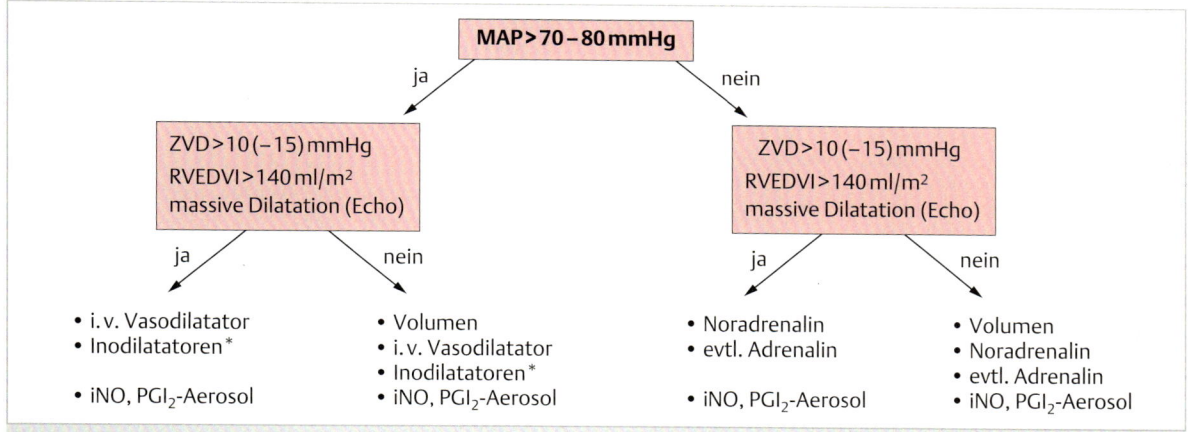

Abb. 10.6 Therapiealgorithmus bei Rechtsherzversagen.
* Zum Beispiel Phosphodiesteraseinhibitoren, Dobutamin, Dopexamin.
iNO = inhaliertes Stickstoffmonoxid; MAP = mittlerer arterieller Druck; PGI_2 = Prostazyklin; RVEDVI = rechtsventrikulärer enddiastolischer Volumenindex; ZVD = zentralvenöser Druck.

Eine *kausale Therapie* ist nur selten möglich, sollte dann aber konsequent erfolgen (z. B. Thrombolyse bei frischer Lungenembolie Grad IV). Unter den *symptomatischen Maßnahmen* steht zunächst die Basistherapie im Vordergrund. Je nach Grunderkrankung und hämodynamischer Situation ist an eine differenzierte Pharmakotherapie (▶ Tab. 10.7 und ▶ Abb. 10.6; [51]) sowie an eine erweiterte Therapie mit mechanischen Unterstützungssystemen (v. a. Kardiochirurgie) zu denken.

▶ **Symptomatische Therapie.** Diese richtet sich nach dem systemischen arteriellen Blutdruck sowie der rechtsventrikulären Füllung.

- *Erniedrigte Vorlast:* Im Falle einer erniedrigten Vorlast (ZVD < 10 – 15 mmHg; RVEDVI < 140 ml/m²; echokardiografisch fehlende Zeichen einer rechtsventrikulären Überdehnung) ist eine probatorische Volumengabe indiziert, bei gleichzeitiger *Hypotension* zusätzlich Vasokonstriktoren. *Normotensive Patienten* (mittlerer arterieller Blutdruck > 70 – 80 mmHg) können von Inodilatatoren (Phosphodiesteraseinhibitoren, Dobutamin) profitieren.
- *Erhöhte Vorlast:* Die Pumpfunktion bei Patienten mit bereits erhöhter Vorlast kann mit Volumengabe in der Regel nicht verbessert werden. Hier sollten *normotensive Patienten* Vasodilatatoren und/oder Inodilatatoren zur Nachlastsenkung erhalten. Zusätzlich *hypotensive* Patienten befinden sich im Stadium der Dekompensation und benötigen eine Kreislaufunterstützung mit Noradrenalin und/oder Adrenalin.

- *Pulmonalarterielle Hypertonie (PAH):* Im Falle einer pulmonalarteriellen Hypertension als Ursache des Rechtsherzversagens können nach kritischer Indikationsstellung inhalierte Vasodilatatoren (inhaliertes NO oder Iloprost) in Betracht gezogen werden.

Kernaussagen

Einführung
Patienten in der perioperativen Phase – insbesondere im Bereich der Kardiochirurgie – und auf Intensivstationen scheinen besonders häufig von dem Krankheitsbild des Rechtsherzversagens (RHV) betroffen zu sein. Eine Störung der Rechtsherzfunktion entsteht meist als Folge einer pulmonalen Hypertension, seltener bei primärer (z. B. infolge Rechtsherzinfarkts) oder sekundärer Myokardischämie (z. B. nach extrakorporaler Zirkulation).

Definitionen
Unter *rechtsventrikulärer Dysfunktion* versteht man die Zunahme der rechtsventrikulären enddiastolischen Füllung (RVEDV) und Abnahme der rechtsventrikulären Ejektionsfraktion (RVEF) bei unverändertem Schlagvolumen.
Bei der *rechtsventrikulären Insuffizienz* (Rechtsherzversagen) liegen eine Zunahme der enddiastolischen Füllung (RVEDV) und eine Abnahme der Ejektionsfraktion (RVEF) sowie zusätzlich ein Abfall des Schlagvolumens als Ausdruck der Dekompensation des Systems vor.

Klinische Symptome
Klinische Hinweise auf eine Herzinsuffizienz geben die körperliche Belastbarkeit, Belastungs- oder Ruhedyspnoe sowie eine Stauung der Jugularvenen. Arrhythmien und Extrasystolie sowie feuchte Rasselgeräusche können auftreten. Beim protrahierten Rechtsherzversagen kommen Gewichtszunahme und Ödeme in den abhängigen Körperpartien hinzu. Die Stauung im großen Kreislauf kann Funktionsstörungen der Abdominalorgane bis hin zur kardialen Leberzirrhose hervorrufen.

Diagnostik
Diagnostik und Monitoring des rechten Ventrikels sind schwierig. Selbst eine schwere Beeinträchtigung der rechtsventrikulären Pumpfunktion bleibt häufig unbemerkt oder wird fehlgedeutet. Der zentralvenöse Druck weist eine geringe Relevanz auf. Die transösophageale Echokardiografie (TEE) hat heute die größte Aussagekraft zur Evaluation des rechten Ventrikels. Typische Zeichen sind paradoxe Septumbewegungen, eine Trikuspidalklappeninsuffizienz sowie ein Anstieg des Verhältnisses der enddiastolischen Fläche von rechtem zu linkem Ventrikel (lange Achse) auf über 0,6.

Therapie
Die *kausale Therapie* des akuten Rechtsherzversagens ist von entscheidender Bedeutung und umfasst u. a. – je nach Auslöser – die Thrombolyse (bei akuter Lungenembolie), die koronare Revaskularisierung (bei Infarkt) oder die Behebung einer Hypoxämie und Azidose (bei vorerkrankter Lunge). Die *symptomatische Therapie* stützt sich auf die 4 nachfolgenden Prinzipien.

▶ **Optimierung der Vorlast.** Der insuffiziente rechte Ventrikel benötigt zur Aufrechterhaltung seines Schlagvolumens eine gute Füllung. Andererseits kann eine Überdehnung des rechten Ventrikels eine Myokardischämie induzieren und seine Funktion weiter verschlechtern. Eine adäquate Volumentherapie ist daher essenziell, muss jedoch unter engmaschigem hämodynamischen Monitoring erfolgen.

▶ **Aufrechterhaltung des Aortendrucks.** Bei kritischem Abfall des arteriellen Druckes ist die Gabe von Vasopressoren indiziert, um den rechtskoronaren Perfusionsdruck zu erhöhen. Noradrenalin gilt derzeit wegen seiner zusätzlich positiv inotropen Wirkung als Mittel der Wahl.

▶ **Verminderung der rechtsventrikulären Nachlast.** Während sich i. v. Vasodilatatoren wegen systemischer Nebenwirkungen nur bedingt zur Therapie der pulmonalen Hypertension eignen, dilatieren inhalierte Vasodilatatoren (z. B. NO, Prostanoide) die pulmonale Strombahn selektiv und verbessern so die Pumpfunktion des rechten Ventrikels.

▶ **Steigerung der rechtsventrikulären Kontraktilität.** Mittel der Wahl bei Dekompensation und Schock sind Noradrenalin und Adrenalin. Inodilatatoren weisen neben einer positiv inotropen auch eine pulmonal vasodilatierende Wirkung auf und eignen sich daher ebenfalls zur Therapie der rechtsventrikulären Dysfunktion. Sie sollten jedoch wegen der damit verbundenen systemischen Vasodilatation nur bei kreislaufstabilen Patienten eingesetzt werden.

Praktisches Vorgehen
Bei jedem Patienten mit akutem Rechtsherzversagen muss ein individuelles therapeutisches Vorgehen festgelegt werden, das sowohl der Pathogenese der Erkrankung als auch der hämodynamischen Situation Rechnung trägt. Falls eine kausale Therapie möglich ist, sollte sie konsequent erfolgen. Die symptomatische Therapie richtet sich im akuten RHV nach dem systemischen arteriellen Blutdruck sowie der rechtsventrikulären Füllung.

Literatur

[1] Akagi S, Matsubara H, Miyaji K et al. Additional effects of bosentan in patients with idiopathic pulmonary arterial hypertension already treated with high-dose epoprostenol. Circ J 2008; 72: 1142 – 1146
[2] Ansell J, Tiarks C, McCue J et al. Amrinone-induced thrombocytopenia. Arch Intern Med 1984; 144: 949 – 952
[3] Berger PB, Ruocco-NA J, Ryan TJ et al. Frequency and significance of right ventricular dysfunction during inferior wall left ventricular myocardial infarction treated with thrombolytic therapy (results from the thrombolysis in myocardial infarction [TIMI] II trial). Am J Cardiol 1993; 71: 1148 – 1152
[4] Beuckelmann DJ. Pulmonale Hypertension. Internist 1997; 38: 1020 – 1033
[5] Boeken U, Feindt P. Intraaortic Balloon Pumping in Patients with Right Ventricular Insufficiency after Cardiac Surgery: Parameters to Predict Failure of IABP Support. Thorac cardiovasc Surg 2009; 57: 324 – 328
[6] Bogaard HJ, Abe K, Vonk NA et al. The right ventricle under pressure: cellular and molecular mechanisms of right-heart failure in pulmonary hypertension. Chest 2009; 135: 794 – 804
[7] Bowers TR, O'Neill WW, Grines C et al. Effect of reperfusion on biventricular function and survival after right ventricular infarction. New Engl J Med 1998; 338: 933 – 940
[8] Duygu H, Ozerkan F, Zoghi M et al. Effect of levosimendan on right ventricular systolic and diastolic functions in patients with ischaemic heart failure. Int J Clin Pract 2008; 62: 228 – 233
[9] Erdem A, Birhan YM. Importance of levosimendan on right ventricular function in patients with biventricular heart failure. Crit Care Med 2010; 38: 1389 – 1390

[10] Fattouch K, Sbraga F, Bianco G et al. Inhaled prostacyclin, nitric oxide, and nitroprusside in pulmonary hypertension after mitral valve replacement. J Card Surg 2005; 20: 171–176

[11] Forrest P. Anaesthesia and right ventricular failure. Anaesth Intensive Care 2009; 37: 370–385

[12] Gage J, Rutman H, Lucido D et al. Additive effects of dobutamine and amrinone on myocardial contractility and ventricular performance in patients with severe heart failure. Circulation 1986; 74: 367–373

[13] Galie N, Ghofrani HA, Torbicki A et al. Sildenafil citrate therapy for pulmonary arterial hypertension. N Engl J Med 2005; 353: 2148–2157

[14] Gavazzi A, Ghio S, Scelsi L et al. Response of the right ventricle to acute pulmonary vasodilation predicts the outcome in patients with advanced heart failure and pulmonary hypertension. Am Heart J 2003; 145: 310–316

[15] Goldstein JA. Right heart ischemia: Pathophysiology, natural history, and clinical management. Prog Cardiovasc Dis 1998; 40: 325–341

[16] Gordon C, Collard CD, Pan W. Intraoperative management of pulmonary hypertension and associated right heart failure. Curr Opin Anaesthesiol 2010; 23: 49–56

[17] Haraldsson A, Kieler-Jensen N, et al. Comparison of inhaled nitric oxide and inhaled aerosolized prostacyclin in the evaluation of heart transplant candidates with elevated pulmonary vascular resistance. Chest 1998; 114: 780–786

[18] Haraldsson A, Kieler-Jensen N et al. The additive pulmonary vasodilatory effects of inhaled prostacyclin and inhaled milrinone in postcardiac surgical patients with pulmonary hypertension. Anesth Analg 2001; 93: 1439–1445

[19] Hefke T, Zittermann A et al. Bosentan Effects on Hemodynamics and Clinical Outcome in Heart Failure Patients with Pulmonary Hypertension Awaiting Cardiac Transplantation. Thorac Cardiovasc Surg 2011; 60: 026–034

[20] Hoeper MM und Granton J. Intensive care unit management of patients with severe pulmonary hypertension and right heart failure. Am J Respir Crit Care Med 2011; 184: 1114–1112

[21] Inglessis I, Shin JT, Lepore JJ et al. Hemodynamic effects of inhaled nitric oxide in right ventricular myocardial infarction and cardiogenic shock. J Am Coll Cardiol 2004; 44: 793–798

[22] Jais X, D'Armini AM, Jansa P et al. Bosentan for treatment of inoperable chronic thromboembolic pulmonary hypertension: BENEFiT (Bosentan Effects in iNopErable Forms of chronIc Thromboembolic pulmonary hypertension), a randomized, placebo-controlled trial. J Am Coll Cardiol 2008; 52: 2127–2134

[23] Jardin F, Vieillard-Baron A. Monitoring of right-sided heart function. Curr Opin Crit Care 2005; 11: 271–279

[24] Kerbaul F, Rondelet B, Motte S et al. Effects of norepinephrine and dobutamine on pressure load-induced right ventricular failure. Crit Care Med 2004; 32: 1035–1040

[25] Kerbaul F, Rondelet B, Demester JP et al. Effects of levosimendan versus dobutamine on pressure load-induced right ventricular failure. Crit Care Med 2006; 34: 2814–2819

[26] Kisch-Wedel H, Kemming G, Meisner F et al. The prostaglandins epoprostenol and iloprost increase left ventricular contractility in vivo. Intensive Care Med 2003; 29: 1574–1583

[27] La Vecchia L, Zanolla L, Varotto L et al. Reduced right ventricular ejection fraction as a marker for idiopathic dilated cardiomyopathy compared with ischemic left ventricular dysfunction. Am Heart J 2001; 142: 181–189

[28] Lamarche Y, Perrault LP, Maltais S et al. Preliminary experience with inhaled milrinone in cardiac surgery. Eur J Cardiothorac Surg 2007; 31: 1081–1087

[29] Leuchte HH, Schwaiblmair M, Baumgartner RA et al. Hemodynamic response to sildenafil, nitric oxide, and iloprost in primary pulmonary hypertension. Chest 2004; 125: 580–586

[30] Markel TA, Wairiuko GM, Lahm T et al. The right heart and its distinct mechanisms of development, function, and failure. J Surg Res 2008; 146: 304–313

[31] McNulty SE, Weiss J, Azad SS et al. The effect of the prone position on venous pressure and blood loss during lumbar laminectomy. J Clin Anesth 1992; 4: 220–225

[32] Mebazaa A, Karpati P, Renaud E et al. Acute right ventricular failure – from pathophysiology to new treatments. Intensive Care Med 2004; 30: 185–196

[33] Mercat A, Diehl JL, Meyer G et al. Hemodynamic effects of fluid loading in acute massive pulmonary embolism. Crit Care Med 1999; 27: 540–544

[34] Nagendran J, Archer SL et al. Phosphodiesterase type 5 is highly expressed in the hypertrophied human right ventricle, and acute inhibition of phosphodiesterase type 5 improves contractility. Circulation 2007; 116: 238–248

[35] Packer M, Carver JR, Rodeheffer RJ et al. Effect of oral milrinone on mortality in severe chronic heart failure. The PROMISE Study Research Group. N Engl J Med 1991; 325: 1468–1475

[36] Poelzl G, Zwick RH, Grander W et al. Safety and effectiveness of levosimendan in patients with predominant right heart failure. Herz 2008; 33: 368–373

[37] Ramakrishna G, Sprung J, Ravi BS et al. Impact of pulmonary hypertension on the outcomes of noncardiac surgery: predictors of perioperative morbidity and mortality. J Am Coll Cardiol 2005; 45: 1691–1699

[38] Repessé X, Charron C et al. Right ventricular failure in acute lung injury and acute respiratory distress syndome. Minerva anaesthesiologica 2012; 78: 941–948

[39] Rex S, Marx G. Therapie der akuten Herzinsuffizienz. Anästh Intensivmedizin 2012; 53: 610–631

[40] Rich S, Kaufmann E. High dose titration of calcium channel blocking agents for primary pulmonary hypertension: guidelines for short-term drug testing. J Am Coll Cardiol 1991; 18: 1323–1327

[41] Rubin LJ, Badesch DB, Barst RJ et al. Bosentan therapy for pulmonary arterial hypertension. N Engl J Med 2002; 346: 896–903

[42] Sastry BK, Narasimhan C, Reddy NK et al. Clinical efficacy of sildenafil in primary pulmonary hypertension: a randomized, placebo-controlled, double-blind, crossover study. J Am Coll Cardiol 2004; 43: 1149–1153

[43] Schreuder WO, Schneider AJ, Groeneveld ABJ et al. The influence of catecholamines on right ventricular function in septic shock. Int Care Med 1988; 14: 492–495

[44] Toshner MR, Gopalan D et al. Pulmonary arterial size and response to sildenafil in chronic thromboembolic pulmonary hypertension. J Heart Lung Transplant 2010;29;610-615

[45] Troisi F, Greco S, Brunetti ND et al. Right heart dysfunction assessed with echography, B-type natriuretic peptide and cardiopulmonary test in patients with chronic heart failure. J Cardiovasc Med (Hagerstown) 2008; 9: 672–676

[46] Ukkonen H, Saraste M, Akkila J et al. Myocardial efficiency during levosimendan infusion in congestive heart failure. Clin Pharmacol Ther 2000; 68: 522–531

[47] Vincent JL, Reuse C, Kahn RJ. Effects on right ventricular function of a change from dopamine to dobutamine in critically ill patients. Crit Care Med 1988; 16: 659–662

[48] Voswinckel R, Hoeper MM et al. Rechtsherzversagen bei chronischer pulmonaler Hypertonie und akuter Lungenembolie. Internist 2012; 53: 545–556

[49] Wang H, Gong M, Zhou B et al. Comparison of inhaled and intravenous milrinone in patients with pulmonary hypertension undergoing mitral valve surgery. Adv Ther 2009; 26: 462–468

[50] Wasson S, Govindarajan G, Reddy HK et al. The role of nitric oxide and vasopressin in refractory right heart failure. J Cardiovasc Pharmacol Ther 2004; 9: 9–11

[51] Zwissler B. Das akute Rechtsherzversagen. Ätiologie – Pathophysiologie – Diagnostik – Therapie. Anaesthesist 2000; 49: 788–808

10.4 Ventilatortherapie bei diffus parenchymatösen Lungenerkrankungen und Mukoviszidose

T. O. F. Wagner

10.4.1 Ziele einer Atemhilfstherapie bei diffus parenchymatösen Lungenerkrankungen

Unter dem Sammelbegriff „Diffus parenchymatöse Lungenerkrankungen" (DPLD) werden über 140 nicht maligne und nicht infektiöse Lungenerkrankungen zusammengefasst, die in älteren Nomenklaturen als interstitielle Lungenerkrankungen bezeichnet wurden. Da bei diesen Krankheitsentitäten sowohl Endothel, Epithel als auch Alveolen betroffen sein können, resultieren eine erhöhte Zellularität oder ein vermehrter Bindegewebegehalt des Lungenparenchyms, die im Verlauf der Erkrankung zu einer restriktiven Ventilationsstörung durch verminderte Lungencompliance führen [16].

In diesem Kapitel wird eher von Patienten mit einer schweren restriktiven Ventilationsstörung aufgrund einer diffus parenchymatösen Lungenerkrankung die Rede sein als von den Erkrankungen, die per se oder im Verlauf mit einer zusätzlichen restriktiven Komponente der Funktionsstörung einhergehen (z. B. Pneumonie). Es wird deshalb der allgemeine Begriff der DPLD durchaus auch auf die spezielle Erkrankung der Lungenfibrose angewendet und die Begriffe werden synonym verwendet, da es für die Beatmungsstrategie unerheblich ist, welche Form einer fortgeschrittenen DPLD vorliegt.

Zwar sind der klinische Typ und die histologische Klassifizierung [14] für die Prognoseabschätzung und auch für die Therapieentscheidung bezüglich einer Immunsuppression etc. von Bedeutung, nicht aber für die Besonderheiten der Beatmungstherapie.

10.4.2 Indikation zur Beatmungstherapie

Die Indikation zu einer Beatmungstherapie bei Patienten mit diffus parenchymatösen Lungenerkrankungen (DPLD) gehört zu den schwierigsten Entscheidungen im intensivmedizinischen Bereich. Verlauf und Prognose hängen ganz wesentlich vom Schweregrad der Lungengerüsterkrankung und vom Anlass der akuten Verschlechterung ab, die der Auslöser für das akute respiratorische Versagen war. Voraussetzung ist die Kenntnis der ursächlichen Störung(en) und der möglichen pathophysiologischen Konsequenzen. Nur dann kann die Entscheidung, ob überhaupt mit einer solchen Therapie ein Nutzen zu erzielen ist, getroffen werden und ggf. die Auswahl sinnvoll einzusetzender Verfahren erfolgen.

Auch wenn insgesamt und ganz besonders bei akutem Versagen der Atmung bei chronischer Vorschädigung („acute on chronic respiratory failure") immer mehr die nicht invasive Beatmung an Bedeutung gewinnt, so trifft dies kaum auf die Betroffenen von diffus parenchymatösen Lungenerkrankungen im fortgeschrittenen Stadium zu [1]. Im Rahmen dieses Kapitels steht die Akutbehandlung im Vordergrund, die sich auch auf Bedingungen der Intensivmedizin oder spezialisierter und maximal ausgestatteter Notaufnahmestationen beziehen lässt.

▶ **Art des respiratorischen Versagens.** Die wichtigste und erste Frage, die ganz wesentlich über den möglichen Erfolg einer Respiratortherapie entscheidet, gilt der Art des respiratorischen Versagens. Zwar kann man praktisch immer ein Ventilation/Perfusion-Missverhältnis feststellen, wenn ein respiratorisches Versagen vorliegt. Gerade bei DPLD kann in erheblicher Diskrepanz zum radiologischen Befund mehr das Oxygenierungsproblem mit den klinischen Zeichen des Sauerstoffmangels im Vordergrund stehen oder es ist die Oxygenierung relativ gut erhalten, aber die Dyspnoe wird über andere Mechanismen vermittelt. Bei beiden Patientengruppen kann das respiratorische Versagen, das zur Überlegung veranlasst, ob eine Respiratortherapie sinnvoll erscheint, in der Form des *Parenchymversagens* oder mehr als *Versagen der Atempumpe* imponieren. Eine eindeutige Trennung ist nicht immer möglich.

Lungen- bzw. Parenchymversagen

Ähnlich wie beim Lungen- oder Parenchymversagen der ausgeprägten Pneumonie oder des akuten Atemnotsyndroms des Erwachsenen (ARDS; [17]), welches mit einer Verminderung des arteriellen Sauerstoffpartialdrucks (paO_2) einhergeht und zur Beatmung führt, findet sich bei DPLD, die mit diesem respiratorischen Versagen einhergehen, eine Verkleinerung des ventilierbaren Lungenvolumens (endexspiratorisches Lungenvolumen). Pathophysiologisch spielt die Vergrößerung der Diffusionsstrecke (interstitieller Prozess) eine wesentliche Rolle. Hierbei kommt es zu einer Behinderung des Sauerstoffaustauschs und damit zu einem Oxygenierungsproblem [23]. Typischerweise sind diese Störungen mit einer verminderten Lungencompliance verbunden, sodass bei Spontanatmung auch über diesen Mechanismus eine atemmechanische Behinderung (Erschöpfung) hinzukommen kann. Entwickelt sich die interstitielle Fibrose über eine längere Zeit, kommt es zu einem erheblichen Anpassungseffekt der Zwerchfellmuskulatur, die über eine Vermehrung der maximalen Muskelkraft (P_{max}) infolge des Trainings sowie über eine Ruheatemfrequenzanhebung die Einschränkung kompensiert.

Atemmuskel- und -pumpversagen

Auch eine Dekompensation der Atempumpe kann bei einer akuten Überlastung beispielsweise durch Fieber und die damit verbundene Notwendigkeit, mehr CO_2 abzuatmen, manifest werden. Die bei Fibrose ohnehin gesteigerte Atemarbeit, die mit einem vermehrten Sauerstoffverbrauch und damit einer weiter gesteigerten Atmung verbunden ist, kann nicht noch mehr Ventilation leisten. Es kommt bei vermehrtem Anfall von CO_2 zu einer Hyperkapnie. Auch pharmakologische Ursachen wie muskelrelaxierende Sedativa führen zu einem solchen Bild des ventilatorischen Versagens.

▶ **Kardiale Einschränkung.** Eine schon unter Ruhebedingungen maximal geforderte Atemmuskulatur kann bei nur geringgradiger kardialer Einschränkung leicht dekompensieren. Bei verminderter kardialer Leistung nimmt durch die Abnahme des Herzzeitvolumens die Sauerstoffversorgung der Zwerchfellmuskulatur ab, die unter solchen Bedingungen einen erheblichen Anteil des Herzzeitvolumens beanspruchen kann.

10.4 Ventilatortherapie bei diffus parenchymatösen Lungenerkrankungen und Mukoviszidose

> **Merke**
>
> Kombinierte Störungen des Lungenparenchyms, der kardiovaskulären Komponente und der Atemmechanik *(Parenchym plus Pumpversagen)* sind – zumindest in der Spätphase – häufiger zu finden als isolierte Störungen einer Komponente.

10.4.3 Indikation zur Respiratortherapie

Die Festlegung eines optimalen Zeitpunkts für den Beginn einer Respiratortherapie bei einem Patienten mit einer ausgeprägten diffus parenchymatösen Lungenerkrankung gehört zu den schwierigsten Entscheidungen in der Intensivmedizin. Es können weder absolute Werte für pO_2, pCO_2 oder für die Atemfrequenz noch für das Atemminutenvolumen als Indikationsgrenze genannt werden. So sind Patienten mit chronisch ventilatorischer Insuffizienz teilweise an CO_2-Werte oberhalb von 100 mmHg adaptiert (bei Fibrosen eher ausnahmsweise) und chronisch hypoxämische Patienten bleiben ambulant bei pO_2-Werten unter 50 mmHg [17].

Da also Absolutwerte wenig hilfreich sind, sollte man sich eher am *Verlauf der Werte* orientieren. Eine Abnahme des pO_2 spricht für eine Verschlechterung der Diffusion und des Ventilation-Perfusion-Verhältnisses, eine Zunahme des pCO_2 für eine Erschöpfung der Atempumpe. Häufig ist nicht bekannt, ob der Patient chronisch hyperkapnisch oder akut respiratorisch insuffizient geworden ist. Dann hilft der Blut-pH-Wert weiter, da der chronisch hyperkapnische Patient eher eine leichte Alkalose als eine tatsächliche Azidose aufweist. Die Azidose ist meist ein deutliches Alarmsignal: Bei respiratorischer Azidose mit pH-Werten < 7,2 ist in der Regel eine maschinelle Beatmung nicht zu vermeiden.

10.4.4 Strategien der Beatmungstherapie

▶ **Elektiver Einsatz einer Beatmungstherapie.** Auch wenn bei Kenntnis der zugrunde liegenden Störung ein elektiver und frühzeitiger Einsatz einer Beatmungstherapie für die Gesamtprognose wesentlich günstiger sein kann als zu langes Zögern, gilt dies leider oft nicht bei diffus parenchymatösen Lungenerkrankungen (DPLD) [2, 17]. Eine elektive Beatmungstherapie führt zu einem „Trainingsrückstand" des Zwerchfellmuskels, der nach einer entsprechenden Dauer die erhöhte Atemarbeit noch weniger leisten kann als zuvor.

Oxygenierung

Eine Verbesserung des arteriellen Sauerstoffpartialdrucks (paO_2) lässt sich durch eine Erhöhung der inspiratorischen Sauerstoffkonzentration (FiO_2) erzielen, was beim spontan atmenden Patienten durch die Applikation von 2 bis maximal 10 l/min Sauerstoff über eine Nasensonde erreicht werden kann; eine weitere Steigerung ist mit einer Reservoirmaske zu erreichen.

▶ **Optimale Oxygenierung.** Eine optimale Oxygenierung ist am ehesten bei einem endexspiratorischen Volumen (EEV) auf dem Niveau einer normalen funktionellen Residualkapazität (FRC) gegeben, da sich hier die Druck-Volumen-Beziehung des respiratorischen Systems, die Atemarbeit, das Ventilation-Perfusion-Verhältnis sowie der pulmonale Gefäßwiderstand in einem optimalen Gleichgewicht befinden [30]. Bei einer schwerwiegenden Lungenfibrose aufgrund einer diffus parenchymatösen Lungenerkrankung ist das endexspiratorische Lungenvolumen definitionsgemäß (Restriktion) vermindert, sodass hier eine Normalisierung im eigentlichen Sinne nicht angestrebt werden kann.

▶ **Sauerstoffmangel.** Sauerstoffmangel führt zusätzlich noch zur pulmonalen Vasokonstriktion und damit zu einer Verschlechterung der Variablen. Gleichzeitig kommt es in Dyspnoesituationen zu einer weiteren Abnahme des EEV und damit zu einer Verringerung der Gasaustauschfläche. Diese Phänomene lassen sich nur kurzfristig und unvollständig durch eine Anhebung der FiO_2 ausgleichen, sodass Maßnahmen zur Wiederherstellung eines für die Möglichkeiten des Patienten normaleren EEV einzusetzen sind. Diese können darin bestehen, dass die zum respiratorischen Versagen beitragenden Randbedingungen korrigiert werden (Schmerzen, Einschränkung der Zwerchfellbeweglichkeit durch Medikamente, neuromuskuläre Ursachen, Fieber, Herz-Kreislauf-Situation usw.).

▶ **Kontinuierlicher positiver Atemwegsdruck (CPAP).** Reichen diese Maßnahmen und eine Anhebung der FiO_2 durch Anwendung einer Sauerstoff-Nasensonde oder effektiver durch Einsatz einer Sauerstoff-Reservoirmaske nicht aus, kann durch kontinuierlich positiven Atemwegsdruck (CPAP) eine Vergrößerung des EEV versucht werden. Der CPAP kann über eine Nasen- oder Gesichtsmaske (nicht invasive Beatmung) oder einen endotrachealen Tubus (invasive Beatmung) appliziert werden, wobei die nicht invasive Beatmung hier mehr aus theoretischen als aus wirklich praktikablen Gründen erwähnt wird.

CO_2-Elimination

Die CO_2-Elimination ist direkt proportional zur alveolären Ventilation, sodass eine Verbesserung nur durch eine Vermehrung der Ventilation herbeigeführt werden kann. Schon eine CPAP-Unterstützung durch Masken erleichtert die Atemarbeit durch Optimierung des endexspiratorischen Lungenvolumens in Richtung auf eine normalere FRC (EEV) und kann noch weiter verstärkt werden durch einen zusätzlichen positiven inspiratorischen Atemwegsdruck (IPAP), wobei jedoch die Applikation über die Nasenmaske mit zunehmendem Druck erheblich schwieriger und störanfälliger wird.

> **Merke**
>
> Die Applikation über einen endotrachealen Tubus ist sicherer und vermeidet die Gefahr einer Insufflation von Luft in den Magen mit der Gefahr der Regurgitation von Mageninhalt und -säure und der Gefahr einer nachfolgenden Aspiration. Über den Tubus kann neben dem kontinuierlichen positiven Atemwegsdruck (CPAP) und dem inspiratorischen positiven Atemwegsdruck (IPAP) dann auch eine kontrollierte maschinelle Beatmung appliziert werden.

Andere Verfahren zur Verbesserung der CO_2-Elimination sind die extrakorporale CO_2-Elimination ($ECCO_2$-R) und die extrakorporale Membranoxygenierung (ECMO).

Extrakorporale Membranoxygenierung bzw. extrakorporale CO_2-Elimination bieten eine neue Möglichkeit, den beatmungsassoziierten Lungenschaden bei Beatmung von Patienten mit DLPD zu minimieren. Allerdings gelingt die Oxygenierung der Patienten auch mit ECMO nicht immer gut, weil zu wenig Anteil des Herzminutenvolumens über die Membran läuft. Eine genauere Beschreibung der extrakorporalen Verfahren findet sich in Kap. 10.1.

▶ **Erhöhte Atemfrequenz bei verminderter Vitalkapazität.** Ein Patient mit einer fortgeschrittenen diffus parenchymatösen Lungenerkrankung leistet in der Regel schon unter normalen Ruhebedingungen eine erheblich vermehrte Atemarbeit [11], wobei die Atemfrequenz bei verminderter Vitalkapazität die wesentlich

Respiratorische Erkrankungen

gesteigerte Größe darstellt. So ist eine Ruheatemfrequenz von mehr als 30 Atemzügen/min bei Patienten mit erheblicher Fibrose keine Seltenheit. Kommt dann noch ein aktuelles Problem hinzu (z. B. Fieber), kann in einer solchen Situation der trainierte Zwerchfellmuskel nicht lange Atemfrequenzen von bis zu 50 Atemzügen/min oder darüber aufrechterhalten. In dieser Situation ist mit einer augmentierten Atmung (z. B. IPAP) kaum etwas zu erreichen, weil die Zeitkonstanten mit den nicht vermeidbaren Steuerungsverzögerungen für den Patienten in der Regel keine Erleichterung bedeuten.

▶ **Eigenatmung des Patienten.** Die Eigenatmung spielt in der modernen Beatmungsstrategie auch bei Patienten mit Lungenfibrose eine wichtige Rolle, denn beim auf dem Rücken liegenden Patienten werden insbesondere die dorsalen Lungenabschnitte besser ventiliert, solange sich das Zwerchfell aktiv kontrahiert. Da in den dorsalen Lungenabschnitten der Schwerkraft folgend die Durchblutung besser ist als in den ventralen Lungenabschnitten, führt eine partielle Spontanatmung auch zu einem günstigeren Ventilations-Perfusions-Verhältnis als die vollständig maschinelle Beatmung beim analgosedierten oder gar relaxierten Patienten.

> **Merke**
>
> Eine den noch verfügbaren Patientenmöglichkeiten angepasste Beatmungstherapie stellt einen weniger schwerwiegenden Eingriff in die Patientenautonomie dar und kann somit das Komplikationsrisiko und die Belastung für den Patienten reduzieren. Ganz wesentlich für die bessere Oxygenierung bei erhaltener Spontanaktivität des Zwerchfells ist der Erhalt der spontanen Zwerchfellkontraktionen.

10.4.5 Formen der Beatmungstherapie

Grundsätzlich sollte jede Atemhilfstherapie so effizient und so wenig invasiv wie möglich sein. Es ist deshalb genau zu überlegen, welches Ziel mit der Beatmungstherapie erreicht werden soll und auf welchem Wege dieses Ziel optimal zu erreichen ist. Dieser Weg wird grundsätzlich befolgt, wobei zwischen Applikation von Sauerstoff, nicht invasiver und invasiver Atemhilfstherapie nach dem Prinzip entschieden wird, dass Nichtinvasivität grundsätzlich als Vorteil gesehen wird.

Nicht invasive Beatmung

Allerdings ist die nicht invasive Beatmung bei Lungenfibrose häufig nicht realisierbar, sodass der frühzeitige Einsatz einer invasiven Therapie oft besser ist, als mit der nicht invasiven Beatmung so lange zu warten, bis zusätzlicher Schaden an der Gasaustauschfläche entstanden ist (zusätzliche Atelektasen, zusätzlicher Kapillarschaden, hypoxischer Schaden). Auch haben Untersuchungen der tatsächlichen Atemarbeit gezeigt, dass mit Verfahren der augmentierten Beatmung längst nicht alle Patienten wirksam entlastet werden können, was insbesondere auf Patienten mit fortgeschrittener DPLD zutrifft [5].

> **Merke**
>
> Die Notwendigkeit, relativ hohe Atemwegsdrücke zu applizieren, erhöht die Komplikationsrate (Luftinsufflation in den Magen mit dem Risiko der Aspiration) und gleichzeitig ist die Maskenanpassung besonders anspruchsvoll, will man nicht das Risiko von Druckulzera oder vermehrter Leckage eingehen.

Invasive Beatmung

Bei invasiver Beatmung zur Sicherstellung des Atemwegs durch einen Tubus oder ein Tracheostoma unterscheidet man bei ganz oder teilweise erhaltener Spontanventilation die augmentierte oder nicht augmentierte Spontanatmung von der kontrollierten Beatmung, wo jegliche Eigenventilation erloschen oder pharmakologisch unterdrückt ist.

Unterstützung der Spontanatmung

Eine Unterstützung der Spontanatmung eines Patienten mit schwerwiegender Lungenfibrose kann in der Optimierung der Randbedingungen (ausreichende Kalorienzufuhr, Lagerung, Sauerstoffgabe oder Erhöhung der FRC durch CPAP) oder in einer maschinellen „Einmischung" in die Spontanatmung bestehen.

▶ **ASB.** Unterstützende Maßnahmen wie der inspiratorische positive Atemwegsdruck (IPAP) in Form einer unterstützten (augmentierten) Spontanatmung (assisted spontaneous breathing, ASB), bei der jeder Atemzug durch eine vorher einzustellende positive Druckwelle überlagert wird und eine druckunterstützte Spontanatmung im Eigenrhythmus des Patienten entsteht, scheitern in den meisten Fällen an der extrem hohen Ruheatemfrequenz.

▶ **SIMV.** Das alternative Verfahren besteht in einer Zufügung maschineller Beatmung zu den Spontanatmungsbemühungen des Patienten. Hierbei werden zusätzlich zu den Spontanatembewegungen des Patienten in einem fest vorgegebenen zeitlichen Raster maschinelle Atemhübe als Überdruck-Beatmungshübe in die Lunge des Patienten gepumpt (synchronized intermittent mandatory ventilation, SIMV).

▶ **Kombination SIMV + ASB.** Auch Kombinationen aus diesen beiden unterschiedlichen Prinzipien (SIMV + ASB) sind möglich, indem die Spontanaktivitäten des Patienten mit Druck unterstützt und zusätzlich fest vorgegebene maschinelle Atemhübe appliziert werden. Diese Verfahren sind aber in der klinischen Routine wenig erfolgversprechend bei Patienten mit einer hohen Ruheatemfrequenz.

▶ **Intermittierende Selbstbeatmung.** Ein Kompromiss zwischen der augmentierten Spontanatmung und der kontrollierten Beatmung bei sedierten Patienten stellt bei Fibrose die intermittierende Selbstbeatmung dar. Mit einer meist volumenkontrollierten Maskenbeatmung (ggf. auch über eine Trachealkanüle) erzeugt der Patient eine so hohe Minutenventilation (relative Hyperventilation), dass die Maschine die komplette Atemarbeit übernimmt. Voraussetzung ist, dass der Patient in stabilem Zustand die Technik der entspannten Selbstbeatmung lernen und sich derart entspannen kann, dass er die Maschine auch wirklich die Arbeit machen lässt. Dieses Verfahren kann dann in Situationen einer akuten Verschlechterung (akut auf chronisch) sehr hilfreich sein, als alleinige Akuttherapie kommt es nicht wirklich in Betracht.

Kontrollierte Beatmung

Die kontrollierte Beatmung geht in der Regel vom krankheits- oder sedierungsbedingten Fehlen jeglicher Spontanatmung aus und versucht, durch Insufflation eine ausreichende Ventilation und einen ausreichenden Druckgradienten für die Oxygenierung zu erreichen. Bei dieser Überdruckbeatmung ermöglicht die elastische Rückstellkraft der Lunge die Exspiration. Die Unterscheidung in druck-, volumen- und zeitgesteuerte Respiratoren ist im Zeitalter der elektronisch gesteuerten Geräte wenig sinnvoll, da in der Regel bei diesen eine zeitgesteuerte Logik mit zusätzlicher Druck- und Volumensteuerung vorliegt. In einem festgelegten Zeitraster wird dem Patienten maschinell mit Überdruck ein der Compliance seines Thoraxsystems entsprechendes Volumen mit einem bestimmten Druck insuffliert, welches eine ausreichende Ventilation erreicht und für eine angemessene Oxygenierung mit Sauerstoff angereichert ist. Voraussetzung ist, dass keine Spontanatmung vorliegt, da diese Art der Ventilation, die sich zu weit von den physiologischen Spontanatemmanövern entfernt, beim wachen Patienten unzumutbar ist [3].

> **Merke**
>
> Sinnvoll ist eine kontrollierte Beatmung immer dann, wenn alle Spontanaktivitäten fehlen oder wenn Ventilation und Oxygenierung so kritisch eingeschränkt sind, dass besondere Maßnahmen (z. B. *Beatmung mit umgekehrtem Atemzeitverhältnis*, IRV) erforderlich werden, die ein Abweichen von dem komplexen Gefüge aus Atemwegsdruck, Zeitverhältnis von Inspiration zu Exspiration usw. durch Patientenaktivitäten nicht erlauben.

Auch kann die Verminderung des Sauerstoffverbrauchs unter den Bedingungen der Sedierung (anstelle der Agitation) sehr nützlich sein.

Beatmungszugang

▶ **Orotracheale Intubation.** Die orotracheale Intubation stellt den typischen initialen Zugang zur Trachea und zu den oberen Atemwegen dar. Die Technik der Intubation unter Sicht mit Laryngoskop und Führungsstab ermöglicht bei erschlafften Stimmbändern ein atraumatisches Einführen, wobei der Tubusdurchmesser dem Trachealdurchmesser angepasst sein muss. Meist reichen Drücke weit unterhalb des Atemwegsspitzendrucks aus, um die Dichtungsmanschetten zur Abdichtung zu nutzen. Mithilfe von entsprechenden Manometern sollte sichergestellt werden, dass der Atemwegsspitzendruck nicht unnötig weit überschritten wird, was bei den überdurchschnittlich hohen Beatmungsdrücken bei Fibrosepatienten besonders zu beachten ist.

▶ **Tracheostoma.** Die Beatmung über einen Tubus, der über ein Tracheostoma eingelegt wird, stellt heute neben dem orotrachealen Tubus ein weiteres Standardverfahren für alle längerfristig notwendigen Beatmungstherapien bei Fibrosepatienten dar. Immer häufiger wird die Punktionstracheostomie in der Intensivmedizin verwendet, die auch von nicht chirurgisch ausgebildeten Intensivmedizinern angelegt werden kann. In der Entwöhnungsphase hat der kürzere Atemweg (weniger Totraumventilation) Vorteile, was besonders bei der kleinen Vitalkapazität (relative Totraumventilation) bei Fibrosepatienten von Bedeutung sein kann.

Kritische Phase der Intubation bei Lungenfibrose

Die Intubation stellt bei Patienten mit respiratorischem Versagen aufgrund einer fortgeschrittenen diffus parenchymatösen Lungenerkrankung eine extrem komplikationsgefährdete Phase dar. Der maximal gestresste Patient – nicht selten mit einer Atemfrequenz von 50 Atemzügen/min oder mehr – zeigt die klinischen Zeichen einer maximalen Katecholaminstimulation. Wegen länger bestehender Dyspnoe und vermehrter Abatmung von Wasser über die Lunge liegt in der Regel eine intravasale Volumenmangelsituation vor. Bei Einleitung der Analgosedierung zur Durchführung der Intubation kommt es deshalb nicht selten zu hämodynamischer Instabilität [2, 24].

▶ **Volumengabe.** Die akute Rechtsherzbelastung durch das respiratorische Versagen dekompensiert, sobald katecholaminbedingt Vor- und Nachlast akut gesenkt werden. Volumengabe ist unbedingt notwendig, wobei die relative Volumenüberlastung des rechten Ventrikels schwierig zu beurteilen ist. Häufig ist die schlechte Oxygenierung selbst nach erfolgreicher und komplikationsloser Intubation kaum aufrechtzuerhalten, sodass der Patient initial mit 100% Sauerstoff beatmet werden muss.

Wesentliche Einstellvariablen bei Beatmung von Patienten mit schwerer diffus parenchymatöser Lungenerkrankung

▶ **Atemfrequenz.** Bei Fibrosepatienten kann man sich in der Regel bei der Einstellung der Atemfrequenz (AF oder respiratory rate, RR) nicht an der Ruheatemfrequenz orientieren. Bei der kontrollierten Beatmung versucht man, von der vorher bei Intubation bestehenden Atemfrequenz auszugehen und diese dann langsam zu reduzieren. Hierbei muss man sich darüber im Klaren sein, dass eine Einstellung auf höhere Werte zu einer deutlichen Zunahme der relativen Totraumventilation führt. Für eine stärkere alveoläre Ventilation ist eine Vergrößerung des Atemhubvolumens effektiver, diese ist aber aufgrund der eingeschränkten Lungencompliance bei Fibrose nicht möglich (Atemwegsspitzendruck), sodass oft die Anhebung der Atemfrequenz die einzige Möglichkeit darstellt, die gesamte und damit auch die alveoläre Ventilation zu verbessern.

▶ **Atemhubvolumen.** Natürlich ist das geeignete Atemhubvolumen (oder Atemzugvolumen, AZV; tidal volume, TV) einer Beatmungstherapie von der Größe der Lunge abhängig. Obwohl eine enge Beziehung zwischen Geschlecht, Körpergröße, Gewicht und Lungenvolumen besteht, kann das als Orientierungsgröße bei einer gesunden Lunge eingesetzte Atemhubvolumen von 10–12 ml/kg KG bei Fibrose nicht verwendet werden. Es ist zweckmäßig, bei einer Fibroselunge mit einem Zugvolumen von 5–6 ml/kg KG zu beginnen (ähnlich wie bei schwerer Restriktion aufgrund eines akuten Atemnotsyndroms [ARDS]; [17]), da bei sehr steifer und damit funktionell kleiner Lunge (stark verminderte funktionelle Residualkapazität) selbst mit solchen Werten schon ein starker Atemwegsdruckanstieg hervorgerufen werden kann, der zu Distensionstraumata oder Lungenrupturen führen kann.

> **Praxistipp**
>
> Es ist deshalb sinnvoll, bei der Einstellung der Werte eine Atemwegsdruckbegrenzung (z. B. von 30 bis maximal 35 cm Wassersäule) zu verwenden und eher ein kleineres Volumen zu tolerieren, wenn unter diesen Bedingungen wegen Erreichens der Druckgrenze das eingestellte Wunschvolumen nicht appliziert werden kann.

Inzwischen setzt sich zur Vermeidung zu hoher Atemwegs- und Alveolardrücke bei immer mehr Krankheitsbildern das Prinzip der *permissiven Hyperkapnie* (synonym: hyperkapnische Hypoventilation) durch, welches sicherlich auch bei einer präexistenten Lungenfibrose eingesetzt werden sollte [21].

▶ **Inspiratorische Sauerstoffkonzentration (FiO_2).** Bei Oxygenierungsproblemen ist eine Erhöhung der FiO_2 (prozentualer Anteil des Sauerstoffs im Inspirationsgas) über den normalen Raumluftsauerstoffanteil von 21% ($FiO_2 = 0{,}21$) hinaus erforderlich. Da eine hohe FiO_2 im Inspirationsgas die Ausbildung von Atelektasen fördert und gleichzeitig hohe Sauerstoffkonzentrationen die Entstehung von toxischen reaktiven Sauerstoffradikalen (reactive oxygen intermediates, ROI) begünstigen, sollte nur mit so viel Sauerstoff wie notwendig, aber nicht mit mehr beatmet werden. Selbstverständlich kann initial bei unklaren Oxygenierungsverhältnissen mit einer höheren FiO$_2$ begonnen werden; die FiO$_2$ sollte dann aber rasch soweit gesenkt werden, dass der Sauerstoffpartialdruck unter 100 mmHg und die O$_2$-Sättigung nicht unter 80 % liegt.

▶ **Inspiratorischer Flow.** Dem inspiratorischen Flow (iFlow) wird im Allgemeinen nicht genügend Aufmerksamkeit bei der Optimierung einer Beatmungstherapie geschenkt. Bei den kleinen Atemzugvolumina einer Beatmung bei Fibrose ist aufgrund der hohen benötigten Atemfrequenz oft ein relativ hoher inspiratorischer Flow erforderlich, um das benötigte Volumen zu bewegen. Tatsächlich kommt es bei zu hohem Flow zu signifikant turbulenter Strömung und damit zur inhomogenen Gasverteilung im pulmonalen Gasraum, wodurch funktionell das für die Ventilation verfügbare Lungenvolumen noch weiter verkleinert wird. Solche Inhomogenität bewirkt eine Überdehnung der frühzeitig ventilierten Alveolen, wodurch insbesondere die schnellen (also funktionell wertvollsten) Alveolen bei dieser inhomogenen Ventilation Schaden nehmen. Die übermäßige Distension (overventilation) ist nach neueren Erkenntnissen der wesentliche Schädigungsmechanismus der Überdruckbeatmung. Es ist deshalb wichtig, einen Flow zu wählen, der trotz der unphysiologischen Atemwege (Beatmungsschlauchsystem, Tubus) eine laminare bzw. pseudolaminare Strömung und damit eine möglichst homogene Gasverteilung in der Lunge erreicht. Bei laminarer Strömung ist der Druckanstieg in den Atemwegen nur abhängig von der elastischen Rückstellkraft des Lungenparenchyms und dem applizierten Volumen. Reißt die laminare Strömung ab, kommt es zu Turbulenzen und damit zu einem inadäquaten (frühen) Druckanstieg, der erst nach Ausgleich der Inhomogenität auf das der Compliance und dem Volumen entsprechende Niveau absinkt (Umverteilung).

> **Praxistipp**
>
> Bei der Einstellung des Geräts sollte ein Flow gewählt werden, der möglichst hoch ist, aber noch laminare Strömung anzeigt.

Bei Berücksichtigung dieses Prinzips ist bei manchen Patienten mit stark eingeschränkter Compliance der Lunge ein normales Zeitverhältnis zwischen Inspiration und Exspiration nicht möglich, da der inspiratorische (laminare) Flow so niedrig ist, dass erhebliche Zeit benötigt wird, um den Lungen ein ausreichendes Volumen zuzufügen.

▶ **Atemzeitverhältnis (I : E-Verhältnis).** Das Verhältnis von Inspirationszeit (TI) zu Exspirationszeit (TE) kann entweder am Beatmungsgerät vorgewählt werden oder es ergibt sich aus den anderen Einstellparametern (Frequenz, inspiratorischer Flow, inspiratorisches Plateau und eingestelltes Volumen). Zwar ist normalerweise ein physiologisches Verhältnis (TI : TE oder I : E) von 1 : 1,5 bis 1 : 2 anzustreben, bei einer ausgeprägten Fibrose mit sehr kleinen Atemzugvolumina ist oft jedoch ein I : E von 1 oder darüber erforderlich. Zur Überwachung dieser Zusammenhänge ist eine exspiratorische CO$_2$-Konzentrationsmessung ausgesprochen hilfreich. Eine Verkürzung des I : E-Verhältnisses auf 1 : 1 führt zusätzlich zu einer Erhöhung des Atemwegsmitteldrucks, wodurch sich der Sauerstoffdruckgradient deutlich verbessert und eine bessere Oxygenierung bei gleich bleibender inspiratorischer Sauerstoffkonzentration (FiO$_2$) erreicht werden kann.

▶ **Trigger.** Der Patient kann bei praktisch allen Beatmungsgeräten durch inspiratorische Anstrengung und Unterschreiten eines bestimmten Druckes (Drucktrigger) oder Flows (Flowtrigger) einen Inspirationszyklus auslösen [26]. Die eingestellten Werte sind nicht immer der tatsächlich aufzubringenden Atemarbeit proportional. Man hat lange geglaubt, man könne das Zwerchfell durch diese sog. „Triggerarbeit" trainieren. Das scheint falsch zu sein; allein die Spontanatmung ist ein Training des Zwerchfellmuskels, sodass es keinen Sinn macht, den Trigger höher als notwendig einzustellen.

▶ **Positiver endexspiratorischer Druck (PEEP).** Ein positiver endexspiratorischer Druck als Element der Beatmungstherapie führt nicht nur zu einer Erhöhung des endexspiratorischen Volumens (EEV) und damit zu einer Veränderung des pulmonalaskulären Widerstands, einer Verschiebung der Lungencompliance und des Ventilation-Perfusion-Verhältnisses in ergonomisch günstige Bereiche, sondern gleichzeitig auch zu einer druckabhängigen Behinderung des venösen Rückstroms zum Herzen [30]. Deshalb hat ein positiver endexspiratorischer Druck (PEEP) einen direkten Einfluss auf die Herz-Kreislauf-Funktion. Da mit positiv endexspiratorischem Druck der Atemwegsmitteldruck angehoben wird, wird durch diesen der Sauerstoffdruckgradient günstig beeinflusst und es kann eine bessere Oxygenierung bei gleicher FiO$_2$ erreicht werden. Bei konstantem Atemwegsspitzendruck ist allerdings bei zunehmendem PEEP mit einer Abnahme des Hubvolumens zu rechnen, die durch die Verbesserung der Lungencompliance bei verbesserter funktioneller Residualkapazität nur teilweise kompensiert wird. Hohe PEEP-Werte (> 15 cm Wassersäule) waren lange heftig umstritten. Aufwendige Verfahren zur Ermittlung des „Best PEEP" sind bei PEEP-Werten zwischen 8 und 12 cm Wassersäule meist nicht erforderlich, da die kardiovaskulären Auswirkungen meist kurzfristig und leicht kompensierbar sind (Volumen, Katecholamine).

> **Praxistipp**
>
> Bei Lungenfibrosen werden wegen der geringen Compliance des Lungengewebes hohe PEEP-Werte (> 15 cmH$_2$O) oft durch eine starke Reduktion des ventilierten Volumens unmöglich gemacht. Es muss der individuelle Kompromiss zwischen Oxygenierung, Herz-Kreislauf-Belastung und Erhaltung einer noch ausreichenden Ventilation gefunden werden.

Abhängige Variablen

▶ **Atemminutenvolumen.** Aus Atemfrequenz und Atemhubvolumen ergibt sich das Atemminutenvolumen (AMV), welches abzüglich der Totraumventilation die alveoläre Ventilation bestimmt und bei der Lungenfibrose in aller Regel klein ist. Wegen der hohen Frequenz ist oft die Bruttoventilation hoch, wenn man sich aber die Mühe macht, die Totraumventilation abzuziehen, erkennt man schnell, dass die Nettoventilation (alveoläre Ventilation) grenzwertig niedrig ist.

▶ **Atemwegsdruck.** Der Atemwegsspitzendruck (p_{max}) ist abhängig vom applizierten Volumen und von der Compliance des gesamten respiratorischen Systems (Lungenparenchym, Thorax, Atemwege und Schlauchsystem). Tatsächlich ist die Compliance des Lungenparenchyms bei Lungenfibrosen vermindert und stellt die wesentliche Komponente der Restriktion bei Patienten mit dieser Erkrankung dar. Der Atemwegsspitzendruck spiegelt bei diesen Patienten besser als bei vielen anderen die statische Compliance der Lunge wider. Deshalb benutzen wir auch hier den Atemwegsdruck als eine Sicherheitsschwelle, die möglichst nicht überschritten werden sollte (p_{max} möglichst unter 30, maximal bis 35 cmH$_2$O).

> **Praxistipp**
>
> Der plötzliche Anstieg des p_{max} bei sonst unveränderten Bedingungen kann eine nachlassende Sedierung anzeigen (Gegenatmen oder Pressen des Patienten) bzw. ein Hinweis sein auf eine plötzliche Teilverlegung der Atemwege – Pneumothorax, Tubusfehllage, Cuff-Hernie – und andere Störungen.

Da der Atemwegsdruck Echtzeitdruck ist, spricht dieser schneller als andere Alarmsysteme der Beatmungsüberwachung an und ist deshalb ein besonders zeitkritischer Überwachungsparameter.

10.4.6 Kontraindikationen für eine Respiratortherapie

▶ **Auftreten von Komplikationen.** Nicht jedes pulmonale Versagen kann durch künstliche Beatmung oder andere Lungenersatztherapien erfolgreich behandelt werden. Es ist immer wieder verblüffend, welche dramatischen Veränderungen im Lungenparenchym, z. B. bei akuten diffus parenchymatösen Lungenerkrankungen, die sowohl aus klinischer als auch aus pathologischer Sicht kaum rückbildungsfähig zu sein scheinen, sich bei ausreichend langer Regenerationsdauer zurückbilden können, sodass eine Spontanatmung doch wieder möglich wird. Häufig reicht die Zeit nicht aus, die zur Regeneration einer schwer geschädigten Lunge notwendig ist, da zwischenzeitlich Komplikationen der Respiratortherapie oder allgemeinen Intensivmedizin eine Regeneration verhindern. Immer wieder wird die langfristige Respiratortherapie nach einem anfänglich günstigen Verlauf durch Infektionskomplikationen in der Regenerationsphase um Wochen zurückgeworfen und häufig sind diese Rückschläge so groß, dass eine Erholung nicht mehr eintritt. Dies kann nicht die Indikation zur Respiratortherapie beeinflussen.

▶ **Terminale Krankheitsbilder.** Schwerwiegender ist die schlechte Prognose der Respiratortherapie beim primär parenchymatösen Lungenversagen, z. B. durch chronische Lungenerkrankungen, wenn das Lungenversagen das Endstadium des chronisch-respiratorischen Problems darstellt. Als typisches Beispiel ist die Fibrose zu nennen, wenn das respiratorische Versagen ohne erkennbare und behandelbare akute Komponente auftritt [2, 17].

Eine Dauertherapie zur Verlängerung eines selbstbestimmten Lebens ist die Beatmungstherapie nur ausnahmsweise (s. oben: *intermittierende Selbstbeatmung*). Bei den chronisch zu respiratorischer Insuffizienz führenden diffus parenchymatösen Lungenerkrankungen kann im Rahmen einer infektbedingten Verschlimmerung durch eine Beatmungstherapie oft die Rekompensation des Patienten erreicht werden und dieser kann vom Respirator auch wieder entwöhnt werden. Wenn aber das respiratorische Versagen Ausdruck des terminal gewordenen Krankheitsbilds ist, wird eine Respiratortherapie nicht mehr sinnvoll sein, es sei denn, sie wird als Beginn einer langfristigen Versorgung (z. B. Heimbeatmung) oder zur Überbrückung bis zu einer definitiven Versorgung (Lungentransplantation) verstanden. Genau wie bei der Indikation ist auch bei der Kontraindikation die individuelle Situation möglichst mit dem Patienten selbst zu besprechen, damit klar wird, ob die Beatmungstherapie eine sinnvolle Option für den Patienten darstellt. Bestimmte Krankheitsbilder von einer Beatmungstherapie grundsätzlich auszuschließen, verbietet sich aus ethischen Gründen, ebenso wie eine allzu dogmatische Indikationsstellung.

10.4.7 Respiratortherapie bei Mukoviszidose

Bei der fortgeschrittenen Mukoviszidose, wie sie typischerweise bei erwachsenen Patienten vorliegt, ist das respiratorische Versagen die häufigste Todesursache [12]. Standen früher die schon im Kindesalter zum Tode führenden Komplikationen der Verdauungsorgane und die Gedeihstörung im Vordergrund, so hat sich mit steigender Lebenserwartung der Schwerpunkt der lebensbedrohlichen Komplikationen in den Bereich der Lunge verlagert. Hierbei ist nicht immer leicht festzustellen, ob die Obstruktion, die Restriktion oder die gramnegative Infektion im Vordergrund des akuten Lungenversagens steht [22].

▶ **Chronische Hyperkapnie.** Der inspiratorische Atemwegsquerschnitt ist größer als der exspiratorische. Diese physiologischen Kaliberschwankungen werden bei Patienten mit Mukoviszidose durch Sekret, entzündliche Schwellung und Infiltration der Schleimhaut, Hypertrophie und/oder Kontraktion der Muskulatur verstärkt; der chronisch infektiöse und entzündliche Prozess führt zu einem Umbauprozess mit Ausbildung von teilweise extremen Bronchiektasien, Bullae und einer Erhöhung der endexspiratorischen Lungenvolumina im Sinne einer erheblichen Überblähung. Deshalb ist auch die chronische Hyperkapnie durch chronisches Atempumpversagen ein häufiges Problem in dieser Patientengruppe. Bei angestrengter Atmung (Belastung, Fieber oder vermehrte Sekretproduktion im Rahmen einer Infektexazerbation) kommt es wie bei forcierter Exspiration durch Kollaps der nicht knorpeltragenden Atemwege noch zu einer Verstärkung der exspiratorischen Flusslimitation, wodurch die Gefahr eines Air-Trappings entsteht.

▶ **Rechtsherzbelastung und Hypoxämie.** Der dyspnoeische Patient, der bei einer Mukoviszidose an einer obstruktiven Atemwegserkrankung aufgrund einer destruktiven Bronchitis mit Bronchiektasen und Überblähung leidet, benutzt die Atemhilfsmuskulatur während der Exspiration, eine Vermehrung der Atemarbeit resultiert. Da ein zu großes endexspiratorisches Volumen (EEV) nicht nur mit einer Erhöhung des Atemwegswiderstands, sondern auch mit einer Zunahme des Lungengefäßwiderstands, mit reduzierter Effizienz der Atempumpe und mit einer erhöhten Sauerstoffaufnahme der Atemmuskulatur verbunden ist, wird die CO_2-Retention durch alveoläre Hypoventilation durch das Ventilation-Perfusion-Missverhältnis begleitet von Rechtsherzbelastung und Hypoxämie. Besteht ein beatmungspflichtiger Zustand, sollte so schnell wie möglich die Überblähung reduziert oder zumindest eine weitere Überblähung vermieden werden [30].

▶ **Pseudomonassepsis.** Leider findet sich in der klinischen Erfahrung der Beatmungstherapie bei Mukoviszidosepatienten ein Phänotypwandel der vorherrschenden Bakterienbesiedlung der Atemwege. Es kommt häufig vor, dass der sonst nicht invasive mukoide Typ der Pseudomonaskeime nach einigen Tagen unter der Respiratortherapie doch invasiv wird und zu einer schweren, dann oft von Multiresistenz geprägten Pseudomonassepsis führt. Dies gilt besonders für bestimmte Genomovare der Burkholderia-Spezies [9]. Es gibt interessante Überlegungen, die die lokale, im Bereich der Schleimhaut herrschende und für diese Keime ungewohnt hohe Sauerstoffspannung mitverantwortlich machen für den Wandel des Phänotyps vom mukoiden zum invasiven Typ [31].

Nicht invasive Beatmung

▶ **Grundsätzlich indiziert.** Während es bei der chronisch obstruktiven Lungenerkrankung (COPD) solide Evidenz dafür gibt, dass eine nicht invasive Beatmung bei akutem respiratorischen Versagen im Rahmen einer Infektexazerbation der Intubationsbeatmung überlegen ist [6], existieren keine Daten aus kontrollierten Studien bei der Mukoviszidose. Dennoch gibt es eine große Zahl kasuistischer Berichte über gute Erfahrungen mit der nicht invasiven Beatmung in der Situation des chronischen respiratorischen Versagens bei Patienten mit zystischer Fibrose (CF) [8, 10, 20, 16]. Kommt es bei solchen an die nicht invasive Beatmung adaptierten Patienten zu einer akuten Verschlechterung der respiratorischen Situation, kann die nicht invasive Beatmung leicht zur Überbrückung bis zur Besserung eingesetzt werden oder ganz die invasive Beatmung vermeiden helfen. Auch hilft die nicht invasive Beatmung bei der Physiotherapie [13]. Deshalb gilt heute die nicht invasive Beatmung in dieser Gruppe grundsätzlich als indiziert.

Die nicht invasive Therapie ist bei der Behandlung nicht generell mit einem höheren Ressourcenverbrauch verbunden als die invasive Beatmung [7]. Bei allen Patienten mit einer schweren Infektexazerbation sollte ähnlich wie bei der COPD die Möglichkeit einer nicht invasiven Beatmung geprüft werden. Liegen keine Kontraindikationen vor, kann in der Regel innerhalb von längstens 2 h über den Erfolg der Therapie entschieden werden.

▶ **Volumengesteuerte Geräte vorteilhaft.** Mit einer frühzeitigen Entscheidung für einen solchen Therapieversuch sind keine besonderen Gefahren verbunden. Allerdings darf dies nicht dazu führen, dass ein Patient, der schon wegen seiner Obstruktion respiratorisch erschöpft ist, auch noch mit dem Beatmungsgerät kämpfen muss. Je vollständiger der Patient von der Atemarbeit entlastet wird, desto eher wird er sich erleichtert fühlen, die Therapie tolerieren und sich auch tatsächlich unter der nicht invasiven Beatmung erholen. Hierzu sind erfahrungsgemäß volumengesteuerte Beatmungsgeräte vorteilhaft, obwohl sich bei entsprechend großer Erfahrung des Arztes mit der druckgesteuerten Beatmung auch vergleichbar hohe Erfolgsraten (50–70%) erreichen lassen.

▶ **Korrektur der Einstellung.** Benutzt der Patient wegen seines gesteigerten Atemantriebs seine Atemhilfsmuskulatur auch während der nicht invasiven Beatmung, muss die Einstellung korrigiert werden, wozu beim volumengesteuerten Gerät das Atemzugvolumen oder der inspiratorische Flow oder beim druckgesteuerten Gerät die Druckanstiegssteilheit oder der inspiratorische Spitzendruck angehoben werden müssen. Immer ist aber daran zu denken, dass die zum Einsatz kommenden Atemwegsdrücke sowohl inspiratorisch als auch exspiratorisch deutlich niedriger liegen als bei der invasiven Beatmung, was dazu beitragen mag, dass die Wahrscheinlichkeit einer septischen Entgleisung unter nicht invasiver Beatmung weniger ausgeprägt ist als bei der invasiven Beatmung. Kann der Patient die Beatmung nicht gut aushalten, ist der Versuch einer niedrig dosierten Gabe eines Opiats (z. B. 5 mg Morphin s. c.) zu überlegen, wodurch das Dyspnoegefühl und die daraus resultierende Angst zurückgehen und der Patient in die Lage versetzt wird, sich leichter auf die Unterstützung durch die Maschine einlassen zu können.

Invasive Beatmung

▶ **Relativ günstige Prognose bei invasiver Beatmung.** Frühere Arbeiten sahen die Prognose von Mukoviszidosepatienten unter invasiver Beatmung als derart ungünstig an, dass aus den Ergebnissen eine relative Kontraindikation abgeleitet wurde. Eigene Erfahrungen und die Berücksichtigung der pathophysiologischen Beatmungsstrategie der letzten Jahre zeigen aber, dass dieser Pessimismus unberechtigt ist [9, 27]. Da es sich in aller Regel um junge Patienten handelt, die eventuell nach Transplantation eine gute Prognose entwickeln können, sollte diesen Patienten die invasive Beatmung keinesfalls von vornherein vorenthalten werden [15, 28, 29]. Insbesondere wenn es sich um eine akute Infektexazerbation handelt und nicht um die präterminale Erschöpfung, kann dem Patienten die Beatmungstherapie wegen relativ günstiger Prognose nicht versagt werden [4].

Oxygenierung

Durch Reduktion der Überblähung lässt sich fast immer rasch eine Verbesserung der Oxygenierung ohne toxische inspiratorische Sauerstoffkonzentration (FiO_2) erreichen. Nur bei Patienten, die aufgrund einer Destruktion des Lungenparenchyms auch schon chronisch ein pathologisches Ventilation-Perfusion-Verhältnis hatten, gelingt dies nicht und diese Patienten sind entsprechend schwieriger zu beatmen. Bei allen Patienten gilt aber die grundsätzliche Regel, dass es von der Physiologie her keine Notwendigkeit gibt, die FiO_2 höher einzustellen, als es zur Aufrechterhaltung einer Sauerstoffsättigung von etwa 90% erforderlich ist.

Ventilation

Die Hauptschwierigkeit liegt bei dieser Patientengruppe aufseiten der Ventilation. Durch Sedierung entfällt die obstruktionsfördernde exspiratorische Atemhilfsmuskulatur, sodass häufig schon allein durch Intubation und Sedierung eine Reduktion der Überblähung erreicht wird. Bei Patienten mit Emphysem, die vor Extubation mit Lippenbremse versucht haben, die Atemwege vor dem Kollaps zu bewahren, kann der Wegfall dieses Manövers den Atemwegskollaps jedoch verstärken.

> **Merke**
> Da Patienten mit einem ausgeprägten pulmonalen Befund der Mukoviszidose weniger unter der Restriktion, sondern mehr unter der Obstruktion leiden, muss die Beatmungsstrategie entsprechend angepasst werden.

Obstruktion ist gekennzeichnet durch ein erhöhtes endexspiratorisches Lungenvolumen (EEV), das nicht zusätzlich durch die Beatmung vergrößert werden darf.

▶ **PEEP.** Wenn ein hoher intrinsischer positiver endexspiratorischer Druck (PEEPi) vorliegt, kann die Spontanatmung durch eine frühere Strömungsumkehr davon profitieren, wenn ein positiver endexspiratorischer Druck (PEEP) eingesetzt wird. Die grundsätzliche Vermeidung von PEEP ist bei Patienten mit besonders stark ausgeprägter Obstruktion oft nicht sinnvoll. Findet sich ein intrinsischer PEEP (PEEPi), kann gefahrlos ein PEEP am Beatmungsgerät (extrinsischer PEEP, PEEPe) unterhalb dieses Wertes eingestellt werden (typischerweise PEEPe ≈ 0,6 × PEEPi). Dadurch beschleunigt sich die exspiratorische Strömungsumkehr und die Atemarbeit wird reduziert [30]. Die angezeigten Atemwegsspitzendrücke entsprechen bei dem erhöhten Atemwegswiderstand nicht den tatsächlichen Alveolardrücken, sodass die Gefahr eines Distensionstraumas nicht sicher zu beurteilen ist. Bei Obstruktion können, sofern der intrinsische PEEP nicht ausgeprägt ist, durchaus etwas höhere Atemwegsspitzendrücke toleriert werden.

▶ **Permissive Hyperkapnie.** Auch in dieser Patientengruppe wird das Prinzip der hyperkapnischen Hypoventilation (permissive Hyperkapnie) verfolgt, wenn normale CO_2-Werte nur mit unangemessen hohen Atemwegsdrücken zu erreichen sind [21]. Diese Beatmungsform, die zuerst für die Behandlung der obstruktiven Atemwegserkrankungen beschrieben wurde, hat sich in dieser Gruppe derart bewährt, dass sie inzwischen auch für alle anderen respiratorischen Probleme als Routine gilt: Kann ohne Distensionstrauma die Ventilation nicht so weit gesteigert werden, dass die Kohlendioxidwerte im Normbereich bleiben, wird ein Ansteigen der arteriellen Kohlendioxidwerte in beliebige Höhe toleriert. Da CO_2 per se nicht toxisch ist, muss nur die resultierende respiratorische Azidose als kritisch betrachtet und ggf. mithilfe der Nierenersatztherapie ausgeglichen werden, sofern die Niere hierzu nicht innerhalb von etwa 4 h in der Lage ist.

▶ **I : E-Verhältnis.** Bei behinderter Exspiration durch Obstruktion bietet sich eine Verlängerung der Exspirationszeit (Verkleinerung des I : E-Verhältnisses von 1 : 2 auf 1 : 3 oder kleiner) an. Hierbei ist aber zu beachten, dass gegen Ende der Exspiration zwar hohe Kohlendioxidkonzentrationen im Exspirationsgas gemessen werden können, bei Patienten mit Obstruktion allerdings der Exspirationsfluss bei kleinen Lungenvolumina (späte Phase der Ausatmung) so klein ist, dass die CO_2-Nettoelimination kaum noch von einer Verlängerung der Exspirationszeit profitiert. Gleichzeitig führt eine Exspirationszeit, die kürzer ist als die zur völligen Abatmung des Hubvolumens benötigte, zu einer positiven Volumenbilanz und damit zu einer Zunahme der Überblähung. Es muss mit den verfügbaren Methoden des Monitorings versucht werden, einen optimalen Kompromiss zu finden, wobei die CO_2-Retention im Vergleich zu allen anderen möglichen Problemen das kleinste Problem zu sein scheint.

Sonstiges

▶ **Oberkörperlagerung.** Alle Maßnahmen, die ein verbessertes Verhältnis zwischen Hubvolumen und endexspiratorischem Volumen (EEV) zur Folge haben, sind bei diesen Patienten von großem Nutzen. Durch leicht erhöhte Lagerung des Oberkörpers kann – insbesondere bei adipösen Patienten – der Druck der Baucheingeweide auf das Zwerchfell reduziert werden, wodurch sich gegenüber einer flachen Lagerung eine Reduktion der Beatmungsdrücke ergibt oder bei konstantem p_{max} das Hubvolumen vermehrt wird. Der Magen sollte entleert sein und auch Blähungen des Dickdarms sind einzudämmen, da sie das Zwerchfell ungünstig nach oben drängen.

▶ **Absaugen ohne Spülung.** Kann das Sekret nicht ohne Weiteres abgesaugt werden oder kommt es durch allzu zähes Sekret zu Atelektasen, kann unter Sicht des flexiblen Fiberglas- bzw. Videobronchoskops abgesaugt werden, wobei zu beachten ist, dass bei Mukoviszidosepatienten die Menge an Sekret oder Eiter viele hundert Milliliter betragen kann und dass eine Spülung oft mit einem schweren Einbruch der Oxygenierung verbunden ist. Wir bevorzugen das Absaugen unter Sicht ohne Spülung.

> **Kernaussagen**
>
> **Ziele einer Atemhilfstherapie bei diffus parenchymatösen Lungenerkrankungen**
> - Sicherstellung der Oxygenierung,
> - Entlastung/Übernahme der Atemarbeit bei erschöpfter Atempumpe,
> - Überbrückung bis zur Erholung.
>
> **Indikation zur Beatmungstherapie**
> - Akutes auf chronisches Atempumpversagen,
> - chronische Erschöpfung nur als Überbrückung.
>
> **Strategien der Beatmungstherapie**
> - Exit-Strategie muss von vornherein klar sein,
> - je weniger invasiv, desto besser.
>
> **Formen der Beatmungstherapie**
> Nicht invasiv oder invasiv.
>
> **Kontraindikationen für eine Respiratortherapie**
> Fehlende Perspektive (Exit-Strategie, Entwöhnungskonzept).
>
> **Respiratortherapie bei Mukoviszidose**
> Mischform aus Restriktion und Obstruktion und besondere Keime beachten.

Literatur

[1] Agusti A, Ambrosino N, Antonelli M et al. International consensus conferences in intensive care medicine: noninvasive positive pressure ventilation in acute respiratory failure. Am J Respir Crit Care Med 2001; 163: 283–291

[2] Al Hameed FM, Sharma S. Outcome of patients admitted to the intensive care unit for acute exacerbation of idiopathic pulmonary fibrosis. Can Respir J 2004; 11(2): 117–122

[3] Antonelli M, Conti G, Rocco M et al. A comparison of noninvasive positive-pressure ventilation and conventional mechanical ventilation in patients with acute respiratory failure. N Engl J Med 1998; 339(7): 429–435

[4] Bartz RR, Love RB, Leverson GE et al. Pre-transplant mechanical ventilation and outcome in patients with cystic fibrosis. J Heart Lung Transplant 2003; 22(4): 433–438

[5] Cinnella G, Conti G, Lofaso F et al. Effects of assisted ventilation on the work of breathing: volume-controlled versus pressure-controlled ventilation. Am J Respir Crit Care Med 1996; 153(3): 1025–1033

[6] Confalonieri M, Potena A, Carbone G et al. Acute respiratory failure in patients with severe community-acquired pneumonia. A prospective randomized evaluation of noninvasive ventilation. Am J Respir Crit Care Med 1999; 160(5): 1585–1591

[7] Conti G, Antonelli M, Navalesi P et al. Noninvasive vs. conventional mechanical ventilation in patients with chronic obstructive pulmonary disease after failure of medical treatment in the ward: a randomized trial. Intensive Care Med 2002; 28(12): 1701–1707

[8] Efrati O, Modan-Moses D, Barak A et al. Long-term non-invasive positive pressure ventilation among cystic fibrosis patients awaiting lung transplantation. Isr Med Assoc J 2004; 6(9): 527–530

[9] Ellaffi M, Vinsonneau C, Coste J et al. One-year outcome after severe pulmonary exacerbation in adults with cystic fibrosis. Am J Respir Crit Care Med 2005; 171(2): 158–164

[10] Fauroux B, Nicot F, Essouri S et al. Setting of noninvasive pressure support in young patients with cystic fibrosis. Eur Respir J 2004; 24(4): 624–630

[11] Fitting JW, Frascarolo P, Jequier E et al. Resting energy expenditure in interstitial lung disease. Am Rev Respir Dis 1990; 142(3): 631–635

[12] Hirche TO, Smaczny C, Mallinckrodt C et al. Pulmonary manifestation in adult cystic fibrosis patients. Deutsches Aerzteblatt 2003; 100[5]: 264–270

[13] Holland AE, Denehy L, Ntoumenopoulos G et al. Non-invasive ventilation assists chest physiotherapy in adults with acute exacerbations of cystic fibrosis. Thorax 2003; 58(10): 880–884

[14] Katzenstein AL, Myers J. Idiopathic pulmonary fibrosis. Clinical relevance of pathologic classification. Am J Respir Crit Care Med 1998; 157(4): 1301–1315
[15] Liou TG, Adler FR, Huang D. Use of lung transplantation survival models to refine patient selection in cystic fibrosis. Am J Respir Crit Care Med 2005; 200 407–2900OC
[16] Madden BP, Kariyawasam H, Siddiqi AJ et al. Noninvasive ventilation in cystic fibrosis patients with acute or chronic respiratory failure. Eur Respir J 2002; 19(2): 310–313
[17] Martinez FJ, Keane MP. Update in diffuse parenchymal lung diseases 2005. Am J Respir Crit Care Med 2006; 173(10): 1066–1071
[18] Molina-Molina M, Badia JR, Marin-Arguedas A et al. Outcomes and clinical characteristics of patients with pulmonary fibrosis and respiratory failure admitted to an intensive care unit. A study of 20 cases. Med Clin (Barc) 2003; 121(2): 63–67
[19] Mollica C, Paone G, Conti V et al. Mechanical ventilation in patients with end-stage idiopathic pulmonary fibrosis. Respiration 2010; 79(3): 209–215
[20] Moran F, Bradley J. Non-invasive ventilation for cystic fibrosis. Cochrane Database Syst Rev 2003; (2): CD 002 769
[21] O'Croinin D, Ni CM, Higgins B et al. Bench-to-bedside review: Permissive hypercapnia. Crit Care 2005; 9(1): 51–59
[22] Ratjen F, Doring G. Cystic fibrosis. Lancet 2003; 361(9358): 681–689
[23] Reynolds HY. Diagnostic and management strategies for diffuse interstitial lung disease. Chest 1998; 113: 192–202
[24] Saydain G, Islam A, Afessa B et al. Outcome of patients with idiopathic pulmonary fibrosis admitted to the intensive care unit. Am J Respir Crit Care Med 2002; 166(6): 839–842
[25] The National Heart LaBlACTN. Higher versus lower positive end-expiratory pressures in patients with the acute respiratory distress syndrome. N Engl J Med 2004; 351(4): 327–336
[26] Thiagarajan RR, Coleman DM, Bratton SL et al. Inspiratory work of breathing is not decreased by flow-triggered sensing during spontaneous breathing in children receiving mechanical ventilation: a preliminary report. Pediatr Crit Care Med 2004; 5(4): 375–378
[27] Vedam H, Moriarty C, Torzillo PJ et al. Improved outcomes of patients with cystic fibrosis admitted to the intensive care unit. J Cyst Fibros 2004; 3(1): 8–14
[28] Vermeulen KM, Van Der BW, Erasmus ME et al. Improved quality of life after lung transplantation in individuals with cystic fibrosis. Pediatr Pulmonol 2004; 37(5): 419–426
[29] Wagner TO, Haverich A, Fabel H. Lung and heart-lung transplantation: indications, complications and prognosis. Pneumologie 1994; 48(2): 110–120
[30] Wagner TO, Fabel H. Positive end-expiratory pressure (PEEP) in respirator therapy of restrictive and obstructive lung diseases. Pneumologie 1996; 50(3): 225–230
[31] Worlitzsch D, Tarran R, Ulrich M et al. Effects of reduced mucus oxygen concentration in airway Pseudomonas infections of cystic fibrosis patients. J Clin Invest 2002; 109 (3): 317–325

10.5 Langzeitbeatmung und Weaning

R. Kopp, R. Rossaint

10.5.1 Einleitung

Für Patienten auf der Intensivstation stellt die maschinelle Beatmung einen Grundpfeiler der Therapie dar. Im Mittel wird etwa ein Drittel aller Intensivpatienten beatmet und die mittlere Beatmungsdauer liegt bei 5,9 Tagen. Die nachfolgende Entwöhnung

Tab. 10.8 Übersicht der Beatmungsindikationen auf Intensivstationen.

Beatmungsindikation	Häufigkeit
akutes respiratorisches Versagen	69%
• postoperativ	21%
• Pneumonie	14%
• Herzinsuffizienz	10%
• Sepsis	9%
• Trauma	8%
• ARDS	5%
• Aspiration	3%
• Herzstillstand	2%
• sonstige Ursache	7%
exazerbierte obstruktive Lungenerkrankung	13%
• COPD	10%
• Asthma bronchiale	1%
• sonstige Ursache	2%
Koma	17%
neuromuskuläre Erkrankung	2%

ARDS = akutes, nicht obstruktives Lungenversagen; COPD = chronisch obstruktive Lungenerkrankung

von der Beatmung, das Weaning, dauert im Mittel 4,2 Tage [11]. Die Hauptindikation stellt dabei das akute respiratorische Versagen dar (69%), gefolgt von Koma (17%), exazerbierten chronisch obstruktiven Lungenerkrankungen (13%) und neuromuskulären Erkrankungen (2%) (▶ Tab. 10.8; [11]).

Die Therapie von Patienten mit einer kurzzeitigen Beatmungsindikation, wie sie im Rahmen von diagnostischen oder therapeutischen Maßnahmen sowie postoperativ durchgeführt wird, macht einen erheblichen Anteil der Beatmung bei Patienten aus. Allein der Anteil der postoperativen Nachbeatmung beträgt, bezogen auf alle beatmeten Intensivpatienten, 21% und im Bereich der operativen Intensivmedizin 62% [11].

In der Folge sollen die spezifischen Strategien für die längerfristige Beatmungstherapie und deren Weaning dargestellt werden.

10.5.2 Langzeitbeatmung

Für die maschinelle Beatmung von Intensivpatienten steht bei modernen Beatmungsgeräten eine Vielzahl von Beatmungsmodi zur Verfügung (▶ Tab. 10.9). Am häufigsten wird jedoch zurzeit nach wie vor mit über 60% die volumenkontrollierte Beatmung eingesetzt (▶ Tab. 10.10; [11]). Neuere druckkontrollierte oder unterstützende Beatmungsformen mit erhaltener Spontanatmung gibt es dagegen nach einer europäischen Erhebung nur in geringerem Umfang [11].

> **Merke**
>
> Ziel der Langzeitbeatmung ist es, den Patienten ausreichend von der Atemarbeit zu erleichtern, die er im Rahmen seiner Grunderkrankung nicht leisten kann (z. B. primäre Lungenerkrankung wie COPD) bzw. die sonst zu einer Verschlechte-

10.5 Langzeitbeatmung und Weaning

Tab. 10.9 Übersicht der verfügbaren Beatmungsmodi.

Abkürzung	Beatmungsmodus
APRV	„Airway Pressure Release Ventilation"
ASV	„Adaptive Support Ventilation"
ATC	automatische Tubuskompensation
BIPAP	biphasischer positiver Atemwegsdruck
CPAP	kontinuierlicher positiver Atemwegsdruck
NAVA	neural regulierte Beatmungshilfe
NIV	nicht invasive Beatmung
PAV	proportional assistierte Beatmung
PAV+	proportional assistierte Beatmung Plus
PCV	druckkontrollierte Beatmung
PSV	druckunterstützte Beatmung
SIMV	synchronisierte intermittierende mandatorische Beatmung
VAPS	volumengesicherte druckunterstützte Beatmung
VCV	volumenkontrollierte Beatmung

Tab. 10.10 Übersicht der auf Intensivstationen verwendeten Beatmungsmodi.

Beatmungsmodus	Häufigkeit	
	COPD	ARDS
volumenkontrollierte Beatmung (VCV)	65,9 %	67,0 %
druckkontrollierte Beatmung (PCV)	3,9 %	4,2 %
synchronisierte intermittierende mandatorische Beatmung (SIMV)	4,6 %	10,4 %
druckunterstützte Beatmung (PSV)	7,6 %	1,4 %
SIMV mit PSV	9,6 %	10,4 %
sonstige Beatmungsformen	8,5 %	6,6 %

ARDS = akutes, nicht obstruktives Lungenversagen; COPD = chronisch obstruktive Lungenerkrankung

rung der aktuellen Grunderkrankung führen würde (z. B. extrapulmonale Störung wie dekompensierte Herzinsuffizienz). Weiterhin soll die Beatmung bei gestörtem Gasaustausch einen ausreichenden Sauerstoff- und Kohlendioxidtransfer ermöglichen.

Neben direkten Nebenwirkungen der Beatmungstherapie, wie Beeinträchtigung der Hämodynamik oder Beeinflussung von Organfunktionen (z. B. Niere, Gastrointestinaltrakt, Gehirn), spielen die schädigenden Einflüsse der Überdruckbeatmung auf die Lunge im Sinne eines ventilatorassoziierten Lungenschadens (VALI) eine wichtige Rolle.

Beatmungsmodi in der Langzeitbeatmung

Ventilatorassoziierter Lungenschaden und lungenprotektive Beatmung

Sowohl hohe Beatmungsdrücke als auch große Tidalvolumina führen im Rahmen der Beatmungstherapie bei vorgeschädigter Lunge, wie sie z. B. beim akuten Lungenversagen vorliegt, zu einem ventilatorassoziierten Lungenschaden (VALI). Neben der direkten mechanischen Schädigung kommt es zu einer inflammatorischen Reaktion und sogar zu Schäden an weiteren Organen wie Niere oder Darm [33].

▶ **Lungenprotektive Beatmung.** Durch die Anwendung eines lungenprotektiven Beatmungskonzepts können eine verminderte inflammatorische Reaktion und eine geringere Lungenschädigung und sonstige Organschädigung erreicht werden. Dieses Konzept umfasst ein Tidalvolumen ≤ 6 ml/kg ideales Körpergewicht und einen maximalem Atemwegsdruck von 30 mbar Plateaudruck bzw. 35 mbar Spitzendruck. Mit diesem Konzept war beim ARDS zwar zu Anfang der Therapie der Gasaustausch schlechter, jedoch war die Überlebensrate signifikant höher [37]. Aktuell konnte gezeigt werden, dass bereits ein Plateaudruck < 28 mbar trotz eines kleinen Tidalvolumens zu relevanter inspiratorischer Lungenüberblähung führt [36]. Gegebenenfalls wird dabei ein erhöhter arterieller Kohlendioxidpartialdruck im Sinne einer permissiven Hyperkapnie in Kauf genommen, wenn unter dem erreichten Atemminutenvolumen trotz Atemfrequenzen von bis zu 30 Atemzügen/min die Kohlendioxidelimination nicht ausreichend ist.

> **Merke**
>
> Die Gewährleistung einer lungenprotektiven Beatmungstherapie mit 6 ml/kg idealem Körpergewicht und einem Plateaudruck von maximal 30 mbar ist unabdingbarer Bestandteil eines modernen Konzepts zur Langzeitbeatmung.

▶ **PEEP.** Zusätzlich können bei einem akuten respiratorischen Versagen durch die Anwendung eines positiven endexspiratorischen Druckes (PEEP) eine exspiratorische Derekrutierung von Lungengewebe vermindert und so Lungenmechanik und Oxygenierung in gewissem Maße verbessert werden. Das Ausmaß des PEEP muss dabei der Schwere der Erkrankung angepasst

Tab. 10.11 Einstellung des optimalen PEEP beim akuten Lungenversagen.

FiO$_2$	PEEP	FiO$_2$	PEEP
0,3	5	0,8	14
0,4	5	0,9	14
0,4	8	0,9	16
0,5	8	0,9	18
0,5	10	1,0	18
0,6	10	1,0	20
0,7	10	1,0	22
0,7	12	1,0	24
0,7	14		

FiO$_2$ = inspiratorische Sauerstoffkonzentration; PEEP = positiver endexspiratorischer Druck

werden, wobei sich jedoch die Wahl des optimalen PEEP durchaus schwierig gestaltet. Eine Möglichkeit stellt die Anwendung einer fixen Tabelle aus inspiratorischer Sauerstoffkonzentration und PEEP dar (▶ Tab. 10.11; [37]). Alternativ kann der PEEP sukzessive gesteigert werden mit repetitiver Bestimmung des arteriellen Sauerstoffpartialdrucks (paO_2) und des arteriellen Kohlendioxidpartialdrucks ($paCO_2$), bis sich die Oxygenierung verbessert und der PEEP bei Anstieg des $paCO_2$ als Zeichen der Überblähung wieder um eine Stufe reduziert werden kann [16].

> **Merke**
> Als ausreichende Oxygenierung wird generell ein paO_2 von 55–80 mmHg und eine peripher gemessene partielle Sauerstoffsättigung (SpO_2) von 88–95 % angesehen.

Druck- versus volumenkontrollierte Beatmung

Während bei volumenkontrollierter Beatmung (VCV) während der Inspiration ein konstanter Gasfluss fließt, wird bei druckkontrollierten Beatmungsformen (PSV, BIPAP, APRV) in der Inspiration ein dezelerierender Gasfluss verwendet. Unter der Vorstellung einer inhomogenen Lungenstruktur wurden in der Vergangenheit verschiedene Lungenkompartimente postuliert, die unterschiedlich schnell belüftet werden. Im Gegensatz zum konstanten Fluss bei volumenkontrollierter Beatmung könnten durch den dezelerierenden inspiratorischen Gasfluss auch sich langsam belüftende Kompartimente belüftet werden, was zu einer gleichmäßigeren Belüftung der Lunge führen würde. In der Praxis ließen sich diese Vorteile eines dezelerierenden Gasflusses aber nicht bestätigen, da der Gasaustausch sowohl bei vergleichbarer volumenkontrollierter als auch druckkontrollierter und volumenkonstanter druckunterstützter Beatmung (VAPS) ähnlich war.

> **Merke**
> Sowohl volumen- als auch druckkontrollierte Beatmungsformen haben ihre klinische Berechtigung, wenn eine lungenprotektive Beatmungsstrategie gewährleistet ist.

Erhalt der Spontanatmung während der Beatmungstherapie

Ziel eines idealen Beatmungsmodus muss es sein, die pathophysiologischen Veränderungen der Lungen möglichst wieder aufzuheben, ohne zu weiteren Komplikationen zu führen. Beim analgosedierten Patienten kommt es unter maschineller Beatmung zur Ausbildung von minderbelüfteten Lungenarealen in den abhängigen, in Rückenlage dorsalen Anteilen der Lunge [25]. Gleichzeitig verändert sich die Zwerchfellbeweglichkeit grundlegend. Während unter Spontanatmung die Bewegung in erster Linie dorsal stattfindet, beobachtet man bei kontrollierter Beatmung (CMV) eine überwiegend ventrale Zwerchfellverschiebung. Die Erhöhung der Tidalvolumina bei CMV führt zu einer gleichmäßigen Bewegung aller Anteile, kann aber nicht die Verhältnisse bei Spontanatmung erreichen. Bei erhaltener Spontanatmung mit einem zusätzlichen maschinellen Beatmungsanteil bleibt die aktive Zwerchfellbewegung erhalten und kann diesen Veränderungen entgegenwirken.

Bei Patienten mit akutem Lungenversagen wird durch die Kombination einer druckkontrollierten Beatmungsform (BIPAP bzw. APRV) mit zusätzlicher Spontanatmung von ca. 15–25 % des Atemminutenvolumens das Ventilation/Perfusion-Verhältnis homogener. Daraus resultiert nicht nur ein verbesserter Sauerstoffgehalt des Blutes, sondern in Kombination mit einem höheren Herzminutenvolumen auch ein höheres Sauerstoffangebot ($\dot{D}O_2$) [30].

Da aber in den ersten 48 h eines schweren ARDS (paO_2/FiO_2 < 120 bis 150 mmHg bei einem PEEP ≥ 5 cmH$_2$O) durch die Verhinderung von Spontanatmung mithilfe von Muskelrelaxierung die Letalität signifikant gesenkt werden konnte [28], sollte in der Frühphase eines schweren ARDS auf Spontanatmung verzichtet werden.

▶ **Druckunterstützte Beatmung.** Wenn man das Konzept der Spontanatmung weiterführt, verzichtet man auf eine kontrollierte Beatmung zugunsten einer druckunterstützten Beatmung (PSV).

> **Praxistipp**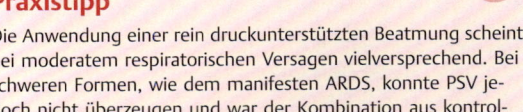
> Die Anwendung einer rein druckunterstützten Beatmung scheint bei moderatem respiratorischen Versagen vielversprechend. Bei schweren Formen, wie dem manifesten ARDS, konnte PSV jedoch nicht überzeugen und war der Kombination aus kontrollierter Beatmung und Spontanatmung unterlegen [30].

In vielen neueren Beatmungsgeräten stehen weiterentwickelte unterstützende Beatmungsformen zur Verfügung:
Bei der automatischen Tubuskompensation (ATC) wird versucht, im Sinne einer elektronischen Extubation die zusätzliche inspiratorische Atemarbeit durch den Tubus auszugleichen. Bei der Weiterentwicklung der proportional assistierten Beatmung (PAV), der proportional assistierten Beatmung Plus (PAV+), wird weiterhin die Unterstützung der Atemanstrengungen des Patienten angepasst, jedoch werden Compliance und Resistance vom Respirator abgeschätzt und müssen nicht länger vom Anwender eingestellt werden. Unter der Voraussetzung eines dichten Atemsystems kann so die Patient-Ventilator-Synchronizität gesteigert werden.

Eine Alternative zur Steigerung der Synchronizität ist die neural regulierte Beatmungshilfe (NAVA), bei der über eine Magensonde mit Elektroden die Zwerchfellaktivität als Beatmungstrigger erfasst wird. Die „Adaptive Support Ventilation" (ASV) schließlich ermöglicht den automatischen Wechsel zwischen druckunterstützten und -kontrollierten Atemhüben je nach Spontanatmungsaktivität des Patienten und eingestelltem Zielatemminutenvolumen.

Für die genannten Verfahren steht aber der eindeutige Nachweis der klinischen Überlegenheit aus und die herkömmlichen Methoden stellen nach wie vor den klinischen Standard dar [5].

Hochfrequenzbeatmung

Um bei schwersten Formen des akuten Lungenversagens das Konzept der lungenprotektiven Beatmung aufrechtzuerhalten, wird von einigen Zentren die Hochfrequenzbeatmung (HFV) mit kleinsten Tidalvolumina eingesetzt.

> **Merke**
> Ziel ist zum einen, eine weitere Lungenschädigung durch die Vermeidung hoher Tidalvolumina und Beatmungsdrücke zu vermeiden, zum anderen aber trotz schwerer Lungenschädigung einen suffizienten Gasaustausch zu erreichen.

Während die HFV in der Beatmung von Frühgeborenen und Neugeborenen einen festen Stellenwert hat, erfolgt der Einsatz bei Erwachsenen aufgrund einer deutlich schlechteren Datenlage nur sehr selten. Obwohl für die HFV Beatmung beim ARDS eine Verbesserung von physiologischen Parametern gezeigt wurde, konnte in kontrollierten Studien kein Outcome-Vorteil nachgewiesen werden [13, 38], sodass ein klinischer Einsatz nicht empfohlen werden kann.

Rekrutierungsmanöver

Die Ausbildung von minderbelüfteten und atelektatischen Lungenarealen, wie bereits oben dargestellt, führte zur Entwicklung verschiedener Rekrutierungsmanöver beim akuten respiratorischen Versagen, um diese Areale wieder zu eröffnen. Dabei wird versucht, über eine Erhöhung von PEEP und Spitzendrücken während einer einzigen verlängerten Inspiration (Blähmanöver), über mehrere Atemzüge oder über stufenweise Erhöhung der Drücke minderbelüftete Lungenareale wiederzueröffnen und anschließend über einen optimierten PEEP offen zu halten.

Alternativ werden beim Konzept der Seufzerbeatmung regelmäßig intermittierend vertiefte Atemzüge zur Rekrutierung angewandt. Die neueste Entwicklung in der Seufzerbeatmung ist die Anwendung variabler Tidalvolumen von Atemzug zu Atemzug, die das physiologische Atemmuster bei Spontanatmung imitieren.

Merke

In der frühen Phase eines akuten Atemnotsyndroms (ARDS) kann durch solche Rekrutierungsmanöver eine kurzfristige Verbesserung von Lungenmechanik und Gasaustausch erreicht werden. Dieser Effekt war bei länger bestehendem Lungenversagen jedoch deutlich eingeschränkt und bis heute liegen positive klinische Daten nur zu kurzfristigen Effekten wie Lungenmechanik und Oxygenierung vor.

Ob durch die wiederholte Anwendung der Manöver bei Änderungen der Lungenmechanik im Rahmen der Grunderkrankung oder nach Dekonnektionen und endotrachealem Absaugen negative Effekte wie die Verschlechterung eines ventilatorassoziierten Lungenschadens (VALI) oder ein Effekt auf das Outcome zu beobachten sind, ist unklar und bedarf weiterer Untersuchungen [29].

Beatmungstherapie bei verschiedenen Grunderkrankungen

Beatmungstherapie beim ARDS

Das ARDS stellt eine der schwersten Formen des akuten hypoxischen Lungenversagens dar, ist mit einer ausgeprägten Verschlechterung von pulmonalem Gasaustausch und Lungenmechanik verbunden und erfordert nahezu regelhaft eine invasive Beatmungstherapie.

▶ **Therapiestrategien.** Neben der bereits oben dargestellten lungenprotektiven Beatmungsstrategie können bei anhaltend schlechtem Gasaustausch weitere Therapiestrategien angewandt werden:
- Lagerungstherapie inklusive Bauchlagerung;
- Applikation von inhalativem Stickstoffmonoxid (NO) zur selektiven Steigerung der Durchblutung belüfteter Lungenareale, da nur dort inhalatives NO vasodilatierend wirkt (allerdings handelt es sich hierbei um eine Off-Label-Anwendung im Sinne einer Rescue-Therapie);
- bei schwersten Formen ggf. eine extrakorporale Lungenunterstützung (extrakorporale Lungenunterstützung, ECLA; extrakorporale Membranoxygenierung, ECMO) zur partiellen bzw. unter Umständen vollständigen Übernahme der Gasaustauschfunktion der Lunge [21].

Beatmungstherapie bei chronisch obstruktiver Lungenerkrankung

Exazerbiert eine chronisch obstruktive Lungenerkrankung (COPD), so wird bei fortschreitender Dekompensation trotz optimierter konservativer medikamentöser Therapie und Sauerstofftherapie eine Beatmungstherapie notwendig.

▶ **Therapiestrategie.** Erste Therapieoption stellt in diesem Fall zweifellos die nicht invasive Beatmung (NIV) dar. Während bei einem pH-Wert von 7,2 – 7,35 die Effektivität der NIV gesichert ist, wird bei einem pH < 7,2 häufig doch eine invasive Beatmung notwendig sein.

Ziele der Beatmung müssen die Entlastung der erschöpften Atemmuskulatur und ein ausreichender Gasaustausch sein. Ein kontrollierter Beatmungsmodus mit einem hohen inspiratorischen Fluss kann dabei in der Anfangsphase die Atemarbeit effektiv senken und eine muskuläre Rekonditionierung ermöglichen. Im Verlauf sollten assistierende Beatmungsverfahren angestrebt werden, um bei geringerer Sedierungstiefe über die spontane Zwerchfellaktivität basale Atelektasen und eine progrediente ventilatorassoziierte Zwerchfellschädigung zu reduzieren.

Da die Patienten häufig an einen erhöhten arteriellen Kohlendioxidpartialdruck (paCO$_2$) adaptiert sind, sollten nicht sofort Normalwerte des paCO$_2$ angestrebt werden, sondern eher der pH als Zielwert betrachtet werden.

Praxistipp

Ein ausgeprägter intrinsischer positiver endexspiratorischer Druck (PEEPi) und die Hyperinflation erfordern einen hohen Inspirationsfluss und infolgedessen eine ausreichend lange Exspirationszeit, um einen exspiratorischen Flussabbruch mit zunehmender Überblähung zu verhindern. Durch die Einstellung eines PEEP, der knapp unterhalb des intrinsischen PEEPi liegt (ca. 80 %), werden bei druckunterstützten Beatmungsformen die Triggerung des Beatmungsgeräts erleichtert und die Atemarbeit reduziert, da die zu überwindende Differenz zwischen intrapulmonalem Druck und PEEP geringer wird [32].

Beatmungstherapie bei akuter Hirnschädigung

Viele Patienten mit akuter ischämischer Hirnschädigung, Blutung oder Schädel-Hirn-Trauma benötigen aufgrund von Störungen des Atemantriebs und der Schutzreflexe eine invasive Beatmungstherapie.

▶ **Therapiestrategie.** Ziel der Beatmungstherapie ist die Gewährleistung einer ausreichenden Oxygenierung, wobei in der Regel der untere Grenzwert je nach Zentrum bei einem arteriellen Sauerstoffpartialdruck (paO$_2$) von 60 – 100 mmHg angesetzt wird und die Einstellung des arteriellen Kohlendioxidpartialdrucks (paCO$_2$) innerhalb enger Grenzen als Normokapnie (35 – 40 mmHg) oder ggf. – bei dekompensiertem intrakraniellen Druck – als moderate Hypokapnie (30 – 35 mmHg). Die Beatmungsspitzendrücke und Tidalvolumina sollten dabei die Kriterien der Lungenprotektion erfüllen. Die Anwendung eines PEEP bis etwa 10 – 14 mbar ist in der Regel möglich, wenn eine hämodynamische Instabilität durch eine ausreichende Volumen- oder Katecholamintherapie verhindert wird.

> **Praxistipp**
>
> Ein Anstieg des intrakraniellen Druckes (ICP) durch Manipulationen wie Intubation oder Absaugen sowie erhöhte Beatmungsdrücke sollte durch eine ausreichend tiefe Analgosedierung verhindert werden, solange der Patient sich in einem kritischen Stadium, unter Umständen mit kontinuierlich erhöhtem ICP, befindet [38].

Komplikationen der Beatmungstherapie

Neben den bereits oben dargestellten Problemen des ventilatorassoziierten Lungenschadens kann es zu einer Reihe weiterer Komplikationen im Rahmen der Langzeitbeatmung kommen:

- *Hämodynamische Instabilität:* Die umgekehrten Druckverhältnisse im Thorax während der Überdruckbeatmung können, abhängig vom Volumenstatus und der Pumpfunktion des Herzens, zu einer unterschiedlich ausgeprägten Kompromittierung der Hämodynamik führen. Der Einsatz einer Analgosedierung kann durch die Beeinflussung des Herz-Kreislauf-Systems diesen Effekt noch verstärken. Der Einsatz von die Spontanatmung unterstützenden Beatmungsverfahren führt häufig über die niedrigeren intrathorakalen Drücke und die reduzierte Analgosedierung zu einer größeren hämodynamischen Stabilität.
- *Nosokomiale Infekte:* Unter invasiver Beatmungstherapie kommt es zu einer erhöhten Rate an nosokomialen Pneumonien sowie Harnwegsinfektionen und katheterassoziierten Infekten, die zu einer erhöhten Letalität führen [18].
- *Schädigung von Lunge und Atemmuskulatur:* Neben dem Risiko eines Baro- und Volutraumas der Lunge unter Überdruckbeatmung führt der einliegende künstliche Atemweg, wie Endotrachealtubus oder Tracheakanüle, innerhalb von 1 Woche bei bis zu 95% der Patienten zu nachweisbaren Schädigungen [35]. Unter Beatmungstherapie kommt es zur Ausbildung von Atelektasen der abhängigen Lungenpartien mit Ventilation/Perfusion-Störungen.
Die Beatmungstherapie ist außerdem mit einer zunehmenden Dystrophie der Atemmuskulatur verbunden, die besonders stark bei kontrollierten Beatmungsverfahren die Entwöhnung erschwert [31].
- *Erhöhte Atemarbeit und Patient-Ventilator-Desynchronisierung:* Die Atemarbeit wird bei spontan atmenden Patienten durch den Widerstand des Beatmungsgeräts mit seinen Schläuchen und Ventilen sowie durch den künstlichen Atemweg erhöht. Dieser Effekt kann durch eine Desynchronisierung von Beatmungsgerät und Patient noch verstärkt werden, wenn das Gerät die Ein- und Ausatembemühungen des Patienten nicht zuverlässig erkennt.

10.5.3 Weaning

Nachdem nicht nur die Beatmung an sich, sondern auch die Entwöhnung den behandelnden Arzt vor große Probleme stellen kann, ist ein differenziertes Weaning-Konzept essenziell im Rahmen der Langzeitbeatmung. Die Entwöhnung macht dabei einen relevanten Anteil der Beatmungsdauer von im Mittel ca. 40% aus [11].

> **Merke**
>
> Es ist ein möglichst frühzeitiges und schnelles, aber gleichzeitig effektives Weaning zu veranlassen, um die Beatmungsdauer mit ihren Nebenwirkungen und Komplikationen zu verkürzen und die Rate der Weaning-Versager vor und nach Extubation zu minimieren.

Die Patienten sollten nach dem Vorschlag einer internationalen Konsensuskonferenz dabei in 3 Gruppen eingeteilt werden [1]:

- *Einfache Entwöhnung:* Der Patient toleriert ersten Spontanatmungsversuch und wird dann erfolgreich entwöhnt (70% der Patienten).
- *Schwierige Entwöhnung:* Der Patient toleriert nicht den ersten Spontanatmungsversuch, die Entwöhnung ist jedoch erfolgreich entweder nach bis zu 3 Spontanatmungsversuchen oder nach bis zu 7 Tagen Beatmungsdauer.
- *Verlängerte Entwöhnung:* Der Patient wird nach 3 Spontanatmungsversuchen oder nach mehr als 7 Tagen noch beatmet.

Der Anteil der Patienten mit einer schwierigen oder verlängerten Entwöhnung zeigt eine höhere Letalität auf der Intensivstation und kann bei speziellen Untergruppen (z. B. bei akut exazerbierter chronisch obstruktiver Lungenerkrankung, COPD), deutlich häufiger vorkommen.

Entwöhnungszeitpunkt

Grundsätzlich sollte die Erkrankung, die zur Beatmungspflichtigkeit geführt hat, wesentlich gebessert sein, wenn mit der Entwöhnung begonnen wird. Dies kann im Einzelfall die respiratorische Insuffizienz, aber auch eine neurologische/neurotraumatologische Erkrankung oder hämodynamische Instabilität sein.

Andererseits scheint ein nicht unerheblicher Teil der intubierten und beatmeten Patienten, die als noch nicht entwöhnbar eingestuft wurden, trotzdem nicht mehr von der Beatmung abhängig zu sein. Nach akzidenteller Extubation wird in der Regel nur ein Teil der ungeplant extubierten Patienten innerhalb von 48 h reintubiert [2].

Ein genauer Zeitpunkt für den Entwöhnungsbeginn gestaltet sich heute zunehmend schwierig, da die klassischen Entwöhnungskriterien heute eher in modifizierter Form als Extubationskriterien während der Entwöhnung genutzt werden. Gleichzeitig erlauben neue unterstützende Beatmungsverfahren mit erhaltener Spontanatmung des Patienten den fließenden Übergang von der Beatmung zur Entwöhnung, sodass häufig kein definitiver Zeitpunkt festgelegt werden kann. Der Versuch einer Festlegung hat zu den in ▶ Abb. 10.7 dargestellten Kriterien für „Bereit für Entwöhnung?" geführt [8].

Voraussetzungen für die Entwöhnung

> **Merke**
>
> Neben der respiratorischen Stabilität sollte eine generelle Homöostase des Körpers vorliegen. Der neurologische Status des Patienten sollte stabil sein mit einem regelmäßigen Atemantrieb, die Kreislaufverhältnisse sollten suffizient sein ohne exzessive Katecholamintherapie.

Sowohl unter kontrollierten als auch in geringerem Maße unter unterstützenden Beatmungsverfahren kommt es zu einer Abnahme der Kontraktionskraft der Atemmuskulatur [31]. Durch einen ausgeglichenen Elektrolythaushalt (u. a. Magnesium, Phosphat) kann die Muskelkraft optimiert werden, da insbesondere Phosphat für eine ausreichende intrazelluläre Bereitstellung der energiereichen Phosphatverbindungen (Adenosintriphosphat, ATP) notwendig ist. Eine suffiziente parenterale oder enterale Ernährung erhöht ebenfalls die Erfolgschancen beim Weaning. Eine zu hohe Kalorienzufuhr kann dabei über eine exzessive Kohlendioxidproduktion die Spontanatmung erschweren, während ein hoher Fettanteil in der Ernährung über einen erhöhten respiratorischen Quotienten zu einem verminderten Anfall von CO_2 führt.

10.5 Langzeitbeatmung und Weaning

Entwöhnungsalgorithmus

Die Entwöhnung des Patienten erfolgte lange allein nach der klinischen Einschätzung des behandelnden Arztes. In den letzten Jahren wurden jedoch verschiedene Algorithmen entwickelt, die eine protokollgeführte Entwöhnung ermöglichen.

Weaning-Protokolle

Durch die Anwendung eines klinischen Algorithmus (▶ Abb. 10.7) erfolgt der Weaning-Beginn deutlich früher und der Patient kann gleichzeitig schneller und zuverlässiger das Weaning durchlaufen. Dies führt nicht nur zu einer Verkürzung der Beatmungs- und Weaning-Zeit, sondern auch zu einer Kostenreduktion [7, 20]. Auf diesen Ergebnissen fußt die klare Empfehlung, zur Entwöhnung ein strukturiertes Vorgehen zu wählen. Eine Alternative zum protokollbasierten Vorgehen könnte eventuell eine strukturierte tägliche Visite sein, die aber allen Beteiligten ein hohes Maß an Disziplin und Objektivität abverlangt [23]. Mittlerweile stehen auch automatisierte Weaning-Algorithmen in Beatmungsgeräten zur Verfügung, die ihre Effektivität zeigen konnten, aber nicht in jedem Fall einem herkömmlichen Weaning-Protokoll überlegen waren [4].

▶ **Protokolle zur Analgosedierung.** Durch die Anwendung von Protokollen zur Analgosedierung von Beatmungspatienten kann die Beatmungsdauer weiter gesenkt werden. Eine Möglichkeit ist ein täglicher Aufwachversuch, auf den eine erneute Analgosedie-

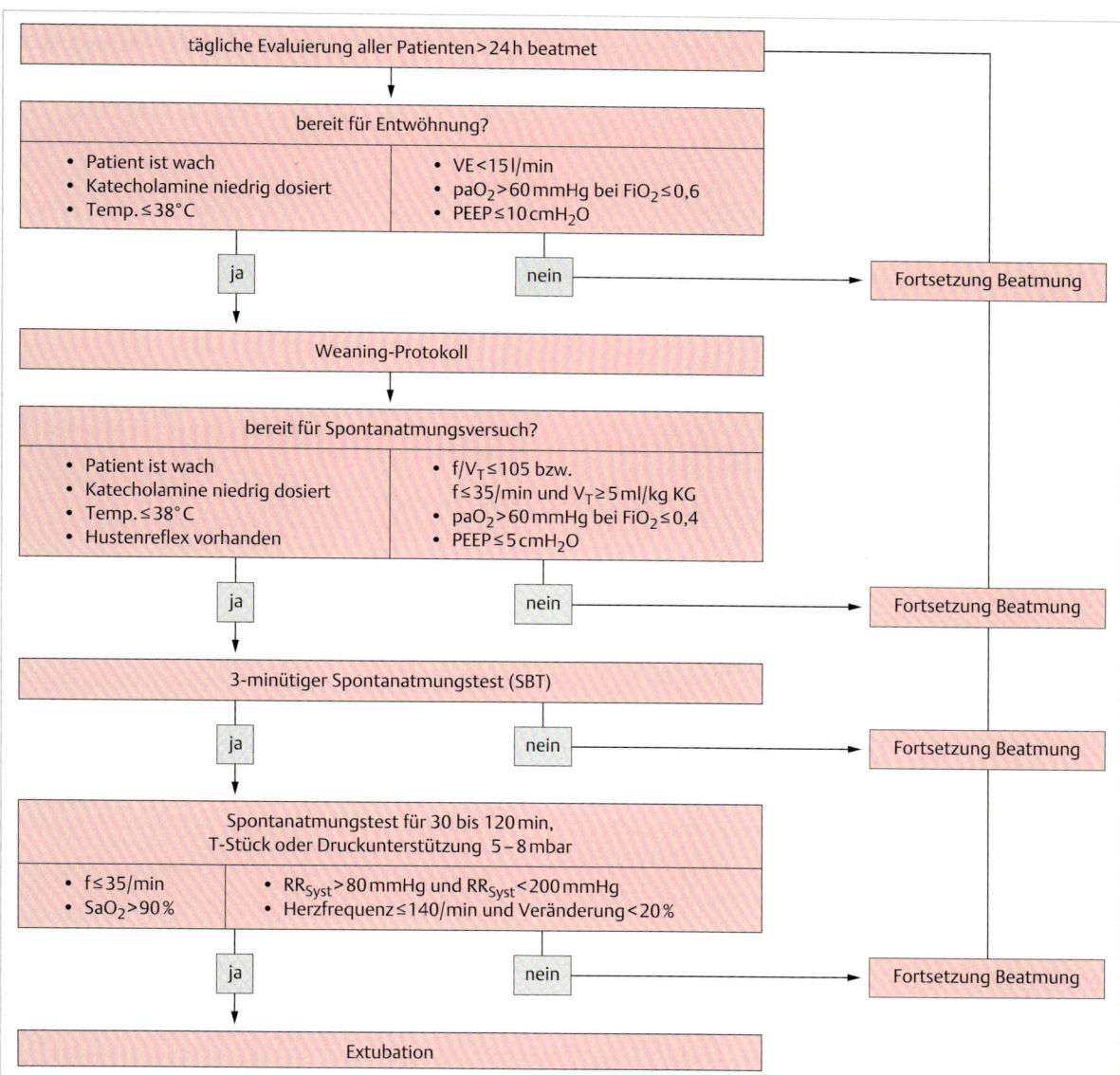

Abb. 10.7 Ablauf eines Weaning-Protokolls.
f = Atemfrequenz/min; FiO_2 = inspiratorische Sauerstoffkonzentration; paO_2 = arterieller Sauerstoffpartialdruck; PEEP = positiver endexspiratorischer Druck; RR_{Syst} = systolischer Blutdruck; SaO_2 = arterielle Sauerstoffsättigung; SBT = Spontanatmungstest; VE = exspiratorisches Atemminutenvolumen; V_T = Tidalvolumen.

rung folgt, wenn indiziert. Durch dieses Vorgehen können die Beatmungs- und Liegedauer auf der Intensivstation gesenkt werden [22]. Eine alternative Möglichkeit ist die Steuerung der Analgosedierung anhand von Sedierungsscores mit der Definition von Zielwerten. Insbesondere die Kombination von Sedierungs- und Entwöhnungsalgorithmen konnte im Vergleich zur alleinigen Anwendung eines Entwöhnungsalgorithmus die Entwöhnung beschleunigen [17].

Diese Ergebnisse führten u. a. zu einer deutschen S3-Leitlinie, die eine patientenadaptierte Analgosedierung mit regelmäßiger Überprüfung der Indikation und scoregesteuerter Anpassung der Sedierungstiefe fordert und in ihrer zweiten Version ebenfalls die Kombination von einem Sedierungs- und Entwöhnungsprotokoll empfiehlt [26].

▶ **Beatmungsverfahren.** Welches Beatmungsverfahren im Rahmen des Weaning eingesetzt werden sollte, ist noch nicht abschließend geklärt. Am häufigsten werden die synchronisierte intermittierende Beatmung (SIMV), die druckunterstützte Beatmung (PSV), das T-Stück oder Kombinationen eingesetzt [10]. Beim Vergleich dieser Verfahren hat die SIMV mehrfach zur längsten Weaning-Dauer geführt, sodass in Weaning-Protokollen heute PSV und T-Stück der Vorzug gegeben wird. Dabei scheint eine Druckunterstützung mit 7 – 8 mbar bei gleichen Weaning-Kriterien dem T-Stück eher überlegen zu sein [3, 9]. Der Stellenwert weiterer Beatmungsmodi wie der automatischen Tubuskompensation (ATC) – auch als „elektronische Extubation" bezeichnet – oder der proportional assistierten Beatmung (PAV), welche die Unterstützung den Atembemühungen des Patienten bei jedem Atemzug anpasst, ist noch nicht ausreichend geklärt.

Merke
Grundsätzlich scheint der Einsatz eines Algorithmus zum Weaning wichtiger zu sein als die Wahl des Beatmungsmodus beim Weaning. Nach einem frustranen Spontanatmungsversuch sollte der Patient über 24 h beatmet werden, damit er sich erholen kann, bevor ein neuer Versuch gestartet wird.

▶ **Prolongiertes Weaning.** Bei prolongiertem Weaning wird häufig die Indikation zur Tracheotomie gestellt, um das weitere Vorgehen zu erleichtern und einen problemlosen täglichen Wechsel zwischen Spontanatmungs- und Beatmungsphasen zu ermöglichen. Die Tracheotomie als Atemweg wird in einem eigenen Kapitel (Kap. 2.4) detailliert dargestellt.

Patienten mit prolongierter Beatmungstherapie (> 21 Tage) stellen eine besondere Herausforderung dar. Hier kann häufig nach einer initialen schrittweisen Reduktion der maschinellen respiratorischen Unterstützung durch langsam verlängerte tägliche Spontanatmungsphasen doch noch eine Entwöhnung erreicht werden. Dabei muss eine Erschöpfung der Atemmuskulatur durch die rechtzeitige Wiederaufnahme der assistierten Beatmung vermieden werden. Gegebenenfalls kann bei isoliertem Weaning-Versagen über eine Verlegung in ein spezialisiertes Zentrum zur Entwöhnungstherapie nachgedacht werden [24].

Stellenwert der nicht invasiven Beatmung

Die nicht invasive Beatmung (NIV) hat sich als Standardverfahren in der Notfall- und Intensivmedizin besonders für die akut exazerbierte chronisch obstruktive Lungenerkrankung und das akute kardiogene Lungenödem durchgesetzt. Der Einsatz bei grenzwertiger respiratorischer Situation nach Extubation scheint deshalb naheliegend.

Bei Patienten, bei denen der Spontanatmungsversuch mehrfach scheitert, kann – insbesondere bei chronisch obstruktiver Lungenerkrankung – die Extubation mit unmittelbar nachfolgender kontinuierlicher NIV von Vorteil sein gegenüber der Fortführung des klassischen Weaning-Protokolls. Für dieses Vorgehen konnten eine geringere Letalität und Pneumonierate gezeigt werden [14, 27].

▶ **Reintubationsrate.** Der Einsatz einer frühzeitigen NIV als druckunterstützte Beatmung oder auch als kontinuierlicher positiver Atemwegsdruck (CPAP) unmittelbar nach der Extubation kann die Ausbildung minderbelüfteter Lungenareale vermindern und die Atemarbeit senken. Gerade bei Patienten mit eingeschränkter Oxygenierung oder CO_2-Retention nach Extubation sowie bei Adipositas können der Gasaustausch verbessert, die Reintubations- und Infektionsrate gesenkt und das Outcome verbessert werden [6, 15, 34].

Wird mit der NIV erst bei erneutem sekundären respiratorischen Versagen nach Extubation begonnen, ist die Erfolgsrate deutlich geringer. Ein Therapieversuch mit NIV ist gerechtfertigt, aber bei fehlender deutlicher klinischer Verbesserung bietet eine prolongierte NIV in der Regel keinen Vorteil und es muss mit einer hohen Reintubationsrate gerechnet werden [12, 19].

Praxistipp
Bei eingeschränktem Gasaustauch nach Extubation oder bei Risikofaktoren (vorher bestehende chronische Lungenerkrankung, Adipositas, thorakale oder abdominelle Eingriffe) sollte eine frühzeitige NIV erwogen werden.

Einleitung
Im Mittel wird etwa ein Drittel aller Intensivpatienten beatmet und die mittlere Beatmungsdauer liegt bei 5,9 Tagen. Die nachfolgende Entwöhnung von der Beatmung, das Weaning, dauert im Mittel 4,2 Tage.

Langzeitbeatmung
Durch die Anwendung eines lungenprotektiven Beatmungskonzepts können eine geringere Lungenschädigung und weniger andere Organschädigungen erreicht werden. Das Konzept umfasst ein Tidalvolumen ≤ 6 ml/kg ideales Körpergewicht und einen maximalen Atemwegsdruck von 30 mbar Plateaudruck bzw. 35 mbar Spitzendruck. Es ist unabdingbarer Bestandteil eines modernen Konzepts zur Langzeitbeatmung.
Sowohl volumen- als auch druckkontrollierte Beatmungsformen haben ihre klinische Berechtigung, wenn eine lungenprotektive Beatmungsstrategie gewährleistet ist.
Durch die aktive Zwerchfellbewegung wird bei Kombination einer druckkontrollierten Beatmungsform (BIPAP bzw. APRV) mit zusätzlicher Spontanatmung von ca. 15 – 25% des Atemminutenvolumens das Ventilation/Perfusion-Verhältnis homogener. In den ersten 48 h eines schweren ARDS mit paO_2/FiO_2 < 120 – 150 mmHg sollte auf eine Spontanatmung verzichtet werden.
Da für die Hochfrequenzbeatmung mit kleinsten Tidalvolumina kein Outcome-Vorteil gezeigt werden konnte, kann der klinische Einsatz beim ARDS nicht empfohlen werden.
Neben den Problemen des ventilatorassoziierten Lungenschadens zählen hämodynamische Instabilität, vermehrtes Auftreten nosokomialer Infekte, Dystrophie der Atemmuskulatur, Schäden durch Endotrachealtubus oder Trachealkanüle und Ausbildung von Atelektasen der abhängigen Lungenpartien mit Störungen des Ventilation/Perfusion-Verhältnisses zu den wichtigsten Komplikationen der Langzeitbeatmung.

Weaning

Es ist ein möglichst frühzeitiges und schnelles, aber gleichzeitig effektives Weaning zu veranlassen, um die Beatmungsdauer mit ihren Nebenwirkungen und Komplikationen zu verkürzen und die Rate der Weaning-Versager vor und nach Extubation zu minimieren.

Voraussetzungen für die Entwöhnung sind neben der respiratorischen Stabilität eine generelle Homöostase des Körpers mit einem stabilen neurologischen Status, einem regelmäßigen Atemantrieb und suffizienten Kreislaufverhältnissen ohne exzessive Katecholamintherapie.

Als Beatmungsverfahren kommen beim Weaning v. a. PSV und T-Stück zum Einsatz, grundsätzlich scheint aber der Einsatz eines Algorithmus zum Weaning wichtiger zu sein als die Wahl des Beatmungsmodus.

Für Patienten mit vorher bestehender chronisch obstruktiver Lungenerkrankung oder Herzinsuffizienz kann eine nicht invasive Beatmungstherapie von Vorteil sein, entweder – wenn ein Spontanatmungsversuch bereits mehrfach scheiterte – direkt nach Extubation oder innerhalb von 48 h nach der Extubation, falls es zum Weaning-Versagen mit respiratorischer Erschöpfung kommt.

Literatur

[1] Boles JM, Bion J, Connors A et al. Weaning from mechanical ventilation. Eur Respir J 2007; 29: 1033–1056

[2] Boulain T. Unplanned extubations in the adult intensive care unit: a prospective multicenter study. Association des Réanimateurs du Centre-Ouest. Am J Respir Crit Care Med 1998; 157: 1131–1137

[3] Brochard L, Rauss A, Benito S et al. Comparison of three methods of gradual withdrawal from ventilatory support during weaning from mechanical ventilation. Am J Respir Crit Care Med 1994; 150: 896–903

[4] Burns KE, Lellouche F, Lessard MR. Automating the weaning process with advanced closed-loop systems. Intensive Care Med 2008; 34: 1757–1765

[5] Conti G, Costa R. Technological development in mechanical ventilation. Curr Opin Crit Care 2010; 16: 26–33

[6] El-Solh AA, Aquilina A, Pineda L et al. Noninvasive ventilation for prevention of post-extubation respiratory failure in obese patients. Eur Respir J 2006; 28: 588–595

[7] Ely EW, Baker AM, Dunagan DP et al. Effect on the duration of mechanical ventilation of identifying patients capable of breathing spontaneously. N Engl J Med 1996; 335: 1864–1869

[8] Ely EW, Bennett PA, Bowton DL et al. Large scale implementation of a respiratory therapist-driven protocol for ventilator weaning. Am J Respir Crit Care Med 1999; 159: 439–446

[9] Esteban A, Alia I, Gordo F et al. Extubation outcome after spontaneous breathing trials with T-tube or pressure support ventilation. The Spanish Lung Failure Collaborative Group. Am J Respir Crit Care Med 1997; 156: 459–465

[10] Esteban A, Anzueto A, Alia I et al. How is mechanical ventilation employed in the intensive care unit? An international utilization review. Am J Respir Crit Care Med 2000; 161: 1450–1458

[11] Esteban A, Anzueto A, Frutos F et al. Characteristics and outcomes in adult patients receiving mechanical ventilation: a 28-day international study. JAMA 2002; 287: 345–355

[12] Esteban A, Frutos-Vivar F, Ferguson ND et al. Noninvasive positive-pressure ventilation for respiratory failure after extubation. N Engl J Med 2004; 350: 2452–2460

[13] Ferguson ND, Cook DJ, Guyatt GH et al. High-frequency oscillation in early acute respiratory distress syndrome. N Engl J Med 2013; 368: 795–805

[14] Ferrer M, Esquinas A, Arancibia F et al. Noninvasive ventilation during persistent weaning failure: a randomized controlled trial. Am J Respir Crit Care Med 2003; 168: 70–76

[15] Ferrer M, Sellares J, Valencia M et al. Non-invasive ventilation after extubation in hypercapnic patients with chronic respiratory disorders: randomised controlled trial. Lancet 2009; 374: 1082–1088

[16] Gattinoni L, Carlesso E, Brazzi L et al. Positive end-expiratory pressure. Curr Opin Crit Care 2010; 16: 39–44

[17] Girard TD, Kress JP, Fuchs BD et al. Efficacy and safety of a paired sedation and ventilator weaning protocol for mechanically ventilated patients in intensive care (Awakening and Breathing controlled Trial): a randomised controlled trial. Lancet 2008; 371: 126–134

[18] Girou E, Schortgen F, Delclaux C et al. Association of noninvasive ventilation with nosocomial infections and survival in critically ill patients. JAMA 2000; 284: 2361–2367

[19] Keenan SP, Powers C, McCormack DG et al. Noninvasive positive-pressure ventilation for postextubation respiratory distress: a randomized controlled trial. JAMA 2002; 287: 3238–3244

[20] Kollef MH, Shapiro SD, Silver P et al. A randomized, controlled trial of protocol-directed versus physician-directed weaning from mechanical ventilation. Crit Care Med 1997; 25: 567–574

[21] Kopp R, Kuhlen R, Max M et al. Evidenzbasierte Medizin des ARDS. Anaesthesist 2003; 52: 195–203

[22] Kress JP, Pohlman AS, O'Connor MF et al. Daily interruption of sedative infusions in critically ill patients undergoing mechanical ventilation. N Engl J Med 2000; 342: 1471–1477

[23] Krishnan JA, Moore D, Robeson C et al. A prospective, controlled trial of a protocol-based strategy to discontinue mechanical ventilation. Am J Respir Crit Care Med 2004; 169: 673–678

[24] MacIntyre NR, Cook DJ, Ely EW Jr. et al. Evidence-based guidelines for weaning and discontinuing ventilatory support: a collective task force facilitated by the American College of Chest Physicians; the American Association for Respiratory Care; and the American College of Critical Care Medicine. Chest 2001; 120: 375S–395S

[25] Magnusson L, Spahn DR. New concepts of atelectasis during general anaesthesia. Br J Anaesth 2003; 91: 61–72

[26] Martin J, Heymann A, Basell K et al. Evidence and consensus-based German guidelines for the management of analgesia, sedation and delirium in intensive care – short version. Ger Med Sci 2010; 8: Doc02

[27] Nava S, Ambrosino N, Clini E et al. Noninvasive mechanical ventilation in the weaning of patients with respiratory failure due to chronic obstructive pulmonary disease. A randomized, controlled trial. Ann Intern Med 1998; 128: 721–728

[28] Papazian L, Forel JM, Gacouin A et al. Neuromuscular blockers in early acute respiratory distress syndrome. N Engl J Med 2010; 363: 1107–1116

[29] Pelosi P, Gama de Abreu M, Rocco P. New and conventional strategies for lung recruitment in acute respiratory distress syndrome. Crit Care 2010; 14: 210

[30] Putensen C, Zech S, Wrigge H et al. Long-term effects of spontaneous breathing during ventilatory support in patients with acute lung injury. Am J Respir Crit Care Med 2001; 164: 43–49

[31] Sassoon CS, Zhu E, Caiozzo VJ. Assist-control mechanical ventilation attenuates ventilator-induced diaphragmatic dysfunction. Am J Respir Crit Care Med 2004; 170: 626–632

[32] Schonhofer B, Jerrentrup A. Beatmungskonzepte bei chronisch obstruktiver Lungenerkrankung. Dtsch Med Wochenschr 2009; 134: 938–943

[33] Slutsky AS. Ventilator-induced lung injury: from barotrauma to biotrauma. Respir Care 2005; 50: 646–659

[34] Squadrone V, Coha M, Cerutti E et al. Continuous positive airway pressure for treatment of postoperative hypoxemia: a randomized controlled trial. JAMA 2005; 293: 589–595

[35] Stauffer JL, Olson DE, Petty TL. Complications and consequences of endotracheal intubation and tracheotomy. A prospective study of 150 critically ill adult patients. Am J Med 1981; 70: 65–76

[36] Terragni PP, Rosboch G, Tealdi A et al. Tidal hyperinflation during low tidal volume ventilation in acute respiratory distress syndrome. Am J Respir Crit Care Med 2007; 175: 160–166

[37] The Acute Respiratory Distress Syndrome Network. Ventilation with lower tidal volumes as compared with traditional tidal volumes for acute lung injury and the acute respiratory distress syndrome. N Engl J Med 2000; 342: 1301–1308

[38] Young N, Rhodes JKJ, Mascia L et al. Ventilatory strategies for patients with acute brain injury. Curr Opin Crit Care 2010; 16: 45–52

[39] Young D, Lamb SE, Shah S et al. High-frequency oscillation for acute respiratory distress syndrome. N Engl J Med 2013; 368: 806–813

10.6 Intensivmedizinische Therapie nach thoraxchirurgischen Eingriffen

Th. Schilling, Th. Hachenberg

10.6.1 Einleitung

Das thoraxchirurgische Fachgebiet umfasst operative Maßnahmen mit speziellen Komplikationen [22], die sich vom Management allgemeinchirurgischer Patienten unterscheiden. Darüber hinaus erfordern die postoperative Beatmungs-, die Volumenersatz- und die Schmerztherapie Kenntnisse der postoperativen Auswirkungen des thoraxchirurgischen Eingriffs [26]. Zudem werden Diagnostik und Therapie von postoperativen Störungen häufig durch die Koexistenz von Erkrankungen des Herz- und Kreislaufsystems erschwert. Die postoperative Letalität liegt, in Abhängigkeit von Art und Umfang des Eingriffs, bei 2–5 % [6, 40]; sie kann jedoch infolge bestimmter Komplikationen auf über 50 % ansteigen.

10.6.2 Perioperatives Risiko des thoraxchirurgischen Patienten

Die moderne Thoraxanästhesie wird mit Patienten aller Altersgruppen und unterschiedlichen Begleiterkrankungen konfrontiert. Der überwiegende Anteil thoraxchirurgischer Patienten umfasst jedoch Erwachsene mit einem typischen Risikoprofil, hoher ASA-Klassifikation (ASA = American Society of Anesthesiologists) und einem erheblichen Anteil an kardialen und pulmonalen Begleiterkrankungen [31]. Deshalb fokussieren die postoperativen Maßnahmen auf ein dezidiertes Management der Luftwege und Atmungsorgane sowie auf die lückenlose Überwachung der Herz- und Kreislauffunktionen.

Das Risikoprofil von Patienten mit Bronchialkarzinom ist in ▶ Tab. 10.12 dargestellt [4].

▶ **Kardiales Risiko.** Die Bewertung des kardialen Risikos entspricht dem Vorgehen bei Patienten, die sich nichtthoraxchirurgischen Eingriffen unterziehen müssen. Die klinischen Kriterien wie Angina pectoris oder abgelaufener Myokardinfarkt, Herzinsuffizienz, Diabetes mellitus oder pathologische Veränderungen des EKG liefern Hinweise, anhand derer mittels Myokardszintigrafie oder Koronarangiografie das kardiale Risiko bewertet werden kann.

> **Merke**
>
> Patienten mit einer instabilen kardiovaskulären Erkrankung oder mit schwerwiegenden systemischen Erkrankungen sollten präoperativ optimal medikamentös eingestellt und physiotherapeutisch behandelt werden, da die meisten thoraxchirurgischen Eingriffe geplant durchführbar sind!

Tab. 10.12 Risikoprofil von Patienten mit Bronchialkarzinom zur Lungenresektion.

Risiko	Wert
Alter	67 (20–94) Jahre
Bluthochdruck	66 %
Diabetes mellitus	13 %
koronare Herzkrankheit	26 %
arterielle Verschlusskrankheit	11 %
Raucher	87 %

Tab. 10.13 Risikoeinschätzung postoperativer pulmonaler Komplikationen in Abhängigkeit von der Lungenfunktionsuntersuchung.

Variable	Mittelgradiges Risiko	Hohes Risiko
FVC	< 50 % der Norm	< 15 ml/kg
FEV_1	< 2000 ml	< 1000 ml
FEV_1/FVC	< 70 % der Norm	< 35 % der Norm
$FEF_{25-75\%}$	–	< 14 l/s
DL_{CO}	< 70 % der Norm	< 50 % der Norm
RV/TLC	> 50 % der Norm	–
MVV	< 50 % der Norm oder < 50 l/min	–

DL_{CO} = Diffusionskapazität der Lunge für Kohlenmonoxid; $FEF_{25-75\%}$ = forcierter expiratorischer Flow des FVC; FEV_1 = Einsekundenkapazität; FVC = forcierte Vitalkapazität; MVV = maximale willkürliche Ventilation; RV = Residualvolumen; TLC = totale Lungenkapazität

10.6 Intensivmedizinische Therapie nach thoraxchirurgischen Eingriffen

▶ **Pulmonales Risiko.** Da pulmonale Komplikationen [17] die Hauptursache für eine länger andauernde postoperative Intensivtherapie sind, ist die präoperative Vorhersage der kardiopulmonalen Leistungsfähigkeit nach einer Lungenresektion überaus wichtig. Zu diesem Zweck wurde eine Vielzahl von Funktionstests entwickelt und standardisiert [7].

> **Merke**
>
> Patienten mit einem erhöhten Risiko nach einer Lungenresektion weisen typischerweise einen erhöhten arteriellen Kohlendioxidpartialdruck (paCO_2) unter Ruhebedingungen, eine forcierte Vitalkapazität (FVC) von < 50 % oder eine Einsekundenkapazität (FEV_1) von < 50 % der FVC des altersspezifischen Vorhersagewertes oder einen absoluten Wert von < 2 l auf. Daneben sind häufig die Diffusionskapazität der Lunge für Kohlenmonoxid (DL_{CO}) und die maximale willkürliche Ventilation (MVV) auf < 50 % des Vorhersagewertes reduziert (▶ Tab. 10.13).

10.6.3 Intensivmedizinisch relevante Charakteristika thoraxchirurgischer Eingriffe

Die speziellen Risiken des Eingriffs sowie dessen Dauer und Umfang haben erheblichen Einfluss auf den postoperativen Verlauf. Während bei Manipulationen an den Luftwegen die Ausbildung eines lokalen Ödems und das konsekutive Auftreten von obstruktiven und restriktiven Ventilationsstörungen im Vordergrund stehen, treten nach Lungenresektionen spezielle Komplikationen auf. Deshalb ist die Planung der postoperativen Phase unter Berücksichtigung des klinischen Zustands des Patienten von großer Bedeutung [32].

▶ **Bronchoskopie.** Nach einer Bronchoskopie sind schwerwiegende postoperative Komplikationen selten, sodass nur in Ausnahmefällen die Notwendigkeit einer weiteren intensivmedizinischen Behandlung besteht. Als spezifische Komplikationen können Bronchospasmen, Atemwegsverletzungen, endobronchiale oder -tracheale Blutungen sowie ein (Spannungs-)Pneumothorax auftreten. Die postoperative Überwachung des Gasaustausches sowie der Hämodynamik sind dementsprechend wichtig.

▶ **Atemwegstumoren.** Patienten mit Atemwegstumoren sind durch episodische Hypoxämien gefährdet. Diese können durch Blutungen, die Aspiration von Tumorbestandteilen sowie durch eine temporäre Hypoventilation während des Eingriffs potenziert werden. Zur Therapie ist, neben der Steigerung des Atemzeitvolumens, die Ventilation mit reinem Sauerstoff, die Entfernung von losen Tumorbestandteilen, die Koagulation blutender Gefäße und unter Umständen der Einsatz eines starren Bronchoskops notwendig, um einen effektiven Gasaustausch zu erreichen. Aufgrund der permanenten Gefahr einer Verlegung der Atemwege sind diese Patienten intensivmedizinisch zu betreuen.

▶ **Maligne Lungenerkrankungen.** Das Management maligner Lungenerkrankungen erfordert eine differenzierte Planung, unter Berücksichtigung der Anamnese und der klinischen Daten des Patienten (Pneumektomie, Lobektomie, atypische Lungenresektion, Manschettenresektion, durchgeführt als offene Verfahren oder als videoassistierter thorakoskopischer Eingriff [VATS]). Postoperative Komplikationen, insbesondere kardiale und pulmonale Komplikationen, treten bei mehr als 30 % dieser Patienten auf [6]; dementsprechend sind eine intensive postoperative Überwachung und Therapie notwendig.

10.6.4 Spezielle Komplikationen nach thoraxchirurgischen Eingriffen

▶ Tab. 10.14 gibt einen Überblick über die wichtigsten Komplikationen nach thoraxchirurgischen Eingriffen.

Postoperative Blutungen

Relevante Blutverluste durch Blutungen in die Thoraxhöhle oder über die liegenden Drainagen stellen die häufigste Ursache postoperativer Revisionen dar und sind oft akut lebensbedrohlich. Die Ursache besteht zumeist in der Leckage eines Pulmonalgefäßes. In diesem Falle ist eine sofortige notfallmäßige Rethorakotomie erforderlich.

Intrapulmonale Blutung

Eine postoperative Blutung in das Tracheobronchialsystem kann als Komplikation einer Biopsie, seltener infolge der Verletzung eines Pulmonalgefäßes oder einer malignen vaskulären Erkrankung auftreten.

Tab. 10.14 Die wichtigsten Komplikationen nach thoraxchirurgischen Eingriffen.

Komplikationsort	Art der Komplikation
Atemwege	• Dislokation der Aryknorpel • Atemwegsödem/Stridor • Aspiration von Mageninhalt • Sekretretention
Lunge und Thorax	• Atelektasen • Bronchospasmus • tracheobronchiale Obstruktion • Mediastinalverlagerung • Atemwegsleck • Lungentorsion und -infarzierung • bronchopleurale Fistel • Pleuraerguss, Chylothorax • Pneumothorax • Lungenödem (Reexpansion, Postpneumonektomieödem)
Thoraxwand	• paradoxe Thoraxwandbewegungen • Mediastinalemphysem und subkutanes Emphysem • Hämatom, Wunddehiszenz, Schmerz
Blutungen	• Hämatothorax • Blutung in den Tracheobronchialbaum
kardiale Komplikationen	• Arrhythmien, speziell Vorhofflimmern/-flattern • pulmonale Hypertonie, Rechtsherzversagen • Herniation des Herzens • Lungenembolie • Myokardinfarkt, kongestives Herzversagen • Spannungspneumothorax
Nervenläsionen	• Interkostalnervenläsion • Läsionen der Nn. phrenici, des N. vagus, N. laryngeus recurrens • Verletzung des Plexus brachialis
allgemeine Komplikationen	• akuter und chronifizierender Schmerz • Postthorakotomiesyndrom • respiratorisches Versagen • anästhesiebedingte Komplikationen

▶ **Therapie.** Das Management ist primär darauf ausgerichtet, die Blutung zu stoppen, die Atemwege freizuhalten und damit die alveoläre Ventilation zu gewährleisten.

Praxistipp
Mithilfe flexibler oder starrer Bronchoskopieverfahren können durch Verschluss der Blutungsquelle oder durch die Applikation von Vasokonstriktoren kleinere Blutungen gestillt werden. Beim Versagen dieser Maßnahmen ist eine unverzügliche Thorakotomie oder Embolisation der Bronchialgefäße zur Blutungskontrolle notwendig.

Oft ist die Reintubation mit einem Doppellumentubus (DLT) notwendig, um ein Übergreifen der intrapulmonalen Blutung auf nicht betroffene Areale mit nachfolgender Verlegung der Atemwege zu verhindern. Jedoch kann die korrekte Platzierung des DLT im Falle größerer Blutungen sehr erschwert sein. Als Alternative kann die Blockade des betroffenen Lungenabschnitts mit einem bronchoskopisch geführten Fogarty-Katheter oder Bronchusblocker nach erfolgter Intubation der Trachea mit einem Standardtubus erwogen werden. Insgesamt ist die massive intrapulmonale Hämorrhagie mit einer hohen Letalität belastet [37].

Intrapleurale Blutung

Kleinere Blutungen kommen im Regelfall innerhalb der ersten postoperativen Stunden zum Stillstand und sollten 500 ml in 24 h nicht überschreiten. Größere Blutverluste erfordern die unverzügliche Rethorakotomie zur Kontrolle der Blutung. Unter Umständen muss wiederholt revidiert werden; ein fortgesetzter Blutverlust von mehr als 150–200 ml/h weist auf eine chirurgische Ursache hin. Relevante Blutverluste treten häufiger nach Rethorakotomien, nach vorangegangener Pleuritis, bei inadäquater Ligatur von Pulmonalgefäßen und nach ausgedehnten Eingriffen auf.

Praxistipp
Der Einsatz großlumiger Thoraxdrainagen ist bei diesen Eingriffen wichtig, da die Bildung von Gerinnseln zum Verschluss von zu kleinen Drainageschläuchen führen kann.

Die klinische Symptomatik (arterielle Hypotension, Tachykardie, Dyspnoe) tritt häufig mit Verzögerung in Erscheinung. Erhebliche Blutverluste erfordern eine adäquate Volumen- und Hämotherapie mit kristalloiden Volumenersatzmitteln, Erythrozytenkonzentraten und Gerinnungspräparaten entsprechend den geltenden Richtlinien.

Die exzessive intrapleurale Blutung, die später als 24 h nach einer Thoraxoperation auftritt, stellt eine Seltenheit dar und ist oft Folge einer infektiösen Gefäßläsion oder einer mechanischen Irritation durch eine Rippe oder die Thoraxdrainage.

Kardiale Komplikationen
Herniation des Herzens

Die Luxation des Herzens in einen Perikarddefekt, der während des thoraxchirurgischen Eingriffs geschaffen wurde, aber nicht wieder verschlossen werden konnte, wird durch folgende Faktoren begünstigt:
- übermäßiger Sog über die Thoraxdrainage,
- mechanische Ventilation mit hohen Atemwegsdrücken,
- Lagerung des Patienten auf der operierten Thoraxseite.

Merke
Ein plötzlicher Blutdruckabfall bis zum Schock mit begleitenden Herzrhythmusstörungen und Ausbildung eines V.-cava-superior-Syndroms zeigt eine akut lebensbedrohliche Situation (Letalität > 50 %) an, die eine sofortige Rethorakotomie zum Verschluss des Defekts erfordert [30].

Bis zur Eröffnung des Thorax können folgende Maßnahmen hilfreich sein:
- Lagerung auf der nicht operierten Seite,
- Beatmung mit niedrigem Druck,
- Gabe von Vasopressoren,
- Einleitung von Reanimationsmaßnahmen.

Akute Rechtsherzinsuffizienz

▶ **Pathophysiologie.** Durch die Drucksteigerung im Lungenkreislauf infolge Hypoxie und Hyperkapnie sowie infolge der Anwendung vasoaktiver Substanzen, übermäßiger Volumenzufuhr oder Beeinträchtigung der Funktion des linken Herzens kann ein akutes Rechtsherzversagen induziert werden. Zudem wird der absolute Gefäßquerschnitt der Lungenstrombahn durch ausgedehnte Lungenresektionen erheblich vermindert. Infolgedessen nimmt die Nachlast des rechten Ventrikels weiter zu [20].

Im Rahmen der präoperativen Evaluation muss deshalb das Risiko eines postoperativen Rechtsherzversagens abgeschätzt und entsprechend bei der Operationsplanung berücksichtigt werden.

▶ **Therapie.** Die Therapie der Rechtsherzinsuffizienz umfasst die Optimierung der Vor- und Nachlast des rechten Ventrikels (moderate Hyperventilation, Ausgleich einer Azidose, inspiratorische Sauerstoffkonzentration [FiO_2] = 1,0), die Stabilisierung von Herzfrequenz und -rhythmus, die Steigerung der Kontraktilität und Verbesserung der Koronarperfusion sowie die Volumenbegrenzung und Gabe von Diuretika.

Praxistipp
In Fällen, die mit einer Erhöhung des pulmonalarteriellen Druckes einhergehen, ist oftmals die Applikation von inhalativen Vasodilatatoren (Stickstoffmonoxid, Ultraschallvernebelung von stabilen Prostazyklinanaloga, z. B. Iloprost) nützlich.

Die Therapie der akuten Rechtsherzinsuffizienz orientiert sich nach Art und Umfang einerseits an der globalen Kreislaufsituation, andererseits an den Verhältnissen im pulmonalen Kreislauf.

Herzrhythmusstörungen

Postoperative Arrhythmien, insbesondere supraventrikuläre und atriale Tachykardien wie Vorhofflimmern oder -flattern treten mit einer Inzidenz von 15–25 % bei thoraxchirurgisch behandelten Patienten auf. Ventrikuläre Arrhythmien sind insgesamt deutlich seltener und nicht als postoperative Komplikation, sondern als Symptom einer vorher bestehenden kardialen Grundkrankheit oder einer myokardialen Ischämie zu werten [2].

▶ **Vorhofflimmern.** Das Vorhofflimmern ist keine triviale Komplikation, da diese Rhythmusstörung mit einer erhöhten Letalität, einem verlängerten Aufenthalt auf der Intensivstation sowie mit einer verzögerten Mobilisierung des Patienten assoziiert ist. Das Entstehen einer lebensbedrohlichen hämodynamischen Situation auf der Grundlage supraventrikulärer Arrhythmien ist äußerst selten, jedoch werden die auftretenden Symptome (Palpitationen, Herzrasen, Schwindel, Dyspnoe) seitens des Patienten als sehr unangenehm empfunden. Zudem steigt mit zunehmender Dauer des Vorhofflimmerns die Wahrscheinlichkeit einer linksatrialen Thrombenbildung, sodass die Konversion in einen Sinusrhythmus mit einem erhöhten Embolierisiko verbunden ist.

Die Pathogenese der absoluten Arrhythmie ist nicht vollständig geklärt, hängt aber wahrscheinlich mit einer Traumatisierung oder Distension des rechten Vorhofs, einer Überdehnung des rechten Ventrikels infolge der Erhöhung des Lungengefäßwiderstands, mit Veränderungen des Gasaustausches, insbesondere Hypoxie und Hyperkapnie, mit Schmerz, exzessiver sympathischer Aktivität und Elektrolytimbalancen zusammen. Als Risikofaktoren wurden die kongestive Herzinsuffizienz, ein höheres Lebensalter sowie die Invasivität des thoraxchirurgischen Eingriffs identifiziert.

▶ **Therapie.** Die Prophylaxe mit Digitalis oder Kalziumkanalblockern hat sich nicht als vorteilhaft erwiesen. Bei Hochrisikopatienten erfolgen die medikamentöse Therapie mit Amiodaron oder Sotalol sowie eine Substitution von Magnesium und Kalium. Limitierende Faktoren der Therapie sind die linksventrikuläre Funktion (negativ inotrope Wirkung von Sotalol), das Vorliegen einer schweren obstruktiven Lungenerkrankung (Bronchokonstriktion durch Betablocker) sowie Schilddrüsenfunktionsstörungen (Amiodaron). In diesen Fällen sollte der elektrischen Kardioversion (Überstimulation oder Defibrillation) nach Ausschluss intrakardialer Thromben (Echokardiografie!) der Vorzug gegeben werden.

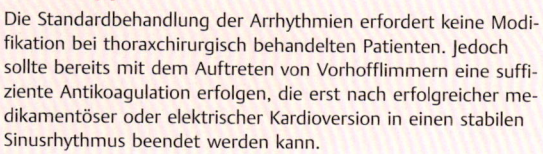

Praxistipp
Die Standardbehandlung der Arrhythmien erfordert keine Modifikation bei thoraxchirurgisch behandelten Patienten. Jedoch sollte bereits mit dem Auftreten von Vorhofflimmern eine suffiziente Antikoagulation erfolgen, die erst nach erfolgreicher medikamentöser oder elektrischer Kardioversion in einen stabilen Sinusrhythmus beendet werden kann.

Pulmonale Komplikationen
Atelektasen und Mediastinalverschiebung

Atelektasen treten nach thoraxchirurgischen Eingriffen häufig auf [13]. Die Ursachen sind oft multifaktoriell (Sekretretention, intraoperativer Lungenkollaps und mechanische Beatmung, Abknicken der Atemwege, Bronchospasmus, intraoperatives Trauma, Lagerung). Das Ausmaß variiert von kleineren Lungensegmenten über einzelne Lungenlappen bis zum Kollaps einer gesamten Lunge. Die Symptome reichen von geringen klinischen Zeichen (Dyspnoe) bis zur Hypoxämie sowie zum akuten Lungenversagen. Die Diagnostik erfolgt mittels Thoraxradiografie.

▶ **Prophylaxe und Therapie.** Einfache und effektive Maßnahmen beinhalten die frühe Mobilisation des Patienten, die inzentive Spirometrie, die Anfeuchtung des applizierten Sauerstoffs, die Aufrechterhaltung einer adäquaten Hydratation sowie die Verabreichung von Bronchodilatatoren und eine adäquate Analgesie. Eine intensive Physiotherapie sowie ggf. die bronchoskopische Absaugung von Sekret sind bei ausgedehnten Atelektasen indiziert. Bei schwerer Hypoxämie können die endotracheale Intubation und Beatmung erforderlich werden, um eine Reexpansion der Lunge zu erreichen. Mit der Reintubation sollte bereits ein Therapiekonzept erarbeitet werden, das auf eine möglichst frühe Entwöhnung von der Beatmung ausgerichtet ist.

Ob nicht invasive atemtherapeutische Verfahren (kontinuierlicher positiver Atemwegsdruck, CPAP) nach thoraxchirurgischen Operationen Vorteile bieten, ist noch nicht durch größere klinische Studien überprüft worden. Da diese Patienten häufig eine chronisch obstruktive Lungenerkrankung (COPD) aufweisen, kann sich die Indikation z. B. für eine CPAP-Beatmung mit Mund- oder Nasenmaske oder für die Atemunterstützung mit einem Helm jedoch auch in diesem Bereich stellen [33].

▶ **Differenzialdiagnose.** Gelegentlich führt ein Pneumothorax oder Hydropneumothorax auf der nicht operierten Seite zum Auftreten einer Mediastinalverschiebung. Die Differenzialdiagnose kann durch die körperliche Untersuchung und radiologisch gestellt werden. Die Therapie umfasst die unverzügliche Anlage einer Thoraxdrainage zur Entlastung der Lunge [9].

Eine Verschiebung des Mediastinums mit gleichzeitiger Anhebung des Diaphragmas tritt regelhaft nach größeren Lungenresektionen zur Kompensation des Verlustes an Lungenvolumen auf und ist insbesondere nach Pneumonektomien zu beobachten. Die Beeinträchtigung der Restlunge ist oft gering.

Jedoch kann die durch die Schrumpfung der Pneumonektomiehöhle bedingte Verschiebung des Mediastinums einen Zustand induzieren, der zu einer Beeinträchtigung des pulmonalen Gasaustausches und einer Verlegung der Atemwege führt [15]. Leitsymptom bei den betroffenen Patienten ist die Dyspnoe, als deren Ursache oft fälschlicherweise die nach dem Eingriff eingeschränkte Lungenfunktion angesehen wird (Postpneumonektomiesyndrom). Die lageabhängig verstärkte Luftnot oder ein inspiratorischer Stridor sind ernst zu nehmende Warnhinweise. Oft findet sich eine Verlegung der Trachea in Höhe der Bifurkation insbesondere nach linksseitiger Pneumonektomie; in Zusammenhang mit gegebenen anatomischen Varianten sind weitere Mechanismen möglich. Eine effektive Prophylaxe für dieses Syndrom besteht nicht, ggf. ist ein plastischer Eingriff zur Verringerung des Defekts notwendig [1].

Atemwegsobstruktionen

Die Obstruktion der Atemwege nach thoraxchirurgischen Eingriffen kann durch laryngeale oder tracheale Ödeme, Sekretretention, Blutkoagel oder eine Parese des N. recurrens verursacht werden. Die Traumatisierung der Atemwege resultiert häufig aus der Verwendung von großlumigen Trachealtuben, Doppellumentuben, Bronchusblockern, starren Bronchoskopen/Tracheoskopen oder wiederholter Reintubation. Tracheale Eingriffe weisen ein erhöhtes Risiko von Atemwegsobstruktionen auf. Deshalb sollten die Patienten im Operationssaal extubiert und derart gelagert werden, dass eine möglichst geringe Spannung der Trachealanastomose resultiert.

Die frühzeitige Diagnose ist entscheidend für eine zeitgerechte und angemessene Therapie, da Atemwegsverlegungen schnell in eine ausgeprägte Hypoxämie und respiratorische Insuffizienz münden können [29].

Merke
Obere Atemwegsobstruktionen erzeugen typischerweise einen Stridor, Obstruktionen der unteren Atemwege ein Giemen oder Brummen. Die initiale Behandlung beinhaltet die Verabreichung von Sauerstoff sowie die Verneblung von razemischem Adrenalin zur Verminderung des Atemwegsödems. Im Zweifelsfall kann eine frühzeitige Reintubation erwogen werden, um die Bedrohung des Patienten zu vermeiden.

Unter Umständen ist die wiederholte Bronchoskopie notwendig, um adäquate Atemwegsverhältnisse vor der Extubation zu erreichen. Bei allen Patienten mit Atemwegsoperationen sollten Manipulationen an der Trachea oder den oberen Atemwegen mit äußerster Vorsicht erfolgen.

Atemwegsleck

Nach Lungenresektionen tritt relativ häufig ein Atemwegsleck auf. Bei ausreichender Thoraxdrainage kommt es im Regelfall innerhalb von 3 bis 4 Tagen zu einem Verschluss. Wenn ein mittelgradiges Atemwegsleck persistiert, kann durch Entfernung der Thoraxdrainage, mäßiges Kollabieren der Lunge und Reinsertion einer neuen Thoraxdrainage das Leck häufig verschlossen werden. Größere segmentale oder bronchiale Leckagen treten typischerweise in der frühen postoperativen Phase nicht auf. Sie sind häufiger bei Operationen großer emphysematöser Bullae oder bei Komplikationen nach bronchialer Stumpfinsuffizienz anzutreffen.

Die mechanische Beatmung kann im Regelfall auch bei einer relativ großen Leckage durchgeführt werden, weil Beatmungsgeräte im volumenbegrenzten Modus den Gasverlust kompensieren.

Merke
Die Anwendung eines erhöhten positiven endexspiratorischen Druckes (PEEP) oder inadäquaten I : E-Verhältnisses kann Atemwegsleckagen vergrößern und das Risiko eines Pneumothorax oder einer Infektion erhöhen!

Pneumothorax

Der Pneumothorax tritt mit oder ohne begleitendes Atemwegsleck nach Thoraxoperationen auf. Ein lebensbedrohlicher Spannungspneumothorax kann bei gleichzeitigem Vorliegen eines Atemwegslecks und inadäquater Drainage resultieren, insbesondere bei mechanischer Überdruckbeatmung.

Typische klinische Zeichen sind:
- die kontralaterale Verlagerung des Mediastinums (Thorax-Röntgen),
- ein abgeschwächtes oder aufgehobenes Atemgeräusch,
- die Abnahme des venösen Rückstroms,
- arterielle Hypotension und Tachykardie,
- akute respiratorische Insuffizienz.

▶ **Differenzialdiagnose.** Die wichtigste Therapie ist die Sicherstellung einer adäquaten Saugdrainage mit einem geschlossenen System oder die unverzügliche Anlage einer großlumigen Punktionskanüle in den vorderen Pleuraraum (2.– 3. Interkostalraum, Medioklavikularlinie). Diese Therapie führt in den meisten Fällen zu einer raschen Entlastung. Im Anschluss daran wird die definitive Versorgung mit einer Thoraxdrainage (4.– 5. Interkostalraum, vordere Axillarlinie) durchgeführt [28, 34].

Bronchopleurale Fistel/Bronchusstumpfausriss

Merke
Der Bronchusstumpfausriss als Ursache einer bronchopleuralen Fistel mit nachfolgender Entwicklung eines Spannungspneumothorax ist eine seltene [14], jedoch akut lebensbedrohliche Komplikation, die mit einer Letalität von bis zu 20 % assoziiert ist [38].

Typische klinische Zeichen sind das plötzliche Auftreten eines Atemwegslecks, Hämoptysen und radiologische Veränderungen (Pneumothorax mit oder ohne Luftflüssigkeitsspiegel und partiellem Lungenkollaps). Frühe postoperative bronchopleurale Fisteln sind im Regelfall auf operationstechnische Probleme zurückzuführen. Hier ist, nach Entlastung des Spannungspneumothorax, eine unverzügliche Revision mit Verschluss der Fistel indiziert.

▶ **Ursachen.** Die Bronchusstumpfinsuffizienz, die im Regelfall 7 bis 10 Tage postoperativ nach Pneumonektomie auftritt, ist typischerweise die Folge einer Ischämie und Nekrose des Bronchialgewebes infolge inadäquater Perfusion, Infektion oder Tumorinfiltration. Einen typischen radiologischen Befund stellt das Abfallen des Luftflüssigkeitsspiegels gegenüber den Voraufnahmen dar. Die schlechte Heilungstendenz bei präoperativer Radiatio, Diabetes mellitus, COPD, arterieller Verschlusskrankheit, arterieller Hypertonie, Leberinsuffizienz und mangelhaftem Ernährungsstatus begünstigt das Auftreten dieser Komplikation [12].

▶ **Therapie.** Die Lagerung des Patienten auf die operierte Seite ist als erste Maßnahme erforderlich, um eine suffiziente Drainage zu erreichen. Zur Lokalisation und Größenbestimmung der Fistel ist eine fiberoptische Bronchoskopie notwendig. Bei stabilen Patienten ist grundsätzlich die Indikation zur operativen Revision gegeben, oft stehen jedoch technische Probleme einer unverzüglichen operativen Revision im Wege, insbesondere bei Patienten, bei denen die Pneumonektomie mehr als 10 Tage zurückliegt [18].

Bronchopleurale Fisteln nach *Lobektomien* können im Allgemeinen mit einer Thoraxdrainage bis zum Auftreten einer Pleurodese behandelt werden. Danach kann die Thoraxdrainage entfernt oder durch eine kleinere Drainage ersetzt werden. Kleinere bronchopleurale Fisteln verschließen sich im Regelfall spontan im weiteren Verlauf.

Wenn eine bronchopleurale Fistel nach einer Manschettenresektion auftritt, besteht die Indikation zur Durchführung einer Bronchoskopie, um die Integrität der bronchialen Anastomose zu überprüfen. Bei persistierender Stumpfinsuffizienz muss eine Pneumonektomie in Betracht gezogen werden [38].

Postoperatives Lungenversagen (ALI/ARDS)

Das akute Lungenversagen/das akute Atemnotsyndrom (ALI/ARDS) stellt die wichtigste postoperative Komplikation in der Thoraxchirurgie dar, mit einer Inzidenz von 2 – 18 %. Das postoperative Lungenversagen wird entweder als akute Hypoxämie (arterieller Sauerstoffpartialdruck [paO_2] < 60 mmHg), als Hyperkapnie (Kohlendioxidpartialdruck [$paCO_2$] > 45 mmHg) bzw. als verlängerte mechanische Ventilation (> 24 h) oder notwendige Reintubation definiert. Ursächlich ist die Ausbildung eines proteinreichen alveolären Ödems ohne offensichtliches pathophysiologisches Korrelat in der frühen Phase nach lungenresezierenden Eingriffen [5].

▶ **Risikofaktoren.** Für dieses Syndrom konnte die folgende Risikokonstellation [27] identifiziert werden:
- (rechtsseitige) Pneumonektomie,
- übermäßige intraoperative Flüssigkeitszufuhr,
- vermehrte postoperative Urinproduktion.

Außer der Volumenüberladung müssen jedoch weitere Faktoren für die Bildung dieses postoperativen Lungenödems als ursächlich angesehen werden:
- hohe Beatmungsdrücke bzw. Atemzugvolumina während des Eingriffs,
- Gabe von Frischplasma,

10.6 Intensivmedizinische Therapie nach thoraxchirurgischen Eingriffen

- Verletzung der intrathorakalen lymphatischen Gefäße,
- Wirkung von proinflammatorischen Mediatoren,
- Toxizität des Sauerstoffs.

Daneben scheint der präoperative Alkoholabusus des Patienten eine wesentliche Rolle zu spielen.

Ein ALI/ARDS nach thoraxchirurgischen Eingriffen wird am 1.–4. postoperativen Tag radiologisch evident; diese Veränderungen gehen den klinischen Symptomen meist um 24 h voraus. Auffällig sind die hohe Mortalität von 25–50% sowie die Resistenz gegenüber der Standardtherapie des Lungenödems. Die Assoziation mit einer intraoperativen Volumenüberladung ist zwar gegeben, jedoch kann nicht gezeigt werden, dass diese ursächlich für die Ausbildung des Ödems ist, da gleichzeitig eine Assoziation mit niedrigen oder normalen pulmonalarteriellen Verschlussdrücken besteht [1]. Das eiweißreiche Alveolarödem weist eher auf eine endotheliale Schrankenstörung aufgrund eines multifaktoriellen Geschehens hin.

10.6.5 Postoperative Therapie
Unmittelbar postoperative Phase

Die meisten Patienten sollten nach einem thoraxchirurgischen Eingriff noch im Operationssaal extubiert und mit offenen (d. h. nicht abgeklemmten) Thoraxdrainagen auf die Intensivüberwachungs- oder Intensivtherapiestation verlegt werden. Die allgemeinen Prinzipien unterscheiden sich nicht grundlegend von der Vorgehensweise bei nicht thoraxchirurgisch behandelten Patienten. Die Kontrolle und Dokumentation der aktuellen Vitalparameter, des physischen Status sowie anamnestische Daten (Begleiterkrankungen, Verlauf von Operation und Anästhesie) sind bei Übernahme jedes Patienten obligat.

> **Praxistipp**
>
> Das postoperative Management umfasst das Monitoring mit EKG, arterieller Blutdruckmessung (mit nicht invasiver bzw. invasiver Blutdruckmessung, NIBP bzw. IBP) und Pulsoxymetrie, die Kontrolle von Urinausscheidung und Körpertemperatur, die Erhebung laborchemischer Befunde (Elektrolyte, Hämoglobin, Gerinnungsparameter, Blutgasanalyse) sowie die Überwachung der Thoraxdrainage. Darüber hinaus muss den respiratorischen Verhältnissen, einer adäquaten Analgesie und der Flüssigkeitstherapie besondere Aufmerksamkeit gewidmet werden.

Unmittelbar postoperativ sollte eine Röntgenthoraxaufnahme angefertigt werden, welche die korrekte Lage der Thoraxdrainagen, das Ausmaß der Lungenexpansion, die zentrale Stellung des Mediastinums, die Lage der zentralvenösen Katheter und mögliche Atelektasen dokumentiert.

Die Vitalfunktionen jedes Patienten sind in Abhängigkeit von der durchgeführten Operation, den Begleiterkrankungen und den eventuell aufgetretenen Komplikationen in definierten Intervallen oder kontinuierlich zu überwachen [8].

Spezielle therapeutische Maßnahmen richten sich an den entsprechenden Erfordernissen aus:
- Schmerz,
- Übelkeit und Erbrechen,
- Hypothermie, Hyperthermie,
- Dyspnoe,
- Kreislaufinstabilität,
- Blutverluste.

Postoperative Atemtherapie

Der thoraxchirurgische Eingriff – mit temporärem Kollaps der operierten Lunge und Ventilation der abhängigen Lunge – induziert postoperative Veränderungen der Atemmechanik, der Ventilation und des pulmonalen Gasaustauschs [23, 24]. Diese umfassen die Ausbildung von Atelektasen mit Sekretretention und progredienter Abnahme der funktionellen Residualkapazität, Störungen des Ventilation/Perfusion-Verhältnisses, Erhöhung des intrapulmonalen Shunts, die Abnahme der respiratorischen Compliance mit Zunahme der Atemarbeit sowie die schmerzbedingte Hypoventilation (▶ Tab. 10.15; [25]). Die resultierende passagere Hypoxämie lässt sich durch die Insufflation von Sauerstoff über eine Gesichtsmaske oder Nasensonde gut behandeln. Eine routinemäßige postoperative Nachbeatmung kann das Auftreten von Atelektasen praktisch nicht verhindern, führt jedoch zu einer Beeinträchtigung der mukoziliären Clearance und einer erhöhten Inzidenz nosokomialer Pneumonien.

> **Praxistipp**
>
> Zur Prophylaxe und Therapie der postoperativen Hypoxämie kommen, in Abhängigkeit von der Schwere der Störung, gezielte Maßnahmen zum Einsatz, um die Entfaltung atelektatischer Lungenareale zu unterstützen: Atemübungen, Lagerungsdrainagen oder nicht invasive Beatmungstherapien.

Mechanische Beatmung

Die Notwendigkeit für eine mechanische Beatmung nach Thorakotomie ergibt sich üblicherweise aus unerwarteten intraoperativen Ereignissen, aus erheblich verlängerter Operationszeit, mas-

Tab. 10.15 Pathophysiologie der Lungenfunktion nach thoraxchirurgischen Eingriffen.

Reduzierte Lungenvolumina	Gestörte Ventilation	Gestörter Gasaustausch
Resektion von Lungenparenchym	FRC ↓↓ FVC ↓↓	V/Q-Verteilungsstörung
Atelektasen	Dysfunktion des Diaphragmas	Atelektasen
Pleuraergüsse	Dysfunktion der Interkostalmuskulatur	Lungenödem
Restriktion des Thorax	Resistance ↑	Herzzeitvolumen ↓
Lungenödem	Atemminutenvolumen ↓	pvO$_2$ ↓
Sekretverhalt		Atemminutenvolumen ↓

FRC = funktionelle Residualkapazität; FVC = forcierte Vitalkapazität; pvO$_2$ = gemischtvenöser O$_2$-Partialdruck; V/Q = Ventilation/Perfusion-Verhältnis

siver Infusions- oder Transfusionstherapie, inkompletter Erholung der neuromuskulären Blockade, aus persistierender Hypothermie oder kardiovaskulären Komplikationen.

Für die Weiterführung der mechanischen Ventilation sollte der Doppellumentubus oder Univent-Tubus durch einen Standardtubus ersetzt werden. Dieser ist leichter handhabbar und mit geringeren materialspezifischen Problemen (Cuffdruck, Größe und Rigidität) assoziiert.

Praxistipp

Die Beatmung (druckkontrollierte Ventilation, PCV) sollte einen niedrigen bis mäßigen Atemwegsspitzendruck (p_{peak} < 25 cmH$_2$O) und geringen PEEP (5 – 10 cmH$_2$O) umfassen (Atemzugvolumen 5 – 8 ml/kg KG, FiO$_2$ = 0,4 – 0,6). Hohe Atemwegsdrücke oder hohe PEEP-Niveaus können die Integrität der Bronchialanastomosen beeinflussen und die Entwicklung bronchopleuraler Fisteln begünstigen.

Insbesondere Patienten *mit obstruktiven Atemwegserkrankungen* tendieren zu einem erhöhten intrinsischen PEEP, welcher durch die Anwendung adäquater Hubvolumina und niedriger Beatmungsfrequenzen, ein verlängertes Exspirium sowie durch einen geringen externen PEEP (3 – 5 cmH$_2$O) optimiert werden kann.

Bei Patienten *mit restriktiven Lungenerkrankungen* ist das Auftreten hoher Atemwegsdrücke pro appliziertem Hubvolumen das primäre Problem. Bei diesen Patienten sollten das Atemzugvolumen (AZV) vermindert (5 – 6 ml/kg KG) und die alveoläre Ventilation durch eine adaptierte Beatmungsfrequenz mit verlängerter Inspirationsphase sichergestellt werden. Ob eine lungenprotektive Beatmung, in Analogie zu den Erfahrungen bei der Behandlung des ARDS [3], Vorteile bietet, ist noch nicht abschließend geklärt.

Management der Thoraxdrainagen

Die Einlage einer oder mehrerer Drainagen ist nach Operationen an den Thoraxorganen notwendig. Die Platzierung der Drainagen orientiert sich an den entsprechenden Zielsetzungen; diese können dorsal, ventral, kaudal (diaphragmal) oder kranial (Pleurakuppel) eingebracht werden. Sie dienen der Entleerung von Flüssigkeiten (dorsal, kaudal) und Luft (ventral, kranial) und damit der Wiederherstellung physiologischer Verhältnisse durch den Aufbau eines pleuralen Unterdrucks und die nachfolgende Entfaltung der Lunge. Die Überwachung der Thoraxdrainagen sowie die Beherrschung von drainagebedingten Komplikationen ist eine Grundbedingung der postoperativen Therapie. Es gelten die folgenden Regeln:
- Ein Sog von 15 – 20 cmH$_2$O ist in der Regel ausreichend.
- Nach Pneumonektomie soll kein Unterdruck hergestellt werden (cave: Mediastinalverschiebung, Abknicken großer Gefäße und der Trachea).
- Drainagen werden zum Transport nicht abgeklemmt (*cave:* Spannungspneumothorax).
- Atemsynchrones Pendeln der Flüssigkeit im Drainageschlauch ist ein Indiz für eine unzureichende Ausdehnung der Restlunge (*cave:* Fistel, Drainageverschluss).
- Luftblasen im Drainageschlauch weisen auf eine bronchopleurale Fistel hin (*cave:* Bronchusstumpfinsuffizienz).

Volumentherapie

Insbesondere ausgedehnte thoraxchirurgische Eingriffe resultieren in einer erhöhten pulmonalkapillären Permeabilität mit Ausbildung eines alveolären Ödems (und nachfolgender Hypoxämie), welches durch eine übermäßige Flüssigkeitsbelastung verstärkt werden kann. Die Infusionstherapie orientiert sich somit am Ausgleich der kalkulierten Volumenverluste unter Berücksichtigung der hämodynamischen Parameter und der Urinausscheidung.

Merke

Grundsätzlich verfolgt die Infusionstherapie das Ziel, mit einem minimalen Volumen an kolloidaler Lösung oder Elektrolytlösung eine adäquate Organperfusion und Elektrolytbalance aufrechtzuerhalten. Zur Verbesserung der hämodynamischen Situation ist die Applikation von positiv inotropen Substanzen sowie die konsequente hämodynamische Überwachung einer Flüssigkeitsüberladung vorzuziehen [39].

Jedoch muss darauf hingewiesen werden, dass die Flüssigkeitsverluste gerade bei offenen thoraxchirurgischen Verfahren oft unterschätzt werden, sodass bei vielen Patienten postoperativ ein Volumenmangel resultiert.

Richtlinien für die perioperative Volumentherapie in der Thoraxchirurgie:
- Die positive postoperative Flüssigkeitsbilanz sollte einen Maximalwert von 20 ml/kg KG in den ersten 24 h nicht überschreiten.
- Für erwachsene Patienten sollte das Volumen kristalloider Infusionen auf weniger als 3 l in den ersten 24 h begrenzt werden.
- Flüssigkeitssubstitutionen für Verluste in den „dritten Raum" sind während thoraxchirurgischer Eingriffe nicht indiziert.
- Eine Urinausscheidung > 0,5 ml/kg KG/h ist nicht notwendig.

Postoperative Schmerztherapie

Die ausgeprägte Schmerzsymptomatik nach thoraxchirurgischen Eingriffen beeinträchtigt das Wohlbefinden des Patienten in erheblichem Maße und bedingt, infolge der schmerzbedingten Hypoventilation, gravierende pathophysiologische Konsequenzen und hat damit Einfluss auf die perioperative Morbidität. Weiterhin muss durch eine suffiziente Analgesie die Gefahr der Chronifizierung des Schmerzes verringert werden, die gerade in der Thoraxchirurgie hoch ist [36].

Verschiedene Konzepte stehen zur Verfügung, um in der postoperativen Phase mit möglichst geringen Nebenwirkungen und Risiken eine ausreichende Analgesie zu erzielen [34].

Systemische Schmerztherapie mit Opioiden und Nichtopioidanalgetika

Die systemische Gabe von Opioiden (z. B. Piritramid, Morphin, Tramadol, Pethidin, Buprenorphin) und Nichtopioidanalgetika (Paracetamol, Metamizol, COX-II-Hemmer, Ibuprofen, Diclofenac), welche intravenös, intramuskulär, oral oder subkutan appliziert werden können, stellt noch immer die Basis der postoperativen Schmerztherapie dar. Die Applikation kann als Bolus oder kontinuierlich, durch das betreuende Pflegepersonal („nurse controlled"), auf Verlangen des Patienten („on demand") oder durch den Patienten selbst (patientenkontrollierte Analgesie – PCA) erfolgen. Insbesondere die kontinuierlichen und die patientengesteuerten Verfahren haben sich als sehr effektiv erwiesen, setzen jedoch ein kooperatives Verhalten des Patienten und eine engmaschige Kontrolle voraus.

Aufgrund des Nebenwirkungsspektrums dieser Medikamente, die besonders bei opioidnaiven Patienten Verwirrtheit, Übelkeit, Erbrechen, Müdigkeit und einen verminderten Atemantrieb hervorrufen können, ist die lückenlose Überwachung des Patienten

Voraussetzung, um die Gefahr einer akuten Atemdepression frühzeitig erkennen zu können.

Praxistipp
Die Kombination von Opioiden mit Nichtopioidanalgetika ist unter Beachtung der Kontraindikationen und der jeweiligen Tageshöchstdosen günstiger als die Therapie mit Monosubstanzen. Sie zeichnet sich durch eine Reduktion der Nebenwirkungsrate der Einzelsubstanzen und deutlich verbesserte Qualität der Schmerzbehandlung aus [35].

Regionale Analgesieverfahren

▶ **Intrapleurale und paravertebrale Regionalanästhesie.** Die intrapleurale Applikation von Lokalanästhetika über einen intraoperativ eingebrachten Pleurakatheter, die interkostale Nervenblockade sowie die paravertebrale Injektion stellen alternative, jedoch selten angewendete Therapieverfahren dar. Die Analgesiequalität wird bei alleiniger Anwendung unterschiedlich beurteilt und ist im Vergleich zur thorakalen Epiduralanalgesie deutlich schlechter. Der Hauptvorteil dieser Methoden liegt in der Verminderung der systemischen Nebenwirkungen von Opioiden, wobei der Nutzen dieser Verfahren kontrovers beurteilt wird. Die versehentliche Punktion der Pleura, eine Intoxikation mit Lokalanästhetika, das Risiko einer epiduralen Ausbreitung von Analgetika nach paravertebraler Injektion sowie der Verlust des Lokalanästhetikums durch die Drainagen sind wesentliche Nachteile. Hingegen kann durch den Chirurgen intraoperativ ein Pleurakatheter meist ohne Probleme gelegt werden. Jedoch besteht das Risiko einer Absorption des Lokalanästhetikums mit dem Risiko systemischer toxischer Nebenwirkungen.

▶ **Epiduralanästhesie.** Die thorakale Epiduralanästhesie ist das derzeit effektivste Verfahren zur postoperativen Schmerztherapie nach Thoraxeingriffen [11, 19]. Das Verfahren erlaubt die segmentale Blockierung sensorischer Nervenfasern über einen in den Epiduralraum eingeführten Katheter. Neben einer ausgezeichneten Analgesiequalität bei geringen systemischen Nebenwirkungen verbessert die Epiduralanästhesie die Lungenfunktion [16] und verringert pulmonale und kardiale Komplikationen [41] sowie die postoperative Stressreaktion [21]. Wenn die Spitze des Katheters auf der Höhe des Thorakotomiesegments platziert wird, kann eine ausreichende Analgesie ausschließlich durch die Applikation von Lokalanästhetika erreicht werden.

Merke
Die Kombination von Opioiden (z. B. Sufentanil, Morphin oder Fentanyl) mit Lokalanästhetika (z. B. Bupivacain oder Ropivacain) sowie α_2-Adrenozeptoragonisten (Clonidin, Dexmedetomidin) ermöglicht eine deutlich bessere Analgesiequalität bei geringeren Nebenwirkungen [10].

Jedoch kann eine Blockade des sympathischen Nervensystems auch nachteilige *hämodynamische Komplikationen* (Bradykardie, Hypotonie) hervorrufen.

Komplikationen nach einer Epiduralanästhesie sind sehr selten, wenn die allgemeinen anästhesiologischen Richtlinien korrekt eingehalten werden [41], jedoch aufgrund ihrer Schwere gefürchtet. Die Anlage eines thorakalen oder lumbalen Epiduralkatheters ist mit dem Risiko einer Verletzung der Spinalnerven oder des Rückenmarks verbunden und in diesem Zusammenhang mit der Gefahr von Nervenschäden, die bis zur Querschnittslähmung reichen können, sowie dem möglichen Auftreten von Infektionen oder spinalen Hämatomen.

Kernaussagen

Einleitung
Das thoraxchirurgische Fachgebiet umfasst spezielle Maßnahmen und spezifische Komplikationen, die über das Management allgemeinchirurgischer Patienten hinausgehen. Besondere Herausforderungen stellen die postoperative Beatmungs-, die Volumenersatz- sowie die Schmerztherapie nach einem thoraxchirurgischen Eingriff dar.

Perioperatives Risiko des thoraxchirurgischen Patienten
Thoraxchirurgische Patienten haben ein typisches Risikoprofil, höhere ASA-Klassifikationen und häufig kardiale und pulmonale Begleiterkrankungen. Sie sollten präoperativ optimal medikamentös eingestellt und physiotherapeutisch behandelt werden. Patienten mit einem erhöhten Risiko weisen präoperativ einen erhöhten $paCO_2$ unter Ruhebedingungen und eine FEV_1/FVC von < 50 % auf. Häufig betragen auch DL_{CO} und MVV weniger als 50 % des Vorhersagewertes.

Spezielle Komplikationen nach thoraxchirurgischen Eingriffen
Patienten nach einem thoraxchirurgischen Eingriff sind postoperativ durch episodische Hypoxämien gefährdet, die durch Blutungen, durch Aspiration sowie durch temporäre Hypoventilation potenziert werden können.
Bei Atemwegsobstruktionen stehen die Möglichkeiten der Atemwegssicherung und einer ausreichenden Ventilation im Vordergrund. Die Kenntnis der individuellen Atemwegsanatomie und -pathologie ist essenziell.

Postoperative Therapie
Die adäquate Behandlung umfasst das Monitoring mit EKG, Blutdruckmessung und Pulsoxymetrie sowie die Überwachung der Thoraxdrainage. Im weiteren Verlauf sind die Volumentherapie, eine adäquate Analgesie, die Überwachung des respiratorischen Status sowie die postoperative Atemtherapie mit Atemübungen, Lagerungsdrainagen oder nicht invasiven Beatmungstherapien, ggf. aber auch mechanischer Beatmung, wichtig. Die systemische, kombinierte Gabe von Opioiden und Nichtopioidanalgetika stellt noch immer die Basis der postoperativen Schmerztherapie dar.
Die thorakale Epiduralanästhesie mit Lokalanästhetika und Opioiden ist das derzeit effektivste Verfahren. Durch zentrale α_2-Adrenozeptoragonisten lässt sich die Qualität der Epiduralanästhesie verbessern.

Literatur

[1] Alvarez JM, Panda RK, Newman MA et al. Postpneumonectomy pulmonary edema. J Cardiothorac Vasc Anesth 2003; 17 (3): 388 – 395

[2] Amar D, Zhang H, Roistacher N. The incidence and outcome of ventricular arrhythmias after noncardiac thoracic surgery. Anesth Analg 2002; 95(3): 537 – 543

[3] Amato MB, Barbas CS, Medeiros DM et al. Effect of a protective-ventilation strategy on mortality in the acute respiratory distress syndrome. N Engl J Med 1998; 338(6): 347 – 354

[4] Azad SC. Perioperative pain management in patients undergoing thoracic surgery. Curr Opin Anaesthesiol 2001; 14: 87 – 91

[5] Baudouin SV. Lung injury after thoracotomy. Br J Anaesth 2003; 91(1): 132–142
[6] Boffa DJ, Allen MS, Grab JD et al. Data from the society of thoracic surgeons general thoracic surgery database: the surgical management of primary lung tumors. J Thorac Cardiovasc Surg 2008; 135(2): 247–254
[7] Bolliger CT, Guckel C, Engel H et al. Prediction of functional reserves after lung resection: comparison between quantitative computed tomography, scintigraphy, and anatomy. Respiration 2002; 69(6): 482–489
[8] Brown SL. Practical points in the postanesthesia assessment and care of the patient undergoing thoracic surgery. J Post Anesth Nurs 1986; 1(4): 265–267
[9] Cable DG, Deschamps C, Allen MS et al. Lobar torsion after pulmonary resection: presentation and outcome. J Thorac Cardiovasc Surg 2001; 122(6): 1091–1093
[10] Congedo E, Sgreccia M, De Cosmo G. New drugs for epidural analgesia. Curr Drug Targets 2009; 10(8): 696–706
[11] De Cosmo G, Aceto P, Gualtieri E et al. Analgesia in thoracic surgery: review. Minerva Anestesiol 2009; 75(6): 393–400
[12] Deschamps C, Bernard A, Nichols FC, 3rd et al. Empyema and bronchopleural fistula after pneumonectomy: factors affecting incidence. Ann Thorac Surg 2001; 72(1): 243–247
[13] Duggan M, Kavanagh BP. Pulmonary atelectasis: a pathogenic perioperative entity. Anesthesiology 2005; 102(4): 838–854
[14] Farkas EA, Detterbeck FC. Airway complications after pulmonary resection. Thorac Surg Clin 2006; 16(3): 243–251
[15] Grillo HC, Shepard JA, Mathisen DJ et al. Postpneumonectomy syndrome: diagnosis, management, and results. Ann Thorac Surg 1992; 54(4): 638–650
[16] Groeben H. Epidural anesthesia and pulmonary function. J Anesth 2006; 20(4): 290–299
[17] Hollaus PH, Wilfing G, Wurnig PN et al. Risk factors for the development of postoperative complications after bronchial sleeve resection for malignancy: a univariate and multivariate analysis. Ann Thorac Surg 2003; 75(3): 966–972
[18] Hope WW, Bolton WD, Stephenson JE. The utility and timing of surgical intervention for parapneumonic empyema in the era of video-assisted thoracoscopy. Am Surg 2005; 71(6): 512–514
[19] Joshi GP, Bonnet F, Shah R et al. A systematic review of randomized trials evaluating regional techniques for postthoracotomy analgesia. Anesth Analg 2008; 107(3): 1026–1040
[20] Kowalewski J, Brocki M, Dryjanski T et al. Right ventricular morphology and function after pulmonary resection. Eur J Cardiothorac Surg 1999; 15(4): 444–448
[21] Kozian A, Schilling T, Hachenberg T. Non-analgetic effects of thoracic epidural anaestesiol. Curr Opin Anaesthesiol 2005; 18(1): 29–34
[22] Kozian A, Schilling T, Strang C et al. Anesthetic considerations in patients with previous thoracic surgery. Curr Opin Anaesthesiol 2006; 19(1): 26–33
[23] Kozian A, Schilling T, Freden F et al. One-lung ventilation induces hyperperfusion and alveolar damage in the ventilated lung: an experimental study. Br J Anaesth 2008; 100(4): 549–559
[24] Kozian A, Schilling T, Schutze H et al. Lung computed tomography density distribution in a porcine model of one-lung ventilation. Br J Anaesth 2009; 102(4): 551–560
[25] Larsen KR, Svendsen UG, Milman N et al. Cardiopulmonary function at rest and during exercise after resection for bronchial carcinoma. Ann Thorac Surg 1997; 64(4): 960–964
[26] Licker M, Spiliopoulos A, Frey JG et al. Risk factors for early mortality and major complications following pneumonectomy for non-small cell carcinoma of the lung. Chest 2002; 121(6): 1890–1897
[27] Licker M, de Perrot M, Spiliopoulos A et al. Risk factors for acute lung injury after thoracic surgery for lung cancer. Anesth Analg 2003; 97(6): 1558–1565
[28] MacDuff A, Arnold A, Harvey J. Management of spontaneous pneumothorax: British Thoracic Society Pleural Disease Guideline 2010. Thorax 2010; 65 (Suppl 2:ii): 18–31
[29] McMahon CC, Rainey L, Fulton B et al. Central airway compression. Anaesthetic and intensive care consequences. Anaesthesia 1997; 52(2): 158–162
[30] Mehanna MJ, Israel GM, Katigbak M et al. Cardiac herniation after right pneumonectomy: case report and review of the literature. J Thorac Imaging 2007; 22(3): 280–282
[31] Mutlak H, Czerner S, Winter H et al. Preoperative evaluation and risk estimation in thoracic surgery. Anaesthesist 2010; 59(10): 918–928
[32] Pedoto A, Heerdt PM. Postoperative care after pulmonary resection: postanesthesia care unit versus intensive care unit. Curr Opin Anaesthesiol 2009; 22(1): 50–55
[33] Perrin C, Jullien V, Venissac N et al. Prophylactic use of non-invasive ventilation in patients undergoing lung resectional surgery. Respir Med 2007; 101(7): 1572–1578
[34] Rahman NM, Davies RJ, Gleeson FV. Pleural interventions: management of acute and chronic pneumothorax. Semin Respir Crit Care Med 2008; 29(4): 427–440
[35] Savoia G, Gravino E, Loreto M et al. Analgesia in PACU: indications, monitoring, complications. Curr Drug Targets 2005; 6(7): 755–765
[36] Senturk M. Acute and chronic pain after thoracotomies. Curr Opin Anaesthesiol 2005; 18: 1–4
[37] Sirbu H, Busch T, Aleksic I et al. Chest re-exploration for complications after lung surgery. Thorac Cardiovasc Surg 1999; 47(2): 73–76
[38] Sirbu H, Busch T, Aleksic I et al. Bronchopleural fistula in the surgery of non-small cell lung cancer: incidence, risk factors, and management. Ann Thorac Cardiovasc Surg 2001; 7(6): 330–336
[39] Slinger PD. Postpneumonectomy pulmonary edema: good news, bad news. Anesthesiology 2006; 105(1): 2–5
[40] Watanabe S, Asamura H, Suzuki K et al. Recent results of postoperative mortality for surgical resections in lung cancer. Ann Thorac Surg 2004; 78(3): 999–1002
[41] Wijeysundera DN, Beattie WS, Austin PC et al. Epidural anaesthesia and survival after intermediate-to-high risk non-cardiac surgery: a population-based cohort study. Lancet 2008; 372(9638): 562–569

Kapitel 11
Kardiovaskuläre Erkrankungen

11.1	Physiologie des menschlichen Herzens	712
11.2	Koronare Herzkrankheit	718
11.3	Herzinsuffizienz	730
11.4	Herzrhythmusstörungen	746
11.5	Entzündliche Herzerkrankungen	760
11.6	Angeborene Herzfehler im Erwachsenenalter	766
11.7	Erworbene Herzklappenfehler	774
11.8	Erkrankungen der Aorta	785
11.9	Arterielle Hypertonie	788
11.10	Intensivtherapie nach herzchirurgischen Eingriffen	794

11.1 Physiologie des menschlichen Herzens

J. Stypmann, C. Schmid, G. Theilmeier

11.1.1 Die kontraktile Funktion des intakten Herzens

Anatomie und Funktion des menschlichen Herzens

Anatomisch besteht das ca. 350 g schwere Herz aus 4 muskulösen Herzkammern und 4 Öffnungen, in denen sich jeweils 1 Herzklappe befindet sowie dem spezifischen Reizleitungssystem. Die 4 Herzklappen wirken als Ventile zur Füllung und Entleerung der Herzkammern entsprechend dem dreiphasigen Herzzyklus: Kontraktion, Relaxation und Füllung [16, 22] (▶ Abb. 11.1 a, b).

Intrinsische und extrinsische Regulation der Kontraktion des linken Ventrikels

Während der *Ejektionsphase* des Herzens sind die Pulmonal- und die Aortenklappe geöffnet. Die Kontraktilität oder auch synonym der inotrope Zustand bezeichnen die Fähigkeit des Myokards, sich unabhängig von Veränderungen der Vor- oder Nachlast zu verkürzen. Die kontraktile Kraft wird dabei sowohl extrinsisch von chemischen Einflüssen außerhalb des Kardiomyozyten, wie z. B. Adrenalin, ANP, BNP, als auch intrinsisch von Faktoren innerhalb des Kardiomyozyten, wie der Sarkomerlänge unter Ruhebedingungen, reguliert. Jede Änderung der kontraktilen Kraft, die *nicht* auf einer Änderung der Muskelfaserlänge beruht, ist eine Änderung der Kontraktilität.

▶ **Isovolumetrische LV-Kontraktion.** Die Myokardkontraktion erfolgt dabei auf molekularer Ebene durch Bindung von Kalziumionen an die Myofilamente mit konsekutiver Triggerung der Aktin-Myosin-Interaktion und entsprechender Verkürzung der Sarkomere. Eine vermehrte Kontraktilität führt durch verstärkte Verkürzung der kontraktilen Proteine zu einem erhöhten endsystolischen intrakavitären Druck. Die fortschreitende Verkürzung des Myokards infolge dieser molekularen Vorgänge bewirkt einen intrakavitären Druckanstieg im linken Ventrikel und die Mitralklappe schließt in der frühen Kontraktionsphase, sobald der linksatriale Druck von normalerweise ca. 10 mmHg überschritten wird. Bei geschlossener Mitral- und Aortenklappe folgt die Phase der *isovolumetrischen LV-Kontraktion* um ein konstantes LV-Volumen. Mit zunehmender Anzahl an interagierenden Myofilamenten steigt der LV-Druck über den Aortendruck und die Öffnung der Aortenklappe leitet den Beginn der ca. 0,3 s langen *raschen Ejektionsphase* des linken Ventrikels ein. Diese Phase ist bestimmt durch den Druckgradienten zwischen LV und Aorta und durch die elastischen Eigenschaften der Aorta und des nachgeschalteten arteriellen Gefäßbaums [1]. Der LV-Druck steigt bis zu einem systolischen Spitzenwert, um danach wieder rasch zu sinken [17].

Relaxation des linken Ventrikels

Mit Abnahme der zytosolischen Kalziumionenkonzentration aufgrund der phospholambaninduzierten Aufnahme in das sarkoplasmatische Retikulum nimmt die Zahl der interagierenden Myofilamente ab und die Ejektionsgeschwindigkeit des Blutes aus dem linken Ventrikel sinkt in der *reduzierten Ejektionsphase*. Obwohl in dieser Phase der Druckgradient zwischen LV und Aorta sehr rasch abnimmt, bleibt der transaortale Blutfluss aufgrund der elastischen Windkesselfunktion der Aorta erhalten [1]. Der hämodynamische Druck der Blutsäule in der Aorta übersteigt im weiteren Verlauf des Herzzyklus den sinkenden intrakavitären Druck im linken Ventrikel. Zu diesem Zeitpunkt schließen die Aortenklappentaschen (1. Komponente des 2. Herztons). Die 2. Komponente des 2. Herztons entsteht durch den Schluss der Pulmonalklappe im rechten Ventrikel, wenn der pulmonalarterielle Druck den rechtsventrikulären Druck übersteigt.

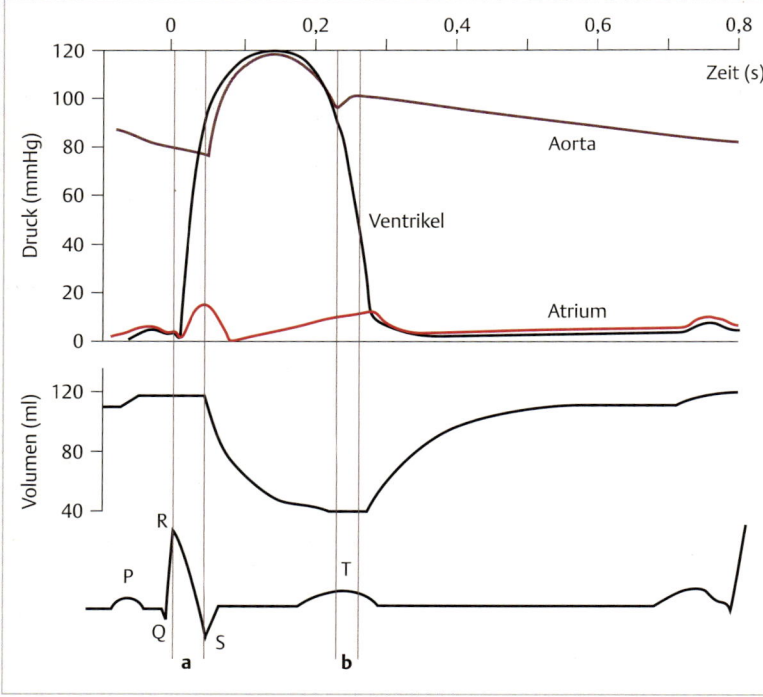

Abb. 11.1 a, b Beziehung der Phasen des Herzzyklus zu Hämodynamik, Ventrikelvolumen und EKG.
a Isovolumetrische Kontraktion.
b Isovolumetrische Relaxation.

▶ **Isovolumotrische Relaxation.** Weil in dieser ca. 0,08 s langen Phase die Mitralklappe geschlossen ist, verändert sich das linksventrikuläre Volumen nicht und man spricht von der *isovolumotrischen Relaxation*. Sobald der Ventrikeldruck unter den Vorhofdruck fällt, öffnet sich die Mitralklappe und die *Füllungsphase* des Herzzyklus beginnt.

Füllung des linken Ventrikels

Wenn der linksventrikuläre Druck unter den des linken Vorhofs fällt, beginnt unmittelbar nach Öffnung der Mitralklappe die *Phase der raschen Ventrikelfüllung*, welche für den größten Teil der diastolischen Ventrikelfüllung verantwortlich ist. Hierbei trägt eine *aktive diastolische Relaxation* des Ventrikels zur frühen Füllungsphase bei. Der Druckangleich in Vorhof und Ventrikel führt kurzzeitig zu einem Sistieren der weiteren Ventrikelfüllung (*Diastase*). Für eine weitere Füllung ist ein Druckgradient zwischen Vorhof und Ventrikel erforderlich, der durch die Vorhofsystole erreicht wird.

Frank-Starling-Beziehung

Die Frank-Starling-Beziehung fasst die komplementären physiologischen Gesetzmäßigkeiten der kardialen Hämodynamik zusammen. Die Vorlast für die Herzarbeit wird durch den vor Beginn der Herzkontraktion vorliegenden diastolischen venösen Zufluss in den linken Vorhof bestimmt, welcher wiederum die linksventrikuläre Füllung während der Diastole bedingt. Wegen einer Optimierung der Überlappung der Aktin-/Myosinfilamente durch diese Vordehnung kommt es bei steigender Vorlast zur stärkeren Ventrikeldehnung, die linksventrikuläre Druckentwicklung verläuft rascher, es werden höhere Ventrikelspitzendrücke erreicht und das Schlagvolumen nimmt zu [8]. Da auch die Herzfrequenz ansteigt, nimmt das Herzzeitvolumen bei steigendem Venendruck zu [21]. Physiologischerweise wird die Vorlast durch den venösen Rückfluss bestimmt, welcher wiederum durch die venöse Compliance beeinflusst wird [14]. Während der Systole kontrahiert der linke Ventrikel gegen die *Nachlast*.

Wandspannung

▶ **Laplace-Gesetz.** Entsprechend dem *Laplace-Gesetz* ist die

$$\text{Wandspannung} = P \times r / 2d$$
(P = Druck, r = Radius, d = Wanddicke).

Daraus folgt, dass
- je größer der linke Ventrikel und sein Radius sind, desto größer ist die Wandspannung,
- bei einem gegebenen linksventrikulären Radius mit Zunahme der vom linken Ventrikel aufgewendeten Kraft die Wandspannung zunimmt (▶ Abb. 11.2).

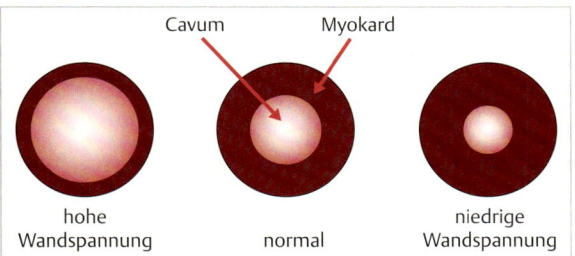

Abb. 11.2 Schematische Darstellung des Laplace-Gesetzes: Wandspannung = 0,5 × (Druck × Radius)/Wanddicke.

Wandspannung, Vorlast und Nachlast

Aufbauend auf den oben genannten Definitionen kann die *Vorlast* exakter als die Wandspannung am Ende der Diastole und somit bei maximaler Ruhelänge des Sarkomers definiert werden. Mit dem Begriff der *Nachlast* werden diejenigen Kräfte bezeichnet, die der systolischen Faserverkürzung im Myokard entgegengerichtet sind und die Ejektion limitieren. Dementsprechend ist die Nachlast die Wandspannung während der linksventrikulären Ejektionsphase; sie erreicht ihr Maximum kurz nach der Öffnung der Aortenklappe. Eine erhöhte Nachlast bedeutet, dass ein höherer intraventrikulärer Druck auf Kosten einer höheren Wandspannung generiert werden muss, um die Aortenklappe zu öffnen und die Ejektionsphase aufrechtzuerhalten.

Die *systolische Wandspannung* integriert die beiden wichtigsten Komponenten der Nachlast, nämlich den arteriellen Blutdruck und die arterielle Compliance (Steifigkeit).

Die *aortale Impedanz* stellt ein weiteres zuverlässiges Maß der Nachlast dar. Die aortale Impedanz bezeichnet den Aortendruck dividiert durch den Aortenfluss zu einem gegebenen Zeitpunkt, sodass dieser Aspekt der Nachlast zu jedem Zeitpunkt des Kontraktionszyklus variiert [6].

Der Bowditch-Effekt: Herzfrequenz und Kraft-Frequenz-Beziehung

Mit zunehmender Herzfrequenz kommt es zu einer allmählichen Zunahme der ventrikulären Kontraktionskraft [3]. Umgekehrt führt eine Abnahme der Herzfrequenz zu einer Reduktion der ventrikulären Kontraktionskraft. Experimentell ist dieser Effekt durch schrittmacherinduzierte Herzfrequenzvariationen abzubilden, wobei allerdings, wenn die Stimulationsfrequenz im Experiment zu rasch gewählt wird, die entwickelte Kontraktionskraft abnimmt.

Myokardialer Sauerstoffverbrauch

Der myokardiale Sauerstoffbedarf wird bestimmt durch Herzfrequenz, Vorlast, Nachlast und Kontraktilität. Da die myokardiale Sauerstoffaufnahme letztendlich den mitochondrialen Metabolismus und die ATP-Produktion widerspiegelt, wird jede Zunahme des ATP-Bedarfs zu einer Zunahme der Sauerstoffaufnahme führen. Ganz allgemein führen Faktoren, die eine Zunahme der Wandspannung induzieren, auch zu einer Zunahme des Sauerstoffverbrauchs. Bei Zunahme der Kontraktilität ist die Geschwindigkeit der Veränderung der Wandspannung gesteigert. Daher stellt die Wandspannung ein integratives Konzept zur Bestimmung der Faktoren des myokardialen Sauerstoffverbrauchs dar.

Herzarbeit

Externe Arbeit wird z. B. verrichtet, wenn eine Masse über eine bestimmte Distanz bewegt wird. Im Falle der Herzarbeit ist die bewegte Masse das Herzzeitvolumen und der Widerstand, gegen den diese Masse bewegt wird, ist der arterielle Blutdruck. Da Volumenarbeit weniger Sauerstoff benötigt als Druckarbeit, kann angenommen werden, dass die externe Arbeit keine wichtige Determinante für den myokardialen Sauerstoffverbrauch darstellt.

Im engeren Sinne muss bei der geleisteten Herzarbeit auch die kinetische Komponente berücksichtigt werden [13]. Die kinetische Arbeit ist die Komponente, die aufgebracht werden muss, um das Blut gegen die Nachlast zu bewegen. Normalerweise macht die kinetische Komponente weniger als 1 % der gesamten Arbeit aus. Die Effizienz bezeichnet das Verhältnis zwischen der geleisteten Arbeit und dem myokardialen Sauerstoffverbrauch. Die subzellulären Mechanismen bei Veränderungen der myokardialen Effizienz sind derzeit noch nicht vollständig geklärt. Da lediglich etwa 12 bis 14 % des Sauerstoffverbrauchs in externe

Arbeit umgesetzt werden können, ist eine Steigerung der Effizienz wahrscheinlich auf eine Reduktion der sog. inneren Arbeit zurückzuführen [18].

Kontraktilität/Inotropie

Eine Steigerung der Kontraktilität resultiert in einer Zunahme der Kontraktionsgeschwindigkeit, welche wiederum einen höheren ventrikulären Spitzendruck erreicht, wenn andere Faktoren der myokardialen Sauerstoffaufnahme, wie Herzfrequenz, Vorlast und Nachlast, konstant gehalten werden. Die Kontraktilität ist eine der wichtigen Determinanten des myokardialen Sauerstoffverbrauchs.

Nach der derzeit gängigen Hypothese führen Faktoren, die eine gesteigerte Kontraktilität nach sich ziehen, zu einer verstärkten Interaktion zwischen Kalziumionen und den kontraktilen Proteinen [2, 11, 12]. Das Konzept der Kontraktilität hat jedoch 2 gewichtige Nachteile:
- Es existiert kein in situ messbarer Index der Kontraktilität und insbesondere gibt es derzeit keinen akzeptierten nicht invasiv messbaren Parameter.
- Es ist nicht möglich, die zellulären Mechanismen der Kontraktilität klar von den Einflüssen der Vor- und Nachlastbedingungen und der Herzfrequenz zu trennen.

Messungen der Druck-Volumen-Kurven gehören derzeit zu den besten Verfahren, das kontraktile Verhalten des intakten Herzens darzustellen. Allerdings ist zur Generierung der Druck-Volumen-Kurven eine invasive Messung des linksventrikulären Drucks erforderlich. Darüber hinaus ist die Messung des linksventrikulären Volumens über den gesamten Herzzyklus ebenfalls schwierig. Die Steigung der endsystolischen Druck-Volumen-Beziehung (E_s) wird im Allgemeinen als ein Surrogat der Kontraktilität angesehen (▶ Abb. 11.3).

Ventrikuläre Relaxation und diastolische Funktion; Lusitropie

Die Ventrikelrelaxation ist ein aktiver, energieverbrauchender Prozess, in dessen Verlauf durch einen spezifischen Carrier Kalzium in das sarkoplasmatische Retikulum gepumpt wird, um die Aktin-Myosin-Brücken nach der Kontraktion zu entkoppeln.

Definition

Die aktiven und passiven Relaxationseigenschaften des Ventrikels während der Diastole werden unter dem Begriff Lusitropie zusammengefasst.

Mit der Relaxation fällt der Druck im Ventrikel sehr schnell auf ein Niveau ab, das unter dem Druckniveau des linken Vorhofs liegt. Damit kommt es zur Öffnung der Mitralklappe und zum Beginn der Ventrikelfüllung.

▶ **Dehnbarkeit und Compliance.** Die Begriffe Dehnbarkeit und Compliance beziehen sich auf passive Materialeigenschaften der Ventrikelwand. *„Dehnbarkeit"* beschreibt die Lage der Druck-Volumen-Kurve im Druck-Volumen-Diagramm des linken Ventrikels. Ein Abfall der Dehnbarkeit verursacht einen Shift der enddiastolischen Druck-Volumen-Beziehung nach oben, d. h. für jedes gegebene enddiastolische Ventrikelvolumen steigt der jeweilige intrakavitäre Druck an, auch ohne dass es zu einer Veränderung der Steigung der Druck-Volumen-Relation kommt (▶ Abb. 11.4).

„Compliance", mathematisch dV/dP, bezieht sich auf enddiastolische Volumenänderungen für gegebene Druckänderungen. Die Ventrikelcompliance kann abgeleitet werden aus der Steigung der enddiastolischen Druck-Volumen-Relation.

▶ **Diastolische Phasen.** Der Übergang von Ventrikelkontraktion zu -relaxation erfolgt allmählich, beginnt bereits während der Ejektionsphase und dauert weit über die Öffnung der Mitralklappe hinaus an. Im Sinusrhythmus und bei einer Herzfrequenz unter 120/min lassen sich 3 diastolische Phasen voneinander abgrenzen.
- *Frühdiastolisch* füllt sich der linke Ventrikel rasant. Treibende Kräfte in dieser Phase sind hauptsächlich ein initialer Druckgradient zwischen Vorhof und Ventrikel und die Relaxation des linken Ventrikels zusammen mit seinen elastischen Rückstellkräften.
- *Mittdiastolisch* nivelliert sich der Druckgradient zwischen Vorhof und Ventrikel durch die Entleerung des Vorhofs und die zunehmende Ventrikelfüllung. Mit dem Druckangleich zwischen den beiden Kammern kommt es zu einer Stagnation des Flusses über der Mitralklappe. Während dieser Diastase ist die passive langsame Füllung des Ventrikels überwiegend abhängig von mechanischen Eigenschaften des Myokards.

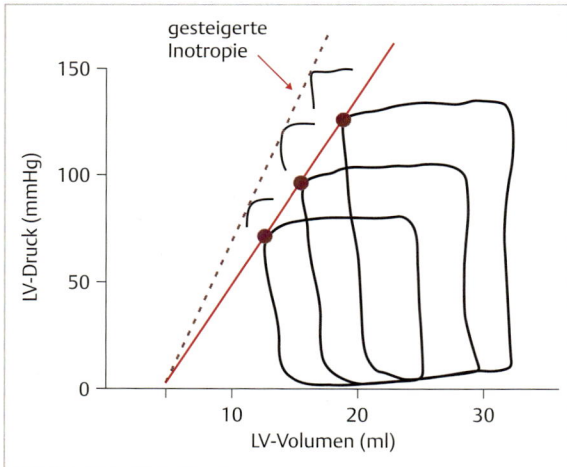

Abb. 11.3 Konzept der Elastance als Maß der Kontraktilität. Die endsystolischen Druck-Volumen-Punkte liegen auf einer Geraden. Bei Zunahme der Kontraktilität nimmt die Steigung dieser Geraden (E_s) zu.

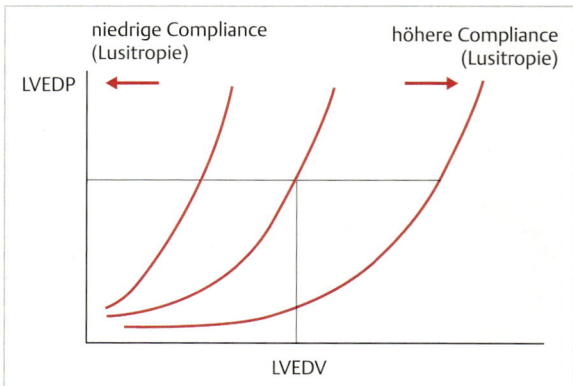

Abb. 11.4 Einfluss von Veränderungen der ventrikulären Compliance auf den linksventrikulären Druck (LVEDP) und das Volumen (LVEDV).

- *Spätdiastolisch* kommt es dann zur Kontraktion des linken Vorhofs. Es baut sich erneut ein kleiner Druckgradient auf, der zu ca. 25 % der endgültigen Ventrikelfüllung beiträgt. Die Flussgeschwindigkeit in dieser Phase ist determiniert durch die transmitralen und atriovenösen Druckgradienten, die systolische Funktion des linken Vorhofs und die atriale wie auch die ventrikuläre Compliance.

Da die myokardiale Relaxation weit über den Zeitpunkt der Öffnung der Mitralklappe hinaus andauert, reflektiert jede Messung von Druck-, Fluss- oder Volumenänderung die komplexe Interaktion zwischen energieabhängiger Relaxation einerseits und andererseits viskoelastischen Kräften des Myokards. Grundsätzlich stehen mehrere nicht invasive Techniken zur Verfügung, um die diastolische linksventrikuläre Funktion qualitativ und quantitativ zu beschreiben: Lävokardiografie, Kardio-CT und -MR sowie verschiedene echokardiografische Untersuchungstechniken (gepulster Doppler des transmitralen Einflusses und des pulmonalvenösen Flusses, Tissue-Doppler, Deformation Imaging wie Strain oder Strain Rate).

▶ **Zelluläre Faktoren.** Unter den vielen komplexen zellulären Faktoren, welche die diastolische Relaxation beeinflussen, sind 4 von besonderem Interesse [4, 17]:
- Die zytosolische Kalziumkonzentration muss abfallen, um die Relaxationsphase einzuleiten; dieser Prozess erfordert ATP und die Phosphorylierung von Phospholamban für die Aufnahme des Kalziums in das sarkoplasmatische Retikulum.
- Die inhärenten viskoelastischen Eigenschaften des Myokards sind von Bedeutung; in hypertrophierten Herzen verläuft die Relaxation langsamer.
- Eine Erhöhung der Phosphorylierung von Troponin-I beschleunigt die Geschwindigkeit der Relaxation.
- Die Relaxation wird von der systolischen Last beeinflusst. Grundsätzlich erzeugt eine größere systolische Belastung eine raschere Relaxation.

Die *erste Phase* der Diastole ist die isovolumetrische Relaxationsphase. In der *zweiten Phase* findet der größte Teil der Ventrikelfüllung in der raschen Füllung statt. Die *dritte Phase* der langsamen Füllung (Diastase) ist nur für ca. 5 % der gesamten Ventrikelfüllung verantwortlich. Die atriale Kontraktion trägt danach noch zu 25 % der Gesamtfüllung bei.

▶ **Isovolumetrische Relaxation.** Die isovolumetrische Relaxation ist ein energieabhängiger Prozess, der für die Aufnahme der Kalziumionen in das sarkoplasmatische Retikulum ATP benötigt. Bei eingeschränkter Compliance des Ventrikels sind zur Erreichung eines gegebenen enddiastolischen Ventrikelvolumens höhere Drücke erforderlich (▶ Abb. 11.4).

▶ **Saugeffekt.** Während der frühen Phase der raschen Füllung kommt es zu einem kurzfristigen Unterdruck im linken Ventrikel gegenüber dem linken Vorhof; dies bedeutet, dass der linke Ventrikel quasi einen Saugeffekt ausüben kann. Bei Katecholaminstimulation kann dieser Saugeffekt durch die raschere Relaxationsgeschwindigkeit zunehmen und die Ventrikelfüllung verbessern [10, 23].

▶ **Vorhoffunktionen.** Neben der Funktion als „Vorfüllkammer" des Herzens hat der Vorhof 2 weitere wichtige Funktionen. Zum einen trägt die präsystolische atriale Kontraktion zur Komplettierung der ventrikulären Füllung bei. Zum anderen ist der Vorhof der Volumensensor des Herzens, welcher als Antwort auf Dehnung und andere Stimuli z. B. Angiotensin II, Endothelin und atrialen natriuretischen Faktor (ANF) freisetzt. Außerdem enthält der Vorhof Rezeptoren verschiedener Reflexbögen, wie z. B. Mechanorezeptoren, die bei erhöhtem venösen Rückstrom die Herzfrequenz erhöhen (Bainbridge-Reflex).

11.1.2 Molekulare Physiologie der Kontraktion

▶ **Aktin- und Myosinfilamente.** Die kontraktilen Elemente des Kardiomyozyten sind die Myofibrillen, die aus den beiden kontraktilen Proteinen *Aktin* und *Myosin* bestehen [9]. Während der Kontraktion gleiten die Myosin- und Aktinfilamente übereinander, indem die elongierten Teile der Myosinköpfchen ihre Konfiguration ändern. Diese Konfigurationsänderung wird über die Interaktion von Kalziumionen mit spezifischen Bindungsstellen am *Troponin C* ausgelöst, wobei die Inhibition durch *Troponin I* gelöst wird. Indem die Aktinfilamente in die Myosinfilamente gleiten, werden die beiden Enden des Sarkomers – der fundamentalen kontraktilen Einheit – angenähert, da die Aktinfilamente an der sog. Z-Linie fixiert sind. Dieser Prozeß ist *energieabhängig* und erfordert daher ATP (▶ Abb. 11.5). Das Aktinfilament besteht aus 2 Aktineinheiten, die in einer Helixstruktur verwunden sind und als „Rückgrat" das schwerere Tropomyosin besitzen.

▶ **Troponinkomplex.** In regelmäßigen Intervallen von etwa 38,5 nm weist diese Windungsstruktur eine Gruppe von 3 Regulatorproteinen auf, den sog. *Troponinkomplex*. Von diesen Regulatorproteinen reagiert Troponin C auf Kalziumionen, die zu Beginn eines Kontraktionszyklus vom sarkoplasmatischen Retikulum freigesetzt werden. Bei niedrigem zytosolischen Kalziumspiegel ist das Tropomyosinmolekül derart gefaltet, dass die Myosinköpfe nicht mit den Aktinfilamenten interagieren können. Das durch steigende Kalziumspiegel aktivierte Troponin C bindet an das inhibierende Troponin I, wodurch das Tropomyosin repositioniert und die Inhibition der Interaktion zwischen Aktin und

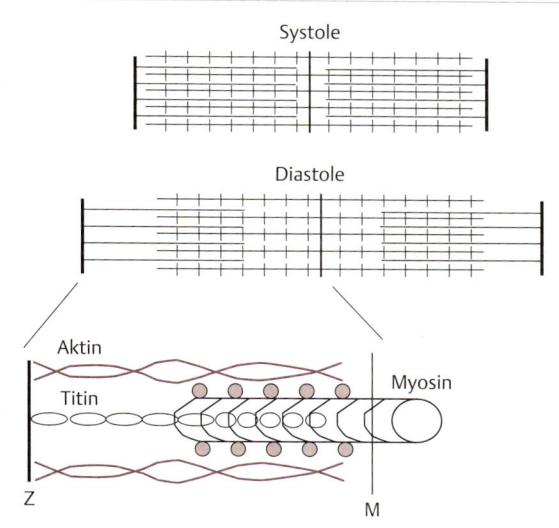

Abb. 11.5 Schematische Darstellung eines Sarkomers mit den kontraktilen Proteinen Aktin und Myosin. Die dünneren Aktinfilamente sind an der Z-Linie fest verankert. Die Ca^{2+}-getriggerte Interaktion der Myosinköpfchen mit Aktin führt zu einer stärkeren Überlappung der Myofilamente und so zu einer Verkürzung der Sarkomerlänge in der Systole. Das Protein Titin wirkt als elastische und damit elongierbare Verbindung zwischen Myosin und der Z-Linie und leistet damit einen entscheidenden Beitrag zur Relaxation.

Myosin aufgehoben wird. Wenn Troponin I durch β-adrenerge Stimulation phosphoryliert wird, beschleunigt sich die Relaxationsgeschwindigkeit [23].

▶ **Starke und schwache Bindung.** Die Bindung von Kalzium an die kontraktilen Proteine ist die entscheidende Verbindung in der Serie von Vorgängen, die als elektromechanische Kopplung bezeichnet werden. Die Interaktion von Kalzium mit Troponin C versetzt die Myofilamentquerbrücken in die sog. *starke Bindung*. Solange genügend Kalziumionen anwesend sind, dominiert diese starke Filamentbindung. Wenn jedoch diese Bindung kontinuierlich bestehen bliebe, könnten die kontraktilen Proteine nicht relaxieren. Daher wird angenommen, dass die Bindung von ATP an die Myosinköpfe die Querbrücken in die sog. *schwache Bindung* überführt, auch wenn die Kalziumkonzentration hoch bleibt.

Umgekehrt führt die Hydrolyse von ATP zu ADP und Phosphat wieder zur Dominanz der starken Bindung. So führen die ATP-induzierten Veränderungen der Myosinkonfiguration zu korrespondierenden Variationen der physikalischen Eigenschaften der Querbrücken; ein ähnliches Konzept wird im Übrigen für die metabolische Regulation angenommen. Wenn zu Beginn der Diastole die Kalziumkonzentration sinkt und Kalzium Troponin C verlässt, nimmt Tropomyosin wieder die inhibierende Konfiguration ein und die schwache Bindung dominiert [5].

11.1.3 Rezeptoren und Signalsysteme

Das autonome Nervensystem kann Signalsysteme initiieren, die die Ionenströme von Kalzium und anderen Ionen grundlegend beeinflussen. Adrenerge oder cholinerge Stimulation von sarkolemmalen Rezeptoren moduliert die Aktivität von komplexen Systemen sarkolemmaler und zytosolischer Messenger.

▶ **Adrenerge Stimulation.** Die Besetzung von *β-adrenergen Rezeptoren* führt zur Aktivierung stimulierend wirkender G-Proteinkomplexe (G_s). Die durch G_s stimulierte *Adenylatzyklase* produziert als Second Messenger zyklisches AMP (cAMP), welches dann wiederum spezifisch einen dritten Botenstoff, die Proteinkinase A, aktiviert, wodurch die zytosolische Kalziumionenkonzentration erhöht wird.

▶ **Cholinerge Stimulation.** Demgegenüber führt eine *cholinerge Stimulation* zu inhibitorischen Einflüssen auf die Herzfrequenz, aber auch auf die Vorhofkontraktion, welche zum Teil durch eine *reduzierte Bildung von cAMP* hervorgerufen werden [11]. Andere kardiale Rezeptoren, wie das α-adrenerge System, haben weitere duale Messenger-Systeme, die die Proteinkinase C aktivieren, wie z. B. Inositoltriphosphat.

β-adrenerge Rezeptoren und G-Proteine

Die kardialen β-adrenergen Rezeptoren sind hauptsächlich vom $β_1$-Subtyp, wohingegen die meisten nicht kardialen β-Rezeptoren vom $β_2$-Typ sind. Allerdings sind etwa 20% der β-Rezeptorenpopulation des linken Ventrikels und etwa 40% der β-Rezeptoren der Vorhöfe auch vom $β_2$-Typ. Diese kardialen $β_2$-Rezeptoren haben offensichtlich eine stärkere aktivierende Wirkung auf die durch G-Protein vermittelte Adenylatzyklaseaktivierung als $β_1$-Rezeptoren.

Die Rezeptorbindung ist hochgradig stereospezifisch; das synthetische Katecholamin Isoproterenol (Iso) weist eine deutlich stärkere Bindung auf als die natürlichen Katecholamine Adrenalin (A) und Noradrenalin (N). Bei den $β_1$-Rezeptoren ist die agonistische Aktivität Iso > A = N, wohingegen bei den b_2-Rezeptoren die Aktivität Iso > A > N ist [15, 19].

Stimulatorische G-Proteine

G-Proteine sind eine Gruppe von Proteinen, welche Guanosintriphosphat (GTP) und andere Guaninnukleotide binden. Diese Bindung ist entscheidend für die Kopplung des Effekts des ersten Messenger-Rezeptors mit der Aktivität des membrangebundenen Enzymsystems, das den Second Messenger produziert [7].

> **Merke**
>
> Die Dreierkombination des β-Rezeptors, des G-Proteinkomplexes und der Adenylatzyklase wird β-adrenerges System genannt [20].

▶ **Stimulierender G_s, inhibierender G_i.** Die Aktivität der Adenylatzyklase wird von 2 verschiedenen G-Proteinkomplexen, nämlich dem stimulierenden G_s und dem inhibierenden G_i kontrolliert. Hierbei bindet sich die α-Untereinheit von G_s an GTP und verstärkt dann nach Trennung von den anderen G-Proteinuntereinheiten die Aktivität der Adenylatzyklase.

Bei cholinerger Stimulation wird der muskarinartige Rezeptor aktiviert und GTP bindet an die inhibitorische α-Untereinheit des G_i. Die Aktivierung der Substanz GTP durch die β-γ-Untereinheiten des G_i verursacht einen Abbau der aktivierten α-Untereinheit (α-S-GTP). Hierdurch wird die Aktivierung der Adenylatzyklase nach β-Stimulation abgeschwächt. Darüber hinaus führt die β-γ-Untereinheit von G_i zu einer Aktivierung des Kaliumkanals (K_{Ach}), welcher den Sinusknoten inhibiert und so den Bradykardieeffekt der cholinergen Stimulation vermittelt [7].

Bedeutung des zyklischen Adenosinmonophosphats (cAMP)

Die Adenylatzyklase ist das einzige Enzym, welches cAMP produziert; hierfür werden als Substrate niedrige Konzentrationen von ATP und Magnesium benötigt. cAMP ist der Second Messenger der β-adrenergen Rezeptoraktivität, während von der Guanylatzyklase produziertes cGMP der Second Messenger der vagalen Aktivierung ist.

In glatten Gefäßmuskelzellen ist cGMP der Second Messenger des NO-Messenger-Systems (NO = Stickstoffmonoxid). Eine Reihe von Hormonen können unabhängig vom β-adrenergen Rezeptor an die myokardiale Adenylatzyklase ankoppeln (z. B. Glukagon, Thyroxin). Fast alle Wirkungen von cAMP werden letztendlich über Proteinkinasen vermittelt, die verschiedene wichtige Proteine und Enzyme phosphorylieren.

Physiologie der β-adrenergen Effekte

Die positiv inotropen Wirkungen von Katecholaminen beruhen biochemisch wahrscheinlich auf einer Reaktionskaskade [18], die mit der Katecholaminstimulation beginnt und zur β-Rezeptorenbindung führt. Durch die Bindung von GTP an die α-S-Untereinheit des G-Proteins wird die Adenylatzyklase aktiviert, was zur Bildung von cAMP aus ATP führt. Dieses führt zur konsekutiven Aktivierung von cAMP-abhängigen Proteinkinasen, die zur Phosphorylierung des sarkolemmalen Proteins P 27 führen.

Durch die vermehrte Öffnung von spannungsabhängigen Kalziumkanälen des L-Typs erfolgt ein gesteigerter Einstrom von Kalzium und eine Verstärkung der kalziuminduzierten Kalziumfreisetzung durch den Ryanodinrezeptor am sarkoplasmatischen Retikulum. Die nachfolgende Zunahme der Kalzium-Troponin-C-Interaktion mit Disinhibition des Tropomyosineffekts auf die Aktin-Myosin-Interaktion vermehrt die Anzahl der Querbrücken, die sich mit gesteigerter Myosin-ATPase-Aktivität bilden und erhöht Geschwindigkeit und Zunahme der Spitzenkraft der Sarkomerverkürzung (Phospholambanwirkung).

Cholinerge Rezeptoren

Die cholinerge Stimulation, beispielsweise durch parasympathische Aktivierung, erfolgt mittels des extrazellulären ersten Messengers Acetylcholin über die Muskarinrezeptoren und eines sarkolemmalen Signalsystems, dem G-Proteinsystem. Der myokardiale muskarinerge Rezeptor (M2) ist eng und spezifisch mit der Aktivität der vagalen Nervenendigungen verbunden.

Die Stimulation dieses Rezeptors induziert eine negativ chronotrope Antwort, die durch Atropin inhibiert werden kann. Der Mechanismus des negativ inotropen Effekts einer vagalen Stimulation besteht dabei aus 3 Komponenten:
- einer Verlangsamung der Herzfrequenz und des damit verbundenen negativen „Treppenphänomens",
- einer Inhibierung der Bildung von cAMP und
- einem direkt negativ inotropen Effekt, der durch cGMP vermittelt wird.

Andere Signalwege

▶ **NO-Signalweg.** Im Myokard führt cGMP durch Stimulation der entsprechenden Protein-G-Kinasen zu einer verlangsamten Herzfrequenz und negativer Inotropie. Die Bildung von cGMP durch die Guanylatzyklase wird induziert über eine cholinerge Stimulation des NO-Signalweges. In glatten Muskelzellen reagiert die lösliche Guanylatzyklase auf Stimulation durch NO mit einer vermehrten Bildung von cGMP. Dieses wiederum führt unter Einschaltung von G-Kinasen zu einer Vasodilatation aufgrund eines verminderten zytosolischen Kalziumspiegels.

▶ **Adenosin.** Ähnlich wie NO ist Adenosin ein physiologischer Vasodilatator. Adenosin kann aus Myokardzellen diffundieren und an glatten Muskelzellen von Koronararterien eine Vasodilatation induzieren. Diese Vasodilatation wird über A2-Rezeptoren mit nachfolgender Adenylatzyklaseaktivierung und vermehrter Bildung von cAMP vermittelt. Im Myokard sind nur A1-Rezeptoren, die über inhibitorische G-Proteine an die Adenylatzyklase gekoppelt sind, von funktioneller Bedeutung. Außerdem koppeln A1-Rezeptoren an acetylcholinsensitive Kaliumkanäle und stimulieren hier die Öffnung der Kanäle.

Kernaussagen

Herzzeitvolumen und kontraktile Funktion des intakten Herzens
- Der Herzzyklus umfasst die 3 Phasen: LV-Kontraktion, -Relaxation und -Füllung (ähnliches gilt für den rechten Ventrikel).
- Während der Kontraktion steigt der intraventrikuläre Druck; wenn dieser Druck den linksatrialen Druck überschreitet, kommt es zum Mitralklappenschluss *(isovolumetrische Kontraktion)*. Übersteigt der LV-Druck den Aortendruck, kommt es zur Öffnung der Aortenklappe und die Ejektionsphase beginnt.
- Während der LV-Relaxation übersteigt allmählich der Druck in der Aorta den LV-Druck und die Aortenklappe schließt sich *(isovolumetrische Relaxation)*. Sobald der Ventrikeldruck unter den Vorhofdruck fällt, öffnet sich die Mitralklappe und der schnelle Teil der LV-Füllung beginnt. Dies macht den größten Teil der Ventrikelfüllung aus, eine zusätzliche geringgradige ventrikuläre Füllung kommt zu Ende der Füllungsphase noch durch die Vorhofkontraktion zustande.
- Das Herzzeitvolumen wird dabei über Veränderungen des Schlagvolumens und der Herzfrequenz reguliert. Das Schlagvolumen kann dabei durch Erhöhung der Kontraktionskraft und/oder durch Erniedrigung des peripheren Widerstands erhöht werden.

Molekulare Physiologie der Kontraktion
Die kontraktilen Elemente der Kardiomyozyten sind die aus den kontraktilen Proteinen Aktin und Myosin bestehenden Myofibrillen. Das Aktinfilament besteht aus 2 in einer Helixstruktur verbundenen Aktineinheiten, die als „Rückgrat" das Tropomyosin besitzen. In regelmäßigen Intervallen liegen auf dieser Helix 3 Regulatorproteine vor, der Troponinkomplex. Diese 3 Regulatorproteine reagieren unterschiedlich auf die vorhandene Kalziumkonzentration.

Rezeptoren und Signalsysteme
- Die die kardiale Aktivität regulierenden Ionenströme werden über sarkolemmale und zytoplasmatische Botenstoffe vermittelt, die wiederum durch das vegetative Nervensystem produziert bzw. freigesetzt werden. Durch *β-adrenerge Stimulation* kommt es zu einer Aktivierung der Adenylatzyklase, die wiederum cAMP produziert, das dann Proteinkinasen aktiviert, welche die zytosolische Kalziumkonzentration erhöhen.
- Die *cholinerge Stimulation* beruht primär auf Acetylcholin, das einen myokardialen muskarinergen Rezeptor aktiviert, der zu einer negativ-chronotropen Antwort führt.
- Die Bedeutung von NO und Adenosin, physiologischen Vasodilatatoren, in ihrer Rolle als Messenger im kardialen System ist noch nicht endgültig geklärt.

Literatur

[1] Belz GG. Elastic properties and Windkessel function of the human aorta. Cardiovasc Drugs Ther 1995; 9: 73–83
[2] Bootman MD, Collins TJ, Peppiatt CM et al. Calcium signalling – an overview. Semin Cell Dev Biol 2001; 12: 3–10
[3] Bowditch H. Über die Eigentümlichkeiten der Reizbarkeit, welche Muskelfasern des Herzens zeigen. Arb Physiol Inst Lpz 1871; 139: 6
[4] Brutsaert DL, Sys SU. Relaxation and diastole of the heart. Physiol Rev 1989; 69: 1228–1315
[5] Brutsaert DL, Sys SU, Gillebert TC. Diastolic failure: pathophysiology and therapeutic implications. J Am Coll Cardiol 1993; 22: 318–325
[6] Eaton GM, Cody RJ, Binkley PF. Increased aortic impedance precedes peripheral vasoconstriction at the early stage of ventricular failure in the paced canine model. Circulation 1993; 88: 2714–2721
[7] Fleming JW, Wisler PL, Watanabe AM. Signal transduction by G proteins in cardiac tissues. Circulation 1992; 85: 420–433
[8] Frank O. Zur Dynamik des Herzmuskels. Z Biol 1958; 32: 370–447
[9] Fukuda N, Terui T, Ohtsuki I et al. Titin and troponin: central players in the frank-starling mechanism of the heart. Curr Cardiol Rev 2009; 5: 119–124
[10] Gilbert JC, Glantz SA. Determinants of left ventricular filling and of the diastolic pressure-volume relation. Circ Res 1989; 64: 827–852
[11] Haworth RS, Cuello F, Herron TJ et al. Protein kinase D is a novel mediator of cardiac troponin I phosphorylation and regulates myofilament function. Circ Res 2004; 95: 1091–1099
[12] Huang L, Wolska BM, Montgomery DE et al. Increased contractility and altered Ca $(^{2+})$ transients of mouse heart myocytes conditionally expressing PKCbeta. Am J Physiol Cell Physiol 2001; 280: C1114–C1120
[13] Kass DA, Beyar R. Evaluation of contractile state by maximal ventricular power divided by the square of end-diastolic volume. Circulation 1991; 84: 1698–1708

[14] Kent RL, Hoober JK, Cooper G. Load responsiveness of protein synthesis in adult mammalian myocardium: role of cardiac deformation linked to sodium influx. Circ Res 1989; 64: 74–85

[15] Kopka K, Law MP, Breyholz HJ et al. Non-invasive molecular imaging of beta-adrenoceptors in vivo: perspectives for PET-radioligands. Curr Med Chem 2005; 12: 2057–2074

[16] Lewis T. The Mechanismen and Graphic Registration of the Heart Beat. London: Shaw and Sons; 1920

[17] Lunkenheimer PP, Redmann K, Niederer P et al. Models versus established knowledge in describing the functional morphology of the ventricular myocardium. Heart Fail Clin 2008; 4: 273–288

[18] Opie LH. Regulation of myocardial contractility. J Cardiovasc Pharmacol 1995; 26: Suppl 1, S 1–S 9

[19] Raymond JR, Hnatowich M, Lefkowitz RJ et al. Adrenergic receptors. Models for regulation of signal transduction processes. Hypertension 1990; 15: 119–131

[20] Raymond JR. Multiple mechanisms of receptor-G protein signaling specificity. Am J Physiol 1995; 269: F141–F158

[21] Starling EH. The Linacre Lecture on the Law of the Heart. London: Longmans, Green and Co.; 1918

[22] Wiggers CJ. Modern Aspects of Circulation in Health and Disease. Philadelphia: Lea and Febinger; 1915

[23] Zhang R, Zhao J, Mandveno A et al. Cardiac troponin I phosphorylation increases the rate of cardiac muscle relaxation. Circ Res 1995; 76: 1028–1035

11.2 Koronare Herzkrankheit

H. Reinecke, G. Breithardt, C. Vahlhaus

11.2.1 Epidemiologie

H. Reinecke, G. Breithardt

Die koronare Herzkrankheit (KHK) ist eine der häufigsten Erkrankungen überhaupt. So ist sie seit Jahrzehnten für den größten Anteil von Todesfällen in den westlichen Industrienationen verantwortlich. Nach Zahlen des Statistischen Bundesamtes verstarben in Deutschland im Jahr 2011 insgesamt 852 328 Personen (407 628 Männer und 444 700 Frauen); bei über 40 % aller Verstorbenen (145 555 Männer und 196 678 Frauen) wurde der Tod durch eine Erkrankung des Kreislaufsystems ausgelöst.

Besonders bei älteren Menschen waren Herz-/Kreislauf-Erkrankungen Todesursache eins: Über 90 % der hieran Verstorbenen waren älter als 65 Jahre. Frauen erreichen im Durchschnitt ein höheres Lebensalter und starben daher häufiger an einer Herz-/Kreislauf-Erkrankung. An einem Herzinfarkt, der zu dieser Krankheitsgruppe gehört, verstarben 55 268 Menschen, davon waren 56 % Männer (30 730 Verstorbene) und 44 % Frauen (24 556 Verstorbene).

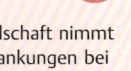

Merke

Durch die zunehmende Überalterung der Gesellschaft nimmt somit auch die Häufigkeit kardiovaskulärer Erkrankungen bei Patienten, die operiert und/oder intensivpflichtig werden, deutlich zu.

Nach Studien aus den USA traten dort bei 27 Mio. Operationen mit Intubationsnarkose pro Jahr bei 1 Mio. Patienten kardiovaskuläre Komplikationen auf; die Infarktrate wurde dabei mit 2–5 % angegeben [17]. Auf das diagnostische und therapeutische Vorgehen perioperativ bzw. bei einer Intensivtherapie dieser Patienten soll im Folgenden detaillierter eingegangen werden.

11.2.2 Pathophysiologie der KHK

Die Behandlung der KHK hat sich in den letzten Jahren aufgrund neuerer pathophysiologischer Erkenntnisse geändert. Daher sollen diese kurz dargestellt werden.

Atherosklerose und Arteriosklerose der Koronararterien

▶ **Endotheldysfunktion.** Initial kommt es zu einer Schädigung des Koronarendothels (Endotheldysfunktion) als Folge von Risikofaktoren (▶ Abb. 11.6 a–d). Die Folge ist eine Regulationsstörung der koronaren Vasomotion: Zugrunde liegt eine unzureichende Produktion von Stickstoffmonoxid (= NO, alter Begriff: EDRF = „endothelium-derived relaxing factor").

▶ **„Fatty Streaks".** Bei Fortschreiten dieser koronaren Läsionen kommt es zu zunehmenden Lipidablagerungen und Infiltrationen von Makrophagen und T-Lymphozyten. Durch Internalisierung insbesondere von oxidiertem LDL-Cholesterin werden die Makrophagen zu Schaumzellen und bilden zusammen mit T-Zellen und glatten Muskelzellen arteriosklerotische Frühläsionen der Intima, die sog. „Fatty Streaks".

▶ **Fibromuskuläre Plaque.** Nachfolgend tritt eine weitere Zelleinwanderung sowie -proliferation und Veränderung der glatten Muskelzellen unter Bildung einer fibrösen Matrix mit Kollagen und Proteoglykanen ein. Unter Mitwirkung einer Vielzahl weiterer aus Thrombozyten, Endothel, Makrophagen und glatten Muskelzellen freigesetzter Wachstumsfaktoren entsteht ein Atherom oder auch eine „fibromuskuläre Plaque", die zu einer Lumenreduktion führt. Hierdurch wird dann in Belastungssituationen (erhöhter Sauerstoffbedarf und/oder verringertes Sauerstoffangebot) im Regelfall ab einem Stenosegrad von > 75 % eine myokardiale Ischämie induziert.

▶ **Plaqueruptur/Thrombosierung.** Die akuten Manifestationen der koronaren Herzerkrankung beruhen auf Plaqueerosionen oder -rupturen, Einblutung in die Plaque und lokale Thrombusbildung, wodurch innerhalb von kurzer Zeit aus einer das Lumen nur gering stenosierenden Läsion eine komplette Gefäßokklusion entstehen kann. Klinisch imponiert dies als akutes Koronarsyndrom, worunter akute Myokardinfarkte, instabile Angina pectoris und der plötzliche Herztod subsumiert werden. Als instabile Angina werden dabei alle Beschwerden klassifiziert, die erstmals oder in Ruhe auftreten oder die im Bezug auf Anfallshäufigkeit, -intensität oder -dauer zugenommen haben.

Das bessere Verständnis der pathophysiologischen Substrate (Plaque/-ruptur, Thrombose, Mikroembolien) hat auch das klinische Management verändert.

Merke

Häufig kommt es zu Mikroembolisationen von Plaquematerial und/oder Thrombusbestandteilen in die Peripherie der Koronararterie. Die dann auftretenden Mikroinfarkte können durch die neueren und sehr sensitiven Laborparameter Troponin I/T und Myoglobin nachgewiesen werden und gehen dabei oftmals Stunden oder Tage einem kompletten Gefäßverschluss voraus. Insofern zeigen sie ein erhöhtes Risiko für nachfolgende schwere Infarkte oder Todesfälle an.

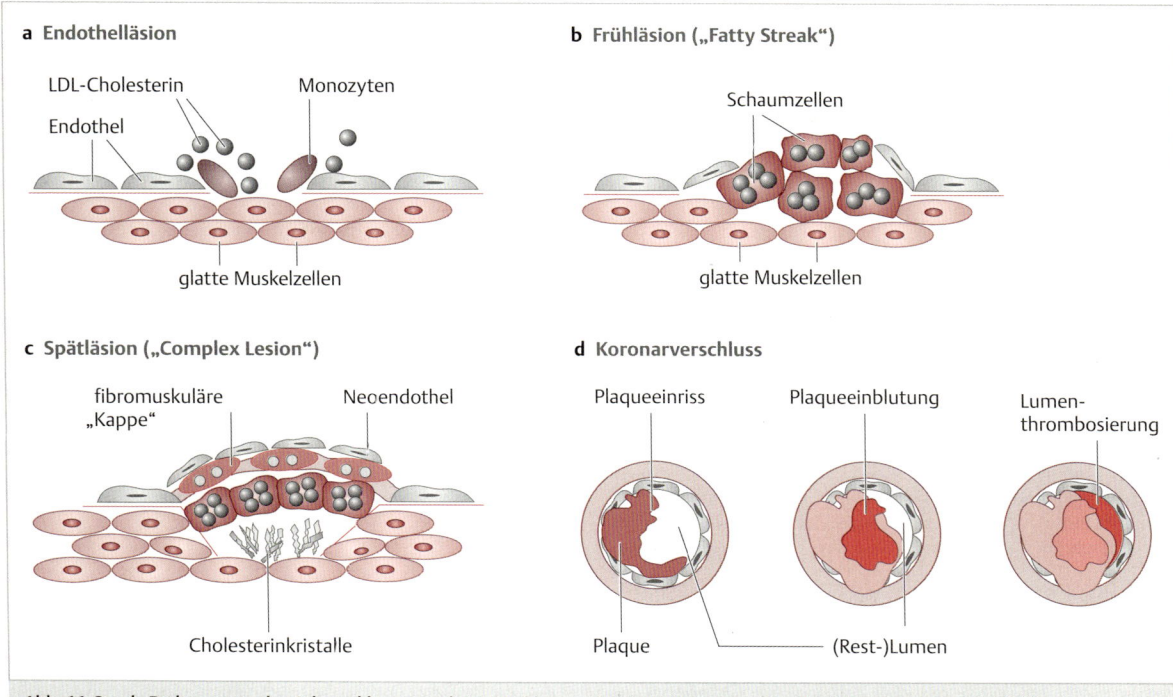

Abb. 11.6a–d Pathogenese der Atherosklerose und Arteriosklerose der Koronararterien (Quelle: Reinecke et al. 2010 [20]).
a–c Im Gegensatz zur Endothelläsion ist die Spätläsion nicht mehr reversibel. Im Verlauf der Erkrankung kann die fibromuskuläre Kappe aufbrechen und das Gefäß plötzlich verschließen.
d Koronarverschlüsse durch Plaqueeinblutung und Lumenthrombosierung. Auch eine oberflächliche Läsion der Intima kann Anlass zur Bildung eines Thrombus sein.

11.2.3 Diagnostik

Klinische Symptomatik

> **Definition**
> Als instabil zu werten sind Beschwerden, die erstmals oder in Ruhe auftreten oder die in Bezug auf Anfallshäufigkeit, -intensität oder -dauer zugenommen haben.

▶ **Typische Beschwerden.** Typische Angina-pectoris-Beschwerden sind drückende, reißende, brennende oder krampfartige Schmerzen im Thorax, bevorzugt linkslateral oder auch retrosternal. Häufig strahlen diese Beschwerden aus ins Epigastrium, Jugulum, den linken (seltener auch rechten) Arm oder auch die Schulterblätter bzw. in den Unterkieferbereich.

▶ **Atypische/unspezifische Beschwerden.** Davon zu unterscheiden sind Beschwerden bei atypischer Angina pectoris, die sich häufig durch punktuelle, stechende thorakale Schmerzen, Dyspnoe (insbesondere auch in Ruhe), Übelkeit und Erbrechen sowie im chronischen Verlauf durch einen Leistungsknick bemerkbar machen können. Hierbei ist zu berücksichtigen, dass insbesondere bei Frauen und bei älteren Patienten über 75 Jahre sehr viel häufiger atypische Beschwerden als klinische Symptomatik einer KHK oder eines akuten Koronarsyndroms auftreten.

Insbesondere auch bei intensivpflichtigen oder möglicherweise beatmeten Patienten sind weitere, grundsätzlich zunächst einmal unspezifische Symptome zu beachten. Hierzu gehören

- eine vegetative Symptomatik mit Schweißausbruch, Unruhe, Panikattacken;
- eine plötzliche hämodynamische Verschlechterung;
- die Abnahme des Herzzeitvolumens, z. B. erkennbar an einer Abnahme der zentralvenösen Sättigung oder auch (initial) an einer Abnahme von peripherer Sättigung und Blutdruck;
- Zeichen der Zentralisierung (kalte Akren, verzögerte Rekapillarisierung);
- ein abrupter Anstieg der Herzfrequenz (→ Schockindex);
- ventrikuläre Arrhythmien (polymorphe Extrasystolen oder breitkomplexige Salven, ventrikuläre Tachykardien, Kammerflimmern).

Allerdings sind diese Symptome gerade bei Intensivpatienten oder postoperativ nicht beweisend für eine KHK und können auch im Rahmen von anderen kritischen Erkrankungen/Komplikationen auftreten.

> **Praxistipp**
> Insgesamt ist es wichtig, sowohl bei den typischen als auch den eher atypischen oder unspezifischen Symptomen von der Genese her auch an ein akutes Koronarsyndrom zu denken und eine entsprechende Diagnostik einzuleiten. Die Kenntnis der Anamnese (frühere Infarkte/Interventionen etc.) und der kardiovaskulären Risikofaktoren liefert dabei eine wichtige Entscheidungshilfe gerade zur Einschätzung/Risikostratifizierung bei den unspezifischen Symptomen.

> **Merke**
> Fast die Hälfte der Patienten erleidet als Erstmanifestation ihrer koronaren Herzerkrankung primär ein akutes Koronarsyndrom oder einen plötzlichen Herztod bzw. entsprechende ventrikuläre Arrhythmien, ohne dass die KHK jemals vorher symptomatisch geworden wäre [10, 11, 24].

Elektrokardiografie

Die Elektrokardiografie nimmt zusammen mit der klinischen Symptomatik und der Labordiagnostik eine zentrale Rolle als Hauptpfeiler der Diagnostik ein.

▶ **Monitoring-Systeme.** Die auf Intensivstationen oder im OP-Bereich vorhandenen EKG-Monitoring-Systeme können Rhythmusstörungen relativ präzise und verlässlich erfassen. Ebenso ist eine kontinuierliche computergestützte ST-Streckenanalyse eine verlässliche Methode zur Detektion myokardialer Ischämien. Endstreckenveränderungen im Monitor-EKG (als statische Momentaufnahme) sind hingegen unspezifisch und liefern weder im positiven noch im negativen Falle eine verlässliche Aussage.

▶ **12-Kanal-EKG.** Standard ist die Ableitung eines 12-Kanal-EKG mit den 6 Extremitäten- (nach Einthoven I, II, III sowie nach Goldberger aVR, aVL, aVF) und 6 Brustwandableitungen (nach Wilson V_{1-6}). Die typischen Stadien eines ST-Streckenhebungsinfarkts sind in ▶ Abb. 11.7 dargestellt. Bei Verdacht auf posterioren Infarkt (früher Lateralwand) sollten auch die Brustwandableitungen V_7–V_9 registriert werden. Bei einem inferioren Infarkt (früher Hinterwand) sollte zudem die rechtspräkordiale Ableitung (spiegelbildlich zu den normalen linkspräkordialen Ableitungen) zur Erfassung einer rechtsventrikulären Infarktbeteiligung erfolgen, aufgrund der ungünstigen prognostischen Bedeutung bei ST-Streckenhebungen insbesondere in der rechtspräkordialen Ableitung V_4 [29].

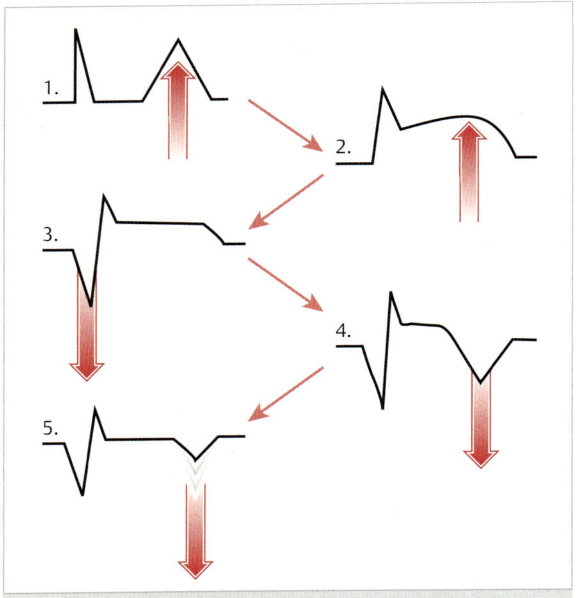

Die Spezifität geringgradiger ST-Streckenhebungen < 0,1 mV ist im 12-Kanal-EKG insgesamt nicht hoch. Sie wird deutlich besser bei Berücksichtigung von *spiegelbildlichen ST-Streckensenkungen* in den Ableitungen, die gegensinnig zu denen mit ST-Streckenhebung liegen.

▶ **Reperfusionstherapiekriterien.** Die Indikationsstellung zu einer umgehenden Reperfusionstherapie basiert auf den folgenden EKG-Kriterien [11]:
- ST-Streckenhebung ≥ 0,2 mV in mindestens 2 zusammenhängenden Brustwandableitungen bei Männern bzw. ≥ 0,15 mV in mindestens 2 zusammenhängenden Brustwandableitungen bei Frauen oder
- ST-Streckenhebung von ≥ 0,1 mV in mindestens 2 zusammenhängenden Extremitätenableitungen oder
- Linksschenkelblock mit infarkttypischer Symptomatik.

Ist eines oder sind mehrere dieser Kriterien erfüllt, liegt ein sog. ST-Streckenhebungsinfarkt vor (s. u.). In dem Fall sollte nicht mehr auf Laborwerte gewartet werden, sondern umgehend eine Reperfusionstherapie eingeleitet werden (s. u.).

Labor

Biochemische Marker einer myokardialen Nekrose stellen neben den Beschwerden und dem 12-Kanal-EKG die 3. Säule der Diagnostik bzw. Risikostratifizierung bei Patienten mit akutem Koronarsyndrom dar. Hierbei ist allerdings zu berücksichtigen, dass selbst die am raschesten ansteigenden Parameter (Myoglobin, Troponin I und T sowie CK-MB-Isoformen der Kreatinkinase) unter Umständen erst nach bis zu 2 h nach Eintritt einer Ischämie oder eines Infarktes ansteigen können (▶ Tab. 11.1). Diese sind somit zur Abgrenzung gegen instabile Angina nur hilfreich beim akuten Koronarsyndrom ohne ST-Streckenhebung im EKG. Insofern ist nicht allein auf dem Boden der Laborparameter über eine weitere Diagnostik und Therapie zu entscheiden, ergänzend müssen auch immer klinische Symptomatik und EKG-Befund mitberücksichtigt werden [10, 11].

▶ **Troponin I und T.** In den letzten Jahren sind Troponin I und T aufgrund der hohen Sensitivität von 70 % (3 h nach Beschwerdebeginn) bis 90 % (nach 6 h) sowie auch der Spezifität von über 90 % zum Goldstandard der Labordiagnostik des akuten Koronarsyndroms geworden. Auch der relativ schnelle Anstieg bei Eintreten eines Infarktes ist hier als günstig im Sinne einer möglichst

Abb. 11.7 Typische EKG-Veränderungen bei Myokardinfarkt.

Tab. 11.1 Enzymdiagnostik bei akutem Myokardinfarkt.

Enzym	Anstieg (h)	Maximum (h)	Normalisierung (Tage)
Myoglobin	1–2	4–6	½–1
Troponin	2–6	8–16	10–15
CK	3–6	16–36	4–6
CK-MB	3–6	12–36	4–6
GOT	4–6	24–36	3–6
LDH	6–12	24–60	10–14
HBDH	6–12	36–96	10–20

CK = Kreatinkinase; CK-MB = Unterart der Kreatinkinase (Muscle, Brain); GOT = Glutamat-Oxalazetat-Transaminase; LDH = Laktatdehydrogenase; HBDH = Hydroxybutyratdehydrogenase

schnellen weiteren Therapieentscheidung zu werten. Die Einführung von hoch- oder ultrasensitiven Tests zur Bestimmung von Troponin hat die Sensitivität nochmals erhöht, allerdings ist derzeit unklar, ob dies zu einem nachweisbaren Nutzen für die Patienten führt oder ob nur mehr Myokardischämien entdeckt werden, die aber keine prognostische Konsequenz haben.

Praxistipp

Auch bei anderen kardialen Erkrankungen wie Myokarditis und Linksherzdekompensation oder auch bei einer rechtsventrikulären Belastung bei Lungenembolie kann das Troponin ebenfalls signifikant erhöht sein und so fälschlich auf einen Myokardinfarkt deuten.
Zusätzlich sind auch nicht kardiale Erkrankungen wie ein akuter ischämischer Schlaganfall oder auch eine unter Umständen nur mild ausgeprägte chronische Niereninsuffizienz häufig mit erhöhten Troponinwerten assoziiert.

Zwar gehen bei chronischer Niereninsuffizienz erhöhte Troponinwerte mittelfristig auch mit einem gesteigerten kardiovaskulären Risiko einher [3, 6], dennoch bleibt die Beurteilbarkeit des Troponins durch die verminderte renale Elimination bei Niereninsuffizienz bei einer aktuell vermuteten Ischämie eingeschränkt. Insgesamt belegen neuere Daten aber, dass erhöhte Troponinwerte einen zusätzlichen prognostischen Wert z. B. zum APACHE-II-Score aufweisen [28].

▶ **CK und CK-MB.** Die früher häufig verwendete CK und die CK-MB-Isoforms besitzen demgegenüber eine deutlich schlechtere Sensitivität von 50 % (8 h nach Beschwerdebeginn) bis 90 % (nach 12 h) bei einer Spezifität von 90 %. Der Anteil der CK-MB an der Gesamt-CK liegt dabei bei einem Untergang von Myokard um 10 %. Nicht kardial bedingte CK-Anstiege sind insbesondere zu beobachten bei Rhabdomyolysen (z. B. nach Stromunfällen, Muskelquetschungen, hohen Muskelbelastungen z. B. durch Leistungssport), Lebererkrankungen, neuromuskulären Erkrankungen sowie Tumoren des ZNS, der Prostata und des Kolons. Nach einer Elektrokardioversion oder Defibrillation sind CK-Werte von > 1000 U/l möglich, dann aber ohne signifikanten (< 7 %) CK-MB-Anteil. Liegt der Anteil der CK-MB an der Gesamt-CK über 20 %, ist eine kardiale Genese ebenso wenig wahrscheinlich.

▶ **Verlaufsparameter.** Die Kontrolle der CK und CK-MB hat einen Stellenwert zur Verlaufsbeurteilung der Größe des infarzierten Areals, was wiederum für die Prognoseabschätzung des Patienten bedeutsam ist. Auch ein Wiederanstieg nach einer Phase mit konstantem Abfall der CK mag dann einen (unter Umständen klinisch stummen) Reinfarkt anzeigen.

11.2.4 Akutes Koronarsyndrom

Die Behandlung von Patienten mit akutem Koronarsyndrom ist von 2 herausragenden Prinzipien gekennzeichnet:
- Zum einen muss alles Handeln auf eine möglichst zügige Diagnostik und Therapie abgestimmt sein, da der Faktor Zeit als wichtigste Determinante der Größe eines Myokardinfarkts bzw. auch von auftretenden Komplikationen und dem späteren Überleben erkannt wurde.
- Zum anderen erleidet ein sehr großer Anteil der Patienten lebensbedrohliche bradykarde oder (häufiger) tachykarde Rhythmusstörungen (inkl. eines Herzstillstands bei Kammerflimmern) und ist somit unmittelbar vital bedroht.

Merke

Daher muss der Patient zu jedem Zeitpunkt mittels EKG-Monitoring oder intensivmedizinisch überwacht sein, v. a. mit der Möglichkeit zur sofortigen Defibrillation.

Unter Berücksichtigung der oben beschriebenen Diagnostik (Beschwerden, EKG, Labor) werden Patienten mit akutem Koronarsyndrom dabei in 3 Gruppen eingeteilt (▶ Abb. 11.8), die die Grundlage für das nachfolgend geschilderte Management darstellen.

Patientenmanagement

Die inzwischen durch zahlreiche Studien gesicherte Datenlage ist in die aktuellen internationalen und nationalen Leitlinien zum Management von Patienten mit akutem Koronarsyndrom eingeflossen (▶ Abb. 11.9; [4, 10, 11, 24]. Diese gelten für alle Patienten, bei denen aufgrund der Symptomatik bzw. des klinischen Verlaufs (Letzteres gilt insbesondere auch bei Intensivpatienten) ein akutes Koronarsyndrom vermutet wird. Bei diesen ist eine umgehende kontinuierliche Monitorüberwachung, ärztliche Betreuung und Verfügbarkeit eines Defibrillators sicherzustellen. Innerhalb von 10 min ist dann ein 12-Kanal-EKG zu schreiben und ein Troponinwert abzunehmen. Bereits in den ersten Minuten ist, wenn aufgrund der Beschwerden bzw. Anamnese ein akutes Koronarsyndrom wahrscheinlich erscheint, eine initiale Therapie mit Sauerstoff, Azetylsalizylsäure, Heparin und ggf. Nitraten sowie Betablockern (s. u.) einzuleiten.

ST-Streckenhebungsinfarkt

Zeigt das 12-Kanal-EKG eine neue ST-Streckenhebung gemäß den o. g. Kriterien wird (S. 720) dies als ST-Streckenhebungsinfarkt (STEMI) bezeichnet (▶ Abb. 11.8). Ist dies der Fall oder fällt ein Linksschenkelblock auf, von dem nicht sicher bekannt ist, dass er bereits früher bestand, ist eine umgehende (< 120 min) invasive Diagnostik durch Koronarangiografie und perkutane koronare Intervention (PCI) zur Reperfusion einzuleiten.

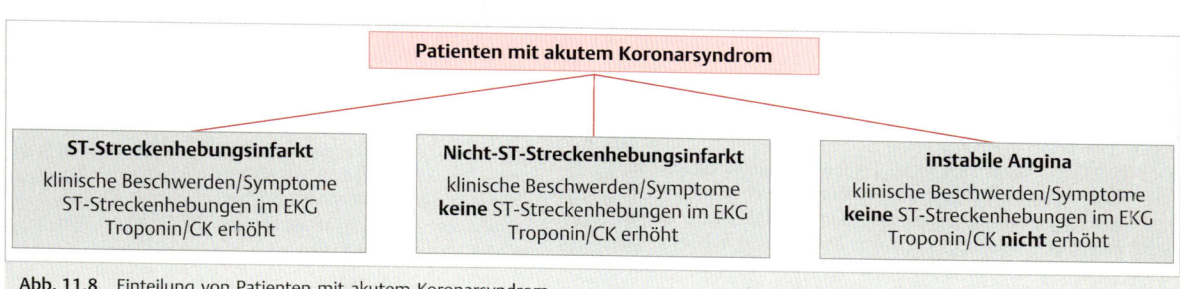

Abb. 11.8 Einteilung von Patienten mit akutem Koronarsyndrom.

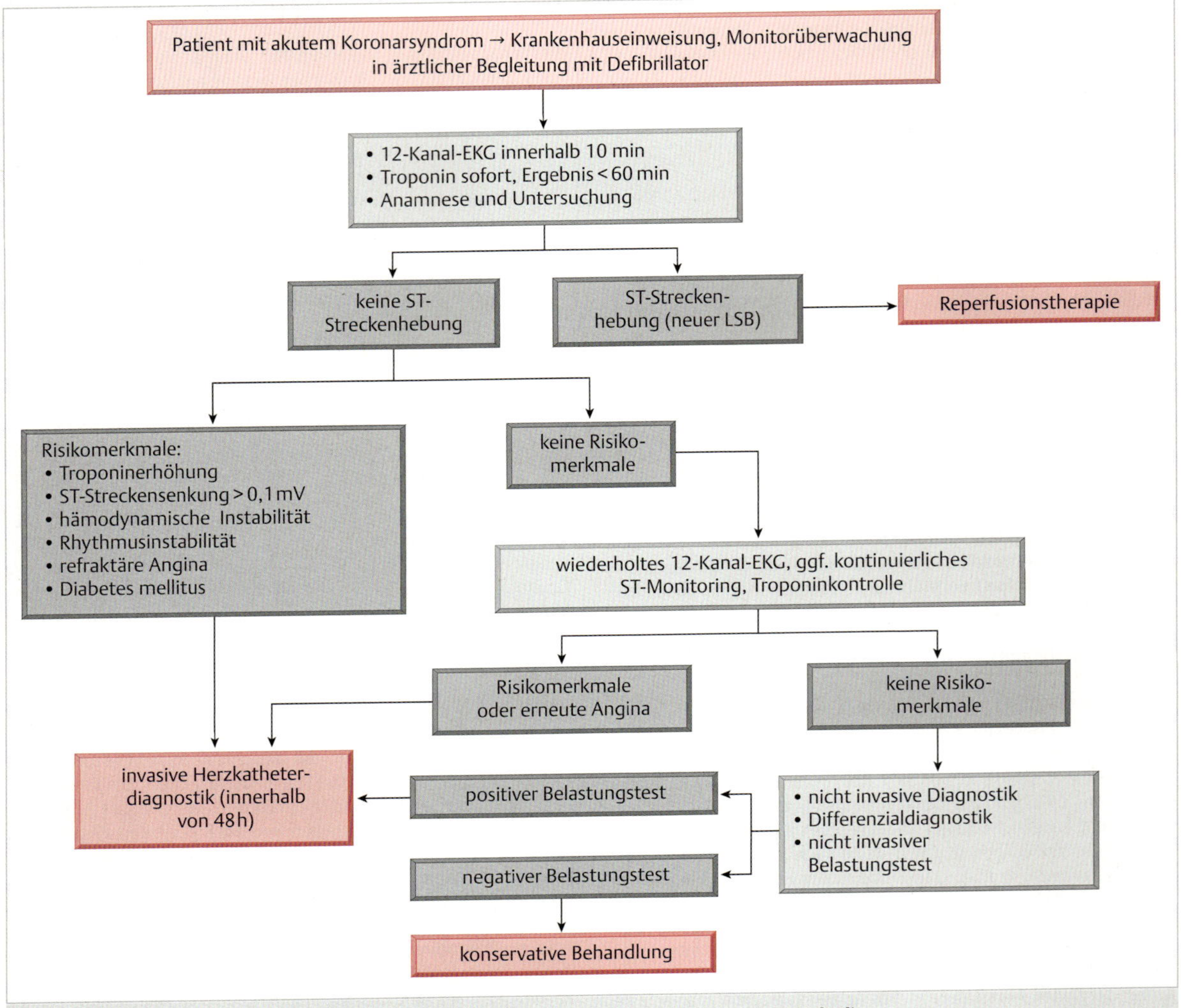

Kardiovaskuläre Erkrankungen

Abb. 11.9 Management von Patienten mit akutem Koronarsyndrom (Quelle: Reinecke et al. 2010 [20]).

> **Merke**
> Das Ergebnis der Laborbestimmungen darf beim STEMI nicht abgewartet werden, die Reperfusionstherapie ist unverzüglich einzuleiten.

Nur für den Fall, dass keine Möglichkeit einer raschen invasiven Diagnostik oder Therapie besteht, ist die Thrombolysetherapie eine weniger gute, aber ebenfalls effektive Maßnahme, um eine Reperfusion wiederherzustellen (s. u.).

Nicht-ST-Streckenhebungsinfarkt

Ergibt sich im ersten EKG keine ST-Streckenhebung, sollte das parallel bereits abgenommene Troponin abgewartet werden (hier wird ein Richtwert bis zum Erhalt des Ergebnisses < 60 min innerhalb des Krankenhauses gefordert; ▶ Abb. 11.9). Parallel sollte eine Anamneseerhebung insbesondere bzgl. früherer kardiovaskulärer Erkrankungen/Eingriffe, kardiovaskulärer Risikofaktoren sowie natürlich auch möglicher anderer zugrunde liegender Erkrankungen gemeinsam mit einer körperlichen Untersuchung erfolgen.

> **Merke**
> - Für die Patienten ohne ST-Streckenhebung im EKG gilt dann, dass bei Vorliegen eines oder mehrerer Risikomerkmale (▶ Abb. 11.9) eine invasive Herzkatheterdiagnostik innerhalb weniger Stunden (maximal bis zu 48 h nach Beschwerdebeginn) dringlich empfohlen wird. Dies gilt insbesondere für Patienten mit erhöhten Troponin- oder CK-Werten, welches ohne den Nachweis von ST-Streckenhebungen dann als Nicht-ST-Streckenhebungsinfarkt (NSTEMI) bezeichnet wird.
> - Hat der Patient keine Risikomerkmale nach dieser Einteilung, so ist nach ca. 3 – 6 h auch bei Beschwerdefreiheit *obligat* eine Kontrolle des 12-Kanal-EKGs und eine erneute Troponin- bzw. CK-/CK-MB-Kontrolle abzunehmen. In diesem Zeitfenster muss der Patient kontinuierlich monitorüberwacht (Arrhythmien!) sein.

Ergibt sich bei der erneuten Kontrolle des EKG bzw. des Troponins dann doch ein Anhalt für eine myokardiale Ischämie, ist analog zu dem vorangehend geschilderten Vorgehen eine invasive Diagnostik und Therapie mit entsprechender Dringlichkeit einzuleiten.

Instabile Angina pectoris

Werden bei dem Patienten auch im Verlauf keine der genannten Risikomerkmale erkennbar und ist er in der Folge beschwerdefrei, so bleiben die aufgetretenen Beschwerden alleine als instabile Angina pectoris zu werten (▶ Abb. 11.8). Dabei ist dann eine elektive Abklärung der Problematik im Regelfall möglich. Hier kann eine nicht invasive Diagnostik, z. B. mit Belastungs-EKG, Stressechokardiografie oder Myokardszintigrafie durchgeführt werden. Alternativ kann bei einem besonders ausgeprägten Risikoprofil bzw. bei individuellen Besonderheiten des Patienten auch primär eine invasive Diagnostik durchgeführt werden.

Medikamentöse Initialtherapie

▶ **Initialtherapie.** Die Initialtherapie von Patienten mit akutem Koronarsyndrom umfasst obligat:
- *O_2-Gabe:* Nur Patienten mit klinischen Hypoxiezeichen (Dyspnoe, erniedrigter pO_2) sollten mit O_2 nasal versorgt werden (4–6 l/min). Eine generelle O_2-Gabe wird nicht mehr empfohlen, da Studien darunter ein größeres Infarktausmaß beobachtet haben. Eventuelle Minderungen des Atemantriebs bei schwerer chronisch obstruktiver Lungenerkrankung sind zu beachten.
- *Azetylsalizylsäure (ASS):* Eine initiale Gabe von 150–300 mg oral (zerkauen und im Mund behalten) oder 80–150 mg i. v. führt zu knapp 30% relativer Risikoreduktion der Hospitalsterblichkeit [13].
- Zusätzlich ist eine Gabe von den Adenosindiphosphat(ADP)-Rezeptorantagonisten Ticagrelor, Prasugrel oder Clopidogrel indiziert bei allen Patienten mit ST- und Nicht-ST-Hebungsinfarkt.
  - Dabei sollte *Prasugrel* bevorzugt werden bei allen Patienten, die keine Vorbehandlung mit einer dieser 3 Substanzen bekommen sowie bei Patienten, die jünger als 75 Jahre sind und weder einen früheren ischämischen Schlaganfall noch eine transitorische ischämische Attacke (TIA) erlitten haben. Die Startdosis beträgt dann 60 mg Prasugrel, die tägliche Erhaltungsdosis 1 × 10 mg.
  - *Ticagrelor* sollte bei allen anderen Patienten gegeben werden, wenn kein erhöhtes Blutungsrisiko besteht, auch bei einer eventuellen Vormedikation mit Clopidogrel; Startdosis 180 mg Ticagrelor, Erhaltungsdosis 2 × 90 mg.
  - *Clopidogrel* ist vorbehalten für die Patienten, die ein deutlich erhöhtes Blutungsrisiko haben oder für den Fall, dass Ticagrelor oder Prasugrel nicht verfügbar sind (Startdosis 600 mg Clopidogrel, Erhaltungsdosis 75 mg/d).
  Gerade bei der oftmals komplexen Situation von operativen bzw. intensivmedizinischen Patienten ist bezüglich der konkreten Substanz die Rücksprache mit einem/dem Kardiologen, der die Intervention durchführt, zu empfehlen.
- *Heparin:* 60–80 IE/kg KG i. v. Bolus (meist 5000–10000 IE), dann Einstellung einer PTT von 60–70 s.

> **Praxistipp**
>
> Unter der Heparintherapie sollte täglich die Thrombozytenzahl kontrolliert werden, da die Inzidenz einer heparininduzierten Thrombozytopenie (HIT) generell ca. 3% beträgt und auch mit der Gefahr thrombotischer Ereignisse vergesellschaftet ist. Bei intensivpflichtigen Patienten oder allgemein nach Operationen liegt diese Rate deutlich höher [27].

▶ **Weitere medikamentöse Maßnahmen.** Bei einer Reihe von Patienten sind weitere medikamentöse Maßnahmen eventuell zusätzlich sinnvoll:
- *Nitrate:* Nitrate wirken symptomatisch, der Nachweis eines prognostischen Nutzens fehlt. Die Gabe von 2 Hub eines Sprays oder einer Kapsel s. l. ist zu bevorzugen, bei unzureichender Wirkung eventuell i. v. Gabe (Perfusor!). Nitrate sind schlecht steuerbare Antihypertensiva, gerade bei intensivpflichtigen Patienten tritt die Wirkung entweder spät oder häufig auch überschießend ein.
- *Analgesie und Sedierung:* Diese senken den Stress und den O_2-Verbrauch. Sie sollten dennoch maßvoll eingesetzt werden, um die Kontrolle der kausalen Therapie (Rückgang der Beschwerden bei erfolgreicher Reperfusionstherapie) und die Beurteilung des Bewusstseinszustands nicht zu behindern.
- *Betablocker:* Sie senken den myokardialen Sauerstoffverbrauch; sowohl experimentell als auch klinisch besitzen sie antifibrillatorische Eigenschaften. Dies wurde in einer großen klinischen Studie mit 45 000 Patienten bestätigt, die eine Reduktion von Reinfarktraten und Kammerflimmern bei allerdings unveränderter Gesamtsterblichkeit zeigte. Hier kam es aber zu einer Übersterblichkeit bei Patienten mit Hypotonie bei Therapiebeginn, sodass nur die hämodynamisch stabilen Patienten mit akutem Koronarsyndrom profitierten. Bei Patienten mit chronischer Betablockerbehandlung sollte diese fortgeführt werden, falls keine Kontraindikation besteht (Hypotonie)!
- *Antiarrhythmika:* Es gibt *keine* Indikation für eine prophylaktische Gabe (wie z. B. früher für Lidocain propagiert). Bei häufigen ventrikulären Extrasystolen oder nicht anhaltenden ventrikulären Tachykardien sollte ein Betablocker erwogen werden. Bei rezidivierenden nicht anhaltenden VT oder sogar anhaltenden VT kann die Gabe von Amiodaron indiziert sein.

Ein Nutzen einer zusätzlichen Gabe von Magnesium [16] und auch von Glukose-Insulin-Infusionen [24] konnte in großen klinischen Studien *nicht* nachgewiesen werden.

> **Merke**
>
> Neben dieser Initialtherapie ist bei allen Patienten mit akutem Koronarsyndrom auch die frühzeitige Optimierung der Risikofaktoren zur Verbesserung der Langzeitprognose entscheidend (s. hierzu Abschnitt 11.2.5 „Langzeittherapie von KHK-Patienten").

Reperfusionstherapie

Die Wiederherstellung der koronaren Perfusion ist das vordringlichste Ziel, weil die Größe des Infarkts die wichtigste Determinante der weiteren Prognose darstellt.

> **Merke**
>
> Für die Reperfusion gilt: „Zeit ist Muskel" – je mehr Zeit verstreicht, desto mehr Muskelgewebe ist irreparabel geschädigt.

Perkutane koronare Intervention beim akuten Koronarsyndrom

Zahlreiche Studien belegen, dass bei Patienten mit akutem Koronarsyndrom die Durchführung einer perkutanen koronaren Intervention (PCI) im Vergleich zur medikamentösen Thrombolyse häufiger und schneller zu einer Rekanalisation des Infarktgefäßes führt. Dies war in den entsprechenden Untersuchungen verbunden mit einer geringeren Sterblichkeits- und Reinfarktrate sowie mit weniger (insbesondere intrazerebralen) Blutungen und kürzeren Krankenhausaufenthalten.

> **Merke**
> Als Konsequenz dieser Ergebnisse wird beim akuten Koronarsyndrom die Akut-PCI als Therapie der Wahl in allen aktuellen Leitlinien empfohlen [11, 24].

▶ **Zeitfenster.** Wird eine Akut-PCI angestrebt, muss dies im eigenen Haus innerhalb < 60 min gewährleistet werden [11]. Andererseits ist vielerorts kein Katheterlabor mit 24-h-Katheterbereitschaft verfügbar. Hier ist die Frage, in welchem Zeitintervall beim akuten Infarkt eine Akut-PCI der Thrombolyse noch überlegen ist. Neuere Studiendaten zeigen, dass auch eine Verzögerung von < 90 min Dauer bei Verlegung in eine Abteilung mit 24-h-Katheterbereitschaft akzeptabel und mit einem signifikanten Überlebensvorteil gegenüber der Thrombolyse verbunden ist [2]. Das maximale Zeitfenster von Diagnosestellung bis zur PCI beträgt im Verlegungsfall maximal < 120 min [11].

Systemische Thrombolyse

Im Vergleich zur PCI sind die Ergebnisse der Thrombolyse schlechter, sodass diese Therapie nur bei Überscheiten der oben genannten Zeitfenster (90 – 120 min) zur Versorgung durch PCI infrage kommt [11]. Allerdings bestehen gerade bei intensivpflichtigen Patienten bzw. nach Operationen eine Reihe bedeutsamer Kontraindikationen. Meistverwendete Thrombolytika sind rt-PA, Tenecteplase und Alteplase.

Kardiogener Schock

> **Definition**
> Der kardiogene Schock ist durch eine periphere Hypoperfusion gekennzeichnet und definiert durch einen systolischen Blutdruck < 90 mmHg, einen linksventrikulären Füllungsdruck > 20 mmHg und einen Herzindex < 1,8 l/min/m^2 (Kap. 9).

Mögliche andere Ursachen für eine Hypotension wie Hypovolämie, vasovagale Reaktion oder auch die nachfolgend erwähnten Infarktkomplikationen, wie Infarktventrikelseptumdefekt oder Papillarmuskelabriss usw., müssen ggf. durch bildgebende Verfahren (Echokardiografie, Lävokardiografie, Kardio-MR) ausgeschlossen werden.

▶ **Therapie.** Eine frühzeitig eingesetzte Reperfusionstherapie durch primäre PCI oder Fibrinolyse verringert die Häufigkeit von kardiogenen Schockzuständen. Die Kreislaufunterstützung mithilfe einer intraaortalen Ballon-Gegenpulsation (IABP) führt nur in Verbindung mit invasiven therapeutischen Maßnahmen wie PCI oder aortokoronarer Bypassoperation zur Senkung der Letalität [11]. Als Katecholamine sollten Dobutamin und ggf. Noradrenalin bevorzugt werden (Kap. 4.8).

> **Merke**
> Insgesamt verbleibt trotz aller Maßnahmen die Sterblichkeit beim kardiogenen Schock mit ca. 50 % hoch.

Wandruptur und Ventrikelseptumdefekt

▶ **Wandruptur.** Bei ca. 1 – 2 % aller Infarktpatienten kommt es innerhalb der ersten 10 Tage nach Beginn des Infarktes im Bereich der freien Wand des Herzens zu einem so ausgedehnten Untergang von Myokard, dass eine Perforation bzw. Ruptur des Areals auftritt. Hierbei entwickelt sich im Regelfall in Sekunden eine Perikardtamponade mit Pumpversagen und pulsloser elektrischer Aktivität (elektromechanische Entkopplung). Je nach Größe des untergegangen Myokardareals oder eventueller kardialer Voroperationen kann es auch zu einer subakuten bzw. gedeckten Ruptur (Pseudoaneurysma) der freien Wand kommen. Diese ist gekennzeichnet durch einen hämorrhagischen Perikarderguss, häufig in Kombination mit klinischen Zeichen eines Reinfarktes mit erneuten ST-Streckenhebungen im EKG, und kann ebenfalls zur Perikardtamponade führen.

Bei Zeichen der Füllungsbehinderung ist zur Entlastung eine sofortige Perikardpunktion notwendig, gefolgt von einer chirurgischen Sanierung.

▶ **Ventrikelseptumdefekt.** Nach demselben Mechanismus kann es auch zu einem ischämisch induzierten Ventrikelseptumdefekt (VSD) kommen. Klinisch sind diese Patienten hämodynamisch instabil oder im kardiogenen Schock. Die hämodynamische und/oder respiratorische Verschlechterung tritt plötzlich auf, klinisch und radiologisch zeigt sich ein Lungenödem. Für die Diagnose sind ein neues holosystolisches/bandförmiges Herzgeräusch sowie die Echokardiografie mit Farb-Doppler wegweisend.

Therapie der Wahl ist der umgehende chirurgische Verschluss des Defekts [24]. Neben pharmakologischen Therapieversuchen mit Vasodilatatoren ist die IABP insbesondere bei Schockzuständen als Kreislaufunterstützung das effektivste Therapieverfahren bis zur notfallmäßigen Operation. Ohne chirurgische Therapie beträgt die 1-Jahres-Sterblichkeit bei Infarkt-VSD 90 %, aber auch bei operativem Verschluss liegt die Krankenhaussterblichkeit immer noch zwischen 25 und 60 %.

Mitralklappeninsuffizienz

Eine ischämische Mitralklappeninsuffizienz tritt meist innerhalb der ersten Stunden oder mit einem 2. Häufigkeitsgipfel gegen Ende der 1. Woche auf. Ist die Genese eine ischämische Papillarmuskeldysfunktion, kann versucht werden, durch PCI des Infarktgefäßes eine hämodynamische Besserung zu erreichen. Bei einem Papillarmuskelabriss kommt therapeutisch nur eine sofortige Mitralklappenersatz- oder -rekonstruktionsoperation infrage. Präoperativ ist auch hier der Einsatz der intraaortalen Ballonpumpe (IABP) hilfreich.

Postinfarktperikarditis

Eine Perikarditis tritt typischerweise innerhalb der 1. Woche nach dem Infarktereignis auf. Symptome einer Perikarditis sind einerseits der Auskultationsbefund (Perikardreiben) sowie der eher lage- und atemabhängige Schmerz. Im EKG können sich konkavförmige, aus dem aufsteigenden Schenkel der S-Zacke kommende ST-Streckenhebungen zeigen. Aufgrund dieser Veränderungen ist differenzialdiagnostisch ein Reinfarkt oder eine Perforation auszuschließen.

▶ **Therapie.** Nicht steroidale Antirheumatika und Steroide sind zurückhaltend einzusetzen; sie sind in jedem Fall mit einer Magenprotektion durch Protonenpumpenhemmer zu kombinieren. Ein klinisch oder echokardiografisch relevanter Perikarderguss ist im Rahmen einer Postinfarktperikarditis selten. Eine Perikardpunktion ist nur bei echokardiografisch nachgewiesener hämodynamischer Relevanz vorzunehmen.

Linksventrikuläre Thromben

Echokardiografisch lassen sich bei bis zu 20% der Patienten, insbesondere nach großem Vorderwandinfarkt, linksventrikuläre wandständige Thromben dokumentieren. Therapeutisch ist eine Antikoagulation mit Heparin einzuleiten und dann über 6 Monate bei überlappender Einstellung eine orale Antikoagulation, z. B. mit Phenprocoumon, durchzuführen.

> **Merke**
> Die Gabe von Fibrinolytika bei nachgewiesenen LV-Thromben kann Embolien auslösen.

Ventrikuläre Arrhythmien

Anhaltende ventrikuläre Tachykardien (Dauer über 30 s) oder Kammerflimmern außerhalb eines akuten Koronarsyndroms (> 48 h nach Beschwerdebeginn) sind meist Ausdruck einer ausgedehnten Infarzierung und prognostisch ungünstig. Hier muss eine invasive Diagnostik mittels Koronarangiografie sowie ggf. auch elektrophysiologischer Untersuchung zur Abklärung einer möglichen Revaskularisation erfolgen. Aufgrund des bei diesen Patienten vorliegenden organischen Substrats für Arrhythmien mit einem entsprechenden Risiko für einen plötzlichen Herztod ist die Indikation zur Versorgung mit einem implantierbaren Kardioverter-Defibrillator (ICD) zu prüfen (Kap. 11.4).

11.2.5 Langzeittherapie von KHK-Patienten

Aufgrund der epidemiologischen Verbreitung einer KHK sind entsprechend viele Patienten zusätzlich zu ihren aktuellen (nicht kardialen) Problemen, die zu einer OP oder Intensivpflichtigkeit geführt haben, von einer KHK betroffen. Die Therapieziele bei diesen Patienten umfassen die Optimierung der kardiovaskulären Risikofaktoren zur Verbesserung der Prognose, insbesondere zur Vermeidung von Herzinfarkten und Herzinsuffizienz. Zudem soll aber auch die Lebensqualität verbessert werden durch Verringerung von Angina-pectoris-Beschwerden und Erhaltung der Belastungsfähigkeit. Wichtige Bestandteile dieser Therapie beruhen dabei auf Änderungen der Lebensweise (Nikotinabstinenz, mehr Bewegung, Änderung des Ernährungsverhaltens, Gewichtsreduktion, Blutdruckselbstkontrolle). Aufgrund der Komplexität soll hier das Augenmerk nur auf die wichtigsten Maßnahmen gerichtet werden [7].

Medikamentöse Therapie

Thrombozyteninhibtion

Jeder Patient mit gesicherter KHK sollte unabhängig vom Stenosegrad eine Thrombozytenaggregationshemmung durch Azetylsalizylsäure (75–100 mg/d) oder bei Unverträglichkeit durch Clopidogrel (75 mg/d) erhalten.

Statine

Es gilt als gesichert, dass alle KHK-Patienten, unabhängig von ihrem aktuellen Cholesterin, ein Statin erhalten sollten. Als orientierende Therapieziele sind dabei ein LDL-Cholesterin < 100 mg/dl (< 2,6 mmol/l) bzw. nach einem früheren Myokardinfarkt < 70 mg/dl anzustreben. Neben den etablierten lipidmodulierenden Effekten der Statine (LDL-Cholesterin ↓, Triglyzeride ↓, HDL-Cholesterin ↑) spielen wahrscheinlich pleiotrope Effekte eine zusätzliche Rolle: antithrombogene, antiproliferative, antiinflammatorische, antianginöse (über eine Verbesserung der Endothelfunktion) und antioxidative Wirkungen. So konnte bereits in den ersten 6 Wochen nach einem akuten Koronarsyndrom nach Beginn mit einem Statin eine signifikante Reduktion kardiovaskulärer Ereignisse gezeigt werden [22].

> **Merke**
> Zu beachten ist die Gefahr einer unter Umständen tödlichen Rhabdomyolyse bei einer Kombinationstherapie von Statinen mit Fibraten, Cyclosporin, Makroliden, Digoxin und anderen Präparaten.

Betablocker

Betablocker wirken antianginös und senken nachweislich die kardiovaskuläre Ereignisrate und insbesondere die Reinfarktrate. Letzteres ist dabei nur für Betablocker, nicht aber für Nitrate und Kalziumantagonisten nachgewiesen. Ebenso senken Betablocker nachweislich die Sterblichkeit von Patienten im Endstadium der KHK mit einer Herzinsuffizienz [12].

> **Praxistipp**
> Wird bei einem Herzinsuffizienten eine Betablockertherapie begonnen, so ist zu berücksichtigen, dass es diesem in der Anfangsphase subjektiv schlechter gehen kann und insbesondere auch schwere Hypotonien drohen. Diese Gefahr kann durch eine vorsichtige, niedrige Eindosierung und langsame Steigerung reduziert werden. Der Langzeitnutzen überwiegt in allen Stadien der Herzinsuffizienz (inkl. NYHA IV) trotz der anfänglichen Probleme.

ACE-Inhibitoren und Angiotensinrezeptorblocker

Zusätzlich sollten alle Postinfarktpatienten ACE-Hemmer (bei Unverträglichkeit: Angiotensinrezeptorantagonisten) erhalten. Diese vermindern ein unvorteilhaftes „Remodelling" nach einem Myokardinfarkt. Zusätzlich reduzieren sie das Risiko für einen Reinfarkt und für Tod und Myokardinfarkt bei Patienten mit einem erhöhten Risiko für kardiovaskuläre Ereignisse.

> **Merke**
> Von wenigen Kontraindikationen abgesehen, sollte grundsätzlich keinem Patienten mit KHK eine Therapie mit ASS bzw. Clopidogrel und Statinen vorenthalten werden. Weiterhin sollten alle Postinfarktpatienten zudem eine Therapie mit Betablockern und ACE-Hemmern bzw. Angiotensinrezeptorantagonisten erhalten.

Nitrate

Nitrate wirken als NO-Donatoren und führen so zu einer Dilatation der Koronararterien. Weiterhin senken sie durch Reduktion von Vor- und Nachlast den myokardialen Sauerstoffverbrauch. Hieraus erklärt sich die nachweislich günstige Wirkung der Nitrate auf Symptomatik und Belastungstoleranz bei Angina pectoris. Es existiert aber kein Nachweis für eine Prognoseverbesserung. Dem Problem der Nitrattoleranz kann durch entsprechende Dosierungsvorgaben mit einem nitratfreien Intervall (am günstigsten über Nacht) begegnet werden. Eine Kontraindikation besteht bei Patienten mit Aortenstenose, hypertrophischer obstruktiver Kardiomyopathie (HOCM) oder bei Volumenmangel.

Kalziumantagonisten

Kalziumantagonisten führen ebenfalls zu einer Koronardilatation und senken die myokardiale Nachlast. Auch sie verringern Angina pectoris, ein Nachweis für eine Prognoseverbesserung fehlt aber. Kurzwirksame Kalziumantagonisten vom Dihydropyridintyp (z. B. Nifedipin) sind im Zeitraum bis zu 4 Wochen nach Infarkt und bei instabiler Angina pectoris kontraindiziert.

11.2.6 Kardiovaskuläre Risikostratifizierung vor nicht kardialen Operationen

Bei einer großen Anzahl von Patienten stellt sich vor elektiven Operationen oder auch auf Intensivstationen die Frage nach der OP-Fähigkeit mit Blick auf mögliche perioperative kardiovaskuläre Komplikationen, insbesondere für das Auftreten eines akuten Koronarsyndroms. Für das detaillierte Vorgehen einer Risikostratifizierung vor nicht kardialen Operationen muss hier auf die entsprechenden Leitlinien [9] und assoziierte Artikel zur Implementierung in die Klinikroutine [1, 9] verwiesen werden.

11.2.7 Kardioprotektive Phänomene der akuten und chronischen koronaren Herzerkrankung

C. Vahlhaus

Stunning

> **Definition**
>
> Das Phänom wurde erstmals von Heyndrickx und Mitarbeitern beschrieben [36]. Den Begriff des „Stunned Myocardium" prägten Braunwald und Kloner in den 80er Jahren und definierten „Stunning" als prolongierte, postischämische, myokardiale Dysfunktion vitalen Myokardgewebes [33]. Ursachen dieser reversiblen linksventrikulären Funktionseinschränkung sind einerseits vorhergehende kurzfristige Myokardischämien und andererseits mögliche Schäden der frühen Reperfusion. Die Dauer des Stunnings hängt unter anderem von der Dauer und Schwere der vorgeschalteten Ischämie ab.

▶ **Pathomechanismen.** Als *Mechanismen* werden die Verminderung der Kalziumverfügbarkeit oder die Verringerung der Kalziumsensitivität des kontraktilen Apparates diskutiert. Derzeit wird die Veränderung der Kalziumhämostase als Erklärungsansatz favorisiert. Eine weitere Theorie hält die Troponinproteolyse für entscheidend. Sauerstoffradikale könnten das Troponin I direkt schädigen oder aber auch indirekt Membranstrukturen beschädigen und so die Kalziumüberladung der Myokardzelle verstärken, wodurch die Kalziumsensitivität der Myofilamente vermittelt durch Troponin I verringert wird.

Im klinischen Szenario ist dieses Phänomen bei instabiler Angina pectoris, bei schweren, länger anhaltenden Koronarspasmen, bei Ruptur einer koronararteriellen, thrombenbelegten Plaque, nach perkutaner transluminaler koronarer Angioplastie (PTCA), nach Reperfusion eines akuten Myokardinfarktes, nach aortokoronarer Bypassoperation oder bei vorübergehend erhöhtem myokardialen Sauerstoffbedarf bei reduzierter koronarer Flussreserve von Bedeutung.

Inotrope Stimulation mit Dopamin, Dobutamin, postextrasystolische Potenzierung und exogen zugeführtes Kalzium führen zu gesteigerter Kontraktion im „gestunnten" Myokard [37]. Die Rekrutierung geht im Stunning nicht auf Kosten des Energiestoffwechsels. Das kontraktile System der Myozyten inklusive der Ca-Transportsysteme der Membran, das sarkoplasmatische Retikulum, die Myofibrillen, und die Mitochondrien sind also funktionstüchtig. Die Funktionsverbesserung sistiert jedoch unmittelbar nach Ende der Katecholamingabe.

Inotrope Stimulation einerseits und die durch Betablocker hervorgerufene Aggravierung des vorliegenden myokardialen Stunnings andererseits beeinflussen die Erholung vom myokardialen Stunning nicht [32]. Wird im drohenden kardiogenen Schock neben der Therapie mit Vasopressoren die Therapie mit inotropen Substanzen erforderlich, dann wird zwar die Stunningphase nicht verkürzt, allerdings wird, vorbehaltlich einer optimalen Reperfusion/Revaskularisation, die Erholungsdauer und -chance durch die inotrope Stimulation auch nicht verschlechtert. ACE-Hemmer mildern die Ausbildung myokardialen Stunnings [34]. Ebenso schwächt die thorakale Periduralanästhesie vor Beginn einer Ischämie die Ausbildung des myokardialen Stunnings ab.

▶ **Therapie/Prävention.** Per definitionem spielt sich Stunning nach erfolgter kompletter Reperfusion ab. Die *Therapie* myokardialen Stunnings besteht also nicht in der Reperfusion ischämischen Myokards. Allenfalls die Verhinderung zukünftiger ischämischer Episoden durch Beseitigung der Ursache von instabiler Angina pectoris, durch medikamentöse Prophylaxe schwerer Koronarspasmen mit Kalziumantagonisten und die Therapie mit ACE-Hemmern vor der das Stunning induzierenden Ischämie können als Therapie des myokardialen Stunnings im Sinne einer *Prävention* angesehen werden.

Merke

Aus intensivmedizinischer Sicht bleibt festzuhalten, dass im Stunning eine inotrope Reserve rekrutierbar bleibt und die Therapie mit positiv und negativ inotropen Substanzen die Erholungsdauer und -chance nicht negativ beeinflusst.

Hibernation

Definition

Das Phänomen „Myocardial Hibernation" wurde von Rahimtoola durch Analysen der linksventrikulären Funktion vor und nach aortokoronarer Bypassoperation, also in retrospektiven Patientenstudien entdeckt [44]. Definiert als ein Zustand anhaltend verschlechterter myokardialer Funktion in Ruhe aufgrund verminderter Durchblutung vitalen Myokardgewebes ist die Funktion dabei durch Verbesserung der Durchblutung oder durch Verminderung des Bedarfs teilweise oder komplett wiederherstellbar. Hibernation ist außerdem charakterisiert durch die Rekrutierbarkeit einer inotropen Reserve. Im Gegensatz zum Stunning geht im Zustand der Hibernation die Rekrutierung der inotropen Reserve jedoch auf Kosten des Energiestoffwechsels [35].

▶ **Myokardialer Vitalitätsnachweis.** Die *Mechanismen* der Hibernation sind ungeklärt. Eine Metaanalyse von 3088 Patienten mit chronischer koronarer Herzkrankheit und linksventrikulärer Funktionseinschränkung untermauert den erheblichen prognostischen Stellenwert dieses Phänomens: Revaskularisierte Patienten hatten im Vergleich zu konservativ behandelten Patienten nur dann einen enormen prognostischen Vorteil (3,2 % vs. 16 % jährliche Mortalität), wenn ein myokardialer Vitalitätsnachweis positiv war. Bei fehlender myokardialer Vitalität war die jährliche Mortalität zwischen konservativer Behandlung und Revaskularisation nicht unterschiedlich (6,2 % vs. 7,7 %; [30]).

Merke

Nicht adäquat behandelte Hibernation geht mit einem hohen Risiko für den plötzlichen Herztod einher.

Die Erkennung vitalen Myokardgewebes bei linksventrikulärer Funktionseinschränkung ist also von sehr großer Bedeutung. Nuklearkardiologische Verfahren, wie die ^{18}F-FDG-PET (Fluordeoxyglukose-Positronenemissionstomografie), stellen mit ihrer hohen Sensitivität unumstritten den Goldstandard in der Detektion myokardialer Vitalität dar. Die Stärke der Dobutamin-Stressechokardiografie ist die Vorhersage der tatsächlichen Erholung nach Revaskularisation [43]. Mit der Kernspintomografie gelingt es sogar, das transmurale Ausmaß vitalen Moykardgewebes zu quantifizieren [39]. Einfache Vitalitätshinweise finden sich bereits im 12-Kanal-Oberflächen-EKG (erhaltene R-Progression in V1 – 6 vs. Vorhandensein von pathologischen Q-Zacken).

▶ **Therapie.** Die *Therapie* der Hibernation besteht in der kompletten, möglichst raschen Revaskularisation. In der Zeit vor vollständiger Reperfusion (z. B. in der Wartezeit vor Thrombolyseerfolg, PTCA oder Bypassoperation) sollte der Bedarf (Blutdruck, Herzfrequenz, Körpertemperatur) auf optimale Werte reguliert werden. Jede körperliche Belastung gilt es konsequent zu vermeiden. Die Behandlung mit inotropen Substanzen sollte minimiert, wenn irgend möglich unterlassen werden. Kreislaufunterstützende Maßnahmen, beispielsweise durch IABP, sind geeigneter als die Behandlung mit inotropen Substanzen.

Ischämische Präkonditionierung

Definition

1986 von Murry und Jennings entdeckt [41], ist die ischämische Präkonditionierung das bislang wirksamste kardioprotektive Phänomen. Eine oder mehrere kurze Ischämieepisoden mit Reperfusion (präkonditionierende Ischämie), die unmittelbar vor einer langen Ischämieepisode (Zielischämie) stattfinden, vergrößern nicht etwa den durch die Zielischämie normalerweise hervorgerufenen Myokardschaden aufgrund der insgesamt verlängerten Ischämiedauer, sondern vermindern die Infarktgröße um 75 %, respektive schieben die Infarktentstehung auf [41].

▶ **Pathomechanismen.** *Mechanismen* der ischämischen Präkonditionierung beinhalten den Adenosinrezeptor als einen zellulären Signalempfänger des endogenen Adenosins [46] und den ATP-abhängigen Kaliumkanal als zellulären Signalvermittler und/oder -verwerter [45]. Ischämische Präkonditionierung hängt von der Phosphorylierung einer ganzen Reihe von Proteinkinasen ab [48, 49].

▶ **Bedeutung.** Ischämische Präkonditionierung ist von klinischem Nutzen. Kurze Okklusion des R. interventricularis anterior 2 – 3 min vor Bypassanlage verminderte die durch die Bypassoperation normalerweise beobachtete Troponin-I-Freisetzung [38] und verbesserte den Schlagvolumenindex [40]. Hinweise für die Existenz der ischämischen Präkonditionierung beim Menschen ergaben retrospektive Analysen bei Patienten mit Präinfarkt-Angina-pectoris, die mit Thrombolytika behandelt wurden. Präinfarkt-Angina war mit geringerer Kreatinkinasefreisetzung, weniger Q-Zacken im EKG nach Infarkt und mit einer besseren Prognose verbunden [31, 42]. Instabile Angina pectoris vor geplanter aortokoronarer Bypassoperation reduzierte die durch die Bypassoperation in einer Kontrollgruppe beobachtete CK-MB-Freisetzung [50] und verbesserte die hämodynamische Funktion.

Merke

Zeitnah unbemerkt stattgehabte Kardioprotektion durch stumme, präkonditionierende Ischämien, Angina-pectoris- oder Tachykardieepisoden, hypertensive Entgleisungen oder pharmakologische Präkonditionierung (Vorbehandlung mit Nitroglyzerin, Opioiden oder volatilen Anästhetika) kann den Effekt der gezielt durchgeführten Präkonditionierung schmälern.

Ischämische Postkonditionierung

Definition

Die ischämische Postkonditionierung ist definiert als kurzfristige intermittierende Unterbrechung im Blutstrom zu Beginn der Reperfusion. Seit der Beschreibung der ischämischen Postkonditionierung 2004 [47] ist sie Gegenstand zahlreicher experimenteller und klinischer Studien, sind doch weitaus mehr Möglichkeiten denkbar, dieses Phänomen klinisch nutzbar zu machen, als es bei der Präkonditionierung der Fall ist.

Die *Mechanismen* sind noch ungeklärt. Da Postkonditionierung auch pharmakologisch durch Nachbehandlung mit Cyclosporin A erzielt werden kann, ist eine Beteiligung der Mitochondrienmembran denkbar. Die Infarktgröße kann, wie bei der Präkonditionierung, um mehr als 70% vermindert werden.

> **Merke**
> Postkonditionierung ist ein vielversprechendes kardioprotektives Phänomen, für das zahlreiche klinische Anwendungsmöglichkeiten denkbar erscheinen.

Kernaussagen

Epidemiologie
Durch die zunehmende Überalterung der Gesellschaft nimmt auch die Häufigkeit kardiovaskulärer Erkrankungen bei Patienten, die operiert oder intensivpflichtig werden, deutlich zu.

Pathophysiologie der koronaren Herzkrankheit (KHK)
Auf der Basis einer Endotheldysfunktion als Folge von Risikofaktoren und Noxen entwickeln sich durch Lipidablagerungen und Infiltrationen von Makrophagen und T-Lymphozyten „Fatty Streaks" und schließlich Plaques. Intimaeinriss mit Plaqueruptur und konsekutiver Einblutung mit Thrombosierung können dann zu einem partiellen oder auch kompletten Koronarverschluss führen.
Zu den kardiovaskulären Risikofaktoren gehören die arterielle Hypertonie, eine Dyslipoproteinämie, Nikotinabusus, Diabetes mellitus, chronische Niereninsuffizienz, Übergewicht sowie eine entsprechende Familienanamnese.
Klinische Manifestationen der KHK sind das akute Koronarsyndrom, worunter akute Myokardinfarkte, instabile Angina pectoris und der plötzliche Herztod subsumiert werden, sowie die stabile Angina pectoris.

Diagnostik
Die 3 Säulen der Diagnostik sind die klinischen Beschwerden (typische und atypische Angina-pectoris-Beschwerden), das 12-Kanal-EKG (ST-Streckenhebungen, Linksschenkelblock) und die Labordiagnostik (Troponin I und T, CK und CK-MB).

Akutes Koronarsyndrom
Beim akuten Koronarsyndrom werden 3 Gruppen unterschieden:
- ST-Streckenhebungsinfarkt (hier darf das Ergebnis der Laborbestimmungen nicht abgewartet werden, sondern die Reperfusionstherapie ist unverzüglich einzuleiten),
- Nicht-ST-Streckenhebungsinfarkt (bei Vorliegen eines oder mehrerer Risikomerkmale ist eine invasive Herzkatheterdiagnostik maximal bis zu 48 h nach Beschwerdebeginn dringlich empfohlen, insbesondere bei erhöhten Troponin- oder CK-Werten) und
- die instabile Angina pectoris (keine Risikomerkmale vorhanden, elektive Abklärung im Regelfall möglich).

Die obligate medikamentöse Initialtherapie besteht aus O_2-Gabe sowie der Verabreichung von Azetylsalizylsäure und Heparin. Optional sind je nach Befunden sinnvoll: Analgesie und Sedierung, Nitrate, Betablocker und Antiarrhythmika.
Aufgrund zahlreicher Studien wird die Akut-PCI beim ST-Streckenhebungsinfarkt als Therapie der Wahl in allen aktuellen Leitlinien empfohlen. Die Lysetherapie kommt nur bei Nichteinhaltung des Zeitfensters zur Versorgung durch PCI (von Diagnosestellung bis zur PCI im eigenen Haus < 60 min, im Verlegungsfall < 120 min) infrage.

Komplikationen eines akuten Koronarsyndroms sind insbesondere der kardiogene Schock, Wandruptur und Ventrikelseptumdefekt, Mitralklappeninsuffizienz durch ischämische Papillarmuskeldysfunktion oder Abriss eines Papillarmuskels, Postinfarktperikarditis, linksventrikuläre Thromben und ventrikuläre Arrhythmien.

Langzeittherapie von KHK-Patienten
Von wenigen Kontraindikationen abgesehen, sollte keinem Patienten mit KHK eine Therapie mit ASS bzw. Clopidogrel und Statinen vorenthalten werden. Ebenso sollten alle Postinfarktpatienten darüber hinaus zusätzlich eine Therapie mit Betablockern und ACE-Hemmern bzw. Angiotensinrezeptorantagonisten erhalten.

Kardiovaskuläre Risikostratifizierung
Es gibt es nur wenige Maßnahmen, die erwiesenermaßen die perioperative Komplikationsrate reduzieren können, nämlich die Weitergabe/Eindosierung/Höherdosierung eines Betablockers sowie eines Statins.

Kardioprotektive Phänomene der akuten und chronischen koronaren Herzerkrankung

▶ **Stunning.** Häufig nach erfolgter kompletter Revaskularisation zu beobachtende prolongierte myokardiale Dysfunktion. Der Begriff des „Stunned Myocardium" beschreibt die prolongierte, postischämische myokardiale Dysfunktion vitalen Myokardgewebes. Im Stunning bleibt eine inotrope Reserve ohne Belastung des Energiestoffwechsels rekrutierbar.

▶ **Hibernation.** Noch vitales Myokardgewebe im Zustand anhaltend verschlechterter myokardialer Funktion in Ruhe aufgrund verminderter Durchblutung. Die Funktion ist dabei durch Verbesserung der Durchblutung oder durch Verminderung des Bedarfs teilweise oder vollständig wiederherstellbar; eine inotrope Reserve ist rekrutierbar, jedoch auf Kosten des Energiestoffwechsels. Nicht adäquat oder nicht zeitgerecht behandelte Hibernation geht mit einem hohen Risiko für den plötzlichen Herztod einher, weshalb die Erkennung vitalen Myokardgewebes bei linksventrikulärer Funktionseinschränkung von prognostisch erheblicher Bedeutung ist.

▶ **Ischämische Präkonditionierung.** Eine oder mehrere kurze Ischämieepisoden mit Reperfusion (präkonditionierende Ischämie), die unmittelbar vor einer langen Ischämieepisode (Zielischämie) stattfinden, vergrößern nicht etwa den Myokardschaden aufgrund der insgesamt verlängerten Ischämiedauer, sondern vermindern die Infarktgröße um 75% bzw. schieben die Infarktentstehung auf. Patienten mit chronischer KHK vor PTCA oder Bypassoperation und haben meist ein gewisses, zunächst nicht erkennbares Maß an Kardioprotektion durch stumme, präkonditionierende Ischämien, Angina-pectoris- oder Tachykardieepisoden, hypertensive Entgleisungen oder durch pharmakologische Präkonditionierung (Vorbehandlung mit Nitroglyzerin, Opioiden oder volatilen Anästhetika) – ein Umstand, der den gezielten Einsatz erschwert. Bei der ischämischen Präkonditionierung handelt es sich um eine vielversprechende Strategie, die die Kardioprotektion in der Reperfusion optimiert.

Literatur

Literatur außer zu „Kardioprotektive Phänomene der akuten und chronischen koronaren Herzerkrankung"

[1] Ali MJ, Davison P, Pickett W et al. ACC/AHA guidelines as predictors of postoperative cardiac outcomes. Can J Anaesth 2000; 47: 10 – 19
[2] Andersen HR, Nielsen TT, Rasmussen K et al. DANAMI-2 Investigators. A comparison of coronary angioplasty with fibrinolytic therapy in acute myocardial infarction. N Engl J Med 2003; 349(8): 733 – 742
[3] Aviles RJ, Askari AT, Lindahl B et al. Troponin T levels in patients with acute coronary syndromes, with or without renal dysfunction. N Engl J Med 2002; 346: 2047 – 2052
[4] Bassand JP et al. Management of acute coronary syndromes (ACS) in patients presenting without persistent ST-segment elevation. ESC Clinical Practice Guidelines. Eur Heart J 2011;32: 2999 – 3054
[5] Breen P, Lee JW, Pomposelli F et al. Timing of high-risk vascular surgery following coronary artery bypass surgery: a 10-year experience from an academic medical centre. Anaesthesia 2004; 59(5): 422 – 427
[6] Dierkes J, Domrose U, Westphal S et al. Cardiac troponin T predicts mortality in patients with end-stage renal disease. Circulation 2000; 102: 1964 – 1969
[7] Dietz R, Rauch B. Leitlinie zur Diagnose und Behandlung der chronischen koronaren Herzerkrankung. Z Kardiol 2003; 92: 501 – 521
[8] Eagle KA, Guyton RA, Davidoff R et al. ACC/AHA 2004 guideline update for coronary artery bypass graft surgery: a report of the American College of Cardiology/American Heart Association Task Force on Practice Guidelines (Committee to update the 1999 Guidelines for Coronary Artery Bypass Graft Surgery). Circulation 2004; 110(14): 340 – 437
[9] Fleisher LA et al. 2009 ACCF/AHA Focused update on perioperative beta blockade incorporated into the ACC/AHA 2007 Guidelines on Perioperative Cardiovascular Evaluation and Care for Noncardiac Surgery. Circulation. 2009; 120: e169 – e276
[10] Hamm CW, Arntz HR, Bode C et al. Leitlinien: Akutes Koronarsyndrom (ACS). Teil 1: ACS ohne persistierende ST-Hebung. Z Kardiol 2004; 93: 72 – 90
[11] Hamm CW, Arntz HR, Bode C et al. Leitlinien: Akutes Koronarsyndrom (ACS). Teil 2: Akutes Koronarsyndrom mit ST-Hebung. Z Kardiol 2004; 93: 324 – 341
[12] Hoppe U et al. Leitlinien zur Therapie der chronischen Herzinsuffizienz. Z Kardiol 2005; 94: 488 – 509
[13] ISIS-2 (Second International Study of Infarct Survival) Collaborative Group. Randomised trial of intravenous streptokinase, oral aspirin, both, or neither among 17 187 cases of suspected acute myocardial infarction: ISIS-2. Lancet 1988; 2(8607): 349 – 360
[14] Kaluza GL, Joseph J, Lee JR et al. Catastrophic outcomes of noncardiac surgery soon after coronary stenting. J Am Coll Cardiol 2000; 35: 1288 – 1294
[15] Lindenauer PK, Pekow P, Wang K et al. Perioperative beta-blocker therapy and mortality after major noncardiac surgery. N Engl J Med 2005; 353(4): 349 – 361
[16] Magnesium in Coronaries (MAGIC) Trial Investigators. Early administration of intravenous magnesium to high-risk patients with acute myocardial infarction in the Magnesium in Coronaries (MAGIC) Trial: a randomised controlled trial. Lancet 2002; 360(9341): 1189 – 1196
[17] Mangano DT, Goldman L. Preoperative assessment of patients with known or suspected coronary disease. N Engl J Med 1995; 333: 1750 – 1756
[18] Poldermans D, Bax JJ, Kertai MD et al. Statins are associated with a reduced incidence of perioperative mortality in patients undergoing major noncardiac vascular surgery. Circulation 2003; 107(14): 1848 – 1851
[19] Reinecke H, Breithardt G, Van Aken H. Cardiological aspects in preoperative anaesthesiological evaluation: old heroes, new shadows. Eur J Anaesthesiol 2003; 20(8): 595 – 599. Erratum in: Eur J Anaesthesiol 2004; 21(1): 79
[20] Reinecke H, Budde T, Breithardt G. Koronare Herzkrankheit. In: Greten H et al., Hrsg. Innere Medizin. 13. Aufl. Stuttgart: Thieme; 2010: 40 – 61
[21] Sabatine MS, Cannon CP, Gibson CM et al.; CLARITY-TIMI 28 Investigators. Addition of clopidogrel to aspirin and fibrinolytic therapy for myocardial infarction with ST-segment elevation. N Engl J Med 2005; 352(12): 1179 – 1189
[22] Schwartz GG, Olsson AG, Ezekowitz MD et al. Effects of atorvastatin on early recurrent ischemic events in acute coronary syndromes: the MIRACL study: a randomized controlled trial. JAMA 2001; 285: 1711 – 1718
[23] Smith SC Jr, Dove JT, Jacobs AK et al. ACC/AHA guidelines for percutaneous coronary intervention. Executive summary: a report of the American College of Cardiology/American Heart Association task force on practice guidelines endorsed by the Society for Cardiac Angiography and Interventions. Circulation 2001; 103: 3019 – 3041
[24] Steg PG et al. Management of acute myocardial infarction in patients presenting with ST-segment elevation. The Task Force on the Management of Acute Myocardial Infarction of the European Society of Cardiology. Eur Heart J 2012;33:2569 – 2619
[25] Stern S, Tzivoni D. Early detection of silent ischaemic heart disease by 24-hour electrocardiographic monitoring of active subjects. Br Heart J 1974; 36(5): 481 – 486
[26] van der Horst ICC, Zijlstra F, van't Hof AWJ et al. Glucose-insulin-potassium infusion in patients treated with primary angioplasty for acute myocardial infarction. J Am Coll Cardiol 2003; 42: 784 – 791
[27] Warkentin TE, Cook DJ. Heparin, low molecular weight heparin, and heparin-induced thrombocytopenia in the ICU. Crit Care Clin 2005; 21(3): 513 – 529
[28] Wu TT, Yuan A, Chen CY et al. Cardiac troponin I levels are a risk factor for mortality and multiple organ failure in noncardiac critically ill patients and have an additive effect to the APACHE II score in outcome prediction. Shock 2004; 22 (2): 95 – 101
[29] Zehender M, Kasper W, Kauder E et al. Right ventricular infarction as an independent predictor of prognosis after acute inferior myocardial infarction. N Engl J Med 1993; 328(14): 981 – 988

Literatur zu „Kardioprotektive Phänomene der akuten und chronischen koronaren Herzerkrankung"

[30] Allman KC, Shaw LJ, Hachamovitch R et al. Myocardial viability testing and impact of revascularization on prognosis in patients with coronary artery disease and left ventricular dysfunction: a meta-analysis. J Am Coll Cardiol 2002; 39(7): 1151 – 1158
[31] Andreotti F, Pasceri V, Hackett DR et al. Preinfarction angina as a predictor of more rapid coronary thrombolysis in patients with acute myocardial infarction. N Engl J Med 1996; 334(1): 7 – 12
[32] Arnold JM, Braunwald E, Sandor T et al. Inotropic stimulation of reperfused myocardium with dopamine: effects on infarct size and myocardial function. J Am Coll Cardiol 1985; 6(5): 1026 – 1034

[33] Braunwald E, Kloner RA. The stunned myocardium: prolonged, postischemic ventricular dysfunction. Circulation 1982; 66(6): 1146–1149
[34] Ehring T, Baumgart D, Krajcar M et al. Attenuation of myocardial stunning by the ACE inhibitor ramiprilat through a signal cascade of bradykinin and prostaglandins but not nitric oxide. Circulation 1994; 90(3): 1368–1385
[35] Heusch G, Schulz R, Rahimtoola SH. Myocardial hibernation: a delicate balance. Am J Physiol Heart Circ Physiol 2005; 288 (3): H984–H999
[36] Heyndrickx GR, Millard RW, McRitchie RJ et al. Regional myocardial functional and electrophysiological alterations after brief coronary artery occlusion in conscious dogs. J Clin Invest 1975; 56(4): 978–985
[37] Ito BR, Tate H, Kobayashi M. Reversibly injured, postischemic canine myocardium retains normal contractile reserve. Circ Res 1987; 61(6): 834–846
[38] Jenkins DP, Pugsley WB, Alkhulaifi AM et al. Ischaemic preconditioning reduces troponin T release in patients undergoing coronary artery bypass surgery. Heart 1997; 77(4): 314–318
[39] Kim RJ, Wu E, Rafael A et al. The use of contrast-enhanced magnetic resonance imaging to identify reversible myocardial dysfunction. N Engl J Med 2000; 343(20): 1445–1453
[40] Laurikka J, Wu ZK, Iisalo P et al. Regional ischemic preconditioning enhances myocardial performance in off-pump coronary artery bypass grafting. Chest 2002; 121(4): 1183–1189
[41] Murry CE, Jennings RB, Reimer KA. Preconditioning with ischemia: a delay of lethal cell injury in ischemic myocardium. Circulation 1986; 74(5): 1124–1136
[42] Ottani F, Galvani M, Ferrini D et al. Prodromal angina limits infarct size: a role for ischemic preconditioning. Circulation 1995; 91(2): 291–297
[43] Perrone-Filardi P, Pace L, Prastaro M et al. Assessment of myocardial viability in patients with chronic coronary artery disease: rest-4-hour-24-hour 201Tl tomography versus dobutamine echocardiography. Circulation 1996; 94(11): 2712–2719
[44] Rahimtoola SH. A perspective on the three large multicenter randomized clinical trials of coronary bypass surgery for chronic stable angina. Circulation 1985; 72(6 Pt 2): V123–V135
[45] Schulz R, Rose J, Heusch G. Involvement of activation of ATP-dependent potassium channels in ischemic preconditioning in swine. Am J Physiol 1994; 267(4 Pt 2): H1341–H1352
[46] Schulz R, Rose J, Post H et al. Involvement of endogenous adenosine in ischemic preconditioning in swine. Pflugers Arch 1995; 430(2): 273–282
[47] Tsang A, Hausenloy DJ, Mocanu MM et al. Postconditioning: a form of „modified reperfusion" protects the myocardium by activating the phosphatidylinositol 3-kinase-Akt pathway. Circ Res 2004; 95(3): 230–232
[48] Vahlhaus C, Schulz R, Post H et al. No prevention of ischemic preconditioning by the protein kinase C inhibitor staurosporine in swine. Circ Res 1996; 79(3): 407–414
[49] Vahlhaus C, Schulz R, Post H et al. Prevention of ischemic preconditioning only by combined inhibition of protein kinase C and protein tyrosine kinase in pigs. J Mol Cell Cardiol 1998; 30(2): 197–209
[50] Vahlhaus C, Neumann J, Luss H et al. Ischemic preconditioning by unstable angina reduces the release of CK-MB following CABG and stimulates left ventricular HSP-72 protein expression. J Card Surg 2005; 20(5): 412–419

11.3 Herzinsuffizienz

T. Wichter

11.3.1 Grundlagen

Definition

> **Definition**
>
> Herzinsuffizienz bezeichnet eine Situation, in der das Herz aufgrund einer Störung der eigenen Funktion oder einer Störung seiner „Arbeitsbedingungen" innerhalb des Herz-Kreislauf-Systems trotz normaler Füllungsdrücke nicht in der Lage ist, Blut und damit Sauerstoff in der Menge oder Geschwindigkeit durch den Körper zirkulieren zu lassen, die die Stoffwechsel- und Energiebedürfnisse der Organe und Körpergewebe befriedigt. Klinisch besteht ein Syndrom mit typischen Symptomen (Dyspnoe, Ödeme, Leistungsminderung etc.) und Befunden (Minderperfusion, erhöhter Jugularvenendruck, pulmonale Rasselgeräusche etc.) durch Störungen der Struktur und/oder Funktion des Herzens.

Terminologie

Eine Herzinsuffizienz kann asymptomatisch oder symptomatisch sein und akut, subakut oder chronisch verlaufen. Akute Ereignisse (z. B. akutes Koronarsyndrom, akute Myokarditis, akute Klappeninsuffizienz) können zu akuter oder subakuter Symptomatik einer Herzinsuffizienz führen und lassen sich meist durch zielgerichtete Behandlung in eine chronisch stabile Form der Herzinsuffizienz überführen. Andererseits können stabile Phasen einer chronischen Herzinsuffizienz über verschiedene Mechanismen und Trigger (z. B. Ischämie, Arrhythmien, Überwässerung) zu einem dekompensierten (instabilen) Zustand führen. Durch geeignete therapeutische Maßnahmen kann diese Situation wieder in eine rekompensierte (stabile) Phase zurückgeführt werden.

Klinisch manifestiert sich die Herzinsuffizienz mit Zeichen der pulmonalen und peripher-venösen Stauung und resultierender Flüssigkeitsretention („*Rückwärtsversagen*" oder „kongestive" Herzinsuffizienz) oder mit Zeichen der Minderperfusion durch eingeschränkte Kontraktilität des Myokards („*Vorwärtsversagen*") oder mit einer Kombination aus beiden.

Eine „systolische" Herzinsuffizienz geht einher mit einer reduzierten Auswurffraktion (Ejektionsfraktion = EF; „*reduced ejection fraction*") durch erhöhte Volumina und Dilatation des linken Ventrikels. Die „diastolische" Herzinsuffizienz ist dagegen durch eine strukturelle oder funktionelle Einflussbehinderung des linken Ventrikels (z. B. durch linksventrikuläre Hypertrophie, Restriktion, Perikardtamponade, Vorhofflimmern) mit erhaltener systolischer Funktion und Auswurffraktion charakterisiert („*preserved ejection fraction*"). Dies führt zur Dilatation des linken Vorhofs mit Rückstau zur Lungenstrombahn.

Ursachen, Epidemiologie und Pathophysiologie

Die Herzinsuffizienz stellt keine eigenständige Erkrankung dar, sondern umfasst einen durch pathologische hämodynamische Veränderungen hervorgerufenen Symptomenkomplex, der seine Ursache in allen Anteilen des Herz-Kreislauf-Systems oder in anderen körpereigenen Regelsystemen haben kann.

Etwa 1–2 % der erwachsenen Bevölkerung in entwickelten Ländern leiden an Herzinsuffizienz. Dabei steigt die Prävalenz im Alter von ≥ 70 Jahren auf ≥ 10 % an. Die koronare Herzkrankheit (KHK) und deren Folgekomplikationen stellt eine Hauptursache der Herzinsuffizienz dar. Daneben spielen arterielle Hypertonie, Kardiomyopathien, Myokarditis, Herzklappenfehler, Ar-

11.3 Herzinsuffizienz

Tab. 11.2 Ursachen der akuten und der chronischen Herzinsuffizienz.

Ursachen	Akute Herzinsuffizienz	Chronische Herzinsuffizienz
primär myokardiale Schädigung	• akutes Koronarsyndrom (myokardiale Ischämie, Infarkt) • Myokarditis (akut, fulminant) • Kardiomyopathien (akut; z. B. Tako-Tsubo) • Intoxikationen • negativ inotrope Medikamente	• koronare Herzkrankheit (chronisch) • Hypertonie (hypertensive Herzkrankheit) • Herzklappenfehler (Spätstadium) • Kardiomyopathien (chronisch; z. B. dilatativ, restriktiv) • Myokarditis (chronisch) • kardiotoxische Medikamente (z. B. Zytostatika) • negativ inotrope Medikamente
andere kardiale Ursachen	• Herzklappenfehler (dekompensiert) • Perikardtamponade • Herzrhythmusstörungen • akuter Septumdefekt oder Papillarmuskelabriss (Postinfarkt)	• Herzklappenfehler (kompensiert) • Perikarderguss • Herzrhythmusstörungen • konstriktive Perikarditis
extrakardiale Ursachen	• Lungenembolie • Hochdruckkrise • Überwässerung • vasokonstriktive Medikamente	• pulmonale Hypertonie • thyreotoxische Krise • Hypovolämie • große AV-Fisteln • schwere Anämie

AV = atrioventrikulär

rhythmien und toxische Schädigungen eine besondere Rolle (▶ Tab. 11.2).

Vor Beginn der Ära moderner Therapieoptionen der Herzinsuffizienz (etwa 1990) verstarben ca. 60–70 % der Patienten innerhalb von 5 Jahren nach Diagnosestellung. Obwohl die Herzinsuffizienz auch heute noch ein ernstes Krankheitsbild darstellt, haben effektivere Therapieverfahren (Medikamente, interventionelle, operative und apparative Verfahren sowie die Herztransplantation) seither die Prognose der Herzinsuffizienz maßgeblich verbessert. Dies zeigt sich an der deutlichen Senkung der Mortalität und einer Reduktion der Krankenhausbehandlungen (Hospitalisierung) wegen Herzinsuffizienz um 30–50 %, verbunden mit einer Verbesserung der Lebensqualität und der körperlichen Belastbarkeit sowie einer Verringerung von Komplikationen (z. B. kardiale Dekompensation, plötzlicher Herztod).

Wesentliche Angriffspunkte für diese therapeutischen Erfolge sind die Mechanismen der Progression der linksventrikulären Dysfunktion. Diese Mechanismen bestehen zum einen in pathologischen Umbauprozessen (Remodeling) des linken Ventrikels als Reaktion auf eine initiale Schädigung (z. B. Ischämie bei Myokardinfarkt, Inflammation bei Myokarditis etc.), zum anderen in einer Aktivierung neurohumoraler Mechanismen (Renin-Angiotensin-Aldosteron-System und sympathisches Nervensystem), was zu einer weiteren Verschlechterung der Funktion des Myokards und nachfolgend auch anderer Organe führt.

Die kausale Behandlung reversibler oder beeinflussbarer Ursachen ist dabei von zentraler Bedeutung.

Merke

Die gezielte therapeutische Beeinflussung aller beteiligten Mechanismen beinhaltet u. a. die medikamentöse Blockade der neurohumoralen Systeme und die Regulation des Elektrolyt- und Flüssigkeitshaushaltes, den Erhalt des Sinusrhythmus (Kardioversion, Antiarrhythmika), die Optimierung der myokardialen Perfusion (Revaskularisation), eine Wiederherstellung der synchronen Kontraktion des linken Ventrikels (kardiale Resynchronisationstherapie = CRT), die Prävention des plötzlichen Herztodes (implantierbarer Defibrillator = ICD) sowie den Einsatz mechanischer Unterstützungssysteme und die Herztransplantation bei terminaler Herzinsuffizienz.

Diagnostik

Klinisch wegweisend zur Erstellung einer Arbeitsdiagnose und eines ersten Therapieplans sind die klinische Untersuchung, das EKG und das Echokardiogramm. Weitere Untersuchungen werden gezielt eingesetzt zur Klärung unklarer Befunde und zur Planung eines differenzierten Therapiekonzepts.

Klinische Untersuchung

Essenziell sind die sorgfältige Auskultation von Herz und Lungen (Herzgeräusch, pulmonale Stauung) sowie die Beurteilung der peripheren Zirkulation (Minderperfusion) und der venösen Füllung (Ödeme, Einflussstauung).

EKG und Langzeit-EKG

Das EKG liefert bei Herzinsuffizienz wichtige Informationen zu Herzfrequenz, Rhythmus, Erregungsleitung sowie über eine akute und chronische Myokardischämie mit wesentlichen Konsequenzen für die weitere Diagnostik und Therapie. Bei Patienten mit akuter Symptomatik und komplett normalem EKG ist eine Herzinsuffizienz sehr unwahrscheinlich.

Das Langzeit-EKG hat einen Stellenwert zur Abklärung arrhythmieverdächtiger Symptome (Palpitationen, Herzrasen, Symptome) und zur Einstellung der Herzfrequenz bei Vorhofflimmern (Frequenzkontrolle). Es ist zudem hilfreich zur Aufdeckung transienter Arrhythmien, Bradykardien, Leitungsstörungen und stummen Ischämien, die zur Verschlechterung einer Herzinsuffizienz beitragen können.

Labor und Biomarker

Vor Einleitung einer Renin-Angiotensin-Aldosteron-Blockade ist die Kenntnis der Nierenfunktion und der Serumelektrolyte (v. a. Kalium) essenziell. Eine Anämie sollte ausgeschlossen werden, da sie Symptome der Herzinsuffizienz imitieren und aggravieren kann. Weitere sinnvolle Parameter des Routinelabors beinhalten Thyreotropin (TSH), Glukose, Leberwerte und Blutgerinnung.

Natriuretische Peptide (BNP, NT-proBNP) haben bei Herzinsuffizienz alternativ zur Echokardiografie (bei limitierter Verfügbarkeit) Bedeutung in der Diagnostik und Verlaufskontrolle. Untere Grenzwerte zum Ausschluss einer Herzinsuffizienz unterscheiden sich bei akuter (BNP < 100 pg/ml; NT-proBNP < 300 pg/ml) und chronischer (BNP < 35 pg/ml; NT-proBNP < 125 pg/ml) Symptomatik. Ein normaler Wert natriuretischer Peptide bei einem unbehandelten Patienten schließt eine relevante kardiale Erkrankung als Ursache der Symptomatik nahezu aus. Bei erhöhten Ausgangswerten erlaubt die Dynamik bei Verlaufskontrollen Aussagen zu Prognose und Therapieerfolg.

Kardiale Bildgebung

Verfahren der kardialen Bildgebung haben bei Patienten mit Herzinsuffizienz einen besonderen Stellenwert in der allgemeinen Diagnostik und bei differenzierten Fragestellungen.

▶ **Echokardiografie.** Hierbei ist insbesondere die Funktion von Ventrikeln und Herzklappen, aber auch der Ausschluss von Infarktkomplikationen, Perikarderguss, Thromben und Raumforderungen von Bedeutung. Zudem können mittels Doppler-Verfahren hämodynamische Parameter wie Pulmonalarteriendruck, Herzzeitvolumen, Druckgradienten sowie Schweregrade von Klappeninsuffizienzen gemessen bzw. abgeschätzt werden.

> **Merke**
> Die transthorakale und/oder transösophageale Echokardiografie ist das effektivste Verfahren in der Diagnostik der Herzinsuffizienz und ermöglicht akut und im Verlauf auch bettseitig eine gute Beurteilung der Anatomie und Funktion des Herzens.

▶ **Pleura- und Abdomensonografie.** Die Sonografie der Pleura dient bei Herzinsuffizienz v. a. dem Nachweis, der Verlaufskontrolle und der gezielten Punktion und Drainage von Pleuraergüssen. Bei der Abdomensonografie sind die Weite der V. cava inferior (Volumenstatus), eine Lebervenenstauung, ein Aszites und die Beurteilung der Nieren von besonderer Bedeutung.

▶ **Röntgenuntersuchung des Thorax.** Die Röntgenuntersuchung des Thorax ist bei der diagnostischen Abklärung der Herzinsuffizienz von begrenztem Nutzen. Neben der Bestätigung vorliegender Befunde an Thorax, Herz und Lungen dient sie v. a. dem Nachweis einer akuten Stauung, Infiltration oder Minderbelüftung der Lungen sowie einer pleuralen Ergussbildung und kann dabei auch zur Verlaufsbeobachtung unter Therapie eingesetzt werden.

> **Praxistipp**
> Auch bei schwerer systolischer Dysfunktion des linken Ventrikels muss nicht zwingend eine Kardiomegalie im Röntgenbild vorliegen.

▶ **Computertomografie (CT).** Die Computertomografie (CT) des Thorax wird bei speziellen Fragestellungen (Lungenembolie, Aortendissektion, interstitielle Lungenerkrankungen etc.) sowie als Spezialapplikation zur nicht invasiven Darstellung der Koronararterien (Koronar-CT) eingesetzt.

▶ **Magnetresonanztomografie (MRT).** Die Magnetresonanztomografie des Herzens liefert wie die Echokardiografie viele anatomische und funktionelle Informationen einschließlich der myokardialen Perfusion und Ischämie (Stress-MRT) sowie der Vitalität und Narbenausdehnung (Kontrastmittel-MRT). Zusätzlich erlaubt die MRT eine Gewebecharakterisierung des Myokards und damit eine Beurteilung narbiger, infiltrativer und inflammatorischer Prozesse mit diagnostischer und prognostischer Wertigkeit. Damit ist die MRT bei Herzinsuffizienz diagnostisch vielseitig einsetzbar. Ihr Einsatz ist jedoch limitiert durch Verfügbarkeit, Klaustrophobie und Kontraindikationen (metallische Implantate, Gadolinium bei Niereninsuffizienz mit glomerulärer Filtrationsrate [GFR] < 30 ml/min/m^2).

▶ **Nuklearmedizinische Untersuchungen (SPECT, PET).** Nuklearmedizinische Verfahren (Single-Photon-Emissionscomputertomografie [SPECT], Positronenemissionstomografie [PET]), allein oder in Kombination mit CT, erlauben die Beurteilung von myokardialer Ischämie und Vitalität. Mit der technischen Weiterentwicklung und Verfügbarkeit der Echokardiografie und MRT haben nuklearmedizinische Untersuchungen des Herzens in der Diagnostik der Herzinsuffizienz jedoch an Stellenwert verloren. Auch zum Nachweis einer Lungenarterienembolie spielen nuklearmedizinische Verfahren (Ventilations- und Perfusionsszintigrafie) im Vergleich zur CT-Angiografie (Goldstandard) nur noch eine untergeordnete Rolle.

▶ **Herzkatheter und Myokardbiopsie.** Eine invasive Koronarangiografie mit der Möglichkeit zur perkutanen Koronarintervention (PCI) ist indiziert beim akuten Koronarsyndrom, bei symptomatischer koronarer Herzkrankheit sowie bei ungeklärtem Kreislaufstillstand oder fortgeschrittener Dysfunktion des linken Ventrikels unklarer Ätiologie. In diesen Situationen ist die koronare Revaskularisation hämodynamisch relevanter Koronarstenosen oder -verschlüsse von besonderer prognostischer Bedeutung. Auch bei Patienten mit geplanten Herzklappeninterventionen oder -operationen ist eine präoperative Koronarangiografie indiziert.

Bei Patienten mit restriktiver Kardiomyopathie, konstriktiver Perikarditis und anderen Konditionen mit komplexer Hämodynamik kann eine invasive Herzkatheterdiagnostik mit Bestimmung hämodynamischer Parameter in Kombination mit nicht invasiver Bildgebung zur Sicherung von Diagnose und Schweregrad hilfreich beitragen. Bei Verdacht auf infiltrative (z. B. Amyloidose) oder inflammatorische (z. B. Myokarditis) Erkrankungen des Herzens kann eine Endomyokardbiopsie zur Diagnosesicherung und Therapieplanung beitragen.

Allgemeine Therapie

Allgemeine therapeutische Maßnahmen bei Herzinsuffizienz beinhalten neben Aufklärungs- und Schulungsmaßnahmen v. a. Gewichtskontrollen und -normalisierung sowie Restriktion von Natrium, Flüssigkeit und Alkohol. Des Weiteren müssen ungünstige Komedikationen vermieden werden. Dazu gehören u. a. nicht steroidale Antirheumatika (NSAR) und Coxibe, Klasse-I-Antiarrhythmika, Kalziumantagonisten, trizyklische Antidepressiva und Kortikosteroide.

Moderate körperliche Belastungen und vorsichtiges Ausdauertraining sind bei stabiler Hämodynamik sinnvoll, da sie die periphere Vasodilatation unterstützen. Von starken körperlichen Belastungen und Leistungssport sollte dagegen abgeraten werden.

Antithrombotische Therapie

Eine effektive Antikoagulation ist indiziert bei akutem Koronarsyndrom und bei Vorhofflimmern mit oder ohne Herzinsuffizienz. Bei akuter Herzinsuffizienz anderer Ursache wird sie dagegen vorwiegend niedrig dosiert zur Thromboseprophylaxe eingesetzt, da durch Immobilität und Ödeme sowie durch Hämokonzentration unter diuretischer Therapie eine erhöhte Thromboseneigung besteht. Wegen der häufig gestörten Leber- und v. a. Nierenfunktion sollten niedermolekulare Heparine nur mit Vorsicht und Zurückhaltung eingesetzt werden und ggf. unfraktioniertes Heparin bevorzugt werden.

> **Praxistipp**
>
> Bei chronischer Herzinsuffizienz ist auch eine hochgradig eingeschränkte Ventrikelfunktion kein alleiniger Grund zur Antikoagulation.
> Bestehen dagegen zusätzliche Risiken (Vorhofflimmern, intrakavitäre Thromben, rezidivierende Embolien, mechanischer Herzklappenersatz etc.), so ist eine orale Antikoagulation indiziert und sollte bei Einsatz von Vitamin K-Antagonisten je nach Einschätzung des individuellen Risikos arterieller Thrombembolien mit einem Ziel-INR (INR = International normalized Ratio) zwischen 2,0 und 3,0 (3,5) eingestellt werden.

Bei Patienten mit primär vaskulären Erkrankungen (z. B. KHK, periphere arterielle Verschlusskrankheit [AVK], Karotisstenose) steht eine antithrombozytäre Therapie mit Azetylsalizylsäure (ASS) und/oder Thienopyridinen im Vordergrund. Besteht eine Indikation zur chronischen Antikoagulation, ist eine zusätzliche Thrombozytenhemmung in der stabilen Phase einer vaskulären Erkrankung meist verzichtbar. Eine kombinierte Therapie mit Antikoagulanzien und Thrombozytenhemmern kann jedoch in Ausnahmesituationen erforderlich sein (wichtige Beispiele: akutes Koronarsyndrom vor < 12 Monaten, elektive Implantatation eines Koronarstents vor < 1 – 6 Monaten).

In der perioperativen Situation müssen Nutzen und Risiken der antithrombotischen Therapie (Thrombozytenhemmung, Antikoagulation, Thrombolyse) im Sinne einer individuellen und interdisziplinären Abwägung berücksichtigt werden.

Antiarrhythmische Therapie

Bei Patienten mit Herzinsuffizienz können Herzrhythmusstörungen wie Vorhofflimmern, Vorhofflattern, atriale Tachykardien und ventrikuläre Arrhythmien zu einer Verschlechterung der bereits eingeschränkten Hämodynamik und Prognose beitragen.

Bei hämodynamisch instabilen Tachykardien sollte eine elektrische Kardioversion erfolgen. Antiarrhythmika sollten aufgrund ihrer negativ inotropen und proarrhythmischen Wirkungen mit Vorsicht und Zurückhaltung eingesetzt werden. Klasse-1-Antiarrhythmika (z. B. Flecainid, Ajmalin, Propafenon) und Dronedaron gelten bei Herzinsuffizienz als kontraindiziert. Bei hochgradiger Einschränkung der linksventrikulären Funktion kommt daher meist nur eine antiarrhythmische Medikation mit Amiodaron in Betracht. Alternativ ist ggf. eine elektive Katheterablation der Arrhythmie zu erwägen. Bei medikamentös therapierefraktären permanenten („incessant") ventrikulären Tachykardien ist die eilige oder notfallmäßige Katheterablation die Therapieoption der ersten Wahl.

> **Praxistipp**
>
> Trotz eines bei Patienten mit chronischer Herzinsuffizienz und linksventrikulärer Dysfunktion erhöhten Risikos des plötzlichen Herztodes besteht *keine* Indikation zu einer prophylaktischen Therapie mit Antiarrhythmika. Bei Patienten mit hohem Risiko ist stattdessen die Implantation eines Kardioverter-Defibrillators (ICD) indiziert.

Niereninsuffizienz und kardiorenales Syndrom

Es besteht eine ausgeprägte Interaktion zwischen Herz und Niere mit wechselseitiger Verschlechterung bei Dysfunktion eines der Organsysteme (kardiorenales Syndrom). Die Niereninsuffizienz stellt daher eine häufige Begleiterkrankung und einen bedeutsamen prognostischen Faktor bei Patienten mit Herzinsuffizienz dar.

Obwohl eine medikamentöse Blockade des Renin-Angiotensin-Aldosteron-Systems zu einem (meist moderaten) Abfall der glomerulären Filtrationsrate (GFR) führen kann, sollte dies nicht zu einer Unterbrechung oder Beendigung dieser für die Behandlung der Herzinsuffizienz wichtigen Therapie führen.

Nephrotoxische Medikamente (NSAR, Coxibe, bestimmte Antibiotika u. a.) sollten dagegen vermieden werden. Zudem müssen Wechselwirkungen und mögliche Kumulationen von Medikamenten bei eingeschränkter Niereninsuffizienz beachtet werden.

Anämie und Eisendefizit

Bei Herzinsuffizienz (NYHA-Klasse II–III; NYHA = New York Heart Association) und Anämie (Hämoglobin < 13,5 g/dl) bei Eisendefizit (Ferritin < 100 µg/l oder Ferritin < 300 µg/l und Transferrin-Sättigung < 20%) konnte gezeigt werden, dass die i. v. Eisensubstitution mit Eisencarboxymaltose (Ferinject) zu einer Verbesserung von klinischen Parametern (NYHA-Stadium, 6-Minuten-Gehtest) und Lebensqualität führt.

11.3.2 Akute Herzinsuffizienz

Definition

> **Definition**
>
> Die akute Herzinsuffizienz ist definiert durch eine akute systolische oder diastolische kardiale Dysfunktion, Arrhythmien oder ein Missverhältnis zwischen Vorlast und Nachlast. Es handelt sich um ein bedrohliches Krankheitsbild, welches als Erstmanifestation („de novo") oder als akute Dekompensation einer chronischen Herzinsuffizienz auftreten kann und sofortiger Behandlung bedarf.

Verlauf und Prognose

Patienten mit akuter Herzinsuffizienz haben eine erheblich eingeschränkte Prognose, die entscheidend von der zugrunde liegenden Erkrankung abhängt. So ist die Langzeitprognose nach erfolgreicher und frühzeitiger Koronarintervention bei akutem Koronarsyndrom oder nach Operation einer hochgradigen Aortenklappenstenose durchaus gut, jedoch bei koronarer Herzkrankheit und dilatativer Kardiomyopathie ohne Option einer Revaskularisation oder Herztransplantation wesentlich schlechter.

Innerhalb eines Jahres wird in etwa 45% der Fälle mindestens einmalig (bei 15% mindestens zweimalig) eine erneute Krankenhausaufnahme (Hospitalisation) wegen Herzinsuffizienz erforderlich. Die Hospitalisation ist neben hoher Mortalität und Morbidität auch mit reduzierter Lebensqualität und hohen Kosten verbunden.

Hämodynamik, Schweregrade und Klassifikationen

Die akute Herzinsuffizienz hat verschiedene Ursachen (▶ Tab. 11.2) und präsentiert sich mit unterschiedlicher Charakteristik (▶ Tab. 11.3). Die rein klinischen Schweregradeinteilungen nach Killip (bei Herzinfarkt) oder Nohria (bei Kardiomyopathien) orientieren sich an der peripheren Perfusion und pulmonalen Stauung (▶ Tab. 11.4). Die klinisch-hämodynamische Klassifikation nach Forrester beschreibt verschiedene Manifestationsformen und Therapieansätze der akuten Herzinsuffizienz nach der Ausprägung von reduziertem Herzzeitvolumen (HZV) bzw. Herzindex (CI), Minderperfusion von Geweben und Organen, erhöhtem pulmonalkapillaren Verschlussdruck (PCWP) sowie pulmonaler und/oder peripherer Stauung.

Kardiovaskuläre Erkrankungen

Tab. 11.3 Präsentation bei akuter Herzinsuffizienz.

Klinischer Status	Definition	HF	RR	CI	PCWP	Diurese	Minderperfusion	Minderperfusion Endorgan
I	akute Dekompensation einer (chronischen) Herzinsuffizienz	↑/↓	(↓) – ↑	(↓) – ↑	(↑)	↑	↑/↓	↓
II	akute Herzinsuffizienz bei arterieller Hypertonie	↑	↑	↑/↓	> 18	↑/↓	↑/↓	↑
III	akute Herzinsuffizienz mit Lungenödem	↑	(↓)	↓	↑	↑	↑/↓	↓
IVa	kardiogener Schock mit Low-Output-Syndrom	↑	(↓)	< 2,2	> 18	↓	↑↑	↑
IVb	schwerer kardiogener Schock	> 90	< 90	< 1,8	> 18	↓↓	↑↑	↑
V	akute Herzinsuffizienz bei hohem Herzminutenvolumen	↑	↑/↓	↑	↑/↓	↑	↓	↓
VI	akute Rechtsherzinsuffizienz	↓	↓	↓	↓	↑/↓	↑/↓	↑/↓

CI = Cardiac Index; HF = Herzfrequenz; PCWP = pulmonalkapillarer Verschlussdruck; RR = Blutdruck;
↑: erhöht, (↑): leicht erhöht, ↓: erniedrigt, (↓): leicht erniedrigt, ↑/↓: unverändert; die Angaben sind Anhaltspunkte, es kann Ausnahmen und Überlappungen geben.

Tab. 11.4 Schweregrade der akuten Herzinsuffizienz nach Killip [1] und Nohria [2].

Killip		Nohria	
Stadium	Definition	Stadium	Definition
I	keine Herzinsuffizienz, keine Symptome	A	„Dry and warm": (Stauung – / Minderperfusion –)
II	Zeichen und Symptome der leichten Herzinsuffizienz	B	„Wet and warm": (Stauung + / Minderperfusion –)
III	Zeichen und Symptome der schweren Herzinsuffizienz	L	„Dry and cold": (Stauung – / Minderperfusion +)
IV	kardiogener Schock	C	„Wet and cold": (Stauung + / Minderperfusion +)

Bei Hypovolämie (PCWP↓) und Hypoperfusion (CI↓) besteht ein Bedarf an Volumensubstitution. Bei pulmonaler Stauung (PCWP↑) und normaler Perfusion stehen Vorlastsenker (Diuretika und Nitrate) im Vordergrund. Bei Hypoperfusion mit Low-Output (CI↓) und Lungenstauung (PCWP↑) kommen dagegen Inotropika und Inodilatatoren, ggf. auch Noradrenalin (Blutdruckstabilisierung) oder vorsichtig Nitrate (Vorlastsenkung) zum Einsatz.

Hämodynamisches Monitoring
Nicht invasives Monitoring

Dieses beinhaltet die engmaschige Überwachung der Vitalparameter Herzfrequenz, Blutdruck, Atemfrequenz und Temperatur sowie der Auskultationsbefunde von Herz und Lungen. Die arterielle Sauerstoffsättigung sollte durch Pulsoxymeter kontrolliert und in Zweifelsfällen durch arterielle Blutgasanalysen überprüft werden. Die frühzeitige und im Verlauf der akuten Phase regelmäßige Registrierung eines 12-Kanal-EKGs ist ebenso wesentlich wie ein kontinuierliches EKG-Monitoring (Arrhythmien, ST-Strecke), insbesondere wenn myokardiale Ischämie (akutes Koronarsyndrom) oder Herzrhythmusstörungen für die akute Dekompensation (mit)verantwortlich sind.

Invasives Monitoring

Bei schwerer akuter Herzinsuffizienz und hämodynamischer Instabilität oder Schockzuständen kann ein invasives Monitoring erforderlich werden.

Eine *arterielle Kanülierung* (A. radialis) ist bei kritisch kranken Patienten zur kontinuierlichen Blutdruckmessung und häufigen Bestimmung arterieller Blutgase sinnvoll.

Ein *zentralvenöser Katheter* dient der zentralen Applikation von Flüssigkeit und Medikamenten sowie der Messung von zentralvenösen Drücken und Sauerstoffsättigungen.

Praxistipp

Der zentralvenöse Druck korreliert bei Patienten mit akuter Herzinsuffizienz nur unzureichend mit dem Füllungsdruck des linken Ventrikels. Er wird daher nur als kontinuierlicher Verlaufsparameter unter Berücksichtigung weiterer klinischer und apparativer Befunde als sinnvoll erachtet.

11.3 Herzinsuffizienz

Die Messung der zentralvenösen Sauerstoffsättigung (ScvO$_2$) erlaubt näherungsweise eine Beurteilung der Sauerstoffbilanz des Gesamtorganismus und ist daher bei akuter Herzinsuffizienz hilfreich bei der Ersteinschätzung und Therapiesteuerung.

Durch einen *Pulmonalarterienkatheter* kann in komplexen Situationen mit instabilen oder unklaren Kreislaufverhältnissen eine detaillierte Klärung der Hämodynamik herbeigeführt werden. Dieser erlaubt die Messung der zentralvenösen (ZVD) bzw. rechtsatrialen (RA), pulmonalarteriellen (PA) und pulmonalkapillaren (PCWP) Drücke und eine Bestimmung des Herzzeitvolumens (HZV) bzw. des Herzindex (CI), der gemischtvenösen Sauerstoffsättigung, der pulmonalen und systemischen Gefäßwiderstände sowie anderer hämodynamischer Parameter. Durch die Kenntnis dieser Größen können pathophysiologische Rückschlüsse gezogen, aber auch eine differenzierte Therapie mit Flüssigkeit (Volumensteuerung) sowie vasoaktiven und inotropen Substanzen geplant und im Verlauf kontrolliert und angepasst werden.

Praxistipp

Da die Komplikationsrate des Pulmonalarterienkatheters mit der Verweildauer ansteigt, sollte er nur zur Klärung spezifischer hämodynamischer Fragen eingesetzt und rasch wieder entfernt werden, sobald kein weiterer Nutzen zu erwarten ist (z. B. nach Optimierung der medikamentösen Therapie).

Das *PiCCO-System* (Pulse Contour Cardiac Output; Pulskonturanalyse) wird im Rahmen des intensivmedizinischen hämodynamischen Monitorings zunehmend anstelle des klassischen Pulmonalarterienkatheters eingesetzt. Über 2 Katheter, die in eine herznahe Vene (zentraler Venenkatheter) sowie in eine Arm- oder Beinarterie (arterielle Kanülierung) des Patienten platziert werden, können Herzzeitvolumen und weitere volumetrische Parameter für Vorlast und pulmonalen Volumenstatus gemessen werden. Die Methode bedient sich zunächst der Thermodilution zur Kalibrierung der späteren kontinuierlichen Messung des Herzzeitvolumens mittels Pulskonturanalyse. Große Schwankungen der arteriellen Druckkurve unter der Beatmung sind neben den Vorlastparametern des intrathorakalen Blutvolumens (ITBV) und des globalen enddiastolischen Volumens (GEDV) bzw. Volumenindex (GEDI) ein Maß für einen positiven Effekt von infundierter Flüssigkeit auf den Kreislauf (Volumenreagibilität).

Praxistipp

Im Gegensatz zum invasiven hämodynamischen Monitoring mittels Pulmonalarterienkatheter ist die kontinuierliche Messung des Herzzeitvolumens (HZV) über die Pulskonturanalyse (PiCCO) bei gleichzeitiger Anwendung einer intraaortalen Ballonpumpe (IABP) nicht verwertbar.

Therapieziele und Akutmaßnahmen

Beste Therapieergebnisse werden erreicht, wenn Patienten mit akuter Herzinsuffizienz in spezialisierten Einheiten (Notaufnahme, „Chest Pain Unit = CPU", „Intermediate Care Unit = IMC", Intensivtherapiestation = ITS) von kardiologisch und intensivmedizinisch erfahrenem und trainiertem Personal (Arzt und Pflege) behandelt werden. Ein rascher Zugriff auf alle diagnostischen und therapeutischen Verfahren (einschließlich EKG, Echokardiografie, Labor, Röntgen, CT und Koronarangiografie/-intervention) sollte gewährleistet sein.

Merke

Wesentliche Ziele der Behandlung der akuten Herzinsuffizienz sind die Wiederherstellung bzw. Aufrechterhaltung eines ausreichenden Herzzeitvolumens (HZV) und der Organperfusion sowie eine Regulation des Flüssigkeitshaushalts. Dies sollte zu einer Normalisierung von Hämodynamik und Laborwerten (Sauerstoffsättigung, Nieren- und Leberfunktionswerte, Elektrolyte, BNP) führen und auch mit einer Verbesserung der Symptomatik einhergehen.

Neben diesen kurzfristigen Effekten wird eine Verbesserung der Prognose angestrebt, die wesentlich von der Vermeidung, Abwendung oder Begrenzung eines Schadens an Myokard und Endorganen abhängig ist. Weitere Therapieziele sind eine Verkürzung der Behandlungsdauer (i. v. vasoaktive Therapie, [nicht] invasive Beatmung, mechanische Kreislaufunterstützung, Intensivstation, Krankenhausaufenthalt) sowie eine Reduktion von Komplikationen, Rehospitalisierung und Mortalität.

Ein Algorithmus zu Erstmaßnahmen im Management der akuten Herzinsuffizienz ist in ▶ Abb. 11.10 dargestellt.

Patienten mit akuter Herzinsuffizienz neigen zu infektbedingten Komplikationen (Pneumonie, Sepsis, nosokomiale Infektionen), metabolischer und endokrinologischer Entgleisung (Diabetes) sowie zur Entwicklung eines akuten Nierenversagens. Dies kann die Prognose maßgeblich negativ beeinflussen. Der Verhinderung sekundärer Komplikationen und dem Erhalt der Nierenfunktion kommt dabei eine besondere Bedeutung zu.

Medikamentöse Therapie bei akuter Herzinsuffizienz

In der Therapie der akuten Herzinsuffizienz steht neben der Behandlung der zugrunde liegenden korrigierbaren Ursachen und Auslöser (z. B. Revaskularisation bei myokardialer Ischämie, Entlastung einer Perikardtamponade, Thrombolyse bei fulminanter Lungenembolie etc.) die Stabilisierung und Rekompensation durch medikamentöse Maßnahmen im Vordergrund.

Morphin

Die Gabe von Morphin führt bei Patienten mit akuter Herzinsuffizienz und ausgeprägter Dyspnoe und Unruhe zu Stressminderung und Anxiolyse und bewirkt zudem eine milde venöse und arterielle Vasodilatation. Ein prognostischer Nutzen (Mortalitätssenkung) konnte bislang nicht gezeigt werden.

Flüssigkeitsstatus

Ein titrierter Volumenbolus zum Ausschluss einer relativen oder absoluten Hypovolämie ist in der Akuttherapie sinnvoll, sofern keine Zeichen der Überwässerung oder pulmonalvenösen Stauung bestehen. Die Effektivität der Volumentherapie wird durch Änderungen des Blutdrucks, des Herzzeitvolumens (HZV) und der Vorlastparameter beurteilt. Bei stark erhöhter Vorlast kann dagegen eine Flüssigkeitsreduktion die Herzarbeit optimieren. Der „optimale Füllungsdruck" liegt bei diastolischer Herzinsuffizienz auf einem höheren Niveau, wenngleich die Möglichkeiten der Kompensation einer Hypervolämie reduziert sind.

Diuretika

Diuretika werden bei akuter oder dekompensierter Herzinsuffizienz zur Behandlung der Flüssigkeitsretention eingesetzt. Sie steigern die Urinproduktion und die Ausscheidung von Wasser, Natrium und anderen Elektrolyten und führen damit zu einer

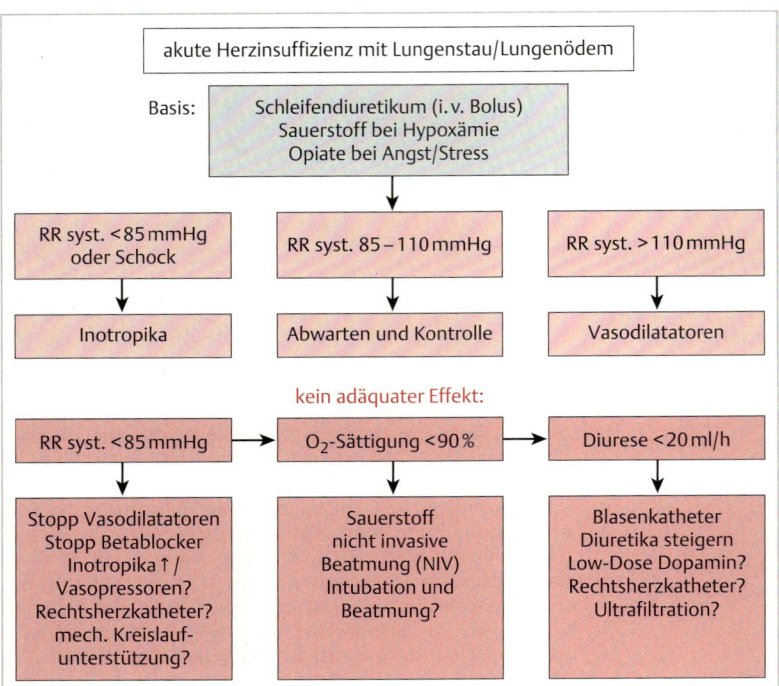

Abb. 11.10 Algorithmus zu Erstmaßnahmen bei akuter Herzinsuffizienz.

Reduktion des Plasmavolumens, der extrazellulären Flüssigkeit sowie des Wasser- und Natriumbestandes im Körper. Dadurch werden die linksventrikulären Füllungsdrücke sowie pulmonale und periphere Stauungszeichen reduziert.

▶ **Schleifendiuretika.** Die wichtigsten Vertreter sind Furosemid und Torasemid.

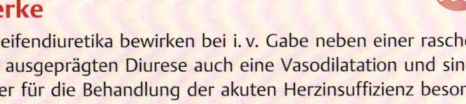

Merke

Schleifendiuretika bewirken bei i.v. Gabe neben einer raschen und ausgeprägten Diurese auch eine Vasodilatation und sind daher für die Behandlung der akuten Herzinsuffizienz besonders geeignet. Die Dosierung wird nach dem Grad einer Niereninsuffizienz und dem diuretischen Effekt sowie der Besserung der Symptome einer kardialen Stauung titriert.

Bei Furosemid kann nach einer i.v. Bolusgabe von 20–40 (–100) mg zunächst eine Dauerinfusion (5–40 mg/h) erfolgen, bevor später auf eine orale Therapie mit Furosemid oder Torasemid gewechselt wird. Bei Bedarf können Schleifendiuretika auch mit anderen Diuretika (Xipamid, Thiazide oder Spironolacton) oder mit Dobutamin, Dopamin oder Nitraten kombiniert werden, um eine nebenwirkungsarme Steigerung des Therapieeffektes zu erzielen.

Unerwünschte Wirkungen der Schleifendiuretika betreffen u.a. eine Aktivierung des Renin-Angiotensin-Aldosteron-Systems, eine adrenerge Stimulation sowie Nephrotoxizität und Elektrolytverschiebungen mit der Gefahr schwerwiegender Arrhythmien. Daher sollten unter der Therapie mit Schleifendiuretika die Nierenfunktionswerte sowie Natrium und Kalium im Serum engmaschig kontrolliert werden.

▶ **Vasopressin-V_2-Rezeptorantagonisten.** Diese neuen Substanzen (z.B. Tolvaptan) hemmen die Wirkung von Vasopressin (= antidiuretisches Hormon, ADH) im Sammelrohr der Niere und erhöhen damit die Ausscheidung von freiem Wasser mit geringeren Elektrolytverschiebungen als Schleifendiuretika. Da der diuretische Effekt unabhängig von der Natriumkonzentration ist, sind Vasopressinrezeptorantagonisten auch bei Vorliegen einer Hyponatriämie wirksam.

Vasodilatatoren

Vasodilatatoren werden bei akuter Herzinsuffizienz mit Zeichen der manifesten Stauung eingesetzt, um die periphere Zirkulation zu öffnen und damit Vorlast und Nachlast zu senken. Voraussetzung ist ein ausreichender systolischer Blutdruck (> 90 mmHg). Auch die Inodilatatoren (PDE-3-Hemmer und Levosimendan; PDE = Phosphodiesterase) haben vasodilatierende und vorlastsenkende Eigenschaften.

▶ **Nitrate.** Nitrate senken über eine balancierte venöse und arterielle Vasodilatation die linksventrikuläre Vorlast und Nachlast. Sie vermindern dadurch eine pulmonale Stauung, ohne das Herzzeitvolumen zu kompromittieren oder den myokardialen Sauerstoffbedarf zu erhöhen. Nitrate werden oral, bukkal oder i.v. verabreicht. Bei schwerer akuter Herzinsuffizienz wird Isosorbiddinitrat (ISDN) in einer Dosis von 1–10 mg/h i.v. unter hämodynamischer Kontrolle gegeben, wobei die Dosisanpassung nach dem Blutdruckverhalten titriert wird. Die maximale Blutdrucksenkung sollte 10%, bei Hypertonikern bis zu 30% betragen, wobei der systolische Blutdruck nicht unter einen Wert von 90 mmHg abgesenkt werden sollte. Nitroprussid wird aufgrund zahlreicher Nebenwirkungen nicht mehr eingesetzt.

11.3 Herzinsuffizienz

> **Praxistipp**
>
> Aufgrund der raschen Toleranzentwicklung sollte möglichst bald auf eine orale Nitrattherapie mit Einhaltung einer Nitratpause (z. B. nachts) umgestellt werden.

▶ **Niseritide.** Dieses rekombinante natriuretische Peptid vom B-Typ (BNP) führt zu einer venösen, arteriellen und koronaren Vasodilatation und damit zu einer Senkung der Vorlast und Nachlast mit konsekutiver Steigerung des Herzzeitvolumens ohne direkte inotrope Effekte. Zudem wird die Natriumausscheidung gesteigert und das Renin-Angiotensin-Aldosteron-System sowie das sympathische Nervensystem werden supprimiert. Im Vergleich zu Nitraten zeigte sich eine bessere hämodynamische Wirksamkeit und Verträglichkeit, nicht jedoch eine Verbesserung der Prognose. Die Substanz ist in Deutschland und anderen europäischen Staaten bislang nicht zugelassen.

▶ **ACE-Hemmer und Angiotensin-I-Rezeptorblocker (ARB).** Zur Stabilisierung und Rekompensation von Patienten mit akuter Herzinsuffizienz sind ACE-Hemmer (ACE = Angiotensinkonversionsenzym) und ARB primär *nicht* indiziert. Lediglich bei schwerer Herzinsuffizienz durch *akuten Myokardinfarkt* ist eine frühzeitige Gabe von ACE-Hemmern von Vorteil. In der Therapie der chronischen Herzinsuffizienz sind ACE-Hemmer und alternativ ARB dagegen unverzichtbar.

▶ **Kalziumantagonisten.** Kalziumantagonisten werden in der Therapie der akuten Herzinsuffizienz *nicht* empfohlen, sondern sind aufgrund ungünstiger Eigenschaften (z. B. reflektorische Sympathikusaktivierung) mit negativem Einfluss auf die Prognose kontraindiziert.

Inotropika (Katecholamine)

Inotropika (Katecholamine) sind positiv inotrope Substanzen, die nur bei schwerer akuter Herzinsuffizienz indiziert sind. Sie werden i. v. eingesetzt bei peripherer Minderperfusion und unzureichender Wirkung von Flüssigkeit und Vasodilatatoren oder bei pulmonaler oder peripherer Stauungssymptomatik mit fehlendem Effekt von Diuretika.

> **Merke**
>
> Inotropika können bei kritisch kranken Patienten lebensrettend zur Aufrechterhaltung des Kreislaufs eingesetzt werden. Sie können jedoch durch die exzessive Steigerung des Energieverbrauchs auch zu Ischämie und Schädigung des Myokards sowie zu bedrohlichen Arrhythmien führen und damit die Langzeitprognose beeinträchtigen.

Inotropika, die durch Stimulation der β-Adrenozeptoren zu einem intrazellulären Anstieg von cAMP (= zyklisches Adenosinmonophosphat) und damit zu einer Erhöhung der zytoplasmatischen Kalziumkonzentration der Myozyten führen, scheinen diesbezüglich ein besonders hohes Risiko zu tragen. Zudem kommt es bei längerfristiger Anwendung zu einem Wirkungsverlust durch Tachyphylaxie.

> **Praxistipp**
>
> Inotropika sollten in der niedrigst klinisch erforderlichen Dosis und Dauer angewendet werden. Als Grundsatz gilt: „So wenig und so kurz wie möglich".

▶ **Dobutamin.** Dobutamin stimuliert vornehmlich β-Adrenozeptoren und hat daher v. a. positiv inotrope und chronotrope Effekte mit nur geringer Auswirkung auf die ventrikuläre Nachlast. Die Substanz wird überwiegend zur Steigerung des Herzzeitvolumens eingesetzt und bewirkt in niedriger Dosierung (2–3 μg/kg KG/min) eine milde periphere Vasodilatation, während bei höheren Dosierungen (> 10 μg/kg KG/min) die vasopressorische Wirkung durch Stimulation der peripheren $α_1$-Rezeptoren zunimmt (▶ Tab. 11.5).

Bei gleichzeitiger Therapie mit Betablockern oder bei chronischer Herzinsuffizienz (Down-Regulation der β-Rezeptoren) ist eine deutliche Dosissteigerung von Dobutamin erforderlich. In Kombination mit Phosphodiesterasehemmern besteht ein synergistischer Effekt.

Relevante Nebenwirkungen sind eine vermehrte Neigung zu Arrhythmien sowie eine potenzielle Verschlechterung der Myokardfunktion und Provokation von Angina pectoris und myokardialer Ischämie bei Patienten mit koronarer Herzkrankheit (KHK).

▶ **Dopamin.** Dopamin hat dosisabhängige Wirkungen auf dopaminerge, β-adrenerge und α-adrenerge Rezeptoren (▶ Tab. 11.5).

In *niedriger* Dosierung (< 3 μg/kg KG/min i. v.) werden überwiegend dopaminerge Rezeptoren stimuliert, welche eine Vasodilatation v. a. der renalen, zerebralen und koronaren Stromgebiete sowie der Splanchnikusstromgebiete vermitteln. Dies führt zu einer Verbesserung von renalem Blutfluss, glomerulärer Filtrationsrate, Diurese und Natriumausscheidung.

In *mittelhoher* Dosierung (3–5 μg/kg KG/min i. v.) stimuliert Dopamin zusätzlich die β-Adrenozeptoren und steigert dadurch die myokardiale Kontraktilität und das Herzzeitvolumen.

Tab. 11.5 Dosierung von Inotropika (Katecholamine) und Inodilatatoren nach Empfehlungen der ESC [4].

Substanz	Bolus	Infusion
Inotropika		
Dobutamin	nein	2–20 μg/kg KG/min (β+)
Dopamin	nein	< 3 μg/kg KG/min (δ+) (dopaminerger und renaler Effekt)
		3–5 μg/kg KG/min (β+) (inotrop)
		> 5 μg/kg KG/min (α+) (inotrop + vasopressorisch)
Adrenalin	1 mg (alle 3–4 min bei Reanimation)	0,05–0,5 μg/kg KG/min (inotrop + vasopressorisch)
Noradrenalin	nein	0,2–1,0 μg/kg KG/min (vasopressorisch)
Inodilatatoren		
Milrinon	25–75 μg/kg KG (optional; über 10–20 min)	0,375–0,75 μg/kg KG/min
Enoximon	0,5–1,0 mg/kg KG (optional; über 5–10 min)	5–20 μg/kg KG/min
Levosimendan	12–24 μg/kg KG (optional; über 10 min)	(0,05–) 0,1 (–0,2) μg/kg KG/min (über 6–24 h)

In *hoher* Dosierung (> 5 μg/kg KG/min i. v.) steht eine Stimulation der α-adrenergen Rezeptoren und damit eine periphere Vasokonstriktion im Vordergrund. Dies ist bei hypotensiven Patienten passager günstig, bei Herzinsuffizienz wegen einer Erhöhung der linksventrikulären Nachlast sowie der Drücke und Widerstände in der Lungenstrombahn aber eher ungünstig. Daher wird Dopamin zur Behandlung der akuten Herzinsuffizienz kaum noch eingesetzt.

▶ **Adrenalin.** In einer Dosierung von 0,05 – 0,5 μg/kg KG/min i. v. stimuliert Adrenalin β_1-, β_2- sowie α-Adrenozeptoren und zeigt damit ausgeprägte inotrope, chronotrope und mit steigender Dosis auch deutlich zunehmende vasopressorische Wirkungen (▶ Tab. 11.5). Die Substanz wird bei Reanimationen und bei schwerster therapierefraktärer Herzinsuffizienz und kardiogenem Schock passager als i. v. Infusion zur Aufrechterhaltung eines adäquaten Kreislaufs eingesetzt.

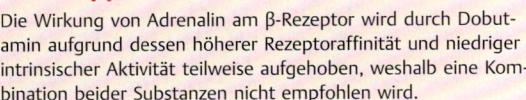

Praxistipp

Die Wirkung von Adrenalin am β-Rezeptor wird durch Dobutamin aufgrund dessen höherer Rezeptoraffinität und niedriger intrinsischer Aktivität teilweise aufgehoben, weshalb eine Kombination beider Substanzen nicht empfohlen wird.

▶ **Noradrenalin.** In einer Dosierung von 0,2 – 1 μg/kg KG/min i. v. ist Noradrenalin ein potenter Vasopressor durch Stimulation vornehmlich der α-Adrenozeptoren (▶ Tab. 11.5). Die Substanz wird zur Steigerung des peripheren Widerstands bei Patienten mit septischem Schock oder niedrigem Blutdruck ohne ausreichendes Ansprechen auf Dobutamin eingesetzt. Eine Steigerung der Nachlast des linken Ventrikels kann sich dabei im Einzelfall ungünstig auswirken.

Der Einsatz von *Vasopressin* wird in der Intensiv- und Notfallmedizin nicht mehr empfohlen.

Inodilatatoren

Inodilatatoren führen bei Patienten mit schwerer Herzinsuffizienz zu ausgeprägten inotropen und gleichzeitig pathophysiologisch günstigen vasodilatierenden Effekten mit Steigerung des Herzzeitvolumens und Senkung der pulmonalarteriellen und pulmonalkapillaren Drücke sowie der systemischen und pulmonalvaskulären Widerstände.

▶ **Phosphodiesterase-3-Hemmer.** PDE-3-Hemmer führen durch Inhibition der Spaltung von cAMP zu einem Anstieg der intrazellulären cAMP-Konzentration und wirken damit durch Steigerung der zytoplasmatischen Kalziumkonzentration positiv inotrop. Zudem fördern sie die diastolische Relaxation und wirken vasodilatierend und vorlastsenkend. Daher ist eine ausreichende ventrikuläre Füllung erforderlich.

Da die PDE-3-Hemmer distal der β-Adrenozeptoren und damit unabhängig vom β-adrenergen Signalweg ansetzen, wirken diese Substanzen synergistisch mit anderen Inotropika und behalten im Gegensatz zu Dopamin und Dobutamin auch unter gleichzeitiger Therapie mit Betablockern ihre Wirkung.

Merke

Die PDE-3-Hemmer Enoximon und Milrinon sind indiziert als ergänzende Therapie bei Patienten mit schwerer akuter Herzinsuffizienz und peripherer Minderperfusion mit oder ohne Zeichen der Stauung, bei denen Dobutamin, Vasodilatatoren und Diuretika trotz adäquater Dosierung keine ausreichende Wirkung zeigen.

PDE-3-Hemmer werden i. v. als Bolus mit nachfolgender Dauerinfusion appliziert (▶ Tab. 11.5). Voraussetzung für die Bolusgabe ist ein noch ausreichender systolischer Blutdruck (> 90 mmHg), da es durch die Vasodilatation, insbesondere bei unzureichendem Füllungsdruck, zu einer überschießenden Hypotension kommen kann. Potenzielle Nebenwirkungen sind Hypotension, Anstieg der Leberenzyme, Cholestase, Thrombozytopenie, Kopfschmerz, Übelkeit, Erbrechen und Arrhythmien.

Die Daten zur Langzeitprognose nach Therapie mit PDE-3-Hemmern sind noch unzureichend. Da die inotrope Wirkung jedoch über eine gesteigerte Konzentration von cAMP und zytoplasmatischem Kalzium vermittelt wird (potenziell kardiotoxisch und damit prognostisch ungünstig), sollten diese Substanzen insbesondere bei Patienten mit ischämisch bedingter Herzinsuffizienz mit besonderer Vorsicht unter strenger Indikationsstellung und nur passager zur Stabilisierung anderweitig therapierefraktärer akuter Herzinsuffizienz eingesetzt werden.

▶ **Levosimendan.** Diese Substanz bewirkt einen positiv inotropen Effekt durch eine gesteigerte Kalziumempfindlichkeit („Kalzium-Sensitizer") des Myokards sowie eine periphere Vasodilatation mit vorlast- und nachlastsenkenden Eigenschaften durch Öffnung von Kaliumkanälen in glatten Muskelzellen. Da die Kalziumkonzentration im Zytoplasma nicht erhöht, sondern lediglich die Empfindlichkeit kontraktiler Proteine für vorhandenes Kalzium gesteigert wird, sind die bei Katecholaminen und PDE-3-Hemmern prognostisch ungünstigen Effekte bei Levosimendan potenziell geringer ausgeprägt. Bei kontroverser Studienlage konnte ein günstiger Effekt auf die Langzeitprognose zwar bislang nicht sicher belegt werden, jedoch sprechen neuere Daten für einen potenziellen Nutzen bei selektierten Patienten mit schwerer akuter Herzinsuffizienz.

Merke

Levosimendan kann eingesetzt werden zur Rekompensation kritisch kranker Patienten mit akut dekompensierter Herzinsuffizienz, schwerer systolischer linksventrikulärer Dysfunktion und Vorwärtsversagen (Low-Output), wenn neben Dobutamin ein zusätzliches Inotropikum erforderlich ist.

Levosimendan wird als i. v. Bolusgabe (nur bei systolischem Blutdruck > 90 mmHg) mit anschließender Dauerinfusion über 6 – 24 h verabreicht (▶ Tab. 11.5). Aufgrund einer sehr langen Halbwertszeit (ca. 80 h) der aktiven Metaboliten reicht die klinische Wirkung von Levosimendan jedoch weit über das Ende der Infusionsdauer hinaus.

Relaxin

Das Schwangerschaftshormon Relaxin ist ein vasoaktives Peptid und hat antiischämische, antiinflammatorische und antithrombotische Eigenschaften.

Die i. v. Anwendung von rekombinantem humanen Relaxin-2 (Serelaxin) in einer Dosis von 30 μg/kg KG/d über 48 h erwies sich in ersten Untersuchungen bei Patienten mit akuter Herzinsuffizienz als sicher und gut verträglich und führte zu einer signifikanten Reduktion des primären Endpunktes Dyspnoe nach 5 Tagen und des sekundären Endpunktes Gesamtmortalität nach 6 Monaten. Günstige Effekte zeigten sich auch in Bezug auf die Verweildauer im Krankenhaus, den Diuretikabedarf und die NT-proBNP-Werte. Kein Einfluss zeigte sich dagegen auf die kardiovaskuläre Mortalität oder die Rehospitalisierungsrate innerhalb von 60 Tagen. Diese ersten Ergebnisse sind somit vielversprechend, erfordern jedoch Bestätigung in weiteren Endpunktstudien.

β-Rezeptorenblocker (Betablocker)

Auch wenn Betablocker heute selbst bei schweren Formen (Stadium IV) der chronischen Herzinsuffizienz als prognostisch wirksame und unverzichtbare Therapie gelten, so sind sie bei akuter kardialer Dekompensation (Lungenödem, Schock) nur mit großer Vorsicht einzusetzen.

Bei akuter Myokardischämie, Myokardinfarkt und tachykarden Herzrhythmusstörungen kann jedoch auch bei akuter Herzinsuffizienz eine i. v. Gabe von Metoprolol oder Esmolol erwogen werden. Bei *akutem Myokardinfarkt* mit stabiler Hämodynamik oder nach erfolgter Rekompensation einer akuten Herzinsuffizienz sollten Betablocker dagegen frühzeitig (möglichst als orale Therapie) mit langsam einschleichender Dosierung eingesetzt werden.

11.3.3 Chronische Herzinsuffizienz

Definition

Die chronische Herzinsuffizienz ist definiert durch Symptome und objektive Zeichen der systolischen und/oder diastolischen kardialen Dysfunktion sowie (in Zweifelsfällen) zusätzlich durch eine positive Reaktion auf eine gegen die Herzinsuffizienz gerichtete Therapie.

Eine asymptomatische linksventrikuläre Dysfunktion gilt als Vorstufe der chronischen Herzinsuffizienz und weist bereits eine beachtliche Mortalität und Morbidität im mittelfristigen Verlauf auf.

Schweregrade

Der Schweregrad einer chronischen Herzinsuffizienz kann sowohl anhand des Ausmaßes der subjektiven Beschwerden (Klassifikationen nach NYHA und AHA, ▶ Tab. 11.6) als auch durch objektivierbare Parameter wie maximale Sauerstoffaufnahme (VO_{2max}), Pulmonalkapillardruck (PCWP) oder Herzzeitvolumen (HZV) bei körperlicher Belastung beurteilt werden.

Medikamentöse Therapie bei chronischer Herzinsuffizienz

Ziele der Behandlung einer chronischen Herzinsuffizienz sind die Reduktion von Symptomen, die Verbesserung von Lebensqualität und Belastbarkeit, die Verringerung der Hospitalisierungsrate und die Senkung der Mortalität. Zusätzliche Ziele sind die Verlangsamung der Progression und die Vermeidung von Komplikationen der Herzinsuffizienz.

Die pharmakologischen Angriffspunkte in Beziehung zum (vorwiegend) beeinflussten Pathomechanismus bei chronischer Herzinsuffizienz sind in ▶ Abb. 11.11 dargestellt.

Tab. 11.6 Klassifikation der chronischen Herzinsuffizienz nach der New York Heart Association (NYHA) und der American Heart Association (AHA).

NYHA		AHA	
Stadium	Definition	Stadium	Definition
I	Herzerkrankung ohne körperliche Einschränkung, keine Symptome	A	hohes Herzinsuffizienzrisiko, keine Symptome, keine strukturelle Herzerkrankung
II	Herzerkrankung mit leichter körperlicher Einschränkung, Symptome bei schwerer körperlicher Belastung	B	strukturelle Herzerkrankung mit Assoziation zur Entstehung einer Herzinsuffizienz, bislang keine Symptome
III	Herzerkrankung mit höhergradiger Einschränkung, Symptome bei leichter körperlicher Belastung	C	strukturelle Herzerkrankung mit früheren oder derzeitigen Symptomen der Herzinsuffizienz
IV	Symptome bereits in Ruhe, Bettlägerigkeit	D	fortgeschrittene Herzerkrankung und ausgeprägte Symptome der Herzinsuffizienz trotz maximaler medikamentöser Therapie

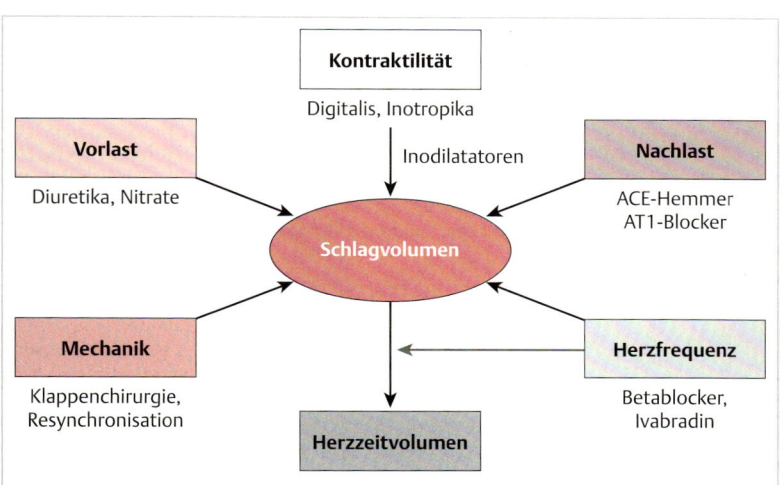

Abb. 11.11 Determinanten der Ventrikelfunktion und therapeutische Ansatzpunkte.

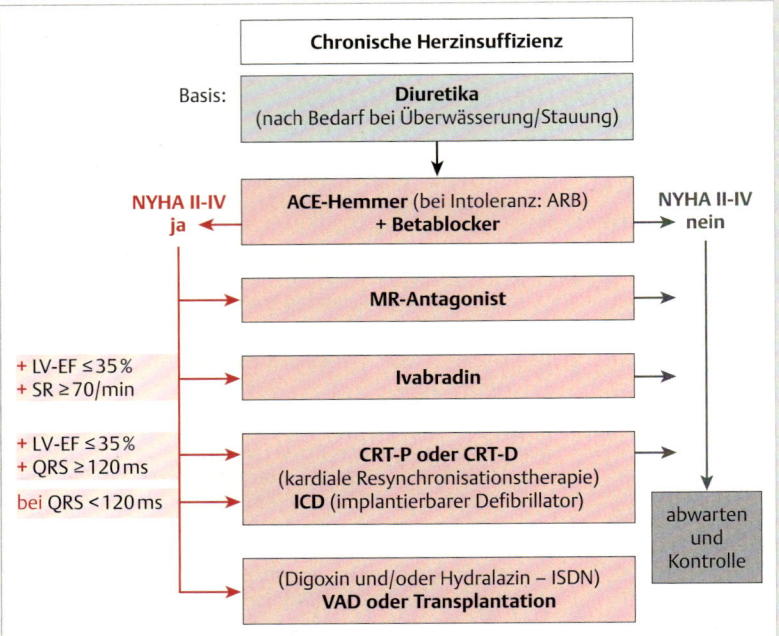

Abb. 11.12 Stadiengerechte Therapie der chronischen Herzinsuffizienz.
ACE = Angiotensinkonversionsenzym; ARB = Angiotensinrezeptorblocker; CRT = kardiale Resynchronisationstherapie; CRT-D = CRT-Gerät mit ICD-Funktion; CRT-P = CRT-Gerät mit Schrittmacherfunktion; ICD = implantierbarer Kardioverter-Defibrillator; ISDN = Isosorbiddinitrat; LV-EF = linksventrikuläre Ejektionsfraktion; MR = Mineralokortikoidrezeptor; SR = Sinusrhythmus; VAD = ventrikuläres Unterstützungssystem.

Eine optimierte stadiengerechte medikamentöse Kombinationstherapie in Verbindung mit zielorientierter interventioneller, operativer und apparativer (Device-) Therapie trägt maßgeblich zum Erreichen dieser Ziele bei.

▶ Abb. 11.12 zeigt die stadiengerechte Therapie der symptomatischen chronischen Herzinsuffizienz gemäß den aktuellen Leitlinien der Europäischen Gesellschaft für Kardiologie (ESC). Neben der Basistherapie der Herzinsuffizienz (s. o.) werden Diuretika zur Behandlung von Symptomen der Stauung und Überwässerung eingesetzt. Grundpfeiler der Therapie der chronischen Herzinsuffizienz sind Antagonisten neurohumoraler Mechanismen (ACE-Hemmer, Betablocker, Mineralokortikoidrezeptorantagonisten), die bei allen Patienten mit symptomatischer systolischer Herzinsuffizienz (NYHA II-IV) eingesetzt werden sollten, da sie neben einer Linderung von Symptomen auch zu einer Verbesserung der Prognose führen. Bei fortbestehender Symptomatik und linksventrikulärer Dysfunktion kann zusätzlich Ivabradin bei Patienten mit Sinusrhythmus zur Senkung einer erhöhten Ruheherzfrequenz (≥ 70 Schläge/min) eingesetzt werden. Wirkstoffe und Dosierungen der Medikamente sind in ▶ Tab. 11.7 und ▶ Tab. 11.8 angegeben.

Merke

Zum Erreichen einer optimalen Wirkung auf Symptome und Prognose ist eine Kombinationstherapie erforderlich, wobei sich Art und Anzahl der verwendeten Medikamente nach klinischer Symptomatik und Schweregrad richten.

Praxistipp

Zur Ausnutzung der Prognoseverbesserung sollten die in den entsprechenden Studien eingesetzten Dosierungen (Zieldosis) oder die maximal tolerierte Dosis unterhalb der evidenzbasierten Dosierung der jeweiligen Substanzen angestrebt werden. Zum Erreichen der Zieldosis unter Erhalt von Verträglichkeit und Compliance sollte die Dosierung von ACE-Hemmern, ARB und Betablockern über mehrere Wochen langsam gesteigert werden.

Diuretika

Schleifendiuretika und Thiazide (▶ Tab. 11.8) führen durch vermehrte Ausscheidung von Wasser und Elektrolyten zu einer Normalisierung der Flüssigkeitsbilanz (Euvolämie) und einer Senkung der Füllungsdrücke – also der Vorlast – und damit zu einer Reduktion von Dyspnoe und Ödemen. Kaliumsparende Diuretika sind bei Einsatz von Mineralokortikoidrezeptorantagonisten (MRA) verzichtbar.

Merke

Diuretika sind indiziert bei symptomatischer Herzinsuffizienz aller Schweregrade mit aktueller oder stattgehabter Flüssigkeitsretention (periphere Ödeme, Lungenstauung). Sie sollten in niedrigst möglicher Dosierung zum Erreichen einer Euvolämie eingesetzt und in der Regel mit ACE-Hemmern kombiniert werden. Eine Verbesserung des Überlebens konnte für Diuretika bislang nicht belegt werden.

▶ **Nebenwirkungen und Kontraindikationen.** Mögliche Nebenwirkungen sind Elektrolytentgleisungen, Dehydratation, Hypotonie und Nierenfunktionsstörungen. Diese sollten vermieden werden, da sie den Einsatz prognostisch wichtiger Medikamente (ACE-Hemmer, ARB, MRA) limitieren können. Weitere potenzielle Nebenwirkungen sind Muskelkrämpfe (Waden) und Gehörschädigungen (hohe Dosis von Schleifendiuretika). Kontraindikationen bestehen bei akutem Nierenversagen, Hypovolämie und schweren Leberfunktionsstörungen.

Angiotensinkonversionsenzym(ACE)-Hemmer

Durch Hemmung des Angiotensinkonversionsenzyms (ACE) kommt es zu einer verminderten Bildung des potenten Vasokonstriktors Angiotensin II und damit zu einer peripheren Vasodilatation mit Senkung des peripheren Gefäßwiderstandes. Gleichzeitig kommt es zu einer Dämpfung der Sympathikusaktivität, einer Hypertrophieregression sowie zu einer verminderten Bildung von interstitieller Fibrose.

11.3 Herzinsuffizienz

Tab. 11.7 Dosierung von Medikamenten zur Therapie der chronischen Herzinsuffizienz.

Substanz	Startdosis (mg)	Zieldosis (mg)
ACE-Hemmer		
Captopril	3 × 6,25	3 × 25 – 50
Enalapril	2 × 2,5	2 × 10
Fosinopril	1 × 10	1 × 20
Lisinopril	1 × 2,5	1 × 5 – 20
Perindopril	1 × 2	1 × 4
Ramipril	1 × 2,5	1 × 10
Trandolapril	1 × 0,5	1 × 4
AT-I-Rezeptorblocker (ARB)		
Candesartan	1 × 4	1 × 32
Irbesartan*	1 × 75	2 × 300
Losartan	1 × 50	1 × 150
Olmesartan*	1 × 10	1 × 40
Telmisartan*	1 × 20	1 – 2 × 40
Valsartan	2 × 40	2 × 160
MRA		
Eplerenon	1 × 12,5	1 × 50
Spironolacton	1 × 12,5	1 × 50
Betablocker		
Bisoprolol	1 × 1,25	1 × 10
Carvedilol	2 × 6,25	2 × 50
Metoprolol	1 × 47,5	1 × 195
Nebivolol	1 × 1,25	1 × 10
I$_f$-Kanalhemmer		
Ivabradin	2 × 5	2 × 7,5
Digitalisglykoside		
Digoxin	Sättigungsdosis	1 × 0,1 – 0,2
Digitoxin	Sättigungsdosis	1 × 0,07 – 0,1

ARB = Angiotensinrezeptorblocker; I$_f$-Kanal = Funny-Ionenkanal; MRA = Mineralokortikoidrezeptorantagonisten; * = nicht zur Behandlung der Herzinsuffizienz zugelassen

ACE-Hemmer (▶ Tab. 11.7) führen neben einer Verbesserung der Prognose auch zu einer Abnahme von Symptomen sowie der Häufigkeit von Krankenhausaufenthalten wegen Verschlechterung der Herzinsuffizienz. Sie stellen heute einen „Grundpfeiler" in der Therapie der symptomatischen Herzinsuffizienz (NYHA II–IV) dar und sind auch bei asymptomatischer linksventrikulärer Dysfunktion (NYHA I) indiziert.

Merke

ACE-Hemmer werden empfohlen bei allen Patienten mit verminderter linksventrikulärer systolischer Funktion (EF < 40 %) unabhängig von der Symptomatik (NYHA I–IV) und bei Patienten mit Herzinsuffizienz nach Myokardinfarkt zur Senkung der Mortalität und Hospitalisierung wegen Herzinsuffizienz.

▶ **Nebenwirkungen und Kontraindikationen.** Wesentliche Nebenwirkung der ACE-Hemmer ist ein trockener Reizhusten (ca. 8 %) durch verminderten Abbau von Bradykinin. Eine seltene, aber gefährliche Nebenwirkung ist ein Angioödem. Weitere unerwünschte Wirkungen sind u. a. Hypotonie, Hyperkaliämie und Verschlechterung der Nierenfunktion. Kontraindikationen bestehen bei bedeutsamer Aortenklappenstenose, beidseitiger Nierenarterienstenose und primärem Hyperaldosteronismus.

Angiotensin-I-Rezeptorblocker (ARB)

AT-I-Rezeptorblocker (ARB) (▶ Tab. 11.7) führen durch selektive Blockade des Angiotensin-I-Rezeptors zu einer Vasodilatation mit Senkung des systemischen Gefäßwiderstands (Nachlastsenkung).

Merke

AT-I-Rezeptorblocker (ARB) senken die Morbidität und Mortalität bei symptomatischer systolischer Herzinsuffizienz (NYHA II–IV) und nach akutem Myokardinfarkt mit LV-EF < 40 % vergleichbar zu ACE-Hemmern. Bei Patienten mit ACE-Hemmer-Intoleranz stellen sie aufgrund ihrer besseren Verträglichkeit eine sinnvolle Alternative dar.

Additiv zu ACE-Hemmern und Betablockern sollten AT-I-Rezeptorblocker (ARB) nur bei MRA-Intoleranz eingesetzt werden. In dieser Situation vermindert die zusätzliche Gabe von ARB die Symptomatik und Hospitalisierung wegen Herzinsuffizienz, nicht jedoch die Gesamtsterblichkeit.

Tab. 11.8 Dosierung von Diuretika zur Therapie der chronischen Herzinsuffizienz.

Substanz	Initialdosis (mg/d)	Tagesdosis (mg)	Wirkeintritt (h)	Wirkdauer (h)
Schleifendiuretika				
Furosemid	20 – 40	40 – 240	0,5	6 – 8
Torasemid	5 – 10	10 – 40	1	6 – 8
Etacrynsäure	50	50 – 200	0,5	6 – 8
Piretanid	3	10 – 20	1	4 – 6

Fortsetzung ▶

Tab. 11.8 Fortsetzung

Substanz	Initialdosis (mg/d)	Tagesdosis (mg)	Wirkeintritt (h)	Wirkdauer (h)
Thiazide/Derivate				
Hydrochlorothiazid	12,5	25–50	1–2	6–12
Chlorthalidon	50	50–200	2	48–72
Indapamid	2,5	2,5–5	1	12–24
Xipamid	10	10–80	1	24
kaliumsparende Diuretika				
Triamteren	25–50	50–200	2	8–16
Amilorid	2,5–5	5–20	2	10–24

> **Praxistipp**
> Eine Kombination von mehr als 2 Blockern des Renin-Angiotensin-Aldosteron-Systems sollte vermieden werden. Optimal ist eine Kombination von ACE-Hemmern (oder ARB) mit MRA zusätzlich zu Betablockern. Nur bei Intoleranz einer der Substanzen kommen andere Kombinationen in Betracht.

β-Rezeptorenblocker (Betablocker)

Betablocker (▶ Tab. 11.7) bewirken über eine Dämpfung der adrenergen sympathischen Stimulation eine Verringerung des myokardialen Sauerstoffverbrauchs durch Senkung von Herzfrequenz und Inotropie. Durch Verlängerung der Diastolendauer und Absenkung der Wandspannung wird eine Erhöhung des Perfusionsgradienten zwischen Koronararterien und Myokard erreicht. Über diese Effekte bewirken Betablocker bei chronischer Herzinsuffizienz eine ausgeprägte Senkung von Morbidität und Mortalität.

> **Merke**
> Betablocker werden in Kombination mit ACE-Hemmern (oder ARB) empfohlen bei allen Patienten mit symptomatischer stabiler systolischer Herzinsuffizienz (NYHA II–IV) und LV-EF ≤ 40 % sowie bei linksventrikulärer Dysfunktion nach akutem Myokardinfarkt zur Reduktion der Mortalität und Hospitalisierung wegen Herzinsuffizienz.

Hochrisikokollektive (z. B. Diabetiker) profitieren dabei überproportional. Positive Erfahrungen bestehen insbesondere mit $β_1$-selektiven, lipophilen Betablockern ohne intrinsische sympathomimetische Aktivität (ISA). Aufgrund der Datenlage werden derzeit die Substanzen Metoprolol, Bisoprolol, Carvedilol und Nebivolol empfohlen.

▶ **Nebenwirkungen und Kontraindikationen.** Mögliche Nebenwirkungen beinhalten Hypotonie, Bradykardie, Erregungsleitungsstörungen, Depression, Potenzstörungen sowie eine Verstärkung der Symptomatik einer peripheren arteriellen Verschlusskrankheit, einer obstruktiven Ventilationsstörung oder einer diabetischen Stoffwechsellage („Verschleierung" von Hypoglykämiezeichen). Dies lässt sich durch den Einsatz möglichst ausgeprägt $β_1$-selektiver Betablocker weitgehend verhindern. Kontraindikationen bestehen bei höhergradigen Erregungsbildungs- oder Erregungsleitungsstörungen ohne Schutz durch Herzschrittmacher sowie bei Asthma bronchiale und bei kardiogenem Schock.

Mineralokortikoid(Aldosteron)-Rezeptorantagonisten (MRA)

Eine Hemmung von Aldosteron durch Mineralokortikoidrezeptorantagonisten (MRA; z. B. Spironolacton, Eplerenon, ▶ Tab. 11.7) führt zu vermehrter Natriumausscheidung, Kaliumretention und zu zusätzlichen antiproliferativen und pleiotropen Effekten. Zudem können MRA durch sequenzielle Nephronblockade die Diurese potenzieren.

> **Merke**
> Mineralokortikoidrezeptorantagonisten (MRA) werden empfohlen bei allen Patienten mit symptomatischer systolischer Herzinsuffizienz (NYHA II–IV und LV-EF ≤ 35 %) unter bereits bestehender Basistherapie mit ACE-Hemmern (oder ARB) und Betablockern zur Reduktion der Mortalität und Hospitalisierung.

▶ **Nebenwirkungen.** Wesentliche Nebenwirkung der MRA ist die Hyperkaliämie, weshalb insbesondere in der Phase der Therapieeinleitung oder -umstellung (langsame Dosissteigerung) engmaschige Kontrollen des Serumkaliums erforderlich sind. Dies gilt insbesondere bei Patienten mit Niereninsuffizienz, wobei diese bis zu einer glomerulären Filtrationsrate (GFR) > 30 ml/min/m² unter entsprechend sorgfältiger Kontrolle von einer Therapie mit MRA profitieren. Als weitere Nebenwirkung der MRA kann bei Männern eine Gynäkomastie auftreten (unter Eplerenon wesentlich seltener als unter Spironolacton).

Ivabradin

Der I_f-Kanalhemmer Ivabradin (▶ Tab. 11.7) verzögert die spontane Depolarisation im Sinusknoten und führt daher bei Patienten mit Sinusrhythmus zu einer isolierten Herzfrequenzreduktion ohne weitere kardiale oder extrakardiale (Neben-)Wirkungen. Er ist daher sicher und gut verträglich, wirkt jedoch nicht zur Senkung der Herzfrequenz bei anderen Rhythmen.

In der Stufentherapie der chronischen Herzinsuffizienz (NYHA II–III) sollte Ivabradin erwogen werden bei Patienten mit linksventrikulärer Dysfunktion (LV-EF ≤ 35 %) und Sinusrhythmus mit einer Herzfrequenz in Ruhe ≥ 70 Schläge/min trotz optimierter

Medikation mit ACE-Hemmern, MRA und Betablockern in evidenzbasierter oder maximal verträglicher Dosierung (oder bei Betablocker-Intoleranz) zur Senkung von Mortalität und Hospitalisierung. Positive Effekte mit Reduktion von Angina pectoris und Revaskularisationsraten wurden auch bei Patienten mit chronischer koronarer Herzkrankheit (KHK) belegt.

Digitalisglykoside

Herzglykoside (▶ Tab. 11.7) bewirken eine Zunahme der Kontraktilität und des Schlagvolumens. Darüber hinaus bewirken sie eine indirekte, vagal vermittelte Herzfrequenzsenkung und eine Verlangsamung der atrioventrikulären Erregungsleitung.

>
> **Merke**
> Digitalisglykoside haben in der Therapie der chronischen Herzinsuffizienz an Stellenwert deutlich verloren. Dies gilt auch für den Einsatz zur Frequenzregulierung bei Vorhofflimmern, bei dem neuere Daten einen ungünstigen Einfluss auf die Prognose zeigen.

Digitalisglykoside sind allenfalls indiziert im Stadium NYHA III trotz bereits optimierter medikamentöser Therapie mit ACE-Hemmern (oder ARB), Betablockern, MRA und ggf. Ivabradin. Dabei werden niedrige Digitalisserumspiegel angestrebt. Die Reduktion von Symptomen und einer Hospitalisierung stehen im Vordergrund, die Prognose wird dagegen nicht verbessert.

Engmaschige Kontrollen der Serumspiegel, der Elektrolyte und der Nierenfunktion werden empfohlen, um Kumulationen und Wechselwirkungen zu vermeiden und proarrhythmische Komplikationen (v. a. bei Hypokaliämie) zu verhindern.

Vasodilatatoren

Reine Vasodilatatoren (Nitrate, Hydralazin, Kalziumantagonisten) werden zur Therapie der chronischen systolischen Herzinsuffizienz *nicht* empfohlen.

Retardierte und peripher wirksame Kalziumantagonisten (Amlodipin, Felodipin) werden allenfalls zur Therapie einer begleitenden Hypertonie eingesetzt, wenn die Therapie der Herzinsuffizienz mit ACE-Hemmern, Betablockern und Diuretika nicht bereits zu einer ausreichenden Blutdrucksenkung führt. Bei der sehr seltenen Situation einer Unverträglichkeit von ACE-Hemmern *und* AT-I-Rezeptorblockern kann eine Therapie mit Hydralazin in Kombination mit einem Nitrat eingesetzt werden.

Die Gabe des direkten Renininhibitors Aliskiren zusätzlich zu einer Kombination aus ACE-Hemmer mit MRA wird *nicht* empfohlen, da sie Hyperkaliämie und Niereninsuffizienz begünstigt.

Nicht empfohlene Substanzen

Statine werden bei überaus überzeugender Datenlage bei arteriosklerotischen Gefäßerkrankungen erfolgreich eingesetzt. Allein aufgrund einer chronischen Herzinsuffizienz ohne vaskuläre Erkrankung werden sie dagegen nicht empfohlen, da in dieser Indikation kein Nutzen nachgewiesen werden konnte.

Glitazone, nicht steroidale Antirheumatika (NSAR) und Coxibe gelten als kontraindiziert, da sie die Herzinsuffizienz verschlechtern und die Hospitalisierungsrate erhöhen. NSAR und Coxibe verschlechtern zudem die Nierenfunktion.

11.3.4 Interventionelle, operative und apparative Therapie

Interventionelle, operative und apparative Maßnahmen zur Therapie der Herzinsuffizienz sind entweder auf eine kausale Behandlung zugrunde liegender Mechanismen (z. B. myokardiale Ischämie, hochgradige Klappenfehler), auf eine Verbesserung des Kontraktionsablaufs (CRT), auf die Verhinderung des plötzlichen Herztodes (ICD) oder auf eine mechanische Kreislaufunterstützung ausgerichtet.

Interventionen bei koronarer Herzkrankheit
Koronare Revaskularisation

Bei akutem Koronarsyndrom ist die perkutane Koronarintervention (PCI) mit intensivierter adjuvanter antithrombotischer Therapie der Goldstandard der Therapie mit hohem prognostischen Nutzen (ca. 50% Senkung der Mortalität).

Auch bei chronischer Herzinsuffizienz auf dem Boden einer koronaren Herzkrankheit sind eine optimierte Myokardrevaskularisation durch PCI oder Bypasschirurgie, eine pharmakologische Behandlung residualer Myokardischämien sowie eine intensivierte Sekundärprävention indiziert.

Therapie subakuter Infarktkomplikationen

In der subakuten Phase eines größeren Myokardinfarktes kann es zur Ruptur der freien Wand, des Septums oder eines Papillarmuskels des linken Ventrikels mit konsekutiver Perikardtamponade, Ventrikelseptumdefekt oder hochgradiger Mitralklappeninsuffizienz kommen. Typisch ist eine akute Verschlechterung etwa 3–7 Tage nach dem akuten Infarktereignis, meist mit Entwicklung eines kardiogenen Schocks. Differenzialdiagnostisch kommen auch ein Reinfarkt durch Stentthrombose oder eine Lungenembolie in Betracht. Diagnostisch wegweisend sind Auskultation und Echokardiografie.

Bei akuter Herzinsuffizienz durch Perikardtamponade sollte eine perkutane Perikardpunktion und -drainage, bei Reinfarkt durch Stentthrombose eine sofortige PCI mit Rekanalisation des Koronargefäßes erfolgen. Bei Ventrikelseptumdefekt und akuter Mitralklappeninsuffizienz sollte überbrückend bis zur sofortigen und notfallmäßigen operativen Therapie eine Nachlastsenkung durch medikamentöse Vasodilatation (nur bei systolischem Blutdruck > 100 mmHg) und intraaortale Ballongegenpulsation (IABP) erfolgen.

Aneurysmektomie und Ventrikelverkleinerung

Maßnahmen zur Ventrikelverkleinerung (Aneurysmaresektion, partielle Ventrikulektomie) kommen als chirurgische Maßnahmen aus hämodynamischer Indikation bei chronischer Herzinsuffizienz nur in Ausnahmefällen in Betracht. Gleiches gilt für Verfahren zur Begrenzung der Ventrikeldilatation (z. B. Kardiomyoplastie, Myosplint, Acorn-Netz).

Herzklappenchirurgie/-intervention

Bei akuter Mitralklappeninsuffizienz durch Sehnenfadenabriss ist eine rasche operative Therapie mit Versuch der klappenerhaltenden Rekonstruktion indiziert. Bei akuter Aorten- oder Mitralklappenendokarditis wird bei hämodynamisch relevanter Destruktion der Klappe oder bei Komplikationen der Endokarditis in der Regel ein operativer Klappenersatz erforderlich.

Bei chronischer Herzinsuffizienz kann es durch Dilatation des Klappenrings zu einer hämodynamisch relevanten Insuffizienz der Mitralklappe kommen, die eine weitere Verschlechterung von Symptomen und Hämodynamik bewirkt. Eine Mitralklappenrekonstruktion in chirurgischer oder interventioneller (z. B. MitraClip) Technik kann in solchen Fällen zu anhaltender klinischer Besserung führen.

Bei hochgradiger und symptomatischer Aortenklappenstenose kann ein operativer oder katheterbasierter Aortenklappenersatz (TAVI = Transcatheter aortic Valve Implantation) zu einer Besserung von Prognose, Symptomen und Lebensqualität führen.

Ultrafiltration und Hämodialyse

Bei akuter Herzinsuffizienz mit diuretikaresistenter Überwässerung ermöglicht die venovenöse Ultrafiltration einen steuerbaren und den Kreislauf schonenden Wasserentzug und ist in der Phase der akuten Rekompensation einer hoch dosierten Gabe von Schleifendiuretika vorzuziehen. Bei akutem Nierenversagen können Nierenersatzverfahren (z. B. kontinuierliche venovenöse Hämofiltration [CVVH], Hämodialyse) zum Einsatz kommen.

Nicht invasive Ventilation (NIV)

Die nicht invasive Ventilation (NIV) mit CPAP-Beatmung (CPAP = Continuous positive Airway Pressure) kann zur Sicherung von Ventilation und Gasaustausch bei schwerer akuter Herzinsuffizienz adjuvant zur medikamentösen Therapie und überbrückend bis zur Rekompensation eingesetzt werden.

Indikationen zur NIV sind pulmonalvenöse Stauung und Lungenödem mit beginnender respiratorischer Erschöpfung, Gasaustauschstörungen und metabolische Azidose. Ziele sind neben der Sicherung der Oxygenierung v. a. die Reduktion von Atemarbeit und Sauerstoffverbrauch bis zur hämodynamischen und respiratorischen Stabilisierung. Wird dies durch NIV nicht erreicht, wird meist eine endotracheale Intubation und maschinelle Beatmung erforderlich.

Herzschrittmacher und kardiale Resynchronisationstherapie (CRT)

Herzschrittmachertherapie

Eine konventionelle Herzschrittmachertherapie (Herzschrittmachertyp VVI oder DDD) kann zur Behandlung von symptomatischen oder prognostisch bedeutsamen Bradykardien erforderlich sein. Bei Patienten mit Linksschenkelblock oder hohem rechtsventrikulären Stimulationsanteil kann sich die resultierende dyssynchrone Ventrikelkontraktion hämodynamisch ungünstig auf die Herzinsuffizienz auswirken.

Kardiale Resynchronisationstherapie (CRT)

Durch Verwendung sog. 3-Kammer-Systeme zur „biventrikulären" Stimulation wird bei Linksschenkelblock mit verbreitertem QRS-Komplex und resultierender Dyssynchronie die Lateralwand des linken Ventrikels durch eine transvenös über den Koronarsinus implantierte dritte Schrittmacherelektrode zur kardialen Resynchronisation (CRT) stimuliert. Bei erhöhtem Risiko für plötzlichen Herztod kann die CRT mit einem Defibrillatorsystem kombiniert werden (CRT-ICD).

> **Merke**
> Eine kardiale Resynchronisationstherapie (CRT) führt bei Patienten mit symptomatischer Herzinsuffizienz (NYHA II–IV) unter optimierter Medikation, mit Linksschenkelblock (breiter QRS) und ventrikulärer Dyssynchronie zu einer Verbesserung von Hämodynamik (Schlagvolumen, LV-EF, Reduktion einer funktionellen Mitralinsuffizienz), Symptomatik und Prognose.

Implantierbarer Kardioverter-Defibrillator (ICD)

Bei chronischer Herzinsuffizienz sind ca. 50 % der Todesfälle durch plötzlichen Herztod (in der Mehrzahl durch ventrikuläre Arrhythmien) bedingt. Antiarrhythmika vermindern dieses Risiko nicht, sondern steigern es potenziell durch proarrhythmische Effekte.

Nach hämodynamisch instabilen Kammertachykardien oder überlebtem Kreislaufstillstand durch Kammerflimmern ist in aller Regel die Implantation eines Defibrillatorsystems (ICD) indiziert (Sekundärprävention). Bei chronischer Herzinsuffizienz und/oder nach Myokardinfarkt mit hochgradig eingeschränkter linksventrikulärer Funktion (EF ≤ 35 %) und mindestens 3 Monaten einer optimierten medikamentösen Therapie ist der ICD auch in der Primärprävention des plötzlichen Herztodes indiziert.

Bei transient erhöhtem Risiko für plötzlichen Herztod (z. B. Erholungspotenzial der LV-Dysfunktion wie bei akuter Myokarditis) kann eine tragbare Defibrillatorweste (Life-Vest) zur Anwendung kommen. Auch bei einer erforderlichen Überbrückung des Defibrillatorschutzes nach Explantation eines infizierten ICD-Systems kann die Defibrillatorweste bis zur Neuimplantation nach Abheilung der Infektion eingesetzt werden.

Bei intraktabler Verschlechterung einer terminalen Herzinsuffizienz kann im Konsens mit dem Patienten, den Angehörigen und dem Behandlungsteam eine Deaktivierung der Defibrillatorfunktion eines implantierten ICD erwogen werden.

Mechanische Kreislaufunterstützung

Prinzipiell stehen zur mechanischen Kreislaufunterstützung katheterbasierte und implantierbare Systeme zur Verfügung. Hierbei handelt es sich um Pumpensysteme, welche die mechanische Arbeit des erkrankten Ventrikels entlasten oder teilweise ersetzen. Dadurch werden die Versorgung des arteriellen Kreislaufsystems und die Sauerstoffversorgung wichtiger Organsysteme verbessert. Wesentliche Komplikationen sind Thrombembolien, systemische Infektionen und Blutungen.

> **Merke**
> Bei Patienten mit schwerer Herzinsuffizienz unter optimierter medikamentöser Therapie und nach Nutzung interventioneller oder chirurgischer Optionen (koronare Revaskularisation, Klappenchirurgie, kardiale Resynchronisation [CRT] etc.) können katheterbasierte extrakorporale Pumpensysteme (intraaortale Ballongegenpulsation [IABP], extrakorporale Membranoxygenierung [ECMO]) oder implantierbare Systeme zur passageren mechanischen Kreislaufunterstützung („bridge to decision") eingesetzt werden. Zur längerfristigen überbrückenden („bridge to recovery" oder „bridge to transplantation") oder dauerhaften („destination therapy") mechanischen Kreislaufunterstützung stehen moderne implantierbare Unterstützungssysteme (VAD = Ventricular assist Device) zur Verfügung.

Intraaortale Ballongegenpulsation (IABP)

Hierbei wird ein langer Ballonkatheter (7–8 French) über die A. femoralis in der thorakalen und abdominalen Aorta descendens platziert und über eine Steuerkonsole diastolisch mit Helium inflatiert. Diese intraaortale Gegenpulsation führt zu einer Augmentation des diastolischen und mittleren arteriellen Blutdrucks vor dem Ballon und damit zu einer Verbesserung der koronaren und zerebralen Perfusion (Sauerstoffangebot). Zusätzlich dazu führt die systolische Deflation des Ballons zu einer Senkung der Nachlast mit erleichtertem Blutauswurf in den Systemkreislauf und damit zu einer Minderung der Arbeitslast (Sauerstoffverbrauch) des linken Ventrikels.

Wesentliche *Indikationen* der IABP sind Komplikationen des akuten Myokardinfarkts mit schwerer myokardialer Ischämie, kardiogenem Schock, akuter Mitralklappeninsuffizienz oder Ventrikelseptumdefekt. Zusätzlich wird die IABP periinterventionell (Herzkatheter) und perioperativ (z. B. Bypass- und Klappenchirurgie) bei Patienten mit schwerer koronarer Herzkrankheit und/oder hochgradig eingeschränkter Ventrikelfunktion eingesetzt. Neuere Studiendaten haben jedoch Zweifel am prognostischen Nutzen der IABP aufgeworfen.

Kontraindikationen zur IABP bestehen bei bedeutsamer Aortenklappeninsuffizienz, peripherer arterieller Verschlusskrankheit und Aortendissektion.

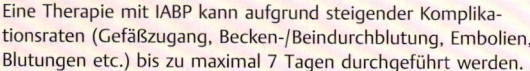

Praxistipp
Eine Therapie mit IABP kann aufgrund steigender Komplikationsraten (Gefäßzugang, Becken-/Beindurchblutung, Embolien, Blutungen etc.) bis zu maximal 7 Tagen durchgeführt werden.

Extrakorporale Membranoxygenierung (ECMO) und ventrikuläres Unterstützungssystem (VAD)

Katheterbasierte Pumpensysteme erlauben eine Kreislaufunterstützung ohne (z. B. Impella) oder mit extrakorporaler Oxygenierung (= ECMO; z. B. Lifebridge, CardioHelp) für einen befristeten Zeitraum von Tagen bis wenigen Wochen („bridge to recovery" oder „bridge to decision").

Dagegen können implantierbare Unterstützungssysteme (Ventricular assist Device = VAD; z. B. HeartMate-II) auch längerfristig als Überbrückung bis zur Erholung des Herzmuskels („bridge to recovery"; selten) oder bis zur Transplantation („bridge to transplantation") eingesetzt werden. Zunehmend werden miniaturisierte implantierbare nonpulsatile Pumpensysteme auch zur dauerhaften mechanischen Unterstützung des linken Ventrikels bei chronischer terminaler Herzinsuffizienz eingesetzt („destination therapy"). Hiermit werden heute Überlebensraten vergleichbar mit denen nach Herztransplantation erreicht.

Herztransplantation

Die orthotope Herztransplantation steht als etablierte Langzeitoption für Patienten mit therapierefraktärer chronischer Herzinsuffizienz zwar prinzipiell zur Verfügung, ist jedoch durch den erheblichen Mangel an Spenderorganen im Einsatz sehr begrenzt.

Bei schwerster akuter Herzinsuffizienz und dauerhaftem Katecholaminbedarf kann nach Ausschluss von Kontraindikationen und sorgfältiger Abwägung des individuellen Nutzen-Risiko-Verhältnisses eine dringliche („high-urgency") Herztransplantation erwogen werden. Damit sind jedoch neben Voraussetzungen der hämatologischen und immunologischen Verträglichkeit auch besondere Bedingungen der zentralen Organvergabe verbunden.

Die Prognose herztransplantierter Patienten ist im Vergleich zur konservativ behandelten schweren Herzinsuffizienz mit Überlebensraten von 90 % nach 1 Jahr und 80 % nach 5 Jahren sehr gut. Zur Prophylaxe einer Abstoßungsreaktion ist lebenslang eine Kombinationstherapie mit Immunsuppressiva erforderlich.

Wesentliche Spätkomplikationen nach Herztransplantation sind die Transplantatvaskulopathie mit diffusen Koronarstenosen sowie die Entwicklung von Lymphomen und Tumoren unter der chronischen Immunsuppression.

Kernaussagen

Grundlagen
Herzinsuffizienz bezeichnet ein Syndrom mit klinischen Symptomen und Befunden einer kardial bedingten Stauung und/oder Minderperfusion aufgrund einer systolischen und/oder diastolischen Dysfunktion des Herzmuskels. Neben ischämischer Genese (akutes Koronarsyndrom, chronische Infarktfolge) sind Kardiomyopathien, Myokarditis, Klappenfehler und hypertensive Herzerkrankung Hauptursachen der Herzinsuffizienz. Klinisch wegweisend für die Diagnostik und Therapieplanung sind neben Anamnese, Untersuchungsbefunden und EKG v. a. bildgebende Verfahren (Echokardiografie, CT, MRT etc.) sowie unter spezieller Fragestellung auch invasive Herzkatheterdiagnostik ggf. mit Myokardbiopsie. Spezielle Gesichtspunkte sind bei Niereninsuffizienz, Anämie, Eisenmangel, Arrhythmien und antithrombotischer Therapie zu berücksichtigen.

Akute Herzinsuffizienz
Die akute Herzinsuffizienz ist definiert durch eine systolische oder diastolische kardiale Dysfunktion, Arrhythmien oder ein Missverhältnis zwischen Vorlast und Nachlast. Sie kann als neue Manifestation oder als akute Dekompensation einer chronischen Herzinsuffizienz auftreten und bedarf sofortiger Behandlung. Neben einer kausalen Behandlung der Ursachen sind die wichtigsten Säulen der medikamentösen Akuttherapie Vasodilatatoren (Nitrate) und Schleifendiuretika (Voraussetzung: systolischer Blutdruck > 90 mmHg). In schweren Fällen müssen unter Umständen auch Katecholamine und/oder Inodilatatoren (PDE-3-Hemmer, Levosimendan) verabreicht werden.

Chronische Herzinsuffizienz
Die chronische Herzinsuffizienz ist definiert durch Symptome und objektive Zeichen der systolischen und/oder diastolischen kardialen Dysfunktion sowie (in Zweifelsfällen) zusätzlich durch eine positive Reaktion auf eine gegen die Herzinsuffizienz gerichtete Therapie.

Neben allgemeinen therapeutischen Maßnahmen wie Gewichtsnormalisierung, Restriktion von Natrium, Flüssigkeit und Alkohol sowie Vermeiden einer ungünstigen Komedikation steht die medikamentöse Stufentherapie im Mittelpunkt.

Die medikamentöse Basistherapie der symptomatischen Herzinsuffizienz besteht aus ACE-Hemmern, Betablockern und Mineralokortikoidrezeptorantagonisten (MRA). Additiv kommt Ivabradin in Betracht, wenn trotz ausreichend dosierter Basistherapie die linksventrikuläre Dysfunktion (EF ≤ 35%) fortbesteht und bei Sinusrhythmus die Herzfrequenz in Ruhe ≥ 70 Schläge/min ist. Digitalisglykoside haben an Stellenwert verloren.

Interventionelle, operative und apparative Therapie
Interventionelle und operative Therapieansätze beinhalten die koronare Revaskularisation bei akutem Koronarsyndrom, die Therapie akuter Infarktkomplikationen und die chirurgische Therapie hochgradiger Klappenfehler.

Die kardiale Resynchronisationstherapie (CRT) durch biventrikuläre Herzschrittmacherstimulation führt bei Patienten mit symptomatischer Herzinsuffizienz, Linksschenkelblock und ventrikulärer Dyssynchronie zu einer Resynchronisation des kardialen Kontraktionsablaufs und damit zu einer Verbesserung von Hämodynamik, Symptomen und Prognose.

Bei Patienten mit erhöhtem Risiko für plötzlichen Herztod besteht die Indikation zur Implantation eines Defibrillatorsystems (ICD), welches auch als CRT-ICD verfügbar ist.

Bei therapierefraktärer Herzinsuffizienz besteht die Option zu einer temporären, überbrückenden oder langfristigen Implantation eines Systems zur mechanischen Kreislaufunterstützung oder zur Herztransplantation.

Literatur

Referenzen

[1] Killip T III and Kimball JT. Treatment of myocardial infarction in a coronary care unit. A 2 year experience with 250 patients. Am J Cardiol 1967; 20: 457–464
[2] Nohria A TS, Fang JC, Lewis EF et al. Clinical Assessment identifies hemodynamic profiles that predict outcomes in patients admitted with heart failure. JACC 2003; 41: 1797–1804

Weiterführende Literatur

[3] Hasenfuss G, Teerlink JR. Cardiac inotropes: current agents and future directions. Eur Heart J 2011; 32: 1838–1845
[4] McMurray JJV, Adamopoulos S, Anker SD et al. ESC guidelines for the diagnosis and treatment of acute and chronic heart failure 2012. Eur Heart J 2012; 33: 1787–1847
[5] Rasche S, Georgi C. Kardiogener Schock. Anaesthesist 2012; 61: 259–274

11.4 Herzrhythmusstörungen

L. Eckardt

11.4.1 Einteilung der Herzrhythmusstörungen

Definition
Arrhythmien werden in Brady- und Tachykardien unterteilt, dabei entspricht eine Bradykardie weniger als 60 Schlägen/min und eine Tachykardie mehr als 100 Schlägen/min (≥ 3 aufeinanderfolgende QRS-Komplexe).

Auf einer Intensivstation kann
- das Auftreten einer Rhythmusstörung der *primäre Grund* für die Behandlung sein;
- eine Rhythmusstörung als *Komplikation einer kardialen Erkrankung* auftreten;
- eine Rhythmusstörung *Komplikation einer primär nicht kardialen Erkrankung* sein (z. B. Vorhofflimmern bei Hyperthyreose bzw. thyreotoxischer Krise, Sepsis, Dialyse, Rhythmusstörungen durch Intoxikationen, Medikamente etc.).

▶ **Ursprungsort.** Je nach Ursprung einer Arrhythmie unterscheidet man supraventrikuläre und ventrikuläre Arrhythmien. Der Ursprungsort der Arrhythmie liegt bei supraventrikulären Rhythmusstörungen oberhalb des His-Bündels, während er bei ventrikulären Arrhythmien distal des His-Bündels liegt. Extrasystolen stellen die häufigste Arrhythmie dar. Ventrikuläre Extrasystolen treten sowohl bei Herzgesunden als auch bei Patienten mit struktureller Herzerkrankung auf.

11.4.2 Ätiologie und Pathophysiologie

Ätiologie und Mechanismen von Herzrhythmusstörungen sind vielfältig (▶ Tab. 11.9, ▶ Tab. 11.10) und lassen sich nicht immer klären. Prinzipiell können Rhythmusstörungen auch physiologisch sein (z. B. Sinusbradykardie bei Sportlern, Sinustachykardie bei Fieber etc.).

11.4.3 Symptomatik und diagnostisches Vorgehen

Die durch Herzrhythmusstörungen hervorgerufene Symptomatik hängt insbesondere in der Intensivmedizin wesentlich von den hämodynamischen Auswirkungen ab. Diese werden u. a. durch

Tab. 11.9 Ätiologie von Rhythmusstörungen.

Störung	Ursache
akutes Koronarsyndrom	bei instabiler Angina pectoris, Myokardinfarkt
Narbenstadium	nach Infarkt
primäre Herzmuskelerkrankung	hypertrophe, dilatative, restriktive, arrhythmogene rechtsventrikuläre Kardiomyopathie
Herzmuskelerkrankungen	degenerativ und entzündlich
akute und chronische Druck- und/oder Volumenbelastung	bei Hypertonie, angeborenen Herzfehlern oder erworbenen Herzklappenfehlern (z. B. Vorhofflimmern bei Mitralklappenerkrankungen, ventrikuläre Arrhythmie bei Aortenklappenfehlern)
endokrine und metabolische Störungen	z. B. bei Hyperthyreose
Störung durch Toxine	z. B. bei Diphtherie
Störung durch Medikamente	z. B. proarrhythmische Effekte von Antiarrhythmika oder trizyklischen Antidepressiva, Intoxikation mit diesen Substanzen, Digitalis
elektrische Anomalien des Herzens	z. B. akzessorische Leitungsbahnen bei WPW-Syndrom, funktionelle Längsdissoziation des AV-Knotens
Elektrolytstörungen	isoliert oder in Kombination mit z. B. Hypoxie oder Azidose
Ionenkanalerkrankungen	genetisch bedingt (langes oder kurzes QT-Syndrom, Brugada-Syndrom, polymorphe katecholaminerge Kammertachykardien)

WPW-Syndrom = Wolff-Parkinson-White-Syndrom

Tab. 11.10 Arrhythmiemechanismen.

Störung der Erregungsbildung (Automatie)	Störungen der Erregungsleitung
normale Automatie: • Sinustachykardie • Sinusbradykardie • Parasystolie	Blockierungen: • SA- und AV-Block • intraventrikulärer Block

abnorme Automatie:
• beschleunigter, idioventrikulärer Rhythmus
• getriggerte Aktivität
  ○ frühe Nachdepolarisation
    (z. B. erworbenes QT-Syndrom)
  ○ späte Nachdepolarisation
    (z. B. digitalisinduzierte Arrhythmien)
	kreisende Erregungen (Reentry):
	• Vorhofflattern
	• AV-Reentry-Tachykardien bei WPW-Syndrom
	• AV-Knoten-Reentry
	• Kammertachykardien

AV-Block = atrioventrikulärer Block; QT-Syndrom = Verlängerung der QT-Zeit im Elektrokardiogramm; SA-Block = sinuatrialer Block

die eventuell zugrunde liegende Störung der Myokardfunktion, der koronaren Durchblutung und der Klappenfunktion bestimmt. Unabhängig von der Hämodynamik können Herzstolpern (Palpitationen), Herzrasen, Schwindel, Schweißausbruch, Panikattacken, Dyspnoe, Angina pectoris oder ein Adams-Stokes-Anfall (plötzliche Bewusstlosigkeit im engeren Sinne bei AV-Block III. Grades bzw. Synkope) auftreten.

▶ **Diagnostik.** Die *12-Kanal-EKG-Dokumentation* ist der wichtigste Schritt bei der Diagnostik und Beurteilung einer Rhythmusstörung. Zur genauen Interpretation sollten zumindest die EKG-Ableitungen I, II, III und V_1 (V_2), V_4 und V_6 simultan registriert werden (Papiergeschwindigkeit 25 – 50 mm/s).

11.4.4 Therapie

Prinzipielle Therapiemöglichkeiten bei Arrhythmie

Im Rahmen der Intensivtherapie stehen Maßnahmen zur Terminierung einer Arrhythmie im Vordergrund, jedoch sollten bei allen Arrhythmien auch sofort *Überlegungen* angestellt werden bzgl.
• Vorgehen bei Rezidiven,
• kurativen Maßnahmen (z. B. Katheterablation),
• palliativen Maßnahmen (z. B. Herzschrittmacher oder ICD).

Dies gilt insbesondere, wenn ein Patient aufgrund einer Arrhythmie auf einer Intensivstation aufgenommen wird, aber unter Umständen auch, wenn eine Arrhythmie als Komplikation auftritt.

▶ **Fragen.** Vor einer antiarrhythmischen Therapie sollten verschiedene *Fragen* geklärt werden:
• Wird der Zustand des Patienten (Symptomatik, Kreislaufsituation etc.) durch Arrhythmien verursacht (Dokumentation)?
• Welche Rhythmusstörungen liegen vor (klinische Bedeutung, Prognose)?
• Liegt eine kardiale Grunderkrankung vor?
• Ist eine Therapie erforderlich?
• Welche ist die sicherste Therapie (Nutzen-Risiko-Abwägung)?

Medikamentöse antiarrhythmische Therapie

Pharmakokinetik, Dosierung, Nebenwirkungen und Kontraindikationen von Antiarrhythmika sind in ▶ Tab. 11.11 aufgeführt.

Vaughan-Williams-Einteilung

▶ **Natriumkanalantagonisten** (Klasse I nach Vaughan Williams) bewirken über eine Blockade des Natriumeinstroms während der Phase 0 des Aktionspotenzials (lokalanästhetische Wirkung) eine Verminderung der Anstiegsgeschwindigkeit des Aktionspotenzials und hierdurch eine Verzögerung der Erregungsausbreitung. Je nach gleichzeitiger Wirkung auf den Kaliumausstrom (Repolarisationsphase) werden innerhalb dieser Gruppe Unterscheidungen getroffen.
• Substanzen vom Chinidin-Typ *(Klasse IA* nach Vaughan Williams) haben zusätzlich eine hemmende Wirkung auf den Kaliumausstrom während Phase III des Aktionspotenzials mit Verlängerung der QT-Zeit.
• Substanzen vom Lidocain-Typ *(Klasse IB)* weisen eine Erhöhung des Kaliumausstroms auf (eher Verkürzung der Refraktärität).
• Eine dritte Gruppe *(Klasse IC)* fasst Substanzen mit geringer Beeinflussung der Aktionspotenzialdauer zusammen, die jedoch die Leitungsgeschwindigkeiten in allen Abschnitten des Herzens herabsetzen (z. B. Flecainid, Propafenon). Sie können bei ventrikulären und supraventrikulären Arrhythmien eingesetzt werden.

▶ **Betablocker** (Klasse II nach Vaughan Williams) haben mit Ausnahme von Sotalol, das zusätzliche Klasse-III-Aktivität besitzt, keine direkte antiarrhythmische Wirkung. Ihre Wirkung beruht auf der Unterdrückung katecholaminvermittelter elektrophysiologischer Veränderungen der Erregungsleitung und -bildung des Herzens.

▶ **Kaliumkanalantagonisten** (Klasse III nach Vaughan Williams) bewirken eine selektive Verlängerung der Aktionspotenzialdauer und damit der Refraktärzeit (QT-Dauer im EKG), ohne dass die Leitungsgeschwindigkeit herabgesetzt wird. *Amiodaron* bildet in diesem Zusammenhang eine Ausnahme, da es neben seiner Klasse-III-Wirkung eine kalziumantagonistische, leitungsverzögernde Wirkung besitzt. Die Verlängerung der Aktionspotenzialdauer bei Klasse-III-Antiarrhythmika beruht auf einer Hemmung repolarisierender Kaliumströme.

▶ **Kalziumantagonisten** (Klasse IV nach Vaughan Williams) beeinflussen im Wesentlichen nur Sinus- und AV-Knoten. Am Sinusknoten ist zwar eine negativ chronotrope und negativ dromotrope Direktwirkung nachweisbar, der aber insbesondere bei Injektion der vasodilatierende Effekt mit konsekutiver Reflextachykardie entgegenwirkt. Aus diesem Grund ist auch gegenüber einer Bolusgabe die kontinuierliche i. v. Gabe zu bevorzugen.

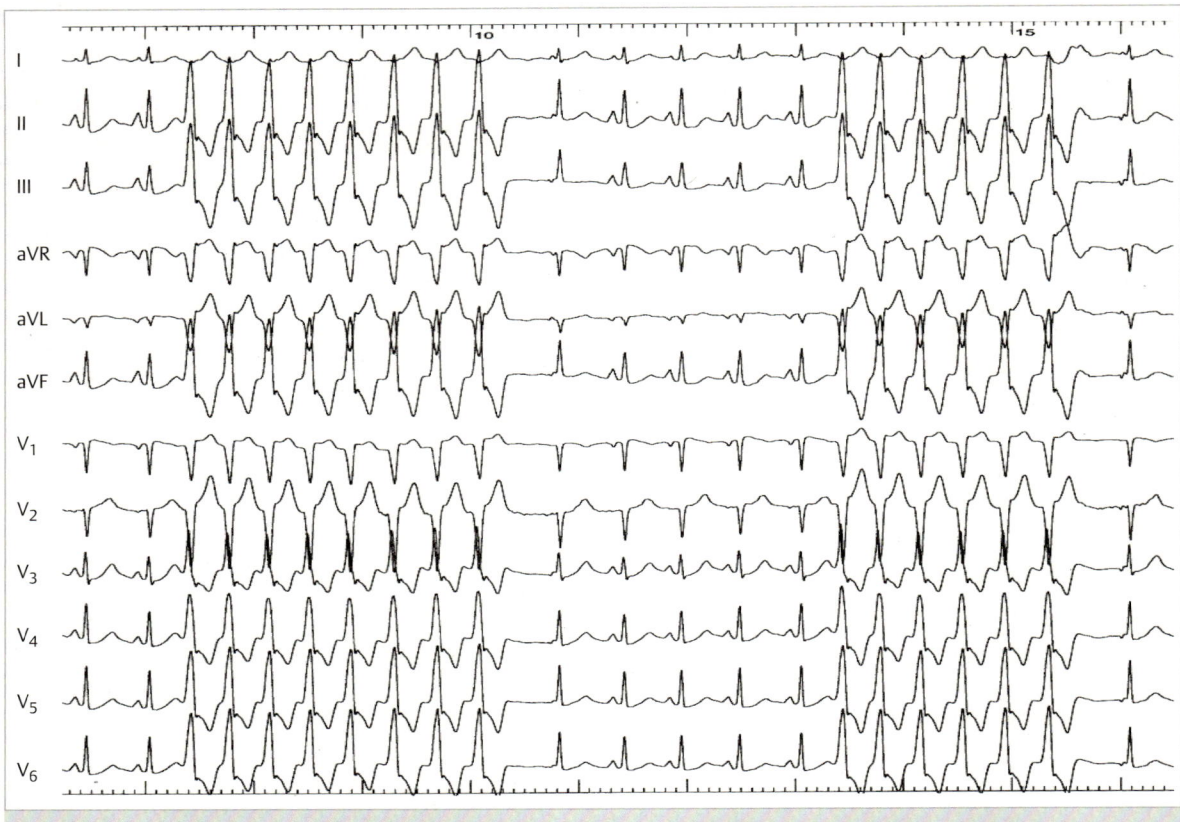

Abb. 11.13 Typische Episoden einer idiopathischen rechtsventrikulären Ausflusstrakttachykardie mit LSB, Steiltyp-Morphologie. aVF = linker Fuß; aVL = linker Arm; aVR = rechter Arm (unipolare Extremitätenableitung nach Goldberger); V₁–V₆ = Elektroden

Lediglich bei ventrikulären Tachykardien vom Automatietyp (z. B. ventrikuläre Tachykardien mit Ursprung in der rechtsventrikulären Ausstrombahn [LSB-Steiltyp-Tachykardien; ▶ Abb. 11.13]) oder im linksventrikulären Reizleitungssystem können Kalziumantagonisten bei Kammertachykardien von therapeutischem Nutzen sein. Grundsätzlich sollten sie allerdings bei breitkomplexigen Tachykardien aufgrund ihrer negativ inotropen Wirkung nur mit äußerster Vorsicht eingesetzt werden.

Proarrhythmische Wirkungen

> **Merke**
> Alle Antiarrhythmika können aufgrund ihrer elektrophysiologischen Eigenschaften auch proarrhythmisch wirken.

▶ „Torsade de pointes". Bei repolarisationsverlängernden Antiarrhythmika kann es unabhängig von der Dosis und dem Blutspiegel der Substanz infolge einer medikamentös induzierten QT-Verlängerung zu polymorphen Kammertachykardien vom Torsade-de-pointes-Typ (▶ Abb. 11.14) kommen (erworbenes QT-Syndrom, s. u.). Das Auftreten wird v. a. von Bradykardie, Hypokaliämie und der Begleitmedikation, die im Einzelfall ebenfalls zur QT-Verlängerung führen kann, begünstigt. Die Tachykardien sind auf Nachdepolarisation und getriggerte Aktivität zurückzuführen.

▶ Proarrhythmische Effekte von Antiarrhythmika. Die proarrhythmischen Effekte umfassen:
- Entstehung neuer, bisher nicht dokumentierter Arrhythmien (u. a. QT-verlängernde Medikamente, Gefahr von „Torsade de pointes"),
- Aggravation einer bestehenden Arrhythmie, Zunahme der Häufigkeit von Tachykardieepisoden, Verlängerung der Arrhythmieepisoden, stärkere hämodynamische Beeinträchtigung durch die Rhythmusstörung, Begünstigung von Bradykardien,
- Intoxikation mit einem Antiarrhythmikum, insbesondere bei Störung des Metabolismus, Änderung der individuellen Reaktionslage, begleitende Elektrolytstörung,
- hämodynamische Nebenwirkungen (negative Inotropie, periphere Vasodilatation).

▶ Monomorphe ventrikuläre Tachykardien. Diese häufig permanenten („incessant") ventrikulären Tachykardien (▶ Abb. 11.15) mit erheblich verbreitertem QRS-Komplex (oft > 0,2 s) lassen sich vielfach auch durch eine elektrische Therapie (Überstimulation oder Kardioversion) nicht anhaltend terminieren. Sie treten insbesondere bei Substanzen mit natriumkanalblockierender Wirkung auf (v. a. bei Intoxikationen, im Einzelfall aber auch bei „therapeutischen" Blutspiegeln).

▶ Bradykardien. Bradykardien können durch (unterschiedlich ausgeprägte) negativ chronotrope und negativ dromotrope Wirkung von Antiarrhythmika entstehen. Sie äußern sich in Form von Störungen der Impulsbildung (Sinusknoten) oder -leitung

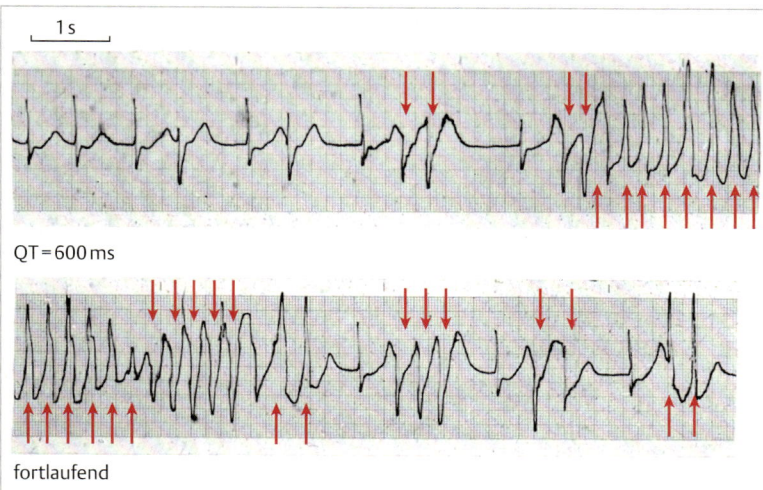

Abb. 11.14 Torsade-de-pointes-Tachykardie bei einer 48-jährigen Patientin unter Therapie mit 2×0,4 g Chinidinsulfat (Kalium 3,6 mmol/l). Die Pfeile markieren den Wechsel der Ausrichtung der QRS-Komplexe („Spitzenumkehrtachykardie"), ein neben der Entstehung aus einer abnormen Repolarisation mit verlängerter QT-Dauer und abnormen T- bzw. U-Wellen pathognomonischer Befund.

(AV-Knoten, intraventrikuläre Leitung). Begünstigend wirkt eine Vorschädigung des Leitungssystems. Bradykardien können insbesondere auch bei Kombinationstherapie beobachtet werden (z. B. Natriumkanalblocker in Kombination mit Betablocker, Kalziumkanalblocker oder Digitalis).

▶ **Tachykardien.** Auf der anderen Seite können aufgrund der leitungsverzögernden Wirkung (paradoxerweise) Tachykardien entstehen, wenn z. B. bei einem medikamentösen Rhythmisierungsversuch mittels Natriumkanalblocker bei atrialen Tachykardien und variablem AV-Block eine Regularisierung und/oder Verlangsamung der Frequenz der atrialen Tachyarrhythmie auftritt, sodass der sog. Wenckebach-Punkt des AV-Knotens unterschritten wird und eine 1 : 1-Leitung erfolgt (▶ Abb. 11.16).

▶ **Sicherheitsmaßnahmen.** Folgende Sicherheitsmaßnahmen sollten bei Einleitung einer antiarrhythmischen Therapie beachtet werden:
- tägliche EKG-Kontrollen unter engmaschiger Kontrolle von PQ, QRS, QT/QTc-Veränderungen,
- Einleitung einer antiarrhythmischen Therapie nur unter Monitorkontrolle, insbesondere bei Patienten mit potenziell lebensbedrohlichen ventrikulären Tachykardien,
- Belastungs-EKG unter Therapie zur Erfassung frequenzabhängiger Veränderungen der QRS-Dauer und QT-Zeit und/oder von tachykarden Arrhythmien (betrifft in der Regel die Behandlung im Anschluss an die Intensivstation),
- im Einzelfall Kontrolle des Plasmaspiegels (z. B. Flecainid, Propafenon; bei Amiodaron nicht sinnvoll, eine Korrelation zwischen dem Plasmaspiegel und Wirkungen bzw. Nebenwirkungen besteht nicht).

Elektrische Therapie

Passagere Schrittmacherstimulation

Die passagere Stimulation bei bradykarden Rhythmusstörungen ist ausführlich in Kap. 2.7 beschrieben.

Externe Kardioversion und Defibrillation

Bei einer Kardioversion oder Defibrillation wird ein kurzer Gleichstromimpuls (Spitzenspannung 1000–2000 V) entweder QRS-synchron (Kardioversion) in den QRS-Komplex einer Tachykardie oder nicht QRS-synchron (Defibrillation) über großflächige externe Elektroden unter Verwendung von Elektrodenpaste appliziert.

Praxistipp
Bei länger als 48 h bestehendem Vorhofflimmern bzw. Vorhofflattern muss bei fehlender mehrwöchiger effektiver Antikoagulation vor elektiver Kardioversion ein Ausschluss atrialer Thromben mittels transösophagealer Echokardiografie erfolgen.

▶ **Indikationen.** Zu den Indikationen zählen:
- *dringend (notfallmäßig):* Kammerflimmern; zur Hypotension führende Kammertachykardie; unter Umständen Vorhofflimmern mit schneller Überleitung (z. B. bei WPW-Syndrom);
- *elektive Kardioversion:* Vorhofflattern, Vorhofflimmern; medikamentös refraktäre, hämodynamisch tolerable Kammertachykardie.

▶ **Durchführung.** Prinzipiell ist eine elektive von einer notfallmäßigen Kardioversion bzw. Defibrillation zu trennen. Es ist darauf zu achten, dass eine Kardioversion synchron zur R-Zacke erfolgt und der Patient ausreichend tief bewusstlos ist (entweder kreislaufbedingt oder nach Einleitung einer Kurznarkose).

Bei der Durchführung einer Kardioversion bzw. Defibrillation sollten folgende Regeln beachtet werden:
- korrekte Lage der Defibrillations-Pads bzw. der selbstklebenden Einmalelektroden (Herzspitze gegen 2. ICR rechts oder gegen die linke Skapularegion),
- guter Kontakt (Andruck!) mit ausreichend Gelapplikation auf beide Pads,
- im Fall einer Kardioversion korrekte R-Zacken-Triggerung; falls das Gerät auf Synchronisation gestellt wurde, wird bei fehlender Erkennung eines QRS-Komplexes kein Schock abgegeben,
- Verfügbarkeit von Intubation, Notfallmedikation und temporärer Stimulation (transvenös, transthorakal).

▶ **Komplikationen.** Die bei einer Kardioversion gelegentlich auftretenden vorübergehenden *Bradykardien* wie Sinusknotenstillstand, Sinusbradykardie oder AV-Blockierung bedürfen oft keiner Therapie (eventuell Atropin).

Systemische Embolien können insbesondere bei Vorhofflimmern oder Mitralklappenfehlern bei Patienten nach prothetischem Klappenersatz und bei Patienten mit vergrößertem linken

Tab. 11.11 Antiarrhythmika.

	Pharmakokinetik	Klasse	Dosierung	Nebenwirkungen	Besonderheiten/Kontraindikationen
Adenosin	• *Bioverfügbarkeit*: nur zur Injektion verfügbar • $t_{1/2}$: 1–2 s • *Elimination*: schnelle Metabolisierung in elektrophysiologisch inaktive Inosine		• rasche i. v. Bolusgabe von zunächst 6 mg über eine möglichst großlumige Vene • Wiederholung mit Dosissteigerung bei Ineffektivität • max. Dosis 18–24 mg als Bolus	• vorübergehende Dyspnoe, Flush, Kopfschmerzen • Sinusbradykardie • Bronchokonstriktion (*cave* bei Asthma bronchiale)	• Vorhofflimmern (durch Verkürzung der atrialen Refraktärität; cave bei Präexzitaton/WPW-Syndrom) • bei hohen Dosen Bronchospasmus (*cave* bei Asthma bronchiale)
Amiodaron	• *Bioverfügbarkeit*: ca. 40–50 % • *Plasma-Eiweiß-Bindung*: 95 %, Verteilungsvolumen ca. 5000 l, Verteilung im peripheren Kompartiment unterschiedlich langsam (Fettgewebe in 3–10 Monaten); vollständiger Wirkungseintritt unter Umständen erst nach 2–6 Monaten! • Akuteffekte bei i. v. Gabe u. a. durch β-sympathikolytische und kalziumantagonistische Eigenschaften • $t_{1/2}$: 20–100 Tage, nach vollständiger Sättigung Wirkung oft noch mehrere Monate anhaltend • *Elimination*: 80–90 % über Leber und Galle, nur 10 % renal; nicht dialysierbar • *Hauptmetabolit*: Desethylamiodaron (vermutlich stärker wirksam als Amiodaron) • *Interaktion*: Anstieg von Flecainid auf das Doppelte unter Amiodaron, Anstieg von Digoxin mit Zunahme z. B. der Hemmung der AV-Leitung, Verstärkung der Wirkung oraler Antikoagulanzien (INR), von Phenytoin und Ciclosporin	III	• i. v.: fraglich, ob die Wirkung durch Klasse-III-Aktivität zustande kommt, eher durch Sympathikolyse: – die negativ inotropen Wirkungen der Substanz sind geringeinmalige Infusion: 150–300 mg in 250 ml 5%iger Glukoselösung in 20–120 min Dauerinfusion: 300–1200 mg/d (falls oral nicht möglich), ggf. bis zum Ende der Aufsättigungsdosis. Folgende Dosierungen beruhen auf den eigenen Erfahrungen und weichen von der Empfehlung des Herstellers ab: • zur Behandlung von ventrikulären Tachykardien 14 Tage 1 g/d, dann 600 mg bis zu 6 Wochen, dann 400 mg über 4 Wochen, dann Erhaltungsdosis 200 mg/d • zur Behandlung von Vorhofflimmern z. B. 600 mg/d über 6 Wochen, dann Erhaltungsdosis mit 100–300 mg/d • zu frühzeitige Dosisreduzierung führt zur unzureichenden Auffüllung des peripheren Kompartiments und damit zu Rezidiven und der frühzeitigen Annahme eines Therapieversagens	• *akut (selten)*: Übelkeit, Erbrechen, Völlegefühl, Obstipation, Kopfschmerzen, Sprachstörungen, Albträume, Schwindel, Muskelschwäche, Tremor, Parästhesien, periphere Neuropathie, Ataxie • *bei längerer Anwendung*: Hyper- (1–2 %) oder Hypothyreose (2–4 %, enthält Jod: 37 %), isolierter Anstieg des T₄-Wertes ohne pathologischen Wert (zusätzlicher Anstieg von T₃ mit Abfall von TSH Hinweis für Hyperthyreose) • reversible Korneaablagerungen (Fehlen weist auf mangelnde Compliance hin; meist kein Grund zum Absetzen, solange keine begleitenden Sehstörungen, eventuell Lichtempfindlichkeit) • Lungenfibrose (sehr selten) • Hyperpigmentierung der Haut (blaugraues Hautkolorit, Sonnenbrandneigung) • Anstieg der Transaminasen • als Ausdruck der elektrophysiologischen Eigenschaften: Sinusbradykardie, AV-Block I. Grades, Verlängerung und Deformierung der T-Welle, Auftreten einer U-Welle, QT-Verlängerung (Torsade de pointes: < 1 %)	• hochwirksames Antiarrhythmikum mit problematischer Pharmakokinetik • keine Korrelation zwischen Plasmaspiegel und Wirksamkeit • regelmäßige Laborkontrollen (Schilddrüse, Transaminasen); vorübergehender Transaminasenanstieg (das 2- bis 3-Fache der Norm) in der Aufsättigung, selten Amiodaron-Hepatitis • *cave*: Lungenfibrose (als Maß für die Diffusionskapazität sollte vor Therapieeinleitung der Transferfaktor bestimmt werden) • Hypokaliämie meiden (Torsade-de-pointes-Risiko viel geringer als bei Sotalol oder Chinidin) • bei geplanter invasiver elektrophysiologischer Diagnostik (EPU) sollte eine Therapie mit Amiodaron vermieden werden, da die Auslösbarkeit von Rhythmusstörungen und eventuelle kurative Therapie mittels Katheterablation erschwert wird

11.4 Herzrhythmusstörungen

Tab. 11.11 Fortsetzung

	Pharmakokinetik	Klasse	Dosierung	Nebenwirkungen	Besonderheiten/Kontraindikationen
Ajmalin	• Bioverfügbarkeit: ca. 20% • $t_{1/2}\alpha$: 4–5 min, $t_{1/2}\beta$: 15–25 min • Elimination: hepatisch	IA/C	• i.v.: 1–1,5 mg/kg KG langsam injizieren (max. 10 mg/min, Hitzegefühl beim Patienten weist auf zu schnelle Injektion hin); falls erforderlich, Wiederholung nach 30 min • Dauerinfusion: 0,5–1 mg/kg KG/h (max. 2 g/d)	• *extrakardiale Nebenwirkungen*: bei kurzzeitiger i.v.-Anwendung sehr selten, bei längerer Therapie: Übelkeit, Hitzegefühl, Kopfschmerzen, Appetitlosigkeit, Obstipation • Sehstörungen mit Doppelbildern oder Schleierbildung • selten Cholestase (Auftreten allgemein während der 2.–4. Woche); orale Medikation mit Prajmalin (Ajmalinbitartrat; Neo-Gilurytmal) deshalb nur noch in Ausnahmefällen	• sollte wegen der schlechten Bioverfügbarkeit nur i.v. angewandt werden • *cave*: wegen besonderer Wirkung auf die intraventrikuläre Erregungsleitung relative Kontraindikation: vorliegende intraventrikuläre Leitungsstörungen, QT-Syndrom, Brugada-Syndrom
Flecainid	• Bioverfügbarkeit: nahezu vollständig (>90%) • nach oraler Applikation max. Spiegel nach 2–6 h • $t_{1/2}$: 13–20 h; Steady-State nach ca. 4 Tagen, bei verzögerter Elimination bis zu 6–8, im Extremfall 20 Tage • therapeutischer Spiegel: 0,2–0,8 µg/ml • Elimination: hepatische Metabolisierung (kein First-Pass-Effekt) zu inaktiven Metaboliten mit anschließender renaler Ausscheidung (95%) • *Interaktion*: Anstieg von Digoxin von 15–25%; Anstieg von Flecainid unter Cimetidin oder Amiodaron auf das Doppelte • Anstieg von Flecainid unter Betablocker und Verapamil (Abnahme des HZV) um bis zu 20% • beschleunigte Elimination unter Phenytoin, Phenobarbital, Carbamazepin	IC	Patienten ohne Dosierungseinschränkung: • i.v.: 1 mg/kg KG langsam i.v. (>5 min), falls erforderlich 15–20 min später 0,5 mg/kg KG i.v. • Perfusor: Tagesdosis 200–300 (max. 400) mg • *cave*: Kumulation • oral: initial bei Normalgewicht 2×100 mg/d, Dosiserhöhung nach 4–6 Tagen auf 300 (max. 400) mg/d unter Talspiegelkontrolle Patienten mit Dosierungseinschränkung (Herzinsuffizienz NYHA III–IV, EF <35%, Kreatinin-Clearance <50 ml/min, klinisch manifeste Leberzirrhose): • i.v.: 200 mg/d • oral: initial 2×50–100 mg/d, max. 300 mg/d	• Übelkeit, Müdigkeit, Hautrötung, vermehrtes Schwitzen • selten zentralnervöse Nebenwirkungen: Schwindel, Kopfschmerzen, Sehstörungen, Nervosität • sehr selten: Erhöhung der Leberenzyme mit/ohne Ikterus, Leukozytopenien, Polyneuropathie	• wegen der langen Halbwertszeit Gefahr der Kumulation; daher Dosiserhöhung im Allgemeinen in Abständen von 4–6 Tagen • regelmäßige EKG-Kontrollen auch mittels Belastungs-EKG (PQ, QRS), v.a. während der ersten 2–3 Wochen; QRS sollte nicht mehr als 20–25% zunehmen • *cave*: proarrhythmische Wirkungen; Einsatz nach Myokardinfarkt kontraindiziert • Plasmaspiegel-Bestimmungen (am Ende des Dosierungsintervalls) indiziert bei eingeschränkter Elimination, bei zu erwartender Interaktion und bei eingeschränkter Herzleistung • bei Tambocor: kostenlose Spiegelbestimmung durch die Herstellerfirma

Fortsetzung ▶

Tab. 11.11 Fortsetzung

	Pharmakokinetik	Klasse	Dosierung	Nebenwirkungen	Besonderheiten/Kontraindikationen
Lidocain	• *Bioverfügbarkeit:* sehr gering • *Plasma-Eiweiß-Bindung:* 40–80 %, $t_{1/2}\alpha$: ca. 5–8 min, $t_{1/2}\beta$: ca. 100 min • *Wirkungsdauer:* nach Bolusgabe: 15–20 min • nach Dauerinfusion: 2–4 h • *Elimination:* hepatisch, renal < 5 %, verzögerter Abbau bei schweren Lebererkrankungen und veränderter Leberperfusion, schwerer Herzinsuffizienz, kardiogenem Schock • *therapeutischer Bereich:* 1,4–2,8 mg/ml; im Einzelfall können höhere Plasmaspiegel erforderlich sein • Konzentrationserhöhung bei begleitender Medikation mit Isoniazid, Chloramphenicol, Cimetidin und Propanolol • Abnahme der Konzentration durch Isoproterenol und Barbiturate (Enzyminduktion)	IB	• nur i.v. Anwendung • initial Sättigungsdosis erforderlich, da es sonst lange (ca. 20–60 min) dauert, bis wirksame Spiegel erreicht werden: bis zu 200 mg während der ersten 20 min, verteilt auf 2 oder 4 Einzeldosen von 100 bzw. 50 mg anschließend Dauerinfusion von 2–4 mg/min	• überwiegend zentralnervöse Nebenwirkungen: Benommenheit, Lethargie, Schwindel, Sprachstörungen, Parästhesien, Muskelkontraktionen, Doppeltsehen, Euphorie, Psychose, Koma, Krämpfe, Atemstillstand • nur geringe negativ inotrope Wirkung • Na^+-Kanal blockierende Wirkung besonders stark ausgeprägt bei niedrigem Ruhemembranpotenzial (z. B. unter ischämischen Bedingungen)	• die zentralnervösen Nebenwirkungen treten im Allgemeinen erst im oberen therapeutischen Bereich oder darüber auf (ab 5 mg/ml); können auch nach Absetzen der Substanz für längere Zeit anhalten • cave: erschwerte Beurteilbarkeit der Nebenwirkungen beim bewusstlosen, beatmeten Patienten (regelmäßige Plasmabestimmungen!)
Propafenon	• *Bioverfügbarkeit:* bei einmaliger Gabe ca. 50 %, bei mehrfacher Gabe am 3./4. Tag fast 100 % durch Sättigung des First-Pass-Metabolismus in der Leber • *Elimination:* fast vollständige Metabolisierung in der Leber, Metabolite (v. a. 5-Hydroxypropafenon) antiarrhythmisch wirksam • $t_{1/2}\beta$: 3–4 h, „Poor-Metaboliser" (7 % der Bevölkerung) im Mittel 12–18 h, Zunahme bei Lebererkrankungen, im Alter • *therapeutischer Spiegel:* 0,5–1,5 µg/ml, Bindung an Plasma-Protein: > 95 % • *Interaktion:* Erhöhung des Spiegels von Digoxin, Propanolol, Metoprolol unter Propafenon; Verstärkung der Antikoagulanzienwirkung möglich • Cimetidin erhöht Propafenon-Spiegel	IC	• i.v.: 0,5–1 mg/kg KG langsam, max. 2 mg/kg KG • Dauerinfusion mit 500–600 mg/d • oral: 450–750 (900) mg/d • Steady State nach ca. 3–4 Tagen • Kontrolle der QRS-Breite: die Zunahme sollte weniger als 20 % betragen	• gelegentlich gastrointestinale Störungen: Diarrhö, Übelkeit, Brechreiz, bitterer Geschmack • Taubheitsgefühl im Mund, unscharfes Sehen, Schwindel, Kopfschmerzen, Unruhe, Schlafstörungen, psychische Störungen, allergische Hautveränderungen, sehr selten Cholestase • selten Proarrhythmie	• geringe β-adrenerge Wirkung, die normalerweise therapeutisch keine große Rolle spielt; sehr selten, aber hierdurch ausgelöst, verstärkter Bronchospasmus

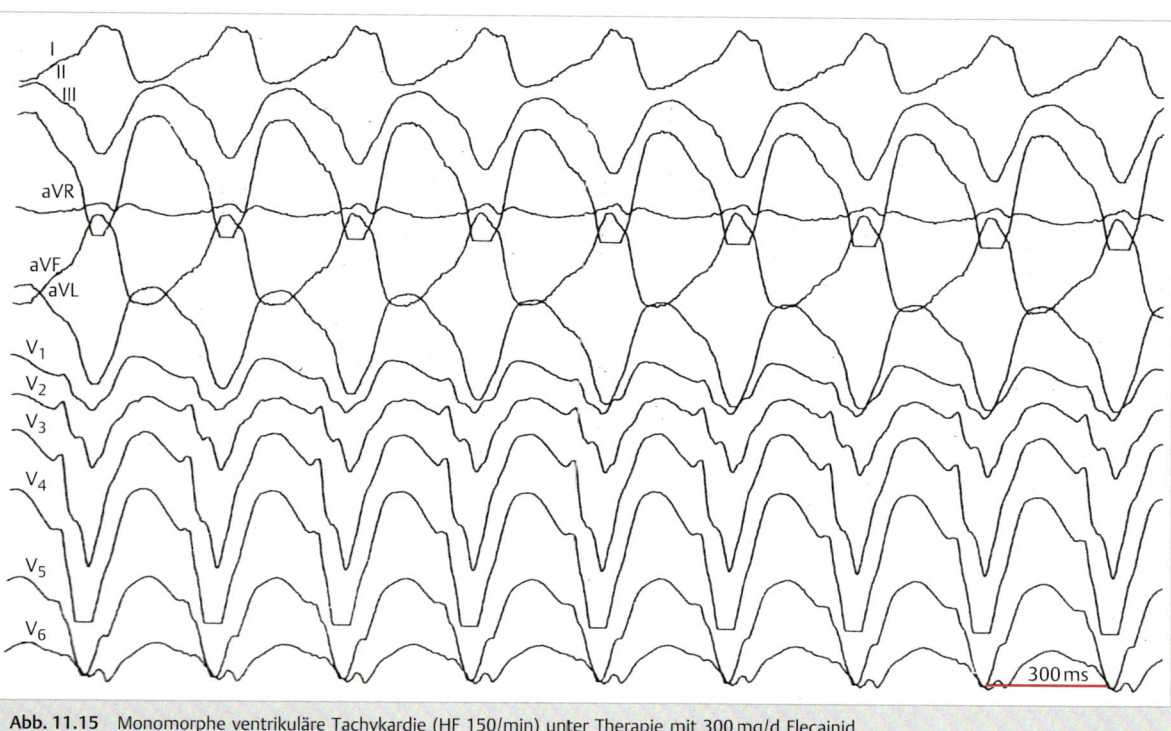

Abb. 11.15 Monomorphe ventrikuläre Tachykardie (HF 150/min) unter Therapie mit 300 mg/d Flecainid.

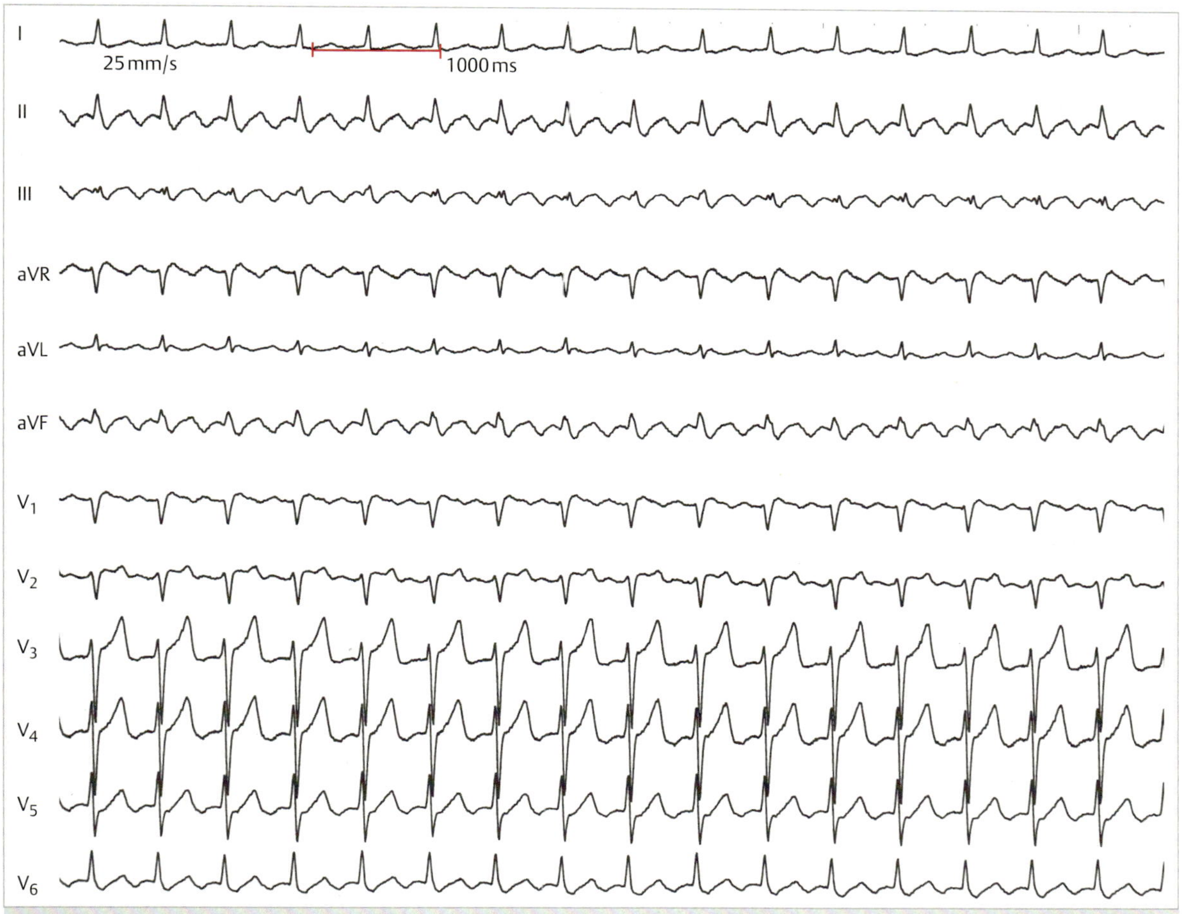

Abb. 11.16 50-jähriger Patient mit Vorhofflattern und 2:1-Überleitung.

Vorhof durch eine ausreichend lange systemische Antikoagulation verhindert werden.

Bei Patienten mit implantierten permanenten Schrittmachern ist eine Kontrolle erforderlich.

Implantierbare Kardioverter/Defibrillatoren (ICD)

Seit Anfang der 80er-Jahre steht der automatisch implantierbare Kardioverter/Defibrillator (ICD) zur Verfügung, der nach Erkennung einer Kammertachykardie bzw. von Kammerflimmern Schocks von etwa 30 J abgibt. Die erforderlichen Elektroden werden in der Regel transvenös implantiert.

▶ **Schockabgabe.** Die einem Schock vorausgehenden klinischen Umstände (Kollaps, Gefühl der Tachykardie, Synkope) helfen bei der Entscheidung, ob es sich um einen adäquaten Schock (d. h. einen Schock aufgrund einer Kammertachykardie bzw. eines Kammerflimmerns) gehandelt hat. Zudem kann durch eine Abfrage des Gerätes überprüft werden, ob es sich tatsächlich um eine Schockabgabe handelte. Fehlerhafte (inadäquate) Schockabgaben können wegen eines Anstiegs der Kammerfrequenz oberhalb der Tachykardie-Erkennungsschwelle des ICD bei supraventrikulären Tachykardien oder bei Gerätefehlfunktionen erfolgen.

▶ **Infektionen.** Ein großes Problem stellen Infektionen des ICD-Systems dar. Eine Explantation des gesamten Systems ist in der Regel unumgänglich. Dies bedeutet aber, dass der Patient oft wochenlang am Monitor überwacht werden muss, bis nach Ausheilen der Infektion ein neues Gerät implantiert werden kann. Alternativen stellen heutzutage die Versorgung mit einer sog. Life-West oder die Implantation eines subkutanen ICD-Systems dar.

Ablationstherapie

▶ **Katheterablation.** Die im Rahmen einer elektrophysiologischen Untersuchung durchgeführte Katheterablation ist insbesondere seit der Verwendung von Hochfrequenzstrom weit verbreitet und ersetzt v. a. bei paroxysmalen supraventrikulären Tachykardien eine medikamentöse Rezidivprophylaxe.

11.4.5 Rhythmusstörungen im Einzelnen

Bradykarde Rhythmusstörungen

Sinusknotenfunktionsstörungen, Sinusknotensyndrom (Sick-Sinus-Syndrom)

Hierzu gehören intermittierende oder permanente Sinusbradykardien, sinuatriale Blockierungen und der Sinusknotenstillstand. Diese Störungen der Sinusknotenfunktion werden häufig von atrialen Tachyarrhythmien (intermittierendes Vorhofflattern oder/-flimmern) begleitet (sog. Brady-Tachy-Syndrom).

▶ **Symptomatik.** Typische Beschwerden sind Schwindel oder Synkopen. Diese können einerseits durch eine mehr oder weniger ausgeprägte Bradykardie, andererseits im Falle des Brady-Tachy-Syndroms durch eine schnelle Überleitung auf die Kammern oder durch ein verzögertes Einspringen des Sinusknotens nach spontaner Beendigung der atrialen Tachyarrhythmie (verlängerte Sinusknotenerholungszeit) bedingt sein. Von Bedeutung ist, dass oft keine Herzrhythmusstörungen dokumentiert werden können, die die vorangegangene Symptomatik (z. B. Synkope) erklären helfen. Außerdem ist nicht jede Bradykardie, die zufällig im Langzeit-EKG oder bei der Monitorbeobachtung (z. B. nachts) erfasst wird, als krankhaft anzusehen ist (nächtliche, oft kurze Pausen oder Frequenzabfälle bis auf Werte um 30–40/min sind auch beim Gesunden nicht selten).

▶ **Diagnostik.** Die stationäre Aufnahme eines Patienten mit Verdacht auf Sinusknotenerkrankung erfolgt im Allgemeinen nach einer Synkope. Antiarrhythmika können bei Sinusknotenfunktionsstörungen zu besonders ausgeprägten Bradykardien führen. Entscheidend ist das Verhalten untergeordneter Erregungsbildungszentren, die häufig miterkrankt sind und keinen ausreichenden Ersatzrhythmus gewährleisten.

▶ **Therapie.** Liegt eine Dokumentation einer höhergradigen, eine Synkope erklärenden Bradykardie vor, sollte ein permanenter Schrittmacher implantiert werden. Entschließt man sich dazu, aus Sicherheitsgründen zuvor einen passageren Stimulationskatheter zu legen, sollte eine möglichst niedrige Stimulationsfrequenz (z. B. 30/min) gewählt werden, da bei höheren Frequenzen der Eigenrhythmus nicht beurteilt werden kann. In manchen Fällen wird man die Indikation zur Implantation eines permanenten Schrittmachers lediglich auf einen (berechtigten) Verdacht hin stellen müssen.

Atrioventrikuläre (AV-)Überleitungsstörungen

Prognostisch bedeutsam ist die Unterscheidung zwischen Leitungsstörung im AV-Knoten („nodal"), die mit einem verhältnismäßig hohen Ersatzzentrum einhergehen, und im His-Purkinje-System (intra- oder infra-His), bei dem ein tief gelegenes, langsames Ersatzzentrum einspringt.

▶ **AV-Block I°.** Ein AV-Block I. Grades kann funktionell (vagal bei Sportlern), medikamentös (Digitalis, Antiarrhythmika) oder organisch (bei verschiedenen kardialen Grunderkrankungen) bedingt sein. Er hat keine intensivmedizinische Bedeutung. Stellt nach einer Synkope ein AV-Block I. Grades den einzigen auffallenden Befund dar, sollte zunächst eine Monitorbeobachtung zum Ausschluss anderer Ursachen erfolgen.

▶ **AV-Block II°.** Beim AV-Block II. Grades *Typ Wenckebach* handelt es sich fast ausnahmslos um eine Leitungsstörung im AV-Knoten. Er wird gelegentlich zufällig während der Nacht beobachtet, insbesondere während Phasen einer vagal bedingten Abnahme der Herzfrequenz (vagal bedingte Sinusbradykardie mit AV-Block), ohne dass diesem Befund eine klinische Bedeutung zukäme.

Der AV-Block II. Grades *Typ II (Mobitz)* ist prognostisch bedeutsam, da im Allgemeinen eine Leitungsstörung im His-Bündel oder distal davon vorliegt. Die Prognose wird durch das oft sehr langsame Ersatzzentrum und die Grunderkrankung bestimmt.

Beim AV-Block II. Grades *mit 2:1-Blockierung* handelt es sich um eine Sonderform der AV-Blockierung. Insbesondere um eine Extremform eines Wenckebachs zu erkennen, ist die sorgfältige Inspektion eines langen EKG-Streifens erforderlich. Da es sich hierbei um eine prognostisch günstige Form handelt, ist gerade die Identifikation dieser Leitungsstörung wesentlich, um eine unnötige Schrittmacherimplantation zu vermeiden. Dagegen stellt eine im His-Purkinje-System gelegene Leitungsstörung im Sinne eines 2:1-Blocks (oft mit intraventrikulärem Block wie LSB oder RSB vergesellschaftet) eine ernste Leitungsstörung dar, die eine Schrittmacherimplantation erfordert.

▶ **AV-Block III°.** Bis auf den angeborenen AV-Block III. Grades, der im Allgemeinen mit einer guten Frequenzanpassung bei Belastung einhergeht, stellt der erworbene AV-Block III. Grades (nach Ausschluss z. B. einer Digitalisintoxikation) in der Regel eine Indikation zur Implantation eines Schrittmachers dar.

11.4 Herzrhythmusstörungen

Therapie bradykarder Rhythmusstörungen

▶ **Elektrische Stimulation.** In Notfallsituationen ist mit wechselndem Erfolg die externe transthorakale elektrische Stimulation angewandt worden.

▶ **Medikamentöse Therapie.** Eine medikamentöse Therapie dient in den meisten Fällen als Überbrückung, bis eine transvenöse Stimulation erfolgen kann.
- Vagolytika:
  - Atropin 0,5 – 1,5 mg rasch i. v. (maximal 0,02 mg/kg KG); zu langsame i. v. Applikation kann zu einem vorübergehenden paradoxen (bradykardisierenden) Effekt führen.
- Sympathikomimetika:
  - Isoprenalin (Isoproterenol, Alupent) 0,25 – 0,5 mg langsam i. v. oder als i. v. Infusion 10 – 30 µg/min. Eine Überdosierung kann zu Gesichtsrötung, Händezittern, Blutdrucksteigerung, Angina pectoris, Übelkeit, Erbrechen sowie Extrasystolen, ventrikulärer Tachykardie und Kammerflimmern führen.

Tachykarde Rhythmusstörungen

Vorhofflattern

> **Definition**
> Vorhofflattern ist eine üblicherweise im rechten Vorhof entstehende, sehr schnelle, regelmäßige (200 – 350 atriale Erregungen/min) Rhythmusstörung, die durch sich schnell wiederholende, verbreiterte P-Wellen deutlich wird.

▶ **Differenzialdiagnose.** Charakteristisch für das Vorhofflattern ist die starre Herzfrequenz, die sich im Bereich von 120 – 150/min bewegt. In Monitorableitungen können Signale registriert werden, die P-Wellen ähneln und als Sinusrhythmus fehlgedeutet werden können. Bei Analyse einer Trenddarstellung sieht man einen abrupten Frequenzanstieg, der nicht mit einer Sinustachykardie, z. B. aufgrund eines zunehmenden hämodynamischen Versagens, verwechselt werden darf. Die Fehldiagnose „Sinustachykardie" führt nicht selten zu der Annahme eines sich entwickelnden kardialen Versagens, das durch Gabe von Katecholaminen behandelt wird, wodurch die Situation verschlimmert wird.

▶ **Typisches Vorhofflattern.** Man unterscheidet verschiedene Formen von Vorhofflattern. Bei typischem Vorhofflattern (▶ Abb. 11.17) finden sich *sägezahnförmige* Flatterwellen, die am besten in Ableitung II, III und/oder aVF zu erkennen sind. Die Ableitung V$_1$ sollte zur Diagnostik nicht herangezogen werden, da sich hier auch bei grobem Vorhofflimmern häufig relativ regelmäßige Vorhofaktionen finden. Der Rhythmusstörung liegt ein Makro-Reentry im rechten Vorhof zugrunde, bei dem die Erregung gegen den Uhrzeigersinn um die Trikuspidalklappe kreist. Bei etwa 10 % der Fälle von Vorhofflattern nimmt der Reentry den umgekehrten Erregungsweg (im Uhrzeigersinn), deshalb sind die P-Wellen in den inferioren Ableitungen hierbei positiv.

▶ **Atypisches Vorhofflattern.** Unter diesem Begriff werden die sehr seltenen Formen eines rechts- oder linksatrialen Makro-Reentrys zusammengefasst, bei denen die Erregung z. B. um eine Atriotomienarbe oder ein Vorhofseptum-Patch kreist. Links-

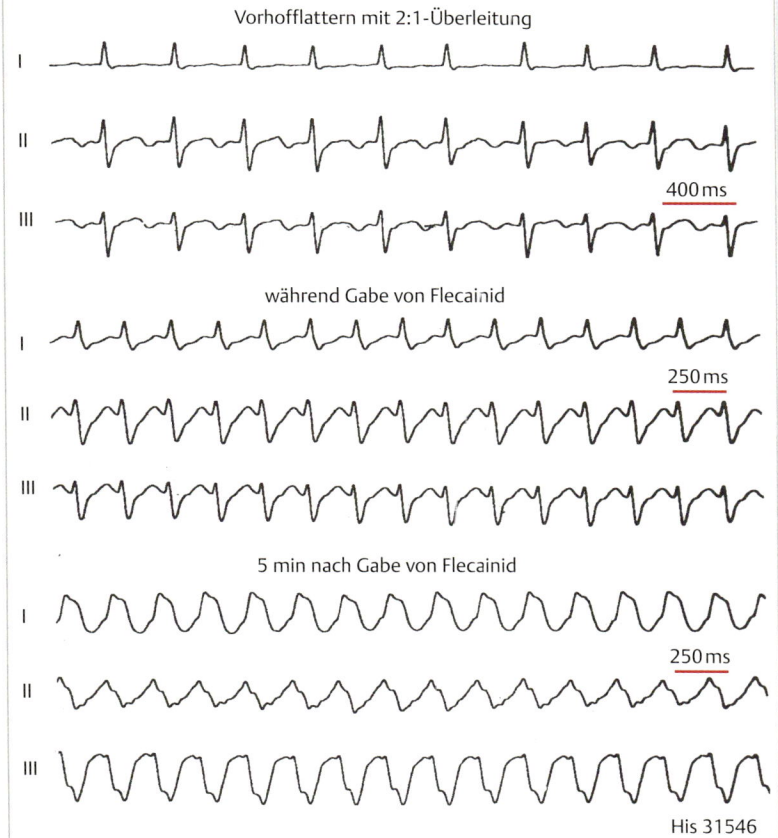

Abb. 11.17 Beispiel einer breitkomplexigen Tachykardie nach Gabe von Flecainid bei einem Patienten mit Vorhofflattern. Flecainid verlangsamt das Vorhofflattern, sodass eine 1:1-Überleitung mit Schenkelblock auf die Kammern entsteht.

atriales Vorhofflattern kann als Folge einer Ablationstherapie von Vorhofflimmern auftreten.

▶ **Ursachen.** Neben idiopathischer Genese des Vorhofflatterns kommen als Ursache eine koronare Herzkrankheit, Mitral- oder Trikuspidalklappenfehler, eine Kardiomyopathie, ein Vorhofseptumdefekt, eine Lungenerkrankung, Hyperthyreose oder Perimyokarditis infrage.

▶ **Therapie.** Bei Vorhofflattern gelingt durch eine medikamentöse Therapie oft nur eine Senkung der Vorhoffrequenz mit der Folge einer Abnahme der Kammerfrequenz. Es kann dabei aber auch unerwartet zu einer 1:1-Leitung auf die Kammern kommen (▶ Abb. 11.17). Daher ist die elektrische Therapie (Kardioversion bzw. antitachykarde Stimulation) einer reinen medikamentösen Therapie vorzuziehen. Die Katheterablation im Bereich von V. cava inferior und Trikuspidalklappenanulus (sog. Isthmusablation) ist aufgrund der hohen Erfolgschance (90–95%) oft das Mittel der Wahl.

Vorhofflimmern

Vorhofflimmern kommt idiopathisch, aber auch bei einer Vielzahl von Erkrankungen vor.

▶ **Prognose.** Die Prognose der Patienten hängt von der zugrunde liegenden Erkrankung ab. In sehr seltenen Fällen kann Vorhofflimmern zu Kammerflimmern und plötzlichem Herztod führen: hochfrequente Überleitung über eine akzessorische Bahn bei WPW-Syndrom (▶ Abb. 11.18 a, b), Induktion einer Ischämie bei schwerer koronarer Herzkrankheit, hypertrophe Kardiomyopathie.

▶ **Klinik.** *Lang anhaltendes chronisches (permanentes) Vorhofflimmern* kann, wenn es zu intermittierenden Phasen einer tachyarrhythmischen Überleitung auf die Kammern kommt, ein hämodynamisches Problem darstellen.

Intermittierendes Vorhofflimmern stellt insbesondere dann ein größeres Problem dar, wenn im Intervall keine adäquate medikamentöse Dauertherapie mit dem Ziel der Hemmung der Leitung des AV-Knotens erfolgt. Es kann dann zu erheblich beeinträchtigenden Tachyarrhythmien als Folge einer schnellen Überleitung auf die Kammern kommen. Dies wirkt sich im besonderen Maße bei kardialer Grunderkrankung aus (z. B. Mitralvitium, koronare Herzkrankheit, Kardiomyopathien).

▶ **Therapie.** Therapeutisch kommen infrage:
- *Senkung der Kammerfrequenz:* Digoxin (0,4–0,5 mg i. v.) oder Betablocker oder Verapamil (5–10 mg i. v.), anschließend orale Therapie. Falls dies alleine und durch eine Kombinationstherapie nicht gelingt, sollte eine medikamentöse antiarrhythmische

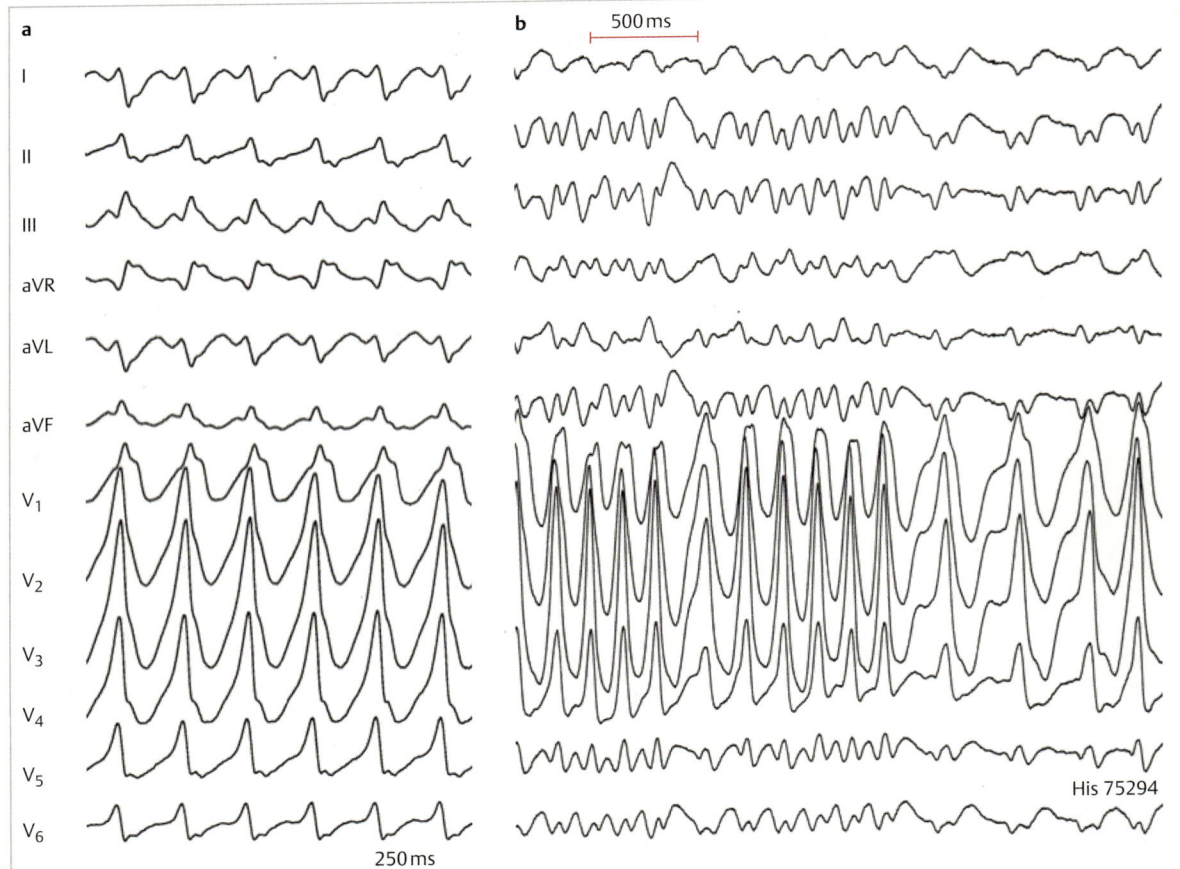

Abb. 11.18 a, b WPW-Syndrom.
a Antidrome atrioventrikuläre Reentry-Tachykardie (AVRT) über links gelegene akzessorische Leitungsbahn.
b Vorhofflimmern mit schneller Überleitung über die akzessorische Leitungsbahn bei demselben Patienten (kürzestes RR-Intervall: 200 ms).

Therapie (Antiarrhythmika Klasse IC oder III) oder eine Katheterablation von Vorhofflimmern (oder des AV-Knotens) diskutiert werden.
- *Kardioversion in Sinusrhythmus:* Nach erfolgreicher medikamentöser oder elektrischer Kardioversion ist häufig eine medikamentöse Dauertherapie erforderlich, da es sonst gehäuft zu Rezidiven kommt. Falls eine Konversion in Sinusrhythmus nicht gelingt, sollte lediglich versucht werden, die Kammerfrequenz in normfrequente Bereiche zu bringen

Praxistipp

Eine medikamentöse oder elektrische Kardioversion sollte erst nach transösophagealem Ausschluss linksatrialer Thromben (oder gesicherter, mindestens 3-wöchiger effektiver oraler Antikoagulation) erfolgen.

Fokale atriale Tachykardien

Bei Erwachsenen können fokale atriale Tachykardien gelegentlich Grund für eine Aufnahme in eine Überwachungsstation sein. In Abhängigkeit von der Frequenz und den Leitungseigenschaften des AV-Knotens kann es, insbesondere bei körperlicher Belastung, aber auch unter Katecholamintherapie zu Phasen von 1 : 1-Überleitung kommen mit Frequenzen um 150 – 180/min.

▶ **Therapie.** Therapeutisch führt meist eine Hemmung der AV-Leitung zur klinischen Besserung. Falls dies nicht ausreicht, kann versucht werden, mittels Antiarrhythmika eine Rezidivprophylaxe zu erzielen. Im Einzelfall ist auch bei intensivmedizinischen Patienten eine elektrophysiologische Untersuchung in Ablationsbereitschaft sinnvoll.

AV-Knoten-Reentry-Tachykardien (AVNRT)

AVNRT (▶ Abb. 11.19) beruhen auf elektrophysiologischen Abnormitäten des AV-Knotens („Längsdissoziation des AV-Kno-

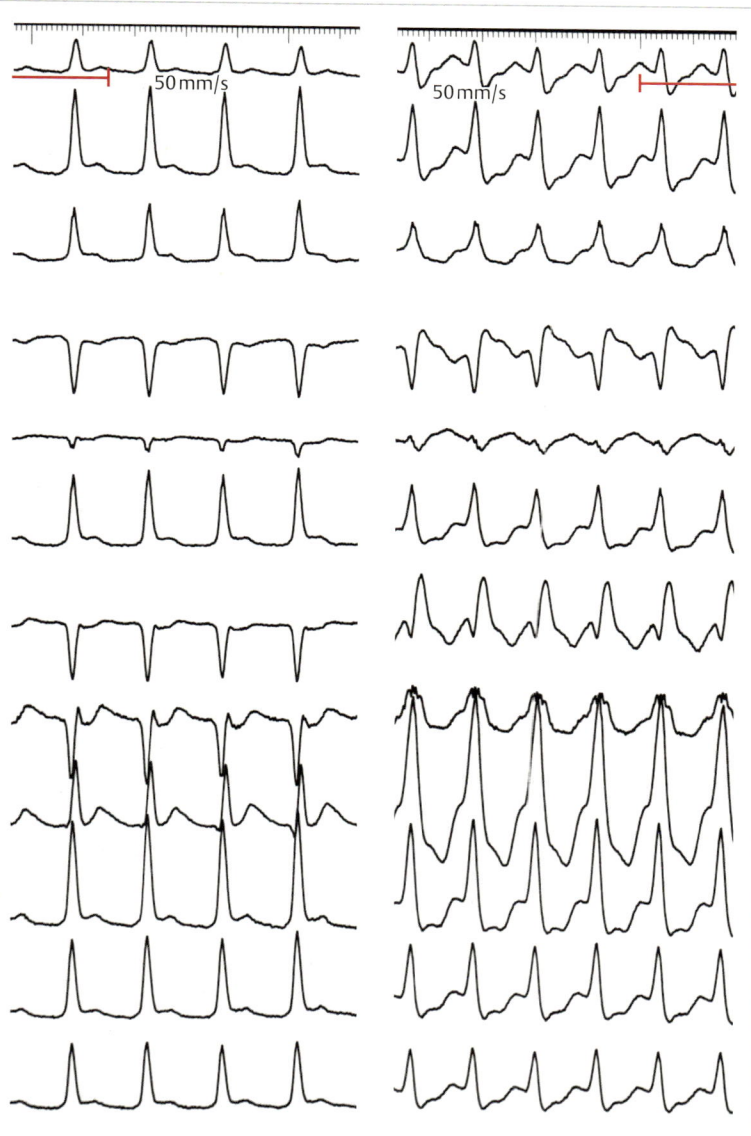

Abb. 11.19 Schmalkomplexige und rechtsschenkelblockartig konfigurierte AVNRT.

tens"). Es kommt dabei zu einer kreisenden Erregung mit in der Regel langsamer antegrader und rascher retrograder Erregungsleitung. Häufig besteht abrupt beginnendes Herzrasen. Bei der typischen Form einer AVNRT ist die P-Welle des retrograd erregten Vorhofs innerhalb des normal konfigurierten QRS-Komplexes versteckt. Die Frequenzen einer AVNRT liegen zwischen 120 und 200/min, selten höher.

▶ **Terminierung.** Die Terminierung erfolgt durch
- vagale Manöver (Valsalva-Pressversuch, kaltes Wasser),
- Adenosin (6–12 mg (18 mg) i. v. als Bolusinjektion),
- Verapamil 5–10 mg i. v.,
- Digitalis (z. B. 0,4–0,5 mg Digoxin i. v.),
- bei fehlendem Ansprechen (selten): elektrische transvenöse Überstimulation (Kardioversion).

▶ **Therapie bei Rezidiven.** Bei symptomatischen Rezidiven sollte eine Modulation des AV-Knotens mittels Katheterablation erfolgen. Alternativ kann eine medikamentöse antiarrhythmische Therapie (Digitalis, Betablocker, Kalziumantagonisten, Klasse-IC-Antiarrhythmika wie Propafenon [nicht Flecainid, da nur geringe Wirkungen am AV-Knoten] oder in seltenen Fällen Amiodaron) erfolgen.

WPW-Syndrom

Das WPW-Syndrom ist charakterisiert durch eine kurze PQ-Zeit (Präexzitation, Deltawelle) und Tachykardien (▶ Abb. 11.18). Es besteht eine angeborene zusätzliche muskuläre Verbindung (akzessorische Bahn) zwischen Vorhof und Ventrikel.

▶ **Erregungsleitung.** Bei *Sinusrhythmus* wird die normale Erregung gleichzeitig über die akzessorische Bahn und das normale AV-Überleitungssystem geleitet. Die kürzere Leitungszeit über die akzessorische Bahn bewirkt eine frühe Erregung der Kammermuskulatur (erkennbar an der Deltawelle).

Merke
Neben einer Verkürzung der PQ-Zeit (< 0,12 s) und einer Verbreiterung des QRS-Komplexes durch die Präexzitation (das Ende des QRS-Komplexes ist zeitgerecht) kommt es zu ST-Veränderungen, wobei die Polarität der T-Welle gegensätzlich zur Deltawelle gerichtet ist. ST-Streckenveränderungen bei manifester Präexzitation sind physiologisch sowohl in Ruhe als auch bei Belastung für eine Ischämiediagnostik nicht verlässlich.

Bei einer *Reentry-Tachykardie* bei WPW-Syndrom erfolgt die Leitung am häufigsten antegrad über den AV-Knoten und geht mit einem normalen QRS-Komplex einher. Nach der Depolarisation der Herzkammer wird retrograd über die akzessorische Leitungsbahn der Vorhof erregt. In etwa 5 % erfolgt die Kreiserregung über eine antegrade Aktivierung der akzessorischen Bahn und retrograd über den normalen AV-Knoten („antidrome" Form).

▶ **Symptomatik.** Symptome werden durch das paroxysmal auftretende Herzrasen verursacht. Selten kann ein Herzstillstand oder akuter Herztod (Vorhofflimmern mit schneller, irregulärer Überleitung über die akzessorische Leitungsbahn und Degeneration in Kammerflimmern) auftreten.

Die Akuttherapie entspricht der einer AV-Knoten-Reentry-Tachykardie. Bei Vorhofflimmern mit Leitung über die akzessorische Leitungsbahn: i. v. Behandlung mit einem Klasse-1C-Antiarrhythmikum (Ajmalin, Propafenon, Flecainid).

Merke
Bei einer nicht eindeutig geklärten Tachykardie sollte Verapamil nicht i. v. verabreicht werden, da dies zu einer Vasodilatation mit konsekutivem Blutdruckabfall führen kann, der reflektorisch über Sympathikusaktivierung die Refraktärzeit der akzessorischen Bahn verkürzen kann. Bei offenem WPW-Syndrom oder Vorhofflimmern sind Digitalis, Verapamil bzw. Adenosin kontraindiziert, da die Gefahr besteht, dass durch eine Beschleunigung der Leitung über die akzessorische Bahn die Kammerfrequenz zunimmt.

Bei symptomatischen Patienten stellt heutzutage die Katheterablation die Therapie der ersten Wahl dar (Erfolgschancen etwa 97 %).

Ventrikuläre Rhythmusstörungen

Ventrikuläre Extrasystolen

Ventrikuläre Extrasystolen kommen bei intensivmedizinischen Patienten sehr häufig vor. Sie stellen kein eigenständiges therapeutisches Ziel dar. Eine mögliche Ausnahme können ventrikuläre Extrasystolen sein, die zu einer Verschlechterung der Hämodynamik führen (▶ Abb. 11.20).

Kammertachykardien/Kammerflimmern

Sie haben ihren Ursprung distal der Bifurkation des His-Bündels im spezifischen Leitungssystem oder im Myokard. Meist liegt eine kreisende Erregung (Reentry) oder selten eine gesteigerte Automatie vor.

▶ **Ursachen.** Häufig liegt einer ventrikulären Tachykardie eine koronare Herzkrankheit zugrunde, insbesondere bei Z. n. Infarkt. Weitere häufige Ursachen sind: Kardiomyopathien, Ionenkanalerkrankungen oder erworbene Herzvitien und die Induktion durch Antiarrhythmika (proarrhythmische Nebenwirkungen). Bei ca. 5 % der Patienten treten ventrikuläre Tachykardien ohne zugrunde liegende Herzerkrankung auf.

▶ **Symptomatik.** Bei monomorphen Kammertachykardien liegt die Frequenz häufig zwischen 160 und 240/min. Bei Vorliegen einer Herzerkrankung führt diese schnelle Schlagfolge oftmals zu Herzinsuffizienz, Synkope oder Schock. Wenn die Kammerfrequenz zwischen 100 und 150/min liegt, sind die Patienten oft kaum beeinträchtigt. Differenzialdiagnostisch kann die Abgrenzung zu einer supraventrikulären Tachykardie mit aberrierender Leitung schwierig sein.

▶ **Therapie.** Bei hämodynamisch stabiler Kammertachykardie ist eine ventrikuläre Überstimulation einer medikamentösen Therapie vorzuziehen. Bei hämodynamisch tolerierten Kammertachykardien kann alternativ eine medikamentöse Terminierung mit Ajmalin (1 mg/kg KG erfolgen). Mehr als 2 Antiarrhythmika sollten in der Regel nicht verabreicht werden, da es aufgrund der negativ inotropen Wirkung zu einer zunehmenden hämodynamischen Verschlechterung kommen kann.

Die i. v. Gabe von Verapamil ist kontraindiziert (Blutdruckabfall, Induktion einer Ischämie und Übergang in Kammerflimmern). Bei initialer hämodynamischer Instabilität (systolischer Druck < 90 mmHg, Linksherzinsuffizienz, massive Lungenstauung, Ödem, akuter Infarkt, schwere Angina pectoris) sollte umgehend kardiovertiert werden. Dagegen sollte bei Bewusstlosigkeit oder bei schneller Kammertachykardie mit oft nicht eindeutig abgrenzbaren QRS-Komplexen und T-Wellen ohne QRS-Synchro-

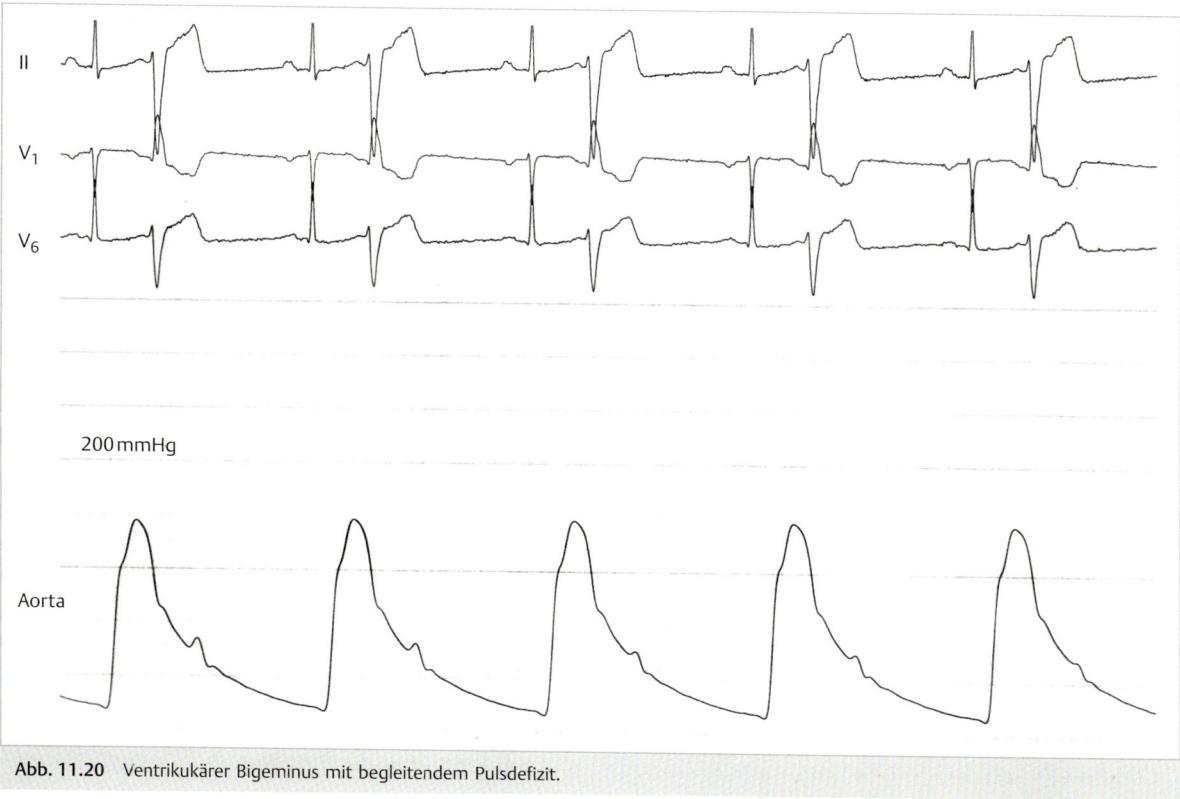

Abb. 11.20 Ventrikulärer Bigeminus mit begleitendem Pulsdefizit.

nisation defibrilliert werden. Bei therapierefraktären schnellen Kammerarrhythmien ist die i.v. Gabe von 150 mg Amiodaron (über 10 min, ggf. wiederholen) zur Terminierung bzw. Erleichterung der Defibrillation/Kardioversion indiziert.

> **Merke**
>
> Jede ventrikuläre Tachykardie außerhalb von 48 h nach einem Myokardinfarkt ohne Hinweis für Reinfarkt ist prognostisch ungünstig und eine Indikation zur antiarrhythmischen Therapie, die in der Regel in der Implantation eines Defibrillators (ICD) besteht.

Im Einzelfall, u. a. bei nicht terminierbaren sog. „unaufhörlichen" („incessant") Kammertachykardien, sollte eine dringliche Katheterablation erfolgen.

Angeborene Ionenkanalerkrankungen

Angeborene Ionenkanalerkrankungen, wie das lange QT oder das Brugada-Syndrom, können Ursache für ein Reanimationsereignis bei strukturell völlig herzgesunden Patienten sein.

Das QT-Syndrom (LQTS) ist charakterisiert durch eine angeborene oder erworbene (u. a. repolarisationsverlängernde Medikamente), im Oberflächen-EKG nachweisbare abnorme Verlängerung der QT-Zeit und das spontane Auftreten ventrikulärer Tachyarrhythmien vom Typ der „Torsade de pointes" (TDP; ▶ Abb. 11.14). Zu unterscheiden ist zwischen einer kongenitalen und erworbenen Form der Erkrankung.

Beim QT-Syndrom führt eine verminderte Repolarisationsreserve zu einer Verlängerung der Aktionspotenzialdauer, die im Oberflächen-EKG zu einer Verlängerung der QT-Dauer führt.

Die Patienten sind durch Synkopen und/oder einen plötzlichen Herztod bedroht, da Torsade-de-pointes-Tachyarrhythmien in Kammerflimmern degenerieren können. Die Erkrankung manifestiert sich meist in der späten Kindheit bzw. in der frühen Adoleszenz.

Das Brugada-Syndrom ist definiert als Kammerflimmern bzw. hochfrequente Kammertachykardie und ST-Elevation in den rechtspräkordialen Ableitungen (V_1–V_3; ▶ Abb. 11.21).

> **Merke**
>
> Im Internet findet sich z. B. unter http://www.azcert.org/ (Stand: 30.04.2013) eine ständig aktualisierte Aufstellung potenziell infrage kommender Substanzen. Häufig führt die Kombination einer QT-verlängernden Substanz mit einer Hypokaliämie und/oder Bradykardie zum Auftreten der lebensbedrohlichen „Torsade de pointes".

▶ **Therapie** Die Akuttherapie der Torsade-de-pointes-Arrhythmien besteht in der Gabe von Magnesium oder Orciprenalin oder der passageren Anlage eines Schrittmacherkabels, da diese Arrhythmien bradykardieassoziiert auftreten. Bei Verdacht auf eine medikamentös induzierte QT-Verlängerung muss das auslösende Pharmakon abgesetzt werden und andere repolarisationsverlängernde Substanzen sollten zukünftig unbedingt vermieden werden.

Bei Patienten mit rezidivierenden Synkopen und/oder Zustand nach Reanimation ist die Implantation eines ICD in der Regel zu empfehlen. Bei asymptomatischen Patienten mit brugadatypischen EKG-Veränderungen wird die Notwendigkeit einer ICD-Implantation kontrovers diskutiert.

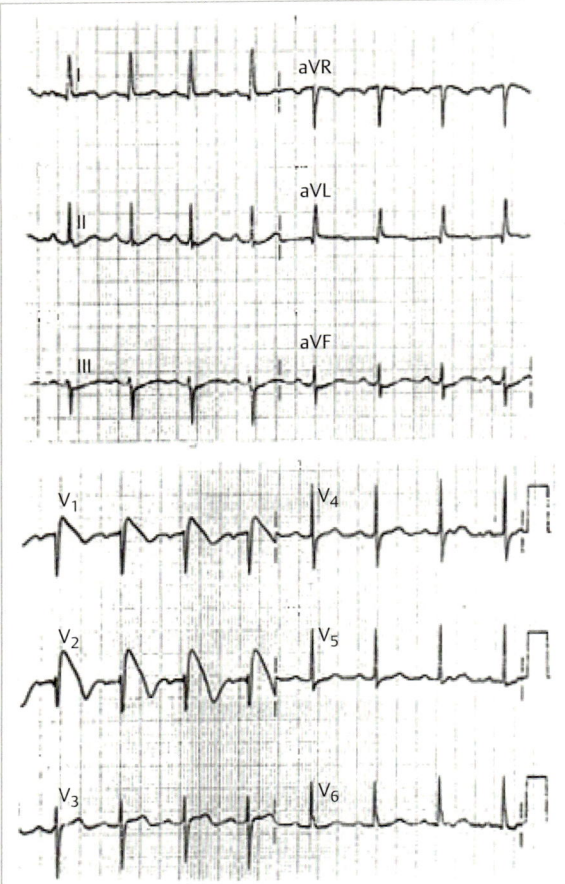

Abb. 11.21 Typisches EKG bei einem reanimierten Patienten mit Brugada-Syndrom.

Therapie

▶ **Medikamentöse antiarrhythmische Therapie:** Diese sollte bei Intensivpatienten immer unter Monitorkontrolle erfolgen. Alle Antiarrhythmika können aufgrund ihrer elektrophysiologischen Eigenschaften auch proarrhythmisch wirken.

▶ **Elektrische Therapie:** Diese umfasst die passagere Schrittmacherstimulation, die externe Kardioversion und Defibrillation, implantierbare Kardioverter/Defibrillatoren und die Katheterablation.

Rhythmusstörungen im Einzelnen

▶ **Bradykarde Rhythmusstörungen:** Hier unterscheidet man Sinusknotenfunktionsstörungen (Sinusknotensyndrom) und atrioventrikuläre Überleitungsstörungen. Blockierungen, die Synkopen hervorrufen, stellen in der Regel eine Indikation zur Implantation eines permanenten Schrittmachers dar. Die Möglichkeit der medikamentösen Therapie bradykarder Rhythmusstörungen ist stark eingeschränkt.

▶ **Tachykarde supraventrikuläre Rhythmusstörungen:** Dies sind Vorhofflattern, Vorhofflimmern, atriale Tachykardien, AV-Knoten-Reentry-Tachykardien und das WPW-Syndrom. Bei Vorhofflattern und -flimmern ist durch medikamentöse Maßnahmen oft nur eine Senkung der Kammerfrequenz zu erreichen, während die elektrische Therapie (Kardioversion bei seit Kurzem bestehendem Vorhofflimmern bzw. Katheterablation) die Therapie der Wahl darstellt. Auch bei AV-Knoten-Reentry-Tachykardien und WPW-Syndrom ist heutzutage eine Katheterablation die Therapie der ersten Wahl.

▶ **Ventrikuläre Rhythmusstörungen:** Hierzu gehören ventrikuläre Extrasystolen, Kammertachykardien und Kammerflimmern. Kammertachykardien/Kammerflimmern müssen bei hämodynamischer Instabilität umgehend kardiovertiert, bei Bewusstlosigkeit oder bei schneller Kammertachykardie defibrilliert werden. Im Anschluss an die Akuttherapie ist bei der überwiegenden Mehrzahl eine ICD-Implantation erforderlich.

Kernaussagen

Einteilung der Herzrhythmusstörungen
Arrhythmien werden in Brady- und Tachykardien unterteilt, dabei entspricht eine Bradykardie weniger als 60 Schlägen/min und eine Tachykardie mehr als 100 Schlägen/min (≥ 3 aufeinanderfolgende QRS-Komplexe). Extrasystolen stellen die häufigste Arrhythmie dar.

Ätiologie und Pathophysiologie
Die Ätiologie von Herzrhythmusstörungen ist vielfältig und lässt sich nicht immer klären. Man unterscheidet Störungen der Erregungsbildung und der Erregungsleitung.

Symptomatik und diagnostisches Vorgehen
Herzstolpern (Palpitationen), Herzrasen, Schwindel, Schweißausbruch, Panikattacken, Dyspnoe, Angina pectoris, Synkope und plötzlicher Herz-Kreislauf-Stillstand sind die Symptome bei Herzrhythmusstörungen, die aber auch asymptomatisch sein können.
Die 12-Kanal-EKG-Dokumentation ist der wichtigste Schritt bei der Diagnostik und Beurteilung einer Rhythmusstörung.

Literatur

[1] Eckardt L, Brugada P, Morgan J et al. Ventricular tachycardia. In: Camm J, Lüscher TF, PW Serruys, eds. 2nd ed. Blackwell Publishing; 2009: 1133–1171
[2] Eckardt L, Borggrefe M, Breithardt G. Herzrhythmusstörungen. In: Greten H, Hrsg. Innere Medizin. 13. Aufl. Stuttgart: Thieme; 2010

11.5 Entzündliche Herzerkrankungen

T. Wichter

11.5.1 Einleitung

Entzündliche Erkrankungen des Herzens können das Endokard und die Herzklappen (Endokarditis), den Herzmuskel (Myokarditis) sowie den Herzbeutel (Perikarditis) betreffen. Zudem können entzündliche Erkrankungen der kardialen und herznahen Gefäße bestehen.

11.5.2 Rheumatische Karditis

Definition
Bei der rheumatischen Karditis handelt es sich um eine infektallergische Mitbeteiligung des Herzens nach einer Infektion mit β-hämolysierenden Streptokokken der Gruppe A (z. B. rheumatisches Fieber, Scharlach, Erysipel etc.) als Folge einer Kreuzreaktion mit nachfolgender Polyserositis.

Epidemiologie und Manifestationen
In der westlichen Welt tritt das rheumatische Fieber nur noch selten in der typischen Form auf, in der Regel ist der Verlauf larviert. In „Entwicklungsländern" ist das rheumatische Fieber dagegen auch heute noch eine häufige Ursache von Herzerkrankungen.

Merke
Bei einer rheumatischen Endokarditis (Endocarditis verrucosa rheumatica) sind v. a. das Endokard und die Herzklappen betroffen, sodass als Spätfolge durch eine chronisch immunologische Entzündung rheumatische Herzklappenfehler entstehen können.

Seltener sind Myokard, Perikard oder alle Schichten der Herzwand (Pankarditis) von der rheumatischen Entzündung betroffen. Extrakardiale Manifestationen und Symptome bestehen in Fieber, exsudativer Arthritis, Glomerulonephritis, Polyserositis, Erythema anulare, marginatum oder nodosum sowie selten in einer ZNS-Beteiligung (Chorea Sydenham).

Diagnostik
Die Diagnosestellung des rheumatischen Fiebers erfolgt anhand der revidierten Jones-Kriterien (▶ Tab. 11.12), die aber nicht beweisend sind. Typisch ist ein langer Krankheitsverlauf, der insbesondere bei Kindern und Jugendlichen bis zu 3 Monaten betragen kann. Es besteht die Gefahr des Rezidivs bei erneutem Streptokokkeninfekt.

Therapie und Prophylaxe
Es ist keine spezifische Therapie verfügbar. In der Akutphase sollte Bettruhe eingehalten werden.

Akuter Streptokokkeninfekt: 4 Mio. IE Penicillin G i. v. pro Tag (Mittel der Wahl) bis zum Abklingen der Entzündung. Bei Penicillinallergie alternativ Cephalosporine oder Erythromycin. Ziel ist die Verhinderung eines erneuten Kontaktes mit Streptokokkenantigen.

Symptomatische Therapie der Entzündung: nicht steroidale Antirheumatika (z. B. Ibuprofen) oder ASS (Azetylsalizylsäure; 3–6 g/d). In Einzelfällen kann auch Prednisolon (50–100 mg/d mit langsamer Dosisreduktion) erforderlich sein. Hierdurch wird allerdings weder eine Verkürzung der Krankheitsdauer noch die Verhinderung eines Klappenfehlers erreicht.

Rezidivprophylaxe: Bei Kindern und Jugendlichen ist eine parenterale Penicillinprophylaxe (z. B. 1,2 Mio. IE Benzathin-Penicillin i. m. alle 3–4 Wochen) bis zum Erreichen des Erwachsenenalters indiziert.

11.5.3 Mikrobielle Endokarditis
Synonyme: infektiöse Endokarditis, bakterielle Endokarditis.

Bezüglich einer detaillierten Darstellung der mikrobiellen Endokarditis siehe Kap. 8.10, S. 555 ff.

11.5.4 Myokarditis

Definition
Die Myokarditis ist eine mikrobielle, autoreaktive oder toxische Entzündung des Herzmuskels ggf. unter Mitbeteiligung von Endokard und/oder Perikard. Pathologisch-anatomisch bestehen fokale Entzündungsherde mit Nekrosen einzelner Zellen oder größerer Zellverbände des Myokards.

Ätiologie und Epidemiologie
Häufig mikrobielle Genese durch Infektionen der oberen Atemwege oder des Gastrointestinaltrakts mit „kardiotropen" Viren (z. B. Enteroviren, Adenoviren, Parvovirus B19, Herpes-simplex-Virus, Zytomegalievirus), die zu einer kardialen Mitbeteiligung im Sinne einer unter Umständen auch asymptomatischen („Begleit")-Myokarditis führt.

Seltenere Ursachen sind bakterielle Infektionen (Chlamydien, Borrelien, Bartonellen oder Rickettsien), HIV-Infektion, Pilze (Candida, Aspergillen, Aktinomyces) oder Parasiten (Echinokokken, Trichinella). In Südamerika ist Trypanosoma cruzi als Erreger der Chagas-Krankheit eine häufige Ursache der Myokarditis.

Nicht infektiöse Ursachen der Myokarditis sind Kollagenosen und Vaskulopathien durch Immunkomplexe, toxische Ursachen (Anthrazykline, Kokain, Katecholamine, Diphtherie), hypereosinophiles Syndrom, Sarkoidose, Riesenzellmyokarditis sowie Abstoßungsreaktionen nach Herztransplantation.

Verlaufsformen
Klinisch ist das Krankheitsbild vielseitig und diagnostisch oft schwer fassbar:
- Bei *fulminantem* Verlauf (selten) mit ausgedehnten Nekrosen des Myokards ist der Ausgang durch rasch fortschreitende

Tab. 11.12 Revidierte Jones-Kriterien zur Diagnosestellung des rheumatischen Fiebers.

Hauptkriterien	Nebenkriterien	Zusatzkriterien
Karditis	früheres rheumatisches Fieber	Nachweis einer Gruppe-A-Streptokokkeninfektion
Arthritis	Fieber	früherer Scharlach
Chorea minor	Entzündungsparameter (BSG, CRP)	positive Rachenkultur
subkutane Knötchen	EKG: verlängerte PQ-Zeit	erhöhte/steigende Streptokokkenantikörper
Erythema anulare/marginatum	Gelenkschmerzen	

und therapieresistente Herzinsuffizienz oft innerhalb weniger Tage tödlich.
- Bei *akutem* Verlauf (häufig) kommt es zu einer relevanten Funktionsstörung des linken Ventrikels, die vollständig ausheilt oder in einer Defektheilung mit residueller linksventrikulärer Funktionsstörung resultiert.
- Bei *chronischem* Verlauf kann es durch Viruspersistenz oder autoreaktive Mechanismen zu einer fortschreitenden linksventrikulären Dysfunktion unter dem klinischen Bild einer dilatativen Kardiomyopathie kommen („chronisch virale" bzw. „inflammatorische" Kardiomyopathie).

Klinik und Diagnostik

> **Merke**
> Die Diagnose ist oft unsicher und beruht auf einer synoptischen Bewertung aller Befunde.

▶ **Symptomatik.** Die Mehrzahl der viralen Infektionen des Myokards verläuft asymptomatisch. Das Spektrum der Beschwerden ist breit, die Ausprägung sehr unterschiedlich. Symptome reichen von unspezifischer Leistungsminderung über allgemeine Zeichen eines Virusinfektes (Fieber, Myalgien, Pharyngitis, Diarrhö, Lymphadenopathie) bis hin zu Zeichen der schweren Herzinsuffizienz. Auch kann ein dem akuten Myokardinfarkt ähnelndes Krankheitsbild mit Angina pectoris, ST-Streckenhebungen und Freisetzung von Troponin und CK-MB (Unterart der Kreatinkinase) bestehen.

▶ **Klinische Untersuchung.** Es bestehen variable Befunde mit Ruhetachykardie, Galopprhythmus, Perikardreiben und Systolikum (Mitralinsuffizienz). Bei ausgeprägter linksventrikulärer Dysfunktion bestehen klinische Zeichen der Herzinsuffizienz:
- Vorwärtsversagen mit „Low Output",
- Rückwärtsversagen mit Lungenstauung, Kardiomegalie und Zeichen der Rechtsherzinsuffizienz (Einflussstauung, Pleuraerguss, Aszites).

▶ **Labor.** Laborchemisch dominieren eine erhöhte BSG und CRP (etwa 60%) und ein abnormes weißes Blutbild (in etwa 25%) als Ausdruck der Virusinfektion sowie kardiale Marker (Troponine, CK-MB) als Ausdruck der entzündlichen Myokardschädigung. Die Bestimmung von Serumantikörpern (Titer) gegen kardiotrope Viren ist teuer und, da unspezifisch, klinisch wenig hilfreich und damit verzichtbar.

▶ **EKG.** Häufig sind Sinustachykardie, AV-Blockierungen und intraventrikuläre Reizleitungsstörungen. Auch mäßige ST-Streckenhebungen sowie uncharakteristische Repolarisationsstörungen mit T-Negativierungen und verlängertem QT-Intervall (oft wechselhaft und flüchtig) sind typische EKG-Befunde (▶ Abb. 11.22). Zudem können supraventrikuläre (atriale Extrasystolen, Vorhofflimmern) und ventrikuläre Arrhythmien (Extrasystolen, Kammertachykardien, Kammerflimmern) auftreten.

▶ **Echokardiografie.** Globale (diffuse), seltener regionale Kontraktionsstörungen des linken Ventrikels mit Dilatation der Herzhöhlen. Zudem kann eine diastolische Dysfunktion (Relaxationsstörung) bestehen, selten wandständige Thromben oder Perikardergüsse.

▶ **Endomyokardbiopsie.** Histologisch zeigen sich zelluläre Infiltrate mit Myozytolysen (Dallas-Kriterien). Diese sind jedoch nur wenig sensitiv und oft nur über kurze Zeit nachweisbar. Entscheidend ist der Nachweis von Inflammation mit oder ohne

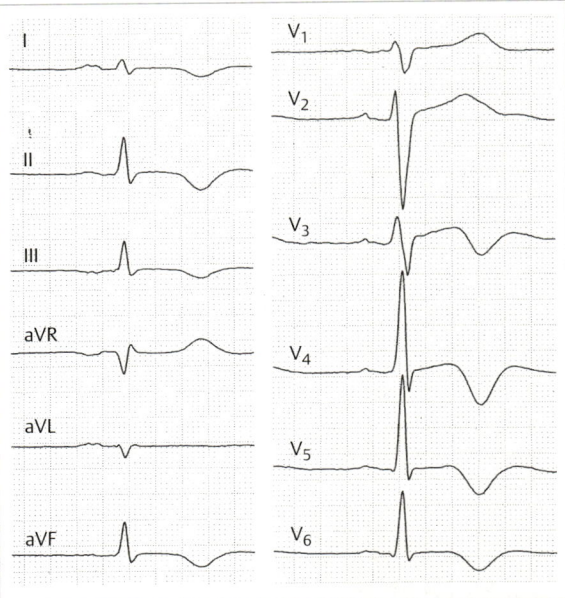

Abb. 11.22 EKG bei einem Patienten mit akuter Myokarditis. Diffuse Repolarisationsstörungen mit aszendierenden ST-Streckenhebungen, ausgeprägten T-Negativierungen sowie leichtgradiger Verlängerung der QT-Dauer.

Virusbefall durch immunhistologische und molekularbiologische Verfahren (PCR).

Indikationen zur Endomyokardbiopsie bestehen bei schwerer akuter oder fulminanter Myokarditis sowie bei unklarer linksventrikulärer Dysfunktion mit Verdacht auf chronisch virale oder inflammatorische Kardiomyopathie mit potenzieller therapeutischer Konsequenz. Die Komplikationsrate (Perikardtamponade durch Perforation oder Erregungsleitungsstörungen) der katheterbasierten Endomyokardbiopsie ist in erfahrenen Händen gering.

Therapie und Prognose

▶ **Fulminante Myokarditis.** Innerhalb weniger Tage nach Beginn der Symptomatik droht der Tod durch massive Herzmuskelnekrose und Herzversagen. Eine medikamentöse Therapie ist oft unwirksam, weshalb frühzeitig die Implantation eines linksventrikulären Unterstützungssystems (Assist Device) als Überbrückung bis zur Erholung oder bis zur Transplantation erwogen werden sollte.

> **Merke**
> Bei fulminanter Myokarditis ist neben einer intensivierten medikamentösen Therapie der Herzinsuffizienz eine frühzeitige Kontaktaufnahme mit der Herzchirurgie zur gemeinsamen Indikationsstellung zur Implantation eines linksventrikulären Unterstützungssystems (Assist Device) entscheidend und ggf. lebensrettend.

▶ **Akute Myokarditis.** Im Vordergrund steht die körperliche Schonung in Kombination mit einer kardial entlastenden medikamentösen Therapie mit ACE-Hemmern (ACE = Angiotensin-converting-Enzym), Angiotensin-I(AT I)-Rezeptorblockern, Beta-

11.5 Entzündliche Herzerkrankungen

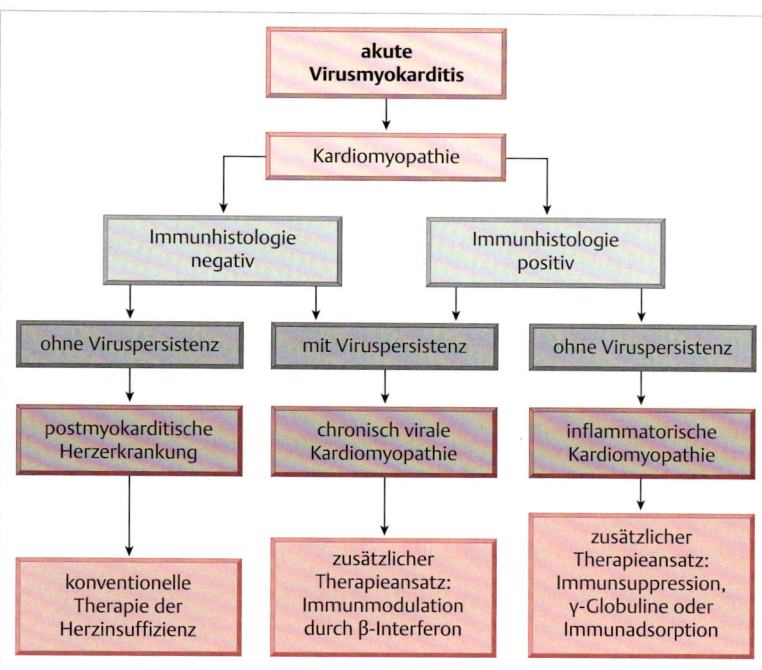

Abb. 11.23 Pathogenese der Kardiomyopathie bei/nach chronischer Myokarditis mit therapeutischen Optionen anhand von Ergebnissen der Endomyokardbiopsie (Quelle: Wichter u. Breithardt 2010 [3]).

blockern, Mineralokortikoid-Rezeptorantagonisten (MRA) und ggf. Diuretika bei Überwässerung. Unter diesen Maßnahmen kommt es entweder zur kompletten Ausheilung oder es verbleibt eine residuale linksventrikuläre Funktionsstörung.

In der akuten Phase ist je nach Ausprägung von Symptomatik und klinischer Herzinsuffizienz eine stationäre Behandlung erforderlich und wegen möglicher bradykarder oder tachykarder Herzrhythmusstörungen ggf. eine Monitorüberwachung und antiarrhythmische Therapie indiziert. Eine immunsuppressive Therapie ist dagegen nur indiziert bei zugrunde liegender Sarkoidose oder Riesenzellmyokarditis.

▶ **Chronische Myokarditis.** Beim chronischen Verlauf der Myokarditis unter dem klinischen Bild einer dilatativen Kardiomyopathie war bislang lediglich die allgemeine medikamentöse Therapie der Herzinsuffizienz etabliert.

Neue spezifische Therapieansätze auf der Basis von Befunden der Endomyokardbiopsie werden in derzeit laufenden Studien evaluiert. Bei chronisch viraler Kardiomyopathie mit bioptischem Nachweis einer Viruspersistenz kommt eine antivirale oder immunmodulierende Therapie zur Viruselimination in Betracht (z. B. β-Interferon). Bei inflammatorischer (autoreaktiver) Kardiomyopathie mit bioptischem Nachweis einer myokardialen Entzündung ohne Viruspersistenz besteht dagegen ein spezifischer Therapieansatz mit Immunsuppressiva und/oder Immunglobulinen (▶ Abb. 11.23).

Merke

Patienten mit akuter oder chronischer Myokarditis sind bei anästhesiologischer (perioperativer) und/oder intensivmedizinischer Behandlung hinsichtlich akuter Herzinsuffizienz oder kardialer Dekompensation besonders gefährdet und bedürfen einer intensivierten Vorbereitung, Überwachung und Therapie.

11.5.5 Perikarditis
Akute Perikarditis und (entzündlicher) Perikarderguss

Definition
Bei der Perikarditis handelt es sich um eine entzündliche Erkrankung des Perikards, einhergehend mit Ergussbildung oder Tamponade und/oder späterer Fibrosierung oder Verkalkung des Perikards mit diastolischer Einflussbehinderung. In der Regel besteht eine Mitbeteiligung des subepikardialen Myokards (Perimyokarditis).

Ätiologie und Pathologie

Die Ätiologie der Perikarditis ist vielfältig und im Einzelfall oft unklar (idiopathisch). Wesentliche Ursachen sind mikrobielle Infektionen (meist viral, seltener bakteriell oder tuberkulös) oder maligne Prozesse (Perikardkarzinose). Weitere Ursachen sind Postinfarkt- bzw. Postkardiotomiesyndrom, Urämie, Trauma, Myxödem, Kollagenosen sowie toxische Effekte und Medikamente (Hydralazin, Procainamid, Diphenylhydantoin, Isoniazid, Phenylbutazon u. a.). Man unterscheidet eine
- Pericarditis sicca: trockene Perikarditis,
- Pericarditis exsudativa: serofibrinöse, hämorrhagische oder eitrige Perikarditis,
- Pericarditis constrictiva/calcarea: Verdickung/Verkalkung des Perikards (Panzerherz).

Epidemiologie

Eine Perikarditis ist nur selten die Aufnahmediagnose, häufig aber eine klinisch inapparente Begleiterkrankung. Ein hämodynamisch bedeutsamer Perikarderguss findet sich je nach Patientengut bei etwa 1% der Patienten. Eine Pericarditis constrictiva/calcarea (Panzerherz) ist dagegen sehr selten (<0,1%).

Kardiovaskuläre Erkrankungen

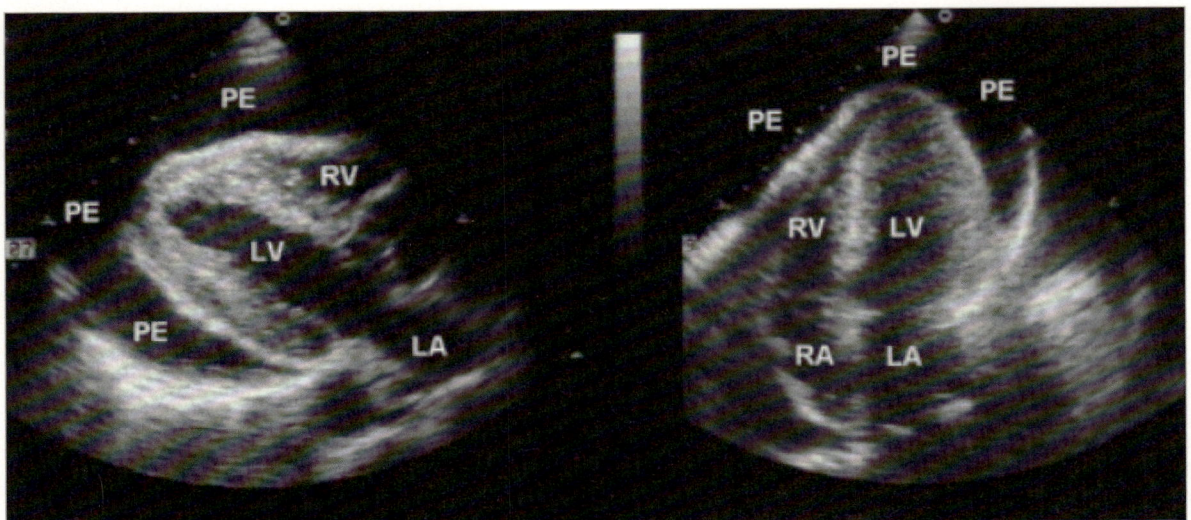

Abb. 11.24 Echokardiografie bei ausgedehntem Perikarderguss mit Tamponade. „Schwimmendes Herz" in großem Perikarderguss (PE) mit Impression des rechten Vorhofs (RA) und Ventrikels (RV).
LV= linker Ventrikel; RV= rechter Ventrikel; LA= linker Vorhof; RA= rechter Vorhof; PE= Perikarderguss (Quelle: Wichter u. Breithardt 2010 [3]).

Diagnostik

▶ **Symptomatik und Echokardiografie.** Leitsymptom der akuten Perikarditis ist ein präkordialer oder/und retrosternaler Schmerz, der auch in Atemruhe vorhanden ist, aber durch Einatmung oder im Liegen verstärkt wird. Zusätzlich bestehen oft Fieber und Tachypnoe. Das initiale Perikardreiben (systolisch-diastolisches Dampflokomotivgeräusch) verschwindet mit der Entwicklung eines Perikardergusses, der echokardiografisch nachgewiesen und quantifiziert wird (▶ Abb. 11.24).

▶ **Labor.** Erhöht sind Entzündungswerte (BSG, CRP, Leukozyten, LDH) sowie bei myokardialer Mitbeteiligung auch Marker der Myozytenschädigung (Troponin T/I, CK-MB).

▶ **EKG.** Initial können ST-Streckenhebungen auftreten, die anders als bei der monophasischen ST-Streckenhebung des akuten Myokardinfarkts vom aufsteigenden Schenkel der ST-Strecke ausgehen und oft ubiquitär in vielen EKG-Ableitungen unabhängig von Versorgungsgebieten der Koronararterien auftreten. Später kommt es zur Abflachung von ST-Strecken und T-Wellen sowie zur T-Negativierung.

Therapie

Bei großem und hämodynamisch relevantem Perikarderguss oder bei Perikardtamponade ist eine Perikardpunktion und -drainage indiziert, die unter echokardiografischer oder röntgenologischer Kontrolle erfolgt. In medikamentös refraktären Fällen rezidivierender Perikardergüsse kann eine Perikardfensterung oder Perikardektomie erforderlich werden.

Merke

Perikardpunktion und -drainage sowie ggf. Perikardbiopsie können durch differenzierte Diagnostik (Zytologie, Mikrobiologie, PCR, Immunhistochemie) die Ätiologie der Perikarditis klären und damit gezielte therapeutische Maßnahmen ermöglichen.

▶ **Idiopathische oder virale Perikarditis.** Hier erfolgt eine abwartende symptomatische Therapie mit Analgetika und Antiphlogistika. Dazu sind z. B. Ibuprofen 300–600 mg (alle 6–8 h) oder ASS 300–600 mg (alle 4–6 h) geeignet, wobei gleichzeitig eine Magenschutztherapie mit Protonenpumpeninhibitoren (PPI) erfolgen sollte.

▶ **Autoreaktive und chronische Perikarditis.** Bei diesen Formen können ebenso wie bei Postkardiotomiesyndrom oder Postinfarktperikarditis neben Antiphlogistika bei Bedarf Colchizin (2 × 0,5 mg/d) oder Glukokortikoide (Prednisolon 1–1,5 mg/kg KG) mit oder ohne zusätzliche Therapie mit Immunsuppressiva (Azathioprin oder Cyclophosphamid) eingesetzt werden. Bei autoreaktiver Perikarditis kann diese Therapie durch intraperikardiale Therapie mit Triamcinolon intensiviert werden.

▶ **Bakterielle Perikarditis.** Hier sind Antibiotika und/oder Tuberkulostatika indiziert. Bei eitriger (purulenter) Perikarditis gehören Punktion oder operative Drainage mit Spülung des Perikardraums und lokaler und/oder systemischer Antibiose (Vancomycin 2 g/d, Ciprofloxazin 400 mg/d plus Cephalosporin) zu den essenziellen therapeutischen Maßnahmen. Eine Anpassung der Antibiose erfolgt nach Erregernachweis und Resistogramm.

▶ **Neoplastische Perikarditis.** Neben der systemischen tumorspezifischen Therapie kann eine intraperikardiale Instillation von Zytostatika (z. B. Cisplatin 30 mg/m^2) erfolgen. Bei strahlensensitiven Tumoren (Lymphome, Leukämien) kann zudem eine palliative Strahlentherapie zur Kontrolle rezidivierender maligner Ergüsse hilfreich sein.

Konstriktive Perikarditis

Definition

Die konstriktive Perikarditis bezeichnet eine chronische bindegewebige Verdickung des Herzbeutels ohne (Pericarditis noncalcarea) oder mit (Pericarditis calcarea) Verkalkung des Herzbeutels und konsekutiver diastolischer Füllungsbehinderung des Herzens.

Ätiologie

Eine konstriktive Perikarditis kann nach jeder Erkrankung auftreten, die zu einer (sub-)akuten Perikarditis führt. Neben mikrobiellen und immunologischen Ursachen kommen auch mediastinale Bestrahlung (> 50 Gy) und frühere Perikardiotomie bei Herzoperationen (0,2 – 0,3 %) infrage. Nach der initialen Frühphase mit Entzündung und Erguss kommt es zu einer Perikardadhäsion an Nachbarorganen und zu Obliteration des Perikardspalts mit fibröser (narbiger) Umwandlung, Perikardschrumpfung und Verkalkung. Wesentliche Differenzialdiagnose ist die restriktive Kardiomyopathie.

Diagnostik

▶ **Symptomatik.** Die Diagnose wird oft erst im fortgeschrittenen Stadium mit hämodynamischer Beeinträchtigung oder bei kardialer Dekompensation gestellt. Symptome sind Dyspnoe, Einflussstauung (gestaute Halsvenen, Hepatomegalie) und zunehmende Rechtsherzinsuffizienz mit Ödemen, Pleuraerguss und Aszites. Bei tiefer Inspiration kommt es zum Anstieg des Venendrucks sowie zum Pulsus paradoxus. Im EKG bestehen Niedervoltage, unspezifische Veränderungen von T-Wellen oder ST-Strecken sowie (Sinus-)Tachykardie oder Vorhofflimmern.

▶ **Bildgebung.** Bildgebende Verfahren (Echokardiografie, MRT, CT) zeigen eine Verdickung und/oder Verkalkung des Perikards. Leitbefund sind große Vorhöfe bei kleinen Ventrikeln, die meist eine gut erhaltene systolische Funktion zeigen. Echokardiografisch zeigen sich eine paradoxe Septumbewegung sowie eine abnorme diastolische Relaxation, die am Bewegungsmuster des linken Ventrikels erkannt und mittels Doppler-Verfahren weiter charakterisiert werden kann („konstriktives Muster"). Nebenbefundlich bestehen häufig Pleuraergüsse. Perikardiale Verkalkungen sind röntgenologisch in der seitlichen Thoraxaufnahme und genauer mittels CT-Verfahren erkennbar und lokalisierbar.

> **Merke**
>
> Hämodynamisch bestehen neben einem reduzierten HZV erhöhte Vorhofdrücke (Stau) und enddiastolische Ventrikeldrücke.

Therapie

Zur Verbesserung des HZV erfolgt eine Steigerung von Vorlast und Füllungsdrücken durch i. v. Volumenzufuhr. Zur Therapie stauungsbedingter Beschwerden werden dagegen Vorlastsenker und Diuretika eingesetzt, womit jedoch häufig eine Abnahme des HZV einhergeht.

> **Merke**
>
> Bei konservativer Therapie ist eine Balance zwischen ausreichendem HZV (Volumenzufuhr) und Reduktion kardialer Stauung (Volumenrestriktion) erforderlich.

Im Stadium NYHA III oder IV kann eine teilweise oder komplette chirurgische Dekortikation (Entfernung von Kalk- und Narbengewebe) oder Perikardektomie indiziert sein. Typische Komplikationen dieser Eingriffe sind Verletzungen der epikardialen Koronararterien sowie eine Insuffizienz der Atrioventrikularklappen durch Dilatation des Klappenrings nach Dekortikation.

Kernaussagen

Einleitung
Entzündliche Erkrankungen des Herzens können das Endokard und die Herzklappen (Endokarditis), den Herzmuskel (Myokarditis) sowie den Herzbeutel (Perikarditis) betreffen.

Rheumatische Karditis
Infektallergische Mitbeteiligung des Herzens nach einer Infektion mit β-hämolysierenden Streptokokken der Gruppe A als Folge einer Kreuzreaktion mit nachfolgender Polyserositis. Betroffen sind das Endokard und die Herzklappen mit der Spätfolge rheumatischer Herzklappenfehler.

Mikrobielle (infektiöse) Endokarditis
Meist bakterielle Besiedlung des Endokards und der Herzklappen mit septischem Krankheitsbild und hoher Letalität und Morbidität durch schwerwiegende Komplikationen. Therapeutisch und prognostisch entscheidend sind eine frühzeitige Diagnosestellung (transösophageale Echokardiografie und Duke-Kriterien), Erregernachweis mit Resistogramm und hoch dosierte, langfristige i. v. Kombinationstherapie mit Antibiotika. Bei komplikativem Verlauf (z. B. Septumabszess, persistierende Sepsis, septische Embolien, Beteiligung von Prothesen- oder Elektrodenmaterial) und hämodynamisch relevanter Klappendestruktion ist ein frühzeitiger herzchirurgischer Eingriff indiziert. (Details s. Kap. 8.10, S. 555 ff.)

Myokarditis
Mikrobielle (meist virale), autoreaktive oder toxische Entzündung des Herzmuskels ggf. unter Mitbeteiligung von Endokard und/oder Perikard. Die Diagnose ist oft unsicher und beruht auf einer synoptischen Bewertung aller Befunde.
Klinisch unterscheidet man einen fulminanten (oft innerhalb weniger Tage tödlich) von einem akuten und einem chronischen Verlauf (klinisches Bild einer dilatativen Kardiomyopathie). Bei fulminanter Myokarditis ist neben einer intensivierten Therapie der Herzinsuffizienz ggf. die Implantation eines ventrikulären Unterstützungssystems (Assist Device) als Überbrückung bis zur Erholung oder bis zur Transplantation erforderlich.

Perikarditis
Bei *akuter Perikarditis* mit Perikarderguss oder -tamponade können Perikardpunktion und -drainage akut Entlastung schaffen und durch ergänzende Diagnostik (Zytologie, Mikrobiologie, PCR, Immunhistochemie, Perikardbiopsie) die Ätiologie klären und damit gezielte therapeutische Maßnahmen ermöglichen.
Bei *konstriktiver Perikarditis* mit chronisch bindegewebiger Verdickung und/oder Verkalkung des Herzbeutels mit diastolischer Füllungsbehinderung des Herzens besteht das Leitsymptom vergrößerter Vorhöfe bei normal großen Ventrikeln mit erhaltener systolischer Funktion bei Zeichen der diastolischen Herzinsuffizienz (mit ventrikulärer Einflussbehinderung).

Literatur

[1] Maisch B, Seferovic PM, Ristic AD et al. Guidelines on the diagnosis and management of pericardial diseases. Eur Heart J 2004; 25: 587 – 610

[2] Schultheiss HP, Kühl U, Cooper LT. The management of myocarditis. Eur Heart J 2011; 32: 2616 – 2625

[3] Wichter T, Breithardt G. Entzündliche Erkrankungen des Herzens. In: Greten H et al., Hrsg. Innere Medizin. 13. Aufl. Stuttgart: Thieme; 2010: 145 – 165

11.6 Angeborene Herzfehler im Erwachsenenalter

T. Wichter

11.6.1 Grundlagen

Definition
Angeborene Herzfehler sind strukturelle und funktionelle Anomalien des Herzens, die bereits bei Geburt bestehen (auch wenn sie später entdeckt werden) und Folgen oder Residuen bis in das Erwachsenenalter zeigen.

Epidemiologie
In Deutschland beträgt die Häufigkeit angeborener Herzfehler etwa 0,8 % der Lebendgeburten und damit etwa 10 000 Fälle pro Jahr. Es wird angenommen, dass die Zahl der in Deutschland lebenden Erwachsenen mit nativen oder operierten angeborenen Herzfehlern etwa 140 000 beträgt und um etwa 5 000 Patienten pro Jahr ansteigt. Die Zahl der Patienten, die einer spezialisierten medizinischen Versorgung bedürfen, wird mit 40 000 – 60 000 geschätzt, bei einer Zuwachsrate von etwa 2 500 pro Jahr.

Einige Patienten mit angeborenen Herzfehlern erreichen das Erwachsenenalter ohne Operation. Dazu gehören Patienten mit leichten Herzfehlern oder solche mit komplexen Anomalien und „balancierter" Physiologie. Bei der Mehrzahl der erwachsenen Patienten wurden jedoch bereits im Kindes- und Jugendalter eine oder mehrere palliative oder korrigierende Herzoperationen durchgeführt. Diese sind nur selten kurativ. Meist erfordern sie lebenslange Verlaufskontrollen, häufig auch weitere herzchirurgische oder interventionelle Eingriffe.

Diagnostik
Zur adäquaten medizinischen Betreuung und klinischen Einschätzung von erwachsenen Patienten mit angeborenen Herzfehlern sind die Klärung und Beantwortung wesentlicher Fragen zu Anatomie, Hämodynamik und Klinik des Herzfehlers sowie die Beschaffung detaillierter Informationen über prä- und postoperative Untersuchungsbefunde und stattgehabte Palliativ- und/oder Korrekturoperationen essenziell.

In diesem Zusammenhang sind folgende Fragen wichtig:
- Ist der Patient zyanotisch?
- Ist der pulmonalarterielle Blutfluss erhöht?
- Ist der Ursprung der Anomalie im rechten oder im linken Herzen?
- Welcher ist der dominante Ventrikel?
- Besteht eine pulmonale Hypertonie?
- Welche Palliativ- oder Korrekturoperationen wurden durchgeführt (Operationsberichte beschaffen)?

Diagnostik und Schweregradeinteilung stützen sich auf die körperliche Untersuchung mit Auskultation, EKG, nicht invasive bildgebende Verfahren sowie die Herzkatheterdiagnostik. Die Wertigkeit der einzelnen Methoden ist abhängig von der klinischen Fragestellung und dem zugrunde liegenden Herzfehler.

11.6.2 Allgemeine Aspekte

Ventrikuläre Funktion und kardiale Bildgebung

Merke
Die genaue Bestimmung der ventrikulären Funktion und Hämodynamik ist eine wesentliche Voraussetzung für die präoperative Beurteilung, perioperative Behandlung und spätere Betreuung im Langzeitverlauf.

Die Beurteilung der Ventrikelfunktion ist gerade bei komplexen angeborenen Herzfehlern durch die abnorme Anatomie und Geometrie, frühere Operationen, abnorme Füllungsbedingungen, chronische Hypoxämie und andere Faktoren deutlich erschwert. Besondere Bedeutung kommt auch einer Dysfunktion des rechten Ventrikels zu, die bei angeborenen Herzfehlern hohe klinische Relevanz aufweisen kann, jedoch zusätzliche Probleme in der Beurteilung mit sich bringt.

Die Wahl der idealen Technik zur kardialen Bildgebung ist sorgfältig zu treffen und richtet sich nach der klinischen Fragestellung und dem zugrunde liegenden Herzfehler. Hierzu gehören die transthorakale und transösophageale Echokardiografie inklusive Doppler-Verfahren, MRT, Spiral-CT, Belastungsuntersuchungen (Ergometrie, Spiroergometrie, Stressechokardiografie, Stress-MRT) sowie invasive Herzkatheterdiagnostik mit Angiografie und Messung hämodynamischer Parameter.

Im Rahmen intensivmedizinischer Behandlungen kritisch kranker, hämodynamisch instabiler Patienten können echokardiografische Untersuchungen und invasives hämodynamisches Monitoring wesentliche Informationen zur differenzierten Steuerung der Therapie mit Flüssigkeit, Diuretika und vasoaktiven Substanzen (Vasodilatoren, Katecholamine) beitragen.

Arrhythmien
Arrhythmien stellen die Hauptursache für Krankenhausaufnahmen und Notfallsituationen bei erwachsenen Patienten mit angeborenen Herzfehlern dar und haben bedeutenden Anteil an der Morbidität und Mortalität.

Praxistipp
Aufgrund komplexer anatomischer Veränderungen, stattgehabten Voroperationen und Veränderungen der Erregungsleitung ist die EKG-Interpretation von Arrhythmien bei Patienten mit angeborenen Herzfehlern erschwert und erfordert die Expertise eines rhythmologisch erfahrenen Kardiologen zur Einschätzung des intensivmedizinischen und perioperativen Risikos sowie zur Festlegung des besten therapeutischen Vorgehens.

▶ **Prädisponierende Faktoren.** Arrhythmien begünstigende Faktoren sind die zugrunde liegende Anatomie des Herzfehlers, hämodynamische Veränderungen als Teil des natürlichen Krankheitsverlaufs (Dilatation, Dysfunktion und Fibrose des Myokards), operative Eingriffe mit Narbenzonen (Atrio-, Ventrikulotomie) und Implantation von Patches, Conduits oder Prothesen sowie postoperativ residuale Störungen der Hämodynamik.

Bei angeborenen Herzfehlern besteht eine besondere Beziehung zwischen Elektrophysiologie (Arrhythmien) und Hämodynamik (Kreislaufverhältnisse), was insbesondere bei Patienten mit komplexen Herzfehlern und ausgeprägt abnormen Blutströmungsverhältnissen (z. B. Fontan-Zirkulation) die häufig ausgeprägte klinische Verschlechterung bei Auftreten von Arrhythmien erklärt.

11.6 Angeborene Herzfehler im Erwachsenenalter

> **Merke**
> Die Korrektur hämodynamischer Störungen ist eine der wichtigsten Maßnahmen und Voraussetzungen zur Behandlung von Arrhythmien und zur Prävention des plötzlichen Herztodes.

Bradykarde Herzrhythmusstörungen

Diese sind häufig (Spät-)Folge herzchirurgischer Operationen:
- *Sinusknotendysfunktionen* treten häufig nach Vorhofumkehroperationen (Mustard, Senning), Fontan-Operation oder Verschluss von Vorhofseptumdefekten auf.
- *AV-Blockierungen* können dagegen Folge operativer Eingriffe bei Vorhofseptumdefekt (v. a. Primum-Typ), hoch sitzendem Ventrikelseptumdefekt, partiellem oder totalem atrioventrikulären Septumdefekt (AVSD) oder nach Aortenklappenersatz sein.

▶ **Therapie.** Die Implantation von *Herzschrittmachern* kann durch die abnorme Anatomie oder durch limitierte Zugangswege zum Herzen erschwert sein. Das rechte Vorhofohr ist nach chirurgischen Eingriffen häufig entfernt, sodass atriale Elektroden aktiv fixiert werden müssen (Schraubelektroden). Zudem können intrakardiale Shunts oder das Risiko paradoxer Embolien (bei Rechts-links-Shunt oder singulärem Ventrikel) einen transvenös-endokardialen Zugang problematisch machen. In diesen Fällen kann eine epikardiale Implantation der Elektroden erforderlich sein.

Aus hämodynamischen Gründen ist meist ein frequenzadaptiver Zweikammerschrittmacher zur AV-sequenziellen Stimulation wünschenswert, wobei aufgrund der Häufigkeit von Vorhofflattern und Vorhofflimmern vorzugsweise Geräte mit implementierten „Mode-switch"-Algorithmen verwendet werden sollten. Bei Patienten mit Erregungsleitungsstörungen (v. a. kompletter AV-Block und Linksschenkelblock) und manifester Herzinsuffizienz kann ein Dreikammerschrittmacher zur biventrikulären Stimulation und kardialen Resynchronisation (CRT) zu einer hämodynamischen Stabilisierung und Verbesserung der Prognose beitragen.

Supraventrikuläre Arrhythmien

Diese sind häufig und treten oft spät im Krankheitsverlauf oder nach operativer Therapie angeborener Herzfehler auf:
- *Vorhofflattern* oder *atriale Reentry-Tachykardien* sind oft Spätfolge nach Atriotomie oder Patch-Implantation („inzisionale" Tachykardien), z. B. nach operativer Korrektur von Vorhofseptumdefekten und Fallot-Tetralogie sowie nach Mustard- oder Fontan-Operation.
- *Vorhofflimmern* ist eine häufige Spätfolge im natürlichen Verlauf (atriale Dilatation) oder nach operativer Korrektur angeborener Herzfehler.
- *Atrioventrikuläre Reentry-Tachykardien* (WPW-Syndrome) treten gehäuft bei Morbus Ebstein auf.

▶ **Therapie.** *Antiarrhythmika* sind bei Erwachsenen mit angeborenen Herzfehlern oft wenig erfolgreich und limitiert durch hämodynamische Nebenwirkungen (negative Inotropie), begleitende Sinusknotendysfunktion (Bradykardieneigung) oder bestehenden Kinderwunsch.

In der Notfall- und Intensivmedizin stehen im Vordergrund die Frequenzregulierung durch Betablocker, Verapamil oder Digitalisglykoside sowie die Terminierung paroxysmaler supraventrikulärer Tachykardien durch i. v. Bolusinjektion von Adenosin. Atriale Tachykardien, Vorhofflattern und Vorhofflimmern können durch Gabe von Amiodaron oder durch elektrische Kardioversion beendet werden. Zur pharmakologischen Kardioversion von Vorhofflimmern steht seit Kurzem das neue Antiarrhythmikum Vernakalant als i. v. Kurzinfusion zur Verfügung.

Auch in der Langzeittherapie supraventrikulärer Arrhythmien gilt Amiodaron als wirksamste Substanz, ist aber mit einer erhöhten Rate extrakardialer Nebenwirkungen belastet. Dronedaron stellt eine nebenwirkungsärmere, jedoch im Vergleich zu Amiodaron auch schwächer wirksame Alternative zur Rezidivprophylaxe von Vorhofflimmern dar. Bei manifester Herzinsuffizienz, Niereninsuffizienz und Leberfunktionsstörungen ist Dronedaron jedoch kontraindiziert.

Aufgrund der Limitationen der medikamentösen antiarrhythmischen Therapie werden zur Behandlung von atrioventrikulären Reentry-Tachykardien (WPW-Syndrom) sowie bei Vorhofflattern und atrialen Reentry-Tachykardien bei Patienten mit angeborenen Herzfehlern im Erwachsenenalter zunehmend interventionelle Verfahren der *Katheterablation* eingesetzt. Auch bei therapieresistentem Vorhofflimmern ist die Katheterablation eine therapeutische Option, wenngleich der Eingriff bei angeborenen Herzfehlern technisch sehr komplex sein kann und mit geringeren Erfolgschancen und höheren Komplikationsraten im Vergleich zu Patienten ohne strukturelle Herzerkrankung einhergeht.

> **Praxistipp**
> Aufgrund atypischer komplexer und teils multipler Wege der Kreiserregung (Reentry) erfordert die Katheterablation von Arrhythmien bei Patienten mit angeborenen Herzfehlern meist aufwendige Lokalisationsverfahren (intrakardiales Mapping) sowie einen in diesem Gebiet erfahrenen und spezialisierten Elektrophysiologen.

Ventrikuläre Arrhythmien

- Ventrikuläre Arrhythmien treten häufig bei *Aortenklappenstenose*, bei *Morbus Ebstein* sowie insbesondere spät nach Korrektur einer *Fallot-Tetralogie* (Ventrikulotomie, Patch-Plastik, Annuloplastik) auf. Dabei haben Patienten mit eingeschränkter Ventrikelfunktion und residualen Störungen der Hämodynamik ein besonders hohes Risiko hinsichtlich vital bedrohlicher Kammertachykardien und eines plötzlichen Herztodes.
- Nach Korrektur einer *Fallot-Tetralogie* gelten eine ausgeprägte Verbreiterung des QRS-Komplexes (> 180 ms), eine zunehmende Dilatation des rechten Ventrikels sowie eine höhergradige Pulmonalklappeninsuffizienz als wichtige Marker zur Risikostratifikation.

▶ **Therapie.** Bei Patienten mit lebensbedrohlichen anhaltenden Kammertachykardien und/oder überlebtem Kreislaufstillstand ist die Implantation eines automatischen *Kardioverter-Defibrillators (ICD)* indiziert. In der primären Prävention des plötzlichen Herztodes ist die individuelle Risikostratifikation entscheidend für die Indikationsstellung. Probleme des venösen Zugangswegs und Risiken thromboembolischer Komplikationen können bei bestimmten angeborenen Herzfehlern ähnlich wie bei der Schrittmachertherapie die transvenös-endokardiale Implantation des ICD-Systems limitieren und daher ein epikardiales Vorgehen erforderlich machen. In einzelnen Fällen hämodynamisch gut tolerierter Kammertachykardien (z. B. nach operativer Korrektur einer Fallot-Tetralogie) kann alternativ eine Behandlung durch Antiarrhythmika (Amiodaron) oder Katheterablation diskutiert werden.

Mikrobielle Endokarditis

Bei Patienten mit komplexen angeborenen Herzfehlern im Erwachsenenalter besteht ein erhöhtes Risiko der mikrobiellen Endokarditis und damit die Indikation zur Antibiotikaprophylaxe bei zahnärztlichen Eingriffen mit möglicher transienter Bakteriämie.

>
> **Merke**
> Patienten mit zyanotischen Herzfehlern oder nach Implantation von Conduits oder Prothesenmaterial haben ein besonders hohes Endokarditisrisiko.

Im intensivmedizinischen Bereich sind neben systemischen (oder septischen) Infektionen v. a. (zentral-)venöse Verweilkatheter, Blasenkatheter sowie Schleimhautläsionen durch Endotrachealtubus, Magensonden oder bronchoskopische bzw. endoskopische Eingriffe als Eintrittspforten einer die Endokarditis auslösenden Bakteriämie relevant. Hinzu kommt ein erhöhtes Risiko durch Kompromittierung des Immunsystems durch die Grunderkrankung sowie durch die intensivmedizinische und/oder immunsuppressive Therapie.

▶ **Management.** Die mikrobielle Endokarditis weist bei Patienten mit angeborenen Herzfehlern eine hohe Mortalität und Komplikationsrate auf. Häufig kommt es zu ausgeprägter und teils rascher Verschlechterung der Hämodynamik, sodass eine intensivmedizinische Behandlung erforderlich wird. Die enge interdisziplinäre Kooperation spezialisierter Kardiologen mit Intensivmedizinern, Herzchirurgen und klinischen Mikrobiologen ist entscheidend für Verlauf und Prognose. Eine rasche Verlegung in ein entsprechend geeignetes Zentrum ist daher anzustreben.

Für eine detailliertere Beschreibung der Pathophysiologie, Diagnostik, Therapie und Prophylaxe der mikrobiellen Endokarditis wird auf Kap. 8.10 „Endokarditis" verwiesen.

Zyanose

>
> **Merke**
> Angeborene Herzfehler mit Rechts-links-Shunt und resultierender Hypoxämie und zentraler Zyanose haben relevante hämatologische Konsequenzen mit Auswirkungen auf viele Organsysteme.

▶ **Erythrozytose.** Eine Erythrozytose mit Zunahme der Erythrozytenzahl (Polyglobulie) entsteht bei zyanotischen Herzfehlern als physiologische Kompensation der Gewebehypoxie zur Verbesserung des Sauerstofftransports und wird durch Freisetzung von Erythropoetin vermittelt. Die Leukozytenzahl bleibt unverändert, während die Thrombozytenzahl nicht selten reduziert ist. Die Erythrozytose führt zu einer Erhöhung des Hämatokrits mit Anstieg der Blutviskosität. Bei den meisten Patienten besteht eine kompensierte Erythropoese mit stabilen Hämoglobinwerten ohne Interventionsbedarf.

Ein *therapeutischer Aderlass* ist daher meist nicht erforderlich, sondern lediglich bei Hämoglobin > 20 g/dl und Hämatokrit > 65% nach Ausschluss einer Dehydratation indiziert, da in diesem Stadium oft Symptome der Hyperviskosität (z. B. Kopfschmerz, Konzentrationsschwäche, Sehstörungen, Tinnitus, akrale Schmerzen, Störungen der Mikrozirkulation) auftreten und das Risiko ischämisch bedingter Schlaganfälle zunimmt. Dabei sollte nicht häufiger als 2- bis 3-mal pro Jahr ein Aderlass mit Entnahme einer Einheit Vollblut (500 ml) und Ersatz durch eine gleiche Menge isotonischer Kochsalzlösung durchgeführt werden (isovolumetrische Hämodilution).

Es muss jedoch bedacht werden, dass jeder Aderlass wiederum zu einer durch Erythropoetin vermittelten Stimulation des Knochenmarks führt. Zudem bringen wiederholte Aderlässe einen Verlust an Eisen mit sich, sodass nachgebildete Erythrozyten einen geringeren Eisengehalt (mikrozytär und hypochrom) aufweisen und damit eine schlechtere Verformbarkeit im Stromgebiet der Mikrozirkulation zeigen. Hierdurch können die Strömungseigenschaften des Blutes sowie Symptome der Hyperviskosität sogar verschlechtert werden.

Eine Eisensubstitution ist in dieser Situation problematisch, da sie zu einer raschen und dramatischen Steigerung der Zellproduktion im Knochenmark und damit zu einem weiteren Anstieg von Hämoglobin und Hämatokrit führen kann.

>
> **Merke**
> Die Indikation zum therapeutischen Aderlass sollte sehr kritisch geprüft und zurückhaltend gestellt werden. Sie ist lediglich indiziert bei klinischer Symptomatik der Hyperviskosität, keinesfalls aber zur „Normalisierung" der Laborwerte.

▶ **Blutverluste und Anämie.** Auch bei Blutverlusten durch Trauma, Operation oder bei anderweitigen Blutungen muss die besondere hämatologische Situation des Patienten mit zyanotischem Herzfehler bedacht werden. Die Indikation zur Transfusion muss eher großzügig gestellt werden, da durch die Hypoxämie höhere Erythrozytenzahlen zur Sauerstoffversorgung der Organe und peripheren Gewebe benötigt werden (physiologische Kompensation).

>
> **Merke**
> Hämoglobinwerte von < 12 g/dl stellen für Patienten mit zyanotischen Herzfehlern bereits eine ausgeprägte und unter Umständen bedrohliche Anämie dar.

▶ **Hämorrhagische Diathese.** Durch verminderte Zahl und Funktion der Thrombozyten (verlängerte Blutungszeit) sowie zusätzlich durch Koagulationsstörungen (verlängerte PTT) kommt es zu einer erhöhten Blutungsneigung sowohl spontan als auch perioperativ. Antikoagulanzien und Thrombozytenaggregationshemmer sollten daher zurückhaltend und nur bei strenger Indikation unter Abwägung von Nutzen und Risiken eingesetzt werden.

Pulmonalvaskuläre Erkrankung und Eisenmenger-Syndrom

Durch frühzeitige Diagnostik und Therapie von Shuntvitien hat die Häufigkeit von Patienten mit pulmonaler Hypertonie durch pulmonalvaskuläre Erkrankung mit konsekutiver Shuntumkehr und zentraler Zyanose (Eisenmenger-Syndrom) in den letzten 20 Jahren deutlich abgenommen. Dennoch existiert eine relevante Zahl von erwachsenen Patienten mit Eisenmenger-Syndrom, die mit zunehmendem Alter eine progrediente Zyanose und Leistungsminderung erfahren.

▶ **Risikosituationen.** Wichtigste klinische Ereignisse sind pulmonale und zerebrale Komplikationen mit Schlaganfall, Hirnabszess, Lungeninfarkt oder Lungenblutung mit Hämoptysen. Die Stratifikation des Risikos derartiger Komplikationen ist schwierig. Die mittlere Lebenserwartung ist in Abhängigkeit von dem zugrunde liegenden Herzfehler, vom pulmonalarteriellen Druck

11.6 Angeborene Herzfehler im Erwachsenenalter

und von der Vorgeschichte (Organkomplikationen) deutlich reduziert.

> **Merke**
> Patienten mit schwerer pulmonaler Hypertonie und Eisenmenger-Syndrom tragen ein besonderes Risiko bei Schwangerschaften, Dehydratation, kardialen und nicht kardialen Operationen, Allgemeinanästhesie, Anämie, Pneumonie, Aufenthalt in großer Höhe, (zentral-)venösen Kathetern und Therapie mit Vasodilatoren.

Auch geringfügige operative oder interventionelle Eingriffe haben ein deutlich erhöhtes Risiko, weshalb die Indikation besonders streng und zurückhaltend gestellt werden muss. Unvermeidliche Eingriffe sollten möglichst in spezialisierten Zentren unter optimiertem Management durch ein erfahrenes interdisziplinäres Team durchgeführt werden.

▶ **Therapie.** Zur klinischen und hämodynamischen Verbesserung der pulmonalen Hypertonie und damit zur Begrenzung des Rechts-links-Shunts können Substanzen beitragen, die den pulmonalvaskulären Widerstand senken. In der Intensivmedizin kann akut inhalatives NO eingesetzt werden. Für die Langzeittherapie zeigt die begrenzte Datenlage ermutigende Ergebnisse mit Prostazyklinderivaten, Endothelinantagonisten und Phosphodiesterase-5-Inhibitoren (z. B. Sildenafil). Dagegen sollten systemische Vasodilatoren (z. B. Kalziumantagonisten) mit Vorsicht eingesetzt werden. Eine Sauerstoffheimtherapie (mindestens 12–16 h täglich) führt zu Symptomlinderung, jedoch nach Datenlage nicht zu einer Verbesserung des Überlebens. Als Ultima Ratio kann im Einzelfall eine (Herz-)Lungentransplantation erwogen werden.

Kontrazeption, Schwangerschaft und Entbindung

> **Merke**
> Das höchste Risiko bei einer Schwangerschaft tragen Patientinnen mit schwerer pulmonaler Hypertonie und Eisenmenger-Syndrom (30–50% Mortalität, häufig nach der Entbindung) sowie solche mit hochgradigen obstruktiven Läsionen (Klappenstenosen, Aortenisthmusstenose), reduzierter Funktion des Systemventrikels und Marfan-Syndrom mit Dilatation der Aorta ascendens (>40 mm). Bei diesen Patientinnen gilt eine Schwangerschaft als kontraindiziert.

▶ **Entbindung.** In den meisten Fällen ist eine vaginale Entbindung angezeigt, wobei eine elektive Einleitung der Geburt erwogen werden sollte.

> **Praxistipp**
> Die optimale Anästhesie und Analgesie sollten vor der Geburt individuell festgelegt werden. Bei Risikopatientinnen wird ein kardiales Monitoring unter der Geburt empfohlen.

Indikationen zur Sectio caesarea bestehen aus Ursachen der Geburtshilfe, bei therapeutischer Antikoagulation zum Zeitpunkt des Geburtsbeginns, bei schwerwiegenden Klappenstenosen sowie bei ausgeprägter pulmonaler Hypertonie oder instabiler Aortenerkrankung mit Gefahr der Dissektion.

Interventionelle Kathetertherapie

Interventionelle Therapieansätze haben in den letzten Jahren bei Erwachsenen mit angeborenen Herzfehlern einen zunehmenden Stellenwert erlangt. Dies gilt besonders für die Katheterablation von supraventrikulären und ventrikulären Herzrhythmusstörungen. Daneben sind stentgestützte Ballondilatationen von Stenosen des Aortenisthmus, der Pulmonalarterien sowie von Conduits und venösen Tunnelverbindungen (Mustard, Senning, Fontan) von Bedeutung. In den letzten Jahren wurde zudem die katheterinterventionelle perkutane Implantation stentbasierter biologischer Herzklappenprothesen zur Behandlung degenerativ stenosierter Aortenklappen oder dysfunktionaler Pulmonalklappen etabliert.

Weitere perkutane Interventionen bestehen im Verschluss von Vorhofseptumdefekten und offenem Foramen ovale mit dedizierten Okkludersystemen. Ähnliche Techniken können auch zum Verschluss von muskulären Ventrikelseptumdefekten sowie unerwünschten Leckagen (z. B. Baffle-Lecks nach Mustard-Operation oder Fensterungen nach Fontan-Operation) verwendet werden. Arteriovenöse Fisteln und Kollateralen können durch Embolisation und Coiling verschlossen werden.

Kardiale Operationen

Bei Erwachsenen mit angeborenen Herzfehlern können operative Interventionen palliativ (z. B. systemisch-pulmonalarterieller Shunt nach Blalock-Taussig, Bändelung der Pulmonalarterie, Ballonatrioseptostomie nach Rashkind) oder korrigierend sein. Korrigierende Eingriffe resultieren dabei nur in einem Teil der Fälle in einer anatomischen Korrektur des Herzfehlers (z. B. Verschluss eines Vorhofseptumdefektes). In anderen Fällen erfolgt eine funktionelle Korrektur unter Verbleib anatomischer Anomalien (z. B. Vorhofumkehroperation nach Mustard oder Senning).

> **Merke**
> Bei komplexen Herzfehlern kann eine klinische Verbesserung teilweise nur unter Verbleib relevanter anatomischer und hämodynamischer Anomalien und Residuen erreicht werden.

▶ **Präoperative Abklärung.** Die Planung kardialer Operationen erfordert neben guten Kenntnissen über den zugrunde liegenden Herzfehler auch detaillierte Informationen über frühere herzchirurgische Eingriffe und deren hämodynamische Residuen. Insbesondere pulmonale Hypertonie, pulmonale arteriovenöse Fisteln sowie aortopulmonale Kollateralen können zu schwerwiegenden hämodynamischen Komplikationen in der peri- und postoperativen Phase führen. Eine präoperative Abklärung der Anatomie und Physiologie ist daher essenziell für Operationsplanung, Risikoeinschätzung und perioperatives Management.

▶ **Nutzen-Risiko-Abwägung.** Diese ist meist komplex und erfordert ein interdisziplinäres Vorgehen sowie eine ausführliche Information des Patienten. Spezielle Herausforderungen herzchirurgischer (Re-)Operationen bei Erwachsenen mit angeborenen Herzfehlern bestehen in Schutz und Erhalt der Ventrikelfunktion durch optimierte Myokardprotektion (Kardioplegie, Hypothermie) und möglichst kurze Zeiten des kardiopulmonalen Bypasses (Herz-Lungen-Maschine). Wenn möglich und erforderlich, sollten autologe Transfusion und Cell-Saver eingesetzt werden, um Transfusionen mit Fremdblut zu vermeiden oder zu begrenzen. Die Wiedereröffnung des Sternums kann problematisch sein, wenn ein vergrößerter rechter Ventrikel oder ein extrakardialer Conduit direkt retrosternal gelegen ist.

▶ **Herz- und/oder Lungentransplantation.** Bei fortschreitender hämodynamischer Verschlechterung ohne weitere Option einer Verbesserung durch Medikamente oder korrigierende Operationen kann im Endstadium eine Herz- und/oder Lungentransplantation erforderlich werden. Die häufigsten zur Transplantation führenden Herzfehler sind Zustände nach Fontan-, Mustard- oder Senning-Operation, die kongenital korrigierte Transposition der großen Arterien, komplexe Pulmonalatresie und Eisenmenger-Syndrom.

Nichtkardiale Operationen, Anästhesie und Intensivmedizin

▶ **Risikostratifikation.** Leitlinien zur perioperativen Evaluation und Risikostratifikation kardialer Patienten vor nicht kardialen Operationen beziehen sich zwar weit überwiegend auf erworbene Herzerkrankungen (v. a. koronare Herzkrankheit, Herzklappenfehler und Herzinsuffizienz), lassen sich in ihren Grundsätzen aber auch auf Erwachsene mit angeborenen Herzfehlern anwenden (▶ Tab. 11.13 und ▶ Tab. 11.14).

Tab. 11.13 Wesentliche Aspekte bei nicht kardialen Operationen.

	Aspekte
1	antibiotische Endokarditisprophylaxe erforderlich?
2	Management der Antikoagulation
3	antizipierte Probleme bei zugrunde liegender Hämodynamik
4	Diskussion spezieller Risiken mit dem Patienten
5	spezielle Empfehlungen zur Anästhesie
6	Monitoring und Intensivtherapie/-observation
7	Filter für i. v. Zugänge bei Patienten mit zyanotischen Herzfehlern
8	Prävention venöser Thrombosen
9	Bilanzierung von Flüssigkeit und Elektrolyten
10	Kontrolle der Nierenfunktion
11	medikamentöse Therapie

Tab. 11.14 Prädiktoren eines erhöhten Risikos bei nicht kardialen Operationen.

	Prädiktoren
1	pulmonale Hypertonie
2	Zyanose
3	Rechts-links-Shunt
4	ausgeprägte ventrikuläre Dysfunktion
5	rechter Ventrikel als Systemventrikel
6	Fontan-Zirkulation
7	ausgeprägte Herzklappenstenosen
8	dekompensierte Herzinsuffizienz
9	unbehandelte relevante Arrhythmien
10	schwere arterielle Hypertonie
11	akutes Koronarsyndrom

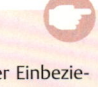

Praxistipp
Eine präoperative interdisziplinäre Fallkonferenz unter Einbeziehung aller an der Behandlung beteiligten Fachdisziplinen und eines Kardioanästhesisten mit detaillierter Kenntnis des individuell vorliegenden Herzfehlers mit seinen funktionellen und hämodynamischen Konsequenzen sowie den zu erwartenden perioperativen Komplikationen kann wesentliche Beiträge zur optimalen Operationsvorbereitung und Senkung des perioperativen Risikos leisten.

Patienten mit operierten angeborenen Herzfehlern neigen zu Arrhythmien und hämodynamischer Verschlechterung, insbesondere wenn die Ventrikelfunktion eingeschränkt ist. Patienten mit zyanotischen Herzfehlern haben ein besonders hohes perioperatives Risiko, insbesondere wenn eine pulmonale Hypertonie vorliegt.

▶ **Besonderheiten.** Bei der Anästhesie und perioperativen bzw. intensivmedizinischen Behandlung erwachsener Patienten mit angeborenen Herzfehlern muss eine Vielzahl spezieller Aspekte berücksichtigt werden. Dazu gehören die adäquate Platzierung von (zentral-)venösen Kathetern, die Vermeidung von Endokarditis sowie die Regulation von systemischen und pulmonalen Volumina und Blutflüssen. Die transösophageale Echokardiografie liefert nützliche Informationen zu Ventrikelfunktion, Klappenfunktion, Blutfluss und Hämodynamik. Bei vorliegenden system-/ pulmonalarteriellen Shunts muss das Blutdruckmonitoring auf der kontralateralen Seite erfolgen.

Kardiale Shunts können die Narkoseführung mit Inhalationsanästhetika beeinflussen. Bei Rechts-links-Shunt wird der arterielle Kohlendioxidpartialdruck ($paCO_2$) durch die Messung des endexspiratorischen CO_2 unterschätzt und pulsoxymetrische Messungen der Sauerstoffsättigung sind bei Werten unter 80% nicht mehr verlässlich genau. Zudem führt eine Vasodilatation (z. B. während der Narkoseeinleitung) zu einer Zunahme des Rechts-links-Shunts und damit der Hypoxämie.

Praxistipp
- Um bei komplexen angeborenen Herzfehlern eine Verschlechterung der Hämodynamik zu vermeiden, sollten spinale Anästhesien vermieden und peridurale Anästhesien bei kritischer Indikationsstellung nur mit sorgfältiger Volumenbilanzierung durchgeführt werden.
- Bei Patienten mit Rechts-links-Shunt ist das Risiko von paradoxen Thrombembolien und Luftembolien erhöht. Daher wird bei i. v. Infusionen die Verwendung von Luftfiltern empfohlen.

Akute Notfälle

Häufigste Ursachen kardialer Notfälle bei erwachsenen Patienten mit angeborenen Herzfehlern sind Arrhythmien, Herzinsuffizienz, Infektionen, zerebrale Ischämien und aortale Komplikationen. Die initiale Notfallversorgung kann meist im aufnehmenden Krankenhaus erfolgen. Bei schwerwiegenden Komplikationen und komplexen angeborenen Herzfehlern ist jedoch eine Verlegung in ein spezialisiertes Zentrum zur weiteren Versorgung anzustreben.

11.6.3 Spezielle Aspekte

Im folgenden Abschnitt werden nur die für die Intensivmedizin relevanten Aspekte einzelner angeborener Herzfehler sowie hämodynamische Grundprinzipien beschrieben. Auf eine detaillierte Darstellung der Krankheitsbilder wird unter Verweis auf spezielle Lehrbücher der Kardiologie und Kinderkardiologie verzichtet.

Herzfehler ohne Shunt

Allgemeine Hämodynamik

> **Merke**
>
> Bei angeborenen Herzfehlern ohne Shunt handelt es sich im Wesentlichen um Stenosen der Taschenklappen mit der Folge einer Druckbelastung des betroffenen Ventrikels oder um eine Insuffizienz von Segelklappen mit Volumenbelastung des betroffenen Vorhofs und Ventrikels. Dadurch kommt es zu Hypertrophie und/oder Dilatation der betroffenen Kammern mit der Folge der Entwicklung einer Herzinsuffizienz.

Pulmonalklappenstenose

Die Pulmonalklappenstenose (meist valvulär bei bikuspidaler Klappe; seltener sub- oder supravalvulär) führt zu einer Druckbelastung und Hypertrophie des rechten Ventrikels. Symptome wie Belastungsdyspnoe und Zyanose treten erst bei höherem Schweregrad auf.

Eine operative Korrektur oder perkutane Ballonkatheter-Valvulotomie valvulärer Stenosen ist bei Schweregrad II–III, entsprechend einem Druckgradienten von >40–50 mmHg indiziert.

Aortenisthmusstenose

Die Aortenisthmusstenose (Synonym: „Koarktation") ist in der Regel im Bereich der Aorta descendens direkt unterhalb der linken A. subclavia und des Ductus arteriosus Botalli lokalisiert (postduktale Form). In 50% der Fälle besteht eine Assoziation mit bikuspidaler Aortenklappe oder mit anderen kongenitalen Herzfehlern (v. a. persistierender Ductus arteriosus und Ventrikelseptumdefekt) sowie mit zerebralen Gefäßaneurysmen des Circulus arteriosus Willisii.

▶ **Symptomatik und Therapie.** Leitsymptome sind Blutdruck- und Pulsdifferenz zwischen oberer und unterer Extremität, systolischer Geräuschbefund (interskapulär) sowie palpable Kollateralgefäße (Interkostalarterien), die auch zu röntgenologisch sichtbaren Rippenusuren führen können. Seltener wird die Isthmusstenose erst im Erwachsenalter durch Symptome und Folgen der Hypertonie der oberen Körperhälfte (z. B. Kopfschmerz, Epistaxis, später Linksherzinsuffizienz und KHK) diagnostiziert. In der Regel wird die Isthmusstenose der Aorta im Vorschulalter durch End-zu-End-Anastomose (bei kurzer Stenose), Patch-Plastik oder Verschiebeplastik der A. subclavia operativ korrigiert. Im Erwachsenenalter steht dagegen die stentbasierte Angioplastie (PTA) im Vordergrund.

▶ **Postoperative Spätkomplikationen.** Diese sind nicht selten, haben prognostische Bedeutung und erfordern auch nach Korrektur der Isthmusstenose eine lebenslange Überwachung und Kontrolle. Abhängig vom Alter zum Zeitpunkt der Korrektur entsteht eine arterielle Hypertonie (10% nach 5 Jahren und 50% nach 20 Jahren), die zu Herzinsuffizienz und vorzeitiger Arteriosklerose mit koronarer Herzkrankheit prädisponiert. Lokale Aneurysmen der Aorta mit Rupturgefahr entstehen v. a. nach Patch-Plastik. Sie werden durch Thoraxröntgen, MRT oder Spiral-CT diagnostiziert und erfordern meist eine Reoperation. Restenosen werden dagegen meist interventionell durch Ballondilatation und Stent behandelt. Valvuläre Stenosen oder Aortenklappeninsuffizienzen können auf der Basis bikuspidaler Aortenklappen entstehen. Durch Ruptur von Hirnbasisaneurysmen (Circulus arteriosus Willisii) kann es zu intrakraniellen Blutungen kommen.

Marfan-Syndrom

Beim Marfan-Syndrom handelt es sich um eine autosomal dominant vererbte generalisierte Bindegewebserkrankung mit variabler Expressivität und Beteiligung von Herz, Gefäßen, Augen, Dura und Skelettsystem. Ursächlich sind Mutationen im Fibrillin-1-Gen (Chromosom 15).

▶ **Symptome und Diagnostik.** Führender kardialer Befund ist eine Ektasie oder ein Aneurysma der Aorta ascendens mit oder ohne begleitende Aortenklappeninsuffizienz. Zusätzlich bestehen häufig ein Mitralklappenprolaps (70–90%) mit leichter (50%) oder schwerer (5%) Mitralklappeninsuffizienz sowie eine Dilatation der Pulmonalarterie. Die kardiale Diagnostik erfolgt durch transösophageale Echokardiografie, MRT, Spiral-CT und Angiografie. Regelmäßige Verlaufsbeobachtungen des Aortendiameters sind obligat. Extrakardiale Manifestationen sind lumbosakrale Duraektasie, Linsenektopie, Myopie und Netzhautablösung sowie Skelettveränderungen (z. B. Hochwuchs, Überstreckbarkeit der Gelenke, Arachnodaktylie, Trichterbrust und Skoliose).

▶ **Aortenaneurysma.** Prognostisch entscheidend ist die Entwicklung eines Aortenaneurysmas, kompliziert durch Aortendissektion und -ruptur. Ohne operative Therapie beträgt die mittlere Lebenserwartung 30–35 Jahre, limitiert durch Dilatation, Aneurysma und/oder Dissektion der Aorta ascendens.

Prophylaktisch erfolgt eine Therapie mit Betablockern sowie Antihypertensiva mit Einstellung auf niedrig normale Blutdruckwerte. Zudem müssen starke körperliche Belastungen, insbesondere isometrische Übungen und Kontaktsportarten, vermieden werden.

> **Merke**
>
> Eine Indikation zum elektiven Ersatz der Aorta ascendens wird bei einem Diameter von >45 mm gestellt. Bei begleitender Aortenklappeninsuffizienz können Ersatz oder Rekonstruktion der Aortenklappe erforderlich sein.

▶ **Aortendissektion.** Bei akuter Dissektion der Aorta ascendens (Stanford Typ A) besteht eine lebensbedrohliche Notfallsituation, die sofortiges Handeln erfordert. Dazu gehören v. a. die Stabilisierung der Kreislaufverhältnisse, die Einstellung auf niedrig normale Blutdruckwerte (v. a. durch Betablocker), rasche bildgebende und funktionelle Diagnostik (Echokardiografie, Thorax-CT) sowie eine schnelle Verlegung in ein Zentrum zur kardiochirurgischen Notfallversorgung.

Mögliche Komplikationen bestehen in Aortenruptur, Perikardtamponade, akuter Aortenklappeninsuffizienz, Herz- oder Hirninfarkt sowie Störungen der Perfusion von Organen und Extremitäten durch Verlegung von Gefäßabgängen (durch Dissektionsmembran).

Bei Dissektion der Aorta descendens thoracalis (Stanford Typ B) wird eine konservative Stabilisierung oder eine endovaskuläre Stentversorgung angestrebt.

Morbus Ebstein

Bei Morbus Ebstein handelt es sich um eine Verlagerung der missgebildeten Trikuspidalklappe in den rechten Ventrikel mit partieller Atrialisierung des rechten Ventrikels. Dieser ist dadurch verkleinert, der rechte Vorhof dagegen deutlich vergrößert. Häufig besteht eine Trikuspidalinsuffizienz, gelegentlich auch ein begleitender Vorhofseptumdefekt, der zu einem Rechts-links-Shunt auf Vorhofebene führen kann. Die anatomische und hämodynamische Ausprägung ist sehr variabel, Minimalvarianten sind möglich.

▶ **Symptome.** Die klinische Symptomatik besteht im Erwachsenenalter v. a. in Arrhythmien, wobei atrioventrikuläre Reentry-Tachykardien (WPW-Syndrom), Vorhofflimmern und ventrikuläre Tachykardien im Vordergrund stehen. Eine hochgradige Trikuspidalinsuffizienz kann zu manifester Rechtsherzinsuffizienz führen und eine operative Rekonstruktion oder einen Ersatz der Trikuspidalklappe erforderlich machen.

Herzfehler mit Links-rechts-Shunt

Allgemeine Hämodynamik

> **Merke**
> Bei Herzfehlern mit Links-rechts-Shunt bestehen Kurzschlussverbindungen zwischen arteriellem und venösem Kreislaufsystem mit konsekutiver Volumenbelastung des rechten Herzens und der Lungenstrombahn.

Die Shuntgröße wird bestimmt durch die Defektgröße sowie durch Druckgradienten und Widerstände im Lungen- und Systemkreislauf. Die vermehrte Lungenperfusion (Lungenüberflutung) führt durch reflektorische Vasokonstriktion und später durch irreversible Pulmonalsklerose zu einer pulmonalvaskulären Hypertonie mit Druckbelastung und konsekutiver Hypertrophie des rechten Ventrikels. Im Spätstadium kann es zu einer Rechtsherzinsuffizienz mit Dekompensation oder zu einer zentralen Zyanose durch Shuntumkehr mit Rechts-links-Shunt (Eisenmenger-Syndrom) kommen. In diesem Stadium besteht eine Kontraindikation zur operativen Korrektur des zugrunde liegenden Herzfehlers, da der hohe pulmonale Gefäßwiderstand zu einer akuten Rechtsherzdekompensation führen würde.

Vorhofseptumdefekt

Bei Vorhofseptumdefekt besteht eine Volumenbelastung des rechten Vorhofs, des rechten Ventrikels und der Lungenstrombahn durch Links-rechts-Shunt auf Vorhofebene. Man unterscheidet Defekte im Bereich der Fossa ovalis („Sekundum-Defekt"), im basalen Vorhofseptum nahe der Klappenebene („Primum-Defekt") sowie nahe der oberen Hohlvene („Sinus-venosus-Defekt"). Zudem können bei partiellem oder totalem atrioventrikulären Septumdefekt (AVSD oder „AV-Kanal") Insuffizienzen der Segelklappen und hoch sitzende Ventrikelseptumdefekte hinzutreten.

▶ **Symptome und Diagnostik.** Meist ist bereits im Kindesalter ein operativer Verschluss durch Naht oder Patch-Implantation erfolgt. Bei Erstdiagnose im Erwachsenenalter sind Geräuschbefund (Systolikum durch relative Pulmonalstenose, fixiert gespaltener 2. Herzton), inkompletter Rechtsschenkelblock sowie gesteigerte Lungenperfusion wegweisend. Nur bei größerem Shuntvolumen bestehen eingeschränkte Leistungsfähigkeit und Belastungsdyspnoe. Nachweis, Lokalisation und Schweregradbestimmung erfolgen durch transösophageale Echokardiografie.

▶ **Therapie.** Bei später Diagnose von Sekundum-Defekten im Erwachsenenalter hat der interventionelle Verschluss durch Septumokkluder zunehmende Bedeutung erlangt.

> **Merke**
> Die Indikation zum Verschluss wird bei Shuntvolumina von > 30 – 50 % des Herzzeitvolumens im großen Kreislauf oder bei paradoxen Thrombembolien gesehen.

Ventrikelseptumdefekt

Bei Ventrikelseptumdefekt besteht eine Volumenbelastung des rechten Ventrikels und der Lungenstrombahn durch Links-rechts-Shunt auf Ventrikelebene. In etwa zur Hälfte der Fälle bestehen zusätzlich andere Herzfehler.

▶ **Hämodynamik, Symptome und Diagnostik.** Das Shuntvolumen ist abhängig von der Defektgröße, dem Druckgradienten und dem pulmonalvaskulären Widerstand. Dominierendes Symptom ist die Belastungsdyspnoe. Die klinische Diagnostik erfolgt durch Auskultation und Echokardiografie.

▶ **Therapie und Prognose.** Eine operative Korrektur durch direkte Naht oder Patch-Verschluss erfolgt in der Regel im Vorschulalter, nur selten im Erwachsenenalter. Bei muskulären Septumdefekten ist ein katheterbasierter interventioneller Verschluss durch Okkludersysteme möglich.

Persistierender Ductus arteriosus Botalli

Bei persistierendem Ductus arteriosus (Botalli) besteht eine Volumenbelastung des Lungenkreislaufs und linken Herzens durch eine Kurzschlussverbindung zwischen Aorta und Pulmonalarterie. Klinische Zeichen sind Auskultationsbefund, Belastungsdyspnoe sowie Linksherzinsuffizienz. Es besteht ein erhöhtes Risiko hinsichtlich pulmonaler Infekte und Endokarditis.

▶ **Therapie.** Durch spontanen, interventionellen oder operativen Verschluss im Säuglings- oder Kindesalter ist ein offener Ductus arteriosus im Erwachsenenalter selten. In diesen Fällen kann ein perkutaner Verschluss durch Okkludersysteme, Coiling oder operative Ligatur erfolgen.

> **Merke**
> Ein unerkannt offener Ductus arteriosus kann bei Herzoperationen unter Einsatz der Herz-Lungen-Maschine zu Komplikationen durch massiven Rückfluss von Blut zum linken Vorhof mit Beeinträchtigung der Sicht im Operationsfeld, Auswaschung der Kardioplegie sowie Verschlechterung von Hämodynamik und systemischer Perfusion führen.

Herzfehler mit Rechts-links-Shunt und Zyanose

Allgemeine Hämodynamik

> **Merke**
> Bei zyanotischen Herzfehlern mit Rechts-links-Shunt bestehen Kurzschlussverbindungen zwischen pulmonalem und systemischem Kreislauf. Dies kann entweder primär durch angeborene zyanotische Herzfehler oder sekundär durch Shuntumkehr (Eisenmenger-Syndrom) zustande kommen. Neben einer Volumenbelastung des linken Herzens kommt es v. a. zu einer Untersättigung des arteriellen Blutes mit zentraler Zyanose durch venöse Beimischung von desoxygeniertem Blut.

Das Shuntvolumen wird bestimmt durch die Defektgröße sowie Druckgradienten und Widerstände im Lungen- und Systemkreislauf. Je nach Anatomie des Herzfehlers kann die Lungenperfusion gesteigert, normal oder reduziert sein. Durch die zentrale Zyanose entstehen Erythrozytose und arterielle Sauerstoffuntersättigung. Zudem besteht die Gefahr von venösen, arteriellen und paradoxen Thrombembolien sowie von Luftembolien durch venöse Thrombosen und/oder i. v. Infusionen und Zugänge.

Fallot-Tetralogie

Die Fallot-Tetralogie besteht in einem hoch sitzenden Ventrikelseptumdefekt, Dextroposition der („reitenden") Aorta sowie infundibulärer und/oder valvulärer Pulmonalstenose mit konsekutiver Druckbelastung und Hypertrophie des rechten Ventrikels. Typische Komplikationen bestehen in hypoxämischen Anfällen (häufigste Todesursache), Rechtsherzinsuffizienz, arteriellen Embolien und infektiöser Endokarditis.

▶ **Therapie.** Eine frühzeitige operative Korrektur im Kindesalter mit (Patch-)Verschluss des Ventrikelseptumdefekts und Resektion der infundibulären und/oder Kommissurotomie der valvulären Pulmonalstenose resultiert meist in einer normalen Lebenserwartung. Bei *Pulmonalatresie* ist häufig ein extrakardialer Conduit zwischen rechtem Ventrikel und Pulmonalarterie erforderlich, was die Langzeitprognose beeinträchtigt.

▶ **Postoperative Spätkomplikationen.** Der postoperative Langzeitverlauf ist charakterisiert durch Restdefekte, Arrhythmien und Komplikationen. Restdefekte beinhalten residuale Gradienten und Shunts, Rechtsherzinsuffizienz sowie Pulmonal- und/oder Aortenklappeninsuffizienz. Postoperativ besteht nach Infundibulumresektion in der Regel ein kompletter Rechtsschenkelblock. Rechtsherzbelastung, Ventrikulotomie und Patch-Implantation bedingen ventrikuläre Arrhythmien und die Gefahr des plötzlichen Herztodes, welche durch Katheterablation oder Implantation eines Kardioverter-Defibrillators (ICD) behandelt werden können. Risikofaktoren für plötzlichen Herztod sind eine Verbreiterung des QRS-Komplexes > 180 ms, eine rechtsventrikuläre Dilatation und Insuffizienz sowie eine höhergradige Pulmonalklappeninsuffizienz.

Transposition der großen Arterien (TGA)

Bei Transposition der großen Arterien (TGA) entspringt die Aorta aus dem rechten Ventrikel und die Pulmonalarterie aus dem linken Ventrikel (Trennung des großen und kleinen Kreislaufs). Betroffene sind nur durch eine kongenital korrigierte Hämodynamik mit zusätzlicher Inversion der Vorhöfe oder durch eine Shuntverbindung auf Vorhof- oder Ventrikelebene lebensfähig. Im letzteren Fall erfolgt eine operative Korrektur im Kindesalter.

▶ **Arterielle Umkehroperation (anatomische Korrektur).** Sie stellt heute die Therapie der Wahl dar und besteht in einem Shuntverschluss und einer operativen Umstellung der großen Arterien auf die zugehörigen Ventrikel in den ersten Lebenstagen.

▶ **Atriale Umkehroperation (nach Mustard oder Senning).** Über einen Patch („Baffle") wird dabei das arterielle Blut aus den Lungenvenen in den rechten Vorhof und von dort über den rechten (systemischen) Ventrikel in die Aorta umgeleitet. Das venöse Blut aus den Hohlvenen wird dagegen über den linken Vorhof in den linken (subpulmonalen) Ventrikel umgeleitet und von dort in die Pulmonalarterie drainiert.

> **Merke**
> Diese Operation wurde in früheren Jahren im Kindes- oder Jugendalter durchgeführt und ist heute noch die am häufigsten vorliegende Korrektur bei Erwachsenen.

Postoperative Spätkomplikationen bestehen in Sinusknotendysfunktion, atrialen Arrhythmien sowie hämodynamischer Verschlechterung durch Dysfunktion des subaortal gelegenen, anatomisch rechten Systemventrikels. Zudem können Stenosen oder Leckagen des atrialen Patches („Baffle") bestehen, die möglicherweise chirurgischer oder interventioneller Therapie bedürfen.

Univentrikuläres Herz

Bei univentrikulärem Herzen besteht ein hypoplastischer (Trikuspidalatresie) bzw. fehlender (Single Ventricle) rechter Ventrikel mit großem oder vollständigem Ventrikelseptumdefekt. Das resultierende Mischblut (zentrale Zyanose) wird aus dem großen Systemventrikel in die Aorta und die Pulmonalarterie ausgeworfen. In Abhängigkeit vom Ausmaß einer begleitenden Pulmonalstenose besteht eine gesteigerte, normale oder verminderte Perfusion der Lungenstrombahn. Spätkomplikationen bestehen v. a. durch Insuffizienzen der Segelklappen oder durch myokardiale Insuffizienz des singulären Ventrikels.

▶ **Fontan-Operation.** Diese Korrektur dient der Reduktion der zentralen Zyanose durch Ausschaltung des rechten Ventrikels und Umleitung des venösen Blutes aus dem rechten Vorhof oder den Hohlvenen direkt in die Pulmonalarterien durch
- atriopulmonale Anastomose zwischen rechtem Vorhof und Pulmonalarterie,
- totale kavopulmonale Verbindung zwischen V. cava und Pulmonalarterie,
- partielle kavopulmonale Verbindung (Glenn-Operation; Hemi-Fontan) zwischen V. cava superior und Pulmonalarterie.

Das Blut fließt damit passiv (nicht pulsatil) entlang des natürlichen Druckgefälles durch die Lungen zum linken Herzen. Dies erfordert neben einem ausreichenden venösen Füllungsdruck einen geringen Widerstand in der Lungenstrombahn sowie eine regelrechte linksventrikuläre Funktion.

▶ **Komplikationen bei Fontan-Zirkulation.** Eine Verschlechterung der linksventrikulären Funktion oder eine Steigerung des pulmonalvaskulären Widerstandes (z. B. durch Lungenembolien) wirken sich deletär auf die Fontan-Zirkulation aus. Daher sind auch Lungenembolien infolge einer Hyperkoagulabilität mit Thromboseneigung prognostisch und hämodynamisch ungünstig. Zudem können eine Nieren- und Leberfunktionsstörung sowie eine Proteinverlustenteropathie bestehen. Arrhythmien sind im Langzeitverlauf häufig und bestehen in atrialen Tachykardien, Vorhofflattern und Vorhofflimmern. Bei Versagen der Fontan-Zirkulation („failing Fontan") besteht die Möglichkeit der Umwandlung in eine kavopulmonale Verbindung mit Ausschaltung des dilatierten rechten Vorhofs oder einer Herztransplantation.

> **Kernaussagen**
>
> **Grundlagen**
> Zur perioperativen oder intensivmedizinischen Einschätzung angeborener Herzfehler im Erwachsenenalter sind detaillierte Kenntnisse über die Anatomie und Hämodynamik sowie stattgehabte Operationen oder Interventionen des Herzfehlers erforderlich.

Bei Erwachsenen mit angeborenen Herzfehlern können operative Interventionen palliativ oder korrigierend sein. Bei komplexen Herzfehlern kann eine klinische Verbesserung teilweise nur unter Verbleib anatomischer und hämodynamischer Anomalien und Residuen erreicht werden.

Allgemeine Aspekte
Interventionelle Therapieansätze (Katheterablation, Ballondilatation von Klappen- und Aortenisthmusstenosen, Stentimplantation bei Gefäßstenosen, perkutane Herzklappen-Implantation, Shuntverschluss durch Okkludersysteme etc.) haben in den letzten Jahren auch bei Erwachsenen mit angeborenen Herzfehlern einen zunehmenden Stellenwert erlangt.
Arrhythmien stellen einen bedeutenden Faktor für Notfallsituationen, Morbidität und Mortalität bei erwachsenen Patienten mit angeborenen Herzfehlern dar. Die Korrektur hämodynamischer Störungen ist eine der wichtigsten Maßnahmen und Voraussetzungen zur Behandlung von Arrhythmien und zur Prävention des plötzlichen Herztodes.
Bei der Mehrzahl der Patienten besteht ein erhöhtes Risiko für eine mikrobielle Endokarditis und damit die Indikation zur Antibiotikaprophylaxe bei Erkrankungen oder Eingriffen mit Bakteriämie.

Spezielle Aspekte
Angeborene Herzfehler mit Rechts-links-Shunt und resultierender Hypoxämie und zentraler Zyanose haben relevante hämatologische Konsequenzen (Erythrozytose, hämorrhagische Diathese) mit Auswirkungen auf viele Organsysteme.
Patienten mit Eisenmenger-Syndrom tragen ein besonderes Risiko bei Schwangerschaften, Dehydratation, kardialen und nicht kardialen Operationen, Allgemeinanästhesie, Anämie, Pneumonie, Aufenthalt in größer Höhe, (zentral-)venösen Kathetern und Therapie mit Vasodilatatoren.
Eine Schwangerschaft gilt als kontraindiziert bei Patientinnen mit Eisenmenger-Syndrom, mit hochgradigen obstruktiven Läsionen (Klappenstenosen, Aortenisthmusstenose), mit reduzierter Funktion des Systemventrikels, schwerer pulmonaler Hypertonie und Marfan-Syndrom mit Dilatation der Aorta ascendens (> 40 mm).
Bei kardialen und nicht kardialen Operationen entscheidend ist der Einsatz eines interdisziplinären klinischen Teams und eines Kardioanästhesisten mit detaillierter Kenntnis des individuell vorliegenden Herzfehlers mit seinen funktionellen und hämodynamischen Konsequenzen sowie den zu erwartenden perioperativen Komplikationen.

Literatur
[1] Baumgartner H, Bonhoeffer P, De Groot NMS et al. ESC Guidelines for grown-up congenital heart disease (new version 2010). Eur Heart J 2010; 31: 2915 – 2957 (download: http://www.escardio.org/guidelines-surveys/esc-guidelines/GuidelinesDocuments/guidelines-GUCH-FT.pdf)
[2] Deanfield J, Thaulow E, Warnes C et al. Management of grown-up congenital heart disease. Task Force of the European Society of Cardiology. Eur Heart J 2003; 24: 1035 – 1084 (download: http://eurheartj.oxfordjournals.org/content/24/11/1035.full.pdf+html)
[3] Gatzoulis MA, Webb G, Daubeney PEF. Diagnosis and Management of Adult congenital Heart Disease. 2nd ed. Elsevier Saunders; 2011

11.7 Erworbene Herzklappenfehler
T. Wichter

11.7.1 Allgemeine Aspekte

Ätiologie und Verlaufsformen
Erworbene Herzklappenfehler sind Fehlfunktionen (Stenose oder Insuffizienz) der Herzklappen durch Veränderungen des Klappengewebes und/oder des subvalvulären Apparates, meist infolge entzündlicher oder degenerativer Prozesse. Seltener ist die Ursache ischämisch, traumatisch oder funktionell bedingt.
Akut einsetzende Herzklappenfehler sind meist endokarditisch, traumatisch oder ischämisch bedingt, führen in der Regel zu Klappeninsuffizienzen und werden hämodynamisch schlecht toleriert.
Chronisch verlaufende Herzklappenfehler sind meist degenerativer oder rheumatischer Genese (selten endokarditisch oder ischämisch) und können zu Stenosen, Insuffizienzen oder kombinierten Fehlern einer oder mehrerer Herzklappen führen. Durch hämodynamische Anpassungsvorgänge werden sie klinisch oft gut toleriert. Klappeninsuffizienzen mit Volumenbelastung haben dabei eine bessere Langzeitprognose als Klappenstenosen mit Druckbelastung der Ventrikel.

Diagnostik

> **Merke**
> Diagnosestellung und Schweregradeinschätzung erworbener Herzklappenfehler erfolgen durch Auskultation, klinische Untersuchungsbefunde, EKG und Echokardiografie.

Hinzu kommen weitere bildgebende Verfahren (Thoraxröntgen, MRT etc.) sowie hämodynamische Parameter wie Druckgradient, Klappenöffnungsfläche und Regurgitationsvolumen in Verbindung mit Pulmonalarterien- bzw. Pulmonalkapillardruck und Herzzeitvolumen in Ruhe oder bei Belastung.

Therapie

Allgemeine Maßnahmen und konservative Therapie
Die medikamentöse Behandlung klinischer Zeichen der Herzinsuffizienz folgt den Leitlinien der Therapie akuter und chronischer Herzinsuffizienz (s. Kap. „Herzinsuffizienz", S. 730ff.) sowie spezifischen Gesichtspunkten des vorliegenden Herzklappenfehlers (s. u.).
Bei paroxysmalem und persistierendem Vorhofflimmern stehen Frequenzregulierung (Vermeidung einer Tachyarrhythmie) und Antikoagulation (Prävention thromboembolischer Komplikationen) im Vordergrund. Danach kann eine medikamentöse oder elektrische Kardioversion zur Wiederherstellung des Sinusrhythmus erfolgen und eine medikamentöse antiarrhythmische Rezidivprophylaxe erwogen werden.

Operative und interventionelle Therapie

> **Merke**
> Die Wahl des optimalen Operationszeitpunktes beeinflusst maßgeblich die Prognose von Herzklappenfehlern und orientiert sich am Schweregrad des Klappenfehlers, der Myokardfunktion sowie an dem zu erwartenden Operationsergebnis und dem Operationsrisiko.

11.7 Erworbene Herzklappenfehler

Wird die Operationsindikation unnötig früh gestellt, so ist der hämodynamische Nutzen gering, der Patient wird jedoch vorzeitig dem Risiko der Operation sowie den potenziellen Langzeitkomplikationen eines Herzklappenersatzes ausgesetzt. Erfolgt die Operation zu spät, sind eingetretene Schäden (z. B. linksventrikuläre Funktionsstörung oder pulmonale Hypertonie) bereits irreversibel. Die Operation hat dann nicht nur ein erhöhtes Risiko, sondern auch einen eingeschränkten Erfolg hinsichtlich der Verbesserung von Symptomen und Prognose.

▶ **Klappenerhaltende Verfahren (Rekonstruktion).** Sie werden generell bevorzugt, wenn sie aufgrund der anatomischen Verhältnisse technisch durchführbar und bezüglich des Langzeitergebnisses erfolgversprechend sind. Vorteile bestehen in der geringeren perioperativen Mortalität und postoperativen Morbidität im Langzeitverlauf sowie im weitgehenden Verzicht auf Fremdmaterial und der fehlenden Notwendigkeit einer Langzeitantikoagulation.

▶ **Operativer Herzklappenersatz.** Dieser wird erforderlich, wenn rekonstruktive Eingriffe unter Erhalt des eigenen Herzklappengewebes aus anatomischen und/oder technischen Gründen für ein adäquates Akut- und Langzeitergebnis nicht in Betracht kommen. Verschiedene Typen von Herzklappenprothesen und deren hämodynamische Eigenschaften sind in ▶ Abb. 11.25 zusammengefasst.

Als *biologischer Herzklappenersatz* („Bioprothesen") werden Homografts (humane Leichenklappen), Schweineaortenklappen sowie Prothesen aus Rinderperikard verwendet.

- Der *Vorteil* biologischer Herzklappen ist die geringe Thrombogenität, die eine dauerhafte Antikoagulation jenseits der Einheilungsphase (3 Monate postoperativ) nicht erfordert. Dies ist insbesondere bei Kontraindikationen zur Antikoagulation, bei erhöhter Blutungsneigung, bei älteren Patienten, aber auch bei Frauen mit Kinderwunsch von Vorteil.
- *Nachteile* biologischer Herzklappenprothesen bestehen in einer begrenzten Haltbarkeit mit möglicher Notwendigkeit der Reoperation durch fortschreitende Degeneration der Prothese.

Bei großer individueller Schwankungsbreite beträgt die Haltbarkeit biologischer Herzklappenprothesen heute zwischen 10 und 20 Jahren. Bei Mitralklappenprothesen sowie Zuständen mit erhöhtem Kalziumumsatz (jüngere Patienten, Schwangerschaft etc.) treten degenerative Veränderungen an biologischen Herzklappenprothesen frühzeitiger auf.

Mechanische Herzklappenprothesen („Alloprothesen"):
- Der *Vorteil* besteht in einer langen Haltbarkeit mit geringer Reoperationsrate.
- *Nachteilig* ist die Thrombogenität des Fremdmaterials, die eine lebenslange Antikoagulation zur Prophylaxe von Thrombembolien und Prothesenthrombosen erfordert.

▶ **Katheterinterventionelle Therapien.** In den letzten Jahren haben sich zunehmend katheterinterventionelle Verfahren zur Behandlung von erworbenen Herzklappenfehlern bei alten und multimorbiden Patienten mit deutlich erhöhtem Risiko für eine konventionelle Operation etabliert. Hierzu gehören die perkutane Aortenklappenimplantation (= TAVI; transfemoral und transapikal) und die katheterbasierte Behandlung der Mitralklappeninsuffizienz (MitraClip, Mitralring-Raffung).

Komplikationen nach Herzklappenersatz

Art und Häufigkeit von Komplikationen nach Herzklappenersatz sind je nach Prothesentyp verschieden. Prothesentypen der älteren Generation (Schweineaortenklappen-Bioprothesen, Kugelkäfig-, Hubscheiben-, ältere Kippscheibenprothesen) zeigen eine schlechtere Hämodynamik durch Flussturbulenzen sowie höhere

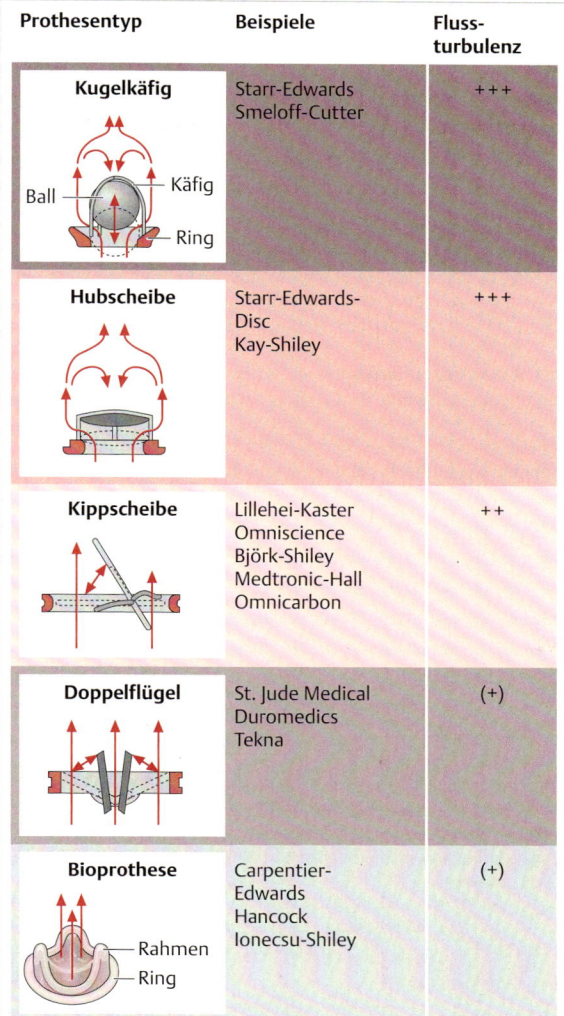

Abb. 11.25 Herzklappenprothesen. Funktionsprinzip verschiedener Herzklappenprothesen und Auswirkung auf die Hämodynamik (Quelle: Wichter et al. 2010 [3]).

Komplikationsraten als Prothesen der neueren Generation (Rinderperikard-Bioprothesen und neuere Kippscheiben- und Doppelflügel-Prothesen).

▶ **Thrombembolien.** Sie können von thrombotischen Auflagerungen, Prothesenthrombosen oder entzündlichen Vegetationen der Herzklappen und/oder Klappenprothesen ausgehen, aber auch durch andere Ursachen wie linksatriale Thromben (Vorhofflimmern), Ventrikelthromben oder arterielle Gefäßthrombosen bedingt sein. Entsprechend muss die Diagnostik dieses breite Spektrum abdecken.

> **Praxistipp**
> Die transthorakale und transösophageale Echokardiografie ist von zentraler Bedeutung für Ausschluss, Nachweis und Ursprung kardialer Emboliequellen (Klappenprothese, Kavitäten).

Die Therapie thrombembolischer Komplikationen nach Herzklappenersatz besteht in einer Behandlung der zugrunde liegenden Ursache sowie in einer intensivierten Antikoagulation. In Einzelfällen ist eine interventionelle oder chirurgische Thrombektomie bzw. Embolektomie oder eine Rekanalisation verschlossener Gefäße indiziert. Bei zerebraler Thrombembolie ist die Situation besonders problematisch. In der akuten Phase des frischen Verschlusses kann im Konsens mit der Neurologie eine fibrinolytische Therapie erwogen werden. Ist das enge Zeitfenster (< 24 h) hierfür verstrichen, so muss eine intensivierte Antikoagulation zum Schutz vor rezidivierenden Embolien gegen das Risiko einer sekundären Einblutung in das Infarktareal abgewogen werden. In der kritischen Phase der ersten 1–2 Wochen kann eine Therapie mit reduzierter Dosis von unfraktioniertem Heparin erfolgen.

▶ **Prothesenthrombosen.** Eine Prothesenthrombose sollte vermutet werden, wenn es bei Patienten nach Herzklappenersatz zu zunehmender Leistungsminderung und Dyspnoe kommt, insbesondere wenn diese Symptome nach Phasen einer unzureichenden oder unterbrochenen Antikoagulation auftreten.

> **Merke**
>
> Aufgrund der transprothetischen Flussgeschwindigkeiten ist das Risiko am höchsten bei Trikuspidalklappenprothesen und am geringsten bei Aortenklappenprothesen, während Mitralklappenprothesen eine Mittelstellung einnehmen.

> **Praxistipp**
>
> Diagnostisch wegweisend sind Auskultationsbefund (Verlust des Prothesenklicks bei mechanischen Prothesen, eventuell neues Herzgeräusch), Durchleuchtung (minderbewegliche oder starre Prothesenokkluder) und transthorakale und/oder transösophageale Echokardiografie (Nachweis von Thromben mit Dysfunktion der Prothese).

Therapeutisch erfolgt die sofortige i.v. Gabe von 5000 IE unfraktionierten Heparins. Bei kritisch kranken Patienten mit *obstruktiver* linksseitiger Prothesenthrombose sollte eine sofortige oder eilige *operative Therapie* erfolgen, um das Risiko der kardialen Dekompensation und thrombembolischer Komplikationen zu reduzieren. Eine *systemische Thrombolyse* sollte nur bei Patienten erwogen werden, bei denen das Operationsrisiko aufgrund schwerer Begleiterkrankungen sehr hoch ist, eine Operationskapazität akut nicht gegeben ist oder der Transport in ein kardiochirurgisches Zentrum aufgrund des kritischen Zustands des Patienten nicht möglich ist ([2]; Details siehe ▶ Abb. 11.26).

Bei hämodynamisch stabilen Patienten mit *nicht obstruktiver* Prothesenthrombose kann eine intensivierte Antikoagulation (i.v. Heparin oder höherer INR-Zielbereich) unter echokardiografischen Kontrollen zu einer Resolution des Thrombus führen [2].

Bei obstruktiven Prothesenthrombosen im venösen System (Trikuspidalklappe, Pulmonalklappe) ist zunächst eine Thrombolyse indiziert, da die Erfolgsraten hoch und schwerwiegende embolische Komplikationen selten sind [2].

▶ **Prothesendysfunktion.** Dysfunktionen von Herzklappenprothesen können durch Degeneration von biologischen Herzklappen, Prothesenthrombosen, Fehlfunktion von mechanischen Prothesen oder Prothesenrandlecks zustande kommen.

Mechanische Dysfunktionen können durch eingewachsenes Pannusmaterial oder eingeklemmte Prothesenokkluder zu verminderter Öffnungsbewegung oder Schlussdichtigkeit der Prothese führen.

▶ **Prothesenrandleck.** Bei paraprothetischen Lecks (Randleck) kommt es zu einer Regurgitation mit turbulentem Blutfluss neben der Prothese. Bei großen Randlecks dominiert die hämodynamische Belastung aufgrund des hohen Regurgitationsvolumens, während bei kleinen Randlecks die intravasale Hämolyse aufgrund der hohen Flussturbulenz im Vordergrund steht. In beiden Fällen kann eine operative Revision oder ein interventioneller Verschluss (Okkludersystem) des Randlecks erforderlich werden.

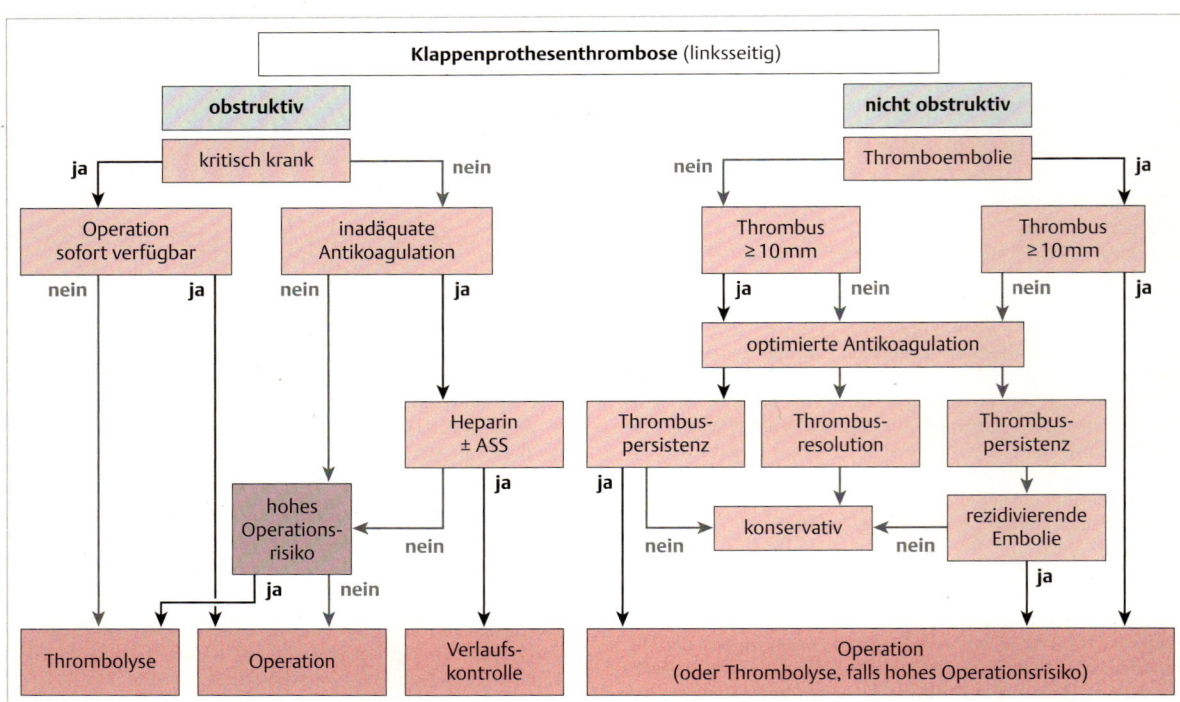

Abb. 11.26 Klappenprothesenthrombose. Management obstruktiver und nicht obstruktiver linksseitiger Prothesenthrombosen. ASS = Azetylsalizylsäure.

11.7 Erworbene Herzklappenfehler

▶ **Intravasale Hämolyse.** Prothesendysfunktionen führen über turbulenten Blutfluss nicht nur zu neuen oder veränderten Herzgeräuschen, sondern auch durch Destruktion von Erythrozyten zur intravasalen Hämolyse. Diese geht deutlich über das vom hämodynamischen Flussprofil eines Prothesentyps abhängige normale Ausmaß hinaus und ist messbar und quantifizierbar durch erhöhte Serum-LDH. Weitere Parameter der Hämolyse sind Haptoglobin, indirektes Bilirubin, Retikulozyten und Fragmentozyten.

▶ **Prothesenendokarditis.** Es handelt sich um eine extrem schwerwiegende Erkrankung mit sehr hoher Mortalität. Diagnostische und therapeutische Maßnahmen orientieren sich an aktuellen Leitlinien zur Behandlung der mikrobiellen Endokarditis (detaillierte Darstellung s. Kap. 8.10).

Das Risiko einer Prothesenendokarditis ist in den ersten 3–6 Monaten nach Herzklappenersatz besonders hoch. Aufgrund der abnormen Strömungsbedingungen und des implantierten Fremdmaterials ist nach mechanischem Herzklappenersatz eine lebenslange antibiotische Endokarditisprophylaxe bei Erkrankungen und/oder zahnärztlichen Eingriffen mit transienter Bakteriämie indiziert. Nach klappenerhaltendem Eingriff (Rekonstruktion) und nach biologischem Herzklappenersatz bzw. perkutaner Klappenimplantation ist bei Eingriffen mit transienter Bakteriämie eine Endokarditisprophylaxe zeitbefristet für 3–6 Monate bis zur vollständigen Einheilung und Endothelialisierung indiziert.

Antithrombotische Therapie

▶ **Indikation.** Nach biologischem Herzklappenersatz oder nach Rekonstruktion der Mitralklappe unter Verwendung von anulusstabilisierenden Ringprothesen besteht die Indikation zur passageren Antikoagulation für 3 Monate. Nach Implantation mechanischer Herzklappenprothesen besteht dagegen die Indikation zur lebenslangen Antikoagulation.

▶ **Antikoagulanzien.** Die Einleitungsphase der oralen Antikoagulation erfolgt überlappend mit unfraktioniertem oder niedermolekularem Heparin. Die Langzeitantikoagulation erfolgt durch orale Therapie mit Vitamin-K-Antagonisten (Kumarine), kontrolliert durch regelmäßige INR-Kontrollen. Direkte Thrombininhibitoren und Faktor-Xa-Antagonisten sind dagegen zur oralen Antikoagulation nach Herzklappenersatz nicht zugelassen und gelten bislang als kontraindiziert.

Eine zusätzliche antithrombozytäre Therapie mit ASS, Dipyridamol, Clopidogrel oder anderen Substanzen zu einer bestehenden oralen Antikoagulation erhöht die Rate an Blutungskomplikationen und ist allenfalls bei einzelnen Patienten mit begleitenden vaskulären Erkrankungen (koronare Herzkrankheit, zerebrovaskuläre Erkrankung, periphere arterielle Verschlusskrankheit) oder besonders hohem Risiko von Thrombembolien (z. B. rezidivierenden Embolien trotz adäquater INR-Werte) indiziert. Eine Kombination von Vitamin-K-Antagonisten mit nicht steroidalem Antirheumatikum (NSAR) oder Coxiben sollte wegen Wechselwirkungen und erhöhten Risikos von Blutungskomplikationen vermieden werden.

▶ **INR-Zielbereiche.** Die Effektivität und erforderliche Dosierung der Vitamin-K-Antagonisten (Kumarine) ist individuell verschieden. Die Dosissteuerung erfolgt durch Kontrolle der Thromboplastinzeit, angegeben als INR (International normalized Ratio). Quick-Werte sollten wegen fehlender Vergleichbarkeit der unterschiedlichen Thromboplastine nicht mehr verwendet werden. Die Wahl des optimalen INR-Zielbereichs berücksichtigt prothesenseitige (Prothesentyp, Prothesenposition) und patientenseitige (Vorhofflimmern, Ventrikelfunktion, linksatriale Größe, frühere Thrombembolien) Risikofaktoren für Thrombembolien nach Herzklappenersatz (▶ Tab. 11.15). Eine Selbstmessung der Antikoagulation führt zur stabileren INR-Einstellung und damit zur Reduktion thrombembolischer oder blutungsassoziierter Komplikationen nach Herzklappenersatz.

Tab. 11.15 INR-Zielwerte für die Thrombembolieprophylaxe mit Kumarinen nach Herzklappenersatz. INR-Zielbereiche entsprechen Zielwerten ± 0,5.

Prothesen-Thrombogenität*	patientenbezogene Risikofaktoren**	
	kein Risikofaktor	≥ 1 Risikofaktor
niedrig	2,5	3,0
mittel	3,0	3,5
hoch	3,5	4,0

* niedrig = Carbomedics und St.-Jude-Medical-Doppelflügel-Prothesen, Medtronic-Hall-Kippscheibenprothese
* mittel = andere Doppelflügelprothesen und moderne Kippscheiben-Prothesen (z. B. Björk-Shiley, Omnicarbon)
* hoch = Kugelkäfig-/Hubscheiben-Prothesen (z. B. Starr-Edwards), ältere Kippscheiben-Prothesen (z. B. Lillihei-Kaster, Omniscience)
** Mitral-, Pulmonal- und Trikuspidalklappen-Prothese; Vorgeschichte eines thrombembolischen Ereignisses Vorhofflimmern; linker Vorhof > 50 mm oder starker spontaner Echokontrast im Vorhof; Mitralklappenstenose jeden Schweregrades; linksventrikuläre Funktionsstörung mit Auswurffraktion < 35 %; Thrombophilie

▶ **Blutungen unter Antikoagulation.** Nach Herzklappenersatz beträgt die Inzidenz schwerwiegender Blutungen unter Antikoagulanzien etwa 2,2 % pro Jahr, wobei etwa 0,2 % letal verlaufen.

Das Risiko schwerwiegender Blutungen ist bei INR > 4,5 erhöht. Bei INR > 6,0 sollten Maßnahmen zur Rückführung der Antikoagulation ergriffen werden. Bei fehlenden Blutungszeichen sollte jedoch nach Herzklappenersatz keine i. v. Therapie mit Vitamin K erfolgen, da bei raschem Abfall des INR eine Prothesenthrombose auftreten kann. Stattdessen sollte die Kumarintherapie gestoppt und eine graduale Normalisierung der Blutgerinnung auf die angestrebten INR-Zielwerte abgewartet werden.

▶ **Perioperative Antikoagulation.** Im Rahmen erforderlicher nichtkardialer Operationen muss die orale Antikoagulation ggf. unterbrochen werden. Bei Unterschreiten des unteren INR-Zielbereichs erfolgt überlappend als „Bridging" eine Antikoagulation mit unfraktioniertem oder niedermolekularem Heparin in therapeutischer Dosierung.

Generell gilt es, in der (peri-)operativen Phase die effektive Antikoagulation nur so kurz wie möglich zu unterbrechen und postoperativ so schnell wie möglich wiederaufzunehmen. Dabei müssen operationsbedingtes Blutungsrisiko und patientenseitiges, individuelles Thrombembolierisiko im interdisziplinären Kolloquium gegeneinander abgewogen werden.

Im Zweifelsfall sollte peri-/postoperativ eine (transösophageale) Echokardiografie zum Ausschluss intrakavitärer oder prothesenbezogener Thromben erfolgen. Gleiches gilt für intensivmedizinische Behandlung von Patienten mit Herzklappenfehlern.

Management bei nicht kardialen Operationen und intensivmedizinischer Therapie

Wenn Patienten mit erworbenen Herzklappenfehlern elektiv, dringlich oder notfallmäßig operiert werden müssen oder intensivmedizinische Behandlung benötigen, sollten folgende Aspekte besonders berücksichtigt werden:

Merke

- Besonders bedeutsam ist die Berücksichtigung der Hämodynamik des vorliegenden Klappenfehlers. Präoperativ sollte daher eine nicht invasive Diagnostik durch Echokardiografie zur Beurteilung von Schweregrad und Hämodynamik des Klappenfehlers erfolgen. Dadurch kann das perioperative Management adäquat geplant und somit das Operationsrisiko minimiert werden.
- Bei Zeichen der kardialen Dekompensation sollte präoperativ eine medikamentöse Stabilisierung und Therapieoptimierung erfolgen.
- Eine therapeutische Antikoagulation sollte perioperativ nur kurzzeitig unterbrochen werden (s. o.).
- Eine antibiotische Endokarditisprophylaxe gemäß aktueller Leitlinien ist erforderlich bei Erkrankungen oder zahnärztlichen Eingriffen mit passagerer oder länger anhaltender Bakteriämie bei Patienten mit mechanischem Herzklappenersatz, früherer Endokarditis oder kurz zurückliegenden (< 3 Monate) anderweitigen Herzklappenoperationen (Bioprothese, Rekonstruktion).

11.7.2 Krankheitsbilder im Einzelnen

Nachfolgend werden nur die für die Intensivmedizin wesentlichen hämodynamischen, diagnostischen und therapeutischen Aspekte der häufigsten erworbenen Herzklappenfehler zusammengefasst.

Aortenklappenstenose
Ätiologie und Hämodynamik

Merke

Die valvuläre Aortenklappenstenose ist meist degenerativer Genese und stellt heute den häufigsten erworbenen Herzklappenfehler dar. Meist sind ältere Patienten jenseits des 70. Lebensjahres betroffen. Bei jüngeren Patienten liegt meist eine bikuspidal angelegte Klappe zugrunde.

Die *Obstruktion* an der Aortenklappe führt zu einer Druckbelastung des linken Ventrikels mit konzentrischer Hypertrophie und diastolischer Dehnbarkeitsstörung. Dies bewirkt eine relative Koronarinsuffizienz durch erhöhten O_2-Bedarf (Druckbelastung), reduzierte Koronarperfusion (erhöhter diastolischer Ventrikeldruck) und verlängerte O_2-Diffusionsstrecke (Hypertrophie).

Eine hämodynamisch relevante Aortenklappenstenose besteht bei einer *Öffnungsfläche* unter 1,5 cm², eine hochgradige Stenose bei unter 1,0 cm² (normal ca. 3 cm²). Der resultierende transvalvuläre Druckgradient ist als Funktion des systolischen Aortenflusses (Druck-Fluss-Beziehung) abhängig vom Herzzeitvolumen (HZV) und der linksventrikulären Funktion.

Merke

Bei Verschlechterung der linksventrikulären Funktion (geringes HZV) kann trotz hochgradiger Aortenklappenstenose nur ein geringer Druckgradient bestehen („low flow – low gradient").

Diagnostik und Schweregrad

▶ **Symptomatik.** Patienten mit Aortenklappenstenose sind häufig bis ins höhere Stadium asymptomatisch. Ventrikuläre Arrhythmien mit Gefahr des plötzlichen Herztodes sowie Symptome wie Leistungsknick mit rascher Ermüdbarkeit, Angina pectoris, Dyspnoe und Synkopen treten erst im fortgeschrittenen Erkrankungsstadium auf. Da sich mit Eintreten von Symptomen die Prognose der Patienten verschlechtert, trägt ihr Nachweis wesentlich zur Indikationsstellung zum Klappenersatz bei.

▶ **Schweregradbeurteilung.** Es ist unerlässlich anzugeben, wie der Druckgradient bestimmt wurde. Der Peak-to-Peak-Gradient gibt die Differenz des jeweils maximalen Drucks im linken Ventrikel und in der Aorta an. Der maximale (instantane) Gradient gibt die größte simultane Druckdifferenz zu einem Zeitpunkt der Systole an. Der mittlere Gradient beschreibt das Integral der Druckdifferenz über die gesamte Auswurfzeit des linken Ventrikels und stellt die genaueste Messung dar (▶ Tab. 11.16).

Praxistipp

Besonders problematisch ist die Einschätzung von Patienten mit höhergradig eingeschränkter Funktion des linken Ventrikels und geringem bis mittelgradigem Druckgradienten über der Aortenklappe. Eine Differenzierung gelingt durch *Stress-Echokardiografie*, die nur bei höhergradiger Klappenstenose als Ursache der Ventrikelfunktionsstörung zu einer Zunahme des transvalvulären Druckgradienten führt.

Therapie

Merke

Bei kompensierter Aortenklappenstenose mit konzentrischer Hypertrophie und reduziertem Kavum des linken Ventrikels sind Hypovolämie, Diuretika und Vorlastsenker (Nitrate) ebenso wie peripher wirksame Nachlastsenker und positiv inotrope Substanzen hämodynamisch ungünstig, da sie über eine verminderte Füllung des linken Ventrikels zu einem reduzierten HZV führen.

Tab. 11.16 Schweregradeinteilung der Aortenklappenstenose.

	Grad I leicht	Grad II mittel	Grad III schwer
Klappenöffnungsfläche (cm²)	> 1,5	1,0 – 1,5	< 1,0
Klappenöffnungsflächen-Index (cm²/m²)	> 1,0	0,6 – 1,0	< 0,6
mittlerer Druckgradient (mmHg)*	< 20	20 – 50	> 50
maximaler Druckgradient (mmHg)*	40	40 – 80	> 80

* Voraussetzung: normales Schlagvolumen (ansonsten Über- oder Unterschätzung möglich)

▶ **Allgemeine Therapieprinzipien.** Nachlastsenker (z. B. ACE-Hemmer [ACE = Angiotensin-converting-Enzym], Angiotensin-I [AT-I]- Rezeptorblocker) sind nur bei erhöhtem peripherem Gefäßwiderstand (arterielle Hypertonie) oder im Spätstadium bei symptomatischer linksventrikulärer Dysfunktion indiziert und müssen vorsichtig dosiert werden. Wegen der negativ inotropen Wirkung sollten auch Betablocker zurückhaltend und nur bei strenger anderweitiger Indikation eingesetzt werden.

Merke
Bei Auftreten von Vorhofflimmern sollte eine rasche Kardioversion erfolgen, da der Verlust der Vorhofkontraktion und die Verkürzung der Diastolendauer (Tachyarrhythmie) bei diastolischer Dysfunktion (Hypertrophie) zu einer akuten Verschlechterung der linksventrikulären Füllung mit der Folge einer kardialen Dekompensation führen können.

▶ **Operative Therapie.** Eine Operationsindikation ist gegeben bei Auftreten von Symptomen, zunehmender Verschlechterung der linksventrikulären Funktion oder bei einer Klappenöffnungsfläche < 1,0 cm². Der transvalvuläre Druckgradient allein ist dagegen nicht entscheidend. Bei grenzwertigen Fällen stellt der klinische Verlauf mit Progredienz von EKG-Veränderungen, Klappenkalk oder Kardiomegalie eine Entscheidungshilfe dar ([2]; ▶ Abb. 11.27).

Merke
Der operative Klappenersatz mit mechanischen oder biologischen Prothesen ist die Therapie der Wahl mit geringer perioperativer Sterblichkeit (2 – 4 %). Auch im hohen Lebensalter (> 80 Jahre) sind gute Langzeitergebnisse bei vertretbarer Operationsmortalität (4 – 8 %) möglich.

Perioperative Morbidität und intensivmedizinische Behandlungsdauer sind dabei wesentlich abhängig von Allgemeinzustand, Ventrikelfunktion und Begleiterkrankungen des Patienten.

▶ **Interventionelle Therapie.** Die alleinige *Ballonkatheter-Valvulotomie* (Valvuloplastie) der Aortenklappe ist wegen schlechter Langzeitergebnisse (hohe Restenoserate) verlassen worden. Dagegen hat die katheter- und stentbasierte (transfemorale oder transapikale) *perkutane Aortenklappenimplantation* (TAVI = „Transcatheter aortic Valve Implantation" (▶ Abb. 11.28) in den letzten Jahren bei Kontraindikationen zum chirurgischen Aortenklappenersatz (Komorbidität) deutlich an Bedeutung zugenommen.

Aktuelle randomisierte Studien und Daten aus klinischen Registern zeigen, dass TAVI bei Patienten mit Kontraindikation zur Operation eine prognostisch günstigere Alternative im Vergleich zur konservativen Therapie darstellt. Bei Patienten mit hohem Risiko zum konventionellen Aortenklappenersatz stellt die interventionelle (transfemorale oder transapikale) TAVI-Prozedur eine prognostisch etwa gleichwertige Alternative bei geringerer operationsbedingter Morbidität der Patienten dar. Bei Patienten ohne

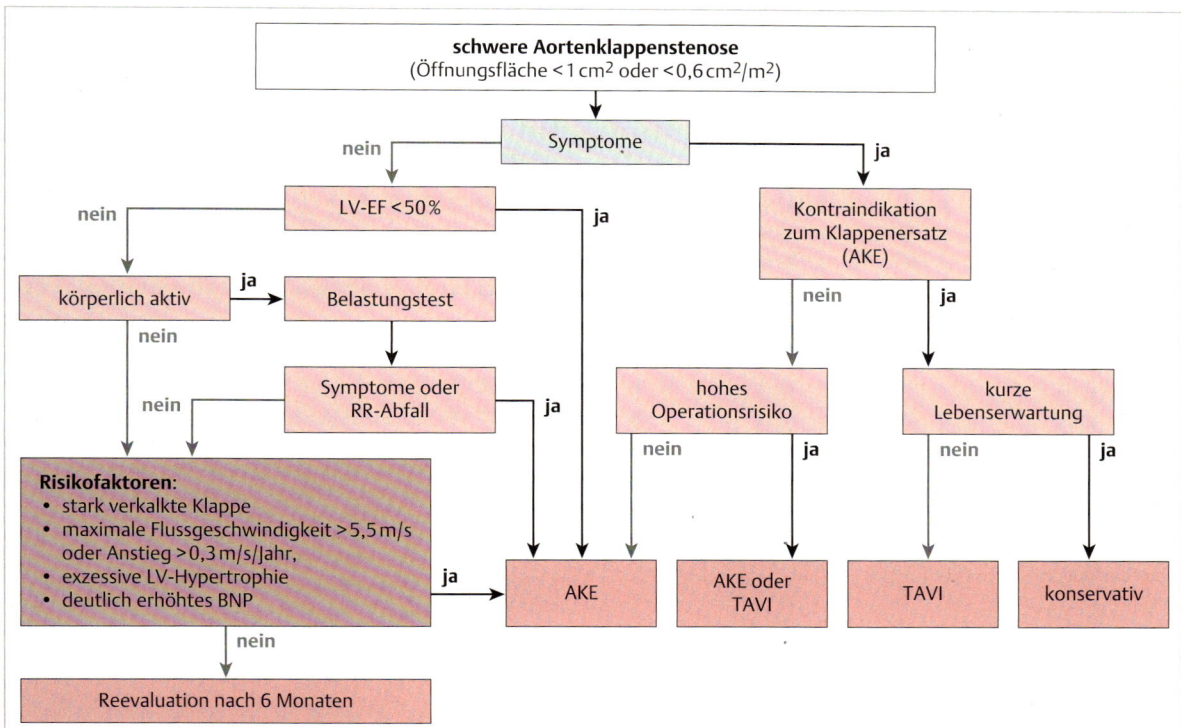

Abb. 11.27 Operationsindikation bei hochgradiger Aortenklappenstenose.
AKE = Aortenklappenersatz; BNP = Brain natriuretic Peptide; LV = linker Ventrikel; LV-EF = linksventrikuläre Ejektionsfraktion; TAVI = Transcatheter aortic Valve Implantation.

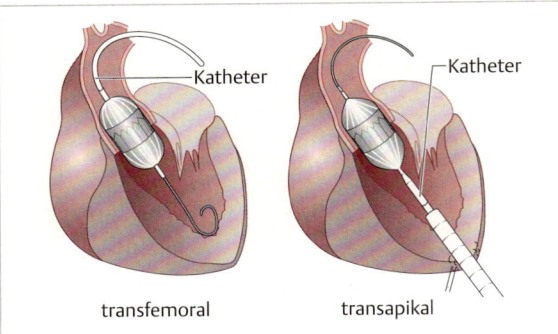

Abb. 11.28 Perkutane katheterbasierte Aortenklappenimplantation (TAVI = Transcatheter aortic Valve Implantation). Retrograd transfemorale und antegrad transapikale Methode (Quelle: Wichter et al. 2010 [3]).

Tab. 11.17 Parameter einer schwergradigen (operationswürdigen) Aortenklappeninsuffizienz.

Parameter	Details
spezifische Zeichen	• V. contracta > 0,6 cm (proximale Jet-Breite am Ursprung des Insuffizienzjets) (*) • V. contracta > 65 % der Fläche des Ausflusstrakts (*)
unterstützende Zeichen	• Dezelerationsrate > 3,5 m/s^2 • Druckhalbwertszeit (PHT) des Insuffizienzjets < 200 ms • linksventrikuläre Dilatation ohne anderweitige Erklärung • holodiastolische Flussumkehr in der Aorta descendens • niedriger diastolischer Blutdruck
quantitative Berechnungen	• Regurgitationsfraktion > 50 % • Regurgitationsvolumen ≥ 60 ml / Schlag • effektive Regurgitationsfläche ≥ 0,30 cm^2

(*) Nyquist-Limit 50–60 cm/s

hohes Operationsrisiko ist die TAVI-Prozedur als Alternative zum operativen Aortenklappenersatz bislang nicht etabliert.

Aortenklappeninsuffizienz

Ätiologie und Hämodynamik

> **Merke**
> Die Aortenklappeninsuffizienz ist häufig entzündlicher (rheumatisch oder endokarditischer) oder degenerativer Genese und tritt oft kombiniert mit anderen Klappenfehlern auf. Auch Erkrankungen der aszendierenden Aorta (anuloaortale Ektasie, Aneurysma, Dissektion) können Ursache einer Aortenklappeninsuffizienz sein.

Die Aortenklappeninsuffizienz führt bei chronischem Verlauf durch die Volumenbelastung zu einer Dilatation des linken Ventrikels. Erhöhter O_2-Bedarf (hohes Schlagvolumen) und reduzierter Perfusionsdruck (erniedrigter diastolischer Aortendruck) bewirken eine relative Koronarinsuffizienz, die durch Dilatation der Koronargefäße nur partiell kompensiert wird. Bei akuter Aortenklappeninsuffizienz kommt es durch fehlende Anpassung auch bei normalen Volumina des linken Ventrikels rasch zu Zeichen der Linksherzinsuffizienz und Dekompensation.

Das hämodynamische Ausmaß der Aortenklappeninsuffizienz wird verstärkt durch größere Insuffizienzfläche (Defekt der Klappe), erhöhten peripheren Widerstand, verlängerte Diastolendauer sowie reduzierte linksventrikuläre Compliance.

Durch das hohe Schlagvolumen ist das normale *Kontraktionsverhalten* des linken Ventrikels bei Aortenklappeninsuffizienz hyperkinetisch. Normokinetische Kontraktionen sind bereits erstes Zeichen der Dysfunktion, während hypokinetische Wandbewegungen als eindeutiges Zeichen der hämodynamischen Verschlechterung zu werten sind.

Diagnostik und Schweregrad

▶ **Symptome.** Ähnlich wie bei der Aortenklappenstenose treten Symptome erst im Spätstadium der Aortenklappeninsuffizienz auf. Neben Symptomen wie Leistungsknick, rasche Ermüdbarkeit, Angina pectoris und Belastungsdyspnoe bestehen häufig Palpitationen und Gefäßpulsationen.

▶ **Schweregradeinteilung.** Zur Schweregradeinteilung s. ▶ Tab. 11.17.

> **Merke**
> Auskultation, diastolischer Blutdruck und Echokardiografie erlauben eine Beurteilung des Schweregrades sowohl im intensivmedizinischen Monitoring als auch im Langzeitverlauf.

Therapie

> **Praxistipp**
> Eine Senkung des peripheren Widerstandes wirkt sich günstig auf die Hämodynamik der Aortenklappeninsuffizienz aus, da das Regurgitationsvolumen verringert wird. Daher sind Vasodilatoren wie ACE-Hemmer und AT-I-Rezeptorblocker vorteilhaft.

▶ **Allgemeine Therapieprinzipien.** Zur Vermeidung von Bradykardien mit ungünstiger Verlängerung der Diastolendauer (Regurgitationsdauer) sollten Betablocker vermieden und allenfalls für Frequenzregulierung tachykarder Rhythmusstörungen eingesetzt werden.

> **Praxistipp**
> Die intraaortale Ballongegenpulsation (IABP) führt durch die Augmentation des diastolischen Aortendrucks zur Steigerung des Regurgitationsvolumens und ist daher kontraindiziert.

▶ **Operative Therapie.** Eine operative Therapie der Aortenklappeninsuffizienz ist indiziert bei Auftreten von Symptomen oder bei zunehmender Dilatation oder Funktionsverschlechterung des linken Ventrikels ([2]; ▶ Abb. 11.29).

> **Merke**
> Zur Vermeidung irreversibler Myokardschäden sollte mit beginnender Verschlechterung der linksventrikulären Funktion eine operative Therapie der Aortenklappeninsuffizienz erfolgen.

11.7 Erworbene Herzklappenfehler

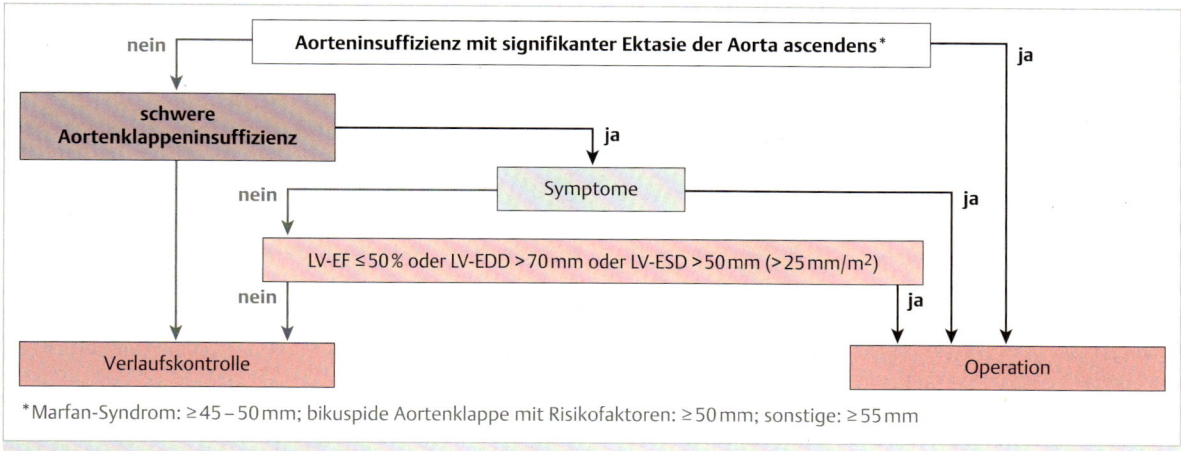

Abb. 11.29 Operationsindikation bei hochgradiger Aortenklappeninsuffizienz.
EDD = enddiastolischer Diameter, ESD = endsystolischer Diameter, LV = linker Ventrikel; LV-EF = linksventrikuläre Ejektionsfraktion.

Bei zugrunde liegenden Erkrankungen der Aorta ascendens (z. B. anuloaortale Ektasie) ist eine operative Korrektur mit Anuloplastie unter Erhalt der Herzklappe möglich. Liegen dagegen ausgeprägte degenerative oder entzündliche Veränderungen der Aortenklappe vor, sollte ein biologischer oder mechanischer Klappenersatz erfolgen. Bei kompensierter Ventrikelfunktion und gutem Allgemeinzustand des Patienten kann dieser mit geringer perioperativer Mortalität (etwa 3–5%) und Morbidität durchgeführt werden.

Mitralklappenstenose
Ätiologie und Hämodynamik

> **Merke**
> Die Mitralklappenstenose ist ein typischer Herzklappenfehler rheumatischer Genese. Als Folge der chronischen immunologischen Entzündung kommt es zu einer Fibrosierung des Klappengewebes mit Verklebungen von Klappensegeln und Schrumpfung des subvalvulären Apparates.

In Südosteuropa, Nordafrika, Asien und Ländern der Dritten Welt ist die Mitralklappenstenose weiterhin häufig. In Europa und Nordamerika ist sie dagegen in den letzten Jahrzehnten deutlich seltener geworden und tritt häufiger als Restenose nach früherer Kommissurotomie oder bei Patienten nach Einwanderung oder Einreise aus oben genannten Regionen auf.

Die chronische Druckbelastung vor der stenosierten Mitralklappe führt zur Dilatation des linken Vorhofs und prädisponiert zum Auftreten von Vorhofflimmern mit der Gefahr des embolischen Schlaganfalls oder systemischer Embolien durch linksatriale Thrombusbildung. Zudem kommt es durch den Rückstau von Blut zu einer Druckerhöhung in der Lungenstrombahn. Diese wird zunächst durch eine reflektorische Vasokonstriktion (reversibel), später durch sekundäre Umbauprozesse von Lungengefäßen und Lungengerüst (irreversibel) verstärkt. Die pulmonale Druck- und Widerstandserhöhung führt zu Druckbelastung und Hypertrophie sowie später auch zu Dilatation und Insuffizienz des rechten Ventrikels mit peripheren Ödemen, Pleuraerguss, Hepatomegalie, Aszites und oberer Einflussstauung. Durch Erweiterung des Klappenrings kann zusätzlich eine relative Insuffizienz der Trikuspidalklappe entstehen.

Diagnostik und Schweregrad

▶ **Symptome.** Klinisch führendes Symptom der Mitralklappenstenose ist eine Belastungsdyspnoe. Weitere Symptome sind Leistungsknick, periphere Zyanose, Facies mitralis (rötlich-zyanotische Wangen), nächtlicher Husten („Asthma cardiale"), Hämoptysen sowie Rechtsherzinsuffizienz und pulmonale Hypertonie.

▶ **Schweregradeinteilung.** Zur Schweregradeinteilung s. ▶ Tab. 11.18.

Tab. 11.18 Schweregradeinteilung der Mitralklappenstenose.

	Grad I leicht	Grad II Mittel	Grad III schwer
Klappenöffnungsfläche (cm²)	> 1,5	1,0–1,5	< 1,0
Klappenöffnungsflächenindex (cm²/m²)	> 1,0	0,6–1,0	< 0,6
Druckhalbwertszeit (PHT= Pressure half Time; [ms])	< 150	150–219	≥ 220
mittlerer Druckgradient (mmHg)*	< 5	5–10	> 10
Pulmonalarteriendruck systolisch (mmHg)	< 30	30–50	> 50

* Voraussetzung: normale Herzfrequenz (ansonsten Über- oder Unterschätzung möglich)

Therapie

▶ **Allgemeine Therapieprinzipien.** Im Vordergrund konservativer Therapiemaßnahmen steht die Vermeidung von Tachykardien, da sie die Diastolendauer und damit die transmitrale Einflusszeit durch die stenosierte Mitralklappe verkürzen. Hierzu dient auch bei Sinusrhythmus die Gabe von Betablockern.

> **Merke**
> Bei Vorhofflimmern ist die Frequenzregulierung essenziell, zusätzlich können Kardioversion und antiarrhythmische Rezidivprophylaxe erwogen werden.

Bei dekompensierter Mitralklappenstenose gehören die adäquate Lagerung (Oberkörper hoch, Beine tief), forcierte Diurese und Vorlastsenkung (Nitrate, Flüssigkeitsrestriktion) zur Therapie der akuten Lungenstauung und des Lungenödems. Flankierende Maßnahmen bestehen in der Gabe von Sauerstoff, in der Frequenzsenkung bei Vorhofflimmern, der Prophylaxe von Thrombembolien durch effektive Antikoagulation sowie der Fiebersenkung und dem Ausgleich einer Anämie (erhöhtes HZV).

▶ Interventionelle Therapie.

> **Merke**
> Die perkutane Ballonkatheter-Valvulotomie (Valvuloplastie) der Mitralklappe führt bei reiner oder überwiegender Stenose zu vergleichbaren Akut- und Langzeitergebnissen wie die offene chirurgische Kommissurotomie und kann auch als Notfallintervention bei Dekompensation durchgeführt werden.

▶ Operative Therapie. Sind die anatomischen Bedingungen der Mitralklappe für eine perkutane Valvulotomie ungeeignet, so kommt in aller Regel auch ein klappenerhaltender chirurgischer Eingriff (Kommissurotomie) nicht infrage, sodass meist ein operativer Klappenersatz erforderlich wird ([2]; ▶ Abb. 11.30).

Mitralklappeninsuffizienz

Ätiologie und Hämodynamik

> **Merke**
> Die Ätiologie der Mitralklappeninsuffizienz ist sehr unterschiedlich. Sie reicht von rheumatischer und endokarditischer Genese über degenerative Prozesse (einschließlich Mitralklappenprolaps) bis hin zu funktionellen und ischämischen Ursachen.

Ausmaß und hämodynamische Bedeutung der Mitralklappeninsuffizienz werden negativ beeinflusst durch den Defekt der Klappe (Insuffizienzfläche), erhöhten Widerstand im Systemkreislauf (z. B. arterielle Hypertonie, Aortenklappenstenose) und gesteigerte linksatriale Compliance.

Die chronische Volumenbelastung führt zur Dilatation des linken Ventrikels und Vorhofs mit der Folge einer Zunahme der Mitralklappeninsuffizienz durch Dilatation des Klappenrings. Die linksatriale Dilatation prädisponiert zu Vorhofflimmern mit thrombembolischen Komplikationen. Stauungsbedingt kommt es zu pulmonaler Widerstandserhöhung mit Druckbelastung des rechten Ventrikels und Rechtsherzinsuffizienz.

Bei akuter Mitralklappeninsuffizienz durch Trauma, Sehnenfaden- oder Papillarmuskelabriss stehen bei fehlenden Anpassungsmechanismen Zeichen der akuten Linksherzinsuffizienz im Vordergrund.

Diagnostik und Schweregradeinteilung

▶ Symptome. Bei Mitralklappeninsuffizienz steht klinisch die Belastungsdyspnoe im Vordergrund, deren Ausprägung mit dem Schweregrad des Klappenfehlers korreliert.

▶ Schweregradeinteilung Zur Schweregradbeurteilung s. ▶ Tab. 11.19.

Therapie

▶ Allgemeine Therapieprinzipien. Wesentliches konservatives Therapieprinzip ist die Senkung des peripheren Widerstands durch Vasodilatoren, präferenziell durch ACE-Hemmer oder AT-I-Rezeptorblocker. Hierdurch lässt sich das Regurgitationsvolumen günstig beeinflussen. Bei zusätzlichem Vorliegen einer höhergradigen Aortenklappenstenose kommt es durch einen Aortenklappenersatz über eine Senkung der Nachlast bereits zu

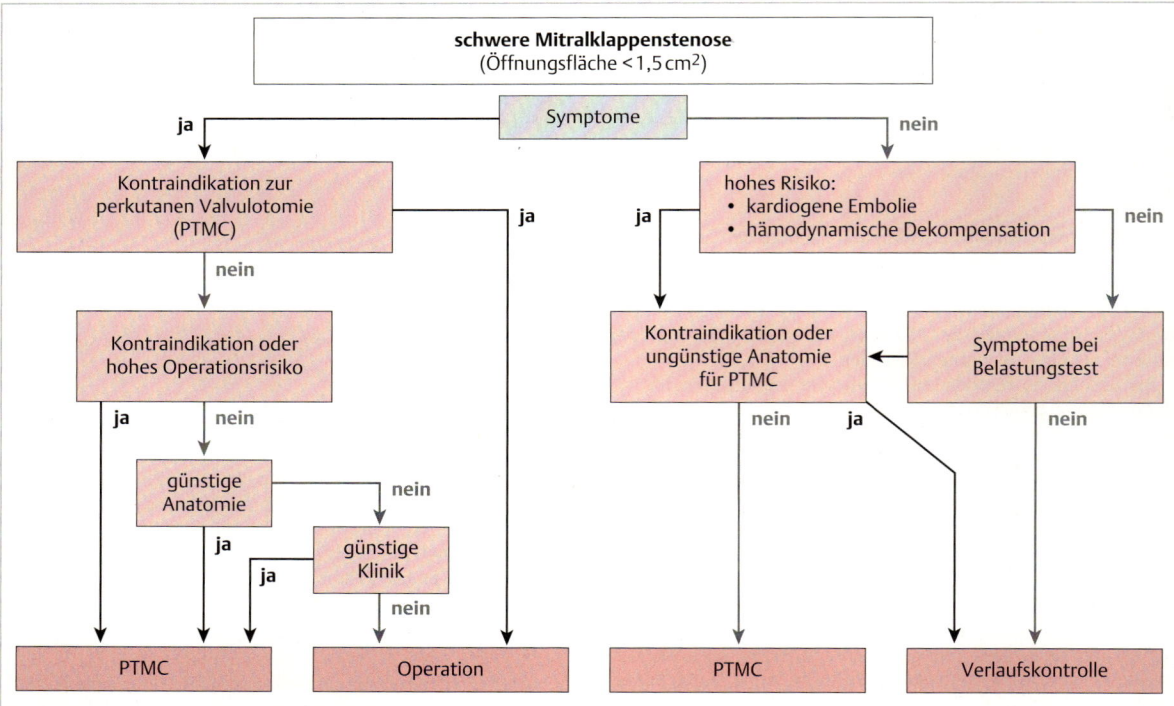

Abb. 11.30 Indikation zur Valvulotomie oder Operation bei hochgradiger Mitralklappenstenose. PTMC = Percutaneous transvenous mitral Commissurotomy.

11.7 Erworbene Herzklappenfehler

Tab. 11.19 Parameter einer schwergradigen (operationswürdigen) Mitralklappeninsuffizienz.

Parameter	Details
spezifische Zeichen	• morphologischer Befund eines Teilabrisses (Sehnenfäden, Papillarmuskel) • Vena contracta ≥ 0,7 cm (proximale Jet-Breite am Ursprung des Insuffizienzjets) (*) • proximaler Flusskonvergenzkegel (PISA) > 0,8 cm (**) • systolisch retrograder Fluss in den Lungenvenen (PW-Doppler)
unterstützende Zeichen	• dichtes, dreieckiges CW-Doppler-Spektrum • exzentrischer Mitralinsuffizienz-Jet • Mitralklappeneinstrom E-Welle > 1,2 m/s • linksventrikuläre Dilatation ohne anderweitige Erklärung
quantitative Berechnungen	• Regurgitationsfraktion > 50% • Regurgitationsvolumen ≥ 60 ml/Schlag • effektive Regurgitationsfläche ≥ 0,40 cm²

(*) Nyquist-Limit 50–60 cm/s; (**) Nyquist-Limit 40 cm/s; CW = „Continuous Wave"; PW = „Pulsed Wave"

▶ **Operative Therapie.** Bei *akuter Mitralklappeninsuffizienz* durch Abriss von Sehnenfäden (degenerativ), Dysfunktion von Papillarmuskeln (z. B. nach Myokardinfarkt) oder Perforation von Klappensegeln (z. B. durch Endokarditis) ist eine eilige operative Versorgung indiziert. Zur Überbrückung sind Vasodilatoren und eine intraaortale Ballonpumpe (IABP) wesentliche Maßnahmen. Die IABP bewirkt eine Verbesserung der koronaren und zerebralen Perfusion durch Augmentation des diastolischen Blutdrucks (diastolische Balloninflation) sowie eine Reduktion des Regurgitationsvolumens durch Senkung der Nachlast des linken Ventrikels (präsystolische Ballondeflation).

Bei *chronischer Mitralklappeninsuffizienz* mit ausgeprägter Regurgitation und Zunahme der Vorhof- und Ventrikelgröße bzw. Abnahme der linksventrikulären Funktion im Verlauf ist eine chirurgische Therapie unabhängig von der Symptomatik indiziert ([2]; ▶ Abb. 11.31).

> **Merke**
>
> Bei geeigneter Morphologie der Klappe versprechen rekonstruktive Eingriffe unter Erhalt der eigenen Herzklappe gute Langzeitergebnisse und sind aufgrund geringerer perioperativer Risiken und postoperativer Langzeitkomplikationen dem Klappenersatz vorzuziehen, insbesondere bei jungen Patienten und reduzierter LV-Funktion.

einer deutlichen Besserung der Mitralklappeninsuffizienz. Bei Patienten mit Vorhofflimmern ist eine dauerhafte orale Antikoagulation indiziert.

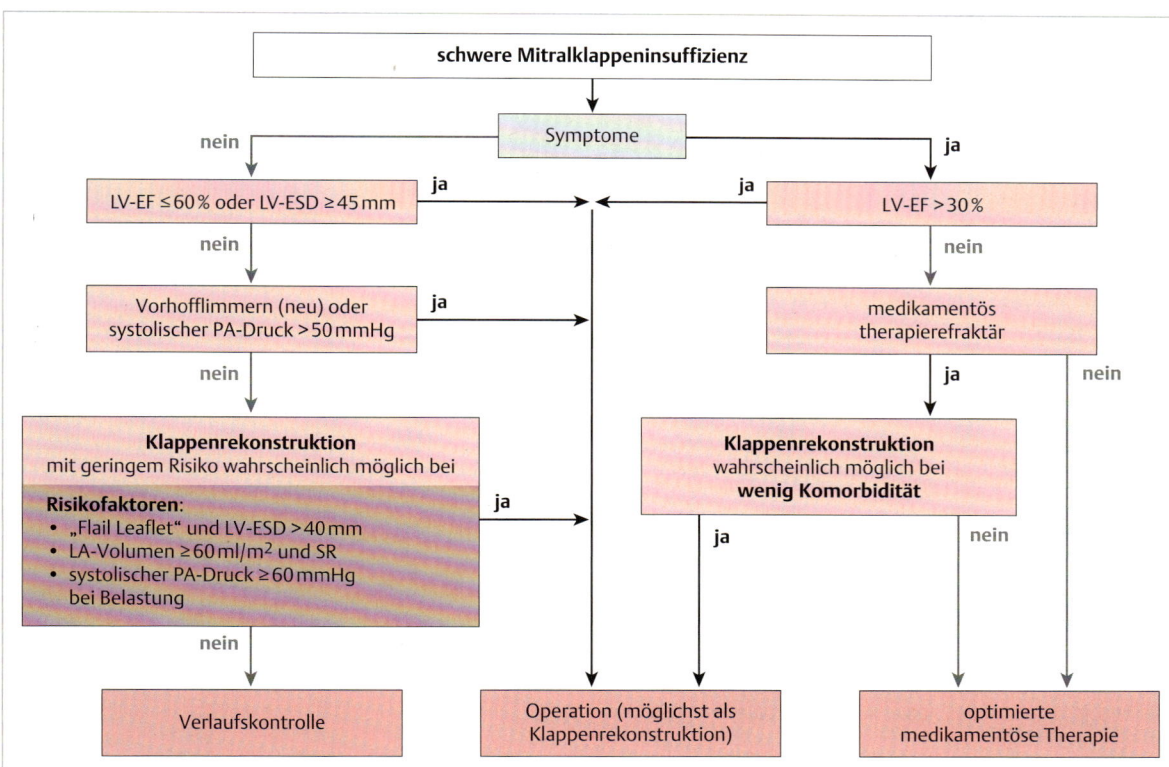

Abb. 11.31 Operationsindikation bei hochgradiger Mitralklappeninsuffizienz.
LA = linkes Atrium; LV-EF = linksventrikuläre Ejektionsfraktion; LV-ESD = linksventrikulärer endsystolischer Diameter; PA = Pulmonalarterie; SR = Schnittbildrekonstruktion.

Interventionelle Therapie

Zur perkutanen Therapie der hochgradigen Mitralklappeninsuffizienz wurden kürzlich neue katheterinterventionelle Techniken mit Mitralsegeladaptation („MitraClip") bzw. Mitralanulusraffung etabliert. Wertigkeit und Indikationsbereiche dieser neuen Verfahren bei Patienten mit deutlich erhöhtem Risiko zu operativer Rekonstruktion bzw. Klappenersatz befinden sich derzeit in klinischer Evaluation.

Erste Studien- und Registerdaten konnten zeigen, dass die MitraClip-Prozedur bei Patienten mit hochgradiger funktioneller Mitralklappeninsuffizienz und Kontraindikationen zur operativen Korrektur prognostische Vorteile gegenüber einem rein konservativen Vorgehen bietet. Bei Patienten mit moderatem und vertretbaren Operationsrisiko stellt das interventionelle MitraClip-Verfahren im Vergleich zur operativen Mitralklappenrekonstruktion aufgrund schlechterer hämodynamischer und prognostischer Ergebnisse derzeit noch keine Alternative dar.

Trikuspidalklappenfehler

Ätiologie und Hämodynamik

> **Merke**
> Trikuspidalklappenfehler treten selten isoliert, sondern meist in Kombination mit anderen Herzklappenfehlern, pulmonaler Hypertonie oder Rechtsherzinsuffizienz auf.

▶ **Trikuspidalklappenstenose.** Diese ist meist rheumatischer Genese. Eine Reduktion der Öffnungsfläche führt zu einer Druckbelastung mit nachfolgender Vergrößerung des rechten Vorhofs. Bereits bei einem diastolischen Druckgradienten von nur 5 mmHg kommt es zu einer klinisch relevanten venösen Einflussstauung. Bei tiefer Inspiration und höherem HZV (Belastung, Infusion, Beinhochlagerung) nehmen Druckgradient und Symptomatik zu.

▶ **Trikuspidalklappeninsuffizienz.** Diese ist häufig funktionell (Dilatation des Klappenrings), seltener organisch (z. B. rheumatisch, endokarditisch) bedingt. Rechter Vorhof und rechter Ventrikel sind durch die Volumenbelastung vergrößert. Leicht- bis mittelgradige Regurgitationen werden bei Fehlen einer pulmonalen Hypertonie meist gut toleriert. Höhergradige Insuffizienzen der Trikuspidalklappe führen dagegen zu manifester Rechtsherzinsuffizienz.

Diagnostik

▶ **Symptome.** Klinisch stehen die Zeichen der Rechtsherzinsuffizienz mit peripheren Ödemen, Einflussstauung (Jugularvenenstau, Hepatomegalie, Aszites) und Pleuraerguss im Vordergrund.

Therapie

▶ **Allgemeine Therapieprinzipien.** Wesentliche Prinzipien der konservativen Therapie bestehen in der Behandlung der kardialen oder pulmonalen Grunderkrankung mit dem Ziel der Senkung pulmonalarterieller Drücke und Widerstände und damit der Reduktion der trikuspidalen Regurgitation. Die symptomatische Therapie der Rechtsherzinsuffizienz besteht in Natrium- und Flüssigkeitsrestriktion sowie in der Gabe von Diuretika und Vorlastsenkern (Nitrate).

▶ **Operative Therapie.** Eine chirurgische Therapie ist bei ausgeprägter, medikamentös nicht beherrschbarer Symptomatik oder im Zusammenhang mit anderweitig erforderlichen Herzoperationen (z.B. andere Herzklappenoperation oder Bypasschirurgie) indiziert, wobei klappenerhaltende Operationen bevorzugt werden.

Kernaussagen

Allgemeine Aspekte
Erworbene Herzklappenfehler sind Fehlfunktionen (Stenose oder Insuffizienz) der Herzklappen durch Veränderungen des Klappengewebes und/oder des subvalvulären Apparates, meist infolge entzündlicher oder degenerativer Prozesse.
Ein Verständnis der Pathophysiologie und Hämodynamik sowie Kenntnisse zur Diagnostik und Therapie der einzelnen Klappenfehler sind essenzieller Bestandteil des perioperativen und intensivmedizinischen Managements von Patienten mit erworbenen Herzklappenfehlern.
Die Wahl des optimalen Operationszeitpunktes beeinflusst maßgeblich die Prognose von Herzklappenfehlern und orientiert sich am Schweregrad des Klappenfehlers, der Myokardfunktion sowie am zu erwartenden Operationsergebnis und dem Operationsrisiko.
Klappenerhaltende Verfahren werden generell bevorzugt, wenn sie aufgrund der anatomischen Verhältnisse technisch durchführbar und bezüglich des Langzeitergebnisses erfolgversprechend sind. Operativer Herzklappenersatz wird erforderlich, wenn rekonstruktive Eingriffe nicht in Betracht kommen.
Mechanische Herzklappenprothesen haben den Vorteil einer unbegrenzten Haltbarkeit, jedoch den Nachteil einer lebenslang erforderlichen oralen Antikoagulation mit Vitamin-K-Antagonisten. Biologische Herzklappenprothesen haben dagegen eine begrenzte Haltbarkeit (im Mittel 10 – 20 Jahre), erfordern jedoch nur eine kurze Phase der Antikoagulation (3 Monate).
Die wichtigsten prothesenbedingten oder protheseninduzierten Komplikationen sind Thrombembolien, Prothesenthrombosen und Prothesendysfunktionen.
Bei Patienten mit Kontraindikationen zur Operation oder hohem Operationsrisiko stehen neue katheterbasierte Verfahren zur Behandlung der schweren Aortenklappenstenose (TAVI) und der hochgradigen Mitralklappeninsuffizienz (MitraClip) zur Verfügung.

Krankheitsbilder im Einzelnen
Spezifische intensivmedizinische Aspekte zur Pathophysiologie, Diagnostik und Therapie werden bei der Darstellung der einzelnen Krankheitsbilder (Aortenklappenstenose, Aortenklappeninsuffizienz, Mitralklappenstenose, Mitralklappeninsuffizienz, Trikuspidalklappenfehler) beschrieben.

Literatur

[1] Poldermans D, Bax JJ, Boersma E et al. Guidelines for preoperative cardiac risk assessment and perioperative cardiac management in non-cardiac surgery. Eur Heart J 2009; 30: 2769 – 2812. Im Internet: http://eurheartj.oxfordjournals.org/content/30/22/2769.full.pdf+html; Stand: 20.05.2013
[2] Vahanian A, Alfieri O, Andreotti F et al. Guidelines on the management of valvular heart disease (version 2012). Eur Heart J 2012; 33: 2451 – 2496. Im Internet: http://eurheartj.oxfordjournals.org/content/33/19/2451.full.pdf+html; Stand: 20.05.2013
[3] Wichter T, Breithardt G, Eckardt L, Baumgartner H. Erworbene Herzklappenfehler. In: Greten H et al., Hrsg. Innere Medizin. 13. Aufl. Stuttgart: Thieme; 2010: 166 – 191

11.8 Erkrankungen der Aorta

C. Schmid

11.8.1 Thorakales Aortenaneurysma

Definition
Ein Aortenaneurysma ist eine krankhafte Erweiterung der Aorta (Aneurysma verum). Ist der gesamte Gefäßquerschnitt miteinbezogen, spricht man vom fusiformen Aneurysma, bei einer nur partiellen Beteiligung des Gefäßquerschnitts spricht man von einem sakkuliformen Aneurysma.

▶ Tab. 11.20 gibt einen Überblick über die normale Weite der Aorta.

▶ **Epidemiologie.** Aneurysmen der thorakalen Aorta finden sich mit einer Inzidenz von etwa 6 pro 100 000 Personen [1]. Etwa 60% der aortalen Aneurysmen betreffen die Aorta ascendens, etwa 40% die Aorta descendens. In 10% der Fälle ist der Aortenbogen involviert.

▶ **Ätiologie.** Hauptursachen der Aneurysmenbildung sind krankhafte Veränderungen der Gefäßwand, in erster Linie die Arteriosklerose und die zystische Medianekrose. Bei beiden Erkrankungen führt eine Degeneration von Wandbestandteilen zu einer Schwächung mit nachfolgender Ektasie der Gefäßwand. Diese Prozesse sind bis zu einem gewissen Grad mit zunehmendem Alter normal, werden aber durch die arterielle Hypertonie deutlich akzeleriert.

Symptomatik und diagnostisches Vorgehen

▶ **Symptome und Komplikationen.** Etwa 40% der thorakalen Aortenaneurysmen sind asymptomatisch, während etwa 60% vaskulär bedingte oder durch die Raumforderung bedingte Symptome aufweisen. Führt die Aufweitung der Aorta zu einer Aufweitung des Aortenklappenanulus (anuloaortale Ektasie), entsteht eine Aortenklappeninsuffizienz. Darüber hinaus kann eine Ausdünnung der Aortenbasis mit Sinus-Valsalva-Aneurysmabildung zu einer Perforation eines Sinus-Valsalva-Aneurysmas führen, wobei vorwiegend der rechte Vorhof involviert ist (Links-rechts-Shunt). Große Aneurysmen können die V. cava superior, Bronchien und Trachea komprimieren. Anhaltende Rückenschmerzen sprechen für eine Beteiligung ossärer Strukturen.

▶ **Bildgebung.** Im Röntgenbild des Thorax findet sich üblicherweise eine Verbreiterung des Mediastinalschattens, selten auch eine Verlagerung der Trachea.

Praxistipp
Wichtigste Untersuchung heutzutage ist das Angio-CT, da es nicht invasiv eine genaue Beurteilung des Aneurysmas einschließlich wandadhärenter Thromben erlaubt.

Das MRT bietet keine bedeutsamen Vorteile demgegenüber, erlaubt jedoch die Ansicht weiterer Schnittebenen.

Therapeutisches Vorgehen

▶ **Operationsindikation.** Entscheidend für das therapeutische Vorgehen ist der Durchmesser der Aorta, da dieser mit dem Rupturrisiko korreliert. Entsprechend ergibt sich eine Operationsindikation in erster Linie aus dem maximalen Aortendurchmesser in der bildgebenden Diagnostik (▶ Tab. 11.21). Allerdings kann bei einer raschen Größenprogredienz und bei deutlicher Symptomatik auch schon bei geringerem Aortendurchmesser ein operatives Vorgehen erwogen werden. Unterhalb des kritischen Aortendurchmessers erfolgt eine blutdrucksenkende Therapie durch Betablocker.

Merke
Das prinzipielle operative Vorgehen beim thorakalen Aortenaneurysma besteht in der Resektion der erkrankten Aortenabschnitte und im Ersatz derselben durch eine Dacronprothese.

▶ **Aorta ascendens.** Ein Aneurysma der Aorta ascendens wird mithilfe der extrakorporalen Zirkulation im kardioplegischen Herzstillstand operiert. Ist die Aortenklappe intakt, genügt es, den betroffenen Abschnitt durch eine Rohrprothese zu ersetzen. Bei einer anuloaortalen Ektasie muss geprüft werden, ob die Aortenklappe rekonstruiert werden kann oder ob ein klappentragendes Conduit implantiert werden muss. Eine bikuspide, gut schlussfähige und nicht stenosierende Aortenklappe kann erhalten werden.

▶ **Aortenbogen.** Ein Aortenbogenersatz erfordert besondere Maßnahmen zum Schutz des Zerebrums. Zumeist wird der Patient mithilfe der Herz-Lungen-Maschine auf < 20 °C (tiefe Hypothermie) abgekühlt und es wird ein Kreislaufstillstand mit selektiver Zerebralperfusion initiiert.

▶ **Aorta descendens.** Primär wird heutzutage die Stenttherapie bevorzugt. Ein Ersatz der Aorta descendens erfolgt über eine laterale Thorakotomie. Das hohe Abklemmen der Aorta birgt auf-

Tab. 11.20 Normal- und Grenzwerte der Weite der Aorta ascendens und descendens (Daten aus [5]).

	Normalwerte		Grenzwerte
Aortenklappenanulus	2,6 ± 0,3 cm (m) bzw. 2,3 ± 0,2 cm (w)		
Aorta ascendens	2,9 ± 0,3 cm (m) bzw. 2,6 ± 0,3 cm (w)	Aorta ascendens	2,1 cm/m² oder 4 cm
		Aorta descendens	1,6 cm/m² oder 3 cm

m = männlich, w = weiblich

Tab. 11.21 Indikation zur operativen Versorgung.

Symptom	Aortendurchmesser
Aorta ascendens	Durchmesser > 5,5 cm
Aorta descendens	Durchmesser > 6 cm
Vorliegen eines Marfan-Syndroms oder anderer Bindegewebserkrankungen	in diesem Fall wird ein Aortenersatz bereits bei einem Durchmesser von 4,0 – 4,5 cm angestrebt

grund der dadurch gestörten Rückenmarkperfusion in erster Linie das Risiko einer Paraplegie. Daher wird eine Clamp-and-run-Technik nur sehr selten angewendet. Besser ist es, über einen Linksherzbypass oder einen femorofemoralen Bypass die Perfusion des distalen Rückenmarks und der unteren Körperhälfte zu steigern.

Optional kann zusätzlich eine Drainage des Spinalkanals erfolgen, da erhöhte Spinalkanaldrücke mit einer höheren Paraplegierate assoziiert sind. Eine weitere Möglichkeit besteht darin, bedeutsame Äste der thorakalen Aorta in die Prothese zu reinserieren. Eine Messung somatosensorischer evozierter Potenziale bei temporärer Gefäßabklemmung segmentaler Aortenäste zur Erkennung einer kritischen spinalen Gefäßversorgung ist ebenfalls möglich, hat sich klinisch bislang aber nicht durchgesetzt [6].

11.8.2 Aortendissektion

Definition
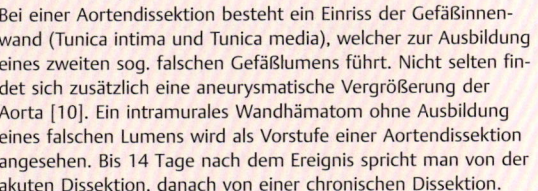
Bei einer Aortendissektion besteht ein Einriss der Gefäßinnenwand (Tunica intima und Tunica media), welcher zur Ausbildung eines zweiten sog. falschen Gefäßlumens führt. Nicht selten findet sich zusätzlich eine aneurysmatische Vergrößerung der Aorta [10]. Ein intramurales Wandhämatom ohne Ausbildung eines falschen Lumens wird als Vorstufe einer Aortendissektion angesehen. Bis 14 Tage nach dem Ereignis spricht man von der akuten Dissektion, danach von einer chronischen Dissektion.

▶ **Einteilungen.** Die verschiedenen Einteilungen der Aortendissektion zeigt ▶ Tab. 11.22 [3, 4].

▶ **Epidemiologie.** Die geschätzte Inzidenz liegt bei 0,32 pro 1000 Einwohner. Hauptlokalisation ist die Aorta ascendens in 2 Dritteln der Fälle, während der Aortenbogen nur in etwa 10% und die Aorta descendens nur in etwa 20% der Fälle betroffen ist.

▶ **Ätiologie.** Hauptursachen für die Aortendissektion sind, wie beim Aortenaneurysma, die arterielle Hypertonie und eine Schwäche der Gefäßwand. Bei Letzterer sind das Marfan-Syndrom und das Ehlers-Danlos-Syndrom am bedeutsamsten. Darüber hinaus liegt bei einer bikuspiden Aortenklappe und bei einer Aortenisthmusstenose ein erhöhtes Dissektionsrisiko vor. Ein früher propagiertes erhöhtes Risiko während einer Schwangerschaft wird inzwischen wieder negiert [8].

Tab. 11.22 Einteilungen der Aortendissektion nach De Bakey und Stanford.

Einteilung nach De Bakey	
Typ I	Dissektion beginnt in der Aorta ascendens und betrifft auch den Aortenbogen und die Aorta thoracalis bzw. abdominalis
Typ II	Dissektion ist auf die Aorta ascendens begrenzt
Typ III	Dissektion beginnt distal der linken A. subclavia und umfasst die thorakale Aorta (Typ IIIa) oder zusätzlich auch die abdominelle Aorta (Typ IIIb)
Einteilung nach Stanford	
Typ A	Dissektion involviert die aszendierende Aorta, Aortenbogen und Aorta descendens können beteiligt sein (entspricht De-Bakey-Typ I + II)
Typ B	Dissektion betrifft nur die deszendierende Aorta (entspricht De-Bakey-Typ III)

Symptome und diagnostisches Vorgehen

▶ **Symptome.** Die meisten Patienten mit Aortendissektion erleben ein starkes Schmerzereignis, das häufig auf den Rücken projiziert wird, aber auch an Extremitäten und im Abdomen führend sein kann. Eine Synkope, ein Krampfanfall und andere neurologische Ereignisse können ebenfalls Primärsymptome sein. Reicht der Intimaeinriss bis zum Anulus der Aortenklappe, kann diese insuffizient werden oder es kann durch die Dissektionsmembran ein Koronarostium verlegt werden. Bei einer Perforation der Aorta bildet sich unmittelbar eine lebensbedrohliche Perikardtamponade aus.

▶ **Bildgebung.** Die diagnostischen Schritte entsprechen denen bei Aortenaneurysma, allerdings unter erweiterten Gesichtspunkten.

Praxistipp
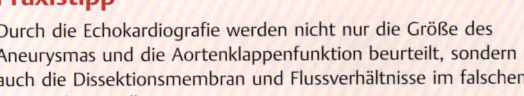
Durch die Echokardiografie werden nicht nur die Größe des Aneurysmas und die Aortenklappenfunktion beurteilt, sondern auch die Dissektionsmembran und Flussverhältnisse im falschen Lumen dargestellt.

Im Angio-CT können das Ausmaß der Aortendissektion und die Dissektionsmembran einschließlich der Perfusionsverhältnisse an der Aorta und den supraaortalen Ästen sowie die Gefäßabgänge (z. B. Perfusion der Niere) beurteilt werden.

Therapeutisches Vorgehen

Merke

Die Indikation zur operativen bzw. konservativen Therapie ergibt sich aus den Letalitätsraten mit und ohne operative Versorgung.

▶ **Aorta ascendens.** Eine Beteiligung der Aorta ascendens (Stanford-Typ A, De-Bakey-Typ I und II) stellt immer eine notfallmäßige Operationsindikation dar. Ohne chirurgische Sanierung sterben 50% der Patienten innerhalb eines Monats, während mit Operation die Sterberate bei nur 20% liegt [9]. Nach Anschluss der Herz-Lungen-Maschine wird der Abschnitt der Aorta reseziert, in dem die Endothelverletzung bzw. das Entry liegt, und durch eine Gefäßprothese ersetzt. Das falsche Lumen im Bereich der Aortenbasis und des Aortenbogens kann durch Verklebung okkludiert werden. Finden sich auch im Aortenbogen Einrisse des Endothels, wird er partiell oder komplett mitersetzt. Ist in einem zweiten Schritt ein Ersatz der deszendierenden Aorta geplant, kann zusätzlich eine sog. „Elephant-Trunk-Prothese", ggf. auch als proximaler Descendensstent, eingebracht werden [2].

▶ **Aortenbogen.** Der Aortenbogen wird im hypothermen Kreislaufstillstand (< 20 °C) inspiziert. Während des Aortenbogeneingriffs erfolgt eine Zerebralperfusion zur Protektion des Gehirns.

▶ **Aorta descendens.** Bei einer ausschließlichen Dissektion der Aorta descendens (Stanford-Typ B, De-Bakey-Typ III) erfolgt primär eine konservative Therapie mit Betablockern (± Stentimplantation; [7]). Bei drohender Ruptur, starker Kompression des wahren Lumens oder einer Malperfusion der intestinalen Aortenäste kann ein operativer Aorta-descendens-Ersatz über eine laterale Thorakotomie durchgeführt werden. Anstelle eines solchen komplikationsträchtigen Eingriffs bevorzugt man heutzutage allerdings eine interventionelle Fensterung und ggf. eine Stenteinlage, die darüber hinaus auch für den Patienten wesentlich weniger belastend ist.

11.8.3 Traumatische Aortenruptur

Definition
Als „typische" traumatische Aortenruptur wird eine Verletzung der Aorta unmittelbar distal des Abgangs der linken A. subclavia infolge eines Dezelerationstraumas (z. B. Auffahrunfall) bezeichnet. Sie zeigt sich morphologisch meist als gedeckte Gefäßruptur, d. h. der adventitielle Bindegewebsschlauch bleibt intakt und verhindert die Exsanguination.

Wird die Aortenruptur überlebt, bildet sich häufig im Langzeitverlauf ein Aortenaneurysma aus.

Diagnostisches Vorgehen
Die traumatische Aortenruptur kann durch einfache Maßnahmen nicht sicher diagnostiziert werden, jedoch können eine Mediastinalverbreiterung, ein linksseitiger Hämatothorax, eine Zwerchfellruptur und Blutdruckdifferenzen zwischen den oberen und unteren Extremitäten hinweisend sein. Bei Verdacht auf eine traumatische Aortenruptur sollte liberal ein Angio-CT durchgeführt werden.

Therapeutisches Vorgehen
Im Rahmen eines Polytraumas ist die gedeckte Aortenruptur nur selten unmittelbar vital bedrohlich. Vielmehr müssen zunächst Schädel-Hirn-Verletzungen, intraabdominelle Blutungen und ausgedehnte Frakturen (z. B. Beckenfraktur) versorgt werden. Erst danach wird die Aorta descendens angegangen.

Merke
Das Therapieverfahren der Wahl im Akutstadium ist die endovaskuläre Stenteinlage, bei der analog zu dem Vorgehen bei der Aortendissektion transfemoral ein ummantelter Stent die Rupturstelle abdichtet.

Eine Alternative bietet der operative Aortenersatz. Prinzipiell werden die gleichen Operationstechniken wie beim Aneurysma der deszendierenden Aorta verwandt.

11.8.4 Atheromatose der Aorta

Definition
Bildung von arteriosklerotischen Plaques in der Aorta, die ein hohes Emboliepotenzial bedeuten.

▶ **Einteilung und Ätiologie.** Das Embolierisiko korreliert mit der Plaquemorphologie und ist bei Patienten mit Hyperlipidämie, ausgedehnten Kalzifizierungen und Plaquedicken > 4 mm signifikant erhöht. Entsprechend finden sich aortale Atherome bei 20–30 % der Schlaganfallpatienten, d. h. die Prävalenz von Atheromen ist ebenso hoch wie die von Vorhofflimmern und Karotisstenosen [11].

Symptome und diagnostisches Vorgehen
Da arterielle Embolien jedes Organ, jede Extremität und das Zerebrum betreffen können, kann das klinische Bild sehr vielschichtig sein.

Praxistipp

Eine korrekte Diagnose wird häufig nicht gestellt, da eine aortale Atheromatose meist nicht in die differenzialdiagnostischen Überlegungen einbezogen wird!

Eine Verifizierung der Diagnose erfolgt durch eine transösophageale Echokardiografie, im Rahmen von herzchirurgischen Eingriffen auch durch einen epiaortalen Ultraschall. CT und MRT müssen sehr hoch auflösend sein, um die Diagnose zu sichern.

Therapeutisches Vorgehen
Eine chirurgische Intervention zur Entfernung der Atherome wird nur sehr selten durchgeführt, da sie mit einem hohen Risiko behaftet und die Langzeitergebnisse unbefriedigend sind.

Praxistipp

Weist ein Patient an der Aorta ascendens multiple Atherome auf, sollte z. B. im Rahmen einer Koronarrevaskularisation ein Vorgehen ohne extrakorporale Zirkulation und ohne aortale Bypassanastomosen erwogen werden.

Inwieweit die endovaskuläre Stenttherapie therapeutische Option bei flottierenden Atheromen sein kann, muss die Zukunft zeigen.

11.8.5 Entzündliche Aortenveränderungen

Definition
Chronisch entzündliche Erkrankungen der Aorta, heute meist immunologischer Genese.

▶ **Ätiologie.** Insgesamt sind die entzündlichen Aortenerkrankungen extrem selten.

Symptome und diagnostisches Vorgehen
Je nach Befall der Aorta zeigen sich zunächst unterschiedlichste klinische Bilder und unspezifische Symptome wie Fieber, Abgeschlagenheit, Unwohlsein, Nachtschweiß und Gelenkschmerzen. Später folgen eine arterielle Hypertonie (Ursache: Nierenarterienstenose), eine Herzinsuffizienz (Ursache: Befall der Koronararterien, seltener Myokarditis) sowie vaskuläre (Claudicatio) und neurologische Symptome (Kopfschmerz, Amaurosis fugax).

Merke

Die Diagnose wird anhand der klinischen Symptomatik gestellt, insbesondere anhand einer vaskulären Ischämie und der typischen angiografischen Befunde.

Therapeutisches Vorgehen

In der Akutphase führen Steroide zu einer Remission in 60% der Fälle, andernfalls können immunsuppressive Behandlungskonzepte erfolgen. Die vaskulären Ischämien durch Stenosierung werden überwiegend interventionell behandelt. Ein operatives Vorgehen bleibt nicht dilatierbaren Stenosen und großen Aneurysmen vorbehalten.

> **Kernaussagen**
>
> **Thorakales Aortenaneurysma**
> Die Rupturgefahr steigt ab einem Aortendurchmesser von 5–6 cm signifikant an, weswegen hier eine Operationsindikation zu stellen ist. Der Ersatz der aszendierenden Aorta und des Aortenbogens erfordert eine mediane Sternotomie und den Einsatz der Herz-Lungen-Maschine. Die deszendierende Aorta wird heutzutage zumeist mit Stents versorgt, ist aber operativ über eine laterale Thorakotomie und einen Linksherzbypass angehbar.
>
> **Aortendissektion**
> Hauptursache im Alter ist die Hypertonie/Arteriosklerose, beim jungen Patienten das Marfan-Syndrom. Eine Beteiligung der Aorta ascendens oder des Aortenbogens muss operativ angegangen werden, ein ausschließlicher Deszendensbefall kann konservativ (± Aortenstent) behandelt werden.
>
> **Traumatische Aortenruptur**
> Sie ist meist inkomplett, d. h. die Adventitia ist erhalten. Im Langzeitverlauf bildet sich häufig ein Aneurysma aus, das operativ oder interventionell therapiert werden sollte.
>
> **Atheromatose der Aorta**
> Aortale atheromatöse Veränderungen sind häufig. Eine operative Therapie ist jedoch selten, sie erfolgt nur bei dadurch bedingten Thrombembolien.
>
> **Entzündliche Aortenveränderungen**
> Diese sind seltene Krankheitsbilder, die chirurgisch kaum bedeutsam sind. Die Ischämien durch Stenosierung von Arterien werden heutzutage mit gutem Ergebnis interventionell behandelt.

Literatur

[1] Bickerstaff LK, Pairolero PC, Hollier LH et al. Thoracic aortic aneurysms: a population-based study. Surgery 1982; 92: 1103–1108
[2] Borst HG, Walterbusch G, Schaps D. Extensive aortic replacement using „elephant trunk" prosthesis. Thorac Cardiovasc Surg 1983; 31: 37–40
[3] Daily PO, Trueblood HW, Stinson EN et al. Management of acute aortic dissections. Ann Thorac Surg 1970; 10: 237–247
[4] Debakey ME, Henly WS, Cooley DA et al. Surgical management of dissecting aneurysms of the aorta. J Thorac Cardiovasc Surg 1965; 49: 130–149
[5] Erbel R. Diseases of the thoracic aorta. Heart 2001; 86: 227–234
[6] Galla JD, Ergin MA, Sadeghi AM et al. A new technique using somatosensory evoked potential guidance during descending and thoracoabdominal aortic repairs. J Card Surg 1994; 9: 662–672
[7] Hagan PG, Nienaber CA, Isselbacher EM et al. The International Registry of Acute Aortic Dissection (IRAD): new insights into an old disease. JAMA 2000; 283: 897–903
[8] Januzzi JL, Isselbacher EM, Fattori R et al. Characterizing the young patient with aortic dissection: results from the International Registry of Acute Aortic Dissection (IRAD). J Am Coll Cardiol 2004; 43: 665–669
[9] Mehta RH, Suzuki T, Hagan PG et al. Predicting death in patients with acute type A aortic dissection. Circulation 2002; 105: 200–206
[10] Roberts WC. Aortic dissection: anatomy, consequences and causes. Am Heart J 1981; 101: 195–214
[11] Tunick PA, Kronzon I. Atheromas of the thoracic aorta: clinical and therapeutic update. J Am Coll Cardiol 2000; 35: 545–554

11.9 Arterielle Hypertonie

P. Baumgart

11.9.1 Einleitung

Erhöhter Blutdruck ist der häufigste korrigierbare Risikofaktor für die kardiovaskuläre Morbidität und Mortalität. Schlaganfall, Demenz, Herzinfarkt, Herzinsuffizienz und Vorhofflimmern sind typische Folgen der Hypertonie.

▶ **Epidemiologie.** Über 20 Mio. Menschen in Deutschland leiden unter erhöhtem Blutdruck. Nur ca. 60% der Betroffenen wissen von ihrer Hypertonie. Nur die Hälfte von diesen wird effektiv behandelt. Eine Minderheit (<20%) der Behandelten erreicht unter Therapie die Zielwerte des Blutdrucks, d. h. „kontrollierte Hypertonie" (s. u.). Im internationalen Vergleich ist die Hypertonieprävalenz besonders hoch und infolgedessen ist in Deutschland auch die Schlaganfallrate höher als in vergleichbaren Ländern, z. B. USA, Kanada, England, Italien, Frankreich [14, 25].

▶ **Isolierte systolische Hypertonie.** Während der diastolische Blutdruck nach der 4. Altersdekade weitgehend konstant bleibt, steigt der systolische Blutdruck zeitlebens weiter an. Daraus resultiert eine hohe Prävalenz von Hypertonikern mit isolierter systolischer Hypertonie im höheren Lebensalter.

Im Gegensatz zur früheren Auffassung, dass das kardiovaskuläre Risiko besonders vom diastolischen Blutdruck bestimmt wird, hat sich inzwischen gezeigt, dass eine hohe Blutdruckamplitude mit besonderer Risikoerhöhung assoziiert ist [8]. Demzufolge haben Patienten mit isolierter systolischer Hypertonie ein hohes Risiko. Dies erklärt, warum auch im hohen Lebensalter eine vorwiegend systolische Hypertonie grundsätzlich therapiewürdig ist und dass durch die Therapie das Risiko deutlich gesenkt wird [20, 23]. Die frühere Auffassung „100 + Alter" sei normal, ist dadurch überholt.

11.9.2 Diagnostik

Vor der Therapie der Hypertonie sind grundsätzlich 5 diagnostische Fragen zu beantworten:
- Wie hoch ist der Blutdruck tatsächlich?
- Handelt es sich um eine primäre oder sekundäre Hypertonie?
- Welche zusätzlichen Faktoren bestimmen die kardiovaskuläre Prognose neben dem Hochdruck (weitere Risikofaktoren)?
- Gibt es hypertoniebedingte Organschäden? Begleiterkrankungen?
- Wie hoch ist dadurch das Gesamtrisiko des Patienten?

Blutdruckhöhe

Die Hypertonie wird in verschiedene Schweregrade eingeteilt (▶ Tab. 11.23; [6]). Da auch innerhalb des Normalbereichs (<140/90 mmHg) noch eine Korrelation zwischen Blutdruckhöhe

11.9 Arterielle Hypertonie

Tab. 11.23 Klassifikation des Blutdrucks (RR) in Schweregraden.

Einschätzung	RR systolisch (mmHg)	RR diastolisch (mmHg)
optimal	< 120	< 80
normal	< 130	< 85
hoch normal	130 – 139	85 – 89
leichte Hypertonie (Schweregrad 1)	140 – 159	90 – 99
mittelschwere Hypertonie (Schweregrad 2)	160 – 179	100 – 109
schwere Hypertonie (Schweregrad 3)	≥ 180	≥ 110
isolierte systolische Hypertonie	≥ 140	< 90

und Risiko besteht, gilt besonders niedriger Blutdruck (< 120/80 mmHg) als optimal. Bei Patienten mit erheblichen Zusatzrisiken (z. B. Diabetes) ist schon bei „hoch normalem" Blutdruck eine medikamentöse Therapie indiziert, weil in dieser Situation das blutdruckabhängige Risiko wesentlich erhöht ist und therapeutische Blutdrucksenkung das Risiko senkt.

Primäre vs. sekundäre Hypertonie

▶ **Essenzielle Hypertonie.** Die meisten (> 90 %) Hypertoniker leiden an einer primären („essenziellen") Hypertonie. Dabei handelt es sich um eine genetische Konstellation mit familiärer Häufung, die zur Hypertonie führt. Deren genetische Grundlage ist heterogen und in ihren Details noch nicht bekannt. Sie führt nicht nur zur Blutdruckerhöhung, sondern auch zur Akkumulation metabolischer Risikofaktoren: Typ-2-Diabetes, Lipidstoffwechselstörungen (Triglyzeridämie, niedriges HDL-Cholesterin), abdominelle Adipositas. Die Kombination der metabolischen Risikofaktoren mit der essenziellen Hypertonie wird als „metabolisches Syndrom" oder „Insulinresistenzsyndrom" bezeichnet.

> **Merke**
> Die essenzielle Hypertonie ist eine Ausschlussdiagnose, die sich aus den negativen Resultaten der Diagnostik für sekundäre Hypertonieformen ergibt.

▶ **Sekundäre Hypertonie.** Nur bei einer Minderheit der Patienten ist der Hypertonus durch renoparenchymatöse, renovaskuläre oder adrenale Erkrankungen verursacht. Wegen der Häufigkeit der primären Hypertonie beschränkt sich der Ausschluss sekundärer Hypertonieformen auf wenige Untersuchungen in einem standardisierten Screening-Programm (▶ Tab. 11.24). Im Fall auffälliger Befunde erfolgt dann eine gezielte Zusatzdiagnostik zur Sicherung der sekundären Hypertonie.

Der Screening-Diagnostik können hauptsächlich Nierenarterienstenosen, obstruktive Schlafapnoe und normokaliämischer Aldosteronismus (neben den selteneren anderen adrenalen Hypertonien) entgehen. Über das Screening hinausgehende Ursachendiagnostik (▶ Tab. 11.24) erfolgt daher bei sehr schwerer therapierefraktärer Hypertonie, wenn Patienten betroffen sind, bei denen dieser diagnostische Aufwand auch noch therapeutische Konsequenzen haben kann.

Zusätzliche Risikofaktoren neben der Hypertonie

▶ **Risikoabschätzung.** Zur Schätzung der kardiovaskulären Mortalitätsprognose deutscher Patienten in der Primärprävention ist die SCORE-Deutschland-Tabelle besonders geeignet. Ihr zufolge hängt das Risiko der 10-Jahres-Mortalität deutscher Patienten in der Primärprävention vom Alter, Geschlecht, Blutdruck, Rauchen und Cholesterin ab [15].

International ist für die Abschätzung des Risikos von Hypertonikern und damit für den Therapiebedarf eine Tabelle gebräuchlich (▶ Tab. 11.25), welche für die verschiedenen Blutdruckklassen das Risiko in Abhängigkeit von Risikofaktoren, Organschäden und Begleiterkrankungen darstellt [7].

Dabei bedingen Begleiterkrankungen, wie z. B. fortgeschrittene Niereninsuffizienz, KHK, zerebrovaskuläre Ereignisse oder Retinopathie, die größte Risikosteigerung, gefolgt von Organschäden, wie z. B. linksventrikuläre Hypertrophie, Albuminurie oder nachweisbare degenerative Gefäßveränderung (z. B. Verbreiterung des Intima-Media-Komplexes der Karotis im Ultraschall).

Einige Risikofaktoren sind nicht beeinflussbar (Alter, Geschlecht, familiäre Häufung kardiovaskuläre Ereignisse), andere sind Ziel der Therapie mit Lebensstilanpassung und Medikamentenverordnung.

▶ **Risikofaktoren, Organschäden und Begleiterkrankungen zur Risikostratifizierung der Hypertonie.** Zu den *Risikofaktoren* gehören:
- Hypertonieschweregrad,
- Männer > 55 Jahre,
- Frauen > 65 Jahre,
- Rauchen,
- Cholesterin > 6,5, LDL > 4, HDL < 1 mmol/l,
- CRP > 1 mg/dl,
- abdominelle Adipositas (Taillenumfang: Frauen > 88 cm, Männer > 102 cm),
- Familienanamnese für kardiovaskuläre Erkrankungen.

Tab. 11.24 Screening und erweiterte Diagnostik zur Suche nach sekundären Hypertonien.

	Screening	erweiterte Diagnostik
Nierenkrankheiten	Kreatinin, Urinstatus, Sonogramm	–
Nierenarterienstenose	–	Doppler, DSA, AngioCT/MRT
primärer Aldosteronismus	Serumkalium	Aldosteron, Renin (einschließlich Quotient), CT, MRT, Seitenvergleich: Aldosteron/Kortisol im Nebennierenvenenblut
Cushing-Syndrom	–	Dexamethason-Hemmtest
Phäochromozytom	–	Katecholamine + Metaboliten im Plasma und Sammelharn, ggf. unter Clonidin
obstruktive Schlafapnoe	–	Schlafapnoe-Screening

Tab. 11.25 Risikoklassifikation des Blutdrucks in Abhängigkeit von weiteren Risikofaktoren, Organschäden und Begleiterkrankungen.

Blutdruck	120–129/ 80–84 mmHg	130–139/ 85–89 mmHg	140–159/ 90–99 mmHg	160–179/ 100–109 mmHg	>180/ >110 mmHg
keine weiteren Risikofaktoren	durchschnittliches Risiko	durchschnittliches Risiko	gering erhöhtes Risiko	mittleres Risiko	hohes Risiko
1–2 weitere Risikofaktoren	gering erhöhtes Risiko	gering erhöhtes Risiko	mittleres Risiko	mittleres Risiko	sehr hohes Risiko
>2 Risikofaktoren, TOD*, Diabetes	mittleres Risiko	hohes Risiko	hohes Risiko	hohes Risiko	sehr hohes Risiko
Begleit-erkrankung	hohes Risiko	sehr hohes Risiko	sehr hohes Risiko	sehr hohes Risiko	sehr hohes Risiko

* TOD = Target Organ Damage (hypertoniebedingter Organschaden)

Endorganschäden sind:
- linksventrikuläre Hypertrophie,
- Mikroalbuminurie oder Kreatinin 1,2–1,5 mg/dl,
- Intima-Media-Dicke der Karotis > 0,9 mm oder Arteriosklerose-Plaques.

Zu *Begleiterkrankungen* zählen:
- Retinopathie,
- Kreatinin > 1,5 mg/dl,
- KHK, periphere arterielle Verschlusskrankheit (pAVK), zerebrovaskuläre Insuffizienz,
- Herzinsuffizienz.

Merke
- Insbesondere die Kumulation mehrerer Risikofaktoren neben dem Blutdruck steigert das Risiko erheblich. Eine Sonderrolle kommt dem Diabetes zu, welcher das Risiko ebenso stark erhöht wie 3 zusätzliche andere Faktoren oder wie vorhandene Organschäden (▶ Tab. 11.25).

11.9.3 Hypertensive Notfälle

Krisenhafte Blutdrucksteigerungen sind außerordentlich häufig und führen oft zur Krankenhausaufnahme [16, 28]. Dabei ist die Blutdruckerhöhung allein kein hinreichendes Kriterium einer Notfallsituation, wesentlich ist die Symptomatik des Patienten. Die frühere Bezeichnung „hypertone Krise" (Kombination aus krisenhaftem Blutdruckanstieg und Symptomen) ist heute international ersetzt durch 2 unterschiedliche Definitionen: „Hypertensive Emergency" und „Hypertensive Urgency" [13].

Definition
Ein hypertoner Notfall (Hypertensive Emergency) ist das Zusammentreffen einer plötzlichen Steigerung des systolischen oder diastolischen Blutdrucks mit akuten Organschäden, die sofortige Intervention erfordern. Solche Organschäden betreffen ZNS und Auge, das Herz oder die Niere. „Hypertensive Urgency" beschreibt eine akute schwere Blutdrucksteigerung ohne akute Organschäden.

Beispiele für die Organschäden im Rahmen des hypertonen Notfalls sind:
- Hochdruckenzephalopathie,
- dissezierendes Aortenaneurysma,
- akute Linksherzinsuffizienz und Lungenödem,
- akute myokardiale Ischämie,
- Eklampsie,
- akutes Nierenversagen,
- akute Sehstörungen durch Papillenödem.

11.9.4 Therapie

Langzeittherapie

Zielblutdruck

Das Ziel der Behandlung ist die Senkung des Gesamtrisikos. Dies bedeutet bei den meisten Patienten die therapeutische Beeinflussung mehrerer Risikofaktoren neben dem Blutdruck. Die Blutdruckzielwerte der Hypertoniker unterscheiden sich je nach Behandlungssituation:
- Grundsätzlich ist ein Zielblutdruck < 140/90 mmHg für *alle Patienten* < 80 Jahren prognoseverbessernd und erstrebenswert [8].
- Bei Patienten > 80 Jahren ist der Zielblutdruck < 150/90 mmHg ausreichend. Ältere Hypertoniker leiden bei forcierter Blutdrucksenkung häufig unter Schwindelsymptomen, Gangunsicherheit und Müdigkeit, das sturzbedingte Schenkelhalsfrakturrisiko alter Menschen nimmt bei Neuverordnung von Antihypertensiva vorübergehend zu. Dann muss ggf. individuell ein therapeutischer Kompromiss zwischen Lebensqualität und Optimierung der Lebensdauer gesucht werden.
- Bei Diabetikern beträgt der Zielblutdruck < 140/85 mmHg.

Nur bei einer Minderheit der Hypertoniker gelingt es, unter antihypertensiver Therapie die Zielwerte des Blutdrucks zu erreichen.

Lebensstilanpassung

Übergewicht, vermehrter Alkoholkonsum, vermehrter Salzkonsum und Bewegungsmangel steigern den Blutdruck und das kardiovaskuläre Risiko. Die Anpassung der Lebensweise bedeutet daher die Korrektur dieser individuellen Risiken. Dadurch können sowohl der Blutdruck als auch das kardiovaskuläre Risiko erheblich reduziert werden. Dem dauerhaften Erfolg solcher Lebensstilanpassungen stehen aber vielfach erhebliche Complianceprobleme entgegen.

Eventuell sind auch hypertensiogene Medikamente (z. B. Analgetika, Steroidhormone) absetzbar.

Medikamente

Das erhöhte kardiovaskuläre Risiko der Hypertonie wird eindeutig durch medikamentöse Blutdrucksenkung verringert.

> **Praxistipp**
>
> Prinzipiell ist die mit den verschiedenen Antihypertensivaklassen erzielbare Blutdrucksenkung vergleichbar und dosisabhängig. Die Auswahl antihypertensiver Medikamente für die Dauertherapie richtet sich deshalb weniger nach unterschiedlichen Erwartungen an die Wirksamkeit als vielmehr nach Verträglichkeit, Begleitrisiken, Begleiterkrankungen und Kosten.

▶ **Monotherapie.** 5 Substanzgruppen stehen für die Monotherapie zur Verfügung: Diuretika, Betablocker, Dihydropyridin-Kalziumantagonisten, ACE-Hemmer und Angiotensin-II-Rezeptorantagonisten. Neben der Blutdrucksenkung haben die verschiedenen antihypertensiven Substanzgruppen unterschiedliche blutdruckunabhängige Effekte auf hypertone Organschäden (z. B. Reduktion der linksventrikulären Hypertrophie und der Albuminurie, Progressionsverzögerung der Atherosklerose etc.). Wesentliche Merkmale der 5 gebräuchlichsten Antihypertensivatypen sind in ▶ Tab. 11.26 zusammengefasst.

Mit Ausnahme einer Studie, in der ein Angiotensin-II-Blocker einem Betablocker prognostisch überlegen war [6], haben alle großen kontrollierten Studien in der Vergangenheit keine Vorteile einzelner Substanzgruppen für die kardiovaskuläre Prognose an harten Endpunkten bei vergleichbarer Blutdrucksenkung gezeigt [10, 11, 27]. Daher steht weiterhin die blutdrucksenkende Wirkung als wichtigster Surrogatparameter im Vordergrund der therapeutischen Intention.

▶ **Kombinationstherapie.** Die meisten Hypertoniker benötigen mehrere Antihypertensiva. Trotzdem wird bei den meisten Patienten der Zielblutdruck auch mit den eingesetzten Kombinationen nicht erreicht.

> **Praxistipp**
>
> Wegen des größeren Nebenwirkungspotenzials hoch dosierter Monotherapien wird heute die frühe Kombination verschiedener, geringer dosierter Substanzen empfohlen. Dadurch kann die Verträglichkeit gesteigert werden.

Die Patientencompliance hängt u. a. von der Verträglichkeit, aber auch von der Komplexität des Behandlungsregimes ab. Daher sind zur Dauertherapie der Hypertonie Fixkombinationen besonders geeignet, mit denen die Tablettenzahl reduziert werden kann. Beispiele solcher Kombinationen geeigneter Substanzgruppen sind ACE-Hemmer (oder Angiotensin-II-Blocker) + Diuretikum, ACE-Hemmer + Kalziumantagonist. Neuere und teurere Kombinationen (ACE-Hemmer + Kalziumantagonist) sind älteren und billigeren Kombinationen (Diuretikum + Betablocker) prognostisch überlegen [1].

Ein großer Teil der Hypertoniker benötigt 3 oder 4 Medikamente zur Blutdrucksenkung. Dabei sollte in 3er-Kombinationen immer ein Diuretikum enthalten sein. Außerdem sollten nicht ausschließlich Medikamente mit ähnlicher hämodynamischer Wirkung kombiniert, sondern die Vasodilatation (Kalziumantagonisten, ACE-Hemmer, Angiotension-II-Rezeptorblocker, α1-Blocker) und Senkung des Herzminutenvolumens (Betablocker, Diuretika, zentrale Antisympathotonika) gleichzeitig ausgeschöpft werden.

Tab. 11.26 Eigenschaften der 5 gebräuchlichsten Substanzgruppen zur medikamentösen Hypertoniebehandlung.

	Diuretika	Betablocker	Kalziumantagonist (Dihydropyridin)	ACE-Hemmer	Angiotensin-II-Blocker
wichtige Nebenwirkungen	Orthostase, Hypokaliämie	Bradykardie Bronchospastik erschwerte Gewichtsreduktion Verschlechterung der Psoriasis	Flush Orthostase Ödeme	Husten selten Angioödem	keine
Kontraindikation		Asthma		Angioödem	
perioperative Besonderheiten	Volumenmangel, Hypokaliämie Verstärkte Wirkung von Muskelrelaxanzien	reduzieren das intraoperative Risiko myokardialer Ischämie	eventuell Blutungsrisiko erhöht	Hypotonierisiko, besonders bei Herzinsuffizienz	Hypotonierisiko, besonders bei Herzinsuffizienz
Organprotektion (Niere, Herz, Gefäße)		+	++	+++	+++
Einfluss auf Glukose und Lipide	negativ	negativ	neutral	verzögerte Diabetesmanifestation	verzögerte Diabetesmanifestation
bevorzugte Begleiterkrankungen	Herzinsuffizienz Ödeme	Herzinsuffizienz tachykarde Rhythmusstörungen, Sinustachykardie		Herzinsuffizienz Nierenerkrankungen KHK	Herzinsuffizienz Nierenerkrankungen KHK ACE-Hemmer-Ersatz bei Husten
Kosten	gering	gering	mittel	mittel	mittel-hoch

▶ **Therapieresistente Hypertoniker.** Patienten, deren Blutdruckzielwert nicht in einer ausreichend dosierten 3er-Kombination unter Einschluss eines Diuretikums erreichbar ist, gelten als therapieresistente Hypertoniker [7]. Therapieresistenz ist im praktischen Alltag überaus häufig. Darüber hinaus gibt es auch zahlreiche andere Ursachen für das Nichterreichen der Zielblutdruckwerte:
- nicht ausreichend dosierte oder nicht optimal kombinierte Antihypertensiva (nicht selten)
- undiagnostizierte sekundäre Hypertonie (gelegentlich)
- unzureichende Compliance für die Medikamenteneinnahme (sehr häufig):
  ○ Vergesslichkeit,
  ○ Verträglichkeitsprobleme,
  ○ Nebenwirkungsbefürchtungen (z. B. aufgrund des Beipackzettels),
  ○ grundsätzlich ablehnende Einstellung gegen Medikamente,
- unzureichende Compliance für die Lebensführung (z. B. fortgesetzter Alkoholkonsum), blutdrucksteigernde Medikamente als Komedikation.
- Bei echter Therapieresistenz kommen zusätzlich zur medikamentösen Therapie invasive Behandlungsverfahren zur Blutdrucksenkung in Betracht: Nierenarteriendenervierung mittels intravaskulärer Radiofrequenzkatheter [21] und elektrische Dauerstimulation der Karotisbarorezeptoren (Barorezeptoraktivierung, [2]). Diese neuen Verfahren sind aufwendig, bieten aber bei geeigneten Patienten die Chance auf weitere starke Blutdrucksenkung zusätzlich zur konservativen Therapie.

Merke
Weil nur ein Teil aller Hypertoniker letztlich die Zielwerte des Blutdrucks erreicht, die eine optimale Risikosenkung ergäben, bleibt die Erforschung der individuellen Ursache für das Nichterreichen von permanenter Bedeutung bei der Betreuung von Hypertonikern.

Akuttherapie von hypertensiven Notfällen

Praxistipp
Der Autoregulationsbereich der Perfusion in Gehirn, Herz und Nieren ist bei schwerer und länger bestehender Hypertonie oft zu höheren Blutdruckwerten verschoben. Allzu rasche Blutdrucksenkung kann dann deshalb zu zerebraler, kardialer und renaler Ischämie führen.

Bei schweren Blutdruckanstiegen *ohne Organschäden* und ohne Zusatzsymptome genügt im Normalfall eine langsame Blutdrucksenkung in 24–48 h. Intensivierung der oralen Medikation ist dabei meistens ausreichend.

Medikamente zur raschen Blutdrucksenkung sind in ▶ Tab. 11.27 zusammengefasst. Sie sind bei krisenhaften Blutdrucksteigerungen *mit Symptomen oder akuten Organschäden* einzusetzen. Geeignete oral wirksame Medikamente mit Wirkungseintritt binnen 5–10 min sind: Nifedipin-Kapseln, Nitrendipin-Phiolen, Nitroglyzerin. Wenn orale Applikation nicht möglich ist oder wenn oral applizierte Medikamente den Blutdruck nicht ausreichend senken, sind parenterale Antihypertensiva erforderlich (▶ Tab. 11.27).

Tab. 11.27 Oral und parenteral applizierbare Medikamente zur Behandlung hypertensiver Notfälle und für die intensivmedizinische Blutdrucktherapie.

	Dosis	Nebenwirkungen/Besonderheiten	Kontraindikationen
Nifedipin	5–10 mg ggf. mehrfach, maximal 60 mg/d	Tachykardieverstärkung, Ödeme, Angina-pectoris-Auslösung	instabile Angina pectoris Herzinsuffizienz (Gravidität)
Nitrendipin	5 mg (Phiole)	Angina-pectoris-Auslösung, Ödeme	wie Nifedipin
Metoprololtartrat	50–100 mg	Bradykardie, Bronchospastik	Asthma, Bradykardie, akute Herzinsuffizienz, Phäochromozytom
α-Methyldopa	3 × 125 bis 4 × 500 mg/d	Hepatitis, fast nur noch für den Schwangerschaftshochdruck verwendet	
Furosemid	bis 200 mg/d	Hypokaliämie	Hyponatriämie, Dehydratation
Phenoxybenzamin	bis 240 mg/d	nur bei Phäochromozytom gebräuchlich, dann Kombination mit Betablocker	Gravidität Niereninsuffizienz
Nitroglycerin	5–100 µg/kg KG/min	Zephalgie	Gravidität
Urapidil	Bolus: 12,5–25 mg Perfusor: 5–30 mg/h	Zephalgie	
Clonidin	Bolus: 0,075 mg über 10 min in verdünnter Lösung	bei zu schneller Applikation initial Blutdrucksteigerung Sedation, Mundtrockenheit Rebound-Effekt nach Absetzen	Gravidität Bradykardie
Nitroprussid-Natrium	0,25–10 µg/kg KG/min	Thiozyanat- und Zyanidtoxizität bei hohen Dosen und bei Niereninsuffizienz Prophylaxe: Natriumthiosulfat	Gravidität

Spezielle antihypertensive Therapie in der Intensivmedizin

In der Intensivmedizin kommen interventionspflichtige Blutdruckerhöhungen häufig in zahlreichen Standardsituationen vor. 153 von 300 konsekutiven Patienten einer interdisziplinären Intensivstation erhielten dort mindestens einmal ein Medikament zur Blutdrucksenkung [17].

▶ **Hypertoniemanagement.** Typische Erkrankungen, die ein besonders kritisches Hypertoniemanagement in der Intensivmedizin erfordern, sind z.B. Myokardinfarkt, hypertone Linksherzdekompensation, Hirnblutung, Aortendissektion, Eklampsie. Dazu ist eine engmaschige Überwachung des Blutdrucks erforderlich. Je nach Situation erfolgt diese durch intraarterielle Messung oder durch nicht invasive indirekte Blutdruckmessung in kurzen Zeitintervallen.

Vor symptomatischer Blutdrucksenkung durch Antihypertensiva müssen anderweitige abstellbare Ursachen des Blutdruckanstiegs ausgeschlossen werden: Schmerz, Agitation, Hyperkapnie, Hypoxie, Hypervolämie, Harnverhalt (z.B. nach Schlaganfall) können schwere Blutdruckerhöhungen verursachen und müssen kausal behandelt werden.

Ausmaß und Geschwindigkeit der Blutdrucksenkung richten sich nach der klinischen Situation. Die dabei eingesetzten Antihypertensiva und ihre wichtigsten Eigenschaften sind in ▶ Tab. 11.27 zusammengefasst.

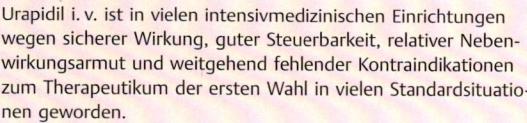

Praxistipp
Urapidil i.v. ist in vielen intensivmedizinischen Einrichtungen wegen sicherer Wirkung, guter Steuerbarkeit, relativer Nebenwirkungsarmut und weitgehend fehlender Kontraindikationen zum Therapeutikum der ersten Wahl in vielen Standardsituationen geworden.

▶ **Hirnblutungen.** Bei Hirnblutungen ist die rasche Blutdrucksenkung von entscheidender Bedeutung für das weitere Ausmaß der Blutung und für die Prognose. In der Frühphase nach intrazerebralen Blutungen ist der Blutdruck oft besonders hoch und therapierefraktär, sodass für einige Tage eine höher dosierte parenterale Therapie benötigt wird.

▶ **Ischämischer Schlaganfall.** Bislang existieren kaum Daten zu evidenzbasiertem Blutdruckmanagement nach ischämischem Schlaganfall. Beim ischämischen Schlaganfall soll der Blutdruck initial möglichst nicht therapeutisch gesenkt werden, solange nicht Herzinsuffizienz, Nierenversagen oder koronare Ischämie dazu zwingen. Dies beruht auf der Hypothese, dass die Penumbra (= nicht nekrotisches, aber funktionsgestörtes periinfarzielles Hirngewebe mit Ödem) durch Ausfall der lokalen Autoregulation druckpassiv perfundiert wird und daher bei Drucksenkung zusätzlich ischämiegefährdet ist. Tatsächlich wurde in einer kleinen Studie durch medikamentöse Blutdrucksenkung die Prognose nach ischämischem Insult verschlechtert [12]. Blutdruckwerte bis 220 mmHg systolisch werden daher in den ersten Tagen nach ischämischem Insult toleriert, bevor der Blutdruck langsam auf die Zielwerte gesenkt wird.

Kernaussagen

Einleitung
Erhöhter Blutdruck ist der häufigste korrigierbare Risikofaktor für die kardiovaskuläre Morbidität und Mortalität. Schlaganfall, Demenz, Herzinfarkt, Herzinsuffizienz und Vorhofflimmern sind typische Folgen der Hypertonie.

Diagnostik
Vor der Therapie müssen die tatsächliche Höhe des Blutdrucks evaluiert, eine sekundäre Hypertonie ausgeschlossen und das kardiovaskuläre Gesamtrisiko des Patienten durch das Vorliegen weiterer Risikofaktoren, hypertoniebedingter Organschäden und Begleiterkrankungen abgeschätzt werden.
Da über 90 % aller Hypertoniker an einer primären Hypertonie leiden, beschränkt sich der Ausschluss sekundärer Hypertonieformen auf wenige Untersuchungen in einem standardisierten Screening-Programm.
Insbesondere die Kumulation mehrerer kardiovaskulärer Risikofaktoren, Begleiterkrankungen oder Endorganschäden neben dem Blutdruck steigert das Risiko erheblich. Diabetes mellitus erhöht das Risiko so stark wie 3 zusätzliche andere Risikofaktoren.

Hypertensive Notfälle
Ein hypertoner Notfall (Hypertensive Emergency) ist das Zusammentreffen einer plötzlichen Steigerung des systolischen oder diastolischen Blutdrucks mit akuten Organschäden, die ZNS und Auge, Herz oder Niere betreffen und der sofortigen Intervention bedürfen. Hypertensive Urgency beschreibt eine akute schwere Blutdrucksteigerung ohne akute Organschäden.

Therapie
Grundsätzlich ist ein Zielblutdruck < 140/90 mmHg für alle Patienten anzustreben, außer bei Patienten > 80 J, bei denen < 150/90 mmHg ausreichen.
Durch Anpassung der Lebensweise können sowohl der Blutdruck als auch das kardiovaskuläre Risiko erheblich reduziert werden, dem stehen aber vielfach erhebliche Complianceprobleme entgegen.
Die mit den verschiedenen Antihypertensivaklassen erzielbare Blutdrucksenkung ist vergleichbar und jeweils dosisabhängig. Die Auswahl der Medikamente für die Dauertherapie richtet sich deshalb nach Verträglichkeit, Begleitrisiken, Begleiterkrankungen und Kosten. Wegen des größeren Nebenwirkungspotenzials hoch dosierter Monotherapien wird heute die frühe Kombination verschiedener, geringer dosierter Substanzen empfohlen.
In der Akuttherapie hypertensiver Notfälle kann die allzu rasche Blutdrucksenkung zu zerebraler, kardialer und renaler Ischämie führen, da der Autoregulationsbereich der Perfusion in Gehirn, Herz und Nieren bei schwerer und länger bestehender Hypertonie oft zu höheren Blutdruckwerten verschoben ist.
Urapidil i.v. ist in vielen intensivmedizinischen Einrichtungen wegen sicherer Wirkung, guter Steuerbarkeit, relativer Nebenwirkungsarmut und weitgehend fehlender Kontraindikationen zum Therapeutikum der ersten Wahl in vielen Standardsituationen geworden.

Literatur

[1] ASCOT. Results of the ASCOT-BPLA trial: no practical implications for treatment of hypertension. Prescrire Int 2006; 15: 112
[2] Bakris GL, Nadim MK, Haller H et al. Baroreflex activation therapy provides durable benefit in patients with resistant hypertension: results of a long term follow-up in the Rheos Pivotal Trial. J AmSoc Hypertens 2012; 6:152–158
[3] Baumgart P, Walger P, Jürgens U et al. Reference data for ambulatory blood pressure monitoring: what results during daytime are equivalent to the established limits of office BP? Klin Wochenschr 1990; 68: 723–727
[4] Bertrand M, Godet G, Meersschaert K et al. Should the angiotensin II antagonists be discontinued before surgery? Anesth Analg 2001; 92: 26
[5] Coriat P, Richer C, Douraki T et al. Influence of chronic angiotensin-converting enzyme inhibition on anesthetic induction. Anesthesiology 1994; 81: 299
[6] Dahlöf B, Devereux RB, Kjeldsen SE et al. Cardiovascular morbidity and mortality in the Losartan Intervention for Endpoint reduction in hypertension study (LIFE): a randomised trial against atenolol. Lancet 2002; 359: 995–1003
[7] Dahlöf B et al. Prevention of cardiovascular events with an antihypertensive regimen of amlodipine adding perindopril as required versus atenolol adding bendroflumenthiazide as required, in the Anglo-Scandinavian Cardiac Outcomes Trial-Blood-Pressure Lowering Arm (ASCOT-BPLA): a multicentre randomised controlled trial. Lancet 2005; 366: 895–906
[8] European Society of Cardiology. Clinical Practice Guidelines. Im Internet: www.escardio.org/guidelines. Stand: 08.12.2013
[9] Franklin SS, Khan SA, Wong ND et al. Is pulse pressure useful in predicting risk for coronary heart Disease? The Framingham heart study. Circulation 1999; 100: 354–360
[10] Goldman L, Caldera DL. Risks of general anesthesia and elective operation in the hypertensive patient Anesthesiology 1979; 50: 285
[11] Hansson L, Lindholm LH, Niskanen L et al. Effect of angiotensin-converting-enzyme inhibition compared with conventional therapy on cardiovascular morbidity and mortality in hypertension: the Captopril Prevention Project (CAPPP) randomised trial. Lancet 1999; 353: 611–616
[12] Hansson L, Lindholm LH, Ekbom T et al. Randomised trial of old and new antihypertensive drugs in elderly patients: cardiovascular mortality and morbidity. The Swedish Trial in old Patients with Hypertension-2-study. Lancet 1999; 354: 1751–1756
[13] INWEST. The Intravenous Nimodipine West European Trial (INWEST) of nimodipine in the treatment of acute ischemic stroke. Cerebrovasc Dis 1994; 4: 204–210
[14] Joint National Committee on prevention, detection, evaluation, and treatment of high blood pressure (2003). The 7th report of the Joint National Committee on prevention, detection, evaluation, and treatment of high blood pressure. JAMA 2003; 289: 2560–2572
[15] Kearney PM, Whelton M, Reynolds K et al. Global burden of hypertension: analysis of worldwide data. Lancet 2005; 365: 217–223
[16] Keil U et al. Risikoabschätzung tödlicher Herz-Kreislauf-Erkrankungen. Dtsch Arztebl 2005; 102A 1808–1812
[17] Kitiyakara C, Guzman NJ. Malignant hypertension and hypertensive emergencies. J Am Soc Nephrol 1998; 9: 133–142
[18] Leeman M. Use of antihypertensive drugs in an intensive care unit. Am J Hypertens 1997; 10: 144
[19] Prys-Roberts C, Meloche R, Foex P. Studies of anesthesia in relation to hypertension. I: cardiovascular responses of treated and untreated patients. Br J Anaesth 1971; 43: 112
[20] Prys-Roberts C. Isolated systolic hypertension: pressure on the anaesthetist? Anaesthesia 2001; 56: 505
[21] Simplicity HTN-2 Investigators. Renal sympathetic denervation in patients with treatment resistant hypertension (The Simplicity HTN-2 Trial). Lancet 2010; 376: 1903–1909
[22] Staessen JA, Fagard R, ThiJs L et al. Randomised double-blind comparison of placebo and active treatment for older patients with isolated systolic hypertension. The Systolic Hypertension in Europe (Syst-Eur) Trial Investigators. Lancet 1997; 350: 757–764
[23] Staessen JA, Gasowski J, Wang JG et al. Risk of untreated and treated isolated systolic hypertension in the elderly: meta-analysis of outcome trials. Lancet 2000; 355: 865–872
[24] Towne JB, Bernhard VM. The relationship of postoperative hypertension to complications following carotid endarterectomy. Surgey 1980; 88: 575
[25] Varon J, Marik PE. Clinical review: The management of hypertensive crises. Citical Care 2003; 7: 374–384
[26] Wolf-Maier RS, Cooper JR, Banegas et al. Hypertension prevalence and blood pressure levels in 6 European countries, Canada, and the United States. JAMA 2003; 289: 2363–2369
[27] Wolfsthal SD. Is blood pressure control necessary before surgery? Med Clin North Am 1993; 77: 349
[28] Wright jr. JT, Bakris G, Greene T et al. ALLHAT Officers and Coordinators for the ALLHAT Collaborative Research Group. Major outcomes in high-risk hypertensive patients randomized to angiotensin-converting enzyme inhibitor or calcium channel blocker vs diuretic: The Antihypertensive and Lipid-Lowering Treatment to Prevent Heart Attack Trial (ALLHAT). JAMA 2002; 288: 2981–2997
[29] Zampaglione B, Pascale C, Marchisio M et al. Hypertensive urgencies and clinical presentation. Hypertension 1996; 27: 144–147
[30] Zuccala G, Pahor M, Landi F et al. Use of calcium antagonists and need for perioperative transfusion in older patients with hip fracture: Observational study. BMJ 1997; 314: 643

11.10 Intensivtherapie nach herzchirurgischen Eingriffen

M. Wolff, M. A. Weigand, A. Böning

Die erste erfolgreiche chirurgische Versorgung einer Herzwunde wurde 1896 durch Ludwig Rehn in Frankfurt a. M. vorgenommen, der eine Stichwunde im Bereich des rechten Ventrikels durch eine Naht verschließen konnte.

11.10.1 Inflammation nach kardiopulmonalem Bypass

Merke

Die Operation mit der Herz-Lungen-Maschine (HLM) triggert über verschiedenste Mechanismen eine inflammatorische Reaktion, die den postoperativen Verlauf massiv beeinflussen kann.

▶ **Entzündungsmediatoren.** Am 6. Mai 1953 wurde von John Gibbon die erste Operation unter Zuhilfenahme der HLM durchgeführt. Trotz großer Verbesserungen zur Verminderung der Traumatisierung des Blutes ist der kardiopulmonale Bypass weiterhin von einer unerwünschten inflammatorischen Reaktion begleitet. Durch Kontakt mit Fremdoberflächen von Schläuchen und Oxygenator, unphysiologischem Druck- und Flussmuster sowie akute Hämodilution und Scherstress wird eine Vielzahl von Mediatoren freigesetzt, die pathophysiologisch einer Entzündungsreaktion entsprechen [33]. Diese Entzündungsreaktion ist normalerweise selbstlimitierend, kann aber auch für weitere Komplikationen, von der Verlängerung des Intensivaufenthaltes bis hin zum Tod des Patienten, verantwortlich, sein.

Die inflammatorische Reaktion nach kardiopulmonalem Bypass lässt sich in eine frühe Phase (bedingt durch den Kontakt mit der HLM, aber auch nach Herzoperationen ohne HLM auftretend) und in eine späte Phase (bedingt durch Reperfusionsschäden) unterteilen. Nicht zuletzt trägt natürlich auch das operative Trauma einer großen Thoraxoperation ganz erheblich zu der inflammatorischen Reaktion nach einer Herzoperation bei. Vergleiche mit Bypassoperationen ohne HLM (Off-Pump) zeigen sogar, dass das chirurgische Trauma wahrscheinlich mehr Einfluss auf die inflammatorische Reaktion hat als die HLM.

11.10.2 Monitoring und Zielwerte

> **Merke**
>
> Für das hämodynamische Monitoring nach herzchirurgischen Eingriffen wird besonders auf die S3-Leitlinie: Intensivmedizinische Versorgung herzchirurgischer Patienten – hämodynamisches Monitoring – Herz-Kreislauf-Therapie hingewiesen [3].

Standardmonitoring

Das Standardmonitoring besteht aus einem EKG mit 2 Ableitungen (II und V5) mit aktivierter ST-Strecken- und Arrhythmieanalyse (Sensitivität für Ischämieepisoden etwa 80%; [17]). Ein 12-Kanal-EKG wird bei postoperativen Intensivpatienten im Verlauf der Intensivbehandlung einmal täglich empfohlen, zum Vergleich sollte ein Aufnahme-EKG vorliegen. Die Pulsoxymetrie ist in der Lage, klinisch unauffällige Entsättigungen sofort zu detektieren [2].

Die Kapnometrie kann bei identischer Beatmung über den CO_2-Abfall Veränderungen im Herzzeitvolumen sofort erfassen. Die Messung des arteriellen Blutdrucks erfolgt stets invasiv. Der zentrale Venendruck verfügt nur über eine geringe Aussagekraft [18], kann aber im Verlauf eventuell zur Diagnose eines Rechtsherzversagens, einer Lungenembolie oder einer Perikardtamponade herangezogen werden [28]. Eine Bilanzierung inklusive der Dokumentation der Blutverluste ist in stündlichen Intervallen erforderlich. Die kontinuierliche Temperaturmessung erfolgt z.B. über den einliegenden Blasenkatheter. Zur Beurteilung der Beatmung ist die arterielle Blutgasanalyse hilfreich. Die zentralvenöse Sauerstoffsättigung bildet im Verlauf Änderungen der gemischtvenösen Sauerstoffsättigung ausreichend gut ab und kann unter Berücksichtigung einiger Besonderheiten alternativ zur gemischtvenösen Sauerstoffsättigung verwendet werden [19].

Erweitertes Monitoring

▶ **Echokardiografie.** Primär sollte bei akuten Fragestellungen eine transthorakale Echokardiografie (TTE) durchgeführt werden. Das Verfahren ist zügig und sicher anzuwenden. Bei komplexeren Fragestellungen oder nicht ausreichender Beurteilbarkeit im TTE ist die transösophageale Echokardiografie (TEE) indiziert. Auch das Herzzeitvolumen kann echokardiografisch hinreichend genau abgeschätzt werden [9].

▶ **Transpulmonale Thermodilution.** Die transpulmonale Thermodilution mit kalibrierter Pulskonturanalyse ist für herzchirurgische Patienten ein gut validiertes Verfahren, das im Vergleich mit dem Pulmonalarterienkatheter eine gute Korrelation der Messwerte zeigt [8,11]. Eine Rekalibrierung alle 4–8 h wird empfohlen. Bei Verwendung einer intraaortalen Ballonpumpe liefert die Pulskonturanalyse allerdings keine validen Werte.

▶ **Pulmonalarterienkatheter.** Aus der vorliegenden Studienlage resultiert derzeit kein sicherer Überlebensvorteil für Patienten durch den Einsatz des Pulmonalarterienkatheters. Für viele herzchirurgische Intensivmediziner ist der Pulmonalarterienkatheter allerdings immer noch das Monitoringverfahren der ersten Wahl zur Beurteilung der Hämodynamik.

11.10.3 Postoperative Behandlung des herzchirurgischen Standardpatienten

Die Konzepte in der postoperativen Nachbehandlung von herzchirurgischen Patienten unterscheiden sich zum Teil erheblich, sodass die nachfolgend aufgeführte Vorgehensweise zwischen den Kliniken variieren kann. Aufgrund von Komplikationen, die im postoperativen Verlauf auftreten können, muss oftmals vom nachfolgend skizzierten Standardkonzept individuell abgewichen werden.

▶ **Standardkonzept.** Nach Aufnahme auf die Intensivstation erhalten die Patienten in den ersten 24 h eine Flüssigkeitstherapie mit 1500–2000 ml kristalloider Lösung. Eine Antibiotikatherapie wird häufig noch bis zum ersten postoperativen Tag verabreicht. Neben der Stressulkusprophylaxe und der Verabreichung von Diuretika werden auch, falls indiziert, häufig noch am Operationstag Thrombozytenaggregationshemmer (Azetylsalizylsäure) sowie Heparine gegeben. Nach Erlangen stabiler Atem- und Kreislaufverhältnisse erfolgt die Extubation meistens am Operationstag. Die Entfernung der Thoraxdrainagen erfolgt am zweiten oder dritten postoperativen Tag, die epikardialen Schrittmacherdrähte werden am vierten oder fünften postoperativen Tag entfernt.

Weitgehend standardisiert erfolgen Röntgenaufnahmen des Thorax (postoperativ, nach Extubation, nach Entfernung der Thoraxdrainagen), 12-Kanal-EKG, Laboruntersuchungen (bei Aufnahme, 4 h postoperativ, am Folgetag) und intermittierende Blutgasanalysen.

▶ **Fast-Track-Konzepte.** Die Etablierung von Fast-Track-Konzepten hat mittlerweile auch Einzug in die Herzchirurgie gehalten [7,12]. Verschiedene Arbeitsgruppen konnten zeigen, dass es ohne erhöhtes und teilweise sogar mit reduziertem Risiko möglich ist, die frühe Extubation im OP, Aufwachraum oder in der Intensivstation anzustreben und die postoperative Betreuung auf einer Überwachungseinheit fortzuführen. Um ein Fast-Track-Konzept umsetzen zu können, müssen einige grundlegende Voraussetzungen erfüllt sein:

- klare Definition von Ein- und Ausschlusskriterien: Patienten, die eine aus operativen Gründen verlängerte Nachbeatmungsdauer erwarten lassen, Blutungsprobleme aufweisen oder beispielsweise hoch katecholaminpflichtig sind, eignen sich nicht für ein Fast-Track-Konzept;
- Verwendung kurz wirksamer Anästhetika und geeignete Narkoseführung (ausreichende Körperkerntemperatur, Schmerztherapie);
- räumliche und personelle Voraussetzungen;
- Möglichkeit einer geeigneten postoperativen Überwachung außerhalb der Intensivstation;
- Möglichkeit der Aufnahme auf die Intensivstation bei Auftreten von Komplikationen.

> **Merke**
> Auch nach einer Fast-Track-Behandlung können Komplikationen auftreten, die adäquate Überwachung der Patienten in der frühen postoperativen Phase ist auch hier unabdingbar.

11.10.4 Komplikationen nach einer Herzoperation

Herz-Kreislauf-System

> **Merke**
> In der perioperativen Phase kann die Dysbalance zwischen kardialem Sauerstoffangebot und kardialem Sauerstoffverbrauch zu kritischen Veränderungen der Organperfusion und der Hämodynamik führen.

Low-Output-Syndrom

Die Ätiologie des Low-Output-Syndroms ist vielfältig, am häufigsten kommen vor:
- Perikardtamponade,
- intravaskuläre Hypovolämie,
- systolisches Herzversagen.

Neben der invasiv oder echokardiografisch dokumentierten Abnahme des Herzzeitvolumens können auch verschiedene klinische Zeichen auf ein Low-Output-Syndrom hinweisen:
- prärenales Nierenversagen,
- Minderperfusion der Extremitäten (kalt, marmoriert),
- Enzephalopathie,
- Leberversagen,
- Azidose und Laktatanstieg,
- Abnahme der gemischt- oder zentralvenösen Sättigung.

Linksherzinsuffizienz

Linksventrikuläre Kontraktionsstörungen infolge einer myokardialen Ischämie können sich auf verschiedene Weise manifestieren. Ihre Unterschiede sind von entscheidender Bedeutung für das operative Ergebnis von revaskularisierenden Eingriffen.

▶ **Myokardinfarkt.** Nach abgelaufenem Myokardinfarkt liegt ein irreversibler Verlust von kontraktilem Myokard vor. Nach Wiederherstellen der Perfusion kommt es zu keiner Verbesserung der kontraktilen Funktion.

▶ **Hibernation.** Hibernation (engl. „Winterschlaf") beschreibt eine Anpassungsreaktion des Myokards auf eine chronische inkomplette Ischämie. Dabei kommt es zu einer dem reduzierten Sauerstoffangebot entsprechenden Reduktion der kontraktilen Aktivität zugunsten einer erhaltenen Vitalität der Kardiomyozyten [29]. Nach Wiederherstellen der koronaren Perfusion erholt sich die kontraktile Funktion zunächst sehr schnell.

▶ **Stunning.** Unter Stunning (engl. „Betäubung") versteht man eine prolongierte myokardiale Dysfunktion infolge einer kurz andauernden Ischämie [24]. Nach Wiederherstellung einer normalen Perfusion bildet sie sich nur langsam zurück, ist aber prinzipiell voll reversibel. Stunning kann überall dort auftreten, wo es nach Eintritt einer Ischämie zur Reperfusion kommt, beispielsweise nach Eingriffen an den Koronargefäßen (interventionell oder chirurgisch), nach kardioplegischem Herzstillstand oder nach Reanimation.

Hypovolämie

Viele herzchirurgische Patienten weisen postoperativ einen anhaltenden Volumenbedarf auf. Dieser kann bedingt sein durch eine Flüssigkeitsverschiebung in das Gewebe, durch Vasodilatation nach Wiedererwärmung, durch Diurese und nicht zuletzt durch persistierende Blutverluste. Eine zu flache Sedierung und hoch dosierte Vasopressoren können eine Hypovolämie über längere Zeit erfolgreich maskieren. Die Beurteilung der linksventrikulären Vorlast durch invasives Monitoring, insbesondere durch die Echokardiografie, hilft bei der Beurteilung eines Volumenbedarfs. Eine schnelle Aussage über die Volumenreagibilität lässt sich bereits über ein Autotransfusionsmanöver treffen.

> **Merke**
> Die transthorakale Echokardiografie erlaubt eine schnelle Beurteilung der kardialen Vorlast.

Perikardtamponade

Die fortschreitende Zunahme von Flüssigkeit im Perikard kann nur durch eine zunehmende Verkleinerung der Herzhöhlen kompensiert werden. Die diastolische Füllung wird so zunehmend kompromittiert. In der Folge kommt es zu einer Abnahme des Schlagvolumens, gefolgt von Hypotonie, Laktatanstieg und Sistieren der Diurese. Gleichzeitig weist ein steigender zentraler Venendruck auf die Füllungsbehinderung des Herzens hin. Eine als schwierig übergebene intraoperative Blutstillung sowie abnehmende Fördermengen insbesondere der Perikarddrainage können auf die Entwicklung einer Perikardtamponade (▶ Abb. 11.32) hindeuten. Mittel der Wahl zur Diagnostik einer Perikardtamponade ist die Echokardiografie.

Häufig erscheint eine Perikardtamponade nicht so eindrucksvoll wie in Abb. 11.1 und kann nur schwer vom umgebenden Gewebe abgegrenzt werden. In diesen Fällen muss auf eine freie Entfaltung aller vier Herzhöhlen geachtet werden (▶ Abb. 11.33).

> **Merke**
> Nach Entlastung einer Perikardtamponade kann der Blutdruck akut extrem ansteigen.

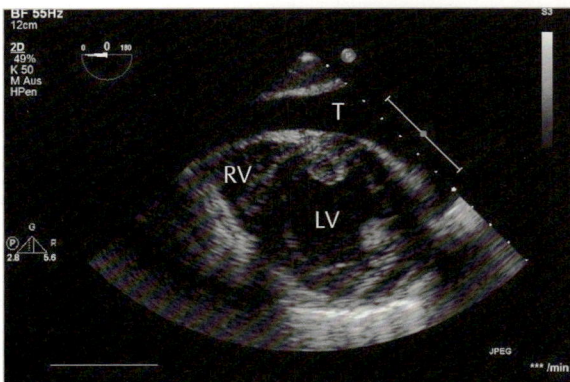

Abb. 11.32 Perikardtamponade (T) in der transgastrischen kurzen Achse. LV: linker Ventrikel; RV: rechter Ventrikel.

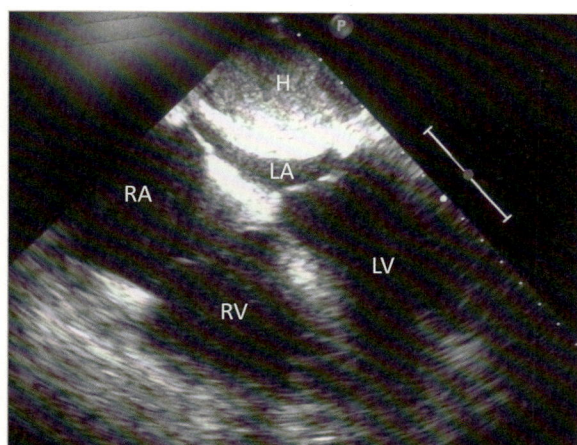

Abb. 11.33 Perikardhämatom (H) mit Kompression des linken Vorhofs (LA) im midösophagealen 4-Kammer-Blick.
LV: linker Ventrikel, RV: rechter Ventrikel, RA: rechter Vorhof.

Rechtsventrikuläre Störungen

Prinzipiell sind für das rechtsventrikuläre Pumpversagen ähnliche Mechanismen wie für das linksventrikuläre Pumpversagen verantwortlich. Mögliche Ursachen sind insbesondere:
- rechtsventrikuläre Ischämie/Infarkt, Blutdruckabfall,
- unzureichende Myokardprotektion,
- Druck- oder Volumenüberladung,
- pulmonale Hypertonie,
- Reaktion nach Medikamentengabe (z. B. Protamin),
- Linksherzversagen,
- Mitralinsuffizienz,
- Lungenödem, Atelektasen, Hypoxie, Azidose,
- Beatmung mit exzessiven Drücken (PEEP).

Zeichen des Rechtsherzversagens sind
- Rechtsherzdilatation,
- Trikuspidalinsuffizienz,
- Anstieg des ZVD,
- Veränderung der pulmonalarteriellen Drücke,
- Veränderung der linksventrikulären Füllung (voll oder leer).

Wichtig ist der physiologische Unterschied zwischen linkem und rechtem Ventrikel: Durch den Auswurf von Blut in die pulmonale Strombahn, die eine hohe Compliance aufweist, arbeitet der rechte Ventrikel eher als Volumenpumpe, die nur schlecht akute Anstiege der Nachlast bewältigen kann. Im Gegensatz dazu kann der linke Ventrikel mit seiner höheren Nachlast funktionell eher als eine Druckpumpe angesehen werden [22].

Herzrhythmusstörungen

▶ **Vorhofflimmern.** Vorhofflimmern (VHF) ist die häufigste Herzrhythmusstörung nach herzchirurgischen Eingriffen [15]. Patienten mit reduzierter linksventrikulärer Compliance sind auf die ventrikuläre Füllung durch die Vorhofkontraktion angewiesen. Das Auftreten von VHF kann bei diesen Patienten die kardiale Auswurfleistung drastisch reduzieren. Die Inzidenz von VHF wird mit 10–40% der Patienten nach Bypassoperation angegeben. Bei vorliegender Pathologie der Mitralklappe mit Dilatation des linken Vorhofes liegt die Inzidenz deutlich höher. Am häufigsten tritt VHF am zweiten oder dritten Tag postoperativ auf.

Kommt es mit dem Auftreten von VHF zu hämodynamischer Instabilität, ist die sofortige elektrische Kardioversion mit 200 J (biphasisch) oder 300–360 J (monophasisch) indiziert. Bei stabilen Patienten kann zunächst eine Frequenzkontrolle mit Kalziumantagonisten, Betablockern, Digitalis oder Amiodaron erfolgen. Viele Patienten konvertieren innerhalb der ersten 24 h nach Eintritt eines VHF spontan in einen Sinusrhythmus. Diese Zeit kann genutzt werden, um metabolische Störungen und Elektrolytstörungen zu kompensieren. Zur medikamentösen Konversion von VHF kann Amiodaron oder auch das seit Kurzem verfügbare Vernakalant verabreicht werden. Persistiert das VHF für mehr als 48 h, sollte eine therapeutische Antikoagulation verabreicht werden [27]. Zur medikamentösen Prophylaxe von VHF sind Amiodaron oder Sotalol den Betablockern überlegen, der Einsatz von Magnesium, Statinen oder Steroiden könnte hilfreich sein [15].

> **Merke**
>
> Mit der Persistenz von Vorhofflimmern steigt das Risiko von Thromben im linken Vorhof und damit das Risiko einer arteriellen Thrombembolie. Sind seit dem Beginn des Vorhofflimmerns mehr als 48 h vergangen, sollte zum Ausschluss von Vorhofthromben eine TEE vor Kardioversion durchgeführt werden.

Das gehäufte Auftreten von ventrikulären Extrasystolen, einer ventrikulären Tachykardie oder Vorhofflimmern postoperativ, insbesondere mit den Zeichen einer Linksherzinsuffizienz, kann auch Folge einer akuten Myokardischämie sein (Bypassverschluss, postoperativer Myokardinfarkt).

▶ **Höhergradiger AV-Block.** Ein höhergradiger AV-Block ist nach transapikalem Aortenklappenersatz häufiger als nach einem offenen Aortenklappenersatz. Zur Therapie kommen hier passager der epikardiale Herzschrittmacher zur Anwendung, möglicherweise ein eingeschwemmter Herzschrittmacher oder die externe Stimulation über Klebeelektroden. Bei persistierendem höhergradigem AV-Block (III°) muss die Implantation eines Herzschrittmachers erwogen werden.

Respiratorische Insuffizienz

Die postoperative Störung der Lungenfunktion – insbesondere die Verschlechterung der Oxygenierung – zählt mit zu den häufigsten Problemen nach Eingriffen mit der HLM. Die Ausprägung reicht von subklinischen Veränderungen über Atelektasen bis hin zum seltenen, aber schwerwiegenden Lungenversagen (< 2% [20]). Als ursächlich für die postoperative Verschlechterung der Lungenfunktion sind anzusehen: Inflammation (bedingt durch das operative Trauma und eine ventilatorassoziierte Lungenschädigung), die Bildung von Atelektasen und ein postoperatives Lungenödem [31].

▶ **Postoperative Atelektasen.** Postoperative Atelektasen mit Erhöhung der pulmonalen Shuntfraktion und Verschlechterung des Ventilation/Perfusion-Verhältnisses sind wahrscheinlich für den größten Teil der verschlechterten Lungenfunktion postoperativ verantwortlich [32].

Tenling und Mitarbeiter konnten zeigen, dass nahezu alle Patienten nach Operation mit der HLM postoperativ Atelektasen der Lunge entwickeln. Unter Narkose kommt es bei Patienten zu einer Reduktion der funktionellen Residualkapazität (FRK) von 20–30% [14], bei Patienten nach herzchirurgischen Eingriffen kann die FRK um 40–50% reduziert werden [23]. Durch die Ausbildung von Atelektasen kann es zu einer ausgeprägten Oxygenierungsstörung über einen Rechts-links-Shunt kommen, bedingt durch die hypoxische pulmonale Vasokonstriktion auch zu einer Erhöhung der rechtsventrikulären Nachlast.

▶ **Interstitielles Lungenödem.** Nach herzchirurgischen Eingriffen ist in der Hälfte der Fälle ein moderates interstitielles Lungenödem nachzuweisen. Ursächlich dafür ist weniger ein Rückwärtsversagen des linken Ventrikels, sondern eher ein verminderter kolloidosmotischer Druck im Plasma. Das interstitielle Lungenödem trägt zur Kompression der kleinen Atemwege bei und fördert damit die Entstehung basaler Atelektasen.

Es wurde gezeigt, dass eine postoperative Beatmungsstrategie, die Atelektasen vermeidet, mit einer signifikant niedrigeren inflammatorischen Reaktion einhergeht [26]. Eine solche Beatmung mit einem „Open Lung Concept" erhöht die rechtsventrikuläre Nachlast nicht [25].

> **Merke**
>
> Die postoperative Atemfunktion ist durch frühzeitige Spontanatmung, ggf. intermittierende CPAP-Beatmung (CPAP = kontinuierlicher positiver Atemwegsdruck) nach Extubation, Physiotherapie, Mobilisierung der Patienten mit regelmäßigem Atemtraining und Mukolyse zu unterstützen.

Komplikationen des zentralen Nervensystems

Das Spektrum neurologischer Schäden nach herzchirurgischen Eingriffen ist weit und reicht von passageren neurokognitiven Störungen [10] und Persönlichkeitsveränderungen über das postoperative Delir bis hin zu persistierenden Ausfallerscheinungen [13]. Insgesamt erleiden 6–28% der Patienten nach einem herzchirurgischen Eingriff eine neurologische Störung variabler Schwere, die Letalität der Patienten mit einem postoperativen Schlaganfall ist erhöht (20% vs. 2–4%).

▶ **Delir.** Das postoperative Delir ist multifaktoriell bedingt und stellt einen Letalitätsfaktor für die Patienten dar. Neben der hyperaktiven Form dürfen die deutlich häufiger vorkommenden hypoaktiven Formen und Mischformen nicht übersehen werden. Als mögliche Ursachen kommen infrage: zerebrale Mikroembolien bis hin zu subklinischen Schlaganfällen, Medikamente, metabolische Veränderungen, Auswirkungen der Inflammation nach Behandlung mit der HLM, veränderter Tag-Nacht-Rhythmus und ungewohnte Umgebung, Entzug von Alkohol und anderen Medikamenten sowie Veränderungen im Profil der zerebralen Neurotransmitter (z. B. Acetylcholin).

▶ **Zerebrovaskulärer Insult.** Risikofaktoren für einen postoperativen Schlaganfall sind: Hypertonie, Diabetes mellitus, erhöhtes Lebensalter, ein stattgehabter Schlaganfall, Vorhofflimmern, Karotisstenosen und Verkalkungen der Aortenwand. Die beiden Hauptformen sind demnach der hirnembolische Infarkt und der Grenzzoneninfarkt. Selten kommt es zu intrazerebralen Blutungen.

> **Merke**
>
> Neurologische Komplikationen können durch die Komorbidität des Patienten, wie z. B. durch zerebrale Perfusionsstörungen oder auch bisher noch gut kompensierte Demenzerkrankungen, verschlimmert werden.

Nierenfunktionsstörungen

Das Auftreten von Nierenfunktionsstörungen ist häufig und geht mit einer Verschlechterung der Prognose des Patienten einher. Ist eine Nierenersatztherapie erforderlich, steigt die Letalität bis zu 60% an. In Abhängigkeit von der Definition kommt es in 0,3 bis 29,7% der Fälle zu einer mit der Herzoperation assoziierten Nierenfunktionsstörung [1]. Neben den patientenspezifischen Risiken für ein akutes Nierenversagen, wie verminderte Auswurfleistung, Atherosklerose und vorliegende Nierenfunktionseinschränkung, bringt auch die Behandlung mit der HLM Risiken für ein akutes Nierenversagen mit sich:
- schädigende Substanzen: endogene (Hämo- und Myoglobin) und exogene (Medikamente, Kontrastmittel),
- metabolische Faktoren (insbesondere Hyperglykämie),
- Ischämie/Reperfusion und oxidativer Stress,
- neurohumorale Aktivierung,
- Inflammation.

Die Prophylaxe des herzchirurgieassoziierten Nierenversagens scheint derzeit lediglich durch eine perioperative hämodynamische Optimierung mit Normovolämie und einem ausreichenden Sauerstoffangebot (ausreichender Herzindex, ausreichender Hb-Wert) möglich zu sein [30]. Weiterhin ist eine Minimierung der oben erwähnten Risiken anzustreben. Die Gabe von Diuretika sollte allenfalls zur Optimierung der Flüssigkeitsbilanz erfolgen.

> **Merke**
>
> Das Sistieren der Diurese ist häufig ein Frühzeichen der verminderten kardialen Auswurfleistung!

Elektrolytstörungen

Kalzium

Ein adäquat hoher Spiegel von ionisiertem Kalzium (Normalwert 1,1 bis 1,3 mmol/l) ist wichtig für die myokardiale Kontraktilität und ist essenzieller Bestandteil einer suffizienten Blutgerinnung. Andererseits spielt Hyperkalzämie aber auch eine Rolle bei der Entwicklung eines Reperfusionsschadens. Nach Operationen mit der HLM, insbesondere auch nach Bluttransfusion oder septiformen Krankheitsbildern, tritt häufig eine Erniedrigung des Kalziumspiegels auf.

Kalium

Die Veränderungen des Kaliumspiegels während herzchirurgischer Eingriffe mit der HLM können ausgedehnt sein und nicht zuletzt die kardiale Erregungsbildung und den Gefäßtonus beeinflussen. Wichtige Gründe für eine Hyperkaliämie können sein: Kardioplegie, verminderte Urinausscheidung, Azidose, Transfusion und Hämolyse. Eine Hypokaliämie kann verursacht werden durch eine massiv stimulierte Diurese, Insulintherapie und Katecholamintherapie. Strikte Normokaliämie reduziert das Risiko von postoperativen Arrhythmien und ist ein wichtiger Baustein der postoperativen Intensivtherapie.

Magnesium

Nach Kalium ist Magnesium das zweithäufigste intrazelluläre Kation. Es spielt eine wichtige Rolle bei der Endothelintegrität, der kardialen Erregbarkeit und der Muskelkontraktilität durch seine Rolle als ATP-Kofaktor. Weiterhin spielt es eine wichtige Rolle bei der Regulierung der intrazellulären Kaliumspiegel. Nach Eingriffen mit der HLM kommt es häufig zu erniedrigten

Magnesiumspiegeln, die mit einem erhöhten Risiko für Vorhofflimmern einhergehen.

>
> **Merke**
> Die Spiegel von Kalium, Kalzium, Magnesium sollten regelmäßig kontrolliert und großzügig substituiert werden. Kaliumwerte im hochnormalen Bereich sind anzustreben.

Gastrointestinale Komplikationen

Patienten nach Herzoperation haben aus verschiedenen Gründen (z. B. Einnahme von Azetylsalizylsäure [ASS]) ein erhöhtes Risiko, postoperativ Ulzera zu entwickeln. Durch den Einsatz von Protonenpumpeninhibitoren kann die Funktion von Thrombozytenaggregationshemmern (z. B. Clopidogrel) beeinträchtigt werden. Therapeutisch sollte daher Histaminrezeptorantagonisten der Vorzug gegeben werden.

Man muss davon ausgehen, dass Patienten, die sich zur Behandlung einer koronaren Atherosklerose vorstellen, ebenfalls im Splanchnikusgebiet Gefäßveränderungen aufweisen, die das Risiko einer intestinalen Ischämie deutlich erhöhen. Dies wird insbesondere relevant in Situationen, in denen der Patient hypoton und katecholaminpflichtig wird und eine verminderte linksventrikuläre Auswurfleistung aufweist.

Die nicht okklusive mesenteriale Ischämie (NOMI) ist charakterisiert durch eine mesenteriale Ischämie bei normaler Gefäßanatomie. Sie beruht auf einer sympathikusvermittelten mesenterialen Vasokonstriktion. Hypovolämie und Vasokonstriktoren tragen ebenfalls zur Entstehung des Krankheitsbildes bei [16].

>
> **Merke**
> Eine postoperativ persistierende Erhöhung des Laktatspiegels sollte bei normaler kardialer Funktion insbesondere an eine intestinale Ischämie denken lassen.

Gerinnungsstörungen nach herzchirurgischen Eingriffen/Nachblutung

Nach herzchirurgischen Eingriffen besteht bei den Patienten, abhängig von der Operationsdauer und der Zeitdauer der extrakorporalen Zirkulation, eine komplexe Aktivierung und Störung der plasmatischen und zellulären Blutgerinnung. Neben spezifischen Störungen der Blutgerinnung können eine Hypokalzämie, Azidose, Hypothermie und Anämie eine postoperative Blutung bedingen [4].

Drainageverluste von mehr als 3 ml/kg KG/h sollten bei optimierter Blutgerinnung Anlass sein, mit dem Operateur eine Revision zu diskutieren.

Thrombozytenfunktionsstörungen

Störungen der Blutgerinnung durch funktionell alterierte Blutplättchen sind bei Patienten nach Herzoperationen nicht selten. Viele der Patienten sind von ihrem Hausarzt bereits mit Thrombozytenaggregationshemmern vorbehandelt. Insbesondere Patienten mit akutem Koronarsyndrom, die aus dem Herzkatheterlabor zugewiesen werden, haben häufig zuvor eine Behandlung mit Clopidogrel und ASS erhalten, was postoperativ zu ausgeprägten Blutungen führen kann. Patienten mit vorliegender Niereninsuffizienz oder Dialysepflichtigkeit können neben der Vaskulopathie auch eine urämische Thrombozytopathie aufweisen. Zur weiteren Diagnostik von Plättchenfunktionsstörungen kann die Thrombozytenfunktionsanalyse (PFA-100, Multiplate) hilfreich sein.

Praktisches Vorgehen bei postoperativen Blutungen

Neben den Fragen, ob eine chirurgische Blutung vorliegt oder sich eine Perikardtamponade zu entwickeln droht, steht primär die Optimierung der Blutgerinnung im Vordergrund.

Die Optimierung der Grundvoraussetzungen zur Blutgerinnung beinhaltet:
- Normokalzämie,
- einen normalen pH-Wert,
- Normothermie,
- die Korrektur einer Anämie (bei diffusen Blutungen kann ein Anheben des Hb-Wertes indiziert sein).

Ursachen einer Gerinnungsstörung nach Bypassoperation:
- Thrombozytenfunktionsstörung,
- Fibrinogenmangel,
- Vaskulopathie (diabetisch oder urämisch),
- Hyperfibrinolyse,
- Heparinüberhang oder Heparinrebound,
- Überdosierung von Protamin,
- Dilutionskoagulopathie.

Postkardiotomiesyndrom

Einige Tage bis Wochen nach einem herzchirurgischen Eingriff kann es zu einer autoimmun bedingten Perikarditis kommen [6]. Die Patienten beklagen neben Fieber, Müdigkeit und Abgeschlagenheit auch Brustschmerzen und Luftnot. In etwa der Hälfte der Fälle lässt sich ein Perikardreiben auskultieren (wenn kein Perikarderguss vorliegt). Echokardiografisch findet sich oft ein Perikarderguss, bei begleitender Pleuritis auch ein exsudativer Pleuraerguss. Im EKG finden sich eventuell die Zeichen eines Außenschichtschadens, die gehobene ST-Strecke geht konkavbogig aus dem aufsteigenden Schenkel der S-Zacke hervor. Im Verlauf kann sich eine Abflachung der T-Welle zeigen, die in ein terminal negatives T übergeht. Bei ausgeprägtem Perikarderguss kann es auch zu einer peripheren Niedervoltage kommen.

Die Therapie des Postkardiotomiesyndroms besteht je nach Symptomatik in der Gabe von nicht steroidalen Antirheumatika sowie Kortikosteroiden. Bei therapierefraktären Fällen kann die Gabe von Kolchizin 1 mg/d erwogen werden. Bei drohender Perikardtamponade oder fortschreitender Dyspnoe kann die Einlage einer Pleura- oder Perikarddrainage erforderlich werden.

Infektionen nach herzchirurgischen Eingriffen

>
> **Merke**
> Die häufigsten postoperativen Infektionen sind Pneumonien, Wundinfektionen oder katheterassoziierte Infektionen. Die Prognose der Patienten wird durch postoperative Infektionen deutlich verschlechtert.

Nach herzchirurgischen Eingriffen bestehen multiple Möglichkeiten für nosokomiale Infektionen, sie betreffen hauptsächlich:
- die Lunge,
- das Operationsgebiet,
- die Harnwege oder
- einliegende Katheter.

Eine prolongierte Beatmung in Verbindung mit Risikofaktoren wie Rauchen und vorliegender chronisch obstruktiver Lungenerkrankung (COPD) erhöht das Risiko für die Entwicklung einer nosokomialen Pneumonie.

▶ **Fieber.** Die Entwicklung von Fieber ist häufig nach herzchirurgischen Eingriffen und nicht notwendigerweise infektiös bedingt. Differenzialdiagnostisch kommen infrage: postoperatives Fieber, Fieber nach Myokardinfarkt, Postkardiotomiesyndrom und medikamenteninduziertes Fieber.

> **Merke**
> Septische Krankheitsbilder mit hyperdynamem Kreislauf stellen für den Patienten mit eingeschränkter kardialer Auswurfleistung eine akut lebensbedrohliche Situation dar.

Sternuminstabilität – Sternuminfektion – Mediastinitis

Oberflächliche und tiefe Sternuminfektionen sind Komplikationen nach herzchirurgischen Eingriffen. Spezielle Risikofaktoren sind: Vorerkrankungen des Patienten (insbesondere Diabetes mellitus), Reoperationen und Eingriffe unter Verwendung beider Mammariaarterien. Insbesondere ist auch das instabile Sternum ein Risikofaktor für die Entwicklung einer Sternuminfektion. Bei schweren Sternuminfektionen sind häufig multiple operative Eingriffe notwendig. Ohne zeitnahe Versorgung droht dem Patienten mit Sternuminfektion auch die Entwicklung einer Mediastinitis.

11.10.5 Kardiovaskuläre Therapie

Volumentherapie

Viele Patienten gelangen trotz großzügiger intraoperativer Volumengabe mit einem Defizit an intravasalem Volumen zur Aufnahme auf die Intensivstation. Multiple Ursachen (Sedierung, Überdruckbeatmung, erhöhte vaskuläre Permeabilität, Inflammation) können zu diesem intravasalen Volumenmangel beitragen. Zur Einschätzung des intravasalen Volumenstatus können neben der klinischen Untersuchung ein Autotransfusionsmanöver, statische (intrathorakales Blutvolumen [ITBV], globales enddiastolisches Volumen [GEDV], pulmonalarterieller Verschlussdruck, ZVD und linksventrikuläre enddiastolische Fläche) sowie auch dynamische (Pulsdruckvariation) Vorlastparameter hilfreich sein.

> **Merke**
> Bei kreislaufinstabilen Patienten ist die Optimierung des intravasalen Volumenstatus essenziell zur hämodynamischen Therapie.

Behandlung der Linksherzinsuffizienz

Die differenzierte Behandlung der Linksherzinsuffizienz setzt eine adäquate hämodynamische Diagnostik (Echokardiografie, HZV-Messung, Bestimmung der Vorlastparameter) voraus. Neben der Optimierung des Volumenstatus ist die Optimierung der Inotropie durch den differenzierten Einsatz von Katecholaminen wie Dobutamin oder Adrenalin, Phosphodiesteraseinhibitoren oder auch Levosimendan angezeigt. Zur Stabilisierung des arteriellen Mitteldrucks kann die Gabe von Noradrenalin indiziert sein. Bei nicht ausreichendem Therapieerfolg muss eine chirurgisch behandelbare Ursache ausgeschlossen sein und ggf. der Einsatz von Assist-Systemen diskutiert werden.

Behandlung des Rechtsherzversagens

Die differenzierte Behandlung der Rechtsherzinsuffizienz setzt ebenfalls eine adäquate hämodynamische Diagnostik voraus. Ein adäquater Perfusionsdruck ist für die Funktion des rechten Ventrikels wichtig und kann die Gabe von Noradrenalin, ggf. auch von Adrenalin, erfordern. Eine zusätzliche Therapie mit Dobutamin, Phosphodiesterase-III-Hemmern, Levosimendan oder Nitroglyzerin kann erwogen werden. Der Einsatz von niedrig dosiertem Vasopressin kann, neben einer Verbesserung des systemischen arteriellen Blutdrucks, den pulmonalarteriellen Druck senken. Zur pulmonalen Vasodilatation kann auch die Gabe von Vasodilatatoren (NO, Prostanoide) in Erwägung gezogen werden. Zur Reduktion der hypoxischen pulmonalen Vasokonstriktion sind die adäquate Oxygenierung, eine moderate Hyperventilation mit Ausgleich einer ggf. bestehenden Azidose sowie die Rekrutierung atelektatischer Lungenareale hilfreich. Die Reduktion des PEEP-Levels kann ebenfalls die rechtsventrikuläre Nachlast senken.

11.10.6 Besonderheiten nach Herzklappenoperationen

> **Merke**
> Die Kenntnis der speziellen Pathophysiologie nach Herzklappenoperationen ist essenziell für die postoperative Durchführung einer differenzierten Herz-Kreislauf-Therapie.

Aortenklappenstenose postoperativ

Die Aortenklappenstenose führt oft zur Ausbildung eines muskelkräftigen, gut kontrahierenden linken Ventrikels, der an eine übermäßig hohe Nachlast adaptiert ist. Nach Aortenklappenersatz arbeitet der linke Ventrikel meist hyperdynam. Bei einigen Patienten kommt es durch die ausgeprägte Hypertrophie des Myokards zu einer dynamischen Obstruktion des linksventrikulären Ausflusstrakts, die mit Vorlasterhöhung (Volumengabe), Betablockern und Kalziumantagonisten gut behandelt werden kann.

Die Innenschichtbereiche des stark hypertrophierten linken Ventrikels sind in hypotonen Phasen besonders ischämiegefährdet. Die Gabe von Adrenalin bedarf daher der kritischen Indikationsstellung. Die linksventrikuläre Compliancestörung wird besonders bei Hypovolämie oder Vorhofflimmern relevant. Zur Behandlung sind neben der Therapie der ursächlichen Problematik Dobutamin oder Phosphodiesterasehemmer Medikamente der Wahl. Bei einer dünnwandigen und dilatierten Aorta ascendens sollte der systolische Spitzendruck nicht zu stark ansteigen (eine Obergrenze von 150 mmHg wird empfohlen).

Aortenklappeninsuffizienz postoperativ

Häufig liegt ein dilatierter linker Ventrikel mit exzentrischer Hypertrophie und nur mäßig guter Kontraktilität vor. Nach Aortenklappenersatz ist Adrenalin das Medikament der 1. Wahl zur Tonisierung des linken Ventrikels. Gegebenenfalls kann auch die Kombination mit einem Phosphodiesterasehemmer notwendig werden. Zur Schonung der Aortennaht sollte auch hier der systolische Blutdruck 150 mmHg nicht übersteigen.

Mitralklappeninsuffizienz postoperativ

Bei Mitralklappeninsuffizienz liegt häufig ein großer linker Ventrikel ohne wesentliche Hypertrophie vor. Nach Korrektur oder Ersatz einer insuffizienten Mitralklappe kommt es für den linken Ventrikel zu einer deutlichen Erhöhung der Nachlast. Die häufig eingeschränkte linksventrikuläre Funktion erfordert die Gabe inotroper Substanzen wie Dobutamin und Adrenalin bei oft gleichzeitiger Nachlastsenkung. Auch die Gabe von Phosphodiesterasehemmern ist in dieser Situation, insbesondere bei Vorliegen einer pulmonalen Hypertonie, sinnvoll.

Ein besonderes Augenmerk ist wegen einer möglicherweise bestehenden pulmonalen Hypertonie auch auf den rechten Ventrikel zu legen, unter vorsichtiger Volumentherapie muss auf Zeichen der Dekompensation des rechten Ventrikels geachtet werden.

Mitralklappenstenose postoperativ

Nach länger bestehender Mitralklappenstenose ist der linke Ventrikel oft muskelschwach. Nach Beseitigung der Stenose kommt es jetzt zu einer deutlich verbesserten diastolischen Füllung des linken Ventrikels mit der Gefahr der Volumenbelastung bis hin zur Linksherzdekompensation. Zur Therapie kommen die sehr vorsichtige Volumengabe sowie die Gabe eines Phosphodiesterase(PDE)-III-Hemmers infrage, auch in Kombination mit Adrenalin. Besonderes Augenmerk sollte auch auf die pulmonale Strombahn (pulmonale Hypertonie) und die Nachlastoptimierung des rechten Ventrikels gelegt werden.

Pericarditis constrictiva (Panzerherz)

Nach „Befreiung" der Herzkammern von der die diastolische Ausdehnung limitierenden Perikardlamelle kann es zu einer Volumenüberfüllung und akuten Dilatation der Herzhöhlen kommen. Therapeutisch hilfreich ist die Tonisierung des linken, hauptsächlich aber des dünnwandigen rechten Ventrikels mit Adrenalin über mehrere Tage. Eine hohe Herzfrequenz ist dann besser als eine Bradykardie.

11.10.7 Reanimation nach herzchirurgischen Eingriffen

Merke

Mit der Reanimation nach herzchirurgischen Eingriffen kann aufgrund des kontinuierlichen Monitorings in der Regel unverzüglich begonnen werden, über die Indikation zur Rethorakotomie ist zeitnah zu entscheiden. Die Vermeidung zerebraler hypoxischer Schäden darf nicht vernachlässigt werden.

Die im Jahre 2009 erschienene Leitlinie zur Reanimation nach herzchirurgischen Eingriffen der European Association for Cardio-Thoracic Surgery nimmt Stellung zu den Besonderheiten der kardiopulmonalen Reanimation nach herzchirurgischen Eingriffen auf der Intensivstation [5]. Im Folgenden sind die wesentlichen Besonderheiten dargelegt:
- Aufgrund des Monitorings ist ein Kammerflimmern sofort detektierbar, es wird die Durchführung von 3 aufeinander folgenden Defibrillationen ohne vorangehende Herzdruckmassage empfohlen. Bei fehlendem Erfolg sofort Verabreichung von 300 mg Amiodaron über einen zentralen Zugang.
- Adrenalin oder Vasopressoren sollten nur von erfahrenen Klinikern indiziert werden, gehören aber unserer Ansicht nach zu den Basismaßnahmen bei der Reanimation.
- Eine Stimulation über den externen Herzschrittmacher sollte vor einer Herzdruckmassage versucht werden, wenn er sofort verfügbar ist (< 1 min), bei pulsloser elektrischer Aktivität sollte der Pacer zur Detektion eines Kammerflimmerns kurz pausiert werden.
- Nach erfolgloser Defibrillation oder nach Pacingversuch oder bei Asystolie weisen die Leitlinien auf die Möglichkeit der sofortigen Resternotomie durch ein herzchirurgisches Notfallteam hin. Die interne Herzdruckmassage sei der externen Herzdruckmassage überlegen. Gültig ist diese Empfehlung innerhalb der ersten 10 Tage postoperativ.
- Auf die Gefahr der Verletzung des Operationsgebietes bei der Herzdruckmassage wird besonders hingewiesen. Gegebenenfalls kann die Frequenz der Thoraxkompressionen höher als 100/min sein, wenn sich darunter ein besserer Blutdruck erzielen lässt.
- Alle Infusions- und Spritzenpumpen sind zu stoppen (ggf. nur Sedierung).
- Eine intraaortale Ballonpumpe (IABP) ist auf Drucktrigger einzustellen.

Bei Vorhandensein einer minimalinvasiv implantierten sich entfaltenden Herzklappe besteht bei der kardiopulmonalen Reanimation die Gefahr, das die Klappe fixierende Drahtgeflecht zu deformieren.

11.10.8 Intraaortale Ballonpumpe (IABP)

Die Ballongegenpulsation im absteigenden Teil der thorakalen Aorta ist in der Herzchirurgie ein Routineverfahren der Kreislaufunterstützung bei Versagen der linksventrikulären Funktion. Die Grundfunktionen der IABP bestehen in einer Unterstützung der diastolischen Koronarperfusion (bessere Versorgung des Herzmuskels mit Sauerstoff) und in einer Reduktion der linksventrikulären Nachlast (senkt den myokardialen Sauerstoffverbrauch). In der Diastole, unmittelbar nach dem Schließen der Aortenklappe, wird der Ballon mit 30–50 ml Helium gefüllt und in der Systole kurz vor dem Öffnen der Aortenklappe wieder entleert (▶ Abb. 11.34). Über die Senkung des linksventrikulären enddiastolischen Drucks kommt es auch zu einer Senkung der rechtsventrikulären Nachlast. Unter optimalen Bedingungen kann so das HZV um bis zu 20% erhöht werden [21].

Eingesetzt wird die IABP bei einem postoperativen Low-cardiac-Output-Syndrom bzw. bei einem intra- oder postoperativen Myokardinfarkt nach aortokoronaren Bypassoperationen oder nach Herzklappenoperationen. Auch nach unvollständiger Koronarrevaskularisation wird der frühzeitige Einsatz einer IABP empfohlen. Ein präoperativer IABP-Einsatz bei Hochrisikopatienten führt im Vergleich zum intra- oder postoperativen Einsatz zu besseren Ergebnissen. Die Komplikationen der IABP bestehen in einer Ischämie des Beines auf der Seite der Insertion und Gefäßtraumen bis hin zur Aortendissektion. Selten kann es auch zu einer Mesenterialischämie kommen. Ebenfalls sehr selten ist das Ballonleck mit arterieller Gasembolie.

Eine IABP sollte bei schwerer Aortenklappeninsuffizienz, abdominellen und thorakalen Aortenaneurysmen sowie bei fortgeschrittener peripherer arterieller Verschlusskrankheit nicht zum Einsatz kommen.

Bei der Anlage einer IABP ist darauf zu achten, dass die Spitze des Katheters ca. 2 cm unterhalb des Abgangs der linken A. subclavia zu liegen kommt. Die Antikoagulation erfolgt üblicherweise über die kontinuierliche Gabe von unfraktioniertem Heparin.

Merke

Nach Einlage einer IABP muss eine Lagekontrolle entweder über eine Röntgenaufnahme oder eine TEE erfolgen.

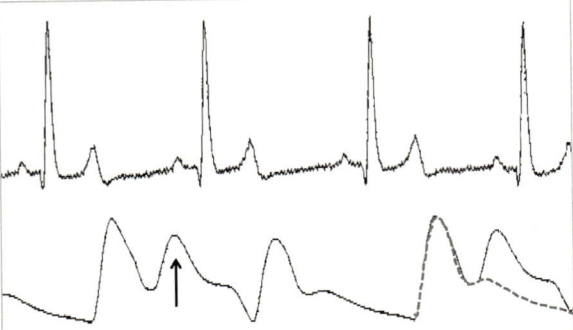

Abb. 11.34 Auswirkungen einer IABP auf den arteriellen Blutdruck, jede zweite Herzaktion wird von der IABP unterstützt.
In der oberen Spur: EGK; untere Spur: arterieller Blutdruck. Untere Spur links: Unterstützungsaktion durch die IABP (↑); Mitte: nicht unterstützte Herzaktion; rechts: Überlagerung von unterstützter und nicht unterstützter Herzaktion.

Kernaussagen

Inflammation nach kardiopulmonalem Bypass
Die Operation mit großem thorakalen Zugang und mit Einsatz der HLM hat erhebliche Auswirkungen auf den Organismus. Der Kontakt mit Fremdoberflächen und viele weitere Noxen triggern eine Entzündungsreaktion, die selbstlimitierend sein kann, aber auch schwere Komplikationen bis hin zum Tod des Patienten auszulösen vermag.

Monitoring und Zielwerte
Das Standardmonitoring besteht bei Patienten nach herzchirurgischen Eingriffen aus einem invasiven Monitoring mit blutiger Druckmessung. Zur Beurteilung der Vorlast und Herzleistung stehen die Echokardiografie sowie Thermodilutionsverfahren zur Verfügung.

Postoperative Behandlung des herzchirurgischen Standardpatienten
Die Eckpunkte der Behandlung des unkomplizierten postoperativen Patienten umfassen: eine Antibiotikaprophylaxe, die auf Station wiederholt wird, eine Stressulkusprophylaxe und – falls indiziert – Thrombozytenaggregationshemmer sowie Heparine. Die Extubation erfolgt meist am Operationstag. Die Entfernung der Thoraxdrainagen erfolgt am 2. oder 3. postoperativen Tag.

Komplikationen nach einer Herzoperation
Typische Komplikationen nach Herzoperationen sind Linksherzversagen infolge einer Ischämie, Volumenmangel oder Perikardtamponade. Das Rechtsherzversagen kann bedingt sein durch eine primär rechtsventrikuläre Störung oder durch eine akute Erhöhung der Nachlast des rechten Ventrikels. Bei Patienten mit eingeschränkter linksventrikulärer Compliance kann das Auftreten von Vorhofflimmern die kardiale Auswurfleistung drastisch reduzieren.
Eine postoperativ eingeschränkte Lungenfunktion durch Atelektasen sowie ein interstitielles Lungenödem ist häufig und erhöht die Nachlast für den rechten Ventrikel.
Neurologische Defizite sind postoperativ nicht selten und reichen von passageren neurokognitiven Störungen und Persönlichkeitsveränderungen über das postoperative Delir bis hin zu schwerwiegenden persistierenden Defiziten.

Postoperative Nierenfunktionsstörungen können die Prognose der Patienten deutlich verschlechtern. Ihre Genese ist multifaktoriell.
Elektrolytstörungen können postoperativ sowohl den Herzrhythmus als auch die myokardiale Kontraktiliät massiv beeinträchtigen. Die Kontrolle der Spiegel von Magnesium, Kalzium und Kalium ist regelmäßig erforderlich.
Blutgerinnungsstörungen sind bei postoperativen Patienten, die nahezu ausnahmslos mit Thrombozytenaggregationshemmern und auch Heparinen behandelt wurden, häufig. Dazu kommt die Traumatisierung der Thrombozyten durch die extrakorporale Zirkulation.
Das *Postkardiotomiesyndrom* tritt 1–6 Wochen postoperativ auf und kann durch Pleuritis und Perikarderguss imponieren. Therapeutisch kommen nicht steroidale Antirheumatika, Colchizin oder auch eine Drainage in Betracht.
Postoperative Infektionen sind meist Pneumonien, Wundinfektionen oder auch katheterassoziierte Infektionen. Die Prognose der Patienten wird durch postoperative Infektionen deutlich verschlechtert.

Kardiovaskuläre Therapie
Therapeutische Eckpfeiler der *kardiovaskulären Therapie* sind die Normalisierung des Volumenstatus sowie die Gabe von Inotropika/Vasopressoren. Bei Therapieversagen muss der Einsatz von Assist-Systemen diskutiert werden.

Reanimation nach herzchirurgischen Eingriffen
Mit der Reanimation nach herzchirurgischen Eingriffen kann aufgrund des kontinuierlichen Monitorings unverzüglich begonnen werden. Über die Indikation zur Rethorakotomie muss zeitnah entschieden werden.

Intraaortale Ballonpumpe (IABP)
Die IABP unterstützt die diastolische Koronarperfusion und senkt die linksventrikuläre Nachlast. Indikationen sind das postoperative Low-cardiac-Output-Syndrom und das Vorliegen eines intra- oder postoperativen Myokardinfarkts. Der präoperative IABP-Einsatz bei Hochrisikopatienten führt im Vergleich zum intra- oder postoperativen Einsatz zu besseren Ergebnissen. Eine IABP sollte bei schwerer Aortenklappeninsuffizienz, abdominellen und thorakalen Aortenaneurysmen sowie bei fortgeschrittener peripherer arterieller Verschlusskrankheit nicht zum Einsatz kommen.

Literatur

[1] Bellomo R, Auriemma S, Fabbri A et al. The pathophysiology of cardiac surgery-associated acute kidney injury (CSA-AKI). Int J Artif Organs 2008; 31(2): 166–178
[2] Bierman MI, Stein KL, Snyder JV. Pulse oximetry in the postoperative care of cardiac surgical patients. A randomized controlled trail. Chest 1992; 102(5): 1367–1370
[3] Carl M, Alms A, Braun J et al. S3 guidelines for intensive care in cardiac surgery patients: hemodynamic monitoring and cardiocirculary system. Ger Med Sci 2010; 8): Doc12
[4] Dunning J, Versteegh M, Fabbri A et al. Guideline on antiplatelet and anticoagulation management in cardiac surgery. Eur J Cardiothorac Surg 2008; 34(1): 73–92
[5] Dunning J, Fabbri A, Kolh PH et al. Guideline for resuscitation in cardiac arrest after cardiac surgery. Eur J Cardiothorac Surg 2009; 36(1): 3–28
[6] Dziadulewicz L, Shannon-Stone M. Postpericardiotomy syndrome: a complication of cardiac surgery. AACN Clin Issues 1995; 6(3): 464–470
[7] Ender J, Borger MA, Scholz M et al. Cardiac surgery fast-track treatment in a postanesthetic care unit: six-month

results of the Leipzig fast-track concept. Anesthesiology 2008; 109(1): 61–66
[8] Felbinger TW, Reuter DA, Eltzschig HK et al. Comparison of pulmonary arterial thermodilution and arterial pulse contour analysis: evaluation of a new algorithm. J Clin Anesth 2002; 14(4): 296–301
[9] Fontes ML, Bellows W, Ngo L et al. Assessment of ventricular function in critically ill patients: limitations of pulmonary artery catheterization. Institutions of the McSPI Research Group. J Cardiothorac Vasc Anesth 1999; 13(5): 521–527
[10] Funder KS, Steinmetz J, Rasmussen LS. Cognitive dysfunction after cardiovascular surgery. Minerva Anestesiol 2009; 75(5): 329–332
[11] Goedje O, Hoeke K, Lichtwarck-Aschoff M et al. Continuous cardiac output by femoral arterial thermodilution calibrated pulse contour analysis: comparison with pulmonary arterial thermodilution. Crit Care Med 1999; 27(11): 2407–2412
[12] Gooi J, Marasco S, Rowland M et al. Fast-track cardiac surgery: application in an Australian setting. Asian Cardiovasc Thorac Ann 2007; 15(2): 139–143
[13] Gottesman RF, McKhann GM, Hogue CW. Neurological complications of cardiac surgery. Semin Neurol 2008; 28(5): 703–715
[14] Hedenstierna G, Rothen HU. Atelectasis formation during anesthesia: causes and measures to prevent it. J Clin Monit Comput 2000; 16(5–6): 329–335
[15] Ho KM, Lewis JP. Prevention of atrial fibrillation in cardiac surgery: time to consider a multimodality pharmacological approach. Cardiovasc Ther 2010; 28(1): 59–65
[16] Kolkman JJ, Mensink PB. Non-occlusive mesenteric ischaemia: a common disorder in gastroenterology and intensive care. Best Pract Res Clin Gastroenterol 2003; 17(3): 457–473
[17] London MJ, Hollenberg M, Wong MG et al. Intraoperative myocardial ischemia: localization by continuous 12-lead electrocardiography. Anesthesiology 1988; 69(2): 232–241
[18] Marik PE, Baram M, Vahid B. Does central venous pressure predict fluid responsiveness? A systematic review of the literature and the tale of seven mares. Chest 2008; 134(1): 172–178
[19] Marx G, Reinhart K. Venous oximetry. Curr Opin Crit Care 2006; 12(3): 263–268
[20] Miranda DR, Gommers D, Papadakos PJ et al. Mechanical ventilation affects pulmonary inflammation in cardiac surgery patients: the role of the open-lung concept. J Cardiothorac Vasc Anesth 2007; 21(2): 279–284
[21] Möhnle P, Kilger E. Kreislaufunterstützung durch die intraaortale Ballongegenpulsation. Anaesthesist 2002; 51(8): 687–701
[22] Neuß M, Schau T, Butter C. Rolle der Rechtsherzinsuffizienz im Rahmen der kardialen Resynchronisationstherapie. Herzschrittmacherther Elektrophysiol 2008; 19 Suppl 1): 44–51
[23] Nicholson DJ, Kowalski SE, Hamilton GA et al. Postoperative pulmonary function in coronary artery bypass graft surgery patients undergoing early tracheal extubation: a comparison between short-term mechanical ventilation and early extubation. J Cardiothorac Vasc Anesth 2002; 16(1): 27–31
[24] Pomblum VJ, Korbmacher B, Cleveland S et al. Cardiac stunning in the clinic: the full picture. Interact Cardiovasc Thorac Surg 2010; 10(1): 86–91
[25] Reis Miranda D, Gommers D, Struijs A et al. The open lung concept: effects on right ventricular afterload after cardiac surgery. Br J Anaesth 2004; 93(3): 327–332
[26] Reis Miranda D., Gommers D, Struijs A et al. Ventilation according to the open lung concept attenuates pulmonary inflammatory response in cardiac surgery. Eur J Cardiothorac Surg 2005; 28(6): 889–895
[27] Rho RW. The management of atrial fibrillation after cardiac surgery. Heart 2009; 95(5): 422–429
[28] Schummer W. Zentraler Venendruck: Validität, Aussagekraft und korrekte Messung. Anaesthesist 2009; 58(5): 499–505
[29] Slezak J, Tribulova N, Okruhlicova L et al. Hibernating myocardium: pathophysiology, diagnosis, and treatment. Can J Physiol Pharmacol 2009; 87(4): 252–265
[30] Stafford-Smith M, Shaw A, Swaminathan M. Cardiac surgery and acute kidney injury: emerging concepts. Curr Opin Crit Care 2009; 15(6): 498–502
[31] Tenling A, Hachenberg T, Tyden H et al. Atelectasis and gas exchange after cardiac surgery. Anesthesiology 1998; 89(2): 371–378
[32] Verheij J, van Lingen A, Raijmakers PG et al. Pulmonary abnormalities after cardiac surgery are better explained by atelectasis than by increased permeability oedema. Acta Anaesthesiol Scand 2005; 49(9): 1302–1310
[33] Warren OJ, Smith AJ, Alexiou C et al. The inflammatory response to cardiopulmonary bypass: part 1 – mechanisms of pathogenesis. J Cardiothorac Vasc Anesth 2009; 23(2): 223–231

Kapitel 12
Erkrankungen des Nervensystems

12.1	Koma	806
12.2	Hirnschwellung und erhöhter intrakranieller Druck	811
12.3	Schädel-Hirn-Trauma – Diagnostik und operative Versorgung	823
12.4	Akute Rückenmarkläsion	827
12.5	Der ischämische Schlaganfall	831
12.6	Blutungen aus hirnarteriellen Aneurysmen	841
12.7	Sinus- und Hirnvenenthrombose	846
12.8	Epileptische Anfälle und Status epilepticus	851
12.9	Akute Polyneuroradikulitis (Guillain-Barré-Syndrom)	856
12.10	Polyneuropathien	861
12.11	Myasthenia gravis	864
12.12	Botulismus	868
12.13	Tetanus	871
12.14	Diffuse Enzephalopathien infolge von Stoffwechsel- und Kreislaufstörungen	874
12.15	Drogenkonsum und Entzug	880
12.16	Psychische Reaktionen kritisch Kranker während der Intensivtherapie	885
12.17	Akute psychiatrische Erkrankungen (mit juristischen Hinweisen)	887
12.18	Akinetische Krise, malignes Dopa-Entzugssyndrom, malignes neuroleptisches Syndrom und akute lebensbedrohliche Katatonie	893

12.1 Koma

F. Hinder, R. Kiefer

12.1.1 Definition und Einteilung

▶ **Vigilanzstörungen.** Sie können nach dem Grad der Minderung des Reaktionsvermögens quantifiziert werden.
- *Somnolenz:* Der Patient ist schläfrig, jedoch zu jeder Zeit durch Anrede oder leichte taktile Stimuli erweckbar.
- *Sopor:* Der Patient ist nur durch starke Reize (z. B. Schmerzreize) aus einem schlafähnlichen Zustand zu erwecken. Unangenehme Stimuli lösen Abwehr- oder Vermeidungsbewegungen aus. Verbale Reaktionen sind entweder nicht vorhanden oder verlangsamt.
- *Koma:* Hierbei handelt es sich um den höchsten Grad der Bewusstseinsstörung. Der Patient ist bewusstlos. Er ist nicht erweckbar und zeigt keinerlei Abwehr- oder Vermeidungsreaktionen auf Schmerzreize.

> **Merke**
> Das Leitsymptom Koma weist auf das Vorliegen einer häufig lebensbedrohlichen Akuterkrankung hin und erfordert eine rasche Diagnostik.

▶ **Glasgow-Koma-Skala (GKS, GCS).** Der Grad der Bewusstseinsstörung kann anhand der Glasgow-Koma-Skala (GKS oder GCS = Glasgow Coma Scale) quantifiziert werden (▶ Tab. 12.1). Diese wurde zur ersten Evaluierung des Bewusstseinszustandes eines nicht sedierten Patienten am Unfallort entwickelt (s. GCS, Kap. 3.2). Der GCS-Score beträgt maximal 15 und minimal 3 Punkte. Komatös im Sinne der GKS ist ein Patient, der nicht in der Lage ist, Befehle auszuführen, ein Wort auszusprechen und auf Schmerzreize die Augen zu öffnen. Alle Patienten mit einem GCS-Score von 7 Punkten oder weniger erfüllen diese Kriterien.

12.1.2 Diagnostik

Erstuntersuchung und -versorgung

- Die *Sicherung der Atemwege* (unter Berücksichtigung einer möglichen Halswirbelsäulenverletzung) und die Stabilisierung des Kreislaufs haben höchste Priorität.
- Die *neurologische Akutdiagnostik* umfasst die Prüfung der Vigilanz, der Hirnnervenfunktion und Motorik sowie die Testung von pathologischen Reflexen und Muskeleigenreflexen.
- Eine *Hypoglykämie* ist auszuschließen, ggf. ex juvantibus durch Glukosezufuhr (50 ml Glukose 40%). Erscheint der Patient kachektisch oder kann eine Alkoholkrankheit nicht sicher ausgeschlossen werden, so sollten unbedingt zuvor 100 mg Thiamin (Vitamin B_1) zur Vermeidung einer Wernicke-Enzephalopathie i. v. appliziert werden, da bei der Verstoffwechselung von Glukose Thiamin als Coenzym dient.
- Auszuschließen sind ferner *Intoxikationen mit Opioiden oder Benzodiazepinen,* ggf. durch Antagonisierung mit Naloxon bzw. Flumazenil.
- Bei Verdacht auf einen erhöhten *intrakraniellen Druck* und drohende Einklemmung wird noch vor einer weitergehenden Diagnostik eine Kurzinfusion mit 125 ml Mannit 20% durchgeführt. Bei fehlender Rückbildung der klinischen Einklemmungszeichen (Mydriasis und Pupillenareflexie oder ausgeprägte Bradykardie) kann eine forcierte Hyperventilation indiziert sein.
- Eine *Hypothermie* als Komaursache ist auszuschließen. Bei extremer Hypothermie mit Zentralisation sollte die Wiedererwärmung im Krankenhaus ggf. unter Verwendung extrakorporaler Verfahren erfolgen.

Anamnese und körperliche Untersuchung

▶ **Anamnese.** Kam es zu einem *plötzlichen Bewusstseinsverlust* (z. B. bei Medikamentenintoxikation, intrakranieller Blutung, nach Trauma, bei Hypoxie, Basilaristhrombose) oder war der *Verlauf eher subakut* mit Prodromi über Stunden oder Tage (Kopfschmerzen, Erbrechen bei erhöhtem intrakraniellen Druck, z. B. bei Hirntumor oder Hydrozephalus)? Besteht eine Medikamenten- oder Alkoholanamnese und an welchen Begleiterkrankungen leidet der Patient (Diabetes mellitus, Hypertonie, Operationen, Organinsuffizienzen, psychische Vorerkrankungen)?

▶ **Inspektion.** Hier gilt es, neben der neurologischen Untersuchung auf Verletzungszeichen und Hautveränderungen zu achten (z. B. Kolorit, Injektionszeichen, Osler-Spots).

▶ **Vitalparameter.** Die Vitalparameter sind nicht nur im Rahmen der Akutversorgung des Patienten bedeutsam, sondern können auch Hinweise auf die Komaursache liefern.

Tab. 12.1 Glasgow-Koma-Skala (GKS, GCS).

Zu bewertende Reaktion	Beobachtete Reaktion	Punktzahl
Augenöffnen:	spontan	4
	nach Aufforderung	3
	bei Schmerzreiz	2
	kein Augenöffnen	1
beste sprachliche Antwort: *cave:* Patient hat Aphasie oder Kieferfraktur.	vollständig orientiert	5
	unvollständig orientiert	4
	verworren	3
	unverständlich	2
	keine	1
beste motorische Antwort: Gewertet wird die beste motorische Antwort der oberen Extremitäten. Befolgt der Patient keine sprachliche Aufforderung, so wird zunächst ein Schmerzreiz im Bereich des Nagelbettes gesetzt, auf den dann mehr zentrale Schmerzreize folgen (z. B. am Kieferwinkel, um die Lokalisation des Schmerzreizes zu testen).	befolgt Aufforderungen	6
	gezielte Abwehr	5
	unvollständige Abwehr	4
	Beugesynergismen	3
	Strecksynergismen	2
	keine Bewegung	1

Praxistipp

Eine ausgeprägte Hypertension in Kombination mit spontaner Hyperventilation bei einem komatösen Patienten ist als Zeichen eines erhöhten intrakraniellen Druckes zu werten.

▶ **Körpertemperatur.** Hohes Fieber weist auf ein entzündliches/infektiöses Krankheitsbild hin, sehr hohe Temperaturen von über 41 °C bei trockener, geröteter Haut lassen an eine Intoxikation mit Anticholinergika oder – nach Aufenthalt in heißer Umgebung – an einen Hitzschlag denken.

Hypothermie selbst kann unterhalb von 31 °C ein Koma verursachen. Eine Hypothermie kann aber auch Zeichen einer Medikamentenintoxikation sein (z. B. Alkohol, Barbiturate, Phenothiazine) und findet sich ebenfalls beim Myxödemkoma des hypothyreoten Patienten.

An die Akutdiagnostik und ggf. -therapie sollte sich bei jedem Patienten selbstverständlich eine komplette körperliche Untersuchung anschließen.

Neurologische Untersuchung

Hierbei sollte schon initial versucht werden, den Punktwert der GCS zu erheben (▶ Tab. 12.1). Insbesondere unter klinischen Bedingungen ist aber eine differenzierte Untersuchung notwendig.

Motorik

Es ist zunächst auf spontane motorische Aktivität zu achten (Patient gähnt, schluckt oder hustet, fasst sich ins Gesicht, überkreuzt mit dem Arm die Mittellinie oder überkreuzt die Beine), die eine nicht allzu tiefe Einschränkung der Vigilanz signalisiert.

Als Vermeidungsreaktionen auf Stimuli zunehmender Intensität sind die Abduktion der Schultern ebenso wie die kurze Beugung in Hüft- und Kniegelenk als zielgerichtete, kortikal gesteuerte Reaktionen auf einen unangenehmen Stimulus zu interpretieren und implizieren ein funktionsfähiges kortikospinales System für die jeweilige Extremität.

▶ **Pathologische Bewegungsmuster.** Stereotype Streck- und Beugesynergismen weisen auf eine schwere kortikospinale Dysfunktion hin. Tonische Beugung von Hüft- und Kniegelenk bei gleichzeitiger Dorsalflexion des Fußes mit positivem Babinski-Reflex (die sog. „triple flexion response") stellt ebenfalls ein pathologisches Bewegungsmuster dar. Auch spontane oder durch leichte Stimulation induzierte Streckbewegungen der Beine, die oft mit einer Adduktion und Innenrotation der Arme verbunden sind, sind pathologisch. Akute zerebrale Läsionen können im Initialstadium unabhängig von ihrer Lokalisation mit solchen Strecksynergismen verbunden sein, welche zu einem späteren Zeitpunkt in Beugekrämpfe mit Beugung im Ellenbogen- und Handgelenk sowie in Adduktion der Schultern übergehen können.

Merke
Spontane motorische zielgerichtete Bewegungen und Streck- bzw. Beugesynergismen können nebeneinander auftreten.

▶ **Seitendifferenzen und Fremdreflexe.** Die spontane Minderbewegung einer Seite deutet auf eine Parese hin, was sich auch in einer schwächeren Reaktion auf Stimulation äußern sollte. Die Prüfung von Muskeleigenreflexen kann weitere Hinweise auf eine Seitendifferenz liefern. Außerdem ist nach pathologischen Fremdreflexmustern zu suchen (z. B. Babinski-Reflex).

▶ **Atemmuster.** Pathologische Atemmuster wie die Cheyne-Stokes-Atmung, Maschinenatmung oder Biot-Atmung liefern keine zusätzlichen wertvollen Hinweise.

Hirnstammzeichen

Merke

Die Untersuchung der Hirnstammreflexe liefert wichtige Hinweise hinsichtlich der Lokalisation einer zerebralen Läsion. Normale Hirnstammreflexe bei einem komatösen Patienten sind in der Regel gleichbedeutend mit einer ausgeprägten, beide Hemisphären betreffenden Dysfunktion.

▶ **Pupillenzeichen.** Sind die Pupillen symmetrisch, rund, normal groß (2,5 – 5 mm) und zeigen zumindest eine konsensuelle Lichtreaktion, dann spricht dies für eine normale Funktion des rostralen Mittelhirns und der efferenten parasympathischen Fasern, welche die Pupillenkonstriktion vermitteln.

Die *einseitig weite Pupille* (> 5 mm) ohne oder mit deutlich abgeschwächter Lichtreaktion tritt auf bei ipsilateraler Mittelhirnläsion oder Okulomotoriusparese. Diese kann Folge eines Mittelhirnprozesses sein, ist häufiger aber Ausdruck einer transtentoriellen Herniation mit Kompression der genannten Strukturen. Die für die Herniation ursächliche Raumforderung kann dabei ipsilateral oder, wenn auch seltener, kontralateral lokalisiert sein. *Bilateral weite reaktionslose Pupillen* sind mit einer ausgeprägten Mittelhirnschädigung vereinbar, können aber auch Ausdruck einer Intoxikation mit Anticholinergika sein.

Kleine (1 – 2,5 mm), aber nicht stecknadelkopfgroße, reaktive Pupillen findet man häufig beim metabolischen Koma, unter Barbituratintoxikation oder bei tiefen bilateralen Großhirnläsionen (z. B. Hydrozephalus oder Thalamusblutung). *Stecknadelkopfgroße* (< 1 mm), reaktive Pupillen lassen sich nach Opioidintoxikation nachweisen, treten aber auch bei ausgeprägten bilateralen pontinen Läsionen auf. Eine Unterscheidung ist durch Antagonisierung der Opioidwirkung mittels Naloxon möglich.

▶ **Okulomotorik.** Eine *Abweichung der Bulbi* voneinander in vertikaler Achse ohne vorausgegangenes Trauma der Orbita tritt bei pontinen Läsionen und Kleinhirnläsionen auf.

Eine *konjugierte Augenfehlstellung zur Seite* (déviation conjugée) weist auf eine Schädigung des frontalen Blickzentrums hin bzw. auf dessen Verbindungen zum parapontinen Blickzentrum. Dabei schaut der Patient häufig zur Seite einer Hemisphärenläsion bzw. weg von der Seite einer Hirnstammläsion.

Treten im Koma spontan Augenbewegungen auf, dann handelt es sich meist um *konjugierte horizontale Bewegungen* („eye-roving"). Diese setzen funktionierende Augenmuskelkerne und Nervenbahnen in Mittelhirn und Pons voraus. Ursache des Komas sind dann eher metabolische Faktoren oder bilaterale Hemisphärenläsionen.

Ruckartige konjugierte Abwärtsbewegungen der Bulbi bei langsamer Rückstellbewegung („ocular bobbing") und bei gestörtem okulozephalen Reflex (s. u.) sind ein Anhalt für eine bilaterale pontine Schädigung, treten aber auch bei schweren generalisierten Enzephalopathien auf.

Langsame konjugierte Abwärtsbewegungen mit rascher Rückstellbewegung *(vertikaler Spontannystagmus)* und erhaltenem okulozephalen Reflex kommen beim hypoxischen Hirnschaden vor.

▶ **Vestibulookulärer Reflex.** Dieser wird durch rasche Drehung des Kopfes zur Seite ausgelöst (*cave:* instabile Halswirbelsäule). Die physiologische Funktion des Reflexes ist, den Blick im Raum bei aktiven und passiven Bewegungen des Kopfes zu stabilisieren und so das Fixieren eines Objektes unter Bewegung zu ermöglichen. Der Reflex ist positiv, also physiologisch, wenn es zu einer gegenläufigen Bewegung der Bulbi kommt, diese also quasi „im Raum stehen bleiben" und erst anschließend wieder die alte Stellung relativ zur Kopfachse einnehmen. Beim gesunden, wachen Patienten ist dieser Reflex durch die visuelle Kontrolle unterdrückt, also negativ. Beim komatösen Patienten zeigt der funktionierende, also positive Reflex zum einen, dass der Hirnstamm, in dem die Schaltzentren lokalisiert sind, funktionstüchtig ist, und zum anderen, dass die kortikale Kontrolle nicht greift, dass also am ehesten ein kortikales Koma (metabolisch oder bihemisphärisch anatomisch) vorliegt. Ein negativer vestibulookulärer Reflex beim komatösen Patienten ist mit einer Läsion im Hirnstamm vereinbar. Der vestibulookuläre Reflex wird auch im Rahmen der Hirntoddiagnostik geprüft und ist im Falle des Hirntodes negativ. Auch eine Blickwendung zu einer Seite, die durch Drehung des Kopfes nicht beeinflussbar erscheint, spricht für eine Beteiligung des Hirnstamms.

Verbietet sich die Mobilisation der Halswirbelsäule, dann kann der vestibulookuläre Reflex auch durch kalorische Stimulation erfolgen. Die Spülung des äußeren Gehörgangs mit Eiswasser führt bei intaktem Hirnstamm zu einem kalorischen Nystagmus mit der raschen Phase zum kontralateralen Ohr. Bei normaler Funktion der Großhirnhemisphären kommt es anschließend zu einer ruckartigen Rückstellbewegung.

▶ **Zervikookulärer Reflex.** Rotationen des Kopfes über dem fixierten Rumpf stimulieren neben dem vestibulookulären Reflex auch propiozeptive Afferenzen der Halswirbelsäule über den sog. zervikookulären Reflex (früher: okulozephaler Reflex). Mit raschen Kopfdrehungen beim komatösen Patienten wird in erster Linie aber der vestibulookuläre Reflex und nur zu einem geringen Teil der schwächere zervikookuläre Reflex geprüft.

Praxistipp
Differenzialdiagnostisch ist bei Anzeichen einer Hirnstammläsion immer ein Medikamenteneffekt auszuschließen. Normale Pupillengröße und Lichtreaktion lassen an eine solche Konstellation denken, sie finden sich aber auch bei pontinen Läsionen.

▶ **Kornealreflex.** Der bilaterale Augenschluss nach Berührung einer Kornea mit einem Tupfer (Kornealreflex) ist abhängig von der Funktion der afferenten (V. Hirnnerv) und efferenten (VII. Hirnnerv) Nervenbahnen sowie der pontinen Schaltzentren. Der Kornealreflex wird aber auch durch Medikamente unterdrückt und zwar schon bald, nachdem der Lidschlussreflex (bei Berühren des Augenlids) erlischt.

Ferner zu testen sind der Trigeminusschmerzreiz (V. Hirnnerv) und der Würgereflex.

Meningismus
Ist ein Halswirbelsäulentrauma ausgeschlossen, dann gehört zur Untersuchung des bewusstlosen Patienten auch die Prüfung des Meningismus. Bei einem positiven Befund liegt mit hoher Wahrscheinlichkeit eine Meningitis oder eine Subarachnoidalblutung vor. Ein negativer Befund schließt die beiden Krankheitsbilder beim komatösen Patienten aber nicht aus, weshalb schon beim geringsten Verdacht eine Liquorentnahme erfolgen sollte. Gelingt die Liquorentnahme nicht, sollte bereits bei Verdacht eine Antibiotikatherapie eingeleitet werden.

Laboranalytik

Praxistipp
Bei jedem Patienten mit Koma unklarer Genese sollte folgendes Screening erfolgen: Blutglukose, Elektrolyte und Serumosmolarität, Blutbild, Herzenzyme, Leber- und Nierenwerte, Ammoniak, Gerinnung (Quick, partielle Thromboplastinzeit [PTT]), Laktat, C-reaktives Protein oder Blutsenkungsgeschwindigkeit und eine Blutgasanalyse.

Sollte nach der genannten Diagnostik keine plausible Erklärung für das Koma gefunden sein bzw. sollten Hinweise auf ein entzündliches Geschehen vorliegen, dann ist – auch wenn kein Meningismus bei dem Patienten nachweisbar ist – eine Liquordiagnostik zu fordern.

Ein Drogen-Screening, spezielle toxikologische Untersuchungen, Schilddrüsendiagnostik oder die Bestimmung des Kortisolspiegels bei Verdacht auf Addison-Krise (Hyponatriämie) – die Therapie muss dennoch ex juvantibus erfolgen – sind bei entsprechendem klinischen Szenario (Anamnese, leere Tablettenpackung, Beendigung einer Kortisonbehandlung) zu erwägen.

Apparative Diagnostik
Bildgebende Verfahren
Wenn die Begleitumstände die Diagnose der Komaursache mit an Sicherheit grenzender Wahrscheinlichkeit zulassen und sich daraus eine therapeutische Strategie ergibt, welche die Diagnose innerhalb kurzer Zeit verifizieren kann, so erscheint der Einsatz bildgebender Verfahren unnötig. Als Beispiel seien hier das hypoglykämische Koma und die CO_2-Narkose genannt.

▶ **CCT.** In allen anderen Fällen ist wegen der zahlreichen Differenzialdiagnosen, die nicht immer zweifelsfrei anhand des klinischen Bildes ausgeschlossen werden können, möglicherweise aber eine rasche Einleitung der Therapie erfordern, die Anfertigung eines kranialen Computertomogramms (CCT) und ggf. einer CT-Angiografie indiziert.

▶ **Weitere Verfahren.** Kann nicht ausgeschlossen werden, dass der Patient im Rahmen des Bewusstseinsverlusts gestürzt ist, so muss frühzeitig auch ein Wirbelsäulentrauma (insbesondere der Halswirbelsäule) ausgeschlossen werden. Die Indikation zu spezifischeren Verfahren (Angiografie, Magnetresonanzangiografie, Doppler-Untersuchung, somatosensorisch evozierte Potenziale) ergibt sich bei der entsprechenden Differenzialdiagnostik.

EEG
Hat der Patient eine Epilepsieanamnese, dann sollte so früh wie möglich ein Enzephalogramm (EEG) zum Ausschluss eines nicht konvulsiven Status epilepticus durchgeführt werden.

Praxistipp
Ein EEG gehört aber auch dann zu den Routinemaßnahmen, wenn die initialen bildgebenden Verfahren und Laboruntersuchungen keine spezifische Ursache des Komas nahelegen.

Differenzialdiagnose
Anhand der Ergebnisse der klinischen Untersuchung und des CCT-Befundes können Arbeitshypothesen generiert werden (▶ Tab. 12.2; [3,5]). Diese müssen dann ggf. durch zusätzliche

12.1 Koma

Tab. 12.2 Differenzialdiagnose des Komas.

Normale Hirnstammreflexe, keine neurologischen Herdsymptome	

Großhirndysfunktion ohne anatomische Läsion im CCT	• endogene metabolische Komaformen:
	  ○ hypoxischer Hirnschaden
	  ○ Coma diabeticum und hypoglykämisches Koma
	  ○ Thiaminmangel
	  ○ hyperosmolares und hypoosmolares Koma, Dysäquilibriumsyndrom
	  ○ Coma hepaticum
	  ○ Urämie
	  ○ hyperkalzämische Krise, Hypokalzämie
	  ○ Hyperkapnie (CO_2-Narkose)
	  ○ Addison-Krise
	  ○ hypothyreotes Koma, thyreotoxische Krise
	  ○ Hypophyseninsuffizienz
	  ○ Hypothermie, Hyperthermie
	• Medikamentenintoxikation, Drogenkonsum
	• hämodynamischer Schock, hypertensive Enzephalopathie
	• Meningoenzephalitis, Enzephalitis (nicht herpetisch)
	• generalisierter Status epilepticus, postiktaler Dämmerzustand
	• Subarachnoidalblutung mit normalem CCT
	• axonaler Schaden nach Schädel-Hirn-Trauma (MRT)
	• thrombozytopenische Purpura
	• akute Episode einer Encephalomyelitis disseminata
	• Meningeosis carcinomatosa, zerebrales Lymphom
	• paradoxe Luftembolie, Fettembolie
	• Reye-Syndrom

Großhirndysfunktion mit anatomischer Läsion im CCT	• generalisiertes Hirnödem • bilaterale Kontusionsherde oder subdurale Hämatome • Subarachnoidalblutung • Hydrozephalus
Normale Hirnstammreflexe, neurologische Herdsymptome	
normales CCT	• metabolisches Koma mit Halbseitenzeichen (z. B. Hypoglykämie) • isodenses subdurales Hämatom • Hirnsinusvenenthrombose • Status epilepticus (mit Fokus) oder postiktaler Zustand • Encephalomyelitis disseminata
CCT mit Herdbefund (meist singulär)	• intrazerebrales, subdurales oder epidurales Hämatom • Kontusion • ischämischer Infarkt • Hirntumor mit perifokalem Ödem • Herpes-Enzephalitis (Temporallappen) • Hirnabszess
CCT mit Herdbefund (meist multipel, multifokale Symptomatik)	• multiple Infarkte bei kardialer Embolie oder Vaskulitis • Kontusionsherde • multiple Abszesse • multiple Metastasen • multizentrische Gliomatose • intrazerebrale Lymphome
Pathologische Hirnstammreflexe	
normales CCT	• Medikamentenintoxikation • Thrombose der A. basilaris • Spasmus der A. basilaris (Migräne) • Hirnstammenzephalitis
CCT mit Herdbefund im Hirnstamm	• Blutung (Pons, Mittelhirn, Kleinhirn) • traumatische Hirnstammkontusion • ischämischer Hirnstamminfarkt • Kleinhirntumor, -abszess, -blutung, -infarkt mit Hirnstammkompression, supratentorielle Raumforderung mit Hirnstammkompression • Hirnstammtumor

Untersuchungen (s. o.) überprüft werden. Differenzialdiagnostisch sind einige dem Koma in der klinischen Präsentation ähnelnde Krankheitsbilder akribisch auszuschließen:

▶ **Locked-in-Syndrom [7].** Die Patienten haben einen Schlafwach-Rhythmus und sind in den Wachphasen bei vollem Bewusstsein, jedoch aufgrund der Unterbrechung afferenter Bahnen nur in geringem Umfang oder gar nicht artikulationsfähig. Diese „eingeschlossenen" Patienten können hören, sehen und taktile Reize bzw. Schmerzen wahrnehmen. Wegen einer Läsion der kortikobulbären und kortikospinalen Nervenbahnen auf Höhe der Pons oder Medulla oblongata, etwa bei Basilaristhrombose, können sie mit ihrer Umwelt nur durch vertikale Augenbewegungen oder Bewegungen der oberen Augenlider kommunizieren, deren Schaltzentren sich im Mittelhirn befinden. Das EEG ist beim Locked-in-Syndrom normal, während das EEG komatöser Patienten und im vegetativen Status (s. u.) starke Allgemeinveränderungen zeigt. Die Prognose des Locked-in-Syndroms ist schlecht, da meist vegetative Zentren mitgeschädigt sind.

▶ **Status vegetativus [1, 6].** Mit diesem Begriff wurde der weniger klar definierte Begriff „apallisches Syndrom" abgelöst. Auch Patienten mit einem Status vegetativus haben einen Schlaf-wach-Rhythmus. Sie sind aber in den Wachphasen nicht in der Lage, ihre Umwelt zu erleben oder sich ihr zuzuwenden, während ihre vegetativen Funktionen erhalten sind. Der Status vegetativus kann verkannt werden, wenn der Patient reflektorische Bewegungen ausführt, z. B. Kau- oder Schluckbewegungen, Hinwendung der Augen oder des ganzen Kopfes zu einem Stimulus. Selbst unartikulierte Lautäußerungen, etwa nach einem unangenehmen Stimulus, sind möglich. Ist die Differenzierung schwierig, muss auf Feinheiten geachtet werden. Ein Patient, der ein Objekt mit den Augen fixiert, befindet sich nicht im Status vegetativus. Die Atmung ist meist nicht beeinträchtigt. Die Ernährung muss auch bei ungezielten Schluckbewegungen über eine Magensonde erfolgen.

Der Status vegetativus ist kein Endzustand; nach Ablauf von 3 Monaten sind die Ergebnisse jedoch nicht gut. Selbst im persistierenden Status vegetativus können die Patienten noch jahrelang leben.

▶ **Parese der Willkürmuskulatur.** Differenzialdiagnostisch sind auch Erkrankungen und Zustände auszuschließen, die mit einer mehr oder weniger kompletten Parese der Willkürmuskulatur einhergehen können (Intensivpolyneuropathie, Guillain-Barré-Syndrom, myasthene Krise, Botulismus, totale Spinalanästhesie).

▶ **Psychiatrische Erkrankungen.** Psychiatrische Erkrankungen (psychogenes Koma, Katatonie) können komaähnliche Formen annehmen. Aktives Zukneifen der Augen schließt ein Koma aus. Diagnostisch wegweisend kann auch das Auslösen von Augenfolgebewegungen durch Vorbeiführen eines Spiegels sein. Wache Patienten können diesen Reflex nur selten unterdrücken.

▶ **Hirntod.** Zum Hirntod [8] s. Kap. 18.1.

12.1.3 Therapie und Prognose

Auf die initialen Therapiemaßnahmen beim Koma wurde bereits eingegangen (s. Diagnostik). Die spezifische Therapie von Erkrankungen, die zum Koma geführt haben, erfolgt erst nach der oben angegebenen Diagnostik und ist den Ausführungen zu den speziellen Krankheitsbildern zu entnehmen.

▶ **Prognose.** Es ist häufig nicht möglich, bei einem Patienten mit einem Koma infolge einer schweren Hirnschädigung eine sichere Prognose zu stellen.

> **Merke**
>
> Von großer Bedeutung für die Prognose des Komas ist die Grunderkrankung. In Einzelfällen kam es noch fast 2 Jahre nach einem Schädel-Hirn-Trauma zumindest zu einer partiellen Restitution. Die Prognose nach hypoxischem Hirnschaden, z. B. nach kardiopulmonaler Reanimation, scheint schlechter zu sein.

Die Chancen, noch nach 3 Monaten das Bewusstsein wiederzuerlangen, werden als gering eingeschätzt.

In einer Analyse von 33 publizierten Studien zum Thema Prognoseeinschätzung nach einem hypoxisch-ischämischen Hirnschaden wurden 14 Parameter auf ihre Spezifität untersucht, eine schlechte Prognose vorauszusagen [9]. Eine hohe Treffsicherheit besaßen:

- das Fehlen der Lichtreaktion der Pupillen am 3. Tag,
- das Fehlen einer motorischen Antwort auf Schmerzreize am 3. Tag,
- das beidseitige Fehlen der kortikalen Antwort der somatosensorisch evozierten Potenziale in der ersten Woche,
- ein Burst-Suppression-EEG in der ersten Woche.

Bei Patienten mit hypoxischem Hirnschaden sind erhöhte Serum- und Liquorspiegel neuronenspezifischer Proteine wie z. B. der neuronenspezifischen Enolase mit einer schlechten Prognose assoziiert [4]. Aufgrund nicht hinreichender Prädiktivität der Ergebnisse sollte jedoch keinesfalls eine Therapieentscheidung von diesen Laborergebnissen abhängig gemacht werden [10].

> **Kernaussagen**
>
> **Definition und Einteilung**
> Beim Koma handelt es sich um den höchsten Grad der Vigilanzstörung. Der Patient ist nicht erweckbar und zeigt keinerlei Abwehr- oder Vermeidungsreaktionen auf Schmerzreize.
> Der Grad einer Bewusstseinsstörung kann beim nicht sedierten Patienten auch anhand der Glasgow-Koma-Skala (GCS) quantifiziert werden. Die GCS wurde ursprünglich zur raschen Evaluierung eines Patienten am Unfallort entwickelt und bewertet die Leistungen Augenöffnen, Motorik und Sprache.
>
> **Diagnostik**
> Nach Stabilisierung der Vitalparameter (Atmung und Kreislauf) ist noch vor Initiierung weiterer diagnostischer Schritte eine Hypoglykämie, ggf. durch Glukosegabe (50 ml Glukose 40%), auszuschließen. In der initialen Diagnostik kann neben der Anamnese insbesondere das Vorhandensein/Nichtvorhandensein von Hirnstammzeichen oder Halbseitenzeichen in Kombination mit dem Ergebnis des CCT bei der Entwicklung einer Arbeitshypothese hilfreich sein.
> Vom Koma abzugrenzen sind Erkrankungen und Zustände wie das Locked-in-Syndrom, der Status vegetativus, eine hochgradige Parese der Willkürmuskulatur bei wachen Patienten, psychiatrische Erkrankungen (psychogenes Koma, Katatonie), aber auch der Hirntod.
>
> **Prognose**
> Klare Aussagen zur Prognose bei Patienten mit Koma lassen sich bislang nicht machen. In Einzelfällen kam es noch 2 Jahre nach einem Schädel-Hirn-Trauma zumindest zu einer partiellen Restitution. Die Prognose nach einem hypoxischen Hirnschaden (z. B. nach kardiopulmonaler Reanimation) wird weniger optimistisch eingeschätzt. Die Chancen, nach mehr als 3 Monaten das Bewusstsein wiederzuerlangen, werden als gering eingeschätzt.

Literatur

[1] Ashwal S, Cranford RE, Rosenberg JH. Commentary on the practice parameters for the persistent vegetative state. Neurology 1995; 45: 859 – 860

[2] Biniek R, Schindler E. Examination of the unconscious patient. Nervenarzt 1996; 67: 975 – 982

[3] Biniek R, Schwarz S, Hamann GF. Differentialdiagnose von Koma und Bewusstseinsstörungen. In: Schwab S, Krieger D, Müllges W et al., Hrsg. Neurologische Intensivmedizin. Berlin: Springer; 1999: 44 – 57

[4] Meynaar IA, Straaten HM, van der Wetering J et al. Serum neuron-specific enolase predicts outcome in post-anoxic coma: a prospective cohort study. Intensive Care Med 2003; 29: 189 – 195

[5] Ropper AH, Martin JB. Coma and other disorders of consciousness. In: Wilson JD, Braunwald E, Isselbacher KJ, eds. Principles of Internal Medicine. New York: McGraw-Hill; 1991: 193 – 200

[6] The Quality Standards Subcommittee of the American Academy of Neurology. Practice parameters: assessment and management of patients in the persistent vegetative state (summary statement). Neurology 1995; 45: 1015 – 1018

[7] Virgile RS. Locked-in syndrome. Case and literature review. Clin Neurol Neurosurg 1984; 86: 275 – 279

[8] Wissenschaftlicher Beirat der Bundesärztekammer. Richtlinien zur Feststellung des Hirntodes. Dritte Fortschreibung 1997 mit Ergänzungen gemäß Transplantationsgesetz (TPG). Dtsch Ärzteblatt 1998; 95: B1509 – 1516

[9] Zandbergen EG, de Haan RJ, Stoutenbeek CP et al. Systematic review of early prediction of poor outcome in anoxic-ischaemic coma. Lancet 1998; 352: 1808 – 1812

[10] Zandbergen EG, de Haan RJ, Hijdra A. Systematic review of prediction of poor outcome in anoxic-ischaemic coma with biochemical markers of brain damage. Intensive Care Med 2001; 27: 1661 – 1667

12.2 Hirnschwellung und erhöhter intrakranieller Druck

J. Wölfer, W. Stummer, H. Van Aken

12.2.1 Definitionen

Intrakranieller Druck (ICP), zerebraler Perfusionsdruck (CPP)

Definition

ICP – „Intracranial Pressure" oder intrakranieller Druck – ist der Druck, den der Schädelinhalt auf seine äußeren Hüllen, also auf Dura mater und Kalotte ausübt.

Die Normwerte für Erwachsene liegen je nach Körperposition zwischen 0 und 15 mmHg, zu kurzfristigen Druckanstiegen bis 60 mmHg kommt es bei Bauchpresse oder Husten. Physiologisch sind bei Säuglingen und Kleinkindern einstellige Werte, die mit zunehmendem Alter ansteigen. Obwohl in der Regel global angegeben, führt die intrakranielle Kompartimentierung insbesondere durch Falx und Tentorium zu unterschiedlichen Druckniveaus. Das ist bei der Einschätzung von ICP-Messwerten, die nicht über eine Wassersäule ermittelt werden, von Bedeutung (s. u.).

Definition

CPP – „Cerebral Perfusion Pressure" oder zerebraler Perfusionsdruck – ist der effektive Druck, mit dem das Gehirn durchblutet wird.

Er ergibt sich aus folgendem Zusammenhang:

$$CPP = MAP - ICP,$$

wobei MAP den „Mean arterial Pressure", den mittleren arteriellen Druck, darstellt.

Physiologisch ist beim normotensiven Erwachsenen ein CPP von etwa 70 mmHg, bei Kindern liegt er um 10 – 20 mmHg niedriger. Hypertension verschiebt den Stellwert der zerebralen Autoregulation (s. u.) zu höheren CPP-Werten, wodurch der zerebrale Blutfluss konstant gehalten werden kann.

Zerebraler Blutfluss, Perfusion und Autoregulation

Definition

Der zerebrale Blutfluss (CBF) bezeichnet die Durchblutung des Hirngewebes in Blutvolumen pro Zeiteinheit.

Der zerebrale Blutfluss CBF ist nach dem Ohm'schen Gesetz abhängig vom Perfusionsdruck CPP und vom zerebrovaskulären Widerstand CVR:

$$CBF = CPP/CVR$$

Definition

Die zerebrale Perfusion bezeichnet die Durchblutung des Hirngewebes in Blutvolumen pro Zeiteinheit bezogen auf eine Gewebemenge.

Gemittelt für das gesamte Gehirn wird von einer Perfusion von ca. 50 ml/min/100 g ausgegangen. Graue und weiße Substanz unterscheiden sich jedoch aufgrund ihres Energiebedarfs: Das Marklager weist eine Durchblutung von ca. 20 ml/min/100 g auf, während im Kortex bis zu 100 ml/min/100 g gemessen wurden. Als kritisch werden mittlere Perfusionswerte von unter 20 ml/min/100 g angesehen.

Definition

Zerebrale Autoregulation bezeichnet die Fähigkeit des zerebralen Gefäßsystems, die Gewebeperfusion bei wechselnd hohen systemarteriellen Drücken konstant zu halten.

Zugeschrieben wird diese Regulation den arteriolären Widerstandsgefäßen im zerebralen Kreislauf. Der Regelbereich umfasst beim normotensiven Erwachsenen einen CPP von etwa 50 – 150 mmHg. Darunter kommt es zur Ischämie, darüber zu einem hypertensiven Hirnödem (hypertensive Enzephalopathie; [40]).

Hirnödem

> **Definition**
> Ein Hirnödem ist die Schwellung von Hirngewebe durch vermehrte Flüssigkeitseinlagerung.

Nach wie vor üblich und anerkannt ist die Einteilung des Hirnödems nach pathophysiologischer Ursache [24]:
- vasogenes Hirnödem,
- zytotoxisches Hirnödem,
- hydrozephales oder interstitielles Hirnödem,
- osmotisches Hirnödem.

Primäre und sekundäre Hirnschäden

Gebräuchlich ist die Unterscheidung in primäre und sekundäre Hirnschäden v. a. in der Beschreibung von Hirnschäden nach Schädel-Hirn-Trauma oder Infarkten:

> **Definition**
> Ein primärer Hirnschaden tritt im Moment der Noxe auf und kann auch durch sofortiges medizinisches Eingreifen nicht verhindert werden.

Beispiele sind die mechanische Zerstörung von Hirngewebe während eines Traumas oder der binnen weniger Minuten einsetzende Zelluntergang bei Ischämie. Die Abwendung primärer Hirnschäden ist Gegenstand von Vorsorgemedizin, Unfallverhütung etc.

> **Definition**
> Sekundäre Hirnschäden sind mittelbar durch pathophysiologische Mechanismen ausgelöst, die ihrerseits zuvor ihren Ursprung in der Primärnoxe genommen haben.

Durch optimale (bislang teils hypothetische) Therapie wären diese Schäden vermeidbar. Beispiele sind das sekundäre Wachstum von Hirnkontusionen oder die Zunahme von Infarktarealen, aber auch die Schädigung ursprünglich unbeteiligter Hirnareale durch einen ICP-Anstieg [4].

> **Merke**
> Sekundäre Hirnschäden zu vermeiden ist das oberste Ziel der Intensivbehandlung von Patienten nach zerebraler Schädigung.

12.2.2 Pathophysiologie

Hirnödem

Trotz der Unterscheidung verschiedener Formen des Hirnödems werden in der Regel und abhängig vom Verlauf einer Erkrankung mehrere dieser Formen gleichzeitig auftreten. Die beiden wichtigsten Formen sind das vasogene und das zytotoxische Hirnödem.

Vasogenes Hirnödem

Beispiele für Erkrankungen mit zunächst führendem vasogenen Hirnödem sind Blutungen, Infektionen, Krampfanfälle, Verletzungen, Tumoren, Strahlenschäden und die hypertensive Enzephalopathie. Der Extrazellularraum nimmt zu, das Zellvolumen bleibt gleich oder nimmt zunächst ab.

Ein vasogenes Ödem wird durch den Zusammenbruch der Blut-Hirn-Schranke verursacht: Der zelluläre Aufbau der Blut-Hirn-Schranke umfasst Gefäßendothel, Perizyten und die perivaskulären Astrozytenfortsätze, die mit ihren benachbarten Neuronen die sog. „neurovaskuläre Einheit" bilden. Am besten charakterisiert sind die Eigenheiten der beteiligten Endothelzellen, die weniger zytosolische Vesikel als in der Peripherie aufweisen und untereinander durch „Tight Junctions" verbunden sind. Die Blut-Hirn-Schranke ist normalerweise für lipophile Substanzen mit einer Größe von weniger als 80 Dalton permeabel, nicht aber für Makromoleküle und polare Substanzen.

Schon in der Frühphase des vasogenen Ödems nach wenigen Minuten scheint ein transzellulärer Transport von Plasmaproteinen eingeleitet zu werden [23], während eine Veränderung der „Tight Junctions" nicht vor dem Beginn des Endothelzellunterganges beobachtet wurde [41]. Die Schwellung tritt hauptsächlich in der weißen Substanz auf, weil deren mikroanatomische Struktur mit parallel laufenden, untereinander wenig verbundenen Faserstränge dem Flüssigkeitsdruck weniger Widerstand entgegensetzt als der stärker vernetzte Kortex.

Die *Rückbildung* des vasogenen Ödems erfolgt abhängig von der Entfernung von Plasmaproteinen aus dem Interstitium, sobald die Blut-Hirn-Schranke wieder intakt ist. Aufnahme und Abbau der Proteine werden v. a. der Glia zugeschrieben; die interstitielle Flüssigkeit wird transependymal in die Ventrikel bzw. über die Glia limitans externa in den Subarachnoidalraum geleitet. Dieser Weg kann durch Senkung des intraventrikulären Liquordrucks (z. B. durch Ventrikeldrainage) begünstigt werden.

Zytotoxisches Hirnödem

Am typischsten tritt ein zytotoxisches Ödem bei zerebraler Ischämie auf. Weitere Ursachen sind Verletzungen sowie metabolische Entgleisungen etwa durch Leber- oder Nierenversagen oder bestimmte Vergiftungen. Das Zellvolumen nimmt zu, das des Extrazellularraums zunächst ab. Das Ödem kann binnen Sekunden auftreten. Ein Energiemangel lässt die Mechanismen versagen, die physiologischerweise die Elektrolytgradienten über die Zellmembran aufrechterhalten:
- Die Na^+-/K^+-ATPase stellt ihre Tätigkeit bei mangelnder Energieversorgung (zerebrale Perfusion unter etwa 10 ml/min/100 g) ein, und der osmotisch wirksame Natriumeinstrom in die Zellen zieht Wasser nach sich.
- Durch Glykolyse erzeugte saure Valenzen werden gegen extrazelluläres Natrium getauscht (Na^+/H^+-Antiporter).
- Cl^- und HCO_3^- folgen dem osmotischen Gefälle.
- Exzitotoxische Transmitter, v. a. Glutamat, führen zu zusätzlicher intrazellulärer Natriumlast.

Mit dem Untergang der betroffenen Zellen wird die intrazelluläre Flüssigkeit in das Interstitium freigesetzt, wodurch die Grenzen zum vasogenen Ödem verwischen. Die Resorption erfolgt auf gleichem Wege wie diejenige des rein vasogenen Ödems.

Hydrozephales oder interstitielles Ödem

Nicht durch Zellschwellung oder Störung der Blut-Hirn-Schranke, sondern durch den hydrostatischen Druck bei Liquoraufstau verursacht, tritt dieses Ödem v. a. in der periventrikulären weißen Substanz auf, wo sich der Liquor transependymal ins Gewebe presst. Akut tritt es beispielsweise bei Hirnblutungen mit Verlegung der Liquorwege auf.

12.2 Hirnschwellung und erhöhter intrakranieller Druck

Hypoosmolares Hirnödem

Bei zunächst intakter Blut-Hirn-Schranke bildet sich ein osmotischer Gradient zwischen Interstitium und Plasma aus, wenn in Letzterem die Osmolarität schnell abnimmt. Anfangs spielen weder eine zytotoxische Komponente noch eine veränderte Durchlässigkeit der Blut-Hirn-Schranke eine Rolle. Ursachen können eine iatrogene Hyponatriämie (durch starke Zufuhr hypoosmolarer Infusionen), das Syndrom der inadäquaten ADH-Sekretion (SIADH, s. u.; ADH = antidiuretisches Hormon), exzessive Hämodialyse urämischer Patienten oder eine diabetische Ketoazidose (Hyperkaliämie, Hyponatriämie) sein.

Praxistipp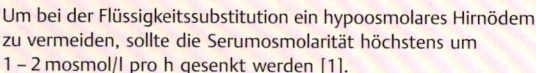
Um bei der Flüssigkeitssubstitution ein hypoosmolares Hirnödem zu vermeiden, sollte die Serumosmolarität höchstens um 1–2 mosmol/l pro h gesenkt werden [1].

Störungen von Elektrolyt- und Wasserhaushalt bei hohem intrakraniellen Druck

Ein erhöhter ICP kann zu Störungen des Natrium- und Wasserhaushaltes führen. Rasche Veränderungen der Serumosmolarität und Volumenverschiebungen bedrohen ihrerseits das Hirngewebe und können in eine der benannten Ödemformen münden. Klinisch bedeutsam sind 3 Syndrome (Differenzialdiagnose: ▶ Tab. 12.3):

- *zentraler Diabetes insipidus*: durch Affektion von Hypothalamus und/oder Hypophyse gestörte ADH-Freisetzung; Wasserverlust;
- *Syndrom der inadäquaten ADH-Sekretion* (SIADH, Schwartz-Bartter-Syndrom): Entkopplung der hypophysären ADH-Freisetzung (Schmerz, Stress, *Hypotonie*); alternativ verminderte Freisetzung des „Brain natriuretic Protein" (BNP) diskutiert [34]; Wasserretention;
- *zerebrales Salzverlustsyndrom* (Cerebral Salt Wasting Syndrome, CSW): Ursache unklar, erhöhte Freisetzung des „Brain natriuretic Protein" (BNP) diskutiert; Salzverlust mit nachgezogenem Wasserverlust.

Zur Differenzialtherapie s. u.

12.2.3 Diagnostik

Klinische Diagnostik

Klinische Zeichen des erhöhten ICP beim nicht sedierten Patienten sind Kopfschmerz, Übelkeit, Erbrechen, Singultus und Bewusstseinstrübung bis hin zum Koma. Bei fortschreitender Druckerhöhung kommen ein- oder beidseitige Mydriasis, Pupillenareflexie, Beuge- und Streckautomatismen, pathologische Atemmuster, Ausfall weiterer Hirnstammreflexe (Hustenreflex, Schluckreflex, Kornealreflex), Diabetes insipidus und Störungen der vegetativen Regulation (Elektrolyte, Blutzucker, Temperatur, Blutdruck) hinzu.

Bewusstseinslage

Zur Beschreibung der primären Bewusstseinslage eines Patienten hat sich als Kompromiss in der klinischen Praxis die Glasgow Coma Scale (GCS) durchgesetzt [33] (Tab. 12.1 in Kap. 12.1). Fokale Defizite (Aphasie, Hemiparese etc.) können in der GCS nicht angemessen abgebildet werden. Bei sedierten und intubierten Patienten ist diese Skala ebenfalls nicht zu verwenden; hier muss die klinische Untersuchung der Hirnstammreflexe (s. o.) an ihre Stelle treten, die bei Intensivpatienten mehrmals täglich erfolgen sollte.

Praxistipp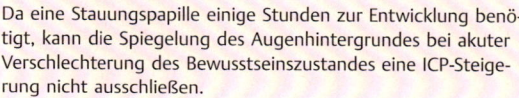
Da eine Stauungspapille einige Stunden zur Entwicklung benötigt, kann die Spiegelung des Augenhintergrundes bei akuter Verschlechterung des Bewusstseinszustandes eine ICP-Steigerung nicht ausschließen.

Einklemmungszeichen

Einklemmungszeichen (nach zunehmender Schwere geordnet) sind:
- *Ipsilaterale Mydriasis:* Bei asymmetrischer Druckerhöhung wird der mediale Schläfenlappen in den Tentoriumschlitz und auf den N. oculomotorius gedrückt.
- *Bilaterale Mydriasis und Areflexie:* Sie entstehen durch etwa symmetrische Kompression von Mittelhirn, Hirnschenkeln und Nn. oculomotorii im Tentoriumschlitz; „obere Einklemmung".

Tab. 12.3 Störungen im Natrium- und Wasserhaushalt bei Hirnschwellung und ICP-Steigerung.

	Zentraler Diabetes insipidus	Syndrom der inadäquaten ADH-Produktion	Zerebrales Salzverlustsyndrom
Pathophysiologie	ADH-Mangel	normale ADH-Sekretion trotz Hyponatriämie	unklar, BNP-Überschuss diskutiert
klinische Zeichen und Labor	• hypertone Dehydratation (bis 20 l/d), Verlust H$_2$O > Na • Serum-Na erhöht • Serumosmolarität > 300 mosmol/l • Serumosmolarität > Urinosmolarität • Urinosmolarität < 300 mosmol/l • spezifisches Gewicht des Urins < 1005 g/l	• Hydrierung normal bis erhöht • Serum-Na erniedrigt (verdünnt) • Serumosmolarität < 280 mosmol/l • Urinosmolarität > Serumosmolarität • Na-Ausscheidung > 25 mosmol/l • ADH nicht oder wenig supprimiert	• hypotone Dehydratation, Verlust Na > H$_2$O • Serum-Na erniedrigt • Serumosmolarität < 280 mosmol/l • Na-Ausscheidung > 50 mosmol/l

ADH = antidiuretisches Hormon; BNP = „Brain natriuretic Protein"

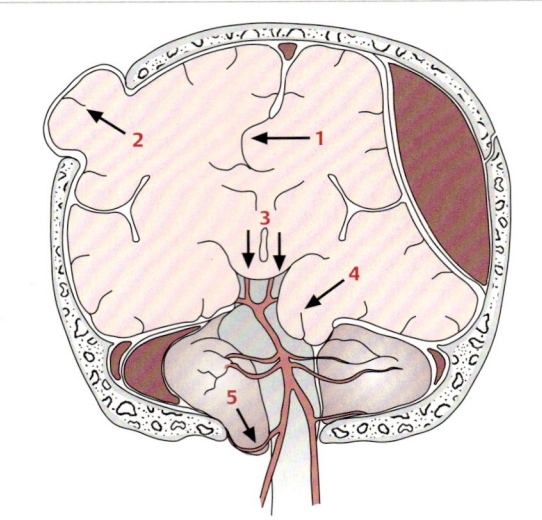

Abb. 12.1 Verschiedene Formen der Herniation – Beispiel epidurales Hämatom supratentoriell, subdurales Hämatom infratentoriell. 1: Subfalzine Herniation; 2: externe Herniation/Prolaps; 3: transtentorielle Herniation – Verlagerung von Mittelhirnstrukturen durch den Tentoriumschlitz nach kaudal: „obere Einklemmung"; 4: unkale Herniation – Verlagerung des mesialen Temporallappens (Uncus hippocampi) in den Tentoriumschlitz: „obere Einklemmung"; 5: tonsilläre Herniation – Verlagerung der Kleinhirntonsillen ins Foramen magnum: „untere Einklemmung".

- *Kontra-, seltener ipsilaterale Hemiparese:* Ursache ist die Verlagerung des Hirnschenkels gegen die Tentoriumkante (meist der Gegenseite).
- *Ausfall von Atem- und Kreislaufzentren:* Eine Hernierung der Kleinhirntonsillen durch das Foramen magnum führt zur Hirnstammkompression; „untere Einklemmung", Exitus letalis.

Einen morphologischen Überblick über unterschiedliche Formen der Einklemmung gibt ▶ Abb. 12.1.

> **Praxistipp**
> Wenn Erkrankungen und Verletzungen von Auge und Sehnerv ausgeschlossen sind, gilt eine Pupillendifferenz von mehr als 1 mm als signifikant.

Differenzialdiagnostisch kommt bei einseitig fehlender Lichtreaktion und sonst fehlenden Hirndruckzeichen auch eine Okulomotoriusschädigung infrage. Hierbei ist die konsensuelle Reaktion der anderen Seite erhalten.

Bildgebung
Computertomografie
Die kraniale CT (CCT) ist heute das Standardverfahren zur Notfalldiagnostik bei Patienten mit Bewusstseinsstörung oder Hirndruckzeichen (Kap. 12.3).

Kernspintomografie
Für die große Zahl an speziellen Gewichtungen und Darstellungsverfahren der kranialen Kernspintomografie (CMRT) sei auf Kap. 12.3 sowie auf die Spezialliteratur verwiesen. Die Ödemdarstellung gelingt gut in den T2- und FLAIR-Gewichtungen (hyperintens; FLAIR = Fluid attenuated Inversion Recovery), während sich Blutungen sowie deren unterschiedliche Resorptionsstadien in T2*- und T1-Gewichtungen unterscheiden lassen.

12.2.4 Monitoring
Zur Vermeidung sekundärer Hirnschäden wäre eine umfassende Überwachung der regionalen Stoffwechsellage im Gehirn anzustreben; jedoch gibt es nach wie vor keine entsprechend im klinischen Alltag anzuwendenden Methoden. Aus diesem Grunde versucht man, sich einerseits durch die (ggf. multimodale) Messung von Parametern mit absehbarem Einfluss auf die zerebrale Energieversorgung zu behelfen (intrakranieller Druck, Perfusion und Perfusionsdruck, Sauerstoffpartialdruck und -sättigung), andererseits ermöglichen elektrophysiologische Untersuchungen eine orientierende Beurteilung der Funktionen des Zentralnervensystems unter den ggf. danach auszurichtenden intensivmedizinischen Bedingungen.

ICP- und CPP-Messung

> **Merke**
> Bei komatösen oder sedierten Patienten mit zerebraler Pathologie gilt die ICP-Messung als unverzichtbar.

Es liegt bisher keine Studie vor, die versucht hätte, ein verbessertes Behandlungsergebnis bei mittels ICP- und CPP-Messungen gesteuerten Therapieregimes aufzuzeigen. Die Durchführung einer solchen Studie wird angesichts der allgemein geübten Praxis auch kaum als tragbar anzusehen sein. Immerhin haben sich Behandlungsprotokolle unter Einbeziehung der ICP-Messung im Hinblick auf die Behandlungsergebnisse gegenüber älteren Protokollen ohne diesen Einbezug als überlegen erwiesen. Ein kritischer Absolutwert für den ICP ist bislang genauso wenig durch Studien untermauert wie seine genaue Wechselwirkung mit dem zerebralen Perfusionsdruck (CPP), der jugularvenösen Sauerstoffsättigung (SjO$_2$), der Sauerstoffspannung im Hirngewebe (p$_{ti}$O$_2$) oder dem zerebralen Blutfluss (CBF). Der ICP an sich gilt als robuster Prädiktor des Behandlungsergebnisses nach Hirnverletzung [21]. Die Auswertung prospektiv gesammelter Beobachtungsdaten im Hinblick auf die Therapieergebnisse ergab einen hohen prädiktiven Wert für eine ICP-Schwelle bei 20 mmHg [20]. Eine ICP-Messung ist Voraussetzung für die Berechnung des CPP.

Der CPP gilt als wesentliche Determinante der globalen Hirndurchblutung (S. 815), die selbst bislang keinem intensivmedizinischen Routinemessverfahren zugänglich ist. Ein CPP von weniger als 50–60 mmHg ist mit schlechteren Behandlungsergebnissen korreliert [5, 11], wobei der Bezug allerdings weniger robust ist als beim ICP. Die routinemäßige Einstellung von Intensivpatienten auf CPP-Werte von mehr als 70 mmHg scheint allerdings mit zentralnervösen (Schwellung bei aufgehobener Autoregulation [7]) und systemischen Risiken (akutes Atemnotsyndrom [ARDS] [30]) behaftet zu sein.

> **Merke**
> Therapieziele bei Intensivpatienten mit möglicher ZNS-Affektion:
> - ICP < 20 mmHg
> - CPP > 60 mmHg

Druckwellen

Die Spektralanalyse von Hirndruckwellen geht auf Lundberg [18] zurück. Er unterschied 3 Typen:
- *A-Wellen* („Plateauwellen") zeigen plateauförmige Anstiege des ICP auf mehr als 40 mmHg für jeweils 10–20 min. Sie gelten als Ausdruck einer Vasoparalyse bei erhöhtem zerebralen Blutvolumen und sind als kritisch einzustufen.
- *B-Wellen* zeigen einen ICP-Anstieg von 5–10 mmHg mit einer Frequenz von 0,5–2/min. Sie werden auf Schwankungen des Kohlendioxidpartialdrucks (pCO_2) mit entsprechender Änderung des zerebralen Gefäßtonus zurückgeführt und kommen auch beim Gesunden vor. Beim Intensivpatienten zeigen sie sich häufig vor A-Wellen.
- *C-Wellen* haben eine Frequenz von 4–8/min und eine Amplitude von 10–20 mmHg. Sie treten nur bei pathologischem ICP auf, werden auf rhythmische Schwankungen des mittleren arteriellen Blutdrucks zurückgeführt und sind dann ebenfalls Zeichen einer Vasoparalyse.

Trotz einiger Versuche, sie mit geeigneten Geräten zu automatisieren, hat die Spektralanalyse von ICP-Wellen im klinischen Alltag bislang nicht Fuß gefasst.

Messmethoden

▶ **Externe Ventrikeldrainage.** Als Goldstandard gilt die invasive Messung des ICP über Drainage. Weil eine Wassersäule nicht komprimiert werden kann, ist die Messung nicht für Dämpfungsartefakte anfällig. Eichung und Nullabgleich sind möglich. Durch Volumenbelastungstests lässt sich eine Aussage über Compliance bzw. Elastance des intrakraniellen Gewebes machen. Gleichzeitig kann die Liquordrainage bei erhöhtem ICP therapeutisch sein. Die Messung über eine externe Ventrikeldrainage funktioniert nicht, wenn die Wassersäule nicht erhalten ist – ein häufiges Problem bei engen Ventrikeln und generalisierter Hirnschwellung. Risiken der offenen Liquordruckmessung sind Infektionen (Inzidenz zwischen 0 und 25 % [17], im Mittel bei 6,6 %) und Blutungen bei Anlage (0,5–1,4 % [8]). Der Infektion sucht man durch antibiotische oder biozide Beschichtungen (Silber) entgegenzuwirken. Es gibt keine Evidenz für die prophylaktische Antibiose oder für routinemäßige Wechselintervalle bei externen Ventrikeldrainagen.

▶ **Elektronische und fiberoptische Transducer.** Sie sind klein, schnell einzubringen und funktionieren auch bei ausgepressten Ventrikeln. Früher häufiger epi- und subdural platziert, werden sie heute meist ins Parenchym eingebracht. Diese Transducer sind nicht nachkalibrierbar, die Standzeiten werden von den Herstellern aber mittlerweile mit knapp einem Monat angegeben (persönl. Mitteilung). Eine Liquordrainage ist mit diesen Systemen nicht möglich.

▶ **Pneumatische Transducer.** Ein Luftreservoir überträgt die Druckmessung an eine externe Messeinheit. Das übertragende Medium dämpft höherfrequente Schwankungen und macht die Methode bei nicht absolut gasdichten Verbindungen driftanfällig. Die Technik ermöglicht aber zum einen auch die Messung im Parenchym ohne erhaltene Flüssigkeitssäule und kann zum anderen (in der Regel automatisch) gegen den Atmosphärendruck nachgeeicht werden. Heute gebräuchlich sind Parenchymsonden, die mit einer Drainage kombiniert sind, wodurch man die Vorteile zweier Messverfahren zu vereinen sucht.

Bislang unklar ist, ob physiologischerweise ein Druckunterschied zwischen Parenchym und Ventrikelliquor besteht. Außerdem gibt es keine Untersuchungen über die optimale Platzierung bei fokalen Läsionen, etwa Kontusionen. In solchen Fällen sind lokale ICP-Unterschiede bis 30 mmHg beschrieben.

> **Praxistipp**
>
> Bei der CPP-Messung werden die Druckaufnehmer für den mittleren arteriellen Druck (MAP) und den ICP auf der Höhe des äußeren Gehörgangs positioniert und geeicht, um die intrakraniellen Druckverhältnisse zu simulieren.

Fluss- und Perfusionsmessung

Ausreichende zerebrale Durchblutung gilt als entscheidende Voraussetzung für das Überleben von Hirngewebe. Eine praktikable kontinuierliche Messmethode der globalen Hirnperfusion am Krankenbett steht bislang nicht zur Verfügung. Um dieses Problem zu umgehen, können erstens determinierende Größen wie der CPP (s. o.) oder der Blutfluss in größeren Gefäßen (transkranielle Doppler-Sonografie [TCD], s. u.) herangezogen werden, deren Messung mit vertretbarem Aufwand kontinuierlich oder zumindest engmaschig möglich ist. Zweitens kann die zerebrale Perfusion – diskontinuierlich und mit höherem Aufwand – durch schichtbildgebende Verfahren (Perfusions-CT, Xenon-CT) mit recht hoher örtlicher Auflösung für das Gesamtorgan Gehirn bestimmt werden. Drittens ist mittlerweile eine regionale Perfusionsmessung auch kontinuierlich möglich (Thermodiffusionsverfahren). Im Einzelfall gilt es, eine Abwägung zwischen Aufwand und Genauigkeit der diagnostischen Aussage zu treffen.

Transkranielle Doppler-Sonografie (TCD)

Die transkranielle Doppler-Sonografie kann nicht invasiv Flussgeschwindigkeiten in den großen Hirnbasisarterien messen. Durch den dünnsten Anteil des Os temporale hindurch können die Aa. cerebri anteriores, mediae und posteriores, durch das Foramen magnum die Aa. vertebrales und basilaris dargestellt werden. Gemessen werden v. a. die mittleren Flussgeschwindigkeiten, bestimmte Geschwindigkeitsverhältnisse (z. B. Lindegaard-Index, s. u.) und morphologische Charakteristika der Flusskurve (z. B. Pulsatilitätsindex, s. u.). In Unkenntnis des tatsächlichen Strömungswiderstands im gemessenen Gefäß kommt den absoluten Geschwindigkeiten weniger Bedeutung zu als deren Veränderung bei wiederholten Messungen (▶ Abb. 12.2; [10]).

- Der *Pulsatilitätsindex (PI)* ist ein Maß für die Steilheit der Doppler-Kurve; mittlere, systolische und diastolische Flussgeschwindigkeit ($\bar{v}$, v_{sys}, v_{dia}) gehen in ihn ein:

$$PI = (v_{sys} - v_{dia}) / \bar{v}$$

Der PI steigt bei zunehmendem ICP und abnehmender Compliance des Hirngewebes (Ödem, Aufstau, Raumforderung) an [31, 35]. Als pathologisch gilt ein PI > 1,5.

- Der *Lindegaard-Index (LI)* beschreibt das Verhältnis zwischen der Flussgeschwindigkeit in der extrakraniellen A. carotis interna (v_{aci}) und der gleichseitigen A. cerebri media (v_{acm}):

$$LI = v_{acm} / v_{aci}$$

Werte >3 gelten als Hinweis auf eine intrakranielle Flussbeschleunigung ohne Steigerung der Gesamtperfusion, z. B. durch Gefäßspasmus nach Subarachnoidalblutung.

Einfluss auf die Messung haben knöchernes Schallfenster, Hämatokrit, Schallwinkel und Erfahrung des Untersuchers. In 5–30 % der Fälle kann keine ausreichende Signalqualität erreicht werden [14].

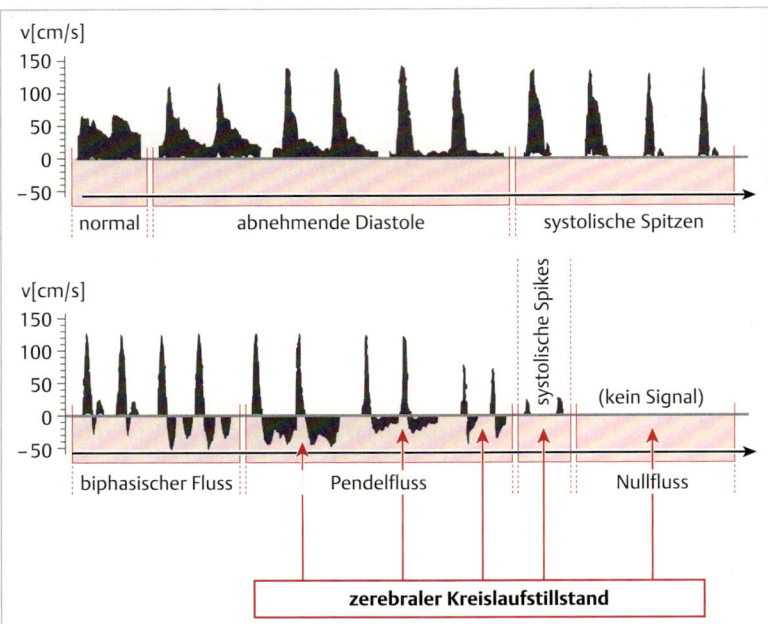

Abb. 12.2 Veränderungen der Doppler-Spektren bei zunehmendem intrakraniellen Druck.

Merke

Die TCD kann Entwicklungen im intraindividuellen Verlauf anzeigen, wird aber von zahlreichen Behandlungsmaßnahmen wie Hyperventilation oder medikamentöse Therapie beeinflusst. Die TCD kann die ICP-Messung nicht ersetzen und ist als alleiniges Monitoringverfahren ungeeignet.

Zerebrale Perfusionsmessung

Kontinuierliche Verfahren mit regionaler Aussagekraft stehen derzeit diskontinuierlichen Messungen mit Erfassung des gesamten Gehirns gegenüber:
- *Xenon-CT und Perfusions-CT.* Ersteres beruht auf der Röntgendichte des inerten Edelgases Xenon (Ordnungszahl 54 ähnlich dem Jod mit 53), das nach Einatmung und schneller Lösung im Serum die Blut-Hirn-Schranke zügig überwindet und im CCT durch eine Densitätszunahme nachgewiesen wird. Die räumliche Auflösung entspricht der des CT, ausgewertet wird die Kinetik der Anflutung. Das Perfusions-CT wertet ganz ähnlich die Anflutung eines konventionellen jodbasierten Kontrastmittels aus. Beide Verfahren sind aufwendig, dementsprechend nicht beliebig oft durchzuführen und belasten einen Intensivpatienten durch Transport, Strahlung und Kontrastmittel. Xenon selbst ist zwar inert, aber teuer.
- *Thermodiffusionsverfahren.* Das Prinzip beruht auf der kontrollierten Erwärmung eines kleinen Gewebevolumens. Gemessen wird die Erwärmung direkt am Ort des Heizelements und in einem bestimmten Abstand davon. Der Temperaturunterschied wird durch den Abstand zwischen diesen beiden Punkten und durch die Wärmeleitfähigkeit des Gewebes bestimmt. Durch Perfusion wird ein Teil der Wärmeenergie zusätzlich abgeführt, sodass der Temperaturunterschied zunimmt. Hieraus lässt sich eine „mittlere Perfusion" berechnen, die am Goldstandard des Xenon-CT validiert werden kann [37]. Das Verfahren steht neuerdings in klinisch anwendbaren Tip-Sonden integriert zur Verfügung. Diese Sonden ermöglichen eine kontinuierliche Messung in einem recht kleinen Volumen. Die Wahl des bestmöglichen Messpunkts ist Gegenstand der Diskussion.

Sauerstoffmonitoring

ICP-Steigerung und Perfusionsabfall schränken die Versorgung des Hirngewebes mit Energieträgern (v. a. Glukose) und Sauerstoff ein. Beide Faktoren lassen sich erfassen; ersterer durch ein metabolisches Monitoring (S. 817), letzterer durch Sauerstoffmessungen. Diese sind kontinuierlich möglich, unterscheiden sich aber im Volumen des Gewebes, über das eine Aussage gemacht wird.

Bulbusoxymetrie

Ein fiberoptischer Sensor wird retrograd in den hohen Anteil der V. jugularis interna eingebracht, um (im Bulbus oberhalb des 2. Halswirbelkörpers) die Beimischung extrakraniellen Blutes zu vermeiden. Hier misst er spektroskopisch die globale zerebrovenöse Sauerstoffsättigung ($SvjO_2$). Die Methode erfasst je nach intrakranieller Anatomie der Sinus große Anteile des Gesamtgehirns. Bei normaler Durchblutung liegt die $SvjO_2$ bei etwa 70%.
- Vermehrte Sauerstoffausschöpfung ($SvjO_2$ < 50%) verbunden mit einer Zunahme der arteriovenösen Laktatdifferenz lässt auf eine Hypoxie mit anaerober Stoffwechsellage schließen. Die Häufigkeit dieser „Desaturationsepisoden" ist mit einem schlechteren Behandlungsergebnis korreliert [29]. Neben ICP-Krisen, Hypotonie und (seltener) arterieller Hypoxie kann auch eine forcierte Hyperventilation mit Hypokapnie und vermindertem zerebralen Blutfluss (CBF) eine Desaturation auslösen, weshalb das Verfahren zur Steuerung der Hyperventilationstherapie bei kritischem ICP eingesetzt werden kann (S. 821).
- Hohe $SvjO_2$-Werte > 75% kommen bei Hyperämie oder großen Infarkten vor; in letzterem Fall verbraucht das abgestorbene Gewebe keinen Sauerstoff mehr. Auch diese Messwerte sind mit schlechten Behandlungsergebnissen verbunden [6].

12.2 Hirnschwellung und erhöhter intrakranieller Druck

Die Methode ist selbst bei mehrfach täglicher Kalibrierung relativ artefaktanfällig, die „Time of good Data Quality" liegt unter 50%.

> **Praxistipp**
>
> Das Verfahren eignet sich nur für komatöse oder sedierte Patienten, da jede Kopfbewegung zu Artefakten führen kann.

Messung des Sauerstoffpartialdrucks im Hirngewebe ($p_{ti}O_2$)

Seit Ende der 90er-Jahre ermöglichen Tip-Sonden die temperaturkorrigierte polarografische Messung des Sauerstoffpartialdrucks im Gewebe ($p_{ti}O_2$), die oft mit anderen Modalitäten kombiniert wird. Ihrem Wesen nach handelt es sich um eine kontinuierliche, aber punktuelle Messung, sodass bei der Einschätzung der Messwerte die Kenntnis der Sondenlage erforderlich ist.

Der Normalwert für die weiße Substanz wird mit 25 – 30 mmHg angegeben. Die aktuelle Evidenzlage spricht dafür, dass niedrige Werte (< 10 – 15 mmHg) über mehr als 30 min mit hohen Mortalitätsraten assoziiert sind. Die Behandlungsergebnisse scheinen sich unter einem $p_{ti}O_2$-gesteuerten Regime zu verbessern.

Metabolisches Monitoring – Mikrodialyse

Mithilfe einer semipermeablen Membran in Sondengröße können Metabolite, Hormone und Transmitter aus dem Interstitium entnommen und in ihrem Verlauf gemessen werden. Es handelt sich um eine punktuelle Messung, sodass die Sondenpositionierung bei der Deutung der Ergebnisse wichtig ist. Außerdem muss für einen Stoffnachweis eine Mindestmenge an Dialysat gesammelt werden (bei kommerziellen Systemen über 30 – 60 min), wodurch es sich um eine zwar engmaschige, aber diskontinuierliche Messung handelt. Die Auswertung (enzymatische oder chromatografische Methoden) benötigt ebenfalls Zeit, sodass das Verfahren wohl Trends aufzeigen, aber keine Akutentscheidungen leiten kann.

Die wissenschaftliche Auswertung seit Anfang der 1990er-Jahre ergab neben dem interstitiellen Glukosespiegel einen prognostischen Wert für den Laktat-Pyruvat-Quotienten [36], der bei anaerober Stoffwechsellage ansteigt und auch mit den kommerziell verfügbaren Systemen routinemäßig gemessen werden kann. Als Routinemonitoring mit Auswirkung auf Therapieergebnisse ist das Verfahren bislang nicht validiert.

Elektrophysiologie

Die bisher genannten Messverfahren erfassen Parameter, die die Fähigkeit des Zentralnervensystems zu elektrophysiologischer Funktion bestimmen. Die Erfassung dieser Funktion bedeutet „Neuromonitoring" im eigentlichen Sinne.

EEG

Das Elektroenzephalogramm (EEG) repräsentiert die Spontanaktivität kortikaler Neurone. Hauptkriterium bei der EEG-Beurteilung ist der Rhythmus. Die bekannte Unterteilung in Frequenzbänder (δ 0,5 – 3,5 Hz, θ 4 – 7,5 Hz, α 8 – 11,5 Hz, β 12 – 28 Hz) dient zur groben Kategorisierung, wobei die Spielbreite des Normalen groß ist. Die Spektralanalyse des EEG kann Verlaufsbeurteilung und interindividuellen Vergleich erleichtern, bietet aber keine Zusatzinformationen.

Zerebrale Perfusionsminderung auf unter etwa 15 ml/min/ 100 g, aber auch zunehmende Sedierungstiefe bewirken eine EEG-Verlangsamung bis hin zum Erlöschen. Im Grenzbereich zwischen Restaktivität und elektrischer Stille wird das „Burst-Suppression-EEG" mit regelmäßigem Wechsel zwischen Nulllinie (Suppression) und elektrischer Aktivität (Burst) ableitbar. Die Tiefe einer Barbituratnarkose (S. 821) kann anhand dieses Musters überwacht werden.

> **Merke**
>
> Die bedeutsamste intensivmedizinische Indikation des EEG nach zerebraler Noxe ist die Krampfdiagnostik.

In der Komaprognose kommt dem EEG kein großer Stellenwert zu; allerdings ist es bei der Hirntoddiagnostik eine der Zusatzuntersuchungen, die eine Todesfeststellung ohne weitere Wartezeit erlauben.

Somatosensorisch evozierte Potenziale (SEP)

Die Ableitung somatosensorisch evozierter Potenziale ist die einzige Methode, die beim komatösen Patienten eine gleichzeitige Funktionsbeurteilung von Hirnstamm und Kortex zulässt: Gemittelte Potenziale nach elektrischer Stimulation lassen sich dem peripheren Nervenplexus (brachialis oder lumbosacralis), dem Halsmark und dem Kortex zuordnen. Beurteilt werden Vorhandensein, Latenz und Amplitude der Potenziale.

> **Merke**
>
> Somatosensorisch evozierte Potenziale (SEP) ergeben den besten verfügbaren Prognosewert bei komatösen Patienten.

Bei bis zu 80% der Patienten wurden korrekte Vorhersagen des „Glasgow Outcome Score" (GOS) nach 18 Monaten beschrieben [9]. Die Methode ist in der Umgebung einer Intensivstation allerdings störanfällig und deshalb in der Regel nur diskontinuierlich anzuwenden. Das Erlöschen von SEP im Verlauf ist ein Irreversibilitätsnachweis im Rahmen der Hirntoddiagnostik.

Auditorisch evozierte Hirnstammpotenziale (BAEP)

Nach akustischer Stimulation durch Klicklaute lässt sich – wiederum mit Averaging-Techniken – eine Folge von Potenzialen ableiten, die unter anderem dem N. acusticus, dem Nucleus cochlearis, dem Colliculus inferior und dem Corpus geniculatum mediale zugeschrieben werden. Hierdurch ist eine Einschätzung der Hirnstammfunktion möglich.

> **Merke**
>
> Zur Einschätzung der akustischen Hirnstammpotenziale (BAEP) müssen organische Hörstörungen (medikamententoxisch, verletzungs- oder altersbedingt) ausgeschlossen sein.

Die Bedeutung der BAEP liegt zum einen in einer Warnfunktion – im Verlauf ausfallende Potenziale deuten meist noch vor einer Anisokorie auf ein Einklemmungssyndrom (S. 813) hin; bei erfolgreicher Intervention (siehe unter Therapie S. 818) können die Potenziale wiederkehren. Zum anderen ist auch das Erlöschen der BAEP als Nachweis der Irreversibilität eines Hirntodsyndroms gültig.

12.2.5 Therapie

Unterschieden werden Basistherapie und hirnspezifische Therapie. Elemente der Basistherapie sind die Aufrechterhaltung von Atmung und Kreislauf, die Prävention gastrointestinaler Stressläsionen sowie die antimikrobielle Prophylaxe bzw. Therapie. Hierzu sei auf die entsprechenden Kapitel verwiesen (Kap. 2–4, Kap. 13). Die hirnspezifische Therapie – um sie geht es im Weiteren – hat das Ziel, sekundäre Hirnschäden zu vermeiden [1].

Seit Ende der 1990er-Jahre nehmen die Bestrebungen zu, die bis dahin entwickelte Vielzahl von Konzepten zur Therapie des erhöhten intrakraniellen Druckes aus dem Blickwinkel der evidenzbasierten Medizin zu bewerten. Nach wie vor fällt bei dieser Betrachtung auf, dass für die Mehrzahl der Regimes bemerkenswert geringe Evidenz vorliegt. Was derzeit als gesichert oder wenigstens ausreichend fundiert gelten darf, haben nationale und internationale Gremien in Leitlinien formuliert. Beispiele sind die Leitlinien des „European Brain Injury Consortium" (EBIC [19]) oder der amerikanischen „Brain Trauma Foundation" [(BTF [3]). Ein Stufenplan der Deutschen Gesellschaft für Anästhesiologie und Intensivmedizin (DGAI) für Monitoring und Therapie bei erhöhtem ICP ist Grundlage für den Vorschlag in ▶ Abb. 12.3, der im Prinzip für alle Zustände mit ICP-Erhöhung angewandt werden kann.

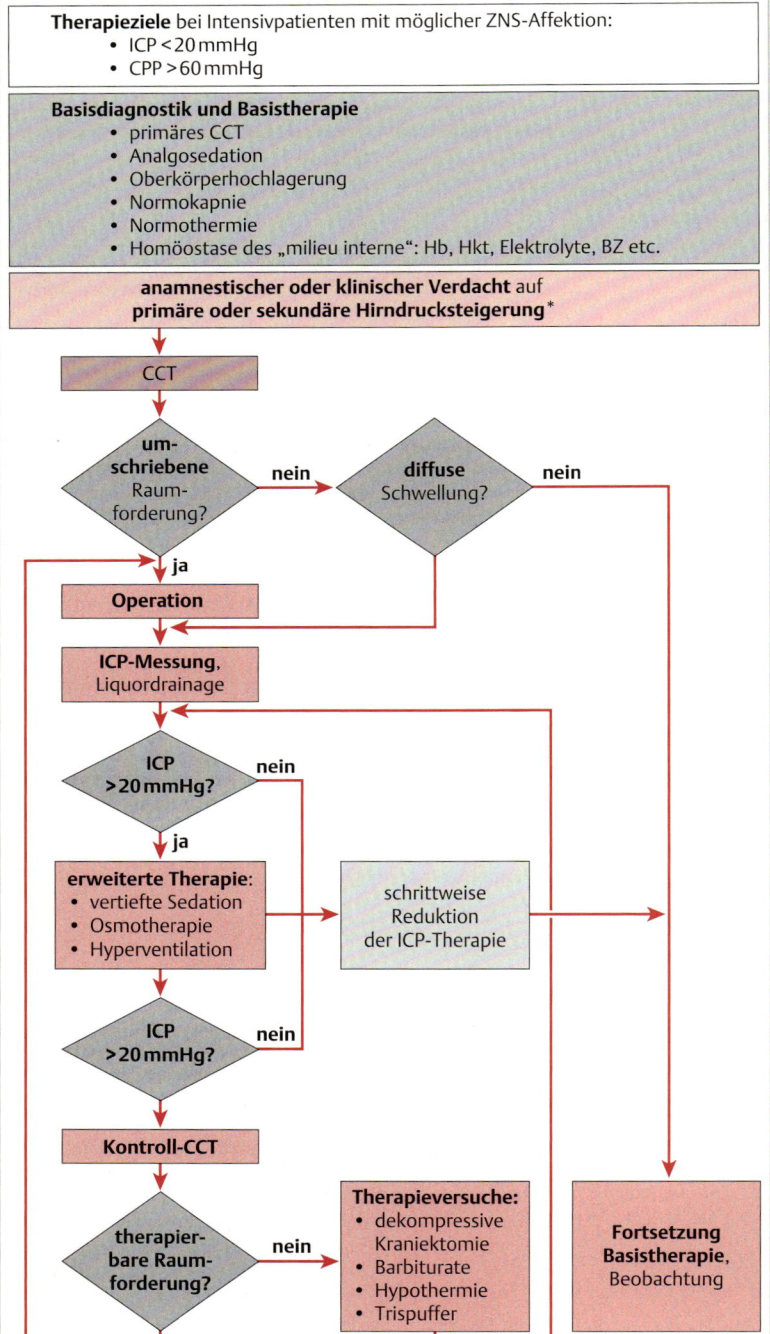

Abb. 12.3 Algorithmus zu Diagnostik und Therapie bei erhöhtem ICP nach Schädel-Hirn-Trauma.
*Kriterien zur Indikationsstellung einer CT-Bildgebung siehe z. B. „Leitlinie SHT" der Deutschen Gesellschaft für Neurochirurgie
BZ = Blutzuckerspiegel; CCT = kraniale Computertomografie; CPP = zerebraler Perfusionsdruck; Hb = Hämoglobin; Hkt = Hämatokrit; ICP = intrakranieller Druck.

12.2 Hirnschwellung und erhöhter intrakranieller Druck

Intensivmedizinische Therapie

Intensivmedizinisch konservative Maßnahmen stehen bei ICP-Erhöhung im Vordergrund. Entlastende neurochirurgische Eingriffe können die Therapie ergänzen, allerdings ist ihre Evidenzbasierung schlechter.

Lagerungsmaßnahmen

Als verhältnismäßig einfache Maßnahme hat die Oberkörperhochlagerung um maximal 30° Eingang in zahlreiche Pflegestandards gefunden. Dieses Manöver kann den venösen Abstrom nur verbessern, wenn weder Reklination noch Rotation des Kopfes die großen Halsvenen komprimieren. Voraussetzung ist die Kreislaufstabilität des Patienten (s. u.).

Stoffwechsel und Ernährung

Hypermetabolismus (140–250% des Normalen), Proteinabbau und Hyperglykämie charakterisieren den Stoffwechsel nach Hirnverletzung. Bei vorher bestehender Hyperglykämie fällt unter anaerober Stoffwechsellage mehr Laktat an; eine Laktatazidose verschlimmert im Tierexperiment wie auch in der klinischen Beobachtung einen hypoxischen Hirnschaden [15].

> **Merke**
> Einer Hyperglykämie soll mit Insulin entgegengewirkt werden. Ziel für den Blutzuckerspiegel: < 120 mg/dl.

Ein Gewichtsverlust von mehr als 30% im Krankheitsverlauf ist mit höherer Sterblichkeit verbunden [25], sodass eine zügige Kompletternährung anzustreben ist. Für die vorzuziehende Route (enteral vs. parenteral) gibt es keine harte Evidenz, allerdings scheint die Proteinzufuhr besser enteral zu gelingen. Aus Verträglichkeitsgründen spricht mehr für eine duodenale Sonde als für eine Magensonde.

> **Praxistipp**
> Ernährungsziel sollte die komplette enterale Bedarfsdeckung binnen einer Woche sein.

Kreislauf- und Volumentherapie

Anzahl und Ausprägung hypotoner Phasen sind starke und unabhängige Prädiktoren schlechter neurologischer Behandlungsergebnisse nach Schädel-Hirn-Trauma [4,20]. Die Definition der Hypotonie ist unsicher; in Studien wird aufgrund epidemiologischer Untersuchungen meist von systolischen Blutdruckwerten unter 90 mmHg ausgegangen.

> **Merke**
> Hypotone Phasen (RR syst. < 90 mmHg) sind zu vermeiden.

Im Zusammenhang mit der Rolle des CPP (S. 814) lässt sich vermuten, dass eine Schwelle von 90 mmHg als *mittlerer* Blutdruck angestrebt werden sollte, Studien hierzu gibt es aber noch nicht. In der Notfallpraxis, v. a. in der Traumatologie, tritt bei Verdacht auf ZNS-Affektion die Volumentherapie neben die medikamentöse Kreislaufstützung.

> **Merke**
> Volumensubstitution verstärkt ein Hirnödem nicht, wenn die Serumosmolarität konstant bleibt.

Deshalb werden zumindest isotone Elektrolytlösungen (Ringer-Lösung, NaCl 0,9%, nicht aber z. B. Ringer-Laktat) oder Kolloidlösungen (Hydroxyethylstärke [HES] 6%, 70–200 kD), ggf. Plasma und Erythrozytenkonzentrate gegeben (für Näheres siehe Kap. 4.4 „Volumentherapie"). Hyperosmolare Infusionen (z. B. HES 6%, 200 kD in 7,2% NaCl) werden zur sog. „Small Volume Resuscitation" eingesetzt und können dann zusätzlich über den Aufbau eines osmotischen Gradienten einem erhöhten Hirndruck entgegenwirken (S. 819).

Sehr hoher Blutdruck in der Akutsituation kann auf eine Bedarfshypertonie bei hohem ICP (Cushing-Reflex) hinweisen; eine aktive Senkung wird nicht unter 180 mmHg empfohlen. Es sollten dann CBF-neutrale Antihypertensiva (z. B. Urapidil) eingesetzt werden.

Elektrolyt- und Flüssigkeitshaushalt

Durch ZNS-Affektionen hervorgerufen, können Störungen des Natrium- und Wasserhaushaltes ihrerseits durch Flüssigkeitsverschiebungen ein Hirnödem hervorrufen oder verschlimmern.

- *Zentraler Diabetes insipidus*: Korrektur des Wasserverlustes; Volumengabe je nach Elektrolytlage isoton oder hypoton (z. B. NaCl 0,45%); schrittweise Normalisierung zur Vermeidung peripherer oder zentraler Ödeme indiziert; zusätzlich und ggf. längerfristig Substitution des antidiuretischen Hormons (ADH).
- *Syndrom der inadäquaten ADH-Sekretion (SIADH)*: Korrektur der Wasserretention; Flüssigkeitsrestriktion (1 l/d) je nach Elektrolytlage isoton oder hyperton (z. B. NaCl 3%); ggf. Schleifendiuretikum unter K^+-Kontrolle.

> **Merke**
> Die Anhebung des Serumnatriums soll 2 mmol/l pro h und 12 mmol/l über 24 h nicht überschreiten, um eine zentrale pontine Myelinolyse zu vermeiden.

- *Zerebrales Salzverlustsyndrom (CSW)*: Korrektur von Salz- und Wasserverlust; in der Regel isotone Volumensubstitution (NaCl 0,9%).

> **Praxistipp**
> Mischformen oder die Aufeinanderfolge mehrerer Störungen (insbesondere CSW und SIADH) kommen vor, sodass die Differenzialtherapie engmaschig angeglichen werden muss.

Osmotherapie

Derzeit werden im Wesentlichen Mannitol und hypertone Kochsalzlösung zur Osmotherapie bei erhöhtem intrakraniellen Druck verwendet. Im Rahmen von Heilversuchen wird auch Trispuffer zur ICP-Senkung gegeben.

▶ **Mannitol.** Mannitol hat in den letzten 30 Jahren die meisten anderen Osmodiuretika bei der ICP-Therapie verdrängt. Seine Wirkung wird einerseits auf Plasmaexpansion mit Verringerung der Blutviskosität, Zunahme des zentralen Blutflusses und verbesserter zerebraler Oxygenierung zurückgeführt. Andererseits wird über den Aufbau eines osmotischen Gefälles zwischen Plasma und Gewebe Ödemflüssigkeit abgezogen. Während die Plasmaexpansion sofort erreicht wird, baut sich der osmotische Effekt über 15–30 min auf. Er hält 1½ bis 6 h an. Empfohlen werden nach aktueller Studienlage Einzeldosen von 0,25–1,4 g/kg KG; bei höheren Dosen und bei Hyperosmolarität besteht insbesondere bei Nierenerkrankungen, Hypotonie und Sepsis die Gefahr einer Tubulusnekrose.

> **Merke**
> Bei der Gabe von Mannitol müssen Hypotonie (systolischer Blutdruck < 90 mmHg) und Hyperosmolarität (> 320 mosmol/l) vermieden werden.

In der Akutsituation senkt Mannitol den Hirndruck effektiv; ob dies aber mit verbessertem Überleben verbunden ist, bleibt derzeit unklar. Tragfähige Evidenz für die planmäßig wiederholte Mannitolgabe über mehrere Tage gibt es nicht. Bei defekter Blut-Hirn-Schranke kann Mannitol ins Gewebe übertreten; eine hieraus folgende Umkehr des osmotischen Gradienten mit der Gefahr einer Ödemzunahme (sog. Rebound) scheint bei bedarfsweiser (d. h. nicht planmäßiger) Mannitolgabe aber keine große Rolle zu spielen.

> **Praxistipp**
> Liegen klinische Zeichen einer ICP-Steigerung oder eine nicht extrakraniell erklärte neurologische Verschlechterung vor, gilt die Mannitolgabe „auf Verdacht" – d. h. auch ohne ICP-Messung – als vertretbar.

▶ **Hypertone Kochsalzlösung.** Hypertone Kochsalzlösung hat – ursprünglich zur Notfallversorgung des hämorrhagischen Schocks gedacht (Small Volume Resuscitation) – im Feldversuch besonders günstige Wirkung bei Traumapatienten mit Schädel-Hirn-Verletzung gezeigt. Danach wurden Konzentrationen von 1,6–23,4% an kleinen Serien untersucht. Die Wirkung wird außer dem Aufbau eines osmotischen Gefälles zwischen Gewebe und Plasma auch der Verbesserung der Mikrozirkulation zugeschrieben: Schrumpfung von Endothelzellen und Erythrozyten zusammen mit verminderter Leukozytenadhäsion sollen dafür verantwortlich sein.

Die Senkung von auf Mannitol refraktär erhöhtem ICP durch Bolusgabe von hypertoner Kochsalzlösung wurde in Einzelfällen beschrieben; einen wissenschaftlich tragfähigen Vergleich gibt es bislang genauso wenig wie eine konsistente Dosierungsempfehlung. Gegeben werden Boli (40 ml 20%) nach Wirksamkeit oder v. a. bei Kindern auch Dauerinfusionen (3%, 0,1–1,0 ml/kg KG/h).

> **Merke**
> Nebenwirkungen hypertoner Kochsalzlösung sind die Entwicklung einer zentralen pontinen Myelinolyse bei Patienten mit Hyponatriämie sowie eines Lungenödems bei kardiopulmonaler Problematik.

Bei geschädigter Blut-Hirn-Schranke können die osmotisch wirksamen Ionen ins Gewebe übertreten und zu einer paradoxen Ödemzunahme führen; die klinische Relevanz entsprechender kernspin- und computertomografischer Befunde ist aber unklar. Weil der ICP auch bei wiederholter Gabe gesenkt werden kann, der Rebound-Effekt zumindest nicht größer als bei Mannitol zu sein scheint und durch die Gabe gleichzeitig einer Hypotonie entgegengewirkt werden kann (s. o.), entwickelt sich hypertone Kochsalzlösung derzeit zu einer Alternative in der ICP-Therapie.

▶ **TRIS-Puffer.** TRIS-Puffer (TRIS = Tris[hydroxymethyl]aminomethan, THAM; pK_S 8,3) kann in nicht ionisierter Form (bei pH 7,4 etwa 30%) Zellmembranen durchdringen, intrazellulär z. B. bei Laktazidose Protonen puffern und einen azidotisch gehemmten Energiestoffwechsel verbessern. Die Minderung des Zellschadens mindert das zytotoxische Ödem und den ICP. Zusätzlich kann ein direkt osmotischer Effekt den ICP senken. Dosiert wird mit 1–2 mg/kg KG/h bis zu einem maximalen arteriellen pH von 7,6.

> **Praxistipp**
> TRIS-Puffer ist nicht zur ICP-Senkung zugelassen, kann aber im Rahmen eines Heilversuches als Ultima Ratio dazu genutzt werden.

Ob sich hieraus eine Prognoseverbesserung ergibt, bleibt unklar.

Anästhesie, Analgesie und Sedierung

Richtlinien für die Analgosedierung von Patienten mit ICP-Erhöhung gibt es nicht, denn kontrollierte Studien zum Vergleich unterschiedlicher Regimes fehlen weitgehend. Bei der Therapiefindung wird man die Ziele einer Schmerz- und Stressabschirmung und eines Schutzes vor ICP-Krisen gegen die Nebenwirkungen der einzelnen Agenzien abwägen müssen ([39]; ▶ Tab. 12.4). Am kritischsten ist in der Regel die Blutdrucksenkung einzuschätzen sein, die für die meisten Sedativa und Analgetika typisch ist.

Gute Dosierbarkeit, kurze Halbwertszeit, Senkung des Hirnstoffwechsels und eine geringe ICP-senkende Wirkung haben dem Propofol eine gewisse Vorrangstellung als Neurosedativum verliehen. Gegenüber einem Morphinschema hat sich in der bis-

Tab. 12.4 Wirkungen verschiedener Sedativa und Analgetika. CBF = zerebraler Blutfluss; $CMRO_2$ = zerebraler Sauerstoffumsatz.

	ICP	RR	CBF	$CMRO_2$	CO_2-Reaktivität
Barbiturate	↓	↓	↓	↓	↔
Etomidate	↓	↔	↓	↓	↔
Propofol	↓	↓	↓	↓	↔
Benzodiazepine	(↓)	(↓)	↓	↓	↔
Opioide	↑	↓	↓	↓	↔
Ketamin	(↑)	(↑)	↑	↑	↔

lang einzigen kontrolliert randomisierten Vergleichsstudie aber keine sichere Überlegenheit im Hinblick auf die Behandlungsergebnisse nachweisen lassen [12].

> **Merke**
> Bei Propofoldosierungen über 5 mg/kg KG/h oder einer Gabe für länger als 48 h besteht das Risiko eines Propofolinfusionssyndroms.

Dabei finden sich Hyperkaliämie, Hepatomegalie, metabolische Azidose, Rhabdomyolyse, Herz- und Nierenversagen.

Barbiturate

Diese Gruppe wird spezifisch zur Senkung eines ansonsten therapierefraktär erhöhten ICP eingesetzt und deshalb gesondert besprochen. Als Wirkmechanismen werden die Veränderung des Gefäßtonus sowie die Hemmung einer radikalvermittelten Lipidperoxidation, v.a. aber die Stoffwechselhemmung angeführt: Die an geringeren Energiebedarf gekoppelte Minderung von regionalem Blutfluss und -volumen ist danach für die Senkung des ICP (der Effekt ist seit den 1930er-Jahren bekannt) und die Verbesserung der globalen Hirnperfusion verantwortlich. Die Evidenz zum prognostischen Nutzen von Barbituraten ist nicht einhellig und teilweise veraltet; die maßgeblichen Studien stammen aus den 1980er-Jahren und nutzen noch Pentobarbital. Unumstritten sind die Nebenwirkungen: Eine Hypotension (RR syst. < 80 mmHg) wird bei bis zu 50 % der Patienten beobachtet und scheint zumindest bei kardialer Vorbelastung etwaige Vorteile der Barbiturattherapie zunichtezumachen [28]. Das Argument der Energieersparnis führt zum Dosierungsziel des Burst-Suppression-EEGs, denn hier ist der über den Strukturerhalt hinausgehende Energiebedarf fast komplett aufgehoben.

> **Merke**
> Die Tiefe einer Barbituratnarkose ist anhand von EEG- und Kreislaufmonitoring zu steuern.

Die Serumspiegel scheinen nicht gut mit Wirkungen, Nebenwirkungen und therapeutischem Nutzen zu korrelieren. In der Regel wird heute Thiopental genutzt; empfohlen werden Initialdosierungen von 10–15 mg/kg KG über 30 min, auf die eine kontinuierliche Gabe mit 4–8 mg/kg KG/h folgt. Die Dosierung muss der Kreislaufsituation angepasst werden.

> **Praxistipp**
> Hochdosisgabe von Barbituraten kann ansonsten therapierefraktäre Hirndruckkrisen nach Ausschöpfung aller sonstigen Maßnahmen entschärfen.

Hinter dieser klinischen Praxis steht allerdings im Wesentlichen die bis jetzt formal unbewiesene Annahme, dass eine schärfere Kontrolle des ICP auch das neurologische Behandlungsergebnis verbessert. Eine prophylaktische Barbituratsedierung ist nach dem heutigen Stand des Wissens nicht indiziert.

Hyperventilation

Die durch Hyperventilation hervorgerufene respiratorische Alkalose führt über Vasokonstriktion und entsprechende Verringerung des intrakraniellen Blutvolumens zu einem in zahlreichen Untersuchungen gut belegten Abfall des ICP. Während der ersten Tage nach Schädel-Hirn-Verletzung kann der CBF aber ohnehin bis auf unter die Hälfte des normalen Blutflusses fallen [32], sodass zusätzliche Vasokonstriktion die Gefahr von Ischämien mit sich bringt. Nachdem die CO_2-Vasoreaktivität in geschädigtem Gewebe lokal sehr unterschiedlich sein kann, gilt dies nicht für alle Gefäßareale in gleichem Maße. Zur Bedeutung dieser Überlagerung für den Netto-CBF kommen die vorliegenden Studien entsprechend zu unterschiedlichen Ergebnissen: Die Arbeiten nutzen die $SvjO_2$ (S. 816) zur Therapiekontrolle und stellen teilweise einen kritischen Abfall der Messwerte unter Hyperventilation fest (Ziel-pCO_2 25–30 mmHg).

> **Merke**
> Bei Einsatz der Hyperventilation werden O_2-Monitoring ($SvjO_2$ oder $p_{ti}O_2$) und engmaschige Blutgasanalysen zur Therapiesteuerung empfohlen.

Zur Beziehung zwischen Therapie und klinisch-neurologischen Behandlungsergebnissen liegen wenige belastbare Daten vor; diese deuten auf einen nachteiligen Effekt einer prophylaktischen Hyperventilation [22]. Der hirndrucksenkende Effekt ist auf etwa einen Tag begrenzt und wird dann durch verminderte Basensekretion des Plexus choroideus aufgehoben. Diese Anpassung kann bei zu schneller Beendigung der Hyperventilation zu einem Rebound mit Azidose, Vasodilatation und Anstieg des ICP führen.

> **Merke**
> Die Beendigung einer Hyperventilationstherapie muss schrittweise erfolgen.

> **Praxistipp**
> Hyperventilation ist temporär in der Hirndruckkrise anzuwenden. Die prophylaktische Anwendung ist nicht indiziert.

Temperaturmanagement

▶ **Fieber.** Fieber erhöht den zerebralen Stoffwechsel und kann zu einer Zunahme der neuronalen Schädigung führen. Normothermie ist anzustreben – in Ausnahmefällen auch invasiv, etwa durch kontinuierliche venovenöse Hämofiltration (CVVH) oder durch katheterbasierte Kühlsysteme.

▶ **Hypothermie.** Hypothermie als Therapie erscheint konzeptionell aus Tierexperimenten wie auch aus Einzelbeobachtungen nach Ertrinkungsunfällen oder Lawinenunglücken sehr eingängig. Daten liegen derzeit im Wesentlichen für die moderate (32–33 °C) und die milde (33–35 °C) Hypothermie vor, allerdings leiden die maßgeblichen klinischen Studien an mangelnder Verblindung, inadäquater Randomisierung und unzureichender Berücksichtigung prognostischer Störfaktoren. Berichte über verringerte Mortalität nach Hypothermiebehandlung sind deshalb mit Zurückhaltung zu betrachten und scheinen auch nur für eine Behandlungsdauer von mehr als 48 h zu gelten. Immerhin hat eine Metaanalyse von 6 randomisierten Studien im Rahmen der Erstellung der Leitlinien der „Brain Trauma Foundation" (BTF) von 2007 ergeben, dass Hypothermie bei überlebenden Patienten mit besseren neurologischen Behandlungsergebnissen verbunden war [3]. Nebenwirkungen der Hypothermie wie Arrhythmien,

Gerinnungsstörungen und vermehrte Infekte sind eher bei Temperaturen unter 30 °C zu erwarten.

> **Praxistipp**
>
> Die milde Hypothermie (33–35 °C) gilt derzeit als Therapie der „Ultima Ratio" bei Versagen der erweiterten Hirndrucktherapie.

Historisches

Für die Anwendung von Kortikoiden, Aminosteroiden (Lazaroiden), NMDA-Antagonisten (NMDA = N-Methyl-D-Aspartat) und Opioidagonisten bei Hirnverletzung gibt es nach großen randomisierten Untersuchungen keine Evidenz. Zweifelhaft sind auch die Ergebnisse zur posttraumatischen Anwendung von Kalziumantagonisten (Nimodipin); mehrere Studien dazu haben widersprüchliche Ergebnisse erbracht, sodass auch hier die Anwendung nicht mehr indiziert erscheint.

Chirurgische Optionen

Zur operativen Versorgung umschrieben raumfordernder Läsionen sei auf das Kap. 12.3 „Schädel-Hirn-Trauma" verwiesen. Hier werden nur die bei generalisiertem Ödem anwendbaren Techniken genannt:

Externe Ventrikeldrainage

Bei niedrigem Ventrikeldruck drainiert ein interstitielles Ödem entlang dem Druckgradienten in den Liquorraum. Solange eine durchgehende Wassersäule besteht, kann eine Ventrikeldrainage diesen Gradienten aufrechterhalten. Deshalb erscheint die Ableitung bei Hirnödem sinnvoll. Bei zunehmender Schwellung und ausgepressten Liquorräumen erschöpft sich diese Möglichkeit allerdings.

Dekompressive Kraniektomie

Im Jahre 2007 haben bei der Therapie maligner Hirninfarkte 3 gepoolte europäische Studien nachweisen können, dass eine dekompressive Kraniektomie die Überlebensrate bei akzeptabler Lebensqualität steigert [38]. In der klinischen Praxis wird dieses Ergebnis vielfach auf andere Ursachen für eine Steigerung des ICP verallgemeinert, und die Kraniektomie wird wieder häufiger angewandt. Streng genommen gibt es bislang aber keine tragfähige Evidenz für die Kraniektomie bei ICP-Krise nach Schädel-Hirn-Trauma.

> **Kernaussagen**
>
> **Definitionen**
> Der intrakranielle Druck (ICP) ist der Druck, den der Schädelinhalt auf seine äußeren Hüllen ausübt und der dem mittleren arteriellen Blutdruck bei der Hirndurchblutung entgegenwirkt. Die Differenz zwischen beiden ist der zerebrale Perfusionsdruck, der die Hirndurchblutung bestimmt.
> Ein Hirnödem ist die Schwellung von Hirngewebe durch vermehrte Flüssigkeitseinlagerung.
> Die Entwicklung eines sekundären Hirnschadens wird durch eine Primärschädigung ausgelöst, wäre aber durch optimale (derzeit teilweise hypothetische) intensivmedizinische Therapie aufzuhalten.

Pathophysiologie
Wesentlichen Teil an einer Erhöhung des ICP hat die Entwicklung eines Hirnödems. Der Zusammenbruch der Blut-Hirn-Schranke führt zum vasogenen Hirnödem, eine Zellschwellung bei Energiemangel zum zytotoxischen Hirnödem. Die Übergänge zwischen diesen beiden wichtigsten Ödemformen sind unscharf.

Diagnostik
Nach klinischer Einschätzung der Bewusstseinslage und eventuell der auf Hirndruck deutenden neurologischen Herdsymptome ist das CCT Standard in der Bildgebung.

Monitoring
Die umfassende und kontinuierliche Überwachung der regionalen Stoffwechsellage im Gehirn ist nach wie vor nicht möglich. Daher wird versucht, aus der Messung von Parametern mit Einfluss auf die zerebrale Energieversorgung einerseits und aus elektrophysiologischen Funktionsuntersuchungen andererseits ein Bild der Energiesituation des Hirns zu gewinnen. Als Parameter werden ICP/CPP, Gewebeperfusion und Sauerstoffpartialdruck im Gewebe erfasst. Die im Einzelfall vielfach unklare Relevanz einer Messung für das Therapieergebnis wird wahrscheinlich durch eine Zusammenschau („multimodaler Ansatz") größer. Evozierte Potenziale haben hingegen relativ hohen prognostischen Wert.

Therapie
Die Vermeidung sekundärer Hirnschäden ist Ziel der Intensivbehandlung von Patienten nach zerebraler Schädigung. Die meisten Maßnahmen sind dem konservativen Management zuzurechnen: Neben einfacher Lagerung und frühzeitiger Sicherung von Oxygenierung und Kreislauf gilt es, Fieber und Hyperglykämie zu meiden. Für Abschirmung, Analgesie und ggf. Narkose findet sich bislang kein Hinweis auf Überlegenheit eines einzelnen Behandlungsschemas; bestimmten Nebenwirkungen, v. a. einer Hypotonie, ist entsprechend entgegenzuwirken. Bei der Kreislaufstützung ist unter Umständen hypertonen Infusionen der Vorzug zu geben. Hierbei ist die Differenzialtherapie der unterschiedlichen zentral bedingten Störungen von Wasser- und Elektrolythaushalt zu berücksichtigen.

Osmotherapie mit Mannitol oder hypertoner Kochsalzlösung, unter Umständen auch mit TRIS-Puffer (THAM) kann Hirndruckkrisen ebenso entgegenwirken wie intermittierende Hyperventilation oder Barbituratgabe; der Wert der reinen Senkung des ICP für die Prognose ist allerdings weiterhin unklar. Gleiches gilt für die Anwendung milder Hypothermie als Ultima Ratio. Keine der 3 letztgenannten Maßnahmen ist prophylaktisch indiziert. Ausführliche Zusammenstellungen der Evidenzlage finden sich in den Leitlinien überregionaler, teils internationaler Gremien wie dem „European Brain Injury Consortium" (EBIC) oder der „Brain Trauma Foundation" (BTF).

Literatur

[1] Baethmann A, Kempski OS. Pathophysiologie des Hirnödems. Zentralbl Neurochir 1997; 58: 20–29

[2] Bershad E, Humphreis W, Suarez J. Intracranial hypertension. Sem Neurol 2008; 5: 690–702

[3] BTF/Brain Trauma Foundation; AANS/American Association of Neurological Surgeons; CNS/Congress of Neurological Surgeons; Joint Section on Neurotrauma and Critical Care, AANS/CNS, Bratton S, Chestnut R, Ghajar J et al. Guidelines for the management of severe traumatic brain injury. J Neurotrauma 2007; 24 (Suppl. 1): S 1–106

[4] Chestnut R, Marshall L, Klauber M et al. The role of secondary brain injury in determining outcome from severe head injury. J Trauma 1993; 34: 216–222

[5] Clifton G, Miller E, Choi S et al. Fluid thresholds and outcome from severe brain injury. Crit Care Med 2002; 30: 739–745

[6] Cormio M, Valadka A, Robertson C. Elevated jugular venous oxygen saturation after severe head injury. J Neurosurg 1999; 90: 9–15

[7] Cruz J. The first decade of continuous monitoring of jugular bulb oxyhemoglobin saturation: management strategies and clinical outcome. Crit Care Med 1998; 26: 344–351

[8] Ghajar J. Intracranial pressure monitoring techniques. New Horiz 1995; 3: 395–399

[9] Gütling E, Gonser A, Imhof H et al. Prognostic value of frontal and parietal somatosensory evoked potentials in severe head injury: a long-term follow-up study. Electroencephalogr Clin Neurophysiol 1994; 92: 568–570

[10] Hassler W, Steinmetz H, Pirschel J. Transcranial Doppler study of intracranial circulatory arrest. J Neurosurg 1989; 71: 195–201

[11] Juul N, Morris G, Marshall B et al. Intracranial hypertension and cerebral perfusion pressure: influence on neurological deterioration and outcome in severe head injury. The Executive Committee of the International Selfotel Trial. J Neurosurg 2000; 92: 1–6

[12] Kelly D, Goodale D, Williams J et al. Propofol in the treatment of moderate and severe head injury: a randomized, prospective double-blinded pilot trial. J Neurosurg 1999; 90: 1042–1052

[13] Klatzo I. Presidential address: Neuropathological aspects of brain edema. J Neuropathol Exp Neurol 1967; 26: 1–14

[14] Klingelhöfer J, Dander D, Holzgraefe M et al. Cerebral vasospasm evaluated by transcranial Doppler ultrasonography at different intracranial pressures. J Neurosurg 1991; 75: 752–758

[15] Lam A, Winn H, Cullen B et al. Hyperglycemia and neurological outcome in patients with head injury. J Neurosurg 1991; 75: 545–551

[16] Lövblad K, Laubach H, Baird A et al. Clinical experience with diffusion-weighted MR in patients with acute stroke. Am J Neurorad 1998; 19: 1061–1066

[17] Lozier A, Sciacca R, Romagnoli M et al. Ventriculostomy-related infections: a critical review of the literature. Neurosurg 2002; 51: 170–181

[18] Lundberg N. Continuous recording and control of ventricular fluid pressure in neurosurgical practice. Acta Psychiatr Neurol Scand 1960; 36: 148–193

[19] Maas A, Dearden M, Teasdale G et al. EBIC-guidelines for management of severe head injury in adults. European Brain Injury Consortium. Acta Neurochir 1997; 139: 286–294

[20] Marmarou A, Anderson R, Ward J et al. Impact of ICP instability and hypotension on outcome in patients with severe head trauma. J Neurosurg 1991; 75: S 59–S 66

[21] Marshal L, Smith R, Shapiro H. The outcome with aggressive treatment in severe head injuries. Part I: The significance of intracranial pressure monitoring. J Neurosurg 1979; 50: 20–25

[22] Muizelaar J, Marmarou A, Ward J et al. Adverse effects of prolonged hyperventilation in patients with severe head injury: a randomized clinical trial. J Neurosurg 1991; 75: 731–739

[23] Nag S. Pathophysiology of blood-brain barrier breakdown. Meth Mol Med 2003; 89: 97–119

[24] Nag S, Manias J, Stewart D. Pathology and new players in the pathogenesis of brain edema. Acta Neuropathol 2009; 118: 197–217

[25] Nangunoori R, Maloney-Wilensky E, Stiefel M et al. Brain tissue oxygen-based therapy and outcome after severe traumatic brain injury: a systematic literature review. Neurocrit Care 2012; 17: 131–138

[26] Rapp R, Young B, Twyman D et al. The favorable effect of early parenteral feeding on survival in head-injured patients. J Neurosurg 1983; 58: 906–912

[27] von Reutern CM. Zerebraler Zirkulationsstillstand – Diagnostik mit der Dopplersonographie. Dt Ärztebl 1991; 88: A4379–A4385

[28] Roberts I. Barbiturates for acute traumatic brain injury. The Cochrane library 2005; Volume 4

[29] Robertson C, Gopinath S, Goodman J et al. SjvO2 monitoring in head-injured patients. J Neurotrauma 1995; 12: 891–896

[30] Robertson C, Valadka A, Hannay H et al. Prevention of secondary ischemic insults after severe head injury. Crit Care Med 1999; 27: 2086–2095

[31] Schregel W. Stellenwert der transkraniellen Dopplersonographie bei erhöhtem intrakraniellen Druck. Anästhesiol Intensivmed 1997; 38: 376–380

[32] Sioutos P, Orozco J, Carter L et al. Continuous regional cerebral cortical blood flow monitoring in head-injured patients. Neurosurgery 1995; 36: 943–949

[33] Teasdale G, Jennett B. Assessment and prognosis of coma after head injury. Acta Neurochir 1976; 34: 45–55

[34] Tisdall M, Crocker M, Watkiss J et al. Disturbances of sodium in critically ill adult neurologic patients: a clinical review. J Neurosurg Anesthesiol 2006; 18: 57–63

[35] Treib J, Becker S, Grauer M et al. Transcranial Doppler monitoring of intracranial pressure therapy with mannitol, sorbitol, and glycerol in patients with acute stroke. Eur Neurol 1998; 40: 212–219

[36] Ungerstedt U, Rostami E. Microdialysis in neurointensive care. Curr Pharm Des 2004; 10: 2145–2152

[37] Vajkoczy P, Roth H, Horn P et al. Continuous monitoring of regional cerebral blood flow: experimental and clinical validation of a novel thermal diffusion microprobe. J Neurosurg 2000; 93: 265–274

[38] Vahedi K, Hofmeijer J, Juettler E et al., DECIMAL, DESTINY, and HAMLET investigators. Early decompressive surgery in malignant infarction of the middle cerebral artery: a pooled analysis of three randomised controlled trials. Lancet Neurol 2007; 6: 215–222

[39] Werner C, Jantzen J, Spiss C. Zerebrovaskuläre Aspekte der Analgosedierung. Anästhesiol Intensivmed 1997; 38: 400–403

[40] White H, Venkatesh B. Cerebral perfusion pressure in neurotrauma: a review. Neurosurg Anesthesiol 2008; 107: 979–988

[41] Yeung D, Manias J, Stewart D et al. Decreased junctional adhesion molecule-A expression during blood-brain barrier breakdown. Acta Neuropathol 2008; 115: 635–642

12.3 Schädel-Hirn-Trauma – Diagnostik und operative Versorgung

C. Greiner, B. Ellger, F. Hinder, W. Stummer

12.3.1 Definition und Klassifikationen

Definition

Unter einem Schädel-Hirn-Trauma (SHT) versteht man eine durch äußere Gewalteinwirkung entstandene Verletzung und/oder eine Funktionsstörung des Gehirns mit Prellung oder Verletzung des knöchernen Schädels und seiner benachbarten Strukturen [15].

Geschlossenes und offenes SHT

In Abhängigkeit der Duraintegrität unterscheidet man zwischen dem geschlossenen SHT mit intakter Dura mater und dem offenen SHT mit Duraeinrissen. Liquorfluss aus der Nase oder dem äußeren Gehörgang deuten auf eine meist in der Schädelbasis liegende Duraverletzung hin.

Schweregrade der Hirnschädigung

Es werden retrospektiv 3 Schweregrade der Hirnschädigung unterschieden [17]
- *Grad I:* Reversibilität der neurologischen Ausfallserscheinungen bis zum 4. posttraumatischen Tag,
- *Grad II:* Reversibilität der neurologischen Ausfallserscheinungen im Laufe der ersten 3 Wochen,
- *Grad III:* persistierende neurologische Störungen über 3 Wochen hinaus.

Die aktuell gültige Glasgow-Koma-Skala (GKS oder GCS) umfasst 15 Punkte. Nach dem GKS-Wert werden 3 Schweregrade des SHT unterschieden [16]:
- schweres SHT (GKS 3 – 8),
- mittelschweres SHT (GKS 9 – 12),
- leichtes SHT (GKS 13 – 15).

Primärer und sekundärer Hirnschaden

▶ **Fokale und diffuse primäre Hirnschäden.** Die *primäre Hirnschädigung* wird entsprechend dem Traumamechanismus und der Traumaintensität in fokale und/oder diffuse Hirnschäden unterteilt [11].

Definition
Der *sekundäre Hirnschaden* entsteht posttraumatisch meist infolge eines regionalen oder globalen zerebralen Sauerstoffdefizits. Hauptrisikofaktoren sind die systemarterielle Hypotonie und Hypoxämie [3, 4].

12.3.2 Epidemiologie und Diagnostik

In Deutschland rechnet man mit einer Inzidenz von 300 bis 400 SHT pro 100 000 Einwohner [13].

Klinische Diagnostik

▶ **Initiale Diagnostik und Versorgung.** Diese umfassen folgende Parameter:
- Überprüfung der Vitalfunktionen;
- Erhebung der Eigen- bzw. Fremdanamnese;
- orientierende Untersuchung unter besonderer Berücksichtigung des Bewusstseinszustandes (GKS), der Pupillomotorik sowie fokaler neurologischer Defizite;
- Inspektion des Schädels, Kompression stark blutender Riss-/Quetschwunden, Identifikation von Hirn- oder Liquoraustritt.

Merke
- Die Dokumentation des initialen GKS-Wertes im Notarztprotokoll (DIVI-Protokoll; DIVI = Deutsche Interdisziplinäre Vereinigung für Intensiv- und Notfallmedizin) ist von großer Wichtigkeit für die Weiterbehandlung, da dieser Wert entscheidend für den Ablauf der weiteren Behandlung und Prognose ist.
- Das Ausmaß des Blutverlustes bei Skalpierungsverletzungen wird häufig unterschätzt und kann zu einer kritischen Hypovolämie mit sekundären Hirnschäden führen.
- Die Wahrscheinlichkeit einer gleichzeitigen Halswirbelverletzung liegt bei Patienten mit klinisch signifikantem SHT zwischen 7 und 15% [10, 15].

▶ **Neurologische Verschlechterung.** Die systematische neurologische Kontrolle nach einem SHT muss in kurzen Zeitabständen wiederholt werden, auch bei primär erhaltenem Bewusstsein. Eine schnelle Diagnostik und Therapie werden bei einer signifikanten Verschlechterung des neurologischen Zustands erforderlich [12], die sich wie folgt definieren lässt:
- erhebliche Störungen des Bewusstseins (Abnahme des GKS-Scores um mindestens 2 Punkte),
- Entwicklung einer Pupillenanomalie,
- Entwicklung neurologischer Zeichen (z. B. Paresen, Krampfanfall).

Neurologische Untersuchung

▶ **Bewusstseinsstörungen.** Bewusstseinsstörungen sind das führende klinische Zeichen einer zerebralen Dysfunktion. Eine nur kurz dauernde initiale Bewusstseinsstörung kann Anzeichen einer beginnenden lebensbedrohlichen Blutung mit nachfolgender inadäquater zerebraler Perfusion oder Oxygenierung sein.

Das Ausmaß einer Bewusstseinsstörung wird in der klinischen Praxis beim nicht sedierten Patienten mithilfe der GKS beschrieben [1]. Bei intubierten und sedierten Patienten beschreibt die GKS nur unzureichend den neurologischen Zustand. Aus diesem Grunde müssen bei diesen Patienten regelmäßig die Hirnstammreflexe (Kornealreflex, Hustenreflex, Pupillomotorik, Reaktion auf Schmerzreize) überprüft werden.

▶ **Pupillenzeichen.** Die vergleichende Untersuchung der Pupillengröße und der Reaktion auf Lichtreize gehört sowohl zu den initialen als auch zu den Verlaufsuntersuchungen. Pupillenzeichen (z. B. Anisokorie, fixierte Mydriasis) als Hinweis auf eine intrakranielle Verletzung sind allerdings nur dann verwertbar, wenn gleichzeitig eine okuläre Pathologie und eine medikamentöse Beeinflussung ausgeschlossen sind (z. B. direktes Bulbustrauma).

▶ **Fokale neurologische Ausfälle.** Posttraumatische seitenbetonte motorische Defizite können Hinweise auf eine fokale Hirnverletzung sein. Sollte die intrakranielle radiologische Schichtbildgebung bei vorliegender Halbseitenschwäche keinen Hinweis auf eine Ursache ergeben, ist eine Gefäßdissektion der hirnzuführenden Arterien mit einer nachfolgenden Hirndurchblutungsstörung auszuschließen (Doppler-Sonografie, CT-Angiografie, digitale Subtraktionsangiografie).

Praxistipp
Insbesondere bei Hochgeschwindigkeitstraumen in Verbindung mit begleitenden Verletzungen der Halswirbelsäule ist an eine Gefäßdissektion zu denken [10].

Bildgebende Verfahren

Die wichtigste bildgebende diagnostische Maßnahme in einem Traumazentrum ist die Computertomografie (CT). Durch die Mehrzeilen-CT der neuen Generation ist die Diagnostik wesentlich schneller geworden. Die *native Röntgenaufnahme* des Schädels bei Patienten mit SHT gilt inzwischen wegen der geringen Sensitivität als obsolet [9].

Kraniale Computertomografie (CCT)

Bei Patienten mit initialer Bewusstlosigkeit, retrograder Amnesie im Bereich von Stunden und Tagen oder bestehenden Bewusstseinsstörungen sowie Hirndruckzeichen, Erbrechen oder fokalen Ausfällen muss durch eine CCT eine intrakranielle Blutung ausgeschlossen werden.

▶ **Indikationen zur CCT nach einem SHT.** Die Erstellung eines kranialen Computertomogramms nach einem Schädel-Hirn-Trauma ist indiziert:
- zum Ausschluss einer intrakraniellen Raumforderung bei:
  ○ initial veränderter Bewusstseinslage und/oder sich direkt anschließender längerer Operation von Begleitverletzungen,
  ○ zunehmender Verschlechterung des neurologischen Befundes (Abnahme des GKS-Scores um 2 Punkte mit Störung der Bewusstseinslage oder Anisokorie oder mit fokalen neurologischen Zeichen),
  ○ GKS < 15 für länger als 24 h,
  ○ Bradykardie und Hypertonie (Cushing-Reflex bei Hirndruck),
  ○ persistierendem oder rezidivierendem Erbrechen,
  ○ Kindern mit vorgewölbter Fontanelle oder dehiszenten Suturen,
  ○ erstmaligem zerebralen Krampfanfall,
  ○ starkem Kopfschmerz,
- zum Ausschluss penetrierender Verletzungen bei:
  ○ punktförmiger Skalpverletzung,
  ○ punktförmiger Wunde um Auge oder Nase,
- zum Ausschluss einer Impressionsfraktur,
- zum Ausschluss einer Schädelbasisfraktur mit Rhino- bzw. Otoliquorrhö.

Praxistipp

Bei bewusstseinsgestörten bzw. intubierten Patienten mit entsprechender Traumagenese wird im gleichen Untersuchungsgang die gesamte Wirbelsäule inklusive des kraniozervikalen Übergangs im CT mitgeschichtet („Traumaspirale").

Bleibt der Patient trotz eines primär unauffälligen CCT weiter bewusstlos oder bewusstseinsgetrübt, ist innerhalb von 6 h eine Kontroll-CCT durchzuführen, um z. B. ein zweizeitig entstandenes intrakranielles Hämatom auszuschließen [6].

Merke

Computertomografische Zeichen für einen erhöhten intrakraniellen Druck sind eine Verschmälerung der basalen Zisternen, ein für das Alter des Patienten ungewöhnlich enges Ventrikelsystem sowie verstrichene Sulci in den kranialen CCT-Schichten [9].

Die initiale *Stabilisierung der Vitalfunktionen* des Patienten im Schockraum ist eine notwendige Voraussetzung für die Durchführung der CT, um das Risiko sekundärer Hirnschäden in dieser Phase zu reduzieren. Zeitgleich werden parallel die Sonografie des Abdomens und ein Röntgenthorax durchgeführt. Ist der Patient hämodynamisch stabil und weist eine Anisokorie auf, ist dieses Zeichen zunächst führend. In dieser speziellen Situation sollte daher primär das Legen von Kathetern auf ein Minimum reduziert werden. Ist der Patient bei abdominellen oder thorakalen Verletzungen hämodynamisch instabil, muss unter Güterabwägung die kraniale Diagnostik nachzeitig durchgeführt werden.

CT-Angiografie

Bei Vorliegen einer Subarachnoidalblutung und gleichzeitiger Unklarheit über den Unfallmechanismus sollte eine CT-Angiografie erfolgen, um eine Gefäßmalformation als initiale Unfallursache auszuschließen.

Kernspintomografie (Magnetresonanztomografie, MRT)

Der Stellenwert der MRT liegt in der Beantwortung differenzierter Fragestellungen bzgl. der Prognoseeinschätzung und Rehabilitationsaussichten des Patienten [7]. Die T2*-gewichtete Gradientenechosequenz gibt Hinweise auf das Vorliegen eines diffusen axonalen Verletzungsmusters, das „Diffusion Tensor Imaging" (DTI-MRT) kann Verletzungen der Faserbahnen darstellen [11].

Merke

Die Durchführung eines MRT bei einem schwer verletzten, intensivpflichtigen Patienten mit einem SHT bedarf in der Frühphase einer strengen Indikationsstellung, da der Transport und die Durchführung des MRT den Patienten durch Flachlagerung und ein eingeschränktes Monitoring potenziell gefährden können.

12.3.3 Therapie

Primärversorgung

▶ **Präklinisches Vorgehen.** Am Unfallort sind Kopf und Hals mittels eines Zweischalenkragens ruhigzustellen. Ist eine Intubation erforderlich, so sollten Kopf und Hals von einer Hilfsperson manuell stabilisiert werden. Im Falle eines SHT mit initialen Bewusstseinsstörungen, Pupillenstörungen oder fokal neurologischen Zeichen sollte die anzufahrende Klinik über die Möglichkeit einer neurochirurgischen Versorgung verfügen [7, 15].

Intrakranielle Verletzungen und operative Therapie

Schädelfraktur

▶ **Impressionsfrakturen.** Zeigt sich im CCT ein Fragment um Kalottendicke nach intrakraniell disloziert, muss dieses operativ angehoben werden, um den Druck von der Hirnoberfläche zu nehmen und um die darunter liegende Hirnhaut zu inspizieren.

▶ **Schädelbasisfrakturen.** Diese bedürfen nur dann einer operativen Versorgung, wenn eine persistierende Liquorrhö besteht (Nachweis von Glukose und β-Transferrin). Zur Identifizierung der Keimflora werden mikrobiologische Abstriche aus Mund, Nase und Ohren asserviert, um bei einer Infektion zielgerichtet therapieren zu können. Die operative Versorgung einer sistierenden Liquorfistel wird erst dann durchgeführt, wenn der Patient sich in einem klinisch stabilen Zustand befindet.

Intrakranielle Blutungen

Eine intrakranielle Blutung kann unmittelbar posttraumatisch oder nach einer Verzögerung von Stunden bis Tagen auftreten. Bei Patienten mit einer Antikoagulation (z. B. Kumarinderivate) kann es bereits nach Bagatelltraumata zu raumfordernden intrakraniellen Blutungen kommen. Man unterscheidet folgende Blutungstypen:

▶ **Epidurales Hämatom.** Das epidurale Hämatom entsteht typischerweise nach Verletzung der A. meningea media oder aus einer venösen Bruchspaltblutung. Bei einer deutlichen Raumforderung oder einer raschen Größenzunahme erfordert das epidurale Hämatom unverzügliches neurochirurgisches Handeln. Über eine osteoplastische Kraniotomie wird das Hämatom evakuiert.

Wird es rechtzeitig erkannt und operativ versorgt, ist die Prognose des epiduralen Hämatoms sehr gut.

▶ **Akutes subdurales Hämatom.** Das akute subdurale Hämatom stellt eine schwere Hirnverletzung dar. Es entsteht durch Lazeration des Kortex mit Blutungen aus Kortexgefäßen und wird meist von einem ausgeprägten fokalen Hirnödem begleitet. Die operative Entlastung wird über eine große, meist osteoklastische Trepanation durchgeführt. Bei einem Hirnödem werden eine Duraerweiterungsplastik eingenäht und eine Hirndruckmesssonde implantiert. Die Prognose des akuten subduralen Hämatoms ist ernst und abhängig vom initialen klinischen Zustand sowie von dem Ausmaß der Hirnschwellung.

▶ **Chronisches subdurales Hämatom.** Das chronische subdurale Hämatom kann ein- oder doppelseitig auftreten und findet sich meist bei älteren Menschen nach einem Bagatelltrauma. Symptome sind ein langsam einsetzender Kopfschmerz, Wesensänderungen, Paresen und schließlich Bewusstseinsstörungen. Die operative Therapie besteht in der Entleerung des meist verflüssigten Hämatoms über eine Bohrlochtrepanation. Die Prognose ist – abhängig von den Vorerkrankungen der meist älteren Menschen – gut.

▶ **Kontusionsblutungen.** Kontusionsblutungen sind traumatisch bedingte Hämorrhagien, die kortikal und/oder in der weißen Substanz auftreten. Als *Coup-Läsion* wird der Rindenprellungsherd an der Anprallstelle bezeichnet. In der weiterführenden Achse des Aufschlags findet sich häufig gegenüber ein zweiter Kontusionsherd (*Contre-Coup-Läsion*).

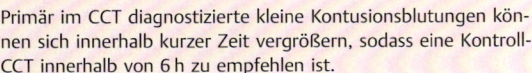

Praxistipp
Primär im CCT diagnostizierte kleine Kontusionsblutungen können sich innerhalb kurzer Zeit vergrößern, sodass eine Kontroll-CCT innerhalb von 6 h zu empfehlen ist.

Kontusionsblutungen werden in der Regel konservativ therapiert. Die Prognose ist abhängig vom initialen klinischen Zustand des Patienten sowie von der Anzahl und Lokalisation der Kontusionsblutungen.

▶ **Traumatische Subarachnoidalblutung (SAB).** Die traumatische SAB stellt per se keine Operationsindikation dar. Eine Verlegung der Liquorabflusswege im Sinne eines Hydrocephalus malresorptivus kann jedoch eine vorübergehende oder kontinuierliche Liquordrainage notwendig machen. Bei unklarem Traumamechanismus sollte eine Darstellung der Hirngefäße (Angio-CCT, digitale Subtraktionsangiografie [DSA]) erfolgen, um eine Blutungsursache zu identifizieren. Die traumatische Subarachnoidalblutung ist meist mit Kontusionsblutungen vergesellschaftet und stellt eine schwere Hirnverletzung dar.

Diffuses axonales Schertrauma

Das diffuse axonale Schertrauma entsteht bei schnellen Beschleunigungsbewegungen des Kopfes (meist mit zusätzlicher Rotationskomponente) und darauf folgender abrupter Abbremsung (sog. Akzelerations- und Dezelerationstraumen). Schwere Formen des diffusen axonalen Schertraumas sind durch anhaltende Bewusstlosigkeit gekennzeichnet. Betroffen sind die Nervenbahnen in der weißen Hirnsubstanz, z. B. im Bereich von Corpus callosum, Kleinhirnschenkeln, aszendierenden und deszendierenden Bahnen. Im CT sind die Läsionen kaum nachzuweisen. So kann ein schwer hirnverletzter Patient initial ein „unauffälliges" CCT haben. Die Diagnose „diffuses axonales Schertrauma" ist bei entsprechendem Traumamechanismus und klinischem Zustand des Patienten zunächst nur als Verdachtsdiagnose zu stellen und lässt sich mittels MRT [14] quantifizieren.

Hirnödem

Primär oder sekundär kann es nach einem SHT zu einem fokalen oder generalisierten Hirnödem kommen.

▶ **Implantation einer intrakraniellen Druckmesssonde.** Die Messung des intrakraniellen Druckes (ICP) ist Voraussetzung für die Berechnung des zerebralen Perfusionsdruckes (CPP). Der ICP beträgt normalerweise bei Messungen in horizontaler Körperlage weniger als 15 mmHg [2].

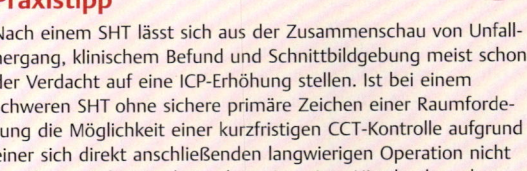

Praxistipp
Nach einem SHT lässt sich aus der Zusammenschau von Unfallhergang, klinischem Befund und Schnittbildgebung meist schon der Verdacht auf eine ICP-Erhöhung stellen. Ist bei einem schweren SHT ohne sichere primäre Zeichen einer Raumforderung die Möglichkeit einer kurzfristigen CCT-Kontrolle aufgrund einer sich direkt anschließenden langwierigen Operation nicht gegeben, ist die initiale Implantation einer Hirndrucksonde zum Monitoring zu erwägen.

Intensivmedizinische Therapie

Die intensivmedizinische Therapie wird für unterschiedliche Krankheitsbilder, die mit Hirnschwellung und einem erhöhten intrakraniellen Druck einhergehen, im Teilkapitel 12.2 („Hirnschwellung und erhöhter intrakranieller Druck") behandelt.

▶ **Dekompressive Kraniektomie.** Bei einem ICP-Anstieg steht zunächst eine mögliche Ursachenbeseitigung im Vordergrund, z. B. die operative Entlastung eines Hämatoms oder die Drainage eines Hydrozephalus. Bevor die Indikation zur sekundären dekompressiven Kraniektomie gestellt wird, müssen alle konservativen hirndrucksenkenden Maßnahmen ausgeschöpft sein [8].

Kernaussagen

Definition und Klassifikationen
Die unmittelbaren Folgen von Verletzungen am Gehirn werden als primärer Hirnschaden zusammengefasst. Primäre Hirnschäden werden weiter nach ihrer Lokalisation eingeteilt in fokale und diffuse Hirnschäden, meist besteht ein Mischbild. Der sekundäre Hirnschaden ist die Folge eines globalen oder regionalen zerebralen Sauerstoffmangels. Die Beschreibung der Bewusstseinslage und die Einteilung in Schweregrade erfolgen üblicherweise nach der GKS.

Epidemiologie und Diagnostik
Jedes Jahr erleiden in Deutschland rund 300 pro 100 000 Einwohner ein SHT. Die Mortalität des schweren SHT (GKS 3–8) liegt bei 3,4 pro 100 000 Einwohner pro Jahr.
Störungen des Bewusstseins, Pupillenzeichen und Hinweise auf fokale neurologische Ausfälle deuten auf eine Hirnfunktionsschädigung hin. Da mehr als 50 % der Patienten mit einem SHT Zusatzverletzungen aufweisen, muss systematisch nach weiteren Verletzungen gesucht werden.
Bei bewusstlosen Patienten erfolgt im CT zusätzlich die Darstellung der Halswirbelsäule mit kraniozervikalem und thorakozervikalem Übergang bzw. eine „Traumaspirale".

Therapie
Primäres Therapieziel beim SHT ist die Vermeidung sekundärer Hirnschäden. Dazu gehören initial die Sicherstellung des Gasaustausches und der Zirkulation sowie im Verlauf die operative und intensivmedizinische Weiterbehandlung.

Literatur

[1] Balestreri M, Czosnyka M, Chatfield DA et al. Predictive value of Glasgow Coma Scale after brain trauma: change in trend over the past ten years. J Neurol Neurosurg Psychiatry 2004; 75: 161–162
[2] Brain Trauma Foundation, American Association of Neurological Surgeons, Congress of Neurological Surgeons, Joint Section of Neurotrauma, and Critical Care, AANS/CNS. Guidelines for the management of severe traumatic brain injury. Indications for intracranial pressure monitoring VI. J Neurotrauma 2007; 24: S 37–44
[3] Chesnut RM, Marshall SB, Piek J et al. Early and late systemic hypotension as a frequent and fundamental source of cerebral ischemia following severe brain injury in the Traumatic Coma Data Bank. Acta Neurochir Suppl (Wien) 1993; 59: 121–125
[4] Chesnut RM. Secondary brain insults after head injury: clinical perspectives. New Horiz 1995; 3: 366–375
[5] Firsching R, Woischneck D, Klein S et al. Classification of severe head injury based on magnetic resonance imaging. Acta Neurochir (Wien) 2001; 143: 263–271
[6] Firsching R. Allgemeines zum Schädel-Hirn-Trauma. In: Moskopp D, Wassmann H, Hrsg. Neurochirurgie. Stuttgart: Schattauer; 2005: 305–312
[7] Gabriel EJ, Ghajar J, Jagoda A et al. Brain Trauma Foundation. Guidelines for prehospital management of traumatic brain injury. J Neurotrauma 2002; 19: 111–174
[8] Greiner C. Intrazerebrale Blutung – Indikation und Durchführung der dekompressiven Kraniektomie. Anästhesiol Intensivmed Notfallmed Schmerzther 2008; 10: 682–689
[9] Hoffmann E, Solymosi L. Neuroradiologie für Neurochirurgen. In: Moskopp D, Wassmann H, Hrsg. Neurochirurgie. Stuttgart: Schattauer; 2005: 52
[10] Moskopp D, Pöll WJ. Verletzungen des kraniozervikalen Überganges. In: Moskopp D, Wassmann H, Hrsg. Neurochirurgie. Stuttgart: Schattauer; 2005: 551
[11] Niogi SN, Mukherjee P, Ghajar J et al. Extent of microstructural white matter injury in postconcussive syndrome correlates with impaired cognitive reaction time: a 3 T diffusion tensor imaging study of mild traumatic brain injury. AJNR 2008; 29: 967–973
[12] Oldroyd GJ, Dearden NM. Management of acute head injury. In: Van Aken H, ed. Neuro-Anaesthetic Practice. London: BMJ Publishing Group; 1995: 240–266
[13] Rickels E, von Wild K, Wenzfaff P, Bock WJ, Hrsg. In: Schädel-Hirn-Verletzung. Epidemiologie und Versorgung. Ergebnisse einer prospektiven Studie. München: Zuckschwerdt; 2006
[14] Scheid R, von Cramon DY. Klinische Befunde im chronischen Stadium nach Schädel-Hirn-Trauma. Dtsch Ärztebl Int 2010; 107: 199–205
[15] S2-Leitlinie der Deutschen Gesellschaft für Neurochirurgie, AWMF-Leitlinien-Register, Nr. 008/001. Im Internet: http://www.awmf.org/leitlinien/detail/anmeldung/1/ll/008-001.html; Stand: 28.03.2013
[16] Teasdale G, Jennett B. Assessment and prognosis of coma after head injury. Acta Neurochir (Wien) 1976; 34: 45–55
[17] Tönnis W, Loew F. Einteilung der gedeckten Hirnschädigung. Ärztliche Praxis 1953; 5: 13–14

12.4 Akute Rückenmarkläsion
A. Lichota, W. Stummer

12.4.1 Definition und Klassifikation

Definition
Als Querschnittlähmung wird, unabhängig von der Ursache, die partielle oder vollständige Unterbrechung der Leitungsfunktionen des Rückenmarks bezeichnet. Hierbei können funktionell die Willkürmotorik, die unterschiedlichen sensiblen Qualitäten sowie die Kontrolle von Blase und Mastdarm oder die Sexualfunktion betroffen sein.

Als Ursache für eine Querschnittlähmung kommen eine akute – z.B. im Rahmen eines Traumas – oder eine zeitlich progrediente Schädigung des Rückenmarks – z.B. Tumoren, Entzündungen – infrage.

▶ **Komplette und inkomplette Querschnittlähmung.** Die Bezeichnung *komplette* oder *inkomplette Querschnittlähmung* richtet sich – entsprechend der Klassifikation der ASIA (American Spinal Injury Association) – nach der sensiblen und motorischen Funktion der Segmente S4–5, welche über die Sensibilität und motorische Willkürinnervation des Sphincter ani klinisch geprüft wird. Bei erhaltener Restfunktion ist die Rückenmarkläsion als inkomplett, bei vollständigem Ausfall als komplett zu bezeichnen.

Mittels Sensibilitätsprüfung für Berührung und Nadelstich und Prüfung der motorischen Funktionen wird die Rückenmarkläsion zusätzlich nach dem letzten intakten Segment bezeichnet. Dieses Niveau kann je nach Rückenmarkschädigung für die sensiblen und motorischen Qualitäten in der Höhe und Seite variieren.

▶ **Zonen partieller Präservation (ZPP).** Bei einer kompletten Querschnittlähmung werden erhaltene sensible oder motorische Restfunktionen unterhalb des Querschnittniveaus als Zonen partieller Präservation (ZPP) bezeichnet.

Die frühestmögliche neurologische Untersuchung unter Einschluss des externen Analsphinkters ist entscheidend für die weitere Behandlung und prognostische Einschätzung.

Zum einen können so sekundäre Veränderungen des neurologischen Zustands verlässlich erfasst werden, zum anderen können inkomplette Rückenmarkläsionen eine deutliche Rückbildung erfahren, während sich komplette Läsionen nur im Sinne einer ZPP verbessern.

12.4.2 Ätiologie und Epidemiologie akuter Rückenmarkläsionen

In industrialisierten Staaten liegt die jährliche Inzidenz akuter traumatischer Rückenmarkläsionen bei 10–30 Fällen pro Mio. Einwohner. Hierbei sind Männer mit ca. 70% häufiger betroffen. Die Inzidenz nicht traumatischer Querschnittlähmungen (u.a. Tumoren, spinale Durchblutungsstörungen, Myelitiden) ist nicht bekannt, Schätzungen gehen von einem Anteil von bis zu ca. 40% aus.

Bei den Ursachen traumatischer Rückenmarkläsionen dominieren die Verkehrsunfälle mit etwa 40%, danach folgen Arbeitsunfälle, Suizidversuche sowie Sportunfälle.

▶ **Traumata.** Traumatische Rückenmarkläsionen resultieren zumeist aus instabilen Wirbelsäulenverletzungen, die durch Verschiebung knöcherner Fragmente zu einer Verletzung des Rückenmarks führen. Der klinische Verlauf wird wesentlich durch diese Primärschädigung bestimmt, da die direkt geschädigten

Zellen nach aktuellem Wissensstand nicht regenerationsfähig sind. Dementsprechend ist das Ziel der Behandlung die Vermeidung einer zusätzlichen Sekundärschädigung z. B. durch unsachgemäße Lagerung oder Transport.

▶ **Nicht traumatische akute Rückenmarkläsionen.** Nicht traumatische akute Rückenmarkläsionen können durch entzündliche Prozesse, Tumoren, Bandscheibenvorfälle oder vaskuläre Veränderungen bedingt sein.

Im Rahmen *entzündlicher Prozesse* kann es bei bakteriellen Entzündungen durch epidurale Abszessbildung oder durch Sinterung und/oder Verschiebung von Wirbelkörpern zu einer Kompression des Rückenmarks und damit zu einer Querschnittsymptomatik kommen.

Ebenso kann jegliche *tumoröse Veränderung* im Bereich des Rückenmarks und der Wirbelsäule unabhängig von der Dignität eine Querschnittsymptomatik verursachen. Am häufigsten sind bei tumorösen Prozessen spinale Metastasen zu nennen, die durch direkte Kompression oder sekundär durch pathologische Wirbelkörperfrakturen zu einer Rückenmarkschädigung führen.

Zervikale oder thorakale Massenvorfälle können durch akuten Druck auf das Myelon ebenfalls zu einer akuten Querschnittlähmung führen. Lumbale Bandscheibenvorfälle können oberhalb von LWK 2 den Conus medullaris, tiefer gelegene Bandscheibenvorfälle die Cauda equina komprimieren. Das Kaudasyndrom ist von den diskogenen Syndromen das zahlenmäßig häufigste, stellt aber keine Rückenmarkläsion im eigentlichen Sinne dar.

Vaskuläre Ursache einer akuten Rückenmarkläsion können Ischämien im Rahmen von Embolien, Thrombosen, dissezierenden Aneurysmen, im Rahmen einer generalisierten Hypoxie oder iatrogen bei gefäß- oder thoraxchirurgischen Eingriffen sein. Seltener kommen auch spinale Gefäßmissbildungen oder spontane spinale Blutungen als Auslöser in Betracht.

12.4.3 Spinaler Schock

> **Definition**
>
> Durch eine akute Rückenmarkschädigung oberhalb von Th 6 kommt es zu einer Herabsetzung der Sympathikusaktivität. Zusätzlich zu einer vollständig schlaffen Muskellähmung, einer vollständig ausgefallenen Sensibilität sowie dem Ausfall der Muskeleigen- und -fremdreflexe unterhalb der Myelonläsion kommt es beim spinalen Schock zu vegetativen Störungen. Diese beinhalten eine schlaffe Blasenlähmung, eine Darmatonie, eine schlaffe Lähmung des Sphincter ani sowie Gefäßdilatation und einen Verlust der Wärmeregulation.

Auf Grund der Vasodilatation tritt beim spinalen Schock eine arterielle Hypotension auf. Diese muss durch Ausschluss von Begleitverletzungen vom hämorrhagischen Schock unterschieden werden, da im Rahmen eines spinalen Schocks zwar zur ausreichenden Perfusion des Myelons ein mittlerer arterieller Druck von 85 – 90 mmHg angestrebt, auf der anderen Seite jedoch eine übermäßige Volumengabe wegen der Gefahr eines Lungenödems vermieden werden sollte. Neben der Gefäßerweiterung trägt die bei hohen Läsionen häufig vorliegende Bradykardie zur hypotonen Kreislaufsituation bei. Ursächlich liegt ein Ungleichgewicht zwischen sympathischer und parasympathischer Innervation vor. Die kardialen Arrhythmien stabilisieren sich meist innerhalb der ersten 2 Wochen; sie können in der Akutphase durch erhöhte Empfindlichkeit gegenüber Vagusreizen bis zur Asystolie z. B. beim Absaugen gehen. Mitunter ist die prophylaktische oder therapeutische Behandlung mit Atropinabkömmlingen notwendig, in Einzelfällen auch die temporäre Behandlung mittels Herzschrittmacher.

Die Dauer des spinalen Schocks variiert stark von einigen Tagen bis zu 6 Monaten und wird dann durch eine zunehmende Erhöhung des Muskeltonus mit im Verlauf auftretender Spastik und Hyperreflexie abgelöst.

12.4.4 Sofortmaßnahmen am Auffindeort

Jede akut aufgetretene Querschnittsymptomatik ist ein Notfall. Hierbei gilt es v. a., durch eine sachgerechte Bergung, Lagerung und den sachgerechten Transport eine Sekundärschädigung des Myelons zu vermeiden. Natürlich stehen lebensrettende Maßnahmen mit Aufrechterhaltung und Sicherung der Atmung sowie des Kreislaufs im Vordergrund. Die ausreichende Oxygenierung und Perfusion des Rückenmarks ist zudem essenziell zur Vermeidung von Sekundärschäden.

▶ **Bergung.** Bei der Bergung unfallverletzter Patienten ist bis zum Beweis des Gegenteils von einer instabilen Wirbelsäulenfraktur auszugehen. Dementsprechend muss auf eine achsengerechte Stellung der Wirbelsäule geachtet werden und insbesondere Abknickungen und Verdrehungen sind zu vermeiden. Die Bergungsmaßnahmen und die Lagerung sollten mit mindestens 4 Helfern erfolgen, um eine ausreichende Stabilität zu gewährleisten. So früh wie möglich ist die Halswirbelsäule durch einen fest anliegenden Stiff-Neck zu sichern. Behelfsmäßig können die Halswirbelsäule und der Kopf unter leichter Extension für die Bergung von einem Helfer im Halsschienengriff getragen werden.

Ist bei möglicher Halswirbelsäulenverletzung eine Intubation notwendig, so ist eine starke Überstreckung der Halswirbelsäule auf jeden Fall zu vermeiden. Wie bei der Bergung sollte bei der Intubation der Kopf-Hals-Bereich durch einen Helfer achsengerecht in leichter Extension manuell fixiert werden. Bei entsprechender Erfahrung kann eine nasale Intubation erwogen werden.

▶ **Lagerung und Transport.** Die achsengerechte Lagerung des Patienten ist für den Transport mit einer Vakuummatratze zu sichern. Im Falle einer akuten Querschnittlähmung am Auffindeort sollte der Patient in das nächstgelegene Traumazentrum verbracht werden. Der Transport ist nach Stabilisierung der Vitalparameter so zügig wie möglich zu realisieren.

Die Empfehlungen für Bergung, Lagerung und Transport sollten auch bei einer akuten Querschnittlähmung ohne Trauma angewandt werden, da z. B. durch Wirbelsäuleninstabilitäten im Rahmen von entzündlichen oder tumorösen Prozessen durch eine unsachgemäße Handhabung sekundär eine Verschlechterung des neurologischen Zustands auftreten kann.

12.4.5 Diagnostik

Neurologische Untersuchung

Die neurologische Untersuchung bietet bei wachen und kooperativen Patienten die erste wichtige Einschätzung über die motorischen, sensiblen und vegetativen Funktionen. Über eventuelle Schmerzangaben des Patienten und die motorischen sowie sensiblen Ausfälle lässt sich die Höhe der Pathologie bereits am Unfallort abschätzen.

Nach Aufnahme in der Klinik muss die orientierende Untersuchung vom Unfallort gründlich unter Einbeziehung der Prüfung des Sphinktertonus wiederholt werden.

▶ **Sensibilitätsprüfung.** Die Sensibilität ist für Berührung und Spitz-Stumpf-Diskriminierung an allen 4 Extremitäten sowie am Rumpf und in der genitoanalen Region zu prüfen. Wichtige Dermatome zur Höhenlokalisation bilden hierbei die Deltoideusregion für C5, der Daumen für C6, der Kleinfingerballen für C8, die Höhe der Mamillen für Th5, der Bauchnabel für Th10, die Leiste für Th12/L1 und die Fersenaußenseite für S1.

▶ **Motorische Funktionsprüfung.** Für die motorische Funktionsprüfung sind der M. deltoideus für C5, die Handgelenkextensoren für C6, der M. Triceps für C7, die Kniestrecker für L3/L4, die Fußheber für L4/L5 und die Fußsenker für S1 wichtige Kennmuskeln.

Bildgebende Verfahren

Die bildgebende Diagnostik erfolgt bei einer akuten Rückenmarkläsion im Zusammenhang mit einem Trauma mittels *Computertomografie* (CT) der gesamten Wirbelsäule. Dies ist insofern empfehlenswert, da hierdurch nicht nur die Traumafolgen an der Wirbelsäule, sondern auch mögliche Begleitverletzungen der inneren Organe zuverlässig erkannt werden können.

Sollte sich bei einer akuten Querschnittsymptomatik in der CT kein erklärender pathologischer Befund zeigen, ist eine weitere Abklärung durch eine *Magnetresonanztomografie* (MRT) notwendig. Bei akuten, nicht traumatischen Rückenmarkläsionen sollte die MRT als primäres bildgebendes Verfahren angewandt werden, da durch die bessere Darstellung der Weichteile tumoröse und entzündliche Veränderungen sowie Veränderungen der Bandscheiben genauer erfasst werden.

Übersichtsaufnahmen der Wirbelsäule sind der CT oder MRT unterlegen und kommen in der Akutphase lediglich bei speziellen Fragestellungen z. B. als passive Funktionsaufnahmen bei Fragen nach ligamentären Instabilitäten ohne Frakturnachweis in der CT zum Einsatz.

Elektrophysiologische Untersuchungen haben für die Diagnostik in der Akutphase keine wesentliche Bedeutung, eignen sich jedoch als somatosensibel evozierte Potenziale zur Verlaufsbeobachtung insbesondere bei nicht kooperationsfähigen Patienten, die einer neurologischen Untersuchung nicht oder nur begrenzt zugänglich sind.

12.4.6 Medikamentöse Therapie

Eine spezifische medikamentöse Behandlungsoption der akuten Rückenmarkläsion besteht nicht. Behandlungsoptionen mit Kortikoiden, die in den 3 National Acute Spinal Cord Injury Studys (NASCIS) geprüft wurden, ließen sich in Bezug auf ihre Wirksamkeit an anderer Stelle nicht reproduzieren, sodass die Wirksamkeit des NASCIS-II-Schemas nach Bracken nicht eindeutig belegt ist. Aufgrund der Nebenwirkungen der Kortikoidgabe bei nicht evidenzbasierter Wirksamkeit kann bezüglich der Gabe von Methylprednisolon keine generelle Empfehlung ausgesprochen werden.

12.4.7 Operative Therapie

▶ **Traumatische Rückenmarkläsion.** Der durch das initiale Trauma gesetzte Rückenmarkschaden kann operativ zwar nicht beeinflusst werden, dennoch ist aus den folgenden Erwägungen die frühzeitige Operation bei einer traumatischen Rückenmarkläsion zu favorisieren. Zum einen ist die Dekompression und Reposition zeitnah nach dem Trauma technisch am einfachsten, da noch keine fibrösen Reparaturvorgänge eingesetzt haben. Zum anderen können durch eine frühzeitige Druckentlastung des Rückenmarks eine sekundäre Schädigung – z. B. durch Entfernung komprimierender Knochenfragmente – positiv beeinflusst sowie durch eine belastungsstabile Instrumentation sekundäre Dislokationen von Wirbelkörpern vermieden und eine rasche Mobilisation erreicht werden.

Deshalb besteht das operative Ziel in der belastungsstabilen Wiederherstellung der anatomischen Stellung, in der Entlastung des Spinalkanals von komprimierenden Elementen (Knochen, Blut oder Bandscheibengewebe) und mittelfristig in der Erzielung einer knöchernen Fusion des operierten Wirbelsäulenbereichs.

Im Bereich der Halswirbelsäule kann dies in den meisten Fällen durch einen ventralen Zugang erreicht werden, in der Brust- und Lendenwirbelsäule ist als initiale Versorgung die dorsale Dekompression und Instrumentation ausreichend. Je nach Ausmaß der Verletzung kann sich bei Bedarf zeitnah ein ventrales Vorgehen anschließen. Wegen der Neigung querschnittgelähmter Patienten zu Druckulzera ist operativ immer auf eine Belastungsstabilität ohne zusätzliche Orthesen hinzuarbeiten.

▶ **Nicht traumatische Rückenmarkläsion.** Bei den nicht traumatischen Rückenmarkläsionen ist die Indikation zur zeitnahen operativen Behandlung analog zur traumatisch bedingten Querschnittlähmung zu sehen, wobei das operative Vorgehen abhängig von der zugrunde liegenden Pathologie stärker variiert und insbesondere im Fall der metastatischen Veränderungen der zu erwartende operative Benefit in Relation zum Gesamtzustand und zu der Gesamtprognose abgewogen werden muss.

12.4.8 Weiterführende Maßnahmen

Die optimale Versorgung am Auffindeort und die erfolgreiche operative Behandlung einer akuten Rückenmarkläsion stellen die ersten Schritte in der Versorgung dar.

Abhängig vom Niveau der Querschnittsymptomatik bedürfen Patienten mit einer Halswirbelsäulenverletzung einer Tracheotomie, um eventuell durch Verkürzung des Atemwegtotraumes das respiratorische Weaning zu erleichtern oder im Falle einer hohen Halsmarkläsion eine längerfristige Sicherung der Atemwege zu schaffen.

Die Thrombemboliegefahr stellt wegen des Fehlens der Muskelpumpe ein erhebliches, vitalbedrohliches Risiko in der Akutphase dar. Daher sollten eine physikalische Behandlung mit Kompressionsstrümpfen der Klasse I und eine medikamentöse Thromboseprophylaxe für 6 Monate durchgeführt werden.

Blasen- und Darmmanagement

▶ **Blasenlähmung.** Bei querschnittgelähmten Patienten kommt es zu neurogenen Blasenentleerungsstörungen, wobei anfänglich im Rahmen des spinalen Schocks eine schlaffe, atone Blasenlähmung auftritt. Hierdurch kann es zu einer Blasenüberdehnung mit Auswirkungen auf den gesamten Harntrakt und zu aufsteigenden Infektionen kommen. Deshalb ist die Sicherung der Blasenentleerung zur Vermeidung einer Blasenüberdehnung notwendig. Die Einlage eines transurethralen Dauerkatheters ist wegen des erhöhten Infektionsrisikos zu vermeiden und in erster Linie ein intermittierender Einmalkatheterismus, alternativ die Anlage eines suprapubischen Blasenkatheters, zu bevorzugen. Der intermittierende Einmalkatheterrismus sollte abhängig von der Urinproduktion alle 3 – 6 h durchgeführt werden. Das Blasenfüllungsvolumen sollte hierbei 200 – 300 ml nicht überschreiten.

▶ **Reflexblase.** Mit Abklingen des spinalen Schocks kommt es zur Ausbildung einer Reflexblase mit Tonuserhöhung in der Blasenwand und reflektorischer Blasenentleerung bei 200 – 300 ml. Durch den möglichst frühzeitigen Einsatz von Anticholinergika lässt sich die Übererregbarkeit abmildern und so eine Blasenkontinenz bei intermittierendem Einmalkatheterrismus erreichen.

▶ **Darmatonie.** Analog zur atonen Blase kommt es initial ebenfalls zu einer Darmatonie, die bis zu einem paralytischen Ileus führen kann. Hier steht die Förderung der Darmentleerung und -motilität durch physikalische – z. B. Einläufe – und medikamentöse Maßnahmen im Vordergrund. Die Darmmotilität setzt nach wenigen Tagen wieder ein, die Lähmung des Analsphinkters bleibt bestehen.

Durch die Überdehnung der Blase und des Darmes kann es v. a. bei Vorliegen einer Tetraplegie zu einer autonomen Dysregulation mit überschießender Sympatikusaktivität kommen. Die damit einhergehenden hypertensiven Krisen mit zum Teil exzessiven systolischen Blutdruckwerten über 200 mmHg können zu schweren Komplikationen wie z. B. Gehirnblutungen führen. Zusätzlich treten Tachykardien, körperliche Unruhe, Kopfschmerzen und Schweißausbrüche auf. Die Behandlung liegt in der Beseitigung der Überdehnung des betroffenen Hohlorgans.

Kontraktur- und Dekubitusprophylaxe

▶ **Dekubitusprophylaxe.** Das Zusammenspiel von schlaffer Lähmung und gestörter Sensibilität sowie die Störung der vegetativen Funktionen an der Haut begünstigt bei Patienten mit akuter Rückenmarkläsion das Auftreten von Dekubiti. Hierbei sind die Hautareale mit starker Druckbelastung, wie über dem Steiß- und Sitzbein, der Trochanterregion und an den Fersen, besonders anfällig. Dies lässt sich in den meisten Fällen durch konsequente Lagerungsmaßnahmen – eventuell unter Einsatz von druckentlastenden Matratzen – sowie durch regelmäßige Kontrolle und Pflege der Haut vermeiden.

▶ **Kontrakturen.** Nach Abklingen des spinalen Schocks stellt sich im Rahmen der Querschnittsymptomatik eine zunehmende Spastik in den gelähmten Extremitäten ein. Durch daraus entstehende Kontrakturen können Restfunktionen nachteilig beeinflusst werden. Deshalb sind bereits in der Frühphase eine passive Durchbewegung aller Extremitäten und die Durchführung geeigneter Lagerungsmaßnahmen, welche den Beugekontrakturen entgegenwirken, notwendig. Neben den physikalischen Maßnahmen können auftretende Spastiken medikamentös z. B. mit Baclofen oder lokal durch Botulinumtoxininjektionen behandelt werden.

▶ **Heterotope Ossifikation.** Eine heterotope Ossifikation tritt bei querschnittgelähmten Patienten v. a. in der hüftnahen Muskulatur auf. Die Genese ist unbekannt. Hierdurch wird die Rehabilitation zeitlich und funktionell verzögert. Klinisch imponiert eine Überwärmung und Bewegungseinschränkung der betroffenen Region. Diagnostisch kann die heterotope Ossifikation durch 2-wöchentliche Sonografien der hüftnahen Muskulatur erkannt und bei Auffälligkeiten mittels MRT bestätigt werden. Die Durchführung des Screenings wird für das erste Vierteljahr empfohlen. Therapeutisch kommt im Frühstadium eine Strahlentherapie mit 6–7 Gy in Betracht.

Physiotherapie und Rehabilitation

Die physiotherapeutische Behandlung sollte so früh wie möglich in das therapeutische Gesamtkonzept der Behandlung akut Querschnittgelähmter integriert werden. Die frühzeitige Heilbehandlung beugt passiven Bewegungsstörungen vor, vermindert die Gefahr venöser Thrombembolien und fördert die erhaltenen Restfunktionen. Sobald die Belastungsstabilität der Wirbelsäule gegeben ist, sollten soweit als möglich aktive Bewegungsmuster gefördert werden. Die kontinuierliche Krankenbehandlung in der Akutphase muss in die Behandlung in einem Zentrum für die Rehabilitation Querschnittgelähmter münden. Nur so kann bei einer akuten Rückenmarkverletzung die optimale Förderung des Patienten gewährleistet werden.

Kernaussagen

Definition und Klassifikation
Entsprechend der ASIA-Klassifikation wird jede Rückenmarkläsion mit vollständigem motorischen und sensiblen Ausfall der Funktionen der Segmente S4 und S5 als komplett bezeichnet. Deshalb ist die frühzeitige neurologische Untersuchung unter Einbeziehung der Funktion des Sphincter ani und der perianalen Sensibilität entscheidend für die prognostische Einschätzung. Das Niveau der Rückenmarkschädigung wird nach dem letzten intakten Segment bezeichnet; es kann für Motorik und Sensibilität sowie für die Seite differieren.

Ätiologie und Epidemiologie akuter Rückenmarkläsionen
Der Großteil mit etwa 70 % der akuten Rückenmarkläsionen ist traumatischer Genese. Nicht traumatische Ursachen sind entzündliche Prozesse, Tumoren, Bandscheibenvorfälle oder vaskuläre Veränderungen.

Spinaler Schock
Rückenmarkschädigungen oberhalb von Th6 können durch eine Herabsetzung der Sympatikusaktivität zu vegetativen Störungen – begleitet von vollständig schlaffer Muskellähmung, vollständig ausgefallener Sensibilität sowie Ausfall der Muskeleigen- und -fremdreflexe – und zum spinalen Schock führen. Durch die Vasodilatation kann es zu arterieller Hypotension kommen, welche nicht allein durch Volumengabe kompensiert werden sollte, um die Entstehung eines Lungenödems zu vermeiden. Die kardialen Arrhythmien mit Bradykardie und die erhöhte Empfindlichkeit gegenüber Vagusreizen sind zumeist passager in den ersten 2 Wochen nach Trauma vorhanden.

Sofortmaßnahmen am Auffindeort
Jede akut aufgetretene Querschnittsymptomatik ist ein Notfall. Bei Rückenmarksymptomatik oder bei Verdacht auf Wirbelsäulentrauma muss nach den primär lebensrettenden Maßnahmen die Wirbelsäule als instabil betrachtet werden. Dementsprechend sind die Bergung, Lagerung und der Transport so durchzuführen, dass keine Sekundärschädigung des Myelons auftritt. Hierbei sollten ein fest anliegender Stiff-Neck und eine Vakuummatratze eingesetzt und der Patient zügig in ein Traumazentrum verbracht werden.

Diagnostik
Die bildgebende Diagnostik erfolgt bei einer akuten Rückenmarkläsion in Zusammenhang mit einem Trauma mittels CT der gesamten Wirbelsäule. Findet sich in der CT kein erklärender pathologischer Befund, ist eine weitere Abklärung durch eine MRT notwendig.

Medikamentöse Therapie
Eine generelle Empfehlung zur medikamentösen Behandlung kann nicht gegeben werden.

Operative Therapie
Das Ziel der operativen Therapie liegt in der belastungsstabilen Wiederherstellung der anatomischen Stellung, der Entlastung des Spinalkanals von komprimierenden Elementen und mittelfristig in der Erzielung einer knöchernen Fusion des operierten Wirbelsäulenbereichs. Die Operation sollte aus praktischen Erwägungen zeitnah erfolgen, eine generelle Empfehlung existiert jedoch nicht.

Weiterführende Maßnahmen

Nach der operativen Versorgung ist ein multimodales Management der akuten Rückenmarkläsion wichtig. Dieses umfasst die längerfristige Thrombembolieprophylaxe, ein konsequentes Therapieregime der Blasen- und Mastdarmstörung, ggf. die frühzeitige Tracheotomie und v. a. eine intensive physiotherapeutische Nachbehandlung.

Literatur

[1] American Spinal Injury Association. ASIA classification, Standards of neurological and functional classification of spinal cord injury. Atlanta: American Spinal Injury Association; 1992
[2] Bagnall AM, Jones L, Duffy S et al. Spinal fixation surgery for acute traumatic spinal cord injury. Cochrane Database Syst Rev 2008; 23: (1): CD 004 725
[3] Bötel U, Gläser E, Niedeggen A. The surgical treatment of acute spinal paralysed patients. Spinal cord 1997; 35: 420 – 428
[4] Botelho RV, Daniel JW, Boulosa JL et al. Effectiveness of methylprednisolone in the acute phase of spinal cord injuries: a systematic review of randomized controlled trials. Rev Assoc Med Bras 2009; 55(6): 729 – 737
[5] Bracken MB, Shepard MJ, Collins WF et al. A randomized, controlled trail of methylprednisolone or naloxone in the treatment of acute-spinal-cord injury. N Engl J Med 1990; 332:1405-1411
[6] Bracken MB, Holford TR. Effects of timing of methylprednisolone or naloxone administration on recovery of segmental and longtract neurological function in NASCIS II. J Neurosurg 1993; 79: 500 – 507
[7] Bracken MB, Shepard MJ, Holford TR et al. Methylprednisolone or tirilazad mesylate administration after acute spinal cord injury: 1-year follow up. Results of the 3rd National Acute Spinal Cord Injury randomized controlled trial. J Neurosurg 1998; 89: 699 – 706
[8] Cengiz SL, Kalkan E, Bayir A et al. Timing of thoracolomber spine stabilization in trauma patients; impact on neurological outcome and clinical course. A real prospective (rct) randomized controlled study. Arch Orthop Trauma Surg 2008; 128(9): 959 – 966
[9] Curt A, Dietz V. Electrophysiological recordings in patients with spinal cord injury: Significance for predicting outcome. Spinal Cord 1999; 37: 157 – 165
[10] Curt A, Dietz V. Controversial treatments for spinal cord injuries. Lancet 2005; 365: 841
[11] Diaz JJ Jr, Cullinane DC, Altman DT et al. Practice management guidelines for the screening of thoracolumbar spine fracture. EAST Practice Management Guideline Committee. J Trauma 2007; 63(3): 709 – 718
[12] Dietz V et al. Querschnittlähmung. In: Arbeitsgemeinschaft der Wissenschaftlichen Medizinischen Fachgesellschaften, Hrsg. AWMF-Leitlinien-Register Nr. 030/070. Leitlinien für Diagnostik und Therapie in der Neurologie. 4. überarbeitete Aufl. Stuttgart: Thieme; 2008: 654 ff.
[13] Exner G, Meinecke FW. Trends in the treatment of patients with spinal cord lesions seen within a period of 20 years in German centers. Spinal Cord 1997; 35: 415 – 419
[14] Furlan JC, Noonan V, Cadotte DW et al. Timing of decompressive surgery of spinal cord after traumatic spinal cord injury: an evidence-based examination of pre-clinical and clinical studies. J Neurotrauma 2010; Mar 4
[15] Macias CA, Rosengart MR, Puyana JC et al. The effects of trauma center care, admission volume, and surgical volume on paralysis after traumatic spinal cord injury. Ann Surg 2009; 249(1): 10 – 17
[16] Matsumo T, Tamaki T, Kawakami M et al. Early complication of high-dose methylprednisolone sodium succinate treatment in the follow-up of acute cervical spine cord injury. Spine 2001; 26: 426 – 430
[17] Meier D. Heterotope Ossifikation bei Querschnittslähmung. Der Orthopäde 2005; 34: 120 – 127
[18] Michael PB et al. Initial evaluation and treatment of patients with spinal trauma. In: Batjer HH, Loftus CM, eds. Textbook of neurological Surgery: Principles and Practice Volume II. Philadelphia: Lippincott Williams and Wilkins; 2003: 1723 – 1730
[19] Ploumis A, Ponnappan RK, Maltenfort MG et al. Thromboprophylaxis in patients with acute spinal injuries: an evidence-based analysis. J Bone Joint Surg Am 2009; 91(11): 2568 – 2576
[20] Rapidi CA, Panourias IG, Petropoulou K et al. Management and rehabilitation of neuropathic bladder in patients with spinal cord lesion. Acta Neurochir Suppl; 2007; 97(Pt 1): 307 – 314
[21] Schurch B. Autonome Dysreflexie. In: Dietz V, Hrsg. Klinik der Rückenmarkschädigung. Stuttgart: Kohlhammer; 2001 (a): 238 – 247
[22] Schurch B. Heterotrope Ossifikation. In: Dietz V. Hrsg. Klinik der Rückenmarkschädigung. Stuttgart: Kohlhammer; 2001 (b): 254 – 260
[23] Sidorov EV, Townson AF, Dvorak MF et al. Orthostatic hypotension in the first month following acute spinal cord injury. Spinal Cord 2008; 46(1): 65 – 69
[24] Stöhrer M, Frankel HL. Neurogene Blasenfunktionsstörung. In: Jocham D, Miller K, Hrsg. Praxis der Urologie Band II. Stuttgart: Thieme; 2003: 317 – 335

12.5 Der ischämische Schlaganfall

D. G. Nabavi, E. B. Ringelstein

12.5.1 Begriffsdefinition und Differenzialdiagnose

Der Schlaganfall ist ein klinisches Syndrom, das durch ein plötzlich einsetzendes fokal-neurologisches Defizit gekennzeichnet ist. Synonym werden die Begriffe „Hirninsult" oder englisch „Stroke" verwendet. Da die Diagnose eines Schlaganfalls primär klinisch gestellt wird, können daraus *keine* sicheren Anhaltspunkte im Hinblick auf Ätiologie und Pathogenese gewonnen werden. Vielmehr besteht ein vielfältiges differenzialdiagnostisches Spektrum, das durch gezielte Zusatzdiagnostik aufgeschlüsselt werden muss. Die wesentlichen Differenzialdiagnosen des Schlaganfalls umfassen u. a. epileptische Anfälle, Migräneattacken sowie vestibuläre und psychogene Störungen. Das Ursachenspektrum des ischämischen Schlaganfalls ist in ▶ Tab. 12.5 dargestellt.

12.5.2 Klinik

Grundsätzlich muss bei *jeder* plötzlich auftretenden neurologischen Symptomatik an einen Schlaganfall gedacht werden. Am häufigsten stehen Störungen folgender 6 Kategorien im Vordergrund:
- *Motorik:* Hemiparese (oder isolierte Parese an Gesicht, Arm, Bein),
- *Sensibilität:* Hemihypästhesie (oder isoliertes Defizit an Gesicht, Arm, Bein),

Tab. 12.5 Ursachenspektrum des ischämischen Schlaganfalls.

Ursachentyp	Krankheitsbilder

zerebrale Makroangiopathie (10–15%)	• arteriosklerotische Gefäßkrankheiten:
	  ○ intrakraniell, extrakraniell, aortal
	• seltene Gefäßkrankheiten:
	  ○ Dissektionen
	  ○ zerebrale Vaskulitis
	    – fibromuskuläre Dysplasie
	    – Moya-Moya (= progredienter Verschluss intrakranieller Arterien)

zerebrale Mikroangiopathie (25–35%)	• meist hypertensiver Genese
	• sehr selten hereditäre Syndrome:
	  ○ CADASIL (zerebrale autosomal dominante Arteriopathie mit subkortikalen Infarkten und Leukenzephalopathie)
	  ○ HERNS (hereditäre Endotheliopathie mit Retinopathie, Nephropathie und Schlaganfall)
	  ○ Susac-Syndrom: entzündliche Mikroangiopathie von Gehirn, Retina und Kochlea
	  ○ Morbus Fabry

kardiogene Embolien (25–35%)	• Vorhofflimmern (Hauptursache)
	• andere kardiale Krankheiten:
	  ○ Klappenerkrankungen
	  ○ akuter Myokardinfarkt
	  ○ intrakavitäre Thromben

andere Ischämieursachen (5–10%)	• PFO mit paradoxer Embolie • Sinusthrombose mit venösem Stauungsinfarkt • Thrombophilien: erworbene oder hereditäre • mitochondriale Zytopathien (z. B. MELAS-Syndrom) • periinterventionelle Ischämien (z. B. zerebrale Angiografie, ACVB-Operation)
kryptogen (15–25%)	

ACVB = aortokoronarer Venenbypass; MELAS = mitochondriale Enzephalomyopathie, Laktazidose und schlaganfallähnliche Episoden; PFO = persistierendes Foramen ovale

---

Tab. 12.6 Charakteristische Symptome des embolischen oder thrombotischen Basilarisverschlusses (aus didaktischen Gründen sind die Defizite in Symptomgruppen zusammengefasst; bei Beteiligung von ≥ 2 Symptomgruppen besteht ein begründeter Verdacht auf Basilarisverschluss mit raschem Handlungsbedarf).

Symptomkategorie	Spektrum klinischer Befunde
Bewusstsein	• persistierende Bewusstseinstrübung, Koma • „Synkope", anschließend stark eingetrübt
Augen	• Bulbusdivergenz, Angabe von Doppelbildern • pathologischer Nystagmus • Pupillomotorikstörung • Hemianopsie, ggf. vollständige Blindheit
Sensomotorik	• Hemiparese (seltener Tetraparese oder gekreuzte Paresen) • Pyramidenbahnzeichen ein- oder beidseitig • Hemihypästhesie (seltener gekreuzte Defizite)
Koordination	• Hemiataxie, Gliedmaßenataxie • Schwindel: meist Schwank-, Liftschwindel (seltener Drehschwindel)

- *Koordination:* Hemiataxie (oder isolierte Ataxie an Rumpf, Extremitäten) meist verbunden mit Dreh- oder Schwankschwindel sowie Übelkeit und Erbrechen,
- *Sprache:* Sprachproduktion, Sprachverständnis (*cave:* Patienten mit schwerer Aphasie werden häufig zu Unrecht als „verwirrt" bezeichnet),
- *Sprechmotorik:* stark verwaschene, gepresste, näselnde oder stoßweise Artikulation,
- *Visus:* monokuläre Sehstörung (= retinaler Insult) oder beidseitige Hemianopsie (= okzipitaler Insult).

Praxistipp
Zusätzlich muss bei jeder Bewusstseinsstörung, die abnorm lange andauert oder von fokal-neurologischen Ausfällen begleitet ist, differenzialdiagnostisch an einen Verschluss der A. basilaris gedacht und rasch eine zerebrale Gefäßdarstellung veranlasst werden.

Aufgrund der unbehandelt infausten Prognose eines Basilarisverschlusses ist das Übersehen dieser Schlaganfallform fatal. ▶ Tab. 12.6 gibt die typischen, zu Beginn häufig fluktuierenden Symptome des Basilarisverschlusses wieder.

12.5.3 Diagnostik
Übersicht
In Anlehnung an die hauptsächlich beteiligten Strukturen und Ursachen des Schlaganfalls können 4 Zielstrukturen der apparativen Diagnostik definiert werden:

- *Gehirnparenchym* durch Schnittbilddiagnostik mittels CT oder MRT,
- *hirnversorgende Gefäße* mittels Farbduplexsonografie, CT- oder MR-Angiografie,
- *Herzstruktur und -funktion* mittels EKG, Langzeit-EKG und Echokardiografie sowie
- *Blutbestandteile* mittels Laborchemie.

Die dafür erforderliche Diagnostik lässt sich, je nach Bedeutung und Stellenwert, in verschiedene Stufen einteilen, die in ▶ Tab. 12.7 aufgelistet sind.

Aus diesen Ausführungen wird ersichtlich, dass der Ressourcenverbrauch in der Schlaganfalldiagnostik höchst variabel ist und gerade zur Aufdeckung seltener Insultformen unverhältnismäßig stark ansteigt.

Spektrum der zerebralen Schnittbildgebung

Die Bildgebung erfüllt keinen Selbstzweck, sondern soll das Akutmanagement des Schlaganfallpatienten und die damit verbundenen Therapieentscheidungen unterstützen. Zur adäquaten Wahl der Bildgebung muss das Leistungsspektrum der einzelnen Verfahren mit ihren Möglichkeiten und Grenzen bekannt sein. Die wesentlichen Aspekte sollen im Folgenden kurz dargestellt werden.

Multimodale Computertomografie

▶ **Nativ-CT.** Die Nativ-CT des Kopfes stellt aufgrund der breiten und raschen Verfügbarkeit und der geringen Kosten in den meisten Einrichtungen nach wie vor die Methode der 1. Wahl zur Schlaganfalldiagnostik dar.

> **Merke**
>
> Hauptindikation der Nativ-CT ist der verlässliche Ausschluss einer intrazerebralen und subarachnoidalen Blutung.

Zusätzlich kommt es durch die Gewebeinfarzierung bereits in den ersten Stunden nach Ischämiebeginn zu einer Blut-Hirn-Schrankenstörung mit Ausbildung eines vasogenen Ödems. Durch diesen Anstieg der Gesamtwassermenge entstehen dezente CT-Dichteminderungen sowohl kortikal als auch in den Stammganglien. Letztere sind das pathophysiologische Korrelat der sog. *Infarktfrühzeichen*, die mit hoher Spezifität auf eine irreversible Gewebeinfarzierung hinweisen (▶ Abb. 12.4 **a**).

> **Praxistipp**
>
> Das Ausmaß der Infarktfrühzeichen korreliert gut mit dem Blutungsrisiko unter der Lysetherapie, ihre Detektion muss daher von Lysezentren trainiert und beherrscht werden.

Tab. 12.7 Diagnostik nach ischämischem Schlaganfall.

Stufe	Diagnostik
Stufe 1: obligate Basisdiagnostik (gemäß Leitlinien der DGN [15])	• Bildgebung mittels CCT (ggf. Kontrollbildgebung) • extra- und intrakranielle Ultraschalldiagnostik der hirnversorgenden Arterien • EKG • Labordiagnostik: Blutbild, CRP, basale Gerinnung, Blutzucker, Elektrolyte, Leber- und Nierenwerte, Lipidstatus • Dysphagie-Screening
Stufe 2: erweiterte Routinediagnostik (wenn keine Klärung durch Stufe 1 erzielt)	• MRT (kleiner Rinden-, Hirnstamm-, Kleinhirninfarkt?) • MR-, CT-Angiografie (Gefäßläsionen?) • axiales MRT der Halsweichteile (Dissektion?) • Echokardiografie: TTE, TEE (Emboliequelle?) • Shunttest mittels TEE oder TCD (PFO?) • 24-h-EKG (Vorhofflimmern, andere relevante Arrhythmie?) • Röntgenthorax (kardiopulmonaler Status?) • 24-h-RR (hypertensive Phasen?) • Serumchemie: LP(a), Homozystein, BZ-Tagesprofil, HbA$_{1c}$, ANA, ANCA • erweitere Hämostaseologie (Thrombophilie?) • jüngere Frauen: Schwangerschaftstest
Stufe 3: ausgewählte Zusatzdiagnostik bei V. a. seltenes Schlaganfallsyndrom (bei Vorliegen gezielter Anhaltspunkte)	• Vaskulitis: Liquor, DSA, Biopsie (leptomeningeal, Temporalarterie) • Mitochondriopathie: EEG, Serumlaktat, CK, Molekulargenetik, Muskelbiopsie, aerober Belastungstest • relevante KHK: Belastungs-EKG, Koronarangiografie • Infektiologie: HIV, HBV, HCV, Lues, ggf. Borrelien, Herpesgruppe • andere hereditäre Syndrome: Neurophysiologie, Molekulargenetik, Hautbiopsie, Abdomensonografie, Innere Medizin, Ophthalmologie, HNO, Dermatologie
Stufe 4: Zusatzdiagnostik bei V. a. Pseudoinsult	• EEG, EEG unter Schlafentzug (Epilepsie?) • Neurophysiologie (Kompressionssyndrom, dyskaliämische Lähmung?) • Psychosomatik (dissoziative Störung?) • HNO (vestibuläre Störung?) • Ophthalmologie (dekompensiertes Schielen?)

ANA = antinukleäre Antikörper; ANCA = antineutrophile zytoplasmatische Antikörper; BZ= Blutzuckerspiegel; CCT = kraniale Computertomografie; CK = Kreatinkinase; CRP = C-reaktives Protein; DGN = Deutsche Gesellschaft für Neurologie; DSA = digitale Subtraktionsangiografie; HbA$_{1c}$ = Glykohämoglobin; HBV = Hepatitis-B-Virus; HCV = Hepatitis-C-Virus; HIV = humanes Immundefizienzvirus; KHK = koronare Herzkrankheit; LP(a) = Lipoprotein a; MRT = Magnetresonanztomografie; PFO = persistierendes Foramen ovale; RR = Blutdruck; TCD = transkranielle Doppler-Sonografie; TEE = transösophageale Echokardiografie; TTE = transthorakale Echokardiografie; V. a. = Verdacht auf

Erkrankungen des Nervensystems

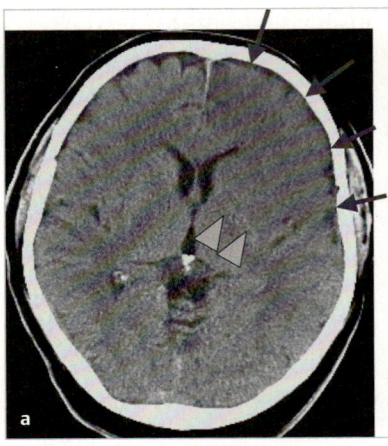
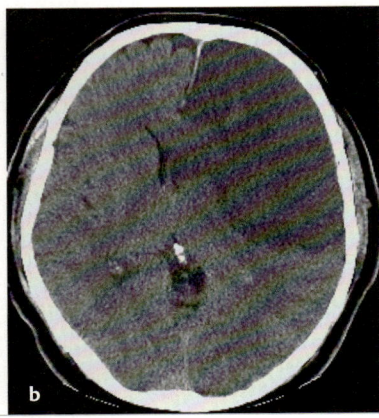

Abb. 12.4 a, b Infarktdiagnostik mittels Nativ-CT.
a Patient mit akuter Hemiparese rechts und Aphasie seit 5 h. Im Nativ-CT finden sich ausgedehnte Infarktfrühzeichen: Die Grau-Weiß-Differenzierung des frontalen Kortex ist aufgehoben, die äußeren Liquorräume sind verstrichen (Pfeile), subkortikal sind die Stammganglien nicht mehr abgrenzbar (Keile). Zum Vergleich sollte immer die Gegenseite betrachtet werden. Aufgrund der ausgedehnten Infarktfrühzeichen wurde auf eine lokale Lysetherapie verzichtet.
b Kontroll-CT desselben Patienten nach 3 Tagen: Nun ist eine klare hypodense Demarkierung des Infarktes erkennbar. Das infarzierte Areal entspricht exakt dem Areal mit positiven Infarktfrühzeichen.

Erst nach etwa 12–24 h ist der frische Infarkt als klar abgrenzbare Dichteminderung erkennbar (▶ Abb. 12.4 b).

▶ **CT-Angiografie.** Mittels CT-Angiografie (CTA) sind Pathologien der großen und mittelgroßen extra- und intrakraniellen Arterien mit hoher Zuverlässigkeit nachweisbar. Nach i.v. Injektion eines Kontrastmittel(KM)-Bolus steigt die CT-Dichte auch über dem Gewebe an. Spezielle Software-Algorithmen können so zerebrale Perfusionsstörungen hochauflösend sichtbar machen, was auch als *CT-Perfusion* (CTP) bezeichnet wird [20]. Das Ausmaß der Ischämie in der CTP korreliert gut mit der späteren Infarktgröße und dem klinischen Outcome [20]. Nachteil ist, dass nur ein begrenztes Gewebevolumen mit einer CTP-Messung erfasst werden kann. Kleinere z. B. hochkortikale oder infratentorielle Ischämieareale können der CTP-Detektion entgehen.

Kernspintomografie (MRT)

> **Merke**
> Die MRT stellt mittlerweile den Goldstandard der elektiven Schlaganfallbildgebung dar. Durch die sehr hohe Auflösung und den starken Weichteilkontrast können detaillierte Informationen gewonnen werden, die der CT überlegen sind.

▶ **DWI-Sequenz.** Die Einführung der sog. DWI-Sequenz (DWI = Diffusion weighted Imaging) hat die Darstellung des Infarktareals bereits wenige Minuten nach Ischämiebeginn möglich gemacht. Mittels DWI kann – noch vor Auftreten eines vasogenen Ödems – hochsensitiv das intrazelluläre Ödem infolge ischämieinduzierten Versagens der Membranpumpen angezeigt werden. Die DWI-Bildgebung ist dem CT hinsichtlich Sensitivität und Reliabilität in der frühen Infarktdetektion klar überlegen [6]. Auch können kleinere embolische Infarkte aufgespürt werden, die der CT-Diagnostik entgehen. Neuere Studien zeigen allerdings, dass die mittels DWI aufgezeigte Läsion in den ersten Stunden nach Ischämiebeginn bei prompter Gefäßrekanalisation zumindest partiell reversibel sein kann. Daher darf die mit DWI gezeigte Läsion im sehr frühen Stadium nicht mit dem irreversiblen Infarkt gleichgesetzt werden.

▶ **T2*-Sequenz.** Unter Verwendung spezieller Gradientenechosequenzen (sog. T2*-Sequenz) ist auch eine zuverlässige Detektion intrakranieller Blutungen möglich [7]. Allerdings sollten derzeit nur Zentren mit großer neuroradiologischer Expertise primär eine Schlaganfall-MRT durchführen, die übrigen sollten dafür weiterhin die CT einsetzen. Gemäß aktueller Europäischer Empfehlung der EUSI (European Stroke Initiative) kann „MRT/MRA die CCT ersetzen, wenn sie rasch zur Verfügung steht und eine zusätzliche T2*-Aufnahme zum Blutungsausschluss durchgeführt wird" [30].

▶ **MR-Angiografie.** Die MRA ist analog zur CTA in der Lage, die extra- und intrakraniellen hirnversorgenden Gefäße darzustellen. Analog zur CT-Perfusion (CTP) ist auch mittels Kontrastmittel-MRT eine perfusionsgewichtete Bildgebung (PWI, Perfusion weighted Imaging) möglich. Im Gegensatz zur CT führt das Kontrastmittel zu einem konzentrationsabhängigen Abfall des MRT-Signals, aus dem die Gewebeperfusion errechnet wird.

▶ **Mismatch-Bildgebung.** Die Kombination aus DWI- und PWI stellt die Grundlage der MRT-basierten Mismatch-Bildgebung dar (▶ Abb. 12.5 a, b).

> **Merke**
> Während das PWI-Bild das gesamte ischämische Gewebe erfasst, stellt das DWI-Bild das bereits infarzierte Areal dar. Anhand der Differenz (PWI–DWI) kann abgeschätzt werden, welche Areale ischämisch – und damit infarktgefährdet –, aktuell aber noch vital sind. Letzteres wird auch als *„Tissue at Risk"* bezeichnet. Das Mismatch-Konzept ermöglicht es, Patienten zu identifizieren, die auch noch jenseits des 4,5-h-Fensters von einer i.v. Lysetherapie profitieren.

Von einem positiven Mismatch wird ab einer Größendifferenz zwischen der Läsion im PWI und derjenigen im DWI von mehr als 20 % gesprochen. Erste Pilotstudien zeigen, dass eine erfolgreiche i.v. Lysetherapie bis 6 [19] und sogar bis 9 h [3, 19] nach Ischämiebeginn möglich ist, sofern ein positives MRT-Mismatch vorliegt. Die Schlaganfall-MRT könnte künftig eine individualisierte Ausdehnung des Lysefensters ermöglichen, eine Zulassung liegt bislang noch nicht vor.

Rationaler Einsatz gemäß klinischem Anforderungsprofil

Zusätzlich muss für den Einzelfall geklärt werden, ob und in welchem Zeitfenster eine Lysetherapie in Betracht kommt. Dadurch können prinzipiell 3 Patientengruppen abgegrenzt werden, die unterschiedliche Anforderungen an die akute Bildgebung stellen.

12.5 Der ischämische Schlaganfall

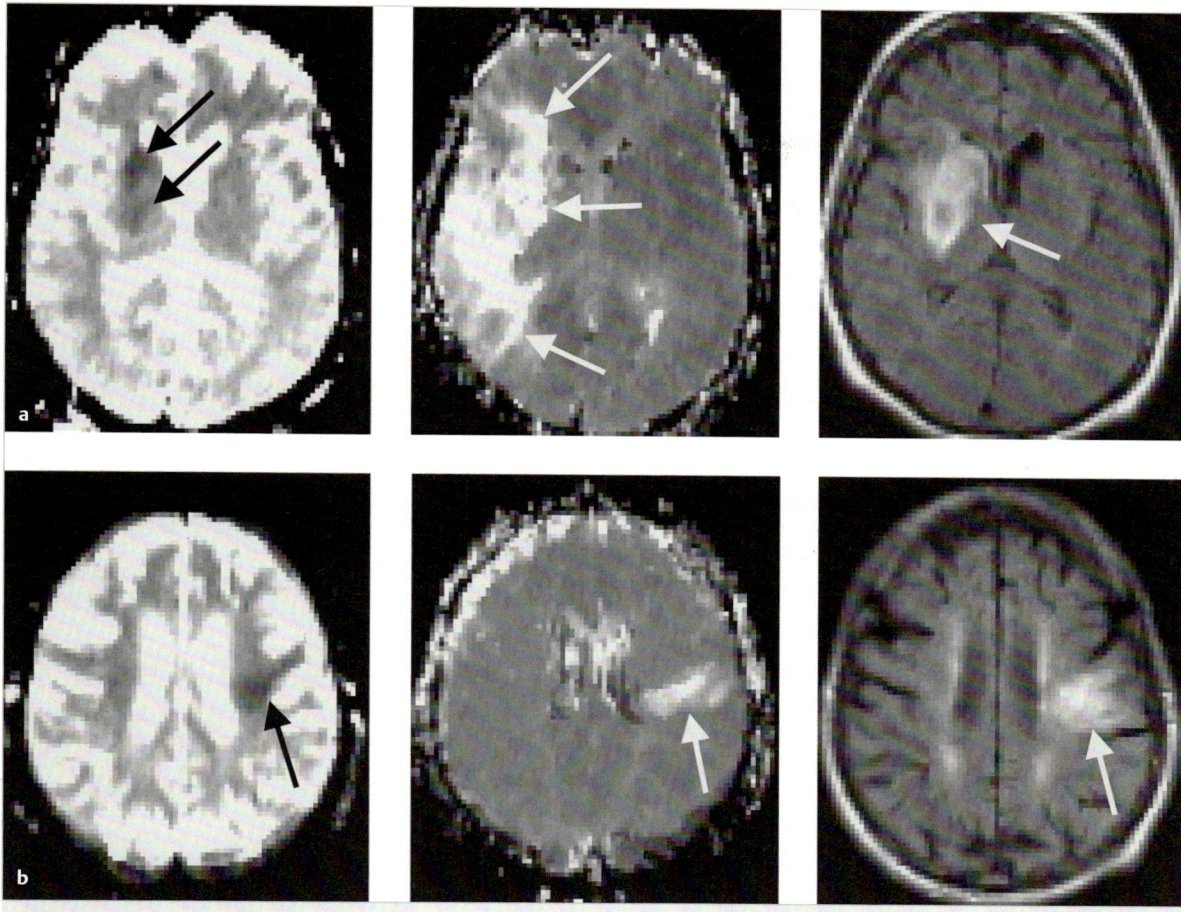

Abb. 12.5a, b Mismatch-Bildgebung mittels MRT.
DWI = diffusionsgewichtete MR-Bildgebung; FLAIR = Fluid attenuated Inversion Recovery; PWI = Perfusion weighted Imaging.
a Patient mit akuter Hemiparese links seit 2½ h. Die DWI-Bildgebung zeigt anhand der Diffusionsstörung einen kleinen Infarktkern in den Stammganglien rechts (linkes Bild, dunkles Areal), die PWI-Bildgebung zeigt jedoch eine ausgedehnte Hirnischämie im gesamten Mediaterritorium (mittleres Bild, helles Areal). Ursache war ein proximaler Hauptstammverschluss der A. cerebri media. Die ausgeprägte Differenz zwischen großem Ischämieareal und noch kleinem Infarktkern (PWI > DWI) zeigt ein positives Mismatch an. Durch erfolgreiche i. v. Lysetherapie kam es zu einer Gefäßrekanalisation. Der endgültige Infarkt in der Follow-up-MRT-Bildgebung nach 7 Tagen war nicht größenprogredient und entsprach in etwa der initialen DWI-Läsion (rechtes Bild, FLAIR-Sequenz).
b Patient mit akuter Hemiparese rechts seit 2½ h. Die DWI-Bildgebung zeigt einen kleinen subkortikalen bis nach kortikal reichenden Infarkt mit Diffusionsstörung (linkes Bild, dunkles Areal), das Ischämieareal in der PWI-Bildgebung war nicht wesentlich größer (Mitte). Ursache war ein distaler Astverschluss der A. cerebri media. Die fehlende Differenz zwischen Ischämieareal und Infarktgröße (PWI = DWI) zeigt ein negatives Mismatch an. Die endgültige Infarktgröße in der Follow-up-MRT-Bildgebung entspricht der initialen DWI-Läsion (rechtes Bild, FLAIR-Sequenz).

▶ **Thrombolysekandidat < 4,5 h.** Für diese Gruppe, die in Schlaganfallzentren etwa ⅓ aller Hirninsulte ausmacht, ist lediglich die Durchführung eines Nativ-CT zum Ausschluss einer intrakraniellen Blutung erforderlich, um sofort mit der i. v. Lysetherapie beginnen zu können.

Praxistipp
Der Nutzen weiterer apparativer Verfahren, wie z. B. eine CTA oder CTP, ist im 4,5-h-Fenster nicht belegt und kann eine zusätzliche Verzögerung der Lysetherapie bedeuten. Die Lysetherapie sollte daher nicht zur Durchführung weiterer bildgebender Verfahren zurückgehalten werden.

Zusätzlich muss auf das Ausmaß der Infarktfrühzeichen geachtet werden. Zwar stellt der Grenzwert von Infarktfrühzeichen > ⅓ des Mediaterritoriums gemäß europäischer Zulassung keine offizielle Kontraindikation mehr dar, eine Lysetherapie ist jedoch bei wesentlichem Überschreiten dieser Grenze meist nicht sinnvoll. Alternativ können Zentren mit etablierten Strukturen primär die MRT zum Blutungsausschluss einsetzen. Voraussetzung dafür ist, dass dies nicht zu einer zeitlichen Verzögerung führt, eine adäquate T2*-Sequenz eingesetzt wird und eine ausreichende Expertise in der MRT-Diagnostik vorliegt [30]. Die Lysetherapie darf jedoch im 4,5-h-Fenster nicht vom Vorhandensein eines positiven Mismatch in der MRT-Bildgebung abhängig gemacht werden.

▶ **Thrombolysekandidat > 4,5 h.** Für diese Gruppe kommt, bei schwerem klinischem Defizit und proximalem Hirnarterienverschluss, eine endovaskuläre Rekanalisationstherapie als individueller Heilversuch in Betracht [19, 15]. Daher sollte bei bestehender Thrombolyseoption in diesem Zeitfenster immer eine Gefäßdarstellung mittels CTA (alternativ MRA) angeschlossen werden. Eine Katheterintervention zur intraarteriellen Lysetherapie kann so auf die Fälle beschränkt werden, bei denen ein Gefäßverschluss bereits nachgewiesen wurde. Die Mismatch-basierte i. v. Lysetherapie sollte derzeitig nur in erfahrenen Zentren im Rahmen kontrollierter Studien oder als individueller Heilversuch erfolgen [3].

▶ **Kein Thrombolysekandidat.** Obligat ist die Durchführung einer Nativbildgebung zum Blutungsausschluss. Bei schwer betroffenen Patienten mit Bewusstseinsstörungen muss zusätzlich die Entwicklung eines sog. malignen Mediainfarktes bedacht werden. Ab einer Infarktgröße von > 50 % des Mediaterritoriums oder bei frühzeitigem Nachweis von Raumforderungszeichen besteht ein erhöhtes Risiko für die Entwicklung eines malignen Hirninfarktes. Diese Patienten müssen kontinuierlich apparativ überwacht und ggf. frühzeitig operativ behandelt werden.

12.5.4 Akuttherapie

Erstmaßnahmen

Die ersten 3 Schritte in der Versorgungskette beim akuten Schlaganfall müssen vom Betroffenen selbst bzw. von den Anwesenden vorgenommen werden:
- Wahrnehmung der Symptome,
- Erkennen der Symptome als Schlaganfall (oder zumindest als Notfall),
- Alarmierung des Rettungswesens (Notruf „112").

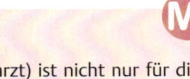

Merke

Der hinzugezogene Arzt (meist Notarzt) ist nicht nur für die korrekte Initialdiagnose und Erstversorgung vor Ort verantwortlich, sondern auch für die zeitgerechte Einweisung in ein *geeignetes Krankenhaus*. Die Kompetenz des Rettungswesens besitzt damit – genauso wie die der Bevölkerung – eine große Bedeutung für sämtliche nachgeschalteten Instanzen der Schlaganfalltherapie.

▶ Tab. 12.8 gibt einen Überblick über sinnvolle und potenziell schädliche notärztliche Maßnahmen beim akuten Schlaganfall.

Penumbra und „Time-is-Brain-Konzept"

Beim ischämischen Schlaganfall kommt es – meist infolge einer Hirnarterienembolie – zu einer fokalen Durchblutungsminderung im Hirngewebe. Im Ischämiezentrum liegt eine maximale Reduktion der Perfusion auf < 20 % der physiologischen Werte vor. Dieses Gebiet ist bereits innerhalb weniger Minuten irreversibel infarziert und wird daher auch als Infarktkern bezeichnet. Um den Infarktkern herum befindet sich ein Gewebeareal, in dem der Blutfluss auf etwa 20–50 % der Norm herabgesetzt ist. Dieses Gewebe zeigt zwar eine gestörte neuronale Funktion, aber eine noch vorübergehend erhaltene Vitalität, es wird auch als Penumbra (deutsch: Halbschatten) bezeichnet. Die Penumbra repräsentiert also das Gewebe, das „zwischen Leben und Tod" schwebt und durch eine rasche Gefäßrekanalisation gerettet werden kann.

Merke

Die Penumbra ist damit das primäre Zielgewebe moderner Therapieverfahren. Die kurze Phase mit noch vitaler Penumbra und guter therapeutischer Einflussmöglichkeit wird auch als „therapeutisches Fenster" bezeichnet.

Aufgrund der heterogenen Pathophysiologie ischämischer Insulte und der unterschiedlichen Kollateralisierung von Gefäßverschlüssen ist die Dauer dieses therapeutischen Fensters interindividuell sehr variabel. Mit Beginn der Schlaganfallsymptome hat somit ein dramatischer Wettlauf mit der Zeit begonnen, der mit dem Slogan „Time is Brain" treffend beschrieben wird und ein rasches Akutmanagement erfordert.

„Stroke Units" und Einweisungsverhalten

„Stroke Units" sind personell und apparativ speziell ausgestattete Stationen für die Akut- und Subakutbehandlung von Schlaganfallpatienten. Durch Vorhaltung eines multidisziplinären Teams aus in der Schlaganfallbehandlung erfahrenen Ärzten, speziell geschultem Pflegepersonal, Physiotherapeuten, Logopäden, Neuropsychologen, Ergotherapeuten und Sozialarbeitern wird eine maßgeschneiderte und bedarfsgerechte Behandlung gewährleistet.

Merke

Mehrere prospektive Studien konnten zeigen, dass prognostisch bedeutsame Komplikationen (z. B. Dehydratation, Pneumonien, Stürze) durch eine Stroke-Unit-Behandlung um 30–50 % reduziert werden.

Gemäß aktuellen Metaanalysen beträgt die Reduktion der Sterblichkeit und der dauerhaften Behinderung allein durch Behandlung auf einer „Stroke Unit" gegenüber der konventionellen Behandlung etwa 20 % [20].

In Analogie zum Slogan „Time is Brain" kann – vor dem Hintergrund der starken Effizienz von „Stroke Units" – vom „Competence-is-Brain-Konzept" gesprochen werden [22]. Die Behandlung akuter Schlaganfallpatienten auf einer der mittlerweile 250

Tab. 12.8 Sinnvolle und potenziell schädliche notärztliche Maßnahmen beim akuten Schlaganfall.

Empfohlene Erstmaßnahmen	Potenziell schädliche Maßnahmen
• Erfassung der Vitalparameter inkl. EKG und Blutzucker • antihypertensive Therapie erst ab RRsys > 210 mmHg, RRdias > 110 mmHg • Flüssigkeitsgabe über i. v. Zugang • Prüfung Thrombolysekriterien (▶ Tab. 12.9) • Voranmeldung und Primäreinweisung des Patienten in geeignete Einrichtung	• Zeitverlust durch aufwendige Maßnahmen am Notfallort • Zeitverlust durch CCT in anderer Klinik vor Einweisung in eine „Stroke Unit" • Applikation antihämostatischer Substanzen (Heparin, Azetylsalizylsäure [ASS]) vor CCT • Applikation von Kortikosteroiden • Applikation starker Sedativa • i. m. Injektionen

zertifizierten „Stroke Units" in Deutschland kann auf höchstem Evidenzlevel empfohlen werden (Grad A) [30, 32]. Damit besitzt das prästationäre Zuweisungsverhalten unmittelbar prognostische Bedeutung. In Deutschland können aktuell etwa 70 % aller Schlaganfallpatienten (Stand: Frühjahr 2013) auf einer zertifizierten „Stroke Unit" versorgt werden, die Qualitätskriterien wurden kürzlich aktualisiert [21]. Im Falle einer regionalen Unterversorgung wird die Erarbeitung regionaler Zuweisungskonzepte empfohlen, um den prästationären Ablauf zu optimieren. Hohes Lebensalter allein stellt kein Kriterium gegen eine Stroke-Unit-Behandlung dar.

▶ **Aufnahmekriterien zur Einweisung auf eine „Stroke Unit".** Aufnahmekriterien sind:
- potenzieller Lysekandidat (höchste Dringlichkeit),
- akuter Schlaganfall < 72 h (keine Altersbeschränkung),
- flüchtiger Insult mit hohem Rezidivrisiko,
- fluktuierende oder progrediente Symptome (Progressive Stroke),
- sehr schwere klinische Defizite, Bewusstseinstrübung (ggf. Intensivstation),
- instabile Vitalparameter (RR, Puls, Blutzucker, Temperatur, Oxygenierung).

Thrombolyse

▶ **Systemische Thrombolyse.** Die Wirksamkeit der systemischen Lysetherapie mit dem rekombinanten gewebespezifischen Plasminogenaktivator (rtPA; Actilyse 0,9 mg/kg KG) konnte in randomisierten Studien für den Zeitraum von < 4,5 h nach Insultbeginn belegt werden [27]. Für den Zeitraum von 4,5 – 6 h fand sich ein Trend für eine positive Wirkung, jedoch ohne klaren Wirksamkeitsbeleg [28].

▶ **Lokale Thrombolyse.** Die lokale Lysetherapie beim akuten Verschluss der A. cerebri ist gemäß PROACT-II-Studie in einem Zeitraum < 6 h nach Insultbeginn wirksam (Grad B). Nachteilig ist, dass die lokale Lysetherapie eine superselektive Katheterisierung der verschlossenen Hirnarterie durch einen erfahrenen Interventionalisten erfordert, sodass in Deutschland derzeit nur < 1 – 2 % aller Schlaganfallpatienten lokal lysiert werden. Neuere Behandlungsansätze setzen überwiegend lokale mechanische Rekanalisationsverfahren, wofür bislang kein Wirksamkeitsbeleg vorliegt. Beim akuten Verschluss der A. basilaris wird meist die lokale Thrombolysetherapie bevorzugt, ohne dass die Überlegenheit gegenüber der i. v. Lysetherapie eindeutig belegt werden konnte [26] (▶ Tab. 12.9).

> **Praxistipp**
> Vor jeder Lysetherapie müssen *immer* die Kontraindikationen bezüglich der Lysetherapie sorgfältig geprüft werden (▶ Tab. 12.10; [15]).

Frühe Sekundärprävention mit Azetylsalizylsäure (ASS)

In 2 großen randomisierten Studien konnte gezeigt werden, dass durch frühzeitige (< 48 h) ASS-Gabe in einer Dosierung von 75 – 300 mg die Letalität um 0,8 % reduziert wird [24].

> **Praxistipp**
> Daher sollte jeder Patient mit fehlender Lyseindikation unmittelbar nach Blutungsausschluss ASS 1 × 100 mg erhalten (Grad A).

Tab. 12.9 Evidenzlage der Lysetherapie bei akuter Hirnischämie.

Applikationsweise	Zeitfenster	Grad der Empfehlung
i. v. Lysetherapie	0 – 4,5 h	A
i. a. Lysetherapie bei ACM-Verschluss	0 – 6 h	B
i. v. Lysetherapie bei positivem Mismatch-Nachweis	3 – 6 (9) h	B
i. a. Lysetherapie bei Basilarisverschluss	kein festes Zeitlimit	C

ACM = A. cerebri media

Tab. 12.10 Kontraindikationen für eine Thrombolysetherapie.

Diagnostik	Kontraindikation
Anamnese	• unbekannter Insultbeginn • Status epilepticus nach Insultbeginn
neurologischer Befund	• neurologisches Defizit sehr gering • neurologisches Defizit zu massiv (NIH-SS > 25)
Bildgebung (CT, MRT)	• V. a. auf intrakranielle Blutung (ICB, SAB) • ausgedehnte Infarktfrühzeichen (> 50 % MCA-Territorium) • massive zerebrale Mikroangiopathie
Gerinnung	• anamnestisch oder klinisch Hinweis auf hämorrhagische Diathese • Antikoagulation mit Marcumar (INR ≥ 1,8) • Thrombozytopenie < 100 000/µl
Operationen	• größere operative Eingriffe in letzten 3 Monaten • tiefe i. m. Injektion in den letzten Stunden
Blutdruck	• medikamentös nicht kontrollierbare arterielle Hypertension (systolisch > 180 mmHg, diastolisch > 110 mmHg)

ICB = intrakranielle Blutung; INR = International normalized Ratio; MCA = A. cerebri media; SAB = Subarachnoidalblutung

Heparinisierung

In sämtlichen Klasse-I-Studien konnte weder für unfraktionierte noch für niedermolekulare Heparine ein positiver Behandlungseffekt nachgewiesen werden. Grund dafür ist, dass die meist statistisch signifikante Reduktion von Rezidivischämien in der Heparingruppe durch die erhöhte Rate an Blutungskomplikationen vollständig egalisiert wird. Darüber hinaus führt aber eine Low-Dose-Heparinisierung zu einer etwa 80 %igen Reduktion von Phlebothrombosen [25] und ist daher bei erhöhtem Thromboserisiko (z. B. hochgradige Beinparese) indiziert (Grad B).

Basistherapie

Unter der Basistherapie des Schlaganfalls werden sämtliche Maßnahmen zusammengefasst, die auf eine Optimierung hämodynamischer und metabolischer Faktoren im Organismus abzielen (▶ Tab. 12.11). Die Empfehlungen orientieren sich an den nationalen Leitlinien der DGN [5, 17] sowie den internationalen Konsensusberichten der EUSI [30]. Allerdings basieren diese meist nicht auf prospektiven, kontrollierten Studien und entsprechen daher Empfehlungsgrad C.

Tab. 12.11 Basistherapie beim akuten Schlaganfall.

Parameter	Indikation zur therapeutischen Intervention	Art der therapeutischen Intervention
Hypoxämie	O_2-Sättigung ≤ 93 %	• Atemwege offen halten • nasale O_2-Applikation (2 – 4 l/min)
arterielle Hypertonie	systolisch > 210 mmHg diastolisch > 110 mmHg	• z. B. Urapidil oder Metoprolol i. v.
arterielle Hypotonie	systolisch < 120 mmHg diastolisch < 60 mmHg	• Volumentherapie • 2. Wahl Katecholamine
Hyperglykämie	Blutzucker (BZ) > 180 mg/dl	• Altinsulin s. c. bevorzugen → Zielbereich: BZ 100 – 160 mg/dl *cave* Hypokaliämie: engmaschig kontrollieren
Hyperthermie	Körperkerntemperatur > 37,5 °C	• physikalische Maßnahmen • Paracetamol 1000 mg Supp.

12.5.5 Prävention und Therapie von Komplikationen

Insultpatienten sind aufgrund der neurologischen Defizite und der Immobilisation dazu prädisponiert, verschiedene Komplikationen zu entwickeln. ▶ Tab. 12.12 gibt einen Überblick über die wichtigsten Komplikationen sowie ihre Prävention und Therapie. Auf 2 intensivmedizinisch relevante Aspekte soll eingegangen werden.

▶ **Intubation und Beatmung.** Etwa 1 – 2 % der Patienten müssen in den ersten Tagen bis Wochen nach dem Schlaganfallereignis intubiert und beatmet werden. Im klinischen Alltag bezieht sich die Mehrzahl der Indikationen auf eine Aspirationspneumonie infolge Vigilanzminderung und bulbärer Dysfunktion sowie auf bronchopulmonale Störungen. Sobald absehbar ist, dass eine längerfristige Beatmung erforderlich ist, sollte zügig eine Tracheotomie durchgeführt werden.

▶ **Hirnödem und Hirndruck.** Nach Hirninfarkt kommt es regelhaft zur Ausbildung eines Hirnödems, das häufig für die sekundäre Verschlechterung nach Insult verantwortlich ist. Hier sei auf das Teilkapitel 12.2 „Hirnschwellung und erhöhter intrakranieller Druck" verwiesen [18].

12.5.6 Sekundärprävention

Aufgrund des Rezidivsrisikos nach stattgehabtem Insult zielen die ärztlichen Maßnahmen auch darauf ab, vaskuläre Folgekrankheiten zu verhindern, was als Sekundärprävention bezeichnet wird. Die medikamentöse Sekundärprävention umfasst bei den meisten Patienten Thrombozytenfunktionshemmer (oder orale Antikoagulation), Antihypertensiva sowie ein Statin [1, 2, 15, 23] und wird teils ergänzt durch Antidiabetika und Antiarrhythmika (▶ Tab. 12.13).

Tab. 12.12 Prävention und Therapie der häufigsten Komplikationen nach Schlaganfall.

Komplikation	Prävention und Therapie
Dysphagie	• immer gezieltes Screening vor oralem Kostaufbau • Magensonde, ggf. PEG-Anlage • bei starker Aspirationsgefahr ggf. Schutzintubation
Aspiration/Pneumonie	• Ernährung über Magensonde • ausreichende Flüssigkeitszufuhr, frühzeitige Mobilisation, assistiertes Abhusten • intermittierende CPAP-Therapie bei alveolären Dystelektasen • rechtzeitige Breitspektrumantibiose
Hirnödem, Hirndruck	s. Teilkapitel 12.2 „Hirnschwellung und erhöhter intrakranieller Druck"
Harnwegsinfektion	• ausreichende Flüssigkeitszufuhr (mind. 1500 ml/d) • rechtzeitige Entfernung des Dauerkatheters • Antibiose für 3 Tage (z. B. Ciprofloxacin)
Phlebothrombose/Lungenembolie	• ausreichende Flüssigkeitszufuhr (mind. 1500 ml/d) • Frühmobilisation, gezielte Physiotherapie • Low-Dose-Heparinisierung s. c.
epileptische Anfälle	• Elektroenzephalografie bei suspekter Klinik • antikonvulsive Medikation für zumindest 3 – 6 Monate
obstruktives Schlafapnoesyndrom	• nächtliche Überwachung der Atmung und O_2-Sättigung • ggf. nächtliche CPAP-Therapie über oronasale Maske
Dekubitus	• spezielle Lagerung schwer betroffener Patienten • tägliche Inspektion der Risikostellen

Fortsetzung ▶

Tab. 12.12 Fortsetzung

Komplikation	Prävention und Therapie
Depression	• frühzeitiger Einsatz nicht sedierender Antidepressiva, z. B.: 　○ Serotoninwiederaufnahme-Hemmer (z. B. Citalopram) • ggf. stützende Gesprächstherapie
exogene Psychose	• Schlaf-wach-Rhythmus beibehalten • ggf. antipsychotische Medikation, z. B. Haloperidol (3 × 3 – 5 mg)
Spastik/Kontrakturen	• spezielle Lagerungstechniken (Bobath, Vojta), Frühmobilisation, gezielte Physiotherapie • ggf. antispastische Medikation (Baclofen, Tizanidin)
Schmerzen	• Deafferenzierungsschmerz: Amitriptylin retardiert, ggf. in Kombination mit Gabapentin • tendomyopathischer oder arthrogener Schmerz: Mobilisation, Physiotherapie, kurzzeitig auch NSAP, niederpotente Opioide
Stürze	• Aufklärung und Anleitung • gezielte Physiotherapie beim Pusher-Syndrom

CPAP = Continuous positive Airway Pressure; NSAP = nicht steroidales Antiphlogistikum; PEG = perkutane endoskopische Gastrostomie

Tab. 12.13 Sekundärprävention nach ischämischem Schlaganfall.

Maßnahme zur Sekundärprävention	Bemerkung	Grad der Empfehlung
Thrombozytenfunktionshemmer • ASS • retardiertes Dipyridamol/ASS • Clopidogrel	• 1. Wahl, bei geringem Risikoprofil • 1. Wahl, bei hohem Risikoprofil • 1. Wahl, bei zusätzlicher pAVK	A A A
Antikoagulation*	• bei Vorhofflimmern gesichert wirksam • bei ausgewählten Indikationen: kardiogene Emboliequelle, Gefäßdissektion, Thrombophilie • optional bei Rezidivinsulten unter Thrombozytenfunktionshemmern	A C C
antihypertensive Therapie	• Wirksamkeit auch bei normalen Blutdruckwerten • entscheidend ist Ausmaß der Blutdruckreduktion	A
Cholesterinsenkung	• Wirksamkeit auch bei normalen Cholesterinwerten • Wirkung der Statine über pleiotrope Effekte: Plaquestabilisierung, Verbesserung der Endothelfunktion, Antiinflammation	A
Nikotinabstinenz	• nach 12 Monaten bereits 50%ige Risikoreduktion • Nikotinersatztherapie verdoppelt die Abstinenzrate	C B
Diabetestherapie	• intensivierte antihypertensive Therapie erforderlich bei bestehendem Diabetes mellitus (< 130/85 mmHg) • wahrscheinlich generelle Wirksamkeit	A C
Karotisoperation, -stenting • Stenose < 50 % • Stenose 50 – 69 % • Stenose > 70 %	• keine Indikation • optionale Indikation • klare und massive Wirksamkeit	A B A
interventioneller PFO-Verschluss	• bei Kombination aus großen PFO und Vorhofseptumaneurysma als Heilversuch gerechtfertigt • optional bei rezidivierender Hirnischämie oder zusätzlicher, schwerer Thrombophilie	C C

ASS = Azetylsalizylsäure; INR = International normalized Ratio; pAVK = periphere arterielle Verschlusskrankheit; PFO = persistierendes Foramen ovale
* Bei Vorhofflimmern sind, neben den Vitamin K-Antagonisten, auch die neue Antikoagulanzien (Apixaban, Dabigatran, Rivaroxaban) zugelassen und führen zu weniger Blutungskomplikationen. Für die übrigen Indikationsfelder kommen bislang nur Vitamin K-Antagonisten (Ziel-INR 2,0 – 3,0) in Betracht

12.5.7 Rehabilitation

Unmittelbar nach klinischer Stabilisierung, häufig bereits 24 h nach dem Insultereignis, setzt die neurologische Frührehabilitation ein. Diese umfasst initial im Wesentlichen
- spezielle pflegerische Maßnahmen zur Frühmobilisation, Aktivierung und Lagerung,
- gezielte Physiotherapie und Ergotherapie,
- logopädische Sprach-, Sprech- und Schlucktherapie sowie
- verschiedene neuropsychologische Behandlungsverfahren.

Gleichzeitig wird, in Abhängigkeit von klinischen Defiziten und dem individuellen Rehabilitationspotenzial, anhand eines Phasenmodells (Phasen B–F) die weiterführende Rehabilitationsbehandlung und -einrichtung festgelegt.

Kernaussagen

Begriffsdefinition und Differenzialdiagnose
Der Schlaganfall ist ein klinisches Syndrom. Die Diagnose wird primär klinisch gestellt, sichere Anhaltspunkte für Ätiologie und Pathogenese können nur durch gezielte Zusatzdiagnostik gewonnen werden.

Klinik
Am häufigsten stehen Störungen folgender Kategorien im Vordergrund: Motorik, Sensibilität, Koordination, Sprache, Sprechmotorik, Visus. Bei jeder Bewusstseinsstörung, die abnorm lange andauert oder von fokal-neurologischen Ausfällen begleitet ist, muss differenzialdiagnostisch an eine ausgedehnte Hirnstammischämie infolge einer Embolie oder Thrombose der A. basilaris gedacht werden.

Diagnostik
Hauptindikation der Nativ-CT ist der verlässliche Ausschluss einer intrazerebralen und subarachnoidalen Blutung, darüber hinaus korreliert das Ausmaß der Infarktfrühzeichen im CT gut mit dem Blutungsrisiko unter der Lysetherapie, weshalb deren Detektion von Lysezentren trainiert und beherrscht werden muss.
Die MRT stellt mittlerweile den Goldstandard der elektiven Schlaganfallbildgebung dar, allerdings sollten derzeit nur Zentren mit großer neuroradiologischer Expertise primär eine Schlaganfall-MRT durchführen; dabei ist eine zusätzliche T2*-Aufnahme zum Blutungsausschluss erforderlich.

Akuttherapie
Die kurze Phase mit noch vitaler Penumbra (Gewebe um den Infarktkern mit noch vorübergehend erhaltener Vitalität) und guter therapeutischer Einflussmöglichkeit wird als „therapeutisches Fenster" bezeichnet. Die zeitgerechte Einweisung in ein geeignetes Krankenhaus (Stroke Unit) ist daher entscheidend für die Therapie und Prognose des Patienten. Durch eine Stroke-Unit-Behandlung können bedeutsame Komplikationen um 30–50% reduziert werden.
Die Wirksamkeit der systemischen Lysetherapie mit dem rekombinanten gewebespezifischen Plasminogenaktivator (rtPA) für den Zeitraum von <4,5 h nach Insultbeginn konnte belegt werden. Die endovaskuläre Rekanalisationstherapie mit proximalem Hirnarterienverschluss ist für den Zeitraum <6 h nach Insultbeginn als Heilversuch möglich. Potenzielle Kandidaten sind unverzüglich in ein Zentrum mit entsprechender Expertise zu überweisen.
Jeder Patient mit fehlender Lyseindikation sollte unmittelbar nach Blutungsausschluss ASS 1 × 100 mg erhalten. Bei erhöhter Thrombosegefahr sollte ein niedermolekulares Heparin in prophylaktischer Dosis verabreicht werden.

Prävention und Therapie von Komplikationen
Etwa 1–2% aller Insultpatienten müssen in den ersten Tagen bis Wochen, v. a. wegen erhöhter Aspirationsgefahr und bronchopulmonaler Komplikationen, intubiert und beatmet werden. Falls eine längerfristige Beatmung erforderlich ist, sollte zügig eine Tracheotomie erfolgen.
Nach Hirninfarkt kommt es regelhaft zur Ausbildung eines Hirnödems und bei ausgedehnter Ödembildung zu einem Anstieg des intrakraniellen Druckes.

Sekundärprävention
Als Sekundärprävention werden alle Maßnahmen bezeichnet, die auf die Verhütung von Rezidiven und anderen vaskulären Folgekrankheiten ausgerichtet sind und nach einem Schlaganfall eingeleitet werden müssen.

Rehabilitation
Die Frührehabilitation umfasst spezielle pflegerische Maßnahmen zur Frühmobilisation, Aktivierung und Lagerung, gezielte Physiotherapie auf neurophysiologischer Basis, logopädische Sprach-, Sprech- und Schlucktherapie, Ergotherapie sowie neuropsychologische Behandlungsverfahren.

Literatur

[1] Amarenco P, Labreuche J. Lipid management in the prevention of stroke: review and updated meta-analysis of statins for stroke prevention. Lancet Neurol 2009; 8: 453–463
[2] Dengler R, Diener HC, Schwartz A et al. EARLY investigators. Early treatment with aspirin plus extended-release dipyridamole for transient ischaemic attack or ischaemic stroke within 24 h of symptom onset (EARLY trial): a randomised, open-label, blinded-endpoint trial. Lancet Neurol 2010; 9 (2): 159–166
[3] Donnan GA, Baron JC, Ma H et al. Penumbral selection of patients for trials of acute stroke therapy. Lancet Neurol 2009; 8: 261–269
[4] Ederle J, Featherstone RL, Brown MM. Randomized controlled trials comparing endarterectomy and endovascular treatment for carotid artery stenosis: a Cochrane systematic review. Stroke 2009; 40: 1373–1380
[5] European Stroke Organisation (ESO) Executive Committee; ESO Writing Committee. Guidelines for management of ischaemic stroke and transient ischaemic attack 2008. Cerebrovasc Dis 2008; 25: 457–507
[6] Fiebach JB, Schellinger PD, Jansen O et al. CT and diffusion-weighted MR imaging in randomized order: diffusion-weighted imaging results in higher accuracy and lower interrater variability in the diagnosis of hyperacute ischemic stroke. Stroke 2002; 33: 2206–2210
[7] Fiebach JB, Schellinger PD, Gass A et al. Stroke magnetic resonance imaging is accurate in hyperacute intracerebral hemorrhage: a multicenter study on the validity of stroke imaging. Stroke 2004; 35: 502–506
[8] Hacke W, Kaste M, Bluhmki E et al. ECASS investigators. Thrombolysis with alteplase 3 to 4.5 hours after acute ischemic stroke. N Engl J Med 2008; 359: 1317–1329
[9] Hackett ML, Yapa C, Parag V et al. Frequency of depression after stroke. A systematic review of observational studies. Stroke 2005; 36: 1330–1340
[10] Hankey GJ, Eikelboom JW. Antithrombotic drugs for patients with ischaemic stroke and transient ischaemic attack to prevent recurrent major vascular events. Lancet Neurol 2010; 9: 273–284
[11] Hilker R, Poetter C, Findeisen N et al. Nosocomial pneumonia after acute stroke. Stroke 2003; 34: 975–981

[12] Jauss M, Krieger D, Hornig C et al. Surgical and medical management of patients with massive cerebellar infarctions: results of the German-Austrian Cerebellar Infarction Study. J Neurol 1999; 246: 257–264
[13] Kolominsky-Rabas PL, Weber M, Gefeller O et al. Epidemiology of ischemic stroke subtypes according to TOAST criteria: incidence, recurrence, and long-term survival in ischemic stroke subtypes: a population-based study. Stroke 2001; 32: 2735–2740
[14] von Kummer R, Meyding-Lamade U, Forsting M et al. Sensitivity and prognostic value of early CT in occlusion of the middle cerebral artery trunk. AJNR Am J Neuroradiol 1994; 15: 9–15
[15] Leitlinien der DGN. Akuttherapie des ischämischen Insultes. In: Diener HC, Weimar et al, Hrsg. Leitlinien für Diagnostik und Therapie in der Neurologie. Stuttgart: Thieme; 2012: 307–323
[16] Leitlinien der DGN. Sekundärprophylaxe des ischämischen Insultes. In: Diener HC, Hacke W, Hrsg. Leitlinien für Diagnostik und Therapie in der Neurologie. Stuttgart: Thieme; 2012: 324–347
[17] Leys D, Kwiecinski H, Bogousslavsky J et al. for the EUSI Executive Committee and the EUSI Writing Committee. Organization of Stroke Care: Education, Referral, Emergency Management and Imaging, Stroke Units and Rehabilitation. Cerebrovasc Dis 2004; 17 (Suppl. 2): 15–29
[18] Mas JL, Arquizan C, Lamy C et al. Recurrent cerebrovascular events associated with patent foramen ovale, atrial septum aneursyms, or both. N Engl J Med 2001; 345: 1740–1746
[19] Mishra NK, Albers GW, Davis SM et al. Mismatch-based delayed thrombolysis: a meta-analysis. Stroke 2010; 41: e25–33
[20] Nabavi DG, Cenic A, Henderson S et al. Perfusion mapping using computed tomography allows accurate prediction of cerebral infarction in experimental brain ischemia. Stroke 2001; 32: 175–183
[21] Nabavi DG, Ringelstein EB, Faiss J et al. Aktualisierte Zertifizierungskriterien für regionale und überregionale Stroke Units in Deutschland. Nervenarzt 2012; 83: 1039–1052
[22] Ringelstein EB, Grond M, Busse O. Time is brain – competence is brain. Die Weiterentwicklung des Stroke-Unit-Konzeptes in Europa. Nervenarzt 2005; 76: 1024–1027
[23] Sacco RL, Diener HC, Yusuf S et al. PRoFESS Study Group. Aspirin and extended-release dipyridamole versus clopidogrel for recurrent stroke. N Engl J Med 2008; 359: 1238–1251
[24] Sandercock PA, Counsell C, Gubitz GJ et al. Antiplatelet therapy for acute ischaemic stroke. Cochrane Database Syst Rev 2008; CD 000 029
[25] Sandercock PA, Counsell C, Tseng MC. Low-molecular-weight heparins or heparinoids versus standard unfractionated heparin for acute ischaemic stroke. Cochrane Database Syst Rev 2008; CD 000 119
[26] Schonewille WJ, Wijman CAC, Michel P et al. on behalf of the BASICS study group. Treatment and outcomes of acute basilar artery occlusion in the Basilar Artery International Cooperation Study (BASICS): a prospective registry study. Lancet Neurol 2009; 8: 724–730
[27] Stroke Unit Trialists' Collaboration. Organised inpatient (stroke unit) care for stroke. Cochrane Database of Systematic Reviews 2007, Issue 4. Art. No.: CD 000 197
[28] The IST-3 Collaborative Group: The benefits and harms of intravenous thrombolysis with recombinant tissue plasminogen activator within 6 h of acute ischaemic stroke (the third international stroke trial [IST-3]: a randomized controlled trial. Lancet 2012; 379: 2352–2363
[29] The NINDS rt-PA Stroke Study Group. Tissue plasminogen activator for acute ischemic stroke. N Engl J Med 1995; 333: 1581–1587
[30] Toni D, Chamorro A, Kaste M et al. for the EUSI Executive Committee and the EUSI Writing Committee. Acute Treatment of Ischaemic Stroke. Cerebrovasc Dis 2004; 17 (Suppl. 2): 30–46
[31] Vahedi K, Hofmeijer J, Juettler E et al. DECIMAL, DESTINY, and HAMLET investigators. Early decompressive surgery in malignant infarction of the middle cerebral artery: a pooled analysis of three randomised controlled trials. Lancet Neurol 2007; 6: 215–222
[32] Walter A, Seidel G, Thie A et al. Semi-intensive stroke unit versus conventional care in acute ischemic stroke or TIA – a prospective study in Germany. J Neurol Sci 2009; 287: 131–137

12.6 Blutungen aus hirnarteriellen Aneurysmen

B. R. Fischer, B. Ellger, W. Stummer

12.6.1 Definition

> **Definition**
> Hirnarterielle Aneurysmen bezeichnen pathologische Erweiterungen in der Gefäßwand der Hirnarterien. Aneurysmen können aber auch an jeder anderen Arterie auftreten.

Die Lage der Hirnarterien bedingt, dass es bei der Ruptur eines Aneurysmas zu einer Blutung in den Subarachnoidalraum kommt (Subarachnoidalblutung, SAB). Neben der Blutung, dem häufigsten Ereignis, mit dem Aneurysmen symptomatisch werden, kann allein schon die Größenzunahme und die damit verbundene Irritation von Hirnnerven und Hirngewebe zur Störung von z. B. Augenmuskelnerven oder auch zu epileptischen Anfällen führen.

12.6.2 Epidemiologische Daten

Die Inzidenz der aneurysmatischen SAB (aSAB) beträgt weltweit 2–25/100 000 pro Jahr, mit sehr starken regionalen Unterschieden. In Finnland und Japan liegt sie bei ca. 20/100 000 pro Jahr, in Deutschland bei etwa 10/100 000 pro Jahr. Demgegenüber wird die Prävalenz deutlich höher eingeschätzt.

Hirnarterienaneurysmen finden sich am häufigsten an den Aufzweigungen des Circulus arteriosus Willisii und hier in der Mehrzahl (ca. 80 %) im vorderen Abschnitt des Circulus. Bei 20–25 % der Patienten finden sich multiple Aneurysmen.

Die Aneurysmaruptur erfolgt zwar am häufigsten zwischen dem 40. und 60. Lebensjahr, kann sich aber in jedem Alter ereignen [11]. Es ist bekannt, dass erstgradig Verwandte eines Patienten, der eine SAB erlitten hat, ein 4-fach erhöhtes Risiko haben, Aneurysmaträger zu sein. Sofern bei diesen Verwandten eine SAB auftritt, sind die Patienten jünger und zusätzlich häufiger Träger multipler Aneurysmen [2, 16].

12.6.3 Pathogenese

Nach der Form der Aufweitung werden sackförmige (etwa 98 %) und fusiforme Aneurysmen unterschieden. Die Pathogenese der Aneurysmaentwicklung bleibt letztlich unklar. Neben der familiären Häufung und genetischen Faktoren scheint insbesondere hämodynamischer Stress in der Kombination mit strukturellen

Veränderungen zur Ausbildung, zum Wachstum und zur Ruptur eines Aneurysmas zu führen [17].

Weitere Risikofaktoren sind ähnlich denen bei anderen Gefäßerkrankungen: Nikotinabusus, Bluthochdruck, weibliches Geschlecht etc. Regelmäßiger Kokainabusus scheint ebenso ein Risiko für eine aSAB zu sein, wobei diese Patienten zum Zeitpunkt der SAB häufig jünger sind [2].

12.6.4 Klinik

Die Ruptur eines Aneurysmas ist sehr häufig mit plötzlich auftretenden, sehr starken Hinterhauptkopfschmerzen verbunden, die als „nie dagewesen" oder auch als „Vernichtungskopfschmerz" beschrieben werden. Die aSAB wird daher auch zum Formenkreis der Schlaganfälle gezählt. Als Ursache für die Ruptur des Aneurysmas kommen Blutdruckschwankungen bzw. Blutdruckanstiege infrage (Pressakt bei der Defäkation, Stress, Koitus, etc.). Vielfach kommt es jedoch auch zu spontaner Ruptur aus der Ruhe heraus, z. B. im Schlaf. Neben der Kopfschmerzsymptomatik klagen die Patienten über Übelkeit und Erbrechen, Lichtscheu sowie Krampfanfälle. Die aSAB kann zur akuten Bewusstlosigkeit bis hin zum plötzlichen Versterben des Patienten führen. Die Symptomatik wird ausgelöst durch die akuten blutungsbedingten Druckschwankungen im Gehirn und die meningeale Reizung aufgrund der Blutbeimengungen im Liquor. Die Patienten leiden nach der Aneurysmaruptur über Tage bis Wochen typischerweise an einer Nackensteifigkeit (Meningismus).

Bis zu 25 % der Patienten berichten, bereits Tage bis Wochen zuvor ein ähnliches, jedoch wesentlich milderes Kopfschmerzereignis erlitten zu haben, möglicherweise im Rahmen einer gering ausgeprägten Blutung, eines sog. „Leakage Bleeding".

Tab. 12.14 Einteilung des klinischen Zustands nach Hunt und Hess.

Grad	Klinische Symptomatik
I	leichter Kopfschmerz/Meningismus, keine neurologischen Ausfälle
II	stärkerer Kopfschmerz/Meningismus, mögliche Hirnnervenstörungen
III	Somnolenz/Verwirrtheit, neurologische Ausfälle möglich
IV	Sopor, ausgeprägte neurologische Ausfälle, vegetative Störungen
V	Koma, Strecksynergismen

Tab. 12.15 Einteilung des klinischen Zustands nach der WFNS-Skala.

Einteilung des klinischen Zustandes entsprechend der WFNS-Skala		
Grad	GCS	motorisches Defizit
I	15	kein Defizit
II	14 – 13	kein Defizit
III	14 – 13	Defizit vorhanden
IV	12 – 7	eventuell vorhanden
V	6 – 3	eventuell vorhanden

GCS = Glasgow Coma Scale [18], WFNS = World Federation of Neurological Surgeons [14]

In Studien konnte gezeigt werden, dass der initiale klinische Zustand des Patienten etwas aussagt über das zu erwartende Outcome des Patienten. Die Beurteilung des klinischen Zustands erfolgt nach der „Hunt und Hess Skala" ([12]; ▶ Tab. 12.14) bzw. aktuell immer häufiger nach der WFNS-Skala (WFNS = World Federation of Neurological Surgeons; [14]; ▶ Tab. 12.15). Beide Skalen haben eine Graduierung von „I" bis „V", wobei Grad V den schlechtesten klinischen Zustand beschreibt.

12.6.5 Diagnostik

Nachweis der Subarachnoidalblutung

Basisdiagnostik bei Patienten mit entsprechenden Symptomen und natürlich bei allen Patienten mit Vigilanzminderung ist die Computertomografie des Schädels (CCT). Die Sensitivität, eine SAB im CCT darzustellen, liegt innerhalb der ersten 24 h bei bis zu 100 %, nimmt dann aber kontinuierlich ab bis auf einen Wert von 57 – 85 % nach einer Woche [4].

Bei Patienten, die erst Tage oder Wochen den Arzt nach einem – dann häufig milde verlaufenden – Ereignis konsultieren und bei allen Patienten, die in der akuten Phase vorstellig werden, bei denen das CCT aber negativ ist, *muss* eine lumbale Liquorpunktion erfolgen. Hier dient die gelbliche Verfärbung des Liquors (Xanthochromie, bedingt durch den Zerfall der Erythrozyten) zum Nachweis der stattgehabten SAB. Insbesondere nach Zentrifugation bleibt die homogene Verfärbung erhalten. Sofern makroskopisch kein eindeutiger Befund zu erheben ist, sollte eine photometrische Bestimmung erfolgen [13].

Kernspintomografische Untersuchungen (MRT) werden zurzeit in der akuten Phase zur Diagnostik der SAB nicht routinemäßig durchgeführt, sind aber gerade in der Phase, in der die Sensitivität des CCT für den Nachweis von SAB zurückgeht, das diagnostische Mittel der Wahl zum Nachweis von intrakraniellem Blut.

> **Merke**
> Bei klinischem Verdacht ohne bildgebenden Nachweis einer SAB muss, sofern keine Einklemmungsgefahr droht, eine Lumbalpunktion zum Nachweis oder Ausschluss von xanthochromem Liquor durchgeführt werden.

Nachweis der Blutungsquelle

Sofern eine SAB nachgewiesen wurde, gilt es, die Blutungsquelle, z. B. das Aneurysma, darzustellen. Wurde die SAB im initialen CCT detektiert, sollte *direkt* daran anschließend eine CT-Angiografie durchgeführt werden, auch im Hinblick auf eine mögliche notfallmäßig durchzuführende Operation.

▶ **Digitalsubtraktionsangiografie (DSA).** Sofern die klinische Situation nicht zu sofortigem operativem Handeln zwingt, sollte als „Goldstandard" der Diagnostik eine 4-Gefäß-Digitalsubtraktionsangiografie (DSA) durchgeführt werden. Die Diagnostik dient nicht nur dem Nachweis der Blutungsquelle, sondern auch dem Auffinden weiterer inzidenteller Aneurysmen. In zusätzlich durchgeführten Untersuchungsserien, unter Kompression der zuführenden A. carotis, können mögliche Kollateralisierungen dargestellt werden, die etwas über die Hämodynamik im Aneurysmaträgergefäß aussagen und wichtige Informationen für die Ausschaltung des Aneurysmas liefern.

Eine DSA sollte auch bei einer initial durchgeführten CT-Angiografie nach der Aneurysmaversorgung durchgeführt werden, um weitere Aneurysmen auszuschließen und den kompletten Aneurysmaverschluss zu dokumentieren.

▶ **MR-Angiografie.** Die MRT-Untersuchung ist zwar in der akuten Diagnostik zum Nachweis einer SAB von untergeordneter Bedeutung, jedoch werden aufgrund der sich weiter verbessernden Ortsauflösung im MRT und in der MR-Angiografie immer häufiger kleine und bisher nicht rupturierte Aneurysmen, sog. „inzidentelle Aneurysmen", diagnostiziert. Die MR-Angiografie als nicht invasive Methode ist darüber hinaus ideal zur Verlaufskontrolle von bisher nicht versorgten oder aber endovaskulär mit „Guglielmi detachable Coils" (GDC) [8] verschlossenen Aneurysmen geeignet.

Bei etwa 15 % der Patienten mit nachgewiesener SAB kann in der DSA keine Blutungsquelle nachgewiesen werden. Bei diesen Patienten findet sich das subarachnoidale Blut „typischerweise" perimesenzephal und ohne intraparenchymale Anteile. Auch bei initial qualitativ guter Darstellung aller Arterien in der DSA ohne einen Aneurysmanachweis sollte die Untersuchung etwa 1 Woche nach Iktus wiederholt werden, um möglicherweise initial durch Vasospasmus oder Thrombosierung nicht darstellbare Aneurysmen nachzuweisen oder auszuschließen [2, 7].

Der angiografische Ausschluss eines Aneurysmas als Blutungsquelle bei perimesenzephaler Blutverteilung hat für den Patienten die Konsequenz, dass er im weiteren Verlauf seines Lebens verglichen mit der Normalbevölkerung kein erhöhtes Blutungsrisiko hat [6].

Merke

Bei Nachweis einer SAB muss der Nachweis oder Ausschluss einer Blutungsquelle durch entsprechende Bildgebung (CT-Angiografie [CTA], Magnetresonanzangiografie [MRA], DSA) erzwungen werden, wobei die DSA weiterhin der „Goldstandard" ist. Es sollten mindestens einmalig alle 4 hirnversorgenden Gefäße (A. carotis interna und A. vertebralis, beidseitig) dargestellt worden sein (sog. Panangiografie).

12.6.6 Therapie

Alle Patienten mit einer aSAB sind vital gefährdet. Ziel der Therapie muss initial die Wiederherstellung und Stabilisierung der Vitalparameter sein, um den Patienten einer Versorgung des Aneurysmas zuführen zu können. Der Verschluss sollte, je nach klinischem Zustand, so rasch wie möglich erfolgen, da die Gefahr der Nachblutung in den ersten 24 h nach dem initialen Blutungsereignis bei 4–15 % liegt, verbunden mit einer Mortalität von bis zu 70 % [2].

Die Erkrankung „aneurysmatische SAB" ist mit dem Verschluss des Aneurysmas nicht therapiert, da es im weiteren Verlauf zu vital bedrohlichen Komplikationen (z. B. Vasospasmen, Hydrozephalus etc.) kommen kann.

▶ **Intensivobservation und Monitoring.** Die Therapieziele sind daher nur interdisziplinär zwischen Neurochirurgen, Neuroradiologen und Intensivmedizinern zu erreichen. Das bedeutet im Einzelnen (▶ Tab. 12.16):
- Monitorüberwachung,
- invasive Blutdruckmessung über einen arteriellen Zugang,
- bei Patienten mit einem WFNS-Grad 4 oder 5 ggf. die Anlage einer ICP-Messsonde (ICP = intrakranieller Druck), ansonsten
- stündliche Beurteilung des Neurostatus, z. B. nach der Glasgow Coma Scale (GCS),
- Einstellung von systolischen Blutdruckwerten unter 160 mmHg (vor Aneurysmaversorgung),
- Versorgung aller Patienten mit der Diagnose einer nicht traumatischen SAB mit Nimodipin, wenn möglich in oraler Form (Kapseln, Tropfen),
- Einstellung von Euglykämie, Normonatriämie, -kaliämie, -kalzämie,
- medikamentöse Abschirmung zur Vermeidung von Stress,
- Verabreichung eines Stuhl-Softener zur Vermeidung einer Blutdruck- und ICP-Erhöhung bei der Defäkation.

Akuter Hydrozephalus

In der akuten Phase der SAB kommt es bei bis zu 30 % der Patienten zur Ausbildung eines akuten Liquoraufstaus, der den klinischen Zustand zusätzlich verschlechtern kann. Bei 40–80 % dieser Patienten können durch eine Ableitung des Liquors nach außen, z. B. mittels externer Ventrikeldrainage, der akute Hirndruck gesenkt und die neurologische Symptomatik verbessert werden.

Cave

Eine zu rasche und ausgeprägte Liquordrainage kann infolge der akuten Druckentlastung eine erneute Aneurysmaruptur begünstigen.

Aneurysmaverschluss

Aktuell sind 2 Formen der Aneurysmaversorgung etabliert. Die ältere und seit vielen Jahren effektiv durchgeführte Form ist der neurochirurgische Verschluss des Aneurysmas durch Aufsetzen eines Metallclips auf den Aneurysmahals (Clipping). Zu Beginn der 1990er-Jahre wurde diese Therapieform durch die Möglichkeit ergänzt, Aneurysmen endovaskulär, d. h. über einen in das Gefäßsystem eingebrachten Katheter, mittels elektrolytisch absetzbaren Platinspiralen zu verschließen (Coiling) [8].

Patienten mit einer akuten SAB und Patienten mit einem inzidentellen Aneurysma sollten in Zentren behandelt werden, in denen beide Therapiemodalitäten zu Verfügung stehen.

In den letzten Jahren haben groß angelegte Studien untersucht, welche Therapiemodalität die für den Patienten sinnvollste (effektiv, sicher) ist. Dabei spielen ganz unterschiedliche Faktoren wie Alter und klinischer Zustand des Patienten, Lokalisation, Form und Konfiguration des Aneurysmas und natürlich die jeweilige Expertise des Neuroradiologen bzw. Neurochirurgen zum Teil eine entscheidende Rolle [3].

Einige Empfehlungen können jedoch gegeben werden(gilt auch für inzidentelle Aneurysmen):
- A.-basilaris-Aneurysmen sind eher endovaskulär zu versorgen.
- A.-communicans-anterior-Aneurysmen sind, je nach Konfiguration und Alter der Patienten, für beide Modalitäten geeignet, werden aber zurzeit häufiger endovaskulär versorgt.
- Bei A.-cerebri-media- und A.-communicans-posterior-Aneurysmen geht die Tendenz eher zu einem neurochirurgischen Vorgehen [15].
- Da bei der endovaskulären Versorgung Langzeitergebnisse noch nicht in großem Umfang vorliegen, sollten jüngere Patienten neurochirurgisch versorgt werden.
- Bei Patienten mit einer SAB und einer raumfordernden intrazerebralen Blutung sollte die neurochirurgische Versorgung angestrebt werden, um gleichzeitig das Hämatom zu entlasten, ggf. kann zunächst der endovaskuläre Verschluss des Aneurysmas erfolgen und direkt anschließend die neurochirurgische Hämatomentfernung.

Beide Therapieformen stellen hohe Ansprüche an den Neurochirurgen bzw. -radiologen und den Neuroanästhesisten und bedürfen der effizienten Kommunikation und Kooperation.

Es gibt einige Empfehlungen für das anästhesiologische Management während der neurochirurgischen oder neuroradiologischen Versorgung:
- Hypotension (mittlerer arterieller Blutdruck < 60 mmHg) über einen längeren Zeitraum sollte zur Verhinderung neurologischer Defizite vermieden werden.
- Für die Gabe von speziellen Medikamenten und Therapieformen (Hypothermie, induzierte Hypertension) während des temporären Clipping des Trägergefäßes gibt es bisher keine Evidenz, sodass sie auf spezielle Fälle beschränkt bleiben sollte [9].

Die Therapie des Patienten endet keineswegs mit der Ausschaltung des Aneurysmas aus dem Kreislauf. Der klinische Zustand ist oft kritisch und daher benötigt jeder Patient mit einer SAB zumindest eine Intensivobservation mit dem entsprechenden Monitoring (S. 843).

Vasospasmus

Eine der schwerwiegendsten Komplikationen nach einer aSAB ist die Ausbildung von Vasospasmen, krampfartigen Verengungen von Hirnarterienabschnitten, die zu Infarkten und letztendlich zum Tod des Patienten führen können. Die Ausbildung eines Vasospasmus lässt sich angiografisch bei bis zu 70 % der Patienten nachweisen, klinisch manifest wird er nur bei etwa 15–20 %. Der klinisch manifeste Vasospamus ist der Faktor, der das Outcome eines Patienten bestimmt, der die initiale Blutung überlebt hat.

Die genaue Pathogenese der Vasospasmen ist trotz intensiver Forschung bisher nicht sicher geklärt. Die Blutbestandteile im Liquor cerebrospinalis sowie Entzündungsreaktionen [10] scheinen jedoch eine entscheidende Rolle zu spielen. Eine kausale Therapie ist bisher nicht möglich.

Die in Metaanalysen bisher einzige evidenzbasierte Therapie ist die Gabe von Kalziumantagonisten (speziell Nimodipin) in oraler Form [1]. Nach der frühzeitigen Versorgung des Aneurysmas ist bei symptomatischen Vasospasmen die Anwendung der Triple-H-Therapie (Hypertension, Hypervolämie und Hämodilution) ebenso möglich wie die Anwendung endovaskulärer Maßnahmen (Ballondilatation) oder auch die lokale intraarterielle Applikation von Nimodipin.

Sekundärer Hydrozephalus

Neben der akuten Entwicklung des Hydrozephalus innerhalb von 72 h nach der Blutung entwickeln bis zu 26 % der Patienten eine sekundäre Liquorabflussstörung und bedürfen der permanten Liquordrainage (ventrikuloatrial oder ventrikuloperitoneal).

Die Latenz zwischen dem Blutungsereignis und der Ausbildung des Hydrozephalus kann mehrere Monate betragen.

Therapieübersicht

Praktische Hinweise zur Therapie des hirnarteriellen Aneurysmas bietet ▶ Tab. 12.16.

12.6.7 Prognose

Die aneurysmatische SAB ist mit einer sehr hohen Mortalität und Morbidität behaftet. So verstirbt ein Teil der Patienten an dem initialen Blutungsereignis, ohne die Möglichkeit, überhaupt ärztliche Hilfe in Anspruch nehmen zu können. Die 30-Tage-Mortalität beträgt bis zu 45 %, wobei die Rate in den ersten Tagen nach der ersten Blutung am höchsten ist. Insbesondere Reblutungen in den ersten Tagen sind mit einer Sterblichkeit von bis zu 70 % verbunden.

Tab. 12.16 Praktische Hinweise zur Therapie des hirnarteriellen Aneurysmas.

Vor Aneurysma-Versorgung	Nach Aneurysma-Versorgung
intensivmedizinische Versorgung notwendig • zentrale Zugänge (Arterie, ZVK) • neurologische Beurteilung, ggf. Hirndrucksonde • täglich TCD (Lindegaard-Index), ggf. mehrfach	intensivmedizinische Versorgung notwendig (s. linke Spalte)
Sicherstellung der Vitalparameter • Sauerstoffsättigung • Blutdrucksenkung (RRsys. < 160 mmHg) • Blutuntersuchung (Elektrolyte, Gerinnung, Blutbild)	Vasospasmusprophylaxe: • Nimodpin, 6 × 60 mg oral • RRsyst. > 140 mmHg
Vasospasmusprophylaxe (Nimodpin, 6 × 60 mg oral)	Vasospasmus erkennen: • täglich TCD (Lindegaard-Index), ggf. mehrfach, • ggf. DSA und perfusionsgewichtete kraniale Computertomografie
Stressvermeidung (Sedierung, Stuhl-Softener, Ulkusprophylaxe)	Vasospasmus behandeln: • Tripple-H-Therapie • intraarterielle Nimodipinapplikation, (Ballon)-Angioplastie
Diagnostik der Subarachnoidalblutung (CCT) • konsekutiver Hydrozephalus?	Antikoagulation, je nach Intervention (Low-Dose-Heparin, ASS)
Diagnostik der Blutungsquelle (DSA, CT-/MR-Angiografie)	weitere Komplikationen erkennen und therapieren: • sekundärer Hydrozephalus ▶ VP-/VA-Shunt • Hirninfarkt und ansteigender ICP ▶ ggf. Dekompression
interdisziplinäre Planung der Versorgung • Neurochirurg, Neuroradiologe, Anästhesist und Intensivmediziner	Darstellung des erfolgreichen Aneurysmaverschlusses (DSA, MRA)
	Rehabilitationsmaßnahmen einleiten

ASS = Azetylsalizylsäure; DSA = digitale Subtraktionsangiografie; ICP = intrakranieller Druck; MRA = Magnetresonanzangiografie; TCD = transkranielle Doppler-Sonografie; VA = ventrikuloatrial; VP = ventrikuloperitoneal; ZVK = zentraler Venenkatheter

Im weiteren Verlauf der Erkrankung stellt die Entwicklung von Vasospasmen die Hauptkomplikation dar und ist verantwortlich für das Versterben von 50% der Patienten, die die initiale Blutung, ggf. Reblutung und Interventionen überlebt haben.

Faktoren für ein gutes Outcome sind:
- ein initial guter klinischer Zustand,
- eine initial adäquate intensivmedizinische Behandlung,
- die frühzeitige Ausschaltung des Aneurysmas,
- die Ausschaltung des Aneurysmas durch Neurochirurgen/Neuroradiologen mit entsprechender Expertise (hohe Fallzahlen):
- die Prävention von Vasospasmen (Nimodipin, Triple-H),
- die adäquate Behandlung von Komplikationen (Vasospasmus, Hydrozephalus, Epilepsie).

Aus langjähriger Erfahrung in der Behandlung von Patienten mit einer aneurysmatischen SAB muss an dieser Stelle gesagt werden, dass bei vielen Patienten, die die SAB ohne ein ersichtliches fokal-neurologisches Defizit überstanden haben, fremdanamnestisch Persönlichkeits- und Wesensveränderungen und durch neuropsychologische Tests auch Hirnleistungsstörungen nachweisbar sind.

Kernaussagen

Definition
Hirnarterielle Aneurysmen bezeichnen pathologische Erweiterungen in der Gefäßwand der Hirnarterien.

Epidemiologische Daten
In Deutschland erleiden pro Jahr etwa 10/100 000 Menschen eine aneurysmatische SAB (aSAB). Das mittlere Alter der Patienten mit einer aSAB liegt zwischen 40 und 60 Jahren, sie kann aber in jedem Alter auftreten.

Pathogenese
Der genaue Entstehungsmechanismus der Aneurysmen ist bisher nicht bekannt.

Klinik
Die Ruptur eines Hirnarterienaneurysmas ist in ca. 80% Ursache der Subarachnoidalblutung (SAB), eine Erkrankung die dem „Schlaganfall" zugerechnet wird.
Der initiale klinisch neurologische Zustand des Patienten korreliert mit dem Outcome und wird nach der „Hunt und Hess Skala" und/oder der WFNS-Skala eingeordnet.

Diagnostik
Die initiale Diagnose umfasst 1. den Nachweis der SAB (CT, Liquorpunktion, MRT) und 2. die Darstellung der Blutungsquelle (Aneurysma) mittels CT-Angiografie oder Digitalsubtraktionsangiografie (DSA).
Jeder Patient mit einer SAB sollte mindestens einmal innerhalb von 14 Tagen nach dem Blutungsereignis eine 4-Gefäß-DSA erhalten.

Therapie
Die Ausschaltung des Aneurysmas aus dem Hirngefäßkreislauf verhindert die erneute Blutung und sollte innerhalb der ersten 72 h erfolgen.
Die beiden etablierten Methoden des Aneurysmaverschlusses sind 1. die offen neurochirurgische Methode (Clipping) und 2. die endovaskuläre Versorgung mit Platinspiralen (Coiling).
Die Erkrankung aSAB ist durch die Hauptkomplikationen *Vasospasmus*, *sekundärer Hydrozephalus* und *Epilepsie* auch nach der Aneurysmaausschaltung mit einer hohen Morbidität und Mortalität behaftet.

Jeder Patient mit einer SAB sollte in einem Zentrum mit neurochirurgischen, neuroradiologischen und neuroanästhesiologischen Versorgungsmöglichkeiten therapiert werden. Die Versorgung in einem solchen Kompetenzzentrum hat einen eindeutig positiven Einfluss auf das Outcome des Patienten.

Prognose
Die aSAB ist eine lebensbedrohliche Erkrankung und mit einer sehr hohen Mortalität (bis zu 80% innerhalb der ersten 2 Jahre) verbunden.

Literatur

[1] Allen GS, Ahn HS, Thomas J et al. Cerebral arterial spasm – a controlled trial of nimodipine in patients with subarachnoid hemorrhage. N Engl J Med 1983; 308: 619–624
[2] Bederson JB, Connolly ES Jr., Batjer HH et al. Guidelines for the management of aneurysmal subarachnoid hemorrhage: a statement for healthcare professionals from a special writing group of the Stroke Council, American Heart Association. Stroke 2009; 40: 994–1025
[3] Brisman JL, Song JK, Newell DW. Cerebral aneurysms. N Engl J Med 2006; 355: 928–939
[4] Connolly ES jr, Rabinstein AA, Carhuapoma JR et al. Guidelines for the management of aneurysmal subarachnoid hemorrhage: a guideline for healthcare professionals from the American Heart Association/American Stroke Association. Stroke 2012 ;43: 1711–1737
[5] Edlow JA. Diagnosis of subarachnoid hemorrhage. Neurocrit Care 2005 ; 2: 99–109
[6] Flaherty ML, Haverbusch M, Kissela B et al. Perimesencephalic subarachnoid hemorrhage: incidence, risk factors, and outcome. J Stroke Cerebrovasc Dis 2005; 14: 267–271
[7] Gilbert JW, Lee C, Young B. Repeat cerebral pan-angiography in subarachnoid hemorrhage of unknown etiology. Surg Neurol 1990; 33: 19–21
[8] Guglielmi G, Viæuela F, Sepetka I et al. Electrothrombosis of saccular aneurysms via endovascular approach. Part 1: Electrochemical basis, technique, and experimental results. J Neurosurg 1991; 75: 1–7
[9] Hindman BJ, Bayman EO, Pfisterer WK et al. No association between intraoperative hypothermia or supplemental protective drug and neurologic outcomes in patients undergoing temporary clipping during cerebral aneurysm surgery: findings from the Intraoperative Hypothermia for Aneurysm Surgery Trial. Anesthesiology 2010; 112: 86–101
[10] Holling M, Jeibmann A, Gerss J et al. Prognostic value of histopathological findings in aneurysmal subarachnoid hemorrhage. J Neurosurg 2009; 110: 487–491
[11] Hulsmann S, Moskopp D, Wassmann H. Management of a ruptured cerebral aneurysm in infancy. Report of a case of a ten-month-old boy. Neurosurg Rev 1998; 21: 161–166
[12] Hunt WE, Hess RM. Surgical risk as related to time of intervention in the repair of intracranial aneurysms. J Neurosurg 1968; 28: 14–20
[13] Liebenberg WA, Worth R, Firth GB et al. Aneurysmal subarachnoid haemorrhage: guidance in making the correct diagnosis. Postgrad Med J 2005; 81: 470–473
[14] Report of World Federation of Neurological Surgeons Committee on a universal subarachnoid hemorrhage grading scale. J Neurosurg 1988; 68: 985–986
[15] Rinne J, Hernesniemi J, Niskanen M et al. Analysis of 561 patients with 690 middle cerebral artery aneurysms: anatomic and clinical features as correlated to management outcome. Neurosurgery 1996; 38: 2–11

[16] Ronkainen A, Hernesniemi J, Puranen M et al. Familial intracranial aneurysms. Lancet 1997; 349: 380–384
[17] Schievink WI, Parisi JE, Piepgras DG et al. Intracranial aneurysms in Marfan's syndrome: an autopsy study. Neurosurgery 1997; 41: 866–870; discussion 871
[18] Teasdale G, Jennett B. Assessment of coma and impaired consciousness. A practical scale. Lancet 1974; 2: 81–84

12.7 Sinus- und Hirnvenenthrombose

D. G. Nabavi, E. B. Ringelstein

12.7.1 Bedeutung der Sinus- und Hirnvenenthrombose

Die Sinus- und Hirnvenenthrombose (SVT) stellt aufgrund ihrer vielfältigen und zum Teil unspezifischen Manifestationsformen ein Chamäleon unter den neurologischen Krankheiten dar [3, 16]. Die klinische Präsentation reicht von perakuten Insulten mit plötzlichem Auftreten typischer Schlaganfallsymptome bis hin zu schleichend progredienten Verläufen mit unspezifischen Kopfschmerzen, kognitiv-mnestischen oder gar neuropsychiatrischen Leitsymptomen.

Merke

Die Differenzialdiagnose der SVT muss bei *allen* unklaren neurologischen Syndromen und „atypischen" Schlaganfällen mitberücksichtigt werden und ggf. zu weiteren gezielten Untersuchungen veranlassen. Dies gilt v. a. vor dem Hintergrund des guten Outcomes, sofern der Patient frühzeitig einer adäquaten Therapie zugeführt wird.

Unbehandelt kann es allerdings durch das sukzessive Thrombuswachstum zu einer schweren venösen Drainagestörung mit Auftreten einer massiven Hirndrucksteigerung kommen, die zu bleibenden Behinderungen oder gar zum Tod führt.

12.7.2 Epidemiologie

▶ **Inzidenz.** Große populationsbasierte Studien zur Inzidenz der SVT liegen bislang nicht vor. Geht man davon aus, dass etwa 0,5 – 1 % aller Schlaganfälle durch eine SVT hervorgerufen werden, so lässt sich daraus eine näherungsweise Inzidenz von 1 – 2 jährlichen Krankheitsfällen pro 100 000 Einwohner ableiten. Allerdings manifestiert sich die SVT nicht nur in Form eines Schlaganfallsyndroms, sodass die reale Inzidenz wahrscheinlich um den Faktor 2 – 3 höher liegt. In der bislang größten klinischen Studie betrug das Geschlechterverhältnis 3 : 1 (Frauen : Männer; [11]). Die Erkrankung tritt in allen Altersgruppen auf, die beiden Häufigkeitsgipfel liegen in der Neugeborenenzeit und im jungen Erwachsenenalter (20 – 40 Jahre).

▶ **Prognose.** Aufgrund verfeinerter diagnostischer Verfahren werden heutzutage auch zunehmend leichtere SVT-Verläufe nachgewiesen, die vor 15 – 20 Jahren zum Teil noch übersehen wurden. Dadurch konnte die Prognose der SVT nach oben korrigiert werden. In früheren Studien lag die Rate an Patienten, die nach SVT starben oder dauerhaft hilfsbedürftig blieben, bei > 40 % [2]. In der multizentrischen ISCVT-Studie an 624 Patienten mit SVT hingegen wurden fast 80 % vollständig beschwerdefrei [11]. Der Anteil an Patienten, die verstarben oder dauerhaft behindert waren, betrug nach 16 Monaten nur 8 % bzw. 5 %.

Die entscheidenden ungünstigen Prädiktoren sind:
- Bewusstseinstrübung bei Aufnahme,
- Thrombosierung innerer Hirnvenen,
- Nachweis einer Hirnblutung.

Merke

Die stärksten negativen Prädiktoren sind eine initiale Bewusstseinsminderung und das begleitende Auftreten einer Hirnblutung.

12.7.3 Risikofaktoren

Es existiert eine Vielzahl prothrombotischer Faktoren, welche gemäß der Virchow-Trias folgendermaßen eingeteilt werden können:
- thrombophile Alterationen des Blutes und der Blutgerinnung,
- Beeinträchtigung der intrakraniellen Blutzirkulation und
- Schädigung der Blutleiter selbst.

Dabei überwiegen zahlenmäßig eindeutig die hereditären und erworbenen Thrombophilien, lokale Störungen der Blutzirkulation und direkte Läsionen der Blutleiter sind selten. Insbesondere die sog. septische SVT durch lokale oder hämatogene Fortleitung einer abszedierenden Infektion stellt heutzutage eine Rarität dar.

Merke

Grundsätzlich kann man festhalten, dass sämtliche Faktoren, die mit peripheren Phlebothrombosen assoziiert sind, auch eine ätiopathogenetische Bedeutung für die SVT besitzen.

▶ Abb. 12.6 gibt einen Überblick über wichtigsten Faktoren eingeteilt nach den 3 pathogenetischen Gruppen.

12.7.4 Anatomie

Die Drainage des venösen Blutes erfolgt zunächst über ein sehr variables Geflecht zerebraler Venen, die in die dem Schädelknochen anliegenden intraduralen Sinus münden. Die Hirnsinus stellen starre und klappenlose Hohlräume dar, die durch eine Duplikatur der harten Hirnhaut (= Dura mater) gebildet werden. Da die Venen und Sinus sämtlich klappenlos sind, ist die Richtung des Blutflusses variabel und wird allein durch die Druckverhältnisse gesteuert.

▶ **Sinus cavernosus.** Der Sinus cavernosus besitzt aufgrund seiner engen Nachbarschaft zu Orbitastrukturen und den dazugehörigen Hirnnerven II–VI eine klinische Sonderstellung, da sich eine Thrombose in diesem Bereich mit vorwiegend okulären Leitsymptomen manifestiert.

Praxistipp

Durch die ausgedehnte kollaterale Vernetzung des venösen Systems besteht eine große Kompensationsfähigkeit der venösen Drainage im Falle einer umschriebenen Thrombosierung. Es ist daher wahrscheinlich, dass eine Reihe von Minorvarianten einer SVT klinisch stumm verlaufen oder nur mit geringen Symptomen einhergehen und unerkannt bleiben.
Einen diagnostischen Fallstrick stellen die häufig vorkommenden Hypoplasien der Sinus (insbesondere des linken Sinus transversus) dar, die als Thrombose fehlgedeutet werden können.

12.7 Sinus- und Hirnvenenthrombose

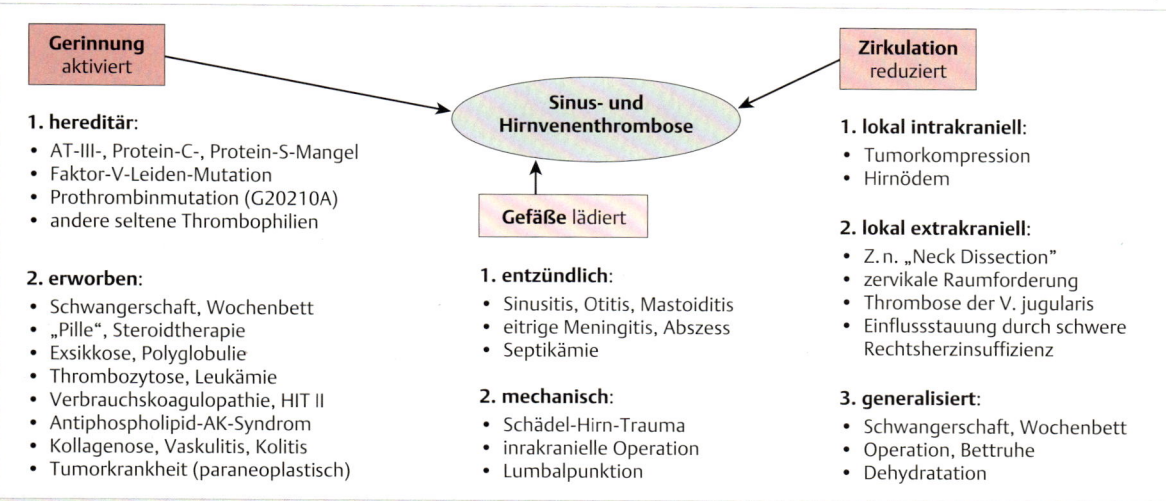

Abb. 12.6 Übersicht der wichtigsten Ätiologien, die gemäß Virchow-Trias geordnet sind. Die thrombophilen Blutalterationen sind pathogenetisch am bedeutsamsten, anschließend Störungen der Blutzirkulation und direkten Läsionen der venösen Blutleiter.
AK = Antikörper; AT III = Angiotensin III; HIT II = heparininduzierte Thrombozytopenie Typ 2.

12.7.5 Pathophysiologie und klinische Präsentation

Wie bereits erwähnt, besitzt die SVT eine große Variabilität in der klinischen Präsentation, die sich aus der variablen Pathophysiologie ableitet.

▶ **Pathogenese.** Gemeinsames pathophysiologisches Fundament der Krankheiten ist die Verlegung eines venösen Abflussweges und die dadurch bedingte venöse Drainagestörung. Die 3 wesentlichen pathoanatomischen Konsequenzen sind:
- das nahezu konstant vorhandene Stauungsödem, das sehr umschrieben sein oder eine gesamte Hemisphäre betreffen kann,
- der venöse Stauungsinfarkt, der nicht den arteriellen Territorien folgt und häufig hämorrhagisch imbibiert ist und
- die transvenöse Stauungsblutung (▶ Abb. 12.6).

▶ **Klinik.** Nicht selten lässt sich im Verlauf eine variable Kombination aus Ödem, Infarkt und Blutung nachweisen. Die Vielfalt der klinischen Präsentation bezieht sich sowohl auf die Art als auch die zeitliche Entwicklung der Symptome. Hinsichtlich der Symptomart können 4 Gruppen differenziert werden [11]:
- Hirndruckzeichen,
- fokal-neurologische Defizite,
- epileptische Anfälle und
- Zeichen der diffusen Enzephalopathie (▶ Tab. 12.17).

Merke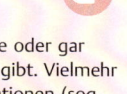

Thrombosen des Sinus cavernosus führen zu einer orbitalen Drainagestörung mit Chemosis, konjunktivalen Injektionen bis hin zur Protrusio bulbi. Fakultativ treten hier zusätzlich Visusstörungen und Doppelbilder auf.

▶ **Zeitlicher Verlauf.** In der ISCVT-Studie war die klinische Symptomentwicklung in 37 % akut (< 24 h), in 56 % subakut (1–7 Tage) und in 7 % der Fälle chronisch (> 1 Woche). ▶ Abb. 12.2 gibt einen Überblick über die pathogenetischen Mechanismen und die damit verbundenen zeitlichen Verläufe und klinischen Symptome.

Praxistipp

Es wird deutlich, dass es nicht *die* charakteristische oder gar pathognomonische klinische Präsentation der SVT gibt. Vielmehr muss bei Vorliegen bestimmter Symptomkombinationen (sog. Pattern-Diagnostik) an eine SVT gedacht werden. ▶ Tab. 12.17 gibt einen Überblick über die Symptomgruppen, die nach

Tab. 12.17 Übersicht der häufigsten Symptome der SVT, nach Symptomgruppen geordnet.

Symptomatik	Häufigkeit
1. Hirndruckzeichen	
• Kopfschmerzen	89 %
• Papillenödem	28 %
• Vigilanzminderung	14 %
• Doppelbilder	14 %
• diffuse Visusminderung	13 %
2. epileptische Anfälle	
• sekundär generalisiert	30 %
• rein fokal	19 %
3. fokal-neurologische Defizite	
• motorisch (Mono-, Hemiparese)	37 %
• Aphasie	19 %
• sensorisch	5 %
• andere kortikale Zeichen	3 %
4. diffuse Enzephalopathie*	22 %
• mental-kognitive Störungen	
• Desorientierung	
• Antriebsminderung, Indifferenz	
• exogene Psychose	

* eine Spezifizierung in die Symptomuntergruppen wurde nicht vorgenommen

Symptomhäufigkeit geordnet sind. Bei Beteiligung von ≥ 2 Symptomgruppen muss differenzialdiagnostisch *immer* eine SVT erwogen und in der apparativen Zusatzdiagnostik berücksichtigt werden.

12.7.6 Diagnostik

Die apparative Kerndiagnostik der SVT besteht aus:
- der Schnittbildgebung des Hirnparenchyms und
- der angiografischen Darstellung der suprazervikalen venösen Blutleiter zur Diagnosesicherung sowie
- aus der Thrombophiliediagnostik zur Ursachenklärung und
- der Erfassung und Überwachung von Komplikationen.

▶ **Schnittbilddiagnostik.** Hier können *indirekte* und *direkte* Zeichen einer SVT differenziert werden (▶ Tab. 12.18). Meist sind ausschließlich indirekte Hinweise auf eine SVT abzuleiten (▶ Abb. 12.8 a, b). Gemäß den pathogenetischen Prinzipien in ▶ Abb. 12.7 besteht gewöhnlich eine variable Zusammensetzung aus mehreren indirekten Zeichen.

In der ISCVT-Studie waren bei 47 % der Patienten Hirninfarkte und bei 39 % Hirnblutungen nachweisbar. Als direktes Zeichen gilt der unmittelbare Thrombusnachweis in der Schnittbildgebung, der in < 10 % der Fälle gelingt. Aufgrund von Anlagevarianten mit Ausbildung von Duplikaturen und Septen in den duralen Sinus können auch leicht falsch positive Zeichen diagnostiziert werden. Eine weitere Fehlerquelle sind sog. Pacchioni-Granulationen in den großen Sinus, die als fokale Thrombosierung fehlgedeutet werden können.

▶ **Suprazervikale Phlebografie (= venöse Angiografie).** Sie wird heutzutage überwiegend mittels CT- oder MR-Angiografie durchgeführt (▶ Abb. 12.9). Die DSA wird nur noch bei diagnostisch unklaren Fällen zur Diagnosesicherung sowie vor einer möglichen Thrombolyse eingesetzt. Die transkranielle Farbduplexsonografie konnte sich bislang nicht in der klinischen Routine etablieren, eignet sich aber möglicherweise zur Verlaufsdiagnostik der venösen Rekanalisation. Auch in der Gefäßdiagnostik können jeweils *direkte* und *indirekte* Zeichen einer SVT unterschieden werden, die in ▶ Tab. 12.18 aufgelistet sind.

> **Praxistipp**
>
> Nicht immer ist eine Diagnosesicherung durch den Goldstandard des direkten angiografischen Nachweises der Phlebothrombose möglich (▶ Abb. 12.9). Manchmal sind nur geschlängelte und varikös erweiterte Venen als indirekter Hinweis auf eine venöse Drainagestörung nachweisbar. Bei ausgedehnter Thrombosierung kann zusätzlich ein verzögerter arterieller Einstrom auftreten. Dann basiert die Diagnose auf einer „Indizienbeweisführung" durch Zusammenschau von klinischer Präsentation und mehreren indirekten Zeichen in der Schnittbild- und Gefäßdiagnostik.

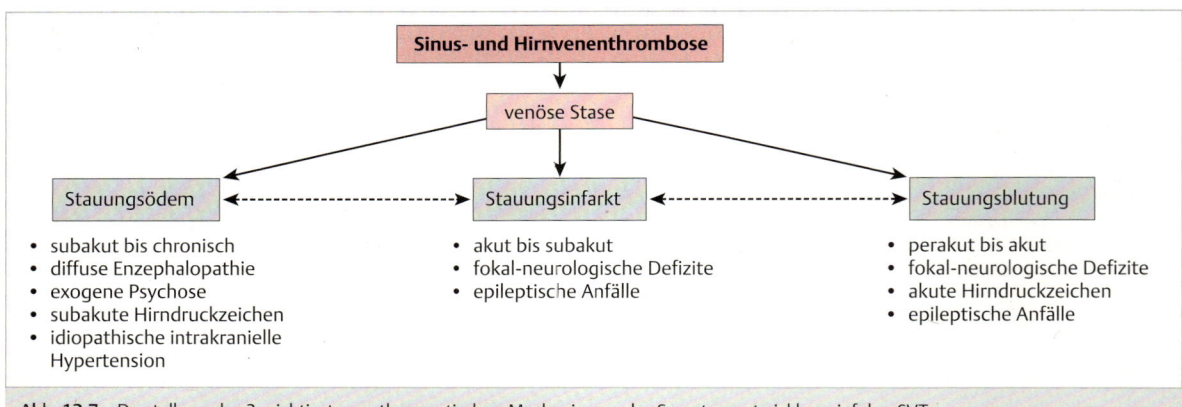

Abb. 12.7 Darstellung der 3 wichtigsten pathogenetischen Mechanismen der Symptomentwicklung infolge SVT.

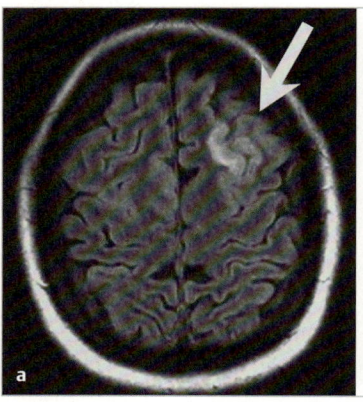
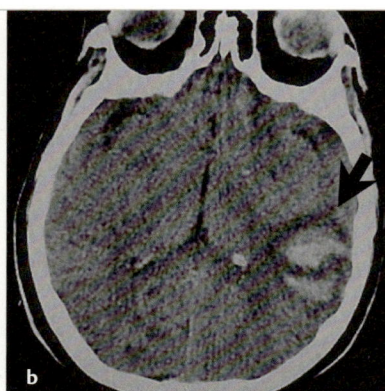

Abb. 12.8 a, b Indirekte Zeichen einer SVT mittels MRT (a) und CT (b).
a Umschriebenes kortikales Ödem.
b „Atypische" lobäre Blutung.

12.7 Sinus- und Hirnvenenthrombose

Tab. 12.18 Übersicht über häufige Befunde in der Schnittbild- und Gefäßdarstellung bei SVT.

	Hirnparenchymdiagnostik (CT, MRT)	Venöse Gefäßdiagnostik (CTA, MRA, DSA, TCCD)
indirekte Zeichen	• umschriebenes oder generalisiertes Hirnödem • atypisch lokalisierter Hirninfarkt (= folgt nicht den arteriellen Territorien) • irregulär konfigurierte Hirnblutung mit großem Begleitödem • fokales Enhancement gyral, an der Falx oder am Tentorium cerebelli (KM-Gabe)	• auffallend geschlängelte und dilatierte Venen • arterieller Einstrom verlangsamt • durale arteriovenöse Fistel

direkte Zeichen	• direkter Thrombusnachweis:
	  – Cord-Zeichen[1]
	  – „Dense Triangle"[2] (nativ)
	  – „Empty Triangle"[3] (KM-Gabe)
		• angiografische Darstellung der Phlebothrombose

Häufig lenken unspezifische indirekte Zeichen in der Parenchymdiagnostik auf die korrekte Diagnose. Bei Nachweis von ≥ 1 indirekten Zeichen muss, sofern nicht durch andere Krankheit erklärt, unter dem Verdacht auf eine SVT eine intrakranielle Phlebografie erfolgen.
[1] thrombosierte Vene kommt als signalreicher Strang zur Darstellung
[2] signalstarke Darstellung des Confluens sinuum aufgrund der Thrombosierung
[3] KM-Aussparung des Confluens sinuum aufgrund der Thrombosierung
CTA = CT-Angiografie; DSA = digitale Subtraktionsangiografie; KM = Kontrastmittel; MRA = Magnetresonanzangiografie; TCCD = transkranielle Farb-Doppler-Sonografie

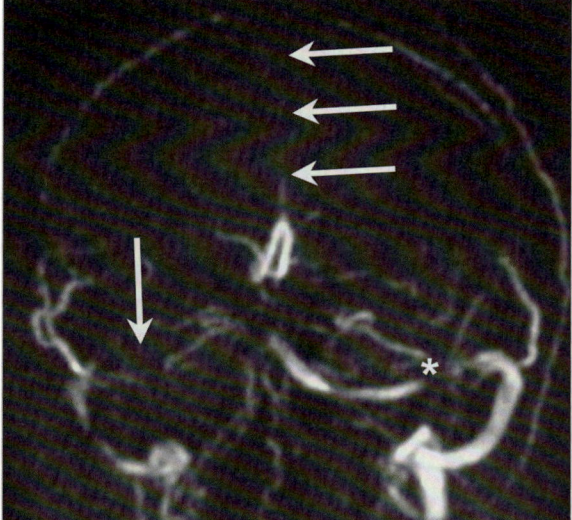

Abb. 12.9 Direkter Nachweis einer Sinus- und Hirnvenenthrombose (SVT) mittels venöser MR-Angiografie (koronare Aufsicht). Fehlender Flussnachweis durch ausgedehnte Thrombosierung im gesamten Sinus sagittalis superior (horizontale Pfeile) und des rechten Sinus transversus (vertikaler Pfeil). In einer Kontroll-MR-Angiografie nach 6 Monaten zeigte sich eine weitgehende Rekanalisation der Sinus sagittalis und des rechten Sinus transversus (nicht abgebildet). Die Stenose im linken Sinus transversus (*) war auch in der Kontrolle unverändert nachweisbar und ist wahrscheinlich Ausdruck einer älteren stattgehabten Thrombose mit Teilrekanalisierung.

▶ **Ursachendiagnostik.** Diese fällt vom Umfang her sehr variabel aus. Abhängig von der klinischen Gesamtkonstellation kann sie sehr umgrenzt bleiben (z. B. Patient mit Thrombophilie durch bekanntes schweres Tumorleiden) oder aber zu umfangreichen, ressourcenintensiven Untersuchungen führen. Letzteres trifft v. a. für jüngere, bislang gesunde Patienten ohne klinisch fassbare thrombophile Faktoren zu. Bei klinischen Hinweisen auf chronisch erhöhten Hirndruck ist eine Lumbalpunktion mit Druckmessung indiziert. Epileptische Anfälle erfordern eine EEG-Diagnostik, ggf. mit kontinuierlichem Monitoring.

12.7.7 Therapie

Heparinisierung

> **Praxistipp**
>
> Standard in der Akuttherapie ist die effektive Heparinisierung mit Anhebung der partiellen Thromboplastinzeit (PTT) auf das 2- bis 3-Fache des Ausgangswerts [16]. Heparin soll dabei in erster Linie ein weiteres Thrombuswachstum verhindern und dadurch die körpereigene Fibrinolyse unterstützen. Nach klinischer Stabilisierung kann zu einem niedermolekularen Heparin übergegangen werden.

Die Empfehlung für eine Heparinisierung im Akutstadium der SVT ist eindeutig, die Evidenzlage allerdings nur mäßig (Grad B) [16, 19]. Die häufig nachweisbare Hämorrhagie stellt dabei *keine* Kontraindikation gegen eine Heparinisierung dar, da die venöse Stase als Ursache der Einblutung durch Heparin günstig beeinflusst wird. In keiner Studie wurde eine heparinassoziierte Verschlechterung bei vorliegender Stauungsblutung beschrieben.

Eine wichtige Fehlerquelle in der Phlebografie stellt die Hypoplasie des Sinus transversus dar, die bei jedem 4. Gesunden meist linksseitig vorliegt [1]. Gemäß ISCVT-Studie sind folgende Sinus und Venen am häufigsten thrombosiert: Sinus sagittalis superior (62%), Sinus transversus (45%), Sinus rectus (18%), kortikale Venen (17%) und innere Hirnvenen (11%). Eine Thrombose im Sinus cavernosus stellt mit 1,3% heutzutage eine Rarität dar.

Lokale Thrombolyse

> **Praxistipp**
>
> Die lokale transvenöse Thrombolyse kann als Ultima Ratio in Fällen mit klinischer Verschlechterung trotz effektiver Heparinisierung erwogen werden, sofern andere Ursachen ausgeschlossen wurden.

Ursache für die Verschlechterung ist meist ein progredienter Hirndruck mit venöser Kongestion, bedingt durch eine insuffiziente venöse Drainage. Neben zahlreichen Kasuistiken existieren mehrere teils prospektive Fallserien mit etwa 100 Patienten [13, 14, 15, 22]. In > 80 % der Fälle wurden unter Verwendung unterschiedlicher Thrombolytika, zum Teil unterstützt durch eine mechanische Thrombektomie [8, 14, 20], eine Rekanalisation und ein befriedigendes Outcome erzielt. Bemerkenswerterweise wurden Verschlechterungen unter Lysetherapie nur bei < 10 % der Patienten beobachtet, obwohl bei fast jedem 3. Patienten zu Lysebeginn zerebrale Blutungszeichen vorlagen. Der Nachweis einer zerebralen Stauungsblutung stellt somit auch keine Kontraindikation gegen eine Lysetherapie dar. Eine begleitende Steroidgabe zur Behandlung des Hirnödems hat sich nicht als wirksam erwiesen [6].

Operative Kraniektomie zur Dekompression

> **Praxistipp**
>
> Die dekompressive Kraniektomie sollte (bei Versagen konservativer und interventioneller Maßnahmen) bei refraktärem Hirndruck als Heilversuch erwogen werden.

Trotz frühzeitigen Einsatzes antihämostatischer und thrombolytischer Maßnahmen kommt es manchmal zu einer ausgedehnten Hirndrucksituation. Meist ist sie die Folge des Zusammenspiels aus einem ausgedehntem Stauungsinfarkt und einem kongestiven Hirnödem. In diesen Fällen sollte eine dekompressive Kraniektomie erwogen werden, bevor es zu manifesten Einklemmungszeichen kommt. In kleineren Fallserien zeigten mehr als die Hälfte der Patienten ein gutes Outcome [7, 8].

Orale Antikoagulation

> **Merke**
>
> Zunächst sollten beeinflussbare thrombophile Faktoren beseitigt bzw. behandelt werden. Im Wesentlichen beinhaltet dies: Gewichtsnormalisierung, Nikotinkarenz, Ersatz der oralen Kontrazeption durch andere Verfahren (Absprache mit Gynäkologie), Vermeidung prothrombotischer Situationen.

Eine Schwangerschaft ist nach abgelaufener SVT durchaus möglich, erfordert jedoch eine konsequente Thromboseprophylaxe während der gesamten Zeit, am besten unter Verwendung einer oralen Antikoagulation.

Medikamentös erfolgt nach klinischer Stabilisierung die Einleitung einer oralen Antikoagulation mit einem Ziel-INR von 2,0 – 3,0 (Grad C; INR = International normalized Ratio). Zur optimalen Dauer der Antikoagulation existieren keine kontrollierten Daten. Die venösen Rekanalisationsprozesse sind jedoch meist nach 6 Monaten abgeschlossen [2], Rezidive (oder sekundäre Progresse) treten fast ausschließlich in den ersten 12 Monaten nach SVT auf. Für die Rezidivprophylaxe mit den neuen Antikoagulanzien liegen noch keine Daten vor.

> **Praxistipp**
>
> - Wir empfehlen daher zunächst eine 6-monatige Therapie mit anschließender MR-angiografischer Kontrolle. Die Dauer der Antikoagulation wird dann anhand des individuellen Risikoprofils und des Ausmaßes der Rekanalisation festgelegt.
> - Bei fehlendem Nachweis eines thrombophilen Faktors (= geringes Risiko) und guter Rekanalisation kann die Antikoagulation nach 6 Monaten beendet werden.
> - Bei nur partieller Rekanalisation oder bei Nachweis eines thrombophilen Faktors (= mittleres Risiko) wird die Antikoagulation auf 12 Monate ausgedehnt.
> - Bei bereits vorher bestehenden Thrombosen oder Nachweis einer hereditären Thrombophilie (= hohes Risiko) sollte eine dauerhafte Antikoagulation erwogen werden. Hier streben wir bei den meist jungen Patienten zur Therapieoptimierung die INR-Selbstmessung an.

Symptomatische Therapie

Bei Nachweis einer thrombosebegünstigenden Erkrankung (Malignom, infektiöser Fokus) sollte diese natürlich kurativ behandelt werden. Bei Nachweis eines erhöhten intrakraniellen Druckes (> 25 – 30 cm Liquorsäule) sollten zunächst regelmäßige lumbale Kontrollpunktionen mit Liquorzentesen (Entnahme von jeweils 30 – 40 ml) erfolgen. Bei persistierend erhöhtem intrakraniellen Druck kann zusätzlich eine orale medikamentöse Therapie mit Azetazolamid (täglich 500 – 1500 mg) erwogen werden. Epileptische Anfälle erfordern eine antikonvulsive Medikation.

Kernaussagen

Bedeutung der Sinus- und Hirnvenenthrombose
Die SVT stellt aufgrund ihrer vielfältigen und zum Teil unspezifischen Manifestationsformen eine differenzialdiagnostische Herausforderung unter den neurologischen Krankheiten dar und muss daher bei *allen* unklaren neurologischen Syndromen und „atypischen" Schlaganfällen mitberücksichtigt werden.

Epidemiologie
Aus der Annahme, dass etwa 0,5 – 1 % aller Schlaganfälle durch eine SVT hervorgerufen werden, kann eine näherungsweise Inzidenz von 1 – 2 Krankheitsfällen pro 100 000 Einwohner pro Jahr abgeleitet werden. Die stärksten Prädiktoren für ein ungünstiges Outcome (Tod oder relevante Behinderung) sind eine initiale Bewusstseinsminderung und das Auftreten einer Hirnblutung.

Risikofaktoren
Sämtliche Faktoren, die mit peripheren Phlebothrombosen assoziiert sind, haben auch eine ätiopathogenetische Bedeutung im Sinne von Risikofaktoren für die SVT.

Anatomie
Durch die ausgedehnte kollaterale Vernetzung des venösen Systems besteht eine große Kompensationsfähigkeit der venösen Drainage im Falle einer umschriebenen Thrombosierung. Hypoplasien der Sinus, insbesondere des linken Sinus transversus, können als Thrombosen fehlgedeutet werden.

Pathophysiologie und klinische Präsentation
4 Symptomgruppen können differenziert werden: Hirndruckzeichen, fokal-neurologische Defizite, epileptische Anfälle und Zeichen der diffusen Enzephalopathie mit kognitiven und psychiatrischen Auffälligkeiten.

Es gibt nicht *das* charakteristische oder gar pathognomonische klinische Bild der SVT, vielmehr muss bei Vorliegen von Symptomen aus mehr als 2 der genannten 4 Symptomgruppen differenzialdiagnostisch *immer* eine SVT erwogen und in der apparativen Zusatzdiagnostik berücksichtigt werden.

Der zeitliche Verlauf reicht von perakuten Formen (Minuten) über akute bis subakute Manifestationen (innerhalb von Stunden, häufigster Verlauf) bis zum schleichend progredienten Verlauf über Tage.

Diagnostik

Sowohl in der Schnittbild- als auch in der Gefäßdiagnostik können direkte und indirekte Zeichen einer SVT unterschieden werden. Der unmittelbare Thrombusnachweis in der Schnittbildgebung gelingt nur in < 10 % der Fälle. Nicht immer ist eine Diagnosesicherung durch den Goldstandard des direkten angiografischen Nachweises der Phlebothrombose möglich. Dann basiert die Diagnose auf einer „Indizienbeweisführung" durch Zusammenschau von klinischer Präsentation und mehreren indirekten Zeichen in der Schnittbild- und Gefäßdiagnostik.

Therapie

Standard in der Akuttherapie ist die effektive Heparinisierung mit Anhebung der PTT auf das 2- bis 3-Fache des Ausgangswertes. Die lokale transvenöse Thrombolyse kann als Ultima Ratio in Fällen mit klinischer Verschlechterung trotz effektiver Heparinisierung erwogen werden. Bei profusem Hirnödem ist eine dekompressive Kraniektomie zu erwägen.

Anhand des individuellen Risikoprofils und des Ausmaßes der Rekanalisation nach 6 Monaten wird die Dauer der oralen Antikoagulation festgelegt (Beenden nach 6 oder nach 12 Monaten oder Dauertherapie).

Literatur

[1] Alper F, Kantarci M, Dane S et al. Importance of anatomical asymmetries of transverse sinuses: an MR venographic study. Cerebrovasc Dis 2004; 18: 236 – 239
[2] Baumgartner RW, Studer A, Arnold M et al. Recanalisation of cerebral venous thrombosis. J Neurol Neurosurg Psychiatry 2003; 74: 459 – 461
[3] Bousser MG, Ferro JM. Cerebral venous thrombosis: an update. Lancet Neurol 2007; 6: 162 – 170
[4] Breteau G, Mounier-Vehier F, Godefroy O et al. Cerebral venous thrombosis 3-year clinical outcome in 55 consecutive patients. J Neurol 2003; 250: 29 – 35
[5] de Bruijn SF, Stam J. Randomized, placebo-controlled trial of anticoagulant treatment with low-molecular-weight heparin for cerebral sinus thrombosis. Stroke 1999; 30: 484 – 488
[6] Canhão P, Cortesão A, Cabral M et al. ISCVT Investigators. Are steroids useful to treat cerebral venous thrombosis? Stroke 2008; 39: 105 – 110
[7] Coutinho JM, Majoie CB, Coert BA et al. Decompressive hemicraniectomy in cerebral sinus thrombosis: consecutive case series and review of the literature. Stroke 2009; 40: 2233 – 2235
[8] Dohmen C, Galldiks N, Moeller-Hartmann W et al. Sequential escalation of therapy in "malignant" cerebral venous and sinus thrombosis. Neurocrit Care 2010; 12: 98 – 102
[9] Einhaupl KM, Villringer A, Meister W et al. Heparin treatment in sinus venous thrombosis. Lancet 1991; 338: 597 – 600
[10] Ferro JM, Lopes MG, Rosas MJ et al. Cerebral Venous Thrombosis Portugese Collaborative Study Group. Long-term prognosis of cerebral vein and dural sinus thrombosis. Results of the VENOPORT study. Cerebrovasc Dis 2002; 13: 272 – 278
[11] Ferro JM, Canhao P, Stam J et al. ISCVT Investigators. Prognosis of cerebral vein and dural sinus thrombosis: results of the International Study on Cerebral Vein and Dural Sinus Thrombosis (ISCVT). Stroke 2004; 35: 664 – 670
[12] Frey JL, Muro GJ, McDougall CG et al. Cerebral venous thrombosis: combined intrathrombus rtPA and intravenous heparin. Stroke 1999; 30: 489 – 494
[13] Horowitz M, Purdy P, Unwin H et al. Treatment of dural sinus thrombosis using selective catheterization and urokinase. Ann Neurol 1995; 38: 58 – 67
[14] Khan SN, Adeoye O, Abruzzo TA et al. Intracranial dural sinus thrombosis: novel use of a mechanical thrombectomy catheter and review of management strategies. Clin Med Res 2009; 7: 157 – 165
[15] Kim SY, Suh JH. Direct endovascular thrombolytic therapy for dural sinus thrombosis: infusion of alteplase. Am J Neuroradiol 1997; 18: 639 – 645
[16] Leitlinien der DGN. Kapitel 29: Zerebrale Sinus- und Venenthrombose. In: Diener HC, Weimar et al, Hrsg. Leitlinien für Diagnostik und Therapie in der Neurologie. Stuttgart: Thieme; 2012: 398 – 405
[17] Masuhr F, Mehraein S, Einhaupl K. Cerebral venous and sinus thrombosis. J Neurol 2004; 251: 11 – 23
[18] Preter M, Tzourio C, Ameri A et al. Long-term prognosis in cerebral venous thrombosis. Follow-up of 77 patients. Stroke 1996; 27: 243 – 246
[19] Stam J, De Bruijn SF, DeVeber G. Anticoagulation for cerebral sinus thrombosis. Cochrane Database Syst Rev 2002; 4: CD 002 005
[20] Stam J, Majoie CB, van Delden OM et al. Endovascular thrombectomy and thrombolysis for severe cerebral sinus thrombosis: a prospective study. Stroke 2008; 39: 1487 – 1490
[21] Tsai LK, Jeng JS, Liu HM et al. Intracranial dural arteriovenous fistulas with or without cerebral sinus thrombosis: analysis of 69 patients. J Neurol Neurosurg Psychiatry 2004; 75: 1639 – 1641
[22] Wasay M, Bakshi R, Kojan S et al. Nonrandomized comparison of local urokinase thrombolysis versus systemic heparin anticoagulation for superior sagittal sinus thrombosis. Stroke 2001; 32: 2310 – 2317

12.8 Epileptische Anfälle und Status epilepticus

F. Bösebeck, C. Kellinghaus

12.8.1 Definitionen und Epidemiologie

Epileptische Anfälle und Epilepsie

▶ **Definition und Klassifikationen [7].** Epilepsien werden als wiederholtes, unprovoziertes Auftreten von epileptischen Anfällen definiert. Ein einzelner, ggf. akut provozierter Anfall zieht nicht zwangsläufig die Diagnose Epilepsie nach sich. Wenn jedoch das Risiko für einen erneuten Anfall aufgrund von epilepsietypischer Aktivität im EEG oder einer verursachenden Läsion in der Bildgebung als hoch eingeschätzt wird, kann auch nach dem ersten Anfall die Diagnose einer Epilepsie gestellt werden. Anfälle und Epilepsien werden anhand verfügbarer klinischer Information als fokal, generalisiert oder unklassifizierbar und anhand der zugrunde liegenden Ätiologie als idiopathisch, symptomatisch oder kryptogen (d. h. vermutlich symptomatisch, aber ohne direkten Nachweis einer Ursache in Bildgebung oder Anamnese) klassifiziert. Andere Klassifikationssysteme versuchen, der Komplexität der Erkrankung durch einen mehrdimensionalen Ansatz gerecht zu werden.

▶ **Prävalenz und Inzidenz.** Die Epilepsie gehört zu den häufigeren neurologischen Erkrankungen (Gesamtprävalenz 0,5 bis 0,9 %). Die altersbezogene Prävalenz ist am niedrigsten in der frühen Kindheit und steigt mit zunehmendem Alter relativ gleichmäßig an. Die Inzidenz beträgt zwischen 30 und 50 Fällen pro 100 000 Personen pro Jahr. Die Inzidenz ist im Gegensatz zur Prävalenz in den ersten Lebensjahren sehr hoch, fällt dann ab und steigt im höheren Lebensalter wieder an.

▶ **Risikofaktoren.** Das Auftreten epileptischer Anfälle wird u. a. von folgenden Risikofaktoren begünstigt: Infektion des Gehirns und der Hirnhäute, Fieberkrämpfe im Kleinkindalter, ischämische oder hämorrhagische Insulte, traumatische Schäden, Alkoholkrankheit, Hirntumoren, degenerative neuronale Erkrankungen, Fehlbildungen der Hirnrinde oder von Hirngefäßen sowie eine genetische Prädisposition.

Status epilepticus

Die meisten epileptischen Anfälle sind auch ohne spezifische Therapie selbstlimitierend und dauern nur wenige Minuten.

> **Definition**
> Einen lang andauernden Anfall bzw. eine Serie von Anfällen, zwischen denen der neurologische Ausgangsbefund nicht wiedererlangt wird, bezeichnet man als *Status epilepticus (SE)* [14].

Aufgrund der positiven Korrelation zwischen Anfallsdauer und irreversiblem neurologischen Schaden wird der Definition eines SE in der Regel eine Anfallsdauer von 5–10 min zugrunde gelegt [14].

> **Definition**
> Als refraktärer SE (RSE) wird im Allgemeinen der SE bezeichnet, bei dem die Initialtherapie (in der Regel Benzodiazepine in nicht sedierenden Konzentrationen und mindestens ein Antikonvulsivum wie Phenytoin, Valproat oder Levetiracetam) klinisch und elektroenzephalografisch keine Unterbrechung des SE erreichen konnte [4].

▶ **Inzidenz und Ursachen.** Die jährliche Inzidenz für das Auftreten eines SE wird mit 15–25/100 000 Einwohner angenommen. Die Inzidenzrate steigt mit zunehmendem Lebensalter bis auf 80–90/100 000 Einwohner pro Jahr. Nur bei ca. 50 % der Fälle ist vor Auftreten eines SE eine Epilepsie bekannt. Akute und zurückliegende zerebrale Insulte spielen mit einem Anteil von 40 % ätiologisch v. a. in höherem Alter eine übergeordnete Rolle. Weitere Ursachen für SE sind abgefallene Antikonvulsivaserumspiegel, Hypoxie, metabolische Erkrankungen, Alkohol und Tumoren [4, 10].

▶ **Mortalität.** Trotz des Einsatzes modernster intensivmedizinischer Maßnahmen ist die Letalität eines SE nach wie vor hoch. Sie liegt zwischen 8 und 20 % für die ersten 30 Tage. Entscheidend für die Prognose ist die Ätiologie. Während die Mortalität eines SE aufgrund von Alkoholentzug und Absetzen von Antikonvulsiva bei 6–10 % liegt, hat eine generalisierte hypoxische Hirnschädigung als Ursache für einen SE eine Mortalitätsrate von 60–80 %. Auch eine längere Dauer des SE und ein höheres Lebensalter sind mit einer höheren Mortalität assoziiert [4, 10].

12.8.2 Anamnese und Diagnostik im SE

▶ **Differenzialdiagnose.** Zur näheren pathophysiologischen Beurteilung bzw. zur Abgrenzung eines SE von nicht epileptischen Episoden ist eine präzise Beschreibung der Anfallssemiologie wichtig.
- Bei vornehmlich *motorischen* Symptomen ist differenzialdiagnostisch an Myoklonien nicht epileptischer Ursache, Tremor, Tics oder Chorea zu denken.
- Bei *Vigilanzveränderungen* als führendem Symptom sind Koma und Enzephalopathien anderer Ätiologien (z. B. hepatisch, renal, hypoglykämisch, infektiös, toxisch) abzugrenzen.
- *Psychiatrische Erkrankungen* wie z. B. dissoziative Anfälle gehören zu den wichtigsten Differenzialdiagnosen des SE.

▶ **Anamnese und körperliche Untersuchung.** Die Anamnese sollte ätiologische Fragen nach vorliegender Epilepsie, nach Medikamenten, Drogen, Alkohol, internistischen Vorerkrankungen und insbesondere Erkrankungen mit potenziellen Hirnschädigungen klären. Bei der körperlichen Untersuchung sind fokalneurologische Defizite als mögliche lokalisierende Hinweise zu beachten.

▶ **EEG.** Prinzipiell sollte jeder Patient mit gesichertem oder vermutetem SE eine EEG-Ableitung erhalten. Die Sensitivität zum Nachweis von EEG-Anfallsmustern im SE wird mit 70–80 % angenommen.

> **Praxistipp**
> Bei eindeutigem Vorliegen eines konvulsiven SE kann das EEG auf den Zeitraum nach Abklingen des klinischen Anfalls bzw. nach Einleitung der Primärtherapie verschoben werden. Lässt die Semiologie jedoch Zweifel an einer epileptischen Ursache aufkommen, so sollte zur Vermeidung einer antikonvulsiven Behandlung von nicht epileptischen Anfällen zuvor ein EEG die Diagnose sichern. Eine kontinuierliche EEG-Ableitung ist aufgrund fehlender klinischer Beurteilungsparameter in der Therapie nicht konvulsiver SE zu fordern.

Bei Patienten mit postiktalen Bewusstseinsveränderungen und/oder persistierenden neurologischen Defiziten sollte der Erfolg der antiepileptischen Therapie durch das Fehlen typischer EEG-Anfallsmuster dokumentiert werden. Bei der EEG-gesteuerten Kontrolle der Narkosetiefe wird eine temporäre Unterdrückung der physiologischen Hirnaktivität angestrebt. Hierbei ist eine komplette Suppression *(flaches EEG)* einem alternierenden Burst-Suppression-Muster hinsichtlich SE-Unterbrechung und Mortalität vermutlich überlegen.

▶ **Computertomografie (CT) und Magnetresonanztomografie (MRT).** Ihre weitverbreitete Verfügbarkeit, relativ einfache Handhabung sowie eine ausreichende Sensitivität für den Nachweis frischer Blutungen oder grober struktureller Läsionen macht die CT unter den bildgebenden Verfahren zur Methode der ersten Wahl in der diagnostischen Kette des SE. In Zweifelsfällen sollte eine MRT erfolgen, welche hinsichtlich der Sensitivität zum Nachweis potenziell epileptogener Läsionen dem CT überlegen ist.

▶ **Laboranalysen.** Bei vermuteter Enzephalitis sind eine Liquoranalyse sowie die Anlage einer Blutkultur angezeigt.

Praxistipp

Neben den Notfallparametern (Elektrolyte, Serumchemie, Blutbild und Gerinnungsparameter) sollte ein *toxikologisches Screening* erfolgen. Bei vorliegender antikonvulsiver Medikation ist vor Beginn der Akuttherapie eine Bestimmung der Medikamentenserumspiegel angezeigt. Bei Frauen im gebärfähigen Alter sollte vor dem Hintergrund einer möglichen Eklampsie ein Schwangerschaftstest durchgeführt werden.

Postiktale Hypoglykämien finden sich sowohl als Ursache des epileptischen Anfalls als auch unabhängig von der Ätiologie als Ausdruck eines erhöhten Energieumsatzes im prolongierten SE. Die postiktale Blutgasanalyse zeigt oft eine Laktazidose, welche sich in der Regel nach Terminierung des Anfalls innerhalb einer Stunde zurückbildet. Postiktal finden sich häufig erhöhte Serumprolaktinwerte sowie eine teilweise dramatisch erhöhte Aktivität der Serumkreatininkinase. Bei fokalen und generalisierten Anfällen sowie prolongierten nicht konvulsiven SE deutet ein Anstieg der neuronenspezifischen Enolase (NSE) im Serum innerhalb von 24 h auf eine zunehmende Hirnschädigung und damit eine reduzierte Prognose hin.

12.8.3 Akuttherapie des SE

▶ **Allgemeinmaßnahmen.** Vor der Einleitung einer antikonvulsiven Therapie sollte zunächst die Sicherung der Vitalparameter erfolgen. Bei Intoxikationen sollten geeignete Entgiftungsmaßnahmen (z. B. Magenspülung, Hämodialyse, Hämofiltration etc.) erfolgen.

▶ **Benzodiazepine und Phenytoin (PHT).** SE-Behandlungsstudien der Evidenzklasse I und III belegen eine Wirksamkeit von Benzodiazepinen gegenüber Placebo sowie eine geringe Überlegenheit von Lorazepam gegenüber Diazepam bzw. PHT in Monotherapie [1, 11, 23]. Außerdem hat sich intramuskulär verabreichtes Midazolam dem intravenös verabreichten Lorazepam als überlegen erwiesen [20]. Bukkal oder intranasal appliziertes Midazolam kommt bei solchen Patienten infrage, bei denen in der Notfallsituation kein i. v. Zugang besteht [6]. Diese Daten führten zur Etablierung eines Behandlungsschemas, das die initiale, möglichst i. v. Gabe von Benzodiazepinen vorsieht, auf die ein i. v. appliziertes Antikonvulsivum folgt (▶ Abb. 12.10). Hierbei kommen gleichberechtigt Phenytoin, Valproat oder Levetiracetam zum Einsatz. Dies geschieht bis zur Unterbrechung des SE oder – bei Versagen der Initialtherapie – bis zur Einleitung einer Injektionsnarkose [14].

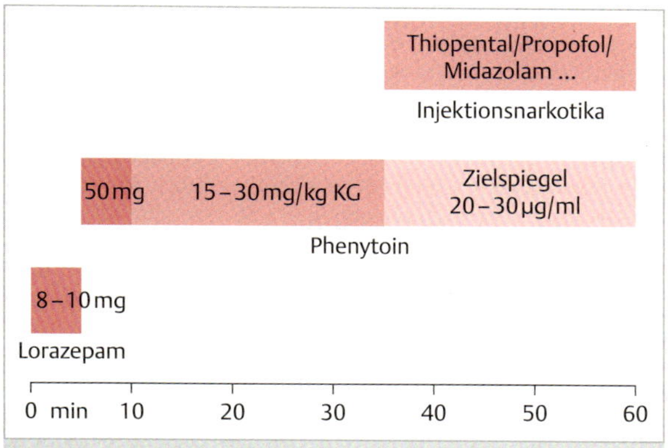

Praxistipp

Die Gabe von 0,05 mg/kg KG Lorazepam erfolgt in einer Injektionsgeschwindigkeit von maximal 2 mg/min bis zu einer Maximaldosis von 10 mg. Bei fehlender individueller Erfahrung des Erstbehandelnden kann alternativ mit Diazepam (0,15 mg/kg KG; 5 mg/min, Maximaldosis 30 mg) behandelt werden. Die i. v. PHT-Aufsättigung erfolgt in einer Dosierung von 20 mg/kg KG (max. 50 mg/min), die Gabe von Valproat mit 20 – 30 mg/kg KG in 10 – 15 min, die Gabe von Levetiracetam mit 30 – 60 mg/kg KG in 10 – 15 min.

Aufgrund der komplexen pharmakokinetischen Eigenschaften ist eine individuelle Anpassung der Erhaltungsdosis von PHT bis zum Erreichen stabiler Serumspiegel (20 – 30 µg/ml) notwendig. Bei mehrtägiger i. v. Gabe zur Behandlung prolongierter SE ist eine wiederholte Messung der PHT-Serumspiegel sinnvoll. Als wichtige Medikamenteninteraktion bei der SE-Behandlung ist die Reduktion des Gesamt-PHT durch die gleichzeitige Gabe von Valproinsäure (VPA) zu nennen.

Praxistipp

Aufgrund des stark alkalischen Lösungsmittels ist die Gabe von PHT über einen peripheren venösen Zugang schmerzhaft und führt gelegentlich zu lokalen Entzündungen. Eine akzidentelle extravasale Gabe kann zu schwerwiegenden Nekrosen führen. Diese Problematik entfällt für Valproat und Levetiracetam. PHT zeigt mit einigen chemischen Substanzen ausgeprägte Wechselwirkungen, weshalb Infusionen über ausschließlich für PHT reservierte venöse Zugänge oder Schenkel mehrlumiger zentraler Venenkatheter erfolgen sollten.
Die Clearance von Valproat wird durch die gleichzeitige Gabe von Carbapenemen und anderen Induktoren des Cytochrom-P450-Systems (z. B. Phenytoin) massiv gesteigert, sodass oft sehr hohe Dosen notwendig sind, um den Zielspiegel von 100 – 150 mg/l zu erreichen. Levetiracetam geht so gut wie keine Interaktionen mit anderen Medikamenten ein und ist daher diesbezüglich unproblematisch

12.8.4 Therapie des refraktären SE (RSE)

Medikamentöse Behandlungsoptionen

Falls die initiale Therapie den SE nicht unterbrechen kann, spricht man von einem refraktären Status epilepticus (RSE). Bei dessen Behandlung kommen vor allem i. v. verabreichte Narkotika zum Einsatz, die die Intubation und mechanische Ventilation bedingen. Eine Übersicht der wichtigsten in der SE-Behandlung verwendeten Medikamente findet sich in ▶ Tab. 12.19.

Merke

Neben den kurz wirksamen Barbituraten haben sich Propofol und Midazolam etabliert. Alternativ oder adjuvant kommen i. v. appliziert Valproinsäure sowie – ausschließlich adjuvant Levetiracetam zum Einsatz.

Abb. 12.10 Darstellung der zeitlichen Abfolge in der medikamentösen Akutbehandlung des konvulsiven Status epilepticus. Alternativ zum direkten Einsatz der Injektionsnarkotika kann in Abhängigkeit vom klinischen Bild zuvor ein Therapieversuch mit Lacosamid oder Phenobarbital erfolgen.

Erkrankungen des Nervensystems

Tab. 12.19 Übersicht der zur Behandlung des Status epilepticus im Erwachsenenalter eingesetzten Medikamente.

Therapiestufe	Wirkstoffgruppe	Wirkstoff	Dosierung und klinische Handhabung
Akuttherapie	Benzodiazepine	Lorazepam	(S) 0,05 – 0,01 mg/kg KG in ca. 2 mg/min; (M) 10 mg
		Diazepam	(S) 0,15 – 0,25 mg/kg KG in 5 mg/min; (M) 30 mg
		Clonazepam	(S) 1 – 2 mg in 0,5 mg/min; (M) 6 mg
		Midazolam	(S) 0,3 mg/kg KG sublingual, 0,2 mg/kg KG i. m., 0,1 mg/kg KG i. v.; *cave*: Atemdepression
	Antikonvulsiva	Phenytoin	(S) 15 – 20 mg/kg KG, davon 50 mg in 5 min, den Rest über 20 – 30 min; (M) 30 mg/kg KG; (E) bei Fortbestehen des SE: Dosierung nach Serumspiegel (20 – 30 µg/ml); *cave*: Blutdruckabfall und selten kardiale Arrhythmien bei hoher Infusionsrate
		Valproat	(S) 20 – 30 mg/kg KG in 20 – 30 min; (E) 1 – 1,5 mg/kg KG/h
		Levetiracetam	(S) 30 – 60 mg/kg KG in 10 – 15 min; (E) 25 – 50 mg/kg KG/d
		Lacosamid	(S) 5 mg/kg KG in 5 min; (E) 3 – 6 mg/kg KG/d
Therapie des refraktären SE	sedierende Antikonvulsiva und	Phenobarbital	(S) initial 10 – 15 mg/kg KG; (M) 60 – 120 mg/kg KG
		Thiopental	(S) 5 mg/kg KG, dann Boli von 2 mg/kg KG alle 3 – 5 min bis Burst-Suppression im EEG; (E/M) initial 5 mg/kg KG/h, wenn kein Burst-Suppression im EEG: +2 mg/kg KG/h, wenn Burst-Suppression erreicht: – 1 mg/kg KG/h; Auslassversuche alle 24 – 48 h; Dauergabe bis 53 Tage beschrieben (s. Text)
		Propofol	(S) 2 mg/kg KG; (E/M) max. 4 mg/kg KG/h für höchstens 7 Tage; bei Blutdruckabfall Senkung der Infusionsgeschwindigkeit, ggf. zusätzliche Gabe von Midazolam bei erneuten motorischen Anfällen oder Anfallsmustern im EEG; bei Zeichen eines Propofolinfusionssyndroms sofort absetzen (s. Text)
		Midazolam	(S) 0,15 – 0,2 mg/kg KG; (E) 0,05 – 0,2 mg/kg KG/h
Reservemedikamente		Ketamin	(S) 2 – 3 mg/kg KG; (E) 0,5 – 4 mg/kg KG/h (mit Midazolam!)
	Sonstige	Isofluran	(S) nach EEG auftitrieren; (E) 0,75 – 1 % insp. Konzentration; (M) 1,5 % insp. Konzentration

(E) = Erhaltungsdosis; (M) = Maximaldosis; (S) = Startdosis; insp. Konzentration = Konzentration in der Inspirationsluft

▶ **Barbiturate.** Unter den Barbituraten kommen in der Regel Thiopental, Pentobarbital und Phenobarbital in teilweise bis zur Atemdepression reichenden Dosen zum Einsatz. Initial erfolgt meist eine Bolusgabe, die ein rasches Erreichen der Burst-Suppression-Phase im EEG sicherstellen soll.

Die in Studien angegebene Bolusdosis schwankt zwischen 0,6 mg/kg KG [13] und 30 mg/kg KG *Thiopental* innerhalb von 30 – 120 min [15]. Bei systematischer Auftitration von kleinen Boli (1 – 2 mg/kg KG) waren im Median 19 mg/kg KG zum Erreichen eines Burst-Suppression-Musters nötig. Die angegebene Erhaltungsdosis schwankt zwischen 5 und 55 mg/kg KG/h [15]. Bei systematischer Titration war im Mittel eine Infusionsrate von 8 mg/kg KG/h zur Erhaltung des Burst-Suppression-Musters nötig [17]. In einigen Fallserien werden teilweise mehrwöchige Barbituratbehandlungen beschrieben, ohne dass dieses Vorgehen zwangsläufig mit einer schlechteren Prognose hinsichtlich des neurologischen Outcomes assoziiert war. Als kumulative Gesamtdosis werden bis zu 131 mg Thiopental pro kg KG angegeben. Der mittlere Serumspiegel lag bei 25 – 40 µg/ml [15, 17].

Beim Einsatz von *Phenobarbital* in sehr hohen Dosen wurden zwischen 30 und 120 mg/kg KG pro 24 h gegeben (median 60 mg/kg KG/d) und dabei Serumspiegel von 70 – 344 µg/ml erreicht (Median 114 mg/ml).

In den meisten berichteten Fällen konnte der SE durch den Einsatz von Barbituraten durchbrochen werden, doch lässt sich die Versagerrate aus den vorliegenden Fallserien auch nicht annähernd bestimmen. Neben der nahezu unausweichlichen Kreislaufdepression, die oft den Einsatz von Katecholaminen erfordert, sind gelegentlich zyklische Temperatur- und Nierenfunktionsschwankungen und in Einzelfällen ein dem Propofolinfusionssyndrom (PRIS) ähnliches Krankheitsbild zu beachten [8].

▶ **Midazolam.** In Studien zur Behandlung von RSE mit Midazolam wurden zunächst Boli von 0,15 – 0,2 mg/kg KG innerhalb von 5 – 10 min verabreicht. Im Anschluss wurde mit einer kontinuierlichen Infusionsrate von 0,05 – 0,1 mg/kg KG/h begonnen, die ca. alle 15 min um 0,05 – 0,1 mg/kg KG/h erhöht wurde, bis die Anfallsaktivität sistierte. Im Mittel waren zwischen 0,22 mg/kg KG/h und 0,48 mg/kg KG/h notwendig [4, 16].

▶ **Propofol.** Propofol wird zunehmend in der Behandlung refraktärer SE eingesetzt. Hierbei zeigt sich hinsichtlich der mittleren Therapiedauer und Unterbrechung des SE eine gute Effektivität, vergleichbar mit dem Einsatz von Barbituraten und Midazolam [18]. Zur Vermeidung von Anfallsrezidiven sollte Propofol über mindestens 24 h ausgeschlichen werden [4]. Bisher ist Propofol zur Behandlung des SE nicht zugelassen.

Neben der antikonvulsiven Wirksamkeit werden neuroexzitatorische Nebenwirkungen von Propofol einschließlich Opisthotonus, Muskelrigiditäten, Choreoathetosen und Myoklonien beschrieben. Eine wissenschaftlich begründete Evidenz für prokonvulsive Wirkung und neuroexzitatorische Effekte unter kontinuierlicher Propofolapplikation nach Erreichen stabil hoher Wirkspiegel, wie sie bei der Therapie des SE angestrebt werden, findet sich nicht.

Praxistipp

In Deutschland wird eine Infusionsgeschwindigkeit von maximal 4 mg/kg KG/h für höchstens 7 Tage empfohlen, um ein Propofolinfusionssyndrom (PRIS) zu vermeiden. Eine Anwendung bei Patienten unter 16 Jahren sollte grundsätzlich unterbleiben [2].

▶ **Valproinsäure.** Intravenös applizierte VPA ist gut wasserlöslich und daher problemlos über periphere venöse Zugänge zu geben. Sie zeigt weniger stark sedierende und kreislaufdepressive Effekte als andere intravenöse Antikonvulsiva oder Barbiturate und ermöglicht nach Durchbrechen des SE einen direkten Übergang zur oralen Therapie. Bis heute wurden die Daten von etwa 20 retrospektiven und prospektiven Studien mit insgesamt 533 Patienten veröffentlicht. Diese Daten legen nahe, dass VPA dem PHT nach Versagen der Akuttherapie mit Benzodiazepinen in etwa gleichwertig ist [12, 24]. Selbst bei multimorbiden älteren Patienten kam es unter der Gabe von VPA (25,1 ± 5,0 mg/kg KG bei einer mittleren Infusionsgeschwindigkeit von 36,6 mg/min) zu keinen signifikanten Änderungen des Blutdrucks oder der Herzfrequenz [21]. VPA ist mittlerweile bei Versagen der Ersttherapie zur Therapie des Status epilepticus zugelassen.

▶ **Levetiracetam.** Levetiracetam liegt u. a. als i. v. Zubereitung vor. Es zeigte gute Wirksamkeit bei experimentell induziertem SE und konnte gleichzeitig die antikonvulsive Wirkung von Diazepam verstärken. Klinisch konnte ein teilweise dramatischer Behandlungserfolg bei der Therapie serienhaft auftretender chronischer posthypoxischer Myoklonien gezeigt werden [3]. Bisher wurden Daten von etwa 300 Patienten veröffentlicht, die wegen eines SE mit Levetiracetam behandelt wurden [5, 19]. Es wird zunächst ein Bolus von 30 – 60 mg/kg KG verabreicht, die Erhaltungsdosis liegt bei etwa 25 – 50 mg/kg KG/d. Selbst bei Infusionsgeschwindigkeiten von 300 mg/min und mehr traten keine Veränderungen von Blutdruck, Herzfrequenz und Respiration auf [5].

▶ **Reservemedikamente.** Lacosamid steht als wasserlösliches Antikonvulsivum als i. v. Zubereitung zur Verfügung. Fallberichte und kleine Fallserien zur Behandlung des SE zeigten eine relevante Ansprechrate bei sehr guter Verträglichkeit [9]. Topiramat, das aufgrund seiner Wirksamkeit bei generalisierten und fokalen Epilepsien sowie wegen des neuroprotektiven Effekts im Tierversuch ebenfalls bei RSE eingesetzt wurde [22], hat in Ermangelung der Möglichkeit einer i. v. Gabe im Alltag eine nachgeordnete Stellung.

Nicht medikamentöse Behandlungsoptionen bei SE

Die Erfahrung mit epilepsiechirurgischen Eingriffen, also mit der operativen Entfernung oder Diskonnektion des epileptogenen Kortexabschnittes zur Behandlung fokal ausgelöster SE ist noch gering. In den wenigen Fallserien konnten SE ohne relevante zusätzliche Morbidität unterbrochen werden und die Mehrzahl der Patienten blieb postoperativ auch frei von weiteren Anfällen [4].

Elektrokrampftherapie und Vagusnervstimulation wurde im Einzelfall zur Behandlung des refraktären SE angewandt, allerdings sind die Fälle zum Teil unzureichend dokumentiert, sodass der Erfolg der Anwendung bisher noch nicht ausreichend belegt ist.

Kernaussagen

Definitionen, Epidemiologie und Pathophysiologie
Epilepsie wird als das wiederholte, unprovozierte Auftreten von epileptischen Anfällen definiert. Einen lang andauernden Anfall bzw. eine Serie von Anfällen, zwischen denen der neurologische Ausgangsbefund nicht wiedererlangt wird, bezeichnet man als Status epilepticus (SE).
Derzeit wird davon ausgegangen, dass zwischen 0,5 und 0,9 % der Bevölkerung an Epilepsie leiden. Die Inzidenz ist in den ersten Lebensjahren sehr hoch, fällt dann ab und steigt in höherem Lebensalter wieder an.

Anamnese und Diagnostik im SE
Bei Zweifeln an einer epileptischen Genese sollte zur Vermeidung einer antikonvulsiven Behandlung von nicht epileptischen Anfällen ein EEG die Diagnose sichern (Sensitivität zum Nachweis von Anfallsmustern im SE: ca. 70 – 80 %). In der Therapie nicht konvulsiver SE ist aufgrund fehlender klinischer Beurteilungsparameter eine kontinuierliche EEG-Ableitung zu fordern.
Neben den Notfallparametern (Elektrolyte, Serumchemie, Blutbild und Gerinnungsparameter) sollte ein toxikologisches Screening erfolgen. Bei Frauen im gebärfähigen Alter sollte zum Ausschluss einer Eklampsie ein Schwangerschaftstest durchgeführt werden.

Akuttherapie des SE
Die initiale Behandlung eines SE erfolgt in der Regel mit Benzodiazepinen, auf die die Gabe von Phenytoin, Valproat oder Levetiracetam folgt. Primäres Behandlungsziel ist die gesicherte Unterbrechung des SE oder – bei Versagen – die Einleitung einer Injektionsnarkose.
Unter den Benzodiazepinen zeigt sich eine geringe Wirksamkeitsüberlegenheit von Lorazepam gegenüber Diazepam sowie von intramuskulärem Midazolam gegenüber intravenösem Lorazepam. Nasal oder bukkal appliziertes Midazolam ist aufgrund alternativer Applikationswege und langfristiger intravenöser Gabe zu erwägen.

Therapie des refraktären SE (RSE)
Seit Jahrzehnten hat sich in der Therapie refraktärer SE die temporäre Suppression elektrischer Hirnaktivität im EEG durch Injektionsnarkotika etabliert.
Neben Barbituraten wird hierzu zunehmend Propofol eingesetzt (Infusionsgeschwindigkeit: maximal 4 mg/kg KG/h für höchstens 7 Tage). Intravenös verabreichbares Midazolam stellt eine Alternative dar.
Adjuvant kommen enterale Antikonvulsiva wie Topiramat, Pregabalin oder Oxcarbazepin zum Einsatz.
Inhalationsnarkotika stellen eine Reservemedikation dar und können bei refraktärem Status nach Versagen aller i. v. Narkotika eingesetzt und bis zum Erreichen eines Burst-Suppression-Musters auftitriert werden.

Literatur

[1] Alldredge BK, Gelb AM, Isaacs SM et al. A comparison of lorazepam, diazepam, and placebo for the treatment of out-of-hospital status epilepticus. N Engl J Med 2001; 345 (9): 631 – 637

[2] Arzneimittelkommission der deutschen Ärzteschaft. Schwere unerwünschte Arzneimittelwirkungen nach Propofol-Infusionen zur Sedierung. Deutsches Ärzteblatt 2004; 101 (50): A3447 – 3448

[3] Boesebeck F, Kellinghaus C, Olaizola I et al. Levetiracetam in der Behandlung posthypoxischer Myoklonien. Z Epileptol 2005; 18(2): 121

[4] Boesebeck F, Moddel G, Anneken K et al. Refractory status epilepticus: diagnosis, therapy, course, and prognosis. Der Nervenarzt 2006; 77(10): 1159–1175
[5] Berning S, Boesebeck F, van Baalen A et al. Intravenous levetiracetam as treatment for status epilepticus. J Neurol 2009; 256: 1634–1642
[6] de Haan GJ, van der Geest P, Doelman G et al. A comparison of midazolam nasal spray and diazepam rectal solution for the residential treatment of seizure exacerbations. Epilepsia 2010; 51(3): 478–482
[7] Duncan JS, Sander JW, Sisodiya SM et al. Adult epilepsy. Lancet 2006; 367(9516): 1087–1100
[8] Enting D, Ligtenberg JJ, Aarts LP et al. Total suppression of cerebral activity by thiopental mimicking propofol infusion syndrome: a fatal common pathway? Anesth Analg 2005; 100(6): 1864–1865; author reply 5
[9] Kellinghaus C, Berning S, Immisch I et al. Intravenous lacosamide for treatment of status epilepticus. Acta Neurol Scand 2011; 123: 137–141
[10] Knake S, Hamer HM, Rosenow F. Status epilepticus: a critical review. Epilepsy Behav 2009; DOI: 10 1016/j.yebeh.2009.02 027
[11] Leppik IE, Derivan AT, Homan RW et al. Double-blind study of lorazepam and diazepam in status epilepticus. Jama 1983; 249(11): 1452––1454
[12] Limdi NA, Knowlton RK, Cofield SS et al. Safety of rapid intravenous loading of valproate. Epilepsia 2007; 48(3): 478–483
[13] Lohr A Jr, Werneck LC. Comparative non-randomized study with midazolam versus thiopental in children with refractory status epilepticus. Arq Neuropsiquiatr 2000; 58(2A): 282–287
[14] Lowenstein DH, Alldredge BK. Status epilepticus. N Engl J Med 1998; 338(14): 970–976
[15] Orlowski JP, Erenberg G, Lueders H et al. Hypothermia and barbiturate coma for refractory status epilepticus. Crit Care Med 1984; 12(4): 367–372
[16] Ozdemir D, Gulez P, Uran N et al. Efficacy of continuous midazolam infusion and mortality in childhood refractory generalized convulsive status epilepticus. Seizure 2005; 14(2): 129–132
[17] Parviainen I, Uusaro A, Kalviainen R et al. High-dose thiopental in the treatment of refractory status epilepticus in intensive care unit. Neurology 2002; 59(8): 1249–1251
[18] Rossetti AO, Reichhart MD, Schaller MD et al. Propofol treatment of refractory status epilepticus: a study of 31 episodes. Epilepsia 2004; 45(7): 757–763
[19] Rossetti AO, Bromfield EB. Levetiracetam in the treatment of status epilepticus in adults: a study of 13 episodes. European neurology 2005; 54(1): 34–38
[20] Silbergleit R, Durkalski V, Lowenstein D et al. Intramuscular versus intravenous therapy for prehospital status epilepticus. N Engl J Med 2012; 366: 591–600
[21] Sinha S, Naritoku DK. Intravenous valproate is well tolerated in unstable patients with status epilepticus. Neurology 2000; 55(5): 722–724
[22] Towne AR, Garnett LK, Waterhouse EJ et al. The use of topiramate in refractory status epilepticus. Neurology 2003; 60(2): 332–334
[23] Treiman DM, Meyers PD, Walton NY et al. A comparison of four treatments for generalized convulsive status epilepticus. Veterans Affairs Status Epilepticus Cooperative Study Group. N Engl J Med 1998; 339(12): 792–798
[24] Trinka E. The use of valproate and new antiepileptic drugs in status epilepticus. Epilepsia 2007; 48 (Suppl. 8): 49–51

12.9 Akute Polyneuroradikulitis (Guillain-Barré-Syndrom)

W. Schulte-Mattler, B. Schalke, T. Henze

12.9.1 Einleitung und Definition

Polyneuritiden und Polyneuroradikulitiden sind entzündliche Erkrankungen peripherer Nerven, die auf Autoimmunmechanismen beruhen. Oft sind dabei nicht nur die peripheren Nerven, sondern oft auch die Vorder- und Hinterwurzeln des Rückenmarks betroffen. Mit Abstand häufigste Erkrankung ist dabei das Guillain-Barré-Syndrom (GBS). Die Indikation zur Intensivtherapie beim GBS ergibt sich, wenn sich zusätzlich zu einer rasch progredienten Tetraparese eine vitale Gefährdung infolge einer Schluckstörung, einer Atemlähmung oder von ausgeprägten vegetativen Symptomen entwickelt.

12.9.2 Ätiologie und Pathophysiologie

Es ist wahrscheinlich, dass zahlreiche Infektionserreger (wie Epstein-Barr-, Varizella-zoster-, Zytomegalie-, Hepatitis-A/B- oder Human-Immunodeficiency-Viren, ebenso aber auch Campylobacter jejuni oder Mycoplasma pneumoniae) mit Antigenen in peripheren Nerven Kreuzreaktionen zeigen (Molecular Mimicry). Auch Impfungen können ein GBS auslösen.

12.9.3 Epidemiologie

Das GBS tritt weltweit mit einer jährlichen Inzidenz von 1–4/100 000 auf und kann sich in jedem Lebensalter, u. a. auch in der frühen Kindheit, manifestieren. Frauen und Männer sind etwa gleich häufig betroffen [4, 15]. Ca. 25% bis 30% der Fälle verlaufen schwer, sodass eine Intensivtherapie erforderlich wird [9, 10], die Letalität wird in diesen schweren Fällen immer noch mit bis zu 15% angegeben [10].

12.9.4 Klinische Manifestation

▶ **Schmerzen und Paresen.** Das GBS beginnt zumeist mit schmerzhaften Dys- und Hypästhesien der Extremitäten sowie oft auch mit Rückenschmerzen. Diese Beschwerden können sehr intensiv sein und breiten sich üblicherweise von distal nach proximal aus. Kurz darauf oder parallel hierzu klagen die Patienten über ebenfalls distal beginnende schlaffe Paresen. Die Muskeleigenreflexe sind nur schwach auslösbar oder erloschen. Bei leichtem Verlauf kann die Erkrankung auf die Beine beschränkt bleiben. Häufiger jedoch breitet sich der Prozess auf die Arme aus und in etwa 50% der Fälle sind auch Hirnnerven betroffen. Es entwickeln sich dann eine meist beidseitige periphere Fazialisparese, Augenmuskelparesen sowie Kau-, Schluck- und Sprechstörungen. Im Rahmen der Schluckstörungen und des reduzierten Hustenstoßes besteht Aspirationsgefahr. Bei 25–33% der Kranken tritt eine respiratorische Insuffizienz auf [7, 15]. Es besteht die Gefahr der alveolären Hypoventilation mit Atelektasenbildung und nachfolgender Pneumonie. Der Übergang von noch kompensierter Ventilation in die vollständige respiratorische Insuffizienz vollzieht sich dabei oft sehr rasch.

> **Merke**
>
> Das GBS ist eine Erkrankung des peripheren Nervensystems, die typischerweise mit von distal nach proximal fortschreitenden schlaffen Paresen, Ausfall der Muskeleigenreflexe sowie Schmerzen und Sensibilitätsstörungen einhergeht. In schweren Fällen sind auch Atem-, Schluck- und Gesichtsmuskulatur betroffen, sodass Ateminsuffizienz und Aspirationsgefahr eintreten können. Bewusstseinsstörungen bestehen nicht.

12.9 Akute Polyneuroradikulitis (Guillain-Barré-Syndrom)

▶ **Autonomes Nervensystem.** In leichten Fällen bleiben Blasen- und Darmfunktion erhalten, bei schwereren Verläufen (etwa 30% der Fälle) resultieren jedoch Blasen- und Darmatonie sowie weitere, zum Teil schwerwiegende Funktionsstörungen des autonomen Nervensystems ([9]; ▶ Tab. 12.20).

Eine Blasenatonie äußert sich zumeist als Harnverhalt mit nachfolgender Blasenüberdehnung. Die Darmatonie manifestiert sich als hartnäckige Obstipation bis hin zum paralytischen Ileus, selten findet man auch therapierefraktäre Diarrhöen. Herzrhythmusstörungen treten im Sinne von supraventrikulären und ventrikulären Tachykardien, hochgradigen Bradykardien bis zur Asystolie, Schwankungen der Herzfrequenz (Bradykardie-Tachykardie-Syndrom), Überleitungsstörungen (AV-Blockierungen, Rechts- und Linksschenkelblockierungen) und wandernden Schrittmachern auf. Am bedrohlichsten ist dabei die Asystolie, die spontan oder bei der Intubation, beim Absaugen, Lagern oder bei der Krankengymnastik auftritt. Störungen der Blutdruckregulation äußern sich neben lang anhaltenden hyper- oder hypotensiven Phasen auch als starke Schwankungen des systolischen und diastolischen Blutdrucks. Im EKG findet man ST-Strecken-Hebungen und -Senkungen oder eine abgeflachte T-Welle.

> **Merke**
>
> Bei mindestens 30% der Patienten treten Störungen des autonomen Nervensystems auf, von denen die kardiovaskulären Symptome wie Bradykardien, Asystolie und Blutdruckschwankungen am bedrohlichsten sind.

Die schwerste Verlaufsform ist die sog. akute totale Polyneuritis, bei der es zu einer vollständigen Paralyse der quergestreiften Muskulatur einschließlich der äußeren Augenmuskeln sowie zu einer hochgradigen Beteiligung des autonomen Nervensystems kommt [18].

▶ **Verlauf und Prognose.** Das GBS ist eine monophasische Erkrankung, die bei ⅔ der Patienten 1 bis 2 Wochen nach einem Infekt auftritt. Sie erreicht ihren klinischen Gipfel zumeist nach 2–4 Wochen und bildet sich nach einer unterschiedlich langen Plateauphase langsam wieder zurück. Eine Restitutio ad Integrum ist – v. a. bei schwereren Verläufen – nicht immer zu erwarten, vor Einführung der Immunglobulintherapie lag sie nach 2 Jahren bei lediglich 50% [6]. In ca. 4% der Fälle verbleiben schwerwiegende Symptome wie hochgradige Paresen oder beatmungspflichtige Ateminsuffizienz. Todesursachen sind v. a. Lungenembolien oder bradykarde Rhythmusstörungen.

> **Merke**
>
> Das GBS ist eine monophasische Erkrankung mit einer v. a. bei schwererem Verlauf nicht immer guten Prognose. Die Letalität liegt insgesamt bei 4–6%.

▶ **Sonderformen.** Neben dem eigentlichen GBS werden mehrere Sonderformen unterschieden. Am bekanntesten ist dabei das Miller-Fisher-Syndrom mit Ophthalmoplegie, Ataxie und Areflexie. Daneben wurden rein motorische oder rein sensorische demyelinisierende und – seltener – axonale Varianten des GBS beschrieben. Am seltensten ist wahrscheinlich die „Pure Dysautonomia", bei der es zu ausgeprägten Ausfällen des sympathischen und parasympathischen Nervensystems kommt und motorische sowie sensorische Symptome vollständig fehlen.

Vom GBS wird eine weitere entzündliche Neuropathie durch ihren Verlauf abgegrenzt. Aus diesem Grunde wurde sie früher „chronisches GBS" genannt. Heute ist dieser Terminus durch CIDP (= chronisch inflammatorische demyelinisierende Polyneuropathie) ersetzt worden, um die Unterschiedlichkeit beider Erkrankungen hervorzuheben. Eigenartigerweise gibt es Patienten mit einer CIDP, die einen akuten Beginn ihrer Erkrankung erleiden. Diese unterschieden sich während der ersten 8 Krankheitswochen weder klinisch noch apparativ von Patienten mit GBS.

12.9.5 Diagnose

> **Merke**
>
> Die Diagnose eines GBS erfordert einen typischen klinischen Befund, der durch entsprechende elektrophysiologische Befunde und Liquorbefunde ergänzt wird.

▶ **Klinische Kriterien.** Klinische Hauptkriterien sind die progredienten symmetrischen, distal beginnenden Paresen sowie die erloschenen oder nur schwach auslösbaren Muskeleigenreflexe. Daneben unterstützen weitere fakultative Symptome die Diagnose: relative Symmetrie der neurologischen Störungen, eine Progredienz von bis zu 4 Wochen, sensible Symptome, der Beginn der Rückbildung 2 bis 4 Wochen nach Erreichen des Krankheitshöhepunktes, Hirnnervensymptome und eine Beteiligung des autonomen Nervensystems [2].

▶ **Elektrophysiologische Befunde.** Bei der elektrophysiologischen Untersuchung findet man die Zeichen einer multilokulären Demyelinisierung. Diese treten in der Regel aber erst nach einigen Krankheitstagen auf, sodass deren Fehlen im Akutstadium nicht gegen die Diagnose spricht. Etwas früher im Krankheitsverlauf finden sich in der F-Wellen-Untersuchung diagnostische Auffälligkeiten, v. a. die sog. A-Wellen [3]. Jüngst wurden neue elektrodiagnostische Kriterien publiziert, die u. a. auch eine gute Diskrimination gegenüber einer CIP erlauben [1].

▶ **Liquoruntersuchung.** Der Liquor zeigt typischerweise eine zytoalbuminäre Dissoziation mit normaler Zellzahl oder nur geringer Lymphozytose sowie ausgeprägter Erhöhung des Albumin-

Tab. 12.20 Beteiligung des autonomen Nervensystems bei 21 intensivpflichtigen Patienten.

Symptome	%
Blutdruckschwankungen (Hypertonus/Hypotonus) > 30 mmHg	48
Herzfrequenzschwankungen > 30 Schläge/min	38
Dauertachykardie > 120/min	43
Dauertachykardie > 100/min	71
Bradykardie < 50/min	5
Asystolie	5
Extrasystolen	14
kardiale Erregungsrückbildungsstörungen	33
Paresen der inneren Augenmuskeln	10
Hyperhidrose	29
Obstipation	57
Diarrhö	38
Miktionsstörung	76

wertes. Ausnahme ist die mit HIV assoziierte Polyradikuloneuritis mit zumeist deutlicher Pleozytose. Bei Beginn eines GBS kann die Proteinerhöhung noch fehlen. Eine intrathekale Immunglobulinproduktion gehört nicht zum Liquorbefund eines GBS. Ansonsten sind keine spezifischen Laborbefunde zu erwarten.

▶ **Differenzialdiagnose.** Die Differenzialdiagnose umfasst v. a. andere Polyneuropathien, darunter diejenigen bei akut intermittierender Porphyrie oder nach Diphtherie sowie nach Einfluss toxischer Substanzen wie Blei oder Thallium, außerdem den Botulismus sowie akute Erkrankungen des Hirnstamms und des Rückenmarks.

12.9.6 Therapie

Therapieziele sind die Beeinflussung des auslösenden immunologischen Prozesses, um die Krankheitsdauer zu verkürzen ("kausale" Therapie) sowie die Vermeidung oder Reduktion krankheitsbedingter Komplikationen, insbesondere Pneumonien, Tracheobronchitiden, Bakteriämien, gastrointestinale Blutungen, tiefe Venenthrombosen, Harnwegsinfektionen und Hyponatriämie [8]. Entsprechend der immunologischen Pathogenese des GBS sind Plasmapherese bzw. Immunadsorption sowie die hoch dosierte Gabe von Immunglobulinen (IgG) wirksam. Steroide sind beim GBS nicht ausreichend wirksam, die Erfahrungen mit der Liquorfiltration sind weiterhin gering.

Patienten, die an einer CIDP mit akutem Beginn leiden, können innerhalb der ersten 8 Krankheitswochen nicht von Patienten mit GBS unterschieden werden und sind wie Patienten mit GBS zu behandeln [16].

> **Praxistipp**
> Indikationen für eine Intensivtherapie sind rasch aufsteigende Extremitätenparesen, Dysphagie mit Aspirationsgefahr, Ateminsuffizienz mit einer Vitalkapazität < 2000 ml sowie eine instabile Blutdruckregulation und eine Neigung zu Bradykardie/Tachykardie sowie Asystolie.

Monitoring und allgemeine Intensivtherapie

▶ **Überwachung.** Der neurologische Befund muss v. a. im Anfangsstadium mehrmals täglich erhoben werden, um die Progredienz der klinischen Symptome sicher zu erfassen. Insbesondere bei schweren Verläufen mit häufigen autonomen Störungen ist das Monitoring von Atmung, Herzrhythmus und -frequenz sowie Blutdruck zwingend. Darüber hinaus kann die Variabilität der Herzfrequenz im Liegen sowie beim Valsalva-Manöver gemessen werden. Pathologische Befunde weisen auf das Auftreten schwerwiegender Bradyarrhythmien hin [5].

▶ **Bilanzierungen.** Daneben ist eine genaue Bilanzierung des Flüssigkeitsumsatzes sowie der Kalorienzufuhr erforderlich. Engmaschige Elektrolytkontrollen müssen v. a. bei ausgeprägter Hyperhidrose durchgeführt werden, zumal eine Hyponatriämie bei schwer verlaufendem GBS nicht selten ist. Durch sorgfältige Lagerung werden sowohl Dekubitalulzera als auch Druckläsionen peripherer Nerven vermieden.

▶ **Blasen- und Darmfunktion.** Eine Blasenatonie erfordert eine frühe Versorgung mittels Urinkatheter. Bei der nahezu ebenso häufigen Obstipation können zunächst milde Laxanzien, bei fehlender Wirkung auch Pyridostigmin, Distigmin, eventuell auch Ceruletid gegeben werden. Aufgrund der Gefahr von Bradykardien oder Hypotonien muss bei Anzeichen einer kardialen Beteiligung vorsichtig dosiert werden. Da auch die bei Langzeitsedierung oft gegebenen Morphinderivate eine Obstipation verstärken können, kann ein Wechsel auf andere Sedativa versucht werden. Gelegentlich auftretende, zum Teil massive Diarrhöen werden symptomatisch behandelt.

▶ **Bein- und Beckenvenenthrombosen.** Beim GBS besteht die große Gefahr, dass sich aufgrund der paralysebedingten Verlangsamung des venösen Blutflusses ausgedehnte Bein- und Beckenvenenthrombosen entwickeln. Eine konsequente Antikoagulation mit Heparin ist daher erforderlich.

Bei den oft starken neuropathischen Schmerzen sind Carbamazepin (CBZ) sowie Gabapentin wirksam [21, 23].

Die Physiotherapie dient v. a. dem Erhalt der Gelenkbeweglichkeit und der Vermeidung von Kontrakturen. Sie umfasst Atemgymnastik, passive Mobilisierung der Extremitäten und aktive Übungen zur Kräftigung der Muskulatur, dieses insbesondere in der Remissionsphase.

▶ **Medikation.** Die zunehmenden Paresen der Extremitäten, später auch der Schluck- und Atemmuskulatur, führen naturgemäß zu großer Angst und einem Gefühl der unmittelbaren Lebensbedrohung, gelegentlich auch zu panikartigen Zuständen. Häufig berichten Patienten auch nach lang dauernder Intensivtherapie über einen Zustand traumhafter Verwirrung mit szenenhaft ablaufenden halluzinatorischen Erlebnissen von hohem Realitätsempfinden, der als Oneiroid bezeichnet wird [17]. Hilfreich ist daher, wenn der Patient von immer denselben Pflegekräften betreut wird, die ihm dann zunehmend vertrauter werden. Zur Erleichterung der Kommunikation sollte ein Code vereinbart werden und eine Buchstabentafel zur Verfügung stehen.

In vielen Fällen ist auch eine medikamentöse Sedierung sinnvoll und notwendig, bei nicht beatmeten Patienten mit beginnender Ateminsuffizienz jedoch problematisch. Sie sollte daher nur vorsichtig erfolgen, z. B. mit sedierenden Neuroleptika, eventuell auch kurzwirksamen Benzodiazepinen in geringer Dosierung. Beim beatmeten Patienten ist zumindest in den ersten Tagen eine ausreichende Sedierung erforderlich. Für die Kooperation bei der Krankengymnastik und die Eigenarbeit am Respirator ist dagegen im weiteren Verlauf eine möglichst geringe Sedierung wünschenswert. Hierzu bieten sich wiederum v. a. Neuroleptika (Promazin, Melperon) oder Benzodiazepine (Clonazepam, Diazepam) an, eventuell in Kombination mit einem Opiat (Piritramid, Fentanyl).

> **Merke**
> Wichtige Inhalte der allgemeinen Intensivtherapie sind ein intensives kardiovaskuläres Monitoring, die Bilanzierung von Kalorien- und Flüssigkeitsumsatz, der Blasenkatheterismus, die Regulation der Darmtätigkeit, Antikoagulation und Physiotherapie. Psychologische Betreuung, Schmerzbehandlung und vorsichtige Sedierung sind bei der oft langen Intensivtherapie ebenfalls von großer Bedeutung, da die Patienten zumeist keine krankheitsbedingten Bewusstseinsstörungen aufweisen und daher alle Phasen der Erkrankung einschließlich der häufigen Situationen vitaler Bedrohung bewusst erleben.

Respiratorische Insuffizienz, Intubation, Beatmung und Entwöhnung

Bei zunehmend paretischer Atemmuskulatur versuchen die Patienten in der Regel, die beginnende arterielle Hypoxämie durch eine Tachypnoe zu kompensieren, was über eine Hyperventilation zur passageren Hypokapnie führt. Die Patienten zeigen neben zunehmender Kurzatmigkeit beim Sprechen ein vermehrtes Einziehen der Bauchwand als Hinweis auf die progrediente Zwerchfell- und Atemmuskelparese, sind jedoch oft nicht zyanotisch. Die Blutgasanalyse weist zunächst noch eine ausreichende Sauerstoffsättigung auf. Lediglich die forcierte Vitalkapazität (VK) ist dann bereits reduziert.

▶ Prädiktoren. Hinweise auf die Notwendigkeit einer endotrachealen Intubation sind u. a. eine Zeitspanne < 7 Tage zwischen dem Auftreten erster Symptome bis zur Einweisung auf die Intensivstation, ein reduzierter Hustenstoß sowie die Unfähigkeit zu stehen oder die Ellbogen bzw. den Kopf zu heben [19]. Auch eine verminderte Vitalkapazität < 20 ml/kg KG, ein maximaler inspiratorischer Druck < 30 cmH$_2$O sowie ein maximaler exspiratorischer Druck < 40 cmH$_2$O sind Prädiktoren für eine notwendige Beatmung [13]. Noch nicht beatmete Patienten müssen dementsprechend engmaschig überwacht und – bei progredienter Ateminsuffizienz – elektiv intubiert werden; notfallmäßige Intubationen sollten vermieden werden [24].

▶ Medikation. Während der Intubation muss aufgrund des entstehenden Vagusreizes durch das Laryngoskop mit einer hochgradigen Bradykardie oder einer Asystolie gerechnet werden. Zur Sedierung werden kurzwirksame Benzodiazepine oder Etomidate empfohlen. Ist eine Relaxierung erforderlich, sind nicht depolarisierende Substanzen Mittel der Wahl, während Succinylcholin aufgrund des möglichen Auftretens ventrikulärer Arrhythmien durch eine rasche Erhöhung des Serumkaliums vermieden werden sollte [7].

▶ Beatmung. Die Beatmung selbst erfolgt vorzugsweise assistiert, um eine Inaktivitätsatrophie der Atemmuskeln möglichst zu vermeiden, sowie bei einem positiven endexspiratorischen Druck (PEEP) von 5 – 15 cm H$_2$O zur Prophylaxe von Atelektasen. Um den Patienten eine ausreichende Nachtruhe zu gewährleisten, wird die Beatmung nachts ggf. intensiviert.

Praxistipp
Aufgrund der oft längeren Beatmungsdauer soll die Indikation zur Tracheotomie frühzeitig gestellt werden. Erfahrungsgemäß toleriert der Patient die Beatmung dann besser, benötigt weniger sedierende Medikamente und kann entsprechend besser mitarbeiten.

Die Tracheotomie und eine eventuelle Plasmapherese oder Immunadsorption sollten nicht im gleichen Zeitraum durchgeführt werden, da die Gefahr septischer Komplikationen des frischen Tracheostomas besteht.

Mittels BiPAP-Beatmung (BIPAP = biphasischer positiver Atemwegsdruck) kann gelegentlich eine invasive Ventilation vermieden werden [14]. Zeitgleich mit der späteren Entwöhnung vom Respirator kann die Mobilisierung erfolgen. Auch beim nicht beatmeten Patienten sind eine regelmäßige Pneumonieprophylaxe und Atemgymnastik erforderlich.

Periphere Schrittmachersonde
Um die Entwicklung v. a. zu bradykarden Rhythmusstörungen rechtzeitig zu erkennen, werden regelmäßig Herzfrequenzvariation und/oder Orthostaseversuch – ggf. auf einem Stehbrett – durchgeführt. Treten häufiger hochgradige Bradykardien oder eine Asystolie auf, stehen transvenöse und transkutane Schrittmachersysteme zur Verfügung.

Merke
Indikationen für die Anwendung einer passageren Schrittmachersonde sind die hochgradige Sinusbradykardie, sinuatriale Blockierungen, ein Sinusknotenstillstand, eine Bradyarrhythmia absoluta, AV-Blockierungen II° (Mobitz/Wenkebach), ein AV-Block III° sowie ein bifaszikulärer Block.

Plasmapherese und Immunadsorption
Der positive Effekt dieser Therapien konnte mittlerweile in mehreren großen Studien belegt werden (Übersicht bei [10]). Wird mit der Behandlung innerhalb der ersten 2 Krankheitswochen begonnen, erfolgt die klinische Besserung bis hin zur Gehfähigkeit rascher und die Entwöhnung vom Respirator gelingt früher. Auch bei Kindern mit GBS ist die Behandlung wirksam. Bei 10 – 20 % der Patienten treten begrenzte klinische Verschlechterungen 5 Tage bis zu 6 Wochen nach Plasmapherese auf, die sich nach einer erneuten Serie von Behandlungen jedoch wieder zurückbilden.

Merke
Die Plasmapherese ist bei gesichertem GBS mit rasch aufsteigenden Paresen indiziert, wenn der Erkrankungsbeginn nicht länger als 2 bis 4 Wochen zurückliegt [10]. Wesentliche Kontraindikationen sind dekompensierende Herzkrankheiten, manifeste Infektionen sowie kurz zurückliegende Operationen.

In mäßig und in schwer ausgeprägten Fällen ist wahrscheinlich eine Anzahl von 4 – 5 Austauschen ausreichend, bei denen jeden zweiten 2. Tag ein Plasmavolumen von jeweils 1500 ml entfernt wird. Die Substitution erfolgt mit Humanalbumin 5 %. Komplikationen sind selten und betreffen v. a. Infektionen durch den therapiebedingten Mangel an IgG sowie den großlumigen Venenkatheter, außerdem Gerinnungsstörungen oder Herzrhythmusstörungen.

▶ Immunadsorption. Für die Immunadsorption liegen nur begrenzte Erfahrungen vor. In einer Pilotstudie wurden Patienten entweder nur mit Immunadsorption oder mit Immunadsorption und anschließend mit hoch dosiertem IgG behandelt. Diese Patienten zeigten einen deutlich besseren Verlauf als diejenigen, die nur mit Immunadsorption behandelt worden waren. Die möglichen Komplikationen sind ähnlich denen bei der Plasmapherese. Die Methode soll dadurch, dass das Patientenplasma nach Durchlaufen der Adsorptionssäule zurückgegeben wird, zu weniger Infektionen und zu einem geringeren Absinken von Gerinnungsfaktoren und anderen Plasmaproteinfraktionen führen.

Hoch dosierte Immunglobuline (7S-IgG)
Die Wirksamkeit dieser Therapie entspricht derjenigen der Plasmapherese. Auch mittels hoch dosierter IgG kann die Rückbildung bestehender Paresen signifikant beschleunigt werden (Übersicht bei [10]). Eine Kombination beider Methoden verbessert die Prognose allerdings nicht zusätzlich. Eine Beatmungsbedürftigkeit tritt nach IgG bei einer geringeren Zahl von Patienten ein und die Zahl der Komplikationen liegt niedriger als bei mit Plasmapherese behandelten Patienten. Bei Kindern ist die Therapie ebenfalls wirksam [10].

Wie bei der Plasmapherese muss auch die Behandlung mit hoch dosierten IgG rasch einsetzen. Es werden 7S-IgG in einer Dosierung von 400 mg/kg KG und Tag (bei Erwachsenen in der Regel ca. 30 g) über 5 Tage i. v. gegeben, insgesamt also ca. 150 g.

Erkrankungen des Nervensystems

Gelegentlich kommt es nach anfänglicher Besserung mit Beendigung der IgG-Therapie zu einer klinischen Verschlechterung, die mit anschließender Plasmapherese jedoch erfolgreich behandelt werden kann. Bei Kindern sind offenbar 2 g/kg KG über 2 Tage ebenso effektiv wie 400 mg/kg KG über 5 Tage [12].

Gelegentliche Nebenwirkungen sind Kopfschmerzen, Übelkeit, Schwindel (dann meist bei zu rascher Infusion), außerdem Juckreiz, Fingerödeme, Tachykardie, periphere oder periorale Zyanose. Anaphylaktische Reaktionen treten sehr selten auf, v. a. bei Patienten mit einem IgA-Mangel, ebenso vaskuläre Thrombosen, eine aseptische Meningitis [22] sowie ein durch IgG verursachtes akutes Nierenversagen [20].

> **Praxistipp**
> Mit der Plasmapherese soll innerhalb der ersten 2 Krankheitswochen begonnen werden. Es werden jeden 2. Tag 4–5 Austausche durchgeführt. Das entfernte Plasmavolumen beträgt 1500 ml, die Substitution erfolgt mit Humanalbumin 5 %. Bei der Therapie mit hoch dosierten IgG werden über 5 Tage täglich 400 mg/kg KG eines 7S-IgG langsam i. v. gegeben.

Insgesamt stehen mit der Plasmapherese und der hoch dosierten Gabe von IgG 2 in ihrer Wirkung weitgehend gleichwertige Verfahren zur Verfügung. Die Behandlung mit IgG ist dabei technisch einfacher, rascher einzusetzen und risikoärmer. Bei fehlendem Erfolg kann ein anschließender Therapieversuch mit Plasmapherese durchaus erfolgreich sein. Gleiches gilt umgekehrt.

Steroide und Liquorfiltration

Steroide sind auch in hohen Dosen nicht wirksam, auch nicht in Kombination mit IgG [11].

Die Liquorfiltration, bei der Liquor lumbal entfernt und nach Durchlaufen spezieller Filter in den Patienten zurückgegeben wird, wurde an 37 Patienten untersucht [25]. Die Behandlung war etwa gleich wirksam wie die Plasmapherese. Da weitere Daten bislang nicht vorliegen, kann diese Therapie nicht allgemein empfohlen werden.

> **Kernaussagen**
>
> **Einleitung und Definition**
> Das GBS ist eine erworbene, rasch progrediente sensomotorische Polyneuropathie.
>
> **Ätiologie und Pathophysiologie**
> Das GBS ist eine immunvermittelte Erkrankung peripherer Nerven und entsteht zumeist nach Infekten durch Viren oder andere Erreger wie Campylobacter jejuni und Mycoplasma pneumoniae, ebenso nach Impfungen. Wahrscheinlich kommt es über sog. „Molecular Mimicry" (Kreuzreaktionen gegen Myelinbestandteile) zur Schädigung peripherer Nerven.
>
> **Epidemiologie**
> Das GBS tritt mit einer jährlichen Inzidenz von 1–4/100 000 auf. Ungefähr 25–30 % der Fälle werden intensivpflichtig.
>
> **Klinische Manifestation**
> Wegweisende klinische Symptome sind schmerzhafte Hyp- und Dysästhesien der Extremitäten, denen symmetrische, von distal nach proximal aufsteigende schlaffe Paresen folgen. Muskeleigenreflexe sind nur schwach auslösbar oder fehlen. Häufig sind Gesichts-, Schluck- und Atemmuskulatur beteiligt, sodass Aspirationsgefahr und Ateminsuffizienz drohen. Dysfunktionen des autonomen Nervensystems in Form von bradykarden und tachykarden Rhythmusstörungen, Blutdruckschwankungen, Blasen- und Darmentleerungsstörungen sind häufig. Am bedrohlichsten ist dabei die Asystolie. Die Erkrankung verläuft monophasisch, erreicht ihren klinischen Gipfel nach 2–4 Wochen und bildet sich langsam wieder zurück. Die Prognose hinsichtlich einer Restitutio ad Integrum ist – besonders bei schwerem Krankheitsverlauf – nicht immer gut.
>
> **Diagnose**
> Die Diagnose erfordert neben dem typischen klinischen Befund die elektrophysiologischen Kriterien der peripheren Demyelinisierung sowie den Liquorbefund einer zytoalbuminären Dissoziation mit normaler Zellzahl und ausgeprägter Erhöhung des Albuminwertes. Differenzialdiagnostisch müssen insbesondere die Polyneuropathien bei akut intermittierender Porphyrie, Diphtherie, Blei- oder Thalliumintoxikationen, außerdem der Botulismus und Erkrankungen des Hirnstamms und Rückenmarks ausgeschlossen werden.
>
> **Therapie**
> Die symptomatische Intensivtherapie besteht aus rechtzeitiger Intubation und Beatmung, exaktem Monitoring autonomer Funktionsstörungen, Thromboseprophylaxe, Sedierung, Schmerztherapie, psychologischer Betreuung und ggf. passagerer Schrittmachersonde. Mit der „kausalen" Behandlung wird mit Plasmapherese oder hoch dosierten IgG möglichst rasch nach Auftreten erster Symptome begonnen. Hoch dosierte Steroide sind nicht wirksam.

Literatur

[1] Al-Shekhlee A, Hachwi RN, Preston DC et al. New criteria for early electrodiagnosis of acute inflammatory demyelinating polyneuropathy. Muscle Nerve 2005; 32: 66–72

[2] Asbury AK, Arnason BGW, Karp HR et al. Criteria for diagnosis of Guillain-Barré syndrome. Ann Neurol 1978; 3: 565–566

[3] Bischoff C, Stalberg E, Falck B et al. Significance of A-waves recorded in routine motor nerve conduction studies. Electroencephalogr Clin Neurophysiol 1996; 101: 528–533

[4] Chiò A, Cocito D, Leone M et al., and the Piemonte and Valle d'Aosta Register for Guillain-Barré Syndrome. Neurology 2003; 60: 1146–1150

[5] Flachenecker P, Reiners K. Twenty-four-hour heart rate power spectrum for evaluation of autonomic dysfunction in Guillain-Barré syndrome. J Neurol Sci 1999; 165: 144–153

[6] Forsberg A, Press R, Einarsson U et al., Swedish Epidemiological Study Group. Impairment in Guillain-Barré syndrome during the first 2 years after onset: a prospective study. J Neurol Sci 2004; 227: 131–138

[7] Hahn AF. Management of Guillain-Barré syndrome. Bailliere's Clin Neurol 1997; 5: 627–644

[8] Henderson RD, Lawn ND, Fletcher DD et al. The morbidity of Guillain-Barré syndrome admitted to the intensive care unit. Neurology 2003; 60: 17–23

[9] Henze T, Prange H, Ritter G. Vegetative Funktionsstörungen bei schwer verlaufender Polyradikulitis Guillain-Barré-Strohl. Dt Med Wschr 1986; 111; 1050–1056

[10] Hughes RAC, Wijdicks EFM, Barohn R et al. Practice parameter: immunotherapy for Guillain-Barré syndrome. Report of the Quality Standards Subcommittee of the American Academy of Neurology. Neurology 2003; 61: 736–740

[11] Koningsveld R van, Schmitz PIM, van der Meché FGA et al., for the Dutch GBS study group. Effect of methylprednisolone when added to standard treatment with intravenous immu-

noglobulin for Guillain-Barré syndrome: randomised trial. Lancet 2004; 363: 192–196
[12] Korinthenberg R, Schessl J, Kirschner J et al. Intravenously administered immunoglobulin in the treatment of childhood Guillain-Barré syndrome: a randomized trial. Pediatrics 2005; 116: 8–14
[13] Lawn ND, Fletcher DD, Henderson RD et al. Anticipating mechanical ventilation in Guillain-Barré syndrome. Arch Neurol 2001; 58: 893–898
[14] Pearse RM, Draper A, Grounds RM. Non-invasive ventilation to avoid tracheal intubation in a patient with Guillain-Barré syndrome. Br J Anaesth 2003; 91: 913–916
[15] Rees JH, Thompson RD, Smeeton NC et al. Epidemiological study of Guillain-Barré syndrome in south east England. J Neurol Neurosurg Psychiat 1998; 64: 74–77
[16] Ruts L, Drenthen J, Jacobs BC et al. Distinguishing acute-onset CIDP from fluctuating Guillain-Barré syndrome. Neurology 2010; 74: 1680–1686
[17] Schmidt-Degenhardt M. Oneiroides Erleben bei intensivbehandelten panplegischen Polyradikulitis-Patienten. Nervenarzt 1986; 57: 712–718
[18] Schuchardt V, Heitmann R, Haupt WF et al. Die akute totale Polyneuritis. Nervenarzt 1985; 56: 82–88
[19] Sharshar T, Chevret S, Bourdain F et al. French Cooperative Group on Plasma Exchange in Guillain-Barré Syndrome. Crit Care Med 2003; 31: 278–283
[20] Tan E, Hajinazarian M, Bay W et al. Acute renal failure resulting from intravenous immunoglobulin therapy. Arch Neurol 1993; 50: 137–139
[21] Tripathi M, Kaushik S. Carbamazepine for pain management in Guillain-Barré syndrome patients in the intensive care unit. Crit Care Med 2000; 28: 655–658
[22] Vera-Ramirez M, Charlet M, Parry GJ. Recurrent aseptic meningitis complicating intravenous immunoglobulin therapy for chronic inflammatory demyelinating polyradiculoneuropathy. Neurology 1992; 42: 1636–1637
[23] Wiffen P, McQuay H, Edwards J et al. Gabapentin for acute and chronic pain. Cochrane Database Syst Rev 2005(3): CD 005 452
[24] Wijdicks EFM, Henderson RD, McClelland RL. Emergency intubation for respiratory failure in Guillain-Barré syndrome. Arch Neurol 2003; 60: 947–948
[25] Wollinsky KH, Hülser PJ, Brinkmeier H et al. Filtration of cerebrospinal fluid in acute inflammatory demyelinating polyneuropathy (Guillain-Barré syndrome). Ann Med Interne Paris 1994; 145: 451–458

12.10 Polyneuropathien

B. Schalke, W. Schulte-Mattler, T. Henze

12.10.1 Einleitung und Definition

Erkrankungen peripherer Nerven sind zumeist nicht lebensbedrohend, sodass eine Intensivtherapie kaum jemals erforderlich wird. Dies gilt für Mononeuropathien wie auch für die meisten Polyneuropathien. Ausnahmen sind insbesondere die *Critical-Illness-Polyneuropathie (CIP)* und die *akute Polyradikuloneuritis (Guillain-Barré-Syndrom*; s. Kap. 12.9). Eine weitere, gelegentlich schwer verlaufende Polyneuropathie kann sich bei der akut intermittierenden Porphyrie entwickeln, sie ist aber außerordentlich selten.

In den vergangenen Jahren wurden vermehrt Patienten beschrieben, bei denen nach meist längerer Intensivtherapie die Respiratorentwöhnung aufgrund neuromuskulärer Schwäche nicht gelang und die gleichzeitig hochgradige Paresen der Extremitätenmuskulatur aufwiesen. Wesentliche Ursache hierfür ist die CIP, eine axonale Polyneuropathie, die zu einer weitgehend symmetrischen und meist distal betonten Tetraparese führt.

Definition
Die Critical-Illness-Polyneuropathie (CIP) entsteht während der Intensivbehandlung und tritt v. a. bei Patienten mit Multiorganversagen, Sepsis und daraus resultierender längerer maschineller Beatmung auf.

Eine Variante der Erkrankung ist wahrscheinlich die durch Gabe von nicht depolarisierenden Muskelrelaxanzien hervorgerufene CIP [21]. Auch eine *Critical-Illness-Myopathie (CIM)* wird beschrieben, zu der es fließende Übergänge gibt.

12.10.2 Ätiologie und Pathophysiologie

Die CIP tritt v. a. bei Patienten auf, die wegen einer Sepsis bzw. eines systemischen Inflammationssyndroms (SIRS) auf der Intensivstation behandelt werden. Häufige Grundkrankheiten sind schwere Infektionen, Polytraumata, Schädel-Hirn-Traumata oder große Operationen. Die Patienten sind nahezu ausnahmslos beatmungspflichtig. Die hohe Korrelation zur Sepsis impliziert, dass es sich bei der CIP um eine weitere klinische Manifestation des septischen Organversagens handeln könnte [12].

Merke
Die eigentliche Ursache der CIP ist weiterhin nicht eindeutig klar.

▶ **Septisch bedingtes Multiorganversagen.** Im Rahmen einer Sepsis bzw. eines SIRS führen die Aktivierung des Komplementsystems zur Bildung freier Sauerstoffradikale und die Aktivierung von Monozyten und Lymphozyten zu einer vermehrten Freisetzung von Zytokinen. Beide Mechanismen erhöhen die Durchlässigkeit von Kapillarmembranen und ziehen ein Gewebeödem mit anschließender Schädigung auch der peripheren Nerven nach sich [4]. In diesem Sinne wäre die Entstehung der CIP auf eine Störung der Mikrozirkulation der Vasa nervorum zurückzuführen, auf den gleichen Vorgang also wie beim septisch bedingten Multiorganversagen.

▶ **Metabolische Störungen.** Möglicherweise sind auch metabolische Störungen an der Genese der CIP beteiligt. Seit Kurzem weisen Befunde auf die positive Wirkung einer intensivierten Insulintherapie hin (Blutzuckerwert < 100 mg/dl bzw. < 6,1 mmol/l, u. a. [16]). Diese Therapie reduzierte bei Intensivpatienten mit Schädel-Hirn-Trauma signifikant das Risiko, eine CIP zu entwickeln, ebenso die Abhängigkeit von maschineller Beatmung und beeinflusste den späteren Verlauf positiv [17]. Der zugrunde liegende Mechanismus ist derzeit noch unklar, möglicherweise spielt die Beeinflussung des asymmetrischen Dimethylarginin, eines Inhibitors der NO-Produktion, eine Rolle [15]. Auch Kortikosteroide kommen als Ursache einer CIP in Betracht [5].

▶ **Sonderform der CIP.** Nach nicht depolarisierenden Muskelrelaxanzien kommt es ebenfalls, möglicherweise im Rahmen einer Sonderform der CIP, zu erschwertem Weaning und peripheren Paresen. Die Patienten erhielten zuvor meist Pancuronium oder Vecuronium und wurden über mindestens 48 h beatmet. Mittels elektrophysiologischer Untersuchungen kann gelegentlich ein

Defekt der neuromuskulären Transmission aufgedeckt werden [21].

12.10.3 Epidemiologie

Die CIP ist deutlich häufiger als bislang angenommen. Sie soll bei bis zu 100 % aller Patienten mit SIRS und > 3 Wochen dauernder Beatmung auftreten [11, 19, 21]. Das Risiko steigt mit der Anzahl versagender Organe [19]. Die CIP ist an keine bestimmte Altersstufe gebunden und kann auch bei Kindern auftreten.

12.10.4 Klinische Manifestation

Die Mehrzahl der Patienten leidet an einer erheblichen muskulären Atemschwäche, die fast immer bei dem Versuch, den Patienten nach längerer Beatmung zu entwöhnen, manifest wird. Vorausgegangen ist zumeist eine Sepsis oder ein SIRS.

Gleichzeitig oder alternativ hierzu findet man eine vorwiegend symmetrische und oft distal betonte Tetraparese bis Tetraplegie. Auch die vom N. facialis versorgte Gesichtsmuskulatur ist gelegentlich betroffen, seltener die äußeren Augenmuskeln.

Die Muskeleigenreflexe sind im Sinne einer Polyneuropathie nur schwach auslösbar oder fehlen vollständig, können jedoch – v. a. bei Patienten mit zugrunde liegenden zerebralen Erkrankungen – auch gesteigert sein [12]. Muskelatrophien sind ebenfalls häufig und können erhebliche Ausmaße annehmen.

Sensible Störungen und Schmerzen sind oft nicht adäquat zu erfragen, jedoch sicher von untergeordneter Bedeutung. Angaben zu Störungen des autonomen Nervensystems liegen nicht vor.

> **Merke**
>
> Die klinischen Symptome der CIP beinhalten eine ausgeprägte Schwäche der Atemmuskulatur sowie eine weitgehend symmetrische und meist distal betonte Tetraparese, gelegentlich unter Einbeziehung auch der Gesichtsmuskulatur. Die Muskeleigenreflexe sind abgeschwächt oder fehlen. Meist besteht eine erhebliche Muskelatrophie.

12.10.5 Diagnose

> **Praxistipp**
>
> Die Diagnose einer CIP ist bei sedierten und ggf. auch relaxierten Patienten schwierig. Sie kann aufgrund der schlaffen Paresen der Atem- und Extremitätenmuskulatur zunächst oft nur vermutet und muss anschließend durch klinische und elektrophysiologische Untersuchungen gesichert werden.

▶ **Elektrophysiologische Untersuchungen.** Man findet bereits früh reduzierte Muskelaktionspotenziale sowie normale oder nahezu normale Nervenleitgeschwindigkeiten, später pathologische Spontanaktivität mit Fibrillationen und positiv scharfen Wellen. Diese Befunde können auch bei Untersuchung der thorakalen Atemmuskeln und des Diaphragmas erhoben werden [2]. Einfacher durchzuführen ist die elektromyografische Untersuchung proximaler Extremitätenmuskeln, die wegen der häufig ausgeprägten Befunde stets mituntersucht werden sollten. Die Amplituden der sensiblen Nervenpotenziale sind ebenfalls reduziert, die Nervenleitgeschwindigkeiten dabei nur wenig reduziert oder normal [9, 14].

Wie schon erwähnt, sind Störungen der neuromuskulären Transmission eher selten [21]. Eine Ausnahme bildet die nach nicht depolarisierenden Muskelrelaxanzien auftretende CIP [7].

▶ **Biopsien und Liquor.** In Nervenbiopsien findet man deutliche Zeichen der axonalen Degeneration peripherer Nerven sowie des N. phrenicus oder des N. vagus. Zeichen der Faserregeneration sind selten, entzündliche Veränderungen fehlen [13]. In Muskelbiopsien bestehen fast immer myopathische, seltener neurogene Schädigungszeichen. Die Muskelfaseratrophie betrifft sowohl die Typ-1- als auch die Typ-2-Fasern [3, 13]. Entzündliche Veränderungen fehlen auch hier [13]. Die Liquorbefunde sind bis auf eine seltene geringe Erhöhung der Zellzahl und/oder des Gesamteiweißes unauffällig [9].

▶ **Differenzialdiagnose.** Die Differenzialdiagnose umfasst zahlreiche andere Erkrankungen des zentralen und des peripheren Nervensystems ([10, 12]; ▶ Tab. 12.21).

Die Differenzierung der verschiedenen Grundkrankheiten erfolgt nach neurologischem Konsil mittels Elektromyografie und -neurografie, EEG, Computer- und/oder Kernspintomografie sowie Liquoranalytik, Toxin- oder Pharmakanachweis sowie ggf. mittels endokrinologischen und immunologischen Untersuchungen und Biopsien [12].

12.10.6 Therapie und Prognose

> **Praxistipp**
>
> Eine spezifische Therapie der CIP ist nicht bekannt. Essenziell ist die Behandlung der Sepsis und der assoziierten Organstörungen. Daneben sind eine intensive Krankengymnastik und sorgfältige Lagerung zur Prophylaxe zusätzlicher Kompressionsschäden peripherer Nerven von großer Bedeutung, ebenso eine ausreichende Thromboseprophylaxe.

Tab. 12.21 Differenzialdiagnose der Critical-Illness-Polyneuropathie.

Grundkrankheit	Differenzierung
Hirnerkrankungen	Basilaristhrombose mit Locked-in-Syndrom; Hirnstammschädigung durch erhöhten Hirndruck bzw. Einklemmung; Schädel-Hirn-Trauma; Enzephalitis; Status epilepticus; zentrale pontine Myelinolyse; Intoxikationen; Restwirkung zentral wirksamer Analgetika und Sedativa; Hirntod
Rückenmarkerkrankungen	epidurale Raumforderung (Tumor, Blutung, Abszess); akute Myelitis; Trauma
Polyneuropathien	Guillain-Barré-Syndrom; Porphyrie; toxische Polyneuropathien, z. B. durch Organophosphate, Thallium; chronisch entzündliche, demyelinisierende Polyneuropathie; Alkoholabusus; akuter Zyanokobalaminmangel
myasthene Syndrome	Myasthenia gravis; Lambert-Eaton-Syndrom; Botulismus; Muskelrelaxanzien und andere neuromuskulär blockierende Pharmaka (z. B. Antibiotika)
Myopathien	Polymyositis; metabolische oder endokrine Myopathien; myotone Dystrophie

Gelingt das Weaning trotz differenzierter Entwöhnungsmethoden nicht, kann in Analogie zu anderen neuromuskulären Erkrankungen eventuell ein Therapieversuch mit Cholinesterasehemmstoffen (z. B. Pyridostigmin i. v.) unternommen werden, um eine unspezifische Verbesserung der neuromuskulären Übertragung zu erreichen. Depolarisierende Muskelrelaxanzien sollen vermieden werden.

▶ **Prognose.** Die Letalität der Sepsispatienten mit CIP liegt bei ca. 50 %, während diejenige der Patienten ohne CIP mit 19 % angegeben wird [14]. Diese Daten reflektieren zunächst die ernstere Grundkrankheit der Patienten mit CIP. Inwieweit die Letalität auf die Polyneuropathie selbst oder die schwere Grundkrankheit zurückzuführen ist, konnte noch nicht endgültig geklärt werden. Wird die Grundkrankheit überlebt, richtet sich die Prognose bezüglich der CIP nach deren Schwere. Auch bei intensiver Rehabilitation ist die Prognose nicht immer gut: Viele Patienten leiden auch nach 1 – 5 Jahren noch an ausgeprägten polyneuropathischen Beschwerden, in einigen Fällen bis zur Tetraplegie bzw. -parese [6, 8, 18, 20]. Es muss vermutet werden, dass die Folgen einer schweren CIP bei einigen Patienten auch Jahrzehnte nach der Intensivtherapie fortbestehen [1].

Kernaussagen

Einleitung und Definition
Die CIP ist eine axonale Polyneuropathie, die v. a. bei Patienten mit Multiorganversagen, Sepsis und daraus resultierender längerer maschineller Beatmung auftritt.

Ätiologie, Pathophysiologie und Epidemiologie
Die CIP betrifft bis zu 70 % aller Patienten mit einer Sepsis bzw. einem SIRS. Als wesentliche Ursache werden sepsisbedingte immunregulatorische und/oder metabolische Vorgänge vermutet. Möglicherweise spielen auch andere Faktoren wie hoch dosierte Steroide oder nicht depolarisierende Muskelrelaxanzien eine Rolle. Die CIP ist an keine bestimmte Altersstufe gebunden und kann auch bei Kindern auftreten.

Klinische Manifestation
Das klinische Bild beinhaltet eine hochgradige muskuläre Atemschwäche sowie eine vorwiegend symmetrische und meist distal betonte Tetraparese bis Tetraplegie, seltener eine Beteiligung des N. facialis oder der äußeren Augenmuskeln. Die Muskeleigenreflexe sind schwach oder fehlen. Es bestehen meist deutliche Muskelatrophien.

Diagnose
Die Diagnose wird elektrophysiologisch und ggf. bioptisch durch den Nachweis einer ausgeprägten axonalen Schädigung gesichert. Der Liquor ist unauffällig. Die Differenzialdiagnose umfasst zahlreiche Erkrankungen des zentralen und des peripheren Nervensystems.

Therapie und Prognose
Die Therapie der CIP ist unspezifisch und zielt auf die Behandlung der Grundkrankheit sowie auf allgemeine intensivmedizinische Maßnahmen. Wird die Grundkrankheit überlebt, kommt es in leichten Fällen zu einer zum Teil kompletten Restitution. Zahlreiche Patienten mit schwerer CIP leiden jedoch auch viele Jahre später an schwerwiegenden Einschränkungen ihrer Mobilität und anderer alltäglicher Aktivitäten.

Literatur

[1] Bogdanski R, Blobner M, Werner C. Critical illness polyneuropathy and myopathy: do they persist for lifetime? Crit Care Med 2003; 31: 1279 – 1280

[2] Bolton CF. Clinical neurophysiology of the respiratory system. AAEM Minimonograph No. 40. Muscle Nerve 1993; 16: 809 – 816

[3] Coakley JH, Nagendran K, Honavar M et al. Preliminary observations on the neuromuscular abnormalities in patients with organ failure and sepsis. Intensive Care Med 1993; 19: 323 – 328

[4] Davies MG, Hagen P-O. Systemic inflammatory response syndrome. Br J Surg 1997; 84: 920 – 935

[5] De Jonghe B, Sharsshar T, Lefaucheur JP et al., Groupe de Réflexion et d´Etude des Neuromyopathies en Réanimation. Paresis acquired in the intensive care unit: a prospective multicentre study. JAMA 2002; 288: 2859 – 2867

[6] De Seze M, Petit H, Wiart L et al. Critical illness polyneuropathy. A 2-year follow-up study in 19 severe cases. Eur Neurol 2000; 43: 61 – 69

[7] Dodson BA, Kelly BJ, Braswell LM et al. Changes in acetylcholine receptor number in muscle from critically ill patients receiving muscle relaxants: an investigation of the molecular mechanisms of prolonged paralysis. Crit Care Med 1995; 23: 815 – 821

[8] Fletcher SN, Kennedy DD, Ghosh IR et al. Persistent neuromuscular and neurophysiologic abnormalities in long-term survivors of prolonged critical illness. Crit Care Med 2003; 31(4): 1012 – 1016

[9] Gorson KC, Roper AH. Acute respiratory failure neuropathy: a variant of critical illness polyneuropathy. Crit Care Med 1993; 21: 267 – 271

[10] Hinder F, Lüdemann P, Hinder S et al. Prolongierte Muskelschwäche des Intensivpatienten unter besonderer Berücksichtigung der sog. Intensiv-Polyneuromyopathie. Anaesthesist 1997; 46: 211 – 219

[11] Hund E, Genzwürker H, Böhrer H et al. Predominant involvement of motor fibres in patients with critical illness polyneuropathy. Br J Anaesthesia 1997; 78: 274 – 278

[12] Hund E. Critical-Ill-Polyneuropathie. Akt Neurol 2005; 32: 202 – 207

[13] Latronico N, Fenzi F, Recupero D et al. Critical illness myopathy and neuropathy. Lancet 1996; 347: 1579 – 1582

[14] Leijten FSS, Harinck-de Weerd JE, Poortvliet DCI et al. The role of polyneuropathy in motor convalescence after prolonged mechanical ventilation. J Am Med Ass 1995; 274: 1221 – 1225

[15] Siroen MP, van Leeuwen PA, Nijveldt RJ et al. Modulation of asymmetric dimethylarginine in critically ill patients receiving intensive insulin treatment: a possible explanation of reduced morbidity and mortality? Crit Care Med 2005; 33: 504 – 510

[16] Van den Berghe G, Wouters PJ, Bouillon R et al. Outcome benefit of intensive insulin therapy in the critically ill: insulin dose versus glycemic control. Crit Care Med 2003; 31: 359 – 366

[17] Van den Berghe G, Schoonheydt K, Becx P et al. Insulin therapy protects the central and peripheral nervous system of intensive care patients. Neurology 2005; 64: 1348 – 1353

[18] Van der Schaaf M, Beelen A, de Vos R. Functional outcome in patients with critical illness polyneuropathy. Disabil Rehabil 2004; 26: 1189 – 1197

[19] Van Mook WNKA, Hulsewé-Evers RPMG. Critical illness polyneuropathy. Curr Opin Crit Care 2002; 8: 302–310
[20] Zifko UA. Long-term outcome of critical illness polyneuropathy. Muscle Nerve 2000; 9 (Suppl.): S 49–S 52
[21] Zochodne DW, Bolton CF. Neuromuscular disorders in critical illness. Bailliere's Clin Neurol 1997; 5: 645–672

12.11 Myasthenia gravis

B. Schalke, T. Henze

12.11.1 Definition, Einteilung und Epidemiologie

Definition

Bei der erworbenen Myasthenia gravis (MG; ICD-Code G70.0) handelt es sich um eine Gruppe von Erkrankungen, bei denen zirkulierende Antikörper (AK) gegen unterschiedliche Strukturen des postsynaptischen Acetylcholinrezeptors (AChR) zu einer Störung der neuromuskulären Transmission führen.

> **Definition**
>
> Die Myasthenia gravis (MG) ist eine Autoimmunerkrankung, bei der Antikörper zu einem verstärkten Abbau oder zur Blockade von Acetylcholinrezeptoren führen. Führendes Symptom ist die belastungsabhängige Schwäche und vorzeitige Ermüdbarkeit der Willkürmuskulatur mit Doppelbildern, Ptose, Arm- und Beinparesen sowie Kau-, Schluck-, Sprech- und Atemschwäche. Die Gefährdung durch eine myasthene Krise resultiert aus der erhöhten Aspirationsgefahr sowie der muskulären Ateminsuffizienz.

Einteilung nach Pathogenese

Die Myasthenia gravis wird in verschiedene Untergruppen eingeteilt:
- I) okuläre Myasthenie;
- IIa) „Early Onset MG" (EOMG) mit Thymushyperplasie, generalisierte Myasthenie AChR-AK positiv, Erkrankungsalter < 40 Jahre. Thymektomie indiziert; HLA A1/ B8/ DR3 ca. 70% positiv;
- IIb) „Late Onset MG" (LOMG): generalisierte MG, AChR-AK positiv, Titin-AK meist positiv, Erkrankungsalter > 40 Jahre. Thymektomieindikation unsicher;
- IIIa) generalisierte MG, AK gegen muskelspezifische Tyrosinkinase (MuSK-AK), Thymektomie nicht indiziert;
- IIIb) generalisierte MG, AK gegen „Low-Density Lipoprotein Receptor-related Protein 4" (LRP-4), Rolle der Thymektomie unsicher [16];
- VI) seronegative Myasthenie (SNMG), AChR-AK, MuSK und LRP-4 negativ, aber auch antikörpervermittelt („low affinity"); Immuntherapie wirksam;
- V) generalisierte paraneoplastische MG bei Thymom, AChR-AK positiv, Titin-AK meist positiv; Erkrankungsgipfel um das 60. Lebensjahr;
- VI) medikamentös induzierte MG, z.B. durch d-Penizillamin, AChR-AK positiv;
- VII) MG als Graft-versus-Host-Reaktion bei allogener Knochenmarktransplantation;
- VII) neonatale Myasthenie bei 10% der Neugeborenen myasthener Mütter durch diaplazentarer Übertragung der AK;
- VIII) zahlreiche kongenitale MG-Syndrome mit unterschiedlichen prä-/postsynaptischen Störungen.

▶ **Zusätzliche neuromuskuläre präsynaptische myasthene Störung.** Lambert-Eaton-myasthenes-Syndrom (LEMS), präsynaptische Störung durch AK gegen spannungsabhängige Kalziumkanäle („voltage gated calcium channel" = VGCC); Ursache: Autoimmunerkrankung oder Paraneoplasie bei kleinzelligem Bronchialkarzinom.

Epidemiologie

Die jährliche Inzidenz der Myasthenia gravis beträgt 2–4,4/ 100 000 und die Prävalenz 40–125 Patienten/1 000 000. Bis zum 40. Lebensjahr sind Frauen und Männer im Verhältnis von 2–3 : 1 betroffen, in höherem Lebensalter (> 40 Jahre) besteht eine gleiche Geschlechtsverteilung. Myasthene Krisen sind mittlerweile aufgrund von verbesserten Therapien seltener.

12.11.2 Ätiologie und Pathophysiologie

Bei der Myasthenia gravis bewirken zirkulierende Antikörper gegen Acetylcholinrezeptoren einen verstärkten Abbau, eine direkte oder indirekte Blockade der AChR. Die Immunpathogenese der MG ist unterschiedlich, Thymus/Thymome spielen eine wesentliche Rolle. Antigenpräsentierende Zellen, T-Zellen und B-Zellen erkennen und prozessieren AChR auf Thymuszellen. Es startet ein Autoimmunprozess, der sich selbst begrenzen kann oder unkontrolliert fortschreitet und die Myasthenie verursacht.

Antikörper gegen die muskelspezifische Tyrosinkinase (MuSK) verursachen auch eine Myasthenie mit mehr faziopharyngealen Symptomen. Diese Patienten sind eher aspirationsgefährdet und sprechen nicht so gut auf Cholinesterasehemmstoffe (ChEH) an. Mit Immunsuppressiva und Plasmapherese ist diese Myasthenie gut behandelbar, während die Thymektomie nicht wirksam ist [11, 20].

12.11.3 Klinische Symptome

Das wesentliche klinische Symptom ist eine vorzeitige und belastungsabhängige Schwäche der Willkürmuskulatur. Diese wird verstärkt durch Stress, Wärme, bestimmte Substanzen (z.B. Magnesium, Chinin, zahlreiche Medikamente), nimmt im Tagesverlauf zu und zeigt nach Ruhepausen eine Besserung. Initial finden sich oft okuläre Symptome, die proximalen Muskeln sind bevorzugt betroffen. Ca. 30% der Patienten haben Schwierigkeiten beim Kauen, Schlucken, Sprechen und Atmen (bulbäre Myasthenie). Der Hustenstoß ist abgeschwächt. Die Schwäche der Atemmuskulatur führt zunächst zu einem Anstieg von CO_2 (cave: O_2-Gabe) und erst sekundär zu einer Hypoxämie.

▶ **Myasthene Krisen.** Myasthene Krisen entwickeln sich spontan, nach Operationen, Infekten, Hyperthyreose, in heißer Umgebung, nach starker seelischer Belastung sowie nach Gabe kontraindizierter Medikamente (▶ Tab. 12.22). Frühzeichen der Krise ist die zunehmende Fluktuation der Symptome. Der Unterkiefer wird vom Patienten unterstützt, er nimmt spontan eine leichte Hochlagerung (ca. 30°) auf der Seite liegend ein.

Die vordere Halsmuskulatur ist geschwächt. Ein Alarmzeichen ist die Schwäche der Nackenmuskulatur, der Patient ist hochgradig gefährdet und periphere Paresen nehmen zu. Die Patienten können nicht ausreichend schlucken, kauen, sprechen, abhusten oder atmen. Die Schluckstörung bewirkt eine Pseudohypersalivation. Die Patienten sind unruhig, ängstlich, tachypnoisch und tachykard, schließlich kommt es zur Hyperkapnie mit Bewusstseinstrübung. Eine O_2-Gabe ohne Atemhilfe ist kontraindiziert. Stille Aspirationen führen zur Pneumonie.

▶ **Cholinerge Krise.** Die cholinerge Krise bei Überdosierung der Cholinesterasehemmstoffe (ChEH) ist schwierig von der myasthenen Krise abgrenzbar. Zu den Symptomen gehören Hypersalivation, Bronchorrhö, Miosis, Diarrhö, Erbrechen, verstärktes Schwitzen sowie Inkontinenz aufgrund der Stimulation muskarinerger Acetylcholinrezeptoren. Die Stimulation nikotinerger Rezeptoren führt zu Faszikulationen und langsam progredienten Paresen. Die Muskelschwäche bei cholinerger Krise ist Folge eines Depolarisationsblocks.

▶ **Mischbild.** Patienten entwickeln oft gleichzeitig Symptome der myasthenen und der cholinergen Krise, wenn die myasthene Schwäche trotz ansteigender Dosen von ChEH nicht kompensiert werden kann. Es kommt zu einer lang anhaltenden und ausgeprägten Stimulation mit einer abnehmenden Sensitivität der AChR gegenüber Cholinesterasehemmstoffen (ChEH-insensitive Krise).

▶ **Neonatale MG.** Bei 10–50% der Neugeborenen myasthener Mütter kommt es zum diaplazentaren Übertritt von Antikörpern gegen AChR [15]. Die Neugeborenen müssen auf eine Überwachungsstation, bis klar ist, dass sie keine neonatale MG entwickeln oder dass die Symptome sich zurückbilden. Symptome sind vermindertes Schreien, Saug-/Schluckschwäche, faziale Schwäche, muskuläre Hypotonie und respiratorische Insuffizienz. Die Symptome bilden sich innerhalb von wenigen Tagen bis maximal 4 Monaten vollständig zurück.

12.11.4 Diagnose

> **Merke**
>
> Die Diagnose wird klinisch gestellt (S. 864) und gesichert durch einen *erhöhten Titer von Antikörpern* gegen AChR oder die muskelspezifische Tyrosinkinase (MuSK), durch einen *positiven Pyridostigmintest* sowie durch die Ergebnisse *elektrophysiologischer Untersuchungen*, ist aber bei Patienten mit myasthenen Krisen in den meisten Fällen bereits bekannt.

AChR-Antikörper finden sich bei 80–90% der Patienten mit generalisierter und bei ca. 50% der Fälle mit okulärer MG. Es besteht keine enge Korrelation zwischen Titerhöhe und Ausmaß der Krankheitssymptome.

Pharmakologisch ist der *Pyridostigmintest* (Mestinon, Kalymin), z. B. 60 mg oral gegeben) eine gute Alternative zum Tensilon-Test. Der Test ist positiv, wenn es nach Einnahme von einer Tablette (1 × 60 mg Mestinon;, Kalymin) nach 60 min zu einer Abnahme der myasthenen Symptome oder des Dekrements nach Serienstimulation kommt. Wegen der Gefahr einer Bradykardie sollte das Antidot Atropin bereitliegen.

Der *Nachweis eines erhöhten Dekrements* (Abnahme des 5. Muskelaktionspotenzials von > 15% des Ausgangswerts bei repetitiver Nervenreizung mit 3 Hz) bestätigt die Diagnose [8].

Der Nachweis eines retrosternalen Thymoms oder eines persistierenden Thymus erfolgt durch *Computertomografie* mit Kontrastmittel.

▶ **Differenzialdiagnose.** Die Differenzialdiagnose umfasst alle Erkrankungen, die mit einer abnormen muskulären Ermüdbarkeit, mit hochgradigen Extremitätenparesen und/oder bulbären Paresen einhergehen: kongenitale myasthene Syndrome, Lambert-Eaton-Syndrom, Myositiden, Botulismus, Critical-Illness-Polyneuro-/myopathie, Guillain-Barré-Syndrom, Hirnstamm- und hohe Rückenmarkprozesse. Patienten mit geringen myasthenen Symptomen werden gelegentlich mit psychiatrischen Diagnosen, z. B. Neurasthenie, Neurosen oder Depression, entlassen.

▶ **Indikation zur Intensivbehandlung.** Die Indikation zur Intensivbehandlung bei MG besteht bei respiratorischer Insuffizienz und hochgradigen Schluckstörungen mit Aspirationsgefahr. Bei rein myasthenen Krisen sind aufgrund der erheblich angstbesetzten vegetativen Stimulation einige eher cholinerge Symptome wie Pollakisurie oder Hypersalivation vorhanden. Bei der cholinergen Krise wiederum findet man gelegentlich eine Miosis und Tachykardie. Die zusätzliche Gabe von ChEH (z. B. Tensilon) zur Differenzierung zwischen myasthener und cholinerger Krise ist kontraindiziert. Besser ist es, die Gabe des Cholinesterasehemmers vorübergehend zu unterbrechen, bis die Situation klinisch klar ist.

12.11.5 Therapie

Die Behandlung der MG umfasst symptomatische Maßnahmen zur Verbesserung der neuromuskulären Transmission mit Cholinesterasehemmstoffen sowie die kausale Beeinflussung des Immunsystems mit Immunsuppressiva (Azathioprin, Methotrexat, Kortikosteroide, seltener Cyclosporin A, Cyclophosphamid), Immunglobulinen und Plasmapherese/Immunadsorption.

Eine Thymektomie oder Thymomektomie sollte nur in klinisch stabilem Zustand erfolgen. Unter einer kombinierten Behandlung mit Pyridostigmin, Kortison und/oder Azathioprin sind viele MG-Patienten symptomarm oder in klinischer Remission.

Allgemeine intensivmedizinische Maßnahmen

Häufige Auslöser von Krisen sind Infektionen. Symptome sind respiratorische Insuffizienz und Schluckstörung in Verbindung mit reduziertem Hustenstoß. Es ist wichtig, die Kaliumversorgung hochnormal zu halten, da die neuromuskuläre Überleitung bei niedrigem Kaliumgehalt schlechter ist. Magnesiumgaben sind kontraindiziert (Verschlechterung der neuromuskulären Überleitung). Wegen der Rhythmusstörungen (z. B. Asystolien) sollte das kardiozirkulatorische Monitoring engmaschig erfolgen. Kommt es bei Husten oder Regurgitation zu Flüssigkeitsaustritt aus der Nase, liegt eine Dysphagie vor. Orale Ernährung und die Zufuhr von Flüssigkeit sind dann nicht mehr zulässig, da Aspirationen vermieden werden müssen.

Medikamente, die zu einer Verschlechterung der Symptome führen, sind zu vermeiden (▶ Tab. 12.22). Die wichtigsten Komplikationen der Intensivtherapie sind Fieber, Pneumonie, Atelektasen, Bronchitis und Diarrhöen [22].

Intubation und Beatmung

Indikationen für eine Beatmung sind eine Vitalkapazität (VK) < 15–20 ml/kg KG, eine maximale Inspirationskraft < 20 cmH$_2$O oder eine maximale Exspirationskraft von < 40 cmH$_2$O [22]. Die Bestimmung der maximalen In- und Exspirationskraft ist dabei aufgrund des nur unvollständigen Mundschlusses eingeschränkt. Die Messung der VK erfolgt in 2- bis 4-stündigen Abständen, ebenso sind regelmäßige Blutgasanalysen erforderlich. Ein progredienter Abfall des arteriellen Kohlendioxidpartialdrucks (pCO$_2$) durch Hyperventilation ist ein früher Hinweis auf die bevorstehende Ateminsuffizienz. Es kommt auch bei zuvor noch als kompensiert erschienenen Patienten zu plötzlicher, intubationspflichtiger Ateminsuffizienz. Wenn möglich, sollte immer elektiv intubiert werden. Zur Intubation können Etomidate, kurz wirksame Barbiturate oder Benzodiazepine gegeben werden.

Aufgrund der hohen Rate an pulmologischen Komplikationen wird eine konsequente Behandlung mit Absaugen, intermittierender positiver Druckbeatmung, Bronchodilatoren, Seufzeratmung und krankengymnastischer Atemtherapie empfohlen [23]. Eine Tracheotomie kann meist vermieden werden, da die Beatmungsdauer in der Regel 2 Wochen nicht übersteigt [5].

Tab. 12.22 Myasthenieverstärkende Medikamente (Auszug, Daten nach [13]).

Myasthenieverstärkende Medikamente	Alternativpräparate
Aminoglykoside, Imipenem, Tetrazykline, Sulfonamide, Clindamycin, Erythromycin, Azithromycin, Gyrasehemmer	Cephalosporine, Penicillin (Aminopenicilline)
Betablocker, Procainamid, Lidocain, Kalziumblocker, Mexiletin, Chinidin	Digitalis, ACE-Hemmer (?)
Chloroquin, D-Penicillamin, Colchicin	Diclofenac, Indometacin, Azetylsalizylsäure
Opiate, Metamizol	Azetylsalizylsäure, Paracetamol
Benzodiazepine, Barbiturate, Lithium, trizyklische Antidepressiva	Serotoninwiederaufnahme-Hemmer (Neuroleptika)
Phenytoin, Ethosuximid	Valproat, Lamotrigin, Gabapentin
magnesiumhaltige Substanzen	
Diuretika (v. a. kaliumsenkende)	
Muskelrelaxanzien	

Für viele dieser Medikamente liegen allenfalls einzelne Beobachtungen zur Verschlechterung einer MG vor. Unter intensivmedizinischen Bedingungen sollte stets die am besten wirkende Therapie eingesetzt werden, deshalb können zahlreiche dieser Substanzen trotzdem verabreicht werden.
ACE = Angiotensinkonversionsenzym

Eine Alternative ist die BiPAP-Beatmung (BIPAP = biphasischer positiver Atemwegsdruck) bei Patienten ohne Hyperkapnie > 50 mmHg [18].

Mit dem Weaning kann begonnen werden, wenn die Vitalkapazität > 10 ml/kg KG, der negative endexspiratorische Druck > 20 cmH$_2$O und der positive endexspiratorische Druck > 40 cmH$_2$O betragen [4].

Merke

Die Behandlung umfasst allgemeine intensivmedizinische Maßnahmen, dabei insbesondere die rechtzeitige Intubation und assistierte Beatmung, ein engmaschiges kardiales Monitoring wegen der Gefahr arrhythmogener Komplikationen, die rasche Sanierung von Infektionsherden und eine Thromboseprophylaxe. Die Intubation ist bei einer VK von < 15 – 20 ml/kg KG indiziert. Durch regelmäßige und engmaschige Kontrollen von VK und Blutgasanalyse sollte vermieden werden, dass bei soeben noch kompensiert erscheinenden Patienten durch die plötzliche Erschöpfung der Atemmuskulatur eine notfallmäßige Intubation erforderlich wird.

Medikamentöse Therapie, Plasmapherese und hoch dosierte Immunglobuline

Zur spezifischen Behandlung der myasthenen Krise stehen insbesondere Cholinesterasehemmstoffe (ChEH) zur Verfügung. Zusätzlich finden Steroide, Plasmapherese/Immunadsorption sowie hoch dosierte Immunglobuline (i. v. IgG) Anwendung.

▶ **Cholinesterasehemmstoffe.** Aufgrund der Schluckstörungen, der geringen oralen Bioverfügbarkeit der Cholinesterasehemmstoffe von < 20 % sowie der kurzen Halbwertszeit von 1,9 h ist die kontinuierliche Infusion von Pyridostigmin indiziert [19]. Auch eine Therapie mit Neostigmin ist möglich. Beide Substanzen werden renal eliminiert.

Praxistipp

Orale und parenterale Dosen von Pyridostigmin werden im Verhältnis von 30 : 1 berechnet, d. h. 30 mg Pyridostigminbromid oral entsprechen 1 mg i. v. Die Behandlung erfolgt – nach Absetzen der oralen Medikation – in der Regel mit 0,5 bis 2 mg/h Pyridostigmin, je nach klinischer Erfordernis.

Höhere Dosierungen sollten wegen der Gefahr unerwünschter cholinerger Symptome möglichst vermieden werden. Hat der Patient bereits vor Entwicklung der myasthenen Krise eine hohe Pyridostigmindosis benötigt, kann während der Beatmung zunächst ein mehrtägiges Absetzen der Substanz erfolgen, da die neuromuskulären Synapsen anschließend wieder sensitiver gegenüber Cholinesterasehemmstoffen sind und eine geringere Dosis benötigt wird. Bei der neonatalen MG werden 2 bis 3 mg Pyridostigmin oral pro Einzeldosis gegeben [14].

Muskarinartige Nebenwirkungen wie Hypersalivation, Tränenfluss, Schwitzen, Pollakisurie, Diarrhö, später auch Miosis und Bradykardie, selten Vermehrung der bronchialen Schleimproduktion und Bronchospasmus, treten bei einer täglichen Dosis bis 300 mg oral oder 10 mg/d i. v. nur vereinzelt auf. Sie können mit Atropin antagonisiert werden, während dies bei Faszikulationen und progredienter Muskelschwäche als *nikotinartige Nebenwirkungen* nicht möglich ist. Da auch Pyridostigmin und Neostigmin in hohen Dosierungen die Blut-Hirn-Schranke passieren, kann ein exogenes Psychosyndrom mit Ängstlichkeit, Agitiertheit, Desorientiertheit und psychotischen Inhalten auftreten. Bei einer cholinergen Krise sind die genannten unerwünschten Wirkungen verstärkt vorhanden. Die eigentlich zu erwartende Bradykardie fehlt jedoch oft, da die Patienten aufgrund zunehmender Schluck- und Ateminsuffizienz ängstlich sind und mit einer Tachykardie reagieren.

▶ **Steroide.** Steroide (Methylprednisolon/Prednisolon) werden, nach Ausschluss einer Infektion, in einer Dosierung von 1 mg/kg KG oral oder i. v. gegeben. Beginnt die Behandlung mit der vollen Dosis, kann es vorübergehend zu einer Zunahme der myasthenen Symptome, insbesondere der Schluck- und Ateminsuffizienz kommen. Dieses Problem ist auf der Intensivstation jedoch zu vernachlässigen. Ein positiver Therapieeffekt tritt bei bis zu 95% der Patienten ein und beginnt innerhalb der ersten 2 Wochen nach Therapiebeginn. Mit der Dosisreduktion kann zumeist nach 5 bis 6 Tagen begonnen werden, auch um mögliche Nebenwirkungen zu vermeiden. Eine hoch dosierte Pulstherapie ist ebenfalls möglich (2 g Methylprednisolon i. v. jeden 5. Tag [1]. Azathioprin, Cyclosporin A sowie Cyclophosphamid sind für die Behandlung der myasthenen Krise ohne Bedeutung, ebenso die Thymektomie/Thymomektomie.

▶ **Plasmapherese.** Mittels *Plasmapherese* [7] oder *Immunadsorption* [24] können zirkulierende Antikörper gegen AChR in großen Mengen aus dem Plasma entfernt werden und es kommt in der Regel zu einer raschen Besserung der myasthenen Symptome. Indikationen sind Prävention oder Therapie einer myasthenen Krise, Stabilisierung einer ausgeprägten myasthenen Symptomatik vor Thymektomie sowie – als chronisch intermittierende Behandlung – die Stabilisierung schwerer, lang dauernder und anderweitig nicht ausreichend zu beeinflussender Myasthenien. Pro Sitzung werden ca. 2 l Plasma entfernt und durch 5% Albuminlösung ersetzt. Die Behandlung findet 3- bis 6-mal statt, zumeist jeden 2. Tag. Eine Besserung kann in ca. 90% der Fälle erzielt werden und beginnt in der Regel nach dem 2. oder 3. Austausch. Die Antikörper steigen in den folgenden Wochen langsam wieder an, sodass eine begleitende medikamentöse Immunsuppression erfolgen muss. Thromboembolische und kardiovaskuläre Komplikationen sowie Infekte sind nicht selten [8].

▶ **Hoch dosierte Immunglobuline.** Durch Infusion hoch dosierter Immunglobuline kann ebenfalls eine Besserung ausgeprägter myasthener Symptome erzielt werden. Der Effekt setzt nicht vor dem 5. Tag ein und erreicht sein Maximum im Verlauf der 3. Woche. Die Therapie erfolgt mit 0,4 g/kg KG/d über 3 oder 5 Tage. Sie ist – bis auf eine langsamere Besserung der respiratorischen Insuffizienz – der Wirkung der Plasmapherese vergleichbar, hat aber weniger unerwünschte Wirkungen [10, 17]. Gelegentlich bessert sich allerdings der Zustand der Patienten nach i. v. Gabe von IgG nur mäßig, nach anschließender Plasmapherese dann aber deutlich [21].

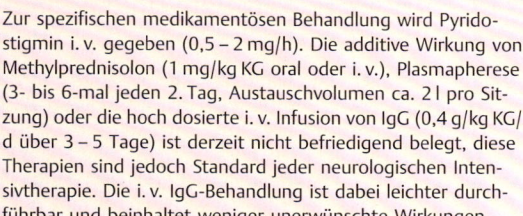

Merke

Zur spezifischen medikamentösen Behandlung wird Pyridostigmin i. v. gegeben (0,5 – 2 mg/h). Die additive Wirkung von Methylprednisolon (1 mg/kg KG oral oder i. v.), Plasmapherese (3- bis 6-mal jeden 2. Tag, Austauschvolumen ca. 2 l pro Sitzung) oder die hoch dosierte i. v. Infusion von IgG (0,4 g/kg KG/d über 3 – 5 Tage) ist derzeit nicht befriedigend belegt, diese Therapien sind jedoch Standard jeder neurologischen Intensivtherapie. Die i. v. IgG-Behandlung ist dabei leichter durchführbar und beinhaltet weniger unerwünschte Wirkungen.

Thymektomie, Thymomektomie

Die Thymektomie ist wichtiger Bestandteil der Therapie einer Myasthenia gravis. Sie wird früh im Krankheitsverlauf angestrebt und führt bei bis zu 80% der Patienten zur klinischen Remission oder zu einer deutlichen Stabilisierung, abhängig von der Thymuspathologie und der kompletten Entfernung des Thymusgewebes. Bei Thymomektomie besteht postoperativ die Gefahr der vorübergehenden Verschlechterung der Myasthenie. Die Operation wird nur beim klinisch stabilen Patienten durchgeführt, sie ist während einer myasthenen oder cholinergen Krise kontraindiziert. Die perioperative Letalität der Thymektomie (transsternal/thorakoskopisch) ist außerordentlich niedrig [3, 12].

Postoperativ können die Patienten meist rasch extubiert werden. Risikofaktoren für eine postoperative Beatmungspflichtigkeit sind eine länger bestehende Myasthenie (> 6 Jahre), eine chronische Atemwegs- oder Lungenerkrankung unabhängig von der Myasthenie, eine präoperativ erforderliche orale Pyridostigmindosis > 750 mg/d sowie eine präoperative Vitalkapazität < 2,9 l [2]. Die Verwendung von Cholinesterasehemmstoffen, z. B. Physostigmin, zur Antagonisierung der Muskelrelaxation kann bei vorliegender hoher Pyridostigmindosis eventuell zu einer cholinergen Krise führen und sollte deshalb möglichst vermieden werden. Eine postoperative Schmerztherapie auf der Intensivstation mit Opioiden ist möglich. Für die Langzeitsedierung eignet sich z. B. Propofol i. v. (50 – 200 mg/h).

Kernaussagen

Definition, Einteilung und Epidemiologie
Die myasthene Krise ist definiert als akute respiratorische Insuffizienz bei Myasthenia gravis (MG), die eine maschinelle Beatmung erforderlich macht. Aufgrund einer Beteiligung der Schluckmuskulatur besteht gleichzeitig meist eine erhebliche Aspirationsgefahr.

Ätiologie und Pathophysiologie
Die MG ist eine Autoimmunerkrankung, bei der zirkulierende Antikörper zu einer verstärkten Blockade oder zum Abbau von AChR führen. Der Thymus bzw. Thymome spielen in der Immunpathogenese der MG eine wesentliche Rolle.

Klinische Symptome
Das wesentliche klinische Symptom der MG ist die vorzeitige und belastungsabhängige Schwäche der Willkürmuskulatur, die im Tagesverlauf zumeist zunimmt. Neben Doppelbildern, einer ein- oder beidseitigen Ptose und Schwäche der proximalen Extremitätenmuskeln treten bei der bulbären MG Schwierigkeiten beim Kauen, Schlucken, Sprechen und Atmen auf, die in eine myasthene Krise münden können. Ateminsuffizienz und Schluckstörung sind die bedrohlichsten Symptome (myasthene Krise).

Diagnose
Die Diagnose einer MG wird gestellt anhand eines erhöhten Titers von AChR-Antikörpern, eines positiven Pyridostigmintests sowie anhand elektrophysiologischer Untersuchungen. Die Diagnose der myasthenen Krise ergibt sich aus der muskulären Ateminsuffizienz und Schluckstörung. Die Unterscheidung einer myasthenen von einer cholinergen Krise ist schwierig.

Therapie
Die Behandlung der myasthenen Krise erfordert allgemeine intensivmedizinische Maßnahmen (kardiales und respiratorisches Monitoring, Thromboseprophylaxe, parenterale Ernährung/Sondenernährung, Physiotherapie), hochnormale Kaliumwerte, eine rechtzeitige Intubation und assistierte Beatmung bei einer Vitalkapazität von < 15 – 20 ml/kg KG sowie die (i. v.) Gabe von Pyridostigmin 0,5 – 2 mg/h. Myasthenieverstärkende Medikamente müssen wenn möglich abgesetzt werden. Zusätzlich kann Methylprednisolon 1 mg/kg KG oral oder i. v. gegeben werden. Weitere therapeutische Optionen sind Plasmapherese und hoch dosierte i. v. verabreichte IgG.
Diese Maßnahmen sind zumeist außerordentlich wirksam. Die Thymektomie ist ein bedeutendes Verfahren im Rahmen der langfristigen Therapieplanung. Bei paraneoplastischer Myasthenie bei Thymomen führt die Thymomektomie nur selten zu einer Verbesserung der MG, muss aber aus onkologischen Gründen erfolgen. Die Operation ist nur bei stabilen Patienten indiziert und bei einer myasthenen/cholinergen Krise kontraindiziert.

Literatur

[1] Arsura E, Brunner NG, Namba T et al. High-dose intravenous methylprednisolone in myasthenia gravis. Arch Neurol 1985; 42: 1149–1153

[2] Baraka A. Anaesthesia and myasthenia gravis. Can J Anaesth 1992; 39: 476–486

[3] Baumgartner RW, Waespe W. Therapie der Myasthenia gravis pseudoparalytica. Dt Med Wschr 1991; 116: 148–154

[4] Bedlack RS, Sanders DB. How to handle myasthenic crisis? Postgrad Med 2000; 107: 211–214

[5] Berrouschot J, Baumann I, Kalischewski P et al. Therapy of myasthenic crisis. Crit Care Med 1997; 25: 1228–1235

[6] Besinger UA, Toyka KV, Hömberg M et al. Myasthenia gravis long-term correlation of binding and bungarotoxin blocking antibodies against acetylcholine receptors with changes in disease severity. Neurology 1983; 33: 1316–1321

[7] Gajdos P, Chevret S, Toyka K. Plasma exchange for myasthenia gravis. Cochrane Database Syst Rev 2002 (4): CD 002 275

[8] Henze T, Prange H, Talartschik J et al. Complications of plasma exchange in patients with neurological diseases. Klin Wschr 1990; 68: 1183–1188

[9] Henze T. Myasthenia gravis and myasthenic syndromes. Part I. Myasthenia gravis. Drugs of today 1997; 33: 485–498

[10] Juel VC. Myasthenia gravis: management of myasthenic crisis and perioperative care. Semin Neurol 2004; 24: 75–81

[11] Lindstrom J. Is „seronegative" MG explained by autoantibodies to MuSK? Neurology 2004; 62: 1920–1921

[12] Mantegazza R, Baggi F, Bernasconi P et al. Video-assisted thoracoscopic extended thymectomy and extended transsternal thymectomy (T-3b) in non-thymomatous myasthenia gravis patients: remission after 6 years of follow-up. J Neurol Sci 2003; 212: 31–36

[13] McNamara AM, Guay DRP. Update on drugs that may cause or exacerbate myasthenia gravis. Consult Pharm 1997; 12: 155–164

[14] Oosterhuis HJGH. Myasthenia gravis. Groningen: Groningen Neurological Press; 1997

[15] Papazian O. Transient neonatal myasthenia gravis. J Child Neurol 1992; 7: 135–141

[16] Pevzner A, Schoser B, Peters K et al. Anti-LRP4 autoantibodies in AChR- and MuSK-antibody-negative myasthenia gravis. J Neurol 2012; 259(3): 427–435. DOI: 10 1007/s00 415-011-6194-7

[17] Qureshi AI, Choudhry MA, Akbar MS et al. Plasma exchange versus intravenous immunoglobulin treatment in myasthenic crisis. Neurology 1999; 52: 629–632

[18] Rabinstein A, Wijdicks EFM. BiPAP in acute respiratory failure due to myasthenic crisis may prevent intubation. Neurology 2002; 59: 1647–1649

[19] Saltis LM, Martin BR, Traeger SM et al. Continuous infusion of pyridostigmine in the management of myasthenic crisis. Crit Care Med 1993; 21: 938–940

[20] Sanders D, Salem K, Masse J et al. Clinical aspects of MuSK antibody positive seronegative MG. Neurology 2003; 60: 1978–1980

[21] Stricker RB, Kwiatkowska BJ, Habis JA et al. Myasthenic crisis: response to Plasmapheresis following failure of intravenous gamma-globulin. Arch Neurol 1993; 50: 837–840

[22] Thomas CE, Mayer SA, Gungor Y et al. Myasthenic crisis: clinical features, mortality, complications, and risk factors for prolonged intubation. Neurology 1997; 48: 1253–1260

[23] Varelas PN, Chua HC, Natterman J et al. Ventilatory care in myasthenia gravis crisis: assessing the baseline adverse event rate. Crit Care Med 2002; 30: 2663–2668

[24] Wagner S, Janzen RW, Mohs C et al. Long term treatment of refractory myasthenia gravis with immunadsortion. Dtsch Med Wochenschr 2008; 133(46): 2377–2382; Epub 2008 Nov 4

12.12 Botulismus

B. Schalke, T. Henze

12.12.1 Einleitung und Definition

Ein Botulismus (ICD-Code A05.1) entwickelt sich nach Infektion mit dem anaeroben Bakterium Clostridium botulinum (sehr selten auch C. butyricum oder C. baratii). Die Bakterien bilden ein Neurotoxin, welches zu hochgradigen muskulären Paresen sowie Funktionsstörungen des autonomen Nervensystems führt.

▶ **Formen.** Die *Ingestion* erfolgt über nicht ausreichend behandelte, industriell oder selbst hergestellte Nahrungsmittel (Konserven, Eigenverarbeitung von Fisch oder Fleisch als Räucher- oder Einlegeware oder in Form von Würsten oder Schinken). Weitere Formen sind der Wundbotulismus, der Kindsbotulismus („infant botulism") sowie – sehr selten – eine iatrogene Form, die im Rahmen einer Behandlung mit Botulinumtoxin entsteht („*inadvertent botulism*"; [2], z. B. im Rahmen kosmetischer Behandlungen, im Rahmen einer Antispastiktherapie oder einer Therapie zur Behandlung des Blepharospasmus, Schreibkrampfs etc.). Der *Wundbotulismus* tritt bei mit dem Bakterium infizierten Wunden auf, in den vergangenen Jahren insbesondere bei Heroinabhängigen, die intramuskulär spritzten [3]. Der *Kindsbotulismus* entsteht durch intestinale Besiedelung nach Ingestion kontaminierter Nahrung, z. B. Honig.

In den vergangenen Jahren wurde auch auf die Möglichkeit hingewiesen, dass das Toxin als Aerosol – im Rahmen biologischer Kriegsführung – inhaliert werden kann [1].

Es handelt sich um eine meldepflichtige Erkrankung. Dem Gesundheitsamt werden der Krankheitsverdacht, die Erkrankung an Botulismus sowie der eingetretene Tod, der indirekte oder direkte Nachweis von Clostridium botulinum oder seinen Toxinen, soweit er auf eine Infektion hinweist, namentlich gemeldet [4].

12.12.2 Ätiologie, Pathophysiologie und Epidemiologie

Die Sporen von Clostridium botulinum sind außerordentlich hitzeresistent und werden erst nach 2- bis 3-stündigem Kochen oder nach Autoklavieren über 30 min denaturiert. Das Toxin selbst denaturiert bei ca. 85 °C, deshalb kommt die Erkrankung nur vor, wenn das Nahrungsmittel nicht ausreichend erhitzt wurde. Gegenwärtig sind mehrere Toxinuntertypen bekannt: A, B, C1, C2, D, E, F, G. Die Typen A, B und E sind v. a. für den menschlichen Botulismus verantwortlich, während die Typen C und D häufig bei Tieren gefunden werden.

Die unterschiedlichen Botulinumtoxine sind neurospezifische Zink-Endopeptidasen und spalten verschiedene Proteine der synaptischen Vesikelmembranen (Synaptobrevin) oder der präsynaptischen Membran (SNAP-25, Syntaxin) [2, 10]. Nach Aufnahme binden die Toxine an die präsynaptische Membran der cholinergen neuromuskulären und parasympathischen Synapsen und werden mittels Endozytose in die Nervenendigungen aufgenommen. Dort blockieren sie irreversibel die Freisetzung von Acetylcholin in den synaptischen Spalt. Hieraus resultiert die verminderte Funktion oder auch komplette Blockade der Willkürmuskulatur wie auch des autonomen Nervensystems.

> **Merke**
>
> Häufigste Form ist der generalisierte Botulismus durch die Aufnahme toxinhaltiger, nicht ausreichend erhitzter Lebensmittel, während Wundbotulismus durch infizierte Wunden und Kindsbotulismus nach Ingestion von mit Clostridium botulinum kontaminierter Nahrung seltener vorkommen. Die verschiedenen Botulinumtoxine binden an cholinergen neuromuskulären und parasympathischen Synapsen und blockieren dort die Acetylcholinfreisetzung in den synaptischen Spalt.

▶ **Epidemiologie.** In den USA wurden zwischen 1990 und 2000 allein von nahrungsmittelbedingtem Botulismus 263 Fälle registriert, 103 davon in Alaska aufgrund der hohen Zahl von Fällen durch Fischverzehr [11]. In Deutschland wurden in den vergangenen Jahren jeweils ca. 5 – 24 (im Jahre 2005) Fälle gemeldet. Im Jahre 2009 wurden 4 lebensmittelbedingte Fälle und 1 Säuglingsbotulismus gemeldet. Am häufigsten als Toxinherd sind selbstverarbeitete Fisch- und Räucherprodukte [8].

12.12.3 Klinische Manifestation

Nach einer durchschnittlichen Inkubationszeit von 1 – 3 Tagen, gelegentlich aber bereits nach wenigen Stunden, entwickeln sich zumeist vegetative Symptome wie ein trockener Mund, reduzierte Lichtreaktion der Pupillen, Schwindel, Übelkeit, Erbrechen, Obstipation und Blasenentleerungsstörung. Gleichzeitig oder direkt nachfolgend treten eine ein- oder beidseitige Ptose, eine komplette oder inkomplette äußere Ophthalmoplegie mit Doppelbildern, weite lichtstarre Pupillen, eine ein- oder beidseitige Fazialisparese, Dysarthrie, Heiserkeit, Störungen der Kau-, Schluck- und Atemmuskulatur sowie Paresen der Arme und Beine auf.

In schweren Fällen resultiert eine Ateminsuffizienz mit einer Häufigkeit bis 80 % bei den Toxintypen A, B und E. Bei epidemischen Ausbrüchen ist die Zahl beatmungspflichtiger Patienten offenbar geringer als bei sporadischen Einzelfällen [14]. Die Muskeleigenreflexe fehlen zumeist. Sensibilitätsstörungen werden nur sehr selten beschrieben [9]. In schweren Fällen können zum Teil erhebliche Herzrhythmusstörungen, v. a. im Sinne von Bradyarrhythmien bis hin zur Asystolie, auftreten [7]. Bewusstseinsstörungen bestehen nicht.

> **Merke**
>
> Nach ersten Symptomen wie trockener Mund, abgeschwächte Lichtreaktion der Pupillen, Erbrechen, Blasen- und Darmleerungsstörungen entwickeln sich Paresen der äußeren Augenmuskeln, Sprech-, Kau- und Schluckstörungen, hochgradige Extremitätenparesen sowie eine muskuläre Ateminsuffizienz. In ausgeprägten Fällen treten hochgradige Bradyarrhythmien bis zur Asystolie auf.

12.12.4 Diagnose

▶ **Differenzialdiagnose.** Die Diagnose eines Botulismus ist nicht immer leicht zu stellen, da sich die neurologischen Symptome auch bei zahlreichen anderen Erkrankungen wie dem Guillain-Barré-Syndrom (Kap. 12.9) oder dem Miller-Fisher-Syndrom (Polyneuritis cranialis) entwickeln können. Weitere Differenzialdiagnosen sind, v. a. beim Fehlen von autonomen Funktionsstörungen, die Myasthenia gravis (Kap. 12.11), eventuell auch eine Hirnstammenzephalitis oder ein Hirnstamminfarkt. Treten bei einem Patienten rasch hintereinander multiple Hirnnervenparesen auf, sollte der Botulismus in die diagnostischen Erwägungen einbezogen werden.

▶ **Elektrophysiologische Untersuchungen.** Die Diagnose wird elektrophysiologisch durch ein Dekrement des Muskelaktionspotenzials (MAP) bei langsamer repetitiver Reizung (3/sec) um mehr als 10 % und durch ein Inkrement des MAP um mehr als 100 % des Ausgangswertes bei rascher Serienreizung (20 – 30/sec) gestützt. Dabei ist die Amplitude des initialen MAP klein [15]. Aufgrund des oft asymmetrischen Befalls der Muskulatur müssen mehrere Muskeln untersucht werden. Gelegentlich zeigt die Elektrostimulation überhaupt keine pathologischen Befunde. Die Elektromyografie, die motorischen und sensiblen Nervenleitgeschwindigkeiten und die distalen Latenzen sind normal.

▶ **Clostridium-botulinum-Nachweis.** Die Diagnose wird entweder durch direkten Erregernachweis durch Erregerisolierung (kulturell) aus Stuhl oder Wundmaterial gesichert (langwierig) oder durch Toxinnachweis in Blut, Stuhl, Mageninhalt oder Erbrochenem. Der schnellste Nachweis gelingt mit dem Maus-Bioassay, dabei wird Mäusen z. B. Serum intraperitoneal mit und ohne Antiserum gegeben, die nicht geschützten Tiere erkranken bei schweren Verläufen innerhalb weniger Stunden (Muskelschwäche, Wepentaillenatmung, Tod), die mit Antiserum geschützten Tiere überleben. Mithilfe einer Inokulation in Mäuse gelingt auch die Differenzierung der verschiedenen Toxintypen. Darüber hinaus kann mittels ELISA-Techniken (ELISA = Enzymelinked immunosorbent Assay) sowie mithilfe der Polymerasekettenreaktion (PCR) die Erkrankung diagnostiziert werden [6]. Liquorbefund und bildgebende Verfahren des Hirns und Rückenmarks sind nicht pathologisch, dienen jedoch der differenzialdiagnostischen Abgrenzung vaskulärer und entzündlicher Erkrankungen.

12.12.5 Therapie

Bei Verdacht auf Botulismus muss der Patient intensivmedizinisch überwacht werden. Es kann zunächst versucht werden, noch nicht gastrointestinal absorbierte Toxinmengen über eine Magenspülung und die Gabe von Laxanzien zu eliminieren. Im Blut zirkulierende Toxinmengen können mittels eines trivalenten Antitoxins, welches gegen die Toxintypen A, B und E gerichtet ist, gebunden werden. Man gibt es mehrmals hintereinander, bis eine weitere Aufnahme aus dem Gastrointestinaltrakt nicht mehr zu erwarten ist. Da es sich um ein Fremdserum handelt, können schwere allergische Reaktionen auftreten. Es empfiehlt sich daher, diese Therapie in Reanimationsbereitschaft, eventuell auch nach vorheriger Gabe von Kortikosteroiden durchzuführen.

Diese Therapie ist nur in einer sehr frühen Erkrankungsphase erfolgreich, da naturgemäß diejenigen Toxinmengen, die bereits an der neuromuskulären Synapse gebunden sind, nicht mehr erreicht und blockiert werden können. Im Falle eines Wundbotulismus ist eine ausreichende Wundsäuberung erforderlich. Für die Behandlung des kindlichen Botulismus ist in den USA mittlerweile auch ein Botulismusimmunglobulin zugelassen, welches Antikörper gegen die Toxintypen A bis E enthält. Die Dauer der Beatmungspflicht, der Sondenernährung und des gesamten Krankenhausaufenthalts kann durch diese Therapie erheblich verkürzt werden [5, 12].

▶ **Neuromuskuläre Transmission.** Zur Verbesserung der neuromuskulären Transmission und der autonomen Funktionsstörungen wird gelegentlich 4-Aminopyridin eingesetzt. Sein therapeutischer Erfolg ist wahrscheinlich aber begrenzt. Größere Erfahrungen oder kontrollierte Studien liegen nicht vor [2].

▶ **Monitoring und Beatmung.** Die intensivmedizinische Behandlung mit Beatmung, Herzschrittmachertherapie, Behandlung der autonomen, gastrointestinalen Probleme kann mehrere Wochen dauern, bis die irreversibel geschädigten präsynaptischen Strukturen sich wieder ausreichend regeneriert haben. Wesentlicher Bestandteil der Intensivbehandlung ist das kardiovaskuläre Monitoring, da plötzliche Arrhythmien bis hin zur Asystolie auftreten können.

Spätestens bei Registrierung von hochgradigen Bradykardien muss, ähnlich wie beim Guillain-Barré-Syndrom, die Anlage eines peripher-intravenösen Schrittmachers erwogen werden [7]. Die respiratorischen Funktionen werden mithilfe engmaschiger Messungen der Vitalkapazität und der Blutgase überwacht. Beim Absinken der Vitalkapazität auf < 20 ml/kg KG und/oder Ausfall der bulbären Schutzreflexe besteht die Indikation zur Intubation und Beatmung, auch wenn die Patienten noch keine Zyanose aufweisen.

Magnesiumhaltige Infusionen sind kontraindiziert, da sie zu einer Verschlechterung der neuromuskulären Transmission führen. Thromboseprophylaxe, Darmpflege und Krankengymnastik sind weitere wichtige Bestandteile der Intensivtherapie.

▶ **Prognose.** Die Prognose auch des schweren Botulismus ist bei adäquater Intensivbehandlung zumeist gut. Die Schwere der Erkrankung hängt einerseits offenbar vom Toxintyp, andererseits von der Menge des aufgenommenen Toxins ab. Todesfälle wurden in der neueren Literatur nur noch selten berichtet (im Jahre 2009 gab es in Deutschland 1 Todesfall nach Verzehr von mariniertem Fisch; [8]), sie können aber v. a. bei epidemischen Ausbrüchen 20% erreichen [13].

Merke

Noch nicht gastrointestinal absorbierte Toxinmengen werden mittels Magenspülung und Laxanzien entfernt. Im Blut zirkulierendes Toxin kann eventuell noch durch trivalentes Antitoxin gebunden werden (mehrmals 50 – 100 ml i. v.). Eine intensive Überwachung der Atemfunktion ist nötig, ggf. auch die frühzeitige Intubation und maschinelle Beatmung. Bei bradykarden Rhythmusstörungen ist die Implantation eines passageren Schrittmachers zu erwägen.

Kernaussagen

Einleitung und Definition
Botulismus ist eine erworbene, toxinvermittelte neuromuskuläre Erkrankung, die zu schweren motorischen und autonomen Ausfällen führen kann, abortive Verläufe sind bekannt.

Ätiologie, Pathophysiologie und Epidemiologie
Erreger des Botulismus ist das anaerobe Bakterium Clostridium botulinum. Die Bakterien bilden verschiedene Neurotoxine, die zu muskulären Paresen und Funktionsstörungen des autonomen Nervensystems führen. Sie binden an die präsynaptische Membran der cholinergen neuromuskulären und parasympathischen Synapsen und blockieren dort irreversibel die Freisetzung von Acetylcholin in den synaptischen Spalt.

Klinische Manifestation
Nach einer Inkubationszeit von wenigen Stunden bis zu einigen Tagen entwickeln sich vegetative Symptome wie ein trockener Mund, reduzierte Lichtreaktion der Pupillen, Schwindel, Übelkeit, Erbrechen sowie Störungen der Blasen- und Darmentleerung, danach Paresen der äußeren Augen- und der Gesichtsmuskeln, Sprech-, Kau-, Schluck- und Atemstörungen sowie Paresen der Arme und Beine. In schweren Fällen können ausgeprägte Bradyarrhythmien bis hin zur Asystolie auftreten.

Diagnose
Die Diagnose wird entweder durch Kultivierung von Clostridium botulinum aus asserviertem Nahrungsmittel, Serum, Mageninhalt, Stuhl oder Wundmaterial gesichert oder erfolgt mithilfe von Maus-Bioassay, ELISA-Techniken oder Polymerasekettenreaktion. Der Toxintyp wird durch Inokulation des Materials in Mäuse differenziert. Elektrophysiologisch wird die Diagnose insbesondere durch den Nachweis eines Inkrements des Muskelaktionspotenzials um mehr als 100% des Ausgangswertes bei rascher Serienreizung (20 – 30/sec) gesichert.

Die Differenzialdiagnose umfasst das Guillain-Barré-Syndrom, das Miller-Fisher-Syndrom (Polyneuritis cranialis), beim Fehlen von autonomen Störungen die Myasthenia gravis, außerdem die Hirnstammenzephalitis und den Hirnstamminfarkt.

Therapie
Gastrointestinal noch nicht absorbierte Toxinmengen werden durch Magenspülung und Laxanzien eliminiert. Im Blut zirkulierende Toxinmengen können mittels eines trivalenten Antitoxins (gegen die Toxintypen A, B und E) gebunden werden. Hierzu erfolgt eine i. v. Gabe mehrmals hintereinander, bis eine weitere Aufnahme aus dem Gastrointestinaltrakt nicht mehr zu vermuten ist. *Cave:* Fremdserum mit der Gefahr erheblicher allergischer Reaktionen!

Wesentlicher Bestandteil der Intensivbehandlung ist ein intensives kardiovaskuläres Monitoring, bei hochgradigen Bradykardien oder einer Asystolie ist die Anlage eines passageren Schrittmachers zu erwägen. Es werden engmaschige Kontrollen der Vitalkapazität (VK) und der Blutgase empfohlen, eine Intubation sollte rechtzeitig erfolgen, spätestens bei einem Absinken der Vitalkapazität auf < 20 ml/kg KG und/oder Ausfall der bulbären Schutzreflexe. Magnesiumhaltige Infusionen sind kontraindiziert.

Literatur

[1] Bossi P, Tegnell A, Baka A et al. BICHAT guidelines for the clinical management of botulism and bioterrorism-related botulism. Eurosurveillance 2004; 9: 1 – 5

[2] Cherington M. Botulism: Update and review. Semin Neurol 2004; 24: 155 – 163

[3] Epidemiologisches Bulletin. Wundbotulismus – ein Fallbericht. Epidemiol Bull 2004; No. 43: 371 (im Internet: http://www.rki.de/DE/Content/Infekt/EpidBull/Archiv/2004/Ausgabenlinks/43_04.html?nn=2 398 078; Stand: 14.04.2013)

[4] Falldefinitionen des Robert Koch-Institutes zur Übermittlung von Erkrankungs- oder Todesfällen und Nachweisen von Krankheitserregern. Ausgabe 2007. Bundesgesundheitsblatt 2006; Heft 12: 36 – 37

[5] Fox CK, Keet CA, Strober JB. Recent advances in infant botulism. Pediatr Neurol 2005; 32: 149 – 154

[6] Hatheway CL, Ferreira JL. Detection and identification of Clostridium botulinum neurotoxins. Adv Exp Med Biol 1996; 391: 481 – 498

[7] Henze, T, Prange H. Botulismus mit besonders schwerer Verlaufsform durch Toxintyp A. Dt Med Wochenschr 1983; 108: 185 – 187

[8] Infektionsepidemiologisches Jahrbuch meldepflichtiger Krankheiten für 2009 des Robert Koch-Institutes. Berlin: 2010; ISBN 978-3-89 606-113-5: 49 – 50

[9] Kuruoglu R, Cengiz B, Tokcaer A. Botulism with sensory symptoms diagnosed by neuromuscular transmission studies associated with edrophonium responsiveness. Electromyogr Clin Neurophysiol 1996; 36: 477 – 480

[10] Schiavo G, Rossetto O, Tonello F et al. Intracellular targets and metalloprotease activity of tetanus and botulism neurotoxins. Curr Top Microbiol Immunol 1995; 195: 257 – 274

[11] Sobel J, Tucker N, Sulka A et al. Foodborne botulism in the United States, 1990–2000. Emerg Infect Dis 2004; 10(9): 1606–1611
[12] Thompson JA, Filloux FM, van Orman CB et al. Infant botulism in the age of botulism immune globulin. Neurology 2005; 64: 2029–2032
[13] Todd Weber J, Hibbs jr RG, Darwish A et al. A massive outbreak of type E botulism associated with traditional salted fish in Cairo. J Infect Dis 1993; 167: 451–454
[14] Woodruff BA, Griffin PM, McCroskey LM et al. Clinical and laboratory comparison of botulism from toxin types A, B, and E in the United States, 1975–1988. J Infect Dis 1992; 166: 1281–1284
[15] Zouari N, Choyakh F, Triki C et al. Importance of electromyography in the diagnosis of botulism. Neurophysiol Clin 1997; 27: 220–226

12.13 Tetanus

B. Schalke, T. Henze

12.13.1 Einleitung und Definition

Definition

Tetanus ist Folge einer Infektion mit Clostridium tetani. Dieses Bakterium produziert 2 Toxine: Tetanospasmin und Tetanolysin. Tetanospasmin führt über eine Beeinflussung glyzinerger und GABA-erger (GABA = γ-Aminobuttersäure) Systeme des zentralen Nervensystems zu schweren Spasmen und Verkrampfungen der Muskulatur sowie ausgeprägten Störungen des autonomen Nervensystems. Tetanolysin begünstigt lediglich die Vervielfältigung der Bakterien.

Man unterscheidet
- den generalisierten Tetanus;
- den lokalisierten Tetanus in der Umgebung des Infektionsherdes;
- den zephalen Tetanus im Bereich der Gesichtsmuskulatur sowie
- den neonatalen Tetanus nach einer Nabelschnurinfektion im Rahmen einer ungenügenden geburtshilflichen Hygiene bei gleichzeitig fehlendem Antikörperschutz der Mutter.

12.13.2 Ätiologie und Pathophysiologie

Clostridium tetani ist ein obligat anaerobes, bewegliches, grampositives sporenbildendes Stäbchenbakterium. Es ist ubiquitär im Erdreich vorhanden. Die Sporen sind widerstandsfähig gegen Hitze und Desinfektionsmittel, sie dringen über Verletzungen der Haut/Schleimhaut in den Körper ein und bilden, sofern anaerobe Bedingungen bestehen, die Toxine Tetanospasmin und Tetanolysin.

Tetanolysin führt zu einer Schädigung des den Infektionsherd umgebenden Gewebes und begünstigt die Vervielfältigung der eingedrungenen Bakterien [15]. Tetanospasmin, ein 150 kDa-Protein, löst tonische Krämpfe aus [19]. Die Inkubationszeit liegt zwischen 1 Tag und mehreren Monaten; je kürzer die Inkubationszeit, desto schlechter die Prognose (höhere Toxinmenge). Tetanospasmin wandert retrograd vom präsynaptischen Axonterminal zum Zellkörper, diffundiert dort in die Extrazellulärräume des Rückenmarks und des Hirnstamms und wird in weitere Neurone aufgenommen. Die Diffusionsgeschwindigkeit liegt bei 5 mm/h. Es kann die Blut-Hirn-Schranke nicht direkt überwinden.

Das Toxin wirkt im Bereich der zentralen motorischen Kontrolle (inhibitorische Transmitter) des autonomen Nervensystems sowie der neuromuskulären Synapse. Die Muskelspasmen sind v. a. Folge einer Hemmung inhibitorischer Interneurone (Hemmung der Freisetzung von Glyzin). Daraufhin steigt der Muskeltonus im 2. motorischen Neuron. In gleicher Weise wird auch das absteigende GABA-erge System gehemmt. Die Störungen des autonomen Nervensystems entstehen durch eine Enthemmung präganglionärer sympathischer Fasern. Die entstehende Überaktivität betrifft sowohl α- als auch β-Rezeptoren. Im Bereich der neuromuskulären Synapse beeinträchtigt Tetanospasmin dosisabhängig die präsynaptische Freisetzung von Acetylcholin.

Merke

Tetanus wird durch Tetanospasmin, ein Toxin des anaeroben Sporenbildners Clostridium tetani, hervorgerufen. Das Toxin führt nach einer Inkubationszeit von ca. 2 Wochen zu Störungen im Bereich der zentralen motorischen Kontrolle, des autonomen Nervensystems sowie der neuromuskulären Synapse.

12.13.3 Epidemiologie

Tetanus ist noch immer weltweit verbreitet, trotz eines Plans der WHO, die Erkrankung bis 1995 zu eradizieren. Im Jahr 2006 starben weltweit ca. 290 000 Menschen an Tetanus, davon 250 000 an neonatalem Tetanus v. a. in Südostasien und Afrika. Unzureichende Schutzimpfungen und mangelhafte Hygiene begünstigen die Infektion. In Deutschland werden jährlich etwa 10–15 Fälle gemeldet. Tetanus ist nicht in allen Bundesländern meldepflichtig, der Tod an Tetanus wird über die Todesursachenstatistik erfasst [19].

12.13.4 Klinische Manifestation

▶ **Generalisierter Tetanus.** Nach einem grippalen Vorstadium mit Kopfschmerzen, Fieber und Abgeschlagenheit entwickelt sich rasch eine zunehmende muskuläre Verspannung, die meist im Gesicht beginnt und zu maskenhaften oder starren Gesichtszügen (Risus sardonicus) führt.

Merke

Bei Beteiligung der Kaumuskeln besteht ein Trismus mit der Unfähigkeit, den Mund zu öffnen. Er soll häufigstes Symptom des generalisierten Tetanus sein. Leitsymptome der manifesten Erkrankung sind jedoch die erhebliche Tonuserhöhung der gesamten quergestreiften Muskulatur und die tonischen, sehr schmerzhaften Krämpfe, die z. B. durch Lärm, optische oder emotionale Stimuli sowie durch pflegerische Maßnahmen ausgelöst oder verstärkt werden, aber auch spontan auftreten können.

Die Patienten sind sprech- und schluckunfähig. Durch Befall der paraspinalen Muskeln bestehen oft ein Opisthotonus sowie eine Bewegungsunfähigkeit der Extremitätenmuskulatur. Aus dem Befall von Larynx, Stimmbändern und Atemmuskulatur einschließlich des Zwerchfells resultiert eine Ateminsuffizienz, die Tonuserhöhung der Bauchmuskulatur trägt zu einer Blasen- und/oder Darmentleerungsstörung bei. Die muskulären Spasmen können zu Muskelfaserrissen oder Luxationen führen.

> **Merke**
>
> Die Beteiligung des autonomen Nervensystems manifestiert sich zumeist einige Tage nach Auftreten der Muskelspasmen und äußert sich v. a. durch hypertone Blutdruckwerte, Tachykardie, Rhythmusstörungen, Hypersalivation und Hyperhidrosis. Das Bewusstsein des Patienten ist nicht getrübt, sodass er insbesondere die tonischen Muskelkrämpfe äußerst schmerzhaft und quälend miterlebt.

Die Progredienz der Symptome eines generalisierten Tetanus beträgt zumeist ca. 2 Wochen. Nach einer unterschiedlich langen Plateauphase benötigt ihre Rückbildung dann noch einmal 4–6 Wochen.

▶ **Andere Formen.** Beim zephalen Tetanus klagen die Patienten meist über eine periphere Fazialisparese sowie Trismus und Schluckstörungen. Bei den anderen lokalisierten Formen findet sich eine verhärtete Muskulatur in der Umgebung der Infektionsstelle. Eine Entwicklung dieser Formen zum generalisierten Tetanus ist dabei nicht selten. Bei der neonatalen Form fallen die Kinder innerhalb der ersten Lebenswoche durch Trinkschwäche, Muskelkrämpfe und Opisthotonus auf. Die autonomen Störungen sind häufig und ausgeprägt. Sie sollen für die Mehrzahl der kindlichen Todesfälle verantwortlich sein.

12.13.5 Diagnose

> **Merke**
>
> Die Diagnose wird klinisch gestellt. Entscheidend ist dabei die Einbeziehung des Tetanus in die differenzialdiagnostischen Überlegungen bei entsprechenden klinischen Symptomen.

Hier soll der Spateltest hilfreich sein: Nach Berührung der Rachenhinterwand mit einem Spatel kommt es zu reflektorischen Spasmen der Mm. masseteres. Sensitivität und Spezifität werden mit 94% bzw. 100% angegeben [5].
Die Schwere der Erkrankung kann z. B. eingeteilt werden nach Bleck [12], Ablett [1].
Am einfachsten ist die Einteilung nach Attygalle [6]:
- Grad I: Trismus;
- Grad II: Dysphagie, Nackensteife, Risus sardonicus und Opisthotonus;
- Grad III: Muskelsteife und Spasmen;
- Grad IV: alle genannten Symptome mit zusätzlichen autonomen Störungen.

▶ **Labor und apparative Untersuchungen.** Titerbestimmungen von Tetanusantikörpern im Verlauf tragen bestenfalls zur weiteren diagnostischen Sicherung oder zur Abgrenzung gegenüber anderen Krankheiten bei. Gleiches gilt für den Nachweis von Tetanospasmin im Tierversuch. Der Bakteriennachweis in Wundabstrichen oder anderen Asservaten wie Blut oder Liquor gelingt dagegen nur selten. Häufig ist die Kreatinkinase erhöht. Durch die Überaktivität der Muskulatur kann es in selteneren Fällen sogar zu einer Rhabdomyolyse mit Myoglobinurie kommen. Elektromyografisch findet man Zeichen der pathologischen Erregbarkeit der Muskulatur sowie der Denervation und Reinnervation. Der Liquor ist unauffällig.

▶ **Differenzialdiagnose.** Die Differenzialdiagnose beinhaltet insbesondere die neuroleptikabedingten extrapyramidalen Symptome mit dem Vollbild des sog. *malignen Neuroleptikasyndroms*, bei dem jedoch ein Trismus und die Verstärkung der Muskelspasmen durch taktile oder akustische Reize fehlen. Eine genaue Medikamentenanamnese klärt die Situation meistens rasch. Auch länger dauernde tonische Phasen im Rahmen eines *epileptischen Anfalls* sind kaum mit einem Tetanus zu verwechseln, zumal beim Grand Mal praktisch immer eine Bewusstseinstrübung vorliegt. Die Muskelsteife beim *Stiff-Man Syndrom*, einer Autoimmunerkrankung, entwickelt sich gewöhnlich langsamer, betrifft selten die Gesichtsmuskulatur und fehlt während des Schlafes. Auch ein tetanisches Symptom im Rahmen einer *Hyperventilation* oder einer tatsächlichen *Hypokalzämie* ist durch die fehlende Beteiligung der Rumpfmuskeln und den Verlauf leicht auszuschließen. Die Abgrenzung zum Tetanus kann lediglich bei der allerdings sehr seltenen *Strychninintoxikation* schwierig sein, deren sehr ähnliche Symptome ebenfalls auf einer Beeinträchtigung des Glyzinrezeptors beruhen.

▶ **Spezialdiagnostik.** Für die Spezialdiagnostik zum Tetanusnachweis steht laut Robert Koch-Institut das *Konsiliarlaboratorium für anaerobe Bakterien* zur Verfügung. Anschrift: Zentrum für Infektionsmedizin, Institut für medizinische Mikrobiologie und Infektionsepidemiologie des Universitätsklinikums Leipzig, Liebigstr. 24, D-04103 Leipzig, Leitung: Prof. Dr. A. C. Rodloff, Tel.: 0341 – 971 – 5200, Fax: 0341 – 971 – 5209, E-Mail: acr@medizin.uni-leipzig.de.

12.13.6 Therapie

Bei der überwiegenden Mehrzahl von Tetanusfällen muss eine umfassende Intensivtherapie eingeleitet werden. Diese umfasst die Aufrechterhaltung der vitalen Funktionen, insbesondere durch maschinelle Beatmung, eine ausreichende Muskelrelaxation sowie Vermeidung oder Behandlung möglicher Komplikationen wie autonome Dysfunktionen, myoglobinurisches Nierenversagen und Kontrakturen.

Erst nach Sicherung der Vitalfunktionen erfolgen die passive Immunisierung und die eventuell noch notwendige chirurgische Versorgung der vermuteten Eintrittspforte, bei manifester Erkrankung jedoch nur in Lokalanästhesie oder nach Einleitung der muskelrelaxierenden Behandlung. Jede sichtbare Wunde muss behandelt werden.

Passive Immunisierung

Diese erfolgt intramuskulär (bis 10 000 IE humanes Tetanusimmunglobulin [hTIG] i. m.) und muss so rasch wie möglich durchgeführt werden, da hiermit das noch nicht im Nervensystem gebundene Toxin erreicht wird. Auch mittels intrathekaler Injektion von 250 IE [2] oder 1000 IE ist eine wirksame Immunisierung möglich, die der intramuskulären Applikation wahrscheinlich überlegen ist. Klinische Progression, Dauer des Aufenthalts im Krankenhaus und auf der Intensivstation sowie die Zahl erforderlicher Tracheotomien [2] bzw. die Länge der apparativen Beatmung können besser nach intrathekaler als nach intramuskulärer Gabe vermindert werden.

Behandlung der muskulären Überaktivität

> **Praxistipp**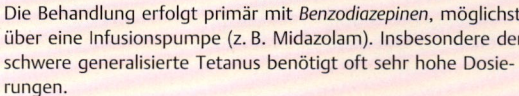
>
> Die Behandlung erfolgt primär mit *Benzodiazepinen*, möglichst über eine Infusionspumpe (z. B. Midazolam). Insbesondere der schwere generalisierte Tetanus benötigt oft sehr hohe Dosierungen.

Auch *Propofol* wurde erfolgreich eingesetzt, z. B. Bolus (50 mg), anschließend 3,5 bis 4,5 mg/kg KG/h [8]. *Morphinen* kommt ebenfalls eine erhebliche Bedeutung zu. Es werden verschiedene Morphinderivate wie Morphin, Fentanyl, Sufentanil, Alfentanil oder Remifentanil eingesetzt [8, 9].

Für eine ausreichende Relaxierung ist bei schwerem Tetanus jedoch oftmals die zusätzliche Gabe von *Muskelrelaxanzien* erforderlich. Pancuronium und Atracurium sollten wegen eines möglichen negativen Effekts auf die kardiovaskuläre Regulation bei ohnehin bestehenden autonomen Störungen nicht verwandt werden [8].

Als Alternative für eine solche oft tage- oder wochenlang erforderliche Narkose mit ihren zahlreichen potenziellen Komplikationen ist die intrathekale Applikation des zentral wirkenden GABA-Agonisten *Baclofen* möglich. Baclofen führt auf spinaler Ebene über die Blockade des spannungsabhängigen Kalziumeinstroms zu einer präsynaptischen Hemmung motorischer Afferenzen. Hieraus resultieren eine Verminderung der erregenden postsynaptischen Potenziale und damit eine verminderte Erregung des nachgeschalteten Motoneurons. Supraspinal supprimiert Baclofen exzitatorische und inhibitorische postsynaptische Potenziale.

Beim generalisierten Tetanus wird üblicherweise – nach einem Bolus von 50 bis 100 µg – eine kontinuierliche Infusion von 2 bis 20 µg/h (maximale Tagesdosis ca. 2 mg) erforderlich [20, 21]. Die allerdings nicht seltenen Komplikationsmöglichkeiten bestehen in Infektionen, Diskonnektion, Obstruktion, Leckage sowie Überdosierungen durch Pumpenfehlfunktion (Systemnebenwirkungen). Weitere unerwünschte Nebenwirkungen des Baclofens sind Kopfschmerzen, Übelkeit, Erbrechen, Harnverhalt, Bradykardien, Hypotonus sowie Bewusstseinsstörungen bis hin zum Koma. Bei entsprechender Lage der Katheterspitze und optimaler Dosierung soll eine weitgehende oder vollständige Behebung der Muskelspasmen möglich sein, ohne dass eine wesentliche Sedierung besteht. Zumeist ist eine deutliche Reduktion der Benzodiazepine sowie anderer Muskelrelaxanzien möglich.

Auch mit *Magnesium* können sowohl der erhöhte Muskeltonus und die schweren muskulären Spasmen reduziert als auch eine apparative Beatmung in vielen Fällen vermieden werden [7, 13]. Nach einem initialen Bolus von 5 g werden bis zu 4 – 5 g/h i. v. verabreicht [8].

Das peripher antispastisch wirkende *Dantrolen* war beim Tetanus in einigen Fällen ebenfalls wirksam. Es führte bei Kindern zu einer Senkung der Letalität von 75 % auf 33 % [3]. Bei schwerem Tetanus konnten bei 2 Erwachsenen mittels einer Dosis von 1 mg/kg KG Dantrolen alle 4 – 6 h i. v. eine hoch dosierte Muskelrelaxation und maschinelle Beatmung verhindert werden. In beiden Fällen wurde allerdings zusätzlich Diazepam bis zu 10 – 15 mg/h gegeben [14].

> **Praxistipp**
>
> Die Behandlung der Muskelspasmen erfolgt üblicherweise mit hohen Dosen von Benzodiazepinen. Wirksame Alternativen sind die intrathekale Gabe von Baclofen sowie wahrscheinlich die hoch dosierte Infusion von Magnesium.

Behandlung autonomer Störungen

Bei starkem Schwitzen, Hypersalivation, Tachykardie und Hypertonie genügt in leichten Fällen eine angemessene Sedierung. Ansonsten kommen Antihypertensiva und/oder Antiarrhythmika zum Einsatz.

> **Praxistipp**
>
> Betablocker sollten aufgrund beschriebener Todesfälle vermieden werden, während Clonidin in einer Dosis von 0,2 – 0,4 mg/d in vielen Fällen zu einer Reduktion der sympathischen Übererregbarkeit führt. Wie erwähnt, kann der gleiche Effekt wahrscheinlich mit Magnesiuminfusionen erzielt werden [7].

Bei ausgeprägter Bradykardie ist der Einsatz eines transvenösen oder transkutanen Herzschrittmachers zu erwägen. Bei anhaltendem Hypotonus sind Katecholamine indiziert. Auch die epidurale Applikation von Bupivacain und Sufentanil wurde mittlerweile beschrieben [10].

Antibiotika

Obwohl es sich beim Tetanus um eine Intoxikation handelt, wurde immer wieder versucht, den Krankheitsverlauf durch antibiotische Behandlung der Clostridien zu mildern. Hierzu eignet sich Metronidazol (4 × 500 mg/d über 7 – 10 Tage) [4]. Penicillin dagegen ist ein GABA-Antagonist und sollte möglichst vermieden werden, da er theoretisch die Spasmen verstärken und die Wirkung von Benzodiazepinen verringern kann. Ausdrückliche negative Wirkungen wurden in der Praxis jedoch nicht in relevantem Maße berichtet.

Weitere Maßnahmen

Die weitere symptomatische Therapie besteht aus einer konsequenten i. v. Antikoagulation und der gezielten Gabe von Antibiotika bei Sekundärinfektionen, hochkalorischer parenteraler Ernährung sowie einem ausreichenden Flüssigkeitsumsatz, insbesondere beim Auftreten einer Rhabdomyolyse.

Zur *Tetanusprophylaxe* werden 2 × 0,5 ml Tetanus-Toxoid i. m. im Abstand von 4 – 8 Wochen sowie eine dritte Gabe nach weiteren maximal 6 Monaten empfohlen. Besteht kein ausreichender Impfschutz, gibt man bei Verletzungen simultan 250 E Tetanusimmunglobulin sowie 0,5 ml Tetanus-Toxoid. Letzteres wird dann nach 4 bis 8 Wochen sowie spätestens nach 6 Monaten wiederholt. Ein Tetanus kann jedoch auch bei vorhandenem Antikörpertiter auftreten.

Die *Prognose* des Tetanus ist trotz verbesserter Intensivmedizin weiterhin ernst. Die Letalität liegt bei schweren generalisierten sowie bei den zephalen und neonatalen Formen bei oftmals > 60 % in Entwicklungsländern, in entwickelten Ländern sollte sie 10 % nicht übersteigen [15]. Todesursachen sind v. a. Asystolien in Zusammenhang mit autonomen Dysregulationen, selten auch eine ausgeprägte zerebrale Hypoxie bei nicht rechtzeitiger Intubation und Beatmung.

> **Kernaussagen**
>
> **Einleitung und Definition**
> Tetanus ist Folge einer Infektion mit Clostridium tetani. Es kommt zu schweren Spasmen und Verkrampfungen der Muskulatur sowie ausgeprägten Störungen des autonomen Nervensystems.
>
> **Ätiologie und Pathophysiologie**
> Tetanus entsteht nach einer Infektion mit dem anaeroben Bakterium Clostridium tetani. Die Bakterien produzieren Tetanospasmin, welches durch Beeinflussung glyzinerger und GABA-erger Systeme des zentralen Nervensystems zu schweren Muskelspasmen und ausgeprägten Störungen des autonomen Nervensystems führt. An der neuromuskulären Synapse beeinträchtigt Tetanospasmin die präsynaptische Freisetzung von Acetylcholin. Die Inkubationszeit beträgt durchschnittlich 2 Wochen.
>
> **Epidemiologie**
> Tetanus ist noch immer weltweit verbreitet. Im Jahr 2006 starben weltweit ca. 290 000 Menschen, überwiegend Säuglinge und Kleinkinder, an Tetanus. Unzureichende Schutzimpfungen und mangelhafte Hygiene begünstigen die Infektion.

Klinische Manifestation

Nach einem grippalen Vorstadium entwickeln sich ein Risus sardonicus und ein Trismus. Führendes Symptom ist die erhebliche Tonuserhöhung der quergestreiften Muskulatur mit tonischen, sehr schmerzhaften Krämpfen. Weitere Symptome sind Sprech- und Schluckunfähigkeit, Opisthotonus und muskuläre Ateminsuffizienz. Die Beteiligung des autonomen Nervensystems äußert sich durch hypertone Blutdruckwerte, Tachykardie, Rhythmusstörungen, Hypersalivation und Hyperhidrosis.

Diagnose

Die Diagnose wird klinisch gestellt. Entscheidend ist dabei die Einbeziehung des Tetanus in die differenzialdiagnostischen Überlegungen bei entsprechenden klinischen Symptomen. Titerbestimmungen von Tetanusantikörpern sind nicht hilfreich. Die Differenzialdiagnose beinhaltet das maligne Neuroleptikasyndrom, epileptische Anfälle, das seltene Stiff-Man-Syndrom, die Tetanie sowie die Strychninintoxikation.

Therapie

Die Behandlung besteht aus unverzüglicher passiver Immunisierung und umfassender Wundbehandlung, rechtzeitiger Intubation und Beatmung, Muskelrelaxierung mit Benzodiazepinen, intrathekalem Baclofen oder i. v. Magnesium, symptomatischer und medikamentöser Therapie autonomer Funktionsstörungen, Gabe von Antibiotika sowie weiteren intensivmedizinischen Maßnahmen. Auch eine vollständige Tetanusimmunisierung wird durchgeführt.

Literatur

[1] Ablett JJL. Analysis and main experiences in 82 patients treated in the Leeds Tetanus Unit. In: Ellis M, ed. Symposium on Tetanus in Great Britain. Boston Spa, UK: National Lending Library; 1967: 1 – 10
[2] Agarwal M, Thomas K, Peter JV et al. A randomised double-blind sham-controlled study of intrathecal human anti-tetanus immunoglobulin in the management of tetanus. Natl Med J India 1998; 11: 209 – 212
[3] Agular-Bernal OR, Bender MA, Lacy ME. Efficacy of dantrolene sodium in management of tetanus in children. J Royal Soc Med 1986; 79: 277 – 282
[4] Ahmadsyah I, Salim A. Treatment of tetanus: an open study to compare the efficacy of procaine penicillin and metronidazole. Br Med J 1985; 291: 648 – 650
[5] Apte NM, Karnard DR. Short report: The spatula test: a simple bedside test to diagnose tetanus. Am J Trop Med Hyp 1995; 53: 386 – 387
[6] Attygalle D, Karalliedde L. Unforgettable tetanus. Eur J Anaesthesiol 1997; 14: 122 – 133
[7] Attygalle D, Rodrigo N. Magnesium as first line therapy in the management of tetanus: a prospective study. Anaesthesia 2002; 57: 811 – 817
[8] Attygalle D, Rodrigo N. New trends in the management of tetanus. Expert Rev Antiinfect Ther 2004; 2: 73 – 84
[9] Beecroft CL, Enright SM, O'Beirne HA. Remifentanil in the management of severe tetanus. Br J Anaesth 2005; 94: 46 – 48
[10] Bhagwanjee S, Bösenberg AT, Muckart DJJ. Management of sympathetic overactivity in tetanus with epidural bupivacain and sufentanil: experience with 11 patients. Crit Care Med 1999; 27: 1721 – 1725
[11] Blake PA, Feldman RA, Buchanan TM. Serologic therapy of tetanus in the United States. J Am Med Assoc 1987; 236: 42 – 44
[12] Bleck TP. Tetanus: pathophysiology, management, and prophylaxis. Dis Month 1991; 37: 547 – 603
[13] Ceneviva GD, Thomas NJ, Kees-Folts D. Magnesium sulphate for control of muscle rigidity and spasms and avoidance of mechanical ventilation in pediatric tetanus. Pediatr Crit Care 2003; 4: 480 – 484
[14] Checketts MR, White RJ. Avoidance of intermittent positive pressure ventilation in tetanus with dantrolene therapy. Anaesthesia 1993; 48: 969 – 971
[15] Cook TM, Protheroe RT, Handel JM. Tetanus: a review of the literature. Br J Anaesth 2001; 87: 477 – 487
[16] De Barros Miranda-Filho D, de Alnecar Ximenes RA, Barone AA et al. Randomised controlled trial of tetanus treatment with antitetanus immunoglobulin by the intrathecal or intramuscular route. Br Med J 2004; 319
[17] Ernst MEE, Klepser ME, Fouts M et al. Pathophysiology and management. Ann Pharmacother 1997; 31: 1507 – 1513
[18] Gregorakos L, Kerezoudi E, Dimopoulos G et al. Management of blood pressure instability in severe tetanus: the use of clonidine. Intensive Care Med 1997; 23: 893 – 895
[19] RKI: Tetanus. Im Internet: http://www.rki.de/DE/Content/Infekt/EpidBull/Merkblaetter/Ratgeber_Tetanus.html; Stand 14.04.2013
[20] Santos ML, Mota-Miranda A, Alves-Pereira A et al. Intrathecal baclofen for the treatment of tetanus. Clin Infect Dis 2004; 38: 321 – 328
[21] Trampitsch E, Krumpholz R, Likar R et al. Kontinuierliche intrathekale Verabreichung von Baclofen bei generalisiertem Tetanus. Anästhesiol Intensivmed Notfallmed Schmerzther 2000; 35: 532 – 533
[22] Udwadia FE, Sunavala JD, Jain MC et al. Haemodynamic studies during the management of severe tetanus. Q J Med 1992; New Series 83: 449 – 460

12.14 Diffuse Enzephalopathien infolge von Stoffwechsel- und Kreislaufstörungen

W.-R. Schäbitz, D. G. Nabavi

12.14.1 Überblick

> **Merke**
>
> Diffuse Enzephalopathien infolge von Stoffwechsel- und Kreislauferkrankungen verursachen neuronale und zerebrale Funktionsstörungen mit den klinischen Leitsymptomen Bewusstseinsstörung, Desorientiertheit, Verwirrtheit, Delir, epileptische Anfälle und fokal-neurologische Defizite. Verursacht werden diese Enzephalopathien durch Intoxikationen bei Leber- und Nierenerkrankungen sowie bei Störungen des Herz- und Kreislaufsystems, der Elektrolyte und Vitamine, des Säure-Basen-Haushalts und des Endokriniums.

Da es sich in der Regel um kritisch kranke Patienten mit einer Vielzahl von Begleiterkrankungen handelt, ist die Diagnosestellung häufig erschwert. Die richtige Diagnose lässt sich oft erst nach Ausschluss anderer Ursachen stellen. Eine frühzeitige und sachgerechte Diagnose ist jedoch wichtig, da viele dieser Enzephalopathien durch eine Korrektur der zugrunde liegenden Störung gut behandelbar und rasch reversibel sind. Im folgenden Kapitel werden die klinisch relevanten Krankheitsbilder unter Berücksichtigung diagnostischer und therapeutischer Besonderheiten vorgestellt.

12.14.2 Hepatische Enzephalopathie

Definition
Die hepatische Enzephalopathie manifestiert sich klinisch mit einem hirnorganischen Psychosyndrom (Bewusstseinsstörung, Desorientiertheit, Verwirrtheit) mit „Flapping Tremor" (Asterixis). Diese Symptome sind Folge einer neuronalen Funktionsstörung durch toxische Stoffwechselprodukte (Ammoniak, aromatische Aminosäuren), die häufig ein diffuses Hirnödem zur Folge haben.

Die *akute* hepatische Enzepaphalopathie entsteht als Folge einer akut dekompensierten chronischen Leberinsuffizienz z. B. nach jahrelangem Alkoholabusus, infolge einer interkurrenten gastrointestinalen Blutung. *Chronische* Verlaufsformen sind charakterisiert durch ein hirnorganisches Psychosyndrom, welches möglicherweise auf Manganablagerungen im Gehirn zurückzuführen ist.

▶ **Klinik.** Die klinische Symptomatik umfasst:
- *neurologische Symptome:* Desorientiertheit, Verwirrtheit, Gedächtnisstörungen, Apathie, gelegentlich psychomotorische Agitiertheit, selten epileptische Anfälle, Asterixis, quantitative Bewusstseinsstörung (schwere Verläufe);
- *internistische Symptome:* Ikterus, Pruritus, Aszites, Ösophagusvarizen (ggf. obere gastrointestinale Blutungen), Diarrhö, Gerinnungsstörungen.

▶ **Diagnostik.** Zu den diagnostischen Befunden gehören:
- *Labor:* Ammoniakerhöhung, Erhöhung der Transaminasen und des Bilirubins; Liquorbefund meistens unauffällig (ggf. erhöhte Eiweißwerte);
- *EEG:* Allgemeinveränderung, triphasische Wellen, generalisierte, periodisch auftretende Sharp-Wave-Komplexe, ggf. Burst-Suppression-Muster (fortgeschrittenes Stadium);
- *kraniale Bildgebung:* diffuses Hirnödem sowie häufig hyperintense Stammganglienveränderungen in T1-gewichteter Kernspintomografie (MRT; ▶ Abb. 12.11).

▶ **Differenzialdiagnose.** Die hepatische Enzephalopathie ist abzugrenzen von:
- der *Wernicke-Enzephalopathie:* Vitamin-B$_1$-Mangel, MRT-Befund mit Läsionen in Nachbarschaft zum 3. und 4. Ventrikel;
- der *urämischen Enzephalopathie:* Niereninsuffizienz steht im Vordergrund (Differenzialdiagnose hepatorenales Syndrom).

▶ **Therapie.** Diese besteht in der *Senkung des Blutammoniakspiegels* durch Verminderung der enteralen Ammoniaksynthese (Stillung gastrointestinaler Blutungen, Entfernen von Blut aus dem Magen-Darm-Trakt), der Gabe von *Neomycin* 4 × 0,5 – 1 g p. o. (cave: Nephrotoxizität trotz minimaler intestinaler Resorption), alternativ Paromomycin (Humatin) 4 × 250 – 500 mg p. o. bzw. systemisch Metronidazol, *Lactulose* 20 – 60 ml/d bis zu 60 ml/h zur Induktion einer Diarrhö (verminderte Ammoniakresorption im Darm, durch pH-Verschiebung verminderte Ammoniakbildung), *Spironolacton* (Senkung des portalen Druckes durch Aldosteronantagonisten), *Proteinrestriktion* (wenige Tage wegen Katabolie), Infusion verzweigtkettiger Aminosäuren (Ornithinaspartat 9 – 18 g/d), Thrombose- und Dekubitusprophylaxe, Pneumonieprophylaxe, Vitamin B$_1$ 100 mg/d zur Prophylaxe einer Wernicke-Enzephalopathie.

▶ **Verlauf.** Der Verlauf ist entscheidend von der Leberfunktion abhängig. Gelingt keine Stabilisierung der Leberfunktion, ist mit irreversiblen psychomotorischen Defiziten zu rechnen.

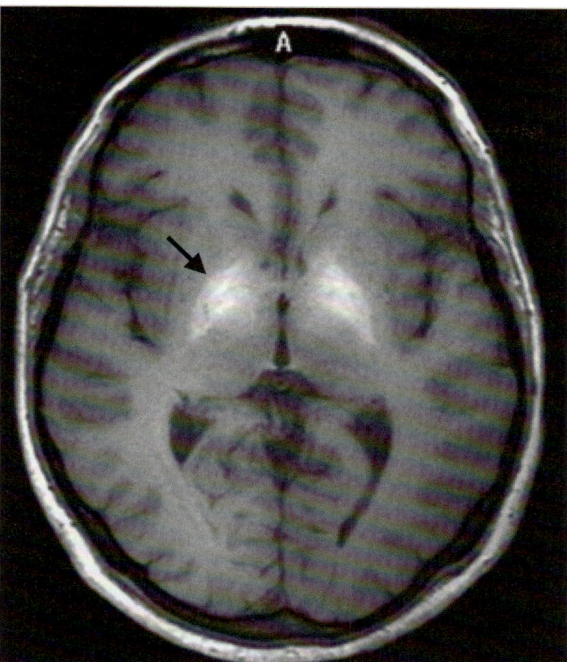

Abb. 12.11 MRT-Veränderungen bei hepatischer Enzephalopathie. Typisch sind hier symmetrische Hyperintensitäten in den Stammganglien (Pfeil), T1-Gewichtung.

12.14.3 Urämische Enzephalopathie

Definition
Bei der urämischen Enzephalopathie steht ein hirnorganisches Psychosyndrom (Antriebsminderung, Desorientiertheit, Verwirrtheit, Delir) im Vordergrund des klinischen Erscheinungsbildes. Diese Symptome sind Folge einer zerebralen Funktionsstörung durch toxische Stoffwechselprodukte (Harnstoff, Elektrolyte: v. a. Kalzium), die selten auch zu strukturellen Hirnveränderungen führen können (diffuses Hirnödem).

Die urämische Enzephalopathie entsteht bei akuter Nierendekompensation z. B. bei Sepsis, aber auch als Folge einer akut dekompensierten chronischen Niereninsuffizienz.

▶ **Klinik.** Die klinische Symptomatik umfasst:
- *neurologische Symptome:* Antriebsminderung, akinetischer Mutismus (schwere Verläufe), Desorientiertheit, Verwirrtheit, Delir, quantitative Bewusstseinsstörung, gelegentlich Tremor (kann wie Flapping Tremor imponieren), Myoklonien, epileptische Anfälle, Status epilepticus (bei schweren Verläufen; häufig als nonkonvulsiver Status epilepticus);
- *internistische Symptome:* blass-graue Hautfarbe, Dyspnoe, Uringeruch, Abgeschlagenheit.

▶ **Diagnostik.** Zu den diagnostischen Befunden gehören:
- *Labor:* Kreatininerhöhung (verursacht allein keine neurologischen Symptome), Harnstofferhöhung (hauptverantwortlich für die neurologischen Symptome);
- *Elektromyografie (EMG)/Nervenleitgeschwindigkeitsmessung (NLG):* Zeichen der Polyneuropathie (Amplitudenminderung in den NLG, Denervierung im EMG);

Erkrankungen des Nervensystems

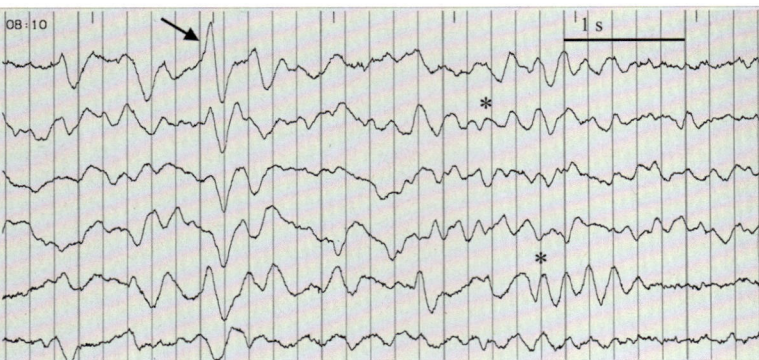

Abb. 12.12 EEG-Veränderungen bei urämischer Enzephalopathie. Typisch ist eine generalisierte Verlangsamung des EEG-Rhythmus. Mit einem * bezeichnet sind Theta-Wellen (5/s). Die mit einem Pfeil bezeichneten Veränderungen entsprechen triphasischen Wellen.

- *EEG:* Allgemeinveränderung, generalisierte, periodisch auftretende triphasische Wellen (▶ Abb. 12.12), Sharp-Wave-Komplexe;
- *kraniale Bildgebung:* selten diffuses Hirnödem, unspezifische Marklagerhyperintensitäten in der T2-gewichteten MRT.

▶ **Differenzialdiagnose.** Die urämische Enzephalopathie ist abzugrenzen von:
- der *hepatischen Enzephalopathie* (Ammoniak, Leberversagen), *anderen Formen hypoxisch-toxischer Enzephalopathien;*
- der *chronischen Dialyseenzephalopathie:* verläuft wie eine rasch progrediente Demenz, Ursache: früher Aluminiumintoxikation;
- dem *Dysäquilibrium-Syndrom* (wichtige Differenzialdiagnose!): forcierte Normalisierung von Retentionswerten und Elektrolyten verursacht neurologische Symptome (Kopfschmerzen, Desorientiertheit, Verwirrtheit, psychotische Symptome, epileptische Anfälle, fokal-neurologische Symptome);
- dem *subduralen Hämatom* (ein- oder doppelseitig): gehäuft auch bei Dialysepatienten (Ausschluss mittels kranialer Bildgebung).

▶ **Therapie.** Die Therapie besteht in der Normalisierung der Retentionsparameter (besonders Harnstoff) durch *Hämodialyse*.

▶ **Verlauf.** Der Verlauf ist heute günstig. Früher kam es bei langjähriger Dialyse mit häufigen Urämien und aufgrund von aluminiumhaltigen Dialyselösungen oftmals zur Entwicklung einer Demenz.

12.14.4 Hypoxische Enzephalopathie

Definition
Bei der hypoxischen Enzephalopathie handelt es sich um eine diffuse zerebrale Schädigung mit Schwerpunkt in Hippocampus, Neokortex, Thalamus, Kleinhirn und den Stammganglien infolge eines globalen Sauerstoffmangels (z. B. nach prolongierter kardiopulmonaler Reanimation, CO-Intoxikationen, Ertrinkungsunfällen, Zyanvergiftungen, Status asthmaticus, Status epilepticus, bei fulminanter Lungenembolie).

Leichtere Fälle sind charakterisiert durch eine passagere Bewusstlosigkeit mit begrenzten hirnorganischen Leistungsdefiziten. Schwere Fälle (Kreislaufstillstand > 5–10 min) führen zu anhaltenden funktionellen Defiziten bis hin zum Status vegetativus (apallisches Syndrom) bzw. infolge des schweren Hirnödems zum dissoziierten Hirntod.

▶ **Klinik.** Die klinische Symptomatik umfasst:
- *neurologische Symptome in der Initialphase:* fehlende Pupillenreaktion, erhaltene Kornealreflexe, Areflexie, Muskelhypotonie, schwere vegetative Funktionsstörungen bis zum neurogenen Schock;
- Symptome in der *Sekundärphase:* vegetative Stabilisierung, Pupillen-, Korneal- und okulozephaler Reflex auslösbar, Streckspastik, Beugesynergismen als Zeichen einer Mittelhirnläsion, Myoklonien, Pyramidenbahnzeichen.

▶ **Diagnostik.** Zu den diagnostischen Befunden gehören:
- *kraniale Bildgebung:* generalisiertes Hirnödem, Verlust der Mark-Rinden-Differenzierung (kraniales Computertomogramm [CCT]), symmetrische Hypodensitäten in den Stammganglien und im Marklager, Diffusionsstörung in der Magnetresonanztomografie [MRT] (diffusionsgewichtete MR-Bildgebung [DWI], apparenter Wasserdiffusionsquotient [ADC]), kortikale laminare Nekrosen in der MRT (Fluid attenuated Inversion Recovery [FLAIR], T2) (▶ Abb. 12.13); Normalbefunde in der kranialen Bildgebung sind aufgrund des diffusen Schädigungsmechanismus nicht mit einer guten Prognose gleichzusetzen!
- *EEG:* bei generalisierter Verlangsamung bis zu areaktivem α- oder Δ-Koma häufig schlechte Prognose, bis zu Burst-Supression-Muster oder Nulllinie;
- *Labor:* Erhöhung von neuronenspezifischer Enolase (NSE) und S100-Protein erhöht;
- *evozierte Potenziale:* Verzögerung oder Ausfall der Medianus-SEP (N20/P25-Wellen; SEP = somatosensorisch evozierte Potenziale), häufig mit schlechter Prognose verbunden.

▶ **Differenzialdiagnose.** Die Abgrenzung der hypoxischen Enzephalopathie erfolgt durch
- *Ausschluss konkurrierender Ursachen des Komas:* septische, metabolische oder medikamenteninduzierte Enzephalopathien, primär zerebrale Ursachen wie intrakranielle Blutung (ICB), Subarachnoidalblutung (SAB), Basilarisembolie.

▶ **Therapie.** Es sollte so früh wie möglich eine *Hypothermiebehandlung* (32–34 °C) für 12–24 h durchgeführt werden (reduziert signifikant Letalität und verbessert neurologisches Outcome; [5]), ggf. Gabe von *Magnesium* zur Neuroprotektion (Dosis ungeklärt).

▶ **Verlauf.** Der Verlauf ist insgesamt variabel, wobei folgende Befunde eine infauste Prognose erwarten lassen: lichtstarre Pupillen an Tag 3, fehlende kortikale Potenziale der Medianus-SEP nach dem 1. Tag, massives und diffuses Hirnödem mit fehlender Differenzierbarkeit der kortikalen Sulci und der Mark-Rinden-

12.14 Diffuse Enzephalopathien infolge von Stoffwechsel- und Kreislaufstörungen

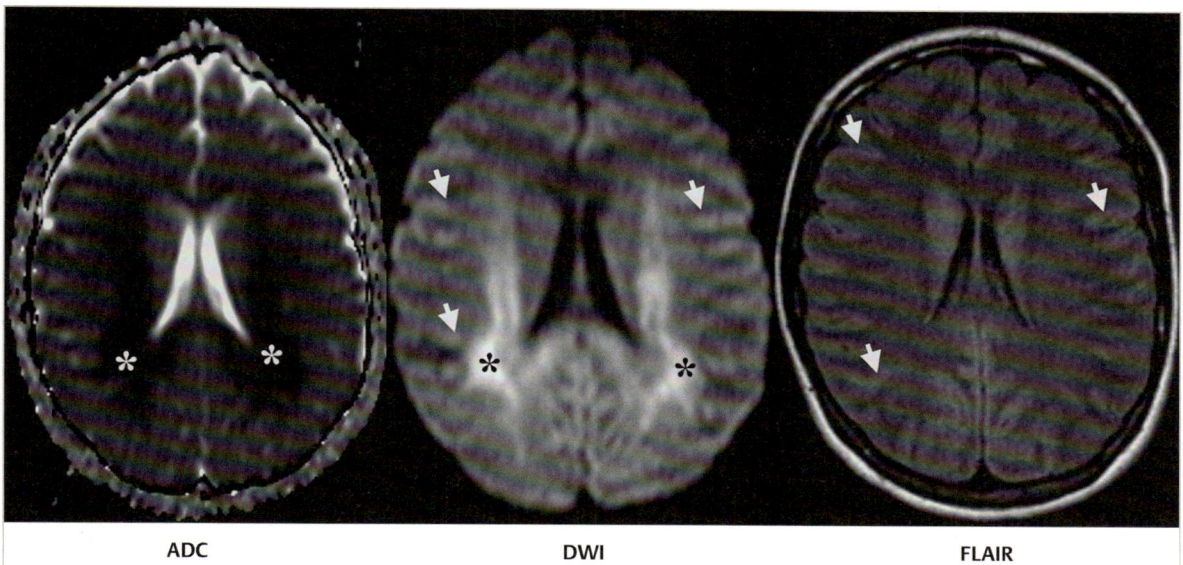

ADC　　　　　　　　　　DWI　　　　　　　　　　FLAIR

Abb. 12.13 MRT-Veränderungen bei hypoxischer Schädigung des Gehirns. Symmetrische und akute Diffusionsstörung im posterioren Marklager (hyperintens mit * bezeichnet in der DWI, hypointens mit * bezeichnet in der ADC). Typische kortikale laminäre Nekrosen nach hypoxischer Schädigung, dargestellt als hyperintense Nachzeichnung des Rindenbandes besonders in der DWI als Hinweis für die Akuizität des Prozesses (Pfeil), beginnend auch in der FLAIR-Gewichtung. ADC = apparenter Wasserdiffusionsquotient; DWI = diffusionsgewichtete MR-Bildgebung; FLAIR = Fluid attenuated Inversion Recovery.

Grenze, neuronenspezifische Enolase (NSE) ≥ 65 ng/ml und S100-Protein ≥ 1,5 mg/l an Tag 3.

12.14.5 Hypertensive Enzephalopathie und posteriores reversibles Enzephalopathiesyndrom (PRES)

Definition
Bei der hypertensiven Enzephalopathie kommt es infolge einer akuten Blutdruckkrise zu einer Störung der zerebralen vaskulären Autoregulation. Hierdurch wiederum entwickelt sich häufig im Falle eines *posterioren reversiblen Enzephalopathiesyndroms* (PRES) ein Ödem oder eine Kongestion im Parietookzipitalbereich, die in seltenen Fällen ein ausgedehntes Ödem mit Einklemmung, Infarkten und flächigen Blutungen zur Folge haben können. Erkrankungen, die im direkten Zusammenhang mit einer schweren arteriellen Hypertonie stehen wie Phäochromozytom, Eklampsie, Karzinoid oder Ähnliches prädisponieren zur Entwicklung einer hypertensiven Enzephalopathie. Neuere Untersuchungen zeigen jedoch, dass ein PRES eine Reihe anderer Ursachen haben kann (toxisch, Sepsis, intensivpflichtige Erkrankungen) und auch ohne entgleiste Blutdruckwerte vorkommt.

▶ **Klinik.** Die klinische Symptomatik umfasst:
- *neurologische Symptome:* Kopfschmerzen, kognitive Störungen, quantitative Bewusstseinsstörung, Verwirrtheit, Nausea, Stauungspapillen, Sehstörungen, Erbrechen, epileptische Anfälle, Hemiparese, Aphasie, Hemianopsie, Anton-Syndrom, visueller Neglect;
- *internistische Symptome:* Nachweis einer Blutdruckkrise.

▶ **Diagnostik.** Zu den diagnostischen Befunden gehören:
- *kraniale Bildgebung:* fakultativ ausgedehnte symmetrische Marklagerödeme parietookzipital (MRT, CCT), in der MRT typische fokale kortikale Hyperintensitäten (▶ Abb. 12.14), aber auch in Zerebellum, Hirnstamm und Stammganglien; bei flüchtiger Symptomatik häufig komplett unauffällige Bildgebung;
- *Labor:* im Liquorbefund häufig erhöhter Liquordruck und Proteingehalt (> 1 g/l).

▶ **Differenzialdiagnose.** Auszuschließen ist immer ein ischämischer bzw. hämorrhagischer Infarkt (CCT, MRT). Wenn keine Blutdruckkrise nachweisbar ist und keine prädisponierende Erkrankung vorliegt, sind differenzialdiagnostisch metabolische, infektiöse und toxische Enzephalopathien auszuschließen.

▶ **Therapie.** Es erfolgt eine *antihypertensive Behandlung* mit dem Ziel, den Blutdruck in der Akutphase konsequent, aber kontrolliert zu senken (Mitteldruck um 25 %, diastolischer Blutdruck auf 100–110 mmHg), in der Regel i. v., z. B. mit Clonidin (0,075–0,15 mg), Dihydralazin (5–10 mg), Urapidil (9–30 mg/h bzw. nach Wirkung). Es ist ein invasives Monitoring erforderlich, um Rückfälle zu erkennen.

▶ **Verlauf.** Bei erfolgreicher und konsequenter Blutdruckbehandlung sind die klinischen Symptome und die MRT-Veränderungen in aller Regel innerhalb von wenigen Tagen komplett reversibel.

12.14.6 Wernicke-Enzephalopathie

Definition
Die Wernicke-Enzephalopathie (Polioencephalitis haemorrhagica superior) führt infolge eines Vitamin-B_1-(Thiamin-)Mangels zu hämorrhagisch-spongiformen Nekrosen in Thalamus, Corpora mamillaria, Hypothalamus, Kleinhirn und in der direkten Nachbarschaft des 3. und 4. Ventrikels. Die klinischen Symptome bestehen aus der Trias: hirnorganisches Psychosyndrom, Ataxie und Augenbewegungsstörungen.

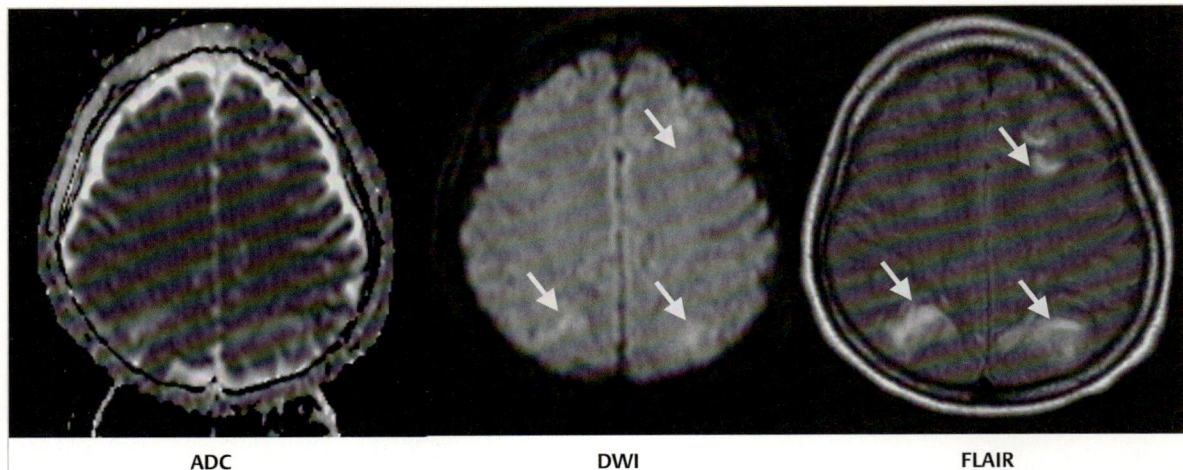

Abb. 12.14 MRT-Veränderungen bei dem *posterioren reversiblen Enzephalopathiesyndrom* (PRES). Typisch sind potenziell reversible Hyperintensitäten besonders im Kortex, die in der FLAIR/DWI-Gewichtung zur Darstellung kommen (Pfeile). DWI = diffusionsgewichtete MR-Bildgebung; FLAIR = Fluid attenuated Inversion Recovery.

Ein Thiaminmangel tritt typischerweise bei chronischem Alkoholismus, Tumorerkrankungen, parenteraler Ernährung, Malnutrition, Malabsorption oder Dialyse auf und führt zu einer Störung des zerebralen Energiestoffwechsels mit Laktatakkumulation und exzitatorischer Schädigung oben genannter Hirnstrukturen.

▶ **Klinik.** Die klinische Symptomatik umfasst:
- *neurologische Symptome:* quantitative Bewusstseinsstörung bis zum Koma, Apathie, Verwirrtheit, Desorientiertheit, Agitiertheit, Stand- und Gangataxie, selten Extremitätenataxie, internukleäre Ophthalmoplegie, horizontaler (selten vertikaler) Blickrichtungsnystagmus, Up- oder Downbeat-Nystagmus, Strabismus convergens, horizontale (seltener vertikale) Blickparesen, Miosis, Ptose, Paresen, epileptische Anfälle, Dysarthrie, Halluzinationen, autonome Dysregulation;
- *internistische Symptome:* vergleichsweise gering ausgeprägt, bestehen in Magen-Darm-Störungen und Fieber.

▶ **Diagnostik.** Zu den diagnostischen Befunden gehören:
- *kraniale Bildgebung:* hyperintense Veränderungen in der MRT (T2, FLAIR) in den genannten Arealen;
- *Labor:* Nachweis eines Alkoholabusus, Vitamin-B_1-Mangel, reduzierte Transketolaseaktivität in Erythrozyten; Liquorbefund in der Regel unauffällig.

▶ **Differenzialdiagnose.** Die Wernicke-Enzephalopathie ist abzugrenzen von
- einer *Alkoholentzugssymptomatik*, die klinisch eine Wernicke-Enzephalopathie imitieren bzw. überlagern kann (im Zweifelsfall immer Vitamin B_1 substituieren, s. u.);
- einer *Enzephalitis:* muss mit einer Liquoruntersuchung ausgeschlossen werden;
- *Intoxikationen* (Anamnese): Fokal-neurologische Symptome und strukturell-morphologische Veränderungen (MRT) sind sehr selten.

▶ **Therapie.** *Vitamin-B_1-Substitution* (initial 50 mg i. v. [langsam] + 50 mg i. m., dann 50 – 100 mg i. m./d für 1 Woche, weiter mit 5 mg p. o./d als Erhaltungsdosis, nach ca. 1 Woche orale Behandlung möglich; bei geringstem Verdacht probatorisch einleiten, obligat bei Risikopatienten), *symptomatische Behandlung des Psychosyndroms* mit Neuroleptika, Benzodiazepinen oder Clomethiazol.

▶ **Verlauf.** Bei Therapieverzögerung droht die Entwicklung eines irreversiblen Wernicke-Korsakow-Syndroms mit schweren Gedächtnisstörungen, Konfabulationen, Desorientiertheit und Konzentrationsstörungen. Insgesamt ist bei ca. 80 % der Überlebenden mit kognitiven Defekten und Koordinationsstörungen zu rechnen. Die Letalität beträgt 10 – 20 %.

12.14.7 Enzephalopathien bei endokrinen Störungen

Definition

Enzephalopathien bei endokrinen Erkrankungen betreffen Störungen des Glukosestoffwechsels, der Mineralokortikoid- und Glukokortikoidsekretion sowie der Schilddrüsenhormonsekretion. Hierbei kommt es häufig zu neuronal-zerebralen Funktionsstörungen mit im Vordergrund stehender quantitativer Bewusstseinsstörung bis hin zum Koma.

Prinzipiell sind auch diese Störungen bei adäquater Therapie und Diagnostik reversibel.

▶ **Klinik.** Das klinische Bild dieser enzephalopathischen Symptome ist vielgestaltig und umfasst quantitative und qualitative Bewusstseinsstörungen, epileptische Anfälle und in seltenen Fällen fokal-neurologische Ausfallsymptome. Weitere klinische Symptome endokriner Störungen sind in Kap. 14.1 aufgeführt.

▶ **Diagnostik.** Typischerweise wird die Diagnose anhand der *Laboruntersuchung* gestellt.
- Bei *hypo-* bzw. *hyperglykämischen Störungen* ist mit der Glukosebestimmung im Blut normalerweise schon eine eindeutige Diagnose möglich ist (zu beachten: Nachweis von Ketonkörpern im Urin und metabolische Azidose bei ketoazidotischem Koma).
- Dagegen stellt sich die Diagnostik der *Addison-Krise* schwieriger dar. Neben der typischen klinischen Symptomatik zeigt der Laborbefund typischerweise eine Hyponatriämie, Hyperkaliämie, Chlorid- und Bikarbonatreduktion. Da diese Konstellation jedoch häufig fehlt, gelingt die Diagnose meist nur mit der

Bestimmung des Serumkortisols und Serumkortikotropins (ACTH).
- Die *hypo- und hyperthyreotischen Enzephalopathien* werden durch die Diagnostik der Schilddrüsenfunktionsparameter gesichert.

Zusatzuntersuchungen wie CCT, MRT oder EEG bzw. Liquordiagnostik sind im Initialstadium dieser Erkrankungen meistens nicht wegweisend.

▶ **Differenzialdiagnose.** Enzephalopathien bei endokrinen Störungen sind abzugrenzen von
- *Enzephalopathien anderer Genese:* v. a. entzündliche Enzephalopathien (Ausschluss mit Liquorpunktion), hypoxische Enzephalopathien (Anamnese, CCT/MRT, neuronenspezifische Enolase [NSE], S 100-Protein), metabolische Enzephalopathien (Laborparameter: Elektrolyte, Ammoniak, Retentionswerte);
- *Intoxikationen:* Anamnese, toxikologische Untersuchung;
- einem *Insult:* Bei hypo- und hyperglykämischen Enzephalopathien, die mit einer fokal-neurologischen Symptomatik einhergehen, muss immer ein Insult ausgeschlossen werden (CCT/MRT).

▶ **Therapie.** Die Therapie der einzelnen Störungen ist in Kap. 14.1 dargestellt.

▶ **Verlauf.** Verlauf und Prognose hängen ganz wesentlich von einer frühzeitigen Diagnosestellung und einem unmittelbaren Therapiebeginn ab. Kritisch sind besonders bei den hypoglykämischen Enzephalopathien Dauer und Schwere der Hypoglykämie. Hier drohen v. a. bei einer Verzögerung neurologische Defektzustände bis zum Status vegetativus.

12.14.8 Enzephalopathien bei Störungen des Elektrolyt- und Säure-Basen-Haushalts

Definition
Verschiebungen von Natrium und Kalzium (Kaliumentgleisungen führen typischerweise nicht zu enzephalopathischen Zustandsbildern) und Störungen des Säure-Basen-Haushalts können neuronale Funktionsstörungen verursachen. Diese entsprechen typischerweise dem klinischen Bild einer diffusen Enzephalopathie mit hirnorganischem Psychosyndrom, Bewusstseinsstörung und epileptischen Anfällen. Gelegentlich kommt es auch zum Auftreten fokal-neurologischer Defizite bzw. zur Verschlechterung vorher bestehender neurologischer Symptome.

▶ **Klinik.** Die klinische Symptomatik umfasst:
- *enzephalopathische Symptome:* Bestimmt wird das klinische Bild durch die enzephalopathischen Symptome Bewusstseinsstörung mit hirnorganischem Psychosyndrom und epileptische Anfälle;
- eine *CO_2-Narkose:* Eine Verschlechterung oder Dekompensation neuromuskulärer Erkrankungen kann zu einer CO_2-Narkose mit respiratorischer Azidose führen (Kohlendioxidpartialdruck [pCO_2] > 80 mmHg, Sauerstoffpartialdruck [pO_2] normal), die häufig schwierig zu diagnostizieren ist.

Weitere Symptome bei Störungen des Elektrolyt- und Säure-Basen-Haushalts sind in den Kapiteln 6.2 und 6.3 ausgeführt.

▶ **Diagnostik.** Typischerweise wird die Diagnose anhand der *Laboruntersuchung* (Elektrolyte, Blutbild, Retentionswerte, Leberwerte etc.) sowie der *Blutgasanalyse* gestellt.
- *EKG:* typische EKG-Veränderungen (QT-Verkürzung) bei Kalziumstörungen;
- *kraniale Bildgebung:* Ausschluss eines Hirnödems (v. a. bei Hyponatriämie, respiratorischer Azidose, Hypokalzämie); bei Hypokalzämie häufig Verkalkungen der Basalganglien in der CCT;
- *EEG:* zur Einordnung epileptischer Anfälle.

▶ **Differenzialdiagnose.** Enzephalopathien bei Störungen des Elektrolyt- und Säure-Basen-Haushalts sind abzugrenzen von
- *Enzephalopathien anderer Genese:* v. a. entzündliche Enzephalopathien (Ausschluss mit Liquorpunktion), hypoxische Enzephalopathien (Anamnese, CCT/MRT, neuronenspezifische Enolase [NSE], S 100-Protein).
- *Intoxikationen:* Anamnese, toxikologische Untersuchung.

▶ **Therapie.** Die Therapie dieser Enzephalopathien besteht in der Regel in einer vorsichtigen Korrektur der Störung des Elektrolyt- und Säure-Basen-Haushalts und resultiert in einer Restitutio ad Integrum. Die Therapien der einzelnen Störungen sind in den Kapiteln 6.2 und 6.3 aufgeführt.

▶ **Verlauf.** In der Regel ist durch eine frühzeitige Diagnose und adäquate Therapie eine komplette Remission zu erreichen. Die Entwicklung einer zentralen pontinen Myelinolyse bei Störungen des Natriumhaushalts stellt eine gefürchtete Komplikation dar. Hierbei handelt es sich um eine Demyelinisierung des Hirnstammes – v. a. des Pons – häufig durch eine zu rasche Normalisierung des Natriumspiegels mit den klinischen Symptomen einer Bewusstseinsstörung, einer Tetraparese bzw. -plegie und von Augenmuskelparesen. Diese Komplikation lässt sich vermeiden durch eine langsame Substitution von Natrium (< 1 mmol/l/h) (Kap. 6.2).

Überblick
Diffuse Enzephalopathien infolge von Stoffwechsel- und Kreislauferkrankungen verursachen neuronale und zerebrale Funktionsstörungen mit den klinischen Leitsymptomen Bewusstseinsstörung, Desorientiertheit, Verwirrtheit, Delir, epileptische Anfälle und (selten) fokal-neurologische Defizite.

Hepatische Enzephalopathie
Es handelt sich um ein hirnorganisches Psychosyndrom mit einem „Flapping Tremor" (Asterixis) als Folge einer neuronalen Funktionsstörung durch toxische Stoffwechselprodukte (Ammoniak, aromatische Aminosäuren). Die Therapie besteht in der Senkung des Blutammoniakspiegels durch Verminderung der enteralen Ammoniaksynthese und -resorption.

Urämische Enzephalopathie
Ein hirnorganisches Psychosyndrom (Antriebsminderung, Desorientiertheit, Verwirrtheit, Delir) steht im Vordergrund. Die Symptome sind Folge einer zerebralen Funktionsstörung durch toxische Stoffwechselprodukte (Harnstoff, Kalzium). Als Therapie dient die Hämodialyse.

Hypoxische Enzephalopathie
Es handelt sich um eine diffuse zerebrale Schädigung infolge eines globalen Sauerstoffmangels. So früh wie möglich sollte eine Hypothermiebehandlung (32–34 °C) für 12–24 h durchgeführt werden.

Hypertensive Enzephalopathie und posteriores reversibles Enzephalopathiesyndrom
Infolge einer akuten Blutdruckkrise kommt es zu einer Störung der zerebralen vaskulären Autoregulation, wodurch ein Ödem oder eine Kongestion entstehen kann. Der Blutdruck muss in der Akutphase konsequent, aber kontrolliert gesenkt werden (Mitteldruck um 25 %, diastolischer Blutdruck auf 100–110 mmHg), in der Regel i. v., z. B. mit Clonidin (0,075–0,15 mg).

Wernicke-Enzephalopathie
Infolge eines Vitamin-B$_1$-Mangels treten hämorrhagisch-spongiforme Nekrosen auf, welche die Trias hirnorganisches Psychosyndrom, Ataxie und Augenbewegungsstörungen verursachen. Die Therapie besteht aus Vitamin-B$_1$-Substitution und symptomatischer Behandlung.

Enzephalopathien bei endokrinen Störungen
Hierzu gehören Störungen des Glukosestoffwechsels, der Mineralokortikoid- und Glukokortikoidsekretion sowie der Schilddrüsenhormonsekretion. Häufig kommt es zu quantitativer Bewusstseinsstörung bis zum Koma.

Enzephalopathien bei Störungen des Elektrolyt- und Säure-Basen-Haushalts
Verschiebungen von Natrium und Kalzium und Störungen des Säure-Basen-Haushalts können diffuse Enzephalopathien mit hirnorganischem Psychosyndrom, Bewusstseinsstörung und epileptischen Anfällen verursachen. Die Therapie besteht in einer vorsichtigen Korrektur der Störung des Elektrolyt- und Säure-Basen-Haushalts.

Literatur

[1] Leonhard JV. Acute metabolic encephalopathy: an introduction. J Inherit Metab Dis 2005; 28: 403–406
[2] Maramattom BV, Wijdicks EF. Postresuscitation encephalopathy. Current views, management, and prognostication. Neurologist 2005; 11: 234–243
[3] Pfeifer R, Börner A, Krack A et al. Outcome after cardiac arrest: predictive values and limitations of the neuroproteins neuron-specific enolase and protein S-100 and the Glasgow Coma Scale. Resuscitation 2005; 65: 49–55
[4] Shawcross DL, Damink SW, Butterworth RF et al. Ammonia and hepatic encephalopathy: the more things change, the more they remain the same. Metab Brain Dis 2005; 20: 169–179
[5] The Hypothermia After Cardiac Arrest Study Group. Mild therapeutic hypothermia to improve the neurologic outcome after cardiac arrest. N Engl J Med 2002: 346: 549–556

12.15 Drogenkonsum und Entzug

C. Spies, F. Kork, A. Goldmann, T. Neumann

12.15.1 Einleitung

Durch eine gezielte Diagnostik der Suchterkrankung bzw. der Komorbidität und durch geeignete präventive multimodale Maßnahmen können alkohol- und drogenkranke Patienten trotz eines erhöhten Risikos ausreichend sicher in einem interdisziplinären Konzept behandelt werden [10,14]. Oft wird mehr als eine Substanz missbraucht [9].

Folgende Maßnahmen kommen hierzu infrage [3, 5, 7, 8, 10, 13, 14, 17, 18, 19, 21, 22]:
- gezieltes Screening, z. B. Marker/Fragebögen,
- gezielte Diagnostik und Evaluierung von Komorbidität,
- Beratung,
- (Kurz-)Intervention,
- bedarfsangepasste Anästhesieform,
- Entgiftung,
- Abstinenztherapie,
- Entzugsprophylaxe,
- Stressprophylaxe,
- Substitution unter Monitoring von Entzugs- und Intoxikationssymptomen,
- psychosoziale Therapie,
- komplexere interdisziplinäre Behandlungsstrategien.

In diesem Zusammenhang sei auch auf die Leitlinien der Arbeitsgemeinschaft der Wissenschaftlichen Medizinischen Fachgesellschaften e. V. (AWMF) zur Praxis der Suchttherapie verwiesen (im Internet: http://www.awmf.org/die-awmf.html). Im Juni 2014 sollen z. B. S3-Leitlinien zu Alkohol vorliegen (Stand: 15.04.2013). Im Rahmen dieses Kapitels kann nur eine Auswahl wichtiger Substanzen mit Missbrauchspotenzial besprochen werden. Gegebenfalls kann bei den oft komplexen Vergiftungszuständen die zeitnahe Inanspruchnahme einer Beratung durch den Giftnotruf sinnvoll sein (Telefonnummer in Deutschland: [Vorwahl] 1 92 40).

12.15.2 Alkohol

> **Merke**
> Die postoperative bzw. posttraumatische Morbidität ist bei alkoholkranken Patienten erhöht [10, 17, 19]. Im Vordergrund stehen dabei eine erhöhte Infektionsrate, Sepsis, kardiale Komplikationen, Nachblutungen, andere chirurgische Komplikationen sowie die Entwicklung eines Alkoholentzugssyndroms. Dadurch kann sich die intensivstationäre Behandlung verlängern [13, 17, 18, 22].

▶ **Infektionen.** Alkoholkranke Patienten sind während der intensivstationären Behandlung häufiger von schwerwiegenden Infektionen betroffen als nicht alkoholkranke Patienten. Dies betrifft v. a. nosokomiale Pneumonien und Sepsis [11, 13, 17, 19, 21, 22]. Chronischer Alkoholmissbrauch ist mit einer Häufung von ARDS (Acute Respiratory Distress Syndrome) und der Schwere von MODS (Multiorgandysfunktionssyndrom) bei Patienten im septischen Schock vergesellschaftet [11, 13].

▶ **Ursachen.** Ursächlich scheinen eine Veränderung der Stressantwort sowie Veränderungen der Immunantwort zu sein: Bei Alkoholkranken sind eine Reduktion der dermalen Immunreaktion vom Spättyp (DTH) und eine Reduktion des TH1-/TH2-Verhältnisses (TH1, TH2 = T-Helferzellen Typ 1 bzw. 2) beschrieben. Weiterhin führen eine Reduktion des Interleukin(IL)-6/IL-10-Verhältnisses (damit antiinflammatorisch) und ein Hyperkortisolismus nach chirurgischem bzw. traumatischem Stress zu einer Immunkompromittierung bei Patienten mit Alkoholmissbrauch [11, 13, 17, 20, 22].

Weitere Gründe für die erhöhte Komplikationsrate sind z. B. Veränderungen der unspezifischen Abwehr, wie die reduzierte Ziliartätigkeit, auch unabhängig vom oft mit Alkoholmissbrauch vergesellschafteten Nikotinkonsum, der ebenfalls immunmodulierend wirkt, oder von alkoholkonsuminduzierten Kardiomyopathien, die oft subklinisch verlaufen und sich mit vermehrten Arrhythmien bzw. Herzinsuffizienzen klinisch bei kritisch Kranken manifestieren [11, 13, 17, 18, 19, 20, 22].

▶ **Diagnosestellung.** Die Diagnostik bei intubierten und analgosedierten Patienten beschränkt sich auf die Fremdanamnese, körperliche Untersuchung und auf Laborparameter. Als Laborparameter für einen Alkoholmissbrauch werden genutzt:
- das mittlere korpuskuläre Volumen der Erythrozyten (MCV),
- die γ-Glutamyltransferase (γ-GT) und
- das kohlenhydratdefiziente Transferrin (CDT).

Keiner der Marker ist allein genügend sensitiv (MCV 34–89%, γ-GT 34–85%, CDT 39–94%) oder spezifisch (MCV 26–91%, γ-GT 11–85%, CDT 82–100%).

Ferner wird die Bestimmung von Akutmarkern (Blutalkohol, Urintoxikologie) oder ggf. Markern des rezenten Konsums empfohlen (z. B. Ethylglucuronid), wenn Abstinenz gefordert wird (z. B. Transplantation).

Zu beachten ist, dass Marker des erhöhten Alkoholkonsums auch durch nicht alkoholinduzierte Organschädigung, insbesondere nicht alkoholische Lebererkrankungen erhöht sein können.

Praxistipp

Falls indiziert, wird eine sofortige Abnahme aller Laborparameter vor oder bei Krankenhausaufnahme empfohlen, da Blutverlust und Volumenersatztherapie die Sensitivität reduzieren können [15, 17, 18]. Beim kognitiv nicht eingeschränkten Patienten hat ein systematisches Screening mit Fragebögen (z. B. mit dem AUDIT-Fragebogen) einen hohen Stellenwert [15, 17].

Alkoholentzugssyndrom

▶ **Klinik.** Das Alkoholentzugssyndrom kann sich zu einem lebensbedrohlichen Zustand entwickeln und tritt bei intensivmedizinischen Patienten häufig nach Reduktion der Analgosedierung auf. Das Spektrum und der Schweregrad der Symptome beim Alkoholentzug (kognitive Denkstörungen, Halluzinationen, Krämpfe und sympathische Hyperaktivität) resultieren aus der Imbalance verschiedener exzitatorischer und inhibitorischer Transmittersysteme [1, 10, 13, 18, 19, 23].

Merke

Die Diagnose des Alkoholentzugssyndroms ist bei intensivmedizinischen Patienten schwierig und darf erst dann gestellt werden, wenn vital bedrohliche Differenzialdiagnosen bzw. Komplikationen wie Blutungen, metabolische Entgleisungen, Infektionen, Hypoxie, Schmerzen oder fokale neurologische Symptome ausgeschlossen sind und anamnestisch oder laborchemisch ein Hinweis auf eine Alkoholkrankheit vorliegt [17, 18]. ▶ Tab. 12.23 zeigt die Differenzialdiagnose anhand des Merkspruchs „I WATCH DEATH" [18].

▶ **Therapie des Alkoholentzugssyndroms.** Als Mittel der ersten Wahl werden bei hyperaktivem Delir Benzodiazepine empfohlen [1, 18].

Merke

Zu den Benzodiazepinen können adjuvant bei vegetativen Symptomen α$_2$-Agonisten (z. B. Clonidin, Dexmedetomidin) oder bei produktiv psychotischen Symptomen Neuroleptika (z. B. Haloperidol, Risperidon) angewandt werden [1, 18, 23].

Diese Medikamente ergänzen sich kausal im Hinblick auf die beim Alkoholentzugssyndrom auftretenden Transmitterimbalancen des GABA-ergen (Benzodiazepine, Clomethiazol; GABA = γ-Aminobuttersäure), dopaminergen (Haloperidol, Risperidon) und noradrenergen Systems (Clonidin, Dexmedetomidin).

Die Medikamentendosierung erfolgt symptomorientiert. Hierbei wird ein scoregestütztes Monitoring empfohlen (z. B. CIWA-Ar, DDS oder ein anderer validierter Delirscore).

Tab. 12.23 Differenzialdiagnose des Alkoholentzugssyndroms „I WATCH DEATH".

Initial	Abgrenzung
I	Infektionen
W	Withdrawal (Entzug)
A	akut metabolisch
T	Trauma
C	CNS (ZNS)
H	Hypoxie
D	Deficiencies (Mangelerscheinungen)
E	Endokrinopathien
A	akut vaskulär
T	Toxine/Drogen
H	Heavy Metals (Schwermetalle)

Merke

Falls gleichzeitig α$_2$-Agonisten und Neuroleptika zur Behandlung des Alkoholentzugssyndroms eingesetzt werden, sind unbedingt eine Hypokaliämie und eine Hypomagnesiämie zu vermeiden, da sonst lebensbedrohliche Arrhythmien auftreten können.

Als Nebenwirkungen der Behandlung mit α$_2$-Agonisten können Blutdruckabfall, Bradykardie, AV-Blockierungen und Obstipation auftreten [1, 13, 18, 23].

Ethanol zur Behandlung der Entzugssymptomatik ist obsolet [18, 23].

▶ **Prophylaxe.** Wichtig ist, eine Prophylaxe durchzuführen, wenn eine Alkoholabhängigkeit bekannt ist. Wenn eine Prophylaxe erforderlich ist, kann jedes der oben genannten Therapeutika als Mono- oder Kombinationstherapie verwendet werden [1]. Zur Blockade der erhöhten Stressantwort bzw. der Hypothalamus-Hypophysen-Nebennierenrinden-Achse empfiehlt sich perioperativ niedrig dosiert Ethanol (0,5 g/kg KG/d i. v.) oder niedrig dosiert Morphin. Ethanol sollte nur gegeben werden, wenn der Patient keine Abstinenz wünscht [21].

Die oben erwähnten pathophysiologischen Veränderungen sind potenziell reversibel, so konnte auch mit einer 4-wöchigen präoperativen Disulfiram-kontrollierten Abstinenzbehandlung die postoperative Morbidität reduziert werden [22].

▶ **Wernicke-Enzephalopathie** Ein bei Patienten mit Alkoholmissbrauch bestehender möglicher Thiaminmangel wird als Ursache für die Wernicke-Enzephalopathie diskutiert. Zur Prophylaxe werden die sofortige i. v. Gabe von Vitamin B1 (Thiamin) 250 mg, Vitamin B2 (Riboflavin) 4 mg, Vitamin B6 (Pyridoxin) 50 mg, Nikotinamid 160 mg, Vitamin C (Ascorbinsäure) 500 mg (Royal College of Physicians) oder 200 mg Thiamin i. v. dreimal täglich bei allen Patienten mit Alkoholmissbrauch und möglicher Mangelernährung empfohlen, da die Diagnose sonst erst zu spät gestellt wird. Eine orale Substitution ist initial nicht ausreichend [3].

Akute Alkoholintoxikation

> **Merke**
>
> Neben dem Alkoholmissbrauch ist die akute Alkoholintoxikation klinisch relevant. Sie geht mit Enthemmung und Agitation, gefolgt von einer Dämpfung der zentralnervösen Aktivität einher. Elektrolytstörungen, Hypoglykämie, respiratorische Insuffizienz, Aspiration, Rhabdomyolyse, Störungen der Temperaturregulation und kardiovaskuläre Symptomatik wie Tachykardie und Hypotonie können akut lebensbedrohlich sein [14].

▶ **Pathomechanismen.** Hypotension kann bei Patienten mit Alkoholintoxikation durch generalisierte Vasodilatation und durch Hypovolämie aufgrund alkoholbedingter Hemmung des antidiuretischen Hormons mit gesteigerter Diurese bedingt sein. Die Vasodilatation in Verbindung mit Vigilanzbeeinträchtigung führt in unseren Breiten oft zur Hypothermie. Das Aspirationsrisiko beim Patienten mit Alkoholintoxikation ist durch alkoholbedingte Hemmung der gastrointestinalen Motilität zusätzlich zur Gefahr der fehlenden Nüchternheit und des vollen Magens erhöht. Durch Elektrolytverschiebungen aufgrund von Erbrechen, Durchfall und Stress oder durch bestehende Leberschädigung bzw. Fehlernährung kann es zu relevanten lebensbedrohlichen Komplikationen (z. B. Kammerflimmern) kommen.

Elektrolytstörungen, insbesondere Hypokaliämien und Hypomagnesiämien, treten auch im frühen Entzug auf. Schwere Hypoglykämien sind gerade in der abklingenden Intoxikationsphase möglich und durch Hemmung der Glukoneogenese bedingt. Alkohol führt über eine Erhöhung des NADH-Spiegels zu Hypoglykämie, erhöhtem Laktat, zu einer Störung des Zitronensäurezyklus und der β-Oxidation von Fettsäuren [14].

> **Merke**
>
> Bei alkoholkranken Patienten mit metabolischer Azidose und erhöhter Anionenlücke muss an eine Laktazidose, an Thiaminmangel, eine Methanol- oder Ethylenglykolvergiftung oder Ketoazidose gedacht werden.

Die Pathophysiologie von alkoholischer Ketoazidose ist komplex: Glykogendepletion führt zu einem relativen Insulinmangel mit einem Glukagonsekretionsüberschuss. Durch den Alkoholmetabolismus via Alkoholdehydrogenase kommt es zu einem erhöhten NADH/NAD$^+$-Verhältnis und konsekutiv zu einer Ketoazidose mit einem erhöhten Verhältnis von Betahydroxybutyrat zu Acetoacetat. Betahydroxybutyrat lässt sich nicht mit dem üblichen Urinstreifentest nachweisen [14].

12.15.3 Opioide

> **Merke**
>
> Nach Opiatmissbrauch ist Atemdepression mit konsekutiver Hypoxie die häufigste Todesursache. Die opiatinduzierte Atemdepression ist durch Naloxon reversibel. Andere Komplikationen sind bei akutem Missbrauch kardiologischer und neurologischer, bei chronischem Gebrauch infektiöser Genese [7, 10, 14].

▶ **Substitution.** Wenn kein Entzug geplant ist, sollte der opiatabhängige Patient substituiert werden, z. B. mit Methadon.

Opiate werden nach Bedarf unter Kontrolle der Vitalparameter bzw. Entzugserscheinungen gegeben. Scores wie „Objective Opiate Withdrawal Scale" (OOWS) und „Subjective Opiate Withdrawal Scale" (SOWS) sind empfehlenswert. Neben den subjektiven Angaben des Patienten ist auf klinische Zeichen der Über- wie Unterdosierung zu achten. Das Verhalten bei Überdosierung (Kommandoatmung, Sauerstoff und Beatmung, Naloxongabe) bzw. Unterdosierung (Opiatgabe) sollte vorher in klaren Algorithmen patientennah schriftlich festgelegt werden. Laxanzien müssen adjuvant verabreicht werden. Bei Hyperhidrosis ist auf ausreichende Flüssigkeitszufuhr zu achten [10, 14].

Bei Intoxikation und in besonderen Fällen zur Diagnostik kann Naloxon titriert gegeben werden. Die Halbwertszeit von Naloxon (Wirkdauer 30 – 60 min) ist deutlich kürzer als die der meisten Opiate. Es wurden 4 – 30 schwere Komplikationen pro 1000 Naloxongaben beschrieben. Das Auslösen von (sofortigem) Entzugsstress bei Patienten mit eingeschränkter Organfunktion kann deletäre Folgen haben. Fälle mit Lungenödem nach Naloxongabe wurden publiziert. Bei einer Opiatüberdosierung sind eine Intubation und eine Beatmung in der Regel risikoärmer [10, 14].

> **Praxistipp**
>
> Die vom Patienten täglich eingenommene Opiatmenge sollte als „Baseline" verstanden werden, zu der zusätzliche Opiate zur Analgesie gegeben werden müssen. Mit einem erhöhten Analgetikabedarf ist auch beim ausreichend substituierten Patienten zu rechnen. Die Patienten werden bei Bedarf und Vorliegen von Entzugssymptomen mit einem µ-Agonisten symptomorientiert behandelt. Partialantagonisten (z. B. Buprenorphin) können eine Entzugssymptomatik auslösen [10, 14].

▶ **Entzugsbehandlungen.** Bislang werden Opiatabhängigen Entzugsbehandlungen mittels verschiedener Methoden angeboten (z. B. kalter Entzug, pharmakongestützter Entzug). Alle Methoden zeichnet aber aus, dass sie von vielen Suchtkranken gefürchtet und abgelehnt werden und mit einer hohen Abbrecherquote (ca. 30%) belastet sind [1, 5, 7]. Methadonsubstituierte Patienten scheitern oft an dem Versuch, von dieser Substanz zu entziehen [10, 14]. Außerdem ist ein möglicher Rückfall mit einer erheblichen Morbidität und Mortalität verbunden.

> **Merke**
>
> Der Opiatentzug in Narkose mithilfe einer Induktionstherapie mit Opiatantagonisten ist nur in besonderen Fällen indiziert und nicht mit einem besseren Outcome bzw. mit Abstinenz assoziiert. Dabei wird unter gleichzeitiger Allgemeinanästhesie der Entzug unter Verwendung eines Opiatantagonisten durchgeführt. Diese Methode muss u. a. wegen extremer Elektrolytshifts unter intensivmedizinischen Bedingungen durchgeführt werden.

Opiatantagonistengabe beim opiatabhängigen Patienten induziert auch *in Narkose* ein ausgeprägtes Entzugssyndrom mit einem Anstieg der Serumkatecholamine und einer ausgeprägten kardiovaskulären Stimulation. Eine lebensbedrohliche Hypokaliämie kann auftreten. In den publizierten Protokollen wird meist unter mehrstündiger Intubationsnarkose gastral Naltrexon in mehreren Dosen verabreicht. Eine symptomatische Therapie erfolgt, um Nebenwirkungen wie Übelkeit, Magensaftrückfluss, Diarrhö, Muskel- und Magenschmerzen zu behandeln. Zum Teil werden zusätzlich Magenspülungen empfohlen. Die Narkose sollte so lange dauern, bis die Entzugssymptome abgeklungen sind bzw. bis ein Challenge-Test (i. v. Gabe von Naloxon) zu keinem Wiederauftreten von Entzugssymptomen führt. Die Erhaltungstherapie mit Naltrexon sollte dann für mehrere Monate in einem interdisziplinären psychosozialen Behandlungskonzept durchgeführt werden [2, 6, 8].

▶ **Ehemalige suchtkranke Patienten.** Bei dieser Patientengruppe besteht bei der perioperativen Verabreichung von psychoaktiven Medikamenten die Befürchtung, dass ein Rückfall ausgelöst werden kann (Drug Reinstatement). Darum bedarf die Opiatgabe bei diesen Patienten aus forensischen Gründen wegen der Gefahr eines Rückfalls in die Drogenabhängigkeit einer strengen Abwägung. Auf jeden Fall sollten die Möglichkeit eines vermehrt auftretenden „Craving" (Drogengier) und die potenziellen therapeutischen Optionen mit dem Patienten präoperativ besprochen und in der Aufklärung schriftlich dokumentiert werden [14, 16].

12.15.4 Kokain

▶ **Klinik.** Akute Kokainingestion kann *kardiotoxisch* sein und zu sofortigem Tod führen. Obwohl die Mechanismen nicht vollständig aufgeklärt sind (zentraler und peripherer Reuptake-Inhibitor für Noradrenalin, Dopamin und Serotonin, lokalanästhetische Wirkung), kann Kokain zu akuten hämodynamischen Veränderungen (Tachykardien, Hypertension), reduzierter linksventrikulärer Funktion, Koronarspasmen, subendokardialen Ischämien, Myokardinfarkt, Überleitungsstörungen und letalen ventrikulären Arrhythmien führen. Aufgrund schwerer hypertensiver Krisen sind thorakale Aortendissektionen beschrieben [7, 12].

> **Praxistipp**
>
> Neben Verletzungen (oft im Zusammenhang mit Gewalt) sind Thoraxschmerzen häufig unter den kokaininduzierten Beschwerden, mit denen sich Patienten in der Notaufnahme vorstellen. Dabei ist hier zu beachten, dass EKG-Veränderungen sehr häufig sind. Kardiale Troponine sind sensitiver und spezifischer als Myoglobin und Kreatininkinase [12].

Gastrointestinale Beschwerden werden ebenfalls nach Kokainmissbrauch berichtet. *Rhabdomyolysen* mit konsekutivem akutem Nierenversagen, das ein intermittierend kontinuierliches Nierenersatzverfahren erforderlich macht, werden ebenfalls nach Kokainabusus berichtet. Als *neurologische Komplikationen* nach Kokainintoxikation sind zerebrale Ischämien, Krämpfe und Vaskulitiden beschrieben. *Intrazerebrale Blutungen* wurden bei jungen Erwachsenen häufig nach Kokain-, Ecstasy- oder Amphetaminmissbrauch gefunden, wobei als primäre Ursache für die Blutung von einer vaskulären intrakraniellen Malformation auszugehen ist [7, 12].

▶ **Therapie.** Bei der Therapie von Patienten mit Brustschmerz und EKG-Veränderungen sind Sauerstoffgabe, Benzodiazepine, Nitrate und Azetylsalizylat die Mittel der ersten Wahl. Benzodiazepine können den erhöhten Blutdruck, die Tachykardie und die Angst senken. Kalziumkanalblocker bzw. Alphablocker können ergänzend gegeben werden. Die Indikation zur thrombolytischen Therapie sollte bei einer isolierten Kokainwirkung zurückhaltend gestellt werden [7, 12].

> **Merke**
>
> Betablocker sind ohne vorherige Alphablockade kontraindiziert, da sie die kokainassoziierte Letalität erhöhen, möglicherweise durch eine vermehrte α-adrenerge Stimulation.

12.15.5 Synthetische Drogen (Designer Drugs)

Synthetische Drogen weisen die höchsten Konsumsteigerungsraten auf. Es handelt sich um eine heterogene Gruppe von Substanzen. Ecstasy (3,4-Methylendioxymethylamphetamin, MDMA), Amphetamine und LSD (Lysergsäurediethylamid) wirken mehr oder weniger stimulierend. Tachykardie, Hypertonie, Schwindel, Panikattacken oder visuelle Illusionen können auftreten. Im Rahmen von Marathontanzveranstaltungen kann es zu extremer Dehydrierung und Hyperthermie kommen.

▶ **Ecstasy.** Die MDMA-Wirkung ist in eine amphetaminerge und entaktogene („das Innere berührend") Wirkung aufzugliedern. MDMA verstärkt die Freisetzung von Serotonin in den synaptischen Spalt, hemmt die Wiederaufnahme in die präsynaptischen Vesikel und wirkt direkt an der postsynaptischen Bindungsstelle [5, 7].

> **Merke**
>
> Das „Serotoninsyndrom" ist durch Veränderungen des Bewusstseins, Unruhe, Myoklonien, Shivering, Tremor, Hyperreflexie, Hyperthermie und Hyperhidrosis charakterisiert, wobei in der Folge komatöse Zustände auftreten können [5].

Bei hohen Dosen bindet MDMA auch an muskarine M_1-, $α_2$-Adrenozeptoren und H_1-Rezeptoren. Hieraus erklären sich die kardiovaskulären Effekte.

MDMA-Einnahme kann durch Überwindung von Müdigkeits- und Schwächegefühlen sowie Unterdrückung von Hunger- und Durstgefühlen zu erheblichem Flüssigkeitsverlust mit der Gefahr der Exsikkose und des Kreislaufzusammenbruchs führen. Durch Stimulation von $5-HT_2$-Rezeptoren wird eine Hyperthermie verursacht, die der Dehydratation, besonders bei Tanzmarathonveranstaltungen („Raves"), lebensgefährlichen Vorschub leistet und zu zerebralen Krampfanfällen führen kann [4, 5, 7].

> **Praxistipp**
>
> Therapeutisch stehen Rehydrierung, Korrektur des Elektrolythaushalts, Kühlung, antipyretische Therapie und sedierende bzw. antikonvulsive Therapie, insbesondere mit Benzodiazepinen, im Vordergrund. Der Zusammenhang mit maligner Hyperthermie wird kontrovers diskutiert. Die Verabreichung von Dantrolene ist sicher und kann mit einem verbesserten Outcome assoziiert sein. Auf die Gabe von Neuroleptika sollte verzichtet werden (Erniedrigung der Krampfschwelle, Differenzialdiagnose malignes neuroleptisches Syndrom) [4, 5, 7].

▶ **MDA und MDEA.** Weitere häufig fälschlicherweise als Ecstasy verkaufte Drogen sind MDA (Methylendioxyamphetamin, „Snowball", Wirkung ca. 10–12 h, kaum entaktogen, stärkeres Halluzinogen) und MDEA (3,4-Methylendioxyethylamphetamin, „Eve", wirkt antriebssteigernd, kommunikationsfördernd, angstmindernd). Nach der Einnahme von MDEA kann es zu Krämpfen, Kreislaufkollaps, Hyperthermie, zu disseminierter intravasaler Gerinnung, Rhabdomyolyse sowie zu akutem Leber- und Nierenversagen kommen [4, 5, 7].

▶ **Therapie akuter Intoxikationen.** Die Behandlung der akuten Intoxikation erfolgt symptomatisch. In der Notfalltherapie sind Dehydrierung und Hyperthermie die gefährlichsten Symptome einer Ecstasyintoxikation, die mit externer und interner Kühlung, Volumensubstitution, Antipyretika und im Extremfall mit Dantrolen behandelt werden können. Eine sedierende und antikonvulsive Therapie mit Benzodiazepinen ist indiziert. Bei zerebralen Krampfanfällen können Diazepam, Thiopental und Midazolam eingesetzt werden. Die Hypertonie kann mit Urapidil und Clonidin behandelt werden [4, 5, 7].

Merke
MDMA-Intoxikationen können mit einer fulminanten Hyperthermie, Krampfanfällen, einer disseminierten intravasalen Gerinnung, Rhabdomyolyse und einem akuten Nierenversagen letal ausgehen.

Ein interdisziplinäres psychosoziales Beratungs- und Behandlungskonzept sollte bereits auf der Intensivstation initiiert werden.

▶ **Gammahydroxybutyrat (GHB, „liquid ecstasy")**. Es wird zunehmend als halluzinatorische „Street Drug", als K.O.-Tropfen und als „Growth Hormone Releaser" (von Bodybuildern) missbraucht. Es kann zu Bewusstseinsveränderungen mit konsekutivem Koma führen. GHB ähnelt dem Neurotransmitter Gammaaminobuttersäure (GABA). Die Wirkung ist stark dosisabhängig und kann durch Beikonsum anderer Drogen beeinflusst werden. Allein konsumiert, tritt bei 0,75 – 1,5 g zunächst die euphorisierend entspannende Wirkung auf. Höhere Dosen führen zur Schläfrigkeit bzw. über 2,5 g zum komaähnlichen Tiefschlaf. Als Nebenwirkungen werden Übelkeit, Erbrechen, Hypotonie, Atemnot, Verwirrtheit und Krämpfe beobachtet. Oft besteht eine ausgeprägte Amnesie. Die Wirkung beginnt bei oraler Aufnahme nach ca. 15 min und kann bis zu 3 h andauern. GHB entgeht üblichen Nachweismethoden [7].

Kernaussagen

Einleitung
Durch eine gezielte Diagnostik der Suchterkrankung bzw. der Komorbidität und durch geeignete präventive multimodale Maßnahmen können alkohol- und drogenkranke Patienten trotz erhöhten Risikos ausreichend sicher in einem interdisziplinären Konzept behandelt werden.

Alkohol
Alkoholkranke Patienten sind durch eine erhöhte Morbidität und Letalität gefährdet. Die intensivmedizinischen Komplikationen sind neben dem Alkoholentzugssyndrom eine erhöhte Inzidenz an Infektionen und Sepsis, vermehrte kardiale Komplikationen (Rhythmusstörungen und Herzinsuffizienz) sowie eine erhöhte Blutungsfrequenz nach operativen Eingriffen. Das Alkoholentzugssyndrom kann durch eine prophylaktische Behandlung des Patienten verhindert oder in seinem Schweregrad reduziert werden.

Opioide
Nach Opiatmissbrauch sind Atemdepression und konsekutive Hypoxie die häufigste Todesursache. Bei Patienten mit chronischem i. v. Drogenmissbrauch ist mit einer erhöhten Rate chronischer Infektionen zu rechnen.

Kokain
Kokaineinnahme führt zu akuten hämodynamischen Veränderungen (Tachykardien, Hypertension), Linksherzdekompensation, Koronarspasmen, subendokardialen Ischämien, Myokardinfarkt und letalen Rhythmusstörungen, wobei bei der Therapie der myokardialen Beschwerden Betablocker ohne vorherige Alphablockade kontraindiziert sind, da sie die kokaininduzierte Letalität erhöhen.

Synthetische Drogen (Designer Drugs)
Synthetische Drogen weisen die höchsten Konsumsteigerungsraten auf. Unter Stimulanzien wie Ecstasy (XTC, Adam, E) können im Rahmen von Tanzmarathonveranstaltungen extreme Dehydratationen und zerebrale Krampfanfälle auftreten.

Literatur

[1] Amato L, Minozzi S, Davoli M. Efficacy and safety of pharmacological interventions for the treatment of the Alcohol Withdrawal Syndrome. Cochrane Database Syst Rev 2011; 15(6): CD 008 537
[2] Brewer C, Williams J, Rendueles EC et al. Unethical promotion of rapid opiate detoxification under anaesthesia (RODA). Lancet 1998; 351: 218
[3] Galvin R, Brathen G, Ivashynka A et al. FNS guidelines for diagnosis, therapy and prevention of Wernicke encephalopathy. Eur J Neurol 2010; 17: 1408 – 1418
[4] Grunau BE, Wiens MO, Brubacher JR. Dantrolene in the treatment of MDMA-related hyperpyrexia: a systematic review. CJEM 2010; 12: 435 – 442
[5] Hall AP, Henry JA. Acute toxic effects of 'Ecstasy' (MDMA) and related compounds: overview of pathophysiology and clinical management. Br J Anaesth 2006; 96: 678 – 685
[6] Hensel M, Kox WJ. Safety, efficacy, and long-term results of a modified version of rapid opiate detoxification under general anaesthesia: a prospective study in methadone, heroin, codeine and morphine addicts. Acta Anaesthesiol Scand 2000; 44(3): 326 – 333
[7] Hernandez M, Birnbach DJ, Van Zundert AA. Anesthetic management of the illicit-substance-using patient. Curr Opin Anaesthesiol 2005; 18: 315 – 324
[8] Kienbaum P, Scherbaum N, Thurauf N et al. Acute detoxification of opioid-addicted patients with naloxone during propofol or methohexital anesthesia: a comparison of withdrawal symptoms, neuroendocrine, metabolic, and cardiovascular patterns. Crit Care Med 2000; 28: 969 – 976
[9] Kleinwächter R, Kork F, Weiss-Gerlach E et al. Improving the detection of illicit substance use in preoperative anesthesiological assessment. Minerva Anestesiol 2010; 76(1): 29 – 37
[10] Kork F, Neumann T, Spies C. Perioperative management of patients with alcohol, tobacco and drug dependency. Curr Opin Anaesthesiol 2010; 23(3): 384 – 390; DOI: 10 1097/ ACO.0b013e3 283 391f79
[11] Lau A, von Dossow V, Sander M et al. Alcohol use disorder and perioperative immune dysfunction. Anesth Analg 2009; 108(3): 916 – 920
[12] McCord J, Jneid H, Hollander JE et al. Management of cocaine-associated chest pain and myocardial infarction: a scientific statement from the American Heart Association Acute Cardiac Care Committee of the Council on Clinical Cardiology. Circulation 2008; 117: 1897 – 1907
[13] Moss M, Burnham EL. Alcohol abuse in the critically ill patient. Lancet 2006; 368: 2231 – 2242
[14] Neumann T, Kox W, Spies C. Anästhesiologisches Vorgehen bei Sucht- und Begleiterkrankungen. Suchtmedizin in Forschung und Praxis 2003; 5: 3 – 20
[15] Neumann T, Spies C. Use of biomarkers for alcohol use disorders in clinical practice. Addiction 2003; 98(Suppl2): 81 – 91
[16] Sadeghi P, Zacny JP. Anesthesia is a risk factor for drug and alcohol craving and relapse in ex-abusers. Med Hypotheses. Review 1999; 53: 490 – 496
[17] Sander M, Irwin M, Sinha P et al. Suppression of interleukin-6 to interleukin-10 ratio in chronic alcoholics: association with postoperative infections. Intensive Care Med 2002; 28: 285 – 292

[18] Spies CD, Rommelspacher H. Alcohol withdrawal in the surgical patient: prevention and treatment. Anesth Analg 1999; 88: 946–954
[19] Spies CD, Toennesen H, Andreasson S et al. Perioperative morbidity and mortality in chronic alcoholic patients. Alcohol Clin Exp Res 2001; 25: 164–170; (5 Suppl.) ISBRA
[20] Spies CD, von Dossow V, Eggers V et al. Altered cell-mediated immunity and increased postoperative infection rate in long-term alcoholic patients. Anesthesiology 2004; 100: 1088–1100
[21] Spies C, Eggers V, Szabo G et al. Intervention of neuroendocrine-immune axis and postoperative pneumonia rate in long-term alcoholics. Am J Respir Crit Care Med 2006; 174 (4): 408–414
[22] Toennesen H, Nielsen PR, Lauritzen JB, Moller AM. Smoking and alcohol intervention before surgery: evidence for best practice. Br J Anesth 2009; 102: 297–306
[23] Ungur LA, Neuner B, John S et al. Prevention and therapy of alcohol withdrawal on intensive care units: systematic review of controlled trials. Alcohol Clin Exp Res 2013; 37: 675–686

12.16 Psychische Reaktionen kritisch Kranker während der Intensivtherapie

I. Keuning, V. Arolt

12.16.1 Einleitung

Auf einer Intensivstation ist der Patient diversen Belastungsfaktoren ausgesetzt. Es existiert ein ständiger Geräuschpegel, der Tag-Nacht-Rhythmus ist aufgehoben und es mangelt v. a. an zeitlichen Orientierungshilfen. Darüber hinaus leidet der Patient häufig unter Schmerzen, Phasen der Sedierung und mögliche Sedierungslücken wechseln einander ab, Kontakt- und Kommunikationsfähigkeiten sind oft eingeschränkt [1]. Dazu kommt das Bewusstsein einer unmittelbaren Lebensbedrohung.

Nicht alle Symptome wie Ängstlichkeit, Abgeschlagenheit oder Unruhe bedeuten das Vorliegen einer behandlungsbedürftigen psychischen Störung, deren Entwicklung meist multifaktoriell bedingt ist. Grundsätzlich lassen sich 5 Zusammenhänge für somatopsychische Komorbiditäten ableiten [3]:

- Die somatische Erkrankung oder die Medikamente verursachen auf biologischer Ebene die psychische Störung (z. B. Delir bei hochfieberhaftem Infekt oder Elektrolytentgleisung).
- Patienten mit Prädisposition entwickeln nach somatischer Krankheit eine psychiatrische Erkrankung (z. B. depressive Episode folgt einer behandelten endokrinen Erkrankung).
- Die psychische Erkrankung ist eine Reaktion auf die schwere somatische Krankheit (z. B. Anpassungsstörung nach multiplen operativen Eingriffen und komplikationsreichem Verlauf).
- Es bestand bereits vor der somatischen Erkrankung eine psychiatrische Störung, diese kann Auswirkungen auf den Verlauf der körperlichen Erkrankung haben (z. B. vorher bestehende und unzureichend behandelte Depressionen bei einem Herzinfarkt erhöhen laut Studien die Mortalität).
- Es existiert keine kausale Verbindung zwischen der somatischen und der psychiatrischen Erkrankung.

12.16.2 Klinische Manifestation und Diagnostik

In der Diagnostik psychiatrischer Erkrankungen ist die Erhebung des psychopathologischen Befundes elementar (Kap. 12.17). Darüber hinaus sind die direkte Anamneseerhebung, die Fremdanamnese von Angehörigen bzw. den behandelnden Ärzten und Pflegenden und die Sichtung der organischen Befunde wichtig, um zu einer fundierten diagnostischen Einschätzung zu gelangen.

Organische (und symptomatische) psychische Störungen

Das *Delir* ist die häufigste psychiatrische Störung auf einer Intensivstation mit Prävalenzraten von 50–80% bei beatmeten respektive nicht beatmeten Patienten [1, 6]. Das oft auch als organisches Psychosyndrom bezeichnete Delir kann vielfältige Ursachen haben, welche von organischen Erkrankungen über Entzug diverser Substanzen (Kap. 12.15) bis hin zu Medikamentenwirkungen reichen und zeigt ein komplexes psychopathologisches klinisches Bild (Kap. 12.17). Diese schwerwiegende Erkrankung beeinflusst den Krankheitsverlauf bezüglich weiterer Hospitalisierung und Mortalitätsraten negativ [4].

Darüber hinaus sind hier die Krankheitsbilder der *akinetischen Krise*, der *akuten Katatonie*, des *malignen neuroleptischen Syndroms* und des *Serotoninsyndroms* zu subsumieren, welche akute psychiatrische Notfälle darstellen, die sowohl auf einer Intensivstation entstehen als auch ihrerseits zu einer intensivmedizinischen Behandlung führen können [7] (Kap. 12.18). In dieser Kategorie sind ebenfalls die *Demenzerkrankungen* zu erwähnen, welche insbesondere auf Intensivstationen häufig eine Zunahme der Symptomatik erfahren.

Anpassungsstörungen und posttraumatische Belastungsstörung

▶ **Akute Belastungsreaktion.** Die Entstehung dieser Störungen ist gebunden an belastende Lebensereignisse wie schwere Erkrankungen, Verlust von Angehörigen oder berufliche Schwierigkeiten. Die akute Belastungsreaktion zeichnet sich durch einen unmittelbaren Beginn nach der ungewöhnlichen Belastung aus, die Symptome klingen meist innerhalb von 3 Tagen ab. Das klinische Bild ist oft gemischt und wechselnd – mit einem Gefühl der „Betäubung", gedrücktem oder verzweifeltem Affekt, Ängsten mit vegetativen Symptomen, Wut, Agitiertheit oder Rückzug. Genaue Prävalenzdaten für das Vorkommen auf Intensivstationen sind nicht bekannt. Es besteht ein erhöhtes Risiko, im Verlauf eine andere psychische Erkrankung zu entwickeln.

▶ **Anpassungsstörungen.** Anpassungsstörungen im engeren Sinne beginnen recht rasch nach Auftreten der Belastung, die Dauer überschreitet selten 6 Monate. Den Patienten gelingt die Verarbeitung und Integration der belastenden Lebensereignisse nicht oder nur ungenügend. Die Symptomatik umfasst depressive Verstimmungen, Ängste, Überforderungserleben und innere Anspannung. Der Ausprägungsgrad bleibt unterhalb des für die Diagnose einer Depression oder Angststörung geforderten Ausmaßes. Auch dieses Störungsbild kann in eine andere, meist schwerwiegendere psychiatrische Erkrankung münden.

▶ **Posttraumatische Belastungsstörung.** Die *posttraumatische Belastungsstörung (PTBS)* entsteht eher verzögert nach einem Ereignis außergewöhnlicher Bedrohung. Eine schwere Erkrankung mit intensivmedizinischer Behandlung ist eine mögliche Ursache. Typische Symptome sind das wiederholte Erleben des Ereignisses durch Flashbacks und Alpträume, ein erhöhtes Anspannungsniveau und emotionaler Rückzug. Die allgemeine Prävalenzrate nach intensivmedizinischer Therapie ist unbekannt, untersucht wurden beispielsweise Überlebende nach einem ARDS (Acute respiratory Distress Syndrome). Die Patienten hatten ein deutlich erhöhtes Risiko für die Entwicklung einer PTBS, von 46 Patienten nach durchschnittlich 26-tägiger Behandlung auf einer Intensivstation entwickelten 20 das klinische Vollbild, 4 erfüllten nicht alle Kriterien [5].

Angststörungen

Diese Störungsgruppe besteht im Wesentlichen aus den *phobischen Erkrankungen* (situationsgebunden, z. B. Agoraphobie), der *Panikstörung* (episodisch paroxysmale Angst, oft ohne ersichtliche Auslöser) und der *generalisierten Angststörung* (frei flottierende Ängste und Sorgen). Mit einer Lebenszeitprävalenz von 15 % sind Angsterkrankungen häufig. Das Symptom Angst kann aber auch im Zusammenhang mit anderen psychischen, sowohl physiologischen (adäquate Angst) als auch pathologischen Reaktionen (Belastungsreaktion, Depression) auftreten. Den verschiedenen Formen der Angststörung ist gemeinsam, dass keine objektive, der Reaktion angemessene Gefahr besteht. Klinisch zeichnen sie sich neben dem Affekt der Angst durch begleitende somatische Symptome aus, diese können unterschiedliche Organsysteme betreffen. Häufig kommen Beschwerden des Herz-Kreislauf-Systems, der Lunge, des Gastrointestinal- und Urogenitaltrakts vor (Tachykardie, Dyspnoe, Übelkeit, Miktionsbeschwerden), typisch sind auch Zittern, Schwitzen und Mundtrockenheit. Die Symptome der Angsterkrankungen werden oft zunächst als rein somatisch begründbare Beschwerden gedeutet, wobei ein Ausschluss Letzterer unverzichtbar ist.

Affektive Erkrankungen

Für die Arbeit auf einer Intensivstation sind die *depressiven Störungen* besonders relevant. Bis zu 20 % aller Menschen entwickeln im Laufe ihres Lebens eine Depression, bei schwereren und chronischen körperlichen Erkrankungen geht man von Prävalenzraten bis zu 40 % aus [2]. Komorbid tritt die Depression besonders oft auf beim Schlaganfall, Myokardinfarkt, bei Morbus Parkinson, Diabetes mellitus und Tumorerkrankungen. Pathogenetisch spielen im Kontext der Intensivmedizin neben individuell prädisponierenden Faktoren auch Nebenwirkungen bestimmter Medikamente eine Rolle (z. B. Kortikosteroide, Gyrasehemmer, Antipsychotika). Die Psychopathologie der Depression ist in Kap. 12.17 ausführlich beschrieben. Ähnlich wie bei den Angsterkrankungen können körperliche Beschwerden im Vordergrund stehen, wie ausgeprägte Schmerzen, vegetative Symptome und Erschöpfung, was besonders auf Intensivstationen mit multimorbiden Patienten das Erkennen einer Depression erschweren kann. Besonders hinzuweisen ist auf das Risiko der Suizidalität (Kap. 12.17). Nicht zuletzt aus diesem Grunde ist eine konsiliarpsychiatrische Diagnosesicherung und Mitbehandlung zu empfehlen.

12.16.3 Therapie

Folgende Maßnahmen können der Entwicklung psychischer Erkrankungen entgegenwirken bzw. diese günstig beeinflussen:
- Geräuschpegel so niedrig wie möglich halten (z. B. medizinische Geräte entsprechend einstellen),
- natürlichen Tag-Nacht-Rhythmus beibehalten (z. B. Anpassung der Sedierungszeiten),
- zeitliche und andere Orientierungshilfen schaffen (z. B. Uhr und Kalender gut sichtbar platzieren, Brille und Hörgeräte aushändigen),
- Schmerzbekämpfung optimieren,
- empathische und intensive Zuwendung durch Personal und Angehörige ermöglichen und je nach Belastbarkeit dosieren,
- alle durchzuführenden medizinischen Maßnahmen erklären.

Spezifischere Maßnahmen beinhalten die kausale Therapie der die Psyche beeinflussenden physischen Krankheitskomponenten (kardiale Kompensation, Elektrolytausgleich, Infektbehandlung) sowie möglichst den Verzicht auf Medikamente, die ein Delir oder Depressionen verursachen können und ein rasches Reagieren auf physische oder psychische Beschwerden wie Schlafstörungen, Unruhe, Ängste oder Wahrnehmungsstörungen.

Zur Behandlung der organischen psychischen Störungen (speziell des *Delirs*) und der *depressiven Erkrankung* verweisen wir auf das Kap. 12.17. Die Therapie der *akuten Belastungsreaktion* erfolgt, wenn nötig, symptomatisch und zielt auf das im Vordergrund stehende Symptom (z. B. Anxiolyse mit Lorazepam, Schlafinduktion mit Zolpidem). *Anpassungsstörungen* und der *posttraumatischen Belastungsstörung (PTBS)* sollte aufgrund ihrer Komplexität und längeren Dauer mit einem Gesamtbehandlungskonzept begegnet werden, bestehend aus Psychotherapie (auf der Intensivstation z. B. supportive Gespräche durch Abteilungspsychologen), einer Pharmakotherapie mit Antidepressiva (z. B. Citalopram, Mirtazapin), initial ggf. Anxiolytika (Benzodiazepine, niedrigpotente Neuroleptika wie Pipamperon) und der Vorbereitung einer weiterführenden psychiatrischen Behandlung. Hier ist die Einbeziehung des Konsiliarpsychiaters ebenso sinnvoll wie bei dem Bild einer *Angststörung*. Auch hier haben sich in der Akutphase Anxiolytika wie Lorazepam bewährt (man beachte das Abhängigkeitspotenzial). Die mittelfristige Therapie besteht aus Antidepressiva in Kombination mit einer spezifischen Psychotherapie.

Kernaussagen

Einleitung
Es gibt diverse Belastungsfaktoren auf einer Intensivstation wie der Geräuschpegel, ein aufgehobener Tag-Nacht-Rhythmus und mangelnde Orientierungs- und Kommunikationsfähigkeiten des Patienten. Die Entstehung psychischer Erkrankungen gründet sich auf komplexe Zusammenhänge zwischen äußeren Belastungsfaktoren, der somatischen Erkrankung und deren (medikamentöser) Therapie, physischer und psychischer Prädisposition und Vulnerabilität des Kranken und vorher bestehenden psychiatrischen Erkrankungen. Nicht alle psychischen Reaktionen bedeuten das Vorliegen einer behandlungsbedürftigen psychiatrischen Erkrankung.

Klinische Manifestation und Diagnostik
Die Diagnostik beinhaltet die Erhebung des psychopathologischen Befundes, die Eigen- und Fremdanamnese sowie die Sichtung der organischen Befunde. Das Delir ist die häufigste psychiatrische Störung auf einer Intensivstation. Das klinische Bild ist komplex, die Ursachen vielfältig (Kap. 12.17).
Akute Belastungsreaktionen entstehen unmittelbar während oder nach einer ungewöhnlichen Belastung, zeigen eine gemischte, wechselnde klinische Symptomatik mit Affektstörungen, Unruhe und vegetativen Auffälligkeiten und sistieren innerhalb weniger Tage. Eine Anpassungsstörung kann monatelang andauern, im Vordergrund stehen gedrückte und ängstliche Gefühle, das Ausmaß rechtfertigt nicht die Diagnose einer Depression oder Angststörung.
Die posttraumatische Belastungsstörung entsteht oft verzögert, Symptome sind das Wiedererleben des Traumas, hohe Anspannung und emotionaler Rückzug. Wegen der somatischen, insbesondere vegetativen Begleitbeschwerden der Angststörungen müssen oft erst somatische Ursachen ausgeschlossen werden. Eine oftmals und bei körperlich Erkrankten besonders häufig vorkommende Erkrankung ist die Depression (Kap. 12.17). Das Erkennen einer depressiven Störung ist nicht zuletzt wegen der Gefahr der Suizidalität besonders wichtig.

Therapie

Allgemeine Maßnahmen bestehen aus Geräuschreduktion, zeitlichen Orientierungshilfen, Zuwendung und optimaler Analgesie. Somatische Ursachen psychischer Erkrankungen sollten kausal behandelt, Medikamente hinsichtlich entsprechender Nebenwirkungen überprüft werden, quälende Beschwerden wie Schlafstörungen, Unruhe oder Ängste sollten rasch behandelt werden. Hier stehen Anxiolytika und Hypnotika zur Verfügung. Bei der Behandlung der spezifischen psychiatrischen Erkrankungen, v. a. der komplexeren Störungen, empfiehlt sich die Zusammenarbeit mit psychiatrischen Konsiliarärzten.

Literatur

Referenzen

[1] Ampelas JF, Pochard F, Consoli SM. Psychiatric disorders in intensive care units. Encephale 2002; 28(3 Pt 1): 191–199
[2] Arolt V, Rothermundt M. Depressive Störungen bei körperlich Kranken. Nervenarzt 2003; 74 (11): 1033–1052
[3] Berger M, Hrsg. Psychische Erkrankungen. Klinik und Therapie. 2. Aufl. München: Elsevier GmbH, Urban & Fischer; 2004
[4] Eeles EM, Hubbard RE, White SV et al. Hospital use, institutionalisation and mortality associated with delirium. Age Ageing 2010; 39(4): 470–475
[5] Kapfhammer HP, Rothenhäusler HB, Krauseneck T et al. Posttraumatic stress disorder and health-related quality of life in long-term survivors of acute respiratory distress syndrome. Am J Psychiatry 2004; 161 (1): 45–52
[6] Krauseneck T, Seemüller F, Krähenmann O et al. Psychiatrische Erkrankungen auf der Intensivstation – Teil I. Anästhesiol Intensivmed Notfallmed Schmerzther 2006; 11–12: 720–726
[7] Krauseneck T, Graz C, Krähenmann O et al. Psychiatrische Erkrankungen auf der Intensivstation – Teil II. Anästhesiol Intensivmed Notfallmed Schmerzther 2007; 1: 10–13

Weiterführende Literatur

[8] Benkert O, Hippius H. Kompendium der psychiatrischen Pharmakotherapie. 7. Aufl. Heidelberg: Springer; 2009

12.17 Akute psychiatrische Erkrankungen (mit juristischen Hinweisen)

P. Ohrmann, V. Arolt

12.17.1 Einleitung

Bei akuten psychiatrischen Erkrankungen ist in der Regel eine psychiatrische Intensivtherapie indiziert, wesentlich seltener eine somatische intensivmedizinische Behandlung. Ausnahmen sind das maligne neuroleptische Syndrom (Kap. 12.18), schwere Katatonien (Kap. 12.18), akute Intoxikationen (Kap. 9.2) und das Entzugsdelir bei Drogen- und Alkoholabhängigkeit (Kap. 12.15). Allerdings kann es während einer intensivmedizinischen Behandlung aufgrund einer somatischen Erkrankung zu organischen Psychosyndromen mit komplexen psychiatrischen Beschwerdebildern kommen. Weiterhin können akute psychiatrische Erkrankungen im Sinne einer Komorbidität bei aus anderen Gründen intensivmedizinisch zu behandelnden Patienten bestehen bzw. auftreten, z. B. ein akuter Herzinfarkt bei bekannter schwerer depressiver Episode oder ein akutes Nierenversagen bei einem Patienten mit einer paranoiden schizophrenen Psychose. Die psychiatrische Komorbidität kann dann die Ausprägung und den Verlauf der körperlichen Erkrankung erheblich beeinflussen.

Die frühzeitige, fachgerechte Diagnostik und Therapie einer psychischen Erkrankung in den oben angeführten Situationen ist eine wesentliche Voraussetzung für eine qualifizierte medizinische Gesamtversorgung. Aufgabe des Intensivmediziners ist es daher, das Vorliegen einer psychischen Störung möglichst rasch zu erkennen und die Notwendigkeit einer psychiatrischen Diagnostik und ggf. Intervention einzuschätzen.

12.17.2 Psychopathologische Befunderhebung und die diagnostische Einordnung psychiatrischer Befunde nach ICD-10

Entsprechend der körperlichen Untersuchung eines Patienten in den somatischen Fachdisziplinen ist die psychopathologische Befunderhebung, die durch fremdanamnestische Angaben sowie laborchemische, bildgebende und ggf. auch neuropsychologische Untersuchungen ergänzt wird, Grundlage der psychiatrischen Diagnostik. Dabei lassen sich folgende Ebenen der Befunderhebung unterscheiden:

▶ **Symptome:** Psychopathologische Symptome können vom Patienten berichtet werden und werden als kleinste Beschreibungseinheiten psychisch abnormer Phänomene (wie z. B. Wahrnehmung, Denken, Affekte) erfasst.

▶ **Syndrome:** Syndrome bezeichnen Symptomkomplexe, d. h. Symptome, die überzufällig häufig in einer bestimmten Kombination zu finden sind, z. B. das depressive oder das paranoide Syndrom.

▶ **Krankheitseinheiten:** Auf der Diagnoseebene erfolgt derzeit die psychiatrische Diagnose nach ICD-10 (ICD = International Classification of Diseases). Sie beinhaltet eine Integration von Symptomen, Syndromen und weiteren Kriterien (Verlauf, Zeitdauer) [3]. Die ICD-10 ist gekennzeichnet durch eine operationalisierte, multiaxiale Diagnostik und das Komorbiditätsprinzip. Sie beinhaltet die explizite Vorgabe von diagnostischen Kriterien (Ein- und Ausschlusskriterien), d. h. eine Verbindung von Symptom-, Verlaufs- und Zeitkriterien sowie diagnostischen Entscheidungs- und Verknüpfungsregeln. Bei den Symptomkriterien handelt es sich in der Regel um die klassischen psychopathologischen Symptome.

Die Erhebung eines psychopathologischen Befundes umfasst die Beschreibung und Bewertung der wichtigsten psychischen Funktionen. Eine psychopathologische Befunderhebung ist bei einem intubierten und sedierten Patienten allerdings nur möglich, da wesentliche Teile des psychopathologischen Befundes nur durch die Angaben des Patienten (z. B. paranoide Gedanken) bzw. durch die Beobachtung des Verhaltens (z. B. Störungen der Motorik) erfasst werden können.

- Die *quantitative Bewusstseinsstörung* ist durch eine Verminderung der Vigilanz bedingt und wird unterteilt in Somnolenz, Sopor und Koma.
- *Qualitative Bewusstseinsstörungen* sind z. B. die Bewusstseinsverschiebung oder die Bewusstseinseinengung.
- Die *Orientierung* wird zu den Qualitäten Zeit, Ort, Situation und Person geprüft.
- Störungen der *Psychomotorik* können zu einer pathologischen Zu- oder Abnahme der normalen, durch das psychische Befinden gesteuerten Motorik führen: Hyperkinese, Akinese, Stupor, Stereotypien, Manierismen.

Erkrankungen des Nervensystems

- Der *Antrieb* kann gesteigert oder vermindert sein.
- Störungen der *Affektivität* umfassen traurige oder gedrückte, aber auch reizbare oder manische Stimmungen, sowie auch Affektlabilität, Affektarmut, Parathymie, Angst.
- *Störungen des Denkens* werden üblicherweise in Störungen des formalen Denkvorgangs und Störungen der Gedankeninhalte unterteilt.
  - *Formale Denkstörungen* werden unterschieden in Denkhemmung, Verlangsamung, Gedankensperre, Gedankenabreißen, Einengung, Weitschweifigkeit, Perseverationen, Gedankendrängen, Ideenflucht, Vorbeireden, assoziative Lockerung und Zerfahrenheit.
  - *Inhaltliche Denkstörungen* sind überwertige Ideen, Wahneinfälle, Wahnausgestaltungen, aber auch Zwangsgedanken.
- *Wahrnehmungsstörungen* beinhalten verändertes Realitätserleben mit oder ohne entsprechende Sinnesreize: Illusionen, Halluzinationen (optisch, akustisch, taktil).
- Unter *Ich-Störungen* werden Veränderungen im Erleben der personalen Identität im Zeitverlauf oder in der Abgrenzung zu anderen Personen verstanden: Entfremdungserlebnisse, Beeinflussungserlebnisse.
- *Kognitive Funktionen* können im Rahmen einer klinischen Untersuchung bezüglich der folgenden Funktionsbereiche erfasst werden: Aufmerksamkeit, Konzentration, Auffassung, Gedächtnis (Immediat-, Kurzzeit- und Langzeitgedächtnis).
- Auf die Fähigkeit zur *kritischen Reflexion* der Krankheitssituation, aber auch der eigenen Person sollte stets geachtet werden.
- Außerdem gehört die Beurteilung der *akuten Selbst- und Fremdgefährdung* zu jedem psychopathologischen Befund.

Durch die exakte psychopathologische Befunderhebung zusammen mit der Anamnese und den somatischen Befunden erfolgt die diagnostische Einordnung.

Organische, einschließlich symptomatischer psychischer Störungen (ICD-10 F0)

Der Begriff der organischen Störung ist nach den Kriterien der ICD-10 so definiert, dass bestimmte psychopathologische Syndrome einer diagnostizierbaren zerebralen oder systemischen Krankheit zugeordnet werden können. Neben den Demenzen, dem amnestischen Syndrom und dem Delir beinhalten die ICD-10-Kriterien eine Auflistung psychopathologischer Störungsmuster (ICD-10 F06) bei somatischen Erkrankungen. Dabei kann ein psychopathologischer Befund für eine organische Erkrankung typisch, jedoch nie spezifisch sein.

Das Delir (ICD-10 F05)

Das Delir ist die häufigste psychiatrische Erkrankung auf der Intensivstation [5]. Synonym bezeichnet als „Durchgangssyndrom" oder „akutes organisches Psychosyndrom" werden Prävalenzraten von 15–53 % in chirurgischen und von 70–87 % in internistischen Intensivabteilungen gefunden [4]. Hauptmerkmale des Delirs sind der akute Beginn mit einer fluktuierenden Bewusstseins- und Aufmerksamkeitsstörung, die in der Regel mit kognitiven und psychomotorischen Auffälligkeiten einhergeht (▶ Tab. 12.24). Die Speicherung von Gedächtnisinhalten ist gestört, das Denken ist desorganisiert und zusammenhangslos. Oft finden sich lebhafte, meist optische Halluzinationen. Störungen des Schlaf-wach-Rhythmus sind ebenfalls häufig.

▶ **Ursachen des Delirs.** Neben den klassischen Entzugsdelirien bei psychotropen Substanzen (Alkoholentzugsdelir s. Kap. 12.15) kommen eine Vielzahl organischer Ursachen in Betracht:
- Medikamente, u. a. anticholinerg wirkende Substanzen;
- nicht medikamentöse Intoxikationen, z. B. Thalliumintoxikation;
- metabolische Störungen, z. B. hepatische Enzephalopathie;
- endokrine Störungen, z. B. Diabetes mellitus;
- Störungen des Wasser-, Elektrolyt- und Säure-Basen-Haushalts, z. B. Ketoazidose;
- systemische Infektionen, z. B. Malaria;
- zerebrale Erkrankungen ischämischer, infektiöser und traumatischer Genese, z. B. ischämischer Insult, Enzephalitis, subdurales Hämatom.

Zu den Medikamenten, die ein Delir verursachen können, gehören neben Anticholinergika auch Parkinson-Medikamente, Glykoside, Kortikosteriode, Diuretika, Antibiotika, Digitalis, Amino-

Tab. 12.24 Diagnostische Kriterien für ein Delir, das nicht durch Alkohol oder andere psychotrope Substanzen bedingt ist (nach ICD-10 F05).

Kriterium	
A	Bewusstseinsstörung, d. h. verminderte Klarheit in der Umgebungswahrnehmung mit einer reduzierten Fähigkeit, die Aufmerksamkeit zu fokussieren, aufrechtzuerhalten und umzustellen
B	Störung der Kognition, manifestiert durch die beiden folgenden Merkmale: • Beeinträchtigung des Immediatgedächtnisses und des Kurzzeitgedächtnisses bei relativ intaktem Langzeitgedächtnis • Desorientierung zu Zeit, Ort und Person
C	mindestens eine der folgenden psychomotorischen Störungen • rascher, nicht vorhersagbarer Wechsel zwischen Hypo- und Hyperaktivität • verlängerte Reaktionszeiten • vermehrter oder verminderter Redefluss • verstärkte Schreckreaktion
D	Störung des Schlaf-wach-Rhythmus, mindestens durch 1 der folgenden Merkmale manifestiert: • Schlafstörung, in schweren Fällen völlige Schlaflosigkeit, mit oder ohne Schläfrigkeit am Tage oder Umkehr des Schlaf-wach-Rhythmus • nächtliche Verschlimmerung der Symptomatik • unangenehme Träume oder Albträume, die nach dem Erwachen als Halluzinationen oder Illusionen weiterbestehen können
E	plötzlicher Beginn und Änderung der Symptomausprägung im Tagesverlauf
F	objektiver Nachweis aufgrund der Anamnese, der körperlichen, neurologischen und laborchemischen Untersuchungen einer zugrunde liegenden zerebralen oder systemischen Erkrankung, die für die klinischen Symptome verantwortlich gemacht werden kann

phyllin, Cimetidin, Lithium, Barbiturate, Benzodiazepine. Durch medikamentöse Kombinationsbehandlungen oder einen Flüssigkeitsverlust bei Fieber oder Diarrhöen kann es zu drastischen Erhöhungen von Serumspiegeln kommen. Häufig ist es jedoch ein Zusammenwirken verschiedener Faktoren, wie Stress, postoperative Schmerzen, Blutverlust, Fieber, Elektrolytschwankungen oder Infektionen, welches zur Entwicklung einer deliranten Symptomatik führt.

▶ **Prädisponierende Faktoren.** Prädisponierende Faktoren sind hohes Lebensalter, zerebrale Vorschädigungen, insbesondere Demenzen, Visusminderungen, Immobilität sowie metabolische Störungen.

▶ **Prognose, Verlauf.** Die Prognose und der Verlauf der nicht alkoholbedingten Delirformen korreliert stark mit der zugrunde liegenden Erkrankung. Grundsätzlich ist das Delir als ein potenziell lebensbedrohlicher Zustand anzusehen. Angesichts der Vielzahl möglicher Ursachen nicht entzugsbedingter Delirien gibt es kein einheitliches pathophysiologisches Konzept des Delirs, wahrscheinlich ist eine multifaktorielle Genese mit Beteiligung mehrerer (dopaminerger, cholinerger, serotonerger, noradrenerger) Transmittersysteme. Trotz seiner potenziellen Reversibilität ist das Delir insbesondere bei älteren Menschen oft mit einer erhöhten Morbidität und Mortalität verbunden [4, 5]. Deshalb sind das frühzeitige Erkennen deliranter Symptome und eine rasche Therapie von großer Bedeutung für den Gesamtverlauf der Erkrankung. Empfohlen werden daher Screening-Verfahren wie z. B. die „Intensive Care Delirium Screening Checklist", die auch bei beatmeten Patienten angewandt werden kann [10].

Affektive Störungen und Suizidalität
Affektive Störungen

Affektive Störungen, insbesondere depressive Störungen, sind die häufigsten psychiatrischen Erkrankungen in der Allgemeinbevölkerung mit einer Punktprävalenz von ca. 5%, die Lebenszeitprävalenz beträgt etwa 15–20%. Bei Patienten mit schweren und chronischen somatischen Erkrankungen liegt die Prävalenzrate für depressive Störungen bei etwa 30–40% [1]. Zu den wesentlichen Faktoren in der Entstehung einer Depression zählt man eine genetische Disposition sowie psychologische und soziale Faktoren, pathophysiologisch spielt die Serotonin- und Noradrenalinmangelhypothese eine zentrale Rolle.

In den Klassifikationssystemen der ICD-10 und des DSM-IV (Diagnostic and statistical Manual of mental Disorders) wird auf ätiopathogenetische Modelle der Depression (wie Einteilung „endogen" oder „neurotisch") verzichtet, stattdessen werden die Kategorien Symptomatologie, Schweregrad und Krankheitsverlauf der Klassifizierung zugrunde gelegt.

▶ **Depressives Kernsyndrom.** Unabhängig von der jeweiligen diagnostischen Zuordnung lässt sich ein depressives Kernsyndrom herausarbeiten, das aus 3 Symptomen bzw. Symptom-/Verhaltensgruppen besteht:
- Störungen des Affekts,
- Störungen des Antriebs im Sinne einer Verminderung von Interesse/Motivation und
- Störungen der Psychomotorik.

Die Störungen der Affektivität beinhalten Traurigkeit, Niedergeschlagenheit, Gefühle der inneren Leere, Verlust der affektiven Schwingungsfähigkeit, aber auch Hoffnungslosigkeit und Verzweiflung. Häufig bestehen Insuffizienzgefühle mit starken Selbstwertzweifeln.

Der Antrieb ist meistens deutlich reduziert, kann aber auch manchmal (bei der „agitierten Depression") gesteigert sein und sich in ständiger motorischer Unruhe äußern, oft mit dem Gefühl quälender innerer Anspannung. Der formale Gedankengang ist, wie auch oft die Motorik, verlangsamt. Das Denken ist inhaltlich häufig auf die Erkrankung eingeengt; bei den wahnhaften Depressionen herrschen die Themen Verarmung und Versündigung oder hypochondrische Befürchtungen vor.

Fakultativ kann zu dem depressiven Kernsyndrom ein vegetatives Syndrom mit multiplen Körpermissempfindungen, Druckgefühl im Brust- und Bauchbereich, Verdauungsbeschwerden, Abgeschlagenheit und Müdigkeit kommen.

Suizidalität

Jährlich sterben in Deutschland ca. 10 000 Menschen durch Suizid. Das Verhältnis von Suizid zu Suizidversuch liegt bei ca. 1 : 10–20 (hohe Dunkelziffer). Suizidalität ist multifaktoriell bedingt, wobei in der Regel ein ausgeprägtes depressives Syndrom vorliegt. Es handelt sich grundsätzlich immer um einen lebensbedrohlichen Zustand im Rahmen subjektiven oder objektiven Leidens, häufig vor dem Hintergrund einer psychischen Erkrankung oder einer psychosozialen Krisensituation. Suizidales Handeln ist in der Regel nicht Ausdruck freier innerer Wahlmöglichkeit, sondern Folge einer inneren Einengung durch subjektiv nicht mehr zu ertragende Not bzw. psychische oder physische Befindlichkeit. Bei einigen psychiatrischen Erkrankungen sind die Lebenszeitsuizidraten hoch: u. a. bei affektiven Erkrankungen, bei schizophrenen Psychosen und bei Suchterkrankungen.

▶ **Motive.** Die aktuellen Motive können sehr unterschiedlich sein und sich in der konkreten Situation überlagern, am häufigsten handelt es sich um
- einen Appell an andere bei Einsamkeit, Selbstwertproblemen, Kränkung,
- eine autoaggressive Handlung nach Kränkung bzw. Enttäuschung,
- den Wunsch nach Ruhe, danach, einmal „abschalten" zu können, in einer nicht lösbar erscheinenden Situation,
- den Wunsch, tatsächlich tot zu sein.

▶ **Präsuizidales Syndrom.** Im Rahmen der Suizidforschung, insbesondere der Suizidprävention, ist der Zeitraum vor der tatsächlichen suizidalen Handlung von großer Bedeutung. Der Begriff des präsuizidalen Syndroms wurde 1953 von Ringel eingeführt und hat sich in der Klinik bewährt. Das Syndrom umfasst
- die emotionale, gedankliche und situative Einengung; der Betroffenen bewegt sich auf einem immer enger werdenden Weg auf die suizidale Handlung zu, es kommt zu einem zunehmenden Verlust von inneren und äußeren Verhaltensmöglichkeiten;
- die Suizidgedanken und Suizidpläne sowie
- die Wendung der Aggression gegen das eigene Selbst, die sich z. B. in übertriebenem Schulderleben äußert.

▶ **Gesprächsführung mit suizidalen Patienten.** Die einzige diagnostische Möglichkeit ist das direkte und offene Gespräch, das, wenn möglich, von einem Arzt mit diesbezüglichen Kompetenzen durchgeführt werden sollte. Grundsätzlich gilt für den Umgang und die Gesprächsführung mit suizidalen Patienten:
- die Suizidalität ernst zu nehmen und nicht zu bagatellisieren,
- ggf. Bezugspersonen miteinzubeziehen,
- aktuelle Behandlungsmöglichkeiten (u. a. psychotherapeutische Intervention, Medikation), spätere stationäre psychiatrische Behandlung zu klären.

Bei akuter Suizidalität ist die Unterbringung in einer psychiatrischen Klinik nach den jeweils geltenden Unterbringungsgesetzen der Bundesländer immer dann notwendig, wenn eine psychische Erkrankung zugrunde liegt und der Patient zu einer freiwilligen Behandlung nicht bereit ist. Auch dem nicht psychiatrisch tätigen Arzt kommt in diesem Falle eine Garantenpflicht zu.

Schizophrene Psychosen

Schizophrene Psychosen gehören zu den schwerwiegenden psychiatrischen Erkrankungen. Ätiopathogenetisch wird eine multifaktorielle Entstehung postuliert, wobei die genetische Vulnerabilität im Zentrum steht. Das Haupterkrankungsalter liegt zwischen der Pubertät und dem 30. Lebensjahr, die Prävalenz liegt bei 0,5 – 1 %. Psychopathologisch kommt es zum Auftreten charakteristischer, symptomatisch oft vielgestaltiger Querschnittsbilder mit Wahn, Halluzinationen, formalen Denkstörungen, Ich-Störungen, Affektstörungen und Beeinträchtigungen der Psychomotorik.

▶ **Subtypen.** Aufgrund der vorherrschenden Symptomatik werden die schizophrenen Psychosen in einen paranoiden, hebephrenen, katatonen und undifferenzierten Subtyp unterteilt. Insbesondere die paranoid-halluzinatorische Symptomatik kann auch im Rahmen eines akuten organischen Psychosyndroms auftreten und sollte dann diagnostisch von einer schizophrenen Psychose abgegrenzt werden.

Biochemisch wird eine Hyperaktivität dopaminerger Strukturen des mesolimbischen Systems als Korrelat akuter schizophrener Psychosen diskutiert. Unterstützt wird diese These vor allen Dingen dadurch, dass die meisten Neuroleptika ihre antipsychotische Wirkung durch eine Blockade der postsynaptischen D_2-Rezeptoren entfalten.

12.17.3 Therapie

Organische Psychosyndrome

Im Vordergrund der Therapie akuter organischer Syndrome steht die Behandlung der organischen Grunderkrankung. Dennoch erfordern die psychiatrischen Symptome oft eine symptomatische psychopharmakologische Behandlung. Neben der Pharmakotherapie können Veränderungen des Behandlungsumfelds (ruhige, gut beleuchtete Umgebung, Reizabschirmung, Einbeziehung vertrauter Angehöriger, Tagesrhythmisierung) den Verlauf des Delirs günstig beeinflussen. Fixierungen sollten auf ein Minimum reduziert werden, da sie Angespanntheit und Angst verstärken.

▶ **Neuroleptika.** Neuroleptika sind die wichtigste Substanzgruppe der symptomatischen Pharmakotherapie [7,9]. Die meisten Erfahrungen liegen bisher mit dem hochpotenten Neuroleptikum Haloperidol vor. Nach den Konsensusrichtlinien der „American Psychiatric Association" (APA) (im Internet: http://psychiatryonline.org/content.aspx?bookid=28&sectionid=1 663 978#42 530; Stand: 20.04.2013) werden 1 – 2 mg i. v. oder p. o. alle 2 h empfohlen, dabei sollte eine Tageshöchstdosis von 15 bzw. maximal 20 mg nicht überschritten werden. Patienten, die i. v. mit Haloperidol behandelt werden, müssen kardial überwacht werden; bei einer QTc-Verlängerung im Elektrokardiogramm über 450 ms sollte die neuroleptische Medikation umgesetzt werden [2].

In den letzten Jahren haben sich zunehmend Hinweise darauf ergeben, dass die neueren, atypischen Neuroleptika wie z. B. Quetiapin, Risperidon oder Olanzapin bei günstigerem Nebenwirkungsprofil eine dem Haloperidol vergleichbare oder sogar überlegene Wirksamkeit zeigen [13,9].

▶ **Kombinationsbehandlung.** Der Einsatz von Benzodiazepinen bei einem Delir wird weiterhin kontrovers diskutiert, insbesondere da diese eine delirante Symptomatik sogar verstärken können [8, 13]. Trotzdem kann bei ausgeprägt ängstlich-angespannten Zustandsbildern eine Kombinationsbehandlung mit einem Benzodiazepin erforderlich werden. Dann sollten kurz wirksame Benzodiazepine, wie z. B. Lorazepam, in einer Dosierung von 1 – 4 mg p. o./i. v., verteilt auf 3 – 4 Einzeldosen, gewählt werden [2].

Bezüglich des Einsatzes von Cholinesteraseinhibitoren ist die aktuelle Datenlage nicht ausreichend für eine Empfehlung. Eine randomisierte placebokontrollierte Studie mit Rivastigmin musste aufgrund erhöhter Mortalität abgebrochen werden [14]. Clonidin als α_2-Adrenozeptoragonist hat sich insbesondere in der Behandlung der vegetativen Symptomatik des Alkoholentzugs bewährt. Evidenz für eine gute Wirksamkeit auf die psychischen Symptome beim multifaktoriell bedingten Delir des älteren, somatisch kranken Patienten gibt es bisher nicht [10].

Affektive Störungen

Für die Behandlung depressiver Erkrankungen, auch organischer depressiver Syndrome, stehen mit den neueren, rezeptorselektiven Antidepressiva (wie z. B. den selektiven Serotonin- oder Noradrenalinwiederaufnahme-Hemmern) gut verträgliche, wirksame Präparate zur Verfügung [15]. Empfohlen werden aufgrund des geringen Interaktionspotenzials Citalopram (20 – 40 mg/d) oder Sertralin (bis 50 – 100 mg/d), möglich sind außerdem Venlafaxin (150 – 225 mg/d, *cave:* Hypertonus) oder Mirtazapin (15 – 45 mg/d).

Wesentliche Voraussetzung einer adäquaten medikamentösen Behandlung ist die ausreichend hohe und regelmäßige Dosierung. Eine Wirkung ist erst nach 1 – 2 Wochen zu erwarten, sodass in der Akutphase zusätzlich Anxiolytika gegeben werden sollten, die sofort wirksam sind und einen antisuizidalen Effekt haben. Die älteren tri- und tetrazyklischen Antidepressiva sollten aufgrund ihres Nebenwirkungsprofils (u. a. orthostatische Dysregulationen, kardiale Erregungsüberleitungsstörungen, Mundtrockenheit und zum Teil deutliche Sedierung) nur in Ausnahmefällen eingesetzt werden. Wahnhafte Symptome im Rahmen der Depression erfordern eine zusätzliche neuroleptische Medikation.

Akute schizophrene Psychosen

Insbesondere die akute paranoid-halluzinatorische schizophrene Psychose erfordert eine rasche neuroleptische Medikation, wobei diese sich nach den bisherigen Behandlungserfahrungen bzw. -erfolgen bei Patienten mit einer bekannten Schizophrenie richten sollte. Ist es bei einem Patienten mit einer schizophrenen Psychose im Rahmen der akuten somatischen Erkrankung zu einem plötzlichen Absetzen der Medikation gekommen, sollte diese möglichst rasch wieder eindosiert werden, da sonst die Gefahr einer akuten Exazerbation der Schizophrenie besteht. Bei der Erstmanifestation einer schizophrenen Psychose sollten aufgrund des besseren Nebenwirkungsprofils bezüglich extrapyramidaler Nebenwirkungen zunächst die neueren atypischen Neuroleptika – wie z. B. Quetiapin, Olanzapin oder Risperidon – zum Einsatz kommen.

12.17.4 Einwilligungsfähigkeit, Betreuung und Unterbringung

Einwilligungsfähigkeit

Jeder nach den Regeln der ärztlichen Kunst durchgeführte Eingriff in die körperliche Integrität einer Person erfüllt juristisch den Tatbestand der Körperverletzung (§ 823 Abs. 1 BGB bzw.

§ 223 StGB) und bedarf einer doppelten Rechtfertigung: der medizinischen Indikation und der Einwilligung des Patienten nach dessen Aufklärung.

Nur im Notfall sind bei einem nicht einwilligungsfähigen Patienten Diagnostik und Therapie als Geschäftsführung ohne Auftrag im Sinne des rechtfertigenden Notstands (§ 34 StGB) zu betrachten. Ist in diesem Fall nach gezielter Information und Aufklärung keine Einwilligungserklärung zu erhalten, muss der Patient so behandelt werden, wie anzunehmen ist, dass er zu gesunden Zeiten für sich selbst entscheiden würde (mutmaßliche Einwilligung). Dies gilt nicht für die Beurteilung und Handlungskonsequenzen von Suizidimpulsen und suizidalem Verhalten, auch wenn diese einem natürlichen Willen des Patienten entsprechen sollten und ggf. sogar schriftlich als Willenserklärung niedergelegt werden. In einer Notsituation ist niemals mit endgültiger Sicherheit zu entscheiden, ob Suizidgedanken oder -impulse oder abgelaufene Suizidhandlungen sogenannte freie Willensentscheidungen sind oder aufgrund einer psychischen Erkrankung erfolgen. In der weit überwiegenden Anzahl der Fälle trifft jedoch Letzteres zu.

▶ **Geschäftsfähigkeit.** Grundsätzlich wird bei volljährigen Personen die Geschäftsfähigkeit, also die Fähigkeit, durch eigenes Denken die eigenen Rechte und Pflichten wahrzunehmen und zu begründen, um damit alle Rechtsgeschäfte eingehen zu können, vorausgesetzt.

Geschäftsunfähig (§ 104 BGB) ist
- wer nicht das 7. Lebensjahr vollendet hat,
- wer sich in einem die freie Willensbestimmung ausschließenden Zustand krankhafter Störung der Geistesfähigkeit befindet, sofern nicht der Zustand seiner Natur nach nur ein vorübergehender ist (§ 105 BGB).

Merke
Einwilligungsfähigkeit und Geschäftsfähigkeit sind medizinrechtlich nicht identisch, für ärztliche Maßnahmen relevant ist die Einwilligungsfähigkeit, diese ist grundsätzlich bei jeder Aufklärung über eine ärztlich indizierte diagnostische oder therapeutische Maßnahme oder eine stationäre Aufnahme zu prüfen.

Für eine rechtswirksame Einwilligung nach Aufklärung sind mindestens 4 Funktionsbereiche zu beurteilen: die Informationsvermittlung, das Informationsverständnis, die Freiwilligkeit, die Einwilligungsfähigkeit.

Betreuung

Durch das seit dem 01.01.1992 geltende Gesetz zur Reform des Rechts der Vormundschaft und Pflegschaft für Volljährige (Betreuungsgesetz [BtG]) wurde eine umfassende Änderung des bisher geltenden Rechts der Vormundschaft und Pflegschaft vorgenommen (im Internet: http://www.bmj.de/DE/Service/StatistikenFachinformationenPublikationen/Statistiken/Betreuung/artikel.html; Stand: 20.04.2013). Das Ziel des neuen Betreuungsrechts war es, die Entmündigung, die mit der früheren Vormundschaft verbunden war, abzuschaffen. Anstelle der Vormundschaft ist die Betreuung getreten. Diese beinhaltet, dass ein Betreuer für einen genau festgelegten Bereich bestellt wird, wenn der Betroffene an einer psychischen Krankheit oder einer körperlichen, geistigen oder seelischen Behinderung leidet. Als psychische Erkrankungen (§ 1896 Abs. 1 BGB) gelten:
- körperlich nicht begründbare Psychosen,
- seelische Störungen als Folge von Krankheit oder Verletzung des Gehirns, von Anfallsleiden oder anderen Erkrankungen oder körperlichen Beeinträchtigungen,
- Abhängigkeitserkrankungen sowie Neurosen oder Persönlichkeitsstörungen.

▶ **Betreuungstatbestand.** Der Betreuungstatbestand ist zweigliedrig: Zum einen muss eine medizinische Diagnose wie oben angegeben vorliegen, zum anderen muss dieser Befund dazu führen, dass der Volljährige bestimmte Angelegenheiten nicht mehr selbstständig erledigen kann und es keine andere Möglichkeit gibt, diese zu erledigen. Der Betreuer darf nur für die Bereiche bestellt werden, für die eine Betreuung auch erforderlich ist (§ 1896 Abs. 2 Satz 1 BGB).

Die Bestellung eines Betreuers hat keinen Einfluss auf die Geschäftsfähigkeit, der Betreute ist als voll geschäftsfähig anzusehen.

▶ **Betreuung für den Bereich der Gesundheitsfürsorge.** Für die Praxis bedeutet dies: Besteht bei einer Person aufgrund einer psychischen Erkrankung oder Behinderung keine Einwilligungsfähigkeit in eine geplante und notwendige ärztliche Maßnahme, muss eine Betreuung für den Bereich der Gesundheitsfürsorge eingerichtet werden, ggf. auch als Eilbetreuung. Eine Betreuung kann jeder anregen, meist sind es jedoch die Angehörigen, aber auch der Sozialdienst oder die behandelnden Ärzte. Zuständig ist das örtliche Betreuungsgericht (Abteilung des Amtsgerichts). Der Betreuer kann dann für den Betreuten in eine medizinische Maßnahme einwilligen, außer diese ist mit einer großen Gefahr für das Leben oder die Gesundheit des Betreuten verbunden. Dann ist nach § 1904 BGB die Genehmigung des Betreuungsgerichts in die Behandlung erforderlich.

Unterbringung

▶ **Betreuungsgesetz, Unterbringungsgesetz.** Die Unterbringung im Rahmen des *Betreuungsgesetzes* (§ 1906) darf nur bei Selbstgefährdung und zur Durchführung ärztlicher Maßnahmen erfolgen. Sie ist nicht erlaubt zum Schutze Dritter oder zum Schutz des öffentlichen Interesses.

Ist eine Fremdgefährdung gegeben, erfolgt die Unterbringung im Rahmen der *Unterbringungsgesetze* der Bundesländer. Die Entscheidung über die Unterbringung kann nur nach Einholung eines Sachverständigengutachtens erfolgen. Dabei genehmigt das Betreuungsgericht die vom Betreuer beabsichtigte Maßnahme der Unterbringung

▶ **Unterbringung psychisch Kranker.** Die Unterbringung psychisch Kranker in einer psychiatrischen Klinik ist dem Polizeirecht zuzuordnen und wird durch die Unterbringungsgesetze der einzelnen Bundesländer geregelt. Die Unterbringung kann bei einer vom Patienten ausgehenden Gefahr für sich selbst oder für die öffentliche Sicherheit und Ordnung vom Betreuungsgericht angeordnet werden und zwar nach Begutachtung durch einen psychiatrischen Sachverständigen. In Nordrhein-Westfalen z. B. gilt das Gesetz über Hilfen und Schutzmaßnahmen bei psychischen Krankheiten vom 17. Dezember 1999. Darin heißt es (§ 11 Voraussetzungen der Unterbringung): „Die Unterbringung Betroffener ist nur zulässig, wenn und solange durch deren krankheitsbedingtes Verhalten gegenwärtig eine erhebliche Selbstgefährdung oder eine erhebliche Gefährdung bedeutender Rechtsgüter anderer besteht, die nicht anders abgewendet werden kann. *Die fehlende Bereitschaft, sich behandeln zu lassen, rechtfertigt alleine keine Unterbringung.*"

Von einer gegenwärtigen Gefahr ist dann auszugehen, wenn ein schadenstiftendes Ereignis unmittelbar bevorsteht oder sein Eintritt zwar unvorhersehbar, wegen besonderer Umstände aber jederzeit zu erwarten ist.

Kernaussagen

Einleitung
Bei akuten psychiatrischen Erkrankungen ist in der Regel eine psychiatrische Intensivtherapie indiziert. Allerdings kann es während einer intensivmedizinischen Behandlung aufgrund einer somatischen Erkrankung zu organischen Psychosyndromen mit komplexen psychiatrischen Beschwerdebildern kommen, außerdem können psychiatrische Erkrankungen komorbid vorhanden sein.

Psychopathologische Befunderhebung und die diagnostische Einordnung psychiatrischer Befunde nach ICD-10
Akute psychiatrische Erkrankungen können sie sowohl die Morbidität als auch die Mortalität der somatischen Erkrankung beeinflussen, die rasche Diagnostik mit adäquater Therapie ist somit wesentlich für den Gesamtverlauf der Behandlung. Voraussetzung dafür ist eine fachgerechte psychiatrische Untersuchung mit psychopathologischer Befunderhebung, die in den Grundzügen auch von dem behandelnden Intensivmediziner beherrscht werden sollte.
Das *Delir* ist die häufigste psychiatrische Erkrankung auf der Intensivstation. Aufgrund der hohen Prävalenz wird in aktuellen Behandlungsleitlinien ein Routine-Screening mit standardisierten Messinstrumenten empfohlen.

Therapie
Jedes Delir ist potenziell lebensbedrohlich, sodass der Prävention ein hoher Stellenwert zukommt. Die Therapie besteht auf der einen Seite in der Behandlung der zugrunde liegenden medizinischen Ursachen und zum anderen in der symptomatischen Therapie der deliranten Symptomatik. Neben der Optimierung des Behandlungsumfeldes sind Neuroleptika (z. B. Haloperidol) Medikamente der 1. Wahl, ggf. auch in Kombination mit Benzodiazepinen.
Auch affektive und schizophrene Psychosen bedürfen einer sofortigen fachgerechten Pharmakotherapie, wobei insbesondere die selektiven Antidepressiva und atypischen Neuroleptika aufgrund ihres besseren Nebenwirkungsprofils zum Einsatz kommen sollten.

Einwilligungsfähigkeit, Betreuung und Unterbringung
Suizidalität ist in der Regel multifaktoriell bedingt und erfordert ein aktives Vorgehen der Behandler. Die Diagnose kann nur im Rahmen eines direkten, offenen Gespräches erfolgen und sollte zu sofortigen Behandlungsmaßnahmen (medikamentös, psychotherapeutisch) führen.
Aus juristischer Sicht sind für alle medizinischen Maßnahmen 2 Voraussetzungen wesentlich: die medizinische Indikation und die Einwilligung des Patienten. Die Einwilligungsfähigkeit kann aufgrund akuter psychiatrischer Erkrankungen (wie z. B. organisches Psychosyndrom) nicht gegeben sein, sodass für die Durchführung medizinischer Maßnahmen die Einrichtung einer Betreuung für diesen Bereich notwendig wird. Zuständig dafür ist das örtliche Betreuungsgericht. Allerdings bedarf bei Eingriffen, die mit großer Gefahr für das Leben des Betroffenen verbunden sind, auch der Betreuer einer zusätzlichen Genehmigung durch das Betreuungsgericht.
Während im Rahmen des Betreuungsgesetzes bei Eigengefährdung und zur Durchführung medizinischer Maßnahmen eine Unterbringung erfolgen kann, bezieht sich die Unterbringung psychisch Kranker nach den Unterbringungsgesetzen der Länder auf das Vorliegen einer akuten Eigen- oder Fremdgefährdung durch die psychische Erkrankung. Diese Unterbringung hat in der Regel in einer psychiatrischen Klinik zu erfolgen.

Literatur

Referenzen

[1] Arolt V, Rothermundt M. Depressive Störungen bei körperlich Kranken. Nervenarzt 2003; 74(11): 1033–1052

[2] Arzneimittelkommission der deutschen Ärzteschaft (AkdÄ). Drug Safety Mail (2010-098) vom 5.5.2010; im Internet: http://www.akdae.de/Arzneimittelsicherheit/DSM/Archiv/; Stand 06.06.2013

[3] Dilling H. Internationale Klassifikation psychischer Störungen. ICD 10 Kapitel V (F). Diagnostische Kriterien für Forschung und Praxis. Bern: Huber; 2004

[4] Fong TG, Tulebaev SR, Inouye SK. Delirium in elderly adults: diagnosis, prevention and treatment. Nat Rev Neurol 2009; 5(4): 210–220

[5] Grover S, Matoo SK, Gupta N. Usefulness of atypical antipsychotics and choline esterase inhibitors in delirium: a review. Pharmacopsychiatry 2011; 44(2): 43–54

[6] Krauseneck T, Seemüller F, Krähenmann O et al. Psychiatrische Erkrankungen auf der Intensivstation – Teil 1. Anasthesiol Intensivmed Notfallmed Schmerzther 2006; 41(11): 720–726

[7] Lonergan E, Britton AM, Luxenberg J et al. Antipsychotics for delirium. Cochrane Database Syst Rev 2007; CD 005 594

[8] Lonergan E, Luxenberg J, Areosa Sastre A et al. Benzodiazepines for delirium. Cochrane Database Syst Rev 2009; CD 006 379

[9] Lorenzl S, Füsgen I, Noachtar S. Verwirrtheitszustände im Alter: Diagnostik und Therapie. Dtsch Arztebl 2012; 109 (21): 391–399

[10] Pichot C, Ghignone M, Quintin L. Dexmedetomidine and clonidine: from second- to first-line sedative agents in the critical care setting? J Intensive Care Med 2012; 27(4): 219–237

[11] Radtke FM, Franck M, Oppermann S et al. Die Intensive Care Delirium Screening Checklist (ICDSC). Anasthesiol Intensivmed Notfallmed Schmerzther 2009; 44(2): 80–86

[12] Thomas C, Driessen M, Arolt V. Diagnostik und Therapie akuter psychoorganischer Syndrome. Nervenarzt 2010; 81 (5): 613–628

[13] Steiner LA. Postoperative delirium. Part 2: Detection, Prevention and Treatment. Eur J Anaesthesiol 2011; 28: 723–732

[14] Van Eijk MM, Roes KC, Honing ML et al. Effect of rivastigmine as an adjunct to usual care with haloperidol on duration of delirium and mortality in critically ill patients: a multicentre, double-blind, placebo-controlled randomised trial. Lancet 2010; 376(9755): 1829–1837

[15] Wolf M, Arolt V, Burian R, Diefenbacher A. Konsiliar-Liason Psychiatrie und Psychosomatik. Nervenarzt 2013; 84(5): 639–650

Weiterführende Literatur

[16] Benkert O, Hippius H. Kompendium der psychiatrischen Pharmakotherapie. 7. Aufl. Heidelberg: Springer; 2009

[17] Berzewski H, Nickel B. Neurologische und psychiatrische Notfälle. München: Urban & Fischer; 2002

[18] Holsboer F, Gründer G, Benkert O, Hrsg. Handbuch der Psychopharmakotherapie. Heidelberg: Springer; 2008

12.18 Akinetische Krise, malignes Dopa-Entzugssyndrom, malignes neuroleptisches Syndrom und akute lebensbedrohliche Katatonie

F. Kästner, V. Arolt

12.18.1 Einleitung

> **Definition**
>
> Akinetische Krise, malignes Dopa-Entzugssyndrom, malignes neuroleptisches Syndrom und die akute lebensbedrohliche Katatonie sind neurologische und psychiatrische Bewegungsstörungen, die lebensbedrohliche Komplikationen und damit auch intensivpflichtige Behandlungsmaßnahmen nach sich ziehen können. Allen diesen Bewegungsstörungen liegen ätiologisch Veränderungen des Neurotransmitterhaushalts zugrunde, wobei hier dem Dopamin eine zentrale Rolle zukommt. Klinisch sind die Krankheitsbilder insbesondere im Vollbild kaum zu unterscheiden. Sie eint neben einer Hyperthermie eine zunehmende Muskelsteifheit und eine ausgeprägte Bewegungsarmut, die rasch in eine absolute Bewegungsstarre übergehen kann.

Akinese und Rigor können im Verlauf der einzelnen Störungen so ausgeprägt sein, dass eine frühzeitige intensivpflichtige Behandlung unumgänglich ist, um schwerwiegende internistische Komplikationen und Bewusstseinsstörungen suffizient behandeln bzw. abwenden zu können.

12.18.2 Ätiologie und klinische Manifestation

> **Merke**
>
> Die akinetische Krise und das maligne Dopa-Entzugssyndrom sind Manifestationen des Morbus Parkinson; das maligne neuroleptische Syndrom und die akute lebensbedrohliche Katatonie sind hingegen komplikationsreiche Verläufe einer (meist schizophrenen) Psychose.

Morbus Parkinson

Durch die Degeneration der melaninhaltigen Zellen der Substantia nigra kommt es bei einem Morbus Parkinson in den nigrastriatalen Bahnen zu einem Überwiegen der exzitatorischen cholinergen und glutamatergen Neuronen gegenüber den inhibitorischen dopaminergen Neuronen und somit zu einem relativen Dopamindefizit.

Akinetische Krise

Die hieraus resultierende Hypokinese kann sich insbesondere dann zu einer akinetischen Krise zuspitzen, wenn der Dopaminmangel nicht suffizient ausgeglichen wird. Ursachen hierfür liegen:

- in einer zu niedrig dosierten Substitution mit L-Dopa (Vorstufe des Dopamins) oder zu niedrig dosierten Medikation mit einem Dopaminagonisten,
- in einer eingeschränkten Compliance des Patienten bei der Medikation oder auch
- in einer erschwerten gastrointestinalen Resorption (z. B. Ileus, Erbrechen).

Darüber hinaus können fieberhafte Infekte und Flüssigkeitsverluste akinetische Krisen auslösen. Neben einem ausgeprägten Rigor und einer Bewegungsstarre zeigen sich klinisch zusätzlich eine Entgleisung des Blutdrucks, eine Hyperthermie (nicht obligat!), eine Hyperhidrose, eine Exsikkose und ggf. auch eine Bewusstseinsstörung. Eine Erhöhung der Kreatinkinase (CK) fehlt oftmals.

Malignes Dopa-Entzugssyndrom

Bei einem malignen Dopa-Entzugssyndrom entsteht innerhalb von 48 h nach Reduktion oder Absetzen der medikamentösen Substitution das Bild einer akinetischen Krise, wobei hier in Abgrenzung zur akinetischen Krise nahezu ausnahmslos eine CK-Erhöhung und Fieber auftreten [3].

Psychose

Der Begriff Katatonie umfasst allgemein unterschiedliche psychomotorische Phänomene und Verhaltensauffälligkeiten, zu denen z. B. der katatone Stupor (psychomotorische Starre), Erregungszustände, Stereotypien (bizarre Verhaltenswiederholungen), Mutismus (psychogenes Schweigen), Katalepsie (Verharren in einer bizarren Gelenkposition) und „wächserne Biegsamkeit" gehören. Sie können verschiedenartig bei sehr unterschiedlichen neurologischen als („exogene" Psychose bei z. B. Enzephalitis, zerebrale Raumforderung) wie auch psychiatrischen Erkrankungen („endogene" Psychose: z. B. schizophrene Psychose, melancholische Depression, Belastungsreaktion) in Erscheinung treten.

Akute lebensbedrohliche (auch perniziöse, febrile oder maligne) Katatonie

Sie beschreibt eine rasch zunehmende Muskelsteifheit und Stupor als Komplikation einer (meist schizophrenen) Psychose. Oftmals beginnt die akute lebensbedrohliche Katatonie mit einem ausgeprägten Erregungszustand oder anderen katatonen Symptomen (z. B. Mutismus, Katalepsie, „wächserne Biegsamkeit"), nachfolgend steigt der Muskeltonus, verknüpft mit Fieber, Hypertonie, Tachykardie, ausgeprägter Exsikkose und einer deliranten Bewusstseinsstörung. Ursächlich wird ein gestörtes Gleichgewicht zwischen exzitatorischen glutamatergen und inhibitorischen GABA-ergen (GABA = γ-Aminobuttersäure) Neuronen im frontoparietalen Kortex unter Beteiligung von dopaminergen Strukturen postuliert [2, 6].

Malignes neuroleptisches Syndrom

In der Behandlung mit einer neuroleptischen Medikation (z. B. bei einer schizophrenen Psychose) kann sich bis 2 Wochen nach Aufnahme des Neuroleptikums innerhalb von 24–72 h langsam progredient ein akinetisches Syndrom wie bei der akuten lebensbedrohlichen Katatonie entwickeln. Extrapyramidal-motorische Symptome wie Dyskinesien, Dystonien und Parkinsonoid sind oftmals im Vorfeld ausgeprägter als bei der akuten lebensbedrohlichen Katatonie. Darüber hinaus findet sich regelmäßig eine Transaminasenerhöhung. Die Blockade des Dopaminrezeptors D_2 im Striatum durch das Neuroleptikum unter Beteiligung serotonerger und glutamaterger Regulationsmechanismen scheint hierfür verantwortlich.

Unter zunehmender Verwendung von atypischen gegenüber typischen Neuroleptika (geringeres Risiko unter Atypika) zeigt sich dieses Krankheitsbild heute nur noch sehr selten (Inzidenz ca. 0,01–0,2 %). Unbehandelt beträgt jedoch die Letalität 20 %; insbesondere jüngere Männer scheinen gefährdet. Weitere Risikofaktoren für diese Erkrankung sind ein malignes neuroleptisches Syndrom in der Vorgeschichte, Dosiserhöhung der das Syn-

Erkrankungen des Nervensystems

drom auslösenden Substanz, zerebrale Vorschäden und Alkoholismus. Neben Neuroleptika können auch andere Medikamente wie Antidepressiva, Carbamazepin und Lithium ein malignes neuroleptisches Syndrom auslösen [2, 4].

12.18.3 Komplikationen

Die einzelnen hier aufgeführten Krankheitsbilder können allesamt schwere Komplikationen nach sich ziehen. Das Fieber führt zu erheblichen Flüssigkeitsverlusten. Durch den ausgeprägten Rigor kommt es zu einem erheblichen CK-Anstieg im Serum, eine Rhabdomyolyse mit Myoglobinurie ist nicht selten. Konsekutiv drohen Nierenversagen, ein Lungenödem, Arrhythmien, eine disseminierte Koagulopathie bis hin zum Multiorganversagen. Begleitet wird die Symptomatik sehr häufig von Bewusstseinsstörungen einschließlich Delir.

12.18.4 Diagnostik und Differenzialdiagnostik

Merke
Die einzelnen akinetischen Krankheitsbilder gleichen sich sehr, klinisch ist eine Unterscheidung oftmals kaum möglich (▶ Tab. 12.25). So stellen die Eigenanamnese (sofern möglich) und die Fremdanamnese das Kernstück der Diagnostik dar (▶ Abb. 12.15).

▶ **Akinetische Krise, malignes Dopa-Entzugssyndrom.** Ergeben sich anamnestisch Hinweise für einen Morbus Parkinson und hält die Akinese mit begleitendem Rigor und Fieber über 48 h an, ist von einer *akinetischen Krise* auszugehen. Bei gleichzeitiger Re-

Tab. 12.25 Akinetische Störungen: klinische Gemeinsamkeiten und Unterschiede.

Krankheitsbilder	Symptome
gemeinsame Symptome • der akinetischen Krise, • des malignen Dopa-Entzugssyndroms, • der akuten lebensbedrohlichen Katatonie • des malignen neuroleptischen Syndroms	• Akinese • Rigor • Fieber • Tachykardie • Tachypnoe • Entgleisung des Blutdrucks (Hypertonie/Hypotonie) • Exsikkose • Schwitzen • Leukozytose • CK-Erhöhung
bedingt spezifische Symptome • der akinetischen Krise • des malignen Dopa-Entzugssyndroms	• bei akinetischer Krise: selten CK-Erhöhung; fieberhafte Infekte und Flüssigkeitsverlust oft Auslöser • Schluckstörung
bedingt spezifische Symptome • der akuten lebensbedrohlichen Katatonie • des malignen neuroleptischen Syndroms	• katatone Symptome (z. B. Katalepsie, „wächserne Biegsamkeit", Mutismus, bizarre Verhaltensmuster) • Dyskinesien/Dystonien (eher beim malignen neuroleptischen Syndrom) • Transaminasenerhöhung (insbesondere beim malignen neuroleptischen Syndrom) • Rhabdomyolyse (eher als bei akinetischer Krise oder beim malignen Dopa-Entzugssyndrom)

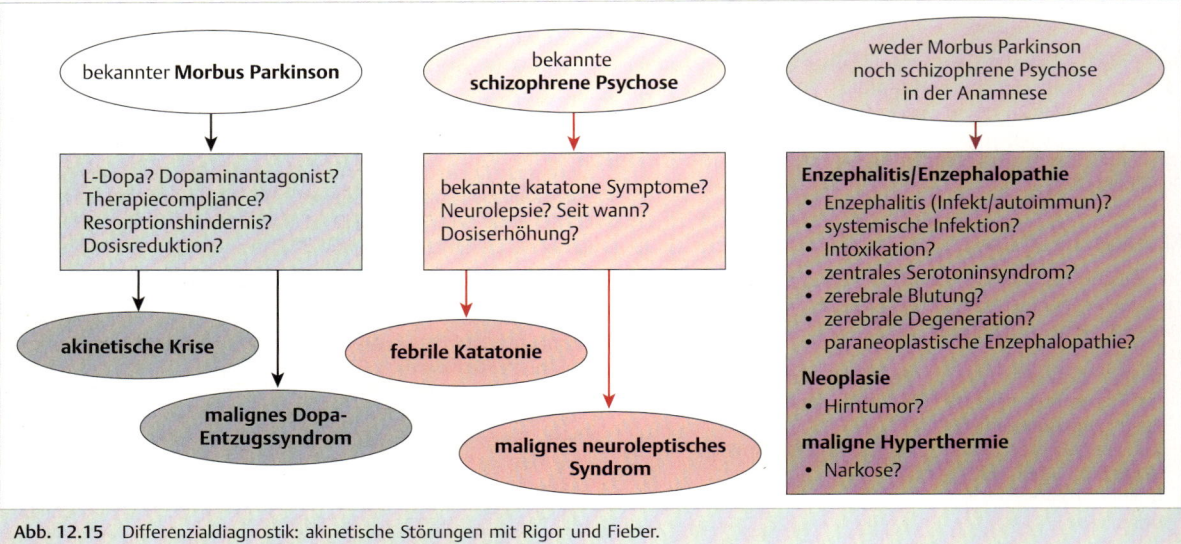

Abb. 12.15 Differenzialdiagnostik: akinetische Störungen mit Rigor und Fieber.

duktion oder Absetzen von L-Dopa bzw. eines Dopaminagonisten innerhalb der letzten 48 h ist ein *malignes Dopa-Entzugssyndrom* wahrscheinlich [3].

▶ „Katatones Dilemma". Bei einer bekannten schizophrenen Psychose ist die Unterscheidung zwischen einer *akuten lebensbedrohlichen Katatonie* und einem *malignen neuroleptischen Syndrom* schwierig („katatones Dilemma"). Die Aufnahme oder die Dosiserhöhung eines Neuroleptikums, eines Antidepressivums, von Carbamazepin oder auch von Lithium können für ein malignes neuroleptisches Syndrom sprechen. Jedoch ist zu bedenken, dass auch unter einem neu angesetzten Neuroleptikum (aus der Gruppe der Typika oder Atypika) sich eine akute lebensbedrohliche Katatonie entwickeln kann, zumal das gegen die akute lebensbedrohliche Katatonie wirksame Neuroleptikum bis zu 4 Wochen benötigt, um seine volle Wirkung entfalten zu können [2].

▶ Katatone Zustände. Neben der schizophrenen Psychose und der schweren Depression vermögen auch „exogene" Psychosen bei zerebralen Raumforderungen, Enzephalitiden und Enzephalopathien, Hydrozephalus, zerebralen Degenerationen und systemischen Infekten katatone Zustände auszulösen, die einer akuten lebensbedrohlichen Katatonie gleichen können [5]. Insbesondere die im Serum wie auch im Liquor antikörperpositiven und oftmals tumorassoziierten Autoimmunenzephalitiden wie z. B. die Anti-NMDA-Rezeptor-Enzephalitis (NMDA = N-Methyl-D-Aspartat) sind gerade bei jungen Menschen mit katatoner Symptomatik und fehlendem Erregernachweis differenzialdiagnostisch zu berücksichtigen [7].

▶ Zentrales Serotoninsyndrom. Das zentrale Serotoninsyndrom stellt ebenfalls eine wichtige Differenzialdiagnose dar. Nach Einnahme und insbesondere Kombination serotonerger Substanzen (z. B. selektive Serotoninwiederaufnahme-Hemmer [SSRI], Monoaminoxidase[MAO]-Hemmer, Triptane, Tryptophan, Kokain, Amphetamine, Lithium) kann sich innerhalb von 24 h eine Trias aus Fieber, Hyperrigidität/Myoklonie und Delir entwickeln. Des Weiteren können gastrointesinale Symptome (Übelkeit, Erbrechen, Diarrhö) und vital bedrohliche Komplikationen wie epileptische Anfälle, Arrhythmien, Koma und Multiorganversagen hinzutreten [1].

▶ Maligne Hyperthermie. Treten nach einer Narkose eine Muskelstarre und eine Temperaturerhöhung auf, ist an eine *maligne Hyperthermie* zu denken. Diese geht zusätzlich mit einer ausgeprägten Azidose einher [4].

Praxistipp

Zur Erfassung aller Differenzialdiagnosen und zur Erfassung etwaiger Komplikationen sind bei der Blutuntersuchung folgende Parameter zu untersuchen: Elektrolyte, Transaminasen, Nierenretentionsparameter, Kreatinkinase, Myoglobin, Blutbild, Gerinnung. Neben einer Blutkultur (aerob wie anaerob) ist bei nicht geklärter Diagnose bezüglich einer möglichen Enzephalitis auch rasch eine Liquoruntersuchung anzustreben. Eine kraniale Bildgebung mit Kontrastmittel gibt Aufschluss über zentrale Raumforderungen, einen Hydrozephalus, zerebrale Degenerationen und Entzündungen.

12.18.5 Therapie

Die Behandlung der einzelnen akinetischen Störungen erfolgt symptomatisch und kausal.

Symptomatisch ist auf eine ausgeglichene Flüssigkeitsbilanz bei parenteraler Flüssigkeits- und Kalorienzufuhr, auf eine hinreichende Kühlung und Fiebersenkung und ggf. auch auf eine Sedierung (z. B. mit Lorazepam, Diazepam) zu achten. Des Weiteren ist an eine Thrombose- und ggf. auch an eine Pneumonie- und Dekubitusprophylaxe zu denken.

Merke

Die Vitalparameter sind intensivmedizinisch zu überwachen, einer Entgleisung autonomer Funktionen ist vorzubeugen.

Bei einer Myoglobinämie bzw. -urie drohen renale Komplikationen, die möglicherweise eine Dialyse erfordern. Ein deliranter Zustand wird antipsychotisch mit einem Neuroleptikum behandelt (cave: malignes neuroleptisches Syndrom). Darüber hinaus wirkt sich Reizabschirmung (gedämpftes Licht, Ruhe) positiv auf den Krankheitsverlauf aus.

▶ Akinetische Krise. Bei einer akinetischen Krise sollte das bisher eingenommene L-Dopa und/oder der bisher eingenommene Dopaminagonist in zunächst gleicher Dosis oral oder über eine Magensonde weitergegeben werden. Zusätzlich erhält der Patient als Mittel der ersten Wahl aufgrund des schnellen Wirkungseintritts Amantadin i. v. (1 – 3 × 500 mg/d über 3 h). Hierbei ist auf eine suffiziente Nierenfunktion zu achten (Kumulationsgefahr bei Niereninsuffizienz). Alternativ zum Amantadin ist auch eine Behandlung mit Lisurid (i. v. beginnend 3 × 0,0025 mg bis später 3 × 0,5 mg) + Domperidon (p.o. 3 × 40 mg), aber auch mit Apomorphin (i. v./s. c.) + Domperidon (p. o. 40 mg) denkbar.

Lisurid wie auch Apomorphin können eine ausgeprägte Übelkeit hervorrufen, der mit Domperidon entgegengewirkt wird [3].

▶ Malignes Dopa-Entzugssyndrom. Amantadin zeigt sich bei einem malignen Dopa-Entzugssyndrom oftmals nicht hinreichend wirksam, sodass hier Dantrolen (i. v. beginnend 2,5 mg/kg KG über 15 min und anschließend 7,5 mg/kg KG über 24 h) gegeben wird. Parallel hierzu soll die Dosis an L-Dopa innerhalb von 1 – 2 Tagen bis zur ursprünglichen Tagesdosis erhöht werden. Alternativ zum Dantrolen können auch Dopaminagonisten wie Bromocriptin (p.o. 3 × 5 – 10 mg/d) oder Lisurid (i. v. beginnend 3 × 0,0025 mg bis später 3 × 0,5 mg) mit Domperidon verwendet werden. Domperidon schützt als peripherer kompetitiver Dopaminrezeptorantagonist mit nahezu fehlender zentraler Wirkung sehr effektiv vor peripheren Nebenwirkungen der peripher wie zentral wirksamen Dopaminagonisten, insbesondere vor dem durch die Dopaminagonisten induzierten Erbrechen. Bei fehlendem Ansprechen auf die Therapie sollte ein Behandlungsversuch mit Dopamin (als Infusion) oder auch mit Apomorphin (s. c./i. v.) unternommen werden [3].

▶ Akute lebensbedrohliche Katatonie. Die akute lebensbedrohliche Katatonie wird primär hoch dosiert mit Benzodiazepinen (z. B. Lorazepam p.o./i. v./i. m. 3 × 0,5 – 2,5 mg) behandelt. Sollte sich hierunter nicht eine durchgreifende Befundverbesserung einstellen, kommen hochpotente Neuroleptika (z. B. Haloperidol bis max. 100 mg/d p. o. bzw. bis 60 mg/d i. m./i. v.) zum Einsatz, wenn zuvor ein malignes neuroleptisches Syndrom ausgeschlossen werden konnte. Falls diese Behandlungsstrategien nicht zum Erfolg führen oder der Rigor extrem ausgeprägt ist, sollte rasch eine Elektrokrampftherapie (EKT) angestrebt werden, um so vitalbedrohlichen Komplikationen frühzeitig vorzubeugen. Die EKT stellt ein hochwirksames Instrument in der Behandlung der Katatonie dar [1].

▶ **Malignes neuroleptisches Syndrom.** Bei dem malignen neuroleptischen Syndrom werden zunächst die das Syndrom auslösenden Substanzen unmittelbar abgesetzt, anschließend wird eine Behandlung mit Dantrolen (i.v. initial 2,5 mg/kg KG, dann Dauerinfusion bis zu 10 mg/kg KG/d) und Lorazepam (p.o./i.v./i.m. 3 × 0,5 – 2,5 mg) aufgenommen. Bromocriptin (i.v. 10 – 30 mg/d bis max. 60 mg/d) oder Amantadin (i.v. 200 – 400 mg/d) stellen eine Alternative zum Dantrolen dar. Wie bei der akuten lebensbedrohlichen Katatonie ist frühzeitig eine EKT zu diskutieren [1].

▶ **Exogene Psychose.** Die Behandlung der Katatonien, die durch eine organische Erkrankung bedingt sind („exogene" Psychose), besteht in erster Linie in der Therapie der Grunderkrankung. Bei Autoimmunenzephalitiden sind eine immunsuppressive Therapie, ggf. auch eine Immunglobulingabe und eine Plasmapherese indiziert [7]. Ergänzend kommen wie bei der Behandlung der akuten lebensbedrohlichen Katatonie Lorazepam (p.o./i.v./i.m. 3 × 0,5 – 2,5 mg) und hochpotente Neuroleptika (z.B. Haloperidol bis max. 100 mg/d p.o. bzw. bis 60 mg/d i.m./i.v.) zum Einsatz [1].

▶ **Zentrales Serotoninsyndrom.** Bei dem zentralen Serotoninsyndrom führt allein das Absetzen der das Syndrom verursachenden Substanzen in 90% der Fälle zu einem raschen und vollständigen Abklingen der Symptome. Bei Persistenz wird der Serotoninantagonist Cyproheptadin (p.o. initial 4 – 8 mg, dann bis 0,5 mg/kg KG/d) eingesetzt [1].

Kernaussagen

Einleitung
Akinetische Krise, malignes Dopa-Entzugssyndrom, malignes neuroleptisches Syndrom und die akute lebensbedrohliche Katatonie sind neurologische und psychiatrische Bewegungsstörungen, die lebensbedrohliche Komplikationen und damit auch intensivpflichtige Behandlungsmaßnahmen nach sich ziehen können.

Ätiologie und klinische Manifestation
Bei den genannten Krankheiten liegt eine zentrale Regulationsstörung des Neurotransmitters Dopamin vor. Klinisch gehen alle diese Erkrankungen mit einer Akinese, einem ausgeprägten Rigor und Fieber einher.

Komplikationen
Die hier aufgeführten Krankheitsbilder können allesamt schwere Komplikationen nach sich ziehen (erhebliche Flüssigkeitsverluste; CK-Anstieg im Serum; Rhabdomyolyse mit Myoglobinurie). Konsekutiv drohen Nierenversagen, ein Lungenödem, Arrhythmien sowie eine disseminierte Koagulopathie bis hin zum Multiorganversagen.

Diagnostik und Differenzialdiagnostik
Eigen- und Fremdanamnese sind das Kernstück der Diagnostik, da sich alle Krankheitsbilder klinisch sehr ähneln.

Therapie
Die Therapie der genannten Erkrankungen umfasst die symptomatische Behandlung der intensivpflichtigen Komplikationen sowie die kausale Behandlung der Grunderkrankung.

Literatur

[1] Benkert O, Hippius H. Kompendium der Psychiatrischen Pharmakotherapie. Heidelberg: Springer; 2007: 593 – 595, 600 – 601
[2] Bräunig P, Krüger S. Katatonie – eine Übersicht. Psychiat Prax 2005; 32(Suppl. 1): S 7 –S 24
[3] Grehl H, Reinhart F. Checkliste Neurologie. Stuttgart: Thieme; 2005: 503 – 504
[4] Hüttemann K, Nowe T, Köhrmann M et al. Maligne Hyperthermie und deren Differentialdiagnosen. Fortschr Neurol Psychiat; 2009: 77: 203 – 211
[5] Kaestner F, Mostert C, Behnken A et al. Therapeutic strategies for catatonia in paraneoplastic encephalitis. World J Biol Psychiatry 2008; 9(3): 236 – 240
[6] Northoff G. Brain imaging in catatonia: current findings and a pathophysiologic model. CNS Spectr 2000; 5(7): 34 – 46
[7] Prüss H, Dalmau J, Arolt V et al. Anti-NMDA-receptor encephalitis. An interdisciplinary clinical picture. Nervenarzt 2010; 81(4): 396 – 408

Kapitel 13
Gastrointestinale Erkrankungen

13.1	Akutes Abdomen	898
13.2	Gastrointestinale Blutungen	904
13.3	Perforationen des Gastrointestinaltrakts	910
13.4	Akute Pankreatitis	915
13.5	Akutes Leberversagen	919
13.6	Postoperativer Ileus	924
13.7	Ischämische Erkrankungen des Gastrointestinaltrakts	928
13.8	Abdominelles Kompartmentsyndrom	932

Gastrointestinale Erkrankungen

13.1 Akutes Abdomen

B. Sido, M. W. Büchler

13.1.1 Definition

> **Definition**
> Der Begriff „akutes Abdomen" beschreibt einen Krankheitszustand, der charakterisiert wird durch plötzlich auftretende abdominelle Schmerzen und eine lebensbedrohliche Situation innerhalb weniger Stunden.

Klinische Symptome können schon Tage bis Wochen vor dem akuten Abdomen bestanden haben. Eine akute Exazerbation eines chronischen Leidens ist ebenso möglich. Das akute Abdomen wird fälschlicherweise häufig als Zustand verstanden, der nur durch eine notfallmäßige Operation behoben werden kann. Tatsächlich ist diese Situation zwar häufig, trifft jedoch nur auf einen Teil der Fälle zu. Vielmehr gehören zum akuten Abdomen auch Differenzialdiagnosen, die sogar eine Kontraindikation zur Operation darstellen. Das akute Abdomen umfasst eine Gruppe von Krankheitsbildern, die verursacht werden durch:

- ein primär entzündliches Geschehen mit Peritonismus oder Peritonitis,
- eine akute Druckerhöhung in einem Hohlorgan oder soliden Organ,
- die Ruptur eines Organs oder eines Gefäßes,
- ein stumpfes oder perforierendes Abdominaltrauma,
- eine akute intraabdominelle Durchblutungsstörung (Ischämie),
- akute Erkrankungen des Retroperitoneums oder Thorax,
- spezifische Infektionen, metabolische Störungen und hämatologische Erkrankungen.

13.1.2 Leitsymptome

Das klinische Bild des akuten Abdomens wird von Leitsymptomen geprägt:
- Schmerzen,
- Störungen der Peristaltik,
- eine vermehrte Bauchdeckenspannung,
- Übelkeit und Erbrechen sowie
- verschiedene vegetative Symptome.

Schmerz

▶ **Schmerzcharakter.** Ein messerstichartig reißender Schmerz mag auf ein rupturiertes Aortenaneurysma hinweisen, ein plötzlicher Beginn auf eine Mesenterialischämie, eine Strangulation oder Perforation eines Hohlorgans. Eine schleichende dumpfe Schmerzentwicklung spricht eher für eine entzündliche Genese mit Reizung des viszeralen Peritoneums wie etwa bei einer Abszedierung, Sigmadivertikulitis oder frühen Appendizitis. Langsam zunehmende kolikartige Schmerzen mit schmerzfreien Intervallen sind typisch für die Lumenobstruktion eines Hohlorgans. Krampfartige Dauerschmerzen finden sich dagegen bei einer Strangulation.

▶ **Viszeraler Schmerz.** Das Peritoneum überzieht als *Peritoneum viscerale* die intraabdominellen Organe und als *Peritoneum parietale* die innenseitige Bauchwand. Obwohl das Peritoneum viscerale und parietale ineinander übergehen, haben beide eine voneinander unabhängige nervale Versorgung.

Das viszerale Peritoneum wird durch das vegetative Nervensystem innerviert. Diese Innervation ist seitenunabhängig, sodass die typischerweise dumpfen *viszeralen Schmerzen* schlecht lokalisierbar sind und mehr im mittleren Abdominalbereich wahrgenommen werden. Sie können auch als Krampf oder Kolik imponieren und werden häufig von vegetativen Symptomen begleitet. Der Patient ist unruhig und versucht, durch Lageveränderung seine Schmerzen zu beeinflussen. Intraabdominelle Organe signalisieren Kompression, Zug, Distension, Torsion, Ischämie und Entzündung als viszeralen Schmerz.

▶ **Somatischer Schmerz.** Der Übergang in einen *somatischen Dauerschmerz* zeigt ein Voranschreiten des Krankheitsprozesses mit Einbeziehung des parietalen Peritoneums an. Das parietale Peritoneum erhält seine Innervation segmental seitengetrennt aus somatischen Nerven spinalen Ursprungs, sodass der brennende scharfe somatische Schmerz meist exakt auf den Ursprung bzw. das betroffene Organ lokalisiert werden kann. Jede Erschütterung, Bewegung (aktive Hüftbeugung) und Husten verstärkt den somatischen Schmerz, weshalb Patienten mit einer Peritonitis mit angezogenen Knien ruhig liegen und flach atmen.

> **Merke**
> - Viszerale Schmerzen durch Reizung des Peritoneum viscerale sind typischerweise dumpf, schlecht lokalisierbar und seitenunabhängig. Sie werden mehr im mittleren Bereich des Abdomens wahrgenommen.
> - Somatische Schmerzen durch Reizung des Peritoneum parietale werden als brennend und schneidend charakterisiert. Sie signalisieren eine lokal fortgeschrittene Entzündung und können meist punktuell auf den Ursprung lokalisiert werden.

Störungen der Peristaltik

▶ **Durchfälle.** Profuse wässrige Durchfälle für mehr als 12 h sprechen mehr für eine Gastroenteritis. Davon zu unterscheiden sind paradoxe Diarrhöen bei einer hochgradigen Stenose des Rektums oder distalen Kolons. Ein mechanischer Ileus des Dünndarms schließt das Vorhandensein von Stuhlgang keinesfalls aus. Beim Mesenterialinfarkt ist initial aufgrund der ischämisch bedingten Spastik mit (oft blutigen) Durchfällen zu rechnen.

▶ **Darmparalyse.** Eine starke peritoneale Reizung oder retroperitoneale Prozesse gehen durch Aktivierung viszerospinaler Reflexbahnen mit einer reflektorischen Darmparalyse einher. Klinisch imponiert ein meteoristisch distendiertes Abdomen. Dies trifft auch für Affektionen des Urogenitalsystems, des Retroperitoneums und des Pankreas bei Pankreatitis zu. Selbst eine basale Pneumonie kann typischerweise bei Kindern über eine Reizung der Interkostalnerven reflektorisch zu einer Darmparalyse führen und ein abdominelles Geschehen vortäuschen.

> **Merke**
> Eine starke peritoneale Reizung oder retroperitoneale Prozesse gehen durch Aktivierung viszerospinaler Reflexbahnen mit einer reflektorischen Darmparalyse einher.

Bauchdeckenspannung

Zu unterscheiden ist eine Erhöhung der Bauchdeckenspannung durch Meteorismus, Obstipation oder Aszites mit einem distendierten, aber ansonsten weichen Abdomen von einer reflektorischen muskulär bedingten Erhöhung der Bauchdeckenspannung bei Peritonitis. Letztere kann lokal auftreten oder bei diffuser Peritonitis als bretthartes Abdomen imponieren. Zu beachten ist, dass alte Patienten trotz Peritonitis oft nicht in der Lage sind, eine Abwehrspannung zu entwickeln.

Ebenso tritt beim beatmeten Patienten mit zunehmender Analgosedierung die reflektorische Abwehrspannung gegenüber einer abdominalen Distension, Darmparalyse und einer möglicherweise palpablen Resistenz (bei entzündlich bedingtem Tumor) in den Hintergrund. Unter Muskelrelaxation ist sie ganz erloschen.

Bei der Querschnittslähmung tritt die reflektorische Abwehrspannung in den Hintergrund gegenüber der Bedeutung von in Head-Zonen projizierten Schmerzen, einer abdominalen Distension und auffällig vermehrten Spastizität.

> **Merke**
>
> Ältere oder immunsupprimierte Patienten entwickeln häufig keine klinisch eindeutige Peritonitis.

Erbrechen

Erbrechen kann als vegetatives Begleitsymptom mit dem akuten Abdomen assoziiert sein und den Schmerzen vorausgehen, ist jedoch meist direkte Folge der zugrunde liegenden Erkrankung. Bei einem mechanischen Ileus verschafft das Erbrechen Erleichterung. Je weiter oralwärts der Passagestopp liegt, umso früher und öfter ist das Erbrechen. Bei einer reinen Magenausgangsproblematik kann das Erbrochene bzw. der Reflux klar sein. Je weiter distal der Stopp liegt, desto dunkler und fäkulenter wird das Erbrochene. Bei einer distalen Kolonobstruktion ist Erbrechen wiederum selten und kann sogar völlig fehlen.

> **Merke**
>
> Je weiter oralwärts der Passagestopp liegt, desto früher und öfter ist das Erbrechen und desto eingefallener ist das Abdomen.

Begleitsymptome

Der Patient ist ängstlich, anfangs unruhig, unter Umständen verwirrt und desorientiert. Es finden sich vegetative Symptome wie Übelkeit, Tachykardie, schnelle und flache Atmung, Hypotonie, Blässe und Schwitzen. Eine verminderte Nahrungsaufnahme, Erbrechen, Sequestration von Flüssigkeit im Darmlumen und Fieber tragen zur Exsikkose und Oligurie bei.

13.1.3 Reaktion des Peritoneums im Rahmen der Peritonitis

▶ **Aszites und Keimresorption.** Normalerweise finden sich in der Peritonealhöhle weniger als 100 ml freie Flüssigkeit. Im Rahmen einer Peritonitis kann die Aszitesbildung deutlich zunehmen. Der Aszites wird im Abdomen kranialwärts drainiert, wodurch die Ausbildung subphrenischer Abszesse begünstigt wird. Der peritoneale Überzug des Zwerchfells ist in der Lage, intraabdominelle Keime vollständig zu resorbieren und lymphogen zu drainieren und so zu einer frühen Septikämie im Rahmen einer bakteriellen Peritonitis beizutragen.

▶ **Infektabwehr.** Peritonealmakrophagen und emigrierte neutrophile Granulozyten übernehmen eine Schlüsselfunktion in der angeborenen Immunabwehr gegen peritoneale Infektionen. Bei einer Peritonitis ist die Infektabwehr dieser Zellen erheblich geschwächt, insbesondere beim septischen Schock und Multiorganversagen, ebenso bei Immunsuppression (Steroidtherapie, Mangelernährung, AIDS, Verbrennung), Hypoxie, Schock, Diabetes mellitus und proteinreichem Aszites (Leberzirrhose, Peritonealkarzinose).

▶ **Fibrinablagerungen und Abszesse.** Bei der Peritonitis wird durch Freisetzung von Gewebethromboplastin die Gerinnungskaskade im Abdomen aktiviert und die Bildung und Ablagerung großer Fibrinmengen induziert. Gleichzeitig ist die Fibrinolyseaktivität gehemmt, sodass Bakterien in der Fibrinmatrix gefesselt werden und sich intraabdominelle Abszesse ausbilden.

> **Merke**
>
> Das Peritoneum ist an der Flüssigkeitsbalance (Sekretion, Resorption) und an der angeborenen Infektabwehr im Abdomen beteiligt.

13.1.4 Diagnostik

Körperliche Untersuchung

▶ **Inspektion.** Inspektorisch ist neben der Beurteilung der Abdominalkonturen zu achten auf Narben, Hernien, Bauchwanddefekte, sichtbare Pulsation der Bauchdecke bei Aortenaneurysma, Hautverfärbungen bei Pankreatitis, Prellmarken nach Traumen, Hämatome nach Spontanblutungen, Stomadurchblutung, einliegende Drainagen sowie Qualität und Quantität der Sekretförderung. Eine Hyperventilation ohne subjektive Dyspnoe kann auf die respiratorische Kompensation einer metabolischen Azidose hinweisen. Tachypnoe mit flacher Atmung dient der Schonatmung bei Peritonitis oder Rippenfrakturen.

▶ **Auskultation und Palpation.** Die Auskultation beurteilt die Häufigkeit und Qualität der Darmgeräusche (spritzend, plätschernd, hochgestellt). Eine vorsichtige Perkussion der Bauchdecke weist das Vorhandensein und den *Punctum maximum* einer Reizung des parietalen Peritoneums nach. Die anschließende Palpation beginnt in einem möglichst schmerzfreien Areal des Abdomens und beurteilt die Druckschmerzhaftigkeit bei wechselnd tiefer Palpation. Auf Resistenzen, Meteorismus, Aszites oder eine Vorwölbung der Harnblase bei Harnverhalt ist zu achten. Ebenso wie der Klopfschmerz gibt die lokale Abwehrspannung eine Information über Ort und Intensität des somatischen Schmerzes. Bei der Mesenterialischämie ist die Diskrepanz zwischen den subjektiv geäußerten erheblichen Schmerzen und dem oft diskreten Untersuchungsbefund geradezu ein Kardinalsymptom.

▶ **Rektal-digitale Untersuchung.** Obligatorischer Bestandteil der körperlichen Untersuchung ist die rektal-digitale Untersuchung, bei der ein Douglasschmerz sowie die Stuhlfüllung der Ampulle beurteilt und ggf. Blut oder ein rektaler Tumor nachgewiesen werden können.

Labordiagnostik

▶ **Basis- und Differenzialdiagnostik.** Bestandteil einer Basisdiagnostik ist die Analyse des kleinen Blutbildes, der Elektrolyte (Na^+, K^+, Ca^{2+}), Glukose, Nierenretentionswerte (Harnstoff, Kreatinin), Lipase, Blutgerinnung (Quick, PTT) und des CRP. Die Urinanalyse umfasst Angaben zur Glukose- und Eiweißausscheidung, Anzahl der Erythrozyten und Leukozyten sowie die Qualität des Urinsediments. Je nach Differenzialdiagnose empfiehlt sich die zusätzliche Bestimmung der Leberparameter (Glutamat-Oxalazetat-Transaminase [GOT], Glutamat-Pyruvat-Transaminase [GPT], Laktatdehydrogenase [LDH], Bilirubin, alkalische Phosphatase [AP], γ-Glutamyltransferase [γ-GT]). Pathologisch erhöhte Kreatinkinase-MB(CK-MB)- und Troponin-Werte bei akuten Oberbauchbeschwerden zeigen einen Myokardinfarkt als mögliche Ursache an.

▶ **Stellenwert der Laborbefunde.** Die *Leukozytenzahl* ist nur eine Entscheidungshilfe im Management des akuten Abdomens, ohne eine Diagnose sichern zu können. So kann eine Leukozytose bei der akuten Appendizitis fehlen und ein Leukozytensturz bei Peritonitis einen besonders schweren Verlauf anzeigen. Bei der nekrotisierenden Pankreatitis kann die *Amylase* normwertig sein. Auch korreliert die Serumamylase nach einem Pankreastrauma nicht mit der Verletzungsschwere und hat damit keine Bedeutung im Management des Abdominaltraumas. Ist bei der akuten Pankreatitis das initiale CRP > 150 mg/l, ist die Wahrscheinlichkeit für einen nekrotisierenden Verlauf signifikant erhöht. Ein erhöhtes *Laktat* kann in Ergänzung zu einer subtilen klinischen Einschätzung eine Mesenterialischämie wahrscheinlicher machen, jedoch schließt ein normales Laktat eine Mesenterialischämie keineswegs aus. Zudem können massiv erhöhte Laktatwerte und eine metabolische Azidose im Rahmen jeder Mikrozirkulationsstörung auftreten, wie bei Sepsis, Schock und einer Therapie mit Katecholaminen.

Apparative Untersuchungen

Eine differenzierte apparative Diagnostik muss bereits beim ersten Verdacht eines akuten Abdomens initiiert werden und darf keinesfalls wegen eines unter Umständen hohen logistischen Aufwandes (z. B. intubierter Patient, Arztbegleitung, Dialyse nach CT bei Niereninsuffizienz) unterbleiben, damit die Therapie zeitgerecht und adäquat eingeleitet werden kann.

Ultraschall

Bei selektiver Indikationsstellung können in 69 % beim akuten Abdomen nützliche Informationen von der Sonografie erwartet werden, die in 38 % das weitere Vorgehen maßgeblich beeinflussen.

▶ **Schwerpunkte.** Eine Domäne des Ultraschalls ist die Abklärung des *rechten Oberbauchs*. Affektionen der Gallenblase und Gallengänge wie Hydrops, Cholezystitis, Cholezystolithiasis, intra- und extrahepatische Cholestase sowie fokale Leberläsionen können im Detail abgeklärt werden. Bei Flankenschmerzen kann die *Niere* hinsichtlich einer Nephrolithiasis oder Harnstauung beurteilt werden. Bei der *Sigmadivertikulitis* kann der Nachweis einer Darmwandverdickung den klinischen Verdacht erhärten, ersetzt jedoch bei Vorliegen eines akuten Abdomens nicht die Notwendigkeit einer CT.

Der Nachweis *freier Flüssigkeit* gelingt am besten im Morrison-Pouch (subhepatisches Spatium zwischen Leber und rechter Niere), perisplenisch bzw. subphrenisch, interenterisch und bei gefüllter Harnblase im Douglas. Nach einem *Abdominaltrauma* können bereits im Schockraum die parenchymatösen Organe hinsichtlich einer Verletzung beurteilt werden. Ebenso ist das *Aortenaneurysma* mit seinem perfundierten und thrombosierten Lumenanteil gut erkennbar.

▶ **Nachteile.** Nachteilig beim Ultraschall sind die Untersucherabhängigkeit sowie die limitierte Aussage bei Adipositas, Meteorismus, liegenden Drainagen und großen offenen Wunden. Des Weiteren ist beim postoperativen akuten Abdomen keine zuverlässige Differenzierung zwischen Abszess, Serom und Hämatom möglich. Traumatisch bedingte Verletzungen des Gastrointestinaltrakts sind sonografisch nicht darstellbar.

> **Merke**
> Die Sonografie ist ubiquitär verfügbar und wiederholbar, jedoch untersucherabhängig und beim postoperativen akuten Abdomen in der Aussagekraft eingeschränkt.

Konventionelle Röntgendiagnostik

▶ **Freie Luft.** Die Abdomenleeraufnahme im Stehen mit Nachweis einer subdiaphragmalen Luftsichel ist die Primärdiagnostik bei Verdacht auf Hohlorganperforation (▶ Abb. 13.1 **a**). Alternativ kann in Linksseitenlage eine Luftansammlung bereits von 5–10 ml zwischen der rechten Leber und der Flanke nachgewiesen werden (▶ Abb. 13.1 **b**). Postoperativ ist zu bedenken, dass freie Luft für 5–7 Tage als normal zu betrachten ist. Der fehlende Nachweis freier Luft schließt eine Hohlorganperforation nicht aus. Ein perforiertes Ulcus duodeni führt gewöhnlich zu kleineren Mengen freier Luft als eine Magen- oder Kolonperforation.

▶ **Ileusdiagnostik.** Die zweite wichtige Indikation zur Abdomenleeraufnahme im Stehen ist der mechanische Ileus mit dem Nachweis von Flüssigkeitsspiegeln im Dünn- oder Dickdarm. Entsprechend dem anatomischen Verlauf des Dünndarms von links oben nach rechts unten kann die Lage der Dünndarmspiegel mit einem Stopp im oberen, mittleren oder distalen Dünndarmdrittel korreliert werden. Typischerweise ist das Darmlumen unmittelbar prästenotisch am stärksten dilatiert. Beim paralytischen Ileus dagegen findet sich Luft gleichermaßen im Dünndarm und Dickdarm, wobei das Darmlumen nur mäßig dilatiert und gleichmäßig weit ist.

Bei nicht mobilisierbaren Patienten kann eine Abdomenleeraufnahme in Rückenlage wichtige Hinweise zur Luft- und Stuhlverteilung zwischen Dünndarm und Dickdarm sowie über eine mögliche Zökalpolüberblähung geben.

> **Merke**
> Die 2 wichtigsten Indikationen zur Abdomenleeraufnahme beim akuten Abdomen sind die Hohlorganperforation und der Ileus.

Computertomografie

Bei der Abklärung des akuten Abdomens hat das CT einen festen Stellenwert, insbesondere wenn die Sonografie aus o. g. Gründen technisch nicht sinnvoll durchführbar ist. Die gleichzeitige orale und rektale Kontrastmittelfüllung kann neben einer Abszedierung eine Anastomoseninsuffizienz nach gastrointestinaler Resektion nachweisen. Bei einem mechanischen Ileus lassen sich möglicherweise ein Kalibersprung des Darmes als Korrelat einer Bride oder eine Torsion oder eine entzündliche Wandverdickung darstellen.

▶ **Spiral-CT und CT-gesteuerte Interventionen.** Das moderne Spiral-CT erlaubt eine zweidimensionale multiplanare Darstellung sowie dreidimensionale Rekonstruktionen des Gefäßsystems. Daher hat das CT die Angiografie in der Diagnostik von rupturierten Aneursymen, von retroperitonealen Blutungen, gastrointestinalen Blutungen und der akuten Mesenterialischämie auf dem Boden einer arteriellen Embolie (▶ Abb. 13.2) oder venösen Thrombose abgelöst. Interventionen in Form CT-gesteuerter Punktionen komplettieren die Abszessdiagnostik und vermeiden durch CT-gesteuerte Drainageneinlagen unter Umständen aufwendige und belastende Relaparotomien.

13.1 Akutes Abdomen

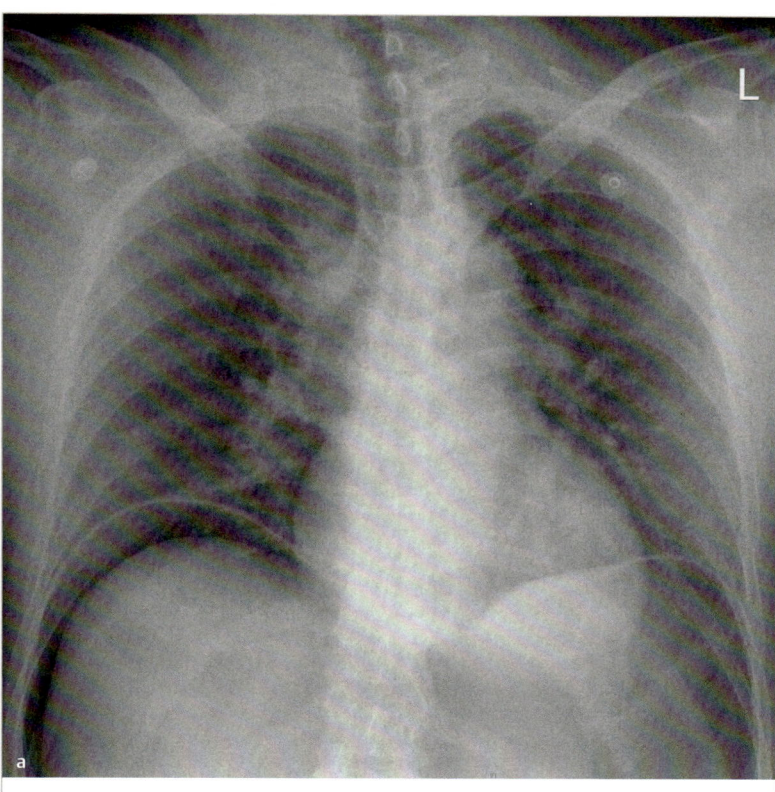

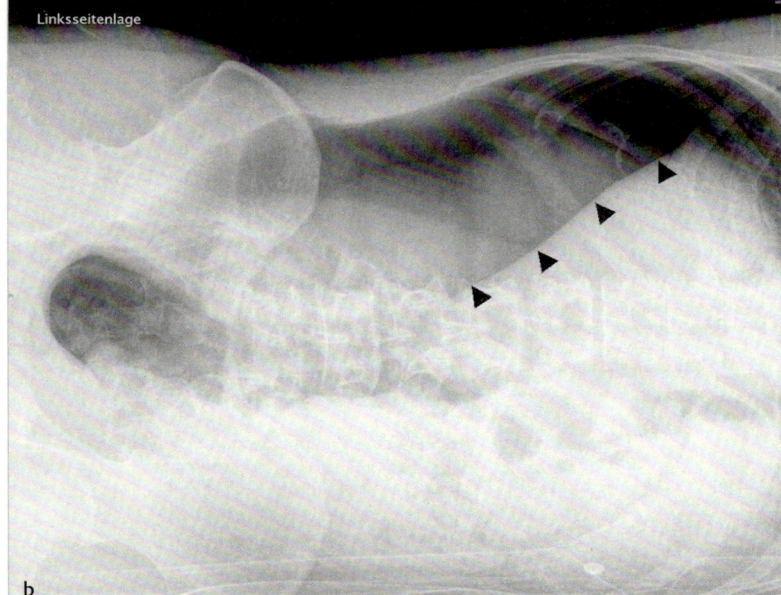

Abb. 13.1 a, b Nachweis freier Luft.
a Röntgenthorax im Stehen mit freier Luft als Luftsichel unter beiden Zwerchfellkuppeln als Hinweis auf eine Hohlorganperforation.
b Die Dreiecke markieren den rechten Rand der Leber in der Linksseitenaufnahme.

Angiografie

Die Angiografie hat nur eine limitierte Bedeutung, so z. B. bei einer endoskopisch nicht lokalisierbaren akuten oberen oder unteren GI-Blutung und wenn ein CT nicht verfügbar ist. Der positive Befund setzt eine Blutungsaktivität von >1 ml/min voraus. Die Wertigkeit der Angiografie liegt in der Möglichkeit der gleichzeitigen superselektiven Embolisation der Blutungsquelle. Postoperative Anastomosenblutungen nach komplexen Oberbaucheingriffen sind hochgradig verdächtig auf eine Anastomoseninsuffizienz und erfordern bei Instabilität eine notfallmäßige Angiografie, sofern sie endoskopisch nicht kontrollierbar sind und nicht primär relaparotomiert werden muss. Spontane retro-

Gastrointestinale Erkrankungen

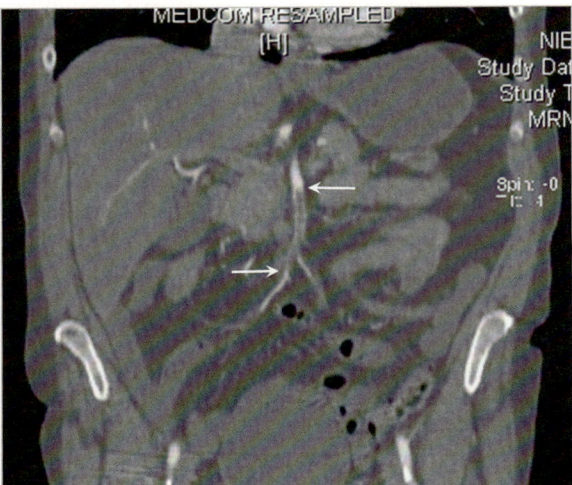

Abb. 13.2 Das CT weist in der arteriellen Kontrastmittelphase eine Embolie der A. mesenterica superior bei Vorhofflimmern nach. Die Pfeile markieren die proximale und distale Begrenzung des Embolus.

peritoneale Blutungen unter Antikoagulation stellen bei fortgesetzter Aktivität trotz Gerinnungsoptimierung ebenfalls eine Indikation zur Embolisation dar.

> **Merke**
> Die Indikation zur Angiografie beim akuten Abdomen besteht in Abgrenzung zum Spiral-CT meist in einer superselektiven Embolisation akuter arterieller Blutungen.

Endoskopie

Bei der akuten GI-Blutung kann durch verschiedene endoskopische Therapieverfahren (z. B. Argonplasmakoagulation, Hämoclip, Unterspritzung) die Häufigkeit von Rezidivblutungen im Mittel um >60%, die Notwendigkeit einer operativen Therapie um >60% und die Mortalität um 30% gesenkt werden. Das Risiko einer Rezidivblutung ist besonders hoch, wenn zum Zeitpunkt der Endoskopie eine aktive Blutung (spritzend, sickernd) oder ein sichtbarer Gefäßstumpf vorliegt. 90% der Rezidivblutungen treten innerhalb von 48 h auf, weshalb eine engmaschige Überwachung notwendig ist. Kolonblutungen haben in der Regel eine geringere Blutungsintensität als obere GI-Blutungen.

13.1.5 Akutes Abdomen aus intensivmedizinischer Sicht

Akutes Abdomen bei Aufnahme eines Patienten auf die Intensivstation

Eine detaillierte Anamnese zu Krankheitsbeginn, Krankheitsverlauf und Leitsymptomen sowie eine ausführliche körperliche Untersuchung sichern zwar in vielen Fällen bereits die Diagnose, sind aber unter intensivmedizinischen Bedingungen oft nur eingeschränkt durchführbar oder nach vorausgegangener Analgetikagabe erschwert. Dennoch können auch beim nicht ansprechbaren Patienten im Rahmen der Abdominaluntersuchung viele Befunde erhoben werden, die auf eine abdominelle Genese des Zustandes hinweisen. Diese Patienten sind in der Regel septisch und azidotisch. Nach Stabilisierung der Vitalfunktionen erfolgt die diagnostische Abklärung mittels Röntgenthoraxaufnahme, Abdomenübersichtsaufnahme in Rücken- und Linksseitenlage, Sonografie und ggf. CT des Abdomens.

Akutes Abdomen bei übersehener Verletzung nach einem Abdominaltrauma

Bei polytraumatisierten Patienten muss in 20% mit einer Abdominalbeteiligung gerechnet werden. Es muss immer daran gedacht werden, wenn der klinische Verlauf des Patienten in Anbetracht des bekannten Verletzungsmusters unerwartet ist (Kreislaufinstabilität, Hb-Abfall, Nachweis freier Flüssigkeit im Abdomen bei Hb-Stabilität, Hypoxie, Sepsis). Da komplexe Leber- und Milzverletzungen zunehmend konservativ behandelt werden, stellen übersehene Hohlorganverletzungen ein nicht zu unterschätzendes Problem dar, weil deren verspätete Diagnose die Mortalität exponentiell ansteigen lässt. Die Wahrscheinlichkeit einer Hohlorganverletzung steigt mit der Anzahl verletzter parenchymatöser Organe.

Akutes Abdomen als postoperative chirurgische Komplikation

Eine protrahierte Unruhe, ängstliche Verstimmung, Verwirrtheit, Desorientiertheit bis hin zu Halluzinationen nach Laparotomie lenken den Verdacht auf eine septische Komplikation. Fieber, Erhöhung der Infektparameter, Erbrechen, neu aufgetretene Darmparalyse, auffälliges Wundsekret, Laktaterhöhung, Azidose, respiratorische Insuffizienz und Oligurie sind weitere alarmierende Symptome. Die Indikation zu einer CT-Abklärung ist großzügig zu stellen. Die Anastomoseninsuffizienz tritt typischerweise um den 5. bis 9. postoperativen Tag auf und führt beim akuten Abdomen in der Regel zur operativen Revision. Abszedierungen ohne Fistel oder Insuffizienz werden vorzugsweise interventionell drainiert. In sehr seltenen Fällen muss bei protrahierter Sepsis und klinischer Verschlechterung trotz negativer Diagnostik zum sicheren Ausschluss eines abdominellen Focus explorativ relaparotomiert werden.

Akutes Abdomen im Rahmen der intensivmedizinischen Behandlung

> **Praxistipp**
> Nach großen extraabdominalen Eingriffen, insbesondere herzchirurgischen Eingriffen unter extrakorporaler Zirkulation, ist es wichtig, an das hohe Risiko für die Entwicklung eines akuten Abdomens zu denken.

Pathogenetisch steht eine systemische Minderperfusion bei reduzierter kardialer Auswurfleistung und Katecholamingabe im Vordergrund. Die Inzidenz abdominaler Komplikationen hat sich durch die moderne Intensivmedizin nicht senken lassen. Die ausführliche Beschreibung von gastrointestinalen Komplikationen bei Patienten im (septischen) Schock findet sich in Kap. 9 („Schock und Intoxikationen"). Gallenblasenhydrops und akalkulöse Cholezystitis können auch im Rahmen einer länger dauernden intensivmedizinischen Behandlung mit totaler parenteraler Ernährung und als Komplikation protrahierter Ileuszustände auftreten. Des Weiteren ist an die Möglichkeit einer pseudomembranösen Enterokolitis nach Antibiotikatherapie und einer iatrogenen Hohlorganläsion (nach Drainageneinlage, Endoskopie, Darmrohr) zu denken. Die Sigmaperforation unter systemischer Langzeitsteroidtherapie oder bei Dialysepatienten ist mit einer hohen Letalität assoziiert.

13.1.6 Differenzialdiagnose des akuten Abdomens

Die Dringlichkeit und das Ausmaß der diagnostischen Abklärung des akuten Abdomens sind abhängig davon, ob
- der Patient hämodynamisch (in)stabil ist,
- ein diffuser oder lokaler Peritonismus vorliegt,
- sich der klinische Zustand des Patienten rapide verschlechtert.

Eine Zusammenfassung der wichtigsten Differenzialdiagnosen unter Berücksichtigung der quadrantenbezogenen Lokalisation der Abdominalschmerzen findet sich in ▶ Tab. 13.1.

Tab. 13.1 Differenzialdiagnosen des akuten Abdomens in Abhängigkeit von der quadrantenbezogenen Lokalisation der abdominellen Schmerzsymptomatik.

Lokalisation	Differenzialdiagnosen
rechter Oberbauch	akute (perforierte) Cholezystitis, Cholezystolithiasis, Choledocholithiasis, Cholangitis
	akute Stauungsleber
	retrozökale Appendizitis, rechtsseitiges Kolonkarzinom
	Pneumonie, Lungenembolie, basale Pleuritis, Pleuraempyem
	Nierenkolik, Niereninfarkt, Pyelitis, Pyelonephritis
linker Oberbauch	akute Pankreatitis
	Milzinfarkt, Milzabszess, Milzruptur
	subphrenischer Abszess
	Myokardinfarkt (Hinterwand)
	Pneumonie, Lungenembolie, basale Pleuritis, Pleuraempyem
	Nierenkolik, Niereninfarkt, Pyelitis, Pyelonephritis
Epigastrium	Ulcus ventriculi, Ulcus duodeni
	akute Pankreatitis
	beginnende akute Appendizitis
	Myokardinfarkt (Hinterwand)
rechter Unterbauch	akute Appendizitis, Enteritis, gedeckt perforiertes Zökumdivertikel, Meckel-Divertikel, Ileitis terminalis Crohn, Ogilvie-Syndrom, mechanischer Kolonileus
	Harnleiterkolik
	Mittelschmerz, Adnexitis, Tuboovarialabszess, stielgedrehte Ovarialzyste, Zystenruptur, Extrauteringravidität und Endometriose
	inkarzerierte Leistenhernie, Hodentorsion
	Invagination (bei Kindern)
linker Unterbauch	akute Sigmadivertikulitits, Enteritis, Colitis ulcerosa, Sigmatumor
	Harnleiterkolik
	Mittelschmerz, Adnexitis, Tuboovarialabszess, stielgedrehte Ovarialzyste, Zystenruptur, Extrauteringravidität und Endometriose
	inkarzerierte Leistenhernie, Hodentorsion
	Invagination (bei Kindern)
mittlerer Unterbauch	Enteritis
	akute Zystitis, obstruktiver Harnverhalt, Blasenruptur, postinterventionelle Blasentamponade
diffuse Peritonitis (Patient hämodynamisch stabil)	Hohlorganperforation
	dekompensierter mechanischer Dünndarmileus
	Mesenterialischämie
	ohne Operationsindikation: Pseudoperitonitis diabetica/uraemica, spontan bakterielle Peritonitis bei Leberzirrhose, Addison-Krise, Hyperkalzämie, akute intermittierende Porphyrie, Intoxikation, Opiatentzugssyndrom
diffuse Peritonitis (Patient hämodynamisch instabil)	rupturiertes Aortenaneurysma
	traumatische Leberruptur und/oder Milzruptur
	ausgedehntes retroperitoneales Hämatom unter Antikoagulation

Kernaussagen

Definition
Der Begriff „akutes Abdomen" beschreibt einen Krankheitszustand, der charakterisiert wird durch plötzlich auftretende abdominelle Schmerzen und eine lebensbedrohliche Situation innerhalb weniger Stunden.

Leitsymptome
Im Vordergrund des akuten Abdomens stehen Schmerzen, Störungen der Peristaltik, eine vermehrte Bauchdeckenspannung, Übelkeit und Erbrechen sowie verschiedene vegetative Symptome.
Der Übergang von den dumpfen und schlecht lokalisierbaren viszeralen Schmerzen infolge Reizung des viszeralen Peritoneums in scharfe, brennende und meist exakt lokalisierbare somatische Schmerzen zeigt ein lokales Voranschreiten der Entzündung unter Einbeziehung des parietalen Peritoneums an.

Reaktion des Peritoneums im Rahmen der Peritonitis
Bei der Peritonitis bildet das Peritoneum Aszites und ist an der immunologischen Infektabwehr sowie der Bildung und Ablagerung großer Fibrinmengen innerhalb der Bauchhöhle beteiligt.

Diagnostik
Die körperliche Untersuchung und apparative Untersuchungen wie Ultraschall, Leeraufnahme des Abdomens im Stehen und in Linksseitenlage sowie CT sind die wichtigsten diagnostischen Maßnahmen. Laboruntersuchungen sowie der Angiografie (bei endoskopisch nicht lokalisierbarer akuter oberer oder unterer GI-Blutung) kommt dagegen nur eine untergeordnete Bedeutung zu.

Akutes Abdomen aus intensivmedizinischer Sicht
Die Wahrscheinlichkeit einer Hohlorganverletzung nach Polytraumatisierung steigt mit der Anzahl verletzter parenchymatöser Organe.
Nach großen extraabdominalen Eingriffen, insbesondere herzchirurgischen Eingriffen unter extrakorporaler Zirkulation, ist es wichtig, an das hohe Risiko für die Entwicklung eines akuten Abdomens zu denken.

Differenzialdiagnose des akuten Abdomens
Die Dringlichkeit und das Ausmaß der diagnostischen Abklärung des akuten Abdomens sind abhängig davon, ob der Patient hämodynamisch (in)stabil ist, ein diffuser oder lokaler Peritonismus vorliegt und sich der klinische Zustand des Patienten rapide verschlechtert.

13.2 Gastrointestinale Blutungen
T. Simon, P. Kienle, A. Schaible, H.-P. Knaebel, M. W. Büchler

13.2.1 Definition, Einteilung

Definition
Es werden prinzipiell die obere und untere gastrointestinale (GI-)Blutung unterschieden, wobei die Blutungsquelle der oberen GI-Blutung proximal, die der unteren GI-Blutung distal des Treitz-Bandes lokalisiert ist.

Die Blutung kann sich als chronische Sickerblutung oder als massive Blutung mit Hämatemesis, Hämatochezie oder Meläna manifestieren. Die obere GI-Blutung wird entsprechend der Blutungsaktivität nach Forrest klassifiziert (▶ Tab. 13.2; [19]).

Tab. 13.2 Modifizierte Forrest-Klassifikation zur Einteilung der Blutungsaktivität bei oberer GI-Blutung.

Typ	Definition
Ia	spritzende arterielle Blutung
Ib	venöse Sickerblutung
IIa	stattgehabte Blutung mit Gefäßstumpf
IIb	stattgehabte Blutung (Koagel, Hämatin)
III	Läsion ohne Zeichen einer vorangegangenen Blutung

13.2.2 Ätiologie, Epidemiologie

Über 80% der GI-Blutungen sind im oberen Gastrointestinaltrakt lokalisiert, wobei die jährliche Inzidenz mit etwa 100 Fällen pro 100 000 Einwohner angegeben wird [28]. Die Inzidenz der unteren GI-Blutung ist ungefähr 5-mal niedriger und wird auf 20–27 Fälle pro 100 000 Einwohner geschätzt [42]. Über die letzten 20 Jahre ist die Mortalität der oberen GI-Blutung konstant zwischen 10 und 15% geblieben, wobei wahrscheinlich eine verbesserte Versorgung der Patienten durch eine Zunahme des Alters und der Risikofaktoren der betroffenen Patienten aufgewogen wird [39]. Die Mortalität der unteren GI-Blutung ist mit 3,6% deutlich niedriger.

Tab. 13.3 Prozentuale Verteilung der Blutungsquellen bei oberer GI-Blutung.

Blutungsquelle	Häufigkeit
Ulcus duodeni und ventriculi	36,4%
Ösophagitis	11%
Erosionen	10,9%
Mallory-Weiss-Läsionen	6%
Ösophagus- und Fundusvarizen	4,9%
Tumorblutung	4,1%
andere	3,6%
keine Blutungsquelle identifiziert	23%

Tab. 13.4 Durchschnittliche prozentuale Verteilung der Blutungsquellen bei unterer GI-Blutung.

Blutungsquelle	Häufigkeit
Divertikulose	30%
Kolitis (inklusive ischämischer Kolitis, Vaskulitis und Inflammation unklarer Ätiologie)	15%
Tumor, Polyp	13%
anorektale Ursachen	11%
Angiodysplasie	10%
Quelle oberer GI-Trakt	10%
andere	6%
keine Blutungsquelle identifiziert	8%

▶ **Ursachen.** Einen Überblick über die Häufigkeit der verschiedenen Ursachen bei der oberen GI-Blutung gibt ▶ Tab. 13.3 [35]. Es überwiegen Magen- und Duodenalulzera, wobei die Mehrheit dieser mit einer Besiedelung durch Helicobacter pylori assoziiert ist. Besonders bedeutsam bei intensivmedizinisch behandelten Patienten sind Stresserosionen und die hämorrhagische Gastritis.

Einen Überblick über die Häufigkeit der verschiedenen Ursachen bei der unteren GI-Blutung gibt ▶ Tab. 13.4 [18]. Es überwiegt hier die Divertikulose. Ungefähr 10 % der mit dem Leitsymptom Hämatochezie (hellrotem Blut) als untere GI-Blutung imponierenden Blutungen sind letztendlich obere GI-Blutungen.

13.2.3 Klinik

Hämatemesis und Kaffeesatzerbrechen sind Leitsymptome der oberen GI-Blutung, sie können allerdings auch durch Blutungsquellen im Nasenrachenraum bedingt sein. Das Erbrechen und das Abführen von hellrotem Blut (Hämatochezie) deuten auf eine starke Blutung hin. Meläna ist häufiger Ausdruck einer oberen GI-Blutung, kann allerdings auch durch Blutungsquellen im Dünn- und auch im rechtsseitigen Dickdarm bedingt sein.

Merke

Die Hämatochezie wird meistens durch eine untere GI-Blutung ausgelöst, kann aber bei bis zu 10 % der Patienten auch Ausdruck einer massiven oberen GI-Blutung sein.

Insgesamt hören ungefähr 75–80 % der GI-Blutungen spontan auf, wobei diese Rate bei den unteren etwas höher als bei den oberen GI-Blutungen zu sein scheint. Je nach Blutungsaktivität und -dauer sowie der vorhandenen Komorbidität sind die Patienten entweder kardiozirkulatorisch kompensiert oder im Zustand des Schocks.

▶ **Risikofaktoren.** Eine Übersichtsarbeit von ausschließlich multivariaten Analysen zu persistierenden und Rezidivblutungen bei oberer GI-Blutung unter Ausschluss der Varizenblutung ergab folgende signifikante Risikofaktoren (▶ Tab. 13.5; [5, 34]):
- Alter > 65 Jahre,
- Schock,
- schlechter Allgemeinzustand,
- Komorbidität,
- niedriger initialer Hb-Wert,
- Meläna,
- Transfusionsbedarf,
- frisches Blut bei rektal digitaler Untersuchung, beim Erbrechen oder in der Magenspülung.

Zur unteren GI-Blutung gibt es noch keinen anerkannten numerischen Score zur Vorhersage des Risikos.

13.2.4 Diagnostik

Endoskopie

Die diagnostische Methode der Wahl bei Patienten mit akuter oberer und unterer GI-Blutung ist die Endoskopie.

Merke

In ca. 90 % der Fälle kann durch die Endoskopie die Blutungsquelle lokalisiert werden und sollte dann in der Regel nach Forrest klassifiziert werden.
Mittlerweile wird die frühzeitige Endoskopie innerhalb von spätestens 24 h generell empfohlen, bei Risikopatienten so schnell wie möglich nach kardiozirkulatorischer und respiratorischer Stabilisierung [40].

Praxistipp

Da die meisten unteren GI-Blutungen sich nur wenig dramatisch darstellen und meistens spontan sistieren, ist die weitere Abklärung häufig elektiv nach orthograder Darmspülung möglich.

▶ **Untersuchungszeitpunkt.** Bei unteren GI-Blutungen variiert die publizierte Erfolgsrate zur Identifikation einer Blutungsquelle durch die Endoskopie mit 48–90 % erheblich [42]. Der Nachweis einer Blutungsquelle hängt wesentlich vom Untersuchungszeitpunkt ab. So ist die Nachweisrate bei Untersuchung während der aktiven Blutung im Vergleich zur verzögerten Endoskopie deutlich höher. Die meisten Experten vertreten die Meinung, dass eine Koloskopie ohne Darmvorbereitung nur in Ausnahmefällen sinnvoll ist. In der Regel sollte bei relevanter persistierender Blutung eine beschleunigte Darmspülung mit 4–5 l einer auf Polyethylenglykol basierten Lösung, bei Bedarf über eine Magensonde, durchgeführt werden [18].

Tab. 13.5 Rockall-Score zur Einschätzung des Risikos bei oberer GI-Blutung.

Parameter	0	1	2	3
Alter (Jahre)	< 60	60–79	> 79	–
Schock	nein	Tachykardie (Puls > 100/min)	Hypotonie (RR systolisch < 100 mmHg)	–
Komorbidität	nein	–	kardiale oder andere Komorbidität	Nieren-, Leberversagen, disseminierte Tumorerkrankung
Diagnose ÖGD	keine bzw. Mallory-Weiss-Läsion	alle außer 2	Tumor GI-Trakt	–
Blutungsstigmata	keine	–	Blut, Koagel, Gefäßstumpf	–
Risikokategorie	hoch	mittel	niedrig	
	≥ 5	3–4	0–2	

Minimumscore: 0, Maximumscore: 11
ÖGD = Ösophagogastroduodenoskopie

▶ **Differenzialdiagnose obere GI-Blutung.** Bei der Verdachtsdiagnose einer unteren GI-Blutung muss immer berücksichtigt werden, dass es sich hier in ca. 10 % der Fälle um eine starke obere GI-Blutung handeln kann, weswegen hier in der Regel, v. a. bei Patienten mit entsprechendem Risiko (Ulkusanamnese, Antiphlogistikaeinnahme, Markumarisierung etc.), zunächst immer eine Endoskopie des oberen Gastrointestinaltrakts vorzunehmen ist.

Merke
Es ist wichtig, auch bei der Koloskopie auf eine Hämorrhoidalblutung zu achten, da diese bei der flexiblen Endoskopie übersehen werden kann. Bei Unsicherheit muss hier eine starre Proktoskopie erfolgen.

Angiografie

In den Fällen, in denen eine endoskopische Lokalisation der Blutungsquelle nicht möglich ist, steht als Alternative die Angiografie zur Verfügung. Allerdings ist diese Untersuchung nur sinnvoll, wenn die Blutungsaktivität mindestens 1 ml/min beträgt.

▶ **Oberer GI-Trakt.** Bei der oberen GI-Blutung ist dies nur in Ausnahmefällen indiziert, da die überwiegende Mehrzahl der Blutungen adäquat endoskopisch diagnostiziert werden kann.

Merke
Vor allem Arrosionsblutungen nach septischen Komplikationen sind häufig komplikationsärmer angiografisch darstellbar und somit besser interventionell therapierbar als durch eine Reoperation [32].

▶ **Unterer GI-Trakt und Dünndarm.** Bei der unteren GI-Blutung ist, bei starker Blutung und unzureichender Übersicht bei der Koloskopie bzw. bei persistierender kardiozirkulatorischer Instabilität und auch bei Blutungen aus dem Dünndarm, durchaus die Indikation zur Angiografie zur Blutungslokalisation und ggf. auch zur interventionellen Therapie gegeben. Die Blutungsquelle kann allerdings hier auch nur bei 40 – 78 % der Patienten identifiziert werden [26]. In Einzelfällen mit rezidivierenden Blutungen unklarer Genese kann eine Provokationsangiografie mit Heparin oder Streptokinase versucht werden [23].

Operation

In Einzelfällen kann bei nicht lokalisierbarer Blutung die explorative Laparotomie mit intraoperativer Endoskopie als Ultima Ratio indiziert sein. Die Anlage eines „diagnostischen" Stomas wird heute nicht mehr durchgeführt.

13.2.5 Therapie

Obere GI-Blutung

Einen Überblick über das diagnostische und therapeutische Vorgehen bei oberer GI-Blutung gibt ▶ Abb. 13.3.

Endoskopische Therapie

In der Regel werden obere GI-Blutungen endoskopisch therapiert. Hierfür steht eine Reihe von blutstillenden Verfahren zur Verfügung. Die *Injektionsverfahren* sind am weitesten verbreitet da sie einfach zu erlernen und ohne großen apparativen Einsatz

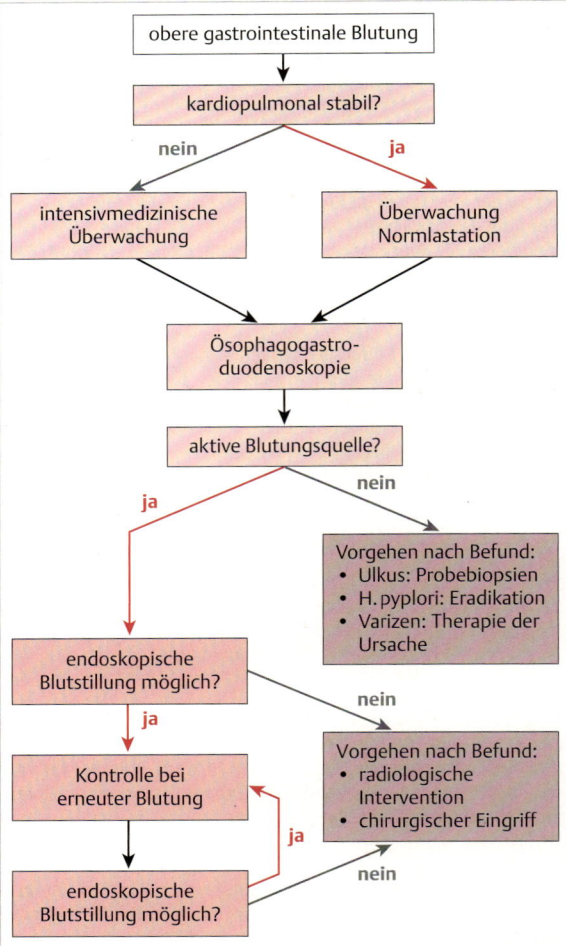

Abb. 13.3 Überblick über das diagnostische und therapeutische Vorgehen bei oberer GI-Blutung.

verfügbar sind. Am häufigsten wird verdünntes Adrenalin (1 : 10 000 bis 1 : 100 000) eingesetzt. Im englischsprachigen Raum werden v. a. noch *thermische Verfahren* angewendet, wobei Daten vorliegen, dass eine Injektionsbehandlung mit Adrenalin kombiniert mit einer Thermokoagulation bessere Ergebnisse erbringt als eine Injektionsbehandlung alleine [36]. Schließlich wird in den letzten Jahren zunehmend der *Hämoclip* mit Erfolg eingesetzt [10, 11].

Rezidivblutung

▶ **Second-Look-Endoskopie.** Ungefähr 20 % der Patienten bluten nach initialer Blutstillung erneut, die überwiegende Mehrheit davon innerhalb von 48 – 72 h [12]. Die Literatur ist hinsichtlich der Durchführung einer Second-Look-Endoskopie uneinheitlich [9, 30]. Eine aktuelle randomisierte Studie unterstützt die Durchführung einer Second-Look-Endoskopie, hier konnte die Rezidivblutungsrate von 13 % auf 4 % signifikant gesenkt werden [29]. Diese Verbesserung wurde jedoch durch die Therapie nur bei einem Drittel der Patienten im Rahmen der Reendoskopie erreicht, was natürlich im Umkehrschluss bedeutet, dass nicht alle Patienten automatisch eine Second-Look-Endoskopie benötigen.

13.2 Gastrointestinale Blutungen

▶ **Erneute endoskopische Blutstillung.** Tritt eine erneute Blutung auf, so ist durchaus noch einmal ein Versuch der endoskopischen Blutstillung angezeigt [8].

> **Praxistipp**
>
> Bei Patienten mit Ulzera bzw. Erosionen sollte grundsätzlich eine Diagnostik auf Helicobacter pylori erfolgen, da die Rezidivblutungsrate bei Helicobacter-Infektion signifikant erhöht ist [38].

▶ **Eradikation und Protonenpumpenhemmer.** Betroffene Patienten sollten sofort einer Eradikationstherapie unterzogen werden. Ebenso sollten Patienten mit Ulzera bzw. Erosionen nach erfolgreicher endoskopischer Therapie mit Protonenpumpenhemmern (PPI) behandelt werden, da hierdurch die Rezidivblutungsrate und die chirurgische Interventionsrate erheblich gesenkt werden können [25].

Akute Varizenblutung

Grundlage der Therapie ist die medikamentöse Senkung des Pfortaderdrucks, wobei hier in der Akutsituation *Octreotid-Analoga* zu bevorzugen sind, da sie genauso effektiv in der Drucksenkung sind wie Vasopressin oder Terlipressin, aber deutlich weniger Nebenwirkungen aufweisen [15].

Nach kardiozirkulatorischer Stabilisierung des Patienten wird eine rasche Notfallendoskopie durchgeführt. Bei Identifikation der Blutungsquelle wird ein Versuch der Blutstillung durch *Sklerosierungsbehandlung,* in der Regel mit 1% Polidocanol, unternommen. Alternative ist die Durchführung einer *Gummibandligatur,* die nach neueren Studien der Sklerosierungsbehandlung in der Akutsituation überlegen zu sein scheint.

Ist eine Übersicht nicht zu gewinnen bzw. eine Blutstillung nicht zu erreichen, so wird mithilfe einer *Sengstaken-Blakemore-Sonde* bzw. einer *Linton-Nachlas-Sonde* bei reinen Kardiavarizen eine lokale Kompression erreicht. Wichtig ist, dass der Ballon alle 4 – 6 h kurzfristig entblockt wird und insgesamt nicht länger als 24 h zum Einsatz kommt, um Drucknekrosen der Schleimhaut zu vermeiden.

Nur wenn eine Stabilisierung des Patienten unter diesen Maßnahmen nicht gelingt, wird hier die Indikation zu einem *Notfall-TIPS* gestellt, welcher bei der überwiegenden Mehrzahl der Patienten auch erfolgreich platziert werden kann.

Chirurgische Therapie

▶ **Indikationsstellung bei oberer und unterer GI-Blutung.** Ist es primär nicht möglich, die Blutung endoskopisch zu stillen bzw. kommt es zur Rezidivblutung so muss als Ultima Ratio die chirurgische Blutstillung erwogen werden. In der Literatur wird in diesem Zusammenhang zur Stellung der Operationsindikation häufig der Bedarf an Erythrozytenkonzentraten (EK) herangezogen [2]. Benötigt der Patient trotz endoskopischer Blutstillung mehr als 6 EK pro 24 h, so sollte die Operationsindikation gestellt werden. Eine Ausnahme bilden hier Patienten mit einer derangierten Gerinnung, z. B. bei Marcumarisierung oder Patienten mit Leberinsuffizienz. Bei diesen Patienten sollte zunächst die Gerinnung optimiert werden und nur bei dann persistierender Blutung die Operationsindikation geprüft werden. Speziell Hochrisikopatienten sollten frühzeitig operiert werden, da gerade diese wenige Reserven haben und damit bei protrahiertem Verlauf die schlechteste Prognose aufweisen.

▶ **Risikofaktoren für eine Rezidivblutung bei oberer GI-Blutung** [1]. Zu den Risikofaktoren einer Rezidivblutung bei oberer GI-Blutung gehören [1]:

- höheres Alter,
- Schock, hämodynamische Instabilität,
- Komorbiditäten (KHK, Herzinsuffizienz, renale/hepatische Erkrankungen, Krebs),
- spezifische endoskopische Diagnose (z. B. Krebs),
- Antikoagulation oder Gerinnungsstörung,
- Hochrisikoläsion (z. B. arterielle Blutung, Gefäßstumpf).

▶ **Operatives Vorgehen.** Duodenalulzera werden in der Regel in allen Quadranten umstochen und gleichzeitig wird eine Gefäßligatur der versorgenden Gefäße vorgenommen. Magenulzera können ebenfalls durchstochen werden, häufig sind bei kompensiertem Zustand des Patienten resezierende Eingriffe jedoch sinnvoller. Bei Tumorblutungen, bzw. bei diffuser erosiver Gastritis, muss in Einzelfällen auch die Indikation zur Notfall-Gastrektomie gestellt werden. Allerdings ist die perioperative Letalität in der Blutungssituation erheblich.

Untere GI-Blutung

▶ Abb. 13.4 zeigt das diagnostische und therapeutische Vorgehen bei unterer GI-Blutung.

Endoskopische Therapie

Zur endoskopischen Therapie liegen bisher keine prospektiven kontrollierten Daten vor, wobei die endoskopische Blutstillung die Operationsnotwendigkeit bei akuter unterer GI-Blutung vermutlich verringern kann [18].

> **Praxistipp**
>
> Heutzutage wird zunächst ein endoskopischer Therapieversuch bei der unteren GI-Blutung empfohlen (Evidenzgrad IV).

Als beste Blutstillungsmethode wird empfohlen, zunächst – wie bei der oberen GI-Blutung – eine Injektionsbehandlung mit verdünntem Adrenalin vorzunehmen. Sichtbare Gefäße bzw. Gefäßstümpfe können zusätzlich mit Thermokoagulation, der Argonplasmakoagulation oder mit Hämoclips (▶ Abb. 13.5 u. ▶ Abb. 13.6) versorgt werden. Je nach Blutungsquelle und Blutstillungsmaßnahme werden Rezidivblutungsraten zwischen 0 und 38% angegeben, wobei es sich hier jeweils nur um unkontrollierte Fallserien handelt [18].

Angiografische Therapie

Während die angiografische Intervention bei oberen GI-Blutungen nur in Ausnahmefällen, z. B. bei Arrosionsblutungen postoperativ (s. 13.2.4 „Diagnostik"), zum Einsatz kommt, kann sie bei der unteren GI-Blutung häufiger sinnvoll sein. Die Rezidivblutungsrate liegt allerdings bei über 20%, die überwiegende Mehrheit dieser Patienten muss letztlich operiert werden [16]. Zu beachten ist, dass es bei einer relevanten Anzahl von Patienten auch bei superselektiver Embolisation zur Ischämie mit Darmperforation und Peritonitis kommen kann. Dennoch kann die angiografische Blutstillung bei selektionierten Hochrisikopatienten sinnvoll sein. Zudem können so Patienten bei hochdramatischer Blutung zunächst stabilisiert werden, um eine Operabilität zu erreichen.

Chirurgische Therapie

▶ **Dünndarmblutung.** In diesem Fall wird der betroffene Dünndarmabschnitt im Sinne einer Segmentresektion entfernt. Bei Dünndarmblutungen mit schwieriger anatomischer Zuordnung

Gastrointestinale Erkrankungen

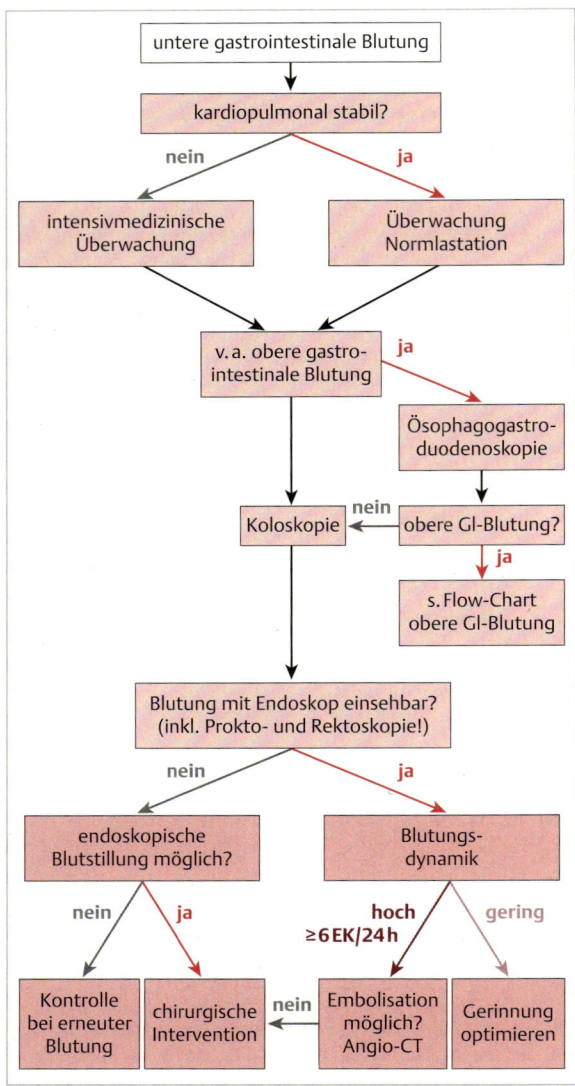

Abb. 13.4 Algorithmus zur Diagnostik und Therapie der unteren GI-Blutung.
EK = Erythrozytenkonzentrat.

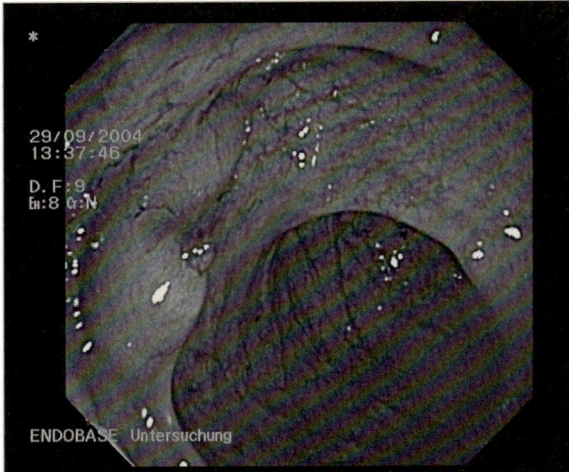

Abb. 13.5 Gefäßstumpf im Colon ascendens bei Z. n. akuter unterer GI-Blutung.

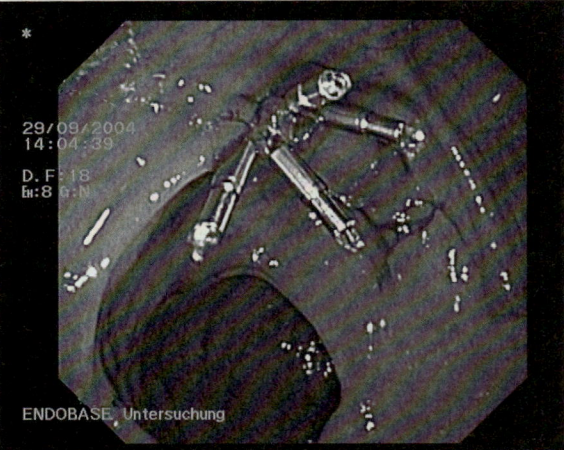

Abb. 13.6 Clip an Gefäßstumpf im Colon ascendens.

der Blutungslokalisation kann es hilfreich sein, den Angiografiekatheter zu belassen und über diesen intraoperativ Methylenblau zu applizieren [3].

▶ **Kolonblutung.** Segmentresektionen bzw. Hemikolektomien sind obsolet, da sowohl die Rezidivblutungsgefahr als auch die Mortalität im Vergleich zur subtotalen Kolektomie deutlich höher, demgegenüber die postoperative Funktion aber nicht signifikant besser ist [4, 33]. Studien haben mittlerweile zeigen können, dass bei rechtzeitiger Operation, d. h. bei Verbrauch von weniger als 10 EK bis zur Operation, die Mortalität auf unter 10% gesenkt werden kann [6].

Merke
Bei Verdacht auf eine Kolonblutung hat sich mittlerweile die subtotale Kolektomie als Methode der Wahl durchgesetzt.

13.2.6 GI-Blutung bei Intensivpatienten

▶ **Stressulzera im oberen GI-Trakt.** Patienten, welche auf Intensivstationen behandelt werden, haben ein erhöhtes Risiko, Stressläsionen im oberen GI-Trakt zu entwickeln. Die Pathogenese dieser Läsionen wird in einer Mikrozirkulationsstörung der Schleimhaut auf der Basis der allgemeinen kardiozirkulatorischen, respiratorischen und homöostatischen Einschränkungen im Rahmen der Grundkrankheit des jeweiligen Intensivpatienten (Sepsis, Herzinsuffizienz etc.) gesehen. Mittlerweile liegt eine Vielzahl von Studien zum Auftreten von oberen GI-Blutungen auf Intensivstationen vor, wobei die Inzidenz je nach Einschlusskriterien zwischen 0,17 und 9% schwankt [14, 31]. Die Häufigkeit hat aufgrund der verbesserten Intensivmedizin und der zunehmend verbreiteten Stressulkusprophylaxe in den letzten 20 Jahren deutlich abgenommen [13]. Das Auftreten einer oberen GI-Blutung ist jedoch immer noch mit einer deutlich schlechteren Prognose bei den Patienten assoziiert.

Praxistipp

Zusammenfassend lässt sich sagen, dass Patienten, welche länger als 48 h mechanisch beatmet werden müssen und Patienten, welche eine Gerinnungsstörung aufweisen, mit einer Stressulkusprophylaxe behandelt werden sollten. Als Medikamente der Wahl werden von den meisten Experten mittlerweile Protonenpumpenhemmer empfohlen [37, 41].

▶ **Antibiotikaprophylaxe.** Bei Patienten mit Leberzirrhose und oberer GI-Blutung reduziert eine Antibiotikaprophylaxe signifikant das Auftreten von bakteriellen Infektionen, Rezidivblutungen, die Gesamtmortalität und die stationäre Verweildauer [7].

▶ **Untere GI-Blutung.** Eine aktuelle retrospektive Studie an 5860 Patienten, die nicht wegen einer unteren GI-Blutung auf die Intensivstation aufgenommen wurden, ergab eine Inzidenz von 0,94 % [27]. Bei 67 % der blutenden Patienten konnte mithilfe einer frühen Koloskopie die Blutungsquelle identifiziert werden, wobei es bei 53 % schon zu einem Blutungsstillstand gekommen war, bei 29 % gelang die endoskopische Blutstillung. Die Mortalität der Patienten war mit 53 % insgesamt deutlich erhöht. Somit ist eine Koloskopie bei Patienten, die auf einer Intensivstation eine untere GI-Blutung entwickeln, diagnostisch sinnvoll. Eine endoskopische Blutstillung gelingt bei ungefähr einem Drittel der Patienten.

Kernaussagen

Definition und Einteilung
Prinzipiell wird die obere von der unteren GI-Blutung unterschieden, wobei die obere GI-Blutung ca. 80 % aller GI-Blutungen ausmacht.

Ätiologie und Epidemiologie
Als Ursachen der oberen GI-Blutung überwiegen Magen- und Duodenalulzera, bei intensivmedizinisch behandelten Patienten sind Stresserosionen und die hämorrhagische Gastritis am häufigsten vertreten. Bei den Ursachen der unteren GI-Blutung überwiegt die Divertikulose.
Die Mortalität der oberen GI-Blutung ist mit 10–15 % deutlich höher als die der unteren GI-Blutung (3–4 %). 75–80 % aller GI-Blutungen sistieren spontan, wobei diese Rate bei unteren GI-Blutungen höher ist als bei oberen.

Klinik
Die Hämatochezie wird meistens durch eine untere GI-Blutung ausgelöst, kann aber bei bis zu 10 % der Patienten auch Ausdruck einer massiven oberen GI-Blutung sein.
Meläna ist häufiger Ausdruck einer oberen GI-Blutung, kann allerdings auch durch Blutungsquellen im Dünn- sowie im rechtsseitigen Dickdarm bedingt sein.

Diagnostik
Die diagnostische Methode der Wahl bei Patienten mit oberer GI-Blutung ist die Endoskopie, wobei in ca. 90 % der Fälle eine Blutungsquelle lokalisiert werden kann. Die Endoskopie sollte innerhalb der ersten 24 h durchgeführt werden, bei Risikopatienten so schnell wie möglich nach kardiozirkulatorischer und respiratorischer Stabilisierung.
Die diagnostische Methode der Wahl bei Patienten mit unterer GI-Blutung ist die Endoskopie.
Die Angiografie ist als diagnostische Maßnahme bei GI-Blutung sinnvoll, wenn eine hohe Blutungsaktivität besteht.

Therapie
Obere GI-Blutungen werden in der Regel endoskopisch therapiert, am häufigsten wird verdünntes Adrenalin zur Unterspritzung eingesetzt. Speziell bei sichtbarem Gefäßstumpf hat sich der Einsatz von Hämoclips bewährt. Die Durchführung einer Second-Look-Endoskopie ist umstritten, bei Rezidivblutung ist dagegen ein erneuter endoskopischer Blutstillungsversuch indiziert.
Grundlage der Therapie bei akuter Varizenblutung ist die medikamentöse Senkung des Pfortaderdrucks. Im Rahmen der endoskopischen Blutstillung wird entweder mit Polidocanol sklerosiert oder eine Gummibandligatur wird vorgenommen. Bei anhaltender Blutung kann die Einlage einer Ballonsonde notwendig werden, in Sonderfällen auch die Anlage eines Notfall-TIPS.
Bei persistierenden GI-Blutungen mit einem Verbrauch von mehr als 6 Blutkonserven pro 24 h sollte die Operationsindikation erwogen werden. Eine Ausnahme bilden Patienten mit Gerinnungsstörung, bei denen in der Regel erst die Gerinnung optimiert werden sollte.
Bei der unteren GI-Blutung wird primär auch ein endoskopischer Therapieversuch empfohlen. Die angiografische Blutstillung hat bei der unteren GI-Blutung zwar eine Erfolgsrate von 76–100 %, ist allerdings mit einer hohen Komplikationsrate assoziiert und daher nur bei selektionierten Hochrisikopatienten indiziert.
Bei der chirurgischen Therapie der unteren GI-Blutung hat sich die subtotale Kolektomie durchgesetzt, da dieses Vorgehen das geringste Rezidivblutungsrisiko aufweist.

GI-Blutung bei Intensivpatienten
Bei Intensivpatienten wurden 2 Faktoren, die Gerinnungsstörung und die mechanische Beatmung über 48 h, als Risikofaktoren für das Auftreten einer GI-Blutung identifiziert. Daher sollten Patienten, welche einen dieser beiden Risikofaktoren aufweisen, mit einem Protonenpumpenhemmer behandelt werden.

Literatur

[1] American Society for Gastrointestinal Endoscopy: An annotated algorithmic approach to upper gastrointestinal bleeding. Gastrointest Endosc 2001; 53: 853–859

[2] American Society for Gastrointestinal Endoscopy: An annotated algorithmic approach to acute lower gastrointestinal bleeding. Gastrointest Endosc 2001; 53: 859–863

[3] Athanasoulis CA, Moncure AC, Greenfield AJ et al. Intraoperative localisation of small bowel bleeding sites with combined use of angiographic methods and methylene blue injection. Surgery 1980; 87: 77–84

[4] Baker R, Senagore A. Abdominal colectomy offers safe management for massive lower GI bleed. Am J Surg 1994; 60: 578–581

[5] Barkun A, Bardou M, Marschall JK; for the Nonvariceal upper GI Bleeding Consensus Conference Group. Consensus recommendations for managing patients with nonvariceal upper gastrointestinal bleeding. Ann Intern Med 2003; 139: 843–857

[6] Bender JS, Wiencek RG, Bouwman DL. Morbidity and mortality following total abdominal colectomy for massive lower gastrointestinal bleeding. Am Surg 1991; 57: 536–540

[7] Chavez-Tapia NC, Barrientos-Gutierrez T, Tellez-Avila FI et al. Antibiotic prophylaxis for cirrhotic patients with upper gastrointestinal bleeding. Cochrane Database Syst Rev 2010; 8(9): CD 002 907

[8] Chiu PW, Lam CY, Lee SW et al. Effect of scheduled second therapeutic endoscopy on peptic ulcer rebleeding: a prospective randomised trial. Gut 2003; 52; 1403–1407

[9] Choudari CP, Rajgopal C, Elton RA et al. Failures of endoscopic therapy for bleeding peptic ulcer: an analysis of risk factors. Am J Gastroenterol 1994; 89: 1968–1972
[10] Chung IK, Ham JS, Kim HS et al. Comparison of the hemostatic efficacy of the endosopic hemoclip method with hypertonic saline-epinephrine injection and a combination of the two for the management of bleeding peptic ulcers. Gastrointest Endosc 1999; 49: 13–18
[11] Chung SSC, Lau JYW, Sung JJY et al. Randomized comparison between adrenalin injection alone and adrenaline injection plus heat probe treatment for actively bleeding ulcers. BMJ 1997; 314: 1307–1311
[12] Cipoletta L, Bianco MA, Marmo R et al. Endoclips versus heater probe in preventing early recurrent bleeding from peptic ulcer: a prospective and randomized trial. Gastrointest Endosc 2001; 53: 147–151
[13] Cook DJ, Witt LG, Cook RJ et al. Stress ulcer prophylaxis in the critically ill: a metaanalysis. Am J Med 1991; 91: 670
[14] Cook DJ, Fuller HD, Guyatt GH et al. Risk factors for gastrointestinal bleeding in critically ill patients. N Engl J Med 1994; 330: 377–381
[15] Corley DA, Cello JP, Adkisson W et al. Octreotide for acute esophageal variceal bleeding: a metaanalysis. Gastroenterology 2001; 120: 946–954
[16] De Barros J, Rosas L, Cohen J et al. The changing paradigm for the treatment of colonic hemorrhage: superselective angiographic embolization. Dis Colon Rectum 2002; 45: 802–808
[17] Egglin TKP, O'Moore PV, Feinstein AR et al. Complications of peripheral arteriography: a new system to identify patients at increased risk. J Vasc Surg 1995; 22: 787–794
[18] Elta GH. Urgent colonoscopy for acute lower GI-bleeding. Gastrointest Endosc 2004; 59: 402–408
[19] Forrest AH, Finlayson NDC, Shearman DJC. Endoscopy in gastrointestinal bleeding. Lancet 1974; 11: 394
[20] Gianfrancisco JA, Abcarian H. Pitfalls in the treatment of massive lower gastrointestinal bleeding with "blind" subtotal colectomy. Dis Colon Rectum 1982; 25: 441–445
[21] Jensen DM, Machicado GA, Jutabha R et al. Urgent colonoscopy for the diagnosis and treatment of severe diverticular hemorrhage. N Engl J Med 2000; 342: 78–82
[22] Klebl F, Langgartner J, Bregenzer N et al. Charakterisierung der oberen GI-Blutung bei Intensivpatienten. Intensivmed 2002; 39: 233–239
[23] Koval G, Benner KG, Rosch J et al. Aggressive angiographic diagnosis in acute lower gastrointestinal hemorrhage. Dig Dis Sci 1987; 32: 248–253
[24] Lau JYW, Sung JJY, Lam YH et al. Endoscopic retreatment compared with surgery in patients with recurrent bleeding after initial endoscopic control of bleeding ulcers. N Engl J Med 1999; 340: 751–756
[25] Lau JYW, Sung JJY, Lee KK et al. Effect of intravenous omeprazole on recurrent bleeding after endoscopic treatment of bleeding peptic ulcers. N Engl J Med 2000; 343: 310–316
[26] Leitmann IM, Paul DE, Shires GT. Evaluation and management of massive lower gastrointestinal hemorrhage. Ann Surg 1989; 209: 175–180
[27] Lin CC, Lee YC, Lee H et al. Bedside colonoscopy for critically ill patients with acute lower gastrointestinal bleeding. Crit Care Med 2005, epub
[28] Longstreth GF. Epidemiology of hospitalization for acute upper gastrointestinal hemorrhage: a population-based study. Am J Gastroenterol 1995; 90: 206–210
[29] Marmo R, Rotondano G, Bianco MA et al. Outcome of endoscopic treatment for peptic ulcer bleeding: is a second look necessary? A meta-analysis. Gastrointest Endosc 2003; 57: 62–67
[30] Messmann H, Schaller P, Andus T et al. Effect of programmed endoscopic follow-up examinations on the rebleeding rate of gastric or duodenal peptic ulcers treated by injection therapy: a prospective randomized controlled trial. Endoscopy 1998; 30: 583–589
[31] Pimentel M, Roberts DE, Bernstein CN et al. Clinically significant gastrointestinal bleeding in critically ill patients in an era of prophylaxis. Am J Gastroenterol 2000; 95: 2801–2806
[32] Reber PU, Baer HU, Patel AG et al. Superselective microcoil embolization: treatment of choice in high-risk patients with extrahepatic pseudoaneurysms of the hepatic arteries. J Am Coll Surg 1998; 186: 325–330
[33] Renzulli P, Maurer CA, Netzer P et al. Subtotal colectomy with primary ileorectostomy is effective for unlocalized, diverticular hemorrhage. Langenbecks Arch Surg 2002; 387: 67–71
[34] Rockall TA, Logan RF, Devlin HB et al. Variations in outcome after acute upper gastrointestinal haemorrhage. Lancet 1996; 346: 346–350
[35] Rockall TA, Logan RFA, Devlin HB et al. Influencing the practice and outcome in acute upper gastrointestinal haemorrhage. Gut 1997; 41: 606–611
[36] Rutgeerts P, Rauws E, Wara P et al.; for the study group. Randomised trial of single and repeated fibrin glue compared with injection of polidocanol in treatment of bleeding peptic ulcer. Lancet 1997; 350: 692–696
[37] Spirt MJ. Stress-related mucosal disease: risk factors and prophylactic therapy. Clin Ther 2004; 26: 197–213
[38] Suerbaum S, Michetti P. Helicobacter pylori infection. N Engl J Med 2002; 347: 1175–1186
[39] van Leerdam ME, Vreeburg EM, Rauws EA et al. Acute upper GI bleeding: did anything change? Time trend analysis of incidence and outcome of acute upper GI bleeding between 1993/1994 and 2000. Am J Gastroenterol 2003; 98: 1494–1499
[40] Wassef W. Upper gastrointestinal bleeding. Curr Opin Gastroenterol 2004; 20: 538–545
[41] Yang YX, Lewis JD. Prevention and treatment of stress ulcers in critically ill patients. Semin Gastrointest Dis 2003; 14: 11–19
[42] Zuckerman GR, Prakash C. Acute lower intestinal bleeding. Gastrointest Endosc 1998; 48: 606–616

13.3 Perforationen des Gastrointestinaltrakts

D. Antolovic, M. Koch, H.-P. Knaebel, M. W. Büchler

13.3.1 Definition und Einteilung

Definition

Perforationen des Gastrointestinaltrakts sind als spontane, traumatische oder iatrogene Eröffnung eines oder mehrerer Hohlorgane mit Austritt von Keimen in die umgebenden Gewebe bzw. Körperhöhlen definiert und in der Folge durch die Ausbildung von lokalen und/oder generalisierten Krankheitszeichen mit Sepsis und Schock gekennzeichnet.

Im Folgenden werden die gastrointestinalen Perforationen nach einzelnen Organsystemen geordnet näher dargestellt.

13.3 Perforationen des Gastrointestinaltrakts

> **Merke**
> Perforationen des Gastrointestinaltrakts sind Notfälle, die in aller Regel einer sofortigen chirurgischen Intervention bedürfen.

13.3.2 Perforation des Ösophagus

Perforationen des Ösophagus sind mit einer hohen Morbidität und Mortalität assoziiert, insbesondere dann, wenn sie spät diagnostiziert und therapiert werden. Trotz großer Fortschritte in der Ösophaguschirurgie sind die diagnostischen und therapeutischen Vorgehensweisen nicht einheitlich und werden sogar kontrovers diskutiert [6, 7, 9, 10]. Die häufigsten klinischen Symptome bei Perforationen des Ösophagus sind Schmerzen, Dyspnoe, Fieber, Dysphagie und ein Weichteilemphysem, das in etwa 2 Dritteln aller Fälle zu beobachten ist [2].

▶ **Ursachen.** Perforierende Verletzungen des Ösophagus können auf vielfältige Weise entstehen:
- spontan (Boerhaave-Syndrom, Tumorperforation),
- traumatisch (Thoraxtrauma, Schussverletzung, Fremdkörperingestion),
- iatrogen (z. B. endoskopische Interventionen),
- akzidentell/suizidal (Ingestion von Säuren oder Laugen).

Spontane Ösophagusperforation

▶ **Synonyme.** Postemetische Ösophagusperforation/-ruptur, Boerhaave-Syndrom.

> **Definition**
> Die spontane Ösophagusperforation bezeichnet eine spontane Ruptur durch plötzliche intraluminale Druckerhöhung im distalen Ösophagus (z. B. infolge Erbrechens, Würgens, Hustens).

▶ **Epidemiologie, Ätiologie, Pathogenese.** Insgesamt stellt die spontane Ösophagusruptur ein relativ seltenes Krankheitsbild dar. Die spontane Ösophagusruptur ist in Abhängigkeit vom diagnostischen und therapeutischen Zeitfenster mit einer Mortalitätsrate von 20 – 30 % assoziiert [3]. Die Ruptur ist im Regelfall im distalen Ösophagusdrittel vertikal oberhalb der Kardia oder des Hiatus links posterolateral lokalisiert.

▶ **Symptomatik.** Klinisch im Vordergrund steht typischerweise ein plötzliches Vernichtungsgefühl. In der Folge kann eine abdominelle Abwehrspannung mit Peritonitis hinzukommen, wenn die Ruptur im Bereich des intraabdominell gelegenen Ösophagus besteht. Tachy- und Dyspnoe sowie ein Hautemphysem am Hals und im Gesicht können ebenfalls imponieren. Eine Tachykardie mit Blutdruckabfall und septischen Schockzeichen als Hinweis auf eine beginnende Mediastinitis zeigt ein perakutes oder fortgeschrittenes Krankheitsstadium an.

▶ **Komplikation.** Die typische und häufig letal verlaufende Komplikation der Ösophagusruptur stellt die Mediastinitis dar. Bei klinischem Verdacht muss unverzüglich eine Schnittbilddiagnostik (CT oder MRT) eingeleitet werden. Therapeutische Optionen bei Mediastinitis sind die chirurgische transzervikale oder transthorakale Drainageneinlage mit der Möglichkeit zur offenen Wundbehandlung bzw. Lavagen.

▶ **Diagnostik.** Die Anamnese bei Verdacht auf eine Ösophagusperforation beinhaltet Fragen nach relevanten Vorerkrankungen, massivem Erbrechen und Alkoholabusus. Bei der klinischen Untersuchung wird auf das Vorliegen einer Abwehrspannung, einer Druckdolenz im Oberbauch, eines Hautemphysems, zyanotischer Zeichen und eines pathologischen Atemmusters geachtet. Bildgebend kommt initial das konventionelle Röntgen mit einer Thorax- und Abdomenübersicht zum Einsatz; diese klären Fragen nach Vorliegen eines Pneumothorax, Pleuraergusses, Mediastinalemphysems bzw. Pneumomediastinums und freier Luft unter den Zwerchfellkuppen. Weiterführend kann die Ösophaguspassage mit wasserlöslichem Kontrastmittel einen Kontrastmittelaustritt an der Rupturstelle nachweisen. Bei unklaren Befunden wird sich die Schnittbildgebung mit CT zur weiteren Abklärung anschließen.

▶ **Therapie.** Therapeutisch werden neben einer potenziellen chirurgischen Therapie immer eine i. v. Antibiose und Infusionstherapie durchgeführt.

> **Praxistipp**
> Die initiale Antibiotikatherapie muss ein möglichst breites Spektrum aufweisen [4]. Weiterhin müssen Patienten mit einer Ösophagusruptur zunächst intensivmedizinisch betreut werden, da die Gefahr einer Sepsis bzw. Mediastinitis sehr hoch ist.

Die *chirurgischen Therapiemöglichkeiten* beinhalten bei frischen Perforationen (< 6 h) die primäre Übernähung des Ösophagus mit Fundoplicatio und Einlage einer Drainage. Bei älteren Perforationen (> 6 h und < 24 h) ist dies nur mit deutlich erhöhtem perioperativen Risiko möglich. Bei noch länger zurückliegenden Perforationen (> 24 h) kann häufig nur noch die Drainage der Perforationsstelle und der Abszesshöhle erfolgen. Als Ultima Ratio wird in diesen Fällen oft eine Diskontinuitätsresektion des Ösophagus notwendig.

▶ **Prognose.** Die spontane Ösophagusperforation zeigt bei frühzeitiger Diagnosestellung und Therapieinitiierung eine insgesamt gute Prognose, bei Therapieverzögerung oder fortgeschrittenem Krankheitsbild steigt die Letalität auf ca. 50 % [2, 5].

Traumatische Ösophagusperforation

> **Definition**
> Die traumatische Ösophagusperforation bezeichnet eine Verletzung bzw. Ruptur der Ösophaguswand infolge eines Traumas von intraluminal (Fremdkörper, iatrogen) oder von außen (penetrierendes Thoraxtrauma, stumpfes Thoraxtrauma).

▶ **Epidemiologie, Ätiologie, Pathogenese.** Die iatrogene Ösophagusperforation stellt mit ca. 80 % die häufigste Ursache der traumatischen Ösophagusverletzungen dar (diagnostische und therapeutische endoskopische Interventionen, Einlage von Sonden). Die akzidentell oder in suizidaler Absicht ingestierten Fremdkörper mit der Gefahr der Drucknekrose bzw. des sekundären Ösophaguseinrisses im Rahmen der endoskopischen Extraktion sind in ca. 8 % der Fälle für die traumatische Ösophagusperforation verantwortlich. Auf penetrierende und stumpfe Thoraxtraumata entfallen jeweils ca. 5 % der Fälle [8].

▶ **Symptomatik und Diagnostik.** Klinische Zeichen sind Dysphagie, Dyspnoe, retrosternales Druckgefühl, Thoraxschmerzen und Fieber (ca. 7 %). Die Diagnostik beginnt mit der Anamnese und der Frage nach Aspekten wie Fremdkörperingestion, einer durchgeführten endoskopischen Intervention oder einem Thoraxtrauma. Die weitere klinische und apparative Diagnostik entspricht der bei der spontanen Ösophagusperforation.

▶ **Therapie.** Die Therapie der traumatischen Ösophagusperforation muss der Genese und dem Zeitpunkt der Verletzung Rechnung tragen. Häufig ist ein operativer Ansatz unumgänglich. In Betracht kommen in Abhängigkeit von der Schwere des Krankheitsbildes die thorakale bzw. mediastinale Drainageneinlage, die Übernähung der Perforationsstelle, die Einlage eines überbrückenden Stents oder, als Ultima Ratio, die Ösophagusdiskontinuitätsresektion. Die konservative Therapie spielt eine untergeordnete Rolle.

Ösophagusverätzung mit Säuren und Laugen

Definition
Verletzung des Ösophagus durch akzidentelle oder in suizidaler Absicht erfolgte orale Einnahme korrosiver Substanzen.

▶ **Ätiologie, Pathogenese.** In der Mehrzahl der Fälle erfolgt die Einnahme korrosiver Substanzen in suizidaler Absicht oder akzidentell durch Kinder (unsachgemäße Aufbewahrung der Substanzen in Trinkflaschen). Die Ingestion von Säuren führt zu Koagulationsnekrosen, während die Einnahme von Laugen zu Kolliquationsnekrosen führt. Die Einteilung der Ösophagusverätzungen erfolgt nach Schweregrad:
- Grad I: Ödem und Hyperämie der Schleimhaut,
- Grad II: Ulzeration, Ausbildung von Fibrinbelägen,
- Grad III: Ausbildung von alle Wandschichten penetrierenden Ulzerationen und Nekrosen bzw. Perforationen des Ösophagus.

▶ **Symptomatik.** Die Symptomatik umfasst Schmerzen im Mund, Rachen und retrosternal. Ein Würgereiz, Dysphagie, Dyspnoe, Stridor durch Glottisödem, Hypersalivation können hinzukommen. Im fortgeschrittenen Krankheitsstadium sind Schockzeichen zu beobachten.

▶ **Diagnostik.** Die Diagnostik beinhaltet eine Anamnese, bei der die ingestierte Substanz festgestellt werden sollte. Die klinische Untersuchung umfasst die Inspektion von Mund und Rachen. Eine Notfallendoskopie ist indiziert. Ein konventionelles Röntgen des Thorax und Abdomens sollte ebenfalls durchgeführt werden. Der Perforationsnachweis bei unklarem endoskopischen Befund gelingt unter Umständen durch eine Ösophaguspassage mit wasserlöslichem Kontrastmittel.

▶ **Therapie.** Die Therapie beinhaltet die Beurteilung der Schleimhautverhältnisse im Rahmen der Endoskopie mit ggf. endoskopischem Absaugen von Substanzresten und Einlage einer Magensonde zur Spülung bzw. Verdünnung unter Sicht.

Praxistipp
Intensivmedizinische Betreuung und Überwachung mit Schockprophylaxe, Breitbandantibiotikagabe, Analgesie und parenteraler Ernährung sind obligat. Endoskopische Frühkontrollen (Beginn ab dem 3. bis zum 6. Tag) zur Verlaufskontrolle und Bougierungen können als Strikturprophylaxe eingesetzt werden.

Chirurgisch kommt die Ösophagusresektion infrage, ggf. mit temporärer zervikaler Ausleitung des Ösophagus. Eine Magennekrose geht in die operative Versorgung mit ein. Die Rekonstruktion der Passage mit Magenhochzug oder Koloninterponat kann sekundär durchgeführt werden. Bei persistierender schwerer Dysphagie, therapieresistenten Strikturen oder dem Auftreten von Spätkarzinomen ist ebenfalls die spätere Ösophagusresektion indiziert.

▶ **Komplikationen und Prognose.** Typische Frühkomplikationen nach Ösophagusverätzungen sind Blutungen, Perforationen und ösophagotracheale Fisteln. Narbige Strikturen sind Spätkomplikationen mit einer Häufigkeit von bis zu 20%. Nach etwa 10–20 Jahren kann es zur Ausbildung eines Ösophaguskarzinoms kommen. Aus diesem Grund sind regelmäßige Kontrollendoskopien indiziert. Die Letalität nach einer Verätzung liegt bei bis zu 20% bei Suizidalität; bei bis zu 60% bei Perforation mit nachfolgender Mediastinitis.

Merke

Die symptomatische Perforation des Ösophagus ist eine schwerwiegende Erkrankung, die eine Resektion des Ösophagus erforderlich macht und die sofortige Rekonstruktion nur bei fehlender Mediastinitis zulässt. Bei vorliegender Mediastinitis ist eine Diskontinuitätsresektion erforderlich mit sekundärer Rekonstruktion nach Ausheilung.

13.3.3 Zwerchfellruptur

Definition
Die Zwerchfellruptur bezeichnet den Prolaps von Abdominalorganen in den Thorax, z. B. durch ein stumpfes Bauchtrauma und konsekutive Ruptur des Zwerchfells.

▶ **Ätiologie, Pathogenese.** Eine Zwerchfellruptur entsteht in 5% der Fälle durch eine plötzliche intraabdominelle Druckerhöhung mit Begleitverletzung des Zwerchfells. Als weitere Ursachen kommen Schuss- und Stichverletzungen sowie stumpfe Thoraxtraumata infrage. Das Centrum tendineum des Zwerchfells stellt bei plötzlichen intraabdominellen Druckerhöhungen den Locus minoris resistentiae dar, sodass sich Rupturen überwiegend hier finden. In 90–95% der Fälle liegt die Ruptur linksseitig, da das rechte Zwerchfell von der Leber geschützt wird. Zwerchfellrupturen werden in der Initialdiagnostik häufig übersehen, da in der Regel andere Verletzungen im Vordergrund stehen, z. B. bei einem polytraumatisierten Patienten.

▶ **Symptomatik.** Die klinischen Zeichen sind mannigfaltig und reichen von uncharakteristischen Beschwerden wie Völlegefühl, Dyspnoe, retrosternalen Schmerzen, Arrhythmien bis hin zu gastrointestinalen oder intraabdominellen Blutungen bzw. Ileus durch Inkarzeration von Baucheingeweiden.

▶ **Diagnostik.** Neben der klinischen Untersuchung kommen das konventionelle Röntgen, die Sonografie und die Magen-Darm-Passage zum Einsatz, jedoch ist für den Nachweis einer Zwerchfellruptur die CT absolut richtungsweisend (bei polytraumatisierten Patienten immer an diese Verletzung denken!).

▶ **Therapie.** Die Therapie richtet sich nach den Begleitverletzungen (Schockbekämpfung, Kreislaufstabilisierung, Frakturversorgung). Jede nachgewiesene Zwerchfellruptur stellt eine Indikation für eine explorative Laparotomie dar. Intraoperativ erfolgen die Reposition der prolabierten Bauchorgane und der primäre Verschluss der Rupturstelle, ggf. unter Verwendung von Fremdmaterial.

▶ **Komplikationen und Prognose.** Komplizierend können eine Inkarzeration, eine Gangrän, die Perforation des prolabierten Abdominalorgans und Blutungen hinzukommen. Die Prognose bei der traumatischen Zwerchfellruptur wird durch die Schwere der Begleitverletzungen bestimmt.

> **Merke**
> Die traumatische Zwerchfellruptur ist eine häufig nicht erkannte Begleiterkrankung bei Polytraumen. Der direkte Verschluss ist in der Akutsituation oftmals unproblematisch, wobei bei älteren Defekten zur Rekonstruktion gelegentlich Fremdmaterial erforderlich ist.

13.3.4 Magen- und Duodenalperforation

> **Definition**
> Die Magen- und Duodenalperforation bezeichnet eine Ruptur der Magen- oder Duodenalwand infolge Perforation bei vorliegendem Ulcus ventriculi/duodeni (▶ Abb. 13.7), eines stumpfen oder penetrierenden Bauchtraumas bzw. iatrogen durch Luftinsufflation (ÖGD, ERCP, Fehlintubation, Maskenbeatmung).

▶ **Ätiologie, Pathogenese.** Eine Magenperforation nach stumpfem Bauchtrauma wird selten beobachtet. Die am häufigsten betroffenen Organe nach stumpfem Abdominaltrauma sind Milz (25%), Nieren und Leber (10–15%) und schließlich andere Bauchorgane wie Harnblase oder Zwerchfell. Penetrierende Verletzungen wie Stich- und Schussverletzungen sind bei uns eher selten.

▶ **Symptomatik.** Bei freier Ruptur entwickelt sich das Bild eines akuten Abdomens mit Abwehrspannung und Peritonismus, Vernichtungsschmerz und konsekutiv Schocksymptomatik.
Freie Luft kann zum Auftreiben des Bauches führen; die Perkussion ergibt eine verminderte bzw. aufgehobene Leberdämpfung. Eine *gedeckte Ruptur* (Rupturstelle retro- oder extraperitoneal gelegen) führt in der Regel zu einem uncharakteristischen und sich langsamer entwickelnden Beschwerdebild mit Abdominalschmerzen und Fieber.

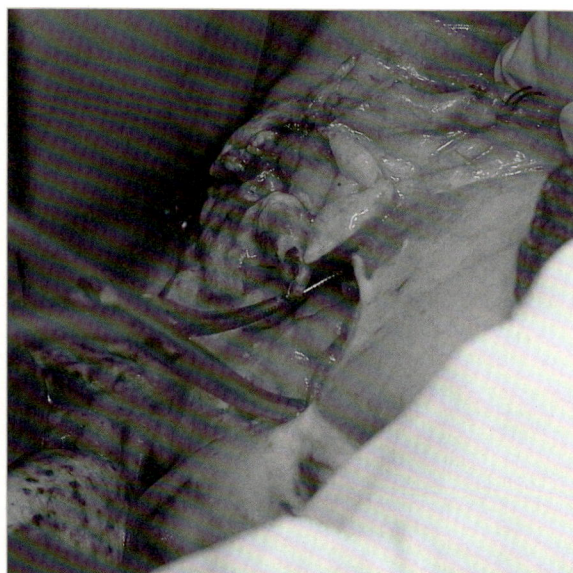

Abb. 13.7 Intraoperativer Situs bei perforiertem Ulcus ventriculi.

▶ **Diagnostik.** Die Primärdiagnostik umfasst Anamnese, klinische Untersuchung und Labor. Das konventionelle Röntgen (Thorax, Abdomenübersicht im Stehen bzw. in Linksseitenlage) kann den Nachweis von freier Luft intraperitoneal (freie Ruptur) oder im Sinne eines Pneumoretroperitoneums (gedeckte Ruptur) erbringen. Hochsensitiv steht die CT-Untersuchung des Magens zur Verfügung. Der Nachweis freier Luft stellt eine Indikation zum operativen Vorgehen dar.

▶ **Therapie.** Die Therapie der Wahl ist die operative Revision des Abdomens mit Defektsanierung und Lavage/Spüldrainageeinlage. Bei ausgedehnteren Befunden kann auch gelegentlich eine Magenteilresektion indiziert sein. Eine Intensivtherapie mit Antibiotikagabe und parenteraler Ernährung ist obligat.

▶ **Prognose.** Die Letalität ist abhängig vom Zeitpunkt der Diagnosestellung, dem Beginn der Therapie und von Begleiterkrankungen.

> **Merke**
> Magen- und Duodenalperforationen sind die häufigsten Hohlorganperforationen und somit Auslöser eines akuten Abdomens. Die chirurgische Therapie gründet auf den klassischen Magenteilresektionsverfahren nach Billroth (I und II).

13.3.5 Dünndarmperforation

> **Definition**
> Zu einer Perforation der Dünndarmwand kommt es infolge eines stumpfen oder penetrierenden Abdominaltraumas. Ätiologisch kommen eine Reihe weiterer Grunderkrankungen als Ursache einer Ruptur im Dünndarmbereich in Frage.

▶ **Ätiologie.** Ursachen sind: Bauchtraumata, postoperative Anastomoseninsuffizienz bzw. Leckage nach Adhäsiolyse, Spätfolge einer Strahlenenteropathie, Komplikation eines Meckel-Divertikels, Dünndarmtuberkulose, Dünndarmulzera (Ulcus simplex jejuni, Zollinger-Ellison-Syndrom), Komplikation bei Tumoren des Dünndarms, Perforation infolge intestinaler Ischämie, Fremdkörperingestion, Komplikation bei chronisch entzündlicher Darmerkrankung (Morbus Crohn).

▶ **Symptomatik.** In Abhängigkeit von der zugrunde liegenden Ursache entwickeln sich die Beschwerden schleichend oder klinisch dramatischer im Sinne eines akuten Abdomens.

▶ **Diagnostik und Therapie.** Bildgebend kommen die Sonografie, das konventionelle Röntgen des Abdomens (ggf. mit oraler Gabe von Gastrografin) und weiterführend die CT zum Einsatz.
Der Nachweis einer frischen Dünndarmruptur stellt eine absolute Operationsindikation dar. Postoperativ erfolgt die intensivmedizinische Betreuung des Patienten.

> **Merke**
> Eine Dünndarmperforation ist eine seltene Erkrankung, die jedoch häufig, auch im Stadium der Peritonitis, durch eine Dünndarmsegmentresektion mit einer direkten Wiederherstellung der Darmkontinuität behandelt werden kann.

Gastrointestinale Erkrankungen

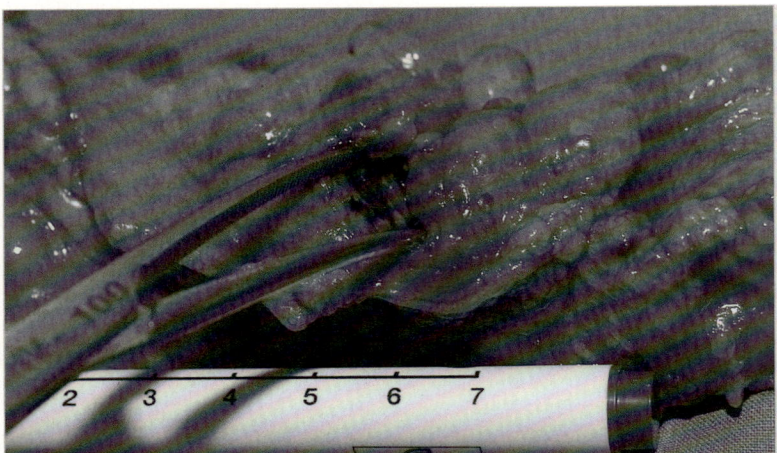

Abb. 13.8 Iatrogene Perforation des Kolons nach Polypenabtragung; intraoperativer Situs.

13.3.6 Kolon- und Rektumperforation

Definition
Zur Kolon- und Rektumperforation kommt es bei Ruptur der Kolon- oder Rektumwand mit Ausbildung einer lokalen oder generalisierten Entzündungsreaktion im Sinne einer Peritonitis, einer Sepsis, eines Schocks.

▶ **Ätiologie.** Ursachen sind: Divertikulitis, chronisch entzündliche Darmerkrankung, ischämische Kolitis, Tumorperforation, postoperative Nahtinsuffizienz, iatrogener Art (nach Koloskopie, Polypenabtragung [▶ Abb. 13.8], Biopsie), autoerotische Manipulation oder Pfählungsverletzung.

▶ **Klinische Symptomatik.** In Abhängigkeit von der Grunderkrankung und der Lokalisation der Perforation bestehen Abdominalschmerzen, Blutungen, Schmerzen, Fieber, Peritonismus/Peritonitis, Sepsis, Schock.

▶ **Diagnostik und Therapie.** Die Diagnostik setzt sich zusammen aus: Anamnese, Labor, Sonografie, konventionellem Röntgen (Abdomen) und ggf. CT mit retrograder wasserlöslicher KM-Füllung des Rektums bzw. Kolons.
Der Nachweis einer frischen Perforation im Kolon stellt eine Indikation zum operativen Vorgehen mit Lavage und in der Regel Resektion des betroffenen Darmabschnitts dar. Postoperative Nahtinsuffizienzen rechtfertigen nur in ausgewählten Fällen ein konservatives Vorgehen unter engmaschiger Beobachtung des Patienten.

Merke
Die Kolon- oder Rektumperforation hat den Austritt von Stuhl in die freie Bauchhöhle zur Folge; die resultierende kotige Peritonitis ist häufig schwer und mit der höchsten Letalität aller Hohlorganperforationen assoziiert.

Kernaussagen

Definition und Einteilung
Perforationen des Gastrointestinaltrakts sind definiert als spontane, traumatische oder iatrogene Eröffnung eines oder mehrerer Hohlorgane des Gastrointestinaltrakts mit Austritt von Keimen in die umgebenden Gewebe bzw. Körperhöhlen. Es handelt sich um Notfälle, die in aller Regel einer sofortigen chirurgischen Intervention bedürfen.

Perforation des Ösophagus
Perforierende Verletzungen des Ösophagus können spontan, traumatisch, iatrogen und durch Ingestion von Säuren oder Laugen entstehen.
Die symptomatische Perforation des Ösophagus ist eine schwerwiegende Erkrankung, die in aller Regel einer operativen Versorgung zugeführt werden muss.

Zwerchfellruptur
Die traumatische Zwerchfellruptur ist häufig eine nicht erkannte Begleiterkrankung bei Polytraumen, was bei der Primärdiagnostik bedacht werden muss.

Magen- und Duodenalperforation
Magen- und Duodenalperforationen sind die häufigsten Hohlorganperforationen und somit die häufigsten Auslöser eines akuten Abdomens.

Dünndarmperforation
Eine Dünndarmperforation ist eine seltene Erkrankung, die ebenfalls einer operativen Versorgung zugeführt werden muss.

Kolon- und Rektumperforation
Die Kolon- oder Rektumperforation und die daraus resultierende kotige Peritonitis ist mit der höchsten Letalität aller Hohlorganperforationen assoziiert.

Literatur
[1] Di Venere B, Testini M, Miniello S et al. Rectal perforations. Personal experience and literature review. Minerva Chir 2002; 57: 357–362
[2] Eroglu A, Can K, Karaoganogu N et al. Esophageal perforation: the importance of early diagnosis and primary repair. Dis Esophagus 2004; 17: 91–94
[3] Jougon J, Mc BT, Delcambre F et al. Primary esophageal repair for Boerhaave's syndrome whatever the free interval between perforation and treatment. Eur J Cardiothorac Surg 2004; 25: 475–479

[4] Kossmann T, Gattiker A, Trentz O. [Necrotizing soft tissue infections and „toxic shock syndrome"]. Unfallchirurg 1998; 101: 74–80
[5] Lautermann J, Lehnerdt G, Beiderlinden M et al. Infections of the deep neck spaces with accompanying mediastinitis. Laryngorhinootologie 2005; 84: 171–176
[6] Lawrence DR, Moxon RE, Fountain SW et al. Iatrogenic oesophageal perforations: a clinical review. Ann R Coll Surg Engl 1998; 80: 115–118
[7] Martinez-Ordaz JL, Sesman-Bernal A, Rios-Nava MA et al. Retrograde intussusception posterior to gastrojejunal anastomosis. Report of a case. Rev Gastroenterol Mex 2001; 66: 201–205
[8] Peak DA, Brown DF, Nadel ES. Penetrating trauma to the chest. J Emerg Med 2005; 28: 459–462
[9] Vogel SB, Rout WR, Martin TD et al. Esophageal perforation in adults: aggressive, conservative treatment lowers morbidity and mortality. Ann Surg 2005; 241: 1016–1021
[10] Yeung KW, Chang MS, Hsiao CP et al. CT evaluation of gastrointestinal tract perforation. Clin Imaging 2004; 28: 329–333

13.4 Akute Pankreatitis

S. Fritz, M. W. Büchler, J. Werner

13.4.1 Einleitung und Definition

Der Verlauf der akuten Pankreatitis variiert von einer milden selbstlimitierenden (80 %) bis hin zu einer schweren nekrotisierenden Form (20 %). Patienten mit einer milden Pankreatitis sprechen meist gut auf eine medikamentöse Therapie an und bedürfen keiner intensivmedizinischen Behandlung oder einer chirurgischen Intervention [5]. Die schwere nekrotisierende Pankreatitis hat dagegen auch heute noch eine Mortalität von 10–20 % [17].

> **Definition**
> Die *schwere akute Pankreatitis* wird nach der Atlanta-Klassifikation definiert [2]. Sie ist durch lokale Komplikationen des Pankreas (Nekrosen, Abszesse oder Pseudozysten) und/oder systemische Organkomplikationen charakterisiert.

13.4.2 Ätiologie und Pathophysiologie

▶ **Ursachen.** In der westlichen Welt sind 75–80 % aller Fälle der akuten Pankreatitis biliär oder alkoholtoxisch bedingt. Neben diesen beiden Ursachen sind eine Reihe weiterer Auslöser der akuten Pankreatitis bekannt.
Die Ursachen für eine akute Pankreatitis sind:
- biliär,
- Alkohol,
- Tumoren,
- Infektionen,
- Ischämie,
- Medikamente,
- Hyperlipidämie,
- postoperativ,
- Trauma,
- idiopathisch.

▶ **Mikrozirkulationsstörung.** Die akute Pankreatitis verläuft unabhängig vom jeweils initiierenden und ätiologischen Faktor nach einer vergleichbaren Reaktionsabfolge. Eine frühzeitige intrazelluläre Aktivierung von Trypsinogen und im Gefolge auch der übrigen digestiven Enzyme führt zusammen mit der Bildung von Sauerstoffradikalen zum Azinuszellschaden. Die konsekutiv freigesetzten vasoaktiven Mediatoren und proinflammatorischen Zytokine wirken chemotaktisch auf Leukozyten und führen zur Aktivierung von vaskulärem Endothel und vermehrter Expression von Adhäsionsmolekülen. Die Folge ist eine gestörte Mikroperfusion des Pankreas mit Verstärkung der Extravasation von Leukozyten und Entzündungsinfiltrat.

> **Merke**
> Die Mikrozirkulationsstörung des Pankreas bewirkt als zentraler pathogenetischer Schritt die Progression von der milden zur nekrotisierenden Pankreatitis und führt so die Erkrankung unabhängig von der primären Ätiologie fort [6].

▶ **Phasen der akuten Pankreatitis.** In der Regel verläuft die schwere akute Pankreatitis in 2 Phasen:
In den ersten 2 Wochen treten häufig systemische Komplikationen im Rahmen des *„Systemic inflammatory Response Syndrome"* (SIRS) auf. Das SIRS ist gekennzeichnet durch eine gesteigerte Ausschüttung von Interleukinen aus neutrophilen Granulozyten, Makrophagen und Lymphozyten und kann zur Entwicklung eines „Acute respiratory Distress Syndrome" (ARDS) oder eines „Multiorgan Dysfunction Syndrome" (MODS) führen [8].
Gleichzeitig bilden sich in den ersten 4 Tagen der Erkrankung pankreatische und peripankreatische Nekrosen komplett aus [1]. Wichtig ist, dass in dieser Phase das SIRS trotz Fehlen von klar abgrenzbaren pankreatischen Nekrosen und auch bei fehlender Infektion der Pankreasnekrosen auftritt. Ein ausgeprägtes SIRS kann in der Folge zu einem sog. „Compensatory anti-inflammatory Response Syndrome" (CARS) oder zu einer ausgeprägten Schwächung der Immunabwehr führen, sodass der Organismus nicht mehr in der Lage ist, sich gegen unter normalen Umständen triviale Infektionen zu schützen [8]. Zu diesem frühen Zeitpunkt im Krankheitsverlauf der akuten Pankreatitis ist eine chirurgische Therapie nicht indiziert, da diese lediglich den potenziellen intraabdominellen Sepsisfokus sanieren kann [16]. Die supportive Therapie und ggf. Intensivtherapie sind in dieser Phase entscheidend.
Die *Infektion der Pankreasnekrosen* findet meistens 2–3 Wochen nach Krankheitsbeginn statt und kann bei 40–70 % der Patienten mit nekrotisierender Pankreatitis nachgewiesen werden [1]. Das Risiko einer Infektion korreliert dabei mit dem Ausmaß der intra- und peripankreatischen Nekrosen.

13.4.3 Diagnostik und Staging

Klinisch ist die akute Pankreatitis gekennzeichnet durch abdominelle Schmerzen, die mit einer Amylase- oder Lipaseerhöhung auf mindestens das 3-Fache der Norm einhergehen [2].

▶ **Schwere des Krankheitsverlaufs.** Da die Mehrzahl der Patienten mit akuter Pankreatitis einen milden Krankheitsverlauf hat, ist es schwierig, die Patienten, die Komplikationen entwickeln werden, bei der stationären Aufnahme oder in der frühen Phase des Krankenhausaufenthalts zu selektionieren. Zum Abschätzen des Krankheitsverlaufs haben sich daher in den letzten Jahren multifaktorielle Scoring-Systeme etabliert, wie beispielsweise der Ranson-Score, das „Glasgow Severity Scoring System" und der „Acute Physiology and chronic Health Evaluation II" Score (APACHE II).

▶ **Kontrastmittel-CT.** Das Kontrastmittel-CT ist heute der „Goldstandard" für die Diagnose der Pankreasnekrose und damit für die Identifizierung der lokal komplizierten Pankreatitis. Da die Nekrose jedoch erst nach 4–5 Tagen vollständig ausgebildet ist, kann mit einem zu früh angefertigten CT das endgültige Nekroseausmaß nicht beurteilt werden [1]. Die Diagnose einer Superinfektion von Pankreasnekrosen ist allein durch ein CT kaum möglich, da Gaseinschlüsse als Hinweis auf eine bakterielle Infektion nur selten auftreten.

▶ **Laborbefunde.** Verschiedene laborchemische Marker wie beispielsweise das CRP oder Procalcitonin wurden als Prädiktoren für schwere Krankheitsverläufe untersucht [16].

> **Praxistipp**
>
> CRP ist der am besten evaluierte Parameter und gilt als zuverlässiger Prädiktor der Pankreasnekrose ab dem 3. Krankheitstag. Der Cutoff-Wert für einen schweren Krankheitsverlauf ist ein CRP über 150 mg/l [16].

13.4.4 Therapie der schweren akuten Pankreatitis

Die Therapieziele in der frühen Krankheitsphase der akuten Pankreatitis sind die rasche supportive Behandlung sowie die Vermeidung von spezifischen Komplikationen. Eine kausale Therapie ist nur für die biliäre Pankreatitis bekannt.

> **Merke**
>
> Alle Patienten mit moderater bis schwerer Pankreatitis sollten auf eine Wachstation aufgenommen und kontinuierlich überwacht werden, da sich jederzeit Komplikationen einstellen können. Diese Patienten sollten zudem frühzeitig in spezielle Zentren verlegt werden, in denen alle Fachdisziplinen (Innere Medizin, Intensivmedizin, Radiologie, Chirurgie) vorhanden sind, die ggf. bei der Behandlung der akuten Pankreatitis benötigt werden [4].

Supportive Therapie

Ziel der Basistherapie ist es, sekundäre Komplikationen der akuten Pankreatitis, wie pulmonale, kardiozirkulatorische, renale und metabolische Dekompensationen, zu vermeiden. Die sofortige Einleitung der symptomatischen intensivmedizinischen Standardtherapie ist die Grundlage für eine Senkung der hohen Mortalität.

▶ **Volumensubstitution.** Als Besonderheit der akuten nekrotisierenden Pankreatitis führt in der Frühphase die Verschiebung von mehreren Litern Flüssigkeit aus intra- nach extravaskulär verbunden mit Elektrolytverschiebungen und einer Einschwemmung von toxischen und vasoaktiven Substanzen zur Entwicklung einer kardiozirkulatorischen Dekompensation [7]. Zur Rekompensation des intravaskulären Volumens, des zentralen Venendrucks und des systemischen Blutdrucks ist oftmals eine ausgeprägte Volumensubstitution notwendig.

Verhinderung der bakteriellen Superinfektion der Pankreasnekrose

▶ **Prophylaktische Antibiotikatherapie.** Die Infektion von Pankreasnekrosen in der zweiten Phase der Erkrankung ist der Hauptrisikofaktor für das Auftreten einer Sepsis oder eines Multiorganversagens [1]. Der Nutzen einer prophylaktischen Antibiotikatherapie bei der schweren nekrotisierenden Pankreatitis gilt nach wie vor als umstritten [18]. Obgleich in den letzten 15 Jahren eine Vielzahl von kontrolliert randomisierten klinischen Studien durchgeführt wurde, sind die Resultate häufig widersprüchlich und selbst Metaanalysen kommen zu unterschiedlichen Ergebnissen [15]. Der Grund für die widersprüchlichen Ergebnisse der Metaanalysen liegt darin, dass in den verschiedenen Studien ein unterschiedliches Patientengut untersucht, unterschiedliche Therapieregime angewandt und insgesamt zu wenige Patienten eingeschlossen wurden [18].

Der Einsatz von Antibiotika zur Prophylaxe einer Pankreassuperinfektion wird daher an verschiedenen Institutionen unterschiedlich gehandhabt. In den meisten Zentren wird bei einem CT-morphologisch gesicherten Anteil der Nekrosen von mehr als 50 % zur Gabe eines Antibiotikums geraten. Aufgrund seiner guten Pankreasgängigkeit und des zu erwartenden Keimspektrums ist in diesem Fall eine Gabe von Imipenem über 10 bis 14 Tage zu empfehlen.

> **Praxistipp**
>
> Carbapeneme sind aufgrund ihres Wirkspektrums und ihrer Penetration in das Pankreasgewebe die Antibiotika der Wahl bei nekrotisierender Pankreatitis.

▶ **Enterale Ernährung.** Jahrzehntelang gehörte die Nahrungskarenz und parenterale Ernährung zur Standardtherapie der akuten Pankreatitis. In den letzten Jahren wurde jedoch in einer Reihe von Studien berichtet, dass auch bei schweren Verläufen der Pankreatitis die enterale Ernährung mittels Jejunalsonde Vorteile gegenüber der rein parenteralen Ernährung aufwies. So konnte in einer Metaanalyse gezeigt werden, dass eine enterale Ernährung im Vergleich zur totalen parenteralen Ernährung zu einem Rückgang der infektiösen Komplikationen führte [8]. Obwohl keine Reduktion der Letalität nachgewiesen werden konnte, wird heute aufgrund des reduzierten Infektionsrisikos empfohlen, möglichst früh mit der enteralen Ernährung über Jejunalsonde oder, falls möglich, per os zu beginnen [10].

Kausale Therapie

Eine ursächliche Therapie existiert bei biliärer Pankreatitis. Bei impaktierten Gallensteinen, biliärer Sepsis und obstruktivem Ikterus besteht die Indikation zur endoskopischen retrograden Cholangiografie (ERCP) und ggf. Sphinkterotomie (ES). ERCP und ES vermindern die Symptome der akuten Pankreatitis und verhindern die Progression zur schweren Verlaufsform [13].

Interventionelle oder chirurgische Therapie

Indikation für eine interventionelle oder chirurgische Therapie

▶ **Infizierte Nekrosen.** Nachgewiesene infizierte Nekrosen sind – ebenso wie septische Komplikationen ausgehend von pankreatischen Infektionen – allgemein akzeptierte Indikationen für eine chirurgische Intervention [4].

Indikation für eine chirurgische Therapie bei akuter Pankreatitis:
- infizierte Pankreasnekrose,
- sterile Pankreasnekrose:
    - persistierende nekrotisierende Pankreatitis,
    - „fulminante akute Pankreatitis",
- Notfallindikationen:
    - Darmperforation, akute Blutung.

13.4 Akute Pankreatitis

> **Merke**
> Durch eine moderne chirurgische Therapie in spezialisierten Zentren kann die Mortalität der nekrotisierenden Pankreatitis mit infizierter Nekrose auf ca. 15–20% gesenkt werden (▶ Abb. 13.9; [4]).

▶ **Sterile Nekrosen.** Während das interventionelle oder chirurgische Vorgehen bei infizierten Nekrosen einer akuten Pankreatitis obligatorisch ist, wird bei sterilen Nekrosen ein primär konservativer Ansatz allgemein akzeptiert [13]. Es bleibt jedoch kontrovers, ob bzw. wann bei sterilen Nekrosen und Organdysfunktionen eine Intervention indiziert ist. Während sich die meisten Patienten mit akuter Pankreatitis und sterilen Nekrosen gut unter konservativer Therapie erholen, versterben andere, wenn eine zeitgerechte Intervention ausbleibt.

Im Vergleich zur Chirurgie zeigen jedoch die alleinige intensivmedizinische Betreuung und prophylaktische Antibiotikatherapie deutlich bessere Resultate. Tatsächlich kommt es durch die interventionelle oder chirurgische Therapie bei akuter Pankreatitis mit sterilen Nekrosen in ca. 30% zu einer sekundären Infektion primär steriler Nekrosen, sodass eine Intervention bei dieser Konstellation nur in einigen Ausnahmen durchgeführt werden sollte:

- Bei einigen Patienten kommt es trotz maximaler Intensivtherapie zu keiner Besserung des Zustands. Es ist weiterhin ungeklärt, ab welchem Zeitpunkt ein Patient als „Nonresponder" der Intensivtherapie definiert wird. Generell werden bei diesen Patienten jedoch mindestens 4–6 Wochen konservative Therapie auf einer Intensivstation verlangt [13].
- Eine weitere Ausnahme sind Patienten mit einer „fulminanten akuten Pankreatitis". Diese Verlaufsform ist sehr selten. Hier kommt es bereits in den ersten Tagen der Krankheit trotz Intensivtherapie zu einem rapid progressiven Organversagen. Leider konnte bei diesem Krankheitsverlauf bisher weder die chirurgische noch die konservative Therapie die schlechte Prognose entscheidend verbessern. Die chirurgische Therapie gilt als „Ultima Ratio" [13].
- Bei Patienten mit akuten lebensbedrohlichen Komplikationen muss selbstverständlich sofort interventionell oder operativ vorgegangen werden.

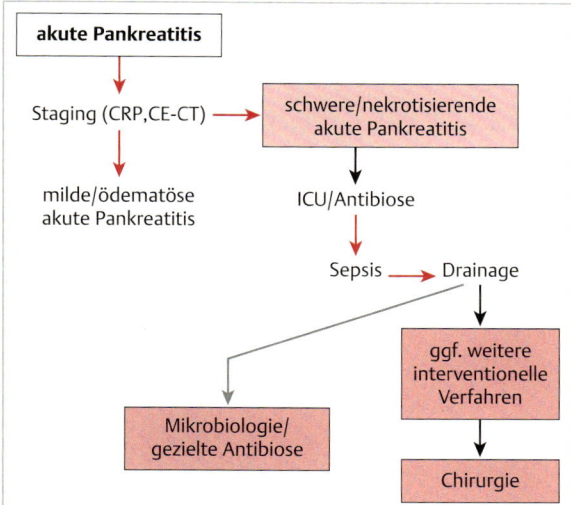

Abb. 13.9 Algorithmus zur Therapie der akuten Pankreatitis. CE-CT = Contrast enhanced computed Tomography; CRP = C-reaktives Protein; ICU = Intensive Care Unit.

Zeitpunkt der chirurgischen Therapie

Über die letzten Jahrzehnte hat sich der Zeitpunkt für eine offen chirurgische Intervention bei der nekrotisierenden Pankreatitis nach hinten verlagert. Während in der Vergangenheit nachgewiesene infizierte Nekrosen oder septische Komplikationen ausgehend von pankreatischen Infektionen allgemein als Indikation für eine chirurgische Intervention angesehen wurden, bevorzugt man heute ein abwartendes Verhalten, d.h. eine offen chirurgische Nekrosektomie sollte so lange wie möglich verzögert werden [2]. Ursache für diesen Paradigmenwechsel waren die hohen Mortalitätsraten bei Patienten, bei denen eine frühe chirurgische Nekrosektomie durchgeführt wurde. Der entscheidende Vorteil der verzögerten operativen Intervention ist die bessere Demarkierung der Pankreasnekrosen vom umgebenden vitalen Gewebe. Auf diese Weise kann gezielter und oftmals organerhaltend nekrosektomiert werden, was das Blutungsrisiko reduziert und die Mortalitätsrate signifikant verbessert [6].

> **Merke**
> Der optimale Operationszeitpunkt ist ca. 3–4 Wochen nach Krankheitsbeginn.

Interventionelle oder chirurgische Verfahren

Das Ziel von interventionellen oder chirurgischen Verfahren ist die Entfernung von infizierten Nekrosen. Diese Fokussanierung soll weitere Komplikationen durch den Progress der Infektion/Sepsis verhindern. Bei den meisten Fällen der nekrotisierenden Pankreatitis sind nur Randbereiche des Pankreas nekrotisch, während die zentralen Parenchymabschnitte nicht betroffen sind. Diese sog. „oberflächlich nekrotisierende Pankreatitis" sollte nicht als totale Pankreasnekrose fehlgedeutet werden. Pankreasresektionen bei nekrotisierender Pankreatitis haben nicht nur eine sehr hohe postoperative Morbidität und Mortalität, sondern führen durch die Resektion von gesundem Pankreasgewebe zur exo- und endokrinen Pankreasinsuffizienz.

▶ **Techniken.** Da die wiederkehrende intraabdominelle Sepsis ein bestehendes Problem nach einzeitiger Nekrosektomie war, benutzen moderne interventionelle oder chirurgische Konzepte eine Kombination aus Nekrosektomie und einer anschließenden Technik, die es erlaubt, nekrotisches Gewebe und Exsudat auszuleiten. Es werden heute unterschiedliche Verfahren eingesetzt:

▶ **Herkömmliche chirurgische Nekrosektomie.** Die herkömmliche chirurgische Nekrosektomie (▶ Abb. 13.10) wird kombiniert mit
- „Open Packing",
- geplanten wiederholten Relaparotomien und Lavagen,
- geschlossener kontinuierlicher Lavage der Bursa omentalis und des Retroperitoneums (▶ Abb. 13.11 a, b) und
- „Closed Packing".

▶ **Minimal invasive Techniken des Débridements.** In den letzten Jahren setzten sich in spezialisierten Zentren immer mehr minimal invasive Verfahren zur Entfernung der Pankreasnekrosen durch. Zu diesen Techniken gehören interventionelle Drainagen, endoskopische Verfahren und die minimal invasive Chirurgie [17].

Die am gebräuchlichsten minimal invasiven Verfahren sind der transperitoneale oder der retroperitoneale laparoskopische Zugang. Der Vorteil des retroperitonealen Zugangs besteht darin, dass eine abdominelle Kontamination während der Nekrosektomie vermieden werden kann. Nachteile dieses Verfahrens sind

Gastrointestinale Erkrankungen

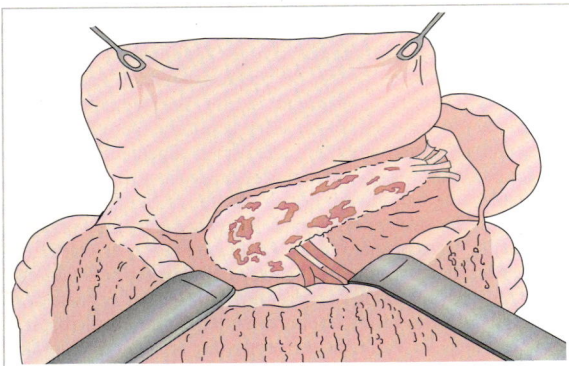

Abb. 13.10 Nekrosektomie bei nekrotisierender Pankreatitis. Nekrosektomie der Pankreasnekrosen und extrapankreatischen Nekrosen nach Eröffnung der Bursa omentalis.

Alle minimal invasiven Verfahren haben den Nachteil, dass meist nur eine inkomplette Nekrosektomie durchgeführt werden kann und so potenziell die lokale Komplikationsrate erhöht ist. Im Gegensatz dazu kann durch den minimal invasiven „Step-up Approach" die Rate an systemischen Komplikationen reduziert werden. So zeigte die multizentrische PANTER-Studie [14], dass bei etwa 30% der Patienten durch die Anlage einer interventionellen Drainage eine offen chirurgische Nekrosektomie vermieden werden konnte. Somit sollte bei septischen Patienten mit dem Verdacht auf infizierte Pankreasnekrosen primär eine interventionelle Drainage angelegt werden. Eine minimal invasive oder offen chirurgische Nekrosektomie ist dann lediglich bei persistierender Sepsis indiziert.

jedoch, dass eine potenzielle Kolonischämie nicht entdeckt wird und dass nicht in gleicher Sitzung eine Cholezystektomie durchgeführt oder ein Jejunalkathether eingebracht werden kann. Dennoch scheint sich dieses Verfahren gegenüber dem transperitonealen Zugang durchzusetzen [17].

In die infizierten Nekrosen eingebrachte perkutane, CT-gesteuerte interventionelle Drainagen eignen sich insbesondere bei kardiopulmonal instabilen Patienten als Bridging-Maßnahme, bevor eine definitive chirurgische Nekrosektomie durchgeführt werden kann.

Eine endoskopische Nekrosektomie wird in der Regel ultraschallgesteuert durchgeführt. Der hier gebräuchlichste Zugang erfolgt durch die dorsale Magenwand in die pankreatische Nekrosehöhle. Dieser Zugang kann auch als „Natural Orifice transluminal endoscopic Surgery" (NOTES) bezeichnet werden. Nach der endoskopischen Nekrosektomie wird häufig eine Sonde belassen, welche kontinuierlich die Nekrosehöhle drainiert und über die Nase ausgeleitet wird. Dieses Verfahren erfordert in der Regel mehrfache Sitzungen bis zur vollständigen Nekrosektomie. Die größte bisher durchgeführte Studie zu diesem Verfahren wurde von Seifert und Kollegen publiziert und umfasst 93 Patienten [12].

Kernaussagen

Einleitung und Definition
Nach der Atlanta-Klassifikation ist die schwere akute Pankreatitis durch lokale Komplikationen des Pankreas (Nekrosen, Abszesse oder Pseudozysten) und/oder systemische Organkomplikationen charakterisiert.

Ätiologie und Pathophysiologie
In der Regel verläuft die schwere akute Pankreatitis in 2 Phasen. Während in den ersten 2 Wochen häufig systemische Komplikationen im Rahmen des „Systemic inflammatory Response Syndrome" (SIRS) auftreten und sich pankreatische und peripankreatische Nekrosen in den ersten 4 Tagen der Erkrankung komplett ausbilden, findet die Infektion der Pankreasnekrosen meist 2–3 Wochen nach Krankheitsbeginn statt.

Diagnostik und Staging
Bisher existiert kein zuverlässiger Prädiktor für einen schweren Krankheitsverlauf bei akuter Pankreatitis. Deshalb sollten primär alle Patienten mit einer akuten Pankreatitis intensivmedizinisch überwacht werden, bis das gesamte Ausmaß der Krankheit entwickelt ist.
In der Praxis sollten Patienten mit Nachweis von > 50% Nekrose im CT, einem erhöhten CRP und Procalcitonin wegen des erhöhten Risikos einer schweren Pankreatitis und septischer Komplikationen besonders überwacht werden.

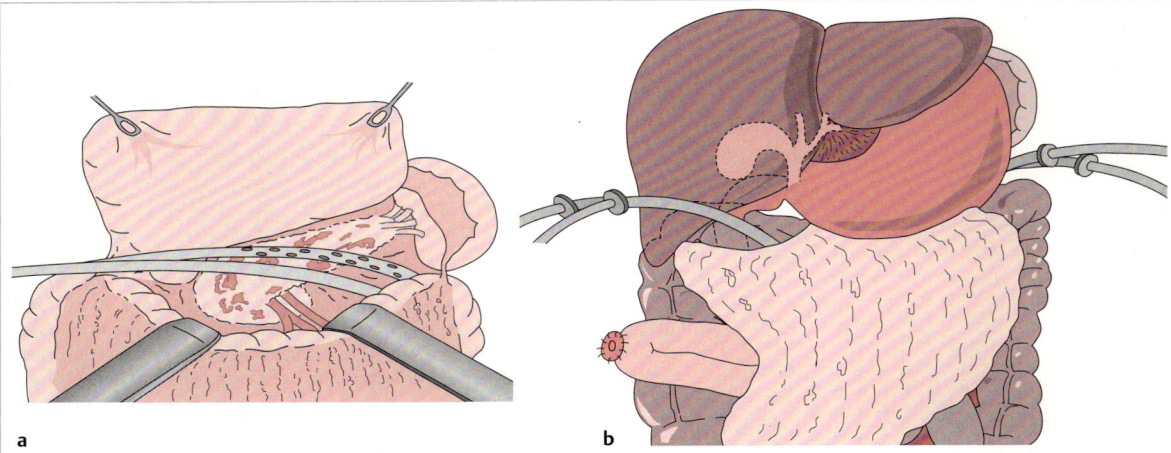

Abb. 13.11 a, b Geschlossene kontinuierliche Lavage der Bursa omentalis und des Retroperitoneums.
a Einlage von Salem-Spüldrainagen und Robinson-Drainagen in die Bursa omentalis und dorsal des Colon ascendens und descendens.
b Verschluss der Bursa omentalis zur Vorbereitung der postoperativen Lavage.

Therapie der schweren akuten Pankreatitis
Die symptomatische Basistherapie besteht aus einer ausreichenden Volumensubstitution, die spezifische Effekte auf die Pankreasperfusion und Oxygenierung hat.
Bei schwerer nekrotisierender Pankreatitis mit einem CT-morphologischen Nekroseanteil von mehr als 50 % ist in der Regel eine Antibiotikaprophylaxe indiziert.
Eine ERCP und Sphinkterotomie ist bei Patienten mit biliärer Pankreatitis und impaktierten Gallensteinen, biliärer Sepsis oder obstruktivem Ikterus indiziert.
Die Reduktion der Letalität in der frühen Krankheitsphase der schweren akuten Pankreatitis ist v. a. auf die Verbesserung der intensivmedizinischen Überwachung und Therapie zurückzuführen.
Die interventionelle oder chirurgische Therapie ist bei septischen Patienten mit infizierten Nekrosen indiziert. Eine operative Therapie bei sterilen Nekrosen ist nur in Ausnahmefällen indiziert. Als Therapieverfahren können die offene Nekrosektomie mit anschließender geschlossener Lavage der Bursa omentalis und des Retroperitoneums oder verschiedene minimalinvasive Verfahren (endoskopisch oder radiologisch interventionell) verwendet werden.

Literatur

[1] Beger HG, Bittner R, Block S et al. Bacterial contamination of pancreatic necrosis – a prospective clinical study. Gastroenterology 1986; 91: 433 – 441
[2] Besselink MG. Timing of surgical intervention in necrotizing pancreatitis. Arch Surg 2007; 142(12): 1194 – 1201
[3] Bradley EL. A clinically based classification system for acute pancreatitis. Summary of the International Symposium on Acute Pancreatitis, Atlanta, Ga, September 11 through 13, 1992. Arch Surg 1993; 128(5): 586 – 590
[4] *British* Society of Gastroenterology (BSG). United Kingdom guidelines for the management of acute pancreatitis. Gut 1998; 42: S 1 –S 13
[5] Buchler MW, Gloor B, Müller CA et al. Acute necrotizing pancreatitis: treatment strategy according to the status of infection. Ann Surg 2000; 232: 619 – 626
[6] Hartwig W. Reduction in mortality with delayed surgical therapy of severe pancreatitis. J Gastrointest Surg 2002; 6 (3): 481 – 487
[7] Klar E, Werner J. New pathophysiological findings in acute pancreatitis. Chirurg 2000; 71: 253 – 264
[8] Marik PE. Meta-analysis of parenteral nutrition versus enteral nutrition in patients with acute pancreatitis. BMJ 2004; 328(7453): 1407
[9] Mayerle J. A novel role for leucocytes. Gut 2009; 58(11): 1440 – 1441
[10] McClave SA. Nutrition support in acute pancreatitis: a systematic review of the literature. J Parenter Enteral Nutr 2006; 30(2): 143 – 156
[11] Norman J. The role of cytokines. Am J Surg 1998; 175(1): 76 – 83
[12] Seifert H. Transluminal endoscopic necrosectomy after acute pancreatitis: a multicentre study with long-term follow-up (the GEPARD Study). Gut 2009; 58(9): 1260 – 1266
[13] Uhl W, Warshaw A, Imrie C et al. IAP guidelines for the surgical management of acute pancreatitis. Pancreatology 2002; 175: 237 – 248
[14] van Santvoort HC. A step-up approach or open necrosectomy for necrotizing pancreatitis. NEJM 2010; 362(16): 1491 – 1502
[15] Villatoro E, Larvin M, Bassi C. Antibiotic therapy for prophylaxis against infection of pancreatic necrosis in acute pancreatitis. The Cochrane Database of Systematic Reviews 2006; 18(4): CD 002 941
[16] Werner J, Hartwig W, Uhl W et al. Acute pancreatitis: Are there useful markers for monitoring disease progression? Pancreatology 2003; 3: 115 – 127
[17] Werner J, Feuerbach S, Uhl W et al. Management of acute pancreatitis: from surgery to interventional intensive care. Gut 2005; 54: 426 – 436
[18] Werner J. Antibiotic prophylaxis: an ongoing controversy in the treatment of severe acute pancreatitis. Scand J Gastroentrol 2007; 42(6): 667 – 672

13.5 Akutes Leberversagen

D. Antolovic, P. Sauer, H.-P. Knaebel, M. W. Büchler

13.5.1 Einleitung und Definition

Das akute Leberversagen (ALV) ist eine seltene Erkrankung mit einem meist rasch progredienten klinischen Verlauf und hoher Mortalität.

> **Definition**
> Für das akute Leberversagen gelten 3 wesentliche Kriterien:
> * schwere Funktionsstörung (mit Ikterus, eingeschränkte Syntheseleistung),
> * hepatische Enzephalopathie,
> * Nichtvorliegen einer chronischen Lebererkrankung.

Die Abgrenzung ALV gegen akute Dekompensation einer chronischen Lebererkrankung ist relevant, da der klinische Verlauf und die Komplikationen unterschiedlich sind und v. a. die notfallmäßige Lebertransplantation nur beim ALV möglich ist. Ausnahmen sind der Morbus Wilson, eine Autoimmunhepatitis und eine vertikal aquirierte Hepatitis B. Diese Patienten können trotz Vorliegen einer Zirrhose in die Definition des ALV eingeschlossen werden.

▶ **Weitere Unterteilungen.** Die klinisch-variable Dynamik des ALV bedingt weitere Unterteilungen:
* *hyperakutes* Leberversagen (Zeitintervall zwischen Auftreten des Ikterus und der Enzephalopathie unter 7 Tagen);
* *akutes* Leberversagen (Intervall zwischen 8 und 28 Tagen);
* *subakutes* Leberversagen (über 4 Wochen). Zur Einschätzung der potenziellen Komplikationen kann die zeitliche Differenzierung zwar hilfreich sein [18, 28], es finden sich jedoch erhebliche klinische Überschneidungen der Subklassifizierungen.

> **Merke**
> Das akute Leberversagen ist eine lebensbedrohliche Erkrankung.

13.5.2 Ätiologie

Die Ätiologie des ALV ist vielgestaltig. Die häufigsten Ursachen sind in ▶ Tab. 13.6 zusammengefasst. In einer prospektiven Studie aus den USA war die häufigste Ursache des akuten Leberversagens mit 39 % eine Paracetamolintoxikation. In einer anderen Studie an 502 Patienten waren 45 % der Fälle durch eine Hepatitis

B oder D verursacht, während lediglich 2% der Fälle mit einer Paracetamolintoxikation assoziiert waren [27].

Virushepatitis

▶ **Hepatitis A.** Obwohl die Hepatitis A (HAV) die häufigste Form der akuten Virushepatitis ist, kommt es relativ selten zum ALV (bis zu 20% in Ländern mit niedriger Durchseuchung).

▶ **Hepatitis B.** Die Hepatitis B (HBV) ist vermutlich die häufigste Virusinfektion, die zum fulminanten Leberversagen führt [27]. Mutationen des Hepatitis-B-Virus, die zwar eine Infektion verursachen, aber weder Hepatitis-B-Surface-Antigen (HBsAg) noch Hepatitis-B-e-Antigen (HBeAg) produzieren, können der Diagnose in der Routineserologie entgehen [12].

▶ **Andere Virushepatitiden.** Nur in Einzelfällen führt eine Hepatitis-C-Virus-(HCV-)Infektion zum akuten Leberversagen. Weitere mögliche virale Ursachen des ALV sind die HDV/HBV-Ko- bzw. Superinfektion (HDV = Hepatitis-D-Virus), die Hepatitis E, insbesondere bei schwangeren Frauen in Endemiegebieten und andere seltenere Viren (▶ Tab. 13.6).

Medikamente und Toxine

▶ **Paracetamol.** Die Paracetamolintoxikation ist die häufigste Form des toxischen ALV. In den meisten Fällen handelt es sich um eine in suizidaler Absicht eingenommene Überdosis. Die Leberschädigung ist weitgehend dosisabhängig. Auch therapeutische Dosen von Paracetamol können zu einem ALV führen, insbesondere bei einer vorhandenen Leberschädigung oder bei Begleitmedikamenten (z. B. Antikonvulsiva).

▶ **Idiosynkrasie.** Das durch *Halothan* induzierte ALV ist das klassische Beispiel einer idiosynkratischen Medikamentenreaktion. Innerhalb von 1–2 Wochen nach Exposition entwickelt sich bei den betroffenen Patienten eine rasch progrediente hochikterische Hepatitis. In der Regel tritt eine Leberschädigung nach mindestens 2-facher Halothanexposition auf, selten jedoch bereits bei Erstexposition. Weitere Beispiele für Idiosynkrasie sind in ▶ Tab. 13.6 zusammengefasst.

▶ **Pilzgift.** Die *Amatoxine* sind die toxischen Substanzen der Knollenblätterpilze, die für die Hepato- und Nephrotoxizität verantwortlich sind [41].

Andere Ätiologien

Beispiele für *vaskuläre und metabolische* Ursachen des fulminanten ALV sind in ▶ Tab. 13.6 zusammengefasst. Darüber hinaus wird ein ALV bei einer malignen Infiltration der Leber, einer Hyperthermie oder als Manifestation einer Autoimmunhepatitis gesehen (s. ▶ Tab. 13.6).

> **Merke**
> Die führenden Ätiologien des ALV sind die Paracetamolintoxikation und Virushepatitiden.

13.5.3 Klinische Symptomatik

Ätiologieabhängig zeigt das initiale Bild oft unspezifische Symptome (Übelkeit, Erbrechen, Schwäche). Später ist die Symptomatik dann durch den Verlust der hepatozellulären Funktion, die hepatische Enzephalopathie bzw. das Hirnödem, durch Infektionen, gastrointestinale Blutungen, Stoffwechselstörungen und das Multiorganversagen gekennzeichnet.

▶ **Hepatozelluläre Funktionsstörung.** Die hepatozelluläre Schädigung bzw. der Verlust der hepatozellulären Funktion führt zur verminderten biliären Exkretion cholephiler Substanzen (z. B. Bilirubin), zu einer verminderten Syntheseleistung (z. B. Gerinnungsfaktoren), zu einer reduzierten Glukosebereitstellung, einer verminderten hepatozellulären Laktataufnahme oder einer vermehrten Generierung von intrazellulärem Laktat. Klinisch imponieren diese Funktionsstörungen als Ikterus, Gerinnungsstörung, Hypoglykämie sowie als metabolische Azidose.

▶ **Hepatische Enzephalopathie und zerebrales Ödem.** Die hepatische Enzephalopathie (HE) ist ein Definitionskriterium für das ALV. Die Schwere der Enzephalopathie kann von geringgradigen Veränderungen der Konzentrationsfähigkeit über Desorientiertheit, Somnolenz bis zum Koma gehen (▶ Tab. 13.7). Ein zerebrales Ödem ist bei nahezu 80% aller Patienten zu beobachten, die im Rahmen eines ALV versterben [8]. Bei 25% der Patienten, die von der notfallmäßigen Lebertransplantation ausgeschlossen werden müssen, ist dies auf neurologische Komplikationen zurückzuführen [19].

▶ **Infektionen.** Infektionen treten bei mehr als 80% der Patienten mit ALV auf. Eine Bakteriämie ist in 20–25% der Fälle nachweisbar [32]. Eine progrediente Infektion bzw. eine Sepsis ist in etwa 25% der Fälle dafür verantwortlich, dass potenzielle Transplanta-

Tab. 13.6 Ätiologie des akuten Leberversagens.

Ursache	Beispiele
virale Erkrankungen	• Hepatitis A, B (± Delta), E, Non-A-Non-B-Non-C-Hepatitis • selten andere Viren: Hepatitis C, EBV, CMV, HSV, VZV, HHV-6, Parainfluenza-, Adeno-, Gelbfiebervirus, Q-Fieber, Parvovirus B19
Toxizität dosisabhängig	• Paracetamol, Tetrazykline, Methotrexat, Isoniazid, Tetrachlorkohlenstoff, Amphetamine, Kokain, Amanita-Toxin
Idiosynkrasie	• Halothan, Isofluran, Enfluran, Kumarine, Phenytoin, Carbamazepin, Valproat, Rifampicin, Sulfonamide, Chinolone, Penicillin, Ketokonazol, NSAR, Allopurinol, Amiodaron, trizyklische Antidepressiva, „pflanzliche Arzneimittel"
metabolisch	• Morbus Wilson • sehr selten: hereditäre Galaktosämie, Tyrosinämie, α_1-Antitrypsinmangel, nicht alkoholische Steatohepatitis
schwangerschaftsassoziiert	• HELLP-Syndrom • akute Schwangerschaftsfettleber
vaskulär	• Budd-Chiari-Syndrom • Rechtsherzversagen • Schockleber
andere	• Autoimmunhepatitis • Sepsis • Hyperthermie

CMV = Zytomegalievirus; EBV = Epstein-Barr-Virus; HELLP = Hemolysis, elevated Liver Enzymes, low Platelet Count; HHV-6 = humanes Herpesvirus Typ 6; HSV = Herpes-simplex-Virus; VZV = Varicella-Zoster-Virus

13.5 Akutes Leberversagen

Tab. 13.7 Stadieneinteilung der hepatischen Enzephalopathie.

Stadium	Symptome	Asterixis	EEG
I	reduzierte Konzentrationsspanne, Persönlichkeitsveränderungen, gestörter Schlaf-wach-Rhythmus	+/–	normal
II	Dysarthrie, zeitliche und räumliche Desorientiertheit, inadäquates Verhalten	+	pathologisch
III	Somnolenz, Agitiertheit und Aggressivität möglich	+	pathologisch
IV	Koma	–	pathologisch

tionskandidaten von der Transplantation ausgeschlossen werden müssen [19]. Neben bakteriellen Infektionen werden Pilzinfektionen bei bis zu 30 % der Patienten mit ALV beobachtet [33]. Als Risikofaktoren für diese Pilzinfektionen sind Nierenversagen, prolongierte antibiotische Therapie und bakterielle Infektionen identifiziert worden.

▶ **Gastrointestinale Blutung.** Patienten mit ALV haben ein deutlich erhöhtes Risiko einer Blutung als Folge des Mangels an Gerinnungsfaktoren und einer häufig gleichzeitig vorliegenden Thrombozytopenie. Die Patienten zeigen eine deutlich erhöhte Inzidenz von Ulcera ventriculi und duodeni mit konsekutiver Blutung [6].

▶ **Multiples Organversagen** (MOV). Die Mortalität im MOV ist mehr als doppelt so hoch wie bei Patienten mit ALV, die kein zusätzliches Organversagen entwickeln [31]. Insgesamt wird bei bis zu 2 Dritteln der Patienten ein akutes Nierenversagen beobachtet [22, 26]. Die Abgrenzung des hepatorenalen Syndroms von einer intravasalen Volumendepletion oder einem akuten Nierenversagen anderer Genese kann dabei erhebliche Schwierigkeiten bereiten. Eine respiratorische Insuffizienz oder ein Lungenödem wird in vergleichbarer Häufigkeit beobachtet [2].

Merke
Die klinische Symptomatik beim akuten Leberversagen ähnelt dem Bild der Sepsis, sodass mit einem progredienten MOV gerechnet werden muss.

13.5.4 Diagnostik, Therapie und Prognose

▶ **Diagnostik.** Sie basiert auf der klinischen Symptomatik und wird durch die Bestimmung der Schädigungs- und Funktionsparameter der Leber untermauert. Eine differenzierte radiologische Bildgebung ist zur Klärung der Diagnose „ALV" und dessen Ätiologie meist nicht erforderlich.

Merke
Der Fokus der Behandlung des ALV liegt in der Verhinderung und der Therapie der Komplikation. Für einige Ätiologien gibt es auch spezifische Therapiemaßnahmen.

Spezifische Therapie

▶ **Paracetamolintoxikation.** Die wesentlichen therapeutischen Maßnahmen bei der Paracetamolintoxikation beinhalten die gastrointestinale Dekontamination mit Aktivkohle und die Therapie mit N-Acetylcystein.

▶ **Stoffwechselwege.** Paracetamol wird in therapeutischen Dosen über Glukoronidierung und Sulfatierung metabolisiert. Bei hohen Paracetamoldosen besteht ein alternativer Metabolisierungsweg über Cytochrom P4502E1, wobei das Intermediärprodukt N-Acetyl-p-Benzochinon-Imin (NAPQI) entsteht. Die Detoxifizierung dieses Metaboliten gelingt nur bei ausreichenden hepatischen Glutathionreserven. N-Acetylcystein kompensiert die reduzierten hepatischen Glutathionreserven.

▶ **N-Acetylcystein-Therapie.** In mehreren Studien konnte der Effekt der N-Acetylcystein-Therapie bei Paracetamolintoxikation gezeigt werden [11, 16].

Praxistipp
Bei einem Paracetamolplasmaspiegel von 200 mg/ml 4 h nach Ingestion ist die Indikation für die Therapie mit N-Acetylcystein gegeben. Falls der Spiegel nicht bestimmt werden kann, sollte schon beim Verdacht mit der Therapie begonnen werden.

Bei frühzeitigem Therapiebeginn lässt sich die Progression der Leberfunktionsstörung häufig vermeiden. Gelingt dies dennoch nicht, müssen die besonderen Kriterien zur Indikationsstellung zur Lebertransplantation bei Paracetamolintoxikationen berücksichtigt werden [11, 16], ▶ Tab. 13.8. Falls mit der Therapie inner-

Tab. 13.8 Prognoseeinschätzung und Indikationsstellung zur Transplantation bei akutem Leberversagen – King's-College-Kriterien.

Paracetamolinduziertes akutes Leberversagen	Andere Ursachen des akuten Leberversagens

• arterieller pH < 7,3 (unabhängig vom Grad der HE)
• oder alle folgenden Kriterien
  ○ PT > 100 s (INR > 6,7)
  ○ Kreatinin > 3,4 mg/dl
  ○ HE Grad III–IV
	• PT > 100 s (INR > 6,7), (unabhängig vom Grad der HE)
	• oder 3 der folgenden Kriterien (unabhängig vom Grad der HE)
	  ○ Alter < 10 oder > 40 Jahre
	  ○ Ikterus > 7 Tage vor Auftreten der HE
	  ○ Bilirubin > 18 mg/dl (308 µmol/l)
	  ○ PT > 50 s
	  ○ Ätiologie: Non-A-Non-B-Hepatitis, halothaninduziert, idiosynkratische Reaktion

falls die Kriterien zutreffen, ist von einem Spontanüberleben von < 20% auszugehen; HE = hepatische Enzephalopathie; INR = International normalized Ratio; PT = Prothrombin Time

halb von 8–10 h begonnen wird, kann eine schwere Toxizität vermieden werden, unabhängig von der initialen Paracetamolserumkonzentration. Die Effektivität der Therapie nimmt aber drastisch ab, falls dieses Zeitintervall überschritten wird [38, 39].

▶ **Therapieschemata.** Die *orale Standardtherapie* besteht in einer Startdosis von 140 mg/kg KG, gefolgt von 17 Dosen bestehend aus 70 mg/kg KG alle 4 h, sodass eine Gesamtdosis von 1330 mg/kg KG erreicht werden kann.

Das *intravenöse Schema* beginnt mit einer Startdosis von 150 mg/kg KG über 15 min, gefolgt von einer 50-mg/kg-Infusion über 4 h. Die letzten 100 mg/kg KG der Gesamtdosis von 300 mg/kg KG sollten in weiteren 16 h infundiert werden (Protokoll der FDA).

Knollenblätterpilzintoxikation

Typischerweise besteht zwischen der Ingestion und dem Auftreten der ersten Symptome ein freies Intervall, die Symptome der Leberfunktionsstörung werden nach 2–3 Tagen beobachtet. Die gastrointestinale Lavage, der Einsatz von Aktivkohle, Laxanzien und die forcierte Diurese sind die primären Maßnahmen zur intestinalen und systemischen Dekontamination.

Spezifische Therapie bei seltenen Ätiologien

Weitere spezifische Therapien des ALV stehen zur Verfügung bei den seltenen Fällen einer Herpesvirus-Infektion (Aciclovir-Therapie) sowie einer Autoimmunhepatitis (Steroidtherapie); bei fulminanter Hepatitis B kann eine Therapie mit Nukleosidanaloga versucht werden.

Etabliert ist die spezifische Therapie des *Budd-Chiari-Syndroms*, das sich als ALV manifestieren kann. Hier ist die akute Dekompression der venösen Abflussstörung mittels interventioneller Maßnahmen über einen transjugulären Zugang mit oder ohne Thrombolyse in vielen Fällen erfolgreich; im weiteren Verlauf ist jedoch meist eine Transplantation unumgänglich.

Prävention und Therapie der Komplikationen

Die Prognose des ALV wird durch die extrahepatischen Komplikationen determiniert.

> **Merke**
> Grundsätzlich sollten Patienten mit ALV in Zentren mit einem Lebertransplantationsprogramm behandelt werden [20].

▶ **Hepatische Enzephalopathie und Hirnödem.** Die Therapie der hepatischen Enzephalopathie ist auf die Reduktion der Produktion und Absorption von Ammoniak gerichtet (Laktulose, Neomycin, Proteinrestriktion). Die Ausprägung der Enzephalopathie kann mit nicht beatmeten Patienten noch klinisch beurteilt werden (▶ Tab. 13.7).

▶ **Infektionen und Sepsis.** Infektionen sind die zweithäufigste Todesursache bei Patienten mit ALV. Überwiegend liegen bakterielle Infektionen vor, aber in bis zu 30% werden auch Pilzinfektionen mit einer sehr hohen Mortalität beobachtet [33]. Die häufigsten Infektionen betreffen den Respirations- und Harntrakt sowie Eintritte über Katheter. Die typischen Infektionszeichen fehlen in der Regel, sodass häufig nur die Verschlechterung des klinischen Gesamtbildes den Hinweis auf die Infektion liefert. Daher ist ein regelmäßiges Screening mit Abstrichen aus allen Körperarealen und Kulturen aus Blut, Urin und Trachealsekret sowie Röntgenaufnahmen des Thorax obligat. Auf der Basis der aktuellen Datenlage kann eine frühzeitige prophylaktische Antibiotikatherapie empfohlen werden [34].

▶ **Blutungen.** Die häufigsten Blutungsquellen finden sich im Gastrointestinaltrakt. Deshalb ist eine Prophylaxe bei allen Patienten indiziert. Obwohl die Datenlage immer noch auf den Studien mit H_2-Blockern basiert, wird in den meisten Zentren eine Prophylaxe mit Protonenpumpenhemmern durchgeführt. Eine prophylaktische Substitution von Frischplasma wird generell nicht empfohlen, da die Mortalität nicht beeinflusst und die Beurteilung der Leberfunktion hinsichtlich einer Transplantationsentscheidung beeinträchtigt wird [27].

▶ **Stoffwechselstörungen.** Häufig beobachtete Probleme betreffen den *Säure-Basen-Haushalt* und *Elektrolytstörungen*. In der frühen Phase des ALV wird meist eine Alkalose beobachtet. Im weiteren Verlauf entwickelt sich typischerweise eine metabolische Azidose (Laktat). Diese Störungen werden durch die Therapie der Grundproblematik (Infektionen, Minderperfusionen) oder durch spezifische Maßnahmen angegangen [27]. Elektrolytentgleisungen und eine Hypophosphatämie werden häufig beobachtet und sollten ausgeglichen werden.

Eine *Hypoglykämie* wird bei über 40% der Patienten beobachtet. Die *Ernährung* ist ein zentraler Bestandteil der Therapie der Patienten mit ALV.

> **Praxistipp**
> Bei Patienten mit Enzephalopathie Grad I oder II ist eine enterale oder parenterale Ernährung mit einer geringen Proteinrestriktion in der Regel ausreichend [23]. Bei Patienten mit höhergradiger Enzephalopathie sollte frühzeitig mit der parenteralen Ernährung begonnen werden (cave: katabole Stoffwechselsituation).

▶ **Nierenversagen.** Ein akutes Nierenversagen tritt bei bis zu 50% der Patienten mit ALV auf [23]. Die Inzidenz ist noch höher bei Ätiologien, die unabhängig eine Nierenschädigung verursachen können [12, 20]. Die Therapie des akuten Nierenversagens richtet sich auf die Prävention. Die Indikation zur Hämofiltration oder -dialyse, auch nur zur Kontrolle des Volumenhaushaltes, sollte aggressiv gestellt werden [27].

▶ **Kreislaufversagen.** Typischerweise zeigen sich beim ALV Veränderungen der systemischen Hämodynamik, wie man sie auch bei der Sepsis beobachten kann.

> **Merke**
> Die systemischen Reaktionen und Begleitsymptome bei Patienten mit einem ALV sind vielschichtig und schwerwiegend (intensivmedizinische Betreuung obligat).

Leberersatzverfahren

Grundsätzlich müssen bei den Leberersatzsystemen die Bioreaktoren auf der Basis von Hepatozyten von rein maschinellen Verfahren getrennt betrachtet werden.

▶ **Bioartifizielle Systeme.** Ziel der bioartifiziellen Systeme ist es (vgl. auch Kap. 18), eine suffiziente Menge an funktioneller Leberzellmasse einzusetzen, um in der kritischen Phase des ALV Zeit zu gewinnen bis zu einer spontanen Erholung oder auch um das Überleben bis zu einer notwendigen Transplantation zu sichern. Die bisherigen experimentellen Ergebnisse belegen zwar die Funktionalität der Methoden, die Übertragung in den klinischen Einsatz gestaltet sich aber schwierig [7, 36].

▶ **Maschinelle Verfahren.** Die artifiziellen Leberunterstützungsverfahren („Leberdialyse") basieren auf einer Filtrationsfunktion zur Unterstützung der hepatischen Entgiftungsfunktion, ohne dass die Syntheseleistung der Leber beeinflusst wird. Beim MARS-Verfahren (Molecular Adsorbent Recycling System) werden neben wasserlöslichen Substanzen auch albumingebundene Toxine und Substanzen eliminiert. Die bisherigen Ergebnisse des Systems sind im Wesentlichen bei Patienten mit Dekompensation einer chronischen Erkrankung erhoben worden, wobei eine Verbesserung der Enzephalopathie und verschiedener Parameter erzielt werden konnte [21, 40]. Für das ALV liegt bislang nur eine kontrollierte Studie vor, welche trotz Besserung einzelner Parameter keinen Überlebensvorteil erbrachte [37]. Es existieren Alternativsysteme (Fractionated-Plasma-Seperation-and-Adsorption-Methode als „Prometheus-Verfahren" und die Bilirubin-Apherese; sog. Octanov-System).

▶ **Fazit.** Insgesamt ist die Datenlage sowohl für die bioartifiziellen als auch für die rein maschinellen Leberersatzverfahren nicht ausreichend.

> **Merke**
> Ungleich der Hämodialyse beim Nierenversagen sind die Leberersatzverfahren aktuell noch in einem „klinisch-experimentellen" Stadium.

Lebertransplantation

Für Patienten mit ALV ohne suffiziente Leberregeneration ist die Lebertransplantation die einzige definitive Therapie. Die Überlebensraten nach Transplantation beim akuten Leberversagen liegen zwischen 60 und 90 % [3].

▶ **Zeitpunkt der Transplantation.** Das Kernproblem der Indikationsstellung zur Transplantation liegt in der Definition des richtigen Zeitpunktes. Bei Patienten mit einer Chance zur Regeneration der Leberfunktion sollte die Transplantation so lange wie möglich vermieden werden. Andererseits kann die zu späte Indikationsstellung bei irreversiblen Komplikationen die Chance auf eine kurative Therapie zunichtemachen.

▶ **Prognosescores.** Es existieren verschiedene Scores, um die individuelle Prognose abschätzen zu können. Meist wird der Score des King's College verwendet (▶ Tab. 13.8). Bei einem zu erwartenden Spontanüberleben von < 20 % ist die Indikation zur Transplantation gegeben [26]. Falls Patienten mit einem akuten Leberversagen für eine Transplantation gemeldet werden, erreichen sie bei Eurotransplant die höchste Priorität (T 1- oder HU-Listung).

> **Merke**
> Die Lebertransplantation stellt eine Ultima Ratio, jedoch auch eine potenziell kurative Therapie für Patienten mit akutem Leberversagen dar.

Kernaussagen

Einleitung und Definition
Die Definition des akuten Leberversagens basiert auf den 3 Kriterien: schwere Leberfunktionsstörung mit Ikterus und eingeschränkter Syntheseleistung, hepatische Enzephalopathie und Nichtvorliegen einer chronischen Lebererkrankung. Das akute Leberversagen ist eine lebensbedrohliche Erkrankung.

Ätiologie
Die häufigsten Ursachen des akuten Leberversagens sind eine Paracetamolintoxikation, eine Virushepatitis A oder B sowie eine idiosynkratische Medikamentenreaktion. Selten finden sich vaskuläre und metabolische Ursachen.

Klinische Symptomatik
Die klinische Symptomatik ist gekennzeichnet durch den Verlust der hepatozellulären Funktion, die hepatische Enzephalopathie bzw. das Hirnödem, durch Infektionen, gastrointestinale Blutungen, Stoffwechselstörungen und das Multiorganversagen. Die klinische Symptomatik beim akuten Leberversagen ähnelt dem Bild der Sepsis, sodass mit einem progredienten Multiorganversagen gerechnet werden muss.

Diagnostik, Therapie und Prognose
Die Diagnose des akuten Leberversagens basiert auf der klinischen Symptomatik und wird durch die Bestimmung der Schädigungs- und Funktionsparameter der Leber untermauert. Spezifische Therapien existieren für die Paracetamolintoxikation (N-Acetylcystein-Therapie) und die Knollenblätterpilzvergiftung (Silibinin und Penicillin G) sowie in den seltenen Fällen einer Herpesvirus-Infektion (Aciclovir-Therapie) und einer Autoimmunhepatitis (Steroidtherapie).
Der Fokus der Behandlung des akuten Leberversagens liegt in der Verhinderung und der Therapie der Komplikationen (Reduktion der Produktion und Absorption von Ammoniak, prophylaktische Antibiotikatherapie, Protonenpumpenhemmertherapie, Ausgleich von Säure-Basen-Haushalt und von Elektrolytstörungen, Prävention des akuten Nierenversagens etc.).
Grundsätzlich sollten Patienten mit akutem Leberversagen eine intensivmedizinische Betreuung mit invasivem Monitoring der Vital- und Körperfunktionen erhalten und in Zentren mit einem Lebertransplantationsprogramm behandelt werden.
Ungleich der Hämodialyse beim Nierenversagen sind die Leberersatzverfahren aktuell noch in einem „klinisch-experimentellen" Stadium.
Bei einem zu erwartenden Spontanüberleben von < 20 % ist bei ALV die Indikation zur Lebertransplantation gegeben. Diese stellt eine Ultima Ratio, jedoch auch eine potenziell kurative Therapie für Patienten mit akutem Leberversagen dar.

Literatur

[1] Basile AS, Hughes RD, Harrison PM et al. Elevated brain concentrations of 1,4-benzodiazepines in fulminant hepatic failure. N Engl J Med 1991; 325: 473–478

[2] Baudouin SV, Howdle P, O'Grady JG et al. Acute lung injury in fulminant hepatic failure following paracetamol poisoning. Thorax 1995; 50: 399–402

[3] Bhatia V, Batra Y, Acharya SK. Prophylactic phenytoin does not improve cerebral edema or survival in acute liver failure – a controlled clinical trial. J Hepatol 2004; 41: 89–96

[4] Blei AT, Olafsson S, Webster S et al. Complications of intracranial pressure monitoring in fulminant hepatic failure. Lancet 1993; 341: 157–158

[5] Blei AT. Pathophysiology of brain edema in fulminant hepatic failure, revisited. Metab Brain Dis 2001; 16: 85–94

[6] Cook DJ, Fuller HD, Guyatt GH et al. Risk factors for gastrointestinal bleeding in critical ill patients. Canadian Critical Care Trials Group. N Engl J Med 1994; 330: 377–381

[7] Demetriou AA, Brown RS Jr, Busuttil RW et al. Prospective, randomized, multicenter, controlled trial of a bioartificial liver in treating acute liver failure. Ann Surg 2004; 239: 660–667

[8] Ede RJ, Williams RW. Hepatic encephalopathy and cerebral edema. Semin Liver Dis 1986; 6: 107–118

[9] Ellis AJ, Wendon JA, Williams R. Subclinical seizure activity and prophylactic phenytoin infusion in acute liver failure: a controlled clinical trial. Hepatology 2000; 32: 536 – 541
[10] Gimson AE. Bacterial infections in acute liver failure. In: Rodes J, Arroyo V (eds.). Therapy in Liver Diseases. Barcelona: Doyma 1992; 407
[11] Harrison PM, Keays R, Bray GP et al. Improved outcome of paracetamol-induced fulminant hepatic failure by late administration of acetylcysteine. Lancet 1990; 335: 1572 – 1573
[12] Hoofnagle JH, Carithers RL, Shapiro C et al. Fulminant hepatic failure: Summary of a workshop. Hepatology 1995; 21: 240 – 252
[13] Hruby K, Csomos G, Fuhrmann M et al. Chemotherapy of Amanita phalloides poisoning with intravenous silibinin. Hum Toxicol 1983; 2: 183 – 195
[14] Jalan R, Olde Damink SW, Deutz NE et al. Moderate hypothermia in patients with acute liver failure and uncontrolled intracranial hypertension. Gastroenterology 2004; 127: 1338 – 1346
[15] Jones EA. Ammonia, the GABA neurotransmitter system and hepatic encephalopathy. Metab Brain Dis 2002; 17: 275 – 281
[16] Keays R, Harrison PM, Wendon JA et al. Intravenous acetylcysteine in Paracetamol-induced fulminant hepatic failure: a prospective controlled study. BMJ 1991; 303: 1026 – 1029
[17] Lee WM. Acute liver failure. N Engl J Med 1993; 329: 1862 – 1872
[18] Lidofsky SD. Liver transplantation for fulminant hepatic failure. Gastroenterol Clin North Am 1993; 22: 257 – 269
[19] Lidofsky SD. Fulminant hepatic failure. Crit Care Clin 1995; 11: 415 – 430
[20] Mas A, Rodes J. Fulminant hepatic failure. Lancet 1997; 349: 1081 – 1085
[21] Mitzner SR, Stange J, Klammt S et al. Improvement of hepatorenal syndrome with extracorporeal albumin dialysis MARS: Results of a prospective, randomized, controlled clinical trial. Liver Transpl 2000; 6: 277 – 286
[22] Moore K. Renal failure in acute liver failure. Eur J Gastroenterol Hepatol 1999; 11: 967 – 975
[23] Munoz SJ. Difficult management problems in fulminant hepatic failure. Semin Liver Dis 1993; 13: 395 – 413
[24] Murphy N, Auzinger G, Bernel W et al. The effect of hypertonic sodium chloride on intracranial pressure in patients with acute liver failure. Hepatology 2004; 39: 464 – 470
[25] Naylor CD, O'Rourkee K, Detsky AS et al. Parenteral nutrition with branched-chain amino acids in hepatic encephalopathy. A meta-analysis. Gastroenterology 1989; 97: 1033 – 1042
[26] O'Grady JG, Alexander GJ, Hayllar KM et al. Early indicators of prognosis in fulminant hepatic failure. Gastroenterology 1989; 97: 439 – 445
[27] O'Grady JG, Portmann B, Williams R. Fulminant hepatic failure. In: Schiff L, Schiff R (eds.). Diseases of the Liver. Philadelphia: JB Lippincott 1993
[28] O'Grady JG, Schalm SW, Williams R. Acute liver failure: Redefining the syndromes. Lancet 1993; 342: 273 – 275
[29] Ostapowicz G, Fontana RJ, Schiodt FV et al. Results of a prospective study of acute liver failure at 17 tertiary care centers in the United States. Ann Intern Med 2002; 137: 947 – 954
[30] Piqueras J. Hepatotoxic mushroom poisoning: diagnosis and management. Mycopathologia 1989; 105: 99 – 110
[31] Pitre J, Soubrane O, Dousset B et al. How valid is emergency liver transplantation for acute liver necrosis in patients with multiple organ failure? Liver Transpl Surg 1996; 2: 1 – 7
[32] Rolando N, Harvey F, Brahm J et al. Prospective study of bacterial infection in acute liver failure: an analysis of fifty patients. Hepatology 1990; 11: 49 – 53
[33] Rolando N, Harvey F, Brahm J et al. Fungal infection: a common unrecognised complication of acute liver failure. J Hepatol 1991; 12: 1 – 9
[34] Rolando N, Wade JJ, Stangou A et al. Prospective study comparing the efficacy of prophylactic parenteral antimicrobials, with or without enteral decontamination, in patients with acute liver failure. Liver Transpl Surg 1996; 2: 8 – 13
[35] Salmeron JM, Tito l, Rimola A et al. Selective intestinal decontamination in the prevention of bacterial infection in patients with acute liver failure. J Hepatol 1992; 14: 280 – 285
[36] Samuel D, Ichai P, Feray C et al. Neurological improvement during bioartificial liver sessions in patients with acute liver failure awaiting transplantation. Transplantation 2002; 73: 257 – 264
[37] Schmidt LE, Wang LP, Hansen BA et al. Systemic hemodynamic effects of treatment with the molecular adsorbents recirculating system in patients with hyperacute liver failure: a prospective controlled trial. Liver Transpl 2003; 9: 290 – 297
[38] Smilkstein MJ, Knapp GL, Kulig KW et al. Efficacy of oral N-acetylcysteine in the treatment of acetaminophen poisoning. N Engl J Med 1988; 319: 1557 – 1562
[39] Smilkstein MJ, Bronstein AC, Linden C et al. Acetaminophen overdose. A 48-hour intravenous N-acetylcysteine protocol. Ann Emerg Med 1991; 20: 1058 – 1063
[40] Stange J, Mitzner SR, Risler T et al. Molecular adsorbent recycling system (MARS): Clinical results of a new membrane-based blood purification system for bioartificial liver support. Artif Organs 1999; 23: 319 – 330
[41] Vetter J. Toxins of Amanita phalloides. Toxicon 1998; 36: 13 – 24
[42] Ware AJ, D'Agostino AN, Combes B. Cerebral edema: a major complication of massive hepatic necrosis. Gastroenterology 1971; 61: 877 – 884
[43] Wendon JA, Harrison PM, Keays R et al. Cerebral blood flow and metabolism in fulminant liver failure. Hepatology 1994; 19: 1407 – 1413
[44] Williams R, Gimson AE. Intensive liver care and management of acute liver failure. Dig Dis Sci 1991; 36: 820 – 826

13.6 Postoperativer Ileus

T. Simon, C. N. Gutt, J. Köninger, M. W. Büchler

13.6.1 Definition und Einleitung

Definition

Die Unterbrechung der koordinierten intestinalen Motilität mit Ausfall der propulsiven Darmbewegung nach abdominalchirurgischen Eingriffen wird ab einer gewissen Ausprägung als postoperativer Ileus (POI) bezeichnet.

Während sich die elektrische und muskuläre Aktivität des Dünndarms im Allgemeinen bereits nach 5 – 10 h (– 24) erholt, nimmt der Magen seine Tätigkeit erst nach 24 – 48 h wieder auf. Zuletzt erholt sich das Kolon, mit einer weitgehend geregelten Aktivität des Dickdarms, erst nach 2 – 5 Tagen postoperativ. Darüber hinaus erlangt das Kolon seine propulsive Aktivität entlang einem von proximal nach distal verlaufenden Gradienten wieder.

13.6 Postoperativer Ileus

> **Merke**
>
> Diese Beobachtungen zeigen, dass die eingeschränkte Passage des Darminhaltes beim postoperativen Ileus weniger die Folge eines vollständigen Fehlens der gastrointestinalen elektrischen und kontraktilen Aktivität ist als vielmehr das Resultat einer unzureichenden Koordination der Darmmotilität.

13.6.2 Klinische Bedeutung und Symptomatik

Die Zeit bis zum Wiedererlangen einer physiologischen Darmentleerung bestimmt letztendlich die frühpostoperative Rekonvaleszenz und damit auch die stationäre Behandlungsdauer.

> **Merke**
>
> Der POI hat einen wesentlichen Einfluss auf den postoperativen Verlauf, insbesondere bei viszeralchirurgischen Patienten. Er führt zu einer verlängerten Rekonvaleszenz und ist der wesentliche Morbiditätsfaktor nach großen abdominalen Eingriffen (▶ Abb. 13.12).

▶ **Symptome und Komplikationen.** Zu den Symptomen des POI zählen Inappetenz, Übelkeit, Singultus und Ausbleiben des Stuhlgangs bis hin zu Erbrechen. Je nach Ausprägung sind die Patienten auf Infusionen und parenterale Ernährung angewiesen. Dies kann zu weiteren Problemen wie Mangelernährung, Elektrolytentgleisungen und Nebenwirkungen einer länger dauernden parenteralen Ernährung führen. Immobilisierung der Patienten und Bettlägerigkeit erhöhen das Risiko thrombembolischer Komplikationen und erschweren ihrerseits die Auflösung des POI. Stille Aspirationen oder Aspirationen im Rahmen von Erbrechen führen zu unter Umständen schwer behandelbaren Infektionen der Luftwege.

Ob das Risiko einer Anastomoseninsuffizienz erhöht wird, ist bis jetzt unklar, in jedem Fall kann ein POI ein frühzeitiges Symptom einer solchen sein.

> **Merke**
>
> In der Reduktion der Ausprägung des POI liegt einer der Schlüssel zu einer weiteren patientenorientierten Verkürzung der Hospitalisation und somit zur Einsparung von erheblichen Ressourcen.

13.6.3 Diagnostik

Bei entsprechender operativer Anamnese ergibt sich beim POI der typische klinische Befund eines distendierten Abdomens und abdomineller Schmerzen bei – in voller Ausprägung – fehlenden Darmgeräuschen. Die intraluminale Ansammlung von Darmgas und Flüssigkeit ergibt das typische radiologische Bild multipler Spiegelbildungen und Darmgasansammlungen bei ggf. überblähter Magenblase. Sonografisch imponieren distendierte, flüssigkeitsgefüllte Darmschlingen und eine Pendelperistaltik. Laborchemisch können Elektrolytentgleisungen und erhöhte Infektwerte auftreten.

▶ **Monitoring.** Um den Verlauf des postoperativen Ileus zu verfolgen, werden Darmgeräusche, der Abgang von Winden und Stuhl, die orale Nahrungsverträglichkeit und, bei liegender Magensonde, deren Fördermenge dokumentiert. Elektrophysiologische Messungen der Darmmotorik finden in der Praxis in der Regel keine Anwendung.

> **Praxistipp**
>
> In der klinischen Praxis ist somit das Wiedereinsetzen des Stuhlgangs zusammen mit der Verträglichkeit der oralen Nahrungsaufnahme das praktikabelste und verlässlichste Zeichen, dass der postoperative Ileus überwunden ist.

13.6.4 Behandlungsstrategien

Aktuell gibt es verschiedene Präventions- und Behandlungsstrategien und auch unterschiedliche multimodale Konzepte, wobei es schwierig ist, die jeweiligen Erfolge in der täglichen Praxis zu objektivieren. Aufgrund methodischer Mängel ist die Studienlage zum Thema jedoch wenig aussagekräftig.

In den folgenden Abschnitten werden präventive, unterstützende und medikamentöse Maßnahmen zur Behandlung des postoperativen Ileus beschrieben.

Prävention

Unterschiedliche Maßnahmen sind geeignet, das Risiko der Entstehung eines postoperativen Ileus zu reduzieren. Dazu gehören v. a. die Minimierung des chirurgischen Traumas durch eine subtile blutsparende Operationstechnik bzw. der Einsatz minimal invasiver Operationstechniken, der sparsame Einsatz von Opiaten in der postoperativen Phase und eine entsprechende präoperative Vorbereitung.

Minimal invasive Operationstechnik

Der Einsatz minimal invasiver Operationstechniken und die damit verbundene Verringerung des chirurgischen Traumas können zu einer geringeren reflektorischen Hemmung der Darmperistaltik und verminderten Ausprägung des POI beitragen. Darüber hinaus ergibt sich nach laparoskopischen Interventionen ein niedriges Schmerzniveau mit geringerem Bedarf an Opioidanalgetika.

Orthograde Darmspülung

Die früher gebräuchliche Praxis der orthograden Darmspülung vor sämtlichen Eingriffen am Kolon und Rektum kann die Dauer des POI verlängern und die postoperative Morbidität erhöhen.

> **Praxistipp**
>
> Aus diesem Grund sollte eine begrenzte orthograde Darmspülung nur noch in ganz besonderen Situationen, z. B. bei der tiefen anterioren Rektumresektion mit vorgeschaltetem protektivem Ileostoma, angewendet werden.

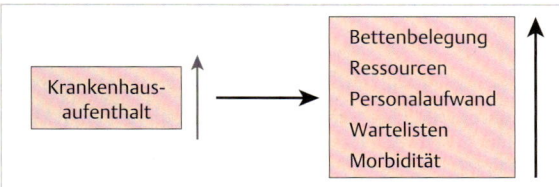

Abb. 13.12 Gesundheitsökonomische Aspekte des postoperativen Ileus.

Tab. 13.9 Übersicht der Behandlungsstrategien des postoperativen Ileus.

nicht pharmakologische Therapie	
Magensonde	mechanische Entlastung, keine Indikation zur präventiven Anlage gegeben
früher Kostaufbau	stimuliert Sekretion properistaltischer enteraler Hormone, fördert reflektorisch koordiniertere Darmperistaltik
Mobilisation	kein Wirkungsnachweis auf postoperativen Ileus, ggf. Suggestion
Wasser-/Elektrolytausgleich	Überwässerung und Elektrolytverschiebung fördert POI
pharmakologische Therapie	
Erythromycin	Motilinrezeptoragonist, fördert Kontraktionen des Gastrointestinaltrakts, Effektivität bei POI nicht nachgewiesen
Metoclopramid	cholinerge Stimulation, wirkt gegen Übelkeit, kein positiver Einfluss auf Dauer des POI
Neostigmin	indirekt parasympathomimetische Wirkung, moderate Verkürzung des POI bei zum Teil erheblichen cholinergen Nebenwirkungen
peripher wirksame μ-Opioidrezeptorantagonisten	verhindern möglicherweise den hemmenden Effekt von Opioiden auf die Darmmotilität

Verringerung des postoperativen Opioidbedarfs

▶ **Epidurale Anästhesie/Analgesie.** Eine Metaanalyse an insgesamt 261 Patienten zeigte, dass die Zeit bis zum ersten Stuhlgang durch die Verwendung von Lokalanästhetika bei der Epiduralanästhesie im Vergleich zur Gabe von systemischen Opioiden um durchschnittlich 2 Tage verkürzt werden konnte. Es konnte auch gezeigt werden, dass durch die gemeinsame Gabe von Lokalanästhetika und Opioiden im Vergleich zur alleinigen Gabe von Lokalanästhetika ein höherer Grad an Schmerzfreiheit erreicht werden kann. Mittlerweile wird die Indikation zur Katheteranalgesie deutlich zurückhaltender gestellt, da ein verlängerter Aufenthalt im Intensivbereich und die damit verbundene Immobilität sich eher negativ auf den Heilungsverlauf auswirken.

▶ **Nicht steroidale Antiphlogistika und Paracetamol.** Sie sind geeignet, den Bedarf an Opioiden in der postoperativen Phase und damit die Ausprägung des POI zu reduzieren. Darüber hinaus trägt die antiinflammatorische Wirkung der nicht steroidalen Antiphlogistika noch zusätzlich zur Verringerung des POI bei.

Merke
Die gemeinsame Gabe von Lokalanästhetika und kleinen Mengen an Opioiden über einen thorakalen Epiduralkatheter stellt die ideale Kombination zur Behandlung chirurgischer Patienten in der perioperativen Phase dar. Auch nicht steroidale Antiphlogistika haben einen festen Platz in der perioperativen Schmerzbehandlung.

Unterstützende Maßnahmen

Wenn es im Rahmen der postoperativen Phase zu einem postoperativen Ileus kommt, sind Maßnahmen erforderlich, die eine weitere Verschlechterung des Patienten bzw. das Auftreten von schwerwiegenden Problemen verhindern. Es werden medikamentöse von nicht medikamentösen Maßnahmen unterschieden (▶ Tab. 13.9).

Nicht medikamentöse Maßnahmen

Beim extubierten Patienten erfolgt die Entfernung der Magensonde direkt postoperativ.

Praxistipp
Aufgrund fehlender Nachweise für einen möglichen Nutzen, bei gleichzeitig bestehender Beeinträchtigung der Patienten, sollte die routinemäßige Anlage einer Magensonde unterbleiben.

Entgegen der früher verbreiteten Praxis eines protrahierten Kostaufbaus konnte mittlerweile gezeigt werden, dass eine frühpostoperative enterale Ernährung die Sekretion properistaltischer Hormone fördert und die Dauer des POI verkürzen kann. Ein restriktives Infusionsmanagement mit ausgeglichenem Flüssigkeits- und Elektrolythaushalt vermindert das postoperative Ödem der Darmwand und hat so einen günstigen Effekt auf die Darmpassage.

Merke
Bei frühzeitigem Kostaufbau am 1. postoperativen Tag endet der POI häufig bereits nach 48 h.

Der Nutzen Kaugummikauens und postoperativer Kaffeegaben wird derzeit in klinischen Studien untersucht. Für die frühe postoperative Mobilisation steht der Nachweis einer Verkürzung des POI aus. Zur Verringerung pulmonaler und thrombembolischer Komplikationen ist diese in jedem Fall zu befürworten.

Praxistipp
In der klinischen Praxis hat sich die frühe Mobilisierung durchgesetzt.

Medikamentöse Maßnahmen

▶ **Metoclopramid.** Das zentral wirksame Antiemetikum Metoclopramid steigert die Magenperistaltik und den Tonus der Magenmuskulatur, während es den Tonus des Pylorus reduziert. Die peristaltische Aktivität von Duodenum und Jejunum werden ebenfalls gesteigert, das Kolon wird durch Metoclopramid jedoch nicht angeregt.

Merke

Unter Metoclopramid kann eine Verzögerung der ersten Windabgänge und des Kostaufbaus eintreten.

▶ **Erythromycin.** Das Antibiotikum Erythromycin ist ein Motilinrezeptoragonist und fördert so die intestinale Peristaltik. Diese Eigenschaft erklärt auch die unerwünschten Nebenwirkungen dieses Antibiotikums wie Durchfall, Übelkeit und abdominale Schmerzen beim Einsatz in antimikrobiell wirksamen Dosen. Die Verkürzung des postoperativen Ileus konnte aber auch mit diesem Medikament nicht nachgewiesen werden. Dies hängt wahrscheinlich mit der Abwesenheit von Motilinrezeptoren im Kolon zusammen.

Merke

Eine Verkürzung des postoperativen Ileus konnte durch Therapie mit Erythromycin nicht nachgewiesen werden.

▶ **Laxanzien.** Der Nutzen der weit verbreiteten Anwendung von Laxanzien zur Prävention und Behandlung des POI entbehrt bislang eines umfassenden wissenschaftlichen Nachweises.

▶ **Neostigmin.** Der Acetylcholinesteraseinhibitor Neostigmin soll durch seine indirekte parasympathomimetische Wirkung zu einer erhöhten Kolonmotilität führen. Einer moderaten Verkürzung des POI in einigen Studien steht jedoch ein breites Spektrum an zum Teil recht erheblichen Nebenwirkungen (krampfartige abdominelle Schmerzen, Bradykardien) gegenüber.

▶ **Opioidrezeptorantagonisten.** μ-Opioidrezeptorblocker, die die Blut-Hirn-Schranke nicht durchdringen, ihre Bindungsfähigkeit an μ-Opioidrezeptoren des Intestinums aber erhalten haben, sind nach vielversprechenden Ergebnissen in mehreren Phase-III-Studien in den USA zur Behandlung des POI nach Kolonresektionen bereits zugelassen.

Multimodales Management

Merke

Da es sich beim postoperativen Ileus um ein multifaktorielles Geschehen handelt, ergeben sich für die Behandlung unterschiedliche Ansatzpunkte. Unabhängig von der Diskussion um eine optimale begleitende pharmakologische Therapie ist aber offensichtlich, dass der Prävention des postoperativen Ileus durch Minimierung des chirurgischen Traumas und durch Einsatz entsprechender Anästhesieverfahren die entscheidende Rolle zukommt.

Kernaussagen

Definition und Einleitung
Nach abdominalchirurgischen Eingriffen kommt es regelhaft zu einer Unterbrechung der normalen, propulsiven Darmmotorik.

Klinische Bedeutung und Symptomatik
Der POI führt zu einer verlängerten Rekonvaleszenz und ist ein wesentlicher Morbiditätsfaktor nach großen abdominalen Eingriffen. Die Reduktion des POI ist geeignet, zu einer weiteren patientenorientierten Verkürzung der Hospitalisation und somit zur Einsparung von erheblichen Ressourcen zu führen.

Diagnostik
Bei entsprechender operativer Anamnese, ergibt sich die klinische Symptomatik einer Passagestörung mit ggf. unspezifischen Gasansammlungen in der röntgenologischen Abdomenübersichtsaufnahme.

Behandlungsstrategien
Man unterscheidet präventive, unterstützende nicht medikamentöse und medikamentöse Maßnahmen zur Verkürzung des POI.
Zu den *präventiven Maßnahmen* zählen eine minimal invasive Operationstechnik, die restriktive Anwendung einer orthograden Darmspülung und v. a. die Verringerung des postoperativen Opioidbedarfs durch konsequenten Einsatz der epiduralen Anästhesie/Analgesie sowie von nicht steroidalen Antiphlogistika und Paracetamol.
Unterstützende *nicht medikamentöse Maßnahmen* sind der Verzicht auf die routinemäßige Anlage einer Magensonde, frühzeitiger Kostaufbau am 1. postoperativen Tag, Kaugummikauen, frühe Mobilisation sowie ein restriktives intra- und postoperatives Flüssigkeitsmanagement.
Der Stellenwert und die Wirksamkeit der meisten *Medikamente* sind noch unklar. Eine Verkürzung des postoperativen Ileus konnte für Erythromycin und Metoclopramid nicht nachgewiesen werden. Eine genaue Aussage über die Wirksamkeit von Laxanzien bei POI ist derzeit noch nicht möglich.
Die Entwicklung multimodaler Konzepte zur Verkürzung des POI und die Einführung entsprechender Leitlinien zur Prävention und Therapie sind aufgrund der enormen medizinischen und sozioökonomischen Bedeutung dieses Krankheitsbildes dringend geboten.

Literatur

[1] Bardram L, Funch-Jensen P, Jensen P et al. Recovery after laparoscopic colonic surgery with epidural analgesia, and early oral nutrition and mobilisation. Lancet 1995; 345: 763 – 764
[2] Basse L, Thorbol JE, Lossl K et al. Colonic surgery with accelerated rehabilitation or conventional care. Dis Colon Rectum 2004; 47: 271 – 277
[3] Chen HH, Wexner SD, Iroatulam AJ et al. Laparoscopic colectomy compares favorably with colectomy by laparotomy for reduction of postoperative ileus. Dis Colon Rectum 2000; 43: 61 – 65
[4] Holte K, Kehlet H. Postoperative ileus: a preventable event. Br J Surg 2000; 87: 1480 – 1493
[5] Holte K, Kehlet H. Postoperative ileus: progress towards effective management. Drugs 2002; 62: 2603 – 2615
[6] Holte K, Sharrock NE, Kehlet H. Pathophysiology and clinical implications of perioperative fluid excess. Br J Anaesth 2002; 89: 622 – 632
[7] Kehlet H, Werner M, Perkins F. Balanced analgesia: what is it and what are its advantages in postoperative pain? Drugs 1999; 58: 793 – 797
[8] Kehlet H, Dahl JB. Anaesthesia, surgery, and challenges in postoperative recovery. Lancet 2003; 362: 1921 – 1928
[9] Kurz A, Sessler DI. Opioid-induced bowel dysfunction: pathophysiology and potential new therapies. Drugs 2003; 63: 649 – 671
[10] Luckey A, Livingston E, Tache Y. Mechanisms and treatment of postoperative ileus. Arch Surg 2003; 138: 206 – 214
[11] Miedema BW, Johnson JO. Methods for decreasing postoperative gut dysmotility. Lancet Oncol 2003; 4: 365 – 372

[12] Resnick J, Greenwald DA, Brandt LJ. Delayed gastric emptying and postoperative ileus after nongastric abdominal surgery: part II. Am J Gastroenterol 1997; 92: 934–940
[13] Stephen AE, Berger DL. Shortened length of stay and hospital cost reduction with implementation of an accelerated clinical care pathway after elective colon resection. Surgery 2003; 133: 277–282
[14] Tollesson PO, Cassuto J, Rimback G. Patterns of propulsive motility in the human colon after abdominal operations. Eur J Surg 1992; 158: 233–236
[15] Viscusi ER, Gan TJ, Leslie JB et al. Peripherally acting mu-opioid receptor antagonists and postoperative ileus: mechanisms of action and clinical applicability. Anesth Analg. 2009; 108(6): 1811–1822
[16] Wille-Jorgensen P, Guenaga KF, Castro AA et al. Clinical value of preoperative mechanical bowel cleansing in elective colorectal surgery: a systematic review. Dis Colon Rectum 2003; 46: 1013–1020
[17] Wolff BG, Michelassi F, Gerkin TM et al. Alvimopan, a novel, peripherally acting mu-opioid antagonist: results of a multicenter, randomized, doubleblind, placebo-controlled, phase III trial of major abdominal surgery and postoperative ileus. Ann Surg 2004; 240: 728–734

13.7 Ischämische Erkrankungen des Gastrointestinaltrakts

G. Knichwitz, C. Kruse

13.7.1 Einleitung

Beim Intensivpatienten spielt der Gastrointestinaltrakt im Krankheitsverlauf eine wichtige Rolle. Der Verlust der Mukosabarriere gegenüber den 100 Mrd. darmständigen Bakterien und Pilzen sowie das Versagen der intestinalen Immunfunktion sind eng verknüpft mit dem Entstehen von Sepsis und Multiorganversagen bei Mangeldurchblutung des Darmes.

13.7.2 Grundlagen der Darmperfusion

▶ **Blutversorgung.** Der Gastrointestinaltrakt wird mit 20% des Herzzeitvolumens über 3 große Arterien versorgt, die in der Darmwand in einen Plexus münden, von dem Arteriolen in die Mukosa ziehen. In den Darmzotten liegt die endende Zentralarterie in enger Nachbarschaft zu den gegenläufigen Venen und bildet in der Zottenspitze ein dichtes kapilläres Netzwerk. Der Darm schöpft 25% des ihm angebotenen O_2 aus und kann unter Ischämie die O_2-Ausschöpfung auf 50% erhöhen [16, 18, 19].

▶ **Durchblutung der Mukosa.** Diese weist 3 Charakteristika auf:
- *Gegenstromprinzip:* Der Abstand zwischen Zentralarterie und Venen ist mit 20 µm so gering, dass ein vorzeitiger O_2-Austausch im Gegenstromprinzip möglich ist. Je langsamer die Flussgeschwindigkeit in der Zentralarterie, umso mehr O_2 wird vor Erreichen der Zottenspitze an die Venen abgegeben.
- *Physiologische Hämodilution:* Die Blutzellen können dem rechtwinkligen Abgang der zentralen Zottenarterie nur bedingt folgen; der Hämatokrit in den Zotten kann bis auf die Hälfte reduziert sein (Plasmaskimming).
- *Metabolische Aktivität der Darmmukosa:* Die hohe Stoffwechsel- und Regenerationsrate der Darmschleimhaut, insbesondere an der Zottenspitze, erfordert ein hohes O_2- und Substratangebot mit Funktions- und Integritätsverlust bei O_2-Mangel.

▶ **Determinanten der Darmperfusion.** Physiologisch wird die Darmdurchblutung durch autonom-nervale und endo- bzw. parakrine Mechanismen zur Optimierung der Nahrungsaufnahme reguliert. Neben lokalen Vasokonstriktoren des Gastrointestinaltrakts (Angiotensin, Adrenalin, Noradrenalin, Vasopressin) und Vasodilatatoren (Gastrin, Cholezystokinin, Sekretin, Acetylcholin, Adenosin, Bradykinin, Histamin, Stickstoffmonoxid [NO], Prostaglandine) moduliert das autonome Nervensystem die mesenteriale Perfusion über die Nn. splanchnici mit seinen sympathischen Efferenzen aus dem 5.–11. thorakalen Grenzstrangganglion.

13.7.3 Pathophysiologie

Ischämie

Bei mesenterialarterieller Minderdurchblutung kommt es zu einem verlangsamten kapillaren Blutfluss mit intermittierendem Flussstopp, Pendelfluss und zunehmender Aussparung von Perfusionsarealen. Bei O_2-Mangel entstehen zuerst an der Zottenspitze Nekrosen, die zu den Krypten hin fortschreiten. Abhängig von Stärke und Dauer können gesunde Zotten neben ischämischen gefunden werden.

> **Merke**
>
> Fällt die Durchblutung der Darmmukosa unter die Grenze von 40% des Ruheblutflusses, kommt es zum hypoxischen Gewebeschaden mit intramukosaler CO_2-Retention [16].

Frühzeitig kommt es zu einem Verlust der mukosalen Barrierenfunktion mit Translokation von Bakterien in die Lymph- und Blutbahn [7, 21]. Bis zu einer Ischämiedauer von 6 h gilt die Mukosadestruktion noch als reversibel.

Reperfusion

Die Minderdurchblutung führt durch Mangel an O_2 und Substraten sowie durch den fehlenden Abtransport von Stoffwechselendprodukten wie CO_2, Wasserstoffionen (H^+), Laktat, Kalium, Zytokinen und Mediatoren zur Gewebezerstörung. Die Reperfusion kann die Gewebsschäden um ein Vielfaches verstärken. Die Ausschwemmung von translozierten Bakterien, toxischen Substraten und freien Sauerstoffradikalen (ROS) kann den gesamten Organismus beeinträchtigen bis hin zu einem Multiorganversagen mit hoher Sterblichkeit. Bei instabilen, katecholaminpflichtigen Intensivpatienten können sich intestinale Ischämie- und Reperfusionsereignisse abwechseln [7, 19, 26].

13.7.4 Terminologie

Der Begriff „intestinale Perfusionsstörung" wird von den Leitlinien der American Gastroenterological Association [1] unterschieden in:
- akute arterielle Mesenterialischämie (AMI),
- chronische arterielle Mesenterialischämie (CMI),
- Mesenterialvenenthrombose (MVT).

▶ **Akute arterielle Mesenterialischämie.** Die AMI wird in embolische, thrombotische und nonokklusive Form (NOMI) differenziert. Sie ist mit einer Inzidenz von 0,1–0,36% aller Krankenhausaufnahmen ein seltenes Krankheitsereignis mit hoher Letalität (59–93%), die bei Verzögerung der Diagnosestellung um 24 h nahezu 100% erreicht. [1].

13.7 Ischämische Erkrankungen des Gastrointestinaltrakts

> **Merke**
>
> Von besonderer Bedeutung für die Intensivmedizin ist die nonokklusive Mesenterialischämie (NOMI). Ihr Anteil an der AMI liegt bei 44 % mit steigender Tendenz. 2 Drittel der Patienten kommen im Verlauf einer schweren Krankheit mit einer sekundären NOMI in die Intensivbehandlung [25]. Die Mortalität der NOMI liegt bei 43–80 % [32].

Nonokklusive Mesenterialischämie (NOMI)

> **Definition**
>
> Ist eine AMI nicht durch eine vaskuläre Obstruktion (Embolie, Thrombose) hervorgerufen, wird sie als NOMI klassifiziert. Pathophysiologisch ist es eine reversible, sympathikusvermittelte mesenteriale Vasokonstriktion, die dem Schutz der empfindlichen Darmmukosa dient [31].

Das bereits in den 1960er-Jahren beschriebene Krankheitsbild wird durch Arteriosklerose, Diabetes mellitus, Nierenfunktionsstörungen, Herzinsuffizienz und Pankreatitis begünstigt [32].

> **Merke**
>
> Hypovolämie, Hypotension und hoch dosierte Katecholamintherapie sind die wichtigsten Ursachen der NOMI.

▶ **Auslöser.** Körpereigene Katecholamine und eine Vielzahl von Medikamenten können die NOMI auslösen. Direkt vasokonstriktorisch wirken exogen zugeführte Katecholamine, Digitalispräparate, Vasopressin und Ergotamin. Einen direkten mesenterialkonstringierenden Effekt haben Betablocker, rekombinantes Erythropoetin, Kokain und Amphetamine [22, 31]. Weitere Auslöser sind Organersatzverfahren wie kardiopulmonaler Bypass, linksventrikuläre Unterstützungssysteme und Nierenersatzverfahren. Der Einsatz der intraaortalen Ballongegenpulsation führt in 1 % der Fälle zu intestinalen Ischämien [6]. Ebenso kann eine NOMI nach einer embolisch bedingten AMI auftreten, die als vasokonstriktorischer Reflex nach Entfernung des Embolus persistiert.

Die Auslöser unterhalten einen Kreislauf von Vasokonstriktion und hypoxischer Minderperfusion. Neben den Sympathikusmechanismen wird auch eine Beteiligung des Renin-Angiotensin-Aldosteron-Systems diskutiert. In Abhängigkeit von der Dauer kann die passagere Ischämie unabhängig vom Auslöser irreversibel werden und zu Darminfarzierungen führen [31].

13.7.5 Diagnostik

Beim wachen Patienten steht der initiale, heftige Abdominalschmerz ohne adäquat ausgeprägten Regionalbefund im Vordergrund. Dieser ist beim analgosedierten Intensivpatienten maskiert.

> **Praxistipp**
>
> Bei allen Intensivpatienten mit postoperativer Obstipation oder Ileus über 3 Tage sowie Kreislaufzuständen und Therapien, die potenziell eine NOMI auslösen können, muss die Möglichkeit des Auftretens einer NOMI erwogen werden.

Bei Verdacht auf Peritonitis ist immer die umgehende Laparotomie angezeigt [1], im Weiteren die Duplexsonografie, die direkte Angiografie sowie die CT- oder MR-gestützte Rekonstruktion der Gefäße.

> **Merke**
>
> Die mesenterialarterielle Angiografie stellt den „Goldstandard" in der Diagnosesicherung der AMI bzw. NOMI dar. Ihre frühzeitige Durchführung senkt die Mortalität erheblich [1].

▶ **Mesenterikografie.** Radiologische Charakteristika der NOMI sind [5] neben dem Fehlen eines Embolus/Thrombus die extreme Vasokonstriktion des Hauptstammes der A. mesenterica superior und der größeren Seitenäste mit Fehlen der kleinen intramuralen Gefäße (Bild des entlaubten Baumes) sowie hintereinander geschaltete spastisch verengte Gefäßsegmente (Perlschnurphänomen).

Die Mesenterikografie eröffnet zusätzlich die Therapieoption zur lokalen Applikation von Vasodilatatoren, die bei der Therapie der NOMI erste Präferenz haben [1].

▶ **Laborbefunde.** Die nicht immer assoziierte Laktazidose ist, ebenso wie ein Anstieg von LDH und CK oder eine Hypophosphatämie, wenig spezifisch [1, 17].

▶ **Monitoring.** Das einzige intensivmedizinisch verfügbare, bettseitige und kontinuierliche Monitoringverfahren ist die regionale pCO_2-Messung mithilfe der Lufttonometrie. Der hierbei gemessene intramukosale pCO_2 kann qualitative Aussagen zur Darmperfusion machen (s. auch Kap. 3.3.7 „Regionale CO_2-Messung"). Allerdings können nur globale Ischämien des Gastrointestinaltrakts ab einer Perfusionsreduzierung auf unter 40 % sicher erfasst werden [18].

13.7.6 Therapie

Bei Zeichen der Peritonitis ist die sofortige Laparotomie indiziert, ohne Peritonitishinweis kann bei der NOMI eine lokale Vasodilatation durchgeführt werden [1].

Lokale Vasodilatatoren

Der speziell auf den mesenterialarteriellen Vasospasmus gezielte Einsatz von Vasodilatatoren ermöglicht eine kausale Therapie der NOMI und AMI. Vasodilatatoren (wie Papaverin, Prostaglandine, ACE-Hemmer) können direkt über den Angiografiekatheter appliziert werden.

Entscheidend ist der frühzeitige Therapiebeginn, bevor eine Laktazidose nachweisbar ist [15]. Bei Operationspflichtigkeit ist die Applikation prä-, intra- und postoperativ indiziert. Bei mesenterialarterieller Embolie kann aufgrund der Koinzidenz eines Vasospasmus nach radiologischer oder chirurgischer Intervention [31] die Therapie supportiv eingesetzt werden.

▶ **Papaverin.** Der Phosphodiesteraseinhibitor führt zu einer Relaxierung glatter Gefäßmuskulatur. Bei selektiv mesenterialarterieller Applikation unterliegen 90 % des Papaverins dem First-Pass-Metabolismus der Leber, sodass systemische Toxizität und Nebenwirkungen minimal sind. Die Überlebensrate der NOMI kann durch Infusion von 30–60 mg/h auf 60 % deutlich verbessert werden [35], die Ileussymptomatik verbessert sich bei über der Hälfte der NOMI-Patienten innerhalb von Stunden [15].

Praxistipp

Zur lokalen Vasodilatation werden je nach Ausprägung der peripheren Gefäßrarifizierung 5 – 10 mg Papaverin (Paveron®) als Bolus appliziert, anschließend 60 mg/h über den mesenterialarteriellen Angiografiekatheter. Die Therapie wird bis zum Nachweis von Peristaltik fortgeführt und nach 24 – 48 h unter Aussetzung der Papaverinapplikation durch eine erneute Mesenterikografie kontrolliert. Rebound-Phänomene wurden nicht beobachtet. Papaverin darf nicht mit Heparin gemischt werden, da es zu Ausfällungen kommt.

▶ **Iloprost.** Das synthetische Prostacyclin (PGI2)-Analogon Iloprost (Ilomedin®) bindet an G-Protein-gekoppelte Prostacyclinrezeptoren in der Gefäßwand und löst eine system- und pulmonalvaskuläre arterielle Vasodilatation aus. Es wird – ohne initialen Bolus – in einer Dosierung von 2 bis 4 ng/kg KG/min kontinuierlich mesenterialarteriell infundiert.

▶ **Prostaglandin E1.** Prostaglandin E1 (Alprostadil, Prostavasin®) ruft ebenfalls eine Vasodilatation hervor. Die Substanz wird zu 80 – 90 % in der Lunge metabolisiert. Zur Therapie werden nach Bolusgabe von 10 bis 20 µg im Folgenden 40 bis 60 µg Alprostadil pro Tag mesenterialarteriell infundiert.

▶ **Überwachung.** Eine intensivmedizinische Überwachung ist unbedingt durchzuführen, um Nebenwirkungen rechtzeitig zu erkennen, z. B. Hypotonien, bedingt durch eine Dislokation des Mesenterialarterienkatheters in die Aorta. Komplikationen der Angiografie und der nachfolgenden Vasodilatatortherapie sind – auch bei Anwendung über mehr als 5 Tage – selten und beinhalten akute Tubulusnekrose, lokale Hämatome, Katheterdislokation und Katheterthrombosierungen. Der zu späte Einsatz lokaler Vasodilatatoren kann potenziell zur massiven Ausschwemmung von toxischen Reperfusionsprodukten mit lebensbedrohlichem Multiorganversagen führen [5, 15, 18].

Intensivmedizinische Maßnahmen zur Prävention der NOMI

Ziel ist die Prävention der NOMI durch Vermeidung auslösender Faktoren und aktive Förderung der mesenterialen Perfusion.

▶ **Volumentherapie.** In der präoperativen Vorbereitung sollte zwingend auf eine ausgeglichene Flüssigkeitsbilanz geachtet werden. So führen die präoperative Hypovolämie und Darmreinigung zur Operationsvorbereitung zu einer Exsikkose des Patienten. Eine kurzfristige Volumensubstitution mit passagerer Hypervolämie kann zu einem Volumenshift führen, welcher ein Darmödem mit paralytischem Ileus und eine gestörte Wundheilung begünstigt [3, 10, 18].

▶ **Enterale Ernährung.** Eine frühe Enteralisierung von Intensivpatienten kann die Morbidität bei postchirurgischen Patienten und Traumapatienten senken [27]. Kommt es bei Kreislaufinsuffizienzen zum Ausfall der postprandialen Hyperämie, führt der erhöhte O_2-Bedarf zu einem verstärkten O_2-Mangel [28]. Die frühe enterale Ernährung als physiologischer Reiz bleibt jedoch das primäre therapeutische Ziel [11]. Bei Nachweis einer NOMI sollte die enterale Ernährung jedoch ausgesetzt werden.

Merke

Die physiologische postprandiale Hyperämie stellt eine natürliche Prophylaxe der NOMI dar.

▶ **Differenzierte Katecholamintherapie.** Für den Gastrointestinaltrakt ist das Ziel die Verbesserung des Blutflusses und die Anhebung des Perfusionsdrucks. Hierzu werden Dobutamin und Noradrenalin eingesetzt [18, 23].

- *Dobutamin* als Mittel der 1. Wahl erzeugt bei ausreichendem Volumenstatus über die positiv inotrope Wirkung einen Anstieg des mesenterialen Blutflusses [9, 13], der die Mikro- und Makrostrombahn gleichermaßen begünstigt [29]; eine spezifisch splanchnische Wirkung ist nicht bekannt.
- *Noradrenalin* kommt zum Einsatz, wenn allein durch Dobutamin keine ausreichende Perfusion erreicht werden kann und Perfusionsdrücke von 60 – 70 mmHg unterschritten werden.

Adrenalin ist nicht zu empfehlen, da das ischämische Gewebe über die β2-Rezeptorenstimulation zusätzlich in eine metabolische Schuld mit gesteigertem Glukoseumsatz und konsekutivem Laktatanstieg gezwungen wird [4, 12, 20]. Der hochpotente Vasokonstriktor *Vasopressin* ist nur schwer differenziert steuerbar und kann zudem eine ausgeprägte Blutflussreduktion in der Darmmukosa hervorrufen [34].

▶ **Säure-Basen-Haushalt.** Die metabolische Azidose (pH < 7,2 und BE < -7 mmol/l) verringert den portalvenösen Fluss und vermindert die Laktat-Clearance der Leber. Sie sollte unter Vermeidung einer Rebound-Alkalose korrigiert werden [17].

▶ **Transfusionstherapie.** Ab einem Hämatokrit von 15 % (Hb 5 g/dl) wird die intestinale O_2-Ausschöpfungskapazität von 50 % überschritten, es kommt zu einem O_2-Mangel in der Darmzotte [33]. Evidenzbasierte Hb-Werte für die Therapie der NOMI fehlen; für die klinische Praxis wird – unter Berücksichtigung der Komorbiditäten (Sepsis, Koronarsklerose) – ein Transfusionstrigger bei einem Hb-Wert von 7 g/dl angenommen [8].

▶ **Thorakale Periduralanästhesie.** Eine Sympathikolyse durch thorakale Periduralanästhesie verbessert den mukosalen Blutfluss; der Anteil perfundierter Kapillaren, der Arteriolenquerschnitt und der arterioläre Blutfluss in der Darmzotte werden erhöht [30]. Da die parasympathische Aktivität über den N. vagus unbeeinflusst bleibt, ist die Darmmotilität ungestört [11, 14].

Praxistipp

Zur perioperativen Prävention von gastrointestinalen Ischämien empfiehlt sich ein multimodales Konzept, welches primär eine Reduktion des Sympathikotonus anstrebt. Adäquate Volumentherapie, thorakale Periduralanästhesie und frühe enterale Ernährung zur Unterstützung physiologischer Perfusionsregulationen ergänzen sich hierzu [2, 14, 18].

Kernaussagen

Einleitung
Der Verlust der Mukosabarriere gegenüber darmständigen Bakterien und das Versagen der intestinalen Immunfunktion durch Mangeldurchblutung sind eng verknüpft mit dem Entstehen von Sepsis und Multiorganversagen.

Pathophysiologie der Darmperfusion
Physiologisch werden dem Gastrointestinaltrakt postprandial bis zu 65 % des Herzzeitvolumens zugeführt. Ab einer Blutflussreduktion unter 40 % des Ruheblutflusses kommt es in der Darmmukosa zum fortschreitenden ischämischen Zellschaden, der bis zu 6 h reversibel ist. Mit fortschreitender Ischämie nimmt der Reperfusionsschaden mit Ausschwemmung toxischer Stoffwechselprodukte an Bedeutung zu.

Terminologie

Unterschieden werden: akute arterielle Mesenterialischämie (AMI) – unterteilt in embolische, thrombotische und nonokklusive Form (NOMI) – sowie die chronische arterielle Mesenterialischämie (CMI) und die Mesenterialvenenthrombose (MVT). Die nonokklusive Mesenterialischämie (NOMI) ist eine sympathisch bedingte Fehlregulation der intestinalen Vasomotoren mit Vasokonstriktion und intermittierenden Reperfusionsphasen. Sie wird durch Komorbiditäten (Atherosklerose, Diabetes, kardiozirkulatorische Insuffizienz) und iatrogen (Katecholamine, IABP, Kreislaufunterstützungssysteme, Dialyse) hervorgerufen.

Diagnostik

Die Diagnoseverfahren der Wahl sind: frühzeitige mesenterialarterielle Angiografie, z. B. bei klinischem Darmversagen über mehr als 3 Tage und Kofaktoren für NOMI.

Therapie

Bei Peritonitis ist eine Laparotomie zwingend erforderlich. Ohne Zeichen einer Peritonitis erfolgt eine lokale Vasodilatation mit Papaverin, Prostacyclin oder Prostaglandin über den liegenden Angiografiekatheter bis zur klinischen Besserung der Darmfunktion. Nach 24–48 h Therapie wird eine Kontrollangiografie durchgeführt.
Die Prävention und supportive Therapie der NOMI besteht aus: Normovolämie (insbesondere präoperativ), früher enteraler Ernährung, kontinuierlicher Evaluation und Elimination potenzieller NOMI-Auslöser, thorakaler Peridualanästhesie (Th 5 –Th 11), früher Stuhlkontrolle, Transfusion bei Hb-Konzentration < 7 g/dl, Ausgleichen eines pH-Wertes < 7,2 oder BE < -7 mmol/l, Verbesserung des mesenterialen Blutflusses durch Dobutamin (1 – 5 µg/kg KG/min) bei erfolgloser Volumentherapie und Verbesserung des systemischen Perfusionsdrucks durch Noradrenalin (60 – 70 mmHg mittlerer arterieller Druck), wenn die Volumen- und Dobutamintherapie nicht erfolgreich ist.

Literatur

[1] American Gastroenterological Association. AGA technical review on intestinal ischemia. Gastroenterol 2000; 118: 954 – 968
[2] Basse L, Raskov HH, Hjort Jakobsen D et al. Accelerated postoperative recovery programme after colonic resection improves physical performance, pulmonary function and body composition. Br J Surg 2002; 89: 446 – 453
[3] Brandstrup B, Tonnesen H, Beier-Holgersen R et al. Effects of intravenous fluid restriction on postoperative complications: comparison of two perioperative fluid regimens: a randomized assessor-blinded multicenter trial. Ann Surg 2003; 238: 641 – 648
[4] Ensinger H, Geisser W, Brinkmann A et al. Metabolic effects of norepinephrine and dobutamine in healthy volunteers. Shock 2002; 18: 495 – 500
[5] Ernst S, Luther B, Zimmermann N et al. Aktuelle Diagnostik und Therapie der nicht okklusiven mesenterialen Ischämie. Fortschr Röntgenstr 2003; 175: 515 – 523
[6] Ferguson JJ 3rd, Cohen M, Freedman RJ Jr. et al. The current practice of intra-aortic balloon counterpulsation: results from the Benchmark Registry. J Am Coll Cardiol 2001; 38: 1456 – 1462
[7] Fink MP. Intestinal epithelial hyperpermeability: update on the pathogenesis of gut mucosal barrier dysfunction in critical illness. Curr Opin Crit Care 2003; 9: 143 – 151
[8] Hebert PC, Wells G, Blajchman MA et al. A multicenter, randomized, controlled clinical trial of transfusion requirements in critical care. Transfusion Requirements in Critical Care Investigators, Canadian Critical Care Trials Group. N Engl J Med 1999; 340: 409 – 417
[9] Heino A, Hartikainen J, Merasto ME et al. Effects of dobutamine on splanchnic tissue perfusion during partial superior mesenteric artery occlusion. Crit Care Med 2000; 28: 3484 – 3490
[10] Holbeck S, Grande PO. Hypovolemia is a main factor behind disturbed perfusion and metabolism in the intestine during endotoxemia in cat. Shock 2002; 18: 367 – 373
[11] Holte K, Kehlet H. Epidural anaesthesia and analgesia – effects on surgical stress responses and implications for postoperative nutrition. Clin Nutr 2002; 21: 199 – 206
[12] James JH, Luchette FA, McCarter FD et al. Lactate is an unreliable indicator of tissue hypoxia in injury or sepsis. Lancet 1999; 354: 505 – 508
[13] Joly LM, Monchi M, Cariou A et al. Effects of dobutamine on gastric mucosal perfusion and hepatic metabolism in patients with septic shock. Am J Respir Crit Care Med 1999; 160: 1983 – 1986
[14] Kehlet H, Dahl JB. Anaesthesia, surgery, and challenges in postoperative recovery. Lancet 2003; 362: 1921 – 1928
[15] Klotz S, Vestrin T, Rötker J et al. Diagnosis and treatment of nonocclusive mesenteric ischemia after open heart surgery. Ann Thorac Surg 2001; 72: 1583 – 1586
[16] Knichwitz G, Rotker J, Mollhoff T et al. Continuous intramucosal pCO_2 measurement allows the early detection of intestinal malperfusion. Crit Care Med 1998; 26: 1550 – 1557
[17] Knichwitz G. Is lactate concentration always an indicator for hypoxia? Anasthesiol Intensivmed Notfallmed Schmerzther 2002; 37: 352 – 356
[18] Knichwitz G, Kruse C, van Aken H. Intestinal malperfusion in critical care patients. Anaesthesist 2005; 54: 41 – 48
[19] Kolkman JJ, Mensink PB. Non-occlusive mesenteric ischaemia: a common disorder in gastroenterology and intensive care. Best Pract Res Clin Gastroenterol 2003; 17: 457 – 473
[20] Levy B, Bollaert PE, Charpentier C et al. Comparison of norepinephrine and dobutamine to epinephrine for hemodynamics, lactate metabolism, and gastric tonometric variables in septic shock: a prospective, randomized study. Intensive Care Med 1997; 23: 282 – 287
[21] Marshall JC, Christou NV, Meakins L. The gastrointestinal tract. The undrained abscess of multiple organ failure. Ann Surg 1993; 218: 111 – 119
[22] McKinsey JF, Gewertz BL. Acute mesenteric ischemia. Surg Clin North Am 1997; 77: 307 – 318
[23] Meier-Hellmann A, Reinhart K, Bredle DL et al. Therapeutic options for the treatment of impaired gut function. J Am Soc Nephrol 2001; 12: S 65 –S 69
[24] Neviere R, Mathieu D, Chagnon JL et al. The contrasting effects of dobutamine and dopamine on gastric mucosal perfusion in septic patients. Am J Respir Crit Care Med 1996; 154: 1684 – 1688
[25] Newman TS, Magnuson TH, Ahrendt SA. The changing face of mesenteric infarction. The American Surgeon 1998; 64: 611 – 616
[26] Nielsen VG, Tan S, Baird MS et al. Gastric intramucosal pH and multiple organ injury: impact of ischemia-reperfusion and xanthine oxidase. Crit Care Med 1996; 24: 1339 – 1344
[27] Revelly JP, Tappy L, Berger MM et al. Early metabolic and splanchnic responses to enteral nutrition in postoperative cardiac surgery patients with circulatory compromise. Intensive Care Med 2001; 27: 540 – 547
[28] Rokyta R, Matejovicaron M, Krouzeckyacute A et al. Enteral nutrition and hepatosplanchnic region in critically ill patients – friends or foes? Physiol Res 2003; 52: 31 – 37
[29] Secchi A, Ortanderl JM, Schmidt W et al. Effects of dobutamine and dopexamine on hepatic micro- and macrocircu-

lation during experimental endotoxemia: an intravital microscopic study in the rat. Crit Care Med 2001; 29: 597–600
[30] Sielenkämper AW, Eicker K, Van Aken H. Thoracic epidural anesthesia increases mucosal perfusion in ileum of rats. Anesthesiology 2000; 93: 844–851
[31] Tabriziani H, Schieu A, Frishmn WH et al. Drug therapies for mesenteric vascular disease. Heart Disease 2002; 4: 306–314
[32] Trompeter M, Brazda T, Remy CT et al. Non-occlusive mesenteric ischemia: etiology, diagnosis, and interventional therapy. Eur Radiol 2002; 12: 1179–1187
[33] van Bommel J, Siegemund M, Henny CP et al. Critical hematocrit in intestinal tissue oxygenation during severe normovolemic hemodilution. Anesthesiology 2001; 94: 152–160
[34] Westphal M, Freise H, Kehrel BE et al. Arginine vasopressin compromises gut mucosal microcirculation in septic rats. Crit Care Med 2004; 32: 194–200
[35] Yilmaz AT, Arslan M, Demirkilc U et al. Gastrointestinal complications after cardiac surgery. Eur J Cardiothorac Surg 1996; 10: 763–767

13.8 Abdominelles Kompartmentsyndrom

T. Standl

13.8.1 Einleitung

Das abdominelle Kompartmentsyndrom (ACS) ist ein Krankheitsbild, das sowohl hinsichtlich seiner Inzidenz als auch in seiner Bedeutung für das Outcome des Patienten immer noch unterschätzt wird. Ein ACS führt nachgewiesenermaßen zu einem verlängerten Intensiv- und Krankenhausaufenthalt des Patienten und zu einer erhöhten Letalität.

> **Merke**
>
> Das ACS ist ein intensivmedizinisch relevantes Krankheitsbild und wird vielfach in seiner Bedeutung für das Outcome des Patienten unterschätzt.

Untersuchungen während der laparoskopischen Chirurgie und Erkenntnisse der physiologischen Veränderung während des Kapnoperitoneums haben das Verständnis für die pathophysiologischen Vorgänge beim ACS wesentlich gefördert. Durch eine Druckerhöhung im Abdomen kommt es zunächst zu einer Abnahme des venösen Blutflusses, später auch der arteriellen Perfusion. Es resultiert eine Funktionsbeeinträchtigung aller intraabdominell gelegenen Organe. Weiterhin werden durch die intraabdominelle Druckerhöhung auch alle extraabdominellen Organe wie Herz, Lunge und Gehirn beeinträchtigt, sodass ein Multiorganversagen und der Tod des Patienten drohen.

13.8.2 Definition und Ätiologie

Der Begriff Kompartment umschreibt einen abgeschlossenen Raum mit limitierter Compliance, in dem eine Volumenzunahme zu einer Druckerhöhung führt, wie z. B. im Bereich der Muskellogen des Unterschenkels sowie bei intrakraniellen Raumforderungen. Trotz der vergleichsweise elastischen Grenzstrukturen des Abdomens (Zwerchfell und Bauchwand) sind die Voraussetzungen für die Entwicklung eines Kompartmentsyndroms auch in der Abdominalhöhle gegeben.

Heterogene Patientenpopulationen, nicht standardisierte Diagnose- bzw. Therapieschemata und eine unzureichend valide Statistik trugen in der Vergangenheit zur Unschärfe der Datenlage bei (Inzidenz des ACS zwischen 0,5 und 50%). Sicher ist die hohe Letalität des ACS von 30–100% bei nicht rechtzeitiger Diagnose und Therapie [5, 16].

▶ **Definitionen.** Das Verdienst der Konsensuskonferenz der World Society of Abdominal Compartment Syndrome (WSACS) in 2004 ist die klare Definition der Begriffe intraabdomineller Druck (IAP), intraabdominelle Hypertension (IAH) und abdominelles Kompartmentsyndrom (ACS) (▶ Tab. 13.10; [15]). Weiterhin wurden die Messung des IAP standardisiert und der Begriff des abdominellen Perfusionsdrucks (APP) als Differenz aus arteriellem Mitteldruck (MAP) und IAP, ähnlich dem zerebralen Perfusionsdruck (CPP), eingeführt.

Diese Definitionen sind nach wie vor aktuell und auf der Homepage der WSACS [22] einzusehen.

▶ **Klassifikation.** Die Ätiologie des ACS ist bekannt, man unterscheidet 3 Formen des ACS (▶ Tab. 13.11; [14]). Nach der neuen

Tab. 13.10 Definition und Bestimmung [15] von intraabdominellem Druck (IAP), abdominellem Perfusionsdruck (APP), intraabdomineller Hypertension (IAH) und abdominellem Kompartmentsyndrom (ACS).

Begriff	Definition und Bestimmung
IAP	• physiologisch ca. 5 mmHg • bei Intensivpatienten 5–7 mmHg • Adipositas per magna (BMI > 40 kg/m²) 9–14 mmHg • Messung des IAP in mmHg, endexspiratorisch in Flachlagerung, Kalibrierung auf mittlere Axillarlinie
Messmethode: • Goldstandard: intravesikale Druckmessung • spezielle Techniken: Magenballon, intrakolisch, intrauterin, V. cava inferior (VCI), Verres-Nadel	
APP = MAP − IAP	
IAH: IAP ≥ 12 mmHg oder APP ≤ 60 mmHg	• Grad I: 12–15 mmHg • Grad II: 16–20 mmHg • Grad III: 21–25 mmHg • Grad IV: ≥ 25 mmHg
ACS	• IAP > 20 mmHg, APP < 60 mmHg, alle 4–6 h oder kontinuierlich gemessen • *plus* • zusätzliches Organversagen, das vorher nicht bestand

13.8 Abdominelles Kompartmentsyndrom

Tab. 13.11 Klassifikation des primären, sekundären und rezidivierenden ACS.

primäres ACS (intraabdominal)	sekundäres ACS (extraabdominal)	rezidivierendes ACS
• stumpfe oder penetrierende Abdominalverletzung • rupturiertes Bauchaortenaneurysma • Beckentrauma • intra- oder retroperitoneales Hämatom • Peritonitis • forcierter Faszienverschluss • Pneumoperitoneum • „Damage Control Surgery", z. B. „Packing" bei Blutungen • Aszitesbildung bei Leberzirrhose, intraabdominale Tumoren, Pankreatitis, Gravidität (selten) • Lebertransplantation	• polytraumatisierte Patienten mit Massivtransfusion • Verbrennungen • Sepsis, Capillary-Leak-Syndrom • Reperfusionsschaden und Ödem nach Reanimation	• aus primärem oder sekundärem ACS • nach prophylaktischer oder therapeutischer Intervention, z. B. dekomprimierender Laparotomie • nach Reokklusion des Abdomens • nach konservativer Therapie des ACS

Definition und Klassifikation des ACS muss man mit einer Inzidenz von etwa 5–8 % bei Patienten einer operativ-traumatologischen Intensivstation rechnen [12].

Merke
Intraabdomineller Druck (IAP), abdomineller Perfusionsdruck (APP), intraabdominelle Hypertension (IAH) und abdominelles Kompartmentsyndrom (ACS) sind seit 2004 klar definierte Begriffe.

13.8.3 Pathophysiologie

Eine anhaltende bzw. rasch progrediente Druckerhöhung im Abdomen über 20 mmHg führt bereits in kurzer Zeit zu erheblichen strukturellen und funktionellen Beeinträchtigungen aller Organsysteme. Hämodynamisch steht eine Abnahme des venösen Blutflusses und der arteriellen Perfusion im Vordergrund [20]. Darüber hinaus hat ein pathologischer IAP negative Auswirkungen auf alle extraabdominal gelegenen Organe. Am Ende steht ein Multiorganversagen mit nicht selten tödlichem Ausgang (▶ Tab. 13.12; [5, 19]).

Merke
Bei anhaltendem intraabdominellem Druck > 20 mmHg kommt es zu einem lebensbedrohlichen Circulus vitiosus, der ohne Therapie in ein Multiorganversagen übergeht.

Tab. 13.12 Synopsis: Pathophysiologie des ACS.

Pathophysiologie des ACS
entzündliche, posttraumatische, postokklusive und postoperative Komplikationen
↓
intraabdominelle Hypertension (IAH)
↓
druckbedingte venöse Stase, Malperfusion, Entzündung, Ödem aller Bauchorgane
↓
progrediente kardiozirkulatorische, pulmonale, renale und zerebrale Funktionseinschränkung → ACS
↓
irreversible strukturelle und funktionelle Schädigung vitaler Organsysteme
↓
Multiorganversagen
↓
Tod

▶ **Abdominalorgane.** Als Folge der IAH kommt es zunächst zur portalvenösen Stase, anschließend zur arteriellen Minderperfusion von Leber, Magen, Dünndarm und Kolon. Die Alteration der Mukosabarriere führt zur Translokation von Bakterien in die mesenterialen Lymphknoten, den Darm, die Leber und die Milz und bewirkt eine Aktivierung von proinflammatorischen Zytokinen (IL-1, IL-6 und IL-8 sowie TNF-α) bzw. Eicosanoiden, die das Auftreten einer Sepsis begünstigen. Histologisch imponieren infolge der reduzierten hepatischen Mikrozirkulation hypoxisch bedingte parazentrale Nekrosen. Bereits ein länger andauernder IAP von 14 mmHg kann mit einer Schädigung des Leberparenchyms assoziiert sein.

▶ **Lungenfunktion.** Einschränkungen der Lungenfunktion werden beim ACS primär durch den mechanisch bedingten Zwerchfellhochstand hervorgerufen [3]. Infolge der basalen Kompressionsatelektasen mit Abnahme der funktionellen Residualkapazität kommt es bei einem veränderten Ventilation-Perfusion-Verhältnis zur Ausbildung von Shunts mit arterieller Hypoxie und Hyperkapnie. Beim beatmeten Patienten müssen deutlich erhöhte Beatmungsdrücke (insbesondere positiver endexspiratorischer Druck [PEEP]) in Kauf genommen werden, um einen zumindest zufriedenstellenden Gasaustausch zu gewährleisten. Die begleitende Inflammation mit einem Anstieg der Zytokine IL-1 und IL-6 sowie einer Migration von Leukozyten resultiert in einer gesteigerten Kapillarpermeabilität sowie einem Auswaschen von Surfactant [18]. Korrelat des pulmonalen Endothelschadens ist ein Anstieg des extravasalen Lungenwassers, was den Gasaustausch zusätzlich verschlechtert.

▶ **Herz-Kreislauf-Funktion.** Bereits frühzeitig zeigt sich bei Anstieg des IAP eine Beeinträchtigung der Herz-Kreislauf-Funktion. Der erhöhte IAP vermindert den venösen Rückfluss von abdominal nach intrathorakal. Die enddiastolischen Ventrikelvolumina des Herzens sind erniedrigt. Ein Anstieg des pulmonalarteriellen Verschlussdrucks (PAOP) weist nicht auf ein ausreichendes intravasales Volumen hin, sondern ist das Resultat der nach intrathorakal weitergeleiteten IAH. Durch den Abfall des Schlagvolumens kann die Aufrechterhaltung des arteriellen Blutdrucks kompensatorisch nur durch Tachykardie sowie eine Erhöhung des peripheren Widerstands gewährleistet werden [20]. Der mittlere arterielle Blutdruck bleibt zunächst infolge der peripheren Widerstandserhöhung unverändert. Die kritische Hypovolämie in Verbindung mit einer Tachykardie und Erhöhung des SVR führt v. a. bei kardial vorgeschädigten Patienten rasch zur kardiozirkulatorischen Dekompensation.

▶ **Nierenfunktion.** Tierexperimentelle Untersuchungen konnten zeigen, dass bereits ab einem intraabdominellen Druck von 15–20 mmHg mit einer Oligurie, bei Drücken über 30 mmHg mit einer Anurie zu rechnen ist. Pränal liegen druckbedingt sowohl ein verminderter venöser renaler Abstrom als auch eine reduzierte arterielle Perfusion vor, wesentlich bedingt durch die verminderte kardiale Leistung. Analog zu den pulmonalen Veränderungen mit der Ausbildung von Shunts tritt bei der Niere ein *kortikomedulläres Shunting* auf. Die Kompression des renalen Parenchyms resultiert in Veränderungen des renalen Blutflusses. Filtrationsleistung und Substrateliminationsfähigkeit sinken. Eine Korrektur des HZV mittels Volumengabe und Katecholaminen führt nur vorübergehend zu einer geringen Zunahme der Urinproduktion. Eine rein druckbedingte Kompression der Ureteren (postrenales Nierenversagen) scheidet als alleinige Ursache für die Oligurie beim ACS aus, da eine Ureterenschienung wirkungslos bleibt [20]. Tierexperimentelle Untersuchungen belegen unter IAH eine nachweisbare Erhöhung des Plasmareninspiegels, des antidiuretischen Hormons (ADH) bzw. von Aldosteron, die zu einem weiteren Anstieg des systemischen bzw. renalen Widerstands führen und damit ein Nierenversagen induzieren oder verstärken kann.

▶ **Gehirn.** Die potenzielle Schädigung des Gehirns beim ACS ist eine gefürchtete Komplikation, da bis zu 50 % aller Patienten mit schweren Abdominalverletzungen auch ein Schädel-Hirn-Trauma (SHT) aufweisen. Ausschlaggebend für die Entwicklung einer intrakraniellen Drucksteigerung beim ACS ist der erhöhte intrathorakale Druck, der einen verminderten venösen Rückstrom aus dem Gehirn verursacht und damit konsekutiv den zerebralen Perfusionsdruck reduziert [3]. Dies kann bei bestehendem Hirnödem zu einer kritischen Situation mit drohender Einklemmung des Gehirns führen.

13.8.4 Leitsymptome

Für das ACS gibt es kein spezifisches Leitsymptom. Vielmehr ist bei vorhandener Risikokonstellation, wie z. B. einem stumpfen Bauchtrauma, Beckentrauma, Eingriffen an der Bauchaorta oder abdominellem Packing, auf Verschlechterungen der Vitalparameter zu achten. Klinisch imponieren häufig ein prall gespanntes Abdomen, eine gestörte Magen-Darm-Passage sowie ein (Sub-)Ileus.

▶ **Risikofaktoren und Indikatoren.** Wichtige Risikofaktoren für die mögliche Entwicklung eines ACS sind ein erhöhter Body-Mass-Index (BMI) > 30 kg/m^2, Hypothermie, ein hohes Basendefizit, ein niedriger pH (< 7,2), eine massive Volumenaufnahme und Massivtransfusion (> 10 Konserven) innerhalb der ersten 24 h sowie eine persistierende oder zunehmende Hypoxie und Hyperkapnie trotz pathologisch erhöhtem und weiter steigendem Beatmungsdruck (▶ Abb. 13.13; [15, 16]). Weitere Hinweise auf ein ACS können eine therapierefraktäre Koagulopathie, eine

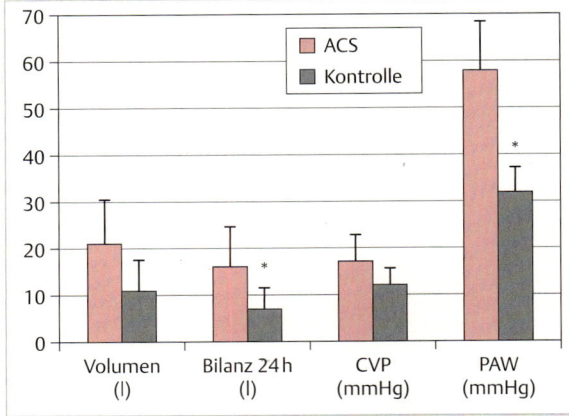

Abb. 13.13 Prädiktoren für die Entwicklung eines ACS (Daten nach [16]).
CVP = zentraler Venendruck, PAW = Beatmungsdruck.
*p < 0,05 vs. ACS (Prädiktion nach Multivarianzanalyse).

Oligo-/Anurie, ein steigender Katecholaminbedarf trotz Volumensubstitution zur Kreislaufstabilisierung sowie eine zunehmende Laktazidose sein, ohne dass eines dieser Symptome pathognomonisch für ein ACS wäre.

> **Merke**
>
> Ausschlaggebend für die Diagnose eines ACS ist nicht ein spezifisches Leitsymptom, sondern die Cluster-Erkennung unterschiedlicher Symptome, die isoliert gesehen nicht pathognomonisch für ein ACS sind.

Wichtig für die richtige Diagnosestellung beim ACS sind daher eine sorgfältige Anamneseerhebung, die Erkennung von Risikofaktoren, die engmaschige Beobachtung des Verlaufs von pathophysiologischen Veränderungen aller Vitalparameter sowie die Reversibilität dieses Symptomkomplexes bei rechtzeitiger und adäquater Therapie.

13.8.5 Diagnostik

▶ **Intravesikale Druckmessung.** Neben der rein klinischen Diagnose hat sich bei Verdacht auf ACS die indirekte intraabdominale Druckerfassung mittels intravesikaler Druckmessung etabliert. Hierzu wird beim Patienten in Rückenlage die Harnblase über einen transurethralen Katheter vollständig entleert und retrograd mit 25 ml steriler physiologischer Kochsalzlösung wieder aufgefüllt (▶ Abb. 13.14; [6, 15]). Zuvor wird der Katheter abgeklemmt, ein konventioneller Druckaufnehmer mit einer Kanüle über das Urinentnahmefenster angeschlossen und der Blasendruck mit Nullreferenz in Höhe der mittleren Axillarlinie nach 30–60 s endexspiratorisch ermittelt (▶ Tab. 13.10). Der mit dieser Methode gemessene intravesikale Druck zeigt bis etwa 30 mmHg eine gute Korrelation mit dem intraabdominellen Druck.

> **Merke**
>
> Ein standardisiertes Prozedere bei der intravesikalen Druckmessung ist essenziell.

13.8 Abdominelles Kompartmentsyndrom

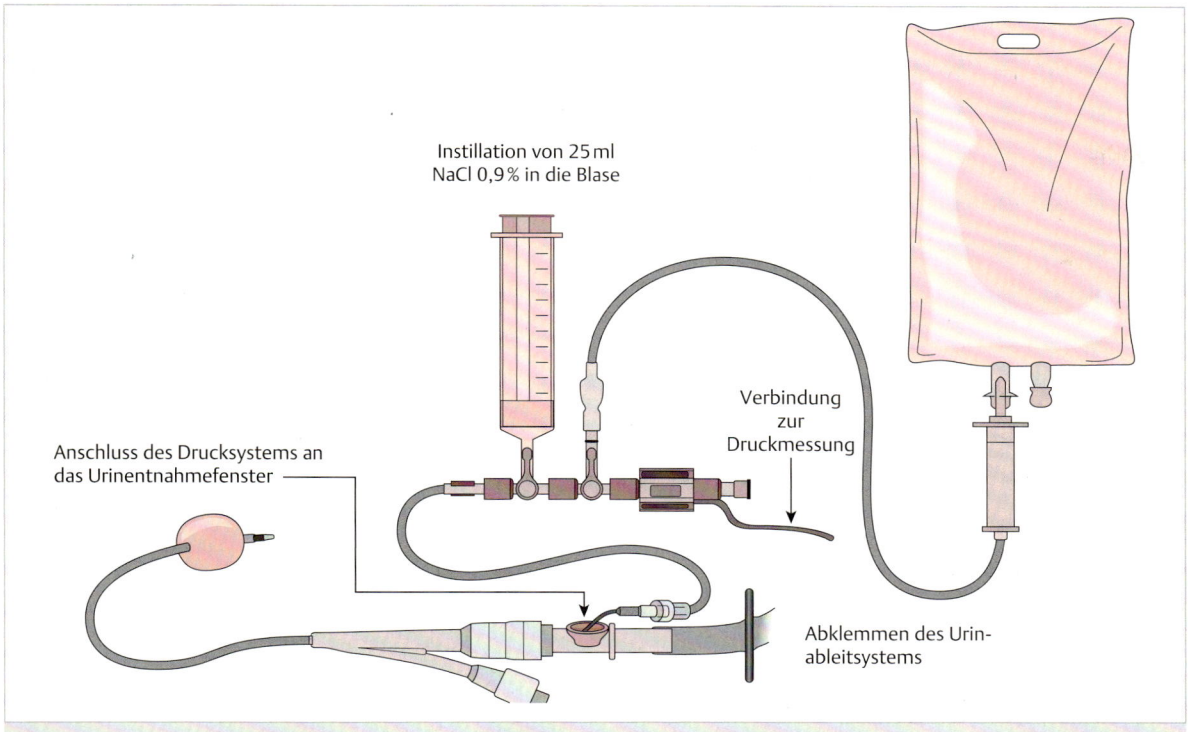

Abb. 13.14 Indirekte Bestimmung des IAP mittels Blasendruckmessung (Abbildung erstellt in Anlehnung an die Beschreibung von Cheatham und Safcsak [6]).

Vorausgegangene Operationen an der Blase, Störungen des Blasentonus, Blasentumoren oder ein abdominelles Packing im kleinen Becken führen zu inkorrekten – meist falsch erhöhten – Messwerten. Beim primären ACS spielt die Dynamik der Druckentwicklung in den ersten 6–12 h eine entscheidende Rolle. Insgesamt sollte man sich jedoch im Klaren darüber sein, dass ein intravesikal gemessener Druckwert > 20 mmHg allein nicht die Diagnose ACS sichern kann, sondern ein ACS nur in Zusammenhang mit einer progredienten Verschlechterung der respiratorischen, kardiozirkulatorischen, metabolischen und renalen Funktion des Patienten diagnostiziert wird (▶ Tab. 13.10). Wichtig sind außerdem nicht eine Einzelmessung des Blasendrucks, sondern die wiederholte oder kontinuierliche Bestimmung und der Trend der Messwerte.

▶ **Andere Messverfahren.** Alternativ zur intravesikalen Druckmessung existieren weitere, zum Teil sehr teure Verfahren mit speziellen Mikrochips oder Tonometriesonden zur Messung des Mageninnendrucks, des intrarektalen oder -kolischen bzw. -uterinen Drucks, die sich klinisch aber nicht etablieren konnten [8, 14]. Dagegen ist die indirekte Messung des IAP über einen in die V. cava inferior eingebrachten Venenkatheter, v. a. in Notfallsituationen, eine brauchbare Alternative.

Praxistipp

Unbehandelt droht bei anhaltender bzw. rasch progredienter intraabdomineller Drucksteigerung ein Multiorganversagen. Daher ist die wiederholte und engmaschige indirekte Bestimmung des IAP mittels Messung des Blasendrucks ein wichtiges Hilfsmittel zur rechtzeitigen Diagnosestellung.

13.8.6 Therapie

▶ **Konservative Maßnahmen.** Es gibt keine spezifische und evidenzbasierte konservative intensivmedizinische Therapie beim ACS. Im Vordergrund steht die Überwachung und Sicherung des APP (≥ 60 mmHg) durch invasives Monitoring (Evidenzgrad 1B) und die Stabilisierung der Kreislauffunktion mit Volumen (Kolloide und hypertone Kochsalzlösung [1C]) und Katecholaminen (Dobutamin und Noradrenalin) [7].

Der Einsatz großer Mengen an Kristalloiden zur angestrebten Verbesserung der kardiozirkulatorischen Situation durch ein supranormales O_2-Angebot (DO_2I > 600 ml/min/m²) verschlechtert die Prognose der Patienten mit ACS, wohl durch die vermehrte Ansammlung von Flüssigkeit im interstitiellen Raum des Gastrointestinaltrakts [2]. Dies führt im Sinne eines Circulus vitiosus zu einer weiteren Erhöhung des IAP und damit zur Verschlechterung der Organperfusion.

Zur Entlastung der IAH ist eher eine Negativbilanzierung durch Flüssigkeitsentzug, z. B. durch kontinuierliche venovenöse Hämofiltration (CVVH) wünschenswert, wofür allerdings zurzeit keine evidenzbasierte Empfehlung ausgesprochen werden kann. Weitere Maßnahmen sind eine Vertiefung der Analgosedierung, im Einzelfall auch eine temporäre Relaxierung (2C) sowie eine Oberkörperlagerung von maximal 20° (2C) [11] und die Optimierung der Beatmung (z. B. BIPAP mit hohem PEEP; BIPAP = biphasischer positiver Atemwegsdruck; PEEP = positiver endexspiratorischer Druck) unter Inkaufnahme hoher Drucke, kleiner Tidalvolumina und einer permissiven Hyperkapnie. Die Senkung des IAP durch Magen- oder Darmsonden, v. a. aber durch Drainage von intraabdominellen Flüssigkeitsansammlungen wird empfohlen (2C) [7].

Merke

Die intensivmedizinische Therapie hat zum Schwerpunkt den Erhalt eines APP ≥ 60 mmHg durch Stabilisierung von Gasaustausch und Hämodynamik sowie durch den Versuch eines Flüssigkeitsentzugs.

▶ **Dekomprimierende Laparotomie.** Lebensrettend ist die rechtzeitige dekomprimierende Laparotomie nach Diagnose eines ACS (1B). Die Entscheidung zur raschen chirurgischen Dekompression des Abdomens wird auch von der Progression der IAH und dem Ausmaß der (Multi-)Organdysfunktion beeinflusst (▶ Tab. 13.10). Bereits unter der Laparotomie kommt es häufig zu einer Erholung aufgrund der abdominellen Druckentlastung mit Rekompensation der respiratorischen, kardiozirkulatorischen und renalen Funktion. Ein steigender Cardiac Index (CI), ein fallender Basenexzess (BE) und Beatmungsdruck sowie eine beginnende Diurese können als prognostisch günstige Zeichen gewertet werden (▶ Abb. 13.15).

▶ **Abdomen apertum.** Die rechtzeitige Anlage eines „Abdomen apertum" bei Patienten mit Risikofaktoren für oder mit Zeichen eines ACS kann die Morbidität und Mortalität senken (1C) [7, 9]. Durch die offene Weiterbehandlung konnten auch die Schwere des intensivmedizinischen Verlaufs sowie die Inzidenz und die Letalität des ACS gesenkt werden (▶ Abb. 13.16; [13]). Für den temporären Verschluss des Abdomen apertum stehen vakuumunterstützte Verfahren (z. B. Vacuseal-Verband), das Einbringen eines Vicrylnetzes oder die Meshgraft-Deckung des Abdomens zur Verfügung [17, 21]. Ein primärer kompletter Faszienverschluss ist bei etwa 80% der Patienten innerhalb einer Woche zu erzielen [7].

Merke

Therapie der Wahl beim ACS sind die rasche dekomprimierende Laparotomie und offene Weiterbehandlung des Abdomens.

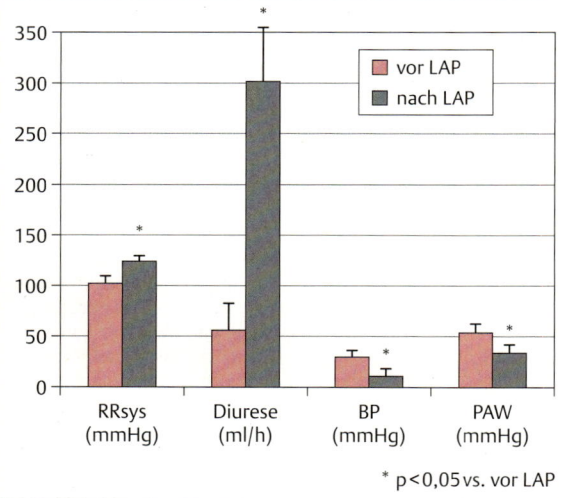

Abb. 13.15 Veränderungen der Überwachungsparameter vor und nach dekomprimierender Laparotomie (LAP) bei ACS (Daten nach [5]).
BP = Blasendruck, PAW = Beatmungsdruck.

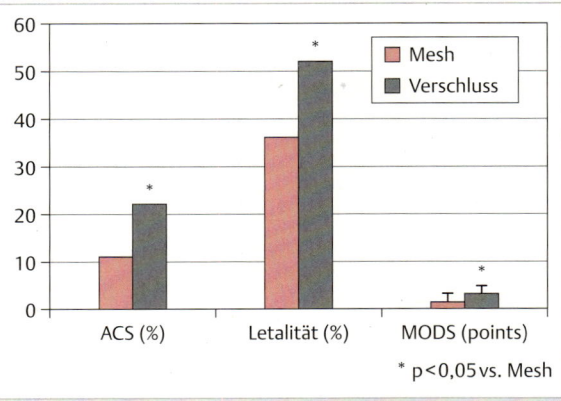

Abb. 13.16 Outcome von Patienten mit ACS mit und ohne Behandlung mittels Abdomen apertum plus Meshgraft-Deckung (Daten nach [13]). MODS = Multiorgan Dysfunction Score.

Ein protokollgestütztes multimodernes Management des ACS kann das Outcome dieser Patienten verbessern und gleichzeitig Ressourcen sparen [10].

Kernaussagen

Einleitung
Das abdominelle Kompartmentsyndrom (ACS) ist ein lebensgefährliches Krankheitsbild, das unerkannt zu Multiorganversagen und zum Tod des Patienten führt.

Definition und Ätiologie
Das ACS ist ein definiertes Krankheitsbild, das bei entsprechender Risikokonstellation, Auftreten bestimmter klinischer Symptome und durch die Bestimmung eines erhöhten intraabdominellen Druckes (IAP) diagnostiziert werden kann.

Pathophysiologie
Primäres und sekundäres ACS haben eine vergleichbare Pathophysiologie und zeigen eine ähnliche Symptomatik.
Die pathophysiologischen Veränderungen beim ACS betreffen alle Organe und führen zu einer progredienten massiven Verschlechterung der pulmonalen, kardiozirkulatorischen, renalen und zerebralen Funktion.
Die intraabdominellen Organe wie Leber und Darm werden durch den erhöhten IAP und die dadurch gestörte venöse Drainage und arterielle Perfusion frühzeitig und besonders stark in Mitleidenschaft gezogen.

Leitsymptome
Ein hoher BMI und niedriger pH, Hypothermie, eine massive Volumenaufnahme und Massivtransfusion innerhalb der ersten 24 h nach Intensivaufnahme gelten als Risikofaktoren für die Entwicklung eines ACS.
Ausschlaggebend für die Diagnose eines ACS ist nicht ein spezifisches Leitsymptom, sondern die Cluster-Erkennung unterschiedlicher Symptome, die isoliert gesehen nicht pathognomonisch für ein ACS sind.

Diagnostik
Bei klinischem Verdacht auf IAH sollte unverzüglich eine wiederholte oder kontinuierliche Messung des Blasendrucks unter standardisierten Bedingungen erfolgen.

Ein IAP von 15–20 mmHg liegt im kritischen Grenzbereich, ein IAP > 20 mmHg mit einer konsekutiven Verschlechterung der pulmonalen, kardiozirkulatorischen, renalen, intestinalen oder zerebralen Funktion spricht für ein ACS und erfordert eine unverzügliche Therapie.

Therapie

Eckpunkte der intensivmedizinischen Therapie sind die optimale Lagerung und Analgosedierung, die Stabilisierung der Kreislauffunktion mit Volumen und Katecholaminen, die Optimierung der Beatmung, der Versuch eines Flüssigkeitsentzugs sowie die Entlastung des Abdomens durch gastrointestinale Sonden und Drainagen.

Nur die rechtzeitige dekomprimierende Laparotomie und anschließende offene Weiterbehandlung des Abdomens können die hohe Letalität des ACS reduzieren.

Literatur

Referenzen

[1] Bailey J, Shapiro MJ. Abdominal compartment syndrome. Crit Care 2000; 4: 23–29
[2] Balogh Z, McKinley BA, Cocanour CS et al. Supranormal trauma resuscitation causes more cases of abdominal compartment syndrome. Arch Surg 2003; 138: 637–642
[3] Balogh Z, McKinley BA, Cox CS et al. Abdominal compartment syndrome: The cause or effect of postinjury damage control surgery. Shock 2003; 20: 483–492
[4] Balogh Z, McKinley BA, Holcomb JB et al. Both primary and secondary abdominal compartment syndrome (ACS) can be predicted early and are harbingers of multiple organ failure. J Trauma 2003; 54: 848–861
[5] Biffl WL, Moore EE, Burch JM et al. Secondary abdominal compartment syndrome is a highly lethal event. Am J Surg 2001; 182: 645–648
[6] Cheatham ML, Safcsak K. Intraabdominal pressure: A revised method for measurement. J Am Coll Surg 1998; 186(5): 594–595
[7] Cheatham ML, Malbrain ML, Kirkpatrick A et al. Results from the international conference of experts on intra-abdominal hypertension and abdominal compartment syndrome. II Recommendations. Intensive Care Med 2007; 33: 951–962
[8] Cheatham ML. Intrabdominal pressure monitoring during fluid resuscitation. Curr Opin Crit Care 2008; 14: 327–333
[9] Cheatham ML, Safcsak K. Is the evolving management of intra-abdominal hypertension and abdominal compartment syndrome improving survival? Crit Care Med 2010; 38: 402–407
[10] Cheatham ML, Safcsak K, Sugrue M. Long-term implications of intra-abdominal hypertension and abdominal compartment syndrome: physical, mental, and financial. Am Surg 2011; 77(Suppl): S78–S82
[11] De Keulenaer BL, De Waele JJ, Powell B et al. What is normal intra-abdominal pressure and how is it affected by positioning, body mass and positive end-expiratory pressure? Intensive Care Med 2009; 35: 969–976
[12] Ertl W, Oberholzner A, Platz A et al. Incidence and clinical pattern of the abdominal compartment syndrome after "damage control" laparotomy in 311 patients with severe abdominal and/or pelvic trauma. Crit Care Med 2000; 28: 1747–1753
[13] Ivatury RR, Porter JM, Somon RJ et al. Intra-abdominal hypertension after life-threatening penetrating abdominal trauma: prophylaxis, incidence, and clinical relevance to gastric mucosal pH and abdominal compartment syndrome. J Trauma 1998; 44: 1016–1023
[14] Malbrain ML. Different techniques to measure intra-abdominal pressure (IAP): time for a critical re-appraisal. Intensive Care Med 2004; 30: 357–371
[15] Malbrain ML, Cheatham ML, Kirkpatrick A et al. Results from the international conference of experts on intra-abdominal hypertension and abdominal compartment syndrome. I Definitions. Intensive Care Med 2006; 32: 1722–1732
[16] McNelis J, Marini CP, Jurkiewicz A et al. Predictive factors associated with the development of abdominal compartment syndrome in the surgical intensive care unit. Arch Surg 2002; 137: 133–136
[17] Navsaria PH, Bunting M, Omoshoro-Jones J et al. Temporary closure of open abdominal wounds by the modified sandwich-vacuum pack technique. Br J Surg 2003; 90: 718–722
[18] Rezede-Neto JB, Moore EE, Melo de Andradw MV et al. Systemic inflammatory response secondary to abdominal compartment syndrome: stage for multiple organ failure. J Trauma 2002; 53: 1121–1128
[19] Sugerman HJ, Bloomfield GL, Saggi BW. Multisystem organ failure secondary to increased intra-abdominal pressure. Infection 1999; 27: 61–66
[20] Sugrue M. Abdominal compartment syndrome. Curr Opin Crit Care 2005; 11: 333–338
[21] Suliburk JW, Ware DN, Balogh Z et al. Vacuum-assisted wound closure achieves early fascial closure of open abdomens after severe trauma. J Trauma 2003; 55: 1155–1160
[22] WSACS. IAH/ACS Medical Management Algorithm. www.wsacs.org

Weiterführende Literatur

[23] Ivatury R, Cheatham M, Malbrain M, Sugrue M. Abdominal compartment syndrome. Austin TX: Landes Biosciences; 2006

Kapitel 14
Endokrinologische Störungen und hämatologisch-onkologische Erkrankungen

14.1	Endokrine Störungen in der Intensivmedizin	940
14.2	Hämatologisch-onkologische Probleme	962

14.1 Endokrine Störungen in der Intensivmedizin

B. Ellger, Y. Debaveye, G. Van den Berghe

14.1.1 Einführung

Bei der Darstellung endokriner Störungen in der Intensivmedizin müssen klassische endokrine Syndrome von Krankheitszuständen unterschieden werden, bei denen Veränderungen der physiologischen Hormonregulation als Folge von kritischen Erkrankungen unterschiedlichster Ätiologie auftreten (z. B. nach Traumen oder operativen Eingriffen). Die klassischen endokrinen Syndrome führen nur selten zur Aufnahme auf der Intensivstation, aber gerade die letztgenannten Veränderungen rückten in den letzten Jahren in den Brennpunkt intensivmedizinischen Interesses.

Biphasischer Verlauf kritischer Krankheit

▶ **Akute Phase: Anpassungsreaktionen.** Im Laufe der Evolution kam es zur Ausbildung hochdifferenzierter Anpassungsmechanismen, um Gefahren, Traumen oder schweren Erkrankungen begegnen zu können. Komplexe Veränderungen des Intermediärstoffwechsels sind Bestandteil dieser nicht spezifischen Abwehrreaktion auf vitale Bedrohungen (▶ Abb. 14.1; „akute Stressreaktion" [45]). Sie verlaufen weitgehend uniform und unabhängig von der Grunderkrankung und entwickeln sich innerhalb kürzester Zeit nach Beginn der Erkrankung bei nahezu jedem kritisch kranken Patienten. Die Ausprägung der Veränderungen korreliert mit der Schwere der Erkrankung. Klinische Zeichen sind Fieber, Tachykardie, Tachypnoe und metabolische Veränderungen, charakterisiert durch Hyperglykämie, Hypertriglyceridämie und eine beschleunigte Proteolyse.

Teleologisch werden als zentrales Ziel der akuten Phase der Stressreaktion die Begrenzung des Energieverbrauchs nicht unmittelbar lebensnotwendiger Organfunktionen und anaboler Stoffwechselwege sowie die Bereitstellung von schnell nutzbaren Energieträgern aus körpereigenen Depots angesehen.

Charakteristische Adaptationen endokriner Regelkreise sind Bestandteil der Stressreaktion. Die Hyperaktivierung der hypothalamisch-hypophysär-adrenalen Achse, eine Hypersekretion von Katecholaminen, Vasopressin und Prolaktin sowie eine gesteigerte basale Wachstumshormonsekretion führen zu der Bereitstellung von schnell nutzbaren Energieträgern, der Steigerung des Nährstoff- und Sauerstofftransports und der Immunmodulation. Eine erniedrigte Aktivität der thyroidalen Regulation und eine periphere Wachstumshormonresistenz werden im Zusammenhang mit einer Begrenzung des Energieverbrauchs gesehen. Die Stressreaktion ebbt ab, sobald die Grunderkrankung ausheilt.

Merke

Da die komplexen akuten Anpassungsreaktionen im Verlauf der Evolution selektioniert wurden, gibt es wenig Grund für die Annahme, dass sie negative Auswirkungen auf das Überleben von Patienten haben könnten bzw. dass Interventionen in die endokrine Regulation die Überlebenschancen der Patienten verbessern würden.

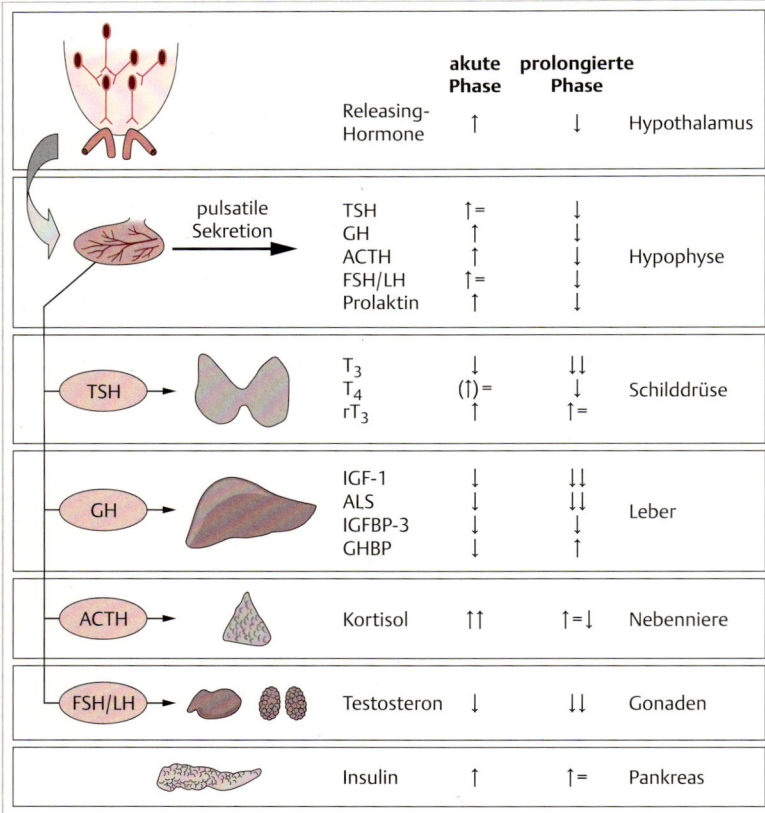

Abb. 14.1 Charakteristische Veränderungen des Endokrinums im Verlauf der akuten und prolongierten Phase kritischer Erkrankungen. ↑ erhöhter Spiegel, ↓ erniedrigter Spiegel, ↑= unverändert gegenüber dem Gesunden; ACTH = Adrenokortikotropin, ALS = „Acid-labile Subunit"; FSH = follikelstimulierendes Hormon; GH = Wachstumshormon; GHBP = GH-Bindungspeptid; IGF = „Insulin-like Growth Factor"; IGFBP = IGF-Bindungspeptid; LH = luteinisierendes Hormon; rT_3 = reverses T_3; T_3 = Trijodthyronin; T_4 = Tetrajodthyronin, Thyroxin; TSH = Thyreotropin.

14.1 Endokrine Störungen in der Intensivmedizin

▶ **Prolongierte Phase.** Mithilfe der Intensivmedizin können schwere Erkrankungen überlebt werden, die noch vor wenigen Jahren tödlich verlaufen wären. Eine definitive Erholung kann aber häufig nicht innerhalb weniger Tage erreicht werden, sodass Intensivtherapie über mehrere Wochen oder Monate notwendig wird. In dieser „prolongierten Phase" des Krankheitsverlaufs treten unabhängig von der Grunderkrankung Komplikationen durch Organversagen auf und beeinflussen die Prognose der Patienten [45].

Neben der systemischen inflammatorischen Antwort auf Infektionen werden Störungen der Organperfusion und damit hypoxiebedingte Zellzerstörungen für die intensivtherapieassoziierten Komplikationen verantwortlich gemacht. Dieser traditionelle Ansatz erfasst die Komplexität der zugrunde liegenden Pathophysiologie nur unzureichend. Das konsekutive Organversagen ist meist reversibel, Apoptose oder Nekrose treten nicht in dem Maße auf, dass dadurch die komplexe Pathologie ausreichend erklärt würde. Es liegt daher nahe, dass eher eine – potenziell reversible – funktionelle Veränderung des Zellstoffwechsels als eine strukturelle Schädigung der Zellen die Ursache für Organversagen im Verlauf der Intensivtherapie ist. Eventuelle Perfusionsstörungen können somit nicht nur als Ursache, sondern auch als Folge von Organversagen interpretiert werden. Eine Schlüsselfunktion in diesem Konzept hat die Alteration der intrazellulären Energiebereitstellung, der zellulären Nährstoff- und Sauerstoffverwertung z. B. durch eine gestörte mitochondriale Funktion.

In der prolongierten Phase der kritischen Krankheit persistiert der Hyperkatabolismus der akuten Krankheitsphase häufig trotz erfolgreicher Therapie der Grunderkrankung und ausreichender Ernährung. Dies bringt einen fortschreitenden Abbau von Depots und Funktionsgewebe mit sich, kritisch kranke Patienten können so mehr als 10% ihrer Muskelmasse pro Woche verlieren. Muskelabbau und Polyneuropathie machen häufig prolongierte mechanische Ventilation notwendig und verzögern die Rehabilitation. Die durch die gesteigerte Proteolyse bedingte Funktionseinschränkung betrifft neben Skelettmuskeln auch andere Organsysteme einschließlich Niere, Leber und Herz; die Folge sind u. a. septische Komplikationen und Organversagen. Da freie Fettsäuren in dieser Phase der Erkrankung nicht mehr effektiv als Energieträger verwendet werden können, werden trotz Proteinkatabolismus wieder Fettdepots und fettige Infiltrationen von Organen aufgebaut. Trotz der Hyperglykämie und Hypertriglyceridämie sowie ausreichenden Sauerstoffangebots an die Zellen ist die Zellatmung und damit die Bereitstellung von ATP schwer gestört.

Der prolongierte Krankheitsverlauf geht mit einem gegenüber der akuten Phase charakteristisch veränderten Hormonprofil einher, die metabolischen und endokrinen Anpassungsreaktionen weisen also einen dynamischen, biphasischen Verlauf auf (▶ Abb. 14.1) [45].

> **Merke**
>
> Die Endokrinopathie kann somit als endokrine Facette des intensivtherapieassoziierten Multiorganversagens angesehen werden und scheint zugleich Folge als auch Ursache intensivtherapieassoziierter Komplikationen zu sein. Die endokrinen Charakteristika der prolongierten Phase sind nicht durch die Evolution als vorteilhaft für den Krankheitsverlauf selektioniert, Interventionen könnten also erfolgversprechend sein.

14.1.2 Glukosestoffwechsel

Dysregulation des Glukosestoffwechsels als Ursache für kritische Krankheit

Hyperglykäme Krise

> **Definition**
>
> Die diabetische Ketoazidose (DKA) und das hyperosmolare Koma (HOK) sind die hyperglykämen Formen der Entgleisung des Glukosestoffwechsels. Die Differenzialdiagnose ergibt sich aus ▶ Tab. 14.1.

▶ **Diabetische Ketoazidose (DKA).** Die DKA tritt bei (nahezu) absolutem Insulinmangel auf, also sehr viel häufiger im Rahmen

Tab. 14.1 Differenzialdiagnose der Hyperglykämie: diabetische Ketoazidose (DKA) und hyperosmolares Koma (HOK).

	DKA			HOK
	mild	moderat	schwer	
Blutzucker (mg/dl)	< 250	> 250	> 250	> 600
arterieller pH	7,30 – 7,25	7,24 – 7,0	< 7,0	> 7,30
Serumbikarbonat (mEq/l)	15 – 18	10 – < 15	< 15	> 15
Ketonkörper in Serum und Urin	+	++	+++	0/+
Serumosmolalität (mosmol/kg)	variabel	variabel	variabel	> 320
Anionenlücke	> 10	> 12	> 12	variabel
Flüssigkeitsmangel	0/+	+	++	+++
hämodynamische Störungen	0	0/+	+	+++
Entwicklung	Stunden	Stunden/Tage	Tage	Tage/Wochen
Neurologische Symptome	wach	schläfrig	Stupor/Koma	Stupor/Koma
abdominelle Symptome	+	++	++	0/+
Leukozytose		mild	mild	> 25 000/mm³
Sonstiges			Hyperlipidämie C-Peptid niedrig	Hypernatriämie C-Peptid erhöht

eines Typ-I- als Typ-II-Diabetes, und ist durch Hyperglykämie, Hyperketonämie und metabolische Azidose charakterisiert [24]. Durch den absoluten Insulinmangel herrscht in den Zellen, die Glukose zum großen Teil insulinabhängig aufnehmen, trotz hoher Blutzuckerspiegel ein Glukosemangel. In Fettzellen führt dies zur gesteigerten Lipolyse, eine deutliche Erhöhung der Triglyceridspiegel und der freien Fettsäuren im Serum sind die Folge. Die freien Fettsäuren werden in den Mitochondrien der Leber zu Ketonkörpern oxidiert, es kommt zur Ketonämie und Azidose. Neben der verminderten peripheren Glukoseverwertung ist eine gesteigerte Glukoseproduktion trotz erhöhter Blutzuckerspiegel von Bedeutung.

▶ **Hyperosmolares Koma (HOK).** Das HOK ist durch Hyperglykämie, Hyperosmolalität und Dehydratation ohne signifikante Ketoazidose charakterisiert [3]. Es entsteht, wenn die endogene Insulinproduktion oder die exogene Insulinapplikation ausreicht, um die Lipolyse und Ketogenese zu unterdrücken, aber nicht ausreicht, um die periphere Glukoseverwertung zu gewährleisten und die Glukoneogenese zu unterdrücken. Die Folge ist ein exzessiver Anstieg des Blutzuckerspiegels (BZ).

Meist treten hyperglykäme Krisen im Rahmen eines Diabetes mellitus auf und sind selten die Erstmanifestation der Erkrankung. Häufig kommen sie bei Diabetikern mit einer eingeschränkten Compliance oder im Rahmen einer „Grundproblematik" vor. Sie gehen mit einer substanziellen Mortalität einher (DKA ca. 5%, HOK ca. 15%). Diese „Grundproblematik" kann gegeben sein durch eine exzessive Nahrungsaufnahme, Drogen- oder Medikamentenabusus, Lebererkrankungen oder durch die Stressreaktion im Rahmen akuter schwerer Krankheit, einer Infektion oder eines Traumas.

Überschreitet der BZ ca. 180 mg/dl („Nierenschwelle"), so kann die Niere die Glukose aus dem Primärharn nicht mehr ausreichend reabsorbieren, die Folge ist eine Glukosurie und damit eine osmotische Diurese, die durch eine Ketonurie weiter verstärkt wird. Durch die osmotische Diurese werden Elektrolytimbalancen und Hypovolämie hervorgerufen, ein Teufelskreis entsteht.

Diagnose der hyperglykämen Stoffwechselstörung

▶ **Klinische Zeichen.** Polydipsie, Polyurie und Gewichtsverlust sind die klassischen klinischen Anzeichen. Sie können gemeinsam mit unspezifischen Zeichen wie Antriebsschwäche, Apathie, Pruritus, Sehstörungen, Wahrnehmungsstörungen und gastrointestinalen Symptomen schon Wochen vor einer Dekompensation bestehen. Die beiden hyperglykämen Formen der diabetischen Dekompensation erscheinen klinisch unterschiedlich (Differenzialdiagnose: ▶ Tab. 14.1). Die Entwicklung der DKA schreitet meist schneller fort als die Entwicklung eines HOK.

Bei der DKA führen meist abdominelle Schmerzen, Übelkeit und Erbrechen die Symptomatik an, was gelegentlich zur Fehldiagnose eines akuten Abdomens führt. Ursächlich für eine gestörte gastrointestinale Motilität, die bis zum Ileus führen kann, sind am ehesten Elektrolytentgleisungen und metabolische Azidose. Hingegen sind bei HOK-Patienten die neurologischen Symptome (Paresen, Hemianopsie, Krämpfe) und eine hämodynamische Entgleisung führend. Die häufig fokalen neurologischen Symptome können zur Fehldiagnose eines Schlaganfalls führen, sie sind nach entsprechender zeitnaher Therapie aber fast immer komplett reversibel.

▶ **Labordiagnostik.** Von Hyperglykämie spricht man, wenn der Nüchternblutzucker über 110 mg/dl liegt und/oder der Blutzuckerspiegel zu einem beliebigen Zeitpunkt 150 mg/dl übersteigt. Eine Glukosebestimmung im Urin korreliert nur unzureichend mit den Blutzuckerspiegeln, eine Glukosurie von > 30 mg/dl ist aber sicher pathologisch. Im Rahmen einer diabetischen Nephropathie kann die Nierenschwelle für Glukose erhöht sein, sodass es auch bei Hyperglykämie nicht zwingend zur signifikanten Glukosurie kommen muss. Infolge von tubulären Partialfunktionsstörungen kann es aber auch ohne Hyperglykämie zur Glukosurie kommen.

Im HOK dominiert eine extrem hohe Serumosmolalität (> 320 mosmol/kg), hauptsächlich aufgrund eines erhöhten Serumnatriums und des charakteristischerweise sehr hohen Blutzuckerspiegels (häufig über 1000 mg/dl). In der DKA sind die Blutzuckerwerte meist weniger drastisch erhöht. Es dominieren eine metabolische Azidose und erhöhte Ketonkörperwerte. Daraus ergeben sich die klinischen Hinweise des charakteristischen Foetors (Azetongeruch) und des Atemmusters (Kußmaul-Atmung). Die Labortests auf Ketonkörper, sowohl im Urin als auch im Serum, sind häufig mit Fehlern behaftet, da mit der üblicherweise verwendeten Messmethode kein Betahydroxybutyrat, sondern lediglich Azetoazetat und Azeton gemessen werden. Die Wasser- und Elektrolytverschiebungen setzen den Patienten dem Risiko einer kardialen Dekompensation aus. Aus diesem Grunde und zur Diagnostik einer Grunderkrankung, die zur Dekompensation des Diabetes mellitus beigetragen hat, müssen bei Aufnahme auf die Intensivstation eine Diagnostik von myokardialen Ischämien und Rhythmusstörungen und eine Infektionsdiagnostik durchgeführt werden.

Bei der Differenzialdiagnose der Ketoazidose muss auch an Erkrankungen wie Alkoholismus oder Mangelernährung gedacht werden, die aber typischerweise mit normalen oder niedrigen Blutzuckerspiegeln einhergehen.

Therapie

An erster Stelle steht die hämodynamische und respiratorische Stabilisierung der Patienten. Bewusstseinseintrübungen und ein erhöhtes Aspirationsrisiko können eine endotracheale Intubation und die mechanische Ventilation nötig machen. Neben der Therapie einer eventuellen Grunderkrankung steht die spezifische Therapie auf 3 Säulen [27]:

▶ **Flüssigkeitstherapie.** Das Flüssigkeitsdefizit (bei Erwachsenen bis zu 12 l) sollte innerhalb von 24 h ersetzt werden. In der ersten Stunde wird es mit isotonischer Natriumchlorid- oder Vollelektrolytlösung ausgeglichen. Beim Gebrauch von kolloidalen Lösungen zur Volumentherapie sollte deren hoher Natriumgehalt beachtet werden. Bei sehr hohen Natriumspiegeln kann auch auf NaCl 0,45% oder, wenn der Blutzuckerspiegel unter 200 mg/dl gesunken ist, auf Glukose 5% oder 10% gewechselt werden. Glukosehaltige Infusionen sind bei bereits gesenktem BZ sinnvoll, um unter Insulintherapie eine akzidentelle Hypoglykämie durch Überdosierung von Insulin zu vermeiden. Die Plasmaosmolalität sollte nicht schneller als 3 mosmol/h fallen da eine zu schnelle Änderung durch Elektrolytdysbalancen zur Entwicklung von zerebralen oder pulmonalen Ödemen führen kann. Allein durch die Flüssigkeitssubstitution wird der Blutzuckerspiegel schon deutlich gesenkt.

▶ **Insulintherapie.** Unter stündlicher BZ-Kontrolle wird die Therapie mit einem Bolus von 0,15 IU/kg KG Altinsulin i. v. begonnen, auf den eine kontinuierliche i. v. Insulininfusion 0,1 IU/kg KG/h folgt [36]. Höhere Dosierungen sind in der Regel nicht nötig. Angestrebt wird ein BZ-Abfall von 50 bis 75 mg/dl pro h. Wenn der BZ 300 mg/dl im HOK und 250 mg/dl in der DKA erreicht, so wird die Insulindosis halbiert und die Flüssigkeitstherapie mit glukosehaltigen Lösungen ergänzt, um eine Hypoglykämie und ein zu schnelles Absinken des Blutzuckerspiegels zu verhindern. Ein normaler Blutzuckerspiegel sollte innerhalb von 24 h angestrebt werden. Wenn nach Erreichen eines BZ von 250 mg/dl weiterhin eine starke Hyperosmolalität besteht, so sollte die weitere Absenkung nur sehr langsam erfolgen und zunächst die Osmolalität durch entsprechende Flüssigkeitstherapie ausgeglichen werden, um ein Hirnödem zu vermeiden.

> **Merke**
> Die i. v. Applikation von Glukose und Insulin darf erst gestoppt werden, wenn sich neurologische Symptome normalisiert haben, eine klinische Stabilisierung eingetreten ist, der Patient wieder essen und trinken kann und die Ketonkörperwerte im Urin negativ sind.

Die Insulingabe kann dann auf die subkutane Applikation umgestellt werden. Die Clearance der Ketonkörper benötigt in der Regel länger als das Erreichen einer Normoglykämie.

Üblicherweise verschwinden die klinischen Symptome der hyperglykämen Entgleisung innerhalb von Stunden. Ist dies nicht der Fall, so muss eine weitere Diagnostik zum Ausschluss anderer Ursachen für die Symptomatik (z. B. kraniale Computertomografie [CCT[, Sonografie, Echokardiografie) erfolgen. Die Therapie einer eventuellen Grunderkrankung, z. B. einer Infektion, darf nicht vergessen werden.

▶ **Ausgleich von Elektrolytentgleisungen.** Generell muss mit einer Intervention in das Elektrolyt- und Säure-Basen-Gleichgewicht zurückhaltend umgegangen werden, da sich unter der Blutzuckersenkung und der Flüssigkeitstherapie auch die Elektrolytentgleisungen normalisieren.

Obwohl die Gesamtmenge von Kalium im Körper reduziert ist, sind im Rahmen der Hyperglykämie die Kaliumspiegel normal oder leicht erhöht. Mit Beginn der Insulintherapie wird das Kalium in die Zelle umverteilt, eine lebensbedrohliche Hypokaliämie kann die Folge sein. Zum Verhindern von Arrhythmien ist ein Kaliumspiegel von 4–5 mmol/l anzustreben. Hingewiesen sei in diesem Zusammenhang darauf, dass das nach intrazellulär umverteilte Kalium auch wieder aus der Zelle heraustransportiert werden kann, z. B. wenn das Insulin abrupt gestoppt wird oder eine Azidose durch Hypoventilation verstärkt wird. Ein schneller Azidoseausgleich kann zu schweren Elektrolytentgleisungen und einer intrazellulären Azidose mit konsekutiver mitochondrialer Dysfunktion beitragen.

Bei einem pH-Wert unter 6,9 erscheint die Gabe von 200 mmol Bikarbonat innerhalb einer Stunde sinnvoll. Über 7,0 ist Bikarbonat nicht indiziert. Vor allem in der DKA ist die Gesamtmenge an Phosphat trotz normaler oder erhöhter Serumkonzentrationen im Körper reduziert (um ca. 1 mmol/kg). Mit Insulingabe fällt das Serumphosphat ab, die Substitution hat in klinischen Studien aber keinen positiven Einfluss auf Morbidität und Mortalität gezeigt. Lediglich bei Patienten mit kardialer Komorbidität mag die Phosphatsubstitution bei Serumspiegeln unter 1,0 mg/dl sinnvoll sein.

Komplikationen

Neben iatrogenen Elektrolytentgleisungen durch Übertherapie einer Hypokaliämie oder der Azidose ist die häufigste Komplikation die Hypoglykämie. Organversagen können als Folge der Dehydratation und der Elektrolytverschiebungen auftreten.

▶ **Hirnödem.** Zirka 1 % der meist jungen Patienten kann als Komplikation v. a. der DKA ein Hirnödem entwickeln. Das sich extrem schnell entwickelnde Hirnödem geht mit einer hohen Letalität einher (ca. 70 %), sodass jede Verschlechterung des neurologischen Status unter Therapie immer als Alarmsignal gesehen werden muss. Frühzeitig erkannt, kann ein Therapieversuch mit Mannitol irreversible neurologische Schäden eventuell verhindern. Als Prävention gelten das langsame Absenken des Blutzuckerspiegels und der langsame Ausgleich der Osmolalität (max. 3 mosmol/h).

Hypoglykämie

> **Definition**
> Die Hypoglykämie ist durch die inadäquate Versorgung des zentralen Nervensystems mit Glukose und die entsprechende Gegenregulation des Körpers charakterisiert [11]. Die Definition über einen arbiträren Laborwert erscheint prinzipiell problematisch.

Ätiologie

▶ **Insulin und Antidiabetika.** Eine schwere Hypoglykämie wird meist ausgelöst, wenn Patienten mit Diabetes mellitus Insulin oder orale Antidiabetika überdosieren bzw. inadäquat Nahrung zu sich nehmen, häufig im Rahmen einer Grunderkrankung (z. B. Infektionen). Vor allem bei älteren Patienten kann der Abbau oraler Antidiabetika verzögert sein, sodass die Wirkstoffe kumulieren und langandauernde Hypoglykämien die Folge sein können.

▶ **Alkohol.** Durch Ethanol werden die hepatischen Nicotinamid-Adenin-Dinukleotid(NAD)-Speicher geleert. Da NAD ein notwendiger Kofaktor in der Glukoneogenese ist, wird so die Gegenregulation des Körpers gestört. Weitere Gegenregulationsmechanismen durch Suppression der Kortisol-, Katecholamin- und Wachstumshormonausschüttung werden unterdrückt, es kommt zu besonders schweren Hypoglykämien.

▶ **Seltene Ursachen.** Seltene Ursachen für Nüchternhypoglykämien sind Insulinome, hepatische Dysfunktionen, septischer Schock oder maligne Erkrankungen; sehr seltene Glykogenspeichererkrankungen (z. B. die Typen Von Gierke, Pompe oder Forbes) können unter Umständen durch vorsichtig titrierte Adrenalininjektion therapiert werden.

▶ **Gegenregulationsmechanismen.** Eine Vielzahl von Gegenregulationsmechanismen wirkt der Hypoglykämie entgegen und soll v. a. die Neuroglykopenie verhindern. Wenn der BZ sinkt, wird zunächst die endogene Insulinsekretion gedrosselt. Fällt der BZ weiter, so werden Glukagon und Adrenalin ausgeschüttet, antagonisieren die Insulinwirkung und stimulieren die Glykolyse und Glukoneogenese. Durch gesteigerte Fettsäureoxidation und Proteinabbau werden Substrate für die Glukoneogenese bereitgestellt. Verläuft die Hypoglykämie prolongiert, so tragen erhöhte Wachstumshormon- und Kortisolspiegel zur Gegenregulation bei. Bei Diabetikern kann der Grenzbereich, in dem neurologische Symptome auftreten und die Gegenregulationen ausgelöst werden, deutlich verschoben sein, da sowohl Teile der Gegenregulationsmechanismen eventuell nicht mehr funktionieren als auch das ZNS an länger dauernde Blutzuckerentgleisungen adaptiert ist [12].

Diagnose

▶ **Klinische Zeichen.** Neuroglykopenische Symptome führen. Sie können von Konzentrationsstörungen, Schläfrigkeit, Verhaltensstörungen, Seh- und Sprachstörungen bis zur Hemiplegie (Todd-Paralyse), zu Krämpfen und Koma reichen. Schwitzen, Palpitationen, Tremor und Hunger sind typische Symptome der vegetativen Gegenregulation, bei älteren Patienten sind diese häufig weniger ausgeprägt. Lebensbedrohlich können Rhythmusstörungen,

Hypotension, eine Atemdepression und fehlende Schutzreflexe werden.

▶ **Labordiagnostik.** Ein BZ unter 50 mg/dl mit Symptomen der Neuroglykopenie bzw. unter 40 mg/dl ohne entsprechende Symptome und die spontane Besserung nach Glukosegabe komplettieren die Diagnostik. Vor allem in der speziellen Situation auf Intensivstationen, aber auch durch die Regelmedikation können Symptome der Hypoglykämie verschleiert werden (Analgosedierung, Betablocker, Katecholamine, Grundkrankheit), sodass die Hypoglykämie erst verspätet erkannt wird.

Therapie

▶ **Glukose.** Neben symptomatischer Sicherung der Vitalfunktionen muss eine schnelle BZ-Messung erfolgen und unmittelbar mit einer Therapie begonnen werden. Bei bewusstseinsklaren Patienten werden ca. 20 g Glukose p. o. (z. B. Zuckertabletten, Fruchtsaft), bei Bewusstlosen ca. 10–25 g Glukose i. v. appliziert. Die Symptome verschwinden meist innerhalb weniger Minuten vollständig. Parenterales Glukagon ist eine Therapieoption, wenn kein venöser Zugang vorhanden ist. Da es über eine Stimulation der hepatischen Glykogenolyse wirkt, kann es bei Patienten mit entleerten hepatischen Glykogenspeichern (z. B. nach Fasten, Alkoholintoxikation) nutzlos sein. Außerdem können Nebenwirkungen wie Übelkeit und Erbrechen die orale Nahrungsaufnahme verzögern. Bei suizidaler oder akzidenteller Ingestion einer Überdosis oraler Antidiabetika ist induziertes Erbrechen aufgrund einer möglichen Einschränkung von Schutzreflexen kontraindiziert, eine Entleerung des Magens über eine Sonde ist sinnvoller. Ist die Hypoglykämie Folge einer Überdosierung oraler Antidiabetika, langwirkender Insulinzubereitungen oder eines Insulinoms, so muss eine kontinuierliche Glukoseinfusion über mehrere Stunden erfolgen.

Halten die Symptome der Neuroglykopenie länger als 30 min nach Normalisieren der Blutzuckerspiegel an, so muss eine Hirnschädigung als Folge einer länger dauernden Hypoglykämie angenommen werden. Hält eine Hypoglykämie über einen längeren Zeitraum an oder treten wiederholt Entgleisungen z. B. während des Schlafes auf, so können neurokognitive Dysfunktion, permanente Behinderungen oder der Tod des Patienten die Folge sein. Letztlich ist aber unklar, ab welcher Dauer und ab welcher Ausprägung der Glykopenie irreversible Schäden hervorgerufen werden.

Glukosestoffwechsel während kritischer Krankheit

Die Dysregulationen des Glukosestoffwechsels, die infolge kritischer Krankheit entstehen, sind in umfangreicher Literatur diskutiert. Wir verweisen auf aktuelle Kompendien und werden daher hier die Pathophysiologie und Therapiestrategien nur kurz umreißen [21].

Seit dem 19. Jahrhundert ist bekannt, dass Patienten während einer schweren Erkrankung oder nach einem Trauma einen erhöhten Blutzuckerspiegel als Teil eines komplex veränderten Kohlenhydratstoffwechsels aufweisen. Die Angaben zur Prävalenz variieren zwischen 3 und 71 %. Die Entgleisung des Zuckerstoffwechsels tritt im Rahmen nahezu aller Grunderkrankungen unabhängig von einem vorher bestehenden Diabetes mellitus auf. Pathophysiologisch liegen dieser Dysregulation ein relativer Insulinmangel und eine Insulinresistenz mit gesteigerter Glykogenolyse, Glukoneogenese und Glukoseverwertungsstörung zugrunde.

Eine Hyperglykämie wurde lange Zeit lediglich als Marker für die Schwere der Erkrankung bewertet und als notwendig angesehen, um die Ernährung lebenswichtiger Organsysteme sicherzustellen.

Entgegen diesem Ansatz werden heute schon eine milde Hyperglykämie sowie Schwankungen des Blutzuckerspiegels mit einer schlechteren Prognose verschiedener Krankheitsbilder assoziiert (z. B. Myokardinfarkt, Trauma oder Stroke). Auch spontane Hypoglykämien, die z. B. im Rahmen einer Sepsis oder eines Leberversagens auftreten, gehen mit einer schlechten Prognose einher.

Therapeutische Optionen

Die Dysregulation der Glukosehomöostase scheint nicht nur Folge der Erkrankung zu sein, sondern auch zur Entstehung intensivmedizinisch relevanter Komplikationen und damit zur Mortalität beizutragen. Seit den 1960er-Jahren wurden daher Interventionen in der Glukosehomöostase unternommen, zunächst mit dem Fokus auf die Substitution eines relativen Insulinmangels (Glukose-Insulin-Kalium[GIK]-Infusion) zur Verbesserung der Herzfunktion. GIK scheint die kardiale Funktion zu verbessern, konnte aber keine eindeutige Verringerung der Mortalität v. a. nach kardiovaskulären Erkrankungen zeigen. Allenfalls in den Studien, in denen GIK auch zu einer Senkung des BZ beitrug, sind positive Effekte erkennbar.

▶ **„Tight glycemic Control" (TGC).** Es rückten konsekutiv Interventionen zum Vermeiden von Hyperglykämie und BZ-Schwankungen in den Vordergrund. Dieser als „Intensivierte Insulintherapie" (IIT; Einstellen eines Ziel-BZ zwischen 80 und 110 mg/dl) oder als „Tight glycemic Control" (TGC) bekannte Ansatz wurde in einer Vielzahl von Studien in verschiedenen Patientenpopulationen mit verschiedenen BZ-Zielkorridoren überprüft. Sicher ist, dass TGC nicht auf die Anwesenheit eines Insulinperfusors reduziert werden kann. Vielmehr ist TGC ein vielschichtiges Konzept [21] mit den folgenden Eckpunkten:

- Vermeiden von Hyper- und Hypoglykämie und BZ-Schwankungen;
- Anpassen einer kontinuierlichen i. v. Insulininfusion gemäß einem geeigneten Algorithmus mit geeigneten BZ-Messintervallen (30 min bis 4 h), keine Bolusinjektionen oder Insulin s. c.; die publizierte Literatur schlägt verschiedene Algorithmen vor, die den Gegebenheiten der individuellen Institution angepasst werden können (▶ Abb. 14.2);
- Anpassen der Insulininfusion, wenn die Nahrungsaufnahme verändert wird oder Medikamente verabreicht werden, die in die BZ-Regulation eingreifen;
- Schulung des Personals;
- frühzeitiger leitliniengerechter Kostaufbau, vorzugsweise kontinuierliche Ernährung (enteral, parenteral oder als Kombination);
- geeignete Bed-Side-Messmethodik! Die meisten Point-of-Care-Geräte sind ungeeignet, da die Werte vielen Einflussfaktoren und sehr großen Fehlermöglichkeiten unterliegen (z. B. Bilirubin, Hämolyse, Hämatokrit); als beste Option erscheint das Blutgasgerät der Intensivstation;
- Messung im Vollblut! Kapilläres Blut liefert beim Intensivpatienten Messfehler bis 70 mg/dl, sodass die BZ-Bestimmung in Analogie zur Selbstmessung des Diabetikers deletär ist.

Monozentrische Studien zeigten v. a. bei (kardio)chirurgischen Patienten, bei Patienten in der perioperativen Phase, bei kardiovaskulären Erkrankungen und bei Trauma einen positiven Effekt des TGC-Konzepts auf die Mortalität und Morbidität (z. B. Inzidenz von akutem Nierenversagen, Neuropathie, kardiale Dysfunktion, Hirndruck, neurologische Langzeitprognose und Wundinfektionen).

14.1 Endokrine Störungen in der Intensivmedizin

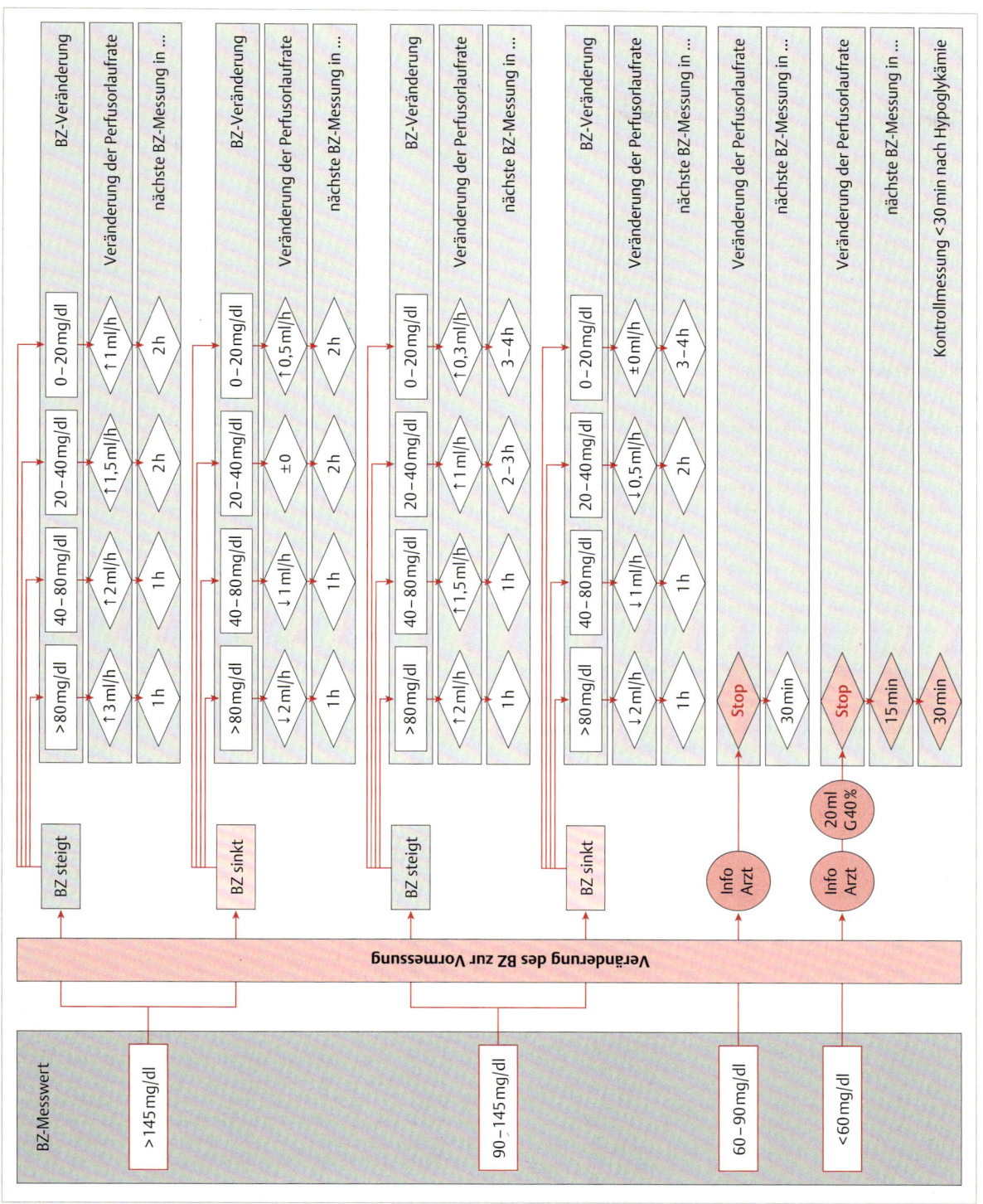

Abb. 14.2 Beispielalgorithmus zur Blutzuckerkontrolle, wie er am Universitätsklinikum Münster verwendet wird.
↓ = 0 Reduktion der Insulinperfusorlaufrate, ↑ = Steigerung der Insulinperfusorlaufrate.
Verwendet wird eine Insulinperfusorspritze mit einer Einheit Insulin pro ml.

Je länger die Patienten auf der Intensivstation behandelt werden müssen, desto deutlicher ist der Effekt von TGC. Eine Vielzahl von Studien belegte die zugrunde liegenden Mechanismen. Keine mechanistische Studie suggeriert, dass Hyperglykämie, auch wenn die hyperglykämen Phasen kurz sind, während kritischer Erkrankung ungefährlich ist. Trotzdem, die positiven klinischen Effekte sind bei Patienten auf internistischen Intensivstationen weniger ausgeprägt; bei Patienten mit Diabetes mellitus scheint eher eine weniger strenge BZ-Einstellung, also ein Ziel-BZ um 150 mg/dl, von Vorteil zu sein.

Für welche Patientenpopulation welcher Ziel-BZ optimal ist, ist bisher also unklar. Die zur Auflösung der Kontroversen durchgeführten multizentrischen Studien haben die Unklarheit und die Diskussion um TGC verstärkt, da sie keine positiven Effekte von TGC nachweisen konnten, lediglich eine hohe Inzidenz von Hypoglykämien.

Risiken und Implikationen für die praktische Umsetzung

▶ **Hypoglykämien.** Die Hauptbefürchtung beim Umsetzen von TGC ist das Auftreten schwerer Hypoglykämien mit der Folge von irreversiblen neurologischen oder kardialen Komplikationen. In der Tat findet man in der klinischen Praxis unter TGC eine erhöhte Inzidenz von Hypoglykämien, auch wenn unter Verwendung geeigneter Kontrollalgorithmen mit geringem Aufwand die Inzidenz unter 1% gesenkt werden kann. Dies ist zu beachten, wenn TGC implementiert werden soll, da eine hohe Inzidenz von Hypoglykämien und ein stark schwankender BZ die positiven Effekte von TGC zu antagonisieren scheinen und die ohnehin durch Intensivtherapie induzierten neurokognitiven Defizite der Patienten aggravieren können.

Wenn das Konzept aber umgesetzt wird und die oben angeführten Eckpunkte beherzigt werden, ist das Vermeiden einer hyperglykämen Stoffwechsellage ein sinnvoller Therapieansatz. Da im klinischen Alltag das Umsetzen der Algorithmen schwierig sein kann, erscheint ein liberaleres BZ-Regime pragmatisch (Safe glycemic Control, SGC). Die Leitlinien der verschiedenen Fachgesellschaften empfehlen, den BZ unter 150 mg/dl zu regulieren [18].

> **Merke**
> Bei aller Angst vor einer möglichen Hypoglykämie darf auf keinen Fall vergessen werden, dass die Hyperglykämie eine lebensbedrohliche Stoffwechselentgleisung darstellt.

14.1.3 Hypophyse

Die Hypophyse besteht anatomisch aus dem Vorderlappen (Adenohypophyse, HVL) und dem Hinterlappen (Neurohypophyse, HHL) (▶ Abb. 14.3).

Die im HVL gebildeten und meist pulsatil ausgeschütteten Hormone (Kortikotropin [ACTH], Thyreotropin [TSH], Wachstumshormon [GH], Prolaktin [PRL], luteinisierendes Hormon [LH], follikelstimulierendes Hormon [FSH]) unterliegen über ein Pfortadersystem der Kontrolle durch hypothalamische Releasing-Hormone (RH) (z. B. Thyreotropin-RH [TRH], Wachstumshormon-RH [GHRH], Kortikotropin-RH [CRH]). Die aus dem HVL ausgeschütteten Hormone bewirken wiederum die Freisetzung der Effektorhormone aus den peripheren Organen.

Der HHL besteht aus Axonen neurosekretorischer Zellen des Hypothalamus. Die Hormone des HHL (antidiuretisches Hormon [ADH, Arginin-Vasopressin] und Oxytozin) werden im Hypotha-

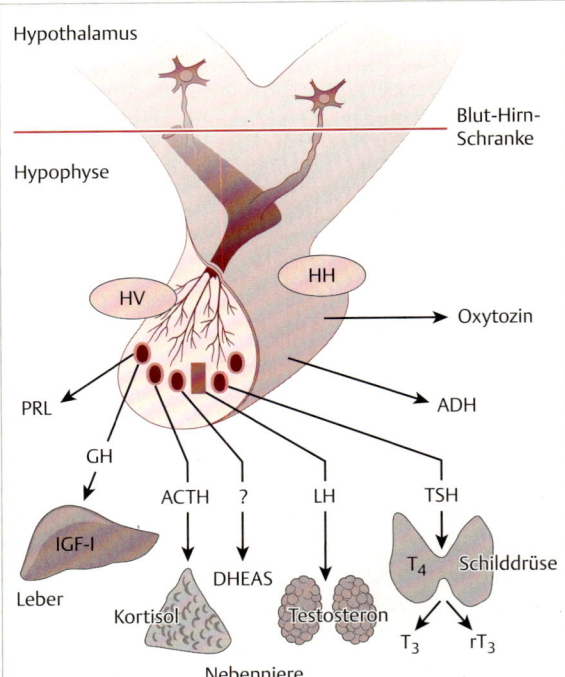

Abb. 14.3 Sekretion der Hypophysenhormone und ihre Wirkung auf die periphere Hormonliberation. ACTH = adrenokortikotropes Hormon; ADH = antidiuretisches Hormon, Vasopressin; DHEAS = Dehydroepiandrosteron; GH = Wachstumshormon; HHL = Hypophysenhinterlappen; HVL = Hypophysenvorderlappen; IGF = Insulin-like Growth Factor; LH = luteinisierendes Hormon; PRL = Prolaktin; rT_3: reverses T_3; T_3 = Trijodthyronin, T_4 = Tetrajodthyronin, Thyroxin; TSH = Thyreotropin.

lamus gebildet, nach axonalem Transport in Granula im HHL gespeichert und von dort in die Zirkulation abgegeben.

Krankheitsbilder primär hypophysären Ursprungs sind selten, sowohl Überfunktion (Hyperpituitarismus, Akromegalie) als auch die Unterfunktion (Hypopituitarismus) sind möglich, wobei allenfalls der Hypopituitarismus intensivmedizinisch relevant ist. Störungen der Hypophysenfunktion werden durch Tumoren, infiltrative Prozesse (Sarkoidose), Infektionen (Tuberkulose [Tbc]), Traumen oder Interventionen (neurochirurgische Eingriffe, Radiatio) sowie durch Infarkte oder intrakranielle Blutungen (Sheehan-Syndrom, Sepsis) hervorgerufen. Sehr selten werden auch kongenitale Malformationen gesehen. Pathologien im Hypothalamus (Ischämie, Hämorrhagie, Trauma, Neurodegeneration) dürfen als Ursache neuroendokriner Dysregulation nicht vergessen werden. Die Suppression der Hypothalamus-Hypophysen-Achse ist besonders als Folge von prolongierter kritischer Krankheit relevant [45], Dysfunktionen der Hormonachsen resultieren aus dem Exzess oder dem Mangel an Effektorhormon.

14.1.4 Somatotroper Regelkreis

Außer der Akromegalie sind Krankheitsbilder einer primären Pathologie der somatotropen Achse intensivmedizinisch selten relevant, daher liegt in diesem Abschnitt der Schwerpunkt auf Veränderungen der somatotropen Achse infolge kritischer Erkrankungen.

Hypersomatotropismus

Der Exzess an Wachstumshormon (GH) führt zum Krankheitsbild der Akromegalie, welches beim Erwachsenen neben Veränderungen der Physiognomie durch schwere metabolische, kardiovaskuläre und zerebrovaskuläre Dysregulationen gekennzeichnet ist. Neben Masseneffekten eines Tumorwachstums sind diese Komplikationen bestimmend für Morbidität und Mortalität dieses intensivmedizinisch selten relevanten Krankheitsbildes [17]. Aufgrund der Makroglossie ist beim Atemwegsmanagement Vorsicht geboten.

Die Therapie stützt sich auf die chirurgische Resektion und Radiotherapie als Alternative. Die symptomatische medikamentöse Therapie wird mit wenig effektiven Dopaminantagonisten sowie mit den effektiveren Somatostatinanaloga (Oktreotid) oder GH-Rezeptorantagonisten durchgeführt.

Hyposomatotropismus als Folge kritischer Erkrankung

▶ **GH-Resistenz.** Kritisch kranke Patienten präsentieren eine deutlich veränderte Dynamik der physiologischen Wachstumshormonregulation (▶ Abb. 14.1) [45]. Der basale GH-Spiegel steigt im Rahmen der akuten Stressreaktion bei geringer Pulsamplitude, wohingegen die Plasmaspiegel von IGF-1 sinken. Die niedrigen IGF-1-Spiegel weisen zusammen mit anderen Markern von Muskel- und Knochenstoffwechsel auf einen relevanten Katabolismus hin. Außerdem sind die Plasmaspiegel der GH-abhängig regulierten Bindungspeptide (GHBP) und die Genexpression des GH-Rezeptors in Muskel und Leber vermindert. Diese Konstellation impliziert, dass ein Hyperkatabolismus der akuten Phase kritischer Erkrankungen das Resultat einer peripheren GH-Rezeptorresistenz sein kann.

Die GH-Resistenz bedingt nicht nur eine erniedrigte Syntheserate von IGF-1, auch die Spiegel der Bindungspeptide sind erniedrigt. Der Abbau von IGF-1 wird durch die Bindung mit IGFBP-3 und ALS gehemmt. Hinzu kommt, dass IGFBP-1 in dieser Krankheitsphase erhöht ist, im Komplex mit IGFBP-1 wird IGF-1 beschleunigt abgebaut. Also resultiert während kritischer Krankheit nicht nur eine verminderte Freisetzung, sondern auch ein beschleunigter Abbau des zur Verfügung stehenden IGF-1. Neben GH sind auch Zytokine (IL-1, IL-6 und Tumornekrosefaktor [TNF]-α), pH-Verschiebungen, Glukokortikoide und ein relativer Insulinmangel an diesen Mechanismen beteiligt. Es ist daher nicht verwunderlich, dass in der akuten Krankheitsphase durch die Applikation von GH auch in hoher Dosierung kein Anstieg von IGF-1 und keine Normalisierung der Spiegel der Bindungspeptide zu erreichen ist und kein anaboler Effekt vermittelt wird. Trotz der ausbleibenden anabolen Antwort bedingen die hohen GH-Spiegel eine Lipolyse und verhindern die Aufnahme von Lipiden in die Zellen, freie Fettsäuren akkumulieren. Darüber hinaus wird eine Insulinresistenz hervorgerufen, die zu steigenden Blutzuckerspiegeln beiträgt.

▶ **Akute Phase.** Aus teleologischer Sichtweise erscheint die Konstellation von hohen GH-Spiegeln bei gleichzeitiger GH-Rezeptorresistenz und reduzierter Bioverfügbarkeit von IGF-1 in der akuten Phase kritischer Krankheit sinnvoll, da GH direkt durch lipolytische und antiinsulinäre Wirkungen zur Bereitstellung schnell verwertbarer Energieträger zum Erhalt unmittelbar vitaler Organfunktionen beiträgt; eine „therapeutische" Intervention ist daher als sinnlos einzuschätzen.

▶ **Prolongierte Phase.** In der prolongierten Krankheitsphase, meist nach Überwinden einer Grunderkrankung, verschwindet langsam die gesteigerte GH-Freisetzung der akuten Phase (▶ Abb. 14.1). Der basale GH-Spiegel ist nur noch leicht erhöht, die pulsatile Sekretion bleibt unterdrückt. Die IGF-1-Spiegel sind weiterhin deutlich erniedrigt. Die Ursache dieser neuroendokrinen Dysregulation mit Verlust des pulsatilen GH-Sekretionsmusters scheint auf der hypothalamischen Ebene zu liegen. Da durch kontinuierliche Infusion von GH-Sekretagoga (GHS) die pulsatile GH-Sekretion wiederhergestellt werden kann, sind eine unzureichende GH-Syntheseleistung oder eine Hypophyseninsuffizienz als Ursache des Hyposomatotropismus auszuschließen. Das Verwischen des pulsatilen Sekretionsmusters des GH während der prolongierten Phase kritischer Krankheit korreliert nicht nur mit niedrigen IGF-1-Spiegeln, sondern auch mit niedrigen Spiegeln anderer GH-abhängiger Peptide (GHBP; ALS). Wird in dieser prolongierten Krankheitsphase durch kontinuierliche Infusion von GHS eine physiologische, pulsatile GH-Sekretion wiederhergestellt, so steigen IGF-1, IGFBP-3 und GHBP an, IGFBP-1 fällt ab. Dies reflektiert die Umkehr der katabolen in eine anabole Stoffwechsellage. Besonders das steigende GHBP ist indikativ für einen funktionierenden GH-Rezeptorstatus, die Rezeptorresistenz der akuten Phase ist nicht mehr nachweisbar ([45]: 119/id).

▶ **Wasting-Syndrom.** Dieser (relative) Hyposomatotropismus trägt zum für die prolongierte Krankheitsphase typischen persistierenden Hyperkatabolismus bei. Der fortschreitende Verlust von Muskelmasse und Funktionsgewebe kennzeichnet dieses Wasting-Syndrom, paradoxerweise werden Fettdepots nicht verbraucht oder sogar weiter ausgebaut. Die Folge sind u. a. Muskelschwäche, Wundheilungsstörungen, Osteoporose und eine funktionelle Beeinträchtigung von Organsystemen. Das Wasting-Syndrom wird durch Fasten aggraviert, kann aber weder durch enterale noch durch parenterale Ernährung entscheidend beeinflusst oder verhindert werden. Hingegen verspricht ein Durchbrechen des Hyposomatotropismus auf der Ebene der hormonellen Regulation ein Umstellen des Stoffwechsels nach erfolgreicher Therapie der Grunderkrankung vom Katabolismus auf Erholung und Anabolismus.

Therapieansätze

▶ **Rekombinantes GH.** Ein primäres Wachstumshormondefizit kann bei Erwachsenen und Kindern erfolgreich durch die Gabe von rekombinantem GH (rhGH) behandelt werden. Mehrere kleine Studien, in denen eine analoge Therapie auch beim Intensivpatienten zur „Therapie" des krankheitsinduzierten Hyposomatotropismus versucht wurde, versprachen positive Effekte. Eine daraufhin durchgeführte prospektive klinische Studie an 2 Zentren zeigte aber, dass durch die Intervention mit GH bei kritisch kranken Patienten eine Verdoppelung der Mortalität verursacht wird, trotz höherer IGF-1-Spiegel und einer positiven Stickstoffbilanz. Als Erklärung darf wohl angenommen werden, dass in der – inzwischen widerlegten – Annahme einer Rezeptorresistenz GH in sehr hoher Dosierung, also in fast 20-facher Substitutionsdosis, eingesetzt wurde. Die unerwünschten GH-Wirkungen (Hyperglykämie, Hyperlipidämie) könnten so potenzielle erwünschte Wirkungen antagonisiert haben. Daher sind weitere Ansätze der Intervention in die somatotrope Regulation verfolgt worden, z. B. mit der Applikation des Haupteffektorhormons der somatotropen Achse, IGF-1, gemeinsam mit GH [30]. Bisher konnten aber keine eindeutig positiven Effekte auf Organfunktion oder Outcome von Intensivtherapiepatienten gezeigt werden.

Da in der prolongierten Phase kritischer Erkrankung das pathologische GH-Sekretionsmuster aufgrund einer hypothalamischen Insuffizienz den Hyposomatotropismus bedingt, erscheint die Applikation von GHS als Therapieoption sinnvoll. Vor allem wenn thyreotropinfreisetzendes Hormon (TRH) und Gonadotropin-Releasing-Hormon (GnRH) gemeinsam gegeben werden, kommt es zur Normalisierung von IGF-1, IGFBP und

GHBP, Zeichen eines einsetzenden Anabolismus und einer Normalisierung der thyroidalen Regulation. Somit wird durch dieses Konzept der gesamte somatotrope Regelkreis beeinflusst. Physiologische Regelkreise bleiben erhalten und die Patienten werden nicht den toxischen Nebenwirkungen einer Überstimulation ausgesetzt. Dieser Therapieansatz erscheint somit relativ sicher zu sein. Outcome-Studien fehlen zurzeit, sodass die klinische Anwendung des vielversprechenden Konzeptes außerhalb von klinischen Studien (noch) nicht empfohlen werden kann [30]. Unkontrollierte Eingriffe in die somatotrope Regulation z. B. mit Somatostatin oder Anabolika sollten unterbleiben.

14.1.5 Schilddrüse

Schilddrüsenfunktionsstörungen als Ursache für kritische Krankheit

Schilddrüsenfunktionsstörungen sind häufig, etwa 5 % der Frauen im Alter über 60 Jahre sind hypothyreot. Für die Intensivmedizin sind die seltenen, drastischen Veränderungen der Schilddrüsenhormonspiegel relevant, wenn daraus eine akute vitale Bedrohung erwächst.

Der kritische Hypothyreoidismus

> **Definition**
> Als Hypothyreoidismus wird ein klinisches Syndrom bezeichnet, das durch ein kritisches Schilddrüsenhormondefizit hervorgerufen wird.

Das hypothyreote Koma – oder Myxödemkoma – ist häufig aufgrund der klinischen Symptome schwer zu diagnostizieren. Viele Patienten weisen weder die als Myxödem bezeichnete teigig aufgequollene Haut auf noch sind sie komatös, vielmehr bestimmen kardiovaskuläre, respiratorische und neurologische Dysfunktionen die Symptomatik [33]. Meist entwickelt sich der Hypothyreoidismus schleichend, die diskreten Symptome werden dem fortschreitenden Alter zugeschrieben. Wird der Hormonmangel nicht rechtzeitig als auslösende Ursache erkannt und adäquat therapiert, so beträgt die Mortalität des kritischen Hypothyreoidismus bis zu 60 %.

Ätiologie

Hypothyreoidismus kann sowohl durch eine Schädigung der Schilddrüse (primärer Hypothyreoidismus) als auch durch eine Fehlfunktion der hypothalamisch-hypophysären Achse (sekundärer Hypothyreoidismus) hervorgerufen werden.

▶ **Primärer Hypothyreoidismus.** Neben dem Jodmangel (endemische Struma) ist die häufigste Ursache des primären Hypothyreoidismus die Zerstörung des Schilddrüsengewebes durch Radiojodtherapie, Bestrahlung oder Thyroidektomie. Gründe für eine lebensbedrohliche Entgleisung sind meist eine inadäquate Hormonsubstitution oder mangelnde Compliance der Patienten bei der Substitutionstherapie. Neben kongenitalen Ursachen können auch Thyroiditiden Ursache einer Schilddrüsenunterfunktion sein. Gelegentlich treten die Thyroiditiden gemeinsam mit anderen endokrinen Krankheitsbildern (Hypoparathyreoidismus, Nebenniereninsuffizienz, Diabetes mellitus) oder autoimmunen Krankheitsbildern (Sjögren-Syndrom) auf. Die Zerstörung des Schilddrüsengewebes oder die Suppression der Hormonsynthese durch Vergiftungen (Biphenyle, Perchlorat) oder Medikamente (Amiodaron, Lithium, Chemotherapie, Interferon) kann v. a. dann zur bedrohlichen Hypothyreose führen, wenn der Patient an einer klinisch oft inapparenten subakuten oder lymphatischen Thyroiditis leidet.

▶ **Sekundärer Hypothyreoidismus.** An einen seltenen sekundären oder zentralen Hypothyreoidismus muss gedacht werden, wenn durch Traumen, chirurgische Eingriffe, Tumoren, Aneurysmen der A. carotis interna oder Radiotherapie Strukturen von Hypothalamus oder Hypophyse zerstört wurden und somit die zentrale Stimulation über TRH und TSH ausbleibt.

Klassischerweise kommt es zur kritischen, lebensbedrohlichen hypothyreoten Dekompensation meist bei älteren, häufig weiblichen Patienten mit bekannter oder inapparent verlaufender Schilddrüsenfunktionsstörung im Rahmen einer Grunderkrankung (Infektion, Trauma, chirurgischer Eingriff).

Diagnose

> **Praxistipp**
> Die Diagnose basiert auf 3 klinischen Hinweisen: veränderter mentaler Status, gestörte Thermoregulation, Grunderkrankung bzw. ein auslösendes Ereignis.

▶ **Veränderungen des mentalen Status.** Diese umfassen Antriebsarmut, Lethargie und – v. a. bei älteren Patienten – kognitive Dysfunktion sowie Bewusstseinseinschränkungen bis hin zum Koma. Die zerebrale Krampfschwelle ist erniedrigt.

▶ **Gestörte Thermoregulation.** Als Ausdruck der gestörten Thermoregulation kann eine absolute oder „relative" Hypothermie ohne Muskelzittern auftreten. Ein Beispiel für eine „relative" Hypothermie wäre ein septischer Patient mit normaler Körpertemperatur.

▶ **Grunderkrankungen.** Grunderkrankungen sind häufig Infektionen des Respirations- oder Urogenitaltrakts. Zeichen der Infektion wie Leukozytose oder Fieber können beim hypothyreoten Patienten fehlen. Weiterhin können Traumata, chirurgische Eingriffe, myokardiale oder zerebrale Ischämie, gastrointestinale Blutungen, Hypothermie, Hypoglykämie oder respiratorische Insuffizienz neben der Einnahme bestimmter Medikamente (z. B. Betablocker, Amiodaron, Jod, Lithium) als Auslöser der hypothyreoten Krise vorkommen [33].

▶ **Kardiorespiratorische Symptome.** Rhythmusstörungen (Bradykardie, Vorhofflimmern) und ein gestörter myokardialer Metabolismus führen zu einer pathologischen systolischen und diastolischen linksventrikulären Funktion und damit zu einem reduzierten Herzminutenvolumen und zu Hypotension [49]. Im EKG können Niedervoltage, verlängertes QT-Intervall und negative T-Wellen auffallen. Durch eine reduzierte Expression von Betarezeptoren und eine gestörte adrenerge Signaltransduktion kommt es zu einer verminderten Antwort auf β-Sympathomimetika, die α-adrenerge Antwort bleibt hingegen weitgehend unverändert. Diese nicht antagonisierte α-adrenerge Stimulation erklärt zum Teil eine chronische Vasokonstriktion mit erhöhtem vaskulären Widerstand in der Hypothyreose. Trotz eines erhöhten Vasopressinspiegels (ADH) mit Retention von freiem Wasser und Hyponatriämie ist das Blutvolumen um bis zu 20 % reduziert. Trotz Hypovolämie kommt es zu Ödemen, Pleura- und Perikardergüssen. Die Beeinträchtigung des Atemzentrums führt zu Hypoventilation mit Hypoxie, Hyperkapnie und Azidose [50].

▶ **Weitere Symptomatik.** Eine Koagulopathie durch erniedrigte Spiegel von Gerinnungsfaktoren (v. a. Von-Willebrand-Faktor) kann auftreten, die Patienten haben oft eine normozytäre Anämie (Hämatokrit < 30). Elektrolytimbalancen (Hyponatriämie) können zu den neurologischen Dysfunktionen beitragen. Eine kritische Hypoglykämie kann durch eine reduzierte Insulin-Clearance und verminderte Glukoneogenese auftreten. Da der generell reduzierte Metabolismus auch zu einer verlangsamten Clearance von Medikamenten führt (z. B. Digoxin, Sedativa, Diuretika), besteht die Gefahr toxischer Nebenwirkungen. Neben Blasenatonie und einer reduzierten gastrointestinalen Motilität bis zum paralytischen Ileus und Megakolon können Hypercholesterinämie, Hyperhomocystinämie und erhöhte Transaminasen, Kreatininkinase und Laktatdehydrogenase das Bild vervollständigen. Durch Einlagerung von Glykosaminoglykanen kann selten eine teigige Schwellung der Haut v. a. an den Unterschenkeln auftreten (Myxödem).

▶ **Labordiagnostik.** Bei klinischem Verdacht erfolgt die Diagnosesicherung durch Labordiagnostik, hier kommt dem TSH-Spiegel der höchste Stellenwert zu. Da TSH auch aufgrund thyreotropinproduzierender Tumoren erhöht sein kann, ist zur Diagnosesicherung bei klinischem Verdacht auf eine Hypothyreose zusätzlich die Bestimmung der Hormonspiegel im Blut (T_4 und T_3) notwendig.

Liegt eine veränderte Konzentration von Bindungsproteinen (thyroxinbindendes Globulin, TBG) z. B. aufgrund einer konsumierenden Erkrankung vor, so kann bei normalem Gesamt-T_4 ein erniedrigtes freies T_4 vorliegen und die bedrohliche klinische Symptomatik hervorrufen. Es kann aber auch das TBG erniedrigt sein, ein erhöhter Anteil des freien Hormons vermindert Symptome der Hypothyreose. Ist bei erniedrigtem T_3 und/oder T_4 das TSH erniedrigt (unter 0,5 μU/ml), so liegt die Diagnose eines sekundären Hypothyreoidismus aufgrund einer Pathologie von Hypothalamus und/oder Hypophyse nahe. Hier ist ein TRH-Test zur Diagnosesicherung nach Stabilisieren des Patienten durch die symptomatische Therapie anzuraten.

Da der dekompensierte Hypothyreoidismus mit einer substanziellen Mortalität einhergeht – v. a. wenn er spät therapiert wird – und die Labordiagnostik oft wenig hilfreiche Resultate ergeben, muss die Therapie aufgrund der klinischen Symptomatik eingeleitet werden und die detaillierte diagnostische Abklärung der Ursache für die Hypothyreose nach Stabilisierung der akuten Entgleisung erfolgen.

Therapie

Die Therapie der Hypothyreose steht auf 4 Säulen:
- supportive Maßnahmen,
- Therapie metabolischer Komplikationen,
- Therapie der Grunderkrankung,
- Hormonsubstitution.

▶ **Supportive Maßnahmen.** Vor allem aufgrund lebensbedrohlicher neurologischer und kardiopulmonaler Komplikationen sind ein intensives Monitoring und nötigenfalls eine maschinelle Beatmung (Beeinträchtigung der zentralen Atemregulation) angezeigt. Allerdings sollte bei einer endotrachealen Intubation das erhöhte Aspirationsrisiko aufgrund der reduzierten gastrointestinalen Motilität beachtet werden. Besondere Vorsicht ist bei der Applikation von Medikamenten geboten, die entweder den Atemantrieb weiter reduzieren (Analgetika, Sedativa) oder den Hormonspiegel weiter senken können (Betablocker).

Eine eventuell auftretende Hypotension ist Folge einer Hypovolämie und nicht einer Vasoplegie, daher steht die Volumentherapie im Vordergrund. Werden Vasopressoren nötig, so sind α-adrenerge Vasopressoren (Noradrenalin) wirksam.

> **Praxistipp**
> Äußerste Vorsicht ist jedoch bei der Applikation von β-Sympathomimetika zur Therapie bradykarder Herzrhythmusstörungen geboten, da sie in der Hypothyreose eine reduzierte Wirksamkeit aufweisen, unter Hormonsubstitution aber die Rezeptorsensitivität wieder steigt und somit arrhythmogene Effekte auftreten.

Das passive Erwärmen des Patienten mit Decken ist dem aktiven Wärmen vorzuziehen, da das Erwärmen durch z. B. Wärmedecken oder Heizlampen eine periphere Vasodilatation induziert und somit eine Hypotension infolge relativer Hypovolämie verstärkt werden kann.

▶ **Therapie von metabolischen Komplikationen.** Dem Monitoring von Elektrolytentgleisungen und vom Blutzuckerspiegel kommt eine besondere Bedeutung zu, da durch Hypoglykämie und Hyponatriämie eine Verschlechterung des neurologischen Status bis hin zu Krampfanfällen und Koma ausgelöst werden kann. Meist normalisieren sich die Entgleisungen unter der Hormonersatztherapie ohne Intervention, akute bedrohliche Entgleisungen sind unmittelbar auszugleichen. Die Gabe von Kortikosteroiden in „Stressdosis" (S. 957) kann aus 2 Gründen indiziert sein. Zum einen kann eine Dauertherapie mit Kortikosteroiden, die im Rahmen einer eventuell vorher bestehenden Thyroiditis durchgeführt wurde, zu einer Nebenniereninsuffizienz geführt haben. Zum anderen kann im Rahmen der metabolischen Entgleisung sowohl die hypothalamohypophysäre Stressantwort gestört sein als auch ein erhöhter Metabolismus von Kortikosteroiden vorliegen, der die Substitution von Kortikosteroiden zur hämodynamischen Stabilisierung nötig macht.

▶ **Therapie einer zugrunde liegenden Erkrankung.** Eine zugrunde liegende Erkrankung aufgrund von Infektionen oder Trauma ist zu therapieren.

▶ **Hormonsubstitution.** Das optimale Konzept einer Hormonersatztherapie in der hypothyreoten Krise ist Gegenstand der Diskussion. Generell muss die Aggressivität des Vorgehens der Bedrohlichkeit des klinischen Zustands des Patienten angepasst werden.

Hauptbestandteil der Substitutionstherapie ist immer die *Applikation von T_4* [39]. Die Substitutionsdosis beträgt ca. 1,6 μg/kg KG/d T_4, bei älteren Menschen kann der Bedarf auf 0,5 μg/kg KG/d sinken [43]. Bei Patienten ohne schwere Begleiterkrankungen sollte sofort mit der antizipierten Substitutionsdosis begonnen werden, da durch ein langsames Auftitrieren die Erholung langsamer erfolgt.

Patienten in einer akut lebensbedrohlichen Entgleisung müssen aufgrund einer gestörten enteralen Resorption zunächst parenteral therapiert werden. Die Notfalltherapie des hypothyreoten Komas mit der i. v. Applikation einer Initialdosis von 300 – 500 μg T_4 zum Auffüllen leerer Bindungsstellen und leerer Speicher ist umstritten, da hierdurch möglicherweise schwere Komplikationen hervorgerufen werden können. Nach der Initialdosis wird die Therapie mit ca. 1,0 μg/kg KG/d T_4 i. v. weitergeführt, bis die Medikation oralisiert werden kann; erfolgt keine Initialdosis, so wird sofort mit 50 – 100 μg/d begonnen, die Dosis kann gemäß der klinischen Situation und den Laborresultaten angepasst werden.

Die *Applikation von T_3* als kontinuierliche i. v. Infusion (0,1 bis 0,6 μg/kg KG/d) kann aufgrund seiner höheren biologischen Aktivität und einer mutmaßlich gestörten Hormonkonversion im Rahmen zugrunde liegender Erkrankungen in der schweren endokrinen Entgleisung notwendig sein.

Schilddrüsenhormone erhöhen den myokardialen Sauerstoffverbrauch und die Sensitivität für Katecholamine, sodass es v. a. unter Infusion von T$_3$ zu Dysrhythmien und manifester Herzinsuffizienz kommen kann. Bei kardialen Risikopatienten muss daher die Indikation zurückhaltend gestellt und eine reduzierte Dosis gewählt werden. Da bisher kein eindeutiger Vorteil dieses Ansatzes gegenüber der alleinigen Applikation von T$_4$ gezeigt werden konnte, wohl aber Hinweise bestehen, dass T$_3$ in der Therapie des hypothyreoten Komas mit einer erhöhten Mortalität verbunden sein könnte, bleibt die Applikation von T$_3$ nur in schweren, akut lebensbedrohlichen hypothyreoten Entgleisungen indiziert.

Die Hormonspiegel werden anfangs täglich kontrolliert, bei Stabilisierung kann das Kontrollintervall verlängert werden. Bei Patienten mit koronarer Herzerkrankung sollte die Hormonersatztherapie immer mit einem kardioselektiven Betablocker gemeinsam mit dem Start der T$_4$-Therapie begonnen werden.

▶ **Hormonsubstutuion in besonderen Situationen.** Ist der Allgemeinzustand stabil, so können auch hypothyreote Patienten unter entsprechendem Monitoring ohne deutlich erhöhtes Risiko einer Koronarangioplastie oder sogar einer chirurgischen Revaskularisierung unterzogen werden, sodass mit einer definitiven Hormontherapie mit dem Risiko ischämischer Komplikationen erst nach der Intervention zur Verbesserung der myokardialen Perfusion begonnen werden sollte.

Elektive operative Eingriffe sollten verschoben werden, bis eine euthyreote Stoffwechsellage vorliegt. Dringliche Eingriffe können unter entsprechendem erweiterten Monitoring beim klinisch stabilen hypothyreoten Patienten ohne deutlich erhöhtes Risiko durchgeführt werden [40].

Unter der Hormonersatztherapie verbessern sich die meisten Symptome der hypothyreoten Krise innerhalb von 24 h, die gestörte Thermoregulation erholt sich erst innerhalb von 2 bis 3 Tagen, die kognitive Funktion wird bei älteren Patienten häufig nicht wieder vollständig hergestellt.

Der kritische Hyperthyreoidismus

Definition
Hyperthyreoidismus ist ein klinisches Syndrom, das durch erhöhte Schilddrüsenhormonspiegel hervorgerufen wird; die thyreotoxische Krise ist die intensivmedizinisch relevante Extremform.

Ätiologie

▶ **Primärer und sekundärer Hyperthyreoidismus.** Die häufigste Ursache für einen Hyperthyreoidismus sind Erkrankungen der Schilddrüse selbst (primärer Hyperthyreoidismus). Besonders häufig sind die Autoimmunerkrankung Morbus Basedow (Antikörper gegen TSH-Rezeptoren vermitteln durch eine TSH-Wirkung eine exzessive Hormonproduktion), die akute Phase einer Thyroiditis (bakteriell, autoimmun, postpartal) oder autonome Adenome. Häufig ist auch der iatrogene Hyperthyreoidismus nach Jod-Exposition (Kontrastmittel, Amiodaron, [Radio-]jod) oder nach Überdosierung bei einer Therapie mit Schilddrüsenhormonen. Auch die übermäßige Jodzufuhr mit der Nahrung (z. B. „Hamburger-Thyreotoxikose" nach Genuss hormonhaltigen Fleisches) kommt in Betracht. Neben kongenitalen Syndromen sind paraneoplastische Syndrome oder hormonproduzierende Tumoren seltene Auslöser, wie z. B. im Rahmen eines metastasierenden Schilddrüsenkarzinoms oder eines Teratoms (Struma ovarii). TSH-produzierende Tumoren der Hypophyse können zum sekundären Hyperthyreoidismus führen [12]. Sehr selten führen Mutationen im nukleären Hormonrezeptor zu einer Hormonresistenz.

▶ **Auslöser.** Meist im Rahmen einer akuten Erkrankung, eines Traumas, eines chirurgischen Eingriffs, nach dem Absetzen antithyroidaler Medikation oder im Rahmen von Schwangerschaft und Geburt kann eine klinisch stabile, grenzwertig hyperthyreote Stoffwechselsituation dekompensieren. Diese oft perakut auftretende Entgleisung, die thyreotoxische Krise oder Thyreotoxikose („thyroid-storm"), hat eine hohe Mortalität (bis zu 75%). Für die Entwicklung der fulminanten Symptomatik spielen im Rahmen von Stressreaktionen auch Veränderungen der Transportproteine und der Hormonrezeptoren eine Rolle. Hierdurch erfolgt u. a. eine erhöhte Ansprechbarkeit auf Katecholamine und eine Umwandlung von α- in β-Adrenozeptoren. Die Überaktivierung des sympathischen Nervensystems erklärt zumindest einen großen Teil der Symptome [39].

Diagnose

> **Merke**
> Leitsymptome sind: Hyperthermie, Tachykardie, veränderter mentaler Status, gastrointestinale Dysfunktion und eine auslösende Grunderkrankung bzw. ein auslösendes Ereignis.

▶ **Klinische Zeichen.** Die gesteigerte Sympathikusstimulation äußert sich bei der unkomplizierten Hyperthyreose in neurologischen Störungen (Nervosität, Konzentrationsstörung, Müdigkeit), Tachykardie, Tremor, Hitzeintoleranz und Fieber. Hinzu können Diarrhö und Erbrechen, Menstruations- oder Potenzstörungen, Gewichtsverlust und Muskelschwäche kommen. Die endokrine Orbitopathie des Morbus Basedow fällt nur bei etwa 30% der Patienten auf. Eine vergrößerte, noduläre oder verhärtete Schilddrüse kann auffallen.

Die Dekompensation wird von einer gestörten Thermoregulation (Temperatur > 38,5 °C) gemeinsam mit Tachypnoe und supraventrikulärer Tachykardie (> 140 Schläge/min), die häufig unverhältnismäßig zur Körpertemperatur auftritt, bestimmt. Es kann zu Vorhofflimmern und zum kongestiven Herzversagen kommen. Delirium, Psychosen, Agitation und Koma können auftreten, jedoch ist v. a. bei älteren Patienten eine atypische Symptomatik mit Müdigkeit und Antriebsarmut möglich. Abdominelle Schmerzen, Übelkeit, Erbrechen, Diarrhö und gelegentlich Ikterus komplettieren das klinische Bild. Die Thyreotoxikose ist primär eine klinische Diagnose, Funktionstests der Schilddrüse spiegeln selten die Bedrohlichkeit der Situation wider und erlauben keine Unterscheidung zwischen symptomatischem Hyperthyreoidismus und Thyreotoxikose.

In der Schilddrüsenfunktionsdiagnostik werden typischerweise sehr niedrige TSH-Spiegel und hohe T$_3$-, T$_4$- und fT$_4$-Spiegel gemessen. Aufgrund einer erhöhten Konversion von T$_4$ nach T$_3$ kann die Erhöhung der T$_3$-Spiegel dramatischer sein als die der T$_4$-Spiegel.

Ein erhöhter Kalziumspiegel ist Ausdruck eines gesteigerten Knochenmetabolismus, die Transaminasen und der Blutzuckerspiegel sind erhöht. Eine Leukozytose tritt häufig auch ohne Infektionserkrankung auf. Hämoglobin und Hämatokrit liegen typischerweise über dem Normwert. Eine (relative) Nebenniereninsuffizienz kann gemeinsam mit der Thyreotoxikose auftreten, somit ist die Entnahme von Blut zur Bestimmung eines basalen Kortisolspiegels vor Therapiebeginn anzuraten.

Therapie

Die Therapie der Thyreotoxikose stützt sich auf 5 Säulen [6]:

▶ 1. Reduktion von Synthese und Freisetzung der Hormone [20]

Thyreostatika: Die häufig verwendeten Thyreostatika Thiamazol, Carbimazol und Propylthiouracil (PTU) blockieren die Hormonsynthese durch Oxidation von Jodid und damit die Bildung von Jodothyrosin und Thyroxin. Die Therapie wird üblicherweise mit einer relativ hohen Initialdosis begonnen und in niedrigerer Erhaltungsdosis fortgeführt. Das pharmakologisch günstigste Profil scheint PTU p. o. aufzuweisen, da es auch in geringem Maße die periphere Umwandlung von T_4 nach T_3 hemmt. Ist die enterale PTU-Applikation nicht möglich, so kann Thiamazol i. v. verabreicht werden. Thiamazol erscheint effektiver als PTU, wenn es mit einem Medikament kombiniert wird, das die Hormonkonversion hemmt.

Häufig sind als relevante unerwünschte Wirkungen der Thyreostatika Leberaffektionen anzusehen. Gastrointestinale Nebenwirkungen, Hypoglykämien, Arthralgien und Wahrnehmungsstörungen sind möglich. Bei einigen Patienten tritt eine möglicherweise lebensbedrohliche Agranulozytose auf (Thiamazol 0,35 %, PTU 0,37 %). Sollte das Absetzen eines Medikaments wegen allergischer Nebenwirkungen notwendig werden, so kann ein anderes Thyreostatikum gewählt werden – Kreuzallergien werden nicht beobachtet.

Anorganisches Jod: Durch die Applikation von anorganischem Jod werden kurzfristig die Neusynthese von Schilddrüsenhormonen und deren Freisetzung gehemmt. Die Applikation sollte erst nach dem Beginn einer thyreostatischen Therapie eingeleitet werden, da andernfalls eine Steigerung der Hormonproduktion erwartet werden kann. Patienten mit einer Jodallergie sollten mit Lithiumkarbonat therapiert werden, hierdurch wird ebenfalls die Jodaufnahme blockiert. Der Einsatz von Lithium ist durch seine geringe therapeutische Breite (Neuro- und Nephrotoxizität) limitiert, die Bestimmung der Lithiumspiegel ist obligat.

Die Konversion von T_4 nach T_3 kann durch PTU, Kortikosteroide oder Propranolol unterdrückt werden.

▶ 2. Strategien zur Reduktion der peripheren Hormonwirkung

Betablocker: In der symptomatischen Therapie der Thyreotoxikose spielen Betablocker eine zentrale Rolle. Generell sind alle Betablocker gleich effektiv, am häufigsten wird Propranolol eingesetzt, da es zusätzlich die Hormonkonversion hemmt. Die notwendige Dosis variiert stark und muss daher individuell titriert werden. Trotz einer deutlichen Symptombesserung wird der erhöhte Sauerstoffverbrauch der Organe durch Betablockade nicht auf ein normales Niveau abgesenkt. Daher können Betablocker nicht als kausale Therapie angesehen werden, auch wenn Hinweise darauf bestehen, dass ihre Applikation die Mortalität der dekompensierten Thyreotoxikose senken kann. Wenn Kontraindikationen gegen Betablocker vorliegen oder wenn auch hohe Dosen keine ausreichende Symptomkontrolle bringen, so können Reserpin oder Guanethidin eingesetzt werden.

Glukokortikoide: Diese reduzieren die Hormonkonversion und haben einen direkten Effekt auf eventuell zugrunde liegende Autoimmunerkrankungen, daher beeinflussen sie das Outcome positiv. Außerdem scheint der Umsatz der Glukokortikoide in der Thyreotoxikose erhöht zu sein, woraus ein gesteigerter Bedarf resultiert.

Hämodialyse, Hämoperfusion oder *Plasmapherese* sind effektiv zur Elimination zirkulierender Hormone, sollten aber Situationen vorbehalten bleiben, in denen trotz maximaler konservativer Therapie die lebensbedrohliche Symptomatik fortschreitet. Cholestyramin kann, v. a. nach Intoxikation mit Schilddrüsenhormonen, die (Wieder-)Aufnahme in die Blutbahn verhindern und so Hormonspiegel zusätzlich senken.

▶ 3. Therapie und Prävention der Dekompensation

Kongestives Herzversagen tritt häufig aufgrund eines erhöhten myokardialen Sauerstoffverbrauchs bei kritischem Sauerstoffangebot auf. Die reduzierte Kontraktilität wird häufig von einer absoluten Arrhythmie begleitet, deren Rekonversion auch nach Wiederherstellen einer euthyreoten Stoffwechsellage nicht immer gelingt. Die Therapie mit herzwirksamen Glykosiden zur Rhythmuskontrolle kann mit Vorsicht erfolgen, wenn Betablocker nicht ausreichen. Häufig sind aber erhöhte Dosierungen notwendig, da Glykoside in der Hyperthyreose schneller metabolisiert werden und ein größeres Verteilungsvolumen vorliegt. Vor allem nach Wiederherstellen der Euthyreose ist eine engmaschige Spiegelkontrolle angezeigt.

Die *Hyperthermie* muss aggressiv durch Angriff an der zentralen Thermoregulation und durch periphere Kühlung behandelt werden. Paracetamol ist das Antipyretikum der ersten Wahl, da Salicylate Schilddrüsenhormone aus der Proteinbindung verdrängen und daher in der Thyreotoxikose die Symptomatik verschlimmern können. Die Kühlung mit Eis, Alkoholwaschungen oder Kühldecken ist oft hilfreich. Durch Hyperthermie und gastrointestinale Störungen kommt es zur Dehydratation, die zu einer kardialen Dekompensation beitragen kann. Neben dem Ausgleich von Elektrolytimbalancen sind häufig 3–5 l Flüssigkeit notwendig. Außerdem sollten Vitamine (v. a. Thiamin) zugeführt werden.

Ist eine *Sedierung* notwendig, so sollte Phenobarbital den Benzodiazepinen vorgezogen werden, da es während der Thyreotoxikose die hepatische Clearance der Schilddrüsenhormone beschleunigt.

Bei den meisten Patienten greift die thyreostatische Therapie innerhalb von 12–24 h. Wenn die akute Dekompensation unter Kontrolle ist, muss über eine Langzeittherapie nachgedacht werden.

▶ 4. Therapie eventueller akuter Grunderkrankungen

Die Therapie von Grunderkrankungen erfolgt gemäß ihrer Ätiologie. Bei Infektionen ist eine antibiotische Therapie zu erwägen.

▶ 5. Definitive Therapie der zugrunde liegenden Schilddrüsenerkrankung

Thyreostatische Therapie: Das definitive Ausschalten der Hormon(über)produktion erfolgt nach der Stabilisierung des Patienten. Das Fortführen der thyreostatischen Therapie über einen langen Zeitraum stellt die erste Option da. Dies erlaubt das Einstellen auf eine euthyreote Stoffwechsellage ohne Hormonsubstitution. Allerdings ist diese Langzeittherapie nicht kosteneffektiv und unerwünschte Wirkungen (s. o.) der Thyreostatika machen einen Wechsel der Strategie häufig notwendig.

Radiojodtherapie: Effektiver ist die Radiojodtherapie, die allerdings fast immer innerhalb von 4–12 Monaten zu einem permanenten Hypothyreoidismus führt und die Hormonersatztherapie notwendig macht. Als Nebenwirkung ist die kurzfristige Exazerbation einer Hyperthyreose aufgrund einer starken Hormonausschüttung im Rahmen einer radiogenen Thyroiditis beschrieben, sodass eine thyreostatische Vorbehandlung v. a. bei Patienten mit kardialem Risikoprofil erfolgen soll.

Chirurgische Therapie: Während der Schwangerschaft, bei Versagen der konventionellen Therapie, bei Verdacht auf eine maligne Schilddrüsenerkrankung oder bei sehr großen Strumen kann die chirurgische Therapie erforderlich sein. Komplikationen wie Hypoparathyreoidismus oder Rekurrensparese sind gefürchtet. Wenn eine chirurgische Therapie nicht dringlich ist, so sollten die hyperthyreoten Patienten präoperativ thyreostatisch vorbehandelt werden, bei dringlicher Indikation erfolgt die Vorbehandlung allein mit Betablockern und anorganischem Jod, eventuell zusätzlich mit Glukokortikoiden.

Endokrinologische Störungen und hämatologisch-onkologische Erkrankungen

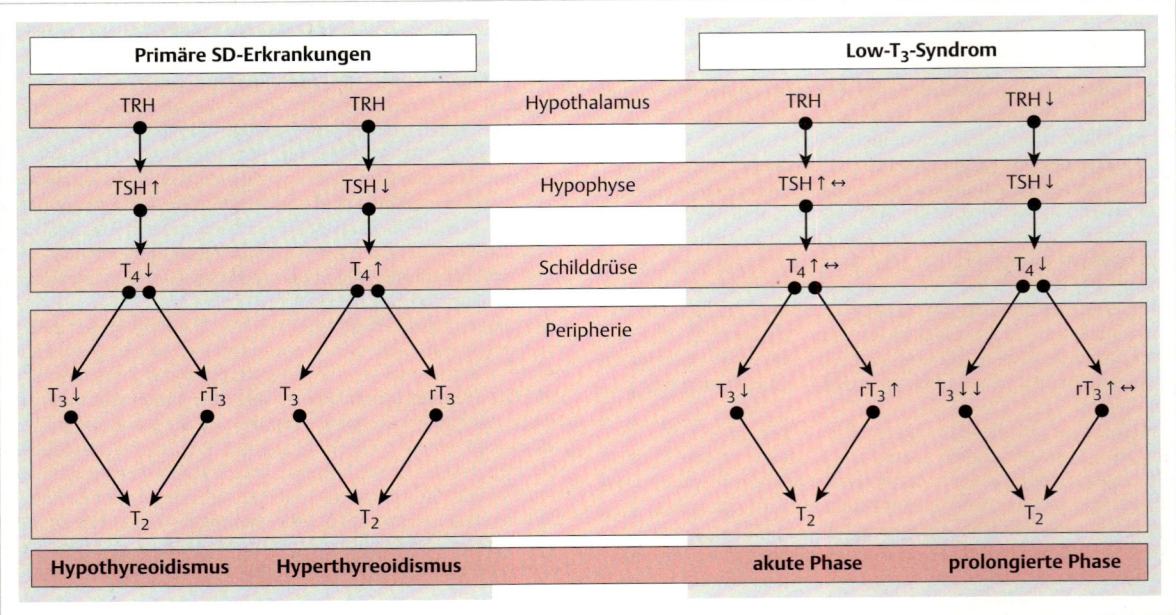

Abb. 14.4 Differenzialdiagnose der Schilddrüsenfunktionsstörungen. SD = Schilddrüse; T_2 = Dijodthyronin; T_3 = Trijodthyronin; T_4 = Tetrajodthyronin, Thyroxin; TRH = thyreotropinfreisetzendes Hormon; TSH = Thyreotropin.

Schilddrüsenfunktionsstörungen als Folge kritischer Krankheit: Low-T_3-Syndrom

Definition

Der hypothalamisch-hypophysär-thyroidale Regelkreis unterliegt im Verlauf einer schweren Erkrankung dynamischen Veränderungen, die allgemein unter dem Terminus *Low-T_3-Syndrom* oder *Euthyroid-sick-Syndrom* zusammengefasst werden. Die Hormonspiegel unterscheiden sich in charakteristischer Weise von den Spiegeln, die bei primären Schilddrüsenerkrankungen auftreten. Typisch sind ein erniedrigtes T_3, ein erhöhtes rT_3 und normale oder leicht erniedrige T_4- und TSH-Spiegel (▶ Abb. 14.4).

Ätiologie

Die Anpassungen im Schilddrüsenhormonstoffwechsel, die sich innerhalb weniger Stunden nach einem Trauma oder dem Beginn einer schweren Erkrankung entwickeln, werden teleologisch im Rahmen einer Begrenzung des Energieverbrauchs des Körpers interpretiert (in Phasen unzureichender Ernährung und bei einem kritischen Sauerstoffangebot). Die Anpassungen der thyroidalen Regulation sind charakterisiert durch hohes rT_3, einen Abfall des T_3-Spiegels innerhalb von Stunden bei normalen oder initial leicht erhöhten, im Verlauf aber sinkenden T_4- und TSH-Spiegeln. Vor allem ist das pulsatile Sekretionsmuster des TSH weitgehend verschwunden. Zu dem Syndrom gehören weiterhin niedrige Spiegel der Bindungsproteine und eine Inhibition von Hormonbindung und -transport sowie ein gesteigerter Turnover der Schilddrüsenhormone. Die Ausprägung des Syndroms reflektiert die Schwere der Erkrankung. In der prolongierten Krankheitsphase verändert sich das Bild des Low-T_3-Syndroms gegenüber der akuten Phase kontinuierlich. Gemeinsam mit der persistierend reduzierten pulsatilen Sekretion von TSH fallen die Serumspiegel von T_3 und T_4 weiter.

▶ **Pathophysiologie.** Die Pathophysiologie, die das Low-T_3-Syndrom hervorruft und unterhält, ist nur teilweise verstanden [1]. Da Zytokinspiegel in der prolongierten Phase der kritischen Krankheit niedriger sind als in der akuten Phase, können sie nicht alleinige Ursache sein. Eine Vielzahl anderer Faktoren, wie z. B. (endogenes) Dopamin, Opioide oder prolongierter Hyperkortisolismus, scheinen eine Rolle für zentrale und periphere Störungen zu spielen. Die reduzierte pulsatile Sekretion von TSH trotz niedriger T_3-Spiegel ist besonders im prolongierten Krankheitsverlauf augenfällig, eine Störung des zentralen Feedback-Mechanismus ist hierfür eine Erklärung. Eine Insuffizienz der Hypophyse scheint nicht ausschlaggebend zu sein, da eine Stimulation mit kontinuierlich exogen zugeführtem TRH zu einem Wiedereinsetzen der normalen, pulsatilen TSH-Sekretion und zur Normalisierung der peripheren Hormonspiegel führt. Somit bleibt der Hypothalamus aufgrund einer reduzierten TRH-Synthese und -Sekretion zentrales Steuerelement des Syndroms.

Eine Veränderung der peripheren Schilddrüsenhormonkonversion ist ebenfalls von Bedeutung. Durch eine reduzierte Aktivität der hepatischen Dejodase 1 (D1) und eine erhöhte Aktivität der Dejodase 3 (D3) kommt es zu einer peripheren Konversionsstörung, die die niedrigen T_3- und hohen rT_3-Spiegel begründet.

Diagnose

Die Diagnose des Low-T_3-Syndroms und die Differenzialdiagnose zu primären Schilddrüsenerkrankungen erschließt sich aus den typischen Hormonspiegeln.

Die klinische Symptomatik der Hypothyreose wird durch die Grunderkrankung, durch den Krankheitsverlauf und die Analgosedierung maskiert.

Implikationen für die Therapie

Es bleibt die verwirrende Frage, ob das Low-T_3-Syndrom tatsächlich eine Hypothyreose beschreibt oder ob nicht verschiedene Mechanismen (wie z. B. eine veränderte Proteinbindung oder die veränderte Rezeptorkinetik) der Hypothyreose entgegenwirken und also de facto eine euthyreote Stoffwechsellage vorliegt. Weiterhin ist die Annahme, dass die im Sinne des Low-T$_3$-Syndroms veränderten Schilddrüsenhormonspiegel im Rahmen des prolongierten Krankheitsverlaufs eine sinnvolle, protektive Anpassung bedeuten, die den Hyperkatabolismus begrenzt und somit nicht durch therapeutische Interventionen beeinflusst werden sollte, Gegenstand der Diskussion [23].

Die niedrigen Schilddrüsenhormonspiegel korrelieren mit Markern, die Hyperkatabolismus anzeigen, wie z. B. Harnstoffproduktion oder Knochenabbau. Außerdem korreliert ein Anstieg der Serum-TSH-Spiegel mit der Erholung von einem prolongierten schweren Krankheitsverlauf. Mehr noch, die Koinfusion von TRH mit somatotropen Releasing-Hormonen ruft die Wiederherstellung physiologischer Hormonspiegel hervor. Das Wiederherstellen der physiologischen Hormonspiegel korreliert mit einer Reduktion der Marker des Katabolismus, während die Marker für Anabolismus steigen. Daraus folgt, dass im prolongierten Verlauf kritischer Krankheit die niedrigen Schilddrüsenhormonspiegel wohl eher zum Hyperkatabolismus beitragen, als vor ihm zu schützen. Vor diesem Hintergrund erscheint das Etablieren einer Therapie sinnvoll. Unter anderem aufgrund der veränderten Hormonbindung an Transportproteine im Blut und der veränderten Transporter- und Rezeptorkinetik ist es nicht klar, welche Hormonspiegel während kritischer Krankheit als „normal" oder „positiv für den Krankheitsverlauf" anzusehen sind, wie also der Zielwert der Therapie definiert werden muss. Dies macht eine therapeutische Intervention schwierig.

▶ **Applikation von T$_4$ und T$_3$.** Die Applikation von T$_4$ kann das Outcome von kritisch kranken Patienten nicht verbessern, da die Hormonkonversion von T$_4$ zum Wirkhormon T$_3$ im Rahmen kritischer Krankheit gestört ist. Es gibt Hinweise darauf, dass eine T$_4$-Substitution das Outcome von Patienten mit z. B. akutem Nierenversagen sogar negativ beeinflussen kann. Die Therapie mit T$_3$ zeigt, obwohl aufgrund pathophysiologischer Überlegungen sinnvoller, ebenfalls keinen beeindruckenden Erfolg in klinischen Studien.

Der Einsatz von T$_3$ bei Kindern nach operativer Korrektur kongenitaler Herzvitien konnte zwar die postoperative Herzfunktion verbessern, es bleibt aber sehr fraglich, ob lediglich eine iatrogene, dopamininduzierte Hypothyreose behandelt wurde, da die Kinder unter Dopamintherapie standen. Ebenso ist unklar, ob die positiven Effekte auch auf das nicht medikamenteninduzierte Low-T$_3$-Syndrom übertragbar sind. Trotz einer bei Erwachsenen nach elektiver Koronarchirurgie oder Herztransplantation verbesserten Herzfunktion durch T$_3$, welche wahrscheinlich durch eine verbesserte Reaktion auf Katecholamine hervorgerufen wird, wird das Outcome der Patienten nicht verbessert.

> **Praxistipp**
>
> Zusammenfassend muss also gesagt werden, dass zurzeit weder T$_3$ noch T$_4$ noch ihre Kombination zur Therapie des Low-T$_3$-Syndroms bei prolongiert verlaufender kritischer Krankheit eindeutig empfohlen werden können, v. a. vor dem Hintergrund einer möglichen iatrogenen Hyperthyreose mit ihren bedrohlichen kardiovaskulären Risiken [37].

Dennoch mag eine Kombination von T$_3$ und T$_4$ mit dem Ziel, normale Hormonspiegel herzustellen, bei Patienten sinnvoll sein, die schon sehr lange auf der Intensivstation liegen, sich trotz erfolgreicher Therapie der Grunderkrankung nicht erholen und klinisch das Bild eines Hypothyreoidismus zeigen.

▶ **Therapie mit Releasing-Hormonen.** Neue Perspektiven eröffnet die Therapie mit hypothalamischen Releasing-Hormonen. Gibt man TRH gemeinsam mit Releasing-Peptiden aus der somatotropen Regulation (GHS), so wird nicht nur die pulsatile Sekretion von Wachstumshormon (GH) und TSH wiederhergestellt und die T$_3$-Spiegel steigen, sondern es unterbleibt der Anstieg von rT$_3$, der bei alleiniger Infusion von TRH beobachtet wird. Dies ist v. a. durch einen synergistischen Effekt von TRH und GHS auf die periphere Aktivität der Dejodase erklärbar. Die kontinuierliche Infusion von TRH und GH verspricht, anders als die Applikation von T$_3$ oder T$_4$, eine Wiederherstellung der physiologischen Hormonregulation und an die aktuelle Situation angepasste Hormonspiegel im Gewebe, da v. a. die physiologische periphere Konversion wiederhergestellt wird. Da Feedback-Mechanismen erhalten bleiben, wird eine iatrogene Hyperthyreose verhindert und der Anabolismus wird induziert.

Bevor eine Therapieempfehlung gegeben werden kann, sind weitere klinische Studien notwendig. Einleuchtend erscheint der Verzicht auf Substanzen, die unkontrollierbar in die thyreotrope Regulation eingreifen. Vor allem ist hier das Dopamin zu nennen, das neben seinen endokrinen Effekten auch eine Vielzahl anderer, deletärer Nebenwirkungen aufweist [17]. Sein Einsatz ist mit einer erhöhten Mortalität der Patienten verbunden und kann durch wirksamere, weniger gefährliche Pharmaka problemlos ersetzt werden [16].

14.1.6 Nebenniere

Primäre Erkrankungen, die die Nebenniere und ihre zentrale Regulation betreffen, machen nur selten eine Therapie auf einer Intensivstation notwendig. Relevanter sind die Störungen, die konsekutiv im Verlauf kritischer Krankheiten auftreten.

Erkrankungen der Nebennierenrinde als Ursache für kritische Krankheit

Hyperkortisolismus (Cushing-Syndrom)

> **Definition**
>
> Die inadäquat gesteigerte Produktion von Glukokortikoiden (Cushing-Syndrom) führt selten zu intensivtherapiepflichtigen Zuständen; falls doch, dann meist aufgrund metabolischer Entgleisungen im Rahmen einer Grunderkrankung.

Ätiologie

Meist führt ein kortikotropinproduzierender hypophysärer Tumor (Hypophysenadenom, Morbus Cushing) zur Überstimulation der Nebennierenrinde (NNR), zu erhöhten Kortisolspiegeln und zu einer sekundären NNR-Hyperplasie (70%). Weniger häufig ist die unkontrollierte Steroidsekretion aus einem NNR-Tumor (25%), noch seltener sind paraneoplastische Syndrome (z. B. kleinzelliges Bronchialkarzinom). Aber auch durch die iatrogene Zufuhr von Glukokortikoiden kann ein Hyperkortisolismus ausgelöst werden. Bei diesem iatrogenen Cushing-Syndrom sind durch geringe Androgeneffekte Hirsutismus und Akne meist nur wenig stark ausgeprägt. Typisch ist immer der Verlust der zirkadianen Rhythmik der Kortisolsekretion.

> **Merke**
>
> Für den Intensivmediziner sind Komplikationen relevant, die aufgrund metabolischer Folgen des chronischen Hyperkortisolismus entstehen (Hypertonus, koronare Herzkrankheit). Weiterhin kann es bei Patienten mit Cushing-Syndrom im Rahmen einer akuten Erkrankung, nach Traumen oder perioperativ zur Dekompensation mit schweren metabolischen Entgleisungen, Infektanfälligkeit oder Wundheilungsstörungen kommen.

Diagnose

▶ **Klinische Zeichen.** Neben den Symptomen einer eventuellen Grunderkrankung imponiert beim chronischen Hyperkortisolismus die typische Physiognomie (Vollmondgesicht, Stiernacken, Stammfettsucht, Hirsutismus, Striae, Akne). Abgeschlagenheit, Müdigkeit und Muskelschwäche kommen neben psychischen Störungen wie Depression oder kognitiver Dysfunktion vor. Die Glukosetoleranz ist gestört, ggf. kommt es zur Glukosurie und damit zur Polyurie und Polydipsie. Arterielle Hypertonie, Elektrolytentgleisungen, Osteoporose, Hyperlipidämie und hämorrhagische Diathesen sind häufig. Durch die Wirkung auf das Immunsystem kommt es zur Infektanfälligkeit und damit zu opportunistischen Infektionen (Candidiasis).

▶ **Labordiagnostik.** Die Diagnose wird laborchemisch gesichert. Der einmalige Nachweis eines erhöhten Kortisolspiegels ist aufgrund der physiologischen Konzentrationsschwankungen nicht ausreichend. Daher stützt sich die Diagnose auf die Bestimmung der im Urin ausgeschiedenen Menge an Kortisol innerhalb von 24 h und die vermehrte Ausscheidung der Metabolite, der 17-Hydroxykortikosteroide [4]. In der Differenzialdiagnose zwischen sekundärer NNR-Hyperplasie aufgrund eines Exzesses an Kortikotropin (ACTH) und der primären NNR-Pathologie hilft der Dexamethasontest. Typisch für ein NNR-Adenom ist die fehlende Reduktion der endogenen Kortisolproduktion nach exogener Zufuhr von Steroiden. Bei Nachweis einer gesteigerten Kortisolsekretion muss die Diagnose der zugrunde liegenden Ursache durch Bildgebung folgen.

Therapie

Die chirurgische Entfernung eines Tumors, sowohl eines Hypophysenadenoms als auch eines Nebennierenrindentumors, ist Therapie der Wahl. Bei Inoperabilität kann eine medikamentöse Therapie zur Reduktion der Hormonspiegel notwendig sein. Hierzu sind Medikamente geeignet, die den Kortisolabbau beschleunigen oder die Synthese beeinträchtigen (z. B. Ketoconazol durch Inhibition der P-450-Enzyme, Metyrapon durch Inhibition der 11-β-Hydroxylase) [22]. Bei analgosedierten Patienten kann Etomidate zur Suppression der 11-β-Hydroxylase eingesetzt werden.

Im Anschluss an die Operation ist eine Substitutionstherapie mit Glukokortikoiden und ggf. Mineralokortikoiden durchzuführen.

Primärer Hyperaldosteronismus (Morbus Conn)

> **Definition**
> In über 90% der Fälle ist ein aldosteronproduzierender Tumor der Zona glomerulosa der NNR (Morbus Conn) Ursache für eine pathologisch gesteigerte Aldosteronproduktion.

Diagnose

▶ **Klinische Zeichen.** Charakteristisch ist die hypokaliämische Hypertonie. Die Elektrolytentgleisungen und eine metabolische Alkalose (durch Wasserstoffionenverlust über die Niere) führen zu intensivmedizinisch relevanten Problemen; Ödeme, Muskelschwäche und -krämpfe sowie Herzrhythmusstörungen kommen hinzu. Daneben fallen Polyurie und Polydipsie auf. Durch die Interferenz der Hypokaliämie mit der Insulinsekretion kann eine gestörte Glukosetoleranz bestehen.

▶ **Labordiagnostik.** Neben den typischen laborchemischen Veränderungen (Hypokaliämie, Hypernatriämie, Hyperglykämie, Alkalose) können erhöhte Aldosteronspiegel im Serum gemessen werden. Die Diagnose wird gesichert durch einen Aldosteron-Suppressionstest. Nach der Infusion von 2000 ml physiologischer Natriumchloridlösung unterbleibt bei Patienten mit Hyperaldosteronismus der physiologische Rückgang der Plasmaaldosteronkonzentration [47]. Die Bildgebung zur Tumorlokalisation komplettiert die Diagnostik.

Therapie

Die chirurgische Entfernung des Tumors ist Therapie der Wahl. Die Behandlung der Elektrolytstörungen bis zur definitiven Therapie erfolgt mit Spironolacton in Kombination mit kochsalzarmer Diät [28]. Postoperativ ist wegen der Gefahr eines Hypoaldosteronismus die engmaschige Kontrolle der Elektrolythomöostase notwendig, es muss ggf. mit einer Substitutionstherapie mit Mineralokortikoiden begonnen werden. Eventuell müssen auch Glukokortikoide ersetzt werden.

Nebennierenrindeninsuffizienz (NNRI)

> **Definition**
> Eine (akute) NNR-Insuffizienz (NNRI) tritt auf, wenn die Sekretionsleistung der NNR nicht ausreicht, um den aktuellen Hormonbedarf des Körpers zu decken. Dabei kann die NNRI entweder die akute Manifestation eines chronischen Prozesses oder eine akut auftretende Pathologie sein.

Ätiologie

Die NNRI ist mit einer Inzidenz von ca. 40 bis 60 pro 1 Mio. selten und gründet auf einer Pathologie der NNR selbst (*primäre NNRI*) oder seltener auf Störungen der zentralen Regulation von Hypothalamus und/oder Hypophyse (*sekundäre NNRI*). Ursachen sind häufig eine Autoimmunerkrankung (Morbus Addison, 70–80%), seltener Ischämien oder Blutungen infolge einer Sepsis (Meningokokken, Pseudomonaden, Zytomegalie), Medikamente (Ketoconazol, Etomidate, Phenobarbital, Rifampizin, Pheytoin), infiltrative Erkrankungen (Sarkoidose, Amyloidose, Hämochromatose), Infektionen (HIV, Tuberkulose), Metastasen (Melanom, Lymphom), kongenitale Malformationen, Adrenoleukodystrophie (Alkoholismus), Sheehan-Syndrom sowie die NNRI nach chronischer Kortikoidmedikation.

Voraussetzung für das Auftreten von Symptomen der Insuffizienz ist die ca. 90%ige Zerstörung der NNR. Ein isoliertes Aldosterondefizit ist meist Folge einer chronischen Nierenerkrankung und resultiert aus der verminderten Reninproduktion.

Diagnose

Die Diagnostik wird meist aufgrund eher unspezifischer Symptome eingeleitet, für den Intensivmediziner präsentieren sich die Patienten in einer akuten hämodynamischen Dekompensation, der „Addison-Krise". Meist kommt es zu dieser Krise, wenn Patienten eine unzureichende „Reserve" der NNR haben. So sind Patienten, die älter als 55 Jahre sind, mit chronisch konsumierenden Erkrankungen, Alkoholabusus oder Mangelernährung besonders anfällig. In einer akuten Stresssituation, z. B. nach einem Trauma, einem chirurgischen Eingriff oder einer Infektion exazerbiert eine latente oder inapparente NNRI. Die Syntheseleistung der NNR von Patienten unter Dauermedikation mit Kortikoiden ist meist unterdrückt, sodass die physiologische Steigerung der Kortisolsekretion im Rahmen einer akuten Stressreaktion unzureichend sein kann, es resultiert eine „relative NNRI".

▶ **Klinische Zeichen.** Das klinische Bild wird von Dehydratation, Fieber, Myalgie, Gelenk- und Rückenschmerzen sowie unspezifischen neurologischen (Schwäche, Abgeschlagenheit, Anorexie bis hin zum Koma) und gastrointestinalen Symptomen (Diarrhö,

Übelkeit, abdominelle Schmerzen) bestimmt. Auffällig können Vitiligo, Blässe und eine spärliche Schambehaarung sein. Bei einer primären NNRI kommt es durch die niedrigen Kortisolspiegel zur Überaktivität der Hypothalamus-Hypophysen-Achse, die gesteigerte Umsetzung von Proopiomelanokortin (POMC) ist die Folge. Durch die erhöhte Ausschüttung von melanozytenstimulierendem Hormon (MSH) kann es zur Hyperpigmentierung, der klassischen „bronzefarbenen" Haut, kommen. Eine Hypoglykämie tritt in Folge als gesteigerten Glukoseverwertung bei reduzierter Glukoneogenese auf. Hyperkaliämie, Hyponatriämie, Hyperkalzämie, Azidose und Lymphozytose (Eosinophilie, Neutropenie) sind weitere Laborparameter, die den Verdacht auf eine NNRI lenken. High-Output-Herzversagen, aber v. a. orthostatische Dysregulationen bis hin zu lebensbedrohlichen Kreislaufdekompensationen können aufgrund der Hypovolämie, eines erniedrigten peripheren Widerstands und einer reduzierten myokardialen Funktion vorkommen. Der Schockzustand kann gegenüber einer konventionellen Vasopressortherapie refraktär sein und ist Ursache der hohen Mortalität der adrenalen Krise [35].

Die klinische Symptomatik der NNRI wird bei Intensivtherapiepatienten häufig durch eine Grunderkrankung maskiert. Demgegenüber kann aber auch das Bild eines septischen Schocks durch eine NNRI vorgetäuscht werden.

▶ **Labordiagnostik.** Da die klinische Symptomatik häufig nicht eindeutig ist, müssen Labortests (Serumkortisol- und -ACTH-Spiegel) zur Diagnosesicherung durchgeführt werden [19]. Da die verbreiteten Testverfahren bei kritisch Kranken einen relevanten Messfehler aufweisen, die interindividuelle und intraindividuelle Variabilität der Kortisolspiegel hoch ist und die Spiegel des kortisolbindenden Globulins (CBG) im Rahmen kritischer Erkrankungen erniedrigt sein können (wodurch die freie, wirksame Kortisolfraktion erhöht wird), ist es fast unmöglich, einen klaren Grenzwert für die Diagnose der Nebenniereninsuffizienz zu definieren. Daher ist die detaillierte Dignostik erst nach Überwinden der kritischen Krankheitsphase durch die Bestimmung der Konzentration von Kortisol und 17-Hydroxykortikosteroiden im Urin und der Kortisolspiegel im Plasma sinnvoll. Ein basaler Kortisolspiegel (morgens zwischen 7 und 8 Uhr) von 10 µg/dl oder weniger wird allgemein als insuffizient angenommen. Ein Plasmakortisolspiegel > 25 µg/dl schließt eine NNRI praktisch aus.

Der ACTH-Stimulationstest oder der CRH-Test können eine Differenzialdiagnose erhärten. Bei extrem niedrigen basalen Kortisolspiegeln weist ein adäquater Anstieg des Kortisolspiegels nach ACTH-Stimulation auf eine sekundäre NNRI hin. Zu bedenken ist aber, dass der Anstieg aufgrund einer sekundären NNR-Atrophie infolge der lang dauernden verminderten Stimulation schwach sein kann. Eine unauffällige Labordiagnostik schließt eine NNRI also nicht aus.

Aufgrund von hypoglykämieassoziierten Risiken ist ein Insulintest nicht zu empfehlen.

Ergänzend zur Labordiagnostik ist die Bildgebung zum Nachweis von Pathologien in Nebenniere, Hypothalamus oder Hypophyse indiziert.

Therapie

Unbehandelt beträgt die Mortalität der NNRI nahezu 100%. Auch bei früher Diagnosestellung und schnellem Therapiebeginn kann die Mortalität der adrenalen Krise noch bis zu 50% betragen. Mit der Therapie muss daher bei schwerer Symptomatik unverzüglich schon vor Eintreffen der Laborresultate differenziert begonnen werden [35].

▶ **Hämodynamische Stabilisierung.** Der erste Schritt besteht in der kardiorespiratorischen Stabilisierung. Werden Vasopressoren notwendig, so ist mit einer eingeschränkten Wirksamkeit zu rechnen.

▶ **Substitutionstherapie.** Im zweiten Schritt wird die Substitutionstherapie mit Hydrokortison mit einem Bolus von 100–200 mg i. v. begonnen und mit 50–100 mg alle 6 h weitergeführt.

> **Praxistipp**
>
> Wenn ein ACTH-Test zur Diagnosesicherung nach initialer Stabilisierung des Patienten geplant ist, kann mit einer Substitutionstherapie mit Dexamethason (1 mg alle 6 h) begonnen werden, da dieses – anders als Hydrokortison – nicht mit der Laborbestimmung der Serumkortisolkonzentration und dem ACTH-Test interferiert.

Am Tag nach Therapiebeginn werden alle 6 h 25–50 mg Hydrokortison gegeben, die Dosierung wird schrittweise bis zum 4. oder 5. Tag auf die Erhaltungsdosis von ca. 12–15 mg Hydrokortison/m² Körperoberfläche reduziert. Die Verbesserung des Zustands der Patienten tritt meist innerhalb weniger h ein. Bleibt der Zustand des Patienten aber weiterhin kritisch, so sollte so lange die 2- bis 3-fache Erhaltungsdosis gegeben werden, bis deutliche Besserung eintritt.

Hydrokortison ist aufgrund seines kombinierten glukokortikoiden und mineralokortikoiden Wirkspektrums zur Substitutionstherapie besonders geeignet. Die Erhaltungstherapie kann aber auch mit anderen Kortikosteroiden durchgeführt werden. Die meisten Glukokortikoide haben neben unterschiedlich starker glukokortikoider auch unterschiedlich ausgeprägte mineralokortikoide Wirkungen (▶ Tab. 14.2). Bei unzureichender mineralo-

Tab. 14.2 Eigenschaften der gebräuchlichen Glukokortikoide relativ zur Wirkung von Kortisol.

	Dosis (mg)	Wirkdauer (h)	Glukokortikoideffekt	Mineralokortikoideffekt
Kortisol	20	8	1,0	1,0
Kortison	25	8	0,8	1,0
Hydrokortison	20	8	1,0	1,0
Prednison	5	24	4	0,8
Prednisolon	5	24	4	0,8
Methylprednisolon	4	36	5	0,5
Triamcolon	4	36	5	0,5
Dexamethason	0,5	72	25	0

Tab. 14.3 Dosierung von Hydrokortison zur Substitutionstherapie der NNRI.

Patient mit Kortikoidmedikation ≥ 10 mg Prednisolonäquivalent	Normale Kortikoidmedikation am Morgen der Operation
• kleiner chirurgischer Eingriff • moderater chirurgischer Eingriff • großer chirurgischer Eingriff	eventuell plus 25 mg Hydrokortison zur Anästhesieeinleitung plus 25 – 50 mg Hydrokortison zur Anästhesieeinleitung plus Hydrokortison 100 mg/d über 24 h plus 25 – 100 mg Hydrokortison zur Anästhesieeinleitung plus Hydrokortison 100 mg/d über 48 – 72 h
Glukokortikoidbehandlung oberhalb der Cushing-Schwelle vor < 3 Monaten	wie oben
Glukokortikoidbehandlung oberhalb der Cushing-Schwelle vor > 3 Monaten	keine perioperative Kortikoidgabe notwendig

kortikoider Wirkung in der Therapie der NNRI oder beim isolierten Aldosterondefizit kann Fludrokortison p. o. eingesetzt werden [14].

Bei Patienten, die über 5 bis 30 Tage hoch dosierte Glukokortikoide (auch inhalierbare Kortikoide) bekommen, entwickelt sich in etwa 45 % der Fälle eine supprimierte NNR-Achse. Wie schnell sich diese Situation nach Absetzen der Kortikoide erholt, ist unklar, bei den meisten Patienten wahrscheinlich innerhalb von 2 Wochen. Bei ca. 5 % bleibt für Monate eine relative NNRI bestehen. Generell sollte man davon ausgehen, dass Patienten, die innerhalb der letzten 3 Monate länger als 5 Tage Kortikoide in einer Äquivalenzdosis von Prednisolon > 10 mg (Cushing-Schwelle) erhalten haben, ein Risiko einer relativen NNRI ausgesetzt sind. Sie sollten dementsprechend perioperativ oder auf der Intensivstation eine angepasste Substitution von Hydrokortison erhalten (▶ Tab. 14.3) [31].

Die unkontrollierte hoch dosierte Steroidsubstitution aller Patienten, die Glukokortikoide erhalten oder erhielten („Gießkannenprinzip"), ist nicht mehr zeitgemäß. Eine Überdosierung kann zu metabolischen Entgleisungen und Wundheilungsstörungen beitragen. Patienten, die hoch dosiert Glukokortikoide (z. B. im Rahmen einer immunsuppressiven Therapie) bekommen, müssen keine erhöhte Steroiddosis erhalten. Die erreichten Glukokortikoidspiegel sind ausreichend, wenn die Regelmedikation fortgeführt wird [5].

Medikamente wie Phenytoin, Barbiturate oder Rifampicin beschleunigen den Kortisolabbau durch Enzyminduktion, somit kann die notwendige Substitutionsdosis erhöht sein.

Erkrankungen der Nebennierenrinde als Folge kritischer Krankheit

Relative Nebenniereninsuffizienz

▶ Akute Phase. Als Teil der akuten Stressreaktion ist die hypothalamische CRH-Sekretion und damit die Ausschüttung von ACTH aus der Hypophyse gesteigert, es werden erhöhte Spiegel von Kortisol bei verwischter zirkadianer Rhythmik gemessen. Die Mineralokortikoidsynthese ist typischerweise vermindert. Da sowohl Albumin als auch die Spiegel des wichtigsten kortisolbindenden Proteins, CBG, in dieser Phase erniedrigt sind, sind die Spiegel freien Kortisols stark erhöht. Außerdem wird durch Zytokine die Kortisolrezeptoraffinität gesteigert. Somit kann in der akuten Phase einer Erkrankung von einer gegenüber dem Gesunden vielfach erhöhten Glukokortikoidwirkung ausgegangen werden. Dadurch kommt es zu einer Veränderung von Kohlenhydrat-, Fett- und Eiweißmetabolismus. Außerdem bieten die Retention von intravasaler Flüssigkeit und die erhöhte Sensitivität für Katecholamine und Angiotensin II Vorteile für die Hämodynamik.

▶ Prolongierte Phase. In der prolongierten Krankheitsphase fällt das ACTH unter die bei Gesunden normalen Werte ab. Die Kortisolspiegel fallen ebenfalls, bleiben aber gegenüber den Normwerten erhöht. Es muss angenommen werden, dass die gegenüber den Normwerten erhöhten Kortisolspiegel durch andere Stimuli als ACTH verursacht werden. Endothelin scheint hier eine Rolle zu spielen. Fraglich ist, ob diese Spiegel ausreichen, um den aktuellen, der Schwere der Krankheit angepassten Glukokortikoidbedarf zu decken. Sehr niedrige und sehr hohe Kortisolspiegel korrelieren mit einer schlechten Prognose. Aus diesen Erwägungen ist das Konzept der „relativen Nebenniereninsuffizienz" oder der „Critical illness-related Corticosteroid Insufficiency" (CIRCI) entstanden, welches v. a. im Bereich der Sepsis Gegenstand intensiver Forschungsarbeit ist. Das Bild der CIRCI wird durch Kortisolresistenz der Gewebe, einen erhöhten Kortisolmetabolismus und eine reduzierte Anzahl Kortisolrezeptoren komplettiert [9, 13].

▶ Iatrogene Einflüsse. Neben direkt aus dem Krankheisverlauf resultierenden Faktoren (Zytokine) sind auch iatrogene Einflüsse für die Entstehung der CIRCI relevant. Zu nennen sind hier das Unterbrechen einer Kortikoiddauermedikation und Medikamente (Etomidate, Ketokonazol), die beim kritisch Kranken die Kortisolsynthese über einen langen Zeitraum unterdrücken, sowie Pharmaka (Phenytoin, Barbiturate, Carbamazepin, Rifampizin), die einen beschleunigten Kortisolabbau induzieren.

Diagnostik der CIRCI

Klinische Zeichen der NNRI wie Dehydratation, Fieber, Myalgie, Gelenk- und Rückenschmerzen, neurologische (Schläfrigkeit bis zum Koma) und gastrointestinale (Diarrhö, Erbrechen, abdominale Schmerzen) Symptome sowie Elektrolytentgleisungen sind unspezifisch und werden häufig durch Analgosedierung maskiert. Hypoglykämie ohne Insulinzufuhr bei enteral oder parenteral ernährten Patienten oder Eosinophilie müssen einen Verdacht hervorrufen.

> **Merke**
>
> Leitsymptom der CIRCI ist die hämodynamische Insuffizienz bis hin zum therapierefraktären Schock.

Eine laborchemische Diagnosesicherung ist zurzeit nicht möglich. Von einigen Autoren wurde, analog zur NNRI-Diagnostik nicht kritisch kranker Patienten, ein basaler Kortisolspiegel von < 15 µg/dl als insuffizient und ein Kortisolanstieg von < 9 µg/dl nach Verabreichung von 250 µg Tetracosactrin (Synacthen) als Diagnostikum für eine NNRI bei kritisch Kranken angenommen [42]. Diese Grenzwerte sind willkürlich gewählt und nicht durch valide Daten belegt. Die laborchemische Messung ist methodenbedingt bei kritisch Kranken schwierig und mit einem sehr großen Fehler behaftet. Daher werden weder die Messung des basalen Kortisolspiegels noch der Synacthentest zur Diagnostik bei kritisch Kranken empfohlen [9, 18].

Therapieempfehlung

Im folgenden Abschnitt soll nicht auf die Glukokortikoide im Rahmen des Therapiekonzepts einer Grunderkrankung eingegangen werden (z. B. exazerbierte chronisch obstruktive Lungenerkrankung [COPD], multiple Sklerose, hämatologische Erkrankungen, akutes Atemnotsyndrom [ARDS]), hierzu wird auf entsprechende Kapitel dieses Buches verwiesen.

Die Kontroverse der Diagnosesicherung der CIRCI setzt sich in den Therapieempfehlungen fort. Als sicher gilt, dass, wenn Patienten unter chronischer Kortikosteroidtherapie stehen und einer akuten Stresssituation ausgesetzt sind, eine ungenügende Stressantwort der NNR zu erwarten ist und somit eine Therapie mit Hydrokortison durchgeführt werden muss [31] (▶ Tab. 14.3).

Hoch dosierte Glukokortikoidtherapie wurde unter der Annahme positiver Effekte als Therapieoption bei Krankheitsbildern mit überschießender Immunantwort untersucht. Genau wie die kurzzeitige Anwendung von Glukokortikoiden (Single Dose, < 3 Tage; [2]) hat diese Intervention v. a. zu schwerwiegenden Nebenwirkungen (wie Infektionsanfälligkeit, Magenulzerationen, metabolische Entgleisungen und eine Beeinträchtigung der Wundheilung) und damit zur Steigerung von Morbidität und Mortalität geführt. Daher ist der Therapieansatz der hoch dosierten Glukokortikoidtherapie außerhalb der Behandlung einer Grunderkrankung (z. B. Immunsuppression nach Organtransplantation) obsolet [9, 18].

▶ **Substitutionstherapie.** Der Ansatz der Kortikoidsubstitution in „Stressdosis" (< 300 mg Hydrokortison/d) erscheint erfolgversprechender. Die Untersuchungen hierzu beziehen sich fast ausschließlich auf Patienten im septischen Schock, ob die Daten und Therapieempfehlungen übertragbar sind auf andere Krankheitsbilder (Trauma, Pankreatitis), ist nicht sicher. Hydrokortison in Stressdosis, möglichst als kontinuierliche Infusion über mindestens 7 Tage oder länger bis zur hämodynamischen Stabilisierung, kann positive hämodynamische und immunmodulierende Effekte im septischen Schock hervorrufen. So sind ein Rückgang inflammatorischer Zytokine im Serum und ein schnelleres Weaning einer Vasopressortherapie möglich [42]. Ein Absetzen des Glukokortikoids kann zu einem erneuten Abfall des Blutdrucks und zur erneuten Vasopressorabhängigkeit führen.

Ob das Outcome im Sinne eines Überlebensvorteils verbessert wird, ist überaus fraglich. Monozentrische Studien ergaben Hinweise auf einen Überlebensvorteil im septischen Schock [2]; die zur Bestätigung durchgeführte multizentrische Studie konnte jedoch den beschriebenen Effekt nicht bestätigen [42]. Trotz eines schnellen Weanings von Vasopressoren kam es hier nicht zu einer Verringerung der Letalität, die Hydrokortisontherapie führte lediglich zu vermehrten Superinfektionen und zum Wiederauftreten eines septischen Schocks. Ist also der Effekt auf den Vasopressorbedarf und die Hämodynamik eher als Monitorkosmetik als als echter Erfolg zu werten? Die aktuellen Therapierichtlinien sind zurückhaltend und empfehlen, den Einsatz von Hydrokortison in Stressdosis (10 mg/h) nur im therapierefraktären septischen Schock zu erwägen, also nach ausreichender Volumentherapie und persistierend hohem Vasopressorbedarf [9, 18]. Der Einsatz über mindestens 7 Tage und ein langsames Ausschleichen der Medikation ist dann sinnvoll. Die Assoziation von Vasopressin in Substitutionsdosis (2,4 U/h) scheint zusätzliche Vorteile zu bieten.

Sinnvoll ist sicherlich das Vermeiden von Medikamenten, die unkontrollierbar in den Kortikoidmetabolismus eingreifen. Hier ist v. a. das Etomidate zu nennen, das sich aufgrund seiner geringen hämodynamischen Effekte großer Beliebtheit erfreut. Da sich die Hinweise mehren, dass die so erzielte „Beruhigung des Anwenders" mit einer erhöhten Mortalität des Patienten – selbst nach einmaligem Gebrauch des Medikaments – erkauft wird und ungefährlichere Alternativmedikamente existieren, sollte man vom Gebrauch von Etomidate wohl besser absehen [47].

Erkrankungen des Nebennierenmarks

Phäochromozytom

> **Definition**
> Phäochromozytome sind katecholaminproduzierende Tumoren des chromaffinen Gewebes.

Ätiologie

Die Zellen des chromaffinen Systems (Grenzstrang, Nebennierenmark), von denen das Phäochromozytom ausgeht, sind Teil des sympathischen Nervensystems, hier werden Katecholamine synthetisiert und sezerniert. Katecholamine werden aus der Aminosäure L-Tyrosin synthetisiert, in Granula der sympathischen Nervenendigungen gespeichert und auf stimulierende Reize ausgeschüttet. Der Abbau erfolgt über Monoaminoxidase (MAO) und Katechol-O-Methyltransferase (COMT), die renal eliminierten Hauptabbauprodukte sind Homovanillinmandelsäure, 3-Methoxy-4-hydroxyphenylglykol (MHPG) und Vanillinmandelsäure. Kleinere Tumoren, die von den chromaffinen Zellen ausgehen, produzieren meist Adrenalin, größere eher Noradrenalin. Extraadrenale Tumoren (Paragliome) produzieren fast ausschließlich Noradrenalin, da die Methyltransferase fehlt und somit Adrenalin nicht synthetisiert werden kann (Ausnahme: Tumoren des Zuckerkandl-Organs). Einige Tumoren produzieren beide Katecholamine.

Pathophysiologie

Die Pathophysiologie des Phäochromozytoms ist durch den Katecholaminexzess erklärbar. Auch ruft der kontinuierliche und/oder rezidivierende Katecholaminexzess persistierende Veränderungen im kardiovaskulären System hervor. Die sympathischen Reflexbögen der Phäochromozytompatienten sind weiterhin intakt, somit kann die Sekretion von Katecholaminen aus dem Tumor durch eine Reflexsuppression des Sympatikus zumindest teilweise ausgeglichen werden. Diese anhaltende Suppression bedingt eine Hyperreaktivität auf schon geringe Stimuli. Die Katecholaminspeicher in den terminalen Nervenendigungen sind voll, sodass eine Aktivierung des Sympatikus durch direkte oder indirekte Stimulation (z. B. psychische Reaktionen) eine exzessive Ausschüttung von Katecholaminen verursacht, hypertensive Krisen aufgrund relativ geringer Stimuli können die Folge sein.

Das Phäochromozytom ist mit einer Inzidenz von 1 – 2 auf 100 000 relativ selten, es ist die Ursache für etwa 0,1 % der Hypertonien. In ca. 10 % der Fälle kommen Phäochromozytome extraadrenal entlang des paravertebralen sympathischen Geflechts vor, 95 % liegen intraabdominell. Ungefähr 10 % der katecholaminsezernierenden Tumoren sind maligne.

Diagnose

> **Merke**
> Die Symptomtrias des Phäochromozytoms besteht aus Kopfschmerz, Palpitationen und Diaphorese.

▶ **Klinische Zeichen.** Die klinische Manifestation des Phäochromozytoms kann intermittierend oder seltener kontinuierlich auftreten. Zu der klassischen Symptomtrias kommen Gesichtsblässe, Fieber, Zittern, Polyurie, Polydipsie, Nervosität, Übelkeit, Gewichtsverlust und pektanginöse Beschwerden hinzu. Gesichtsröte und Gewichtszunahme sprechen gegen die Diagnose. Eine Hypertonie ist meist paroxysmal, auch Normotension oder sogar Hypotension als Zeichen eines reduzierten Plasmavolumens oder bei ausschließlich adrenalinproduzierenden Tumoren können auftreten. Einige Patienten präsentieren einen schnellen Wechsel zwischen Hypo- und Hypertension. Hypertensive Krisen sind typischerweise schwer zu therapieren.

Etwa 8% der Phäochromozytompatienten zeigen überhaupt keine klinischen und laborchemischen Symptome und fallen zufällig bei einer Bildgebung auf.

Bei Patienten, die aufgrund einer Dekompensation intensivpflichtig werden, dominieren eher die metabolischen Folgen der Erkrankung wie Hyperglykämie, Glukosurie, Hyperkalzämie und Laktazidose. Das Bild eines akuten Abdomens kann genauso auftreten wie akut lebensbedrohliche kardiovaskuläre Dysregulationen (Schock, hypertensive Krisen, Kardiomyopathie, Arrhythmie, Lungenödem, Linksherzversagen) oder eine neurologische oder psychiatrische Symptomatik (Kopfschmerzen, Krämpfe, fokale neurologische Symptome, intrazerebrale Blutungen oder Ischämien). Ein klinischer Verdacht muss sich erhärten, wenn Patienten paradox auf antihypertensive Medikation wie z. B. Betablocker ansprechen oder es zu krisenhaften Blutdruckanstiegen durch Narkoseinduktion, Manipulationen (z. B. tiefe Palpation der Bauchdecke), Metoclopramid, Antidepressiva oder Glukagon kommt. Selten kann bei den Patienten eine Erythrozytose diagnostiziert werden, die durch einen Erythropoetinexzess erklärbar ist.

▶ **Labordiagnostik.** Die Diagnose wird durch den Nachweis einer gesteigerten Katecholaminproduktion gesichert [25]. Dies geschieht durch Bestimmung der Plasmakatecholaminspiegel und der Metabolite im Urin, am sensitivsten erscheinen die Urintests (v. a. Urin-Metanephrin). Wegen der schlechten Testsensitivität und -spezifität empfiehlt sich eine Wiederholung der Diagnostik und die Bestimmung mehrerer Hormonspiegel. Die gemessenen Katecholaminspiegel korrelieren nicht unbedingt mit der klinischen Symptomatik. Normale Katecholaminspiegel schließen keinesfalls ein Phäochromozytom aus, erhöhte Spiegel, v. a. im Plasma, beweisen ein Phäochromozytom nicht, sondern können Ausdruck einer akuten Stressreaktion sein. Die Diagnostik kann durch eine Vielzahl von Einflussfaktoren zu falsch positiven Ergebnissen führen:
- Stress, Panikstörungen,
- Herzversagen,
- akute zerebrovaskuläre Insuffizienz,
- Nierenfunktion,
- Sympathomimetika (Katecholamine, MAO-Hemmer, trizyklische Antidepressiva),
- Medikamente (Barbiturate, Neuroleptika, Minoxidil, Salicylate, Sulfonamide, α-Methyldopa, Insulin, Betablocker, Chlorpromazin, Clonidin, Reserpin, Vitamin B),
- Medikamentenentzug (Clonidin, Alkohol),
- Drogenabusus (Kokain, Amphetamin, Thyramin),
- Appetitzügler (Phenylpropanolamin),
- autonome Dysfunktion (z. B. Guillain-Barré-Syndrom, Rückenmarkverletzungen),
- Nahrungsmittel (Kaffe, Tee, Käse, Mandeln, Nüsse, Banane, Vanille),
- Hypoglykämie.

Nicht abhängig von der Komedikation ist die Bestimmung von Chromogranin-A (CgA) im Serum. CgA wird gemeinsam mit Katecholaminen ausgeschüttet und renal eliminiert. Leider ist die Sensitivität des Testes schlecht und der prädiktive Wert für die Diagnose sehr niedrig, sodass die Bestimmung nur in Kombination mit den Katecholaminspiegeln wertvoll ist. Da CgA renal eliminiert wird, sind bei Niereninsuffizienz die Spiegel im Serum unabhängig von einer Katecholaminüberproduktion immer erhöht.

▶ **Bildgebung.** Die Bildgebung (Kernspintomografie [MRT] besser als Computertomografie, da durch Röntgenkontrastmittel eine hypertensive Krise ausgelöst werden kann) komplettiert die Diagnostik. Kann man im MRT den Tumor nicht nachweisen, so können ein Metajodobenzylguanidin-Scan, eine Arteriografie oder eine Bestimmung der Katecholaminspiegel in selektiven Blutentnahmen aus der V. cava oder den Nebennierenvenen in seltenen Fällen hilfreich sein. Ein Provokationstest z. B. mit Glukagon ist komplikationsreich und sollte unbedingt unterbleiben. Auch ein Suppressionstest mit Clonidin ist riskant.

Therapie

> **Merke**
>
> Das Therapiekonzept besteht nach gezielter pharmakologischer Vorbehandlung in der chirurgischen Entfernung des Tumors [29]. Ziel des perioperativen Managements ist das Verhindern von schweren hämodynamischen und metabolischen Entgleisungen und den damit assoziierten Komplikationen. Die Auswahl des besten antihypertensiven Medikaments ist Gegenstand der Diskussion.

▶ **Operationsvorbereitung.** Generell wird empfohlen, 7 bis 14 Tage vor einer geplanten Operation mit einer antihypertensiven Medikation mit einem α-adrenergen Rezeptorantagonisten zu beginnen und bis zur Operation durchzuführen, ein Absetzen der Medikation am Morgen der Operation verbietet sich. Der Ausgleich einer Hypovolämie muss mit der Blutdruckeinstellung einhergehen. Mit diesem Konzept kann die perioperative Mortalität von bis zu 50% auf unter 3% gesenkt werden. Die 5-Jahres-Überlebensrate von malignen Tumoren liegt bei ca. 45%.

▶ **Alphablocker.** Meist wird die antihypertensive p.o. Therapie mit Phenoxybenzamin empfohlen, einem lang wirksamen, nicht kompetitiven präsynaptischen $α_2$-Blocker und postsynaptischen $α_1$-Blocker. Durch die präsynaptische $α_2$-Blockade kann eine überschießende Katecholaminausschüttung auf sympathische Stimulation reduziert werden. Prazosin, ein postsynaptischer $α_2$-Blocker, ist eine gute Alternative.

Eine akute hypertensive Krise kann mit Natriumnitroprussid oder Phentolamin behandelt werden. Phentolamin hat den Vorteil einer direkten unspezifischen Alphablockade bei geringer Toxizität. Nachteil sind der verzögerte Wirkbeginn (ca. 2–3 min) und die relativ lange Wirkdauer (10–15 min).

▶ **Betablocker und Kalziumantagonisten.** Ein Betablocker ist zur Therapie einer Reflextachykardie nur nach Etablieren einer ausreichenden Alphablockade indiziert. Wird mit der Betablockade vor Etablieren einer Alphablockade begonnen, kann eine hypertensive Krise ausgelöst werden. Grund dafür ist, dass die durch $β_2$-Rezeptoren vermittelte Vasodilatation aufgehoben wird und so eine unkontrollierte $α_1$-Aktivierung zu extremen Blutdruckspitzen führt. Propranolol oder Esmolol sind gleichermaßen geeignet. Auf Labetalol sollte verzichtet werden, da besonders unter seinem Einfluss schwerwiegende hypertensive Entgleisungen beobachtet wurden, außerdem interferiert es mit der Labordiagnostik.

Kalziumantagonisten können als Alternative oder zusätzlich zu den Alphablockern eingesetzt werden. Bei Kontraindikationen gegen Betablocker können Kalziumantagonisten zur Frequenzkontrolle effektiv sein.

▶ **Weitere medikamentöse Optionen.** Bei Patienten mit einer dekompensierten Herzinsuffizienz können Alphablocker eine eventuell bestehende Tachykardie steigern und damit die ausreichende myokardiale Sauerstoffversorgung gefährden. Führt die Gabe von Betablockern zur kritischen Senkung des Herzminutenvolumens und schreitet darunter die Dekompensation fort, so kann ein therapeutisches Dilemma entstehen. Eine Therapieoption stellt α-Methyl-p-Tyrosin dar, das durch eine Inhibition der Tyrosinhydroxylase die Synthese von Katecholaminen blockiert. Eventuell kann durch die Gabe von Magnesium die hämodynamische Stabilität gefördert werden. Die Effizienz der Magnesiumtherapie mit der Absicht, die Freisetzung von Katecholaminen zu verhindern und Katecholaminrezeptoren zu blockieren, ist bisher nicht eindeutig nachgewiesen.

▶ **Peri- und postoperative Therapie.** Phäochromozytompatienten weisen aufgrund der lange anhaltenden Vasokonstriktion ein Volumendefizit auf. Es muss nach Entfernung des Nebennierenmarktumors mit schweren hypotensiven Zuständen gerechnet werden. Daher ist die Volumentherapie ein weiterer Eckpfeiler des perioperativen Therapiekonzepts und der Vasopressortherapie vorzuziehen. Bleibt eine schwere Hypotension trotz Normovolämie bestehen, so stellt Noradrenalin eine Therapieoption dar.

Vor allem wenn beide Nebennieren entfernt werden, muss an die Kortisolsubstitutionstherapie gedacht werden.

Da der inhibitorische Effekt der Katecholamine auf die Insulinsekretion nach Tumorentfernung plötzlich wegfällt, kommt es bei ca. 15% der Patienten zur postoperativen Hypoglykämie durch eine überschießende Insulinsekretion. Da durch die Betablockade mögliche Symptome maskiert werden, ist die engmaschige Blutzuckerkontrolle über mindestens 48 h postoperativ unbedingt angezeigt.

14.1.7 Dysfunktion des Hypophysenhinterlappens

Dysfunktion des Hypophysenhinterlappens als Ursache für schwere Erkrankungen

Diabetes insipidus

> **Merke**
>
> Der Diabetes insipidus ist durch eine hypotone Polyurie gekennzeichnet, die durch eine unzureichende Freisetzung von antidiuretischem Hormon (ADH; *zentraler Diabetes insipidus*) oder eine unzureichende Wirkung von ADH aufgrund einer renalen Pathologie *(renaler Diabetes insipidus)* verursacht wird.

Pathophysiologie

▶ **Zentraler Diabetes insipidus.** Der zentrale Diabetes insipidus ist durch den Mangel an ADH charakterisiert, wodurch v. a. die renale Natrium- und Wasserretention gestört ist. Daher kommt es zur hypotonen Polyurie mit einer Urinosmolalität unter 300 mosmol/kg, einem spezifischen Uringewicht von unter 1010 und einer Urinproduktion von mehr als 2 ml/kg KG/h. Die Plasmaosmolalität ist typischerweise größer als 300 mosmol/kg. Wache Patienten haben ein starkes Durstgefühl und Polydipsie. Eine Hypotonie ist durch den Mangel an einem endogenen Vasopressor denkbar, aber eher selten zu finden.

▶ **Renaler Diabetes insipidus.** Der renale Diabetes insipidus ist bedingt durch eine verminderte Reaktion der Niere auf ADH bei intakter Hypophyse. Er tritt im Rahmen von verschiedenen Nierenerkrankungen (Pyelonephritis, Zystennieren, [akutes] Nierenversagen, genetische Defekte) mit dem typischen Symptom der hypotonen Polyurie auf. Durch die steigende Plasmaosmolalität sind die ADH-Spiegel im Gegensatz zum zentralen Diabetes insipidus erhöht. Auch hier treten nur selten Blutdruckentgleisungen auf, trotz des Exzesses eines endogenen Vasopressors.

> **Merke**
>
> In beiden Fällen, v. a. wenn der Patient nicht ausreichend trinken kann, führt die hypernatriämische Dehydratation zu Kreislaufinsuffizienz, Rhythmusstörungen und Enzephalopathie.

Diagnose

Zur Diagnosesicherung und Differenzialdiagnose werden Urin- und Plasmaosmolalität, spezifisches Uringewicht und die Vasopressinspiegel im Plasma bestimmt. Aufgrund möglicher lebensbedrohlicher Wasser- und Elektrolytverschiebungen ist die wiederholte Bestimmung von Serumelektrolyten, pH und Osmolalität obligat. Bei Verdacht auf einen zentralen Diabetes insipidus muss eine bildgebende Diagnostik erfolgen.

Eine Differenzialdiagnose, v. a. bei Kindern, ist die primäre Polydipsie.

Therapie

Der Ersatz der großen renalen Flüssigkeitsverluste ist der erste Schritt.

▶ **Zentraler Diabetes insipidus.** Die Polyurie des zentralen Diabetes insipidus ist rückläufig nach Applikation von Desmopressin (Minirin), einem lang wirksamen ADH-Analogon mit nur geringer Vasopressoraktivität. Die Applikation dient gleichzeitig als diagnostischer Test. Ist die Urinproduktion nach Desmopressin nicht rückläufig, so ist ein zentraler Diabetes insipidus weitgehend ausgeschlossen.

Die übliche Substitutionstherapie besteht in der nasalen Applikation von Desmopressin. Auf der Intensivstation empfiehlt sich aber die intravenöse, intramuskuläre oder subkutane Applikation von 1 – 4 μg Desmopressin alle 12 h [8]. Die Dosis muss anhand der Wirkung titriert werden.

Tritt der Diabetes insipidus als Folge eines Schädel-Hirn-Traumas, einer Unterkühlung oder nach neurochirurgischen Eingriffen auf, so kann die Symptomatik spontan innerhalb einiger Tage rückläufig sein. Um dies wahrnehmen zu können, sollten die Patienten nach einigen Tagen etwas restriktiver Flüssigkeit erhalten und die Desmopressindosis sollte reduziert werden. Dadurch kann das Wiedereinsetzen der endogenen ADH-Sekretion festgestellt und die Desmopressintherapie angepasst oder ganz gestoppt werden. Bleibt ein Erholen der ADH-Sekretion aus, so ist eine lebenslange Substitutionstherapie notwendig.

▶ **Renaler Diabetes insipidus.** Sehr schwierig ist die Therapie des nephrogenen Diabetes insipidus, hier ist Desmopressin wirkungslos. Ein Therapieversuch mit Thiaziddiuretika kann unternommen werden. Die Therapie erfolgt symptomatisch.

Beim Ausgleichen des Flüssigkeitsverlustes, des Elektrolytstatus und der Hyperosmolalität ist Vorsicht geboten, ein zu schnelles Absenken der Natriumspiegel kann zum Hirnödem mit deletären Folgen führen. Ein Normalisieren der Osmolalität innerhalb von 36–48 h ist ausreichend. Milde Elektrolytentgleisungen rekompensieren unter Desmopressintherapie.

Dysfunktion des Hypophysenhinterlappens als Folge schwerer Erkrankungen

Bei Patienten im septischen Schock sind die ADH-Spiegel zwar gegenüber Gesunden leicht erhöht, jedoch nicht so stark, wie man es bei dem Ausmaß der Hypotension und Hypovolämie erwarten würde oder wie es bei Patienten im kardiogenen Schock bei analog erniedrigtem arteriellen Blutdruck vorkommt. Gibt man nun diesen Patienten Vasopressin oder ein Analogon (Arginin-Vasopressin, Terlipressin), so wird über verschiedene Mechanismen der arterielle Blutdruck gesteigert. Aufgrund einer Retention von Wasser (V_2-Rezeptoren) wird das zirkulierende Blutvolumen vermehrt und die für den septischen Schock typische Hypovolämie vermindert. Die direkte Wirkung über V_1-Rezeptoren, die in der Sepsis hypersensitiv auf ADH reagieren, und die Sensibilisierung der Katecholaminrezeptoren durch ADH bewirken eine direkte Vasokonstriktion. Da die Vasokonstriktion bevorzugt in nicht unmittelbar lebensnotwendigen Organen (Haut, Muskulatur, Fett) auftritt, scheint das zirkulierende Blutvolumen zu den lebenswichtigen Organsystemen umgeleitet zu werden. Außerdem inhibiert ADH die sepsisinduzierte Vasodilatation z. B. über die Modulation der NO-Synthese.

▶ **Medikation mit Arginin-Vasopressin.** Es wird kontrovers diskutiert, ob unter der Medikation mit Arginin-Vasopressin eine verbesserte Mikroperfusion von besonders ischämiegefährdeten Organen (z. B. Niere, Gastrointestinaltrakt) und damit eine verbesserte Organfunktion erreicht werden kann. Es gibt allerdings Hinweise darauf, dass es unter Arginin-Vasopressin trotz einer deutlich verbesserten Makrohämodynamik zu folgenschweren Störungen der Mikrohämodynamik kommt, hier kann die Assoziation von Dobutamin sinnvoll sein. Vorsicht beim klinischen Einsatz ist also geboten. Keinesfalls darf Arginin-Vasopressin als Ersatz für konventionelle Vasopressoren angesehen werden, da es in hoher Dosierung (> 0,04 U/min) v. a. zur myokardialen Ischämie kommt, wichtigste Komplikationen sind dann Herzrhythmusstörungen und das myokardiale Pumpversagen [34].

Die „Substitution" von ADH bei Patienten im septischen Schock kann gemäß den aktuellen Leitlinien mit einer Dosis von 0,04 U/min Arginin-Vasopressin kontinuierlich über Perfusor erfolgen [18]. Ob dies aber zu einer Verbesserung der Prognose kritisch kranker Patienten führt, ist Gegenstand lebhafter Diskussionen und auf Grundlage der publizierten Evidenz nicht klar zu entscheiden.

Kernaussagen

Der biphasische Verlauf kritischer Krankheit
Durch eine charakteristische Reaktion des Intermediärstoffwechsels auf schwere Krankheit oder Traumen wird der Metabolismus auf die „Flight-and-Fight-Reaktion" umgestellt. Als Teil dieser akuten Stressreaktion treten vorwiegend Veränderungen in der hypophysären Hormonsekretion auf, die dazu beitragen, dass der Energieverbrauch von nicht unmittelbar lebensnotwendigen Stoffwechselvorgängen eingeschränkt wird. Andererseits wird eine hyperkatabole Reaktion eingeleitet und aus körpereigenen Depots werden schnell verwertbare Energieträger freigesetzt. Im prolongierten Krankheitsverlauf verschwindet die gesteigerte Hormonsekretion weitgehend, der Hyperkatabolismus persistiert aber und trägt zum Abbau von Funktionsgewebe bei. Die charakteristischen hormonellen Anpassungen unterscheiden sich in der akuten Krankheitsphase (vorwiegend hyperdyname Sekretion) von denen in der prolongierten Krankheitsphase (Suppression der Hypothalamus-Hypophysen-Achse) und sind weitgehend unabhängig von der Grunderkrankung.

Glukosestoffwechsel
Im Rahmen hyperglykämer Stoffwechselentgleisungen kommt es zu Verschiebungen von Elektrolyt- und Volumenhaushalt. Reicht das Insulinangebot aus, um eine Ketogenese zu inhibieren, wird das Krankheitsbild von massiver Hyperglykämie, Hypovolämie und Hyperosmolarität bestimmt (hyperosmolare Entgleisung), im anderen Fall dominiert eine Ketoazidose. Volumentherapie, vorsichtiger Ausgleich von Elektrolytimbalancen und das Senken des erhöhten Blutzuckerspiegels durch Insulin bestimmen die Therapie.

Die hypoglykäme Entgleisung bedingt Neuroglykopenie (Koma) und Mechanismen der Gegenregulation des Organismus (Tachykardie, Kreislaufinsuffizienz). Die kausale Therapie besteht in der Gabe von Glukose i. v.

Kritisch kranke Patienten haben nahezu immer einen entgleisten Blutzuckerspiegel (Hypo- oder Hyperglykämie), weitgehend unabhängig von der Ernährung oder dem Krankheitsbild. Durch Vermeiden von Hyperglykämie, Hypoglykämie und Blutzuckerschwankungen (TGC) kann die Prognose positiv beeinflusst werden.

Hypophyse
Die Unterfunktion des Hypophysenvorderlappens ist durch die Symptome des Hormonmangels in den verschiedenen Achsen der hypothalamisch-hypophysären Regulation gekennzeichnet. Die Unterfunktion des Hypophysenhinterlappens wird durch den Mangel an ADH auffällig, resultierend in hypotoner Polyurie, Dehydratation und Hypernatriämie. Neben dem hypophysären Ursprung (zentraler Diabetes insipidus) ist differenzialdiagnostisch die renale ADH-Resistenz (renaler Diabetes insipidus) zu erwägen. Die Therapie des zentralen Diabetes insipidus besteht in Flüssigkeitssubstitution und der Applikation eines synthetischen ADH-Analogons.

Vor allem im Rahmen eines septischen Schocks kommt es zum relativen ADH-Mangel. Daher ist ein synthetisches ADH-Analogon in niedriger Dosis (bis 0,04 U/min Arginin-Vasopressin) zu erwägen. Konventionelle Vasopressoren können durch synthetische Vasopressinanaloga nicht ersetzt werden.

Somatotrope Regulation
Als Folge kritischer Krankheit ist die somatotrope Achse unterdrückt. In der akuten Krankheitsphase dominiert eine Wachstumshormonresistenz, in der prolongierten Phase ist eine hypothalamische Insuffizienz für den Hyposomatotropismus verantwortlich. Die Applikation von Anabolika oder rekombinantem Wachstumshormon ist nicht zu empfehlen.

Ein Wachstumshormonexzess bedingt klinisch das Bild der Akromegalie. Komplikationen entstehen durch kardiovaskuläre oder zerebrovaskuläre Insulte, meist aufgrund von Veränderungen im Rahmen der komplexen metabolischen Pathologie eines chronischen Krankheitsverlaufs. Die Therapie besteht in chirurgischer Resektion oder Radiatio, eine Hormonersatztherapie nach der Intervention ist meist notwendig.

Schilddrüse
Durch Schilddrüsenhormone werden Stoffwechselvorgänge beschleunigt. Zur Dysregulation kommt es meist dann, wenn Patienten mit inapparenten oder grenzwertig kompensierten Schilddrüsenerkrankungen einer akuten Stresssituation ausgesetzt werden.

Die Hypothyreose resultiert aus einem Mangel an Schilddrüsenhormonen; das hypothyreote Koma ist durch Hypothermie und einen veränderten mentalen Zustand gekennzeichnet. Kardiovaskuläre Komplikationen aufgrund einer alterierten Herzfunktion komplizieren das Krankheitsbild. Die Therapie stellt die Hormonsubstitution in den Mittelpunkt.

Die Thyreotoxikose wird durch einen Exzess an Schilddrüsenhormonen ausgelöst und ist durch Tachykardie, Hyperthermie, kardiovaskuläre Komplikationen und einen veränderten mentalen Status (v. a. Agitation) gekennzeichnet. Die Therapie fußt auf der Blockade der Hormonsynthese und -freisetzung.

Das Low-T_3-Syndrom entsteht im Rahmen der Stressreaktion auf kritische Krankheit. Es wird verursacht durch eine verminderte hypothalamische Stimulation und eine periphere Hormonkonversionsstörung. Das Low-T_3-Syndrom trägt zum persistierenden Hyperkatabolismus der intensivtherapiepflichtigen Patienten bei. Eventuelle Therapieoptionen sind Gegenstand aktueller Forschung.

Nebenniere
Eine Nebennierenrindeninsuffizienz entsteht meist im Rahmen von Autoimmunerkrankungen, Infekten, Ischämien, Blutungen in Hypophyse oder Nebennierenrinde oder durch das plötzliche Absetzen einer chronischen Glukokortikoidtherapie. Die Symptomatik wird von hämodynamischen und metabolischen Entgleisungen bestimmt. Die Therapie erfolgt durch Substitution von Glukokortikoiden und ggf. Mineralokortikoiden.

Die relative Nebennierenrindeninsuffizienz entsteht, wenn die Nebennierenrinde nicht die an einen gesteigerten Bedarf angepasste Glukokortikoidmenge freisetzen kann. Im Rahmen schwerer Erkrankungen (z. B. septischer Schock) kommen Veränderungen des Kortisolmetabolismus und des Transports im Plasma sowie die Kortisolresistenz hinzu (CIRCI). Hier kann eine Therapie mit Hydrokortison in Stressdosis erwogen werden.

Die Überproduktion von Aldosteron (Conn-Syndrom) entsteht meist durch einen Tumor der Nebennierenrinde. Das Leitsymptom ist die hypokaliämische Hypertonie. Die definitive Therapie ist die chirurgische Tumorresektion, symptomatisch kann Spironolacton helfen.

Die Überproduktion von Glukokortikoiden (Cushing-Syndrom) aufgrund eines ACTH-produzierenden Hypophysenadenoms oder eines Nebennierenrindentumors resultiert in metabolischen und kardiorzirkulatorischen Entgleisungen. Neben der symptomatischen Therapie ist die chirurgische Tumorresektion notwendig.

Phäochromozytome sind katecholaminproduzierende Tumoren des Sympathikus, meist ausgehend von Nebennierenmark oder Grenzstrang. Die Symptomatik resultiert aus dem Katecholaminexzess, schwere paroxysmale hypertensive Krisen werden lebensbedrohlich. Unter antihypertensiver Therapie ist die chirurgische Tumorresektion anzustreben. Intra- und postoperativ kommt es häufig zu metabolischen Entgleisungen (Hypoglykämie) und instabilen Kreislaufverhältnissen, eine offensive Volumensubstitution und ggf. Katecholamintherapie werden notwendig.

Dysfunktion des Hypophysenhinterlappens
Ein primärer Mangel an Vasopressin (Diabetes insipidus) muss mit Desmopressin substituiert werden. In der Sepsis kann ein „relativer" Vasopressinmangel vorliegen, eine Substitution im septischen Schock kann erwogen werden.

Literatur

[1] Adler SM, Wartofsky L. The nonthyroidal illness syndrome. Endocrinol Metab Clin North Am 2007; 36: 657–672, vi

[2] Annane D, Bellissant E, Bollaert PE et al. Corticosteroids for severe sepsis and septic shock: a systematic review and meta-analysis. BMJ 2004; 329: 480

[3] Arieff AI, Carroll HJ. Nonketotic hyperosmolar coma with hyperglycemia: clinical features, pathophysiology, renal function, acid-base balance, plasma-cerebrospinal fluid equilibria and the effects of therapy in 37 cases. Medicine (Baltimore) 1972; 51: 73–94

[4] Arnaldi G, Angeli A, Atkinson AB et al. Diagnosis and complications of Cushing's syndrome: a consensus statement. J Clin Endocrinol Metab 2003; 88: 5593–5602

[5] Axelrod L. Perioperative management of patients treated with glucocorticoids. Endocrinol Metab Clin North Am 2003; 32: 367–383

[6] Baskin HJ, Cobin RH, Duick DS et al. American Association of Clinical Endocrinologists medical guidelines for clinical practice for the evaluation and treatment of hyperthyroidism and hypothyroidism. Endocr Pract 2002; 8: 457–469

[7] Baxter JD, Rousseau GG. Glucocorticoid hormone action: an overview. Monogr Endocrinol 1979; 12: 1–24

[8] Blevins LS Jr., Wand GS. Diabetes insipidus. Crit Care Med 1992; 20: 69–79

[9] Briegel J, Vogeser M, Keh D et al. Corticosteroid insufficiency in the critically ill. Pathomechanisms and recommendations for diagnosis and treatment. Anaesthesist 2009; 58: 122–133

[10] Colao A, Ferone D, Marzullo P et al. Systemic complications of acromegaly: epidemiology, pathogenesis, and management. Endocr Rev 2004; 25: 102–152

[11] Comi RJ. Approach to acute hypoglycemia. Endocrinol Metab Clin North Am 1993; 22: 247–262

[12] Cooper DS. Hyperthyroidism. Lancet 2003; 362: 459–468

[13] Cooper MS, Stewart PM. Corticosteroid insufficiency in acutely ill patients. N Engl J Med 2003; 348: 727–734

[14] Cooper DS. Antithyroid drugs. N Engl J Med 2005; 352: 905–917

[15] Coursin DB, Wood KE. Corticosteroid supplementation for adrenal insufficiency. JAMA 2002; 287: 236–240

[16] De Backer D, Biston P, Devriendt J et al. Comparison of dopamine and norepinephrine in the treatment of shock. N Engl J Med 2010; 362: 779–789

[17] Debaveye YA, Van den Berghe GH. Is there still a place for dopamine in the modern intensive care unit? Anesth Analg 2004; 98: 461–468

[18] Dellinger RP, Levy MM, Rhodes A et al. Surviving Sepsis Campaign: international guidelines for management of severe sepsis and septic shock: 2012. Crit Care Med 2013; 41 (2): 580–637

[19] Dorin RI, Qualls CR, Crapo LM. Diagnosis of adrenal insufficiency. Ann Intern Med 2003; 139: 194–204

[20] Egi M, Bellomo R, Stachowski E et al. Variability of blood glucose concentration and short-term mortality in critically ill patients. Anesthesiology 2006; 105: 244–252

[21] Ellger B, Van den Berghe G. Tight Glycemic Control: from bench to bed and back. Best Practice & Research Clinical Anaesthesiology 2009; 23: 375–496

[22] Engelhardt D, Weber MM. Therapy of Cushing's syndrome with steroid biosynthesis inhibitors. J Steroid Biochem Mol Biol 1994; 49: 261–267

[23] Farwell AP. Thyroid hormone therapy is not indicated in the majority of patients with the sick euthyroid syndrome. Endocr Pract 2008; 14: 1180–1187

[24] Fulop M, Tannenbaum H, Dreyer N. Ketotic hyperosmolar coma. Lancet 1973; 2: 635–639
[25] Grossman A, Pacak K, Sawka A et al. Biochemical diagnosis and localization of pheochromocytoma: can we reach a consensus? Ann NY Acad Sci 2006; 1073: 332–347
[26] Holmes CL, Walley KR. Arginine vasopressin in the treatment of vasodilatory septic shock. Best Pract Res Clin Anaesthesiol 2008; 22: 275–286
[27] Kitabchi AE, Umpierrez GE, Murphy MB et al. Hyperglycemic crises in diabetes. Diabetes Care 2004; 27 (Suppl. 1): S 94–102
[28] Lim PO, Young WF, MacDonald TM. A review of the medical treatment of primary aldosteronism. J Hypertens 2001; 19: 353–361
[29] Mannelli M. Management and treatment of pheochromocytomas and paragangliomas. Ann NY Acad Sci 2006; 1073: 405–416
[30] Mesotten D, Van den Berghe G. Changes within the GH/IGF-I/IGFBP axis in critical illness. Crit Care Clin 2006; 22: 17–28
[31] Milde AS, Bottiger BW, Morcos M. Adrenal cortex and steroids. Supplementary therapy in the perioperative phase. Anaesthesist 2005; 54: 639–654
[32] Mizock BA. Alterations in fuel metabolism in critical illness: hyperglycaemia. Best Pract Res Clin Endocrinol Metab 2001; 15: 533–551
[33] Nicoloff JT, LoPresti JS. Myxedema coma. A form of decompensated hypothyroidism. Endocrinol Metab Clin North Am 1993; 22: 279–290
[34] Obritsch MD, Bestul DJ, Jung R et al. The role of vasopressin in vasodilatory septic shock. Pharmacotherapy 2004; 24: 1050–1063
[35] Oelkers W. Adrenal insufficiency. N Engl J Med 1996; 335: 1206–1212
[36] Page MM, Alberti KG, Greenwood R et al. Treatment of diabetic coma with continuous low-dose infusion of insulin. Br Med J 1974; 2: 687–690
[37] Peeters RP. Non thyroidal illness: to treat or not to treat? Ann Endocrinol (Paris) 2007; 68: 224–228
[38] Riad M, Mogos M, Thangathurai D et al. Steroids. Curr Opin Crit Care 2002; 8: 281–284
[39] Ringel MD. Management of hypothyroidism and hyperthyroidism in the intensive care unit. Crit Care Clin 2001; 17: 59–74
[40] Schiff RL, Welsh GA. Perioperative evaluation and management of the patient with endocrine dysfunction. Med Clin North Am 2003; 87: 175–192
[41] Spratt DI. Altered gonadal steroidogenesis in critical illness: is treatment with anabolic steroids indicated? Best Pract Res Clin Endocrinol Metab 2001; 15: 479–494
[42] Sprung CL, Annane D, Keh D et al. Hydrocortisone therapy for patients with septic shock. N Engl J Med 2008; 358: 111–124
[43] Vaidya B, Pearce SH. Management of hypothyroidism in adults. BMJ 2008; 337: a801
[44] Van Cromphaut SJ. Hyperglycaemia as part of the stress response: the underlying mechanisms. Best Pract Res Clin Anaesthesiol 2009; 23: 375–386
[45] Van den Berghe G. Dynamic neuroendocrine responses to critical illness. Front Neuroendocrinol 2002; 23: 370–391
[46] Warner KJ, Cuschieri J, Jurkovich GJ et al. Single-dose etomidate for rapid sequence intubation may impact outcome after severe injury. J Trauma 2009; 67: 45–50
[47] Wheeler MH, Harris DA. Diagnosis and management of primary aldosteronism. World J Surg 2003; 27: 627–631
[48] Yang S, Zhang L. Glucocorticoids and vascular reactivity. Curr Vasc Pharmacol 2004; 2: 1–12
[49] Zettinig G. Hypothyroidism and the heart. Acta Med Austriaca 2003; 30: 100–102
[50] Zwillich CW, Pierson DJ, Hofeldt FD et al. Ventilatory control in myxedema and hypothyroidism. N Engl J Med 1975; 292: 662–665

14.2 Hämatologisch-onkologische Probleme

B. Hertenstein, S. Buchholz, A. Ganser

Mit der Zunahme intensiver, kurativ intendierter Therapieansätze bei Patienten mit hämatologisch-onkologischen Erkrankungen nimmt auch die Zahl der Verlegungen dieser Patienten auf Intensivstationen zu. Neuere Analysen zeigen, dass die Prognose dieser Patienten nicht mehr wesentlich abweicht von derjenigen anderer Intensivpatienten mit vergleichbarer Fallschwere. Eine Verweigerung der Aufnahme dieser Patienten auf Intensivstationen ist daher obsolet. In diesem Kapitel werden spezielle Anforderungen dieses Patientenkollektivs dargestellt. Die spezifischen Probleme nach allogener Stammzelltransplantation sind in Kap. 18.6 dargestellt.

14.2.1 Verlegung von hämatologisch-onkologischen Patienten auf die Intensivstation

Gründe für die Verlegung

Patienten mit hämatologisch-onkologischen Erkrankungen werden in der Regel nicht von außerhalb des Krankenhauses auf die Intensivstation aufgenommen, sondern nach einer unterschiedlich langen Vorbehandlung meist von spezialisierten Stationen auf die Intensivstation verlegt. Hierdurch bedingt ergeben sich zentrumsspezifisch große Unterschiede in der Zusammensetzung des Patientenkollektivs auf den jeweiligen Intensivstationen. Hauptindikation für die Verlegung ist das *respiratorische Versagen*. Da ein erheblicher Unterschied in der Prognose von beatmungspflichtigen und nicht beatmungspflichtigen Patienten besteht, erklären unterschiedliche Patientenzusammensetzungen einen großen Teil der Diskrepanzen in den Ergebnissen der Intensivtherapie. *Sepsis, Schock* und *akutes Nierenversagen* spielen eine weitere, wenngleich deutlich nachgeordnete Rolle unter den Verlegungsgründen auf die Intensivstation.

Allgemein gilt, dass Patienten mit soliden Tumoren, trotz der deutlich höheren Inzidenz solider Neoplasien, wesentlich seltener auf Intensivstationen anzutreffen sind als Patienten mit hämatologischen Erkrankungen. Gründe hierfür sind die meist deutlich intensivere Therapie sowie der häufiger kurative Therapieansatz. So fanden sich in einer Analyse an der Medizinischen Hochschule Hannover von 116 Patienten mit 160 Intensivaufenthalten in 12% der Fälle als Grunderkrankung solide Tumoren, in 13% Lymphome, in 33% Leukämien, in 36% Zustand nach Knochenmark-/Blutstammzelltransplantation und bei 6% der Patienten nicht maligne hämatologische Erkrankungen [18]. Ähnliche Daten wurden aus dem Kantonsspital Basel berichtetet [14].

Ergebnisse der Intensivtherapie bei hämatologischen Patienten

In mehreren älteren Analysen wird bei hämatologisch-onkologischen Patienten, bei denen eine Intubation mit mechanischer Beatmung notwendig wird, sowie bei Patienten nach Knochenmark- oder Stammzelltransplantation über schlechte Ergebnisse der Intensivtherapie mit einer Mortalität von >80% bzw. >90%

berichtet [16]. Demgegenüber kommen neuere Untersuchungen zu einem deutlich besseren Ergebnis und zeigen zum Teil gleich gute Ergebnisse wie bei anderen Intensivpatienten [5]. In jüngeren Analysen von stammzelltransplantierten Patienten lag das Überleben sogar für beatmete Patienten bei 37% bzw. 32% [26]. Die Gründe für die verbesserten Ergebnisse sind multifaktoriell. Relevant scheint der Einsatz der nicht invasiven Beatmung zu sein [19, 29]. Andere prognostisch günstige Faktoren sind der Nachweis einer Bakteriämie vor Intensivverlegung, weibliches Geschlecht, niedriger Gehalt an C-reaktivem Protein (CRP; [21]), Alter < 60 Jahre und das Vorliegen einer akuten myeloischen Leukämie (AML) vom Subtyp Promyelozytenleukämie [29].

> **Merke**
> Zusammengefasst können jüngere Untersuchungen die in früheren Arbeiten herausgestellte extrem schlechte Prognose nicht mehr bestätigen. Eine Ablehnung der Einleitung der Intensivtherapie ist daher bei diesen Patienten nicht mehr zu rechtfertigen.

Prognosescores und Intensivaufnahme:

In frühen Arbeiten zur Prognose wurde immer wieder darauf hingewiesen, dass die üblichen Scoring-Systeme die Prognose der hämatologisch-onkologischen Patienten auf der Intensivstation überschätzen und das Behandlungsergebnis deutlich unter den prognostizierten Werten liegt. Auch in einigen neueren Untersuchungen zeigte sich keine oder nur eine schlechte Korrelation des Ergebnisses des Intensivaufenthalts mit dem APACHE-II-Score bzw. dem „Mortality Probability Model" [33]. Demgegenüber fanden andere Gruppen eine gute Korrelation zwischen dem „Simplified acute Physiology Score II" (SAPS II) und dem Therapieergebnis [21, 29].

Die beste Korrelation mit Überleben des Intensivaufenthalts sowie Überleben nach 1 Jahr zeigte das „Sequential Organ Failure Assessment" (SOFA). Diese Befunde wurden in einer aktuellen Analyse von allogen stammzelltransplantierten Patienten bestätigt [15]. Organorientierte Scoring-Systeme werden der Problematik bei hämatologisch-onkologischen Patienten somit am ehesten gerecht. Damit steht aber auch heute noch kein Prognosescore zur Verfügung, der bereits bei Aufnahmewunsch eine klare Entscheidung für oder gegen die Intensivbehandlung erlaubt. Sinnvoll ist es daher, die Patienten zunächst auf die Intensivstation aufzunehmen und die Entwicklung kurzfristig im Verlauf zu evaluieren, um das weitere Prozedere festzulegen. In einer Untersuchung an über 200 Patienten wurde gezeigt, dass die Patienten von einer frühzeitigen Aufnahme auf die Intensivstation profitieren [33].

14.2.2 Spezielle Aspekte der Intensivtherapie bei hämatologisch-onkologischen Patienten

Beatmung

▶ **Nicht invasive Beatmungsverfahren.** Aufgrund der schlechten Ergebnisse der mechanischen Beatmung nach endotrachealer Intubation konzentrieren sich Studien auf nicht invasive Beatmungsverfahren. Über Erfahrungen mit diesen Verfahren bei immunsupprimierten Patienten wurde bislang in 2 randomisierten Studien [1, 19] und mehreren nicht randomisierten prospektiven Untersuchungen berichtet. Hilbert et al. [19] randomisierten 52 immunsupprimierte Patienten mit überwiegend hämatologischen Grunderkrankungen mit Lungeninfiltraten, Fieber und dem frühen Stadium eines hypoxämischen respiratorischen Versagens. In der Behandlungsgruppe wurde eine nicht invasive Beatmung (NIV) über eine Maske durchgeführt. Angestrebt wurde ein exspiratorisches Atemzugvolumen von 7–10 ml/kg KG bei einer Atemfrequenz von < 25 Atemzügen/min. Der positive endexspiratorische Druck (PEEP) wurde sukzessive bis zu 10 cmH$_2$O gesteigert, bis die inspiratorische Sauerstoffkonzentration (FiO$_2$) auf ≤ 65% bei einer Sättigung von > 90% gesenkt werden konnte. Die NIV wurde mindestens für 45 min durchgeführt und alle 3 h durch Perioden von Spontanatmung unterbrochen. Endpunkt der Studie war die Notwendigkeit einer endotrachealen Intubation mit mechanischer Beatmung.

▶ **Reduktion von Morbidität und Letalität.** Nur 12 von den 26 Patienten (46%) in der NIV-Gruppe mussten intubiert werden, während eine Intubation bei 20 von 26 Patienten in der Kontrollgruppe notwendig wurde (p = 0,03). Dies war mit einer signifikanten Reduktion der Rate schwerer Komplikationen (50% vs. 81%), der Sterblichkeit auf der Intensivstation (38% vs. 69%) und der Krankenhaussterblichkeit (50% vs. 81%) verbunden. Diese Ergebnisse fanden sich auch bei Patienten mit hämatologischen Neoplasien und Neutropenie, die als Kollektiv mit höchstem Risiko einzustufen sind. In der zweiten randomisierten Studie zur Wertigkeit der NIV bei immunsupprimierten Patienten mit Organtransplantation konnte eine signifikante Reduktion der Notwendigkeit einer endotrachealen Intubation (20% vs. 70%) und der Mortalität auf der Intensivstation erreicht werden, die Krankenhaussterblichkeit war allerdings nicht signifikant unterschiedlich.

▶ **Effekte bei Immunsupprression.** Ein möglicher Grund für den beeindruckenden Effekt der NIV bei immunsupprimierten Patienten kann die Konstellation eines meist diffusen infektiös oder toxisch bedingten Lungenschadens bei geschwächten und anämischen hämatologischen Patienten sein. Die NIV kombiniert die positiven Effekte von PEEP und inspiratorischer Druckunterstützung. Durch die PEEP-Beatmung wird über verschiedene Mechanismen u.a. eine Reduktion der extravaskulären Flüssigkeit, eine Verhinderung des Alveolarkollapses und eine Eröffnung von Atelektasen sowie eine Verbesserung der Oxygenierung erreicht. Durch die inspiratorische Druckunterstützung wird die Atemarbeit deutlich reduziert. Beide Effekte tragen dazu bei, dass die Notwendigkeit einer Intubation und damit die Gefahr einer beatmungsassoziierten Pneumonie und Sepsis deutlich sinken. Da in beiden randomisierten Studien zur NIV bei immunsupprimierten Patienten alle Patienten, die eine beatmungsassoziierte Pneumonie entwickelten, auch verstarben, hängt der zentrale Effekt der NIV bei hämatologischen und immunsupprimierten Patienten mit dem Vermeiden der bei diesem Patientenkollektiv mit hohen Risiken verbundenen Intubation zusammen.

▶ **Limitationen.** Die NIV ist allerdings nur bei kooperationsfähigen, neurologisch und hämodynamisch stabilen Patienten anwendbar, die die Beatmung über Maske tolerieren können. Ein Problem der Maskenbeatmung ist die schlechte Toleranz gerade bei Patienten mit Schleimhautschäden im Mund-Rachen-Raum. Eine mögliche Alternative ist daher, die NIV über einen Helm durchzuführen.

▶ **Extrakorporale Mebranoxygenierung (ECMO).** In jüngerer Zeit wird meist in Einzelfallberichten der erfolgreiche Einsatz der ECMO bei Intensivpatienten mit hämatologischen Erkrankungen beschrieben. Dies deckt sich mit positiven Erfahrungen an der Medizinischen Hochschule Hannover. Der Einsatz dieser Technologie könnte das Behandlungsspektrum deutlich erweitern und bedarf genauer Beachtung.

14.2.3 Spezifische Probleme und Krankheitsbilder

In Bezug auf infektiologische Komplikationen (Kap. 8), Hämostasestörungen (Kap. 7.5) sowie Probleme nach Stammzelltransplantation (Kap. 18.6) wird auf die in Klammern angegebenen Kapitel dieses Buches verwiesen.

Patienten mit malignen Erkrankungen können jederzeit in Notfallsituationen geraten, die relativ spezifisch direkte oder indirekte Folge des Tumors oder der Behandlung sind. Es hat sich als sinnvoll erwiesen, bei der Abklärung dieser Notfallsituationen eine bestimmte Reihenfolge einzuhalten:
- Identifizierung der Ursache des Problems,
- Bestimmung der Dringlichkeit einer Behandlung,
- Bewertung des akuten Problems in der Zusammenschau der Prognose des Patienten,
- Festlegung des meist multidisziplinären Behandlungsplans und
- Eingehen auf die psychologischen Bedürfnisse von Patient und Angehörigen.

▶ **Ätiologie und Dringlichkeit.** Die Identifizierung der Ätiologie eines onkologischen Notfalls stellt oft ein schwieriges Problem dar, da die akuten Veränderungen Folge des Primärtumors oder der Metastasen wie auch der Behandlung sein können. Außerdem können hiervon unabhängig andere Störungen eintreten, die differenzialdiagnostisch in Erwägung gezogen werden müssen. Noch wichtiger ist die sofortige Festlegung der Dringlichkeit einer Intervention (▶ Tab. 14.4).

▶ **Prognose.** Obwohl bei allen Maßnahmen die Prognose bezüglich der Tumorerkrankung bedacht werden muss, ist es in der Notfallsituation häufig nicht möglich, die hierzu notwendigen Informationen zu erhalten. Die behandelnden Ärzte dürfen in dieser Situation nicht ihre eigenen Wertvorstellungen bezüglich Lebensquantität und -qualität in ihre Entscheidungen einfließen lassen, sondern müssen möglichst vom Patienten und seinen Angehörigen Angaben zu deren Vorstellungen und Wünschen im Hinblick auf eingreifende und lebenserhaltende Maßnahmen erfragen. Patientenverfügungen sind in jedem Fall zu beachten.

▶ **Multidisziplinäres Vorgehen.** Der erfolgreiche Behandlungsansatz bei onkologischen Notfällen erfordert nahezu immer ein multidisziplinäres Vorgehen von Notfall-/Intensivmediziner, Hämatologe/Onkologe, Strahlentherapeut und Chirurg. Deshalb müssen bereits ab Beginn der diagnostischen und therapeutischen Maßnahmen die Tumorspezialisten hinzugezogen werden.

Tritt bei einem Tumorpatienten ein Notfall ein, so bedeutet dies für den Patienten und seine Angehörigen eine außerordentliche Belastung, die mit dem Gefühl der Hilflosigkeit, des Kontrollverlustes über den eigenen Körper und mit Todesangst verknüpft ist. In dieser Situation müssen die Ärzte besonders sensibel auf die psychologischen Bedürfnisse von Patient und Angehörigen reagieren, insbesondere wenn sie selbst zum Angriffspunkt von Aggressivität, Verneinung und depressiven Reaktionen werden sollten. In dieser Situation ist es für den behandelnden Arzt am besten, mit Empathie und Verständnis zu reagieren.

Hämatologisch-onkologische Patienten (ohne Stammzelltransplantation)

Tumorlysesyndrom

▶ **Pathogenese.** Bei raschem Tumorzerfall können intrazelluläre Stoffwechselprodukte und Ionen intravasal potenziell letale Konzentrationen erreichen und zum Tumorlysesyndrom (TLS) führen.

> **Merke**
> Das Tumorlysesyndrom ist durch Hyperurikämie, Hyperkaliämie, Hyperphosphatämie und Hypokalzämie charakterisiert.

Es tritt v. a. bei schnell proliferierenden Tumoren mit großer Tumormasse auf, die sehr rasch auf zytostatische Therapie ansprechen, so z. B. bei hochmalignen Non-Hodgkin- und insbesondere Burkitt-Lymphomen, akuten lymphatischen und myeloischen Leukämien mit hoher Leukozytenzahl und deutlich seltener bei soliden Tumoren [6]. Nicht nur nach Chemotherapie, sondern auch nach Steroidgabe, Strahlentherapie, Hormonbehandlung und Behandlung mit neueren Tumortherapeutika (wie Rituximab, Cetuximab, Bortezomib, Imatinib und Sorafenib) kann ein Tumorlysesyndrom auftreten.

▶ **Diagnose.** Neben der großen Tumormasse – laborchemisch ablesbar an hohen Werten an Laktatdehydrogenase (LDH) – können Volumenmangel, saurer Urin-pH-Wert und sehr großer Harnsäureanfall zum TLS prädisponieren.

Eine neuere Klassifikation unterteilt das TLS in ein *laborchemisches TLS* (LTLS; charakterisiert durch ≥ 2 der oben dargestellten Laborveränderungen) und ein *klinisches TLS* (CTLS; charakterisiert durch zusätzliches Nierenversagen, Arrhythmien oder Krampfanfälle in einem Zeitraum von 3 Tagen vor bis 7 Tagen nach Beginn der Chemotherapie). Mit dieser Einteilung wurde die Inzidenz des TLS in einem Kollektiv von 772 intensiv behandelten Patienten mit akuter myeloischer Leukämie (AML) untersucht. Ein LTLS trat bei 12 %, ein CTLS bei 5 % der Patienten auf. Das TLS war bei ¾ der Patienten nach Therapiebeginn, bei ¼ bereits davor zu beobachten. Während ein LTLS keinen Einfluss auf die Mortalität hatte, war ein CTLS mit einer deutlichen Steigerung der Mortalität verbunden (23 % vs. 79 %). Die Untersuchung unterstreicht, dass es sich beim TLS um eine relativ seltene, aber bedrohliche Komplikation einer Tumortherapie handelt.

Tab. 14.4 Dringlichkeit von Diagnose und Therapie bei onkologischen Notfällen.

Eingreifen	Notfall
unmittelbar therapeutische Maßnahmen erforderlich	- neutropenes Fieber - Herzbeuteltamponade - Verlegung der oberen Luftwege - erhöhter Hirndruck mit Zeichen der Einklemmung - ATRA-Syndrom
akutes Eingreifen erforderlich, aber rasche diagnostische Abklärung möglich	- Rückenmarkkompression - Hyperkalzämie - obere Einflussstauung - Leukostasesyndrom - Hyperviskositätssyndrom - Tumorlysesyndrom - Hirnmetastasen - akutes Nierenversagen - akute Promyelozytenleukämie bei Diagnose - Gerinnungsstörungen
dringendes Eingreifen erforderlich, üblicherweise aber nicht lebensbedrohliche Störungen	- Hyperurikämie - pathologische Frakturen

ATRA = All-Trans-Retinolsäure

▶ **Therapie.** Leitlinien zur Therapie des TLS wurden aktuell zusammengefasst [6, 9, 34]. Prophylaktische Maßnahmen umfassen die Flüssigkeitsgabe von ca. 2–3 l/m²/d für 24–48 h vor Beginn der Chemotherapie, die Gabe von Allopurinol (300–600 mg/d, ebenfalls 24–48 h vor Therapiebeginn), ggf. die Gabe von Schleifendiuretika (Furosemid) zur Aufrechterhaltung einer ausreichenden Flüssigkeitsausscheidung bei ausreichender Vorwässerung. Übereinstimmend wird die früher übliche Urinalkalisierung nicht mehr empfohlen. Grund hierfür ist, dass die Harnsäure zwar besser im alkalischen Milieu löslich ist, bei Allopurinolgabe jedoch die Vorstufen Hypoxanthin und Xanthin anfallen. Diese wiederum werden besser in neutralem Milieu ausgeschieden und können bei Ausfällung ihrerseits zu einer Nierenschädigung führen. Täglich müssen wiederholt die Elektrolyte (K, Na), Kreatinin, Harnstoff, Kalzium, Phosphat und Harnsäure im Serum sowie der Urin-pH bestimmt werden. Elektrolytstörungen müssen rasch ausgeglichen werden. Bei Behandlung von Hochrisikopatienten sollte bereits in der Prophylaxe der Einsatz von Rasburicase (Fasturtec) erwogen werden [9] (s. u.).

Bei akuter Verschlechterung der Nierenfunktion ist die Flüssigkeitszufuhr engmaschig zu bilanzieren. Bei Hyperkaliämie, schwerer Azidose, diuretikarefraktärer Hypervolämie sollte dialysiert werden, wobei über den optimalen Zeitpunkt der Dialyseeinleitung Unsicherheit besteht. Eine frühzeitige Dialyse ist zur Kontrolle der Hyperkaliämie, Hyperphosphatämie, Hypokalzämie und Hyperurikämie wahrscheinlich vorzuziehen und kann möglicherweise eine chronische Niereninsuffizienz verhindern. Bei manifestem TLS ist unbedingt der Einsatz von Rasburicase zu erwägen.

Hyperurikämie

Hyperurikämie ist Teil des Tumorlysesyndroms, kann aber auch isoliert auftreten. Die akute Uratnephropathie entsteht bei Übersättigung des Urins mit Urat und Harnsäurekristallen in den renalen Tubuli und Sammelkanälchen. Es können sich auch Uratsteine bilden, obwohl diese meist erst bei chronischer Hyperurikämie auftreten. Nephropathie und Arthritiden (Gicht) sind die häufigsten Folgen. Meist tritt die Hyperurikämie bei hämatologischen Neoplasien, insbesondere Leukämien, hochmalignen Lymphomen und myeloproliferativen Erkrankungen auf, kritisch ist die Situation insbesondere nach Therapiebeginn hochproliferativer Malignome (s. Tumorlysesyndrom) und bei vorliegender Nierenfunktionsstörung und Verlegung der Ureteren.

▶ **Therapie.** Am wichtigsten ist die Prophylaxe vor Beginn der zytostatischen Behandlung. Das Vorgehen entspricht dem beim TLS. Eine Urinalkalisierung wird nicht mehr empfohlen! Bei akutem Nierenversagen bzw. Oligurie/Anurie ist die Behandlung mit Rasburicase (Fasturtec®), einer rekombinant hergestellten Uratoxidase, unumgänglich [9, 20]. Rasburicase baut Harnsäure in Allantoin ab, das 5- bis 10-mal wasserlöslicher als Harnsäure ist, und kann damit im Unterschied zu Allopurinol zur aktiven Eliminierung vorhandener Harnsäure beitragen. Die Wirkung tritt innerhalb von 30 min bis 4 h ein, die Halbwertszeit beträgt 17–21 h. Die Standarddosis beim Erwachsenen ist 0,15–0,2 mg/kg KG/d als 30-minütige i. v. Infusion in 50 ml 0,9 %iger NaCl-Lösung für 5 Tage. Proben zum Monitoring des Harnsäureabbaus müssen sofort gekühlt ins Labor gebracht werden, da Harnsäure in vitro weiter abgebaut wird.

>
> **Merke**
> Rasburicase ist wegen der Auslösung akuter Hämolysen bei Patienten mit Glukose-6-phosphat-Dehydrogenasemangel kontraindiziert.

Rasburicase wird in neuen Leitlinien bei Patienten mit einem hohen Risiko für ein TLS bereits prophylaktisch empfohlen [9]. In diesen Fällen kann auch die einmalige Gabe erheblich geringerer Dosen ausreichend sein.

Hyperkalzämie

Die Hyperkalzämie ist eine der häufigsten tumorassoziierten Stoffwechselstörungen und findet sich bei 10–30 % aller Tumorpatienten, am häufigsten bei Patienten mit einem Bronchial- bzw. Mammakarzinom und multiplem Myelom [4, 31] Sie tritt meist im fortgeschrittenen Stadium auf und ist mit einer schlechten Prognose assoziiert. Das mediane Überleben nach Diagnose einer tumorinduzierten Hyperkalzämie beträgt 1–2 Monate. Die prophylaktische Gabe von Bisphosphonaten hat die Inzidenz der Hyperkalzämie gesenkt.

▶ **Klinik.** Klassische Symptome sind neuromuskulär (Reflexabschwächung, Adynamie, Muskelschwäche), kardial (atriale oder ventrikuläre Arrhythmien, QT-Zeitverkürzung, T-Verbreiterung, Herzstillstand), gastrointestinal (Nausea, Emesis, Obstipation, abdominelle Schmerzen durch peptische Ulcera, Pankreatitis), renal (Polydipsie, Polyurie, Nykturie, Hyposthenurie mit konsekutiver Exsikkose) oder auch endokrin (Psychosyndrom: Vigilanzminderung bis zum Koma, Anorexie, Depression, Desorientierung, Veränderungen der Persönlichkeit).

▶ **Ursachen.** Die häufigste pathogenetische Ursache (ca. 80 %) ist die paraneoplastische Bildung des Parathormon-related-Proteins (PTHrP). Durch Kreuzreaktion mit Parathormonrezeptoren induziert PTHrP die Knochenresorption, die renale Kalziumreabsorption und den renalen Phosphatverlust. Durch Freisetzung von Interleukinen (1α, 1β, 6) aus den Tumorzellen kommt es zur Osteoklastenaktivierung oder durch das Zytokin TRANCE (Tumor Necrosis Factor [TNF]-related Activation-induced Cytokine) beim multiplen Myelom zur Hemmung der Bildung von Osteoprotegrin mit Stimulation der Osteoklasten.

▶ **Diagnostik.** Bei einem Serumkalziumspiegel von > 2,6 mmol/l liegt eine Hyperkalzämie vor. Physiologisch liegen 50 % des Kalziums in ionisierter, biologisch aktiver Form vor, 40 % sind an Plasmaproteine, insbesondere Albumin, gebunden. Da bei einer Hypalbuminämie trotz erhöhten ionisierten Anteils der Gesamtkalziumwert im Normbereich sein kann, muss zur besseren Abschätzung der Hyperkalzämie eine albuminkorrigierte Serumkalziumkonzentration mit der Formel nach Payne berechnet werden:

$$\text{Korrigiertes Calcium} =$$
$$\text{Serum-Ca}^{2+}\ (\text{mmol/l}) - [0{,}025 \times \text{Albumin}\ (\text{g/dl})] + 1{,}0 \text{ oder}$$
$$\text{Serum-Ca}^{2+}\ (\text{mg/dl}) - \text{Albumin}\ (\text{g/dl}) + 4$$

Die Hyperkalzämie wird laborchemisch in 4 Schweregrade unterteilt (▶ Tab. 14.5):

Tab. 14.5 Schweregrade der Hyperkalzämie.

Grad	Albuminkorrigiertes Kalzium im Serum (mmol/l)
1	2,7–2,9
2	3,0–3,4
3	3,5–3,9
4 (hyperkalzämische Krise)	≥ 4

▶ **Therapie.** Die Therapie ist zunächst symptomorientiert, aber langfristig ist die kausale Therapie der zugrunde liegenden Tumorerkrankung wichtig.

Der *Ausgleich der Hyperkalzämie* sollte unter regelmäßiger Kontrolle von Elektrolyten, Retentionsparametern und der Bilanzierung des Patienten erfolgen. Bei schwerer Hyperkalzämie ist ein EKG-Monitoring notwendig. Bei milder Hyperkalzämie (Grad 1) kann neben der „Kalziumkarenz" (keine Zufuhr von Kalzium durch z. B. Milch oder kalziumhaltige Infusionen) eine ausreichende Hydratation mit 0,9 %iger NaCl-Lösung (200 – 500 ml/h) ausreichen. Im Falle einer mittelgradigen Hyperkalzämie (Grad 2 und 3) sind forcierte Diurese und Bisphosphonate indiziert. Kalziuretische Schleifendiuretika (Furosemid, Einzelgaben 20 – 80 mg i. v. als Bolus) sind nur bei unzureichender Diurese notwendig, die Gabe von Thiaziddiuretika ist wegen einer möglichen Verschlechterung der Hyperkalzämie kontraindiziert. Generell sollten Medikamente, die einen Anstieg des Serumkalziums bewirken können (z. B. nicht steroidale Antiphlogistika und H_2-Blocker) abgesetzt werden. Auch Vitamin A und D sind zu vermeiden.

Bisphosphonate sind sehr effektive Hemmer der Osteoklastenaktivität. Bevorzugt kommen Aminobisphosphonate (z. B. Pamidronat, Clodronat, Ibandronat oder Zoledronat) zum Einsatz, da sie weniger nephrotoxisch sind. Die Dosierung hängt vom Schweregrad der Hyperkalzämie und von der Nierenfunktion des Patienten ab (▶ Tab. 14.6). Die Wirkung der Bisphosphonate tritt verzögert ein (ca. 2 – 4 Tage), bei ca. 90 % der Patienten wird innerhalb von 4 – 7 Tagen eine Normalisierung der Kalziumkonzentration erreicht [4, 31].

Der Einsatz der *Dialyse* ist bei lebensbedrohlichen höhergradigen Hyperkalzämien (> 4,5 mmol/l) und/oder bei einem anurischen oder oligurischen Nierenversagen zu erwägen.

Bisphosphonate haben andere kalziumsenkende Substanzen in der Behandlung der Hyperkalzämie verdrängt. *Glukokortikoide* werden nur noch in wenigen Fällen (z. B. multiples Myelom, Lymphome) in einer Dosierung von z. B. 60 mg Prednisolon/d für ca. 10 Tage eingesetzt. Mithramycin ist heutzutage obsolet. Auch der Einsatz von Kalzitonin ist selten geworden. In einer Dosierung von 4 – 8 IE/kg KG s. c. oder i. m. im Abstand von 12 h kann es eine kurz anhaltende Kalziumsenkung bewirken.

Hyperviskositätssyndrom

Definition
Das Hyperviskositätssyndrom ist Folge einer gestörten Mikrozirkulation, die sich bis zur Stase entwickeln kann und durch hohe Paraproteinkonzentrationen oder wenig deformierbare Blutzellen (Blasten, Monozyten) bedingt ist.

Die Mikrozirkulationsstörungen betreffen am häufigsten die Gefäße des Augenhintergrunds, des ZNS, des Herzens und der Akren. Grunderkrankungen sind Polycythaemia vera, Morbus Waldenström (Immunozytom = lymphoplasmozytoides Lymphom), multiples Myelom, Dysproteinämien, akute und chronische Leukämien mit hohen Zellzahlen (Leukostasesyndrom) und selten solide Tumoren. In 85 – 90 % liegt ein Morbus Waldenström, in 5 – 10 % ein multiples Myelom vor. Thrombosen, v. a. der Extremitäten oder des ZNS, können ebenfalls auftreten.

▶ **Diagnose.** Blutungen, Sehstörungen und neurologische Ausfälle stehen im Vordergrund. Zusätzlich kann eine Herzinsuffizienz eintreten. Der Augenhintergrundbefund (Fundus paraproteinaemicus) ist pathognomonisch mit gestauten Venen; bei weiterem Fortschreiten können Retinablutungen, Exsudate und Papillenödem hinzutreten. Die Blutungen sind multifaktoriell und am häufigsten bei *IgM- und IgA-Paraproteinämien* zu finden. Thrombozytopenie und Thrombozytopathien mit verlängerter Blutungszeit, abnormaler „Clot Retraction" und gestörter Plättchenaggregation kommen hinzu. Paraproteine können außerdem als Inhibitoren der Gerinnungsfaktoren V, VII und VIII sowie des Prothrombinkomplexes fungieren. Schließlich können Paraproteine die Polymerisation der Fibrinmonomere stören und zur Verlängerung der Thrombinzeit führen. Amyloidfibrillen können Faktor X binden. Zu beachten sind bei hohen Serumeiweißwerten eine Pseudohyponatriämie und Pseudohypoglykämie. Im Blutausstrich sieht man Geldrollenbildung der Erythrozyten (Rouleaux-Phänomen).

Bei der *Polycythaemia vera* ist die Hyperviskosität durch den erhöhten Hämatokrit (> 50 %) bedingt und kann typischerweise zu arteriellen und venösen Thrombosen führen. Arterielle Thromben bilden sich in den zerebrovaskulären und peripheren

Tab. 14.6 Dosierung von Bisphosphonaten.

	Ca^{2+}-Spiegel (mmol/l)	Dosis (mg)
Clodronat		
300 mg/d über 5 – 7 Tage oder 1500 mg als einmalige Infusion über 2 h		
Pamidronat		
15 – 90 mg in 500 ml 0,9 %iger NaCl- oder 5 %iger Glukoselösung, Infusionsgeschwindigkeit: 15 mg/h	2,6 – 3,0	15 – 30
	3,0 – 3,5	30 – 60
	3,5 – 4,	60 – 90
	> 4,0	90
Zoledronat		
4 mg in 100 ml 0,9 %iger NaCl- oder 5 %iger Glukoselösung über 15 min		
Ibandronat		
2 – 4 mg in 500 ml 0,9 %iger NaCl- oder 5 %iger Glukoselösung über 2 h	2,6 – 3,0	2
	3,0 – 3,5	3
	> 3,5	4

mikrovaskulären Systemen, venöse Thromben in den oberflächlichen und tiefen Venen, Milz-, Portal- und Lebervenen (Budd-Chiari-Syndrom). Pathophysiologisch spielen erhöhte Thrombozyten- und Leukozytenzahlen und die Aktivierung dieser Zellen eine Rolle.

Bei *reaktiver Polyglobulie*, z. B. bei chronischen Lungen- und Herzerkrankungen, tritt bei Anstieg des Hämatokritwerts praktisch kein erhöhtes Thromboserisiko ein, sodass auch Werte von 0,55 toleriert werden.

▶ **Therapie bei monoklonalen Gammopathien.** Die *Plasmapherese* ist bei symptomatischer Hyperviskosität bei monoklonalen Gammopathien die Therapie der Wahl. Der Plasmaaustausch pro 24 h sollte 3–4 l betragen, bei sehr ausgeprägten Symptomen auch bis zu 6 l. Die Plasmapherese sollte bis zum Wirkungseintritt der spezifischen (meist zytostatischen) Therapiemaßnahmen mit einem Austauschvolumen von 1–2 l pro Woche fortgeführt werden. Der Ersatz erfolgt üblicherweise mit gefrorenem Frischplasma, da hierin die Immunglobuline und Gerinnungsfaktoren enthalten sind. Der Plasmaaustauch ist effektiver für die IgM-Paraproteinämien, da hier 80 % des Paraproteins intravaskulär vorliegen, wogegen dieser Anteil für IgG und IgA bei 40 % liegt. Mit der zytoreduktiven Therapie sollte möglichst umgehend begonnen werden. Die Prognose wird von der Grundkrankheit bestimmt.

▶ **Therapie bei Polycythaemia vera.** Bei der Polycythaemia vera muss bei Anstieg des Hämatokritwerts >0,6 sofort ein *Aderlass* mit Volumenausgleich mittels 0,9%iger NaCl-Lösung durchgeführt werden, um den Hämatokrit auf <0,55 zu senken. Dies wird von einer oralen Gabe von 75–100 mg Azetylsalizylsäure (ASS) pro Tag begleitet, falls keine Kontraindikationen gegen ASS, insbesondere kein erworbenes Von-Willebrand-Syndrom, vorliegen.

Bei erhöhten Thrombozytenwerten (>600 000/μl) ist eine *zytostatische Therapie mit Hydroxyurea* (0,5 bis 1–2 g/d p. o.) zur Senkung auf <450 000/μl notwendig. Durch Aderlasstherapie oder die zytostatische Behandlung mit Hydroxyurea wird der Hämatokrit auf <0,45 eingestellt. Bei sekundären Polyglobulien infolge einer hypoxischen Lungenerkrankung ist ein Aderlass erst bei Anstieg auf >0,56 mit Senkung auf 0,50–0,52 erforderlich, eine Normalisierung des Hämatokritwerts wird nicht angestrebt.

Leukostasesyndrom (= Hyperleukozytosesyndrom)

Von einer Hyperleukozytose wird gesprochen bei Leukozytenwerten im peripheren Blut von >50 000–100 000/μl. Sehr häufig findet man eine Hyperleukozytose bei chronischen lymphatischen, aber auch myeloischen Leukämien, wobei ein Leukostasesyndrom bei der chronischen lymphatischen Leukämie selbst bei sehr hohen Werten selten auftritt.

Im Rahmen der Erstdiagnose einer akuten Leukämie ist sie mit einem schlechteren Gesamtüberleben und einer erhöhten Frühmortalität assoziiert, bedingt durch die Bildung von Aggregaten und Thromben der Blasten mit Verlegung der Kapillaren in Lunge, Gehirn und Herz. Pathophysiologisch spielt neben der mechanischen Verlegung auch die Freisetzung von prokoagulatorischen Substanzen, eine disseminierte intravasale Koagulopathie und eine veränderte Expression von Adhäsionsmolekülen und Zytokinen eine Rolle. Dieses Leukostasesyndrom oder Hyperleukozytosesyndrom tritt bei 5–30 % der Patienten mit einer akuten myeloischen Leukämie auf und wird häufiger bei pädiatrischen Patienten beobachtet [27]. Die akute lymphatische Leukämie führt initial sehr häufig zu einer Hyperleukozytose, allerdings tritt seltener ein Leukostasesyndrom auf.

▶ **Klinik.** Klinisch stehen pulmonale und neurologische Symptome (Dyspnoe und Abfall der O_2-Sättigung bzw. Sehstörungen, Stupor oder Schwindel) sowie Fieber ohne Anzeichen einer Infektion im Vordergrund. Weitere klinische Erscheinungsbilder sind kongestive Herzinsuffizienz, Priapismus und periphere Durchblutungsstörungen in der Mikrozirkulation.

▶ **Labor.** Laborchemisch kann es durch die sehr hohe Leukozytenzahl zu einer artifiziellen Hyperkaliämie kommen. Die Werte für Sauerstoffpartialdruck (pO_2) und Serumglukose können fälschlicherweise als zu niedrig gemessen werden durch den hohen Sauerstoff- und Glukoseverbrauch der Leukozyten in der Blutprobe. Bei automatischer Zählung der Thrombozyten können Leukozytenfragmente fälschlich als Thrombozyten angesehen werden und es resultiert eine falsch hohe Thrombozytenzahl.

▶ **Therapie.** Therapeutisch ist das wichtigste Ziel eine rasche Reduktion der Leukozyten. Dies wird am schnellsten und einfachsten durch eine *Leukapherese* erreicht. Hierdurch kann die Leukozytenzahl in den ersten Stunden im Durchschnitt um 20–60 % gesenkt werden. Durch die Leukapherese wird eine Reduktion der Frühmortalität erreicht, der Einfluss auf das Gesamtüberleben ist unsicher [32].

Eine Leukapherese alleine ist als Therapie aber nicht ausreichend. Zusätzlich muss bei einer akuten myeloischen Leukämie eine *zytoreduktive Therapie mit Hydroxyurea* in einer Dosierung von 50 bis 100 mg/kg KG/d durchgeführt werden. Bei akuter lymphatischer Leukämie wird eine Therapie mit Steroiden (Dexamethason 2 × 10 mg p.os/d) empfohlen. Bei einer ZNS-Beteiligung sollte eine ZNS-Bestrahlung (4–6 Gy) in Erwägung gezogen werden.

Außerdem ist eine *supportive Therapie* mit einer ausreichenden Flüssigkeitssubstitution notwendig. Die Gabe von Blutprodukten, insbesondere Erythrozytenkonzentraten, sollte vorsichtig erfolgen, da durch einen Anstieg der Hämatokritwerts die Viskosität des Blutes ansteigt und die Symptomatik verschlechtert werden kann. Hämoglobinwerte (Hb-Werte) von 8 g/dl sind in dieser Situation völlig ausreichend. Störungen der Gerinnung sollten möglichst ausgeglichen und engmaschig kontrolliert werden.

Akute Promyelozytenleukämie

Die akute Promyelozytenleukämie (APL) ist eine relativ seltene hämatologische Erkrankung. Man findet typischerweise eine Translokation zwischen dem Chromosom 17 und anderen Chromosomen, in 95 % der Fälle eine Chromosomentranslokation t(15;17) [23]. Dies führt zu einem Reifungsstopp der transformierten Zellen im Stadium der Promyelozyten.

> **Merke**
>
> Durch die Freisetzung von Substanzen mit prokoagulatorischer (Tissue Factor, Phosphatidylserin) und fibrinolytischer Wirkung stellen thromboembolische Komplikationen und Blutungskomplikationen ein Hauptproblem in der Initialphase der Therapie der APL dar. Das Auftreten einer disseminierten intravasalen Koagulopathie ist mit einer hohen Letalitätsrate assoziiert.

Werden die initialen thromboembolischen Komplikationen vermieden bzw. rasch erkannt und korrekt behandelt, können nahezu alle Patienten mit APL geheilt werden. Die Heilungsrate liegt heutzutage bei >85 %.

▶ **Diagnose.** Die Diagnose der Promyelozytenleukämie wird morphologisch anhand der charakteristischen leukämischen Promyelozyten im peripheren Blut- und/oder Knochenmarkausstrich und zytogenetisch durch den Nachweis der Chromosomenaberrationen gestellt.

▶ **Therapie.**

> **Praxistipp**
>
> Schon bei Verdacht auf eine APL ist unverzüglich ein Therapiebeginn mit ATRA (All-trans-Retinolsäure, Tretinoin) einzuleiten und nicht erst die Chromosomenanalyse abzuwarten.

ATRA senkt unmittelbar das Risiko von thromboembolischen Komplikationen und Blutungen. Es wird in einer Dosierung von 45 mg/m² KOF/d p. o. angewandt und ist nur als orale Applikationsform erhältlich. Sollte eine orale Applikation nicht möglich sein, kann ATRA notfalls mit Speiseöl aufgelöst und über eine Magensonde gegeben werden.

Eine Kombination aus ATRA mit Anthrazyklinen (Idarubicin, 12 mg/m² KOF i. v. als Kurzinfusion) hat sich in mehreren Studien als aktuelle Standardtherapie etabliert. Durch ihre hohe antileukämische Aktivität können Gesamtansprechraten (CR-Raten) von 90–95 % erreicht werden. Neuere Daten zeigen, dass eine Kombination von ATRA mit Arsentrioxyd (ATO) bei Patienten der Standardrisikogruppe mindestens gleichwertig ist [24].

In der Initialphase sollte die Thrombozytenzahl zur Senkung der Blutungsneigung mittels Thrombozytentransfusionen bei > 30 000/µl gehalten werden. Das Fibrinogen sollte durch die Gabe von Frischplasma oder Einzelfaktoren bei > 1,5 g/l liegen. Diese Maßnahmen müssen bis zur vollständigen Regredienz der klinischen und laborchemischen Zeichen einer Koagulopathie strikt eingehalten werden. Eine Indikation zum Einsatz von Heparin oder Tranexamsäure außerhalb von Studien zur Verbesserung der Gerinnungssituation besteht nicht.

▶ **ATRA-Syndrom.** Darüber hinaus besteht in der Initialphase der Behandlung die Gefahr eines ATRA-Syndroms.

> **Merke**
>
> Das ATRA-Syndrom ist eine gefürchtete Komplikation, bei schwerer Form auch oft letal endend.

Zirka 25 % der Patienten entwickeln in den ersten Wochen der Therapie ein ATRA-Syndrom unterschiedlichen Ausprägungsgrades. Durch den raschen Anstieg von ausreifenden Granulozyten sowie einer Expression von Adhäsionsmolekülen kann es zu einer Verlegung der Lungenstrombahn kommen.

Klinisch können eine Vielzahl unspezifischer Symptome auf ein beginnendes ATRA-Syndrom hinweisen: Dyspnoe, Fieber, Gewichtszunahme, periphere Ödeme, unerwartete Hypotonie, akutes Nierenversagen, Herzinsuffizienz, Pleura- und Perikarderguss, intrapulmonale Infiltrate. Diese Symptome können auch im Rahmen von z. B. bakteriellen oder mykotischen Infektionen oder einer Sepsis auftreten und sind keineswegs pathognomonisch. Allerdings sollte schon bei dem geringsten Verdacht auf ein ATRA-Syndrom eine Therapie mit Dexamethason (Dosierung: 2 × 10 mg i. v. als Kurzinfusion) eingeleitet werden, da ein ATRA-Syndrom eine lebensbedrohliche Komplikation darstellt. Die ATRA-Medikation sollte nur bei schwerem ATRA-Syndrom unterbrochen werden (z. B. bei akutem Nierenversagen, pulmonaler Insuffizienz). Heute wird bei Standardrisikopatienten bei einer Therapie mit ATRA+ATO und bei Hochrisikopatienten mit > 10 000 Leukozyten/µl eine prophylaktische Therapie mit Dexamethason empfohlen [24].

Thrombozytopene Blutung

Die bei Tumorpatienten auftretende Thrombozytopenie ist meist die Folge einer Knochenmarkinfiltration durch Tumorzellen oder entsteht durch eine Bildungsstörung infolge direkter Toxizität durch Chemotherapie und Strahlentherapie. Andere zu beachtende Faktoren umfassen die Milzsequestration bei Hypersplenismus, antithrombozytäre Antikörper, disseminierte intravasale Gerinnung, thrombotisch-thrombozytopenische Purpura und heparininduzierte Thrombozytopenien.

Solange die Thrombozytenwerte bei > 10 000/µl liegen und keine weitere Koagulopathie vorliegt, sind keine größeren Blutungen zu erwarten, auch wenn Petechien und Purpura schon bei höheren Werten auftreten können. Liegen allerdings weitere Faktoren vor, die qualitative Thrombozytendefekte bewirken können (z. B. Medikamente, Urämie, Dysproteinämie, Myelodysplasie), sind bereits bei höheren Thrombozytenwerten signifikante Blutungen möglich.

Bei Infektionen und Fieber im Anschluss an Chemotherapie sollten die Thrombozytenwerte bei > 20 000/µl liegen. Vor chirurgischen Maßnahmen sollten die Thrombozytenzahlen auf > 50 000/µl, bei Eingriffen am Gehirn und Auge auf > 80 000/µl angehoben werden. Für eine elektive Lumbalpunktion werden Thrombozytenzahlen von > 50 000/µl gefordert, bei dringlicher Indikation gelten aber auch Thrombozytenwerte von ≥ 20 000/µl als ausreichend. Bei der akuten Promyelozytenleukämie ist wegen der starken Blutungsneigung in der Initialphase der Induktionstherapie die Thrombozytenzahl bei > 30 000–50 000/µl zu halten.

Akute hämolytische Anämie

Die akute autoimmunhämolytische Anämie (AIHA), hervorgerufen durch Wärmeantikörper, kann bei lymphoproliferativen Erkrankungen, seltener bei soliden Tumoren und auch bei Therapie mit Fludarabin auftreten. AIHA als Folge von Kälteantikörpern (AIHA vom Kältetyp) kann ebenfalls auf ein malignes Lymphom, insbesondere Morbus Waldenström, hinweisen.

> **Merke**
>
> Die AIHA vom Wärmetyp hat häufig einen akuten Beginn mit schwerer Anämie, Ikterus, und Splenomegalie. Die AIHA vom Kältetyp verläuft zumeist schleichend mit kompensierter Hämolyse und geringen Symptomen, bis sich eine schwere Anämie entwickelt; Ikterus und Splenomegalie sind nicht üblich.

▶ **Diagnose.** Bei beiden Typen besteht eine für Hämolyse *charakteristische Laborkonstellation* mit Anämie, erhöhten Werten für Retikulozyten, unkonjugiertem Bilirubin und Laktatdehydrogenase sowie erniedrigtem Haptoglobinwert. Der direkte Antiglobulintest (Coombs-Test) ist üblicherweise positiv.

> **Praxistipp**
>
> Bei der AIHA vom Kältetyp können bei den Laboruntersuchungen Artefakte auftreten, sodass unter Umständen die Blutproben nach Entnahme gewärmt in das Labor transportiert werden müssen.

Die *lichtmikroskopische Analyse* des Blutausstrichs ist eine wertvolle Hilfe durch Nachweis von Sphärozyten bei AIHA vom Wärmetyp und von Erythrozytenagglutination (Geldrollenbildung) bei AIHA vom Kältetyp. Gleichzeitig erlaubt sie den Nachweis einer mikroangiopathischen Hämolyse (z. B. Fragmentozyten bei disseminierter intravasaler Gerinnung [DIC] und thrombotisch-thrombozytopenischer Purpura), Hämoglobinopathien (Schießscheibenzellen bei Thalassämien, Sichelzellen bei Sichelzellkrankheit) oder Enzymopathien („bite cells" bei Glukose-6-phosphat-Dehydrogenasemangel).

▶ **Therapie.** Patienten mit chronischen hämolytischen Anämien sind häufig an sehr niedrige Hb-Werte angepasst, nicht aber Patienten mit akuten Hämolysen. In Abhängigkeit vom Hb-Wert müssen *Erythrozytenkonzentrate* nach den üblichen Regeln transfundiert werden. Da bei den AIHA die Hämolyse auch die transfundierten Erythrozyten betrifft und somit die mittlere Erythrozytenüberlebenszeit extrem stark verkürzt ist, müssen anfangs in 6-stündigen Abständen Blutbildkontrollen durchgeführt werden und es ist nach Bedarf weiter zu substituieren. Bei erniedrigten Retikulozytenwerten kann die Hämolyse rasch lebensbedrohliche Ausmaße erreichen. Wegen der Schwierigkeit, aufgrund der häufig vorhandenen polyspezifischen Antikörper Erythrozytenkonzentrate mit negativer Kreuzprobe bereitstellen zu können, sollte immer unter direkter ärztlicher Aufsicht transfundiert, auf keinen Fall aber die Transfusion aufgeschoben werden. Erythrozyten der Blutgruppe 0 sind bei fraglicher Blutgruppenbestimmung vorzugsweise einzusetzen. Die Transfusion sollte nach wenigen Minuten unterbrochen werden, um die Wirkung auf den Patienten zu beobachten, bevor die Transfusion fortgesetzt werden kann.

Die *AIHA vom Wärmetyp* wird mit Steroiden behandelt, initial wird Prednison gegeben (1 – 2 mg/kg KG/d) oder auch eine Dexamethason-Stoßtherapie (0,6 mg/kg KG/d, Tag 1 – 4). Bei Ansprechen werden die Steroide nach etwa 2 – 3 Wochen langsam ausschleichend reduziert. Begleitmedikation sind Folsäure und Heparinisierung. Ist die Steroidtherapie nicht erfolgreich, kann die i. v. Verabreichung von Gammaglobulinen versucht werden. In therapierefraktären Fällen ist auch eine Splenektomie indiziert.

Bei der *AIHA vom Kältetyp* sind Steroide nicht erfolgversprechend. Die Behandlung besteht in der Vermeidung von Kälteexposition. Alle Blutprodukte müssen vor der Transfusion auf Körpertemperatur angewärmt werden. Liegt als Grunderkrankung eine lymphoproliferative Erkrankung mit hohem IgM-Antikörpertiter vor, kann eine Behandlung mit alkylierenden Substanzen und Rituximab erfolgreich sein, gelegentlich ist eine Plasmapherese lebensrettend.

Neutropene Enterokolitis

> **Definition**
> Die neutropene Enterokolitis oder auch Typhlitis umfasst ein klinisches Krankheitsbild, das durch Fieber und Abdominalschmerzen im Zusammenhang mit Neutropenie (absolute Zahl der Neutrophilen < 1500/µl) charakterisiert ist.

Sie tritt mit einer Häufigkeit von 5 – 18 % bei chemotherapieinduzierter Neutropenie auf, die Mortalitätsraten reichen von 30 – 50 % bis zu 50 – 100 % [7]. Am häufigsten sind Patienten mit Leukämien, myelodysplastischen Syndromen oder aplastischer Anämie betroffen, in seltenen Fällen aber auch Patienten mit soliden Tumorerkrankungen.

Klinisch stehen initial Fieber, Diarrhöen und Schmerzen im rechten Unterbauch im Vordergrund. Es können aber auch Übelkeit, Erbrechen, verminderte Darmgeräusche, Meteorismus oder Zeichen einer unteren gastrointestinalen Blutung auftreten. Diese Symptome sind weder pathognomonisch noch spezifisch und Differenzialdiagnosen wie pseudomembranöse Kolitis, Appendizitis, ischämische Kolitis oder Ileus müssen in Betracht gezogen werden.

Die Entzündungsreaktion umfasst die gesamte Darmwand mit Ulzerationen und Nekrosen im terminalen Ileum, Zökum und Colon ascendens. Über eine Schädigung der Darmmukosa können Mikroorganismen und ihre Zellwandprodukte die physikalische Barriere überwinden und durch Aktivierung von Makrophagen und Zytokinsekretion die Entzündungsreaktion verstärken. Prädisponierende Faktoren sind ein Ileus mit Bakterienüberwucherung, direkte Schädigung der Darmmukosa und Blutungen in die Darmwand mit Nekrosebildung. Eine pseudomembranöse Enterokolitis ist oft assoziiert mit Staphylococcus aureus, Pseudomonas aeruginosa, Clostridium-Spezies und Candida-Spezies. Darmperforationen, Fistelbildung, intestinale Pseudoobstruktion, Hämorrhagien, Ileus oder intraabdominelle Abszessbildung sind häufige Komplikationen der neutropenen Enterokolitis.

▶ **Diagnose.** Eine Bildgebung ist in Anbetracht der vielen und häufigen Komplikationen schon bei Verdacht dringend notwendig. Die *CT-Untersuchung* des Abdomens erreicht eine Sensitivität von 92 % und ist das diagnostische Mittel der Wahl. Hier finden sich typischerweise Darmwandverdickungen, intramurale Ödeme, Hämorrhagie, Ansammlung von parakolischer Flüssigkeit und freie Luft [10].

Die *Sonografie* liefert hilfreiche Informationen und ist gerade im Notfall schnell verfügbar. Sie ist auch gut geeignet für die Verlaufskontrolle. Typische Befunde sind verdickte Darmwände. Die Mukosa imponiert als schmale, echoreiche Linie, stark flüssigkeitsgefüllt (echoarm) [12]. Invasive Verfahren wie Koloskopie und Kontrastmitteldarstellungen sind wegen der Perforationsgefahr kontraindiziert.

▶ **Therapie.** Die Behandlung der neutropenen Kolitis ist nicht klar definiert. Ein *konservatives Vorgehen* sollte bei Patienten ohne Nachweis einer peritonealen Reizung, gastrointestinalen Blutung oder Perforation angestrebt werden. In der Akutphase ist die Gabe von Breitbandantibiotika mit Abdeckung gramnegativer Keime und Clostridien streng indiziert. Darüber hinaus gelangen unterstützende Massnahmen wie Flüssigkeitssubstitution, orale Nahrungskarenz, Legen einer Magensonde und die parenterale Ernährung zur Anwendung. Elektrolytverschiebungen und Störungen der Gerinnung müssen ausgeglichen werden [10].

In retrospektiven Studien konnte durch den Einsatz des granulozytenkoloniestimulierenden Faktors (G-CSF; Filgrastim, Lenograstim) die Mortalitätsrate signifikant gesenkt werden, daher sollte G-CSF in einer Dosierung von 5 µg/kg KG/d bei diesen Patienten appliziert werden. Nach den aktuellen Leitlininen der „American Society of Clinical Oncology" wird G-CSF nicht routinemäßig bei Patienten mit febriler Neutropenie eingesetzt. Neutropenieverursachende Medikamente sollten abgesetzt werden. Auch der Einsatz von Granulozytentransfusionen (wenn verfügbar) sollte in Erwägung gezogen werden.

Operative Therapieansätze sollten nur im Falle einer Perforation, Sepsis, Peritonitis, einer Gangrän oder persistierender gastrointestinaler Hämorrhage zum Einsatz kommen. Die standardisierte Vorgehensweise ist die Laparotomie mit Resektion der beteiligten Darmschlingen mit zunächst vorübergehender Ableitung und Anlage eines Stomas. Bei fehlender Abszessbildung oder Perforation kann auch eine primäre Anastomose versucht werden [10].

Thrombozytose

Eine Thrombozytose liegt bei Thrombozytenzahlen von > 450 000/µl im peripheren Blut vor. Unterschieden werden eine *primäre Thrombozytose* bei primärer Knochenmarkerkrankung und eine *sekundäre Thrombozytose*, die auch als reaktive Thrombozytose bezeichnet wird. Hier kommt es durch äußere Einflussfaktoren, wie z. B. chronische Entzündung, Tumorerkrankungen, Eisenmangel oder ein Reboundphänomen nach Splenektomie und Hämolyse/Blutung, zum Anstieg der Thrombozyten.

Die sekundäre Thrombozytose ist häufiger, verursacht jedoch weniger Komplikationen und die Therapie der zugrunde liegenden Erkrankung ist hier Therapie der Wahl.

▶ **Primäre Thrombozytose.** Einer primären Thrombozytose liegt am häufigsten eine essenzielle Thrombozythämie (ET) oder eine Polycythaemia vera zugrunde, seltener aber auch eine chronisch myeloische Leukämie oder Osteomyelofibrose. Alle Erkrankungen werden den chronisch myeloproliferativen Neoplasien (MPN) zugeordnet. Die Zahl der Thrombozyten korreliert hierbei nicht mit dem Risiko des Auftretens von thrombembolischen Komplikationen, vielmehr treten bei sehr hohen Thrombozytenwerten (> 1 500 000/μl) häufig Blutungskomplikationen auf als Konsequenz eines erworbenen Mangels an Von-Willebrand-Faktor. Dabei stehen klinisch insbesondere Haut- und Schleimhautblutungen im Vordergrund. Bei der Entwicklung einer Thrombose scheint eine Leukozytose eine entscheidende Rolle zu spielen.

Chronisch myeloproliferative Neoplasien werden häufig im Rahmen von Pfortader- oder Lebervenenthrombosen (Budd-Chiari-Syndrom) diagnostiziert, tiefe Venenthrombosen oder Lungenembolien sind seltener. Brennende akrale Schmerzen (Erythromelalgie) und neurologische Auffälligkeiten können Zeichen einer zerebralen Ischämie sein und stellen eine Notfallindikation zur weiteren Diagnostik und Therapieeinleitung dar.

▶ **Therapie.** Vor Beginn einer Antikoagulation ist eine Plättchenfunktionsanalyse notwendig, um das Blutungsrisiko durch z. B. ein erworbenes Von-Willebrand-Syndrom im Rahmen einer MPN abschätzen zu können. Eine Low-Dose-Therapie mit ASS wird generell für Patienten mit einer essenziellen Thrombozythämie (ET) empfohlen, auch wenn hierzu keine randomisierten Daten vorliegen. Für den Einsatz von ASS bei Polycythaemia vera konnte in einer randomisierten Studie eine Reduktion von thrombembolischen Ereignissen ohne Anstieg von Blutungskomplikationen gezeigt werden. Eine zusätzliche zytoreduktive Therapie mit Hydroxyurea (Dosierung 0,5 bis 1 – 2 g/d p. o.) wird für Patienten mit ET älter als 60 Jahre oder nach einem thrombembolischen Ereignis empfohlen (Hochrisiko-Gruppe). Darüber hinaus müssen weitere kardiovaskuläre Risikofaktoren wie Hypertonus, Diabetes mellitus, Rauchen, Hypercholesterinämie und Adipositas identifiziert und behandelt werden.

Bei reaktiven Thrombozytosen, z. B. nach Splenektomie, wird meist eine postoperative Heparinisierung bzw. Aggregationshemmung mit ASS (75 mg/d p. o.) durchgeführt.

V.-cava-superior-Syndrom

Definition
Das V.-cava-superior-Syndrom entsteht infolge eines mechanischen Hindernisses im Bereich der V. cava superior [35].

▶ **Klinisches Bild.** Charakteristisch sind auf die obere Körperhälfte beschränkte Stauungserscheinungen mit Gesichts- und Armödemen sowie Venenerweiterungen im Kollateralkreislauf. Üblicherweise entwickelt sich die obere Einflussstauung langsam. Häufigstes Symptom ist die Dyspnoe (60%), danach folgen Gesichtsschwellung (50%), Husten (24%), Armschwellung (18%), Thoraxschmerzen (15%) und Dysphagie (9%). Klinische Befunde sind Halsvenenstauung (66%), Erweiterung der Thoraxvenen infolge eines venösen Umgehungskreislaufs (54%), Gesichtsödem (46%), Zyanose (20%), Plethora (19%) und Armödeme (14%) [13]. Abhängig von der Lokalisation des verursachenden Tumors können sich ein Horner-Syndrom und eine Stimmbandparese entwickeln. Unbehandelt können ein erhöhter Hirndruck, ZNS-Blutung und eine Verlegung der Luftwege entstehen.

▶ **Ursachen.** Häufigste Ursache sind in etwa 80% Malignome, wobei das Bronchialkarzinom mit 65% den größten Anteil ausmacht. In 80% der Fälle geht der Tumor von der rechten Lunge aus. Ein malignes Mediastinallymphom ist in ca. 8% verantwortlich. Dabei handelt es sich meist um hochmaligne Non-Hodgkin-Lymphome, insbesondere großzellige Lymphome, lymphoblastische Lymphome und primäre B-Zell-Lymphome des Mediastinums. Hodgkin-Lymphome befallen zwar häufig das Mediastinum, verursachen aber nur selten eine Einflussstauung. Weitere primäre Mediastinaltumoren, die eine obere Einflussstauung verursachen können, sind die Thymome/Thymuskarzinome und Keimzelltumoren. Häufigster metastasierender Tumor ist das metastasierende Mammakarzinom.

Nicht maligne Ursachen sind retrosternale Strumen, Katheter- bzw. Schrittmacherthrombosen und mediastinale Fibrosen.

Merke
Da in Abhängigkeit von der Ursache die Therapiemaßnahmen sehr verschieden sind, ist – falls keine maligne Erkrankung bekannt ist – vor Therapiebeginn eine histologische Diagnose unumgänglich (▶ Abb. 14.5). Eine Mediastinalbestrahlung macht z. B. die exakte histologische Tumordiagnose in 50% der Fälle unmöglich. Gleiches gilt für den Einsatz von Steroiden bei der Diagnostik maligner Lymphome.

▶ **Diagnose.** Die klinische Diagnose ist einfach zu stellen. In > 80% der Fälle zeigt das Röntgenthoraxbild einen Tumor. Weitere Befunde sind eine Verbreiterung des oberen Mediastinums (64%), Pleuraergüsse (26%), rechtsseitiger Hilustumor (12%), beidseitige diffuse Lungeninfiltrate (7%), Kardiomegalie (5%), kalzifizierte paratracheale Knoten (5%) und ein Tumor im vorderen Mediastinum (3%).

Die CT- oder MRT-Untersuchung des Thorax mit Kontrastmittel dient der detaillierten anatomischen Diagnose, der Bestimmung von Lage und Ausdehnung des Thrombus oder des komprimierenden bzw. invasiven Tumors, dem Nachweis von Kollateralen, der Vorbereitung des Zugangs für bioptische Verfahren, der eventuellen Bestrahlungsplanung und der Therapiekontrolle. Ergänzt wird die Diagnostik durch Echokardiografie und Schilddrüsenszintigrafie. Diagnostisch werden die Sputumzytologie, die bei ca. 50% der Patienten mit kleinzelligem Bronchialkarzinom positiv ausfällt, die Bronchoskopie, Thorakozentese, Lymphknotenzytologie/-biopsie oder Mediastinoskopie eingesetzt [35]. Primär steht die CT-gesteuerte perkutane transthorakale Feinnadelbiopsie im Vordergrund. Bei Vorliegen von Lebermetastasen können auch diese punktiert werden. Eine Thorakotomie ist nur bei Versagen der anderen Verfahren indiziert.

▶ **Therapie.** Das V.-cava-superior-Syndrom stellt nur in seltenen Fällen (z. B. bei Kompression der Trachea) einen absoluten Notfall dar, der bei nachgewiesenem Tumor eine sofortige Strahlentherapie erfordert, sodass in den übrigen Fällen zunächst die definitive diagnostische Abklärung inklusive Histologie durchgeführt wird [35] (▶ Abb. 14.5). Während der diagnostischen Abklärung sind Bettruhe mit erhöhtem Kopf und Oberkörper sowie die Gabe von Sauerstoff über die Nasensonde hilfreich. Die Flüssigkeitszufuhr sollte eingeschränkt werden. Bei Hinweis auf ZNS- und/oder Trachealödem ist der vorsichtige Einsatz von Diuretika und Dexamathason (4 – 10 mg p.o oder i. v. alle 6 h) indiziert. Venöse Zugänge sollten an den oberen Extremitäten nicht gelegt werden.

14.2 Hämatologisch-onkologische Probleme

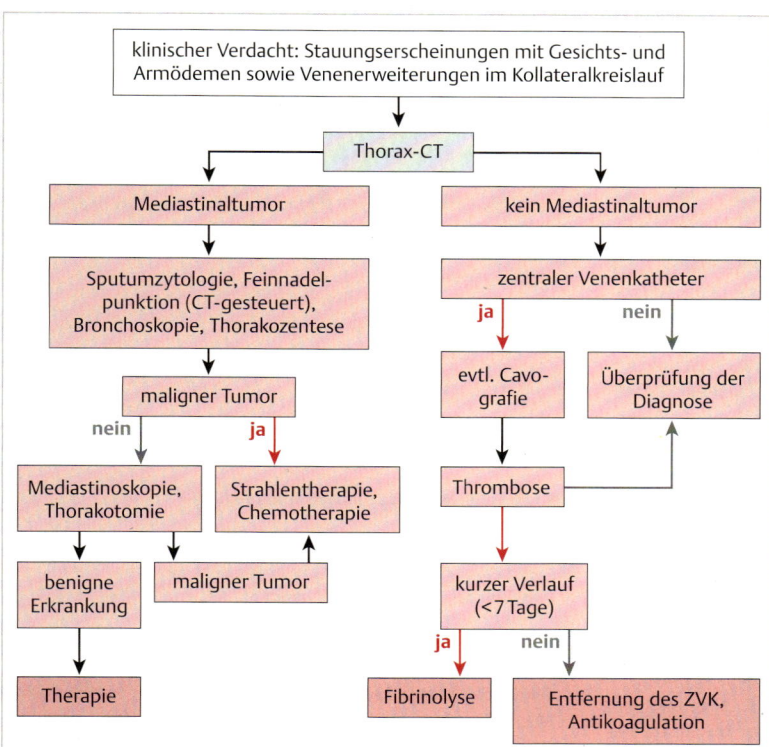

Abb. 14.5 Diagnostisches und therapeutisches Vorgehen beim V.-cava-superior-Syndrom.

Chirurgische Maßnahmen kommen nur bei sehr raschem Fortschreiten oder bei retrosternaler Struma bzw. Aortenaneurysma zum Einsatz. Bei raschem Fortschreiten hat sich in den letzten Jahren auch die radiologische Stenteinlage in die V. cava etabliert. Innerhalb weniger Minuten kann bei über 90% der Patienten eine Besserung der Beschwerden erzielt werden, allerdings ist die Zahl der so behandelten Patienten noch limitiert und der Erfolg an einen versierten Radiologen gebunden.

Die definitive Therapie besteht bei zugrunde liegendem Tumor zumeist aus einer *Strahlentherapie* in Fraktionen von 3 – 4 Gy an den ersten 3 Tagen, auf die konventionelle Fraktionen (2 Gy) über eine Gesamtdosis von 30 – 50 Gy folgen. *Alleinige Chemotherapie* ist bei kleinzelligem Bronchialkarzinom, Keimzelltumor und bei malignen Lymphomen möglich [13].

Die Mortalität wird durch die Primärerkrankung bestimmt. Bei 10 – 30% der Tumoren treten Rezidive auf. In diesen Fällen ist die Applikation eines Stents in Kombination mit einer Thrombolyse sinnvoll. Falls keine Kontraindikationen vorliegen, ist innerhalb der ersten Woche nach Auftreten einer Thrombose eine thrombolytische Therapie erfolgversprechend. Anschließend sollte die antikoagulatorische Therapie mit Heparin bzw. Kumarinen fortgeführt werden.

Ist das V.-cava-superior-Syndrom durch einen zentralvenösen Katheter bedingt, kann bei kurzzeitiger Anamnese bei Verbleib des Katheters eine Thrombolyse durchgeführt werden. Ansonsten sollte der Katheter entfernt und mit einer Antikoagulation begonnen werden.

Spinales Kompressionssyndrom (Querschnittsyndrom)

Merke
Die epidurale Kompression des Spinalkanals mit Querschnittsymptomatik ist eine nicht seltene Komplikation von Tumoren und tritt bei etwa 5% der Tumorpatienten auf. Unbehandelt entwickeln sich Paresen, sensorische Ausfälle und Verlust der Kontrolle von Analsphinkter und Blasenentleerung.

▶ **Ursachen.** Jeder Tumor, der in den Knochen metastasiert, kann auch ein Querschnittsyndrom verursachen. Häufigste verursachende Tumoren bei Erwachsenen sind metastasierende Mamma- (21%), Bronchial- (17%) und Prostatakarzinome (7%). Weiterhin finden sich gehäuft Lymphome (9%), Sarkome (7%), multiple Myelome (6%), Melanome und Nierenzellkarzinome. Im Kindesalter sind es meist in die Wirbelsäule metastasierende Neuroblastome, Ewing-Sarkome, Osteosarkome und Rhabdomyosarkome. Üblicherweise wächst der Tumor epidural von einer Wirbelsäulenmetastase oder nach Wirbelkörperkompressionsfraktur auf das Rückenmark zu. In 10% der Fälle wächst der Tumor – meist Lymphome und Myelome – primär paravertebral und komprimiert das Rückenmark. Intramedulläre Metastasen sind weit seltener und entstehen durch hämatogene Aussaat. In 10 – 40% der Fälle tritt die Einengung auf mehreren Etagen auf.

▶ **Schmerzsymptomatik.** Schmerzen treten bei nahezu allen Patienten meist Wochen bis Monate vor neurologischen Ausfällen auf. Treten neurologische Ausfälle hinzu, kann sich die Symptomatik innerhalb von Stunden zum totalen Querschnitt fortentwickeln.

▶ **Diagnose.** Neben der neurologischen Untersuchung spielt die radiologische Diagnostik die entscheidende Rolle. Die MRT-Untersuchung der gesamten Wirbelsäule und des Rückenmarks gilt heute als Untersuchungsverfahren der Wahl und sollte innerhalb von 24 h nach Symptombeginn durchgeführt werden [2]. Knochenszintigramme sind zum Nachweis der Wirbelkörpermetastasen, nicht aber zur Diagnostik einer möglichen Rückenmarkkompression geeignet. Die Differenzialdiagnose umfasst Epi- und Subduralabszesse, Hämatome, Bandscheibenprolaps, Spondylarthrosen, intramedulläre Metastasen, leptomeningeale Prozesse, Strahlenmyelopathie bei vorangegangener Strahlentherapie, Myelopathien infolge intrathekaler Chemotherapie oder Gefäßanomalien.

▶ **Therapie.** Die Prognose wird entscheidend vom Ausmaß der neurologischen Ausfälle bei Beginn der Therapie geprägt. Weniger als 10% der Ausfälle sind nach Therapie rückbildungsfähig. Notfallmäßig ist *Dexamethason* zu applizieren: initial 10–100 mg i.v., in der Folge 4×4–8 mg/d, an den ersten beiden Tagen i.v., dann oral [2]. Bei rapide progredienten Symptomen kann die Dosis gesteigert werden. Bei Ansprechen wird die Dosis ausschleichend alle 4 Tage reduziert. Parallel sind Neurochirurg, Strahlentherapeut und Neurologe hinzuzuziehen.

Aufgrund einer randomisierten Studie an 101 Patienten, die den Vorteil einer *kombinierten Therapie* aus neurochirurgischer Dekompressionsbehandlung und nachfolgender Strahlentherapie (10 × 3 Gy) im Vergleich zur alleinigen Strahlentherapie sowohl hinsichtlich des funktionellen Status als auch des Gesamtüberlebens zeigte, wird dieses Vorgehen heute vielfach empfohlen [24]. Eine aktuelle Matched-Pair-Analyse konnte diesen Vorteil jedoch nicht zeigen [30]. Das therapeutische Vorgehen muss daher individualisiert werden unter Einbeziehung der Lebenserwartung, der Tumormanifestationen in anderen Regionen, der Lokalisation und des Mechanismus der epiduralen Einengung (Knochen vs. Weichteilgewebe), der Progressionsgeschwindigkeit der neurologischen Ausfälle, der Tumorhistologie, der Ausdehnung des Prozesses und einer eventuellen Vorbestrahlung.

Praxistipp
Mit der Strahlentherapie sollte rasch (optimal innerhalb von 2 h) nach Stellen der Diagnose begonnen werden.

Bei den meisten Patienten ist die *Bestrahlung* unter Einschluss von 2 gesunden Wirbeln ober- und unterhalb der Läsion die definitive Behandlung. Indikationen zur *operativen Intervention* sind fehlende Histopathologie, neurologische Verschlechterung unter Strahlentherapie, Strahlenresistenz der Metastasen (bei Nierenzellkarzinom und Melanom), Instabilität der Wirbelsäule, Einengung des Rückenmarkkanals durch frakturierten Knochen oder Erreichen der erlaubten lokalen Strahlendosis bei vorbestrahlten Patienten [2]. Bei chemosensitiven Tumoren (Lymphome, multiples Myelom, Keimzelltumoren, Mamma- und Prostatakarzinom) wird eine entsprechende *Chemotherapie* eingeleitet [28].

Kernaussagen

Verlegung von hämatologisch-onkologischen Patienten auf die Intensivstation
Patienten mit hämatologisch-onkologischen Erkrankungen bilden ein zunehmendes und spezielles Patientenkollektiv auf der Intensivstation. Die früher in zahlreichen Publikationen dargestellte extrem schlechte Prognose dieser Patienten findet sich in neueren Untersuchungen nicht wieder, sodass kein objektiver Grund zur Ablehnung der Intensivaufnahme für diese Patientengruppe mehr besteht.

Spezielle Aspekte der Intensivtherapie bei hämatologisch-onkologischen Patienten
Die positiven Ergebnisse mehrerer Studien zum Einsatz der nicht invasiven Beatmung in dieser Patientengruppe lassen die frühzeitige Einleitung einer intensivmedizinischen Überwachung und Therapie sinnvoll erscheinen.

Spezifische Probleme und Krankheitsbilder
Für eine Reihe von speziellen Krankheitsbildern bei hämatologisch-onkologischen Erkrankungen stehen spezifische Therapiemaßnahmen zur Verfügung, die heute zum Spektrum der intensivmedizinischen Therapie gehören.

Hämatologisch-onkologische Patienten ohne Stammzelltransplantation
Bei diesen Patienten kommen häufig metabolische Komplikationen (z. B. Tumorlysesyndrom, Hyperurikämie), Elektrolytentgleisungen [Hyperkalzämie]) und hämatologische Störungen wie Hyperviskositätssyndrom, Leukostasesyndrom, thrombozytopene Blutungen und Thrombozytose vor. Leukapherese und Plasmapherese sind intensivmedizinische Therapien, die erforderlich werden können. Das V.-cava-superior-Syndrom und das spinale Kompressionssyndrom sind weitere Komplikationen bei Patienten mit soliden Tumoren oder Lymphomen.

Literatur

[1] Antonelli M, Conti G, Bufi M et al. Noninvasive ventilation for treatment of acute respiratory failure in patients undergoing solid organ transplantation: a randomized trial. JAMA 2000; 283(2): 235–241

[2] Baehring JM. Spinal cord compression. In: DeVita VT, Hellman S, Rosenberg SA, eds. Cancer: Principles and Practice of Oncology. Philadelphia: Lippincott Williams & Wilkins; 2005: 2287–2292

[3] Barbui T, Barosi G, Grossi A et al. Practice guidelines for the therapy of essential thrombocythemia: a statement from the Italian Society of Hematology, the Italian Society of Experimental Hematology and the Italian Group for Bone Marrow Transplantation. Haematologica 2004; 89: 215–232

[4] Body J. Hypercalcemia of malignancy. Seminars in nephrology 2004; 24(1): 48–54

[5] Brünnler T, Krause SW. Inzidenz, Ursachen und Prognose von Organversagen bei Patienten mit malignen Erkrankungen. Intensivmed 2007; 44: 20–30

[6] Cairo MS, Coiffier B, Reiter A et al.; on behalf of the TLS Expert Panel Recommendations for the evaluation of risk and prophylaxis of tumour lysis syndrome (TLS) in adults and children with malignant diseases: an expert TLS panel consensus. Br J Haematol 2010 Mar 16

[7] Cartoni C, Dragoni F et al. Neutropenic enterocolitis in patients with acute leukemia: prognostic significance of bowel wall thickening detected by ultrasonography. Journal of clinical oncology 2001. 19(3): 756–761

[8] Chan RH, Dar AR, Yu E et al. Superior vena cava obstruction in small cell lung cancer. Int J Radiat Oncol Biol Phys 1997; 38: 513–520
[9] Coiffier Bl, Altman A, Pui CH et al. Guidelines for the management of pediatric and adult tumor lysis syndrome: an evidence-based review. J Clin Oncol 2008; 26(16): 2767–2778
[10] Davila M. Neutropenic enterocolitis. Curr Treat Opt Gastroenterol 2006; 9(3): 249–255
[11] Cornet AD, Issa AI, Loosdrecht AA et al. Sequential organ failure predicts mortality of patients with a haematological malignancy needing intensive care. Eur J Haematol 2005; 74 (6): 511–516
[12] Dietrich CF, Hermann S et al. Sonographic signs of neutropenic enterocolitis. World J Gastroenterol 2006; 12(9): 1397–1402
[13] Escalante CP. Causes and management of superior vena cava syndrome. Oncology 1993; 7: 61–77
[14] Evison J, Rickenbacher P, Ritz R et al. Intensive care unit admission in patients with haematological disease: incidence, outcome and prognostic factors. Swiss Med Wkly 2001; 131(47–48): 681–686
[15] Gilli K, Remberger M, Hjelmqvist H et al. Sequential organ failure assessment predicts the outcome of SCT recipients admitted to intensive care unit. Bone Marrow Transplant 2010; 45(4): 682–688. Epub 2009 Aug 31
[16] Groeger JS, White P Jr, Nierman DM et al. Outcome for cancer patients requiring mechanical ventilation. J Clin Oncol 1999; 17(3): 991–997
[17] Gruson D, Vargas F, Hilbert G et al. Predictive factors of intensive care unit admission in patients with haematological malignancies and pneumonia. Intensive Care Med 2004; 30 (5): 965–971
[18] Hertenstein B, Heil G, Ganser A. Der onkologische Patient auf der Intensivstation – Grenzen der Indikation Intensivmed 2000; 37: 469–474
[19] Hilbert G, Gruson D, Vargas F et al. Noninvasive ventilation in immunosuppressed patients with pulmonary infiltrates, fever, and acute respiratory failure. N Engl J Med 2001; 344 (7): 481–487
[20] Hochberg J, Cairo MS. Rasburicase: future directions in tumor lysis management. Expert Opin Biol Ther 2008; 8 (10): 1595–1604
[21] Kroschinsky F, Weise M, Illmer T et al. Outcome and prognostic features of intensive care unit treatment in patients with hematological malignancies. Intensive Care Med 2002; 28(9): 1294–1300
[22] Larche J, Azoulay E, Fieux F et al. Improved survival of critically ill cancer patients with septic shock. Intensive Care Med 2003; 29(10): 1688–1695
[23] Lo-Coco F, Ammatuna E. The biology of acute promyelocytic leukemia and its impact on diagnosis and treatment. Hematology Am Soc Hematol Educ Program 2006; 514: 156–161
[24] Lo-Coco F, Avvisati G, Vignett M et al. Retinoic acid and arsenic trioxide for acute promyelocytic leukemia. N Engl J Med 2013; 369(2): 111–121
[25] Patchell RA, Tibbs PA, Regine WF et al. Direct decompressive surgical resection in the treatment of spinal cord compression caused by metastatic cancer: a randomised trial. Lancet 2005; 366(9486): 643–648
[26] Pène F, Aubron C, Azoulay E et al. Outcome of critically ill allogeneic hematopoietic stem-cell transplantation recipients: a reappraisal of indications for organ failure supports. J Clin Oncol 2006; 24(4): 643–649
[27] Porcu P, Farag S et al. Leukocytoreduction for acute leukemia. Ther Apher 2002; 6(1): 15–23
[28] Prasad D, Schiff D. Malignant spinal-cord compression. Lancet Oncol 2005; 6: 15–24
[29] Rabbat A, Chaoui D, Montani D et al. Prognosis of patients with acute myeloid leukaemia admitted to intensive care. Br J Haematol 2005; 129(3): 350–357
[30] Rades D, Huttenlocher S, Dunst J et al. Matched pair analysis comparing surgery followed by radiotherapy and radiotherapy alone for metastatic spinal cord compression. J Clin Oncol 2010; 28(22): 3597–3604
[31] Stewart, A. Hypercalcemia associated with cancer. New England Journal of Medicine 2005; 352(4): 373–379
[32] Thiébaut A, Thomas X et al. Impact of pre-induction therapy leukapheresis on treatment outcome in adult acute myelogenous leukemia presenting with hyperleukocytosis. Ann Hematol 2000; 79(9): 501–506
[33] Thiery G, Azoulay E, Darmon M et al. Outcome of cancer patients considered for intensive care unit admission: a hospital-wide prospective study. J Clin Oncol 2005; 23(19): 4406–4413
[34] Tosi P, Barosi G, Lazzaro C et al. Consensus conference on the management of tumor lysis syndrome. Haematologica 2008; 93(12): 1877–1885. Epub 2008 Oct 6
[35] Yahalom J. Superior vena cava syndrome. In: DeVita VT, Hellman S, Rosenberg SA, eds. Cancer: Principles and Practice of Oncology. Philadelphia: Lippincott Williams & Wilkins; 2005: 2273–2280

Kapitel 15
Polytrauma

15.1	Polytrauma des Erwachsenen	976
15.2	Verletzungen der Organsysteme und ihre intensivmedizinische Relevanz	989
15.3	Polytrauma des Kindes	998

15.1 Polytrauma des Erwachsenen

M. Raschke, R. Hartensuer, M. Boschin, B. Ellger

15.1.1 Definition

Die Komplexität des Polytraumas spiegelt sich in der Schwierigkeit, eine einheitliche Definition zu finden.

Die Leitlinie der Deutschen Gesellschaft für Unfallchirurgie (DGU, www.dgu-online) definiert das Polytrauma als Verletzung mehrerer Körperregionen oder Organsysteme, wobei wenigstens eine Verletzung oder die Kombination mehrerer vital bedrohlich ist und ein Injury Severity Score (ISS) ≥ 16 vorliegt. In der europäischen Literatur wird der Begriff „Polytrauma" sehr häufig verwendet, im angloamerikanischen Schrifttum wird eher von „Major Trauma" oder „Multiple Trauma" gesprochen.

15.1.2 Epidemiologie

Aktuellen Schätzungen zufolge erleiden in Deutschland jährlich etwa 33 000 – 38 000 Patienten ein schweres Trauma mit einem ISS ≥ 16 [48, 32].

Im Jahresbericht 2012 des Traumaregisters der DGU (www.traumaregister.de) findet sich folgende Aufteilung der Ursachen von Schwerverletzten:
- ca. 45 % Unfälle im Straßenverkehr,
- ca. 17 % Sturz aus mehr als 3 m,
- ca. 20 % Sturz aus weniger als 3 m,
- ca. 4 % Suizidverdacht,
- ca. 2,5 % Verdacht auf Verbrechen.

Verletzungen des Kopfes (60,9 %) und des Thorax (61,6 %) sind führend, es folgen obere Extremität (34,1 %), untere Extremität (31 %), Wirbelsäule (34,2 %), Becken (20,8 %) und Abdomen (23 %). In Deutschland finden sich mit über 94 % vorwiegend stumpfe Verletzungen [33].

Trotz des stetigen Rückgangs der Verkehrsunfälle [55] sind diese nach wie vor führend ursächlich für das Erleiden eines Polytraumas [33].

15.1.3 Scoring-Systeme in der Polytraumaversorgung

Scoring-Systeme erlauben die initiale Abschätzung der Verletzungsschwere einzelner Organsysteme oder der Verletzung des Gesamtorganismus und eine Schätzung der Überlebenswahrscheinlichkeit. Sie sind somit ein wichtiges Instrument der Qualitätssicherung. Jedes System zeigt hierbei spezifische Stärken und Schwächen.

Glasgow Coma Scale (GCS)

Die GCS ist seit der Einführung 1974 eines der am weitesten verbreiteten klinischen Scoring-Systeme zur Einschätzung von Schädel-Hirn-Verletzungen [55]. In 3 Kategorien werden Punktwerte erhoben und addiert, die Summe ergibt den GCS-Wert. Eine GCS unter 8 gilt als schweres Schädel-Hirn-Trauma. Einschränkend ist zu ergänzen, dass die Erhebung nur bei unbehandelten Patienten valide ist, da sedierende Maßnahmen keine adäquate Einschätzung zulassen (Kap. 12).

Revised Trauma Score (RTS)

Dieser Score ergänzt den GCS-Wert um den systolischen Blutdruck und die Atemfrequenz [7]. Er wird als physiologische Ergänzung zum ISS gesehen und geht zusammen mit dem ISS in die Berechnung der TRISS (s. u.) ein. Initial zur Abschätzung der Mortalität eingeführt, dient er heute primär zur präklinischen Abschätzung der Notwendigkeit, einen schwerverletzten Patienten in ein Traumazentrum zu transportieren. Die Werte des RTS bewegen sich zwischen 0 und 7,8408. Patienten mit einem RTS < 4 sollten in einem Traumazentrum behandelt werden.

Abbreviated Injury Scale (AIS)

Die AIS gilt als eines der validesten anatomischen Systeme zur Klassifizierung und Dokumentation von Verletzungen. Der ursprüngliche Ausdruck „abbreviated" (abgekürzt) bezieht sich auf die Zuteilung eines einzigen AIS-Codes auf einer Skala von 1 – 6 zu einer spezifischen Verletzung (1 = leicht, 2 = mäßig, 3 = ernst, 4 = schwer, 5 = kritisch, 6 = nicht überlebbar). Die aktuelle Version von 2005 (http://www.aaam.org) enthält derzeit ca. 2000 Verletzungsdefinitionen.

Injury Severity Score (ISS)

Der ISS ist seit seiner Einführung 1987 der am häufigsten in der Literatur verwendete anatomische Score. Die Höhe des ISS korreliert gut mit Letalität, Morbidität und stationärer Behandlungsdauer. Hierzu werden die einzelnen Codes aus der AIS auf die 6 Körperregionen (Schädel und Hals, Gesicht, Thorax, Abdomen, Extremitäten und Becken, Weichteile) aufgeteilt. Aus jeder Region wird die höchste Bewertung ausgewählt, die 3 höchsten Punktwerte im Quadrat werden addiert und ergeben den ISS. Ein AIS von 6 Punkten in einer Region bedeutet automatisch einen ISS von 75 Punkten.

Trauma and Injury Severity Score (TRISS)

Der TRISS beruht auf den Daten der Major Trauma Outcome Study (MTOS n > 150 000) [3]. Der TRISS hat sich weltweit als ein Instrument zur Prognosestellung etabliert.

Der Score besteht aus den 3 Säulen:
- anatomische Schwere der Gesamtverletzung (ISS),
- physiologische Reaktion des Organismus auf das Trauma (RTS),
- Alter des Patienten.

Revised Injury Severity Classification (RISC)

Da die Berechnung der TRISS auf der US-amerikanischen Traumaversorgung basiert und für unsere Versorgungsstruktur nur eine begrenzte Aussagekraft besitzt, wurde anhand der Daten des Traumaregisters (1993 – 2000) der DGU die Revised Injury Severity Classification (RISC) entwickelt [33] und in den nachfolgenden Jahre validiert [33]. Mithilfe der RISC kann, basierend auf Daten des Traumaregisters der DGU, eine Überlebenswahrscheinlichkeit der Patienten präziser kalkuliert werden. Der Score wird zurzeit jedoch lediglich im Traumaregister der DGU eingesetzt.

15.1.4 Pathophysiologie

Schwere Mehrfachverletzungen rufen neben den regionalen, primär verletzungsbedingten, auch sekundäre, systemische sowie immunologische Reaktionen des Organismus hervor. Ein umfassendes Grundverständnis dieser Abläufe ist für eine erfolgreiche Behandlung polytraumatisierter Patienten erforderlich.

Primärschaden

Der durch das Trauma entstandene Primärschaden wird bestimmt durch die Intensität und die Dauer der Gewalteinwirkung. Der Verletzungsmechanismus beeinflusst somit die strukturelle Integrität des Körpers und zerstörter Organe.

Er kann akute Organdysfunktionen nach sich ziehen (Herzbeuteltamponade, Lungenkontusion, akute Hirndrucksteigerung, Verletzung parenchymatöser Organe); sei es durch direkten Funktionsverlust oder durch Einblutungen (z. B. akutes Atemnotsyndrom [ARDS] durch Einblutung in die Alveolen). Aus dem verletzten Gewebe werden RNA, DNA, Zytosolbestandteile, Membranfragmente und andere Moleküle freigesetzt, die als DAMPs („danger-associated molecular patterns") fungieren [30]. Durch die Zerstörung von externen und internen Schutzbarrieren, wie z. B. Haut oder Darmmukosa, wird eine Invasion von Mikroorganismen mit Freisetzung von PAMPs („pathogen-associated molecular patterns") möglich, die zu einer Erhöhung der traumainduzierten Antigenfreisetzung beitragen [5].

Die frühe Antwort des Organismus auf die Verletzung wird getriggert durch die Freisetzung verschiedener „danger sensing molecules" der plasmatischen Abwehrkaskaden (Akutphasereaktion). Durch den Kontakt mit Fremdoberflächen werden die Gerinnungs- und die Kallikrein-Kinin-Kaskade aktiviert, um einen schnellen Verschluss subendothelialer, verletzter Strukturen zu ermöglichen [37]. Insbesondere das Komplementsystem ist in der Lage, die durch zerstörte und apoptotische Zellen ausgelöste Reaktion an die zelluläre Immunabwehr weiterzuleiten, um die exogene oder endogene Gefahr zu eliminieren.

Sekundärschäden

Die Schwere der Abwehrreaktionen wird neben dem Ausmaß des Primärschadens insbesondere von möglichen zusätzlichen Sekundärschäden bestimmt:
- Nervenschäden/ZNS-Schäden durch Schwellung und Kompression,
- Ateminsuffizienz mit Hypoxie,
- (metabolische) Azidose,
- kardiovaskuläre Instabilität,
- akutes Nierenversagen (Crushniere),
- Cholestase, Cholezystitis,
- Ischämie/Reperfusionsschaden,
- Nekrosen,
- Sekundärinfektionen (Pneumonie – Harnwegsinfekt), kontaminierte Katheter,
- Massivtransfusionen,
- ausgedehnte chirurgische Interventionen.

Je ausgedehnter die Summe aus Primär- und Sekundärschäden, desto mehr muss die körpereigene Gefahrenabwehr eskalieren. Sie können zu einer unkontrollierten und exzessiven Freisetzung von proinflammatorischen Zytokinen, Chemokinen, Neuromediatoren und Sauerstoffradikalen führen. Klinisch spiegelt sich dies als SIRS (Systemic inflammatory Response Syndrome) bzw. bei mikrobiologischer Beteiligung als Sepsis wider. Dieser inflammatorische Exzess kann auch zum Versagen der vitalen Systeme führen, die primär nicht verletzt gewesen sind [46]. Endokrine Anpassungsvorgänge können zu metabolischen Entgleisungen und einem persistierenden Hyperkatabolismus mit konsekutivem Verlust von Funktionsgewebe führen [14].

▶ **Zelluläre Abwehrreaktionen – posttraumatische Immunsuppression.** Die zelluläre Immunantwort besteht aus einer Aktivierung von neutrophilen Granulozyten, Monozyten, Makrophagen und natürlichen Killerzellen mit dem zugehörigen Zytokin- und Chemokinnetzwerk. Erhöhte Spiegel von Chemokinen bedingen eine Rekrutierung und Migration von neutrophilen Granulozyten in die verletzten Areale. Die aktivierten neutrophilen Granulozyten können ihrerseits körpereigene Zellen und Gewebe mit ihrem potenten Arsenal an Proteasen und Sauerstoffradikalen zerstören. Entzündungsmediatoren können auch antiinflammatorische Effekte aufweisen [16], eine aus einer gestörten Funktion von neutrophilen Granulozyten und T-Zellen resultierende posttraumatische Immunsuppression polytraumatisierter Patienten ist die Folge [31, 24].

Traumainduzierte Komplementaktivierung

Über die traumainduzierte Dysfunktion verschiedener Zell- und Organsysteme hinaus kommt es zu einer fehlerhaften Interaktion der verschiedenen plasmatischen Kaskadensysteme (Komplementsystem, Kallikrein-Kinin-System, Gerinnungssystem).

Mehrfachverletzungen sind assoziiert mit einer unkontrollierten Freisetzung von Komplementfaktoren [17], die schon früh in der Prähospitalphase stattfinden kann. Der Grad der Komplementaktivierung scheint ein Indikator für die Schwere des Verlaufs und das Outcome polytraumatisierter Patienten zu sein [22]. Tierexperimentelle Daten lassen eine enge Verknüpfung insbesondere zwischen dem Komplement- und Gerinnungssystem vermuten [26].

Traumainduzierte Koagulopathie (TIC)

Mehr als ein Fünftel aller Polytraumapatienten entwickeln eine akute Koagulopathie, die zu nicht kontrollierbaren Blutungen führen kann und mit einer signifikant erhöhten Mortalität einhergeht [6]. Ursache ist die traumabedingte Aktivierung der Kaskaden, z. B. durch Kontakt von Blut mit subendothelialen Strukturen. Eine frühzeitige Aktivierung und der Verbrauch von Gerinnungsfaktoren können auftreten und zur Entwicklung einer disseminierten intravasalen Gerinnung (DIC) führen. Auch die Fibrinolyse wird aktiviert, diese Koagulopathie kann bereits am Unfallort beobachtet werden. Sie wird durch Dilution (Volumenersatz), Anämie, Hypothermie und Azidose verstärkt, eine gefährliche Spirale entsteht.

Das frühe Auftreten einer TIC unterscheidet sich von der klassischen DIC, da nahezu alle Gerinnungsfaktoren betroffen sind:
- Die TIC ist also charakterisiert durch Hypovolämie, Hypothermie, Dilution, Hypokoagulabilität und Hyperfibrinolyse,
- wohingegen die typische DIC mit Euvolämie, Hyperthermie, Hyperkoagulabilität und Hypofibrinolyse einhergeht [56].

Traumainduzierte Neuroinflammation

Ein Schädel-Hirn-Trauma mit einer Schädigung der Blut-Hirn-Schranke führt zu einer plötzlichen Exposition neuronaler Zellen zu allen plasmatischen Kaskaden, inflammatorischen Mediatoren und zirkulierenden Immunzellen mit der Folge einer ausgeprägten neuroinflammatorischen Antwort [50]. Das verletzte Hirngewebe ist sehr empfindlich für diese Inflammation, sodass der Primärschaden mit zunehmendem intrakraniellem Hämatom und Unterbrechung der Blut-Hirn-Schranke mit Hirnödem erheblich verstärkt wird. Durch diese Sekundärschäden werden die Hypoperfusion und Hypoxie verstärkt. Intrazerebral freigesetzte inflammatorische Mediatoren können zusätzlich als Neurotransmitter fungieren und im Hypothalamus weitere neuroendokrine Reaktionen mit unkontrollierten Immunantworten auslösen [15].

Mikrozirkulationsstörung

Die Mikrozirkulation bildet eine funktionelle Einheit, die den Stofftransport und Austausch in Organen und Geweben reguliert. Mikrozirkulationsstörungen bei hämorrhagischem Schock und Trauma werden primär durch die schockinduzierte sympathoadrenerge Vasokonstriktion, begleitet von einer Hypoperfusion und einem unzureichenden Herzzeitvolumen, vermittelt. Ein inflammatorisches Kapillarleck mit Gewebeödem führt zur sekundären Hämokonzentration und Hypovolämie. Somit können Erythrozyten und Thrombozyten agglutinieren [2] und der transkapilläre Stofftransport versagt, bedingt durch Obstruktion der Mikrozirkulation.

Ischämie und Reperfusionsschaden

Systemische Hypotension und Hypoxämie, kombiniert mit lokaler Hypoperfusion durch Kontusion, Gefäßverletzungen und Kompartmentsyndrom, führen zu einem relevanten Sauerstoffdefizit in verschiedenen Zellen, das nur partiell durch sauerstoffunabhängige ATP-Synthese kompensiert werden kann. Mit zunehmender Sauerstoffschuld kommt es zu Störungen der Membranpermeabilität und der zytoplasmatischen Kalziumhomöostase [52]. Ein irreversibler Gewebeschaden tritt bei einer schweren, prolongierten Gewebeischämie (z. B. Gefäßschäden) auf.

Während der Reperfusionsphase kann Hypoxanthin mit dem wieder zur Verfügung stehenden Sauerstoff zu Xanthin und Harnsäure abgebaut werden, hierbei entstehen Superoxidanionen, deren Abbauprodukte relevante Zellschäden verursachen können [9].

Neuroendokrine und metabolische Veränderung

Die Antwort des Organismus auf ein schweres Trauma zeichnet sich durch eine Vielzahl metabolischer und neuroendokriner Veränderungen aus. Das sympathische Nervensystem und die Nebennieren vermitteln die kardiovaskuläre, respiratorische und metabolische Antwort polytraumatisierten Patienten.

Die entweder primär blutungsbedingte oder sekundär kapillarleckbedingte Hypovolämie löst eine sympathoadrenerge Antwort mit Aktivierung des Renin-Angiotensin-Systems aus, um die Durchblutung vitaler Organsysteme zu unterstützen [24]. Angiotensin stimuliert die Freisetzung von Aldosteron aus der Nebennierenrinde und fördert die renale Retention von Natrium und Flüssigkeit. Dieser Effekt wird verstärkt durch vermehrt freigesetztes antidiuretisches Hormon aus der Neurohypophyse [52]. Endogene Katecholamine (Adrenalin) steigern das Herzzeitvolumen über eine Erhöhung der myokardialen Kontraktilität, der Herzfrequenz und der Vorlast. Der Blutdruck wird durch periphere Vasokonstriktion erhöht, sodass sich das Blut in den vitalen Organsystemen zentralisieren kann.

Darüber hinaus führen Katecholamine zu metabolischen Veränderungen mit einer Steigerung des Energieverbrauchs, Aktivierung der hepatischen Glykogenolyse und Glukoneogenese und der Freisetzung freier Fettsäuren. Die Insulinsekretion wird durch Katecholamine inhibiert, die Glukagonsekretion stimuliert, eine Hyperglykämie ist die Folge. Die konsekutiv erhöhten intrazellulären Glukosespiegel führen zu einem erhöhten Laktatanfall, der die bereits durch die zelluläre Hypoxie vorliegende primäre Laktazidose verstärkt. Frühzeitig erhöhte Laktatspiegel, Hyperglykämie und ein Basendefizit sind Marker für die Schwere des Traumas und mit einer schlechten Prognose assoziiert [10]. Außerdem bedingt die intrazelluläre Glukoseüberladung Störungen der Zellatmung, der regionalen NO-Bioverfügbarkeit, eine endotheliale Dysfunktion, eine Immundysfunktion und die Deaktivierung intrazellulärer Enzymsysteme durch toxische Glukosemetabolite.

Schmerz, Stress und Angst führen im Hypothalamus zur Freisetzung von Kortikotropin-Releasing-Hormon (CRH) mit gesteigerter ACTH-Freisetzung aus dem Hypophysenvorderlappen [52]. ACTH stimuliert die Nebennierenrinde zur Freisetzung von Gluko- und Mineralkortikoiden mit vielfältigen Effekten wie hepatischer Glukoneogenese, Glykolyse, Inhibierung der Proteinsynthese, Lipolyse, Mobilisation freier Fettsäuren, Immunmodulation und Beeinflussungen der katecholaminergen Signaltransduktion (Kap. 14.1).

15.1.5 Versorgungsstrukturen in Deutschland

Die präklinische Traumaversorgung in Deutschland unterscheidet sich von den angloamerikanischen Rettungssystemen. Für den notarztgestützten Rettungsdienst mit einer flächendeckenden Luftrettung sind kurze Rettungswege typisch.

Die Versorgung von Schwerstverletzten in Deutschland unterliegt regionalen Unterschieden [32]. Diese regionalen Unterschiede werden zum einen mit der unterschiedlichen Infrastruktur, aber auch der unterschiedlichen Dichte an spezialisierten Traumazentren erklärt [33, 47].

Der aktuelle Stand der Traumaversorgung, Empfehlungen zu personellen und strukturellen Voraussetzungen sowie Hinweise für mögliche Verbesserungen der flächendeckenden Versor-

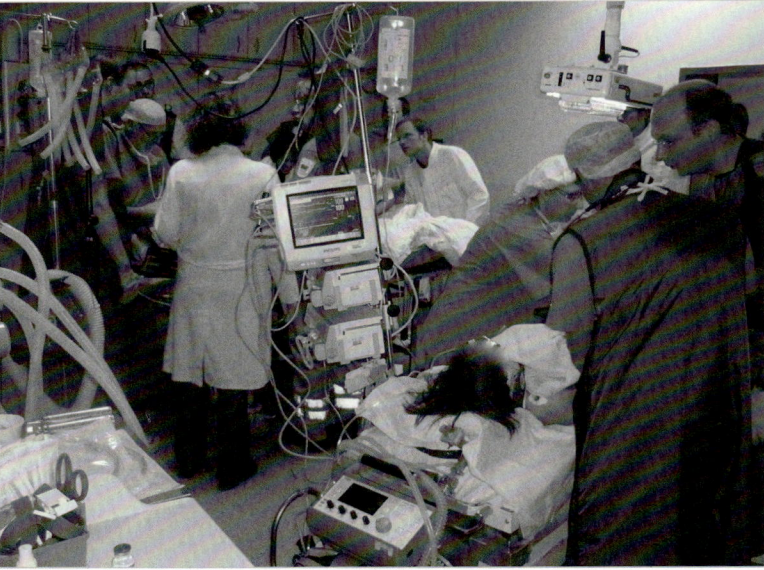

Abb. 15.1 Simultane Versorgung von 2 Schwerverletzten in einem Schockraum.

gungsstrukturen wurden erstmalig 2006 im „Weißbuch Schwerverletzten-Versorgung" der Deutschen Gesellschaft für Unfallchirurgie (DGU) und 2012 überarbeitet veröffentlicht [11].

Es existieren 3 eng miteinander zusammenarbeitende Versorgungsstufen, ergänzt durch spezialisierte Behandlungszentren (Schwerbrandverletzte, Rückenmarkverletzte, Replantation, SHT-Rehabilitation).

Merke

Einteilung der Versorgungsstufen im Traumanetzwerk der DGU:
- Einrichtung der Basisversorgung (lokales Traumazentrum),
- Einrichtung der Schwerpunktversorgung (regionales Traumazentrum),
- Einrichtung der Maximalversorgung (überregionales Traumazentrum).

Auf dieser Grundlage wurden bundesweit Traumanetzwerke (www.dgu-traumanetzwerk.de) zur besseren Koordination und Kooperation in der Versorgung gegründet. Klare Absprachen zur Übernahme von Patienten, gemeinsame Standards und gemeinsame Fortbildungen sollen die Versorgung von Schwerstverletzten verbessern (▶ Abb. 15.1).

15.1.6 Schockraummanagement

Effektives Schockraummanagement = professionelles, simultanes, effektives und interdisziplinäres Handeln mit dem Ziel:
- Stabilisieren des Patienten,
- rasche Erfassung des Verletzungsmusters und des Verletzungsausmaßes,
- Einleitung der entsprechenden Notfallmaßnahmen,
- Festlegung der erforderlichen Diagnostik und der hinzuzuziehenden weiteren Fachdisziplinen [51].

Unentschlossenheit, Chaos oder Hektik verzögern die Abläufe und erhöhen die Morbidität und Letalität. Ein trainiertes Traumateam mit festgelegten Zuständigkeiten und klaren Handlungsabläufen kann diese Probleme reduzieren. Die im Juli 2011 veröffentliche S3-Leitlinie Polytrauma vermittelt evidenz- und konsensbasiert interdisziplinäres Wissen für alle an der Polytraumaversorgung beteiligten Berufsgruppen (www.awmf-online.de).

Advanced Trauma Life Support

Das Advanced Trauma Life Support (ATLS) versteht sich als Ausbildungskonzept, das standardisierte diagnostische und therapeutische Handlungsabläufe in der frühen innerklinischen Erstversorgung von schwer verletzten Patienten definiert.

Die Ursprünge dieses Konzept sind durch einen Flugzeugabsturz des US-amerikanischen Unfallchirurgen James Styner begründet. Die notfallmedizinische Erstversorgung vor Ort wurde von Styner als so insuffizient empfunden, dass er Empfehlungen definierte, aus denen letztlich das heutige ATLS-Konzept entstand [54].

Das ATLS-Konzept wird nicht unkritisch gesehen: Eine interdisziplinäre Zusammenarbeit im chirurgisch geprägten ATLS ist nicht vorgesehen. Die Prinzipien lassen sich jedoch durchaus auf ein interdisziplinäres teamorientiertes Schockraummanagement anwenden.

▶ **Diagnostische und therapeutische Prioritäten.** Im ATLS-Konzept werden klare diagnostische und therapeutische Prioritäten definiert. Der Zustand des Patienten wird anhand seiner Vitalfunktionen in einer ersten orientierenden Untersuchung (Primary Survey) eingeschätzt und lebensbedrohliche Verletzungen werden nach folgenden Grundsätzen behandelt:

- Die größte vitale Bedrohung wird zuerst behandelt („treat first what kills first").
- Die Therapie darf nicht durch das Fehlen einer definitiven Diagnose verzögert werden.
- Auf eine ausführliche Anamnese kann bei akut traumatisierten Patienten zunächst verzichtet werden.

Praxistipp

▶ **Untersuchung nach ABCDE.** Die Primary Survey ist so gegliedert, dass alle akut lebendbedrohlichen Verletzungen sofort erfasst und therapiert werden können. Hierbei hat sich die Untersuchung nach „ABCDE" etabliert:
- **A: Airway (and C-Spine Protection):**
  Atemwegssicherung und HWS-Immobilisierung
- **B: Breathing**
  Atmung/Beatmung
- **C: Circulation**
  Kreislaufmanagement, Stoppen von Blutungen
- **D: Disability or neurologic Deficits**
  neurologische Untersuchung
- **E: Exposure (undressed) and Environment**
  (Temperature Control)
  Entkleidung und Temperaturerhaltung

Hiernach schließt sich die 2. Phase (Second Survey) nach der o. g. „ABCDE"-Regel an. In dieser zweiten, ausführlicheren Untersuchung wird die initiale Einschätzung überprüft und durch apparative Diagnostik ergänzt.

Praxistipp

Prinzipien des ATLS:
- schnelles Erkennen aller bedrohlichen Verletzungen: handlungsrelevante Informationen,
- Setzen der richtigen Prioritäten in der Therapie: „treat first what kills first",
- keinen zusätzlichen Schaden hinzufügen: „do no further harm",
- Zeitverluste realisieren: „time"!

Modifiziertes Schockraummanagement

Die ATLS-Prinzipien können in jedem Krankenhaus angewendet werden. In Ergänzung zur ATLS-Terminologie hat sich die Einteilung in unterschiedliche Phasen der Schockraumversorgung bewährt (▶ Abb. 15.2). Die Phasen können Alpha-Bravo-Charlie-Delta oder in die Phasen Rot, Gelb und Grün eingeteilt werden [39].

Den verschiedenen Phasen können Inhalte des prioritätenorientierten, interdisziplinären Schockraummanagements zugeordnet werden [59].

15.1.7 Atemwegsmanagement

Die Sicherung des Atemwegs hat die höchste Priorität. Bei hämodynamisch instabilen Patienten sollte auch ohne Atemwegsverletzung zügig eine definitive Atemwegssicherung mit Beatmung erfolgen. So können das Aspirationsrisiko gesenkt, das Sauerstoffangebot optimiert und die Atemarbeit reduziert werden.

Eine Erhöhung des intrathorakalen Druckes durch Beatmung kann bei Vorliegen eines Spannungspneumothorax oder einer Perikardtamponade eine hämodynamische Instabilität aggravieren.

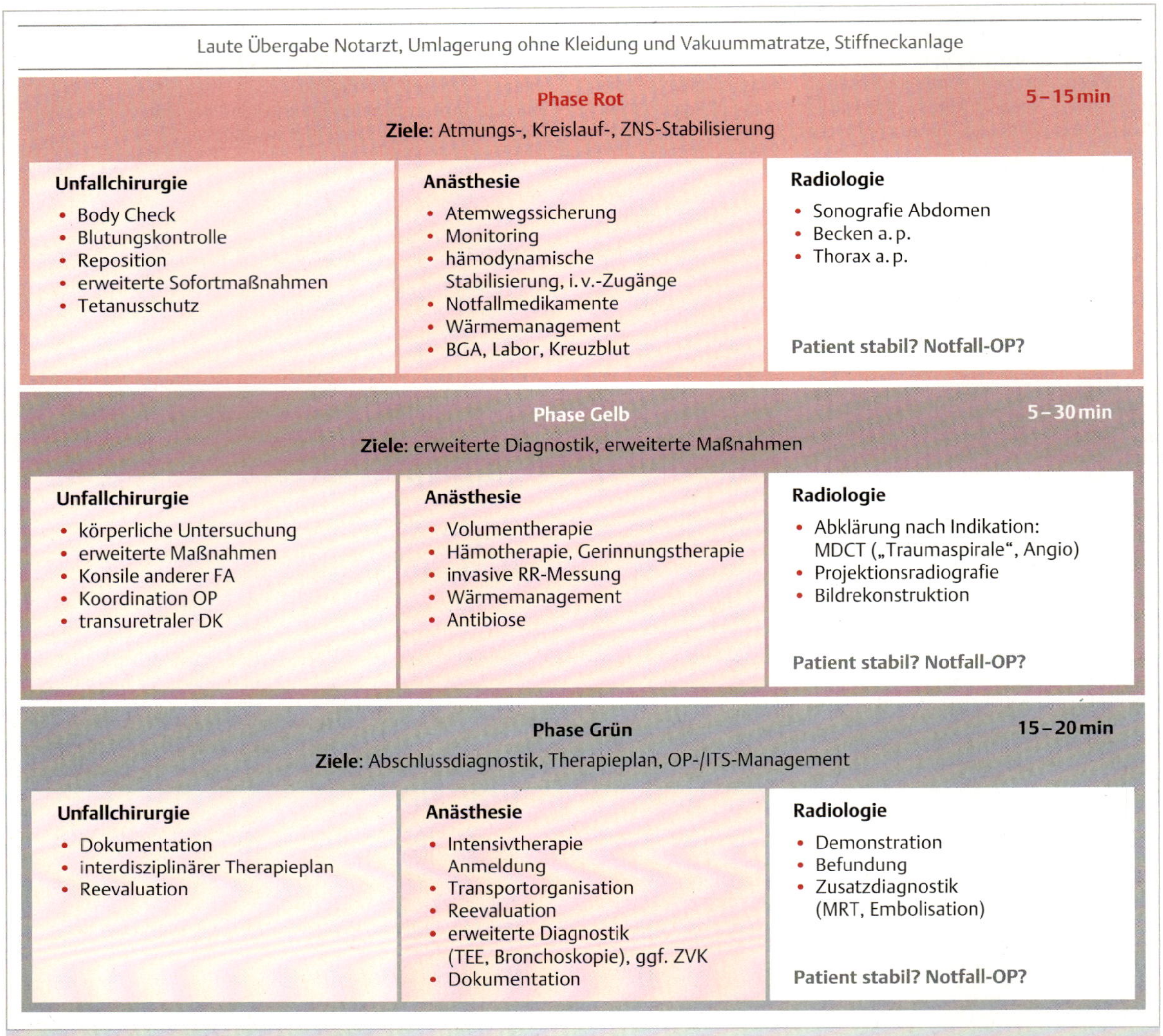

Polytrauma

	Laute Übergabe Notarzt, Umlagerung ohne Kleidung und Vakuummatratze, Stiffneckanlage	

Phase Rot — 5–15 min
Ziele: Atmungs-, Kreislauf-, ZNS-Stabilisierung

Unfallchirurgie	Anästhesie	Radiologie
• Body Check • Blutungskontrolle • Reposition • erweiterte Sofortmaßnahmen • Tetanusschutz	• Atemwegssicherung • Monitoring • hämodynamische Stabilisierung, i.v.-Zugänge • Notfallmedikamente • Wärmemanagement • BGA, Labor, Kreuzblut	• Sonografie Abdomen • Becken a.p. • Thorax a.p. Patient stabil? Notfall-OP?

Phase Gelb — 5–30 min
Ziele: erweiterte Diagnostik, erweiterte Maßnahmen

Unfallchirurgie	Anästhesie	Radiologie
• körperliche Untersuchung • erweiterte Maßnahmen • Konsile anderer FA • Koordination OP • transuretraler DK	• Volumentherapie • Hämotherapie, Gerinnungstherapie • invasive RR-Messung • Wärmemanagement • Antibiose	• Abklärung nach Indikation: MDCT („Traumaspirale", Angio) • Projektionsradiografie • Bildrekonstruktion Patient stabil? Notfall-OP?

Phase Grün — 15–20 min
Ziele: Abschlussdiagnostik, Therapieplan, OP-/ITS-Management

Unfallchirurgie	Anästhesie	Radiologie
• Dokumentation • interdisziplinärer Therapieplan • Reevaluation	• Intensivtherapie • Anmeldung • Transportorganisation • Reevaluation • erweiterte Diagnostik (TEE, Bronchoskopie), ggf. ZVK • Dokumentation	• Demonstration • Befundung • Zusatzdiagnostik (MRT, Embolisation) Patient stabil? Notfall-OP?

Abb. 15.2 Modifizierter Schockraum-Algorithmus am Universitätsklinikum Münster (Quelle: Priv.-Doz. Dr. med. Vordervenne, Dr. med. V. Vieth, Dr. med. M. Boschin, Universitätsklinikum Münster, mit freundlicher Genehmigung).
BGA = Blutgasanalyse; DK = Dauerkatheter; FA = Facharzt; ITS = Intensivstation; MDCT = Multidetektor-Computertomografie; MRT = Magnetresonanztomografie; RR = Blutdruck; TEE = transösophageale Echokardiografie; ZVK = zentraler Venenkatheter.

Häufig erfolgen die Atemwegssicherung und die Beatmung bereits präklinisch.

Problem immobilisierte Halswirbelsäule

Nahezu alle traumatisierten Patienten erreichen den Schockraum mit einer Immobilisierung der Halswirbelsäule. Da bis zum definitiven Ausschluss relevanter Verletzungen die Immobilisierung bestehen bleibt, stellt sich für fast jeden Schockraumpatienten die Frage nach dem Atemwegsmanagement.

> **Merke**
> Bei schweren Verletzungen des zervikalen Markes sollte eine zügige Atemwegssicherung erfolgen, da die Inzidenz des respiratorischen Versagens hoch ist [21].

Für kooperative, wache, hämodynamisch und respiratorisch stabile Patienten mit einer möglichen HWS-Verletzung ist die fiberoptische Wachintubation die Methode der Wahl. Bei unkooperativen oder hämodynamisch und respiratorisch instabilen Patienten ist dieses Verfahren nicht einsetzbar [11].

Wenn die endotracheale Intubation erforderlich ist, erfolgt sie als Rapid Sequence Induction mit Öffnung der Immobilisationskrawatte und manueller Stabilisierung der Halswirbelsäule durch einen zusätzlichen Helfer. Die Datenlage zur Inline-Stabilisierung ist allerdings unklar, da es Hinweise darauf gibt, dass die Intubation mit mehr Krafteinsatz erfolgt und die Intubationsbedingungen schlechter sind [49].

Die Kontrolle der Tubuslage muss mittels Kapnografie und zusätzlicher klinischer Untersuchung erfolgen. Eine (arterielle) Blutgasanalyse sowie eine Thoraxröntgenaufnahme sollten baldmöglichst erfolgen. Im Röntgenbild können neben der Tubuslage auch Hinweise auf die Folgen einer initial erschwerten Intubation (z. B.

15.1 Polytrauma des Erwachsenen

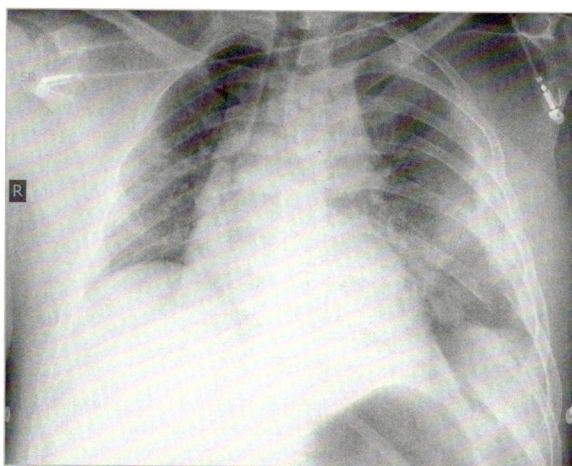

Abb. 15.3 Röntgenbild eines Thorax im Schockraum mit geblähter Magenblase, Spannungspneumothorax und Verdacht auf traumatische Zwerchfellruptur. Der Tubus ist auf der Projektion nicht zu erkennen und vermutlich nicht tief genug eingeführt (Quelle: Institut für Klinische Radiologie, Universitätsklinikum Münster, mit freundlicher Genehmigung).

geblähter Magen) erkannt werden (▶ Abb. 15.3). In diesem Fall sollte zügig eine Magensonde gelegt werden.

15.1.8 Hämodynamisches Monitoring und Management

Wann ist ein Patient hämodynamisch instabil?
Wann und wie ausgedehnt sind diagnostische und therapeutische Interventionen sinnvoll?

Diese in der Versorgung schwerverletzter Patienten auftretenden Fragen sind nicht immer leicht zu beantworten, sodass Surrogatparameter zur Beschreibung der klinischen Situation gesucht und verwendet werden. In den letzten Jahren sind, unterstützt durch offensives industrielles Marketing, Monitorverfahren (z. B. Pulskonturanalyse [PiCCO], Neuromonitoring) für fast jedes Organsystem entwickelt worden. Der Intensivmediziner sieht sich mit einer unübersichtlichen Menge messbarer Parameter konfrontiert. Ob diese Messwerte valide und geeignet sind, die Patientensicherheit oder sogar die Prognose zu verbessern, ist Gegenstand lebhafter Diskussionen. Bei allem Enthusiasmus muss in Erinnerung behalten werden, dass Monitoring an sich keinen Patienten heilt, aber mögliche Komplikationen mit sich bringt!

„A fool with a tool is still a fool".

Merke

Eine sehr bedeutende Komplikation von Monitoring in der Traumaversorgung ist der Zeitverlust. Das Etablieren von Monitoring kostet Zeit, die zügige Therapie bedrohlicher Verletzungen ist dagegen lebensrettend. Daher ist die Indikation für Basis- und erweitertes Monitoring in der Früh- und Spätphase der initialen Versorgung zu unterscheiden.

Frühphase

▶ **Basismonitoring.** Sinnvoll und komplikationsarm ist neben der klinischen Beurteilung der Patienten das Basismonitoring gemäß den Leitlinien der Deutschen Gesellschaft für Anästhesiologie und Intensivmedizin (DGAI). Hierzu gehören:
- Pulsoxymetrie,
- EKG,
- nicht invasive Blutdruckmessung,
- Körpertemperatur und die
- Kapnometrie bei beatmeten Patienten.

Zielgrößen der Therapie sollte initial das Aufrechterhalten physiologischer Parameter sein. Das Titrieren auf supranormale Werte ist nicht sinnvoll.

Bereits die *körperliche Untersuchung* gibt durch den neurologischen Status, die Kapillarfüllung sowie Hauttemperatur und -farbe entscheidende Hinweise zur Evaluation der Zirkulation.

Die *initiale Blutentnahme* sollte neben Blutbild, Gerinnung, Osmolalität und Organfunktionsparametern, deren Bestimmung einige Zeit benötigt, vor allem die Blutgase, Elektrolyte, Blutzucker- und Laktatkonzentration umfassen. Hierbei sollte auch an die Entnahme von Kreuzblut und Blut für eine Virusserologie (Hepatitis, HIV) gedacht werden. Eine erhöhte Laktatkonzentration und ein hoher Basenexzess im Serum können wichtige Labormarker für eine Gewebehypoxie sein und korrelieren mit der Prognose.

Allerdings können auch viele andere Gründe eine *Laktazidose* begründen, hier sei z. B. die Hyperglykämie genannt. Die Blutglukose hat einen prognostischen Wert, das Vermeiden von Hyper- und Hypoglykämie (BZ-Korridor: 80 – 150 mg/dl) erscheint sinnvoll im Sinne einer Prognoseverbesserung.

Praxistipp

Vor allem bei hämodynamischer Instabilität ist das engmaschige Monitoring von Hämoglobin-/Hämatokritwert aus Vollblut als Point-of-Care-Methode sinnvoll. Die nicht invasive kontinuierliche Bestimmung (z. B. durch Multispektralanalyse) ist nicht ausreichend validiert.

▶ **Erweitertes Monitoring.** Bei adäquatem Trauma und kardiorespiratorischer Instabilität kann eine invasive arterielle Blutdruckmessung sinnvoll sein. Sie kann schnell und komplikationsarm etabliert werden und erlaubt, neben dem Monitoring des arteriellen Blutdrucks und des Volumenstatus über die Pulsdruckvariation, die Entnahme von Blutproben. Gerade bei unterkühlten Patienten kann die Punktion der Radialarterie schwierig sein. Die Punktion oder auch die Freilegung von Leistengefäßen ist hier eine Alternative, kann aber bei Beckenverletzungen Probleme bereiten. Die Sonografie kann hier ab der Phase Gelb oftmals die Anlage von Kathetern erleichtern.

Merke

Wichtig ist, dass die Arterienpunktion nicht die lebensrettende Diagnostik (z. B. CCT) verzögern darf, ein nicht invasiv gemessener Blutdruck ist häufig vollkommen ausreichend.

Eine Echokardiografie kann bei schwerer hämodynamischer Instabilität wichtige Hinweise geben (z. B. Perikarderguss, kardiale Verletzungen), eine orientierende Diagnostik muss hier während der Schockraumsonografie erfolgen. Mit Near Infrared Spectroscopy (NIRS) können Surrogatparameter der Gewebeoxygenierung erhoben werden; das Verfahren ist vielversprechend, valide Daten fehlen noch.

Spätphase

Ein zentralvenöser Katheter ist in der initialen Versorgungsphasen nicht notwendig, im Verlauf aber häufig indiziert. Die zentralvenöse Sauerstoffsättigung ($ScvO_2$) ist mit relativ geringem Aufwand ein valide messbarer Monitoringparameter. Aufgrund zahlreicher Einflussgrößen (z. B. arteriovenöses Shunting, Hämoglobin, HZV, Oxygenierung) sollte die regionale Perfusion unbedingt im Zusammenhang mit laborchemischen und organspezifischen Zusatzparameter evaluiert werden (z. B. Transaminasen und Kreatinin). Es ist bislang nicht gezeigt worden, dass eine therapeutische Intervention mit dem Ziel, die $ScvO_2$ zu normalisieren, das Überleben von (polytraumatisierten) Patienten verbessert.

Das Monitoring des Herzzeitvolumens und anderer hämodynamischer Parameter (pulmonalarterielle und intrakardiale Drücke) mit pulmonalarteriellem Katheter, PiCCO oder Vigileo sind nicht ausreichend bei Polytraumapatienten untersucht, kann aber bei spezifischen Fragestellungen, z. B. bei internistischen Vorerkrankungen, sinnvoll werden [53]. Gleiches gilt für die Echokardiografie.

Bei einem Verdacht auf ein Thoraxtrauma muss neben der Troponin- und Kreatinkinase (CK- und CK-MB)-Bestimmung auch ein 12-Kanal-EKG geschrieben werden (Dissektion koronarer Gefäße, Contusio cordis, myokardiale Ischämie).

Schwere abdominelle Traumata können zum abdominellen Kompartmentsyndrom führen. Das Monitoring kann in diesen Fällen durch die Messung des intraabdominellen Druckes ergänzt werden.

Beim schweren Schädel-Hirn-Trauma ist das invasive Monitoring des Hirndrucks sinnvoll, aber auch die nicht invasive Messung der zerebralen Oxygenierung („brain tissue oxygen [$p_{bt}O_2$] monitoring") lieferte in ersten Studien vielversprechende Ergebnisse und wird in der Zukunft möglicherweise in Therapiealgorithmen einfließen.

15.1.9 Volumen- und Gerinnungsmanagement

Blutungen sind die Ursache von ca. 40 % der traumabedingten Todesfälle. Die TIC ist ein eigenständiges Krankheitsbild und liegt bei über 25 % der polytraumatisierten Patienten bereits bei der Aufnahme in der Klinik vor. Sie erhöht die Gesamtsterblichkeit um den Faktor 3–4, besonders ausgeprägt ist der Effekt auf die Frühsterblichkeit in den ersten 24 h [23].

> **Merke**
>
> Die Behandlung blutender Patienten folgt 3 Zielen:
> - 1. Stoppen der Blutung und Prävention weiterer Blutungen.
> - 2. Wiederherstellung des verloren gegangenen Blutvolumens.
> - 3. Wiederherstellung einer suffizienten Gerinnung zur Erzielung einer suffizienten Hämostase.
>
> Patienten mit Koagulopathie bleiben länger auf der Intensivtherapiestation und haben ein erhöhtes Risiko für ein Multiorganversagen [35].

Je schneller Patienten im hämorrhagischen Schock im Schockraum versorgt werden, desto geringer ist ihre Mortalität. Hierbei sollte der Entwicklung eines manifesten Volumenmangelschocks vorgebeugt werden. Maßnahmen wie eine Tuch- oder Beckenzwinge können hierbei eine entscheidende Hilfe sein.

Liegt kein Schädel-Hirn-Trauma vor, sollte ein systolischer Blutdruck von 80–100 mmHg bis zur definitiven Versorgung einer chirurgischen Blutung angestrebt werden. Eine aggressive Flüssigkeitssubstitution erhöht den hydrostatischen Druck im Blutungsgebiet, führt zur Verdünnung von Gerinnungsfaktoren mit Hypothermie und fördert das Fortbestehen der Blutung. Das Konzept der permissiven Hypotension vermindert diese Effekte und sichert eine Gewebeperfusion, die, obwohl niedriger als normal, für kurze Phasen ausreicht [45]. Idealerweise lassen sich noch während der Initialtherapie (fremd-)anamnestische Information über vorliegende Gerinnungseinschränkungen (z. B. orale Antikoagulationen) erheben, die eine zielgerichtete medikamentöse Behandlung ermöglichen.

Temperaturmanagement

Hypothermie (Körperkerntemperatur < 35 °C) ist assoziiert mit Azidose, Hypotension und Koagulopathie und stellt einen unabhängigen Risikofaktor für Blutungen und Letalität dar [45]. Daher sind der frühzeitige Einsatz von Maßnahmen zur Vermeidung weiterer Wärmeverluste und die aktive Erwärmung hypothermer Patienten wichtige Bausteine der Versorgung.

Kristalloide versus kolloidale Lösungen

Die klassische Frage nach der zu verwendenden Volumensubstitutionslösung lässt sich (immer noch) nicht eindeutig beantworten (Kap. 4.4). Es gibt keine evidenzbasierten Hinweise auf Vorteile kolloidaler Lösungen [43]. Wichtiger als die Wahl des Flüssigkeitsersatzes ist die Substitution eines adäquaten Volumens, da eine Hypovolämie vom Organismus schlechter toleriert wird als eine Anämie [41]. Kolloide führen im Vergleich mit kristalloiden Lösungen zu relevanten Interferenzen mit dem Gerinnungssystem.

Hydroxyethylstärke (HES) reduziert die Gerinnselstabilität durch Interaktion mit der Fibrinpolymerisation. Auch bei den HES-Präparaten der neueren Generation ist dieser Effekt, wenn auch geringer, weiter nachweisbar. Wenn kolloidale Lösungen eingesetzt werden, ist HES bzw. Gelatinelösungen gegenüber Dextranen aufgrund des besseren Nutzen-/Risikoverhältnisses der Vorzug zu geben [45].

Albuminlösungen scheinen zumindest beim Schädel-Hirn-Trauma nicht sinnvoll zu sein. Zum Vermeiden einer hyperchlorämen Azidose sollten Vollelektrolytlösungen bevorzugt werden.

Hypertone Kochsalzlösungen

Die Behandlung mit hypertonen Kochsalzlösungen führt zu einer schnellen Optimierung der Hämodynamik mit Verbesserung der Gewebeperfusion durch Reduktion des endothelialen Ödems. Die „small-volume-resuscitation" ist definiert als ein 250 ml Bolus (z. B. 4 ml/kg KG) hypertoner Kochsalzlösung innerhalb von 2–5 min. Hypertone Kochsalzlösungen sind unter Berücksichtigung der aktuell vorliegenden Evidenz sicher, spezielle Subgruppen könnten besonders vom Einsatz dieser Lösungen profitieren; hier sind weitere Untersuchungen erforderlich. Ein verbessertes Überleben ist für hypotone Traumapatienten mit penetrierenden Verletzungen sowie für Schädel-Hirn-Verletzte beschrieben.

Blutprodukte und Gerinnungsmanagement

Behandlungsstrategien massiv blutender Polytraumapatienten können den Behandlungserfolg entscheidend beeinflussen. Oft ist bereits im Schockraum die notfallmäßige Substitution von Blutprodukten erforderlich. Hierfür ist das Vorhalten von Erythrozytenkonzentraten (z. B. 20 EK) der Blutgruppe 0 negativ in einem Notfalldepot notwendig. Im Gegensatz zu Transfusionen unter kontrollierten, perioperativen Bedingungen findet die Massivtransfusion beim Trauma in der Mehrzahl der Fälle blind, d. h. ohne Steuerung durch Laborverfahren, statt. In dieser hektischen Situation sind standardisierte Abläufe hilfreich. Werden Erythrozyten, Gerinnungsfaktoren und Plättchen nicht zeitnah ersetzt, eskaliert die Koagulopathie.

▶ **Massivtransfusionsprotokolle.** Diese existieren bisher nur an einer kleineren Anzahl von Traumazentren [36]. Sie beschreiben neben der eigentlichen Blutkomponententherapie auch logistische Prozeduren wie den Transport von vorbereiteten „Massentransfusionspaketen". Über die verbesserte Transfusionspraxis hinaus ermöglichen diese Protokolle eine bessere Vergleichbarkeit für klinische Untersuchungen im Bereich Gerinnungs- und Traumamanagement. Auch wenn es Hinweise darauf gibt, dass ein festes Transfusionsverhältnis zwischen Plasmen, Erythrozyten- und Thrombozytenkonzentraten (z. B. im Verhältnis 1:1:1), das Outcome verbessern könnte, wird dieses Vorgehen kontrovers diskutiert.

▶ **Hämoglobinwert.** Ein Zielhämoglobinwert von 7–9 g/dl erscheint aufgrund der aktuellen Datenlage für Traumapatienten ausreichend. Auch wenn es für die klinische Effektivität von gefrorenem Frischplasma (FFP) bisher keinen wissenschaftlichen Nachweis gibt, sollte die Gabe bei stark blutenden Patienten frühzeitig in einer initialen Dosis von 10–15 ml/kg KG erfolgen. Empfohlen wird, dass bei blutenden Traumapatienten die Plättchenanzahl über 50×10^9/l, bei schwersten Mehrfachverletzungen und Neurotrauma über 100×10^9/l gehalten werden sollte.

▶ **Frische Vollblutkonserven.** Im militärischen Bereich mit reduzierter Verfügbarkeit von Blutkomponenten kommen frische Vollblutkonserven zum Einsatz. Frisches Vollblut ist der Komponententherapie im Hinblick auf Gerinnungsfaktorenaktivität, Hämatokrit sowie Plättchenfunktion überlegen [18]. Obwohl die Blutkomponententherapie immer auch zur Hämodilution mit Koagulopathie führt, erlauben Sicherheitsbedenken und logistische Probleme derzeit keinen standardisierten zivilen Einsatz von Vollblutkonserven.

Fibrinogen

Fibrinogen ist das Substrat der Gerinnselbildung und der erste Gerinnungsfaktor, der im Rahmen massiver Blutungen kritisch erniedrigt ist. Untersuchungen konnten zeigten, dass die frühzeitige Fibrinogensubstitution bei Patienten mit starken Blutungen und Verdünnungskoagulopathie die Gerinnselstabilität signifikant verbessert und die Überlebenswahrscheinlichkeit positiv beeinflusst [20]. Die initiale Fibrinogensubstitution kann bei Zeichen eines funktionellen Fibrinogenmangels (Thrombelastometrie) oder Plasmafibrinogenspiegeln unter 1,5–2,0 g/l erfolgen [45]. Ob die Gabe von Fibrinogen zu einem erhöhten posttraumatischen Thromboserisiko führt, ist bisher nicht bekannt.

Faktor XIII

Faktor XIII ist der wichtigste Gerinnungsfaktor zur Stabilisierung des Fibrinclots. Trauma und massive Blutungen verursachen einen Faktor-XIII-Mangel; daher kann ein frühzeitiger Einsatz von Faktor XIII nach Optimierung des Fibrinogenspiegels sinnvoll sein, um die Blutungsmenge und den Bedarf von Blutprodukten zu reduzieren. Je nach Klinik und Faktorenaktivität können 15–20 IE/kg KG appliziert werden.

Prothrombinkomplexkonzentrate

Prothrobinkomplexkonzentrate (PPSB) sind Konzentrate von 4 Vitamin-K-abhängigen Gerinnungsfaktoren. Sie sind für die rasche Normalisierung der Gerinnung unter einer Therapie mit oralen Antikoagulationen vom Marcumartyp empfohlen. Der Einsatz bei blutenden Traumapatienten gilt derzeit als Off-Label-Use, auch wenn es erste Hinweise darauf gibt, dass PPSB bei Traumapatienten zu einer Reduktion der erforderlichen Blutprodukte führt und die Überlebensrate erhöht [4].

Pharmakologische Substanzen

Für den Einsatz antifibrinolytischer Substanzen beim Management von Blutungen im Bereich der Kardiochirurgie gibt es klare Evidenz. Die dort gewonnenen Erkenntnisse lassen sich nicht direkt auf die Versorgung polytraumatisierter Patienten übertragen. Auch beim stark blutenden Traumapatienten sollte die Fibrinolyse untersucht und eine entsprechende Therapie eingeleitet werden. Antifibrinolytika wie z. B. Tranexamsäure sind synthetische Lysinanaloge, die als kompetitive Inhibitoren von Plasmin und Plasminogen wirken. Nach einem Tranexamsäurebolus von 10–15 mg/kg KG kann eine Dauerinfusion mit 1–5 mg/kg KG/h gegeben werden, bis eine definitive Blutungskontrolle erfolgt ist. Das Thromboserisiko von Lysinanaloga konnte in einer großen Cochrane-Analyse nicht gezeigt werden. Bei Patienten mit Nierenversagen muss die Dosis reduziert werden.

In einer randomisierten Studie (CRASH-2) konnte an 20 211 polytraumatisierten Erwachsenen mit Blutung oder einem erhöhten Risiko für Blutungen die Letalität signifikant gesenkt werden, ohne dass eine erhöhte Rate an thrombembolischen Ereignissen aufgetreten ist [8].

Aktivierter rekombinanter Faktor VII (rF-VIIa)

Das Interesse am Einsatz prokoagulatorischer Faktoren und pharmakologischer Gerinnungsintervention ist durch den Einsatz von rF-VIIa bei blutenden Polytraumapatienten deutlich gestiegen [28]. rF-VIIa führt zum „Thrombin-Burst", in dessen Folge Fibrinogen zu Fibrin umgewandelt wird. Vor dem Einsatz von rF-VIIa müssen eine Thrombozytopenie und eine Hypofibrinogenämie ausgeglichen werden. Ein positiver Effekt ist in verschiedenen Fallserien beschrieben worden und hat in einem Review den Erythrozytenkonzentratverbrauch um 20% reduzieren können, ohne dass rF-VIIa einen Effekt auf die Letalität gehabt hätte. Der genaue Nutzen und der zeitliche Einsatz von rF-VIIa ist derzeit noch Gegenstand weiterer Untersuchungen.

Der Einsatz von rF-VIIa stellt heute keine Alternative zur chirurgischen Therapie einer Blutung dar, die Anwendung beim Trauma ist derzeit ein Off-Label-Use. Das Medikament ist zudem extrem teuer. Eine genaue Festlegung der Einsatzindikationen als Teil eines Transfusionsprotokolls ist daher entscheidend.

Gerinnungsdiagnostik

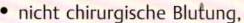
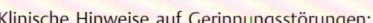

> **Merke**
>
> Klinische Hinweise auf Gerinnungsstörungen:
> - nicht chirurgische Blutung,
> - keine Gerinnselbildung im Operationssitus,
> - Blutungen aus (vorher trockenen) Kathetereinstichstellen,
> - Hämaturie,
> - blutiges Magensekret.

Neben klinischen Hinweisen für Gerinnungsstörungen stehen dem Intensivmediziner verschiedene Laborverfahren zur Verfügung.

▶ **Standarddiagnostik.** Standarddiagnostik wie partielle Thromboplastinzeit (PTT), Quick und Plättchenzahl stehen erst mit erheblicher Zeitverzögerung zur Verfügung und reflektieren nicht den aktuellen Stand der Blutgerinnung:

- Quick und PTT sind nicht validiert für die Beurteilung massiver Blutverluste und haben keinen Vorhersagewert für den perioperativen Transfusionsbedarf. Zudem erfassen Quick und PTT methodikbedingt nur die Geschwindigkeit der Fibrinbildung und nicht die Gerinnselstabilität. Des Weiteren kann es durch die Bestimmung bei 37 °C im Citratblut zu falsch hohen Werten in vitro bei hypothermen, azidotischen Traumapatienten kommen.
- Die ausschließliche Bestimmung der Thrombozytenzahl erlaubt keinen Rückschluss auf zellbasierte Störungen der thrombozytären Gerinnung, sodass in der überwiegenden Anzahl der Kliniken bettseitig nur Hämoglobin, ionisiertes Kalzium und der pH-Wert als Informationen für die Gerinnungstherapie zur Verfügung stehen.

▶ **Fibrinogenkonzentration.** Die Beurteilung der Fibrinogenkonzentration wird bei der Bestimmung nach Claus durch Kolloide erheblich beeinträchtigt. Die Rolle der Thrombelastometrie als eine Point-of-Care-Vollblutmethode zur Beurteilung des Gerinnungsstatus gewinnt zunehmend an Bedeutung, da innerhalb von Minuten nach Blutentnahme Informationen über den aktuellen Stand der Fibrinbildung und Stabilität vorliegen.

▶ **TIC.** Die Behandlung massiv blutender Patienten stellt immense interdisziplinäre Herausforderung dar. Dilution, Verbrauch von Gerinnungsfaktoren mit Azidose, Hypothermie und dem Einsatz von Hydroxyethylstärke tragen alle zur Verstärkung der TIC bei. Für den Intensivmediziner besteht die Aufgabe, Maßnahmen zu treffen, um diese Einflüsse zu minimieren und Strategien für zielgerichtete Interventionen und Massivtransfusionen zu entwickeln, die sich an einer zeitnahen Gerinnungsanalyse am Krankenbett orientieren.

15.1.10 Reanimation beim Polytrauma – Besonderheiten

Patienten mit einem traumatisch bedingten Herz-Kreislauf-Stillstand haben eine schlechte Prognose [27]. Stumpfe Traumata scheinen dabei prognostisch noch ungünstiger zu sein als penetrierende Verletzungen.

Da einige Autoren Überlebensraten bis 17,9 % nach traumatischer Reanimation beschreiben [44], sind die Leitlinien zur traumatischen kardiopulmonalen Reanimation amerikanischer Fachgesellschaften [25] möglicherweise zu restriktiv. Die Reanimation selbst folgt den aktuellen Leitlinien des European Resuscitation Councils.

Besonderes Augenmerk sollte bei der traumatischen Reanimation auf potenziell reversible Ursachen gelegt werden („4 Hs, 4 Ts"). Aktuelle Daten weisen darauf hin, dass bei einem traumatisch bedingten Herz-Kreislauf-Stillstand die Prognose bei dem geringsten Verdacht auf ein Thoraxtrauma durch die beidseitige Anlage einer Thoraxdrainage verbessert wird [27].

> **Merke**
>
> „4 Hs": Hypoxämie, Hypovolämie, Hyperkaliämie, Hypokaliämie,
> „4 Ts": Spannungspneumothorax, Herzbeuteltamponade, Vergiftungen, thrombembolische Ereignisse.

15.1.11 Notfallmaßnahmen im Schockraum

Thoraxdrainage

Bei Patienten mit Thoraxtrauma sollte aufgrund der Gefahr der Entwicklung eines Spannungspneumothorax unter Beatmung die Indikation zur Anlage einer Thoraxdrainage großzügig gestellt werden. Eine Diagnostik muss während der Schockraumdiagnostik frühzeitig erfolgen und wird in der ATLS-Systematik unter B (= Breathing) vor Blutstillung oder Kreislaufstabilisierung berücksichtigt.

Beckenzwinge

Die Beckenzwinge dient der Notfallbehandlung des instabilen hinteren Beckenrings und stellt keine definitive Versorgung dar (▶ Abb. 15.4).

Im Unterschied zu Verletzungen der Extremitäten kommt es im Becken nicht zu einer Autotamponade der Blutung. Der konsekutive Blutverlust kann über 5 l betragen. Daher gilt eine Beckenfraktur mit hämodynamischer Instabilität als lebensbedrohliche Verletzung. Das Therapieprinzip der Beckenzwinge entspricht dem einer Schraubzwinge mit Kompression des hinteren Beckenrings.

80–90 % aller Blutungen bei instabiler Frakturen des Sakrums und des hinteren Beckenrings sind Folge einer Läsion des venösen präsakralen Plexus und Blutungen aus der Frakturzone, daher kann durch eine Kompression des hinteren Beckenrings der Blutverlust reduziert werden [56].

Tuchzwinge

Eine weitere Möglichkeit der Beckenringkompression besteht in der Ausübung lateralen Druckes auf den Trochanter major beidseits mittels einer einfach anzulegenden Tuchzwinge oder kommerziellen „Pelvic-Binder" (▶ Abb. 15.5). Hierbei wird bei intaktem Azetabulum der vordere Beckenring (z. B. bei Open-Book-Verletzungen), nicht jedoch der hintere, komprimiert [1].

15.1.12 Fixateur externe

In Ausnahmefällen bietet ein Fixateur externe die Möglichkeit der Stabilisierung z. B. des vorderen Beckenrings im Schockraum und sollte deshalb dort zur Verfügung stehen. In den meisten

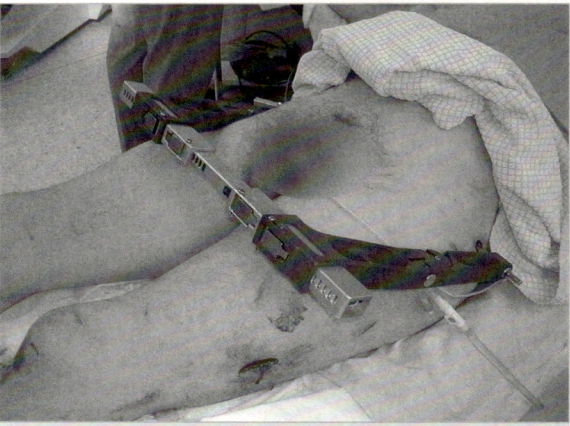

Abb. 15.4 Beckenzwinge zur Kompression des hinteren Beckenrings.

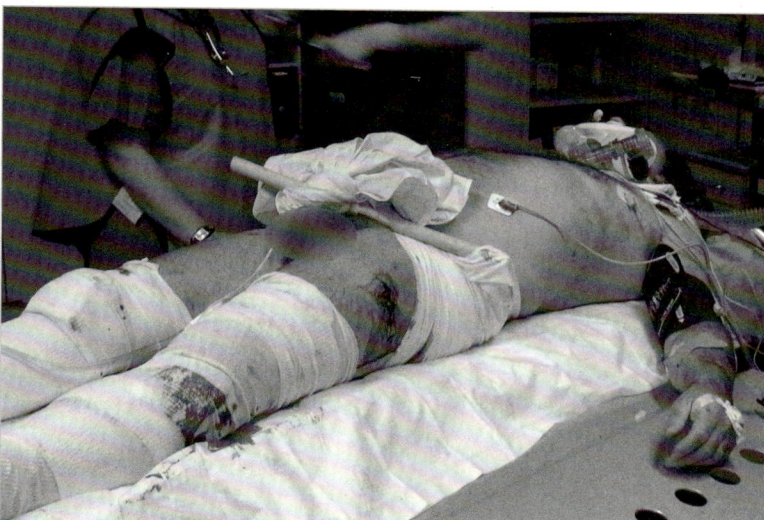

Abb. 15.5 Tuchzwinge zur temporären Stabilisierung des vorderen Beckenrings.

Fällen kann aber durch andere Maßnahmen eine Stabilisierung des Patienten erreicht werden, sodass die Anlage eines Fixateurs nicht im Schockraum, sondern im Operationssaal unter sicheren (Bildwandler) Bedingungen nach dem Konzept der Damage Control Surgery (s. u.) erfolgen kann.

15.1.13 Apparative Diagnostik

Sonografie (FAST)

Seit den frühen 1990er-Jahren hat sich die Sonografie zur Diagnostik von abdominalen Verletzungen etabliert und sich auch im Schockraum als FAST (Focused abdominal Sonography for Trauma) im ATLS-Algorithmus durchgesetzt.

Die Untersuchung erfolgt auf einem Längsschnitt rechtslateral (rechte Niere, rechter Leberlappen, Morrison-Pouch, Zwerchfell, Pleura), einem Längsschnitt linkslateral (linke Niere, Milz, Koller-Pouch, Zwerchfell, Pleura, Perikard), einem Querschnitt epigastrisch (linker Leberlappen, Perikard, große Gefäße, Pankreas) und einem Querschnitt suprapubisch (Douglas-Raum) beschränkt. Die Sensitivität zur Detektion von freier Flüssigkeit wird mit bis zu 90 % angegeben [38]. Die Qualität der Sonografie ist auch im Schockraum von den Fähigkeiten des Untersuchers abhängig und kann durch viele Faktoren (Lichtverhältnisse, Hautemphysem, Darmgasüberlagerung, Adipositas etc.) negativ beeinflusst werden.

> **Merke**
>
> Eine unauffällige FAST-Sonografie im Schockraum schließt das Vorliegen einer intraabdominellen Verletzung nicht sicher aus.

Besteht auch bei einem hämodynamisch stabilen Patienten der kleinste Verdacht auf eine abdominelle Verletzung (Unfallmechanismus), sollte daher die abdominelle Computertomografie (Traumaspirale mit Kontrastmittel!) erfolgen.

Bei hämodynamischer Instabilität und sonografisch nachgewiesener freier Flüssigkeit kann die Indikation zur Notfalllaparotomie gestellt werden.

Röntgen

Zur Detektion von lebensbedrohlichen Verletzungen des Thorax und des Beckens hat sich die konventionelle a.-p. Röntgendiagnostik von Thorax und Becken etabliert.

Zeigen sich hier Verletzungen, die bei der primären klinischen Untersuchung nicht erkannt worden sind, kann vor der weiteren Diagnostik eine entsprechende lebensrettende Therapie eingeleitet werden.

Computertomografie

Unter Nutzung der Multidetektor-CT kann ein Traumascan/Polytraumaspirale mit kompletter Schnittbildgebung des Verunfallten in sehr kurzer Zeit erfolgen. Der Einsatz der Ganzkörper-CT und somit das schnelle Erfassen aller relevanten Verletzungen bietet einen Überlebensvorteil von 3–6 %.

Für die moderne Traumadiagnostik muss daher die 24-h-Verfügbarkeit eines geeigneten Computertomografen in unmittelbarer Nähe zum Schockraum gefordert werden. Daher ist in einzelnen Zentren eine CT bereits fester Bestandteil des Schockraums.

Entscheidend bei der Anwendung sind für die Traumasituation adaptierte Protokolle. So kann mit einer CT-Angiografie bei der Diagnostik der Halswirbelsäule eine Dissektion oder Verletzung der hirnversorgenden Gefäße diagnostiziert werden. Weiter sollte für die Diagnostik viszeraler und thorakaler Verletzungen immer die Untersuchung mit Kontrastmittel durchgeführt werden. Diese und andere Faktoren (z. B. Schichtdicke, Rekonstruktionsebenen) sollten bei den Algorithmen auch für die radiologische Diagnostik unter dem Gesichtspunkt Geschwindigkeit der Traumadiagnostik berücksichtigt werden.

Magnetresonanztomografie

Die MRT spielt in der Akutdiagnostik der Traumaversorgung lediglich eine untergeordnete Rolle. Sie ist zeitintensiv, zusätzlich ergeben sich aus dem Magnetfeld und den beengten räumlichen Bedingungen weitere Limitationen. In der spezifischen Traumadiagnostik hat die MRT lediglich einen Stellenwert z. B. bei der Beurteilung von Schädel-Hirn-Verletzungen (axonales Schertrauma) oder Rückenmarkverletzungen in der Postakutphase.

Konventionelle Angiografie

Die konventionelle Angiografie ist Sonderindikationen vorbehalten, v. a. wenn eine interventionell-radiologische Therapie angezeigt sein kann. So können z. B. Blutungen im Rahmen einer Beckenverletzung interventionell versorgt werden. Ebenso können Gefäßdissektionen diagnostiziert und mittels interventionell eingebrachter Stents versorgt werden. Auch eine intraoperativ durchgeführte Angiografie bietet wichtige Informationen für die gefäßchirurgische Versorgung von Gefäßverletzungen der Extremitäten.

15.1.14 Primäre operative Versorgung

Bei der operativen Versorgung des Polytraumas müssen unterschieden werden:
- *lebensrettende Notfalleingriffe*, wie z. B. Druckentlastung von Schädel und Thorax, Blutstillung bei intraabdominelle Massenblutung und
- *dringliche Operationen*.

> **Merke**
> Für lebensrettende Operationen muss die Schockraumdiagnostik abgebrochen und ggf. nach dem Eingriff fortgesetzt werden. Bei dringlichen Operationsindikationen kann in die Schockraumdiagnostik abgeschlossen werden.

Dringlich zu operieren sind Organverletzungen in den großen Körperhöhlen, Wirbelsäulenverletzungen mit Rückenmarkkompression und offene Frakturen und Luxation großer Gelenke bzw. langer Röhrenknochen.

Unter Berücksichtigung der Gesamtsituation des Verletzten muss entschieden werden, ob eine frühe definitive operative Versorgung erforderlich und möglich ist. Eine initiale Operationsdauer von über 6 h geht mit einem signifikanten Anstieg der postoperativen Beatmungsdauer und Letalität einher [42].

Bereits seit den späten 1970er-Jahren ist daher bekannt, dass ein prioritätenorientiertes Stufenkonzept der operativen Versorgung die Überlebensaussichten verbessert [58]. Dieses Stufenkonzept der Damage Control Surgery (DCS) ist von den Erfahrungen der Behandlung penetrierender und stumpfer abdomineller Verletzungen mit Massenblutungen geprägt. Prinzip ist das Versorgen akut lebensbedrohlicher Verletzungen, nicht unmittelbar bedrohliche Verletzungen werden zunächst unversorgt gelassen oder lediglich stabilisiert, bis die akut lebensbedrohliche Gesamtsituation gebessert ist. Die endgültige Versorgung erfolgt dann in Etappen und unter kontrollierten Bedingungen. Eine primäre Stabilisierung nach DCS ermöglicht auch die Verlegung eines Patienten nach initialer Stabilisierung in ein spezialisiertes Zentrum zur definitiven Versorgung.

Effektive, minimal invasive, temporäre und schnell anzulegende Stabilisierungstechniken (z. B. Fixateur externe) berücksichtigen das DCS und verkürzen die initialen Operationszeiten [40].

15.1.15 Intensivmedizinische Weiterbehandlung

Polytraumatisierte Patienten unterscheiden sich in der intensivmedizinischen Weiterbehandlung von anderen Krankheitsbildern. Traumapatienten sind häufig jünger und relevante Begleiterkrankungen liegen seltener vor. Die Übernahme von Therapieempfehlungen anderer intensivmedizinischer Krankheitsbilder ist daher problematisch, evidenzbasierte Empfehlungen zu Zielparametern der Intensivtherapie polytraumatisierter Patienten können in Ermangelung valider Studien kaum gegeben werden. Therapieregime müssen individuell geplant werden.

Nach der initialen Stabilisierungsphase, in der v. a. die Versorgung von Blutungen und intrakraniellen Verletzungen im Fokus stehen, ist die intensivmedizinische Behandlung gekennzeichnet durch septische Komplikationen und sekundäre Organversagen („Crush-Syndrom", Nierenversagen, ARDS), die für die Letalität entscheidend sind.

Essenziell für die weitere Versorgung ist die interdisziplinäre Entwicklung einer Versorgungsstrategie. Hierbei ist der Gesamtverletzung und den pathophysiologischen Besonderheiten Rechnung zu tragen. Weiter muss im interdisziplinären Konsens abgewogen werden, zu welchem Zeitpunkt ein günstiges Nutzen-Risiko-Verhältnis für die definitive operative Versorgung besteht.

So profitiert ein Patient mit erhöhtem Hirndruck vom „Minimal Handling", die definitive Versorgung von Extremitäten-, Becken- oder Wirbelsäulenverletzungen muss ggf. verzögert werden. Analog muss z. B. bei der Planung einer Marknagelosteosynthese u. a. der pulmonale Status des Patienten berücksichtigt werden.

15.1.16 Gesundheitsökonomische Aspekte der Versorgung des Polytraumas

Trotz Einführung des DRG-Systems (DRG = Diagnosis-related Groups) in Deutschland bleibt die Polytraumaversorgung weiter unterfinanziert. Ein Hauptproblem ist die Abbildung der heterogenen, komplexen Patientenpopulation.

Die hoch spezialisierte Behandlung stellt eine erhebliche finanzielle Belastung für die Krankenhäuser dar. Mit der Einrichtung von Traumanetzwerken unter Auswertung des Traumaregisters der DGU können zukünftig vielleicht wissenschaftlich fundierte Lösungsmöglichkeiten für dieses Dilemma gefunden werden [28].

Sollten sich in der betriebswirtschaftlichen Bewertung der Schwerverletztenversorgung keine Veränderungen ergeben, ist eine wirtschaftlich gesteuerte Selektionierung des Patientenguts und ein Rückgang von an der Traumaversorgung beteiligten Häusern mit der Folge eines Rückgangs der flächendeckenden qualifizierten Traumaversorgung zu befürchten [19].

> **Kernaussagen**
>
> **Definition**
> Unter einem Polytrauma versteht man die Verletzung mehrerer Körperregionen oder Organsysteme, wobei wenigstens eine Verletzung oder die Kombination mehrerer vital bedrohlich ist und ein Injury Severity Score (ISS) ≥ 16 vorliegt.
>
> **Epidemiologie**
> In Deutschland erleiden ca. 35 000 Patienten im Jahr ein Polytrauma. Führend sind Verletzungen des Schädels und des Thorax.
>
> **Scoring-Systeme in der Polytraumaversorgung**
> Unterschiedliche Scoring-Systeme erlauben die initiale Abschätzung der Verletzungsschwere einzelner Organsysteme oder des Gesamtorganismus. Sie sind ein wichtiges Instrument zur Qualitätssicherung und haben spezifische Einschränkungen.
>
> **Pathophysiologie**
> Schwere Mehrfachverletzungen rufen eine komplexe, sekundäre systemische und immunologische Reaktion des Organismus hervor.
> Zelluläre Abwehrreaktionen führen zu einer posttraumatischen Immunsuppression, traumainduzierte Koagulopathie und Komplementaktivierung zu einer relevanten Gerinnungsstörung.

15.1 Polytrauma des Erwachsenen

Versorgungsstrukturen in Deutschland
Ein notarztgestütztes Rettungssystem ist für die Versorgung in Deutschland typisch, eine flächendeckende Luftrettung garantiert kurze Rettungswege.

Schockraummanagement
Ein effektives Schockraummanagement setzt professionelles, simultanes und interdisziplinäres Handeln voraus. Nur so können das Verletzungsmuster rasch erfasst und die spezifische Therapie eingeleitet werden. Detaillierte Empfehlungen liegen als interdisziplinäre S3-Leitlinie vor.

Atemwegsmanagement
Die Sicherung des Atemwegs hat die höchste Priorität. Bei hämodynamisch instabilen Patienten sollte auch ohne Atemwegsverletzung zügig eine definitive Atemwegssicherung mit Beatmung erfolgen. So können das Aspirationsrisiko gesenkt, das Sauerstoffangebot optimiert und die Atemarbeit reduziert werden.

Hämodynamisches Monitoring und Management
Lebensbedrohliche Verletzungen müssen zuerst erfasst und behandelt werden.
Bei jeder geplanten Erweiterung des Basismonitorings muss berücksichtigt werden, dass durch die Anlage von Kathetern die lebensrettende Diagnostik und Therapie nicht verzögert werden darf.
Die Behandlung blutender Traumapatienten folgt den Zielen: Stoppen der Blutung, Wiederherstellung des Blutvolumens und Wiederherstellung einer suffizienten Gerinnung.

Volumen- und Gerinnungsmanagement
Festgelegte Transfusionsstrategien bei massiven Blutungen können den Behandlungserfolg entscheidend beeinflussen. Das Vorhalten von Erythrozytenkonzentraten der Blutgruppe 0 negativ in einem Notfalldepot ist erforderlich.

Reanimation beim Polytrauma – Besonderheiten
Besonderes Augenmerk sollte bei der traumatischen Reanimation auf potenziell reversible Ursachen gelegt werden („4Hs, 4 Ts"):
- „4 Hs": Hypoxämie, Hypovolämie, Hyperkaliämie, Hypokaliämie,
- „4 Ts": Spannungspneumothorax, Herzbeuteltamponade, Vergiftungen, thrombembolische Ereignisse.

Aktuelle Daten weisen darauf hin, dass bei einem traumatisch bedingten Herz-Kreislauf-Stillstand die Prognose bei dem geringsten Verdacht auf ein Thoraxtrauma durch die beidseitige Anlage einer Thoraxdrainage verbessert wird.

Notfallmaßnahmen im Schockraum
Thoraxdrainagen und Kompression einer Beckenfraktur stellen die häufigsten chirurgischen Notfallmaßnahmen im Schockraum dar. Diese lebensrettenden Maßnahmen dürfen nicht durch erweiterte Diagnostik verzögert werden.

Fixateur externe
In Ausnahmefällen bietet ein Fixateur externe die Möglichkeit der Stabilisierung z. B. des vorderen Beckenrings im Schockraum und sollte deshalb dort zur Verfügung stehen.

Apparative Diagnostik
Standard der Polytraumadiagnostik sollte ein computertomografischer Traumascan sein. In Abhängigkeit von den lokalen Gegebenheiten wird zusätzlich im Schockraum eine Sonografie des Abdomens sowie konventionelles Röntgen von Thorax und Becken vorgenommen.

Primäre operative Versorgung
Für lebensrettende Notfalleingriffe muss ggf. die Schockraumdiagnostik unterbrochen werden. Unter Berücksichtigung der Gesamtsituation des Verletzten muss entschieden werden, wann eine definitive operative Versorgung erforderlich und möglich ist.
Das Konzept der „Damage Control Surgery" sieht die Versorgung in Etappen je nach klinischer Stabilisierung des Patienten vor.

Intensivmedizinische Weiterbehandlung
Intensivmedizinisch stehen septische Komplikationen und sekundäre Organversagen im Vordergrund.

Gesundheitsökonomische Aspekte der Versorgung des Polytraumas
Die Polytraumaversorgung bleibt trotz Einführung des DRG-Systems weiter unterfinanziert.

Literatur

[1] Archdeacon MT, Safian C, Le TT. A cadaver study of the trochanteric pelvic clamp for pelvic reduction. J Orthop Trauma 2007; 21(1): 38 – 42
[2] Bateman RM, Sharpe MD, Ellis CG. Bench-to-bedside review: microvascular dysfunction in sepsis – hemodynamics, oxygen transport, and nitric oxide. Crit Care 2003; 7(5): 359 – 373
[3] Boyd CR, Tolson MA, Copes WS. Evaluating trauma care: the TRISS method. Trauma Score and the Injury Severity Score. J Trauma 1987; 27(4): 370 – 378
[4] Bruce D, Nokes TJ. Prothrombin complex concentrate (Beriplex P/N) in severe bleeding: experience in a large tertiary hospital. Crit Care 2008; 12(4): R105
[5] Cohen J. The immunopathogenesis of sepsis. Nature 2002; 420(6917): 885 – 891
[6] Brohi K et al. Acute traumatic coagulopathy. J Trauma 2003; 54(6): 1127 – 1130
[7] Champion HR et al. A revision of the Trauma Score. J Trauma 1989; 29(5): 623 – 629
[8] CRASH-2 trial collaborators. Effects of tranexamic acid on death, vascular occlusive events, and blood transfusion in trauma patients with significant haemorrhage (CRASH-2): a randomised, placebo-controlled trial. The Lancet 2010. Im Internet: DOI:10 1016/S 0140-6736(10)60 835-5 1
[9] Cristofori L et al. Early onset of lipid peroxidation after human traumatic brain injury: a fatal limitation for the free radical scavenger pharmacological therapy? J Investig Med 2001; 49(5): 450 – 458
[10] Davis JW et al. Admission base deficit predicts transfusion requirements and risk of complications. J Trauma 1996; 41(5): 769 – 774
[11] Deutsche Gesellschaft für Unfallchirurgie (DGU). Weißbuch Schwerverletzten-Versorgung. 2. Aufl. 2012. Im Internet: http://www.dgu-online.de/qualitaet-sicherheit/schwerverletzte/weissbuch-schwerverletztenversorgung.html; Stand: 09.06.2013
[12] Deutscher Verkehrsbeirat. Unfallstatistik aktuell. Im Internet: http://www.dvr.de/betriebe_bg/daten/unfallstatistiken.htm; Stand: 09.06.2013
[13] Diez C, Varon AJ. Airway management and initial resuscitation of the trauma patient. Curr Opin Crit Care 2009; 15(6): 542 – 547

[14] Ellger B, Debaveye Y, Van den Berghe G. Endocrine interventions in the ICU. Eur J Intern Med 2005; 16(2): 71–82

[15] Flierl MA et al. Phagocyte-derived catecholamines enhance acute inflammatory injury. Nature 2007; 449(7163): 721–725

[16] Flohe S et al. Immune response of severely injured patients – influence of surgical intervention and therapeutic impact. Langenbecks Arch Surg 2007; 392(5): 639–648

[17] Gebhard F, Huber-Lang M. Polytrauma–pathophysiology and management principles. Langenbecks Arch Surg 2008; 393(6): 825–831

[18] Geeraedts LM jr. et al. Exsanguination in trauma: A review of diagnostics and treatment options. Injury 2009; 40(1): 11–20

[19] Grotz M et al. DRG-Entlohnung beim Polytrauma. Ein Vergleich mit den tatsächlichen Krankenhauskosten anhand des DGU-Traumaregisters. Der Unfallchirurg 2004; 107(1): 68–75

[20] Haas T et al. The in vitro effects of fibrinogen concentrate, factor XIII and fresh frozen plasma on impaired clot formation after 60% dilution. Anesth Analg 2008; 106(5): 1360–1365

[21] Hassid VJ et al. Definitive establishment of airway control is critical for optimal outcome in lower cervical spinal cord injury. J Trauma 2008; 65(6): 1328–1332

[22] Hecke F et al. Circulating complement proteins in multiple trauma patients – correlation with injury severity, development of sepsis, and outcome. Crit Care Med 1997; 25(12): 2015–2024

[23] Hess JR et al. The coagulopathy of trauma: a review of mechanisms. J Trauma 2008; 65(4): 748–754

[24] Hill AG, Hill GL. Metabolic response to severe injury. Br J Surg 1998; 85(7): 884–890

[25] Hopson LR et al. Guidelines for withholding or termination of resuscitation in prehospital traumatic cardiopulmonary arrest. J Am Coll Surg 2003; 196(3): 475–481

[26] Huber-Lang M et al. Generation of C5a in the absence of C3: a new complement activation pathway. Nat Med 2006; 12(6): 682–687

[27] Huber-Wagner S et al. Outcome in 757 severely injured patients with traumatic cardiorespiratory arrest. Resuscitation 2007; 75(2): 276–285

[28] Juhra C et al. Abbildung des schwer verletzten Patienten im G-DRG-System 2008. Der Unfallchirurg 2009; 112(5): 525–532

[29] Kenet G et al. Treatment of traumatic bleeding with recombinant factor VIIa. Lancet 1999; 354(9193): 1879

[30] Kohl J. The role of complement in danger sensing and transmission. Immunol Res 2006; 34(2): 157–176

[31] Koller M, Wick M, Muhr G. Decreased leukotriene release from neutrophils after severe trauma: role of immature cells. Inflammation 2001; 25(1): 53–59

[32] Kühne CA et al. Polytraumaversorgung in Deutschland. Eine Standortbestimmung. Der Unfallchirurg 2006; 109(5): 357–366

[33] Lefering R. Development and validation of the revised injury severity classification score for severely injured patients. Eur J Trauma Emerg Surg 2009; 35(5): 437–447

[34] Lefering R et al. Jahresbericht Traumaregister DGU 2012. Deutsche Gesellschaft für Unfallchirurgie (DGU) Sektion Intensiv- & Notfallmedizin, Schwerverletztenversorgung (NIS) und Akademie der Unfallchirurgie GmbH (AUC); 2012: 1–30

[35] Maegele M et al. Early coagulopathy in multiple injury: an analysis from the German Trauma Registry on 8724 patients. Injury 2007; 38(3): 298–304

[36] Malone DL, Hess JR, Fingerhut A. Massive transfusion practices around the globe and a suggestion for a common massive transfusion protocol. J Trauma 2006; 60(6 Suppl): S91–96

[37] Matzinger P. The danger model: a renewed sense of self. Science 2002; 296(5566): 301–305

[38] McGahan JP, Richards J, Gillen M. The focused abdominal sonography for trauma scan: pearls and pitfalls. J Ultrasound Med 2002; 21(7): 789–800

[39] Nast-Kolb D et al. Algorithmus für das Schockraummanagement beim Polytrauma. Der Unfallchirurg 1994; 97(6): 292–302

[40] Nast-Kolb D et al. „Damage control orthopedics". Der Unfallchirurg 2005; 108(10): 804, 806–811

[41] Nolan J. Fluid resuscitation for the trauma patient. Resuscitation 2001; 48(1): 57–69

[42] Pape H et al. Welche primäre Operationsdauer ist hinsichtlich eines „Borderline- Zustandes" polytraumatisierter Patienten vertretbar? Eine prospektive Evaluation anhand des Traumaregisters der DGU. Der Unfallchirurg 1999; 102(11): 861–869

[43] Perel P, Roberts I. Colloids versus crystalloids for fluid resuscitation in critically ill patients. Cochrane Database Syst Rev 2007; 4: p. CD000567

[44] Pickens JJ, Copass MK, Bulger EM. Trauma patients receiving CPR: predictors of survival. J Trauma 2005; 58(5): 951–958

[45] Rossaint R et al. Management of bleeding following major trauma: an updated European guideline. Crit Care 2010; 14(2): R52

[46] Rotstein OD. Modeling the two-hit hypothesis for evaluating strategies to prevent organ injury after shock/resuscitation. J Trauma 2003; 54(5 Suppl): S203–206

[47] Ruchholtz S et al. Das Traumanetzwerk der Deutschen Gesellschaft für Unfallchirurgie. Zur Einrichtung, Organisation und Qualitätssicherung eines regionalen Traumanetzwerkes der DGU. Der Unfallchirurg 2007; 110(4): 373–379

[48] Ruchholtz S et al. Rückgang der Traumaletalität. Dtsch Ärztebl 2008; 105(13): 225–231

[49] Santoni BG et al. Manual in-line stabilization increases pressures applied by the laryngoscope blade during direct laryngoscopy and orotracheal intubation. Anesthesiology 2009; 110(1): 24–31

[50] Schmidt OI et al. Closed head injury – an inflammatory disease? Brain Res Brain Res Rev 2005; 48(2): 388–399

[51] Schweiberer L et al. Das Polytrauma: Behandlung nach dem diagnostischen und therapeutischen Stufenplan. Der Unfallchirurg 1987; 90(12): 529–538

[52] Singer M et al. Multiorgan failure is an adaptive, endocrine-mediated, metabolic response to overwhelming systemic inflammation. Lancet 2004; 364: 545–548

[53] Stiletto R et al. Die kontinuierliche Herzminutenvolumenmessung als „hämodynamisches Online-Monitoring" bei polytraumatisierten Intensivpatienten: Technisch möglich – klinisch sinnvoll? Unfallchirurg 2001; 104(11): 1043–1047

[54] Styner JK. The birth of Advanced Trauma Life Support (ATLS). Surgeon 2006; 4(3): 163–165

[55] Teasdale G, Jennett B. Assessment of coma and impaired consciousness. A practical scale. Lancet 1974; 2(7872): 81–84

[56] Tiemann A, Hofmann G. Beckenzwinge. Trauma und Berufskrankheit 2008; 10(2): 110–115

[57] Toh CH, Hoots WK. The scoring system of the Scientific and Standardisation Committee on Disseminated Intravascular Coagulation of the International Society on Thrombosis and Haemostasis: a 5-year overview. J Thromb Haemost 2007; 5(3): 604–606

[58] Trentz O et al. Kriterien für die Operabilität von Polytraumatisierten. Unfallheilkunde 1978; 81(6): 451–458
[59] Wurmb T et al. Polytraumamanagement im Wandel. Zeitanalyse neuer Strategien für die Schockraumversorgung. Der Unfallchirurg 2009; 112(4): 390–399

15.2 Verletzungen der Organsysteme und ihre intensivmedizinische Relevanz

R. Hartensuer, M. J. Raschke, M. Boschin, B. Ellger

Intensivmedizinisch relevante Störungen von Organsystemen sind in anderen Kapiteln dieses Buches bereits beschrieben. Patienten mit der Diagnose „Polytrauma" weisen Besonderheiten auf, die einer spezifischen intensivmedizinischen Therapie bedürfen und hier erläutert werden sollen.

Das Schädel-Hirn-Trauma (SHT) ist in Kap. 12.3 abgehandelt.

15.2.1 Maxillofaziale Verletzungen

Eine massive Blutung aus dem Mund-Rachen-Raum kann eine akute Gefährdung der Atemwege darstellen oder hämodynamisch wirksam sein. Groteske Knochen- und Weichteilverletzungen erschweren häufig das Atemwegsmanagement. Der Austritt klarer Flüssigkeit aus der Nase ist ein Hinweis auf ein Liquorleck. Die Intubation sollte frühzeitig erfolgen, bevor eine Schwellung die Atemwege komprimiert.

Primäre und sekundäre Versorgung

Die Versorgung von komplexen Verletzungen dieser Körperregion erfordert die enge Zusammenarbeit von Neurochirurgie, Mund-Kiefer-Gesichtschirurgie, Hals-Nasen-Ohren- und Augenheilkunde mit dem übrigen Team der Traumaversorgung. Bei den meisten knöchernen Traumafolgen ist die definitive Versorgung im Anschluss an die Akutversorgung nach Abschwellen der Weichteile möglich. Ausgenommen hiervon sind einige spezielle Verletzungen wie die traumatische Optikusläsion, Einklemmung von Augenmuskeln und Bulbusverletzungen. Im Gegensatz zu Weichteilverletzungen des Stammes sollte im Gesicht eine zeitnahe definitive Weichteilversorgung mit Entfernung aller Fremdkörper und sparsamem Débridement durchgeführt werden.

15.2.2 Hämodynamische Insuffizienz

In der Initialphase der Polytraumaversorgung ist eine hämodynamische Insuffizienz meist durch Volumenverlust infolge Verletzungen verschiedener Organsysteme bedingt. In der späteren Phase dominiert häufig die generalisierte Inflammation mit Vasoplegie.

Intensivmedizinische Herausforderungen

Die Zielparameter der Hämodynamik orientieren sich an der normalen Physiologie, ein systolischer Blutdruck > 90 mmHg und ein arterieller Mitteldruck > 60 mmHg werden propagiert – ohne dass hierfür ausreichend Daten vorliegen. In der akuten Hämorrhagie ohne SHT mag bei jungen Patienten ein niedrigerer Blutdruck sinnvoll sein („permissive Hypotension"), um Blutverlust und Koagulopathie und damit den Transfusionsbedarf zu minimieren und die Prognose zu verbessern [14], für SHT-Patienten sind diese Zielwerte meist zu niedrig (Kap. 12.2).

Nach einer initialen, katecholaminvermittelten Vasokonstriktion kommt es häufig zur inflammationsbedingten Vasoplegie mit systemarterieller Hypotension. Septische Komplikationen nach Traumen sind häufig und erfordern zur Kreislaufstabilisierung den Einsatz eines Vasopressors. Noradrenalin ist der Vasopressor der Wahl. Dopamin scheint eher mit Schaden für den Patienten verbunden zu sein und sollte lediglich in Ausnahmefällen angewendet werden [5].

Der Einsatz von Vasopressin, v.a. bei Patienten mit SHT, wird kontrovers diskutiert, sowohl Zerebroprotektion als auch negative Auswirkungen auf die zerebrale Oxygenierung sind beschrieben. Vasopressin in hoher Dosis (> 2,4 U/h) kann zu Minderperfusion in der Endstrombahn mit Nekrosen führen und sollte daher nicht eingesetzt werden. Kortikoide können die α-adrenerge Wirkung verbessern; ob sich dadurch die Prognose verbessert, ist sehr fraglich. Beim SHT sind Kortikoide kontraindiziert.

15.2.3 Thorakale Verletzungen

Diagnostisches Vorgehen

Nach klinischer Untersuchung mit Inspektion (Prellmarken, Atemmechanik, Atemfrequenz, Emphysem usw.), Perkussion und Auskultation (abgeschwächtes Ventilationsgeräusch, Rasselgeräusche usw.) erfolgt bereits im Schockraum die initiale apparative Bildgebung (Kap. 15.1).

Pathophysiologie und Verletzungsmorphologie

Beim Thoraxtrauma sind in Zentraleuropa stumpfe Verletzungen führend. Die Inzidenz des schweren Thoraxtraumas beträgt über 60 % [15]. Rippenfrakturen, Hämato- und Pneumothoraces sowie Kontusionsverletzungen der Lunge werden häufig beobachtet. Seltener sind Blutungen im Tracheobronchialsystem. Die Gesamtschwere des Thoraxtraumas ist ein entscheidender Faktor für die Letalität und die Entwicklung von Komplikationen während der weiteren intensivmedizinischen Behandlung [10].

> **Praxistipp**
>
> Neben der isolierten Betrachtung der Lungenverletzung muss die Gesamtbehandlung des Polytraumas gemäß den Strategien der Damage Control Surgery in Abhängigkeit vom pulmonalen Status geplant werden. Jede zusätzliche Belastung durch einen „second hit" (Embolien, operatives Trauma, septische Komplikationen) muss vermieden werden [27].

Frakturen des knöchernen Thorax

Rippenfrakturen stellen die häufigste Verletzung dar. Verletzungen der ersten 2 Rippen sind immer Hinweise auf eine schwere Gewalteinwirkung, da sie aufgrund ihrer anatomischen Lage zum Schultergürtel entsprechend geschützt sind. Rippenfrakturen und Frakturen des Sternums können durch Instabilität des Thorax die Atemmechanik beeinträchtigen, klinisch zeigt sich ein paradoxes bzw. inverses Atemmuster. Neben gestörtem pulmonalem Gasaustausch mit Atelektasenbildung führt die begleitende Schmerzsymptomatik zur weiteren Einschränkung der Respiration. Frakturierte Rippen können zudem Lunge, Herz sowie weitere intrathorakale oder intraabdominelle Organe verletzen.

Pneumothorax, Hämatothorax und Spannungspneumothorax

Bei Spannungspneumothorax oder relevantem Hämato- oder Pneumothorax stellt die präklinisch oder im Schockraum angelegte Thoraxdrainage unter kontinuierlicher Sogbehandlung (10–20 cm H_2O) in den meisten Fällen bereits die definitive Therapie dar. Große Fisteln bei ausgedehnten Lungenlazerationen können die chirurgische Versorgung erfordern. Ein klinisch vermuteter Spannungspneumothorax soll umgehend dekomprimiert werden [6].

Mediastinale Verletzungen

Verletzungen von Organen des Mediastinums können durch stumpfe Gewalt, durch penetrierende Verletzungen oder als Folge von Verletzungen des knöchernen Thorax entstehen.

▶ **Verletzungen der großen Luftwege.** Sie sind selten, jedoch mit einer hohen Letalität assoziiert. Sie sind zumeist Ausdruck eines stumpfen Traumas, selten auch eines Intubationsschadens, und finden sich überwiegend proximal der Carina. Hämoptysen, Hautemphysem, Spannungspneumothorax, peribronchiale Luft und ein Pneumomediastinum sind erste Hinweise. Die Diagnosesicherung erfolgt durch Computertomografie (CT) und Bronchoskopie. In der Akutsituation kann der Endotrachealtubus unter bronchoskopischer Sicht über die Ruptur platziert werden, bei unilateralen Bronchusverletzungen ist die Platzierung des Tubus in den unverletzten Hauptbronchus sinnvoll. Hilfsmittel wie ein Bronchusblocker können notwendig werden. Bei relevanten endoluminalen Blutungen ist das bronchoskopische Absaugen und Entfernen von Koageln und Blut sinnvoll, um Bronchusokklusionen und Atelektasen zu vermeiden. Umschriebene Blutungen können durch Unterspritzen mit z. B. Adrenalin gestillt werden. In vielen Fällen ist eine chirurgische Therapie indiziert.

▶ **Verletzungen des Ösophagus.** Sie werden endoskopisch diagnostiziert, die Therapie erfolgt meist konservativ. Penetrierende Verletzungen des Ösophagus sollten innerhalb von 24 h einer primär rekonstruktiven Therapie zugeführt werden [6].

▶ **Verletzungen des Herzens und der Koronararterien.** Sie können zu einer strukturellen Schädigung des Herzens (z. B. Herzmuskelruptur oder Papillarmuskelabriss) und zu Störungen der systolischen und diastolischen Pumpfunktion führen. Blutungen in den Herzbeutel können über ein obstruktives Pumpversagen schnell lebensbedrohlich sein.

> **Merke**
>
> Klinisch sollten obere Einflussstauung, Anstieg des zentralvenösen Druckes und Abfall des arteriellen Blutdrucks mit fehlender Volumenreagibilität an das Vorliegen einer Perikardtamponade denken lassen. Die Diagnose kann früh im Rahmen der FAST-Untersuchung gesichert werden (Kap. 15.1). Therapeutisch muss das Perikard akut mittels Punktion oder offen chirurgisch entlastet werden.

Die Contusio cordis ist relativ häufig und als Folge der stumpfen Gewalteinwirkung auf den Thorax bzw. das Sternum zu sehen. Eine Kombination mit Rippen- oder Sternumfrakturen ist oft anzutreffen.

Laborchemisch fallen Erhöhungen von Troponin und CK (CK-MB) auf, meist ohne relevante Ischämiezeichen im 12-Kanal-EKG. Echokardiografisch können segmentale Wandbewegungsstörungen oder eine Einschränkung der globalen Pumpfunktion auffallen.

Es ist grundsätzlich auch an eine mögliche Dissektion der Herzkranzgefäße zu denken, insbesondere Zeichen eines ST-Streckenhebungsinfarkts sind als alarmierendes Signal zu werten und sollten eine notfallmäßige weitere kardiologische Diagnostik zur Folge haben (Kap. 11).

▶ **Verletzungen der intrathorakalen Gefäße.** Sie entstehen meist im Rahmen von Dezelerationstraumen. Rupturen und Dissektionen sind hier möglich. Die Diagnose erfolgt mittels CT-Angiografie. Schwere vaskuläre Verletzungen haben eine ungünstige Prognose. Die Indikation zur Notfallthorakotomie wird bei einem Hämatothorax von initial mehr als 1500–2000 ml, dem Bild eines anhaltenden Schockzustands bei Hämatothorax sowie bei anhaltender Blutung von mehr als 200 ml/h aus der Thoraxdrainage im Verlauf gesehen [27].

Auf eine *Vertebralarteriendissektion* weisen Verletzungen der Halswirbelsäule hin, ihr Ausschluss muss in der Angiografie erfolgen. Dissektionen oder Rupturen der thorakalen Aorta können sich bis in die Mesenterialgefäße fortsetzen und können zur Ischämie der Endstrombahn führen (cave: akutes Abdomen einige Tage nach Trauma). Die Diagnose wird in der Angiografie gestellt, meist sind eine konservative Therapie mit Antikoagulation oder ein Stenting sinnvoll. Eine chirurgische Intervention ist nur bei akuten, lebensbedrohlichen Blutungen oder Ischämie indiziert [1].

Primäre und sekundäre Versorgung

In den meisten Fällen ist die primäre Anlage einer Thoraxdrainage im Schockraum neben dem notwendigen Notfalleingriff auch die definitive chirurgische Therapie des Thoraxtraumas. Nur wenige schwerwiegende Verletzungen verlangen ein erweitertes chirurgisches Vorgehen, haben dann aber auch eine schlechte Prognose.

Fast alle Thoraxverletzungen gehen mit einer mehr oder weniger ausgeprägten Lungenkontusion einher. Diese bestimmt maßgeblich den weiteren intensivmedizinischen Verlauf. Dieser Tatsache muss sowohl im Rahmen der intensivmedizinischen Behandlung als auch bei der Planung der Versorgung aller anderen Verletzungen des polytraumatisierten Patienten Rechnung getragen werden.

Intensivmedizinische Herausforderungen

Direkte Traumafolgen können unmittelbar zu Störungen der Atemmechanik und des Gasaustauschs führen. Eine Beatmung mit positivem endexspiratorischen Druck (PEEP) ist hier notwendig. Vorsicht ist geboten, wenn ein zunächst spontan atmender Patient narkotisiert und kontrolliert beatmet werden soll. Zunächst wenig dramatische Lungenlazerationen können unter dem positiven intrapulmonalen Druck eindrucksvolle Leckagen liefern. Pneumothorax, Spannungspneumothorax, Pneumomediastinum oder Hautemphysem können sich entwickeln und eine Drainage nötig machen.

Auch wenn das Konzept der lungenprotektiven Beatmung nicht primär für Traumapatienten validiert wurde, so empfiehlt sich aus pathophysiologischen Überlegungen die Verwendung niedriger Tidalvolumina (< 6 ml/kg). Wenn die optimierte Respiratortherapie keinen ausreichenden Gasaustausch sicherstellt, können extrakorporale Verfahren sinnvoll werden; die Studienlage besteht hier lediglich aus kleinen Fallserien mit optimistischen Resultaten.

Eine venovenöse extrakorporale Membranoxygenierung (ECMO) verspricht die beste Effektivität, v. a. bei kombinierten Oxygenierungs- und Ventilationsstörungen (▶ Abb. 15.6). Da moderne Schlauchsysteme heparinbeschichtet sind, kann die systemische Heparinisierung zurückhaltend mit niedrigem Blutungsrisiko erfolgen. Ein arteriovenöses Verfahren (z. B. NOVALUNG®) kann bei Patienten mit Ventilationsstörung zur CO_2-Elimination sinnvoll sein; diese Systeme können zumindest einige Tage auch ohne systemische Antikoagulation eingesetzt werden. Hier ist v. a. an Patienten mit SHT zu denken, die aufgrund einer pulmonalen Begleitverletzung nicht mit einem lungenprotektiven Beat-

15.2 Verletzungen der Organsysteme und ihre intensivmedizinische Relevanz

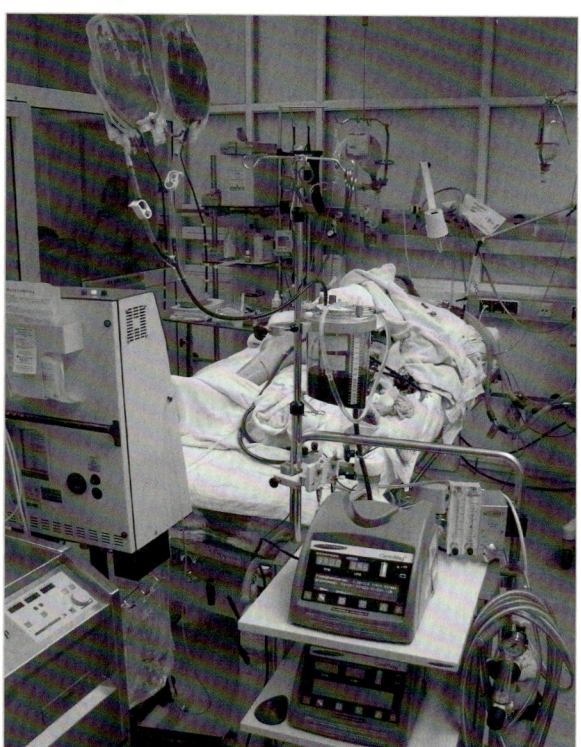

Abb. 15.6 Polytraumapatient mit akutem Lungenversagen und ECMO-Therapie.

mungsmuster normoventiliert werden können und bei denen der CO_2-Anstieg zu einem Anstieg des Hirndrucks führt.

Patienten mit instabilem Thorax benötigen nicht selten über mehrere Wochen eine Beatmung mit PEEP. Eine frühzeitige Tracheotomie ist oft sinnvoll. In der Regel wird eine perkutane Dilatationstracheotomie durchgeführt. Die Analgosedierung kann reduziert werden und der Patient unter PEEP spontan atmen. Unter Berücksichtigung der üblichen Kontraindikationen können zur optimalen Schmerztherapie auch Regionalverfahren wie thorakale Periduralkatheter oder Paravertebralblockaden eingesetzt werden [19]. Beim instabilen Thorax kann die chirurgische Rekonstruktion des knöchernen Thorax zur Verbesserung der Atemmechanik in Betracht gezogen werden.

Die Inzidenz von Pneumonien und akutem Atemnotsyndrom (ARDS) ist bei Polytraumapatienten hoch. Bis zu 14 % der Patienten versterben an ARDS [20]. Allgemeine Prinzipien der Pneumonieprophylaxe sollten streng eingehalten werden (Oberkörperhochlagerung, Physiotherapie). Dem frühen Erkennen von ersten Infektionszeichen sollte eine adäquate empirische Antibiotikatherapie folgen (Kap. 8.3). Die selektive Dekontamination des Verdauungstrakts (SDD) erscheint bei Traumapatienten sinnvoll [25], klinikspezifische Faktoren müssen jedoch bei der Einführung von SDD berücksichtigt werden, eine mikrobiologische Resistenzkontrolle ist erforderlich.

Lungenkontusionen und Embolien (z. B. Fettembolien nach Frakturversorgung) können zu einem pulmonalarteriellen Hypertonus mit rechtsventrikulärer Dysfunktion führen. Hier gelten die in anderen Kapiteln dieses Buches vorgestellten Therapieprinzipien.

15.2.4 Abdominelle Verletzungen

Diagnostisches Vorgehen

Klinische Zeichen abdomineller Verletzungen wie Abwehrspannung oder Druckdolenz können beim analgosedierten Patienten kaum evaluiert werden, ein pralles Abdomen kann ein wichtiger Hinweis auf eine Blutung sein. Die früher regelhaft durchgeführte Peritoneallavage zur Diagnostik von intraabdominellen Blutungen ist heute durch die hochauflösende CT abgelöst worden. Der Stellenwert der Abdomensonografie wird aufgrund der typischen Abhängigkeit der Untersuchungsqualität von den Fähigkeiten des Untersuchers und den Umgebungsbedingungen im Schockraum kontrovers diskutiert.

Die konventionelle Angiografie hat bei der Primärdiagnostik keinen Stellenwert mehr. Die angiografische Intervention stellt jedoch bei persistierenden arteriellen Blutungen eine wenig invasive Therapieoption dar.

> **Merke**
>
> Der Stellenwert der minimalinvasiven Verfahren ist in der akuten Traumasituation nach wie vor kritisch zu sehen und sollte Ausnahmeindikationen vorbehalten bleiben. Beim instabilen Traumapatienten ermöglicht die mediane Laparotomie den übersichtlichsten und zügigsten Zugang zum gesamten Abdomen [23].

Pathophysiologie und Verletzungsmorphologie

Die Inzidenz eines schweren Abdominaltraumas beim Polytrauma beträgt rund 20 % [15]. Patienten mit intraabdomineller Massenblutung haben eine Letalität von bis zu 39 % [15]. Die Letalität steigt in den ersten 90 min im Schockraum pro 3 min Verzögerung bis zur operativen Therapie um 1 % [13]. Gefäßrupturen und Verletzungen von parenchymatösen Organen stehen im Vordergrund.

> **Merke**
>
> Besonders Verletzungen der parenchymatösen Organe (Leber, Milz, Nieren) können in kürzester Zeit zu lebensbedrohlichen Blutverlusten führen. Bei kreislaufinstabilen Patienten und komplexen intraabdominellen Schäden sollte nach dem Damage-Control-Prinzip (Blutstillung, Packing/Wrapping, provisorischer Bauchdeckenverschluss) vorgegangen werden. Eine Second-Look-Operation sollte in diesen Fällen nach 24–48 h stattfinden [6].

▶ **Leberverletzungen.** Bei der Versorgung von Leberverletzungen trat in den letzten Jahrzehnten das konservative Management in den Vordergrund. Eine schwere hämodynamische Insuffizienz und eine zunehmende Blutung (wiederholte Sonografiekontrollen) bedingen die Notwendigkeit einer operativen Therapie. Diese reicht vom Übernähen von Parenchymverletzungen bis hin zu anatomischen und atypischen Teilresektionen oder dem „Packing". Als Ultima Ratio kann die totale Hepatektomie mit konsekutiver Lebertransplantation in Betracht gezogen werden [2].

▶ **Milzverletzungen.** Sie können in der Regel unter engmaschiger Überwachung konservativ behandelt werden. Bei Auftreten einer hämodynamischen Instabilität besteht die Indikation zur operativen Therapie. Hierzu stehen abhängig vom Verletzungsgrad folgende Techniken zur Verfügung:

- Kompression,
- Aufbringen von Hämostyptika (Fibrinkleber, Kollagenvlies),
- Argonplasma- oder Infrarotkoagulation,
- Parenchymnähte,
- Mesh-Beutel,
- Segmentresektion,
- Splenektomie.

Versuche zur Milzerhaltung müssen an die individuelle Verletzungssituation des Patienten adaptiert werden.

Merke
Für eine ausreichende Immunfunktion sollte die Hälfte der Milz erhalten bleiben [23]. Dies ist bei Erwachsenen jedoch meist zu vernachlässigen.

Praxistipp
Nach Splenektomie muss innerhalb von 3 Wochen bzw. nach Erholung des Patienten von seiner Intensivtherapie eine Impfung mit polyvalentem Pneumokokken- und Haemophilus-influenzae-Vakzin (HIB) erfolgen, um einem OPSI-Syndrom („overwhelming post-splenectomy infection") vorzubeugen.

Im Rahmen der Operation aber auch der intensivmedizinischen postoperativen Therapie sollte immer die topografische Nähe des Pankreasschwanzes zum Milzhilus bedacht werden. So können traumatische aber auch iatrogene Verletzungen in diesem Bereich frühzeitig erkannt und therapiert werden.

▶ **Nierenverletzungen.** Verletzungen der Nieren können zu einem retroperitonealen Hämatom führen. Die Blutungen tamponieren sich meist selbst, eine operative Intervention führt häufig zu hohen Blutverlusten. Bei Nierenkontusionen und stabilen Kreislaufverhältnissen kann meist ein konservatives Vorgehen erfolgen. Schwere Nierenverletzungen sollten operativ versorgt werden [6]. Verletzungen des Nierengefäßstiels erfordern die angiografische Absicherung einer möglichst zeitnahen chirurgischen Rekonstruktion, um die Ischämiezeit gering zu halten.

▶ **Harnwegsverletzungen.** Verletzungen der Harnwege sind häufig mit Darmläsionen vergesellschaftet. Die Harnwege können bereits im CT dargestellt werden. Therapeutisch ist die spannungsfreie Anastomose unter Schienung anzustreben. Bei instabilen Kreislaufverhältnissen kann die kutane Ureterostomie als Akutmaßnahme notwendig werden. Ein Doppel-J-Pigtail-Katheter wird in der Regel für 6 Wochen in situ belassen.

▶ **Blasenverletzungen.** Sie sind häufig mit Verletzungen des knöchernen Beckens vergesellschaftet. Der Nachweis kann mittels retrograder Zystografie erbracht werden. Kontusionen und kleine extraperitoneale Rupturen können mit einem Blasenkatheter für 7–10 Tage zur Ausheilung gebracht werden. Bei ausgedehnten Befunden ist eine operative Rekonstruktion mit suprapubischer Ableitung nötig [6].

▶ **Pankreasverletzungen.** Verletzungen des Pankreas können initial leicht übersehen werden und zu einer lebensbedrohlichen Pankreatitis führen. Am häufigsten sind Verletzungen im Bereich des Pankreaskorpus unmittelbar vor der Wirbelsäule lokalisiert. Isolierte Pankreasverletzungen gehen oft mit unspezifischen Symptomen einher. Auch laborchemisch findet sich nicht zwangsläufig eine Korrelation zwischen den Pankreasenzymen und der Verletzungsschwere. Eine Erhöhung des Serumamylasespiegels lässt an eine Pankreasläsion denken. Diese findet sich aber nur in rund 70% aller Pankreasverletzungen und ist frühestens 3 h nach dem Unfallereignis zu erwarten [8].

Abhängig vom Grad der Verletzung kann, soweit keine Zeichen einer Peritonitis vorliegen und keine klinische Verschlechterung des Patienten eintritt, eine konservative Therapie erfolgen. Hierbei ist eine totale parenterale Ernährung unter breiter antibiotischer Abdeckung nötig. Therapeutisch kann die exokrine Pankreassekretion z. B. durch Gabe von Somatostatin reduziert werden. Höhergradige Pankreasverletzungen bedürfen einer viszeralchirurgischen Versorgung.

▶ **Hohlorganverletzungen.** Verletzungen von Hohlorganen (Dünn- und Dickdarm, Magen, Harnblase) zeigen in der akuten Phase selten ein lebensbedrohliches Bild. Eine Peritonitis kann aber in der Folge entstehen und den intensivmedizinischen Verlauf komplizieren. Da die Diagnostik dieser Verletzungen im Schockraum erschwert ist, kommt der regelmäßigen klinischen Reevaluation auf der Intensivstation eine besondere Bedeutung zu. Hierbei muss eine Diagnostik einer möglichen Verletzung vor der Entstehung der Komplikation angestrebt werden.

Selbst wenn in der initialen CT-Diagnostik eine Läsion eines Hohlorgans nicht sicher diagnostiziert wurde, ist der Befund in aller Regel doch für eine weiterführende Diagnostik (endoskopisch retrograde Cholangiopankreatikografie [ERCP], Gastrografinpassage bzw. -einlauf, Angiografie) richtungsweisend.

Intensivmedizinische Herausforderungen

Während die Herausforderung bei Verletzungen von Leber, Milz oder großen Gefäßen in erster Linie in der vitalen Gefährdung durch die Blutung zu sehen ist, gilt es bei Verletzungen der Hohlorgane und des Pankreas primär darum, septische Komplikationen und sekundäre Organversagen zu vermeiden.

Bedingt durch das Crush-Syndrom, Hämatome, Darmatonie oder verletzungsbedingte Schwellung kann es zur Ausbildung eines abdominellen Kompartmentsyndroms mit konsekutivem Multiorganversagen kommen. Steigende Beatmungsdrücke, Oligurie, (Laktat-)Azidose und Schock geben klinische Hinweise, die Messung des intraabdominellen Druckes über einen Blasenkatheter kann die Diagnostik erleichtern. Als Therapieoption erscheint die Druckentlastung durch Laparotomie und Behandlung als „offenes Abdomen" [24].

▶ **Leber.** Die Leber kann sich von schweren Verletzungen rasch erholen, eine Regeneration ist selbst nach Hemihepatektomien zu erwarten. Hyperbilirubinämien sind häufig und sollten differenzialdiagnostisch abgeklärt werden. Neben der Resorption von Hämatomen, einer (transienten) Leberinsuffizienz oder einer Gallenabflussbehinderung können auch hämolytische Ereignisse ursächlich sein.

▶ **Niere.** Die Nierenfunktion rückt im Verlauf der Intensivtherapie zunehmend in den Fokus. Die Ursachen für ein *prärenales Nierenversagen* beim polytraumatisierten Patienten umfassen die blutungsbedingte Hypovolämie. Dissektionen, Rupturen oder Okklusionen der renalen Gefäße müssen differenzialdiagnostisch abgeklärt werden (Sonografie, CT, Angiografie). Toxische Substanzen (z. B. bei wiederholter Kontrastmittelexposition) können zu einem *intrarenalen Nierenversagen* führen. Bei Blutungen und direkten Nierenverletzungen, die sich häufig durch eine Makrohämaturie zeigen, scheint ein primär konservatives Vorgehen dem offensiven operativen Vorgehen überlegen zu sein [21].

Selten gehen Leber- und Nierenverletzungen mit Verletzungen der *Nebenniere* einher. Eine persistierende hämodynamische Insuffizienz und Elektrolytverschiebungen sind Indikatoren, die

15.2 Verletzungen der Organsysteme und ihre intensivmedizinische Relevanz

eine entsprechende Diagnostik und ggf. eine Hormonsubstitution erforderlich machen.

Hypoperfusion und Muskeltraumen können zur *Rhabdomyolyse* führen (Crush-Syndrom), Elektrolytentgleisungen mit kardialen Ereignissen können die Folge sein. Toxische Produkte der Rhabdomyolyse müssen renal eliminiert werden. Vor allem das Myoglobin kann zur Nierenschädigung führen, bei einem Urin-pH unter 5,6 dissoziiert es in Ferrihaemat und Globin mit einer gesteigerten toxischen Wirkung. Die daraus resultierenden Ansätze der Alkalisierung des Urins mit Bikarbonatinfusionen und der „forcierten Diurese" (Diurese 3–5 ml/kg/h) werden kontrovers diskutiert, aber aufgrund geringer unerwünschter Effekte allgemein empfohlen [13].

Zur Abklärung eines *postrenalen Versagens* empfiehlt sich die Sonografie. Hämatome oder Fremdkörper können die Harnleiter komprimieren, Blutkoagel können den Blasenkatheter verstopfen. Auch an eine Ruptur der Harnleiter muss gedacht werden.

▶ **Darm.** Durch Dissektionen oder Gefäßabrisse kann es zur Ischämie kommen, die sich meist erst nach einigen Tagen klinisch zeigt (CK- und Laktatanstieg, Darmatonie, akutes Abdomen). Häufig ist es dann für eine kurative Intervention zu spät und Darmabschnitte müssen reseziert werden. Die Darmatonie ist ein häufiges Problem, v. a. bei Beckenverletzungen und retroperitonealen Hämatomen. Therapiekonzepte hierzu werden in anderen Kapiteln dieses Buches dargelegt. Besonders bei Traumapatienten kann durch der frühe Beginn einer Ernährung die Letalität entscheidend verringern, verbessert die Wundheilung und trägt zur Verminderung nosokomialer Infektionen bei [9].

15.2.5 Beckenverletzungen
Diagnostisches Vorgehen

Bei adäquater Basisdiagnostik im Schockraum können fast alle für die Initialversorgung relevanten Frakturen des Beckens erkannt werden. Die abschließende Diagnostik kann dann mittels CT erfolgen. Ist die Anlage eines transurethralen Blasenkatheters nicht sicher möglich, muss von einer Verletzung der subpelvinen Harnwege oder der Blase ausgegangen werden. Auch an weitere Begleitverletzungen, z. B. der Genitalien oder der Sphinkteren, muss gedacht werden. Hochgradig instabile Beckenverletzungen gehen mit einem hohen Blutungsrisiko einher.

Pathophysiologie und Verletzungsmorphologie

Beckenringverletzungen werden mit einer Häufigkeit von 3–8% aller Frakturen angegeben [4], Verletzungen des Beckenrings sind bei bis zu 25% der polytraumatisierten Patienten zu erwarten. Es wird eine Gesamtletalität der Beckenfrakturen in Deutschland von 8% angenommen [26]. Pathophysiologisch steht die akuten Hypovolämie mit Schockfolgen im Vordergrund; aber auch septische Komplikationen müssen im Behandlungsverlauf berücksichtigt werden. Sind diese durch eine Verletzung des Enddarms zu befürchten, sollte über die Möglichkeit einer protektiven Stomaanlage nachgedacht werden.

Eine weitere Komplikation von Beckenringverletzungen stellen Weichteilverletzungen wie z. B. die Morel-Lavallée-Verletzung – ein großflächiges Décollement der Haut – oder das Kompartmentsyndrom der Glutäalmuskulatur dar.

Neben den großen Beckengefäßen haben präsakrale Gefäße einen entscheidenden Anteil an hämodynamisch wirksamen Blutungen. Besonders dorsal instabile Beckenringfrakturen gehen häufig mit einem retroperitonealen Hämatom einher.

Klassifikationen

Grundsätzlich sind stabile von instabilen Frakturen zu unterscheiden. Im Bereich des vorderen Beckenrings wird zwischen transsymphysären und transpubischen Instabilitäten unterschieden. Instabilitäten des hinteren Beckenrings können transiliakal, transiliosakral, transsakral oder transazetabulär auftreten. Eine weitere klinisch gängige Klassifikation teilt die Beckenfrakturen in A-Verletzungen (stabil), B-Verletzungen (partiell instabil) und C-Verletzungen (instabil) ein.

Primäre und sekundäre Versorgung

Frakturen ohne hämodynamische Auswirkungen können bei ausreichender Stabilität des Beckenrings nach Abschluss der Diagnostik unter Berücksichtigung der Gesamtsituation versorgt werden.

Bei hochgradig instabilen Verletzungen mit drohender oder akuter kreislaufwirksamer Blutung muss eine notfallmäßige Stabilisierung des Beckens erfolgen. Eventuell wird die Laparotomie und die Tamponade („Packing") nötig, auch die endovaskuläre Embolisation ist eine Option. Eine notfallmäßige Stabilisierung mit Becken- oder Tuchzwinge stellt keine definitive Versorgung dar, das Becken muss nach Stabilisierung des Patienten weiterversorgt werden.

Müssen Beckenverletzungen operativ stabilisiert werden, steigt das Risiko von sekundärem Organversagen mit der Eingriffsdauer. Entsprechend werden auch hier die Prinzipien der Damage Control Surgery mit zeitnaher Stabilisierung (z. B. Fixateur externe oder Beckenzwinge) und der postprimären operativen Versorgung von komplexen Verletzungen empfohlen.

Intensivmedizinische Besonderheiten

Patienten mit komplexen Beckenverletzungen gehören zu den Hochrisikopatienten. Neben den Folgen der Hämorrhagie mit möglichen Organverletzungen stellt auch die Immobilisation ein Risiko dar (Thromboembolien, Pneumonie). Thrombembolische Komplikationen sind häufig nach Beckentraumen (> 50% ohne Prophylaxe) und bringen eine hohe Letalität mit sich. Eine leitlinienkonforme frühe Thromboembolieprophylaxe ist also absolut notwendig und, nach Überstehen der akuten Phase der Hämorrhagie, effektiv und sicher (Kap. 7).

Darm- und Oberbauchatonie mit Reflux und Obstipation sind häufig bei Patienten mit retroperitonealem Hämatom nach Beckentrauma. Der frühzeitige Einstieg mit enteraler Ernährung, Prokinetika und Laxanzien wirkt symptomatisch. Neben der „harmlosen" Atonie ist v. a. auch an Verletzungen oder Obstruktionen zu denken.

Die Schmerztherapie erfordert einen multimodalen Ansatz, der auch rückenmarknahe Regionalanästhesieverfahren einbezieht.

15.2.6 Wirbelsäulentrauma
Diagnostisches Vorgehen

> **Merke**
> Bei jedem polytraumatisierten Patienten wird bis zum Beweis des Gegenteils eine Wirbelsäulenverletzung angenommen.

Nach Immobilisierung der Halswirbelsäule sollte während der weiteren Diagnostik dringend auf ein achsgerechtes Umlagern geachtet werden.

Prellmarken, Unfallmechanismus und eine orientierende neurologische Untersuchung können erste Hinweise auf Verletzungen geben. Störungen der Blasen- und Mastdarmfunktion werden initial häufig übersehen.

Eine umfassende knöcherne Diagnostik erfolgt mittels CT, die zur Detektion von assoziierten Gefäßverletzungen durch eine CT-Angiografie ergänzt werden kann.

Bei unauffälliger CT und klinischen Hinweisen auf eine Verletzung sollte zeitnah eine Kernspintomografie angestrebt werden [17]. Eventuell muss zur erweiterten Diagnostik bei Verdacht auf Dissektion der A. vertebralis im Verlauf eine konventionelle Angiografie erfolgen.

Pathophysiologie und Verletzungsmorphologie

Verletzungen der Wirbelsäule können sowohl knöcherne als auch diskoligamentäre Strukturen betreffen. Neben einer Einteilung in HWS-, LWS- und BWS-Verletzung ist für die HWS eine weitere Unterteilung in obere und untere HWS-Verletzung üblich. Weiter findet sich eine Fokussierung auf den Übergang von BWS zur LWS, dem thorakolumbalen Übergang. Besonderes Augenmerk gilt den in der Wirbelsäule verlaufenden neurovaskulären Strukturen. Jede instabile Verletzung der Wirbelsäule birgt das Risiko von sekundären Rückenmark- und Gefäßschäden.

Verletzungen der oberen HWS können Okzipitalkondylen, das Bewegungssegment C 0/C 1 (atlantookzipital), den Atlas, das Bewegungssegment C 1/C 2 (atlantoaxial) und Axis mit Dens axis betreffen. Verletzungen der unteren HWS (subaxial) beinhalten alle Verletzungen der HWS unterhalb des Axis (Bewegungssegmente C 2/C 3 bis C 7/T 1). Besonders im Bereich der unteren HWS finden sich nicht selten traumatische Myelonschäden infolge vorhandener degenerativer Veränderungen (Spinalkanalstenose) bei sonst harmlosen Unfallmechanismen wie z. B. einem HWS-Schleudertrauma.

Begleitverletzungen der hirnversorgenden Gefäße

Die Inzidenz von Vertebralis- und Karotisverletzungen beträgt 10–40% [18]. Bei jeder HWS-Verletzung muss daher eine begleitende Gefäßläsion ausgeschlossen werden. Bei entsprechendem Befund in der CT-Angiografie sollte eine therapeutische Antikoagulation unter Berücksichtigung der Begleitverletzungen erfolgen, bis in der ersten Woche nach dem Trauma eine konventionelle Angiografie als Goldstandard durchgeführt werden kann. Bestimmte Verletzungen können hier ggf. interventionell behandelt werden.

Spinaler Schock

Eine traumatische Rückenmarkschädigung kann zum Ausfall der sympathischen Herz- und Gefäßinnervation mit schwerer hämodynamischer Instabilität führen. Eine Reflextachykardie kann bei hypovolämie- und/oder vasoplegiebedingter Hypotension ausbleiben. Dieses Phänomen tritt häufig in unmittelbarem zeitlichem Zusammenhang mit dem Unfall auf, aber auch ein verzögerter Eintritt, z. B. durch sekundäre Schwellung des Rückenmarks, ist möglich (Kap. 12.4).

Primäre und sekundäre Versorgung

Abhängig von der Verletzungsmorphologie sollte eine operative Stabilisierung knöcherner Strukturen angestrebt werden. Der zeitnahen Dekompression (Hämatomausräumung, Laminektomie) bei einer traumatischen Kompression des Rückenmarks kommt eine wichtige Bedeutung zu. Klinische Studien sehen mehrheitlich den Vorteil einer frühen Dekomprimierung, auch wenn bisher kein einheitliches Zeitfenster definiert wurde [6]. Nach erfolgter Stabilisierung und Entlastung von Wirbelsäule und Rückenmark sollte eine frühzeitige Verlegung in ein spezialisiertes Zentrum für Rückenmarkverletzte zur Frührehabilitation angestrebt werden.

Intensivmedizinische Herausforderungen

Die frühzeitige Stabilisierung wird oft durch Begleitverletzungen limitiert. So kann eine Versorgung in Bauchlage oder eine Einlungenventilation (*cave:* häufig Anstieg des pCO_2 mit konsekutivem Hirndruckanstieg) bei Versorgung der thorakalen Wirbelsäule aufgrund pulmonaler Affektionen oder eines SHT unmöglich sein.

Herzrhythmusstörungen und Vasoplegie komplizieren das hämodynamische Management. Ein (passagerer) Herzschrittmacher kann gelegentlich indiziert sein.

Während die Evidenz für die operative Therapie zunimmt, ist der Nutzen von pharmakologischen Interventionen nicht bewiesen. Die in der Vergangenheit weit verbreitete Therapie mit Methylprednisolon zur Therapie der akuten traumatischen Rückenmarkschädigung geht auf die Multicenterstudien National Acute Spinal Cord Injury Studies (NASCIS II and NASCIS III) aus den Jahren 1992 und 1997 zurück. Hierbei wurde nur für eine Subgruppe der Studienpopulation ein moderater Effekt auf den Progress einer Rehabilitation nach frühzeitiger Applikation von hoch dosiertem Methylprednisolon (30 mg/kg Bolus, 5,4 mg/kg/h über 24 h) gesehen.

> **Merke**
> Die Gesamtprognose neurologischer Ausfälle wird durch Kortikoide nicht positiv beeinflusst.

Es mehren sich Hinweise, dass Glukokortikoide sogar negative Auswirkungen wie Wundheilungsstörungen, Immunsuppression, metabolische Entgleisungen oder Neuropathien hervorrufen können. Auch auf Begleitverletzungen bei Wirbelsäulentraumen wirken sich Kortikoide negativ aus (*cave:* keine Kortikoide beim SHT).

> **Merke**
> Der Einsatz von Glukokortikoiden bei akuten Rückenmarkläsionen wird nicht mehr empfohlen.

Der Intensivmediziner wird sich also bei Wirbelsäulenverletzungen dem Aufrechterhalten einer ausreichenden Oxygenierung und eines ausreichenden Perfusionsdrucks, in Analogie zum Management des SHT, widmen.

15.2.7 Extremitätenverletzungen

Diagnostisches Vorgehen

Das Erkennen von Extremitätenverletzungen setzt eine gute klinische Untersuchung voraus, da der initiale Fokus der apparativen Diagnostik auf Kopf, Rumpf und proximale Extremitäten ausgerichtet ist. Bei klinischem Verdacht kann eine gezielte Röntgen- oder CT-Diagnostik angeschlossen werden, sobald der Gesamtzustand des Patienten dies erlaubt.

Pathophysiologie und Verletzungsmorphologie

Die Inzidenz von schweren Extremitätenverletzungen beim Polytrauma beträgt rund 37% [15]. Entscheidend für die Therapie und Prognose sind der Ausmaß des Weichteilschadens, die Entwicklung von Komplikationen (Infekt, Kompartmentsyndrom usw.) und die Schwere der Gesamtverletzung.

Klassifikation

Für die Klassifikation von Frakturen langer Röhrenknochen hat sich die AO-Klassifikation (AO = Arbeitsgemeinschaft für Osteosynthese) durchgesetzt. Für bestimmte Verletzungen bieten sich zusätzliche Klassifikationen an, die eine differenzierte Abbildung der Verletzung zulassen und entsprechend Therapieoptionen aufzeigen (▶ Tab. 15.1 und ▶ Tab. 15.2). Neben der Einteilung der Frakturformen ist die Berücksichtigung des Weichteilschadens und möglicher Gefäßverletzungen von entscheidender Bedeutung.

Kompartmentsyndrom

Das Kompartmentsyndrom nach Extremitätenverletzungen ist eine häufige Komplikation. Es ist durch einen erhöhten Druck in einer Muskelloge gekennzeichnet. Bei Störungen der Mikrozirkulation kann es zu einer Störung der lokalen Homöostase mit Gewebeschwellung kommen. Am Ende wird der hohe Logendruck zur vitalen Bedrohung für Nerven und Muskulatur.

Beim kooperativen Patienten kann die Diagnose des drohenden Kompartmentsyndroms klinisch anhand der Schmerzsymptomatik gestellt werden. Regionalanästhesien können die Diagnostik erschweren. Neurologische Ausfälle finden sich oft erst im fortgeschrittenen Stadium. Eine Hilfe zur klinischen Diagnostik bietet die sog *6P-Regel*: Pressure, Pain, Paraesthesia, Paresis, Pulses, Pink Skin Color ([12]; ▶ Tab. 15.3).

Beim analgosedierten Patienten kann diese klinische Einschätzung oft nicht verwendet werden und die Verwendung einer Druckmessung wird empfohlen (▶ Abb. 15.7). Allerdings gibt es bisher wenig Konsens bei der Einschätzung der ermittelten Druckwerte.

Während einige Autoren von einem fixen Wert (P) um 40 mmHg zur Diagnostik eines manifesten Kompartmentsyndroms ausgehen, korrelieren andere die gemessenen Werte mit dem arteriellen Mitteldruck (ΔP) [22].

Konsens hingegen herrscht bei der Einschätzung, dass beim Polytrauma die Indikation zur Fasziotomie des Kompartmentsyndroms großzügig gestellt werden sollte. Hierdurch lassen sich irreversible Folgeschäden verhindern.

Primäre und sekundäre Versorgung

Die Entscheidung zur temporären externen Fixierung oder der definitiven Versorgung der Verletzungen bleibt eine individuelle Entscheidung. Diese muss unter Berücksichtigung der lokalen Verhältnisse (Weichteilschaden, Verschmutzungsgrad, Kompartmentsyndrom usw.) und der traumatischen Gesamtbelastung (Damage-Control-Konzept) erfolgen.

Replantation und Rekonstruktion

Die technischen Möglichkeiten der Replantation haben sich deutlich verbessert, sodass unter bestimmten Bedingungen sogar ganze Gliedmaßen erfolgreich replantiert werden können. Die Rahmenbedingungen für eine erfolgreiche Replantation bzw. komplexe Rekonstruktionen bei ausgeprägten Weichteilverletzungen mit und ohne Gefäßverletzung sind bei schwerstverletzten Patienten oft nicht gegeben. Eine ausgedehnte lokale chirurgische Intervention würde eine potenzielle systemische Verschlechterung des Patienten riskieren. Die Entscheidung ist im Einzelfall interdisziplinär vom behandelnden Team zu treffen.

Merke
„Life before Limb"

Tab. 15.1 Klassifikation des „geschlossenen" Weichteilschadens nach Tscherne und Oestern.

Grad	Symptomatik
G 0	kein Weichteilschaden
G I°	oberflächliche Schürfung oder Kontusion
G II°	• tiefe, kontaminierte Schürfung sowie lokalisierte Haut- oder Muskelkontusion aufgrund eines entsprechenden direkten Traumas • drohendes Kompartmentsyndrom
G III°	• ausgedehnte Hautkontusion, Hautquetschung oder Zerstörung der Muskulatur, subkutanes Décollement • manifestes Kompartmentsyndrom • Verletzung eines arteriellen Hauptgefäßes

Tab. 15.2 Klassifikation des „offenen" Weichteilschadens nach Gustilo und Anderson.

Grad	Symptomatik
I°	Durchspießung der Haut („inside-out"), saubere Wunde, keine Kontusion
II°	wenig Kontusion, Wunde > 1 cm
III°	Hochrasanztrauma (auch Schussverletzungen) • ausgedehnte Weichteilverletzung (Haut und Muskel) • neuromuskuläre Verletzung • traumatische Amputation

Tab. 15.3 Die 6P des Kompartmentsyndroms (Differenzialdiagnosen).

6P	Kompartmentsyndrom	Arterienverletzung	Nervenverletzung
Druck (**P**ressure in Compartment)	+	-	-
Schmerz (**P**ain with passive Stretch)	+	+	-
Parästhesie/Anästhesie	+	+	+
Parese/Paralyse	+	+	+
Puls präsent	+	-	+
Pink/blasse (**p**ale) Hautfarbe	pink	pale	pink

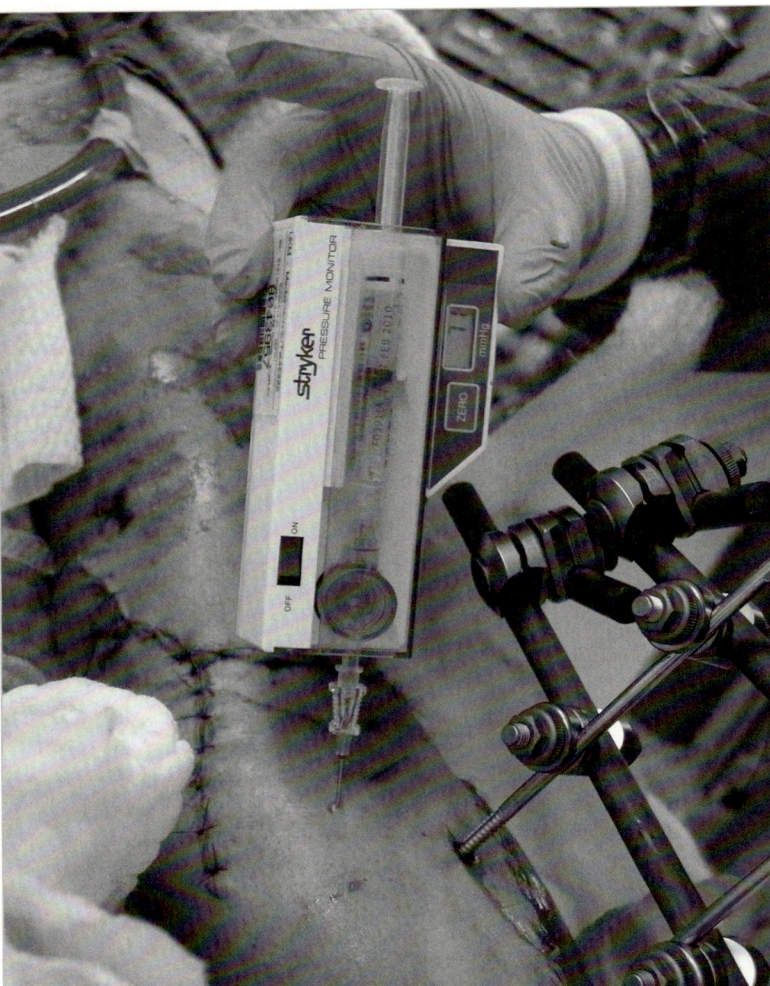

Abb. 15.7 Kompartmentdruckmessung beim bewusstlosen Polytraumapatienten.

Intensivmedizinische Besonderheiten

Die Extremitätenverletzungen werden im intensivmedizinischen Verlauf nach Stabilisieren der vitalen Organfunktionen versorgt. Transfixierte Frakturen bieten v. a. bezüglich der Pflege, aber auch bei der Beurteilbarkeit der Weichteile, Vorteile gegenüber Streckverbänden oder Casts.

Schwere Muskelverletzungen können im Crush-Syndrom münden und v. a. die Nierenfunktion beeinträchtigen (s. o.). Große Wundflächen bieten Eintrittspforten für Bakterien. Das Procalcitonin kann am ehesten im Krankheitsverlauf als Serummarker zur Unterscheidung zwischen Kolonisation und systemischer Infektion herangezogen werden, CRP und Leukozyten sind aufgrund der Bias (z. B. durch Nekrose oder direkte Traumafolge) schwieriger zu interpretieren.

Generell sind Traumapatienten eher durch Pneumonien als durch Wundinfektionen vital bedroht. Eine prophylaktische „Gießkannenantibiose" zur „Prophylaxe" von Wundinfektionen erhöht die Gefahr einer lebensbedrohlichen Pneumonie, pseudomembranösen Kolitis und Resistenzentwicklung. Ein hygienisches Arbeiten und sorgfältige Wundpflege erscheinen erfolgversprechender und können durch keine antibiotische Therapie ersetzt werden.

„Missed Injuries" – die übersehenen Verletzungen

Die initiale Diagnostik von Thorax- und Abdominalverletzungen ist wie bereits dargestellt in der ersten Phase der Traumaversorgung oft erschwert. Sie wird nicht selten unterschätzt. Besonders aber Verletzungen der distalen Extremitäten wie Fuß- oder Handfrakturen können bei der Primärdiagnostik leicht übersehen werden. Das funktionelle Outcome kann sich so entscheidend verschlechtern. Werden Gefäßdissektionen nicht diagnostiziert, kann dies im Extrem zu ischämischen Insulten mit bleibender Invalidisierung führen [11]. Eine Strategie zur postakuten klinischen Untersuchung und Reevaluation aller Befunde nach primärer Stabilisierung des Patienten ist deshalb essenziell für die erfolgreiche Behandlung von schwerstverletzten Patienten.

Kernaussagen

Maxillofaziale Verletzungen
Eine massive Blutung aus dem Mund-Rachen-Raum kann eine akute Gefährdung der Atemwege darstellen oder hämodynamisch wirksam sein. Die Intubation sollte frühzeitig erfolgen, bevor eine Schwellung die Atemwege komprimiert.

15.2 Verletzungen der Organsysteme und ihre intensivmedizinische Relevanz

Hämodynamische Insuffizienz
In der Initialphase der Polytraumaversorgung ist eine hämodynamische Insuffizienz meist durch Volumenverlust infolge Verletzungen verschiedener Organsysteme bedingt. In der späteren Phase dominiert häufig die generalisierte Inflammation mit Vasoplegie.

Thorakale Verletzungen
Verletzungen des Thorax sind häufig, der Großteil erfordert aber über die Anlage von Thoraxdrainagen hinaus oft keine spezifische operative Behandlung. Lungenkontusionen müssen bei der zeitlichen Planung weiterer operativer, nicht vitaler Eingriffe berücksichtigt werden. Die initial oft unterschätzte Schwere der thorakalen Parenchymverletzung kann für den Intensivmediziner im Verlauf eine Herausforderung darstellen.

Abdominelle Verletzungen
Für ein erfolgreiches Management abdomineller Verletzungen ist in der Initialphase die zügige Diagnose intraabdomineller Massenblutung und deren Behandlung erforderlich. Initial stehen lebensbedrohliche Blutungen, sekundär die Peritonitis als Folge von Pankreas- und Hohlorganverletzungen im Fokus.

Beckenverletzungen
Bei den Beckenverletzungen steht die akute Hypovolämie mit Schockfolgen im Vordergrund. Hierbei können Notfalleingriffe (Tuchzwinge, Beckenzwinge, Fixateuranlage, Embolisierung und „Packing") von entscheidender Bedeutung sein. Eine definitive Versorgung von Beckenverletzungen sollte in einem dafür spezialisierten Zentrum erfolgen.

Wirbelsäulentrauma
Bei jedem polytraumatisierten Patienten wird bis zum Beweis des Gegenteils eine Wirbelsäulenverletzung angenommen. Hierbei gilt es, eine potenzielle sekundäre Myelonschädigung zu verhindern und bei Kompression des Rückenmarks abhängig von der Gesamtsituation eine zeitnahe Dekompression durchzuführen. Eine zeitnahe Stabilisierung von Instabilitäten wird angestrebt.

Extremitätenverletzungen
Die Versorgung von Extremitätenverletzungen ist im Rahmen der Damage Control Surgery maßgeblich vom Gesamtzustand des Schwerverletzten abhängig. Neben der knöchernen Verletzung spielen der Weichteilschaden und dessen Folgezustände sowie Komplikationen in der Frühphase der Traumaversorgung eine entscheidende Rolle. Distale Extremitätenverletzungen können bei der initialen akuten Traumaversorgung leicht übersehen werden. Dies erfordert eine gründliche postakute Reevaluation aller Befunde zur Detektion dieser Verletzungen.

Literatur

[1] Balm R, Hoornweg LL. Traumatic aortic ruptures. J Cardiovasc Surg (Torino) 2005; 46(2): 101 – 105

[2] Bruns H et al. Chirurgische Therapie des Lebertraumas. Der Chirurg 2009; 80: 915 – 922

[3] Clarke JR et al. Time to laparotomy for intra-abdominal bleeding from trauma does affect survival for delays up to 90 minutes. J Trauma 2002; 52(3): 420 – 425

[4] Culemann U et al. Beckenringverletzung. Der Chirurg 2003; 74(7): 687 – 698

[5] Debaveye YA, Van den Berghe GH. Is there still a place for dopamine in the modern intensive care unit? Anesth Analg 2004; 98(2): 461 – 468

[6] Deutsche Gesellschaft für Unfallchirurgie, DGU. S3-Leitlinie Polytrauma / Schwerverletzten-Behandlung der DGU (Stand 07/2011). Im Internet: http://www.awmf.org/uploads/tx_szleitlinien/012-019l_S3_Polytrauma_Schwerverletzten-Behandlung_2011-07.pdf; Stand: 12.07.2013

[7] Fehlings MG, Perrin RG. The timing of surgical intervention in the treatment of spinal cord injury: a systematic review of recent clinical evidence. Spine 2006; 31(Suppl 11): S 28 – 35; discussion S 36

[8] Feussner H, Papaziogas W, Siewert JR. Moderne Diagnostik des stumpfen Bauchtraumas. Chirurg 1999; 70(11): 1246 – 1254

[9] Hasenboehler E et al. Metabolic changes after polytrauma: an imperative for early nutritional support. World J Emerg Surg 2006; 1: 29

[10] Hildebrand F et al. Management of polytraumatized patients with associated blunt chest trauma: a comparison of two European countries. Injury 2005; 36(2): 293 – 302

[11] Houshian S, Larsen MS, Holm C. Missed injuries in a level I trauma center. J Trauma 2002; 52(4): 715 – 719

[12] Jäger C, Echtermeyer V. Das Kompartmentsyndrom. Orthopädie und Unfallchirurgie up2date 2007; 2

[13] Khan FY. Rhabdomyolysis: a review of the literature. Neth J Med 2009; 67(9): 272 – 283

[14] Kreimeier U et al. Permissive Hypotension beim schweren Trauma. Anaesthesist 2002; 51(10): 787 – 799

[15] Lefering R et al. Jahresbericht Traumaregister DGU 2012. Deutsche Gesellschaft für Unfallchirurgie (DGU), Sektion Intensiv- & Notfallmedizin, Schwerverletztenversorgung (NIS) und Akademie der Unfallchirurgie GmbH (AUC). 2012: 1 – 30

[16] Matthes G et al. Operative Therapie abdomineller Verletzungen. Der Unfallchirurg 2006; 109(6): 437 – 446

[17] Mhuircheartaigh NJ, Kerr J, Murray J. MR imaging of traumatic spinal injuries. Semin Musculoskelet Radiol 2006; 10 (4): 293 – 307

[18] Miller PR et al. Prospective screening for blunt cerebrovascular injuries: analysis of diagnostic modalities and outcomes. Ann Surg 2002; 236(3): 386 – 393; discussion 393 – 395

[19] Mohta M et al. Prospective, randomized comparison of continuous thoracic epidural and thoracic paravertebral infusion in patients with unilateral multiple fractured ribs–a pilot study. J Trauma 2009; 66(4): 1096 – 1101

[20] Probst C et al. Late death after multiple severe trauma: when does it occur and what are the causes? J Trauma 2009; 66(4): 1212 – 1217

[21] Schmidlin F. Nierentrauma – Behandlungsstrategien und Operationsindikationen. Urologe A 2005; 44(8): 863 – 869

[22] Seifert J et al. Kompartmentsyndrom. Trauma und Berufskrankheit 2002; 4: 101 – 106

[23] Staib L, Aschoff A, Henne-Bruns D. Abdominaltrauma. Chirurg 2004; 75, 447 – 467

[24] Standl T. Das abdominelle Kompartmentsyndrom. Ein häufig unterschätztes Problem? Anasthesiol Intensivmed Notfallmed Schmerzther 2007; 42(7): 500 – 503

[25] Stoutenbeek CP et al. The effect of selective decontamination of the digestive tract on mortality in multiple trauma patients: a multicenter randomized controlled trial. Intensive Care Med 2007; 33(2): 261 – 270

[26] Tosounidis G, Culemann U, Pohlemann T. Aktuelle Therapiekonzepte bei Beckenringverletzungen. Orthopädie und Unfallchirurgie up2date 2009; 4: 107 – 120

[27] Trupka A, Nast-Kolb D, Schweiberer L. Blunt chest trauma. Der Unfallchirurg 1998; 101: 244 – 258

15.3 Polytrauma des Kindes

M. J. Raschke, R. Hartensuer, M. Boschin, B. Ellger

15.3.1 Epidemiologie

Die eher seltene Behandlung polytraumatisierter Kinder stellt für alle Beteiligten eine besondere Belastung dar. Obwohl der Unfalltod die kindlichen Todesursachen in industrialisierten Ländern anführt, existieren nur wenige epidemiologische Untersuchungen.

Die geringe Fähigkeit, Gefahren zu erkennen, sowie das geringere Reaktionsvermögen führen zu einer besonderen Verletzungsgefährdung bei Kindern (▶ Abb. 15.8). Die beiden häufigsten Ursachen für ein kindliches Polytrauma sind Stürze aus großer Höhe und Verkehrsunfälle [4]. Nach Angaben des Statistischen Bundesamts verunglückten im Jahr 2011 auf Deutschlands Straßen 30 676 Kinder. Im Durchschnitt kam alle 17 min ein Kind im Straßenverkehr zu Schaden, jeden 4. Tag wurde ein Kind getötet [10].

Kinder haben eine deutlich höhere Letalität als polytraumatisierte Erwachsene [6]. Die geschilderten Scoring-Systeme wie AIS und ISS (Kap. 15.1) gelten auch in dieser Altersgruppe als valide und zeigen eine gute Korrelation zur Behandlungsdauer und zu persistierenden Einschränkungen nach einem Polytrauma [8].

Bei schwerem Schädel-Hirn-Trauma (SHT) und/oder Thoraxtrauma mit fraglicher Traumaanamnese muss auch eine Kindesmisshandlung in Betracht gezogen werden. Vor allem das sog. „shaken baby syndrome" umfasst schwere intrakranielle Verletzungen als Folge der starken Akzelerations- und Dezelerationskräfte [9].

Die verbesserte perinatale Versorgung führt zudem zu einer zunehmenden Population von Kindern mit signifikanten Vorerkrankungen (Entwicklungsverzögerungen, Krampfleiden, Asthma), die bei der Initialversorgung und späteren Intensivtherapie berücksichtigt werden müssen.

> **Praxistipp**
>
> Da besondere pathophysiologische Besonderheiten dieser Altersklasse berücksichtigt werden müssen, ist bereits im Schockraum die Zusammenarbeit mit einem Pädiater empfehlenswert.

15.3.2 Anatomie und Pathophysiologie

Die Entwicklung vom Kind zum Erwachsenen ist mit anatomischen und pathophysiologischen Besonderheiten verbunden. Die besondere Verletzungsgefährdung resultiert u.a. aus dem ungünstigen Kopf-Körper-Verhältnis, aus der geringeren Körpergröße und dem Gewicht [6]. Die Kombination aus dünnerer Kalotte mit proportional größerem Kopf macht das Neurokranium und die Halswirbelsäule besonders anfällig für schwere Verletzungen.

Das seltenere Auftreten von Frakturen der langen Röhrenknochen im Kindesalter resultiert aus der unterschiedlichen Anatomie. Das Periost ist bei Kindern dicker und härter, besitzt eine höhere biologische Aktivität und ist gewöhnlich nicht durch ein Trauma betroffen. Bei höherer Elastizität kommt es eher zu einer Deformierung ohne Fraktur. Die Epiphysenfuge ist der sensibelste Teil des kindlichen Knochens [4]. Kinder besitzen ebenfalls eine zum Körpergewicht proportional größere Körperoberfläche gegenüber Erwachsenen und somit eine höhere Anfälligkeit für eine Hypothermie.

15.3.3 Gefäßzugänge

Das schnelle Bereitstellen eines adäquaten Gefäßzugangs beim polytraumatisierten Kind ist im Vergleich zum Erwachsenen problematischer. Bei unmöglichem peripher-venösem Zugang stellt die intraossäre Applikation eine gute Alternative dar. Aktuelle Leitlinien empfehlen den Einsatz, wenn 3 Versuche bzw. mehr als 90 s für die Anlage eines Venenzugangs benötigt werden. Bei Kindern erfolgt die Platzierung eines entsprechenden Systems ca. 1 – 2 cm unterhalb und medial der Tuberositas tibiae, ca. 3 cm unterhalb des tibialen Plateaus. Neuere elektrisch betriebene Bohrersysteme zeichnen sich durch eine verbesserte Handhabung aus [2].

Je nach Erfahrung des Teams und klinischer Situation ist auch die Punktion zentraler Venen möglich, die im Idealfall ultraschallgesteuert erfolgen sollte. Bei immobilisierter Halswirbelsäule ist der Zugang zur V. jugularis interna oft eingeschränkt.

Ein supradiaphragmaler Gefäßzugang mag zwar theoretische Vorteile unter der Vorstellung bieten, Volumen unter Umgehung des Abdomens als Blutungsort in die zentrale Zirkulation zu bringen. In der Praxis profitiert ein stark blutendes Kind jedoch von einer Volumensubstitution gleich welcher Lokalisation, da sich die traumatisch bedingte Blutung ohnehin fortsetzt, bis eine effektive chirurgische bzw. Autotamponade erfolgt. Eine zusätzliche Option bei schwierigsten Punktionsverhältnissen stellt die chirurgisch-operative Gefäßfreilegung von Venen oder Arterien für einen Zugang dar.

> **Praxistipp**
>
> Für die Schaffung eines definitiven, intravasalen Zugangs kann selten eine chirurgische Präparationstechnik erforderlich werden. Die dafür erforderliche Zeit kann mit einem intraossären System überbrückt werden.

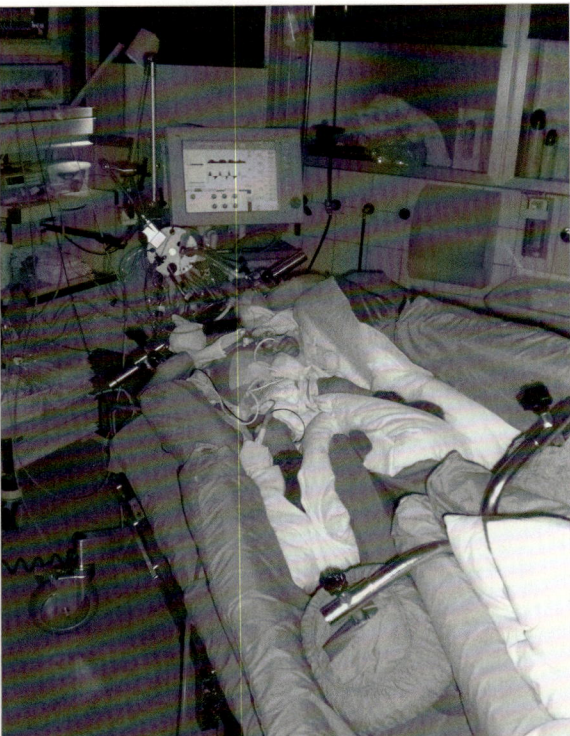

Abb. 15.8 Polytraumatisiertes Kind im Rotorestbett.

15.3 Polytrauma des Kindes

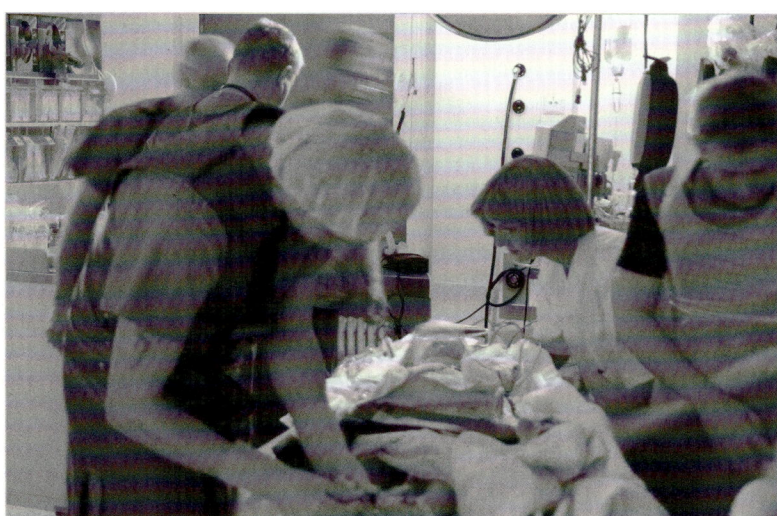

Abb. 15.9 Schockraumversorgung beim polytraumatisierten Kind.

15.3.4 Schockraummanagement

Es ist es von Vorteil, identische Algorithmen wie bei Erwachsenen zu verfolgen.

Da jedes kindliche Polytrauma für alle Beteiligten eine fachliche, aber auch emotionale Herausforderung darstellt, ist ein möglichst eingespieltes Schockraumteam empfehlenswert (▶ Abb. 15.9).

Kinderspezifische Besonderheiten beim Atemwegsmanagement sowie der Volumen- und Hämotherapie sind zu berücksichtigen.

Die radiologische Diagnostik umfasst ähnlich wie beim Erwachsenen die primäre native Röntgendiagnostik von Becken und Thorax und die Sonografie des Abdomens. Abhängig von der Körpergröße des Kindes kann die konventionelle Becken- und Thoraxdiagnostik mit einer Aufnahme erfolgen.

Abhängig vom Verletzungsmechanismus und -muster erfolgt die organspezifische Diagnostik analog zur Diagnostik des Erwachsenen. Besonders für die Computertomografie (CT) sollten mit der Radiologie spezielle „Kinder-Trauma-Sequenzen" angewandt werden, um die Strahlenbelastung gering zu halten. Hierbei kann, abhängig vom Patienten, in der Regel mindestens die Hälfte der Strahlendosis eingespart werden. Prinzipiell gelten auch für CT-Untersuchungen identische Indikationsstellungen wie beim Erwachsenen [5].

> **Merke**
>
> Letztlich sind für die Schockraumversorgung des kindlichen Polytraumas die gleichen Prinzipien wie bei der Versorgung von erwachsenen polytraumatisierten Patienten gültig. Die Umsetzung wird jedoch durch die Besonderheiten der Physiologie und Pathophysiologie des kindlichen Traumas sowie der bereits angesprochenen emotionalen Belastung des gesamten Teams erschwert. Eine interdisziplinäre Versorgung unter Einbeziehung von Pädiatern stellt eine wichtige Ergänzung zum etablierten Schockraumteam dar.

15.3.5 Schädel-Hirn-Trauma und Wirbelsäulentrauma

Schwere SHT sollten initial mittels CT abgeklärt werden, eventuell ergänzt durch eine spätere MRT. Hierbei sollte gerade bei Kleinkindern der kraniozervikale Übergang und die Halswirbelsäule dargestellt werden. Durch ein ungünstiges Verhältnis von großem Kopf und gering ausgeprägter Nacken- und Halsmuskulatur können besonders im Kleinkindalter Verletzungen des kraniozervikalen Übergangs und der Halswirbelsäule auftreten, die sorgfältig abgeklärt werden müssen [7].

Die intrakranielle Doppler-Sonografie tritt in der Primärdiagnostik in den Hintergrund, hat aber in der Verlaufsbeurteilung einen festen Stellenwert [1].

15.3.6 Thoraxtrauma

Die Akutdiagnostik des Thoraxtraumas kann auf die o. g. Übersichtsröntgenaufnahme und die an die kindlichen Verhältnisse adaptierte CT-Diagnostik beschränkt werden.

Der kindliche Brustkorb weist gegenüber dem von Erwachsenen eine deutlich höhere Elastizität auf. Dies erklärt, warum knöcherne Verletzungen, wie z.B. Rippenfrakturen, relativ selten sind. Ein elastischer Thorax wiederum bedeutet einen geringeren Schutz des Brustkorbs. Entsprechend muss bei Kindern mit einer höheren Rate an intrathorakalen Verletzungen gerechnet werden.

Die therapeutischen Prinzipien sind weitestgehend identisch mit den beschriebenen Strategien der Erwachsenenversorgung [3] (Kap. 2.5).

Anhaltspunkte für die Auswahl der richtigen Größe der Thoraxdrainage gibt ▶ Tab. 15.4.

Tab. 15.4 Auswahlkriterien Thoraxdrainage.

Gewicht	Größe der Thoraxdrainage (CH)
< 6 kg	10 – 12
6 – 15 kg	16 – 20
16 – 30 kg	22 – 24

15.3.7 Abdominaltrauma

Die Diagnostik des Abdominaltraumas im Schockraum sollte analog zur Erwachsenendiagnostik erfolgen. Allerdings finden sich bei den meisten Kindern bessere Untersuchungsbedingungen für die initiale Abdomensonografie. Zur weiteren Diagnostik hat sich auch zur Diagnostik von Abdominalverletzungen die adaptierte CT etabliert.

> **Merke**
> Es sollte in diesem Zusammenhang das gesamte Becken miterfasst werden, da besonders nach Überrollverletzungen schwere Beckenverletzungen vorliegen können. Bei Instabilität sollte hier analog zum Vorgehen beim Erwachsenen eine Stabilisierung erfolgen.

Bei der Versorgung abdomineller Parenchymverletzungen wird gerade bei Kindern, solange die Kreislaufverhältnisse dies zulassen, ein primär konservatives Vorgehen angestrebt [3].

15.3.8 Extremitäten- und Weichteiltrauma

Bei klinischem Verdacht auf Extremitätenverletzungen ist die native Röntgendiagnostik in 2 Ebenen Mittel der ersten Wahl. Zur genauen Diagnose von Gelenkverletzungen kann bei entsprechender Indikation eine zusätzliche CT- oder die MRT-Untersuchung im „elektiven Intervall" hilfreich sein.

Grundsätzlich gelten bei der Versorgung von Extremitätenverletzungen die bereits beschriebenen Grundsätze der Damage Control Surgery. Allerdings können Frakturen an langen Röhrenknochen bei Kindern großzügiger als bei Erwachsenen mittels externer Fixierung erfolgreich behandelt werden, sodass die initiale Stabilisierung bereits die definitive Versorgung bedeuten kann.

> **Kernaussagen**
>
> **Epidemiologie**
> Die eher seltene Behandlung polytraumatisierter Kinder stellt eine besondere Herausforderung für das Schockraumteam dar. Die häufigsten Ursachen für kindliches Polytrauma sind Stürze aus großer Höhe und Verkehrsunfälle.
> Bei unklarer Traumaanamnese muss immer auch eine mögliche Misshandlung in Betracht gezogen werden.
> Scoring-Systeme gelten auch in dieser Altersgruppe als valide mit guter Korrelation zur Behandlungsdauer und zum Outcome.
>
> **Anatomie und Pathophysiologie**
> Besonderheiten der kindlichen Atem- und Kreislaufphysiologie sowie der Anatomie sind zu berücksichtigen.
>
> **Gefäßzugänge**
> Das schnelle Bereitstellen adäquater Gefäßzugänge ist häufig problematisch. Ein intraossärer Zugang kann hier eine gute Alternative sein.
>
> **Schockraummanagement**
> Auch für die Versorgung polytraumatisierter Kinder ist ein identischer Schockraumalgorithmus analog zur Erwachsenenbehandlung von Vorteil.
> Radiologisch sollten spezielle „Kinder-Trauma-Sequenzen" verwendet werden, um die Strahlenbelastung zu reduzieren.
>
> **Schädel-Hirn-Trauma und Wirbelsäulentrauma**
> Die besondere anatomische und physiologische Situation des Kindes macht besonders Kopf und Halswirbelsäule anfällig für schwere Verletzungen.
>
> **Thoraxtrauma**
> Knöcherne Thoraxverletzungen sind eher selten, dafür treten aber gehäuft Verletzungen intrathorakaler Organe auf.
>
> **Abdominaltrauma**
> Im Vergleich zum Erwachsenen bieten sich beim Kind oft bessere Ultraschallbedingungen für die Diagnostik. Initial stehen auch beim Kind lebensbedrohliche Blutungen im Fokus. Wenn möglich wird eine organerhaltende Therapie abdomineller Parenchymverletzungen angestrebt.
>
> **Extremitäten- und Weichteiltrauma**
> Auch beim Kind haben die Prinzipien des Damage Control Surgery Bestand. Beim Kind kann prinzipiell eine Ausversorgung von Frakturen im Fixateur externe erfolgen.

Literatur

[1] Figaji AA et al. Transcranial Doppler pulsatility index is not a reliable indicator of intracranial pressure in children with severe traumatic brain injury. Surg Neurol 2009; 72(4): 389–394

[2] Frascone RJ et al. Use of the pediatric EZ-IO needle by emergency medical services providers. Pediatr Emerg Care 2009; 25(5): 329–332

[3] Jakob H, Marzi I. Management des schwer verletzten Kindes. Orthopädie und Unfallchirurgie up2date 2007; 2

[4] Kay RM, Skaggs DL. Pediatric polytrauma management. J Pediatr Orthop 2006; 26(2): 268–277

[5] Linsenmaier U et al. Strukturierte radiologische Diagnostik beim Polytrauma. Radiologe 2002; 42(7): 533–540

[6] Meier R et al. The multiply injured child. Clin Orthop Relat Res 2005; 432: 127–131

[7] Müller M, Besch L, Seekamp A. Das polytraumatisierte Kind. Notfallmedizin up2date 2009; 4

[8] Ott R et al. Prognostic value of trauma scores in pediatric patients with multiple injuries. J Trauma 2000; 49(4): 729–736

[9] Reith W et al. Schütteltrauma und Babysyndrom. Radiologe 2009; 49(10): 926–931

[10] Statistisches Bundesamt, Hrsg. Kinderunfälle im Straßenverkehr 2011. Statistisches Bundesamt 2012: 1–38

Kapitel 16
Thermische und physikalische Schädigungen

16.1	Verbrennung	1002
16.2	Verletzungen durch Strom	1014
16.3	Thermische Schäden durch Kälte	1017
16.4	Verletzungen durch chemische Substanzen	1024
16.5	Hitzeschaden	1026
16.6	Tauchunfall	1028
16.7	Hyperbare Oxygenierung	1031

Thermische und physikalische Schädigungen

16.1 Verbrennung

A. Hohn, F. Wappler

16.1.1 Grundlagen

Epidemiologie

In Deutschland werden jährlich etwa 100 000 Verbrennungen registriert [29]. Der Anteil intensivmedizinisch zu versorgender Patienten mit schweren thermischen Verletzungen macht nur einen geringen Teil aller Intensivpatienten aus – die Behandlung ist jedoch mit enorm hohen Kosten verbunden [36]. Die Kriterien für die Versorgung von Patienten in einem Schwerverbranntenzentrum finden sich in den Leitlinien der Deutschen Gesellschaft für Verbrennungsmedizin wieder:

- alle Patienten mit Verbrennungen an Gesicht/Hals, Händen, Füßen, Anogenitalregion, Achselhöhlen, an Bereichen über großen Gelenken oder mit sonstiger komplizierter Lokalisation,
- Patienten mit mehr als 20% zweitgradig verbrannter Körperoberfläche,
- Patienten mit mehr als 10% drittgradig verbrannter Körperoberfläche,
- Patienten mit mechanischen Begleitverletzungen,
- alle Patienten mit Inhalationsschaden,
- Patienten mit präexistenten Erkrankungen oder Alter unter 8 Jahren bzw. über 60 Jahren,
- alle Patienten mit elektrischen Verletzungen.

Stadieneinteilung und Prognose

Verbrennungstiefe bzw. -grad, Verbrennungsausmaß und Lokalisation sowie das Alter und Begleitverletzungen (z. B. Inhalationstrauma) des Patienten bestimmen den Schweregrad und somit die Prognose der Brandverletzung (▶ Tab. 16.1).

Verbrennungsgrade

Die Graduierung der Tiefenausdehnung einer Verbrennung, bedingt durch die Höhe der Temperatur und die Einwirkzeit, erfolgt in Anlehnung an histologische Strukturen.

▶ **Verbrennungen I. Grades.** Bei dieser oberflächlichen Verbrennung werden lediglich epidermale Strukturen erfasst (▶ Abb. 16.1 **a**). Typisches Zeichen ist die schmerzhafte *Rötung*, es kommt etwa innerhalb einer Woche zur narbenlosen Abheilung.

▶ **Verbrennungen II. Grades.** Zweitgradige Verbrennungen werden in *oberflächliche* (IIa) und *tiefe* (IIb) Schädigungen unterteilt. Bei der oberflächlich dermalen Schädigung ist die gesamte Epidermis sowie das obere Drittel der Dermis zerstört (▶ Abb. 16.1 **b**). Die typische *Blasenbildung* (manchmal erst nach 12 h) kommt durch einen gesteigerten Plasmaabstrom aus dem geschädigten subpapillären Gefäßplexus in das Interstitium zustande. Der *Flüssigkeitsverlust* über die Haut ist erheblich gesteigert und beträgt bei intakten Blasen bis zum 20-Fachen gegenüber normaler Haut, kann aber bei eröffneten Blasen auf das 100-Fache ansteigen. Charakteristisch für zweitgradige Verbrennungen sind extreme *Schmerzen* verursacht durch exponierte Nervenendigungen der Dermis.

> **Praxistipp**
>
> Bei oberflächlich dermalen Verbrennungen verblasst die Wundrötung auf Druck, ein Zeichen noch intakter dermaler Durchblutung.

Bei adäquater Behandlung heilen oberflächlich dermale Verbrennungen innerhalb von 1–2 Wochen ohne operative Maßnahmen unter geringer Narbenbildung ab. Bei tiefen dermalen Schädigungen (IIb) ist der Großteil der Dermis zerstört. IIb-gradige Verbrennungen erscheinen weißlich trocken, zu einer Blasenbildung kommt es aufgrund der Dicke der zerstörten Hautschicht meist nicht. Durch die Zerstörung der Basalzellschicht ebnen diese Wunden einer *Keiminvasion* den Weg und neigen zur Superinfektion.

▶ **Verbrennungen III. Grades.** Vollschichtige Verbrennungen reichen von der Epidermis bis zur Subkutis. Es liegt eine trockene *asensible* Wunde vor (▶ Abb. 16.1 **c**). Die Haut kann lederähnlich induriert sein und Gefäße sind koaguliert und thrombosiert. Der Flüssigkeitsverlust ist um ein Vielfaches höher als bei intakter Haut. Über ein Granulationsgewebe von Wundrand oder -grund erfolgt die Abheilung unter stärkster Narbenbildung und Kontrakturen.

▶ **Verbrennungen IV. Grades.** Sie entstehen, wenn tiefe Strukturen wie Muskulatur, Sehnen oder Knochen betroffen sind (*Verkohlung*). Typischerweise werden sie durch elektrische *Hochspannung* verursacht.

Tab. 16.1 Einteilung der Verbrennungsgrade.

Verbrennungsgrad	Tiefe	Klinik	Therapie	Prognose
I	epidermal	Rötung, Schmerz	konservativ	keine Narbenbildung
IIa	oberflächlich dermal	extremer Schmerz, Blasenbildung, Erythem wegdrückbar	konservativ	
IIb	tief dermal	extremer Schmerz, seltener Blasenbildung, Erythem *nicht* wegdrückbar, weißlich trockene Areale am Wundgrund	operativ	mit Narbenbildung
III	bis Subkutis	schmerzlos, lederähnliche Induration, weißbräunliche Areale	operativ	
IV	tiefe Strukturen, subdermal	Verkohlung von Knochen, Muskeln etc.	operativ	Defektheilung, Amputationen

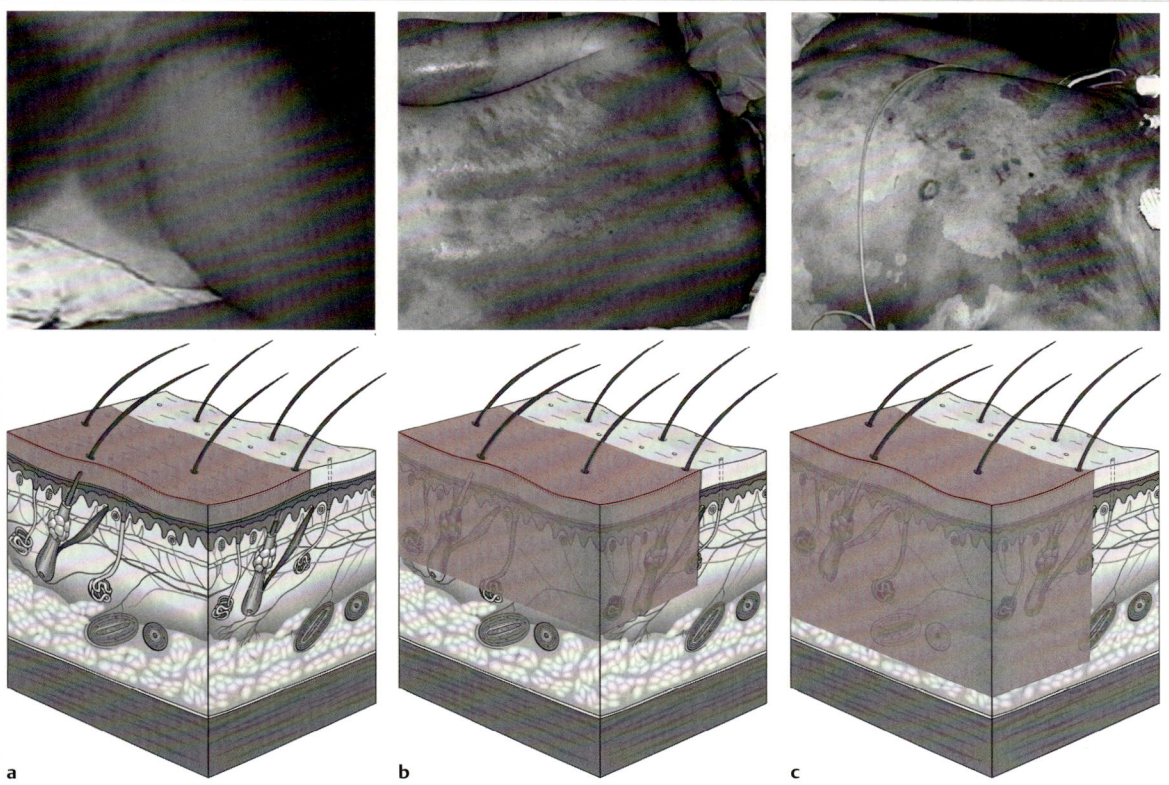

Abb. 16.1 a – c Klinische und histologische Einteilung der Verbrennungstiefe (Quelle: Wappler u. Spilker 2009 [39]).
a Oberflächliche Verbrennung. Lediglich epidermale Schichten sind erfasst (Stadium I).
b Oberflächliche bis tief dermale Verbrennung. Kennzeichnend ist das feuchte, schmerzhafte Erythem mit Blasenbildung aufgrund von verletzten dermalen Nervenendigungen und Mikrogefäßen. Die Verbrennungstiefe reicht über die papilläre bis zur retikulären Schicht. Hautanhangsorgane sind als epitheliale Inseln intakt (Stadium IIa bis IIb).
c Vollschichtige Verbrennung. Lederartige Induration, die zur Beeinträchtigung der Atemexkursion führen kann. Es besteht eine Indikation zur thorakalen Escharotomie. Keine epitheliale Regenerationsmöglichkeit (Stadium III).

Ausmaß der verbrannten Körperoberfläche

Die Bestimmung der verbrannten Körperoberfläche (VKOF) in Prozent erfolgt am vollständig entkleideten Patienten und wird für Erwachsene anhand der Neunerregel nach Wallace [38] durchgeführt (▶ Abb. 16.2) oder mittels der Handflächenregel (Handinnenfläche des Patienten = 1 % VKOF) abgeschätzt. Für Kinder ergeben sich aufgrund anderer Proportionen abweichende Werte, bzw. wird hier das Verbrennungsausmaß über altersadaptierte Tabellen ermittelt (▶ Abb. 16.3). Bei der Abschätzung der betroffenen Körperoberfläche bleiben oberflächliche, erstgradige Verbrennungen unberücksichtigt. Ab 20 % VKOF spricht man von einer schweren Verbrennung.

Prognose des Verbrennungspatienten

Für Schwerbrandverletzte wurden zur Prognoseabschätzung diverse Scoring-Systeme entwickelt. Im klinischen Alltag haben sich 2 Scores zur Abschätzung der Überlebenswahrscheinlichkeit durchgesetzt. Der relativ simple *Baux-Index* berücksichtigt lediglich das Alter des Patienten sowie das Ausmaß der zweit- und drittgradigen Verbrennungen in Prozent. Dabei entspricht eine Summe von mehr als 100 einer Überlebenswahrscheinlichkeit von ca. 10 %. Trotz seiner Einfachheit konnte gezeigt werden, dass der Baux-Index deutlich komplexeren Scoring-Systemen durchaus nahekommt [14]. Der *„Abbreviated Burn Severity Index"* (ABSI) lässt eine abgestuftere Aussage zur Überlebenswahrscheinlichkeit zu [16].

Pathophysiologie der Verbrennungskrankheit

Die typischen lokalen pathophysiologischen Abläufe in der *Verbrennungswunde* mit Gewebsuntergang, Proteinverlust, ausgeprägter Flüssigkeitssekretion, Mediatorenfreisetzung und einer Aktivierung von Kaskadensystemen (Gerinnung, Komplementsystem etc.) durch *hitzegeschädigte Zellproteine* bedingen bei entsprechend großer Wundfläche eine Reaktion des Gesamtorganismus im Sinne eines *„Systemic inflammatory Response Syndrome"* (SIRS), das als *Verbrennungskrankheit* bezeichnet wird.

Verbrennungswunde

In der Verbrennungswunde lassen sich *3 Zonen* unterscheiden. Am Ort der stärksten Hitzeeinwirkung, also im Zentrum der Verbrennungswunde, befindet sich eine *Koagulationsnekrose* mit irreversibler Schädigung des Gewebes. Diese wird von einem *ischämischen Bezirk* mit geschädigtem, aber durchaus überlebensfähigem Gewebe umgeben. Therapeutisch ist dieser Bezirk äu-

Thermische und physikalische Schädigungen

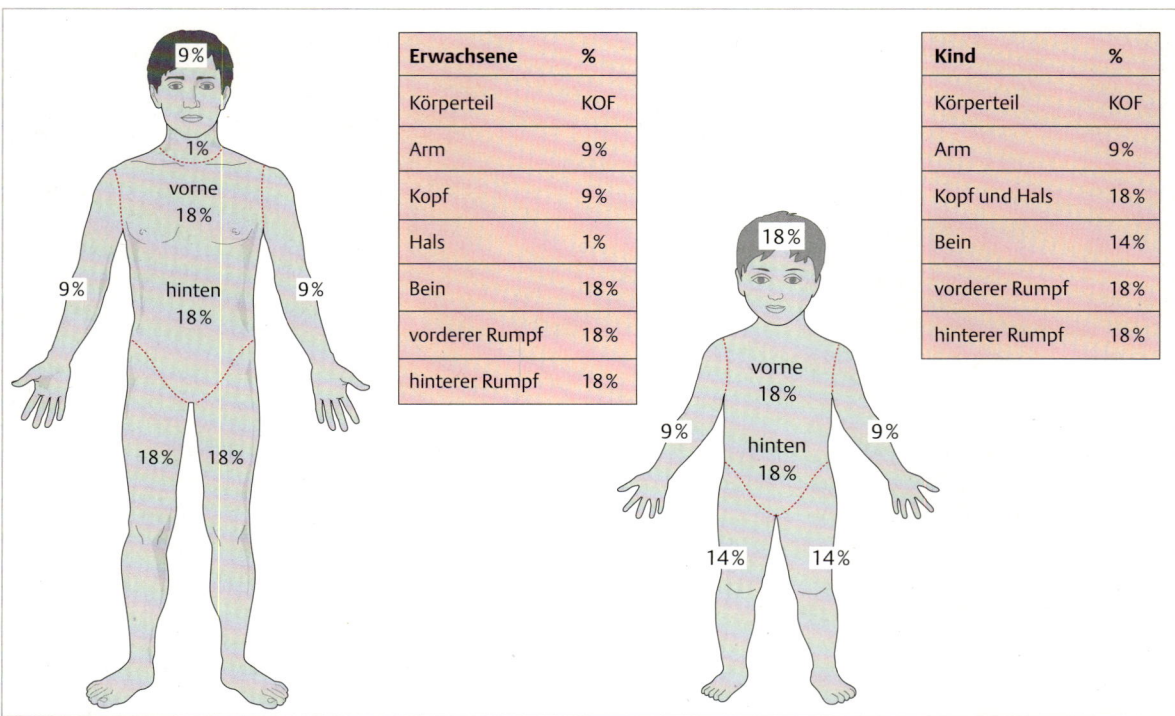

Abb. 16.2 Berechnung des Ausmaßes der Verbrennungsoberfläche bei Erwachsenen und Kindern anhand der „Neuner-Regel" (Quelle: Wappler u. Spilker 2009 [39]).

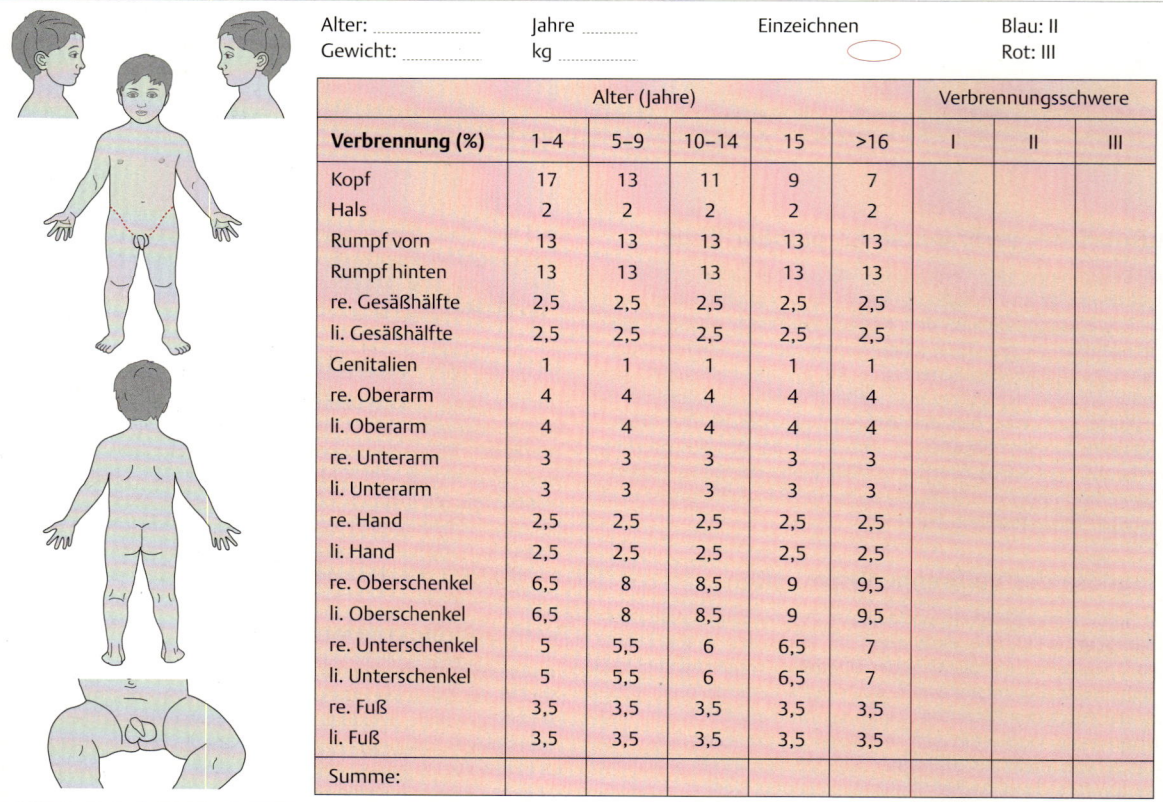

Abb. 16.3 Beispiel für einen Dokumentationsbogen zur Bestimmung der betroffenen Körperoberfläche bei kindlichen Verbrennungen (Quelle: Wappler u. Spilker 2009 [39]).

ßerst sensibel. So kann eine Austrocknung der Brandwunde oder eine Hypovolämie die noch vorhandene Perfusion weiter kritisch einschränken, aber auch eine Hypervolämie mit Verstärkung der Ödembildung kann durch Verlängerung der Diffusionsstrecke zur zusätzlichen Schädigung führen. Am äußeren Rand der Wunde befindet sich eine *hyperämische Zone* mit vitalem Gewebe.

Verbrennungskrankheit

Die *Verbrennungskrankheit* infolge des Verbrennungstraumas ist pathophysiologisch charakterisiert durch die *Schockphase*, eine *Phase der Ödemrückresorption* und die Phase der *Inflammation und Infektion*.

▶ **Schockphase.** Neben einer ausgeprägten Ödembildung im Areal der Brandwunde kommt es auch in unbeteiligten Körperregionen zu einer Störung der Kapillarpermeabilität im Sinne eines früh auftretenden, durch Mediatoren wie Zytokine, Leukotriene, Histamin oder Prostaglandine ausgelösten SIRS. Bei Verbrennungen von mehr als 20% VKOF tritt das Kapillarleck generalisiert auf.

> **Merke**
> Eine schwere Brandverletzung (> 20 % VKOF) ruft eine ausgeprägte, mit keinem anderen Trauma vergleichbare pathophysiologische Reaktion des Gesamtorganismus hervor.

Neben anderen Effekten, wie der Bindung von Natrium an geschädigtes Kollagen, führt der Verlust von Plasmaproteinen durch thermische Schädigung und eine durch Kapillarleck bedingte Umverteilung der Eiweiße ins Interstitium zu einem ausgeprägten Abfall des *kolloidosmotischen Drucks (KOD)* des Plasmas auf etwa die Hälfte (Normalwert: 25 – 30 mmHg). Die notwendige Infusionstherapie verstärkt die Abnahme des KOD zusätzlich.

Neben einer Reduktion des KOD führen eine Steigerung des *hydrostatischen Druckes* in den Kapillaren infolge venöser Vasokonstriktion im verbrannten Gewebe sowie eine Abnahme des interstitiellen hydrostatischen Drucks zu einer Verstärkung des Abstroms von Flüssigkeit in das Interstitium. Die daraus resultierende *Ödembildung* ist klinisch bereits in den ersten Stunden nach dem Trauma erkennbar und erreicht nach 12 – 18 h ihr Maximum [6]. Ingesamt resultiert durch die Verbrennungskrankheit ein ausgeprägter Volumenverlust mit konsekutiver Erniedrigung des Herzzeitvolumens (HZV). Zusätzlich kommt es zu einer neurohumoral vermittelten Abnahme des HZV u. a. durch Freisetzung von *kardiodepressiv wirkenden Mediatoren* wie TNF-α, IL-1 und IL-6 sowie Anaphylatoxin C 5 a [21].

> **Merke**
> Ab 10 % VKOF besteht bei erwachsenen Patienten Schockgefahr, bei Kindern schon ab 5 % VKOF.

Initial normo- bzw. hypertone Blutdruckwerte als Ausdruck eines traumavermittelten Anstiegs des systemischen Gefäßwiderstandes durch endogene Katecholamine werden häufig fälschlicherweise als Kreislaufstabilität gedeutet.

▶ **Rückresorptionsphase.** Die Phase der Ödemrückresorption (bis zu 3 Wochen) setzt mit schrittweiser Regeneration der Kapillarschranke nach frühestens 24 h ein. In dieser Phase kann es zu einer akuten intravasalen Volumenüberladung bis zum *Lungenödem* und zu Elektrolytentgleisungen kommen.

▶ **Inflammation und Infektion.** Patienten mit schweren Verbrennungen (> 20% VKOF) entwickeln in ca. 28% der Fälle ein Multiorgandysfunktionssyndrom (MODS) und in etwa 14% eine schwere Sepsis oder einen septischen Schock [5]. Das zunächst durch das Verbrennungstrauma ausgelöste SIRS geht in der Spätphase (nach ca. einer Woche) häufig in eine *septische Phase* über. Neben einer durch das Trauma selbst ausgelösten *Immunsuppression* leisten die Invasion von *bakteriellen Erregern* über die ausgedehnten Wundflächen, Infektionen durch invasive *Katheter*, Translokationen von Bakterien aus dem Gastrointestinaltrakt, ventilatorassoziierte *Pneumonien* und ein *Inhalationstrauma (IHT)* einem septischen Verlauf Vorschub. Das Multiorganversagen im Zuge eines SIRS oder einer Sepsis ist eine der führenden Todesursachen Schwerbrandverletzter geworden.

Es kommt im Verlauf zu einer ausgeprägten katabolischen Alteration des Stoffwechsels [11]. Etwa ab dem dritten Tag nach dem Trauma entwickelt sich eine massive *hypermetabole Stoffwechselsituation* mit Verdopplung der metabolischen Rate. Ausgelöst und unterhalten wird diese katabole Stoffwechsellage durch anhaltend hohe *Stresshormonspiegel* (Katecholamine, Glukagon, Kortisol) und Freisetzung *proinflammatorischer Mediatoren* aus den Verbrennungswunden. Dieser Hypermetabolismus geht einher mit *Proteolyse, Lipolyse* und *Glukoneogenese* und kann noch Wochen nach Abheilung der Brandwunden bestehen bleiben.

Charakteristisch für den hypermetabolischen Zustand des Brandverletzten ist eine hypothalamische Sollwertverstellung der Körperkerntemperatur auf ca. 38,5 °C. Darüber hinaus ist die Thermoregulation zusätzlich durch eine Schädigung der Vasomotorik, Schweißsekretion und Piloerektion im verbrannten Areal eingeschränkt bzw. aufgehoben. Zudem erfordert der hohe Flüssigkeitsverlust über die verbrannte Haut einen erhöhten Energieaufwand. Somit ist es häufig schwierig, den Übergang eines SIRS in die septische Phase zu diagnostizieren, und die üblichen verwendeten Diagnoseparameter für SIRS und Sepsis scheinen für brandverletzte Patienten und deren spezielle pathophysiologische Situation unzureichend. Die *American Burn Association* (ABA) hat in einer Konsensuskonferenz [10] daher Kriterien für die *Diagnose einer brandinduzierten Sepsis* entwickelt ([10]; ▶ Tab. 16.2).

Tab. 16.2 Aktuelle ABA-Kriterien für eine brandinduzierte Sepsis; gefordert werden mindestens 3 zutreffende Parameter.

Parameter	Wert
Körpertemperatur	> 39 °C oder < 36,5 °C
Herzfrequenz	progressive Tachykardie > 110/min
Atemfrequenz	progressive Tachypnoe > 25/min oder Atemminutenvolumen > 12 l bei beatmeten Patienten
Leukopenie	< 100 000/μl (gemessen ab 3. Tag); *cave*: initialer Dilutionseffekt
Blutzucker	> 200 mg/dl (bei Ausschluss eines Diabetes mellitus)
Insulinresistenz	> 7 U/h i. v. und/oder > 25 % gesteigerter Insulinbedarf/24 h
enterale Nahrungsmittelintoleranz	• zunehmende abdominelle Distension • gastrale Nahrungsstase: Mageninhalt ist > 2-mal stündliche Nahrungsmenge in ml • Diarrhö > 2500 ml/d

16.1.2 Klinische Erstversorgung

Schockraummanagement

Vor der Aufnahme von Brandverletzten erfolgt häufig eine Ankündigung oder Anfrage durch die jeweilige Leitstelle. Bereits zu diesem Zeitpunkt sollten so viele Informationen *(Checkliste)* als möglich, wie Unfallzeitpunkt, -hergang oder das geschätzte Verbrennungsausmaß oder Begleitverletzungen, erfragt werden).

> **Merke**
>
> Verbrennungspatienten sind wie polytraumatisierte Patienten zu behandeln, da häufig ein kombiniertes Verletzungsmuster (Sturz, Explosion, Verkehrsunfall) vorliegt. Deshalb sollte die Aufnahme eines brandverletzten Patienten nach einem *standardisierten Algorithmus* über den Schockraum einer Klinik erfolgen, um dort in einem interdisziplinären Team eine differenzierte Diagnostik durchzuführen und eine adäquate Therapie zu initiieren.

Beispielhaft sei das Schockraumprotokoll des Klinikums Köln-Merheim vorgestellt:
- Intubation, bei Verdacht auf Inhalationstrauma mit Bronchoskopie, Bakteriologie
- und Fotodokumentation;
- Monitoring (mittlerer arterieller Blutdruck, Pulsoxymetrie, Temperatur);
- vollständige Entkleidung des Patienten und Überprüfung aller Zugänge,
- umfassende körperliche Untersuchung;
- bei hämodynamischer Instabilität oder VKOF > 25 %: invasive arterielle
- Blutdruckmessung im unverletzten Areal; bei Schock primäre Anlage eines Thermodilutionskatheters;
- Anlage eines zentralen Venenkatheters (ZVK; 3-Lumen) unter sterilen Kautelen (unverletztes Areal),
- Messung des Ausgangsgewichts;
- Blutentnahme (Blutgase inkl. Kohlenmonoxid-Hb, großes Blutbild, Gerinnungsprofil, Elektrolyte, Leberprofil, Kreatinin, Harnstoff, Gesamtprotein, Albumin);
- Hepatitis-Screening, Blutgruppe, Kreuzblut, bei Stromverletzungen zusätzlich Troponin I, Kreatinkinase (CK), Kreatinkinase-MB (CK-MB);
- Entnahme von Abstrichen aus allen Wundarealen;
- Rasur im Bereich der Verbrennungen, bei Gesichtsverbrennung auch
- des Haupthaares;
- vollständiges Abwaschen des Patienten mit warmer, desinfizierender Lösung; festhaftende Partikel werden vorsichtig entfernt;
- exakte Bestimmung des Verbrennungsausmaßes, der Lokalisation und Tiefe, sowohl in Zeichnung wie auch in Fotodokumentation;
- Adaptation der Flüssigkeitstherapie;
- bei einer VKOF > 15 %, Bewusstlosigkeit oder zu erwartender Langzeitintensivtherapie: Anlage eines suprapubischen Blasenkatheters; ansonsten transurethrale Dauerkatheterisierung;
- Urinstatus;
- ggfs. Tetanusimpfung;
- Magensonde zur frühzeitigen enteralen Ernährung;
- EKG;
- Escharotomie, Fasziotomie falls indiziert;
- Röntgenthoraxbild, spezielle Aufnahmen bei Verdacht auf knöcherne Frakturen;
- Verband aller Areale mit Flammazine, vierlagig Fettgaze, synthetische Watte, halbelastische Binden, ggf. Thoraxverband; bei akuter Epidermolyse: Verband ausschließlich mit hochgereinigter Vaseline und Vaseline-Gaze;
- Lagerung im Verbrennungsbett; bei Hypothermie Therapie mit externer Wärme.

Die primäre klinische Versorgung des Verbrennungspatienten findet in einem vorgeheizten Raum (35 – 40 °C) statt, um einer weiteren Auskühlung des Patienten nach Rettung, Transport und einer eventuellen Kaltwassertherapie vorzubeugen.

▶ **Monitoring.** Die Vorgaben für das *Monitoring* von Verbrennungspatienten richten sich üblicherweise nach den Empfehlungen für kritisch kranke Patienten. Ab einer VKOF von ca. 15 % ist mit einem erheblichen Volumenmangel zu rechnen, sodass zur Überwachung und Steuerung des Infusions- und Katecholaminmanagements sowie der Beatmungsparameter großzügig die Indikation für die Anlage eines ZVK und eines arteriellen Zugangs gestellt werden sollte. Eine schwere hämodynamische Instabilität, Verbrennungen über 30 % VKOF, Unklarheiten über den Volumenstatus etwa im Rahmen einer Sepsis, schwere kardiale Komorbiditäten oder Optimierung des Volumenmanagements beim Vorliegen eines akuten Atemnotsyndroms (ARDS) machen häufig ein *erweitertes hämodynamisches Monitoring* mit HZV-Messung (z. B. Pulmonaliskatheter, PiCCO) erforderlich. Die Anlage der diversen Zugänge und Katheter sollte nach Möglichkeit in unversehrtem Hautareal erfolgen.

▶ **Labordiagnostik.** Die notwendige primäre *Labordiagnostik* richtet sich nach den Routineparametern (Blutbild mit Hb-Wert, Elektrolyte, Gerinnungsparameter) sowie dem klinischen Bild. Im Besonderen sollte an eine frühzeitige *Blutgruppenbestimmung* mit Bereitstellung von Blutkonserven und an initiale *bakteriologische Wundabstriche* sowie ein Screening auf *multiresistente Erreger* gedacht werden. Bei Aufnahme sollte eine diagnostische *Bronchoskopie* zur Feststellung eines IHT und zur Probengewinnung erfolgen.

Primär plastisch-chirurgische Therapie

> **Definition**
>
> Eine frühzeitige Entfernung der verbrannten und nekrotischen Haut ermöglicht eine zeitnahe Defektdeckung. Dies verhindert einen anhaltenden Flüssigkeitsverlust und senkt das Infektionsrisiko der verbrannten Areale.

Um alle Hautareale beurteilen zu können und Verschmutzungen zu entfernen, ist in der Regel die Behandlung mit einer farblosen antiseptischen Reinigungslösung notwendig. Im Verbrennungsbad werden dabei Verschmutzungen und Brandblasen abgetragen.

> **Merke**
>
> Als *Nachbrennen* bezeichnet man die Progredienz eines Verbrennungsbefundes in den ersten Tagen nach der primären Schädigung, bei der sich aus zunächst epidermalen oder oberflächlichen Verbrennungen durch ein Fortschreiten der Gewebsschädigung tief dermale oder drittgradige Schädigungen entwickeln können.

Beim Vorliegen zirkulärer Verbrennungen muss mit einer Gewebekontraktur gerechnet werden, die im Bereich von Thorax, Ab-

16.1 Verbrennung

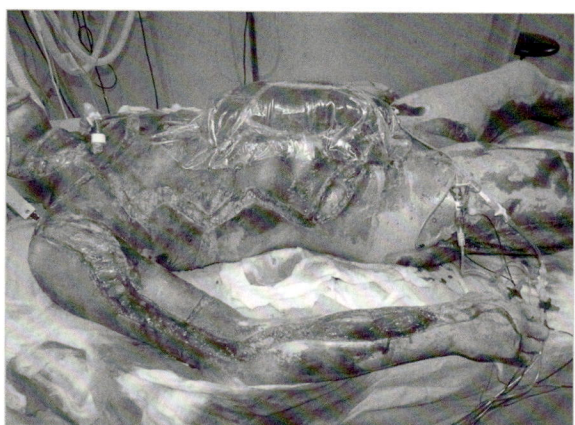

Abb. 16.4 Escharotomie. Entlastungsschnitte an Thorax, Abdomen und Armen. Entlastungslaparotomie bei abdominellem Kompartmentsyndrom (ACS).

▶ **Berechnung des Flüssigkeitsersatzes in den ersten 24 h.** Die folgenden Formeln finden Anwendung:
- *Parkland-Formel von Baxter (1968):* 4 ml Ringer-Laktat/kg KG × % VKOF,
- *modifizierte Brooke-Formel (1994):* 2 ml Ringer-Laktat/kg KG × % VKOF.

Bei beiden Methoden wird die Hälfte der errechneten Menge innerhalb der ersten 8 h nach dem Ereignis infundiert.

> **Merke**
> Lungenödem, Kompartmentsyndrom, ödembedingte Mikrozirkulationsstörungen und Wundheilungsstörungen von Hauttransplantaten sind einige der negativen Folgen, die sich aus einer Überinfusion ergeben können [28].

domen und Hals zur drastischen Einschränkungen von Atemexkursionen führen kann. Ein *abdominelles Kompartmentsyndrom* durch zirkuläre Einschnürungen wird durch die initiale Ödembildung noch verstärkt und ist mit einer Letalität von bis zu 40% assoziiert [32]. An den Extremitäten kann zudem die Perfusion kritisch eingeschränkt werden. In diesen Situationen besteht die Indikation zu einer sofortigen *Escharotomie* (▶ Abb. 16.4).

Durch eine frühzeitige *Nekrektomie* können endotoxininduzierte Komplikationen vermindert werden, es werden funktionell und ästhetisch deutlich bessere Ergebnisse erreicht und septische Wundinfektionen, die den Gesamtverlauf massiv beeinträchtigen können, werden zusätzlich reduziert.

> **Merke**
> Großflächige Nekrektomien gehen mit einem ausgedehnten Flüssigkeits- und Blutverlust einher. Zudem sind die Patienten durch eine Hypothermie gefährdet, die wiederum die Hämostase beeinträchtigt. Großlumige Zugänge, geeignete Wärmeerhaltungsmaßnahmen und die Bereitstellung einer ausreichenden Menge von Blutprodukten sind wesentliche Vorbedingungen für solche Eingriffe.

Häufig wird nach erfolgter Nekrektomie zunächst eine *temporäre Wunddeckung* angestrebt, bevor ein definitiver Wundverschluss erfolgen kann.

16.1.3 Intensivmedizinische Therapie

Hämodynamik und Volumentherapie

Volumenersatz in den ersten 24 Stunden

In der Initialphase der Verbrennung liegt pathophysiologisch ein Volumenmangelschock vor.

Während lange Zeit die Infusionsmengen anhand unterschiedlicher Formeln errechnet und relativ starr appliziert wurden, dienen die Formeln heute eher einer groben Abschätzung und das Infusionsregime orientiert sich, analog zur Situation bei anderen kritisch kranken Patienten, an *hämodynamischen Parametern*, wie zum Beispiel zentralvenöse Sauerstoffsättigung, Urinproduktion oder HZV-Messung.

Infusionslösungen

Wie die Menge kann auch die Zusammensetzung der Infusionslösung die Ödementwicklung beeinflussen. Die Verwendung eines kristallinen Volumenersatzes verkürzt aufgrund schnellerer Resorption aus dem Interstitium möglicherweise das Verbrennungsödem im Vergleich mit *kolloidalen Infusionslösungen*. Da aber beim Einsatz von Kolloiden oder hypertonen Kristalloiden geringere Gesamtmengen benötigt werden, könnten diese sich möglicherweise günstig auf die Ödembildung gerade in nicht betroffenen Gebieten auswirken. Neben den kolloidalen Lösungen (Hydroxyäthylstärke, Gelatine etc.) wird auch *Frischplasma oder Humanalbumin* eingesetzt. Da über die Verbrennungswunde ein hoher Natriumverlust (0,5 bis 0,6 mmol pro % VKOF × kg KG) stattfindet [25], kann über *hypertone Elektrolytlösungen* mit einem Natriumgehalt bis 300 mmol/l das Natriumdefizit bei geringerer Flüssigkeitsmenge ausgeglichen werden. Beim Einsatz hypertoner Lösungen sollten allerdings engmaschige Laborkontrollen zur Vermeidung einer Hypernatriämie und Hyperosmolarität erfolgen.

Volumenersatz nach 24 Stunden

In der Phase der Rückresorption ist auf eine Natrium- und Flüssigkeitsrestriktion zu achten. Darüber hinaus ist häufig der Einsatz von Diuretika und Inotropika erforderlich. Der Einsatz von Humanalbumin wird zwar kontrovers beurteilt [35], jedoch scheint bei einer Hypalbuminämie (Serumspiegel < 25 g/l) eine Substitution gerechtfertigt. ▶ Tab. 16.3 gibt eine Orientierung für die Infusionstherapie bei erwachsenen Verbrennungspatienten nach den ersten 24 h.

Katecholamintherapie

In der Frühphase der Verbrennung ist häufig der alleinige Ausgleich des Volumendefizits ausreichend, um eine hämodynamische Stabilität zu erreichen, da traumaassoziiert eine massive Erhöhung endogener Katecholaminspiegel und anderer Stresshormone vorliegt. Im Tierversuch konnte eine ischämiebedingte Zunahme der Verbrennungstiefe durch katecholaminbedingte übermäßige Vasokonstriktion gezeigt werden [16]. Der Einsatz vasopressorischer Substanzen sollte daher gerade in der Frühphase nach einem Verbrennungstrauma eher zurückhaltend erfolgen.

Ab dem zweiten Tag nimmt der periphere Gefäßwiderstand bis unter den Normwert ab, sodass in der Phase der Rückresorption meist der Einsatz von Vasopressoren erforderlich ist. Im Rahmen der Verbrennungskrankheit kommt es typischerweise mediatorinduziert zur Abnahme der Myokardkontraktilität.

Tab. 16.3 Infusionstherapie des Verbrennungspatienten nach den ersten 24 h.
Der Gesamtbedarf errechnet sich aus basalem Flüssigkeitsbedarf + evaporativem Verlust + Plasmaverlust.

	Infusionslösung	Parameter
basaler Flüssigkeitsbedarf	1500 ml balancierte Elektrolytlösung pro m² KOF (pro 24 h)	Stundendiurese (0,5 – 1 ml/kg KG)
+		
evaporativer Flüssigkeitsverlust	(25 + % VKOF) × m² KOF × 24 h [ml] evtl. Glukose 5%	Serumnatriumspiegel (ca. 140 mmol/l)
+		
Plasmaverlust	Albumin 5%	Serumalbumin (> 25 g/l)
KOF = Körperoberfläche; VKOF = verbrannte Körperoberfläche		

Analgesie und Sedierung

Wie auch bei anderen kritisch kranken Patienten orientieren sich die Vorgaben für die Sedierung von Brandverletzten an den Leitlinien der Deutschen Gesellschaft für Anästhesiologie und Intensivmedizin [23].

> **Merke**
> Verbrennungspatienten haben im Vergleich zu anderen häufig einen massiv gesteigerten Bedarf an Analgetika und Sedativa.

Als mögliche Erklärungen hierfür könnten ein beschleunigter Abbau im Zuge des *Hypermetabolismus*, ein ödembedingtes verändertes *Verteilungsvolumen* für Pharmaka oder Verschiebungen in der *Eiweißbindung* für Medikamente durch Proteinverlust dienen [3].

> **Merke**
> Ein wesentliches Ziel moderner Sedierungskonzepte sind wache, kooperative Patienten, die die intensivmedizinisch erforderlichen Maßnahmen tolerieren und im Rahmen ihrer Möglichkeit aktiv unterstützen, insofern keine Kontraindikationen (SHT, Atemwegssicherung bei Deformitäten etc.) dazu bestehen.

In der Regel macht das ausgeprägte Schmerzniveau von Brandverletzten eine *Kombinationstherapie* (z. B. Midazolam und Sufentanil) erforderlich. Die Addition von *Ketamin* ist bei der Analgosedierung Brandverletzer häufig erforderlich und kann zu einer deutlichen Senkung des Opioidbedarfs führen [7]. Kann dennoch unter maximaler analgetischer Therapie kein suffizienter Effekt erreicht werden, muss zusätzlich an eine *neuropathische Schmerzkomponente* mit sekundärer Hyperalgesie gedacht werden [4]. *Antikonvulsiva* (z. B. Pregabalin, Gabapentin) oder *trizyklische Antidepressiva* (z. B. Amitriptylin) sind hier geeignete Koanalgetika. *Clonidin* ist auch bei Verbrennungspatienten in allen Phasen eine wertvolle Ergänzung im Sedierungskonzept und hat eine analgosedative, anxiolytische und antihypertensive Wirkung. Die Sedierungstiefe brandverletzter Patienten sollte mit validierten üblichen *Scores* (z. B. Richmond Agitation Sedation Scale [RASS] oder Sedation Agitation Scale [SAS]) überwacht und gesteuert werden.

Ernährung

Hypermetabolismus

Die Stoffwechselsteigerung im Rahmen schwerer Verbrennungen kann 100 – 150 % über dem Grundumsatz liegen.

> **Merke**
> Schwere Verbrennungen führen zu einem massiven Hypermetabolismus und zu einem ausgedehnten Verlust von Proteinen und Stickstoff über die Verbrennungswunde.

Auf diesen *Hypermetabolismus* kann durch ein adäquates *Raumklima* (ca. 30 °C, rel. Luftfeuchte 60 %), eine *Abschirmung* gegenüber Stressfaktoren und durch einen möglichst frühzeitigen *Wundverschluss* günstig Einfluss genommen werden. Therapieziel ist darüber hinaus die Reduktion der Katabolie durch eine kalorisch adäquate und in ihrer Zusammensetzung ausreichende *Alimentation*.

In kleineren Studien konnte zudem ein günstiger Einfluss auf den Hypermetabolismus durch eine Blockade *β-adrenerger Rezeptoren* nachgewiesen werden [1]. Es wurde über eine Reduktion des Muskelabbaus und verminderte Wundinfektions- und Mortalitätsraten berichtet. Generell sollte beim Verbrennungspatienten frühzeitig (innerhalb von 6 h) mit einer enteralen Ernährung begonnen werden. Die Applikation von Sondenkost ist bei den meisten Patienten über eine nasogastrale Sonde möglich und kann sich günstig auf die traumabedingte Gastroparese auswirken [30].

Ermittlung des Energiebedarfs

> **Merke**
> Der tägliche Energiebedarf des erwachsenen schwer brandverletzten Patienten beträgt etwa 40 kcal/kg KG.

Zur differenzierten Berechnung des täglichen Kalorienbedarfs stehen zahlreiche Formeln zur Verfügung, wobei jedoch derzeit die modifizierte *Harris-Benedict-Formel* am besten geeignet scheint [20]. Die Harris-Benedict-Formel berücksichtigt bei der Berechnung des Energiebedarfs neben dem Grundumsatz des Patienten zusätzlich noch die Aktivität (Sedierung, Bettruhe, Mobilisation) und die Verletzungsschwere (▶ Tab. 16.4).

Da der für *brandverletzte Kinder* errechnete Energiebedarf teilweise deutlich (bis zu 50 %) unter dem in der indirekten Kalorimetrie bestimmten liegt, scheint der Einsatz der indirekten Ka-

Tab. 16.4 Berechnung des täglichen Energiebedarfs mit der modifizierten Harris-Benedict-Formel (Energiebedarf = Grundumsatz × Aktivitätsfaktor × Verletzungsfaktor).

Grundumsatz (kcal/d)	
Männer	66,5 + 13,7 × kg KG + 5,0 × Körpergröße (cm) – 6,8 × Alter (Jahre)
Frauen	655,1 + 9,6 × kg KG + 1,7 × Körpergröße (cm) – 4,7 × Alter (Jahre)
Kinder	22,1 + 31,1 × kg KG + 1,2 × Körpergröße (cm)
Aktivitätsfaktor	
Analgosedierung	1,0
Bettruhe	1,2
keine Bettruhe	1,3
Verletzungsfaktor	
VKOF < 20 %	1,0 – 1,5
VKOF 20 – 40 %	1,5 – 1,85
VKOF > 40 %	1,85 – 1,95

lorimetrie trotz des Aufwands und der methodischen Schwierigkeiten bei dieser Patientengruppe sinnvoll [34].

Zusammensetzung der Ernährung

> **Merke**
> Um den pathophysiologischen Veränderungen gerecht zu werden, benötigt der brandverletzte Patient eine hochkalorische und proteinreiche Ernährung.

Gerade in der Anfangsphase sollten der *Proteinanteil* (ca. 1,5 bis 3 g/kg KG Eiweiß/d) und der *Fettanteil* (mit ca. 30 bis 40 %) der Ernährungslösung relativ hoch sein und Lösungen mit hoher Kaloriendichte (1 – 1,5 kcal/ml) appliziert werden. Während eine generelle Empfehlung für eine *Immunonutrition* in der Intensivtherapie zurzeit nicht gegeben wird, kann jedoch für traumatisierte oder brandverletzte Patienten der Zusatz von *Glutamin* (0,2 – 0,26 g/kg KG/d) erwogen werden [18]. Als Antioxidans und Nährstoff der Darmmukosa kann es möglicherweise die bakterielle Translokation günstig beeinflussen. So wurde bei Verbrennungspatienten eine Reduktion der Infektionsraten, des Muskelabbaus, der Krankenhausverweildauer sowie der Sterblichkeitsrate unter Glutamingabe beobachtet [8, 12]. Für die Substitution von *Arginin* kann hingegen keine grundsätzliche Empfehlung ausgesprochen werden.

> **Merke**
> Die Studienlage zur Immunonutrition ist widersprüchlich. Eine generelle Empfehlung zum Einsatz immunmodulierender Ernährung besteht derzeit nicht.

Die Leitlinien der Europäischen Gesellschaft für Klinische Ernährung und Stoffwechsel (ESPEN) empfehlen bei Verbrennungspatienten für die Spurenelemente *Kupfer*, *Selen* und *Zink* eine Substitution in einer Dosierung über dem üblichen klinischen Standard.

Antiinfektive Therapie

Die Dynamik einer Infektion wird unter anderem wesentlich durch die Virulenz des jeweiligen Erregers und die Abwehrlage des Patienten bestimmt. Im Vergleich zu anderen kritisch kranken Patienten ist durch die ausgeprägte Immunsuppression des Verbrennungspatienten das Verhältnis deutlich zur Erregerseite hin verschoben.

Pharmakologische Aspekte

Beim Verbrennungspatienten ist die Pharmakokinetik und -dynamik für antimikrobielle Substanzen im Verlauf unvorhersagbar. So wurde für unterschiedliche antimikrobielle Substanzen (Levofloxacin, Amikacin, Cephalosporine) eine hohe Variabilität der Pharmakokinetik gezeigt. Ähnlich wie für die Substanzen zur Analgosedierung können auch ödembedingte Änderungen im Verteilungsvolumen und für die Proteinbindung die Phamakokinetik unvorhersehbar beeinflussen.

Problemkeime

Die Problemerreger in der Verbrennungsmedizin kommen überwiegend aus dem grampositiven Spektrum. Als typische Keime findet man *Stenotrophomonas*, *Staphylokokken*, *Acinetobacter spp.*, *Enterokokken*, *Pseudomonas aeruginosa* und andere *Pseudomonas-Spezies*. Ein weiteres Problem ist auch in der Verbrennungsmedizin die zunehmende Zahl an hochresistenten Keimen (z. B. methicillinresistenter Staphylococcus aureus [MRSA], vancomycinresistente Enterokokken [VRE] oder Breitspektrum-β-Laktamase[ESBL]-Bildner). Häufige nosokomiale Infektionen von Verbrennungspatienten sind *Pneumonie*, *Wundinfekte*, *primäre Blutstrominfektionen* und *Harnwegsinfekte*.

Therapie

> **Merke**
> Bei Verbrennungspatienten ist eine generelle systemische Antibiotikaprophylaxe nicht indiziert.

Geeignete *Hygienemaßnahmen*, wie die Sterilpflege oder mikrobiologisches Screening, zielen präventiv darauf ab, eine Infektion der Verbrennungswunde zu verhindern.

Die *topische* Behandlung von Verbrennungswunden mit Substanzen wie Silbersulfadiazin, Polihexanid, Povidon-Jod oder lokal applizierbaren Antibiotika ist häufig nicht effizient genug. Darüber hinaus besteht das Risiko, dass sich durch eine Resorption der Substanzen über die großen Wundflächen Komplikationen wie Niereninsuffizienz oder Hyperthyreose entwickeln.

Während eine grundsätzliche antibiotische Therapie nicht empfohlen werden kann, sollte jedoch bei chirurgischen Interventionen, die mit einem Bakteriämierisiko einhergehen (z. B. Nekrosektomien) eine *perioperative Prophylaxe* durchgeführt werden.

Verbrennungspatienten sind durch ihre ausgeprägte Immunsuppression besonders durch Pilzinfektionen gefährdet. Eine invasive *Aspergillose* tritt bei 1 – 7 % der Fälle auf. Bei der Behandlung gelten die gleichen Vorgaben wie bei der Therapie anderer Intensivpatienten.

Eine *selektive Darmdekontamination (SDD)* oder *selektive orale Dekontamination (SOD)* kann nach aktueller Datenlage für Patienten mit einer voraussichtlichen Beatmungsdauer von mehr als 48 h empfohlen werden.

16.1.4 Spezielle intensivmedizinische Situationen

Inhalationstrauma

> **Definition**
> Das Inhalationstrauma (IHT) wird als *thermische und chemische Schädigung* von Atemwegen und Lunge durch Einatmen von bei der Verbrennung frei werdenden Rauch- und Reizgasen definiert.

Die Inzidenz des IHT bei Verbrennungsunfällen liegt bei ca. 15–30 % [33] und steigert die Mortalität des Brandverletzten um 30 %. Unterschiedliche Substanzen in Verbrennungsdämpfen können ganz unterschiedliche Schädigungen hervorrufen, die beispielsweise eher die oberen Atemwege oder im Falle lipophiler Stoffe die tiefen Abschnitte des Respirationstrakts betreffen und mit einer Latenz von bis zu 72 h auftreten können.

> **Merke**
> Nach Brandunfällen in geschlossenen Räumen, bei Verbrennungs- oder Rußspuren im Gesicht, bei starkem Hustenreiz, Stridor oder nach Einatmen heißer Dämpfe oder Gase muss der hochgradige Verdacht auf ein IHT geäußert werden.

Der Verlauf eines IHT kann von *milden Reizsymptomen* bis hin zu einem fulminant verlaufenden Vollbild des *ARDS* reichen. Durch erhöhte Kapillarpermeabilität kommt es zur Flüssigkeitsverschiebung in das Interstitium mit drastischer Abnahme der pulmonalen Compliance. Eine direkte Toxinwirkung kann darüber hinaus zur Surfactant-Schädigung führen und die Atelektasenbildung unterstützen. Häufig ist eine Rauchgasinhalation mit einer *Kohlenmonoxidintoxikation* assoziiert, die deutlich zur Mortalität beitragen kann. Kohlenmonoxid bindet mit einer 325-fach höheren Affinität als Sauerstoff an Hämoglobin, vermindert somit kompetitiv die Sauerstoffaufnahme und führt zu einer Linksverschiebung der Sauerstoffbindungskurve mit Einschränkung der Gewebeoxygenierung. Die klinischen Symptome reichen von Kopfschmerzen bis hin zu Atemlähmung und Tod bei Carboxyhämoglobin(HbCO)-Konzentrationen über 60 % (▶ Tab. 16.5).

Diagnose

Obwohl die *Bronchoskopie* als Goldstandard für die Diagnose eines IHT gilt, können damit nur Schädigungen in den oberen Atemwegen erkannt werden.

Anhand des bronchoskopischen Befunds kann das IHT in 4 verschiedene Schweregrade eingeteilt werden ([8]; ▶ Tab. 16.6).

Parenchymatöse pulmonale Veränderungen können eventuell frühzeitig durch *CT-Untersuchungen* erfasst werden [17].

Blutgasanalysen, Röntgenthoraxaufnahmen und kontinuierliche Überwachung der *Beatmungsparameter* (z. B. Beatmungsdrücke) komplettieren die Diagnostik und erfassen die dynamischen Veränderungen des IHT, sodass rechtzeitig eine adäquate therapeutische Reaktion erfolgen kann.

Therapie

> **Merke**
> Die Beteiligung der oberen Atemwege im Rahmen einer Verbrennung oder eines IHT kann zu einer rasch progredienten Schwellung der supraglottischen Schleimhaut mit einer drohenden Obstruktion der Atemwege führen.

Eine frühzeitige Intubation, unter *fiberoptischer Bereitschaft,* kann in diesen Fällen lebensrettend sein. Häufig ist bei Patienten mit schweren Verbrennungen im Gesichtsbereich oder im Pharynx im Verlauf der Beatmungstherapie eine *Tracheotomie* erforderlich. Für die Therapie der *CO-Intoxikation* ist die Behandlung mit *reinem Sauerstoff* entscheidend, um die Dissoziation von Kohlenmonoxid vom Hämoglobin zu beschleunigen. Die Indikationen für eine hyperbare Oxygenierung (HBO) in der Druckkammer [27] sind:
- Koma,
- jede Bewusstlosigkeit,
- neuropsychiatrische Symptome,
- Carboxyhämoglobinspiegel > 40 %,
- Schwangerschaft, HbCO-Spiegel > 15 %,
- Zeichen einer myokardialen Schädigung,
- bestehende koronare Herzkrankheit (KHK) und HbCO-Spiegel > 20 %,
- rezidivierende Symptomatik bis zu 3 Wochen,
- fortdauernde Symptomatik trotz normobarer O₂-Therapie.

Die schwere respiratorische Insuffizienz oder das Vorliegen eines ARDS machen die Intubation und invasive Beatmungstherapie

Tab. 16.5 Klinische Symptomatik der Kohlenmonoxidintoxikation.

HbCO-Konzentration	Symptome
> 10 %	Kopfschmerzen, Müdigkeit, Schwindel, Übelkeit, EKG: ST-Streckensenkung
> 20 %	Beeinträchtigung der Urteilsfähigkeit, Sichtfeldeinschränkung
> 30 %	beginnende Bewusstseinsminderung, flache Atmung
> 40 %	Kreislaufkollaps möglich
> 60 %	Muskelkrämpfe, Koma, Atemlähmung, Tod
HbCO = Carboxyhämoglobin	

Tab. 16.6 Bronchoskopische Kriterien zur Gradeinteilung des Inhalationstraumas.

Grad 0	Grad 1	Grad 2	Grad 3	Grad 4
kein Trauma	mildes Trauma	moderates Trauma	schweres Trauma	massives Trauma
keine Anzeichen eines Erythems oder Ödems, keine Kohle- oder Rußspuren, keine Obstruktion	vereinzelte Areale mit Erythem, kohleartige Spuren in proximalen und/oder distalen Bronchien	Erythem, Rußspuren, Bronchorrhö mit/ohne Kompromittierung der Bronchien (einzeln oder kombiniert)	schwere Inflammation mit Verletzung der Oberflächenstrukturen, ausgiebige Rußspuren, Bronchorrhö, bronchiale Obstruktion (einzeln oder kombiniert)	mukosale Verschorfung, Nekrosen, endoluminale Obliteration (einzeln oder kombiniert)

erforderlich. Medikamentös kann der Verlauf eines IHT nur unzureichend beeinflusst werden. Die inhalative Applikation von β_2-*mimetischen* Substanzen kann einen reaktiven Bronchospasmus reduzieren, die mukoziliäre Clearance verbessern und möglicherweise das mukosale Ödem günstig beeinflussen. Ein Ansatz zur Mukolyse und Erleichterung der Sekretmobilisation ist die Behandlung mit *N-Acetylcystein*. Die systemische Behandlung mit *Steroiden* wird beim IHT aufgrund der Immunsupression als obsolet angesehen. Eine prophylaktische Gabe von Antibiotika ist beim IHT nicht indiziert [19].

Kompartmentsyndrome

Definition
Eine akute Erhöhung des Gewebedrucks in einem fest umschlossenen Raum mit Einschränkung der Mikrozirkulation wird als Kompartmentsyndrom bezeichnet. Das Kompartmentsyndrom stellt immer eine Notfallsituation dar.

Patienten nach Starkstromverletzungen und mit ausgedehntem Weichteiltrauma sind besonders gefährdet, ein Kompartmentsyndrom zu entwickeln. Typische Manifestationen sind bei Verbrennungspatienten Kompartmentsyndome der *Extremitäten* und das *abdominelle Kompartmentsyndrom* (ACS).

Kompartmentsyndom der Extremitäten

Der normale Druck in den Kompartimenten der Extremitätenmuskulatur liegt bei etwa 8 mmHg. Die Toleranz einer Druckerhöhung ist von diversen Faktoren abhängig und individuell unterschiedlich. Als kritischer Wert kann eine Unterschreitung der Druckdifferenz vom mittleren arteriellen Druck (MAD) zum subfaszialen Druck von ca. 30 mmHg definiert werden. Da die Druckmessung nicht in allen Kompartimenten möglich ist und auch das Vorliegen eines tastbaren arteriellen Pulses nicht gegen ein Kompartmentsyndrom spricht, ist die Indikation zu einer Dekompression anhand *klinischer Symptome* zu stellen:
- pralle Schwellung,
- heftige, diffuse auch brennende Schmerzen,
- Parästhesien, Hypästhesien,
- Paresen.

Kompartmentsyndrom des Abdomens

Definition
Wenn der intraabdominelle Druck 12 mmHg übersteigt, liegt eine *intraabdominelle Hypertension (IAH)* vor. Eine anhaltende Erhöhung des intraabdominellen Druckes auf über 20 mmHg mit einer neu aufgetretenen Organdysfunktion charakterisiert das *abdominelle Kompartmentsyndrom (ACS;* [22]*).*

Bei Patienten mit einer VKOF von mehr als 60% wurde in allen Fällen ein ACS gefunden [14]. Verbrennungen des Körperstamms mit Reduktion der Bauchwandcompliance, das generalisierte Kapillarleck mit Darmwandödem und der massive Flüssigkeitsumsatz liegen pathophysiologisch der abdominellen Drucksteigerung beim Verbrennungspatienten zugrunde. Bereits ab einem Druck von 10 mmHg ist mit einer Einschränkung der Mesenterialperfusion zu rechnen. Ab 15 mmHg können *Oligurie* und ab 30 mmHg eine *Anurie* auftreten. Die intraabdominelle Hypertension (IAH) wird in 4 Schweregrade [22] eingeteilt:
- Grad I 12–15 mmHg,
- Grad II 16–20 mmHg,
- Grad III 21–25 mmHg,
- Grad IV > 25 mmHg.

Ein etabliertes Verfahren zur Messung des intraabdominellen Drucks ist die indirekte Messung über den Harnblasendruck, die aber nicht immer zuverlässig gelingt. Da eine IAH trotz eines weitgehend unauffälligen Tastbefunds vorliegen kann, ist auf klinische Zeichen zu achten, die an ein ACS denken lassen müssen:
- gestörte Magen-Darm-Passage, Subileus,
- therapierefraktäre Oligurie,
- Abnahme der pulmonalen Compliance,
- Anstieg der Beatmungsdrücke,
- Gasaustauschstörungen,
- metabolische Azidose, Laktazidose,
- HZV-Abnahme, Hypotension.

Bei der insgesamt schwierigen Entscheidung zu einer operativen Dekompression des Abdomens müssen die gemessenen Druckwerte in Relation zu den klinischen Symptomen gesetzt werden. Bereits ab Druckwerten von 15 mmHg kann eine Entlastungslaparotomie (▶ Abb. 16.4) indiziert sein, bevor sich ein manifestes ACS entwickelt.

Merke
Vor einer Dekompression muss eine bestehende intravasale Hypovolämie unbedingt ausgeglichen werden, um einer schweren hämodynamischen Instabilität im Rahmen eines Reperfusionssyndroms vorzubeugen.

Verbrennungen im Kindesalter

Im Kindesalter stehen in etwa 70% der Fälle bei den thermischen Verletzungen *Verbrühungen* eindeutig im Vordergrund. Aufgrund der deutlich dünneren Hautschicht von Kindern können Flüssigkeiten schon bei deutlich kürzeren Einwirkzeiten als bei Erwachsenen zu drittgradigen Verletzungen führen. Bei Kindern ab ca. 10 Jahren und bei Jugendlichen spielen dann auch Feuerunfälle und das Elektrotrauma eine zunehmende Rolle. Kontaktverbrennungen, scharf begrenzte Wundränder (z. B. handschuh- oder strumpfförmig) oder Verbrennungen im Genitalbereich müssen bei Kindern auch immer an eine *Misshandlung* denken lassen.

Die Bestimmung des Verbrennungsausmaßes erfolgt bei Kindern analog zum Erwachsenen (▶ Abb. 16.2). Zusätzlich können altersadaptierte Tabellen bei der Bestimmung der betroffenen Körperoberfläche helfen (▶ Abb. 16.3). Die Empfehlungen der Deutschen Gesellschaft für Verbrennungsmedizin zur Behandlung von brandverletzten Kindern in einem Zentrum finden sich in ▶ Abb. 16.5.

Praxistipp
Der Flüssigkeitsbedarf von brandverletzten Kindern in den ersten 24 h lässt sich mit der modifizierten *Parkland-Formel* abschätzen:

6 ml balancierte Elektrolytlösung × % VKOF × kg KG

Der Substitutionsbedarf in der ersten Stunde lässt sich alternativ über folgende Formel abschätzen:

0,5 – 1 ml × % VKOF × kg KG

Ähnlich wie beim Erwachsenen orientiert sich auch die Infusionstherapie beim brandverletzten Kind aktuell eher an klinischen Parametern wie Urinausscheidung (Zielwert: 1 – 1,5 ml/kg KG/h) oder zentralvenöser Sauerstoffsättigung.

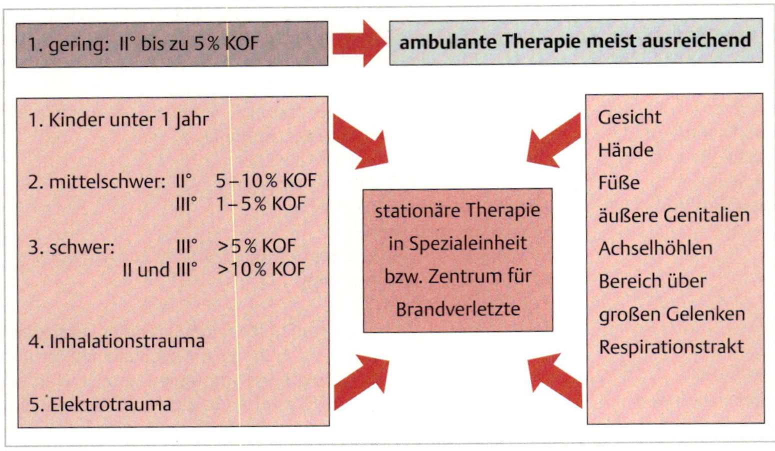

Thermische und physikalische Schädigungen

```
1. gering: II° bis zu 5% KOF  →  ambulante Therapie meist ausreichend

1. Kinder unter 1 Jahr
2. mittelschwer: II°   5–10% KOF
                 III°   1–5% KOF
3. schwer:       III°   >5% KOF
                 II und III°  >10% KOF
4. Inhalationstrauma
5. Elektrotrauma

→ stationäre Therapie in Spezialeinheit bzw. Zentrum für Brandverletzte ←

Gesicht
Hände
Füße
äußere Genitalien
Achselhöhlen
Bereich über großen Gelenken
Respirationstrakt
```

Abb. 16.5 Empfehlungen der Deutschen Gesellschaft für Verbrennungsmedizin zur Behandlung brandverletzter Kinder (Quelle: Wappler u. Spilker 2009 [39]).

Praxistipp

Der Energiebedarf lässt sich unter Einbeziehung der Körperoberfläche (KOF) bei Kindern mit folgender Formel abschätzen [31]:

Erhaltung: 1800 kcal/m² KOF

Ersatz: 2200 kcal/m² VKOF

Aufgrund des häufig abweichenden tatsächlichen Energiebedarfs von dem errechneten wird bei Kindern der Einsatz einer *indirekten Kalorimetrie* befürwortet [24].

Auch bei Kindern sollte die Nahrung einen ausreichenden Proteinanteil (ca. 3 g/kg KG am Tag) besitzen. Besonders wichtig für die Wundheilung scheint eine Substitution von Zink und Kupfer zu sein (bis zum Dreifachen des Grundbedarfs; [37]).

Kernaussagen

Grundlagen

▶ **Epidemiologie.** In Deutschland werden jährlich etwa 100 000 Verbrennungen registriert.
Die Leitlinien der Deutschen Gesellschaft für Verbrennungsmedizin legen fest, welche Patienten davon in einem Brandverletztenzentrum versorgt werden sollen.

▶ **Stadieneinteilung und Prognose.** Die Verbrennungstiefe (Grad I bis IV), das Ausmaß der betroffenen Körperoberfläche und das Alter bestimmen den Schweregrad einer Verbrennung. Die Bestimmung des Ausmaßes erfolgt beispielsweise über die *Neuner-Regel nach Wallace* oder bei Kindern über altersadaptierte Tabellen.
Über Scoring-Systeme wie den *Baux-Index* oder den „*Abbreviated Burn Severity Index*" (ABSI) lassen sich Aussagen zur Wahrscheinlichkeit des Überlebens eines Schwerverbrannten treffen.

▶ **Pathophysiologie der Verbrennungskrankheit.** Die Verbrennungskrankheit läuft typischerweise in verschiedenen Phasen ab. Zunächst besteht eine Schockphase im Sinne eines früh auftretenden SIRS mit Kapillarleck, konsekutiver Hypovolämie und Abnahme des kolloidosmotischen Druckes (KOD).
Frühestens nach ca. 24 h beginnt die Phase der Rückresorption mit Mobilisation der Ödeme. In dieser Phase sind die Patienten durch eine Hypervolämie mit eventueller Kreislaufbelastung gefährdet. Die Rückresorption der Ödeme kann bis zu mehreren Wochen dauern.
Häufig entwickeln die Patienten aufgrund ihrer ausgeprägten Immunsuppression und Superinfektion der oft ausgedehnten Wundflächen oder bei anderen nosokomialen Infektionen einen septischen Verlauf.
Durch den bei schweren Verbrennungen bestehenden hypermetabolischen Zustand und das bestehende SIRS ist eine septische Phase oft schwierig zu erfassen. Die Kriterien für die Diagnose einer Sepsis bei Verbrennungspatienten weichen von den sonst üblichen Vorgaben ab.

Klinische Erstversorgung

▶ **Schockraummanagement.** Die primäre Versorgung des Verbrennungspatienten sollte in der Klinik anhand festgelegter Algorithmen und standardisierter Protokolle erfolgen.
Verbrennungspatienten sind wie Traumapatienten zu behandeln. Begleitverletzungen müssen bereits bei der primären Versorgung erfasst werden.
Ab einer VKOF von 15% ist mit einem erheblichen Volumenverlust zu rechnen und die Indikation zur ZVK-Anlage großzügig zu stellen. Ab einer VKOF über 30% wird ein erweitertes hämodynamisches Monitoring empfohlen. Bereits bei der Aufnahme sollten Wundabstriche für ein mikrobiologisches Screening entnommen und eine Bronchoskopie durchgeführt werden.

▶ **Primär plastisch-chirurgische Therapie.** Grundsätzlich wird bei der primären chirurgischen Versorgung der Verbrennungspatient vollständig entkleidet, die Wunden werden antiseptisch gereinigt und Blasen abgetragen.
Eine wichtige Therapiegrundlage ist die frühzeitige Nekrosektomie avitaler Hautabschnitte mit dem Ziel der Reduktion septischer Wundinfektionen und der Möglichkeit zur zeitnahen plastischen Deckung.
Die Escharotomie ist eine lebensrettende Intervention bei zirkulären Verbrennungen des Rumpfes oder wenn an Extremitäten ein Kompartmentsyndrom droht.

Intensivmedizinische Therapie

▶ **Hämodynamik und Volumentherapie.** Für die Berechnung des Volumenersatzes beim Verbrennungspatienten steht eine Vielzahl an Formeln zur Verfügung. Diese sollten aber eher zur orientierenden Abschätzung herangezogen und die Flüssigkeitssubstitution anhand hämodynamischer Parameter und der Urinausscheidung gesteuert werden.

In bestimmten Situationen kann der Einsatz von Kolloiden, hypertonen kristallinen Lösungen und Humanalbumin sinnvoll sein. In der Phase der Rückresorption ist der Patient durch eine Hypervolämie und Hypernatriämie gefährdet. Hier sollte die Volumensituation vorsichtig mit natriumarmen oder -freien Lösungen erfolgen. Häufig ist der Einsatz von Diuretika notwendig.
Meist ist in der Frühphase einer Verbrennung eine Katecholamintherapie nicht erforderlich. Ein zu frühzeitiger Einsatz von Vasopressoren kann möglicherweise zu einer ischämiebedingten Zunahme der Verbrennungstiefe führen. Eine hämodynamische Unterstützung ist in der Phase der Rückresorption meist indiziert.

▶ **Analgesie und Sedierung.** Verbrennungspatienten haben häufig einen deutlich erhöhten Analgetika- und Sedativabedarf. Daher ist oftmals eine Kombinationstherapie mit verschiedenen Wirkstoffgruppen erforderlich oder die Addition von Koanalgetika bei einer neuropathischen Schmerzkomponente sinnvoll. Grundsätzlich unterscheiden sich die Vorgaben für die Analgosedierung von Verbrennungspatienten nicht von denen für andere Intensivpatienten.
Auch in der Verbrennungsmedizin sollten Sedierungsprotokolle und Scores zum Einsatz kommen.

▶ **Ernährung.** Mit der enteralen Ernährung sollte beim brandverletzten Patient möglichst frühzeitig und regelhaft begonnen werden.
Bedingt durch einen ausgeprägten Hypermetabolismus des Verbrennungspatienten muss der Kalorienbedarf über Formeln (z. B. *Harris-Benedict*-Formel) kalkuliert oder mit der indirekten Kalorimetrie bestimmt werden.
Der erwachsene Verbrennungspatient benötigt etwa 40 kcal pro kg KG/d.
Um den pathophysiologischen Veränderungen gerecht zu werden, bedürfen Verbrennungspatienten einer hochkalorischen proteinreichen Ernährung.
Für eine Immunonutrition kann derzeit keine generelle Empfehlung gegeben werden. Die Substitution von Kupfer, Selen und Zink wird jedoch in den Leitlinien empfohlen.

▶ **Antiinfektive Therapie.** Eine grundsätzliche prophylaktische Antibiotikatherapie ist beim Verbrennungspatienten nicht indiziert.
Es muss beachtet werden, dass die Pharmakokinetik und -dynamik antimikrobieller Substanzen beim Verbrennungspatienten aufgrund pathophysiologischer Veränderungen oft unvorhersehbar ist.
Typische Problemkeime sind Stenotrophomonas, Staphylokokken, Acinetobacter spp., Enterokokken, Pseudomonas aeruginosa und andere Pseudomonas-Spezies. Häufig liegen Infektionen mit hoch- oder multiresistenten Erregern vor.

Spezielle intensivmedizinische Situationen

▶ **Inhalationstrauma.** Ein Inhalationstrauma (IHT) liegt bei etwa 15–30 % der Verbrennungsunfälle vor und kann die Mortalität um bis zu 30 % steigern.
Wichtig ist es, auf Hinweise aus dem Unfallhergang und auf typische Zeichen zu achten, da die Diagnose oft schwierig ist und auch mit der Bronchoskopie nur Schädigungen der oberen Atemwege erkannt werden können.
Der Verlauf eines IHT variiert von milden Reizsymptomen bis zum fulminanten Vollbild eines ARDS.
Medikamentös kann versucht werden, den Bronchospasmus und das mukosale Ödem über Sympathomimetika und die Sekretolyse mit N-Acetylcystein günstig zu beeinflussen.

Neben einer thermischen oder chemischen Schädigung der Lunge liegt bei Verbrennungsunfällen häufig zusätzlich eine Kohlenmonoxidintoxikation vor. Bei vital bedrohlicher Intoxikation kann eine Behandlung in der Druckkammer erforderlich sein.

▶ **Kompartmentsyndrome.** Die Messung des Kompartmentdrucks der Extremitäten ist oft schwierig und unzuverlässig, sodass die Diagnose eines Kompartmentsyndroms oft klinisch gestellt wird. Die Indikation zu einer operativen Entlastung sollte großzügig gesehen werden.
Eine anhaltende Erhöhung des intraabdominellen Druckes auf über 20 mmHg mit einer neu aufgetretenen Organdysfunktion charakterisiert das abdominelle Kompartmentsyndrom (ACS). Bereits ab Druckwerten von 15 mmHg kann eine Entlastungslaparotomie indiziert sein, bevor sich ein manifestes ACS entwickelt.

▶ **Verbrennungen im Kindesalter.** Im Kindesalter stehen in etwa 70 % der Fälle bei den thermischen Verletzungen Verbrühungen eindeutig im Vordergrund.
Aufgrund der deutlich dünneren Hautschicht von Kindern können Flüssigkeiten schon bei deutlich kürzeren Einwirkzeiten als bei Erwachsenen zu drittgradigen Verletzungen führen.
Der Flüssigkeitsbedarf von brandverletzten Kindern kann über Formeln abgeschätzt werden. Analog zur Infusionstherapie des Erwachsenen wird auch bei Kindern zunehmend eine Orientierung an klinischen Parametern (z. B. Urinausscheidung) empfohlen. Für die Berechnung des Energiebedarfs wird die indirekte Kalorimetrie empfohlen.

Literatur

[1] Arbabi S, Ahrns KS, Wahl WL. Beta-blocker use is associated with improved outcomes in adult burn patients. J Trauma 2004; 56: 265–269
[2] Baxter CR, Shires GT. Physiological response to crystalloid resuscitation of severe burns. Ann NY Acad Sci 1968; 150: 874–896
[3] Blanchet R, Jullien V, Vinsonneau Ch et al. Influence of burns on pharmacokinetics and pharmacodynamics of drugs used in the care of burn patients. Clin Pharmacokinet 2008; 47: 635–654
[4] Cuignet O, Pirson J. Effects of gabapentin on morphine consumption and pain in severely burned patients. Burns 2007; 33: 81–86
[5] Cumming J, Purdue GF, Hunt JL. Objective estimates of the incidence and consequences of multiple organ dysfunction and sepsis after burn trauma. J Trauma 2001; 50: 510–515
[6] Demling RH, Mazess RB, Witt RM et al. The study of burn wound edema using dichromatic absorptiometry. J Trauma 1978; 18: 124–128
[7] Edrich T, Friedrich AD, Eltzschig HK et al. Ketamine for long-term sedation and analgesia of a burn patient. Anesth Analg 2004; 99: 893–895
[8] Endorf FW, Gamelli RL. Inhalation injury, pulmonary perturbations, and fluid resuscitation. J Burn Care Res 2007; 28(1): 80–83
[9] Garrel D, Patenaude J, Nedelec B. Decreased mortality and infection morbidity in adult burn patients given enteral glutamine supplements: a prospective, controlled, randomized clinical trial. Crit Care Med 2003; 31: 2444–2449
[10] Greenhalgh DG, Saffle JR et al. American Burn Association consensus conference to define sepsis and infection in burns. J Burn Care Res 2007; 28: 776–790
[11] Herndon DN, Tompkins RG. Support of the metabolic response to burn injury. Lancet 2004; 363: 1895–1902

[12] Heyland D, Dhaliwal R, Drover JW. Canadian clinical practice guidelines for nutrition support in mechanically ventilated, critically ill adult patients. JPEN J Parenter Enteral Nutr 2003; 27: 355–373
[13] Horbrand F, Schrank C, Henckel-Donnersmarck G et al. Integration of preexisting diseases and risk factors in the Abbreviated Burn Severity Index (ABSI). Anaesthesiol Intensivmed Notfallmed Schmerzther 2003; 38: 151–157
[14] Ivy ME, Atweh NA, Palmer J et al. Intra-abdominal hypertension and abdominal compartment syndrome in burn patients. J Trauma 2000; 49: 387–391
[15] Kloeters O, Germann G; Erstversorgung Schwerbrandverletzter. intensivmedizin up2date 3. Stuttgart: Thieme; 2007: 146
[16] Knabl JS, Bauer W, Andel H et al. Progression of burn wound depth by systemical application of a vasocontrictor. Burns 1999; 25: 715–721
[17] Koljonen V, Maisniemi K, Virtanen K et al. Multi-detector computed tomography demonstrates smoke inhalation injury at early stage. Emerg Radiol 2007; 14: 113–116
[18] Kreymann KG, Berger MM, Deutz NE et al. ESPEN guidelines on enteral nutrition: intensive care. Clin Nutr 2006; 25: 210–223
[19] Lee AS, Mellins RB. Lung injury from smoke inhalation. Paediatr Respir Rev 2006; 7: 123–128
[20] Long JM, Long CL. Fuel metabolism. In: Zaloga GP (ed.) Nutrition in critical Care. St. Louis: Mosby; 1994: 35–53
[21] Maass DL, White J, Horton JW. IL-1beta and IL-6 act synergistically with TNF-alpha to alter cardiac contractile function after burn trauma. Shock 2002; 18: 360–366
[22] Malbrain ML, Cheatham ML, Kirkpatrick A et al. Results from the International Conference of Experts on intra-abdominal Hypertension and abdominal Compartment Syndrome. I. Definitions. Intensive Care Med 2006; 32: 1722–1732
[23] Martin J, Heymann A, Bäsell K et al. Evidence and consensus-based German guidelines for the management of analgesia, sedation and delirium in intensive care – short version. Ger Med Sci 2010; Feb 2: 8
[24] Mlcak RP, Jeschke MG, Barrow RE et al. The influence of age and gender on resting energy expenditure in severly burned children. Ann Surg 2006; 244: 121–130
[25] Monafo WW: Hypertonic balanced saline solution in the treatment of burn shock. In: Fox CI, Nahas GG, eds. Body fluid replacement in the surgical patient. New York: Grune and Stratton; 1970
[26] Mozingo DW, Barillo DJ, Pruitt BA. Acute resuscitation and transfer management of burned and electrically injured patients. Trauma Quarterly 1994; 11: 94–113
[27] Myers RA, Thom SR: Carbon monoxide and cyanide poisoning. In: Kindwall EP, ed. Hyperbaric medicine practice. Flagstaff, Ariz.: Best Publishing; 1994: 357
[28] O'Mara MS, Slater H, Goldfarb IW et al. A prospective, randomized evaluation of intra-abdominal pressures with crystalloid and colloid resuscitation in burn patients. J Trauma 2005; 58: 1011–1018
[29] Pallua N, von Bulow S. Methods of burn treatment. Part I: general aspects. Chirurg 2006; 77: 81–92
[30] Raff T, Hartmann B, Germann G. Early intragastric feeding of seriously burned and long-term ventilated patients: a review of 55 patients. Burns 1997; 23: 19–25
[31] Rothe K. Thermische Verletzungen. In: Brömme W, Lietz R, Benneck J, Hrsg. Handbuch der Kinderintensivmedizin. Stuttgart: Thieme; 2003: 684–700
[32] Spanholtz TA, Theodorou P, Amini P et al. Severe burn injuries – acute and long-term treatment. Dtsch Arztebl Int 2009; 106: 607–613
[33] Thompson PB, Herndon DN, Traber DL et al. Effect on mortality of inhalation injury. J Trauma 1986; 26: 163–165
[34] Suman OE, Mlcak RP, Chinkes DL et al. Resting energy expenditure in severly burned children: analysis of agreement between indirect calorimetry and prediction equations using the Bland-Altman method. Burns 2006; 32: 335–342
[35] Vincent JL, Navickis RJ, Wilkes MM. Morbidity in hospitalised patients receiving human albumin: a meta-analysis of randomised controlled trials. Crit Care Med 2004; 32: 2029–2038
[36] Vogt PM, Mailänder P, Jostkleigrewe F et al. Zentren für Schwerbrandverletzte in der Bundesrepublik Deutschland – Versorgungsstrukturen und Bedarf. Chirurg BDC 2007; 46: 411–413
[37] Voruganti VS, Klein GL, Lu HX et al. Impaired zinc and copper status in children with burn injuries: need to reassess nutritional requirements. Burns 2005; 31: 711–716
[38] Wallace AB. The exposure treatment of burns. Lancet 1951; 1(6653): 501–504
[39] Wappler F, Spilker G. Verbrennungsmedizin. Stuttgart: Thieme; 2009

16.2 Verletzungen durch Strom

A. Hohn, F. Wappler

16.2.1 Definitionen und Epidemiologie

Elektrischer Strom ist die Bezeichnung für den gerichteten Anteil einer Bewegung von Ladungsträgern (z.B. Elektronen oder Ionen) in Materie oder einem Vakuum. Die pro Zeit fließende Ladung bezeichnet man als Stromstärke (I). Sie wird in Ampère (A) gemessen. Die elektrische Spannung (U) in Volt (V) gibt an, wie viel Arbeit oder Energie notwendig ist, um eine Ladung innerhalb eines elektrischen Feldes zu bewegen. Stromfluss setzt Wärmeenergie frei; dabei erzeugt eine Stromstärke von 1 Ampère mit einer Spannung von 1 Volt eine Leistung von 1 Watt. Der elektrische Widerstand (R) mit der Einheit Ohm (Ω) gibt an, welche elektrische Spannung erforderlich ist, um einen bestimmten elektrischen Strom durch einen Leiter fließen zu lassen.

> **Definition**
>
> Mit dem *Gesetz von Ohm* besteht folgender Zusammenhang: $R = U/I$.

Verletzungen durch elektrischen Strom sind weitaus häufiger als in epidemiologischen Untersuchungen beschrieben, da ein Großteil der Patienten mit leichtgradigen Stromverletzungen nicht erfasst wird. In den Vereinigten Staaten werden ca. 5% der Verbrennungen auf die Einwirkung von Elektrizität zurückgeführt [8]. Schätzungen zufolge beträgt die Inzidenz von Stromunfällen etwa 70 pro 100 000 Einwohner und Jahr [4]. Die häufigsten Unfälle ereignen sich im Haushalt oder an der Arbeitsstelle. In etwa 20% der Stromschlagverletzungen sind Kinder betroffen. Die Letalität unterscheidet sich mit etwa 3% bei Niederspannung (< 1000 Volt) deutlich von bis ca. 30% bei Hochspannungstraumen (> 1000 Volt) [7]. Verletzungen durch Blitzeinwirkung sind selten, aber enden häufig tödlich.

16.2.2 Pathophysiologie

Die Verletzungsschwere hängt von der Stromstärke ab, die sich gemäß dem *Gesetz von Ohm* aus der einwirkenden Spannung und dem Widerstand des Körpers ergibt. Zusätzlich spielen die Dauer

16.2 Verletzungen durch Strom

Tab. 16.7 Vergleich zwischen Blitzschlag, Hochspannungs- und Niederspannungsverletzungen.

	Blitzschlag	Hochspannung	Niederspannung
Spannung	> 30 Mio. Volt	> 1000 Volt	< 1000 Volt
Stromstärke	> 200 000 Ampère	< 1000 Ampère	(< 220 Ampère)
Stromart	Gleichstrom	Gleich- oder Wechselstrom	meist Wechselstrom
Herzstillstand	Asystolie	Kammerflimmern	Kammerflimmern
Atemstillstand	durch direkte ZNS-Wirkung	indirektes Trauma oder tetanische Kontraktion der Atemmuskulatur	tetanische Kontraktion der Atemmuskulatur
Muskelkontraktion	einfach	Gleichstrom: einfach Wechselstrom: tetanisch	tetanisch
Verbrennungen	selten, oberflächlich	häufig, tief	häufig
Rhabdomyolyse	selten	sehr häufig	häufig
Mortalität (akut)	sehr hoch	mäßig	niedrig

des Kontaktes sowie der Weg der Elektrizität durch den Körper des Opfers eine entscheidende Rolle. Ebenso besteht ein Unterschied zwischen der Einwirkung von Gleich- oder Wechselstrom (▶ Tab. 16.7).

Schädigungen durch elektrischen Strom können dabei direkt (z. B. durch Freisetzung thermischer Energie) oder indirekt (z. B. durch Rhabdomyolyse infolge tetanischer Muskelkontraktionen) entstehen. Einen entscheidenden Faktor spielt der elektrische Widerstand des Körpers, der wiederum variabel ist. Dabei sind beispielsweise Kleinkinder aufgrund des erhöhten Körperwassergehaltes und der dünneren Hautschicht deutlich stärker gefährdet als Erwachsene. Bereits die simple Anwesenheit von Körperschweiß kann beim Erwachsenen den Widerstand der Haut um den Faktor 100 vermindern und damit einen entsprechend höheren Stromfluss ermöglichen.

▶ **Unterschiedliche Widerstände der Gewebe.** Aber auch innerhalb des Körpers unterscheiden sich die Widerstände der einzelnen Gewebe. Knochen, Sehnen und Fettgewebe bieten höhere Widerstände als Muskulatur, Blutgefäße oder Nervengewebe. Da Elektrizität den Weg des geringsten Widerstands durch den Körper nimmt, scheint es plausibel, dass der Strom entlang der Blutgefäße und Nervenbahnen durch den Körper geleitet wird. Die typischerweise nach schweren Stromverletzungen auftretenden *Gefäßverschlüsse* scheinen dies zu belegen. Ein weiterer Aspekt ist der Gesamtquerschnitt des durchflossenen Körperteils. Schwere Extremitätenverletzungen sind aus diesem Grund häufiger als Schädigungen im Bereich von Thorax und Abdomen. Innerhalb der Extremitäten ändert sich aber die gewebliche Zusammensetzung nochmals, sodass im Bereich von Gelenken (mit hohen Knochen- und Sehnenanteilen) aufgrund des erhöhten Widerstands auch höhere Temperaturen entstehen.

▶ **Hitzeschädigung und Effekte auf zellulärer Ebene.** Die thermische Schädigung infolge von Elektrizität wird auch als *Joule-Effekt* bezeichnet. Neben dieser Hitzeschädigung kann Elektrizität durch verschiedene Effekte auch auf zellulärer Ebene Veränderungen hervorrufen. Bei der *Elektroporation* kommt es zu einer Zerstörung der Zellmembranen bevorzugt von großen Zellen (z. B. Muskel- und Nervenzellen) mit konsekutiver Herabsetzung des zellulären Widerstands und somit zur Erleichterung des Stromflusses durch die Zelle [9]. *Elektrodenaturierung* bezeichnet die Veränderung von Aminosäurestrukturen mit Auswirkungen auf Rezeptorfunktionen und Signalübertragung [2].

Merke

Verletzungen durch elektrischen Strom können als ein Multisystemgeschehen interpretiert werden, da kein Organsystem vor den Auswirkungen der Elektrizität geschützt ist.

▶ **Auswirkungen auf Organsysteme.** *Asystolie* oder *Kammerflimmern* können unmittelbar bei Hoch- oder Niederspannungskontakt auftreten. Darüber hinaus sind aber auch alle anderen Formen von Herzrhythmusstörungen beschrieben. Bezüglich der Auswirkungen auf das Reizleitungssystem ist Wechselstrom als gefährlicher einzustufen als Gleichstrom. Ein *Atemstillstand* kann beispielsweise bei Blitzschlagverletzungen durch eine direkte Lähmung des Atemzentrums auftreten oder bei niedrigeren Spannungen durch tetanische Kontraktionen der Atemmuskulatur ausgelöst werden.

Gefäßschädigungen durch eine Medianekrose und nachfolgende aneurysmatische Deformation mit Rupturgefahr sind ebenso beschrieben wie eine komplette Koagulation und Nekrose kleinerer Gefäße mit Entwicklung von *Kompartmentsyndromen* an den Extremitäten. *Verbrennungszeichen* der Haut können trotz darunter liegender schwerster Organschädigung und Muskelnekrose komplett fehlen oder sich aber in typischer Form als Eintrittspunkte *(Strommarken)*, schwere Verbrennungen im Bereich von Gelenken oder als großflächige tiefdermale Schädigung bei Lichtbogenverletzungen (bis zu 5000 °C) manifestieren (▶ Abb. 16.6 u. ▶ Abb. 16.7).

Aufgrund der guten Leitfähigkeit des Nervengewebes sind *neurologische Komplikationen* bei Elektrounfällen häufig. Bewusstlosigkeit, Verwirrtheit und Gedächtnisstörungen treten ebenso auf wie Taubheit, Sehstörungen oder Krampfanfälle. Darüber hinaus werden neben sensomotorischen peripheren Neuropathien auch spinale Schädigungen mit Hemi- oder Paraparesen beobachtet [1]. Auch andere Organsysteme können betroffen sein. Ein *Nierenversagen* kann durch eine Rhabdomyolyse ausgelöst werden. Die ausgeprägten Muskelkontraktionen können zu Extremitäten- oder *Wirbelkörperfrakturen* führen.

Merke

Neben den spezifischen pathophysiologischen Veränderungen durch Stromeinwirkung ergibt sich ein Großteil der Komplikationen zusätzlich durch Begleitverletzungen (z. B. Schädel-Hirn-Trauma) im Zusammenhang mit dem Unfallhergang sowie durch hypoxische oder ischämische Zustände, da nicht selten ein Atem- oder Herzstillstand vorliegt.

Thermische und physikalische Schädigungen

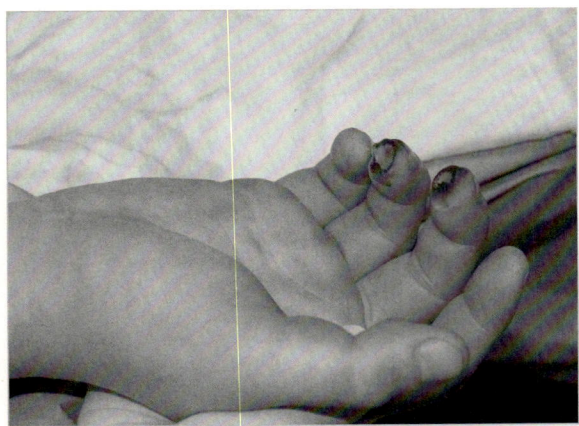

Abb. 16.6 Strommarken an der Hand.

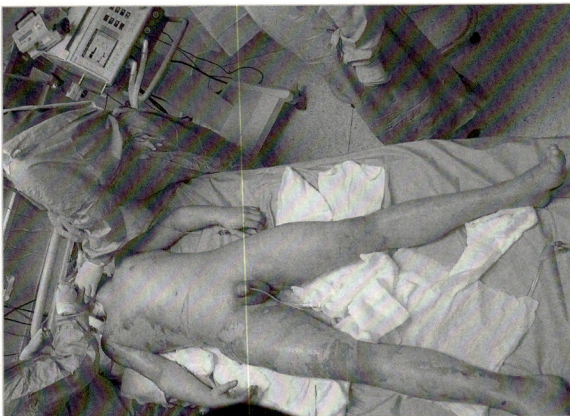

Abb. 16.7 Gleicher Patient wie ▶ Abb. 16.6, ausgedehnte thermische Verletzung durch Strom.

16.2.3 Diagnostische Maßnahmen

Gerade Starkstromunfälle gehen mit Stürzen, oft aus größerer Höhe einher. In der Initialphase müssen daher, analog zu polytraumatisierten Patienten, vital bedrohliche Verletzungen zügig diagnostiziert und behandelt werden. Das Vorgehen sollte hierbei dem üblichen *Schockraumalgorithmus* folgen. Ein- und Austrittsmarken geben einen Hinweis auf den Weg des Stromes durch den Körper und ermöglichen eine Abschätzung der potenziell geschädigten Organsysteme oder Strukturen.

▶ **Basisdiagnostik.** Zur Basisdiagnostik gehört zur Erfassung möglicher Herzrhythmusstörungen die Durchführung eines *12-Kanal-EKG*. Weiter ist es sinnvoll, *Laborparameter* wie die Kreatinphosphokinase (CK und CK-MB), Myoglobin, Troponin und andere Enzyme (Laktatdehydrogenase [LDH], Glutamat-Oxalazetat-Transaminase [GOT] etc.) zu bestimmen. Einschränkend muss jedoch angemerkt werden, dass weder EKG-Untersuchungen, Bestimmungen von CK-MB oder Troponinwerten noch die Echokardiografie ausreichend in der Lage sind, das Ausmaß einer myokardialen Schädigung zu bestimmen [6]. Eine *neurologische Untersuchung* ist beim analgosedierten Patienten nur eingeschränkt möglich. Eine klinische Aussage über eine pozentielle neurologische Beeinträchtigung ist daher oft erst im Verlauf möglich. Aufgrund der vielfältigen Schädigungsmöglichkeiten bei Stromverletzungen können wiederholte oder weiterführende bildgebende Diagnostiken (CT, MRT) notwendig werden. Zur Evaluation des Gefäßstatus sind auch in Hinblick auf den Erhalt von Extremitäten oder zur Planung rekonstruktiver Operationen Angiografien indiziert.

16.2.4 Intensivtherapie

Patienten nach Hochspannungsunfällen mit *Bewusstlosigkeit*, *Herzstillstand*, schweren *Verbrennungen* oder *neurologischen Auffälligkeiten*, die auf eine zerebrale oder spinale Schädigung hinweisen, benötigen eine Intensivtherapie. Asymptomatische Patienten nach Niederspannungsunfällen mit einem unauffälligen EKG (12-Kanal) bei Aufnahme und ohne eine kardiale Anamnese müssen nicht zwangsläufig intensivmedizinisch überwacht werden [3].

▶ **Symptomatische Behandlung.** Es gibt keine spezifische intensivmedizinische Therapie der Stromverletzung. Die Behandlung erfolgt in der Regel *symptomatisch* und richtet sich nach den Empfehlungen zur Therapie der jeweiligen Symptomatik (z. B. Rhabdomyolyse oder Herzrhythmusstörungen). Ebenso können *Escharotomien* und *Fasziotomien* zur Vermeidung und zur Therapie von Kompartmentsyndromen bei Verbrennungen erforderlich werden. Nicht selten sind *Amputationen* betroffener Gliedmaßen notwendig. Die Patienten sind insgesamt hochgradig von der Entwicklung eines *Organversagens* bedroht. Dabei können ursächlich direkte elektrische Einwirkungen, thermische Organschädigungen oder aber auch sekundäre Faktoren wie eine Minderperfusion aufgrund von Gefäßverschlüssen zugrunde liegen. Im weiteren Verlauf drohen *septische Verläufe* mit Multiorganversagen infolge großflächiger Verbrennungen oder intensivmedizinisch assoziierter Komplikationen, wie Katheterinfektionen oder respiratorbedingte Pneumonien. Aufgrund der Heterogenität der Schädigungsmechanismen bei Stromunfällen sollte im intensivmedizinischen Bereich unbedingt ein engmaschiges Monitoring aller Organsysteme im Verlauf erfolgen, um Komplikationen wie ein drohendes Multiorganversagen frühzeitig erkennen und therapieren zu können.

Kernaussagen

Definitionen und Epidemiologie
Unfälle mit Elektrizität finden häufig im Haushalt und auf der Arbeit statt. Wichtig ist eine Unterscheidung nach Hochspannungs- oder Niederspannungsunfällen.

Pathophysiologie
Die Schädigungen durch Strom sind vielfältig. Es kann sowohl zu einem sofortigen Herz- oder auch Atemstillstand kommen, aber auch sekundäre Schäden aller Organsysteme durch Hitzeentwicklung oder durch andere Effekte auf zellulärer Ebene sind möglich.

Diagnostische Maßnahmen
Bei der Diagnostik von Patienten mit Stromverletzungen ist immer auch auf Begleitverletzungen zu achten. Sowohl laborchemische als auch echokardiografische Untersuchungen bieten keine ausreichende Sicherheit bei der Erfassung einer myokardialen Schädigung.

Intensivtherapie
Patienten nach Hochspannungstraumen müssen intensivmedizinisch versorgt und überwacht werden. Eine spezifische intensivmedizinische Therapie von Stromverletzungen existiert nicht. Häufig entwickelt sich bei schweren Stromunfällen ein Multiorganversagen infolge septischer Komplikationen.

Literatur

Referenzen

[1] Cherington M. Central nervous system complications of lightning and electrical injuries. Semin Neurol 1995; 15: 233 – 240

[2] DeBono R. A histological analysis of a high-voltage electric current injury to an upper limb. Burns 1999; 25: 541

[3] Fish RM. Electrical Injury: Part III. Cardiac monitoring indications, the pregnant patient, and lightning. J Emerg Med 2000; 18: 181 – 187

[4] Goffeng LO, Veiersted KB, Moian R et al. Incidence and prevention of occupational electrical accidents. Tidsskr Nor Laegeforen 2003; 123:2457 – 2458

[5] Hunt JL, Sato RM, Baxter CR. Acute electric burns: Current diagnostic and therapeutic approaches to management. Arch Surg 1980; 115: 434 – 438

[6] Kim SH, Cho GY, Kim MK et al. Alterations in left ventricular function assessed by two-dimensional speckle tracking echocardiography and the clinical utility of cardiac troponin I in survivors of high-voltage electrical injury. Crit Care Med 2009; 37: 1282 – 1287

[7] Lederer W, Kroesen G. Notfallmedizinische Versorgung von Blitz- und Stromschlagverletzungen. Anaesthesist 2005; 54: 1120 – 1129

[8] Ore T, Casini V. Electrical fatalities among U.S. construction workers. J Occup Environ Med 1996; 38: 587 – 592

[9] Sugar IP, Foster W, Neumann E. Model of cell electrofusion: membrane electroporation, pore coalescence and percolation. Biophys Chem 1987; 26: 321

Weiterführende Literatur

[10] Koumbourlis AC. Electrical injuries. Crit Care Med 2002; 30: 424 – 430

[11] Muehlberger T, Krettek C, Vogt PM. Der Stromunfall. Unfallchirurg 2001; 104: 1122 – 1127

16.3 Thermische Schäden durch Kälte

S. G. Sakka, F. Wappler

16.3.1 Einleitung

Die Einwirkung von Kälte kann zu Schädigungen von Blutgefäßen, Nerven und der Haut bis zu einer Senkung der Körpertemperatur mit funktionellen Störungen letztlich aller Organe führen. Eine längerfristige Einwirkung feuchter Kälte um den Gefrierpunkt vermittelt lokale Erfrierungen („Schützengrabenfuß"), während trockene Kälte deutlich unterhalb des Gefrierpunkts eine akzidentelle Hypothermie zur Folge hat. Die Anfälligkeit des Organismus gegenüber Kälte wird u. a. verstärkt durch Dehydratation, Drogen-, Alkoholgenuss, Anämie und Herz-Kreislauf-Erkrankungen. Vor allem sehr junge und alte Menschen sind gegenüber Kälte gefährdet.

> **Definition**
>
> Eine Hypothermie (Körperkerntemperatur < 35 °C) entsteht, wenn der Körper die physiologische Temperatur nicht mehr aufrechterhalten kann.

16.3.2 Inzidenz

Genaue Zahlen zur Inzidenz der Hypothermie liegen nicht vor, da die Patienten, die stationär aufgenommen werden, nur die „Spitze des Eisbergs" darstellen. In den letzten Jahren werden jedoch steigende Patientenzahlen gemeldet. Als Ursache sind vermehrte Freizeitaktivitäten und veränderte städtische Bedingungen zu nennen. Gesellschaftliche Probleme mit Alkoholismus, psychische Erkrankungen und auch Obdachlosigkeit sind weitere Faktoren. Die meisten Fälle finden sich in Regionen mit strengem Winter. Eine wesentliche Gruppe umfasst Personen mit Outdoor-Aktivitäten, wie z. B. Skifahrer, Kletterer und Schwimmer. In den USA versterben aktuell pro Jahr ca. 600 Patienten an einer primären Hypothermie [1].

16.3.3 Physiologie und Pathophysiologie

Die Körperkerntemperatur wird physiologisch eng in der „thermoneutralen Zone" zwischen 36,5 und 37,5 °C reguliert. Außerhalb dieses Bereiches werden thermoregulatorische Antwortmechanismen aktiviert. Der Hypothalamus steuert die Thermoregulation durch verstärkte Wärmeerhaltung (periphere Gefäßverengung, Verhaltensänderung) und Wärmeerzeugung (Schüttelfrost, Anstieg von Thyroxin und Adrenalin). Einschränkungen der Funktionen des ZNS können diese Mechanismen beeinträchtigen.

Unter Ruhebedingungen produziert der Mensch durch den zellulären Metabolismus 40 – 60 kcal Wärme pro m² Körperoberfläche, v. a. in Leber und Herz. Die Wärmeerzeugung steigt durch Muskelzittern auf das 2- bis 5-Fache. Die Schwelle für Shivering ist etwa 1 °C niedriger als die für Vasokonstriktion und wird als letzte Möglichkeit des Körpers angesehen, die Temperatur aufrechtzuerhalten [3]. Die Mechanismen der Wärmeerhaltung können bei anhaltender Kälte verloren gehen, die Körperkerntemperatur kann sekundär durch Ermüdung und Glykogendepletion absinken.

Prinzipiell erfolgt die Ableitung der Körperwärme entweder durch direkten Umgebungskontakt (feuchte Kleidung, Kontakt mit Metallen), durch Konvektion (Wind) oder durch Abstrahlung (Wärmefluss vom warmen zum kalten Objekt).

> **Definition**
>
> - Konduktion ist definiert als kinetische Wärmestrahlung von einem zu einem anderen Objekt.
> - Konvektion bezeichnet eine dynamische Wärmeleitung mittels Medium (z. B. Blut oder Luft) von einem zu einem anderen Objekt.

▶ **Mechanismen des Wärmeverlustes.** Ein Wärmeverlust erfolgt über mehrere Mechanismen, der bedeutendste davon, unter trockenen Bedingungen, ist die Abstrahlung (55 – 65 % der Wärmeverluste). *Konduktion* und *Konvektion* tragen je zu 15 % des Temperaturverlustes bei, Respiration und Evaporation bestimmen den Restanteil. Konduktive und konvektive Wärmeverluste sind die wichtigsten Mechanismen für eine akzidentelle Hypothermie. Konduktion ist v. a. bei Ertrinken oder Eintauchen von Bedeutung, zumal die thermische Leitfähigkeit von Wasser bis zu 30-mal größer ist als die von Luft.

Sobald das kompensatorische Muskelzittern aufhört, ist der Körper nicht mehr in der Lage, sich selbst zu erwärmen und die Körperkerntemperatur sinkt. Die endogene Thermoregulation besteht nicht mehr bei etwa < 30 °C, darum bedarf es dann externer Wärmequellen für die Wiedererwärmung.

Eine Hypothermie verlangsamt alle physiologischen Funktionen, einschließlich des kardiovaskulären und respiratorischen Systems, neuromuskuläre und metabolische Prozesse (van't Hoff-Regel). Auf zellulärer Ebene führt die Einwirkung von Kälte zur Störung der Natriumpumpe und letztlich zum Aufbrechen der Zellmembranen infolge einer hydropischen Schwellung

Thermische und physikalische Schädigungen

durch eine gestörte osmotische Regulation. Im Gefäßsystem kommt es zur Aggregation von Erythrozyten und Mikroembolien. Mit dem Ziel der Lebenserhaltung entstehen arteriovenöse Shunts, erfrorene Regionen werden „geopfert".

Hypothermie wirkt sich auch auf das Immunsystem aus. Die zelluläre Immunabwehr sinkt, die Wundheilung verzögert sich und so erhöht sich das Risiko von Infektionen. Es muss mit einer verlängerten Wirkzeit der meisten Medikamente gerechnet werden, da deren Verstoffwechselung und Abbau verlangsamt werden.

16.3.4 Klinisches Bild

Erfrierungen

Besonders gefährdet sind die Akren, wie Hände, Füße, Ohrläppchen und die Nasenspitze. Die betroffenen Bereiche werden immer kälter, bis Gewebeschäden entstehen oder sie im Extremfall einfrieren. Die Gradeinteilung von Erfrierungen kann erst nach dem Wiedererwärmen vorgenommen werden und hängt von der Blasenbildung und der Dauer bis zur vollständigen Wiedererwärmung ab.

> **Merke**
>
> ▶ **1. Grad:** Der betroffene Körperteil ist initial blass und gefühllos (infolge Ischämie). Bei Wiedererwärmung kommt es zu Schwellung, Schmerzen und Pruritus (Hyperämie).
>
> ▶ **2. Grad:** Blasenbildung, Akrozyanose (▶ Abb. 16.8). Nur die Haut ist betroffen! Zu Ödem und Blasenbildung kommt es frühestens nach 1 Tag. Nach 2 – 3 Wochen Ausbildung von oberflächlichen, schwarzen Krusten, die sich allmählich abheben.
>
> ▶ **3. Grad:** Gewebsuntergang (Schwarzfärbung; ▶ Abb. 16.9). Tiefe Gewebeveränderungen! Nach Wiedererwärmung löst sich der Gefäßspasmus nicht. In der terminalen Strombahn kommt es zur Vasodilatation mit Blutflussverlangsamung. Sauerstoffdefizit mit Permeabilitätsstörung, Ödembildung und Plasmaaustritt folgen. Es kommt zu Nekrosebildung, Demarkierung, Gangrän und Phlegmone!

Maßnahmen

- *1. Grad*: Kälteeinwirkung beenden, feuchte Kleidung entfernen, abtrocknen, bewegen, passiv aufwärmen. – Restitutio ad integrum!
- *2. Grad*: Keine aktive oder passive Wärme, Wunden versorgen, Basismaßnahmen zur Sicherung der Vitalfunktionen.
- *3. Grad*: Extremitäten nicht bewegen, da sie aufgrund Totalvereisung abbrechen können! Ansonsten Therapie wie bei 2. Grad.

> **Merke**
>
> Das endgültige Ausmaß der Erfrierung ist erst nach 4 – 6 Tagen feststellbar!

Hypothermie

Eine Hypothermie betrifft alle Organsysteme, die eindrücklichsten Effekte sind im Herz-Kreislauf-System und im ZNS zu beobachten. Die Hypothermie führt zu einer Verminderung der Depolarisation der Herzschrittmacherzellen, was eine Bradykardie zur Folge hat.

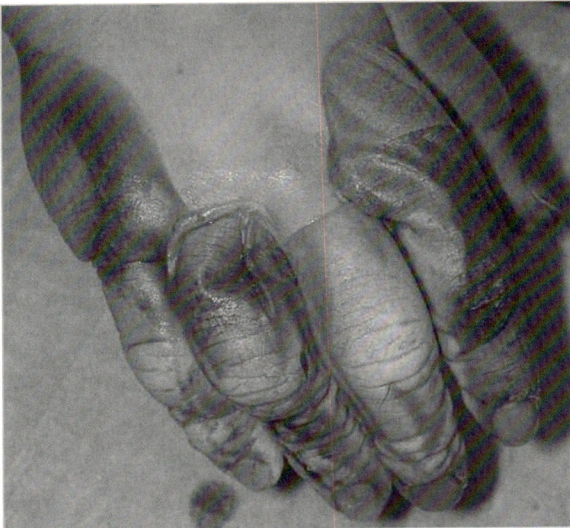

Abb. 16.8 Grad 2 einer Erfrierung der Hand, charakterisiert durch Rötung und Blasenbildung (Quelle: Dr. Walter Perbix, Klinik für Plastische Chirurgie, Klinikum Köln-Merheim, Universität Witten/Herdecke, mit freundlicher Genehmigung).

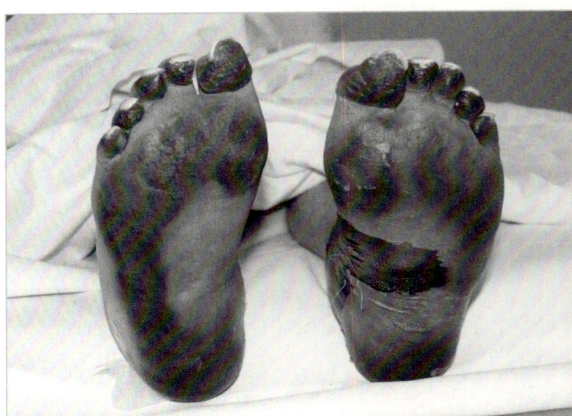

Abb. 16.9 Grad 3 einer Erfrierung des Fußes, charakterisiert durch Nekrose (Schwarzfärbung; Quelle: Dr. Walter Perbix, Klinik für Plastische Chirurgie, Klinikum Köln-Merheim, Universität Witten/Herdecke, mit freundlicher Genehmigung).

> **Merke**
>
> Diese Bradykardie ist nicht vagal vermittelt, daher ist sie refraktär gegenüber Standardtherapien wie der Gabe von Atropin.

Arterieller Blutdruck und Herzzeitvolumen nehmen ab, im EKG können charakteristische J- oder Osborn-Wellen (▶ Abb. 16.10) auftreten. Die J-Welle stellt eine Veränderung unmittelbar nach dem QRS-Komplex dar und ist möglicherweise ein Hinweis auf drohende Arrhythmien. Die J-Welle kann jedoch eine Norm-

16.3 Thermische Schäden durch Kälte

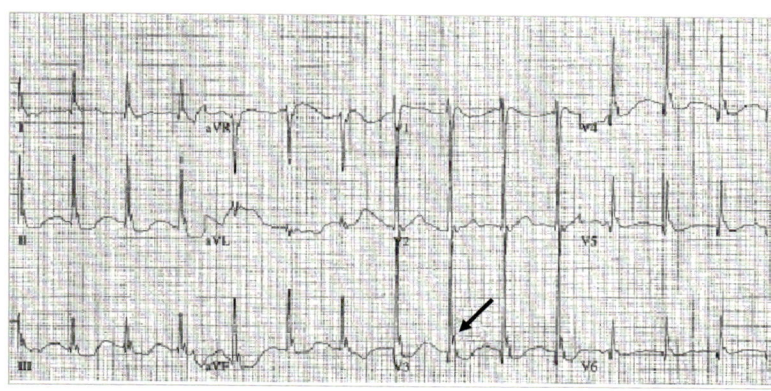

Abb. 16.10 Bei einer Hypothermie können im EKG reversibel J-(Osborn)-Wellen (V3) und Intervall-Verlängerungen (PR, QRS, QT) bestehen. Bei unklaren Umständen sollten der Blutalkoholspiegel sowie die Schilddrüsenfunktion bestimmt und eine Sepsis bzw. ein Schädel-Hirn-Trauma ausgeschlossen werden. PR, QRS, QT = Intervalle im EKG.

variante sein und ist gelegentlich bei Sepsis oder Myokardinfarkt zu beobachten.

Weiterhin können bei Hypothermie Vorhof- und ventrikuläre Arrhythmien auftreten. Ein spontanes Auftreten von Asystolie und Kammerflimmern wurde für Kerntemperaturen zwischen 25 – 28 °C beschrieben.

▶ **Metabolismus des ZNS reduziert.** Die Hypothermie reduziert schrittweise den Metabolismus des ZNS: Bei einer Kerntemperatur < 33 °C ist die elektrische Aktivität des Gehirns reduziert, zwischen 19 °C und 20 °C kann ein EEG wie bei Hirntod vorliegen. Eine eingeschränkte Nierenfunktion und der Abfall des ADH führen zu einer Produktion großer Mengen wenig konzentrierten Urins („Kältediurese"). Die Diurese zusammen mit der Flüssigkeitsextravasation in das Interstitium bedingen eine Hypovolämie. Die Vasokonstriktion, die im Rahmen der Unterkühlung auftritt, kann eine Hypovolämie maskieren, allerdings manifestiert sie sich als Schock während der Wiedererwärmung.

> **Merke**
>
> Alle Gewebe zeigen mit sinkender Temperatur einen abnehmenden Sauerstoffverbrauch. Es ist allerdings unklar, ob dies durch eine reduzierte metabolische Rate bei niedrigen Temperaturen oder eine höhere Hämoglobinaffinität des Sauerstoffs in Kombination mit einer eingeschränkten O_2-Extraktion hypothermer Gewebe bedingt ist. Bei der Wiedererwärmung muss mit einer Azidose und ausgeprägten Elektrolytschwankungen gerechnet werden.

16.3.5 Diagnostik und Gradeinteilung

Entscheidend zur Diagnosestellung ist eine rasche Bestimmung der Körperkerntemperatur. Orale oder rektale Messungen sind nicht adäquat, da beide die tatsächliche Kerntemperatur nicht korrekt wiedergeben müssen. Messungen in der Harnblase oder intravasal liefern die Kerntemperatur zuverlässiger. Es ist wichtig zu beachten, dass für eine bestimmte Temperatur die spezifischen körperlichen Untersuchungsbefunde zwischen Individuen erheblich variieren können. Folgende Gradeinteilung der Hypothermie wird in der Regel zugrunde gelegt ([1], ▶ Tab. 16.8).

Viele Patienten mit einer Hypothermie haben ein Flüssigkeitsdefizit aufgrund einer Kältediurese. Es kommt zu einer Hämokonzentration mit Anstieg des Hämatokritwertes. Der Hämatokrit kann um 2 % pro 1 °C Abnahme der Kerntemperatur zunehmen. Eine Hypothermie kann mit ausgeprägten Schwankungen der Elektrolyte einhergehen: Das Serumkalium steigt entsprechend dem Ausmaß der Zellschädigung.

Differenzialdiagnostik

Eine Vielzahl an Faktoren kann eine Hypothermie bedingen bzw. fördern und sollten bei einer ungeklärten Hypothermie ausgeschlossen werden. Erhöhte Wärmeverluste können medikamentös bedingt oder von einer durch Intoxikation induzierten Vasodilatation hervorgerufen sein. Hauterkrankungen, Verbrennungen sowie iatrogene Einflüsse wie die Infusion kalter Lösungen können zur Senkung der Körpertemperatur führen.

> **Merke**
>
> Neben einem „Entzug" an Wärme kann prinzipiell auch eine verringerte Wärmeerzeugung eine Hypothermie auslösen.

▶ **Einsatz von bildgebenden Verfahren.** Bei jedem Patienten mit einer Vigilanzminderung und Hypothermie sollten in der Notaufnahme bildgebende Verfahren eingesetzt werden. Eine Röntgenaufnahme des Thorax ist bei Patienten mit Hypoxie angezeigt. Aspirationspneumonie und Lungenödem sind oftmals typische Befunde. Patienten mit einem Trauma oder neurologischem Defizit sollten eine Computertomografie des Schädels und eine weitere Bildgebung im Rahmen des Traumachecks erhalten [5]. Bei der Interpretation arterieller Blutgasanalysen ist zu beachten, dass Blutgasanalysatoren das Blut auf 37 °C erwärmen. Da Gase im hypothermen Plasma weniger löslich sind, kann die arterielle Blutgasanalyse höhere O_2- und CO_2-Partialdrücke und einen niedrigeren pH-Wert anzeigen als tatsächlich vorliegen.

> **Cave**
>
> Die unkorrigierte Blutgasanalyse mit den Normwerten bei 37 °C vergleichen! Ein unkorrigierter pH von 7,4 und ein arterieller Kohlendioxidpartialdruck ($paCO_2$) von 40 mmHg geben einen ausgeglichenen Säure-Basen-Status wieder.

Das Gerinnungssystem wird oft bei mittelschwerer oder schwerer Hypothermie beeinträchtigt, eine disseminierte intravasale Koagulation (DIC) kann resultieren [6]. Eine Koagulopathie kann auf einer primären Störung enzymatischer Reaktionen der Gerinnungskaskade durch Proteindenaturierung bei verringerter Temperatur beruhen [11]. Da auch Gerinnungsanalysen bei 37 °C erfolgen, müssen normale Laborwerte eine klinisch manifeste Koagulopathie nicht adäquat wiedergeben.

Tab. 16.8 Klinische Symptome im Rahmen verschiedener Stadien der Hypothermie.

	milde Hypothermie 32–35 °C	moderate Hypothermie 28–32 °C	schwere Hypothermie < 28 °C
ZNS	Verwirrung, verwaschene Sprache, eingeschränktes Urteilsvermögen, Amnesie	Lethargie, Halluzinationen, Verlust des Pupillenreflexes, EEG-Veränderungen	Verlust der zerebrovaskulären Regulation, sinkende EEG-Aktivität, Koma, Areflexie
Herz-Kreislauf	Tachykardie, erhöhtes HZV, erhöhter Gefäßwiderstand	progrediente Bradykardie (atropinresistent), HZV und Blutdruck sinken, Arrhythmien, Osborn-Welle im EKG	HZV und Blutdruck sinken, Kammerflimmern (< 28 °C) und Asystolie (< 20 °C)
Atmung	Tachypnoe	Hypoventilation, Abnahme von O_2-Verbrauch und CO_2-Produktion, Verlust des Hustenreflexes	Lungenödem, Apnoe
Nieren	Kältediurese		Durchblutung und GFR sinken
Hämatologie	Zunahme des Hämatokrits, Abnahme der Leukozyten- und Thrombozytenzahl, Koagulopathie, DIC		
Gastrointestinum	Ileus, Pankreatitis, Stressulzera, Leberdysfunktion		
Endokrinium	Hyperglykämie	Hyper- oder Hypoglykämie	
Skelett-Muskelsystem	Muskelzittern	schwaches Zittern, Muskelrigidität	„Pseudo-Rigor-mortis"

DIC = disseminierte intravasale Gerinnung; HZV = Herzzeitvolumen; GFR = glomeruläre Filtrationsrate; ZNS = zentrales Nervensystem

Monitoring

Patienten mit einer Hypothermie werden intensiv überwacht. Die engmaschige Messung der Körperkerntemperatur ist unabdingbar, genauso wie eine kontinuierliche EKG-Überwachung. Zusätzlich gehört die Pulsoxymetrie und bei maschineller Beatmung die Kapnometrie zum Basismonitoring.

Merke
Pulsoxymetriesensoren sollten an den Ohren oder der Stirn befestigt werden, da eine periphere Vasokonstriktion, v. a. an den Fingern, die Genauigkeit des Verfahrens einschränkt.

Bei Kreislaufinstabilität sind eine invasive Blutdruckmessung und die Anlage eines zentralvenösen Katheters angezeigt. Großlumige venöse Zugänge sind nicht nur bei Trauma oder größeren Flüssigkeitsverschiebungen sinnvoll. Spezielle Zugänge, wie Dialysekatheter oder venöse Katheter für z. B. eine extrakorporale Zirkulation, bleiben besonderen Situationen vorbehalten. Neben der Echokardiografie zur punktuellen Bewertung der Herz-Kreislauf-Funktionen kann der Einsatz eines erweiterten hämodynamischen Monitorings (z. B. transpulmonale Thermodilution oder Pulmonaliskatheter) zur differenzierten Volumen- und Katecholamintherapie angezeigt sein.

16.3.6 Therapie

Das Entfernen nasser Kleidung und die Isolierung des Patienten dienen der Verhinderung weiterer Wärmeverluste. Bei Patienten mit einer milden Hypothermie und vorhandener Thermoregulation sollten Wärmedecken und das Trinken warmer Flüssigkeit ausreichend sein. Bei hämodynamisch stabilen Patienten sollte die Kerntemperatur um 1 °C/h angehoben werden. Eine aktive Wiedererwärmung ist notwendig bei Patienten mit kardiovaskulärer Instabilität und einer Temperatur < 32 °C.

Allgemeine Maßnahmen

Da Vasodilatation den Intravasalraum vergrößert, bedürfen Patienten mit einer Hypothermie im Rahmen der Wiedererwärmung vielfach einer differenzierten Flüssigkeitstherapie. Es sollten primär gewärmte Infusionen verabreicht werden, Inotropika sollten vermieden werden, solange die Volumengabe mit positivem Kreislaufeffekt verbunden ist.

Ein Patient, der nicht weiter auskühlt, bei Bewusstsein bleibt und eine stabile Hämodynamik bietet, bedarf keiner invasiven Interventionen. Eine aggressive Therapie sollte dann erfolgen, wenn der Patient trotz geeigneter Maßnahmen weiter auskühlt, komatös und kreislaufinstabil wird. Etwa die Hälfte der Patienten mit einer Hypothermie und Herzstillstand überleben mithilfe invasiver Techniken und zeigen eine vollständige neurologische Erholung.

Das Risiko mild hypothermer Patienten für Herzrhythmusstörungen bei Wiedererwärmung ist gering. Die Oberflächenwiedererwärmung ist hier ausreichend [14], bei sehr niedrigen Körpertemperaturen allerdings weniger wirksam und birgt das Risiko eines sekundären Schocks aufgrund einer peripheren Vasodilatation. Ringer-Laktatlösung ist nicht empfehlenswert, da die Leber in der Hypothermie Laktat nicht adäquat verstoffwechseln kann. Alternativ sind azetat- oder malatbasierte Lösungen zu verwenden.

▶ **Wiederherstellung von Sauerstoffversorgung und Kerntemperatur.** Die Maßnahmen bei schwerer Hypothermie zielen auf Erhaltung oder Wiederherstellung der Sauerstoffversorgung und einer Kerntemperatur von > 32 °C ab. Bei zutiefst hypothermen Patienten besteht die Gefahr von Kammerflimmern, sodass geeignete Gerätschaften und Medikamente zur Akuttherapie vorzuhalten sind [10]. Die Behandlung hypothermieinduzierter Arrhythmien sollte mit Amiodaron erfolgen, Lidocain gilt als ineffektiv.

Bereits bei einer milden Hypothermie sollten die Lungenfunktion und Atemfrequenz kontinuierlich überwacht werden, bei moderater Hypothermie ist eine endotracheale Intubation und maschinelle Beatmung angezeigt. Die Entwicklung einer Rhabdomyolyse (Kreatinkinase, Myoglobin) bedarf der engmaschigen Überwachung der Nierenfunktion. In Anbetracht der gestörten plasmatischen und thrombozytären Gerinnung gehören ein engmaschiges Monitoring der Gerinnung und ggf. der Einsatz differenzierter Tests zum allgemeinen Management. Die Gabe von Blutkomponenten und Plasmaderivaten sind v. a. beim Patienten mit Trauma unumgänglich, da eine Normalisierung der physiologischen Funktionen erst mit Anhebung der Temperatur erzielt werden kann [15]. Ein etwaiger Transfusionsbedarf steigt mit dem Ausmaß der Hypothermie [19]. Die Gabe gerinnungshemmender Substanzen (z. B. Heparin) bedarf der engmaschigen Überwachung und Therapieanpassung.

Empfehlungen für eine Antibiotikaprophylaxe liegen nicht vor. Infektionen anderer Körperregionen sollten nach adäquater Diagnostik gezielt behandelt werden. Wenn sich aus einer Nekrose eine Gangrän entwickelt, sollten eine mikrobiologische Materialgewinnung und antiinfektive Therapie erfolgen. Sollte der Patient eine Sepsis entwickeln, erfolgt die Therapie leitlinienkonform [18].

Reanimation bei Unterkühlung

Gemäß der ERC-Leitlinien 2010 [17] sollen die Frequenzen der Beatmung und der HDM identisch zu nicht unterkühlten Patienten sein. Allerdings unterscheiden sich die Empfehlungen in Bezug auf den Einsatz kardial wirksamer Medikamente (< 30 °C: keine Medikamente, 30 – 35 °C: doppeltes Intervall) und der Defibrillation (nach 3 erfolglosen Schocks vor weiteren Schocks eine Körperkerntemperatur [KKT] > 30 °C abwarten).

Die Hypoxietoleranz des Gehirns ist in Anbetracht des durch Unterkühlung reduzierten Stoffwechsels erhöht. Eine Reanimation kann daher auch nach längerem Stillstand erfolgreich sein.

Es gilt der Grundsatz:

Merke
„Niemand ist tot, bevor er nicht warm und tot ist!"

Die Reanimation kann beendet werden, wenn der Patient wärmer als 35 °C ist und weiterhin eine Asystolie besteht.

Spezielle Maßnahmen

Zur Anhebung der Körperkerntemperatur bestehen folgende Möglichkeiten:
- Inhalation,
- intravenöse Infusion,
- Lavage von Körperhöhlen,
- extrakorporale Verfahren.

Merke
Ein kardiopulmonaler Bypass sollte bei Kammerflimmern oder schwerster Hypothermie eingesetzt werden. Dieses Verfahren ist einer Pleuralavage überlegen, doch ist es sehr aufwendig, entsprechendes Equipment und erfahrenes Personal sind nur in speziellen Zentren vorhanden.

Atemluftbefeuchtung und -erwärmung

Durch die Verwendung von Wärme- und Feuchtigkeitstauschern (Heat and Moisture Exchangers, HME-Filter) kann bei der Beatmung der Wärmeverlust um ca. 80 % auf 1,4 W gesenkt werden [3]. Die Klimatisierungsleistung von HME-Filtern ist begrenzt, da sie als passive Systeme der Inspirationsluft nur so viel Feuchtigkeit und Wärme zufügen können, wie in der vorausgegangenen Exspiration gespeichert wurde. Aktive Befeuchter (heizbares Wasserbad) setzen der Inspirationsluft Feuchtigkeit und Wärme zu und gewährleisten eine relativ gute Atemgasklimatisierung. Nachteilig ist jedoch das Risiko einer bakteriellen Kontamination des Wasserreservoirs und des Kondensats im Schlauchsystem. Das Einatmen von beheiztem und befeuchtetem O_2 (40 °C) über Maske oder Tubus verhindert Wärmeverluste über die Atemwege und kann eine Erwärmung von 1 – 2 °C/h bewirken.

Intravenöse Infusion

Die Gabe von 6 – 8 Litern ungewärmter (16 – 20 °C) Infusionslösung senkt beim Erwachsenen die Körpertemperatur um ca. 2 °C [20]. Im Rahmen der Verabreichung großer Flüssigkeitsmengen sollte ein Infusionswärmer eingesetzt werden. Bei hohen Flussraten (> 2 l/h) hat die Erwärmung der Flüssigkeiten im Wärmeschrank einen positiven Effekt, bei niedrigen Flussraten ist sie aufgrund der Abkühlung ineffektiv. Im Gegensatz dazu sind Infusions- und Blutwärmesysteme auch in der Lage, bei niedrigeren Flussraten eine effektive Erwärmung sicherzustellen. Die Leistungsfähigkeit der einzelnen Systeme ist konstruktionsbedingt sehr unterschiedlich [20]. Auch Blutprodukte, v. a. bei Massivtransfusionen, müssen erwärmt werden.

Lavage von Körperhöhlen

Eine Lavage der Harnblase oder des Gastrointestinaltrakts ist weniger effizient als die Erwärmung über Abdominal- oder Thoraxdrainagen. Eine Peritoneallavage mit 40 °C Dialysat ist v. a. nützlich bei stark unterkühlten Patienten, die eine Rhabdomyolyse, Intoxikation oder Elektrolytanomalien aufweisen [4].

Zur Pleuralavage werden 2 linksseitige 38F-Thoraxdrainagen eingebracht (3. ICR mittklavikulär und 6. ICR mittlere Axillarlinie). Isotone Kochsalzlösung (3 Liter, 41 °C) wird über die vordere Drainage mit 2 l/min verabreicht, dann via Schwerkraft über die posteriore Drainage eliminiert.

Extrakorporale Verfahren

▶ **Konduktive Verfahren.** Hierzu zählen Anhebung der Raumtemperatur, transkutane Systeme sowie die direkte Wärmung über den Ösophagus.

▶ **Direkte Wärmung des Ösophagus.** Hierbei wird an einer zentralen, gut vaskularisierten Stelle ein mit warmem Wasser (37 – 40 °C) erhitzter Körper platziert. Allerdings bestehen durch die zentrale Anwendung nur ein kleiner Temperaturgradient und insbesondere eine relativ kleine gewärmte Fläche. Dadurch ist der mögliche Wärmetransfer auf ca. 8 W limitiert, eine alleinige Anwendung ist somit keinesfalls ausreichend [3].

▶ **Konvektive Verfahren.** Hierzu zählen Körper(teil-)decken und auch Spezialbetten. Innerhalb einer Matratze oder eines Schlauchsystems zirkuliert wahlweise einstellbar temperierte Luft an der Patientenoberfläche und gibt somit Wärme an den Körper ab. Die konvektiven Luftwärmesysteme stellen die effektivste Form der Wärmeprotektion dar, sollten jedoch stets in Kombination mit anderen Verfahren eingesetzt werden [2]. Es gibt spezielle Tischauflagen, die in der Regel mit warmem Wasser durchspült werden, oder gewärmte Gelauflagen. Es gilt zu beachten, dass bei einer eingestellten Wassertemperatur von 37 °C die Wärmebilanz an der gewärmten Stelle sogar negativ ist, da die Mattentemperatur unter dem Rücken niedriger als die eingestellte Temperatur ist [7]. Es ergeben sich dann Wärmeverluste mit einem Temperaturgradienten von -0,4 °C mit 6,4 W, die ähnlich hoch sind wie ohne diese Therapie. Es ist also bei der Anwendung auf eine möglichst große Kontaktfläche zu achten, ebenfalls muss die Temperatur des Mediums genau überwacht werden.

▶ **Druckinfusionssysteme.** Eine Option stellt der Einsatz eines Druckinfusionssystems dar, wie es z. B. im Rahmen einer Massivinfusion benutzt wird.

> **Merke**
> Im Gegensatz zu anderen extrakorporalen Verfahren (Rollerpumpensystem) muss bei dieser Vorgehensweise eine suffiziente Herzfunktion vorliegen.

Die entsprechenden Gefäßzugänge werden in der Regel femoralvenös platziert. Der Kreislauf ist „Motor" des Systems, die erwärmten Lösungen werden venös infundiert, das Blut im Gegenstromprinzip gegen warmes Wasser erwärmt.

▶ **Endovaskuläre Aufwärmung.** Eine endovaskuläre Technik (Coolgard, Fa. Zoll) beruht auf einem speziellen zentralvenösen Katheter, über dessen Ballon Flüssigkeit zirkuliert. Der Katheter fungiert als „Radiator" und kann über die Messung der Körpertemperatur mittels Thermistor die Temperatur einstellen [21, 22]. Mit diesem invasiven Verfahren kann die Körperkerntemperatur um bis zu 3 °C/h angehoben werden.

▶ **CVVH (kontinuierliche venovenöse Hämofiltration).** Die CVVH bietet über eine Heizung die Möglichkeit, das Blut extrakorporal aufzuwärmen. Ummantelungen der Blutleitungen beugen einem Wärmeverlust vor. Bei langsamem Fluss kann das Blut deutlich mehr an Wärme verlieren als bei hohem Fluss. Große Filter erhöhen die Kontaktzeit mit einem körperfremden Medium und es kann mehr Wärme zugeführt werden.

Extrakorporale Membranoxygenierung

Mithilfe der extrakorporalen Membranoxygenierung (ECMO) ist es möglich, den Patienten schnellstmöglich auf ein angesteuertes Temperaturniveau zu bringen und ebenso begleitende Symptome, wie Elektrolytverschiebungen, Oxygenierungsstörungen sowie hämodynamische Komplikationen, zu überbrücken bzw. zu beheben. Der Säure-Basen-Haushalt kann über die ECMO durch Pufferung ausgeglichen und das Serumkalium kann durch den Einsatz eines Hämofilters beeinflusst werden [24, 25]. Der Kontakt des „flüssigen" Organs Blut mit Fremdoberflächen bedingt eine physiologische Gerinnungsaktivierung, die unterbunden werden muss. Komplikationen können somit in Form von Blutungen, neurologischen Ausfällen, Stoffwechselstörungen, Sepsis, Oxygenatorversagen, Schlauchrisse, Pumpenstörungen und Embolien auftreten.

> **Merke**
> In Anbetracht der vielfältigen Möglichkeiten zur Korrektur einer Hypothermie sollte die Kombination verschiedener Maßnahmen in Betracht gezogen werden, da in der Regel damit bessere Erfolge erzielt werden können. Eine alleinige medikamentöse und apparative Therapie kann durch den Einsatz von physikalischen Maßnahmen in ihrer Intensität verringert werden.

> **Cave**
> Bei den extrakorporalen Verfahren (CVVH, ECMO) wird in der Regel eine Antikoagulation mit Heparin durchgeführt. Aufgrund der durch Hypothermie induzierten Gerinnungsstörung ist eine engmaschige Kontrolle der Kathetereintrittsstellen zwingend erforderlich.

16.3.7 Bewertung der Verfahren

Es liegen bislang keine systematischen Studien zur Frage nach der Auswahl der Verfahren vor. Bei stark hypothermen Patienten mit Herzstillstand sollte ein kardiopulmonaler Bypass erwogen, bei Nichtverfügbarkeit kann auch eine venovenöse Hämofiltration notfallmäßig eingesetzt werden.

Es konnte gezeigt werden, dass eine Wiedererwärmung mit mehr als 2 °C/h ein besseres Outcome zur Folge hatte als eine langsamere Erwärmung [8, 9]. Manche Autoren empfehlen eine rasche Wiedererwärmung auf 33 °C und Aufrechterhaltung dieser Temperatur im Sinne einer therapeutischen Hypothermie.

16.3.8 Komplikationen bei Wiedererwärmung

> **Definition**
> Der *Afterdrop-Effekt* beschreibt einen weiteren Abfall der Körperkerntemperatur und eine zunehmende Einschränkung der Organfunktionen nach Beginn der Wiedererwärmung. Dieses Phänomen beruht am ehesten auf der Erwärmung peripherer Gewebe und darauf, dass über eine Vasodilatation unterkühltes Blut in den Körperkern gelangt. Gefürchtet ist außerdem der *„Bergungskollaps"*, bei dem es durch Bewegung und Positionsveränderung zum Eintreten von kaltem Blut nach zentral kommt.

Komplikationen bei der Behandlung von Hypothermie

- Schock, Hypotonie infolge Vasodilatation,
- Laktazidose durch Rezirkulation,
- Elektrolytimbalanzen (z. B. Hyperkaliämie, Hypokalzämie, Hypomagnesiämie),
- Lungenödem,
- Pankreatitis,
- Verbrennungen in kalten und vasokonstringierten Arealen nach Anwendung von Wärmflaschen oder Heizkissen,
- Neutropenie, Thrombozytopenie und Infektion,
- iatrogene Hyperthermie,
- Kammerflimmern,
- Peritonitis,
- gastrointestinale Blutung,
- akute tubuläre Nekrose,
- Rhabdomyolyse,
- Gangrän,
- Kompartmentsyndrom.

16.3.9 Medikolegale Aspekte

Die wichtigsten medizinisch-juristischen Aspekte beinhalten eine mögliche Fehldiagnose und die nicht adäquate Dokumentation der Kerntemperatur. Ein potenzieller Fallstrick in der Behandlung von Patienten mit Hypothermie liegt zudem in sekundären Ursachen oder anderen Krankheitszuständen, wie z. B. Sepsis, Hypothyreose oder Intoxikationen. Generell sollten bei allen hypothermen Patienten ohne offensichtliche, mit dem Leben nicht vereinbare Verletzungen Wiederbelebungsversuche eingeleitet werden. Der Patient sollte erwärmt und reanimiert werden, bis die Kerntemperatur > 35 °C beträgt. Falls dieses Kriterium erfüllt ist und keine Lebenszeichen vorliegen sollten, kann die Beendigung der Maßnahmen indiziert sein.

16.3.10 Prognose

Die Sterblichkeit von Patienten mit einer milden Hypothermie beträgt 12 % und steigt bei einer moderaten Hypothermie auf 21 %. Bei einer schweren Hypothermie liegt die Sterblichkeit trotz Krankenhausbehandlung bei nahezu 40 %. Eine *Indoor-Hypothermie* ist wahrscheinlicher bei Patienten mit medizinischen Begleiterkrankungen (Sepsis, Hypothyreose und Hypophysendysfunktion) und tendenziell liegen hier schlechtere Ergebnisse vor [23].

Die Gesamtsterblichkeit zwischen beiden Geschlechtern ist ähnlich. Aufgrund einer höheren Expositionsrate bei Männern tragen sie zu 65 % der Todesfälle durch Hypothermie bei. Etwa die Hälfte der Todesfälle mit Hypothermie finden sich bei Personen mit einem Alter > 65 Jahre. In einzelnen Fällen konnten Patienten, die sich für mehr als 1 h in eisigem Wasser befunden hatten (Körpertemperatur 13,7 °C und fehlende Pupillenreaktion), erfolgreich ohne dauerhaften neurologischen Schaden wiedererwärmt werden. Bezogen auf ein bestimmtes Ausmaß und die Dauer der Hypothermie können sich Kinder eher als Erwachsene erholen. Die Prognose ist im Einzelfall schwer vorherzusagen und kann nicht mittels „Glasgow Coma Scale" zuverlässig abgeschätzt werden. Eine infauste Prognose kann vermutet werden bei einer Asphyxie vor Eintritt der Hypothermie, einem Serumkalium > 10 mmol/l, langen Reanimationszeiten unter Anwendung von Katecholaminen und einem begleitenden schweren Trauma [13]. Hypothermie, Koagulopathie und Azidose beim Patienten mit Trauma [16] gelten als „Triade des Todes".

Kernaussagen

Einleitung
Die Einwirkung von Kälte kann zu Schädigungen mit funktionellen Störungen letztlich aller Organe führen. Die Anfälligkeit des Organismus gegenüber Kälte wird verstärkt durch Dehydratation, Drogen, Alkoholgenuss, Anämie und Herz-Kreislauf-Erkrankungen. Vor allem sehr junge und alte Menschen sind gegenüber Kälte gefährdet. Eine Hypothermie liegt vor bei einer Körperkerntemperatur < 35 °C und entsteht, wenn der Körper die physiologische Temperatur nicht mehr aufrechterhalten kann.

Inzidenz
Genaue Zahlen zur Inzidenz der Hypothermie liegen nicht vor. In den letzten Jahren werden aufgrund vermehrter Freizeitaktivitäten und veränderter städtischer Bedingungen steigende Patientenzahlen gemeldet. In den USA versterben aktuell pro Jahr ca. 600 Patienten an einer primären Hypothermie.

Physiologie und Pathophysiologie
Die Körperkerntemperatur wird physiologisch eng in der „thermoneutralen Zone" zwischen 36,5 und 37,5 °C reguliert. Der Hypothalamus steuert die Thermoregulation durch verstärkte Wärmeerhaltung (periphere Gefäßverengung, Verhaltensänderung) und Wärmeerzeugung (Schüttelfrost, Anstieg von Thyroxin und Adrenalin). Einschränkungen der Funktionen des ZNS können diese Mechanismen beeinträchtigen.

Klinisches Bild
Besonders gefährdet sind die Akren, wie Hände, Füße, Ohrläppchen und die Nasenspitze. Die Gradeinteilung von Erfrierungen kann erst nach dem Wiedererwärmen vorgenommen werden und hängt von der Blasenbildung und der Dauer bis zur vollständigen Wiedererwärmung ab. In Abhängigkeit des Ausmaßes der Hypothermie kann es zum Herz-Kreislauf-Stillstand kommen.

Diagnostik und Gradeinteilung
Entscheidend zur Diagnosestellung ist eine rasche Bestimmung der Körperkerntemperatur. Orale oder rektale Messungen sind nicht adäquat, da beide die tatsächliche Kerntemperatur nicht korrekt wiedergeben müssen. Messungen in der Harnblase oder intravasal liefern die Kerntemperatur zuverlässiger.
Eine *milde Hypothermie* (32 – 35 °C) ist geprägt von Muskelzittern (Shivering). Bei einer Temperatur < 34 °C ist die Vigilanz des Patienten verringert, die Atemfrequenz kann erhöht sein. Ab 33 °C liegen eine Ataxie und Apathie vor. Die Hämodynamik ist in der Regel stabil.
Bei einer *moderaten Hypothermie* (28 – 32 °C) treten Hypoventilation, Hyporeflexie, Stupor und rückläufige Diurese ein. Unterhalb von 31 °C verliert der Körper seine Fähigkeit, durch Shivering Wärme zu generieren. Ab 30 °C steigt die Gefahr von Arrhythmien, Vorhofflimmern und anderen atrialen sowie ventrikulären Rhythmusstörungen. Herzfrequenz und Herzzeitvolumen nehmen ab. Zwischen 28 und 30 °C kommt es zur Erweiterung der Pupillen, es kann ein hirntodähnlicher Zustand eintreten.
Bei einer *schweren Hypothermie* (< 28 °C) können sich Kammerflimmern und eine schwersteingeschränkte kardiale Funktion entwickeln. Es liegen in der Regel Koma und Areflexie vor. Es gilt der Merksatz: „Niemand ist tot, bevor er nicht warm und tot ist!"

Therapie
Bei den Wiedererwärmungsmaßnahmen lassen sich Inhalation, intravenöse Infusion, Lavage von Körperhöhlen und extrakorporale Verfahren unterscheiden. Es liegen bislang keine systematischen Studien zur Frage nach der Auswahl der Verfahren vor. Bei stark hypothermen Patienten mit Herzstillstand sollte ein kardiopulmonaler Bypass erwogen werden, bei Nichtverfügbarkeit kann auch eine venovenöse Hämofiltration notfallmäßig eingesetzt werden.

Bewertung der Verfahren
Es liegen bislang keine systematischen Studien zur Frage nach der Auswahl der Verfahren vor. Bei stark hypothermen Patienten mit Herzstillstand sollte ein kardiopulmonaler Bypass erwogen werden, bei Nichtverfügbarkeit kann auch eine venovenöse Hämofiltration notfallmäßig eingesetzt werden.

Komplikationen bei Wiedererwärmung
Der *Afterdrop-Effekt* beschreibt einen weiteren Abfall der Körperkerntemperatur und eine zunehmende Einschränkung der Organfunktionen nach Beginn der Wiedererwärmung. Dieses Phänomen beruht am ehesten auf der Erwärmung peripherer Gewebe und darauf, dass über eine Vasodilatation unterkühltes Blut in den Körperkern gelangt. Gefürchtet ist außerdem der „*Bergungskollaps*", bei dem es durch Bewegung und Positionsveränderung zum Eintreten von kaltem Blut nach zentral kommt.

Medikolegale Aspekte
Die wichtigsten medizinisch-juristischen Aspekte beinhalten eine mögliche Fehldiagnose und die nicht adäquate Dokumentation der Kerntemperatur. Ein potenzieller Fallstrick liegt zudem in sekundären Ursachen oder anderen Krankheitszuständen, wie z. B. Sepsis, Hypothyreose oder Intoxikationen. Generell sollten bei allen hypothermen Patienten ohne offensichtliche, mit dem Leben nicht vereinbare Verletzungen Wiederbelebungsversuche eingeleitet werden. Der Patient sollte erwärmt und reanimiert werden, bis die Kerntemperatur > 35 °C beträgt. Falls dieses Kriterium erfüllt ist und keine Lebenszeichen vorliegen sollten, kann die Beendigung der Maßnahmen indiziert sein.

Prognose

Die Sterblichkeit von Patienten mit einer milden Hypothermie beträgt 12 % und steigt bei einer moderaten Hypothermie auf 21 %. Bei einer schweren Hypothermie liegt die Sterblichkeit trotz Krankenhausbehandlung bei nahezu 40 %. Die Gesamtsterblichkeit zwischen beiden Geschlechtern ist ähnlich. Aufgrund einer höheren Expositionsrate bei Männern tragen sie zu 65 % der Todesfälle durch Hypothermie bei. Etwa die Hälfte der Todesfälle mit Hypothermie finden sich bei Personen im Alter von > 65 Jahren. Eine infauste Prognose kann vermutet werden bei einer Asphyxie vor Eintritt der Hypothermie, einem Serumkalium von > 10 mmol/l, langen Reanimationszeiten unter Anwendung von Katecholaminen und einem begleitenden schweren Trauma. Hypothermie, Koagulopathie und Azidose gelten beim Patienten mit Trauma als „Triade des Todes".

Literatur

[1] American College of Surgeons. Advanced Trauma Life Support. 7. Aufl. Chicago: American College of Surgeons; 2004: 240 – 241
[2] Brauer A, Wrigge H, Kersten J et al. Severe accidental hypothermia: rewarming strategy using a venovenous bypass system and a convective air warmer. Intensive Care Med 1999; 25: 520 – 523
[3] Bräuer A, Rathgeber J, Braun U. Monitoring und Wiedererwärmung von Patienten mit akzidenteller Hypothermie. Intensivmed 2000; 37: 244 – 245
[4] Danzl DF, Pozos RS, Auerbach PS et al. Multicenter hypothermia survey. Ann Emerg Med 1987; 16: 1042 – 1055
[5] Feliciano DV, Moore EE, Mattox KL. Trauma damage control. In: Moore EE, Feliciano DV, Mattox KL, Hrsg. Trauma. 5. Aufl. New York: McGraw-Hill; 2004: 877 – 900
[6] Ferrara A, MacArthur JD, Wright HK et al. Hypothermia and acidosis worsen coagulopathy in the patient requiring massive transfusion. Am J Surg 1990; 160: 515 – 518
[7] Fritz U, Bräuer A, English M. Aktive Wärmetherapie. Anaesthesiol Intensivmed Notfallmed Schmerzther 1990; 33: 389 – 392
[8] Gentilello LM, Cobean RA, Offner PJ et al. Continuous arteriovenous rewarming: rapid reversal of hypothermia in critically ill patients. J Trauma 1992; 32: 316 – 327
[9] Gentilello LM, Jurkovich GJ, Stark MS et al. Is hypothermia in the victim of major trauma protective or harmful? A randomized, prospective study. Ann Surg 1997; 226: 439 – 449
[10] Gregory JS, Flancbaum L, Townsend MC et al. Incidence and timing of hypothermia in trauma patients undergoing operations. J Trauma 1991; 31: 795 – 800
[11] Gubler KD, Gentilello LM, Hassantash SA et al. The impact of hypothermia on dilutional coagulopathy. J Trauma 1994; 36: 847 – 851
[12] Hoedemaekers CW, Ezzahti M, Gerritsen A et al. Comparison of cooling methods to induce and maintain normo- and hypothermia in intensive care unit patients: a prospective intervention study. Crit Care 2007; 11: R91
[13] Jurkovich GJ, Greiser WB, Luterman A et al. Hypothermia in trauma victims: an ominous predictor of survival. J Trauma 1987; 27: 1419 – 1424
[14] Koller R, Schnider TW, Neidhart P. Deep accidental hypothermia and cardiac arrest – rewarming with forced air. Acta Anaesth Scand 1997; 41: 1359 – 1364
[15] Komatsu S, Shimomatsuya T, Kobuchi T et al. Severe accidental hypothermia successfully treated by rewarming strategy using continuous venovenous hemodiafiltration system. J Trauma 2007; 62: 775 – 776
[16] Luna GK, Maier RV, Pavlin EG et al. Incidence and effect of hypothermia in seriously injured patients. J Trauma 1987; 27: 1014 – 1018
[17] Nolan JP, Soar J, Zideman DA et al.; ERC Guidelines Writing Group. European Resuscitation Council Guidelines for Resuscitation 2010 Section 1. Executive summary. Resuscitation 2010; 81: 1219 – 1276
[18] Prävention, Diagnose, Therapie und Nachsorge der Sepsis. 1. Revision der S2k-Leitlinie der Deutschen Sepsis-Gesellschaft e. V. (DSG) und der Deutschen interdisziplinären Vereinigung für Intensiv- und Notfallmedizin (DIVI). In: Reinhart K, Brunkhorst FM, Hrsg. Thieme; 2010
[19] Rajagopalan S, Mascha E, Na J et al. The effects of mild perioperative hypothermia on blood loss and transfusion requirement. Anesthesiology 2008; 108: 71 – 77
[20] Schmidt JH, Weyland W, Fritz U et al. Experimentelle Untersuchung zur Effektivität verschiedener Infusions- und Blutwärmeverfahren. Anaesthesist 1996; 45: 1067 – 1074
[21] Schmutzhard E, Engelhardt K, Beer R et al. Safety and efficacy of a novel intravascular cooling device to control body temperature in neurologic intensive care patients: a prospective pilot study. Crit Care Med 2002; 30: 2481 – 2488
[22] Taylor EE, Carroll JP, Lovitt MA et al. Active intravascular rewarming for hypothermia associated with traumatic injury: early experience with a new technique. Proc (Bayl Univ Med Cent) 2008; 21: 120 – 126
[23] Vassal T, Benoit-Gonin B, Carrat F et al. Severe accidental hypothermia treated in an ICU. Chest 2001; 126: 1998 – 2003
[24] Vretenar DF, Urschel JD, Parrott JC et al. Cardiopulmonary bypass resuscitation for accidental hypothermia. Ann Thoracic Surg 1994; 58: 895 – 898
[25] Walpoth BH, Walpoth-Alsan BN, Mattle HP et al. Outcome of survivors of accidental deep hypothermia and circulatory arrest treated with extracorporeal blood warming. NEJM 1997; 337: 1500 – 1505

16.4 Verletzungen durch chemische Substanzen

A. Hohn, F. Wappler

16.4.1 Einleitung

Mehr als 25 000 Chemikalien, von denen eine Großzahl Verätzungen hervorrufen können, werden regelmäßig in der Industrie, in der Landwirtschaft, aber auch im Haushalt eingesetzt. Etwa 3 % der Verletzungen in Verbrennungszentren sind auf chemische Substanzen zurückzuführen. Dabei spielen in der Praxis häufig Verletzungen durch Zement, Kalk, Salz-, Schwefel- oder Flusssäure sowie Verätzungen durch starke Laugen, die auch oft in Haushaltsreinigern zu finden sind, eine Rolle. Eine Abgrenzung des betroffenen Hautareals ist bei Verätzungen oft schwierig. Zudem können bei noch diskreten oberflächlichen Zeichen bereits tiefe Schädigungen vorliegen.

Merke

Aufgrund der Vielzahl an unterschiedlichen Substanzen und der möglichen schwerwiegenden Schädigungen muss frühzeitig eine Vergiftungszentrale kontaktiert werden, auch um eventuell mit spezifischen Therapiemaßnahmen adäquat reagieren zu können.

16.4 Verletzungen durch chemische Substanzen

16.4.2 Pathophysiologie

▶ **Schweregrad einer Verätzung.** Der Schweregrad einer Verätzung wird bestimmt durch Konzentration und Menge der chemischen Substanz, Dauer des Kontakts, Fähigkeit der Substanz, in tiefere Gewebeschichten einzudringen sowie den chemischen Wirkmechanismus. Dabei wird die Verätzung entweder nach dem *chemischen Wirkmechanismus* oder der *Klasse der jeweiligen chemischen Substanz* (z. B. Säure oder Base) eingeteilt. Eine Schädigung kann beispielsweise durch Oxidations- oder Reduktionsvorgänge, Korrosion, Blasenbildung oder auch Dehydratation erfolgen. Einige dieser chemischen Vorgänge laufen exotherm ab und können daher mit relevanter Hitzebildung einhergehen, die zu einer weiteren Gewebedestruktion führt.

▶ **Koagulationsnekrosen, Kolliquationsnekrosen.** Säuren als Protonendonatoren können unter einem pH-Wert von 2 eine *Koagulationsnekrose* hervorrufen (▶ Abb. 16.11). Durch eine Verätzung mit basischen Substanzen mit einem pH-Wert über 11,5 können schwere *Kolliquationsnekrosen* entstehen, die häufig eine frühzeitige und radikale chirurgische Therapie notwendig machen. Ein Hauptunterschied zu Verbrennungen liegt in der Einwirkzeit des schädigenden Agens. Während bei einer Verbrennung häufig nur ein kurzfristiger Kontakt besteht, schreitet die Gewebedestruktion bei einer Verätzung fort, solange die Substanz nicht vollständig aus dem Gewebe entfernt ist.

> **Merke**
>
> Das Ausmaß einer Verletzung durch Chemikalien wird primär oftmals unterschätzt. Die Gewebedestruktion kann in der Tiefe noch bis zu 72 h fortschreiten.

16.4.3 Therapie

▶ **Gründliche Spülungen.** Die grundlegenden Therapieprinzipien (▶ Tab. 16.9) unterscheiden sich wenig von denen bei Verbrennungspatienten. Neben dem Eigenschutz, der hier noch einmal betont werden sollte, ist das primäre Therapieziel bei Verätzungen die Entfernung der schädigenden Chemikalie durch ausgiebige gründliche Spülungen unter fließendem Wasser. Dabei sind teilweise Zeiten bis zu 2 h notwendig. Eine Abschätzung der notwendigen Dauer ist über eine pH-Wert-Messung der Spüllösung möglich. Synthetische Spüllösungen wie *Diphoterine*, ein polyvalenter, amphoterer Chelatbildner, scheinen bei der Entfernung der Chemikalie effizienter zu sein als reines Wasser.

> **Merke**
>
> Kontakt mit Wasser kann bei einigen Chemikalien eine stark exotherme Reaktion auslösen, die eine zusätzliche Hitzeschädigung des Gewebes initiiert. Dennoch sollte auch in diesen Fällen keine wertvolle Zeit mit der Suche nach spezifischen Spüllösungen vergeudet werden. Über große Spülmengen wird die Konzentration der Substanz deutlich herabgesetzt und entstehende Wärme abtransportiert.

Wichtig ist zudem eine vollständige Entkleidung des Patienten, um eventuell kontaminierte Kleidungsstücke zu entfernen und zusätzlich das gesamte Verletzungsausmaß beurteilen zu können. Hierbei ist eine Auskühlung des Patienten unbedingt zu verhindern.

▶ **Infusionstherapie, chirurgische Intervention.** Die Vorgaben für die Infusionstherapie von Patienten mit schweren Verätzungen entsprechen denen für Verbrennungspatienten. Dabei treten Infusionsregime streng nach vorgegebenen Formeln heutzutage eher in den Hintergrund (s. Kap. 16.1 „Verbrennung"). Wie bei Verbrennungen drohen infolge von großflächigen Verätzungen *septische Verläufe* und *Organversagen*. Dabei sind die pathophysiologischen Abläufe analog zu großflächigen thermischen Schädigungen (s. Verbrennungskrankheit in Kap. 16.1). Häufig ist auch hier eine frühzeitige, radikale chirurgische Intervention erforderlich.

Bei Verätzungen liegen zusätzlich häufig metabolische Veränderungen wie pH-Wert-Verschiebungen und Elektrolytimbalancen vor.

> **Merke**
>
> Komplikationen ergeben sich nicht selten durch eine systemische Wirkung der Substanzen nach Resorption im Gewebe.

▶ **Spezielle Situationen.** Hämolyse, Pankreatitis und akutes Nierenversagen werden bei der Verätzung mit *Ameisensäure (CH_2O_2)* beobachtet. Bei der äußerst schmerzhaften Verätzung mit *Flusssäure (HF)* können Hautsymptome je nach Konzentration der

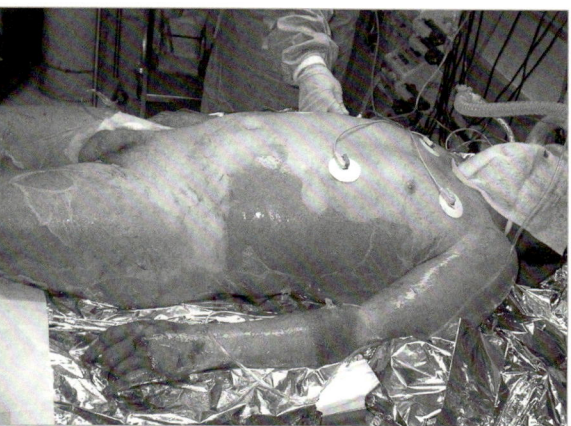

Abb. 16.11 Hochgradige Verätzung (84 % Körperoberfläche) durch Säure.

Tab. 16.9 Allgemeine Therapieprinzipien bei Verätzungen.

	Umsetzung
Entfernung der Chemikalie	Rückstände entfernen, trockene Substanzen abbürsten
Verdünnung	ausgiebige Spülung unter fließendem Wasser, > 30 min, *nicht eintauchen*
Verletzungsausmaß	wird häufig unterschätzt
Augenkontakt	kontinuierliche Spülung, Ophthalmologen hinzuziehen
systemische Toxizität	Vergiftungszentrale kontaktieren, auf metabolische Störungen achten
Inhalationstrauma	daran denken: Bronchoskopie

Säure erst bis zu 24 h nach Exposition auftreten, obwohl bereits eine deutliche systemische Symptomatik besteht. Da das Fluoridion zur Salzbildung mit Kalzium- und Magnesiumionen neigt, sind Hypokalzämien und Hypomagnesiämien mit QT-Verlängerung bis hin zum Kammerflimmern typische Komplikationen.

Die Behandlung besteht neben der ausgiebigen Spülung mit Wasser in der topischen Applikation von Kalziumpräparaten (z. B. Gel) sowie der subkutanen Infiltration mit Kalziumlösungen im betroffenen Areal. In bestimmten Fällen kann eine intraarterielle Infusion von Kalzium indiziert sein.

> **Kernaussagen**
>
> **Einleitung**
> Etwa 3 % der Verletzungen in Verbrennungszentren sind auf chemische Substanzen zurückzuführen. Es sollte ein frühzeitiger Kontakt zur Vergiftungszentrale aufgenommen werden.
>
> **Pathophysiologie**
> Säuren führen zu Koagulationsnekrosen und Laugen zu Kolliquationsnekrosen.
>
> **Therapie**
> Entscheidend ist eine vollständige Entfernung des Agens. Dabei kommt der ausgiebigen und kontinuierlichen Spülung mit Wasser die größte Bedeutung zu.
> Bei großflächigen Verätzungen sind die Patienten von Sepsis und Multiorganversagen bedroht.

Literatur

Weiterführende Literatur

[1] Palao R, Monge I, Ruiz M et al. Chemical burns: pathophysiology and treatment. Burns 2010; 36: 295 – 304

16.5 Hitzeschaden

M. Gerbershagen, F. Wappler

16.5.1 Epidemiologie und Pathophysiologie

Die Thermoregulation des Menschen garantiert im Normalfall, trotz schwankender Umgebungstemperaturen und endogener Wärmeproduktion, eine Körperkerntemperatur von 37 °C. Bedeutende Prozesse sind hierbei:

- Konduktion (Temperaturaustausch durch direkten Kontakt mit warmen oder kalten Oberflächen),
- Konvektion (Temperaturaustausch durch Luft- oder Wasserbewegung),
- Radiation (Temperaturaustausch in Bezug auf elektromagnetische Strahlung),
- Evaporation (Kühlung durch Verdampfung von Flüssigkeiten [Schweiß] auf der Haut).

Der Hitzschlag stellt die gravierendste Form von hitzebedingten Erkrankungen bzw. Hitzeschäden dar, es gibt 2 Formen:

▶ **Belastungsbedingter Hitzschlag.** Endogene Wärmeerzeugung durch exzessive skelettmuskuläre Arbeit bedingt meist – bei jungen, ansonsten gesunden und belastbaren Menschen (gehäuftes Vorkommen bei Athleten, Feuerwehrmännern, Landwirten, Soldaten) – Versagen der oben benannten Kompensationsmechanismen und dadurch eine Erhöhung der Körperkerntemperatur. Eine erhöhte Umgebungstemperatur erhöht das Risiko dieser Form des Hitzschlags, ist aber keine Voraussetzung.

Das Auftreten des belastungsbedingten Hitzschlags wird durch mehrere Faktoren begünstigt, wie vorliegende Krankheiten, Substanzabusus (z. B. Alkohol-, Amphetamin- und Ecstasy-Abusus) und das Tragen von Schutzkleidung, die die Thermoregulation behindert. Für Kinder besteht im Vergleich zu Erwachsenen entgegen pathophysiologischer Überlegungen (z. B. hohes Verhältnis von Körperoberfläche zu -gewicht, geringere Kapazität des Schwitzens) kein erhöhtes Risiko für einen belastungsbedingten Hitzschlag [6].

▶ **Klassischer Hitzschlag.** In Hitzewellen tritt der sog. klassische Hitzschlag epidemisch auf. Die klassischen Hitzeschäden stellen die bedeutendste gesundheitliche Alteration dar, die auf die aktuellen klimatischen Veränderungen zurückzuführen ist. Die Prävention der Hitzeschäden wird zunehmend eine globale Herausforderung werden, wobei in den industrialisierten Gesellschaften vornehmlich die alternde Bevölkerung betroffen ist. In den Entwicklungsländern bedingt die rasante Urbanisation in einfachen Behausungen ein erhebliches Gefährdungspotential [4].

Wenn die Umgebungstemperatur über der Körperkerntemperatur liegt, ist der primäre physiologische Mechanismus zur Abgabe von Wärme die Evaporation durch Schweißproduktion. Die Schweißproduktion ist aber bei älteren Menschen mit chronischen Erkrankungen – meist kardiopulmonaler Genese – und v. a. in Kombination mit Medikamenten, die eine Dehydratation bedingen (Diuretika) oder die Schweißproduktion reduzieren (Anticholinergika), eingeschränkt. Es drohen hitzebedingte Erkrankungen bzw. Hitzeschäden. Eine Metaanalyse konnte die Bettlägerigkeit, ein nicht tägliches Verlassen der Wohnung/des Hauses sowie die Pflegebedürftigkeit als höchste Risikofaktoren identifizieren, gefolgt von psychischen, kardialen und pulmonalen Erkrankungen [3].

16.5.2 Pathophysiologie

Zytotoxizität der Hitze

Schon eine Temperaturerhöhung um wenige Grad Celsius kann eine erhebliche Zytotoxizität bedeuten. Hitze führt zum Entfalten und zur Aggregation von Proteinen. Hieraus ergeben sich eine Veränderung des Zytoskeletts, eine Dislokation von Organellen und die Unterbrechung von zellulären Transportmechanismen. Die Entkopplung der oxidativen Phosphorylierung und der Verlust von Mitochondrien führen zur ATP-Depletion, es droht der Zelltod.

▶ **Konformationsänderung der Proteine.** Vor allem die Konformationsänderung der Proteine triggert eine zelluläre Reaktion, die „Hitze-Schock-Antwort" genannt wird. Interessanterweise wird diese phylogenetisch alte Reaktion durch unterschiedlichste Stressoren wie Hitze, aber auch oxidativen Stress und Exposition von Ethanol und Schwermetallen ausgelöst. Zeitnah wird die Expression von insgesamt 7 verschiedenen Hitzeschockproteingruppen induziert. Diese Antwort soll den dynamischen Charakter der Proteine schützen, die in der Lage sein müssen, eine flexible Konformation einzugehen, um ihre Funktionen in der Zelle ausführen zu können und somit die Integrität der Zelle wiederzuerlangen.

Die spezifischen Antworten auf Hitze in Geweben, Organen oder einem ganzen Organismus sind so gut wie unerforscht.

▶ **Kaskade des systemischen Kompensationsversuches.** Bekannt ist hingegen die Kaskade des systemischen Kompensationsversuches. Die primäre kardiozirkulatorische Antwort ist die periphere Vasodilatation mit Anstieg des dermalen Blutflusses der Haut, damit vermehrt Wärme über die Haut abgegeben werden kann. Die erhöhte Hautperfusion ist assoziiert mit einem kompensatorischen Abfall des Blutflusses im Splanchnikusgebiet, um einen ausreichenden arteriellen Mitteldruck zu etablieren. Die Hyperthermie geht ebenfalls mit einem Abfall des zerebralen Blutflusses einher, welcher wahrscheinlich für die präsynkopalen Zeichen verantwortlich ist.

Die resultierende Ischämie des Splanchnikusgebiets führt zu einer Leckage der „Tight Junctions" im Darm, welche die Translokation von gramnegativen und -positiven Bakterien begünstigt. Da die Endotoxin-Clearance der Leber durch die Hyperthermie ebenfalls beeinträchtigt ist, kommt es zu erhöhten Endotoxinplasmaspiegeln mit drohendem SIRS (Systemic inflammatory Response Syndrome).

▶ **Disseminierte intravasale Koagulopathie (DIC).** Die disseminierte intravasale Koagulopathie (DIC) ist eine häufige Komplikation des Hitzschlags, die primär durch hitzebedingte Endothelschäden der Gefäße initiiert wird. Des Weiteren führt Hyperthermie ebenfalls zu direkter Thrombozytenaggregation. Die generalisierte Aktivierung der Gerinnung induziert eine Ablagerung von Fibrin in Arteriolen und Kapillaren, mikrovaskuläre Thromben entstehen. Die typische Kaskade der DIC folgt.

Die Kombination aus primärer Zytotoxizität der Hitze, aus SIRS und DIC bedingen ein potenziell irreversibles Organversagen (akutes Nierenversagen, Leberversagen, Lungenversagen) und führen in 15% der Fälle – trotz Maximaltherapie – zum Tod in der frühen Krankheitsphase.

16.5.3 Klinik

Klinisch gehen dem klassischen Hitzschlag meist primär die Zeichen der Hitzeerschöpfung (Kopfschmerzen, Schwindel, Übelkeit, Bewusstseinsstörungen bis hin zur Bewusstlosigkeit) voraus, bedingt durch Flüssigkeits- und Elektrolytverluste. Wenn diese nicht adäquat therapiert werden, droht ein Anstieg der Körperkerntemperatur. Bei der belastungsbedingten Form des Hitzeschadens ist der Krankheitsverlauf in der Regel fulminant. Der Hitzschlag ist meist durch eine Körperkerntemperatur von über 40 °C gekennzeichnet und imponiert klinisch durch die Zeichen der zentralnervösen Dysfunktion (Delir, Krampfanfälle und Bewusstlosigkeit), das SIRS, die DIC und ggf. Multiorganversagen (Lungenversagen, Leberversagen, Nierenversagen meist in Kombination mit Rhabdomyolyse).

So wurden fulminante, innerhalb von Stunden tödlich verlaufende Krankheitsbilder beschrieben. Bei ca. 30% der Patienten, die einen Hitzschlag überleben, persistieren neurologische Defizite und funktionelle Organschädigungen. Aktuelle epidemiologische Studien weisen auf progrediente Multiorgandysfunktionen nach der klinischen Akuttherapie hin, die zu einer erhöhten Mortalität in den Monaten bzw. Jahren nach dem Hitzeschaden führen können.

Gegenwärtig ist es der modernen Medizin kaum möglich, die Langzeitfolgen des Hitzeschadens zu antizipieren, differenzialdiagnostisch einzuordnen oder zu therapieren. Daher ist zu beachten, dass die Letalität des Hitzeschadens häufig unterschätzt wird und meist eine Exazerbation einer zugrunde liegenden kardiopulmonalen Erkrankung als Todesursache vermutet wird.

16.5.4 Prophylaxe/Therapie

Da der Hitzeschaden besser vermeidbar als therapierbar ist, ist ein besonderes Augenmerk auf die Prävention zu legen. Wichtig sind hierbei die Hitzeakklimatisierung, die Reduktion in Länge und Ausmaß physischer Aktivität in Hitzeperioden, die Planung der Aktivitäten zu kühleren Tageszeiten, die Erhöhung nicht alkoholischer Flüssigkeitsaufnahme und Verbringung von Individuen mit erhöhtem Risikoprofil in klimatisierte bzw. kühlere Räume.

▶ **Adäquate Flüssigkeitstherapie.** Ist der Hitzschlag eingetroffen, erfordert dieser eine unverzügliche intensivmedizinische Therapie mit dem Ziel der zeitnahen Normothermie und einer adäquaten Flüssigkeitstherapie. Es liegen aber leider keine reliablen Daten vor, die das optimale Therapie- und Monitoringkonzept des Hitzschlags benennen könnten. In 2 aktuellen Metaanalysen wurden unterschiedliche Kühlungsstrategien verglichen [2, 5]. Hiernach scheint die Konduktion mittels Eiswasser zurzeit das effektivste Therapiekonzept darzustellen.

Am besten wird der Patient hierzu in eine Wanne mit Eiswasser gelegt und seine Extremitäten werden kontinuierlich massiert, um eine Vasodilatation zu provozieren. Während diese Methode bei ansonsten gesunden Patienten mit belastungsbedingtem Hitzschlag im Wachzustand gut toleriert wird, ist dies bei älteren Patienten mit klassischem Hitzschlag nicht der Fall. Für diese Patientengruppe sind eine Intubation und tiefe Sedierung für die Maßnahme zu etablieren. Weniger effektiv, aber von älteren Patienten besser toleriert werden auf Evaporation basierende Maßnahmen.

Des Weiteren können intravenös gekühlte kristalloide Flüssigkeiten appliziert werden. Der Stellenwert spezieller Geräte zur Konduktion via Klebekühlpads oder via intravenösen Kühlkatheter muss in Zukunft noch eruiert werden.

▶ **Dantrolen nur in Einzelfällen erfolgreich.** Aus der Therapie der malignen Hyperthermie leitet sich die Verwendung des Dantrolens ab, die lediglich in Einzelfällen erfolgreich scheint. Eine ältere doppelblinde, randomisierte Studie an 52 Patienten zeigte jedoch, dass Dantrolen nicht effektiv in Bezug auf Kühlungszeit, Länge des Krankenhausaufenthalts oder Letalität war [1].

Die Evidenz für jegliche weitere Therapie ist gering und leitet sich meist von der Sepsistherapie ab. Kleinere kontrollierte Studien mit antizytokinerger, antiendotoxinerger und antikoagulatorischer Medikation existieren. Ebenfalls wurde beim Multiorganversagen aufgrund Hitzschlags in kleiner Fallzahl erfolgreich rekombinantes humanes aktiviertes Protein C angewendet. Eine Empfehlung kann aus den genannten Therapieansätzen nicht abgeleitet werden.

Therapiert werden die disseminierte intravasale Gerinnung wie im Kap. 7.2 beschrieben und die akute Niereninsuffizienz mit ggf. begleitender Rhabdomyolyse wie im Kap. 6.1 erläutert.

▶ **Distributiver Schock.** Da der distributive Schock mit Vasodilatation und relativem oder absolutem Volumenmangel mit einem negativen Outcome assoziiert ist, sollte zu dessen Detektion und Optimierung der Therapie das Monitoring großzügig erweitert werden. Ohne auf Evidenz verweisen zu können, scheint neben dem zentralvenösen Katheter und der arteriellen Blutdrucküberwachung ebenfalls ein erweitertes hämodynamisches Monitoring mittels PiCCO-Katheter gerechtfertigt. Zielvariablen leiten sich aus der Sepsistherapie ab.

> **Kernaussagen**
>
> **Epidemiologie und Pathophysiologie**
> Die Thermoregulation des Menschen garantiert im Normalfall eine Körperkerntemperatur von 37 °C. Bedeutende Prozesse sind hierbei: Konduktion, Konvektion, Radiation und Evaporation. Der Hitzschlag stellt die gravierendste Form von hitzebedingten Erkrankungen bzw. Hitzeschäden dar, es gibt 2 Formen, den belastungsbedingten und den klassischen Hitzschlag.

Pathophysiologie

Bereits eine Temperaturerhöhung um wenige Grad Celsius kann eine erhebliche Zytotoxizität bedeuten. Hitze führt zum Entfalten und zur Aggregation von Proteinen. Hieraus ergeben sich eine Veränderung des Zytoskeletts, eine Dislokalisation von Organellen und die Unterbrechung von zellulären Transportmechanismen. Die Entkopplung der oxidativen Phosphorylierung und der Verlust von Mitochondrien führen zur ATP-Depletion, es droht der Zelltod.

Klinik

Klinisch gehen dem klassischen Hitzschlag meist primär die Zeichen der Hitzeerschöpfung (Kopfschmerzen, Schwindel, Übelkeit, Bewusstseinsstörungen bis hin zur Bewusstlosigkeit) voraus. Werden diese nicht adäquat therapiert, droht ein Anstieg der Körperkerntemperatur mit fulminanter Symptomatik: zentralnervöse Dysfunktion (Delir, Krampfanfälle und Bewusstlosigkeit), SIRS, DIC und ggf. Multiorganversagen (Lungenversagen, Leberversagen, Nierenversagen meist in Kombination mit Rhabdomyolyse).

Prophylaxe/Therapie

Prävention ist besonders wichtig, da der Hitzeschaden leichter vermeidbar als therapierbar ist. Wichtig sind: Hitzeakklimatisierung, Reduktion in Länge und Ausmaß physischer Aktivität in Hitzeperioden, Planung der Aktivitäten zu kühleren Tageszeiten, Erhöhung nicht alkoholischer Flüssigkeitsaufnahme und Verbringung von Individuen mit erhöhtem Risikoprofil in klimatisierte bzw. kühlere Räume.

Literatur

[1] Bouchama A, Cafege A, Devol EB et al. Ineffectiveness of dantrolene sodium in the treatment of heatstroke. Crit Care Med 1991; 19: 176–180
[2] Bouchama A, Dehbi M, Chaves-Carballo E. Cooling and hemodynamic management in heatstroke: practical recommendations. Crit Care 2007; 11: R54
[3] Bouchama A, Dehbi M, Mohamed G et al. Prognostic factors in heat wave related deaths: a meta-analysis. Arch Intern Med 2007; 167: 2170–2176
[4] Hajat S, O'Connor M, Kosatsky T. Health effects of hot weather: from awareness of risk factors to effective health protection. Lancet 2010; 375: 856–863
[5] McDermott BP, Casa DJ, Ganio MS et al. Acute whole-body cooling for exercise-induced hyperthermia: a systematic review. J Athl Train 2009; 44: 84–93
[6] Rowland T. Thermoregulation during exercise in the heat in children: old concepts revisited. J Appl Physiol 2008; 105: 718–724

16.6 Tauchunfall

J. M. Defosse, F. Wappler

Der Tauchgang besteht aus 3 Phasen, welche jeweils zu spezifischen Erkrankungen des Tauchers führen können. Das Abtauchen mit Erhöhung des Umgebungsdrucks entspricht der Kompressionsphase, das Verbleiben auf einer bestimmten Tauchtiefe der Isokompressionsphase und das anschließende Auftauchen der Dekompressionsphase (▶ Abb. 16.12). Die intensivmedizinisch relevanten Erkrankungen entstehen jedoch lediglich in der Phase der Dekompression.

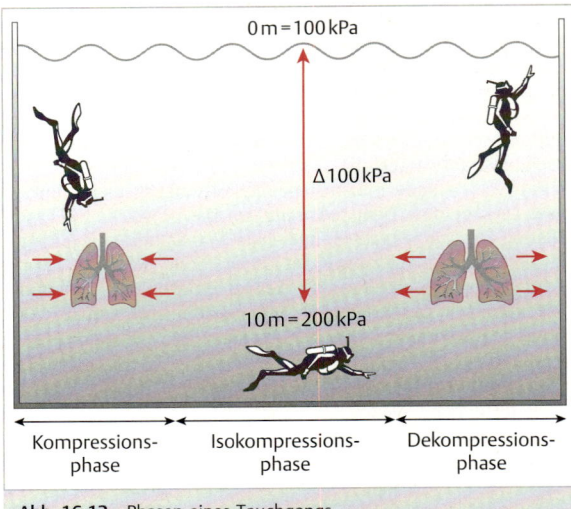

Abb. 16.12 Phasen eines Tauchgangs.

16.6.1 Inzidenz

In der Bundesrepublik verfügen ca. 1,5 Mio. Personen über eine Tauchlizenz. Die Statistiken des europäischen *Divers Alert Network* gehen bei Berufstauchern von etwa 1 Zwischenfall pro 10 000 Tauchgängen aus. Insgesamt muss für die Bundesrepublik mit etwa 500 Tauchunfällen pro Jahr gerechnet werden. Es handelt sich somit um eine der selteneren Erkrankungen in der intensivtherapeutischen Medizin.

16.6.2 Physikalische Grundlagen

▶ **Gesetz von Boyle und Mariotte.** Der Taucher ist während des Tauchvorgangs einer starken Veränderung des Umgebungsdrucks ausgesetzt. Auf Meereshöhe herrscht bereits ein Umgebungsdruck, welcher dem Druck einer Wassersäule von 10 m entspricht (100 kPa, 1 bar). Pro 10 m Wassertiefe steigt der Druck um jeweils 100 kPa. Die Auswirkungen des Umgebungsdrucks auf den Taucher lassen sich anhand des *Gesetzes von Boyle und Mariotte* erklären. Dieses beschreibt, dass das Volumen eines Gases umgekehrt proportional zu dem ihm ausgesetzten Druck ist, also:

Definition

$p \times V = $ konstant

p = Druck eines Gases; V = Volumen eines Gases

Dies bedeutet, dass beim Abtauchen bereits nach 10 m Tauchtiefe durch die Verdopplung des Umgebungsdrucks eine Halbierung des Gasvolumens (z. B. Lungenvolumens) stattfindet. Die Zusammenhänge gelten natürlich gleichwertig für den Tauchaufstieg, also Verdopplung des Gasvolumens in den letzten 10 m vor der Wasseroberfläche.

▶ **Gesetz von Dalton.** Das *Gesetz von Dalton* beschreibt, dass sich der Gesamtdruck eines Gases aus den Partialdrücken seiner Einzelkomponenten zusammensetzt.

Definition

$p_{gesamt} = p_{p1} + p_{p2} + p_{p3} + \ldots$

p_{gesamt} = Gesamtdruck; p_{px} = Partialdruck

Da sich die Zusammensetzung der Gase (die Fraktionen) während des Tauchens nicht ändert (z. B. $p_{Sauerstoff} = 0{,}21 \times p_{gesamt}$), steigen die Partialdrücke der Einatemgase proportional zum Umgebungsdruck an. Dies kann je nach Tauchtiefe zu erheblichen Problemen durch die Wirkung einzelner Gase führen. So besitzen Stickstoff ab 300 kPa und Helium ab 1800 kPa eine hypnotische Wirkung. Selbst Sauerstoff zeigt bei hohen Partialdrücken toxische Eigenschaften. Aus diesem Grund sind für verschiedene Tauchtiefen unterschiedliche Gasgemische üblich (Nitrox, Trimix).

▶ **Gesetz von Henry.** Weiterhin beschreibt das *Gesetz von Henry* die Lösung von Gasen in Flüssigkeiten in Abhängigkeit von Partialdruck und Lösungskoeffizient bei konstanter Temperatur.

> **Definition**
>
> $p_p = k_{Hpc} \times c_l$
>
> p_p = Partialdruck des jeweiligen Gases; k_{Hpc} = Henry-Konstante; c_l = Konzentration in der Lösung

> **Merke**
>
> Aus der Kenntnis der physikalischen Grundlagen sind die spezifischen Symptome und Therapien des Tauchunfalls unmittelbar herzuleiten.

16.6.3 Dekompressionserkrankung

Die Dekompressionserkrankung wird eingeteilt [8] in die Dekompressionskrankheit (DCS) und die arterielle Gasembolie (AGE).

Dekompressionskrankheit

Während des Abtauchens reichern sich entsprechend dem Gesetz nach *Dalton* die Gewebe des Körpers mit den Inertgasen (meist Stickstoff aus der Raumluft oder Helium) an. Das Ausmaß der Aufsättigung ist abhängig vom inspiratorischen Partialdruck des Gases sowie von der Zeitdauer des Überdrucks und der Durchblutung des jeweiligen Gewebes. Bei vermehrter Anstrengung während des Tauchgangs erhöht sich die Sättigung der Gewebe. Beim Auftauchen muss nun das gesättigte Inertgas aus den Geweben wieder abdiffundieren und anschließend abgeatmet werden. Ist zu viel Gas gelöst oder erfolgt der Aufstieg zu schnell, kommt es zum Ausperlen der Inertgase als „Gasblasen" (Gesetz von *Henry*).

Bereits bei kontrollierten Aufstiegen von Tiefen größer 25 m sind auch ohne Symptome einer Erkrankung mittels Doppler-Sonografie Gasblasen nachweisbar [5]. Jedoch werden Symptome erst sichtbar (▶ Tab. 16.10; [2]), wenn eine kritische Blasenmenge überschritten wird. Diese kritische Blasenmenge ist von Faktoren wie Temperatur, Grad der Dehydratation und Körperfettgehalt abhängig, wird aber auch von einer anschließenden Höhenexposition mit weiterem Abfall des Umgebungsdrucks beeinflusst.

> **Cave**
>
> Die DCS kann auch durch die Druckveränderungen in einem Flugzeug ausgelöst werden, z. B. wenn der zeitliche Abstand des letzten Tauchgangs zum Rückflug aus dem Urlaub zu kurz ist.

Die Dekompressionskrankheit wird in eine leichte (DCS Typ 1) und in eine schwere Form (DCS Typ 2) eingeteilt (▶ Tab. 16.10; [2, 8]). Bei der leichten Form zeigen sich hauptsächlich Hautveränderungen mit Juckreiz (die sog. Taucherflöhe) und Schwellungen, Muskel- und Gelenkschmerzen v. a. an den großen und mittelgroßen Gelenken sowie schmerzhafte Veränderungen an den Lymphknoten. Das einzige neurologische Symptom der DCS Typ 1 ist die Müdigkeit.

Bei der DCS Typ 2 kommen zu den Symptomen der leichten Form noch schwere neurologische Veränderungen wie sensorische und motorische Ausfälle, Sprach-, Seh- und Hörverluste, aber auch schwere Bewusstseinsstörungen bis zum Koma hinzu.

Barotrauma

Da beim Auftauchen der Umgebungsdruck abnimmt und sich dadurch jeder luftgefüllte Hohlraum entsprechend der Reduktion des Außendrucks ausdehnt (Gesetz von *Boyle* und *Mariotte*), kann es zur Zerreißung der um den Hohlraum umgebenden Gewebe kommen. Insbesondere das Lungengewebe ist bei fehlender Ausatmung gefährdet. Dies ist bereits ab einem Meter Wassertiefe möglich und wird von Faktoren wie Geschwindigkeit des Auftauchens, Sekretansammlungen in den Bronchien, Konstriktionen des Bronchialsystems und Elastizität des Lungengewebes beeinflusst.

Ein weiterer Mechanismus ist das willentliche Luftanhalten im Rahmen eines schnellen Aufstiegs bei Panik. Durch das Barotrauma der Lunge kann es zu Pneumothoraces und beim Lufteintritt in Blutgefäße zur AGE (s. u.) kommen. Weiterhin besteht die Ge-

Tab. 16.10 Klinik der Dekompressionserkrankung (DCS) unterschieden nach Typ 1, Typ 2 und AGE.

DCS Typ 1	DCS Typ 2	AGE
Eintreten mit Latenz möglich *Hautsymptome* • Juckreiz (Taucherflöhe) • punktförmige Rötungen • Schwellungen *Muskel- und Gelenkschmerzen (Bends)* • große und mittelgroße Gelenke • Skelettmuskulatur • selten Hand- und Fußgelenke *Lymphsystem* • geschwollene, druckschmerzhafte Lymphknoten • Müdigkeit	*Eintreten mit Latenz möglich* *zentralnervöse Symptome* • Apathie/Bewusstlosigkeit • Schwindel/Erbrechen • Sensibilitätsstörungen • Paresen, Plegien • Blasen- und Mastdarmschwäche • gestörte Muskelkoordination • Hör-, Seh-, Sprachstörungen • sonstige neurologische Symptome *Kardiopulmonale Symptome* • akute Dyspnoe mit Brustschmerz, Husten, Erstickungsgefühl (entsprechend einer akuten Lungenembolie)	*Eintreten meist sofort* • Benommenheit, Verwirrtheit • Bewusstseinsverlust • Schwindel • Sensibilitätsstörungen • Sprach- und Sehstörungen • Paresen, Plegien • Kreislaufinsuffizienz bis zum Herz-Kreislauf-Stillstand

fahr eines Barotraumas des Mittelohrs mit Trommelfellzerreißung bei fehlendem Druckausgleich durch die Tuba Eustachii. Lufteinschlüsse unter fehlerhaften Zahnfüllungen können zu Schmerzen, aber auch zur Implosion beim Abtauchen oder Explosion beim Auftauchen führen. Barotraumen in den sonstigen Körperregionen (z. B. Verdauungstrakt) sind extrem selten.

Arterielle Gasembolie (AGE)

Durch Zerreißung von Blutgefäßen kann es im Rahmen des Barotraumas zu Gaseinwanderungen in das arterielle Blutsystem kommen, die durch das linke Herz in jedes Endarterienstromgebiet gelangen können. Häufig sind in diesem Zusammenhang die zerebralen Embolien, welche dem Bild eines apoplektischen Insultes gleichen (▶ Tab. 16.10). Im Gegensatz zur DCS, bei der die Symptome auch mit einer Latenz > 24 h apparent werden können, sind diese bei der AGE meist sofort nach dem Auftauchen zu erkennen [2].

16.6.4 Therapie

Vitalfunktionen

An erster Stelle steht die Sicherung der Vitalfunktionen vor allen spezifischen Notfalltherapien. Bei Bedarf muss konsequent nach den aktuellen Richtlinien des *European Resuscitation Council* [6] reanimiert werden.

Oxygenierung

Die normobare Gabe von 100% Sauerstoff hat im Notfall oberste Priorität. Sie erhöht einerseits das Konzentrationsgefälle vom Inertgas (meist Stickstoff) in der Lunge und führt dadurch zu einer schnelleren Elimination, andererseits verkleinert sie die Gasblasen in den Geweben. Hierfür empfiehlt sich der Einsatz eines Demandventils, bzw. unter klinischen Bedingungen die Nutzung eines Kreislaufsystems mit CO_2-Absorber, um einer Konzentration von 100% Sauerstoff möglichst nahezukommen [3]. Auch eine Erhöhung des positiven endexspiratorischen Druckes (PEEP) steigert den Sauerstoffpartialdruck im Blut.

Volumenmanagement

Die Patienten leiden häufig an einem Volumenmangel, welcher sich aus einer überschießenden Urinproduktion während des Tauchgangs und zu einem geringeren Teil aus der Atmung von getrocknetem Atemgas aus den Tauchflaschen erklärt. Daher sollte dem wachen Taucher 0,5 – 1 l klare Flüssigkeit zum Trinken gegeben werden. Bei intensivpflichtigen Patienten wird die parenterale Gabe von 1 – 2 l kristalloider oder kolloidaler Lösung als Initialbolus (keine glukosehaltigen Flüssigkeiten) empfohlen. Im Anschluss benötigt der Patient meist noch 500 ml/h Flüssigkeit [4], welche nach den üblichen Parametern gesteuert werden sollte (zentralvenöser Druck [ZVD], zentralvenöse Sättigung, ggf. PiCCO-Monitoring [Pulskonturanalyse]).

Monitoring

Bei Aufnahme eines Tauchunfallpatienten ist wie bei jedem Traumapatienten ein kompletter Aufnahmecheck durchzuführen [2]. Dabei ist auf mögliche unfallauslösende Mechanismen, wie z. B. Hypoglykämie oder Myokardischämie, zu achten und diese sind kausal zu therapieren. In schweren Fällen einer Dekompressionskrankheit ist die Anlage eines zentralvenösen Zuganges zur Optimierung des Katecholamin- und Volumenmanagements des Patienten indiziert. Darüber hinaus ist die Anlage eines arteriellen Katheters zur regelmäßigen Messung der Blutgase sinnvoll. Beim Verdacht auf ein Barotrauma der Lunge sollte immer an Pneumothoraces gedacht werden, die dann radiologisch nachzuweisen sind. Bei Bedarf erfolgt die Anlage einer Thoraxdrainage.

> **Merke**
>
> Besteht die Verdachtsdiagnose einer AGE, ist im Verlauf eine transösophageale Echokardiografie (TEE) empfehlenswert, um ein persistierendes Foramen ovale auszuschließen.

Wache Patienten müssen einer engmaschigen neurologischen Überwachung unterzogen werden, um rechtzeitig den Übergang eines DCS Typ 1 ohne neurologische Schäden in ein DCS Typ 2 darstellen zu können. Ist der Patient sediert, kann beim Verdacht auf eine zerebrale Beteiligung eine invasive Messung der intrakraniellen Drücke (ICP) indiziert sein. Verschlechtert sich die Neurologie des Patienten, steht die Bildgebung (CCT, MRT) im Vordergrund.

> **Praxistipp**
>
> Bei hämodynamischer oder respiratorischer Verschlechterung des Patienten immer an einen möglichen Pneumothorax denken.

Hyperbare Oxygenierung

Die symptomatische Dekompressionserkrankung erfordert immer die hyperbare Sauerstofftherapie (HBO) als kausale Therapie und diese ist zeitkritisch (HBO s. Kap. 16.7).

Sonstige Maßnahmen

Darüber hinaus ist durchgehend eine symptomorientierte Intensivtherapie des Patienten zu gewährleisten, auch während der regelmäßigen Transporte zur HBO. Tritt eine Rhabdomyolyse (regelmäßige Bestimmung der Kreatinkinase [CK]) nach AGE ein, ist auf eine ausreichende Urinausscheidung zu achten und diese ggf. durch ausreichendes Volumen und forcierte Diurese mittels Schleifendiuretika zu unterstützen. Eine kausale medikamentöse Therapie existiert aktuell nicht [2].

> **Merke**
>
> Eine möglichst frühzeitige Therapie (≤ 2 h nach Ereignis) mittels einer HBO stellt auch für den intensivpflichtigen Patienten die kausale Behandlung nach Tauchunfall dar und sollte daher der reinen symptomorientierten Intensivtherapie vorgezogen werden.

Kernaussagen

Inzidenz
Der Tauchunfall ist eine seltene Erkrankung.

Physikalische Grundlagen
Zum Verständnis sind physikalische Grundkenntnisse wesentlich.

Dekompressionserkrankung
Zur Dekompressionserkrankung zählen eine Dekompressionskrankheit ohne neurologische Defizite (DCS Typ 1), eine mit neurologischen Defiziten (DCS Typ 2) und die arterielle Gasembolie (AGE).

> **Therapie**
> Beim Verdacht auf ein Barotrauma immer an einen Pneumothorax denken.
> An oberster Stelle steht die kausale Therapie mittels normobarem Sauerstoff, auf die unmittelbar eine HBO-Therapie folgt.

Literatur

[1] Abschlussbericht des Ausschusses Krankenhaus nach § 137 c SGB V, Methode: Hyperbare Sauerstofftherapie (HBO), Indikation: Dekompressionskrankheit; laut Bekanntmachung im Bundesanzeiger Nr. 72, Seite 7583 vom 12. April 2003
[2] Castan J, Wirtz S, Moecke H et al. Tauchfall – präklinische und klinische Behandlungsstrategien. Anästhesiol Intensivmed Notfallmed Schmerzther 2010; 45: 80 – 86
[3] Müller P. Leitlinie Tauchunfall der Gesellschaft für Tauch- und Überdruckmedizin e.V. Anästhesiol Intensivmed 2008; 12: 663 – 671
[4] Muth CM, Shank ES, Larsen B. Der schwere Tauchunfall. Anaesthesist 2000; 49: 302 – 316
[5] Nishi RY. Doppler and ultrasonic bubble detection. Bennet P, Elliott D, eds. The Physiology and Medicine of Diving, 4th ed. London: Saunders; 1993: 433 – 454
[6] Nolan JP, Soar J, Zideman DA et al. Sektion 1 der Leitlinien zur Reanimation 2010 des European Resuscitation Council. Notfall Rettungsmed 2010; 13: 515 – 522
[7] Plafki C. Der Dekompressionsunfall in der Tauchmedizin. Dt Ärztebl 1999; 96: A– 3248 – 3251
[8] Vann RD, Denoble PJ, Howle LE et al. Resolution and severity in decompression illness. Aviation, Space, and Environmental Medicine 2009; 80(5): 466 – 471
[9] www.gtuem.de (Stand 22. 04. 2013)

16.7 Hyperbare Oxygenierung

J. M. Defosse, L. A. Lampl, F. Wappler

16.7.1 Allgemeine Grundlagen

> **Definition**
> Hyperbare Oxygenierung (HBO) ist eine medizinische Behandlungsform, bei der der Patient in einer Überdruckkammer Sauerstoff maximal möglicher Konzentration (in der Regel 100 %) unter einem höheren Umgebungsdruck atmet, als es dem Luftdruck auf Meereshöhe entspricht.

Dies bedeutet, dass bei der HBO ein Sauerstoffpartialdruck herrscht, der unter normobaren Bedingungen selbst bei reiner Sauerstoffatmung nicht erreicht wird. Entscheidend ist immer die Kombination der beiden Faktoren Überdruck und Sauerstoffatmung – die Effekte können nicht separat betrachtet werden.

16.7.2 Praxis der hyperbaren Oxygenierung (HBO)

Der Patient wird in einer Druckkammer nach einem zeitlichen Ablaufschema verschiedenen Umgebungsdrücken ausgesetzt und erhält während dieser Zeit feste Intervalle einer Oxygenierung mit einer inspiratorischen Sauerstoffkonzentration (FiO_2) von 1,0 über eine Maske, einen Endotrachealtubus oder eine Trachealkanüle, unterbrochen von Phasen mit Raumluftzufuhr (FiO_2 = 0,21). Diese kann unter Spontanatmung, augmentiert oder als kontrollierte Beatmung erfolgen. Die Raumluftphasen sind zur Verhinderung einer Sauerstoffintoxikation notwendig.

▶ **Therapieschemata.** Als Therapieschemata werden teilweise noch Ablauftabellen aus der Zeit des experimentellen Beginns der HBO-Therapie während des 2. Weltkriegs durch die US Navy und die Royal Navy verwendet (▶ Abb. 16.13). Aber auch neuere Ablaufmodelle wie das *Boerema-Schema TS 300-90*, bei dem der Patient zunächst 90 min einem Druck von 300 kPa (entsprechend 20 Meter Wassertiefe) ausgesetzt wird und dann innerhalb der folgenden 60 min eine stufenweise Reduktion des Druckes erfährt, finden heutzutage Verwendung. Die Indikation für das eine oder andere Therapieverfahren ist für die jeweilige Erkrankung spezifisch.

Zur Therapie eines Patienten mit HBO in einer Überdruckkammer stehen Einpersonenkammern und – im Falle von mehreren Patienten bzw. von intensivüberwachungspflichtigen Patienten – Großraumkammern mit Schleusen zur Verfügung.

Zur Behandlung eines intensivpflichtigen Patienten sind ein in der Überdruckmedizin erfahrener Arzt und ggf. eine Pflegekraft zur Betreuung innerhalb der Kammer erforderlich (▶ Abb. 16.14). Weiterhin wird Personal außerhalb der Kammer zur Regulierung und Überwachung der Atmosphärendrücke benötigt. In der Kammer müssen alle technischen Geräte wie ein Intensivrespirator, Perfusoren, Monitore etc. zur Verfügung stehen. Diese bedürfen einer entsprechenden Gerätezulassung, da ansonsten eine erhebliche Brandgefahr besteht. Aus diesem Grund sollte unmittelbar nach Indikationsstellung die Verlegung des intensivpflichtigen Patienten in ein Zentrum mit Druckkammeranbindung initiiert werden. Da bei einigen Krankheitsbildern der Vorteil der HBO-Therapie evident ist, muss auch bei vital gefährdeten Patienten

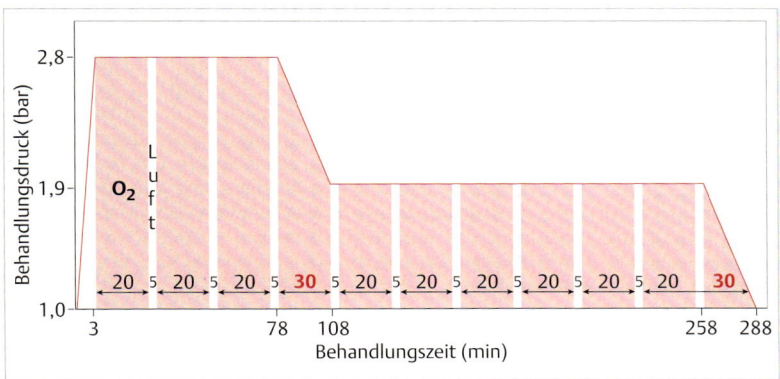

Abb. 16.13 Behandlungsschema 6 der US Navy für die Therapie von Dekompressionskrankheit und Luftembolie (Quelle: Lampl et al. 2009 [3]).

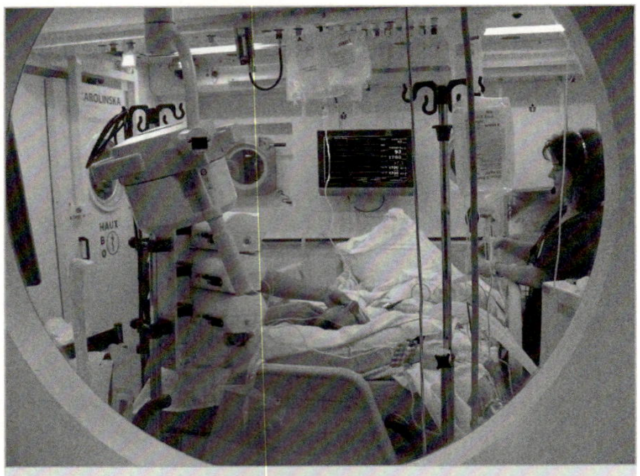

Thermische und physikalische Schädigungen

Abb. 16.14 Therapie eines Intensivpatienten in einer Überdruckkammer (Quelle: Haux-Life-Support GmbH, mit freundlicher Genehmigung).

Tab. 16.11 Therapieziele der HBO-Behandlung beim Tauchunfall.

Maßstab	Ziel
Gesetz nach *Boyle-Mariotte*	Verkleinerung der Gasblasen, wodurch die Ausdehnung des infarzierten Gebiets verhindert wird.
Gesetz von *Henry*	Die Gasblasen werden wieder in Lösung gebracht und dann langsam über die Atemwege eliminiert (durch stufenweises Absenken des Umgebungsdrucks).
Gesetz von *Dalton*	Durch stickstoffarmes bzw. -freies Atemgas wird die Stickstoffelimination beschleunigt.
Diffusionsprinzip nach *Fick*	Durch ein sehr hohes Sauerstoffangebot wird eine bessere Sauerstoffversorgung des hypoxischen Gewebes sichergestellt.

das Risiko eines Transports dem möglichen Nutzen gegenübergestellt werden.

Generell muss vor Beginn einer Behandlung für die Druckausgleichmöglichkeit von luftgefüllten Hohlräumen gesorgt werden. Dies bedeutet zunächst die Anlage von Thoraxdrainagen bei radiologisch nachgewiesenen Pneumothoraces, andererseits aber auch die Parazentese bei bewusstlosen Patienten, um einer unbemerkten Trommelfellruptur vorzubeugen. Eine kontinuierliche Messung des Cuffdrucks ist während der Therapie zwingend notwendig.

16.7.3 Indikationen

Gemäß den Empfehlungen der „Undersea and Hyperbaric Medical Society" (UHMS) ist die hyperbare Oxygenierung unter anderem in folgenden Fällen indiziert:
- Luft-/Gasembolie,
- Dekompressionserkrankung/-unfall,
- Kohlenmonoxid-/Rauchgasvergiftung,
- Gasbrand und andere nekrotisierende Weichteilinfektionen,
- anaerobe Infektionen extremer Lokalisation (z. B. intrakranielle Abszesse),
- ausgedehnter und/oder tiefgehender Weichteilschaden (Crush-Verletzung, Kompartmentsyndrom),
- therapierefraktäre Wunde mit Gewebehypoxie („Problemwunde"),
- Verbrennung/Verbrennungskrankheit,
- Prävention und Therapie eines Strahlenschadens,
- therapierefraktäre Osteomyelitis,
- schwere Anämie.

Luft-/Gasembolie, Dekompressionserkrankung

Diesen Erkrankungen gemeinsam ist das Eindringen von Gasblasen in die Blutbahn. Es handelt sich auf der einen Seite um den iatrogenen Zugang, z. B. durch neurochirurgische Operationen in halbsitzender Position, thoraxchirurgische Eingriffe oder Beatmung mit Überdruck, aber auch um laparoskopische Eingriffe mit Pneumoperitoneum und auf der anderen Seite um die Dekompressionserkrankung (Kap. 16.6).

Durch die hyperbare Oxygenierung kommt es zur Verkleinerung und Eliminierung der intravasalen Gasblasen und zur Erhöhung des Sauerstoffangebots im Gewebe (► Tab. 16.11; [3]). Empfohlen ist eine Standardtherapie nach der USN-Tabelle 6 der US Navy oder eine davon modifizierte Tabelle (► Abb. 16.15). Die Verbesserung der Symptomatik kann sofort eintreten, jedoch auch Wochen benötigen. Wesentlich für den Erfolg der HBO-Therapie scheint jedoch die ununterbrochene Gabe von normobarem Sauerstoff ab dem Unfallort zu sein, da auch diese bereits zur Verminderung der Symptome führt.

> **Merke**
> Die hyperbare Oxygenierung (HBO) ist die kausale Therapie der Dekompressionserkrankung, da nur so die Gasblasen als Auslöser der Symptome verkleinert und eliminiert werden können.

Kohlenmonoxid-/Rauchgasintoxikation

Kohlenmonoxid (CO) ist ein geruchloses Gas, welches bei der unvollständigen Verbrennung fossiler Brennstoffe entsteht. Kohlenmonoxidinhalationen entstehen in erster Linie im Rahmen von Bränden in geschlossenen Räumen, aber auch schon beim Heizen mit Holz- und Kohleöfen in privaten Haushalten oder im industriellen Produktionsprozess.

▶ **Pathogenese.** Das Kohlenmonoxid besitzt eine 300-fach höhere Affinität zum Hämoglobin als Sauerstoff und geht verstärkt eine Bindung mit Hämoglobin unter Bildung von Carboxyhämoglobin (HbCO) ein. Da somit weniger Hämoglobin zum Sauerstofftransport zur Verfügung steht, fällt der Sauerstoffgehalt im Blut deutlich ab. Des Weiteren kommt es zu einer Linksverschiebung der Sauerstoffbindungskurve und dadurch zu einer erschwerten Sauerstoffabgabe im peripheren Gewebe. Dadurch zeigen sich dann je nach Konzentration an gebundenem Kohlenmonoxid unterschiedliche Hypoxiezeichen (► Tab. 16.12).

Insbesondere vorerkrankte Patienten sind durch eine Sauerstoffunterversorgung des Herzens und des Gehirns stark gefährdet und leiden oft schon bei niedrigen HbCO-Werten unter hypoxiebedingten Beschwerden (z. B. Angina pectoris, Bewusstseinsstörungen).

▶ **Diagnostik und Therapie.** Zur Messung des HbCO-Gehalts stehen noninvasive Messgeräte per Fingersensor, Indikatorröhrchen für die Ausatemluft und sowie die direkte Messung aus einer

16.7 Hyperbare Oxygenierung

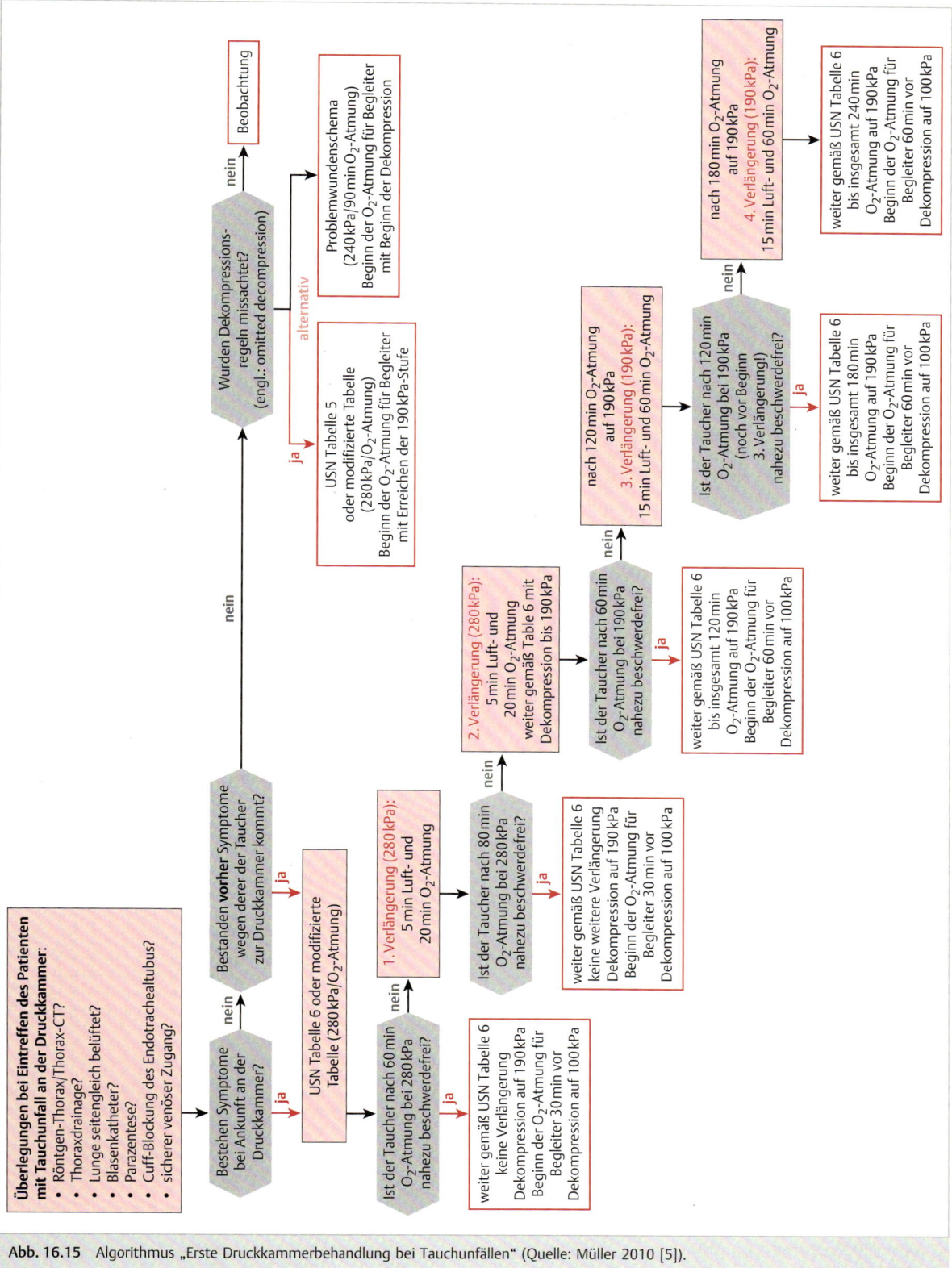

Abb. 16.15 Algorithmus „Erste Druckkammerbehandlung bei Tauchunfällen" (Quelle: Müller 2010 [5]).

Thermische und physikalische Schädigungen

Tab. 16.12 Symptome eine Kohlenmonoxidvergiftung in Abhängigkeit der Konzentration.
HbCO = Anteil des durch Kohlenmonoxid besetzten Hämoglobins im Blut.

HbCO-Konzentrationen	Klinische Symptome
0–10%	keine
10–20%	Übelkeit, Kopfschmerzen
20–30%	Sehstörung
30–40%	Somnolenz, Lethargie
40–50%	Desorientierung
>50%	Koma, Tachypnoe, Tachykardie, Tod

Blutgasanalyse in der Klinik zur Verfügung. Weiterhin ist aber eine potenzielle Vergiftung bei entsprechendem Unfallmechanismus in Kombination mit unspezifischen Symptomen wahrscheinlich. Dies bedeutet, dass bei Verdachtsdiagnose bereits mit einer Therapie vor Ort mit hoher Sauerstoffkonzentration über eine Gesichtsmaske zu beginnen ist oder je nach Ausmaß der Symptome ggf. mit einer kontrollierten Beatmung mit hoher Sauerstofffraktion.

> **Praxistipp**
> Eine Indikation zur HBO-Therapie entsteht ab Carboxyhämoglobinwerten von >20% [3] oder bei neurologischen Symptomen.

Zum Verständnis des Therapieansatzes betrachtet man die Formel zur Berechnung des *Sauerstoffgehalts im Blut*:

$$CaO_2 = SaO_2 \times Hb \times 1{,}34 + paO_2 \times 0{,}0031$$

mit CaO_2 = arterieller Sauerstoffgehalt; SaO_2 = arterielle Sauerstoffsättigung; Hb = zum Sauerstofftransport zur Verfügung stehende Hämoglobinkonzentration; paO_2 = arterieller Sauerstoffpartialdruck; 1,34 = Hüfner-Faktor (ml Sauerstoff pro g Hämoglobin); 0,0031 = Bunsen-Löslichkeitskoeffizient.

Ziel der HBO-Therapie ist es, einerseits eine Erhöhung des physikalisch gelösten Sauerstoffs im Blut zu ermöglichen, um das Kohlenmonoxid kompetitiv vom Hämoglobin zu verdrängen (linker Summenteil der obigen Formel) und andererseits über den hohen physikalisch gelösten Sauerstoffanteil auch eine bessere Oxygenierung der Gewebe zu bewirken (rechter Summenteil der Formel). Zur Therapie wird das *Boerema-Schema TS 300-90* empfohlen.

> **Praxistipp**
> Bei Symptomen einer Intoxikation oder klinischen Zeichen einer Hypoxie bei hohen Carboxyhämoglobinwerten ist eine endotracheale Intubation und Beatmung mit hohem positivem endexspiratorischem Druck (PEEP) und mit einer Sauerstofffraktion von 1,0 indiziert.

Gasbrand und andere nekrotisierende Weichteildefekte

Die nekrotisierenden Weichteildefekte werden in die clostridialen Myonekrosen (Gasbrand) und in die nicht clostridialen Weichteildefekte eingeteilt.

Clostridiale Myonekrosen

Bei den clostridialen Myonekrosen handelt es sich um eine meist fulminant verlaufende septisch-toxische Infektion von Weichteilgeweben, die die Muskulatur mit einschließt. Auslöser ist eine Infektion mit Clostridien (z. B. C. perfringens, C. histolyticum oder C. septicum), die als gasbildende, anaerobe Bakterien einerseits lokale Gewebeschädigungen mit Nekrosen verursachen, auf der anderen Seite aber auch über Toxine systemische Komplikationen induzieren (▶ Tab. 16.13).

▶ **Diagnostik.** Laborchemisch zeigen sich die typischen Veränderungen im Rahmen einer Sepsis. Zur Diagnosestellung besteht die Möglichkeit einer mikroskopischen Untersuchung von Abstrich- bzw. Biopsiematerial aus dem Wundbereich (Nachweis von grampositiven plumpen Stäbchen mit Sporenbildung), der radiologische Nachweis einer intramuskulären bzw. subfaszialen Gasbildung und der Nachweis von Clostridiumtoxin im Schnelltest. Ein mikrobiologischer Nachweis dauert aufgrund des rapiden Fortschreitens der Erkrankung letztlich zu lang.

▶ **Therapie.** An oberster Stelle der Therapie steht, wie bei jeder Sepsistherapie, die schnelle und adäquate antibiotische Behandlung (z. B. Penicillin G mit Metronidazol, ggf. plus Aminoglykosid). Direkt daran anschließen sollte zunächst ein restriktives chirurgisches Vorgehen (z. B. Entlastungsschnitte, Fasziotomie bei Kompartmentsyndrom) mit unmittelbar folgender hyperbarer Oxygenierung (HBO). Ziel der HBO ist hier die Abtötung des anaeroben Bakteriums durch einen hohen Sauerstoffpartialdruck im Gewebe *(Diffusionsprinzip nach Fick)*. Nach der Sauerstofftherapie sind Amputationen meist nicht mehr notwendig und daher ist das Ausmaß der Therapie und ggf. der nachfolgenden Behinderung oft gut zu reduzieren. Eine Letalitätsreduktion konnte nach HBO-Therapie ebenfalls gezeigt werden [4].

Auch bei dieser Indikation wird eine intermittierende HBO-Therapie nach dem *Boerema-Schema TS 300-90* alle 8 h am ersten

Tab. 16.13 Klinik und Diagnostik clostridialer Myonekrosen.

Klinik	Diagnostik
• lokale Wundinfektion nach Operation/Trauma • stärkste Schmerzen • rasche Ausdehnungszunahme • teigig-sulziges Ödem • fakultativ subkutanes Gasknistern • später landkartenartige, unscharf begrenzte, rötlich-braune bis livid-marmorierte Verfärbung • fakultativ Spannungsblasen mit schwärzlich-hämorrhagischem Exsudat mit süßlich-fauligem Geruch • Muskulatur mit grau-roter bis schwarz-brauner Farbe • progredientes septisch-toxisches Krankheitsbild	• Labor: v. a. disseminierte intravasale Gerinnung, Niereninsuffizienz, Hämolysezeichen, Myo- und Hämoglobinämie • grampositive plumpe Stäbchen mit Sporenbildnern im Grampräparat • Probeexision Muskulatur: gasdurchsetzte, schollige Muskelzellnekrosen ohne leukozytären Abwehrsaum • radiologischer Nachweis von intramuskulärer bzw. subfaszialer Gasbildung (nicht obligat) • mikrobiologischer Nachweis: dauert meist zu lange

Tag und an den folgenden Tagen mit 2 Therapieeinheiten pro Behandlungstag empfohlen [4]. Durch diese Therapie wird die Produktion von α-Toxin gestoppt, ab einem Sauerstoffpartialdruck von 1500 mmHg wirkt Sauerstoff zusätzlich bakterizid. Als Alternative wird ab dem 2. Behandlungstag das „Problemwundenschema" TS 240-90 (240 kPa Überdruck, 3 × 30 min) eingesetzt.

Merke

Beim Gasbrand sollte vor der HBO-Therapie nur restriktiv operiert werden, da der Grad der Invalidität (Amputationen) durch die HBO-Therapie vermindert werden kann.

Nicht clostridiale Myonekrosen

Bei den nicht clostridialen Myonekrosen (Fournier-Gangrän, nekrotisierende Fasziitis) handelt es sich meist um Mischinfektionen, welche von aeroben oder anaeroben, aber auch von gemischt aerob-anaeroben Keimen verursacht werden (z. B. Streptokokken, E. coli, Klebsiella, Pseudomonas, Proteus und Enterokokken). Da ein eindeutiger Vorteil der hyperbaren Oxygenierung bisher nicht festgestellt werden konnte, sollten hier die chirurgische Sanierung, die antibiotische und intensivmedizinische Therapie im Vordergrund stehen. Bei nicht beherrschbaren Infektionen kann aber eine Erhöhung des Sauerstoffangebots an das kranke Gewebe von Vorteil sein.

Abschließend sollten noch anderweitige Anaerobierinfektionen extremer Lokalisation (z. B. intrakranielle Abszesse) Erwähnung finden. Prinzipiell sollte bei solchen Erkrankungen bei fehlendem Erfolg der Standardtherapie Kontakt zu HBO-Zentren aufgenommen werden.

Weitere Indikationen

Die weiteren oben aufgelisteten Indikationen haben selten intensivmedizinische Relevanz. Die HBO-Therapie bei lebensbedrohlichen Blutverlusten hat allenfalls theoretischen Charakter und kann höchstens in seltenen Ausnahmefällen (z. B. bei Zeugen Jehovas) in Betracht gezogen werden.

16.7.4 Risiken der Therapie in einer Überdruckkammer

Die Risiken und Komplikationen einer Therapie der hyperbaren Oxygenierung lassen sich in mehrere Bereiche einteilen. Zunächst zeigen etwa 4% der Patienten psychogene Probleme aufgrund des geschlossenen Raumes [6]. Weiterhin können Nebenwirkungen aufgrund des hohen Sauerstoffangebots entstehen. Dazu gehören kurz dauernde Probleme, welche meist in Zusammenhang mit Sauerstoffradikalen stehen, aber auch langfristige Probleme wie die Veränderung des Lungengewebes mit Anschwellen der Alveolen und Reduktion des Surfactants („surface active agent") mit anschließender Atelektasenbildung *(Lorrain-Smith-Effekt)*.

Gefährlich sind jedoch auch die toxischen Effekte des Sauerstoffs auf das ZNS, welche mit diversen neurologischen Veränderungen (Singultus, Tunnelblick etc.), aber im Extremfall auch mit einem Krampfanfall symptomatisch werden können *(Paul-Bert-Effekt)*. Zur Verhinderung dieser Effekte ist die Exposition von reinem Sauerstoff in der Kammer auf 90 min bei 300 kPa begrenzt und diese wird zusätzlich in regelmäßigen Abständen für 5–10 min unterbrochen. Durch diese Beschränkungen werden die oben beschriebenen Symptome zumeist vermieden.

Abschließend ist die erhöhte Brandgefahr in einer Kammer zu erwähnen. Auf eine adäquate Prävention (z. B. bezüglich der genutzten Geräte) ist verbindlich zu achten.

Praxistipp

Die aktuellen Adressen der Zentren mit Überdruckkammern und Notfalltelefonnummern sind am besten der Internetpräsenz der Gesellschaft für Tauch- und Überdruckmedizin (www.gtuem.de; Stand: 20.04.2013) zu entnehmen.

Kernaussagen

Allgemeine Grundlagen
Hyperbare Oxygenierung (HBO) ist eine medizinische Behandlungsform, bei der der Patient in einer Überdruckkammer Sauerstoff mit maximal möglicher Konzentration durch eine Erhöhung des Umgebungsdrucks atmet bzw. damit beatmet wird.

Praxis der hyperbaren Oxygenierung
Zur HBO-Therapie von Intensivpatienten ist die Verlegung in Zentren mit Druckkammeranbindung indiziert.

Indikationen
Die kausale Therapie bei Gasembolien ist die Verkleinerung der Gasblasen durch Überdruck.
Bei der Kohlenmonoxidvergiftung ist das Therapieziel der HBO die kompetitive Verdrängung des Kohlenmonoxids vom Hämoglobin.
Bei clostridialen Myonekrosen erhöht die HBO den Sauerstoffgehalt in den Geweben, um das anaerobe Bakterium abzutöten und damit das Ausmaß der chirurgischen Sanierung zu reduzieren.

Risiken der Therapie in einer Überdruckkammer
Im Rahmen der HBO-Therapie kann es zu dekompressionsspezifischen Komplikationen (Barotrauma etc.) für den Patienten und das Personal kommen.

Literatur

Referenzen

[1] Bakker DJ. The use of hyperbaric oxygen in the treatment of certain infectious diseases, especially gas gangrene and acute dermal gangrene. Drukkerij Veenman BV; 1984: 74–90
[2] Buckley NA, Juurlink DN, Isbister G et al. Hyperbaric oxygen for carbon monoxide poisoning. Cochrane Database Syst Rev 2011; (4): CD 002 041
[3] Lampl L, Frey G, Fischer D et al. Hyperbare Oxygenierung – Stellenwert in der Intensivmedizin, Teil 1. Anästhesiol Intensivmed Notfallmed Schmerzther 2009; 44: 578–585
[4] Lampl L, Frey G, Fischer D et al. Hyperbare Oxygenierung – Stellenwert in der Intensivmedizin, Teil 2. Anästhesiol Intensivmed Notfallmed Schmerzther 2009; 44: 652–658
[5] Müller P. Tauchunfall: Leitlinienkonforme Behandlung. Der Notarzt 2010; 26: 119–134
[6] Plafki C, Almeling M, Welslau W et al. Komplikationen der HBO-Therapie bei elektiven Indikationen. Caisson, Mitteilungen der Gesellschaft für Tauch- und Überdruckmedizin e. V. 1997; 12: 116–123
[7] Weaver LK. Clinical practice. Carbon monoxide poisoning. N Engl J Med 2009; 360: 1217–1225

Weiterführende Websites

[8] European Committee on Hyperbaric Medicine (ECHM); www.echm.org; Stand: 20.04.2013
[9] European Underwater and Baromedical Society (EUBS); www.eubs.org; Stand: 20.04.2013
[10] Gesellschaft für Tauch- und Überdruckmedizin; www.gtuem.de; Stand: 20.04.2013
[11] Undersea and Hyperbaric Medical Society (UHMS); www.uhms.org; Stand: 20.04.2013

Kapitel 17
Intensivmedizin in der Schwangerschaft

17.1 Intensivmedizin in der Schwangerschaft *1038*

17.1 Intensivmedizin in der Schwangerschaft

G. Knichwitz, W. Klockenbusch

Die Inzidenz und der Stellenwert der schwangerschaftsbedingten Erkrankungen (Gestosen) unterscheiden sich nach Region und Entwicklung des Gesundheitssystems erheblich. Die Müttersterblichkeit liegt nach Angaben der WHO in westlichen Ländern bei 1 : 4000, in Asien bei 1 : 132 und Afrika bei 1 : 19 und betrifft weltweit etwa 60 000 Frauen pro Jahr [27].

Die hierfür in den Industrienationen hauptsächlich verantwortlichen schwangerschaftsbedingten Erkrankungen sind insbesondere die hypertensiven Erkrankungen mit ihren schweren Komplikationen „schwere Präklampsie", „Eklampsie" und „HELLP-Syndrom" (HELLP = Hemolysis, Elevated Liver Enzymes, Low Platelet Count).

Die Terminologie dieser Erkrankungen ist bis heute noch uneinheitlich, da die Ätiologie weiterhin unklar ist. Im folgenden Kapitel werden die *schwangerschaftsinduzierte Hypertension*, die *Präklampsie, die Eklampsie* und das *HELLP-Syndrom* aufgrund ihrer ätiologischen Gemeinsamkeiten zusammen besprochen.

17.1.1 Terminologie

In den letzten Jahrzehnten wurden wiederholt Versuche unternommen, die zahlreichen Synonyme dieser Krankheitsgruppe verbindlich zu definieren. Die älteren Bezeichnungen Schwangerschaftstoxikose, Spätgestose, EPH-Gestose (EPH = Edema, Proteinuria, Hypertension) sowie Pfropfgestose sind hierbei verlassen worden. Entsprechend den Empfehlungen des „Committee on Terminology of the American College of Obstetricians and Gynecologists" [2, 3] werden folgende Definitionen (▶ Tab. 17.1) zugrunde gelegt:

> **Definition**
>
> ▶ **Schwangerschaftsinduzierte Hypertension.** Die *schwangerschaftsinduzierte Hypertension* bezeichnet das nach der 20. Schwangerschaftswoche erstmalige Auftreten einer arteriellen Hypertonie in Ruhe mit diastolischem Wert über 90 mmHg oder systolischem Wert über 140 mmHg. Die schwangerschaftsinduzierte Hypertension wird hierbei als eine späte Manifestation eines multifaktoriellen Geschehens an vielen Organsystemen aufgefasst, welches schon in der frühen Schwangerschaft induziert wurde.

Der weitere Verlauf dieser Krankheit ist individuell unvorhersehbar und kann klinisch als milde Hypertonie imponieren oder auch zu einem schweren Mehrfachorganversagen exazerbieren.

▶ **Präklampsie.** Kommt es neben der schwangerschaftsinduzierten Hypertension zu einer begleitenden Proteinurie von mehr als 300 mg/l (3 g/24 h), so wird dies als *Präklampsie* definiert. Unterschieden wird eine „leichte" von einer „schweren Präklampsie". Unter dem Begriff der „schweren Präklampsie", mit den Sonderformen „Eklampsie" und „HELLP-Syndrom", wird das Auftreten ein oder mehrerer der folgenden Symptome zusammengefasst: Blutdruck systolisch über 160 mmHg oder diastolisch über 110 mmHg, Thrombozytopenie, Hämolyse, Niereninsuffizienz (Oligurie), Leberfunktionsstörungen, zentralnervöse Symptome (Konvulsion, Hyperreflexie), Visuseinschränkungen (Retinablutungen, -exsudate und Pupillenödem) sowie Lungenödem.

▶ **Eklampsie.** Das Auftreten von neurologischen Symptomen mit Konvulsionen wird als *Eklampsie* bezeichnet. Die Beteiligung von Leber und Blutgerinnungssystem führt zu der von Weinstein [70] streng an den laborchemischen Veränderungen orientierten Definition des HELLP-Syndroms (H = Hemolysis, EL = Elevated Liver Enzymes, LP = Low Platelet Count).

17.1.2 Epidemiologie

Die gemeinsame Inzidenz aller hypertensiven Erkrankungen in der Schwangerschaft liegt bei etwa 5 bis 10 %, wobei 70 % der Hypertonien schwangerschaftsbedingt sind (Präklampsie, Eklampsie, HELLP; [1, 60]. Aufgrund des zunehmenden Bekanntheitsgrades der Symptome in den letzten 2 Jahrzehnten ist die Inzidenz eher steigend. Trotz verbesserter Diagnosestellung, Überwachung und Therapie hat sich die maternale Mortalität in den letzten Jahren nicht oder nur geringfügig verändert [71]. Verbindliche, differenzierte und aktuelle Zahlen zur Inzidenz und Mortalität bezogen auf eine bestimmte Population existieren nur wenige (▶ Tab. 17.2).

▶ **Risikofaktoren.** In der Literatur werden eine Vielzahl von allgemein anerkannten Risikofaktoren aufgeführt [7], deren Kausalkette jedoch weiterhin unklar ist. Dazu zählen das erhöhte Wiederholungsrisiko insbesondere bei einer schweren Verlaufsform in der Anamnese sowie das erhöhte Risiko bei maternalen Vorerkrankungen (Hypertonus, Diabetes mellitus, Kollagenosen, Adi-

Tab. 17.1 Zusammenfassung der Definitionen für schwangerschaftsinduzierte Hypertension, Präklampsie, schwere Präklampsie, Eklampsie und HELLP-Syndrom (zusammengestellt nach Daten aus [2, 11, 12]).

Symptome nach 20. SSW	schwangerschafts-induzierte Hypertension	Präklampsie	schwere Präklampsie	Eklampsie	HELLP-Syndrom
diastolischer Blutdruck	> 90 mmHg	> 90 mmHg	> 110 mmHg	> 90 mmHg	–
systolischer Blutdruck	> 140 mmHg	> 140 mmHg	> 160 mmHg	> 140 mmHg	–
Proteinurie	–	> 300 mg/l	> 500 mg/l > 3 g/ 24 h	> 300 mg/l	–
Oligurie	–	–	< 500 ml/d	–	–
Thrombozytopenie	–	–	< 100 000/mm³	–	< 100 000/mm³
Neurologie Konvulsion	–	–	–	obligat	–
Anstieg der Leberenzyme	–	–	–	–	obligat
Hämolyse	–	–	–	–	obligat

17.1 Intensivmedizin in der Schwangerschaft

Tab. 17.2 Inzidenz und Mortalität bezogen auf alle Schwangerschaften (zusammengestellt nach Daten aus [10, 17, 42, 46, 56, 57]).

	Schwangerschafts-induzierte Hypertension	Präeklampsie	Eklampsie	HELLP-Syndrom
Inzidenz	5,9 %	6,3 – 7,6 %	0,049 %	0,6 %
perinatale Mortalität	–	5,2 %	5,6 – 11,8 %	9,4 – 22,6 %
maternale Mortalität	–	–	1,8 %	0,26 – 3,3 %

positas und Hypercholesterinämie, APC-Resistenz (APC = aktiviertes Protein C), Protein-S-Mangel, Antiphospholipidsyndrom, Antikardiolipinantikörper, Hyperhomocysteinämie), Altersextreme, Erstgebärende, Töchter betroffener Mütter, Schwangerschaftsfolge mit unterschiedlichen Vaterschaften, Mehrlingsschwangerschaften und Schwangerschaften mit hydatiformer Mole oder Hydrops fetalis [47, 59, 61].

17.1.3 Ätiologie

Die Ätiologie dieser Krankheitsgruppe, welche auch als „Disease of the Theories" bezeichnet wird [47], ist bis heute ein Änigma. Neben genetischer Disposition sowie immunologischen Reaktionen wurden auch metabolische Störungen (oxidativer Stress) hierfür verantwortlich gemacht. Keines dieser ätiologischen Konzepte konnte jedoch bisher für sich überzeugen [7, 15, 21, 30].

> **Merke**
>
> Die Ätiologie der Präeklampsie, Eklampsie und des HELLP-Syndroms ist bis heute unklar und ihre Symptome werden als Folge lokaler Durchblutungsstörungen verstanden, wobei der plazentaren Ischämie eine zentrale Bedeutung beigemessen wird.

Pathomorphologisch findet sich hier eine akute arteriosklerotische Veränderung der plazentaren Spiralarterien mit Verlust muskelelastischer Elemente der Media. Weiterhin führen Störungen der Endothelfunktion zu verstärkter Permeabilität und Transsudation sowie zu Fibrinablagerung. Die dadurch starren, nicht dilatationsfähigen Gefäße bedingen eine progrediente Abnahme der uteroplazentaren Perfusion mit multiplen Infarzierungen. Dieses Krankheitsgeschehen ist jedoch keineswegs auf die uteroplazentare Einheit beschränkt, sondern kann sich in nahezu jedem maternalen Organsystem manifestieren [21, 29, 30, 47].

17.1.4 Pathophysiologie

> **Merke**
>
> Die endotheliale Dysfunktion mit konsekutiver Minderperfusion der Organe ist ein pathophysiologisch wichtiger Schlüssel zur Erklärung der verschiedenen Symptome dieser Krankheitsgruppe [15].

Bereits vor den ersten klinischen Symptomen lassen sich bei den betroffenen Schwangeren Zeichen der gestörten Interaktion zwischen Endothel und Thrombozyten nachweisen [4, 24]. Auch in vitro lässt sich mit dem Serum präklamptischer Frauen ein zytotoxischer Effekt auf gesunde Endothelzellen erzeugen [14, 65]. Das auslösende Agens wird aktuell in der vermehrten plazentaren Bildung und Freisetzung von „Antiangionetic Proteins" (Fms-like Tyrosine Kinase 1, Soluble Endoglin) vermutet [28, 33].

Die resultierende endotheliale Dysfunktion ist charakterisiert durch ein Überwiegen vasokonstriktorischer (Thromboxan, Endothelin I) gegenüber vasodilatatorischen (Prostazyklin, Stickstoffmonoxid) Faktoren [7, 15, 29, 30].

▶ **Imbalance vasoaktiver Faktoren.** So führt beispielsweise die verminderte Prostazyklin(PGI_2)-Freisetzung zu einer deutlichen Imbalance zugunsten einer verstärkten Thromboxan(TXA_2)-Konzentration [22]. Prostazyklin wird in den Endothelzellen der Gefäße synthetisiert, hat eine Plasmahalbwertszeit (P_{HWZ}) von 3 min, wirkt vasodilatierend und hemmt die Thrombozytenaggregation und die Uteruskontraktion. Antagonistisch hierzu wirkt das hauptsächlich in den Thrombozyten synthetisierte Thromboxan (P_{HWZ} 30 s) vasokonstringierend und fördert die Thrombozytenaggregation sowie die Uteruskontraktion. In ähnlicher Weise lassen sich auch andere Imbalancen zwischen Lipidperoxiden und Antioxidanzien [13, 69], Plasminogenaktivator und -inhibitor [15] oder dem endothelialen Vasokonstriktor Endothelin I und Stickstoffmonoxid [37, 39] aufzeigen.

▶ **Störungen der Mikrozirkulation.** Das hierdurch gestörte Gleichgewicht in der Mikrozirkulation bedingt eine Progredienz der uteroplazentaren Ischämie mit konsekutiver fetaler Wachstumsretardierung. Zeitgleich oder unabhängig voneinander kann jedoch auch die Mikrozirkulation der anderen Organsysteme betroffen sein mit hieraus resultierenden, weiteren Funktionsdefiziten (▶ Abb. 17.1). Die intrakapilläre Schwellung der renalen Endothelzellen im Bereich der Glomeruli mit intraglomulären Fibrineinlagerungen führt zur Abnahme der renalen Perfusion und glomerulären Filtration. Zerebrale Vasospasmen verursachen eine intrazerebrale Ischämie, Ödeme und Hämorrhagie mit resultierenden zentralnervösen Symptomen, wie Konvulsion (Eklampsie), Kopfschmerzen, Amaurose, Hyperreflexie, und die ischämische Schädigung der Hepatozyten mit intravaskulärer Gerinnungsstörung führt klinisch zu den Symptomen des HELLP-Syndroms [7, 15, 21, 30].

17.1.5 Klinik

> **Merke**
>
> Es handelt sich um eine Multiorganerkrankung mit teilweise schubartigem Verlauf, wobei das klinische Bild gekennzeichnet ist durch eine vielgestaltige Symptomatik. Der Verlauf und die Ausprägung der Erkrankung sind absolut individuell und im Einzelnen schwer kalkulierbar. Es ist zudem nicht möglich, die Organmanifestation vorauszubestimmen. So kann bei einer Patientin nur die arterielle Hypertonie im Vordergrund stehen, bei einer anderen eine Leber- oder Nierenbeteiligung dominieren.

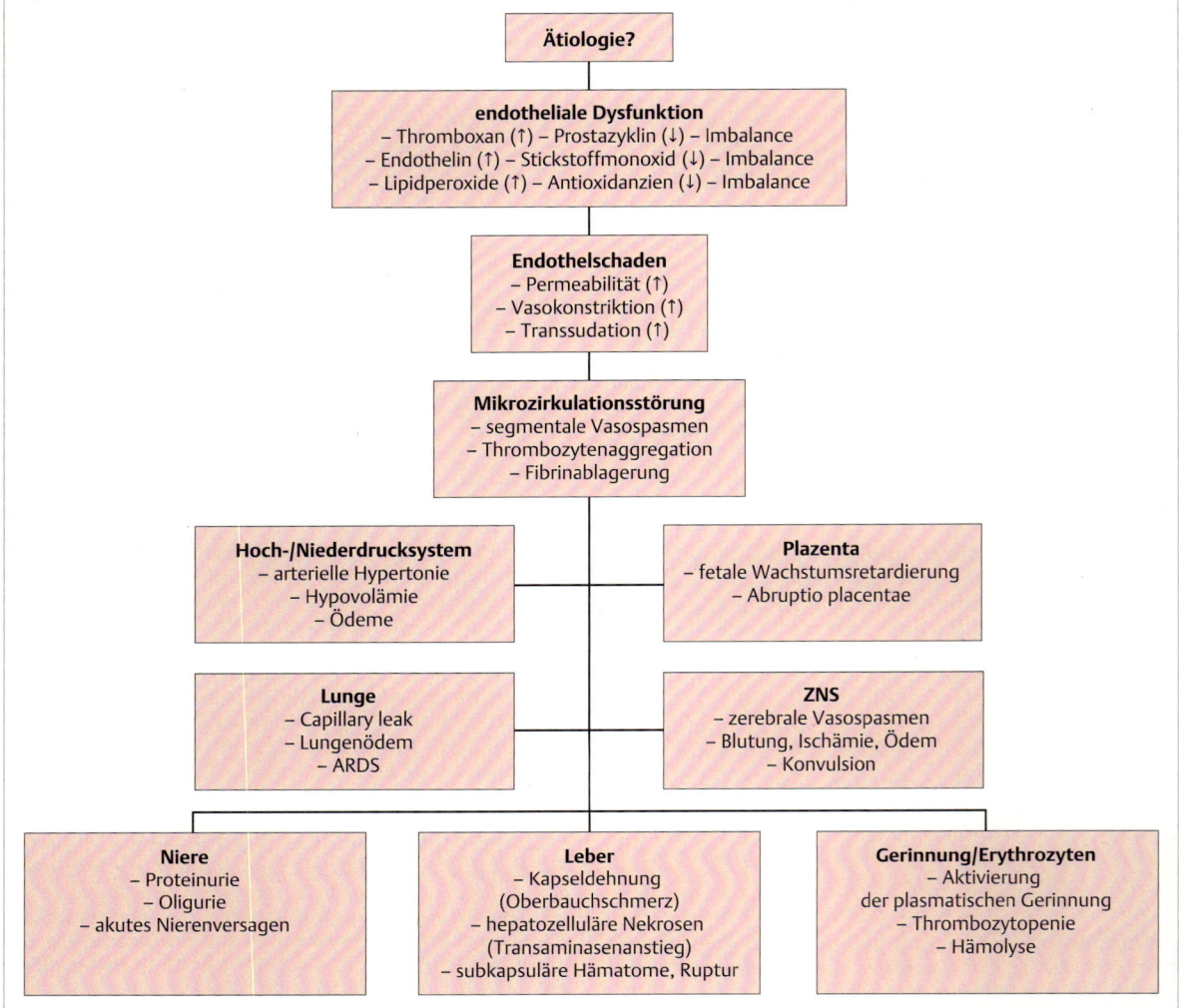

Abb. 17.1 Hypothesen zur Pathophysiologie von schwangerschaftsinduzierter Hypertonie, Präeklampsie, Eklampsie und HELLP-Syndrom. ARDS = Acute respiratory Distress Syndrome.

Tab. 17.3 Prodromi der schweren Verlaufsformen Eklampsie und HELLP-Syndrom.

Prodromi	Eklampsie	HELLP-Syndrom
Nausea, Emesis	keine Angabe	36%
Kopfschmerz	50%	31%
Oberbauchschmerzen	19%	65%
Präeklampsie (Hypertonie + Proteinurie)	57–62%	80%
keine Zeichen einer Präeklampsie	11%	20%

▶ **Leitsymptomatik.** Das Leitsymptom der Präeklampsie ist ein anhaltender Anstieg des diastolischen Blutdrucks über 90 mmHg in Ruhe mit zusätzlichem Auftreten einer Proteinurie über 300 mg/l nach der 20. Schwangerschaftswoche. Ödeme haben keinen diagnostischen Stellenwert mehr, da sie bei 80% der Schwangeren auch ohne pathologische Bedeutung nachzuweisen sind.

Die Schwangere bedarf mit diesen Symptomen einer intensiven gynäkologischen Überwachung. Patientinnen, die unter intensivmedizinischen Aspekten überwacht und therapiert werden müssen, zeigen darüber hinaus einen kurzzeitig progredienten, schweren Verlauf, der in seiner Prognose durch zahlreiche Komplikationen bestimmt wird. Im Folgenden wird auf diese schweren Verlaufsformen der Präeklampsie eingegangen.

▶ **Prodromi.** Die ersten Prodromi treten meist gegen Ende des zweiten und zu Beginn des dritten Trimenons auf ([17, 57]; ▶ Tab. 17.3). In einigen Fällen wird die Erkrankung jedoch erst intra oder post partum manifest. 10–20% der schweren Verlaufsformen zeigen initial keine Symptome einer Präeklampsie (Hypertonie und Proteinurie). Richtungsweisend sind hier neurologische Symptome mit Kopfschmerzen bei der Eklampsie und

17.1 Intensivmedizin in der Schwangerschaft

Tab. 17.4 Komplikationen bei der schweren Verlaufsform Eklampsie und HELLP-Syndrom.

Komplikationen	Eklampsie	HELLP-Syndrom
Abruptio placentae	1,8 %	16 %
disseminierte intravasale Gerinnungsstörung	9 %	21 %
akutes Nierenversagen	6 %	7,7 %
Lungenödem	5 %	6 %
ARDS	1,8 %	1 %
Leberhämatom	–	0,9 %
Aszites	–	8 %
HELLP-Symptome	7 %	–
Eklampsiesymptome	–	7,7 %

rechtsseitige Oberbauchschmerzen bei dem HELLP-Syndrom. Zu den seltenen Prodromi zählen Hypoglykämien, Blutungen, Pleuraergüsse und Aszites.

▶ **Komplikationen.** Im weiteren Krankheitsverlauf können schwere Komplikationen hinzutreten. Besondere Bedeutung hinsichtlich der maternen und perinatalen Mortalität besitzen zerebrale Hämorrhagien, akutes Nierenversagen, Lungenödem, Lebernekrose/-ruptur, disseminierte intravasale Gerinnungsstörung, Sepsis sowie Abruptio placentae ([17, 57]; ▶ Tab. 17.4).

Hämodynamik

Während der mütterlichen Adaption in der Schwangerschaft kommt es zu umfassenden physiologischen Veränderungen der Hämodynamik und des Flüssigkeitshaushalts. So nimmt das Plasmavolumen mit 40 % proportional stärker zu als der Anteil der festen Blutbestandteile mit 25 % [8]. Es kommt zu einer gewünschten Hämodilution mit klinisch erniedrigtem Hämatokritwert. Weiterhin erhöht sich das Herzzeitvolumen bei erniedrigtem peripheren Gefäßwiderstand. Der Blutdruck ist zu Beginn erniedrigt und adaptiert sich gegen Ende der Schwangerschaft.

Merke

Bei schwerer Präeklampsie, Eklampsie oder HELLP-Syndrom finden sich als Ausdruck der generalisierten Vasokonstriktion vor therapeutischer Intervention ein erhöhter peripherer Gefäßwiderstand, ein erniedrigter Herzzeitvolumenindex und normale bis erniedrigte kardiale Vorlastdrücke. Das Plasmavolumen ist gegenüber einer Normalschwangerschaft ebenfalls deutlich erniedrigt, mit dementsprechend erhöhtem Hämatokritwert (▶ Tab. 17.5; [8]).

Weiterhin zeigt sich in dieser Krankheitsgruppe eine erhöhte Kapillarpermeabilität, die zu einer gesteigerten Extravasation von Flüssigkeit in das Interstitium führt. Der aufgrund des Eiweißverlustes erniedrigte kolloidosmotische Druck begünstigt diese Flüssigkeitsverschiebung mit möglicher Ödembildung.

Diese Befunde können jedoch individuell und in Abhängigkeit von einer schon eingeleiteten Therapie stark variieren. Dies muss insbesondere bei der Beurteilung des kardiopulmonalen Status berücksichtigt werden, da Patientinnen selten primär und ohne Vortherapie auf Intensivstationen aufgenommen werden [7, 30, 38, 66].

Zentralnervensystem

Merke

Prodromi einer Enzephalopathie sind Kopfschmerz und Sehstörungen in Form von Lichtscheu, Flimmerskotomen, Doppelbildern und Visusverlusten bis hin zur Amaurose. Objektive Symptome wie Hyperreflexie, motorische Unruhe und Bewusstseinsstörungen zeigen drohende Konvulsionssymptome im Sinne der Eklampsie an.

Die Ursache ist auch hier unbekannt. Den zerebralen Vasospasmen wird eine zentrale Bedeutung beigemessen, wobei die Frühsymptome der Sehstörungen auf eine initiale Betonung der Okzipitalregion hindeuten. Pathomorphologisch finden sich zerebrale Blutungen mit ischämischen Arealen sowie fokalen und diffusen Ödemen, die auch computertomografisch oder mithilfe der Magnetresonanztomografie (MRT) nachgewiesen werden können.

Kopfschmerzen können bei 40 % der Patientinnen mit Präeklampsie und bei bis zu 80 % der Patientinnen mit Eklampsie auftreten. Es handelt sich dabei meistens um heftige frontale Kopfschmerzen, die auf gängige Analgetika nicht ansprechen

Tab. 17.5 Veränderungen der Hämodynamik und des Flüssigkeitshaushalts bei Normalschwangerschaft und Präeklampsie/Eklampsie am Ende der Schwangerschaft (erstellt nach Daten aus [8, 26, 30, 38, 66]).

	Normalwerte ohne Schwangerschaft	Schwangerschaft	schwere Präeklampsie/Eklampsie
Plasmavolumen	~1600 ml/m²	~2300 ml/m²	~1700 ml/m²
Hämoglobin	12 – 16 g/dl	10 – 12 g/dl	> 13 g/dl
Hämatokrit	37 – 47 Vol.%	34 – 36 Vol.%	> 36 Vol.%
kolloidosmotischer Druck	25 mmHg	22 mmHg	18 mmHg
Herzzeitvolumenindex	2,8 – 4,2 l/min/m²	4,2 (3,5 – 4,6) l/min/m²	3,3 (2,0 – 5,3) l/min/m²
Blutdruck, diastolisch	60 – 80 mmHg	70 – 75 mmHg	> 100 mmHg
peripherer Gefäßwiderstand	900 – 1500 dyn × s × cm⁻⁵	800 – 1400 dyn×s×cm⁻⁵	1800 – 2400 dyn × s × cm⁻⁵
pulmonalkapillarer Verschlussdruck	5 – 12 mmHg	5 (1 – 8) mmHg	7 (-1 – 20) mmHg
rechtsatrialer Druck	0 – 4 mmHg	1 (0 – 2) mmHg	2 (-4 – 10) mmHg

Tab. 17.6 Konvulsionssymptome bei Eklampsie im Bezug zum Geburtstermin.

	ante partum	intra partum	post partum	davon mehr als 48 h post partum	davon mehr als 7 Tage post partum
Konvulsion	38%	18%	44%	12%	2%

und von Übelkeit, Erbrechen und Sehstörungen begleitet sein können [48]. Eine temporäre Erblindung (Amaurose) kann bei 1–3% der präeklamptischen Patientinnen auftreten [52].

Da nur ca. 60% der Eklampsiepatientinnen das klinische Bild zeitlich nach den Symptomen einer Präeklampsie entwickeln, ist die frühzeitige Diagnosestellung erschwert. Zudem variiert der Zeitpunkt der ersten Konvulsionssymptome erheblich, weshalb eine intensivmedizinische Überwachung auch nach erfolgreicher Entbindung erforderlich ist ([17]; ▶ Tab. 17.6).

Respiration

> **Merke**
>
> Als Ursache für eine Insuffizienz der Respiration kommen differenzialdiagnostisch v. a. Enzephalopathie, Lungenödem und Pneumonie in Betracht. Die Inzidenz des Lungenödems wird mit 2,8–6% angegeben [53, 57], wobei bis zu 70% der Lungenödeme im Zeitraum von 72 h nach Entbindung auftreten [53].

Das Lungenödem kann sowohl kardiogener Genese als auch nicht kardiogener Genese sein und mit Permeabilitätsstörungen, erniedrigtem kolloidosmotischen Druck sowie iatrogener Volumenüberladung einhergehen. Beim kardialen Lungenödem werden hierbei echokardiografisch 2 Gruppen von Patientinnen gefunden: Patientinnen mit diastolischer Dysfunktion bei linksventrikulärer Hypertrophie und Patientinnen mit systolischer Dysfunktion bei linksventrikulärer Dilatation [16]. Der hohe Anteil postpartaler Lungenödeme wird durch die postpartale Volumenverschiebung von extra- nach intravasal begünstigt. Auch die iatrogene Komponente der multifaktoriellen Entstehung muss bedacht werden. Die Indikation zur maschinellen Beatmung erfolgt bei 23% der Eklampsiepatientinnen aufgrund der zerebralen Symptomatik [17].

Nierenfunktion

▶ **Proteinurie.** Die Proteinurie bei Präeklampsie ist glomerulären Ursprungs; ausgeschieden werden hauptsächlich hochmolekulare Proteine wie Albumin. Endothelzellschäden in den glomulären Kapillaren verursachen eine reversible strukturelle Alteration der Glomerula. Eine Proteinurie nimmt bei abwartendem Management quantitativ bei den meisten Schwangeren mit schwerer Präeklampsie zu. Jedoch gibt es keinen Zusammenhang zwischen der Zunahme der Proteinurie und dem Auftreten von Komplikationen, sodass auch eine schwere Proteinurie (> 5 g/24 h) allein keine Indikation zur Entbindung darstellt [50]. Die Wahrscheinlichkeit, dass eine milde Proteinurie von unter 5 g/24 h bei abwartendem Management auf über 5 g/24 h ansteigt, liegt bei etwa 30%. Eine Schwangerschaftsverlängerung auch bei schwerer, präeklampsiebedingter Proteinurie führt jedoch nicht zu einer Erhöhung der maternalen renalen Langzeitmorbidität [9].

▶ **Kreatinin und Harnsäure.** Bei den meisten präeklamptischen Patienten mit schwerer Proteinurie ist die renale Funktion (Serumkreatinin oder Kreatinin-Clearance) innerhalb normaler Grenzen.

Da das Serumkreatinin in der normalen Schwangerschaft aufgrund der erhöhten renalen Plasmaperfusion eher erniedrigt ist (Werte zwischen 0,4 und 0,8 mg/dl sind in der normalen Schwangerschaft physiologisch), gelten schon Serumkreatininwerte von 0,9 mg/dl, wie sie häufig bei Präeklampsien beobachtet werden, als pathologisch erhöht. Die Harnsäure-Clearance ist bei präeklamptischen Schwangeren herabgesetzt, sodass ein Anstieg der maternalen Harnsäure als diagnostisches Kriterium gilt, dessen Sensitivität und Spezifität jedoch nicht definiert sind. Ein Harnsäureanstieg kann Veränderungen der glomerulären Filtrationsrate vorangehen.

Die Bedeutung des Renin-Angiotensin-Aldosteron-Systems mit der nachweisbar erhöhten Sensitivität präeklamptischer Patientinnen gegenüber Angiotensin II ist weiterhin unklar.

> **Praxistipp**
>
> Ein akutes Nierenversagen ist mit einer Inzidenz von 6–7,7% eher selten. Da es sich zumeist um eine reversible akute tubuläre Nekrose handelt, hat es zudem eine gute Prognose.

Leberfunktion

Auch die Leberfunktion unterliegt einer physiologischen Adaption während der Schwangerschaft, die sich in der klinischen Labordiagnostik widerspiegelt ([73]; ▶ Tab. 17.7).

Die alkalische Phosphatase ist bei Schwangeren ohne diagnostische Bedeutung, da sie aufgrund plazentarer Bildung ohne Pathologie mit Werten > 1000 U/l auftreten kann.

Weitere Veränderungen zeigen einen pathologischen Verlauf an. Die akute Verletzung des Gefäßendothels in der Leber mit Aktivierung des Gerinnungssystems, zunehmender Fibrinablagerung und Thrombozytenadhäsion steht hier im Vordergrund. Konsekutiv kommt es zur Minderperfusion der Leber mit pathomorphologisch nachweisbaren periportalen oder fokalen Nekrosen sowie hyalinen Ablagerungen in den Lebersinusoiden.

Tab. 17.7 Physiologische Veränderung der hepatischen Labordiagnostik während der Schwangerschaft.

	Albumin	Gammaglobuline	Fibrinogen	Transferrin	Bilirubin	AST SGOT	ALT SGPT	Cholesterin
bei Schwangeren um:	10–60% erniedrigt	normal/ erniedrigt	50% erhöht	erhöht	normal	normal	normal	100% erhöht

ALT = Alaninaminotransferase; AST = Aspartataminotransferase; SGOT = Serum-Glutamat-Oxalazetat-Transaminase; SGPT = Serum-Glutamat-Pyruvat-Transaminase

17.1 Intensivmedizin in der Schwangerschaft

Tab. 17.8 Inzidenz des Transaminasenanstiegs bei Präeklampsie und Eklampsie.

	Präeklampsie	schwere Präeklampsie	Eklampsie
AST (SGOT)	24 %	50 %	84 %
ALT (SGPT)	20 %	24 %	90 %

ALT = Alaninaminotransferase; AST = Aspartataminotransferase; SGOT = Serum-Glutamat-Oxalazetat-Transaminase; SGPT = Serum-Glutamat-Pyruvat-Transaminase

Tab. 17.10 Zeitpunkt der Erstdiagnose des HELLP-Syndroms bei 442 Patientinnen.

	< 27. SSW	27.–36. SSW	37.–42. SSW
HELLP-Syndrom	11 %	71 %	18 %

SSW = Schwangerschaftswoche

Merke
Die ischämische Schädigung führt zum Verlust der Leberzellintegrität mit laborchemischem Anstieg der Transaminasen. Dieser Transaminasenanstieg lässt sich bereits mit unterschiedlicher Inzidenz bei Patientinnen mit Präeklampsie oder Eklampsie nachweisen ([73]; ▶ Tab. 17.8). Hiermit ist jedoch noch nicht die Definition des HELLP-Syndroms erfüllt.

Leberfunktion und HELLP-Syndrom

Neben den beschriebenen ischämischen Destruktionen kommt es zur Schwellung der Leber mit Dehnung der Glisson-Kapsel. Dies führt zu dem Kardinalsymptom des Oberbauchschmerzes im rechten oberen Quadranten, ein früher Hinweis auf ein drohendes HELLP-Syndrom.

Definition
Die Definition des HELLP-Syndroms ist historisch streng an laborchemische Veränderungen geknüpft worden. Weinstein wollte hiermit die Sensibilität der Geburtshelfer zur Früherkennung dieses schweren Krankheitsbildes erhöhen [70]. Sibai [57] modifizierte diese HELLP-Definition, wobei neben den Symptomen einer Präeklampsie und dem obligaten Transaminasenanstieg sowie Thrombozytenabfall der Nachweis einer Hämolyse anhand von fragmentierten Erythrozyten (Schistozyten) im Blutausstrich mit Anstieg der Laktatdehydrogenase (LDH) oder des Bilirubins gefordert wurde (▶ Tab. 17.9).

▶ **Diagnose.** Die Ausprägung der einzelnen für die Diagnose bindenden Symptome ist relativ variabel, was auch hier die frühzeitige Diagnosestellung erschwert. Die ersten klinischen Symptome treten meistens zwischen der 27. und 36. Schwangerschaftswoche auf ([57]; ▶ Tab. 17.10).

Der Nachweis des *Transaminasenanstiegs* ist spezifisch, gelingt frühzeitig und geht dem Thrombozytenabfall voraus. Um auch hier eine frühzeitige Diagnosestellung zu sichern, wird abweichend von Sibai jeder Transaminasenanstieg oberhalb des Normalbereichs als pathologisch bewertet. Bei diskreten Veränderungen sollte eine regelmäßige Verlaufskontrolle erfolgen.

Schwieriger ist jedoch der Nachweis der *Hämolyse*. Die in der pathologisch veränderten Strombahn mechanisch zerstörten Erythrozyten werden spezifisch als *Schistozyten* (zerrissene Erythrozyten) im Blutausstrich nachgewiesen. Dies gelingt jedoch nicht bei allen Patientinnen und ist zumeist ein Spätsymptom einer schon ausgeprägten Hämolyse. Auch der *Bilirubin-Anstieg* und der Nachweis von *freiem Hämoglobin* zählen als spezifische Spätsymptome der Hämolyse. Die *LDH* ist dagegen nur ein unspezifischer Hämolyseparameter, da es zu einem gleichzeitigen Anstieg der erythrozytenspezifischen Isoenzyme $LDH_{1,2}$ und des leberspezifischen Isoenzyms LDH_5 kommt [72]. Bei einem schmalen diagnostischen Fenster ist damit der Nachweis eines Abfalls des *Haptoglobinwertes* das einzige spezifische Frühsymptom der Hämolyse bei HELLP-Patientinnen [43, 72].

Die *Thrombozytopenie* ist ein klinisch relevanter Verlaufsparameter des HELLP-Syndroms. Zeitlich folgt sie dem Transaminasenanstieg und dem Haptoglobinabfall. Die Höhe des Thrombozytenabfalls korreliert hierbei mit dem Outcome der Patientinnen [36].

▶ **Differenzialdiagnose.** Differenzialdiagnostisch muss das HELLP-Syndrom neben einer Cholezystitis oder Cholezystolithiasis insbesondere von der „akuten Schwangerschaftsfettleber"(AFLP), der „thrombotisch-thrombozytopenischen Purpura"

Tab. 17.9 Diagnose des HELLP-Syndroms und klinische Bewertung der Parameter (erstellt nach Daten aus [45, 49, 57]).

	Nachweisparameter	HELLP-Definition nach Sibai	Modifizierte HELLP-Definition	Bewertung
Präeklampsie	Hypertonus, Proteinurie	obligat	nicht obligat	bei 20 % Präeklampsie initial nicht nachweisbar
erhöhte Leberenzyme	AST (SGOT)	> 70 U/l	> Normbereich	Frühsymptom, spezifisch
	ALT (SGPT)	–	> Normbereich	Frühsymptom, spezifisch
Hämolyse	LDH	> 600 U/l	> Normbereich	unspezifisch
	Haptoglobin	–	< 50 – 70 mg/dl	Frühsymptom, spezifisch
	freies Hämoglobin	–	> 40 mg/dl	Spätsymptom, spezifisch
	Blutausstrich	Schistozyten	Schistozyten	Spätsymptom, spezifisch
	ges. Bilirubin	> 1,2 mg/dl	> 1,0 mg/dl	Spätsymptom, spezifisch
Thrombozytopenie	Thrombozyten	< 100 000/mm³	< 100 000/mm³	Verlaufsparameter

ALT = Alaninaminotransferase; AST = Aspartataminotransferase ; LDH = Laktatdehydrogenase; SGOT = Serum-Glutamat-Oxalazetat-Transaminase; SGPT = Serum-Glutamat-Pyruvat-Transaminase

Tab. 17.11 Differenzialdiagnose des HELLP-Syndroms (erstellt nach Daten aus [30, 32, 45]).

	AFLP	TTP	HUS	Virushepatitis	HELLP-Syndrom
Ikterus	++	++	++	++	selten (5 – 14 %)
Hämolyse	–	+++	+++	–	+++
Transaminasenanstieg	+	(+)	(+)	+++	+++
Thrombozytopenie	+	+++	+++	–	+++
Niereninsuffizienz	+	+	+++	–	+
Präeklampsie	+	–/+	+	–	++
ZNS-Symptome	++	+++	++	–	+
Zeitpunkt der Erkrankung	24.– 40. SSW	–	post partum	–	20.– 40. SSW

AFLP = akute Schwangerschaftsfettleber; HUS = hämolytisch-urämisches Syndrom; SSW = Schwangerschaftswoche; TTP = thrombotisch-thrombozytopenische Purpura

Tab. 17.12 Veränderungen der plasmatischen Gerinnung bei den schweren Verlaufsformen der Präeklampsie gegenüber einer Normalschwangerschaft (erstellt nach Daten aus [32, 44, 57]).

	Quick	PTT	TZ	Fibrinogen	FSP	D-Dimer	AT III	Protein C
normale Schwangerschaft	normal	normal	normal	↑	(↑)	↑	normal	normal
schwere Präeklampsie, Eklampsie, HELLP	↓	↑	↑	↓	↑	↑↑	↓	↓

AT = Antithrombin; D-Dimer = Spaltprodukt des Fibrins; FSP = Fibrinspaltprodukte; PTT = partielle Thromboplastinzeit; TZ = Thrombinzeit

(TTP), dem „hämolytisch-urämischen Syndrom" (HUS) sowie der Virushepatitis abgegrenzt werden (▶ Tab. 17.11).

▶ **Leberruptur.** Eine eher seltene, aber schwere Komplikation des HELLP-Syndroms ist die spontane Leberruptur mit einer maternalen Mortalität von 17 % und einer kindlichen Mortalität von 42 % [51].

> **Praxistipp**
>
> Häufig gehen subkapsuläre oder intrahepatische Hämatome der Leberruptur voraus. Kardinalsymptom ist der Oberbauchschmerz im rechten oberen Quadranten. Während die subkapsulären Hämatome frühzeitig sonografisch nachgewiesen werden können, ist dies bei den intrahepatischen Hämatomen nur erschwert möglich. Sie imponieren klinisch dagegen durch einen fulminanten Transaminasenanstieg.

Partielle HELLP-Syndrome werden je nach vorliegenden Laborveränderungen entsprechend umbenannt (z. B.: ELLP bei nicht nachweisbaren Hämolyseparametern).

Blutgerinnungssystem

▶ **Thrombozytopenie.** Im Rahmen der gestörten Blutgerinnung werden v. a. Thrombozytopenien mit Werten unter 150 000/mm³ beobachtet. Durch den Kontakt mit den Endothelläsionen und durch die Vasokonstriktion kommt es aufgrund einer erhöhten systemischen Plättchenaggregation insbesondere zu einem erhöhten Thrombozytenumsatz mit weitestgehend ungestörter Thrombozytenfunktion. Entsprechend findet sich eine erhöhte Aktivität von β-Thromboglobulin [4]. Zu einem rapiden Abfall der Thrombozytenanzahl kommt es erst nach dem Ausschöpfen der Knochenmarkreserven.

Während sich schon bei 15 – 20 % der Präeklampsiepatientinnen diese Thrombozytopenie nachweisen lässt, ist dieses Symptom für das HELLP-Syndrom obligat. Der Thrombozytennadir fällt auf den 1. Tag post partum und korreliert mit dem Outcome der Patientinnen. Bereits am 2. Tag post partum kommt es wieder zum spontanen Anstieg der Thrombozytenzahl [36]. 30 % der Patientinnen entwickeln hierbei ein Rebound-Phänomen mit einer Thrombozytose zwischen 400 000 und 900 000/mm³ mit dann erhöhter Thrombemboliegefahr [40].

▶ **Plasmatische Gerinnung.** Weiterhin kann es auch zu Veränderungen der plasmatischen Gerinnung kommen. Eine disseminierte intravasale Gerinnungsstörung ist jedoch selten und zumeist mit der Eklampsie und dem HELLP-Syndrom assoziiert. Der Verlauf der disseminierten intravasalen Gerinnungsstörung ist zudem moderat, sodass in Abgrenzung zur klassischen Verlaufsform von einer „kontrollierten disseminierten intravasalen Gerinnungsstörung" gesprochen wird [30].

Klinisch zeigt sich diese bei 21 % der HELLP-Patientinnen mit einer Hypofibrinogenämie (Fibrinogen < 300 mg/dl), einem verstärktem Nachweis von Fibrinspaltprodukten (FSP > 40 µg/dl) und einer verlängerten partiellen Thromboplastinzeit (PTT > 40 s) (▶ Tab. 17.12) [57].

17.1.6 Überwachung

> **Praxistipp**
>
> Da die maternale und fetale Prognose bei schwerer Präeklampsie v. a. durch die auftretenden Komplikationen bestimmt wird, ist eine intensive Überwachung zur rechtzeitigen therapeutischen Intervention und optimalen Wahl des Entbindungszeitpunkts zwingend erforderlich.

17.1 Intensivmedizin in der Schwangerschaft

Neben einer regelmäßigen klinischen Untersuchung und Befragung der Patientin (Kopfschmerz, Flimmerskotome, Oberbauchschmerzen, Reflexstatus, vaginale Blutungen, Kindsbewegungen) empfiehlt sich folgende intensivmedizinische Überwachung ([30]; ▶ Tab. 17.13):

▶ **Herz-Kreislauf-System.** Im Rahmen dieser Überwachung ist die Platzierung eines zentralen Venenkatheters zur ZVD-Messung und kontinuierlichen i.v. Pharmakotherapie obligat. Bei schweren Verläufen, insbesondere Eklampsie und HELLP-Syndrom, ist die intraarterielle der oszillometrischen Blutdruckmessung vorzuziehen. Die weitergehende hämodynamische Überwachung mittels Swan-Ganz-Katheter ist nur noch in seltensten Ausnahmefällen indiziert bei kardialer Dysfunktion, unklarer Oligurie, schwerer Sepsis sowie zur Differenzialdiagnose und Therapie des Lungenödems [41]. Die periphere Sauerstoffsättigung muss bei Patientinnen mit drohendem Lungenödem über ein Pulsoxymeter kontinuierlich registriert werden.

▶ **Labor.** Zur Überwachung des Stoffwechsels, der Leber-, Nieren- und Gerinnungsfunktion ist zusätzlich eine Kontrolle der Laborparameter notwendig. Um schwere Hypoglykämien zu vermeiden, muss der Blutzucker hierbei regelmäßig kontrolliert werden.

▶ **ZNS.** Bei neurologischen Symptomen muss neben der klinischen Untersuchung eine differenzierte Diagnostik zum Ausschluss von intrakraniellen Blutungen oder Hirnödem durch CCT oder MRT erfolgen. Der Einsatz eines intrakraniellen Druck (ICP)-Monitorings ist bei Eklampsiepatientinnen mit anhaltendem Koma zur besseren Steuerung hirndrucksenkender Maßnahmen gerechtfertigt.

▶ **Ultraschall.** Bei auftretenden Oberbauchschmerzen müssen subkapsuläre Leberhämatome sonografisch ausgeschlossen werden. Bei Verdacht auf intrahepatische Lokalisation sollte eine CT-Kontrolle erwogen und eine zügige Entbindung angestrebt werden. Die regelmäßige pränatale Überwachung des Fetus wird mittel Kardiotokografie (= CTG) und Ultraschall mit Dopplersonografie durch den Geburtshelfer sichergestellt.

17.1.7 Therapie

> **Merke**
> Die einzige bisher bekannte kausale Therapie stellt die Beendigung der Schwangerschaft mit Entfernung der Plazenta dar und sollte insbesondere bei den schweren Verlaufsformen mit

Tab. 17.13 Intensivmedizinische Überwachung.

Organ/-system	Monitoring	Parameter	Intervall

Hämodynamik	1. Blutdruckmessung
	  ○ oszillometrisch
	  ○ invasiv
	2. zentraler Venenkatheter
	3. Pulmonaliskatheter
		1. arterieller Blutdruck
		
		2. zentraler Venendruck (ZVD)
		3. Herzzeitvolumen (HZV), Pulmonalarteriendruck (PAP), Sauerstoffangebot/-verbrauch
			1. kontinuierlich
			
			2. nach Klinik
			3. strenge Indikation

Respiration	1. Pulsoxymeter 2. Blutgasanalyse	1. periphere Sauerstoffsättigung (SpO$_2$) 2. pH, pCO$_2$, pO$_2$	1. kontinuierlich 2. 6-, 12-, 24-stündlich nach Klinik
Niere	1. Blasenkatheter 2. Labordiagnostik	1. Urinmenge 2. Proteingehalt im Urin, Kreatinin im Serum/Urin, Kreatinin-Clearance, Harnstoff, Harnsäure im Serum	1. nach Klinik 2. 24-stündlich
Leber	1. Labordiagnostik 2. Sonografie, CT, NMR	1. Transaminasen (SGOT, SGPT) Bilirubin, PCHE, γ-GT, LDH 2. Leberhämatom	1. 12- bis 24-stündlich nach Klinik 2. nach Klinik
ZNS	1. EEG 2. Doppler-Flussmessung 3. CCT, MRT 4. intrakranielle Hirndruckmessung	1. Krampfpotenziale, Vigilanz 2. zerebr. Blutfluss, Vasospasmen 3. intrazerebrale Blutung, Ödem 4. intrakranieller Druck (ICP)	nach Klinik
Blutbild	1. Labordiagnostik 2. Blutausstrich	1. Thrombozyten, Leukozyten Hämoglobin, Hämatokrit, Haptoglobin, freies Hämoglobin 2. Schistozyten (Hämolyse)	1. 6-, 12-, 14-stündlich nach Klinik 2. nach Klinik
Blutgerinnung	Labordiagnostik	Quick, PTT, TZ, Fibrinogen, FSP, D-Dimer, AT III, Protein C	6-, 12-, 24-stündlich nach Klinik
Stoffwechsel	Labordiagnostik	Blutzucker	4- bis 6-stündlich nach Klinik
Fetus	1. Kardiotokogramm 2. Ultraschall und Doppler-Sonografie	Vitalität und Entwicklung des Fetus	1. 24-stündlich, oder nach Klinik öfter 2. Kontrollabstände je nach Klinik

AT = Antithrombin; FSP = Fibrinspaltprodukte; γ-GT = γ-Glutamyltransferase; NMR = Kernspintomografie; PCHE = Pseudocholinesterase; PTT = partielle Thromboplastinzeit; SGOT = Serum-Glutamat-Oxalazetat-Transaminase; SGPT = Serum-Glutamat-Pyruvat-Transaminase; TZ = Thrombinzeit

Endorganbeteiligung (schwere therapierefraktäre Hypertonie; Gerinnungsstörungen; neurologische, pulmonale und renale Symptome) frühzeitig angestrebt werden. Die intensivmedizinische Behandlung ist daher nur symptomatisch auf die Beherrschung der Komplikationen Hypovolämie, Hypertonie, Konvulsion, Oligurie, Ateminsuffizienz und Gerinnungsstörung ausgerichtet.

Die Therapie erfolgt in speziellen Geburtszentren in interdisziplinärer Zusammenarbeit von Geburtshelfern, Intensivmedizinern und Neonatologen. Grundsätzlich unterscheidet sich hierbei die medikamentöse Therapie gegenüber anderen Patienten nur durch ihren möglichen Einfluss auf das neonatale Outcome. Da Komplikationen wie Konvulsion [17] oder Lungenödem [53] auch postpartal auftreten können, ist eine intensivmedizinische Überwachung und Therapie auch in den ersten Tagen nach erfolgreicher Entbindung notwendig.

Forciertes oder abwartendes Management der Geburtseinleitung

Praxistipp
Bei intensiver maternaler und fetaler Überwachung kann das Belassen des Fetus in utero bis zum Erreichen der Lungenreife in der 34. SSW gerechtfertigt sein [60].

Hierbei dürfen jedoch keine unnötigen Risiken für Mutter und Fetus entstehen. In Abhängigkeit von der Zervixreife wird die Geburt operativ durch Sectio caesarea oder konservativ nach Geburtseinleitung vaginal durchgeführt. Bei schwerer Präeklampsie (28.–32. SSW) verzögerte Sibai [58] mit einem entsprechenden konservativen Management (Kortikoidgabe, Antihypertensiva, Antikonvulsiva) den Geburtstermin soweit, dass das neonatale Outcome ohne Gefährdung der Mutter deutlich verbessert wurde ([58]; ▶ Tab. 17.14).

▶ **HELLP-Syndrom.** Ohne höhere maternale Risiken können Neonaten unter dem kontrollierten Zuwarten bei schwerer Präeklampsie häufig eine deutlich bessere Prognose haben. Dies gilt auch für das HELLP-Syndrom, bei dem ein komplettes Abklingen unter intensivmedizinischer Therapie bei etwa 50% der Patientinnen beobachtet werden kann [42].

Limitierend ist der unkalkulierbare, schubartige Verlauf des HELLP-Syndroms mit seinem hohen Anteil an disseminierten intravasalen Gerinnungsstörungen (21%). Grundsätzlich wird aber auch hier der optimale Zeitpunkt der Geburtseinleitung neben der fetalen Reife und der intensivmedizinischen Überwachungsmöglichkeit von der Beherrschbarkeit der maternen Komplikationen bestimmt. Visser und Mitarbeiter [67] konnten unter strenger hämodynamischer Überwachung einschließlich Pulmonalarterienkatheter bei konservativem Management (Plasmavolumenexpansion, Antihypertensiva) den Geburtstermin bei HELLP-Patientinnen unterhalb der 34. SSW um 21 Tage verlängern. Bei 43% der Patientinnen trat in diesem Zeitraum eine komplette Remission ein. Die perinatale Mortalität war mit 14,1% jedoch noch vergleichsweise hoch. Bisher stehen weitere prospektive, randomisierte Studien mit gesicherten Konzepten bezüglich eines forcierten oder abwartenden Managements zur Geburtseinleitung aus.

Merke
Die Prolongation der Schwangerschaft unter strenger intensivmedizinischer Überwachung kann die perinatale Morbidität und Mortalität verbessern. Da auch die Prognose einer Sectio caesarea außerhalb eines HELLP-Schubes günstiger ist, ist ein initialer Stabilisierungsversuch des HELLP-Syndroms durchaus gerechtfertigt.

Präventive Therapie der Thromboxan-Prostazyklin-Imbalance

Merke
Eine allgemeingültige Therapieempfehlung zur Korrektur der Thromboxan-Prostazyklin-Imbalance kann aus den bisherigen klinischen Studien nicht ausgesprochen werden.

Tab. 17.14 Neonatales Outcome bei schwerer Präeklampsie. Randomisierter Vergleich zwischen aggressivem und konservativem Management zwischen 28. und 32. SSW (n = 95).

	aggressives Management	konservatives Management
Kriterien	Geburt (per Sectio oder Geburtseinleitung) 48 h nach erster Kortikoidgabe zur fetalen Lungenreife (n = 46 Mütter/Kinder)	Geburt (per Sectio oder Geburtseinleitung) nach 34. SSW oder bei nicht beherrschbaren Komplikationen (n = 49 Mütter/Kinder)
Sectio caesarea	85%	73%
Gestationsalter	30,8 SSW (± 1,7 Wochen)	32,9 SSW (± 1,5 Wochen)
neonatale Intensivtherapie	100%	76%
Behandlungsdauer auf neonataler Intensivstation	36,6 Tage (± 17,4)	20,2 Tage (± 14)
Geburtsgewicht	1233 g (± 287)	1622 g (± 360)
Respiratory Distress Syndrome	50%	22,4%
nekrotisierende Enterokolitis	10,9%	0%
bronchopulmonale Dysplasie	8,7%	4,1%
intrazerebrale Blutung	6,5%	2%

Angesichts der pathophysiologischen Bedeutung der gestörten Thromboxan-Prostazyklin-Imbalance scheint eine primäre therapeutische Intervention sinnvoll. Die Substitution des erniedrigten Prostazyklins durch i. v. Applikation ist umstritten, da sie zu einer deutlichen Hypotension führt, ohne die Uterusperfusion zu verbessern. Der Effekt ist zudem bei einer Plasmahalbwertszeit von 2–3 min nur kurz und führt zu einem hypertensiven Rebound-Phänomen [64]. Die erfolgreiche Gabe von Prostazyklin ist in Einzelfällen bei extrem schweren Verläufen beschrieben [20]. Ein gesichertes Therapiekonzept lässt sich hieraus jedoch genauso wenig ableiten wie bei der Gabe des Thromboxansynthetasehemmers Dazoxiben.

Als weitere therapeutische Interventionsmöglichkeit gilt die Gabe von niedrig dosierter Azetylsalizylsäure nach Beaufils [5] und Wallenburg [68] zur Inhibition der Thromboxansynthese. Bei manifester Präeklampsie liefert diese Behandlung jedoch keine Vorteile und als prophylaktische Gabe liegt die Reduktion des Präeklampsierisikos unter 10 % [28].

Kolloidale Volumensubstitution

Bei niedrigem Herzzeitvolumen, erniedrigten Vorlastdrücken (zentraler Venendruck [ZVD] und pulmonalkapillarer Verschlussdruck [PCWP]), erhöhtem Hämatokrit sowie erhöhtem systemvaskulären Widerstand (SVR) kann eine Plasmavolumenexpansion die Hämodynamik und die Hämorheologie in der Mikrozirkulation verbessern. Eine gezielte Anhebung des verminderten Intravasalvolumens gilt daher als begleitende Komponente einer antihypertensiven Therapie. Behandlungsvorteile konnten jedoch in den bislang durchgeführten randomisierten Studien nicht nachgewiesen werden [18, 25].

Antihypertensive Therapie

> **Praxistipp**
>
> Eine antihypertensive Therapie muss ab systolischen Blutdruckwerten über 160 mmHg oder diastolischen Werten über 110 mmHg eingeleitet werden. Ziel ist es, den diastolischen Wert zwischen 90 und 105 mmHg bzw. den systolischen Wert zwischen 140 und 155 mmHg einzustellen, um die Gefahr zerebraler Blutungen zu mindern, ohne jedoch den uteroplazentaren Blutfluss zu verschlechtern [28, 33].

Daher darf auch bei Therapiebeginn innerhalb der ersten Stunde der diastolische Blutdruckwert nicht um mehr als 20 % gesenkt werden. Weiterhin muss ein normovolämer Status der Patientin vor Therapiebeginn gesichert sein und die initiale Therapie unter CTG-Kontrolle erfolgen.

In der antihypertensiven Therapie muss die langfristige Hypertonuseinstellung von der akuten Therapie auf der Intensivstation (▶ Tab. 17.15) unterschieden werden.

Unter intensivmedizinischen Aspekten werden v. a. im angloamerikanischen Raum der kombinierte α-β-Blocker Labetalol und der Kalziumantagonist Nifedepin favorisiert. Ebenso wie in der ambulanten Hypertonuseinstellung sind beide Substanzen auch effektiv in der Akuttherapie einsetzbar.

▶ **Nifedepin.** Die langfristige i. v. Applikation des in Alkohol gelösten *Nifedipin* kann bei guter oraler und sublingualer Akuttherapiemöglichkeit nicht empfohlen werden. Aufgrund der Interaktion des Nifedepin am Kalziumkanal bei bestehender Magnesiumtherapie wurde in Einzelfällen von neuromuskulären Blockaden und Hypotensionen berichtet. Eine aktuelle retrospektive Analyse von über 1800 Fällen liefert jedoch keinen Hinweis für klinisch nachteilige Interaktionen zwischen einer Therapie mit Nifedepin und Magnesium [35, 63].

▶ **Labetalol.** *Labetalol* zeigt zumeist nach i. v. Gabe von 50 mg innerhalb von 5–20 min einen Therapieerfolg an und kann ggf. in gleicher Dosis bis zu einer Maximaldosis von 200 mg repetiert werden. Die kontinuierliche Einstellung erfolgt über eine Medikamentenpumpe in einer Dosierung von 20–160 mg/h. Labetalol wird in Deutschland nicht verkauft und muss über die internationale Apotheke bezogen werden [24, 30].

▶ **Urapidil.** Als weitere Alternative gilt die Gabe von *Urapidil*, da es als α_1-Rezeptorblocker den systemvaskulären Widerstand senkt, ohne intrakranielle Druckanstiege zu verursachen. Initial wird ein Bolus von 10–20 (–50) mg i. v. gegeben, anschließend erfolgt die weitere Einstellung des Hypertonus mittels Medikamentenpumpe (15–30 mg/h). Bei schweren Verlaufsformen der Präeklampsie sind jedoch oftmals höhere Dosierungen (bis 100 mg/h) zur suffizienten Hypertonuseinstellung notwendig. Zu den Nebenwirkungen zählen Kopfschmerz, Übelkeit und Tachykardie [21, 30].

▶ **Dihydralazin.** Die Akuttherapie mit *Dihydralazin* wird aufgrund von Untersuchungen mit schlechteren mütterlichen und perinatalen Ergebnissen im Vergleich zu anderen Antihypertensiva eher zurückhaltend beurteilt [34]. Diazoxid spielt keine Rolle mehr in der antihypertensiven Akuttherapie von Schwangeren.

Tab. 17.15 Akute Hypertonuseinstellung unter intensivmedizinischer Überwachung.

Wirkstoff	Präparatbeispiel	Dosierung	Wirkungseintritt und Repetitionsdosis (RD)	Bemerkung
Labetalol	Trandate®	initial: 50 mg i. v. kontinuierlich: 20–160 mg/h i. v.	5–20 min RD: 50 mg i. v. Maximum 200 mg/h	effektive Therapie; nur über internationale Apotheke erhältlich
Nifedipin	Adalat-Kapseln®, Adalat pro infusione®	initial: 10 mg p. o./s. l. kontinuierlich: 0,6–1,2 mg/h i. v.	10–15 min RD: 10–20 mg nach 4–6 h p. o. Maximum 120 mg/d	effektive Therapie
Urapidil	Ebrantil®	initial: 10-20 (–50) mg i. v. kontinuierlich: 15–30 mg/h	5 min RD: 10–20 mg i. v.	bei schweren Verlaufsformen hohe Spiegel erforderlich
Dihydralazin	Nepresol®	initial: 5 mg i. v. kontinuierlich: 2–20 mg/h	20–30 min RD: 5–10 mg i. v. Maximum 20 mg/h	Tachyphylaxie

▶ **Nicht indizierte Medikamente.** Die Gabe von *Nitroglyzerin* und *Natriumnitroprussid* wird nicht empfohlen, da die erforderlichen hohen therapeutischen Spiegel zu häufigen Nebenwirkungen führen. Zusätzlich wird die Natriumnitroprussidgabe aufgrund der fetalen Zyanidintoxikation abgelehnt. Kontraindiziert ist die Gabe der fetotoxischen ACE-Hemmer (ACE = Angiotensinkonversionsenzym) aufgrund ihrer hohen Inzidenz an akutem Nierenversagen bei Neonaten. Ebenso ist die Gabe von Diuretika bei erniedrigtem Plasmavolumen kontraindiziert [21, 30, 38].

Antikonvulsive Therapie

Praxistipp

Eine antikonvulsive Therapie muss bei Eklampsie zwingend eingeleitet werden. Als Medikament erster Wahl zur weiteren Prävention und Behandlung von Konvulsion und Hyperreflexie hat sich das Magnesium gegenüber Phenytoin und Diazepam [23, 62] durchgesetzt.

▶ **Wirkungen von Magnesium.** Trotz geringer therapeutischer Breite ist Magnesiumsulfat ein bei Schwangeren vielfältig erprobtes und effektives Antikonvulsivum mit positivem Einfluss auf das materne und perinatale Outcome [23, 62]. Mit Magnesiumsulfat ist bei schwerer Präklampsie eine signifikante Reduktion der Eklampsierate zu erreichen [19].

Peripher bewirkt Magnesiumsulfat durch präsynaptische Blockierung der neuromuskulären Endplatte eine Inhibition der Acetylcholinfreisetzung. Neben Hemmung der Thrombozytenaggregation wirkt es zudem uterusrelaxierend. Die antikonvulsive Eigenschaft wird in dem antagonisierenden Effekt auf die kalziumabhängige zerebralarterielle Vasokonstriktion vermutet; dies bleibt bei kontroverser Diskussion in der Literatur jedoch unklar.

▶ **Monitoring.** Der schmale therapeutische Bereich liegt bei Magnesiumplasmaspiegeln von 2 bis 4 mmol/l. Ab Plasmaspiegeln von 3,5 bis 5 mmol/l ist der Patellarsehnenreflex nicht mehr nachweisbar und ab 5,5 bis 7,0 mmol/l kommt es zur Atemdepression. Die klinische Untersuchung (Patellarsehnenreflex und Atemfrequenz) hat hierbei einen höheren Stellenwert als die Bestimmung des Magnesiumplasmaspiegels.

Hypotensionen sowie Abnahme der Uteruskontraktionen werden initial nach Bolusgabe beobachtet. Zwingend erforderlich ist eine engmaschige Überwachung mit Erhebung des Reflexstatus, Kontrolle der Atemfrequenz und Urinausscheidung (> 25 ml/h) (▶ Tab. 17.16). Bei Anzeichen einer Überdosierung muss die Magnesiumsulfatgabe reduziert werden. Als Antidot ist für die Behandlung der Atemdepression die Gabe von 1 g Kalziumglukonat als 10%ige Lösung in aller Regel ausreichend. Die intramuskuläre Magnesiumapplikation ist aufgrund ihrer Schmerzhaftigkeit obsolet.

▶ **Applikation.** Initial werden 4–6 g Magnesiumsulfat über 20 min i. v. injiziert mit einer nachfolgenden kontinuierlichen Erhaltungsdosis von 1–2 g/h [54]. Da auch postpartal Konvulsionen drohen, muss die Magnesiumsulfattherapie über 24 h fortgeführt sowie langsam reduziert werden. Unabhängig von der Empfehlung zur Magnesiumtherapie kann auch die i. v. Gabe von Diazepam (5–10 mg) oder Phenytoin (250 mg) zur Anfallskupierung sinnvoll sein [21, 30, 38].

In Deutschland werden Magnesiumsulfat (Magnesium-Diasporal®, Magnesium-Verla®, Mg5-Sulfat®), Magnesiumascorbat- oder Magnesiumaspartatlösungen klinisch eingesetzt. Dementsprechend müssen die Magnesiumdosierungen wie folgt (▶ Tab. 17.17) umgerechnet werden:

Therapie von Gerinnungsstörungen

Gerinnungsstörungen werden bei rechtzeitiger Detektion durch Substitution von Fresh Frozen Plasma (FFP) oder Thrombozytenkonzentraten behandelt.

▶ **AT III und FFP.** Eine besonders die schweren Verlaufsformen Eklampsie und HELLP-Syndrom begleitende disseminierte intravasale Gerinnungsstörung kann hierdurch frühzeitig kontrolliert werden. Den Nachweis eines positiven Effekts auf das Outcome der Patientinnen für die regelmäßige Substitution von AT III oder Fresh Frozen Plasma gibt es nicht, sodass die Indikation auf eine bestehende Gerinnungsstörung mit Blutungskomplikation beschränkt bleibt.

▶ **Thrombozytenkonzentrate.** Die Transfusion von Thrombozytenkonzentraten unterliegt ebenfalls einer strengen Indikationsstellung. Bei chirurgischer Intervention (Sectio caesarea) oder nicht stillbarer Blutung ist bei einer Thrombozytenzahl unter 50 000/mm³ eine Substitution zu erwägen. Eine vaginale Entbindung kann unter kontrollierten Bedingungen bei einer Thrombozytenzahl über 20 000/mm³ ohne größeres Nachblutungsrisiko durchgeführt werden. Bei einer eventuellen Thrombozytengabe muss die rasche Normalisierung der Thrombozytenzahl am 2. Tag nach erfolgreicher Entbindung berücksichtigt werden [21, 30, 38].

Weitere intensivmedizinische Maßnahmen

Weitere intensivmedizinische Therapiemaßnahmen erfordern v. a. ein erhöhter intrakranieller Druck und intrazerebrale Blutungen sowie Störungen der Respiration, der Nieren- und Leberfunktion. Die intensivmedizinische Therapie bei den schwangeren Pa-

Tab. 17.16 Intravenöse Magnesiumsulfattherapie, modifiziert nach Sibai [54].

Intravenöse Magnesiumsulfattherapie	
Initialdosis	4–6 g Magnesiumsulfat i. v. über 20 min
Erhaltungsdosis	1–2 g Magnesiumsulfat i. v. pro h
therapeutischer Bereich	2–4 mmol/l Plasmamagnesiumspiegel
toxischer Bereich	> 5 mmol/l Plasmamagnesiumspiegel
klinische Kontrolle	Patellarsehnenreflex, Atemfrequenz, EKG, Urinausscheidung

Tab. 17.17 Berechnung von Magnesiumdosierungen.

Substrat	Präparat/Konzentration	Magnesiumanteil pro Substratmenge	Äquivalentdosierung von 1–2 g MgSO$_4$/h bei Eklampsie
Magnesiumsulfat	10 ml MgSO$_4$ × 7 H$_2$O 10%	1 g = 98,6 mg Mg^{++}	10–20 ml/h
Magnesiumascorbat	5 ml Magnorbin 20%	1 g = 65,0 mg Mg^{++}	7,5–15 ml/h
Magnesium-L-Aspartat	10 ml Magnesiocard	0,737 g = 72,9 mg Mg^{++}	13,5–27 ml/h

17.1 Intensivmedizin in der Schwangerschaft

tientinnen unterscheidet sich hierbei jedoch nicht gegenüber anderen Intensivpatienten, sodass bei speziellen Fragestellungen auf die entsprechenden Kapitel verwiesen wird.

Kernaussagen

Terminologie
Die *schwangerschaftsinduzierte Hypertension* bezeichnet das nach der 20. SSW erstmalige Auftreten einer arteriellen Hypertonie in Ruhe mit diastolischem Wert über 90 mmHg oder systolischem Wert über 140 mmHg. Kommt es neben der schwangerschaftsinduzierten Hypertension zu einer begleitenden Proteinurie von mehr als 300 mg/l, so wird dies als *Präeklampsie* definiert. Das weitere Auftreten von neurologischen Symptomen mit Konvulsionen wird als *Eklampsie* bezeichnet. Die Beteiligung von Leber und Blutgerinnungssystem führt zu der an den laborchemischen Veränderungen orientierten Definition *HELLP-Syndrom* (H = Hemolysis, EL = Elevated Liver Enzymes, LP = Low Platelet Count).

Epidemiologie
Die Inzidenz der Präeklampsie liegt bei etwa 5–10 %, die der Eklampsie bei 0,05 % und die des HELLP-Syndroms bei 0,6 %.

Ätiologie
Die Ätiologie ist bis heute unbekannt. Die Symptome werden als eine inadäquate Antwort der Mutter auf ihre Schwangerschaft verstanden, wobei der plazentaren Ischämie eine zentrale Bedeutung beigemessen wird.

Pathophysiologie
Endotheliale Dysfunktion mit konsekutiver Minderperfusion in der Mikrostrombahn der einzelnen Organe und Organsysteme sind pathophysiologische Schlüssel zur Erklärung der verschiedenen Symptome dieser Krankheitsgruppe.

Klinik
Es handelt sich um eine Multiorganerkrankung mit teilweise schubartigem Verlauf, wobei das klinische Bild gekennzeichnet ist durch eine vielgestaltige Symptomatik. Der Verlauf und die Ausprägung der Erkrankung sind absolut individuell und im Einzelnen schwer kalkulierbar. Es ist zudem nicht möglich, die Organmanifestation vorauszubestimmen. So kann bei einer Patientin nur die arterielle Hypertonie im Vordergrund stehen, bei einer anderen zusätzlich eine Leber- oder Nierenbeteiligung dominieren.

▶ **Hämodynamik.** Bei schwerer Präeklampsie, Eklampsie oder HELLP-Syndrom sind vor therapeutischer Intervention der periphere Gefäßwiderstand erhöht und das Herzzeitvolumen erniedrigt. Das Plasmavolumen ist gegenüber einer Normalschwangerschaft ebenfalls deutlich erniedrigt, mit dementsprechend erhöhtem Hämatokritwert.

▶ **Zentralnervensystem.** Prodromi einer Enzephalopathie sind Kopfschmerz und Sehstörungen in Form von Lichtscheu, Flimmerskotomen, Doppelbildern und Visusverlusten. Objektive Symptome, wie Hyperreflexie, motorische Unruhe und Bewusstseinsstörungen, zeigen drohende Konvulsionssymptome im Sinne der Eklampsie an. Konvulsionen können auch intra oder post partum auftreten.

▶ **Respiration.** Für eine Insuffizienz der Respiration kommen differenzialdiagnostisch v. a. Enzephalopathie, Lungenödem und Pneumonie in Betracht. Lungenödeme können auch bis zu 72 h nach Entbindung auftreten.

▶ **Nierenfunktion.** Ein akutes Nierenversagen ist eher selten. Da es sich zumeist um eine reversible akute tubuläre Nekrose handelt, hat es zudem eine gute Prognose.

▶ **Leberfunktion.** Ein ischämischer Verlust der Leberzellintegrität mit Transaminasenanstieg lässt sich bereits mit unterschiedlicher Inzidenz bei Patientinnen mit Präeklampsie oder Eklampsie nachweisen, ohne weitere Zeichen eines HELLP-Syndroms.

▶ **Leberfunktion und HELLP-Syndrom.** Die Definition des HELLP-Syndroms fordert neben dem obligaten Transaminasenanstieg sowie Thrombozytenabfall den Nachweis einer Hämolyse. Kardinalsymptom ist der Oberbauchschmerz im rechten oberen Quadranten. Die gefährlichste Komplikation ist die Leberruptur. Ihr gehen häufig subkapsuläre oder intrahepatische Hämatome voraus. Subkapsuläre Hämatome können frühzeitig sonografisch nachgewiesen werden, während intrahepatische Hämatome klinisch durch einen fulminanten Transaminasenanstieg imponieren.

Überwachung
Die maternale und fetale Prognose wird v. a. durch die auftretenden Komplikationen bestimmt. Daher ist eine intensive Überwachung mit rechtzeitiger therapeutischer Intervention zwingend erforderlich.

Therapie
Die einzige bisher bekannte kausale Therapie stellt die Beendigung der Schwangerschaft dar und sollte insbesondere bei den schweren Verlaufsformen mit Endorganbeteiligung frühzeitig angestrebt werden. Die intensivmedizinische Behandlung ist daher nur symptomatisch auf die Beherrschung der Komplikationen Hypovolämie, Hypertonie, Konvulsion, Oligurie, Ateminsuffizienz und Gerinnungsstörung ausgerichtet.

▶ **Forciertes oder abwartendes Management der Geburtseinleitung.** Bei intensiver maternaler und fetaler Überwachung kann das Belassen des Fetus in utero insbesondere zur Förderung der Lungenreifung bis zur 34. SSW gerechtfertigt sein. Die Prolongation der Schwangerschaft unter strenger intensivmedizinischer Überwachung kann die perinatale Morbidität und Mortalität verbessern. Da auch die Prognose einer Sectio caesarea außerhalb eines HELLP-Schubes günstiger ist, ist ein initialer Stabilisierungsversuch auch bei einem HELLP-Syndrom durchaus gerechtfertigt.

▶ **Kolloidale Volumensubstitution.** Eine gezielte Anhebung des verminderten Intravasalvolumens ist Voraussetzung und begleitende Komponente einer antihypertensiven Therapie.

▶ **Antihypertensive Therapie.** Eine antihypertensive Therapie muss ab systolischen Blutdruckwerten über 160 mmHg oder diastolischen über 110 mmHg eingeleitet werden. Ziel ist es, den diastolischen Wert zwischen 90 und 105 mmHg bzw. den systolischen Wert zwischen 140 und 155 mmHg einzustellen, um die Gefahr zerebraler Blutungen zu mindern, ohne jedoch den uteroplazentaren Blutfluss zu verschlechtern.

▶ **Antikonvulsive Therapie.** Eine antikonvulsive Therapie muss bei Eklampsie zwingend eingeleitet werden. Magnesium ist das Medikament erster Wahl zur weiteren Prävention und Behandlung von Konvulsion und Hyperreflexie.

▶ **Therapie von Gerinnungsstörungen.** Gerinnungsstörungen werden bei rechtzeitiger Detektion durch Substitution von Fresh Frozen Plasma oder Thrombozytenkonzentraten behandelt.

Literatur

[1] Afifi Y, Churchill D. Pharmacological treatment of hypertension in pregnancy. Curr Pharm Des 2003; 9: 1745–1753

[2] American CoOaG. Hypertension in Pregnancy. The Committee on Terminology of the American College of Obstetricians and Gynecologists. Washington DC: American College of Obstetricians and Gynecologists; 1996

[3] American CoOaG. ACOG practice bulletin. Diagnosis and management of preeclampsia and eclampsia. Number 33, January 2002. International Journal of Gynecology and Obstetrics 2002; 77

[4] Ballegeer VC, Spitz B, De Baene LA et al. Platelet activation and vascular damage in gestational hypertension. American Journal of Obstetricians and Gynecologists 1992; 166: 629–633

[5] Beaufils M, Uzan S, Dansimoni R et al. Prevention of preeclampsia by early antiplatelet therapy. Lancet 1985: 840–842

[6] Benedetti TJ, Kates R, Williams V. Hemodynamic observations in severe preeclampsia complicated by pulmonary edema. American Journal of Obstetricians and Gynecologists 1985; 152: 330–334

[7] Boxer LM, Malinow AM. Pre-eclampsia and ecclampsia. Current Opinion in Anaesthesiology 1997; 10: 188–198

[8] Brown MA, Zammit VC, Mitar DM. Extracellular fluid volumes in pregnancy-induced hypertension. Journal of Hypertension 1992; 10: 61–68

[9] Chua S, Redman CW. Prognosis for pre-eclampsia complicated by 5 g or more of proteinuria in 24 hours. European Journal of Obstetrics and Gynecology Reproducy Biology 1992; 43: 9–12

[10] CLASP CL-d-ASiPCG. CLASP: a randomised trial of low dose aspirin for the prevention and treatment of pre-eclampsia among 9364 pregnant women. Lancet 1994; 343: 619–629

[11] Consensus RNHBPEPWG. Report on high blood pressure in pregnancy. American Journal of Obstetrics and Gynecologists 1990; 163: 1689–1712

[12] Cook DJ, Sibbald WJ, Vincent JL et al. Evidence based critical care medicine: What is it and what can it do for us? Critical Care Medicine 1996; 24.January 2002. International Journal of Gynecology and Obstetrics 2002; 77

[13] Davidge ST, Hubel CA, Brayden RD et al. Sera antioxidant activity in uncomplicated and preeclamptic pregnancies. Obstetrics and Gynecology 1992; 79: 897–901

[14] Davidge ST, Signorella AP, Hubel CA et al. Distinct factors in plasma of preeclamptic women increase endothelial nitric oxide or prostacyclin. Hypertension 1996; 28: 758–764

[15] Dekker GA, Van Geijn HP. Endothelial dysfunction in preeclampsia. Part I: Primary prevention. Therapeutic perspectives. Journal of Perinatology Medicine 1996; 24: 99–117

[16] Desai DK, Moodley J, Naidoo DP et al. Cardiac abnormalities in pulmonary oedema associated with hypertensive crises in pregnancy. British Journal of Obstetrics and Gynaecology 1996; 103: 523–528

[17] Douglas KA, Redmann CWG. Eclampsia in the United Kingdom. British Medical Journal 1994; 309: 1395–1400

[18] Duley L, Williams J, Henderson-Smart DJ. Plasma volume expansion for treatment of pre-eclampsia. Cochrane Database Syst Rev 2002; 2: CD 001 805

[19] Duley L, Galmezoglu AM, Henderson-Smart DJ. Magnesium sulfate and other anticonvulsants for women with pre-eclampsia. Cochrane Database Syst Rev 2003; 2: CD 000 025

[20] Fox JG, Sutcliffe NP, Walker JJ et al. Postpartum eclampsia and acute renal failure: treatment with prostacyclin. Case report. British Journal of Obstetrics and Gynaecology 1991; 98: 400–402

[21] Frey L. Gestose und HELLP-Syndrom. Anaesthesist 1997; 46: 732–747

[22] Friedman SA. Preeclampsia: a review of the role of prostaglandins. Obstetrics and Gynecology 1988; 71: 122–137

[23] Friedman SA, Kee-Hak L, Baker CA et al. Phenytoin versus magnesium sulphate in pre-eclampsia: a pilot study. American Journal of Perinatology 1993; 10: 233–238

[24] Friedman SA, De Groot CJM, Taylor RN et al. Plasma cellular fibronectin as a measure of endothelial involvement in preeclampsia and intrauterine growth retardation. American Journal of Obstetricians and Gynecologists 1994; 170: 838–841

[25] Ganzevoort W, Rep A, Bonsel GJ et al. A randomised controlled trial comparing two temporising management strategies, one with and one without plasma volume expansion, for severe and early onset pre-eclampsia. BJOG 2005; 112: 1358–1368

[26] Hays PM, Cruikshank DP, Dunn LJ. Plasma volume determination in normal and preeclamptic pregnancies. American Journal of Obstetricians and Gynecologists 1985; 151: 985–966

[27] Hill K. Making deaths count. Bull World Health Organ. 2006; 84(3): 162. Epub 2006 Mar 22

[28] Jim B, Sharma S, Kebede T et al. Hypertension in Pregnancy. Cardiology in review 2010; 18: 178–189

[29] Knichwitz G, Prien T. Intensivmedizinische Aspekte bei Präklampsie – Eklampsie. Anästhesiologie Intensivmedizin Notfallmedizin Schmerztherapie 1991; 26: 342–346

[30] Knichwitz G, Louwen F. Intensivmedizin in der Schwangerschaft. In: Van Aken H, Reinhart K, Zimpfer M, Hrsg. Intensivmedizin (AINS Bd. 2) Stuttgart: Thieme; 2001: 1299–1313

[31] Knight M, Duley L, Henderson-Smart GJ et al. Antiplatelet agents for preventing and treating pre-eclampsia. Cochrane Database Syst Rev 2000; 2: CD 000 492

[32] Knox TA, Olans LB. Liver desease in pregnancy. The New England Journal of Medicine 1996; 335: 569–576

[33] Lindheimer MD, Taler SJ, Cunningham FG. Hypertension in pregnancy. J Am Soc Hypertens 2010; 4 (2): 68–78

[34] Magee LA, Cham C, Waterman EJ et al. Hydralazine for treatment of severe hypertension in pregnancy: meta-analysis. BMJ 2003; 327: 955–960

[35] Magee L, Miremadi S, Li J et al. Therapy with both magnesium sulphate and nifedipine does not increase the risk of serious magnesium-related maternal side-effects in women with preeclamsia. Am J Obstet Gynecol 2005; 193: 153–163

[36] Martin JN, Blake PG, Perry KG et al. The natural history of HELLP syndrome: Patterns of disease progression and regression. American Journal of Obstetricians and Gynecologists 1991; 164: 1500–1513

[37] Mastrogiannis DS, O'Brian WF, Krammer J et al. Potential role of endothelin-1 in normal and hypertensive pregnancies. American Journal of Obstetricians and Gynecologists 1991; 165: 1711–1716

[38] Mushambi MC, Halligan AW, Williamson K. Recent developments in the pathophysiology and management of pre-eclampsia. British Journal of Anaesthesia 1996; 76: 133–148

[39] Myatt L, Brewer AS, Langdon G et al. Attenuation of vasoconstrictor effects of thromboxane and endothelin by nitric oxide in the human fetal-placental circulation. American Journal of Obstetricians and Gynecologists 1992; 166: 224–230

[40] Neiger R, Contag SA, Coustan DR. The resolution of pre-eclampsia-related thrombocytopenia. Obstetrics and Gynecology 1991; 77: 692–695

[41] Nolan TE, Wakefield ML, Devoe LD. Invasive hemodynamic monitoring in obstretics. A critical review of its indications, benefits, complications, and alternatives. Chest 1992; 101: 1429–1433

[42] Rath W. Agressives versus konservatives Vorgehen beim HELLP-Syndrom – eine Standortbestimmung. Geburtshilfe und Frauenheilkunde 1996; 56: 265–271

[43] Rath W, Loos W, Graeff H et al. Das HELLP-Syndrom. Gynäkologe 1992; 25: 430–440

[44] Rath W, Wieding JU, Kuhn W. Neue Erkenntnisse über hämostasiologische Veränderungen bei Gestose und HELLP-Syndrom für die klinische Praxis. Geburtshilfe und Frauenheilkunde 1991; 51

[45] Rath W, Loos W, Kuhn W. Diagnostische und therapeutische Probleme beim HELLP-Syndrom. Zeitschrift für Geburtshilfe und Perinatologie 1992; 196: 185–192

[46] Reubinoff BE, Schenker JG. HELLP syndrome – a syndrome of hemolysis, elevated liver enzymes and low platelet count – complicating preeclampsia-eclampsia. International Journal of Gynecology and Obstetrics 1991; 36: 95–102

[47] Roberts JM, Cooper DW. Pathogenesis and genetics of pre-eclampsia. Lancet 2001; 357: 53–56

[48] Royburt M, Seidmann D, Serr D et al. Neurologic involvement in hypertensive disease of pregnancy. Obstetrics and Gynecology 1991; 46

[49] Salfelder A, Kagerah M, Nugent W et al. Diagnostische Probleme beim HELLP-Syndrom – dargestellt anhand von 20 Fallbeispielen. Zentralblatt für Gynäkologie 1993; 115: 433–445

[50] Schiff E, Friedmann SA, Kao L et al. The importance of urinary protein excretion during conservative management of severe preeclampsia. American Journal of Obstetricians and Gynecologists 1996; 175: 1313–1316

[51] Schwartz ML, Lien JM. Spontaneous liver hematoma in pregnancy not clearly associated with preeclampsia: a case presentation and literature review. American Journal of Obstetricians and Gynecologists 1997; 176: 1328–1333

[52] Seidman DS, Sen DM, Ben-Rafael Z. Renal and ocular manifestations of hypertensive diseases of pregnancy. Obstetrics and Gynecology 1991; 46: 71–78

[53] Sibai BM, Mabie BC, Harvey CJ et al. Pulmonary edema in severe preeclampsia-eclampsia: analysis of thirty-seven consecutive cases. American Journal of Obstetricians and Gynecologists 1987; 156: 1174–1179

[54] Sibai BM. Magnesium sulfate is the ideal anticonvulsant in preeclampsia-eclampsia. American Journal of Obstetricians and Gynecologists 1990; 162: 1141–1145

[55] Sibai BM. Eclampsia VI. Maternal – perinatal outcome in 254 consecutive cases. American Journal of Obstetricians and Gynecologists 1990; 163: 1049–1055

[56] Sibai BM, Caritis SN, Thom E et al. Prevention of preeclampsia with low-dose aspirin in healthy, nulliparous pregnant women. The New England Journal of Medicine 1993; 329: 1213–1218

[57] Sibai BM, Ramadan MK, Usta I et al. Maternal morbidity and mortality in 442 pregnancies with hemolysis, elevated liver enzymes, and low platelets (HELLP syndrome). American Journal of Obstetricians and Gynecologists 1993; 169: 1000–1006

[58] Sibai BM, Mercer BM, Schiff E et al. Aggressive versus expectant management of severe preeclampsia at 28 to 32 weeks' gestation: a randomized controlled trial. American Journal of Obstetricians and Gynecologists 1994; 171: 818–822

[59] Sibai BM, Gordon T, Thom E et al. Risk factors for preeclampsia in healthy nulliparous women: a prospective multicenter study. American Journal of Obstetricians and Gynecologists 1995; 172: 642–648

[60] Sibai BM. Diagnosis and management of gestational hypertension and preeclampsia. Obstetrics and Gynecology 2003; 102: 181–192

[61] Stone JL, Lockwood CJ, Berkowitz GS et al. Risk factors for severe preeclampsia. Obstetrics and Gynecology 1994; 83: 357–361

[62] The ETCG. Which anticonvulsant for women with eclampsia? Evidence from the Collaborative Eclampsia Trial. Lancet 1995; 345: 1455–1463

[63] The Magpie Trial Collaborative Group. Do women with preeclampsia, and their babies, benefit from magnesium sulphate? The Magpie Trial. A randomised, placebo-controlled trial. Lancet 2002; 359: 1877–1890

[64] Toppozada MK. Role of prostaglandins in pre-eclampsia. Acta obstetica et gynecologica scandinavica 1990; 69: 375–377

[65] Tsukimori K, Maeda H, Shingu M et al. Possible mechanism of vascular damage in pre-eclampsia. Journal of Human Hypertension 1994; 8: 177–180

[66] Visser W, Wallenburg HCS. Central hemodynamic observation in untreated preeclamptic patients. Hypertension 1991; 17: 1072–1077

[67] Visser W, Wallenburg HCS. Temporising management of severe pre-eclampsia with and without the HELLP-syndrome. British Journal of Obstetrics and Gynaecology 1995; 102: 111–117

[68] Wallenburg HCS, Dekker GA, Makovitz JW et al. Low-dose-aspirin prevents pregnancy induced hypertension and preeclampsia in angiotensin sensitive primigravidae. Lancet 1986: 1–3

[69] Wang Y, Walsh SW, Guo J et al. The imbalance between thromboxane and prostacyclin in preeclampsia is associated with an imbalance between lipid peroxides and vitamin E in maternal blood. American Journal of Obstetricians and Gynecologists 1991; 165: 1695–1700

[70] Weinstein L. Syndrome of hemolysis, elevated liver enzymes, and low platelet count: A severe consequence of hypertension in pregnancy. American Journal of Obstetricians and Gynecologists 1982; 142: 159–167

[71] Welsch H, Krone HA. Mütterliche Mortalität bei HELLP-Syndrom in Bayern 1983–1992. Zentralblatt für Gynäkologie 1994; 116: 202–206

[72] Wilke G, Rath W, Schutz E et al. Haptoglobin as a sensitive marker of hemolysis in HELLP-syndrome. International Journal of Gynecology and Obstetrics 1992; 39: 29–34

[73] Wolf JL. Liver desease in pregnancy. Medical Clinics of North America 1996; 80: 1167–1187

Kapitel 18
Besondere Aspekte bei Organtransplantationen

18.1	Hirntodkonzept	1054
18.2	Spenderkonditionierung	1062
18.3	Herztransplantation	1067
18.4	Lungentransplantation und Lungenersatzverfahren	1074
18.5	Lebertransplantation	1081
18.6	Intensivmedizinische Betreuung von Patienten nach Stammzelltransplantation	1085

18.1 Hirntodkonzept

D. Moskopp

18.1.1 Fragestellung

Ohne Intensivmedizin gäbe es kein *Hirntodkonzept*. Unser Verständnis von Intensivmedizin beginnt mit dem *„Cubiculum valde infirmorum"* des Benediktinerklosters zu St. Gallen [2]. Zur Spezialisierung der Intensivmedizin hat das Bestreben beigetragen, für schwierige Situationen Regeln zu formulieren und diese systematisch anzuwenden.

Es ist nachzuvollziehen, dass die Rahmenbedingungen für den Leser auf der einen und den Autor dieses Kapitels auf der anderen Seite differieren, so etwa in Abhängigkeit von dem Land, in dem man arbeitet. Verbindlich für das konkrete Arbeiten bleiben selbstredend die jeweils offiziell gültigen Verlautbarungen, die über Suchmaschinen in ihrer gültigen Version zu finden sind. Für 2014 ist eine Fortschreibung der deutschen Richtlinien vorgesehen.

18.1.2 Zum historischen Verständnis

Xavier Bichat hat seit 1796 physiologische Details des menschlichen Versterbens publiziert, nämlich dass und wie verschiedene Organe und Gewebe stufenweise ihre Funktion verlieren [7]. Er hat insbesondere darauf hingewiesen, dass alle Funktionen des intrakraniellen Nervengewebes unwiederbringlich und zweifelsfrei erloschen sein können, während das Herz noch schlägt. Damit hat er prinzipiell den *Hirntod* beschrieben. Seine Beobachtungen blieben aber so lange kaum beachtet (weil klinisch ohne Konsequenzen), bis die künstliche Beatmung entwickelt war.

Seit alters her ist es nicht gelungen, den *Begriff des menschlichen Todes* formallogisch widerspruchsfrei und allgemeingültig zu definieren. Dies verwundert nicht, weil ein solches Unterfangen eine Definition des *Menschen* impliziert. Das ist uns aber unmöglich, gleich welcher Lebensanschauung man angehört: Aus *religiöser Sicht* kommt dem Menschen so etwas nicht zu. Aus sog. *atheistischer Sicht* würde man wohl kybernetisch argumentieren und da wäre spätestens seit Kurt Gödel akzeptiert, dass sich ein im System stehendes Element nicht selbst definieren kann.

Das *Faktum des Todes* ist demgegenüber so unzweifelhaft, dass zumindest auch dem angloamerikanischen Idiom der Ausdruck *todsicher („dead sure")* geläufig ist.

Das *Erscheinungsbild des Todes* ist anhand von *„tôdes zeichen"* wahrnehmbar, wie im Nibelungenlied ausgeführt [3].

> **Merke**
>
> „Todeszeichen sind naturgegeben … Sie unterscheiden sich aber wie die Lebenszeichen nach der betroffenen Beobachtungseinheit: Zelle, Gewebe, Organ … oder Gesamtlebewesen. Ein Lebewesen, dessen letzte Zelle abgestorben ist, ist zweifellos tot. Aber ebenso gewiss ist ein Lebewesen schon dann tot, wenn es für immer die Lebensmerkmale verloren hat, die es als Lebe-Wesen kennzeichnen. Alle Lebensmerkmale, die ein höheres Lebewesen kennzeichnen, entstehen durch die Tätigkeit seines Gehirns … Beim Menschen ist das Gehirn zudem die unersetzliche körperliche Grundlage für das stofflich nicht fassbare Geistige. Wie auch immer menschlicher Geist, Seele und Person verstanden werden: Ein Mensch, dessen Gehirn abgestorben ist, kann nichts mehr aus seinem Inneren und aus seiner Umgebung empfinden, wahrnehmen, beobachten und beantworten, nicht mehr denken, nichts mehr entscheiden. Mit dem völligen und endgültigen Ausfall der Tätigkeit seines Gehirns hat dieser Mensch aufgehört, ein Mensch in körperlich-

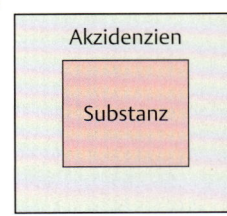
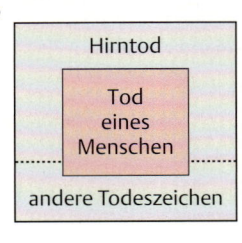

Abb. 18.1 a, b Zur Korrelation der Begriffe Hirntod und Tod eines Menschen.
a Klassisch philosophisches Prädikationsparadigma von etwas Seiendem.
b Konkretisierung im Hinblick auf den Tod eines Menschen.

geistiger oder in leiblich-seelischer Einheit zu sein. Deshalb ist [derjenige] Mensch tot, dessen [Großhirn, Kleinhirn und Hirnstamm vollständig, zweifelsfrei und unwiederbringlich] ausgefallen ist." [33]

Aus der Rechtsmedizin sind Abhandlungen über die *Validität von Todeszeichen* geläufig. Der Hirntod ist ein sicheres Todeszeichen – wenn nicht das sicherste. Es ist keine falsch positive Feststellung des Hirntodes bekannt geworden, wenn gemäß den Publikationen des Wissenschaftlichen Beirats der Bundesärztekammer [39] vorgegangen wurde (im Folgenden mit WB-BÄK abgekürzt). Zur vereinfachten Veranschaulichung der Beziehung zwischen den Begriffen „*Tod eines Menschen*" und „*Hirntod*" darf man das Prädikationsparadigma bemühen (▶ Abb. 18.1 a, b).

Dem Hirntod kommt also dabei der *Rang eines Zeichens des Todes* zu. Und zwar dergestalt, dass dieses Zeichen sicher anzeigt, dass in der Folge unumkehrbar („*point of no return*") der Tod des Menschen eintreten wird. Es erscheint für die Kommunikation ungünstig, so verkürzt zu formulieren wie: „*Der Hirntod ist der Tod des Menschen*" [38]. Man induziert damit vermeidbare Querstände innerhalb ihrer sonst üblichen Sinnes-, Sprach- und Begriffsempfindungen.

> **Merke**
>
> Günstiger erscheinen bildhafte Vergleiche wie etwa derjenige des Skispringers, der gerade von der Schanze abgehoben hat (vergleichbar mit dem Eintritt des Hirntodes) und der in baldiger Folge unweigerlich irgendwo landen wird (vergleichbar mit dem Eintritt des Todes). Niemand hat je eine andere naturgegebene Abfolge beim Skispringen (und in der klinischen Medizin) beobachtet. Kein Sportberichterstatter würde aber hierzu formulieren, der Absprung sei die Landung.

> **Definition**
>
> In Deutschland und andernorts ist diejenige Uhrzeit, zu der die Hirntoddiagnostik abgeschlossen wurde, als der *Zeitpunkt des Todes* des Individuums definiert [27].

Eine systematische Beschäftigung mit den klinischen Konsequenzen nicht Rettbarer in einem *Vegetationszustand jenseits des Komas* gibt es in der heutigen Form seit der Verfügbarkeit von Beatmungsapparaten, also etwa seit den 1960er-Jahren [9, 19]. Für dieses zunächst traditionslose Syndrom mussten *begriffliche* und *diagnostische Konzeptionen* erst erarbeitet werden. Sie wurden seither verfeinert [1, 23, 32, 34, 35, 36, 38].

Stellungnahmen/Richtlinien des WB-BÄK

Für Deutschland liegen seit 1982 offizielle Stellungnahmen des WB-BÄK zur Feststellung des Hirntodes vor [39, 40]. Sie wurden 1986, 1991 und 1997 fortgeschrieben. Dies wurde nicht deshalb erforderlich, weil sich etwa die Zeichen des Hirntodes geändert hätten oder zuvor ein medizinischer Sachverhalt nicht richtig erfasst worden wäre, sondern infolge apparatetechnischer Neuerungen, mittels derer die Feststellung des Hirntodes leichter und schneller erfolgen konnte.

In der *ersten Fortschreibung* (1986) wurde als Diagnostikum der Verlust der Wellen III–V in den akustisch evozierten Hirnstammpotenzialen sowie eine obligate EEG-Ableitung bei primär infratentoriellen Läsionen neu aufgenommen, in der *zweiten Fortschreibung* (1991) die transkranielle Doppler-Sonografie und in der *dritten Fortschreibung* (1997) die nuklearmedizinische Perfusionsszintigrafie zum Nachweis des zerebrovaskulären Stillstands.

Nachdem der WB-BÄK 1997 zum dritten Mal sog. *Entscheidungshilfen zur Feststellung des Hirntodes* fortgeschrieben hatte, wurde es kurz darauf nochmals erforderlich, den unveränderten Sachinhalt zur Feststellung des Hirntodes mit teilweise veränderten Worten zu publizieren (z. B. *Richtlinien* anstatt *Entscheidungshilfen*). Dieser Formalismus wurde infolge juristischer Zwänge erforderlich: Nach Inkrafttreten des *Transplantationsgesetzes* (TPG) am 1. Dezember 1997 lag erstmals ein Gesetzestext mit der Umschreibung des Hirntodes und einer Zuweisung neuer Aufgaben an die BÄK vor (TPG 1997). Nach § 16.1.1 des TPG stellt die BÄK „den Stand der Erkenntnisse der medizinischen Wissenschaft in Richtlinien für die Regeln zur Feststellung des Todes nach § 3.1.2 und die Verfahrensregeln zur Feststellung des endgültigen nicht behebbaren Ausfalls der Gesamtfunktion des Großhirns, des Kleinhirns und des Hirnstamms nach § 3.2.2 … fest."

Eine derartige *Richtlinie* lag aber bis 1997 nicht vor. In den vorangegangenen Stellungnahmen des WB-BÄK war zurückhaltend von *Entscheidungshilfen* die Rede gewesen. Insofern bedurfte es 1998 einer sprachlichen Anpassung der (sachlich unveränderten) dritten Fortschreibung von 1997.

Darüber hinaus musste eine sprachliche Angleichung für den Fall der Organentnahme zu Transplantationszwecken bei *Verstorbenen mit Herz-Kreislauf-Stillstand* gefunden werden (sog. *Kadaverspende*). An diesem Punkt offenbarten sich Unterschiede im Sprachempfinden zwischen Medizin und Jurisprudenz [39]. Denn unter den Umständen der „Organentnahme … bei toten Spendern gemäß TPG" muss für denjenigen Spender, an dem „äußere sichere Todeszeichen festgestellt wurde[n], … infolge von § 3.2.2 in Verbindung mit § 5.1 des TPG auch der indirekt nachgewiesene Hirntod von 2 Ärzten bestätigt werden". – Diese Formulierung ist im Rahmen der Begleitumstände juristisch folgerichtig, klingt aber für den „gesunden Menschenverstand" gewöhnungsbedürftig.

Darüber hinaus ist Vorsicht beim schnellen Studium internationaler Übersichtsartikel zu Hirntoddiagnostiken in verschiedenen Ländern geboten. Oftmals haben sich zum Zeitpunkt der Veröffentlichung wieder länderspezifische Unterschiede ergeben. Gelegentlich übersetzen angloamerikanische Autoren landessprachliche Originalveröffentlichungen unvollständig bzw. missverständlich in die – dann weltweit zitierte – englische Sprache [22].

18.1.3 Interessenfeld

Ärztliche Untersuchungen vor dem Hintergrund der Frage, ob bei einem Patienten auf der Intensivstation der Hirntod eingetreten ist, können theoretisch 3 Kategorien zugeordnet werden:

- *individual-medizinisch:* für einen Schwersterkrankten wird die Frage seiner Weiterbehandlung geklärt; der Sinn und Zweck dieser Diagnostik liegt in sich selbst;
- (erweiterbar) *dual-medizinisch:* im Hinblick auf Organtransplantationen wird die Feststellung des Hirntodes an einen Zweck gekoppelt, also instrumentalisiert;
- *kollektiv-medizinisch:* für eine Solidargemeinschaft mit endlichen Ressourcen haben sich konkurrierende Versorgungsverpflichtungen ergeben (sog. *Triage*- oder Notstandssituation).

▶ **Hirntoddiagnostik nicht als Mittel zum Zweck!** Es wird vom Autor abgelehnt, die Frage nach dem Vorliegen eines Hirntodes *ausschließlich in zweckgebundener Kopplung* – etwa an Organtransplantationen – aufzugreifen. Dennoch geschieht dies vielfach. Bisweilen begünstigen auch Überschriften offizieller Verlautbarungen eine solch unangemessen finale Kopplung: So taucht der direkte Transplantationsaspekt derzeit zumindest in den Publikationen der Schweizerischen Akademie und des deutschen WB-BÄK auf [27, 39, 40].

Sowohl Angehörige als auch medizinisch Auszubildende könnten zu der (unangemessenen) Auffassung kommen, ein Verfahren zur Feststellung des Hirntodes würde grundsätzlich nur unternommen, damit hernach eine Transplantationsmöglichkeit gegeben sei (zur abstrusen Perversion dieses Aspekts s. [17]). Aus einem weiteren Grunde erscheinen dem Autor auch offizielle deutschsprachige Publikationen zu diesem speziellen Punkt problematisch [27, 40], nach denen nämlich „eine Anfrage für eine mögliche Organspende schon *vor* der Feststellung des Todes erfolgen darf".

Infolge der Missachtung des Gebots einer strikten Trennung zwischen der Feststellung des *Hirntodes* und der *Transplantationsmedizin* kann beiden Aspekten eher geschadet werden: Man verkennt die Hirntoddiagnostik als Mittel zum Zweck und misskreditiert unter Umständen die unterstützenswerten Ziele der Transplantationsmedizin. Im Übrigen sei darauf hingewiesen, dass es in Deutschland zur Zeit der Entwicklung der Hirntoddiagnostik für die Intensivmedizin noch *keine Transplantationsmedizin* gab; diese begann erst Anfang der 1970er-Jahre [31].

▶ **Individual-medizinischer Aspekt der Hirntoddiagnostik.** Die individual-medizinische Berechtigung einer Hirntoddiagnostik hat 2 Wurzeln: ein todgeweihter Mensch und das Interesse seiner Ärzte an der Sache in dieser konkreten Lage. Der Klarheit wegen soll im Folgenden nur dieser individual-medizinische Aspekt betrachtet werden, mit Respekt vor allen – danach und prinzipiell getrennt abzuhandelnden – *kollektiven Interessenlagen* sowie derjenigen der Transplantationsmedizin.

> **Merke**
>
> Mit der Feststellung des Hirntodes befassen sich Ärzte, die „gemäß den Anforderungen der Richtlinien zum Inhalt der Weiterbildung über eine mehrjährige Erfahrung in der Intensivbehandlung von Patienten mit schweren Hirnschädigungen verfügen" [39]. Wie von der neurologisch-internistischen Gruppe um Heckmann [11] anhand von über 500 Hirntoten dargelegt, fallen etwa 80 % der Erstdiagnosen, die zum Hirntod führen, in das Fachgebiet der *Neurochirurgie* (▶ Abb. 18.2).

Besondere Aspekte bei Organtransplantationen

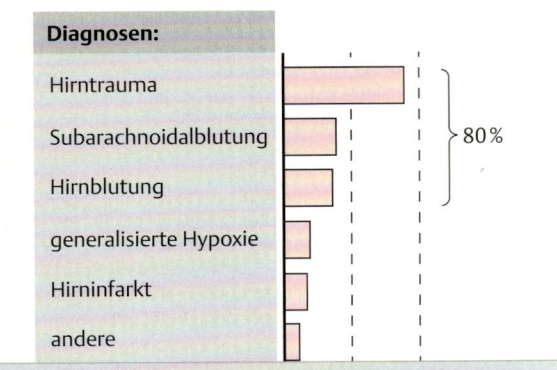

Abb. 18.2 Anlässe für 521 Feststellungen des Hirntodes. Altersmittel: 40 Jahre (von 1–84 Jahren; Daten nach [11]).

Es handelt sich also überwiegend um Endzustände der schweren Formen von Hirnverletzungen, Subarachnoidalblutungen und intrazerebralen Blutungen. Unter anderem infolge dieser Gegebenheit legt die Schweizerische Akademie fest, dass einer der beiden Ärzte, die klinisch den Hirntod feststellen, Facharzt für Neurochirurgie oder Neurologie bzw. (bei Kindern) Neuropädiatrie ist [27].

18.1.4 Kommunikation über das Hirntodkonzept

„Missverständliche und unzutreffende Äußerungen auch von Ärzten zum Tod durch völligen und endgültigen Hirnausfall ('Hirntod') können die Bevölkerung verunsichern und ihr Vertrauen zu den Ärzten schädigen" [33].

▶ **Vermischung verschiedener Sprachebenen.** In der Kommunikation über den Hirntod ist eine Vermischung verschiedener Sprachebenen kaum zu vermeiden. Zwischen diesen Sprachebenen gibt es unterscheidbare Begriffsbesetzungen ähnlich klingender Wörter mit unterscheidbarer Bedeutung und veränderlichem Bezug (Bewusstsein, Leben, Mensch, Person, Seele, Tod).

Auch die Frage nach den *organischen Grundlagen von Bewusstsein* enthüllt Schwachpunkte der Leistungsfähigkeit der Sprache als einem Mittel zwischenmenschlicher Verständigung: So dürfte es für viele der im Gesundheitswesen Tätigen geläufig sein, dass jeder Patient mit einem – zwar seltenen, aber vollständigen und unwiederbringlichen – Funktionsverlust wesentlicher Teile des zentralen Nervensystems bei Bewusstsein sein kann: Patienten mit Querschnittlähmung ab C1, Locked-in-Syndrom (LIS), Z. n. Hemisphärektomie oder Hypophysektomie. Für denjenigen, der diesbezüglich keine eigene Anschauung hat, dürfte die Vorstellung, dass Bewusstsein möglich ist, obwohl ein wesentlicher Teil des zentralen Nervensystems fehlt, zumindest gewöhnungsbedürftig sein.

▶ **Locked-in-Syndrom.** Des Weiteren bedarf es gewisser Vorkenntnisse und eines Verdachtmoments, um dahinter zu kommen, dass man mit einem Patienten, dem man wegen vollständig fehlender Motorik an Gliedmaßen und mimischer Muskulatur zunächst eine Bewusstlosigkeit unterstellt hätte, durch Auf- und Abwärtsbewegungen der Augäpfel eine Art Morsecode verabreden kann, der keinerlei Zweifel daran lässt, dass der Betroffene nicht nur bei Bewusstsein, sondern auch im Stande ist, komplexe Satzgefüge zu codieren! Diese klinische Symptomenkombination einer *Deefferenzierung* wurde erstmals von Poeck [25] beschrieben. Die heutige Namensgebung als Syndrom des Eingeschlossenseins (*Locked-in-Syndrom*, s. u.) geht auf schottische Neurowissenschaftler zurück [24]. Man unterscheidet ein „klassisches" von einem „kompletten" Locked-in-Syndrom: Beim klassischen LIS ist eine Kommunikation über Augenbewegungen möglich; die Arbeitsgruppen um Bauer [5] und Meienberg [18] erwogen zusätzlich Locked-in-Syndrome, bei denen diese letzte Efferenz zur Kommunikation auch noch wegfalle.

Im Vorgriff der weiter unten ausgeführten Vorgehensweise bei der konkreten Feststellung des Hirntodes sei zur Beruhigung des Lesers hier so viel festgestellt: Der extrem seltene Zustand eines *kompletten Locked-in-Syndroms* würde gemäß den deutschen Richtlinien nach der klinischen Untersuchung deswegen nicht falsch positiv dem Hirntod zugeordnet, weil im Rahmen der unabdingbaren Forderung nach Erfüllung der *Voraussetzungen* die Art der Hirnerkrankung zunächst einmal geklärt werden müsste. Dabei würde sich dann entweder durch eine computergestützte Bildgebung und/oder eine transkranielle Doppler-Sonografie ergeben, dass es sich primär um eine Erkrankung des Hirnstamms in der hinteren Schädelgrube handelt. Demnach wäre die Ableitung eines EEG obligat. Dieses EEG wäre nicht isoelektrisch. Somit wäre zwar ein schwerstgradiges klinisches Defektsyndrom gegeben, aber das EEG würde nahelegen, dass nicht alle Hirnanteile vollständig funktionslos sind.

Das Umfeld des *klassischen Locked-in-Syndroms* ist u. a. in dem per Augenalphabet diktierten Buch des ehemaligen Chefredakteurs der französischen Modezeitschrift „Elle" nach einer Thrombose der A. basilaris beschrieben [4].

▶ **Organische Grundlagen des Bewusstseins.** Eine schlüssige Beantwortung der Frage nach den organischen Grundlagen des Bewusstseins fällt auch aus weiteren Gründen schwer. Nicht alle Teile des *Großhirns* erzeugen Bewusstsein, andererseits sind gewisse *Hirnstammanteile* für bewusstes Sein unverzichtbar. Wie verflochten die neuroanatomischen Zusammenhänge sein können, hat etwa die Dokumentation der neuropathologischen Befunde von K. A. Quinlan ergeben, die nach einem Herz-Kreislauf-Stillstand im 21. Lebensjahr noch über ein Jahrzehnt im sog. apallischen Syndrom „überlebte" [15]. Diese Darstellung belegt auch, dass wissenschaftliche Ausdrücke wie „apallisches Syndrom" (wörtlich verstanden) irreführen können, weil anatomisch betrachtet die Hauptstörung nicht im Hirnmantel (*Pallium*) liegen muss.

> **Merke**
>
> Bezüglich der Wortwahl bei Prüfungen, ob der Hirntod vorliegt, hat sich Folgendes bewährt:
> - *Vor* der Einleitung des Feststellungsverfahrens gemäß den Richtlinien bieten sich Ausdrücke wie *tiefes Koma* oder *Bulbärhirnsyndrom* an.
> - *Während* des Verfahrens prüfe man das Vorliegen eines *Hirntodsyndroms*.
> - *Nach* dem regelrechten Verfahrensabschluss (gemäß Richtlinien) ist ein Patient entweder *hirntot* oder nicht.

Jedes Beiwort zu „hirntot" ist entbehrlich. Im Zweifel ist dem Patienten eben *nicht eindeutig* das Zeichen des Hirntodes zuzuordnen. Insofern wirken Verknüpfungen des Wortes *Hirntod* mit Beiwörtern eher verwirrend (etwa neokortikaler Tod, Teilhirntod, Hirnstammtod, dissoziierter oder intravitaler Hirntod sowie Whole Brain Death/Higher Brain Death) [14, 16, 22].

▶ **Beurteilung des Bewusstseinszustands anhand von Skalen.**
Bei der Beurteilung des Bewusstseinszustands allein anhand von Skalen sei zur Vorsicht geraten. Die üblichste Skala zur Einordnung von Bewusstseinstrübungen und Komatiefen ist die *Glasgow-Koma-Skala (GCS)* mit Punkträngen zwischen 3 und 15 [28]. Für den klinischen Alltag nimmt man die Grenze zur Bewusstlosigkeit für Zustände ≤ GCS 8.

Ein *bewusstseinsklarer* Patient im *kompletten Locked-in-Syndrom* erhielte in dieser Skala unter Umständen den geringsten Wert von 3 Punkten. Ein *hirntoter* Patient mit erhaltener *spinaler Beugeabwehr* erhielte einen Wert von 5 oder 6 Punkten und befände sich demnach scheinbar (!) in der Nähe der sog. *Bewusstseinsgrenze* von 8 Punkten.

Im Hinblick auf das Detail der *fehlenden Integrationsfähigkeit des Gehirns* ist der Hirntod selbstverständlich und grundsätzlich ganz anders einzuordnen als die sog. *apallischen* oder gar *Locked-in-Syndrome*, für die (pflegeabhängig) auch Überlebenszeiten im Bereich von Jahren möglich sind, weil die Integrationsfähigkeit des Gehirns eben nicht vollständig erloschen ist.

> **Merke**
>
> ▶ **Enthauptungslinie.** Das Festhalten an einer *Enthauptungslinie* im Bereich des Hinterhauptslochs am Neuralsegment C0/1 als Grenze, oberhalb derer die Funktion der zentralnervösen Substanz vollständig, zweifelsfrei und unwiederbringlich erloschen sein muss, wirkt einer Aufweichung und Misskreditierung des Hirntodkonzepts entgegen. Sie ist anschaulich, stabil und praktikabel.

Das Vorliegen von *Fieber* – als potenziell oberer Halsmarkleistung – widerspricht nach den Richtlinien [39] der Feststellung des Hirntodes nicht. Dasselbe wurde für das Fortbestehen einer intakten *Schwangerschaft* festgelegt, weil diese vornehmlich durch die Plazenta aufrechterhalten werde. Die Richtlinien fordern formal auch nicht das Vorliegen eines *Diabetes insipidus* oder eines Zusammenbruchs des Salz- und Wasseräquilibriums auf der Grundlage ausgefallener hypothalamisch-hypophysärer Leistungen. – Zumindest bewusst machen sollte man sich im Rahmen der Hirntoddiagnostik einmal mehr die komplexe Steuerung der *Tränensekretion*. Das Zusammenspiel von *sympathischen*, *parasympathischen* und *nicht neuralen Elementen* scheint letztlich nicht vollständig geklärt zu sein [12, 13].

18.1.5 Feststellung des Hirntodes in Deutschland

Auf den Inhalt der Richtlinien [39] wird im Folgenden nicht im Detail, sondern nur mit kleineren Kommentaren eingegangen, weil die Ausführungen im *Deutschen Ärzteblatt* bezüglich der *Ebenen von Hirntodkriterien* und *-tests* verbindlich sind. Sie haben quasi Gesetzescharakter, inklusive der Anforderung an die Dokumentation der Feststellung eines Hirntodes; diese ist unter Verwendung des publizierten Formblattes vorzunehmen (s. [39], Protokoll zur Feststellung des Hirntodes). Das heißt, wer den Hirntod feststellen will, kann dies nicht allein auf der Grundlage des Studiums von Sekundärliteratur bewerkstelligen. Unabdingbar ist die Lektüre der Textreferenzen [39] für Deutschland oder [27] für die Schweiz.

Die praktische Anwendung dieser Richtlinien erfolgt in 3 Stufen (die in hierarchischer Folge abzuarbeiten sind) der Fragestellung auf die Erfüllung
- der spezifischen *Voraussetzungen* sowie
- eines bestimmten *klinischen Syndroms* und
- des Nachweises, dass dieses Syndrom *irreversibel* ist.

Stufe I: Voraussetzungen

Adäquate Voraussetzungen können auf Arzt- und Patientenseite infrage gestellt werden.

Voraussetzungen auf ärztlicher Seite

> **Merke**
>
> Die Untersuchung wird von 2 in dieser Hinsicht *erfahrenen* Ärzten durchgeführt, die *unabhängig von jedem Transplantationsteam* sind. Sie sollten auch untereinander in keinem Abhängigkeitsverhältnis stehen (z. B. Oberarzt/Assistent derselben Klinik). Faktisch ist hierfür der Facharztstandard aus denjenigen medizinischen Disziplinen zu fordern, die gemäß den Anforderungen der Richtlinien zum Inhalt der Weiterbildung über eine mehrjährige Erfahrung in der Intensivbehandlung von Patienten mit schweren Hirnschädigungen verfügen. Für die oben problematisierte „indirekte Feststellung des Hirntodes" genügt das Zeugnis von 2 approbierten Ärzten ([39]: Anmerkung 5).

Bei Säuglingen und Kleinkindern ist eine langjährige, spezielle klinische Erfahrung erforderlich [29, 30]. Bei Frühgeborenen vor der 37. Schwangerschaftswoche ist das Verfahren nicht anwendbar. Bei schweren begleitenden Verletzungen von Gesicht, Lunge oder chronisch CO_2-adaptierten Patienten sind einige der Testverfahren zum Teil nicht oder nur unvollständig durchführbar. In solchen Fällen ist der zerebrovaskuläre Kreislaufstillstand nachzuweisen [20, 27, 39].

Grundsätzlich können, wollen und sollen die Richtlinien nicht die individuelle ärztliche *Verantwortung* und *Freiheit* ersetzen. Im Vorspann der Richtlinien heißt es: „*Der Hirntod kann in jeder Intensivstation (!) auch ohne ergänzende apparative Diagnostik festgestellt werden.*" Das gilt aber nur dann, wenn *keine Verletzung* unterhalb des Kleinhirnzeltes (infratentoriell) vorliegt und das *zweite Lebensjahr* bereits vollendet ist: Für beides ist nämlich ein EEG (oder ein apparatives Analogon) obligat.

Gelegentlich wird gefragt, ob Ärzte, die an der Behandlung und/oder Primärdiagnostik eines Patienten beteiligt waren, an der Feststellung des Hirntodes mitwirken dürfen. Hierzu lassen sich grundsätzlich – nach Ansicht des Autors – keine Gegenargumente ableiten. Im Gegenteil, oftmals sind den vorbehandelnden Ärzten Anamnese, Medikation, Befunde und die spezielle Entwicklung im Verlauf aus persönlicher Anschauung besser bekannt als sekundär Hinzukommenden.

Voraussetzungen aufseiten des Patienten

> **Merke**
>
> Beim Patienten muss eine schwere Hirnschädigung bewiesen und abgeklärt sein. Folgende Umstände müssen ausgeschlossen sein: Intoxikationen, Unterkühlung, Schock und Koma aufgrund endokriner und/oder metabolischer Ursachen. – Diese Vorgabe beugt einer klinisch falsch positiven Feststellung des Hirntodes vor bei Patienten mit einer primären Körperkerntemperatur von unter 35 °C, im Barbituratkoma oder auch bei einer Polyradiculitis cranialis.

Bemerkenswert erscheint, dass die Richtlinien [39] zwar fordern, dass die Art der Hirnschädigung bekannt und abgeklärt sein soll, dass zwischen *sekundärer* und *primärer* Schädigung zu unterscheiden sei, bei Letzterer auch noch zwischen *supra-* und *infratentorieller Läsion*, dass aber bisher im Rahmen der Feststellung

Besondere Aspekte bei Organtransplantationen

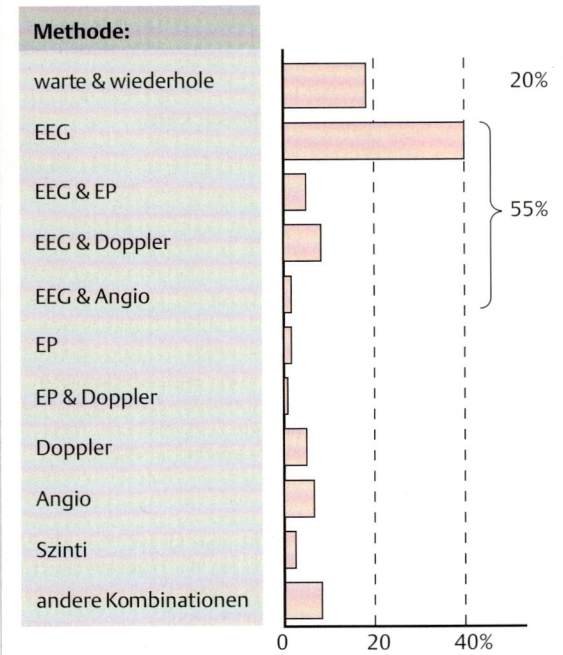

Abb. 18.3 Feststellung des Hirntodes in 667 Fällen an 29 deutschen Kliniken für Neurochirurgie von 1992 nach klinischer Untersuchung zuzüglich verschiedener Methoden.
Angio = transfemorale Katheterangiografie; Doppler = transkranielle Doppler-Sonografie; EP = evozierte Hirnstammpotenziale; Szinti = Perfusionsszintigrafie mit ^{99m}Tc-Hexamethylpropylenaminoxim (^{99m}Tc-HMPAO) (nach Frowein R. A. 1997, persönliche Mitteilung).

des Hirntodes in Deutschland keine zerebrale Bildgebung (etwa CT oder MR) als obligat eingestuft wird.

Eine Recherche von Frowein (▶ Abb. 18.3) dokumentierte, anhand welcher Verfahren auf fast 30 neurochirurgischen Intensivstationen in Deutschland im Jahre 1992 in über 660 Fällen der Hirntod diagnostiziert wurde. Diese sorgsame Erhebung belegt u. a., dass der Irreversibilitätsnachweis durch Wartezeit allein in weniger als 20 % der Fälle (n = 126) beschritten wurde. Demgegenüber wurde in über der Hälfte der Fälle (n = 363) ein EEG abgeleitet [6].

Stufe II: Klinisches Syndrom

Merke

Der vollständige Ausfall der Funktionen des *intrakraniellen Zentralnervensystems oberhalb der Ebene des Hinterhauptlochs* (exklusive der Hypophyse) muss zweifelsfrei anhand von 3 Gegebenheiten belegt sein:
- Bewusstlosigkeit mit (mittel-)weiten, starren Pupillen,
- Verlust der Hirnstammreflexe und
- Atemstillstand.

Diese 3 Gegebenheiten repräsentieren die europa- bzw. weltweit anerkannten *Kriterien des Hirntodes* [1]. Die *Testverfahren* variieren aber von Land zu Land.

Entsprechende Details zur Erhebung des klinischen Syndroms sind in den Richtlinien [39] hinreichend dargelegt.

▶ **Dokumentation der Oxygenation beim Apnoetest.** Lediglich bei der Dokumentation des diesbezüglich kompliziertesten Manövers, des Apnoetests, empfiehlt sich nach Auffassung des Autors eine Zusatzdokumentation, die nicht mit dem optimierbaren Musterprotokoll abgefragt wird:
- $paCO_2$ vor Diskonnektion vom Respirator in mmHg,
- paO_2 vor Diskonnektion in mmHg,
- Dauer der Diskonnektion in Minuten und Sekunden,
- $paCO_2$ bei Rekonnektion in mmHg,
- paO_2 bei Rekonnektion in mmHg.

Die Dokumentation der Oxygenation im Rahmen des Apnoetests erscheint u. a. auch aus theoretischen Gründen nicht unerheblich: Ein *reflektorischer Atemzug bei Hypoxygenation* muss dem Syndrom nicht widersprechen, weil dieser Reflex theoretisch extrakraniell – über Sensoren am Karotisknoten – ausgelöst werden kann.

▶ **Modifikation des Apnoetests.** Es können Probleme mit der Durchführung einer hinreichend langen Apnoe im Rahmen eines begleitenden Thoraxtraumas entstehen. Falls etwa die periphere Pulsoxymetrie nach Diskonnektion des Endotrachealtubus vom Respirator einen inakzeptablen Abfall der Sauerstoffsättigung anzeigt, kann der Test dahingehend modifiziert werden, dass die Apnoe unter bleibender Konnektion am strikt *ruhenden Respirator unter positivem endexspiratorischen Alveolardruck* getestet wird. Man kann sich in dieser Weise insbesondere dann behelfen, wenn vorwiegend extrapulmonale Faktoren (Pleuraerguss etc.) zum Kollabieren druckloser Alveolen führen und die transalveoläre Sauerstoffdiffusion noch unbehindert ist. – Im Zweifel wird der zerebrovaskuläre Kreislaufstillstand nachgewiesen.

Stufe III: Irreversibilitätsnachweis

Merke

Der Nachweis, dass der im Rahmen der Feststellung des Hirntodes zunächst einmalig erhobene klinische Befund zweifelsfrei einen Zustand des unumkehrbar eingetretenen Funktionsausfalls des gesamten intrakraniellen Zentralnervensystems widerspiegelt, kann grundsätzlich auf folgende Arten geführt werden:
- durch *Wiederholung der klinischen Untersuchung* nach einer (alters- und befundabhängigen) Wartezeit (die für reife Neugeborenen und für Erwachsene mit sekundärer Hirnschädigung derzeit auf 72 h festgelegt wurde) oder
- durch simultane Anwendung *apparatemedizinischer Zusatzuntersuchungen* (eine ergänzende apparatemedizinische Untersuchung ist bei allen Kindern unter 2 Jahren obligat).

▶ **Apparatemedizinische Zusatzuntersuchungen.** In Deutschland ist die Feststellung des Hirntodes dem Grunde nach quasi *einzeitig* möglich. Das heißt, obligate *Schwebezeiten*, wie sie etwa mit mindestens 2 h vom Obersten Sanitätsrat in Österreich [22] empfohlen wurden, müssen in Deutschland nicht eingehalten werden, sofern zweifelsfrei mindestens eines der 3 folgenden Phänomene nachgewiesen wird:
- hirnelektrische Stille (EEG);
- Verschwinden von zuvor evozierbaren Hirnstammpotenzialen (frühe akustisch evozierbare Potenziale [FAEP] oder somatosensibel evozierbare Potenziale [SEP]);
cave: Dieser Test ist nur bei primär supratentoriellen und sekundären Hirnläsionen valide!
- intrakranieller Kreislaufstillstand [8] mittels transkranieller Doppler-Sonografie (TCD), Perfusionsszintigrafie (etwa mit

$^{99\,m}$Tc-Hexamethylpropylenaminoxim [$^{99\,m}$Tc-HMPAO]) oder selektiver arterieller Angiografie (etwa digitale Subtraktionsangiografie [DSA]). Die Schweizer Richtlinien [27] akzeptieren hierzu auch die „Spiral-Computertomografie".

Es erscheint fraglich, ob die deutschen Richtlinien bezüglich der Ausführungen zur Angiografie – dem früheren Goldstandard zum Nachweis eines hirnarteriellen Kreislaufstillstands [10] – eine Entscheidungshilfe geben. Denn es heißt: „Die Indikationsstellung zur selektiven arteriellen Angiografie setzt Möglichkeiten *therapeutischer* Konsequenzen voraus" ([39], Anmerkung 8). Diese Aussage ist zumindest dahingehend etwas schwer verständlich, dass über die Fortführung aller nicht radiologischen Behandlungsformen ohnehin meist erst nach Abschluss der gesamten Diagnostik auf das Vorliegen des Hirntodes entschieden wird.

In Deutschland werden derzeit die aus neuromedizinischer Sicht entscheidungshilfreichen Angiografien mit der Frage nach dem Vorliegen eines intrakraniellen Zirkulationsstillstands zunehmend seltener durchgeführt. Durch eine Publikation der SAMW [27] erscheint die Etablierung der weniger invasiven computergestützten Verfahren (Angio-CT oder -MR) auch für Deutschland absehbar.

▶ Tab. 18.1 fasst die Abfolge klinischer und ggf. erforderlicher apparativer Zusatzuntersuchungen im Rahmen der Feststellung des Hirntodes zusammen.

Merke

Unabhängig vom Nachweisverfahren ist also auch die protrahiert *falsch negative* bzw. unangemessenerweise unterlassene Feststellung des objektiv eingetretenen Hirntodes misslich. Wenn es schon nicht Gegenstand der Hirntoddiagnostik sein kann, festzulegen, wann der Hirntod exakt eingetreten ist, sondern nur, *dass* dies irgendwann zuvor zweifelsfrei und unwiederbringlich der Fall war, dann sollte dieser unvermeidbare „Aufschub" der Diagnostizierbarkeit gering gehalten werden.

18.1.6 Schlussbemerkung

Wir haben uns beträchtlich vom ersten Intensivzimmer, dem *„Cubiculum valde infirmorum"*, des Klosters zu St. Gallen entfernt. Intensivmedizin ist komplexer geworden. Mancher wünschte sich – in der Vielfalt des Stresses und gelegentlich am Rande seelisch-körperlicher Zerreißproben der heutigen Intensivmedizin – insbesondere in der Betreuung von Hirntoten und ihren Angehörigen eine Orientierungshilfe [27].

Der Benediktinermönch hat es da in gewisser Hinsicht einfacher: Er hat seine althergebrachte *Regula*, von der allerdings auch wir noch etwas lernen können, denn auch heute wird von uns Ärzten erwartet, dass wir *gewissenhaft* sind und *nichts* in der Sorge um Kranke und Sterbende *vernachlässigen* [26].

So führt das Nachdenken über den Tod zur Erkenntnis, dass die Medizin gewisse Fortschritte den Naturwissenschaften und ihre Menschlichkeit nicht naturwissenschaftlich fassbaren Gegebenheiten verdankt [33]. – Wer an weitergehenden Ausführungen hierzu interessiert ist, der sei auf die ausführlichere Abhandlung des Autors a. a. O. verwiesen [36].

Kernaussagen

Fragestellung und historisches Verständnis
Einige Wurzeln der heutigen Intensivmedizin, ohne die es kein Hirntodkonzept gäbe, lassen sich konzeptionell bis ins frühe Mönchtum des Benedikt von Nursia zurückverfolgen. Im naturwissenschaftlichen Sinne wurde das Phänomen des Hirntodes bereits 1796 von Bichat beschrieben. Es erhielt aber erst durch die Verfügbarkeit von Beatmungsmaschinen zu Beginn der 1960er-Jahre klinische Relevanz. Seither hält eine mehrschichtige, bis heute nicht abgeschlossene Diskussion an.

Interessenfeld
Neurologisch und intensivmedizinisch erfahrene Ärzte (z. B. Neurochirurgen, Neurologen, Neuropädiater, Anästhesisten, Intensivmediziner) widmen sich der Frage der Hirntoddiagnostik nach sorgsamer Prüfung der Sachlage und interdisziplinärem Informationsaustausch vollständig eigenverantwortlich und ohne jedwede Zweckbindung (etwa an eine Transplantation). Die Tätigkeit der diagnostizierenden Ärzte ist standardisiert und im Detail nachprüfbar. Angehörige können Einsicht in die zur Dokumentation vorgeschriebenen Protokollbögen nehmen. Es kann sogar nach entsprechender Vorbereitung für Angehörige vorteilhaft sein, auf Wunsch beim Untersuchungsgang zur Feststellung des Hirntodes anwesend zu sein, um emotionale Spannungen besser zu verarbeiten, die sonst posthum auch noch über Monate und Jahre unbewältigt bleiben können.

Kommunikation über ein Konzept
Viele Begriffe, auf die man für solche Diskussionen kaum verzichten kann (wie z. B. Tod, Seele, Leben, Mensch, Bewusstsein), sind weder wissenschaftlich widerspruchsfrei noch allgemein verbindlich definiert.

Feststellung des Hirntodes in Deutschland
Es besteht ein gewisser Konsens europaweit, wie der Hirntod festzustellen ist. Im Wesentlichen geschieht dies anhand eines Drei-Stufen-Planes:
1. Sind die Voraussetzungen zur Feststellung des Hirntodes auf Arzt- und Patientenseite überhaupt gegeben – oder muss noch gewartet, weitergehend diagnostiziert und behandelt oder ein Facharzt einer anderen Disziplin hinzugezogen werden?
2. Besteht ein bestimmtes klinisches Syndrom aus:
    a) Koma mit beidseits weiter, lichtstarrer Pupille,
    b) Nichtauslösbarkeit der Hirnstammreflexe und
    c) Apnoe?
3. Ist das klinische Syndrom aus 2) irreversibel?

Schlussbemerkung
Das Nachdenken über den Tod führt zu der Erkenntnis, dass die Medizin gewisse Fortschritte den Naturwissenschaften und ihre Menschlichkeit nicht naturwissenschaftlich fassbaren Gegebenheiten verdankt.

Tab. 18.1 Synopse der Abfolge klinischer und ggf. erforderlicher apparativer Zusatzuntersuchungen im Rahmen der Feststellung des Hirntodes in Abhängigkeit vom Lebensalter und der Art der Hirnschädigung [38, 39].

Lebensalter	Art der Hirnschädigung			Beobachtungszeit[0]	Apparative Zusatzuntersuchungen					
	Primär		Sekundär		Neurophysiologie			Hirndurchblutung [5,7]		
	Supratentoriell	Infratentoriell			EEG	FAEP	SEP	TCD	Szinti	Angio
Frühgeborene (<37 Wochen post menstr.)	Hirntodkriterien nicht anwendbar			entfällt						
Reife Neugeborene (0–28 Tage)	+	+	+	72 h [3]	2-mal [1]	unsicher	ungeeignet	unsicher	unsicher	technisch schwierig
Säuglinge (29–365 Tage)	+	+	+	24 h [3]	2-mal [1]	2-mal [4]	ungeeignet	2-mal [4]	1-mal [2]	technisch schwierig
Kleinkinder (366–730 Tage)	+	+	+	24 h [3]	2-mal [1]	2-mal	ungeeignet	2-mal	1-mal [2]	technisch schwierig
Kinder >730 Tage Erwachsene	+			12 h [6]	1-mal	1-mal	1-mal	1-mal	1-mal	1-mal
		+		12 h [6]	1-mal [1]	ungeeignet	ungeeignet	1-mal [1]	1-mal [1]	1-mal [1]
			+	72 h	1-mal	1-mal	1-mal	1-mal	1-mal	1-mal

Angio = selektive zerebrovaskuläre Katheterangiografie
ECD = Ethyl-Cysteinat-Dimer
EEG = Elektroenzephalogramm (zu Details der neurophysiologischen Untersuchungen im Rahmen der Hirntoddiagnostik sei auf spezielle Ausführungen verwiesen ([6]; [39]: p B1512)
FAEP = frühe akustisch evozierte Potenziale (vergleiche Bemerkung zu EEG)
HMPAO = Hexamethylpropylenaminoxim
SEP = somatosensorisch evozierte Potenziale (vergleiche Bemerkung zu EEG)
Szinti = Hirnperfusionsszintigrafie (^{99m}Tc-ECD/-HMPAO)
TCD = transkranielle Doppler-Sonografie
0 = geforderter Zeitraum zwischen den jeweils ersten und den letzten komplett dokumentierten Protokollen über das Vorliegen des klinischen Hirntodsyndroms von 2 Untersuchern, sofern der Hirntod allein durch klinische Untersuchungen diagnostiziert werden soll;
die rein klinische Diagnostik des Hirntodes ist allerdings unter 2 Gegebenheiten in Deutschland nicht möglich:
- bei Kindern, die zwar später als 37 Wochen post menstruationem geboren wurden, aber das zweite Lebensjahr noch nicht vollendet haben (0–730 Tage);
- bei primär infratentorieller Hirnläsion im Erwachsenenalter;
- unter beiden Gegebenheiten sind apparative Zusatzuntersuchungen für die Diagnose des Hirntodes obligatorisch; 1 = bei primär infratentorieller Hirnschädigung ist in jedem Falle entweder eine hirnelektrische Stille (sog. Nulllinien-EEG) oder der zerebrovaskuläre Kreislaufstillstand nachzuweisen;
2 = nach der zweiten klinischen Untersuchung;
3 = bei Kindern bis zum 730. Lebenstag kann die Hirntoddiagnostik nicht allein nach der jeweiligen Beobachtungszeit diagnostiziert werden; die zusätzliche Durchführung einer der nebenstehenden apparativen Zusatzuntersuchungen ist verbindlich vorgeschrieben; ist beispielsweise ein zerebrovaskulärer Zirkulationsstillstand durch Perfusionsszintigrafie nachgewiesen, so ist keine zusätzliche EEG-Ableitung erforderlich (Angstwurm H, persönliche Mitteilung 06.08.1998);
4 = bisher nur wenige Literaturmitteilungen für das erste Lebenshalbjahr;
5 = der Nachweis eines zerebrovaskulären Stillstands (bei ausreichendem systemarteriellen Blutdruck) wird für Zweifelsfälle als obligat vorgeschrieben;
bei offenen Schädel-Hirn-Traumata, im Z. n. dekompressiver Kraniektomie oder bei sekundären Hirnschäden kann trotz irreversibel erloschener Gesamtfunktion des intrakraniellen ZNS die Blutzirkulation teilweise erhalten sein; die Irreversibilität muss dann, sofern der Hirntod diagnostiziert werden soll, entweder durch Verlaufsbeobachtung oder neurophysiologische Befunde nachgewiesen werden;
6 = gemäß den Schweizer Richtlinien ([28]: SAMW 2005) 6 h
7 = gemäß den Schweizer Richtlinien ([28]: SAMW 2005) auch „Spiral-Computertomografie"

Literatur

Referenzen

[1] Ad Hoc Committee of the Harvard Medical School. A definition of irreversible coma. JAMA 1968; 205: 85 – 88

[2] Anonymus (um 820). Der karolingische Klosterplan von St. Gallen – Facsimile-Wiedergabe in acht Farben. St. Gallen, Historischer Verein des Kantons St. Gallen, 1952/1983

[3] Anonymus (um 1200). Das Nibelungenlied. Grosse S, Bartsch K, Boor HD, Hrsg. Stuttgart: Reclams Universal-Bibliothek Nr. 644, Philipp Reclam jun.; 2002: 300 – 301, Strophe 987

[4] Bauby JD. Schmetterling und Taucherglocke. Wien: Paul Zsolnay; 1997

[5] Bauer G, Gerstenbrand F, Rumpl E. Varieties of the locked-in-syndrome. J Neurol 1979; 221: 77 – 91

[6] Besser R, Ferbert A, Hinrichs H et al. Empfehlungen der Deutschen Gesellschaft für klinische Neurophysiologie (Deutsche EEG-Gesellschaft) zur Bestimmung des Hirntodes. Klin Neurophysiol 2001; 32: 38 – 41

[7] Bichat X (1796). Recherches physiologiques sur la vie et la mort. Paris: Faksimile GF-Flammarion; 1994

[8] Ducrocq X, Hassler W, Moritake K et al. Consensus opinion on diagnosis of cerebral circulatory arrest using Doppler Sonography – Task Force Group on cerebral death of the Neurosonology Research Group of the World Federation of Neurology. J Neurol Sci 1998; 159: 145 – 150

[9] Fischgold H, Mathis P. Obnubilations, comas et stupeurs. EEG Clin Neurophysiol, Suppl. 1959; 11: 53 – 68

[10] Greenberg MS. Brain death. In: Greenberg MS, ed. Handbook of Neurosurgery. New York: Thieme; 2006: 164 – 170

[11] Heckmann JG, Lang CJG, Hauser I et al. Hirntoddiagnostik im Einzugsgebiet der Neurologischen Universitätsklinik Erlangen von 1984 bis 1994. DMW 1996; 121: 1349 – 1353

[12] Hirata H, Okamotgo K, Tashiro A et al. A novel class of neurons at the trigeminal subnucleus interpolaris/caudalis transition region monitors ocular surface fluid status and modulates tear production. J Neurosci 2004; 24: 4224 – 4232

[13] Hodges RR, Dartt DA. Regulatory pathways in lacrimal gland epithelium. Int Rev Cytol 2003; 231: 129 – 196

[14] Jones DG. The problematic symmetry between brain birth and brain death. J Med Ethics 1998; 24: 237 – 242

[15] Kinney HC, Korein J, Panigrahy A et al. Neuropathological findings in the brain of Karen Ann Quinlan. The role of the thalamus in the persistent vegetative state. N Engl J Med 1994; 330: 1469 – 1475

[16] Kurthen M, Linke DB, Reuter BM et al. Das Subjekt des Todes. Zur aktuellen Kontroverse um hirnorientierte Todesbestimmungen. Diskussionsforum Medizinische Ethik 1991; 5: D 10

[17] McClure K. Trauma – The terrifying new medical Thriller. London: Simon & Schuster; 1995 (dtsch.: Berlin: Ullstein; 1997)

[18] Meienberg O, Mumenthaler M, Karbowski K. Quadriparesis and nuclear oculomotor palsy with total bilateral ptosis mimicking coma. A mesencephalic „locked-in- syndrome"? Arch Neurol 1979; 36: 708 – 710

[19] Mollaret P, Goulon M. Le coma dépassé. Rev Neurol 1959; 101: 3 – 15

[20] Moskopp D, Kurthen M, Wassmann H. Klinische und apparative Diagnostik des Hirntodes. Eine problemorientierte Falldarstellung. EEG-Labor 1994; 16: 87 – 99

[21] Österreichisches Bundesinstitut für Gesundheitswesen. Empfehlungen zur Durchführung der Hirntoddiagnostik entsprechend dem Beschluss des Obersten Sanitätsrates vom 22. November 1997. Wien

[22] Pallis C. From brain death to brain stem death. Br Med J 1982; 285: 1487 – 1490

[23] Penin H, Käufer C. Der Hirntod. Todeszeitbestimmung bei irreversiblem Funktionsverlust des Gehirns. Stuttgart: Thieme; 1969: 135 – 142

[24] Plum F, Posner JB. The Diagnosis of Stupor and Coma. Philadelphia: FA Davis; 1966: 10

[25] Poeck K. Bemerkenswerte Symptomkombination bei Basilaristhrombose. Nervenarzt 1958; 29: 317 – 319

[26] Probst B. Regula Benedicti e Codice Sangallensi 914. St. Ottilien: EOS; 1983: cap. XXXVI, Verse 1 & 6 (p. 95 = fol.48^r [47^r]): „Infirmorum cura ante omnia & super omnia adhibenda est; … Ergo cura maxima sit abbati ne aliquam neglegentiam patiantur"

[27] Schweizerische Akademie der Medizinischen Wissenschaften. Feststellung des Todes mit Bezug auf Organtransplantationen – Medizinisch-ethische Richtlinien der SAMW. Schweizer Ärztezeitung 2005; 86: 1859 – 1870

[28] Teasdale G, Jennett B. Assessment of coma after head injury. Acta Neurochir (Wien) 1976; 34: 45 – 55

[29] Vardis R, Pollack MM. Increased apnoe threshold in a pediatric patient with suspected brain death. Crit Care Med 1998; 26: 1917 – 1919

[30] Vecchierini-Blineau MR, Moussalli-Salefranque F. Diagnostic de la mort cérébrale chez le nouveau-né et l'enfant. Neurophysiol Clin 1992; 22: 179 – 190

[31] Wissenschaftlicher Beirat der Bundesärztekammer. Kriterien des Hirntodes – Entscheidungshilfen zur Feststellung des Hirntodes. Dtsch Aerztebl 1997; 94: B1032 – 1039

Weiterführende Literatur

[32] Academia Eurasiana Neurochirurgica. Brain death. Acta Neurochir (Wien) 1990; 105: 78 – 86

[33] Dudziak R, Herrmann HD, Jerusalem F et al. Erklärung deutscher wissenschaftlicher Gesellschaften zum Tod durch völligen und endgültigen Hirnausfall („Hirntod"). 1994; im Internet: http://www.dgai.de/eev/EEV_2011_S_51-52.pdf; Stand: 19.06.2013

[34] Frowein RA, Firsching R, Lackner K et al. The history of diagnosis of brain death. In: Diemath HE, Sommerauer J, von Wild KRH, eds. Brain Protection in severe Head Injury. München: Zuckschwerdt; 1996: 130 – 142

[35] Hoff J, In der Schmitten J, Hrsg. Wann ist der Mensch tot? – Organverpflanzung und Hirntodkriterium. Reinbek bei Hamburg: Rowohlt; 1994

[36] Moskopp D. Hirntoddiagnostik. AINS 2012; 47: 176 – 185

[37] Moskopp D. Hirntod an der Schnittstelle zur Organtransplantation. Stuttgart: Thieme [in press]

[38] Schlake HP, Roosen K. Der Hirntod als der Tod des Menschen. 2. Aufl. Neu-Isenburg: Deutsche Stiftung Organtransplantation; 2001

[39] Wissenschaftlicher Beirat der Bundesärztekammer. Richtlinien zur Feststellung des Hirntodes. Dritte Fortschreibung 1997 mit Ergänzungen gemäß Transplantationsgesetz (TPG). Dtsch Aerztebl 1998; 95: B1509 – 1516

[40] Wissenschaftlicher Beirat der Bundesärztekammer. Richtlinien zur Feststellung des Hirntodes. Empfehlungen für die Zusammenarbeit zwischen Krankenhäusern und Transplantationszentren bei der postmortalen Organentnahme. Dtsch Aerztebl 1999; 96: B1652 – 1654

18.2 Spenderkonditionierung

M. Gruß, M. A. Weigand

> **Definition**
> Mit Spenderkonditionierung ist die intensivmedizinische Behandlung von hirntoten Patienten in Vorbereitung auf eine Organspende gemeint. Sie kann als vorgezogene Intensivtherapie des Organempfängers verstanden werden.

Die Entwicklungen der Transplantationsmedizin haben in den letzten Jahren zu einer stetig steigenden Nachfrage nach geeigneten Organen zur Transplantation geführt. Die konsequente intensivmedizinische Behandlung potenzieller Organspender kann die Funktion der transplantierten Organe und das Outcome der transplantierten Patienten erheblich beeinflussen. Die Deutsche Stiftung Organtransplantation (im Internet: www.dso.de) steht bei allen Fragen rund um die Organspende 24 h am Tag beratend und helfend zur Seite.

18.2.1 Gesetzliche Grundlagen

Das Transplantationsgesetz regelt Organspende, -vermittlung und -transplantation, wobei die einzelnen Bereiche organisatorisch getrennt sind [23]. Organisatorische Durchführung und bundesweite Koordinierung der Organspende wurden der Deutschen Stiftung Organtransplantation (DSO) übertragen, während die unabhängige Stiftung Eurotransplant (ET) im niederländischen Leiden als Vermittlungsstelle für die im Transplantationsgesetz genannten Organe (Herz, Lunge, Leber, Pankreas, Dünndarm und Niere) in den Ländern Belgien, Deutschland, Luxemburg, Niederlande, Österreich und Slowenien zuständig ist. Die Transplantationszentren sind für die Führung der Wartelisten, die Durchführung der Organtransplantationen und die Empfängerbehandlung verantwortlich. In Krankenhäusern mit Intensiv- oder Beatmungsbetten ist ein ärztlicher Mitarbeiter in Leitungsfunktion zum Transplantationsbeauftragten zu bestellen. Voraussetzungen für eine Organentnahme sind die Feststellung des Hirntodes nach den Richtlinien der Bundesärztekammer [25] und die Einwilligung des Organspenders zu Lebzeiten oder seiner Angehörigen („erweiterte Zustimmungslösung").

18.2.2 Epidemiologie und Pathophysiologie des Hirntodes

▶ **Epidemiologie.** In den letzten 10 Jahren konnte die Zahl der Organspenden in Deutschland von etwas über 1000 Spenden pro Jahr auf maximal 1313 Organspenden im Jahr 2007 gesteigert werden, wobei die Zahlen in 2008 schon wieder rückläufig waren. Dabei liegt Deutschland (16 Organspenden/1 Mio. Einwohner) bei postmortalen Organspenden im internationalen Vergleich deutlich hinter anderen Ländern wie Spanien (34/1 Mio.), Belgien (28/1 Mio.) oder den USA (27/1 Mio.). Im Jahre 2009 konnten von 1888 potenziellen Organspenden 1217 realisiert werden [8].

▶ **Pathophysiologie.** Nach einer schweren zerebralen Schädigung mit konsekutiver Erhöhung des intrakraniellen Drucks kommt es während der sog. Einklemmungsphase zu einer von rostral nach kaudal voranschreitenden Ischämie, die zu einer gemischt sympathisch-parasympathischen Aktivierung mit Bradykardie und Hypertension führt (Cushing-Reflex"). Bei zunehmender Ischämie der Kreislaufzentren im Bereich der Medulla oblongata kommt es zur massiven Sympathikusstimulation („Katecholaminsturm") im Sinne einer Gegenregulation. Die Zerstörung von Hypothalamus und Hypophyse führt zum Verlust hormoneller Regulationsmechanismen mit der Gefahr eines Diabetes insipidus centralis, zu Störungen des Temperaturhaushalts und des Kortisolstoffwechsels. Durch Ausfall des thyreotropinfreisetzenden Hormons (TRH) und des thyreoidstimulierenden Hormons (TSH) kann eine zentrale Hypothyreose auftreten.

18.2.3 Überwachung des potenziellen Organspenders

Basismonitoring und erweitertes Monitoring

Durch den Eintritt des Hirntodes fällt das zentrale Steuerorgan der neuronalen und hormonellen Kontrolle sämtlicher Organfunktionen aus. Dies führt zu erheblichen Störungen der Homöostase und zu kardiovaskulärer Instabilität. Regelhaft ist zur Therapieoptimierung beim potenziellen Organspender zusätzlich zum Standardmonitoring ein erweitertes invasives Monitoring erforderlich (▶ Tab. 18.2).

Tab. 18.2 Empfehlungen zur Überwachung des Organspenders.

Basismonitoring	Erweitertes Monitoring (bei hämodynamisch instabilen Spendern und Spendern mit schweren pulmonalen Störungen)
• EKG • invasive arterielle Druckmessung • zentralvenöse Druckmessung • Kerntemperaturmessung • Pulsoxymetrie • Kapnometrie • stündliche Bilanzierung von Ein- und Ausfuhr • Natrium, Kalium, Hämatokrit, Blutzucker, • arterielle Blutgase (2- bis 4-stündlich)	• Lungenwasser • intrathorakales Blutvolumen • systemisch-vaskulärer Widerstand • pulmonalarterieller Verschlussdruck • Herzzeitvolumen • zentralvenöse bzw. gemischtvenöse Sauerstoffsättigung • transthorakale/transösophageale Echokardiografie

18.2 Spenderkonditionierung

Bisher ist allerdings keiner dieser Parameter für das spezielle Patientengut der potenziellen Organspender evaluiert worden.

Der *zentralvenöse Druck (ZVD)* ist als Parameter für die Steuerung der Volumentherapie umstritten, die Analyse der Kurve kann jedoch über den reinen Druckwert hinaus wichtige Informationen liefern. *Arterielle Sauerstoffsättigung [SaO$_2$], CO$_2$-Messung* und *arterielle Blutgasanalyse* helfen, die Beatmungseinstellungen zu optimieren und die genaue Bilanzierung ermöglicht es, einen beginnenden Diabetes insipidus frühzeitig zu erkennen. Die Verwendung eines *PiCCO-Katheters* (PiCCO = Pulse Contour cardiac Output) ermöglicht neben der Messung des Herzzeitvolumens (HZV) auch die Bestimmung des extravaskulären Lungenwassers und verschiedener Vorlastparameter (intrathorakales Blutvolumen [ITBV], gesamtdiastolisches Volumen [GEDV]) sowie unter bestimmten Bedingungen die Analyse der Schlagvolumenvariation (SVV) als gut validierte Parameter zur Bestimmung des aktuellen Volumenbedarfs [5].

Der *Pulmonalarterienkatheter (PAK)* sollte aufgrund seiner höheren Invasivität speziellen Fragestellungen (z. B. fraglicher oder vorliegender pulmonaler Hypertonie) vorbehalten sein [3].

Eine *transthorakale Echokardiografie* sollte beim instabilen Patienten nahezu immer durchgeführt werden und auch die Schwelle zur *transösophagealen Echokardiografie* sollte unter Berücksichtigung der Kontraindikationen niedrig gesetzt werden.

Als Anhaltspunkt für das Monitoring kritischer Patienten kann die „S3-Leitlinie zur intensivmedizinischen Versorgung herzchirurgischer Patienten – Hämodynamisches Monitoring und Herz-Kreislauf" dienen [3], die wichtige Aspekte der Verfahren beleuchtet.

Laboruntersuchungen

Folgende Laboruntersuchungen sollten zur Therapie und Vorbereitung einer geplanten Transplantation beim Organspender durchgeführt werden ([7]; ▶ Tab. 18.3). Diese können ggf. auch in Vertragslaboratorien der DSO rund um die Uhr durchgeführt werden.

18.2.4 Intensivmedizinische Behandlung

Zur optimalen Versorgung der Organe des potenziellen Organspenders werden folgende Zielwerte empfohlen ([7]; ▶ Tab. 18.4).

Teilweise wurden die Zielwerte aus der Sepsistherapie bzw. der Therapie kritisch kranker Patienten zugrunde gelegt [6].

Herz-Kreislauf-System

Im Mittelpunkt steht die Aufrechterhaltung eines ausreichenden Herzzeitvolumens (HZV) zur Organversorgung. In der Regel besteht beim hirntoten Spender aufgrund der fehlenden zentralen und neuronalen Kontrolle ein neurogener Schock mit ausgeprägter Vasoplegie. Daneben führen die zur Hirndrucktherapie einge-

Tab. 18.3 Empfohlene Laboruntersuchungen.

Zeitpunkt	Laboruntersuchung
einmalig (ggf. bei längerem Verlauf aktualisiert)	Blutgruppe, HbA$_{1c}$
täglich	Blutbild, eventuell Differenzialblutbild, Kreatinin, Amylase, ASAT (GOT), γ-GT, LDH, CK, CK-MB, Albumin, Harnstoff, Lipase, alkalische Phosphatase, ALAT (GPT), Bilirubin (total und direkt), PTT, Quick, Fibrinogen, CRP, Urinstatus (inklusive Ausschluss Proteinurie) und -sediment
ggf. alle 6 h (bzw. bei klinischem Bedarf auch häufiger)	arterielle Blutgase, Blutbild, eventuell Differenzialblutbild, Blutzucker, Natrium, Kalium, Chlorid
vor geplanter Entnahme: Infektionsdiagnostik	*Virologie:* HIV 1/2-AK, HBsAg, Anti-HBc-AK, HCV-AK, CMV-AK, *Kulturen (zur Differenzialdiagnose bei schweren Infektionen oder Sepsis):* Blut, Urin, Bronchialsekret (aus bronchoalveolärer Lavage)

ALAT = Alaninaminotransferase; Anti-HBc-AK = Anti-Hepatitis-B-core-Antikörper; ASAT = Aspartataminotransferase; CK = Kreatinkinase, CK-MB = Kreatinkinase-MB; CRP = C-reaktives Protein; CMV = Zytomegalievirus; GOT = Glutamat-Oxalazetat-Transaminase; GPT = Glutamat-Pyruvat-Transaminase; γ-GT = γ-Glutamyltransferase; HbA$_{1c}$ = Glykohämoglobin; HBsAg = Hepatitis-B-Surface-Antigen; HCV = Hepatitis-C-Virus; HIV = Human Immunodeficiency Virus; LDH = Laktatdehydrogenase; PTT = partielle Thromboplastinzeit

Tab. 18.4 Zielwerte bei der Spenderkonditionierung.

Basisparameter	Erweiterte Parameter
• mittlerer arterieller Druck 70 – 90 mm Hg • zentralvenöser Druck 8 – 12 mm Hg • periphere arterielle Sauerstoffsättigung ≥ 95 % • Urinvolumen 1 – 2 ml/kg KG/h • zentrale Körpertemperatur ≥ 35 °C • Na 135 – 145 mmol/l • K 3,5 – 5 mmol/l • Hkt 20 – 30 % • Blutzucker < 180 mg % • Laktat < 3 mmol • arterielle Blutgase im Normbereich	• systemisch-vaskulärer Widerstandsindex 2000 ± 500 dyn × s × cm^{-5} × m^2 • intrathorakaler Blutvolumenindex ≥ 750 ml/m^2 • extravaskulärer Lungenwasserindex ≤ 10 ml/kg • zentralvenöse bzw. gemischtvenöse Sauerstoffsättigung ≥ 70 % • pulmonalarterieller Verschlussdruck ≤ 12 mmHg

Hkt = Hämatokrit

leitete osmodiuretische Therapie, das Vorliegen eines systemischen Inflammationssyndroms (SIRS) und eventuell vorhandene Begleitverletzungen sowie ein sich entwickelnder Diabetes insipidus centralis zu einem stark ausgeprägten Volumenmangel.

Flüssigkeitstherapie

Die seit vielen Jahren in der Intensivmedizin geführte Diskussion über Vor- und Nachteile kristalloider und kolloider Lösungen ist noch nicht abschließend entschieden. Dabei gibt es Hinweise, dass Kolloide die Transplantatfunktionen nach Nierentransplantation verschlechtern können. Insbesondere besitzen ältere Hydroxyethylstärke(HES)-Lösungen Nachteile gegenüber neueren Produkten mit niedrigerem mittleren Molekulargewicht [2].

Nachdem jedoch auch Studien für neuere HES-Lösungen eine höhere Rate an Nierenersatztherapien [14, 16] und teilweise sogar eine höhere Mortalität bei kritisch kranken Patienten zeigen konnten [16], sollten kolloidale Lösungen auch bei potenziellen Organspendern nicht angewendet werden.

Das Volumendefizit sollte möglichst durch kristalloide Lösungen ausgeglichen werden, um mögliche negative Effekte v. a. auf die Niere zu vermeiden. Eine Indikation zur Gabe von Humanalbumin besteht nicht. Die Lunge profitiert von einer eher restriktiven Volumentherapie, sofern eine gute Organperfusion gewährleistet ist. Im Rahmen eines Diabetes insipidus kann sich ein ausgeprägter Volumenmangel mit Hypernatriämie entwickeln. Eine Hypernatriämie kann die Transplantatfunktion beim Empfänger (insbesondere nach Nieren- und Lebertransplantation) verschlechtern. Daher sollte neben der frühzeitigen Gabe von Desmopressin bzw. Vasopressin versucht werden, durch Gabe von natriumfreien oder natriumarmen Lösungen (z. B. HG5-Infusionslösungen) die Serumnatriumkonzentration zu senken [22].

Katecholamine

Trotz einer ausreichenden Flüssigkeitssubstitution sind nahezu immer Katecholamine zur Aufrechterhaltung eines ausreichenden Perfusionsdrucks nötig. Die frühzeitige Gabe von Noradrenalin als Vasopressor (ggf. in Kombination mit Dobutamin) bei begleitender bzw. sich entwickelnder Herzinsuffizienz ist die Kombination der ersten Wahl [6]. Die Gabe von Adrenalin stellt wahrscheinlich eine gleichwertige Alternative dar [1].

Während beim kritisch Kranken der Einsatz von Dopamin keinen Stellenwert hat, wird er beim Organspender noch diskutiert [19]. Beim hämodynamisch instabilen Organspender sollte frühzeitig die Gabe von Vasopressin in Betracht gezogen werden. Über V_1-Rezeptoren wird eine sehr potente Vasokonstriktion vermittelt und über V_2-Rezeptoren an den Sammelrohren der Niere ein möglicher Diabetes insipidus kausal behandelt [9]. Phosphodiesterasehemmer haben aufgrund der vasodilatierenden Wirkung keine Bedeutung. Bei vegetativer Entgleisung mit Hypertonie und Tachykardie werden Urapidil und Metoprolol empfohlen.

Blutprodukte

Die Therapie mit Blutprodukten beim Organspender orientiert sich an der Therapie eines Patienten mit schwerer Sepsis/septischem Schock [6] bzw. an den „Querschnitts-Leitlinien zur Therapie mit Blutkomponenten und Plasmaderivaten" [3].

Beatmung

Die pathophysiologischen Vorgänge während des Hirntodes können zu einem neurogenen Lungenödem, einer Pneumonie und einer generellen Entzündungsreaktion führen, die in Pathophysiologie und Klinik einem ARDS (Acute respiratory Distress Syndrome) sehr ähnlich sind. Eine frühzeitige intensive Therapie mit Mukolyse, Absaugen, Lagerungstherapie, Bronchoskopie und lungenprotektiver Beatmung kann die Anzahl transplantierter Lungen deutlich erhöhen. Die Gabe von Methylprednisolon (15 mg/kg KG) hat einen positiven Effekt auf das extravaskuläre Lungenwasser [24]. Wenn die Lungen nicht transplantiert werden können, können die inspiratorische Sauerstoffkonzentration (FiO_2) nach Bedarf großzügig erhöht und der positive endexspiratorische Druck (PEEP) zur Verbesserung des venösen Rückstroms reduziert werden.

Hormontherapie

Nach dem Hirntod des Patienten kommt es in über 90% der Fälle zu einem Ausfall der neurohypophysären Sekretion mit ausgeprägtem Mangel an Vasopressin (ADH), wohingegen der Ausfall von TSH und nachfolgend von Trijodthyronin (T_3) und Tetrajodthyronin (T_4), Kortikotropin (ACTH) und Wachstumshormon wesentlich inkonsistenter zu sein scheint [20]. Beim hämodynamisch instabilen Patienten sollte die kontinuierliche Gabe von Vasopressin (1 – 2 U/h) als Hormonsubstitution erfolgen (s. S. 1064). Vasopressin ist in Deutschland nicht zugelassen und muss über eine internationale Apotheke bezogen werden. Als Alternative bietet sich das Vasopressinanalogon 1-Desamino-8-D-arginine-Vasopressin (Desmopressin; Minirin©) an (0,5 – 4 µg alle 4 – 6 h bzw. nach Wirkung). Desmopressin wirkt selektiv auf V_2-Rezeptoren und hat nahezu keine vasokonstriktorischen Wirkungen.

Aufgrund der unklaren Datenlage zur Substitution von Schilddrüsenhormonen wird eine routinemäßige Gabe von Schilddrüsenhormonen aktuell nicht empfohlen. Die Gabe von Kortison im Rahmen einer Hormonsubstitutionstherapie konnte im Rahmen einer Dreifachtherapie die Qualität und Anzahl zu transplantierender Organe steigern [13, 18] und kann v. a. die kardiovaskuläre Stabilität deutlich verbessern [14].

Ernährung/Stoffwechsel

Analog zu aktuellen Ergebnissen bei kritisch kranken Patienten scheint die Ernährungstherapie durch einen Einfluss auf reaktive Sauerstoffspezies und später auf Reperfusionsschäden die Qualität und Funktion der transplantierten Organe zu beeinflussen [21]. Die Ernährung sollte nach den aktuellen Leitlinien zur Ernährung von kritisch kranken bzw. Intensivpatienten erfolgen, wobei wie beim kritisch kranken Intensivpatienten die enterale der parenteralen Ernährung vorzuziehen ist [11, 12]. Nach intensiven Diskussionen über den „optimalen" Blutzuckerspiegel bei Intensivpatienten wird ein „Blutzuckerkorridor" von 80 – 180 mg/dl (4,4 – 10 mmol/l) empfohlen.

Sedierung

> **Merke**
> Bereits zum Zeitpunkt des Verdachts auf Hirntod sollte auf jegliche sedierende Medikamente, Opiate und Muskelrelaxanzien verzichtet werden. Zur Durchführung der Hirntoddiagnostik müssen Medikamentenwirkungen sicher ausgeschlossen sein.

Wärmehaushalt

Durch den Ausfall der hypothalamischen Temperaturregulation kommt es beim Hirntoten oft zu einer Hypothermie mit erhöhtem Risiko für Infektionen, Kältediurese und Hypovolämie, zu Elektrolytstörungen, relativer Insulinresistenz sowie der Gefahr der Beeinträchtigung der Blutgerinnung [16]. Hier ist ein frühzeitiges und konsequentes Aufwärmen des Patienten durch warme Infusionen und externe Wärmezufuhr anzustreben, um die Körpertemperatur im Normbereich zu halten. Bei Ansteigen der Körperkerntemperatur auf über 37 °C sollte frühzeitig, auch durch physikalische Kühlmethoden, interveniert werden, um einen weiteren Abfall des peripheren Gefäßwiderstands und einen gesteigerten Sauerstoffverbrauch zu vermeiden.

Antibiotikatherapie

Die Gabe von Antibiotika soll der Verhinderung von septischen Komplikationen beim Transplantatempfänger dienen. Die Wahl der Antibiotika richtet sich nach den Maßgaben der Paul-Ehrlich-Gesellschaft (im Internet: http://www.p-e-g.org/econtext/leitlinien; Stand: 20.06.2013).

Stressulkusprophylaxe/Antikoagulation

Die Stressulkusprophylaxe und auch die thromboprophylaktische Antikoagulation erfolgt nach stationsüblichen Leitlinien zur Therapie des kritisch kranken Intensivpatienten.

Fazit

Die konsequente Behandlung des Organspenders (▶ Abb. 18.4, ▶ Abb. 18.5) erhöht die Qualität und Anzahl transplantierbarer Organe. Spenderkonditionierung ist die vorgezogene Intensivtherapie der Organempfänger.

> **Kernaussagen**
>
> **Gesetzliche Grundlagen**
> Vorraussetzungen für eine Organentnahme sind die Feststellung des Hirntods nach den Richtlinien der Bundesärztekammer und die Einwilligung des Organspenders zu Lebzeiten oder seiner Angehörigen („Erweiterte Zustimmungslösung").
>
> **Epidemiologie und Pathophysiologie des Hirntodes**
> Der Hirntod führt zum Verlust hormoneller Regulationsmechanismen mit der Gefahr eines Diabetes insipidus centralis, möglicher Störungen des Temperaturhaushalts und des Kortisolstoffwechsels sowie der Gefahr einer zentralen Hypothyreose.

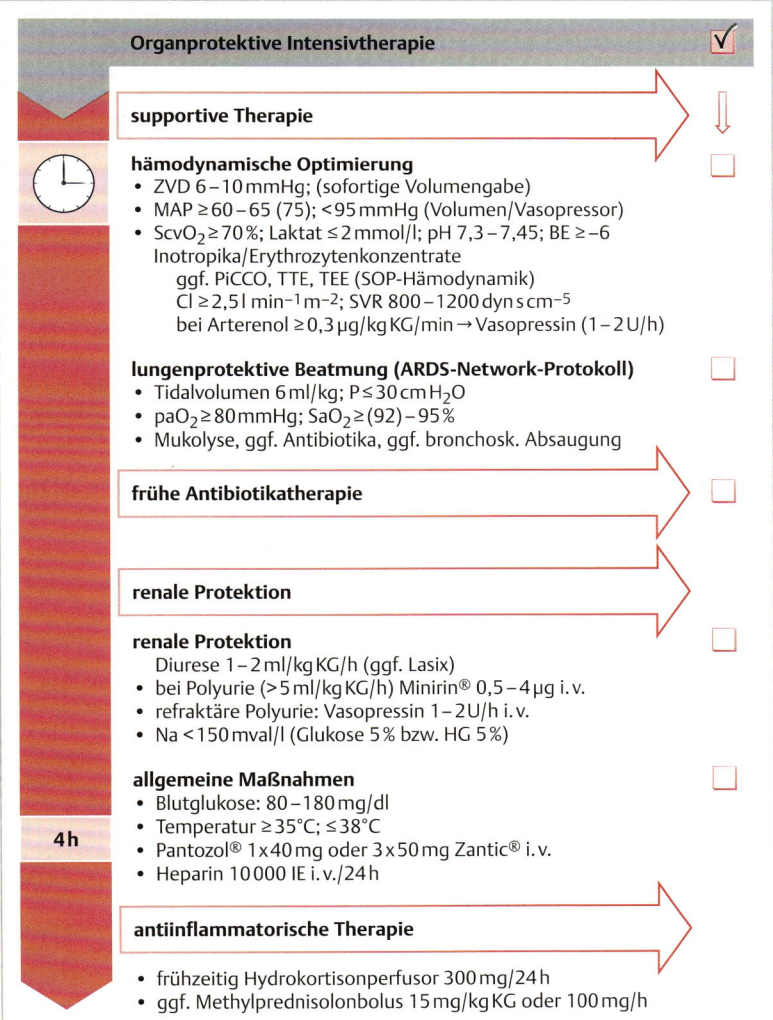

Abb. 18.4 Standardisierter Algorithmus (SOP) für die Spenderkonditionierung des Universitätsklinikums Gießen (Quelle: Gruß et al. 2010[10]).
ARDS = akutes Atemnotsyndrom; BE = Base Excess; CI = Herzindex; HG 5 % = Halbwertelektrolytlösung mit 5 % Glukose; MAP = mittlerer arterieller Blutdruck; paO_2 = arterieller Sauerstoffpartialdruck; PiCCO = Pulskonturanalyse; SaO_2 = arterielle Sauerstoffsättigung; $ScvO_2$ = zentralvenöse Sauerstoffsättigung; SOP = Standard Operating Procedures; SVR = systemvaskulärer Widerstand; TEE = transösophageale Echokardiografie; TTE = transthorakale Echokardiografie; ZVD = zentralvenöser Druck.

Besondere Aspekte bei Organtransplantationen

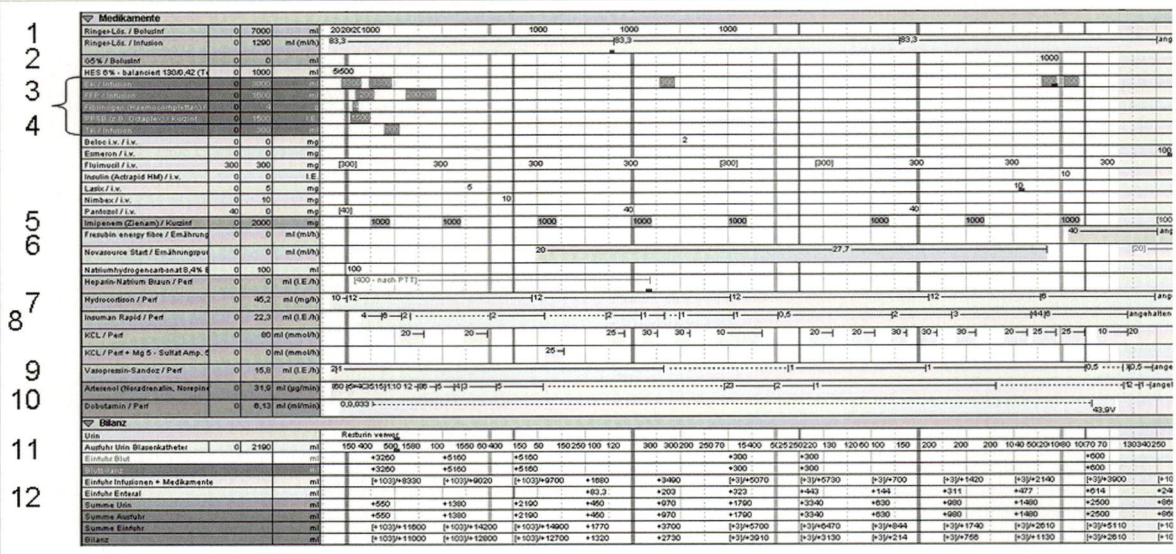

Abb. 18.5 Beispiel der Durchführung organprotektiver Therapie.
1 Gabe großer Mengen kristalloider Lösung
2 Gabe von elektrolytfreier Lösung (Glucose 5%)
3 Gerinnungs-/Faktorenpräparate
4 Gabe von Blutprodukten
5 Antibiotikatherapie
6 Ernährung
7 Hydrokortison
8 Insulingabe
9 Gabe von Desmopressin (Minirin) bzw. Vasopressin
10 Gabe von Arterenol/Dobutamin
11 Bilanzierung der Urinmenge/Ausfuhr und
12 Bilanzierung der Einfuhr.

Überwachung des potenziellen Organspenders

Potenzielle Organspender sollten engmaschig überwacht werden. Insbesondere die Serum-Na^+-Werte sollten im Normalbereich gehalten werden. Die Indikationen zur Anlage eines PiCCO-Katheters sowie zur Durchführung einer Echokardiografie sind großzügig zu stellen.

Intensivmedizinische Behandlung

▶ **Flüssigkeitstherapie.** Die Volumentherapie sollte größtenteils durch Kristalloide erfolgen. Vor allem bei geplanter Nierentransplantation sollten Kolloide vermieden werden.

▶ **Katecholamine/Hormontherapie.** Bei hämodynamischer Instabilität trotz ausreichender Volumengabe sollte die Gabe von Dobutamin, ggf. in Kombination mit Noradrenalin als Vasopressor, erfolgen. Als kausale Therapie eines möglichen ADH-Mangels sollte die frühzeitige Gabe von Desmopressin bzw. Vasopressin erfolgen.

▶ **Beatmung.** Eine lungenprotektive Beatmung sowie eine frühzeitige intensive Therapie mit Mukolyse, Absaugen, Lagerungstherapie und Bronchoskopie kann die Anzahl transplantierter Lungen deutlich erhöhen.

▶ **Sedierung.** Zur Durchführung der Hirntoddiagnostik müssen Medikamentenwirkungen sicher ausgeschlossen sein. Bei Verdacht auf Hirntod sollte auf jegliche sedierende Medikamente, Opiate und Muskelrelaxanzien verzichtet werden.

Literatur

[1] Annane D, Vignon P, Renault A et al. Norepinephrine plus dobutamine versus epinephrine alone for management of septic shock: a randomised trial. Lancet 2007; 370: 676–684
[2] Blasco V, Leone M, Antonini F et al. Comparison of the novel hydroxyethylstarch 130/0.4 and hydroxyethylstarch 200/0.6 in brain-dead donor resuscitation on renal function after transplantation. Br J Anaesth 2008; 100: 504–508
[3] Bundesärztekammer auf Empfehlung ihres Wissenschaftlichen Beirats. Querschnitts-Leitlinien zur Therapie mit Blutkomponenten und Plasmaderivaten. 4th ed. Köln: Deutscher Ärzte-Verlag; 2009
[4] Carl M, Alms A, Braun J et al. Leitlinien der Deutschen Gesellschaft für Anaesthesiologie und Intensivmedizin (DGAI) und der Deutschen Gesellschaft für Thorax-, Herz- und Gefäßchirurgie (DGTHG): Intensivmedizinische Versorgung herzchirurgischer Patienten – Hämodynamisches Monitoring und Herz-Kreislauf-Therapie. Anästhesiologie & Intensivmedizin 2007; 48: S 1 –S 24
[5] Della RG, Costa MG, Pietropaoli P. How to measure and interpret volumetric measures of preload. Curr Opin Crit Care 2007; 13: 297 – 302
[6] Dellinger RP, Levy MM, Carlet JM et al. Surviving Sepsis Campaign: international guidelines for management of severe sepsis and septic shock: 2008. Crit Care Med 2008; 36: 296 – 327
[7] Deutsche Stiftung Organtransplantation, Hrsg. Leitfaden für die Organspende. Kap. 6: Labor und apparative Diagnostik. Frankfurt: DSO; 2012. Im Internet: http://www.dso.de/

uploads/tx_dsodl/DSO_Leitfaden_Organspende_01_2012. pdf; Stand: 29.07.2013

[8] Deutsche Stiftung Organtransplantation. DSO – Jahresbericht 2009. Organspende und Transplantation in Deutschland. 2009b

[9] Dunser MW, Westphal M. Arginine vasopressin in vasodilatory shock: effects on metabolism and beyond. Curr Opin Anaesthesiol 2008; 21: 122–127

[10] Gruß M, Bernhard M, Weigand M. Intensivtherapie des Organspenders. Intensivmedizin up2date 2010; 6: 105–118

[11] Huynh D, Chapman MJ, Nguyen NQ. Nutrition support in the critically ill. Curr Opin Gastroenterol 2013; 29(2): 208–215, DOI: 10 1097/MOG.0b013e32 835c9c83

[12] Kreymann KM, Berger MM, Deutz NEP et al. Leitlinien der Deutschen Gesellschaft für Ernährungsmedizin: Intensivmedizin. Arbeitsgemeinschaft der Wissenschaftlichen Medizinischen Fachgesellschaften [wird derzeit überarbeitet]. Im Internet: http://www.awmf.org/uploads/tx_szleitlinien/073-004_S3_Intensive_Care_04-2006_09-2011_01.pdf; Stand: 29.07.2013

[13] Miki C, Gunson BK, Buckels JA et al. Methylprednisolone therapy in deceased donors reduces inflammation in the donor liver and improves outcome after liver transplantation. Ann Surg 2009; 250: 502–503

[14] Myburgh JA et al. Hydroxyethyl Starch or Saline for Fluid Resuscitation in Intensive Care. N Engl J Med 2012; 367: 1901–1911, DOI: 10 1056/NEJMoa1 209 759

[15] Nicolas-Robin A, Barouk JD, Amour J et al. Hydrocortisone supplementation enhances hemodynamic stability in braindead patients. Anesthesiology 2010; 112: 1204–1210

[16] Perner A et al. Hydroxyethyl Starch 130/0.42 versus Ringer's Acetate in Severe Sepsis. N Engl J Med 2012; 367: 124–134, DOI: 10 1056/NEJMoa1204242

[17] Polderman KH, Herold I. Therapeutic hypothermia and controlled normothermia in the intensive care unit: practical considerations, side effects, and cooling methods. Crit Care Med 2009; 37: 1101–1120

[18] Rosendale JD, Kauffman HM, McBride MA et al. Hormonal resuscitation yields more transplanted hearts, with improved early function. Transplantation 2003; 75: 1336–1341

[19] Schnuelle P, Gottmann U, Hoeger S et al. Effects of donor pretreatment with dopamine on graft function after kidney transplantation: a randomized controlled trial. JAMA 2009; 302: 1067–1075

[20] Shah VR. Aggressive management of multiorgan donor. Transplant Proc 2008; 40: 1087–1090

[21] Singer P, Shapiro H, Cohen J. Brain death and organ damage: the modulating effects of nutrition. Transplantation 2005; 80, 1363–1368

[22] Totsuka E, Dodson F, Urakami A et al. Influence of high donor serum sodium levels on early postoperative graft function in human liver transplantation: effect of correction of donor hypernatremia. Liver Transpl Surg 1999; 5, 421–428

[23] Transplantationsgesetz. Gesetz über die Spende, Entnahme und Übertragung von Organen vom 5.11.1997 (Transplantationsgesetz). BGBL I 1997; 2631 ff.

[24] Venkateswaran RV, Patchell VB, Wilson IC et al. Early donor management increases the retrieval rate of lungs for transplantation. Ann Thorac Surg 2008; 85: 278–286

[25] Wissenschaftlicher Beirat der Bundesärztekammer. Richtlinien zur Feststellung des Hirntodes, 3. Fortschreibung 1997 mit Ergänzungen gemäß Transplantationsgesetz (TPG). Deutsches Ärzteblatt 1998; 95: A-1861 bis A-1868

18.3 Herztransplantation

B. Gohrbandt, A. Haverich

18.3.1 Grundlagen

An das Transplantationsregister der *International Society for Heart and Lung Transplantation (ISHLT)* werden jährlich etwa 3900 Herztransplantationen gemeldet. Hauptindikationen für die Herztransplantation sind die Kardiomyopathie (54%) sowie die koronare Herzerkrankung (KHK, 37%). 44,6% der Patienten befinden sich aufgrund ihres eingeschränkten Gesundheitszustands vor der Transplantation in stationärer Behandlung und werden aus der stationären Therapie heraus transplantiert. Von diesen Patienten benötigen 42,6% eine positiv inotrope Therapie. Etwa 35% der auf der Herzwarteliste registrierten Patienten haben ein implantiertes, mechanisches Unterstützungssystem. Der Anteil der über 60-jährigen Transplantationspatienten beträgt etwa 25%.

▶ **Präoperative Risikofaktoren auf Empfängerseite.** Die Inzidenz präoperativer Risikofaktoren mit Assoziation einer erhöhten Letalität nach der Transplantation hat sowohl auf der Spenderals auch auf der Empfängerseite deutlich zugenommen. Dazu gehören auf der Empfängerseite v. a. die pulmonale Hypertonie, aber auch steigender Body-Mass-Index, Diabetes mellitus, Nikotinabusus, Nachweis präformierter zytotoxischer Antikörper, das Vorliegen von mechanischen Unterstützungssystemen, Katecholaminpflichtigkeit während der Wartezeit sowie die erhöhte Inzidenz fortgeschrittener Niereninsuffizienz oder Beatmungspflichtigkeit zum Transplantationszeitpunkt.

Die Folgen des Hirntods begünstigen das Auftreten der kardialen Dysfunktion nach Transplantation. Infektionen, (initiales) Transplantatversagen und akute Abstoßung bilden die häufigsten Gründe für eine Frühmortalität. Die Entwicklung einer Transplantatvaskulopathie, einer lymphoproliferativen Erkrankung (PTLD) und die Inzidenz von Infektionen sind Hauptursachen der langfristigen Mortalität.

▶ **Überlebensraten.** Die Überlebensraten nach Herztransplantation sind abhängig von Diagnosegruppen. Die 1-, 5- und 10-Jahres-Überlebensraten betragen z. B. für die Kardiomyopathie 87,2%, 74,3% und 56,9% bzw. für die KHK 85,2%, 71,6% und 49,8%.

Merke
Präoperative, spender- und empfängerseitige Faktoren haben Einfluss auf die postoperative Mortalität nach Herztransplantation.

18.3.2 Durchführung der Transplantation

Spenderherz

Bei Vorliegen eines Spenderherzangebots kann anhand der individuellen Spender- und Empfängerdaten eine Risikoabwägung erfolgen und die Akzeptanz eines Angebots unterstützt werden. Dem Spenderkrankenhaus obliegt die sehr verantwortungsvolle Aufgabe einer bestmöglichen Spenderorgankonditionierung, die eine sehr differenzierte Intensivtherapie erfordert und zur potenziellen Verbesserung der Ergebnisse nach Transplantation führen kann.

In der Regel werden thorakale Organe durch Chirurgen des transplantierenden Zentrums im Spenderkrankenhaus bewertet und operativ entnommen.

Die Ischämiezeit beginnt bei der Organentnahme und dauert bis zur Reperfusion im Empfänger nach Implantation. Sie sollte für das Spenderherz möglichst 3–4 h nicht überschreiten.

Exzision des kranken Herzens und Transplantation

Die Herztransplantation wird an der Herz-Lungen-Maschine (HLM) durchgeführt. Die Exzision des empfängereigenen kranken Herzens erfolgt im Bereich der Aorta distal der Koronarostien bzw. der A. pulmonalis distal der Pulmonalklappenebene. Die jeweils dorsalen Anteile beider Vorhöfe mit den Pulmonalvenen bzw. Vv. cavae superior et inferior werden in situ belassen. Nach sorgfältiger Entlüftung der Herzhöhlen sowie der Aorta ascendens beginnt die Reperfusion des Herzens. Gleichzeitig endet die Ischämiezeit.

Merke
Die Inzidenz der Komplikationen steigt äquivalent zur Dauer der Ischämie.

In der heutigen Zeit wird meistens die bikavale Anastomosentechnik verwendet. Dabei ist eine ausreichende Anastomosenweite zu gewährleisten, da relevante Anastomosenstenosen zur oberen bzw. unteren Einflussstauung mit entsprechenden Komplikationen führen können.

▶ **Phase zwischen Beginn der Reperfusion und Entwöhnung von der HLM.** Es bestehen sehr unterschiedliche Meinungen zur Zeitdauer zwischen Beginn der Reperfusion des Transplantatherzens und dem Beginn der Entwöhnung von der HLM. In dieser Zeit wird neben der vasopressorischen Therapie meistens auch schon mit einer inotropen Therapie begonnen.

Dennoch ist diese Phase für den weiteren Verlauf von eminenter Bedeutung. Hier sind die fachliche Kompetenz sowie hohe Vigilanz des verantwortlichen Teams extrem wichtig. Schon jetzt liegt ein Fokus auf der ständigen Überprüfung der kardialen (insbesondere der rechtskardialen) Pumpfunktion. Durch relative oder absolute Volumenüberlastung, schwankende Druck- und somit Koronarperfusionsverhältnisse oder Rhythmusstörungen kann eine kardiale Funktionseinschränkung entstehen, die für den Patienten von erheblicher prognostischer Relevanz ist. In dieser Situation kann trotz ausgedehnter supportiver Therapie eine erneute oder verlängerte Reperfusionszeit des entlasteten Herzen an der HLM eine zeitlich begrenzte Option sein.

Als Ultima Ratio kommen nur eine intraaortale Ballonpumpe (IABP) oder vielmehr ein extrakorporaler Life Support (ECLS) in Betracht (S. 1071).

Unabhängig davon ist eine kritische und äußerst konzentrierte Überwachung bis zum Ende der Operation, auf dem Transport und anschließend auf der Intensivstation notwendig.

18.3.3 Monitoring nach Herztransplantation

Die technische Ausstattung zum hämodynamischen Monitoring entspricht den allgemeinen Empfehlungen sowie der Empfehlung der S3-Leitlinie zur intensivmedizinischen Versorgung herzchirurgischer Patienten. Das Monitoring umfasst:
- die kontinuierliche EKG-Überwachung mit Arrhythmie- und Ischämiediagnostik (Abl. II, V5 oder II, V3 oder II, V4 oder V3–V5);
- die kontinuierliche invasive Blutdruckmessung (arteriell und zentralvenös) sowie die Pulsoxymetrie;
- arterielle Blutgasanalysen bei Aufnahme, kardiopulmonaler Instabilität, bei Veränderung der Einstellungsparameter der mechanischen Ventilation innerhalb von 30 min, bei einer inspiratorischen Sauerstoffkonzentration (FiO_2) > 0,6 in 4-stündlichen Intervallen, bei FiO_2 < 0,6 in 8-stündlichen Intervallen;
- die Bilanzierung binnen 24 h nach postoperativer Aufnahme in 1-stündlichen Intervallen, danach in mindestens 4-stündlichen Intervallen;
- die möglichst kontinuierliche Temperaturüberwachung (Pulmonaliskatheter als Referenzmethode, Messung der Mittelohr- oder Blasentemperatur vergleichbar);
- die Dokumentation eines 12-Kanal-EKGs bei Aufnahme, postoperativ in den ersten 3 Tagen täglich, ab dem 3. postoperativen Tag situationsabhängig;
- die Echokardiografie bei Patienten mit anhaltender hämodynamischer Störung und ohne bzw. mit nur geringer Reaktion auf die initiale Therapie;
- den Einsatz eines Pulmonalarterienkatheters (PAK)/Swan-Ganz-Katheters bei kardiochirurgischen Hochrisikopatienten, zur Differenzierung zwischen links- und rechtsventrikulärer Dysfunktion oder zur Differenzierung und Steuerung einer pulmonalen Hypertonie.

Die invasive Messung des systemarteriellen Druckes und die erweiterte, kontinuierliche EKG-Ableitung gelten als obligat. Bei allen Patienten nach Herztransplantation sollte spätestens auf der Intensivstation mit einem Verfahren zur kontinuierlichen Messung des Herzzeitvolumens (HZV) begonnen werden. Traditionell wird dazu der Swan-Ganz-Katheter verwendet, mit dem zugleich eine Messung der pulmonalarteriellen Drücke möglich ist, welche bei auftretender Rechtsherzdysfunktion und einer entsprechenden Therapie von Bedeutung ist. Der Swan-Ganz-Katheter hat seine Limitation bei vorliegender höher- und hochgradiger Trikuspidalinsuffizienz.

Erweitertes Monitoring

Es stehen weitere kontinuierliche Messverfahren (Pulskonturanalyse, transpulmonale Thermodilution) zur Verfügung, die inzwischen auch bei Tachykardien oder Arrhythmien eine recht zuverlässige Bestimmung erlauben.

Bei einem um die Pulskonturanalyse erweiterten hämodynamischen Monitoring können Schlagvolumenvarianz (SVV) und Pulsdruckvariation (PPV) als Prädiktoren der Volumenreagibilität die Diagnostik sinnvoll ergänzen.

Dabei sind die ermittelten Werte (SVV, PPV) den mittels Swan-Ganz-Katheter gemessenen Werten (zentralvenöser Druck [ZVD], pulmonalkapillarer Verschlussdruck [PCWP]) als Prädiktoren der Volumenreagibilität überlegen.

Jedoch ist mit der Pulskonturanalyse keine Druckmessung im kleinen Kreislauf möglich und die Methoden der Pulskonturanalyse oder transpulmonalen Thermodilution und deren Parameter unterschätzen häufig eine isolierte rechtsventrikuläre Dysfunktion.

Praxistipp
Zur intensivmedizinischen Versorgung *herzchirurgischer Patienten* gilt das erweiterte Monitoring der S3-Leitlinie entsprechend. Eine kontinuierliche Herzzeitvolumenmessung ist auf jeden Fall empfehlenswert. Der Swan-Ganz-Katheter scheint hier vorteilhaft.

18.3.4 Hämodynamische Instabilität

Rechtsventrikuläre Dysfunktion

Bis zu 50% der kardialen Komplikationen und eine Frühmortalität bis 20% nach Herztransplantation entstehen durch eine rechtsventrikuläre Dysfunktion. Das therapierefraktäre Rechtsherzversagen tritt bei 2–3% der herztransplantierten Patienten auf, die intrahospitale Mortalität liegt dann bei 70–75%. Die häufigsten Ursachen sind entweder ein Anstieg bzw. ein ungenügender Abfall des pulmonalvaskulären Widerstands (PVR) beim Empfänger, den das Spenderherz nicht kompensieren kann, oder ein Verlust der Kontraktilität.

Ursachen können neben dem Ischämiereperfusionsschaden (inklusive einer langen Ischämiezeit) die eingeschränkte Myokardprotektion oder myokardiale Veränderungen während des Hirntodes sein. Der Hirntod bedingt u.a. eine erhöhte Rate der Organdysfunktion. Weitere häufige Ursachen können eine akute Transplantatabstoßung, ein signifikantes Größen-Mismatch des Herzens (Spender > 20% kleiner als Empfänger) oder die mechanische Obstruktion in Höhe der pulmonalarteriellen Anastomose sein. Das Auftreten der (rechts-)ventrikulären Dysfunktion ist ein unabhängiger, signifikanter Prädiktor für eine kardial bedingte Mortalität.

Zielparameter und Zeitfenster für eine stabile Hämodynamik

Eine wichtige Behandlungsprämisse herzchirurgischer Intensivpatienten ist das schnellstmögliche Erreichen und die Erhaltung einer suffizienten Gewebeperfusion und Normalisierung des oxidativen Metabolismus. Das dafür erforderliche Herzzeitvolumen und entsprechende Sauerstoffangebot sind grundlegend abhängig von einem adäquaten intravasalen Volumen und einer suffizienten kardialen Pumpfunktion.

▶ **Zielparameter.** Zur Abschätzung werden Zielparameter empfohlen. Diese spiegeln hämodynamisch stabile Verhältnisse wider und sind in der ▶ Tab. 18.5 entsprechend der S3-Leitlinie zusammengefasst.

▶ **Zeitfenster.** Entscheidend für den Therapieerfolg und die Prognose ist das Zeitfenster, in welchem einerseits Hinweise und Evaluation zu therapeutischen Maßnahmen führen und andererseits diese erforderlichen Interventionen die gesetzten Zielparameter erreichen können. Es ist darum von hoher Bedeutung, eine beginnende Kreislaufdysfunktion schnellstmöglich zu erkennen und eine adäquate und effektive Therapie zu initiieren.

Die Surrogatparameter einer inadäquaten Kreislaufleistung sind in ▶ Tab. 18.6 zusammengefasst.

Erfolgt binnen der ersten Stunden keine Evaluation, Behandlung und Beginn einer Stabilisierung der Ursache und der Hämodynamik („early goal-directed therapy"), nimmt die Prognose dieser Patienten stündlich rapide ab. Kurz gesagt: Je schneller, desto besser! Dies gilt besonders für Patienten nach Herztransplantation.

Klinische Zeichen und Diagnostik bei eingeschränkter Hämodynamik

Auch nach einer Herztransplantation sind die *allgemeinen klinischen Zeichen* einer eingeschränkten Hämodynamik sowie die *diagnostischen Möglichkeiten* gleichermaßen gültig. Diese werden in den Kapiteln Rechtsherzversagen (s. Kap. 10.3) sowie kardiogener Schock (s. Kap. 9.1.5) beschrieben.

Tab. 18.5 Zielparameter einer stabilen Hämodynamik.

Zielparameter	Wert
ScvO$_2$ bzw. SvO$_2$	> 70% bzw. > 65%
mittlerer arterieller Blutdruck	> 65 mmHg
Herzindex	> 2,0 l/min/m²
ZVD (in Abhängigkeit von der Beatmung)	8–12 mmHg
PCWP	12–15 mmHg
Diurese	> 0,5 ml/kg KG/h
Plasmalaktat	< 2,5–3 mmol/l
LV-EDAI	6–9 cm²/m²
ITBVI	850–1000 ml/m²
GEDVI	640–800 ml/m²

GEDVI = global enddiastolischer Volumenindex; ITBVI = intrathorakaler Blutvolumenindex; KG = Körpergewicht; LV-EDAI = linksventrikulärer enddiastolischer Flächenindex (etwa in Höhe der Papillarmuskeln gemessen); PCWP = PAOP = pulmonalkapillärer Verschlussdruck; ScvO$_2$ = zentralvenöse Sauerstoffsättigung; SvO$_2$ = gemischtvenöse Sauerstoffsättigung; ZVD = zentralvenöser Druck

Tab. 18.6 Merkmale einer inadäquaten Kreislaufleistung.

Surrogatparameter	Parameterbereich
ScvO$_2$	< 60% bei suffizienter Oxygenierung (SaO$_2$ ≥ 96%)
mittlerer arterieller Blutdruck	< 60 mmHg
Urinausscheidung	< 0,5 ml/kg KG/h, länger als 1 h bestehend
Plasmalaktat	> 2 mmol/l
Herzindex	< 2,2 l/min/m²
periphere Vasokonstriktion mit verzögerter Rekapillarisierung	peripher kühle Extremitäten

KG = Körpergewicht; SaO$_2$ = periphere Sauerstoffsättigung; ScvO$_2$ = zentralvenöse Sauerstoffsättigung

▶ **Rechtskardiale Funktionseinschränkung.** In der Frühphase nach Herztransplantation ist eine rechtskardiale Funktionseinschränkung klinisch häufig. Sie ist u.a echokardiografisch nur indirekt erkennbar, da die Bestimmung der rechtsventrikulären Ejektionsfraktion aufgrund der Geometrie des rechten Ventrikels (RV) schwierig ist. Hinweise für die rechtsventrikuläre Dysfunktion/Dekompensation können Ausmaß und Dynamik einer Trikuspidalklappeninsuffizienz, Wandbewegungsstörungen, die rechtskardiale Dilatation (insbesondere bei kleinem, hyperkontraktilem linken Ventrikel) oder die rechtsatriale Größe sein.

Der Swan-Ganz-Katheter und zusätzlich die permanente Verfügbarkeit der kompetenten (transösophagealen) Echokardiografie sind im erweiterten Monitoring nach Herztransplantation sehr bedeutend.

Praxistipp

Klinisch zeigt sich nach Herztransplantation eine erhöhte Inzidenz der rechtsventrikulären Dysfunktion. (Transösophageale) Echokardiografie und Swan-Ganz-Katheter sind bedeutende Monitoringmaßnahmen. Wichtige DD: Tamponade, Abstoßung.

Organkomplikationen bei hämodynamischer Instabilität

Binnen kürzester Zeit kann sich nach Herztransplantation das „Low-cardiac-Output-Syndrom" (LCOS) entwickeln. Neben den allgemeinen in der Herzchirurgie bekannten Ursachen gibt es auch spezifische Ursachen nach Herztransplantation, z. B. die rechtsventrikuläre Dysfunktion, Ischämiereperfusionsschaden, Protektionsfolgen, Transplantatversagen, Abstoßung oder eine kurzzeitige (relative) Hypervolämie.

Zeichen der Endorganinsuffizienz sind keine Indikatoren für eine frühe hämodynamische Kompromittierung, sondern immer eine Folge fortgeschrittener inadäquater Perfusion.

18.3.5 Hämodynamisch wirksame Therapie

Basismaßnahmen

Häufige Ursache für eine Kreislaufinsuffizienz kardiochirurgischer Patienten in der früh postoperativen Phase sind Rhythmusstörungen, rasche Veränderungen des Volumenstatus und kardiale Dysfunktion. Bei bradykarden Rhythmusstörungen unterschiedlicher Genesen kann über die passageren epikardialen Schrittmacherdrähte eine Frequenzanhebung erreicht werden.

Durch die Denervierung des Spenderherzens liegt die Grundfrequenz höher, Frequenzen zwischen 80–110 QRS/min im Sinusrhythmus gelten als normal. Bei Herztransplantierten erfolgt die Anpassung der kardialen Hämodynamik an die erforderliche Situation am denervierten Herzen durch den Frank-Starling-Mechanismus, durch zirkulierende Katecholamine und weitere humorale Faktoren.

▶ **Supraventrikuläre Tachykardien.** Tachykarde supraventrikuläre Rhythmusstörungen bedingen eine hochnormale Einstellung des Elektrolythaushalts. Eine elektrische Kardioversion kann erwogen werden. Die medikamentöse Therapie supraventrikulärer Tachykardien weist nach Herztransplantation 2 Besonderheiten auf:
- Mit dem Einsatz von β-Blockern sollte niedrig dosiert unter kontinuierlicher Überwachung begonnen werden, da die positive Chronotropie am transplantierten Herzen nur durch zirkulierende Katecholamine und autonome Reflexe, nicht aber nerval erfolgt.
- Der Einsatz von Digitalispräparaten (Digitoxin, Digoxin) ist bei Herztransplantierten wegen ihrer vagomimetischen Wirkung nahezu effektlos.

▶ **Ventrikuläre Rhythmusstörungen.** Ventrikuläre Rhythmusstörungen sollten bei hämodynamischer Wirksamkeit durch eine entsprechende medikamentöse Therapie behandelt werden. Ventrikuläre Tachykardien, insbesondere die pulslose Tachykardie und Kammerflimmern, erfordern eine Defibrillation.

Herzrhythmusstörungen können nach Herztransplantation auch auf eine Abstoßung hindeuten und sollten immer eine zeitnahe Diagnostik zur Folge haben. Nach herzchirurgischen Eingriffen können neu auftretende Rhythmusstörungen Hinweise auf eine beginnende Tamponade sein.

> **Praxistipp**
>
> Stabilisation des Rhythmus sowie Überprüfung des Volumenstatus und der kardialen Funktion sind rasche Maßnahmen bei hämodynamischen Schwankungen unter Beachtung der Besonderheiten des denervierten Spenderherzens.

Volumenstrategie und Dialyse nach Herztransplantation

Nach kardiochirurgischen Eingriffen kann früh postoperativ ein Volumenbedarf genau in der Phase bestehen, in der die kardiale Funktion nach Herztransplantation sehr sensibel auf Volumenbelastung reagiert. Hier sind die permanente Überprüfung des kardialen Status und die Adjustierung der medikamentösen augmentierenden Therapie (s. u.) sowie der Volumentherapie in Abhängigkeit von der Toleranz von eminenter Bedeutung.

Bei Zeichen der Volumenbelastung kann neben den üblichen Maßnahmen (u. a. Volumenrestriktion, additive medikamentöse Therapie, Lagerungsmaßnahmen) zur Nachlastsenkung bei noch intubierten Patienten eine passagere Vertiefung der Sedation erwogen werden.

▶ **Frühzeitiger Einsatz einer Nierenersatztherapie.** Die Inzidenz postoperativer Niereninsuffizienz bei kardiochirurgischen Patienten beträgt bis zu 30%. Die Indikationen für den Einsatz extrakorporaler Nierenersatzverfahren sind unterschiedlich, lassen sich aber orientierend mit folgenden Grenzen zusammenfassen:
- Kalium > 6,5 mmol/l,
- Oligurie/Anurie (< 0,5 ml/kg KG/h für mehr als 6 h, eine Azidose mit pH < 7,15) oder
- Verlust der Nierenfunktion > 30% anhand der glomerulären Filtrationsrate (GFR) oder des Cystatin C innerhalb von 48 h.

Gleichzeitig hat die Notwendigkeit der Nierenersatztherapie eine erhebliche Relevanz für die Prognose mit intrahospitalen Mortalitätsraten von bis zu 30% nach Herztransplantation. Andererseits kann die Mortalität durch eine frühere Initiation der Nierenersatztherapie gesenkt werden.

Bei Herztransplantierten sollte nach sinnvollem Ausschöpfen aller konservativen Therapieansätze und schon vor Erreichen der o. g. Kriterien für ein Nierenersatzverfahren bei Persistenz kardialer Belastungszeichen frühzeitig eine Nierenersatztherapie zur Volumensteuerung erwogen werden.

> **Merke**
>
> Das Herztransplantat ist besonders in der frühen Phase nach Transplantation sehr sensibel für rechtskardiale Belastungen. Die Nierenersatztherapie kann zur Therapie einer rechtskardialen Dysfunktion bei Herztransplantierten früher und unter anderen Gesichtspunkten als üblicherweise nach kardiochirurgischen Eingriffen zum Einsatz kommen.

Medikamentöse Kreislauftherapie

Die medikamentöse Kreislauftherapie unterstützt zusätzlich die Etablierung und/oder Aufrechterhaltung stabiler Kreislaufparameter. Sie soll der Behebung der kardialen Dysfunktion und möglichst gleichzeitig einer Nachlastsenkung des rechten Herzens dienen. Parallel wird angestrebt, die Dosierungen dieser Medikamente so niedrig wie möglich zu halten. Nicht alle inotropen oder vasoaktiven Medikamente erreichen eine rechtskardiale Nachlastsenkung, sodass unter Umständen einige dieser Medikamente kombiniert werden müssen. Zur vasoaktiven und/oder positiv inotropen Therapie eignen sich u. a. die in ▶ Tab. 18.7 genannten Substanzen. Die Dosierungen beziehen sich auf Angaben aus Fachinformationen für Erwachsene.

Mit Ausnahme von Levosimendan erhöhen alle positiv inotropen Substanzen den myokardialen Sauerstoffverbrauch und führen dosisabhängig zu unterschiedlich ausgeprägter, diastolischer Restriktionsstörung des Myokards. Weitere pharmakologische Optionen zur Senkung der Nachlast des rechten Ventrikels sind:

Tab. 18.7 Katecholamine und inotrope Medikamente.

Substanz	Dosierung	Wirkmechanismus	Effekt auf den pulmonalen Widerstand (RV-Nachlast)	Effekt auf den systemvaskulären Widerstand (LV-Nachlast)
Dobutamin	niedrig: 2,5 µg/kg KG/min mittel: 5 µg/kg KG/min hoch: 10 µg/kg KG/min	Agonist an β$_1$- + β$_2$-Rezeptoren	↓	↓
Suprarenin	niedrig 1–2 µg/min hoch ≥ 10 µg/min	Agonist an β$_1$- + β$_2$-Rezeptoren, in höherer Dosierung auch Agonist an α-Rezeptoren	niedrige Dosis ↔/↑ hohe Dosis ↑	↔/↑ ↑↑
Milrinon	initial: 50 µg/kg KG/min als Bolus über 10 min Erhaltungsdosis: 0,375–0,75 µg/kg KG/min	Phosphodiesterase-III-Hemmung (Hemmung cAMP-Abbau)	↓↓	↓
Enoximon	initial: 0,5 mg/kg KG/min als Bolus über 10–30 min Erhaltungsdosis: 2,5–10 µg/kg KG/min	Phosphodiesterase-III-Hemmung (Hemmung cAMP-Abbau)	↓↓	↓
Levosimendan	initial: 6–12 µg/kg KG/min weitere einmalige Dosis: 0,05–0,2 µg/kg KG/min über 24 h, Wiederholungen alle 5–10 Tage möglich	Erhöhung der Kalziumempfindlichkeit der myokardialen Filamente während der Systole, nicht Diastole	↓↓	↔/↓
Arterenol	0,014–0,28 µg/kg KG/min	α-Rezeptorenagonist	↑	↑
Dopamin	initial: 2,5–5 µg/kg KG/min, Steigerung bis 20–50 µg/kg KG/min möglich	1–2 µg/kg KG/min: dopaminerge Rezeptoren; ab 2–10 µg/kg KG/min: zusätzlich β-Stimulation; ≥ 10 µg/kg KG/min: zusätzlich α-Stimulation	↑/(↔)	↑

cAMP = zyklisches Adenosinmonophosphat; LV = linker Ventrikel; RV = rechter Ventrikel

- Iloprost (PGI$_2$) inhalativ, 5 µg/Inhalation alle 2–4 h;
- Prostaglandin E$_1$ intravasal 0,05–0,4 µg/kg KG/min; Iloprost und Prostaglandin E$_1$ sind potente Vasodilatatoren, bei systemischer Anwendung kommt es dosisabhängig zum Blutdruckabfall, eine systemisch positiv inotrope Wirkung ist benannt;
- NO-Beatmung (nicht zugelassen → individueller Heilversuch), 2–20 ppm in der Beatmungsatmosphäre, Kontrolle des Methämoglobins regelmäßig erforderlich;
- Sildenafil oral, 2–3 × 10 mg/d, Dosis steigernd bis 3 × 75 mg/d, wenn notwendig; Phosphodiesterase V-Hemmung erhöht durch Hemmung des Abbaus des zyklischen Guanosinmonophosphats (cGMP) den cGMP-Spiegel (vasorelaxierende Wirkung);
- unspezifische Endothelin-A(ETA)- und Endothelin-B(ETB)-Rezeptorantagonisten (Bosentan, Tezosentan, Darusentan) in der Langzeittherapie zeigen wenig Effekt bei gewisser Lebertoxizität; ETA-Rezeptor vermittelt Vasokonstriktion, ETB-Rezeptor führt zu Vasodilatation und NO-Freisetzung; der Einsatz in der akuten Situation ist daher mehr als fraglich.

Praxistipp

Mit einer NO-Beatmung (nicht zugelassen) oder der inhalativen Therapie mittels Prostaglandinderivaten kann unabhängig von einer weiteren inotropen/vasoaktiven Medikation augmentierend bereits während der Transplantation im OP begonnen werden. Bei inhalativer Anwendung von Prostazyclin und NO-Beatmung sollen additive Effekte bestehen.

Mechanische Kreislauftherapie

Kann die kardiale Transplantatdysfunktion nicht stabilisiert werden, bestehen 2 grundlegende Optionen:
- der Einsatz der intraaortalen Ballongegenpulsation oder intraaortalen Ballonpumpe (IABP) oder
- der Einsatz eines extrakorporalen Kreislaufunterstützungssystems (ECLS).

▶ **IABP.** Die Einsatz der IABP zur kleinstmöglichen externen Kreislaufunterstützung bei führend rechtskardialer Problematik immer wieder diskutiert worden. Die interventrikuläre Abhängigkeit, insbesondere der rechts- von der linksventrikulären Funktion, scheint hier ein Mechanismus für die Wirksamkeit auch bei führend rechtsventrikulärer Symptomatik. Die rechtsventrikulären Perfusionsverhältnisse verändern sich unter Anwendung der IABP kaum.

▶ **ECLS.** Das Transplantat kann durch den Einsatz eines ECLS entlastet werden. Dafür stehen mehrere technische Ausführungen zur Verfügung. Es bedarf immer einer therapeutischen Antikoagulation, zunächst durch Heparin (Berücksichtigung einer heparininduzierten Thrombozytopenie II [HIT II]). Es kann ein *rechtsventrikuläres Unterstützungssystem* (RVAD) zur isolierten Entlastung der rechtskardialen Seite implantiert werden. Weiterhin besteht die Möglichkeit zur *biventrikulären Entlastung* in Form des venoarteriellen ECLS. Dieses System kann zentral (rechter Vorhof und Aorta) oder peripher über eine körperstammnahe Vene (V. femoralis, V. jugularis) bzw. Arterie (A. femoralis, A. subclavia) angeschlossen werden. Die periphere Zugangsvariante erlaubt den schnellen Einsatz auf der Intensivstation, birgt gleichzeitig aber auch zusätzliche Komplikationsmöglichkeiten, z. B. Extremitätenischämie, Embolierisiko wegen des retrograden Blutflusses, Hypoxie des Myokards oder Nachlasterhöhung.

Die Prognose des mechanisch unterstützungspflichtigen Transplantatversagens ist erheblich eingeschränkt. Bei führend rechtskardialer Dysfunktion bzw. rechtskardialem Versagen hat die Verwendung eines Systems mit biventrikulärer Entlastung deutliche Prognosevorteile gegenüber der Verwendung eines RVAD. Generell ist die Prognose von einer frühen Indikationsstellung zur mechanischen Unterstützung sowie ggf. von der entsprechenden Eskalation abhängig.

> **Merke**
>
> Die IABP kann eine Option bei kardialer, auch rechts führender Transplantatdysfunktion sein. Besteht die Indikation für ein kardiales Unterstützungssystem, dann ist die Verwendung eines biventrikulären Systems dem RVAD vorzuziehen.

18.3.6 Immunsuppressive Therapie

Aufgrund der Humanleukozytenantigen(HLA)-Eigenschaften jedes Allotransplantats ist die lebenslange, suffiziente Immunsuppression unbedingt zu gewährleisten. Das Profil der Nebenwirkungen dieser Therapie ist allerdings erheblich und relevant. Außerdem erhöhen die Medikamente das Infektions- und in der Langzeittherapie das Krebsrisiko. Die immunsuppressive Therapie besteht aus mehreren Phasen und verschiedenen Medikamentenkombinationen.

Unterschieden wird die Phase:
- der Induktion (falls durchgeführt);
- des Aufbaus einer Immunsuppression parallel zur Induktion und
- der Erhaltung der Immunsuppression.

Die dafür häufig verwendeten Medikamente sind:
- *Calcineurininhibitoren* (Cyclosporin A, Tacrolimus): Sie wirken über eine kompetitive bzw. reversible Calcineurinhemmung vorrangig der über T-Zellen vermittelten Immunantwort.
- *Antimetabolite* (Mycophenolat-Mofetil [MMF], Azathioprin): Sie bewirken eine Hemmung der Purinsynthese und somit vorrangig der Proliferation von B- und T-Lymphozyten.
- *Proliferationshemmer* (Sirolimus, Everolimus): Sie verursachen eine intrazelluläre, durch das Protein „Mammalian Target of Rapamycin" (mTOR) vermittelte Hemmung der indirekten Leukozytenaktivierung.
- *Glukokortikoide* (z. B. Prednison, Prednisolon): Sie führen zur unspezifischen Hemmung der Zytokinproduktion, Blockade von Zytokinen und zu Lymphozytenproliferation.
- *Antikörper:* Es gibt polyklonale Antikörper gegen diverse T-lymphozytäre Oberflächenantigene (z. B. Antilymphozytenglobulin [ALG], Antithymozytenglobulin [ATG]) oder chimäre bzw. humanisierte Antikörper zur Hemmung der T-Lymphozytenproliferation (CD-25-Antikörper [Interleukin-II-Rezeptor], z. B. Basiliximab, Daclizumab).

▶ **Induktionstherapie.** Die immunsupressive Induktion des Empfängers beginnt mit der Transplantation, häufig mittels Glukokortikoiden. Die perioperative Gabe eines IL-2-Rezeptorantikörpers oder eines polyklonalen Lymphozytenantikörpers ist beschrieben. Das ISHLT-Register weist 46,6 % der Zentren aus, die eine Induktionstherapie verwenden. Aufgrund des Nebenwirkungsprofils der Lymphozytenantikörper sowie der nicht abschließend bewertbaren Studienlage für die IL-2-Rezeptorantikörper verzichten viele Zentren gänzlich auf eine Induktionstherapie.

▶ **Aufbau und Erhalt der Immunsuppression.** Die Immunsuppression beginnt in der frühen Phase nach der Transplantation. Der Beginn kann von einer zusätzlichen Induktionstherapie mittels Antikörpern abhängig sein. In diesem Falle kann die komplette Immunsuppression über bis zu 7 Tage einschleichend beginnen. Ansonsten sollte innerhalb der ersten 24–48 h nach der Transplantation mit der Immunsuppression begonnen werden, für die meistens eine 3-fache Kombination mit Calcineurininhibitor, Antimetabolit und Glukokortikoid zur Anwendung kommt.

Es besteht der Trend zur Anwendung des neueren Calcineurininhibitors Tacrolimus und des Antimetaboliten Mycophenolat-Mofetil (MMF) für herztransplantierte Patienten.

▶ **Organabstoßungen.** Akute zelluläre Organabstoßungen werden mittels Steroidbolustherapie über wenige Tage behandelt. Treten mehrfach akute Abstoßungen auf, kann eine Modifikation der Erhaltungstherapie zur Immunsuppression, z. B. mit Proliferationshemmern, notwendig werden. Nach Herztransplantation kann es auch ohne bestehenden Nachweis von präformierten Antikörpern humorale Abstoßungsreaktionen geben. Diese sind nicht durch eine Kortikoidstoßtherapie zu behandeln, sondern erfordern eine intensivierte Therapie, ähnlich der für Patienten mit präformierten Antikörpern.

Bei Patienten mit präformierten, zytotoxischen Antikörpern sollte schon vor der Transplantation ein wirksames individuelles Konzept ausgearbeitet werden. Dieses kann eine perioperative Plasmapherese, hoch dosierte und protrahierte Gaben polyklonaler Antikörper und die frühe immunsuppressive Kombinationstherapie mit Proliferationshemmern beinhalten.

Da keine allgemeingültigen Konzepte zur Immunsuppression existieren, kommt es auf die jeweils erarbeitete Verfahrensweise in den einzelnen Transplantationszentren an. Der Einsatz von Proliferationshemmern nimmt nach einer Herztransplantation zu. Er bietet zusätzlich den Vorteil geringerer Raten akuter Abstoßungen sowie einer niedrigeren Inzidenz der Allotransplantatvaskulopathie.

18.3.7 Weitere intensivmedizinische Aspekte

Weaning der hämodynamischen Therapie

Mit Stabilisation des hämodynamischen Zustands kann in Abhängigkeit der Kreislaufparameter die augmentierende Therapie ausgeschlichen werden. Die Stabilität kann unkompliziert überwacht werden (u. a. ScvO$_2$, Laktat, peripherer Perfusionsstatus, Diurese). Bei unkomplizierten Verläufen kann die inotrope Therapie häufig in wenigen Tagen beendet werden. Apparativ gibt die transthorakale Echokardiografie einen schnellen Aufschluss über die kardiale Funktion.

Beatmung

Wenn Normothermie und stabile hämodynamische Verhältnisse bestehen und die Patienten suffiziente Schutzreflexe haben, kann eine Extubation erfolgen. Nach Herztransplantation können eine hämodyamisch instabile oder nur knapp stabile Situation eine prolongierte Sedation und damit eine weitere Beatmung notwendig machen.

Wenn eine Therapie mit mechanischer Kreislaufunterstützung notwendig wird, ist nahezu immer eine Sedation (u. a. psychische Abschirmung) und häufig weitere Beatmung erforderlich. Bei prolongierter Notwendigkeit der Beatmung sollte die Indikation für eine Tracheotomie überprüft werden. Diese erfolgt regelhaft als Punktionstracheotomie (z. B. nach Ciaglia) mit simultaner Bronchoskopie zur Lagebestimmung und Kontrolle auf der Intensivstation. Die Komplikationsrate ist sehr gering. Die frühe Tracheotomie innerhalb von 3–7 Tagen nach initialer Intubation kann dabei die Letalität, Pneumonierate, Beatmungs- und Liegedauer verkürzen.

Prophylaxe infektiöser Ereignisse

Empfohlen wird eine reguläre perioperative Infektionsprophylaxe entsprechend dem örtlichen Standard für kardiochirurgische Patienten. Zusätzlich kann diese ggf. nach 1–2 Tagen durch eine fortführende Penizillin- oder Cephalosporintherapie für weitere 5–7 Tage fortgesetzt werden. Darüber hinausgehend kann in Abhängigkeit vom weiteren Verlauf bzw. nach entsprechendem Keimnachweis therapiert werden.

Eine antimykotische Therapie sollte zunächst nur bei Patienten mit entsprechendem Nachweis adjustiert vorgenommen werden.

Häufig werden perioperativ mit Anti-Zytomegalievirus (Anti-CMV) angereicherte Antikörperpräparate einmalig verabreicht. Mancherorts wird während einer begrenzten Zeit postoperativ eine antivirale Prophylaxe betrieben, z. B. mit Ganciclovir oder Valganciclovir. Die darüber hinausgehende Fortsetzung einer prophylaktischen Therapie gegen das Zytomegalievirus (CMV) kann in der Risikokonstellation von seronegativem Empfänger bei seropositivem Spender erwogen werden. In manchen Zentren ist es üblich, die Patienten mit einer Prophylaxe gegen Pneumocystis carinii zu behandeln.

Ernährung und Mobilisation

Für die Intensivtherapie ist die Aufnahme einer möglichst frühen, optimalerweise enteralen Ernährung entscheidend. Zusätzlich wird durch eine frühe enterale Ernährung die Mortalität beatmeter Patienten gesenkt. Die Resorptionsrate kann auch bei Patienten mit katecholaminpflichtiger Kreislaufunterstützung erhalten sein. Noradrenalin und Dopamin reduzieren die Peristaltik und die Energieaufnahme. Eine Kalorienzufuhr von mindestens 1000–1200 kcal/d ist mit der enteralen Ernährung anzustreben. Kann diese Menge nicht innerhalb von 4–6 Tagen erreicht werden, kann vorübergehend die enterale mit einer parenteralen Ernährung kombiniert werden. Eine engmaschige Überwachung der enteralen Funktion ist bei allen Patienten notwendig.

Die frühe Einleitung einer Physiotherapie bei noch sedierten Patienten (u. a. zur Kontrakturenprophylaxe) ist empfehlenswert. Mit wachsender hämodynamischer Stabilität wird eine zunehmende Mobilisation möglich, die unter physiotherapeutischer Anleitung zusätzlich gezielte Effekte für Atemtraining, Pneumonieprophylaxe, Mobilität sowie Muskel- und Knochenaufbau erreichen kann.

18.3.8 Nachsorge

Die lebenslange konsequente Einnahme der Immunsuppressiva mit regelmäßigen Spiegelkontrollen zur Adjustierung der wirkstoffspiegeladaptierten Therapie und die kontinuierliche Überwachung der Transplantat- und Organfunktionen sind Voraussetzung in der Nachbetreuung von herztransplantierten Patienten. Hierfür ist die lebenslange Anbindung dieser Patienten an eine Spezialambulanz im Transplantationszentrum essenziell.

▶ **Überwachung der Transplantatfunktion.** Vorwiegend dient die Ambulanz der Überwachung der Transplantatfunktion. Die Inzidenz der akuten Abstoßung nimmt parallel mit dem zeitlichen Abstand von der Transplantation ab. Zeichen einer akuten Abstoßung entsprechen denen der rasch progredienten Herzinsuffizienz, die in extremis aus völligem Wohlbefinden heraus binnen Stunden fatal ausgehen kann. Ursache kann eine Reduktion der Wirkung der immunsuppressiven Therapie sein, u. a. durch Resorptionsstörungen, Interaktionen, mangelnde Compliance oder eigenständige Medikamentenänderungen.

Die Hinweise der Echokardiografie sind zentraler Bestandteil der Diagnostik. Zusätzlich kann eine transvenös durchgeführte Endokardbiopsie unmittelbar vor Einleitung der Abstoßungstherapie die Diagnose erhärten. Die Koordination einer sehr raschen Therapieeinleitung ist unbedingt erforderlich. Die Transplantatvaskulopathie (TVP), vergleichbar mit der koronaren Herzerkrankung (KHK), wird als morphologisches Korrelat der chronischen Transplantatabstoßung angesehen. Die Inzidenz nimmt im zeitlichen Verlauf zu. Nur ganz wenige Patienten nach Herztransplantation entwickeln eine für die KHK typische Symptomatik. Hier ist die frühzeitige Diagnosestellung, auch im Hinblick auf eine Therapiemodifikation der Immunsuppression, wegen der prognostischen Relevanz wichtig. Koronare Interventionen oder Bypassoperationen am Transplantatherz sind möglich.

▶ **Behandlung von Nebenwirkungen und Surveillance.** Die regelmäßige Überwachung der Klappen- und Pumpfunktion ist echokardiografisch gewährleistet. Des Weiteren werden die potenziellen Nebenwirkungen der Therapie evaluiert und diese entsprechend behandelt. Die Surveillance hinsichtlich maligner Erkrankungen wird mit zunehmendem Abstand von der Transplantation wichtiger.

Kernaussagen

Grundlagen
Spender- und empfängerassoziierte Faktoren haben Einfluss auf die Prognose nach Herztransplantation.

Durchführung der Transplantation
Nach der Implantation des Herzens sollte auf eine ausreichende Reperfusionszeit vor der Entwöhnung von der HLM geachtet werden. Mit Beginn der Entwöhnung von der HLM liegen die Schwerpunkte der weiteren Therapie auf der stabilen kardialen Pumpfunktion und der Vermeidung einer akuten, insbesondere rechtskardialen Herzinsuffizienz.

Monitoring nach Herztransplantation
Erweitertes hämodynamisches Monitoring ist empfehlenswert.

Hämodynamische Instabilität
Ein besonderer Fokus der perioperativen Phase einer Herztransplantation liegt auf der rechtskardialen Dysfunktion.

Hämodynamisch wirksame Therapie
Die rasche, zielgerichtete hämodynamische Therapie ist entscheidend. Bei ausgeprägter Transplantatdysfunktion können früh extrakorporale Verfahren erwogen werden.

Immunsuppressive Therapie
Mit der Einleitung einer immunsuppressiven Therapie ist frühestmöglich perioperativ zu beginnen. Sie folgt neben zentrumsspezifischen Aspekten einem akzeptierten Mehrsäulenkonzept.

Weitere intensivmedizinische Aspekte
Die Entwöhnung von der kreislaufunterstützenden Medikation kann einige Tage in Anspruch nehmen. Die Extubation sowie weitere begleitende (intensiv-)medizinische Maßnahmen (z. B. präferenziell frühe enterale Ernährung, physikalische Therapie, Mobilisation) orientieren sich an herzchirurgischen Standards. Mit einer Prophylaxe gegen virale (u. a. CMV) und opportunistische Infektionen (u. a. Pneumocystis carinii) sollte begonnen werden.

Nachsorge

Die Prognose nach Herztransplantation wird in der Frühphase durch Transplantatdysfunktion, akute Abstoßung und Infektion bzw. in der Spätphase durch chronische Abstoßung (Transplantatvaskulopathie), Malignome (insbesondere lymphoproliferative Erkrankungen) und Infektionen geprägt.
Eine lebenslange Anbindung der Empfänger an die spezialisierte Ambulanz eines Transplantationszentrums zur Nachsorge ist essenziell.

Literatur

[1] Carl M, Alms A, Braun J et al. Die intensivmedizinische Versorgung herzchirurgischer Patienten. Hämodynamisches Monitoring und Herz-Kreislauf-Therapie. S3-Leitlinie der DGTHG und DGAI. Thorac Cardiovasc Surg 2007; 55: 130 – 148
[2] Charbonney E, Saudan P, Triverio PA et al. Prognosis of acute kidney injury requiring renal replacement therapy in solid organ transplanted patients. Transplant Intl 2009; 22: 1058 – 1063
[3] Haddad F, Couture P, Tousignant C et al. The right ventricle in cardiac surgery, a perioperative perspective: II. Pathophysiology, clinical importance, and management. Anesth Analg 2009; 108: 422 – 433
[4] Stehlik J, Edwards LB, Kucheryavaya AY et al. Registry of the International Society for Heart and Lung Transplantation: 29th official adult heart transplant report – 2012. J Heart Lung Transplant 2012; 31: 1052 – 1064
[5] Stobioerska-Dzierzek B, Awad H, Michler RE. The evolving management of acute right-sided heart failure in cardiac transplant recipients. J Am Coll Cardiol 2001; 38: 923 – 931

18.4 Lungentransplantation und Lungenersatzverfahren

J. Gottlieb

18.4.1 Einleitung

Die Lungentransplantation ist inzwischen eine etablierte Therapieoption bei Patienten im Endstadium chronischer Lungenerkrankungen, bei denen keine Kontraindikationen vorliegen. Die Lungentransplantation kann bei sorgfältiger Empfängerauswahl die Prognose und die Lebensqualität des Empfängers verbessern. Seit Mitte der 1990er-Jahre hat die Zahl der Übertragungen international zugenommen und stagniert derzeit bei jährlich etwa 3500 Transplantationen weltweit (in Deutschland etwa 350 pro Jahr) [2, 5]. Die Zahl der Kandidaten, die auf eine Lungentransplantation warten, ist um ein Mehrfaches höher, sodass noch immer auf der Warteliste befindliche Patienten vor Verfügbarkeit eines Spenderorgans versterben.

Es soll im folgenden Kapitel ein Überblick über nachstehende intensivmedizinische Aufgaben vermittelt werden:
- Vorbereitung des potenziellen Organspenders für die Lungenentnahme,
- überbrückende intensivmedizinische Maßnahmen beim Kandidaten für die Lungentransplantation inklusive Lungenersatzverfahren,
- extrakorporale Lungenersatzverfahren,
- Betreuung des lungentransplantierten Patienten unmittelbar postoperativ,
- intensivmedizinische Probleme des Lungentransplantierten in der Nachsorge.

18.4.2 Kandidatenauswahl und Ergebnisse

Bei mehr als 75 % der Transplantatempfänger liegt ein Lungenemphysem, Lungenfibrosen verschiedener Ätiologie oder Mukoviszidose vor. In den Jahren 1997 – 2003 hat international die Altersgruppe der über 50-Jährigen bereits 50 % der Empfänger gestellt. Das durchschnittliche Empfängeralter liegt in der Medizinischen Hochschule Hannover bei 48 Jahren [11]. In den meisten Zentren gilt eine Altersobergrenze von etwa 60 Jahren.

▶ **Keine Indikation bei akuten Lungenerkrankungen.** Akute Lungenerkrankungen mit respiratorischem Versagen auf der Intensivstation, wie z. B. die Pneumonie (inklusive Influenza H1N1) und das akute Lungenversagen (ARDS) sind *keine* akzeptierten Indikationen zur Lungentransplantation. Neben der Möglichkeit einer Erholung in der akuten Situation und fortgeschrittener muskulärer Dekonditionierung bei Langzeitbeatmung ist ein weiterer Grund, dass die Patienten meist nicht komplett evaluierbar sind und in die Transplantation mit ihren lebenslangen Konsequenzen nicht einwilligen können. Hinzu kommt, dass ca. 350 verfügbare Organe für diese Patientengruppe mit akuten Lungenerkrankungen keinesfalls den Bedarf decken könnten und die Ergebnisse von beatmeten Kandidaten signifikant schlechter ausfallen als die von nicht intubierten und beatmeten Kandidaten [15].

▶ **Indikation nur bei chronischen Lungenerkrankungen.** Für die Lungentransplantation gilt im Gegensatz zu anderen Organtransplantationsverfahren (z. B. Lebertransplantation), dass in der Regel nur chronische Lungenerkrankungen für das Verfahren infrage kommen (eventuell mit akuter Verschlechterung bei bereits in die Warteliste aufgenommen Patienten). Kandidaten für eine Lungentransplantation werden sorgfältig untersucht, um Komorbiditäten zu erfassen, die sich negativ auf den Transplantationserfolg auswirken könnten. Schwer muskulär dekonditionierte Patienten, die über Wochen oder Monate bettlägerig und beatmet waren, sind keine Transplantationskandidaten.

Merke

Absolute Kontraindikationen sind unbehandelte maligne Tumoren (Rezidivfreiheit mindestens 2 Jahre), aktives Rauchen, Alkohol- oder Drogenabhängigkeit, disseminierte Infektionen und medikamentöse Noncompliance [6].

▶ Abb. 18.6 ist der Vorschlag für einen Algorithmus zur Kandidatenauswahl bei den häufigsten Indikationen. ▶ Tab. 18.8 zeigt Untersuchungen auf, die bei Kontaktaufnahme mit einem Transplantationszentrum vorgelegt werden sollten.

▶ **Wartezeit.** Die europäische Organisation „Eurotransplant" (für Österreich, Niederlande, Belgien, Deutschland, Ungarn und Slowenien) sieht die Verteilung nach einer Wartezeit unter Berücksichtigung von Körpergröße und Blutgruppenkompatibilität vor. Die mittlere Wartezeit liegt bei ca. 12 Monaten.

Aufgrund dieser langen Wartezeit sind im Gebiet von Eurotransplant pro Jahr etwa 15 % der Patienten vor der Verfügbarkeit eines Spenderorgans gestorben [8].

▶ **Operationsverfahren.** Es stehen 3 unterschiedliche Operationsverfahren zur Verfügung:
- Bei der *einseitigen Lungentransplantation* (SLTx = Single Lung Transplantation) wird nur ein Lungenflügel transplantiert, der zweite Lungenflügel des Empfängers wird belassen.

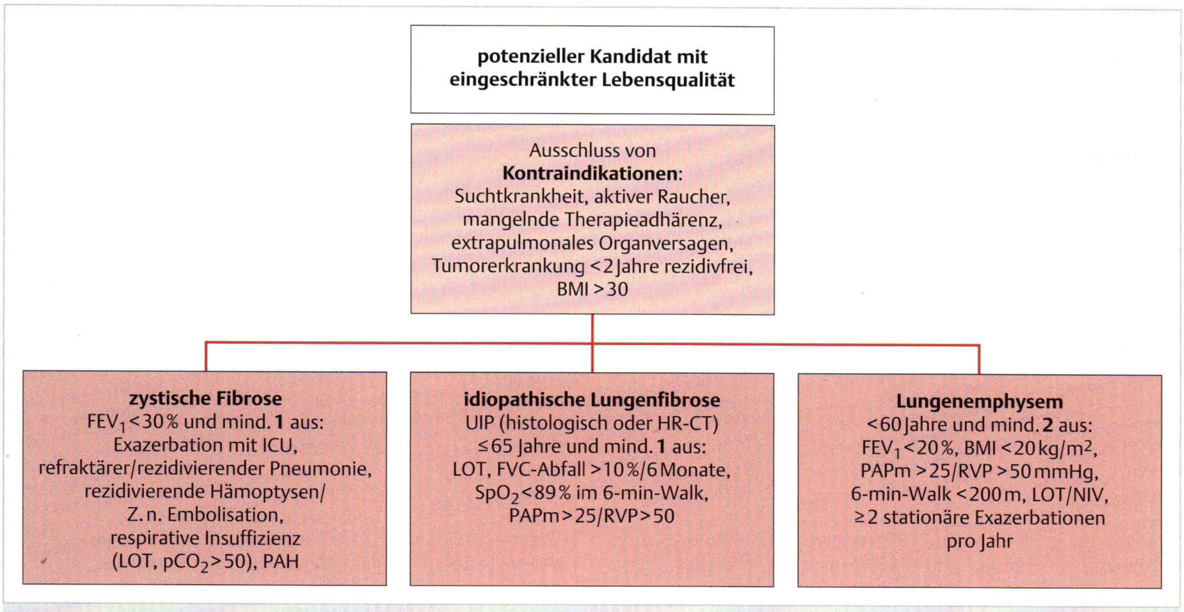

18.4 Lungentransplantation und Lungenersatzverfahren

```
                    potenzieller Kandidat mit
                    eingeschränkter Lebensqualität

                    Ausschluss von
                    Kontraindikationen:
                    Suchtkrankheit, aktiver Raucher,
                    mangelnde Therapieadhärenz,
                    extrapulmonales Organversagen,
                    Tumorerkrankung <2 Jahre rezidivfrei,
                    BMI >30
```

zystische Fibrose	idiopathische Lungenfibrose	Lungenemphysem
FEV$_1$ <30 % und mind. 1 aus: Exazerbation mit ICU, refraktärer/rezidivierender Pneumonie, rezidivierende Hämoptysen/ Z.n. Embolisation, respirative Insuffizienz (LOT, pCO$_2$ >50), PAH	UIP (histologisch oder HR-CT) ≤65 Jahre und mind. 1 aus: LOT, FVC-Abfall >10 %/6 Monate, SpO$_2$ <89 % im 6-min-Walk, PAPm >25/RVP >50	<60 Jahre und mind. 2 aus: FEV$_1$ <20 %, BMI <20 kg/m^2, PAPm >25/RVP >50 mmHg, 6-min-Walk <200 m, LOT/NIV, ≥2 stationäre Exazerbationen pro Jahr

Abb. 18.6 Auswahl der Transplantationskadidaten bei den häufigsten Indikationen.
BMI = Body-Mass-Index; FEV$_1$ = Einsekundenkapazität; FVC = forcierte Vitalkapazität; HR-CT = hochauflösende CT; ICU = Intensive Care Unit; LOT = Langzeitsauerstofftherapie; NIV = nicht invasive Beatmung; PAH = pulmonalarterielle Hypertonie; PAPm = pulmonalarterieller Mitteldruck; pCO$_2$ = Kohlendioxidpartialdruck; RVP = rechtsventrikulärer Druck; SpO$_2$ = peripher gemessene partielle Sauerstoffsättigung; UIP = Usual Interstial Pneumonia.

Tab. 18.8 Diagnostik eines Kandidaten für die Vorstellung im Transplantationszentrum.

Diagnostik	Untersuchungen
Anamnese	aktueller Zustand, Belastbarkeit, Sauerstoff-/Beatmungsbedarf, Ödeme (Größe, Gewicht, Diagnose), Krankheitsverlauf, Begleiterkrankung, soziale Anamnese
	letzte Lungenfunktion
	Blutgasanalyse
allgemeiner Laborstatus	großes Blutbild, Gerinnung, Nierenfunktion (Cystatin C), Leberfunktion, Elektrophorese, Immunglobuline, Blutgruppe
	aktuelle Sputumkultur/Trachealsekret
Virusserologie	HIV, Hepatitis B + C
aktuelle Echokardiografie	u. a. Abschätzung des systolischen rechtsventrikulären Drucks, linksventrikuläre Funktion und Klappenfunktion
	Sonografie des Abdomens
aktuelles Thorax-CT	bei Lungenfibrose in HR-Technik, *im Original*

- Bei der *bilateralen oder doppelseitigen Lungentransplantation* (DLTx) werden beide Lungenflügel sequenziell übertragen.
- Bei der *Herz-Lungen-Transplantation* (HLTx) werden Herz und beide Lungen des Spenders en bloc übertragen.

▶ **Überlebensraten und -vorteil.** Überlebensraten werden von großen Registern regelmäßig veröffentlicht und können über das Internet abgerufen werden. Die Ergebnisse großer Zentren im deutschsprachigen Raum zeigen in den letzten Jahren mit Überlebensraten von etwa 60 % nach 5 Jahren und ca. 40 % nach 10 Jahren günstigere Resultate [11] als die des internationalen Registers mit 5-Jahres-Überlebensraten von 50 % und 10-Jahres-Überlebensraten von 25 % [2].

Randomisierte kontrollierte Studien zur Frage des Überlebensvorteils durch die Lungentransplantation liegen nicht vor. Retrospektive Analysen weisen jedoch auf einen Überlebensvorteil für Patienten mit zystischer Fibrose und idiopathischer Lungenfibrose hin, weniger für das Lungenemphysem.

18.4.3 Konditionierung des Lungenspenders

▶ **Spenderkriterien.** In Deutschland wird bei weniger als 25 % der Organspender eine Lungenentnahme durchgeführt [5]. Häufig sind die typischen Kriterien für einen idealen Spender bei den infrage kommenden potenziellen Organspendern nicht erfüllt. ▶ Tab. 18.9 listet Kriterien für den idealen Lungenspender und sog. „Extended Donors" auf.

> **Merke**
> Dem Intensivmediziner fällt große Verantwortung zu, indem er nicht nur jeden hirntoten Patienten als potenziellen Organspender betrachtet, sondern auch indem er durch die vorangehende Behandlung dieser Patienten die Verfügbarkeit von Lungen als Spenderorgane erhöhen kann und ein Transplantationsergebnis mit beeinflusst [4].

Besondere Aspekte bei Organtransplantationen

Tab. 18.9 Kriterien für die Selektion eines Lungenspenders.

Variable	„Ideal"	„Standard"	„Extended"	„Marginal"	„Inakzeptabel"
Alter	<45	45–54	55–60	61–65	>65
pO$_2$/FiO$_2$	>450	351–450	301–350	<300	keine Optimierung möglich
Raucher	nie	<20 py	>20 py		
Röntgen	ohne Befund	ohne Befund	Verschattung von 1 Lappen	Verschattung mehrer Lappen	Konsolidierung, Tumor
Mikrobiologie	Kultur negativ	Direktpräparat negativ	unter Antibiotikum	HCV, HIV	panresistente Erreger, Mykobakterien
Bronchoskopie	ohne Befund	non-purulentes Sekret	purulentes Sekret, Aspiration		Tumor

FiO$_2$ = inspiratorische Sauerstoffkonzentration; HCV = Hepatitis-C-Virus; HIV = menschliches Immunschwächevirus; pO$_2$ = Sauerstoffpartialdruck; py = Packungsjahr

In Deutschland ist im Gegensatz zu anderen Ländern der Hirntod unabdingbare Voraussetzung zur Organspende, sog. „Non-Heart-Beating Donors" sind keine Alternative bei uns.

Erhalt der Organfunktionen

Der Hirntod führt zu einer Reihe von Pathomechanismen, die die Organfunktion bis zum Organversagen beeinträchtigen und so die Qualität der Organspende negativ beeinflussen können bzw. Letztere ganz verhindern können. Beispiele sind Temperaturregulationsstörungen, hämodynamische Instabilität, endokrine Ausfälle, inflammatorische Reaktionen sowie Herzrhythmus- und Gerinnungsstörungen. Strategien zur Beeinflussung dieser Faktoren sind das hämodynamische, pulmonale und endokrine Management sowie das Elektrolytmanagement.

▶ **Hypotension.** Hypotension ist ein häufiges Problem nach Feststellung des Hirntodes, Ursachen sind z. B. zentrale Regulationsstörungen, Hypovolämie, endokrine Ausfälle und eine eingeschränkte linksventrikuläre Funktion. Ziel ist eine Euvolämie und strikte Vermeidung der Hypervolämie, speziell für potenzielle Lungenspender. Ein zentraler Venendruck zwischen 4 und 10 mmHg sollte angestrebt werden. Der arterielle Mitteldruck sollte über 60, der systolische über 90 mmHg gehalten werden. Die Urinproduktion sollte 1 ml/kg KG und Stunde betragen. Falls Volumengabe zur Blutdruckstabilisierung nicht ausreicht, kommen Vasopressoren und Inotropika (zum Teil eingeschränkte Funktion des linken Ventrikels beim hirntoten Patienten) zum Einsatz.

> **Praxistipp**
>
> Bei Versagen der oben genannten therapeutischen Schritte ist die *Hormontherapie* einzusetzen: Vasopressin (5 U als Bolus und 1–4 U/h) und Thyroxin (25 µg als Bolus und 10 µg/h). Nach Feststellung des Hirntodes sollten alle hirntoten potenziellen Lungenspender 15 mg/kg KG Methylprednisolon erhalten (Wiederholung alle 24 h). Letztere Maßnahme hat sich als wirksam zur Verbesserung des Gasaustauschs bei potenziellen Lungenspendern erwiesen.

Wegen Tendenz zur Hypernatriämie kommt als Ersatz von freiem Wasser 5 % Glukose zum Einsatz. Bei einer Urinausscheidung von > 200 ml/h (80 % der Hirntoten entwickeln einen Diabetes insipidus) sollte Desmopressin oder Vasopressin gegeben werden.

▶ **Respiratorisches Management.** Das respiratorische Management ist für den potenziellen Lungenspender ganz entscheidend. Rekrutierungsmanöver sollten großzügig v. a. nach jedem Apnoetest und jeder Diskonnektion (z. B. Absaugen, Bronchoskopie) angewandt werden. Der positive endexspiratorische Druck (PEEP) sollte mindestens 5 cm H$_2$O betragen. Hierbei gelingt es gelegentlich, selbst bei bisher als inakzeptabel eingestuften Patienten den Gasaustausch (Oxygenierungsindex) so zu verbessern (▶ Tab. 18.9), dass eine Lungenentnahme möglich wird.

Die *Bronchoskopie* ist aus der Sicht unseres Zentrums unverzichtbar zur Evaluation des potenziellen Lungenspenders. Anatomische Varianten können erkannt, Atelektasen (z. B. durch Fremdkörper oder Blutkoagel) beseitigt werden. Nachlaufender Eiter aus den peripheren Atemwegen bei wiederholter Inspektion ist das Indiz für eine Pneumonie. Blutgase unter 100 % Sauerstoff sollten wiederholt bestimmt werden, um die Organfunktion über die Zeit zu überwachen. Ebenso können durch Beatmungsumstellung oder Bronchoskopie im Röntgenbild sichtbare Belüftungsstörungen rückgebildet werden, die bei primärem Vorhandensein ein Organ eher ungeeignet zur Lungenpflanzung erscheinen lassen.

18.4.4 Intensivstation als Überbrückung vor der Lungentransplantation

Häufigster Grund für die Aufnahme auf die Intensivstation von Patienten auf der Warteliste für eine Lungentransplantation ist respiratorisches Versagen. Weltweit sind nur etwa 3 % der Lungentransplantierten präoperativ beatmet worden [2].

▶ **Patientengruppen.** Bei der Beatmung vor Transplantation (Bridge to transplant) können 3 Szenarien unterschieden werden (▶ Tab. 18.10).

Aus der Sicht des Transplantationszentrums stellen Kandidaten der Gruppe 3 (sog. instabile invasiv beatmete Patienten) das größte Problem im Management und in der Kommunikation mit zuweisenden Kliniken dar.

Die wenigen publizierten Fallserien der Gruppen 1 und 2 unter Ausschluss der instabilen Langzeitbeatmeten (Gruppe 3) unterschieden sich in ihren Ergebnissen nicht wesentlich von denen der präoperativ nicht beatmeten Kandidaten.

18.4 Lungentransplantation und Lungenersatzverfahren

Tab. 18.10 Beatmung als Überbrückung zur Transplantation.

	Gruppe 1: nicht invasiv beatmete Kandidaten	Gruppe 2: chronisch invasiv beatmete Patienten	Gruppe 3: akut instabile invasiv beatmete Patienten
Beatmungszugang	Maske, Helm, Stöpsel	meist Tracheostoma	meist Tubus
Beatmungsdauer	variabel	meist langfristig	meist kurzfristig
inspiratorischer Sauerstoffanteil	variabel	niedrig (< 50 %)	> 50 % Sauerstoffanteil oder extrakorporales Verfahren
extrapulmonales Organversagen	selten	selten	häufig
Analgosedierung	keine	eventuell intermittierend	dauerhaft
Spontanatmung	möglich	meist möglich	nicht möglich
neurologische Beurteilung	komplett möglich	komplett möglich	eingeschränkt
Mobilisation	möglich	möglich	nicht möglich

▶ **Invasive Beatmung instabiler Patienten.** Instabile beatmete Patienten (Gruppe 3) haben eine deutlich schlechtere 1-Jahres-Überlebensrate (bestenfalls 50–60 % [15, 18]). Häufig bestehen extrapulmonale Organinsuffizienzen und systemische Infekte, die den Patienten von der Transplantation ausschließen. In der Medizinischen Hochschule Hannover werden beatmete Patienten nur akzeptiert, wenn der Wert für Prokalzitonin (als Hinweis für eine bakterielle Infektion) normal (< 0,25 µg/l) ist, kein Mehrorganversagen vorliegt und der PCT zuvor gelistet war.

Bei immobilen langzeitbeatmeten Intensivpatienten finden sich langwierige neuromuskuläre Defektzustände (Critical-Illness-Polyneuropathie und -Myopathie [CIPNM]), die selbst bei stabiler pulmonaler Situation nach Transplantation eine langwierige Beatmungsentwöhnung und einen langen Krankenhausaufenthalt nach sich ziehen. Die mediane Beatmungsdauer von präoperativ beatmeten lungentransplantierten Patienten in der Medizinischen Hochschule Hannover liegt bei 29 Tagen.

18.4.5 Extrakorporale Lungenersatzverfahren

Extrakorporale Verfahren sind eine Ultima Ratio bei unter konventioneller Beatmung nicht beherrschbarer respiratorischer Situation, wenn eine Hyperkapnie nicht toleriert wird, die Sauerstoffversorgung nicht aufrechtzuerhalten ist oder wenn ein kompletter Kreislaufersatz notwendig wird.

> **Merke**
>
> Extrakorporale Verfahren sollten zum Einsatz kommen, wenn die Chance auf Erholung von der Grunderkrankung besteht oder als Überbrückung bei Transplantationskandidaten [18].

Eine Übersicht über die Verfahren gibt ▶ Tab. 18.11.

Tab. 18.11 Extrakorporale Lungenersatzverfahren.

Merkmal	Interventionelle Lungenunterstützung (iLA)	Venovenöse extrakorporale Membranoxygenierung (ECMO)	Venoarterielle extrakorporale Membranoxygenierung (ECMO)
Aufbau	Kanülierung V. femoralis und kontralateral A. femoralis, pumpenloser Blutfluss durch venoarteriellen Druckgradienten (bis 2 l/min, ca. 30 % des HZV) durch eine Membran	Kanülierung V. cava inferior über V. femoralis sowie V. cava superior; über V. subclavia/V. jugularis interna; Membranoxygenator und Pumpe, Blutflussraten wie HZV	Kanülierung V. femoralis und A. femoralis/A. subclavia; Pumpe
Wirkprinzip/Indikation	• CO_2-Elimination	• Oxygenierung, • CO_2-Elimination	• Oxygenierung, • CO_2-Elimination, • kompletter Kreislaufersatz
Indikation	isolierte Hyperkapnie	kritische Oxygenierung und/oder Kreislaufinstabilität	kardiales Versagen mit und ohne respiratorische Insuffizienz
Nachteil	• Volumenbelastung durch Links-rechts-Shunt – Erhöhung des systemischen Widerstands • erhöhtes Blutungsrisiko • erhöhte Thrombenbildung	• Kollaps von Kanüle/Vene • mechanischer Stress für korpuskuläre Blutbestandteile • erhöhtes Blutungsrisiko • erhöhte Thrombenbildung	• begrenzte Anwendedauer • erhöhtes Blutungsrisiko • arterielle Embolien • Gefäßdissektion • periphere Durchblutungsstörung

HZV = Herzzeitvolumen

Besondere Aspekte bei Organtransplantationen

▶ **Antikoagulation.** Bei längerer Anwendung (>36 h) wird eine Antikoagulation notwendig. Die Antikoagulation (Heparintherapie) kann bettseitig durch Messung der „Activated Clotting Time" (ACT) durchgeführt werden. Für die meisten Verfahren ist eine ACT zwischen 150 und 200 s anzustreben. Ausreichende Spiegel von Antithrombin III sind notwendig.

▶ **Venovenöse und venoarterielle ECMO.** Bei der *venovenösen ECMO* ist die korrekte Platzierung der venösen Kanülen wichtig. Es darf nicht zu einem Kurzschlussphänomen kommen, welches dadurch entsteht, dass die Kanülen in zu große räumliche Nähe zum rechten Vorhof gebracht werden. Durch pumpengetriebene Blutaspiration kann es zum Kollaps der großen Venen kommen.

Um dies zu vermeiden, werden zuführende 21-French-Kanülen mit Drahtverstärkung mit multiplen Perforationen verwendet. Um mechanischen Stress auf die Erythrozyten zu reduzieren (Hämolyse), sollte der Blutfluss auf die unbedingt notwendige Menge begrenzt werden.

Bei der *venoarteriellen ECMO* ist bei Implantation einer Kanüle in die A. femoralis eine kritische Minderung der Beinperfusion möglich. Um dies zu vermeiden, ist eine selektive Kanülierung distal zwingend erforderlich, z.B. mittels einer großkalibrigen Schleuse, über die dann die Perfusion der Extremität sichergestellt wird.

> **Praxistipp**
> Mit extrakorporalen Verfahren bei ausgewählten Patienten zeigt die Überbrückung zur Lungentransplantation akzeptable Langzeitergebnisse [10].

18.4.6 Postoperative Betreuung nach Lungentransplantation

▶ **Operationstechniken.** Die Operationszeit für eine übliche beidseitige sequenzielle Lungentransplantation beträgt im Normalfall 3–4 h, für eine Einzellungentransplantation etwa 2 h. Falls Rechtsherzversagen und ein exzessiver Anstieg des Pulmonalisdrucks beim probeweisen Abklemmen der Pulmonalarterie eintreten oder eine Einlungenventilation nicht ausreichend ist, kommt ein *kardiopulmonaler Bypass* (Herz-Lungen-Maschine) zum Einsatz. Mit verbesserten Anästhesieverfahren kann heute häufig auf den kardiopulmonalen Bypass verzichtet werden. Dies hat den Vorteil von weniger Blutungskomplikationen, möglicherweise weniger Entzündungsaktivierung beim Empfänger in der postoperativen Phase sowie von weniger neurokognitiven Funktionsstörungen.

Seit Jahren sind in großen Zentren minimal invasive Operationsverfahren mit 10–12 cm breiter anterolateraler *Thorakotomie* (ohne Sternotomie) Standard [9]. Die früher regelhaft angewandte ausgedehnte quere Thorakosternotomie (sog. Clamshell-Inzision) verursacht neben kosmetischen Nachteilen deutlich mehr postoperative Schmerzen (und damit verzögerte Beatmungsentwöhnung) und v.a. unter immunsuppressiver Therapie mehr Wundheilungsstörungen.

▶ **Monitoring.** Unter Überwachung u.a. des pulmonalarteriellen Blutdrucks mit einem eingeschwemmten *Swan-Ganz-Katheter* erfolgt die Verlegung der beatmeten Patienten aus dem Operationssaal auf die Intensivstation.

> **Merke**
> Die Volumenbilanz sollte zur Vorbeugung eines Reperfusionsödems in den ersten 72 h postoperativ negativ sein.

Tab. 18.12 Klassifikation der primären Transplantatdysfunktion (PGD).

	pO_2/FiO_2	Röntgenmorphologie
Grad 0	>300	keine Infiltrate
Grad 1	>300	diffuse Infiltrate
Grad 2	200–300	diffuse Infiltrate
Grad 3	<200	diffuse Infiltrate

FiO_2 = inspiratorische Sauerstoffkonzentration; pO_2 = Sauerstoffpartialdruck

▶ **Primäre Transplantatdysfunktion (PGD).** Die primäre Transplantatdysfunktion (Primary Graft Dysfunction, PGD) ist eine schwere Form des Ischämie-/Reperfusionsschadens in der frühen postoperativen Phase (bis 72 h) und ähnelt dem akuten Atemnotsyndrom (ARDS). Obstruktion der Pulmonalvenen und fulminante Abstoßungen können innerhalb der ersten Tage ein ähnliches klinisches Bild zeigen. 2005 wurde eine Klassifikation der „International Society of Heart and Lung Transplantation" (ISHLT) [2] vorgeschlagen (▶ Tab. 18.12), die sich an einfachen Parametern wie der Oxygenierung (optimaler Quotient aus O_2-Partialdruck und Sauerstoffkonzentration nach 0, 24, 48 und 72 h des Intensivstationsaufenthalts) und einfachen Röntgenkriterien orientiert [1].

Die Häufigkeit der PGD wird mit 10–25% nach Lungentransplantation angegeben. PGD ist die häufigste Todesursache in der frühen postoperativen Phase (Krankenhausmortalität 73 vs. 14% für Empfänger mit bzw. ohne PGD Grad 3 nach 48 h). Die Manifestation des Syndroms verlängert nicht nur den Intensivstationsaufenthalt erheblich (durchschnittlich 6 statt 2 Tage), sondern auch das Langzeitüberleben.

Die Therapie ist wie beim akuten Lungenversagen supportiv. Zur Behandlung (nur selten zur Prophylaxe) einer primären Transplantatdysfunktion kann in den ersten 48 h inhalatives Stickstoffmonoxid (0–30 ppm NO) eingesetzt werden, in schweren Fällen auch die extrakorporale Membranoxygenierung (ECMO).

60–70% der Empfänger erholen sich, das primäre Transplantatversagen ist aber eine der führenden Todesursachen in der Frühphase.

▶ **Pharmakologische Aspekte.** Eine intra- und postoperative Verabreichung von hoch dosierten *Glukokortikoiden* (250–500 mg Methylprednisolon) ist Standard. In vielen Zentren wird die *Induktionstherapie* mit mono- oder multiklonalen Lymphozytenantikörpern aufgrund von Frühkomplikationen (z.B. Nierenversagen) und gehäuften Spätkomplikationen (Lymphomrisiko) nicht mehr regelhaft angewendet.

Calcineurininhibitoren (Ciclosporin oder Tacrolimus) werden falls keine Induktionstherapie gegeben wurde, üblicherweise innerhalb von 24 h postoperativ eingesetzt, nach Induktionstherapie in einigen Zentren erst einige Tage nach Transplantation.

Typischerweise wird pro transplantierte Seite je eine apikale und basale Thorax-Drainage gelegt. Falls kein Luftleck besteht und die Drainagen weniger als 200 ml/d fördern, werden diese der Reihe nach entfernt. Außer bei einem präoperativen Nachweis von Bronchiektasen (hier 14-tägige i.v. antibiotische Therapie) erfolgt in großen Zentren postoperativ nur eine systemische *staphylokokken- und pseudomonasaktive Antibiotikabehandlung* für einige Tage.

Pharmakologische Aspekte nach Transplantation sind auch für den Intensivmediziner von Bedeutung, einen Überblick über die

Tab. 18.13 Immunsuppressiva nach Lungentransplantation.

Substanzgruppe	Wirkmechanismus	Wirkstoff
Calcineurininhibitoren	frühe Hemmung der T-Zell-Aktivierung und Proliferation durch Hemmung der IL-2-Synthese, die über Calcineurinrezeptoren vermittelt wird	• Ciclosporin A • Tacrolimus
Antimetaboliten	Hemmung der Lymphozytenproliferation über Hemmung der De-novo-Purinsynthese	• Mycophenolat-Mofetil • magensaftresistente Formulierung von Natrium-Mycophenolat
	unspezifische Hemmung der T-Zell-Proliferation	• Azathioprin
Glukokortikoide	unspezifische Reduktion der Lymphozytenproliferation durch Hemmung der Produktion von Zytokinen und Blockade von Entzündungsmediatoren	• Prednison
Proliferationshemmer	Hemmung der über Wachstumsfaktoren stimulierten Proliferation von Blut- und Muskelzellen über Blockade des Zellzyklus via mTOR-Rezeptor	• Sirolimus • Everolimus
Antikörper	monoklonaler Anti-CD3-Antikörper	• Muromonab-CD3 (OKT 3)
	Antikörper gegen verschiedene Membranmoleküle von T-Lymphozyten	• polyklonale Antilymphozyten-Antikörper (z. B. Antithymozytenglobulin [ATG])
	monoklonaler Antikörper gegen den IL-2-Rezeptor, dadurch Hemmung der T-Lymphozytenproliferation	• Basiliximab
	monoklonaler Antikörper gegen das CD52-Oberflächenantigen, dadurch komplementvermittelte Lyse von Lymphozyten	• Alemtuzumab

mTOR = Mammalian Target of Rapamycin

in der Lungentransplantation eingesetzten Medikamente gibt ▶ Tab. 18.13.

> **Merke**
>
> Die meisten Transplantatempfänger werden mit einem immunsuppressiven Dreifachregime geführt. Dies schließt einen Calcineurininhibitor (Ciclosporin oder Tacrolimus), einen Purinsyntheseantagonisten (Azathioprin bzw. Mycophenolat-Mofetil) und Prednison ein. Alle Substanzen sind parenteral verfügbar.

Die *Calcineurininhibitoren* sollten, wenn möglich, oral oder enteral appliziert werden und müssen nach Vollblut-Talspiegel dosiert werden. Tacrolimus wird auch sublingual resorbiert. Weder für Ciclosporin noch für Tacrolimus liegen klare Empfehlungen für die parenterale Applikationsart (Infusionsdauer) und anzustrebende Zielspiegel vor.

Bei den Calcineurininhibitoren sind gerade auf der Intensivstation Komedikamente mit Metabolismus über das hepatische Cytochrom-P450-System (3A4) dringend zu beachten und der Rat eines transplantationserfahrenen Arztes ist einzuholen (▶ Tab. 18.14). Schwankende Spiegel stellen ein erhöhtes Risiko für Abstoßungsepisoden und unerwünschte Arzneimittelwirkungen dar (insbesondere Nephro- und Neurotoxizität).

> **Merke**
>
> Die Immunsuppression darf nach Lungentransplantation nie ganz abgesetzt werden. Auch nach Jahren wird das Organ innerhalb weniger Tage meist irreversibel abgestoßen.

Tab. 18.14 Typische Wechselwirkung mit Calcineurininhibitoren.

Medikament erhöht den Blutspiegel von Calcineurininhibitoren	Medikament senkt den Blutspiegel von Calcineurininhibitoren
Diltiazem, Verapamil	Carbamazepin
Erythromycin, Klarithromycin	Rifampicin
Itraconazol, Voriconazol	Phenytoin
Grapefruitsaft	Ticlopidin
Methylprednisolon	Phenobarbital
H$_2$-Blocker, Lanzoprazol	Nafcillin

H$_2$-Blocker = Histamin-2-Blocker

▶ **Fibrinöse Bronchitis.** Die bronchialarterielle Versorgung der Spenderlunge wird bei der Transplantation durchtrennt. Dadurch wird die implantierte Lunge aus der pulmonalarteriellen Strombahn retrograd perfundiert und es tritt fast immer eine zentrale Schleimhautnekrose auf. Resultat ist in den ersten Wochen eine *fibrinöse Bronchitis* der zentralen Atemwege mit zum Teil ausgedehnten Schleimhautbelägen, die zu Atelektasen, Infektionen und Blutungen führen können. Fast immer wird deshalb anfangs eine intensive bronchoskopische Bronchialtoilette durchgeführt.

18.4.7 Intensivmedizinische Probleme in der Nachsorge nach Lungentransplantation

Nach primärer Krankenhausentlassung sind die respiratorische Insuffizienz und Infektionen (Sepsis) die häufigsten Gründe für die Aufnahme auf die Intensivstation. In einer nordamerikanischen Untersuchung hatten 68% der Patienten nach Lungentransplantation eine chronische Organdysfunktion [13]. Die Krankenhaussterblichkeit nach intensivmedizinischer Behandlung liegt bei ca. 30%. Pro 100 lungentransplantierten Patienten und Jahr ist mit ca. 5 Intensivaufnahmen zu rechnen. Dies ist wesentlich häufiger als bei anderen Transplantationsverfahren im Langzeitverlauf.

> **Merke**
> Bei allen stationären und insbesondere intensivmedizinischen Problemen nach LTx sollte aufgrund der Komplexität des Patientenguts telefonisch Kontakt mit dem betreuenden Zentrum aufgenommen und Rat eingeholt werden.

Mehr als 1 Jahr nach der Transplantation sind die chronische Abstoßung und Infektionen die Haupttodesursachen.

▶ **Thrombotische Mikroangiopathien.** Thrombotische Mikroangiopathien (bei Nierenbeteiligung: hämolytisch-urämisches Syndrom [HUS], bei systemischer bzw. ZNS-Beteiligung: thrombotisch-thrombozytopenische Purpura [TTP]) sind eine ernste Komplikation nach solider Organtransplantation. Die klassische Konstellation sind Anämie, Thrombopenie, akutes Nierenversagen, Fragmentozyten im Blutausstrich und ein nicht messbares Haptoglobin. Die Mehrzahl der Fälle tritt im ersten Jahr nach Tx auf, am häufigsten unter der immunsuppressiven Kombinationstherapie mit einem Calcineurininhibitor und einem sog. Proliferationssignalinhibitor (Sirolimus oder Everolimus) [12]. Die Therapie besteht aus Plasmapherese (bei akutem Nierenversagen, schweren neurologischen Symptomen und anhaltender Hämolyse) und Wechsel der Immunsuppression (Absetzen des Proliferationssignalinhibitors).

▶ **Akute Abstoßung.** Die akute Abstoßung ist histologisch gekennzeichnet durch lymphozytäre Infiltration von Arteriolen und Bronchiolen. Unter den derzeitigen immunsuppressiven Kombinationsregimen haben mehr als 50% der Transplantatempfänger akute Abstoßungsepisoden innerhalb des ersten Jahres nach Organübertragung.

> **Praxistipp**
> Mögliche Symptome und Befunde sind subfebrile Temperaturen, Luftnot, Hypoxämie, inspiratorische Rasselgeräusche, Lungeninfiltrate. Diese Zeichen sind unspezifisch und können auch Ausdruck von Infektionen sein. Deshalb sollten Differenzialdiagnosen durch Bronchoskopie mit bronchoalveolärer Lavage ausgeschlossen und ggf. transbronchiale Biopsien durchgeführt werden.

Die histopathologische Beurteilung der akuten Abstoßung erfordert große Erfahrung und sollte Referenzpathologen der Transplantationszentren vorbehalten bleiben. Die übliche Behandlung einer akuten Organabstoßung besteht aus einer 3-tägigen hoch dosierten Glukokortikoidstoßtherapie mit 15 mg/kg KG (maximal 1000 mg Methylprednisolon) und Anpassung der immunsuppressiven Erhaltungstherapie.

▶ **Bronchiolitis-obliterans-Syndrom (BOS).** Die chronische Abstoßung wird als Bronchiolitis-obliterans-Syndrom (BOS) bezeichnet und ist in der Regel durch eine obstruktive Ventilationsstörung gekennzeichnet. Typischerweise tritt das BOS durchschnittlich nach 2–3 Jahren, jedoch nicht in den ersten 3 Monaten auf [7].

Aufgrund eines *progressiven BOS* und zunehmender respiratorischer Insuffizienz stellt sich gelegentlich die Frage der Retransplantation. Dieses komplexe Verfahren bleibt wenigen ausgewählten Patienten vorbehalten. Sollte ein Lungentransplantierter mit fortgeschrittenem BOS für diese Option nicht infrage kommen und sind akute und reversible Ursachen der respiratorischen Insuffizienz ausgeschlossen, befindet man sich häufig auf der Intensivstation in einer palliativen Therapiesituation. Diese Patienten sind häufig aufgrund der therapierefraktären, schweren Überblähung sehr schwierig zu beatmen und kaum vom Ventilator zu entwöhnen. Ohne Aussicht auf Retransplantation sollten mechanische Unterstützungsverfahren nicht eingesetzt werden.

▶ **Infektionen.** Die transplantierte Lunge ist besonders für Infektionen empfänglich. Neben der Immunsuppression, die eine intensive Therapie erfordert, sind nach Lungentransplantation zusätzlich andere Abwehrmechanismen eingeschränkt, wie der Hustenreflex und die mukoziliäre Clearance im Allotransplantat. Pneumonien und bakterielle untere Atemwegsinfektionen können zu jedem Zeitpunkt auftreten, die Mehrzahl zeigt sich jedoch in der frühen postoperativen Phase [14].

> **Merke**
> Unklare respiratorische Verschlechterungen müssen bei lungentransplantierten Patienten nach Möglichkeit umgehend bronchoskopisch abgeklärt werden.

Typische Symptome wie Fieber und Husten fehlen bei Lungentransplantierten häufig. Atemwegsinfektionen können sehr variabel ohne Fieber unter Immunsuppression bis hin zu fulminanten Infekten verlaufen. Die Infektion mit dem *Zytomegalievirus (CMV)* ist die häufigste Virusinfektion. Die Mehrzahl der Episoden tritt in den ersten postoperativen Monaten auf. Der Einsatz von Ganciclovir ist eine effektive Therapie, ganciclovirresistente Virusstämme treten bei Lungentransplantierten durch repetitive Exposition bei bis zu 15% der Fälle auf.

Unter den Pilzinfektionen sind *Aspergillus-Infektionen* am häufigsten und am bedrohlichsten. Sie treten häufig in ersten 6 Monaten nach Transplantation auf. Die Lunge ist nahezu regelhaft involviert, disseminierte Infektionen (z. B. ZNS) sind möglich. Die pulmonale Manifestation reicht von der relativ häufigen asymptomatischen Kolonisation über Aspergillome bis zur invasiven Aspergillose. Zusätzlich stellt die tracheobronchopulmonale Aspergillose des Anastomosenbereichs eine eigene Komplikation nach Lungentransplantation dar. Die Therapie von invasiven und disseminierten Pilzinfektionen ist durch die Einführung moderner Azole und Echinocandine deutlich verbessert worden gegenüber dem früheren Einsatz von Amphotericin B.

Die Pneumocystis-carinii-Pneumonie wird unter einer konsequenten, lebenslangen Prophylaxe mit Cotrimoxazol kaum noch beobachtet.

▶ **Renale Komplikationen.** Renale Komplikationen sind nach LTx häufig. Im ersten Jahr nach Lungentransplantation beträgt in der Regel die glomeruläre Filtrationsrate unter 50% des präoperativen Wertes, nach 5 Jahren sind 3,4% der Empfänger dialysepflichtig [2].

> **Kernaussagen**
>
> **Einleitung**
> Die Lungentransplantation ist inzwischen eine etablierte Therapieoption bei Patienten im Endstadium chronischer Lungenerkrankungen, bei denen keine Kontraindikationen vorliegen.

Kandidatenauswahl und Ergebnisse

Durch verbesserte perioperative Betreuung sind die früh postoperativen Ergebnisse von Risikokandidaten in jüngster Zeit verbessert worden. Bisher nicht evaluierte Patienten auf Intensivstation – insbesondere mit akutem Lungenversagen – sind aber nach wie vor keine Transplantationskandidaten.

Konditionierung des Lungenspenders

Das respiratorische Management ist für den potenziellen Lungenspender ganz entscheidend. Der positive endexspiratorische Druck (PEEP) sollte mindestens 5 cm H_2O betragen. Hierbei gelingt es gelegentlich, selbst bei bisher als inakzeptabel eingestuften Patienten, den Gasaustausch so zu verbessern, dass eine Lungenentnahme möglich wird.

Die *Bronchoskopie* ist aus der Sicht unseres Zentrums unverzichtbar zur Evaluation des potenziellen Lungenspenders.

Intensivstation als Überbrückung vor der Lungentransplantation

Häufigster Grund für die Aufnahme auf die Intensivstation von Patienten auf der Warteliste für eine Lungentransplantation ist respiratorisches Versagen. Weltweit sind nur etwa 3 % der Lungentransplantierten präoperativ beatmet worden.

Extrakorporale Lungenersatzverfahren

Extrakorporale Verfahren sind eine Ultima Ratio bei unter konventioneller Beatmung nicht beherrschbarer respiratorischer Situation, wenn eine Hyperkapnie nicht toleriert wird, die Sauerstoffversorgung nicht aufrechtzuerhalten ist oder wenn ein kompletter Kreislaufersatz notwendig wird. Extrakorporale Verfahren sollten zum Einsatz kommen, wenn die Chance auf Erholung von der Grunderkrankung besteht oder als Überbrückung bei Transplantationskandidaten.

Postoperative Betreuung nach Lungentransplantation

Lungentransplantierte Patienten werden mit einem *Swan-Ganz-Katheter* beatmet, wenn sie aus dem Operationssaal auf die Intensivstation verlegt werden. Die Volumenbilanz sollte zur Vorbeugung eines Reperfusionsödems in den ersten 72 h postoperativ negativ sein. Die primäre Transplantatdysfunktion ist eine schwere Form des Ischämie-/Reperfusionsschadens in der frühen postoperativen Phase bei bis zu 25 % der Empfänger und ähnelt dem akuten Atemnotsyndrom. Sie ist die häufigste Todesursache in der frühen postoperativen Phase.

Intensivmedizinische Probleme in der Nachsorge nach Lungentransplantation

Nach primärer Krankenhausentlassung sind die respiratorische Insuffizienz und Infektionen (Sepsis) die häufigsten Gründe für die Aufnahme auf die Intensivstation. Aufgrund der Komplexität des Patientenguts muss telefonisch Kontakt mit dem betreuenden Zentrum aufgenommen und Rat eingeholt werden.

Literatur

[1] Christie JD, Van Raemdonck D, de Perrot M et al. Report of the ISHLT Working Group on primary lung graft dysfunction, part I: introduction and methods. J Heart Lung Transplant 2005; 24: 1451–1453
[2] Christie JD, Carby M, Bag R et al. Report of the ISHLT Working Group on Primary Lung Graft Dysfunction Part II: Definition. A Consensus Statement of the International Society for Heart and Lung Transplantation. J Heart Lung Transplant 2005; 24: 1454–1459
[3] Christie JD, Edwards LB, Aurora P et al. The Registry of the International Society for Heart and Lung Transplantation: Twenty-sixth Official Adult Lung and Heart-Lung Transplantation Report 2009. J Heart Lung Transplant 2009; 28: 1031–1049
[4] de Perrot M, Snell GI, Babcock WD et al. Strategies to optimize the use of currently available lung donors. J Heart Lung Transplant 2004; 23: 1127–1134
[5] Deutsche Stiftung Organtransplantation. Organspende und Transplantation in Deutschland 2010. Im Internet: http://www.dso.de/uploads/tx_dsodl/dso_jb2010_d_www.pdf; Stand: 27.06.2013
[6] Dierich M, Fuehner T, Welte T et al. Lung transplantation. Indications, long-term results and special impact of follow-up care. Internist 2009; 50: 561–571
[7] Estenne M, Maurer JR, Boehler A et al. Bronchiolitis obliterans syndrome 2001: an update of the diagnostic criteria. J Heart Lung Transplant 2002; 21: 297–310
[8] Eurotransplant, annual report 2008. Im Internet: http://www.eurotransplant.org/cms/mediaobject.php?file=ar_2008.pdf; Stand: 27.06.2013
[9] Fischer S, Struber M, Simon AR et al. Video-assisted minimally invasive approach in clinical bilateral lung transplantation. J Thorac Cardiovasc Surg 2001; 122: 1196–1198
[10] Fischer S, Simon AR, Welte T et al. Bridge to lung transplantation with the novel pumpless interventional lung assist device NovaLung. J Thorac Cardiovasc Surg 2006; 131: 719–723
[11] Gottlieb J. Update on lung transplantation. Ther Adv Respir Dis 2008; 2: 237–247
[12] Hachem RR, Yusen RD, Chakinala MM et al. Thrombotic microangiopathy after lung transplantation. Transplantation 2006; 81: 57–63
[13] Hadjiliadis D, Steele MP, Govert JA et al. Outcome of lung transplant patients admitted to the medical ICU. Chest 2004; 125: 1040–1045
[14] Kotloff RM, Ahya VN, Crawford SW. Pulmonary complications of solid organ and hematopoietic stem cell transplantation. Am J Respir Crit Care Med 2004; 170: 22–48
[15] Mason DP, Thuita L, Nowicki ER et al. Should lung transplantation be performed for patients on mechanical respiratory support? The US experience. J Thorac Cardiovasc Surg 2010; 139: 765–773
[16] Rocha PN, Rocha AT, Palmer SM et al. Acute renal failure after lung transplantation: incidence, predictors and impact on perioperative morbidity and mortality. Am J Transplant 2005; 5: 1469–1476
[17] Sekine Y, Waddell TK, Matte-Martyn A et al. Risk quantification of early outcome after lung transplantation: donor, recipient, operative, and post-transplant parameters. J Heart Lung Transplant 2004; 23: 96–104
[18] Strueber M. Extracorporeal support as a bridge to lung transplantation. Curr Opin Crit Care 2010; 16: 69–73

18.5 Lebertransplantation

M. J. Bahr, A. S. Schneider, M. P. Manns

Die Lebertransplantation ist ein klinisches Standardverfahren für Patienten mit terminalen Lebererkrankungen, sowohl bei schweren akuten Verlaufsformen als auch bei fortgeschrittenen Stadien der Leberzirrhose. Daneben können auch andere Entitäten wie Malignome oder Stoffwechselerkrankungen Indikationen zur Lebertransplantation darstellen.

Im Bereich der Intensivmedizin müssen verschiedene Punkte Beachtung finden, um einerseits den geeigneten Zeitpunkt zur Lebertransplantation nicht zu verpassen und andererseits auf die Besonderheiten des postoperativen Verlaufs richtig reagieren zu können.

Im *präoperativen Bereich* stellen das akute Leberversagen und die schwer dekompensierte Leberzirrhose das Patientengut auf der Intensivstation dar, bei dem die Indikation zur Lebertransplantation überprüft werden muss.

Beide Arten von Vorschädigung bedingen, dass im *postoperativen Verlauf* auf spezifische Probleme der zugrunde liegenden Erkrankung zu achten ist, die wesentlich zur postoperativen Morbidität und Mortalität beitragen. Zusätzlich zu den vorerkrankungsbedingten postoperativen Besonderheiten müssen spezifische Eigenheiten des operativen Eingriffs beachtet werden, wie die Kontrolle und Sicherstellung einer adäquaten Organperfusion und die Immunsuppression zur Rejektionsprophylaxe.

18.5.1 Indikationen und Kontraindikationen zur Lebertransplantation

Das *akute Leberversagen* und die *dekompensierte Leberzirrhose* bedingen unterschiedliche Voraussetzungen für die Lebertransplantation und müssen daher bezüglich der Indikation, aber auch bezüglich des postoperativen Handlings differenziert betrachtet werden. Während Patienten im akuten Leberversagen häufig auf einen kurzen Krankheitsverlauf – meist aus völliger subjektiver Gesundheit heraus – zurückblicken, sind Patienten mit dekompensierter Leberzirrhose schwer chronisch krank und haben konsekutive Mangelerscheinungen wie eine Malnutrition mit assoziierter Muskeldystrophie.

Akutes Leberversagen

Zur Identifizierung von Kandidaten für eine Lebertransplantation muss zwischen einem *schweren akuten Leberschaden* und dem *Vollbild des akuten Leberversagens* differenziert werden. Diese Unterscheidung ist wichtig, da sich die Überlebensprognose erst im Vollbild des akuten Leberversagens dramatisch verschlechtert, während schwere akute Leberschäden in der Regel spontan reversibel sind.

Das akute Leberversagen ist definiert durch die obligate Trias aus
- einer schweren akuten Leberfunktionsstörung,
- der Abwesenheit eines bekannten chronischen Leberschadens und
- einer hepatischen Enzephalopathie.

▶ **Schwere akute Leberfunktionsstörung.** Die schwere akute Leberfunktionsstörung kommt v. a. in der Blutgerinnung mit erniedrigten Quick-Werten zum Ausdruck. Diese liegen regelhaft unter 40%, häufig unter 20% und gelegentlich unter 10%. Das Bilirubin als zweiter wichtiger Funktionsparameter ist bei hyperakuter Verlaufsform (< 7 Tage Ikterus) häufig nur moderat erhöht, kumuliert aber mit der Länge des Krankheitsverlaufs. Ätiologien mit assoziierter Hämolyse (z. B. Morbus Wilson) können auch kurzfristig starke Anstiege des Bilirubins aufweisen. Die Höhe der Aminotransferasen (Aspartataminotransferase [AST], Alaninaminotransferase [ALT]) ist nicht zur Definition des akuten Leberversagens und für die Indikationsstellung zu einer Lebertransplantation geeignet. Auch Aminotransferasen im hohen vierstelligen Bereich (z. B. nach Ischämien) können spontan reversibel sein.

▶ **Differenzialdiagnose akute Dekompensation chronischer Lebererkrankungen.** Die Differenzierung des akuten Leberschadens von der akuten Dekompensation chronischer Lebererkrankungen ist in mehrfacher Hinsicht von Bedeutung:
- Erstens werden für diese Patientengruppen durch die *Richtlinien zur Organtransplantation gemäß § 16 TPG* [6] unterschiedliche Regularien für die Indikationsstellung zu einer Lebertransplantation vorgegeben. Akut dekompensierte chronische Lebererkrankungen werden in der Gruppe der Leberzirrhosen zur Transplantation gemeldet, wohingegen für das akute Leberversagen eigene Kriterien zur Anwendung gebracht werden.
- Zweitens unterscheiden sich die Patientenkollektive hinsichtlich ihrer kurzfristigen Prognose, sodass das akute Leberversagen häufig einer zügigeren Transplantation bedarf.

▶ **Hepatische Enzephalopathie.** Die hepatische Enzephalopathie ist ein obligates Symptom des akuten Leberversagens. Ohne Zeichen einer hepatischen Enzephalopathie bestehen selbst für Entitäten wie dem Morbus Wilson oder der akuten schweren Autoimmunhepatitis, welche im Stadium des akuten Leberversagens mit einer sehr schlechten Prognose assoziiert sind, suffiziente Möglichkeiten der konservativen bzw. anderweitig interventionellen Therapie.

Daher wird zur Definition des akuten Leberversagens die Präsenz aller 3 oben benannten Kriterien gefordert. Sollten sich diese Patienten auf einer Intensiveinheit ohne direkten Anschluss an ein Lebertransplantationszentrum befinden, ist der kurzfristige Kontakt mit einem Zentrum herzustellen, damit ggf. eine rechtzeitige Verlegung veranlasst werden kann.

▶ **Indikationsstellung.** Aktuelle Daten zeigen, dass etwa die Hälfte der Patienten im akuten Leberversagen letztlich einer Lebertransplantation zugeführt wird. Zur Indikationsstellung werden Scores zur Hilfe genommen. Der am meisten gebrauchte ist der King's-College-Score [4] (▶ Tab. 18.15), dessen Anwendung auch von der Transplantationsrichtlinie vorgegeben wird.

Tab. 18.15 Indikationsstellung für eine Lebertransplantation bei akutem Leberversagen (angelehnt an den King's-College-Score [4]).

Kriterien	Klinik und Labor
Prothrombinzeit > 100 s (entspricht Quick-Wert < 7%, INR > 6,7)	
oder 3 der folgenden Kriterien:	• ungünstige Ätiologie • Ikterus mehr als 7 Tage vor Enzephalopathie • Alter < 10 Jahre oder > 40 Jahre • Prothrombinzeit > 50 s (entspricht Quick-Wert < 15%, INR > 4) • S-Bilirubin > 300 µmol/l
Sonderkriterien bei Paracetamolintoxikation	• arterieller pH < 7,3
oder 3 der folgenden Kriterien:	• Prothrombinzeit > 100 s (entspricht Quick-Wert < 7%, INR > 6,7) • Kreatinin > 300 µmol/l • Enzephalopathie Grad 3–4
INR = International normalized Ratio	

Andere Scores können hilfreich sein (Clichy-Score, BILE-Score; [3, 5]). Gemeinsam ist diesen Hilfsmitteln aber, dass die Sensitivität gering ist, was eine frühzeitige Indikationsstellung behindert. Allerdings ist die Spezifität hoch. Eine regelmäßige Neuberechnung der Scores ist daher obligat, um den Zeitpunkt für die Anmeldung zur Transplantation nicht zu verpassen. Nach Indikationsstellung für eine Transplantation erfolgt die Organallokation in einem Verfahren mit erhöhter Dringlichkeit, sodass typische Wartezeiten im Bereich von bis zu 3 Tagen entstehen.

Dekompensierte Leberzirrhose

Die Indikationsstellung für eine Lebertransplantation bei dekompensierter Leberzirrhose erfolgt gemäß den Richtlinien zur Organtransplantation gemäß § 16 TPG [6]. Grundsätzlich sollte bei jeder dekompensierten Leberzirrhose die Indikation zur Lebertransplantation überprüft werden. Ist ein Patient akzeptiert, erfolgt die Organallokation zentralisiert auf der Basis des modifizierten MELD-Scores (MELD = Model for End-stage Liver Disease). Die dafür relevanten Parameter sind die Höhe der Werte von Bilirubin, INR und Kreatinin. Trotz grundsätzlicher Indikation zur Lebertransplantation kann die Wartezeit im Einzelfall deutlich länger als beim akuten Leberversagen sein, sodass für diese Patienten im Einzelfall der Einsatz von Bridging-Verfahren in Erwägung zu ziehen ist.

Kontraindikationen

Bei der Indikationsstellung zu einer Lebertransplantation müssen entsprechend den BÄK-Richtlinien nach § 16 TPG [6] verschiedene Kontraindikationen beachtet werden:
- nicht kurativ behandelte extrahepatische bösartige Erkrankungen,
- klinisch manifeste extrahepatische Infektionserkrankungen,
- schwerwiegende Erkrankungen anderer Organe, welche ein vitales Risiko bei der Transplantationsoperation darstellen oder den längerfristigen Transplantationserfolg gefährden.

18.5.2 Präoperative Maßnahmen bei geplanter Lebertransplantation

Wesentlich in der präoperativen Betreuung ist die Behandlung von Komplikationen der Lebererkrankung. Die intensivmedizinische Behandlung von Lebererkrankungen ist in diesem Buch an anderer Stelle abgehandelt (Kap. 13), daher wird hier nur auf Besonderheiten im Rahmen der Transplantation eingegangen. Neben generellen Maßnahmen müssen auch Besonderheiten der jeweils zugrunde liegenden Ätiologie Beachtung finden [2].

Ätiologiespezifische Maßnahmen

Bei Patienten mit einer *Hepatitis-B-Virus(HBV)-Infektion* muss so früh wie möglich vor einer geplanten Lebertransplantation mit einer antiviralen Therapie begonnen werden, um eine HBV-Infektion der Transplantatleber zu verhindern. Dazu sollen hochpotente Nukleosid-/Nukleotidanaloga (z. B. Entecavir, Tenofovir) gemäß den aktuellen S3-Leitlinien zur Behandlung der Hepatitis B eingesetzt werden. Diese Therapie wird intra- und postoperativ noch um die Gabe von HBV-Hyperimmunglobulin erweitert [1].

Verschiedene Ätiologien weisen ein erhöhtes Risiko für *Nierenfunktionsstörungen* auf. Dies betrifft im Bereich des akuten Leberversagens vornehmlich die Intoxikationen mit Paracetamol und mit Knollenblätterpilzen. Ein entsprechend aufmerksames Monitoring ist durchzuführen und ggf. sollte therapeutisch eingegriffen werden.

Akutes Leberversagen

Die Hauptkomplikationen des akuten Leberversagens sind das *Hirnödem* und *Infektionen* (häufig auch Pilzinfektionen). Insbesondere unkontrollierte Infektionen können eine Kontraindikation für eine geplante Lebertransplantation darstellen und müssen durch intensiviertes Monitoring, Therapie sowie ggfs. auch durch antibiotische Prophylaxe unbedingt vermieden werden.

Die *Gerinnungssituation* kann im Rahmen des akuten Leberversagens massiv eingeschränkt sein. Auch wenn die Substitution als reguläre Maßnahme beim akuten Leberversagen umstritten ist, sollte bei bevorstehender Lebertransplantation präoperativ ein Konzept zur Gestaltung der operativen Gerinnungssituation erarbeitet werden.

Die Datenlage zum Bridging von Patienten im akuten Leberversagen mittels *Leberersatzverfahren* ist noch unzureichend, deutet aber darauf hin, dass zumindest kurzzeitig Vorteile erzielt werden können. Hier kommen verschiedene Verfahren zum Einsatz. Es wird unterschieden zwischen rein maschinellen modifizierten Albumindialyseverfahren (z. B. MARS, Prometheus) und Verfahren, bei denen zusätzlich vitale Leberzellen zum Einsatz kommen (z. B. porcine oder humane Hepatozyten).

Dekompensierte Leberzirrhose

Ein häufiges Problem im Rahmen chronischer Lebererkrankungen sind *Elektrolytstörungen*. Insbesondere nach längerer Diuretikaanwendung kommt es zu teils ausgeprägten Hyponatriämien. Der zügige Ausgleich dieser Störung, z. B. intraoperativ durch Blutproduktgabe oder Volumentherapie, birgt das Risiko neurologischer Komplikationen wie der zentralen pontinen Myelinolyse. Berichten zufolge liegt deren Häufigkeit nach Lebertransplantation im unteren einstelligen Prozentbereich. Wenn möglich, sollten daher vor einer Transplantation starke Veränderungen im Elektrolythaushalt langsam korrigiert werden, um rasche Veränderungen während des operativen Eingriffs zu vermeiden.

Eine Hauptkomplikation vor Lebertransplantation sind *Nierenfunktionsstörungen*, darunter das hepatorenale Syndrom. Die präoperative Nierenfunktion ist ein wesentlicher Prädiktor der postoperativen Prognose. Daher sollte ein hepatorenales Syndrom präoperativ behandelt werden, auch wenn bekannt ist, dass die Transplantation selbst zu einer Verbesserung der Nierenfunktion führt. Die Standardtherapie des hepatorenalen Syndroms besteht in der Kombination von Albumin mit dem Vasopressinanalogon Terlipressin.

Da die Perfusion des transplantierten Organs zentral für den Erfolg der Lebertransplantation ist, sollten die Patienten möglichst nicht hämodynamisch instabil in die operative Situation gehen, sondern eher großzügig mit Blutprodukten substituiert werden.

18.5.3 Postoperative Versorgung lebertransplantierter Patienten auf der Intensivstation

Der postoperative Verlauf nach Lebertransplantation gestaltet sich auf der Intensivstation erfreulicherweise in der Regel nicht kompliziert, wenn bestimmte grundlegende Maßgaben des Monitorings und der Therapie beachtet werden [7].

Neben generellen Risiken des postoperativen Verlaufs wie Nachblutungen oder Anastomoseninsuffizienzen müssen folgende spezifische Probleme nach Lebertransplantation überwacht und möglichst zeitnah identifiziert werden:
- initiale Nichtfunktion der transplantierten Leber,
- akute Abstoßungsreaktionen und
- Perfusionsstörungen der transplantierten Leber.

Besondere Aspekte bei Organtransplantationen

Monitoring

▶ **Laborchemisches Monitoring** Die initiale Funktionsaufnahme der transplantierten Leber zeigt sich wegen der kurzen Halbwertszeit am schnellsten an den *Gerinnungsparametern* (z. B. Quick-Wert), die entsprechend häufig bestimmt werden müssen. Zweitwichtigster Funktionsparameter ist das *Bilirubin*, das etwas langsamer reagiert, aber neben der initialen Nichtfunktion auch auf Probleme wie Abstoßungsreaktionen oder Störungen des Galleabflusses hinweisen kann.

Neben den Parametern der Leberfunktion gehören *regelmäßige Enzymkontrollen* für AST, ALT, Gammaglutamyltransferase (GGT) und alkalische Phosphatase (AP) zur obligaten postoperativen Routine. Erhöhte Aminotransferasen können hinweisend sein auf Perfusionsstörungen, Abstoßungsreaktionen und andere akute Störungen mit Zellschaden. Die induzierten Enzyme GGT und AP weisen eher auf biliäre Probleme hin.

▶ **Bildgebende Überwachung** Die zentrale bildgebende Methode in der Frühphase nach Lebertransplantation ist die *Sonografie einschließlich Doppler-Messungen*. Regelmäßige Kontrollen sämtlicher hepatischer Gefäße sind obligat und stellen die am schnellsten ansprechende Methode dar, um Perfusionsstörungen zu identifizieren. Im Zweifelsfall können unter Zuhilfenahme von Ultraschallkontrastmittel auch regionale Perfusionsstörungen sicher diagnostiziert werden. Das Hauptaugenmerk der sonografischen Kontrollen liegt neben den Gefäßen auf den Gallenwegen sowie auf dem Ausschluss perihepatischer Flüssigkeit.

Therapie

▶ **Ernährung** Eine frühzeitige *enterale Ernährung* soll angestrebt werden, um für die transplantierte Leber eine möglichst physiologische Nährstoffzufuhr zu gewährleisten. Zusätzlich soll so eine Translokation intestinaler Keime verhindert werden, um (analog zur Situation bei akuter Pankreatitis und bei Verbrennungspatienten) die Rate an Infektionen zu senken. Der Eiweißbedarf dieser Patienten ist hoch, dementsprechend sind eiweißreduzierte Ernährungsformen zu vermeiden.

▶ **Kreislauf- und Volumenmanagement** Ein zentraler Punkt für die rasche und erfolgreiche Funktionsaufnahme der transplantierten Leber ist die suffiziente Leberperfusion. Entsprechend ist eine *Kreislaufüberwachung* einschließlich der Kontrolle des zentralvenösen Drucks (ZVD) durchzuführen.

Eine Katecholamingabe, insbesondere in höheren Dosen, ist kritisch zu betrachten. Hier gilt die Regel: Weniger ist mehr, und je schneller auf Katecholamine verzichtet werden kann, umso besser.

Die *Volumentherapie zur Kreislaufstabilisierung* ist generell der Gabe von Katecholaminen vorzuziehen. Um den hepatischen Abfluss nicht zu behindern, sollten starke ZVD-Anstiege aber vermieden werden. Außerdem sollte eine möglichst kurze Phase maschineller Beatmung angestrebt werden, was durch eine übermäßige Volumengabe behindert werden kann. Insbesondere Patienten nach einem akuten Leberversagen sind durch die Entwicklung eines Hirnödems gefährdet. Auch hier muss die Volumengabe vorsichtig erfolgen.

▶ **Beatmung** Generell wird angestrebt, die Patienten möglichst *kurzfristig postoperativ zu extubieren*. Dies sollte am 1. oder 2. postoperativen Tag erfolgen, wenn der Bewässerungszustand des Patienten es erlaubt.

Insbesondere in der postoperativen Frühphase, in der es darauf ankommt, dass das transplantierte Organ seine Funktion wieder aufnimmt, sollte möglichst auf aggressive *Beatmungsschemata* mit hohen Drücken verzichtet werden. Insbesondere hohe Werte des positiven endexspiratorischen Druckes (PEEP) vermindern den venösen Abfluss aus der transplantierten Leber.

▶ **Immunsuppression** Immunologisch gehört die Leber zu den weniger empfindlichen Organen. Bei Mehrfachorgantransplantationen bewirkt die Leber sogar eine gewisse Immunprotektion der übrigen transplantierten Organe. Entsprechend wird nach Lebertransplantation die Immunreaktion nicht ganz so intensiv supprimiert wie bei anderen Organtransplantationen.

Die immunsuppressiven Schemata bei Lebertransplantation unterscheiden sich in den Transplantationszentren. In der Induktionsimmunsuppression findet sich eine weite Verbreitung von Antikörpern gegen den Interleukin-2-Rezeptor (z. B. Basiliximab, Daclizumab). Dazu werden Calcineurininhibitoren (z. B. Ciclosporin A, Tacrolimus) gegeben, typischerweise in Kombination mit Kortikosteroiden (z. B. Prednisolon). Eine additive Gabe weiterer Immunsuppressiva (z. B. Azathioprin, Mycophenolat, Sirolimus, Everolimus) wurde bei Lebertransplantation getestet, bleibt in der Regel aber besonderen Patientenkollektiven vorbehalten.

Ein besonderes Kollektiv stellen Patienten mit Hepatitis-B-Infektion dar. Da Steroide die HBV-Replikation befördern, wird hier häufig auf steroidfreie Immunsuppressionsschemata zurückgegriffen.

▶ **Operationstechnische Besonderheiten** Üblicherweise wird die transplantierte Leber als ganzes Organ und orthotop nach Entfernung der Empfängerleber implantiert. Lebervenen bzw. V. cava, A. hepatica, Pfortader und Ductus hepaticus werden anastomosiert, wobei sich die Techniken in Abhängigkeit von Zentrum, Operateur und Patient unterscheiden.

In Einzelfällen wird vom Standardverfahren abgewichen. So können geeignete Lebern geteilt werden, um 2 Empfänger zu versorgen (*Split-Leber*). Dies kommt insbesondere für Kinder oder kleinere Erwachsene in Betracht. Beim akuten Leberversagen mit Chance auf Regeneration der Eigenleber werden *Implantate* gelegentlich auch zusätzlich zur Empfängerleber heterotop eingesetzt. Bei bestimmten Indikationen erfolgt anstelle einer Gallenwegsanastomose eine *biliodigestive Anastomose* (z. B. primär sklerosierende Cholangitis [PSC]).

Für die Nachversorgung der Patienten bedeutet dies, dass die Operationstechnik einschließlich der Anastomosierungstechnik bei jedem Lebertransplantierten dokumentiert sein muss, da sonst die suffiziente Interpretation der postoperativen Bildgebung beeinträchtigt ist.

In der anhepatischen Phase ist die Perfusion des Intestinums unterbrochen. Zu Beginn der Transplantationsära wurde darauf durch die Anlage eines Shunts zur Drainage des mesenterialen Stromgebiets reagiert (häufig mit Ableitung in die Axilla). Die Weiterentwicklung der Operationstechnik hat die Operationszeiten so verkürzt, dass heutzutage *keine Entlastungsshunts* mehr notwendig sind. Es muss aber regelhaft mit einem viszeralen Ödem gerechnet werden, das die intestinale Funktion postoperativ beeinträchtigen kann. Auf dieses Symptom wirkt sich eine negative Bilanzierung positiv aus.

> **Kernaussagen**
>
> **Indikationen und Kontraindikationen zur Lebertransplantation**
> Zu den Indikationen zur Lebertransplantation zählen das Vollbild des akuten Leberversagens und die dekompensierte Leberzirrhose. Daneben können auch Malignome oder genetische Lebererkrankungen zur Lebertransplantation führen. Scores helfen bei der Bestimmung des Transplantationszeitpunkts.

> **Präoperative Maßnahmen bei geplanter Lebertransplantation**
> Die präoperative Vorbereitung umfasst ätiologiespezifische Maßnahmen, wie z. B. die antivirale Therapie bei Hepatitis B. Als Allgemeinmaßnahmen kommen die Prophylaxe und Therapie von Komplikationen (wie Infektionen, Nierenfunktionsstörungen oder Elektrolytverschiebungen) zum Tragen.
>
> **Postoperative Versorgung lebertransplantierter Patienten auf der Intensivstation**
> Im postoperativen Verlauf stehen die Funktionsaufnahme des Transplantats und die Überwachung operativer (z. B. Perfusionsstörungen) und immunologischer Komplikationen (Abstoßung) im Vordergrund.

Literatur

[1] Cornberg M, Protzer U, Petersen J et al. Aktualisierung der S3-Leitlinie zur Prophylaxe, Diagnostik und Therapie der Hepatitis-B-Virusinfektion. Z Gastroenetrol 2011; 49: 871–930
[2] Ford RM, Sakaria SS, Subramanian RM. Critical care management of patients before liver transplantation. Transplant Rev 2010; 24: 190–206
[3] Hadem J, Stiefel P, Bahr MJ et al. Prognostic implications of lactate, bilirubin and etiology in German patients with acute liver failure. Clin Gastroenterol Hepatol 2008; 6: 339–345
[4] O'Grady JG, Alexander GJ, Hayllar KM et al. Early indicators of prognosis in fulminant hepatic failure. Gastroenterology 1989; 97: 439–445
[5] Pauwels A, Mostefa-Kara N, Florent C et al. Emergency liver transplantation for acute liver failure. Evaluation of London and Clichy Criteria. J Hepatol 1993; 17: 124–127
[6] Richtlinien für die Wartelistenführung und Organvermittlung zur Lebertransplantation gemäß § 16 Abs. 1 S. 1 Nrn. 2 und 5 TPG. Regeln zur Aufnahme in die Warteliste und zur Organvermittlung. Bundesärztekammer, 08.03.2013
[7] Saner FH, Sotiropoulos GC, Radtke A et al. Intensive care unit management of liver transplant patients: a formidable challenge for the intensivist. Transplant Proc 2008; 40: 3206–3208

18.6 Intensivmedizinische Betreuung von Patienten nach Stammzelltransplantation

S. Buchholz, B. Hertenstein, A. Ganser

18.6.1 Einleitung

Die Transplantation hämatologischer Stammzellen nimmt in der Behandlung nicht maligner und maligner Erkrankungen eine bedeutungsvolle Stellung ein und ist gerade für viele Patienten mit Leukämien der einzige kurative Therapieansatz.

In den vergangenen Jahren kam es zu einem Anstieg der jährlich durchgeführten Transplantationen, aktuell werden weltweit in jedem Jahr mit steigender Tendenz ca. 50 000 Stammzelltransplantationen durchgeführt. Im Rahmen einer Stammzelltransplantation können durch die Toxizität der Konditionierungstherapie, die unvermeidlichen Zytopenien mit Infektions- und Blutungsgefahr, den Endothelzellschaden sowie durch die Immunsuppression oder das Auftreten einer Transplantat-gegen-Wirt-Erkrankung (Graft-versus-Host-Disease, GvHD) viele Komplikationen auftreten. Ca. 11–40% der stammzelltransplantierten Patienten bedürfen in dieser Zeit einer intensivmedizinischen Betreuung [1, 2, 32].

▶ **Autologe und allogene Stammzelltransplantation.** Die hämatopoetischen Stammzellen können verschiedenen Ursprungs sein, aus dem Knochenmark, aus dem peripheren Blut oder aus dem Nabelschnurblut. Man unterscheidet zwischen autologer und allogener Transplantation, je nach Spender der Stammzellen. Im Rahmen einer *autologen Stammzelltransplantation* werden die patienteneigenen Stammzellen nach Mobilisierung mithilfe des granulozytenkoloniestimulierenden Faktors (G-CSF) mit oder ohne vorangegangene Chemotherapie apheresiert und kryopräserviert und dem Patienten nach der Konditionierung reinfundiert. Als Spender für eine *allogene Stammzelltransplantation* kommen Geschwister, Eltern oder Registerspender, die in einer weltweiten Suchaktion identifiziert werden, infrage.

▶ **Dosisreduzierte Konditionierung.** Bis Ende der 90er-Jahre kamen in der allogenen Stammzelltransplantation Hochdosistherapien als Konditionierungsregime zum Einsatz, die myeloablativ waren und aus einer Kombination von supraletalen Dosen Chemotherapie mit oder ohne Strahlentherapie bestanden. Wegen der zu erwartenden Toxizität sind diese Therapieregime nur für Patienten unter 50 Jahren und ohne Begleiterkrankungen geeignet. Die Entwicklung von dosisreduzierten Konditionierungsschemata, der sog. dosisreduzierten Konditionierung, ermöglicht die Stammzelltransplantation nun auch für Patienten mit Vorerkrankungen bis zu einem Alter von 70 Jahren. Diese Transplantationsregime weisen eine deutlich geringere Akuttoxizität auf, es können jedoch trotzdem eine GvHD und andere transplantationsspezifische Krankheitsbilder auftreten.

> **Merke**
> Die Konditionierungstherapie vor autologer Stammzelltransplantation ist immer eine Hochdosistherapie. Sie besteht entweder aus alleiniger Chemotherapie oder aus einer Kombination von Chemotherapie und Strahlentherapie.
> Bei der allogenen Stammzelltransplantation kann neben den möglichen Komplikationen der hoch dosierten Konditionierungstherapie eine akute oder chronische Transplantat-gegen-Wirt-Erkrankung (Graft-versus-Host Disease, GvHD) auftreten.
> Die Immunsuppression ist nach allogener Transplantation deutlich länger und stärker ausgeprägt als nach autologer Transplantation, insbesondere auch nach Entwicklung einer GvHD.
> Alle zellulären Blutprodukte müssen bestrahlt sein.
> Bei Tumorpatienten besteht nach der Transplantation immer auch das Risiko des Tumorrezidivs.

In diesem Kapitel werden transplantationsspezifische Krankheitsbilder, ihre klinischen Symptome, notwendige diagnostische Schritte sowie Therapiemöglichkeiten zusammengestellt.

18.6.2 Pulmonale Komplikationen

Ungefähr 60% der stammzelltransplantierten Patienten entwickeln pulmonale Komplikationen nach Transplantation und 30% der Todesfälle sind auf pulmonale Komplikationen zurückzuführen [1]. Eine pulmonale Insuffizienz führt am häufigsten zur Verlegung der Patienten auf die Intensivstation (in ca. 50% der Fälle ist sie der Grund zur Aufnahme). Die Prognose der Patienten mit akutem Lungenversagen ist schlecht, 60–85% werden intubationspflichtig mit einer Mortalitätsrate von nahezu 100% [16, 30]. Die unterschiedlichen pulmonalen Komplikatio-

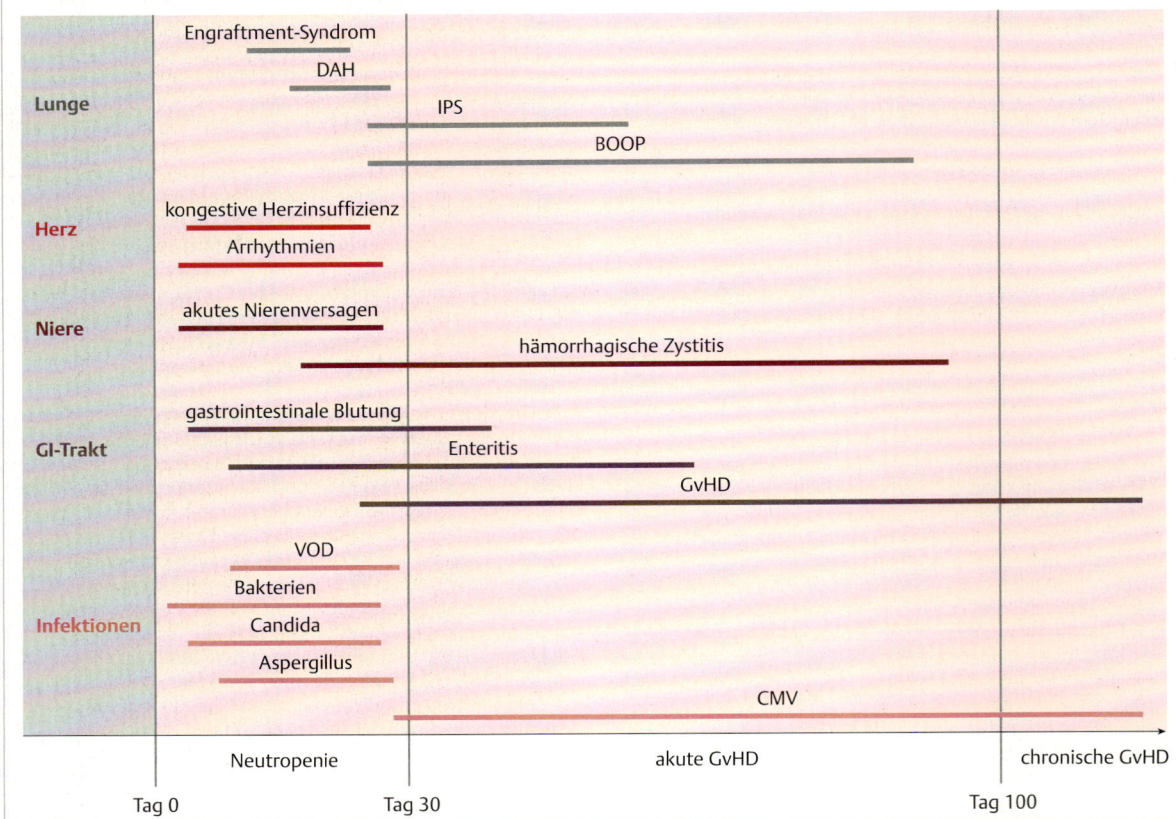

Abb. 18.7 Zeitlicher Verlauf der Komplikationen nach allogener Stammzelltransplantation.
BOOP = Bronchiolitis obliterans mit organisierender Pneumonie; CMV = Zytomegalievirus; DAH = diffuse alveoläre Hämorrhagie; GvHD = Graft-versus-Host-Disease; IPS = idiopathisches Pneumoniesyndrom; VOD = venookklusive Erkrankung.

nen (wie auch andere Komplikationen nach Stammzelltransplantation) treten zu bestimmten Zeitpunkten im Verlauf nach Transplantation auf (▶ Abb. 18.7).

In der frühen Phase nach Transplantation (bis Tag +30) stehen *infektiöse Lungenerkrankungen*, insbesondere bakterieller und mykotischer Genese und bedingt durch die lange Neutropeniedauer, im Vordergrund (Neutropenie: Verminderung der neutrophilen Granulozyten < 1500/μl). Außerdem können in dieser Zeit auch Lungenödeme, Toxizitäten durch Chemotherapie, *diffuse alveoläre Hämorrhagie (DAH)* und ein *idiopathisches Pneumoniesyndrom* auftreten.

Mit hämatologischer Regeneration kann es zu einem *Engraftment-Syndrom* kommen, das durch Fieber, Hautexanthem, Diarrhöen, pulmonale Insuffizienz und Niereninsuffizienz gekennzeichnet ist und mit beginnendem Anstieg der neutrophilen Granulozyten innerhalb von 96 h auftritt [2, 34]. In der späteren Phase nach Transplantation können unter fortlaufender Immunsuppression virale Infektionen, *interstitielle Pneumonitis*, akute GvHD oder ein verzögertes Auftreten von Toxizität der Konditionierungstherapie zu pulmonalen Problemen führen.

In der Phase nach Tag +100 nach Absetzen der Immunsuppression können weiterhin Infektionen auftreten. Ein *Bronchiolitis-obliterans-Syndrom (BOS)* mit oder ohne Pneumoniesyndrom (BOOP) stellt in diesem Abschnitt eine seltene, aber häufig stark klinisch beeinträchtigende pulmonale Komplikation dar, die als Zeichen einer chronischen pulmonalen GvHD interpretiert werden kann (▶ Abb. 18.7).

Infektiöse Komplikationen

Bakterielle Pneumonie

Die Pneumonie ist die häufigste Todesursache nach Stammzelltransplantation. Prädisponierende Faktoren stellen Neutropenie, Immunsuppression, GvHD und Mukositis dar. Bakterielle Pneumonien treten bei 15 % der Fälle auf, die Hälfte davon in den ersten 100 Tagen (▶ Abb. 18.7). Durch die länger anhaltende Neutropenie ist das Auftreten einer bakteriellen Pneumonie nach myeloablativer Konditionierung häufiger als nach dosisreduzierten Regimen [18].

▶ **Diagnostik.** Klinisch kann eine Pneumonie während der Neutropeniephase auch ohne Fieber imponieren, auch schließen fehlende pneumonische Infiltrate im Röntgenbild des Thorax eine Pneumonie nicht aus. Eine CT-Untersuchung ist hier sensitiver. Zur weiterführenden Diagnostik sollte, wenn es die Gerinnungsparameter erlauben, eine Bronchoskopie durchgeführt werden.

▶ **Therapie.** Es kommt eine breite antibiotische Therapie zum Einsatz. Diese sollte aus einem pseudomonaswirksamen Antibiotikum (Piperacillin-Tazobactam; Imipenem; Meropenem) bestehen und bei dringlichem Verdacht auf eine mykotische Genese zusätzlich Voriconazol (6 mg/kg KG alle 12 h an Tag 1; anschließend 4 mg/kg KG alle 12 h) oder liposomales Amphotericin B (3 mg/kg KG täglich) enthalten. Für die Erweiterung der antibiotischen Therapie um ein Aminoglykosid konnte kein Vorteil gezeigt werden [23]. Eine bakterielle Pneumonie führt zu diesem Zeitpunkt nicht selten zum Multiorganversagen (MOV).

Invasive Aspergillose

Das Auftreten einer invasiven Aspergillose ist häufiger bei Patienten nach allogener Stammzelltransplantation, am ehesten bedingt durch die längere Neutropeniedauer sowie die zusätzlich notwendige Immunsuppression. Die invasive Aspergillose kann – durch hämatogene Streuung bei Invasion von Gefäßen – neben einer Infiltration der Lungen auch die Nasennebenhöhlen oder das ZNS befallen [20]. Klinisch zeigen sich hier anhaltendes Fieber unter maximaler antibiotischer Therapie, Dyspnoe und Husten. In seltenen Fällen können auch pleuritische Schmerzen und Hämoptysen auftreten.

▶ **Diagnostik.** Diagnostisch sollte bei Fieberpersistenz unter einer maximal eskalierten antibiotischen Therapie eine Computertomografie durchgeführt werden. Charakteristisch für eine invasive Aspergillose sind hier pulmonale, oft pleuranahe atypische Rundherde, Rundherde mit Halophänomen (beruhend auf hämorrhagischen Randsäumen um den Aspergilloseherd) oder halbmondförmige Läsionen (Air crescent Signs; mykotischer Herd mit nekrotischem Zentrum) (▶ Abb. 18.8 a).

Eine Bronchoskopie ist häufig in der Aplasie aufgrund der Thrombozytopenie nicht möglich (nach den Leitlininen der Bundesärztekammer sollte eine Thrombozytentransfusion bei Thrombozytenzahlen < 20 000/µl durchgeführt werden) [28]. Die Detektion von Aspergillus in respiratorischen Sekreten hat einen hohen prädiktiven Wert (> 80 %), die Sensitivität ist allerdings gering. Zur weiteren Diagnostik können ein Galaktomannantest durchgeführt werden (Sensitivität 98 %, Spezifität < 90 %). *Cave:* falsch positive Werte bei antibiotischer Therapie mit Tazobactam und Piperacillin) oder auch eine transthorakale Biopsie bei größeren pleuraständigen Rundherden.

▶ **Therapie.** Die i.v. Therapie mit Voriconazol, einem antimykotischen Triazol, ist die aktuelle Standardtherapie. Sie scheint effektiver und nebenwirkungsärmer zu sein als eine Therapie mit Amphotericin B [12]. Eine Verlaufskontrolle wird nach 10–14 Tagen empfohlen. Bei Nichtansprechen sollten in Abhängigkeit von der Erstlinientherapie Caspofungin, Posaconazol, Itraconazol, Micafungin oder liposomales Amphotericin B eingesetzt werden [19].

Virale Erreger

Pulmonale Infekte können auch durch virale Erreger wie respiratorische Synzytialviren (RSV), Influenza-, Parainfluenza- oder Rhinoviren bedingt sein und sind Ursache hoher Morbidität und Mortalität.

▶ **Respiratorische Synzytialviren (RSV).** RS-Viren sind die am häufigsten nachgewiesenen viralen Erreger und mit schlechter Prognose der Patienten assoziiert. Eine Infektion mit RS-Viren zeigt sich klinisch häufig durch starken anfallsartigen trockenen Husten.

Therapie der Wahl ist die Gabe von Ribavirin in intravenöser (Nebenwirkung: Hämolyse) oder auch in inhalativer Form sowie die Gabe RSV-spezifischer Immunglobuline.

▶ **Zytomegalievirus (CMV).** Das Zytomegalievirus (CMV) spielt nicht nur bei pulmonalen Infektionen eine bedeutende Rolle. In den meisten Fällen handelt es sich hierbei nicht um eine Neuinfektion, sondern um eine Reaktivierung [20]. Eine durch CMV verursachte Pneumonie tritt in den ersten 100 Tagen nach Transplantation auf (▶ Abb. 18.7), ist aber durch konsequentes Moni-

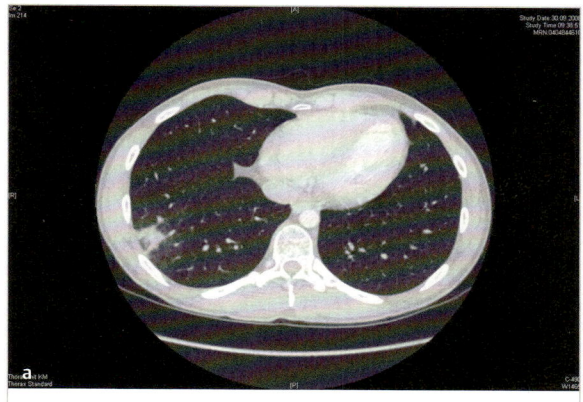
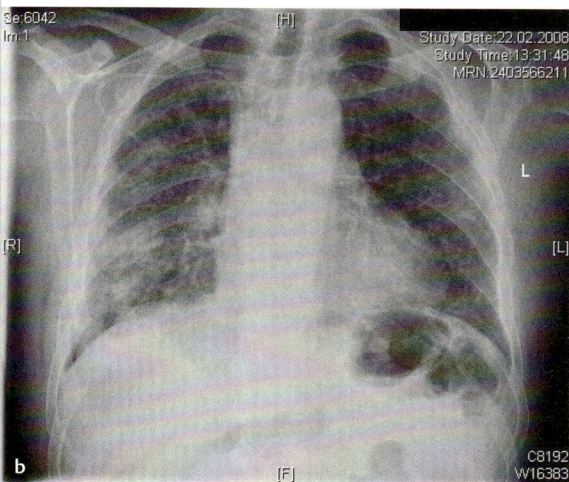
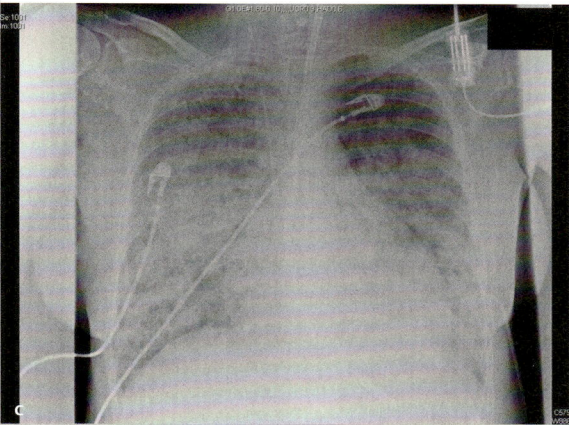

Abb. 18.8 a – c Pulmonale Komplikationen nach Stammzelltransplantation.
a Aspergillose der Lunge.
b Pneumocystis-jirovecii-Pneumonie unter Immunsuppression nach allogener peripherer Blutstammzelltransplantation (allo-PBSCT).
c Engraftment-Syndrom nach allogener Stammzelltransplantation.

toring von CMVpp65Ag oder CMV-PCR (1×/Woche in den ersten 100 Tagen, dann nach klinischem Verlauf 1×/Woche oder in 14-tägigem Abstand) und eine präemptive Therapie bei subklinischer CMV-Reaktivierung selten geworden.

Ganciclovir wird in der Regel als *Erstlinientherapeutikum* in einer Dosierung von 2×5 mg/kg KG/d i.v. über 1 h eingesetzt. Bei fehlendem Ansprechen können als *Zweitlinientherapie* Foscavir oder Cidofovir angewendet werden.

Allerdings ist bei allen Medikamenten die Nephrotoxizität und Anpassung an die aktuell bestehende Nierenfunktion zu beachten. Valganciclovir wird aufgrund seiner stark knochenmarktoxischen Nebenwirkungen eher selten in der Therapie einer subklinischen oder klinischen CMV-Reaktivierung bei hämatologischen Patienten eingesetzt.

Klinisch stehen bei einer durch CMV verursachten Pneumonie Dyspnoe, trockener Husten und Hypoxämie im Vordergrund.

Die *Diagnose* kann durch eine Bronchoskopie mit Lavage mit Nachweis von CMV im Bronchialsekret oder – bei entsprechender Klinik und positiver Polymerasekettenreaktion (PCR) – im Serum gestellt werden.

Therapie der Wahl ist eine i.v. Therapie mit Ganciclovir in Kombination mit Immunglobulinen.

▶ **Pneumonie durch Pneumocystis jirovecii.** Eine Pneumonie durch Pneumocystis jirovecii (▶ Abb. 18.8 b) ist durch die konsequente Prophylaxe mit Trimethoprim-Sulfamethoxazol oder die Inhalation mit Pentacarinat selten geworden. Die Inzidenz wird bei Patienten nach allogener Stammzelltransplantation bei fehlender Prophylaxe auf 15% geschätzt. Bei Verdacht auf eine Pneumocystis-jirovecii-Pneumonie sollte eine Bronchoskopie mit Lavage durchgeführt werden.

Standardtherapie ist die übliche hoch dosierte i.v. Gabe von Trimethoprim-Sulfamethoxazol. Der Einsatz von Steroiden im Rahmen der Therapie in diesem Patientenkollektiv ist umstritten. Trimethoprim-Sulfamethoxazol hat in dieser hoch dosierten Form eine ausgeprägte Hämatotoxizität, sodass Patienten nach Stammzelltransplantation unter dieser Therapie erneut aplastisch werden können.

Engraftment-Syndrom

Das Engraftment-Syndrom entwickelt sich innerhalb von 96 h mit der hämatologischen Regeneration (neutrophile Granulozyten > 500/µl) (▶ Abb. 18.7) mit einer Inzidenz von 7–35% [34]. Zirka ein Drittel der Patienten wird intensivpflichtig, die Mortalitätsrate liegt bei ungefähr 26%. Mit der Erholung der neutrophilen Granulozyten kommt es zur Zytokinausschüttung und damit zum „Capillary Leak". Es tritt sowohl nach autologer als auch nach allogener Stammzelltransplantation auf. Der Einsatz von granulozytenkoloniestimulierendem Faktor (G-CSF) erhöht das Risiko des Auftretens eines Engraftment-Syndroms.

▶ **Klinik und Diagnostik.** Klinisch kommt es mit dem Beginn der hämatologischen Regeneration zu Fieber, Erythem, Diarrhöen, diffusen pulmonalen Infiltraten (Lungenödem nicht kardialer Ursache durch Capillary Leak, keine infektiösen Infiltrate) und Verschlechterung der Nierenfunktion [2]. Im Röntgenbild der Lunge zeigen sich multiple Infiltrate eher unspezifischer Genese (▶ Abb. 18.8 c). Besteht die Möglichkeit einer bronchoalveolären Lavage (BAL), zeigt sich hier eine neutrophile Alveolitis.

Eine Lungenbiopsie ist meistens aufgrund der noch bestehenden Thrombzytopenie nicht möglich (hier sonst Nachweis eines diffusen Alveolarschadens).

▶ **Therapie.** Therapeutisch sollte schon bei dringlichem Verdacht eine hoch dosierte Steroidtherapie eingeleitet werden (Prednison, 1–2 mg/kg KG/d).

Diffuse alveoläre Hämorrhagie

Die diffuse alveoläre Hämorrhagie (DAH) ist eine der wichtigsten nicht infektiösen Komplikationen nach Stammzelltransplantation, die zur akuten pulmonalen Insuffizienz führen können. Ihre Inzidenz beträgt ungefähr 5%. Sie tritt häufiger nach autologer als nach allogener Stammzelltransplantation auf (meistens innerhalb der ersten 30 Tage), sie kann aber auch später auftreten. Hauptrisikofaktoren sind die intensive Chemotherapie vor Stammzelltransplantation, Ganzkörperbestrahlung, höheres Alter, Regeneration der Leukozyten und Niereninsuffizienz. Pathophysiologisch kommt es bei der DAH zum Endothelzellschaden an kleinen Blutgefäßen mit thrombotischer Mikroangiopathie, verursacht durch die Konditionierungstherapie. Außerdem gibt es eine alveolitische Komponente, die in Zusammenhang mit einer akuten GvHD stehen könnte. Verursacht werden diese Veränderungen hauptsächlich durch Zytokine (Interleukin-12, Tumornekrosefaktor [TNF]).

▶ **Klinik und Diagnostik.** Klinisch stehen Dyspnoe, Husten, Fieber und Hypoxämie im Vordergrund, Hämoptysen treten selten auf. Im Röntgenthorax zeigen sich beidseits interstitielle und alveoläre Infiltrate, die sich bis perihilär ausbreiten und insbesondere die unteren Lungenlappen betreffen. Im CT-Thorax findet man (ungefähr 3 Tage nach Auftreten der klinischen Symptome) beidseitige milchglasartige Verschattungen. Diagnostisch ist die bronchoalveoläre Lavage am aussagekräftigsten. Im Initialstadium ist das Lavage-Präparat blutig, im späteren Stadium können in der Lavage dann hämosiderinhaltige Makrophagen nachgewiesen werden. Der fehlende Nachweis schließt eine DAH nicht aus. Folgende Kriterien lassen die Diagnose einer DAH zu:
- Nachweis eines diffusen Alveolarschadens;
- fehlender Nachweis einer Infektion;
- BAL mit Nachweis einer blutigen Lavage aus 3 verschiedenen subsegmentalen Bronchi oder Nachweis von > 20% hämosiderinhaltigen Makrophagen.

▶ **Therapie.** Die Therapie ist rein supportiv. Darüber hinaus kommen hoch dosierte Steroide zum Einsatz, obwohl es keine prospektiv randomisierten Studien hierzu gibt.

Die Prognose der DAH ist schlecht, die Mortalitätsrate liegt bei 72% (64–100%); die meisten Patienten versterben aufgrund von MOV und Sepsis, nur 15% versterben an progressiver pulmonaler Insuffizienz.

Idiopathisches Pneumoniesyndrom

Unter dem Begriff „idiopathisches Pneumoniesyndrom" (IPS) oder auch unter der Bezeichnung „interstitielle Pneumonie" wird eine Vielzahl klinischer Bilder von Lungenschädigungen zusammengefasst, die nicht auf einer infektiösen oder kardialen Ursache beruhen.

▶ **Diagnostik.** Diagnostische Kriterien für ein IPS sind:
- Nachweis eine Pneumonie,
- nicht lobäre Infiltrate im Röntgenthorax und
- das Fehlen einer infektiösen Ätiologie.

Histopathologisch können eine interstitielle Pneumonie, ein diffuser Alveolarschaden, Bronchiolitis obliterans mit organisierender Pneumonie (BOOP) oder eine lymphozytische Bronchitis nachgewiesen werden. Mit einer Inzidenz zwischen 3 und 15% [33] tritt das IPS häufiger nach allogener als nach autologer Stammzelltransplantation auf. Hauptrisikofaktoren sind höheres Lebensalter, eine andere zugrunde liegende maligne Erkrankung als Leukämie, eingeschränkter Allgemeinzustand vor Transplantation, positiver CMV-Status des Spenders, Hochdosischemotherapie, Ganzkörperbestrahlung, Vorliegen einer akuten GvHD (höhergradig) und MOV.

Klinisch kommt es zu Dyspnoe, Hypoxämie, Husten und Fieber. Die Symptome treten in der Regel innerhalb der ersten 100 Tage nach Transplantation auf, in einigen Studien wird das Auftreten auch in den ersten 2–3 Wochen nach Transplantation beschrieben.

▶ Therapie. Die Therapie ist rein supportiv. Die Patienten erhalten hoch dosierte Steroide, obwohl die Evidenz dafür fehlt und nur eine geringe Effektivität zu erwarten ist. Das IPS ist mit einer hohen Mortalitätsrate verbunden (60–85%), ein Großteil der Patienten verstirbt aufgrund von infektiösen Komplikationen und MOV [9].

Bronchiolitis obliterans mit organisierender Pneumonie (BOOP)

BOOP (heute auch als kryptogene organisierende Pneumonie bezeichnet, COP) ist eine weitere pulmonale Komplikation aufgrund von Lungenschädigung nach allogener Stammzelltransplantion. Hier steht die Schädigung der kleinen Luftwege mit interstitieller Inflammation und konsekutiver Entstehung von Granulationsgewebe durch Fibroblasten, Lymphozyten und Makrophagen im Vordergrund. BOOP wird vorwiegend bei Patienten mit GvHD beobachtet. Die Prävalenz liegt bei ca. 1 %. Ein BOOP entwickelt sich in den ersten 3 Monaten nach Transplantation, kann aber auch später auftreten (▶ Abb. 18.7).

▶ Klinik, Diagnostik und Therapie. Klinisch präsentiert sich ein BOOP mit Fieber, trockenem Husten, Dyspnoe, Hypoxämie und bilateralen pulmonalen Infiltraten. Häufig werden diese Symptome als Pneumonie fehlinterpretiert. Im CT-Thorax zeigen sich lückenhafte konsolidierende Pneumonieinfiltrate mit milchglasartigen Trübungen. Gesichert wird die Diagnose durch eine Lungenbiopsie. Die Diagnosestellung ist bei dieser Komplikation sehr wichtig, da die Patienten auf eine langfristige Steroidtherapie gut ansprechen.

18.6.3 Kardiale Komplikationen

Kardiale Komplikationen treten mit einer Inzidenz von 2–28 % nach Stammzelltransplantation auf [14]. Etwa 20 % der Verlegungen von stammzelltransplantierten Patienten auf eine Intensivstation sind auf kardiale Probleme zurückzuführen. Seit der Einführung der dosisreduzierten Konditionierungsregime steigen sowohl das Alter der Patienten sowie auch Komorbiditäten, und die Zahl kardialer Komplikationen scheint sich infolgedessen auch zu erhöhen.

Kongestive Herzinsuffizienz

Die kongestive Herzinsuffizienz ist die führende kardiale Komplikation nach Stammzelltransplantation und führt zum ausgeprägten Lungenödem (▶ Abb. 18.7). Ein signifikanter Risikofaktor ist eine vorhandene Herzinsuffizienz. Eine Einschränkung der linksventrikulären Ejektionsfraktion < 50 % vor Transplantation ist mit einem erhöhten Risiko für ein kardial bedingtes Lungenödem assoziiert.

Weitere Risikofaktoren für die Entwicklung einer Herzinsuffizienz nach Transplantation sind Volumenüberlastung im Rahmen der Chemotherapie, Hochdosistherapie mit Cyclophosphamid, vorangegangene Chemotherapie mit Cytosin-Arabinosid, Paclitaxel, Etoposid, Cisplatin, Anthrazyklinen, Bestrahlung des Mediastinums oder des linken Hemithorax in der Anamnese, höheres Lebensalter, Adipositas, Niereninsuffizienz oder sinusoidales Obstruktionssyndrom (SOS). Durch eine Ganzkörperbestrahlung, die das Herz üblicherweise nicht mit mehr als 12 Gy belastet, steigt das Risiko für eine kongestive Herzinsuffizienz nicht an.

▶ Diagnostik. Das Auftreten von Veränderungen des QT-Intervalls kann eventuell die kongestive Herzinsuffizienz nach Stammzelltransplantation vorhersagen. Zur Abschätzung des kardialen Risikos werden aus diesen Gründen folgende Untersuchungen empfohlen:
- Anamnese,
- körperliche Untersuchung,
- EKG,
- Echokardiografie.

Des Weiteren kann vor Transplantation eine nuklearmedizinische Untersuchung zur Früherkennung einer kardialen Schädigung hilfreich sein; auch serologische Biomarker wie Troponin T und antidiuretisches Hormon (ADH) können frühzeitig auf eine Herzinsuffizienz hinweisen.

Kardiale Komplikationen treten innerhalb der ersten 3 Wochen nach Beginn der Konditionierung auf und gehen einher mit der Abnahme der linksventrikulären Ejektionsfraktion, diastolischer Dysfunktion, EKG-Veränderungen oder auch mit einem Perikarderguss.

Es ist häufig schwierig, zwischen einem Lungenödem kardialer oder anderer Genese zu differenzieren. Hier ist der Einsatz von EKG und Echokardiografie notwendig, in Einzelfällen kann eine Rechtsherzkatheteruntersuchng sehr hilfreich sein.

▶ Therapie. Die Therapie der kongestiven Herzinsuffizienz nach Stammzelltransplantation besteht in erster Linie aus einer Flüssigkeitsrestriktion und diuretischen Therapie. Bei Zeichen der linksventrikulären Dysfunktion wird die Therapie um Hemmer des Angiotensinkonversionsenzyms (ACE) erweitert. Positiv inotrope Substanzen wie Dobutamin können vereinzelt auch eingesetzt werden zur Unterstützung der adäquaten Auswurffunktion des Herzens sowie zur Stabilisierung des Blutdrucks. In Einzelfällen kann der Einsatz von Levosimendan zur Verbesserung der Auswurfleistung diskutiert werden.

Perikarderguss

Das Auftreten eines Perikardergusses ist sehr selten. Er ist assoziiert mit einer GvHD, akutem Nierenversagen, mit der Toxizität von Cyclophosphamid oder mit Infektionen. In seltenen Fällen kann ein Perikarderguss durch eine Infektion mit Bakterien (hauptsächlich Staphylococcus aureus) oder Pilzen (Aspergillus) auftreten.

Sollte der Perikarderguss hämodynamisch relevant sein, muss auf jeden Fall eine Punktion zur Entlastung erfolgen; diese kann durch eine chirurgische Perikardektomie inklusive einer Biopsie zur weiteren Diagnostik oder auch mittels einer subxiphoidalen Punktion erfolgen. In Notfallsituationen kann eine echokardiografisch gesteuerte Perikardiozentese Entlastung bringen, trotz der meist hohen Blutungsgefahr bei Thrombozytopenie.

Endokarditis

Eine Endokarditis ist mit einer Inzidenz von 1,3 % eine sehr seltene Komplikation nach Stammzelltransplantation. Häufig zeigen die Patienten nur wenige und dann geringe Symptome, nur 25 % der Endokarditiden werden ante mortem diagnostiziert. Hauptrisikofaktoren stellen zentrale Venenkatheter, Hautläsionen und Mukositis infolge von Hochdosistherapie oder GvHD und Immunsuppression dar.

Eine Endokarditis manifestiert sich am häufigsten an Herzklappen des linken Herzens, v.a. an der Mitralklappe. Sie wird in der Regel hervorgerufen durch Keime der Staphylokokkengruppe (S. aureus, S. viridans), aber auch Candida oder Aspergillus können eine Endokarditis verursachen. Bei einem Drittel der Patienten gelingt es nicht, einen Keim zu isolieren. Die Endokarditis im Verlauf einer Stammzelltransplantation ist mit einer hohen Mortalität assoziiert.

Kardiale Arrhythmien

Kardiale Arrhythmien werden nur sehr selten im Rahmen der allogenen Stammzelltransplantation beobachtet und treten nur als Begleitreaktion schwerster Komplikationen und eines schlechten Allgemeinzustands der Patienten auf. Sie sind häufig assoziiert mit Elektrolytentgleisungen, Hypoxämie, Sepsis, MOV und der Anwendung von Katecholaminen.

Bradyarrhythmien können als Nebenwirkung unter Transplantation kryokonservierter Stammzellen auftreten und sind auf das Dimethylsulfoxid zurückzuführen.

Für *supraventrikuläre Tachykardien* wird eine Inzidenz von 4% beschrieben, im Median treten sie 6 Tage nach Transplantation auf und konvertieren 3 Tage nach Auftreten in den Sinusrhythmus. Risikofaktoren sind höheres Alter, Non-Hodgkin-Lymphome als hämatologische Grunderkrankung und vorhandene kardiale Erkrankungen. Die Hälfte der Patienten mit supraventrikulären Tachykardien entwickelt eine klinische Symptomatik mit hämodynamischer Instabilität. Diese führt zu einem verlängerten stationären Aufenthalt und zu einer höheren Mortalität.

Die Behandlung der kardialen Arrhythmien unterscheidet sich bei transplantierten Patienten nicht von anderen Patientenpopulationen. Zur Therapie von supraventrikulären Tachyarrhythmien werden am häufigsten Amiodaron und Diltiazem verwendet. Die Kardioversion ist insbesondere bei hämodynamisch instabilen Patienten notwendig.

18.6.4 Gastrointestinale Komplikationen

Gastrointestinale (GI) Probleme treten sehr häufig nach Stammzelltransplantation auf (▶ Abb. 18.7). Schwerwiegende GI-Komplikationen präsentieren sich als Abdominalschmerzen, Diarrhöen oder Blutung. Die Ursachen können vielfältig sein: Ulkus, Pankreatitis oder akute Cholezystitis. Bei Stammzelltransplantierten muss man des Weiteren an Schmerzen, verursacht durch Chemotherapie, GvHD, intestinale Pseudoobstruktion, intestinale Perforation, Infektionen oder hämorrhagische Enteritis, denken.

Graft-versus-Host-Disease (GvHD) des Gastrointestinaltrakts

Die akute GvHD des Gastrointestinaltrakts tritt üblicherweise in den ersten 100 Tagen nach Transplantation auf (▶ Abb. 18.7). Sie kann aber auch mit Absetzen der Immunsuppression später noch einsetzen. Klinisch imponieren starke, oft kolikartige Abdominalschmerzen, Nausea und Emesis, Diarrhöen und Blutung. Häufig tritt die akute GvHD des Gastrointestinaltrakts in Kombination mit einer Haut-GvHD (gekennzeichnet durch Hautrötung) oder Leber-GvHD (Hepatitis) auf.

Zur *Diagnostik* sollte eine obere Intestinoskopie und/oder Rektosigmoidoskopie mit Entnahme von Biopsien durchgeführt werden.

Therapeutisch ist eine Eskalation der Immunsuppression notwendig, in der „First-Line" wird eine Steroidmedikation (Prednisolon) von (1–)2 mg/kg KG/d begonnen. Bei fehlendem Ansprechen nach 5–7 Tagen wird die Immunsuppression erweitert; hier können Antikörper gegen Interleukin-2 (Basiliximab), TNF-α (Infliximab), Mycophenolatmofetil, Antithymozytenglobulin (ATG) oder Pentostatin sowie eine extrakorporale Photopherese eingesetzt werden [26]. Die Therapie einer GvHD sollte immer in Absprache mit transplantationserfahrenen Kollegen erfolgen.

Gastrointestinale Blutung

Eine akute gastrointestinale Blutung tritt in 7–18% der Fälle nach Stammzelltransplantation auf. Häufig kommt es zu einer diffusen Schleimhautblutung im Rahmen einer Mukositis, welche durch die bestehende Thrombozytopenie noch verstärkt wird. In den meisten Fällen tritt die Blutung im Rahmen einer gastrointestinalen GvHD auf. Nur selten sind Mukosaschäden nach Chemo- und Strahlentherapie oder virale Infektionen (Adenovirus, Zytomegalievirus) die Ursache schwerwiegender gastrointestinaler Blutungen.

Die *Therapie* der Blutungen nach Stammzelltransplantation unterscheidet sich nicht von der Therapie in der normalen Patientenpopulation [25]. Eine gastrointestinale Blutung ist eine schwerwiegende Komplikation im Verlauf der Stammzelltransplantation. Die Überlebensrate der Patienten, die eine GI-Blutung erleiden, ist gering, obwohl die Blutung in den meisten Fällen nicht die Todesursache darstellt [27].

Enteritis

Eine Enteritis tritt bei fast 50% der Patienten auf, in den meisten Fällen handelt es sich um milde und spontan regrediente Verläufe. Durch den starken Verlust von Flüssigkeit können sich jedoch auch schwerwiegende Verläufe mit Hypotension und akutem Nierenversagen entwickeln. Hauptursachen einer Enteritis sind GvHD, bakterielle Infektionen mit Clostridium difficile oder virale Infektionen durch Rotaviren, Adenoviren, CMV oder Herpesviren.

Die *Therapie* besteht zunächst aus supportiven Maßnahmen mit Flüssigkeitssubstitution und Analgetika. Kann ein pathogener Keim als Ursache identifiziert werden, sollte unverzüglich eine entsprechende Therapie (mit z.B. Metronidazol, Virustatika oder Steroiden im Falle einer GvHD) eingeleitet werden. Bei schwerwiegenden Diarrhöen kann Octreotid, ein Somatostatinanalogon, bei einigen Patienten zum Sistieren der Diarrhöen führen. Die Prognose der Gastroenteritis nach Stammzelltransplantation ist gut.

18.6.5 Hepatische Komplikationen

Das Leberversagen nach Stammzelltransplantation ist ein signifikantes Problem schwerstkranker Patienten und häufig vergesellschaftet mit Sepsis und MOV. Verschiedenste Ursachen können einem Leberversagen zugrunde liegen.

Sinusoidales Obstruktionssyndrom (SOS)

Das SOS, früher venookklusive Erkrankung (VOD) genannt, ist eine häufige Komplikation nach allogener Stammzelltransplantation und endet oft letal [8]. Die Inzidenz des SOS wird in verschiedensten Studien mit 10–60% beschrieben, es tritt hauptsächlich in den ersten 30 Tagen nach Transplantation auf [5]. Risikofaktoren sind die allogene Stammzelltransplantation, höheres Alter, HLA-Mismatch (HLA = humane Leukozytenantigene), schlechter Allgemeinzustand, weibliches Geschlecht, vorhandene Lebererkrankungen, abdominelle Bestrahlung, Zweittransplantation sowie Eisenüberladung [5, 22].

Pathophysiologisch kommt es durch toxische Metabolite der Chemotherapie während der Konditionierung zu einer Schädigung der sinusoidalen Endothelzellen und Hepatozyten. Dieser Endothelzellschaden führt zu einem thrombotischen Verschluss der kleinen hepatischen Zentralvenen mit konsekutiver Störung der hepatischen Zirkulation.

18.6 Intensivmedizinische Betreuung von Patienten nach Stammzelltransplantation

Tab. 18.16 Klinische Kriterien des sinusoidalen Obstruktionssyndroms (SOS; früher: venookklusive Erkrankung [VOD]).

Seattle-Kriterien [21]: ≥ 2 Kriterien in den ersten 20 Tagen nach HSCT	Baltimore-Kriterien [17]: Bilirubin > 2 mg/dl + 2 der folgenden Kriterien in den ersten 21 Tagen nach HSCT
Bilirubin > 2 mg/dl	
Hepatomegalie oder Schmerzen im rechten Oberbauch	Hepatomegalie (meist schmerzhaft)
Gewichtszunahme > 2 % des Ausgangsgewichts	Gewichtszunahme > 5 % des Ausgangsgewichts
Aszites	Aszites

HSCT = hämatopoetische Stammzelltransplantation

▶ **Klinik.** Klinisch kommt es zu Gewichtszunahme, Ikterus, Hepatomegalie mit rechtsseitigen Oberbauchschmerzen (ähnlich dem Budd-Chiari-Syndrom). Der klinische Verlauf kann sehr unterschiedlich sein, er reicht von einer sehr geringen Ausprägung mit selbstlimitierender Leberdysfunktion bis hin zum rasch verlaufenden akuten Leberversagen und bis hin zum MOV inklusive Nierenversagen und Intubationspflichtigkeit.

▶ **Diagnose.** Die Diagnose wird klinisch gestellt (nach den Seattle- oder Baltimore-Kriterien; ▶ Tab. 18.16), ein CT oder eine Ultraschallanalyse können zusätzlich zur Bestätigung von Hepatomegalie und Aszites herangezogen werden. Zeichen eines SOS in bildgebenden Verfahren können Hepatomegalie, Aszites, ein periportales Ödem, ein verminderter oder retrograder Fluss in der Pfortader bis hin zur Pfortaderthrombose, die Erweiterung der Gallenwege sowie ein Gallenblasenwandödem sein [7]. Die perkutane Leberbiopsie birgt ein sehr hohes Blutungsrisiko, daher empfiehlt sich in dieser Situation die transvenöse Leberbiopsie, die zur Sicherung der Diagnose und zur Abgrenzung von Differenzialdiagnosen notwendig sein kann. Im klinischen Alltag wird sie jedoch nur selten durchgeführt.

▶ **Therapie.** Die Standardtherapie des SOS ist hauptsächlich rein supportiv und besteht aus der Gabe von Diuretika, Nierenersatztherapie, entlastender Aszitespunktion sowie Korrektur der Begleitkoagulopathie. Aufgrund eines stark erhöhten Infektionsrisikos dieser Patientenpopulation sollten die Patienten schon bei geringsten Anzeichen einer Infektion Breitspektrumantibiotika erhalten. Thrombolytische Behandlungsstrategien mit Heparin oder systemischen Lysetherapien können effektiv sein, sind jedoch auch mit einem sehr hohen Blutungsrisiko assoziiert.

In einigen Studien konnte – bei geringer Toxizität – die Wirksamkeit von Defibrotide, einem Polydesoxyribonukleotid mit lokaler antithrombotischer und antiinflammatorischer Wirkungsweise, gezeigt werden [15]. Aktuell werden weitere klinische Studien zu Defibrotide, auch zum Einsatz als Prophylaxe des SOS in der Stammzelltransplantation, durchgeführt.

Darüber hinaus gibt es Hinweise für die Wirksamkeit von Steroiden (Methylprednison 0,5 mg/kg KG i.v. alle 12 h, insgesamt 14 Gaben) in der Behandlung des SOS. Durch die prophylaktische Gabe von Ursodesoxycholsäure in einer Dosierung von 600–900 mg kann ggf. eine weitere Schädigung der Leber durch freie Radikale verhindert werden. Trotzdem bleibt das SOS eine Komplikation mit einer hohen Mortalität (25–50 %).

Andere Ursachen für eine Leberdysfunktion

Andere Ursachen (inklusive einer akuten Leber-GvHD) für eine Leberdysfunktion mit Leberversagen sind eher selten. Virale Hepatitiden durch Herpes-simplex- oder Herpes-zoster-Viren können eine schwere Hepatitis mit Anstieg der Leberenzyme verursachen, lassen sich jedoch gut mit Aciclovir therapieren. Eine Hepatitis bedingt durch Adenoviren ist selten, jedoch mit einer hohen Mortalität assoziiert. Therapeutisch sollte Cidofovir so früh wie möglich eingesetzt werden [24].

Hepatitis B und C schreiten unter der Reduktion der Immunsuppression meistens voran und können dann ein Leberversagen verursachen. Mykotische Infektionen treten selten auf und sind dann normalerweise Teil einer systemischen Infektion mit Candida oder Aspergillus.

18.6.6 Renale Komplikationen

Akutes Nierenversagen tritt nach Stammzelltransplantation mit einer Inzidenz von 9–53 % auf und ist mit einer hohen Mortalität assoziiert (▶ Abb. 18.7). Etwa 5–33 % der betroffenen Patienten benötigen ein Nierenersatzverfahren. Das akute Nierenversagen entwickelt sich häufig im Rahmen eines durch eine Sepsis verursachten Multiorganversagens, eines SOS oder auch einer TTP (thrombotisch-thrombozytopenische Purpura) [6, 13, 35].

Hämorrhagische Zystitis

Auch eine hämorrhagische Zystitis (HC) kann ein akutes Nierenversagen verursachen. Eine HC entwickelt sich bei ca. 25 % der Patienten nach Stammzelltransplantation. In der frühen Phase nach Transplantation ist sie Folge der Toxizität der Konditionierungstherapie (Bestrahlung, Cyclophosphamid, Busulfan). In der späteren Phase (Tag 40–80 nach Transplantation) kann sie im Rahmen von Virusinfektionen (CMV, BK-Virus [humanes Polyomavirus 1], Adenovirus) entstehen.

Die *Therapie* ist vorwiegend supportiv mithilfe forcierter Hydratation und Diurese sowie Thrombozytentransfusionen bei Thrombozytopenie < 50 000/μl. Im Falle einer Blasentamponade ist die Anlage eines Spülkatheters notwendig. Darüber hinaus können Östrogene (z. B. Presomen 0,3 mg) und Urospasmolytika (z. B. Detrusitol 2 × 2 mg) in der Behandlung eingesetzt werden. Kann ein Virus als Ursache nachgewiesen werden, sollte bei Nachweis von CMV eine Therapie mit Ganciclovir (2 × 5 mg/kg KG/d i. v.) oder bei Nachweis von Adenoviren oder BK-Viren eine Therapie mit Cidofovir (1–5 mg/kg KG i. v., 1 ×/Woche) begonnen werden [11, 29]. Es gibt keine Leitlinien zur Therapie der hämorrhagischen Zystitis. Weitere Therapieversuche (wie z. B. die lokale Gabe von Prostaglandinen oder Formalin, die Anwendung des **Granulozyten- und Makrophagen-koloniestimulierenden Faktors** [GM-CSF], die hyperbare Sauerstofftherapie oder die Embolisation der Harnblasenarterien) beruhen auf Einzelfallberichten.

18.6.7 Neurologische Komplikationen

Das Auftreten klinisch signifikanter neurologischer Probleme nach allogener Stammzelltransplantation liegt zwischen 11–18 % [31]. Risikofaktoren für die Entstehung einer neurologischen Komplikation im Verlauf der allogenen Stammzelltransplantation sind Hochdosistherapie, Immunsuppression, das Auftreten einer GvHD und Thrombozytopenie [10, 31].

Apoplex

Das Auftreten eines Schlaganfalls ist sehr selten (ca. 3%), er wird häufiger nach allogener als nach autologer Stammzelltransplantation beobachtet und tritt in den meisten Fällen nach 28 Tagen (Median) auf. Am häufigsten wird ein Apoplex durch eine Blutung verursacht, ein Hirninfarkt kann aber auch im Zusammenhang mit einer Infektion (Aspergillus-Infektion) oder mit nicht infektiösen Ursachen (Thrombose) stehen. Patienten, die einen Apoplex erleiden, haben eine schlechte Prognose, die Mortalität wird mit fast 70% beschrieben.

Die *Therapie* erfolgt gemäß den Leitlinien. Zur Prävention sind der Ausgleich einer Thrombozytopenie und Koagulopathie von großer Bedeutung. Zur Klärung der Ursache eines Apoplex sollte man bei den betroffenen Patienten auch immer die infektiöse Genese berücksichtigen.

Infektionen

Zirka 10% der neurologischen Komplikationen werden durch Infektionen verursacht. In den meisten Fällen handelt es sich um Aspergillus-Infektionen, die bei 4,4% der stammzelltransplantierten Patienten post mortem in Autopsien nachgewiesen werden konnten [4]. Eine zerebrale Aspergillus-Infektion ist immer Teil einer generalisierten Infektion, die Prognose dieser Patienten ist sehr schlecht [10]. Andere Erreger einer Enzephalitis oder Meningitis nach Stammzelltransplantation können CMV, Herpes zoster, Toxoplasmoseerreger, Candida, Kryptokokkus oder Bakterien sein. Die Behandlung all dieser Infektionen erfolgt entsprechend den Leitlinien für immunsupprimierte Patienten. Bei einer Lumbalpunktion sollten die Thrombozyten > 50 000/µl, im Notfall > 20 000/µl, liegen [28].

Kernaussagen

Einleitung
Die Konditionierungstherapie vor autologer Stammzelltransplantation ist immer eine Hochdosistherapie. Sie besteht entweder aus alleiniger Chemotherapie oder aus einer Kombination von Chemotherapie und Strahlentherapie.

Pulmonale Komplikationen
Pulmonale Komplikationen sind die häufigste Ursache für die Verlegung eines stammzelltransplantierten Patienten auf die Intensivstation. In der frühen Phase sind es v. a. infektiöse oder toxische Ursachen, in der späteren Phase dann chronisch organisierende Pneumonien oder die chronische Lungen-GvHD. Die ätiologische Ursache sollte möglichst rasch geklärt und eine spezifische Therapie durchgeführt werden.

Kardiale Komplikationen
Das zunehmende mediane Alter der Patienten nach Stammzelltransplantation (ca. 60 Jahre) führt zu einer Zunahme kardialer Komplikationen. Neben der Herzinsuffizienz sind Endokarditiden, Perikardergüsse und Rhythmusstörungen die häufigsten Ursachen. Diagnostik und Therapie unterscheiden sich nicht von denen bei nicht transplantierten Patienten.

Gastrointestinale Komplikationen
Neben den üblichen Ursachen für abdominelle Schmerzen können nach Stammzelltransplantation abdominelle Komplikationen infolge der Chemotherapie, akuter GvHD, intestinaler Pseudoobstruktion, intestinaler Perforation, von Infektionen und/oder von hämorrhagischer Enteritis auftreten. Bei blutig-wässriger Diarrhö müssen mit oberer und unterer Intestinoskopie und Biopsie insbesondere akute Magen-Darm-GvHD, CMV- bzw. Herpes-Enteritis, pseudomembranöse Enterokolitis und unspezifische bzw. toxische (infolge der Konditionierung) Enteritis differenzialdiagnostisch abgeklärt werden.

Hepatische Komplikationen
Akutes Leberversagen ist häufig assoziiert mit Sepsis und Multiorganversagen. In den ersten 30 Tagen nach der Transplantation kann das sinusoidale Obstruktionssyndrom auftreten, das auch bei Verdacht einer sofortigen Therapie bedarf. Andere Ursachen für ein Leberversagen, einschließlich der Leber-GvHD, sind eher selten.

Renale Komplikationen
Akutes Nierenversagen tritt meist im Rahmen einer Sepsis mit Multiorganversagen, eines SOS oder einer Mikroangiopathie auf, Letztere meist infolge der Gabe von Calcineurininhibitoren (z. B. Cyclosporin A).
Die hämorrhagische Zystitis infolge der Toxizität der Konditionierung (bei Auftreten innerhalb der ersten 3 Monate) oder viraler Ursachen (bei späterem Auftreten) erfordert neben der Optimierung der Gerinnungssituation (reichlich Thrombozytenkonzentrate, um die Thrombozyten > 50 000/µl zu halten) eine forcierte Diurese und bei Blasentamponade das Einlegen eines Spülkatheters.

Neurologische Komplikationen
Zentrale neurologische Störungen können durch Infektionen, Blutungen, seltener Ischämien und Tumorrezidive im ZNS bedingt sein. Die Therapie infektiöser Ursachen folgt den Leitlinien für immunsupprimierte Patienten.

Literatur

[1] Afessa B, Tefferi A, Hoagland HC et al. Outcome of recipients of bone marrow transplants who require intensive-care unit support. Mayo Clin Proc 1992; 67: 117 – 122
[2] Afessa B, Peters S. Major complications following hematopoietic stem cell transplantation. Semin Respir Crit Care Med 2006; 27: 297 – 309
[3] Azoulay E, Mokart D, Pène F et al. Outcomes of critically ill patients with hematologic malignancies: prospective multicenter data from france and belgium – a groupe de recherche respiratoire en reanimation onco-hematologique study. J Clin Oncol 2013; 31: 2810 – 2818
[4] Bleggi-Torres LF, de Medeiros BC, Werner B et al. Neuropathological findings after bone marrow transplantation: an autopsy study of 180 cases. Bone Marrow Transplant 2000; 25: 301 – 307
[5] Carreras E, Bertz H, Arcese W et al. Incidence and outcome of hepatic veno-occlusive disease after blood or marrow transplantation: a prospective cohort study of the European Group for Blood and Marrow Transplantation. European Group for Blood and Marrow Transplantation Chronic Leukemia Working Party. Blood 1998; 92: 3599 – 3604
[6] Choi CM, Schmaier AH, Snell MR et al. Thrombotic microangiopathy in haematopoietic stem cell transplantation: diagnosis and treatment. Drugs 2009; 69: 183 – 198
[7] Coy DL, Ormazabal A, Godwin JD et al. Imaging evaluation of pulmonary and abdominal complications following hematopoietic stem cell transplantation. Radiographics 2005; 25: 305 – 317
[8] DeLeve LD, Shulman HM, McDonald GB. Toxic injury to hepatic sinusoids: sinusoidal obstruction syndrome (veno-occlusive disease). Semin Liver Dis 2002; 22: 27 – 42
[9] Fukuda T, Hackman RC, Guthrie KA et al. Risks and outcomes of idiopathic pneumonia syndrome after nonmyeloablative and conventional conditioning regimens for allogeneic hematopoietic stem cell transplantation. Blood 2003; 102: 2777 – 2785
[10] Gallardo D, Ferrà C, Berlanga JJ et al. Neurologic complications after allogeneic bone marrow transplantation. Bone Marrow Transplant 1996; 18: 1135 – 1139

[11] Gorczynska E, Turkiewicz D, Rybka K et al. Incidence, clinical outcome, and management of virus-induced hemorrhagic cystitis in children and adolescents after allogeneic hematopoietic cell transplantation. Biol Blood Marrow Transplant 2005; 11: 797–804

[12] Herbrecht R, Denning DW, Patterson TF et al. Voriconazole versus amphotericin B for primary therapy of invasive aspergillosis. N Engl J Med 2002; 347: 408–415

[13] Herget-Rosenthal S, Uppenkamp M, Beelen D et al. Renal complications of high-dose chemotherapy and peripheral blood stem cell transplantation. Nephron 2000; 84: 136–141

[14] Hertenstein B, Stefanic M, Schmeiser T et al. Cardiac toxicity of bone marrow transplantation: predictive value of cardiologic evaluation before transplant. J Clin Oncol 1994; 12: 998–1004

[15] Ho VT, Revta C, Richardson PG. Hepatic veno-occlusive disease after hematopoietic stem cell transplantation: update on defibrotide and other current investigational therapies. Bone Marrow Transplant 2008; 41: 229–237

[16] Huaringa AJ, Leyva FJ, Giralt SA et al. Outcome of bone marrow transplantation patients requiring mechanical ventilation. Crit Care Med 2000; 28: 1014–1017

[17] Jones RJ, Lee KS, Beschorner WE et al. Venoocclusive disease of the liver following bone marrow transplantation. Transplantation 1987; 44: 778–783

[18] Junghanss C, Boeckh M, Carter RA et al. Incidence and outcome of cytomegalovirus infections following nonmyeloablative compared with myeloablative allogeneic stem cell transplantation, a matched control study. Blood 2002; 99: 1978–1985

[19] Karthaus M. Guideline based treatment of invasive aspergillosis. Mycoses 2010; 53: 36–43

[20] Kotloff RM, Ahya VN, Crawford SW. Pulmonary complications of solid organ and hematopoietic stem cell transplantation. Am J Respir Crit Care Med 2004; 170: 22–48

[21] McDonald GB, Sharma P, Matthews DE et al. Veno-occlusive disease of the liver after bone marrow transplantation: diagnosis, incidence, and predisposing factors. Hepatology 1984; 4: 116–122

[22] Majhail NS, Lazarus HM, Burns LJ. Iron overload in hematopoietic cell transplantation. Bone Marrow Transplant 2008; 41: 997–1003

[23] Maschmeyer G, Beinert T, Buchheidt D et al. Diagnosis and antimicrobial therapy of pulmonary infiltrates in febrile neutropenic patients – guidelines of the Infectious Diseases Working Party (AGIHO) of the German Society of Hematology and Oncology (DGHO). Ann Hematol 2003; 82: S 118–1126

[24] Neofytos D, Ojha A, Mookerjee B et al. Treatment of adenovirus disease in stem cell transplant recipients with cidofovir. Biol Blood Marrow Transplant 2007; 13: 74–81

[25] Nevo S, Fuller AK, Hartley E et al. Acute bleeding complications in patients after hematopoietic stem cell transplantation with prophylactic platelet transfusion triggers of 10×10^9 and 20×10^9 per L. Transfusion 1998; 47: 801–812

[26] Ponec RJ, Hackman RC, Macdonald GB. Endoscopic and histologic diagnosis of intestinal graft-versus-host disease after marrow transplantation. Gastrointest Endosc 1999; 49: 612–621

[27] Price KJ, Thall PF, Kish SK et al. Prognostic indicators for blood and marrow transplant patients admitted to an intensive care unit. Am J Respir Crit Care Med 1998; 158: 876–884

[28] Querschnitts-Leitlininen (BÄK) zur Therapie mit Blutkomponenten und Plasmaderivaten. 4. Aufl. 2008

[29] Savona MR, Newton D, Frame D et al. Low-dose cidofovir treatment of BK virus-associated hemorrhagic cystitis in recipients of hematopoietic stem cell transplant. Bone Marrow Transplant 2007; 39: 783–787

[30] Shorr AF, Moores LK, Edenfield WJ et al. Mechanical ventilation in hematopoietic stem cell transplantation: can we effectively predict outcomes? Chest 1999; 116: 1012–1018

[31] Sostak P, Padovan CS, Yousry TA et al. Prospective evaluation of neurological complications after allogeneic bone marrow transplantation. Neurology 2003; 60: 842–848

[32] Soubani AO, Kseibi E, Bander JJ et al. Outcome and prognostic factors of hematopoietic stem cell transplantation recipients admitted to a medical ICU. Chest 2004; 126: 1604–1611

[33] Soubani AO. Critical care considerations of hematopoietic stem cell transplantation. Crit Care Med 2006; 34: S 251–267

[34] Spitzer T. Engraftment syndrome following hematopoietic stem cell transplantation. Bone Marrow Transplant 2001; 27: 893–898

[35] Zager RA, O'Quigley J, Zager BK et al. Acute renal failure following bone marrow transplantation: a retrospective study of 272 patients. Am J Kidney Dis 1989; 13: 210–216

Abkürzungsverzeichnis

$AaPO_2$	alveoloarterielle Sauerstoffpartialdruckdifferenz
ABA	American Burn Association
α2-AP	α2-Antiplasmin
ABSI	Abbreviated Burn Severity Index
ACB	aortokoronarer Bypass
ACC	American College of Cardiology
ACCP	American College of Chest Physicians
ACD-CPR	aktive Kompressions-Dekompressions-CPR
ACE	Angiotensin converting Enzyme, Angiotensinkonversionsenzym
AChR	Acetylcholinrezeptor
ACI	A. carotis interna
ACLS	Advanced cardiac Life Support; erweiterte Reanimationsmaßnahmen
ACT	Activated Clotting Time
ACTH	adrenokortikotropes Hormon, Kortikotropin
AD	Außendurchmesser
ADAMTS-13	Metalloproteinase (a disintegrin and metalloproteinase with a thrombospondin type 1 motif, member 13)
ADC	apparenter Wasserdiffusionsquotient (im MRT)
ADH	antidiuretisches Hormon, Vasopressin
ADL	Activities of daily Living
ADP	Adenosindiphosphat
ADQI	Acute Dialysis Quality Initiative
AECOPD	akute Exazerbation einer COPD
AED	automatisierte externe Defibrillatoren
AEP	akustisch evozierte Potenziale
AF	Atemfrequenz
AG	Antigen
AGA	American Gastroenterological Association
AGE	arterielle Gasembolie
AHA	American Heart Association
AHD	Atemhilfsdruck
AIDS	Acquired Immune Deficiency Syndrome
AIHA	autoimmunhämolytische Anämie
AIS	Abbreviated Injury Score
AITP	autoimmunthrombozytopenische Purpura
$ajDO_2$	arteriell-jugularvenösen Sauerstoffgehaltsdifferenz
AK	Antikörper
AKE	Aortenklappenersatz
AKI	Acute Kidney Injury
AKIN	Acute Kidney Injury Network
ALAT	(oder ALT) Alanintransaminase oder = Alaninaminotransferase
ALB	artifizielle Luftbrücke
ALG	Antilymphozytenglobulin
ALI	Acute Lung Injury, akutes Lungenversagen
ALK	akute lebensbedrohliche Katatonie
ALL	akute lymphatische Leukämie
allo-PBSCT	allogene periphere Blutstammzelltransplantation
ALS	Acid-labile Subunit
ALT	(oder ALAT) Alaninaminotransferase
ALV	Adaptive Lung Ventilation
ALV	akutes Leberversagen
AME	aseptische Meningoenzephalitis
AMG	Arzneimittelgesetz
AMI	akute arterielle Mesenterialischämie
AML	akute myeloische Leukämie
AMP	Adenosinmonophosphat
AMV	Atemminutenvolumen
ANA	antinukleäre Antikörper
ANCA	Antineutrophil cytoplasmic Antibodies, antineutrophile zytoplasmatische Antikörper
ANF	atrialer natriuretischer Faktor
ANP	Atrial natriuretic Peptide, atriales natriuretisches Peptid
ANV	akutes Nierenversagen
a.-p.	anterior-posterior
AP	alkalische Phosphatase
APACHE	Acute Physiology and chronic Health Evaluation (Scoring System)
APC	aktiviertes Protein C
APC	Argonplasmakoagulation
APL	akute Promyelozytenleukämie
APP	abdomineller Perfusionsdruck
APRV	Airway Pressure Release Ventilation
APS	Antiphospholipid-Syndrom
aPTT	aktivierte partielle Thromboplastinzeit
ARAS	aufsteigendes retikuläres aktivierendes System
ARB	Angiotensinrezeptorblocker
ARDS	Acute respiratory Distress Syndrome; akutes Atemnotsyndrom; akutes, nicht obstruktives Lungenversagen
ARI	akute respiratorische Insuffizienz
ART	Acute Rehabilitation Team
ART	antiretrovirale Therapie
ARU	Acute Rehabilitation Unit
ASA	American Society of Anesthesiologists
aSAB	aneurysmatische Subarachnoidalblutung
ASAT	(= AST); Aspartataminotransferase
ASB	Assisted spontaneous Breathing
ASIA	American Spinal Injury Association
ASS	Azetylsalizylsäure
AST	(= ASAT); Aspartataminotransferase
ASV	Adaptive Support Ventilation
AT I	Angiotensin-I
AT II	Angiotensin-II
ATC	automatische Tubuskompensation
ATG	Antithymozytenglobulin
ATL	Aktivitäten des täglichen Lebens
ATLS	Advanced Trauma Life Support
ATP	Adenosintriphosphat
ATPase	Adenosintriphosphatase
ATRA	All-Trans-Retinolsäure
ATS	American Thoracic Society
ATV	Attached Tube-channel Videolaryngoscope
AV	atrioventrikulär
AVB	allgemeine Verlaufsbeobachtung
AV-Block	atrioventrikulärer Block
$avDO_2$	arteriovenöse Sauerstoffgehaltsdifferenz
aVF	unipolare Extremitätenableitung nach Goldberger, linker Fuß
AVK	arterielle Verschlusskrankheit
aVL	unipolare Extremitätenableitung nach Goldberger, linker Arm
AVNRT	AV-Knoten-Reentry-Tachykardie
AVP	Arginin-Vasopressin
aVR	unipolare Extremitätenableitung nach Goldberger, rechter Arm
AVRT	antidrome atrioventrikuläre Reentry-Tachykardie
AVSD	atrioventrikulärer Septumdefekt
AWMF	Arbeitsgemeinschaft der Wissenschaftlichen Medizinischen Fachgesellschaften e.V.
AZV	Atemzeitverhältnis
AZV	Atemzugvolumen, Atemhubvolumen, Tidal Volume
BA	Basenabweichung

BAEP	Brain Stem auditory evoked Potentials, auditorisch evozierte Hirnstammpotenziale	CBV	zerebrales Blutvolumen
BAND	Bundesvereinigung der Arbeitsgemeinschaften der Notärzte Deutschlands	CBZ	Carbamazepin
		CCO	Continuous Cardiac Output, kontinuierliche Herzzeitvolumenmessung
BB	Blutbild	CCT	Central Conduction Time, zentrale Überleitungszeit
BCAA	Branched Chain Amino Acids, verzweigtkettige Aminosäuren	CCT	kraniale Computertomografie, kraniales Computertomogramm
BCPC	Bidirectional cavopulmonary Connection; bidirektionale cavopulmonale Konnektion	CD4	Antigen CD4, z. B. CD4-positive (CD4+) T-Lymphozyten
BD	Blutdruck	CD14-Rezeptor	Oberflächenprotein, CD = Cluster of Differentiation
BE	Base Excess, Basenabweichung		
BfArM	Bundesinstitut für Arzneimittel und Medizinprodukte	CDAD	mit Clostridium difficile assoziierte Diarrhö
		CDT	kohlenhydratdefizientes Transferrin
BGA	Blutgasanalyse	CE-CT	Contrast enhanced computed Tomography
BIPAP	Biphasic positive Airway Pressure, biphasischer positiver Atemwegsdruck	cF	zystische Fibrose
		CFU	Colony forming Units, koloniebildende Einheiten
BIS	bispektraler Index	CgA	Chromogranin-A
BIVAD	biventrikuläres Herzunterstützungssystem	cGMP	zyklisches Guanosinmonophosphat
BKV	BK-Virus (humanes Polyomavirus 1)	CGRP	Calcitonin-Gene related Peptide
BLB	Bronchoscopic Lung Biopsy, transbronchiale Biopsie	Ch	Charrière
BLI	β-Laktamaseinhibitor	CHADS2	Cardiac Failure – Hypertension – Age – Diabetes – Stroke
BLS	Basic Life Support, Basisreanimationsmaßnahmen		
BMI	Body-Mass-Index	cHCO$_3^-$	Plasmabikarbonat
BMRC	British Medical Research Council	ChE	Cholinesterase
BNP	Brain natriuretic Peptide, natriuretisches Peptid vom B-Typ	ChEH	Cholinesterasehemmstoffe
		CI	Cardiac Index, Herzindex
BO	Bronchiolitis obliterans	CI	Konzentration in der Lösung
BOOP	Bronchiolitis obliterans mit organisierender Pneumonie	CICG	Konzentration des Farbstoffs Indozyaningrün
		CICV	Cannot intubate, cannot ventilate
BOS	Bronchiolitis-obliterans-Syndrom	CIDP	chronisch inflammatorische demyelinisierende Polyneuropathie
BPS	Behavioral Pain Scale		
BSA	Body Surface Area, Körperoberfläche	CIM	Critical-Illness-Myopathie
BSeuchG	Bundesseuchengesetz	CIN	Contrast induced Nephropathy, kontrastmittelinduzierte Nephropathie
BSG	Blutkörperchensenkungsgeschwindigkeit		
BTE-Kurvenform	Biphasic truncated exponential Waveform	CIP	Critical-Illness-Polyneuropathie
		CIPNM	Critical-Illness-Polyneuropathie und -Myopathie
BTF	Brain Trauma Foundation	CIRCI	Critical Illness-related corticosteroid Insufficiency; Kortikosteroidinsuffizienz beim kritisch Kranken
BTS	British Thoracic Society		
BUN	Blood Urea Nitrogen	CJD	Creutzfeldt-Jakob-Krankheit
BURP	Backward upward rightward Pressure	CK	Kreatinkinase
BVAD	Biventricular Assist Device, biventrikuläres Unterstützungssystem	CK-MB	Kreatinkinase-MB (Unterart der Kreatinkinase)
		CL	totale Körperclearance
BZ	Blutzuckerspiegel	CLCr	Kreatinin-Clearance
C	Compliance	CLint	intrinsische Clearance = maximale hepatische Clearance
C4b-BP	C4b-Bindungsprotein		
C5a	proinflammatorisches Peptid	CMI	chronische arterielle Mesenterialischämie
CA	Community-acquired	CML	chronische myeloische Leukämie
Ca	Karzinom	CMOS	Complementary Metal Oxide Semiconductor
Ca^{2+}	Kalziumion	CMRglu	zerebraler Glukosemetabolismus
CADASIL	zerebrale autosomal dominante Arteriopathie mit subkortikalen Infarkten und Leukenzephalopathie	CMRO$_2$	Cerebral metabolic Ratio for Oxygen, zerebraler Sauerstoffumsatz
		CMRT	kraniale Kernspintomografie (Magnetresonanztomografie)
CAM	Confusion Assessment Method		
CAM-ICU	Confusion Assessment Method for Intensive Care Unit	CMV	kontrollierte Beatmung
		CMV	Zytomegalievirus
cAMP	zyklisches Adenosinmonophosphat	CNI	Calcineurininhibitoren
CaO$_2$	Arterial Content of Oxygen, arterieller Sauerstoffgehalt	cNOS	konstitutive Form der NO-Synthetase
		CO-Hb	Carboxyhämoglobin
CAP	Community-acquired Pneumonia, ambulant erworbene Pneumonie	COLD	Chronic obstructive Lung Disease, chronisch obstruktive Lungenerkrankung
CAPD	Continuous ambulatory peritoneal Dialysis, kontinuierliche ambulante Peritonealdialyse	COMT	Katechol-O-Methyltransferase
		CoNS	koagulasenegative Staphylokokken
CAPNETZ	Kompetenznetzwerk „Ambulant erworbene Pneumonie"	COP	Colloid osmotic Pressure, kolloidosmotischer Druck; kolloidonkotischer Druck
CARS	Compensatory antiinflammatory Response Syndrome	COP	kryptogen organisierende Pneumonie
		COPD	Chronic obstructive pulmonary Disease, chronisch obstruktive Lungenerkrankung
CBF	Cerebral Blood Flow, zerebraler Blutfluss		
CBG	kortisolbindendes Globulin		

Abkürzungsverzeichnis

COSt	DIVI-Cost and Outcome Study	DIMDI	Deutsches Institut für medizinische Dokumentation und Information
COX	Zyklooxygenase		
CPAP	Continuous positive Airway Pressure, kontinuierlicher positiver Atemwegsdruck	DIOS	distales intestinales Obstruktionssyndrom
		DIVI	Deutsche Interdisziplinäre Vereinigung für Intensiv- und Notfallmedizin e. V.
CPP	Cerebral Perfusion Pressure, zerebraler Perfusionsdruck	DKA	diabetische Ketoazidose
CPPV	Continuous positive Pressure Ventilation, kontinuierliche Überdruckbeatmung	DKG	Deutsche Krankenhausgesellschaft e. V.
		DKI	Deutsches Krankenhausinstitut
CPR	Cardiopulmonary Resuscitation, kardiopulmonale Reanimation	DLCO	Diffusionskapazität der Lunge für Kohlenmonoxid
		DLIS	digoxinähnliche immunreaktive Substanzen
CPU	Chest Pain Unit	DLT	Doppellumentubus
CQI	Continuous Quality Improvement	DLTx	Doppellungentransplantation
CRB	Confusion, Respiratory Rate, Blutdruck	DMPS	Dimercaptopropansulfonsäure
Crea	Kreatinin	DN	Medikamentendosis für einen nierengesunden Patienten
CRH	Corticotropin-releasing Hormone		
CRP	C-reaktives Protein	DNA	Desoxyribonukleinsäure
CrP	Kreatininplasmaspiegel	DO_2	Oxygen Delivery, Sauerstoffangebot, Sauerstoffversorgung des Gewebes
CRPS	Complex regional Pain Syndrome, komplexes regionales Schmerzsyndrom		
		DO_2krit	Abnahme des O_2-Angebots unter einen kritischen Wert
CR-Rate	Complete-Response-Rate, Gesamtansprechrate		
CRT	kardiale Resynchronisationstherapie	DO_2I	Oxygen Delivery Index
CRT-D	Kombination aus CRT und ICD im selben Gerät	DP	Medikamentendosis für einen nierengeschädigten Patienten
CRT-P	CRT mit Schrittmacherfunktion		
CsA	Ciclosporin A	DPG	Diphosphoglyzerat
CSF	Liquor cerebrospinalis	DPLD	diffus parenchymatöse Lungenerkrankungen
CSW	Cerebral Salt wasting Syndrome, zerebrales Salzverlustsyndrom	DRG	Diagnosis-related Groups
		DSA	digitale Subtraktionsangiografie
CT	Computertomografie, -tomograf, -tomogramm	DSG	Deutsche Sepsis-Gesellschaft
CTA	CT-Angiografie	DSM	Diagnostic and Statistical Manual of Mental Disorders
CTG	Kardiotokografie		
CTLS	klinisches Tumorlysesyndrom	DSO	Deutsche Stiftung Organspende
CTP	CT-Perfusion	DTH	Delayed Type Hypersensitivity, Immunreaktion vom Spättyp
CvO_2	Venous Content of Oxygen, gemischtvenöser Sauerstoffgehalt		
		DTI-MRT	Diffusion Tensor Imaging im MRT
CVR	Cerebrovascular Resistance, zerebrovaskulärer Widerstand	DWI	Diffusion weighted Imaging, diffusionsgewichtete MR-Bildgebung
CVVH	kontinuierliche venovenöse Hämofiltration	EA	Endotracheal Aspirates, Tracheobronchialsekret
CW	Continuous Wave (Doppler-Sonografie)	EAG	Elektroatriogramm
CYP	Cytochrom-P450-Enzyme	EBIC	European Brain Injury Consortium
D1 – D3	Dejodinase 1 – 3	EBM	Evidence based Medicine
D2-Rezeptor	Dopaminrezeptor der Gruppe 2	EBV	Epstein-Barr-Virus
Da	Dalton	ECC	Extracorporeal Circulation, extrakorporale Zirkulation
DAB	Difficult Airway Blade		
DAH	diffuse alveoläre Hämorrhagie	$ECCO_2-R$	Extracorporeal CO_2 Removal, extrakorporale Kohlendioxidelimination
DAMP	Danger-associated molecular Patterns		
DAS	Difficult Airway Society	ECD	Ethyl-Cysteinat-Dimer
DBP	Diastolic Blood Pressure, diastolischer Blutdruck	ECDC	European Centre for Disease Prevention and Control
DCS	Decompression Sickness bzw. Damage Control Surgery	ECGF	Endothel Cell Growth Factor, Endothelzellwachstumsfaktor
DD	Differenzialdiagnose	ECHO-Virus	Enteric cytopathic Human Orphan Virus
DDAVP	1-Desamino-8-D-Arginin-Vasopressin, Desmopressin	ECLA	Extracorporeal Lung Assist, extrakorporale Lungenunterstützung
D-Dimere	Spaltprodukte des Fibrins		
DeKra	dekompressive Kraniektomie	ECLS	extrakorporaler „Life Support", extrakorporales Kreislaufunterstützungssystem
ΔT	Temperaturdifferenz bzw. Temperaturänderung		
DFT	Defibrillationsschwelle	ECMO	Extracorporeal Membrane Oxygenation, extrakorporale Membranoxygenierung
DGAI	Deutsche Gesellschaft für Anästhesiologie und Intensivmedizin		
		ECP	extrakorporale Photopherese
DGH	Deutsche Gesellschaft für Hygiene	ECV	Extrazellulärvolumen
DGHM	Deutsche Gesellschaft für Hygiene und Mikrobiologie	ED	Außendurchmesser
		ED	Effektivdosis
DGN	Deutsche Gesellschaft für Neurologie	EDA	enddiastolische Kammerquerschnittsfläche
DGU	Deutsche Gesellschaft für Unfallchirurgie	EDD	enddiastolischer Diameter
DHEA	Dehydroepiandrosteron	EDRF	Endothelium-derived Relaxing Factor
DIC	Disseminated intravascular Coagulation, disseminierte intravasale Gerinnung	EDTA	Ethylendiamintetraessigsäure
		EEG	Elektroenzephalografie, Elektroenzephalogramm
		EEP	Endexpiratory Pressure, endexspiratorischer Druck
		EEV	endexspiratorisches Volumen

EF	Ejektionsfraktion	FEV1	forciertes Exspirationsvolumen nach 1 s, Einsekundenkapazität
EGF	Epidermal Growth Factor	FFB	flexible fiberoptische Bronchoskopie
eGFR	Estimated glomerular Filtration Rate	FFP	Fresh frozen Plasma, gefrorenes Frischplasma
EHEC	enterohämorrhagische Escherichia coli	FIM	Functional Independence Measure
EIA	Enzymimmunoassay	FiO_2	inspiratorische Sauerstoffkonzentration
EIEC	enteroinvasive Escherichia coli	FISH	Fluoreszenz-in-situ-Hybridisierung
EIT	Elektroimpedanztomografie	FK	Atemwegsfremdkörper
EK	Erythrozytenkonzentrat	FKDS	farbkodierte Duplexsonografie
EKT	Elektrokrampftherapie	FKJ	Feinnadelkatheterjejunostomie
EKZ	extrakorporale Zirkulation	FLAIR	Fluid attenuated Inversion Recovery (im MRT)
ELAM-1	Endothelial Leukocyte Adhesion Molecule	FNA	Feinnadelaspiration
ELISA	Enzyme-linked immunosorbent Assay	fR	= CL_R/CL, renale Ausscheidungsfraktion eines zu verabreichenden Arzneistoffes
EMD	elektromechanische Dissoziation		
EMG	Elektromyografie	FRC (FRK)	funktionelle Residualkapazität
EMLA	Eutectic Mixture of local Anesthetics, eutektische Mischung von Lokalanästhetika	FSH	follikelstimulierendes Hormon
		FSME	Frühsommer-Meningoenzephalitis
EMO	Esterase metabolized Opioid	FSP	Fibrinspaltprodukte
EMPHO	Erlanger Mikrolichtleiterspektrophotometer	fT3	freies Trijodthyronin
eNOS	endotheliale Form der NO-Synthetase	fT4	freies Thyroxin
EOMG	Early Onset Myasthenia gravis	FTV	Free-guided Tube-placement Videolaryngoscope
EP	evozierte Potenziale	FVC	forcierte Vitalkapazität
EPCR	endothelialer Protein-C-Rezeptor	F XIII	fibrinstabilisierender Faktor
EPH	Schwangerschaftssymptome: Ödeme, Proteinurie, Hypertonie; Edema, Proteinuria, Hypertension	G6PD(H)	Glukose-6-phosphat-Dehydrogenase
		GABA	Gammaaminobuttersäure, γ-Aminobuttersäure
EPIC	Extended Prevalence of Infection in Intensive Care	GALT	Gut-associated lymphoid Tissue, darmassoziiertes lymphatisches Gewebe
EPU	invasive elektrophysiologische Untersuchung		
ERCP	endoskopisch retrograde Cholangiografie, endoskopisch retrograde Cholangiopankreatikografie	GAS	Gruppe-A-Streptokokken
		GBM	glomeruläre Basalmembran
ES	endsystolische Druckvolumenbeziehung	GBS	Guillain-Barré-Syndrom
ES	endoskopische Sphinkterotomie	GCS	Glasgow Coma Scale, Glasgow-Koma-Skala
ES	Engraftment-Syndrom	G-CSF	Granulocyte Colony-stimulating Factor; granulozytenkoloniestimulierender Faktor
ESA	endsystolische Kammerquerschnittsfläche		
ESBL	Extended Spectrum Betalactamase, Breitspektrum-β-Laktamase	G-DRG	German Diagnosis related Group
		GEDI	globaler enddiastolischer Volumenindex
ESC	European Society of Cardiology, Europäische Gesellschaft für Kardiologie	GEDV	globales enddiastolisches Volumen
		GEDVI	global enddiastolischer Volumenindex
ESD	endsystolischer Diameter	GFP	gefrorenes Frischplasma
ESICM	European Society for Intensive Care Medicine	GFR	glomeruläre Filtrationsrate
ESP	Eurotransplant Senior Programme	GGT	Gammaglutamyltransferase
ESPEN	Europäische Gesellschaft für Klinische Ernährung und Stoffwechsel	GH	Growth Hormone, Wachstumshormon
		GHB	γ-Hydroxybuttersäure, Gammahydroxybutyrat
ET	essenzielle Thrombozythämie	GHBP	GH-Bindungspeptid
ETA	Endothelin-A	GHRH	GH-Releasing Hormone
$etCO_2$	endexpiratorischer CO_2-Wert	GHS	GH-Secretagogues, Wachstumshormon-Sekretagoga
ETT	Endotrachealtubus	GI	gastrointestinal
EUSI	European Stroke Initiative	Gi	inhibierend wirkende G-Proteinkomplexe
EVG	Elektroventrikulogramm	GIK	Glukose-Insulin-Kalium (Infusion)
EVLW	extravaskuläres Lungenwasser	GKS	Glasgow-Koma-Skala
EZV	Extrazellulärvolumen	GLDH	Glutamatdehydrogenase
f	Atemfrequenz (Atemzüge/min)	GLUT	Glukosetransporter
F	French, 1 F = 0,3 mm	GM-CSF	Granulocyte Macrophage Colony-stimulating Factor; granulozyten- und makrophagenkoloniestimulierender Faktor
Fab	Fragment Antigen Binding		
FAC	Fractional Area Change, echokardiografische Ejektionsfraktion		
		GMP	Guanosinmonophosphat
FAEP	frühe akustisch evozierbare Potenziale	GMP	Good Manufacturing Practice
FAST	Focused abdominal Sonography for Trauma	GnRH	Gonadotropin-Releasing-Hormon
FB	Fiberbronchoskop	GO	Gonokokken
FDA	US Food and Drug Administration	GOLD	Global Initiative for chronic obstructive Lung Disease
18F-FDG-PET	Fluordeoxyglukose-Positronenemissionstomografie		
		GOS	Glasgow Outcome Score
$FeCO_2$	exspiratorische Kohlendioxidkonzentration	GOT	Glutamat-Oxalazetat-Transaminase
FEF	Forced expiratory Flow	GP	Glykoprotein
FEF25–75 %	forcierter expiratorischer Flow des FVC	G-Protein	Guaninnukleotid-bindendes Protein
FeNa	funktionelle Natriumexkretion	GPT	Glutamat-Pyruvat-Transaminase
FeO_2	exspiratorische Sauerstoffkonzentration	Gpt/l	Gigapartikel (10^9 Partikel) pro Liter
FET	Forced Exspiration Technique, forcierte Exspirationstechnik	Gs	stimulierend wirkende G-Proteinkomplexe
		γGT	γ-Glutamyltransferase

Abkürzungsverzeichnis

GTP	Guanosintriphosphat	HMV	Herzminutenvolumen
GTÜM	Gesellschaft für Tauch- und Überdruckmedizin e. V.	HOCM	hypertrophische obstruktive Kardiomyopathie
GvHD	Graft-versus-Host-Disease, Transplantat-gegen-Wirt-Erkrankung	HOK	hyperosmolares Koma
		HOPS	hirnorganisches Psychosyndrom
GvHR	Graft-versus-Host-Reaktion	HPA	Human Platelet Antigen
Gy	Gray, Energiedosis (1 Gy = 1 J/kg)	HPLC	Hochleistungsflüssigkeitschromatografie
H1–H4	Histaminrezeptoren	HPS	pulmonales Hantavirus-Syndrom
HA	Hämagglutinin	HPV	hypoxisch-pulmonale Vasokonstriktion
HA	Hospital-aquired	HR-CT	hochauflösende CT
HAART	hoch aktive antiretrovirale Therapie	HRFS	hämorrhagisches Fieber mit renalem Syndrom
HACEK	Gruppe von Bakterien (Haemophilus aphrophilus/Haemophilus paraphrophilus, Aggregatibacter actinomycetemcomitans, Cardiobacterium hominis, Eikenella corrodens, Kingella kingae)	HRS	hepatorenales Syndrom
		HSCT	Hematopoietic Stem Cell Transplantation; hämatopoetische Stammzelltransplantation
		HSV	Herpes-simplex-Virus
		HSVE	Herpes-simplex-Virusenzephalitis
HAV	Hepatitis-A-Virus	HTI	Hospital Trauma Index
Hb	Hämoglobin	hTIG	humanes Tetanusimmunglobulin
HbA$_{1c}$	Glykohämoglobin	HTS	hypertone Kochsalzlösung
HbCO	Carboxyhämoglobin	HTx	Herztransplantation
HBDH	Hydroxybutyratdehydrogenase	HU	High Urgency
HBeAg	Hepatitis-B-e-Antigen	HUS	hämolytisch-urämisches Syndrom
HBO	Hyperbaric Oxygenation, hyperbare Oxygenierung, hyperbare Sauerstofftherapie	HVGR	Host-versus-Graft-Reaction
		HVL	Hypophysenvorderlappen
HbS	Sulfhämoglobin	HWGI	Haut- und Weichgewebsinfektionen
HBsAg	Hepatitis-B-Surface-Antigen	HWI	Harnwegsinfekt
HBV	Hepatitis-B-Virus	HWK	Halswirbelkörper
HC	hämorrhagische Zystitis	HWS	Halswirbelsäule
HCAP	Health Care associated Pneumonia	HWZ	Halbwertszeit
hCG	humanes Choriongonadotropin	HZV	Herzzeitvolumen
HCV	Hepatitis-C-Virus	HZVPc	Pulskontur-HZV
HDL	High-Density-Lipoprotein	HZVTD	mittels Thermodilution gemessenes Herzzeitvolumen
HDM	Herzdruckmassage		
HDV	Hepatitis-D-Virus	IA	invasive Aspergillose
HE	hepatische Enzephalopathie	IABP	Intra-aortic Balloon Pumping, intraaortale Ballonpumpe, -gegenpulsation
HEG	hydroxyethylierte Glukose		
HELLP	Hemolysis, elevated Liver Enzymes, low Platelet Count	i-aDCO$_2$	arteriointramukosale CO$_2$-Partialdruckdifferenz
		IAH	intraabdominelle Hypertension
HEMS	Helicopter Emergency medical Service	IAP	intraabdomineller Druck
HERNS	hereditäre Endotheliopathie mit Retinopathie, Nephropathie und Schlaganfall	IBP	Invasive Blood Pressure, invasiv gemessener Blutdruck
HES	Hydroxyethylstärke	IBW	Ideal Body Weight
HETE	Hydroxy-5,8,10,14-eicosatetraensäure	ICAM-1	Intracellular Adhesion Molecule, interzelluläres Adhäsionsmolekül 1
HF	Herzfrequenz		
HGF	Hepatocyte Growth Factor	ICD	Implantable Cardioverter Defibrillator, implantierbarer Kardioverter-Defibrillator
HHL	Hypophysenhinterlappen		
HHNR-Achse	Hypothalamus-Hypophysen-Nebennierenrinden-Achse	ICD	International Classification of Diseases
		ICDSC	Intensive Care Delirium Screening Checklist
HHT	14-Hydroxy-5,8,10-heptadecatriensäure	ICF	International Classification of Functioning, Disability and Health
HHV-6	humanes Herpesvirus Typ 6		
HI	Herzindex	ICG	Indozyaningrün
HIA	arterieller Herzindex	ICP	Intracranial Pressure, intrakranieller Druck
HIB	Haemophilus-influenzae-Vakzin	ICR	Interkostalraum
HICPAC	Hospital Infection Control Practices Advisory Committee	ICU	Intensive Care Unit, Intensivstation
		ID	Innendurchmesser
HIT	heparininduzierte Thrombozytopenie	IE	infektiöse Endokarditis
HITD	über Thermodilution ermittelter Herzindex	IE	Internationale Einheit
HITS	High Intensity transient Signals	I : E	Verhältnis von Inspiration (I) zu Exspiration (E)
HIV	Human immunodeficiency Virus; menschliches Immunschwächevirus	If-Kanal	Funny-Ionenkanal
		iFlow	inspiratorischer Flow
Hkt	Hämatokrit	IFN-β	Interferon-β
HLA	humane Leukozytenantigene	IFN-γ	Interferon-γ
HLA-DR	humanes Leukozytenantigen (Genort DR)	IfSG	Infektionsschutzgesetz
HLM	Herz-Lungen-Maschine	FT	Immunfluoreszenztest
HLR	High Level Resistance	IgA	Immunglobulin A
HLTx	Herz-Lungen-Transplantation	IGF-1	Insulin-like Growth Factor 1, insulinähnlicher Wachstumsfaktor 1
HME	Heat and Moisture Exchangers		
HMGB	High-Mobility Group B Protein	IGFBP	IGF-Bindungspeptid
HMPAO	Hexamethylpropylenaminoxim		

Abkürzungsverzeichnis

IgG	Immunglobulin G	KI	Konfidenzintervall
IgGMA	Immunglobulin-M-Konzentrat (Mischung aus IgG, IgM und IgA)	KIM-1	Kidney Injury Molecule-1
IHT	Inhalationstrauma	KIS	Krankenhausinformationssystem
IIT	intensivierte Insulintherapie	KISS	Krankenhaus-Infektions-Surveillance-System
IK	Instrumentierkanal	KKT	Körperkerntemperatur
IK	intermittierender Einmalkatheterismus	KLRT	kontinuierliche laterale Rotationstherapie
IKB	intensivmedizinischer Komplexbehandlungspunkt	KM	Kontrastmittel
IKD	Durchmesser des Instrumentierkanals	KMT	Knochenmarktransplantation
IKG	Impedanzkardiogramm	KNE	kulturnegative Endokarditis
IL-1, IL-6	Interleukin-1; Interleukin-6	kNR	nicht renale Eliminationskonstante
iLA	Interventional Lung Assist, interventionelle Lungenunterstützung	KNS	koagulasenegative Staphylokokken
ILAE	Internationale Liga gegen Epilepsie	KOD	kolloidosmotischer Druck
ILMA	Intubationslarynxmaske	KOF	Körperoberfläche
IMC	Intermediate Care	KP	Kreatinphosphat
IMS	intensivmedizinisches Informationsmanagementsystem	kPa	Kilopascal
		KPE	komplexe physikalische Entstauungstherapie
IMV	Intermittent mandatory Ventilation, intermittierende mandatorische Beatmung	kR	renale Eliminationskonstante
		KRINKO	Kommission für Krankenhaushygiene und Infektionsprävention
InEK	Institut für das Entgeltsystem im Krankenhaus	KS	Kompartmentsyndrom
INH	Isoniazid (Isonicotinsäurehydrazid)	KW	Klinische Wahrscheinlichkeit
iNO	inhaliertes NO	LA	Livestock-associated
iNOS	induzierbare Form der NO-Synthetase	LA	linker Vorhof
INR	International normalized Ratio	LAH	linksanteriorer Hemiblock
IOI	interdisziplinär-operative Intensiveinheit	LAP	Left atrial Pressure, linksatrialer Druck
IP	idiopathische Pneumonie	LAP	Laparotomie
IPAP	Inspiratory positive Airway Pressure, inspiratorischer positiver Atemwegsdruck	LBP	lipopolysaccharidbindendes Protein
		LCD	Liquid crystal Display
iPF	idiopathische Lungenfibrose	LCM	lymphozytäre Choriomeningitis
IPS	idiopathisches Pneumoniesyndrom	LCMV	Lymphocytic Choriomeningitis Virus
I/R-Syndrom	Ischämie/Reperfusions-Syndrom	LCOS	Low-cardiac-Output-Syndrom
IRDS	Infant Respiratory Distress Syndrome, Atemnotsyndrom des Neugeborenen	LCV	Lipid-coated Virus, Lymphocryptovirus
		LDH	Laktatdehydrogenase
IRIS	Immune Reconstitution inflammatory Syndrome, Immunrekonstitutionssyndrom	LDL	Low-Density Lipoproteins
		LE	Lungenembolie
IRV	Inverse Ratio Ventilation, Beatmung mit umgekehrtem Atemzeitverhältnis	LED	lichtemittierende Diode
		LEMS	Lambert Eaton myasthenes-Syndrom
IS	Incentive Spirometer	L-FABP	Liver-type fatty Acid Binding Protein 1
ISA	intrinsische sympathomimetische Aktivität	LFPPV	Low-Frequency positive Pressure Ventilation
ISDN	Isosorbiddinitrat	LH	luteinisierendes Hormon
ISE	ionenselektive Elektroden	LI	Lindegaard-Index
ISHLT	International Society for Heart and Lung Transplantation	LIP	Lower Inflection Point
		LIS	Locked-in-Syndrom
Iso	Isoproterenol	LLAEP	späte Komponenten akustisch evozierter Potenziale (AEP) mit langer Latenz
ISS	Injury Severity Score		
ITBV	intrathorakales Blutvolumen	LMA	Larynxmaske
ITBVI	intrathorakaler Blutvolumenindex	LNMA	L-N-Methylarginin
ITH	Intensivtransporthubschrauber	LOMG	Late Onset Myasthenia gravis
ITP	idiopathische thrombozytopenische Purpura	LOPS	Late Onset pulmonary Syndrome
		LP	lumboperitoneal
ITS	Intensivstation	LPH	linksposteriorer Hemiblock
ITTV	intrathorakales Thermovolumen	LPR	Laktat/Pyruvat-Quotient
ITW	Intensivtransportwagen	LPS	Lipopolysaccharid
JC-Virus	John-Cunningham-Virus; humanes Polyomavirus 2	LQTS	Langes-QT-Syndrom
K⁺	Kaliumion	LRP-4	Low-Density Lipoprotein Receptor-related Protein 4
KAch	Kaliumkanal	LSB	Linksschenkelblock
KAS	klinisches Arbeitsplatzsystem	LSD	Lysergsäurediethylamid
KBE	koloniebildende Einheiten	LTA	Lipoteichonsäure
kDA	Kilodalton	LTLS	laborchemisches Tumorlysesyndrom
ke	die Summe aus renaler (kR) und nicht renaler (kNR) Eliminationskonstante	LTx	Lungentransplantation
		LV	linker Ventrikel
KF	Kammerflimmern	LVAD	Left ventricular Assist Device, linksventrikuläres Unterstützungssystem
KG	Körpergewicht		
KHEntgG	Krankenhausentgeltgesetz	LV-EDAI	linksventrikulärer enddiastolischer Flächenindex
KHG	Krankenhausfinanzierungsgesetz	LVEDP	Left ventricular enddiastolic Pressure, linksventrikulärer enddiastolischer Druck
KHK	koronare Herzkrankheit		
kHpc	Henry-Konstante		

LVEDV	Left ventricular enddiastolic Volume, linksventrikuläres enddiastolisches Volumen	MRT	Magnetresonanztomografie, -tomogramm, Kernspintomografie
LV-EF	linksventrikuläre Ejektionsfraktion	MSH	melanozytenstimulierendes Hormon
LV-ESD	linksventrikulärer endsystolischer Diameter	MSSA	methicillinsensibler Staphylococcus aureus
LVSWI	linksventrikulärer Schlagarbeitsindex	mTOR	Mammalian Target of Rapamycin
M2	myokardiale muskarinerger Rezeptor	MTOS	Major Trauma Outcome Study
MABV	maximal akzeptabler Blutverlust	MTT	Mean Transit Time, mittlere Durchgangszeit
MAC	Mycobacterium Avium Complex	MuSK	muskelspezifische Tyrosinkinase
MAD, MAP	Mean arterial Pressure, mittlerer arterieller Druck	MVT	Mesenterialvenenthrombose
MAO	Monoaminoxidase	MVV	Maximal voluntary Ventilation; maximale willkürliche Ventilation
MAP	Muskelaktionspotenzial	(M)WBO	(Muster-)Weiterbildungsordnung
MARS	Molecular adsorbent Recycling System	MYH9	Myosin, heavy Chain 9; thrombozytäres Myosingen
MAS	Mekoniumaspiration	N	Neuraminidase
MB	(CK-MB-Aktivität)	Na^+	Natriumion
MBK	minimale bakterizide Konzentration	NAC	N-Acetylcystein
MCA	A. cerebri media	NADH	Nicotinamid-Adenin-Dinukleotid-Hydrid
MCL	Medioklavikularlinie	NAG	N-Acetyl-β-D-Glucosaminidase
MCT	Middle Chain Triglycerides, mittelkettige Fettsäuren	NAH	Notarzthubschrauber
MCV	Mean corpuscular Volume, mittleres korpuskuläres Volumen der Erythrozyten	NAPQI	N-Acetyl-p-Benzochinon-Imin
MD2	Myeloid Differentiation Factor 2	NASBA	Nucleic Acid Sequence-based Amplification
MDA	Malondialdehyd	NAVA	neural regulierte Beatmungshilfe
MDA	Methylendioxyamphetamin	NAW	Notarztwagen
MDCT	Multidetektor-Computertomografie	NCX	Natrium-Kalzium-Austauschpumpe
MDEA	Methylendioxyethylamphetamin	NEEP	Negative endexspiratory Pressure, negativer endexspiratorischer Druck
MDES	malignes Dopa-Entzugssyndrom	NEF	Notarzteinsatzfahrzeug
MDMA	3,4-Methylendioxymethylamphetamin (Ecstasy)	NF-κB	Transkriptionsfaktor, nukleärer Faktor kappa B
MDR	Multidrug Resistance, Multidrug resistant	NGAL	Neutrophil Gelatinase-associated Lipocalin
MDRD	Modification of Diet in renal Disease	NHFT	nicht hämolytische febrile Transfusionsreaktionen
MEDS	Mortality in Emergency Department Sepsis	NIBP	Non-invasive Blood Pressure, nicht invasiv gemessener Blutdruck
MEGX	Monoethylglycinxylid	NIH	National Institutes of Health
MELD	Model for End-stage Liver Disease	NIRS	Near Infrared Spectroscopy, Nahinfrarotspektroskopie
mEq	Milliäquivalent	NIV	nicht invasive Beatmung/Ventilation
Met	Methionin	NLG	Nervenleitgeschwindigkeitsmessung
Met-Hb	Methämoglobin	NMDA	N-Methyl-D-Aspartat
MFA	medizinische Fachangestellte	NMES	neuromuskuläre Elektrostimulation
MG	Myasthenia gravis	NMF	neuromuskuläre Fazilitation
MGW	Molekulargewicht	NMH	niedermolekulares Heparin
MH	maligne Hyperthermie	NMR	Nuclear Magnetic Resonance (Kernspintomografie)
MHC	Major Histocompatibility Complex, Haupthistokompatibilitätskomplex, Klasse-II-Histokompatibilitätsmoleküle	NNR	Nebennierenrinde
MHC	Myosin-Heavy-Chain	NNRI	Nebennierenrindeninsuffizienz
MHI	manuelle Hyperinflationstechniken	NNRTI	Non-nucleoside reverse Transcriptase Inhibitor, Nicht-Nukleosid-Reverse-Transkriptase-Inhibitor
MHK	minimale Hemmkonzentration	NO	Nitric Oxide, Stickstoffmonoxid
MHKPen	minimale hemmende Konzentration von Penicillin	NOAC	neue orale Antikoagulanzien
MHPG	3-Methoxy-4-hydroxyphenylglykol	NOMI	nicht okklusive mesenteriale Ischämie
MIF	Migration inhibitory Factor	NOS	NO-Synthetase
MLAEP	akustisch evozierte Potenziale (AEP) mittlerer Latenz	NOTES	Natural Orifice transluminal endoscopic Surgery
MLF	Fasciculus longitudinalis medialis	NPV	negative Druckbeatmung
MMF	Mycophenolat-Mofetil	NRS	numerische Rating-Skala
MNS	malignes Neuroleptikasyndrom	NRZ	Nationales Referenzzentrum (NRZ) für Surveillance von nosokomialen Infektionen
MODS	Multiple Organ Dysfunction Syndrome, Multiorgandysfunktionssyndrom	NSAP	nicht steroidales Antiphlogistikum
MOV	Multiorganversagen	NSAR	nicht steroidales Antirheumatikum
MPAP	Mean pulmonary arterial Pressure, mittlerer Pulmonalarteriendruck	NSE	neuronenspezifische Enolase
MPBtreibV	Medizinprodukte-Betreiber-Verordnung	NSF	nephrogene systemische Fibrose
MPG	Medizinproduktegesetz	NSTEMI	Non-ST-Segment Elevation myocardial Infarction, Nicht-ST-Streckenhebungsinfarkt
MPI	Mannheimer Peritonitis-Index	NSTI	Necrotizing Soft Tissue Infections
MPM	Mortality Probability Model	NTIS	Nonthyroid-Illness-Syndrom
MPN	myeloproliferative Neoplasien	NT-proBNP	N-terminales Spaltfragment des natriuretischen Peptids vom B-Typ
MRA	Magnetresonanzangiografie	nvCJD	neue Variante der Creutzfeldt-Jakob-Krankheit
MRA	Mineralokortikoidrezeptorantagonisten	NW	Nebenwirkung
MRE	multiresistenter Erreger		
MRGN	mehrfachresistenter gramnegativer Erreger		
MRSA	methicillinresistenter Staphylococcus aureus		

NYHA	New York Heart Association	PCT	Prokalzitonin
O₂ER	Sauerstoffextraktionsrate	PCV	Pressure controlled Ventilation, druckkontrollierte Beatmung
OCR	okulozephaler Reflex		
OELM	Optimal external laryngeal Manipulation	PCWP	Pulmonary capillary Wedge Pressure, pulmonalkapillarer Verschlussdruck
ÖGD	Ösophagogastroduodenoskopie		
OHS	Obesity Hypoventilation Syndrome, Adipositas-Hypoventilationssyndrom	PDA	peridurale Anästhesie
		PDE	Phosphodiesterase
OI	Oxygenationsindex	PDEI	Phosphodiesteraseinhibitor
OOWS	Objective Opiate Withdrawal Scale	PDGF	Platelet-derived Growth Factor, Blutplättchenwachstumsfaktor
OP	Operationssaal		
OPS	Operationen- und Prozedurenschlüssel	PDK	Periduralkatheter
OR	Odds Ratio	pd-Konzentrat	aus Plasmapools („plasma-derived") gewonnenes Faktorenkonzentrat
osm/l/ mosm/l	Einheit der Osmolarität: Osmol bzw. Milliosmol		
		PDMS	Patient Data Management System, Patientendatenmanagementsystem
OUP	oberer Umschlagspunkt		
p-Wert	Signifikanzwert, Irrtumswahrscheinlichkeit (p von „probability")	PDRICG	Plasmaverschwinderate (Plasma Disappearance Rate) des Farbstoffs Indozyaningrün
PA	Plasminogenaktivator	PEA	pulslose elektrische Aktivität
PA	Pulmonalarterie	PEEP	Positive end-expiratory Pressure, positiver endexspiratorischer Druck
pA	Alveolardruck		
pa	mittlerer pulmonalarterieller Druck	PEEPe	extrinsischer positiver endexspiratorischer Druck (PEEP am Beatmungsgerät)
p.-a.	posterior-anterior		
paCO₂	arterieller Kohlendioxidpartialdruck		
PADP	diastolischer Pulmonalarteriendruck, enddiastolischer Druck	PEEPi	intrinsischer positiver endexspiratorischer Druck
		PEG	Paul-Ehrlich-Gesellschaft für Chemotherapie e. V.
PA-Druck	pulmonalerterieller Druck	PEG	perkutane endoskopische Gastrostomie
PAF	plättchenaktivierender Faktor; Platelet activating Factor	PEP	Postexpositionsprophylaxe
		PET	Positronenemissionstomografie
PAH	pulmonalarterielle Hypertonie	petCO₂	endtidaler Kohlendioxidpartialdruck
PAH	Paraaminohippurat	PEZ	perkutane endoskopische Zökostomie
PAI	Plasminogenaktivatorinhibitor	PF4	Plättchenfaktor 4
PAK	Pulmonalarterienkatheter	PFA	Thrombozytenfunktionsanalyse
PAMPs	Pathogen-associated molecular Patterns	PFC	Persistent Fetal Circulation
		PFO	persistierendes Foramen ovale
paO₂	arterieller Sauerstoffpartialdruck	PG	Prostaglandin
pAO₂	alveolärer Sauerstoffpartialdruck	PGD	Primary Graft Dysfunction
PAOP	Pulmonary Artery Occlusion Pressure, pulmonalarterieller Verschlussdruck	PGE2	Prostaglandin E2
		pgesamt	Gesamtdruck
PAP	perioperative Antibiotikaprophylaxe	PGI2	Prostazyklin
PAP	Plasmin-Antiplasmin-Komplex	PH	pulmonale Hypertonie
PAP	Pulmonal arterial Pressure, Pulmonalarteriendruck	pH₂O	Wasserdampfdruck
		PHC	permissive Hyperkapnie
PAPm	pulmonalarterieller Mitteldruck	pHi	errechneter intramukosaler pH-Wert
PAS	Perjodsäure-Schiff-Reagenz	PHT	Phenytoin
PAS	Postaggressionssyndrom	PHT	Pressure half Time
PASP	systolischer Spitzendruck	PHWZ	Plasmahalbwertszeit
pAtm	Atmosphärendruck	PI	Pulsatilitätsindex
PAV	Proportional Assist Ventilation, proportional assistierte Beatmung	PIA	Peritonitis-Index-Altona
		PICA	A. cerebelli inferior posterior
pAVK	periphere arterielle Verschlusskrankheit	PICC	Peripherally inserted central Catheter
paw	Atemwegsdruck	PiCCO	Pulse Contour cardiac Output, Pulskonturanalyse
pbtO₂	Brain Tissue Oxygen Pressure, zerebraler Sauerstoffpartialdruck	piCO₂	primär gemessener intramukosaler pCO₂
		PIE	intrakardial implantiertes Polymermaterial
PBV	pulmonales Blutvolumen	piO₂	O₂-Partialdruck der Inspirationsluft
pc	pulmonalkapillärer Druck	PIP	Peak Inspiratory Pressure, inspiratorischer Spitzendruck
PCA	Patient-controlled Analgesia, patientenkontrollierte Analgesie		
		PISA	Proximal Isovelocity Surface Area, proximaler Flusskonvergenzkegel
pcap	hydrostatischer Kapillardruck		
PCEA	Patient-controlled epidural Analgesia, patientenkontrollierte Epiduralanalgesie	pKS	Wert für die Stärke einer Säure
		Pmax	maximale Muskelkraft
PCHE	Pseudochlinesterase	pmax	Atemwegsspitzendruck
PCI	perkutane koronare Intervention	PML	progressive multifokale Leukenzephalopathie
PCIA	Patient-controlled intravenous Analgesia, patientenkontrollierte intravenöse Analgesie	PMN	polymorphkernige neutrophile Granulozyten
		PMN-Elastase	Polymorphonuklear-Elastase
pCO₂	Kohlendioxidpartialdruck		
PCP	Pneumocystis-carinii-Pneumonie	PNF	propriozeptive neuromuskuläre Fazilitation
PC/PS	Protein-C-/Protein-S-System	PNH	paroxysmale nächtliche Hämoglobinurie
PCR	Polymerase Chain Reaction; Polymerasekettenreaktion	pO₂	Sauerstoffpartialdruck

Abkürzungsverzeichnis

POC	Point-of-Care-Gerät, -Diagnostik
POCT	Point of Care Testing, patientennahe Labordiagnostik
POI	postoperativer Ileus
POMC	Proopiomelanokortin
pp	Partialdruck eines jeweiligen Gases
ppeak	Atemwegsspitzendruck
PPH	primäre pulmonale Hypertonie
PPHN	persistierende pulmonale Hypertonie des Neugeborenen
PPI	Protonenpumpenhemmer
pPlat	(endinspiratorischer) Plateaudruck
PPRF	paramediane Formatio reticularis
PPSB	Prothrombinkomplex
PPV	Pulse Pressure Variation, Pulsdruckvariation
PQ-Zeit	entspricht dem Zeitintervall vom Anfang der P-Welle bis zum Anfang der Q-Zacke (EKG)
Pr–	Proteinat
PRES	posteriores reversibles Enzephalopathiesyndrom
PRIND	prolongiertes reversibles ischämisches neurologisches Defizit
PRIS	Propofolinfusionssyndrom
PRL	Prolaktin
PRPs	Pattern Recognition Proteins
PSA	prostataspezifisches Antigen
PSB	Protected Specimen Brush, Probenentnahme mittels geschützter Bürste
PSC	primär sklerosierende Cholangitis
PSV	Pressure Support Ventilation, druckunterstützte Beatmung
PT	Prothrombinzeit
PTA	perkutane transluminale Angioplastie
PTBS	posttraumatische Belastungsstörung
PTC	Patient Transport Compartment
PTCA	Percutaneous transluminal coronary Angioplasty, perkutane transluminale koronare Angioplastie
ptcCO$_2$	transkutan gemessener Kohlendioxidpartialdruck
PTH	Parathormon
PTHrP	Parathormon-related-Protein; Parathyroid hormone-related protein
ptiO$_2$	Sauerstoffpartialdruck im Hirngewebe
PTLD	Posttransplant lymphoproliferative Disease; lymphoproliferative Erkrankung nach Transplantation
PTMC	Percutaneous transvenous mitral Commissurotomy
PTP	Pressure Time Product, Druck-Zeit-Produkt
PTP	Posttransfusionspurpura
PTS	Hannoverscher Polytraumaschlüssel
PTSD	posttraumatisches Stresssyndrom, posttraumatische Belastungsstörung
PTT	partielle Thromboplastinzeit, Partial Thromboplastin Time
PTU	Propylthiouracil
PTV	pulmonales Thermovolumen
pv	pulmonalvenöser Druck
PV	Polycythaemia vera
PV	Plasmavolumen
PVK	peripherer Venenkatheter
pvO$_2$	gemischtvenöser O$_2$-Partialdruck
PVP	Polyvinylpyrrolidon
PVPI	pulmonalvaskulärer Permeabilitätsindex
PVR	Pulmonary vascular Resistance, pulmonalvaskulärer Widerstand
PW	Pulsed Wave (gepulste Doppler-Sonografie)
PWI	Perfusion weighted Imaging, perfusionsgewichtete Bildgebung
Q	Blutfluss
Q	Constant Flow
QAlb	Albuminkonzentration im Liquor/Albuminkonzentration im Serum
QALY	Quality-adjusted Life Years
QH	Leberblutfluss
QIgG	Immunglobulinquotient
QM	Qualitätsmanagement
QRS-Komplex	Gruppe von Ausschlägen im EKG (Q-Zacke, R-Zacke, S-Zacke)
QS	Qualitätssicherung
Qs/Qt	Verhältnis von „geshuntetem Herzzeitvolumen" (Qs) zu totalem Herzzeitvolumen (Qt) beim intrapulmonalen Rechts-links-Shunt
QT	Herzminutenvolumen
QTc	frequenzkorrigierte QT-Zeit im Elektrokardiogramm
QT-Syndrom	seltene, aber potenziell lebensbedrohliche Störung der Erregungsbildung im Herzmuskel
QT-Zeit	Abstand vom Beginn der Q-Zacke bis zum Ende der T-Welle im EKG
R	Resistance (Widerstand)
RA	rechtsatrial
RA	rechter Vorhof
RA	Rettungsassistent
RAAS	Renin-Angiotensin-Aldosteron-System
RAP	rechtsatrialer Druck
RAS	Renin-Angiotensin-System
RASS	Richmond Agitation Sedation Scale
RAST	Radioallergosorbent-Test
RCT	Randomized controlled Trial; randomisierte kontrollierte Studie
RDS	Respiratory Distress Syndrome; Atemnotsyndrom
REE	Resting Energy Expenditure, Ruheenergieverbrauch
RES	retikuloendotheliales System
rF-VIIa	rekombinanter Faktor VIIa
r-Konzentrat	gentechnisch (rekombinant) hergestelltes Faktorenkonzentrat
RH	Releasing-Hormone
Rh(D)-	Rhesus-D-negativ
rhF-VIIa	rekombinanter humaner aktivierter Faktor VII
rhGH	rekombinantes Wachstumshormon
rhuEPO	rekombinantes humanes Erythropoetin
RHV	Rechtsherzversagen
RIFLE	Risk, Injury, Failure, Loss, End-Stage renal Disease
RIG I	Retinoic Acid inducible Gene I
RISC	Revised Injury Severity Classification
RKI	Robert-Koch-Institut
RL	Ringer-Laktat
RLB-Kurvenform	Rectilinear biphasic Waveform
RLRs	RIG-like Receptors, RIG-ähnliche Rezeptoren
RNA	Ribonucleic Acid, Ribonukleinsäure
RoCoF	Ristocetin-Kofaktor-Aktivität
ROI	Reactive Oxygen Intermediates, reaktive Sauerstoffradikale
ROM	Range of Motion
ROS	reaktive Sauerstoffspezies, freie Sauerstoffradikale
RPF	renaler Plasmafluss
RPGN	rasch progrediente Glomerulonephritis
RQ	respiratorischer Quotient
RR	Blutdruck
RR	relatives Risiko
RR	Respiratory Rate, Atemfrequenz
RRSyst	systolischer Blutdruck
RSB	Rechtsschenkelblock
RSB	Rapid shallow Breathing
RSBI	Rapid shallow Breathing Index
RSE	refraktärer Status epilepticus
RSI	Rapid Sequence Induction

Abkürzungsverzeichnis

RSV	respiratorisches Synzytialvirus
rT3	reverses Trijodthyronin
RTA	renal tubuläre Azidose
RTH	Rettungshubschrauber
rtPA	Recombinant Tissue plasminogen Activator, rekombinanter gewebespezifischer Plasminogenaktivator
RTS	Revised Trauma Score
RTW	Rettungswagen
RV	rechter Ventrikel, rechtsventrikulär
RV	Residualvolumen
RVAD	Right ventricular Assist Device, rechtsventrikuläres Unterstützungssystem, Rechtsherzunterstützungssystem
RVEDP	rechtsventrikulärer enddiastolischer Druck
RVEDV	rechtsventrikuläres enddiastolisches Volumen
RVEDVI	rechtsventrikuläres enddiastolisches Volumenindex
RVEF	rechtsventrikuläre Ejektionsfraktion
RVP	rechtsventrikulärer Druck
RVSWI	rechtsventrikulärer Schlagarbeitsindex
S100	Protein der S100-Proteingruppe
SA-Block	sinuatrialer Block
SAB	Subarachnoidalblutung
SaO_2	arterielle Sauerstoffsättigung
SAPS	Simplified acute Physiology Score
SARI	Surveillance der Antibiotikaanwendung und bakteriellen Resistenzen auf Intensivstationen
SARS	Severe acute respiratory Syndrome; schweres akutes respiratorisches Syndrom
SARS-hCoV	SARS-assoziiertes humanes Coronavirus
SAS	Sedation Agitation Scale
SBI	Secondary Brain Injury
SBP	Systolic Blood Pressure, systolischer Blutdruck
SBS	Säure-Basen-Status
SBT	Spontaneous Breathing Trial, Spontanatmungstest
sCAP	Severe Community-acquired Pneumonia; schwere ambulant erworbene Pneumonie
SCCM	Society of Critical Care Medicine
SCT	Stem Cell Transplantation, Stammzelltransplantation
SCUF	Slow continuous Ultrafiltration
$ScvO_2$	zentralvenöse Sauerstoffsättigung
SD	SD-Plasma, Solvent/detergent treated Plasma
SD-Karte	sichere digitale Speicherkarte
SDD	selektive Darmdekontamination
SE	Status epilepticus
SEC	spontaner Echokontrast
SEMS	selbstexpandierender Metallstent
SEP	somatosensorisch evozierte Potenziale
SERCA2a	sarkoplasmatische Ca2+-ATPase; sarcoplasmic endoplasmic Reticulum Ca2+ transporting ATPase
SGC	Safe glycemic Control
SGOT	Serum-Glutamat-Oxalazetat-Transaminase
SGPT	Serum-Glutamat-Pyruvat-Transaminase
SHT	Schädel-Hirn-Trauma
$ShvO_2$	lebervenöse O_2-Sättigung
SIADH	Syndrom der inadäquaten ADH-Sekretion
SIMV	Synchronized intermittent mandatory Ventilation, synchronisierte intermittierende mandatorische Beatmung
SIRS	Systemic inflammatory Response Syndrome; systemisches Inflammationssyndrom
SjO_2	jugularvenöse Oxymetrie, jugularvenöse Sauerstoffsättigung
SLE	systemischer Lupus erythematodes
SLMA	Standardlarynxmaske
SLTx	Single Lung Transplantation, einseitige Lungentransplantation
SMR	Standardized Mortality Rate
SNMG	seronegative Myasthenie
SO_2	Sauerstoffsättigung
SOD	selektive orale Dekontamination
SOFA-Score	Sequential Organ Failure Assessment Score
SOP	Standard Operating Procedure, Standardvorgehensweise
SOS	sinusoidales Obstruktionssyndrom
SOWS	Subjective Opiate Withdrawal Scale
SPECT	Single-Photon-Emissionscomputertomografie
SpO_2	peripher gemessene partielle Sauerstoffsättigung
spp.	Mehrzahl von Spezies (Art, sp.); mehrere Arten einer Gattung
SPV	Systolic Pressure Variation, systolische Druckvariation
$SpvO_2$	partielle Sauerstoffsättigung
SR	Schnittbildrekonstruktion
SR	Sinusrhythmus
SRD	sympathische Reflexdystrophie
SS	Somatostatin
SSEP	somatosensorisch-evozierte Potenziale
SSPE	subakute sklerosierende Panenzephalitis
SSRI	selektive Serotoninwiederaufnahme-Hemmer
SSW	Schwangerschaftswoche
STEMI	ST-Segment Elevation myocardial Infarction, ST-Streckenhebungsinfarkt
STH	Somatotropin
STIKO	Ständige Impfkommission beim Robert-Koch-Institut
ST-Strecke	Kurvenabschnitt im EKG
ST-Streckenhebung	Anhebung der ST-Strecke im EKG
Stx	Shiga-Toxin
SV	Schlagvolumen
SVI	Schlagvolumenindex
$SvjO_2$	jugularvenöse (zerebrovenöse) Sauerstoffsättigung
SvO_2	gemischtvenöse Oxymetrie, gemischtvenöse Sauerstoffsättigung
SVR	Systemic vascular Resistance, systemvaskulärer Widerstand
SVT	Sinus- und Hirnvenenthrombose
SVV	Schlagvolumenvariation
SZT	Stammzelltransplantation
T2	Dijodthyronin
T3	Trijodthyronin
T4	Tetrajodthyronin, Thyroxin
TA	topische Anästhesie
TACO	Transfusion associated circulatory Overload; transfusionsassoziierte zirkulatorische Überladung
ta-GvHD	transfusionsassoziierte Graft-versus-Host-Krankheit
TAH	Total artificial Heart
TAT	Turn around Time, kurze Bearbeitungszeiten im Labor
TAT	Thrombin-Antithrombin-Komplex
TAVI	Transcatheter aortic Valve Implantation, Transkatheter-Aortenklappenimplantation
TBA	Tracheobronchialaspirat
Tbc	Tuberkulose
TBG	thyroxinbindendes Globulin
TBV	totales Blutvolumen
TCCD	transkranielle Farb-Doppler-Sonografie
TCD	transkranielle Doppler-Sonografie
^{99m}Tc-HMPAO	^{99m}Tc-Hexamethylpropylenaminoxim
TCPC	totale cavopulmonale Konnektion
TCR	T-Zell-Antigenrezeptor
TDP	Torsade de Pointes
TE	Exspirationszeit

Abkürzungsverzeichnis

TEA	Thrombendarteriektomie
TEE	transösophageale Echokardiografie
TENS	transkutane elektrische Nervenstimulation
TF	Tissue Factor
TFH	Thrombozytenfunktionshemmer
TFPI	Tissue Factor Pathway Inhibitor, Gewebefaktorinhibitor
TFT	Thin-Film-Transistor
TGA	Transposition der großen Arterien
TGC	Tight glycemic Control
TGF-β	Transforming Growth Faktor beta, transformierender Wachstumsfaktor-β
TH1	T-Helferzelle Typ 1
THAM	Tris(hydroxymethyl)aminomethan
TI	Inspirationszeit
TIA	transitorische ischämische Attacke
TIC	traumainduzierte Koagulopathie
tICG	Konstante des exponentiellen Abfalls der Farbstoffkonzentration (Indozyaningrün)
TIPS	Transjugular intrahepatic portosystemic Shunt, transjugulärer intrahepatischer portosystemischer Shunt
TISS	therapeutisches Interventions-Scoring-System
TK	Thrombozytenkonzentrat
TLC	totale Lungenkapazität
TLR	Toll-like Receptor, Toll-like-Rezeptor
TLS	Tumorlysesyndrom
TM	Thrombomodulin
TNF	Tumornekrosefaktor
TnI	Troponin I
TnT	Troponin T
TOD	Target Organ Damage
TORCH	T = Toxoplasmose, O = „others" (andere Krankheitserreger), R = Röteln, C = Zytomegalie, H = Herpes
tPA	Tissue-Type Plasminogen Activator, Plasminogenaktivator vom Gewebetyp
TPG	Transplantationsgesetz
TPID	transkardiopulmonale Indikatordilutionstechnik
TPM/SMX	Trimethoprim/Sulfamethoxazol
TPN	Total parenteral Nutrition, totale parenterale Ernährung
TPO	Thrombopoetin
TPZ	Thromboplastinzeit
TQM	Total-Quality-Management
TR	Transfusionsreaktionen
TRALI	transfusionsassoziierte akute Lungeninsuffizienz
TRANCE	TNF-related Activation-induced Cytokine
TRH	Thyreotropin-releasing Hormone, thyreotropinfreisetzendes Hormon
TRIS	Tris(hydroxymethyl)aminomethan
TRISS	Trauma and Injury Severity Score
TSH	thyreoideastimulierendes Hormon; Thyreotropin
TSS	Toxic Shock Syndrome, toxisches Schocksyndrom
TSST-1	Toxic Shock Syndrome Toxin-1
TTE	transthorakale Echokardiografie
TTJV	transtracheale Jetventilation
TTP	thrombotisch-thrombozytopenische Purpura
tTPA	Tissue-Type Plasminogen Activator
TV	Tidal Volume, Atemhubvolumen
TVP	Transplantatvaskulopathie
TVT	tiefe Venenthrombose
Tx	Transplantation
TxA2	Thromboxan A2
Tyr	Tyrosin
TZ	Thrombinzeit
UCG	Urethrozystogramm
UEMS	Union Européenne des Médecins Spécialistes, European Union of Medical Specialists, Vereinigung der Europäischen Medizinischen Fachgesellschaften
UFH	unfraktioniertes Heparin
UHMS	Undersea and Hyperbaric Medical Society
UIP	Upper Inflection Point
UIP	Usual Interstial Pneumonia
uPA	Urokinase-Type Plasminogen Activator, Plasminogenaktivator vom Urokinasetyp
üRT	üRT = überdrehter Rechtstyp
$\bar{v}$	mittlere Flussgeschwindigkeit
V1–V6	Brustwandableitungen
VA	ventrikuloatrial
V.a.	Verdacht auf
VAD	Ventricular assist Device, ventrikuläres Unterstützungssystem
VALI	ventilatorassoziierter Lungenschaden
vanA, vanB, vanC	Vancomycinresistenzgene
VAP	Ventilator-associated Pneumonia, beatmungsassoziierte Pneumonie
VAPS	volumenkonstante druckunterstützte Beatmung
VAS	visuelle Analogskala
VATS	videoassistierte thorakoskopische Chirurgie
VC	Vitalkapazität
VCAM-1	Vascular Cell Adhesion Molecule
VCI	V. cava inferior
VCO_2	Kohlendioxidproduktion
VCV	volumenkontrollierte Beatmung
VD	Verteilungsvolumen
VDD	Zweikammerherzschrittmacher, der in Vorhof und Kammer (D = dual) wahrnimmt, aber nur im Ventrikel (V) stimuliert
vdia	diastolische Flussgeschwindigkeit
VD/VT	Totraumventilation/Atemhubvolumen
VE	exspiratorisches Atemminutenvolumen
VEGF	Vascular endothelial Growth Factor
VEP	visuell evozierte Potenziale
VER	vancomycinresistente Enterokokken
VET	linksventrikuläre Auswurfzeit
VGCC	Voltage gated Calcium Channel
VHF	Vorhofflimmern
VIP	vasoaktives intestinales Peptid
VK	Vitamin K
VK	Vitalkapazität
VKA	Vitamin-K-Antagonisten
VKOF	verbrannte Körperoberfläche
VNS	Vagusnervstimulation
VO_2	Sauerstoffverbrauch
VO_2max	maximale Sauerstoffaufnahme
VOD	Veno-occlusive Disease, venookklusive Erkrankung
VOR	vestibulookulärer Reflex
VP	ventrikuloperitoneal
VPA	Valproinsäure
V/Q	Ventilation/Perfusion-Verhältnis
VRE	glykopeptidresistente Enterokokken, vancomycinresistente Enterokokken
vs.	versus
VSD	Ventrikelseptumdefekt
vsys	systolische Flussgeschwindigkeit
VT	ventrikuläre Tachykardie
VT	Tidalvolumen
VTE	venöse Thromboembolie
VVI-Stimulation	ventrikulär inhibierte Stimulation bei Einkammerherzschrittmacher
VWF	Von-Willebrand-Faktor
VWS	Von-Willebrand-Syndrom

Abkürzungsverzeichnis

VZV	Varicella-Zoster-Virus	Z	Impedanz
WB-BÄK	Wissenschaftlicher Beirat der Bundesärztekammer	ZAo	charakteristische Impedanz der Aorta
WFNS	World Federation of Neurosurgical Surgeons	ZAS	zentrales anticholinerges Syndrom
WPW-Syndrom	Wolff-Parkinson-White-Syndrom	Z.n.	Zustand nach
		ZNS	zentrales Nervensystem
WSACS	World Society of Abdominal Compartment Syndrome	ZPP	Zonen partieller Präservation
		ZVD	zentraler Venendruck, zentralvenöser Druck
		ZVK	zentraler Venenkatheter

Quellenverzeichnis

Kapitel 2

Abb. 2.16 Institut für Anästhesiologie, Kantonsspital St. Gallen
Abb. 2.33 MAQUET Cardiopulmonary AG
Abb. 2.35 a, b Berlin Heart GmbH

Kapitel 3

Abb. 3.1 Mumenthaler M, Mattle H. Neurologie. 13. Aufl. Stuttgart: Thieme; 2013: S. 176
Abb. 3.37 a–c Flachskampf FA. Kursbuch Echokardiographie. Stuttgart: Thieme; 2001: Abb. 3.16, S. 50
Abb. 3.40 a Roewer N, Greim CA. Perioperativer Einsatz der transösophagealen Echokardiographie. Anästhesiol Intensivmed Notfallmed Schmerzth 1994; 29: 462
Abb. 3.41 Flachskampf FA, Hrsg. Praxis der Echokardiografie. Stuttgart: Thieme; 2002: Abb. 3.9, S. 42
Abb. 3.50 Schneider G, Paprotny S, Kochs EF. Neuromonitoring. In: Kochs EF, Adams AH, Spies C, Hrsg. Anästhesiologie. 2. Aufl. Stuttgart: Thieme; 2009: Abb. 19.22, S. 663
Abb. 3.55 Schneider G, Paprotny S, Kochs EF. Neuromonitoring. In: Kochs EF, Adams AH, Spies C, Hrsg. Anästhesiologie. 2. Aufl. Stuttgart: Thieme; 2009: Abb. 19.21, S. 662

Kapitel 4

Abb. 4.3 a–c Rathgeber J. Grundlagen der maschinellen Beatmung. 2. Aufl. Stuttgart: Thieme; 2010: Abb. 3.1, S. 105
Abb. 4.4 a, b Rathgeber J. Grundlagen der maschinellen Beatmung. 2. Aufl. Stuttgart: Thieme; 2010: Abb. 2.10, S. 70 und Abb. 2.36, S. 95
Abb. 4.9 Rathgeber J. Grundlagen der maschinellen Beatmung. 2. Aufl. Stuttgart: Thieme; 2010: Abb. 1.29, S. 49
Abb. 4.14 Heinen + Löwenstein GmbH + Co. KG

Kapitel 7

Abb. 7.4 Deutsche Gesellschaft für Angiologie et al. Leitlinie Diagnostik und Therapie der Venenthrombose und der Lungenembolie. Im Internet: http://www.awmf.org/leitlinien/detail/ll/065-002.html; Stand: 29.04.2013
Abb. 7.6 Deutsche Gesellschaft für Angiologie et al. Leitlinie Diagnostik und Therapie der Venenthrombose und der Lungenembolie. Im Internet: http://www.awmf.org/leitlinien/detail/ll/065-002.html; Stand: 29.04.2013

Kapitel 8

Abb. 8.15 a, b Institut für Diagnostische und Interventionelle Radiologie, Universitätsklinikum Jena
Abb. 8.16 a–d Institut für Diagnostische und Interventionelle Radiologie, Universitätsklinikum Jena
Abb. 8.17 a, b Institut für Diagnostische und Interventionelle Radiologie, Universitätsklinikum Jena
Abb. 8.18 Institut für Diagnostische und Interventionelle Radiologie, Universitätsklinikum Jena
Abb. 8.19 Institut für Diagnostische und Interventionelle Radiologie, Universitätsklinikum Jena
Abb. 8.20 Institut für Diagnostische und Interventionelle Radiologie, Universitätsklinikum Jena
Abb. 8.21 Paumgartner, Hrsg. Therapie innerer Krankheiten. 9. Aufl. Heidelberg: Springer; 1999; with kind permission of Springer Science + Business Media
Abb. 8.28 Deutsche Gesellschaft für Tropenmedizin und internationale Gesundheit e. V., mit freundlicher Genehmigung

Kapitel 11

Abb. 11.6 a–d Reinecke H, Budde T, Breithardt G. Koronare Herzkrankheit. In: Greten H et al., Hrsg. Innere Medizin. 13. Aufl. Stuttgart: Thieme; 2010: Abb. 2.1, S. 41
Abb. 11.9 Reinecke H, Budde T, Breithardt G. Koronare Herzkrankheit. In: Greten H et al., Hrsg. Innere Medizin. 13. Aufl. Stuttgart: Thieme; 2010: Abb. 2.6, S. 51
Abb. 11.23 Wichter T, Breithardt G. Entzündliche Erkrankungen des Herzens. In: Greten H et al., Hrsg. Innere Medizin. 13. Aufl. Stuttgart: Thieme; 2010: Abb. 7.11, S. 161
Abb. 11.24 Wichter T, Breithardt G. Entzündliche Erkrankungen des Herzens. In: Greten H et al., Hrsg. Innere Medizin. 13. Aufl. Stuttgart: Thieme; 2010: Abb. 7.7, S. 156
Abb. 11.25 Wichter T, Breithardt G, Eckardt L, Baumgartner H. Erworbene Herzklappenfehler. In: In: Greten H et al., Hrsg. Innere Medizin. 13. Aufl. Stuttgart: Thieme; 2010: Abb. 8.2, S. 170
Abb. 11.28 Wichter T, Breithardt G, Eckardt L, Baumgartner H. Erworbene Herzklappenfehler. In: In: Greten H et al., Hrsg. Innere Medizin. 13. Aufl. Stuttgart: Thieme; 2010: Abb. 8.7, S. 176

Kapitel 15

Abb. 15.2 Priv.-Doz. Dr. med. Vordervenne, Dr. med. V. Vieth, Dr. med. M. Boschin, Universitätsklinikum Münster
Abb. 15.3 Institut für Klinische Radiologie, Universitätsklinikum Münster

Kapitel 16

Abb. 16.1 a–c Wappler F, Spilker G. Verbrennungsmedizin. Stuttgart: Thieme; 2009: Abb. 1.4 a–c, S. 7
Abb. 16.2 Wappler F, Spilker G. Verbrennungsmedizin. Stuttgart: Thieme; 2009: Abb. 12.1, S. 145
Abb. 16.3 Wappler F, Spilker G. Verbrennungsmedizin. Stuttgart: Thieme; 2009: Abb. 12.2, S. 145
Abb. 16.5 Wappler F, Spilker G. Verbrennungsmedizin. Stuttgart: Thieme; 2009: Abb. 12.3, S. 146
Abb. 16.8 Dr. Walter Perbix, Klinik für Plastische Chirurgie, Klinikum Köln-Merheim, Universität Witten/Herdecke
Abb. 16.9 Dr. Walter Perbix, Klinik für Plastische Chirurgie, Klinikum Köln-Merheim, Universität Witten/Herdecke
Abb. 16.13 Lampl L, Frey G, Fischer D et al. Hyperbare Oxygenierung – Stellenwert in der Intensivmedizin, Teil 1. Anästhesiol Intensivmed Notfallmed Schmerzther 2009a; 44: 580
Abb. 16.14 Haux-Life-Support GmbH
Abb. 16.15 Müller P. Tauchunfall: Leitlinienkonforme Behandlung. Der Notarzt 2010; 26: 128

Kapitel 18

Abb. 18.4 Gruß M, Bernhard M, Weigand M. Intensivtherapie des Organspenders. Intensivmedizin up2date 2010; 6: 111, Abb. 4

Sachverzeichnis

Fett gedruckte Seitenzahlen verweisen auf Hauptfundstelle

A

ABA-Kriterien (American-Burn-Association-Kriterien), Sepsis, brandinduzierte 1005
Abbreviated Burn Severity Index (ABSI) 1003, 1012
Abbreviated Injury Scale (AIS) **976**
ABCDE-Untersuchungsablauf **979**
Abdomen
- akutes **898**
-- Angiografie 901
-- Basisdiagnostik 899
-- Bauchdeckenspannung **898**
-- Begleitsymptome 899
-- Darmischämie, posttraumatische 993
-- Differenzialdiagnose **903**, 904
-- Differenzialdiagnostik 899
-- Duodenalperforation 913
-- Endoskopie 902
-- Erbrechen 899
-- nach extraabdominellem Eingriff 902
-- Intensivmedizin 904
-- Intervention, CT-gesteuerte 900
-- Labordiagnostik 899
-- Magenperforation 913
-- Phäochromozytom 958
-- postoperatives 902
-- Schmerzcharakter 898
-- Sonografie 900
-- bei übersehener Verletzung 902
-- Untersuchung
--- apparative 900
--- körperliche 899
-- Ursache 898
- apertum 936
- Auskultation 167, 899
- bretthartes 512, 898
- Computertomografie 269, 271, **900**
- distendiertes 925
- Inspektion 899
- Klopfschmerz 899
- meteoristisch distendiertes 898
- offenes 992
- Palpation 167, 899
- Perkussion 167
- Vakuumversiegelung 517
Abdomensonografie beim Kind 1000
Abdomenübersichtsaufnahme **268**, 271, **900**
Abdominaloperation, Komplikation, septische 902
Abdominalschmerz s. Schmerz, abdomineller
Abdominaltrauma **991**, 997
- akutes Abdomen 902
- Damage Control Surgery 991
- Kind 1000
- Organverletzung 913, **991**
- Second-Look-Operation 991
- Sonografie 900, 985
Abhustetechnik 408
Abklatschvegetation, mitrale 562
Absaugung, fiberbronchoskopisch gestützte 256
Absent-Radius-Syndrom 469
Abstand, thyreomentaler 89, 91
Abstrichtransport 287
Abszess **626**
- Computertomografie 268
- epiduraler 525
- intraabdomineller 512, 899
- intrakranieller, Anaerobierinfektion 1035
- intramyokardialer 557
- perinephritischer 547, **547**
- subphrenischer 899
- zerebraler s. Hirnabszess
Abszessdrainage 269, **626**
Abszesseiter 284
Abszesspunktion 269
- ultraschallgesteuerte 265
Abwehrkaskade, plasmatische 977
Abwehrmechanismen, pulmonale 503
Abwehrspannung, abdominelle 899
- Ösophagusruptur 911
ACCP/SCCM-Konsensuskonferenz, Sepsisdefinition 610
ACE-Hemmer (Angiotensin-converting-Enzyme-Hemmer) 356, 1089
- mit Betablocker 742
- Dosierung 741
- Fetotoxizität 1048
- Herzinsuffizienz
-- akute 737
-- chronische 740, **740**
- Indikation 741
- Kontraindikation 741
- nach Myokardinfarkt 725
- Nebenwirkung 741
- Unverträglichkeit 743
- Wirkung 740
Acetazolamid 445, 453, 850
Acetylcholin 717, **717**
Acetylcholinrezeptor-Antikörper 864, **865**
Achse
- hypothalamisch-hypophysär-adrenale 280
-- Hyperaktivierung 940
- hypothalamisch-hypophysär-thyreotrope 280
Aciclovir **538**, 591, 601
- bei Alphaherpesvirus-Infektion 604
- Herpes-simplex-Virus-Resistenz 604
Acid-labile Subunit 940
ACLS (Advanced cardiac Life Support; erweiterte Reanimationsmaßnahmen) 296, 298
ACLS (erweiterte Reanimationsmaßnahmen) 305
ACTH (adrenokortikotropes Hormon) 639
- Stressreaktion, akute 940
ACTH-Sekretion
- Polytrauma 978
- Stressreaktion 956
ACTH-Stimulationstest 955
ACTH-Test 280
Actilyse 837
Acute Lung Injury (ALI) **660**
- Inzidenz 660
- nach thoraxchirurgischem Eingriff 706
ADAMTS-13 430
Adaptive Support Ventilation (ASV) 696
Addison, Morbus 954
Addison-Krise 808, **954**
- Enzephalopathie 878
Additionsalkalose 452
Additionsazidose 449
Adenohypophyse s. Hypophysenvorderlappen
Adenosin 717, **750**, 758
Adenosindiphosphat-Rezeptorantagonisten 723
Adenosinmonophosphat, zyklisches (cAMP) 716
- thrombozytäres 458
Adenosinrezeptor 727
Adenovireninfektion 566
Adenylatkinase-Reaktion 203
Adenylatzyklase 716
- Aktivierung 716–717
Aderlass 967
- therapeutischer **768**
ADH (antidiuretisches Hormon) 302, **436**, 639, **946**
ADH-Hemmung 736
ADH-Mangel 959–961
- Organspender, potenzieller 1064
ADH-Sekretion 382
ADH-Spiegel, erhöhter 959
ADH-Wirkung, unzureichende 959
Adhäsin 520
Adhäsionsmoleküle 619
Adipositas
- Defibrillation 133
- Intubation, schwierige 107
- Maskenbeatmung, schwierige 106
Adipositas-Hypoventilationssyndrom 230
ADL (Aktivitäten des täglichen Lebens) 410
ADP (Adenosindiphosphat), Thrombozytenaggregation 457
ADP-Rezeptor-Inhibitor, Thrombozytenfunktionsstörung 472
Adrenalin **363**, 365, **738**
- bei allergogenem Schock 645
- Dosierung 737–738
- beim Kind 395
- Reanimation, kardiopulmonale 298, **300**, 305
-- beim Kind 304
- bei Rechtsherzversagen **682**
- Wirkung bei Ischämie 930
Adrenalininjektion, Blutung, gastrointestinale 906–907
Adrenalinvernebelung 113
β-Adrenerges System **716**
α-Adrenozeptor s. α-Rezeptor
α2-Adrenozeptor-Agonisten 709
β-Adrenozeptor s. β-Rezeptor
Advance Care Planning 75
Advanced Trauma Life Support (ATLS) **979**
- Prinzipien 979
Aerosol 357
Affektive Störung 886, **889**
- Therapie 890
Affektivität 888
Afterdrop-Effekt 1022–1023
Aggregatfilter 339
Aggressin 520
a-Granula 456–457
AHA-Klassifikation, Herzinsuffizienz, chronische 739
Air-crescent Sign 576, 1087
Air-Trapping 691
Airtraq 97, **99**, 109
Airway Pressure Release Ventilation (APRV) 311
- mit Spontanatmung 700
AirwayScope 97, **98**
Ajmalin **751**, 758
AKIN-Klassifikation 420

Sachverzeichnis

Akinese 893
Akinetische Störung **894**
– Blutuntersuchung 895
– Therapie 895
Akromegalie 947, 960
Akrozyanose, Erfrierung 1018
Aktinfilamente **715**
Aktivität, elektrische, kardiale, pulslose 139, **298**, 301
– ICF Code 404
– inflammatorische 613
– Messgrößen 614
Aktivitäten des täglichen Lebens (ADL) 403–404, **410**
Aktivitätsfaktor, Energiebedarfsberechnung 1009
Aktivkohle 651
Akute-Phase-Proteine 460
Akute-Phase-Reaktion 480, 612, **940**, 977
– hepatische 613
– Wachstumshormonspiegel 947
Alanin-Aminotransferase (ALT) 274, **278–279**
Albumin **329**
– Kalziumbindung 441
– Liquor/Serum-Quotient 281
Albumindialyseverfahren 1083
Albuminkonzentration im Serum 326
– alte Patienten 358
Albuminlösung 982
Albuminurie 280
Aldosteron 639
Aldosteron-Suppressionstest 954
Aldosterondefizit, isoliertes 954
Aldosteronhemmung 742
Aldosteronismus, normokaliämischer 789
Aldosteronproduktion, gesteigerte **954**, 961
Aliskiren 743
Alkaliämie 448
Alkalisierung bei Salicylatintoxikation 653
Alkalose 447
– Defibrillationsschwelle 134
– dekompensierte 448
– Kaliumumverteilung 439
– kompensierte 448–449
– Magnesiumverschiebung 443
– metabolische **275**
– – Hyperaldosteronismus, primärer 954
– nicht respiratorische 448–449, **452**, 454
– – chloridresistente 452–453
– – chloridsensible 452–453
– – Therapie 453
– – Ursache 452
– respiratorische **275**, 314, 448–449, **453**, 454

– – akute 453
– – Salicylatintoxikation 653
Alkoholabhängigkeit, Prophylaxe 881
Alkoholentzugssyndrom 878, **881**, 884
– Differenzialdiagnose 881
Alkoholintoxikation **652**, 656
– akute **882**
Alkoholismus **880**, 884
– Immunantwort 880
– Infektion 880
– Laborparameter 880
– Vitamin-B1-Mangel 878
– Vitaminsubstitution 881
All-trans-Retinolsäure (ATRA) 968
Alloantikörper 337
– Gerinnungsstörung 467
– Thrombozytopenie 470
Alloimmunisierung, thrombozytenkonzentratbedingte 336
Alloprothese, Herzklappenersatz 775
Allopurinol 965
Alphablocker 958
Alphaherpesvirus-Infektion 602, 608
– Diagnose 604
– Therapie 604
ALS (Acid-labile Subunit) 940
ALT (Alanin-Aminotransferase) 274, **278–279**
Alternans
– elektrischer 218
– respiratorischer 232
Altinsulin-Bolus 942
Alveolardruck 187
Alveolendruckschädigung, PEEP-bedingte 663
ALVEOLI-Studie 315, 317
Alveolitis, fibrosierende 661
Amantadin 601, 895–896
– Indikation 607
Amatoxin 920
Ameisensäureverätzung 1025
American-Burn-Association-Kriterien, Sepsis, brandinduzierte 1005
Amikacin 360, 501, 585
Amilorid 741
Aminobisphosphonate 966
ε-Aminocapronsäure 342
Aminoglykoside 396, 428
– bei infektiöser Endokarditis 559
– Meningitisbehandlung 528
– bei Urosepsis 548
4-Aminopyridin 869
Aminosäurelösung 347, 391
Aminosäuremuster 349
Aminosäuren 349
– Bedarf 391
Aminotransferase 1082, 1084
Amiodaron 139, 733, 747, **750**, 759, 767, 797

– Defibrillationsschwelle 134
– Reanimation, kardiopulmonale 304–305
Ammoniak 447
Ammoniakkonzentration im Blut 279, 349, 875
– Reduktion 922
Ammonium 447
Amöbenruhr 567
Amonoglykoside 501
Amoxicillin 499
– bei infektiöser Endokarditis 559
Amphetaminanalogaintoxikation 655
Amphetaminüberdosierung 134
Amphotericin B 539, 544, 1087
– liposomales 576, 1087
– – bei Candida-albicans-Infektion 575
– – bei invasiver Aspergillose 576, **584**
– – Nephrotoxizität 577
– bei Shuntinfektion 532
Ampicillin 528
Ampicillin/Amoxicillin 499
Ampicillin/Sulbactam, Pneumonie-Initialtherapie 506
Amputation nach Stromverletzung 1016
Amrinon 364, **682**
– Wirkmechanismus 681
Amylase 278
Amylasekonzentration im Serum 900
– erhöhte 915, 992
Amyloidose, Gerinnungsfaktorenmangel 483
Anagrelid 473
Analgesie 367
– bei akutem Koronarsyndrom 723
– intraoperativer Beginn 34
– Intubation, nasotracheale 107
– Kind **391**, 393, 398
– Monitoring 368, 376
– patientenkontrollierte 708
– regionale 709
– systemische 371, 376
Analgetika 373
– Analgosedierung 368
– beim Kind 393
– nicht steroidale, Thrombozytenfunktionsstörung 472
– nach thoraxchirurgischem Eingriff 708
– Wirkung 820
Analgetikaintoxikation 657
Analgosedierung **367**, 375
– angepasste 367, 375
– Beatmung 699
– Echokardiografie, transösophageale 223
– empirisches Konzept 368

– bei intrakranieller Druckerhöhung **820**
– Kardioversion 136
– längerfristige 371
– Leitlinie 371, 375–376, 700
– Meningitis 529
– Monitoring 368, 376
– Schrittmacherstimulation 142
– – transkutane 143, 147
– Scoring-System 367
– Toleranzentwicklung 368
– Verbrennung **1008**, 1013
Analyse, toxikologische 281
Anämie 333, 340, 389
– autoimmunhämolytische, akute (AIHA) 968
– – idiopathische 471
– hämolytische 429
– – mikroangiopathische 470, 572
– normozytäre 948
– zyanotischer Herzfehler 768
Anamnese 166, 168
Anaphylaxie 644
– Glukokortikoidwirkung 646
Anasarka 675
Anästhesie
– bei angeborenem Herzfehler 770
– epidurale s. Epiduralanästhesie
– Kind 393
– topische
– – Atemweg 260
– – inhalative 260
– Verzahnung mit der Intensivmedizin 34
Anästhesiologie 30
Anästhesist 39
– Meinungsverschiedenheit mit dem Operateur 50
– ohne Zusatzweiterbildung 33
– Zuständigkeit 51
Anästhetika 239
– Defibrillationsbeeinflussung 134
– Dosierung 369
– kurz wirkende 34
– volatile 374
– Wachintubation 107
Anastomose
– atriopulmonale 773
– biliodigestive 1084
– kavopulmonale
– – partielle 773
– – totale 773
Anastomosenblutung, postoperative 901
Anastomoseninsuffizienz 252, **253–254**, 255, 512
– Abdomen, akutes 902
– Ileus, postoperativer 925
Anastomosenkontrolle, endoskopische 251, 253
Anergie 618

1109

Sachverzeichnis

Aneurysma
- hirnarterielles **841**, 845
- – inzidentelles 843, **843**
- – Ruptur **841**, 845
- – – klinischer Zustand 842
- – Verschluss 843, **843**
- – – anästhesiologisches Management 844
- intrakranielles
- – Radiologie, interventionelle 270
- – Ruptur 771
- mykotisches 529, 562
- spurium 228

Aneurysma-Clipping 241
Aneurysmablutung, intrakranielle 841
Aneurysmaresektion 743
Aneurysmaverschluss 843, **843**
Aneurysmektomie 743
Anfall
- epileptischer 529, 838, **851**, 872
- Enzephalitis 537
- Hirnabszess 532
- Sinus-/Hirnvenenthrombose 847
- hypoxämischer 773

Anfälle, epileptische (s. auch Epilepsie) 851, 855
- Klassifikation 851
- Risikofaktoren 852

Angehörige
- Kommunikation 47, 49
- nicht einwilligungsfähiger Patient 54
- nicht entscheidungsfähiger Patient 78
- Trauer 48

Angina pectoris 216
- Aortenklappeninsuffizienz, akute 780
- Beschwerden 719
- – atypische 719
- instabile 341, 718, **723**
- – Diagnostik 723
- – Stunned Myocardium 726
- – Schmerzausstrahlung 719

Angina-pectoris-Anfall, EKG-Befund 213

Angio-CT
- Aortenaneurysmanachweis 785
- Aortendissektionsnachweis 786
- Aortenrupturnachweis 787
- Hirntoddiagnostik 1059

Angiodysplasie 270
Angiografie 87
- abdominelle 901
- arterielle, selektive, Hirntoddiagnostik 1059–1060
- Blutung, gastrointestinale 906
- – untere 906
- Blutungsdiagnostik 270

- interventionell-radiologische Therapie 986
- intraoperative 986
- mesenterialarterielle 929
- posttraumatische 986

Angioödem, ACE-Hemmer-bedingtes 741
Angioplastie, koronare, perkutane transluminale (PTCA), bei Rechtsherzinfarkt 678
- renale, transluminale, perkutane 431

Angiotensin I 639
Angiotensin-converting-Enzyme-Hemmer s. ACE-Hemmer
Angiotensin-I-Rezeptor 356
Angiotensin-II-Rezeptor 356
Angiotensin-I-Rezeptorblocker (ARB) 737
- Dosierung 741
- Unverträglichkeit 743
- Wirkung 741

Angiotensinrezeptorantagonisten, nach Myokardinfarkt 725
Angst 367, 407
Angststörung 886, **886**
Anidulafungin 575, 585
Anionenlücke 449, 451
- erhöhte, beim Alkoholkranken 882

Anisokorie 825
Anpassungsstörung 885, 886
Anteriorinfarkt 530
Anterolateralinfarkt 214
Anteroseptalinfarkt 214
Anthrazyklin 968
Anti-HPA-1a 337
Anti-NMDA-Rezeptor-Enzephalitis 537
Anti-Tumornekrosefaktor-alpha 569
Antiangionetic Proteins **1039**
Antiarrhythmika 747, **750**, 767
- nach Defibrillation 134
- Dosierung 750
- bei Herzinsuffizienz 733
- Intoxikation 748
- nach Kardioversion 135, 137
- Kontraindikation 750
- Nebenwirkung 750
- Pharmakokinetik 750
- Plasmaspiegelkontrolle 749
- Vaughan-Williams-Einteilung 747
- Wirkung, proarrhythmische 748, **748**

Antibasalmembran-Antikörper 432–433
Antibiotic Lock Technique bei getunneltem Katheter 554
Antibiotic Stewardship 66, 507

Antibiotika
- Applikationsart 498
- Applikationszeitpunkt 498
- continuous infusion 498
- Dosierung 498
- – bei Immunsuppression 585
- Elimination, Nierenersatzverfahren 354
- Erregerresistenzlage 283
- bei febriler Neutropenie 584
- Kombinationstherapie 499, 517
- – bei Urosepsis 548
- minimale Hemmkonzentration (MHK) 498
- gegen MRSA wirksame 498
- Nebenwirkung **499**
- nephrotoxische 563
- nicht resorbierbare
- – Darmdekontamination, selektive 491
- – Dekontamination, orale, selektive 491
- Nierenschädigung 428, 433
- Pharmakokinetik, Verbrennungspatient 1009, 1013
- prolonged infusion 498

Antibiotikaeinsatz, rationaler 507
Antibiotikaprophylaxe 996
- bei akutem Leberversagen 922
- Blutung, gastrointestinale, bei Leberzirrhose 909
- bei hepatorenalem Syndrom 424
- Nekrosektomie 1009
- bei nekrotisierender Pankreatitis 916
- perioperative 397

Antibiotikatherapie **495**
- Auswahl 497
- biochemische Marker 498
- Blutkultur 498
- breit wirksame 499, 502
- bei clostridialer Myonekrose 1034
- bei COPD-Exazerbation 669, 673
- Diarrhö, Clostridium-difficile-assoziierte (CDAD) **569**
- Dilemma 498, 502
- bei eitriger Meningitis 525, **528**
- bei febriler Neutropenie 582
- Indikation bei Immunsuppression 581
- bei infektiöser Endokarditis **558–559**
- intravenöse 498
- beim Kind 396–397
- Kosten 502
- bei nekrotisierender Weichgewebeinfektion 521–522
- orale 498
- Organspender, potenzieller 1065

- bei Ösophagusruptur 911
- Prokalzitoninwert 668
- Richtlinien 497
- bei Sepsis 514, 517
- Stabilisierung des Patienten 498
- unkritischer Einsatz 68
- Versagen 499

Antibiotikaverbrauch 496, 502
- Tier-/Pflanzenbereich 497

Anticholinergikaintoxikation 649, **655**
- Antidot 653

Anti-D-Antikörper bei akuter idiopathischer thrombozytopenischer Purpura 470
Antidepressiva
- rezeptorselektive 890
- trizyklische 301, 371
- – Intoxikation 649, **655**
- – Nebenwirkung 890
- – Toxizität
- – – kardiale 655
- – – zentralnervöse 655
- – Verbrennung 1008

Antidiabetika, Überdosierung 944
Antidot **653**, 657
Antifibrinolytika 463, 481
- Polytrauma **983**

Antigennachweis, genomischer 286
Antigentest 286
- Pneumonieerregernachweis 505

Antihistaminika 371, 645, **646**
Antihypertensiva 791–792, 793
- bei schwangerschaftsbedingter Erkrankung 1047, 1049
- Kombination 791
- Kontraindikation 792
- nach Schlaganfall 839
- bei schwangerschaftsbedingter Erkrankung 1047, 1049
- Substanzgruppen 791

Antikoagulanzien 475, 777
- Angriffspunkte 476
- orale **475**

Antikoagulation 82
- bei akuter Thromboembolie 473, 477
- Blutung 777
- bei extrakorporalem Lungenersatzverfahren 1078
- bei Herzinsuffizienz 732
- bei Herzklappenprothese 777
- Kardioversion 137
- Körperkerntemperaturanhebung, extrakorporale 1022
- LVAD-Therapie 154
- orale **478**, 850
- perioperative 777

Sachverzeichnis

- prolongierte 478
- Sinus-/Hirnvenenthrombose 850
- nach Schlaganfall 839
- therapeutische **478**
- nach Thrombophilienachweis 474
- bei Vorhofflimmern 705

Antikonvulsiva 534, **854**
- bei Eklampsie 1048–1049
- bei Herpes-simplex-Virus-Enzephalitis 538
- bei Verbrennung 1008

Antikörper
- antinukleäre (ANA) 433
- autologe, Thrombozytopenie 471
- gegen Blutgruppenantigene 335
- granulozytenspezifische 337
- monoklonale
-- CMV-Nachweis 605
-- nach Lungentransplantation 1079
- polyklonale, nach Herztransplantation 1072
- thrombozytenspezifische 337
- zytotoxische 1072

Antikörpermangel 580, 586
- Infektionserreger 580

Antilymphozyten-Antikörper, polyklonale 1079
Antimetabolite 1072, 1079
Antimikrobielle Substanz, Katheteroberfläche 552
Antimykotika **576**
- Dosierung 575–577
-- bei Immunsuppression 584–585
- Kombinationstherapie 577
- Nierenschädigung 428, 433
Antioxidanzien 347–348, 1009
Antiphlogistika, nichtsteroidale, akutes Nierenversagen 427, 433
- Thrombozytenfunktionsstörung 472

Antiphospholipid-Syndrom (APS) 474
Antiplasmin 460
Antiplasminmangel 462–463, 465
Antipyrin 356
Antiseptika, orale 493–494
Antithrombin 274, 459, **459**, 460–461, 476, 619
- Sepsis 633
Antithrombin-Mangel 480
Antithrombin-Substitution 481
Antithrombin-III-Substitution 341, 390, 1048
Antithrombotika, Leitungsanästhesie, rückenmarknahe 476

α_2-Antitrypsin 460
Antriebsstörung 889
Anuloplastie 781
Anurie 424
- Kompartmentsyndrom, abdominelles 1011
Anus praeter 516
- minderperfundierter 515
ANV s. Nierenversagen, akutes
Anweisung, sachgerechte 48
Anxiolytika 890
AO-Frakturklassifikation 995
Aorta
- Abstand zum Ösophagus 228
- ascendens
-- Aneurysma 785
-- Atheromatose 787
-- Dissektion 786
-- Ektasie 771
-- Ersatz 771
- Atheromatose 787–788
- descendens
-- Aneurysma 785
-- Dissektion 786
-- Flussumkehr, holodiastolische 780
-- thoracalis, Dissektion 771
- Weite 785

Aortenaneurysma 771, **785**
- Bypass 786
- Marfan-Syndrom 771
- raumforderndes 785
- Resektion 785
- Sonografie 900
- Stenttherapie 785
- thorakales **785**, 788
-- Operationsindikation 785
Aortenaneurysmaruptur 771, 788
Aortenbogenaneurysma 785
Aortenbogendissektion 786
Aortenbogenersatz 785
Aortendissektion **227**, 228, **786**, 788
- Echokardiografie 220, 227
-- transösophageale 227
- Einteilung 786
- interventionelle Therapie 787
- Marfan-Syndrom 771
- traumatische **990**
Aortendruck 713
Aortendurchmesserzunahme 228
Aortenfluss 713
Aortenisthmusstenose 771
Aortenklappe
- Anuloplastie 781
- Druckgradient 712, 778
- Echokardiografie 221, **226**
- Öffnungsfläche 778
- Öffnungsflächen-Index 778
Aortenklappenendokarditis 561
- Abklatschvegetation, mitrale 562

Aortenklappenersatz
- katheterbasierter (TAVI) 744, 775, **779–780**
- operativer 779, **781**
- transapikaler 797
Aortenklappenimplantation, perkutane 775
Aortenklappeninsuffizienz 561, **780**
- bei Aortenaneurysma 785
- Echokardiografie 226
- bei infektiöser Endokarditis **561**, 564
- Operationsindikation 561, 781
- Parameter 780
- postoperative 800
- Regurgitationsvolumen 780
Aortenklappenobstruktion 778
Aortenklappenöffnung 712
Aortenklappenprothese 779
Aortenklappenschluss 712, 717
Aortenklappenstenose
- angeborene 767
- Echokardiografie 226
- erworbene 778
- hämodynamisch relevante 778
- kompensierte 778
- Operationsindikation 779
- Schweregradeinteilung 778
- Valvuloplastie 779
Aortenlumen, falsches 227
Aortenruptur
- Echokardiografie 228
- gedeckte 787
- traumatische 787–788, **990**
Aortenveränderung, entzündliche 787
APACHE-II-Score (Acute Physiology and chronic Health Evaluation) 491, 915
- Candidiasis 585
- Sepsis 514
APACHE-Score 34
A. P. Advance 97, **104**
A. P. Advance™ **103**
Apallisches Syndrom **175**, **810**, 876, 1056
Aphasie 832, 834
Apherese, Thrombozytenkonzentratherstellung 335
Apixaban, Leitungsanästhesie, rückenmarknahe 476
Aplasie, megakaryozytäre 469
Apnoe 383
Apnoephase 107
Apnoetest
- Oxygenation 1058
- unter positivem endexspiratorischen Alveolardruck 1058
Apnoeventilation 236
Apomorphin 895
Apoptose 618

Appendektomie 516
- Peritonitis, postoperative 512
Appendizitis, perforierte 516
APRV (Airway Pressure Release Ventilation) 311
- mit Spontanatmung 700
Arachidonsäurestoffwechsel 457
Arbeitsmaterial, latexfreies 646
Arbeitsteilung, interdisziplinäre 50
Arboviren-Infektion, Enzephalitis 537
ARDS (Acute respiratory Distress Syndrome) s. Atemnotsyndrom, akutes
Areflexie 857
Arenaviren 601
A1-Rezeptor 717
A2-Rezeptor 717
Argatroban, Leitungsanästhesie, rückenmarknahe 476
Arginin, Ernährungstherapie 347
Arginin-Vasopressin (s. auch ADH) 300, 946, 960
- Mikroperfusion 960
Argonplasmakoagulation 253
Armödem 970
Armvene, Schrittmacher, temporärer 145
Arné-Risikoindes, schwieriger Atemweg 90–91
Arrhythmie, kardiale 131, 140, 147, **746**
- absolute 227, 705
- Aggravation, medikamentös bedingte 748
- Herzfehler, angeborener 766, 770
- PAK-Platzierung 184
- Schock, spinaler 828
- nach Stammzelltransplantation 1090
- supraventrikuläre 135, 746
-- Herzfehler, angeborener 767
- Therapie 132
- therapierefraktäre 153
- nach thoraxchirurgischem Eingriff 704
- Tumorlysesyndrom 964
- Ursprungsort 746
- ventrikuläre 135, 746, **758**, 760
-- Herzfehler, angeborener 767
-- hypothermiebedingte 1019
-- infarktbedingte 725
-- koronare Herzkrankheit 719
Arrosionsblutung, gastrointestinale 906
Arsentrioxyd 968
Artemether-Lumefantrin 595

Sachverzeichnis

Arterenol nach Herztransplantation 1071
Arteria
- basilaris, Verschluss **832**
-- Thrombolyse 837
- brachialis, Punktion 232
- femoralis, Punktion 232
- mammaria interna, Verletzung 131
- mesenterica superior, Embolie 902
- radialis
-- Kanülierung 86
-- Punktion 232
-- Thrombose, kanüleninduzierte 87
- ulnaris, Kanülierung 86–87
- vertebalis, Dissektion 994
Arteria-basilaris-Aneurysma 843
Arteria-cerebri-media-Aneurysma 843
Arteria-communicans-anterior-Aneurysma 843
Arteria-communicans-posterior-Aneurysma 843
Arterie
- Dilatationstrauma 83
- hirnbasisnahe, Duplexsonografie 266
- hirnversorgende
-- Dissektion, traumtische 985
-- Stenose 82
-- Verletzung 994
- intrazerebrale, Duplexsonografie 266
Arterienkatheter **86**
- versehentlich gelegter 83
Arterienpunktion, Blutdruckmessung 88, 981
- versehentliche 82
Arterienverletzung 995
Arterienverschluss 266, 270
Arteriitis
- Hirnarterien, basale 535
- zerebrale 529
Arteriitis, kanüleninduzierte 87
Arteriosklerose
- Aortenaneurysma 785
- koronare 719
- Pathogenese 719
- Thrombozytenfunktion, gesteigerte 472–473
Artesunat 596, **598**, 599
Arthritis
- reaktive 569
- rheumatoide 761
Arzneimittel s. auch Medikamente
- Absorption
-- aus Gewebe 355
-- pulmonale 357
- antivirale, unerwünschte Wirkungen 538
- Clearance, intrinsische 354

-- alte Patienten 358
- delirogene 371
- Dosisumrechnung bei Niereninsuffizienz 354
- Elimination
-- hepatische 354
-- bei infektiöser Endokarditis 560
- Nierenersatzverfahren 354
-- renale **353**, 356
--- Neugeborenes/Säugling 358
- Halbwertszeit
-- alte Patienten 359
-- Leberzirrhose 354
-- Niereninsuffizienz 353
- inotrope, nach Herztransplantation 1071
- myasthenieverstärkende 866
- myelosuppressive 469
- Plasmaproteinbindung 358
-- alte Patienten 358
- QT-verlängerndes 759
- Resorption
-- alte Patienten 358
-- gastrointestinale 355, 357
- Rezeptorbeeinflussung 356
- Verteilungsvolumen 356
-- alte Patienten 358
-- Übergewicht 359
Arzneimittelanamnese 166, 168
Arzneimittelapplikation
- Ernährungssonde 161, **355**
- per inhalationem 357
- intraarterielle, akzidentelle 87
- intraossäre 300, 304
- intravenöse 300
- Transfusion 340
Arzneimittelinteraktion
- alte Patienten 359
- Sondenkost 355
- bei Tuberkulosetherapie 590
Arzneimittelintoxikation 139, 281, 807
Arzneimittelplasmaspiegel 353, 360
Arzt
- hygienebeauftragter 66
- transportdurchführender 291
Arzt-Patient-Beziehung 31
Arzthaftungsrecht 50
Ärztliche (Muster-)Weiterbildungsordnung ([M]WBO) **38**, 40
Ärztlicher Leiter **39**
- Zentrum 63
ASB (Assisted spontaneous Breathing) s. Spontanatmung, augmentierte
Ascorbinsäure 349
Ashworth-Skala 405
Aspartataminotransferase (AST) 279

Aspergillose **538**
- invasive **576**, 577
-- Antimykotikumresistenz, pharmakokinetische 577
-- nach Lungentransplantation 1080
-- Prädisposition 574
-- pulmonale 576–577
-- nach Stammzelltransplantation 1087
-- Therapie 576, **1087**
-- Therapierefraktärität 577
-- bei Verbrennungskrankheit 1009
- Therapie 539
- tracheobronchopulmonale, Transplantatanastomosenbereich 1080
Aspergillus fumigatus 576
- Nachweis 1087
Aspergillus-Antigenbestimmung 576
Aspergillusinfektion, invasive 573, 1092
- nach Lungentransplantation 1080
- zerebrale 1092
Aspergilluspneumonie 661
Asphyxie 303, 305
- Hypothermie 1023
Aspirat
- intraossär gewonnenes 85
- perikardiales 130
Aspiration
- Alkoholintoxikation, akute 882
- Atemnotsyndrom, akutes 661
- Magen-Darm-Inhalt 256
- Prävention 662
- stille 321
Aspirationspneumonie 838
- Antibiotikatherapie 506
Aspirin like Defect 471
Asplenie, funktionelle, Infektionserreger 580
Assessment, rehabilitatives 403, **405**, 413
Assist-Control-Beatmung 309
Assisted spontaneous Breathing s. Spontanatmung, augmentierte
Assistenz, fiberbronchoskopische 257
AST (Aspartataminotransferase) 279
AST/ALT-Quotient 279
Asterixis 875
Asthma cardiale 781
- bronchiale 256, 324
Asystolie 134–135, **298**, 301
- Botulismus 869
- Guillain-Barré-Syndrom 857
- Hyperkaliämie 218, 440
- hypothermiebedingte 1019
- P-Wellen 299
- Stromverletzung **1015**

Aszites 424, 898
- Peritonitis 899
- therapierefraktärer 425
Ataxie 857
Atelektase 129
- beatmungsbedingte 698
- bilaterale 313
- Bronchoskopie 256
- nach Herzoperation 797
- nach hyperbarer Oxygenierung 1035
- nach thoraxchirurgischem Eingriff 705, **707**
Atemantriebsstörung **311**
Atemarbeit
- Lungenerkrankung, chronisch obstruktive 671
- Mukoviszidose 691
- Neugeborenes 383
- Oberkörperhochlagerung 416
- vermehrte 686, 691
-- bei Beatmung 698
Atemdepression
- Alkalose 453
- opiatbedingte 654, 882, 884
- opioidbedingte 372, 394
Atemfrequenz 690
- Beatmung, maschinelle 315, 689
- bei diffus parenchymatöser Lungenerkrankung 689
- erhöhte 687
- Kind 384
- Verhältnis zum Tidalvolumen 232
Atemhilfsmuskulatur 232
Atemhubvolumen **236**, 690
- Beatmung, maschinelle 689
Atemlähmung, Guillain-Barré-Syndrom 856
Atemluftbefeuchtung 1021
Atemlufterwärmung 1021
Atemmaske 90
Atemminutenvolumen (AMV) 197, **236**, 312, 386, 690
- Kind 384
Atemmuskulatur 230
- Erschöpfung 236, 320
- Last-Kapazitäts-Ungleichgewicht **231**
- Schwäche 862, 864
- Training 410
Atemmuster **173**, 175
- Koma 807
Atemnot s. Dyspnoe
Atemnotsyndrom, akutes (ARDS) 177, 320, **660**, 665
- Abgrenzung von Pneumonie 660
- Auslöser 660
-- Prävention 662
- Bauchlagerung 415–417
- Beatmung **662**, 697
-- nicht invasive 662
-- Spitzendruckbegrenzung 664

Sachverzeichnis

- Beatmungsmodus 695
- Belastungsstörung, posttraumatische (PTBS) 885
- Computertomografie 661
- Definition 660
- Differenzialdiagnose 661
- Druck, hydrostatischer 665
- Ernährungstherapie 348
- exsudative Phase 660, 665
- fibrosierende Phase 660, 665
- Inverse-Ratio-Beatmung **664**
- Inzidenz 660, 666
- Kohlendioxideliminierung 665
- Lagerungstherapie 665
- Malaria 598
- Network-Protokoll 518
- Neugeborenes 385
- Oxygenierung, extrakorporale 665
- parapneumonisches 660
- PEEP **663**
-- Low-tidal-Volume-Konzept 664
- PEEP-Einstellung 695
- Polytrauma 986, **991**
- Sauerstofftransport 665
- schweres s. SARS
- nach Stammzelltransplantation 1085
- Therapie 662, 666
-- antiinflammatorische 662
-- pharmakologische 665
- nach thoraxchirurgischem Eingriff 706
- Thoraxröntgenaufnahme 661
- Vasodilatatoren, inhalative 317–318
- Volumenzufuhr 329
Atempumpe **230**
- chronisch dekompensierte 234
Atempumpenstörung 230
Atempumpenversagen 320, 323, 686
- chronisches 691
Atemschulung 408
Atemstillstand 139, 1058
- Stromverletzung 1015, **1015**
Atemtherapie 407, **407**, 409, 413
- gerätegestützte 409
- manuelle Technik 407
Atemübungen 408
Atemversagen **319**
Atemweg
- chemische Schädigung 1010
- Freimachen 296
-- beim Kind 303
- oberer
-- Anästhesie 260
-- Kind 384
-- Verlegung 112, 114

- pathologische Veränderung 91
- schwieriger 89, **89**, 115
-- Algorithmus 111, 115
-- Definition 105
-- Inzidenz 106
-- Sicherung **105**
-- Trainingsprogramm 115–116
-- Vorhersage 105
- thermische Schädigung **1010**
- unerwartet schwieriger **107**, 115
-- Intubationshilfsmittel 107
- ungeschützter, Beatmung 296
- Verletzung 990
Atemwegsalternative, supraglottische 93
Atemwegsblutung 256
- massive 258
- posttraumatische 257
Atemwegsdruck 690
- biphasischer positiver s. BIPAP
- hoher 688
- inspiratorischer 315
-- positiver (IPAP) 687, **688**
- kontinuierlich positiver (CPAP) 231, 260, **306–307**, 409
Atemwegsdruckbegrenzung 689
Atemwegsfistel, bronchopleurale 257
Atemwegsfreihaltung 256
Atemwegsfremdkörper 257
Atemwegsinfektion **503**
- aerogene 503
- hämatogene 504
- nach Lungentransplantation 1080
- nosokomiale **507**, 510
Atemwegsleck, postoperatives 706
Atemwegsmanagement, Polytrauma 979, **987**
- Halswirbelsäule, immobilisierte 980
Atemwegsobstruktion
- Inhalationstrauma 1010
- obere 705
- nach thoraxchirurgischem Eingriff 705
Atemwegssicherung 88, **105**, 256, 298
- schwierige, Richtlinien 105
Atemwegsspitzendruck 690
Atemwegstrainer 89
Atemwegstraumatisierung, intraoperative 705
Atemwegstumor, postoperatives Risiko 703
Atemwegsverlegung 231
- drohende 312

Atemwegswiderstand, erhöhter 308
Atemzeitverhältnis 309, 316, **316**, 690
- inverses 317
- Mukoviszidose 693
Atemzug, reflektorischer, bei Hypoxygenation 1058
Atemzugvolumen
- Beatmung, maschinelle 315
- Faustregel 303
Atheromatose, aortale 787–788
Atherosklerose
- koronare 719
- Pathogenese 719
Atlanta-Klassifikation, Pankreatitis 915
Atmung
- abnormale 296
- apneustische 173
- ataktische 173
- Druck, intravasaler 186
- Hypothermiewirkung 1020
- Immobilisationswirkung 402
- paradoxe 232
- Unterstützung, postoperative 798
Atonie, gastrointestinale, postoperative 254, 269, 345
Atovaquon-Proguanil 595
ATRA (All-trans-Retinolsäure) 968
ATRA-Syndrom **968**
Atrioventrikularkanal 772
Atrioventrikularklappenschluss 186
Atropin 136
- bei Bradykardie 755
- bei Intoxikation 653
- Reanimation, kardiopulmonale 301, 304
Atropinvergiftung 653
ATS-Score, modifizierter 504
Aufgabendelegation 49
Aufgabenteilung, ärztliche 39
Aufklärung 51, 57
- des Betreuers 52
- Intensität 52
Aufklärungsmangel 50, 57
Aufsteigendes retikuläres aktivierendes System (ARAS) 169
Aufwacheinheit als Überwachungsstation 42
Aufwachraum 30
Aufwachtest (SAT) 367, **369**, 375–376
Aufwärmung, endovaskuläre 1022
Augenbewegung, spontane 172
Augenbewegungsstörung **171**
Augendeviation, konjugierte 171

Augendivergenzstellung, vertikale 171
Augenfehlstellung, Koma 807
Augenhintergrund 966
Augenmuskelparese 856
Augenstellung **171**
Ausatemtechnik 408
Ausbildung 31–32
Ausfall, neurologischer, fokaler 824–825
Ausflusstrakttachykardie, rechtsventrikuläre, idiopathische 748
Auskultation **167**
- abdominelle 899
Austauscherharz 440
Austauschtransfusion, Malaria 599
Auto-PEEP 188, 236–237, **237**, 261
Autoantikörper
- ADAMTS-13-hemmende 430
- Gerinnungsstörung 467
- Thrombozytopenie 470
Autoimmunenzephalitis 896
Autoimmunerkrankung 864
Autoimmunhepatitis 922
Automatie, kardiale **747**
Autonome Störung
- affektive Störung 889
- Botulismus 869–870
- Guillain-Barré-Syndrom 857
- Tetanus 872, 874
- Therapie 873
Autonomie 72, 77
- versus Heilung 73
- versus Lebenserhalt 73
- Therapieausmaßvorplanung 75
Autoregulation, zerebrale **811**
Autoregulationsreserve, zerebrovaskuläre 241
Autoskop 93–94
Autotransfusion 387
- maschinelle 342
AV-Block
- nach Aortenklappenersatz 797
- Endokarditis 557
- I. Grades 754
- II. Grades 754
-- 2:1-Blockierung 754
- III. Grades 218, 754
-- Schrittmacherstimulation 147
- Guillain-Barré-Syndrom 859
- operierter angeborener Herzfehler 767
AV-Kanal 772
AV-Knoten-Längsdissoziation 758
AV-Knoten-Reentry-Tachykardie (AVNRT) 135, **757**
- Kardioversion **138**
- Terminierung 758

1113

Sachverzeichnis

AV-Reentry-Tachykardie 135
– Kardioversion **138**
a-Welle 186, 190, 815
– prominente 187
Ayre-T-Stück 113
Azathioprin 1072, 1079
Azetylsalizylsäure 463, 733
– Koronarsyndrom, akutes 723
– Leitungsanästhesie, rückenmarknahe 477
– Low-Dose-Therapie 970
– Polycythaemia vera 967
– postoperative 970
– Sekundärprävention nach Schlaganfall 837
– Thromboxansyntheseinhibition 1047
– Thrombozytenaggregationshemmung 725
– Thrombozytenfunktionsstörung 472
Azidämie 448
Azidose 134, 447
– Ausgleich 382, 387
– Defibrillationsschwelle 134
– dekompensierte 448
– hyperchlorämische 451
– Kaliumumverteilung 439
– kompensierte 448–449
– Magnesiumverschiebung 443
– medikamentös induzierte 451
– metabolische 178, 236, **275**, 301, 428
– – beim Alkoholkranken 882
– – Kompartmentsyndrom, abdominelles 1011
– – Leberfunktionsstörung, schwere 920, 922
– – Mesenterialischämie, non-okklusive 930
– – Methanolintoxikation 652
– – nicht respiratorische 448–449, **449**, 451, 454
– renale **451**
– respiratorische 231, 234, **275**, 448–449, **451**, 454
– – chronische 452
– – COPD-Exazerbation 668
– – Dekompensation 452
– – Ursache 452
– Schock 641
– Symptomatik 450
– Therapie 449
– Trauma 1023–1024
– tubuläre, renale 451
– bei Wiedererwärmung 1019
Azithromycin 500

B

Babinski-Reflex 807
Babinski-Zeichen 173
Babylunge in der Lunge 663
Baclofeninfusion 873
Baclofeninjektion, intrathekale 873
BAEP (Brainstem auditory evoked Potentials) s. Hirnstammpotenziale, akustisch evozierte
Bainbridge-Reflex 715
Bakteriämie 470
– Endokardbesiedlung 556
– katheterassoziierte 67, 185
– Letalität 491
– Prävention, Darmdekontamination, selektive 491, 494
– Risikofaktoren, prognostische 615
– ZVK-assoziierte 487
Bakterien, anaerobe, gasbildende 1034
Bakteriurie, asymptomatische 543
Ballonblockade, blutstillende, bronchiale 258
Balloneinschwemmelektrodenkatheter 144–145
Ballonelektrode 144
Ballongegenpulsation, intraaortale (IABP) 149–151, **151**, 682, 744, 801–802
– Anlage 801
– Auswirkung auf den Blutdruck 802
– Herzinsuffizienz 744
– Herzoperation **801**
– nach Herztransplantation 1071
– Indikation 745
– Ischämie, intestinale 929
– bei kardiogenem Schock 644, 724
– Kontraindikation 745, 780, 801
– bei Mitralklappeninsuffizienz 783
– präoperative 801
– bei Ventrikelseptumdefekt 724
– Wirkungsweise 744
Ballonkatheter-Valvulotomie, perkutane 779
– Mitralklappe 782
– Pulmonalklappe 771
Ballonpumpe, intraaortale 1071–1072
Ballonsonde, Kardiavarizenkompression 907
Baltimore-Kriterien, Obstruktionssyndrom, sinusoidales 1091
Bandscheibenvorfall 828
Barbiturate **374**, 820
– beim Kind 392
– Nebenwirkung 374, 392
– paradoxe Reaktion 392
– Status epilepticus 854
– Toleranzentwicklung 374
Barbituratintoxikation 649, **654**
Barotrauma 314, 698, **1029**–**1030**
– pulmonales 663
Barthel-Index 405–406
Bartter-Syndrom 452–453
Base Excess 314, **447**
– positiver 386
Basedow, Morbus 950
Basenabweichung (BA) 275–276
Basendefizit 340
Basilaristhrombose 173
Basilarisverschluss **832**
– Thrombolyse 837
Basiliximab 1079, 1084, 1090
Basis-DRG **60**
Basisbetreuung 75
Basismonitoring, laborchemisches **271**
– Probengewinnung 273
Basisreanimationsmaßnahmen (BLS) **296**, 304
Basistherapie, medizinische 72
Basisuntersuchung, klinisch-chemische **273**–**274**, 282
Basisversorgung bei infauster Prognose 56
Bauchdeckenspannung, Erhöhung 898
– peritonitisbedingte 898
Bauchlagerung 415, 417
– intermittierende 665
– Komplikation 415
– Kontraindikation 416
Bauchschmerz s. Schmerz, abdomineller
Baux-Index 1003, 1012
Bazett-Formel 212
Beatmung 230, **296**, 298, 317
– bei akutem Atemnotsyndrom **662**, 697
– bei akuter Hirnschädigung 697
– Alarmfunktion 234
– Analgosedierung 699
– Atemweg, ungeschützter 296
– Bauchlagerung 415–416
– bei COPD-Exazerbation **670**, 697
– Bridge to transplant 1076
– Bronchoskopie, fiberoptische, flexible 261
– Diskonnektionsalarm 235
– Druckvorgabe 235–236
– Einschlauchsystem 236
– Entwöhnung (s. auch Weaning) **698**, 701
– – Algorithmus 699
– – einfache 698
– – schwierige 698
– – Sedierungsscore 700
– – verlängerte 698
– – Zeitpunkt 698
– Guillain-Barré-Syndrom (GBS) 859
– nach Herztransplantation 1072
– invasive 234, 1077
– – bei akutem Atemnotsyndrom 663
– – Vergleich mit nicht invasiver Beatmung 663
– – beim Kind 303, **303**, 305, 397
– – Kohlendioxidpartialdruck-Verlauf 235
– – kontrollierte 688
– – langzeitige s. Langzeitbeatmung
– – nach Lebertransplantation 1084
– – lungenprotektive 990
– – maschinelle **306**, 688
– – adjuvante Maßnahmen 317–318
– – assistierende 306, **311**, 315
– – – Respiratorreaktionszeit 323
– – Atemfrequenz 315, 689
– – Atemhubvolumen 689
– – Atemzugvolumina 315
– – Blutdruck 314
– – bei COPD-Exazerbation **672**
– – bei diffus parenchymatöser Lungenerkrankung 688
– – Variablen 689
– – Druck, intermittierend positiver 30
– – Druck-Trigger 690
– – druckassistierte 386
– – druckkontrollierte **309**–**310**, 386, 663, **696**
– – – Parameter 310
– – – mit Spontanatmung 700
– – druckunterstützte 696
– – – beim Weaning 700
– – Erweckbarkeit 315
– – Flow-Trigger 690
– – Indikation 311–312, **694**
– – Infektionsrate 487
– – inspiratorischer Flow 690
– – Kind **384**
– – Komplikation 691
– – kontrollierte 306, **308**, 323
– – – lungengesunder Patient 316
– – – Neugeborenes 385
– – Lagerungstherapie 415
– – lungenprotektive 314, 518, **695**, 700
– – bei Mukoviszidose, Pseudomonassepsis 691
– – Neugeborenes 385
– – offenes System 663
– – Pharmakologie 357
– – Plateaudruck, endinspiratorischer 672
– – Sauerstoffkonzentration, inspiratorische 689
– – Spitzendruckbegrenzung 664
– – Überwachungsparameter 691

Sachverzeichnis

– – mit umgekehrtem Atemzeitverhältnis **664**
– – Variablen 663
– – volumenkontrollierte 309, **309–310**, 385, 663, **696**
– – – Parameter 310
– – – Überblähung 672
– Maschinenmonitoring **234**, 237
– bei Myasthenia gravis 865
– nächtliche, intermittierende 323
– nicht invasive (NIV) 234, 313, **319**, 324, **662**
– – Abbruchkriterien 320
– – Anwendung 323
– – Ausatemventil 321
– – Beatmungsgerät 322
– – – Einstellung 671
– – bei COPD-Exazerbation 671, 673, 697
– – bei diffus parenchymatöser Lungenerkrankung 688
– – Druckvorgabe 323
– – Exspirationsdruck 671
– – nach Extubation 324, 700
– – hämatologisch-onkologische Erkrankung 963
– – bei Herzinsuffizienz 744
– – Indikation 671, 744
– – ineffektive 673
– – Infektion 321
– – Inspirationsdruck 671
– – bei kardiogenem Schock 643
– – Kontraindikation 320, 325, 671
– – Leckageproblematik 322
– – Limitation 963
– – bei Mukoviszidose 692
– – Nachteile 663
– – Nebenwirkung 672
– – Patientenüberwachung 323
– – Pneumonierisiko 321
– – Vergleich mit invasiver Beatmung 663
– – volumengesteuerte 692
– – Volumenvorgabe 323
– – Vorteile 663, 671
– – Weaning 672
– Organspender, potenzieller 1063, **1064**
– Poliomyelitis 30
– bei Schlaganfall 838
– Spontanatmungsversuch 700
– Stenosealarm 235
– nach thoraxchirurgischem Eingriff 707
– bei Urosepsis 548
– Verfahren, neue 367
– verlängerte, nach thoraxchirurgischem Eingriff 706
– Volumenvorgabe 235
– Weaning s. Weaning
– Zugang 689

Beatmungsbeutel 296
Beatmungsdauer **61**
– Tracheotomieindikation 117
Beatmungsdruck **235**
– Anstieg 1011
Beatmungsfrequenz beim Kind 303
Beatmungsgerät (s. auch Respirator), erstes 30
Beatmungshelm **322**, 325
Beatmungshilfe, neural regulierte (NAVA) 696
Beatmungshub, maschineller 308–309, 311
Beatmungskurve **236**
Beatmungsmaske 319, **321**, 325
– Ausatemventil 321
– Auswahl 322
Beatmungsmodus 306, 317, **695**
– Weaning 700
Beatmungspflichtigkeit, verlängerte 444
Beatmungsspitzendruck 235
Beatmungsstation, erste 30
Beatmungstherapie **686**
– Eigenatmung 688
– elektiver Einsatz 687
– Entwicklung 30
– bei erhaltener Spontanatmung **696**
– Indikation 311, 686, 693
– Komplikation 698
– Kontraindikation 691, 693
– Verfahrenswahl 195
– Ziel 313
Beckenfraktur
– Blutverlust 984
– hämodynamische Instabilität 984
– instabile 993
– – Beckenstabilisierung 993
– Versorgung 993
Beckenring, hinterer
– instabiler 984
– Kompression 984
Beckenringinstabilität 993
Beckenringverletzung **993**
– Blutung 984, 993
– Weichteilverletzung 993
Beckenvenenthrombose 858
Beckenverletzung **993**, 997
– instabile 993
– Klassifikation 993
– komplexe 993
– Komplikation, thromboembolische 993
– Röntgendiagnostik 985
– Thromboembolieprophylaxe 993
Beckenzwinge **984**, 993
Bedarfshypertonie 819
Bedarfshyperventilation 231
Bedside-Test 334, 339, 341
Beer-Lambert-Gesetz 243

Befund, psychiatrischer, ICD-10 887, 892
Befunderhebung, psychopathologische **887**, 892
Begleit-Myokarditis 761
Behandlung (s. auch Intensivbehandlung), interdisziplinäre, ganzheitliche 62
Behandlungsabbruch 57, 74–75
Behandlungsergebnisse, Vergleich 34
Behandlungsfehler **50**, 57
Behandlungsmaßnahme, Indikationsstellung 55
Behandlungspflicht, ärztliche
– endende 56, 58
– Grenze 56, 58
Behandlungsqualität 48
Beimischung, venöse 313
Beinvenenthrombose 858
Belastungs-EKG bei antiarrhythmischer Therapie 749
Belastungsdyspnoe 675, 684
– Aortenklappeninsuffizienz, akute 780
– Mitralklappenstenose 781
Belastungsreaktion, akute **885**, 886
Belastungsstörung, posttraumatische (PTBS) 885, 886, **886**
Benchmark 36
Benefizienz 72, 76
– versus Effizienz 73
– versus Nonmalefizienz 73
Benzodiazepinantagonist 373
Benzodiazepine 136, 368, 371, **373**
– Alkoholentzugssyndrom 881
– Delir 890
– Katatonie, akute, lebensbedrohliche 895
– beim Kind 392
– Kokainingestion, akute 883
– paradoxe Reaktion 373
– Status epilepticus 853–854
– Tetanus 872
– Wirkung 820
Benzodiazepinintoxikation **654**
Bergungskollaps 1022–1023
Berlinerblau 653
Bernard-Soulier-Syndrom 469, **471**
Besprechung, strukturierte, mit Angehörigen 47
Best-PEEP 314, **663**
Besucherwarteraum 43
Betablocker **725**, **739**, **742**
– mit ACE-Hemmern 742
– bei akutem Koronarsyndrom 723
– bei Alphablockade 958
– Defibrillationsschwelle 134
– Dosierung 741

– Herzinsuffizienz
– – akute 739
– – chronische 741, **742**
– Herzrhythmusstörung 747
– nach Herztransplantation 1070
– Kontraindikation 742
– lipophile, β1-selektive 742
– bei Myokardinfarkt 739
– Nebenwirkung 742
– bei Thyreotoxikose 951
– Wirkung bei akuter Kokainingestion 883
Betablocker-Intoxikation 653, **656**
Betablockergabe, intravenöse 139
Betreuer 77, **891**
– Vorschlag des Patienten 54
Betreuung 52, 77, 892
– eiliger Fall 54
– Gesundheitsfürsorge 891
Betreuungsgericht 52, 57, **891**
– Eingriffsgenehmigung 52
– Kontrollfunktion 55
Betreuungsgesetz 891
Betreuungsqualität 47
Betreuungstatbestand 891
Betreuungsverfügung 54, **54**
Bettsystem, motorgetriebenes 417
Beugekontrakturprophylaxe 830
Beugesynergismen 170, 807
Bewegungsmuster
– automatisches 175
– pathologisches 807
Bewegungsstörung, psychiatrische 893
Bewegungsübungen 410
Bewusstlosigkeit, Hirntoddiagnostik 1058
Bewusstsein 169, **169**
– organische Grundlagen 1056, **1056**
Bewusstseinsklarheit 169
Bewusstseinslage **169**
Bewusstseinsstörung 405, 526, 888
– Computertomografie 526
– Empyem, subdurales 534
– Enzephalitis 537
– Herdenzephalitis, septische 529
– Hirnabszess 532
– Meningitis, tuberkulöse 535
– qualitative **169**, 887
– quantitative **169**, 887
– Schädel-Hirn-Trauma 824–825
– Schlaganfall 832
– Schweregrad 810
– Wernicke-Enzephalopathie 878
Bewusstseinsverlust 392
– plötzlicher 806

1115

Sachverzeichnis

Bewusstseinszustand, Skala 1057
Bigeminus, ventrikulärer 759
Bikarbonat 943
Bikarbonatkonzentration, extrazelluläre 452–454
Bikarbonatpuffer **447**, 452
Bikarbonatregeneration 448
Bikarbonatverlust 451
BILE-Score 1083
Bilirubinkonzentration 279
– HELLP-Syndrom 1043
– Leberfunktionsstörung, akute, schwere 1082
Billroth-Magenresektion 161
Bioimpedanz **200**, 209
– Elektrodenplatzierung 201
– Referenzverfahren 201
Biomarker 421
– Herzinsuffizienz 731
Bioprothese, Herzklappenersatz 775
Biopsie
– perkutane 284
– transbronchiale 257
Biot-Atmung 173
BIPAP (biphasischer positiver Atemwegsdruck) 111, **310–311**, 367, 663, **664**
– bei akutem Atemnotsyndrom **664**
– extreme inverse ratio (ARPV) 311
– bei Myasthenia gravis 866
– Präoxygenierung 111
– mit Spontanatmung 700
– Vorteil 664
BIPAP-APRV-Modus **311**, 315
– Parameter 311
Biperidon 653
Biphasic positive Airway Pressure s. BIPAP
Bisoprolol 741
Bisphosphonate 442, 965–966
– Dosierung 966
Blähmanöver 697
Blasenatonie 857, **858**
Blasenbildung
– Erfrierung 1018
– Verbrennung 1002
Blasendruckmessung 1011
Blasenentleerungsstörung, chronische 158
Blasenfassungsvermögen 157
Blasenfunktionsstörung, posttraumatische 994
Blasenkatheter 544
– bei Schock 640
– suprapubischer 158, **158**, 159, 829
– transurethraler s. Einmalkatheterismus; s. Verweilkatheter)

Blasenlähmung 828, **829**
Blasenspülung 547
Blasentamponade 1091
Blasentumor 158
Blasenverletzung 992
Blickparese, vertikale 171, 175
Blickrichtungsnystagmus 878
Blickstörung 171
Blinkreflex 173
Blitzschlag 139, **1015**
Block
– atrioventrikulärer s. AV-Block
– bifaszikulärer 218
– sinuatrialer 754
– trifaszikulärer 218
Blockade, neuromuskuläre 239
α_1-Blocker 958
α_2-Blocker 958
β-Blocker s. Betablocker
Blue-Rhino-Dilatator 119
Blut
– Fließfähigkeit 460
– Sauerstoffgehalt 232
– Transport 287
– Virusdirektnachweis 285
Blut-Hirn-Schranke
– Nimodipinpassage 365
– Störung, Schlaganfall, ischämischer 833
– traumatische Schädigung 977
– Zusammenbruch 812
Blutausstrichanalyse, lichtmikroskopische 968
Blutbild
– großes 274
– kleines 274
– Überwachung 1045
Blutdruck
– arterieller
– – Hypothermiewirkung 1018, 1020
– – mittlerer s. Mitteldruck, arterieller
– – Rechtsherzversagen 683–684
– Beatmungseinfluss 314
– Herzinsuffizienz, akute 734
– IABP-Einfluss 802
– nach ischämischem Schlaganfall 793
– Klassifikation 789
– Lungenspender, potenzieller 1076
– Polytrauma 989
– schwangerschaftsbedingte Erkrankung **1041**, 1045, 1047
– systemischer, Kind 379
– systolischer, Schock, kardiogener 643, 724
Blutdruckamplitude, hohe 788
Blutdruckamplitudenvariation (PPV) 199

Blutdruckkrise, Enzephalopathie s. Enzephalopathie, hypertensive
Blutdruckkurve, Herzzeitvolumenbestimmung **198**
Blutdruckmessung
– invasive 232, 379, **379**, 981
– – nach Herzoperation 795
– – Hypothermie 1020
– – Schock 640
– Kind 379
– nicht invasive **198**, 379
– Polytrauma 981
Blutdruckmonitoring 397
Blutdruckschwankung 857
Blutdrucksenkung
– forcierte 790
– bei ischämischem Schlaganfall 793
– maximale 736
Blutdrucksteigerung, krisenhafte 790
Blutersatzprodukt 342
Blutfluss
– lebervenöser 207
– pulmonalarterieller, nicht pulsatiler 386
– regionaler, Katecholamineinfluss 362–363
– spinaler 241
– Verbesserung 299
– zerebraler (CBF) 239, **240–241**, 250, **811**
– – Doppler-Sonografie, transkranielle 240
– – Hirnfunktion 242, 246
– – kritischer 811
– – Messmethoden 242
– – regionaler 241
– – Sauerstoffverbrauch 241
– – Schwellenwert 246
Blutflussgeschwindigkeit, arterielle, zerebrale 240, 250
Blutgasanalyse 30, 82, 177, 179, 237, **273**, 275, 282, **448**
– arterielle 197, **232**, 273–274, **448**
– – Herztransplantation 1068
– – Hypothermie 1019
– – COPD-Exazerbation 668, 673
– – errechnete Größen 448
– – gemischtvenöse **448**
– – HbCO-Messung 1034
– – Interpretation 449
– kapilläre 232, 274
– Lungeninsuffizienz **233**
– postiktale 853
– zentralvenöse 82
Blutgasmonitoring **233**
Blutgerinnung (s. auch Gerinnung; s. auch Hämostase) **456**, 458
– endogene 458
– Endothelfunktion **460**
– exogene 458
– Globaltest 467

– Initiierung 458
– Kontaktaktivierung 458
– Leberfunktionsstörung, akute, schwere 1082
– Leukozytenfunktion **460**, 461
– Mediatoren 456
– Tissue Factor (TF) 456, 458–459
– zelluläre Aktivierung 456
Blutgruppe, seltene 341
Blutgruppenantigen-Antikörper 335
Blutgruppenserologie **334**
Blutkultur 488
– Antibiotikatherapie 498
– Entnahmetechnik 614
– Pneumonieerregernachweis 505, 508
– quantitative, paarweise, mit Katheterkultur 552
Blutplättchen (s. Thrombozyten; s. auch Plättchen) 456
Blutpräparat 642, **982**
– Anforderung 338
– autologes 398
– bakterielle Kontamination 337
– blutgruppenspezifisches 388
– CMV-seronegatives 338
– Gammabestrahlung 337–338, 342, 390
– Lagerung 337
– nvCJD-Übertragung 338
– Organspender, potenzieller 1064
– Prüfkriterien 339
– Rückverfolgung 339
– Waschen 338, 342, 390
Blutstammzelltransplantation, Initialtherapie, antimikrobielle 584
Blutstillung (s. auch Hämostase) 456
– angiografische, gastrointestinale 907
– bei Hemmkörperhämophilie 465
– endoskopische 253, 255, **906**, 907
– fiberbronchoskopisch gestützte 256, 258
Blutung 456, 459
– Angiografie 270
– bei Antikoagulation 777
– Beckenverletzung 984, 993
– Embolisationstherapie 270
– gastrointestinale 251, **252**–**253**, 570–571, **904**
– – Angiografie 901, **906**
– – Blutungsquellenlokalisierung **905**, 909
– – Endoskopie 902, 905
– – Erythrozytenkonzentrate-Bedarf 907–908
– – iatrogene 253

Sachverzeichnis

– – Intensivpatient 908–909
– – Klassifikation 904
– – Leberversagen, akutes 921–922
– – obere **904**, 909
– – – Antibiotikaprophylaxe 909
– – – Differenzialdiagnose 906
– – – Risikoeinschätzung 905
– – – Therapie **906**, 909
– – – Ursache 904–905
– – Operationsindikation 907
– – Risikofaktoren 905
– – nach Stammzelltransplantation 1090
– – untere **904**, 909
– – – Angiographie 906
– – – Therapie **907**–908, 909
– – – Ursache 904–905
– hypophysäre 427
– intestinale 270
– intraabdominelle 991
– intrakranielle 268, 771
– – posttraumatische **825**
– intrapleurale, postoperative 704
– intrapulmonale, postoperative 703
– intrazerebrale
– – drogenbedingte 883
– – raumfordernde 843
– bei LVAD-Therapie 154
– Mund-Rachen-Raum **989**, 996
– perioperative 467, 483–484
– Polytrauma 977, 982, **982**
– postoperative 703, **799**
– Promyelozytenleukämie, akute 967
– retroperitoneale 270
– – spontane 902
– spontane 466–467
– subarachnoidale s. Subarachnoidalblutung
– Szintigrafie 270
– nach Thoraxchirurgie 703
– Thoraxdrainage 129
– Thrombozytentransfusion 336
– thrombozytopene **968**
– Thrombozytose 970
– tumorbedingte 270
– Volumenverlust 463
– Von-Willebrand-Syndrom 466
Blutungsneigung **462**
– Therapieoptionen **462**
Blutungsprophylaxe 390
Blutungsquelle
– Embolisation 902
– Identifizierung 462
Blutungstyp
– plamatischer 462
– thrombozytärer 462
– vaskulärer 462
Blutverlust 327
– akuter 340, 387, 398

– Hämotherapie 340, 342
– intraoperativer 342
– Kind 388, 398
– maximal akzeptabler 389
– Oxygenierung, hyperbare 1035
– Schock **641**
– sympathikoadrenerge Gegenreaktion 340
– zyanotischer Herzfehler 768
Blutverteilung, perimesenzephale 843
Blutvolumen 340, **389**, 436
– intrathorakales (ITBV) **194**, 195
– – Stellenwert 195
– – Volumenreagibilität 735
– pulmonales 194, **195**
– vermindertes 423, 948
Blutwärmesystem 1021
Blutzucker s. auch Glukosekonzentration im Blut 945
Blutzuckerkontrolle **945**
– nach Phäochromozytomoperation 959
– Organspender, potenzieller 1064
BNP s. Peptid, natriuretisches, B-Typ
Body-Mass-Index 346
Boerema-Schema, Oxygenierung, hyperbare **1031**, 1034
Boerhaave-Syndrom 911
Bone Injection Gun 85
Bosentan 680, **682**
Botulinumtoxin 868
– Entfernung 870
Botulismus **568**, 868, 870
– Therapie 869–870
Bowditch-Effekt 713
Boyle/Mariotte-Gesetz 1028–1029
– HBO-Therapieziel 1032
Brady-Tachy-Syndrom 754
Bradyarrhythmie nach Stammzelltransplantation 1090
Bradykardie 134, 364, 366, 746, **754**, 760
– antiarrhythmikabedingte 748
– Betablocker-Intoxikation 656
– Digitalisintoxikation 656
– Frühgeborenes/Neugeborenes 383
– hypothermiebedingte 1018, 1020
– nach Kardioversion 136
– Schrittmachereinfluss 146
– Tetanus 873
– Therapie 755
Bradykardie-Tachykardie-Syndrom, Guillain-Barré-Syndrom 857
Bradypnoe 232, 236

Brain natriuretic Peptide (BNP) **436**, 813
Brandverletztenzentrum 1012
Brandverletzung s. Verbrennung
Brechmittel 651
Breitspektrumantibiose 397
Bridge
– to Bridge 150
– to Decision 150
– to Recovery 150, 156
– to Transplantation 150, 153
Bromocriptin 895–896
Bronchialkarzinom 965
– kleinzelliges 864
– Lungenresektion, Risikoprofil 702
– metastasierendes 971
– Vena-cava-superior-Syndrom 970
Bronchialsekret 284
– Absaugung ohne Spülung 693
– CMV-Nachweis 1088
– Transport 287
Bronchialtoilette 320
– bronchoskopische 1079
Bronchiektasen 691
Bronchiolitis obliterans mit organisierender Pneumonie (BOOP) 1089
Bronchiolitis-obliterans-Syndrom (BOS) **1080**, 1086
Bronchitis
– destruktive 691
– fibrinöse, nach Lungentransplantation 1079
– mukopurulente 509
– Mukoviszidose 691
– ventilatorassoziierte 509
Bronchodilatatoren
– bei allergogenem Schock 646
– bei COPD-Exazerbation 669
Bronchokonstriktion 644
Bronchoskop 107
– flexibles 256
– starres 111, 124, 262
– – bei Atemwegstumor 703
Bronchoskopie 255, **256**
– Dilatationstracheotomie, perkutane 124
– fiberoptische, flexible **256**, 258
– – Anästhesie 260
– – Ausbildung 263–264
– – Basismonitoring 260
– – Beatmung 261
– – Begleiteffekt 261, 263
– – Dokumentation 263–264
– – Geräteaufbereitung 262, 264
– – Geräteaufbewahrung 262
– – Gerätegrößen 259
– – Grundausstattung 259
– – Indikation 258, 263
– – Infektionsschutz 262, 264

– – Komplikationen 261, 263
– – Kontraindikation 262, 264
– – Monitoring 261
– – Patientenrisiko 261
– – posttraumatische 257
– – Sedierung 260
– – Übungsphantom 263
– – Ventilationsanpassung 261
– – Vorkenntnisse 258
– – Weiterbildung 263–264
– Hygienekonzept 263
– Indikation 256
– Inhalationstrauma 1010
– Komplikation 703
– Lungenspender, potenzieller 1076
– Materialgewinnung 257
– starre 111, 124, 262
– – Indikation 262
– therapeutische Intervention 258
– Tracheotomie unter Jet-Ventilation 124
Bronchoskopieadapter 107, 113
Bronchospasmus 407
Bronchospastik 260
Bronchusblocker 258
Bronchuskompression nach Zavala 258
Bronchusstumpfausriss 706
Bronchusstumpfinsuffizienz **706**, 708
Bronchusverletzung 990
Brooke-Formel, modifizierte 1007
Brugada-Syndrom 759
– EKG 760
Brustwandableitung, elektrokardiografische
– bipolare **210**
– unipolare **210**
B-Streptokokken-Infektion 383
BTPS-Bedingungen 233
Budd-Chiari-Syndrom 472, 920, 970
– Therapie 922
Bülau-Thoraxdrainage **127**, 131
Bulbärhirnsyndrom 174, 176, 1056
– EEG-Muster 247
Bulbi, schwimmende 172
Bulbusoxymetrie 816
Bunsen-Löslichkeitskoffizient 232
Bunyavirus 600
Buprenorphin 373
Burkitt-Lymphom 964
Burn-out **48**
BURP-Manöver (Backward, upward and rightward pressure-Manöver) 92
Bursa omentalis, Lavage, kontinuierliche 917–918

Sachverzeichnis

Burst-Suppression-EEG 817, 875
Bürstenbiopsie, geschützte (PSB) 257, 508
B-Welle 815
Bypass
- femorofemoraler 786
- kardiopulmonaler 300
- – bei Hypothermie 1021
- – Inflammation **794**
- – Lungentransplantation 1078
Bypassoperation, Präkonditionierung, ischämische 727–728

C

Calcineurininhibitoren 1072, 1078–1080, 1084
- Medikamentenwechselwirkung 1079
California-Enzephalitis 600
cAMP (Cyclo-Adenosinmonophosphat) 363
cAMP-Konzentration, myokardiale 362, 364
Campylobacter
- coli 567, **569**
- jejuni 567–568, **569**
- – Resistenzentwicklung 569
- Nachweis 569
c-ANCA 433
Candesartan 741
Candida
- albicans 574, 577
- fluconazolresistente 585
- glabrata 544, 574
- Katheterinfektion 554
- krusei 544, 574
- lusitaniae 544
- Nachweis 574
Candida-albicans-Infektion 575
Candida-Antigentest 575
Candida-Infektion, invasive 573, **574**, 577
- hepatische 575
- Nachweisverfahren 575
- Risikofaktoren 574, 577
- Therapie 575, 577
- – bei Immunsuppression 584
Candida-Spezies 574
Candidämie 574
Candidasepsis 538
Candidiasis **538**, 954
- invasive 574
- Therapie 539
Candidurie 543
- Antibiotikatherapie 544
CAP (Community acquired Pneumonia) s. Pneumonie, ambulant erworbene
Capillary Leak 328, 354
Captopril 741
Carbamazepin 360
Carbapenem 500, 528

– bei nekrotisierender Pankreatitis 916
– bei Shuntinfektion 532
Carboanhydrasehemmer 453–454
Carboxyhämoglobin (HbCO) 191, 1032
– Messung 1032
Carboxyhämoglobin-Konzentrationen 1010
Cardiac Assist Device 644
Cardiac Index s. Herzindex
CARS (Compensatory antiinflammatory Response Syndrome) 915
Carvedilol 741
Caspase 618
Caspofungin 539, 544, **577**
– bei Candida-albicans-Infektion 575
– bei invasiver Aspergillose 577, 584
Ca^{2+}-ATPase (SERCA2a), sarkoplasmatische 383
Cavaschirmfilter 479
CCO-PAK 208
CD 4-T-Zellen 618
CD 14-Rezeptor 616
Cefazolin 528
Cefepim 499, 585
Cefotaxim 397, 499, 528
– bei Urosepsis 548
– Pneumonie-Initialtherapie 506
Ceftarolin 498
Ceftazidim 499, 528, 585
– bei Urosepsis 548
Ceftriaxon 396, 499
– bei eitriger Meningitis 528
– bei infektiöser Endokarditis 559
– Pneumonie-Initialtherapie 506
Cefuroxim 397, 499
– Dosisumrechnung bei Niereninsuffizienz 354
– Pneumonie-Initialtherapie 506
Central Conduction Time (CCT) 249
Centrum tendineum diaphragmatis, Ruptur 912
Cephalosporine 396, 499, 532, 560
– 3. Generation 396, 488, 532, 534
– – Darmdekontamination, selektive 491
$CHADS_2$-Score 137
Chancengleichheit 72
– versus Effizienz 73
Chemikalienentfernung 1025
Chemische Substanz
– basische 1025–1026
– saure 1025–1026
– Verätzung **1024**
Chemokine 618

Chemorezeptor 447
Chemosis 847
Chemotherapeutika 371
Chemotherapie
– Herzinsuffizienz 1089
– intensive, diffuse alveoläre Hämorrhagie **1088**
– Obstruktionssyndrom, sinusoidales (SOS) 1090
– Tumorlysesyndrom **964**
– Zystitis, hämorrhagische 1091
Chest Pain Unit (CPU 735
Cheyne-Stokes-Atmung 173
Chinidin 360
Chinin
– plus Clindamycin 596
– plus Doxycyclin 596
– Nebenwirkung 598
– Plasmaspiegel 598
Chinismus 598
Chinolone, Campylobacter-Resistenz 569
Chloralhydrat 393
Chlorhexidin-Mundspülung 493–494
Chlorhexidin-Silbersulfadiazin-Katheterimprägnation 552
Chlorid 382
Chloroquin 593, 595
– Plasmodium-vivax-Resistenz 595
Chlorthalidon 741
Cholangiopankreatikografie, endoskopische retrograde (ERCP) 255, 916
Cholestase 279
Cholesterinembolie 431
Cholesterinsenkung 839
Cholezystitis, akalkulöse 902
Cholinergikaintoxikation 649, 653
Cholinesterase 278–279
Cholinesterasehemmstoff 863, 865, **866**, 890
– Überdosierung 865
Cholinesteraseintoxikation 281
Chorea minor 761
Choriomeningitis, lymphozytäre 600
Choriongonadotropin, humanes 274
Chromaffines System 957
Chromogranin-A (CgA) 958
Chromophor 243
Ciaglia-Punktionstracheotomie **118**, 119, 121, 125
Ciclosporin A 360, 1072, 1078–1079, 1084
CICV-Situation (Cannot intubate, cannot ventilate) 106, **106**, 108, 111
– Trainingsprogramm 115
Cidofovir 601, 604
– bei CMV-Infektion **605**

CIDP (chronisch inflammatorische demyelinisierende Polyneuropathie) 857–858
Cilastatin 500
Cimetidin 646
C1-Inhibitor 456, 458–460
Ciprofloxacin 500, 585
– bei Parikarditis 764
– bei Urosepsis 548
Cisatracurium 375
Cisplatininstillation, intraperikardiale 764
Citalopram 890
CK-Erhöhung 893–894
CK-MB-Isoform 720, **721**
– Myokardinfarkt 720
CKD-EPI-Formel 279
Clamshell-Inzision 1078
Clarithromycin 500
Clark-Elektrode 243
Clearance
– hepatische 354
– – maximale 354
– intrinsische 354
Clemastin 646
Clichy-Score 1083
Clindamycin 540
– bei Aspirationspneumonie 506
– bei nekrotisierender Weichgewebefektion 521
Clip-Applikation, Aneurysmaverschluss 843
– endoskopische 253
Clodronat 966
Clonazepam 854
Clonidin 365–366, **792**, 873, 877
– beim Kind 394
– Nebenwirkung 881
– Verbrennung 1008
Clopidogrel
– Leitungsanästhesie, rückenmarknahe 477
– Thrombozytenaggregationshemmung 725
Clostridien-Infektion **1034**
Clostridium
– botulinum **568**, **868**, 870
– – Nachweis 869–870
– difficile 499, 501, 565, 567–568
– – hypervirulente Stämme 569
– – nosokomialen Ausbreitung 569
– – Toxinbildung 569
– – Wachstumsvorteil 569
– histolyticum 1034
– perfringens 520, 566, **568**, **1034**
– septicum 1034
– tetani **871**
Clostridiumtoxin 1034
C-MAC-Videolaryngoskop 97, **101**

CMV-Infektion 601, **604**, 608
- Diagnose 605
- nach Lungentransplantation 1080
- Prophylaxe 537, **606**
- pulmonale, nach Stammzelltransplantation 1087
- Therapie 538, 601, **605**, **1088**
- – bei Immunsuppression 585–586
CMV-Nachweis, histologischer 605
Coiling, Aneurysmaverschluss 843
Colistin 502
Comfort Care 72
Compensatory antiinflammatory Response Syndrome (CARS) 618 915
Competence-is-Brain-Konzept 836
Compliance
- intrakranielle 238
- linksventrikuläre 188
- pulmonale 185, 231, 237, 383, 690
- – Kind 384
- – statische 690
- – verminderte 308, 686, 1011
- rechtsventrikuläre 677
- respiratorische 309, 690
- statische 237
- thorakale 237
- ventrikuläre 714
Computertomografie **268**, 271
- abdominelle 269, 271
- – kontrastmittelgestützte 985
- – posttraumatische 985
- Atemnotsyndrom, akutes 661
- Kinder-Trauma-Sequenzen 999–1000
- kranielle 249, 268
- – bei Bewusstseinsstörung 526
- – Koma 808
- – Schädel-Hirn-Trauma **824**
- – Schlaganfall, ischämischer **833**
- – Subarachnoidalblutung 842
- – Xenon-Gas-Technik 241–242
- Lungenaspergillosenachweis 576–577
- Perikarderguss 130–131
- bei Peritonitis 512–513, 518
- posttraumatische **985**
- thorakale 268
- – Herzinsuffizienz 732
- – kontrastmittelgestützte 985
- – Tumordiagnostik 970

- bei Weichgewebeinfektion 520
- Wirbelsäule 829
- Zwerchfellrupturnachweis 912
Confusion Assessment Method for intensive Care Units (CAM-ICU) 370
Conn, Morbus 954, 961
Constant-Flow-Dilutionsmethode 197
Continuous positive Airway Pressure s. CPAP
Continuous-Flow-CPAP 307
Contre-Coup-Läsion 826
Contusio cordis 990
Coombs-Test 968
COPD s. Lungenerkrankung, chronisch obstruktive
Cor pulmonale 676
Cord-Zeichen 849
Cormack/Lehane-Einteilung, Glottissichtbarkeit 89, **92**, **106**
Cotrimoxazol s. Trimethoprim-Sulfamethoxazol
Cotton-Wool-Herde, retinale 557
Coup-Läsion 826
COX-2-Hemmer 427, 433
Coxsackievirusinfektion 601
CPAP (kontinuierlich positiver Atemwegsdruck) 231, 260, **306–307**, 409
- Beatmung, nicht invasive (NIV) 323, 662, 744
- bei akutem Atemnotsyndrom 662
- bei diffus parenchymatöser Lungenerkrankung 687
- nach Herzoperation 798
CPAP-Niveau 310–311
C-Peptid
- Ketoazidose, diabetische 941
- Koma, hyperosmolares 941
CPP (Cerebral Perfusion Pressure) s. Perfusionsdruck, zerebraler
CPR s. Reanimation, kardiopulmonale
CRB65-Score 504
Creutzfeldt-Jakob-Krankheit (CJD)
- Elektroenzephalogramm 247
- neue Variante (nvCJD) 338
CRH-Sekretion, Stressreaktion 956
CRH-Test 955
Critical Illness-related Corticosteroid Insufficiency (CIRCI) 280, **956**, 961
Critical-Illness-Myopathie (CIM) 861
Critical-Illness-Polyneuropathie (CIP) 402–404, **861**, 941

- Differenzialdiagnose 862
- Elektrophysiologie **862**, 863
- muskelrelaxanzienbedingte 861
- Therapie 862
CRP s. Protein, C-reaktives
Crush-Niere 428, 434
Crush-Syndrom 986, **993**, 996
Cryptosporidum parvum 566
Crystal 655
CT-Angiografie
- posttraumatische 825
- Schlaganfall, ischämischer 834
- Sinus-/Hirnvenenthrombose 848
- Traumasituation 985
C-Trach 110
Cuff 110
- extragroßer 120
Cuff-Druck 117–118
Cuff-Leak-Test **112–113**
Cushing, Morbus 953
Cushing-Reflex 1062
Cushing-Syndrom 789, **953**, 961
- iatrogenes 953
CW-Doppler-Sonografie **265**
c-Welle 186, 815
Cyanverbindungsintoxikation 653
Cyclophosphamid 433–434
Cyproheptadin 896
Cystatin C 280
Cytochrom-P450-System 1079

D

Dabigatranetexilat, Leitungsanästhesie, rückenmarknahe 476
Daclizumab 1079, 1084
Dacronprothese, aortale 785
Dalton-Gesetz 1028–1029
- HBO-Therapieziel 1032
Damage Control Surgery (DCS)
- Abdominaltrauma 991
- Beckenverletzung 993
- Extremitätenverletzung 995, 997
- – beim Kind 1000
- Polytrauma **986**, 987
- Thoraxtrauma 989
DAMP-Molecules (Danger-associated molecular Pattern Molecules) 622, 977
Danaparoid 475
Danger sensing Molecules 977
Danger-associated molecular Pattern Molecules (DAMP-Molecules) 622, 977
Dantrolen 883, **895**, 896
- bei Hitzschlag 1027
- Tetanus 873
Daptomycin 502, 560
DA-Rezeptor (Dopaminrezeptor) **362**, 363

Darmatonie 828, **829**, 993
- Guillain-Barré-Syndrom 857, **858**
- posttraumatische 993
Darmdekompression 572
Darmdekontamination, selektive **490**, **494**, 507, 991
- Bakteriämieprävention 491, 494
- Letalitätssenkung 492–493
- Patientenstratifizierung 491
- Pneumonieprävention 491, 494
- Resistenzstatistik 494
- Selektionsdruck 493
- Überlebensrate 491, 494
- bei Verbrennungskrankheit 1009
Darmdissektion 993
Darmentleerung
- forcierte 651
- postoperative 925
Darmgasansammlung 925
Darmgeräusche 899
- Ileus, postoperativer 925
- Punctum maximum 899
Darminfarzierung 929
Darmischämie, posttraumatische 993
Darmmukosa
- Bakterientranslokation 928
- Barrierefunktionsverlust 928
- Dopamineinfluss 363
- Durchblutung 928
- hypoxischer Gewebeschaden 928
- metabolische Aktivität 928
- Reperfusion 928
Darmparalyse, reflektorische 512, **898**
Darmperfusion 928
- Katecholaminwirkung 930
Darmperfusionsstörung, Kohlendioxidpartialdruckmessung, regionale 204
Darmrohr 163–164
Darmschlingen, flüssigkeitsgefüllte 925
Darmspülung
- bei gastrointestinaler Blutung 905
- orthograde 925
Darmverletzung 992
Dauerschmerz, somatischer 898
Davis-Spatel 94
Dazoxiben 1047
DDAVP s. Desmopressin
D-Dimere 274, 460–461, **477**, 478, 480
- Gerinnung, intravasale, disseminierte 481
DeBakey-Klassifikation, Aortendissektion 227–228, 786

1119

Sachverzeichnis

Débridement
- chirurgisches, intraabdominelles 516
- minimal invasives, Pankreasnekrose 917

Deefferenzierung 1056

Defibrillation **132**, 136, 140
- biphasische Schockform 132, **133**, 140, **299**
- Durchführung **133**, 749
- EKG-Signal 133
- EKG-Veränderung 134
- erfolglose 133
- Erfolgsrate 134
- erweiterte Reanimationsmaßnahmen 298, **298–299**
- externe 749
- Kind 133, 138, 304
- Laborveränderungen 134
- Medikamenteninteraktion 134
- notfallmäßige 749
- Rettungshubschrauber 135
- Sicherheit des Reanimationsteams 133
- Thoraximpedanz **132**, 133

Defibrillationsschwelle (DFT) 134

Defibrillator 132
- automatische Impedanzmessung 132
- BTE-Kurvenform (Biphasic truncated exponential Waveform) 133
- Elektroden 133
-- Positionierung 133, 299
- Energieabgabe 133
- externer, automatisierter (AED) 133, 135
- implantierter 143
- Kontaktgel 132
- RLB-Kurvenform (Rectilinear biphasic Waveform) 133
- R-Zacken-getriggerte Funktion 135

Defibrillatorimplantation 60

Defibrillatorweste 744

Defibrotide 1091

Defizit, fokal-neurologisches s. Herdzeichen neurologische

Dehnbarkeit, Ventrikelwand 714

Dehnungsrezeptor 436

Dehydratation 382, 437, 445
- Hämatokrit 641
- Hitzeschaden 1026
- hypernatriämische 959
- hypertone, extrazelluläre 450
- Ketoazidose, diabetische 942
- Nebennierenrindeninsuffizienz 954
- Schweregrad 387
- Volumentherapie 387
- zerebrale 438

Dekanülierung **114**, 115, 121
- akzidentelle 114

Dekompensation, kardiozirkulatorische
- Kompartmentsyndrom, abdominelles 934
- Pankreatitis, nekrotisierende 916

Dekompression, endoskopische 254

Dekompressionserkrankung **1029**

Dekompressionskrankheit **1029**
- Druck, intrakranieller 1030
- Intensivtherapie 1030–1031
- Monitoring 1030
- Oxygenierung 1030
-- hyperbare 1030
--- Therapieziel 1032
- Symptome 1029
- Therapieschema 1031
- Volumenmanagement 1030

Dekompressionsphase, Tauchgang 1028

Dekonditionierung 407, **410**

Dekontamination, orale, selektive 491, 494, 507
- Letalitätssenkung 493
- Pneumonieprävention 491, 494
- Resistenzstatistik 494
- Überlebensrate 491, 494

Dekortikationsstellung 169, **170**

Dekubitalulkus 402
- Prophylaxe 830, 838

Delegation von Aufgaben 49

Delir **169–170**, 370, 375–376, 885, **888**, 892
- diagnostische Kriterien 888
- hyperaktives 170
- hypoaktives 170
- postoperatives 798
- prädisponierende Faktoren 889
- Serotoninsyndrom, zentrales 895
- Therapie 890, 892
- Ursache 888

Delir-Screening 370

Deltatrac II 197, 209

Deltawelle 758

Demand Flow-CPAP 307

Demenzerkrankung 885

Dengue-Virus 601

Denkstörung 888–889

Dense Bodies 456–457

Dense Triangle 849

Dense tubular System 456

Depression 886
- Schlaganfall, ischämischer 838
- Suizidalität 889

Depressive Störung 886, **889**
- Kernsyndrom 889
- Therapie 890

Designer Drugs s. Droge, synthetische

Desinfektionsautomat 263

Desinfektionsmaßnahmen 69

Desmopressin 342, 390, 464
- bei Hämophilie A 466
- Lungenspender, potenzieller 1076
- Organspender, potenzieller 1064, 1066
- Tachyphylaxie 466
- bei Von-Willebrand-Syndrom 466–467
- bei zentralem Diabetes insipidus 959

Desoxyhämoglobin 447

Destination Therapy 149, **150**, **153**, 156, 745

Deszendorektostomie 516

Deutsche Interdisziplinäre Vereinigung für Intensiv- und Notfallmedizin (DIVI) 31, **38**

Deutsche Musterweiterbildungsordnung 32

Deutsche Stiftung Organtransplantation (DSO) 1062

Déviation conjugée 807

Dexamethason 540
- bei ATRA-Syndrom-Verdacht 968
- bei bakterieller Meningitis 528
- Kompressionssyndrom, spinales 972
- bei tuberkulöser Meningitis 536
- Wirkung relativ zum Kortisol 955

Dexamethasontest 954

Dexmedetomidin 370, **375**

Dextran 330

Dezelerationstrauma 228, 990
- Aortenruptur 787, **990**

Dezerebrationsstellung 169, **170**

Dezerebrationssyndrom 174

DGAI-Ausweis 115

DGU-Traumanetzwerk 979, 986

DGU-Traumaregister 976, 986

Diabetes
- insipidus 438–439, **959**, 961
-- Hirntod 1062, 1076
-- Organspender 1063, 1064
-- renaler 442, **959**, 960
-- Therapie 959
-- zentraler 813, **959**, 960
--- Volumentherapie 819
- mellitus, Ernährung 350

Diagnosis related Groups (DRGs) 59

Dialyse 440
- nach Herztransplantation 1070
- bei Hyperkalzämie 966
- Tumorlysesyndrom 965

Dialyseenzephalopathie 876

Diaphorese 957

Diaphragmainsuffizienz 232

Diarrhö
- Abdomen, akutes **898**
- antibiotikaassoziierte 499, **569**
- blutige 898
- Clostridium-difficile-assoziierte (CDAD) **569**, 572
-- Endoskopiebefund 570
-- Meldepflicht 571
-- rekurrente 571
-- schwere 570
-- Spontanheilung 570
-- Therapie 570
- bei enteraler Ernährung 351
- enterotoxinbedingte 565
- bei Immunsuppression 582
- infektiöse 67, **565**, 572
-- Antibiotikatherapie 566
-- bei Immunsuppression 568
-- blutige 567
-- Elektrolythaushalt 565, 572
-- Erreger 566
-- Erregerenteroadhärenz 565
-- Erregerinvasivität 565
-- erregertypische Schädigungsmechanismen 565, 572
-- fieberhafte 567
-- Flüssigkeitshaushalt 565, 572
- invasive 566
- Opioidwirkung 372
- paradoxe 898
- nach Stammzelltransplantation 1090
- wässrige 565, 567, 572, 898

Diastase, Ventrikelfüllung 713–714, **715**

Diastole **714**
- Phasen 714

Diät
- chemisch definierte 350
- hochmolekulare 350, 390
- nährstoffdefinierte 350
- niedermolekulare 350, 390

Diathese, hämorrhagische
- Diagnostik 462
- Therapie 467
- Thrombozytose 472
- zyanotischer Herzfehler 768

Diazepam 373
- beim Kind 392
- Eklampsie 1048
- Status epilepticus 853–854

Diazoxid 365

DIC s. Gerinnung, intravasale, disseminierte

Dichlorphenamid 451

Dienzephales Syndrom, frühes 174

Differenzdruckverfahren, paramagnetisches 197

Difficult Airway Blade (DAB) 95, 97
Digitalis
- Defibrillationswirkung 134
- Kardioversion 136
Digitalisantidot 653
Digitalisantikörper, monoklonale 135
Digitalisempfindlichkeit, gesteigerte 442–443
Digitalisglykoside **743**, 1070
- Dosierung 741
- Indikation 743
- Wirkung 743
Digitalisintoxikation 135–137, 281, **656**
- Antidot 653, **656**
Digitalsubtraktionsangiografie (DSA) 842
Digitoxin, Dosierung 741
Digitoxinrezeptor, Down-Regulation 356
Digoxin 359, 756, 758
- Dosierung 741
- Drug Level Monitoring 360
Digoxinähnliche immunreaktive Substanzen, endogene (DLIS) 437
Dihydralazin 365, 1047, **1047**
Dihydrogenphosphat 447
Dihydropyridin-Kalziumantagonisten-Intoxikation 656
Dilatation
- linksventrikuläre s. Ventrikel, linker, Dilatation
- rechtsventrikuläre s. Ventrikel, rechter, dilatierter
Dilatationspinzette, Punktionstracheotomie 119, 121, 125
Dilatationstracheotomie 114
- perkutane 124, 991
Dilatator
- Punktionstracheotomie 118, 120
- schraubenartiger 120–121, 125
Diltiazem 365, **682**
Diltiazemintoxikation 656
Dilutionsazidose 423, **451**
4-Dimethylaminophenol 653
Dimetinden 645, **646**
Dipyridamol 472
Dissektionsmembran 227, **786**
Distress-Syndrom, respiratorisches, infantiles 383
Diurese 442
- forcierte **651**, 993
- Herzinsuffizienz, akute 734
- hypothermiebedingte 302
- osmotische 942
- Schock 640
- – hämorrhagischer 641
- Volumentherapie 642
Diuretika
- Dosierung 741
- Herzinsuffizienz

- – akute 735
- – chronische 740
- kaliumsparende 741
- Kontraindikation 740
- Nebenwirkung 740
Divertikel 270
DIVI-Cost and Outcome Study 61
DKG-Empfehlung
- Intensivmedizin 44
- Pflegepersonalweiterbildung 45
DMPS (2,3-Dimercapto-1-propansulfonsäure) 653
DO_2 s. Sauerstoffangebot
Dobutamin 362, 365, 561, **737**
- bei Arginin-Vasopressin-Medikation 960
- Blutfluss, mesenterialer 930
- Dosierung 737
- Herzinsuffizienz, akute 737
- nach Herztransplantation 1071
- bei kardiogenem Schock 643, 647
- beim Kind 395
- bei Rechtsherzversagen 681, **682**
- bei Sepsis 630, **631**, 636
Dobutamin-Stressechokardiografie 727
Dokumentation 166–167
- Patiententransport 292–293
- Transfusion 334, 339
Domperidon 895
Dopa-Entzugssyndrom, malignes **893**, 893, 894
- Therapie 895
Dopamin **363**, 365, **737**, 893, 989
- Dosierung 737
- nach Herztransplantation 1071
- beim Kind 395
- Low-Dose-Therapie 363, 365
- Nebenwirkung 363
- Organspender, potenzieller 1064
- bei Rechtsherzversagen 681, **682**
- Wirkung, dosisabhängige 363
Dopaminagonist 895
Dopaminmangel 893
Dopaminrezeptor **362**, 363
Dopexamin **363**, 366
- bei Rechtsherzversagen 681, **682**
Doppelindikatordilutionsverfahren, transkardiopulmonales 193, **194**, 195, 209
- Basisparameter 194
Doppellumentubus 258, 704
Doppler-Echokardiografie, enddiastolische Flächen 676

Doppler-Flussprofil
- transaortales 225
- transmitrales 225
Doppler-Sonografie 265, 267
- endoskopische 251
- gepulste **265**
- Herzklappenfunktion 226
- transkranielle (TCD) **240**, 250
- – Flussgeschwindigkeit, zerebralarterielle 815
- – Hirntoddiagnostik 266, 1055, **1058**, 1059, **1060**
Doripenem 500
Dosieraerosol 672
Douglasschmerz 899
Download-Adressen 64
Doxycyclin 500, 595
Drainage 167
- Abszess 626
- interventionelle, bei nekrotisierender Pankreatitis 918
- – bei postoperativer Peritonitis 515
- nach Lungentransplantatabstoßung 1078
- venöse, zerebrale 846
Drainage-Einlage, abdominelle 516
Drainagesonde, intraventrikuläre 239
Dreikammerschrittmacher 767
DRG-System 59, 412, 986
- deutsches s. G-DRG-System
- Krankenhaushygiene **69**, 70
DRGs (Diagnosis related Groups) 59
Dringlichkeit 72
Droge, synthetische **883**, 884
- Intoxikation 655
Drogen-Screening 281, 650
- Koma 808
Drogenabusus 654
- HIV-Infektion 592
Drogenkonsum 880
- Maßnahmen **880**
Dronedaron 767
Druck
- arterieller
- – mittlerer 199
- – Monitoring 86
- – systemischer 190
- hydrostatischer
- – ARDS 665
- – kapillärer 189
- – Verbrennung 1005
- – Verschlussdruck, pulmonalkapillärer 189
- intermittierend positiver 30
- intraabdomineller 424, 932
- – erhöhter 932, 936, 1011
- – Messung 1011
- intrakranieller (ICP) 238–**239**, 698, **811**
- – Dekompressionskrankheit 1030

- – erhöhter **813**
- – – Algorithmus 818
- – – Bronchoskopie, fiberoptische, flexible 262
- – – Doppler-Spektren 816
- – – Einklemmungszeichen **813**
- – – Elektrophysiologie 817
- – – Intensivbehandlung **819**
- – – Koma 806
- – – Kompartmentsyndrom, abdominelles 934
- – – Kraniektomie 850
- – – Lagerungsmaßnahmen 819
- – – Mannitolgabe 820
- – – Minimal Handling 986
- – – Monitoring 814, 818
- – – Monitoring, metabolisches 817
- – – Natriumhaushaltsstörung **813**
- – – Osmotherapie 819
- – – Sauerstoffmonitoring **816**
- – – Schädel-Hirn-Trauma 825
- – – Sinus-/Hirnvenenthrombose 846, **847**
- – – Therapie 818
- – – Wasserhaushaltsstörung **813**
- – Messung 239, 814, **826**
- – – invasive 815
- – Monitoring **238**
- – – posttraumatisches 982
- – Normwerte 811
- – Senkungsrisiko 239
- – Therapieziel 814
- – intrathorakaler, erhöhter 324
- intravasaler 185
- – Atmungseinfluss 186
- – kolloidonkotischer 328
- – kolloidosmotischer
- – – schwangerschaftsbedingte Erkrankung 1041
- – – Verbrennung 1005
- – linksventrikulärer 712
- – – Complianceeinfluss 714
- – – enddiastolischer (LVEDP) 186, 188
- onkotischer 435
- osmotischer 435
- positiv endexspiratorischer s. PEEP
- pulmonalarterieller s. Pulmonalarteriendruck
- pulmonalkapillärer
- – Acute Lung Injury 660
- – Atemnotsyndrom, akutes 660
- pulmonalvenöser 187
- rechtsatrialer 190
- rechtsventrikulärer
- – enddiastolischer (LVEDP) 190
- – systolischer Spitzendruck 190, 226

- subfaszialer 1011
- transmuraler 185
- zentralvenöser (ZVD) s. Venendruck, zentraler

Druckbelastung
- linksatriale 781
- linksventrikuläre 778
- rechtsventrikuläre 675, 773, 782

Druckgradient, transvalvulärer, Aortenklappenstenose 778

Druckinfusion, intraossäre 86

Druckinfusionssystem, Körperkerntemperaturanhebung 1022

Druckkammer 1010
- Intensivpatient 1032
- psychogene Probleme 1035
- Sauerstoffkonzentration 1035

Druckkurve
- pulmonalarterielle 183
- rechtsatriale **186**

Druckmesssonde, intrakranielle 826

Druckmessung
- intravesikale 932, **934–936**
- kontinuierliche 41

Drucktransmission zum PAOP 188

Druckunterstützung, inspiratorische s. Pressure Support Ventilation

Druckvariation, systolische (SPV) 199

Druck-Volumen-Beziehung
- enddiastolische 714
- endsystolische 714

Druck-Volumen-Kurve, linksventrikuläre 714

Drug Holidays 368

Drug Level Monitoring 360–361

Drug Monitoring 428

Drug Reinstatement, ehemaliger Suchtkranker 883

Dual-Use-Helikopter 291

Dual-Use-RTW 291

Duchenne, Morbus 320, 323

Ductus
- arteriosus, persistierender 383, **772**
- Botalli s. Ductus arteriosus

Dünndarmblutung 907

Dünndarmdirektpunktion, endoskopische 254

Dünndarmperforation 913–914

Dünndarmsegmentresektion 516, 907
- bei Perforation 913

Dünndarmspiegel 900

Dünndarmzottenatrophie 160

Duodenalperforation **913**, 914

Duodenalulkusblutung 904, 907

Duodenalulkusperforation 900, 913

Duodenumperforation 516

Duplexsonografie **266**, 267
- farbkodierte (FKDS) **266**, 267
- transkranielle 266
- – Hirntoddiagnostik 266

Duraektasie, lumbosakrale 771

Durchblutung, zerebrale s. Hirnperfusion

Durchfall s. Diarrhö

Durchgangssyndrom s. Delir

Durchwanderungsperitonitis 511

Dysäquilibrium-Syndrom 876

Dysästhesie 856

Dysfunktion
- autonome, kardiale 213
- endotheliale 619, 1039, 1049
- kardiozirkulatorische 620
- – Schock **638**
- kortikospinale, Bewegungsmuster 807
- linksventrikuläre 731, 739, 741, 1089
- – myokarditisbedingte 762–763
- myokardiale, Rechtsherzversagen 675
- rechtsventrikuläre **675**, 684
- – nach Herztransplantation 1069, **1069**
- – Kreislaufunterstützungssystem 1072
- zentralnervöse, Hitzschlag 1027–1028

Dysphagie 838

Dysplasie, bronchopulmonale 383

Dyspnoe 232, 660, 684
- akute 669
- Angina pectoris 719
- Herzinsuffizienz 730
- kardial bedingte 278, 675
- pulmonal bedingte 278
- therapierefraktäre 668
- nach thoraxchirurgischem Eingriff 705
- Vena-cava-superior-Syndrom 970
- Zunahme bei COPD 667

Dysregulation
- autonome 830
- kardiovaskuläre, akute 958
- neuroendokrine 946
- orthostatische 955

E

Early-Antigen-Nachweis, CMV-Nachweis 605

Early-Onset-Myastheniagravis 864

Easy-Flow-Drainage 516

Ebola-Virus 600

Ebstein, Morbus **771**
- Arrhythmie 767

Echinocandine 575, 585

Echokardiografie 219, 678
- dreidimensionale 228
- Echokontrast, spontaner 562
- Endokarditisnachweis 529
- Herzfehler, angeborener 766
- Herzinsuffizienz 732
- nach Herzoperation 795
- Indikation 220
- Kind **380**, 397
- Kurzachsenschnitt 221, 223
- Myokardinfarkt 643
- Myokarditis 762
- Organspender, potenzieller 1063
- Perikarderguss 129–131, 764
- Perikarditis, konstriktive 765
- Perikardtamponade 764
- Polytrauma 981
- Schock 640
- Spontanechos (TEE) 226
- transösophageale (TEE) 177, 220, **222**, 229, 562
- – bei Endokarditisverdacht 558
- – Fractional Area Change 225
- – Gasembolieverdacht 1030
- – Grundpositionen 224
- – Herzinsuffizienz 732
- – nach Herztransplantation 1069
- – Indikation **223**, 226
- – Komplikation 223
- – Kontraindikation 223–224
- – Kreislaufüberwachung 220
- – Mukosaperforation 224
- – Rechtsherzversagen **676**, 684
- – Schnittebene 223–224
- – Sonde, multiplane 224
- – Sondenposition 223
- – Sondenverweildauer 220
- – Stellenwert 222
- – Vorbereitung 223
- transthorakale 220, **220**, 229, 732
- – apikale 221
- – M-Mode 221–222
- – orientierende 220
- – parasternale 221
- – Schnittebene 221
- – subkostale 221
- – subxyphoidale 221
- – suprasternale 222

ECHO-Virus-Infektion 601

Ecstasy 655, **883**

Ecstasy-Intoxikation 884

Eczema herpeticum 603

EDTA (Ethylendiamintetraessigsäure) 653

Effektivitätssteigerung 33

Effizienz 72
- versus Chancengleichheit 73

Effizienzanalyse 34

Effizienzsteigerung 33

EHEC-HUS 429

Ehlers-Danlos-Syndrom 786

Eigenatmung bei Beatmungstherapie 688

Eigenatmungsunterstützung 315

Eigenblut-Erythrozytenkonzentrat 339

Eigenblutspende, präoperative 341

Eigenmacht, ärztliche, verbotene 50

Ein-Röhren-Modell, Indikatordilutionsverfahren, transkardiopulmonales 193

Einatemmuskeltraining 410

Einatemtechnik 408

Einflussstauung
- obere 228, 675, 970
- – bei Mitralklappenstenose 781
- – Perikarditis, konstriktive 765
- venöse 784

Eingriffsgenehmigung, Betreuungsgericht 52

Eingriffsrisiko 52

Einklemmung, intrakranielle
- Hirnstammpotenziale, akustisch evozierte 817
- obere 814
- untere 814
- Zeichen 813

Einlungenventilation 994

Einmalkatheterismus, intermittierender **157**, 159, 829

Einpersonen-Druckkammer 1031

Einschlusskörperchen, granulozytäre 469

Einsekundenkapazität (FEV_1), nach Lungenresektion 703

Einsichtsfähigkeit des Patienten 52

Einthoven-Ableitung, elektrokardiografische 210

Einwilligung des Patienten 50, **51**, 57
- Dokumentation 51
- mutmaßliche 51, **54**, 57, 891
- rechtswirksame 891
- verweigerte 51

Einwilligungsfähigkeit des Patienten 52, **890**, 892

Einzelaugenbewegung 173

Einzelmuskelkraft 405

Eisen(III)hexacyanoferrat(II) 653

Eisencarboxymaltose 733

Sachverzeichnis

Eisenmenger-Syndrom **768**, 772, 774
– Schwangerschaft 769
Eisensubstitution 768
– bei Herzinsuffizienz mit Anämie 733
Eisenverbindungsingestion 653
Eitermaterial, Transport 287
Eiweiß 274
Ejektionsfraktion
– echokardiografische 225
– linksventrikuläre 221
– – reduzierte 730
– rechtsventrikuläre (RVEF) 183, 190, 208, **678**
Ejektionsphase, linksventrikuläre 712
Ejektionsstörung, kardiale 395
Ejektionszeit 198
EKG (Elektrokardiogramm/-grafie) 210, 219
– Ableitung 210
– – rechtspräkordiale 720
– Alterseinfluss 212
– bei antiarrhythmischer Therapie 749
– Auswertung 212
– – automatische 213
– Differenzialdiagnose 217
– digitale Frequenzaufnehmer 378
– Elektrodenplatzierung 210
– Elektrolytveränderung **218**, 440
– erweiterte Reanimationsmaßnahmen 298, **298**, 305
– Habituseinfluss 212
– Herzachsendrehung 676
– Herzfehler, angeborener 766
– Herzinsuffizienz 731
– nach Herzoperation 795
– Herzrhythmusstörung 747
– nach Herztransplantation 212
– Herzzyklus 712
– Hypertension, pulmonale 675
– Hypothermiewirkung 1018–1019
– Infarktableitungen 214–215
– infarktähnlicher Befund 215
– isoelektrische Linie 134
– J-Wellen 1018–1019
– Kind **212**, **379**, 397
– Lagetyp **212**
– Linkstyp 212
– – überdrehter 378
– Myokardinfarkt, akuter 213
– Myokarditis 762
– Neugeborenes/Säugling **379**
– Niedervoltage 218, 765
– normales 210, **217**
– Osborn-Wellen 1018–1020
– P-Welle s. P-Welle
– Perikarditis 215, 764

– QRS-Komplex s. QRS-Komplex
– Rechtstyp 212
– – überdrehter 145
– sägezahnförmige Flatterwellen 755
– Schrittmachersonden-gekoppeltes 146
– Spätpotenzialregistrierung 213
– Spiegelbild 215
– nach Stromverletzung 1016
– ST-Strecke s. ST-Strecke
– Steiltyp 212
– Terminologie 211
– ZVK-Lagekontrolle 83
EKG-Monitoring-System 720
EKG-Registrierung, schrittmachergekoppelte, Positionierung 145
EKG-Signal, Defibrillation 133
Eklampsie 431, **1038**
– Ätiologie 1039
– Definition 1038
– Hämodynamik 1041, 1049
– Inzidenz 1039, 1049
– Komplikation 1041
– Konvulsionssymptome 1042
– Mortalität 1039
– Pathophysiologie 1039–1040
– Prodromi 1040
– Therapie 1046
– – antikonvulsive 1048–1049
– Transaminasenanstieg 1043
Ektasie, anuloaortale 781, **785**
– Operation 785
Elastance 714
Elektrode
– intrakardiale 138
– ionenselektive 437
Elektrodenaturierung 1015
Elektrodendislokation 144–145
Elektrodenkatheter
– transösophagealer 135
– transvenöser 135
Elektrodenkontaktgel 132–133
Elektroenzephalogramm/-grafie (EEG) 245, 251, **817**
– Alpha-Wellen, reaktionslose 247
– Amplitudenabnahme 247
– Enzephalopathie
– – hepatische 875
– – hypoxämische 876
– – urämische 876
– epilepsietypische Aktivität 851, 855
– Frequenzverlangsamung, zerebrale 247
– hirnelektrische Stille 1058, 1060
– Hirntoddiagnostik 1055
– isoelektrische Einblendung 247

– Koma 808
– Locked-in-Syndrom 1056
– Minderdurchblutung, zerebrale 246
– reizevoziertes 245
– Spikes-Aktivität 247
– Status epilepticus 852
– Suppression-Burst-Aktivität 247
Elektrokardiogramm/-grafie s. EKG
Elektrokrampftherapie 855
– Katatonie, akute, lebensbedrohliche 895
Elektrolyte 274, **276**
– Kind 382, 391
– Reanimation, kardiopulmonale 301
Elektrolytentgleisung
– Crush-Syndrom 993
– Hyperaldosteronismus, primärer 954
– Hyperkortisolismus 954
– Hypothyreoidismus 949
– iatrogene 943
– Ketoazidose, diabetische 942
Elektrolythaushalt **435**, 445
– Hirnödem 819
– Infektion, gastrointestinale 565, 572
Elektrolytlösung, isotone 819
Elektrolytstörung 134
– Alkoholintoxikation, akute 882
– Enzephalopathie **879**, 880
– hypothermiebedingte 1019
– Tumorlysesyndrom 965
– bei Wiedererwärmung 1019
Elektrolytsubstitution 391
Elektrolytverschiebung
– Diabetes insipidus 959
– schleifendiuretikabedingte 736, 740
Elektromyogramm/-grafie (EMG), Enzephalopathie, urämische 404, 875
Elektroneutralität 435, 448
Elektroporation 1015
Elektrotherapie 411
El-Ganzouri-Risikoindizes, schwieriger Atemweg 90–91
ELISA (Enzyme-linked immunosorbent Assay) 570
– HIV-Antikörper-Nachweis 588
Embolektomie 479
Embolie
– bei Aortenatheromatose 787
– arterielle 227
– Doppler-Sonografie, transkranielle 240
– katheterbedingte 84
– okkludierende, intrakranielle 562

– paradoxe 676, **773**
– bei Vorhofflimmern 749
– zerebrale 240
– – bei infektiöser Endokarditis 561–562
Emboliequelle, kardiale 220, 227
Embolisationstherapie 253, 270
– Blutung
– – bei Beckenverletzung 993
– – gastrointestinale, untere 907
EMLA-Crème 391, 393
Emphysemthorax 82, 320
Empty Triangle 849
Empyem, subdurales 523, 534, 541
– MRT-Befund 535
Enalapril 741
Endarteriitis 546
Endobronchialtubus, kontralateraler, bei Atemwegsblutung 258
Endokarditis verrucosa rheumatica 761
Endokarditis 155, 167, 525, 563, 760, 765
– bakterielle, Herdenzephalitis 529
– Begleitmyokarditis 557
– bei Drogenabhängigkeit 592
– Echokardiografie 220
– – transösophageale 226
– der Herzklappenprothese 777
– infektiöse **555**, 563, 765
– – bei angeborenem Herzfehler 768
– – Herzklappeninsuffizienz 560, **561**
– – Komplikation 560, 564
– – – embolische 561
– – – neurologische 562–564
– – Kreislaufdysregulation, septische 560
– – Laborbefund 557
– – Letalität 556
– – Monitoring 558
– – Nierenversagen, akutes 563
– – Pharmakaelimination 560
– – polymerassoziierte 557, **563–564**
– – Prädisposition 556, 563
– – präthrombotische Situation 562
– – Reinfektionsprävention 563–564
– – Rezidivinfektion 563
– – Schock 560
– – Sepsis, persistierende 561
– – Therapie 558, 563
– – – antimikrobielle 558
– – – Resistenzen 560
– – – Wirkspiegel-Monitoring 560
– – Thromboembolierisiko 561

Sachverzeichnis

– – ZNS-Beteiligung 562
– kulturnegative 558, 560, 563
– rheumatische 761
– nach Stammzelltransplantation 1089
Endokarditisprophylaxe 778
Endokarditisverdacht, unbestätigter 557, 563
Endokardläsion, katheterbedingte 84, 185
Endokrine Störung 940
– Enzephalopathie 878
– hypothermiebedingte 1020
– kritische Erkrankung 940
– Multiorganversagen 941
Endomyokardbiopsie 732
– Indikation 762
– Myokarditis 762
Endorganminderperfusion, Herzinsuffizienz, akute 734
Endoskopie 255
– abdominelle 513
– bei akuter gastrointestinaler Blutung 902, **905**, **909**
– diagnostische **252**, 255
– gastrointestinale **251**
– Ösophagusverätzung 912
– therapeutische 252–253, **253**, 254–255
Endoskopreinigungsautomat 263
Endothelalteration 456
Endotheldysfunktion 718–719, 728
Endothelfunktion
– antithrombogene **460**, 461, **461**
– Blutgerinnung **460**, 461
– prothrombogene 461, **461**
– Sepsis 621
Endothelial Leukocyte Adhesion Molecule-1 (ELAM-1) 619
Endothelin 458, 956
– Sepsis 619
Endothelin-1 365
Endothelin-1-Rezeptor-Antagonist 680
Endothelin-A-Rezeptor 356
Endothelin-A-Rezeptor-Antagonisten 1071
Endothelin-B-Rezeptor-Antagonisten 1071
Endothelschaden, hitzebedingter 1027
Endotoxin 616
Endotrachealjet 410
Endotrachealtubus 672, 687
– Atemarbeit 308
– Bronchoskopie, fiberoptische, flexible 261
– Druckirritation 113, 117
– fiberbronchoskopische Überprüfung 257
– Größe 385
– Lagekontrolle **110**, **112**, 980
– – beim Kind 303

– Luftleckage 112–113
– Lungenschädigung 698
– Platzierung, blinde 110, 113
– Tracheaveränderung 117
– Wechsel 113
Energiebedarf 345, 391
– Frühgeborenes 381
– Kindesalter 1012
– bei Verbrennung 1008, 1013
– – beim Kind 1008, **1012**
Energiedefizit, Mortalität 345
Energieverbrauchsmessung s. Kalorimetrie
Energiezufuhr
– Fettanteil 346
– nach Herztransplantation 1073
– Proteinanteil 347
– Trauma 348
Engraftment-Syndrom 1086–1087, **1088**
Enolase, neuronenspezifische 810
Enoximon 364, **738**
– Dosierung 737
– nach Herztransplantation 1071
– bei Rechtsherzversagen **682**
– Wirkmechanismus 681
Entamoeba histolytica 567–568
Entbindung, vaginale, Thrombozytenzahl 1048
Enteritis
– akute 565, 572
– chronische 565, 572
– Pseudomonas-aeruginosa-induzierte 569
– nach Stammzelltransplantation 1090
Enteritis, hämorrhagische 429
Enterobakterien
– Breitspektrum-β-Laktamase-produzierende 488, 490, 502
– gramnegative
– – Ciprofloxacin-resistente 497
– – Meningitis 528
Enterobakterienpneumonie, Antibiotikatherapie, empirische, initiale 506
Enterococcus
– faecalis
– – Endokarditis 556, 559
– – High Level Resistance gegen Streptomycin 559
– faecium, Endokarditis 556
Enterokokken
– Endokarditis 556, 559
– – Thromboembolierisiko 561
– multiresistente 488
– Penizillinresistenz 556
– vanA/vanB-Resistenz 560
– vankomycinresistente (VRE) 502
– – Resistenzentwicklung 496

Enterokolitis
– bei Immunsuppression 582
– nekrotisierende 383
– neutropene **969**
– – Operationsindikation 969
– pseudomembranöse 902, 969
Enterotoxin **565**
Enterotoxin A 569
Enterovirusinfektion 601
Enthauptungslinie 1057
Entlastungslaparotomie 1011
Entscheidungsfindung, medizinische 76, **76**, 79
– Mehrdimensionalität 76
– Stufenplan 73, 76
Entstauungstherapie, physikalische, komplexe 411
Entwicklungsziele, persönliche 48
Entzugsdelir 365–366
Entzugssyndrom, Opioide 372
Entzündung, nach kardiopulmonalem Bypass 794
Entzündungsmarker **277**
Entzündungsmediatoren 632
– antiinflammatorische Effekte 977
– Bypass, kardiopulmonaler **794**, 802
– intrazerebral freigesetzte 977
Entzündungsparameter, Sepsis 611
Entzündungsreaktion, COPD-Exazerbation 667
Enzephalitis 529, **536**, 541, 852, 878
– akut nekrotisierende 603
– autoimmun vermittelte 537
– biphasischer Verlauf 537
– hämorrhagisch-nekrotisierende, Neugeborenes 603
– paraneoplastische 537
– nach Stammzelltransplantation 1092
– virale 601
– – Therapie 538
Enzephalopathie
– diffuse **874**
– – Sinus-/Hirnvenenthrombose 847
– – Elektroenzephalogramm 247
– Elektrolytstörung **879**, 880
– endokrine Störung **878**, 880
– hepatische 279, 349, 425, **875**, 876, 879, 919, **920**
– – Ernährung 922
– – Leberversagen, akutes 1082
– – Stadieneinteilung 921
– – Symptome 875, **920–921**
– – Therapie 922
– hyperkapnische 232, 452
– hypertensive 811, **877**, 879
– hypoxische **876**, 879
– – Bildgebung, kranielle 876

– – MRT-Veränderungen 877
– metabolisch bedingte 247
– Säure-Basen-Haushalt-Störung **879**, 880
– schwangerschaftsbedingte Erkrankung 1041–1042
– septische 523
– urämische 875, **875**, 879
– – Symptome 875
Enzephalopathiesyndrom, posteriores, reversibles (PRES) **877**, 879
– MRT-Veränderung 878
Enzymerhöhung, kardioversionsbedingte 138
Enzymkontrolle nach Lebertransplantation 1084
EPIC-II-Studie 487
Epididymitis 157, **545**
– akute 545
Epididymoorchitis 267
– akute 543
– Antibiotikatherapie 545
Epiduralanästhesie **926**
– thorakale 709, 926
Epilepsie (s. auch Anfälle, epileptische) **851**, 855
– Klassifikation 851
Epiphysenfuge 998
Epivir 601
Eplerenon 741
Epsilon-Aminocapronsäure 342
Epstein-Barr-Virus-Infektion 601
– Therapie 538, 601
Erbrechen
– Abdomen, akutes 899
– infektionsbedingtes 67
Erbrochenes, fäkulentes 899
ERCP (endoskopische retrograde Cholangiopankreatikografie) 916
Erfrierung 1017, **1018**
– gefährdete Körperregionen 1018
– Gradeinteilung 1018
– Maßnahmen 1018
Ergotherapie **410**, 413
Erlanger Liste naturlatexfreier Medizinprodukte 646
Erlanger Mikrolichtleiterspektrophotometer (EMPHO) 177
Ernährung
– enterale 160, 252, **254**, 255, **345**
– – bei akuter Pankreatitis 916
– – Diarrhö 351
– – Durchführung 350
– – frühpostoperative 926
– – nach Herztransplantation 1073
– – Indikation 345
– – Kind 390, **390**, 398
– – nach Lebertransplantation 1084
– – Nierenersatzverfahren 349

Sachverzeichnis

– – postoperative 930
– – Überwachung 351
– – Unverträglichkeitsreaktion 346
– parenterale 82, **345**
– – Bedarf 391
– – Durchführung 350
– – Entwöhnung 350
– – europäische Leitlinie 345
– – Indikation 345, 433
– – Kind 390, **390**
– – peripher-venöse 391
– – Überwachung 351, 391
Ernährungslösung 1009
Ernährungssonde **160**, 254, 355
– Anlage
– – mit Durchleuchtung 160
– – elektromagnetisch geführte 160
– – intraoperative 160
– Entfernung 161
– Fixierung 161
– jejunale 160
– Liegedauer 161
– Material 161
– mehrlumige 160
– nasoduodenale 160, 163, 390
– nasoenterale 160
– nasogastrale 160, 163, 390
– operativ eingebrachte 160
– perkutane 160
– Pflege 161
– Tablettenapplikation 161, **355**
Ernährungstherapie **343**
– Durchführung **350**, 351
– Indikation 345, 351
– Kind **390**, 398
– Organspender, potenzieller 1064
– Patientenauswahl 345
– Überwachung 350
Erregbarkeit, neuronale 442–443
Erreger s. auch Infektionserreger
– carbapenemresistenter 496
– Enteroadhärenz 565
– gramnegative
– – Endokarditis 560
– – Katheterinfektion 554
– – nosokomiale 488, **496**
– – Resistenzentwicklung 496
– grampositive, nosokomiale **496**
– Invasivität 565
– mehrfachresistente, gramnegative Erreger (MRGN) 68
– multiresistente **68**, 70, 284
– – Besiedelung, Komplexbehandlung 61
– – Extended-Spectrum Betalaktamase-bildende (ESBL) 68, 70
– – Infektionsprävention 69

– – Infektionsstation 69
– – Patientenstratifikation 497
– – Risikofaktoren 496
– Nachweis, Fehlinterpretationen 584
– – Sepsis 614
– nosokomiale 486
– Reservoir, gastrointestinales 490
– Resistenzentwicklung 499, 502
– Resistenzspektrum 68
Erreger-Screening 68
Erreger-Surveillance 69
Erregerstatistik 496
Erregungsausbreitung, intraventrikuläre, Störung 212
Erregungsausbreitungsstörung, kardiale 557
Erregungsbildungsstörung, kardiale **747**
Erregungsleitung, kardiale
– Mehrfachblockierungen 218
– verzögerte 216
Erregungsleitungsstörung, kardiale **747**
– im AV-Knoten 754
– im His-Purkinje-System 754
Erregungspersistenz, intraventrikuläre, Störung 212
Erregungsrückbildung, kardiale, Störung 212, 216
Erregungsüberleitung, atrioventrikuläre, Störung 212
Erschöpfung, respiratorische 308
Erstickungs-T 214
Ertapenem 500
– Pneumonie-Initialtherapie 506
Erysipel 521
Erythromelalgie 970
Erythromycin 500
– Ileus, postoperativer 926, **927**
Erythrozyten
– Aggregation, kältebedingte 1018
– im Liquor 281
– Technetium-markierte 270
Erythrozytenkonzentrat 333, 387, 969
– Bedarf bei gastrointestinaler Blutung 907–908
– Bedarfsberechnung 389
– bestrahltes 390
– Blutgruppe 0 982
– Dosierung 334
– gewaschenes 390
– Haltbarkeit 389
– leukozytendepletiertes 390
– Rh(D)-positives 341
– serologische Verträglichkeitsprüfung 334
– Temperatur 334
– ungekreuztes 341, 388

Erythrozytentransfusion 60, **333**, 340–342
– AB0-verträgliche 334
– Bedside-Test 334, 339, 341
– Geschwindigkeit 334, **340**
– Hämoglobinveränderung 389, 398
– Kind 389
– Nebenwirkungen 334
– bei Sepsis 630–631, 636
– Sofortreaktion, hämolytische 334
– verzögerte hämolytische Reaktion 334
Erythrozytose 768
ESBL (Extended-Spectrum Betalaktamase-bildende multiresistente Erreger) 68, 70
Escharotomie **1007**, 1012
– Stromverletzung 1016
Escherichia coli
– enterohämorrhagische 429, 565, 567
– – hämolytisch-urämisches Syndrom (HUS) 572–573
– – Stuhluntersuchung 572
– enteroinvasive 567
– enterotoxische 566
– Extended-Spectrum Betalaktamase-bildende 68
– O157\|H7 572
– Shiga-Toxin-produzierende 429
Esmarch-Handgriff 296
Esmeron, Antagonisierung 107
ESPEN-Leitlinie 344
Etacrynsäure 741
Etappenlavage 516
Ethambutol **536**, 590
Ethanolinfusion bei Methanolintoxikation 652
Ethik 71, 78
– Konfliktkonstellation **72**, 78
Ethikkomitee, klinisches 78–79
Ethikkommission 71
Ethylenglykolintoxikation 652
Etomidat 374, **820**, 957
– beim Kind 393
EUREGIO MRSA-net **70**
Eurotransplant (ET) 1062, **1074**
Evaporation 1026
Eve 655, **883**
Evens-Syndrom 471
Everolimus 1072, 1079
Evidence based Medicine (EBM) **35**, 62
Evidenzgrad 35
EVLW s. Lungenwasser, extravaskuläres
Exanthem
– antibiotikaassoziiertes 499
– Meningikokkenmeningitis 526
Exhausted Platelets 458

Explantation 74
Exsikkose, Ecstasy-bedingte 883
Exspiration, Beatmung 237
– kontrollierte 308
Exspirationsmuskeltraining 410
Exspirationstechnik, forcierte 408
Exspirationsvolumen, forciertes 668
Exsudat, pleurales 127
Extrapyramidale Störung, neuroleptikabedingte 653
Extrasystolen 746
– nach Kardioversion 136
– ventrikuläre 746, **758**
Extremität
– Palpation 167
– Stromverletzung 1015
Extremitätenableitung, elektrokardiografische **210**
Extremitätenverletzung **994**, 997
– Kind **1000**
– Kompartmentsyndrom s. Kompartmentsyndrom
– Rekonstruktion 995
– Versorgung 995
– Weichteilverletzung 995, 997
Extubation
– akzidentelle 90, 114
– Beatmung, nicht invasive (NIV) 324
– Fast-Track-Konzept **33**, **795**
– nach schwieriger Intubation **112**, 113–115
Eye-roving 807
EZ-IO-Infusionssystem 85

F

Fab-Fragmente 653, **656**, 657
Facharzt, interdisziplinär intensivmedizinisch tätiger 39
Fachgesellschaften 31
Fachkinderkrankenpflegekräfte, Weiterbildung 45
Fachkrankenpflegekräfte, Weiterbildung 45
Facies mitralis 781
Faktor
– fibrinstabilisierender 458
– natriuretischer, atrialer (ANF) 639
– plättchenaktivierender (PAF) 457
Faktor 13 274
Faktor kappa B, nukleärer (NF-κB) 616
Faktor VII 459
– humaner, aktivierter, rekombinanter 463–464, 482
– – Polytrauma **983**
Faktor-VIIa, humaner, rekombinanter **464**

1125

Sachverzeichnis

Faktor VIII **459**, 466
Faktor-VIII-Aktivität 342
Faktor-VIII-Bestimmung bei Lebererkrankung 480
Faktor-VIII-Hemmkörper 467
Faktor-IX-Konzentrat, Faktor-X-haltiges 483
Faktor-V-Leiden 474
Faktor-V-Mangel 463
Faktor-VII-Mangel 463
Faktor-X-Mangel 463
– erworbener 483
Faktor-XI-Mangel 463
Faktor-XII-Mangel 463, **465**
Faktor-XIII-Mangel 462–463
– Polytrauma 983
Faktor-VIII-Molekül, Defekt 465
Faktor-IX-Molekül, Defekt 465
Faktor-VIII-pd-Konzentrat, VWF-haltiges 466–467
Faktor-VIII-Restaktivität 466
Faktor-IX-Restaktivität 466
Faktor-VIII-Substitution 464
Faktor-IX-Substitution 464
Faktor-XIII-Substitution 464, **983**
Faktor-VIII-Wert, erhöhter 474
Fallbesprechung 49
Fallot-Tetralogie **773**
– Korrektur, Arrhythmie 767
Fallpauschale 62
Fallpauschalensystem 59, 62
Famciclovir 601
– bei Alphaherpesvirus-Infektion 604
Fanconi-Syndrom 469
Fantoni-Tracheotomie 120, 123–125
Farbstoffinstillation, transendoskopische 253
FAST (Focused abdominal Sonography for Trauma) 985
Fast-Response-Thermodilutionstechnik 677
Fast-Track-Konzept 33, **795**
– Voraussetzungen 795
Fasziennaht, abdominelle 516
Fasziitis, nekrotisierende 519–521, **546**, 1035
Fasziotomie 995
– Stromverletzung 1016
Fatty Streaks, koronare 718, 728
Faustschlag, präkordialer 140, **299**
Fazialisparese 856, 869
– Tetanus 872
Fehlernährung 344
Fehlintubation 89
Fehlpunktion 84, 86
Fehlverhalten 48
Feinnadelbiopsie, transthorakale, perkutane, CT-gesteuerte 970
Feinnadelkatheterjejunostomie 161

Femurpunktion 85
Fentanyl 136, 372
– beim Kind 394
Fettbedarf 391
Fettsäuremuster 344
Fettsäuren
– essenzielle 346
– freie, Erhöhung, wachstumshormonbedingte 947
– mittelkettige, synthetische s. MCT-Fette
Fettstoffwechsel 344
– Nierenversagen, akutes 433
– Stressreaktion, metabolische 344
Fettzufuhr 346, 1009
– Komponenten 348
Feuchtigkeitstauscher 1021
^{18}F-FDG-PET (Fluordeoxyglukose-Positronenemissionstomografie), Nachweis vitalen Myokardgewebes 727
Fiberbronchoskop **256**
– Größe 259
– Wedge-Position 258
Fibrin 458, 461
– lösliches, ARDS-Auslösung 662
Fibrinablagerung, peritoneale 899
Fibrinbildung 456, 459
– intravasale 481
Fibrinogen 340, 968, **983**
– Gerinnung, intravasale, disseminierte 481
– Halbwertszeit 459
– Plasmakonzentration 459, 984
– – erniedrigte 983
Fibrinogenkonzentrat 464
Fibrinogenmangel 463, 983
Fibrinogenspaltprodukte 460–461
Fibrinolyse
– Aktivierung 456
– endogene 459
– Inhibitor **460**, 461
Fibrinolyseinhibitoren 342
Fibrinolytika 301, 725
Fibrinolytisches System **460**, 461
Fibrinpolymer 458
Fibrinspaltprodukte 460–461
Fibrose
– retroperitoneale 431
– systemische, nephrogene 269
– zystische, Lungentransplantation 1075
Fibrothorax 127
Fick-Diffusionsprinzip, HBO-Therapieziel **1032**, 1034
Fick-Prinzip 190, 244
– kardiovaskuläres 197
– respiratorisches 178, 197
Fieber 967
– akinetische Störung 894

– antibiotikaassoziiertes 499
– antibiotikarefraktäres 576
– bei Neutropenie 581, 586
– Diarrhö, infektiöse 567
– Empyem, subdurales 534
– hämorrhagisches 426–427, **600**, 602
– – südamerikanisches 600
– – Harnwegsinfektion 544
– Hirnabszess 532
– Hirntodfeststellung 1057
– Influenza 606
– Kind 381
– Koma 807
– Meningitis 526
– nach Herzoperation 800
– Pneumonie 504–505
– Pyelonephritis 546
– rheumatisches 761
– – Jones-Kriterien, revidierte 761
– Sepsis 488, 611, **612**
– Serotoninsyndrom, zentrales 895
– unklarer Ätiologie, bei Neutropenie 582
Filgrastim 969
Filtrationsrate, glomeruläre s. GFR
Finanzierungsrahmenbedingungen 62
FiO$_2$ s. Sauerstoffkonzentration, inspiratorische
Fischöl 347–348
Fistel, bronchopleurale **706**
– nach Lobektomie 706
– nach Manschettenresektion 706
Fistelverschluss, endoskopischer 253
Fixateur externe 984, 987
– beim Kind 1000
Fixierung, Patient 53
Flächenflugzeug 291
Flankenschmerz 900
Flapping Tremor 875
Flashbacks 885
Flavivirus 601
Flecainid **751**, **753**
Flow, inspiratorischer 690
Flucloxacillin 528, 532
Fluconazol 539, 544
– bei Candida-albicans-Infektion 585
Flucytosin 539
Fludarabin 968
Fluid Responsiveness 199–200, 209
Flumazenil 373, **654**
Fluorchinolone 500
– bei Urosepsis 548
Fluordeoxyglukose-Positronenemissionstomografie, Nachweis vitalen Myokardgewebes 727

Fluoreszenz-in-situ-Hybridisierung (FISH), Pneumonieerregernachweis 505
Fluoroquinolone 488
Flussgeschwindigkeit, zerebralarterielle 815
Flussgeschwindigkeitsprofil, dopplersonografisches 240
Flüssigkeit
– Erhaltungsbedarf 388
– extrazelluläre 435
– freie, intraabdominelle 900
– interstitielle 435
– intraperitoneale, posttraumatische 265
– intravasale 435
– transzelluläre 435
Flüssigkeitsaustausch, mikrovaskulärer 328
Flüssigkeitsbedarf 348, 391
– Verbrennung im Kindesalter 1011
Flüssigkeitsbilanz
– Peritoneumfunktion 899
– postoperative 708
– präoperative 930
Flüssigkeitshaushalt
– Hirnödem 819
– Infektion, gastrointestinale 565, 572
Flüssigkeitsreduktion, Herzinsuffizienz, akute 735
Flüssigkeitsrestriktion 1089
Flüssigkeitsretention, Herzinsuffizienz, akute 735
Flüssigkeitssubstitution
– Hirnödemvermeidung 813
– Leukostasesyndrom 967
– Tumorlysesyndrom 965
Flüssigkeitstherapie
– Hitzschlag 1027
– Organspender, potenzieller 1064, 1066
Flüssigkeitsverlust 387
– evaporativer 1008
– in den dritten Raum 621
– Verbrennung 1002, 1005
Flüssigkeitszufuhr
– Basisbetreuung 76
– Dekompressionskrankheit 1030
– intraoperative 388
– Nierenversagen, akutes 423
– präoperative 388
– Schock 387
– Verbrennungskrankheit 388
Flusssäureverätzung 1025
Flutter 410
Fms-like Tyrosine Kinase 1 1039
Focused abdominal Sonography for Trauma 985
Focused assessed transthoracic Echocardiography (FATE) 220

Sachverzeichnis

Focused echocardiographic Evaluation in Life Support (FEEL) 220
Fokus **626**
Fokussanierung **626**, **636**
– Débridement **626**
– Erfolgskontrolle 627
– Indikation 626
– bei Peritonitis **515**
– bei Urosepsis 548
Folgeeingriff, Vorausverfügung des Patienten 54
Folinsäure 540, 589
Fondaparinux **475**
– Leitungsanästhesie, rückenmarknahe 476
Fontan-Operation 773
Fontan-Zirkulation 386
Foramen ovale, Verschluss, perkutaner 769, 839
Foramen ovale, Öffnung, druckbedingte 676
Formatio reticularis 169, 173
Forrest-Klassifikation, Blutungsaktivität 904
Forschung
– an nicht einwilligungsfähigen Patienten 73, 78
– Gruppennützigkeit 78
Foscarnet 538, 585–586, 601
– bei CMV-Infektion **605**
Foscavir 604
– bei CMV-Infektion **605**
Fosfomycin 528, 532
Fosinopril 741
Fournier-Gangrän 519, **546**, 1035
Fractional Area Change 225
Fragmentozyten 429
Fraktur
– AO-Klassifikation 995
– beim Kind 998, **1000**
– transfixierte 996
Frank-Starling-Beziehung **713**
Fremdanamnese 168
Fremdbluteinsparung 341–342
Fremdkörper
– infizierter 627
– Ösophagusperforation 911
– toxinhaltiger 651
Fremdkörperaspiration 257
– beim Kind 303
Fremdkörperingestion 252, **255**
Fresh frozen Plasma s. Frischplasma
Frischblut 387
Frischoperierter, Überwachung 30
Frischplasma **335**, 340, 342, 483
– bei blutungsbedingtem Volumenverlust 463
– bei disseminierter intravasaler Gerinnung 482, 1048
– Dosierung 463

– Gerinnungsfaktorenkonzentrat 464
– Indikation 390, 481
– Polytrauma 983
– Transfusionsgeschwindigkeit 340
– bei Verbrennung 1007
Frova-Punktionstracheotomie 120–121, 125
Frühdefibrillation 133–134, **299**
Frühgeborenes, Hirntoddiagnostik 1060
Frühreha-Barthel-Index 406
Frührehabilitation **412**
Frührehabilitationsteam 412
Frühsommer-Meningoenzephalitis 601
Frühsommer-Meningoenzephalitis-Virus (FSME-Virus) 601
FSME (Frühsommer-Meningoenzephalitis) 601
– Verlauf 537
Führungskompetenz **48**
Full-Face-Maske **322**, 325
Füllungsdruck, linksventrikulärer
– Herzinsuffizienz 735
– Schock, kardiogener 724
Füllungsphase, kardiale 713
Füllungsvolumenindex, rechtsventrikulärer, enddiastolischer 679
Functional Independence Measure 406
Fundoplicatio 911
Fundus paraproteinaemicus 966
Fünftgenerationszephalosporin 498
Fungämie 575
Funktionsprüfung, klinische 404
Funny-Ionenkanal-Hemmer 741, **742**
Furosemid 382
– bei Hyperkalzämie 966
– Dosierung 741, 792
– Herzinsuffizienz
– – akute 736
– – chronische 741
Fußfraktur, übersehene 996

G

GABA (γ-Aminobuttersäure) 893
Gadolinium 269
Galactomannan-Nachweis 576
Galactomannan-Sandwich-ELISA, Aspergillus-Antigenbestimmung 576
Galaktomannantest 1087
Gallenblasenhydrops 902
Gamma-Glutamyl-Transferase (GGT) **278–279**

Gammabestrahlung, Blutkomponente 337–338, 342, 390
Gammahydroxybutyrat **884**
Gammopathie, monoklonale 967
Ganciclovir 538, 585–586, 601
– bei CMV-Infektion **605**, 1088
Gangrän, kältebedingte 1021
Ganzkörper-CT, Polytrauma 985
Gas, Lösung in Flüssigkeit 1029
Gasaustausch, pulmonaler 313
– Bauchlagerung 415
– Hochfrequenzoszillationsventilation 386
– Oberkörperhochlagerung 417
Gasaustauschstörung 231, 313, **320**
– Horovitz-Quotient 233
– Kompartmentsyndrom, abdominelles 1011
– linksherzinsuffizienzbedingte 320
– nach thoraxchirurgischem Eingriff 707
Gasbildung
– intramuskuläre 1034
– subfasziale 1034
Gasblasen, Entstehung beim Auftauchen 1029
Gasbrand s. Myonekrose, clostridiale
Gasembolie, arterielle **1029**
– beim Auftauchen 1029–1030
– – Therapieschema 1031
– Echokardiografie 1030
– Oxygenierung, hyperbare **1032**
– zerebrale 1030
Gaspartialdruck 1028
Gasser-Syndrom s. Hämolytisch-urämische Syndrom
Gastonometrie, automatisierte 204–205
Gastrektomie 516
– notfallmäßige 907
– totale 161
Gastric Exercise Tonometry (GET) 204
Gastritis 251, 253
– hämorrhagische 905
Gastroenteritis 565, 572, 898
– bakteriell bedingte **567–568**, 572
– Virusinfektion **565**, 572
Gastrointestinalblutung s. Blutung, gastrointestinale
Gastrointestinaltrakt
– Aktivitätserholung, postoperative 924
– Beteiligung bei Schock 639
– Blutversorgung 928
– Erregerreservoir 490
– Fehlbildung 383

– Funktionsstörung, Pharmakokinetik 355, 361
– Giftelimination 650
– Hypothermiewirkung 1020
– Immobilisationswirkung 403
– Perforation s. Hohlorganperforation
Gastroparese, traumabedingte 1008
Gastroskopie 251
Gastrostomie
– operative 161, 164
– perkutane endoskopische (PEG) 164, 254, 390
– – Komplikation 161
GBA (Gemeinsamer Bundesausschuss) 62
G-CSF (Granulocyte Colony-stimulating Factor) 342, 1088
– Dosierung 585
– Enterokolitis, neutropene 969
– bei febriler Neutropenie 585
– Inflammationssyndrom, systemisches (SIRS) 612
G-DRG-System (Deutsches DRG-System) **60**, 986
– Gruppierungsalgorithmus **61**
– Organisationsentwicklung 62
– Vergütungsgrundlage 62
– Zusatzentgelt 60, 62
G-DRG-System(Deutsches DRG-System) 59
Geburtseinleitung 1046, 1049
Gefäß, intrathorakales, Verletzung **990**
Gefäßdefekt 456
4-Gefäß-Digitalsubtraktionsangiografie 842
Gefäßdissektion, traumatische 824
Gefäßkatheter s. Katheter, intravasaler
Gefäßkatheterisierung **82**, **88**
Gefäßkontraktion 456
Gefäßpunktion **82**, **88**
– ultraschallgestützte 83
Gefäßsystem, Kälteeinwirkung 1018
Gefäßverletzung, Fehlpunktion 84
Gefäßverschluss nach Stromverletzung 1015
Gefäßwiderstand
– pulmonaler 190
– systemischer 190
– – Senkung 561
Gefäßzugang **82**, 167
– chirugischer 998
– Kardioversion 136
– beim Kind **998**, 1000
– peripher-venöser 640
– – Volumentherapie 641

Sachverzeichnis

- Schrittmacher, transvenöser 144
- supradiaphragmaler, beim Kind 998
- venöser, bei Hypothermie 1020
- Geflügelpest 606
- Gegenpulsation, intraaortale 561
- Gehirn, Integrationsfähigkeit 1057
- Gehirn, Hypoxietoleranz 1021
- Gelatinelösung 330, 331, 982
- Gelbfiebervirus 601
- Gelbfiebervirusinfektion 601
- Gelenkbeweglichkeit 404
- Gelenkblutung, Hämophilie 465
- Gemeinsamer Bundesausschuss 62
- Geneva-Score, Lungenembolie 478
- Gentamicin 360, 501, 585
- bei infektiöser Endokarditis 559
- beim Kind 396
- bei Urosepsis 548
- Geräteaufbereitung, halbautomatische 262
- Gerechtigkeit 72
- Gerinnung
- Aktivierung, krankheitsbedingte 481
- intravasale, disseminierte (DIC) 177, 428, 459, 463, **481**, 483
- – Definition 481
- – Differenzialdiagnose 482
- – Eklampsie 1048
- – Grundkrankheit 481
- – HELLP-Syndrom 1048
- – Hitzschlag 1027
- – Hypothermie 1019
- – Leukostasesyndrom 967
- – Pathophysiologie 481
- – Polytrauma 977
- – Promyelozytenleukämie, akute 967
- – Therapie 482, 662, 1048
- Gerinnungsdiagnostik **983**
- Gerinnungsfaktor-Bolusgabe 463
- Gerinnungsfaktor-Hemmkörper 463, **465**, **467**
- Gerinnungsfaktoren **458**, 459
- Halbwertszeit 459
- Plasmakonzentration 459
- Gerinnungsfaktorenkonzentrat **463**
- Dauerinfusion 464
- gentechnisch hergestelltes 463
- aus Plasmapools 463
- unerwünschte Wirkung 465
- Gerinnungsfaktorenkonzentraten 341

- Gerinnungsfaktorenmangel 462
- Amyloidose 483
- Gerinnungsfaktorensubstitution 390, **464**
- Antikörperbildung 467
- Wirkspiegel 464
- Gerinnungskontrolle, Verlust bei Sepsis 619
- Gerinnungsmanagement, Polytrauma **982**, 987
- Gerinnungsschema, zellbasiertes 459
- Gerinnungsstörung 82, 158, 161, 462
- autosomal vererbte **465**, 468
- Blutung, gastrointestinale 907
- blutungsbedingte 340
- nach Bypassoperation 799
- Dekompensation 481
- hepatogene 480, 483
- nach Herzoperation 799
- Hypothermie 1021
- komplexe **480**
- Leberfunktionsstörung, schwere 920
- plasmatische **462**
- – angeborene **463**, **465**, 468
- – Diagnostik **462**, 468
- – erworbene **462**, **467**, 468
- – hereditäre 462
- – Laboranalysen 462–463
- – Substitutionstherapie **463**
- – Therapieoptionen **462**, 468
- schwangerschaftsbedingte Erkrankung 1044, 1048
- Sepsis 613, **619**
- Symptome 983
- thrombophile
- – angeborene 474
- – erworbener 474
- thrombozytäre **469**
- X-chromosomal vererbte **465**, 468
- Gerinnungssystem
- Hypothermieinfluss 1019
- plasmatisches 458, **458**, 461
- – Aktivierungshemmung 456
- – Inhibitoren **459**, 460–461
- – Kontaktaktivierung 458
- Gerinnungstest, Point-of-Care-Methoden 458, 462
- Gesamtwiderstand 198
- Geschäftsfähigkeit **891**
- Geschäftsführung ohne Auftrag **54**, 57, 891
- Geschäftsunfähigkeit **891**
- Gesichtsödem 970
- Gesprächsdisziplin 49
- Gesprächsführung, suizidaler Patient 889
- Gestose s. Schwangerschaftsbedingte Erkrankung
- Gesundheitsfürsorge, Betreuung 891

- Gesundheitswesen, Gemeinsamer Bundesausschuss 62
- Gewebe, Widerstand, elektrischer 1015
- Gewebe-Plasminogenaktivator 460–461
- Gewebeabsorptionskoeffizient 243
- Gewebechromophor 243
- Gewebehypoxie 231, 453
- MODS-Entwicklung 622
- Gewebeoxygenierung 178–179
- Sauerstoffsättigung
- – gemischtvenöse (SvO_2) 180
- – zentralvenöse 180
- Gewebeperfusion, Sepsis 612
- Gewebethromboplastin 458
- Gewebezerreißung, Barotrauma 1029
- Gewebsuntergang, Erfrierung 1018
- Gewichtsverlust 344
- Dehydratation 387
- posttraumatischer 819
- Stoffwechselstörung, hyperglykäme 942
- GFR (glomeruläre Filtrationsrate) 274, **279**, 422
- Arzneimittelelimination 356
- Berechnung 279
- nach Lungentransplantation 1080
- bei Mineralokortikoidrezeptorantagonisten-Therapie 742
- Nephropathie, kontrastmittelinduzierte 425, 427
- Nierenversagen, akutes 420
- verminderte 422
- GGT (Gamma-Glutamyl-Transferase) **278–279**
- GGT/ALT-Quotient 279
- GH s. auch Wachstumshormon 947
- GH-Sekretagoga (GHS) 947
- GHB (Gammahydroxybutyrat) **884**
- GHS-Infusion 953
- GI-Blutung s. Blutung, gastrointestinale
- Gi-Proteinkomplex 716
- Giardia lamblia 566, 568
- Gicht 965
- Giebelrohr 410
- Gießener Sepsis-Behandlungspfad 515
- Giftelimination **650**
- extrakorporale **652**
- primäre 650, 656
- sekundäre 650–651, 656
- Giftstoffabsorption 650
- Giftstoffverdünnung 651
- Giftzentrale 648
- Gitelman-Syndrom 452–453
- Glanzmann-Thrombasthenie 471

- Glasgow Coma Scale (GCS) 170, **173**, 175, **405**, **806**, 810, 1057
- Druck, intrakranieller, erhöhter 813
- klinischer Zustand nach Aneurysmaruptur 842
- Polytrauma 976
- Schädel-Hirn-Trauma 824
- Glasgow Outcome Score (GOS) 817
- Glasgow Severity Scoring System 915
- Glaubersalz 651
- Gleichstromdefibrillator 132
- Gleichstromverletzung 1015
- Glenn-Anastomose 386
- Glenn-Operation 773
- GlideScope 97, **99**
- GlideScope Cobalt 99
- GlideScope GVL 99
- GlideScope Ranger 99
- Globalinsuffizienz, respiratorische 234, 673
- Globulin
- kortisolbindendes (CBG) 955–956
- thyroxinbindendes (TBG) 949
- Glomerulonephritis, rasch progrediente (RPGN) **432**, 434
- Glottis, Sichtbarkeit 89, 92, **92**, **106**
- Glottisödem 645
- Glukagon 943
- bei Betablocker-Intoxikation 653
- parenterales 944
- Glukokortikoide (s. auch Kortokosteroide) 442, 954, 994
- bei allergogenem Schock 646
- nach Herztransplantation 1072
- nach Lungentransplantatabstoßung 1079
- bei Sepsis **632**
- Wirkung relativ zum Kortisol 955
- Glukoneogenesestimulation 433
- Glukose 274, **276**, 381
- Glukose-Insulin-Applikation 382, 440, 443
- Glukose-Insulin-Kalium-Infusion (GIK-Infusion)] 944
- Glukoseinfusion 349, 381, 444
- Neugeborenes 381
- Verbrennungskrankheit 388
- Glukosekonzentration
- im Blut
- – Bestimmung 944
- – nach kritischer Krankheit 944
- – Nierenschwelle 942
- – posttraumatische 981

- im Liquor 281
- Pleuraerguss 127

Glukosemangel, intrazellulärer 942

Glukose-6-phosphat-Dehydrogenasemangel 965

Glukosestoffwechsel, Dysregulation 941, 960
- bei kritischer Krankheit 944

Glukosesubstitution
- bei Intoxikation 649
- bei Salicylatintoxikation 653

Glukosetoleranzstörung 954

Glukosezufuhr 346, 944
- bei Koma 806, 810
- parenterale 391

Glukosurie 942
- Phäochromozytom 958

Glutäalmuskulatur, Kompartmentsyndrom 993

Glutamat-Oxalazetat-Transaminase (GOT) 138

Glutamatdehydrogenase (GLDH) 279

Glutamin 448
- Ernährungstherapie 347, 350, 1009
- Stressreaktion, metabolische 344

Glycocalix 563

Glycylcycline 500

Glykolyse, anaerobe 202, 640

Glykopeptide 501

Glykoprotein (s. auch GP) 459

α_1-Glykoprotein 356

Glykoproteinrezeptor 456
- thrombozytärer 456

GM-CSF (Granulocyte Macrophage Colony-stimulating Factor) 342
- bei febriler Neutropenie 585
- Inflammationssyndrom, systemisches (SIRS) 612

Goal-directed Therapy 326

Goldberger-Ableitung, elektrokardiografische 210

Gonadotropin-Releasing-Hormon (GnRH) 947

Good clinical Practice 409

Goodpasture-Syndrom 433

GP-Ia/IIa-Komplex 457

GP-Ib/V/IX-Komplex 457

GP-IIb/IIIa-Komplex 457

GP-IIb/IIIa-Rezeptorantagonisten (Glykoprotein-IIb/IIIa-Rezeptorantagonisten) 139, 142

G-Protein 716
- stimulatorisches 716

Graft-versus-Host-Disease (GvHD)
- gastrointestinale 1090
- pulmonale, chronische 1086
- Stammzelltransplantation 1085–1086, 1090
- transfusionsassoziierte (TRALI) 336, 337

Graft-versus-Host-Reaktion, Myasthenia gravis 864

Grand Mal 872

Granula, thrombozytäre **456**, 460
- Inhaltsstoffe 457
-- Freisetzungsreaktion 457

α-Granula 460

Granulozyten, neutrophile 977
- Chemoattractant 667
- intraabdominelle 899
- polymorphkernige 612, 614

Granulozyten-Kolonie-stimulierender Faktor s. G-CSF

Granulozyten-Makrophagen-Kolonie-stimulierender Faktor s. GM-CSF

Granulozytentransfusion 390
- bei Neutropenie 585, 969

Granulozytopenie, Infektionserreger 580

Grauwertsonografie 265, 267
- mit Doppler-Sonografie s. Duplexsonografie

GRH-Infusion 953

Griggs-Punktionstracheotomie 119, 121, 125

Großhirndysfunktion 809

Großkrankenhaus
- Intensivbehandlungseinheit, fachgebundene 41
- Intensivstationslage 42
- Zentrenbildung 63

Großraum-Druckkammer 1031

Grundumsatz 390, 1008–1009

Gruppenbesprechung 49

Gs-Proteinkomplex 716

Guanosinmonophosphat, zyklisches (cGMP) 716–717

Guanosintriphosphat (GTP) 716

Guedel-Tubus 107, 112, 296

Guglielmi detachable Coils 843

Guillain-Barré-Syndrom (GBS) 569, **856**, 860
- Atempumpenversagen 320, 323
- Beatmung 859
- Intensivtherapie **858**, 860
- klinische Hauptkriterien 857, 860
- Liquorbefund 857
- Monitoring 858
- Schrittmachersonde, passagere 859
- Therapie 858, 860
-- medikamentöse 858

Gynäkomastie, Mineralokortikoidrezeptorantagonistenbedingte 742

H

HAART s. Therapie, antiretrovirale, hoch aktive

Haemophilus influenzae Typ B, Immunisierung 526

Haemophilus-influenzae-Pneumonie, Antibiotikatherapie, empirische, initiale 506

Haemophilus-influenzae-Typ-B-Meningitis 526
- Antibiotikatherapie 528

Haemophilus-influenzae-Vakzine, Impfung nach Splenektomie 992

Haftung, ärztliche 50

Halbmondbildung, glomeruläre 432

Halbseitenschwäche s. Hemiparese

Haldane-Effekt 447

Haldane-Formel **197**

Halluzinogenintoxikation 649

Haloperidol 371, **375**, 890
- Katatonie, akute, lebensbedrohliche 895
- organisches Psychosyndrom 890

Halophänomen 1087

Halsform 106

Halsmarkverletzung 980

Halsumfang, Intubation 107

Halsvenenstauung 129, 970

Halswirbelsäule
- Beweglichkeitsprüfung 106
- immobile 262
-- Atemwegsmanagement 980
- Immobilisierung 993
- obere, Verletzung 994
- untere, Verletzung 994

Halswirbelsäulentrauma 296, 828
- atlantoaxiales 994
- atlantookzipitales 994
- Gefäßläsion 994
- Kind **999**
- Operationsindikation 829
- Vertebralarteriendissektion 990

Hämatemesis 905

Hämatochezie **905**, 909

Hämatokrit 340
- Hypothermie 1019
- Kind 389
- Polycythaemia vera 966–967
- Polyglobulie, reaktive 967
- Sauerstoffmangel, intestinaler 930
- Schock, hämorrhagischer 641

Hämatologisch-onkologische Erkrankung **962**
- extrakorporale Mebranoxygenierung 963
- Intensivtherapie
-- Ergebnisse 962
-- Indikation 962, 972
- Intubation 963
- Notfallsituation **964**
-- Dringlichkeit 964
- Prognosescore 963

Hämatom
- Echogenität 265
- epidurales 825
- Fehlpunktion **86**
- hepatisches, subkapsuläres 1044, 1049
- intrahepatisches 1044, 1049
- periaortales 228
- Punktion, arterielle 88
- retroperitoneales 992
-- posttraumatisches 993
- subdurales 826, 876
-- chronisches 826

Hämatomediastinum 84

Hämatoperikard 228

Hämatothorax 127, 147, 989
- Notfallthorakotomie 990
- Pleurapunktion 84

Hämaturie 430

Hämoclip 906, 908

Hämodiafiltration 652

Hämodialyse 82, 354, 442, 876
- bei Alkoholintoxikation 652
- Arzneimittelelimination 354
- Giftelimination 652
- bei Methanolintoxikation 652
- bei Salicylatintoxikation 653
- bei Thyreotoxikose 951
- verlängerte 354

Hämodilution
- isovolämische, präoperative 341
- Kind 389
- physiologische 928

Hämodynamik
- akute Dekompensation 954
- nach Herzchirurgie 796
- Herzfehler, angeborener 771
- Herzklappenprothese 775
- Herzrhythmusstörung 746
- Herzzyklus 712
- instabile 220
- Instabilität **981**
-- beatmungsbedingte 698
-- Monitoring 981
- Insuffizienz 956
- Kokaineinfluss 883–884
- Normalwerte 190
- Perikarditis, konstriktive 765
- Pulmonalarterienkatheter 190
- Überwachung 1045
- zerebrale 240, 250
- Zielparameter 989, **1069**

Hämofiltration 82, 453
- Giftelimination 652
- venovenöse, kontinuierliche (CVVH) 935

Sachverzeichnis

– – Bluterwärmung, extrakorporale 1022
Hämoglobin 447
– Erythrozytentransfuionsergebnis 389, 398
– Kind 389
– Sauerstoffbindung 232
– Sauerstoffbindungskurve 314
– zellfreies 342
Hämoglobinkonzentration 190, 333, 1034
– Anämie, autoimmunhämolytische, akute 969
– kritischer Grenzwert 333
– Polytrauma 983
– Transfusionsindikation beim Kind 389
– Zielwert 983
Hämoglobinopathie 969
Hämoglobinwert
– Transfusionstherapie 930
– zyanotischer Herzfehler 768
Hämokonzentration, hypothermiebedingte 1019
Hämolyse 276, 444
– Ameisensäureverätzung 1025
– extravasale 334
– HELLP-Syndrom 1043
– intravasale, bei Herzklappenprothese 777
– mikroangiopathischen 969
– Rasburicase-bedingte 965
Hämolytisch-urämisches Syndrom (HUS) 429, 434, 470, 572, 573
– atypisches 572
– Differenzialdiagnose 1044
– enteropathisches 572
– nach Organtransplantation 1080
– Therapie 572
– Trias 572
Hämoperfusion
– Giftelimination 652
– bei Thyreotoxikose 951
Hämoperikard 131
Hämophilie 465
– Blutungslokalisationen 466
– Faktor-VIII-Restaktivität 466
– Faktor-IX-Restaktivität 466
– schwere 466
– Substitutionsbehandlung 464–465
Hämophilie A 463, 465, 468
– leichte 466
Hämophilie B 463, 465
Hämoptyse 990
Hämorrhagie (s. auch Blutung), alveoläre, diffuse 1086, 1088
Hämorrhoidalblutung 906
Hämosiderose 336, 338
Hämostase (s. auch Blutgerinnung; s. auch Gerinnung) 456, 456

– alterierte 461
– Thrombozytenfunktion 456
Hämostasedefekt s. Gerinnungsstörung
Hämostasehemmung, medikamentöse 463, 464
Hämostasezielwerte 340
Hämostyptika 464, 469
Hämotherapie 340, 342
Handflächenregel, Körperoberfläche, verbrannte (VKOF) 1003
Handfraktur, übersehene 996
Handischämie 86
H_1-Antagonisten 646
H_2-Antagonisten 646
Hantavirus 600
Hantavirus-Infektion 426, 433, 601
Hantavirus-Syndrom, pulmonales 600
Hapten-Infusion 330
Harnableitung
– suprapubische, perkutane 158, 159
– unterer Harntrakt 156
Harnableitungssystem, geschlossenes 157
Harnblase s. Blase
Harnosmolarität 422
Harnröhrenanomalie 157
Harnröhrenstriktur 157
Harnsäure-Clearance 1042
Harnsäureeliminierung 965
Harnsediment 421
Harnsteinentfernung 546
Harnsteinuntersuchung, mikrobiologische 547
Harnstoff 280
Harnstoffkonzentration im Serum 421
Harnstoffsynthese 447
Harntransportstörung
– subvesikale 544
– supravesikale 544
Harnwegsinfektion 548, 838
– Bakteriämie 615
– Definition 489
– fieberhafte 544
– katheterassoziierte 67, 157, 543
– – Antibiotikatherapie 545
– – Prävention 543
– komplizierte 542, 548
– – Antibiotikatherapie 545
– nosokomiale 157, 487, 543
– – Antibiotikatherapie 545
– Therapie
– – antimikrobielle 544
– – Indikation 549
– – operative 544
– Urinuntersuchung 543
Harnwegsverletzung 992
– subpelvine 993
Harris-Benedict-Formel 1008, 1009, 1013
Hauptdiagnose 60

Haut, Giftelimination 650
Hautemphysem 990
– Ösophagusruptur 911
– Sonografie 265
Hautinfektion 519, 522
– Erreger 520, 522
– nekrotisierende 519–520
– – Herdsanierung, chirurgische 521
– – Prognose 522
– – Redébridement 521
– – Therapie 521–522
– bei Neutropenie 583
Hautläsion, nekrotisierende, bei Immunsuppression 582
Hautnekrose 86, 520, 522
Hautrötung, flohstichartige, bei Immunsuppression 582
Hauttemperatur 381
Hautverbrennungen, kardioversionsbedingte 138
HBO s. Oxygenierung, hyperbare
Health Care associated Pneumonia (HCAP) 503
– Risikofaktoren 496
Heat and Moisture Exchangers (HME-Filter) 1021
Heilen 72
Heilung versus Autonomie 73
Heimlich-Ventil 128
Helicobacter pylori 905, 907
HELLP-Syndrom 1038, 1038, 1049
– Ätiologie 1039
– Definition 1038, 1043
– Diagnose 1043
– Differenzialdiagnose 1043–1044
– Hämodynamik 1041, 1049
– Inzidenz 1039
– Komplikation 1041
– Leberfunktion 1043, 1049
– Mortalität 1039
– neonatales Outcome 1046
– partielles 1044
– Pathophysiologie 1039–1040
– Prodromi 1040
– Schwangerschaftsprolongation 1046, 1049
Helm, Beatmung 671
Hemi-Fontan 773
Hemianopsie 832
Hemiataxie 832
Hemiblock
– linksanteriorer 218
– linksposteriorer 218
Hemihepatektomie 992
Hemihypästhesie 831
Hemiparese
– Herpes-simplex-Virus-Enzephalitis 537
– Hirnteileinklemmung 814
– posttraumatische 824
– Schlaganfall 831, 834
Hemmkörperhämophilie 465

Henderson-Hasselbalch-Gleichung 446–447
Henry-Gesetz 1029
– HBO-Therapieziel 1032
Heparansulfat 460
Heparin
– bei akutem Atemnotsyndrom 662
– bei akutem Koronarsyndrom 723
– Leitungsanästhesie, rückenmarknahe 476
– niedermolekulares 475–476, 477
– – Sekundärprophylaxe 478
– niedrig dosiertes, bei infektiöser Endokarditis 558
– bei Prothesenthrombose 776
– unfraktioniertes 475–476
Heparinisierung 87, 837
– Sinus-/Hirnvenenthrombose 849
Hepatektomie 991
Hepatitis
– Halothan-induzierte 920
– nach Stammzelltransplantation 1091
Hepatitis A 920
Hepatitis B 920
Hepatitis-B-Virus-Hyperimmunglobulin 1083
Hepatitis-B-Virus-Infektion 601
– Immunsuppression nach Lebertransplantation 1084
– Lebertransplantationsvorbereitung 1083, 1085
Hepatitis-C-Virus-Infektion 601
Hepatitisvirusinfektion, transfusionsbedingte 338
Hepatopathie, Thrombozytopathie 471
Hepatorenales Syndrom (HRS) 424, 433, 921, 1083
– Therapie 1083
Hepatozytenschädigung, chemotherapiebedingte 1090
Herdenzephalitis
– embolische 529
– metastatische 529
– septische 523, 529, 541
– – MRT-Befund 530
Herdsanierung s. Fokussanierung
Herdzeichen, neurologische
– Enzephalitis 537
– Hirnabszess 532, 540
– HIV-Infektion 540
– Koma 809
– bei Meningitis 526
– Sinus-/Hirnvenenthrombose 847
Herniation, transtentorielle 174

1130

Sachverzeichnis

Herpes-simplex-Enzephalitis 247
Herpes-simplex-Virus
- Aciclovir-Resistenz 604
- Typ 1 **602**
- Typ 2 **602**
Herpes-simplex-Virus-Enzephalitis **537**, 603
- Letalität 538
- MRT-Befund 537
- Prognose 604
- Therapie 538
Herpes-simplex-Virus-Infektion 601, **602**, 608
- Diagnose 604
- Therapie 604
Herpes-simplex-Virus-Meningitis 603
Herpesvirus-Infektion 922
Herz
- Auskultation 167
- laborchemische Parameter 277–278, 282
- Neugeborenes 395
- rechtes, transvenöser Zugang 144–145
- schwimmendes 764
- Stimulation
-- adrenerge 716
-- cholinerge 716
- Volumensensor 715
Herzarbeit **713**
- Effizienz 713
- kinetische 713
Herzbeuteltamponade s. Perikardtamponade
Herzchirurgie
- Ballongegenpulsation, intraaortale **801**, 802
- Intensivtherapie **794**
- Komplikation 802
-- gastrointestinale 799
- Monitoring **795**, 802
- Nachbehandlung **795**, 802
- neurologische Schäden 798
- Reanimation **801**, 802
-- Leitlinie 801
Herzdruckmassage **297**
- beim Kind 304
- offene 300
Herzdysfunktion, autonome 213
Herzerkrankung
- angeborene 383
- entzündliche (s. auch Karditis) **760**
- Klassifizierung **149**, 155
- koronare s. Koronare Herzkrankheit
Herzfehler
- angeborener **766**
-- Arrhythmie 766
-- Diagnostik 766
--- bildgebende 766
-- Endokarditis 768
-- Erwachsenenalter **766**, 773
--- Kathetertherapie 769

-- Hämodynamik 771
-- Herztransplantation 770
-- komplexer 769
-- Korrektur
--- anatomische 769
--- funktionelle 769
-- Links-rechts-Shunt 772
-- Monitoring, hämodynamisches 766
-- Notfall 770
-- Operation 769, 774
--- nichtkardiale 770
-- pulmonalvaskuläre Erkrankung 768
-- Rechts-links-Shunt 768, **772**, 774
-- Risikofaktoren, perioperative 770
-- Risikostratifikation, präoperative 770
-- Zyanose 768, **772**
--- progrediente 768
- zyanotischer 380
Herzfrequenz 190, 199, 212, 713
- cholinerger Einfluss 716
- Herzinsuffizienz, akute 734
- nach Herztransplantation 1070
- inadäquate 394
- Sepsis 611
- bei Vorhofflattern 755
Herzfrequenz-Kontraktionskraft-Beziehung 713
Herzfrequenzvariabilität 213
- Einschränkung nach Infarkt 213
Herzfrequenzvariation, schrittmacherinduzierte 713
Herzfunktion
- diastolische Störung 642
- Echokardiografie, transösophageale 220
- Schock 639
- systolische Störung 642
Herzgeräusch, neu auftretendes 167
Herzglykoside s. Digitalisglykoside
Herzindex 190, 194, 561
- Herzinsuffizienz, akute 734
- Schock, kardiogener 724
- Sepsis 611
Herzinfarkt s. Myokardinfarkt
Herzinsuffizienz 745
- akute 730, **733**, 745
-- Definition 733
-- Flüssigkeitsstatus 735
-- Klassifikation
--- klinisch-hämodynamische 733
--- klinische 733–734
-- Präsentation 734
-- Prognose 733
-- Therapie 745

--- präsentationsabhängige 734
-- Ursache **731**, 733
- mit Anämie 733
- Arzneimittelresorption, gastrointestinale 355, 361
- Betablockerwirkung 725
- Biomarker 731
- chemotherapiebedingte 1089
- chronische 730, **739**, 745
-- AHA-Klassifikation 739
-- Definition 739
-- Dekompensation, akute 734
-- Exazerbation 150
-- Kombinationstherapie 740
-- bei koronarer Herzkrankheit 743
-- NYHA-Klassifikation 739
-- Sauerstoffsättigung 180
-- subjektive Beschwerden 739
-- Therapie 745
--- chirurgische 743
--- stadiengerechte 740
-- Ursache **731**
- Diagnostik 731
-- bildgebende 732
- diastolische 730, 735
- Dopexaminwirkung 363
- Dysfunktion, linksventrikuläre 731
- Erstmaßnahmen 736
- Herzfehler, angeborener 770
- Herzklappenfehler 774
- Hypokalzämie 442
- Kalziumantagonistenwirkung 365
- Komplikation, infektbedingte 735
- kongestive 730, **1089**
- Kreislaufunterstützung, mechanische 744–745
- Labordiagnostik 278, 731
- Leukostasesyndrom 967
- Monitoring, hämodynamisches **734**
-- invasives 734
- myokardinfarktbedingte 737
- Myokarditis 762
- Phosphodiesterasehemmerwirkung 364
- Resynchronisationstherapie, kardiale 744
- Rezeptorbeeinflussung 356
- bei Schilddrüsenhormonsubstitution 950
- nach Stammzelltransplantation **1089**
- systolische 730
- terminale 149, 155, 744
-- Behandlung 150
-- ESC-Definition 149
-- Unterstützungssystem, ventrikuläres 745

- Therapie **732**
-- antiarrhythmische 733
-- antithrombotische 732
-- kausale 731
-- Ziele 735
Herzkatheterdiagnostik 722, 732
Herzklappen-Druckgradient 226
Herzklappenchirurgie 743
Herzklappenersatz 530, 743, **775**
- Komplikation 775
Herzklappenfehler 784
- akuter 774
- chronischer 774
- erworbener **774**
-- Operation, nicht kardiale 777
- Herzinsuffizienz 774
- Operationszeitpunkt 774, 784
- rheumatischer 761
- Therapie, katheterinterventionelle 775
Herzklappenfunktion
- Doppler-Sonografie 226
- Echokardiografie 226
Herzklappeninsuffizienz
- bei infektiöser Endokarditis 560, **561**
- Schock 560
Herzklappeninsuffizienzgeräusch, erstmaliges 557
Herzklappenintervention 743
Herzklappenläsion, katheterbedingte 84
Herzklappenprothese 784
- Antikoagulation **777**, 784
- biologische
-- Haltbarkeit 775
-- Implantation, perkutane 769
- Dysfunktion 776
- Endokarditis 777
- Hämodynamik 775
- Infektion 563
- mechanische 775
- Randleck 776
- Thrombose 776
-- obstruktive 776
Herzklappenrekonstruktion 775
Herzklappenvegetation 220, 226
Herzkontusion 228, 990
Herz-Kreislauf-Erkrankung, Pharmakokinetik 355, 361
Herz-Kreislauf-Funktion, Kompartmentsyndrom, abdominelles 933
Herz-Kreislauf-Stillstand
- blitzschlagbedingter 139
- Defibrillation 132
- Faustschlag, präkordialer 132
- intoxikationsbedingter 139

Sachverzeichnis

– Traumapatient 139
– traumatisch bedingter 984
– unter Narkose 140
Herz-Kreislauf-System
– Beatmungseinfluss 314
– Hypothermiewirkung 1018, 1020
– Immobilisationswirkung 402
Herz-Kreislauf-Training **410**
Herz-Lungen-Maschine
– Herztransplantation 1068
– Lungentransplantation 1078
– miniaturisierte 150, **151–152**
Herz-Lungen-Transplantation (HLTx) 1075
Herzminutenvolumen (HMV) 178
– Berechnung 233
– Gewebedurchblutung 233
– Messung, kontinuierliche 198
– Sauerstoffverbrauch 178
Herzohrthromben, multiple 227
Herzrasen, paroxysmales 758
Herzrhythmus 212
– junktionaler, transienter 136
Herzrhythmusstörung 212, 320, **746**, 760
– Ablationstherapie 754
– Ätiologie **746**
– bei Herzinsuffizienz 733
– Botulismus 869
– bradykarde s. Bradykardie
– Defibrillation 135
– dopaminbedingte 363
– Guillain-Barré-Syndrom 857, **859**
– Hämodynamik 746
– nach Herzoperation 797
– nach Herztransplantation 1070
– hyperkaliämiebedingte 382
– Hyperthyreoidismus 950
– hypomagnesämieinduzierte 301
– Hypothermie 1020
– Hypothyreoidismus 948–949
– 12-Kanal-EKG-Dokumentation 747, 760
– nach Kardioversion 136
– Koronarsyndrom, akutes 721
– Magnesiumtherapie 443
– maligne 382
– Myokarditis, akute 763
– Symptomatik 747, 760
– tachykarde s. Tachykardie
– Therapie 705, 747, 760
– – elektrische 749, 760
– – Sicherheitsmaßnahmen 749

– nach thoraxchirurgischem Eingriff 704
– ventrikuläre, nach Herztransplantation 1070
– Wirbelsäulentrauma 994
Herzseptumbewegung, paradoxe 220, 226, 676
– Perikarditis, konstriktive 765
Herzstillstand 131
– Hypothermie 1020
– Stromverletzung 1015, **1015**, 1016
Herztod, plötzlicher 720, 756
– bei chronischer Herzinsuffizienz 733
– Fallot-Tetralogie, korrigierte 773
– myokardiale Hibernation 727–728
– Prävention 731
– Primärprävention 744
2. Herzton, Komponenten 712
Herztransplantation 149, **745**, **1067**, 1073
– Abstoßungsreaktion 1072
– Anastomosentechnik, bikavale 1068
– bei angeborenem Herzfehler 770
– Beatmung 1072
– Bilanzierung 1068
– Dialyse 1070
– dringliche 745
– Dysfunktion, rechtsventrikuläre 1069, **1069**
– early goal-directed Therapy 1069
– Elektrokardiogramm 212
– Empfängerherznahme 1068
– Herz-Lungen-Maschine 1068
– – Entwöhnung 1068
– Induktionstherapie, immunsuppressive 1072
– Infektionsprophylaxe 1073
– Kreislaufleistung, inadäquate 1069
– Kreislauftherapie
– – mechanische 1071
– – medikamentöse 1070
– Monitoring **1068**, 1073
– – erweitertes 1068
– – S3-Leitlinie 1068
– Nachsorge 1073–1074
– Therapie
– – hämodynamisch wirksame 1070, 1073
– – – Weaning 1072–1073
– – immunsuppressive 1072–1073
– – Überlebensrate 1067
– – Volumenstrategie 1070
– Zeitfenster, postoperatives 1069
Herztumor 155

Herzunterstützungssystem s. Unterstützungssystem, myokardiales
Herzventrikel s. Ventrikel
Herzverletzung **228**, 990
– perforierende 228
Herzversagen
– akutes 398
– bei Thyreotoxikose 951
Herzvolumen 194–195
Herzvorhof s. Vorhof
Herzwandbewegungsstörung 224
Herzzeitvolumen (HZV) **178**, 190, 208, 638, 717
– abgeleitete Größen 190
– Abnahme 719
– Bioimpedanz **200**
– nach Herztransplantation 1069
– Hypothermiewirkung 1018
– Messung 190, **192–193**, 194, **194**
– – arterielle 194
– – echokardiografische 225
– – Fehlerquelle 191
– – kontinuierliche 183, 191, 208
– – pulmonalarterielle 194
– Normalwert 190
– Organspender, potenzieller 1063
– Perikarderguss 130
– Perikarditis, konstriktive 765
– Phosphodiesterasehemmerwirkung 364
– Pulskonturanalyse 735
– Referenzmessung 198
– Senkung bei arterieller Hypertonie 791
– Sepsis 629
– Steigerung 630
– vermindertes 423, 1011
– Volumengabe 189
Herzzeitvolumenindex 1041
Herz-Zwerchfell-Winkel 676
Herzzyklus 717
– EKG 712
– Hämodynamik 712
Hibernation
– myokardiale 727–728, 796
– zelluläre 622
High Extraction Drugs 354, 356
High-Mobility Group B Protein (HMGB) 618
Hilfs-Ich-Funktion **47**
Hilfsmittelversorgung 411
Hinterwandinfarkt 214–215
– Elektrokardiogramm 215
Hirnabszess 523, **531**, 541
– Antibiotikatherapie 534
– Aspiration, stereotaktische 533
– Computertomografie 532
– Differenzialdiagnose 532

– Drainageeinlage 533
– Erregernachweis 532
– Exzision 533
– MRT-Befund 533
– Prädisposition 532
– Steroidtherapie 534
– Therapie 533
– Toxoplasmose 540
– Ursache 531
Hirnarterienaneurysma s. Aneurysma, hirnarterielles
Hirnbasisaneurysma, Ruptur 771
Hirnbiopsie 539
Hirnblutung, lobäre, atypische 848
Hirndrucksenkung 374
Hirndrucksteigerung (s. auch Druck, intrakranieller, erhöhter) 174, 817
– Herpes-simplex-Virus-Enzephalitis 538
– Kryptokokkose 539
– Meningitis, tuberkulöse 535
– Toxoplasmose, zerebrale 540
Hirndruckzeichen 529
Hirndurchblutung s. Hirnperfusion
Hirnfunktion **245**, 251
– Blutfluss, zerebraler 242
– Pharmakologie 357, 361
– Schock 639
Hirngewebe, Sauerstoffpartialdruck 817
Hirninfarkt 834
– atypisch lokalisierter 849
– Computertomografie 268
– Frühzeichen 833
– ischämischer 529
Hirnnervenparese 869
Hirnnervenschädigung 172
– Meningitis, tuberkulöse 535
Hirnnervenuntersuchung 169
Hirnödem 382, 527, **812**
– Einteilung 812
– Elektrolythaushalt 819
– Enzephalopathie
– – hepatische 875
– – urämische 875
– Flüssigkeitshaushalt 819
– Herpes-simplex-Virus-Enzephalitis 537
– hydrozephales **812**
– hypertensives 811
– hypoosmolares **813**
– interstitielles **812**
– Ketoazidose, diabetische 943
– kortikales 848
– Leberversagen, akutes 920, 1083
– perifokales 532, 591
– Schädel-Hirn-Trauma 826
– vasogenes **812**, 833
– Zunahme, paradoxe 820
– zytotoxisches 537, **812**

Sachverzeichnis

Hirnparenchymsonde 239–240
Hirnperfusion, verminderte, EEG 817
Hirnperfusionsmessung **815**
– regionale 815–816
Hirnschädigung
– akute 175–176
– – Beatmung 697
– Augenbewegungsstörung **171**
– hypoglykämiebedingte 944
– hypoxisch-ischämische, Prognose 810
– hypoxische 249
– – generalisierte 852
– Neuromonitoring 238
– primäre **812**, 824
– Schädel-Hirn-Trauma **824**
– schwere 1062
– – Hirntodfeststellung 1057
– sekundäre **812**, 824
Hirnsinus (s. auch Sinus), Hypoplasie 846
Hirnstammblutung 248
Hirnstammischämie 248
Hirnstammkompression 814
Hirnstammläsion 172, 808
Hirnstammpotenziale, akustisch evozierte (BAEP) 247–248, **248**, 251, 817
– Hirntoddiagnostik 249, 1055, 1058, **1058**, **1060**
Hirnstammreflexe 169, **172–173**
– Koma 807
– pathologische 809
– Verlust 1058
Hirnstammsyndrom 174
Hirnteileinklemmung **813**
Hirntemperatur 244, 250
Hirntod 56, 74, 78, 302, **1054**, 1056, 1076
– dissoziierter 876
– Feststellung **1055–1056**, 1058
– – in Deutschland **1057**, 1059
– – Frühgeborenes 1057
– – Protokoll 1057
– – Richtlinien 1057
– – Voraussetzungen
– – – ärztliche 1057, 1059
– – – patientenseitige 1057, 1059
– Gesetzestext 1055
– indirekt nachgewiesener 1055
– Interessenfeld 1055, 1059
– Irreversibilitätsnachweis 1058, **1058**, 1059
– Kriterien 1058
– Pathophysiologie 1062, 1065
– Transplantationsaspekt 1055
– Validität 1054

– WB-BÄK-Entscheidungshilfen 1055
– WB-BÄK-Stellungnahme 1055
Hirntoddiagnostik 169
– Angiografie 1059
– apparatemedizinische Zusatzuntersuchungen **1058**, **1060**
– Aspekt
– – dualmedizinischer 1055
– – individual-medizinischer 1055
– – kollektiv-medizinischer 1055
– Doppler-Sonografie, transkranielle 266, 1055, 1058–1059
– Duplexsonografie, transkranielle 266
– Elektroenzephalografie 249, 1055
– Hirnstammpotenziale, akustisch evozierte 249, 1055, 1058
– Perfusionsszintigrafie 1059
– Potenziale, somatosensorisch evozierte 250
– Wiederholung 1058
Hirntodkonzept 1054
– Kommunikation 1056, 1059
Hirntodsyndrom 1056, **1058**, 1059
Hirnvenenthrombose s. Sinus-/Hirnvenenthrombose
Hirnverletzung, fokale 824
Hirudin 475
– Leitungsanästhesie, rückenmarknahe 476
Histamin 644
Histaminfreisetzung, morphinbedingte 372
Hitzeakklimatisierung 1027
Hitzeerschöpfung 1027–1028
Hitzeschaden **1026**
– Kompensationsversuch 1026
– Prävention 1026–1028
Hitzeschockproteine 1026
Hitzschlag **1026–1027**
– belastungsbedingter **1026**, 1027
– Flüssigkeitstherapie 1027
– klassischer **1026**
– Klinik **1027**, 1028
HIV-Infektion
– Antikörpernachweis 588
– Drogenabhängigkeit, Sepsiserreger 592
– Immunthrombozytopenie 471
– Infektion, systemische 591–592
– – Therapie, antiretrovirale 592
– Intensivbehandlung, Indikation **588**, 592

– neurologische Erkrankung **591**, 592
– Prognose 588, 592
– pulmonale Erkrankung 592
– Sepsis **591**
– Stadieneinteilung 588
– Toxoplasmose, zerebrale 539, 592
– – Prophylaxe 540
– transfusionsbedingte 338
– Viruslast 588
HIV-Meningoenzephalitis 591
HIV-RNA 588
HLA-Antikörper 335–337
HLA-DR-Expression, monozytäre 613–614
HME-Filter (Heat and Moisture Exchangers) 1021
H5N1-Influenza, aviäre 606
Hochfrequenzbeatmung (HFV) **696**, 700
Hochfrequenzoszillationsventilation (HFOV) 386
Hochleistungssportler, Elektrokardiogramm 212
Hochrasanztrauma 995
Hochspannung, präkordiale 211
Hochspannungsverletzung **1015**, 1016
– Intensivtherapie 1016
Hodentorsion 267
Hodgkin-Lymphom 970
Hoftest 130
Hohlorganischämie 516
Hohlorganläsion, iatrogene 902
Hohlorganperforation 627, **910**, 914
– Abdomenübersichtsaufnahme 900–901
– Abszess 626
– gedeckte 913
– Peritonitis 511
– Schock, septischer 517
Hohlorganverletzung 992
Hohlraum, luftgefüllter 1029
– Druckausgleich 1032
Homovanillinmandelsäure 957
Honeycombing 660
Hormon
– adrenokortikotropes s. ACTH
– antidiuretisches s. ADH
– follikelstimulierendes (FSH) 940
– luteinisierendes 940
– melanozytenstimulierendes (MSH) 955
– thyreoideastimulierendes s. TSH
– thyreotropinfreisetzendes s. TRH
Hormonproduktion, ektope 280

Hormonsekretionsstörung 280
Hormontherapie
– Lungenspender, potenzieller 1076
– Organspender, potenzieller 1064, 1066
Horner-Syndrom 170
Horovitz-Quotient 233
Hospital-acquired-MRSA (HA-MRSA)) 68
Hospitalkeim, Oropharynxkolonisation 507
4 Hs, Polytrauma **984**, 987
HSV s. Herpes-simplex-Virus
HTI/ISS 34
Hubschrauber 291
Hüfner-Zahl 1034
Human Platelet Antigen 337
Humanalbumin 329, **629**, 641
– bei Verbrennung 1007
Hunt-und-Hess-Skala, Klinik nach Aneurysmaruptur 842
Hydralazin 877
Hydrierung, Kontrastmittelanwendung 269
Hydrochlorothiazid 741
Hydrogenphosphat 447
Hydrokortison 955
– Dosierung 956
– Nebenwirkungen 632
– niedrig dosiertes 633–634
– bei Sepsis 518, 632
– bei septischem Schock 633
– Stressdosis 957
– Wirkspektrum 955
– Wirkung relativ zum Kortisol 955
Hydronephrose 430
Hydropneumothorax, kontralateraler, nach thoraxchirurgischem Eingriff 705
Hydrotherapie 411
γ-Hydroxybuttersäure (GHB) 375
Hydroxybutyratdehydrogenase (HBDH), Myokardinfarkt 720
Hydroxyethylstärke (HES) **329**, 331, 423, 819, 1064
– Einfluss auf die Gerinnungsstabilität 982
Hydroxyurea 473, 967
– Thrombozytosebehandlung 970
Hydrozele 545
Hydrozephalus 529
– akuter 843
– Meningitis, tuberkulöse 535
– Pilzinfektion 539
– sekundärer **844**
– Shunt 531
Hygienefachpflegende 66
Hygienekommission 66, 70

Sachverzeichnis

Hygienemanagement 284
– Fehler 68
Hygieneplan 70
Hygieneregeln **65**
Hygieniker **66**, 70
Hypästhesie 856
Hyperaldosteronismus, primärer **954**, 961
Hyperalgesie, sekundäre 1008
Hyperämie
– postprandiale 930
– Wiedererwärmung 1018
Hyperbikarbonatämie, hypochlorämische 451, 453
Hyperbilirubinämie 992
Hyperchlorämie 382, 451
Hyperchloridämie 423
Hyperfibrinolyse 481–482
Hyperglykämie 276, 351, 960
– Basistherapie 838
– Definition 942
– Differenzialdiagnose **941**
– Enzephalopathie 878
– Ernährungstherapie 346
– Hirnverletzung 819
– hypothermiebedingte 1020
– Kind **381**
– nach kritischer Krankheit 944
– Nierenversagen, akutes 433
– Pankreatitis, akute 349
– Phäochromozytom 958
– Sepsis 611, **622**
– Stressstoffwechsel 344
– Verbrennungskrankheit 388
Hyperhomocysteinämie 474
Hyperhydratation 437, 445
Hyperinflammation 618
Hyperinsulinämie 349
Hyperkaliämie **276**, 301, **440**
– artifizielle 967
– Elektrokardiogramm 218, 382, 440
– nach Herzoperation 798
– Kind 382
– Kreislaufstillstand 301
– Mineralokortikoidrezeptorantagonisten-bedingte 742
– Rhabdomyolyse 428
– Therapie 440
– Tumorlysesyndrom 430, 964
Hyperkalzämie **442**, 452
– Ausgleich 966
– Definition 965
– Elektrokardiogramm 218, 442
– Phäochromozytom 958
– Schweregrade 965
– Symptome 965
– tumorassoziierte **965**
– Tumorlysesyndrom 964
Hyperkapnie 230–231, 234, 451
– Atempumpenversagen 686
– Atemversagen 320, 323
– chronische 234, 691
– COPD-Exazerbation 668

– Monitoring 234
– Mukoviszidose 691
– permissive 313, 664, 689
– – Mukoviszidose 692
– Symptome 451
– nach thoraxchirurgischem Eingriff 706
– ventilatorisches Versagen 312
Hyperkatabolismus 953
– akute Krankheitsphase 941
Hyperketonämie 942
Hyperkoagulabilität 473, **474**, 480
– lokale, bei infektiöser Endokarditis 562
Hyperkoagulopathie 482
Hyperkortisolismus 953
– Komplikation **953**
– Physiognomie 954
Hyperlaktatämie 277
Hyperleukozytose 967
Hypermagnesiämie 443
Hypermetabolismus 819
– Verbrennungskrankheit 1005, 1008
Hypernatriämie 276, **438**, 954, 1013
– hypervoläme 438
– hypovoläme 438
– isovoläme 438
– Kind 382
– Transplantatempfänger 1064
– Urinosmolalität 439
Hyperosmolalität 942
Hyperparasitämie, Malaria 598
Hyperphosphatämie 430, 441, **444**
– iatrogene 445
– Tumorlysesyndrom 964
Hyperpigmentierung 955
Hyperpituitarismus 946
Hyperregidität 895
Hypersensitivitätspneumonie 661
Hypersomatotropismus **947**
Hypertension s. auch Hypertonie
– Entlastung 935
– intraabdominelle 424, 932, **1011**
– schwangerschaftsinduzierte **1038**, 1049
– – Ätiologie 1039, 1049
– – Definition 1038
– – Inzidenz 1039
– – Pathophysiologie 1039
– – Risikofaktoren 1038
Hypertensive Emergency **790**, 793
Hypertensive Urgency 790
Hyperthermie
– Basistherapie 838
– Ecstasy-bedingte 883
– Hyperthyreoidismus 950

– Kind 381
– maligne 895
– – Therapie 1027
– Therapie 951
Hyperthyreoidismus **950**
– Diagnostik 950
– iatrogener 950
Hyperthyreose 280
– Enzephalopathie 879
– maligne, kontrastmittelbedingte 269
Hypertonie s. auch Hypertension
– arterielle 82, **788**, 793
– – Basistherapie 838
– – Begleiterkrankung 790
– – Diagnostik **788**, 793
– – Endorganschaden 790
– – essenzielle 789
– – Folgen 788
– – Hyperkalzämie 442
– – hypokaliämische 954
– – Kombinationstherapie, medikamentöse 791
– – Langzeittherapie 790
– – Monotherapie, medikamentöse 791
– – Mortalitätsprognose, kardiovaskuläre 789
– – der oberen Körperhälfte 771
– – Phäochromozytom 957
– – Risikoabschätzung 789–790
– – schwangerschaftsinduzierte s. Hypertension, schwangerschaftsinduzierte
– – Schweregrade 789
– – Screening-Programm 789
– – sekundäre 789
– – systolische, isolierte 788
– – Therapie **791**, 793, 877
– – – Compliancemangel 792
– – – intensivmedizinische 793
– – – invasive 792
– – – therapieresistente 792
– – portale 270, 424
– – pulmonale 183, **189**
– – – akute 675
– – – angeborener Herzfehler 768
– – – Schwangerschaft 769
– – – Druckverhältnisse 189
– – – persistierende 383
– – – Pulmonalarteriendruckmessung 678
– – – Röntgenthoraxbild 676
– – – Therapie 678, 684
Hypertoniemanagement, intensivmedizinisches 793
Hypertriglyzeridämie 344, 433
Hypertrophie, rechtsventrikuläre, Druckkurve, zentralvenöse 677
Hyperurikämie

– Rhabdomyolyse 428
– Therapie 965
– Tumorlysesyndrom 430, 964, **965**
Hyperventilation 357
– alveoläre **453**
– Atemweg, ungeschützter 297
– Kohlendioxidreaktivität 241
– Tetanie 872
– zerebraler Blutfluss 239
Hyperventilationssyndrom 453
Hyperviskositätssyndrom **966**
– Augenhintergrund 966
Hypervolämie 423, 437–439, 1013
Hypnotikumintoxikation 649, **654**
Hypoaldosteronismus 954
Hypochlorämie 382
Hypofibrinogenämie 1044
Hypoglykämie 276, 349, 806, **943**, 960
– alkoholbedingte 943
– antidiabetikabedingte 943
– Enzephalopathie 878
– Gegenregulation 943
– hypothermiebedingte 1020
– Hypothyreoidismus 949
– insulinbedingte 943
– Kind **381**, 383
– Leberfunktionsstörung, schwere 920, 922
– Nebennierenrindeninsuffizienz 955
– nach Phäochromozytomoperation 959
– postiktale 853
– prolongierte 943
– therapiebedingte 943
– Tight glycemic Control 946
Hypoinflammation 618
Hypokaliämie 135, **276**, **439**
– Alkoholentzugssyndrom 882
– bei arterieller Hypertonie 954
– Elektrokardiogramm 218
– nach Herzoperation 798
– bei Insulintherapie 943
Hypokalzämie 301, **441**
– Elektrokardiogramm 218, 442
– Flusssäureverätzung 1026
– Kind 383
– Rhabdomyolyse 428
– Tetanie 872
– Therapie 442
Hypokapnie **453**
– moderate 697
Hypokinese 893
Hypokinesie, rechtsventrikuläre 226
Hypomagnesiämie **443**
– Alkoholentzugssyndrom 882

1134

Sachverzeichnis

- Elektrokardiogramm 443
- Flusssäureverätzung 1026

Hyponaträmie 276
- akute 438
- chronische 438
- hypertone 437
- Hypothyreoidismus 949
- hypotone 437
- isotone 437
- Kind 382
- Korrekturgeschwindigkeit 438
- Therapie 438

Hypophosphatämie **444**

Hypophysenadenom, kortikotropinproduzierendes **953**, 961

Hypophysenhinterlappen 946
- Dysfunktion 961
-- bei schwerer Erkrankung 960

Hypophysenhinterlappenhormone **946**

Hypophysenvorderlappen 946

Hypophysenvorderlappenhormone 946, **946**

Hypophysenvorderlappeninsuffizienz 427, 960

Hypopituitarismus 946

Hyporeflexie 443

Hyposomatotropismus **947**
- relativer 947

Hypothalamus, Thermoregulation 1017, 1023

Hypothalamus-Hypophysen-Achse, Suppression 946

Hypothalamusschaden 170

Hypothermie 134, **1018**, 1023
- akzidentelle 1017, **1018**
-- Inzidenz 1017, 1023
- bei Asphyxie 1023
- Diagnostik, bildgebende 1019
- Einflussfaktoren 1019
- Gerinnungsstörung 1021
- Gradeinteilung **1020**, 1023
- Hirntemperatur 244
- Hirntoter 1064
- Kaliumkonzentration im Plasma 1023
- Kind 381, **998**
- Koma 806–807
- Körperkerntemperatur 1017, 1020
- Kreislaufstillstand 301
- Lungenfunktion 1020
- Monitoring 1020
- Pathophysiologie 1017
- Patiententransport 292
- Polytrauma 982
- Prognose 1023–1024
- Reanimation **1021**
- Sauerstoffversorgung 1020
- Sepsis 611
- Symptome 1020
- therapeutische 302, 876
- Therapie 1020

-- aggressive 1020
-- Komplikation **1022**
-- medikamentöse 1021
-- medizinisch-juristische Aspekte 1022–1023
- tiefe, Defibrillation/Kardoversion 139
- Todesfälle 1023–1024
- Transfusionsbedarf 1021
- Trauma 1023–1024
- Vigilanzminderung 1019
- Wiedererwärmung 302

Hypothyreoidismus 961
- elektiver operativer Eingriff 950
- Grunderkrankung 948
- kardiorespiratorische Symptome 948
- Komplikation, metabolische 949
- Kortikosteroidwirkung 949
- kritischer **948**
- Labordiagnostik 949
- Low-T3-Syndrom 952
- medikamentenassoziierter 948
- primärer **948**
- sekundärer **948**
- supportive Maßnahmen 949

Hypothyreose 280
- Enzephalopathie 879

Hypotonie
- Alkoholintoxikation, akute 882
- arterielle 437, 442
-- Basistherapie 838
- Betablocker-Intoxikation 656
- blutungsbedingte 340
- Digitalisintoxikation 656
- magnesiumbedingte 1048
- nach Hirntod 1076
- Perfusionsdruckaufrechterhaltung 639
- phasenweise, nach Schädel-Hirn-Trauma 819
- Polytrauma 989
- Schock 638, **638**
-- septischer 610, **620**
-- spinaler **828**
- Sepsis 488, 611
- vasoplegiebedingte 994

Hypoventilation 357
- alveoläre 230–231, 320
- hyperkapnische s. Hyperkapnie, permissive
- Schock 639

Hypovolämie 302, 437–439
- absolute 621
- nach Herzoperation 796
- hypothermiebedingte 1019
- Kreislaufstillstand 301
- linksventrikuläre 220, 225
- Nebennierenrindeninsuffizienz 955
- relative 620

- Sepsis 620

Hypoxämie **231**, 452, 454
- akute, nach thoraxchirurgischem Eingriff 706–707
-- Prophylaxe 707
- Atemversagen 320
- Basistherapie 838
- Beatmung 317
- COPD-Exazerbation 668
- episodische 703
- Extubation, akzidentelle 90
- Mukoviszidose 691
- therapierefraktäre 665
- ventilatorisches Versagen 312

Hypoxanthin 978

Hypoxie 134, 178–179, 450
- Kohlendioxidakkumulation 203–204
- Kohlenmonoxidintoxikation 1032
- Koronarsyndrom, akutes 723
- Reanimation, kardiopulmonale 301
- zerebrale, globale 249

Hypoxygenation 1058

I

IABP s. Ballongegenpulsation, intraaortale

Ibandronat 966

Ibutilide 137

ICD-10 (International Classification of Diseases) 887

ICD-10-Code 60
- Befund, psychiatrischer **887**, 892

ICF Core Set 404

Ich-Störung 888

ICP (Intracranial Pressure) s. Druck, intrakranieller

Idarubicin 968

Ideal Body Weight (IBW) 359

Idiosynkrasie, Leberversagen 920

I:E-Verhältnis (Atemzeitverhältnis) 690
- Mukoviszidose 693

IgA-Mangel, Transfusionsreaktion 337

IgA-Paraproteinämie 966

IGF-1-Abbau 947

IgM-Paraproteinämie 966

IKB (intensivmedizinische Komplexbehandlungspunkte) 61

IKB-Scores 62

IKG (Impedanzkardiogramm) 201

Ikterus 279
- Leberfunktionsstörung, schwere 920

Ileozökalresektion 516

Ileus
- Abdomenübersichtsaufnahme 900
- funktioneller 254–255, 571
-- bei Schock 639
- mechanischer 898
-- Erbrechen 899
- postoperativer **924**, 927, 929
-- Behandlungsstrategie 926–927
-- gesundheitsökonomische Aspekte 925
-- Infusionsmanagement 926
-- Kostaufbau 926
-- Monitoring 925
-- Pharmakotherapie 926–927
-- Prävention 925

Iloprost **682**, 930, 1071
- inhaliertes 680, **682**

Imipenem 585, 916

Imipenem/Cilastatin 500

Imipenem/Meropenem/Doripenem 548

Immobilisation 402

Immunadsorption 858–859, **859**
- bei Myasthenia gravis 867

Immunantwort 616
- Alkoholkranker 880
- endotoxinbedingte 616
- bei Sepsis 618
- zelluläre, Polytrauma 977, 986

Immundefekt, humoraler **579**, 586

Immundefizit, Pneumonieerregernachweis 505

Immune Reconstitution inflammatory Syndrome (IRIS) **537**, 590, 592

Immunglobulin G 634
- hochdosiertes **859**, 867
- Liquor/Serum-Quotientendiagramm 281
- Nebenwirkung 860

Immunglobulin-G-Spiegel 580

Immunglobuline 585, 763
- bei akuter idiopathischer thrombozytopenischer Purpura 470
- bei CMV-Infektion 585
- bei Guillain-Barré-Syndrom 858, **859**
- hochdosierte 467, **859**, 867
- bei Myasthenia gravis 867
- bei Sepsis **633**
- Virusinfektionsprophylaxe 536

Immunglobulinmangel s. Antikörpermangel

Immunisierung, passive 872

Immunität, angeborene 503

Immunkoagulopathie **467**, 468

Sachverzeichnis

Immunkomplex
- Ablagerung, glomeruläre 432
- zirkulierende 433

Immunmodulation 347
Immunonutrition 1009, 1013
- perioperative 349

Immunrekonstitutionssyndrom **537**, 590, 592
Immunsuppression 257, 496, **579**, 586
- Alphaherpesvirus-Infektion 604
- Aspergillose, invasive 577
- Beatmung, nicht invasive 963
- CMV-Infektion 605
- Diarrhö, infektiöse 568
- Dreifachregime 1079
- Enteritis, chronische 565
- bei Graft-versus-Host-Disease 1090
- Herztransplantation 1072
- bei Immunkoagulopathie 467
- Induktionstherapie 1072
- Infektion 579
- – Antibiotikadosierung 585
- – Diagnostik 581
- – erregertypische Zeichen 582
- – Initialtherapie 582
- – Therapie 581
- – Therapieindikation 581
- Infektion, nosokomiale 284
- Infektionserreger 580
- Infektionsmanagement 580
- lebenslange 1072–1073, 1079
- Lebertransplantation 1084
- Leukenzephalopathie, multifokale, progressive 537
- Lungentransplantation 1078–1079
- Menintitis, eitrige 525
- Peritonitis 899
- Peritonitis, persistierende 511, **512**
- Phasen 1072
- Pilzinfektion, invasive 574, 586
- posttraumatische 977
- verbrennungsbedingte 1009
- zelluläre **579**, 580

Immunsuppressiva 763, 1079
Immunsystem, Hypothermiewirkung 1018
Immunthrombozytopenie **470**, 473
- medikamentenassoziierte 471
- Neugeborenes 471

Impedanz
- aortale 198
- – Definition 713
- thorakale **200**, 209
- transthorakale 132

Impedanzänderung, Steigerungsmaximum 200–201
Impedanzkardiogramm (IKG) 201
Impedin 520
Impella **151**
Impfung nach Splenektomie 992
Implantat, intrakardiales, Infektion 555, **563**
Importinfektion, virale, schwere **600**
Impressionsfraktur, kranielle 825
IMV (intermittierende mandatorische Ventilation) 309, 385
In-situ-Hybridisierung
- CMV-Nachweis 605
- Pneumonieerregernachweis 505

Incentive Spirometer 410
Indapamid 741
Index, bispektraler (BIS) **369–370**
Indikationsstellung 55
- Entscheidungsfindung, medizinische 76
- prognostische Überlegungen 76

Indikatordilutionskurve 193
Indikatordilutionsprinzip **192**
Indikatordilutionsverfahren, transkardiopulmonales 177, **192–193**, 194, 209
- Ein-Röhren-Modell 193
- Messparameter 194
- Stellenwert 195

Indikatordurchgangszeit, mittlere 193
Indoor-Hypothermie 1023
Indozyaningrün 193–194
Indozyaningrün-Clearance 207, **207**, 209
Indozyaningrün-Extraktion 207
Inertgas 1029
Infarktfrühzeichen, zerebrale 833
Infektabwehr, peritoneale 899
Infektion
- bei Alkoholmissbrauch 880
- bakterielle
- – Diarrhö 566, **567–568**
- – bei Malaria 599
- – Myokarditis 761
- – Zentralnervensystem 523
- COPD-Exazerbation 667–668
- Device-assoziierte 554
- fremdkörperassoziierte **67**, 70
- gastrointestinale, Differenzialdiagnostik 569
- gramnegative 496
- grampositive 496
- nach Herzoperation 799
- Hypothyreoidismus 948
- Immunantwort 616
- Initialtherapie, inadäquate **497**, 502
- intraabdominelle
- – Häufigkeit 512
- – bei Neutropenie 583–584
- – nosokomiale 496, 498, 502
- – Organfunktionsstörung 513
- – Therapie 511
- bei intravasalem Katheter 550
- – Prävention 555
- kanüleninduzierte 87
- katheterassoziierte 67, 84, 550, 554
- – CDC-Definition 553
- – bei Neutropenie 583
- – postoperative 799
- – Therapie 554
- katheterbedingte 550, 554
- Leberversagen, akutes 920, 922, 1083
- bei LVAD-Therapie 154
- Marker, biochemische 277
- bei nicht invasiver Beatmung 321
- nosokomiale 65, **67**, 70, 157, 283, 486, 489, 495
- – Definition 67, **486**
- – endemische 486
- – endogene 486
- – epidemiologische Erhebungen **488**, 490, 496
- – epidemische 486
- – Erreger **487**, 496
- – Erreger-Screening 283
- – exogene 486
- – Gefahrenquellen 66
- – nach Herzoperation 799
- – bei invasiver Beatmung 698
- – Inzidenz 67, **486**
- – Kaplan-Meier-Kurve 492
- – Kind 396
- – Liegedauer 69
- – Mehrkosten **69**
- – patientenbezogene Faktoren 67
- – Prävalenz 67, **486**, 490
- – Risikofaktoren 486, 490
- – Surveillance **67**, 70
- – CDC-Definitionen 488
- – Vorkommen 67
- opportunistische **579**, 590, 954
- pulmonale 588
- Therapie, antiretrovirale 592
- Organfunktionsstörung 610
- parasitäre **539**, 541
- perianale, bei Neutropenie 583–584
- peritoneale, Abwehr 899
- postoperative, Definition 488
- Sepsisentwicklung 616
- shuntassoziierte **530**, 541
- – Antibiotikatherapie 531–532
- – nosokomiale 532
- systemische 996
- bei HIV-Infektion **591**, 592
- Thoraxdrainage 129
- Thrombozytopenie 470
- urogenitale 542
- – Antibiotikatherapie **544–545**
- bei Verbrennungskrankheit **1005**, 1013
- Problemerreger **1009**, 1013
- virale s. Virusinfektion
- ZVK-assoziierte 551
- – Häufigkeit 551

Infektionserreger (s. auch Erreger) 283
- beim Kind 396
- Guillain-Barré-Syndrom 856
- bei Immunsuppression 580
- klinische Zeichen bei Immunsuppression 582
- Mehrfachresistenz **488**
- Nachweis
- – Fehlinterpretationen 584
- – Sepsis 614
- Resistenzlage 283
- Screening 283, 286
- Selektionsdruck 488, 493

Infektionsherd 610
Infektionskrankheit 283
- Frühgeborenes 396
- Kind 396, 398
- Neugeborenes **396**

Infektionskrankheit, meldepflichtige 65
Infektionsmanagement 65
- bei Immunsuppression 580

Infektionsort 283
Infektionsprävention 66
- nach Herztransplantation 1073
- Richtlinie 66

Infektionsrate, nosokomiale 487, 490
Infektionsschutzgesetz **65**, 70, 571
Infektionszeichen, erregertypische, bei Immunsuppression 582
Inflammationssyndrom, systemisches
- Hitzschlag 1027
- Pankreatitis, akute 915
- Verbrennung **1003**, 1012

Inflammationssyndrom, systemisches (SIRS) 610–611, 618, 636
- Arzneimittel-Clearance 357
- Definition 610
- Diagnosekriterien 611
- Hämostasestörung 482, 484
- Indozyaningrün-Clearance 208

Sachverzeichnis

- Leukozytenzahl 612
- Polytrauma 977
- Score 514
Inflammatorisches System, Inhibition 662
Infliximab 1090
Influenza 601, 608
- aviäre 606
-- beim Menschen 606
- Diagnose 606
- Schutzimpfung 607
- Therapie 606
Influenza-A-Viren 606
Influenza-B-Viren 606
Influenza-Meldesystem 606
Influenza-Schnelltest 606
Influenzapneumonie 606
Informationsweitergabe, Rituale 48
Informed Consent 57, **72**, 78
Informed Refusal 51, 57
Infrarotspektrofotometrie 197
Infrarotspektroskopie 234
Infrastrukturkosten 59–60
Infusion **553**
- intravenöse, erwärmte 1021
Infusionsfilter 553
Infusionslösung **1007**
- glukosehaltige 942
- hyperosmolare 819
- hypertone **630**
- kolloidale **629**, 641, 982, 1064
-- bei Verbrennung 1007
-- Natriumgehalt 942
- kristalline **629**, 641, 982
-- Organspender, potenzieller 1064
-- bei Verbrennung 1007
- natriumarme 1064
- Wechsel 553
Infusionslösung, hypertone 438
Infusionssystem **553**
- Wechsel 553
Infusionstherapie 82
- bei thoraxchirurgischem Eingriff 708
- Verätzung **1025**
Infusionswärmer 1021
Inhalationsanästhesie, bei kardialem Shunt 770
Inhalationsanästhetika **374**
Inhalationstherapie, bei COPD-Exazerbation 672
Inhalationstrauma **1010**, 1013
- Bronchoskopie 257, 1013
- bronchoskopische Kriterien 1010
- Gradeinteilung 1010
Injektionsmethode, blutstillende 253
Injektionsnarkotika 854
Injektionstherapie, Blutung, gastrointestinale 906–907
Injury Severity Score (ISS) 976, **976**

Inkubatorpflege, Temperaturmessung 381
Innovationsziele 48
Inodilatatoren 681
- Dosierung 737
- Herzinsuffizienz, akute 736, 738
Inotropie 153
Inotropika 394, 398
- Dosierung 737
- Herzinsuffizienz, akute 737
- bei kardiogenem Schock 643
- bei Rechtsherzversagen 681, **682**
- Tachyphylaxie 737
INR (International normalized Ratio) 458, 475, 733
- Blutungsrisiko 777
- Zielbereich
-- bei Herzklappenprothese 777
-- bei Sinus-/Hirnvenenthrombose 850
Inspektion 167
Inspiration, Beatmung 236
- kontrollierte 308
Inspirationsdruck, maximal tolerabler 664
Inspirationszeit, Verhältnis zur Exspirationszeit 690
Inspiratory Threshold Valve (ITV) 299
Instillation, transendoskopische 252
Instrumentendesinfektion, chemische 263
Insuffizienz
- hämodynamische 956
- pulmonale s. Lungeninsuffizienz
- rechtsventrikuläre s. Rechtsherzversagen
- ventilatorische (s. auch Ventilationsstörung)
-- Acute-on chronic-Situation 234
-- Blutgasmonitoring **233–234**
- ventilatorische(s. auch Ventilationsstörung) **231**
Insulin 451
- Stressreaktion, metabolische 344
Insulin-like Growth Factor (IGF) 940
Insulininfusion 942, **944**
Insulinmangel, Sepsis 622
Insulinom 943–944
Insulinresistenz 348, 443
Insulinsekretion, Kaliumumverteilung 439
Insulintherapie, intensivierte 346, **944**
Insulinzufuhr 346
Insult
- ischämischer 996

- retinaler 832
- zerebrovaskulärer s. Schlaganfall
Integrationsfähigkeit des Gehirns 1057
Intensiv-DRGs 61–62
Intensivbehandlung (s. auch Behandlung)
- nach Herzoperation **794**, 795
- Indikation bei HIV-Infektion **588**, 592
- Kind **382**, 397
- nach Lungentransplantation 1079
- Organspender, potenzieller 1063
- Postreanimationsphase 305
- psychische Reaktion **885**
- Tracheotomieeinfluss 118
- Willensbekundung des Patienten 580
Intensivbehandlung (s. auch Behandlung; s. auch Therapie) 30
- außergewöhnlich aufwendige 61
-- IKB-Scores 61
- Definition **40**
- Erlösanteile 60
- komplexe **61**
- längerfristige **61**
- Vergütungsgrundlage 62
- Ziel 62
Intensivbehandlungseinheit 40–41, 735
- Ausstattung 44
- baulichen Gestaltung 42, 45
- fachgebundene 41
- internistische 41
- kardiochirurgische 41
- pädiatrisch/neonatologische 41
- Sonderaufgaben 41
Intensivbehandlungszeit 33
Intensivbetten 43
Intensivbettenangebot 43
Intensivbettenbedarf **42**, 45
- Planung 43
Intensivbettenzahl 43
Intensive Care Delirium Screening Checklist 889
Intensive Care Unit s. Intensivbehandlungseinheit
Intensivmedizin
- angebotsabhängige Nachfrage 43
- ärztliche Aufgaben 31
- Definition **40**
- Diagnostikanforderung, individuelle 35
- Entwicklung 30
- ethische Aspekte **71**
- Fachdisziplin, eigenständige 32, 38, 45
- Gebiete 38

- geschichtliche Entwicklung 30, 36
- Gliederung **40–41**, 45
- Grenzen 56
-- ökonomische **34**, 36
- interdisziplinäre 31, **38**, 45, 50
-- Arbeitsteilung 50
- Konzentrationsprinzip 40
- Kosten 42, **59**
- Leitgedanke 45
- operative 41
-- Kooperation 39
-- Kostenzusammensetzung **59**
- Particular Competence 32
- perioperative **33**, 36
-- Verzahnung mit der Anästhesie 34
- Rationalisierung **34**
- Rationalisierungsentscheidungen 35–36
- rechtliche Grundlagen 50
- regionale Konzentration 35
- Therapieanforderung, individuelle 35
- Weiterbildungsbefugter 32
- Weiterbildungsnachweis 32
Intensivmediziner (s. auch Personal, ärztliches)
- Aufgaben 31
- Bedarf 31
- besondere Kompetenzen 32
- Garantenstellung 56
- Geschäftsführung ohne Auftrag **54**, 57
- Kooperationsverpflichtung 39, 45, 51, 57
- ökonomische Aspekte **34**
- 24-Stunden-Präsens 32, 44, **44**, 45
Intensivpatient (s. auch Patient)
- Aufnahmekriterien 33
- durch unvorhergesehenes Ereignis 60
- Entlassungskriterien 33
- Letalität 493
- nach Operation 60
- Therapie in der Druckkammer 1032
Intensivpflege 30
- Definition **40**
Intensivpflegebedürftigkeit, chronische 42
Intensivstation
- ärztlicher Leiter 39
- Aufnahmefähigkeit 42
- Ausstattung **42**
-- apparative 44
- Belastungsmomente 48
- Definition **40**
- fachgebundene 40
- Funktionsräume 43
- Größe 43, 45
- Hygiene 65

1137

Sachverzeichnis

- Infektionsgefahrenquellen 66
- interdisziplinäre 39, **40**
-- fachliche Zuständigkeiten 39
-- rechtlicher Rahmen 39, 45
- Lage im Krankenhaus 42
- Liegedauer, infektionsbedingte 69
- MRSA-Kontrolle 69
- Nebenräume 43
- Nutzungsanalyse 43
- operative, interdisziplinäre 51
-- Leitung 51
- Organisationskultur 49
- Organisationsstruktur 42
- Prozessanalyse 63
- ressourcenschonende Prozesse 63
- Sollnutzungsgrad 42
- Zentralisierungsgrad 42
Intensivtherapie s. Intensivbehandlung
Intensivtherapiestation s. Intensivbehandlungseinheit
Intensivtransport
- Dokumentation 292–293
- menschliches Versagen 291
- Missgeschick 292
- Personalqualifikation 289
- Richtung 289
Intensivtransportfahrzeug 290
Intensivtransporthubschrauber 288, **291**
Intensivtransportsystem 288, **290**
Intensivtransportwagen 288
Intensivüberwachung 30
- Definition **40**
Intensivüberwachungsstation **40**, 735
- Aufgaben 41
- Aufnahmekriterien 41
- Definition 40
- Integrationsmodell 42, **42**
- Parallelmodell 42
- separate **42**
- Step-down-Funktion 41
- Step-up-Funktion 41
- Verlegungskriterien 41
Interferon 601
Interferon-γ 613
Interhospitaltransport **289**
Interkostalarterien, palpable 771
Interkostalnervenverletzung, Thoraxdrainage 129
Interleukin-1-Spiegel 160
Interleukin-6 (IL-6) 277, 613, 614
Interleukin-8 (IL-8) **613**, 614
Interleukin-8-Rezeptor 543
Interleukin-10 (IL-10) **613**
Interleukin-18 280
Interleukine, Sepsis 618
INTERMACS-Score 149, 155

Intermediate Care Unit s. Intensivüberwachungsstation
International normalized Ratio 458
Internetadressen 64
Intervention, koronare, perkutane (PCI) **723**, 732
- akute 724
Intoxikation **648**, 656, 878–879
- Antidotbehandlung 653, 657
- Atemantriebsstörung 312
- Azidose 451
- Basislabordiagnostik 650
- Basisversorgung 648
- Defibrillation/Kardioversion **139**
- klinisch-chemische Diagnostik 281
- Kreislaufstillstand 301
- Leberversagen 920
- Monitoring 648
- Primärmaßnahmen 648
- psychovegetativer Status 649
Intracellular Adhesion Molecule-1 (ICAM-1) 619
Intrahospitaltransport **288**
Intubation
- Achsenannäherung 89–90
- bei allergogenem Schock 645
- Ausbildung 105
- blinde 92
- bei diffus parenchymatöser Lungenerkrankung 689
- endotracheale 30, **88**, 93, 104, 312
-- COPD 317
-- COPD-Exazerbation **672**, 673
-- initial erschwerte 981
-- Kind 385
-- Komplikation 385
-- Narkose 92
-- Rapid Sequence Induction 980
-- Reanimation, kardiopulmonale 298
-- bei Schlaganfall 838
-- bei Schock 640
-- schwierige 106–107
-- wacher Patient 107
- Fehlversuche 108
- fiberoptische 93, 107, 115
-- Analgesie 107
-- Vorbereitung 107
-- wacher Patient 107
- bei Guillain-Barré-Syndrom 859
- bei Halswirbelsäulentrauma 828
- Kopfposition 109
- Lokalanästhesie 92
- Material 90
- bei Myasthenia gravis 865

- Narkose 92
- nasotracheale 107
- notfallmäßige 105
- Oberkörperhochlagerung 417
- orotracheale 689
- Patientenlagerung 90
- schwierige 89, 124
-- DGAI-Ausweis 115
-- Extubation **112**, 115
-- St. Gallener Algorithmus 108–109
- translaryngeale
-- Dauer 117
-- Larynxveränderung 117
-- ungünstige Arbeitsbedingungen 90
Intubationslarynxmaske **110**, 111
Intubationsnarkose 30
Intubationstraining **88**
Invasin 520
Inverse-Ratio-Beatmung **664**
Ionenkonzentration
- Blutplasma 435
- interstitielle 435
- intrazelluläre 435
IPPV (intermittierend positiver Druck) 30
Irbesartan 741
IRIS (Immune Reconstitution inflammatory Syndrome) **537**, 590, 592
IRV (Inverse Ratio Ventilation) 309
Ischämie
- Angiografie 87
- Duplexsonografie, farbkodierte 266
- Erfrierung 1018
- intestinale, bei Herzoperation 799
- Kohlendioxidakkumulation 202–203, 209
- mesenteriale s. Mesenterialischämie
- myokardiale s. Myokardischämie
- Polytrauma 978
- risikosteigernde Umstände 87
- Splanchnikusgebiet 1027
- zerebrale 242
-- Computertomografie 268
-- evozierte Potenziale 247
-- Herzfehler, angeborener 770
-- Hirnödem 812
-- Kind 381
-- Lysetherapie 837
-- Marker 245
-- Schlaganfall s. Schlaganfall, ischämischer
-- Thrombozytose 970
Ischämieschmerz 679
Isofluran 374
- Status epilepticus 854

Isohydrie 447, 454
Isoniazid **536**, 590
Isoprenalin
- bei Bradykardie 755
- Überdosierung 755
Isoproterenol **364**, 366
Isosorbiddinitrat
- Herzinsuffizienz
-- akute 736
-- chronische 740
- bei kardiogenem Schock 644
Isoxazolylpenicilline 560
Isthmusablation 756
Itraconazol 539, **577**
Ivabradin 740, **742**
- Dosierung 741

J

Janeway-Effloreszenz 557–558
Japanische-B-Enzephalitis-Virus 601
JC-Virus (John-Cunningham-Virus) 537
Jejunostomie 161, 164
- perkutane endoskopische (EPJ) 254
Jet-Ventilation, transtracheale 111
- Druckwerte 111
- Koniotomie 111
Jod, anorganisches 951
Jod-Exposition 950
Jodmangel 948
John-Cunningham-Virus 537, 601
Jones-Kriterien, revidierte, rheumatisches Fieber 761
Joule-Effekt 1015
Jugularvenendruck, erhöhter 730
Jugularvenenstauung 675, 684
J-Wellen 1018–1019

K

Kadaverspende 1055
Kaffeesatzerbrechen **905**
Kaliberkonflikt 261
Kaliumausscheidung, renale 440
Kaliumchlorid 440
Kaliumeinstrom, intrazellulärer 382
Kaliumhaushalt **439**, 445
Kaliumkanalantagonisten 747
Kaliumkonzentration
- im Plasma 276, 435, 439
-- Hyperglykämie 943
-- Hypothermie 1023
- intrazelluläre 435, 439
- Kaliumsubstitution 433, 440, 453
Kaliumverschiebung in die Zelle 440

Sachverzeichnis

– bei Insulintherapie 943
Kaliumverteilungsstörung 440
Kallikrein-Kinin-Kaskade 977
Kalorimetrie, indirekte **197**, 209, 345
– brandverletztes Kind 1009, 1012
Kälte
– feuchte 1017
– trockene 1017
Kälteantikörper 334, 340, 968–969
Kältediurese 1019
Kälteeinwirkung **1017**, 1023
Kalzitonin 441, **442**, 966
Kalzium
– Bindung an kontraktile Proteine 716
– ionisiertes 276, **441**, 442, **442**, 965
– proteingebundenes 441, 965
– Reanimation, kardiopulmonale 301
Kalzium-Phosphat-Produkt 445
Kalziumantagonisten **365**
– Dihydropyridintyp, Kontraindikation 726
– Herzinsuffizienz 737
– Herzrhythmusstörung 747
– bei koronarer Herzkrankheit 726
– Phäochromozytomoperation 959
– bei pulmonaler Hypertonie 679
– Überdosierung 301, **656**
Kalziumglukonat 440, 442
Kalziumhaushalt **441**, 445
Kalziumhaushaltsstörung, Enzephalopathie **879**, 880
Kalziumkanäle, spannungsabhängige, Antikörper 864
Kalziumkonzentration
– extrazelluläre 435, 441
– im Plasma 276
– – albuminkorrigierte 965
– – nach Herzoperation 798
– intrazelluläre 435, 441
– zytosolische 716
– – myokardiale Relaxation 715
Kalziumpolystyrensulfonat 440
Kalzium-Sensitizer 364, **738**
– bei Rechtsherzversagen 682
Kalziurie 442
Kamel-Kapnogramm 380
Kammerdurchmesser, linksventrikulärer 221
Kammerflattern 132
– Defibrillation 138
Kammerflimmern 132, 134, **298**
– Defibrillation 133, 135–136

– defibrillationsrefraktäres 301, 304
– Flusssäureverätzung 1026
– Hypothermie 1020
– hypothermiebedingtes 1019–1020
– nach Kardioversion 136
– primäres 134
– sekundäres 134
– Stromverletzung 1015, **1015**
– therapierefraktäres 134
– – Hypothermie 139
– bei transkutaner Schrittmacherstimulation 143
– Traumapatient 139
Kammerfrequenzsenkung 756
Kammerhypertrophie 216
3-Kammer-System, Resynchronisationstherapie, kardiale 744, 767
Kammertachykardie s. Tachykardie, ventrikuläre
12-Kanal-EKG 720, 760
– nach Stromverletzung 1016
Kann-Empfehlung 409
Kanüle, arterielle **86**
– Spülung 87
Kanülierung, arterielle 734
Kapillarleck
– generalisiertes 1011
– Verbrennung 1005
Kaplan-Meier-Kurve
– Infektion, nosokomiale 492
– Organversagen 492
– Überlebenswahrscheinlichkeit 492
Kapnografie 380
– Endotrachealtubuslage 112–113, 980
Kapnometrie 380, 397
– nach Herzoperation 795
– Polytrauma 981
Kardiavarizentamponade 163–164, **907**
Kardiomyopathie
– chronisch virale 762–763
– dilatative 762
– inflammatorische 762
– myokarditisbedingte 762
– – Pathogenese 763
Kardiopulmonales Syndrom 426
Kardiorenales Syndrom 424, **733**
Kardiotokografie (CTG) 1045
Kardiovaskuläres System, Neugeborenes **382**
Kardioversion 134, **135**, 140, 705, 733
– Analgosedierung 136
– AV-Knoten-Reentry-Tachykardie 758
– Durchführung 135, 749
– EKG-Triggerung 136
– elektive 749
– Elektrodenposition 133, 136
– Energieabgabe 136–137

– externe 749
– Indikation 135
– intrakardiale 135
– Kind 138
– Komplikation 138, 749
– Kontraindikation 135
– Medikamenteninteraktion 134
– Monitoring 136
– Nachbetreuung 137
– niederenergetische 135
– Schockform, biphasische 137
– synchronisierte, transvenöse 138
– Thromboembolieprophylaxe 137
– transösophageale **138**
– Überstimulation 137
– Vorhofflimmern 757
– Vorhofflimmerrezidiv 137
– Wechsel zu Defibrillation 136
Kardioverter-Defibrillator, implantierbarer 139, 725, 731, 733, 745, **754**
– bei angeborenem Herzfehler 767
– Herzinsuffizienz, chronische 740, **744**
– Indikation 744
– Schockabgabe 754
– Tachykardie-Erkennungsschwelle 754
Karditis, rheumatische **761**, 765
– Rezidivprophylaxe 761
Karotisoperation 839
Karotisstenting 839
Karotisverletzung 994
Katabolie **343**, 348
– dopaminbedingte 363
– Nierenversagen, akutes 433
– Pankreatitis, akute 349
– Verbrennungskrankheit 1005, 1008
Kataloner Zustand 895
Katatonie 810, 893
– akute, lebensbedrohliche 893, **893**, 895
– – Therapie 895
Katatonie, akute 885
Katechol-O-Methyltransferase (COMT) 957
Katecholamine 82, **362**, 365, 387, **957**
– Abbauprodukte 957
– – im Urin 958
– Darmperfusion 930
– Dosierung 737
– Herzinsuffizienz, akute 737
– nach Herztransplantation 1071
– Hypersekretion 940
– bei kardiogenem Schock 724
– beim Kind 394, 398

– Organspender, potenzieller 1064, 1066
– Pharmakodynamik 395
– Plasmaspiegel 958
– Polytrauma 978
– Rezeptorbeeinflussung 356
– bei Sepsis 630
– Verbrennung 1007
– Wirkung 362–363
Katecholaminexzess **957**, 961
Katecholaminrezeptoren 362
Katecholaminsturm 1062
Katheter
– imprägnierter 552
– intraarterieller 88
– – Blutgasanalyse 232
– – Infektionsrisiko 551
– – Wechsel 553
– intraossärer **85**, 88
– intravasaler
– – getunnelter 554
– – – Antibiotic Lock Technique 554
– – implantierter 554
– – Infektion **550**, 554
– – – intraluminale 550
– – – Prävention 555
– – – Therapie 554
– – Infektionsrisiko 551
– – Insertionsstelle 552
– – – Infektion 550
– – – Pflege 553
– – Kolonisation
– – – extraluminale 550
– – – hämatogene 550
– – nicht getunnelter 554
– – Verband 552
– – Verbandwechsel 553
– – Wechsel 553
– intravenöser (s. auch Venenkatheter) 82
– – Infektionsrisiko 551
– – Infektionszeichen bei Immunsuppression 582
– zentralvenöser s. Venenkatheter, zentraler
Katheterablation 137, 754
– bei angeborenem Herzfehler 767, 769
– AV-Knoten-Reentry-Tachykardie 758
– Kammertachykardie, unaufhörliche 759
– WPW-Syndrom 758
Katheterembolie 84
Katheterfieber 157
Katheterinfektion 550
Katheterkultur 552
– Time-to-Positivity-Methode 552
Kathetermaterial 551
Katheteroberfläche, antimikrobielle Substanz 552
Kathetersepsis 87
Kaudasyndrom 828
Kavaschirmfilter 479

1139

Kavernenbildung, Aspergillose 576
Kavernitis 546
Keimresorption, peritoneale 899
Keratokonjunktivitis 603
Kernspintomografie s. Magnetresonanztomografie
Kernsyndrom, depressives **889**
Ketamin 373, 820
- beim Kind 394
- Status epilepticus 854
- Verbrennung 1008
Ketoazidose 960
- alkoholische 882
- diabetische **450**, **941**
-- Blutzuckersenkung 942
-- Flüssigkeitstherapie 942
-- Hirnödem 813
-- Insulintherapie 942
-- Symptome 942
-- Therapie 942
- Differenzialdiagnose 942
Ketokonazol 954
Ketonurie 942
KIM-1 (Kidney Injury Molecule-1) 280
Kindesmisshandlung 998
- Verbrennung **1011**
Kindsbotulismus 868
King's-College-Kriterien, Leberversagen, akutes 921
King's-College-Score 1082
Kinin-Bradykinin-System 456
KISS (Krankenhaus-Infektions-Surveillance-System) 67, 487, 553
Kissing Papillary Muscles 220, **225**
Klappenöffnungsflächen-Index
- Aortenklappe 778
- Mitralklappe 781
Klappenprothesenendokarditis 777
Klappenprothesenthrombose 776
- obstruktive 776
Klasse-III-Antiarrhythmika 137
Klebeelektrode 133, 136, 143
Klebsiella spp.
- Carbapenemase-bildende 68
- Extended-Spectrum Betalaktamase-bildende 68
Kleinhirninfarkt 530
Knochenmark, Tumorzelleninfiltration 968
Knochenmarkhypoplasie 390
Knochenmarkschädigung, Pyrimethamin-bedingte 540
Knochenmarktoxizität ionisierender Strahlen 469
Knochenmarktransplantation 262

- Initialtherapie, antimikrobielle 584
Knochenmetastase, Querschnittsyndrom **971**
Knochenszintigramm 972
Knochenverletzung 270
Knollenblätterpilzintoxikation 920, 1083
- Therapie 922
Knötchen, subkutane 761
Koagulationsnekrose
- Verätzung 1025–1026
- Verbrennungswunde 1003
Koagulationsnekrose, ösophageale 912
Koagulopathie
- Hypothermie 1019
- Hypothyreoidismus 948
- traumainduzierte (TIC) **977**, 982, 1023–1024
-- Einflussfaktoren 984
Koanalgetika 1008
Koarktation 771
Kochleaimplantat 60
Kochsalzlösung
- hypertone, Wirkung 982
- isotone, Pleuralavage 1021
Kognitionsstörung 888
Kognitive Funktion 888
Kohlendioxid
- Akkumulation 202
- exspiratorisches 197
Kohlendioxidelimination 665, **687**
- arteriovenöses Verfahren 990
- extrakorporale (ECCO2-R) 687, 1077
Kohlendioxidnarkose 232, 670, **879**
Kohlendioxidpartialdruck (pCO2) **202**, 230, 275–276
- Alkalose 453
- Anstieg bei Sauerstoffgabe 670
- arteriointramukosale Differenz 204–205
- Azidose 451–452
- endexspiratorischer 298
-- Kind 380
- intramukosaler 205, 929
- nach Lungenresektion 703
- Messung 234–235
-- präklinische 204
-- regionale **202**, 203, 209
--- gastrointestinale 203–204, 209
--- kontinuierliche 204
-- transkutane 234
- regionaler 929
- respiratorische Insuffizienz 668
- Zunahme 687
Kohlendioxidproduktion (VCO2) 197, **202**, 209, 447
- Kalorimetrie, indirekte 345

Kohlendioxidretention, intramukosale 928
Kohlendioxidrückatmung 322
Kohlendioxidsystem
- geschlossenes 203–204, 209
- offenes 203–204, 209
Kohlenhydrate
- Bedarf 391
- Mindestbedarf 346
Kohlenhydratstoffwechsel, Stressreaktion 344
Kohlenmonoxidintoxikation **1010**, 1013, 1032, **1035**
- Oxygenierung, hyperbare 1034
- Symptome 1034
- Therapie 1010
Kokain, Kardiotoxizität 883–884
Kokaingestion, akute **883**, 884
Kokainüberdosierung 134, 655
Kokken, grampositive, Endokarditis 556
Kolbenventilator 30
Kolchizin 799
Kolektomie, subtotale 908
Kolikschmerz 431, 434
Kolitis
- Clostridium-difficile-assoziierte 570
- ischämische 252
- nekrotisierende, Pseudomonas-Infektion 569
- pseudomembranöse 251–252, 570, 573
Kolliquationsnekrose
- ösophageale 912
- Verätzung 1025–1026
Kolloid-Paradigma 328
Kolloide 328, 331, 819, 1064
- Plasmavolumenexpansion 1047
- synthetische **329**, 423
Kolloidspeicherung 329
Kolonblutung 908
Kolondekompressionssonde 163–164
Kolondilatation 571
Kolondistension 255
Kolonisation 486
- abnorme 490
Kolonisation, bakterielle 996
Kolonisationsresistenz 490
Kolonperforation 512, 570–571, **914**
- iatrogene 914
Kolonpseudoobstruktion 163
Koloskopie 251, 571
- Blutung, gastrointestinale, untere 909
Koma **806**, 810
- Atemmuster 807
- Bewegungsmuster 807
- Differenzialdiagnose **808–810**

- Elektroenzephalogramm **247**, 808
- Erstuntersuchung 806
- Hirnstammreflexe 807, **809**
- hyperosmolares **941–942**
-- Blutzuckersenkung 942
-- Flüssigkeitstherapie 942
-- Insulintherapie 942
-- Symptome 942
-- Therapie 942
- hypothyreotes 948
-- Notfalltherapie 949
- Laboranalytik 808
- Prognose 810
- psychogenes 810
- Schweregrad 169
- Screening 808
- tiefes 1056
- Untersuchung, neurologische **807**
- Wernicke-Enzephalopathie 878
Kombinationstherapie, antiretrovirale 592
Kombitubus **110**, 111
Kommission für Krankenhaushygiene und Infektionsprävention s. KRINKO
Kommissurotomie, Mitralklappe 781–782
Kommunikation 31, **47**
- mit Angehörigen 47, 49
- auf Augenhöhe 48
- Grundregeln 47
- interdisziplinäre, Mangel 50
- mit kritisch Kranken 47, 49
- im Team **48–49**
-- Gesprächsraum 49
Kommunikationshilfe 47
Kommunikationsstörung 407
Komorbidität, somatopsychische **885**
Kompartmentdruckmessung 995–996, 1013
Kompartmentsyndrom **995**, **1011**, 1013
- abdominelles (ACS) **932**, 936, 982, 1013
-- Abdominalorganschädigung 933
-- Dekompression, operative 1011
-- Drucksteigerung, intrakranielle 934
-- Herz-Kreislauf-Funktion 933
-- Klassifikation 933
-- klinische Zeichen 1011
-- Lungenfunktion 933
-- Nierenfunktion 934
-- Pathophysiologie **933**, 936
-- Risikofaktoren 934
-- verbrennungsbedingtes 1007, **1011**
- Dekompression, Indikation 1011
- Differenzialdiagnose 995

- Glutäalmuskulatur 993
- Stromverletzung **1015**
- Überinfusion 1007
- Verbrennung **1011**

Kompetenzkonflikt, negativer 50

Komplementaktivierung, traumainduzierte 977

Komplementfragment C5a 618

Komplementsystem 977

Komplexbehandlung
- Besiedelung mit multiresistenten Erregern 61
- intensivmedizinische 61, **61**
-- im Kindesalter 61
-- Kostenberechnung 61
-- Score **61**
- neurologische, Schlaganfall 61

Komplexbehandlungspunkte, intensivmedizinische 61

Kompressions-Dekompressions-CPR, aktive (ACD-CPR) 299

Kompressionsatelektase, basale 933

Kompressionsbehandlung 478

Kompressionsphase, Tauchgang 1028

Kompressionssonografie 266

Kompressionssyndrom, spinales **971**
- Dekompression, neurochirurgische 972
- Operationsindikation 972

Kondomurinal 158–159

Konduktion 1017, **1026**

Konduktorin 465

Konfliktkonstellation, ethische 72, 78

Kongorot-Test 251

Koniotomie 93, 111, **111**, 117
- DGAI-Leitlinie 111

Konnektion, kavopulmonale
- obere, bidirektionale (BCPC) 386
- totale (TCPC) 386

Konsiliardienst, klinisch-mikrobiologischer 69

Kontaktverbrennung, Kindesalter 1011

Kontraktilität, myokardiale 712, 714
- Sauerstoffverbrauch, myokardialer 714

Kontraktion
- atriale, präsystolische 715
- linksventrikuläre
-- isovolumetrische 712, **712**, 717
-- Regulation **712**
- myokardiale **715**, 717

Kontraktionskraft, ventrikuläre 713

Kontraktionsparameter, linksventrikuläre 225

Kontraktur 403

Kontrakturprophylaxe **410**, 830, 838

Kontrastmittel
- Abdomenübersichtsaufnahme 268
- Computertomografie 268
- jodhaltiges 268, **269**
- Magnetresonanztomografie 269
- nicht ionische 267, 269
- positives 269
- Thoraxröntgenaufnahme 267
- wasserlösliches 269

Kontrastmittel-MRT 834
- Herzuntersuchung 732

Kontrastmittelanreicherung
- gyrale 534
- meningeale 539
- ringförmige 532

Kontusionsblutung, zerebrale 826

Kontusionsverletzung, pulmonale 989

Konvektion 1017, **1026**

Kooperation, interdisziplinäre 31, 38, 45
- Grundsätze 50
- Mangel 50

Kooperationsverpflichtung 39, 51

Koordinationsstörung 832

Kopfschmerz
- Aneurysmaruptur 842
- Empyem, subdurales 534
- Hirnabszess 532
- Meningoenzephalitis 537
- Phäochromozytom 957
- schwangerschaftsbedingte Erkrankung 1040–1041

Kopfverletzung, penetrierende 825

Kornealreflex 173

Koronarangiografie 725

Koronarangioplastie 950

Koronararteriendissektion 990

Koronararterienthrombosierung 718–719

Koronararterienverletzung 990

Koronararterienverschluss 214, 719

Koronardurchblutung 297

Koronare Herzkrankheit 149, **718**, 728
- Dopexaminwirkung 364
- Enzymdiagnostik 720
- Epidemiologie 718
- Herzinsuffizienz, chronische 743
- Langzeittherapie 725
- Schock, kardiogener 150, 724
- Tachykardie, ventrikuläre 758

Koronarerkrankung, ischämische, akute 341

Koronarinsuffizienz, relative 778, 780

Koronarintervention 139

Koronarintervention s. Intervention, koronare

Koronarperfusion, poststenotische 365

Koronarreserve 620

Koronarspasmen
- Prophylaxe 727
- Stunned Myocardium 726

Koronarsyndrom, akutes 718, **721**
- Intervention, koronare, perkutane **723**, 743
- laborchemische Parameter **277**
- Patienteneinteilung 721
- Patientenmanagement 721–722
- Risikofaktorenoptimierung 723
- Risikostratifizierung, präoperative 726

Körperfunktion, ICF-Code 404

Körpergewicht (s. auch Gewicht) 344
- ideales 359
- Intubation 89, 91
- Pharmakotherapie 359, 361
- Wasseranteil **435**

Körperhöhlenlavage, Körperkerntemperaturanhebung **1021**

Körperkerntemperatur 1017, **1023**, 1026
- Anhebung 1021, 1022
- Bestimmung 1019
- Defibrillation 139
- Erhöhung **1026**, 1027–1028
- Hirntodfeststellung 1057
- Hypothermie 982, 1017, 1020
- Sollwertverstellung, hypothalamische 1005

Körperoberfläche
- Kind 998
- verbrannte (VKOF) **1003**, 1012
-- Dokumentationsbogen 1004
-- Schockgefahr 1005

Körperstammödem 675

Körperstammverbrennung 1011

Körpertemperatur (s. auch Temperatur) 1019
- Frühgeborenes 380
- Kind 380, 397
- Koma 807
- Sepsis 612

Körperverletzung 52, 56

Körperwärmeableitung 1017

Körperwasser **435**
- totales 382

Kortexdurchblutung 811

Kortikosteroide (s. auch Glukokortikoide) 829, 954, 994
- bei akutem Atemnotsyndrom 662
- Anämie, autoimmunhämolytische, akute 969
- bei COPD-Exazerbation 669
- Cushing-Schwelle 956
- hoch dosierte 957
- bei Hyperkalzämie 966
- inhalative 662
- bei Myasthenia gravis 866
- Nebenwirkung 957
- bei Pneumocystis-jiroveci-Pneumonie 662
- Schwellungsprophylaxe 113
- Stressdosis 949, **957**
- bei Thrombozytopenie 470
- bei Thyreotoxikose 951
- bei tuberkulöser Meningitis 536
- Überdosierung 956
- Wirkung, antiinflammatorische 113, 662
- Zufuhr, Hyperkortisolismusauslösung 953

Kortikosteroidsubstitution 957

Kortikosteroidtherapie, chronische 957

Kortisol 955

Kortisolausscheidung im Urin 954

Kortisolsekretion, zirkadiane Rhythmik 953

Kortisolspiegel 280, 955
- basaler 956
- Stressreaktion 956

Kortisolsubstitution nach Adrenalektomie 959

Kortison 955
- Organspender, potenzieller 1064

Kostenbewusstsein 35

Kostendeckungsprinzip 62

Kostenentwicklung **34**

Kostentransparenz 35

Kraftgrade 405

Krampfanfälle 964

Krämpfe
- Eklampsie 1038, 1042
- Tetanus 871

Krampfpotenziale, zerebrale 247

Kraniektomie, dekompressive 826, 850

Krankengymnastik, Atemtherapie 407

Krankenhaus
- Betriebskosten 59
- Gesamtperspektivenfestlegung 63, 65
- Infrastrukturmangel 50
- Investitionskosten 59
- Leistungsqualität 63

Sachverzeichnis

– Organisationsentwicklung 63–64
– Serviceangebote 63
– Strukturqualität 50
– Strukturveränderung 62
Krankenhaus-Infektions-Surveillance-System (KISS) 67, 553
Krankenhaus-Infektions-Surveillance-System(KISS) 487
Krankenhausentgeltgesetz 59
Krankenhausfinanzierungsgesetz 59
Krankenhaushygiene **65**, 70
– Aufgaben 66
– DRG **69**, 70
– Ergebnisqualität 66
– MRSA-Infektionsprävention 69
– Organisation **66**, 70
– Prozessqualität 66
– Qualitätsmanagement 68
– rechtliche Grundlagen **65**, 70
– Richtlinie 66
– Strukturqualität 66
– Surveillance **66**, 67
– Verantwortlichkeit 66
– Ziel 70
Krankenhaushygieneverordnung 66
Krankenhaushygieniker **66**, 70
Krankenhausinfektion s. Infektion, nosokomiale
Krankenhauskosten 59
– duale Finanzierung 59
Krankenhausleistung
– Abrechnung 60
– Zusatzentgelt 60
Krankenhausletalität, Scoring-System 33
Krankenpflege, Weiterbildung 45
Krankenunterlagen 166
Kreatinin 274, 421
Kreatinin-Clearance **353**, 360
– Arzneimittelhalbwertszeit 353
– kontrastmittelinduzierte Nephropathie 427
Kreatininkonzentration im Serum 279
– erhöhte, Präeklampsie 1042
– hepatorenales Syndrom 425
– Nephropathie, kontrastmittelinduzierte 425
– Nierenversagen, akutes 420, **421**
– Schwangerschaft 1042
Kreatininphosphokinase 444
Kreatinkinase (CK) 138, 277, **721**
– CK-MB-Anteile 277–278
– Myokardinfarkt 720
Kreatinkinasegesamtaktivität nach Defibrillation 134
Kreislauf, hyperdynamer 628

Kreislaufdepression, narkosebedingte 90
Kreislaufdysregulation, septische 560
Kreislauffunktion, Sepsis 611
Kreislaufinstabilität
– Echokardiografiebefund 220, 229
– kardial bedingte 220
– Perikardtamponade 228
Kreislaufleistung, inadäquate, nach Herztransplantation 1069
Kreislaufmonitoring s. Monitoring, hämodynamisches
Kreislaufoptimierung, präoperative 33
Kreislaufstabilisierung, ScvO₂-gestützte, intraoperative 180
Kreislaufstillstand
– Diagnose 296, 303
– beim Kind **303**, 305
– Pathophysiologie 296, 304
– präklinischer 299
– Ursache 296, 303
– – reversible 298, **301**
– zerebrovaskulärer 240, 1058
– – Duplexsonografie, transkranielle 266
– – Frühgeborenes 1057
Kreislaufstörung, Enzephalopathie, diffuse **874**
Kreislauftraining 403
Kreislaufunterstützung, mechanische 155
– Herzinsuffizienz 744–745
– Indikation **150**, 155
– intravaskuläre **150–151**
– bei kardiogenem Schock 644
– langfristig implantierbare **153**, 156
Kreislaufunterstützungssystem
– biventrikuläres 1071
– extrakorporales (ECLS) 1071
– perkutan implantierbares 150, 156
– rechtsventrikuläres 1071
– venoarterielles 1071
Kreislaufzentralisation 629
Kreuzinfektionsrisiko 43
Kreuzprobe 334, 339, 341
Krim-Kongo-Fieber, hämorrhagisches 600
KRINKO (Kommission für Krankenhaushygiene und Infektionsprävention) 70
KRINKO-Empfehlung 66
Krise
– adrenale 955
– akinetische 885, 893, **893**, 894
– – Therapie 895
– cholinerge **865**
– hyperglykäme **941–942**

– – Auslösung 942
– hyperkalzämische 442
– hypertensive 790
– – Enzephalopathie 877
– – Phäochromozytom 957–958
– hyperurikämische 430
– myasthene 864, **864**, 867
– – Therapie **866**, 867
– thyreotoxische 950
Kristalloid-Kolloid-Debatte 328, 629
Kristalloide 326, 331, **423**
– gekühlte 1027
Kritikregeln 48
Kritisch Kranker
– Fokussanierung **626**, **636**
– hormonelle Veränderungen 621
– Indozyaningrün-Clearance 208–209
– Monitoring 1062
– – S3-Leitlinie 1063
– Pharmakotherapie 353
– psychische Reaktion **885**
– Untersuchung **169**, 175
– Verschlussdruck, pulmonalkapillärer 189
Kritische Krankheit 960
– akute, Anpassungsreaktion s. Akute-Phase-Reaktion
– endokrine Störung 940
– Glukosestoffwechsel s. Glukosestoffwechsel
– Nebennierenerkrankung 953
– Pathophysiologie 941
– prolongierte Phase 941
– – ACTH-Apiegel 956
– – Hormonprofil 941
– – Kortisolspiegel 956
– – Wachstumshormonspiegel 947
– – Schilddrüsenhormonstoffwechsel 952
Kryoglobuline 433
Kryptokokkenmeningitis 591
Kryptokokkennachweis 591
Kryptokokkose **538**
– Therapie 539
Kühlkatheter, zentralvenöser 303
Kunstherz 153, **154–155**
Kupfersupplementierung, brandverletztes Kind 1012
Kurzdarmsyndrom 350
Kurzlieger 43
Kurzzeiteinheit 41
Kurzzeitintensivtherapiebereich 43
Kußmaul-Atmung 942

L

Labetalol 958, 1047, **1047**
Laboratoriumsdiagnostik **271**, 282

– patientennahe (POCT) 272
– Probengewinnung 272–273
Lacosamid 855
Lactulose 875
Lagerungsdrainage 407
Lagerungstherapie 415
Lagerungswechsel 415
β-Laktam-Antibiotika 576
– bei febriler Neutropenie 582
β-Laktam-Antibiotika-Allergie 559, 582
β-Laktamase-Hemmer 499
Laktatazidose 178, **450**, 638–639, **640**
– Hirnverletzung 819
– Kompartmentsyndrom, abdominelles 1011
– Phäochromozytom 958
– bei Rechtsherzversagen 679
– Verlaufskontrolle 642
Laktatdehydrogenase (LDH) 138
– HELLP-Syndrom 1043
– Myokardinfarkt 720
– Pneumocystis-jiroveci-Pneumonie 589
– Tumormasse 964
Laktatkonzentration 178, 208, **276**, 340
– erhöhte 640
– im Liquor 281
– Mesenterialischämie 900
– postoperativ erhöhte 799
Laktatmetabolismus 447
Lambert-Eaton-myasthenes-Syndrom (LEMS) 864
Laminektomie 994
Landesrettungsdienstgesetz 289
Langes-QT-Syndrom 759
Langlieger 43, 403
Langzeit-EKG 731
Langzeitantibiotikaprophylaxe 424
Langzeitbeatmung **694**, 700, 1077
– Komplikation 698
Langzeitbeatmung, Tracheotomieindikation 117
Langzeitintensivbehandlung, Kosten **61**
Langzeittracheotomie 115
Laparoskopie 513
Laparostoma 517
Laparotomie
– dekomprimierende 936, **936**, 937
– explorative
– – Blutungsquellensuche 906
– – Zwerchfellruptur 912
– notfallmäßige, posttraumatische 985
– Traumapatient 991
Laplace-Gesetz **713**
Laryngoskop 92–93
– L-förmiges 94

Sachverzeichnis

Laryngoskopie **88**, 104
- direkte 89, 93–94
- Entwicklung 94
- erschwerte **90**
- Kopfposition 92
- Magensondenlage 160
- Mundöffnung 92
- Narkose **94**
- schwierige 106

Laryngoskopspatel 93, **109**
Larynxmaske 107, **110**, 124
Larynxödem 113
Larynxtubus 110
Larynxveränderung, intubationsbedingte 117
Laser-Doppler-Flussmessung **241**, 250
Lasix, Giftelimination 651
Lassafieber 600
Late-Onset-Myasthenia-gravis 864
Laterales Syndrom 171
Lateralsklerose, amyotrophe 324
Latexallergie 260, **646**, 647
Laugeningestion 257
Laugenverätzung, ösophageale **912**
Lavage
- bronchoalveoläre (BAL) 256–258, 508, 1088
-- Komplikation 261
-- quantitative Kultur 508
- intraabdominelle **516**, 991
-- kontinuierliche 516
-- Körperkerntemperaturanhebung **1021**
-- Peritonitis 512

Laxanzien 255, 927
LDL-Cholesterin 725
L-Dopa 895
Lean Body Mass, Verlust 345
Lebenserhalt 72
- versus Autonomie 73
- versus Nichtschaden 72, 75, 78

Lebensmittelinfektion 566
Lebensstilanpassung bei Hypertonie 790
Lebensverlängernde Maßnahmen 56
- Abbruch 74

Leber
- Candida-Infektion, chronisch disseminierte 575
- Labordiagnostik 279

Leberbiopsie 481
Leberchirurgie, Sauerstoffsättigung, lebervenöse 207, 209
Leberdialyse 923
Lebererkrankung
- chronische
-- Dekompensation 919, 1082
-- Nierenfunktionsstörung 1083
- Hämostasestörung 480, **483**

Leberersatzverfahren **922**, 1083
- bioartifizielles 922
- maschinelles 923

Leberfunktion
- Arzneimittelbioverfügbarkeit 356
- HELLP-Syndrom 1043, 1049
- Indozyaningrün-Clearance 208–209
- Labordiagnostik 278
- Monitoring 208
- Schock 640
- Schwangerschaft 1042
- schwangerschaftsbedingte Erkrankung 1042
- schwere 919, **920**, 1082
- Überwachung 1045

Leberimplantation
- heterotope 1084
- orthotope 1084

Leberinsuffizienz 279
Leberperfusion 266
- verminderte, Schwangerschaft 1042

Leberruptur, spontane 1049
Leberschädigung
- Kompartmentsyndrom, abdominelles 933
- paracetamolbedingte 654

Lebertransplantation **923**, **1081**
- anhepatische Phase 1084
- Ernährung 349
- Immunsuppression 1084
- Indikationsstellung 1082
- King's-College-Score 1082
- Kontraindikation 1083
- Monitoring, postoperatives 1084
- notfallmäßige 919
- präoperative Maßnahmen 1083
- Prognosescore 923
- Sonografie, postoperative 1084
- Zeitpunkt 923

Lebertransplantatperfusion 1084
Lebervenenkatheterisierung **206**, 209
Lebervenenthrombose 472, 970
Leberverletzung **991–992**
Leberversagen
- akutes 923, 1082
-- Ätiologie 919, **920**, 923
-- Bridge to transplant 1083
-- Halothan-induziertes 920
-- Infektion 920, 922
-- Komplikation 1083
--- neurologische 920
--- Therapie 922
-- Kriterien 1082
-- Lebertransplantation **1082**
--- Indikationsstellung 1082
-- Nierenfunktionsstörung 1083

-- Obstruktionssyndrom, sinusoidales 1091
-- paracetamolinduziertes 919–920, **921**
--- Prognose 921
-- Prävention 922
-- schwangerschaftsassoziiertes 920
-- Stoffwechselstörung 922
- Ernährungstherapie 349
- fulminantes 920
- terminales 424

Leberzellschädigung 278
Leberzirrhose
- Blutung, gastrointestinale 909
- dekompensierte 1082
-- Lebertransplantation 1083, **1083**
- hepatorenales Syndrom 424–425

Leck, paraprothetisches 776
Legionellose 505
Leistung, ärztliche, Delegation 31, 44, 49, **51**
Leistungserbringung
- ablauforientierte 62
- patientenorientierte 62

Leistungsstandard, Verstoß 50
Leistungsvergleich 36
Leistungsvorgaben 62
Leitlinie 62
Leitungsanästhesie, rückenmarknahe
- Antithrombotika 476
- Thromboembolieprophylaxe **476**, 480

Leitungsbahn, kardiale, akzessorische 758
Leitungsstil 48
Lenograstim 969
Letalität 78
Leucovorin 591
Leukämie
- akute 483, 964
-- Hyperleukozytose 967
-- lymphatische 967
-- myeloische 967
- chronische 967

Leukapherese 967
Leukenzephalopathie, multifokale, progressive 537
Leukostasesyndrom 966, **967**
Leukotriene 644
Leukozyten, Blutgerinnung **460**, 461
Leukozytenadhäsion 619
Leukozytenmigration 619
Leukozytensturz 900
Leukozytenzahl 614
- Abdomen, akutes 900
- Inflammationssyndrom, systemisches (SIRS) 612
- im Liquor 281
- Reduktion 967
- Sepsis 611

Leukozytopenie, Cotrimoxazol-bedingte 589

Leukozytose 900, 970
Levetiracetam 540
- Status epilepticus 853–854, **855**

Levofloxacin 501
- Pneumonie-Initialtherapie 506
- bei Urosepsis 548

Levosimendan 364, 366, **738**
- Dosierung 737–738
- nach Herztransplantation 1071
- bei kardiogenem Schock 644
- bei Rechtsherzversagen 682, **682**

Licht-Nah-Dissoziation 170
Lichtbogenverletzung 1015
Lichtreflexunterbrechung 170
Lidocain 136, 139, **752**
- Bolusinjektion, intraarterielle 87
- Drug Level Monitoring 360
- EMLA-Crème 391

Lidocainhydrochlorid 208
Lindegaard-Index (LI) 815
Linezolid 501, 528
- bei Shuntinfektion 532

Links-rechts-Shunt
- Herzfehler, angeborener 772
- Shuntumkehr 772
- auf Ventrikelebene 772
- auf Vorhofebene 772

Linksherzbelastung 216
Linksherzbypass 786
Linksherzhypertrophie 211
Linksherzinsuffizienz 642
- Aortenklappeninsuffizienz, akute 780
- nach Herzoperation 796
-- Behandlung 800

Linksherzunterstützungssystem, pulsatiles, implantierbares 149
Linksschenkelblock
- Elektrokardiogramm 216, **218**
- inkompletter **218**
- kompletter 218, **218**

Linton-Nachlas-Sonde **162**, 164, 907
Lipase 274, 278
Lipasekonzentration im Serum, erhöhte 915
Lipidemulsion 348, **350**, 433
Lipidmediatoren 618
Lipogenese 344
Lipolyse
- Ketoazidose, diabetische 942
- Stressstoffwechsel 344

Lipopeptide 502
Lipopolysaccharide (LPS) 616
Lipoteichonsäure (LTA) **617**
Liquid Ecstasy **884**
Liquor cerebrospinalis
- Analytik 280

1143

Sachverzeichnis

- Dissoziation, zytoalbuminäre 857
- Druckmessung 239
- Entnahme 284
- Meningitiserregernachweis 528
- Pleozytose 531
- Transport 287
- Untersuchung, Koma 808
- ventrikulärer, Untersuchung 531
- Virusdirektnachweis 285
- Xanthochromie 842

Liquoraufstau
- akuter 843
- Hirnödem 812

Liquordrainage 168, 843
Liquordruckmessung, offene 815
Liquorfiltration 860
Liquorleck 989
Liquorpunktion, lumbale 842, 850
Liquor/Serum-Albuminquotient 281
Liquor/Serum-Quotientendiagramm, Immunglobulin G 281
Liquorzentese 850
Lisinopril 741
Listerienmeningitis 528
- Letalität 529

Lisurid 895
Lithiumchlorid, Indikatordilutionsverfahren 194
Lithiumintoxikation 281
Lithiumkarbonat 951
L-N-Methylarginin (LNMA) 630
Lobektomie 706
Locked-in-Syndrom 175, 810, **1056**
- komplettes 1056

Lokalanästhesie
- Intubation 92
- Pleurapunktion 126
- Venenpunktion 82

Lokalanästhetika 709
Lorazepam 374
- Katatonie, akute, lebensbedrohliche 895
- Status epilepticus 853–854

Lormetazepam 374
Lorrain-Smith-Effekt 1035
Losartan 741
Low-Density Lipoprotein Receptor-related Protein 4 (LRP-4) 864
Low-dose-Heparin 475, 837
Low Extraction Drugs 354, 356
Low flow – low gradient 778
Low-Output-Syndrom
- Herzinsuffizienz, akute 734
- klinische Zeichen 796
- nach Herzchirurgie 796

- nach Herztransplantation 1070
- Ursache 796

Low-T3-Syndrom 280, **952**, 961
Low-tidal-Volume-Konzept, PEEP 664
Luft
- freie, intraperitoneale 900–901, 913
- peribronchiale 990

Luftbrücke, endotracheale, fiberbronchoskopische Überprüfung 257
Luftembolie 675
- intraoperative 82
- Kanülenspülung 87
- katheterbedingte 84
- Oxygenierung, hyperbare 1032

Luftsichel, subdiaphragmale 901
Lufttonometrie 929
Luftweg s. Atemweg
Lumbalpunktion 563
Lung Sliding 83
Lunge
- Computertomografie 268
- eiserne 30
- Fehlpunktion 84

Lungenabschnittblockade 704
Lungenabszess 506
Lungenaspergillosenachweis 577
Lungenbiopsie 1089
Lungencompliance s. Compliance, pulmonale
Lungenembolie 477
- akute 477
- Algorithmus, diagnostischer 479
- Computertomografie 268, 669
- Differenzialdiagnose 661
- direkter Nachweis 226
- Echokardiografie 220, 226
- Elektrokardiogramm 216
- Embolektomie 479
- Embolusfragmentation 270
- fulminante 220, 301
- Geneva-Score 478
- indirekte Zeichen 226
- Kreislaufstillstand 301
- bei Schlaganfall 838
- Sekundärprophylaxe 478
- Therapie 479
- Thrombolyse, medikamentöse 479
- Wells-Score 478

Lungenemphysem 82, 320
Lungenerkrankung
- akute 1074
- chronisch obstruktive (COPD) 667
- - Arzneistoffpharmakologie 356
- - Beatmung 316, **670**

- - - nicht invasive 323
- - Beatmungsmodus 695
- - Dyspnoezunahme 667
- - Exazerbation **320**, 667
- - - Antibiotikatherapie 669, 673
- - - Beatmung **670**, 697
- - - Definition 667, 673
- - - Diagnostik **668**, 673
- - - Differenzialdiagnose 667
- - - Entzündungsreaktion 667
- - - Inhalationstherapie 672
- - - Intubation 672
- - - körperliche Untersuchung 668
- - - Labordiagnostik 668
- - - mehrfache 670
- - - Sputumabgabe 669
- - - Therapie **669**, 673
- - Intensivbehandlung, Indikation 668–669
- - PEEP, intrinsischer 708
- - Pressure Support Ventilation 323
- - respiratorische Insuffizienz 667
- - Sputummengenzunahme 667
- - ventilatorische Insuffizienz 231, 312
- chronische 1074
- diffus parenchymatöse (DPLD) 686
- - Beatmungstherapie **686**, 693
- - - Variablen 690
- - Herzzeitvolumenmessung 202
- infektiöse, nach Stammzelltransplantation 1086
- maligne, postoperatives Risiko 703
- restriktive 708

Lungenersatzverfahren, extrakorporales **1077**, 1081
Lungenfibrose 686
- Beatmung, nicht invasive 688
- idiopathische, Lungentransplantation 1075
- interstitielle 686

Lungenfunktion
- Bauchlagerung 415
- COPD-Exazerbation 668
- nach Herzoperation 797
- Hypothermie 1020
- Kind 384
- Kompartmentsyndrom, abdominelles 933
- Körperposition 415
- Oberkörperhochlagerung 416
- Peak-Flow-Wert 668
- Schock 639
- Thoraxchirurgie 702
- nach thoraxchirurgischem Eingriff 707

Lungengesunder Patient, Beatmung 316
Lungengewebezerreißung beim Auftauchen 1029
Lungeninfarkt 184
Lungeninfiltrat 505, 508
- bilaterales 660–661
- bei Immunsuppression 582
- multilobuläres 504
- bei Neutropenie 583–584
- noduläres, peripheres 576–577
- SARS 608

Lungeninsuffizienz 230–231, **231**
- Blutgase 233
- Blutgasmonitoring 232
- transfusionsassoziierte (TRALI) 335–336, **336**, 464

Lungenkontusionsverletzung 989, **990**
Lungenödem
- akutes 320
- alveoläres, proteinreiches 706
- Beatmung, nicht invasive 324
- Gasaustauschstörung 231
- Herzinsuffizienz, akute 734
- hydrostatisches, akutes 336, **338**
- hypothermiebedingtes 1019–1020
- interstitielles, nach Herzoperation 798
- kardiogenes 324, 661, 1089
- kardioversionsbedingtes 138
- Mitralinsuffizienz 561
- Opiatintoxikation 655
- Permeabilitätsindex, pulmonalvaskulärer 195
- postpartales 1042
- Pressure Support Ventilation 324
- Schock 639
- Schock, kardiogener 152
- schwangerschaftsbedingte Erkrankung 1042
- nach Stammzelltransplantation 1089
- Therapiesteuerung 195
- nach thoraxchirurgischem Eingriff 706
- Überinfusion 1007
- Ventrikelseptumdefekt, ischämisch induzierter **724**

Lungenparenchymschädigung, Prävention 662
Lungenparenchymversagen 686
Lungenresektion
- Atemwegsleck 706
- Mediastinumverschiebung 705
- Risikoprofil 702

Lungenretransplantation 1080

1144

Sachverzeichnis

Lungenschaden, beatmungs-
assoziierter 317, 695
Lungenspender
- Extended Donor 1076
- Hormontherapie 1076
- Konditionierung **1075**, 1081
- respiratorisches Manage-
ment 1076
- Selektionskriterien 1076
Lungenstrombahnverlegung,
ATRA-Syndrom 968
Lungentransplantat
- Abstoßung
-- akute 1080
-- chronische 1080, **1080**
-- fulminante 1078
- Dysfunktion, primäre 1078
- Infiltrat, diffuses 1078
- Reperfusionsschaden 1078
Lungentransplantatempfän-
ger, potenzieller, Diagnostik
1075
Lungentransplantation **1074**,
1080
- bei angeborenem Herzfehler
770
- Beatmung, überbrückende
1076
- bilaterale (DLTx) 1075
- einseitige (SLTx) 1074
- Intensivbehandlung, prä-
operative 1076, 1081
- Kandidatenauswahl
1074–1075, 1081
- Kontraindikation 1074
- absolute 1074
- minimal invasives Operationsverfahren 1078
- Monitoring, postoperatives
1081
- Nachsorge **1079**, 1081
- renale Komplikation 1080
- Therapie
-- immunsuppressive 1078–
1079
-- medikamentöse 1078
- Überlebensrate 1075
- Wartezeit 1074
Lungentuberkulose 536
Lungenüberblähung
- beatmungsbedingte 672
- Mukoviszidose 691
Lungenüberflutung 772
Lungenunterstützung, interventionelle **1077**
Lungenvenenfluss, systolisch
retrograder 783
Lungenverletzung bei Thorax-
drainageneinbringung 129
Lungenversagen 152, 691
- akutes s. Atemnotsyndrom,
akutes
- Ernährungstherapie 348
- hypoxämisches, akutes **311**,
313
-- Beatmungstherapie 313,
317–318

Lungenverschattung 508
Lungenvolumen
- endexspiratorisches (EEV)
687
-- großes 691
-- PEEP-Einfluss 690
-- verkleinertes 686–687
- postoperativ reduziertes
707
Lungenwasser, extravaskulä-
res (EVLW) **194**
- Beatmungsverfahrenwahl
195
- Stellenwert 195
- Thermodilutionsmethode
195
- transkardiopulmonales
Doppelindikatordilutions-
verfahren **194**, 195
Lungenzonen 187
Lupus-Antikoagulans 474
Lusitropie 714
Lymphocytic choriomeningitis
Virus (LCMV) 600
Lymphödem 411
Lymphom, malignes 968
- mediastinales 970
Lymphoproliferative Erkran-
kung 968
- Hämostasestörung 483
Lymphozyten, CD 4-positive
586
- HIV-Infektion 588
Lymphozyten, CD4-positive
580
Lymphtherapie 411
Lysinanaloga 983
Lysosomen, thrombozytäre
456–457

M

Macintosh-Blockade 97
Macintosh-Laryngoskop **88**,
92–93, 95, 104
Macintosh-Spatel 94–95, 103
Macrophage Migration inhibi-
tory Factor (MIF) 618
Magen-Darm-Inhalt, Aspira-
tion 256
Magen-Darm-Spülung, Gifteli-
mination 651
Magenatonie 254
Magenbeatmung 297
Magenblase, überblähte 925,
981
Magenentleerung, forcierte
650
Magenentleerungsstörung
160
Magenfundusvarizenblutung
270
Mageninnendruckmessung
935
Magennekrose, verätzungs-
bedingte 912

Magenperforation 516, **913**,
914
Magensonde **159**, 163, 168,
926
- Antibiotikaapplikation 498
- Ernährung 160
- Fixierung 162
- Lagekontrolle 159
- Länge 159
- Platzierung 159
- transnasale 159
- transorale 159
Magenspülung 650
Magenulkusblutung 904, 907
Magenulkusperforation 900,
913
Magenverletzung 992
Magnesium **442**, **1048**
- Neuroprotektion 876
- Reanimation, kardiopulmo-
nale 301, 304
- Tetanus 873
- Wirkung 1048
Magnesiumhaushalt **442**, 445
Magnesiummangel 441,
442–443
Magnesiumplasmaspiegel
1048
- nach Herzoperation 799
- toxischer Bereich 1048
Magnesiumsubstitution 443
- Monitoring 1048
Magnesiumsulfat 136, 651
- Applikation, intravenöse
1048
- Dosierung 1048
Magnesiumtherapie 959
Magnetresonanztomografie
(MRT) **269**, 271
- Blut, intrakranielles 842
- DWI-Sequenz 834
- EKG-getriggerte 676
- Enzephalopathie, hypoxi-
sche 877
- Herzuntersuchung 732
- Hyperintensität, kortikale
878
- Kontraindikation 732
- Mismatch-Bildgebung 834–
835
- Nachweis vitalen Myokard-
gewebes 727
- perfusionsgewichtete
834–835
- Phäochromozytomnachweis
958
- Polytrauma 985
- Querschnittlähmung 829
- Schädel-Hirn-Trauma 825
- Schlaganfall, ischämischer
834
- T 2*-Sequenz 834
- thorakale, Tumordiagnostik
970
- Wirbelsäulenuntersuchung
972
- zerebrale 533

Makro-Reentry, atriales 755
α_2-Makroglobulin **280**, 460
Makroglossie 947
Makrohämaturie 433
- posttraumatische 992
Makrolidresistenz 506
Makrothrombozyten 469
Maladaptation, pulmonalvas-
kuläre 383
Malaria **593**, 599
- ARDS 598
- Austauschtransfusion 599
- Begleiterkrankung 599
- benigne 595
- Diagnostik 594, 599
- Flüssigkeitsbilanz 598
- Hyperparasitämie 598
- Parasitämie 598–599
- Prophylaxe 593
- quartana 595
- Rezidivprophylaxe 595
- tertiana 595
- Therapie 594, **595**, 599
-- adjuvante 599
-- supportive 598
- tropica
-- Kind 598
-- schwere 595, **596**, 599
--- Überwachungskom-
ponenten 597
-- unkomplizierte 595, **595**,
599
- Verbreitung 593
Maligne Erkrankung
- Infektion 580
- Notfallsituation **964**
-- Dringlichkeit 964
Malignom, lymphoproliferati-
ves 430
Mallampati-Klassifikation,
schwieriger Atemweg 89,
91, 106, **106**
Mammakarzinom 965
- metastasierendes 971
Mandrin, entfernbarer,
Schrittmacherelektrode
144, 147
Mangelernährung 344, 349
Mannheimer Peritonitis-Index
(MPI) 514
Mannit 429
Mannit-Kurzinfusion 806
Mannitol 239, **819**
Manöver, vagales 758
Manschettenresektion 706
Mantelpneumothorax 127
Marburg-Virus 600
Marfan-Syndrom **771**, 786
Marknagelosteosynthese 986
MARS (Molecular Adsorbent
Recycling System) 923
Maschinenatmung 173
Masernvirusinfektion 601
Maske-Beutel-Beatmung beim
Kind 303
Maskenbeatmung **319**, 963
- Exspirationsdruck 671

Sachverzeichnis

- fehlgeschlagene 111
- Inspirationsdruck 671
- Lungenerkrankung, chronisch obstruktive 671, 673
- schwierige 105–106, **106**, 115
- unerwartet schwieriger Atemweg 107
- volumenkontrollierte 688

Massage 411
Massenblutung 482
- intraabdominelle 991

Massentransfusion 482
- Thrombozytopenie 470

Massivtransfusion 340, **983**
Massivtransfusionsprotokoll **983**
Mastdarmfunktionsstörung, posttraumatische 994
Mastoiditis 525
McCoy-Laryngoskop **109**
McGRATH MAC **101**
McGRATH-Videolaryngoskop 97, **101**
MCT-Fette **346**, 348
MDA (Methylendioxyamphetamin) **883**
MDEA (3,4-Methylendioxyethylamphetamin) **883**
MDMA (3,4-Methylendioxymethylamphetamin) s. Ecstasy
Mean Transit Time (MTT) 193
Meckel-Divertikel 270
Mediainfarkt 530
Medianekrose, zystische 785
Mediastinallymphom, malignes 970
Mediastinalorganverletzung **990**
Mediastinalschattenverbreiterung 785, 787, 970
Mediastinaltumor 970
Mediastinalverschiebung, nach thoraxchirurgischem Eingriff 705–706
Mediastinitis 800, 911
Mediatoren
- endotheliale 458
- granulozytäre 460
- inflammatorische 632
- – Verbrennungskrankheit 1005
- kardiodepressiv wirkende, Verbrennungskrankheit 1005
- Schock
- – anaphylaktischer 644
- – anaphylaktoider 644
- Sepsis 618
- signalverstärkende 618
- thrombozytäre 457

Medikamente s. auch Arzneimittel 469
Medizin, evidenzbasierte **35**, 62

- Therapie bei intrakranieller Drucksteigerung 818

Medizinprodukte-Betreiber-Verordnung (MPBtreibV) 289
Medizinproduktegesetz (MPG) 289
MEDS-Score (Mortality in Emergency Department Sepsis-Score) 514
Mefloquin 595, 598
Megakaryozytenzahl 456
Megakolon, toxisches 570, **571**, 573
- Diagnosekriterien 571
- Komplikation 571
- Therapie 571

MEGX-Test (Monoethylglycinxylid-Test) 208
Mehrfrequenz-NIRS 243
Meläna 909
Membranoxygenierung, extrakorporale (ECMO) **151–152**, 665, **745**
- bei diffus parenchymatöser Lungenerkrankung 687
- hämatologisch-onkologische Erkrankung 963
- – periphere 151
- – – Nachteile 152
- – – thorakale 153
- Herzinsuffizienz 744
- Komplikation 1022
- Körperkerntemperaturanhebung **1022**
- bei Lungentransplantatabstoßung 1078
- Thoraxtrauma 990–991
- venoarterielle **1077–1078**
- venovenöse **1077–1078**

Meningikokkenmeningitis, Chemoprophylaxe 526
Meningismus **173**, 175, 526, **808**
- nach Aneurysmaruptur 842
- Empyem, subdurales 534
- Hirnabszess 532

Meningitis 522, 540
- ambulant erworbene 528
- bakterielle 397
- basale 535, 538
- eitrige 523, 541
- – Analgosedierung 529
- – Antibiotikatherapie 525, **528**
- – Begleitarteriitis 529
- – Dexamethasonbehandlung 528
- – Diagnostik 527
- – Erregernachweis 528
- – Fokussuche 528
- – Hygienemaßnahmen 526
- – Komplikation 526, 529
- – – intrakranielle 526
- – Letalität 529
- – Liquordiagnostik 527
- – Meldepflicht 525

- – MRT-Befund 527
- – nosokomiale 525, 528
- – Therapie 527, **528**
- bei HIV-Infektion 591–592
- bei infektiöser Endokarditis 562
- klinisch-chemische Diagnostik 281
- Leitsymptome 526
- nach Stammzelltransplantation 1092
- tuberkulöse 523, **535**, 541
- – bei HIV-Infektion 591
- – Meldepflicht 535
- – Therapie 536
- virale **522**

Meningitisches Syndrom 526
Meningoenzephalitis **522**, 526, **536**, 541
- aseptische 563
- bakterielle 536
- bei infektiöser Endokarditis 562, 563
- Meldepflicht 536
- virale 523, 536
- – bei HIV-Infektion 591
- – Immunisierung 536

Meningokokken-C-Impfstoff 526
Meningokokkenmeningitis 397, 525
- Antibiotikatherapie 528
- Komplikation 526
- Letalität 529

Meropenem 500, 585
Mesenterialinfarkt 266, 898
Mesenterialischämie 928
- arterielle
- – akute 928, 931
- – – embolische 928–929
- – – thrombotische 928
- – chronische 928, 931
- Laktatwert 900
- nonokklusive (NOMI) 799, **929**, 931
- Prävention 930–931
- Reperfusion 928

Mesenterialperfusion, Kompartmentsyndrom, abdominelles 1011
Mesenterikografie 929
Metabolische Störung s. Stoffwechselstörung
Metabolische System, Neugeborenes 383
Metabolismus, zerebraler 244, 250
Metajodobenzylguanidin-Scan 958
Metallelektrode 133
Metalloproteinase ADAMTS 13 470
Metallstenteinbringung, endoskopische 253
Metamizol 373
Metastase
- intramedulläre 971

- spinale 828

Meteorismus 265, 898
Methadon 882
Methämoglobin 191, 1071
Methämoglobinämie 653
Methamphetamin 655
Methanolintoxikation 652
Methohexital 393
Methotrexat 360
3-Methoxy-4-hydroxyphenylglykol 957
α-Methyldopa 792
Methylenblau 630, 653
- intraoperative Applikation 908

Methylendioxyamphetamin **883**
Methylendioxyethamphetamin 655
Methylendioxymethamphetamin s. Ecstasy
Methylnaltrexon 372
Methylprednisolon 955, 994
- Organspender, potenzieller 1064

Methylprednison 1091
α-Methyl-p-Tyrosin 959
4-Methylpyrazol 652
Metoclopramid 926, **926**
Metoprolol 741
Metoprololtartrat 792
Metronidazol 532, 585
- Clostridium-difficile-Resistenz 571

Metyrapon 954
Micafungin 575, 585
Midazolam 136, **373**
- beim Kind 392
- Status epilepticus **854**

Midodrin 425
Mikroabszesse
- subkortikale 539
- zerebrale 529, 539

Mikroangiopathie
- thrombotische, nach Organtransplantation 1080
- zerebrale 832

Mikroangiopathie, thrombotische 470
Mikrobiologie **283**, 288
- Materialaufbereitung 286, **286–287**, 288
- Materialgewinnung **284**, 286, 288
- Materialtransport 286–287, 288
- Untersuchungsauftrag 286

Mikrodialyse 244, 250
Mikroembolie
- ARDS-Auslösung 662
- kältebedingte 1018

Mikroflora, endogene, Modulation 490
α₁-Mikroglobulin **280**
Mikroinfarkte, koronare 718
Mikrolichtleiterspektrophotometer 177

Sachverzeichnis

Mikronährstoffe, wasserlösliche 348
Mikronährstoffmangel 347
Mikrothromben
- endokardiale 556
- zerebrale 301
Mikrozirkulation
- Arginin-Vasopressin-Wirkung 960
- Shunt-Bildung 621
- Stabilisierung 630
Mikrozirkulationsstörung **966**
- ödembedingte 1007
- Pankreatitis 915
- periphere 967
- Polytrauma 977
- schwangerschaftsinduzierte Erkrankung 1039, 1049
- Sepsis 621
Miktionsstörung, opioidbedingte 394
Miliartuberkulose bei HIV-Infektion 590
Miller-Fisher-Syndrom 857, 869
Miller-Spatel 94
Milrinon **682**, **738**
- nach Herztransplantation 1071
- inhaliertes 680, **682**
- bei kardiogenem Schock 644
- Wirkmechanismus 681
Milzverletzung **991**
β2-Mimetika 382
- inhalative Applikation 1011
Minderjähriger, Einwilligungsfähigkeit 52
Minderperfusion
- mesenterialarterielle 928
-- Reperfusion 928
- periphere, Herzinsuffizienz, akute 734
- zerebrovaskuläre 240–241
-- Elektroenzephalogramm 246
Mineralokortikoidexzess 452
Mineralokortikoidrezeptorantagonisten (MRA) **742**
- Dosierung 741
- Indikation 742
- Intoleranz 741
- Nebenwirkung 742
- Wirkung 742
Mineralokortikoidsubstitution 954
Miniaspiration, Pneumonie, nosokomiale 507
Mini-Herz-Lungen-Maschine 150, **151–152**
Minimal Handling 986
Minimally conscious State 175
Minithorakotomie 127
Minitracheotomie 117
Minnesota-Sonde 162, 164
Miosis 170
- Intoxikation 649

- Opiatintoxikation 654
Mirtazapin 890
Mischlösung 350
Mismatch-Bildgebung, MRT-basierte 834–835
Missed Injury **996**
MitraClip 775, 784
Mitralinsuffizienz-Jet 783
Mitralklappe
- Druckgradient 713, 781
- Echokardiografie 221–222
- Öffnungsfläche 781
- Öffnungsflächen-Index 781
Mitralklappenendokarditis 561
- sekundäre 562
Mitralklappeninsuffizienz 560, 771, **782**
- akute 782–783
- chronische 783
- bei chronischer Herzinsuffizienz 743
- Druckkurvenprofil-Änderung 187
- Echokardiografie 226
- infarktbedingte 743
- bei infektiöser Endokarditis 561
- interventionelle Therapie 784
- Operationsindikation 561, 783
- postoperative 800
- Regurgitationsvolumen 783
- Schweregradeinteilung 782
Mitralklappenöffnung 713–714
Mitralklappenprolaps 771
Mitralklappenprothese, biologische 775
Mitralklappenrekonstruktion 743, 783
Mitralklappenstenose **781**
- Echokardiografie 226
- Elektrokardiogramm 216
- interventionelle Therapie 782
- postoperative 801
- Schweregradeinteilung 781
Mitralklappenvegetation 561, 564
- Operationsindikation 561
- Thromboembolierisiko 561
Mitralring-Raffung 775, 784
Mitralsegeladaptation 784
Mitteldruck, arterieller (MAP) **178**, 238, 932, 1011
- Perfusionsdruck, zerebraler 811
- Polytrauma 989
- Stabilisierung nach Herzoperation 800
Mittelgesichtsfraktur 159
Mittelhirnschaden **170**
- Pupillenzeichen 807
Mittelhirnsyndrom 170, 174, 176

- EEG-Muster 247
Mittelohr, Barotrauma 1030
Mobilisation 410
Mobilität 403, **405**
Mobilitätsübung 410
MOD (Multiorgandysfunktions-Score) 622
Molecular Adsorbent Recycling System 923
Monaldi-Thoraxdrainage **127**, 131
Monitoring
- elektrophysiologisches 245, 250–251
- erweitertes 628
- hämodynamisches **178**, 182, 192, 208
-- erweitertes 628, **795**
--- Indikation 628
--- Schock 640
-- Herzchirurgie **795**, 802
-- Herzfehler, angeborener 766
-- Herzinsuffizienz 734
-- Herztransplantation **1068**
-- Verfahrensvergleich 195, 199
- Hypothermie 1020
- Intoxikation 648
- invasives 41
- kardiorespiratorisches **176**, **378**
- Kind 378, 397
- Komplikation 981
- laborchemisches **271**
-- Probengewinnung 272–273
- Lebervenenkatheterisierung 206
- metabolisches 209
-- bei Schädelinnendruckerhöhung 817
- mikrobiologisches **283**, 288
- Neugeborenes/Säugling **378**
- nicht invasives 41
- Polytrauma 981, 987
- respiratorisches 232–233
- Sepsis 628
- zerebrales **238**
Monoaminoxidase (MAO) 957
Monoethylglycinxylid-Test 208
Monoorganversagen-ARDS 665
Monozytendeaktivierung 613
Monro-Kellie-Doktrin 238
Moral **71**, 78
Morel-Lavallée-Verletzung 993
Morphin 372
- Herzinsuffizienz, akute 735
- bei kardiogenem Schock 643
- Tetanus 872
Morrison-Pouch, Flüssigkeitsnachweis 900

Mortalitätsprognose, kardiovaskuläre 789
Mortality in Emergency Department Sepsis-Score (MEDS-Score) 514
Motivierung 48
Motorik
- Funktionsprüfung 829
- Schlaganfall 831
- Status epilepticus 852
Motricity-Index 405
Moxifloxacin 501
- Pneumonie-Initialtherapie 506
MPI (Mannheimer Peritonitis-Index) 514
MR-Angiografie 834
- Aneurysma, hirnarterielles 843
- Hirntoddiagnostik 1059
- Sinus-/Hirnvenenthrombose 848–849
MRE s. Erreger, multiresistente
MRGN (mehrfachresistente gramnegative Erreger) 68, 70
MRSA (methicillinresistenter Staphylococcus aureus) **68**, 70, **488**, 502
- ambulant erworbene 68
- Häufigkeit unter selektiver Darmdekontamination 494
- klinische Bedeutung 488
- Resistenzentwicklung 496
- Risikopatienten-Screening 69
- Screening, prästationäres 69
- bei Tieren 68
- Typisierung **69**
- Zunahmegründe 68
MRSA-Bakteriämie 68
MRSA-Infektion, nosokomiale 68, **488**, 490
- bei Verbrennungskrankheit 1009
- Prävention **70**
- Therapie 501
-- bei Verdacht 497
MRSA-Kolonisation 68
MRSA-Kreislauf **69**
MRSA-Management 69–70
MRSA-Netzwerk, euregionales 70, **70**
MRSA-Pneumonie
- nosokomiale 507
- Therapie 497
MRSA-Prävalenz 70
Mukoviszidose
- Beatmung, nicht invasive 692
- Oberkörperlagerung 693
- Oxygenierungsverbesserung 692
- PEEP-Einsatz 692
- Sekretabsaugung 693
- Ventilation 692

Sachverzeichnis

Multilumenkatheter 552
Multiorgandysfunktion **622**
– Sepsis 620
Multiorgandysfunktions-Score 622
Multiorgandysfunktionssyndrom (MODS) **622–623**, 640
– Auslöser 636
– Entwicklung 623
– kardiale autonome Dysfunktion 213
– Organbeteiligung 622
– Prognose 622
– Verbrennungskrankheit 1005
Multiorganversagen (MOV) **921**, 928, 1087
– Endokrinopathie 941
– gastrointestinale Funktionsstörung 355
– Kompartmentsyndrom, abdominelles 932–933
– septisch bedingtes 861
Multiplex PCR 505
Mund-zu-Mund-Beatmung 30, 296–297
Mund-zu-Nase-Beatmung 296–297
Mund-Nasen-Maske 319, **321–322**, **325**, 671
Mund-Rachen-Raum, Blutung **989**, 996
Mundöffnung
– Intubation 89, 91–92
– Maskenbeatmung 106
– Videolaryngoskopie 97
Mundspülung 493–494
Muromonab-CD 3 1079
Muskelabbau 941
Muskelabbau, stressbedingter 343
Muskelaktionspotenzial, Dekrement 865, 869
Muskelatrophie 402
Muskelbeschwerden, kardioversionsbedingte 138
Muskelbiopsie 862
Muskeleigenreflex 173
– erloschener 856–857, 862
– Prüfung 807
Muskelgruppenkraft 405
Muskelkontraktion, Stromverletzung 1015
Muskelkraft 404
Muskellogendruck
– erhöhter 995
– Messung 995–996
Muskelmassage 411
Muskelrelaxanzien 247, **375–376**
– Critical-Illness-Polyneuropathie 861
– Tetanus 873
Muskelschwäche 440, 444
– belastungsabhängige 864
Muskelspasmen 871
Muskelstimulation 411

Muskeltonus 173, **405**
– erhöhter 871
Muskeltraining 410
Muskelverletzung 996
Muskelzittern 1017, 1020
Muskulaturschädigung 428
Musterweiterbildungsordnung, deutsche 38
Muttermilch 390
[M]WBO (Ärztliche (Muster-) Weiterbildungsordnung) 40
Myasthenes Syndrom 862
Myasthenia gravis **864**, 867
– Intensivbehandlungsindikation 865
– medikamentös induzierte 864
– neonatale 864, **865**
– – Therapie 866
– paraneoplastische **864**, 867
– Schweregrade 864
– seronegative 864
– Therapie **865**, 867
– verstärkende Medikamente 866
Mycobacterium avium complex 591
Mycophenolat-Mofetil 1072, 1079, 1090
Mydriasis **813**
– Intoxikation 649
– Opiatentzugssyndrom 655
Myelinolyse, pontine, zentrale 820, **879**
Myelodysplastisches Syndrom 472
Myelofibrose, idiopathische, chronische 472
Myelom, multiples 965–966
Mykobakteriennachweis 535
Mykose
– gastrointestinale 251, 253
– invasive 577
– – Therapie 575–576
– ösophageale 577
Myocardial Hibernation **727**, 728
Myoglobin **277–278**, 718, 720
– Myokardinfarkt 720
– Nephrotoxizität 429, 993
Myoglobinämie 895
Myoglobinurie 428, 434, 895
– akinetische Störung 894
Myokarddepressive Substanzen 620
Myokarddysfunktion, postischämische, prolongierte **726**, 728
Myokardfunktion, linksventrikuläre 225
Myokardinfarkt 135, 153, 341, 796
– akuter 301
– – Bronchoskopie, fiberoptische, flexible 262
– – Echokardiografie 225
– – EKG-Diagnose 213–214

– – EKG-Spezidfität 215
– alter 216
– Defibrillation **139**
– Diagnosesicherung 214
– Diagnostik 642
– Echokardiografie 643
– EKG 720
– Herzfrequenzvariabilität-Einschränkung 213
– Kardioversion **139**
– Komplikation, subakute 743
– Kreislaufstillstand 301
– Magnesiumtherapie 443
– posteriorer 720
– rechtsventrikuläre Beteiligung 720
– Reperfusionstherapie 723
– Reperfusionstherapiekriterien 720
– Schock **642**
– ohne ST-Streckenhebung **722**
– Tachykardie, ventrikuläre 759
– Verlaufsparameter 721
Myokardischämie 675
– akute, nach Herzoperation 797
– Arginin-Vasopressin-bedingte 960
– Echokardiografie 225
– EKG-Veränderung **213**, 219
– präkonditionierende 727
Myokarditis 760, **761**, 765
– akute 762
– chronische 762
– – Therapieansätze 763
– Dallas-Kriterien 762
– Echokardiografie 762
– Elektrokardiogramm 219, 762
– Endomyokardbiopsie 762
– fulminante 762, **762**
– mikrobiell bedingte 761
– Therapie 762
Myokardnekrose, entzündlich bedingte 762
Myokardruptur 228
Myokardschädigung
– defibrillationsbedingte 134
– Troponinspiegel 278
Myokardverletzung, perforierende 228
Myokardvitalität, Nachweis 727
Myonekrose
– clostridiale 520, 521, **1034**, 1035
– – Antibiotikatherapie 1034
– – Diagnostik 1034
– – Klinik 1034
– nicht clostridiale **1035**
– Extremitätenamputation 521
Myopathie 404, 862
– Arzneimittelmetabolismus 357

Myosinfilamente 715
Myosingen, thrombozytäres (MYH9) 469
Myosinkonfiguration, ATP-induzierte Veränderungen 716
Myxödem 949
Myxödemkoma s. Koma, hypothyreotes

N

N-Acetyl-β-D-Glucosaminidase 280
N-Acetylcystein (NAC) 630, **653–654**, 921, 1011
– Infusionsschema 654
– Therapieschema 922
Nachbeatmung 311
Nachbrennen 1006
Nachlast
– kardiale
– – Definition **713**
– – erhöhte 713
– – Komponenten 713
– – linksventrikuläre 713
– – rechtsventrikuläre **678**
– – erhöhte, nach thoraxchirurgischem Eingriff 704
Nachlast, kardiale, Moykardinfarkt 642
Nachlasterhöhung 314, 704, 713
Nachlastsenkung 153, 363
– bei Aortenklappenstenose 779
– bei kardiogenem Schock 644
– bei Rechtsherzversagen **679**, 704
– rechtskardiale, nach Herztransplantation 1070
Nackenmuskulaturschwäche 864
Nadel, intraossäre 85, 88
– Eindringtiefe 86
– Tropfgeschwindigkeit 86
Na$^+$/H$^+$-Antiporter 812
Nahinfrarotspektroskopie (NIRS) **242**
– pädiatrische 243
Nahrungszufuhr, Basisbetreuung 76
Nairovirus 600
Na$^+$-/K$^+$-ATPase 437, 439, 812
Naloxon 373, 649, **654**, 882
– Wirkdauer 882
Naltrexon 882
Narkose
– Herz-Kreislauf-Stillstand 140
– Intubation 92
– Laryngoskopie 92, **94**
– bei Tetanus 873
Narkoseeinleitung 92, 393
Narkosegaskontamination am Arbeitsplatz 374

1148

Sachverzeichnis

Narkosetiefe 92
Narkosetiefe-Monitor 247
NASCIS-II-Schema 829
Nasenmaske 321–322
Nasopharyngealtubus 296
Nativ-Copmutertomografie, kranielle 833–834
Natrium-Kalzium-Austauschpumpe (NCX) 382
Natriumbedarf 438
Natriumbikarbonat 450–451, 642
– bei Intoxikation mit trizyklischen Antidepressiva 656
– Nebenwirkung 450
– Reanimation, kardiopulmonale 301
Natriumbikarbonatinfusion 440
Natriumchloridlösung 382, 423, 438, 442, 445
– hypertone 327
– physiologische 327, 340
Natriumexkretion, funktionelle 279
Natriumhaushalt 437, 445
– Kind 382
Natriumhaushaltsstörung
– Enzephalopathie 879, 880
– bei erhöhtem intrakraniellen Druck 813
Natriumhydrogenkarbonat s. Natriumbikarbonat
Natriumkanalantagonisten 747
– Chinidin-Typ 747
– Lidocain-Typ 747
Natriumkonzentration
– im Harn 422, 438
– im Plasma 276
– im Serum 435, 437–438
Natriumnitroprussid 365–366, 958, 1048
Natriumperchlorat 269
Natriumpolystyrensulfonat 440
Natriumretention, Schock 639
Natriumverlust, Verbrennungswunde 1007
Natriumzufuhr, überhöhte 438
Natural Orifice transluminal endoskopic Surgery (NOTES) 918
Nebendiagnose 60
Nebennierenerkrankung bei kritischer Krankheit 953
Nebenniereninsuffizienz, Critical-Illness-assoziierte 280
Nebennierenmarkerkrankung 957
Nebennierenrindenadenom 954
– aldosteronproduzierendes 954, 961

Nebennierenrindenhyperplasie 953
Nebennierenrindeninsuffizienz 954, 961
– medikamentenassoziierte 954
– primäre 954
– relative 954, 961
– – bei kritischer Krankheit 956
– sekundäre 954
– Sepsis 621
– Substitutionstherapie 955
– Therapie 955
Nebennierenrindensuppression, etomidatbedingte 374
Nebennierenvene, Katecholaminbestimmung 958
Nebennierenverletzung 992
Nebivolol 741
Needleless Devices 553
Nehb-Ableitung, elektrokardiografische 210
Neisseria gonorrhoeae 568
Nekrektomie 1007
Nekrose
– Débridement 627
– Erfrierung 1018
– infizierte 627
– Inhalationstrauma 1010
– kältebedingte 1021
– laminäre, kortikale 877
– myokardiale 720
– pankreatische 915
– – Infektion 915
– peripankreatische 915
– Verbrennung 1003
Nekrosektomie
– Antibiotikaprophylaxe 1009
– pankreatische 917–918
– – endoskopische 918
– Verbrennungswunde 1012
Nelaton-Katheter 157
Neomycin 875
Neoplasie
– hämatologische 484
– myeloproliferative
– – chronische 970
– – Thrombozytopathie 471
– – Thrombozytose 472, 483
Neostigmin 926, 927
Nephrektomie 544
Nephrodiät 349
Nephropathie, kontrastmittelinduzierte 425, 433
– Prävention 426–427
– Risikoscore 426
Nephrostomie, perkutane 544
Nephrotoxizität, Amphotericin B, liposomales 577
Nervenbiopsie 862
Nervenleitgeschwindigkeit 440
Nervenleitgeschwindigkeitsmessung 404

Nervenstimulation, elektrische, transkutane (TENS) 403, 411
Nervensystem
– autonomes
– – Guillain-Barré-Syndrom 857
– – Herzfunktion 716
– – Tetanus 872
– – Überaktivierung 950
– Beatmungseinfluss 402
– Neugeborenes 383
– zentrales s. Zentralnervensystem
Nervenverletzung, Differenzialdiagnose 995
Nervenverletzung, katheterbedingte 84
Nervus
– medianus, somatosensorisch evozierte Potenziale 249
– oculomotorius, Schaden 170
– thoracicus longus 129
Netilmicin 585
– bei infektiöser Endokarditis 559
Netzwerkbildung, regionale, MRE-Infektionsprävention 69
Neugeborenenkrämpfe 383
Neuner-Regel 1003–1004, 1012
Neuraminidasehemmer 606
Neuroglykopenie 943
– Symptome 276
Neurohypophyse s. Hypophysenhinterlappen
Neuroinflammation, traumainduzierte 977
Neuroleptika 371, 375, 890, 893
– atypische 890, 893
Neuroleptisches Syndrom, malignes 872, 885, 893, 893, 895
– Therapie 896
Neuromonitoring 238, 817
– Polytrauma 981
Neuromuskuläre Erkrankung
– Atempumpenversagen 320
– Beatmung 316
– – nicht invasive 323
Neuropathie, sensomotorische, Stromverletzung 1015
Neutralitätspunkt 446
Neutropenie 390, 579, 586
– Aspergillose, invasive 577
– Enterokolitis 969
– febrile 581, 586
– – Antibiotikatherapie 582, 583, 586
– – Antibiotikauswahl 584
– – Initialtherapie, antimikrobielle 586
– – Keimnachweis, Fehlinterpretationen 584

– – Therapieführung 583
– Fieber unklarer Ätiologie 582, 583
– Infektionserreger 580
– Risikokategorien 579
Neutrophil Gelatinase-associated Lipocalin 280
n3-Fettsäuren 347
Nichtopioidanalgetika nach thoraxchirurgischem Eingriff 708
Nichtschaden s. Nonmalefizienz
Nicht-ST-Streckenhebungsinfarkt 214, 722
Nicht-Stx-HUS 429, 434
Niederspannungsverletzung 1015, 1016
Nierenabszess 544, 547
Nierenarterienatherosklerose 431
Nierenarterienstenose 789
Nierenarterienverschluss, akuter 431, 434
Nierenersatzverfahren 60, 349, 354, 744
Nierenfunktion
– Gelatinewirkung 330
– HES-Wirkung 329
– Hypothermiewirkung 1020
– Kompartmentsyndrom, abdominelles 934
– Labordiagnostik 279
– Neugeborenes 383
– Schock 639, 640
– schwangerschaftsbedingte Erkrankung 1042, 1049
– Überwachung 1045
Nierenfunktionsstörung nach Herzoperation 798
Niereninsuffizienz
– akute, Laboratoriumsdiagnostik 280
– Arzneimittel-Dosisumrechnung 354
– Arzneimittelhalbwertszeit 353
– Enzephalopathie s. Enzephalopathie, urämische
– bei Herzinsuffizienz 733
– Pharmakotherapie 353, 361
– postrenal bedingte 280
– renal bedingte 280
– terminale 420
– Thrombozytopathie 471
Nierenkontusion 992
Nierenlagerklopfschmerz 547
Nierenperfusion 422
– Duplexsonografie, farbkodierte 266
– verminderte 422–423
Nierenrindennekrose, bilaterale 431
Nierenschädigung
– antibiotikabedingte 428, 433

1149

Sachverzeichnis

– – antimykotikabedingte 428, 433
– – Ausmaß 353
– – kontrastmittelbedingte 269
Nierenvenenkompression 424
Nierenverletzung **992**
Nierenversagen
– akutes **420**, 433, 451
– – bei akutem Leberversagen 921, **922**
– – Ameisensäureverätzung 1025
– – antiphlogistikabedingtes 427, 433
– – Biomarker 421
– – Diagnose 421
– – Ernährung **433**
– – Früherkennung 421
– – bei Herzinsuffizienz 735
– – nach Herzoperation 798
– – Hyperurikämie 965
– – bei infektiöser Endokarditis 563
– – intraabdomineller Druck 424
– – intrarenales 420, **992**
– – myoglobinurisches 428, 434
– – oligurisches 422
– – persistierendes 420
– – postpartales **431**, 434
– – postrenales 420, 423, **430**, 434, 993
– – prärenales 420, 992
– – Prognose 420–421
– – in der Schwangerschaft 431
– – schwangerschaftsbedingte Erkrankung 1042, 1049
– – Stadien 420
– – nach Stammzelltransplantation 1091
– – Volumentherapie 423
– chronisches 451
– Ernährungstherapie 348
– funktionelles 424
– hämolytisch-urämische Syndrom (HUS) 572
– hämolytisch-urämisches Syndrom (HUS) 572
– Polytrauma 986, **992**
– Tumorlysesyndrom 964
Nifedipin 365, **682**, 1047
– Dosierung 792, 1047
Nikotinabstinenz 839
Nikotinabusus 357
Nimodipin 365, **844**
Nitrate **365**, 366, **725**
– bei akutem Koronarsyndrom 723
– Herzinsuffizienz, akute 736
– Kontraindikation 725
– Wirkung 736
Nitratpause 737
Nitrattoleranz **725**
Nitrendipin 792
Nitroglyzerin 366, 792, 1048

– bei kardiogenem Schock 644
Nitroprussid-Natrium 792
– bei kardiogenem Schock 644
NIV s. Beatmung, nicht invasive
No-Reflow-Phänomen 301
NOD (Nucleotide Oligomerization Domain) 616
NOD-like-Receptor-Protein 616
Non-Hodgkin-Lymphom, hochmalignes 964, 970
Nonmalefizienz 72
– versus Benefizienz 73
– versus Lebenserhalt 72, 75, 78
Nonthyroid-Illness-Syndrom (NTIS) 280
Noradrenalin 363, 365, **738**
– bei kardiogenem Schock 644
– beim Kind 395
– Blutfluss, mesenterialer 930
– Dosierung 737–738
– Instillation, fiberbronchoskopische Sicht 258
– bei Polytrauma 989
– bei Rechtsherzversagen 681, **682**
– bei Sepsis 630–631, 636
– vasokonstriktive Wirkung 395
Noradrenalinwiederaufnahme-Hemmer 890
Normoglykämie 346, 351
Normokapnie 697
Normothermie, postoperative 34
Norovirus-Infektion
– Ausbreitung 565
– Diarrhö **565**, 566, **572**
– nosokomiale 67
Nosokomialinfektion s. Infektion, nosokomiale
Notarzteinsatzfahrzeug (NEF) 290
Notarztwagen (NAW) 290
Notfall
– atemwegsbedingter 112
– hypertensiver **790**, 793
– – Akuttherapie **792**, 793
– Intubation 89
– onkologischer **964**
– – Dringlichkeit 964
– Vena-cava-superior-Syndrom 970
Notfall-Gastrektomie 907
Notfallendoskopie, Ösophagusverätzung 912
Notfallkardioversion 135
Notfalllaparotomie 985
Notfallmaßnahmen, Polytrauma **984**, 987
Notfallthorakotomie 990
Notrohr 93, **111**

Notstand, rechtfertigender 891
Notwendigkeit, medizinische 72
NSTEMI (Nicht-ST-Strecken-Hebungs-Infarkt) 214
NT-proBNP 278
Nüchternhypoglykämie 943
Nuklearmedizin **270**, 271
Nulllinien-EKG **134**
Nutzen, medizinischer 72
NYHA (New York Heart Association) 149
NYHA-Klassifizierung, Herzerkrankung 149, 739
Nystagmuskomponente, rasche 171

O

Oberbauch, rechter, Sonografie 900
Oberbauchatonie 993
Oberbauchschmerz 903
– HELLP-Syndrom 1043, 1049
– Leberhämatom 1044
– Ultraschall 1045
Oberflächen-EKG, Kopplung an transvenöse Schrittmachersonde 146
Oberkörperhochlagerung 416–417
Objective Opiate Withdrawal Scale (OOWS) 882
Obstipation, postoperative 929
Obstruktionssyndrom, sinusoidales (SOS) 1090
– Kriterien 1091
Octreotid 425, 1090
Octreotid-Analoga 907
Ocular Bobbing 173
Ödem 328, 437
– kardial bedingtes 684, 730
– Rückresorption 1005
– schwangerschaftsbedingte Erkrankung 1041
– Sepsis 611
– Trikuspidalklappenfehler 784
– Verbrennungskrankheit 1005
– viszerales, nach Lebertransplantation 1084
– zerebrales s. Hirnödem
OELM-Manöver (Optimal external laryngeal Manipulation) 92, 109
Oganminderperfusion, schwangerschaftsinduzierte Erkrankung 1039
Ogilvie-Syndrom 163
Ohm-Gesetz 1014
Okulomotorik **171**
Okzipitalkondylenverletzung 994
Oligopeptiddiät 347

Oligurie 421–422
– intrarenale 422
– Kompartmentsyndrom, abdominelles 1011
– Myokardinfarkt 642
– prärenale 422
– Schock 638, **639**
– Sepsis 488
Olivenöl 347
Olmesartan 741
On-Demand-Laparotomie 516, 518
Oneiroid 858
Operateur
– Meinungsverschiedenheit mit dem Anästhesisten 50
– Zuständigkeit 51
Operation, Kontraindikation aus anästhesiologischer Sicht 51
Operationsbericht 166
Operationstechnik, minimal invasive 925
Ophthalmoplegie 857
– Botulismus 869
– internukleäre 878
Opiatantagonist 882
Opiatentzug
– kalter 882
– in Narkose 882
– pharmakongestützter 882
Opiatentzugssyndrom 655, **882**
Opiatgabe, kontrollierte 882
Opiatintoxikation 649, **654**
Opiatmissbrauch **882**, 884
– Entzugsbehandlung 882
– Substitution 882
– Todesursache 882
Opiatrezeptorsubtypen 372–373
Opioidagonisten **372**
Opioidantagonisten **372**, 373
Opioidbedarf, postoperativer 926
Opioide 371, **372**, 376
– Abhängigkeit 372
– Analgosedierung 368
– Applikation 394
– beim Kind 393
– Entzugssyndrom 372
– Epiduralanästhesie, thorakale 709
– Halbwertszeit 371
– nach thoraxchirurgischem Eingriff 708
– Nebenwirkung 372, 394
– Toleranzentwicklung 372
– Wirkung 820
μ-Opioidrezeptorantagonisten 926, **927**
Opioidüberdosierung 373
– Pupillenzeichen 807
Opisthotonus, Tetanus 871
OPS-Code 60, **61**, 412
OPS-Katalog 61

Sachverzeichnis

OPSI-Syndrom (Overwhelming post-splenectomy Infection) 992
Optimierung, präoperative 33
Orbitopathie, endokrine 950
Orchitis 545
Orciprenalin 364, 366
Organentnahme, Hirntodfeststellung 1055
Organfunktionsstörung
- infektionsbedingte 610–611
- – Parameter 612
- Kompartmentsyndrom, abdominelles 932
- Polytrauma 977
- postoperative 513
Organinsuffizienz 41
Organperfusion 638
Organprotektion, Organspender, potenzieller 1066
Organpunktion, ultraschallgesteuerte, abdominelle 265
Organschaden
- hypertensiver Notfall 790, 792
- ischämischer 203, 209
Organspende 73–74, 78
- gesetzliche Grundlage 1062
Organspendeausweis 73
Organspender (s. auch Spender) 74, 1062
- Antibiotikatherapie 1065
- Basismonitoring 1062
- Ernährung 1064
- Flüssigkeitstherapie 1064, 1066
- hämodynamisch instabiler 1064
- Hormontherapie 1064, 1066
- Intensivbehandlung 1063
- Konditionierung s. Spenderkonditionierung
- Laboruntersuchungen 1063
- Monitoring, erweitertes 1062
- Therapie, organprotektive 1066
- Überwachung 1062, 1066
- Wärmezufuhr 1065
- Zustimmungslösung, erweiterte 1062, 1065
Organverletzung
- Abdominaltrauma 991
- Polytrauma 989
- Sonografie 265
Organvermittlung 1062
Organversagen 41, 941
- Kaplan-Meier-Kurve 492
- multiples s. Multiorganversagen
- Polytrauma 986
- nach Stromverletzung 1016
Orientierung 887
Orientierungsstörung 169
Ornithinaspartat 875
Oropharyngealtubus 296

Oropharynxkolonisation, Hospitalkeim 507
Osborn-Wellen 1018–1020
Oseltamivir 601, 607, 608
- Indikation 607
Osler-Knötchen 557–558
Osmolalität 276, 435
- Dehydratation 387
- Urin 279
Osmolarität 435
- Plasmaersatzlösung 326
- Sondennahrung 350
Osmoregulation 436
Osmorezeptor 436
Osmotherapie bei intrakranieller Druckerhöhung 819
Ösophagitis 160
Ösophagogastroduodenoskopie 251, 905
Ösophagogastroskopie 251
Ösophagoskop, starres 93
Ösophagoskopie 251
Ösophagus, Abstand zur Aorta 228
Ösophagus-EKG 213
Ösophagusballon 163
Ösophagusdiskontinuitätsresektion 911–912
Ösophaguselektrode, quadripolare 138
Ösophaguskarzinom 912
Ösophaguskompressionssonde 162–164
Ösophaguspassage 912
Ösophagusperforation 914
- iatrogene 911
- spontane 911
- traumatische 911
Ösophagusresektion 912
Ösophagusruptur, postemetische 911
Ösophagustemperatur 381
Ösophagusvarizenblutung 253, 270
- Tamponade 162
Ösophagusverätzung 912
Ösophagusverletzung 990
Ossifikation, heterotope 830
Osteoklastenaktivierung 965
Osteoklastenaktivitätshemmung 966
Östrogene 1091
Otitis media 525
Oxazolidinone 501
Oxygen-Flow-Modulator 112
Oxygenierung 105, 313, 687, 1077
- Acute Lung Injury 660
- Apnoetest 1058
- Atemnotsyndrom, akutes 660
- bei Dekompressionskrankheit 1030
- Hochfrequenzoszillationsventilation 386
- hyperbare (HBO) 521, 1031, 1035

- – bei clostridialer Myonekrose 1034
- – Dekompressionskrankheit 1030
- – bei Hirnabszess 533
- – Indikation 1010, 1032, 1035
- – Komplikation 1035
- – Problemwundenschema 1035
- – Therapieschemata 1031
- – Therapieziel 1032, 1034
- Mukoviszidose 692
- optimale 687
- zerebrale 242, 250
- – Monitoring 243
Oxygenierungsindex 660
Oxygenierungsversagen 313, 686
- Beatmung 317
- nach Herzoperation 797
Oxyhämoglobin 447
Oxymetazolin 107
Oxymetrie, venöse 180
Oxytozin 946

P

Paar von quantitativen Blutkulturen 552
Paceport-PAK 183, 208
Paceport-Pulmonaliskatheter 144
Packing 991, 993, 997
Palliativmedizin 72
- Maßnahmen 74–75
Palpation 167
- abdominelle 899
Palpitationen 780
- Phäochromozytom 957
Pamidronat 966
PAMPs (Pathogen-associated molecular Patterns) 542, 616, 977
p-ANCA 433
Panenzephalitis, sklerosierende, subakute (SSPE) 247
Panikstörung 886
Pankarditis, rheumatische 761
Pankreaselastase 278
Pankreasnekrose 915
- Débridement, minimal-invasives 917
- Infektion 915–916
- – Drainage 918
- – Prophylaxe 916
- Kontrastmittel-CT 916
- Operationszeitpunkt 917
- sterile 917
Pankreasverletzung 992, 992
Pankreatitis
- akute 278, 915, 918
- – Ernährung, enterale 916
- – Ernährungstherapie 349
- – Operationsindikation 916
- – Phasen 915, 918
- – Scoring-System 915

- – Therapie 916, 917, 919
- – – supportive 916
- – Ursache 915
- Ameisensäureverätzung 1025
- biliäre 916
- chronische 278
- Labordiagnostik 278
- nekrotisierende 915
- – Infektion 915–916
- – – Prophylaxe 916
- – Kontrastmittel-CT 916
- – Operationsindikation 916
- – Operationszeitpunkt 917
- – Volumensubstitution 916
- – posttraumatische 992
Panzerherz 763
- postoperative Veränderung 801
Papaverin 929
Papillarmuskel, Echokardiografie 221
Papillarmuskelabriss 724
Papillarmuskeldysfunktion, ischämische 724, 783
Papovavirusinfektion 601
Paracetamol 373
- Hepatotoxizität 654
- Plasmaspiegel 921
- Stoffwechselwege 921
Paracetamolintoxikation 281, 653, 919, 920, 1083
- Antidot 653, 654
- Lebertransplantation 1082
- Phasen 654
- Therapie 921–922
Paracetamolserumspiegel 654
Paragliom 957
Paralyse 443
- vollständige 857
Paraproteinämie 966
- Thrombozytopathie 471
Parasitämie, Malaria 598–599
Parasitenbefall, Zentralnervensystem 523, 539, 541
Parästhesien 440, 442–443, 453
Parasystolie 135
Parathormon 441, 444
Parathormon-related-Proteins (PTHrP), paraneoplastische Bildung 965
Paratyphus 567
Paravertebralblockade 991
Parenchyminfektion 543
Parese 865, 869
Parkinson, Morbus 893
Parkland-Formel 1011
- von Baxter 1007
Paromomycin 875
Partial-Liquid-Ventilation 665
Partialinsuffizienz, respiratorische 230, 234, 313
Particular Competence 32
Passagestörung, gastrointestinale 252, 254, 255

1151

Sachverzeichnis

Pathogen-associated molecular Patterns (PAMPs) 542, **616**, 977
Patient
- anästhesierter, Intubation 107
- Einsichtsfähigkeit 52
- Einwilligung s. Einwilligung des Patienten
- Einwilligungsfähigkeit 52
- emotionale Präsenz des Behandelnden 47
- entscheidungsfähiger 77
- Fixierung 53
- kritisch kranker
- – Kommunikation 47, **49**
- – Privatsphäre 47
- nicht einwilligungsfähiger 50, **52**, 57, 79
- – Forschung 73, 78
- orientierende Ansprache 47
- sterbender
- Angehörige 47
- – lebensverlängernde Maßnahmen 56
- volljähriger, nicht einwilligungsfähiger 52
- Vorausverfügung 54–55
- wacher
- – Intubation 107
- – Kardioversionsnebenwirkung 136
- – Schrittmacherstimulation 147
- Willensfähigkeit 52
- Zeichen verabreden 47
Patient-Ventilator-Desynchronisierung 698
Patientenaufklärung s. Aufklärung
Patientenauswahl 33
- Scoring-System 33
Patientenkollektive, Vergleich 34
Patientenplatz 168
Patiententransport 292
- Ablauf **291**, 293
- beschleunigter 292
- Dokumentation 292–293
- Erkrankungsspontanverlauf 292
- Gesamtkonzept 292
- Personalqualifikation 289, 293
- rechtliche Grundlagen 289, 292
- Sorgfaltspflicht 289
- Transportmittelausstattung 293
- Transportmittelauswahl 291, 293
- Transporttherapie 291
- Übergabegespräch 291
- Verantwortlichkeiten 289
Patientenumlagerung 291
Patientenverfügung 54, **55**, 57, 76–77, 166, 580

- Verbindlichkeit 77
Patientenverlegung, nächtliche 43
Patientenverlegungsrate, überdurchschnittlich hohe 43
Patientenversorgung, palliativ-medizinische 75
Patientenwechsel, hoher 33
Patientenwille
- Feststellung 56
- mutmaßlicher 54, 56–57, 77
- – nicht ermittelbarer 78
Patientenzone 43
- geschlossenes System 43, 45
- offenes System 43
Patil-Test **106**
Pattern Recognition Proteins (PRPs) 616, 617
- intrazelluläre 616
Pauci-Immun-Glomerulonephritis 432
Paul-Bert-Effekt 1035
P-biatriale **216**, 378
P-cardiale **216**
PCR s. Polymerasekettenreaktion
P-dextrocardiale 378
PEEP (positiv endexspiratorischer Druck) 187, 316–317, 410, **663**
- bei akutem Atemnotsyndrom **663**
- bei Atemwegsleck 706
- Beatmungshub, maschineller 309
- bei diffus parenchymatöser Lungenerkrankung 690
- Einstellung beim akuten Lungenversagen **695**
- Flexionspunkt
- – oberer 663
- – unterer 663
- hämatologisch-onkologische Erkrankung 963
- hoher 663
- Immunsuppression 963
- intrinsischer 188, 237, **237**, 261
- – Lungenerkrankung, chronisch obstruktive 671
- – Senkung 672
- – zunehmender 320, 667
- Langzeitbeatmung **695**
- Low-tidal-Volume-Konzept 664
- Lungenschädenminimierung 663
- Lungenspender, potenzieller 1076
- bei Mukoviszidose 692
- Pressure Support Ventilation (PSV) 308
- Rekrutierung atelektatischer Lungenareale 697
- Thoraxtrauma 990–991
- Wirkung **690**

PEEP-Niveau 314
Pelvic-Binder **985**
Pendelperistaltik 925
Penicillin, Pneumokokkenresistenz 506
Penicillin G 397
- bei eitriger Meningitis 528
- bei infektiöser Endokarditis 559
Penicillin G/Aminoglykosid, bei infektiöser Endokarditis 558
Penicillin-β-Laktamase 560
Penicillinresistenz 560
Penicillinunverträglichkeit 560
Penicillium marneffei 591
P-en plateau 218
Pentobarbital 854
Penumbra 793, **836**, 840
Peptid, natriuretisches 731
- atriales (ANP) **436**
- B-Typ (BNP) 278, 676
- – Herzinsuffizienz 731, 737
- – Myokardinfarkt 643
- – rekombinantes 737
Peramivir 607
Perfluorcarbon 342
Perforation, gastrointestinale 516
Perforation, gastrointestinale s. Hohlorganperforation; s. Zwerchfellruptur
Perforationsperitonitis, Sepsistherapie 518
Perfusions-CT 242
- Hirnperfusionsmessung 815, **816**
Perfusionsdruck **638**
- abdomineller 932
- Kompensationsmechanismen 639
- myokardialer 379
- rechtsventrikulärer, Erhöhung 680
- renaler 379
- zerebraler (CPP) 238, **240**, 241, 379, **811**
- – Blutfluss, zerebraler 811
- – Messung 814
- – Normwerte 811
- – Therapieziel 814
Perfusionsstörung, intestinale **928**
Perfusionsszintigrafie, Hirntoddiagnostik 1055, **1058**, 1059–1060
Pericarditis
- calcarea 763, **764**
- constrictiva s. Perikarditis, konstriktive
- exsudativa 763
- noncalcarea **764**
- sicca 763
Periduralanästhesie
- kontinuierliche 255
- thorakale 930

Periduralkatheter, thorakaler 991
- Sympathikolyse 254
Perikardbiopsie 764
Perikarddefekt, operationsbedingter 704
Perikarddrainage 764
Perikardektomie 130, **764–765**
Perikarderguss **129**, 131, 724, **763**
- Diagnostik 129
- Drainage 130
- – Katheterliegedauer 130
- Echokardiografie 220, **228**, 764
- Elektrokardiogramm 218
- gekammerter 130
- hämodynamisch wirksamer 130, 1089
- hämorrhagischer 724
- maligner 130, 764
- nach Herzoperation 799
- nach Stammzelltransplantation 1089
- postoperativer 130
- traumatisch bedingter 130
Perikardfensterung 130, **764**
Perikardflüssigkeitgewinnung 130
Perikardiozentese **129**
- echokardiografisch gesteuerte 1089
Perikarditis 760, **763**, 765
- autoreaktive 764
- bakterielle 764
- chronische 764
- eitrige 763–764
- Elektrokardiogramm 215, 218, 764
- hämorrhagische 763
- idiopathische 764
- konstriktive 218, 763, **764**, 765
- – Dekortikation 765
- – postoperative Veränderung 801
- mikrobiell bedingte 763
- nach Myokardinfarkt 724
- neoplastische 764
- serofibrinöse 763
- toxisch bedingte 763
- trockene 763
- virale 764
Perikardkarzinose 763
Perikardperforation 147
Perikardpunktion **129**, 131, 724, 764
- apikale 130
- blutiges Aspirat 130
- Durchführung **130**
- echokardiografisch kontrollierte 130
- Indikation 130
- Komplikation 131
- Kontraindikation 130–131
- parasternale 130

– subxiphoidale 130
Perikardschrumpfung 765
Perikardspaltobliteration 765
Perikardtamponade 130, 139, 724, **763**
– Echokardiografie 220, 228, **228**, 764
– Herzinsuffizienz, akute 743
– nach Herzoperation 796–797, 1070
– Kreislaufstillstand 301
– traumatisch bedingte 990
– Ursache 129
Perikardverkalkung 763, **764–765**
– Darstellung 765
Perimyokarditis 763
– Elektrokardiogramm 215
Perindopril 741
Periost, kindliches 998
Peristaltikstörung 512
– Abdomen, akutes **898**
Peritonealdialyse 161
– kontinuierliche ambulante (CAPD) 511–512
Peritonealkarzinose 161
Peritoneallavage a. Lavage, intraabdominelle 512
Peritonealmakrophagen 899
Peritoneum
– parietales, Innervation 898
– Reaktion bei Peritonitis **899**, 904
– viszerales, Innervation 898
Peritonitis **511**, 518, 570, 929
– äterer Patient 899
– bakterielle, spontane 511
– Bauchdeckenspannung 898
– Computertomografie 512–513, 518
– Diagnostik 512–513
– – bildgebende 512
– diffuse 903
– fibrinöse 512
– Fokus, intraabdomineller 512
– Fokussanierung **515**
– Gerinnungskaskadenaktivierung 899
– hämatogene 511
– – Kind 511
– Hohlorganverletzung 992
– kotige 512, 516, 914
– Kreislaufreaktion 512
– Leitsymptome 512
– Ösophagusruptur 911
– Peritoneumreaktion **899**, 904
– persistierende 511, **512**
– postoperative **512**, 518
– – Computertomografie 513
– – Drainage, interventioinelle 515
– – Prognoseerfassung 514
– – Score-system 513
– – Therapie 518
– primäre 511

– – Kind 511
– quartäre 511
– sekundäre **511–512**, 518
– – Bauchdeckenverschluss 516
– – Bridging, therapeutisches 516
– – Drainage-Einlage 516
– – Keimnachweis 517
– – Letalität 511
– – Relaparotomie 516
– – Score-system 513
– – Therapie **514**
– – – adjunktive 518
– – – antimikrobielle 517
– – – chirurgische 516
– – – supportive 518
– septische, Antibiotikatherapie 517
– tertiäre 511, **512**
Peritonitis-Index-Altona (PIA) 514
Peritonitis-Score 514
Perkussion 167
Permeabilitätsindex, pulmonalvaskulärer 194, **195**
Permeabilitätsödem, pulmonales 417
Personal
– ärztliches (s. auch Intensivmediziner), Qualifikation **44**
– ärztliches(s. auch Intensivmediziner) 44
– berufsfremde Tätigkeiten 44–45
– intensivmedizinisches 31, **34**
– – Auswahl 49
– – psychische Belastung 31
– – Qualifikation **44**, 45
– – Qualität 35
– – Rationalisierungsmöglichkeiten **34**
– Motivierung 48
– MRSA-besiedeltes 69
– Qualifikation Patiententransport 289, 293
Personalabbau 63
Personalauswahl 49
Personalbedarf **44**, 45
– Ermittlung **44**, 45
Personalkosten **34**, 59, 60
– Entwicklung 62
Personalmangel 50
Personalzahl, Entwicklung 62
Perspiratio insensibilis 387
Petechien 968
– Meningokokkenmeningitis 526
Pethidin 373
Pflegende
– Aufgabendelegation 49
– hygienebeauftragte 66
Pflegepersonal 31, 42
– Arbeitsbelastung 44, 63
– Bedarf 44
– Gesamtqualifikation 45

– Qualifikation 45
– Weiterbildungsgesetze 45
Pflegeschlüssel 44
Pfortaderdrucksenkung 907
Pfortaderthrombose 472, 970
pH-Wert
– Blut 275
– – Ketoazidose, diabetische 941
– – Koma, hyperosmolares 941
– COPD-Exazerbation 671, 673
– Definition 446
– extrazellulärer 446, 454
– intramukosaler 177
– intrazellulärer 446, 454
– Pleuraerguss 127
– Urin 543
Phäochromozytom 789, 792, **957**, 961
– Diagnostik 958
– – Einflussfaktoren 958
– extradrenales 957
– malignes 957
– Volumendefizit 959
– Volumentherapie, postoperative 959
Pharmakodynamik, alte Patienten 359
Pharmakotherapie **353**, 361
– alte Patienten 361
– Kind 358, 361
– Lebensaltereinfluss 357, 361
– Neugeborenes/Säugling 358
– Schwangerschaft 359, 361
Pharyngealreflex 173
Phenobarbital 360
– beim Kind 392
– Status epilepticus 854
Phenoxybenzamin 792, 958
Phentolamin 365, 958
Phenytoin (PHT) 853–854
– Eklampsie 1048
Phlebografie, suprazervikale 848
Phlebothrombose 838
Phlebovirus 600
Phlegmone **626**
Phobische Erkrankung 886
Phosphatase, alkalische 274, 279
Phosphatbinder 445
Phosphathaushalt **444**, 445
Phosphatkonzentration im Serum 435, 444
Phosphatmangel 444
Phosphatpuffer 448
Phosphatsubstitution 433
Phosphatzufuhr 444
Phosphodiesterasehemmer **364**, 366, **738**
– bei kardiogenem Schock 643–644
– bei nonokklusiver Mesenterialischämie 929
– bei Rechtsherzversagen 681, **682**

– Wirkmechanismus 681
– Wirkung 738
Phospholipide 344
Phosphorsäureesterintoxikation 653
Photopherese, extrakorporale 1090
Phrenikusparese 84
Physikalische Medizin **402**, 413
– Indikationsstellung 411, 413
Physiotherapie 403, **407**, 413
– Evidenzniveau 407
– Rückenmarkläsion 830
Physostigmin 653
PIA (Peritonitis-Index-Altona) 514
PiCCO-Katheter 1063
PiCCO-System (Pulse Contour Cardiac Output System) s. Pulskonturanalyse
Pick-and-go-Konzept 34
Pilzinfektion **573**
– invasive **573**, 577
– – Prädisposition 574
– nosokomiale 488, **496**
– Therapie 539
– bei Verbrennungskrankheit 1009
– Zentralnervensystem 523, **538**
Piperacillin 499
Piperacillin-Tazobactam
– bei Urosepsis 548
– Dosierung 548, 585
– Pneumonie-Initialtherapie 506
Piretanid 741
Piritramid 373
pKa-Wert 446–447
Plaque, fibromuskuläre, koronare 718
Plaqueeinblutung, koronare 718–719
Plaqueruptur 718, 728
Plasma, therapeutisches **335**, 342
– AB0-verträgliches 334, **335**
– Dosierung 335
Plasmaaustausch 429–430
Plasmabikarbonat 275
Plasmaersatzlösung 326, **326**, 331
– balancierte 327
– kolloidale **328**, 331
– kristalloide 331
Plasmaersatzstoff 472
Plasmaosmolalität, erhöhte 959
– Normalisierung 960
Plasmapherese 82, 433, 470, 858–859, **859**, **867**
– Gammopathie, monoklonale 967
– Giftelimination 652
– Mikroangiopathie, thrombotische 1080

- Myasthenie 864, **867**
- bei Thyreotoxikose 951
Plasmaskimming 928
Plasmaverschwinderate (Plasma Disappearance Rate; PDR) 207
Plasmavolumenexpansion 1047
Plasmin-Antiplasmin-Komplex (PAP) 460
Plasminogenaktivator **460**, 461
- gewebespezifischer, rekombinanter 837
Plasminogenaktivatorinhibitor 1 (PAI-1) **460**, 461
Plasminogenaktivierung 460
Plasmodium
- falciparum 595, 599
- vivax 595
-- Chloroquinresistenz 595
Plateaudruck
- endinspiratorischer 237, 672
- inspiratorischer 309
Plättchenfaktor 3 (PF3) 456, **458**
- Bildungsstörung 471
Plethysmografie 201
Pleura-LDH/Serum-LDH-Verhältnis 127
Pleuraempyem 127
Pleuraerguss
- Drainage 128
- Glukosekonzentration 127
- nach Herzoperation 799
- maximale Entlastung 127
- Punktatuntersuchung 127
Pleuraexsudat, Pneumonieerregernachweis 505
Pleurafehlpunktion 84
Pleuragesamteiweiß/Serumgesamteiweiß-Verhältnis 127
Pleurakatheter 127
Pleuralavage 1021
Pleurapunktion 131
Pleuraraumbegrenzung 126
Pleuraschmerz 576
Pleurasekret 284
Pleurasonografie 732
Pleurodynie 129
Plexus, venöser, präsakraler, Läsion 984
Plexusblockade 87
P-mitrale **216**
PML (progressive, multifokale, Leukenzephalopathie) 537
Pneumobronchogramm 508
Pneumocystis-jiroveci-Pneumonie 585, 587, **588**, 1087, **1088**
- Computertomografie 589
- Differenzierung von bakterieller Pneumonie 590
- Erregernachweis 589
- Kortikosteroideinsatz 662

- Sekundärprophylaxe 589
- Symptomen-Trias 589
- Therapie 589
Pneumokokken
- Penicillinresistenz 506
- Peritonitis, kindliche 511
Pneumokokkenkonjugatvakzine 506
Pneumokokkenmeningitis 525
- Antibiotikatherapie 528
- Letalität 529
Pneumokokkenpneumonie **504**, 510
- Antibiotikatherapie, empirische, initiale 506, 509
- bei HIV-Infektion 590
Pneumokokkenvakzine, Impfung nach Splenektomie 992
Pneumomediastinum 990
Pneumonektomiehöhle, Schrumpfung 705
Pneumonia Severity Index 504
Pneumonie 320, 525, 1076
- Abgrenzung vom akuten Atemnotsyndrom 660
- abszedierende, bei HIV-Infektion 590
- älterer Patient 505
- ambulant erworbene 510
-- Allgemeinmaßnahmen 505
-- Antibiotikatherapie, empirische, initiale 506
-- Erreger, multiresistente 506
-- Erregerspektrum 504
-- Infektion
--- aerogene 503
--- hämatogene 504
-- klinische Beurteilung 504
-- Letalitätsrisiko 504
-- Major-Kriterien 504
-- Minor-Kriterien 504
-- Risikostratifizierung 504
-- schwere 504–505
--- Antibiotikatherapie, initiale 506
-- Schweregradbeurteilung 504
-- Therapie **505**
- Arzneistoffpharmakologie 356
- atypische **504**
-- Antibiotikatherapie, empirische, initiale 506
- bakterielle
-- bei HIV-Infektion 590
-- nach Stammzelltransplantation 1086
-- Therapie 1086
- Beatmung, nicht invasive 324
- beatmungsassoziierte 67, 257, 487, 507
-- Antibiotikatherapie, initiale 509
-- Erregerspektrum 507

-- Oberkörperhochlagerung 417
- Befundkriterien 505
- CMV-Infektion 604
- Definition 488
- Diagnose 505
- Diagnostikintensität 505
- Differenzialdiagnose 505
- Erregernachweis 505
- nach Herzoperation 799
- Immundefizit 505
- interstitielle 1088
- bei nicht invasiver Beatmung 321
- nosokomiale 417, **507**, 510
-- Antibiotikatherapie, initiale 509
-- Computertomografie 508
-- Diagnostik
--- bildgebende 508
--- mikrobiologische 508
-- Erreger, multiresistente 507
-- Antibiotikatherapie 509
-- Erregerresistenz 507
-- Erregerspektrum 507
-- nach Herzoperation 800
-- Lavage, bronchoalveoläre 257
-- radiologische Zeichen 508
-- Risikofaktoren 507
-- Röntgenthoraxbild 508
-- Sonografie 508
-- Therapie 509
-- Untersuchungsmaterial 508
- organisierende, kryptogene (COP) **1089**
- posttraumatische 996
- tubusassoziierte 507
Pneumonieprävention 991
- Darmdekontamination, selektive 491, 494, 991
Pneumoniesyndrom, idiopathisches 1086, **1088**
Pneumoperitoneum 131
Pneumothorax 131, 147, 989
- beim Auftauchen 1029–1030
- Ausschluss
-- nach ZVK-Einführung 83
-- nach Bronchoskopie 262
-- Drainage 128
-- kontralateraler, nach thoraxchirurgischem Eingriff 705
- Luftreabsorption 127
- Pleurapunktion 84
Point-of-Care-Diagnostik (POC)
- Gerinnungstestung 458, 462
-- mikrobiologische 288
Point-of-Care-Sonografie 220, 229
Polioencephalitis haemorrhagica superior s. Wernicke-Enzephalopathie

Poliomyelitis 30
Poliovirusinfektion 601
Polycythaemia vera **966–967**
- ASS-Einsatz 970
Polydipsie 942
- primäre 959
Polyglobulie **768**
- reaktive 967
Polymerasekettenreaktion
- Aspergillus-DNA-Nachweis 576
- Pneumocystis-jiroveci-Nachweis 589
- Pneumonieerregernachweis 505
- Virusnachweis 602–603
Polymermaterial, intrakardiales, Infektion **563–564**
Polymyxine 502
Polyneuritis
- cranialis 869
- totale, akute 857
Polyneuropathie **861**, 862, 941
- demyelinisierende, chronisch inflammatorische (CIDP) 857–858
Polyneuroradikulitis, HIV-assoziierte 858
Polypenabtragung, Kolonperforation 914
Polytrauma **976**, 986
- Abdominalbeteiligung 902, **991**
- Abwehrreaktion, zelluläre 977, 986
- anatomische Schwere 976
- Aortenruptur, gedeckte 787
- Atemwegsmanagement **979**, 987
- Basismonitoring 981, **981**, 987
- Blutdruck 989
- Blutentnahme, initiale 981
- Blutung 982, **982**
- Echokardiografie 981
- Extremitätenverletzung s. Extremitätenverletzung
- Exzess, inflammatorischer 977
- Fibrinogensubstitution **983**
- Frühphase 981
- Gerinnungsdiagnostik **983**
- Gerinnungsmanagement **982**, 987
- gesundheitsökonomische Aspekte 986
- 4 Hs **984**, 987
- Instabilität, hämodynamische 981, **981**, 989, 997
- intensivmedizinische Weiterbehandlung **986**, 987
- Intubation 980
- Kind **998**, 1000
-- Diagnostik 999
-- Gefäßzugang **998**, 1000
-- Schockraummanagement 999, **999**, 1000

Sachverzeichnis

– Komplementfaktorenfreisetzung 977
– Komplikation, septische 989
– Kreislaufinstabilität 228
– Magnetresonanztomografie 985
– metabolische Veränderung 978
– Monitoring 981, 987
– – erweitertes 981
– neuroendokrine Veränderung 978
– Notfalleingriff, lebensrettender 986
– Notfallmaßnahmen **984**, 987
– Operation, dringliche 986
– operativen Versorgung
– – primäre **986**, 987
– – Stufenkonzept **986**, 987
– Organsystemverletzung 989
– Patientenalter 976
– physiologische Reaktion 976
– Pneumonieinzidenz 991
– Primärschaden 976
– Reanimation, kardiopulmonale **984**, 987
– Reperfusionsschaden 978
– Schockraummanagement 979, 987
– – modifiziertes 979
– Scoring-System 976, 986
– Sekundärschaden 977
– Sonografie **985**, 987
– Spätphase 982
– Temperaturmanagement 982
– 4 Ts **984**, 987
– Untersuchung, klinische, postakute 996–997
– Verletzung, übersehene 996
– Versorgungsstrategie 986
– Versorgungsstrukturen 978, 987
– Volumenmanagement **982**, 987
– Volumensubstitution 982
– Weichteilschaden 994
– Wirbelsäulentrauma s. Wirbelsäulentrauma
Polytraumaspirale 985
Polyurie
– Diabetes insipidus 959
– Hyperglykämie 942
– Hyperkalzämie 442
– hypotone 959
Ponsinfarkt 173
Ponsschädigung 170
Pool-Thrombozytenkonzentrat 335
Port, Infektionsrisiko 551
Portabszess 554
Positronenemissionstomografie (PET) 242, **270**
– Herzuntersuchung 732

Postaggressionsstoffwechsel 388
Posteriorinfarkt 530
Posterolateralinfarkt 214–215
Postextubationsstridor 112–113
Postinfarktperikarditis 724, 763
Postkardiotomiesyndrom 763, **799**
Postkonditionierung, ischämische 727
Postpneumonektomiesyndrom 705
Postreanimationsphase 305
Posttransfusionspurpura 336, **337**, 471
Potenziale
– akustisch evozierte (AEP) 247–248, **248**, 251
– evozierte 247
– – Hirntoddiagnostik 249–250
– somatosensorisch evozierte (SEP) 247–248, **249**, 251, **817**
– – Aortenaneurysmaoperation 786
– – Enzephalopathie, hypoxische 876
– – Hirntoddiagnostik 1058, 1060
– visuell evozierte (VEP) 247
P-pulmonale **216**, 676
PPV (Blutdruckamplitudenvariation) 199
PQ-Intervall **210**
PQ-Zeit 378
– kurze 758
– Verlängerung, Digitalisintoxikation 656
Prädikationsparadigma 1054
Präeklampsie 431, **1038**, **1042**, 1049
– Ätiologie 1039
– Definition 1038
– Hämodynamik 1041, 1049
– Inzidenz 1039, 1049
– Leitsymptom 1040
– Mortalität 1039
– neonatales Outcome 1046
– Pathophysiologie 1039–1040
– Prodromi 1040
– schwere 1038, **1040**
– – Überwachung 1044–1045
– Transaminasenanstieg 1043
Präexzitationssyndrom 135
Präinfarkt-Angina-pectoris 727
Präkonditionierung
– ischämische 727–728
– pharmakologische 727–728
Präoxygenierung 90, **111**
Prasugrel **723**
Prasugrel, Leitungsanästhesie, rückenmarknahe 477

Präsuizidales Syndrom 889
Prednisolon
– bei allergogenem Schock 645
– bei COPD-Exazerbation 669
– bei Graft-versus-Host-Disease 1090
– bei Hyperkalzämie 966
– intraarterielle Injektion 87
– bei Pneumocystis-jiroveci-Pneumonie 589
– bei tuberkulöser Meningitis 536
– Wirkung relativ zum Kortisol 955
Prednison 433–434
– hoch dosiertes 1088
– Wirkung relativ zum Kortisol 955
6P-Regel 995
Preload Adjusted Maximal Power 225
Pressure Support Ventilation (PSV) **307**–**308**, 315, 317, 323–324, **367**
– beim Weaning 700
Priapismus 967
Prilocain 391
Primacy-Effekt 48
Primaquin 595
Primärkomplex, zerebraler 249
Primary Graft Dysfunction (PGD) 1078
Primary Survey 979
Prinzipienethik **71**–**72**, 78
Prinzmetal-Angina 213
Probeexzision, endoskopische 251
Probepunktion, ultraschallgesteuerte, abdominelle 265
Procainamid 360
Professionalisierung 42
Prognose
– Beurteilbarkeit 57
– infauste 56
– Unsicherheit, Therapiebegrenzung 75
Prognosesicherheit, Entscheidungsfindung 76
Prognosevergleich 35
Prokalzitonin (PCT) 274, **277**, 498, **613**, 614, 996
– Antibiotikatherapie 668
– Sepsis 611
Proliferationshemmer 1072, 1079–1080
Promyelozytenleukämie, akute **967**
– Thrombozytenzahl 968
Proopiomelanokortin (POMC) 955
Propafenon **752**
Propofol 107, 368, 820
– Infusionsgeschwindigkeit 855
– beim Kind 393

– Langzeitsedierung 867
– Nebenwirkung 374, 393, 854
– Status epilepticus 854–855
– Tetanus 872
Propofolinfusionssyndrom 374, 821
Propylthiouracil (PTU) 951
Prostaglandin E1 930, **1071**
Prostaglandin G2 457
Prostaglandin H2 457
Prostataabszess 545, **546**
Prostatahypertrophie, benigne 431, 434
Prostatitis 157
– bakterielle, akute 543, **546**
– – Antibiotikatherapie 545–546
Prostazyklin 317, 458
– aerosoliertes 665
– inhaliertes 680
– bei pulmonaler Hypertonie 679
– Sepsis 619, **630**
– verminderte Freisetzung 1039
Prostazyklinsubstitution 1047
Protamin 675
Protein
– C-reaktives (CRP) 277, **612**, 614
– – Erhöhung 531
– – – Clostridium-difficile-Erkrankung 570
– – – Endokarditis 557
– – – Hirnabszess 532
– – – postoperativ persistierende 512
– – – Sepsis 611
– – Pankreatitis 916–917
– kontraktiles, Kalziumbindung 716
– lipopolysaccharidbindendes (LBP) **613**, 616
Protein C 459–460, **460**
– aktiviertes
– – humanes, rekombinantes 633
– – Resistenz 474
Protein S 459–460, **460**
Protein-C-/Protein-S-System **460**, 461
– Aktivierung 460
– Sepsis 619
Protein-C-Rezeptor, endothelialer (EPCR) 460
Protein-Energie-Mangelernährung 349
Proteinat 447
Proteine, Konformationsänderung, hitzebedingte 1026
Proteinkatabolismus 433, 941
Proteinkinase 716
Proteinkinase A 716
Proteinkinase C 716
Proteinrestriktion 922
Proteinurie **280**

- bei Endokarditis 557
- Präeklampsie 1038, **1040**, **1042**
- schwere 1042
Proteinzufuhr 346–347, 351, 1009
- brandverletztes Kind 1012
- Leberversagen 349
- Nierenersatzverfahren 349
- Nierenversagen 349
- Pankreatitis, akute 349
- Trauma 348
Proteolyse 941
Prothesenthrombose 776
Prothrombinkomplexkonzentrat (PPSB) **983**
Prothrombinasekomplex 458–459
Prothrombingenmutation 474
Prothrombinkomplex (PPSB) 341, 458, 463–464, 483
- aktivierter **464**, 467
Prothrombinmangel 463
Protonenpumpenhemmer (PPI) 907
- Blutungsprophylaxe bei akutem Leberversagen 922
Protozoeninfektion, Diarrhö 566–567
Protrusio bulbi 847
Provokationsangiografie 906
PRPs (Pattern Recognition Proteins) 616–617
- intrazelluläre 616
Prüfung, kalorische, vestibulookulärer Reflex 171
Pseudo-Rigor-mortis 1020
Pseudoaneurysma 87
- ventrikuläres 724
Pseudoaneurysma, aortales 228
Pseudohyperkaliämie 440
Pseudohypertrophie, ventrikuläre 228
Pseudohypoglykämie 966
Pseudohyponatriämie 966
Pseudoinsult 833
Pseudomonas
- aeruginosa
-- abszedierende Pneumonie 590
-- im Stuhl 569
- typhlitis 569
Pseudomonas-Infektion, Kleinkind/Neugeborenes 569
Pseudomonas-Infektionsrisiko, Patientenstratifikation 497
Pseudomonasmeningitis 528
Pseudomonassepsis 691
Pseudopodien, thrombozytäre 456–457
Pseudothrombozytopenie 469
P-sinistroatriale **216**
P-sinistrocardiale 378

PSV s. Pressure Support Ventilation
Psychiatrische Erkrankung, akute **887**, 892
- Komplikation 894, 896
Psychische Störung **885**, 886
- organische 885, **888**
- Therapie 886
Psychomotorikstörung 169–170
Psychopharmaka 371
Psychose
- exogene 838
-- Therapie 896
- schizophrene **890**, 893
-- paranoid-halluzinatorische 890
-- Therapie 890
Psychosyndrom
- exogenes 866
- hirnorganisches 875
- organisches
-- akutes s. Delir
-- Therapie 890
Pufferkapazität 446
Puffersystem **446**
Pufferung 452
Pulmodiät 348
Pulmonalarteriendilatation 771
Pulmonalarteriendruck **189**, 190, 676
- diastolischer 186
- Messung 678
- mittlerer 187, 189–190
- Monitoring 678
- systolischer 186, 190
-- bei Mitralklappenstenose 781
-- Spitzendruck 190
Pulmonalarteriendruckkurve 183
Pulmonalarterienkatheter (PAK) 177, 179, **181**, 208, 678
- Anlage 183
- Ballonruptur 185
- Bestandteile 182
- Distanz zum Punktionsort 184
- Druckkurve 184, **186**
- Druckmessung 185
- Einsatz 182, 209
- fiberoptischer **182**, 191
- hämodynamisches Profil 190
- bei HELLP-Syndrom 1046
- Herzchirurgie 795
- bei Herzinsuffizienz 735
- nach Herztransplantation 1068–1069
- Indikation 183, 208, 643
- Infektionsrisiko 551
- Invasivität 182
- Kind 379
- Komplikation 184–185, 209
- Messgrößen 181, 735

- Organspender, potenzieller 1063
- Risiko-Nutzen-Verhältnis 183
- Schock 640
- Standardmodell 183
- Stellenwert 195
- Thermofilament 191, 194
- Wechsel 552–553
- Wedge-Position 184
Pulmonalarterienruptur 184
Pulmonalatresie 773
Pulmonalklappeninsuffizienz 220, 226
- nach Fallot-Tetralogie-Korrektur 767
Pulmonalklappenschluss 186
Pulmonalklappenstenose 771
- Fallot-Tetralogie 773
Pulmonalstenose
- infundibuläre
-- Fallot-Tetralogie 773
-- Resektion 773
- valvuläre s. Pulmonalklappenstenose
Pulsatilitätsindex (PI) **815**
Pulsdefizit 759
Pulskonturanalyse 194, **198**, 209, **678**, 735
- Herzinsuffizienz 735
- nach Herzoperation 795
- Herztransplantation 1068
- Polytrauma 981
- Referenzverfahren 199
- Schock 640
- Stellenwert 199
- Volumentherapie 642
Pulslosigkeit 143
Pulsoxymetrie 112, 233, 380
- COPD-Exazerbation 668
- Hypothermie 1020
- Polytrauma 981
Pulspalpation 303
Pulsus paradoxus 129, 765
Pumpe
- parakorporale 150–151, **151**
- perkutan implantierbare **150**
Pumpversagen
- linksventrikuläres 642
- rechtsventrikuläres 797
Punktion
- arterielle 88
-- akzidentelle 82, 379
-- Komplikation 86
- computertomografisch kontrollierte 269
- intraossäre 85–86
- peritoneale, sonografiegesteuerte 513
- ultraschallkontrollierte 269
- Vene, zentrale 82
Punktionskoniotomie 111, **111**
Punktionskrikothyreotomie 111

Punktionstracheotomie 108, 117, **118–119**
- mittels Ballon 120, 124–125
- mittels Dilatationspinzette 119, 121, 125
- mittels Dilatatoren 118–121, 125
- nach Herztransplantation 1073
- Kind 124
- Komplikation 124
- Kontraindikation 124
- translaryngeale 120, 123–125
- Vergleich mit chirurgischer Tracheotomie 121
- Vorteile 123
Pupille
- bilateral kleine, reaktive 807
- bilateral stecknadelkopfgroße 807
- bilateral weite, reaktionslose 807, 1058
- einseitig weite 807
- entrundete 171
- lichtstarre 170
Pupillenfunktion 169, **170**
Pupillenweite **170**
- Hirntoddiagnostik 1058
- Medikamenteneinfluss 170
- unterschiedliche 170
Pupillenweitedifferenz 814
Pupillenzeichen **807**
- Schädel-Hirn-Trauma 824–825
Puppenkopfphänomen 171
Pure Dysautonomia 857
Purpura 968
- autoimmunthrombozytopenische (AITP) 470
- thrombotisch-thrombozytopenische (TTP) 430, 470
-- Differenzialdiagnose 1044
-- nach Organtransplantation 1080
- thrombozytopenische, idiopathische (ITP) 470
-- akute 470
-- chronische 470
P-Welle **210**
- Amplitude, maximalen 83
- Asystolie 299
- fehlende 216
- negative 146, **216**
- spikeartige 146
- Veränderung 216
- verbreiterte 755
- ZVK-Lagekontrolle 83
Pyelonephritis 543, **546**
- akute, Antibiotikatherapie 545
- aszendierende 157
- Computertomografie 546
- Magnetresonanztomografie 546
- ^{99m}Tc-DMSA-Szintigrafie 546

Sachverzeichnis

Pyonephritis **547**
Pyozystitis **547**
Pyrazinamid **536**, 590
Pyridostigmin 866
Pyridostigmintest 865
Pyridoxinbedarf 347
Pyrimethamin **540**

Q

QRS-Amplitude **211**
QRS-Komplex **210**
– Dauer 211
– Knotungen 211
– bei Schrittmachersonde 145
– Verbreiterung 378, 748, 758
– – nach Fallot-Tetralogie-Korrektur 767
QT-Dauer **212**
– korrigierte 212
– verlängerte 759
– – Flusssäureverätzung 1026
QT-Intervall-Veränderung 1089
QT-Syndrom, erworbenes 748
QT-Veränderung 375
Qualitätsmanagement, Krankenhaushygiene 68
Qualitätssicherung
– Therapiebegrenzung 78
– Untersuchung, kankenhaushygienische 66
Qualitätsstandards 63
Querschnittlähmung **827**
– ASIA-Klassifikation 827, 830
– inkomplette 827
– komplette 827
– – Zonen partieller Präservation (ZPP) 827
– Magnetresonanztomografie 829
Querschnittsyndrom, tumorbedingtes **971**
Quick-Wert 274, 340, 458, **462**
– erniedrigter 463, 468, 480
– Gerinnung, intravasale, disseminierte 481
– Polytrauma 984
Quinupristin/Dalfopristin 560
Quotient, respiratorischer **197**, 233
Q-Zacke 211
– Myokardinfarkt, akuter 215

R

Rabies 601
Radiation 1026
Radiografie
– analoge 267
– digitale 267
Radiojodtherapie 951
Radiologie
– diagnostische **267**
– interventionelle **269**, 271
Ramipril 741
Ramsay-Skala 370
Ranitidin 645, **646**
Ranson-Score 915
Rapid Sequence Induction 980
Rapid shallow Breathing (RSB) 232, 236
Rapid shallow Breathing Index (RSBI) **232**
Rasburicase 965, **965**
RASS (Richmond Agitation Sedation Scale) 369–370, 376
Rasselgeräusche, pulmonale 730
Rationalisierung **34**, 35
– Prognosevergleich 35
Rationalisierungsentscheidung, Kriterien 35–36
Rationierung 34
– Gerechtigkeitskriterien 72
Rauchgasinhalation 662, 1010
Raumforderung
– intrakranielle 825
– supratentorielle 249
Raumluftfilterung 576
Reaktion
– allergisch-anaphylaktische, thrombozytenkonzentratbedingte 336
– anaphylaktische 644
– anaphylaktoide 644
– inflammatorische, systemische 610
– motorische **170**
Reanimation, kardiopulmonale (CPR) 133, **296**, 304
– Beendigung 1021–1022
– bei Unterkühlung 1021
– beim Kind **303**, 305
– – Richtwerte 305
– Echokardiografie 220
– Effektivitätskontrolle 298
– Einstellung 302
– Entwicklung 30
– ERC-Leitlinie 1021
– erfolglose 302
– nach Herzoperation **801**, 802
– – Leitlinie 801
– innerklinische 298
– Kind 380
– Medikamente 300
– – beim Kind 304
– Polytrauma 984, 987
– Schrittmachersondenplatzierung 145–146
Reanimationsalgorithmus 298
Reanimationsmaßnahmen 296
– erweiterte (ACLS) 296, 298, 305
Recency-Effekt 48
Rechts-links-Shunt 774
– auf Vorhofebene 772
– Herzfehler, angeborener 768, **772**
– Inhalationsanästhesie 770
– intrapulmonaler 313

– pulmonalvenöse Beimischung 190
Rechtsherzbelastung
– akute 216, 227
– Mukoviszidose 691
– Trikuspidalklappeninsuffizienz 226
Rechtsherzendokarditis, bei Drogenabhängigkeit 592
Rechtsherzhypertrophie 211
Rechtsherzinfarkt
– Elektrokardiogramm 210, 215, 219
– Therapie 678
Rechtsherzinsuffizienz s. Rechtsherzversagen
Rechtsherzunterstützungssysteme 682
Rechtsherzversagen 153, 314, 642, **674**, 684
– akutes 675, 734
– – nach thoraxchirurgischem Eingriff 704
– Ätiologie **675**, 684
– bei LVAD-Therapie 153
– Blutdruck, arterieller 683–684
– chronisches 675, 681–682
– Diagnostik 675
– invasive 676
– Druckkurvenprofil-Änderung 187
– Fallot-Tetralogie 773
– Kontraktilitätssteigerung 681, 684
– Kreislaufunterstützungssystem 1072
– Myokarditis 762
– nach Herzoperation 797
– – Behandlung 800
– nach Herztransplantation 1069
– Nachlastsenkung 679, 684
– Perfusionsdruck, rechtsventrikulärer 680
– Perikarditis, konstriktive 765
– Röntgenthoraxbild 676
– Therapie **678**, 684, 704
– – Algorithmus 683
– – medikamentöse 682
– – symptomatische 678, 683, **683**, 684
– Trikuspidalklappeninsuffizienz 772, 784
– Vorlastoptimierung **683**, 684
– Zeichen 797
Rechtsschenkelblock **218**, 676
– Elektrokardiogramm 216
– inkompletter 212, **218**
Reentry-Phänomen, Aortendissektion 227
Reentry-Tachykardie 132, 135, 758
– atriale, Herzfehler, angeborener 767

– atrioventrikuläre, Herzfehler, angeborener 767
– bei WPW-Syndrom 758
– Kardioversion **138**
Reflex
– okulozephaler (OCR) 171, 175
– vestibulookulärer (VOR) 171, **807**
– – kalorische Stimulation 808
– zervikookulärer 808
– ziliospinaler 171
Reflexblase 829
Reflexionsfähigkeit 888
Reflexionsoxymetrie 243
Reflexionsspektrofotometrie 191
Reflexstatus 169
Reflextachykardie 994
Reflux, gastroösophagealer 251, 253
Regelkreis
– endokriner, Stressreaktion 940
– hypothalamisch-hypophysär-thyroidaler 952
– somatotroper 946
Regelpflegestation 41
– Leistungsfähigkeit 42
Regionalanästhesie
– intrapleurale 709
– paravertebrale 709
Regurgitation, trikuspidale 676
Rehabilitation **402**, 413
– Indikationsstellung 411, 413
– Prognose 412
– Rückenmarkläsion 830
Reiber-Schema 281
Reinfarkt, kardialer 724
Reintubation 90, 113
– bei postoperativer intrapulmonaler Blutung 704
– Tubuslagekontrolle 113
Reizhusten, ACE-Hemmerbedingter 741
Reizung, meningeale 522, 540
Rektaltemperatur 381
Rektosigmoidoskopie 251
Rektumperforation 516, **914**
Rektumverletzung 993
Relaparotomie 516, 902
Relaxation, myokardiale **712**, 714
– abnorme 765
– isovolumetrische 712–713, 715, **715**, 717
– zelluläre Faktoren 715
Relaxations-Cleft 380
Relaxierung 92, 94
Relaxin **738**
REMATCH-Studie 149
REMATCH-II-Studie 153
Remifentanil 372
Renales Syndrom mit hämorrhagischem Fieber 600

Renin-Angiotensin-Aldosteron-System (RAAS) 436, 639, 642
– Blockade 731, 742
– Präeklampsie 1042
Renin-Angiotensin-System-Aktivierung, traumabedingte 978
Renininhibitor, direkter 743
Renovasografie 434
Reperfusion
– Hypertension, pulmonale, akute 675
– Ischämie, mesenteriale 928
– Polytrauma 978
– Postkonditionierung, ischämische 727
Reperfusionssyndrom 1011
Replantation 995
Residualkapazität, funktionelle (RC) 384
Resistance 237, 308, 384
Resistenzstatistik 494, 496
Respiration, Überwachung 1045
Respirator
– Alarmfunktion 234
– Asynchronie mit dem Patienten 236
– Beatmung, nicht invasive (NIV) 322
– Einstellung 308, 317, 385
– – bei COPD-Exazerbation 672
– Exspirationsdauer 309
– Inspirationsdauer 308–309
– Neugeborenes 385–386
– Reaktionszeit 323
Respiratorische Insuffizienz 231, 237, 686
– Arzneistoffpharmakologie 356, 361
– Botulismus 869
– chronische 314, 691
– COPD-Exazerbation 667
– Definition 668
– erneute, nach Extubation 700
– Guillain-Barré-Syndrom 856, **858**
– hämatologisch-onkologische Erkrankung 962
– – Beatmung 963
– nach Herzoperation 797
– hypoxämische 232
– Intubation 90
– nach Lungentransplantation 1080
– Myasthenia gravis 864, 867
– Pneumonie 504
– Rechtsherzbelastung 689
– schwangerschaftsbedingte Erkrankung 1042, 1049
– Tetanus 871
– Therapie **670**, 673
Respiratorischer Quotient 197
Respiratorisches System **230**, 237

– Kind 383
Respiratortherapie bei diffus parenchymatöser Lungenerkrankung 687
Respiratory Burst 619
Respiratory Distress Syndrome (RDS) 386, 397
Ressourcenknappheit, Gerechtigkeitskriterien 72
Resynchronisationstherapie, kardiale (CRT) 731, 745
– Herzinsuffizienz, chronische 740, **744**
Retardpräparat 355
Rethorakotomie 704
Retinablutung 582, 966
Retinainfiltrat 582
Retrosternalraum, verschmälerter 676
Rettungsdienstfahrzeug 290, **290**
Rettungsdienstpersonal 289
Rettungshubschrauber 135, **290**, 291
Rettungswagen (RTW) 290
Revaskularisation, koronare 732, 743
Revised Injury Severity Classification (RISC) 976
Revised Trauma Score (RTS) **976**
Rezeptor
– α-adrenerger (s. auch α-Rezeptor) 716
– β-adrenerger (s. auch β-Rezeptor) 716
– – kardialer **716**
– cholinerger 717
– dopaminerger 363
– kardialer, Regulation bei Herzinsuffizienz 356
– muskarinerger 717
α-Rezeptor **362**, 365
α$_2$-Rezeptor-Agonist 375–376
β-Rezeptor 356, **362**
– Down-Regulation 356
β-Rezeptorenblocker s. Betablocker
β-Rezeptoren-Stimulation, Defibrillationsschwelle 134
Rezeptoren-Down-Regulation 356
Rezeptoren-Up-Regulation 356
Rezidivblutung, gastrointestinale
– obere
– – Risikofaktoren 905, **907**
– – Therapie 906
– Operationsindikation 907
– untere 907
Rhabdomyolyse 428, 434, 439, 444
– akinetische Störung 894
– Dekompressionskrankheit 1030
– Hypothermie 1020

– kokaininbedingte 883
– medikamentös induzierte 725
– Opiatintoxikation 655
– Stromverletzung 1015, **1015**
– traumatisch bedingte 993
Rhesusfaktor 335
Ribavirin 601, 1087
Richmond Agitation Sedation Scale (RASS) **369**, 370, **376**, 1008
Richtlinien für die Organisation der Intensivmedizin in den Krankenhäusern 39
Rifampicin **536**, 560, 590
RIFLE-Klassifikation 420
Rift-Valley-Fieber 600
Right ventricular assist Device (RVAD) 682
Rigor 893–894
Ringer-Azetat-Lösung 327
Ringer-Laktatlösung 327, 1008, 1020
– hypertone, bei Verbrennung 1007
Ringer-Lösung **327**, 388
Rippenfraktur **989**
Rippenusuren 771
Risiko, eingriffsspezifisches 52
Risikoaufklärung 52, 57
Risikofaktoren, kardiovaskuläre, Optimierung 725
Risikoscore 67
Risikostratifizierung, kardiovaskuläre, präoperative 726
Ristocetin-Kofaktor 466–467
Rituximab 467
– bei Thrombozytopenie 470
Rivaroxaban 478
– Leitungsanästhesie, rückenmarknahe 476
RKI-Richtlinie (Robert-Koch-Institut-Richtlinie) 66
Robertshaw-Doppellumentubusplatzierung 258
Rockall-Score 905
Rohrer-Gleichung 237
Röntgenbesprechung 39
Rotationstherapie, laterale, kontinuierliche 417
Rotavireninfektion **565**, 566
Roth-Flecken, retinale 557–558
Rotorestbett 998
Rouleaux-Phänomen 966
Roxytromycin 500
RSB (Rapid shallow Breathing) 232
Rückeninspektion 167
Rückenlagerung 415
Rückenmarkdekompression 994
Rückenmarkkompression, traumatische 994
Rückenmarkläsion
– Ätiologie 827

– Darmmanagement 829
– Dekubitusprophylaxe 830
– entzündlicher Prozess 828
– Kontrakturprophylaxe 830
– Lagerung 828
– Ossifikation, heterotope 830
– Physiotherapie 830
– Rehabilitation 830
– Schock 647
– Sofortmaßnahmen **828**, 830
– Thromboseprophylaxe 829, 831
– traumatische 827, 994
– – Operationsindikation 829–830
– – pharmakologische Intervention 994
– – zervikale 994
– tumorbedingte 828
– vaskulär bedingte 828
Rückenschmerz 856
Rückwärtsversagen, kardiales **642**, 730
– Myokarditis 762
Ruhedyspnoe 675, 684
Ruheenergieverbrauch 346
Rumpfstabilität 404
Rundherd, pulmonaler 1087
RVEF-PAK 208
R-Zacke **211**

S

Sachkosten 60
Salbutamol 440
Salem-Sonde 159, **160**
Salicylatintoxikation 281, 653
Salmonella-enteritidis-Bakteriämie, rezidivierende 591
Salmonellen
– Dauerausscheider 1167
– enteritische 566, **568**
– typhöse 566, **568**
Salmonellose **567**
– enteritische 568
– typhöse 567
Salzsäureinfusion 453
Salzsäureverlust 452–453
Salzverlustsyndrom, zerebrales **437**, 813
– Volumentherapie 819
Sandfly-Fieber 600
SARI-Surveillance-System 488
Sarkomer 715
SARS (schweres akutes Atemnotsyndrom) 606, **607**, 608
– Prophylaxe 608
– Symptome **607**
SARS-Coronavirus 601, 606
– humanes **607**, 608
– Reservoir 607
Sauerstoff
– befeuchteter 1021
– beheizter 1021
– Toxiztität, zentralnervöse 1035

Sachverzeichnis

Sauerstoffangebot (DO$_2$) **178**, 190, 208, 233, **638**
- Beatmungseinfluss 314
- Berechnung 233
- globales 178
- Hypothermie 1020
- peripheres 628, 636
- Sepsis 628
- Splanchnikusgebiet 207

Sauerstoffaufnahme, inspiratorische 178

Sauerstoffaustauschstörung 686

Sauerstoffbedarf 178

Sauerstoffbindungskurve 233, **314**
- Linksverschiebung 453
-- Kohlenmonoxidintoxikation 1032
- Neugeborenes 384

Sauerstoffdiffusionsstrecke, alveoläre 686

Sauerstoffextraktion, myokardiale 639

Sauerstoffextraktionsdefizit, Sepsis 620, **621**

Sauerstoffextraktionsrate 190

Sauerstoffextraktionsreserve, zerebrale 639

Sauerstofffraktion, inspiratorische 231, 233, 236

Sauerstoffgabe 111, **670**, 673
- Azidose, respiratorische 452
- bei Dekompressionskrankheit 1030
- intermittierende 670
- Koronarsyndrom, akutes 723
- Lorrain-Smith-Effekt 1035
- Paul-Bert-Effekt 1035
- bei Rechtsherzversagen 679

Sauerstoffgehalt
- arterieller 178, 638
- gemischtvenöser 178
- im Blut, Berechnung 1034

Sauerstoffgehaltsdifferenz
- arteriell-hirnvenöse 241–242
- arteriell-jugularvenöse (ajDO2) 190, 244
- arteriogemischtvenöse (avDO2) 179, 190

Sauerstoffheimtherapie 769

Sauerstoffinsufflation 90, 113
- postoperative 707

Sauerstoffkonzentration
- arterielle, rechter Arm 152
- exspiratorische 197
- inspiratorische 90, 197, 316, 346
-- bei Beatmung 689
-- bei Mukoviszidose 692
-- CPAP-Atmung 307

Sauerstoffmangel 687
- Enzephalopathie **876**

Sauerstoffmonitoring 816

Sauerstoffpartialdruck 275–276
- arterieller (paO$_2$) 178, 190, 232, 1034
-- Abnahme 687
-- nach BAL 261
-- Best-PEEP 663
-- respiratorische Insuffizienz 668
-- Sauerstoffsättigung 232
-- Ventilation **233**
-- ventilatorische Insuffizienz 233
- gemischtvenöser (PvO$_2$) 190
- Hirngewebe 817
- inspiratorischer (piO$_2$) 233

Sauerstoffpartialdruckdifferenz, alveoloarterielle (AapO$_2$) **233**

Sauerstoffradikale 618
- Oxygenierung, hyperbare 1035
- reaktive 690

Sauerstoffsättigung 275
- arterielle (SaO$_2$) 178, 232, 380, 397, 1034
-- Normalwert 190
-- Sauerstoffpartialdruck 232
- gemischtvenöse (SvO$_2$) 178–179, **179**, 180–181, 190, 207–208, 380
-- Grenzwerte 180
-- kontinuierliche Messung 191, 208
-- Normalwert 190
- jugularvenöse (SjO$_2$) 190, 244
- Kind 380
- lebervenöse (ShvO$_2$) 206–207, 209
- venöse 179, 397
- zentralvenöse (ScvO$_2$) 178–179, **180–181**, 208, 380
-- Herzinsuffizienz 735
-- Polytrauma 982
-- Sepsis 621, **628**
- zerebrovenöse (ScjO$_2$) 816

Sauerstoffschuld 178

Sauerstofftherapie 230–231

Sauerstoffverbrauch (VO$_2$) 178, 190, **197**, **209**, 638
- angebotsabhängiger 178
- Hypothermieeinfluss 1019
- Kalorimetrie, indirekte 345
- Kind 384
- myokardialer **713**
- Splanchnikusgebiet 207
- zellulärer **176–177**
- zerebraler 242

Sauerstoffverbrauch/Sauerstoffangebot-Verhältnis 179–180

Sauerstoffversorgung s. Sauerstoffangebot

Sauerstoffzufuhr
- endotracheale, Standardwandanschluss 113

- Kardioversion 136

Saugdrainage, thorakale 706

Saugsystem, Thoraxdrainage 128

Säure-Basen-Bilanz 448

Säure-Basen-Haushalt 233, **446**
- Störung, primäre 449

Säure-Basen-Haushalt-Störung, Enzephalopathie 879, 880

Säure-Basen-Status 178, **273**, 274, 282

Säureverätzung, ösophageale 912

S-100B-Protein, gliales 281

sCAP s. Pneumonie, ambulant erworbene, schwere

Schädel-Hirn-Trauma **823**, 989
- Barbituratgabe 374
- Beatmung 697
- Blutfluss, zerebraler 241
- Computertomografie 824
- Diabetes insipidus 959
- Diagnostik 824
-- bildgebende **824**
-- neurologische 824
- evozierte Potenziale 247–250
- geschlossenes 824
- Hirnschädigung **824**
- hypotone Phasen 819
- ICP, erhöhter, Algorithmus 818
- Kind 998, **999**, 1000
- Kontrolle, neurologische 824
- Magnetresonanztomografie 825
- Mikrodialyse 245
- Neuroinflammation, traumainduzierte 977
- Neuromonitoring 238
- offenes 824
- Oxygenierung, zerebrale 243
- Primärversorgung 825
- Pupillenzeichen 824–825
- S-100B-Protein, gliales 281
- Schädelinnendruckmonitoring 982
- Schweregrade 824
- Vitalfunktionenstabilisierung 825

Schädelbasisfraktur **825**

Schädelimpressionsfraktur 825

Schenkelblockbild, Elektrokardiogramm 216, **218**

Schertrauma, axonales, diffuses 826

Schichtdienst, ärztliches Personal 44–45

Schiene 411

Schilddrüsenadenom, autonomes 950

Schilddrüsenfunktion 280

Schilddrüsenfunktionsstörung
- Differenzialdiagnose 952
- kritische Krankheit **948**, 952

Schilddrüsenhormonkonversion 952–953

Schilddrüsenhormonspiegel 949–950

Schilddrüsenhormonsubstitution **949**

Schlaf-wach-Rhythmus-Störung 170, 888

Schlafapnoe, obstruktive 789, 838

Schlafapnoetubus 115

Schlaganfall **831**, 840, 879
- bei Aortenatheromatose 787
- atypischer 846
- Definition 831
- ischämischer **831**, 840
-- Akuttherapie **836**, 840
-- Basistherapie **837–838**
-- Blutdruckmanagement 793
-- Computertomografie 833
-- CT-Angiografie 834
-- Diagnostik **832–833**, 840
-- Komplikation **838**, 840
-- Lysetherapie **837**, 840
--- Evidenzlage 837
-- Magnetresonanztomografie, Mismatch-Bildgebung 835
-- MR-Angiografie 834
-- notärztliche Maßnahmen 836
--- potenziell schädliche 836
-- Rehabilitation 840
-- Sekundärprävention 837, **838–839**, 840
-- Ursache 832
- Komplexbehandlung, neurologische 61
- postoperativer 798
- Sinus-/Hirnvenenthrombose 846
- nach Stammzelltransplantation 1092

Schlagarbeitsindex
- linksventrikulärer 190
- rechtsventrikulärer 190

Schlagvolumen **198**, 201, 713, 717
- Bestimmung 198

Schlagvolumenindex 190

Schlagvolumenvariation (SVV) 199

Schleifendiuretika 382, 453
- Dosierung 741
- Giftelimination 651
- Herzinsuffizienz
-- akute 736
-- chronische 740
- kalziuretische 966
- Tumorlysesyndrom 965
- unerwünschte Wirkungen 736

Sachverzeichnis

Schleimhaut, Giftelimination 650
Schleimhautulkus, bei Immunsuppression 582
Schluckstörung
- Guillain-Barré-Syndrom 856
- intubationsbedingte 117
- Krise, myasthene 864
- Myasthenia gravis 864, 867
- Tetanus 872
Schlucktherapie 411
Schmerz 367
- abdomineller 512, **898**, 904
- – Charakter 898
- – dumpfer 898
- – Hyperthyreoidismus 950
- – Ileus, postoperativer 925
- – Ketoazidose, diabetische 942
- – Mesenterialischämie 929
- – nach Stammzelltransplantation 1090
- – quadrantenbezogener 903
- – reißender 898
- – scharfer 898
- akraler 970
- Analogskala, visuelle (VAS) 368
- epigastrischer 903
- Kind 393
- Komponente, neuropathische 1008
- Kompressionssyndrom, spinales 971
- multimodale Behandlung 403
- neuropathischer 858
- Rating-Skala, numerische (NRS) 368, 405
- retrosternaler 912
- Selbsteinschätzung 368
- somatischer **898**, 904
- Verbrennung 1002
- viszeraler **898**, 904
- weichgewebeinfektionsbedingter 520, 522
Schmerzreiz 170–171
Schmerztherapie
- postoperative **708**
- regionale 709
- systemische 708
- Thoraxdrainage 129
- Thoraxtrauma 991
Schnappatmung 296
Schnelltest, mikrobiologischer 288
Schock **638**
- allergogener, Therapie 645
- anaphylaktischer 638, **644**, 647
- – Mediatoren 644
- anaphylaktoider **644**, 647
- – Mediatoren 644
- – Rezidivprophylaxe 646
- Blutdruckabfall 638
- Blutdruckmessung, invasive 640

- Blutgasanalyse 668
- dekompensierter 641
- distributiver 638, 1027
- Diurese 640
- Flüssigkeitstherapie 387
- gastrointestinale Funktionsstörung 355
- hämorrhagischer 387, **641**
- – Mikrozirkulationsstörung 977
- Hitzschlag 1027
- hypotensiver 226
- hypovolämischer s. Volumenmangelschock
- Intubation 640
- irreversibler 641
- kardiogener 149, 153, 155, 560, 638, **642**, 647
- – bei akutem Koronarsyndrom 724
- – Herzinsuffizienz, akute 734
- – Kreislaufunterstützung, mechanische 150–151
- – Lungenödem 152
- – Pathophysiologie **642–643**
- – Prognose 647
- – Therapie 643, 724
- – – mechanische 644
- – – medikamentöse 643
- – Ventrikelseptumdefekt 724
- kardiovaskulärer **387**
- Kompensationsmechanismus, neurohumoraler **639**
- kompensierter 641
- Monitoring, hämodynamisches, erweitertes 640
- Nebennierenrindeninsuffizienz, relative 956
- neurogener 638, 647
- Pathophysiologie 638, 647
- Prognose 647
- Sauerstoffsättigung, venöse 641
- septischer 396, 638
- – ADH-Spiegel 960
- – ADH-Substitution 960
- – Definition 610
- – Diagnosekriterien 611
- – Hämostasestörung 482, 484
- – Hohlorganperforation 517
- – Hydrokortisoneinsatz 633
- – Lungenwasser, extravaskuläres 196
- – Mediastinitis 911
- – Nierenversagen, akutes 424
- – Selengabe 634
- – Vasopressinwirkung 364
- – Verbrennungskrankheit 1005
- spinaler **828**, 830, 994
- vegetative Störungen 828
- Therapie
- – allgemeine Richtlinien 640, 647
- – kausale 640
- therapierefraktärer 956

- Untersuchung 640
- Ursache 638
- Venendruck, zentraler 640
- Verbrennungskrankheit 1005
- bei Wiedererwärmung 1019
Schockraummanagement **978–979**, **987**
- interdisziplinäres 979
- Kind 999, **999**, 1000
- modifiziertes 979–980
- Notfallmaßnahmen bei Polytrauma 984, 987
- Phasen 979
- prioritätenorientiertes 979
- Verbrennung **1006**
Schockraumteam 999
Schocksyndrom, toxisches (TSS) 615, **618**
Schocktherapie 388
Schrittmacher
- Defibrillationsnebenwirkung 138
- Demand-Modus 143, 146
- Exit-block 138
- implantierter 143
- Kardioversionsnebenwirkung 138
- Mode-switch-Algorithmen 767
- permanenter 754
- Reizschwelle 146
- Sensing-Funktion-Überprüfung 147
- temporärer 141
- transkutaner **142**
- transvenöser
- – Elektrodendislokation 144–145
- – temporärer **144**
- – Zugang 145
- Umprogrammierung 138
Schrittmacherelektrode 144
- Implantation, epikardiale 767
Schrittmacherimplantation, Herzfehler, angeborener 767
Schrittmacherset **144**
Schrittmachersonde **144**
- Dislokation 147
- halbsteife 147
- Infektion 563
- kardiopulmonale Reanimation 145
- Lagekontrolle 145
- Positionierung 146
- transvenöse 145
Schrittmacherstimulation
- EKG-Monitoring 142
- gastroösophageale 142, **144**, 147
- präklinische 142
- Schwellenstromstärke 142
- temporäre **141**, 561, 749
- – Botulismus 870
- – Guillain-Barré-Syndrom (GBS) 859

- – Komplikation 147
- – Stimulationsfrequenz 754
- – Verfahrensvergleich 147–148
- transkutane 142, **142**, 147
- – bei implantiertem Defibrillator 147
- – bei implantiertem Schrittmacher 143
- – – Durchführung 143
- – – EKG-Ableitung 143
- – – Elektrodenposition 143
- – – hämodynamische Effektivität 143
- – – Monitoring 143
- – – temporäre 142
- transthorakale 299
- transvenöse 142, 147
- – EKG-Registrierung 145
- – temporäre **144**, 148
Schrittmachertherapie 744
Schüttelfrost 504
Schutzisolation 43
Schutzreflex, fehlender 312
Schwangerschaft
- Beendigung 1045
- Defibrillation 138
- Hämodynamik 1041
- Herzfehler, angeborener 769, 1042
- Hirntodfeststellung 1057
- Kardioversion 138
- Leberfunktion 1042
- Nierenversagen, akutes 431
- Oberbauchschmerz 1043
- Pharmakotherapie 359, 361
- nach Sinus-/Hirnvenenthrombose 850
- Thrombozytopenie 1044, **1044**
- Transaminasenanstieg 1043–1044
Schwangerschaftsbedingte Erkrankung **1038**
- Ätiologie 1039, 1049
- Fetusüberwachung 1045
- Geburtseinleitung 1045
- Gerinnungsstörung 1044
- – Therapie 1048–1049
- Hämodynamik 1041, 1049
- Klinik 1039, 1049
- Komplikation 1041
- – postpartale 1046
- Leberfunktion 1042
- Lungenödem 1042
- Nierenfunktion 1042
- Pathophysiologie 1039–1040
- Prodromi 1040
- – zentralnervöse 1041
- Schwangerschaftsbeendigung 1049
- Therapie 1045, 1049
- – antihypertensive 1047, 1049
- – antikonvulsive 1048–1049
- Überwachung 1044, 1049

– Volumensubstitution 1047
– ZNS-Funktion 1041
Schwangerschaftsfettleber, akute (AFLP) 1044
Schwartz-Bartter-Syndrom s. Syndrom der inadäquaten ADH-Sekretion
Schwarz-Formel 279
Schweißproduktion 1026
Schwermetallvergiftung 653
Schwerverbranntenzentrum 1002
Schwindel 754
Score, Prognosebeurteilung 57
Scoring-System
– Krankenhausletalität 33
– Patientenauswahl 33
– Polytrauma 976, 986
– – beim Kind **998**, 1000
Scott-Syndrom 471
Seashore Signs 83
Seattle-Kriterien, Obstruktionssyndrom, sinusoidales 1091
Second-Look-Endoskopie 906
Second-Look-Operation 516
Second Survey 979
Sectio caesarea 1046
– bei mütterlichem angeborenem Herzfehler 769
– Thrombozytenzahl 1048
Sedation Agitation Scale (SAS) 370, 1008
Sedativa 371
– Analgosedierung 368
– Applikation 392
– Halbwertszeit 371
– beim Kind 392
– Wirkung 820
Sedativumintoxikation 649
Sedierung 247, **367**, 1064
– bei akutem Koronarsyndrom 723
– Bronchoskopie, fiberoptische, flexible 260
– Guillain-Barré-Syndrom 858
– bei kardiogenem Schock 643
– Kind **391**, 398
– Monitoring 368, 376
– nicht angepasste 368
– bei Rechtsherzversagen 679
– systemische **373**, 376
– terminale 74, 79
– bei Thyreotoxikose 951
Sedierungsprotokoll 368
Sedierungsscore 700
Sedierungstiefe 375
– Elektroenzephalogramm 247, 369
– Score 367, **369**, 1008
Sehnenfädenabriss 783
Sehstörung 966–967
– Digitalisintoxikation 656
– Methanolintoxikation 652
– Schlaganfall 832

– Voriconazol-bedingte 576, 584
Sekundum-Defekt 772
Selbstbeatmung, intermittierende 688
Selbstbestimmungsaufklärung 51
Selbsthilfefähigkeit 405
Seldinger-Draht 83
– J-Spitze 113
– Punktionstracheotomie 118, 120
Seldinger-Technik, Thoraxdrainage 128
Selenocystein 634
Selensupplementierung 349, 518
– bei Sepsis 634
Sengstaken-Blakemore-Sonde **162**, 164, 907
Sensibilitätsstörung 831
– Schock 638
Sepsis 396, 495, **610**, 636
– Antibiotikatherapie 514
– antiinflammatorische Mechanismen 618
– antikoagulatorische Mechanismen 619
– Arzneimitteldosierung 356
– Blutkultur 488
– brandinduzierte, American-Burn-Association-Kriterien 1005
– Critical-Illness-Polyneuropathie 861, **863**
– Definition **610**
– – ACCP/SCCM-Konsensuskonferenz 610
– Diagnosekriterien 611
– Dysfunktion
– – endokrine 621
– – endotheliale 619
– – kardiozirkulatorische 620
– Enzephalopathie 523
– Epidemiologie 613
– Erregernachweis 614
– Erregerspektrum 396, **615**
– Erythrozytentransfusion 630–631, 636
– Fokus, urogenitaler 547
– Fokussanierung **626**, **636**
– Gerinnungsparameter 613
– Gießener Behandlungspfad 515
– Glukokortikoideinsatz **632**
– gramnegative **616**
– grampositive **616**
– Hämodynamik 620, **628**
– Hämostasestörung 482, 484
– Herzzeitvolumen 629
– – Steigerung 630
– bei HIV-Infektion **591**
– Hypokalzämie 441
– Hypovolämie 620
– Immunantwort 618
– Immunglobulingabe **633**

– Indozyaningrün-Clearance 208
– katheterassoziierte 550
– Körpertemperatur 612
– – normale 948
– Langzeitüberleben 615
– Letalität 615
– Leukozytenadhäsion 619
– Leukozytenmigration 619
– Leukozytenzahl 611
– Maßnahmenbündel 518
– Mediatoren 618
– – inflammatorische 632
– – signalverstärkende 618
– Mikrozirkulationsdysfunktion 621
– Monitoring 628
– Multiorgandysfunktion 620
– Myonekrose, clostridiale 1034
– neonatale 390, 396
– Nierenversagen, akutes 423
– Pathophysiologie **616–617**, 632, **634**, **636**
– Perfusionsdruck 630
– persistierende, bei Endokarditistherapie 561
– bei Polytrauma 977
– postoperative, Fokussuche 513
– primäre, mikrobiologisch gesicherte 488
– prokoagulatorische Mechanismen 619
– Risikofaktoren 615
– – prognostische 615
– Sauerstoffangebot 628
– Sauerstoffsättigung, lebervenöse 207
– Sauerstoffversorgung, periphere 636
– schwere
– – Definition 610, 636
– – Diagnosekriterien 610–611
– Selenspiegel 634
– supportive Behandlung **628**, 636
– – wichtigste Maßnahmen 631
– Therapie **514**
– – adjunktive 518, **632**, 636
– – hämodynamische 628
– – Lungenparenchymschädigung, Prävention 632
– – transfusionsbedingte 336
– Vasodilatation 619–620
– Verbrennungskrankheit 1005
– Volumenbedarf 629
– Volumenmangel **629**
– Volumentherapie 629, 631, 636
– Wirtsantwort
– – immunologische 612
– – inflammatorische 612
Sepsis Pathway 511

Sepsis-Pathway 518
Sepsis-Score, systemischer 514, 622
Sepsisbegriff, Wandel 610
Sepsisrate
– katheterassoziierte **553**
– ZVK-assoziierte 553
Septikämie, bei bakterieller Peritonitis 899
Septikämie, katheterassoziierte 67
Septumdefekt, atrioventrikulärer, totaler 772
Septumokkluder 772
Septumverschiebung, paradoxe 676
Sequential Organ Failure Assessment Score (SOFA-Score) 514, 610, 622
– hämatologisch-onkologische Erkrankung 963
Serotonin 457
Serotoninantagonist 896
Serotoninerges Syndrom, Intoxikation 649
Serotoninrezeptor 365
Serotoninsyndrom **883**, 885
– zentrales 895
– – Therapie 896
Serotoninwiederaufnahme-Hemmer 890
Sertralin 890
Serumosmolalität **387**
– Dehydratation 387
– Hyponatriämie 437
Seufzerbeatmung 697
Shaken Baby Syndrome 998
Shanghai Fever 569
Shear-Stress, alveoloepithelialer 663
Sherertz-Sonikation 552
Shiga-like-Toxin 565, 572
Shigella-Infektion 566
Shunt
– arteriovenöser, bei Kälteteinwirkung 1018
– bei Transposition der großen Arterien 773
– intrapulmonaler 313, 364
– kardialer, Inhalationsanästhesie 770
– kortikomedullärer, renaler 934
– lumboperitonealer 531
– Mikrozirkulation 621
– transjugulärer intrahepatischer portosystemischer s. TIPS
– ventrikulärer, Liquoruntersuchung 531
– ventrikuloatrialer 531
– ventrikuloperitonealer 531
Shuntdysfunktion 531
Shuntfraktion, intrapulmonale, Milrinonwirkung 680
Shuntgröße 772–773

Sachverzeichnis

Shuntinfektion 523, 525, **531**, 541
– Antibiotikatherapie 531–532
– Erregernachweis 531
– Liquorbefund 531
– nosokomiale 532
Shuntsystem, ventrikuloperitoneales 161
Shuntumkehr **768**, 772
Sicherungsaufklärung 52
Sigmadivertikulitis 900
Sigmaperforation 516, 902
Sigmoidoskopie, flexible 570
Signalproteine, endogene 612
Sildenafil 682, **682**, 1071
Silent lung 668
Simplified Acute Physiologie Score (SAPS) 34
SIMV (synchronisierte intermittierende mandatorische Ventilation) 309, 397
– Neugeborenes 385–386
Single-Photonen-Emissionscomputertomografie (SPECT) 242
– Herzuntersuchung 732
Sinus
– cavernosus **846**
– – Thrombose 846, **847**
– intraduraler, Hypoplasie 846
– sagittalis superior, Thrombose 849
– transversus
– – Hypoplasie 846, **849**
– – Thrombose 849
Sinusarrest 147, 218
Sinusbradykardie 754
– nach Kardioversion 136
– Schrittmacherstimulation 147
Sinus-/Hirnvenenthrombose (SVT) 268, **846**
– Diagnostik **848**, 849, 851
– Gefäßdiagnostik 849
– Hirnparenchymdiagnostik 849
– Minorvariante 846
– Pathogenese 847, **847**
– Pattern-Diagnostik 847
– Prognose 846
– Risikofaktoren **846**, 850
– Schnittbilddiagnostik 848
– septische 846
– Symptome **847**, 848, 849, 850
– Therapie **849**, 851
– – symptomatische 850
– Thrombusnachweis 848–849
Sinus-Valsalva-Aneurysma 785
Sinus-venosus-Defekt 772
Sinusitis 509, 525
– bei Antibiotikatherapie 576
– bei Immunsuppression 582

– intubationsbedingte 509–510
– maxillaris 509
– nosokomiale 510
Sinusknotenstillstand 754
Sinusknotensyndrom, tachykarde Phase 135
Sinusthrombose s. Sinus-/Hirnvenenthrombose
Sirolimus 1072, 1079
SIRS (Systemic inflammatory Response Syndrome) s. Inflammationssyndrom, systemisches
Sirupus Ipecacuanhae 651
Situs inversus cordis 212, 216
Skew Deviation 171
Skrotumschmerz 267
Small Volume Resuscitation **327**, 819
– Definition 982
Smoke-like Echos 562
Snowball 883
SOFA-Score (Sequential Organ Failure Assessment-Score) **514**, 610, 622
Sojaöl 346
Sokolow-Lyon-Index
– linksventrikulärer 211, **216**
– rechtsventrikulärer 211, **216**
Soll-Empfehlung 409
Sollte-Empfehlung 409
Soluble Endoglin 1039
Somatostatin 992
Somnolenz 169, 232, 806
Sonde
– enterale (s. auch Ernährungssonde) 159
– Gastonometrie 204
– nasobiliäre 255
Sondenernährung 160
Sondenmaterial 159
Sondennahrung
– Applikationsform 350
– Arzneimittelinteraktion 355
– hochmolekulare 390
– niedermolekulare 349, 390
– Osmolarität 350
Sonikation nach Sherertz 552
Sonografie (s. auch Ultraschall) **265**
– abdominelle 265
– – Abdomen, akutes 900
– – Herzinsuffizienz 732
– – posttraumatische **985**, 987
– Nachteile 900
– thorakale 265
– transkutane 265
– unklarer Befund 265
Sopor 169, 806
Sorgfaltsstandard, Verstoß 50
Sotalol 797
Sozialanamnese 166
Spannungspneumothorax 128, 981, 989
– Kreislaufstillstand 301

– nach thoraxchirurgischem Eingriff 706
Spastik 838
Spateltest 872
Speed 655
Spender s. auch Organspender 1062
Spenderherz (s. auch Herztransplantation) **1067**
– Abstoßung, akute 1069–1070, 1072
– Funktionsüberwachung 1073
– Größen-Mismatch 1069
– Grundfrequenz 1070
– Ischämiereperfusionsschaden 1069
– Ischämiezeit 1068
– Pumpfunktion 1068
– Reperfusion 1068
Spenderkonditionierung **1062**, 1075
– Algorithmus 1065
Spenderorgan
– Ischämiezeit 1068
– Konditionierung 1067
Spezialbett, Körperkerntemperaturanhebung 1021
Spezialvisite 39
Sphincter ani, Lähmung 828
Sphinkterotomie, endoskopische 916
Spiegelbildung, intraabdominelle 925
Spinalkanaldrainage 786
Spinalkanalentlastung, operative 829
Spinalkanalstenose 994
Spiral-CT, abdominelle 900
Spironolacton 741, 954
Spitzendruck, systolischer, rechtsventrikulärer 190, 226
Spitzenspiegelantibiotika 498
Splanchnikusgebiet, Ischämie 1027
Splanchnikusperfusion 362–364
Splenektomie
– Impfung 992
– Infektionserreger 580
– bei Thrombozytopenie 470
Splenomegalie 968
Split-Leber 1084
Spontanatmung
– augmentierte
– – bei akutem Atemnotsyndrom 662
– – bei Lungenfibrose 688
– – bei Beatmungstherapie **696**
– druckunterstützte (s. auch Pressure Support Ventilation) 671
– fehlende 688
Spontanatmungstest (SBT) 367, **369**, 376

Spontannystagmus, vertikaler 807
Sprachstörung 537
Sprachtherapie 411
Sprechfunktionsstörung, intubationsbedingte 117
Sprechmotorikstörung 832
Spüldrainage, abdominelle 516
Spüllösung, synthetische, Chemikalienentfernung 1025
Spurenelemente 347
Sputum
– Abgabe bei COPD-Exazerbation 669
– eitriges, bei COPD 667
– Mengenzunahme bei COPD 667
– Pneumonieerregernachweis 505
– Transport 287
Sputumzytologie 970
SSC (Surviving Sepsis Campaign) 547
St.-Louis-Enzephalitis-Virus 601
Stäbchen, gramnegative, Meningitis 528
Stammganglienhyperintensität 875
Stammzelltransplantation **1085**
– allogene 1085
– autologe 1085
– Komplikation 1086
– – gastrointestinale **1090**, 1092
– – hepatische **1090**, 1092
– – infektiöse 1086
– – kardiale **1089**, 1092
– – neurologische **1091**, 1092
– – pulmonale **1085**, **1087**, 1092
– – renale **1091**, 1092
– – Konditionierung 1085, 1092
– – dosisreduzierte 1085
Standarddiät, polymere 347
Standardtubus 708
Stanford-Einteilung, Aortendissektion 786
Stanford-Klassifikation nach Daily, Aortendissektion 227–228
Staphylococcus aureus
– abszedierende Pneumonie 590
– Diarrhö 566
– Endokarditis, Therapie 560
– Katheterinfektion 554
– Mehrfachresistenz 488, 490
– methicillinresistenter s. MRSA
– Oxacillinresistenz 560
– Superantigen 615

Staphylococcus-aureus-Pneumonie
- Antibiotikatherapie, empirische, initiale 506
- nosokomiale 507

Staphylokokken
- Endokarditis 556
-- Echokardiografie 562
-- Thromboembolierisiko 561–562
- koagulasenegative
-- Antibiotikaresistenz 563
-- Katheterinfektion 554
-- Sepsis 554

Staphylokokken-TSS 521
Staphylokokkenenterotoxin 618
Staphylokokkenmeningitis 528
Starkstromunfall **1016**
- Kompartmentsyndrom 1011

Starling-Landis-Gleichung 328
Statin 725
Status
- asthmaticus 324
- epilepticus (SE) **852**
-- Akuttherapie **853**–**854**, 855
-- Differenzialdiagnose 852
-- epilepsiechirurgischer Eingriff 855
-- Letalität 852
-- refraktärer 852, **853**, 855
-- Therapie **854**, 855
- mentaler, veränderter 948, 950
- proinflammatorischer 336
- vegetativus **810**, 876

Stauungsblutung, transvenöse, zerebrale **847**, 850
Stauungsgastritis 675
Stauungsinfarkt, venöser, zerebraler 847
Stauungsleber 675
Stauungsniere 675
Stauungsödem, zerebrales 847
Stauungspapille 813
STEMI (ST-Strecken-Hebungsinfarkt) 214, 720, **721**, 990
- Diagnosesicherung 214
- Elektrokardiogramm 213–215, 219
- Lokalisation 214

Stenoseatmung 231
Stentimplantation 60
- bei Aortenaneurysma 785
- bei Aortendissektion 787
- bei Aortenruptur 787
- notfallmäßige 253

Step-down-Funktion 41
Step-up-Funktion 41
Sterbebegleitung 74
Sterbehilfe 74, 79
- aktive 74, 79
- indirekte 74
- passive 74, 79

Sterben, würdevolles 76

Sterbenlassen **57**, 75, 78–79
Sternumfraktur 989
Sternuminfektion nach Herzoperation 800
Sternuminstabilität, postoperative 800
Steroide s. Kortikosteroide
Stickstoffmonoxid 317, 365, 424, **619**
- nach Herztransplantation 1071
- Hypertonie, pulmonale, bei Shuntvitium 769
- inhalatives 680, **682**
-- bei Lungentransplantatabstoßung 1078
- Off-Label-Einsatz 680
- bei Rechtsherzversagen **682**
- Sepsis 619
- Thrombozytenfunktionshemmung 458, 460
- Vasodilatation, pulmonale 665, 680

Stickstoffmonoxid-Messenger-System 716
Stickstoffmonoxid-Signalweg 717
Stickstoffmonoxid-Synthetase (NOS) 619
Sticky Platelet Syndrome 471
Stiff-Man Syndrom 872
Stillzeit, Medikamenteneinsatz 359, 361
Stimulation
- adrenerge, Herzfunktion 716
- β-adrenerge 716–717
- basale 410
- cholinerge 717
-- Herzfunktion 716
- vagale, negativ inotroper Effekt 717

Stoffwechsel
- anaerober 638, **640**
- hypermetaboler, Verbrennungskrankheit 1005, 1008
- kataboler, Verbrennungskrankheit 1005

Stoffwechsellage
- Diabetes-Typ-II-ähnliche 344
- katabole 343

Stoffwechselstörung
- Critical-Illness-Polyneuropathie 861
- Enzephalopathie, diffuse **874**
- hyperglykäme **941**
-- Symptome 942
-- Therapie 942
- Leberversagen, akutes 922

Stoma, protektives 993
Storage Pool Disease 471
Stow-Severinghaus-Elektrode 234
Strahlen, ionisierende, Knochenmarktoxizität 469

Strahlentherapie
- Kompressionssyndrom, spinales 972
- Vena-cava-superior-Syndrom 971

Strecksynergismen 170, 807
Streptococcal toxic ShockSyndrome (STSS) 521
Streptococcus pneumoniae s. Pneumokokken
Streptokokken
- Endokarditis 556
- Gruppe B, Meningitis 528
- β-hämolysierende, Gruppe A 761
-- Peritonitis 511
- penicillinsensible, Endokarditis 558

Streptokokkeninfektion, akute 761
Streptokokkenmyositis 521
Streptomycin, Enterococcus-faecalis-Resistenz 559
Stress, psychologischer, Kind 391
Stress-Echokardiografie 727
- Aortenklappenstenose 778

Stress-MRT, Herzuntersuchung 732
Stresserosion 905
Stresshormonspiegel, Verbrennungskrankheit 1005
Stressreaktion
- akute 343, **940**, 960
- chronische 343
- bei chronischer Kortikosteroidtherapie 957
- metabolische 343, 351
- neuroendokrine 343, 351

Stressstoffwechsel 343
Stresssyndrom, posttraumatisches 367
Stressulkus **908**
Stridor, inspiratorischer, nach thoraxchirurgischem Eingriff 705
Stroke Unit **836**
Strom, elektrischer **1014**
- Schädigung
-- direkte 1015
-- indirekte 1015
-- thermische 1015–1016
-- auf zellulärer Ebene 1015

Strommarke 1015–1016
Stromstärke **1014**
Stromunfall 139
Stromverletzung **1014**
- Begleitverletzung 1015
- Diagnostik 1016
- Gefäßverschluss 1015
- Häufigkeit 1014
- Intensivtherapie 1016, **1016**
- Komplikation **1015**
- neurologische **1015**
- Letalität 1014–1015
- Multisystemgeschehen 1015

- Pathophysiologie **1014**, 1016

Struma, retrosternale 970–971
Strychninintoxikation 872
STSS (Streptococcal toxic ShockSyndrome) 521
ST-Strecke 211
- Analyse, computergestützte 720
- Veränderung 216–217

ST-Strecken-Hebung 211, 214, **214**, 217, 378, 676, **720**
- nach Defibrillation 134
- nach Herzoperation 799
- nicht infarktbedingte 213, 215–216
- Perikarditis 218, 764
- Reperfusionsindikation 720

ST-Strecken-Hebungsinfarkt s. STEMI
ST-Strecken-Senkung 211, **214**, 217, 378
- nicht infarktbedingte 213
- spiegelbildliche 720

Studie, randomisierte 35
Stuhl
- intraperitonealer, freier 914
- Pseudomonas-aeruginosa-Nachweis 569
- Transport 287
- Virusdirektnachweis 285

Stunned Myocardium 639, **726**, 728, 796
- Prävention 727

Stupor, katatoner 893
Stx-HUS 429, 434
Subarachnoidalblutung (SAB) 270, 529, 808
- Aneurysmablutung 841
- Blutungsquellennachweis **842**, 843
- Intensivobservation 843–844
- Komplikation 843
- Mikrodialyse 245
- Monitoring 843–844
- Nachweis **842**, 845
- Prognose 844
- Therapie 843
- traumatische 826
- Vasospasmus **844**, 845
- zerebraler Blutfluss 241

Subhämophilie A 466
Subileus 1011
Subjective Opiate Withdrawal Scale (SOWS) 882
Substitutionstherapie **340**
Substratbedarf 345
Substratzufuhr, metabolisch angepasste 346
Subtraktionsalkalose 452
Subtraktionsangiografie, digitale **842**
Subtraktionsazidose 449
Succinylcholin 107
Sucht, ehemalige 883

Sachverzeichnis

Suchterkrankung **880**, 884
Sufentanil 372
Sugammadex 107
Suizid, ärztlich assistierter 74
Suizidalität 886, **889**
– Gesprächsführung 889
Suizidant, Behandlungsverpflichtung 51, 57
Sulfadiazin 540, 591
Sulfhämoglobin 191
Superantigen 615, 618
Superoxidanionen 978
Suprarenin nach Herztransplantation 1071
Surfactant-Applikation 665
Surfactant-Funktionsstörung 660, 666
Surfactant-Mangel 383
Surfactant-Schädigung, Inhalationstrauma 1010
Surveillance **553**
– Definition 553
Surveillance, Infektionsratenreduktion 67
Surveillance-System 67
Surviving Sepsis Campaign (SSC) 547
SvO2-PAK 208
Swan-Ganz-Katheter s. Pulmonalarterienkatheter
Sympathikolyse 254
– Schock 646–647
Sympathikomimetika 755
β-Sympathomimetika 949
β1-Sympathomimetika 561
Sympathikusaktivierung
– hypotoniebedingte 639
– Myokardinfarkt 642
Sympathomimetikaintoxikation 649
Synchronized intermittent mandatory Ventilation (SIMV) **688**
Syndrom der inadäquaten ADH-Sekretion (SIADH) **813**
– Hirnödem 813
– Volumentherapie 819
Syndromder inadäquaten ADH-Sekretion (SIADH) 437
Synkope 754, 759, 786
Synzytialviren, respiratorische (RSV) 1087
Szintigrafie **270**
– Blutungsquellensuche 270
S-Zacke **211**

T

Tachyarrhythmie 132, 135
Tachykardie 746, **755**, 760
– antiarrhythmikabedingte 749
– atriale, Digitalisintoxikation 656
– atriale, fokale 757
– AV-junktionale, permanente 135
– Druckkurvenprofil-Änderung 187
– Hyperthyreoidismus 950
– idioventrikuläre, akzelerierte 135
– Kardioversion **138**
– – transösophageale 138
– Myokardinfarkt 642
– nicht geklärte 758
– Schock 139, 638
– supraventrikuläre 138
– – nach Herztransplantation 1070
– – nach Stammzelltransplantation 1090
– ventrikuläre **138**, 748, **758**
– – bei akutem Koronarsyndrom 723
– – antiarrhythmikabedingte 748
– – infarktbedingte 725
– – monomorphe 748, 753
– – nach Myokardinfarkt 139, 759
– – polymorphe 139
– – Terminierung 758
– – therapierefraktäre 733
Tachyphylaxie
– Desmopressin 466
– Inotropika 737
Tachypnoe 232, **232**, 236, 660
– Schock 638
Tacrolimus 1072, 1078–1079, 1084
Tank ventilators 30
Tarragona-Strategie 514, 517
Taucherflöhe 1029
Tauchgang 1028
– Gasanreicherung im Gewebe 1029
– Umgebungsdruck 1028–1029
Tauchunfall (s. auch Dekompressionskrankheit) **1028**
– Monitoring 1030
– neurologisches 1030
– Oxygenierung, hyperbare 1031
– – Therapieziel 1032
TAVI (Transcatheter aortic Valve Implantation) 744, 775, **779**–**780**
99mTc-DMSA-Szintigrafie, Pyelonephritis 546
Team
– Kommunikation **48**
– therapeutisches 412
– Wir-Gefühl 48
Teambesprechung 49
TEE s. Echokardiografie, transösophageale
Tei-Index 225
Teicoplanin 501, 585
Teilhabe, ICF-Code 404
Telavancin 501
Telmisartan 741
Temperatur s. auch Körpertemperatur 1019

Temperaturerhöhung, Zytotoxizität **1026**, 1028
Temperaturmanagement, Polytrauma 982
Temperaturmessung 397
– intravasale 1019
– intravesikale 1019
– nasopharyngeale 381
– orale 381
– ösophageale 381
– rektale 380
– sublinguale 381
– tympanale 381
Tenasekomplex 458–459
Terlipressin 425, 960
Tetanie 442–443, 872
Tetanolysin 871
Tetanospasmin 871, 873
Tetanus **871**, 873
– Differenzialdiagnose 872
– generalisierter **871**
– Immunisierung, passive 872
– lokalisierter 871, **872**
– neonataler 871, **872**
– Schweregrade 872
– Spezialdiagnostik 872
– zephaler 871, **872**
Tetanusimmunglobulin 872
– intrathekale Injektion 872
Tetracosactrin 956
Tetrajodthyronin (T 4) 940, 949, 952
– Substitution **949**, 953
– – Lungenspender, potenzieller 1076
Tetraparese
– Critical-Illness-Polyneuropathie 862
– Guillain-Barré-Syndrom 856
Tetrazyklin-Analoga 500
Tetrazykline 500
Thalliumvergiftung 653
THAM (Tris(hydroxymethyl)-aminomethan) **450**, 452
Theophyllin 669
– bei allergogenem Schock 645–646
– Clearance 358
– – Kind 358
– Drug Level Monitoring 360
– Reanimation, kardiopulmonale 301
Therapie
– adjunktive 632
– adjuvante 632
– antiarrhythmische **747**, 760
– – Sicherheitsmaßnahmen 749
– antimykotische 539, 554, **575**
– – Dauer 576
– antiretrovirale
– – Abbruch 592
– – hoch aktive 588
– – – Immune Reconstitution inflammatory Syndrome 537
– antivirale **601**

Therapieabbruch **57**, 75
Therapieausmaß
– allgemeine Wertvorstellungen 78
– Festlegung 78
– krankenhausspezifische Grundsätze 78
– Praxisregeln 78
– Variabilität 75
– Vorplanung 75
Therapiebegrenzung 74, 79
– Praxis 75
– prognostischen Unsicherheit 75
– Qualitätssicherung 78
– stufenweise 75
– Umstände 75
– vormundschaftsgerichtliche Genehmigung 77
Therapiereduktion, stufenweise 57
Therapieverzicht 75
Thermistorkatheter 194
Thermodiffusion-Flussmessung 241, 250
– zerebrale 815, **816**
Thermodilution, transpulmonale, nach Herzoperation 795
Thermodilutionsmethode **190**–**191**, 194–195, 208–209
– Stellenwert 195
Thermofarbstoffdilutionsverfahren 194
Thermokoagulation, Blutung, gastrointestinale, obere 906
Thermolabilität 380
Thermoregulation 1017, **1023**, 1026–1027
Thermoregulationsstörung 948
– Verbrennungskrankheit 1005
Thermotherapie 411
Thermovolumen, intrathorakales 194
Thiamazol 951
Thiamin s. Vitamin B1
Thiaziddiuretika 453, 966
– Dosierung 741
– Herzinsuffizienz, chronische 740
Thiopental 107
– beim Kind 393
– Status epilepticus 854
Thorakoskopie, videoassistierte 127
Thorakosternotomie, quere 1078
Thorakotomie 127
– Lungentransplantation 1078
Thorax
– Auskultation 167
– Computertomografie 268
– Perkussion 167
– Sonografie 265

Sachverzeichnis

Thoraxchirurgie **702**, 709
- Komplikation **703**, 709
- - kardiale 704
- - pulmonale 705
- Lungenfunktionsuntersuchung 702
- postoperatives Management 707, 709
- Risiko
- - kardiales 702
- - perioperatives **702**, 709
- - pulmonales 703
Thoraxdrainage **127**, 131, 168
- Auswahlkriterien beim Kind 999
- Entfernung 128
- Fehlfunktion 128
- großlumige 704
- Management 708
- Pflege 128
- Seldinger-Technik 128
- bei Thoraxtrauma **984**, 989, **990**, 997
Thoraximpedanz 132
- adipöser Patient 133
Thoraxinstabilität 989
- Beatmung 991
Thoraxkompression **297–298**, 304
- beim Kind 303, **304**, 305
Thoraxröntgenaufnahme **267**, 271
- Atemnotsyndrom, akutes 661
- Herzinsuffizienz 732
- Magensondenlage 159
- Pleurapunktion 127
- Rechtsherzversagen 676
- seitliche 267
- nach thoraxchirurgischem Eingriff 707
- Thoraxdrainage 128
- Venenkatheter, zentraler 83
Thoraxschmerz
- kardial bedingter 719
- kokaininduzierter 883
- Ösophagusperforation 911
Thoraxtrauma **228**, **989**, 997
- Beatmung 990
- Bronchoskopie 257
- Diagnostik 982
- Echokardiografiebefund 220
- Kind 998, **999**, 1000
- Schmerztherapie 991
- Thoraxdrainage **984**, 989, **990**, 997
Thoraxvenenerweiterung 970
Thoraxvibration 407
Thrombasthenie Glanzmann 471
Thrombektomie, venöse 478
Thrombelastometrie 983–984
Thrombembolie
- Kanülenspülung 87
- nach Kardioversion 137
- katheterbedingte 84
- bei LVAD-Therapie 153–154

- Promyelozytenleukämie, akute 967
- Thrombozytose 970
Thrombin 456, 458–459
Thrombin-Burst 983
Thrombinbildung 459
Thromboembolie 456
- arterielle 474
- bei Herzklappenprothese 775
- Hypertension, pulmonale, akute 675
- bei infektiöser Endokarditis 561, 564
- - Therapiemanagement 562
- bei Mitralklappeninsuffizienz 782
- bei Mitralklappenstenose 781
- paradoxe 773
- Prothrombinkomplex-bedingte 465
- Thrombozytenfunktion, gesteigerte 471
- Thrombozytose 472
- venöse 473, **477**, 480
- - Initialtherapie 477
- - Rezidivrisiko 478
- - Risikofaktoren 474
- bei Vorhofflimmern 797
- zerebrale
- - nach Herzklappenersatz 776
- - kardiogene 832
Thromboembolieprophylaxe 472, **474**
- Beckenverletzung 993
- Kardioversion 137
- Leitungsanästhesie, rückenmarknahe 476, 480
- primäre **474**, 480
- sekundäre **478**, 480
- - Dauer 478
Thromboembolierisiko 474
- bei infektiöser Endokarditis 561
Thrombolyse 139
- Kontraindikation 837
- lokale 270, **837**, 850
- medikamentöse 478–479
- bei Rechtsherzinfarkt 678
- Schlaganfall 835, **837**
- Sinus-/Hirnvenenthrombose 850
- bei STEMI 722
- systemische **837**
Thrombomodulin-Protein-C-Protein-S-System 619
Thrombophilie
- Antikoagulation 474
- Diagnose 474
- Familienmitgliederuntersuchung 474
- Risikofaktoren 474
- Sinus-/Hirnvenenthrombose 846
Thromboplastinzeit (TPZ) 274
- partielle (PTT) 274

- - aktivierte (aPTT) 340, 462, **462**
- - - verlängerte 463, 465, 474, 480
- - verlängerte 1044
Thrombopoetin (TPO) 456
Thrombopoetinproduktion, verminderte 480
Thrombopoetinrezeptoragonisten 470
Thrombose 459
- arterielle 966
- Duplexsonografie, farbkodierte 266
- Herzklappenprothese 776
- venöse s. Venenthrombose
Thromboseprophylaxe 410
- bei Herzinsuffizienz 732
- bei Rückenmarkläsion 829, 831
Thrombosierung
- kanüleninduzierte 86
- katheterbedingte 84
Thromboxan A2 457
Thromboxan-Konzentration, erhöhte 1039
Thromboxan-Prostazyklin-Imbalance **1039**
- Therapie 1046
Thromboxansynthetasehemmer 1047
Thrombozyten (s. auch Plättchen) **456**, 461
- Adhäsion 456
- Aktivierung 456, **458**, 461
- Formwandel 457
Thrombozyten, transfundierte 341
Thrombozytenabbau, gesteigerter **470**, 473
Thrombozytenaggregation 457
- hitzebedingte 1027
- Ristocetin-induzierte 466
- schwangerschaftsinduzierte Erkrankung 1039
Thrombozytenaggregationshemmung 725, 733, 799
Thrombozytendefekt, qualitativer 968
Thrombozytenfunktion
- Analyse 970
- gesteigerte 471, **472**, 473
Thrombozytenfunktionshemmung
- Leitungsanästhesie, rückenmarknahe 477
- nach Schlaganfall 839
Thrombozytenfunktionsstörung 469
- erworbene **471**
- hereditäre **471**
- nach Herzoperation 799
- medikamentenassoziierte 472–473
Thrombozytengranula 456
- Inhaltsstoffe 457

- - Freisetzungsreaktion 457
Thrombozytenkonzentrat **335**, 1048
- Lagerung 336
Thrombozytenkonzentrattransfusion 60, 341–342, 968
- AB0-verträgliche 334–335
- BÄK-Querschnittsleitlinie 336
- Geschwindigkeit 340
- Kind 390
- Nebenwirkung 336
- prophylaktische 336
Thrombozytenproduktion, verminderte **469**
- Tumorerkrankung 968
Thrombozytensequestration 470
Thrombozytenüberlebenszeit, verkürzte 470
Thrombozytenzahl **335**, 968
- Anstieg nach Thrombozytentransfusion 335
- Entbindung, vaginale 1048
- erhöhte 456, **469**, 967, **969**
- Gerinnung, intravasale, disseminierte 481
- Polytrauma 983–984
- Referenzwert 456
- Regulation **456**
- Sectio caesarea 1048
- Substitutionsindikation 341
- - beim Kind 390
- Transfusionsindikation 1087
- verminderte **469**
Thrombozythämie, essenzielle 472, 970
Thrombozytopathie
- erworbene **471**, 473
- hereditäre **471**, 473
- urämische 799
Thrombozytopenie 336, 428–429, **469**, 1044
- akuter 341
- amegakaryozytäre 469
- Behandlungsindikation 470
- nach Bluttransfusion 471
- Cotrimoxazol-bedingte 589
- erworbene **469**, 473
- hämolytisch-urämisches Syndrom (HUS) 572
- HELLP-Syndrom 1038, 1043, **1043**, **1044**
- heparininduzierte 471, 475, 723
- hereditäre **469**, 473
- immunologisch bedingte s. Immunthrombozytopenie
- bei Infektion 470
- medikamentenassoziierte 470
- mikroangiopathische 470
- Neugeborenes 471
- nicht immunologisch bedingte **470**, 473
- perioperative 470

1165

Sachverzeichnis

- phosphodiesterasehemmerbedingte 364, 366
- Risikosituation 470
- schwangerschaftsbedingte Erkrankung **1044**
- tumorassoziierte **968**

Thrombozytose **469**, **969**
- autonome **472**, 473
- erworbene **472**, 473
- primäre 970
- reaktive **472**, 473
- Therapie 472
- nach Thrombozytopenie 1044

Thrombus
- linksatrialer 781, 797
- linksventrikulärer 725
- pulmonalarterieller 220
- – flottierender 227
- zentraler, Echokardiografie 227

Thrombusentstehung 458
Thrombusnachweis 849
Thrombusretraktion, thrombozytäre 459
Thymektomie 865, **867**
Thymom 864
Thymomektomie 865, **867**
Thymushyperplasie 864
Thyreostatika 951
Thyreotoxikose 950, 961
- Therapie 951
- – chirurgische 951
Thyreotropin s. TSH
Thyroid-storm 950
Thyroiditis 948
- akute 950
Thyroxin s. Tetrajodthyronin
Tibiapunktion 85
Ticagrelor **723**
- Leitungsanästhesie, rückenmarknahe 477
Ticlopidin, Leitungsanästhesie, rückenmarknahe 477
Tidalvolumen 199–200, 232, 237, **297**, 309, 386
- Einflussfaktoren 689
- Kind 384
- verringertes 309
Tiemann-Katheter 157
Tight glycemic Control (TGC) **944**, 960
- Hypoglykämie 946
Time-is-Brain-Konzept **836**
Time-to-Positivity-Methode, Katheterkultur 552
TIPS (transjugulärer intrahepatischer portosystemischer Shunt) 270, **425**
- notfallmäßige Platzierung 907
Tissue at Risk, Mismatch-Bildgebung, MRT-basierte 834
Tissue Factor (TF) 456, 458–459
Tissue Factor-Expression 460

Tissue Factor Pathway Inhibitor (TFPI) 458–460, 619
Tissue-Type Plasminogen Activator (tPA) 460–461
Titin 715
TLR (Toll-like-Rezeptor) 542, **616**, **617**
TLR4 (Toll-like-Rezeptor 4), Lipoproteinsaccharidbindung 616
Tobramycin 360, 501, 585
- bei Shuntinfektion 532
Tocopherol 347
Tod, Manipulierbarkeit 56, 1054
Todd-Paralyse 943
Todeszeichen 1054
- Validität 1054
Todeszeitpunkt 1054
Toll-like-Rezeptor (TLR) 542, **616–617**
Toll-like-Rezeptor 4 (TLR4), Lipoproteinsaccharidbindung 616
Tollwut
- Meldepflicht 536
- Postexpositionsprophylaxe 537
Tonizität, Plasmaersatzlösung 326
Tonometrie, gastrale 203
Tonometriekatheter 204
Topiramat 855
Torasemid 741
TORCH 383
Torsade-de-pointes-Tachykardie 759
- medikamentös induzierte 748–749
- Therapie 759
Total artificial Heart (TAH; Kunstherz) 153, **154–155**
Total-Face-Maske **322**
Totraum 380
Totraumventilation 312, 690
Tötung 56
- auf Verlangen 57, 74
Toxic Shock Syndrome Toxin-1 (TSST-1) 615, **618**
Toxikose, Volumentherapie 387
Toxinneutralisation, immunglobulinbedingte 633
Toxoplasmose 523
- Antikörpernachweis 591
- Letalität 540
- MRT-Befund, kranieller 540
- zerebrale **539**, 541
- – bei HIV-Infektion **591**, 592
- – Sekundärprophylaxe 591
- – Therapie 540
- – Verdachtsdiagnose 591
TPO-Rezeptoragonist 342
Trachea, Fehlpunktion 84
Trachealanastomose 705
Trachealkanüle 120
- akzidenteller Verlust 124

- fiberbronchoskopische Überprüfung 257
- Replatzierung 121
- Sekretentfernung 117
Trachealreflex 173
Trachealsekret, purulentes 284, 505
- Transport 287
Trachealstenose 118
- nach Punktionstracheotomie 124
Tracheaveränderung, tubusbedingte 117
Tracheaverlagerung 785
Tracheobronchialaspirat 508
Tracheobronchialsekretgewinnung, blinde 257
Tracheostoma **117**, 689
- Infektionsrate 121
- Pflegestandards 118
- Verschluss 121
Tracheotomie 93, 108, 111, 124, 312
- chirurgische 114, 117, **121**, **123**, 125
- – Vergleich mit Punktionstracheotomie 121
- – Vorteile 123
- Dekanülierung **114**, 115, 121
- – akzidentelle 114
- Einfluss auf den Behandlungsverlauf 118
- frühzeitige 117–118
- Guillain-Barré-Syndrom (GBS) 859
- bei Halswirbelsäulenverletzung 829
- Indikation 114
- – Langzeitbeatmung 117
- bei instabilem Thorax 991
- Kosten 121
- Morbidität 121
- Mortalität 121
- nach Herztransplantation 1072
- notfallmäßige 124
- Pflegestandards 118
- primäre 117
- bei prolongiertem Weaning 700
- retrograde 121
- sekundäre 117
- Spätkomplikation 121
- Verfahrenswahl 125
- Vorteile 118
TRANCE (Tumor Necrosis Factor-related Activation-induced Cytokine) 965
Trandolapril 741
Tränensekretion, Hirntoddiagnostik 1057
Tranexamsäure 342, 464, 983
- Dauerinfusion 983
Transaminasen
- Leberhämatom 1044

- schwangerschaftsbedingte Erkrankung 1043
Transducer, ICP-Messung 815
Transferübung 410
Transfusion **333**
- Bedarfsberechnung **389**
- Dokumentation 339
- Durchführung 339
- Fremdbluteinsparung 341–342
- bei Hypothermie 1021
- Kind **388**, 398
- Medikamentengabe 340
- rhesusblutgruppenverträgliche 341
- Substitutionstherapie 340
- Vorbereitung 339
Transfusionsbesteck 339
Transfusionsgeschwindigkeit 334, **340**
Transfusionshämosiderose 338
Transfusionsreaktion 341–342
- allergische 336, **337**
- anaphylaktische 337
- febrile, nicht hämolytische 336, **337**
- hämolytische **334**, 336, 342
- – nicht immunologische 336, **338**
- – verzögerte 334, 341
Transfusionstherapie, Hämoglobinwert 930
Transfusionstrigger 341
Transilluminationstechnik **110**
Transketolaseaktivität, erythrozytäre, reduzierte 878
Translokation, bakterielle 490
- bei Schock 640
Transmission, neuromuskuläre 864–865, 869–870
Transmissionsspektroskopie 243
Transmitterimbalance, Alkoholentzugssyndrom 881
Transplantatabstoßung
- akute 1069–1070, 1072, 1080
- fulminante 1078
Transplantationsbeauftragter 1062
Transplantationsgesetz 74, 78, **1062**
Transplantationsmedizin 73
Transplantationszentrum 1062
Transplantatvaskulopathie 745
Transportbedingung, inadäquate 292
Transporteinheit **288–289**
Transportfahrzeug
- bodengebundenes 290
- luftgebundenes 291
Transportstress 292
Transporttrauma 291, 293

Sachverzeichnis

Transposition der großen Arterien (TGA) 773
- Umkehroperation 773

Transsudat, pleurales 127
Trauerraum 43
Trauerreaktion, Angehörige 48
Trauma
- Ernährung 348
- Herz-Kreislauf-Stillstand 139
- körperliche Untersuchung 167
- Stressstoffwechsel 348
- Triade des Todes 1023–1024

Trauma and Injury Severity Score (TRISS) **976**
Traumanetzwerk 979, 986
Traumaregister 976, 986
Traumascan 985, 987
Traumaspirale 825
Traumateam 979
Traumaversorgung 978, 987
Traumazentrum 979
Treponema pallidum 568
Tretinoin 968
TRH (thyreotropinfreisetzendes Hormon) 947, 952
TRH-Infusion 953
TRH-Test 949
Triagesituation 1055
Triamcolon 955
Triamteren 741
Trijodthyronin (T3) 940, 949, 952
- reverses 940, 952
- Substitution 949, 953

Trijodthyronin-Spiegel 280
Trikuspidalatresie 773
Trikuspidalklappe, Echokardiografie 221, 226
Trikuspidalklappenfehler **784**
Trikuspidalklappeninsuffizienz 220, 771, **784**
- Druckkurve, zentralvenöse 677
- Echokardiografie 226
- relative 226, 781

Trikuspidalklappenstenose **784**
Trikuspidalklappenverlagerung 771
Trimethoprim-Sulfamethoxazol
- Hämatotoxizität 1088
- bei Pneumocystis-jiroveci-Pneumonie 589, 1088
- Pneumocystis-jiroveci-Resistenz 589
- bei Shuntinfektion 532

Triple Flexion Response 807
Triple-H-Therapie 844
Tris[hydroxymethyl]aminomethan (THAM) **450**, 452, 820
Trismus 871–872
Trommelfellzerreißung beim Auftauchen 1030

Tropomyosin 715–716
Troponin C 715
Troponin I 274, **277–278**, 715, 718, 720, **720**
- Myokardinfarkt 720

Troponin T 274, **277–278**, 718, 720, **720**
- Myokardinfarkt 720

Troponinkomplex **715**
Troponinkonzentration im Serum 214
Troponintest 277
4 Ts, Polytrauma **984**, 987
TSH (thyreoideastimulierendes Hormon) 274, 940, 952
TSH-Spiegel 949
TSST-1 (Toxic Shock Syndrome Toxin-1) 615, **618**
TU-Verschmelzungswelle 212, 218
Tuberkulom, menigeales 535
Tuberkulose
- bei HIV-Infektion 590, 591–592
- multiresistente 590
- offene 590
- Therapie **536**, 590
- – Medikamenteninteraktion 590
- – paradoxe Reaktion 590

Tubulusnekrose, akute 421, 423
Tubulusobstruktion 429
Tubulussystem, renales 448
Tubus, endotrachealer s. Endotrachealtubus
Tubusführungsschiene 95
Tubuskompensation, automatische (ATC) 308, 696
Tubuswechsler 113, **113**
Tuchzwinge **984–985**, 993
Tumor
- katecholaminproduzierender **957**, 961
- – maligner 957
- mediastinaler 970
- solider 962, 968

Tumorkrankheit, Infektion 580
Tumorlysesyndrom 430, 434, **964**
- Dialyseeinleitung 965
- Hochrisikopatient 965
- klinisches 964
- laborchemisches 964
- Therapie, Leitlinie 965

Tumormasse 964
Tunnelabszess 554
T-Welle **211**
- flache 211, 218, 379
- hohe 379
- negative 214, 218
- Überhöhung 214
- Veränderung 217
- zeltförmige 218, 440

Tympanontemperatur 381

Typhlitis, neutropene s. Enterokolitis, neutropene
Typhus **567**
Tyrosinkinase, muskelspezifische, Antikörper 864
T-Zell-Defekt, Infektionserreger 580
T-Zell-Stimulierung, superantigenbedingte 618

U

Überdruckbeatmung
- mechanische, Spannungspneumothorax 706
- positive, kontinuierliche 561

Übergewicht, morbides 359
Überinfusion 1007
Überladung, zirkulatorische, transfusionsassoziierte (TACO) 338
Überlebenswahrscheinlichkeit, Kaplan-Meier-Kurve 492
Überlebenswille des Patienten 54
Überleitungszeit, zentrale 249
Überwachung
- Frischoperierter 30
- Gefäßkatheter 82
- invasive 41
- nicht invasive 41
- zentraler Venendruck 82

Überwachungspflichtigkeit 41
Überwachungsstation 298
Überwachungssystem KISS s. KISS
Überwässerung 423–424
- diuretikaresistente 744

UEMS (European Union of Medical Specialists) 32
Ulcus
- duodeni s. Duodenalulkus
- ventriculi s. Magenulkus

Ulkus 251, 253
Ulkusblutung 904, 907
Ultrafiltration 453
- venovenöse 744

Ultraschall s. auch Sonografie, zentralvenöse Punktion 83
Ultraschallkontrastmittel 266
Umbilikalvenenkanülierung 379
Umgebungstemperatur 1026
Umintubation 257
Umkehroperation
- arterielle, bei Transposition der großen Arterien (TGA) 773
- atriale, bei Transposition der großen Arterien (TGA) 773

Umweltfaktoren, ICF-Code 404
Univent-Tubus 258
Universalblutgruppe 341
Unruhe, Kind 392

Unterbauchschmerz 903
Unterbauchtumor 158
Unterbringung 892
- des Betreuten 891
- psychisch Kranker 891–892

Unterbringung des Betreuten 53
Unterbringungsgesetz 891
Untergewicht 346
Unterkühlung s. Hypothermie
Unterstützungssystem, myokardiales, mechanisches (s. auch Kreislaufunterstützung, mechanische) **149**, 155, 682
- bei kardiogenem Schock 644
- biventrikuläres (BIVAD) **153**
- Herzinsuffizienz, chronische 740
- langfristig implantierbares **153**
- – Antikoagulation 154
- – pulsatiles 153
- linksventrikuläres (LVAD) **153**, 155, 762
- – Antikoagulation 154
- – Komplikation 153
- ventrikuläres (VAD) 744–745

Untersuchung
- elektrophysiologische 829
- kankenhaushygienische 66
- klinisch-chemische **273–274**, 282
- klinische **166**
- körperliche **167**, 168
- kritisch Kranker **169**, 175
- laboratoriumsmedizinische 271
- mikrobiologische s. Mikrobiologie
- neurologische **168–169**, 175
- – Rückenmarkläsion 828
- rektal-digitale 899

Urapidil 365–366, **792**, 793, 877, 1047, **1047**
Uratnephropathie 430, 434
- akute 965

Uratsteinbildung 965
Ureterobstruktion 430
Ureteroenterostomie 451
Ureterostomie, kutane 992
Ureterstenose 430
Urethritis, postinstrumentelle 157
Urin
- Keimzahl 543
- konzentrierter 422
- mikrobiologische Diagnostik 284
- pH-Wert 543
- Transport 287
- Untersuchung 543, 547
- – biochemische 421
- – mikrobiologische 543
- – mikroskopische 421

Sachverzeichnis

Urinalkalisierung 965, **993**
Urinantigentest, Pneumonieerregernachweis 505
Urinkultur 547
Urinosmolalität 279
- Hypernatriämie 439
- verminderte 959
Urinstatus 274, **279**
Urinvolumen 422
- Lungenspender, potenzieller 1076
- Monitoring 422
- Nierenversagen, akutes 420
Urogenitaltrakt
- Infektion s. Infektion, urogenitale
- Sonografie 547
Urokinase 460
Urokinase-Type Plasminogen Activator (uPA) 460
Urosepsis 157, **547**
- Beatmung, kontrollierte 548
- Erregerspektrum 548
- Fokussanierung 548
- Hämodynamik 548
- Therapie 547
-- antimirkobielle 547
- Volumensubstitution 548
Urospasmolytika 1091
Ursodesoxycholsäure 1091
Uteruskontraktion, Magnesiumwirkung 1048
U-Welle 212, 439

V

Vagolytika 755
Vagotonie-EKG 211
Vagusnervstimulation 855
Vakuumschwammimplantation, endoskopische 253
Vakuumversiegelung
- bei nekrotisierender Hautinfektion 521
- bei nekrotisierender Weichgewebefektion 521
Vakuumversiegelung
- Abdomen 517
Valaciclovir 604
Valganciclovir 1088
- bei CMV-Infektion **605**
Valproat 853–854, **855**
Valsartan 741
VALUE-Regeln **47**
Vancomycin 396, 501, 528
- bei Clostridium-difficileassoziierter Diarrhö 570
- Dosierung bei Immunsuppression 585
- bei infektiöser Endokarditis 559
- bei Parikarditis 764
- bei Shuntinfektion 532
Vancomycinresistenzgen 560
Vanillinmandelsäure 957
Varizella-Pneumonie 603
Varizella-Zoster-Virus-Infektion 601–602, **603**, 608
- atypische 604
- Diagnose 604
- Hirnnervenbeteiligung 604
- Organmanifestation 603
- Prophylaxe 536
- Reaktivierung 603
- Therapie 538, 604
Varizen, ösophagogastrische 251
- Gummibandligatur 907
- Sklerosierungsbehandlung 907
Varizenblutung 904
- akute, Therapie 907
Varizensklerosierung 907
Vascular Cell Adhesion Molecule-1 (VCAM-1) 619
Vasoaktive Faktoren, Imbalance 1039
Vasodilatation
- adenosinbedingte 717
- Alkoholintoxikation, akute 882
- intrapulmonale 665
-- selektive 665, 680
- Schock
-- anaphylaktischer 644
-- spinaler 828
- Sepsis 619–620
Vasodilatator 365, 743
- bei akutem Atemnotsyndrom 665
- bei arterieller Hypertonie 791
- Herzinsuffizienz, akute 736
- inhalativer 317–318, 680, **682**, 684
- bei kardiogenem Schock 644
- bei Mitralinsuffizienz 561, 782
- bei nonokklusiver Mesenterialischämie 929
- bei Rechtsherzversagen 679, **682**
-- nach Herzoperation 800
- systemischer **682**
- zentral wirkender 365, 366
Vasokonstriktion
- blutungsbedingte 340
- hypothermiebedingte 1019
- hypoxisch-pulmonale 679
- katecholaminvermittelte, Polytrauma 989
- mesenteriale 799
- schwangerschaftsinduzierte Erkrankung 1039
- sympathoadrenerge, schockinduzierte 977
Vasokonstriktoren 425, 639
- Mesenterialischämie, nonokklusive **929**
- bei Rechtsherzversagen 680, **682**
- systemische **682**
Vasoplegie 647, 994
- inflammationsbedingte 989

Vasopressin 364, 366, 989
- bei allergogenem Schock 646
- hoch dosiertes 989
- Lungenspender, potenzieller 1076
- niedrig dosiertes 800
- Organspender, potenzieller 1064, 1066
- bei Sepsis 630
Vasopressin-V2-Rezeptorantagonist 736
Vasopressinanaloga 425
Vasopressinhemmung 736
Vasopressinmangel, Sepsis 621, **630**
Vasopressinrezeptor 364
Vasopressinsekretion 422
Vasopressor
- bei hämorrhagischem Schock 642
- bei Nebennierenrindeninsuffizienz 955
- bei Polytrauma 989
- Reanimation, kardiopulmonale 300, 305
- bei Sepsis **630**, 636
- bei Urosepsis 548
Vasospasmus 87
- Meningitis, bakterielle 529
- Subarachnoidalblutung 844, 845
- zerebraler 241
-- schwangerschaftsinduzierte Erkrankung 1039, **1041**
Vaughan-Williams-Einteilung, Antiarrhythmika 747
VDD-Sonde, temporäre 142
Vegetation, endokardiale
- flottierende 557
- Thromboembolierisiko 561
Vegetationszustand 1054
Vegetative Regulation, Immobilisationswirkung 403
Vegetative State 175
Vena
- cava inferior, Druckmessung 935
- cava superior, Kathetereinführtiefe 83
- contracta 780, 783
- cubitalis, Silastic-Katheter 379
- femoralis
-- Katheter 82
-- Schrittmacher, temporärer 145
-- zentraler Zugang 379
- jugularis
-- externa
--- Medikamentenapplikation 300
--- Punktionstechnik 82
-- interna
--- anatomische Variationen 84
--- Katheter 82

--- Punktionskomplikation 82
--- Punktionstechnik 82
--- Schrittmacher, temporärer 144–146
- mesenterica superior, Thrombose 266
- portae, Duplexsonografie, farbkodierte 266
- subclavia
-- Katheter 82
-- Punktionstechnik 82
-- Schrittmacher, temporärer 144–145
Vena-cava-superior-Syndrom **970**, 971
Vene
- periphere, Duplexsonografie, farbkodierte 266
- zentrale
-- Punktion 82, **88**
--- beim Kind 84
--- Komplikation 84
Venen, zerebrale 846
Venendruck, zentraler (ZVD) 82, **178**, 185, 190, 328, **677**
- Druckkurvenanalyse 677
- Herzinsuffizienz 734
- Lagerungsabhängigkeit 677
- Lungenspender, potenzieller 1076
- mittlerer 190
- Organspender, potenzieller 1063
- Schock 640
- Volumentherapie 642
Venenkatheter, zentraler 82, 168, 177
- Aufwärmung, endovaskuläre 1022
- Funktionskontrolle 83
- bei Herzinsuffizienz 734
- Indikation **82**
- Infektion
-- Erregerhäufigkeit 550
-- Häufigkeit 551
-- bei Neutropenie 583
- Infektionsrate 487
- Lagekontrolle 83, 267
- Legen 552
- Malposition 84
- nicht getunnelter, Infektionsrisiko 551
- Polytrauma 982
- Sepsisrate 553
- Ultraschallkontrolle 84
- Vena-cava-superior-Syndrom 971
- Wechsel 552–553
Venenpunktion
- Kind 391
- Lebervenenkatheterisierung 206
- Schrittmachersondenplatzierung 145
- ultraschallgesteuerte 265
Venenstauung, zentrale 642

Sachverzeichnis

Venenthrombose 967
- Duplexsonografie, farbkodierte 266
- oberflächliche 478
- Strombahnwiedereröffnung 478
- tiefe 473, **477**
- - Algorithmus 475
- - Behandlung 477
- - idiopathische 478
- - Sekundärprophylaxe 478
- - Wells-Score 477
Venlafaxin 890
Venookklusive Erkrankung 1086, 1090
Ventilation
- alveoläre 309, **312**, 690
- Beatmung 309, 313
- mandatorische, Intermittierende (IMV) 309, 385
- - synchronisierte (SIMV) 309, 385–386, 397
- Mukoviszidose 692
- Sauerstoffpartialdruck, arterieller **233**
Ventilation/Perfusion-Missverhältnis 234, 313, **320**, 380, 686
Ventilationsstörung **320**
- restriktive 127, 686
- nach thoraxchirurgischem Eingriff 707
Ventilatorisches Versagen 312
Ventrikel s. auch Kammer
- linker
- - Dilatation 780, 783
- - - Sepsis 620
- - Druckbelastung 778
- - Druckpumpenfunktion 797
- - Echokardiografie 221
- - Einflussbehinderung 730
- - Funktionskontrolle, echokardiografische 220
- - Hypertrophie 778
- - Kontraktionsregulation **712**
- - Kontraktionsverhalten 780
- - Relaxation s. Relaxation, myokardiale
- - Volumenbelastung 780
- - Volumenquantifizierung 225
- - Wandspannung 713
- rechter
- - Atrialisierung 771
- - dilatierter 220, 226, **676**
- - - nach Fallot-Tetralogie-Korrektur 767
- - - bei Mitralklappenstenose 781
- - Druck-Normalwerte 190
- - Druckbelastung 773, 782
- - Echokardiografie 221
- - fehlender 773
- - Fehlpunktion 131
- - großer, akinetischer 676
- - hypoplastischer 773
- - Volumenpumpenfunktion 797
Ventrikelcompliance 714
Ventrikeldrainage, externe 843
- ICP-Messung 815
- Infektion 531, 815
- Infektionsrate 531
Ventrikelfüllung 188
- linksventrikuläre 714
- - Diastase 713–714, **715**
- - Saugeffekt 715
- rechtsventrikuläre 677
- - enddiastolische 679
Ventrikelfüllungsbehinderung 764
Ventrikelfunktion
- Herzfehler, angeborener 766
- linksventrikuläre, verminderte 741
- pharmakologische Angriffspunkte 739
Ventrikelkompression 129
Ventrikelkontraktion, dyssynchrone 744
Ventrikelperforation 131, 155
Ventrikelrelaxation s. Relaxation, myokardiale
Ventrikelseptumdefekt
- angeborener **772**
- infarktbedingter 155, 743
- ischämisch induzierter **724**
- univentrikuläres Herz 773
- Verschluss, perkutaner 769
Ventrikelsonde 239
Ventrikelvolumen
- enddiastolisches 676
- - rechtsventrikuläres 677
- Herzzyklus 712
- - rechtsventrikuläres 677
Ventrikelwandruptur **724**
Ventrikulektomie, partielle 743
Ventrikulitis **522**, 523, 530–531
Verapamil 365, 756, 758
- Kontraindikation 758
Verapamilintoxikation 656
Verätzung **1024–1025**
- chirurgische Intervention 1025
- Gewebedestruktion 1025
- großflächige 1026
- Hitzebildung 1025
- Infusionstherapie **1025**
- Schweregrad 1025
- Spülung 1025
- Therapie **1025**
Verbrauchskoagulopathie 481, 483
- Grundkrankheit 481
- Pathophysiologie 481
Verbrennung **1002**
- Analgesie **1008**, 1013
- Arzneimittel-Clerance 357
- Ausdehnung 1012
- - Kindesalter 1011
- Blasenbildung 1002
- Darmdekontamination, selektive 492
- Energiebedarf 1008, 1013
- Ernährung **1008**, 1013
- Flüssigkeitsbedarf 1008
- Flüssigkeitsverlust 1002, 1005
- Glutaminwirkung 1009
- Hygienemaßnahmen 1009
- Katecholamintherapie 1007
- Kindesalter **1011**, 1013
- - Behandlung **1012**
- - Flüssigkeitsbedarf **1011**, 1013
- - Infusionstherapie 1011
- - Proteinanteil der Nahrung 1012
- Koanalgetika 1008
- Kompartmentsyndrom **1011**
- Körperstamm 1011
- Labordiagnostik 1006
- Monitoring 1006, 1012
- Narbenbildung 1002
- oberflächliche 1002–1003
- Problemerreger **1009**
- Raumklima 1008
- Schmerz 1002
- Schockraummanagement **1006**, 1012
- Schockraumprotokoll 1006
- schwere 1003, 1005
- - Überlebenswahrscheinlichkeit 1003, 1012
- Sedierung **1008**, 1013
- Spurenelementzufuhr 1009
- Stromverletzung 1015, **1015**
- Superinfektion 1002, 1005
- Therapie
- - antiinfektive **1009**, 1013
- - intensivmedizinische **1007**, 1012
- - primär plastisch-chirurgische **1006**, 1012
- tief dermale 1002–1003
- Tiefenausdehnung **1002**, 1012
- Verband 1006
- vollschichtige **1002**, 1003
- Volumenersatz 1007, **1008**, 1012
Verbrennungsbad 1006, 1012
Verbrennungsgrad **1002**
Verbrennungskrankheit 388, **1005**
- Ödemrückresorption **1005**, 1007, 1012
- Pathophysiologie 1003, 1012
- Schockphase 1005
- Stoffwechselalteration 1005
- Thermoregulationsstörung 1005
Verbrennungswunde
- asensible 1002
- Natriumverlust 1007
- schmerzhafte 1002
- Zonen 1003
Verbrühung, Kindesalter **1011**
Verdrängungsthrombozytopenie 469
Verdünnungskoagulopathie 983
Verdünnungsthrombozytopenie 470
Vereinbarung, interdisziplinäre 50
Vergiftungszentrale 1024
Verkohlung 1002, **1002**
Verletzung
- abdominelle s. Abdominaltrauma
- akut lebensbedrohliche, operative Versorgung 986
- atlantoaxiale 994
- atlantookzipitale 994
- durch chemische Substanz 1024
- Gefährdung des Kindes 998
- intrakranielle, Kind 998
- intrathorakale, Kind 999
- maxillofaziale **989**, 996
- thorakale s. Thoraxtrauma
- tracheobronchiale 257
- übersehene **996**
Verletzungsfaktor, Energiebedarfsberechnung 1009
Vernakalant 797
Verneblersystem 672
Vernichtungsgefühl 911
Vernichtungskopfschmerz 842
Versagen, myokardiales, akutes 395
Verschlussdruck, pulmonalkapillärer (PAOP) **178**, 185–186, **187**, 190, 208, 209
- Druck, hydrostatischer 189
- Drucktransmission 188
- Herzinsuffizienz, akute 734
- Hypertonie, pulmonale 189
- Messung 187
- Normalwert 190
- Relation zum linksventrikulären enddiastolischen Druck 188
- respiratorische Schwankungen 186
- Volumengabe 189, 642
Vertebralarteriendissektion 990
Vertebralarterienverletzung 994
Vertrauensgrundsatz 31, 50, 57
Verweilkatheter, transurethraler **156**, 159
- bei der Frau 157
- Keimaszension 157
- Komplikation 157
- beim Mann 156
- Pflege 157
Vibrio cholerae 566

Sachverzeichnis

Videolaryngoskop 90, 92–93, 96, **96**, 109
- ATV-Klasse **97–98**
- FTV-Klasse 97, **99**

Videolaryngoskopie 96, **96**, 104
Videolaryngoskopiesystem 89
Vier-Kammer-Blick 226
- apikaler 221, **221**

Vierfachtherapie, antituberkulöse 536, **536**, 590
Vigilanz 169
Vigilanzminderung, Hypothermie 1019
Vigilanzstörung 806
- Status epilepticus 852

Virämie 470
Virchow-Trias **473**, 846
Virostatika **607**
Virus
- ganciclovirresistentes 1080
- kardiotropes 761
- Resistenzmutation unter antiretroviraler Therapie 592

Virusdirektnachweis 285
Virushepatitis
- Differenzialdiagnose 1044
- Leberversagen 920

Virusinfektion 67, **600**
- angeborene 383
- antibiotikaeinsatz 497
- Chemotherapeutika 601
- COPD-Exazerbation 667
- Diagnostik **602**
- Diarrhö 566
- Gastroenteritis **565**, 572
- gastrointestinale 602
- hochinfektiöse, lebensbedrohliche 600
- Immunisierung 536
- Leberversagen, akutes 920
- Meningoenzephalitis 536
- Myokarditis 761
- opportunistische 602
- Organmanifestation 602
- Organtropismus 600, **602**
- schwere, importierte **600**
- nach Stammzelltransplantation 1086
- transfusionsbedingte 337
- nach Transplantation 602
- Zentralnervensystem 523, **536**

Virusisolierung 285
Viruslast, HIV-Infektion 588
Virusnachweis 602, **604**
Viruspersistenz 763
Viruspneumonie 601
- SARS-Coronavirus-Infektion 607

Visite
- Einbeziehung der Pflegekräfte 31, 39
- klinisch-mikrobiologische 39
- klinisch-pharmakologische 39
- Teilnehmer 39

Vitalfunktionen 31, 41
- Dekompressionskrankheit 1030
- nach thoraxchirurgischem Eingriff 707
- Störung 298

Vitalität, myokardiale, Nachweis 727
Vitalkapazität
- forcierte, nach Lungenresektion 703
- verminderte 687

Vitalzeichen
- bei Antibiotikatherapie 498
- Koma 806

Vitamin B$_1$ 806
- bei Alkoholintoxikation 649, 652
- Bedarf 347
- Mangel 875, **877**, 880
- – Ursache 878
- Substitution 878

Vitamin B$_6$, Bedarf 347
Vitamin D 441
Vitamin E 347
Vitamin-K-Antagonist 137, 468, **475**, 480
Vitamin-K-Mangel 463, 468, **468**

Vitaminzufuhr 347–348
- Nierenersatzverfahren 349

Vollblut, Bedarfsberechnung 389
Vollblutkonserve, frische 983
Vollelektrolytlösung 548
- glukosehaltige, Giftelimination 651

Volumen
- enddiastolisches, globales (GEDV) 194, **194**, 195, 678, **735**
- intrakranielles 238–239
- linksventrikulärer, Complianceeinfluss 714

Volumen-Challenge 387, 397
Volumenbelastung, rechtsventrikuläre 675
Volumenbelastungstest 679, 683
Volumenersatz, massiver 82
Volumenersatzmittel **629**, 641
- bei Rechtsherzversagen 679

Volumenexpander **327**
Volumenindex (GEDI) 735
Volumenmanagement
- Dekompressionskrankheit 1030
- Polytrauma **982**, 987

Volumenmangel **387**
- Blutdruckamplitudenvariation 199
- Dekompressionskrankheit 1030
- nach Herzoperation 800
- relativer 647
- Schlagvolumenvariation 199
- Sepsis **629**
- nach thoraxchirurgischem Eingriff 708

Volumenmangelschock **387**, 638, **641**, 647
- Arzneimitteldosierung 356
- Ätiologie 641
- blutungsbedingter 340
- Clostridium-difficile-Erkrankung 570
- Druckkurvenprofil-Änderung 187
- Kind 394
- Therapie 641
- Verbrennung 1007

Volumenreagibilität 735
Volumenregulation **436**
Volumenstatus 199
- Echokardiografie 225
- intrathorakales Blutvolumen 195
- intravasaler 800

Volumensubstitution 340
- bei diffus parenchymatöser Lungenerkrankung 689
- bei kardiogenem Schock 643
- beim Kind 998
- kolloidale 1047
- Pankreatitis, nekrotisierende 916
- Polytrauma 982
- präoperative 930
- bei Rechtsherzversagen 679
- Schädel-Hirn-Trauma 819
- bei spinalem Schock 647
- bei Urosepsis 548
- Verbrennung 1007, **1008**, 1012
- Volumenmangelschock **641**

Volumentherapie **326**, 331
- bei allergogenem Schock 645
- nach Herzoperation 800
- Kind 386, 397
- nach Lebertransplantation 1084
- Nierenversagen, akutes 423
- nach Phäochromozytomoperation 959
- bei Sepsis 629, 631
- Steuerung 642
- nach thoraxchirurgischem Eingriff 708

Volumenüberlastung 331, 438
- intraoperative 707–708
- transfusionsbedingte 338

Volumenverlust, blutungsbedingter 463
Volutrauma 314
- pulmonales 663, 698

Von-Willebrand-Faktor 458, **459**, 466
- Dysfunktion 466
- Halbwertszeit 459
- Mangel 466, 970
- Plasmakonzentration 459
- Referenzbereich 466
- Substitution 464

Von-Willebrand-Faktor (VWF) 342, 430
Von-Willebrand-Syndrom 463, 466, 468
- Blutungstyp 467
- erworbenes 471, 483
- Klassifikation 466
- Subtypen 466
- Therapie 466–467

Vorderwandinfarkt 214
- Thrombus, linksventrikulärer 725

Vorhof
- linker 187
- – Dilatation 781–782
- – Druckbelastung 781
- rechter
- – Druckbelastung 784
- – Kollaps 228
- – vergrößerter 226, 784

Vorhofarrhythmie, hypothermiebedingte 1019
Vorhofdruck, linker (LAP) 187
- mittlerer 186

Vorhofflattern 135, 753, **755**, 760
- atypisches 755
- Flecainid-Wirkung 755
- Herzfehler, angeborener 767
- Kardioversion **137**
- – transösophageale 138
- Katheterablation 137
- Therapie 756

Vorhofflimmern 134–135, 216, **756**, 760
- bei Aortenklappenstenose 779
- Echokardiografie 227
- Herzfehler, angeborener 767
- Herzklappenfehler 774
- nach Herzoperation 797
- intermittierendes 756
- Kardioversion **137**, 757, 797
- – Prognoseparameter 137
- – synchronisierte, transvenöse **138**
- – transösophageale 138
- bei Mitralklappeninsuffizienz 782
- bei Mitralklappenstenose 781
- nicht digitalisinduziertes 135
- permanentes 756
- nach thoraxchirurgischem Eingriff 704

Vorhoffunktion 715
Vorhofkompression 129
Vorhofkontraktion 186
Vorhofleitungsstörung 212
Vorhofrelaxation 186
Vorhofseptumdefekt **772**

Sachverzeichnis

– Verschluss, perkutaner 769
Vorhofthrombus 137
Vorhofüberlastung 216
Voriconazol 539, 544, **576**
– bei Aspergillose 1087
– bei Candidämie 576
– Interaktion, pharmakologische 576, 584
– bei invasiver Aspergillose 576, 584
– Kontraindikation 576
– bei Pneumonie 1087
– unerwünschte Wirkungen 576, 584
Vorlast, kardiale 328, 340, **677**, **713**
– Definition **713**
– erhöhte 683
– globale 194
– kritische 395
– linksventrikuläre 796
– Moykardinfarkt 642
– Parameter, dynamische **200**, 209
– rechtsventrikuläre, Optimierung 679, 683
– verminderte 621, 675, 683
– Verschlussdruck, pulmonalkapillärer 188–189
Vormundschaftsgericht 77
Vorsorgegastroskopie 251
Vorsorgeregister, zentrales 54
Vorsorgevollmacht **54**, 58, 77, 166
Vorwärtsversagen, kardiales 423, **642**, 730
– Myokarditis 762
V_1-Rezeptor 960
v-Welle 186
– prominente 187
VWF s. Von-Willebrand-Faktor
VZV s. Varizella-Zoster-Virus

W

Wachintubation 90, 107, 115
– fiberoptische **107**
– – posttraumatische 980
Wachstation 40
Wachstumsfaktoren, hämatopoetische 342
Wachstumshormon (s. auch GH) 940
– Bindungspeptidspiegel, erniedrigter 947
– rekombinantes **947**
– Rezeptorresistenz 947
Wachstumshormonexzess 960
Wachstumshormonresistenz, periphere 940, 947, 960
Wachstumshormonsekretion, basale, gesteigerte 940
Wahrnehmungsstörung 169–170, 888
Waldenström, Morbus 966, 968
Wandspannung 713

– linksventrikuläre 713
– – Sauerstoffverbrauch, myokardialer 713
– – systolische 713
Wärmeantikörper 340, 968–969
Wärmebett 381
Wärmebilanz 1021
Wärmestrahler 381
Wärmetauscher 1021
Wärmeverlust **1017**
– konduktiver 1017
– konvektiver 1017
Wärmproduktion 1017
Warmwassermatratze 381
Wasser, freies 438–439
– Verlust 438
Wasserbedarf 391, 439
Wasserentzug 438
Wassergehalt des Körpers **435**
Wasserhaushalt **435**, 437, 445
Wasserhaushaltsstörung, bei erhöhtem intrakraniellen Druck 813
Wasserretention, Schock 639
Wasserstoffionenkonzentration 446
– Regulation 454
– – hepatische 447
– – pulmonale 447
– – renale 448
Wasserstoffionenüberschuss 446
Wasserumsatz 436
Wasserverlust 438
– pulmonaler 436
– renaler 438
Wasting-Syndrom 947
Waterhouse-Friderichsen-Syndrom 526
WB-BÄK (Wissenschaftlicher Beirat der Bundesärztekammer) 1054
Weaning (s. auch Beatmung, Entwöhnung) **698**, 701
– automatisiertes 367
– Beatmung, nicht invasive 324
– Beatmungsmodus 700
– bei Myasthenia gravis 866
– Physiotherapie 407
– prolongiertes 700
Weaning-Protokoll 699
Weaning-Versagen 114, 320
Wechselstromverletzung 1015
Wedge-Druck s. Verschlussdruck, pulmonkapillärer
Wegener-Granulomatose 433
Weibel-Palade-Körperchen 466–467
Weichgewebeinfektion **519**, 522
– Differenzialdiagnose 521
– Erreger 520, 522
– nekrotisierende 519–520
– – Antibiotikatherapie 521
– – Computertomografie 520

– – Diagnostik 520
– – Herdsanierung, chirurgische 521
– – Probeinzision 520, 522
– – Prognose 522
– – Redébridement 521
– – Therapie 521–522
Weichteilkalzifizierung 445
Weichteilverletzung
– Beckenringverletzung 993
– Extremitätenverletzung 995, 997
– geschlossene 995
– Kind **1000**
– offene 995
– Polytrauma 994
Weiße Substanz
– Durchblutung 811
– periventrikuläre, Ödem 812
– Sauerstoffpartialdruck 817
Weiterbildung 31
– besondere Kompetenzen 32
– fächerübergreifende **40**
– Pflegepersonal 45
– Zentrumsleitung 64
Weiterbildungsbefugnis **40**
– gemeinsame 40
Weiterbildungsbefugter 32
Weiterbildungsgesetze, Krankenpflege 45
Weiterbildungskonzept der UEMS 32
Weiterbildungsnachweis Intensivmedizin 32
Weiterbildungsordnung **38**, 39, 45
Welle, pulmonalarterielle, systolische 186
Wells-Score, Lungenembolie 478
– Venenthrombose, tiefe 477
Wendl-Tubus 112, 296
– Xylocain-beschichteter 107
Wernicke-Enzephalopathie 875, **877**, 880
– Prophylaxe 881
Wernicke-Korsakow-Syndrom, irreversibles 878
Wesseling-Methode 199
West-Nil-Fieber-Virus 601
WFNS-Skala, Klinik nach Aneurysmaruptur 842
Widerstand
– elektrischer, des Körpers 1015
– pulmonalvaskulärer (PVR) **189**, **678**
– – erhöhter 153
– – Milrinonwirkung 680
– – Senkung 679
– zerebrovaskulärer (CVR) 811
Wiederbelebung s. Reanimation
Wiedererwärmung (s. auch Körpertemperatur, Anhebung) 1017–1018

– Afterdrop-Effekt 1022
– aktive 1020
– Komplikation 1022–1023
– medizinisch-juristische Aspekte 1022–1023
– rasche 1022
– Schock 1019
Willensfähigkeit des Patienten 52
Wilson-Ableitung, elektrokardiografische **210**
Windkessel-Theorie 198, 200
Windkesselfunktion, aortale 712
Windpocken **603**, 608
Wirbelkörperfraktur, Stromverletzung 1015
Wirbelkörperkompressionsfraktur 971
Wirbelmetastase, Querschnittsyndrom **971**
Wirbelsäule
– Computertomografie 829
– Magnetresonanztomografie 972
Wirbelsäuleninstabilität 828
– posttraumatische 994
Wirbelsäulenstabilisierung, posttraumatische 994
Wirbelsäulentrauma 808, **993**, 997
– Kind **999**, 1000
– knöchernes 994
– ligamentäres 994
– pharmakologische Intervention 994
– Versorgung 994
Wiskott-Aldrich-Syndrom 469
Wissenschaftlicher Beirat der Bundesärztekammer s. WB-BÄK
Wohltun s. Benefizienz
Wolff-Parkinson-White-Syndrom s. WPW-Syndrom
WPW-Syndrom (Wolff-Parkinson-White-Syndrom) 135, 378, 746–747, 756, **758**
– Herzfehler, angeborener 767
– Reentry-Tachykardie 758
Wundbotulismus 868
Wunddébridement, Fokussanierung 626
Wunddeckung, temporäre 1007
Wundheilungsstörungbei Überinfusion 1007
Wundinfektion 996
– Clostridien-Infektion 1034
– Definition 488
– nach Herzoperation 799
– postoperative 67
Wundsekret 284

X

Xanthochromie, Liquor cerebrospinalis 842

Sachverzeichnis

Xenon-CT 242
– Hirnperfusionsmessung 815, **816**
Xipamid 741
x-Tal 186
Xylit 346

Y

y-Tal 186
Yersinia enterocolitica 567

Z

Zahnfüllung, Schmerz beim Tauchgang 1030
Zanamivir 601, **607**, 608
– Indikation 607
Zeichen, verabredete 47
Zellatmungsstörung 941
Zelle, Hypothermieeinfluss 1017
Zelltod, hitzebedingter 1026, 1028
Zentralisierungszeichen 719
Zentrallabor 272
Zentralnervensystem
– Hypothermiewirkung 1018–1020
– Infektion 522
– – bakterielle 523
– – virale 523
– intrakranielles, Ausfall 1058
– Komplikation nach Herzoperation 798
– Labordiagnostk 280
– Parasitenbefall 523, **539**, 541
– Pilzinfektion 523, **538**
– – Therapie 539
– Prodromi schwangerschaftsbedingter Erkrankung 1041, 1049
– Sauerstofftoxizität 1035
– Überwachung 1045
– Verletzung 646
– Virusinfektion 536, **536**
Zentrenbildung 63
Zentrifugalpumpe, parakorporale 151
Zentrumsgeschäftsführer 64
Zentrumsleitung 63
Zgoda-Tracheotomie 120, 124–125
Zielblutdruck 790
Zielvereinbarung **48**
Zinksupplementierung 348–349
– brandverletztes Kind 1012
Zirkulation, extrakorporale 303
– Hyperglykämie 381
– Hypertension, pulmonale, akute 675
– Magnesiumtherapie 443
Zoledronat 966
Zoster
– duplex 604
– sine Exanthema 604
– ophthalmicus 603
Zoster-Infektion 603
Zugang (s. auch Gefäßzugang), intraossärer 85, 304
– beim Kind 998
Zungengrundvenenstauung 675
Zusammenarbeit s. Kooperation
Zusatzqualifikation **44**
Zusatzweiterbildung **45**
– anästhesiologische Intensivmedizin 39
– intensivmedizinische 38–39
– Konzept **40**
ZVD s. Venendruck, zentraler
Zwei-Kammer-Blick 221
Zweikammerschrittmacher, frequenzadaptiver 767
Zwerchfellhochstand 297
– Kompartmentsyndrom, abdominelles 933
Zwerchfellruptur **912**, 914
– traumatische 913, 981
Zyanidintoxikation, fetale 1048
Zyanose 232
– Frühgeborenes/Neugeborenes 383
– Herzfehler, angeborener 768, **772**
– Kind 389
– zentrale 768, **772**
– – univentrikuläres Herz 773
Zyklooxygenase-2-Hemmer 427, 433
Zystitis
– hämorrhagische, nach Stammzelltransplantation **1091**, 1092
– katheterbedingte **545**
Zystografie, retrograde, posttraumatische 992
Zystostomie
– offene Anlage 158
– Pflege 158
– suprapubische, perkutane 158–159
Zytokine **613**, 1088
– Blutpräparat 337
– proinflammatorische 346
– Sepsis 618
Zytokinsekretion, reduzierte 613
Zytomegalievirus s. CMV
Zytostatikainstillation, intraperikardiale 764
Zytotoxin B 569
Zytotoxizität, Hitze **1026**, 1028

Die ideale Prüfungsvorbereitung

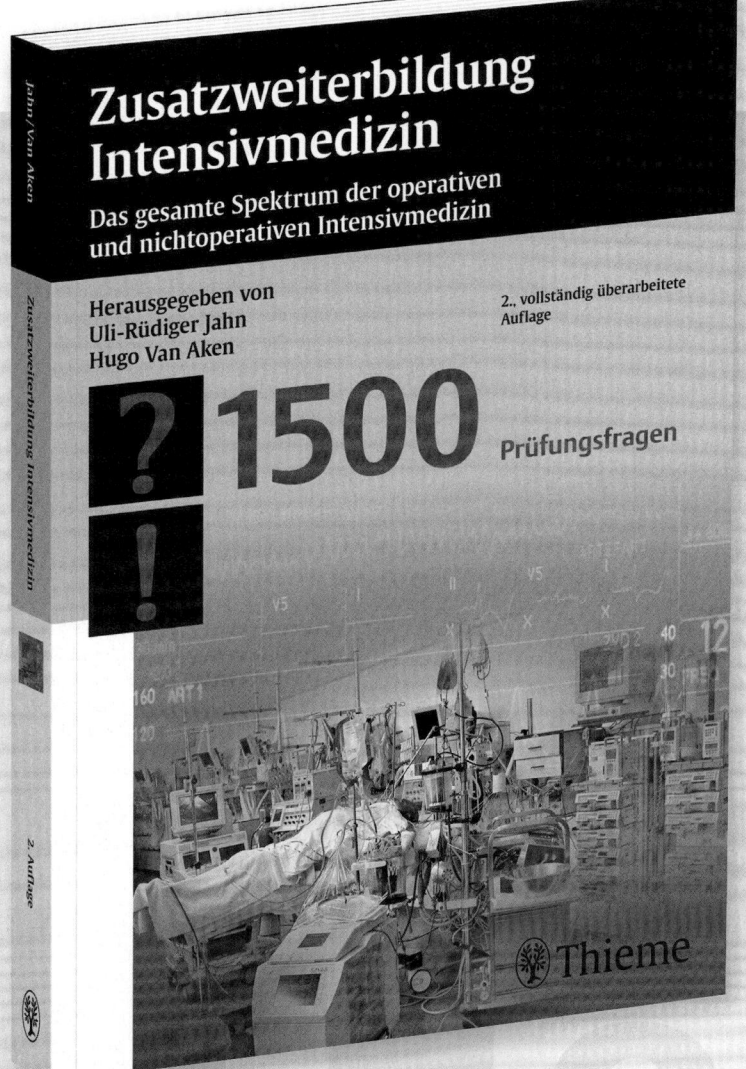

- **Umfassend:** die gesamte operative und nicht-operative Intensivmedizin in über 1500 Fragen

- **Praxisnah:** fall- bzw. problemorientierte Fragestellungen aus dem klinischen Alltag

- **Systematisch:** klinische Probleme Schritt für Schritt lösen, komplexe Fragestellungen beantworten, Fakten bewerten

- **Prüfungsorientiert:** Erfolgskontrolle und Optimierung des eigenen Lernstils durch Simulation der Prüfungssituation

Zusatzweiterbildung Intensivmedizin
Jahn/Van Aken
2., vollst. überarb. Aufl. 2013.
440 S., 140 Abb., kart.
ISBN 978 3 13 136512 5
E-Book: eISBN 978 3 13 156662 1
59,99 € [D]
61,70 € [A]/84,00 CHF

Versandkostenfreie Lieferung innerhalb Deutschlands!

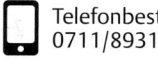 Telefonbestellung: 0711/8931-900

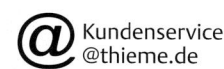 Kundenservice @thieme.de

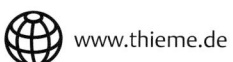 www.thieme.de

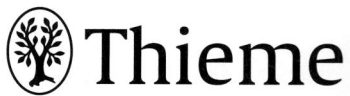 Thieme

Bleiben Sie up2date

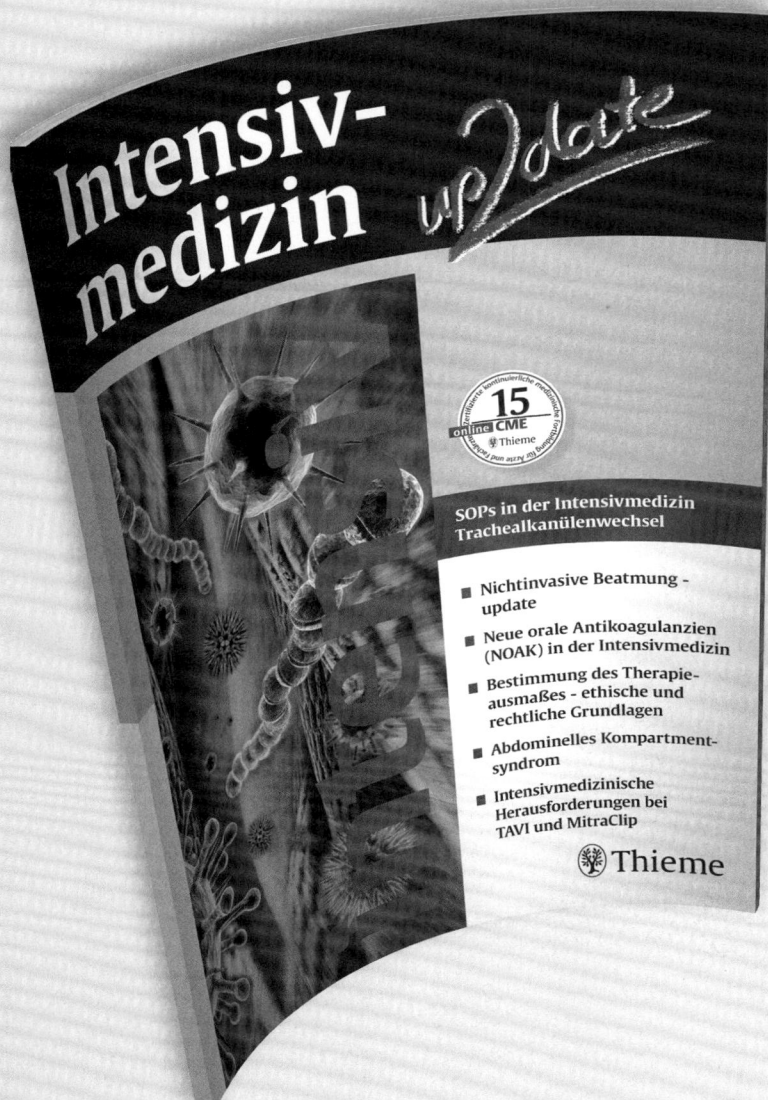

**Sparen Sie an Ihrer Zeit,
nicht an der Fort- und Weiterbildung.**
Intensivmedizin up2date bringt die
wichtigen Themen anschaulich und präzise
auf den Punkt.

Lesen Sie doch, wo Sie wollen.
Ob in der Print-Ausgabe, im Sammelordner,
auf Ihrem PC, Tablet oder Smartphone – mit
der Kombination aus Print und Webzugang
genießen Sie volle Flexibilität.

Unser Kriterium für die Themenauswahl:
Praxisrelevanz. Intensivmedizin up2date
liefert 4-mal im Jahr direkt umsetzbares
Fachwissen, das angenehm zu lesen ist.

Bei uns können Sie punkten.
Alle Übersichtsbeiträge sind CME-zertifiziert.
Sammeln Sie bis zu 60 CME-Punkte pro Jahr.

Jetzt kostenlos testen!

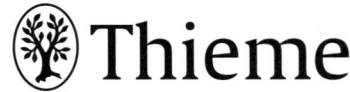

www.thieme.de/intensiv-u2d